Tratado de Oncologia

EURIDICE MARIA DE ALMEIDA FIGUEIREDO

Residência Médica em Cirurgia Oncológica no Instituto Nacional de Câncer (INCA/MS/RJ)
Mestrado em Medicina pela Pontifícia Universidade Católica do Rio de Janeiro (PUC)
Doutorado em Medicina pela Universidade Federal do Rio de Janeiro (UFRJ)
Chefe do Serviço de Ginecologia Oncológica do Instituto Nacional de Câncer – 2001
Chefe do Serviço de Ginecologia Oncológica do Hospital Mário Kröeff – Rio de Janeiro, RJ
Professora Titular de Ginecologia Oncológica do Instituto de Pós-Graduação Médica Carlos Chagas
Membro Titular da *International Gynecologic Cancer Society (IGCS)*
Membro Titular da *European Society of Gynaecological Oncology*
Membro Fundadora da Sociedade Brasileira de Ginecologia Oncológica
Membro Titular da Sociedade Brasileira de Mastologia (TEMA)
Membro Titular do Colégio Brasileiro de Cirurgia
Perceptorship in Surgical Gynecologic Lasers-Revenswood Hospital Medical Center – Chicago
Diretora do Hospital do Câncer II do Instituto Nacional de Câncer – 1998
MBA – Pós-Graduação em Administração Hospitalar pela Pontifícia Universidade Católica do Rio de Janeiro (PUC)
Presidente da Associação dos Ex-Residentes Médicos do Instituto Nacional de Câncer (AERINCA)

MAURO MONTEIRO CORREIA

Residência Médica em Cirurgia Oncológica no Instituto Nacional de Câncer (INCA/MS/RJ)
Residência Médica em Cirurgia Geral na UFRJ
Pós-Graduação em Endoscopia Oncológica pela UFF (INCA)
Fellow Bolsista em Cirurgia Hepatobiliopancreática pelo *MSKCC* – Nova Iorque
Mestrado e Doutorado em Cirurgia pela UFRJ
Pós-Doutorado pela *Wakefield Clinic* – Nova Iorque
Cirurgião da Seção de Cirurgia Abdominopélvica do INCA
Coordenador do Grupo Hepatobiliar do INCA
Coordenador das Clínicas Cirúrgicas da UNIGRANRIO, RJ
Presidente Emérito do Capítulo Brasileiro da *International HPB Association*

ALEXANDRE FERREIRA OLIVEIRA

Residência Médica em Cirurgia Oncológica no Instituto Nacional de Câncer (INCA/MS/RJ)
Coordenador do Comitê Brasileiro das Ligas Acadêmicas de Cancerologia (COBRALC)
Chefe do Serviço de Oncologia do Hospital Universitário da Universidade Federal de Juiz de Fora (UFJF), MG
Professor Adjunto II e Coordenador da Disciplina de Clínica Cirúrgica VI/Oncologia da
Faculdade de Medicina da Universidade Federal de Juiz de Fora (UFJF), MG
Professor Titular do Estágio de Clínica Cirúrgica da Faculdade de Medicina da Universidade Antônio Carlos de Andrade – Juiz de Fora, MG
Professor Adjunto da Disciplina de Clínica Médica II/Oncologia da Faculdade de Medicina SUPREMA
Pesquisador Convidado da Universidade do Kansas
Doutorado em Ciências da Saúde com Concentração em Clínica Cirúrgica pela Universidade Estadual de São Paulo (USP) – Ribeirão Preto (2005)
Segundo Tesoureiro da Sociedade Brasileira de Cirurgia Oncológica (SBCO) – 2010/2011
Membro da Comissão de Título de Especialista em Cancerologia (TECA)/Cirurgia Oncológica pela Sociedade Brasileira de Cancerologia (SBC) – 2011
Membro do Conselho Consultivo do INCA (2011) e 1º Suplente (2007/2012/2013)
Residência Médica em Cirurgia Geral pelo Hospital Universitário da Universidade Federal de Juiz de Fora (UFJF), MG
Título de Especialista em Cirurgia Geral pelo Colégio Brasileiro de Cirurgiões (CBC)
Membro da Comissão Permanente de Título de Especialista em Cirurgia Geral do Colégio Brasileiro de Cirurgiões (CBC) – 2012/2013
Membro Titular da AERINCA, SBCO, CBC e IHPBA
Membro Efetivo da Sociedade Brasileira de Cancerologia (SBC)
Presidente da Regional de Minas Gerais da Sociedade Brasileira de Cirurgia Oncológica (SBCO) – 2007/2009

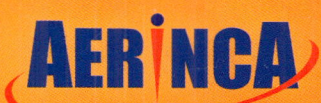

Tratado de Oncologia

EURIDICE MARIA DE ALMEIDA FIGUEIREDO

MAURO MONTEIRO CORREIA

ALEXANDRE FERREIRA OLIVEIRA

Volume I

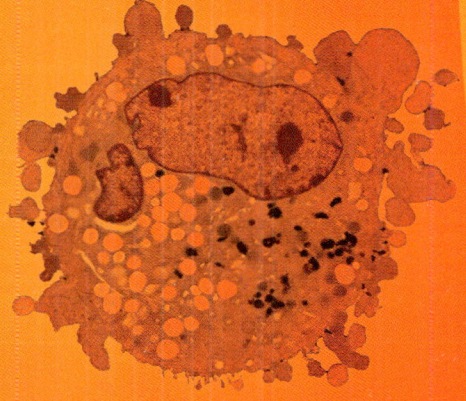

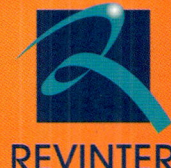

REVINTER

Tratado de Oncologia
Copyright © 2013 by Livraria e Editora Revinter Ltda.

Volume I – ISBN 978-85-372-0538-9
Volume II – ISBN 978-85-372-0537-2
Coleção – ISBN 978-85-372-0540-2

Todos os direitos reservados.
É expressamente proibida a reprodução
deste livro, no seu todo ou em parte,
por quaisquer meios, sem o consentimento,
por escrito, da Editora.

Contato com os autores:
EURIDICE MARIA DE ALMEIDA FIGUEIREDO
euridicef@gmail.com

MAURO MONTEIRO CORREIA
mmauro.monteiro@gmail.com

ALEXANDRE FERREIRA OLIVEIRA
alexfer.oliveira@ig.com.br

CIP-BRASIL. CATALOGAÇÃO-NA-PUBLICAÇÃO
SINDICATO NACIONAL DOS EDITORES DE LIVROS, RJ
F489t
v. 1

Figueiredo, Euridice Maria de Almeida
  Tratado de oncologia / Euridice Maria de Almeida Figueiredo, Mauro Monteiro Correia, Alexandre Ferreira Oliveira. - 1. ed. - Rio de Janeiro : Revinter, 2013.
  il.

  Inclui bibliografia e índice
  ISBN 978-85-372-0538-9 (v.1) – 978-85-372-0540-2 (Obra completa)

  1. Oncologia. I. Correia, Mauro Monteiro. II. Oliveira, Alexandre Ferreira. III. Título.

13-02218
CDD: 616.994
CDU: 616-006

A precisão das indicações, as reações adversas e as relações de dosagem para as drogas citadas nesta obra podem sofrer alterações.
Solicitamos que o leitor reveja a farmacologia dos medicamentos aqui mencionados.
A responsabilidade civil e criminal, perante terceiros e perante a Editora Revinter, sobre o conteúdo total desta obra, incluindo as ilustrações e autorizações/créditos correspondentes, é do(s) autor(es) da mesma.

Livraria e Editora REVINTER Ltda.
Rua do Matoso, 170 – Tijuca
20270-135 – Rio de Janeiro – RJ
Tel.: (21) 2563-9700 – Fax: (21) 2563-9701
livraria@revinter.com.br – www.revinter.com.br

Prefácio

É com grande satisfação que escrevo o prefácio desta publicação, reunindo artigos de colegas médicos cancerologistas – que tiveram sua formação especializada, em diferentes épocas, no Instituto Nacional de Câncer (INCA), um dos institutos do Ministério da Saúde – os quais, hoje, são profissionais de prestígio nas diversas especialidades que compõem a Cancerologia.

O livro *Tratado de Oncologia* é a concretização de um grande desejo da Associação dos Ex-Residentes Médicos do INCA (AERINCA) de publicar uma obra que abordasse a cancerologia como um todo, servindo, também, de referência para a comunidade universitária. A publicação está organizada em blocos temáticos, como prevenção, cuidados paliativos, diagnóstico e tratamento do câncer, além de políticas de saúde e epidemiologia.

No capítulo das políticas de saúde, o câncer é abordado no contexto das doenças crônicas. Ano passado, o Ministério da Saúde lançou o Plano de Ações para Enfrentamento das Doenças Crônicas Não Transmissíveis (DCNT), que prevê um conjunto de medidas para reduzir em 2% ao ano a taxa de mortalidade prematura por enfermidades como câncer, diabetes e doenças cardiovasculares, como infarto e acidente vascular encefálico.

O Plano, que reúne ações para os próximos 10 anos, é a resposta brasileira a uma preocupação mundial: estima-se que 63% das mortes no mundo, em 2008, tenham ocorrido por DCNT, sendo um terço delas em pessoas com menos de 60 anos. No Brasil, as DCNT concentram 72% do total de óbitos, segundo dados de 2009 do Sistema de Informação de Mortalidade, porcentual que representa mais de 742 mil mortes por ano. As que mais matam são as doenças cardiovasculares (31,3%), o câncer (16,2%), as doenças respiratórias crônicas (5,8%) e o diabetes melito (5,2%).

Diante da nossa meta de qualificar o atendimento à população e reduzir o tempo de espera, o Ministério da Saúde ampliou os recursos para a assistência oncológica no SUS. Também houve um aumento de 40% no número de cirurgias oncológicas, que passou de 67 mil (2003) para 94 mil (2011), também dobrou o número de procedimentos quimioterápicos, saltando de 1,2 milhão (2003) para 2,4 milhões (2011).

O lançamento desta publicação, além de ser um marco na literatura científica brasileira, pretende contribuir para a melhora da qualidade de vida de pacientes atendidos em hospitais públicos e privados que compõem o SUS.

Alexandre Rocha Padilha
Ministro da Saúde e Presidente do Conselho Nacional de Saúde

Apresentação

Caros Leitores,

É com especial satisfação, e porque não dizer orgulho, que apresentamos este *Tratado de Oncologia*, resultado de um trabalho conjunto de colegas que tiveram a mesma formação em Residência Médica no Instituto Nacional de Câncer.

Desde a concepção desta iniciativa, pareceu-nos inovador integrar autores e experiências de diferentes regiões do país e de distintas épocas, a escrever capítulos compartilhados, valendo-nos do avanço da tecnologia da comunicação.

Assim, o presente *Tratado de Oncologia* está dividido em grupos, pela sua topografia, para facilitar a busca por sua área de interesse e a melhor compreensão do leitor, tendo a sua abrangência desde o diagnóstico tumoral, com especial destaque no que concerne à biologia molecular e à terapêutica alvo.

Norteou todo o conteúdo a preocupação em demonstrar os conhecimentos mais relevantes da especialidade com base nas melhores evidências científicas, sem deixar de considerar as questões ainda controversas na atualidade. Para tal, recebemos, também, a colaboração de estimados colegas de outras especialidades, em alguns capítulos, que muito contribuíram para a concretização desta obra.

Como Presidente da Associação dos Ex-Residentes Médicos do Instituto Nacional de Câncer, tenho o privilégio de apresentar aos leitores este Tratado, com um sentimento de dever cumprido, por ter contribuído para a realização deste sonho tão esperado por todos nós.

Merece registro, com respeito e saudade, a figura de meu antecessor, Dr. Geraldo Matos de Sá, que não está mais entre nós, que muito trabalhou para que, formados na melhor matriz técnica e humana, pudéssemos progredir e fazer a diferença no meio médico nacional, quer no exercício da medicina, quer na produção científica.

Estamos, portanto, cumprindo o nobre objetivo na sociedade de transmitir aos mais novos a nossa experiência e estimular o ensino da Cancerologia. A estes, dedicamos os ensinamentos contidos nesta obra, como fruto de um trabalho desenvolvido em equipe, com todo o compromisso de ensinar, unidos por relações de amizade e apreço entre os autores.

Grande é, portanto, a minha satisfação em poder apresentar este Tratado, após tantos anos de trabalho nesta instituição e testemunhar o brilho dos profissionais aqui formados, espalhados por todo o país, formando uma grande rede de especialistas em câncer que alcança diversas gerações de profissionais com a mesma visão de pionerismo e aperfeiçoamento em suas respectivas áreas.

É para nós também um momento histórico, pois pela primeira vez podemos mostrar a força formadora de profissionais do mais alto nível, a partir de uma instituição pública e governamental, geradora de ensino, pesquisa e assistência, com o melhor olhar para o paciente, que é nosso compromisso maior.

Euridice Maria de Almeida Figueiredo
Coordenadora
Presidente da Associação dos Ex-Residentes Médicos do Instituto Nacional de Câncer (AERINCA)

Ernani Francisco de Sena Sampaio
Vice-Presidente da Associação dos Ex-Residentes Médicos do Instituto Nacional de Câncer (AERINCA)

Apresentação

A AERINCA é uma sociedade civil sem fins lucrativos, com personalidade jurídica própria, fundada em 14 de dezembro de 1978, cuja finalidade é congregar médicos ex-residentes do INCA, com o objetivo de realizar atividades de aprimoramento e congraçamento na área da Cancerologia.

Na qualidade de membros da diretoria, fomos convocados pela presidente, Dra. Euridice Maria de Almeida Figueiredo, a desenvolver um projeto de amplitude nacional que unisse, mais uma vez, os ex-residentes médicos do Instituto Nacional de Câncer. Qual fosse o projeto, ele deveria ter por objetivo principal propiciar a merecida visibilidade aos colegas que se encontram dispersos pelo grande território nacional, realizando a atenção oncológica fora dos grandes centros e das grandes instituições, com o auxílio de nomes consagrados e convidados. Nossa última grande atividade havia sido a realização do "V Simpósio Nacional de Cancerologia Dra. Maria Luíza Pessoa Cavalcanti", em comemoração aos 30 anos de fundação da AERINCA, em 2008. Surgiram várias ideias e prevaleceu a de que escreveríamos um livro, no formato de um manual de oncologia, ideia esta que foi ampliada pelo Professor Dr. Alexandre Ferreira Oliveira para um *Tratado de Oncologia*. Assim foi que, resumidamente, deu-se a criação deste livro, que se torna um marco na Cancerologia nacional.

Ao final, foi muito gratificante conviver com nossos colegas, contribuir nesta tarefa e ver o trabalho enfim realizado. Aceitem as nossas desculpas por alguns erros, das mais diversas naturezas. A todos os que contribuíram e a todos os que gostariam de ter contribuído e não o puderam fazer, o nosso muito obrigado.

Antecipadamente, eu me penitencio perante todos os colaboradores que são possuidores de grande experiência e vasto currículo. Por motivos de padronização, escolhemos somente os quatro principais títulos de cada um para constar nos créditos dos autores.

Por fim, prevaleceram o resultado positivo, o objetivo alcançado, a união e o espírito dos ex-residentes médicos do Instituto Nacional de Câncer.

Mauro Monteiro Correia
Coordenador

Apresentação

O câncer é a segunda causa de morte no mundo, sendo superado apenas pelas doenças cardiovasculares. Nós, cancerologistas, assim como todos os profissionais de saúde envolvidos no tratamento do câncer, temos como meta não apenas aplicar a melhor forma de tratamento para redução da mortalidade e morbidade, mas, também, atuarmos efetivamente na prevenção, rastreamento, reabilitação e melhora da qualidade de vida destes pacientes.

Este Tratado nasceu de uma ideia, a princípio, de congregação de ex-residentes do Instituto Nacional de Câncer (INCA). Era para ser um "Manual", mas este projeto se estendeu e agregou vários profissionais de saúde envolvidos no tratamento do câncer, que trabalham nas áreas de ensino, pesquisa e assistência em oncologia no Brasil e no exterior. Contamos com o valioso apoio do INCA e de várias Sociedades que militam nesta área (SBC, SBCO, SBOC, SBRT, SBM, SOBRAGON, SBCCP, ANM, FAF, CBC e Capítulo Brasileiro da IHPBA).

A divisão do Tratado foi feita em 13 áreas, sendo cada uma delas composta de um ou dois coordenadores responsáveis por diversos colaboradores. Esperamos, em nome de todos os autores e coordenadores de área, que esta obra sirva como referência e estímulo ao estudo desta doença, que, segundo a Organização Mundial de Saúde (OMS), em 2030, será a principal causa de morte no mundo.

Alexandre Ferreira Oliveira
Coordenador

Nota do Editor

Ao receber o gentil convite dos editores desta magnífica obra para escrever uma nota sobre minhas experiências no INCA, quase não pude conter a emoção e a alegria.

Um misto de nostalgia, saudades e muitas lembranças boas tomam conta de mim ao recordar os sete anos em que, literalmente, vivi dentro do INCA, no início da minha vida profissional como vendedor de livros médicos.

Quem me levou ao INCA pela primeira vez foi a Dra. Lena Bulcão... Ela havia encomendado um volume de uma série tradicional, publicada pelo MD Anderson Cancer Center, na Livraria Luso-Espanhola e Brasileira, onde eu trabalhava como vendedor, em 1974. Quando o Sr. José Cerqueira, meu patrão, perguntou a todos os vendedores quem poderia entregar o pedido no INCA, no dia seguinte pela manhã, ninguém quis e eu, que nada recusava, ofereci-me. Ao entregar-lhe a publicação, perguntou-me por que não ia ao INCA periodicamente oferecer livros aos médicos, já que não havia livreiro no local. Aceitei o convite, o que foi uma excelente decisão e início de uma fase muito importante, tanto na minha vida profissional quanto pessoal!

Entre tantas boas recordações daqueles tempos, ficou gravado em minha mente o episódio em que os Drs. Francisco Monteiro e José Peixoto, como "representantes" dos residentes, exigiram que eu permanecesse trabalhando no quarto andar, Centro de Estudos, por meio de um abaixo-assinado, alegando que minha presença diária no local era imprescindível, pois não tinham tempo para procurar e adquirir a literatura médica necessária à sua formação fora do INCA.

Na época, eu tinha sido proibido pela administração de entrar nas dependências do hospital, sendo acusado de dormir/morar/habitar na residência médica e almoçar/jantar no refeitório do hospital. Sou obrigado a confessar que a primeira parte é verdadeira. Durante mais de dois anos, frequentava o INCA diariamente e dormia no sexto andar, na residência médica, para poder estudar à noite, no Centro da cidade, pois morava em Anchieta, subúrbio distante. No entanto, a segunda parte é injusta, pois a comida do refeitório não era lá estas coisas; sempre preferi o "sanduba" do Vieira Souto, servido pelo nosso amigo Fidélis, o "mago dos talheres".

Todos os residentes eram meus amigos, principalmente os nordestinos, grande maioria dos que entravam como R1. Eu sempre os ajudava, emprestando algum dinheiro, apesar de também enfrentar dificuldades, quando chegavam meio assustados ao Rio e tinham que esperar de três a quatro meses para receber o primeiro salário, no início do ano. Praticamente tudo o que recebiam, quando pagavam os atrasados, era para me reembolsar os empréstimos.

Trabalhei no INCA até 1980, quando passei o ponto para o Henrique, que naquela época já trabalhava comigo e até hoje lá está.

Gostaria de aproveitar esta oportunidade para homenagear todos os médicos e profissionais do INCA, durante a minha "jornada" lá, nas pessoas de dois amigos muito especiais: Dr. Ary Frauzino e Dr. João Luis Campos Soares.

Também não posso deixar de lembrar, neste momento, de outros tantos amigos queridos que já se foram, e de homenageá-los na pessoa do inesquecível Gothardo Lima, nosso grande parceiro, cearense, torcedor fanático do Ceará e do Botafogo, com quem tive o imenso prazer de conversar por telefone em novembro passado, em Fortaleza, pouco tempo antes que partisse.

Por fim, quero registrar meu orgulho e satisfação em publicar esta obra institucional inédita, que reúne os mais importantes nomes do INCA. Trata-se do mais atual tratado sobre a especialidade, cujo conteúdo irretocável é apresentado com a melhor qualidade gráfica disponível no mercado editorial.

Parabéns aos coordenadores, autores e colaboradores do TRATADO DE ONCOLOGIA – AERINCA – INCA 2013/2014.

O meu MUITO OBRIGADO ao INCA! E a todos com quem convivi naqueles sete anos...

Sergio Duarte Dortas
Diretor – Editora Revinter

Agradecimentos

Aos meus pais, *in memoriam*, Raimundo e Euridice que me ensinaram a lutar e moldaram o meu caráter.

Ao meu marido Jurandyr, que incentiva as minhas conquistas.
Às minhas filhas Joana e Juliana, companheiras de trabalho, pelo apoio e afeto.

Euridice Figueiredo

Agradeço aos Drs. Jurandir Dias, Leslie Blumgart, Marcos Moraes e Richard Stubbs. Em memória de Archimedes, Bernardino, Sena e Miracy. À Beth, Helena, Bernard, Ercília, Selma, Maíra e Onézio, meu mais profundo amor e gratidão.

Mauro Monteiro

À minha filha Vitória e à minha esposa Viviane, pelo amor incondicional.
Aos meus pais Luiz Jorge e Vicentina, pela educação e estímulo.

Alexandre Ferreira

Aos coordenadores de área, autores e colaboradores dos capítulos,
pela dedicação e grandeza das informações.
A toda a equipe da Revinter, nas figuras dos irmãos Sergio e Laércio, nossos sinceros agradecimentos pela confiança e dedicação na elaboração deste Tratado.

Euridice, Mauro e Alexandre

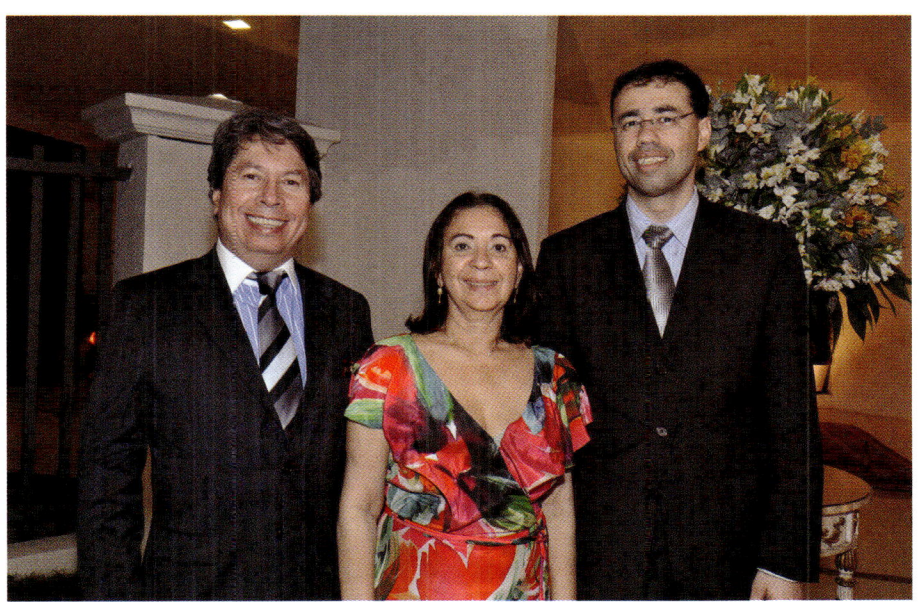

Introdução

Escrever sobre o valor da Residência Médica do INCA remete-nos à construção histórica deste campo de conhecimento da medicina, que se tem modificado intensamente com a velocidade que a sociedade moderna exige, seja no âmbito tecnológico, seja no âmbito epidemiológico, pelo desafio atual que nos impõem as doenças crônicas.

O resgate histórico permite-nos inferir que atuar, ensinar, aprender e acompanhar a evolução da oncologia faz parte do perfil dos médicos que escolhem uma das três especialidades que compõem a oncologia, quais sejam a cancerologia clínica, cirúrgica e radioterápica. Percebemos, também, que o Instituto Nacional de Câncer é a história viva da construção deste perfil.

Senão, vejamos: Bodstein relata-nos em seu livro *História das Políticas de Controle do Câncer no Brasil* (1985) a forma como as políticas de câncer foram idealizadas e construídas. Ele diz que, em meados da década de 1930, o incipiente debate sobre a criação de uma campanha nacional sobre o câncer tomou corpo e despertou interesse na área médica.

No Governo de Getúlio Vargas, o Dr. Mário Kröeff, após várias tentativas frustradas, convenceu o presidente de que o Brasil estava "atrasado" em relação ao diagnóstico e tratamento do câncer e que a capital precisava ter o seu Serviço de Cancerologia. Em conjuntura política favorável, ainda na década de 1930, foi construído o Instituto Nacional de Câncer, de onde se desenvolveu a forma específica de apreensão das práticas oncológicas. Médicos e acadêmicos de medicina começaram a chegar ao Instituto para aprender oncologia. Até os dias atuais, o Instituto nunca abdicou desta função que nasceu com ele, com o objetivo de formar recursos humanos em oncologia.

Em 1942, o Dr. Kröeff foi aos Estados Unidos e importou de lá o modelo das sessões clínicas para discussão de casos de câncer. Este fato é importante, porque se configurou como rotina até os dias atuais. Este modelo é atualmente chamado de Planejamento da Terapia, em que o cirurgião oncológico, o oncologista-clínico e o radioterapeuta se reúnem para organizar a terapêutica dos pacientes. Uma das marcas dos oncologistas é a constante atualização e a relação estreita com a pesquisa, fato que talvez não seja tão frequente no cotidiano dos médicos em geral. Os oncologistas em formação são "contaminados" e tornam-se ávidos por novidades oncológicas, seja de novos procedimentos ou medicamentos.

Até 1952 não havia equipes especializadas em oncologia. Todos eram cirurgiões gerais e operavam tumores malignos. Os médicos que se dedicavam às práticas oncológicas não tinham titulações específicas. Embora houvesse preocupação com o ensino da oncologia por parte das lideranças médicas, poucos Serviços hospitalares recebiam alunos ou médicos para aprendê-la.

Olhando a história, inferimos que esta prática só se apreendia em instituições especializadas porque não havia um movimento de se internalizar nas escolas médicas este conhecimento. Alguns médicos aperfeiçoavam-se fora do Brasil, trazendo procedimentos e práticas, e os introduziam diretamente nos Serviços, sob a égide do "moderno e avançado". Nomes como o Professor Mário Kröeff ou Antonio Candido Camargo, entre outros, introduziram, a seu modo, a prática oncológica no Brasil.

O aprendizado mantinha-se na relação do tipo mestre-discípulo, embora o conteúdo aprendido fosse reconhecido cientificamente. Os estudantes tornavam-se estagiários dos Serviços e, depois de formados, especializavam-se dentro do mesmo local. Alguns tornavam-se membros do *staff* e começavam a ensinar a especialidade. Esta técnica prática e experimental, este perfil de cuidar e pesquisar e o desconhecimento sobre muitos aspectos do câncer que persiste ainda hoje são a marca do agir médico atual, demonstrando um pouco do arcabouço da especialização em oncologia, que parte da angústia do desconhecimento sobre a doença até o tratamento atual, passando pela dificuldade de diagnósticos dos médicos não especialistas.

Dentro dos registros oficiais da Instituição, a capacitação para médicos foi oficializada em 1951 e começou com a Cancerologia Cirúrgica, com quatro médicos. Nacionalmente, a residência médica foi regulamentada em 1977 pelo governo federal (Geisel). O INCA foi credenciado em 1981. Desde os primórdios desta capacitação dos médicos para o exercício da oncologia, o INCA tem buscado coerência entre os métodos didático-pedagógicos, articulação teoria e prática, ensino-trabalho e capacidade de construir conhecimento significativo que se traduzam em práticas éticas no cuidado oncológico na esfera pública ou na esfera privada.

Esta intenção já se observa em maio de 1968, quando foi oficializada a Campanha Nacional de Combate ao Câncer nos moldes da Lei Orgânica das Campanhas. Seu objetivo agora fixado por lei era, principalmente: "Intensificar e coordenar, em todo o território nacional, as atividades públicas e privadas de prevenção, diagnóstico precoce, assistência médica, formação de técnicos especializados, pesquisas, educação, ação social e recuperações relacionadas com neoplasias malignas em todas as suas formas clínicas, com a finalidade de reduzir-lhe a incidência".

Percebemos que, dentro da lei que oficializava a Campanha Nacional, afirma-se a questão do ensino e pesquisa. Então, junto com o nascimento do Instituto e com a primeira ação concreta para organizar a área, lá está a formação médica como prioridade.

Embora tenha passado por turbulências políticas em alguns períodos de sua história, o Instituto nunca se desobrigou de formar recursos humanos para a área de atenção oncológica, incluindo-se aí o período em que foi transferido para o Ministério da Educação (em 22 de maio de 1969 houve a cessão do Instituto à Fundação de Medicina e Cirurgia do Rio de Janeiro, retornando na década de 1970 para o Ministério da Saúde).

O Instituto, mesmo nas vicissitudes políticas, não deixou de ser considerado uma instituição-chave para a política de combate ao câncer no país.

A atuação médica no Instituto fortalecia a prática voltada para os altos padrões tecnológicos e sua formação médica acompanhava todos os movimentos técnicos, políticos e assistenciais.

Nas décadas de 1980 e 1990, após uma reorganização político-administrativa, o Instituto foi ratificado como formulador de políticas e principal formador de recursos humanos para a área de oncologia. Houve, nos anos de 1990, uma inflexão na assistência oncológica, voltando-se efetivamente para as questões de saúde pública. Suas formulações políticas para a área ganharam força de portarias no Ministério da Saúde.

Hoje, apenas os procedimentos oncológicos por ele institucionalizados são reconhecidos pelo SUS, e a formação médica oferecida continua sendo uma das mais procuradas no país.

No final da década de 1990, o Instituto aproximou-se dos estados, buscando construir ações conjuntas, mais amarradas, indo ao encontro das necessidades nacionais. De 2000 a 2005, a busca de parcerias com os estados consolidou-se, e parceiras no âmbito da educação médica estreitaram-se por meio de convênios de cooperação técnica.

Atualmente, o Instituto Nacional de Câncer (INCA) é o órgão e a instância técnica do Ministério da Saúde responsável pela integração nacional das ações de assistência, pesquisa, prevenção e ensino em Oncologia, mantendo como fator predominante, para o cumprimento de sua missão, a formação de profissionais altamente qualificados na área da Oncologia, por intermédio dos programas de Residência Médica Oncológica e Especialização Oncológica na área Médica e em outras áreas da Saúde.

O Ministério da Saúde, considerando a complexidade da assistência em oncologia, determinou, na portaria 3.535/98 e 113/99, que os profissionais médicos possuam formação profissional qualificada. A portaria 1.289 de julho de 2002 complementa estabelecendo que o serviço de cirurgia oncológica deve ter um responsável médico habilitado em Cancerologia – Oncologia Cirúrgica, devendo esta habilitação ser comprovada pelos respectivos Conselhos Federal e Regionais de Medicina.

O mesmo ocorreu em relação aos serviços de Oncologia Clínica e os serviços que atendem exclusivamente crianças. Estas ações nos fazem crer no valor da Residência Médica no INCA visando à formação médica qualificada principalmente para o SUS.

Nestes 75 anos, o INCA tem ampliado seu escopo de especialidades e modelos de capacitação. Outras áreas do conhecimento médico foram incorporando-se aos nossos cursos como a anestesiologia, a cirurgia plástica e a radiologia. Outras foram adaptando-se às novas especialidades surgidas como, por exemplo, a mastologia. A formação de qualidade guindou-nos à condição de Hospital de Ensino por meio da portaria interministerial. Fato que ao mesmo tempo nos orgulha e nos desafia, "provocando-nos" e instigando a novas práticas que nos mantenham nesta categoria.

Atualmente, o Brasil possui 18 Instituições que oferecem programas de cancerologia cirúrgica, 44 que oferecem programas de cancerologia clínica e 14 que oferecem programas de residência médica em radioterapia. Podemos afirmar que todas elas foram fomentadas e organizadas por ex-residentes do INCA. Acompanhando a história de pioneirismo e empreendedorismo do INCA, a seleção para o ingresso dos médicos aos programas de formação do INCA vem aperfeiçoando-se ao longo do tempo. Com a reorganização de Residência Médica em geral e principalmente a partir dos anos de 1980, o INCA passou a promover processo seletivo aberto a todos os médicos brasileiros. Atualmente, a área médica oferece 28 cursos de residência médica e 9 de aperfeiçoamento nos moldes *fellow* além de aperfeiçoamentos e atualizações. Recebemos, também, residentes de outras Instituições para estágios em áreas especializadas.

De 1951 até 2012, formamos aproximadamente 1.234 médicos residentes (total de todas as especialidades inseridas nos nossos programas de residência médica). Sendo aproximadamente 373 cirurgiões oncológicos, 217 oncologistas clínicos e 148 radioterapeutas.

Participar desta história de lutas e conquistas marca todos aqueles que por aqui passaram, passam e passarão na condição de residentes. A cada cerimônia de formatura, percebemos a importância e o desafio de manter o INCA como Instituição formadora de qualidade de oncologistas e áreas afins e marcar a vida profissional de cada egresso pelo orgulho de ser INCA.

Cabe aqui um registro de louvor por esta obra e pelo papel agregador que historicamente há mais de três décadas vem desempenhando a Associação dos Ex-Residentes Médicos do Instituto Nacional de Câncer (AERINCA), mantendo a tradição e a presença em todos os setores no cenário nacional.

Luiz Antonio Santini
Diretor do Instituto Nacional de Câncer (2005)

Sheila P. S. Souza
Coordenadora da Residência Médica do INCA

Coordenadores de Áreas

PRINCÍPIOS GERAIS
Sérgio Alexandre de Almeida dos Reis

RADIOLOGIA
André Noronha Arvellos

TECIDO ÓSSEO E CONECTIVO
José Francisco Neto Rezende

CIRURGIA DE CABEÇA E PESCOÇO
Terence Pires de Farias e Fernando Luiz Dias

ONCOLOGIA TORÁCICA
Aureliano Mota Cavalcanti de Sousa

SISTEMA DIGESTÓRIO E RETROPERITÔNIO
Mauro Monteiro Correia

MASTOLOGIA
Sandra Marques Silva Gioia e Euridice Maria de Almeida Figueiredo

GINECOLOGIA
Solange Maria Diniz Bizzo e Euridice Maria de Almeida Figueiredo

UROLOGIA
Antonio Augusto Ornellas

PEDIATRIA
Ricardo Vianna de Carvalho

SISTEMA NERVOSO CENTRAL
Paulo Niemeyer Filho

HEMATOLOGIA
Adriana Scheliga

CUIDADOS PALIATIVOS
Magda Côrtes Rodrigues Rezende e Cláudia Naylor

Prefácio
Princípios Gerais

Nos últimos 200 anos, verificou-se um expressivo aumento da sobrevida do ser humano. O homem tem vivido mais e com uma qualidade de vida melhor, porém traz junto de si, também, o aumento das doenças crônico-degenerativas, entre elas o câncer.

A necessidade de conhecimento desta doença multifatorial, desde seus aspectos epidemiológicos, passando pela prevenção e, em especial, os tratamentos, sejam eles, cirúrgicos, clínicos e radioterápicos, levam-nos a acreditar que o ensino médico da cancerologia precisa ser mais valorizado.

A graduação médica, infelizmente, não contempla de forma efetiva o ensino da cancerologia, passando, então, esta responsabilidade para a residência médica, que vem formando os especialistas nesta área. É importante salientar que em nosso País existe um déficit de cancerologistas para atendimento à população.

Diante do que aqui foi exposto, é com júbilo e esperança que o lançamento de um tratado de oncologia vem ocupar uma lacuna no conhecimento desta área médica, visto que o respectivo livro discorre desde dados epidemiológicos, prevenção, políticas públicas, até tecnologias mais recentes que foram incorporadas ao diagnóstico, estadiamento e tratamentos do câncer.

Congratulamo-nos, Sociedade Brasileira de Cancerologia e todos os cancerologistas brasileiros com os editores deste Tratado, não só por terem conseguido aglutinar uma plêiade de colegas do mais alto nível científico, como também pelo êxito atingido na coordenação do livro.

A obra, agora entregue à comunidade científica brasileira, vem enriquecer o acervo do conhecimento da cancerologia.

Dr. Robson Freitas de Moura
Cancerologista
Presidente da Sociedade Brasileira de Cancerologia

Prefácio
Radiologia

Nas últimas décadas e, sobretudo, nos últimos anos, os métodos de imagem adquiriram enorme importância para a Oncologia, acompanhando os significativos avanços tecnológicos e o desenvolvimento de tratamentos mais eficazes e com menos efeitos colaterais. Esta importância deve-se ao fato de os métodos de imagem estarem sempre presentes na abordagem do paciente com câncer, seja no rastreamento, no diagnóstico, no estadiamento, na avaliação de resposta, no seguimento pós-terapêutico ou no manejo das complicações. Há alguns anos, saímos de uma época na qual predominava a avaliação morfológica para entrarmos em uma nova era, a da medicina personalizada. O conceito de terapia-alvo vem exigindo dos métodos de imagem uma avaliação mais detalhada da doença, incluindo aspectos funcionais, metabólicos e biomoleculares. Estes aspectos são importantes para a tomada de decisão e para o planejamento terapêutico, impactando, muitas vezes, em uma melhor qualidade de vida e aumento da sobrevida.

É evidente que o câncer é a doença do século, tornando-se uma das principais causas de mortes naturais no mundo e em nosso País. É preciso preparar os profissionais da área de saúde para este desafio. Os avanços tecnológicos e o aumento do número dos casos de câncer decorrentes da melhor expectativa de vida e envelhecimento da população tornam este desafio ainda mais relevante.

Nesta obra, os capítulos destinados aos métodos de imagem trazem para o leitor o que há de mais atual na utilização destas ferramentas e as contribuições mais relevantes para o manejo do paciente com câncer. Os capítulos foram escritos por radiologistas oncológicos e a presença de belas ilustrações são alguns dos diferenciais que tornam a leitura mais atraente.

Como atual Coordenador da Comissão de Oncologia do Colégio Brasileiro de Radiologia (CBR), não poderia deixar de destacar a iniciativa exemplar da AERINCA em criar um *Tratado de Oncologia* nacional. Pelo caráter multidisciplinar, compartilhar os conhecimentos contidos nesta obra com aqueles que lidam com Oncologia significa contribuir com o aperfeiçoamento destes profissionais e com uma melhor abordagem do paciente oncológico.

Marcos Duarte Guimarães
Coordenador de Oncologia do Colégio Brasileiro de Radiologia

Prefácio
Pele, Tecido Ósseo e Conectivo

Para escrever este Prefácio a pedido dos editores, relutei um pouco, pois não gostaria de me referir ao conteúdo que compõe os temas, tendo em vista serem bastante divulgados e de consenso no meio oncológico.

Como se trata de um livro editado pela Associação dos Ex-Residentes Médicos do Instituto Nacional de Câncer (AERINCA), achava que deveria contar um pouco da história da Seção de Tecido Ósseo e Conectivo (TOC), como havia sido o seu início e quantos nomes ilustres a compuseram, tornando-a um setor individualizado no Instituto. Quero agradecer a estas grandes figuras que exerceram suas atividades na Seção, anteriormente e durante a minha residência médica (1973-1976), por a terem mantido coesa e em destaque no INCA. Não posso nominá-los, para não cometer injustiças, pois a memória pode me falhar. Assim, agradeço em nome de todos os ex-residentes do INCA que passaram pela TOC.

Logo que entrei no INCA como residente, apaixonei-me pela especialidade. Mais tarde, em 1991, tive a oportunidade de assumir a liderança da Seção, após a aposentadoria do meu grande mestre, Jaime Brandão de Marsillac, onde me encontro até a presente data, com a importante colaboração dos colegas de *staff* e residentes.

Hoje percebo o quanto os residentes que passaram pela TOC foram e são importantes, pois conseguiram me despertar para o prazer de transmitir conhecimentos sobre esta área da Oncologia. Destes colegas tenho muitas recordações, apesar de nem sempre manter contato, porque se encontram espalhados pelo País afora.

Por alguma sábia razão, os colegas e os dirigentes que nos antecederam destinaram à TOC o tratamento das neoplasias da pele, entre elas os melanomas, e de tumores raros como os sarcomas de partes moles e dos ossos. As neoplasias dos tecidos ósseo e conectivo, localizadas em outros locais, são tratadas nas seções do Instituto responsáveis pelas diversas regiões topográficas: cabeça e pescoço, abdome, tórax etc.

Como os tecidos conectivos no organismo humano são os responsáveis pelo estabelecimento e a manutenção da forma do corpo, por meio da matriz que conecta e une os tecidos, este foi o modelo que adotamos desde o início da nossa liderança. Ao longo destes anos, a TOC, por meio dos seus membros, aprendeu muito e buscou transmitir conhecimentos aos seus discentes, em um ambiente de camaradagem e coesão, semelhante à oferecida pelo tecido conectivo no organismo.

Assim, agradeço a todos os que passaram pela Seção de Tecido Ósseo e Conectivo do INCA, aos que hoje a compõem e aos que estão editando este compêndio que, tenho certeza, será um instrumento de grande utilidade no controle do câncer no Brasil.

José Francisco Neto Rezende
Chefe da Seção de Tecido Ósseo e Conectivo do INCA

Prefácio
Cabeça e Pescoço

Ao ler os capítulos do livro *Tratado de Oncologia*, dedicados aos ex-residentes da especialidade de Cabeça e Pescoço, veio à minha memória toda a trajetória da Residência Médica do que na época era um simples Hospital do Câncer Regional, onde fui residente *staff*, Chefe de Serviço, Diretor do Hospital do Câncer e Diretor-Geral do INCA.

A residência médica começou oficialmente na década de 1960, com o afluxo de médicos de todo o país recomendados pelos Hospitais de Câncer Filantrópicos Regionais.

O Serviço de Cabeça e Pescoço notabilizou-se na época por cirurgias alargadas com reconstruções precárias. Mais tarde, dois ex-residentes, Geraldo Sá e Jacob Kligerman, com grande esforço, após estágio no exterior, introduziram um novo conceito em reconstrução, trazendo para o Serviço retalhos a distância (retalho delto-peitoral, retalho miocutâneo e retalho frontal) e, a seguir, já na década de 1980, as reconstruções microcirúrgicas (Mário Galvão).

Neste mesmo período, nos anos 1980, introduzimos o conceito da multidisciplinaridade do tratamento de câncer de cabeça e pescoço e de trabalhos prospectivos randomizados. É de se ressaltar que este trabalho teve continuidade até hoje pelos ex-residentes que se tornaram *staff*.

Dois ex-residentes tornaram-se diretores do INCA: Geraldo Sá e Jacob Kligerman.

Os residentes que lá se formavam e que voltaram aos seus estados tornaram-se líderes e disseminaram conhecimentos entre seus pares, fazendo com que a especialidade fosse conhecida e respeitada. Tive a felicidade de participar e ser testemunha de todo este processo. Este livro conta a sua evolução.

Agradeço à Doutora Euridice Figueiredo pelo esforço e dedicação que tornou possível este livro que honra os ex-residentes deste Instituto.

Jacob Kligerman
Diretor do Instituto Nacional de Câncer (1998)

Prefácio
Oncologia Torácica

O atendimento ao paciente com câncer torácico necessita de uma equipe multidisciplinar, envolvendo os conhecimentos em diagnóstico, métodos de imagem, patologia e diversas modalidades de tratamento e, mais recentemente, a biologia molecular.

Este livro será de grande utilidade para clínicos gerais, pneumologistas, cirurgiões de tórax, oncologistas clínicos, radioterapeutas, intensivistas, enfermeiros, fisioterapeutas; enfim, toda a equipe de saúde multidisciplinar que se propõe a participar do atendimento aos pacientes com câncer torácico em qualquer uma das fases de sua doença. O formato do livro destina-se ao conhecimento de informações clínicas as quais a equipe necessita para cuidar melhor do paciente durante toda a evolução da doença.

A proposta da AERINCA em editar este livro de atualização em oncologia é merecedora de elogios. A obra mostra os conhecimentos dos ex-residentes do INCA tornando acessível para todos os profissionais da área de saúde o excelente aprendizado que tiveram durante seu treinamento na Instituição. Ressalta, inclusive, uma visão multidisciplinar sobre os cuidados com os pacientes, ajudando a banir os preconceitos em relação à doença, que, infelizmente, ainda estão presentes em alguns profissionais aos quais a população tem acesso.

Walter Roriz de Carvalho
Diretor do Instituto Nacional de Câncer (1986)

Prefácio
Sistema Digestório

A Cancerologia, nestes últimos anos, tem apresentado avanços como uma especialidade de peso, e se consolidado por meio dos seus especialistas, pela exigência de uma formação longa e detalhada, pelos seus conhecimentos específicos, bem como pelos resultados apresentados de sobrevida e qualidade de vida, que oferecem aos pacientes com as neoplasias malignas.

O anseio dos especialistas para as neoplasias malignas no sistema digestório é incentivar a prevenção para que se possa operar mais precocemente esta patologia com a finalidade de cura.

A nossa missão ultrapassa os nossos conhecimentos científicos, pois buscamos, além da perfeição da técnica cirúrgica, a renovação dos ensinamentos, com busca incessante de novas técnicas para o manuseio desta patologia.

Estamos sempre na expectativa de adquirir e transmitir ensinamentos.

Estes capítulos aqui escritos são uma verdadeira demonstração de como estamos sempre em movimento, pois representam várias gerações de especialistas formados na mesma matriz – INCA –, em diferentes épocas, com exemplos vivenciados pela dedicação e competência de seus preceptores, levando assim, nesta obra, a uma cadeia de colaboradores experientes que muito contribuirão pela grandeza de informações.

Esta simbiose entre os jovens e os antigos especialistas demonstra uma perfeita sintonia de conhecimentos galgados pela evolução dos tempos.

Não existem diferenças; somente o tempo de formação. Não podemos esquecer os nossos antecessores nas figuras do Dr. Luiz Carlos Oliveira Jr. (criador do Serviço de Abdome), Dr. Mário Kröeff, Professores Jorge de Marsillac, Dr. Ari Frauzino.

Foi então aí o início do ensino da Cancerologia, que visava angariar novos adeptos e possíveis sucessores, de modo que o plano de combate permanente e sem tréguas ao câncer não sofresse uma solução de continuidade e se estendesse por todo o Brasil. É esta, portanto, a missão da AERINCA.

Médicos-Cancerologistas do Serviço de Abdome do INCA

Prefácio
Mastologia

A despeito dos inquestionáveis esforços dos governos, a Mama continua sendo o alvo da maioria dos casos de Câncer em mulheres.

A estatística mundial mais recente mostrou que 1,4 milhão de casos novos surgiram em 2008 em todo o mundo. Inúmeros fatores são descritos para justificar tal número, que continua crescendo perigosamente. É evidente que a Medicina vem evoluindo no combate a esta patologia e parece não estar longe a data na qual este mal será controlado.

Entretanto, sua liderança persiste há algumas décadas; 52.680 casos novos de Câncer de Mama em nosso País em 2012. Isto corresponde a 27,9% dos casos de câncer neste ano.

A literatura médica continua enriquecendo-nos no tratamento deste mal, mas inquestionavelmente há muito a percorrer.

Sinto-me realmente envaidecido por ter sido designado pela dinâmica Presidente da AERINCA, Professora Euridice Figueiredo, para apresentar este capítulo.

Tive a incalculável honra de conviver intimamente com o Pai da Mastologia em nosso País. Foi o mestre Alberto Lima de Morais Coutinho quem implantou, com imensurável esforço, esta especialidade no Brasil.

Acompanhei a luta aguerrida dos defensores da ideia. No Rio de Janeiro, ressalto os nomes de Adayr Eiras de Araújo e de Jorge Sampaio de Marsillac. Conscientemente, cometi a injustiça de não relacionar outros, então mais jovens, igualmente aguerridos defensores deste ideal.

Com incontida honra saúdo a AERINCA, que vem congregando um batalhão de Ex-Residentes do INCA que regam o crescimento da Cancerologia no Brasil e em países latino-americanos. Com modéstia, mas muita emoção, dirijo meus pensamentos a um passado longínquo, muito rico em minha vida; refiro-me aos 2 anos de minha Residência no Instituto Nacional de Câncer.

Hiram Silveira Lucas
Diretor do Instituto Nacional de Câncer (1979)

Prefácio
Ginecologia

Temos hoje a Ginecologia Oncológica como uma especialidade que tem evoluído nestes longos anos, pela prevalência estatística dos tumores ginecológicos, pelas pesquisas desenvolvidas, pelos aprimoramentos técnicos e pela necessidade de oferecer com eficiência às pacientes um tratamento específico e diferenciado.

Colaboram nesta obra, *Tratado de Oncologia*, especialistas renomados que, de forma efetiva, em seus capítulos, solidificam os conhecimentos e experiências, consolidando a especialidade escolhida.

Tendo sido a pioneira na residência médica do INCA, em Cirurgia Oncológica, sinto-me feliz em ser a escolhida para fazer esta introdução, abrindo os ensinamentos da Ginecologia Oncológica com este prefácio. Nestes meus longos anos – culminando hoje com o meu cinquentenário médico –, receber este presente é ser testemunha do crescimento da maioria dos oncologistas ginecológicos dos quais participei em sua formação, o que para mim é um motivo de orgulho.

Parabenizo a Associação dos Ex-Residentes Médicos do INCA pela iniciativa de atualizar os conhecimentos nas diversas especialidades médicas oncológicas, neste livro, solidificando os ensinamentos adquiridos na residência médica do INCA e transmitindo suas experiências a futuros especialistas.

A Ginecologia Oncológica tem-se expandido por meio da formação de novos serviços especializados, criados em diferentes instituições, demonstrando sua importância na assistência às pacientes portadoras de câncer genital.

É prazeroso vivenciar a evolução e o aprimoramento da Ginecologia Oncológica em nosso País, em face dos bons resultados de sobrevida e cura das pacientes, pela alta qualidade dos especialistas com os quais me congratulo.

Parabenizo cada autor que contribuiu de maneira específica para a realização deste livro, fruto de um sonho da AERINCA, na figura da Presidente Euridice Figueiredo.

Maria Luiza Pessoa Cavalcanti
Chefe do Serviço de Ginecologia Oncológica do INCA (1970)

Prefácio
Urologia

É com grande satisfação que apresento os capítulos da Seção de Urologia. A iniciativa da AERINCA através deste livro permite-nos divulgar a nossa experiência com pesquisa e tratamento do câncer urológico, adquiridos ao longo dos anos.

Quero, primeiramente, agradecer à Dra. Euridice Maria de Almeida Figueiredo, presidente da AERINCA, aos Drs. Mauro Monteiro Correia e Sérgio Alexandre Almeida Reis, coordenadores, e ao Dr. Alexandre Ferreira Oliveira, editor do projeto, pela oportunidade que nos foi oferecida.

A Urologia Oncológica abrange 12 capítulos, nas diversas patologias, dando ênfase tanto à abordagem clínica quanto aos aspectos moleculares dos tumores. Para tão árdua tarefa contei, na parte clínica, com a colaboração de colegas do Instituto Nacional de Câncer, do Hospital Mário Kröeff, do Instituto de Pós-Graduação Médica Carlos Chagas e do Hospital Souza Aguiar. Com ajuda dos autores, aos quais agradeço, foi possível a complementação da parte clínica. Em relação à videolaparoscopia, contei com a colaboração do Dr. Marcos Tobias-Machado, professor da Universidade do ABC, São Paulo, um amigo com uma mente inovadora, sempre pronto para desenvolver novas técnicas menos invasivas para tratar os pacientes.

Para coordenar a parte da pesquisa básica, convidei a Dra. Gilda Alves, do Laboratório de Genética Aplicada, Serviço de Hematologia do Instituto Nacional de Câncer, que contou, também, com a colaboração de outros colegas de equipe, de pesquisadores e de doutores: Maria Helena Ornellas, Paulo Ornellas, Ana Sheila Cypriano, Vanessa Sandim e Mariana Chantre.

Espero que o nosso trabalho seja útil tanto para aqueles que lidam com a prática clínica no tratamento do câncer urológico, quanto para aqueles que fazem a ponte entre a pesquisa clínica e a básica, e que induzam os colegas mais novos a publicar seus artigos e experiências da vida acadêmica.

Quando tiverem dificuldades para seguir seus ideais, pensem na frase de Nietzsche: "O idealista é incorrigível: se é expulso do seu céu, faz um ideal do seu inferno".

Antonio Augusto Ornellas
Chefe do Serviço de Urologia do Hospital Mario Kröeff

Prefácio
Pediatria

Nas últimas cinco décadas, houve um importante progresso no tratamento do câncer infantojuvenil. Atualmente, cerca de 85% das crianças e adolescentes acometidos pela doença em países desenvolvidos podem ser curados, se o câncer for diagnosticado precocemente e os pacientes tratados em centros especializados.

O câncer infantojuvenil representa um problema de saúde pública no Brasil, uma vez que em 2012 as estimativas foram de 11.530 novos casos de câncer em crianças e adolescentes até os 19 anos. Excluindo-se causas externas, o grupo das neoplasias representa a principal causa de morte por doença entre 5 e 18 anos.

O câncer nesta faixa etária apresenta particularidades que o diferenciam da doença no adulto, seja nos tipos de tumores mais frequentes, na biologia da doença, ou nos aspectos psicológicos e do desenvolvimento do organismo da criança e dos adolescentes nas diferentes idades. Apesar da relativa baixa incidência em relação aos tumores de adultos, o câncer tem grande importância como doença, pois a chance de cura é grande, assim como os anos de vida ganhos vencendo a doença.

O diagnóstico precoce e o encaminhamento para tratamento em centros especializados são fundamentais para a obtenção da cura com qualidade de vida. Entretanto, ainda hoje, um grande número de crianças com câncer chega aos centros de tratamento com a doença em estado avançado. Estes pacientes muitas vezes já perderam a chance de cura, mesmo utilizando toda a tecnologia disponível na atualidade. O diagnóstico feito em fases iniciais permite um tratamento menos intenso, quando a carga da doença é menor, com maiores possibilidades de cura e menores sequelas da doença ou do tratamento.

Uma cadeia de cuidados é deflagrada quando um paciente com câncer é visto por um profissional até que sejam feitos o diagnóstico e o tratamento efetivo da doença. A capacitação dos médicos da rede e de profissionais de saúde da família é de fundamental importância para o diagnóstico precoce do câncer infantojuvenil. Há necessidade do estabelecimento de um fluxo de encaminhamento aos serviços de atenção terciária.

No centro de tratamento de câncer, o paciente deverá receber cuidado oncológico adequado, iniciando com diagnóstico e estadiamento corretos, e acesso a toda terapia prescrita. O planejamento do tratamento oncológico deve ser individualizado, considerando as características da doença em cada paciente.

O trabalho realizado por equipes multidisciplinares especializadas na atenção à criança é um fator determinante para o êxito do tratamento.

Outros ganhos são a introdução precoce dos cuidados paliativos, que devem ser iniciados ao diagnóstico do câncer infantojuvenil; a interação da bioética e ética aplicada para solucionar conflitos inerentes ao tratamento e suas vertentes; bem como o acompanhamento da criança a longo prazo, para pacientes com mais de 5 anos de controle após o tratamento.

Sem dúvida, os conhecimentos obtidos com estudos do tumor de Wilms, retinoblastoma e hepatoblastoma abriram portas para novos conceitos. Os adquiridos com estudos do neuroblastoma, a possibilidade de transplante de medula em tumores sólidos, vem somar às evoluções tecnológicas. Este universo da oncologia pediátrica é um campo evolutivo e estimulante, que a cada fronteira além do desenvolvimento técnico-assistencial permite a integração sistemática da pesquisa básica, laboratorial e clínica, obtendo procedimentos que proporcionam e culminam em um tratamento mais eficaz e seguro.

Os estudos clínicos em oncologia pediátrica constituem, portanto, um fator fundamental para a melhora do resultado do tratamento. Como o número de casos de câncer pediátrico é relativamente pequeno, é necessária a participação em estudos clínicos cooperativos multi-institucionais, o que permite responder às questões científicas com maior rapidez, possibilitando desenvolver novos tratamentos em tempo mais hábil. Visamos não só a cura, mas, também, a identificação dos tratamentos mais eficazes, diminuindo as sequelas e dando às crianças maior possibilidade de reintegração social.

Nos países em desenvolvimento, vários fatores podem aumentar o risco e as vulnerabilidades dos pacientes, interferindo nas chances de cura. Consequentemente, tão importantes quanto o tratamento oncológico são todas as medidas de suporte clínico, bem como o auxílio psicossocial e econômico, para promover a aderência ao tratamento.

Gostaria de parabenizar a AERINCA por introduzir temas pediátricos neste Tratado e, por conseguinte, difundir a oncologia pediátrica, melhorando o diagnóstico e o tratamento das crianças e dos adolescentes com câncer.

Sima Esther Ferman
Chefe do Serviço de Pediatria Clínica do Instituto Nacional de Câncer

Prefácio
Sistema Nervoso Central

Os tumores cerebrais, apesar de sua frequência e gravidade, nunca despertaram maior interesse dos jovens neurocirurgiões. Em grande parte, decorrente da malignidade e da evolução devastadora dessas lesões, que produziam a sensação de frustração e o questionamento sobre a validade do tratamento oferecido. Muitos anos se passaram desde que Bailey e Cushing, em 1926, classificaram os tumores cerebrais, relacionando o tipo histológico com o prognóstico clínico. Todas as possibilidades cirúrgicas foram tentadas, sem sucesso, chegando-se ao extremo com Dandy, em 1928, com a retirada de todo um hemisfério cerebral na tentativa de salvar o paciente com glioblastoma multiforme. Após 18 meses, o paciente faleceu com recidiva da lesão no hemisfério oposto. A sobrevida destes pacientes permaneceu nesta faixa, apesar do advento da rádio e da quimioterapia, com pequenas variações estatísticas.

A descoberta da dupla-hélice, em 1953, por Watson e Crick, e o sequenciamento do genoma humano, em 2003, iniciaram nova era na biologia e na medicina, que não seria mais baseada apenas na anatomia e na fisiologia.

O desenvolvimento da genética molecular conseguiu, finalmente, abrir uma perspectiva de tratamento para os gliomas cerebrais e despertar o interesse que faltava, surgindo uma nova subespecialidade na neurocirurgia, a especialidade das novidades, a especialidade do momento: o neurocirurgião oncológico, o cirurgião de glioma.

Os artigos de biologia molecular neuro-oncológica ocupam a maior parte das revistas especializadas; a gliomagênesis começa a ser desvendada e os tumores a serem tratados racionalmente, individualmente, e não mais seguindo um protocolo geral.

Curiosamente, esta nova subespecialidade é apoptótica, com morte programada, pois a cura ou o controle desta doença não será alcançada pelas mãos do cirurgião. Entretanto, a cirurgia ainda é o carro-chefe no tratamento desses tumores, definindo prognóstico e qualidade de vida destes pacientes.

No bloco a seguir, juntamos a experiência de vários colegas de diferentes áreas relacionadas com o assunto, que é amplo, fascinante e desafiador.

Paulo Niemeyer Filho
Diretor do Instituto de Neurocirurgia da Santa Casa da Misericórdia do Rio de Janeiro

Prefácio
Hematologia

As neoplasias hematológicas são definidas essencialmente de acordo com quatro parâmetros: as características clínicas da doença, a sua morfologia à microscopia, a imunofenotipagem e as características moleculares (citogenéticas). Como em outros tipos de tumores, nas neoplasias hematológicas as células patológicas compartilham as mesmas características com as células normais de origem (como linhagem celular e sua maturidade).

A classificação da Organização Mundial da Saúde (OMS) classifica as neoplasias hematológicas em de origem de células B maduras, células T maduras e células NK (*natural killer*). Nesta classificação encontram-se os Linfomas Não Hodgkin, Mieloma Múltiplo e Linfomas Hodgkin. A quarta e última edição, publicada em 2009, apresenta as mais recentes atualizações dessas neoplasias.

Os Linfomas Não Hodgkin, de uma forma geral, são descritos como de alto grau (ou agressivos), sendo o Linfoma Difuso de Grandes Células o mais frequente (LDGC) e linfomas de baixo grau (ou indolentes), com o Linfoma Folicular representando a maioria. A 5ª neoplasia mais frequente entre os adultos, os linfomas são tratados com intenção curativa em mais de 70% dos casos.

Já as Leucemias são classificadas em Mieloides e Linfoides, e subdivididas em agudas e crônicas. Com fisiopatologia, apresentação e desfecho distintos, as leucemias são um vasto capítulo das neoplasias hematológicas. As leucemias nas crianças e nos adultos diferem em apresentação, prognóstico, resposta terapêutica e desfecho clínico.

Em 2009, a OMS publicou importantes alterações na classificação das neoplasias mieloides e linfoides, assim como adicionou entidades anteriormente não reconhecidas, que só puderam ser identificadas graças aos recentes avanços no campo da citogenética.

No decorrer, abordaremos as principais características clínicas, morfológicas e moleculares, bem como as diferentes terapias para as principais neoplasias hematológicas.

Espero que tenhamos contribuido para a compreensão das neoplasias hematológicas.

Adriana Scheliga
Oncologista Clínica do INCA

Prefácio
Cuidados Paliativos

A primeira vez que ouvi falar, no Brasil, em Cuidados Paliativos para o paciente com câncer avançado e sem real possibilidade de cura foi em 1989.

O fim do ano estava chegando, e o Brasil tinha um novo presidente. Após muitos anos de ditadura, tínhamos um presidente eleito pelo voto popular. O clima era de esperança. Fui convidado pelo novo governo, por intermédio do meu ex-residente Luiz Romero, para escrever o Programa Nacional de Controle do Câncer. Havia pouca experiência em programas deste tipo.

Ouvi muitas pessoas, fiz muitas entrevistas com gente competente e recebi muitas indicações de amigos. Alguns viam naquele convite uma oportunidade de resolver os seus anseios pessoais – uns com espírito público, outros não. Quando chegou o momento de ter de tomar uma decisão e definir a minha equipe de trabalho, finalmente fiz a escolha.

Foi uma decisão venturosa e, no final, muito vitoriosa – o núcleo que ia me ajudar e orientar seria formado por Magda Rezende e Ernani Saltz. Os dois trabalhavam no Programa de Oncologia (Pro-Onco) da Campanha Nacional de Combate ao Câncer e vinham organizando a atenção oncológica no País.

Discutimos os grandes planos para a estrutura do programa e atribuímos ao INCA a missão de ser o principal órgão de controle da Política Nacional. Graças a essa decisão, e depois de muita luta, o governo atendeu às recomendações do grupo, e a estrutura administrativa do Ministério foi modificada. O INCA passou a ser um Departamento ligado à Secretaria de Assistência à Saúde, despachando diretamente com o ministro.

Se nós tivemos algum sucesso nesta empreitada, devemo-lo à equipe liderada por Magda e Ernani. Dedicação, honestidade, amor à causa pública, organização e foco no presente com um olhar no futuro – foram os principais atributos. Devo a eles a experiência mais importante da minha vida profissional. Hoje continuam na sua missão e são meus grandes amigos.

A atenção ao paciente no fim de sua vida foi um dos tópicos importantes que tratamos e estudamos quando todas as tentativas terapêuticas foram frustradas e o câncer está vencendo a batalha. Magda convenceu-me da propriedade de encararmos este problema.

O paciente com doença terminal, no Brasil, ainda é completamente ignorado pelos sistemas de saúde, público e privado. Continuam supermedicados, sofrendo de dor, sem respeito, sem carinho e sem dignidade. A ele restam duas alternativas: ser completamente ignorado, ou ser submetido a "tratamentos" que só acrescentam sintomas em quem já tem muitos, afastando a possibilidade de aproveitar o pouco de vida junto à família e aos amigos.

Cecily Saunders, em 1967, fundou, em Londres, o *St. Christopher's Hospice*. Até hoje, é o maior exemplo e o templo da filosofia de cuidados com o paciente terminal. O conceito de *hospice* significa que uma população enorme de pacientes, quase morrendo e completamente ignorados, bem como suas famílias, estão sendo redescobertos e tratados com dignidade e respeito.

O cuidado com o paciente terminal transporta-nos para a infância, quando a maioria dos nossos entes queridos era assistida pela família, nos seus últimos dias de vida. Ainda hoje me lembro da morte do meu querido avô, como uma lembrança enriquecedora de carinho, afeto e união familiar.

O mundo atual, de forma incompreensível, nega a doença incurável e terminal, e aceita que o "melhor" cuidado seja feito nas unidades fechadas (UTIs) frias, barulhentas, invasivas, onde o paciente fica afastado do carinho da família.

O *Hospice* significa esperança para os últimos momentos da nossa vida.

Em agosto de 1998, concluímos a construção da unidade de Cuidados Paliativos – o INCA IV. Um projeto idealizado e acompanhado em cada etapa por Magda, e mantido com o auxílio da Fundação do Câncer. Hoje, a unidade atende em torno de 400 famílias, com seus entes queridos, em casa, e oferece todo o suporte necessário.

Eu me apaixonei pela causa.

Agradeço à Magda pelo envolvimento inicial, às equipes que implantaram a Unidade e à Cláudia Naylor, pela continuação deste maravilhoso trabalho.

Marcos Fernando de Oliveira Moraes
Diretor do Instituto Nacional de Câncer (1990)

Colaboradores

ADEMAR LOPES
Livre-Docente em Oncologia pela Universidade de São Paulo (USP)
Diretor do Departamento de Cirurgia Pélvica do
Hospital A. C. Camargo – São Paulo, SP
Presidente da Sociedade Brasileira de Cirurgia Oncológica (SBCO)

ADRIANA DE SOUZA SÉRGIO FERREIRA
Residência Médica em Radioterapia no
Instituto Nacional de Câncer (INCA/MS/RJ)
Mestrado em Saúde Coletiva pela
Universidade Federal de Juiz de Fora (UFJF)
Médica do Serviço de Oncologia do Hospital Universitário da
Universidade Federal de Juiz de Fora (UFJF)
Chefe do Serviço de Radioterapia da ASCOMCER de Juiz de Fora

ADRIANA MARIA KAKEHASI
Mestrado e Doutorado pela Universidade Federal de
Minas Gerais (UFMG)
Professora Adjunta do Departamento do Aparelho Locomotor da
Faculdade de Medicina da Universidade Federal de Minas Gerais (UFMG)

ADRIANA SCHELIGA
Residência Médica em Oncologia no
Instituto Nacional de Câncer (INCA/MS/RJ)
Médica do Serviço de Oncologia do HC I/INCA
Pós-Graduação *Stricto Sensu* pelo INCA
Mestrado em Oncologia Clínica

ADRIANO DE CARVALHO NASCIMENTO
Residência Médica em Anatomia Patológica no
Instituto Nacional de Câncer (INCA/MS/RJ)

AGNALDO SOARES LIMA
Professor Adjunto do Departamento de Cirurgia da
Faculdade de Medicina da UFMG
Coordenador do Grupo de Transplante de Fígado do
Hospital das Clínicas (UFMG)
Doutorado em Gastroenterologia pela Faculdade de Medicina da UFMG
Mestre do Capítulo de Minas Gerais do
Colégio Brasileiro de Cirurgiões (CBC)

AGNER ALEXANDRE MOREIRA
Professor-Assistente de Clínica Médico-Cirúrgica da
Faculdade de Medicina de Juiz de Fora (FAME) – UNIPAC
Cirurgião Pediátrico do Hospital Albert Sabin – Juiz de Fora, MG
Cirurgião Pediátrico do Hospital Regional João Penido (FHEMIG) –
Juiz de Fora, MG
Médico-Legista da Polícia Civil de Minas Gerais

ALCIONE A. LINHARES
Graduação em Enfermagem pela Universidade Federal Fluminense (UFF)
Especialização em Estomaterapia pela
Universidade Federal de Taubaté – São Paulo
Mestrado em Enfermagem Oncológica pela
Universidade Estadual do Rio de Janeiro (UERJ)
Docente na Graduação de Enfermagem na
Universidade Estadual do Rio de Janeiro (UERJ)
Estomaterapeuta do Centro de Reabilitação Edjane Amorim
(INCA/MS/RJ)

ALESSANDRA ZANEI BORSATTO
Residência em Enfermagem em Oncologia no
Instituto Nacional de Câncer (INCA/MS/RJ)
Enfermeira do INCA/Hospital do Câncer IV –
Unidade de Cuidados Paliativos
Preceptora do Programa de Residência Multiprofissional em
Oncologia – Enfermagem
Especialização *latu sensu* em Estomaterapia pela UERJ

ALEX BRUNO DE CARVALHO LEITE
Residência Médica em Cirurgia Oncológica no
Instituto Nacional de Câncer (INCA/MS/RJ)
Cirurgião Oncológico da Santa Casa de Belo Horizonte, MG

ALEXANDER MOL PAPA
Residência Médica em Oncologia Clínica no
Instituto Nacional de Câncer (INCA/MS/RJ)
Oncologista do Hospital das Clínicas da
Universidade Federal de Minas Gerais (UFMG)
Oncologista Assistente dos Hospitais Vera Cruz e Lifecenter
Membro da Sociedade Americana de Oncologia (ASCO)

ALEXANDRE BOUKAI
Residência Médica em Oncologia Clínica no
Instituto Nacional de Câncer (INCA/MS/RJ)
Oncologista Clínico do INCA
Oncologista Clínico – Clínicas Oncológicas Integradas (COI), RJ

ALEXANDRE CALABRIA DA FONTE
Residência Médica em Radiologia e Diagnóstico por Imagem no
Hospital A. C. Camargo – São Paulo, SP
Mestrado em Oncologia pelo Hospital A. C. Camargo – São Paulo
Especialização em TC e RM pelo Hospital São Luiz – São Paulo, SP
Membro Titular do Colégio Brasileiro de Radiologia (CBR)

ALEXANDRE CÉSAR VIEIRA DE SALES
Residência Médica em Oncologia Clínica no
Instituto Nacional de Câncer (INCA/MS/RJ)
Preceptor de Residência Médica em Cancerologia Clínica IMIP, PE
Mestrado em *Health Professionals Education* pela
Universidade de Maastricht – Holanda
Tutor de Medicina da Faculdade Pernambucana de Saúde FPS/IMIP

ALEXANDRE FERREIRA OLIVEIRA
Residência Médica em Cirurgia Oncológica no
Instituto Nacional de Câncer (INCA/MS/RJ)
Professor Adjunto e Chefe do Serviço de Oncologia do
Hospital Universitário da Universidade Federal de Juiz de Fora
Doutorado em Cirurgia pela USP – Ribeirão Preto, SP
Pesquisador Convidado da Universidade do Kansas – EUA

ALEXSANDRO SAURINE FARIAS
Residência Médica em Cirurgia Oncológica no
Instituto Nacional de Câncer (INCA/MS/RJ)
Cirurgião do Serviço de Cirurgia Geral do
Hospital Municipal Souza Aguiar/SMSDC/RJ
Professor-Assistente de Cirurgia Geral da Unigranrio

ALFREDO GUILHERME HAACK COUTO
Anesthesiologista do Serviço de Anestesia do
Instituto Nacional de Câncer (INCA/MS/RJ)
Residência Médica em Anestesiologia na
Universidade Federal do Rio de Janeiro (UFRJ)
Título Superior em Anestesiologia pela
Sociedade Brasileira de Anestesiologia (SBA)

ALINE VALADÃO BRITTO GONÇALVES
Residência Médica em Mastologia no
Instituto Nacional de Câncer (INCA/MS/RJ)
Mastologista da Clínica CEMISE – Aracaju, SE
Mestrado em Ciências da Saúde pela
Universidade Federal de Sergipe (UFS)
Títulos de Especialista em Mastologia e em Ginecologia-Obstetrícia
pela Associação Médica Brasileira (AMB)

ALLEX JARDIM DA FONSECA
Residência Médica em Oncologia Clínica no
Instituto Nacional de Câncer (INCA/MS/RJ)
Oncologista Clínico da Unidade de Alta Complexidade em
Oncologia de Roraima – Boa Vista, RR
Mestrado em Economia pela Universidade Federal do Rio Grande do Sul
Professor Colaborador do Curso de Medicina da UFRR

ALVARO HENRIQUE INGLES GARCES
Residência Médica em Oncologia Clínica no
Instituto Nacional de Câncer (INCA/MS/RJ)

AMARINO CARVALHO DE OLIVEIRA JR.
Radiologista Intervencionista do
Instituto Nacional de Câncer (INCA/MS/RJ)
Chefe do Serviço de Radiologia do
Hospital Pró-Cardíaco – Rio de Janeiro, RJ

AMILCAR SABINO DAMAZO
Graduação em Ciências Biológicas pela UNESP –
São José do Rio Preto, SP
Mestrado e Doutorado em Ciências pela UNIFESP-EPM
Professor da Faculdade de Medicina da
Universidade Federal de Mato Grosso (UFMT)

ANA CAROLINA MARON AYRES
Especialização em Endoscopia Digestiva em Oncologia pelo
Instituto Nacional de Câncer (INCA/MS/RJ)

ANA CAROLINA PASTL PONTES
Residência Médica em Cirurgia de Cabeça e Pescoço no
Instituto Nacional de Câncer (INCA/MS/RJ)
Pós-Graduação em Cirurgia de Cabeça e Pescoço pela PUC-Rio

ANA CAROLINA STEPANSKI
Residência Médica em Pediatria Oncológica no
Instituto Nacional de Câncer (INCA/MS/RJ)
Residência Médica em Pediatria no
Hospital Federal dos Servidores do Estado do Rio de Janeiro
Título de Especialista em Oncologia Pediátrica pela
Sociedade Brasileira de Oncologia Pediátrica (SOBOPE)

ANA CÉLIA BAPTISTA KOIFMAN
Professora da Universidade Federal do Estado do Rio de Janeiro
Doutorado em Medicina (Radiologia) pela
Universidade Federal do Rio de Janeiro

ANA CRISTINA DE SÁ LOPES
Especialização em Cirurgia Oncológica do
Tecido Ósseo e Conectivo pelo
Instituto Nacional de Câncer (INCA/MS/RJ)
Subchefe do Centro de Oncologia Ortopédica do
Instituto Nacional de Traumatologia e Ortopedia (INTO/MS/RJ)

ANA CRISTINA PINHO MENDES PEREIRA
Residência Médica em Anestesiologia no
Instituto Nacional de Câncer (INCA/MS/RJ)
Coordenadora da Residência Médica em Anestesiologia do INCA
Presidente da Sociedade de Anestesiologia do
Estado do Rio de Janeiro (SAERJ)
Título Superior em Anestesiologia pela
Sociedade Brasileira de Anestesiologia (TSA/SBA)

ANA KARLA ARAÚJO CAVALCANTI DE ALBUQUERQUE
Residência Médica em Anatomia Patológica no
Instituto Nacional de Câncer (INCA/MS/RJ)

ANA LUCIA AMARAL EISENBERG
Residência Médica em Anatomia Patológica no
Instituto Nacional de Câncer (INCA/MS/RJ)

ANA LUÍSA CHAVES LAGO
Residência Médica em Cirurgia de Cabeça e Pescoço no
Instituto Nacional de Câncer (INCA/MS/RJ)
Pós-Graduação em Cirurgia de Cabeça e Pescoço pela PUC-Rio
Cirurgiã de Cabeça e Pescoço do Hospital Federal de
Bonsucesso e da Polícia Militar do Rio de Janeiro

ANA LUIZA MIRANDA CARDONA MACHADO
Residência Médica em Cirurgia Oncológica no
Instituto Nacional de Câncer (INCA/MS/RJ)
Especialista em Cancerologia pela
Sociedade Brasileira de Cancerologia (SBC)
Cirurgiã Oncológica do Hospital Santa Rita de Cássia – Vitória, ES

ANA PAULA DE ALMEIDA BARBOSA
Pós-Graduação em Neurocirurgia Pediátrica pelo
Instituto Fernandes Figueira
World Federation Post-Graduate Course in Pediatric Neurosurgery

ANA PAULA ORNELLAS DE SOUZA VICTORINO
Residência Médica em Oncologia no
Instituto Nacional de Câncer (INCA/MS/RJ)
Médica-Pesquisadora da Coordenação de Pesquisa Clínica e
Incorporação Tecnológica do INCA
Oncologista do Grupo COI – Clínicas Oncológicas Integradas, RJ
Oncologista do Hospital dos Servidores do
Estado do Rio de Janeiro

ANA SHEILA CYPRIANO
Mestranda do Instituto de Biofísica Carlos Chagas Filho da
Universidade Federal do Rio de Janeiro
Desenvolve Projeto de Polimorfismos Genéticos
Associados ao Câncer de Próstata em Parceria com o
Instituto Nacional de Câncer (INCA/MS/RJ)

ANDERSEN CHARLES DAROS
Residência Médica em Patologia na
Secretaria de Estado de Saúde do Distrito Federal, DF
Especialização em Bioética (UNB) e em
Direito Sanitário (Fiocruz de Brasília)
Mestrado em Gerontologia pela Universidade Católica de Brasília (UCB)
Doutorando em Ciências e Tecnologias em Saúde pela
Universidade de Brasília (UNB)

ANDERSON CESAR DALLA BENETTA
Residência Médica em Cirurgia Oncológica no
Hospital Universitário Evangélico de Curitiba
Cirurgião Oncológico da Unidade de Alta Complexidade em
Oncologia de Roraima – Boa Vista, RR
Professor Colaborador do Curso de Medicina da UFRR

ANDERSON FONTES
Especialização em Oncologia Torácica pelo
Instituto Nacional de Câncer (INCA/MS/RJ)
Cirurgião Torácico do Instituto Nacional de Cardiologia/MS
Titular da Sociedade Brasileira de Cirurgia Torácica (SBCT)

ANDRÉ FIGUEIREDO BRELINGER
Residência Médica em Radiologia e Diagnóstico por Imagem no
Hospital A. C. Camargo – São Paulo, SP

ANDRÉ LEONARDO DA SILVA PAES
Residência Médica em Cirurgia Oncológica no INCA
Especialização em Endoscopia Digestiva pelo HUCFF
Membro da Sociedade Brasileira de Endoscopia Digestiva (SOBED)

ANDRÉ LEONARDO DE CASTRO COSTA
Residência Médica em Cirurgia de Cabeça e Pescoço no
Instituto Nacional de Câncer (INCA/MS/RJ)
Cirurgião de Cabeça e Pescoço do
Hospital do Câncer Aristides Maltez – Salvador, BA
Pós-Graduação em Cirurgia de Cabeça e Pescoço pela PUC-Rio
Membro Titular da Sociedade Brasileira de
Cirurgia de Cabeça e Pescoço (SBCCP)
Membro Titular da Sociedade Brasileira de Cirurgia Oncológica (SBCO)

ANDRÉ MACIEL DA SILVA
Residência Médica em Cirurgia Oncológica no
Instituto Nacional de Câncer (INCA/MS/RJ)
Chefe do Serviço de Cirurgia Geral do Hospital Federal do Andaraí, RJ
Cirurgião Oncológico do Serviço de Cirurgia Abdominopélvica do
Instituto Nacional de Câncer (INCA/MS/RJ)
Membro Titular da Sociedade Brasileira de Cirurgia Oncológica (SBCO)

ANDRÉ MÁRCIO MURAD
Professor Adjunto e Doutor-Coordenador do Serviço de Oncologia do
Hospital das Clínicas da Universidade Federal de Minas Gerais
(UFMG) e do Hospital Lifecenter
Membro da Sociedade Americana de Oncologia (ASCO)
Membro da Sociedade Brasileira de Oncologia (SBOC)

ANDRÉ NORONHA ARVELLOS
Residência Médica em Radiologia e Diagnóstico por Imagem no
Instituto Nacional de Câncer (INCA/MS/RJ)
Mestrado em Saúde pela Universidade Federal de Juiz de Fora (UFJF)
Membro Titular do Colégio Brasileiro de Radiologia (CBR)
Radiologista da Clínica Ultrimagem – Juiz de Fora, MG

ANDRÉ PERDICARIS
Residência Médica em Oncologia Cirúrgica no
Instituto Nacional de Câncer (INCA/MS/RJ)
Titular da Sociedade Brasileira de Cancerologia (SBC)
Professor Titular de Oncologia na Faculdade de Medicina da
Universidade Metropolitana de Santos (UNIMES)
Pós-Doutorado na Área de Educação pela Unicamp

ANDRÉA DISCACIATI DE MIRANDA
Residência Médica em Oncologia Cirúrgica no
Instituto Nacional de Câncer (INCA/MS/RJ)
Mastologista da Clínica Cettro
(Centro de Tratamento Oncológico) – Brasília, DF
Mastologista da Clínica da Mama – Brasília, DF

ANDREA PETRELLI
Mestrado em Radiologia pela Universidade Federal do Rio de Janeiro
Professora de Pós-Graduação da PUC-Rio
Membro Titular do Colégio Brasileiro de Radiologia (CBR)

ANDRÉIA CRISTINA DE MELO
Residência Médica em Oncologia Clínica no
Instituto Nacional de Câncer (INCA/MS/RJ)
Oncologista da Coordenação de Pesquisa Clínica e
Incorporação Tecnológica do INCA e do
Grupo Brasileiro de Tumores Ginecológicos
Mestrado em Oncologia e Doutoranda em Oncologia pelo INCA

ANDREIA SALARINI MONTEIRO
Pneumologista da Seção de Cirurgia Torácica do
Instituto Nacional de Câncer (INCA/MS/RJ)
Pneumologista do Instituto Nacional de
Traumatologia e Ortopedia (INTO/MS/RJ)
Especialista em Pneumologia e Broncoscopia pela
Sociedade Brasileira de Pneumologia e Tisiologia (SBPT)/AMB

ANDRESSA NUNES STARLING VIEIRA
Graduanda de Medicina da Universidade Federal de Juiz de Fora (UFJF)

ANGELA MARIA FAUSTO SOUZA
Médica e Responsável pela Cirurgia Plástica do
Instituto Nacional Fernandes Figueira (Fiocruz)
Membro Titular da Sociedade Brasileira de Cirurgia Plástica (SBCP)
Membro Titular do Colégio Brasileiro de Cirurgiões (CBC)

ANGÉLICA NOGUEIRA-RODRIGUES
Residência Médica em Oncologia Clínica no
Instituto Nacional de Câncer (INCA/MS/RJ)
Oncologista da Coordenação de Pesquisa Clínica e
Incorporação Tecnológica do INCA e do
Grupo Brasileiro de Tumores Ginecológicos
Mestrado em Saúde da Mulher pela UFMG
Doutoranda em Oncologia pelo INCA
Coordenadora Técnico-Científica do CACON – Centro-Oeste de MG

ANNA LÚCIA CALAÇA RIVOLI
Residência Médica em Anestesiologia no
Instituto Nacional de Câncer (INCA/MS/RJ)
Preceptora da Residência Médica em Anestesiologia do INCA

ANTONINHO RICARDO SABBI
Residência Médica em Cirurgia Oncológica no
Instituto Nacional de Câncer (INCA/MS/RJ)
Médico do Instituto de Oncologia – Foz do Iguaçu, PR
Membro Titular da Sociedade Brasileira de Mastologia (SBM)
Membro Emérito da Sociedade Brasileira de Cancerologia (SBC)

ANTONIO AUGUSTO ORNELLAS
Médico-Especialista em Urologia do
Instituto Nacional de Câncer (INCA/MS/RJ)
Professor Titular do Curso de Especialização em
Urologia Oncológica do Instituto de
Pós-Graduação Médica Carlos Chagas
Mestrado em Medicina (Cirurgia Gastroenterológica) pela
Universidade Federal Fluminense (UFF)
Doutorado em Medicina (Clínica Cirúrgica) pela
Universidade de São Paulo

ANTÔNIO AUGUSTO RIBEIRO DIAS PIRES
Residência Médica em Cirurgia Oncológica no
Instituto Nacional de Câncer (INCA/MS/RJ)

ANTONIO CARLOS ACCETTA
Residência Médica em Oncologia Cirúrgica no
Instituto Nacional de Câncer (INCA/MS/RJ)
Cirurgião Oncológico do Serviço de Cirurgia Abdominopélvica do INCA
Mestrado em Cirurgia Abdominal pela UFRJ
Professor de Cirurgia da Universidade Federal Fluminense (UFF)

ANTÔNIO CARLOS RODRIGUES DO NASCIMENTO
Bolsista do Programa de Treinamento Profissional em Cancerologia da
Universidade Federal de Juiz de Fora (UFJF)
Graduado em Medicina pela Universidade Federal de
Juiz de Fora (UFJF)

ANTONIO FELIPE SANTA MARIA COQUILLARD AYRES
Residência Médica em Cirurgia Oncológica no
Instituto Nacional de Câncer (INCA/MS/RJ)
Mestrando pela Pós-Graduação em
Videoendoscopia Digestiva na UNIRIO

ANTONIO FORTES DE PÁDUA FILHO
Residência Médica em Oncologia Cirúrgica no
Instituto Nacional de Câncer (INCA/MS/RJ)
Professor Adjunto da Universidade Federal do Piauí
Chefe da Clínica de Ginecologia e Mastologia do
Hospital São Marcos – Associação Piauiense de Combate ao Câncer
Titular da Sociedade Brasileira de Mastologia (TEMA)

COLABORADORES

ANTONIO MARCIO CORDEIRO TEODORO SILVA
Médico do Departamento de Medicina e Programa de Mestrado em Genética da Pontifícia Universidade Católica de Goiás – Goiânia, GO

ANTÔNIO SCAFUTO SCOTTON
Professor Adjunto de Reumatologia da
Universidade Federal de Juiz de Fora (UFJF)
Mestrado em Reumatologia pela UNIFESP
Supervisor do Programa de Residência Médica em
Reumatologia do Hospital Universitário (HU/UFJF)
Reumatologista da Reumatocenter – Juiz de Fora, MG

ARISSA IKEDA SUZUKI
Residência Médica em Pediatria Oncológica no
Instituto Nacional de Câncer (INCA/MS/RJ)
Mestrado em Oncologia Pediátrica pelo INCA
Título de Especialista em Cancerologia Pediátrica pela
Sociedade Brasileira de Oncologia Pediátrica (SOBOPE)
Título de Especialista em Pediatria pela Sociedade de Pediatria do
Estado do Rio de Janeiro (SOPERJ)

ARNALDO MARQUES
Cirurgião do Hospital Lourenço Jorge/SMSDC/RJ

AROVEL DE OLIVEIRA JUNIOR
Médico-Assistente do Serviço de Cirurgia Pediátrica Oncológica do
Instituto Nacional de Câncer (INCA/MS/RJ)
Residência Médica em Cirurgia Pediátrica no
Hospital Municipal Souza Aguiar/SMSDC/RJ
Residência Médica em Cirurgia Geral no Hospital Silvestre, RJ

ARTHUR ACIOLLY ROSA
Residência Médica em Radioterapia no
Instituto Nacional de Câncer (INCA/MS/RJ)
Chefe do Serviço de Radioterapia do Grupo Delfin
Médico-Assistente Titular dos Serviços de Radioterapia do
Hospital Português da Bahia e do Hospital São Rafael – Salvador, BA
Membro Titular da Sociedade Brasileira de Radioterapia (SBRT) e do
Colégio Brasileiro de Radiologia (CBR)

AUDREY TIEKO TSUNODA
Residência Médica em Cirurgia Oncológica no
Instituto Nacional de Câncer (INCA/MS/RJ)
Médica do Hospital de Câncer de Barretos, SP
Diretora Médica do Laboratório de Cirurgia Experimental do
IRCAD – Barretos (AMITS)
Doutoranda em Oncologia pela FMUSP

AURELIANO MOTA CAVALCANTI DE SOUSA
Residência Médica em Cirurgia Oncológica no
Instituto Nacional de Câncer (INCA/MS/RJ)
Cirurgião Torácico do INCA
Cirurgião Torácico do Instituto Nacional de
Traumatologia e Ortopedia (INTO/MS/RJ)
Especialista em Cirurgia Torácica pela
Sociedade Brasileira de Cirurgia Torácica (SBCT)

BARTOLOMEU CAVALCANTI DE MELO JUNIOR
Residência Médica em Cirurgia de Cabeça e Pescoço no
Instituto Nacional de Câncer (INCA/MS/RJ)
Cirurgião de Cabeça e Pescoço do
Hospital Real Português de Beneficência de Pernambuco
Cirurgião de Cabeça e Pescoço do Centro de Oncologia da
Universidade de Pernambuco (CEON-UPE)
Pós-Graduação em Cirurgia de Cabeça e Pescoço pela PUC-Rio

BERNARDO CACCIARI PERIASSÚ
Residência Médica em Cirurgia de Cabeça e Pescoço no
Instituto Nacional de Câncer (INCA/MS/RJ)
Cirurgião de Cabeça e Pescoço
Pós-Graduação em Cirurgia de Cabeça e Pescoço pela PUC-Rio
Membro Titular da Sociedade Brasileira de
Cirurgia de Cabeça e Pescoço (SBCCP)

BERNARDO GIUSEPPE AGOGLIA
Fellow do Istituto Europeo di Oncologia – Milão, Itália
Membro Integrante – Cirurgiões Torácicos Associados –
Rio de Janeiro, RJ
Cirurgião Torácico do Hospital Municipal Souza Aguiar e do
Hospital Naval Marcílio Dias – Rio de Janeiro, RJ

BETTINA WOLFF
Residência Médica em Radioterapia no
Instituto Nacional de Câncer (INCA/MS/RJ)
Médica-Rádio-Oncologista do INCA
Médica-Rádio-Oncologista da Oncotech, RJ
Membro Titular do Colégio Brasileiro de Radiologia (CBR)

BIANCA OHANA
Residência Médica em Cirurgia Plástica no
Instituto Nacional de Câncer (INCA/MS/RJ)
Membro Associada da Sociedade Brasileira de Cirurgia Plástica (SBCP)
Membro da *Internacional Society of Aesthetic Plastic Surgery*
Fellow da *American Society of Plastic Surgery*

BIAZI RICIERI ASSIS
Residência Médica em Cirurgia Oncológica no
Instituto Nacional de Câncer (INCA/MS/RJ)

BRENO DAUSTER PEREIRA E SILVA
Especialização em Uro-Oncologia pelo
Instituto Nacional de Câncer (INCA/MS/RJ)
Fellow de Laparoscopia da *McGill University*
Membro Titular da Sociedade Brasileira de Urologia (SBU)
Membro Titular da Sociedade Brasileira de
Videocirurgia (SOBRACIL)

BRUNO ALBUQUERQUE DE SOUSA
Residência Médica em Cirurgia de Cabeça e Pescoço no
Instituto Nacional de Câncer (INCA/MS/RJ)
Pós-Graduação em Cirurgia de Cabeça e Pescoço pela PUC-Rio

BRUNO AZEVEDO
Cirurgião do Serviço de Cirurgia Oncológica (UNACON) do
Hospital São Vicente – Curitiba, PR

BRUNO DE ARAÚJO LIMA FRANÇA
Residência Médica em Oncologia Clínica na
Universidade Estadual de Campinas (Unicamp)
Residência Médica em Clínica Médica na
Universidade Estadual de Campinas (Unicamp)
Estágio (Período de 1 Ano) em Transplante de Medula Óssea pela
Universidade Estadual de Campinas (Unicamp)
Graduação em Medicina pela
Universidade Federal do Rio de Janeiro (UFRJ)

BRUNO DE ÁVILA VIDIGAL
Residência Médica em Oncologia Cirúrgica no
Instituto Nacional de Câncer (INCA/MS/RJ)
Cirurgião Oncológico Formado pelo INCA
Membro da Sociedade Brasileira de Cirurgia Oncológica (SBCO)
Membro do Colégio Brasileiro de Cirurgiões (CBC)

BRUNO LUÍS DE CASTRO ARAÚJO
Residência Médica em Anestesia no Serviço de Anestesia do
Instituto Nacional de Câncer (INCA/MS/RJ)
Anestesiologista do INCA

BRUNO MARCONDES KOZLOWSKI
Residência Médica em Cirurgia Oncológica no
Instituto Nacional de Câncer (INCA/MS/RJ)
Cirurgião do Serviço de Ginecologia Oncológica do
HC II/INCA/MS/RJ
Médico do Serviço de Ginecologia Oncológica do
Hospital Mário Kröeff – Rio de Janeiro, RJ

BRUNO PINHEIRO COSTA
Residência Médica em Oncologia Clínica no
Instituto Nacional de Câncer (INCA/MS/RJ)
Oncologista Clínico do Hospital Federal de Bonsucesso –
Rio de Janeiro, RJ
Oncologista Clínico da Clínica Oncotech – Rio de Janeiro, RJ

BRUNO ROBERTO BRAGA AZEVEDO
Membro Titular da Sociedade Brasileira de Cancerologia (SBC)
Membro Titular da Sociedade Brasileira de Cirurgia Oncológica (SBCO)
Cirurgião Oncológico do Serviço de Oncologia do
Hospital São Vicente (FUMEF) – Curitiba, PR

BRUNO TERRA CORRÊA
Residência Médica em Hematologia no
Instituto Nacional de Câncer (INCA/MS/RJ)
Hematologista da Unidade de Alta Complexidade em Oncologia
(UNACON) – Itabuna, BA
Hematologista da Santa Casa de Misericórdia de Itabuna, BA

CARLOS AUGUSTO MARTINEZ MARINS
Residência Médica em Cirurgia Oncológica no
Instituto Nacional de Câncer (INCA/MS/RJ)
Cirurgião do Serviço de Cirurgia do
Hospital Federal dos Servidores do Estado do Rio de Janeiro
Membro Titular do Colégio Brasileiro de Cirurgiões (CBC)

CARLOS AUGUSTO VASCONCELOS DE ANDRADE
Residência Médica em Oncologia Clínica no
Instituto Nacional de Câncer (INCA/MS/RJ)
Oncologista Clínico do INCA
Diretor-Médico do Centro de Tratamento Oncológico
(Oncoclínica) – Rio de Janeiro, RJ

CARLOS CHAVES FALOPPA
Médico Titular do Departamento de Ginecologia Oncológica do
Hospital A. C. Camargo – São Paulo, SP
Mestrado em Oncologia pela Fundação Antônio Prudente do
Hospital A. C. Camargo – São Paulo, SP

CARLOS EDUARDO PINTO
Residência Médica em Oncologia Cirúrgica no
Instituto Nacional de Câncer (INCA/MS/RJ)
Cirurgião Coodenador do Grupo de Esôfago do INCA
Mestrado e Doutorado em Cirurgia Abdominal pela UFRJ
Titular da Sociedade Brasileira de Cirurgia Oncológica (SBCO)

CARLOS EDUARDO RAMALHO BARROS
Residência Médica em Radiologia no
Instituto Nacional de Câncer (INCA/MS/RJ)

CARLOS EDUARDO RODRIGUES SANTOS
Residência Médica em Oncologia Cirúrgica no
Instituto Nacional de Câncer (INCA/MS/RJ)
Cirurgião Oncológico do INCA
Mestrado e Doutorado em Oncologia pelo INCA
Presidente do Capítulo Brasileiro da
International Hepato-Pancreato-Biliary Association (CB-IHPBA)

CARLOS FREDERICO FREITAS DE LIMA
Residência Médica em Oncologia Cirúrgica no
Instituto Nacional de Câncer (INCA/MS/RJ)
Membro Titular do Colégio Brasileiro de Cirurgiões (CBC)
Mestrado em Cirurgia pela Universidade Federal Fluminense (UFF)
MBA pela UFRJ-COPPEAD

CARLOS GIL FERREIRA
Residência Médica em Oncologia Clínica no
Instituto Nacional de Câncer (INCA/MS/RJ)
Coordenador de Pesquisa Clínica do INCA
Diretor de Educação e Pesquisa do Instituto COI

CARLOS HENRIQUE MARQUES DOS SANTOS
Professor Adjunto da Universidade Federal de Mato Grosso do Sul
Titular da Sociedade Brasileira de Coloproctologia (SBC)
Titular do Colégio Brasileiro de Cirurgiões (CBC)

CARLOS MANOEL MENDONÇA DE ARAÚJO
Residência Médica em Radioterapia no
Instituto Nacional de Câncer (INCA/MS/RJ)
Chefe do Departamento de Radioterapia do INCA
Doutorado em Medicina pela
Universidade Federal do Rio de Janeiro
Presidente da Sociedade Brasileira de Radioterapia (SBRT)

CARLOS RENATO MARTINS DA SILVA
Residência Médica em Oncologia Cirúrgica no
Instituto Nacional de Câncer (INCA/MS/RJ)
Mastologista do INCA
Mastologista da Clínica Bambina Oncos – Rio de Janeiro, RJ

CARLOS RICARDO CHAGAS
Doutorado em Medicina pela
Universidade Federal do Rio de Janeiro
Presidente da Sociedade Brasileira de Mastologia (SBM) – 2008-2010
Titular da Sociedade Brasileira de Mastologia (TEMA)

CARMENCITA SANCHES LANG
Especialização em Clínica Médica pelo
Hospital de Clínicas da Universidade Federal do Paraná
Especialização em Oncologia Clínica pelo
Hospital Erasto Gaertner – Curitiba, PR
Especialização em Cuidados Paliativos pela
Universidade de El Salvador – Argentina
Oncologista Clínica do Hospital Regional de
Mato Grosso do Sul (HRMS)

CAROLINE MARIA GOMES MAGALHÃES
Residência Médica em Cirurgia Oncológica no
Instituto Nacional de Câncer (INCA/MS/RJ)
Médica do Serviço de Ginecologia Oncológica do
Hospital Regional do Vale do Paraíba – São Camilo, SP

CÉLIA MARIA PAIS VIÉGAS
Residência Médica em Radioterapia no
Instituto Nacional de Câncer (INCA/MS/RJ)
Subchefe do Departamento de Radioterapia do INCA
Mestrado em Biociências Nucleares pela
Universidade do Estado do Rio de Janeiro
Doutorado em Radioterapia pela UFRJ

CHRISTIANE MARIA MEURER ALVES
Especialização em Oncologia Clínica pelo
Hospital Felício Rocho de Belo Horizonte
Membro Titular da Sociedade Brasileira de Oncologia Clínica (SBOC)
Mestrado em Saúde Coletiva pela
Universidade Federal de Juiz de Fora (UFJF)
Especialização em Clínica Médica pelo
Hospital Felício Rocho de Belo Horizonte

CIANE MENDES DAYUBE
Pós-Graduação em Ginecologia Oncológica pelo
Instituto de Pós-Graduação Médica Carlos Chagas – Rio de Janeiro, RJ
Médica do Serviço de Ginecologia Oncológica do
Hospital Mário Kröeff – Rio de Janeiro, RJ
Especialização em Patologia do Trato Geniturinário e Colposcopia
Pós-Graduação em Videoendoscopia Ginecológica e
Cirurgia Minimamente Invasiva pelo
Instituto Fernandes Figueira (IFF-Fiocruz)

CIBELE DE AQUINO BARBOSA
Residência Médica em Cirurgia Oncológica no
Instituto Nacional de Câncer (INCA/MS/RJ)
Cirurgiã Oncológica do Instituto Nacional de Câncer (INCA/MS/RJ)
Cirurgiã do Hospital Federal dos Servidores do Estado do Rio de Janeiro

COLABORADORES

CIBELLI NAVARRO ROLDAN MARTIN
Residência Médica em Hematologia no
Instituto Nacional de Câncer (INCA/MS/RJ)
Professora Colaboradora do Curso de Medicina da
Universidade Federal de Roraima
Mestranda em Ciências da Saúde pela
Universidade Federal de Roraima
Coordenadora na Unidade de Oncologia do Estado de Roraima

CINTHYA STERNBERG
Pesquisadora e Chefe do Laboratório de
Pesquisa Translacional da Coordenação de
Pesquisa Clínica do Instituto Nacional de Câncer (INCA/MS/RJ)
Doutorado em Biofísica pelo Instituto de Biofísica da
Universidade Federal do Rio de Janeiro
Pós-Doutorado pelo *Eric Roland Center for Neurodegenerative
Diseases* – Universidade Hebraica de Jerusalém e pelo
Cancer and Vascular Biology Research Center, Rappaport
Faculdade de Medicina – Technion, Israel
Membro da Associação Americana para Pesquisa do Câncer (AACR)

CIRO PAZ PORTINHO
Especialização em Microcirurgia Reconstrutiva pelo
Instituto Nacional de Câncer (INCA/MS/RJ)
Residência Médica em Cirurgia Plástica no
Hospital de Clínicas de Porto Alegre (HCPA)
Mestrado em Medicina pela Universidade Federal do Rio Grande do Sul
Membro da Equipe de Cirurgia Craniomaxilofacial do
Complexo Hospitalar Santa Casa de Porto Alegre

CLARA FERNANDA AGUIAR GOMES
Radiologista do Instituto Nacional de Câncer (INCA/MS/RJ)
Pós-Graduação em Radiologia e Diagnóstico por Imagem no
Hospital Universitário Pedro Ernesto –
Universidade Estadual do Rio de Janeiro (UERJ)

CLARISSA SERÓDIO DA ROCHA BALDOTTO
Residência Médica em Oncologia Clínica no
Instituto Nacional de Câncer (INCA/MS/RJ)
Oncologista Clínica do INCA
Mestrado em Oncologia pelo INCA
Oncologista das Clínicas Oncológicas Integradas (COI), RJ

CLÁUDIA NAYLOR
Residência Médica em Cirurgia Oncológica no
Instituto Nacional de Câncer (INCA/MS/RJ)
Diretora do Hospital do Câncer IV –
Unidade de Cuidados Paliativos do INCA
Mestrado em Ciências Médicas pela Unicamp
Fellow em Oncologia pela *Eisenhower Fellowships Program* – EUA
Estágio no St. Christopher's Hospice – Inglaterra

CLAUDIO CALAZAN
Residência Médica em Oncologia Clínica no
Instituto Nacional de Câncer (INCA/MS/RJ)
Chefe do Serviço de Oncologia Clínica do
Hospital do Câncer II/INCA
Mestrado em Epidemiologia pela UFRJ
Membro Titular da Sociedade Brasileira de Oncologia Clínica (SBOC)

CLÁUDIO CORTEZ
Residência Médica em Cirurgia Plástica no
Instituto Nacional de Câncer (INCA/MS/RJ)
Membro Titular da Sociedade Brasileira de Cirurgia Plástica (SBCP)

CONCEIÇÃO APARECIDA MACHADO DE SOUZA CAMPOS
Residência Médica em Radioterapia no
Instituto Nacional de Câncer (INCA/MS/RJ)
Doutorado em Oncologia pelo Hospital A. C. Camargo – São Paulo
ESTRO Fellow
UICC Fellow

CRISLEY GUENIN
Residência Médica na Clínica da Dor do
Instituto Nacional de Câncer (INCA/MS/RJ)
Especialista em Anestesiologia (AMB/SBA)
Certificado de Atuação na Área de Dor (AMB/SBA/ABN)
Pós-Graduação em Anestesiologia Pediátrica no
Instituto Fernandes Figueira (IFF-Fiocruz)
Anestesiologista e Coordenadora da Clínica da Dor do
Hospital Alcides Carneiro da Faculdade de Medicina de Petrópolis da
CET Dr. Álvaro Aguiar Júnior

CRISTHIANE DA SILVA PINTO
Especialização em Cuidados Paliativos Oncológicos pelo INCA
Médica do Instituto Nacional de Câncer (INCA/MS/RJ) –
Hospital do Câncer IV – Unidade de Cuidados Paliativos
Médica-Especialista em Clínica Médica pela
Sociedade Brasileira de Clínica Médica (SBCM)
Especialização em Bioética pela Fiocruz

CRISTIANE ROCHA LIMA
Residência Médica em Oncologia Clínica no
Instituto Nacional de Câncer (INCA/MS/RJ)
Médica-Oncologista do Serviço de Oncologia Clínica do
Hospital do Câncer II

CRISTIANO GUEDES DUQUE
Residência Médica em Oncologia Clínica no
Instituto Nacional de Câncer (INCA/MS/RJ)
Oncologista Clínico do Instituto Nacional de Câncer (INCA/MS/RJ)

CRISTIANO LUNA
Mestrado em Radiologia pela Universidade Federal do Rio de Janeiro
Professor-Assistente em Ginecologia da Universidade Gama Filho
Médico-Assistente em Ginecologia da 28° Enfermaria da
Santa Casa da Misericórdia do Rio de Janeiro
Membro Titular da Sociedade Brasileira de Radiologia (SBR)

CRISTINA BARBOSA LEITE PIRFO
Residência Médica no Serviço de Oncologia do
Hospital das Clínicas da Universidade Federal de Minas Gerais
Membro das Sociedades Brasileira de Oncologia (SBOC)

CRISTINA CANTARINO
Coordenadora do Centro de Tratamento de Tabagismo do
Instituto Nacional de Câncer (INCA/MS/RJ)
Membro da Comissão de Tabagismo da
Sociedade Brasileira de Pneumologia e Tisiologia (SBPT)
Pneumologista

DANIEL CESAR
Residência Médica em Cirurgia Oncológica no
Instituto Nacional de Câncer (INCA/MS/RJ)

DANIEL DAMAS DE MATOS
Residência Médica em Cirurgia Oncológica no
Instituto Nacional de Câncer (INCA/MS/RJ)
Titular da Sociedade Brasileira de Cirurgia Oncológica (SBCO)
Coordenador de Cirurgia de Partes Moles do
Instituto de Cirurgia Oncológica e Digestiva do
Distrito Federal (ICOD-DF)

DANIEL DE CARVALHO ZUZA
Residência Médica em Cirurgia Oncológica no
Instituto Nacional de Câncer (INCA/MS/RJ)
Residência Médica em Cirurgia do Tecido Ósseo e Conectivo no INCA

DANIEL DUTRA CAVALCANTI
Doutorando na Faculdade de Medicina da Universidade de São Paulo
Fellow em Neurocirurgia da Base do Crânio e
Microcirurgia Vascular do *Barrow Neurological Institute* – Phoeniz, EUA
Neurocirurgião da Santa Casa da Misericórdia do Rio de Janeiro
Neurocirurgião do Hospital Municipal Pedro II – Rio de Janeiro

DANIEL FERNANDES
Residência Médica em Cirurgia Oncológica no
Instituto Nacional de Câncer (INCA/MS/RJ)
Cirurgião Oncológico do Instituto Nacional de Câncer (INCA/MS/RJ)

DANIEL HAMPL
Pós-Graduando em Urologia Oncológica pelo
Instituto de Pós-Graduação Médica Carlos Chagas
Médico do Serviço de Urologia do
Hospital Souza Aguiar/SMSDC/RJ
International Observership em Urologia Oncológica pela
University of Texas MD Anderson Cancer Center

DANIEL HENCHENHORN
Residência Médica em Oncologia Clínica no
Instituto Nacional de Câncer (INCA/MS/RJ)
Chefe do Serviço de Oncologia Clínica do INCA

DANIEL LOURENÇO LIRA
Residência Médica em Cirurgia Oncológica no
Instituto Nacional de Câncer (INCA/MS/RJ)
Médico do Hospital São Francisco de Paula – Rio de Janeiro, RJ

DANIELA DE OLIVEIRA WERNECK RODRIGUES
Mestrado em Ciências da Saúde pelo Instituto de Previdência dos
Servidores do Estado de Minas Gerais (IPSEMG)
Professora da Disciplina de Hematologia da Faculdade de Medicina da
Universidade Presidente Antônio Carlos (UNIPAC) e da
Faculdade de Ciências Médicas e da Saúde de Juiz de Fora (SUPREMA)
Membro Titular da Sociedade Brasileira de
Hematologia e Hemoterapia (SBHH)
Consultora *Ad Hoc* do Ministério de Planejamento e Gestão na
Área de Gestão Pública

DANIELE THEOBALD
Residência Médica em Anestesiologia no Serviço de Anestesia do
Instituto Nacional de Câncer (INCA/MS/RJ)
Anestesiologista do INCA
Anestesiologista do Hospital dos
Servidores do Estado do Rio de Janeiro

DANIELLE ORLANDI GOMES
Residência Médica em Mastologia no
Instituto Nacional de Câncer (INCA/MS/RJ)
Residência Médica em Ginecologia e Obstetrícia no
Hospital Federal dos Servidores do Estado do Rio de Janeiro
Médica Mastologista do Hospital do Câncer
Aldenora Belo, São Luiz – Maranhão
Titular da Federação Brasileira de Ginecologia e Obstetrícia (TEGO)

DARLEN RODRIGUES VIEIRA
Residência Médica em Cirurgia Plástica Reconstrutora e
Microcirurgia no Instituto Nacional de Câncer (INCA/MS/RJ)
Membro Especialista pela Sociedade Brasileira de
Cirurgia Plástica (SBCP)
Chefe do Serviço de Cirurgia Plástica do
Hospital Geral do Exército de Juiz de Fora, MG
Membro Associado da *American Society of Plastic Surgeons (ASPS)*

DÉBORA DE WYLSON FERNANDES GOMES DE MATTOS
Residência Médica em Oncologia Pediátrica no
Instituto Nacional de Câncer (INCA/MS/RJ)
Título de Especialista em Oncologia Pediátrica pela
Sociedade Brasileira de Oncologia Pediátrica (SOBOPE)
Pós-Graduação em Bioética pela Fundação Oswaldo Cruz (Fiocruz)
Residência Médica em Hematologia e Hemoterapia no
Hospital Federal dos Servidores do Estado do Rio de Janeiro
Fellowship no *St Jude's Children Research Hospital* em Oncologia Pediátrica

DEBORAH CARVALHO MALTA
Médica com Doutorado em Saúde Coletiva
Professora Adjunta da Escola de Enfermagem da UFMG
Coordenadora-Geral de Vigilância de Doenças e Agravos
Não Transmissíveis do Ministério da Saúde

DEBORAH CORDEIRO LANNES
Pneumologista do Serviço de Cirurgia Torácica do
Instituto Nacional de Câncer (INCA/MS/RJ)
Especialização em Pneumologia

DÊNIO JOSÉ DE SOUZA BISPO
Residência Médica em Cirurgia de Cabeça e Pescoço no
Instituto Nacional de Câncer (INCA/MS/RJ)
Cirurgião de Cabeça e Pescoço Atuante no Estado de Sergipe
Pós-Graduação em Cirurgia de Cabeça e Pescoço pela PUC-Rio

DENISE BANDEIRA RODRIGUES
Cirurgiã Oncológica do
Instituto Nacional de Câncer (INCA/MS/RJ)
Cirurgiã Geral do Hospital Federal dos
Servidores do Estado do Rio de Janeiro

DIEGO GOMES CANDIDO REIS
Residência Médica em Oncologia Clínica no
Instituto Nacional de Câncer (INCA/MS/RJ)
Mestrando em Medicina Interna pela
Universidade Federal do Rio de Janeiro
*Clinical Research Fellow at the European Organization for
Research and Treatment of Cancer*

DIEGO TRABULSI LIMA
Residência Médica em Mastologia no
Instituto Nacional de Câncer (INCA/MS/RJ)
Residência Médica em Ginecologia e Obstetrícia no
Hospital Federal dos Servidores do Estado do Rio de Janeiro
Médico Mastologista do Hospital do Câncer
Aldenora Belo, São Luiz – Maranhão
Titular da Federação Brasileira de Ginecologia e Obstetrícia (TEGO)

DILON PINHEIRO OLIVEIRA
Residência Médica em Mastologia no
Instituto Nacional de Câncer (INCA/MS/RJ)
Professor Titular de Mastologia do
Instituto de Pós-Graduação Médica Carlos Chagas
Mestrado e Doutorado pela Universidade Federal Fluminense
Título de Especialização em Mastologia (TEMA)

DÓRIO JOSÉ COELHO DA SILVA
Residência Médica em Cirurgia de Cabeça e Pescoço no
Instituto Nacional de Câncer (INCA/MS/RJ)
Pós-Graduação em Cirurgia de Cabeça e Pescoço pela PUC-Rio
Cirurgião de Cabeça e Pescoço Atuante em Vitória, ES

EDMAR LOPES DA SILVA NETO
Residência Médica em Cirurgia Oncológica no
Instituto Nacional de Câncer (INCA/MS/RJ)
Cirurgião Oncológico do Serviço de
Cirurgia Abdominopélvica do INCA
Médico do Serviço de Ginecologia Oncológica do
Hospital Mário Kröeff – Rio de Janeiro, RJ

EDUARDO AMARAL MOURA SÁ
Residência Médica em Cirurgia Oncológica no
Instituto Nacional de Câncer (INCA/MS/RJ)
Cirurgião Oncológico do Hospital Bom Samaritano –
Governador Valadares, MG
Cirurgião Oncológico do Núcleo de Especialistas em
Oncologia de Governador Valadares, MG

EDUARDO CAMARGO MILLEN
Mastologista do Instituto Nacional de Câncer (INCA/MS/RJ)
Mestrado e Doutorado em Ginecologia pela UNIFESP
Fellowship Instituto Europeu de Oncologia – Milão
Professor Adjunto de Ginecologia da
Faculdade de Medicina de Volta Redonda, RJ
Secretário-Geral da Sociedade Brasileira de Mastologia (SBM)

EDUARDO DICKE
Residência Médica em Cancerologia Clínica na
Universidade Estadual de Campinas (Unicamp)
Membro da Sociedade Brasileira de Oncologia Clínica (SBOC)
Professor da Universidade de Cuiabá (UNIC)
Residência Médica em Clínica Médica na
Universidade Federal de Mato Grosso (UFMT)

EDUARDO JORGE FERREIRA DE MEDEIROS
Residência Médica em Oncologia Clínica no
Instituto Nacional de Câncer (INCA/MS/RJ)
Oncologista Clínico da Clínica Oncotech, RJ

EDUARDO LINHARES
Residência Médica em Cirurgia Oncológica pelo
Instituto Nacional de Câncer (INCA/MS/RJ)
Cirurgião e Ex-Chefe do Serviço de Cirurgia Abdominopélvica do INCA
Mestrado e Doutorado em Cirurgia pela
Universidade Federal do Rio de Janeiro (UFRJ)
Presidente da Sociedade Brasileira de
Cirurgia Oncológica (SBCO) – 2006-2009

EID GONÇALVES COÊLHO
Mastologista do Hospital São Marcos –
Associação Piauiense de Combate ao Câncer
Titular da Sociedade Brasileira de Cancerologia (TECA)
Titular da Sociedade Brasileira de Mastologia (TEMA)
Membro do Colégio Brasileiro de Cirurgiões (CBC)

ELIETE FARIAS AZEVEDO
Especialização em Enfermagem em Oncologia pelo
Instituto Nacional de Câncer (INCA/MS/RJ)
Enfermeira do INCA – Hospital do Câncer IV –
Unidade de Cuidados Paliativos
Mestrado em Ciências da Saúde – EERP/USP

ELLYETE DE OLIVEIRA CANELLA
Radiologista do Instituto Nacional de Câncer (INCA/MS/RJ)
Mestrado em Radiodiagnóstico pela
Universidade Federal do Rio de Janeiro (UFRJ)
Membro da Comissão de Mamografia do
Colégio Brasileiro de Radiologia (CBR)
Radiologista da Rede D'Or

EMANUEL BASTOS TORQUATO
Cirurgião Torácico do Instituto Nacional de Câncer (INCA/MS/RJ)
Título de Especialista pela Sociedade de Cirurgia Torácica (SBCT)

EMANUELLE NARCISO ALVAREZ
Residência Médica em Mastologia no
Instituto Nacional de Câncer (INCA/MS/RJ)
Residência Médica em Ginecologia e Obstetrícia na
Universidade Federal do Rio de Janeiro

EMÍDIO SOUZA DE LUCA
Graduando do Curso de Medicina da UNIG – Nova Iguaçu, RJ

EMILSON DE QUEIROZ FREITAS
Residência Médica em Cirurgia de Cabeça e Pescoço no
Instituto Nacional de Câncer (INCA/MS/RJ)
Médico do Serviço de Cabeça e Pescoço do INCA
Chefe do Serviço de Cirurgia de Cabeça e Pescoço do INCA – 2000
Professor do Curso de Pós-Graduação em
Cirurgia de Cabeça e Pescoço da PUC-Rio

ERIC SILVEIRA ITO
Residência Médica em Mastologia no
Instituto Nacional de Câncer (INCA/MS/RJ)
Mastologista, Ginecologista e Obstetra da
Prefeitura Municipal de Navegantes, SC
Professor do Curso de Extensão em Ginecologia e Obstetrícia da
Universidade do Vale do Itajaí (UNIVALI)

ERICA CRUVINEL
Psicóloga com Mestrado em Saúde Coletiva pela
Universidade Federal de Juiz de Fora (UFJF)
Pesquisadora do Polo de Pesquisa em Psicologia Social e
Saúde Coletiva (POPSS) – Juiz de Fora, MG

ERICO LUSTOSA
Médico do Serviço de Ginecologia Oncológica do
Instituto Nacional de Câncer (INCA/MS/RJ)
Residência Médica em Ginecologia e Obstetrícia no
Hospital Federal dos Servidores do Estado do Rio de Janeiro

ERIKA SCOFANO EBECKEN
Residência Médica em Oncologia Clínica no
Instituto Nacional de Câncer (INCA/MS/RJ)
Médica Bolsista da Pesquisa Clínica do INCA
Oncologista Clínica do Hospital Federal da Lagoa, RJ

ERNESTO DE MEIS
Coordenador da Comissão de Hemostasia do
Instituto Nacional de Câncer (INCA/MS/RJ)
Professor da Universidade Federal do Rio de Janeiro (UFRJ)
Professor da Universidade Gama Filho, RJ
Doutorado em Ciências Médicas pela
Universidade do Estado do Rio de Janeiro (PGCM/UERJ)

EURIDICE MARIA DE ALMEIDA FIGUEIREDO
Residência Médica em Cirurgia Oncológica no
Instituto Nacional de Câncer (INCA/MS/RJ)
Mestrado e Doutorado em Medicina pela
Universidade Federal do Rio de Janeiro (UFRJ)
Professora Titular de Ginecologia Oncológica do
Instituto de Pós-Graduação Médica Carlos Chagas
Titular da Sociedade Brasileira de Mastologia (TEMA)

EVANDRO GONÇALVES DE LUCENA JUNIOR
Chefe do Serviço de Oftalmologia do
Instituto Nacional de Câncer (INCA/MS/RJ)
Especialista em Retina e Oncologia Ocular pela *Harvard Medical School*
Fellow Massachusetts Eye and Ear Enfermary Harvard Medical School
Oftalmologista do Hospital da Lagoa, RJ

FABIANA TONELLOTTO
Médica do Serviço de Mastologia do
Instituto Nacional de Câncer (INCA/MS/RJ)
Titular da Sociedade Brasileira de Mastologia (TEMA)

FÁBIO AFFONSO PEIXOTO
Residência Médica em Oncologia Clínica no
Instituto Nacional de Câncer (INCA/MS/RJ)
Oncologista do Serviço de Oncologia Clínica do INCA e do
Hospital Federal dos Servidores do Estado do Rio de Janeiro
Oncologista – Clínicas Oncológicas Integradas (COI), RJ

FÁBIO GERKE MARTINS
Anestesiologista do Instituto Nacional de Câncer (INCA/MS/RJ)
Anestesiologista do Instituto Nacional de
Traumatologia e Ortopedia (INTO/MS/RJ)

FABIO KANOMATA
Residência Médica em Cirurgia Oncológica no
Instituto Nacional de Câncer (INCA/MS/RJ)
Titular da Sociedade Brasileira de Cancerologia (TECA)
Titular do Colégio Brasileiro de Cirurgiões (CBC)
Cirurgião Oncológico do Serviço de Oncologia de Adulto do
Hospital Regional de Mato Grosso do Sul (HRMS) e da
Fundação Serviços de Saúde do Estado de Mato Grosso do Sul, MS

FABÍOLA PROCACI KESTELMAN
Residência Médica em Radiologia e Diagnóstico na
Universidade Estadual do Rio de Janeiro (UERJ)
Mestrado em Tocoginecologia pela Universidade Estadual de Campinas
Radiologista da Clínica Cavallieri
Radiologista do Hospital Federal do Andaraí – Rio de Janeiro, RJ

FABRÍCIO MORALES FARIAS
Residência Médica em Mastologia no
Instituto Brasileiro de Controle de Câncer
Titular da Sociedade Brasileira de Mastologia (SBM)

FATIMA CRISTINA MARIA DE MATOS
Residência Médica em Cirurgia de Cabeça e Pescoço no
Instituto Nacional de Câncer (INCA/MS/RJ)
Doutorado em Cirurgia de Cabeça e Pescoço pela
Universidade de São Paulo (FMUSP)
Cirurgiã de Cabeça e Pescoço do
Hospital Real Português de Beneficência de Pernambuco
Cirurgiã de Cabeça e Pescoço do Centro de Oncologia da
Universidade de Pernambuco (CEON-UPE)

FELIPE BRAGA
Fellow do *Istituto Europeo di Oncologia* – Milão, Itália
Membro da Sociedade Brasileira de Cirurgia Torácica (SBCT)
Membro Titular do Colégio Brasileiro de Cirurgiões (CBC)

FERNANDA FERREIRA DA SILVA LIMA
Residência em Enfermagem e Cancerologia no
Instituto Nacional de Câncer (INCA/MS/RJ)
Mestrado em Patologia Investigativa pela
Faculdade de Medicina da Universidade Federal Fluminense (UFF)
Especialização em Enfermagem em Oncologia pelo INCA
Enfermeira Coordenadora de Estudos Clínicos na
Seção de Oncologia Pediátrica do INCA

FERNANDA MARIA BRAGA MARINHO
Residência Médica em Mastologia no
Instituto Nacional de Câncer (INCA/MS/RJ)

FERNANDA OLIVEIRA DE CARVALHO
Membro da Sociedade Brasileira de Neurocirurgia (SBN)

FERNANDO ADÃO MOREIRA
Residência Médica em Oncologia Clínica no
Instituto Nacional de Câncer (INCA/MS/RJ)
Oncologista Clínico da Clínica Oncotech, RJ

FERNANDO COTAIT MALUF
Diretor do Departamento de Oncologia Clínica do
Hospital São José – Beneficência Portuguesa – São Paulo, SP

FERNANDO JOSÉ PINTO DE PAIVA
Residência Médica em Cirurgia de Cabeça e Pescoço no
Instituto Nacional de Câncer (INCA/MS/RJ)
Residência Médica em Cirurgia Craniomaxilofacial no
Instituto Nacional de Traumatologia e Ortopedia (INTO/MS/RJ)
Pós-Graduação em Cirurgia de Cabeça e Pescoço pela PUC-Rio
Cirurgião de Cabeça e Pescoço Atuante em Natal, RN

FERNANDO LOPES CORDERO
Residência Médica em Cirurgia Oncológica no
Instituto Nacional de Câncer (INCA/MS/RJ)
Cirurgião Oncológico do Serviço de Ginecologia do INCA/HCII
Médico do Serviço de Cirurgia do Hospital Mário Kröeff – Rio de Janeiro, RJ

FERNANDO LUIZ DIAS
Residência Médica em Cirurgia de Cabeça e Pescoço no
Instituto Nacional de Câncer (INCA/MS/RJ)
Chefe da Seção de Cirurgia de Cabeça e Pescoço do INCA
Mestrado e Doutorado em Cirurgia de Cabeça e Pescoço pela UFRJ/FMUSP
Professor Titular de Cirurgia de Cabeça e Pescoço da
Escola Médica de Pós-Graduação da PUC-Rio

FERNANDO METON DE ALENCAR CAMARA VIEIRA
Residência Médica em Oncologia Clínica no
Instituto Nacional de Câncer (INCA/MS/RJ)
Fellowship em Pesquisa Clínica no INCA
Médico-Sênior e Gerente Médico da Coordenação de
Pesquisa e Incorporação Tecnológica do INCA
Mestrado em Clínica Médica pela UFRJ

FERNANDO VANNUCCI
Especialização em Cirurgia Torácica Oncológica pelo
Instituto Nacional de Câncer (INCA/MS/RJ)
Fellowship em Cirurgia Torácica Oncológica pelo
Istituto Europeo di Oncologia – Milão, Itália
Membro Titular e Especialista em Cirurgia Torácica pela
Sociedade Brasileira de Cirurgia Torácica (SBCT)

FLAVIA COTIAS
Residência Médica em Oncologia Pediátrica no
Instituto Nacional de Câncer (INCA/MS/RJ)
Título de Especialista em Oncologia Pediátrica pela
Sociedade Brasileira de Oncologia Pediátrica (SOBOPE)
Título de Especialista em Pediatria pela
Sociedade Brasileira de Pediatria (SBP)
Pós-Graduação em Pediatria pelo
Hospital Municipal Jesus (HMJ) – Rio de Janeiro, RJ

FLÁVIA LUZ FELÍCIO
Residência Médica em Mastologia no
Instituto Nacional de Câncer (INCA/MS/RJ)
Residência Médica em Ginecologia e Obstetrícia no
Hospital Federal dos Servidores do Estado do Rio de Janeiro

FLÁVIA PAIVA PROENÇA LOBO LOPES
Residência Médica em Oncologia Clínica no
Instituto Nacional de Câncer (INCA/MS/RJ)
Mestrado e Doutorado pela Universidade Federal do
Rio de Janeiro (UFRJ)
Pós-Doutorado em Clínica Médica (Endocrinologia) pela
Universidade Federal do Rio de Janeiro (UFRJ)

FLAVIA PINTO CARDOSO
Residência Médica em Mastologia no
Instituto Nacional de Câncer (INCA/MS/RJ)
Médica Mastologista do Hospital de Ipanema (MS/RJ)

FLAVIO DOS REIS ALBUQUERQUE CAJARAVILLE
Residência Médica em Cirurgia Oncológica no
Instituto Nacional de Câncer (INCA/MS/RJ)
Cirurgião Geral do Hospital Federal do Andaraí – Rio de Janeiro, RJ

FLAVIO FERREIRA DE ANDRADE
Residência Médica em Pediatria Oncológica no
Instituto Nacional de Câncer (INCA/MS/RJ)
Médico-Assistente de Onco-Hematologia Pediátrica do
Hospital Federal dos Servidores do Estado do Rio de Janeiro
Residência Médica em Hematologia Pediátrica no
Instituto de Pediatria e Puericultura Martagão Gesteira (IPPMG/UFRJ)
Residência Médica em Pediatria no
Hospital Federal de Bonsucesso – Rio de Janeiro, RJ

FLÁVIO HENRIQUE PEREIRA CONTE
Residência Médica em Cirurgia Oncológica no
Instituto Nacional de Câncer (INCA/MS/RJ)
Especialização em Cirurgia de
Tecido Ósseo e Conectivo em Oncologia pelo INCA
Médico do Hospital do Coração de Londrina (HCL/PR)
Médico da Irmandade Santa Casa de Londrina (ISCAL/PR)
Membro Titular da Sociedade Brasileira de Cirurgia Oncológica (SBCO)
Membro Titular do Grupo Brasileiro de Melanoma (GBM)
Sócio Efetivo da Associação Médica de Londrina (AML/PR)

FLORIANO PARDO CALVO
Pós-Graduando em Mastologista da
Disciplina de Mastologia da Escola Paulista de Medicina pela
Universidade Federal de São Paulo (UNIFESP)

FRANCISCA NORMA GIRÃO GUTIERREZ
Pós-Graduação em Cirurgia Pediátrica Oncológica no
Instituto Nacional de Câncer (INCA/MS/RJ)
Residência Médica em Cirurgia Pediátrica na
Universidade do Estado do Rio de Janeiro (UERJ)
Residência Médica em Cirurgia Geral na
Universidade do Rio de Janeiro (UNIRIO)
Mestrado em Ciências Médicas pela
Universidade Federal Fluminense (UFF)

FRANCISCO CARLOS DO NASCIMENTO JÚNIOR
Residência Médica em Cirurgia Oncológica no
Instituto Nacional de Câncer (INCA/MS/RJ)
Médico do Serviço de Ginecologia Oncológica do
Hospital Mário Kröeff – Rio de Janeiro, RJ

FREDERICO ARTHUR PEREIRA NUNES
Residência Médica em Oncologia Clínica no
Instituto Nacional de Câncer (INCA/MS/RJ)
Oncologista Clínico do INCA

FREDERICO AUGUSTUS MARTINS DE RESENDE
Residência Médica em Cirurgia Oncológica no
Instituto Nacional de Câncer (INCA/MS/RJ)
Preceptor da Residência Médica em Cirurgia Geral do
Hospital Therezinha de Jesus – Juiz de Fora, MG
Professor de Cirurgia da Suprema – Faculdade de
Ciências Médicas e da Saúde de Juiz de Fora
Membro Titular da Sociedade Brasileira de
Cirurgia Oncológica (SBCO)

FREDERICO AVELLAR SILVEIRA LUCAS
Residência Médica em Cirurgia Plástica no
Instituto Nacional de Câncer (INCA/MS/RJ)
Mestrado em Ciências Cirúrgicas pela
Universidade Federal do Rio de Janeiro (UFRJ)
Chefe do Serviço de Cirurgia Plástica do Hospital Mário Kröeff –
Rio de Janeiro, RJ
Membro da Sociedade Brasileira de Cirurgia Plástica (SBCP)

FREDERICO DE CASTRO ESCALEIRA
Residência Médica em Oncologia Clínica no
Instituto Nacional de Câncer (INCA/MS/RJ)
Residência Médica em Clínica Médica no
Hospital Pedro Ernesto (UERJ)
Especialista em Cancerologia Clínica pela
Sociedade Brasileira de Cancerologia (SBC)
Oncologista Clínico da Santa Casa de Misericórdia de
São João Del Rei, MG

FRUTUOSO LINS CAVALCANTE
Residência Médica no Hospital de Câncer da
Liga de Combate ao Câncer de Pernambuco
Ginecologista e Mastologista do Hospital Materno Infantil
Nossa Senhora de Nazareth – Boa Vista, RR
Professor Colaborador do Curso de Medicina da UFRR

GABRIEL MANFRO
Residência Médica em Cirurgia de Cabeça e Pescoço no
Instituto Nacional de Câncer (INCA/MS/RJ)
Cirurgião de Cabeça e Pescoço Atuante em Joaçava, SC
Pós-Graduação em Cirurgia de Cabeça e Pescoço pela PUC-Rio
Membro Titular da Sociedade Brasileira de
Cirurgia de Cabeça e Pescoço (SBCCP)

GABRIEL MUFARREJ
Chefe do Serviço de Neurocirurgia Pediátrica do
Hospital Municipal Souza Aguiar/SMSDC/RJ
Fellow em Neurocirurgia Pediátrica pela
New York University Medical Center
Pós-Graduação em Neurocirurgia Pediátrica pela
Escola Médica de Pós-Graduação da PUC
Membro Titular da Sociedade Brasileira de
Neurocirurgia Pediátrica (SBNPed)

GABRIELA FIOD
Residência Médica em Oncologia Cirúrgica no
Instituto Nacional de Câncer (INCA/MS/RJ)
Médica do Serviço de Mastologia do INCA

GABRIELA MARTINS
Residência Médica em Radiologia e Diagnóstico por Imagem no
Instituto Nacional de Câncer (INCA/MS/RJ)
Especialista em Radiologia e Diagnóstico por Imagem pela
Associação Médica Brasileira (AMB) e pelo
Colégio Brasileiro de Radiologia (CBR)
Especialização em Ressonância Magnética na
Clínica CDPI e Multi-Imagem – Rio de Janeiro, RJ
Médica do Setor de Radiologia Mamária da
Clínica de Diagnóstico por Imagem (CDPI) – Rio de Janeiro, RJ

GABRIELA OLIVEIRA SANTANA
Enfermeira Responsável pelo Ambulatório de Catéter Pediátrico do
Instituto Nacional de Câncer (INCA/MS/RJ)
Mestrado em Ciências Médicas da Enfermagem pela
Escola Anna Nery da Universidade Federal do Rio de Janeiro (UFRJ)
Enfermeira de Imunização da Policlínica Hélio Pellegrino/SMSDC/RJ

GELCIO LUIZ QUINTELLA MENDES
Residência Médica em Oncologia Clínica no
Instituto Nacional de Câncer (INCA/MS/RJ)
Oncologista Clínico do INCA

GILBERTO ALMEIDA SILVA JUNIOR
Médico do Hospital Universitário Pedro Ernesto –
Serviço de Hepatologia do HUPE

GILBERTO AMORIM
Residência Médica em Oncologia Clínica no
Instituto Nacional de Câncer (INCA/MS/RJ)
Coordenador do Grupo de Oncologia Mamária do
Oncologistas Associados
Chefe do Serviço de Oncologia do HCIII do
Instituto Nacional de Câncer – 1999/2001 e 2003/2005

GILBERTO REYNALDO MANSUR
Chefe da Seção de Endoscopia Digestiva do
Instituto Nacional de Câncer (HC I/INCA/MS/RJ)
Doutorando em Oncologia pelo INCA
Especialista em Endoscopia Digestiva pela
Sociedade Brasileira de Endoscopia Digestiva (SOBED)/AMB

GILDA ALVES
Pesquisadora do Laboratório de Genética Aplicada do
Instituto Nacional de Câncer (INCA/MS/RJ)
Mestrado em Ciências Biológicas (Genética) pela
Universidade Federal do Rio de Janeiro
Doutorado em Ciências Biológicas (Biofísica) pela
Universidade Federal do Rio de Janeiro

GIULLIANA MARTINES MORALEZ
Residência Médica em Cirurgia Oncológica no
Instituto Nacional de Câncer (INCA/MS/RJ)
Especialização em Genitoscopia e Patologia do Trato Genital Inferior
Pesquisadora Clínica do INCA

GLAUBER MOREIRA LEITÃO
Residência Médica em Oncologia Clínica no
Instituto Nacional de Câncer (INCA/MS/RJ)
Coordenador do Núcleo de Pesquisa Clínica do
Hospital de Câncer de Pernambuco
Mestrado em Oncologia pela Universidade de São Paulo (USP)
Especialista pela Sociedade Brasileira de Cancerologia (SBC-AMB)

GLAUCO BAIOCCHI NETO
Diretor do Departamento de Ginecologia Oncológica do
Hospital A. C. Camargo – São Paulo, SP
Mestrado e Doutorado em Oncologia pela
Faculdade de Medicina da Universidade de São Paulo

GLEDSON ANDRADE SANTOS
Residência Médica em Cirurgia de Cabeça e Pescoço no
Instituto Nacional de Câncer (INCA/MS/RJ)
Pós-Graduação em Cirurgia de Cabeça e Pescoço pela PUC-Rio

GUILHERME DE ANDRADE GAGHEGGI RAVANINI
Residência Médica em Cirurgia Oncológica no
Instituto Nacional de Câncer (INCA/MS/RJ)
Mestrando pela Pós-Graduação em
Videoendoscopia Digestiva na UNIRIO

GUILHERME DUQUE SILVA
Residência Médica em Cirurgia de Cabeça e Pescoço no
Instituto Nacional de Câncer (INCA/MS/RJ)
Pós-Graduação em Cirurgia de Cabeça e Pescoço pela PUC-Rio
Cirurgião de Cabeça e Pescoço do Serviço do
Hospital Federal de Bonsucesso – Rio de Janeiro, RJ
Cirurgião de Cabeça e Pescoço do
Hospital da Polícia Militar do Rio de Janeiro

GUILHERME JOSÉ RODRIGUES PEREIRA
Residência Médica em Radioterapia no
Instituto Nacional de Câncer (INCA/MS/RJ)
Médico-Rádio-Oncologista do INCA
Médico-Rádio-Oncologista da Oncotech, RJ
Membro Titular do Colégio Brasileiro de Radiologia (CBR)

GUILHERME ROCHA MELO GONDIM
Residência Médica em Radioterapia no Hospital A. C. Camargo –
Hospital do Câncer de São Paulo
Titulação Médica pela Universidade Federal de Minas Gerais (UFMG)
Médico-Rádio-Oncologista do Grupo COI –
Clínicas Oncológicas Intergradas, RJ

GUSTAVO ADVÍNCULA
Residência Médica em Oncologia Clínica no
Instituto Nacional de Câncer (INCA/MS/RJ)
Assessor da Coordenação de Assistência do INCA
Especialização em Gestão Hospitalar pela
Escola Nacional de Saúde Pública Sérgio Arouca (Fiocruz)

GUSTAVO CARDOSO GUIMARÃES
Diretor do Núcleo de Urologia do
Departamento de Cirurgia Pélvica do
Hospital A. C. Camargo – São Paulo, SP
Mestrado e Doutorado em Oncologia pela
Fundação Antônio Prudente – Hospital A. C. Camargo

GUSTAVO DE CASTRO GOUVEIA
Residência Médica em Cirurgia Oncológica no
Instituto Nacional de Câncer (INCA/MS/RJ)
Titular da Sociedade Brasileira de Cirurgia Oncológica (SBCO)
Coordenador de Mastologia do Instituto de Mastologia e
Clínicas Associadas do Distrito Federal
Chefe da Unidade de Cirurgia Geral do
Hospital de Base do Distrito Federal

GUSTAVO FRANCISCO DE SOUZA E MELLO
Médico da Seção de Endoscopia Digestiva do
Instituto Nacional de Câncer (HC I/INCA/MS/RJ)
Mestrado em Oncologia pelo INCA
Especialista em Endoscopia Digestiva pela
Sociedade Brasileira de Endoscopia Degestiva (SOBED)/AMB

GUSTAVO GUITMANN
Residência Médica em Cirurgia Oncológica no
Instituto Nacional de Câncer (INCA/MS/RJ)
Cirurgião Oncológico do Serviço de Ginecologia Oncológica do INCA
Membro da *International Gynecologic Cancer Society (IGCS)*

GUSTAVO IGLESIAS
Residência Médica em Cirurgia Oncológica no
Instituto Nacional de Câncer (INCA/MS/RJ)
Cirurgião Oncológico do Serviço de Ginecologia do INCA
Cirurgião Oncológico do Serviço de Ginecologia do
Hospital Federal dos Servidores do Estado do Rio de Janeiro

GUSTAVO LUCAS LOUREIRO
Cirurgião Torácico do Hospital Central da
Polícia Militar do Estado do Rio de Janeiro
Cirurgião Torácico do Hospital Municipal Salgado Filho/SMSDC/RJ

GUSTAVO LUÍS SOARES CARVALHO
Residência Médica em Cirurgia Oncológica no
Instituto Nacional de Câncer (INCA/MS/RJ)
Cirurgião Oncológico do Serviço de Ginecologia Oncológica do INCA
Titular do Colégio Brasileiro de Cirurgiões em Cancerologia

GUSTAVO SANTOS STODUTO DE CARVALHO
Residência Médica em Cirurgia Oncológica no
Instituto Nacional de Câncer (INCA/MS/RJ)
Cirurgião da Seção de Cirurgia Abdominopélvica do INCA
Cirurgião do Serviço Hepatobiliar do
Hospital Federal de Bonsucesso – Rio de Janeiro, RJ
Cirurgião Geral da Prefeitura da Cidade do Rio de Janeiro

HAROLDO JOSÉ SIQUEIRA DA IGREJA JÚNIOR
Residência Médica em Cirurgia Oncológica no
Instituto Nacional de Câncer (INCA/MS/RJ)
Médico Oncologista da Sociedade Beneficiência de
Campos/Estado do Rio de Janeiro
Médico do Hospital Escola Álvaro Alvim –
Campos/Estado do Rio de Janeiro

HELOISA DE ANDRADE CARVALHO
Médica do Hospital das Clínicas da
Faculdade de Medicina da Universidade de São Paulo
Médica do Hospital Sírio-Libanês – São Paulo, SP
Doutorado em Radioterapia pela Faculdade de Medicina da
Universidade de São Paulo

HENRIQUE BALLONI
Radioterapeuta e Responsável Técnico do
Serviço de Radioterapia do Oncoville – Curitiba, PR

HENRIQUE RIGGENBACH MÜLLER
Residência Médica em Cirurgia Plástica no
Instituto Nacional de Câncer (INCA/MS/RJ)
Membro da Sociedade Brasileira de Cirurgia Plástica (SBCP)

HENRIQUE SALAS MARTIN
Radiologista Intervencionista do
Instituto Nacional de Câncer (INCA/MS/RJ)
Radiologista Intervencionista da Rede D'Or
Radiologista Intervencionista do Hospital
São Vicente de Paulo – Rio de Janeiro, RJ

HERBERT IVES BARRETTO ALMEIDA
Cirurgião Oncológico
Médico-Assistente do Serviço de Cirurgia Oncológica do
Hospital Português – Salvador, BA
Médico-Assistente do Serviço de Cirurgia Oncológica do
Hospital Santa Izabel – Salvador, BA
Médico-Assistente do Serviço de Cirurgia Oncológica do
Hospital da Bahia – Salvador, BA

HERON ANDRADE
Cirurgião Torácico do Hospital Universitário Pedro Ernesto (UERJ)
Cirurgião Torácico do Hospital Federal do Andaraí – Rio de Janeiro, RJ

HIRAM SILVEIRA LUCAS
Residência Médica em Oncologia Cirúrgica no
Instituto Nacional de Câncer (INCA/MS/RJ)
Diretor Médico do Hospital Mário Kröeff – Rio de Janeiro, RJ
Professor Titular de Cancerologia Clínica e Cirúrgica do
Instituto de Pós-Graduação Médica Carlos Chagas
Membro Titular da Academia Nacional de Medicina (ANM)
Diretor do INCA – 1979

HUGO RODRIGUES GOUVEIA
Radiologista Intervencionista do
Instituto Nacional de Câncer (INCA/MS/RJ)
Radiologista Intervencionista da Rede D'Or
Radiologista Intervencionista do
Hospital São Vicente de Paulo – Rio de Janeiro, RJ

HUMBERTO CARVALHO CARNEIRO
Residência Médica em Patologia no
Instituto Nacional de Câncer (INCA/MS/RJ)

IGOR MIGOWSKI ROCHA DOS SANTOS
Residência Médica em Radioterapia no
Instituto Nacional de Câncer (INCA/MS/RJ)
Médico-Rádio-Oncologista do INCA
Médico-Rádio-Oncologista do Grupo COI –
Clínicas Oncológicas Integradas, RJ

IGOR MOREIRA VERAS
Residência Médica em Radioterapia no
Instituto Nacional de Câncer (INCA/MS/RJ)
Radioterapeuta do Centro Regional Integrado de Oncologia (CRIO)
Professor Convidado da Disciplina de Oncologia da
Universidade Federal do Ceará
Membro Titular da Sociedade Brasileira de Radioterapia (SBRT) e do
Colégio Brasileiro de Radiologia (CBR)

ILANA GROSMAN
Coloproctologista do Hospital Central da
Polícia Militar do Rio de Janeiro

IZABELLA COSTA SANTOS
Residência Médica em Cirurgia de Cabeça e Pescoço no
Instituto Nacional de Câncer (INCA/MS/RJ)
Cirurgiã de Cabeça e Pescoço do INCA
Doutorado em Cirurgia de Cabeça e Pescoço pela FMUSP
Professora do Curso de Pós-Graduação em
Cirurgia de Cabeça e Pescoço da PUC-Rio

JACOB KLIGERMAN
Residência Médica em Cirurgia de Cabeça e Pescoço no
Instituto Nacional de Câncer (INCA/MS/RJ)
Chefe do Serviço de Cirurgia de Cabeça e Pescoço do INCA – 1973
Diretor do INCA – 1999
Professor do Curso de Pós-Graduação em
Cirurgia de Cabeça e Pescoço da PUC-Rio
Membro da Academia Nacional de Medicina (ANM)

JADER CRONEMBERGER OLIVEIRA
Residência Médica em Radiologia e Diagnóstico por Imagem no
Hospital Heliópolis – São Paulo, SP

JADSON MURILO SILVA REIS
Residência Médica em Cirurgia Oncológica no
Instituto Nacional de Câncer (INCA/MS/RJ)
Membro Titular da Sociedade Brasileira de Cirurgia Oncológica (SBCO)
Médico-Cirúrgico-Oncológico do Hospital São Rafael – Salvador, BA

JANE ROCHA DUARTE CINTRA
Mestrado e Doutorado em Saúde Brasileira pelo
Núcleo de Assessoria, Treinamento e Estudos em Saúde (NATES) da
Faculdade de Medicina da Universidade Federal de Juiz de Fora (UFJF)
Professora da Disciplina de Oncologia Clínica da
Faculdade de Medicina da Universidade
Presidente Antônio Carlos (UNIPAC)

JANINA FERREIRA LOUREIRO HUGUENIN
Residência Médica em Cirurgia Oncológica pelo
Instituto Nacional de Câncer (INCA/MS/RJ)
Médica Cirurgã do Hospital Naval das Forças Armadas Marcílio Dias/RJ

JEANE JUVER
Médica da Clínica da Dor do
Instituto Nacional de Câncer (INCA/MS/RJ)
Mestrado e Doutorado em Cirurgia Geral/Anestesiologia pela UFRJ
Pós-Graduação em Dor e Cuidados Paliativos pela UFRJ
Extensão em *Palliative Care Practice and Education* –
Harvard Medical School – EUA

JOANA FRÓES BRAGANÇA BASTOS
Professora Doutora da Faculdade de Ciências Médicas – Unicamp

JOÃO BAPTISTA DE PAULA FRAGA
Especialista em Coloproctologia pela
Sociedade Brasileira de Coloproctologia (SBCP)
Membro Titular da Sociedade Brasileira de Coloproctologia (SBCP)
Membro Titular do Colégio Brasileiro de Cirurgiões (CBC)

JOÃO CARLOS ARANTES JUNIOR
Residência Médica em Ginecologia na
Universidade Federal de Juiz de Fora (UFJF)
Mestrado em Ginecologia pela
Universidade Federal de Juiz de Fora (UFJF)
Doutorado em Mastologia pela UNESP de Botucatu, SP
Professor Adjunto da Universidade Federal de Juiz de Fora (UFJF)

JOÃO DOUGLAS NICO
Residência Médica em Cirurgia Oncológica no
Hospital de Câncer de Barretos, SP
Cirurgião Oncológico do Hospital Bom Samaritano –
Governador Valadares, MG
Cirurgião Oncológico do Núcleo de Especialistas em Oncologia de
Governador Valadares, MG

JOÃO IVO XAVIER ROCHA
Médico do Laboratório de Cirurgia Experimental Dr. Saul Goldenberg
Médico do Grupo de Educação e Estudos em Oncologia (GEEON)
Médico do Grupo de Estudos em Neurociências (GENASF)

JOÃO PAULO VIEIRA
Professor de Cirurgia Torácica da
Faculdade de Ciências Médicas e da Saúde de Juiz de Fora, MG
Mestrado em Tisiologia e Pneumologia pela UFRJ
Titular da Sociedade Brasileira de Cirurgia Torácica (SBCT)

JOÃO SOARES NUNES
Residência Médica em Oncologia Clínica no
Instituto Nacional de Câncer (INCA/MS/RJ)
Médico do Hospital de Câncer de Barretos, SP
Doutorando em Oncologia pela UNIFESP

JOAQUIM TEODORO DE ARAUJO NETO
Mastologista da Escola Paulista de Medicina da
Universidade Federal de São Paulo (UNIFESP) e do
Instituto Brasileiro de Controle do Câncer (IBCC)
Coordenador do Setor de Patologias Benignas da Disciplina de
Mastologia da Escola Paulista de Mastologia (UNIFESP)
Coordenador da Residência Médica da Disciplina de Mastologia da
Escola Paulista de Medicina (UNIFESP)

JÔNATAS TEIXEIRA SANTOS
Graduando do Curso de Medicina da UNIGRANRIO
Membro da Liga Acadêmica de Cirurgia e Trauma

JORDANA BRETAS DE AQUINO
Residência Médica em Mastologia no Hospital Felício Roxo, BH
Membro Titular da Sociedade Brasileira de Mastologia (SBM)
Mastologista do Departamento de Saúde da Mulher da
Prefeitura de Juiz de Fora

JORGE HENRIQUE GOMES DE MATOS
Patologista da Divisão de Patologia do
Instituto Nacional de Câncer (INCA/MS/RJ)
Chefe do Serviço de Patologia INCA-HCII – 1980

JORGE LUIS NOGUEIRA SARAIVA
Residência Médica em Oncologia Cirúrgica no
Instituto Nacional de Câncer (INCA/MS/RJ)
Médico do Serviço de Mastologia do INCA

JORGE SOARES LYRA
Especialização em Cirurgia Torácica Oncológica pelo
Instituto Nacional de Câncer (INCA/MS/RJ)
Cirurgião Oncológico do INCA

JOSÉ AUGUSTO BELLOTTI
Residência Médica em Cirurgia Oncológica no
Instituto Nacional de Câncer (INCA/MS/RJ)
Médico do Serviço de Ginecologia Oncológica do INCA
Médico do Serviço de Ginecologia Oncológica do
Hospital Mário Kröeff – Rio de Janeiro, RJ
Professor Auxiliar da Disciplina de Ginecologia na
Universidade Federal do Estado do Rio de Janeiro (UNIRIO)

JOSÉ CARLOS DAMIAN JÚNIOR
Pós-Graduando em Ginecologia Oncológica pela
Fundação Carlos Chagas e pelo Serviço de Ginecologia Oncológica do
Hospital Mário Kröeff – Rio de Janeiro, RJ
Cirurgião Oncológico do Serviço de Ginecologia do
Hospital Federal dos Servidores do Estado do Rio de Janeiro

JOSÉ CARLOS DE OLIVEIRA GOMES
Mastologista do Hospital São Marcos –
Associação Piauiense de Combate ao Câncer
Especialista em Mastologia (TEMA)
Especialista em Ginecologia e Obstetrícia (TEGO)

JOSÉ CLÁUDIO CASALI DA ROCHA
Residência Médica em Oncologia Clínica no
Instituto Nacional de Câncer (INCA/MS/RJ)
Diretor do Banco Nacional de Tumores do
Instituto Nacional de Câncer (INCA/MS/RJ) – 2005
Doutorado pela Fundação Antônio Prudente – São Paulo, SP
Pós-Doutorado em Farmacogenética pelo
St Jude Children's Research Hospital – EUA (2003-2005)

JOSÉ FRANCISCO NETO REZENDE
Residência Médica em Cirurgia Oncológica no
Instituto Nacional de Câncer (INCA/MS/RJ)
Chefe da Seção de Tecido Ósseo e Conectivo do INCA

JOSÉ HUGO MENDES LUZ
Radiologista Intervencionista do
Instituto Nacional de Câncer (INCA/MS/RJ)
Radiologista Intervencionista da Rede D'Or
Radiologista Intervencionista do Hospital
São Vicente de Paulo – Rio de Janeiro, RJ

JOSÉ HUMBERTO SIMÕES CORREA
Cirurgião Oncológico do Instituto Nacional de Câncer
(INCA/MS/RJ)
Doutorado em Cirurgia Gastroenterológica pela USP
Titular da Sociedade Brasileira de Cirurgia Oncológica (SBCO)
Titular do Colégio Brasileiro de Cirurgiões (CBC)

JOSÉ MARINALDO LIMA
Residência Médica em Cirurgia Oncológica no
Instituto Nacional de Câncer (INCA/MS/RJ)
Médico do Serviço de Ginecologia Oncológica do INCA

JOSÉ PABLO MATA MONDRAGÓN
Residência em Cirurgia Oncológica no
Instituto Nacional de Câncer (INCA/MS/RJ)
Cirurgião Geral do Hospital Regional de Taguatinga – Brasília, DF

JOSÉ PAULO DE JESUS
Residência Médica em Cirurgia Oncológica no
Instituto Nacional de Câncer (INCA/MS/RJ)
Chefe da Seção de Cirurgia Abdominopélvica do
Instituto Nacional de Câncer (INCA/MS/RJ)

JOSÉ PEDRO FERREIRA DE BASTOS VIEIRA
Residência Médica em Radioterapia no
Instituto Nacional de Câncer (INCA/MS/RJ)
Radioterapeuta do Hospital Bom Samaritano –
Governador Valadares, MG
Radioterapeuta do Núcleo de Especialistas em Oncologia de
Governador Valadares, MG

JOSÉ RICARDO BARBOSA DE AZEVEDO
Pós-Graduação em Cirurgia Pediátrica Oncológica pelo
Instituto Nacional de Câncer (INCA/MS/RJ)
Mestrado em Cirurgia Geral pela Universidade Federal do Ceará
Residência Médica em Cirurgia Pediátrica no
Hospital Federal dos Servidores do Estado do Rio de Janeiro
Residência Médica em Cirurgia Pediátrica no
Centro Pediátrico do Câncer –
Hospital Infantil Allbert Sabin – Fortaleza, CE

JOSÉ ROBERTO SOARES NETO
Residência Médica em Cirurgia de Cabeça e Pescoço no
Instituto Nacional de Câncer (INCA/MS/RJ)
Médico de Cabeça e Pescoço do INCA
Professor do Curso de Pós-Graduação em
Cirurgia de Cabeça e Pescoço da PUC-Rio
Membro Titular da Sociedade Brasileira de
Cirurgia de Cabeça e Pescoço (SBCCP)

JOSÉ ROBERTO VASCONCELOS PODESTÁ
Residência Médica em Cirurgia de Cabeça e Pescoço no
Instituto Nacional de Câncer (INCA/MS/RJ)
Presidente da Sociedade Brasileira de Cirurgia de Cabeça e Pescoço
Pós-Graduação em Cirurgia de Cabeça e Pescoço pela PUC-Rio
Médico de Cirurgia de Cabeça e Pescoço do
Hospital do Câncer Santa Rita – Vitória, ES

JOSMARA XIMENES ANDRADE FURTADO
Mastologista do Hospital Haroldo Juaçaba –
Instituto do Câncer do Ceará
Especialista em Mastologia (TEMA)
Especialista em Ginecologia e Obstetrícia (TEGO)

JOYCE CHRISTINA RIBEIRO DE SOUZA
Residência Médica em Cirurgia Oncológica no
Instituto Nacional de Câncer (INCA/MS/RJ)
Mastologista do Hospital São Vicente de Paulo –
Rio de Janeiro, RJ
Titular da Sociedade Brasileira de Mastologia (SBM)
Médica do Hospital Mário Kröeff – Rio de Janeiro, RJ

JULIA DE CASTRO CORDEIRO
Residência Médica em Oncologia Clínica no
Instituto Nacional de Câncer (INCA/MS/RJ)
Médica-Assistente Oncologista do Oncologistas Associados
Oncologista do Hospital Federal de Ipanema – Rio de Janeiro, RJ

JULIA ROSAS
Residência Médica em Cirurgia Oncológica no
Instituto Nacional de Câncer (INCA/MS/RJ)

JULIANA BRAZ DE CASTILHO
Residência Médica em Cirurgia Oncológica no
Instituto Nacional de Câncer (INCA/MS/RJ)

JULIANA DE ALMEIDA FIGUEIREDO
Residência Médica em Cirurgia Oncológica no
Instituto Nacional de Câncer (INCA/MS/RJ)
Médica do Serviço de Ginecologia Oncológica do INCA
Membro da *International Gynecologic Cancer Society (IGCS)*

JULIANA DIAS NASCIMENTO FERREIRA
Residência Médica em Cirurgia Torácica no
Hospital Universitario (UFJF)
Chefe do Serviço de Cirurgia Torácica do
Hospital Therezinha de Jesus – Juiz de Fora, MG
Cirurgiã Torácica do Hospital Monte Sinai – Juiz de Fora, MG

JULIANA MONTEIRO RAMOS
Mestranda em Epidemiologia pela UERJ
Professora do Serviço de Ginecologia da
Faculdade de Medicina de Valença, RJ

JULIANA MURTEIRA ESTEVES SILVA
Residência Médica em Mastologia no
Instituto Nacional de Câncer (INCA/MS/RJ)
Residência Médica em Ginecologia e Obstetrícia no
Hospital Federal dos Servidores do Estado do Rio de Janeiro

JULIANA RIBEIRO DA COSTA LINO
Especialização em Endoscopia Digestiva em
Oncologia pelo Instituto Nacional de Câncer (INCA/MS/RJ)

JULIANA YOKO YONEDA
Pós-Graduanda da Faculdade de Ciências Médicas – Unicamp

JULIANE MUSACCHIO
Membro da Câmara Técnica de
Hematologia e Hemoterapia do Cremerj
Gerente de Hematologia da
COI – Clínicas Oncológicas Integradas, RJ
Mestrado em Clínica Médica com
Concentração em Hematologia pela UFRJ
Doutorado em Medicina pela UFRJ

JULIANO CARLOS SBALCHIERO
Residência Médica em Cirurgia Plástica no
Instituto Nacional de Câncer (INCA/MS/RJ)
Cirurgião do Serviço de Cirurgia Plástica e
Microcirurgia Reconstrutora do INCA

JULIANO NORONHA RIBEIRO
Residência Médica em Cirurgia Oncológica no
Instituto Nacional de Câncer (INCA/MS/RJ)

JULIANO RODRIGUES DA CUNHA
Residência Médica em Cirurgia Oncológica no
Instituto Nacional de Câncer (INCA/MS/RJ)
Membro Titular da Sociedade Brasileira de Cancerologia (TECA)
Titular da Sociedade Brasileira de Mastologia (TEMA)
Titular do Colégio Brasileiro de Cirurgiões (CBC)

KARINA OLIVEIRA FERREIRA
Residência Médica em Oncologia Clínica no
Instituto Nacional de Câncer (INCA/MS/RJ)
Oncologista Clínica do Hospital Universitário da
Universidade Federal de Sergipe
Diretora Clínica da Vitta do Centro de Oncologia – Aracaju, SE
Coordenadora do Serviço de Oncologia do Hospital São Lucas, SE

KÁTIA PÍTON SERRA
Mestrado em Tocoginecologia pela
Faculdade de Ciências Médicas – Unicamp

KIMBER RICHTER
PhD, Pesquisadora do Departamento de Medicina Preventiva e
Saúde Pública da Universidade de Kansas – EUA

KLECIUS LEITE FERNANDES
Residência Médica em Cirurgia de Cabeça e Pescoço no
Instituto Nacional de Câncer (INCA/MS/RJ)
Pós-Graduação em Cirurgia de Cabeça e Pescoço pela PUC-Rio
Membro Titular da Sociedade Brasileira de
Cirurgia de Cabeça e Pescoço (SBCCP)
Cirurgião de Cabeça e Pescoço Atuante em João Pessoa, PB

LARA A. BRANDÃO
Neurorradiologista-Chefe da Equipe Médica da
Clínica Felippe Mattoso – Barra da Tijuca, RJ
Neurorradiologista da Clínica IRM – Ressonância Magnética, RJ
Membro da *American Society of Neurorradiology*

LARISSA CALIXTO-LIMA
Nutricionista da Unidade de Cuidados Paliativos do
Instituto Nacional de Câncer (INCA/MS/RJ) – Hospital do Câncer IV
Residência em Nutrição Clínica no
Hospital Universitário Oswaldo Cruz (HUOC), PE
Especialização em Nutrição Clínica pelo
Instituto Brasileiro de Pós-Graduação e Extensão (IBPEX)
Nutricionista do Ambulatório 20 da Clínica Médica, Endocrinologia e
Nutrição, da Santa Casa da Misericórdia do Rio de Janeiro

LARISSA LIMA MARTINS UEMOTO
Residência Médica em Oncologia Pediátrica no
Instituto Nacional de Câncer (INCA/MS/RJ)
Médica da Pesquisa Clínica do Serviço de
Oncologia Pediátrica do INCA
Residência Médica em Pediatria pelo HMJ, RJ

LARISSA SILVA LEITÃO DARODA
Especialização em Microcirurgia Reconstrutora pelo
Instituto Nacional de Câncer (INCA/MS/RJ)
Membro Titular da Sociedade Brasileira de Cirurgia Plástica (SBCCP)
Mestrado pela Universidade Federal de Juiz de Fora (UFJF), MG
Médica do Hospital Universitário da
Universidade Federal de Juiz de Fora, MG

LEA MIRIAN BARBOSA DA FONSECA
Médica do Instituto Nacional de Câncer (INCA/MS/RJ) – 1981-1998
Chefe do Departamento de Radiologia da
Faculdade de Medicina da Universidade Federal do Rio de Janeiro
Professora Titular da Faculdade de Medicina da
Universidade Federal do Rio de Janeiro
Responsável pelos Serviços de Medicina Nuclear do
Hospital Samaritano e CDPI

LEANDRO GONÇALVES OLIVEIRA
Residência Médica em Oncologia Clínica no
Instituto Nacional de Câncer (INCA/MS/RJ)
Preceptor do Ambulatório de Oncologia da
Faculdade de Medicina PUC-Goiás
Oncologista Clínico do Instituto Goiano de
Oncologia e Hematologia (INGOH)

LEANDRO KOIFMAN
Chefe do Serviço de Urologia do Hospital Souza Aguiar/SMSDC/RJ
Médico do Serviço de Urologia do
Hospital Mário Kröeff – Rio de Janeiro, RJ
Pós-Graduando em Urologia Oncológica pelo
Instituto de Pós-Graduação Médica Carlos Chagas

LEANDRO RICARDO DE NAVARRO AMADO
Cirurgião do Grupo de Transplante de Fígado do
Hospital das Clínicas da UFMG e do Hospital Lifecenter – MG
Aluno da Pós-Graduação em Ciências Aplicadas à Cirurgia e à
Oftalmologia (Mestrado) da Faculdade de Medicina da UFMG

LEILA CHIMELLI
Neuropatologista da Divisão de Patologia do
Instituto Nacional de Câncer (INCA/MS/RJ)
Professora Titular de Patologia da Faculdade de Medicina da
Universidade Federal do Rio de Janeiro

LENILDO DE MOURA
Mestre e Doutorando em Epidemiologia pela UFRGS
Consultor Técnico da Coordenação Geral de Vigilância de Doenças e
Agravos Não Transmissíveis do Ministério da Saúde

LENILTON DA COSTA CAMPOS
Residência Médica em Radiologia e Diagnóstico por Imagem no
Instituto Nacional de Câncer (INCA/MS/RJ)
Membro Titular do Colégio Brasileiro de Radiologia (CBR)
Radiologista e Coordenador do
Programa de Residência Médica em Radiologia do
Hospital Universitário da Universidade Federal de Juiz de Fora (UFJF)
Radiologista da Clínica Cedimagem – Juiz de Fora, MG

LENUCE RIBEIRO AZIZ YDY
Residência Médica em Oncologia Cirúrgica no
Instituto Nacional de Câncer (INCA/MS/RJ)
Mestrado em Ciências da Saúde pela Faculdade de Medicina –
Universidade Federal de Mato Grosso (UFMT)
Doutoranda em Ciências da Saúde pela Faculdade de Medicina –
Universidade Federal de Mato Grosso (UFMT)
Residência Médica em Cirurgia Geral na
Universidade Federal de Mato Grosso (UFMT)

LEONARDO DE SOUSA SANTOS
Residência Médica em Cirurgia Oncológica no
Instituto Nacional de Câncer (INCA/MS/RJ)
Coordenador de Cirurgia de Partes Moles do
Instituto de Mastologia e Clínicas Associadas do
Distrito Federal (IMAC-DF)
Preceptor e Coordenador de Residência Médica em Cirurgia do
Hospital de Base de Brasília, DF

LEONARDO GUIMARÃES RANGEL
Residência Médica em Cirurgia de Cabeça e Pescoço no
Instituto Nacional de Câncer (INCA/MS/RJ)
Pós-Graduação em Cirurgia de Cabeça e Pescoço pela PUC-Rio
Cirurgião de Cabeça e Pescoço do Hospital Pedro Ernesto (UERJ)

LEONARDO PIRES FERREIRA
Residência Médica em Cirurgia Oncológica no
Instituto Nacional de Câncer (INCA/MS/RJ)
Cirurgião Oncológico da Unidade de Alta Complexidade em
Oncologia de Roraima – Boa Vista, RR
Professor Colaborador do Curso de Medicina da UFRR

LEONARDO SARDOU
Cirurgião do Hospital Municipal Souza Aguiar/SMSDC/RJ

LETÍCIA BARBOSA FRANÇA
Residência Médica em Oncologia Clínica no
Instituto Nacional de Câncer (INCA/MS/RJ)
Oncologista Clínica do Instituto de Tumores e Cuidados Paliativos de
Cuiabá – Hospital Geral Universitário (ITC)

LIANA NOBRE
Residência Médica em Onco-Pediatria na UNIFESP
Residência Médica em Pediatria no
Instituto de Pediatria e Puericultura Martagão Gesteira da
Universidade Federal do Rio de Janeiro (UFRJ/IPPMG/UFRJ)

LIANE MANSUR DE MELLO GONÇALVES PINHEIRO
Residência Médica em Oncologia Cirúrgica no
Instituto Nacional de Câncer (INCA/MS/RJ)
Mastologista do Serviço de Mastologia do INCA
Residência Médica em Cirurgia Geral no
Hospital Municipal Salgado Filho/SMSDC/RJ
Médica do Polo de Mama da Secretaria Municipal de Saúde

LÍLIAN D'ANTONINO FARONI
Residência Médica em Radioterapia no
Instituto Nacional de Câncer (INCA/MS/RJ)
Coordenadora do Programa de Residência Médica em
Radioterapia do INCA
Mestrado em Oncologia pelo INCA
Médica do Serviço de Oncologia da Rede D'Or – Rio de Janeiro, RJ

LISA MORIKAWA
Especialista em Radioterapia pelo Colégio Brasileiro de Radiologia (CBR)
Radioterapia Avançada pela *University of Texas –
MD Anderson Cancer Center-Houston* – EUA
Braquiterapia pelo *Memorial Sloan-Kettering Hospital* – Nova Iorque, EUA
Chefe do Departamento de Radioterapia do Grupo COI –
Clínicas Oncológicas Integradas, RJ

LIZELLE CORREIA
Residência Médica em Mastologia no
Instituto Nacional de Câncer (INCA/MS/RJ)
Residência Médica em Ginecologia na Faculdade de Medicina da UFRJ
Médica do Hospital Federal de Bonsucesso – Rio de Janeiro, RJ

LUCAS FEIJÓ PEREIRA
Residência Médica em Cirurgia Oncológica no
Instituto Nacional de Câncer (INCA/MS/RJ)
Cirurgião Oncológico do Hospital de
Caridade Astrogildo de Azevedo – Santa Maria, RJ
Cirurgião Oncológico do Hospital de Guarnição do
Exército de Santa Maria, RS

LUCIA CERQUEIRA GOMES
Graduação pela Universidade Federal Fluminense (UFF)
Residência Médica em Clínica Médica na
Universidade Federal do Rio de Janeiro (UFRJ)
Médica do Ambulatório de Cuidados Paliativos da
Universidade Federal Fluminense (UFF)

LUCIANA BRANDÃO PALMA JAVARONI
Residência Médica em Cirurgia Plástica no
Instituto Nacional de Câncer (INCA/MS/RJ)
Membro Especialista da Sociedade Brasileira de Cirurgia Plástica (SBCP)
Cirurgiã Plástica do Hospital Municipal Barata Ribeiro – Rio de Janeiro, RJ

LUCIANA CORREA DE ARAUJO ARCOVERDE
Residência Médica em Cirurgia de Cabeça e Pescoço no
Instituto Nacional de Câncer (INCA/MS/RJ)
Pós-Graduação em Cirurgia de Cabeça e Pescoço pela PUC-Rio
Cirurgiã de Cabeça e Pescoço Atuante em Recife, PE

LUCIANA COSTA SILVA
Professora-Assistente do Departamento de Anatomia e Imagem da
Faculdade de Medicina da UFMG
Aluna da Pós-Graduação em Ciências da Saúde do Adulto
(Doutorado) da Faculdade de Medicina da UFMG

LUCIANA JANDRE BOECHAT
Residência Médica em Mastologia no
Instituto Nacional de Câncer (INCA/MS/RJ)
Chefe da Seção de Mastologia do Hospital Central da Aeronáutica
Titular da Sociedade Brasileira de Mastologia (TEMA)
Titular da Federação Brasileira de Ginecologia e Obstetrícia (TEGO)

LÚCIO ANDRE NOLETO MAGALHÃES
Residência Médica em Cirurgia de Cabeça e Pescoço no
Instituto Nacional de Câncer (INCA/MS/RJ)
Pós-Graduação em Cirurgia de Cabeça e Pescoço pela PUC-Rio
Membro Titular da Sociedade Brasileira de
Cirurgia de Cabeça e Pescoço (SBCCP)
Cirurgião de Cabeça e Pescoço Atuante em Teresina, PI

LUÍS EDUARDO BARBALHO DE MELLO
Residência Médica em Cirurgia de Cabeça e Pescoço no
Instituto Nacional de Câncer (INCA/MS/RJ)
Residência Médica em Cirurgia Craniomaxilofacial no
Instituto Nacional de Traumatologia e Ortopedia (INTO/MS/RJ)
Pós-Graduação em Cirurgia de Cabeça e Pescoço pela PUC-Rio
Cirurgião de Cabeça e Pescoço Atuante em Natal, RN

LUIZ ALBERTO REIS MATTOS JÚNIOR
Residência Médica em Oncologia Clínica no
Instituto Nacional de Câncer (INCA/MS/RJ)
Mestrado em Oncologia pela Fundação Antônio Prudente –
Hospital A. C. Camargo – São Paulo, SP
Doutorando em Oncologia pela Universidade de São Paulo (USP)
Especialista pela Sociedade Brasileira de Cancerologia (SBC-AMB)

LUIZ AUGUSTO DE CASTRO FAGUNDES FILHO
Residência Médica em Cirurgia Oncológica no
Instituto Nacional de Câncer (INCA/MS/RJ)

LUIZ CARLOS VELHO SEVERO JR.
Residência Médica em Cirurgia Plástica no
Instituto Nacional de Câncer (INCA/MS/RJ)
Membro Associado da Sociedade Brasileira de Cirurgia Plástica (SBCP)

LUIZ DE SOUZA MACHADO NETO
Residência Médica em Medicina Nuclear no
Instituto Nacional de Câncer (INCA/MS/RJ)
Coordenador da Residência Médica de Medicina Nuclear do INCA
Especialista em Medicina Nuclear pelo
Colégio Brasileiro de Radiologia (CBR)/AMB

LUIZ FERNANDO NUNES
Residência Médica em Cirurgia Oncológica no
Instituto Nacional de Câncer (INCA/MS/RJ)
Médico da Seção de Tecido Ósseo e Conectivo do INCA

LUIZ GONZAGA PORTO PINHEIRO
Residência Médica em Oncologia Cirúrgica no
Instituto Nacional de Câncer (INCA/MS/RJ)
Professor-Associado do Departamento de Cirurgia da
Faculdade de Medicina da Universidade Federal do Ceará

LUIZ HENRIQUE DE LIMA ARAÚJO
Residência Médica em Oncologia Clínica no
Instituto Nacional de Câncer (INCA/MS/RJ)
Médico do Serviço de Oncologia Clínica do INCA
Mestrado em Oncologia pela Coordenação de
Pós-Graduação do INCA
Membro do Núcleo de Oncologia Torácica e do
Grupo de Tumores de Cabeça e Pescoço da COI –
Clínicas Oncológicas Integradas, RJ

LUIZ MATHIAS
Chefe do Serviço de Ginecologia Oncológica do
Instituto Nacional de Câncer (INCA/MS/RJ)

MAGDA CÔRTES RODRIGUES REZENDE
Residência Médica em Oncologia Clínica no
Instituto Nacional de Câncer (INCA/MS/RJ)
Presidente do Grupo Especial de Suporte Terapêutico
Oncológico (GESTO) – Associação que deu origem ao
Setor de Suporte Terapêutico Oncológico (STO), atual
Hospital do Câncer IV/INCA/MS/RJ
Conselheira da Fundação Ary Frauzino para
Pesquisa e Controle do Câncer –
Coordenadora da Administração Geral do INCA
Diretora da UNIC – Unidade de Cuidados

MAÍRA DE BARROS E SILVA BOTELHO
Residência Médica em Cirurgia de Cabeça e Pescoço no
Instituto Nacional de Câncer (INCA/MS/RJ)
Cirurgiã de Cabeça e Pescoço
Pós-Graduação em Cirurgia de Cabeça e Pescoço pela PUC-Rio

MANUELA JACOBSEN JUNQUEIRA
Residência Médica em Oncologia Cirúrgica no
Instituto Nacional de Câncer (INCA/MS/RJ)
Fellow em Mastologia Oncológica do
Memorial Sloan-Kettering Cancer Centre (MSKCC)

MARCELA BALARO
Residência Médica em Radiologia no
Instituto Nacional de Câncer (INCA/MS/RJ)
Radiologista da Clínica Luiz Felippe Mattoso
Revisora da Revista *European Radiology*
Médica-Perita Previdenciária

MARCELA CAETANO CAMMAROTA
Residência Médica em Cirurgia Plástica no
Instituto Nacional de Câncer (INCA/MS/RJ)
Membro Especialista da Sociedade Brasileira de Cirurgia Plástica

MARCELLE GULÃO PIMENTEL
Pós-Graduação em Serviço Social em Oncologia pelo
Instituto Nacional de Câncer (INCA/MS/RJ)
Assistente Social do INCA
Assistente Social Graduada pela Universidade Federal Fluminense (UFF)

MARCELO ADEODATO BELLO
Mastologista do Instituto Nacional de Câncer (INCA/MS/RJ)
Mastologista do Hospital Federal da Lagoa/MS/RJ
Mestrado em Saúde Pública pela Escola Nacional de Saúde Pública
Sérgio Arouca (ENSP/Fiocruz/MS)
Especialista em Mastologia (TEMA)

MARCELO ANTONINI
Mastologista do Hospital do Servidor Público Estadual
Francisco Morato de Oliveira – São Paulo, SP
Responsável pelo Ambulatório de Quimioterapia do
Setor de Patologia Mamária do Hospital do Servidor Público Estadual
Francisco Morato de Oliveira – São Paulo, SP

MARCELO BIASI CAVALCANTI
Residência Médica em Oncologia Cirúrgica no
Instituto Nacional de Câncer (INCA/MS/RJ)
Titular da Sociedade Brasileira de Cancerologia (SBC)
Titular da Sociedade Brasileira de Mastologia (SBM)
Titular do Colégio Brasileiro de Cirurgiões (CBC) – Cancerologia

MARCELO BRAGANÇA DOS REIS
Especialização em Cirurgia Oncológica do
Tecido Ósseo e Conectivo pelo
Instituto Nacional de Câncer (INCA/MS/RJ)
Residência Médica em Ortopedia e Traumatologia no HUCFF/UFRJ
Coordenador de Onco-Ortopedia do HUCFF/UFRJ
Membro da Comissão de Ensino e Treinamento da
Sociedade Brasileira de Ortopedia e Traumatologia (SBOT)/RJ

MARCELO CAMILO LELIS
Residência Médica em Mastologia no
Instituto Nacional de Câncer (INCA/MS/RJ)

MARCELO MOREIRA CARDOSO
Residência Médica em Cirurgia Plástica no
Instituto Nacional de Câncer (INCA/MS/RJ)
Médico do Serviço de Cirurgia Plástica e Microcirurgia do INCA
Médico do Serviço de Cirurgia Plástica do
Hospital Federal dos Servidores do Estado do Rio de Janeiro
Membro Titular da Sociedade Brasileira de Cirurgia Plástica (SBCP)

MARCIA TRINDADE SCHRAMM
Residência Médica em Pediatria no Hospital Universitário de Brasília –
Universidade de Brasília (UnB)
Hematologista Formada pelo
Instituto Nacional de Câncer (INCA/MS/RJ)
Médica do Serviço de Hematologia do INCA
Médica da Clínica Oncologistas Associados, RJ

MARCIA VALERIA DE CARVALHO MONTEIRO
Membro do Comitê de Ensino de Serviço Social do
Instituto Nacional de Câncer (INCA/MS/RJ)
Assistente Social do Serviço de
Oncologia Pediátrica e Hematologia Infantil
Assistente Social Graduada pela
Universidade Federal Fluminense (UFF)
Mestrado em Serviço Social pela
Pontifícia Universidade Católica (PUC-Rio)
Chefe do Serviço Social do Instituto Nacional de
Câncer (INCA/MS/RJ)

MARCIANO ANGHINONI
Residêndia Médica em Cirurgia Oncológica no
Instituto Nacional de Câncer (INCA/MS/RJ)
Titular da Sociedade Brasileira de Cirurgia Oncológica (SBCO)
Titular do Colégio Brasileiro de Cirurgiões (CBC)
Chefe do Serviço de Cirurgia Oncológica do UNACON –
Hospital São Vicente – Curitiba, PR

MARCIO BARACAT
Residência Médica em Cirurgia no Instituto Nacional de Câncer (INCA/MS/RJ)

MÁRCIO LEMBERG REISNER
Residência Médica em Radioterapia no
Instituto Nacional de Câncer (INCA/MS/RJ)
Doutorado em Medicina pela Universidade Federal do Rio de Janeiro
Médico-Rádio-Oncologista do Hospital Universitário
Clementino Fraga Filho (UFRJ)
Médico-Rádio-Oncologista do Grupo COI –
Clínicas Oncológicas Integradas, RJ

MARCO ANTÔNIO RICCI
Cirurgião Oncológico e Chefe do Departamento de
Cirurgia Pélvica na Fundação CECON – Manaus, Amazônia

MARCO ORSINI
Pesquisador em Processo de Pós-Doutorado
Mestrado em Medicina Preventiva pelo Departamento de Medicina da
Universidade Federal do Rio de Janeiro (UFRJ)
Doutorado em Medicina (Neurologia) pela
Universidade Federal Fluminense (UFF)
Professor Colaborador do Programa de Mestrado e Doutorado em
Neurologia pela Universidade Federal Fluminense (UFF)

MARCONI LUNA
Residência Médica em Oncologia Cirúrgica no
Instituto Nacional de Câncer (INCA/MS/RJ)
Doutorado em Radiologia pela Universidade Federal do Rio de Janeiro
Professor do Corpo Docente de Pós-Graduação em Mastologia da
Universidade Gama Filho e da CESANTA
Professor-Assistente do Curso de Especialização em
Cirurgia Plástica do Instituto de Pós-Graduação Médica Carlos Chagas

MARCOS DECNOP PINHEIRO
Radiologista do Instituto Nacional de Câncer (INCA/MS/RJ)
Radiologista do Hospital Federal dos
Servidores do Estado do Rio de Janeiro
Radiologista da Rede DASA – Diagnósticos da América
Membro Titular do Colégio Brasileiro de
Radiologia e Diagnóstico por Imagem

MARCOS DUARTE GUIMARÃES
Mestre e Doutorando em Oncologia pela
Fundação Antônio Prudente – São Paulo, SP
Titular do Departamento de Imagem do
Hospital A. C. Camargo – São Paulo, SP
Coordenador da Comissão de Oncologia do
Colégio Brasileiro de Radiologia (CBR)

MARCOS LUIZ BEZERRA JR.
Residência Médica em Radioterapia no
Instituto Nacional de Câncer (INCA/MS/RJ)
Radioterapeuta do Hospital do Câncer de Muriaé –
Fundação Cristiano Varella – Minas Gerais
Membro Titular da Sociedade Brasileira de Radioterapia (SBRT)
Membro da *American Society for Radiation Oncology (ASTRO)*

MARCOS TOBIAS-MACHADO
Doutorado em Hematologia pela Faculdade de Medicina da
Universidade de São Paulo
Médico-Assistente Responsável pelo Setor de Uro-Oncologia da
Faculdade de Medicina do ABC, SP

MARCOS VELOSO MOITINHO
Residência Médica em Oncologia Clínica no
Instituto Nacional de Câncer (INCA/MS/RJ)
Oncologista do INCA
Oncologista do Hospital Federal dos
Servidores do Estado do Rio de Janeiro
Oncologista da Oncoclínica – Centro de Tratamento Oncológico

MARCUS ANTONIO DE MELLO BORBA
Residência Médica em Cirurgia de Cabeça e Pescoço no
Instituto Nacional de Câncer (INCA/MS/RJ)
Cirurgião de Cabeça e Pescoço do
Hospital do Câncer Aristides Maltêz – Salvador, BA
Pós-Graduação em Cirurgia de Cabeça e Pescoço pela PUC-Rio
Membro Titular da Sociedade Brasileira de
Cirurgia de Cabeça e Pescoço (SBCCP)

MARCUS DA MATTA ABREU
Especialização em Cirurgia Torácica Oncológica pelo
Instituto Nacional de Câncer (INCA/MS/RJ)
Doutorando em Cirurgia Torácica pelo Instituto do Coração da
Faculdade de Medicina da Universidade de São Paulo
Cirurgião Torácico do Hospital Universitário da
Universidade Federal de Juiz de Fora (UFJF)

MARCUS VALADÃO
Residência Médica em Cirurgia Oncológica no
Instituto Nacional de Câncer (INCA/MS/RJ)
Cirurgião Oncológico do Serviço de Cirurgia Abdominopélvica do
Instituto Nacional de Câncer (INCA/MS/RJ)
Mestrado em Cirurgia pela Universidade Federal de São Paulo
Doutorado em Oncologia pelo INCA
Professor de Cirurgia da Universidade Federal do
Estado do Rio de Janeiro (UNIRIO)

MARIA ANNA PAES BARRETO SOARES BRANDÃO
Pós-Graduação em Neurocirurgia Pediátrica pelo
Instituto Fernandes Figueira
Neurocirurgiã Pediátrica do
Hospital Municipal Souza Aguiar/SMSDC/RJ
Neurocirurgiã Pediátrica do Hospital Federal de Bonsucesso –
Rio de Janeiro, RJ

MARIA APARECIDA FERREIRA
Residência Médica em Oncologia Cirúrgica no
Instituto Nacional de Câncer (INCA/MS/RJ)
Médica da Seção de Endoscopia Digestiva do HC I/INCA
Especialista em Endoscopia Digestiva pela
Sociedade Brasileira de Endoscopia Digestiva (SOBED/AMB)

MARIA CRISTINA MATEOTTI GERALDO
Residência Médica em Cirurgia de Cabeça e Pescoço no
Instituto Nacional de Câncer (INCA/MS/RJ)
Cirurgiã de Cabeça e Pescoço do
Hospital de Base de Brasília, DF
Pós-Graduação em Cirurgia de Cabeça e Pescoço pela PUC-Rio
Mestrado em Cirurgia de Cabeça e Pescoço pelo
Hospital A. C. Camargo – São Paulo, SP

MARIA DE FÁTIMA DIAS GAUI
Residência Médica em Oncologia Clínica no
Instituto Nacional de Câncer (INCA/MS/RJ)
Oncologista da Clínica CETHO
Oncologista Clínica do Hospital Federal dos
Servidores do Estado do Rio de Janeiro
Diretora Científica da Sociedade Brasileira de
Oncologia Clínica (SBOC), RJ

MARIA DE FÁTIMA GONÇALVES DOS SANTOS
Médica do Serviço de Mastologia do
Instituto Nacional de Câncer (INCA/MS/RJ) – 2006-2011
Médica do Serviço de Mastologia do IASERJ – 2002-2007
Membro da Sociedade Brasileira de Mastologia (SBM)

MARIA FERNANDA BARBOSA
Especialização em Farmácia Hospitalar em
Oncologia pelo Instituto Nacional de Câncer (INCA/MS/RJ)
Farmacêutica do INCA – Hospital do Câncer IV –
Unidade de Cuidados Paliativos
Mestrado em Saúde Pública pela ENSP/Fiocruz

MARIA HELENA ORNELLAS
Pesquisadora do Instituto Nacional de Câncer (INCA/MS/RJ) – Até 2009
Professor-Associado da
Universidade do Estado do Rio de Janeiro
Mestrado em Medicina (Nefrologia) pela
Universidade do Estado do Rio de Janeiro
Doutorado em Patologia pela Universidade Federal Fluminense

MARIA HELENA PEREIRA FRANCO
Doutorado em Psicologia pela PUC-SP
Professora Titular da PUC-SP – Programa de Estudos Pós-Graduados em Psicologia Clínica
Fundadora (1996) e Coordenadora do Laboratório de Estudos e Intervenções sobre o Luto (LELu) da PUC-SP
Secretária-Geral da Sociedade Brasileira de Psico-Oncologia (SBPO) – 2010-2013

MARIA INÊS PEREIRA DA SILVA VIANNA
Médica do Serviço de Anatomia Patológica do
Instituto Nacional de Câncer (INCA/MS/RJ)

MARIA INEZ PORDEUS GADELHA
Residência Médica em Oncologia no
Instituto Nacional de Câncer (INCA/MS/RJ)
Médica do serviço de Oncologia do INCA
Instituto Nacional de Câncer (INCA/MS/RJ)
MBA em Saúde pela Universidade Federal do Rio de Janeiro
Assessora e Diretora Substituta do Departamento de Atenção Especializada da Secretaria de Atenção à Saúde do Ministério da Saúde

MARIA IZABEL DIAS MIORIN DE MORAIS
Residência Médica em Oncologia Clínica no
Instituto Nacional de Câncer (INCA/MS/RJ)
Médica do INCA
Especialista em Oncologia Clínica pela SBC-SBOC
Professora Adjunta do Curso de Medicina da UNIG – Nova Iguaçu, RJ

MARIA JOSÉ ALVES
Residência Médica em Radioterapia no
Instituto Nacional de Câncer (INCA/MS/RJ)
Diretora do Departamento de Radioterapia do
Hospital do Servidor Público Estadual de São Paulo (IAMSPE)

MARIA JÚLIA KOVÁCS
Professora Livre-Docente do Instituto de Psicologia
Coordenadora do Laboratório de Estudos sobre a Morte

MARIA NAGIME BARROS COSTA
Residência Médica em Mastologia no
Instituto Nacional de Câncer (INCA/MS/RJ)
Mastologista do HEAA – Campos dos Goytacazes, RJ
Mastologista do Oncobeda – Campos dos Goytacazes, RJ

MARIA TERESA BUSTAMANTE-TEIXEIRA
Pesquisadora do Instituto Nacional de Câncer (INCA/MS/RJ)
Doutorado em Saúde Coletiva pela
Universidade do Estado do Rio de Janeiro
Coordenadora do Programa de Pós-Graduação em
Saúde Coletiva e do NATES/UFJF

MARIANA CHANTRE
Bióloga Temporária no Laboratório de Genética Aplicada do Hospital do Câncer do Instituto Nacional de Câncer (INCA/MS/RJ)
Mestrado em Ciências Biológicas (Genética) pela
Universidade Federal do Rio de Janeiro
Doutoranda em Ciências Biológicas (Biofísica) pela
Universidade Federal do Rio de Janeiro

MARÍLIA FORNACIARI GRABOIS
Residência Médica em Oncologia Pediátrica no
Instituto Nacional de Câncer (INCA/MS/RJ)
Residência Médica em Oncologia Clínica no INCA
Mestrado em Saúde Coletiva Área de
Concentração Epidemiologia pela
Universidade Federal do Rio de Janeiro (UFRJ)
Doutorado em Epidemiologia da Saúde pela
Fundação Oswaldo Cruz – Escola Nacional de
Saúde Publica Sérgio Arouca, RJ

MARINA AZZI QUINTANILHA
Residência Médica em Cirurgia de Cabeça e Pescoço no
Instituto Nacional de Câncer (INCA/MS/RJ)
Cirurgiã de Cabeça e Pescoço do
Serviço do Hospital de Base de Brasília, DF
Pós-Graduação em Cirurgia de Cabeça e Pescoço pela PUC-Rio
Membro Titular da Sociedade Brasileira de
Cirurgia de Cabeça e Pescoço (SBCCP)

MARINA SEVILHA BALTHAZAR DOS SANTOS
Residência Médica em Oncologia Pediátrica no
Instituto Nacional de Câncer (INCA/MS/RJ)
Médica do INCA – Hospital do Câncer IV –
Unidade de Cuidados Paliativos
Especialização em Clínica da Dor do Hospital Sírio-Libanês, SP
Programa de Educação e Prática em Cuidados Paliativos pela
Universidade de Harvard

MÁRIO HENRIQUE MAGALHÃES BARROS
Residência Médica em Anatomia Patológica no
Instituto Nacional de Câncer (INCA/MS/RJ)
Mestrado em Oncologia pelo INCA
Doutorado em Oncologia pelo INCA
Pós-Doutorado em Patologia Molecular e Imunopatologia pela
Alexander von Humboldt Foundation e
Hospital Unfallkrankenhaus – Berlim, Alemanha

MÁRIO SERGIO LOMBA GALVÃO
Médico do Serviço de Microcirurgia Reconstrutiva do
Instituto Nacional de Câncer (INCA/MS/RJ)
Membro Titular da Sociedade Brasileira de Cirurgia Plástica (SBCP)
Member of British Association of Plastic,
Reconstructive and Aesthetic Surgeons
Member of the Royal Society of Medicine-Plastic Surgery Section

MARTÍN H. BONAMINO
Bacharelado em Ciências Biológicas na Modalidade Médica pela UFRJ
Doutorado em Química Biológica pelo
Instituto de Bioquímica Médica (UFRJ)
Pesquisador da Divisão de Medicina Experimental do
CPQ (INCA/MS/RJ)

MAURICIO MANSUR ZOGBI
Professor-Assistente da Escola Médica de Pós-Graduação em
Neurocirurgia da Pontifícia Universidade Católica, RJ
Neurocirurgião do Instituto de Neurocirurgia da
Santa Casa da Misericórdia do Rio de Janeiro
Neurocirurgião do Hospital Municipal Pedro II/SMSDC/RJ

MAURO MARQUES BARBOSA
Residência Médica em Cirurgia de Cabeça e Pescoço no
Instituto Nacional de Câncer (INCA/MS/RJ)
Médico do Serviço de Cabeça e Pescoço do INCA
Doutorado em Cirurgia de Cabeça e Pescoço pela FMUSP
Professor do Curso de Pós-Graduação em
Cirurgia de Cabeça e Pescoço pela PUC-Rio

MAURO MONTEIRO CORREIA
Residência Médica em Cirurgia Oncológica no
Instituto Nacional de Câncer (INCA/MS/RJ)
Cirurgião da Seção de Cirurgia Abdominopélvica do INCA
Coordenador do Grupo Hepatobiliar do INCA
Mestrado e Doutorado pela UFRJ
Pós-Doutorado pela *Wakefield Clinic* – Nova Iorque
Coordenador das Clínicas Cirúrgicas da UNIGRANRIO, RJ

MAURO ZAMBONI
Pneumologista do Serviço de Tórax e Coordenador do
Grupo Multidisciplinar de Oncologia Torácica do
Instituto Nacional de Câncer (INCA/MS/RJ)
Professor-Associado do Curso de
Especialização em Pneumologia (PUC-Rio)
Mestrado em Pneumologia pela
Universidade Federal Fluminense (UFF)

MAURO ZUKIN
Médico do Grupo de Oncologia Torácica do
Instituto Nacional de Câncer (INCA/MS/RJ)
Médico do Núcleo de Oncologia Torácica do Grupo COI – Clínicas
Oncológicas Integradas, RJ
NCI Canada Clinicals Trials Group
ASCO Lung Cancer Program Comitte

MAXIMILIANO RIBEIRO GUERRA
Residência Médica em Anatomia Patológica na
Universidade Federal de Juiz de Fora (UFJF)
Doutorado em Saúde Coletiva pelo Instituto de Medicina Social da
Universidade do Estado do Rio de Janeiro (IMS/UERJ)
Professor Adjunto do Departamento de Saúde Coletiva da
Faculdade de Medicina da UFJF
Pesquisador do Núcleo de Assessoria, Treinamento e
Estudos em Saúde (NATES) da UFJF

MELISSA QUIRINO SOUZA E SILVA
Residência Médica em Mastologia no
Instituto Nacional de Câncer (INCA/MS/RJ)
Residência Médica em Ginecologia e Obstetrícia no
Hospital Central da Polícia Militar do Rio de Janeiro (HCPM/RJ)
Mestranda em Saúde da Mulher e da Criança pelo
Instituto Fernandes Figueira (IFF/Fiocruz)

MICHEL PONTES CARNEIRO
Chefe da Seção de Medicina Nuclear do
Instituto Nacional de Câncer (INCA/MS/RJ)
Especialista em Medicina Nuclear pelo
Colégio Brasileiro de Radiologia (CBR)/AMB

MORGANA STELZER ROSSI
Residência Médica em Oncologia Clínica no
Instituto Nacional de Câncer (INCA/MS/RJ)

MUNIR MURAD JÚNIOR
Oncologista-Assistente do Serviço de Oncologia do
Hospital das Clínicas da Universidade Federal de Minas Gerais
Membro da Sociedade Brasileira de Oncologia (SBOC)

NÁDIA DIAS GRUEZO
Especialização em Nutrição Oncológica pelo
Instituto Nacional de Câncer (INCA/MS/RJ)
Mestrado em Saúde da Família pela UNESA/RJ
Nutricionista do Instituto de Cirurgia Oncológica e Digestiva do
Distrito Federal (ICOD)

NATHALIA GRIGOROVISK DE ALMEIDA
Residência Médica em Pediatria Oncológica no
Instituto Nacional de Câncer (INCA/MS/RJ)
Pós-Graduação em Genética e Transplante de Medula Óssea pelo CEMO
Residência Médica em Pediatria no Hospital Municipal Jesus (HMJ)

NELSON JABOUR FIOD
Residência Médica em Cirurgia Oncológica no
Instituto Nacional de Câncer (INCA/MS/RJ)
Médico da Seção de Tecido Ósseo e Conectivo do INCA

NELSON KOIFMAN
Médico-Especialista em Urologia do
Instituto Nacional de Câncer (INCA/MS/RJ)
Médico do Serviço de Urologia do
Hospital Mário Kröeff – Rio de Janeiro, RJ

NILSON SOARES PIRES DE MENDONÇA
Residência Médica em Oncologia Clínica no
Instituto Nacional de Câncer (INCA/MS/RJ)
Residência Médica em Clínica Médica no
Hospital Federal dos Servidores do Estado do Rio de Janeiro
Membro Titular da Sociedade Brasileira de Oncologia Clínica (SBOC)

NIVALDO BARROSO DE PINHO
Especialização em Nutrição Oncológica pela UERJ/INCA/MS/RJ
Chefe do Serviço de Nutrição do
Instituto Nacional de Câncer (HCI/INCA/MS/RJ)
Mestrado em Nutrição Humana pelo
Instituto Josué de Castro (UFRJ)

ODILON DE SOUZA FILHO
Residência Médica em Cirurgia Oncológica no
Instituto Nacional de Câncer (INCA/MS/RJ)
Cirurgião do Serviço de Cirurgia Abdominopélvica do INCA
Presidente e Membro Fundador da
Sociedade Brasileira de Cirurgia Oncológica (SBCO)

PATRICIA BREDER DE BARROS
Residência Médica em Cirurgia Plástica no
Instituto Nacional de Câncer (INCA/MS/RJ)
Membro Especialista da Sociedade Brasileira de
Cirurgia Plástica (SBCP)

PATRÍCIA CHAVES DE FREITAS CAMPOS JUCÁ
Residência Médica em Oncologia Cirúrgica no
Instituto Nacional de Câncer (INCA/MS/RJ)
Médica do Serviço de Mastologia do INCA

PATRÍCIA ISABEL BAHIA MENDES FREIRE
Residência Médica em Cirurgia Oncológica no
Instituto Nacional de Câncer (INCA/MS/RJ)
Médica do Serviço de Cirurgia Oncológica Abdominal e
Pélvica no Hospital Ophir Loyola – Belém, PA

PATRÍCIA RIBEIRO BRAGANÇA
Residência Médica em Cirurgia Oncológica no
Instituto Nacional de Câncer (INCA/MS/RJ)
Cirurgiã Oncológica do Hospital Evangélico de Vila Velha, ES

PAULA CUPERTINO
PhD e Pesquisadora do Departamento de Medicina Preventiva e
Saúde Pública da Universidade de Kansas, EUA

PAULA DE ALMEIDA MELO
Residência Médica em Radioterapia no
Instituto Nacional de Câncer (INCA/MS/RJ)
Chefe da Radioterapia do Hospital de São Marcos, Piauí

PAULO ALEXANDRE MORA
Residência Médica em Oncologia Clínica no
Instituto Nacional de Câncer (INCA/MS/RJ)
Médico do Serviço de Oncologia Clínica do INCA
Mestrado em Epidemiologia (Saúde Coletiva) pela
Universidade Federal do Rio de Janeiro (UFRJ)
Graduação em Medicina pela
Universidade Federal do Rio de Janeiro (UFRJ)

PAULO GABRIEL ANTUNES PESSOA
Médico do Serviço de Urologia do
Hospital Mário Kröeff – Rio de Janeiro, RJ
Pós-Graduando em Urologia Oncológica do
Instituto de Pós-Graduação Médica Carlos Chagas

PAULO HENRIQUE DE SOUSA FERNANDES
Residência Médica em Cirurgia Oncológica no
Instituto Nacional de Câncer (INCA/MS/RJ)
Segundo-Secretário da Sociedade Brasileira de
Cirurgia Oncológica (SBCO)
Vice-Mestre da Regional do Triângulo Mineiro do
Capítulo Mineiro do Colégio Brasileiro de Cirurgiões (CBC)
Fellow do *American College of Surgeons*

PAULO HENRIQUE ROSADO DE CASTRO
Residência Médica em Radiologia no
Instituto Nacional de Câncer (INCA/MS/RJ)
Doutorando em Medicina (Radiologia) pela
Universidade Federal do Rio de Janeiro (URFJ)

PAULO NIEMEYER FILHO
Membro da Academia Nacional de Medicina (ANM)
Professor Titular de Neurocirurgia da
Pontifícia Universidade Católica (PUC-Rio)
Diretor do Instituto de Neurocirurgia da
Santa Casa da Misericórdia do Rio de Janeiro

PAULO ORNELLAS
Extensão Universitária em Proteômica pelo
Instituto Nacional de Câncer (INCA/MS/RJ)
*International Observership, Medicina Sperimentale,
Università degli Studi di Milano*
Mestrando em Medicina (PGCM) da
Universidade do Estado do Rio de Janeiro

PAULO ROBERTO BOTICA DO RÊGO SANTOS
Residência Médica em Cirurgia Plástica no
Instituto Nacional de Câncer (INCA/MS/RJ)
Membro Titular da Sociedade Brasileira de Cirurgia Plástica (SBCP)
Médico do Serviço de Cirurgia Plástica do
Hospital Federal do Andaraí – Rio de Janeiro, RJ

PAULO SÉRGIO PERELSON
Residência Médica em Oncologia Clínica no
Instituto Nacional de Câncer (INCA/MS/RJ)
Oncologista Clínico da Clínica Oncotech, RJ

PEDRO AURÉLIO ORMONDE DO CARMO
Diretor do Hospital III do
Instituto Nacional de Câncer (INCA/MS/RJ)
Mestrado em Medicina pelo
Instituto Fernandes Figueira (IFF/Fiocruz)
Titular da Sociedade Brasileira de Mastologia (TEMA)
Titular do Colégio Brasileiro de Cirurgiões em Mastologia (CBC)

PEDRO BASILIO
Residência Médica no Instituto Nacional de Câncer (INCA/MS/RJ)
Diretor da Clínica de Saúde Intestinal
Presidente da Sociedade Brasileira de Cirurgia Oncológica (SBCO), RJ
*Honorary Clinical Assistant of the Barths and Royal London Hospital
Fellow* da *Cleveland Clinic*

PEDRO LUIS DE OLIVEIRA MEDEIROS
Residência Médica em Cirurgia de Cabeça e Pescoço no
Instituto Nacional de Câncer (INCA/MS/RJ)
Cirurgião de Cabeça e Pescoço do INCA
Professor do Curso de Pós-Graduação em
Cirurgia de Cabeça e Pescoço da PUC-Rio
Mestrado em Otorrinolaringologia pela UFRJ

PETER SOLTS ROSA
Pós-Graduando em Ginecologia Oncológica pela
Fundação Carlos Chagas no Serviço de Ginecologia Oncológica do
Hospital Mário Kröeff – Rio de Janeiro, RJ
Ginecologista do Hospital Federal do Andaraí – Rio de Janeiro, RJ

POLLYANNA D'ÁVILA LEITE
Residência Médica em Radioterapia no
Instituto Nacional de Câncer (INCA/MS/RJ)
Médica pela Universidade Federal do Amazonas

RACHELE MARINA SANTORO
Residência Médica em Radioterapia no
Instituto Nacional de Câncer (INCA/MS/RJ)
Médica do Serviço de Radioterapia do INCA
Membro Titular da Sociedade Brasileira de Mastologia e Radioterapia
Médica do Serviço de Radioterapia da
Universidade Federal do Rio de Janeiro (UFRJ)

RACHELE ZANCHET GRAZZIOTIN
Residência Médica em Radioterapia no
Instituto Nacional de Câncer (INCA/MS/RJ)
Radioterapeuta do Instituto Nacional de Câncer (INCA/MS/RJ)

RAFAEL DIAS DE ALMEIDA
Anestesiologista do Instituto Nacional de Câncer (TSA-SDA)

RAFAEL JOSÉ MESQUITA DRUMOND LOPES
Residência Médica em Cirurgia Oncológica em
Oncologia Cirúrgica no Instituto Nacional de Câncer (INCA/MS/RJ)
Residência Médica em Coloproctologia no Hospital Federal da Lagoa, RJ
Cirurgião da Central Estadual de Transplantes do
Estado do Rio de Janeiro
Cirurgião do Hospital Municipal Lourenço Jorge/SMSDC/RJ

RAFAEL OLIVEIRA ALBAGLI
Residência Médica em Cirurgia Oncológica no
Instituto Nacional de Câncer (INCA/MS/RJ)
Cirurgião da Seção de Cirurgia Abdominopélvica do INCA
Coordenador do Grupo de Pâncreas do INCA
Mestrando em Cirurgia pela UFRJ
Diretor da Seção Especializada de Cancerologia do
Colégio Brasileiro de Cirurgiões (CBC)

RAFAEL ZDANOWSKI
Residência Médica em Cirurgia de Cabeça e Pescoço no
Instituto Nacional de Câncer (INCA/MS/RJ)
Pós-Graduação em Cirurgia de Cabeça e Pescoço pela PUC-Rio
Membro Titular da Sociedade Brasileira de
Cirurgia de Cabeça e Pescoço (SBCCP)
Cirurgião de Cabeça e Pescoço do
Serviço do Hospital Federal da Lagoa/RJ

RAFAELA ASCENSO MEDEIROS
Residência Médica em Mastologia no
Instituto Nacional de Câncer (INCA/MS/RJ)
Residência Médica em Ginecologia e Obstetrícia no
Hospital Universitário Pedro Ernesto –
Universidade Estadual do Estado do Rio de Janeiro (UERJ)

RAFAELA BICALHO VIANA MACEDO
Médica do Serviço de Reumatologia da
Santa Casa de Belo Horizonte – Minas Gerais

RANUCE RIBEIRO AZIZ YDY
Residência Médica em Ginecologia e Obstetrícia na
Universidade Federal de Mato Grosso (UFMT)
Mestrado em Ciências da Saúde pela Faculdade de Medicina da
Universidade Federal de Mato Grosso (UFMT)
Professora da Universidade de Cuiabá (UNIC)
Professora da Faculdade de Ciências Biomédicas de Cacoal –
Rondônia (FACIMED)

REGINA COELI CLEMENTE FERNANDES ALONSO
Médica do Serviço de Ginecologia Oncológica do
Instituto Nacional de Câncer (INCA/MS/RJ)
Residência Médica em Ginecologia na Universidade do Rio de Janeiro
Pós-Graduação em Endocrinologia pela
Universidade do Rio de Janeiro
Pós-Graduação em Homeopatia pela Instituição
James Tyler Kent – Escola Kentiana do Rio de Janeiro

REGINA PASCHOALUCCI LIBERATO
Presidente da Sociedade Brasileira de Psico-Oncologia (SBPO)
Professora do Curso de Psico-Oncologia na Pós-Graduação da
Faculdade de Ciências Médicas de Minas Gerais (FCMMG)
Psicóloga com Certificação de Conhecimentos em
Psico-Oncologia concedida pela
Sociedade Brasileira de Psico-Oncologia (SBPO)
Coordenadora do Núcleo de Programas Multiprofissionais do
Instituto Oncoguia

REINALDO OTTERO JUSTINO JÚNIOR
Residência Médica em Radiologia e Diagnóstico por Imagem no
Hospital A. C. Camargo – São Paulo, SP
Membro Titular do Colégio Brasileiro de Radiologia (CBR)
Radiologista e Diretor do Setor de
Diagnóstico por Imagem dos Hospitais Dr. Beda e
Oncobeda – Campos dos Goytacazes, RJ

RENAN SERRANO RAMOS
Físico-Médico Titulado pela Associação Brasileira de Física Médica
(ABFM) e pelo Instituto Nacional de Câncer (INCA/MS/RJ)
Supervisor de Radioproteção da Oncologia D'Or – Rio de Janeiro, RJ

RENATA KANOMATA
Residência Médica em Cirurgia de Cabeça e Pescoço no
Instituto Nacional de Câncer (INCA/MS/RJ)
Pós-Graduação em Cirurgia de Cabeça e Pescoço pela PUC-Rio
Membro Titular da Sociedade Brasileira de
Cirurgia de Cabeça e Pescoço (SBCCP)
Cirurgiã de Cabeça e Pescoço do Hospital da Lagoa/RJ

RENATA QUINTELLA ZAMOLYI
Residência Médica em Anatomia Patológica no
Instituto Nacional de Câncer (INCA/MS/RJ)
Mestrado em Anatomia Patológica pela UFRJ
Patologista do Hospital Federal de Bonsucesso –
Rio de Janeiro, RJ
Patologista do Laboratório BGM – Nova Iguaçu, RJ

RENATA REIS PINTO
Médica do Serviço de Mastologia e Radiologia do
Instituto Nacional de Câncer (INCA/MS/RJ)
Membro Titular da Sociedade Brasileira de Mastologia (TEMA)
Mestrado em Ciências Médicas pela
Escola Paulista de Medicina (UNIFESP-EPM)
Titulo de Atuação em Mamografia e Radiologia Mamária
Intervencionista pelo Colégio Brasileiro de Radiologista (CBR)

RENATO ALMEIDA ROSA DE OLIVEIRA
Médico-Titular do Departamento de Cirurgia Pélvica do
Hospital A. C. Camargo – São Paulo, SP
Mestrado em Oncologia pela Fundação Antônio Prudente –
Hospital A. C. Camargo – São Paulo, SP

RENATO COSTA SOUSA
Cirurgião Gastroenterologista e Endoscopista
Coordenador de Enfermidades Benignas Gastrointestinais do
Instituto de Cirurgia Oncológica e Digestiva do
Distrito Federal (ICOD-DF)
Preceptor de Residência Médica em Cirurgia do
Hospital das Forças Armadas do HFA/Ministério da Defesa

RENATO MORATO ZANATTO
Residência Médica em Cirurgia Oncológica no
Instituto Nacional de Câncer (INCA/MS/RJ)
Cirurgião Oncológico do Departamento de Pele e Partes Moles do
Hospital Amaral Carvalho – Jahu, SP

RENATO MORETTI MARQUES
Doutorado em Medicina na Disciplina de
Ginecologia Oncológica pela UNIFESP-EPM
Coordenador do Serviço de Ginecologia Oncológica do
Hospital Regional do Vale do Paraíba – São Camilo – Taubaté, SP
Professor da Disciplina de Ginecologia e Obstetrícia da
Universidade de Taubaté, SP
Ginecologista, Oncologista e Laparoscopista do
Hospital do Coração – São Paulo, SP

RENATO SANTOS DE OLIVEIRA FILHO
Professor da Divisão de Cirurgia Plástica do
Departamento de Cirurgia da
Universidade Federal de São Paulo (UNIFESP – EPM)

RENÉ ALOISIO DA COSTA VIEIRA
Cirurgião Oncológico do Hospital A. C. Camargo – São Paulo, SP
Mestrado e Doutorado pela Faculdade de Medicina da
Universidade de São Paulo (FMUSP)
Titular do Departamento de Mastologia e Reconstrução Mamária do
Hospital de Câncer de Barretos, SP
Professor do Programa de Pós-Graduação em Oncologia do
Hospital de Câncer de Barretos e do Programa de Pesquisa e
Desenvolvimento – Biotecnologia Médica da
Faculdade de Medicina de Botucatu (UNESP)

RICARDO CAVALCANTE QUEIROGA
Residência Médica em Mastologia no
Instituto Nacional de Câncer (INCA/MS/RJ)
Membro da Sociedade Brasileira de Mastologia (SBM)

RICARDO DE ALMEIDA JR.
Médico do Serviço de Urologia do
Hospital Souza Aguiar/SMSDC/RJ
International Observership, Urologia Oncológica –
University of Texas MD Anderson Cancer Center
Pós-Graduando em Urologia Oncológica do
Instituto de Pós-Graduação Médica Carlos Chagas

RICARDO LOPES DA CRUZ
Residência Médica em Cirurgia de Cabeça e Pescoço no
Instituto Nacional de Câncer (INCA/MS/RJ)
Chefe do Serviço de Cirurgia Craniomaxilofacial do
Instituto Nacional de Traumatologia e Ortopedia (INTO/MS/RJ)
Membro Titular da Sociedade Brasileira de
Cirurgia de Cabeça e Pescoço (SBCCP)
Presidente da Sociedade Brasileira de Cirurgia Craniomaxilofacial

RICARDO MAI ROCHA
Residência Médica em Cirurgia de Cabeça e Pescoço no
Instituto Nacional de Câncer (INCA/MS/RJ)
Pós-Graduação em Cirurgia de Cabeça e Pescoço pela PUC-Rio
Membro Titular da Sociedade Brasileira de
Cirurgia de Cabeça e Pescoço (SBCCP)
Cirurgião de Cabeça e Pescoço Atuante em Vitória, ES

RICARDO SEBOLD BRANCO
Chefe do Serviço de Oncologia Clínica (UNACON) do
Hospital São Vicente – Curitiba, Paraná

RICARDO VIANNA DE CARVALHO
Residência Médica em Cirurgia Oncológica no
Instituto Nacional de Câncer (INCA/MS/RJ)
Chefe do Serviço de Cirurgia Pediátrica Oncológica do INCA
Observer Memorial Sloan Ketterin Cancer Center New York – MSKCC
Pós-Graduação Médica em Cirurgia Pediátrica pela
Pontifícia Universidade Católica (PUC-Rio)
MBA em Gerência de Saúde pela Fundação Getúlio Vargas (FGV)

RINALDO GONÇALVES
Residência Médica em Cirurgia Oncológica no
Instituto Nacional de Câncer (INCA/MS/RJ)
Cirurgião Oncológico do Serviço de
Cirurgia Abdominopélvica do
Instituto Nacional de Câncer (INCA/MS/RJ)

ROBERTA NOLASCO ROCHA
Pós-Graduação em Cirurgia Pediátrica Oncológica pelo
Instituto Nacional de Câncer (INCA/MS/RJ)
Residência Médica em Cirurgia Pediátrica no
Hospital Municipal Jesus (HMJ)
Residência Médica em Cirurgia Geral no
Hospital Municipal Orêncio de Freitas (HMOF)

ROBERTA WOLP DINIZ
Residência Médica e Médica do Serviço de Pesquisa Clínica em
Cancerologia do *Institut Gustave Roussy* – Paris, França
Fellow em Cancerologia e Radioterapia do
Hôpital Saint Louis – Paris, França
Mestranda em Saúde Coletiva pelo Núcleo de Assessoria,
Treinamento e Estudos em Saúde (NATES)
Faculdade de Medicina da Universidade Federal de Juiz de Fora
Membro da Sociedade Brasileira de Cancerologia (SBC) da
American Society of Clinical Oncology (ASCO) e da
European Society for Medical Oncology (ESMO)

ROBERTO ANDRÉ TORRES DE VASCONCELOS
Especialização em Clínica Oncológica do Tecido Ósseo e
Conectivo pelo Instituto Nacional de Câncer (INCA/MS/RJ)
Médico da Seção de Tecido Ósseo e Conectivo do INCA
Médico do Instituto Nacional de
Traumatologia e Ortopedia (INTO/MS/RJ)

ROBERTO DE ALMEIDA GIL
Residência Médica em Oncologia Clínica no
Hospital de Oncologia (HCIII/INCA/MS/RJ)
Oncologista do Instituto Nacional de Câncer (INCA/MS/RJ)
Coordenador da Residência Médica de Oncologia Clínica do INCA
Diretor Médico da Oncoclínica (Centro de Tratamento Oncológico), RJ

ROBERTO HELENO LOPES
Professor-Assistente de Clínica Médico-Cirúrgica da
Faculdade de Medicina de Juiz de Fora (FAME) – UNIPAC
Membro Titular da Sociedade Brasileira de Cancerologia (SBC)
Membro Titular da Sociedade Brasileira de Cirurgia Oncológica (SBCO)
Membro Titular da Sociedade Brasileira de Videocirurgia (SOBRACIL)

RODOLFO CHEDID
Residência Médica em Cirurgia Plástica no
Instituto Nacional de Câncer (INCA/MS/RJ)

RODRIGO AIRES DE MORAIS
Residência Médica em Anatomia Patológica no
Instituto Nacional de Câncer (INCA/MS/RJ)
Especialista em Patologia pela
Sociedade Brasileira de Patologia (SBP) –
Associação Médica Brasileira (AMB)
Médico do Instituto Federal de Educação,
Ciência e Tecnologia Fluminense

RODRIGO BARETTA
Residência Médica em Cirurgia Oncológica no
Instituto Nacional de Câncer (INCA/MS/RJ)
Especialização em Cirurgia Oncológica Torácica pelo INCA
Especialização em Cirurgia Oncológica Abdominopélvica pelo INCA

RODRIGO BRILHANTE DE FARIAS
Residência Médica em Mastologia no
Instituto Nacional de Câncer (INCA/MS/RJ)
Residência Médica em Cirurgia Geral no
Hospital dos Servidores do Estado de Pernambuco (HSE), PE

RODRIGO DIENSTMANN
Oncologista da Unidade de Investigação em
Terapia Molecular do Hospital *Vall d'Hebron* – Barcelona, Espanha

RODRIGO EBOLI DA COSTA
Residência Médica em Cirurgia Oncológica no
Instituto Nacional de Câncer (INCA/MS/RJ)
Especialização em Cuidados Paliativos pelo INCA
Médico do Grupo de Cuidados Paliativos do HCRP/FMRP/SP e do
Grupo de Cuidados Paliativos da Unilar/Unimed – Ribeirão Preto, SP

RODRIGO FURTADO SILVA
Residência Médica em Oncologia Clínica no
Instituto Nacional de Câncer (INCA/MS/RJ)
Médico do Serviço de Oncologia Clínica do INCA

RODRIGO MOTTA DE CARVALHO
Residência Médica em Oncologia Cirúrgica no
Instituto Nacional de Câncer (INCA/MS/RJ)
Chefe do Serviço de Mastologia do INCA
Especialista em Mastologia (TEMA)

RODRIGO MOURA DE ARAUJO
Residência Médica em Oncologia Clínica no
Instituto Nacional de Câncer (INCA/MS/RJ)
Oncologista Clínico do INCA
Médico do Setor de Pesquisa do INCA (HCIII)

RODRIGO NASCIMENTO PINHEIRO
Residência Médica em Cirurgia Oncológica no
Instituto Nacional de Câncer (INCA/MS/RJ)
Preceptor de Residência Médica em Cirurgia do
Hospital das Forças Armadas – HFA/Ministério da Defesa
Coordenador de Cirurgia Abdominal do
Instituto de Mastologia e Clínicas Associadas do
Distrito Federal (IMAC-DF)
Titular da Sociedade Brasileira de Cirurgia Oncológica (SBCO)

RODRIGO OTAVIO DE CASTRO ARAÚJO
Residência Médica em Cirurgia Oncológica no
Instituto Nacional de Câncer (INCA/MS/RJ)
Cirurgião Oncológico do Instituto Nacional de Câncer (INCA/MS/RJ)

ROMEU FERREIRA DARODA
Médico-Assistente do Hospital Universitário da
Universidade Federal de Juiz de Fora (UFJF), MG
Membro Titular da Sociedade Brasileira de Cirurgia Plástica (SBCP)

ROMULO VICTOR DA SILVA MARTINS
Residência Médica em Mastologia no
Instituto Nacional de Câncer (INCA/MS/RJ)
Ginecologista e Mastologista do
Hospital do Centro de Ciência e Tecnologia Aeroespacial (DCTA) da
Força Aérea Brasileira (FAB) – São José dos Campos, SP
Especialista em Mastologia pela
Sociedade Brasileira de Mastologia (SBM)

RONALDO CAVALIERI VARGES FILHO
Residência Médica em Radioterapia no
Instituto Nacional de Câncer (INCA/MS/RJ)
Research Fellow em Radioterapia – *East Carolina University* – NC, USA
Membro da Sociedade Brasileira de Radioterapia (SBRT)
Radioterapeuta das Clínicas Oncológicas Integradas (COI), RJ

ROSÂNGELA MARIA DE CASTRO CUNHA
Mestrado e Doutorado em Doenças Infecciosas e Parasitárias pela
UFRJ – UNIFESP
Professora-Associada da Disciplina de
Doenças Infecciosas e Parasitárias da Faculdade de Medicina da
Universidade Federal de Juiz de Fora (UFJF)
Infectologista Coordenadora do Serviço de
Controle de Infecção Hospitalar do Instituto Oncológico do
Hospital 9 de Julho de Juiz de Fora – MG

RUBENS CHOJNIAK
Chefe do Departamento de Imagem do
Hospital A. C. Camargo – São Paulo, SP
Mestrado e Doutorado em Oncologia pela
Fundação Antônio Prudente – São Paulo, SP

SABRINA ROSSI PEREZ CHAGAS
Oncologista Clínica do
Instituto Nacional de Câncer (INCA/MS/RJ)
Médica-Assistente do Hospital Universitário Pedro Ernesto
Oncologista Clínica da Oncoclínica
(Centro de Tratamento Oncológico), RJ

SALETE DE JESUS FONSECA REGO
Residência Médica em Radiologia no
Instituto Nacional de Câncer (INCA/MS/RJ)
Doutorado pela Universidade de São Paulo (USP)
Pós-Doutorado pela Universidade Martin Luther – Halle, Alemanha
Radiologista da Secretaria Municipal de Saúde e
Defesa Civil do Rio de Janeiro

SAMUEL DE BIASI CORDEIRO
Cirurgião do Serviço de Tórax do
Instituto Nacional de Câncer (INCA/MS/RJ)
Professor-Associado de Cirurgia Torácica (UFF)
Doutorado em Cirurgia Torácica (UFRJ)

SANDRA MARIA MOURA DE SOUZA
Residência Médica em Cirurgia Oncológica no
Instituto Nacional de Câncer (INCA/MS/RJ)
Membro Titular do Colégio Brasileiro de Cirurgiões (CBC)
Fellow do *Istituto di Tumori di Milano* – Milão, Itália
Médica do Hospital de Câncer de Pernambuco

SANDRA MARQUES SILVA GIOIA
Residência Médica em Cirurgia Oncológica no
Instituto Nacional de Câncer (INCA/MS/RJ)
Cirurgiã do Serviço de Mastologia do INCA no HCIII
Cirurgiã do Serviço de Mastologia do
Hospital São Vicente de Paulo – Rio de Janeiro, RJ
Médica do Hospital Mário Kröeff – Rio de Janeiro, RJ
Titular da Sociedade Brasileira de Mastologia (SBM)

SANDRO LUIZ SAYÃO PRIOR
Residência Médica em Mastologia no
Hospital Mário Kröeff – Rio de Janeiro, RJ
Médico-Mastologista do Hospital Mário Kröeff (ABAC)

SÉRGIO ALEXANDRE DE ALMEIDA DOS REIS
Residência Médica em Cirurgia Oncológica no
Instituto Nacional de Câncer (INCA/MS/RJ)
Cirurgião Oncológico do INCA
Membro Titular da
Sociedade Brasileira de Cirurgia Oncológica (SBCO)
Professor da Disciplina de Clínica Cirúrgica do Curso de Medicina da
Escola de Medicina da Fundação Souza Marques

SÉRGIO BERTOLACE DE MAGALHÃES
Residência Médica em Cirurgia Oncológica no
Instituto Nacional de Câncer (INCA/MS/RJ)
Especialização em Cirurgia Oncológica Torácica (UFF/INCA)
Cirurgião da Seção de Cirurgia Abdominopélvica do INCA
Membro Titular do Colégio Brasileiro de Cirurgiões (CBC)

SÉRGIO CALZAVARA
Residência Médica em Oncologia Clínica no
Instituto Nacional de Câncer (INCA/MS/RJ)
Chefe do Departamento de Quimioterapia do
Instituto Oncológico do Hospital 9 de Julho, SP
Diretor Clínico do Instituto Oncológico do Hospital 9 de Julho, SP

SERGIO DE OLIVEIRA MONTEIRO
Mastologista do Instituto Nacional de Câncer (INCA/MS/RJ)
Coordenador do Programa de Residência Médica em
Mastologia do INCA
Residência Médica em Mastologia no Hospital Mário Kröeff (ABAC)

SÉRGIO FERREIRA JUAÇABA
Residência Médica em Oncologia Cirúrgica no
Instituto Nacional de Câncer (INCA/MS/RJ)
Doutorado em Cancerologia pela Universidade de Oxford, Inglaterra
Diretor-Geral do Hospital Haroldo Juaçaba –
Instituto do Câncer do Ceará
Especialista em Mastologia (TEMA)

SILVIANE VASSALO
Reumatologista do Hospital Universitário da
Universidade Federal de Juiz de Fora – MG
Membro Titular da Sociedade Brasileira de Reumatologia (SBR)
Especialista em Reumatologia pela
Sociedade Brasileira de Reumatologia (SBR)
Reumatologista da Clínica Reumatocenter – Juiz de Fora, MG

SIMA ESTHER FERMAN
Chefe do Serviço de Oncologia Pediátrica do
Instituto Nacional de Câncer (INCA/MS/RJ)
Título de Especialista em Oncologia Pediátrica pela
Sociedade Brasileira de Oncologia Pediátrica (SOBOPE)
Doutorado em Pediatria pela
Faculdade de Medicina da Universidade de São Paulo (USP)
Membro da *International Society of Paediatric Oncology (SIOP)*
Membro da Sociedade Brasileira de Oncologia Pediátrica (SOBOPE)
Membro da American Society of Hematology (ASH)

SIMONE DE OLIVEIRA COELHO
Pós-Graduação em Cirurgia Pediátrica Oncológica pelo
Instituto Nacional de Câncer (INCA/MS/RJ)
Mestrado em Ciências Médicas pela
Universidade Federal do Rio de Janeiro (UFRJ)
Membro Titular da Sociedade Brasileira de Cirurgia Pediátrica (CIPE)
Membro Titular do Colégio Brasileiro de Cirurgiões (CBC)

SIMONE GREGORY
Coordenadora da Universidade de Tratamento Intensivo do
Instituto Nacional de Câncer (INCA/MS/RJ)
Membro da Comissão de Hemostasia e Trombose do INCA
Especialista em Terapia Intensiva Pediátrica pela
Associação de Medicina Intensiva Brasileira (AMIB)
Título de Pediatria pela Sociedade Brasileira de Pediatria (SBP)

SIMONE GUARALDI
Residência Médica em Cirurgia Oncológica no
Instituto Nacional de Câncer (INCA/MS/RJ)
Médica da Seção de Endoscopia do INCA (HCI/INCA)

SOLANGE MARIA DINIZ BIZZO
Residência Médica em Cirurgia Oncológica no
Instituto Nacional de Câncer (INCA/MS/RJ)
Médica do Serviço de Ginecologia Oncológica do INCA
Mestrado em Cirurgia Abdominopélvica pela
Faculdade de Medicina da Universidade Federal do Rio de Janeiro
Doutorado em Ciências Médicas pela Faculdade de Ciências Médicas da
Universidade Estadual do Rio de Janeiro

SYLVIO DE VASCONCELLOS E SILVA NETO
Residência Médica em Cirurgia de Cabeça e Pescoço no
Instituto Nacional de Câncer (INCA/MS/RJ)
Pós-Graduação em Cirurgia de Cabeça e Pescoço pela PUC-Rio
Membro Titular da Sociedade Brasileira de
Cirurgia de Cabeça e Pescoço (SBCCP)
Cirurgião de Cabeça e Pescoço do
Hospital Real Português de Beneficência de Pernambuco

COLABORADORES

TÂNIA CARLA DE MENEZES CORTEZ
Residência Médica em Anestesiologia no
Instituto Nacional de Câncer (INCA/MS/RJ)
Preceptora da Residência Médica em Anestesiologia do INCA
Preceptora da Residência Médica em Anestesiologia do
Hospital Municipal Salgado Filho/SMSDC/RJ

TARSO MAGNO LEITE RIBEIRO
Residência Médica em Clínica Médica na
Santa Casa de Misericórdia de Juiz de Fora, MG
Médico

TATIANA FONSECA ALVARENGA
Residência Médica em Patologia no
Instituto Nacional de Câncer (INCA/MS/RJ)

TATIANE DA SILVA CAMPOS
Enfermeira da Fundação IMEPEN –
Centro Hiperdia de Juiz de Fora, MG

TATYENE MEHRER DE OLIVEIRA BRUGGER
Residência Médica em Oncologia Clínica na
UNIRIO – Rio de Janeiro, RJ
Membro Titular da Sociedade Brasileira de Oncologia Clínica (SBOC)
Residência Médica em Clínica Médica na
Santa Casa de Misericórdia de Juiz de Fora, MG
Diretora-Clínica da Clínica Solus – Juiz de Fora, MG

TELMA CAROLINA RITTER DE GREGÓRIO
Residência Médica em Cirurgia Plástica no
Instituto Nacional de Câncer (INCA/MS/RJ)
Membro Associado da Sociedade Brasileira de Cirurgia Plástica (SBCP)

TELMO ALVES JUSTO
Residência Médica em Cirurgia Oncológica no
Instituto Nacional de Câncer (INCA/MS/RJ)
Responsável Técnico pelo Serviço de Cirurgia Oncológica do
Instituto Oncológico de Juiz de Fora, MG

TERENCE PIRES DE FARIAS
Residência Médica em Cirurgia de Cabeça e Pescoço no
Instituto Nacional de Câncer (INCA/MS/RJ)
Médico do Serviço de Cabeça e Pescoço do INCA
Mestrado e Doutorado em Oncologia pelo INCA
Professor do Curso de Pós-Graduação em
Cirurgia de Cabeça e Pescoço da PUC-Rio

TERESA CRISTINA DA SILVA DOS REIS
Residência Médica em Cirurgia Oncológica no
Instituto Nacional de Câncer (INCA/MS/RJ)
Chefe da Divisão Técnico-Assistencial do Hospital do Câncer IV
Médica do INCA – Hospital do Câncer IV –
Unidade de Cuidados Paliativos

TERESINHA CARVALHO DA FONSECA
Residência Médica em Anatomia Patológica no
Instituto Nacional de Câncer (INCA/MS/RJ)
Médica da Divisão de Patologia do INCA
Pós-Graduação em Anatomia Patológica Oncológica pela
Universidade Federal Fluminense (UFF)
Mestrado em Anatomia Patológica pela
Universidade Federal Fluminense (UFF)

THAIS AGNESE LANNES
Residência Médica em Mastologia no
Instituto Nacional de Câncer (INCA/MS/RJ)

THAIS EMANUELE RIBEIRO ESCALEIRA
Residência Médica em Pneumologia na
Universidade Estadual do Rio de Janeiro (UERJ)
Especialista em Pneumologia pela
Sociedade Brasileira de Pneumologia e Tisiologia (SBPT)
Especialista em Imunologia e Alergia pela
Sociedade Brasileira de Alergia e Imunologia (SBAI)

THALITA COSTA BONATES
Residência Médica em Cirurgia Oncológica no
Instituto Nacional de Câncer (INCA/MS/RJ)
Médica do Serviço de Ginecologia Oncológica do INCA
Médica do Serviço de Ginecologia Oncológica do
Hospital Mário Kröeff – Rio de Janeiro, RJ

THIAGO BRITO
Coloproctologista da Clínica de Saúde Intestinal
Coloproctologista do CBERJ

TOMÁS REINERT
Residente de Oncologia do
Instituto Nacional de Câncer (INCA/MS/RJ)

UIRÁ LUIZ DE MELO SALES MARMHOUD COURY
Residência Médica em Cirurgia de Cabeça e Pescoço no
Instituto Nacional de Câncer (INCA/MS/RJ)
Pós-Graduação em Cirurgia de Cabeça e Pescoço pela PUC-Rio

ULLYANOV BEZERRA TOSCANO DE MENDONÇA
Residência Médica em Cirurgia de Cabeça e Pescoço no
Instituto Nacional de Câncer (INCA/MS/RJ)
Médico do Serviço de Cabeça e Pescoço do INCA
Coordenadora do Programa de Residência Médica em
Cirurgia de Cabeça e Pescoço do INCA
Professor do Curso de Pós-Graduação em
Cirurgia de Cabeça e Pescoço da PUC-Rio

VALDILENE SIMÕES CARDOSO
Residência Médica em Cirurgia Oncológica no
Instituto Nacional de Câncer (INCA/MS/RJ)
Cirurgiã Oncológica do Instituto Nacional de
Câncer (HCI/INCA/MS/RJ)
Cirurgiã Oncológica do Hospital
São Vicente de Paulo – Rio de Janeiro, RJ
Membro Titular da Sociedade Brasileira de Cirurgia Oncológica (SBCO)
Membro Titular do Colégio Brasileiro de Cirurgiões (CBC)
Membro Fundador do Capítulo Brasileiro da
International Hepato-Pancreato-Biliary Association

VALTER ALVARENGA
Residência Médica em Cirurgia Oncológica no
Instituto Nacional de Câncer (INCA/MS/RJ)
Cirurgião Oncológico do INCA
Cirurgião do Serviço de Cirurgia Geral e Oncológica do
Hospital São Vicente de Paulo – Rio de Janeiro, RJ

VANESSA SANDIM
Pesquisadora do Projeto de Secretoma do Câncer de Rim e Pênis no
Laboratório de Genética Aplicada do
Instituto Nacional de Câncer (INCA/MS/RJ)
Mestrado em Ciências Médicas pela
Universidade do Estado do Rio de Janeiro
Doutorando em Química Biológica pela
Universidade Federal do Rio de Janeiro

VERA APARECIDA SADDI
Professora do Departamento de Medicina e do
Programa de Mestrado em Genética da
Pontifícia Universidade Católica de Goiás – Goiânia, GO
Coordenadora do Laboratório de Transplante de Medula Óssea do
Hospital Araújo Jorge (Associação de Combate ao Câncer em Goiás)

VICENTE AUGUSTO DE CARVALHO
Psiquiatra, Psicoterapeuta e Psico-Oncologista pela
Sociedade Brasileira de Psico-Oncologia (SBPO)
Presidente da SBPO no Biênio 2000

VITOR VARGAS ZAMPIERI DE AZEVEDO
Residência Médica em Cirurgia Oncológica no
Instituto Nacional de Câncer (INCA/MS/RJ)
Médico Oncologista da Sociedade Beneficiência de
Campos/Estado do Rio de Janeiro
Médico do Hospital Escola Álvaro Alvim –
Campos/Estado do Rio de Janeiro

VIVIANE ANGELINA DE SOUZA
Mestrado em Saúde Brasileira pela
Universidade Federal de Juiz de Fora (UFJF)
Coordenadora do Programa de Residência Médica em
Reumatologia do Hospital Universitário da
Universidade Federal de Juiz de Fora (UFJF)
Membro Titular da Sociedade Brasileira de Reumatologia (SBR)
Reumatologista da Reumatocenter – Juiz de Fora, MG

VIVIANE DIAS RODRIGUES
Especialização em Nutrição Oncológica pelo
Instituto Nacional de Câncer (INCA/MS/RJ)
Nutricionista Clínica do HCI/INCA

VIVIANE REZENDE DE OLIVEIRA
Residência Médica em Cirurgia Oncológica no
Instituto Nacional de Câncer (INCA/MS/RJ)
Coordenadora de Ginecologia Oncológica do
Instituto de Mastologia e Clínicas Associadas do
Distrito Federal (IMAC-DF)
Preceptora de Residência Médica em Ginecologia do
Hospital Universitário de Brasília (HUB/UNB)

WALBER DE MATOS JUREMA
Residência Médica em Cirurgia de Cabeça e Pescoço no
Instituto Nacional de Câncer (INCA/MS/RJ)
Médico do Serviço de Cabeça e Pescoço do INCA
Professor do Curso de Pós-Graduação em
Cirurgia de Cabeça e Pescoço da PUC-Rio
Membro Titular da Sociedade Brasileira de
Cirurgia de Cabeça e Pescoço (SBCCP)

WALTER MEOHAS
Médico da Seção de Tecido Ósseo e Conectivo do
Instituto Nacional de Câncer (INCA/MS/RJ)
Mestrado em Ortopedia pela UFRJ
Chefe do Centro de Oncologia Ortopédica do
Instituto Nacional de Traumatologia e Ortopedia (INTO/MS/RJ)

WILMAR JOSÉ MANOEL
Médico do Departamento de Medicina e do
Programa de Mestrado em Genética da
Pontifícia Universidade Católica de Goiás – Goiânia, GO

YARA FARIAS DE MATTOS
Residência Médica no Hospital de Oncologia (HCII/INCA/MS/RJ)
Mestrado em Medicina na Área de Tocoginecologia da
Universidade de Pernambuco
Professora Auxiliar em Ciências Morfológicas da
Universidade de Pernambuco
Mastologista do Hospital Barão de Lucena (SUS/PE)

YUNG BRUNO DE MELLO GONZAGA
Residência Médica em Hematologia no
Instituto Nacional de Câncer (INCA/MS/RJ)
Coordenador do Programa de Residência Médica em
Hematologia/Hemoterapia do INCA
Médico do Serviço de Hematologia do INCA
Médico do Serviço de Clínica Médica do
Hospital Federal de Bonsucesso – Rio de Janeiro, RJ

Sumário

VOLUME 1

PARTE I
PRINCÍPIOS GERAIS

1. Epidemiologia do Câncer 3
   Maria Teresa Bustamante-Teixeira ■ Maximiliano Ribeiro Guerra

2. Políticas de Saúde em Oncologia no Brasil 13
   Maria Inez Pordeus Gadelha ■ Lenildo de Moura
   Deborah Carvalho Malta

3. Aspectos Éticos da Prática Oncológica 21
   Jane Rocha Duarte Cintra ■ Roberta Wolp Diniz
   Maximiliano Ribeiro Guerra ■ Daniela de Oliveira Werneck Rodrigues

4. Fatores de Risco 29
   Maria Izabel Dias Miorin de Morais ■ Emídio Souza de Luca

5. Tabagismo 37
   Erica Cruvinel ■ Paula Cupertino ■ Kimber Richter
   Tatiane da Silva Campos ■ Alexandre Ferreira Oliveira

6. Biologia Molecular em Oncologia 43
   Lenuce Ribeiro Aziz Ydy ■ Amilcar Sabino Damazo
   Eduardo Dicke ■ Ranuce Ribeiro Aziz Ydy

7. Citogenética 53
   José Cláudio Casali da Rocha

8. Patologia no Câncer – Imuno-Histoquímica 57
   Mário Henrique Magalhães Barros

9. Patologia no Câncer – Exame por Congelação/Exame Peroperatório 71
   Renata Quintella Zamolyi

10. Marcadores Tumorais 77
    Frederico de Castro Escaleira ■ Tarso Magno Leite Ribeiro
    Andressa Nunes Starling Vieira ■ Thais Emanuele Ribeiro Escaleira
    Viviane Angelina de Souza ■ Alexandre Ferreira Oliveira

11. Síndromes Paraneoplásicas 83
    Christiane Maria Meurer Alves ■ Tatyene Mehrer de Oliveira Brugger
    Adriana de Souza Sérgio Ferreira ■ Viviane Angelina de Souza
    Nilson Soares Pires de Mendonça ■ Antônio Scafuto Scotton

12. Tratamento Endoscópico do Câncer Gastrointestinal 91

    12-1. Tratamento Endoscópico do Câncer Gastrointestinal Superficial (Esôfago, Estômago, Colo e Reto) 91
    Maria Aparecida Ferreira

    12-2. Próteses Autoexpansíveis no Tratamento do Câncer de Esôfago 100
    Gustavo Francisco de Souza e Mello ■ Gilberto Reynaldo Mansur

    12-3. Próteses Metálicas Autoexpansíveis Gastroduodenais 105
    Juliana Ribeiro da Costa Lino ■ Ana Carolina Maron Ayres
    Gustavo Francisco de Souza e Mello ■ Gilberto Reynaldo Mansur

    12-4. Próteses Metálicas Autoexpansíveis Colorretais 107
    Ana Carolina Maron Ayres ■ Juliana Ribeiro da Costa Lino
    Gustavo Francisco de Souza e Mello ■ Gilberto Reynaldo Mansur

13. Ecoendoscopia na Prática Oncológica 109
    Simone Guaraldi

14. Nutrição em Oncologia – Abordagem Nutricional nos Principais Tumores em Indivíduos Adultos 141
    Nádia Dias Gruezo ■ Nivaldo Barroso de Pinho
    Viviane Dias Rodrigues

15. Princípios de Oncologia Clínica 149
    Ana Paula Ornellas de Souza Victorino
    Fernando Meton de Alencar Camara Vieira

16. Princípios de Radioterapia 157
    Guilherme Rocha Melo Gondim ■ Márcio Lemberg Reisner
    Igor Migowski Rocha dos Santos ■ Lisa Morikawa

17. Princípios de Cirurgia Oncológica 161
    Frederico Augustus Martins de Resende ■ Roberto Heleno Lopes
    João Baptista de Paula Fraga ■ Antônio Carlos Rodrigues do Nascimento
    Alexandre Ferreira Oliveira

18. Videocirurgia no Tratamento Oncológico 169
    Roberto Heleno Lopes ■ Agner Alexandre Moreira
    Bruno Roberto Braga Azevedo ■ Breno Dauster Pereira e Silva

19. Citorredução e Quimio-Hipertermia Intraperitoneal (HIPEC) ... 189
    Odilon de Souza Filho ■ Sergio Bertolace de Magalhães
    Haroldo José Siqueira da Igreja Júnior

20. Hemicorporectomia 201
    Gustavo Cardoso Guimarães ■ Renato Almeida Rosa de Oliveira
    Marco Antônio Ricci ■ Ademar Lopes

21. Princípios de Microcirurgia Reconstrutora 207
    Rodolfo Chedid ■ Juliano Carlos Sbalchiero

22. Anestesia em Oncologia 215
    Bruno Luís de Castro Araújo ■ Fábio Gerke Martins
    Daniele Theobald ■ Alfredo Guilherme Haack Couto

23. Implicações Peroperatórias no Paciente Oncológico 221
    Rafael Dias de Almeida

24. Formação do Cirurgião Oncológico, a Habilitação como Fator de Prognóstico 225
    Odilon de Souza Filho ■ Rafael Oliveira Albagli
    Sergio Bertolace de Magalhães

25. Emergências Oncológicas Cirúrgicas 229
    Sérgio Alexandre de Almeida dos Reis
    Carlos Augusto Martinez Marins ■ Lizelle Correia

26 Emergências Oncológicas 235
Paulo Sérgio Perelson ■ Eduardo Jorge Ferreira de Medeiros
Fernando Adão Moreira ■ Bruno Pinheiro Costa

27 Drogas Modificadoras da Doença Reumática,
Imunobiológicos e Neoplasia 243
Viviane Angelina de Souza ■ Adriana Maria Kakehasi
Rafaela Bicalho Viana Macedo ■ Silviane Vassalo

28 Psico-Oncologia 247

   28-1 Psico-Oncologia – Definições e Área de Atuação 248
       Vicente Augusto de Carvalho

   28-2 Transtornos Psiquiátricos em Pacientes com Câncer . 250
       Vicente Augusto de Carvalho

   28-3 A Morte com Dignidade 259
       Maria Júlia Kovács

   28-4 A Família como Paciente em Psico-Oncologia 262
       Maria Helena Pereira Franco

   28-5 Cuidando de Quem Cuida 264
       Regina Paschoalucci Liberato

29 Infecções no Paciente Oncológico 269
Rosângela Maria de Castro Cunha

PARTE II
RADIOLOGIA E DIAGNÓSTICO POR IMAGEM

30 Fundamentos do Diagnóstico por Imagem em Oncologia .. 279
André Noronha Arvellos

31 Rastreamento do Câncer pelos Métodos de Imagem 285
Alexandre Calabria da Fonte ■ Marcela Balaro
Lenilton da Costa Campos ■ Ellyete de Oliveira Canella

32 Imagem Funcional em Oncologia 295
André Figueiredo Brelinger ■ Rubens Chojniak
Marcos Duarte Guimarães ■ André Noronha Arvellos

33 Avaliação da Resposta Tumoral pelos
Métodos de Imagem 301
André Noronha Arvellos ■ Reinaldo Ottero Justino Júnior

34 PET/TC em Oncologia 305
Michel Pontes Carneiro ■ Luiz de Souza Machado Neto

35 Radiologia Intervencionista em Oncologia 313
José Hugo Mendes Luz ■ Henrique Salas Martin
Hugo Rodrigues Gouveia ■ Amarino Carvalho de Oliveira Jr.

PARTE III
TECIDO ÓSSEO E CONECTIVO

36 Câncer de Pele Não Melanoma 329
Flávio Henrique Pereira Conte ■ Nelson Jabour Fiod
Daniel de Carvalho Zuza

37 Melanoma 345
Luiz Fernando Nunes ■ José Francisco Neto Rezende
Gelcio Luiz Quintella Mendes

38 Sarcomas de Partes Moles 355
Roberto André Torres de Vasconcelos

   38-1 Introdução e Epidemiologia 355
       Audrey Tieko Tsunoda ■ João Soares Nunes

   38-2 Patologia 359
       Adriano de Carvalho Nascimento
       Ana Karla Araújo Cavalcanti de Albuquerque
       Ana Lucia Amaral Eisenberg ■ Maria Inês Pereira da Silva Vianna

   38-3 Biópsias de Sarcoma de Partes Moles 367
       Luiz Augusto de Castro Fagundes Filho
       Ana Luiza Miranda Cardona Machado

   38-4 Tratamento Cirúrgico 371
       Jadson Murilo Silva Reis

   38-5 Tratamento Clínico e Radioterápico 375
       Frederico Arthur Pereira Nunes ■ Lílian d'Antonino Faroni

39 Tumores Ósseos Malignos 379
Marcelo Bragança dos Reis ■ Walter Meohas
Ana Cristina de Sá Lopes

PARTE IV
CIRURGIA DE CABEÇA E PESCOÇO

40 Melanoma Cutâneo em Cirurgia de Cabeça e Pescoço 395
Ana Carolina Pastl Pontes ■ Terence Pires de Farias
Fernando Luiz Dias ■ Marcus Antonio de Mello Borba
André Leonardo de Castro Costa ■ Bruno Albuquerque de Sousa

41 Tumores Cutâneos Malignos Não Melanoma 405
Ana Carolina Pastl Pontes ■ Terence Pires de Farias ■ Fernando Luiz Dias
Marina Azzi Quintanilha ■ Lúcio Andre Noleto Magalhães
Ricardo Mai Rocha

42 Tumores Cutâneos pouco Frequentes 413
Ana Carolina Pastl Pontes ■ Terence Pires de Farias
Bruno Albuquerque de Sousa
Dênio José de Souza Bispo ■ Gabriel Manfro ■ Fernando José Pinto de Paiva

43 Câncer de Tireoide 417
Dório José Coelho da Silva ■ Lúcio Andre Noleto Magalhães
Ricardo Mai Rocha ■ Mauro Marques Barbosa ■ Fernando Luiz Dias
Uirá Luiz de Melo Sales Marmhoud Coury

44 Câncer de Boca 429
André Leonardo de Castro Costa ■ Marcus Antonio de Mello Borba
Terence Pires de Farias ■ Fernando Luiz Dias
Mauro Marques Barbosa ■ Ana Carolina Pastl Pontes

45 Tumores Ósseos Odontogênicos 445
Fernando José Pinto de Paiva ■ Luís Eduardo Barbalho de Mello
Ricardo Lopes da Cruz ■ Terence Pires de Farias ■ Fernando Luiz Dias
Uirá Luiz de Melo Sales Marmhoud Coury

46 Tumores Ósseos Não Odontogênicos – Tumores Malignos..463
Fernando José Pinto de Paiva ■ Luís Eduardo Barbalho de Mello
Terence Pires de Farias ■ Walber de Matos Jurema
Maíra de Barros e Silva Botelho ■ Ricardo Lopes da Cruz

47 Tumores Ósseos Não Odontogênicos – Tumores Benignos..471
Luís Eduardo Barbalho de Mello ■ Fernando José Pinto de Paiva
Terence Pires de Farias ■ Ullyanov Bezerra Toscano de Mendonça
Gledson Andrade Santos ■ Ricardo Lopes da Cruz

48 Câncer de Glândula Salivar..481
Luciana Correa de Araujo Arcoverde ■ Rafael Zdanowski
Terence Pires de Farias ■ Fernando Luiz Dias ■ Jacob Kligerman
Gledson Andrade Santos ■ Ana Carolina Pastl Pontes

49 Câncer de Orofaringe..493
Fatima Cristina Maria de Matos ■ Sylvio de Vasconcellos e Silva Neto
Bartolomeu Cavalcanti de Melo Junior ■ Jacob Kligerman
Fernando Luiz Dias ■ Ana Carolina Pastl Pontes

50 Câncer de Laringe..499
André Leonardo de Castro Costa ■ Marcus Antonio de Mello Borba
Emilson de Queiroz Freitas ■ Terence Pires de Farias ■ Fernando Luiz Dias

51 Câncer de Hipofaringe..511
Gabriel Manfro ■ Terence Pires de Farias ■ Fernando José Pinto de Paiva
Ana Carolina Pastl Pontes ■ Luís Eduardo Barbalho de Mello
Luciana Correa de Araujo Arcoverde

52 Câncer de Nasofaringe..521
Gledson Andrade Santos ■ Renata Kanomata
Terence Pires de Farias ■ Ana Carolina Pastl Pontes
Ana Luísa Chaves Lago ■ Dório José Coelho da Silva

53 Órbita e Globo Ocular..529
Ana Carolina Pastl Pontes ■ Terence Pires de Farias ■ Izabella Costa Santos
Bruno Albuquerque de Sousa ■ Gledson Andrade Santos
Marina Azzi Quintanilha

54 Câncer da Orelha e do Osso Temporal..539
Uirá Luiz de Melo Sales Marmhoud Coury ■ Bruno Albuquerque de Sousa
Terence Pires de Farias ■ Ana Carolina Pastl Pontes
Dênio José de Souza Bispo ■ Luciana Correa de Araujo Arcoverde

55 Tumores da Base do Crânio..549
Maria Cristina Mateotti Geraldo ■ Pedro Luis de Oliveira Medeiros
Terence Pires de Farias ■ Fernando Luiz Dias
Ana Carolina Pastl Pontes ■ Maíra de Barros e Silva Botelho

56 Sarcomas de Cabeça e Pescoço..559
Guilherme Duque Silva ■ Bernardo Cacciari Periassú
Terence Pires de Farias ■ Leonardo Guimarães Rangel
Maíra de Barros e Silva Botelho ■ Fernando Luiz Dias

57 Sarcomas na Infância..571
Ana Carolina Pastl Pontes ■ Terence Pires de Farias
Dênio José de Souza Bispo ■ Maíra de Barros e Silva Botelho
Uirá Luiz de Melo Sales Marmhoud Coury ■ José Roberto Vasconcelos Podestá

58 Esvaziamento Cervical..577
Marina Azzi Quintanilha ■ Terence Pires de Farias ■ Jacob Kligerman
Fernando Luiz Dias ■ Luís Eduardo Barbalho de Mello
Mauro Marques Barbosa

59 Traqueostomias e Cricotireoidostomias..585
Klecius Leite Fernandes ■ Fernando Luiz Dias ■ José Roberto Soares Neto
Terence Pires de Farias ■ Uirá Luiz de Melo Sales Marmhoud Coury
Gledson Andrade Santos ■ Bruno Albuquerque de Sousa

60 Preservação de Órgão em Câncer de Cabeça e Pescoço..595
Luiz Henrique de Lima Araújo ■ Ronaldo Cavalieri Vargez Filho
Terence Pires de Farias ■ Fernando Luiz Dias
Ana Carolina Pastl Pontes ■ Luís Eduardo Barbalho de Mello

61 Reconstrução de Cabeça e Pescoço..601
Darlen Rodrigues Vieira ■ Larissa Silva Leitão Daroda
Romeu Ferreira Daroda ■ Mário Sergio Lomba Galvão
Terence Pires de Farias ■ Ana Carolina Pastl Pontes

PARTE V
ONCOLOGIA TORÁCICA

SEÇÃO I
CÂNCER DO PULMÃO

62 Epidemiologia..621
Mauro Zamboni

63 Biologia Molecular..625
Carlos Gil Ferreira ■ Cinthya Sternberg ■ Luiz Henrique de Lima Araújo

64 Diagnóstico e Estadiamento..633

64-1 Quadro Clínico, Diagnóstico e Estadiamento..633
Mauro Zamboni ■ Deborah Cordeiro Lannes
Andreia Salarini Monteiro

64-2 Estadiamento por Imagem do Câncer do Pulmão..646
Marcos Decnop Pinheiro

64-3 Avaliação Pré-Operatória para Ressecção Pulmonar..650
Andreia Salarini Monteiro ■ Mauro Zamboni ■ Cristina Cantarino

65 Tratamento..655

65-1 Tratamento Cirúrgico do Carcinoma Pulmonar..655
Fernando Vannucci

65-2 Quimioterapia no Câncer do Pulmão..680
Clarissa Seródio da Rocha Baldotto ■ Mauro Zukin

65-3 Câncer do Pulmão – Radioterapia..683
Célia Maria Pais Viégas ■ Heloisa de Andrade Carvalho
Lílian d'Antonino Faroni ■ Renan Serrano Ramos
Carlos Manoel Mendonça de Araújo

66 Condições Especiais..691

66-1 Tumor de Pancoast..691
Marcus da Matta Abreu ■ João Paulo Vieira

66-2 Síndrome de Compressão da Veia Cava Superior..695
Samuel de Biasi Cordeiro ■ Jorge Soares Lyra

66-3 Câncer Pulmonar de Células Não Pequenas Oligometastático..699
Aureliano Mota Cavalcanti de Sousa

67 Câncer Pulmonar de Células Pequenas..703
Luiz Henrique de Lima Araújo ■ Rodrigo Dienstmann

SEÇÃO II
NEOPLASIAS DO MEDIASTINO

68 Neoplasias do Timo..707
Heron Andrade ■ Gustavo Lucas Loureiro

69 Neoplasias de Células Germinativas do Mediastino..717
Leandro Gonçalves Oliveira ■ Fábio Affonso Peixoto

70 Tumores Neurogênicos..721
João Paulo Vieira ■ Marcus da Matta Abreu

SEÇÃO III
NEOPLASIAS DA PAREDE TORÁCICA

71 Tumores de Parede Torácica..725
Felipe Braga ■ Bernardo Giuseppe Agoglia

SEÇÃO IV
NEOPLASIAS PLEURAIS E PERICÁRDICAS

72 Mesotelioma Pleural Maligno 733
Anderson Fontes ■ *Andersen Charles Daros*

73 Derrame Pleural Neoplásico 743
Anderson Fontes

74 Derrame Pericárdico Maligno 749
Emanuel Bastos Torquato ■ *Jorge Soares Lyra*

SEÇÃO V
METÁSTASE PULMONAR

75 Tratamento Cirúrgico das Metástases Pulmonares 755
Fernando Vannucci

SEÇÃO VI
TUMORES DA TRAQUEIA

76 Tumores da Traqueia 769
Marcus da Matta Abreu ■ *Juliana Dias Nascimento Ferreira*

PARTE VI
SISTEMA DIGESTÓRIO E RETROPERITÔNIO

77 Câncer do Esôfago 775
Carlos Eduardo Pinto ■ *Daniel Fernandes* ■ *Antonio Carlos Accetta*
Herbert Ives Barretto Almeida ■ *Renato Morato Zanatto*

78 Adenocarcinoma da Junção Esofagogástrica 785
Carlos Eduardo Pinto ■ *Antonio Carlos Accetta* ■ *Daniel Fernandes*
Roberto de Almeida Gil ■ *Rafael José Mesquita Drumond Lopes*

79 Câncer do Estômago 795
Antonio Carlos Accetta ■ *Fernando Meton de Alencar Camara Vieira*
Carlos Eduardo Pinto ■ *Sérgio Bertolace de Magalhães*

80 GIST – *Gastrointestinal Stromal Tumor* 809
Marcus Valadão ■ *Eduardo Linhares* ■ *Rinaldo Gonçalves*

81 Tumores do Intestino Delgado 813
Rodrigo Nascimento Pinheiro ■ *Renato Costa Sousa*
Daniel Damas de Matos ■ *Leonardo de Sousa Santos*

82 Câncer de Cólon 819
Pedro Basilio ■ *Thiago Brito* ■ *Ilana Grosman*
Daniel Henchenhorn ■ *Cristiano Guedes Duque*

83 Câncer do Reto 833
Marciano Anghinoni ■ *Ricardo Sebold Branco*
Bruno Azevedo ■ *Henrique Balloni*

84 Estomaterapia em Oncologia 861
Alcione A. Linhares

85 Câncer de Canal Anal 877
Fabio Kanomata ■ *Carmencita Sanches Lang*
José Humberto Simões Correa ■ *Carlos Henrique Marques dos Santos*

86 Carcinoma Hepatocelular 883
Denise Bandeira Rodrigues ■ *Gilberto Almeida Silva Junior*
Daniel Fernandes ■ *Carlos Eduardo Rodrigues Santos*
Mauro Monteiro Correia ■ *Valdilene Simões Cardoso*

87 Tratamento das Metástases Hepáticas de Origem Colorretal.. 891
Rodrigo Otavio de Castro Araújo ■ *Carlos Eduardo Rodrigues Santos*
Mauro Monteiro Correia ■ *José Paulo de Jesus*

88 Metástases Hepáticas de Origem Não Colorretal 901
Cibele de Aquino Barbosa ■ *Mauro Monteiro Correia*

89 Câncer da Vesícula Biliar 905
Rodrigo Baretta ■ *Mauro Monteiro Correia*
Carlos Eduardo Rodrigues Santos ■ *José Paulo de Jesus*
Paulo Henrique de Sousa Fernandes

90 Colangiocarcinoma 913
Valter Alvarenga ■ *Mauro Monteiro Correia*
Carlos Eduardo Rodrigues Santos ■ *José Paulo de Jesus*

91 Hepatectomia Videolaparoscópica 923
Marcio Baracat ■ *Mauro Monteiro Correia* ■ *Jônatas Teixeira Santos*

92 Adenocarcinoma Pancreático 929
Rafael Oliveira Albagli ■ *Julia Rosas*
Audrey Tieko Tsunoda ■ *Gustavo Santos Stoduto de Carvalho*

93 Tumores Periampulares 943
Mauro Monteiro Correia ■ *Bruno de Ávila Vidigal*
Sérgio Alexandre de Almeida dos Reis ■ *Marco Orsini*

94 Tumores Neuroendócrinos do
Trato Gastroenteropancreático 959
Eduardo Linhares ■ *Marcus Valadão* ■ *Rinaldo Gonçalves*
Arnaldo Marques ■ *Leonardo Sardou* ■ *Daniel Cesar*

95 Sarcomas Primários do Retroperitônio 967
Carlos Eduardo Rodrigues Santos ■ *Mauro Monteiro Correia*

96 Neoplasias da Glândula Suprarrenal 971
Janina Ferreira Loureiro Huguenin ■ *José Paulo de Jesus*

97 Transplante Hepático em Oncologia 977
Agnaldo Soares Lima ■ *Leandro Ricardo de Navarro Amado*
Luciana Costa Silva

Índice Remissivo I-1

VOLUME 2

PARTE VII
MASTOLOGIA

SEÇÃO I
FUNDAMENTOS DA ONCOLOGIA MAMÁRIA

98 Carcinogênese Mamária 985
Alexander Mol Papa ■ André Márcio Murad
Munir Murad Júnior ■ Cristina Barbosa Leite Pirfo

99 Biologia Molecular do Câncer de Mama 989
Sabrina Rossi Perez Chagas ■ Carlos Augusto Vasconcelos de Andrade

100 Biologia Molecular das Metástases 995
Martín H. Bonamino ■ Cinthya Sternberg

101 Genética e Câncer de Mama 1001
Vera Aparecida Saddi ■ Wilmar José Manoel
Antonio Marcio Cordeiro Teodoro Silva

102 Valores dos Marcadores Tumorais no Câncer de Mama .. 1005
Glauber Moreira Leitão ■ Luiz Alberto Reis Mattos Júnior

103 Estadiamento do Câncer de Mama 1009
Carlos Renato Martins da Silva ■ Marcelo Camilo Lelis
Sergio de Oliveira Monteiro

SEÇÃO II
DOENÇA PRÉ-INVASIVA

104 Lesões Precursoras do Câncer de Mama 1015
Luciana Jandre Boechat ■ Eric Silveira Ito ■ Marcelo Antonini
Joaquim Teodoro de Araujo Neto ■ Floriano Pardo Calvo

105 Tratamento das Lesões Pré-Invasivas 1019
Rafaela Ascenso Medeiros ■ Ricardo Cavalcante Queiroga
Flávia Luz Felício ■ Jorge Luis Nogueira Saraiva

SEÇÃO III
MÉTODOS DIAGNÓSTICOS POR IMAGEM

106 Mamografia 1025
Ellyete de Oliveira Canella

107 Ultrassonografia nas Lesões Mamárias 1035
Carlos Eduardo Ramalho Barros ■ Jader Cronemberger Oliveira

108 Ressonância Magnética de Mama 1045
Salete de Jesus Fonseca Rego

109 Classificação do Bi-Rads em Mamografia,
Ultrassonografia e Ressonância Magnética 1063
Marconi Luna ■ Andrea Petrelli
Ellyete de Oliveira Canella ■ Cristiano Luna

    109-1 Mamografia 1063

    109-2 Ultrassonografia 1069

    109-3 Ressonância Magnética 1079

110 PET-Scan e Mama 1087
Flávia Paiva Proença Lobo Lopes ■ Paulo Henrique Rosado de Castro
Lea Mirian Barbosa da Fonseca

111 Valor da Cintilografia no Câncer de Mama 1091
Paulo Henrique Rosado de Castro ■ Flávia Paiva Proença Lobo Lopes
Lea Mirian Barbosa da Fonseca

SEÇÃO IV
ABORDAGEM DAS LESÕES MAMÁRIAS

112 Lesões Palpáveis 1095
Juliana de Almeida Figueiredo ■ Flávio Henrique Pereira Conte
Maria Nagime Barros Costa ■ Euridice Maria de Almeida Figueiredo

113 Punção Aspirativa por Agulha Fina, Core Biópsia e
Mamotomia Guiados por Ultrassonografia e Mamografia . 1105
Marcela Balaro ■ Clara Fernanda Aguiar Gomes
Fabíola Procaci Kestelman

114 Procedimentos Invasivos Guiados por Ressonância Magnética –
Marcação Pré-Cirúrgica e Biópsias de Fragmento 1107
Gabriela Martins ■ Fabíola Procaci Kestelman

SEÇÃO V
MANEJO NAS LESÕES NÃO INVASIVAS DA MAMA

115 Carcinomas in Situ da Mama 1115
Diego Trabulsi Lima ■ Danielle Orlandi Gomes
Jorge Henrique Gomes de Matos ■ Pedro Aurélio Ormonde do Carmo

116 Carcinoma Microinvasor de Mama 1123
Sandra Marques Silva Gioia ■ Fernanda Maria Braga Merinho
Humberto Carvalho Carneiro ■ Tatiana Fonseca Alvarenga

SEÇÃO VI
CARCINOMA INVASIVO DA MAMA

117 Carcinoma Ductal Infiltrante 1127
Emanuelle Narciso Alvarez ■ Rodrigo Brilhante de Farias
Renata Reis Pinto

118 Carcinoma Lobular Infiltrante 1131
Danielle Orlandi Gomes ■ Diego Trabulsi Lima ■ Marcelo Adeodato Bello

119 Doença de Paget da Mama 1133
Rodrigo Brilhante de Farias ■ Marcelo Adeodato Bello

120 Carcinoma Inflamatório da Mama 1137
Fabiana Tonellotto ■ Carlos Ricardo Chagas
Maria de Fátima Gonçalves dos Santos

121 Câncer de Mama em Pacientes Jovens 1141
Manuela Jacobsen Junqueira ■ Joyce Christina Ribeiro de Souza

122 Câncer de Mama em Pacientes Idosas 1151
Andréa Discaciati de Miranda ■ Romulo Victor da Silva Martins

123 Câncer de Mama Associado à Gravidez 1163
Melissa Quirino Souza e Silva ■ Sérgio Ferreira Juaçaba
Josmara Ximenes Andrade Furtado

124 Multicentricidade e Multifocalidade no Câncer de Mama . 1167
Liane Mansur de Mello Gonçalves Pinheiro
Maria Nagime Barros Costa ■ Juliana de Almeida Figueiredo

SEÇÃO VII
TRATAMENTO CIRÚRGICO DO CÂNCER DE MAMA

125 Tratamento Cirúrgico Conservador do Câncer de Mama . 1171
Antonio Fortes de Pádua Filho ■ Dilon Pinheiro Oliveira
Eid Gonçalves Coêlho ■ José Carlos de Oliveira Gomes

126 Tratamento Cirúrgico Radical do Câncer de Mama.......1179
Thais Agnese Lannes ■ *Sandro Luiz Sayão Prior* ■ *Rodrigo Motta de Carvalho*

127 Tratamento Cirúrgico do Câncer de
Mama Localmente Avançado 1181
Emanuelle Narciso Alvarez ■ *Rodrigo Brilhante de Farias*
Patrícia Chaves de Freitas Campos Jucá ■ *Gabriela Fiod*

128 Tratamento Cirúrgico do Câncer de
Mama após Terapia Neoadjuvante 1185
Yara Farias de Mattos ■ *Alexandre César Vieira de Sales*
Karina Oliveira Ferreira ■ *Aline Valadão Britto Gonçalves*

129 Recidiva Local após Cirurgia Conservadora de Mama....1195
Marcelo Biasi Cavalcanti ■ *Fabrício Morales Farias*
Juliano Rodrigues da Cunha

SEÇÃO VIII

CIRURGIA DO LINFONODO SENTINELA

130 Biópsia do Linfonodo Sentinela 1199
Luiz Gonzaga Porto Pinheiro ■ *Renato Santos de Oliveira Filho*
João Ivo Xavier Rocha

131 Linfonodo Sentinela no Carcinoma *In Situ* 1205
Flávia Luz Felício ■ *Rafaela Ascenso Medeiros*
Ricardo Cavalcante Queiroga ■ *Jorge Luis Nogueira Saraiva*

132 Biópsia do Linfonodo Sentinela Pré e
Pós-Quimioterapia Neoadjuvante 1207
Audrey Tieko Tsunoda ■ *Flavia Pinto Cardoso* ■ *René Aloisio da Costa Vieira*

133 Linfonodo Sentinela na Gestação 1211
Juliana Murteira Esteves Silva ■ *Carlos Frederico Freitas de Lima*
Eduardo Camargo Millen

SEÇÃO IX

TRATAMENTO ONCOPLÁSTICO

134 Princípios da Reconstrução Mamária................1213
Luiz Carlos Velho Severo Jr. ■ *Ciro Paz Portinho* ■ *Juliano Carlos Sbalchiero*

135 Reconstrução Mamária com Retalho do
Músculo Grande Dorsal 1227
Patricia Breder de Barros ■ *Paulo Roberto Botica do Rêgo Santos*
Angela Maria Fausto Souza

136 Reconstrução Mamária com Retalho Miocutâneo
Transverso do Músculo Reto Abdominal (TRAM) 1233
Luciana Brandão Palma Javaroni ■ *Marcela Caetano Cammarota*

137 Uso de Próteses e Expansores na Reconstrução de Mama ..1241
Marcelo Moreira Cardoso ■ *Bianca Ohana*
Telma Carolina Ritter de Gregório ■ *Cláudio Cortez*

138 Cirurgia Reconstrutora no
Tratamento Conservador da Mama..................1247
Frederico Avellar Silveira Lucas ■ *Henrique Riggenbach Müller*
Hiram Silveira Lucas

SEÇÃO X

TRATAMENTO SISTÊMICO DO CÂNCER DE MAMA

139 Terapia-Alvo para Câncer de Mama 1251
Marcos Veloso Moitinho ■ *Rodrigo Moura de Araujo*
Roberto de Almeida Gil

140 Quimioterapia Adjuvante........................1259
Gilberto Amorim ■ *Julia de Castro Cordeiro*

141 Quimioterapia Neoadjuvante em Câncer de Mama 1263
Maria de Fátima Dias Gaui

142 Tratamento Sistêmico do
Câncer de Mama Metastático.....................1267
Alexandre Boukai

143 Tratamento Hormonal Adjuvante 1271
Erika Scofano Ebecken ■ *Letícia Barbosa França*

SEÇÃO XI

TRATAMENTO RADIOTERÁPICO NO CÂNCER DE MAMA

144 Radioterapia Intraoperatória no Câncer de Mama 1275
Telmo Alves Justo ■ *João Carlos Arantes Junior*
Adriana de Souza Sérgio Ferreira
Sérgio Calzavara ■ *Jordana Bretas de Aquino*

145 Radioterapia no Carcinoma *In Situ* da Mama...........1285
Rachele Marina Santoro

146 Radioterapia Pós-Cirurgia Conservadora..............1287
Guilherme José Rodrigues Pereira ■ *Bettina Wolff*

147 Radioterapia Pós-Mastectomia 1293
Arthur Aciolly Rosa ■ *Igor Moreira Veras*
Conceição Aparecida Machado de Souza Campos

PARTE VIII

GINECOLOGIA

SEÇÃO I

DOENÇA PRÉ-INVASIVA

148 Doenças Precursoras do Câncer de Vulva e Vagina......1303
Francisco Carlos do Nascimento Júnior ■ *Herbert Ives Barretto Almeida*

149 Lesões Pré-Malignas do Colo Uterino................1309
Caroline Maria Gomes Magalhães ■ *Juliana Monteiro Ramos*
Liane Mansur de Mello Gonçalves Pinheiro ■ *Renato Moretti Marques*

150 Como Conduzir as Doenças Pré-Invasivas do Colo Uterino –
Uma Visão Geral..............................1321
Thalita Costa Bonates ■ *Peter Solts Rosa*

151 Hiperplasia Epitelial Endometrial 1331
Patrícia Ribeiro Bragança ■ *Ana Luiza Miranda Cardona Machado*

152 HPV e Carcinogênese 1335
Joana Fróes Bragança Bastos ■ *Juliana Yoko Yoneda* ■ *Kátia Píton Serra*

153 Sequelas Clínicas da Infecção por Papilomavírus Humano ..1343
Antoninho Ricardo Sabbi

154 Condilomas – Tratamento Médico e Cirúrgico
Baseado em Evidências 1349
Gustavo Iglesias

SEÇÃO II

BASES BIOMOLECULARES APLICADAS À GINECOLOGIA ONCOLÓGICA

155 Biologia Molecular do Câncer Ginecológico 1353
Andréia Cristina de Melo ■ *Angélica Nogueira-Rodrigues*

156 Genética no Câncer Ginecológico...................1357
Angélica Nogueira-Rodrigues ■ *Andréia Cristina de Melo*

157 Fatores Prognósticos em Tumores Ginecológicos. 1359
*Rodrigo Nascimento Pinheiro ■ Daniel Damas de Matos
Gustavo de Castro Gouveia ■ Viviane Rezende de Oliveira*

158 Marcadores Tumorais em Ginecologia. 1363
Gustavo Advíncula

SEÇÃO III
DOENÇA INVASIVA

159 Exame Peroperatório de Congelação na
Oncoginecologia – Indicações e Limitações 1367
Rodrigo Aires de Morais

160 A Relevância da Imuno-Histoquímica 1371
Renata Quintella Zamolyi

161 Estadiamento dos Tumores Ginecológicos
Segundo a FIGO/TNM 1389
*Janina Ferreira Loureiro Huguenin
Vitor Vargas Zampieri de Azevedo ■ Solange Maria Diniz Bizzo*

162 Câncer de Colo de Útero 1395
    162-1 Tratamento do Câncer Inicial de Colo do Útero 1395
        *Antônio Augusto Ribeiro Dias Pires ■ Solange Maria Diniz Bizzo
Sandra Maria Moura de Souza ■ Juliano Noronha Ribeiro
Euridice Maria de Almeida Figueiredo*

    162-2 Câncer Cervical Localmente Avançado 1400
        *Leonardo Pires Ferreira ■ Anderson Cesar Dalta Benetta
Frutuoso Lins Cavalcante ■ Allex Jardim da Fonseca
Cibelli Navarro Roldan Martin*

163 Câncer de Corpo Uterino. 1407
    163-1 Câncer de Endométrio. 1407
        Glauco Baiocchi Neto ■ Carlos Chaves Faloppa

    163-2 Cânceres de Linhagens Diversas 1417
        Francisco Carlos do Nascimento Júnior ■ Gustavo Luís Soares Carvalho

164 Câncer de Vulva 1421
    164-1 Câncer de Vulva Inicial 1421
        Bruno Marcondes Kozlowski ■ Bruno de Ávila Vidigal

    164-2 Câncer de Vulva – Doença Localmente Avançada,
Recidivada e Metastática. 1425
        Claudio Calazan ■ Marcos Luiz Bezerra Jr.

165 Câncer de Vagina. 1431
*Eduardo Amaral Moura Sá ■ João Douglas Nico
José Pedro Ferreira de Bastos Vieira*

166 Câncer de Ovário 1435
    166-1 Tumores Ovarianos de Baixo Potencial de Malignidade . . 1435
        *Sandra Marques Silva Gioia
Ciane Mendes Dayube ■ Joyce Christina Ribeiro de Souza*

    166-2 Câncer Epitelial de Ovário – Estágio Inicial 1442
        *Alexsandro Saurine Farias ■ Biazi Ricieri Assis
Lucas Feijó Pereira ■ Solange Maria Diniz Bizzo*

    166-3 Câncer Epitelial de Ovário – Estágio Avançado 1447
        José Augusto Bellotti ■ José Marinaldo Lima

    166-4 Câncer Não Epitelial de Ovário 1455
        Glauco Baiocchi Neto ■ Renato Almeida Rosa de Oliveira

SEÇÃO IV
CIRURGIA EM GINECOLOGIA ONCOLÓGICA

167 Gravidez e Câncer Ginecológico 1459
*Juliano Rodrigues da Cunha ■ Marcelo Biasi Cavalcanti
Giulliana Martines Moralez ■ Joyce Christina Ribeiro de Souza*

168 Cirurgia da Conservação da
Fertilidade em Câncer Ginecológico 1463
Fernando Lopes Cordero ■ Luiz Mathias ■ Juliana Braz de Castilho

169 Linfonodo Sentinela no Câncer de Colo Uterino 1467
*José Carlos Damian Júnior ■ Flávio Henrique Pereira Conte
Euridice Maria de Almeida Figueiredo ■ Juliana de Almeida Figueiredo*

170 Traquelectomia Radical – Cirurgia Conservadora em
Câncer do Colo de Útero 1473
*Marcelo Biasi Cavalcanti ■ Euridice Maria de Almeida Figueiredo
Giulliana Martines Moralez ■ Juliano Rodrigues da Cunha*

171 Cirurgia Minimamente Invasiva em
Ginecologia Oncológica 1481
*Juliana de Almeida Figueiredo ■ Flávio Henrique Pereira Conte
Erico Lustosa*

172 Massas Pélvicas – Achados Inesperados 1489
*Daniel Lourenço Lira ■ Euridice Maria de Almeida Figueiredo
Patrícia Isabel Bahia Mendes Freire*

173 Exenteração Pélvica em Tumores Ginecológicos 1493
Glauco Baiocchi Neto ■ Gustavo Cardoso Guimarães ■ Ademar Lopes

SEÇÃO V
CONTROVÉRSIAS NO MANUSEIO DO CÂNCER GINECOLÓGICO

174 Papel da Laparotomia de Intervalo no
Câncer Epitelial de Ovário Avançado 1501
*Solange Maria Diniz Bizzo ■ Guilherme de Andrade Gagheggi Ravanini
Antonio Felipe Santa Maria Coquillard Ayres*

175 Quimioterapia Intraperitoneal no Câncer de Ovário 1505
*Flavio dos Reis Albuquerque Cajaraville
José Pablo Mata Mondragón ■ Solange Maria Diniz Bizzo*

176 Valor da Linfadenectomia no Câncer de Endométrio 1509
*Alex Bruno de Carvalho Leite ■ Gustavo Guitmann
Edmar Lopes da Silva Neto ■ Daniel de Carvalho Zuza*

SEÇÃO VI
QUIMIOTERAPIA EM CÂNCER GINECOLÓGICO

177 Princípios Básicos da Quimioterapia e
Drogas Usadas em Ginecologia Oncológica 1517
Claudio Calazan

178 Quimioterapia nas Neoplasias Epiteliais de Ovário 1523
Paulo Alexandre Mora

179 Câncer de Endométrio – Tratamento Adjuvante e na
Doença Recidivada ou Metastática 1531
*Alvaro Henrique Ingles Garces ■ Morgana Stelzer Rossi
Cristiane Rocha Lima ■ Rodrigo Furtado Silva*

180 Ginecologia – Terapia-Alvo no Câncer de Ovário 1541
Diego Gomes Candido Reis

SEÇÃO VII
RADIOTERAPIA NO CÂNCER GINECOLÓGICO

181 Princípios da Radioterapia Pélvica 1545
Rachele Zanchet Grazziotin ■ Márcio Lemberg Reisner

182 Avanços Recentes da Radioterapia no
Tratamento do Câncer Ginecológico 1555
Maria José Alves ■ Paula de Almeida Melo

SEÇÃO VIII
TRATAMENTO PALIATIVO NO CÂNCER GINECOLÓGICO

183 Dor e Paliação 1559
Crisley Guenin ■ Jeane Juver

184 Paliação em Doença Avançada de Colo Uterino 1567
Rodrigo Eboli da Costa

185 Paliação em Doença Avançada de Ovário 1573
André Maciel da Silva

186 Qualidade de Vida e
Sobrevida em Câncer Ginecológico 1575
André Perdicaris

SEÇÃO IX
ONCOSSEXOLOGIA NO TRATAMENTO DO CÂNCER GINECOLÓGICO

187 Oncossexologia e Sequelas no Tratamento do Câncer Ginecológico 1579
Regina Coeli Clemente Fernandes Alonso ■ Pollyanna D'Ávila Leite

PARTE IX
UROLOGIA

188 Câncer do Testículo 1589
*Antonio Augusto Ornellas ■ Paulo Ornellas
Leandro Koifman ■ Marcos Tobias-Machado*

189 Aspectos Moleculares do Câncer de Testículo 1601
Maria Helena Ornellas ■ Paulo Ornellas ■ Gilda Alves

190 Câncer de Pênis 1605
*Leandro Koifman ■ Antonio Augusto Ornellas
Ana Celia Baptista Koifman ■ Marcos Tobias-Machado*

191 Aspectos Moleculares do Câncer de Pênis 1617
Paulo Ornellas ■ Antonio Augusto Ornellas ■ Gilda Alves

192 Câncer de Uretra 1625
*Daniel Hampl ■ Antonio Augusto Ornellas
Leandro Koifman ■ Ricardo de Almeida Jr.*

193 Câncer de Próstata 1629
*Ricardo de Almeida Jr. ■ Antonio Augusto Ornellas
Leandro Koifman ■ Marcos Tobias-Machado*

194 Aspectos Moleculares do Câncer de Próstata 1645
Ana Sheila Cypriano ■ Antonio Augusto Ornellas ■ Gilda Alves

195 Câncer Renal 1651
*Paulo Gabriel Antunes Pessoa ■ Nelson Koifman
Antonio Augusto Ornellas ■ Marcos Tobias-Machado*

196 Aspectos Moleculares do Câncer de Rim 1661
Vanessa Sandim ■ Antonio Augusto Ornellas ■ Gilda Alves

197 Carcinoma Urotelial do Trato Urinário Alto 1665
*Daniel Hampl ■ Antonio Augusto Ornellas
Leandro Koifman ■ Marcos Tobias-Machado*

198 Câncer de Bexiga 1673
*Daniel Hampl ■ Antonio Augusto Ornellas
Leandro Koifman ■ Marcos Tobias-Machado*

199 Aspectos Moleculares dos Tumores Uroteliais 1685
Mariana Chantre ■ Antonio Augusto Ornellas ■ Gilda Alves

PARTE X
ONCOLOGIA PEDIÁTRICA

200 Aspectos Gerais em Oncologia Pediátrica 1693
Ricardo Vianna de Carvalho

201 Trombose na Criança com Câncer 1695
Simone Gregory ■ Ernesto De Meis

202 Cuidados Paliativos Pediátricos 1699
Marina Sevilha Balthazar dos Santos

203 Protocolos de Conduta na Rotina de Anestesia
Pediátrica para Cirurgia Abdominal de Grande Porte 1701
*Tânia Carla de Menezes Cortez ■ Anna Lúcia Calaça Rivoli
Ana Cristina Pinho Mendes Pereira*

204 Câncer Infantojuvenil – Reflexões acerca da
Intervenção do Serviço Social 1705
Marcia Valeria de Carvalho Monteiro ■ Marcelle Gulão Pimentel

205 Pesquisa Clínica em Oncologia Pediátrica 1709
Fernanda Ferreira da Silva Lima ■ Sima Esther Ferman

206 Acesso Venoso 1715
Ricardo Vianna de Carvalho ■ Gabriela Oliveira Santana

207 Tumores Renais 1719
*Flavia Cotias ■ Ricardo Vianna de Carvalho
Marília Fornaciari Grabois*

208 Retinoblastoma (Tumor Intraocular) 1727
Evandro Gonçalves de Lucena Junior

209 Neuroblastoma 1731
Arissa Ikeda Suzuki ■ Arovel de Oliveira Junior

210 Hepatoblastoma 1743
*José Ricardo Barbosa de Azevedo ■ Marília Fornaciari Grabois
Roberta Nolasco Rocha ■ Simone de Oliveira Coelho
Teresinha Carvalho da Fonseca*

211 Tumores Germinativos 1751
*Francisca Norma Girão Gutierrez ■ Ana Carolina Stepanski
Débora de Wylson Fernandes Gomes de Mattos
Nathalia Grigorovisk de Almeida ■ Arissa Ikeda Suzuki*

212 Meduloblastoma 1757
Liana Nobre ■ Flavio Ferreira de Andrade

213 Rabdomiossarcoma 1763
*Sima Esther Ferman ■ Larissa Lima Martins Uemoto
Ricardo Vianna de Carvalho*

PARTE XI
SISTEMA NERVOSO CENTRAL

214 Classificação Histológica dos Tumores do Sistema Nervoso Central 1775
Leila Chimelli

215 Biologia Molecular dos Gliomas 1783
Clarissa Seródio da Rocha Baldotto

216 Imagem Avançada no Diagnóstico e Avaliação da Resposta Terapêutica dos Gliomas 1787
Lara A. Brandão

217 Tratamento Cirúrgico dos Tumores Encefálicos Primários no Adulto 1817
Daniel Dutra Cavalcanti ■ Maurício Mansur Zogbi
Paulo Niemeyer Filho

218 Tratamento Cirúrgico dos Tumores Encefálicos Primários na Infância 1833
Gabriel Mufarrej ■ Ana Paula de Almeida Barbosa
Maria Anna Paes Barreto Soares Brandão ■ Leila Chimelli

219 Tumores do Tronco Cerebral na Infância 1849
Gabriel Mufarrej ■ Fernanda Oliveira de Carvalho

220 Tumores Medulares na Infância 1853
Gabriel Mufarrej ■ Fernanda Oliveira de Carvalho

221 Tratamento de Resgate dos Gliomas de Alto Grau 1861
Fernando Cotait Maluf

222 Tratamento Sistêmico de Primeira Linha dos Astrocitomas de Alto Grau 1869
Fernando Cotait Maluf

223 Linfomas do Sistema Nervoso Central 1877
Juliane Musacchio

224 Metástases no Sistema Nervoso Central 1881
Clarissa Seródio da Rocha Baldotto ■ Lílian d'Antonino Faroni
Tomás Reinert

225 Radioterapia em Tumores do Sistema Nervoso Central ... 1889
Lisa Morikawa ■ Márcio Lemberg Reisner
Igor Migowsky Rocha dos Santos ■ Guilherme Rocha Melo Gondim

PARTE XII
HEMATOLOGIA

226 Linfoma Não Hodgkin 1903
Adriana Scheliga

   226-1 Linfoma Não Hodgkin de Alto Grau 1904
Adriana Scheliga

   Apêndice 1 Protocolos de Quimioterapia 1907

   226-2 Linfoma Não Hodgkin de Baixo Grau 1910
Adriana Scheliga

227 Linfoma de Hodgkin (Doença de Hodgkin) 1913
Adriana Scheliga

228 Mieloma Múltiplo 1915
Paulo Alexandre Mora ■ Bruno de Araújo Lima França

229 Leucemia Linfoblástica Aguda 1919
Márcia Trindade Schramm ■ Bruno Terra Corrêa
Cibelli Navarro Roldan Martin
Yung Bruno de Mello Gonzaga ■ Adriana Scheliga

230 Leucemia Mieloide Aguda 1925
Yung Bruno de Mello Gonzaga ■ Bruno Terra Corrêa
Cibelli Navarro Roldan Martin
Márcia Trindade Schramm ■ Adriana Scheliga

231 Leucemia Linfocítica Crônica 1931
Bruno Terra Corrêa ■ Cibelli Navarro Roldan Martin
Márcia Trindade Schramm ■ Yung Bruno de Mello Gonzaga
Adriana Scheliga

232 Leucemia Mieloide Crônica 1939
Cibelli Navarro Roldan Martin ■ Bruno Terra Corrêa
Márcia Trindade Schramm ■ Yung Bruno de Mello Gonzaga

PARTE XIII
CUIDADOS PALIATIVOS

233 Introdução 1949

   233-1 Primórdios dos Cuidados Paliativos no INCA 1949
Magda Côrtes Rodrigues Rezende

   233-2 INCA e os Cuidados Paliativos Atuais – Hospital do Câncer IV (HC IV), Unidade de Cuidados Paliativos .. 1952
Cláudia Naylor

   233-3 Introdução e Princípios dos Cuidados Paliativos ... 1958
Cláudia Naylor

234 Sintomas mais Comuns 1961

   234-1 Controle de Sintomas – Medidas Gerais 1961
Cláudia Naylor

   234-2 Fadiga em Pacientes Oncológicos 1962
Cristhiane da Silva Pinto

   234-3 Síndrome de Anorexia e Caquexia no Câncer 1967
Cristhiane da Silva Pinto ■ Larissa Calixto-Lima

   234-4 Náusea e Vômito 1974
Marina Sevilha Balthazar dos Santos ■ Alessandra Zanei Borsatto

   234-5 Constipação e Diarreia em Cuidados Paliativos 1977
Teresa Cristina da Silva dos Reis

   234-6 Obstrução Intestinal Maligna 1985
Cláudia Naylor

   234-7 Ascite Maligna 1990
André Leonardo da Silva Paes ■ Daniel de Carvalho Zuza

   234-8 Controle de Dispneia em Cuidados Paliativos 1993
Teresa Cristina da Silva dos Reis

   234-9 Feridas Neoplásicas Malignas 2002
Alessandra Zanei Borsatto ■ Marina Sevilha Balthazar dos Santos

   234-10 Complicações Orais e Cuidados com a Boca 2006
Cristhiane da Silva Pinto

   234-11 Insuficiência Renal em Cuidados Paliativos 2010
Cristhiane da Silva Pinto

   234-12 Síndromes Metabólicas 2013
Cristhiane da Silva Pinto

235 Terapia Subcutânea 2019
Maria Fernanda Barbosa ■ Eliete Farias Azevedo

236 Cuidados no Fim da Vida 2023
Teresa Cristina da Silva dos Reis

237 Sedação Controlada 2029
Teresa Cristina da Silva dos Reis

238 Anemia e Hemotransfusão em Cuidados Paliativos 2033
Teresa Cristina da Silva dos Reis ■ Lucia Cerqueira Gomes

   Índice Remissivo I-1

Parte I

PRINCÍPIOS GERAIS

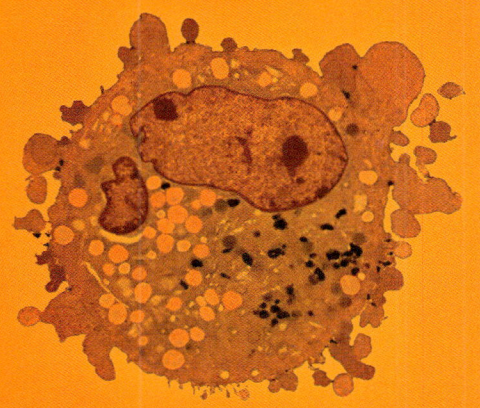

CAPÍTULO 1
Epidemiologia do Câncer

Maria Teresa Bustamante-Teixeira ■ Maximiliano Ribeiro Guerra

INTRODUÇÃO

O interesse científico sobre o câncer tem aumentado consideravelmente desde o século passado, em função de transformações importantes evidenciadas no perfil de morbimortalidade das coletividades humanas, com redução das doenças infectoparasitárias e aumento das doenças crônicas não transmissíveis, o que foi denominado de transição epidemiológica.

Concomitantemente, tem sido evidenciado um progressivo aumento do número de publicações de estudos epidemiológicos sobre o câncer com a finalidade de compreender a magnitude da doença em diferentes populações e a evolução de seus tipos específicos, bem como investigar seus principais fatores de risco.

Embora o câncer não seja uma doença de aparecimento recente na humanidade, a epidemiologia do câncer é uma ciência relativamente nova, que alcançou maior expressão no final do século XX e que, apesar de sua "juventude", já tem contribuído de maneira significativa para o melhor entendimento das causas dos diferentes tipos de neoplasias e para a avaliação de medidas preventivas, fornecendo evidências científicas importantes para embasar a formulação de estratégias de prevenção e o controle da doença.

Este capítulo objetiva a discussão a respeito da epidemiologia do câncer, apresentando dados relativos à magnitude da doença no Brasil e discorrendo sobre os fundamentos da pesquisa epidemiológica em câncer. Para tanto, são abordados: a incidência dos principais tipos de neoplasias malignas no país, comparada aos dados de outras regiões do mundo; a tendência da mortalidade por câncer e tipos específicos nos últimos 20 anos para todo o país; a sobrevida de câncer nos cinco continentes em estudo internacional e multicêntrico, com base em dados provenientes de registros de câncer de base populacional (RCBP); e as bases e os principais delineamentos propostos para a investigação epidemiológica em câncer.

MEDIDA DA MAGNITUDE DO CÂNCER E A OCORRÊNCIA DE CÂNCER NO BRASIL

Estimar o peso de qualquer doença não é tarefa fácil e uma única medida não consegue capturar efetivamente as múltiplas dimensões que envolvem os contextos dos indivíduos, dos serviços de saúde e da população como um todo. A magnitude do câncer é usualmente descrita por meio da análise combinada de dados de incidência, prevalência e mortalidade, uma vez que existem diferenças entre os vários tipos de câncer em função da letalidade e da sobrevida. Enquanto para tumores muito letais, a mortalidade pode ser uma boa aproximação da incidência, apenas a mortalidade não consegue expressar a carga da doença para tumores de melhor prognóstico, como os cânceres de mama feminina e de próstata. Vale notar que a relação entre incidência e mortalidade para o câncer vem modificando-se nas últimas décadas, muito provavelmente em virtude da melhora dos métodos propedêuticos e de tratamento, já que alguns tipos de tumores malignos podem ser diagnosticados em fases mais precoces, possibilitando uma abordagem terapêutica mais efetiva, com consequente diminuição da letalidade.

Em relação às medidas mais frequentemente utilizadas para estimar o peso do câncer, cabe ressaltar que, enquanto a incidência avalia a carga da exposição aos fatores de risco para o câncer, a mortalidade reflete tanto a incidência, quanto o prognóstico da doença. Já a sobrevida possibilita a avaliação dos avanços nos procedimentos diagnósticos e terapêuticos e, quando estimada com base populacional, contribui para a descrição do comportamento da doença e dos fatores prognósticos relacionados. O Quadro 1, adaptado de Langiou, Adami e Trichopoulos (2008), exibe as principais medidas selecionadas para avaliação da magnitude do câncer.

Mortalidade

Fonte de dados sobre mortalidade de câncer

No Brasil, o Sistema de Informação sobre Mortalidade (SIM), implantado em 1975, tem como documento-base a declaração de óbito e constitui-se na principal fonte de dados desta natureza. Na página do Departamento de Informática do Sistema Único de Saúde - DATASUS (http://www.datasus.gov.br), tais dados estão disponíveis para toda a população brasileira, podendo ser acessados por regiões, estados e municípios.

O SIM apresenta uma cobertura de cerca de 82%, com variações interregionais, que apontam para uma melhor cobertura nas regiões

Quadro 1. Medidas da magnitude de câncer e seus determinantes

MEDIDA	DEFINIÇÃO	DETERMINANTES
Incidência	Nº casos novos/100.000 pessoas-ano	Carga da exposição às causas
Incidência acumulada	Proporção de pessoas que desenvolveram câncer antes de uma idade definida	Incidência
Prevalência	Proporção da população com câncer	Incidência, prognóstico e mortalidade por outras causas
Sobrevida	Proporção de pacientes com câncer por um tempo específico após o diagnóstico	História natural da doença Estágio do diagnóstico Eficácia terapêutica
Mortalidade	Nº de mortes/100.000 pessoa-ano ou Nº absoluto de mortes/ano	Incidência Prognóstico
Anos potenciais de vida perdidos	Nº de anos perdidos entre idade do óbito e idade esperada do óbito na ausência do câncer	Incidência Idade do diagnóstico Prognóstico
Anos de vida ajustados por incapacidade	Impacto do câncer na qualidade de vida e na sobrevida	Incidência Idade do diagnóstico Prognóstico Longevidade esperada Incapacidade residual

Adaptado de Lagiou, Adami e Trichopoulos, 2008.

mais desenvolvidas do país. Quanto à confiabilidade dos seus dados, verifica-se uma melhora progressiva ao longo dos anos, que pode ser atestada pela tendência decrescente, nos últimos 27 anos, dos óbitos atribuídos a causas mal definidas, representando 8,2% dos 593.786 óbitos registrados no país em 2006.

A análise da mortalidade segundo grupos de causas, faixas etárias e distribuição geográfica contribui para a realização do diagnóstico de saúde de uma região em um determinado momento, e permite seu acompanhamento por meio da análise de tendência temporal. Os dados de óbitos constituem, portanto, uma base essencial para o planejamento das ações de saúde. No Brasil, a disponibilização total, tanto de dados quanto de informações sistematizadas sobre mortalidade, na página do DATASUS, contribui para a consolidação do SIM. No entanto, cabe sempre destacar que a produção de informações confiáveis é fruto de uma cadeia de eventos, que demanda organização na rede de atenção à saúde e sensibilização e qualificação dos profissionais envolvidos na geração destes dados. Trata-se, evidentemente, de um trabalho contínuo e exigente, que deve ser valorizado em todas as suas etapas.

Mortalidade por câncer no Brasil

As neoplasias representam a segunda causa de óbito no Brasil, sendo responsáveis por 15,6% do total de óbitos por causas conhecidas, relativos a todas as faixas etárias, no ano de 2009. São superadas apenas pelas doenças cardiovasculares, que responderam, neste mesmo ano, por 29,0% dos óbitos e constituem-se na primeira causa de óbito em todas as regiões brasileiras. Entre as regiões do país, as neoplasias são a segunda causa de óbito nas regiões Sudeste e Sul, a terceira nas regiões Nordeste e Centro-Oeste e a quarta na região Norte, quando consideradas as causas mal definidas!

Nos últimos 27 anos (1980 a 2006), as taxas de mortalidade por câncer apresentaram tendência crescente no Brasil, tanto para o sexo masculino, quanto para o sexo feminino, com valores mais elevados entre os homens (Fig. 1). As taxas de mortalidade geral por câncer e principais tipos, aqui apresentadas, foram corrigidas, redistribuindo proporcionalmente 50% das mortes mal definidas e padronizando-as por idade segundo a população padrão mundial.

Entre os homens, destacaram-se as taxas de mortalidade por câncer de pulmão, próstata, estômago, esôfago e colorretal, verificando-se, quando considerado todo o período (1980 a 2006), uma tendência ascendente para os cânceres de pulmão, próstata e colorretal, e uma diminuição para o câncer de estômago, enquanto o câncer de esôfago manteve-se estável neste período (Fig. 2).

Para as mulheres, as neoplasias responsáveis pelas maiores taxas de mortalidade foram as de mama, pulmão, colorretal, colo de útero e estômago. No período compreendido entre 1980 e 2006, enquanto os cânceres de mama, pulmão e colorretal exibiram tendência ascendente, os de colo de útero e estômago apresentaram uma tendência decrescente (Fig. 3). Cabe ressaltar que as taxas referentes às neoplasias de colo uterino, aqui apresentadas, sofreram correção pela distribuição proporcional dos óbitos classificados como neoplasias malignas de útero, porção não especificada (CID 10: C55).

A diminuição dos óbitos por câncer de colo de útero verificada neste período, principalmente nas capitais brasileiras, pode refletir um incremento da cobertura pelo exame preventivo. De fato, verificou-se que, entre 2003 a 2008, o percentual de mulheres de 25 a 59 anos com, pelo menos, um teste de *Papanicolaou* nos 3 anos anteriores aumentou 25%, alcançando 84,6%. Destaca-se, entretanto, que nas zonas rurais das regiões Norte e Nordeste, áreas com acesso restrito ao rastreamento, as taxas de mortalidade por câncer de colo de útero ainda são ascendentes.

Já a mortalidade por câncer de pulmão entre a população até 60 anos no Brasil apresentou uma tendência inversa na última década, de acordo com o gênero, com queda para homens e aumento para mulheres, sendo tal diferença mais evidente entre indivíduos de 40 e 59 anos na região Sudeste no período entre 1996 e 2003. Em relação ao câncer colorretal, foi verificada uma acentuada variação regional, com maior

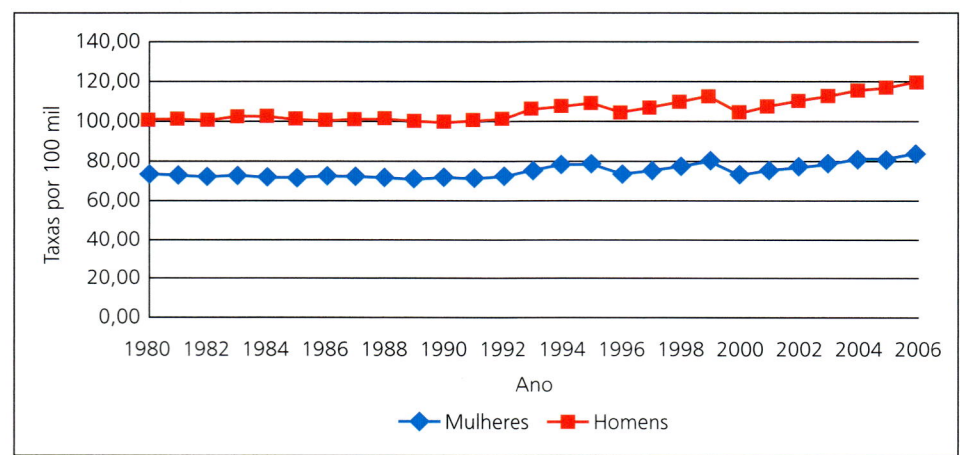

◀ **FIGURA 1.** Tendência da mortalidade por câncer no Brasil, segundo sexo, 1980-2006. (Fonte: Azevedo e Silva *et al.*, 2011), taxas corrigidas cedidas pelos autores.

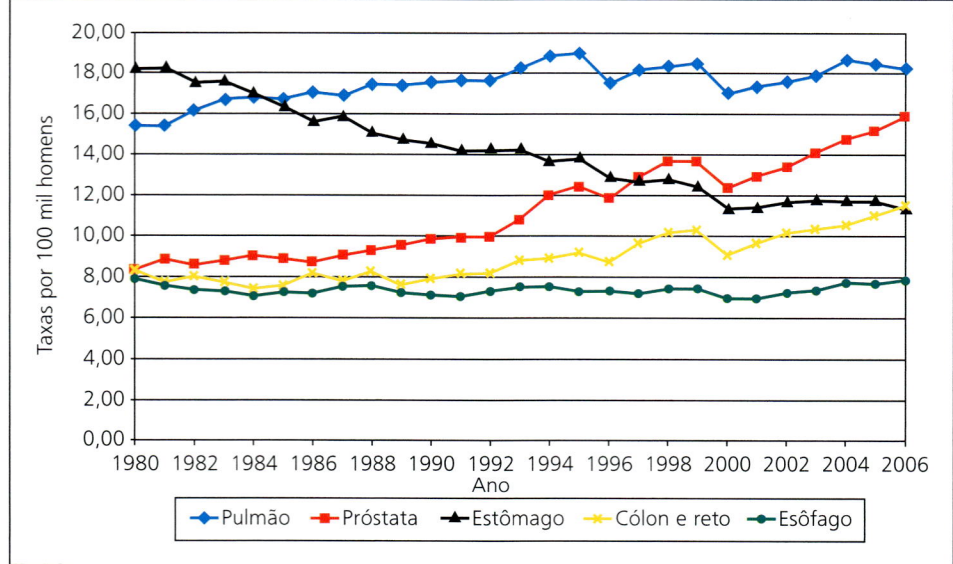

◀ **FIGURA 2.** Tendência da mortalidade por câncer em homens, segundo as principais localizações topográficas, Brasil, 1980-2006. (Fonte: Azevedo e Silva *et al.*, 2011), taxas corrigidas cedidas pelos autores.

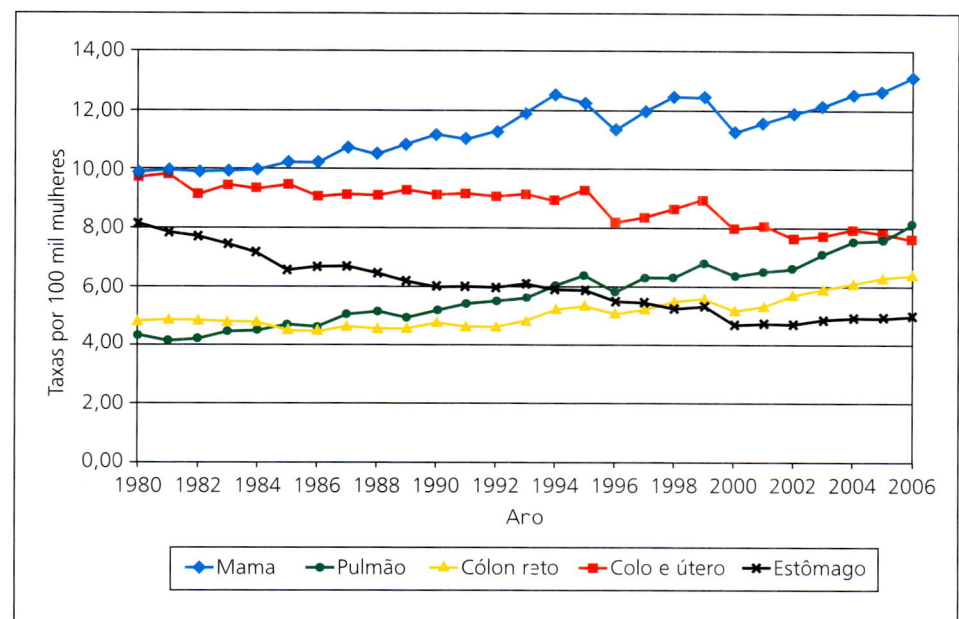

◀ **FIGURA 3.** Tendência da mortalidade por câncer em mulheres, segundo as principais localizações topográficas, Brasil, 1980-2006. (Fonte: Azevedo e Silva *et al.*, 2011), taxas corrigidas cedidas pelos autores.

mortalidade nas capitais das regiões Sul e Sudeste. Um estudo ecológico, que analisou a correlação entre padrões de consumo alimentar e taxas de mortalidade padronizadas por idade em capitais selecionadas, concluiu que tal variação pode ser explicada pelas diferenças no consumo calórico total e no consumo de carne, legumes e frutas entre tais regiões.

Comparando os dados referentes à mortalidade no Brasil com os de regiões mais e menos desenvolvidas do mundo apresentados pelo GLOBOCAN-2008, para todos os tipos de câncer, exceto pele não melanoma, observa-se que, entre as mulheres, as cifras são inferiores às encontradas tanto em regiões mais desenvolvidas quanto nas menos desenvolvidas e, entre os homens, evidenciam-se valores discretamente superiores ao das regiões menos desenvolvidas (Quadro 2). Para o câncer de pulmão em ambos os sexos e para o de cólon e reto em homens, as taxas encontradas são inferiores àquelas referentes às duas regiões estudadas. Para o câncer de mama feminino e o de estômago em ambos os sexos, as taxas exibem valores intermediários aos observados entre as duas regiões avaliadas, enquanto, para os cânceres de colo de útero e de próstata observam-se valores mais elevados. As taxas do câncer de esôfago para ambos os sexos exibem valores próximos aos identificados nas regiões mais desenvolvidas, enquanto aquelas relativas às neoplasias de cólon e reto entre as mulheres apresentam-se próximas às das regiões menos desenvolvidas. Tais resultados evidenciam as desigualdades regionais existentes dentro do nosso país.

Segundo Jemal *et al.*, enquanto os Estados Unidos da América e muitos outros países ocidentais apresentam tendência decrescente tanto da incidência, quanto da mortalidade, para a maioria dos cânceres, incluindo pulmão, colorretal, mama feminina e próstata, estas tendências são ascendentes nos países subdesenvolvidos e em desenvolvimento, em função da adoção de estilos de vida não saudáveis, como tabagismo, sedentarismo e alimentação inadequada por uma população em processo de envelhecimento.

Incidência

Fonte de dados sobre a incidência de câncer

Informações sobre a incidência de câncer e dos seus tipos mais frequentes em uma determinada região possibilitam o conhecimento acerca da real magnitude da doença, assim como de suas tendências e de seus fatores de risco, auxiliando na definição de prioridades para o controle do câncer e desempenhando papel fundamental no planejamento e na avaliação das ações da Política Nacional de Atenção Oncológica.

Os registros de câncer são importantes fontes sistemáticas de coleta ativa de dados de pacientes diagnosticados com neoplasias malignas e tratados. As informações provenientes desses registros permitem não apenas a estimativa de casos novos (incidência) da doença, como também o desenvolvimento de pesquisas epidemiológicas e a avaliação das ações de controle.

Com o surgimento desses registros em diversos países, tem sido possível traçar um panorama mundial de distribuição e tendências dos tipos de câncer em diferentes populações, de forma dinâmica e atualizada.

Quadro 2. Comparação das taxas padronizadas de mortalidade* por câncer no Brasil com regiões menos e mais desenvolvidas do mundo, segundo o sexo, 2008

LOCALIZAÇÕES	SEXO	BRASIL	REGIÕES MAIS DESENVOLVIDAS	REGIÕES MENOS DESENVOLVIDAS
Todos (exceto pele não melanoma)	Mulheres	84,9	87,2	85,4
	Homens	120,2	143,1	119,3
Câncer de pulmão	Mulheres	7,4	13,6	9,7
	Homens	18,6	39,2	24,6
Câncer de estômago	Mulheres	5,4	4,7	8,1
	Homens	13,2	10,3	16,0
Câncer de próstata	Homens	16,3	10,5	5,6
Câncer de mama	Mulheres	12,3	15,3	10,8
Câncer de colo de útero	Mulheres	10,9	3,2	9,8
Câncer de cólon e reto	Mulheres	5,8	9,7	5,4
	Homens	6,5	15,1	6,9
Câncer de esôfago	Mulheres	1,8	1,0	4,7
	Homens	7,3	5,3	10,1

*Ajustada por idade pela população padrão mundial.
Fonte: GLOBOCAN, 2008 (Ferlay *et al.*, 2010).

De acordo com a padronização internacional, os registros de câncer podem ser classificados em: Registros de Câncer de Base Populacional (RCBP) e Registros Hospitalares de Câncer (RHC).

Registros de câncer de base populacional (RCBP)

Os RCBPs são considerados ferramentas valiosas para a vigilância do câncer, pois permitem a descrição e o monitoramento do perfil da incidência de câncer em uma população geograficamente definida, dispondo ainda de informações que possibilitam a avaliação das tendências e da sobrevida da doença.

Um dos principais pilares da vigilância sobre a ocorrência de câncer na população brasileira são os RCBPs, existentes atualmente em 28 cidades, sendo 21 destas capitais. No Brasil, os RCBPs têm se qualificado bastante ao longo do tempo, com melhoria progressiva da cobertura e validade de suas informações, o que tem possibilitado a comparação entre informações nacionais e internacionais sobre o perfil de incidência dos diversos tipos de câncer.

O Instituto Nacional de Câncer consolida periodicamente as informações geradas pelos RCBPs brasileiros, e tais informações podem ser acessadas no endereço eletrônico da Instituição (www.inca.gov.br).

Registros hospitalares de câncer (RHC)

Instalados em hospitais gerais ou especializados em oncologia, os RHCs têm o objetivo de coletar dados referentes ao diagnóstico, tratamento e evolução dos casos de neoplasia maligna atendidos nessas instituições, sejam públicas, privadas, filantrópicas ou universitárias.

O maior propósito de um RHC é o atendimento às necessidades da administração do hospital, do programa de controle do câncer nele desenvolvido e, sobretudo, do paciente em particular. Trata-se de um valioso recurso para acompanhamento e avaliação da qualidade de assistência prestada nesses hospitais, inclusive os resultados finais alcançados no tratamento do câncer.

O RHC apresenta importante papel no monitoramento e na avaliação dos cuidados dispensados aos pacientes com câncer, auxiliando a equipe de saúde no acompanhamento de seus casos e oferecendo dados estatísticos sobre o resultado dos tratamentos desenvolvidos.

No Brasil, o primeiro RHC surgiu no Instituto Nacional de Câncer (INCA) no início dos anos 1980, fundamentado na experiência de outros países. Posteriormente, vários outros RHCs foram estabelecidos no país, tomando por base as padronizações preconizadas pela Agência Internacional para Pesquisa em Câncer (IARC) da Organização Mundial de Saúde e pelo Programa de Vigilância, Epidemiologia e Resultados Finais (SEER) do Instituto Nacional de Saúde (NIH) dos Estados Unidos da América.

Estimulados pelo Ministério da Saúde, inúmeros hospitais e serviços de oncologia no país têm direcionado, na atualidade, esforços no sentido de organizar os RHCs, agregando, com isso, material em larga escala e de fácil acesso para a condução de estudos clínicos e epidemiológicos.

Incidência de câncer no Brasil

Por meio da utilização dos dados oriundos de 17 RCBPs brasileiros com período de referência 2000 a 2005 (em sua totalidade ou em parte) foram verificadas taxas médias de incidência, para a maioria dos RCBPs analisados, com valores intermediários aos observados nas estimativas internacionais, tanto para homens, quanto para mulheres. Contudo, foram evidenciadas taxas médias de incidência semelhantes às dos países desenvolvidos, para ambos os sexos, em Porto Alegre (404,2/100 mil homens; 286,2/100 mil mulheres), Goiânia (365,4/100 mil homens; 262,8/100 mil mulheres) e São Paulo (315,8/100 mil homens; 251,0/100 mil mulheres). Já as menores taxas de incidência foram observadas em Fortaleza (204,6/100 mil homens; 182,6/100 mil mulheres), Recife (190,2/100 mil homens; 180,6/100 mil mulheres) e João Pessoa (182,4/100 mil homens; 177,5/100 mil mulheres).

Ainda segundo os dados dos referidos RCBPs, as cinco localizações mais frequentes em mulheres foram mama (91,8 a 49,6), carcinoma *in situ* do colo do útero (40,2 a 9,9), colo do útero (35,6 a 10,2), cólon e reto (24,7 a 9,4) e pulmão (23,3 a 5,4), excluindo câncer de pele não melanoma. Vale notar que a presença do carcinoma *in situ* do colo do útero entre as cinco principais localizações em mulheres demonstra claramente a contribuição dos RCBPs na avaliação de programas, evidenciando-se a elevação de suas taxas de incidência particularmente a partir do ano de 2000, o que reflete o impacto da implantação no país do Programa Nacional de Controle do Câncer de Colo de Útero. Nos homens, as cinco localizações mais frequentes foram próstata (129,6 a 50,0), pulmão (66,6 a 14,3), cólon e reto (34,0 a 8,8), estômago (25,0 a 11,8) e esôfago (18,2 a 4,7), também excluindo câncer de pele não melanoma.

A partir dos dados constantes da última publicação da IARC *Cancer Incidence in Five Continents*, que engloba informações provenientes de 300 populações, 225 registros e 60 países, os coeficientes de incidência dos quatro RCBPs brasileiros incluídos nessa publicação foram comparados àqueles das regiões do mundo com incidência de câncer mais alta e mais baixa, sendo os achados relativos às principais localizações discutidos a seguir.

- *Pulmão:* as taxas de incidência mais elevadas para ambos os sexos no período considerado foram verificadas entre os registros norte-americanos (96,6 a 90,1/100 mil homens; 50,3 a 46,3/100 mil mulheres), o que correspondeu a cerca de três a quatro vezes aos valores das maiores incidências evidenciadas nos registros brasileiros (para homens em São Paulo: 33,5/100 mil; para mulheres em Brasília: 12,5/100 mil). Já as menores incidências entre os homens foram evidenciadas na Índia, no Peru e em Uganda (6,1 a 4,8/100 mil homens) e, entre as mulheres, na Argélia, na Tunísia e na Índia (ambos 1,7/100 mil mulheres).
- *Mama feminina:* a maior incidência também foi verificada nos registros norte-americanos (118,9 a 110,9/100 mil mulheres). Entre as cidades brasileiras, São Paulo exibiu a maior incidência (80,8/100 mil mulheres), sendo essa incidência comparável àquelas observadas nos registros de regiões desenvolvidas. As menores taxas de incidência foram evidenciadas em registros de países asiáticos (15,4 a 14,6/100 mil mulheres).
- *Próstata:* mais uma vez, os registros norte-americanos revelaram as maiores incidências (216,0 a 195,0/100 mil homens), que foram cerca de duas vezes mais elevadas que a maior incidência identificada para os registros brasileiros (Brasília: 101,5/100 mil homens).
- *Colo de útero:* os registros brasileiros exibiram taxas expressivas de incidência (37,7 a 21,1/100 mil mulheres), as quais foram relativamente próximas às observadas nas regiões com as maiores incidências do mundo, como países da África e o Peru (47,3 a 43,9/100 mil mulheres).
- *Estômago:* as maiores taxas de incidência foram observadas nos registros do Japão e da Coreia, tanto para o sexo masculino (80,3 a 73,8/100 mil), quanto para o sexo feminino (31,3 a 29,1/100 mil), enquanto, no Brasil, os maiores valores para ambos os sexos foram registrados em São Paulo (29,4/100 mil homens; 12,4/100 mil mulheres) e em Brasília (29,0/100 mil homens; 13,2/100 mil mulheres).
- *Cólon:* para ambos os sexos, as menores incidências foram exibidas pelos registros indianos (2,2 a 1,9/100 mil homens; 1,8 a 1,6/100 mil mulheres) e as maiores incidências pelos registros norte-americanos (40,2 a 36,9/100 mil homens; 29,7 a 28,4/100 mil mulheres), sendo que, no Brasil, a maior incidência foi verificada em São Paulo tanto em homens, quanto em mulheres (19,3/100 mil homens; 15,9/100 mil mulheres).
- *Reto:* a maior taxa de incidência para ambos os sexos foi constatada em registro canadense (31,6/100 mil homens; 21,3/100 mil mulheres), enquanto os registros asiáticos exibiram as menores incidências (2,1 a 2,0/100 mil homens; 1,4 a 1,3/100 mil mulheres). No Brasil, as maiores taxas de incidência, tanto em homens, quanto em mulheres, foram evidenciadas em São Paulo (12,7/100 mil homens; 9,2/100 mil mulheres).
- *Esôfago:* para o sexo masculino, as maiores taxas de incidência foram identificadas nos registros asiáticos (20,2 a 15,4/100 mil homens), sendo tais valores relativamente próximos àqueles evidenciados nos registros brasileiros que exibiram as maiores incidências (Brasília: 13,1/100 mil homens e São Paulo: 12,0/100 mil homens).

Sobrevida

As estimativas de sobrevida são ferramentas essenciais para avaliar os impactos alcançados no controle do câncer, uma vez que possibilitam o conhecimento sobre a real efetividade do sistema de saúde em relação à atenção oferecida aos pacientes, analisando as políticas de rastreamento, as melhoras no diagnóstico e a adequação ao tratamento.

Por meio de dados obtidos em registros de câncer ou em estudos individuais, tem sido estimada a sobrevida para diferentes localizações de neoplasias malignas. No entanto, as probabilidades de sobrevida calculadas a partir de casos incidentes na população (dados oriundos dos RCBPs) devem ser diferenciadas daquelas obtidas por uma série de pacientes hospitalares ou de um ensaio clínico. Isso se justifica, uma vez que os pacientes analisados em ensaios clínicos ou em séries hospitalares normalmente são submetidos a vários critérios de seleção (reconhecidos ou não) e muito raramente têm a capacidade de representar a diversidade existente na população de casos; diferentemente do que ocorre com os dados obtidos a partir dos RCBPs.

Sobrevida de câncer no Brasil

Embora os RCBPs existam há mais de três décadas no Brasil, ainda há poucos estudos nacionais publicados que analisam a sobrevida com base populacional, o que pode ser atribuído, em parte, à grande dificuldade de se obter o seguimento completo dos pacientes no país.

Entre os estudos que comparam as estimativas de sobrevida internacionais com a utilização de dados nacionais, sobressai o Estudo CONCORD, que utilizou dados de 101 RCBPs de 31 países nos cinco continentes, contando com informações provenientes de 1,9 milhões de pessoas com idade entre 15 e 99 anos que tiveram diagnóstico de tumor primário de câncer de cólon e reto, mama feminina e próstata entre os anos de 1990 e 1994, com seguimento de, pelo menos, 5 anos. Os dados brasileiros incluídos nesse estudo foram provenientes de apenas dois RCBPs (Goiânia e Campinas), sendo que parte desses dados foi excluída por não ter preenchido todos os critérios de qualidade exigidos pelo referido estudo. Os principais achados desse estudo, referentes às comparações das estimativas de sobrevida relativa após 5 anos do diagnóstico, padronizadas por idade, segundo as localizações analisadas, são apresentados a seguir, com ênfase nos dados nacionais.

- *Mama feminina:* as melhores sobrevidas (80% e mais) foram verificadas em Cuba, Estados Unidos, Canadá, Japão, Austrália e Finlândia, sendo os piores resultados encontrados na Eslováquia (57,9%), no Brasil (58,4%) e, em especial, na Argélia (38,8%).
- *Próstata:* a sobrevida foi superior a 80% nos Estados Unidos (92%), Áustria (86,1%) e Canadá (85,1) e inferior a 40% na Dinamarca, Polônia e Argélia. A sobrevida relativa por câncer de próstata no Brasil foi de 49,3%, sendo de 55,7% em Goiânia e 34,4% em Campinas. Entretanto, vale notar que cerca de 30% dos casos de câncer de próstata registrados em Campinas (no caso, o registro brasileiro com a menor sobrevida) foram excluídos no controle de qualidade dos dados.
- *Cólon e reto:* a sobrevida variou de 22,5 a 59,5% entre os homens e de 22,6 a 62,0% entre as mulheres. Para as mulheres, os melhores resultados foram observados em Cuba, França, Estados Unidos, Canadá, Austrália e Japão e, para os homens, no Japão, Cuba, Estados Unidos, Austrália, França e Canadá. A Argélia exibiu os piores resultados para ambos os sexos (22,5% para homens; 22,6% para mulheres). No caso desta localização anatômica, o Brasil foi representado apenas pelo registro de Goiânia, que exibiu resultados piores para as mulheres (43,5%) do que para os homens (47,3%).

Finalmente, cabe destacar o esforço do Projeto LATINCARE, coordenado por pesquisadores da Fundação Oswaldo Cruz (FIOCRUZ), que vem estruturando-se desde 1995, com vistas a alcançar estimativas confiáveis e comparáveis da sobrevida de câncer em grandes populações de países da América Latina e do Caribe; a partir de dados provenientes de diversos RCBP dos países participantes.

ABORDAGENS DA PESQUISA EPIDEMIOLÓGICA EM CÂNCER

A epidemiologia do câncer caracteriza-se como uma parte da epidemiologia voltada para a doença câncer. Desta forma, tem como objetivo estudar a distribuição e os determinantes relacionados ao estado ou aos eventos de saúde em populações humanas, e a aplicação destes estudos para os problemas de saúde, focados na doença câncer.

Traz, portanto, a especificidade da epidemiologia no que se refere ao estudo e à comparação de populações ou grupos de pessoas, e não de indivíduos isolados. Os estudos epidemiológicos não envolvem apenas os indivíduos que adoecem (ou que tem o desfecho estudado), mas também aqueles em que a doença (desfecho) não ocorreu, visando identificar as diferenças entre estes grupos. Isso a torna diferente da clínica, que está voltada aos problemas de cada paciente, individualmente. Para a epidemiologia, interessam, igualmente, as características da população a que o indivíduo pertence.

Tradicionalmente as perguntas que a epidemiologia traz, em relação a um evento de saúde, podem ser sumarizadas em: *Quem? Quando? Onde?* – e atendem ao objetivo de estudar a distribuição da ocorrência das doenças. Para estudar os determinantes, é necessário incluir os questionamentos: *Como?* e *Por quê?* – visando identificar os motivos pelos quais determinados grupos apresentam risco de adoecer maior do que outros. A epidemiologia busca, então, identificar a presença de associação entre uma exposição (qualquer fator que possa afetar a saúde) e um desfecho (doença ou outro evento relacionado à saúde). Busca, ainda, verificar se a associação encontrada pode ser considerada causal ou não, e avaliar qual a magnitude desta associação.

Um dos principais papéis da epidemiologia é identificar a causa das doenças e sua história natural, assim como dos eventos relacionados à saúde humana. Sua abordagem pode propiciar evidências científicas sobre o efeito de determinadas exposições a fatores de risco e a fatores de proteção em populações humanas. Mesmo que um experimento realizado no âmbito das ciências básicas demonstre, por exemplo, que a exposição aos compostos do tabaco em animais provoca o desenvolvimento do câncer de pulmão, é necessário, para que possamos afirmar que o hábito de fumar causa câncer de pulmão em humanos, que os estudos epidemiológicos demonstrem que este câncer é mais frequente em tabagistas do que nos não tabagistas. Em contraste com as ciências experimentais, a estratégia da epidemiologia é, principalmente, a observação e a comparação, decorrente dos limites impostos pelas questões éticas envolvidas na realização de estudos experimentais em populações humanas.

As doenças não ocorrem por acaso, mas são resultados da interação entre o ser humano e seu meio ambiente. O conhecimento dos mecanismos de transmissão e desenvolvimento das doenças é fundamental na pesquisa epidemiológica, assim como na prevenção das doenças. No entanto, mesmo quando a biologia da doença ainda não é totalmente esclarecida, a epidemiologia pode identificar as causas e as medidas preventivas adequadas. Neste sentido, um exemplo clássico foi o estudo conduzido pelo médico inglês *John Snow* que, ao analisar a epidemia de cólera em Londres no ano de 1854, conseguiu demonstrar a veiculação hídrica desta patologia, em um período em que ainda não se conheciam os microrganismos, e propôs medidas de saúde pública efetivas para o controle da epidemia.

A epidemiologia ampliou seu escopo no estudo das doenças crônicas, incluindo agentes causais de diversas naturezas, especialmente na segunda metade do século XX. Na área do câncer, este crescimento foi bastante expressivo, tendo contribuído para a consolidação da epidemiologia como uma poderosa ferramenta para estudar os fenômenos biológicos em populações humanas. Neste sentido, vale destacar que os estudos que investigaram a associação entre o tabagismo e os efeitos adversos à saúde contribuíram, decisivamente, para o desenvolvimento e o aprimoramento da pesquisa epidemiológica no campo das doenças crônicas, possibilitando a constatação de que o fumo é o maior fator de risco para o câncer e para várias outras condições crônicas de saúde.

No tocante à divulgação de dados confiáveis sobre o câncer na rede mundial de computadores, cabe comentar que várias instituições oficiais nacionais e internacionais já disponibilizam informações diversas em seus *sites* institucionais (Quadro 3).

Tipos de estudos epidemiológicos

Na abordagem epidemiológica da pesquisa em câncer, podemos destacar duas vertentes principais. A primeira voltada para a busca de respostas às questões relativas à etiologia ou à causa das doenças ou dos eventos relacionados à saúde. A segunda direcionada à avaliação de intervenções que modificam a história natural da doença, tanto por meio de medidas preventivas, como por intermédio do tratamento efetivo.

A partir do estabelecimento da questão da pesquisa, é necessário definir com clareza a exposição (ou exposições) e o desfecho (ou desfechos) que serão estudados, verificando como serão medidos, de forma a garantir a validade do estudo. Em seguida, cabe decidir qual o tipo de estudo epidemiológico mais adequado para responder à questão proposta.

Quadro 3. Principais fontes nacionais e internacionais de informação sobre o câncer na internet

INSTITUIÇÕES/PROGRAMAS	ENDEREÇOS ELETRÔNICOS
NACIONAIS	
Instituto Nacional de Câncer – INCA	http://www.inca.gov.br/
Departamento de Informática do SUS – DATASUS	http://www.datasus.gov.br/
INTERNACIONAIS	
World Health Organization – WHO	http://www.who.int/
International Agency for Research on Cancer – IARC	http://www.iarc.fr/Em cache - Similares
National Cancer Institute – NCI	http://www.cancer.gov/Em cache - Similares
American Cancer Society – ASCO	http://www.cancer.org/Em cache - Similares
Surveillance, Epidemiology and End Results Program – SEER	http://www.seer.cancer.gov/Em cache - Similares
Survival of Cancer Patients in Europe – EUROCARE	http://www.eurocare.it/

Os estudos epidemiológicos compreendem estudos experimentais (ou de intervenção) e observacionais (ou não experimentais). Esta classificação diz respeito à forma como os grupos expostos e não expostos serão designados. Para os estudos experimentais, a exposição será uma intervenção, cabendo ao pesquisador designar a população nos grupos (experimental ou controle). Como se tratam de estudos em populações humanas, tais estudos limitam-se, por óbvias questões éticas, a exposições em que não se espere que ocorram danos à população envolvida, mas que, ao contrário, possam trazer benefícios. Nos estudos observacionais, os grupos são formados a partir da medida da exposição verificada na população de estudo, não existindo a interferência do pesquisador. Estes estudos podem avaliar potenciais fatores de risco à saúde, uma vez que mesmo conhecendo tais riscos, as pessoas expõem-se, voluntariamente ou não.

Estudos observacionais

Nos estudos observacionais, não há intervenção do pesquisador e a população de estudo é classificada nos diferentes grupos, a partir da medida da exposição a ser estudada. O pesquisador não controla as circunstâncias em que a exposição ocorre e, portanto, deve estar muito atento à seleção dos sujeitos da pesquisa. Como os grupos observados podem diferir em muitas outras características, além daquela em estudo, torna-se mais difícil estabelecer o papel de uma exposição sob investigação nestes estudos, em relação aos estudos experimentais.

Entre os estudos observacionais, destacam-se: os estudos de coorte, os estudos caso-controle e os estudos transversais.

Estudos de coorte

Os estudos de coorte têm como característica o acompanhamento de um ou mais grupos classificados quanto à exposição, para observar o surgimento do desfecho em questão. Da população de estudo, caracterizada por possuir características em comum (uma coorte), devem, portanto, ser excluídos os sujeitos que já apresentam tal desfecho.

O objetivo dos estudos de coorte é medir as incidências nos grupos (usualmente dois grupos: exposto e não exposto) e compará-las entre si, produzindo a medida de associação denominada risco relativo. Tal estudo é o único, entre os estudos observacionais, que propicia a medida direta do risco, quando há pequena ou nenhuma perda de sujeitos no acompanhamento e ainda poucos riscos competitivos.

> **Exemplo:** o estudo da coorte dos médicos britânicos (Doll; Hill, 1954), iniciado por Doll e Hill em 1951, constitui-se em um exemplo clássico de estudo que explorou, de forma detalhada, os múltiplos efeitos adversos da exposição ao fumo. Nesta coorte, em que foram incluídos cerca de 35 mil médicos, os dados sobre as características do hábito de fumar e de outros fatores de risco vêm sendo coletados, de forma sistemática, há mais de meio século. Os resultados publicados, em momentos sucessivos, comprovam os efeitos danosos do fumo sobre a saúde humana, demonstrando uma surpreendente força de associação entre fumo e câncer de pulmão, pois os grandes fumantes mostravam um risco aumentado em 20 vezes, em comparação aos não fumantes (Doll, 1998).

Os estudos de coortes formadas por grupos populacionais específicos têm sido muito importantes para analisar diversos agentes potencialmente cancerígenos. Como exemplo, podem ser destacadas as coortes constituídas por trabalhadores de indústrias e por vítimas de desastres nucleares.

Os estudos de coorte têm como principais vantagens:

- A exposição é medida antes do desfecho, constituindo-se em um estudo dito natural, pois acompanha os indivíduos já classificados quanto à exposição, para verificar a ocorrência do desfecho. Neste sentido evita o viés de informação quanto à exposição entre os grupos estudados.
- É possível medir múltiplos desfechos para as exposições consideradas.
- Exposições raras podem ser avaliadas desde que se escolham coortes adequadas.
- A incidência do desfecho pode ser medida diretamente nos grupos exposto e não exposto.

Como desvantagens, destacam-se:

- Poderem ser caros e longos, especialmente se concorrentes.
- Mudanças no *status* da exposição e nos critérios de diagnóstico ao longo do tempo podem alterar a classificação dos sujeitos quanto à exposição e/ou ao desfecho.
- Perdas de acompanhamento podem introduzir viés de seleção.
- São inadequados para doenças raras.

Estudos de caso-controle

Os estudos de caso-controle são estudos observacionais desenvolvidos para a investigação de doenças ou condições de baixa incidência e/ou com longo período de latência. Nestes estudos, parte-se da identificação de casos (indivíduos que tem o desfecho) e da seleção de controles (indivíduos que não tem o desfecho) comparáveis. Investiga-se, então, a exposição passada na história dos dois grupos, visando identificar possíveis diferenças quanto à exposição aos fatores estudados, sendo, portanto, estudos retrospectivos.

O estudo de caso-controle não produz medidas de ocorrência de doenças (ou condições), pois não dispõe dos denominadores populacionais. Como medida de associação utiliza a razão de chance (*odds ratio*), obtida dividindo-se a chance de exposição entre os casos pela chance de exposição entre os controles. Tal medida aproxima-se do risco relativo no caso de doenças ou eventos de baixa incidência na população.

> **Exemplo:** Chuang *et al.* (1992) realizaram um estudo de caso-controle em Taiwan com o objetivo de verificar a influência da hepatite B (exposição) na etiologia do carcinoma hepatocelular (desfecho). Selecionaram 128 casos de carcinoma hepatocelular confirmados histologicamente e 384 controles comprovadamente sem a doença. Verificaram que em 77% dos casos foram identificados o antígeno para hepatite B (HbsAg), enquanto entre os controles este percentual foi de 28%.

Os estudos de caso-controle têm como principais vantagens:

- Possibilitar a investigação de doenças (ou eventos) raros e/ou de longa duração.

- Serem mais rápidos e possuírem custo menor, quando comparados aos estudos de coorte concorrentes.
- Possibilitar a investigação de vários fatores de risco simultaneamente.

Como desvantagens, destacam-se:

- A dificuldade na seleção de controles apropriados, podendo gerar viés de seleção.
- Possibilidade de viés de informação na medida de exposições passadas.
- Possível dificuldade de estabelecer a sequência temporal entre a exposição e o desfecho.
- Não é adequado para o estudo de exposições raras.
- Não produz medidas de incidência.

Estudos transversais

Também denominados de estudos seccionais ou de prevalência, caracterizam-se por medirem simultaneamente a exposição e o desfecho de interesse em uma população definida, contactada em uma única abordagem. Neste tipo de estudo, é essencial garantir que a amostra dos sujeitos que participaram do estudo seja representativa da população para a qual os resultados serão extrapolados, com a utilização de amostras aleatórias, visando garantir para cada membro desta população a mesma chance de integrar a amostra. São ainda conhecidos como inquéritos.

> **Exemplo:** no Japão, Fukao *et al.* (1993) realizaram um estudo transversal visando verificar a associação entre a infecção por *Helicobacter pylori* (exposição) e a gastrite atrófica crônica, uma condição relativamente frequente e reconhecida como precursora do câncer gástrico. Foram selecionados, aleatoriamente, 1.815 doadores de sangue em quatro cidades japonesas. Foram colhidas amostras de sangue de todos os sujeitos e analisadas quanto à presença de anticorpos para *Helicobacter pylori* e aos níveis de pepsinogênico I e II (marcadores para gastrite atrófica crônica). Com os dados coletados, foi possível conhecer a prevalência de anticorpos contra esta bactéria entre os indivíduos identificados como portadores de gastrite atrófica crônica e compará-la à prevalência entre aqueles sem a doença.

Os estudos transversais exibem como principais vantagens:

- Serem os únicos que fornecem a prevalência de uma doença ou um fator de risco.
- Possuírem alto potencial descritivo e poderem subsidiar o planejamento.
- Serem mais fáceis e rápidos de serem realizados, pois não implicam em acompanhamento.
- Possibilitarem a investigação de várias exposições e desfechos simultaneamente.
- Boa opção para descrever as características dos eventos na população, para identificar casos na comunidade e para detectar grupos de alto risco, aos quais pode ser oferecida atenção especial.
- É possível fazer um estudo transversal como primeiro passo em um estudo de coorte ou experimental, com pouco ou nenhum custo adicional.

Como desvantagens, destacam-se:

- Relação cronológica dos eventos não detectável facilmente, pois exposição e desfecho são medidos concomitantemente durante o período do estudo.
- Não ser útil para investigar doenças raras ou de curta duração.
- Não ser adequado para o estudo de exposições raras.
- Condições de baixa prevalência exigem amostras de grande tamanho.
- Possibilidade de erros de classificação.
- Possibilidade do viés de prevalência (curados ou falecidos não aparecem na casuística).
- Dados da exposição atual podem não representar a exposição passada.

Nos últimos anos, tem destacado-se a importância dos inquéritos de base populacional para a avaliação das necessidades de saúde e de fatores de risco de populações. O aprimoramento das técnicas de coleta direta na comunidade, por meio dos inquéritos domiciliares, propicia uma análise representativa da população, independente de seu acesso ou utilização de serviços de saúde, possibilitando o estudo das desigualdades no estado de saúde.

Estudos experimentais

Os estudos experimentais caracterizam-se pelo controle por parte do pesquisador da alocação da exposição nos grupos. São estudos de intervenção que produzem fortes evidências, mas sua utilização é restrita, em razão dos potenciais problemas éticos ao submeter grupos populacionais a possíveis danos. No entanto, podem ser realizados para avaliar intervenções potencialmente benéficas aos indivíduos, como a prevenção (experimento de campo) e o tratamento de doenças (ensaio clínico).

O objetivo dos ensaios clínicos é avaliar um ou mais novos tratamentos para uma dada doença ou condição. A população de estudo é constituída por indivíduos portadores de uma determinada doença, subdivididos em subgrupos que receberão (grupo experimental) ou não (grupo-controle) o fator em estudo. Exceto pelo fator em estudo, a população de estudo deverá receber os mesmos cuidados e ser acompanhada da mesma maneira, para a verificação do desfecho estudado (cura, sobrevida, recaída).

Visando garantir a validade deste tipo de estudo é importante a realização de ensaios clínicos **randomizados** – que são aqueles em que os grupos são alocados a partir de processos aleatórios, buscando maior comparabilidade entre os grupos e uma distribuição equilibrada das possíveis variáveis de confusão. É recomendável, também, a utilização de técnicas de cegamento, como, por exemplo, os estudos **duplo-cego**, nos quais a alocação dos grupos e as aferições dos desfechos são realizadas às cegas, ou seja, nem os componentes dos grupos, nem os avaliadores têm conhecimento da alocação dos grupos.

> **Exemplo:** ensaio clínico randomizado, multicêntrico e internacional *(The Herceptin Adjuvant Trial Study – HERA Study)* avaliou a eficácia e a segurança do uso do anticorpo monoclonal recombinante contra HER2 (transtuzumab) em mulheres com câncer de mama invasivo HER2-positivo (superexpresso ou amplificado) em estágio inicial, após cirurgia e quimioterapia adjuvante. Os casos foram alocados aleatoriamente nos seguintes grupos: 2 anos de tratamento com transtuzumabe (n = 1.694); 1 ano de tratamento com transtuzumabe (n = 1.694); e apenas observação (n = 1.693), tendo sido avaliadas 5.081 mulheres com informações válidas para análise entre dezembro de 2001 e março de 2005. Observou-se aumento significativo da sobrevida livre de doença entre as mulheres com câncer de mama HER2-positivo em apenas 1 ano de uso de transtuzumab, após quimioterapia adjuvante (Piccart-Gebhart *et al.*, 2005).

Os estudos experimentais têm como principais vantagens:

- Permitirem avaliar a "causalidade" do fator em estudo.
- A utilização de ensaios randomizados evita o viés de seleção.
- Os estudos duplo-cegos minimizam a possibilidade de viés de informação.

Como desvantagens, destacam-se:

- Estudos de intervenção são caros e normalmente longos.
- Estarem sujeitos a problemas de natureza ética.
- Como estudos que envolvem acompanhamento, estão sujeito a perdas.

Estudos ecológicos

Os estudos ecológicos, também denominados estudos de dados agregados, diferem dos demais aqui descritos, por possuir como unidade de análise dados agregados, ou populações, obtidos a partir das fontes secundárias de informação.

Podem abordar áreas geográficas (ex.: países, estados, municípios, bairros, setores censitários) ou blocos de população bem delimitada (escolas, fábricas, unidades de saúde), analisados em um determinado momento, ou ainda considerados em momentos distintos no tempo, caracterizando os estudos de **séries temporais**. Podem, também, caracterizar-se por **análises espaciais**, com comparações entre regiões geográficas distintas; quando, por exemplo, são mapeadas as taxas de mortalidade nos municípios de um estado do nosso país, sendo possível, ainda, correlacionar tais taxas com indicadores socioeconômicos, ecológicos ou de oferta de serviços de saúde.

Os estudos de **séries temporais** permitem a visualização, com clareza, do impacto das intervenções de Saúde Pública. Neste sentido, vale destacar a já mencionada elevação das taxas de incidência de câncer de colo de útero *in situ* no Brasil, verificada especialmente a partir do ano de 2000, que representa um reflexo da implantação, em nível nacional, do Programa Nacional de Controle do Câncer de Colo de Útero.

A formulação matemática e estatística (modelos lineares) das relações verificadas entre os dados agregados pode ser obtida por meio das análises de regressão (regressão múltipla, ou análise de séries temporais, ou regressão dinâmica).

> Neves *et al.* (2006) realizaram um estudo ecológico com o objetivo de identificar possíveis associações entre padrões de consumo alimentar e taxas de mortalidade por câncer de cólon e reto padronizadas por idade em capitais brasileiras selecionadas. A regressão linear múltipla foi utilizada para analisar as correlações entre as taxas de mortalidade (obtidas do Sistema de Informação sobre Mortalidade – SIM) e as variáveis alimentares (obtidas no Estudo Nacional de Despesas Familiares – ENDEF). Essas taxas mostraram uma correlação positiva com o consumo de calorias, cereais, carnes, ovos/leite e legumes/frutas. Quando ajustadas por consumo calórico total, carne e legumes/frutas, foram as únicas variáveis que mantiveram uma correlação positiva. O modelo multivariado final com essas variáveis foi capaz de explicar 92% da variação das taxas de mortalidade nas capitais selecionadas.

Os estudos ecológicos têm como principais vantagens:

- Facilidade de planejamento e execução, uma vez que utilizam dados secundários (ex.: dados do censo, dos sistemas de informação em saúde e de inquéritos populacionais).
- Baixo custo relativo.
- Possibilitarem o estudo de efeitos ecológicos.
- Possibilidade de gerarem e testarem hipóteses.
- Simplicidade analítica.

Como desvantagens, destacam-se:

- Técnicas de análises de dados agregados pouco desenvolvidas.
- Possibilidade de falácia ecológica – interpretação enganosa por atribuir ao âmbito individual os padrões observados no nível do agregado.

Revisão sistemática e metanálise

A revisão sistemática e a metanálise permitem combinar resultados de estudos prévios, realizados de forma independente. A revisão sistemática (*systematic overview*; *overview*; *qualitative review*) caracteriza-se por ser uma revisão de estudos com uma abordagem sistemática e metodologia claramente definidas, que limita o viés na reunião, na avaliação crítica e na síntese de todos os estudos relevantes de um determinado assunto, visando minimizar os erros nas conclusões. Tal metodologia, como em todo estudo científico, deve estar explicitada e possibilitar a replicação deste estudo por outros pesquisadores.

A metanálise (*quantitative review*; *pooling*; *quantitative synthesis*) compreende a análise estatística para combinar e sintetizar os resultados de vários estudos, por meio de uma medida-sumária. Permite encontrar significância estatística, quando existente, para o efeito de determinadas intervenções não alcançadas nos estudos isolados, decorrente da amostra reduzida ou a efeitos de menor impacto. Possibilita a síntese das evidências mais recentes da efetividade de um tratamento, por exemplo, e apresenta uma estimativa quantitativa global derivada de estudos individuais. Pode orientar a atuação clínica e evitar a execução de pesquisas desnecessárias. A metanálise é precedida por uma revisão sistemática, que permite reunir e criticar as evidências oriundas de estudos de qualidade, por meio de metodologia definida.

Neste sentido, destaca-se o papel da *Cochrane Collaboration* (http://www.cochrane.org) que, desde 1992, tem apoiado o desenvolvimento metodológico e a divulgação destes estudos.

O objetivo de uma revisão sistemática bem conduzida é reduzir o erro sistemático, em particular, os vieses de publicação. Resultados discordantes de uma revisão sistemática não impedem de incorporar tal estudo em uma metanálise. A medida-sumário produzida por uma metanálise leva em consideração o peso de cada estudo reunido na revisão sistemática, sendo que o método mais comum para esta ponderação é o inverso de sua variância, ou seja, quanto maior a variabilidade do estudo original, menor é sua contribuição na medida de síntese da meta analise. A reunião dos diversos estudos, quando homogêneos, potencializa o tamanho amostral e podem aumentar o poder estatístico, reduzindo o grau de incerteza sobre a eficácia, por exemplo, de determinada conduta. Por outro lado, resultados inconsistentes em populações diferentes, quando analisados de maneira combinada, podem fornecer pistas sobre a atuação de fatores de risco ou acerca da identificação de grupos populacionais nos quais o tratamento é mais efetivo.

> **Exemplo:** com a finalidade de investigar o efeito do uso de radioterapia e quimioterapia concomitante no tratamento do câncer de colo de útero, prática recomendada pelo *National Cancer Institute* (NCI) desde 1999, o Grupo Cochrane conduziu metanálise quantitativa, tendo em vista que, em duas revisões sistemáticas prévias, ainda persistiam dificuldades na interpretação dos benefícios desta abordagem terapêutica, com importantes questões clínicas ainda não totalmente esclarecidas. Foram obtidos dados atuais e individualizados de todos os pacientes provenientes dos ensaios clínicos randomizados disponíveis e que foram considerados elegíveis para este estudo, com atualização das informações de sobrevida, recidiva e data do último contato. Foi evidenciada melhora da sobrevida global e da sobrevida livre de doença com a utilização de radioterapia e quimioterapia concomitante, com redução da recidiva local, a distância e progressão da doença; reforçando, portanto, a recomendação do NCI para o tratamento do câncer de colo de útero. Este estudo sinalizou também para um possível benefício adicional do uso de quimioterapia extra, após a utilização de radioterapia e quimioterapia concomitante, sugerindo a necessidade de maiores investigações neste sentido, por meio de ensaios clínicos randomizados (*Chemoradiotherapy for Cervical Cancer Meta-analysis Collaboration*, 2010).

Cabe destacar os principais aspectos a serem considerados na condução de uma revisão sistemática, a saber:

- Enquanto em uma revisão narrativa podem ser considerados temas mais abrangentes, com a seleção de referências de uma forma mais livre e subjetiva, na revisão sistemática, é fundamental o estabelecimento da pergunta básica, bem delimitada, que fundamentará toda a busca na literatura, com base na busca de descritores previamente selecionados.
- Sempre que possível todas as fontes de busca deverão ser selecionadas, sem restrição de idioma, com o atendimento a claros critérios de inclusão, entre eles a ausência de viés (erros sistemáticos).
- Os critérios de inclusão de estudos deverão estar claramente expostos em um formulário de avaliação e, habitualmente, mais de um pesquisador os analisa para dirimir eventuais dúvidas.

Uma particularidade destes estudos é que os métodos estatísticos poderão ser empregados para sintetizar os resultados, muitas vezes controversos, em especial, por utilizar amostras pequenas, ou pelos próprios efeitos medidos serem raros. Desta forma, revisões sistemáticas e metanálises ganham papel essencial na chamada Prática com base em Evidências.

Cabe ainda destacar os estudos denominados de "epidemiologia molecular", que fazem referência à pesquisa epidemiológica, integrando marcadores biológicos de exposição, susceptibilidade e desfecho. A evolução constante das técnicas biológicas tem possibilitado o desenvolvimento de uma variedade de novos biomarcadores, gerando expectativas positivas para melhor compreensão dos processos de carcinogênese.

Também a denominada "epidemiologia genética" analisa o papel de fatores genéticos na ocorrência de doenças na população, fazendo amplo uso de métodos estatísticos para descoberta de genes em estudos familiares. Ultimamente vem sendo empregado o termo "epidemiologia do genoma humano", para designar os estudos epidemiológicos voltados para o estudo do genoma humano, desde a descoberta do gene até a aplicação em medicina e em saúde pública.

Tipos de erro em estudos epidemiológicos

Deve-se enfatizar também que algumas importantes questões relativas às pesquisas de natureza epidemiológica, incluindo a pesquisa epidemiológica em câncer, não podem ser esquecidas e estão sucintamente relacionadas a seguir.

Em muitas situações, o exame de toda uma população é um procedimento inviável, sendo realizada, nesses casos, a análise de uma amostra representativa da população com vistas à obtenção de estimativas confiáveis de valores referentes a essa população, como médias, proporções etc. Deve-se ter em mente, entretanto, que o erro amostral (ou aleatório) é inerente aos procedimentos de amostragem e ocorrerá sempre que amostras forem utilizadas. Portanto, quando se obtém uma estimativa amostral, sabe-se que se está cometendo um erro. Os resultados da amostra podem ser generalizados para a população, por meio de uma inferência estatística, somente se a amostra representar bem a população de origem, possuindo os seus componentes na mesma proporção. O comportamento deste tipo de erro é perfeitamente conhecido e estimável pelos recursos da estatística, podendo, inclusive, ser calculado e controlado pelo tamanho da amostra.

Já o viés, *bias* ou tendenciosidade é o resultado de um erro sistemático no delineamento ou na condução de um estudo. Esse erro é considerado um dos grandes desafios dos estudos epidemiológicos, pois se trata de um tipo de erro insidioso, que não pode ser controlado apenas com a utilização de amostras de tamanho conveniente. Os vieses nos estudos científicos acontecem basicamente em decorrência de falhas nos procedimentos de seleção de sujeitos para o estudo, produzindo amostras de composição diferente da base populacional para a qual se deseja estimar (em termos da presença do fator ou do desfecho); ou de falhas nos procedimentos de coleta de informações, seja do fator de exposição ou do desfecho, levando a classificações errôneas quanto a esses atributos. Qualquer um desses vieses leva a resultados (estimativas de prevalência, de incidência, de medidas de associação etc.) que não correspondem aos reais parâmetros populacionais que se deseja estimar. Outro tipo importante de viés, muito frequente nos estudos de acompanhamento prospectivo (coorte e estudos de intervenção), é a perda de acompanhamento seletivo ou não resposta, no qual os sujeitos que originalmente compõem a amostra de estudo são perdidos no acompanhamento de maneira seletiva, ou seja, a perda é influenciada pela exposição ou pelo desfecho, dificultando, sobremaneira, a interpretação dos achados da pesquisa.

Levando-se em conta o potencial efeito dos dois tipos de erro, é preferível conduzir um estudo com amostras pequenas, mesmo correndo o risco de um erro amostral maior, do que trabalhar com uma grande amostra tendenciosa, uma vez que, nesta última circunstância, o erro final pode ser muito maior.

Outra questão igualmente relevante e que deve ser sempre considerada no delineamento de um estudo epidemiológico diz respeito ao chamado "confundimento"; termo que se aplica a uma associação não causal observada entre um desfecho e uma dada exposição, decorrente da influência de uma terceira variável (ou grupo de variáveis) – geralmente referida como "variável de confusão" –, que está presente e associada ao desfecho do estudo de uma forma indireta, produzindo uma associação estatística espúria com o desfecho. Na área oncológica, um bom exemplo de "confundimento" pode ser a constatação da associação entre a utilização de filtro solar e a incidência de melanoma, já que a utilização de filtro solar depende da intensidade de exposição ao sol e do tipo de pele da pessoa (pessoas mais claras usam mais filtro solar, e pessoas que se expõem muito ao sol também o usam mais), estes últimos fatores sabidamente de risco para o melanoma. Sendo assim, a associação presente neste estudo pode ser do tipo não causal, ocasionada pelo fato de o fator em questão (filtro solar) estar associado a fatores de risco conhecidos (pele clara e exposição ao sol) para o desfecho em questão (melanoma), representando, portanto, um fator de confusão (*confounding*) no estudo.

Em síntese, o cálculo e o controle do erro amostral (aleatório) podem ser obtidos pelo dimensionamento adequado do tamanho da amostra; já a presença de vieses pode ser evitada, ou minimizada, apenas através de um delineamento adequado, e de um planejamento meticuloso de todas as fases do estudo epidemiológico. O controle dos fatores de confusão, por sua vez, pode ser realizado através do delineamento do estudo, em fase anterior à coleta de dados, com o controle da presença do fator de confusão nos grupos de comparação; ou por meio do uso de métodos especiais de análise estatística (após a coleta de dados, com a utilização de análise estratificada ou regressão múltipla), desde que tenham sido coletados, também, os dados referentes às variáveis de confusão.

CONSIDERAÇÕES FINAIS

A epidemiologia do câncer constitui, atualmente, uma área consolidada de aplicação da epidemiologia moderna e resulta de todo um esforço para descrever e analisar o comportamento da morbimortalidade por esta patologia, com a identificação dos fatores de risco relacionados. Neste esforço destaca-se a interlocução com outras áreas do conhecimento, como a clínica, a biologia, a sociologia e tantas outras, contribuindo para o avanço do conhecimento científico.

O câncer continua exercendo um peso marcante no perfil de morbimortalidade global. No Brasil, verificam-se coeficientes de incidência dos principais tipos de câncer que podem ser considerados de intermediários a altos, se comparados aos de outras regiões do mundo que se caracterizam como de alta incidência. A tendência da mortalidade geral por câncer no país, quando ajustada por idade pela população padrão mundial, mostra ascensão entre 1980 a 2006 para ambos os sexos. No entanto, percebe-se uma tendência recente de declínio nas capitais. Este fato pode indicar, por si, um diferencial de acesso a serviços de saúde entre capitais e demais regiões.

Os avanços da epidemiologia, agregando contribuições dos diversos campos científicos, têm permitido avanços para a elucidação do processo carcinogênico, contribuindo para ações efetivas no controle da doença. Um exemplo marcante é o reconhecimento do tabagismo como fator causal para diferentes tipos de câncer, que se traduziu em políticas antitabagistas em todo o mundo, resultando em impacto na morbimortalidade por doenças relacionadas ao tabaco.

No entanto, há que se manter o investimento em pesquisas de ponta para elucidação dos processos carcinogênicos, visando possibilitar avanços no controle desta patologia. Cabe ainda incentivar a priorização de recursos, pelos gestores de saúde, para a implementação de intervenções, hoje já bem definidas, de natureza preventiva, diagnósticas e terapêuticas para conter o crescimento do risco de adoecer e morrer por câncer.

BIBLIOGRAFIA

Azevedo e Silva G, Bustamante-Teixeira MT, Guerra MR *et al. Tendências e controle do câncer e os 20 anos do Sistema Único de Saúde no Brasil*. In: Ministério da Saúde. Secretaria de Vigilância em Saúde. Departamento de Análise de Situação de Saúde. Saúde Brasil 2008: 20 anos do Sistema Único de Saúde (SUS) no Brasil. Brasília: Ministério da Saúde, 2009. p. 365-84.

Azevedo e Silva G, Gamarra CJ, Girianelli VR *et al.* Tendência da mortalidade por câncer nas capitais e interior do Brasil entre 1980 e 2006. *Rev Saúde Pública* [periódico na Internet]. 2011. Acesso em: 22 Nov. 2011. Disponível em: <http://www.scielo.br/scielo.php?script=sci_arttext&pid=S0034-89102011005000076&lng=pt>

Bustamante-Teixeira MT, Faerstein E, Latorre MRDO. Técnicas de análise de sobrevida. *Cad Saúde Pública* 2002. p. 579-94.

Bustamante-Teixeira MT, Faerstein E, Mariotto A *et al.* Sobrevida em pacientes com câncer gástrico em Campinas, São Paulo, Brasil. *Cad Saúde Pública* 2006;22(8):1611-18.

Chemoradiotherapy for Cervical Cancer Meta-analysis Collaboration (CCCMAC). Reducing uncertainties about the effects of chemoradiotherapy for cervical cancer: individual patient data meta-analysis. *Cochrane Database Syst Rev* 2010 Jan. 20;(1):CD008285.

Chuang WL, Chang WY, Lu SN *et al.* The role of hepatitis B and C viruses in hepatocellular carcinoma in a hepatitis B endemic area: a case-control study. *Cancer* 1992;69:2052-54.

Coleman MP, Quaresma M, Berrino F *et al.* Cancer survival in five continents: a worldwide population-based study (CONCORD). *Lancet Oncol* 2008;9(8):730-56.

Cordeiro LD, Alencar AP, Rocha FMM *et al. Saúde Brasil 2006 – Uma análise da desigualdade em saúde*. Brasília: Ministério da Saúde, 2006;7:251-304.

Curado MP, Edwards B, Shin HR *et al.* (Eds.). *Cancer incidence in five continents*. Lyon: IARC, 2007, vol. IX.

Doll R, Hill AB. The mortality of doctors in relation to their smoking habits. A preliminary report. B*r Med J* 1954;228:1451-55.

Doll R. Uncovering the effects of smoking: historical perspective. *Stat Methods Med Res* 1998;7:87-117.

Dos Santos Silva I. *Cancer epidemiolgy: principles and methods*. Lyon: IARC, 1999. 442p.

Ferlay J, Shin HR, Bray F *et al.* GLOBOCAN 2008 v1.2, Cancer Incidence and Mortality Worldwide: *IARC CancerBase No. 10* [Internet]. Lyon, France: International Agency for Research on Cancer; 2010. Acesso em: 29 Set. 2011. Disponível em: <http://globocan.iarc.fr>

Fukao A, Komatsu S, Tsubono Y *et al.* Helicobacter pylori infection and chronic atrophic gastritis among Japanese blood donors: a cross-sectional study. *Cancer Causes and Control* 1993;4(4):307-12.

Gomes FBC. Sistema de informações sobre mortalidade: considerações sobre a qualidade dos dados. *Informe Epidemiológico do SUS* 2002;11(2):5-6.

Instituto Brasileiro de Geografia e Estatística. *Pesquisa Nacional por amostra de domicílio (PNAD 2008), um panorama de saúde no Brasil: acesso e utilização dos serviços, condições de saúde e fatores de risco e proteção à saúde*. Rio de Janeiro: IBGE, 2010. Acesso em: 12 Set. 2011. Disponível em: <http://www.ibge.gov.br/home/estatistica/populacao/panorama_saude_brasil_2003_2008/PNAD_2008_saude.pdf>

Jemal A, Center MM, DeSantis C *et al.* Global patterns of cancer incidence and mortality rates and trends. *Cancer Epidemiol Biomarkers Prev* 2010;19(8):1893-907. DOI: http://dx.doi.org/10.1158/1055-9965.EPI-10-0437

Khoury MJ, Millikan R, Gwinn M. Genetic and molecular epidemiology. In: Rothman KJ, Greenland S, Lash TL. (Eds). *Modern epidemiology*. 2nd ed. Philadephia: Lippincott Wlilliams & Wilkins, 2008. p. 564-79.

Khoury MJ. The case for a global human genome epidemiology initiative. *Nat Genet* 2004;36:1027-28.

Lagiou P, Adami J, Trichopoulos D. *Measures and estimates of cancer burden*. In: Adami HO, Hunter DJ, Trichopoulos D. Textbook of cancer epidemiology. 2nd ed. New York: Oxford University, 2008. 748p.

Last JM. *A dictionary of epidemiology*. 3rd Ed. Oxford: Oxford University, 1995.

Laurenti R, Jorge MHPM, Gotlieb SLD. A confiabilidade dos dados de mortalidade e morbidade por doenças crônicas não-transmissíveis. *Ciênc Saúde Coletiva* 2004;9(4):909-20.

Little MP, Blettner M, Boice Jr RD *et al.* Potential funding crises at the radiation effects research foundation. *Lancet* 2004;364:557-58.

Ministério da Saúde. Escola Nacional de Saúde Pública Sérgio Arouca. Fundação Oswaldo Cruz. *Informe ENSP. Oficina internacional discute sobrevida relativa de câncer*. ENSP, publicada em 30/04/2007. Acesso em: 16 Jul.2011. Disponível em: <http://www.ensp.fiocruz.br>

Ministério da Saúde. *Informações de saúde. Estatísticas vitais*. Acesso em: 16 Jul. 2011. Disponível em: <http://www.datasus.gov.br>

Ministério da Saúde. Instituto Nacional de Câncer. *Câncer no Brasil: dados dos registros de base populacional*, volume IV. Rio de Janeiro: INCA, 2010. Acesso em: 15 Jul. 2011. Disponível em: <http://www.inca.gov.br/cancernobrasil/2010/>

Ministério da Saúde. Instituto Nacional de Câncer. *Registros hospitalares de câncer: planejamento e gestão*. 2. ed. Rio de Janeiro: INCA, 2010. 536p.

Nasca PC, Pastides H. *Fundamentals of cancer epidemiology*. 2nd ed. Mississauga, Ontario: Jones and Bartlett Publishers Canada, 2008. 541p.

Neves FJ, Koifman RJ, Mattos IE. Mortalidade por câncer de cólon e reto e consumo alimentar em capitais brasileiras selecionadas. *Rev Bras Epidemiol* [online] 2006;9(1):112-20. ISSN 1415-790X. http://dx.doi.org/10.1590/S1415-790X2006000100014

Organização Pan-Americana da Saúde (OPAS). *Indicadores básicos para a saúde no Brasil: conceitos e aplicações*. 2. Ed. Brasília: OPAS, 2008. p. 315-16.

Pearce N, Matos E, Boffetta P *et al.* Occupational exposures to carcinogens in developing countries. *Ann Acad Med Singapore* 1994;23:684-89.

Piccart-Gebhart MJ *et al.* Trastuzumab after Adjuvant Chemotherapy in HER2-Positive Breast Cancer. *N Engl J Med* 2005;353(16):1659-72.

Rothman KJ, Greenland S, Lash TL. *Modern epidemiology*. 3rd ed. Philadelphia: Wolters Kluwer, Lippncott Williams & Wilkins, 2008.

Schlesselman JJ. *Case-control studies: design, conduct, analysis*. USA: Oxford University, 1982. p. 368.

Schmidt MI, Duncan BB, Azevedo e Silva G *et al.* Chronic non-communicable diseases in Brazil: burden and current challenges. *Lancet* (Health in Brazil Series). 2011;377:1949-61.

Snow J. *Sobre a maneira de transmissão do cólera*. São Paulo (SP): Hucitec/Abrasco, 1999.

Vineis P, Matullo G, Berwik M. Molecular epidemiology. In: Adami HO, Hunter D, Trichopoulos D, (Eds.). *Textbook of cancer epidemiology*. 2nd ed. Oxford: Oxford University, 2008. p. 1111-38.

Vineis P, Perera F. Molecular epidemiology and biomarkers in etiologic cancer research: the new in light of the old. *Cancer Epidemiol Biomarkers Prev* 2007;16:1954-65.

CAPÍTULO 2

Políticas de Saúde em Oncologia no Brasil

Maria Inez Pordeus Gadelha ■ Lenildo de Moura ■ Deborah Carvalho Malta

INTRODUÇÃO

Os países adotam diferentes políticas e modelos de sistema de saúde. Porém, para qualquer tipo de política e sistema de saúde adotados, as escolhas variam conforme os respectivos grau de desenvolvimento socioeconômico e as prioridades estabelecidas:[1] Os países de baixa renda podem proporcionar o básico – saúde pública e serviços básicos de nutrição; os países de renda média podem gastar mais, focando os investimentos no desenvolvimento infantil, prevenção e melhores instituições na prestação de serviços de saúde; e os países ricos oferecem mais e melhores serviços, mas há necessidade de focar o gasto, acentuar a prevenção e garantir instituições efetivas.

Três são os modelos pelos quais uma política pode ser implantada na área da saúde: de Assistência Social ou Residual, em que o atendimento é determinado pelo poder aquisitivo dos indivíduos, havendo assim a necessidade de cobertura, aos despossuídos, pelo Estado ou pela filantropia ou caridade; de Seguro Social ou Meritocrático, em que o atendimento é sustentado pelas contribuições de empregados, empregadores e o Estado; e o de Seguridade Social, em que o Estado busca garantir o atendimento mínimo vital a todos, como um princípio de justiça social.[2,3]

Os estudos sobre a saúde no Brasil organizam-se em fases que vão da Primeira República (de 1989 a 1930) à Nova República, em sua segunda fase, quando se dá a constitucionalização do Sistema Único de Saúde (SUS), em 1988, como uma política pública de Seguridade Social e cuja regulamentação legal concluiu-se em 1990.[4-12]

Contandriopoulos,[13] há anos, alertou para os conflitos que perpassam os sistemas de saúde, cuja solução não é previsível sem que haja uma mudança de conceitos e de focos na base de sua organização e funcionamento. No Brasil, os esforços para superá-los e fazer avançar a política pública de saúde, expressa no SUS, tem buscado a conceituação e organização de redes regionalizadas de atenção à saúde,[14-18] de modo a assegurar o acesso humanizado e integral às ações e serviços qualificados para promover saúde, a prevenção de doenças e o acesso ao diagnóstico precoce e ao tratamento adequado dos casos, em tempo oportuno.

As políticas de controle do câncer no Brasil são bem documentadas e nasceram em 1937, sob a liderança de Mário Kröeff e com a criação do Centro de Cancerologia do Serviço de Assistência Hospitalar do Distrito Federal, origem do Instituto Nacional de Câncer.[19-21]

O presente capítulo busca apresentar o câncer e a oncologia sob a perspectiva das políticas, diretrizes e estratégias definidas e implantadas a partir da criação do SUS, a maior de todas as políticas de saúde no Brasil.

POLÍTICA PARA O ENFRENTAMENTO DE DOENÇAS CRÔNICAS NÃO TRANSMISSÍVEIS

As transformações econômicas, políticas, sociais e culturais produzidas pelas sociedades humanas ao longo do tempo modificam as maneiras como sujeitos e coletividades organizam suas vidas e elegem determinados modos de viver. Tais mudanças facilitam e dificultam o acesso das populações às condições de vida mais favoráveis à saúde e, portanto, repercutem diretamente na alteração dos padrões de adoecimento. Consideradas como epidemia na atualidade, as doenças crônicas não transmissíveis (DCNTs) constituem sério problema de saúde pública, tanto nos países ricos quanto nos de média e baixa renda.

Não obstante, é certo que estes últimos sofrem de forma tanto mais acentuada quanto menor suas possibilidades de garantir políticas públicas que alterem positivamente os determinantes sociais de saúde.

O controle do câncer não prescinde da estruturação, implantação e implementação de políticas, ações e serviços de saúde para o enfrentamento das doenças crônicas não transmissíveis (DCNTs)[22]

A proposição de uma política que priorize a Promoção da Saúde, Vigilância, Prevenção e Assistência para as DCNTs é extremamente oportuna, colocando o sistema de saúde pública brasileiro em consonância com a recente resolução aprovada pela Assembleia Geral das Nações Unidas na reunião de alto nível sobre doenças não transmissíveis.

Neste contexto o Ministério da Saúde vem inserindo diversas questões relativas ao controle das DCNTs nas diferentes políticas e nos programas de saúde instituídos nos últimos anos.

Tendo em vista o estabelecimento dessas políticas setoriais no âmbito do SUS e a necessidade de iniciar uma reflexão sobre o modelo de assistência orientado para responder às necessidades das pessoas com doenças crônicas não transmissíveis (DCNTs), bem como propor estratégias fundamentadas na integração das diversas políticas já existentes e a fim de convocar as diversas áreas do governo, organizações não governamentais e a sociedade para a composição de uma rede de compromisso e solidariedade direcionada à mudança do modelo de atenção voltado às DCNTs, o Ministério da Saúde lançou um Plano de Ações Estratégicas para o Enfrentamento das Doenças Crônicas Não Transmissíveis (DCNTs) no Brasil, 2011-2022, que define e prioriza as ações e os investimentos necessários para preparar o país para enfrentar e deter as DCNTs nos próximos 10 anos.[23]

O plano foca quatro DCNTs (doenças cardiovasculares, diabetes, câncer e doenças respiratórias crônicas) e seus quatro fatores de risco (tabagismo, inatividade física, alimentação não saudável e uso prejudicial de álcool) compartilhados, conforme descritos no Quadro 1.[24,25] Essas quatro DCNTs foram responsáveis por 58% das mortes no Brasil em

Quadro 1. Fatores de risco em comum de doenças crônicas não transmissíveis (DCNTs)

DCNTs	FATORES DE RISCO			
	TABAGISMO	ALIMENTAÇÃO INADEQUADA	INATIVIDADE FÍSICA	CONSUMO ABUSIVO DE ÁLCOOL
Doenças cardiovasculares	✓	✓	✓	✓
Câncer	✓	✓	✓	✓
Diabetes	✓	✓	✓	✓
Doenças respiratórias crônicas	✓			

Fonte: Armstrong, 2003.

2007 e são, juntamente com os transtornos neuropsiquiátricos, as principais causas da carga de doença.[26] O plano fundamenta-se no delineamento de diretrizes e ações em: a) vigilância, informação, avaliação e monitoramento; b) promoção da saúde; c) cuidado integral.

O propósito desse plano é desencadear e fortalecer ações de cuidado integral aos pacientes com DCNTs que sejam sinérgicas, sustentáveis e respeitem as especificidades de cada doença e seus fatores de risco e proteção.

Destaca-se que desde 1987 persegue-se, no Brasil, estruturar as bases para um efetivo controle do câncer.[20,21] E, em 2011, prioridades foram estabelecidas pelo Ministério da Saúde e um plano de ações estratégicas definido para esse enfrentamento, incluindo a informação e a vigilância das DCNTs, a promoção da saúde, a prevenção de doenças e o cuidado integral, estando o câncer implicado em todas elas.[27] No contexto do controle do câncer não se prescinde da estruturação, implantação e implementação de políticas, ações e serviços de saúde para o enfrentamento das Doenças Crônicas Não Transmissíveis (DCNTs).[22]

Para dar conta das ações e atividade de vigilância e monitoramento de eventos impactantes na saúde, como é o caso do câncer, há que se dotarem as organizações gestoras de instâncias técnico-gerenciais capacitadas. Em função das responsabilidades previstas no arcabouço legal do Sistema Único de Saúde, as ações de vigilância já são desenvolvidas em todos os estados e, paulatinamente, vêm sendo implementadas no âmbito municipal. Diretrizes e ações são dadas para prover os meios para a substantiva contribuição de Políticas de Promoção de Saúde: a) vigilância, informação, avaliação e monitoramento; b) promoção da saúde; c) cuidado integral. Ademais, tais medidas oferecem fontes efetivas de evidências para direcionar o desenvolvimento de programas e ações para promover a saúde e prevenir as doenças.

O Plano de Ações Estratégicas para o Enfrentamento das DCNTs no Brasil – 2011-2022 integra a Política Nacional de Saúde e tem como propósitos ressaltar as estratégias para estabelecer programas nacionais e locais para dar apoio à estratégia de prevenção e controle das principais DCNTs; monitorar da mortalidade e morbidade atribuídas às DCNTs; promover medidas efetivas de prevenção secundária e terciária e apoio ao desenvolvimento de padrões para mapeamento do custo-efetividade, do diagnóstico e tratamento das DCNTs; desenvolver políticas nacionais de apoio que consistam em: a) políticas públicas para a criação de ambientes condizentes com estilos de vida saudáveis e b) políticas fiscais de tributação diferenciada dirigidas para bens e serviços saudáveis e insalubres.[27]

ONCOLOGIA NAS POLÍTICAS DE SAÚDE NO BRASIL

Composição do sistema de saúde brasileiro

O sistema de saúde brasileiro é um sistema misto, público e privado, sendo o SUS regido pelas leis 8.080 e 8.142[12,28] e o sistema de saúde suplementar, pela Lei 9.656.[29]

Considerando-se a inserção da saúde no mercado e o financiamento na implementação de políticas, as falhas na provisão de serviços de saúde estão relacionadas a três problemas básicos:[1]

A) Falhas decorrentes do fato de o médico controlar o diagnóstico e a prescrição, o que deixa o paciente com limitada capacidade de avaliar os resultados do tratamento.
B) No caso da oferta de serviços pelo setor privado, o paciente que mais requer serviços médicos é também aquele com maior restrição ao acesso, uma vez que os planos de saúde para esse paciente são caros e têm inúmeras restrições.
C) Financiamento público com oferta privada em busca de lucros gera um terceiro problema: o uso intensivo e desnecessário de equipamentos, tratamentos, medicamentos etc. Enfim, a superutilização do sistema para além das necessidades dos pacientes.

Esses problemas básicos estão presentes nos sistemas de saúde, em todo o mundo. No caso brasileiro, as três situações estão presentes, pois o sistema é híbrido: há oferta pública e privada no âmbito do Sistema Único de Saúde (SUS) e a oferta exclusivamente privada regulada pela Agência Nacional de Saúde Suplementar (ANS).

Do sistema de saúde brasileiro, em torno de 70% são representados pelo SUS, que conta não somente com os serviços públicos (os postos e centros de saúde, hospitais e institutos públicos – municipais, estaduais e federais –, entre outros tipos de estabelecimentos de saúde) e os hospitais universitários (a grande maioria deles de dependência administrativa pública), mas, principalmente, serviços não públicos – ou seja, privados com ou sem fins lucrativos –, que se multiplicam à medida que se sucedem os níveis do sistema, chegando a se constituir em mais de 70% do SUS.[30] Os Quadros 2 e 3 expressam esta correlação e os estabelecimentos não públicos, apesar de produzirem, em 2010, apenas 12,55% dos procedimentos, faturaram 51,35% dos recursos do custeio de todos os procedimentos que se ressarciram no âmbito do SUS.

Quanto ao perfil dos estabelecimentos de saúde, observa-se no Sistema de Saúde Suplementar o mesmo que com os prestadores não públicos de serviços ao SUS: concentração em áreas especializadas e de apoio diagnóstico-terapêutico, sendo consultórios isolados 77,3% dos estabelecimentos de saúde ambulatoriais conveniadas a planos de saúde, não se podendo omitir que os prestadores de serviços ao sistema de saúde suplementar também prestam serviços ao SUS.[31]

A Agência Nacional de Saúde Suplementar (ANS) relata que, em março de 2009, havia 41,4 milhões vínculos de beneficiários a planos de assistência médica e 11,3 milhões, a planos odontológicos, sendo que 77,5% dos beneficiários eram de planos coletivos e 61,5% em operadoras de grande porte, em um total de 1.748 operadoras, sendo 489 exclusivamente odontológicas, congregando 25.273 (16.952 com beneficiários) planos novos e 27.439 (8.267 com beneficiários) planos de saúde.[31]

Pelo exposto, pode-se, a partir da Figura 1, deduzir sobre como a diversidade regional brasileira pode-se apresentar, em vários aspectos do sistema de saúde suplementar: beneficiários, operadoras, planos de saúde e vinculação dos estabelecimentos de saúde também ao SUS.

Estruturação, funcionamento e financiamento do SUS

O SUS é um sistema de saúde pública que garante assistência gratuita a toda a população brasileira e governa com interfaces federal, estadual e municipal, sendo regido por princípios e diretrizes. Um dos princípios que o norteia é a Regionalização, que orienta a descentralização das ações e serviços de saúde e os processos de negociação e pactuação entre os gestores.

Os normativos que operacionalizam as diretrizes e os fundamentos constituicionais e legais do SUS se fazem desde 1991, com as Normas Operacionais Básicas, e, a partir de 2001, também com as Normas Operacionais de Assistência à Saúde. A partir de 2006, firmou-se o Pacto entre os gestores do SUS, em suas três dimensões: pela Vida, em Defesa do SUS e de Gestão.[32,33] Esse pacto apresenta mudanças significativas para a execução do SUS, dentre as quais ressaltam-se: a substituição do processo de habilitação pela adesão solidária aos Termos de Compromisso de Gestão; a Regionalização solidária e cooperativa como eixo estruturante do processo de Descentralização; a Integração das várias formas de repasse dos recursos federais; e a Unificação dos vários pactos existentes.

Por seu lado, os eixos estruturantes do SUS orientam o seu funcionamento, planejamento e financiamento: Atenção Básica, Assistência à Saúde de Média e Alta Complexidade, Vigilância em Saúde, Assistência Farmacêutica, Gestão do SUS e Investimentos.[34-38] E programas específicos, como o de HIV/Aids, Saúde Materno-Infantil, Saúde do Idoso, Saúde da Mulher, Saúde Mental e Saúde do Trabalhador, desenvolvem-se de forma consonante com esses eixos e blocos.

O Quadro 4 demonstra a evolução do financiamento federal do SUS, chamando-se a atenção para que mais da metade são recursos gastos com a atenção especializada de média e alta complexidade (MAC) e assistência farmacêutica. Para 2012, o orçamento do Ministério da Saúde foi dotado em R$ 91,7 bilhões.

Vale dizer que os gastos **autorizados** nos sistemas de informações hospitalares (SIH) e de informações ambulatoriais (SIA) do SUS são somente aqueles correspondentes ao financiamento federal, embora a produção **apresentada** possa estar integralmente registrada nestes sistemas de informações.

Quadro 2. Distribuição dos estabelecimentos de saúde no Brasil por tipo e natureza jurídica

DESCRIÇÃO DA UNIDADE	TOTAL	PÚBLICO	NÃO PÚBLICO	% DE NÃO PÚBLICO
Central de Regulação de Serviços de Saúde	621	621	–	0%
Centro de Apoio à Saúde da Família	267	267	–	0%
Centro de Atenção Hemoterápica e/ou Hematológica	137	93	44	32%
Centro de Atenção Psicossocial	1.799	1.781	18	1%
Centro de Parto Normal – Isolado	23	18	5	22%
Centro de Saúde/Unidade Básica	30.891	30.455	436	1%
Clínica Especializada/Ambulatório de Especialidade	31.618	3.323	28.295	89%
Consultório Isolado	110.621	2.020	108.601	98%
Cooperativa	273	–	273	100%
Farmácia	685	504	181	26%
Hospital Especializado	1.240	268	972	78%
Hospital Geral	5.336	1.823	3.513	66%
Hospital/dia – Isolado	386	42	344	89%
Laboratório Central de Saúde Pública LACEN	71	70	1	1%
Policlínica	4.693	1.176	3.517	75%
Posto de Saúde	12.026	11.894	132	1%
Pronto-Atendimento	241	226	15	6%
Pronto-Socorro Especializado	148	52	96	65%
Pronto-Socorro Geral	553	469	84	15%
Secretaria de Saúde	4.095	4.095	–	0%
Unidade de Apoio, Diagnose e Terapia (SADT isolado)	17.112	1.128	15.984	93%
Unidade de Atenção à Saúde Indígena	75	75	–	0%
Unidade de Vigilância em Saúde	2.305	2.305	–	0%
Unidade Mista	876	787	89	10%
Unidade Móvel de Nível Pré-Hospitalar - Urgência/Emergência	507	381	126	25%
Unidade Móvel Fluvial	26	25	1	4%
Unidade Móvel Terrestre	851	782	69	8%
Total Geral	227.476	64.680	162.796	72%

Fonte: Sistema Nacional de Estabelecimentos de Saúde – SCNES/DATASUS/Ministério da Saúde. Em 14/10/2011.

Quadro 3. Produção hospitalar e ambulatorial no SUS em 2010 por natureza jurídica dos estabelecimentos de saúde

	SIH-SUS		SIA-SUS		TOTAL		PERCENTUAL	
	FREQUÊNCIA	VALOR TOTAL*	FREQUÊNCIA	VALOR TOTAL*	FREQUÊNCIA	VALOR TOTAL*	% FREQ	% VALOR*
Público	5.465.287	4.647.197.402,52	2.958.803.737	8.054.236.696,29	2.964.269.024	12.701.434.098,81	88,29%	49,78%
Não público	6.229.792	6.075.458.372,61	386.880.590	6.735.890.451,97	393.110.382	12.811.348.824,58	11,71%	50,22%
Total	11.695.079	10.722.655.775	3.345.684.327	14.790.127.148	3.357.379.406	25.512.782.923	100%	100%

* Valor em Reais.
SIH-SUS = Sistema de Informações Hospitalares do SUS; SIA-SUS = Sistema de Informações Ambulatoriais do SUS.
Fonte: SIH-SUS e SIA-SUS, 2010. DATASUS. Ministério da Saúde.

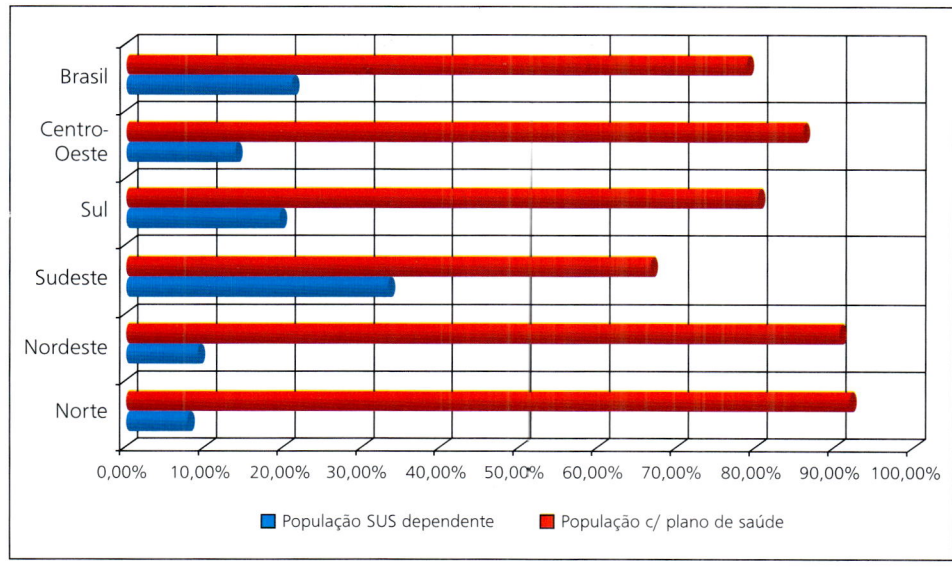

◄ **FIGURA 1.** Comparativo da população dependente do SUS e população com plano ou seguro privado de saúde.

Quadro 4. SUS - Distribuição orçamentária do Ministério da Saúde – 2006, 2007 e 2008 (em Reais)

BLOCOS	2006	2007	2008
PAB fixo	2.540.440.431	2.858.874.718	3.253.554.478
PACS – PSF	9.639.310	4.129.065.428	4.740.599.990
Combate às carências nutricionais	20.173.952	40.989.310	34.564.519
Farmácia básica	296.450.000	316.910.000	861.797.623
Vacinas e vacinação	764.415.305	770.781.233	818.985.322
Incentivo para controle de endemias (FNS)	772.685.800	821.320.322	906.604.137
Controle de endemias/erradicação do AEDES (FUNASA)	228.271.296	176.122.856	68.619.858
MAC (média e alta complexidade)	17.836.856.040	20.351.952.137	22.559.837.488
Hospitais próprios	505.973.053	637.860.229	683.970.662
Medicamentos excepcionais	1.387.299.994	1.956.332.706	2.298.944.351
Aquisição e distribuição de medicamentos – estratégicos	841.355.531	880.097.828	121.116.360
Aquisição e distribuição de medicamentos/DST/AIDS	959.915.531	708.178.407	604.892.619
Pessoal ativo	4.720.382.189	2.350.793.889	2.599.341.690
Pessoal inativo e pensionista	3.267.170.889	2.864.164.203	3.050.522.969
Amortização	297.776.298	175.700.799	62.577.666
SUBTOTAL	34.448.805.619	39.039.144.065	42.665.929.739
DEMAIS (investimentos)	9.866.296.191	4.410.327.132	4.908.331.380
Total	44.315.101.810	43.449.471.196	47.574.261.119

Total em 2010: R$ 64,4 bilhões.
Total em 2011: R$ 71,4 bilhões.
Total em 2012: R$ 91,7 bilhões.
Fonte: SIAFI/Consultoria de Orçamento da Câmara.

Especificamente quanto à assistência farmacêutica no SUS, note-se que ela permeia várias formas de dispensação e de financiamento (Quadro 4), tendo sido repactuada, na atenção básica e na atenção especializada, e não inclui o fornecimento de medicamentos para a quimioterapia antineoplásica, cujo financiamento se dá no ressarcimento dos procedimentos clínicos específicos de alta complexidade.[39-41]

Câncer e a oncologia no SUS

Muito se confunde câncer com oncologia, não se atentando que esta é uma parte do controle do câncer, a da assistência terapêutica especializada.

Apesar do nome, a *Atenção Oncológica* no SUS[42] diz respeito à rede de ações e serviços que devem ter atividades integradas, de modo a desenvolver (além dos eixos de suporte, como a informação, a educação e a pesquisa) a promoção da saúde (inclusive evitando câncer, como os de pulmão, de pele e do colo uterino, por exemplo); o diagnóstico precoce de cânceres curáveis ou controláveis (do colo uterino e de mama, por exemplo); o tratamento dos cânceres curáveis, controláveis ou incuráveis (incuráveis *per se* ou por estarem em estágio avançado); e os cuidados paliativos dos doentes sem indicação de terapia antineoplásica. A Figura 2 busca expressar a integração que deve haver entre os três níveis de um sistema de saúde, com vistas a se prover essa atenção em rede.

Como, ao longo do tempo, as políticas no Brasil dissociaram, estrutural e operacionalmente, as ações, os serviços e os níveis de atenção à saúde, consolidou-se um modelo que se concentra na atenção especializada e no hospital, mesmo para ações secundárias e, menos, primárias de saúde. Tanto que o SUS sofre deficiências de acesso a ações e serviços que contemplam a prevenção e o diagnóstico, mormente de doenças crônicas, o que levou o Governo Federal, em 2011, a revisar a Política Nacional de Atenção Oncológica e planejar e executar ações prioritárias de mais curto prazo para o controle dos cânceres do colo uterino e de mama, assim como da expansão da radioterapia nos hospitais habilitados em oncologia, no bojo do Plano de Ações Estratégicas para o Enfrentamento das Doenças Crônicas Não Transmissíveis (DCNTs) – Brasil – 2011-2022.[27]

Assim, a Rede de Atenção Oncológica, que se conjuga como câncer, extrapola a Oncologia, que se conjuga como a alta complexidade na terapêutica do câncer, e sua revisão com certeza trará novos marcos conceituais e operacionais que, em curto, médio e longo prazo, mudarão substancialmente o controle do câncer no Brasil, com a organização e implantação de redes de atenção e da assistência em linhas de cuidados que integram os diversos pontos de atenção, ações e serviços de saúde.

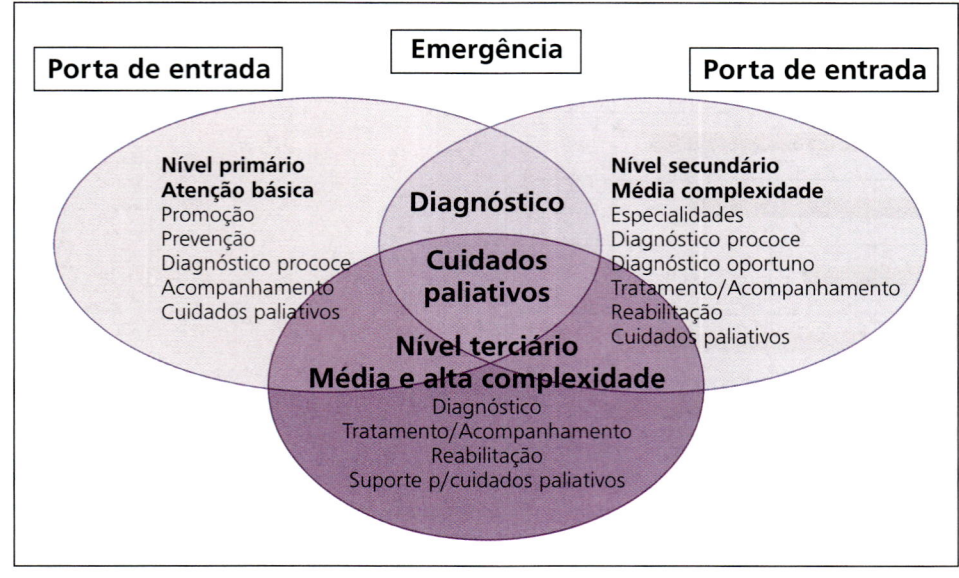

◀ **FIGURA 2.** Interação ideal entre os níveis de atenção de um Sistema de Saúde.

Atual assistência oncológica no SUS

Na área de Oncologia, o SUS é hoje estruturado para atender de uma forma integral e integrada os pacientes que necessitam de tratamento de neoplasia maligna. A alta complexidade na Rede de Atenção inclui hospitais habilitados como Unidade de Assistência de Alta Complexidade em Oncologia (UNACON) ou Centro de Assistência de Alta Complexidade em Oncologia (CACON) e aqueles estabelecimentos de saúde não hospitalares autorizados como Serviços Isolados de Radioterapia, que, como já ocorreu com os de Quimioterapia, vem, desde 2005, integrando-se a hospitais, para a sua habilitação conjunta em complexo, como UNACON com Serviço de Radioterapia. Os hospitais habilitados como UNACON ou CACON – a maioria dos hospitais gerais, de ensino ou não, e não hospitais especializados (ditos "de câncer") – deve oferecer assistência especializada e integral ao doente de câncer, atuando no seu diagnóstico e tratamento. Essa assistência abrange sete modalidades, que devem atuar integradamente: diagnóstico, cirurgia, radioterapia, quimioterapia (oncologia clínica, hematologia e oncologia pediátrica), medidas de suporte, reabilitação e cuidados paliativos. Já os Serviços Isolados de Radioterapia realizam procedimentos relativos apenas à radioterapia, necessitando os doentes de hospitais para a cobertura das demais modalidades assistenciais, nem sempre garantidas – seja por autorregulação institucional, seja por conduta terapêutica discordante.[43,44]

Hoje, em todo o Brasil, há 288 estabelecimentos de saúde credenciados no SUS que, isolada (hospitais) ou integradamente em complexos hospitalares (hospitais e serviços de radioterapia de complexo hospitalar) somam 269 habilitações na alta complexidade em oncologia, distribuídos em todos os estados federativos (Quadros 5 e 6). Além, existem 13 serviços isolados de radioterapia, todos privados com fins lucrativos, com autorização precária para a prestação de serviços ao SUS (Quadro 6).

Os parâmetros que baseiam a estruturação da alta complexidade em oncologia na rede de atenção foram criados em 1998 e vêm sendo aprimorados ao longo do tempo,[43,45] partindo do número de casos novos de câncer estimados pelo Instituto Nacional de Câncer (INCA) do Ministério da Saúde.[46] Ademais do número de casos novos, a estimativa da necessidade de hospitais habilitados também considera a produção correspondente ao mínimo de 1.000 casos novos anuais, sendo o hospital com produção correspondente a mais de 1.000 casos novos anuais computado como múltiplo em tantas vezes o seja do estimado por 1.000, reduzindo-se, correspondentemente, o número de hospitais necessários para um dado estado federativo.[43]

Além dos procedimentos diagnósticos e terapêuticos de média e alta complexidade, clínicos e cirúrgicos não classificados especificamente como oncológicos, o SUS financia o tratamento especializado do câncer

Quadro 5. Alta complexidade em oncologia no SUS

UF	CACON	UNACON COM RT	UNACON SEM RT	HG COM CO	SERVIÇOS ISOLADOS DE RT
AC	0	1	0	0	0
AL	2	0	2	0	0
AP	0	0	1	0	0
AM	0	1	0	0	0
BA	1	5	5	0	1
CE	2	2	5	0	0
DF	1	1	1	0	0
ES	1	1	2	1	0
GO	1	1	3	0	0
MA	1	0	2	0	0
MT	0	2	3	0	0
MS	0	4	2	0	0
MG	3	19	9	0	0
PA	1	1	0	0	0
PB	1	1	2	0	0
PR	5	6	11	0	1
PE	1	2	7	0	2
PI	1	0	0	0	0
RN	1	0	4	0	0
RS	3	12	11	0	1
RJ	2	6	13	2	4
RO	0	1	0	0	0
RR	0	0	1	0	0
SC	1	5	8	0	1
SP	15	18	32	6	3
SE	0	2	0	0	0
TO	0	1	1	0	0
Total	43	92	125	9	13

UNACON = Unidade de Assistência de Alta Complexidade em Oncologia; CACON = Centro de Assistência de Alta Complexidade em Oncologia; RT = Serviço de Radioterapia; HG com CO = hospital geral com cirurgia oncológica.
Fonte: CGMAC/DAE/SAS/MS – fevereiro de 2012.

Quadro 6. Evolução da alta complexidade na rede de atenção oncológica de setembro de 1998 a dezembro de 2011

CLASSIFICAÇÃO	SET/98	SET/07	DEZ/08	SET/09	DEZ/09	JUL/10	SET/11	OUT/11	DEZ/11	OBSERVAÇÃO
CACON	181*	27**	41**	41**	41**	41**	42**	43**	43**	Até 2005, só CACON
UNACON com RT		77	76	79	83	87	92	91	92	Evolução para CACON e novas habilitações
UNACON sem RT		77	103	120	125	123	124	125	125	Integração de serviços isolados e novas habilitações
HG-CO		2	9	9	9	9	9	9	9	Para ampliação cirúrgica e integração de serviços isolados
Serviço isolado RT ou QT	91***	64	49	26	21	17	14	0	0	
Serviço isolado de RT			19#	16+	15∞	15	14	14	13	Prorrogado prazo sem tempo determinado
Serviço Isolado de QT			36#	13+	8∞	1	0	0	0	
Estabelecimentos	272	247	244	266	275	276	286	287	288	Unificação de cadastros, integração de serviços isolados e novas habilitações
Habilitações		232	230	249	258	266	267	268	269	

RT = radioterapia; QT = quimioterapia; HG-CO = Hospital Geral com cirurgia oncológica.
*Com ou sem RT.
**Obrigatoriamente com RT.
***Muitos inclusos na habilitação dos 181 CACON.
#06 de RT e QT.
+03 de RT e QT (set/09)
∞02 de RT e QT (dez/09)
Fonte: CGMAC/DAE/SAS/MS – fevereiro de 2012.

Quadro 7. Gastos federais com serviços oncológicos no SUS em 1999, 2009 e 2011

	1999	2009	2011 (ESTIMATIVA)
Cirurgia oncológica*	R$ 87 milhões	R$ 172,81 milhões**	R$ 211,22 milhões**
Radioterapia	R$ 77 milhões	R$ 163,72 milhões	R$ 348,41 milhões
Quimioterapia	R$ 306 milhões	R$ 1.228,41 milhões	R$ 1.617,47 milhões***
Iodoterapia	R$ 0,048 milhão	R$ 4,15 milhões	R$ 4,75 milhões
Total	R$ 470,5 milhões	R$ 1,60 bilhão	R$ 2,18 bilhões***

*Só procedimentos cirúrgicos oncológicos de alta complexidade.
**Sem Ortopedia/Neurocirurgia/Oftalmologia.
***Com os recursos gastos com o Glivec a partir de abril/2011 (compra centralizada pelo MS = R$ 145.672.488,00).
– Não computado o gasto federal com procedimentos cirúrgicos oncológicos de média complexidade em hospitais habilitados e não habilitados em Oncologia.
– Não computado o gasto federal com "Intercorrências Clínicas de Doentes Oncológicos" e "Tratamento Clínico de Doentes Oncológicos".
Fonte: SIH-SUS e SIA-SUS. DATASUS. Ministério da Saúde.

como um todo, ou seja, tratamento cirúrgico, radioterapia, quimioterapia, iodoterapia (indicada para caso de carcinoma diferenciado da tireoide) e transplantes. O tratamento cirúrgico, transplantes e iodoterapia, via Autorização de Internação Hospitalar (AIH); as radioterapia e quimioterapia via Autorização de Procedimentos de Alta Complexidade (APAC), majoritariamente. Os estabelecimentos de saúde credenciados no SUS registram, respectivamente a suas habilitações, os tratamentos em AIH (hospital) e APAC (hospital e serviço isolado de radioterapia), conforme procedimentos tabelados.

O Quadro 7 mostra os gastos federais exclusivamente com os procedimentos de cirurgia oncológica, radioterapia, quimioterapia e iodoterapia do carcinoma diferenciado da tireoide realizados, em 1999, 2009 e 2011, cuja evolução progressivamente crescente demonstra o quanto o SUS tem provido a população brasileira de serviços oncológicos.

A finalidade de todo esse processo foi, inicialmente, expandir a assistência de alta complexidade em oncologia no SUS, agora enfrentando o desafio de melhorar o acesso e a qualidade dos serviços prestados, alvos da revisão, em curso, da Política Nacional de Atenção Oncológica.

Nessa revisão, a atualização dos procedimentos de cirurgia oncológica, a expansão da radioterapia e a implantação de um novo modelo de assistência farmacêutica em oncologia conjugam-se com a organização de redes para a melhora do acesso à prevenção, ao diagnóstico e ao cuidado integral e dos sistemas de informação e vigilância em saúde, educação e pesquisa, buscando que a atenção e os serviços especializados se integrem verdadeiramente em uma linha de cuidados devidamente regulados.

Algumas diretrizes diagnósticas e terapêuticas consideradas estratégicas (seja para orientar a incorporação de novas tecnologias ou por identificação de má prática assistencial ou de desvios de codificação e cobrança) no âmbito da assistência oncológica no SUS estão sendo elaboradas ou atualizadas, sendo postas em Consulta Pública, que contribui para a publicação de sua versão final, por meio de portarias específicas.

Especificamente quanto à quimioterapia do câncer, inexiste, hoje, relação de medicamentos antineoplásicos no SUS, e, exceto por um medicamento para a quimioterapia da leucemia mieloide crônica, leucemia linfoblástica aguda por cromossoma Philadelphia positivo de crianças e adolescentes e tumor do estroma gastrointestinal, nem o Ministério da Saúde nem as secretarias de saúde não fornecem diretamente medicamentos contra o câncer, sendo o esquema terapêutico e o fornecimento dos medicamentos responsabilidade dos estabelecimentos devidamente credenciados e habilitados para a prestação de serviços oncológicos no âmbito do SUS e a Tabela de Procedimentos do SUS não refere medicamentos oncológicos, mas situações tumorais específicas, que orientam a codificação desses procedimentos, que são descritos independentemente de esquema terapêutico utilizado. Eles são compatíveis com o diagnóstico de câncer em várias localizações, estágios e indicações, organizadas por linhas e finalidades terapêuticas, grupos etários (adultos e menores de 19 anos) e utilização especial. Essa distribuição já se baseia em esquemas quimioterápicos (ditos comumente "protocolos", no Brasil) respectivamente indicados, e cabem exclusivamente ao médico assistente a prerrogativa e a responsabilidade pela prescrição, conforme as condutas institucionais adotadas, e ao estabelecimento de saúde, a sua padronização, aqui-

sição e fornecimento, devendo codificar o respectivo procedimento conforme a situação nele descrita, e a instituição onde este médico atua (hospital habilitado como UNACON ou CACON) informa como procedimentos quimioterápicos no SIA-SUS e é ressarcida conforme o código da APAC, pela respectiva Secretaria de Saúde gestora, que repassa o recurso para estabelecimento. Ou seja, os estabelecimentos habilitados em Oncologia pelo SUS são os responsáveis pelo fornecimento de medicamentos antineoplásicos que, livremente, padronizam, adquirem e prescrevem.[41]

CONCLUSÃO

Políticas de controle do câncer incluem-se nas políticas de controle das Doenças Crônicas Não Transmissíveis (DCNTs), que, com outras políticas, conformam a Política Nacional de Saúde.

Como doença crônica que é, e multifacetada em seus fatores de risco e tipos tumorais, o controle do câncer demanda de ações promocionais e preventivas articuladas que impactam em outras DCNTs, como o combate ao sedentarismo e à obesidade e o controle do tabagismo, e de serviços de saúde integrados para o diagnóstico e o acompanhamento dos casos detectados e tratados. Mesmo considerando-se o que lhe é específico, a assistência oncológica depende da articulação de serviços especializados entre si, que, mesmo em o sendo, não impactam sobre a mortalidade por câncer se dissociados das ações de prevenção e detecção precoce do câncer e do controle de outras Doenças Crônicas Não Transmissíveis (DCNTs), como o diabetes melito e a hipertensão, que também acometem os humanos na faixa etária do câncer.

Em resumo, a política deve ser de saúde, que inclui a política de controle de DCNTs, entre as quais se encontra o câncer, com fatores de risco e demanda de tecnologias diagnósticas e terapêuticas comuns, afora o da terapêutica superespecializada, que é o objeto da oncologia.

REFERÊNCIAS BIBLIOGRÁFICAS

1. Lewis M. *Investimento em Saúde e Crescimento Econômico. Departamento de Pesquisas.* Banco Mundial. Apresentação feita no Instituto Fernando Henrique Cardoso em 17 Jun. 2009.
2. Fleury S. *Estado sem cidadãos: seguridade social na América Latina.* Rio de Janeiro: Fiocruz, 1994. 252p.
3. Fleury S, Ouverney AM. Política de saúde, uma política social. In: Giovanella L, Escorel S Lobato LVC et al. Políticas e sistema de saúde no Brasil. Rio de Janeiro: Fiocruz, 2008. p. 23-64.
4. Noronha JC, Levcovitz E. AIS-SUDS-SUS: os caminhos do direito à saúde. In: Guimarães R, Tavares RAW. *Saúde e Sociedade no Brasil: anos 80.* Rio de Janeiro: Relume Dumará, 1994. p. 77-111.
5. Jorge MHPM, Gotlieb SLS, Laurenti R. *A saúde no Brasil – Análise do período 1996 a 1999.* Organização Pan-Americana da Saúde. Brasília: OPAS/OMS, 2001. 244p.
6. Faleiros VP, de Vasconcellos LCF, da Silva JFS et al. A construção do SUS – Histórias da reforma sanitária e do processo participativo. Brasília: Ministério da Saúde, 2006. 300p.
7. Escorel S. História das políticas de saúde no Brasil de 1964 a 1990: do golpe militar a reforma sanitária. In: Giovanella L, Escorel S, Lobato LVC *et al. Políticas e sistema de saúde no Brasil.* Rio de Janeiro: Fiocruz, 2008. p: 385-34.

8. Escorel S, Teixeira LA. História das políticas de saúde no Brasil de 1822 a 1963: do império ao desenvolvimento populista. In: Giovanella L, Escorel S, Lobato LVC et al. *Políticas e Sistema de Saúde no Brasil*. Rio de Janeiro:Fiocruz, 2008. p. 333-384.
9. Paim J et al. *O sistema de saúde brasileiro: história, avanços e desafios.* Séries, saúde no Brasil 1. Publicado on line em: 09 Maio 2011. Disponível em: <www.thelancet.com>
10. Brasil. Constituição da República Federativa do Brasil. Brasília, 1988. Presidência da República. Casa Civil. Sub-Chefia para Assuntos Jurídicos. Disponível em: <http://www.presidencia.gov.br/legislação>
11. Noronha JC, Lima LD, Machado CV. O Sistema Único de Saúde. In: Giovanella L, Escoral S, Lobato LVC et al. *Políticas e sistema de saúde no Brasil.* Rio de Janeiro: Fiocruz, 2008. p. 435-72.
12. Brasil. Congresso Nacional. Lei Orgânica da Saúde (Lei 8.080). Brasília, 1990. Imprensa Nacional. 2. ed. 1991. Presidência da República. Casa Civil. Sub-Chefia para Assuntos Jurídicos. Disponível em: <http://www.presidencia.gov.br/legislação>
13. Contandriopoulos AP. *Reformar o sistema de saúde: uma utopia para sair de um status quo inaceitável.* Saúde em Debate, Nº 49-50, Dez. 1995-Mar. 1996. p. 53-64.
14. Carvalho G et al. da Silva SF (Org.). *Redes de Atenção à Saúde no SUS.* Campinas, SP: IDISA: CONASEMS, 2008. 202p.
15. Mendes EV. *As redes de atenção à saúde.* Belo Horizonte: ESP-MG, 2009. 848p.
16. Mendes EV. *As redes de atenção à saúde.* Brasília: Organização Panamericana de Saúde, 2011. 549p.
17. Brasil. Presidência da República. Decreto Nº 7.508, de 28 Jun. 2011. Disponível em: <http://www.presidencia.gov.br/legislação>
18. Brasil. Portaria GM/MS nº 4.279 de 30 Dez. 2010. Disponível em: <http://www.saude.gov.br/sas/legislação>
19. Bodstein RCA. (Coord.). *História e saúde pública; a política de controle do câncer no Brasil.* Rio de Janeiro: PEC/ENSP, 1987. 209p.
20. Brasil. Ministério da Saúde. Secretaria Nacional de Assistência à Saúde. Instituto Nacional de Câncer. *Controle do câncer, uma proposta de integração ensino-serviço.* 3. ed. Rio de Janeiro: INCA, 1999. 304p.
21. Brasil. Ministério da Saúde. Secretaria de Atenção à Saúde. Instituto Nacional de Câncer. *Resenha da luta contra o câncer no Brasil.* 2. ed. Brasília: Ministério da Saúde, 2007. 436p.
22. World Health Organization. National Cancer Control Programmes – Policies and managerial guidelines. 2. ed. Geneva: WHO, 2002. 180p.
23. Malta DC, Morais Neto O, Barbosa J. Plano de ações estratégicas para o enfrentamento das doenças crônicas não transmissíveis (DCNTs) no Brasil, 2011-2022. *Rev Brasileira de Epidemiologia* 2011.
24. Armstrong T, Bonita R. Capacity building for an integrated non-communicable disease risk factor surveillance system in developing countries. *Ethn Dis* 2003;13(Suppl 2):S13-18.
25. Gaziano TA, Galea G, Reddy KS. Scaling up interventions for chronic disease prevention: the evidence. *Lancet* 2007;370:1939-46.
26. Schramm JM, Oliveira AF, Leite IC. Transição epidemiológica e o estudo de carga de doenças no Brasil. *Cien Saúde Coletiva* 2004;9:897-908.
27. Brasil. Ministério da Saúde. Secretaria de Vigilância em Saúde. Plano de Ações Estratégicas para o Enfrentamento das Doenças Crônicas Não Transmissíveis (DCNTs) no Brasil – 2011-2022. Brasília: Ministério da Saúde, 2011. 145p.
28. Brasil. Congresso Nacional. Lei Nº 8.142. Brasília, 1990. Presidência da República. Casa Civil. Sub-Chefia para Assuntos Jurídicos. Disponível em: <http://www.presidencia.gov.br/legislação>
29. Brasil. Congresso Nacional. Lei Nº 9.656. Brasília, 1998. Presidência da República. Casa Civil. Sub-Chefia para Assuntos Jurídicos. Disponível em: <http://www.presidencia.gov.br/legislação>
30. Gadelha MIP. Funcionamento e Financiamento do SUS. Revista de Doutrina da 4ª Região. Porto Alegre, n. 35, Abr. 2010. Disponível em: <file:///F:/Diversos/Artigos/Artigo_Revista%20da%20Emagis.html>
31. ANS – Agência Nacional de Saúde Suplementar. Caderno de Informação da Saúde Suplementar – Beneficiários, Operadoras e Planos de Saúde – Jun. 2009. Rio de Janeiro: ANS, 2009. 126p.
32. Brasil. Ministério da Saúde. Pactos pela Vida, em Defesa do SUS e de Gestão – Diretrizes Operacionais. Série Pactos pela Saúde. Brasília: Ministério da Saúde, 2006. 76p, vol. 1.
33. Brasil. Ministério da Saúde. Pactos pela Vida e de Gestão – Regulamento. Série Pactos pela Saúde. Brasília: Ministério da Saúde, 2006. 144p, vol. 2.
34. Brasil. Ministério da Saúde. Portaria GM\MS Nº 204, de 29 Jan. 2007. Disponível em: <http://www.saude.gov.br/sas/legislação>
35. Brasil. Ministério da Saúde. Portaria GM/MS Nº 837 de 23 Abr. 2009. Disponível em: <http://www.saude.gov.br/sas/legislação>
36. Giovanella L, Escorel S, Lobato LVC et al. Políticas e Sistema de Saúde no Brasil. Rio de Janeiro: Fiocruz, 2008. 1.112p.
37. CONASS – Conselho Nacional de Secretários de Saúde – SUS – 20 anos. Brasília. CONASS\Progestores, 2009. 282p.
38. CONASS – Conselho Nacional de Secretários de Saúde – SUS. O Sistema Único de Saúde e a Qualificação do Acesso. Brasília. CONASS Documenta nº 19, 2009. 66p.
39. Brasil. Ministério da Saúde. Portaria GM/MS Nº 2.982 de 26 Nov. 2009. Disponível em: <http://www.saude.gov.br/sas/legislacao>
40. Brasil. Ministério da Saúde. Portaria GM/MS Nº 2.981 de 26 Nov. 2009. Disponível em: <http://www.saude.gov.br/sas/legislação>
41. Brasil. Ministério da Saúde. Secretaria de Atenção à Saúde. Manual de Bases Técnicas – Oncologia – Ago. 2011. Disponível em: <http://www1.inca.gov.br/inca/Arquivos/manual_oncologia_13edicao_agosto_2011.pdf>
42. Brasil. Ministério da Saúde. Portaria Nº GM/MS 2.439, de 08 Dez. 2005. Disponível em: <http://www.saude.gov.br/sas/legislação>
43. Brasil. Ministério da Saúde. Secretaria de Atenção à Saúde. Portaria nº 741/SAS, de 19 Dez. 2005. Disponível em: <http://www.saude.gov.br/sas/legislação>
44. Brasil. Ministério da Saúde. Secretaria de Atenção à Saúde. Portaria nº 102/SAS, de 03 Fev. 2012. Disponível em: <http://www.saude.gov.br/sas/legislação>
45. Gadelha MIP. Planejamento da assistência oncológica: um exercício de estimativas. *Rev Brasileira de Cancerologia*, 2002;48(4):533-43.
46. Brasil. Ministério da Saúde. Secretaria de Atenção à Saúde. Instituto Nacional de Câncer. Estimativa da Incidência de Câncer no Brasil – 2012. Rio de Janeiro: INCA, 2011. 118p.

CAPÍTULO 3

Aspectos Éticos da Prática Oncológica

Jane Rocha Duarte Cintra ■ Roberta Wolp Diniz
Maximiliano Ribeiro Guerra ■ Daniela de Oliveira Werneck Rodrigues

INTRODUÇÃO

Hipocrátes e seus seguidores constituíram, por meio de seus estudos, um marco na história da medicina ocidental. A partir destes, as doenças começaram a ser descritas de forma objetiva, privilegiando-se a observação minuciosa do paciente e renunciando-se a qualquer explicação causal de cunho religioso. As patologias passaram a ser compreendidas como uma luta entre a saúde física e a mental, e as causas que perturbam o estado fisiológico.[1-4]

O significado da palavra grega *ethika*, que é originária de *ethos*, está relacionado ao modo de ser das pessoas e com as regras de conduta das suas ações.[5] O primeiro movimento no sentido de validar a representação moral do paciente como parâmetro para a decisão médica foi realizado pelo médico inglês Thomas Percival (1740-1804), que elaborou a base conceitual dos Códigos de Ética Médica, culminando com a publicação do livro *Medical Ethics* em 1803, o que repercutiu e influenciou as culturas na Inglaterra e nos Estados Unidos da América.[6]

No Brasil, o Código de Ética Médica da Associação Médica Americana foi utilizado durante o período do Império. Em 1929, foi adotado, durante a República, código reproduzido de Cuba, denominado Código de Moral Médica. Já em 1931, foi colocado em prática, durante o primeiro Congresso Médico Sindicalista, o Código de Deontologia Médica, o qual foi homologado somente em 1945, sendo adaptado à realidade brasileira. Apenas a partir de 1953, o Código de Ética Médica foi adotado pela Associação Médica Brasileira.[7] O atual Código de Ética Médica (sexta edição) entrou em vigor em abril de 2010 e representa uma atualização, revisão e ampliação do último Código datado de 1988. As modificações efetuadas nessa última edição foram necessárias para contemplar a nova realidade social, política e médica brasileira, sem, contudo, ignorar a autonomia do paciente.[8]

Com o novo Código, o papel autoritário e paternalista do médico dá lugar a uma relação de cooperação entre este e o paciente, na tentativa de promover uma harmonização do poder decisório de ambos, tendo como consequências a tomada de decisão profissional e o respeito às escolhas do paciente, com inovações que abrangem a possibilidade de os doentes terminais recusarem tratamentos considerados excessivos e inúteis.[8,9]

PRINCÍPIOS FUNDAMENTAIS

Ética, moral, deontologia e diceologia

Existe uma interface entre os conceitos de ética, moral, deontologia e diceologia, sendo fundamental entender as respectivas bases destes conceitos para uma melhor compreensão da definição de ética médica.

Conceitua-se ética como normativa àquela em que se avaliam os juízos de apreciação referentes à conduta humana, do ponto de vista do bem e do mal. Por ética descritiva, entende-se aquilo em que as pessoas acreditam, percebem e o modo como agem. A ética compreende o estudo do comportamento moral dos homens em sociedade. Seu objeto de atenção é verificar as atitudes humanas voluntárias e conscientes, envolvidas com o raciocínio prático como o bem, o dever, a virtude, a ação correta, a obrigação, a liberdade, a racionalidade e a escolha, que podem afetar outros indivíduos, grupos de pessoas e até toda a sociedade.[10,11]

A moral é definida como um conjunto de regras de conduta e hábitos julgados válidos, quer universalmente, quer para um grupo de pessoas ou para um determinado indivíduo. A moral expressa o ponto de vista do indivíduo, e a ética manifesta o ponto de vista cultural.[10]

A deontologia médica consiste no estudo dos deveres médicos e, ao longo do tempo, incorporou as necessidades impostas pelo avanço do conhecimento científico e tecnológico, enquanto a diceologia médica é o estudo dos direitos dos profissionais que atuam nessa área. Segundo Neves (2006):[12]

> *"os conceitos de ética e moral estão muito próximos e imbricados, dificultando sua definição. A deontologia e diceologia apesar de sempre juntas são facilmente desembaraçadas por terem significados que se opõe".*

Torna-se necessária, portanto, uma discussão mais ampliada dos novos conceitos/entendimentos relativos à vida e à sua finitude, que reúnam o conhecimento médico, o filosófico, o ético, o psicológico, o civil e o penal, com vistas a modificar a visão autoritária milenar do exercício da profissão médica.

Ética médica

A definição de ética médica engloba a contextualização de ética, moral, deontologia e diceologia. A ética estuda a moral, o que se deve fazer e a melhor forma de agir coletivamente, estabelecendo o que é o bem e o mal; o certo e o errado; as virtudes e os vícios. A ética médica é dinâmica, sendo seus princípios norteadores os seguintes:[1,13,14]

- *Beneficência:* sugerir conduta que pode causar benefício, englobando o aprimoramento de recursos disponíveis para o melhor entendimento sobre as doenças, seus tratamentos e reabilitação.
- *Não maleficência:* indicar conduta que pode ou não causar benefício, garantindo ao paciente não sofrer danos decorrentes do tratamento.
- *Respeito à autonomia:* o paciente tem o direito e a autonomia para decidir se aceita ou não a conduta proposta, incorporando e assegurando total liberdade, privacidade e vontade própria sobre a sua participação na terapêutica proposta.
- *Tolerância:* exercer a prática médica com respeito ao seu paciente, independente de credo, raça ou sexo.
- *Justiça sanitária:* que defende a filosofia de que todos os indivíduos têm direito à saúde e, portanto, devem ser tratados com igualdade e equidade, levando em consideração que todos são iguais.

Os pacientes representam a razão de ser da profissão médica, que pode agir sobre o corpo humano. Surge, então, a necessidade da regulamentação desta atividade, estabelecendo quais devem ser as atitudes médicas, colocando limites no modo de agir do profissional, e assegurando seus direitos e os dos pacientes. Quais são as fronteiras da interferência médica sobre o ser humano? Faz-se necessária, portanto, a existência de um código que normatize as condutas profissionais e limite suas ações, cujo eixo central seja o indivíduo e cujo objetivo seja diminuir seu sofrimento, garantindo a dignidade e a integridade do ser humano.[12,15] Por meio de códigos de conduta profissional, o comportamento ético do médico está estabelecido, normatizado, fiscalizado e limitado por leis.[15]

Bioética

A bioética é considerada como a ponte entre a ciência e a humanidade. No final dos anos 1960 e início dos anos 1970, estabeleceu-se um contexto cultural favorável ao questionamento mais radical do poder médico e à afirmação dos direitos individuais na assistência à saúde. O professor van Rensselaer Potter, pesquisador em bioquímica oncológica da Universidade de Wisconsin, Estados Unidos da América, já havia feito referência ao termo bioética, quando publicou o livro *Bioethics: bridge to the future*, tendo proposto:[16,17]

> *"... o termo bioética como forma de enfatizar os dois componentes mais importantes para se atingir uma nova sabedoria, que é tão desesperadamente necessária: conhecimento biológico e valores humanos."*

Ainda segundo Potter (1971), o termo bioética deveria preocupar-se, pela sua compreensão original, com as questões ambientais e com a sobrevivência do planeta, uma vez que existe uma relação direta entre as saúde humana, animal e ambiental.[17] Na maioria das sociedades, onde a prática médica é exercida com os cuidados e as exigências impostos pelo desenvolvimento técnico e científico, verifica-se a preocupação com a competência dos médicos para solucionar situações clínicas complexas, que podem afetar os pacientes. O deslocamento do modelo médico paternalístico para a representação moral do paciente pode ser considerado o primeiro passo para o desenvolvimento da bioética.[14]

O conceito de bioética foi alterado novamente por Potter em 1998, que estabeleceu conceitualmente bioética como a *"nova ciência ética que combina humildade, responsabilidade e uma competência interdisciplinar, intercultural e que potencializa o senso de humanidade"*, com o objetivo de resgatar a sua ponderação original.[17] Nascer e não nascer (aborto), morrer e não morrer (eutanásia), saúde e doença (ética biomédica), bem-estar e mal-estar (ética biopsicológica) são temas discutidos pela bioética, que também abrange novas áreas do conhecimento, como clonagem (ética genética), irresponsabilidade perante as gerações futuras (ética de gerações), depredação da natureza extra-humana ao redor e agressões ao equilíbrio das espécies (ecoética), entre outras. O exercício das relações entre médicos e outros profissionais envolvidos com o processo saúde-doença, bem como entre os usuários das novas técnicas biomédicas e farmacológicas, torna-os destinatários do discurso bioético e colocados também na condição de pacientes, devendo, portanto, respostas à bioética.[18]

Ética e oncologia

Não basta o médico entender o que é certo e errado para escolher o que é correto. Faz-se necessária a existência de limites legais e punições para a regulamentação profissional médica.[12] Apesar dos avanços tecnológicos da medicina e do controle de doenças, que contribuíram para a ampliação da expectativa de vida do ser humano, cada vez mais pacientes serão acometidos por doenças crônicas e graves, entre estas o câncer e, inevitavelmente, o contato com a terminalidade far-se-á mais presente. O câncer é uma doença estigmatizante, tanto para muitos profissionais da área médica quanto para o paciente e sua família, atrelando o diagnóstico a uma sentença de morte.[19]

O médico, antes único responsável pela decisão em favor do "melhor interesse" do paciente, passa a "dialogar" com este, ao apresentar as alternativas e subsidiá-lo na tomada de decisão. É dever do médico a comunicação do diagnóstico ao paciente, prevista no Código de Ética profissional, sendo a participação decisória do doente defendida como o princípio fundamental a ser exercido por este, sendo bem estabelecido seu direito de recusar tratamento, no entendimento médico e legal.[20] Somente no caso de pacientes pediátricos ou em situações em que os pacientes não apresentam condições físicas ou psicológicas para uma correta compreensão de sua patologia é que se permite a não comunicação da doença, devendo o diagnóstico ser comunicado aos familiares ou ao responsável.[21] Há necessidade de manifestar compaixão, preocupação, disposição para falar e escutar o paciente, demonstrando conhecimentos científico, social e assistencial, tanto para ajudar o doente como também os familiares, que também participam desse processo de adoecimento.[22]

É imprescindível salientar que as tendências curativas na oncologia fazem parte da ideologia moderna da medicina e não são contraditórias com as propostas de cuidar.[23] Os custos operacionais com os tratamentos oncológicos são altos, em decorrência do uso de quimioterápicos, drogas alvos, hormônios e radioterapia. Através do estudo genético realizado em células tumorais do próprio paciente, torna-se possível identificar qual tipo de medicamento o organismo deverá responder com maior efetividade. Estas inovações tecnológicas, orientadas para o *curare*, têm contribuído, entretanto, para uma medicina dificilmente sustentável, principalmente de forma equitativa para todos os pacientes.[24]

A finalidade mais tradicional da oncologia e um dos deveres mais antigos do médico é o alívio da dor e do sofrimento, tanto na esfera mental, quanto emocional. Muitas vezes a abordagem do paciente é feita tão somente com medicamentos, quando a psicoterapia teria, talvez, maior possibilidade de sucesso. Neste sentido é que um enfoque interdisciplinar da saúde do paciente oncológico merece a atenção de todos.[25] Particularmente na oncologia, o médico frequentemente se depara com uma situação na qual existe a necessidade de transmitir uma má notícia, seja relacionada ao diagnóstico, ao prognóstico, a uma recaída por falha terapêutica ou a efeitos adversos ao tratamento. O médico precisa sozinho desenvolver habilidades relacionadas à comunicação da doença ao paciente, que, na maioria das vezes, não foram ensinadas na formação acadêmica e que também são, inevitavelmente, permeadas por angústias e dilemas.[26,27]

DIREITOS E DEVERES DOS MÉDICOS

Desde o Juramento de Hipócrates até a publicação dos Códigos de Ética Médica, muitas descobertas modificaram o conhecimento na área científica e humana. As extraordinárias possibilidades trazidas a partir da descrição da dupla hélice do DNA e, consequentemente, do surgimento da biologia molecular geraram uma inquietude na comunidade científica, o que determinou o desenvolvimento e a evolução da bioética.[28,29]

Novamente, passou a ser ouvido, cada vez mais, o eco da frase hipocrática: "entrarei somente para beneficiar o paciente". Entre os princípios deontológicos da ordem médica (do grego *déontos*, 'o que é obrigatório, necessário', + logia, 'estudo, que trata'), merecem ser destacados alguns postulados norteadores do exercício da prática diária do profissional médico, extraídos do sexto Código de Ética Médica revisado e publicado em 2009:

Capítulo I – Princípios Fundamentais

Art. 1º - A Medicina é uma profissão a serviço da saúde do ser humano e da coletividade e deve ser exercida sem discriminação de qualquer natureza.

Art. 2º - O alvo de toda a atenção do médico é a saúde do ser humano, em benefício da qual deverá agir com o máximo de zelo e o melhor de sua capacidade profissional.

Art. 6º - O médico deve guardar absoluto respeito pela vida humana, atuando sempre em benefício do paciente. Jamais utilizará seus conhecimentos para gerar sofrimento físico ou moral, para o extermínio do ser humano, ou para permitir e acobertar tentativa contra sua dignidade e integridade.

Quanto ao direito à vida, é inegável sua legitimidade, tanto para os pacientes quanto para os médicos-assistentes. Este artigo norteia a conduta profissional nos casos de pacientes terminais. Os gestores de saúde devem garantir equidade no acesso aos métodos diagnósticos e aos tratamentos, bem como condições mais favoráveis de trabalho nos serviços de saúde.

A beneficência da Medicina é princípio básico e inequívoco da profissão. A constante atualização do conhecimento médico e a utilização do desenvolvimento técnico-científico são um dever e um direito médico, considerando a responsabilidade deste profissional em prol dos pacientes, a qual se encontra explicitada no seguinte artigo do Código de Ética Médica 2009:

Art. 5º - O médico deve aprimorar continuamente seus conhecimentos e usar o melhor do progresso científico em benefício do paciente.

Aprofundando as discussões bioéticas, como morrer é uma certeza indubitável da nossa vida, temos que discutir noções de uma vida boa (como pretendia Aristóteles), para termos uma boa vida, e também noções de uma morte boa, para termos uma boa morte. A eutanásia, termo de origem grega, tem exibido, ao longo dos tempos, diversos significados em realidades diferentes, como: morte sem sofrimento físico; morte que se provoca voluntariamente (recém-nascidos deficientes, aos quais se pode atribuir uma vida diminuída); morte sem dor (morte em estado de graça); morte por solicitação do próprio enfermo, da sua família, do médico ou do Estado; ajuda de morte ao suicida (consumação de seu propósito); ajuda de morte ao ancião (presunção de vida indigna); morte decorrente da recusa voluntária em começar ou manter tratamento inútil; e morrer bem, direito à própria morte (morte apropriada, morte digna ou morte doce).[28]

Na prática, independente do significado que se dê à eutanásia, pode-se interpretá-la como um crime ou como um ato misericordioso. Não se deve rotulá-la, entretanto, como mais inócua do que é na realidade, posição que propicia sua aceitação social; nem relegá-la a plano secundário, pois como eixo central tem-se que, por esta, um ser humano oferece a morte ao outro.

Diante desta variedade de sentidos e interpretações, vamos ficar com o enunciado de "morrer bem, aquele que morreu bem",[28] para algumas reflexões, considerando a participação de um homem na morte do outro, com o intuito de evitar o sofrimento, ou por levar em consideração que falte à vida do outro qualidade mínima para esta vida merecer o adjetivo de "digna". Sob qualquer dessas atuações, estará o profissional de saúde fora da lei, conforme lembram os seguintes artigos:[20]

Capítulo II – Responsabilidade Profissional

Art. 32º - Isentar-se de responsabilidade de qualquer ato profissional que tenha praticado ou indicado, ainda que este tenha sido solicitado ou consentido pelo paciente ou seu representante legal.

Capítulo V - Relação com Pacientes e Familiares

Art. 66º - Utilizar, em qualquer caso, meios destinados a abreviar a vida do paciente, ainda que a pedido deste ou de seu responsável legal.

O não enfrentamento da questão da distanásia, isto é, do prolongamento exagerado da morte de um paciente, faz com que convivamos com situações contraditórias, em que se investe pesadamente no tratamento de pacientes terminais para os quais as perspectivas reais de recuperação são nulas.[29]

Capítulo III – Direitos do Médico

Art. 21º - Indicar o procedimento adequado ao paciente, observadas as práticas reconhecidamente aceitas e respeitando as normas legais vigentes no país.

O médico tem o direito de indicar o serviço de saúde, medicamentos, propedêuticas e melhores práticas existentes com as respectivas evidências científicas validadas.

O Código de Ética, através do seu artigo 28º, permite ao médico atuar, libertando-se das amarras deontológicas:

Art. 28º - Recusar a realização de atos médicos que, embora permitidos por lei, sejam contrários aos ditames de sua consciência.

Logo a seguir, o Código redefine as condutas e posturas médicas, quando define a responsabilidade profissional, em três artigos:

Capítulo IV – Responsabilidade Profissional

Art. 29º - Praticar atos profissionais danosos ao paciente, que possam ser caracterizados como imperícia, imprudência ou negligência.

Capítulo V - Relação com Pacientes e Familiares

Art. 57º - Deixar de utilizar todos os meios disponíveis de diagnóstico e tratamento a seu alcance em favor do paciente.

Art. 61º - Abandonar paciente sob seus cuidados.

§ 2º - Salvo por justa causa, comunicada ao paciente ou a seus familiares, o médico não pode abandonar o paciente por ser este portador de moléstia crônica ou incurável, mas deve continuar a assisti-lo ainda que apenas para mitigar o sofrimento físico ou psíquico.

Percebe-se, portanto, que o conhecimento e a competência técno-científica são imprescindíveis à prática médica e devem estar alinhados aos preceitos éticos e jurídicos impostos pela legislação vigente, porém devem sempre estar alinhados também ao humanismo e aos princípios de beneficência e autonomia.

DIREITOS DO PACIENTE ONCOLÓGICO

Direito à saúde

No Brasil, o direito à saúde foi universalizado, segundo o Artigo 196 da Constituição Federal de 1988:

"A saúde é direito de todos e dever do Estado, garantido mediante políticas sociais e econômicas que visem à redução do risco de doença e de outros agravos e ao acesso universal e igualitário às ações e serviços para sua promoção, proteção e recuperação".[30]

Dos pacientes oncológicos

De acordo com a Sociedade Brasileira de Oncologia Clínica, os pacientes oncológicos deverão ter assegurados os seguintes direitos:[31]

- Ser atendido de forma digna.
- Ser identificado e tratado pelo seu nome e sobrenome.
- Ter respeitado o sigilo sobre seus dados, salvo os casos de notificação compulsória.
- Identificar as pessoas responsáveis por sua assistência, por meio de crachás visíveis, legíveis e que contenham: a) nome completo; b) função; c) cargo; e d) nome da instituição.
- Ter informações claras, objetivas e compreensíveis sobre: a) hipóteses diagnósticas; b) diagnósticos confirmados; c) ações terapêuticas; d) riscos, benefícios e inconvenientes provenientes das medidas diagnósticas e terapêuticas propostas; e) duração prevista do tratamento proposto; f) a necessidade ou não de anestesia, o tipo de anestesia a ser aplicada, o instrumental a ser utilizado, as partes do corpo afetadas, os efeitos colaterais, os riscos e as consequências indesejáveis e a duração esperada dos procedimentos; g) os exames e as condutas a que será submetido; h) a finalidade dos materiais coletados para exame; i) as alternativas de diagnóstico e terapêuticas existentes no serviço em que está sendo atendido e em outros serviços; e j) o que julgar necessário relacionado ao seu estado de saúde.
- Consentir ou recusar, de forma livre, voluntária e esclarecida, com adequada informação, procedimentos cirúrgicos, diagnósticos e/ou terapêuticos a que será submetido, para os quais deverá conceder autorização por escrito, por intermédio do Termo de Consentimento.
- Ter acesso integral ao seu prontuário.
- Ter, por escrito, seu diagnóstico, bem como o tratamento proposto, assinado pelo profissional médico, constando do referido documento o seu número de registro no Conselho Regional de Medicina da região de atuação.
- Receber as prescrições médicas: a) como nome genérico das substâncias; b) impressas ou em caligrafia legível; c) sem a utilização de códigos ou abreviaturas; e d) com o nome legível do profissional, assinatura e seu número de registro no Conselho Regional de Medicina da região de atuação.
- Ser informado, antes de recebê-los, da procedência do sangue e dos hemoderivados, podendo, assim, verificar os carimbos que atestaram a origem, as sorologias efetuadas e os prazos de validade.
- Ter anotado em seu prontuário: a) todas as medicações, com as dosagens utilizadas; e b) o registro da quantidade de sangue recebida e dos dados que permitam identificar a sua origem, as sorologias efetuadas e prazos de validade.
- Ter assegurado, em todos os momentos de atendimento e/ou internação, a sua integridade física, privacidade, sigilo e segurança do procedimento; bem como o acompanhamento de pessoa de sua confiança.

Dos tratamentos, exames, medicamentos e insumos

Esse direito deverá ser assegurado pela União, estados e municípios para os pacientes tratados através do Sistema Único de Saúde (SUS). Para aqueles assegurados por planos e seguros de saúde privados, esse direito será resguardado dentro dos limites contratados, cujo contrato tenha sido assinado previamente ao aparecimento da doença. Quando esse direito for negado, tanto pela assistência pública quanto pela privada, o paciente será obrigado a ingressar com uma ação na justiça, através de Mandado de Segurança, com pedido de liminar, para a obtenção do tratamento solicitado.[31]

Dos benefícios especiais

O médico deverá fornecer, quando solicitado pelo paciente, laudo médico contendo a história clínica, diagnóstico expresso da doença, Código Internacional de Doenças (CID), data do diagnóstico histopatológico, estágio clínico atual da doença e do paciente. Deverá conter também carimbo legível do médico, com o nome e o número de inscrição no Conselho Regional de Medicina (CRM) e a assinatura. Tais documentos médicos poderão ser requisitados em situações como:[31]

- Solicitação de aposentadoria; benefício de prestação continuada (LOAS – Lei Orgânica da Assistência Social).
- Solicitação de isenção de impostos: imposto de renda na aposentadoria e pensão, Imposto de Produto Industrializado (IPI), Imposto sobre Circulação de Mercadorias e Serviços (ICMS), Imposto sobre a Propriedade de Veículos automotores (IPVA) – na compra de veículos para pacientes portadores de deficiência física, que se encontram impossibilitados de conduzir veículos nacionais sem adaptações, Imposto sobre Operação Financeira (IOF) – no financiamento de veículos para portador de deficiência; tarifas de Transporte Público.
- Resgate do Fundo de Garantia por Tempo de Serviço (FGTS).
- Resgate de quotas do Programa de Integração Social (PIS/PASEP).
- Licença para tratamento de saúde – Auxílio Doença.

Outros direitos

- Quitação do financiamento da casa própria.
- Andamento prioritário em processos judiciais e administrativos.
- Dedução de despesas médicas no imposto de renda.
- Cirurgia de reconstituição mamária.
- Transporte, pousada e alimentação, quando for emitido tratamento fora do domicílio (TFD).

A concessão dos benefícios anteriormente citados ficará sujeita à análise individual de cada solicitação, conforme previstos em leis e regulamentos.[31]

SIGILO MÉDICO

"Penetrando no interior das famílias, meus olhos serão cegos e minha língua calará os segredos que me forem confiados..."

"O que quer que eu veja ou entenda na sociedade, durante ou fora do exercício de minha profissão, eu guardarei o que jamais necessite ser divulgado, mantendo a discrição como um dever em tais casos."

(Juramento de Hipócrates – cerca de 400 a.C).

A privacidade de um indivíduo é um princípio constitucional e um direito protegido, no Brasil, pelos Códigos Penal, Civil e pela maioria dos Códigos de Ética profissional. Em 1948, a Declaração Universal dos Direitos Humanos, proposta pela Organização das Nações Unidas (ONU), já estabelecia o direito à não interferência na vida privada pessoal ou familiar.[10,32]

O sigilo no exercício de uma profissão visa à proteção e à defesa da reputação e do crédito das pessoas. O sigilo médico é um dos princípios mais importantes da ética médica. É também um dos pontos mais discutidos e polêmicos no campo da deontologia médica.[33] Já abordado na era hipocrática e, nos dias atuais, jurado por todos os médicos na colação de grau, a aplicação prática deste preceito nem sempre é simples, visto que envolve tanto os princípios éticos como os legais.[34]

De acordo com o professor Genival Veloso de França (2010), *o sigilo médico é o mais antigo e universal princípio da tradição médica. Sua obrigação encontra-se fundamentalmente no mais remoto e sagrado documento médico: O Juramento de Hipócrates.* Fazem parte do segredo médico: a natureza da doença, as suas circunstâncias e o seu prognóstico.[35]

O sigilo médico, do ponto de vista jurídico documental, compreende as papeletas, boletins médicos, folhas de observações clínicas e respectivos fichários.[36] É importante ressaltar que a proibição de revelar o sigilo médico vale mesmo nas situações a seguir: *a) mesmo que o fato seja de conhecimento público ou o paciente tenha falecido; b) quando de seu depoimento como testemunha. Nessa hipótese, o médico comparecerá perante a autoridade e declarará seu impedimento; c) na investigação de suspeita de crime, o médico estará impedido de revelar segredo que possa expor o paciente a processo penal.*[7]

A relação médico-paciente baseia-se na confiança que se estabelece entre o paciente e o profissional, formando-se um "contrato implícito" entre as partes, no qual o médico compromete-se a não revelar o que lhe foi exposto durante o exercício da profissão.[32] Todas as informações fornecidas pelo paciente em qualquer tipo de atendimento médico, assim como os resultados de exames e procedimentos para diagnóstico ou tratamento são de propriedade do paciente. Além dos médicos, outros profissionais, como enfermeiros e demais profissionais de saúde e administrativos da instituição, poderão entrar em contato com essas informações. Tais profissionais têm autorização para ter acesso às informações em função de suas respectivas necessidades profissionais, porém não têm o direito de usá-las livremente, estando também presos ao sigilo. Estes também estão sujeitos às penas previstas no Artigo 154 do Colégio Penal, caso, eventualmente, venham a revelar o segredo médico.[36]

A confidencialidade, que representa a garantia do resguardo das informações e a proteção contra a sua revelação não autorizada, e a privacidade, que significa a limitação do acesso às informações de uma dada pessoa, são fundamentais para a garantia do sigilo médico. Em situações como divulgação de boletins médicos, preenchimento de atestados, relatórios para seguradoras e quaisquer outros documentos, o diagnóstico só poderá ser explicitado se houver a autorização do paciente ou, então, do responsável legal ou sucessor, após o falecimento.[7]

Prontuário médico e sigilo

O prontuário médico é definido, segundo o Artigo 1º da Resolução 1.638/2002 do Conselho Federal de Medicina, como sendo:[37]

"[...] documento único, constituído por um conjunto de informações, sinais e imagens registradas, geradas a partir de fatos, acontecimentos e situações sobre a saúde do paciente e a assistência a ele prestada, de caráter legal, sigiloso e científico, que possibilita a comunicação entre membros da equipe multiprofissional e a continuidade da assistência prestada ao indivíduo."

Em resumo, é um documento de grande importância, visto que através deste pode-se acompanhar a evolução contínua da patologia e o tratamento do paciente em uma determinada instituição. Por isso é fundamental que todos os registros sejam feitos corretamente e, sobretudo, com letra legível. Por se tratar de um documento no qual estão registradas todas as informações fornecidas pelo paciente, além de exames, diagnósticos e tratamentos, o prontuário está, indiscutivelmente, protegido pelo sigilo médico. A responsabilidade pela guarda e manutenção do prontuário é da instituição e de seus funcionários.

O paciente tem direito ao acesso a seu prontuário através da solicitação de uma cópia. A liberação de cópias do prontuário sob a guarda do hospital só poderá ser feita quando houver autorização por escrito do paciente, exceto quando estas forem requisitadas judicialmente ou para defesa do próprio médico. No caso de requisição judicial, o prontuário deverá ser disponibilizado ao perito médico nomeado pelo Juízo. Já no caso de própria defesa, o médico deverá solicitar que seja observado o sigilo profissional. O prontuário pode ser também requisitado pelos Conselhos Regionais de Medicina.[7]

PRINCIPAIS PONTOS DO CÓDIGO DE ÉTICA MÉDICA 2010

Merecem ser enfatizadas aqui algumas questões que foram melhor exploradas no último Código de Ética Médica (2010):[7]

- *Letra legível:* não é mais permitida letra ilegível nos receituários. Assinar folhas em branco, laudos ou qualquer outro documento médi-

co está proibido. A receita e o atestado médico têm que ser legíveis e com identificação do número de inscrição no CRM do profissional.
- *Cuidados paliativos:* procedimentos desnecessários e invasivos não devem ser aplicados em doentes terminais. Em casos de doença incurável, o médico deve oferecer cuidados paliativos aos pacientes.
- *Conflito de interesses:* a relação entre a medicina e a indústria farmacêutica não deve ser exercida com o objetivo de obter vantagem "pelo encaminhamento de procedimentos, pela comercialização de medicamentos, órteses, próteses ou implantes de qualquer natureza, cuja compra decorra de influência direta em razão de sua atividade profissional". O médico é obrigado a declarar conflitos de interesses.
- *Recusar atendimento:* o médico pode recusar o atendimento, caso as condições de trabalho não sejam dignas ou possam prejudicar sua própria saúde ou a do paciente.
- *Consentimento do paciente:* o paciente ou representante legal deve consentir o procedimento ou tratamento a ser realizado. O médico deve aceitar as escolhas do seu paciente.
- *Vantagens médicas:* o médico não pode se associar a empresas que "anunciam ou comercializam planos de financiamento, cartões de descontos ou consórcios para procedimentos médicos". O médico não pode ter relação com comércio e farmácia.
- *Segunda opinião:* o paciente tem direito a uma segunda opinião e a ser encaminhado a outro médico.
- *Anúncios profissionais:* é obrigatório incluir o número de inscrição do médico no CRM em anúncios profissionais.
- *Falta em plantão:* o abandono de plantão é considerado falta grave. O médico não pode ausentar-se do plantão sem a presença de um substituto.
- *Uso de placebo:* é proibido usar placebo em pesquisa, quando há tratamento eficaz.
- *Sexagem:* a escolha do sexo do bebê é vedada na reprodução assistida.
- *Limite a tratamentos:* os hospitais não podem limitar determinações médicas necessárias ao tratamento e ao diagnóstico de um paciente.
- *Consulta fantasma:* o médico não poderá prescrever receita ou exame sem examinar o paciente, salvo em casos de emergência.

CONSENTIMENTO LIVRE E ESCLARECIDO

A prática ou a obtenção do consentimento informado no exercício da medicina e na pesquisa em seres humanos são próprias das últimas décadas e caracterizam o aperfeiçoamento da ética biomédica, não sendo, infelizmente, tão habituais em nosso país.[38]

O Código de Ética Médica e as Normas de Pesquisa em Saúde vigentes no Brasil fazem alusão ao consentimento informado. O interesse crescente das Faculdades de Medicina, dos Conselhos Regionais de Medicina, das Associações Médicas regionais e de alguns Comitês de Ética e Comitês de Ética em Pesquisa, já em funcionamento em alguns hospitais, instituições de ensino e centro de pesquisa do Brasil, tem fomentado o uso do consentimento informado na prática corrente.

O reconhecimento da autonomia da pessoa, paciente ou sujeito de experimentação, e a insistência para que esta seja respeitada, constituem mais uma contribuição para o aperfeiçoamento da prática médica no país, por meio do interesse pelo diálogo e respeito exercitados na profissão e através da melhora do relacionamento médico-paciente com base nos princípios da justiça e da ética.[38]

O consentimento informado é uma condição indispensável da relação médico-paciente e da pesquisa que envolve seres humanos. Trata-se de uma decisão voluntária, realizada por uma pessoa autônoma e capaz, tomada após um processo informativo e deliberativo, visando à aceitação a um tratamento específico ou experimentação, sendo informada sobre a natureza deste, suas consequências e seus riscos.[39]

Os fundamentos da teoria do consentimento informado estão contidos, de modo implícito, na Declaração Universal dos Direitos Humanos:[40]

Todos os seres humanos nascem livres e iguais em dignidade e direitos. Estão dotados de razão e consciência e devem agir uns para com os outros com espírito de fraternidade (Art. 1°).

Todos têm direito à vida, liberdade e segurança pessoal (Art. 3°).

Ninguém será submetido à tortura ou punição cruel, desumana ou degradante (Art. 5°).

O Código de Nuremberg (1947) tratou do "consentimento voluntário". A Declaração de Helsinque (1964), revisada pela última vez na 41ª Assembleia Médica Mundial realizada em Hong Kong (1989), utilizou o termo "consentimento informado". Referências ao mesmo termo podem ser encontradas no *Belmont Report* (1978) e nos códigos deontológicos e códigos de ética médica de diferentes países. Um guia adequado sobre o tema é a publicação *Proposed International Guidelines for Biomedical Research Involving Human Subjects* (1982), traduzida para o português e publicada no Brasil em 1985 sob o título "Diretrizes Internacionais Propostas para a Pesquisa Biomédica em Seres Humanos".[41] A nova edição aperfeiçoada dessa última é a publicação *Internacional Ethical Guidelines for Biomedical Research Involving Human Subjects* (1993).[42]

No Brasil, as Normas de Pesquisa em Saúde (1988), estabelecidas pelo Conselho Nacional de Saúde, falam no "consentimento do indivíduo objeto da pesquisa ou seu representante legal" (Art. 5°, V) e no "consentimento pós-informação" (Art.11).[43]

Constatando a importância do consentimento informado na prática médica e também na pesquisa com seres humanos, é útil a análise, sob o ponto de vista ético, de algumas recomendações elaboradas pelo Comitê Nacional de Bioética Italiano (1994) neste sentido, a saber:[44]

1. No caso de doenças graves e de procedimentos diagnósticos e terapêuticos prolongados, o relacionamento médico-paciente, visando a informação, não pode ficar limitado a um único encontro.
2. O médico deve possuir conhecimentos suficientes de psicologia para a compreensão da personalidade do paciente e das condições em que este evolui, para transmissão das informações.
3. O linguajar do médico não deverá traumatizar o paciente. Suas palavras devem sempre deixar margem para a esperança, ainda que limitada.
4. A informação do médico deverá ser verdadeira e completa, mas adaptada à cultura e condições psicológicas do paciente, de forma que permita a compreensão e a aceitação do diagnóstico ou prognóstico.
5. A responsabilidade de informar ao paciente cabe à pessoa que tem o dever de acompanhar e coordenar os procedimentos diagnósticos e terapêuticos.
6. O consentimento informado escrito deve ser a manifestação inequívoca, em determinados processos diagnósticos e terapêuticos, da vontade do paciente.
7. Obter o consentimento informado por escrito dos familiares ou do responsável legal é um dever ético do médico, sempre que o paciente estiver legalmente incapacitado para a tomada de decisões, sabendo, porém, que isso não libera ou exonera o médico das suas responsabilidades.

O consentimento informado obtido de forma correta legitima e fundamenta o ato médico ou de pesquisa como justo e unicamente correto. No interesse de consolidar o uso e a prática do consentimento informado no Brasil, seria conveniente uma educação continuada da classe médica dentro das novas dimensões éticas da profissão que foram levantadas nas últimas décadas. Do mesmo modo, fazem-se necessários a preparação e o funcionamento adequados das Comissões de Ética, Comitês de Ética Hospitalar ou Comitês de Bioética e Comitês de Ética em Pesquisa com Seres Humanos, o que contribuiria eficazmente para o aprimoramento dessa e de outras práticas e atitudes que enobrecem o exercício da medicina e prestigiam a saúde da população.

A pesquisa e a prática podem acontecer conjuntamente quando a pesquisa é desenhada para avaliar a segurança e a eficácia de uma terapia. A regra geral é que, em qualquer atividade em que haja um elemento de pesquisa, esta atividade deve ser avaliada para garantir a proteção dos sujeitos humanos, com o seu consentimento livre, garantindo a autonomia do processo.[38]

ÉTICA EM CUIDADOS PALIATIVOS

O Código de Ética Médica de 2010 incluiu um tópico sobre os pacientes terminais e os cuidados paliativos, no qual consta que: é *vedado ao médico abreviar a vida do paciente, ainda que a pedido deste ou de seu representante legal* (Cap. 5, Art. 41, Parágrafo único). *Nos casos de doença incurável e terminal, deve o médico oferecer todos os cuidados paliativos disponíveis sem empreender ações diagnósticas ou terapêuticas inúteis ou obstinadas, levando sempre em consideração a vontade expressa do paciente ou, na sua impossibilidade, a de seu representante legal. Nas situações clínicas irreversíveis e terminais, o médico evitará a realização de procedimentos diagnósticos e terapêuticos desnecessários e propiciará aos pacientes sob sua atenção todos os cuidados paliativos apropriados.*[7]

Em 1998, a Organização Mundial de Saúde (OMS) definiu cuidados paliativos como *cuidados oferecidos por uma equipe interdisciplinar voltados para pacientes com doença em fase avançada, ativa, em progressão, cujo prognóstico é reservado e o foco da atenção é a qualidade de vida*. Entretanto, é sabido que os cuidados paliativos podem e devem ser oferecidos o mais cedo possível no curso de qualquer doença crônica potencialmente fatal, antecipando o tratamento e prevenindo os sintomas, para que esta não se torne difícil de ser tratada nos últimos dias de vida.[45] Porém, não basta tratar somente os sintomas físicos, é necessária também a atenção aos problemas emocionais, psicológicos e, até mesmo, religiosos. A mais recente definição da OMS sobre cuidados paliativos, em 2006, estabeleceu *cuidados paliativos como uma abordagem que melhora a qualidade de vida dos pacientes e seus familiares frente a problemas associados à doença terminal, através da prevenção e alívio do sofrimento, identificando, avaliando e tratando a dor e outros problemas, físicos, psicossociais e espirituais*.[46,47]

Ortotanásia é o termo utilizado para definir a morte natural, sem interferência da ciência, e permite ao paciente uma morte digna, sem sofrimento, deixando a evolução e o percurso natural da doença, evitando-se métodos extraordinários e ineficazes de suporte de vida, como medicamentos e aparelhos, em pacientes irrecuperáveis e que já foram submetidos à suporte avançado de vida. Ao contrário, a distanásia é a persistência terapêutica em paciente irrecuperável, sendo considerada morte com sofrimento.[48] O Conselho Federal de Medicina (CFM), por meio da Resolução nº 1.805/2006, regulamentou a ortotanásia, que, ao contrário da eutanásia, não prevê a interrupção da vida do paciente, mas estabelece uma série de medidas, como a utilização dos cuidados paliativos, para garantir a morte digna. Ou seja, mesmo que a doença seja incurável, o paciente continua a ser cuidado, ouvido, aliviado de sua dor e confortado. Tal Resolução, após ser suspensa e gerar ampla discussão nos campos ético e jurídico, foi finalmente validada pela justiça em dezembro de 2010, a partir do entendimento de que este instrumento legal deverá *incentivar os médicos a descrever exatamente os procedimentos que adotam e os que deixam de adotar, em relação a pacientes terminais, permitindo maior transparência em sua atuação e possibilitando inclusive maior controle de sua atividade.*[49]

No campo da Oncologia, a doença crônica geralmente possui uma maior agressividade, e o desafio de adequar o limite entre tratamento "curativo/paliativo" e o paciente terminal está presente no cotidiano. Em relação ao tratamento do paciente oncológico, a OMS[50] possui quatro diretrizes, sendo os cuidados paliativos a quarta diretriz, após prevenção, diagnóstico e tratamento.

Para os pacientes com doença fora de possibilidade de cura, o tratamento em excesso é eticamente reprovável, provocando danos físicos e psíquicos, aumentando também o sofrimento dos familiares e gerando uma frustração na equipe de assistência.

É eticamente apropriado não prolongar o processo de morrer do paciente em fase terminal da doença, garantindo uma morte digna em decorrência de sua enfermidade. A OMS orienta para esses pacientes apenas cuidados paliativos, com o objetivo de aumento da qualidade e expectativa de vida, através da prevenção e do alívio do sofrimento.[51]

REFERÊNCIAS BIBLIOGRÁFICAS

1. Santana VS, Castilho EA. Saúde pública: pontuações sobre ética na saúde coletiva. *Rev Assoc Med Bras* 2011;57(3):249-55.
2. Rego S. Textos hipocráticos: o doente, o médico e a doença. *Cad Saúde Pública*, Rio de Janeiro, 2006;22(1):233-35.
3. Schubert C, Scholl R. The hippocratic oath: how many covenants, how many oaths? *Medizinhist J* 2005;40(3-4):247-73.
4. Nutton V. What's in an oath? *JR Coll Physicians Lond* 1995 Nov.-Dec.;29(6):518-24.
5. Wade D. Ethics, audit, and research: all shades of gray. *Br Med J* 2005 Feb. 26;330(7489):468-71.
6. Percival T. *Medical ethics; or, a code of the institutes and precepts: adapted to the professional conduct of physicians and surgeons*. Manchester: S Russell for J Johnson, 1803.
7. Conselho Federal de Medicina. *Código de ética médica 2010*. Acesso em: 13 Set. 2011. Disponível em: <http://www.portalmedico.org.br/novocodigo/comofoielaborado.asp>
8. Dantas E, Coltri MV. *Comentários ao código de ética médica*: Resolução CFM nº 1.931, de 17 Set. 2009. Rio de Janeiro: GZ Ed, 2010. 546p.
9. D'Ávila RL, Soares AH, Araújo AOV et al. *Código de ética médica*: resolução CFM nº 1931, de 17 Set. 2009. Conselho Federal de Medicina. Brasília: Conselho Federal de Medicina, 2010. 98p.
10. Grisard N, Ramos Filho I. *Manual de orientação ética e disciplinar*. 4. ed. Rev. atual. Florianópolis: Conselho Regional de Medicina do Estado de Catarina (Cremesc), 2006. 230p.
11. Blackburn S. *Dicionário Oxford de filosofia*. Consultoria da edição brasileira, Danilo Marcondes [Tradução, Murcho D *et al*.]. Rio de Janeiro: Jorge Zahar, 1997.
12. Neves NC. *Ética para futuros médicos: é possível ensinar?* Brasília: Conselho Federal de Medicina, 2006. 104p.
13. Almeida Filho N, Barreto ML. *Epidemiologia & Saúde*: fundamentos, métodos, aplicações. Rio de Janeiro: Guanabara Koogan, 2011.
14. Almeida JLT. *Respeito à autonomia do paciente e consentimento livre e esclarecido*: uma abordagem principialista da relação médico-paciente. [Tese de Doutorado]. Fundação Oswaldo Cruz, Escola Nacional de Saúde Pública; 1999. 129p.
15. Monte F Q. Ética médica: evolução histórica e conceitos. *Revista Bioética* 2009, 17(3):407-28.
16. Potter VR. *Bioethics: bridge to the future*. New Jersey. Englewood Cliffs: Prentice Hall, 1971. p. 2.
17. Carvalho FMF, Pessini L, Campos Jr O. Reflexões sobre bioética ambiental. *O Mundo da Saúde São Paulo*, 2006 Out./Dez.;30(4):614-18.
18. Heck JN. *Bioética: contexto histórico, desafios e responsabilidade*. Ethic@, Florianópolis. 2005 Dez.;4(2):123-39.
19. Cavalcanti DR. Comunicação do diagnóstico de doença grave(câncer) ao paciente: Quem? Quando? Como? Por quê? *Pan-American Family Medicine Clinics* 2005;1:41-44.
20. Conselho Federal de Medicina. Código de ética médica. Brasília: Diário Oficial da União; Resolução CFM Nº 1931, de 17 de Set. 2009. Acesso em: 13 Set. 2011. Disponível em: <http://portal.cfm.org.br/>
21. Gomes CHR, Silva PV, Mota FF. Comunicação do diagnóstico de câncer: análise do comportamento médico. *Ver Brasileira de Cancerologia* 2009;55(2):139-43.
22. Tavares JSC, Trad LAB. Metáforas e significados do câncer de mama na perspectiva de cinco famílias afetadas. *Cad Saúde Pública* 2005;21(2):426-35.
23. Baile WF, Aaron J. Patient-physician communication in oncology: past, present, and future. *Curr Opin Oncol* 2005 July;17(4):331-35.
24. Elkin EB, Marshall DA, Kulin NA et al. Economic evaluation of target ed cancer interventions: critical review and recommendations. *Genet Med* 2011 Oct.;13(10):853-60.
25. Grinberg M. Comunicação em oncologia e bioética. *Rev Assoc Med Bras* 2010;56(4):375-93.
26. Silva CMGCH, Rodrigues CHS, Lima JC, Jucá NBH et al. Relação médico-paciente em oncologia: medos, angústias e habilidades comunicacionais de médicos na cidade de Fortaleza (CE). *Ciênc. Saúde Coletiva* 2011;16(Supl 1). Rio de Janeiro.
27. Bastos LAM, Proença MA. A prática anatômica e a formação médica. *Rev Panam Salud Públ/Pan Am J Public Health* 2000;7(6):395-402.
28. Silva CHD. A moralidade dos cuidados paliativos. *Rev Brasileira de Cancerologia* 2004;50(4):330-33.
29. Pessini L, Barchifontaine CP. *Problemas atuais de bioética*. 8. ed. Rev e ampl. São Paulo, Centro Universitário São Camilo: Ed Loyola, 2008, p. 541-67.
30. Brasil. Constituição da República Federativa do Brasil. 1988. Acesso em: 24 Out. 2011. Disponível em: <http://www.senado.gov.br/legislacao/const/con1988/CON1988_05.10.1988/CON1988.pdf>
31. Sociedade Brasileira de Oncologia Clínica. *Cartilha dos direitos do paciente oncológico* 2011. 4. ed. Acesso em: 24 Out. 2011. Disponível em: <http://www.sboc.org.br/downloads/cartilha_cancer_final.pdf>
32. Martins GZ. Sigilo médico. *J Vasc Br* 2003;2(3):260-65.

33. Almeida M, Munõz DR. *O princípio e as razões do segredo médico*. Revista IMESC, nº 1, Dez 1998. Acesso em: 13 Jan. 2012. Disponível em: <http://www.imesc.sp.gov.br/imesc/rev1f.htm>
34. Agyapong VI. Medical confidentiality versus disclosure ethical and legal dilemmas. *J Forensic Leg Med* 2009 Feb.;16(2):93-96.
35. França GV. *Direito médico*. 10. ed. Rev atual e ampl. RJ: Forense, 2010. p. 115.
36. Oselka G, Troster EJ. Aspectos éticos do atendimento médico do adolescente. *Rev Assoc Med Bras* 2000;46(4):306-7.
37. Conselho Federal de Medicina. Resolução nº 1.638/2002. *Define prontuário médico e torna obrigatória a criação da Comissão de Revisão de Prontuários nas instituições de saúde*. Publicada no DOU de 9 Ago. 2002, Seção I, p.184-85.
38. Clotet J. O Consentimento Informado nos Comitês de Ética em Pesquisa e na Prática Médica: Conceituação, origens e atualidade. *Rev BioÉtica* 2009;3(1). Acesso em: 10 Dez. 2011. Disponível em: <http://seer.cfm.org.br/index.php/revista_bioetica/article/view/430>
39. Saunders CM, Baum M, Houghton J. Consent, research and the doctor-patient relationship. In: Gillon R. (Ed.). *Principles of health care ethics*. London: John Wiley & Sons, 1994. p. 457-70.
40. Organização das Nações Unidas. *Declaração Universal dos Direitos Humanos*. Adotada e proclamada pela resolução 217 A (III) da Assembléia Geral das Nações Unidas em 10 Dez. 1948. Acesso em: 10 Dez. 2011. Disponível em: <http://portal.mj.gov.br/sedh/ct/legis_intern/ddh_bib_inter_universal.htm>
41. Conselho de Organizações Internacionais de Ciências Médicas (CIOMS). Organização Mundial da Saúde (OMS). *Diretrizes Internacionais Propostas para a Pesquisa Biomédica em Seres Humanos*. Brasília: Centro de Documentação do Ministério da Saúde, 1985.
42. Council for International Organizations of Medical Sciences (CIOMS). World Health Organization (WHO). *International ethical guidelines for biomedical research involving human subjects*. Geneva: CIOMS; OMS, 1993. 1. qq.
43. Brasil. Conselho Nacional de Saúde. Resolução nº 01, de 13 June 1988. Normas de pesquisa em saúde. Brasília: Diário Oficial da União, 1988 June; 14:10713-118.
44. Comité National de Biocthique ptalie. Information et consentment concernant ltacte médical, 20 june 1992: conclusions. *Interr. J Biocth* 1994;1:42-43.
45. O'Hare DG. Principles of medical ethics in supportive care: a reflection Support Care. *Cancer* 2004 Feb.;12(2):86-90. Epub 2003 Dec. 18.
46. World Health Organization. *National cancer control programmes*: policies and managerial guidelines. 2nd Ed. Geneva: World Health Organization, 2002.
47. Silva RCF, Hortale VA. Cuidados paliativos oncológicos: elementos para o debate de diretrizes nesta área. *Cad Saúde Pública*, Rio de Janeiro 2006 Out.;22(10):2055-66.
48. De Menezes MB, Selli L, Alves JS. Distanásia: percepção dos profissionais da enfermagem. *Rev Latino-Am Enfermagem* 2009;17(4):443-48.
49. Conselho Federal de Medicina. A ortotanásia na justiça brasileira. *Revista Bioethikos – Centro Universitário São Camilo* 2010;4(4):476-86. Acesso em: 18 Jan. 2012. Disponível em: <http://www.saocamilo-sp.br/pdf/bioethikos/80/Bioethikos_476-486_.pdf>
50. World Health Organization. *Palliative care: cancer control knowledge into action*. 2007. Acesso em: 12 Jan. 2012. Disponível em: <http://www.who.int/mediacentre/factsheets/fs297/en/>
51. Felício ECS, Pereira EF, Gomes D. Cuidados paliativos e fisioterapia: reflexões atuais. *Cad Centro Universitário São Camilo* 2006;12(2):87-91.

CAPÍTULO 4

Fatores de Risco

Maria Izabel Dias Miorin de Morais ■ Emídio Souza de Luca

INTRODUÇÃO

Depois das doenças cardiovasculares, o câncer representa a maior patologia em crescimento na sociedade global industrializada. Segundo a Organização Mundial de Saúde (OMS), no ano de 2030, são estimados 27 milhões de casos incidentes e 17 milhões de mortes por câncer no mundo, com 75 milhões de pessoas vivas anualmente com câncer. Os cânceres de pulmão, mama, próstata e cólon predominarão em países industrializados, com PIB alto. Em países em desenvolvimento os cânceres predominantes serão estômago, fígado, cavidade oral e colo de útero. Caso esta fosse a previsão de um conflito de proporções globais tais números seriam alarmantes, por afetarem uma população adulta e produtiva, com gastos governamentais altíssimos para tratamento destas vítimas. E por dizerem respeito a uma doença crônico-degenerativa, com eficientes instrumentos de prevenção primária e diagnóstico precoce, tais prognósticos tornam-se ainda mais preocupantes.

A distribuição epidemiológica do câncer no Brasil sugere uma transição em andamento, envolvendo um aumento entre os tipos de câncer normalmente associados a alto *status* socioeconômico – câncer de mama, próstata e cólon e reto e, simultaneamente, a presença de taxas de incidência persistentemente elevadas de tumores geralmente associados à pobreza – câncer de colo de útero, pênis, estômago e cavidade oral.[1] Esta distribuição certamente resulta de exposição a um grande número de diferentes fatores de risco ambientais relacionados ao processo de industrialização – agentes químicos, físico e biológico – e de exposição a outros fatores relacionados às disparidades sociais.[2,3] Somando-se ao aumento da expectativa de vida de homens e mulheres, portanto mais tempo expostos às agressões já identificadas como carcinogênicas, torna-se uma jornada de guerra na paz global, que é cotidianamente construída.

As neoplasias malignas são classificadas geneticamente como uma doença multicausal ou multifatorial, isto é, sua determinação depende tanto de condicionantes biológicos como de fatores socioambientais.

O período de latência das neoplasias é, na maior parte dos casos, bastante prolongado, sendo assim os sintomas iniciais de câncer podem surgir muitos anos após a exposição a fatores de risco. Os cânceres, em cerca de 90% são decorrentes da interação de fatores ambientais sobre uma base genotípica predisponente, ocasionando um fenótipo de doença neoplásica. As variações biológicas da neoplasia exibem taxas de crescimento e duplicação tumoral em função de predisposições individuais, fatores que dificultam a avaliação do binômio causa-efeito no câncer de origem ambiental. As pesquisas em desenvolvimento sobre o câncer baseiam-se, essencialmente, em hipóteses que consideram que grande parte das formas de carcinoma são causadas, até prova contrária, por fatores ambientais.[4] A preocupação de pesquisadores comprometidos com a saúde das populações deve ser a de identificar e diminuir a exposição aos fatores carcinogênicos que podem ser minimizados, dentre esses os oriundos da poluição ambiental.

Na epidemiologia, o conceito de risco corresponde à probabilidade de um indivíduo, de uma população definida, desenvolver uma determinada doença, em um período de tempo também estabelecido.[5] O conceito de risco tem-se ampliado em torno das condições de vida e saúde, assumindo significado mais geral e englobando, em sua definição, várias condições que podem ameaçar os níveis de saúde de uma população ou mesmo sua qualidade de vida. A ocorrência das doenças reflete o modo de viver das pessoas, suas condições sociais, econômicas e ambientais. A forma pela qual o indivíduo se insere em seu espaço social e com ele se relaciona é o que desencadeia o processo patológico e, a partir daí, define diferentes riscos de adoecer e morrer. Os fatores de risco podem ser causa ou sinais do evento indesejado, em qualquer circunstância e indistintamente, devem ser sempre observados ou identificados antes da ocorrência daquele evento prenunciado,[6] determinando a importância do conhecimento dos fatores de risco presentes no *modus vivendi* de cada pessoa, acessível ao médico por meio de cuidadosa anamnese. Estes fatores, quando presentes, aumentam a probabilidade de ocorrência da doença; quando afastados, tornam este efeito menos provável.

Como as condições associadas ao risco de câncer são mais prevalentes em populações urbanas de regiões industrializadas, é comum se pensar que o câncer é uma doença do desenvolvimento. No entanto, é justamente nos países em desenvolvimento que se verifica um grande aumento na incidência e na mortalidade, cerca de 50% do total de óbitos e mais de 60% dos casos novos de câncer ocorrem nestes países.[2] A associação de níveis aumentados de metais pesados, em especial o cádmio em pacientes com cânceres de mama, próstata e reto, habitualmente relacionados à melhora dos níveis socioeconômicos, vem abalar os pilares de um senso comum, de que o progresso beneficia a todos de igual modo: o que podemos observar é que as populações menos favorecidas sofrem com a deposição de dejetos químicos em seus entornos domiciliares, ocasionando surgimento e agravamento de condições propícias para evolução de neoplasias.

O risco de câncer em uma determinada população depende diretamente das características biológicas e comportamentais dos indivíduos que a compõem, bem como das condições sociais, ambientais, políticas e econômicas que os rodeiam. Dentre os principais fatores elencados atualmente pode-se concluir que o tipo de alimentação, estilo de vida sedentário, tabagismo, consumo excessivo de bebidas alcoólicas, a exposição excessiva ao sol sem proteção, o ambiente ocupacional e de moradia, comportamentos sexuais podem estar relacionados, em maior ou menor grau, com o desenvolvimento de determinados tipos de câncer.[7] Esta compreensão é essencial na definição de investimentos em pesquisas de avaliação de risco e em ações efetivas de prevenção.

Mesmo se considerarmos que o conhecimento do mecanismo causal dos diversos tipos de câncer não é completo, na prática, do ponto de vista da saúde pública, a identificação de apenas um componente pode ser suficiente para grandes avanços na prevenção, a partir da escolha de medidas preventivas e políticas protetivas.

A prevenção primária, com ênfase nos fatores associados ao modo de vida em todas as idades e com intervenções de combate a agentes ambientais e ocupacionais cancerígenos, pode trazer bons resultados na redução do câncer. O conhecimento destes fatores, aliado à preocupação do profissional de saúde, pode ser obtido através de anamnese cuidadosa e atenta no momento da consulta e início do estabelecimento da relação médico-paciente, em qualquer especialidade, inclusive nos atendimentos emergenciais, sendo tomadas medidas de aconselhamento simples e eficazes.

FATORES DE RISCO

Tabagismo

Ao longo da evolução das pesquisas sobre os fatores de risco para o surgimento câncer, o tabagismo surge como um agente comum a quase todas as neoplasias, uma vez que o fumante, na maioria das vezes com uso desde o início da adolescência, permanece exposto durante grande parte de sua vida às numerosas substâncias componentes da fumaça do cigarro classificadas como carcinogênicas.

O estado atual do conhecimento acerca do tabagismo já é conclusivo em classificá-lo como doença de dependência à nicotina. E o argumento usado ao longo do tempo pela indústria que o produz de que geraria impostos e emprego, fica ultrapassado pelos altos custos de diagnóstico, tratamento e perda de anos de vida produtiva que acarreta aos usuários do cigarro de ambos os sexos.

Ao longo dos anos, o tabagismo como fator de risco para câncer de mama permaneceu controversa. No entanto, pesquisas recentes relatam que a exposição ao fumo passivo ser associada a risco aumentado de câncer de mama, hipótese fundamentada em um efeito antiestrogênico do tabagismo.

Os fumantes também estão expostos ao carcinógeno cádmio absorvido do solo e da água de irrigação pelas plantas de tabaco e liberado através de fumaça quando o cigarro é aceso. Os fumantes inveterados ingerem aproximadamente o dobro de cádmio que os não fumantes que ingerem de todas as outras fontes de elementos.[8,9]

Dieta

O conhecimento atual sobre fatores de risco para câncer enfatiza o valor da dieta, sua composição quanto à qualidade dos nutrientes e de contaminantes presentes, como um importante fator de risco ou proteção ao início do mecanismo de carcinogênese.

Os metais pesados, como o cádmio, por exemplo, têm na contaminação da água e do solo, um importante fator de risco aumentado ao surgimento de câncer. Para maioria das pessoas, a maior parte da exposição a estes metais vem da dieta alimentar, os frutos do mar e os órgãos comestíveis, particularmente o rim tem níveis maiores – 100 ppb ou mais – que quase todos os outros alimentos, porém a maior parte do cádmio da dieta provem, usualmente, da batata, do trigo e do arroz e de outros cereais,[10] já que quase todos consumem mais desses produtos que dos frutos do mar ou rins.[8]

A dieta tem sido apontada, em alguns estudos, como fator importante na etiologia do câncer de próstata. Uma dieta com base em gordura animal, carne vermelha e cálcio pode associar-se ao aumento no risco de desenvolver câncer de próstata, já a ingestão de vegetais, selênio, vitaminas D e E, licopeno e ômega-3 tem indicado proteção para o desenvolvimento dessa neoplasia.

A obesidade, considerando-se a gordura periférica como ponto de conversão dos estrógenos, deposição de dioxina e outros contaminantes, surge como importante fator de risco, associada ao sedentarismo, à alimentação congelada, rica em sódio e pobre em vitamina C (ácido ascórbico, importante fator de proteção). Ao tratarmos de tumores hormônio-dependentes como câncer de próstata, endométrio e mama torna-se importante motivador de estudos.

Vírus e infecção

A iniciação pode resultar também da infecção por alguns vírus oncogênicos (papovavírus: polyoma, SV40; adenovírus; hepadnavírus: hepatite B; retrovírus: sarcoma de Rous) cujos genomas são incorporados ao genoma da célula hospedeira. No genoma dos vírus oncogênicos, parece haver genes específicos cujos produtos, aparentemente, são os responsáveis primários pela transformação de uma célula normal em célula neoplásica.

A associação da infecção pelo vírus de Epstein-Barr e o diagnóstico de carcinoma de nasofaringe, de linfoma de Burkitt e da doença de Hodgkin, inclusive na infância é bem estabelecida.

A presença do papilomavírus humano (HPV) nas pacientes portadoras de câncer de colo de útero tem motivado campanhas de controle da infecção, como formas eficazes de diminuição da incidência e mortalidade por essa neoplasia.

Nos diferentes capítulos deste compêndio serão tratadas as infecções e suas relações com as taxas de incidência das diversas neoplasias.

Contaminação ambiental

Os estudos de câncer no Brasil são insuficientes na abordagem ambiental como um importante fator de risco para carcinogênese. Embora seja de amplo conhecimento de que cerca de noventa por cento dos cânceres tem um componente ambiental em seu desenvolvimento, a tendência dos trabalhos é referenciar dados da América do Norte ou da Comunidade Europeia, apenas nos últimos anos pode-se levar em conta os fatores geoambientais do território brasileiro.

Metais pesados

O problema da contaminação do meio ambiente por metais pesados, tais como cádmio, chumbo, cromo, níquel alcança hoje dimensões mundiais, sendo observado tanto em países desenvolvidos como naqueles subdesenvolvidos. A ausência de controle dos rejeitos contaminados por metais pesados alterou o solo, a água e o ar, trazendo como consequência a contaminação dos sistemas aquáticos, continentais e marinhos.

Entre os metais pesados que despertam maior preocupação do ponto de vista sanitário, o Cádmio destaca-se pela sua alta toxidez e uso tecnológico crescente[11] e tem sido incluído em listas de controle ambiental prioritário.[12] Além das metalúrgicas, as indústrias de baterias, de borracha e de pintura, resíduos com ligas de Cd e lodos de esgotos domésticos são fontes potenciais do metal[13,14] que tem sido mobilizado de matrizes geológicas a partir de atividades humanas como a mineração e produção industrial.

Este metal, um conhecido fator cancerígeno para câncer de pulmão, acumula-se no corpo humano com a idade e tem várias propriedades únicas, incluindo ligação e estimulação do receptor de estrogênio alfa e inibição de reparo de DNA, potenciais fatores de risco.[15-22] A associação do cádmio ao hábito de fumar, por contaminação das folhas de fumo é a razão mais consistente para tal associação.

Como salientado por Pitot (1993), a esmagadora maioria das células iniciadas não parece progredir através das etapas subsequentes do processo de carcinogênese, permanecendo latente no organismo durante toda a vida do indivíduo. Os danos ao DNA, que originam as mutações, são eventos simples, relativamente frequentes e podem resultar da ação de agentes físicos (radiações ionizantes e não ionizantes), químicos (substâncias genotóxicas existentes na natureza ou introduzidas pelo homem), ou serem produzidos endogenamente (espécies ativas de oxigênio e NO em processos inflamatórios).[23] Além das mutações induzidas por agentes físicos, químicos e infecciosos, mutações espontâneas podem surgir a partir de eventos normais, como a depurinação e deaminação do DNA, os danos ao DNA induzidos por radicais livres produzidos pelo metabolismo celular e erros no processo de replicação do DNA durante a divisão celular.[24] Embora a iniciação espontânea seja mais rara do que a induzida, a sua existência é corroborada pela ocorrência de tumores espontâneos em animais de laboratório, cuja incidência varia de acordo com o tecido, a cepa, o sexo e a espécie.[25] Este período de latência pode ser encurtado pela presença de múltiplos agentes carcinógenos em constante agressão ao DNA.

Grande parte dos pró-carcinógenos químicos presentes no meio ambiente é quimicamente inerte. Para tornarem-se metabólitos altamente reativos, capazes de ligarem-se ao DNA e exibirem atividade carcinogênica, necessitam da ativação metabólica pelas enzimas oxidativas (de ativação) da fase I, que são principalmente enzimas da superfamília citocromo P450. Assim, cada indivíduo, dependendo do grupo racial e da sua condição biológica normal ou modificada (herdada de um dos pais ou adquirida após o nascimento) pode apresentar **alguma suscetibilidade a um determinado agente químico**.[26]

Ao estudarmos substâncias carcinógenas genotóxicas observamos que não há limite para seu efeito genotóxico, isto é, ao reduzirmos a dose, reduz o risco de indução, mas esta redução jamais levará o efeito à zero. Estas substâncias podem afetar muitos tipos de células e podem ter relação com mais de um tipo de câncer. Isto significa que qualquer evidência de genotoxidade de um agente, em qualquer nível de exposição em um teste de genotoxidade aprovado é relevante para a avaliação de carcinogenicidade em humanos.

O efeito carcinogênico do cádmio pode ser decorrente, em parte, da capacidade de interferir com a função do gene p-53, regulador chave de muitos componentes de defesa do DNA danificado[27] e por sua capacidade para substituir o zinco em proteínas essenciais para a integridade celular, como XPA, uma enzima crucial para a liberação de nucleotídeos de reparo.[28] Existem evidências do papel do cádmio no desenvolvimento de cânceres renais, hepáticos, do sistema hematopoiético, bexiga e estômago. Existem estudos indicando sua associação ao câncer prostático, mama, sarcomas (em locais de injeção direta) têm recebido especial atenção. Em concentrações não tóxicas exerce efeito cogenotóxico pronunciado, na presença de outros mutagênicos como radiações UV, compostos citostáticos com platina, agentes alquilantes e benzoprieno.[29]

Exposição à luz solar

Em um país como o Brasil, com o território localizado nas zonas tropical e subtropical, além da grande extensão das praias, facilidade de acesso, temperatura agradável das águas do Oceano Atlântico e baixo custo do lazer praiano, tornando a exposição solar um fator de risco universalmente compartilhado, é necessária a implementação de políticas eficazes de controle de câncer de pele que incluam aconselhamento e acesso universal a fatores de proteção.

A exposição aos raios solares com radiações UVA e UVB, no período de 10 às 16 horas, aumenta o risco de surgimento de cânceres de pele não melanoma e, também, melanoma.

No século passado, a ausência de campanhas de prevenção de câncer de pele de amplo alcance e o alto custo e uso inadequado dos protetores solares eficazes colocou as neoplasias de pele não melanoma como as de maior incidência na população brasileira.

A experiência da Austrália e da Nova Zelândia, com campanhas adequadas de esclarecimento e da necessidade de uso de protetores solares desde a tenra infância, demonstra que é possível a contraposição aos fatores climáticos.

É plenamente estabelecido que a exposição solar excessiva, especialmente até os 10 anos de idade, é fator de risco para o surgimento de melanomas bem como a exposição na idade adulta podendo acelerar o processo de malignização dos melanócitos e, consequentemente, aumento no número global de casos deste tumor.

Por outro lado, a exposição solar continuada em indivíduos adultos leva ao surgimento de carcinomas basocelulares e epidermoides, que tendem a piorar com o envelhecimento.

Outros fatores de risco para câncer de pele, além de pele clara, raça ariana e exposição solar excessiva, ainda que com o protetor solar, incluem fatores genéticos, história familiar de câncer da pele.

CÂNCER DO SISTEMA DIGESTÓRIO

Câncer de esôfago

Os fatores de risco para câncer de esôfago, com nítida relação aos hábitos de vida da população de maior incidência no Brasil, a região Sul, são as populações do Uruguai, Argentina e do estado do Rio Grande do Sul caracterizam-se pelo hábito de ingerir mate quente, bebida feita da infusão de *Ilex paraguayensis*, ingerida através de um tubo de metal que leva o líquido quente diretamente à parte posterior da língua, sendo, então, deglutido. Este hábito tem mostrado associação não muito clara com relação ao câncer de esôfago.[30,31]

O papel de diferentes fatores tem sido estudado: a influência de fatores genéticos, condições anormais do esôfago, hábitos como beber, fumar e mascar consumo de alimentos em temperaturas extremas, dietas ricas em gorduras, condição socioeconômica e fatores ocupacionais (agricultores da Região Sul do Brasil, expostos aos pesticidas), além do efeito de radiações ionizantes, da composição do solo, do clima e da vegetação. As evidências apontam para uma doença que é característica de locais com precárias condições socioeconômicas e dieta deficiente em vitaminas e que tanto o álcool como o fumo têm papel importante no aparecimento do tumor.[31] A pimenta é um agente que pode levar à irritação da mucosa do trato gastrointestinal. O fato do consumo habitual deste alimento ter-se revelado como um fator de risco importante para a doença pode talvez ser explicado pela possível ação agressiva desse alimento sobre a mucosa do esôfago.[32]

Câncer gástrico

Os principais fatores de risco para câncer gástrico, que sugerem atuar desde o início da vida e por muito tempo, evidenciados após estudos epidemiológicos consistentes, são as concentrações excessivas de nitratos oriundos de águas contaminadas por restos orgânicos de animais e fertilizantes.

A presença do sal nos alimentos age como facilitador da ação de agentes genotóxicos, comprovadamente levando à atrofia da mucosa gástrica, potencializando outros carcinógenos e aumentando a absorção de hidrocarbonetos policíclicos aromáticos.[33-38] Somam-se a estes fatores a exposição ao potencial carcinogênico das nitrosaminas e nitrosamidas, genericamente chamadas de N-compostos (NOC), substâncias formadas com a interação entre um grupo de nitrogênio secundário (que pode ser uma amina ou amida, uma alquil-ureia ou um anel peptídeo) e um nitrito. Os alimentos apontados como os que elevam o risco são os defumados, carnes curadas, peixes secos, frutos secos (como o tomate seco, usado na culinária brasileira atual) e outros alimentos conservados em sal. Entre os que se associam a baixo risco, encontram-se as frutas e vegetais. Estes, apesar de apresentarem elevada concentração de nitritos, talvez tenham efeito protetor pela presença da vitamina C. Alguns trabalhos indicam um efeito protetor de outros antioxidantes, como as vitaminas A e E,[39-43] mas os resultados não são conclusivos, provavelmente por interferência do grande período de latência entre a exposição e o surgimento da neoplasia.

Quanto ao tabagismo, alguns estudos prospectivos mostram discreto risco aumentado entre os fumantes.[44,45] Entre os estudos não prospectivos, alguns apontam aumento do risco e outros não.[40,45-47]

Com a descrição da *Helicobacter pylori* em 1983 (bactérias Gram-negativas flageladas e espiraladas por Warren & Marshall (1983), e as evidências da relação dessa bactéria com certos processos patológicos do estômago, alguns precursores do câncer gástrico, novos elementos são incorporados aos estudos. Existem três trabalhos do tipo caso-controle[48-50] por meio dos quais foi demonstrada a presença de anticorpos contra HP em soro de indivíduos com câncer gástrico, indicando forte indício de associação causal. Os resultados de outro trabalho, também tipo caso-controle, sugerem que a infecção por HP é um fator de risco independente para câncer gástrico.[51] Outros trabalhos, do tipo correlacionais, demonstram associações entre a prevalência da HP e a mortalidade por CE, a incidência de CE ou o risco para esse câncer.[52-54]

Câncer de pulmão

O câncer de pulmão é o tipo mais comum de câncer no mundo. Segundo a última estimativa mundial, ocorreram 1.200 milhão casos novos no ano de 2000, sendo 52% em países desenvolvidos. Dentre as neoplasias, o câncer de pulmão é um dos mais frequentes, tanto em homens quanto em mulheres, e é também um dos que apresentam maior letalidade.[55]

O padrão da ocorrência desse tipo de neoplasia é determinado por um passado de grande exposição ao tabagismo. Em países ou regiões onde existe uma longa história de consumo de tabaco, cerca de 90% dos casos de câncer de pulmão em homens são relacionados ao tabaco,[56] o que o torna potencialmente susceptível a medidas preventivas de saúde pública, medidas essas que podem ser mais eficazes se forem direcionadas a populações específicas com base em resultados empíricos. Outros fatores etiológicos, como a exposição a poeiras minerais, sílica, asbesto e pesticidas, ao gás radioativo radônio e poluição do ar também foram relacionados ao câncer de pulmão no Brasil.[55]

A mortalidade por câncer na América Latina apresenta um padrão em que coexistem fatores de risco relacionados à pobreza e ao desenvolvimento.[57] O Brasil apresenta diferenças regionais marcantes, possuindo grandes áreas pouco desenvolvidas, outras desenvolvidas e outras onde coexistem as duas condições. Estas regiões apresentam taxas muito diferentes de mortalidade por câncer apresentando um padrão de crescimento aproximadamente do Norte para o Sul, o que corresponde ao fluxo histórico de industrialização nacional.[57,58]

Esse tipo de câncer é geralmente detectado em estágios avançados, uma vez que a sintomatologia nos estágios iniciais da doença não é comum. Em decorrência disso, o câncer de pulmão permanece como uma doença altamente letal. A sobrevida média cumulativa total em 5 anos varia entre 13 e 20% em países desenvolvidos e 12% nos países em desenvolvimento. Ao final do século XX, o câncer de pulmão tornou-se uma das principais causas de morte claramente relacionada a fatores de risco evitáveis.

CÂNCER EM HOMENS

Ao analisarmos as estimativas de incidência de câncer em homens no Brasil, observamos que os três cânceres mais incidentes (próstata, pulmão e estômago) têm fatores ambientais fortemente envolvidos em seu aparecimento.

Ao estudarmos metais pesados (em especial o cádmio) e carcinogênese estes são os tumores mais fortemente relacionados à presença de contaminação ambiental industrial. Em relação ao câncer de pulmão, a associação do cádmio ao hábito de fumar, por contaminação das folhas de fumo é a razão mais consistente para tal associação. Em relação ao câncer de estômago, a ação seria por toxicidade das células da mucosa e no caso da próstata agiria como disruptor estrogênico.

Câncer de próstata

O câncer de próstata é a segunda causa de morte por câncer em homens nos Estados Unidos e em muitos outros países ocidentais, inclusive no Brasil (INCA, 2009), sendo importante causa de morte. Não obstante a importância epidemiológica desta malignidade, pouco tem-se entendido sobre suas causas. A epidemiologia do câncer da próstata fortemente sugere que fatores ambientais, particularmente a dieta e a nutrição, são grandes determinantes de risco para esta doença e montagem de novos modelos investigatórios sugere haver importantes fatores de risco genéticos envolvidos. Os fatores que influenciam o aparecimento de câncer de próstata são idade, hormônios, atividade sexual, vírus, fatores genéticos e exposição crônica a Zn e Cd.

A mortalidade por câncer de próstata apresenta uma magnitude mais baixa que a incidência, contudo o perfil ascendente é semelhante. Considerando tratar-se de um câncer de bom prognóstico, quando diagnosticado e tratado oportunamente, programas de controle da doença são aplicáveis à redução da mortalidade. Em geral, a sobrevida média mundial estimada em cinco anos é de 58%. Nos países desenvolvidos, essa sobrevida passa para 76% e nos países em desenvolvimento 45%.[59]

Alguns estudos sugerem que raça/etnia esteja relacionada ao desenvolvimento do câncer de próstata. Esse tipo de tumor é cerca de 1,6 vezes mais comum em homens negros comparados a homens brancos. Entretanto, é possível que essa diferença entre negros e brancos seja causada pelo estilo de vida, dificuldade de acesso à rede pública de saúde para detecção, hereditariedade.

Em um estudo com cerca de 45 mil pares de gêmeos, realizado em países escandinavos, 42% dos casos de câncer de próstata foram atribuídos à hereditariedade.[59] Um estudo de metanálise demonstrou aumento de risco significativo, para o desenvolvimento deste câncer, em indivíduos com história familiar positiva, sendo que o risco relativo foi maior quando o familiar afetado era o irmão.[60]

Apesar de a idade, a etnia e a história familiar serem os principais fatores de risco para o câncer de próstata, variações geográficas e resultados de estudos com migrantes indicam a existência de fatores ambientais em sua gênese.[59] Os afrodescendentes estadunidenses e jamaicanos têm as maiores taxas de incidência no mundo, destacando-se em relação à população de etnia semelhante de outras partes do mundo.[61]

Carcinomas de próstata humanos são, muitas vezes, andrógenos sensíveis e reagem à terapia hormonal com temporária estabilidade (hormônio-dependentes), seguidos de recaída para um estado de diferenciação de andrógeno independência. Essas informações consolidadas do câncer de próstata sugerem fortemente que esteroides, particularmente andrógenios, desempenham um papel importante na carcinogênese prostática, mas os precisos mecanismos pelo qual esta afeta os processos andrógenicos são desconhecidos. Além disso, o possível envolvimento da influência estrogênica não está totalmente claro.[62]

Talvez a resposta para a pergunta por quê o câncer de próstata é uma doença de idosos seja que quanto mais velho o indivíduo, maior a contaminação por substâncias que atuam como disruptores endócrinos, então o homem velho chegaria com níveis altos de estrogênio-*like* e consequentemente com ação sobre a divisão celular das células prostáticas e sobre a apoptose de tais células. A constatação de que o indivíduo jovem tem maiores níveis de estrogênio endógeno é indiscutível e não apresenta maior incidência de câncer de próstata. Um bom exemplo: cádmio e o bisfenol. O indivíduo jovem tem níveis elevados de andrógenio e baixos níveis de substâncias que atuam como disruptores endócrinos.

Alguns estudos apontam para possíveis fatores de risco ocupacionais como exposição ao cádmio, poeiras de metais, formaldeído, fumaças de diesel, emulsão de óleos lubrificantes, hidrocarbonetos policíclicos aromáticos e campos eletromagnéticos.[63]

Exposição ao cádmio tem sido sugerida como um fator de risco para câncer de próstata e a literatura experimental sugere que o efeito cancerígeno do cádmio é modificado pela presença de zinco.[64] Em artigo publicado em fevereiro de 2008, na revista PROSTATE, os autores relatam o estudo em que foram avaliados os níveis do antígeno prostático específico (PSA) total, em 1.320 homens com idade superior a 40 em relação às concentrações de cádmio urinário e ingestão de zinco na dieta, sendo que em 422 homens foi possível a análise completa das três variáveis através de regressão linear para avaliar as relações destes fatores após a contabilização de idade e outras variáveis.

Pouca evidência para uma associação entre o cádmio e o nível elevado de PSA foi observada. No entanto, os dados fornecem evidências sugestivas de uma interação entre a ingestão de zinco e a exposição ao cádmio (P para a interação = 0,09). Entre os homens com a ingestão de zinco inferior à média de 12,67 mg/dia, um aumento de 1 mg/g da creatinina com exposição ao cádmio foi associada ao aumento de 35% no nível de PSA. Em contraste, entre os homens com maior ingestão de zinco do que a média, pouca evidência para uma associação entre o cádmio e o PSA foi encontrada. Estes achados sugerem um efeito protetor da ingestão de zinco sobre o prejuízo induzido pelo cádmio na próstata.[64]

A neoplasia intraepitelial prostática (PIN) é uma lesão pré-cancerosa mais avançada[65,66] e aceita como a mais provável fase pré-invasiva de adenocarcinoma. PIN tem um alto valor preditivo como um marcador para o adenocarcinoma e o único método de detecção é a biópsia, a neoplasia intraepitelial prostática não é suficiente para elevar a concentração do antígeno prostático específico de soro ou seus derivados e não pode ser detectada por ultrassom. A maioria dos estudos sugere que grande parte dos pacientes com PIN desenvolverá carcinoma dentro de 10 anos. PIN está associada a alterações progressivas do fenótipo e genótipo que são semelhantes ao câncer de próstata, em vez de epitélio normal, indicando comprometimento da diferenciação celular, com o avanço dos estágios da carcinogênese prostática.

CÂNCER EM MULHERES

Câncer de endométrio

O câncer de endométrio, cuja incidência é calculada em 3% de todos os cânceres femininos e responsável por 25% de óbitos por câncer nesta mesma população no Brasil, é a neoplasia ginecológica maligna comumente relacionada a hábitos da vida moderna.

Fatores como obesidade, hipertensão arterial, diabetes, aumento da expectativa de vida para 70 anos, menarca precoce, antes dos 12 anos, nuliparidade ou baixa paridade, ciclos anovulatórios e o uso de estrógenos sem contraposição de progesterona foram relacionados como responsáveis por influenciar o desenvolvimento desse tipo de neoplasia maligna.[67]

Nos países em que fumo, hábitos alimentares poucos saudáveis, sedentarismo e exposição a substâncias tóxicas no trabalho ou no meio ambiente se tornaram comuns há uma manifestação cada vez maior de sua incidência.[68]

Nos estudos de Cushing, em 1998 e Grady no ano de 1995, considerados estudos clássicos sobre a relação entre reposição estrogênica e câncer de endométrio, pode-se observar que mesmo em baixas doses, algumas mulheres não eram beneficiadas por tal suplementação, tornando a conduta suspeita de envolvimento no surgimento de câncer de corpo de útero.[69,70]

Câncer de mama

O câncer de mama não é uma doença de prevenção primária e nem, tampouco, uma doença contagiosa, na qual se pode mapear um vetor ou foco como fez John Snow em 1854 que, utilizando técnicas de mapeamento, relacionou os casos de cólera e pontos de coleta de água. Mas tão importante quanto, é saber se a falta de foco no problema e consequente elucidação dos fatores de risco possam estar auxiliando a manutenção das elevadas taxas de mortalidade.[71]

A etiologia do câncer de mama permanece indefinida. Evidências indicam que ambos os fatores endócrinos e ambientais desempenham um papel importante no surgimento do câncer de mama feminino e os hormônios estrogênicos são apontados como os principais determinantes do risco deste câncer.[72,73]

Ao contrário do câncer do colo do útero, o câncer de mama encontra-se relacionado ao processo de urbanização da sociedade, evidenciando maior risco de adoecimento entre mulheres com elevado *status* socioeconômico ou mais apropriadamente, expostas aos contaminantes ambientais e modo de vida (incluindo dieta, peso corporal e sedentarismo), decorrentes deste processo de urbanização.

Estudos recentes mostram que a exposição à radiação ionizante, mesmo em baixas doses, aumenta o risco de desenvolver câncer de mama, particularmente durante a puberdade.

Para câncer de mama, a idade continua sendo um dos mais importantes fatores de risco. As taxas de incidência aumentam rapidamente até os 50 anos e, posteriormente, esse aumento ocorre de forma mais lenta. Essa mudança no comportamento da taxa é conhecida na literatura como *Clemmesen's hook*, e tem sido atribuída ao início da menopausa.

Estrogênios endógenos têm impacto no crescimento e desenvolvimento normal da mama. A proliferação crescente das populações de células enquanto estimuladas por uma fonte exógena, estrógenos farmacológicos e xenoestrógenos, por exemplo, provavelmente contribuem para o risco acumulado de câncer de mama.[72,73] No entanto, os estrógenos clássico, por si só, não podem explicar todos os casos de câncer de mama humanos.[74]

Como a proporção de câncer de mama herdados na população é pequeno, a maioria dos cânceres de mama é decorrente das mutações adquiridas. Assim, a indução do câncer de mama, na maioria dos casos resulta de interações entre fatores do hospedeiro, incluindo genética e carcinógenos ambientais. A hipótese mais provável, corroborada por estudos recentes, é que substâncias como xenoestrógenos aumentam o risco de câncer de mama por meio de mecanismos que incluem a interação com genes de susceptibilidade ao câncer de mama. Uma série de estudos epidemiológicos mais complexos precisa ser desenvolvida para avaliar essa hipótese, incluindo estudos de metabolismo do estrogênio, o papel de determinadas substâncias xenoestrogênicas no câncer de mama, e interações genético-ambientais relevantes. Os fatores de risco atualmente estabelecidos para o câncer de mama, que estão relacionados à vida reprodutiva das mulheres, incluem.

A exposição prolongada ou aumentada ao estrogênio está associada a risco aumentado de câncer de mama, enquanto a exposição reduzida é considerada fator de proteção.[75] Portanto, os fatores que aumentam o número de ciclos menstruais (menarca precoce, nuliparidade, início tardio da menopausa) estão associados ao risco aumentado de câncer de mama, enquanto fatores que diminuem o número de ovulações (lactação longa, alta paridade) podem ser protetores.[76]

Um longo período de lactação pode ser protetor não só porque diminui o número de ovulações, mas também porque reduz o peso corporal de mulheres e, consequentemente, a presença de agentes químicos lipofílico genotóxicos.

Outros fatores de risco conhecidos são hereditariedade (ex.: mutações dos genes BRCA1 e BRCA2), estrógenos exógenos (anticoncepcionais orais e as terapias de reposição hormonal), radiação, consumo de álcool, obesidade e, especialmente, presença de obesidade pós-menopausa e de elevado nível educacional e socioeconômico.[77] Muitos casos de câncer de mama continuam a ter fatores de risco inexplicáveis e novas vias de investigação devem ser buscadas, como fatores ocupacionais, exposição a pesticidas e outros disruptores endócrinos.[78]

Aproximadamente 50% das mulheres que desenvolvem câncer de mama não têm fatores de risco identificáveis, exceto o aumento da idade. Estudos estimaram que os fatores de risco bem estabelecidos explicam apenas cerca de 41% dos casos de câncer de mama nos Estados Unidos e também da Comunidade Europeia, com o restante dos casos ocasionado por causas não identificadas.[79,80] Além disso, estudos com mulheres gêmeas têm mostrado que mais de 60% de câncer de mama tem uma etiologia ambiental bem como cerca de 80% dos casos em geral.[81]

Dados recentes indicam que a exposição ao cádmio pode estar associada a câncer de mama feminina conforme relatado em uma população de mulheres de Wisconsin (EUA) não expostas ocupacionalmente ao cádmio, que as mulheres no quartil mais elevado de cádmio urinário (≥ 0,58 mg/g de creatinina), tinham o dobro do risco de câncer da mama em relação às mulheres no quartil mais baixo (< 0,26 μg/g) após o ajuste para fatores de risco.[82] Mulheres tendem a ter maiores níveis de cádmio do que os homens, presumivelmente em razão das menores taxas de ferro, que aumentam a absorção de cádmio.[83,84] Assim, exposições ambientais ao cádmio semelhantes podem afetar desproporcionalmente as mulheres em relação aos homens.[83] O cádmio pode levar, diretamente, à transformação celular de células de mama em um fenótipo de câncer e também ligar e ativar o receptor estrogênico, por meio da acumulação no tecido adiposo da mama.[85]

Foram estudados os efeitos da exposição crônica ao cádmio e outros metais pesados como chumbo, cobalto, níquel, mercúrio, cobre, cromo, em células epiteliais de mama normais, linha MCF-10A, que é ER-negativa, mas pode converter a ER-positiva durante a transformação maligna. Neste trabalho, durante 40 semanas de exposição, as células foram continuamente expostas a níveis baixos de cádmio (2,5 mM) e verificado *in vitro* e pelo estudo xenográfico sinais de transformação maligna. As células transformadas foram caracterizadas por análise de proteínas e transcrição de genes-chave no câncer de mama. No período de exposição, as células mostraram aumento da secreção de metaloproteinase-9, a perda de inibição por contato, o aumento da formação da colônia, e a invasão crescente, tudo típico de células cancerígenas. Atualmente, vários estudos demonstram que a exposição crônica de células MCF-10A ao cádmio pode causar um aumento da expressão de metaloproteinase de matriz-9, uma enzima que facilita a invasão das células tumorais. Essas células também formam montes de células, indicando uma perda de inibição por contato (processo natural do crescimento das células que para quando atinge certa densidade de células). Quando implantados em camundongos essas células transformadas formaram tumores altamente agressivos, que demonstraram ter potencial metastático. As células transformadas, MCF-10A, permaneceram negativos para ER-α e ER-β e também não tinham a proteína HER2. No entanto, a metalotioneína tipicamente superexpressa em cânceres de mama ER-negativos estava elevada, bem como outros indicadores de câncer de mama.

Estas características sugerem que o cádmio pode ser um fator de risco para fenótipo basal-*like* de câncer de mama, incluindo a negatividade para ER-α e HER2 (receptor do fator de crescimento epidérmico humano 2), a expressão reduzida do BRCA1 (gene de susceptibilidade ao câncer de mama 1), e aumentou a expressão de CK5 (citoqueratina 5) e p63, que são dois marcadores de células-tronco da mama.

Estes marcadores foram destacadamente hiperexpressos em montículos de células CTBE, indicativo de proliferação persistente. As células CTBE mostraram hipometilação do DNA global e c-myc, hiperexpressão k-ras, típicos de cânceres da mama agressivos,[86] clinicamente associados a risco aumentado de recidiva após o tratamento e menores taxas de sobrevivência.

Não é conhecido o mecanismo preciso pelo qual o cádmio pode transformar células da mama, mas os resultados dos estudos em questão sugerem que é provável um efeito metaloestrogênico através de receptores de estrogênio. Estes estudos indicam o cádmio como o disruptor estrogênico, isto é, uma substância capaz de simular as ações do estrogênio endógeno, mas com suas ações de mutagênese em continuidade. McElroy *et al* (2006) indicam risco aumentado para câncer de mama associado a concentrações de cádmio aumentadas de urina, que são independentes do uso do tabaco.[87]

Como a proporção de câncer de mama herdados na população é pequeno, a maioria dos cânceres de mama é decorrente das mutações adquiridas. Assim, a indução do câncer de mama, na maioria dos casos, resulta de interações entre fatores do hospedeiro, incluindo genética e carcinógenos ambientais. A hipótese mais recente é a de que substâncias como xenoestrogênios aumentam o risco de câncer de mama por meio de mecanismos que incluem a interação com genes de susceptibilidade ao câncer de mama. Diversas pesquisas sugerem que a exposição ambiental em combinação com predisposição genética, idade de exposição e *status* hormonal têm um efeito cumulativo sobre o risco de câncer de mama.[88]

Apesar de o tabagismo ser uma fonte bem estabelecida de exposição ao cádmio, as principais via de exposição são a ingestão de alimentos, particularmente vegetais de raiz, batatas e grãos, incluindo arroz e trigo, cultivados em solos ricos de cádmio, e crustáceos.[89,90] A ingestão diária estimada de cádmio em alimentos em um ambiente não contaminado por metais pesados é entre 8 a 25 mg/dia enquanto um maço de cigarros adiciona estimadamente 1 mg/dia.[91,92] Os fertilizantes fosfatados são citados como uma das principais fontes de cádmio no fornecimento de alimentos.[90]

Câncer de colo uterino

O principal fator de risco para o desenvolvimento de lesões intraepiteliais de alto grau com potencial evolutivo para o câncer de colo uterino é a infecção pelo papilomavírus humano (HPV). Os tipos mais comumente identificados como envolvidos na progressão do processo de carcinogênese são os HPV16 e HPV18. Outros fatores de risco são ligados à imunidade, à genética e ao comportamento sexual que interferem na determinação de regressão ou progressão, além de fatores relacionados à própria infecção pelo HPV (tipo e carga viral, infecção múltipla ou única). A idade é fator de risco, uma vez que mulheres com menos de 30 anos podem ter regressão espontânea da infecção e acima desta idade é comum à progressão. O tabagismo é fator de risco importante, com agravamento em função do início precoce do uso de cigarro e proporcional ao número de cigarros fumados diariamente.[2]

REFERÊNCIAS BIBLIOGRÁFICAS

1. Brasil. Ministério da Saúde. Instituto Nacional do Câncer. *Estimativa 2012: incidência do câncer no Brasil*. Rio de Janeiro: INCA, 2011.
2. Brasil. Ministério da Saúde. Secretaria de Atenção à Saúde. Instituto, Nacional de Câncer. Coordenação de Prevenção e Vigilância. *A situação do câncer no Brasil*. Rio de Janeiro: INCA, 2006.
3. Ribeiro JP, Silva I, Ferreira T et al. Validation study of a portuguese version of the Hospital Anxiety and Depression Scale. *Psychol Health Med* 2007;12(2):225-37.
4. Cortecci G. Geologia e saúde. *Dipartimento di scienze.della terra e geologico. ambientale*. Trad de Wilson Scarpelli. Bologna: Università Degli Studi di Bologna, 2006. p. 5-17.
5. Brasil. Ministério da Saúde. Secretaria de Atenção à Saúde. Departamento de Ações Programáticas Estratégicas. Área Técnica de Saúde do Trabalhador – COSAT. *Política nacional de saúde do trabalhador. Proposta para consulta pública*. Brasília, 2004 Jan.
6. Backett EM, Davies AM. Petros-Barvazian A. *El concepto de riesgo en La asistencia sanitaria*. Organizacion Mundial de la Salud – OMS. Ginebra: Cuadernos de Salud Publica 1985. p. 76.
7. WHO – World Health Organization. *Environmental health criteria número 134*. Cadmium International Programme on Chemical Safety (IPCS) Monograph, 1992.
8. Piscator M. Om kadmium i normala ma¨nniskornjurar samt redogo¨relse for isolering av metallothionein ur lever fran kadmiumexponerade kaniner (English summary). *Nordisk Hygienisk Tidskrift* 1964;65:76.
9. Kagi JHR, Vallee BL. Metalothionein: a cadmium and zinc binding protein from equine renal cortex. *J Biol Chemistry* 1960;253:3460-65.
10. Järup L. Health effects of cadmium exposure. a review of the literature and a risk estimate [published erratum appears in *Scand J Work Environ Health* 1998 June;24(3):240]. *Scand J Work Environ Health* 1998;24(Suppl 1):1.
11. Yost KJ. Cadmium, the environment and human health: an overwiew. *Experientia* 1984;40:157-64.
12. Taylor D. Cadmium – A case of mistaken identity? *Marine Pollution Bulletin* 1984;15(5):168-70.
13. UNEP. United Nations Environmental Program. *Assessment of the state of pollution of the mediterranean sea by cadmium and cadmium compounds and proposed measures*. UNEP. Atenas, 1987. 77p.
14. Stigliani WM, Anderberg S. Data integration with respect to river basin studies: the Rhine basin as an example. In: Newman PJ, Piavaux MA, Sweeting RA. *River water quality*. Ecological Assessment and Control. Bruxelas: Comission of the European Communities, 1992. p. 629-37.
15. Nawrot T. Environmental exposure to cadmium and risk of cancer: a prospective population based study. *Lancet Oncol* 2006;7:119-26.
16. ATSDR – Agency for toxic substances & disease registry 2008. *Toxicological profile for cadmium* (Draft for Public Comment). Atlanta GA: US Department of Health and Human Services, Public Health Service. Acesso em: 3 Mar. 2010. Disponível em: <http://www.atsdr.cdc.gov/toxprofiles/tp5.html#bookmark16>
17. Dillon HK, Ho MH. (Eds.). *Biological monitoring of exposure to chemicals: metals*. John Wiley & Sons, New York/Chichester/Brisbane; published simultaneously in Canada/Toronto/Singapore. 1991.
18. Satarug S, Garrett SH, Sens MA et al. Cadmium, environmental exposure and health outcomes. *Environ Health Perspect* 2010;118:182-90.
19. Predki PF, Sarkar B. Effect of replacement of "Zinc Finger" zinc on estrogen receptor DNA interactions. *J Biol Chem* 1992;267(9):5842-46.
20. Jin JH, Clark AB, Slebos RJC et al. Cadmium is a mutagen that acts by inhibiting mismatch repair. *Nat Genet* 2003;34(3):326-29.
21. Schwerdtle T, Ebert F, Thuy C et al. Genotoxicity of soluble and particulate cadmium compounds: Impact on oxidative DNA damage and nucleotide excision repair. *Chem Res Toxicol* 2010;23:432-42.
22. Pitot HC. The molecular biology of carcinogenesis. *Cancer* 1993;72(Suppl 3):962-70.
23. Loeb LA. Endogenous carcinogenesis: molecular oncology into the twenty. first century. Presidential Address. *Cancer Res* 1989;49:5489-96.
24. Dietrich DR, Swenberg JA. Preneoplasic lesions in rodent kidney induced spontaneously or by non. genotoxic agents: predictive nature and comparison to lesions induced by genotoxic carcinogens. *Mutation Res* 1991;248:239-60.
25. Filipic M, Fatur T, Vudrag M. Molecular mechanisms of cadmium induced mutagenicity. *Hum Exp Toxicol* 2006;25:67-77.
26. Meplan C, Mann K, Hainut P. Cadmium induces conformational modifications of wild-type p53 and suppresses p53 response to DNA damage in cultured cells. *J Biol Chem* 1999;274:31663-70.
27. Beyersmann D, Hartwig A. Carcinogenic metal compounds: recent insight into molecular and cellular mechanisms. *Arch Toxicol* 2008;82:493-512.
28. IARC. *International agency for research on cancer monographs on the evaluation of the carcinogenic risks to humans. 1993*. Berylium, Cadmium, Mercury, and Exposures in the Glass manufacturing Industry. Lyon France: IARC Scientific, 1993. p. 119-238. vol. 58.
29. Giaginis C, Gatzidou E, Theocharis S. DNA repair systems as targets of cadmium toxicity. *Toxicol Applied Pharmacol*. 2006;213:282-90.
30. Victora CG, Muñoz N, Day NE et al. Hot beverages and oesophageal cancer in Southern Brazil: a case control study. *Int J Cancer* 1987;39:710-16.
31. Castelletto R, Castellsague X, Muñoz N et al. Alcohol, tobacco, diet, mate drinking, and esophageal cancer in Argentina. *Câncer Epidemiol Biomarkers Prev* 1994;3(7):557-64.
32. Dietz D, Pardo SH, Furtado CD et al. Rev fatores de risco relacionados ao câncer de esôfago no Rio Grande do Sul. *Rev Ass Med Bras* 1998;44(4):269-72.
33. Capoferro R, Torgensen O. The effect of hypertonic saline on the uptake of tritiated 7,12 dimethylben(a)anthracene by the gastric mucosa. *Scand J Gastroenterol* 1974;9:343. 349.
34. Kodama M, Kodama T, Susuki H et al. Effect of rice and salty rice diet on the structure of mouse stomach. *Nutrition Cancer* 1984;6:135-47.
35. Tatematsu M, Takahashi M, Fukushima S. Effects in rats of sodium chloride on experimental gastric cancer induced by N. methyl N. nitro. N. nitrosoguanidine or 4. nitroquinoline 1. oxide. *J Natl Cancer Inst* 1975;55:101-6.
36. Ohgaki H, Kato T. Study of promoting effect of sodium chloride on gastric carcinogenesis by N. methyl. N. nitro. N. nitroso guanidine in inbred wistor rats. *Gann* 1984;75:1053-57.
37. Takahashi M, Kokubo T, Furukawa F. Effects of sodium chloride, saccharin, Phenobarbital and aspirin on gastric carcinogenesis rats after inibition with N. methyl. N. nitro. N. nitroso guanidine. *Gann* 1984;75:494-501.
38. Correa P. A human model of gastric carcinogenesis. *Cancer Research* 1988;48:3554-60.
39. Graham S. Epidemiology of retinoids and cancer. *J Natl Cancer Inst* 1984;73:1423-28.

40. Risch AH, Jain M, Choi NW et al. Dietary factors and the incidence of cancer of the stomach. *Am J Epidemiol* 1985;122:947-57.
41. Sther P, Gloninger MF, Kuller LH et al. Dietary vitamin A deficiencies and stomach cancer. *Am J Epidemiol* 1985;121:65-70.
42. Weisburger JH. Nutrition and cancer prevention: gastrointestinal cancer. *Gann Monography* 1985b;31:275-83.
43. Bartsch H, Ohshima H, Pignatelli B. Inibitors of endogenous nitrosation mechanisms and implications in human cancer prevention. *Mutation Research* 1988;202:307-24.
44. Nomura A, Grove JS, Stemmermann GN et al. A prospective study of stomach cancer and its relation to diet, cigarettes and alcohol consumption. *Cancer Research* 1990;50:627-31.
45. Hu J, Zhang S, Jia E et al. Diet and cancer of the stomach: a case. Control study in China. *Int J Cancer* 1988;41:331-35.
46. Jedrychowski W, Wahrendorf J, Popiela T et al. A case. control study of dietary factors and stomach cancer risk in Poland. *Int J Cancer* 1986;37:837-42.
47. Lavecchia C, Negri E, Decarli A et al. A case. control study of diet and gastric cancer in northern Italy. *Int J Cancer* 1987;40:484-89.
48. Forman D. Helicobacter pylori infection: a novel risk factor in the etiology of gastric cancer. *J Nat Cancer Inst* 1991;83:1702-3.
49. Nomura A, Grove JS, Stemmermann GN et al. A prospective study of stomach cancer and its relation to diet, cigarettes and alcohol consumption. *Cancer Research* 1990;50:627-31.
50. Parsonnet J, Friedman GD, Vandersteen DP et al. Helicobacter pylori infection and risk of gastric carcinoma. *N Engl J Med* 1991;325:1127-31.
51. Hansson LE, Engstrand L, Nyrén O et al. Helicobacter pylori infection: independent risk indicator of gastric adenocarcinoma. *Gastroenterology* 1993;105:1098-103.
52. Forman D, Newell DG, Fullerton F et al. Association between infection with Helicobacter pylori and risk of gastric cancer: evidence from a prospective investigation. *Br Med J* 1991;302:1302-5.
53. Esg (Eurogast Study Group). An International association between Helicobacter pylori infection and gastric cancer. *Lancet* 1993;341:1359-62.
54. Correa P, Fox J, Fontham E et al. Helicobacter pylori and gastric carcinoma. *Cancer* 1990;66:2569-74.
55. Brasil. Ministério da Saúde. Instituto Nacional do Câncer. *Estimativa 2010: incidência do câncer no Brasil*. Rio de Janeiro: INCA, 2012.
56. Instituto Nacional do Câncer (INCA). *Estimativa da Incidência e Mortalidade por Câncer no Brasil*. Acesso em: 08 Out. 2002. Disponível em: <http://www.inca.gov.br/cancer/epidemiologia/estimativa2002/; 2002>
57. Marigo C. Câncer na América Latina. Perspectivas sombrias. *Rev Bras Cancer* 1995;41(2):630-74.
58. Wünsch Filho V, Moncau JE. Mortalidade por câncer no Brasil 1980-1995: padrões regionais e tendências temporais. *Rev Assoc Méd Bras* 2002;48(3):250-57.
59. Nelson WG, Marzo AM, Isaacs WB. Mechanisms of disease: prostate cancer. *N Engl J Med* 2003;349:366-81.
60. Bruner DW, Moore D, Parlanti A et al. Relative risk of prostate cancer for men with affected relatives: systematic review and meta. analysis. *Int J Cancer* 2003;107(5):797-803.
61. American Cancer Society. *Cancer facts and figures*. Atlanta: American Cancer Society, 2007.
62. Waalkes MP, Oberdorster G. Cadmium carcinogenesis. In: Foulkes ED. (Ed.). Biological effects of heavy metals. Boca Raton: CRC Press, 1990. p. 129-5863.
63. Silva M, Santana VS, Loomis D. Mortalidade por câncer em militares da Marinha do Brasil. *Rev Saúde Pública* 2000;34(4):373-79.
64. Wijngaarden E, Singer EA, Palapattu GS. *Prostate specific antigen levels in relation to cadmium exposure and zinc intake: results from the 2001-2002 National Health and Nutrition Examination Survey*. The Prostate, hyperlink <http://onlinelibrary.wiley.com/doi/10.1002/pros.v68:2/issuetoc> 2008 Feb.;68:122, 128.
65. Bostwick DG. Prostatic intraepithelial neoplasia (PIN): current concepts. *J Cell Biochem Suppl* 1992;16H:10-19.
66. Bostwick DG. Progression of prostatic intraepithelial neo. plasia to early invasive adenocarcinoma. *Eur Urol* 1996;30:145-52.
67. Abrão FS, Jales A, Beitbarg RC et al. Fundação Antônio Prudente. Hospital AC Camargo – Brasil. Acesso em: 16 Set. 2000. Disponível em: <http://www.hcanc.org.br>
68. Halbe HW, Vicentine RMR. Câncer do corpo uterino: importância, epidemiologia e fatores de risco. Tratado de Ginecologia. 2. ed. São Paulo: Rocca, 1993, vol. 2.
69. Cushing KL, Weiss NS, Voigt LF et al. Risk of endometrial cancer in relation to the use of low. dose, unopposed estrogens. *Obstet Gynecol* 1998;91:35-39.
70. Grady D, Gebretsadik T, Kerlikowske K et al. Hormone replacement therapy and endometrial cancer risk: a meta. analysis. *Obstet Gynecol* 1995;85:304-13.
71. Bello MA. *Análise estatística espacial da mortalidade por câncer de mama feminina no estado do Rio de Janeiro, 2001 a 2006/Spatial statistical analysis of mortality from breast cancer women in the state of Rio de Janeiro, 2001-2006*. Tese apresentada a Escola Nacional de Saúde Pública Sérgio Arouca para obtenção do grau de Mestre. Rio de Janeiro, s.n; 2010. Pt.
72. Bray F et al. The changing global patterns of female breast cancer incidence and mortality. *Breast Cancer Res* 2004;6:229-39.
73. Bernstein L. Epidemiology of endocrine. related risk factors for breast cancer. *J Mammary Gland Biol Neoplasia* 2002;7:3-15.
74. Coyle YM. The effect of environment on breast cancer risk *Breast Cancer Res Treat* 2004;84:273-88.
75. Charlier C, Albert A, Herman P et al. Breast cancer and serum organochlorine residues. *Occup Environ Med* 2003;60:348-51.
76. Martin A, Weber B. Genetic and hormonal risk factors in breast cancer. *J Nat Cancer Inst* 2000;92(14):1126-35.
77. Nkondjock A, Ghadirian P. Risk factors and risk reduction of breast cancer. *Med Sci* 2005;21(2):175-80.
78. Sasco A. Breast cancer and the environment. *Horm Res* 2003;60(Suppl 3):50.
79. Madigan M, Ziegler R, Benichou J et al. Proportion of breast cancer caese in the United States explained by well established risk factors. *J Nat Cancer Inst* 1995;87:1681.
80. Kortenkamp A. Breast cancer, oestrogens and environmental pollutants: a re. evaluation from a mixture prospective. *Int J Androl* 2006;29(1):193-98.
81. Lichtenstein P, Holm N, Verkasalo P et al. Environmental and heritable factors in the causation of cancer. *N Eng J Med* 2000;343:73-85.
82. McElroy JA et al. Cadmium exposure and breast cancer risk. *J Natl Cancer Inst* 2006;98:869-73.
83. Olsson IM, Bensryd I, Lundh T et al. Cadmium in blood and urine. Impact of sex, age, dietary intake, iron status, and former smoking. Association of renal effects. *Environ Health Perspect* 2002;110:1185-90.
84. Reeves PG, Chane RL. Bioavailability as an issue in risk assessment and management of food cadmium: a review. *Scie Total Environ* 2008;398:13-19.
85. Antila E, Mussalo-Rauhammaa A, Kantola M et al. Association of cadmium with human breast cancer. *Sci Total Environm*. 1996;186: 251-256.
86. Benbrahim. Tallaa L et al. Cadmium Malignantly Transforms Normal Human Breast Epithelial Cells into a Basal. like Phenotype. *Environ Health Perspect*. 117:1847 – 1852. doi:10.1289/ehp.0900999. 2009.
87. McElroy JA et al. Cadmium exposure and breast cancer risk. *J Natl Cancer Inst* 2006;98:869:73.
88. Barrett JR. El cadmio y el cáncer de mama: se asocia la exposición con el fenotipo similar al basal. Salud pública Méx, Cuernavaca, 2010 Apr. vol. 52, n. 2. Disponível em: <http://www.scielosp.org/scielo.php?script=sci_arttext&pid=S0036>363 42010000200014&lng=en&nrm=iso>. Acesso em: 14 June 2011. doi: 10.1590/S0036. 36342010000200014.
89. Mclaughlin MJ, Palmer LT, Tiller KG et al. Increased soil salinity causes elevated cadmium concentration in field] grown potato tubers. *J Environ Quality* 1997;26:1644-99.
90. Reuben SH. Reducing environmental cancer risk, what we can do now, 2008-2009 annual report, president's cancer panel. US Department of Health and Human Services, National Institutes of Health, National Cancer Institute, 2010. Disponível em: <http://deainfo.rci.nih.gov/advisory/pcp/annualReports/pcp08]09rpt/PCP_Report_08]09_508.pdf>
91. Satarug S, Garrett SH, Sens MA et al. Cadmium, environmental exposure and health outcomes. *Environ Health Perspect* 2010;118:182-90.
92. EFSA (European Food Safety Authority) Scientific Opinion, Cadmium in food. *EFSA Journal*. 2009;980:1-139.

CAPÍTULO 5

Tabagismo

Erica Cruvinel ■ Paula Cupertino ■ Kimber Richter
Tatiane da Silva Campos ■ Alexandre Ferreira Oliveira

CONTEXTUALIZAÇÃO DO CAPÍTULO

Segundo relatório da Organização Mundial de Saúde (OMS), a taxa de fumantes ultrapassa 1 bilhão de pessoas em todo o mundo e o número de mortes anuais decorrente do tabagismo chega aos 5 milhões, evidenciando uma séria ameaça à saúde pública global.[1] Este mesmo levantamento destaca que a dependência de tabaco responde atualmente por um altíssimo percentual das mortes entre homens de 35 a 69 anos de idade: nos países desenvolvidos, o consumo de tabaco está relacionado a 40 a 45% de todas as mortes por câncer, 90 a 95% das mortes por câncer de pulmão, 75% das mortes por Doença Pulmonar Obstrutiva Crônica (DPOC), aproximadamente 20% das mortes por doenças vasculares e 35% das mortes por doenças cardiovasculares.[2]

Em relação à produção de tabaco, nos últimos anos o Brasil passou a ocupar o *ranking* de segundo maior produtor do mundo, ficando atrás apenas da China. Este aumento foi atribuído pelos esforços despendidos em países desenvolvidos para diminuir a produção deste produto, deslocando o cultivo para países em desenvolvimento, onde a implementação de políticas para controle do consumo ainda é incipiente.[3]

A expansão do tabagismo é considerada um problema mundial, despertando em vários países a preocupação com iniciativas públicas que contribuam para mudança deste panorama. Se por um lado o tabaco representa um grande desafio à saúde, no Brasil, o Instituto Nacional do Câncer (INCA) e a Agência Nacional de Vigilância Sanitária (ANVISA) lideram o desenvolvimento de medidas de controle do consumo através de inúmeras iniciativas.

Destacamos como marco histórico destas ações a "*Convenção-Quadro para o Controle do Tabagismo* (CQCT), que ocorreu em maio de 1999, durante a 52ª Assembleia Mundial da Saúde (AMS), envolvendo a participação dos Estados-membros das Nações Unidas. A partir desta convenção, originou-se o primeiro tratado internacional de saúde pública propondo ações principalmente relacionadas à redução da demanda e oferta do tabaco. A CQCT considerou o tabagismo uma epidemia global, e apresentou o consumo e a exposição à fumaça do tabaco como um problema de saúde pública, com consequências sanitárias, sociais, ambientais e econômicas que determinam a implementação de medidas para "reduzir de maneira contínua e substancial a prevalência do consumo e a exposição à fumaça do tabaco".[3]

O Brasil foi um dos primeiros países a assinar o tratado e é líder mundial em iniciativas de saúde pública de controle do consumo de tabaco, tais como as intensas campanhas de cessação e prevenção. Cabe destacar o papel fundamental do INCA que coordena e executa, em âmbito nacional, o Programa de Controle do Tabagismo e Outros Fatores de Risco para o câncer, visando a prevenção de doenças na população por meio de ações que estimulem a adoção de comportamentos e estilos de vida saudáveis e que contribuam para a redução da incidência e mortalidade por câncer e outras doenças relacionadas ao tabaco. O INCA tem implementado métodos eficazes de controle do consumo de tabaco, bem como realizado treinamento sistemático e oferecido assistência técnica para provedores de serviços de saúde (ver tópico Diretrizes clínicas para o tratamento do tabagismo no contexto nacional).

Neste capítulo, serão abordadas com mais detalhes intervenções e medidas adotadas para controle do tabaco que se fortaleceram a partir da "Convenção–Quadro". Inicialmente serão apresentados alguns dados epidemiológicos mundiais e nacionais do consumo desta substância. Na sequência, serão discutidas as diretrizes para tratamento do tabagismo e no tópico Direcionamentos e Possibilidades abordaremos os direcionamentos e possibilidades para ampliação das ações diante deste problema de saúde pública.

DADOS EPIDEMIOLÓGICOS

De acordo com a Organização Mundial de Saúde (OMS), o tabagismo é uma das principais causas de mortes evitáveis no mundo. Os dados publicados em 2008 mostraram que o uso do tabaco causa aproximadamente cinco milhões de mortes todos os anos e, se nada for feito, a expectativa é que esse número em 2030 aproxime-se de 8 milhões.[1] Estima-se que 1/3 da população mundial adulta seja fumante, sendo que, nos países em desenvolvimento, os tabagistas constituem 48% da população masculina e 7% da população feminina. Já nos países desenvolvidos, a participação das mulheres mais do que triplica.[1]

No Brasil, um estudo realizado pelo IBGE e pelo Ministério da Saúde em 2008 apontou um percentual de 17,2% de brasileiros usuários de produtos derivados do tabaco na faixa etária de 15 ou mais anos de idade, correspondente a 25 milhões de pessoas. Dentre os homens, esse percentual foi de 21,6% (contingente de 14,8 milhões) e dentre as mulheres, de 13,1% (9,8 milhões). Vale ressaltar que, entre os 82,3% dos participantes que se declararam não fumantes, 26 milhões afirmaram ser ex-usuários de tabaco.[4]

Em 1989, um levantamento nacional apontou 2,7 milhões de adolescentes fumantes na faixa etária entre 10 e 19 anos.[5] Outro estudo realizado entre 1.187 adolescentes em Pelotas (RS) no ano de 2003, apontou que a maioria dos adolescentes (55%) iniciou o uso entre 13 e 15 anos, e 22,5% entre 7 e 12 anos. Cabe destacar que 56% dos entrevistados fumavam mais de cinco cigarros por dia. Este estudo evidencia que a idade do primeiro uso está cada vez mais precoce, um vez que nos chama atenção decorrente da maior probabilidade dos adolescentes fumantes tornarem-se adultos tabagistas.[6]

Dentre os adultos, 18,9% dos fumantes do sexo masculino relatam consumo diário de tabaco; dentre as mulheres, 11,5% fazem consumo diário. Cabe destacar que 78,4% dos homens e 86,9% das mulheres se declararam não fumantes. Mencionamos ainda que 64,7% dos adultos pesquisados relataram nunca ter consumido derivados de tabaco. As mulheres ocuparam a maior parte desta porcentagem (71,7%) e os homens com 15 anos ou mais de idade ocuparam 57%.[4] Sabemos que as mulheres procuram mais serviços de saúde com a intenção de obter ajuda para cessação do tabagismo, mas alguns estudos sugerem que as mulheres têm maior dificuldade em parar de fumar em razão de uma probabilidade maior de depressão, do controle do peso e de alterações hormonais do ciclo reprodutivo.[7]

As análises regionais evidenciam que o percentual mais elevado de usuários está na Região Sul (19,0%) e os menores na região Centro-Oeste (16,6%) e Sudeste (16,7%). No entanto, pode-se destacar que, em termos de contingente de fumantes, a região Sudeste tem o maior índice – 10,5 milhões de pessoas; entretanto, deve-se considerar que esta é a região mais populosa do país. As parcelas de homens usuários de tabaco foram maiores (comparados aos índices de mulheres) em todas as regiões, se aproximando do dobro nas regiões Norte e Nordeste. Entre os homens, os números mais elevados de fumantes foram no Nordeste (4,2 milhões de fumantes) e no Sul (2,3 milhões de fumantes). O Sul e o

Sudeste apresentam os maiores percentuais de mulheres fumantes: 15,9 e 13,3%, respectivamente.[4]

No Brasil, o tabagismo é até duas vezes mais prevalente entre pessoas com pouca ou nenhuma educação, em comparação com aqueles que possuem mais anos de escolaridade. No entanto, ainda carecemos de dados específicos sobre outras populações com prevalência tradicionalmente muito alta em estudos internacionais, como o consumo de tabaco entre pessoas com transtornos psiquiátricos, incluindo abuso de outras substâncias, HIV e também entre comunidades com laços históricos ou culturais relacionados à produção e utilização de tabaco.[7]

Em relação aos tratamentos para dependentes de tabaco, ressaltamos que os fumantes com comorbidades como câncer, problemas cardiovasculares, diabetes e asma poderiam ser beneficiados com a cessação do uso e teriam melhoras substanciais na condição de saúde.[7] Usuários de tabaco com mais idade (idosos) podem ter menos probabilidade de receber assistência para parar de fumar do que adultos de meia-idade. Embora poucas instituições de saúde ofereçam tratamento para cessação do uso, a institucionalização como forma de tratamento pode ter grande repercussão na cessação da dependência.[7]

Vale destacar, ainda, que o Brasil tem um mercado ativo na produção e consumo de outras formas de tabaco como cigarro de palha, cachimbo, charuto, rapé e fumo. A prevalência do consumo destes produtos alternativos de tabaco não é bem conhecida, pois a grande maioria das pesquisas não inclui perguntas sobre estes diferentes tipos de uso e alguns estudos consideram essas formas de consumo menos prejudiciais à saúde. No entanto, sabe-se que mesmo as formas alternativas de consumo contêm outras substâncias que são prejudiciais à saúde, como por exemplo, o monóxido de carbono.

O uso de produtos de tabaco sem fumaça como o rapé aumenta muito o risco de lesões cancerosas na mucosa oral e boca (leucoplasia). Assim, as formas alternativas de consumo também apresentam risco de desenvolvimento de câncer e necessitam ser tratadas com estratégias de prevenção. Os profissionais de saúde devem orientar, também, esses pacientes a cessarem o uso e estabelecer planos terapêuticos.[8-10]

Em relação aos danos e comorbidades associados ao consumo do tabaco, foi feito um levantamento utilizando os dados disponíveis sobre as principais causas de internação e as principais causas de mortes no Brasil em 2005. Esses dados revelaram que o câncer (principalmente nos lábios, cavidade oral, faringe, esôfago, estômago, pâncreas, laringe, traqueia, pulmão, brônquios, colo de útero, bexiga e leucemia mieloide), os problemas cardiovasculares (principalmente as isquêmicas do coração, cerebrovasculares e ateroscleróticas em pacientes a partir dos 35 anos) e as intercorrências respiratórias (influenza, pneumonia, bronquite e enfisema) se destacaram como as principais patologias associadas ao tabagismo.[11]

Em razão das doenças citadas anteriormente, o número de internações, incluindo aquelas relacionadas ao tabagismo, é assustador. No Brasil, em 2005, foram realizadas 401.932 internações de pessoas do sexo masculino e 512.173 do sexo feminino. Destas, 35,9% das internações de pacientes do sexo masculino e 27% do sexo feminino estavam relacionadas ao tabagismo. Praticamente 30% do total de internações no Brasil, em 2005, estiveram diretamente ligadas ao consumo do tabaco.[11]

Os cânceres são responsáveis por 13,5% das internações do sexo masculino, sendo os campeões o câncer de lábios, cavidade oral e faringe, representando 3,4% dos casos, o que corresponde a 9.529 internações realizadas em 2005. No sexo feminino, a proporção de internações por câncer foi de 10,2%, sendo que o câncer de colo de útero teve maior impacto nesta incidência, causando 1.940 internações no mesmo ano.[11]

Uma pesquisa nacional realizada em 2003 mostrou um declínio da prevalência de tabagistas no Brasil quando comparada a outro levantamento publicado em 1989. A frequência estimada de fumantes entre a população adulta diminuiu de 34,8% em 1989 para 22,4% em 2003. Por outro lado, a porcentagem de fumantes pesados (que fumam 20 ou mais cigarros por dia) aumentou de 28,6% no ano 1989 para 32,1% em 2003.[12] Além disso, entre os fumantes brasileiros que passaram por profissionais de saúde em 2008, apenas 57% foram incentivados a cessar o uso do tabaco.[13,14] Este cenário justifica os esforços que vêm sendo realizados pelo programa brasileiro de controle do tabagismo em aumentar o suporte e a qualidade dos serviços públicos especializados em ajudar os fumantes a parar de fumar.[12]

DIRETRIZES PARA O TRATAMENTO DO TABAGISMO

Os dados epidemiológicos apresentados no tópico anterior nos mostram uma porcentagem significativa de usuários de tabaco que se poderiam beneficiar do tratamento para dependência de nicotina, prevenindo os diversos danos associados ao abuso desta substância. Pensando na qualidade e validade empírica das intervenções nesta área, diferentes organizações federais, dentre elas o Instituto Nacional do Câncer, desenvolveram diretrizes para orientar e estimular o tratamento de tabagistas.[7]

Cabe destacar que os pacientes que conseguem a abstinência do tabaco apresentam ganhos em qualidade e tempo de vida. Estudos mostram que os tabagistas que deixaram de fumar antes dos 50 anos de idade apresentaram uma redução de 50% no risco de morte por doenças relacionadas ao tabagismo após 16 anos de abstinência, quando comparados aos pacientes que mantiveram o uso de tabaco. Além disso, o risco de morte por câncer de pulmão reduziu de 30 a 50%, em ambos os sexos, após 10 anos sem fumar e o risco de doenças cardiovasculares caiu pela metade após 1 ano sem tabaco.[14,15]

Desta forma, o princípio fundamentador das diretrizes para cessação do tabagismo seria que todo fumante deve receber tratamento ou algum tipo de orientação sobre seu consumo de substâncias, tendo em vista os diversos problemas de saúde associados a este comportamento. Neste sentido, os pacientes motivados para a cessação se beneficiariam de tratamento baseado em evidências e os usuários desmotivados deveriam receber intervenções breves com a finalidade de aumentar a prontidão para mudança de comportamentos adictivos.[7]

Sabe-se que o tratamento para dependência de nicotina, assim como outras intervenções com problemas de abuso de substâncias, comumente envolve ciclos repetidos de tentativas de parar de fumar e recaídas. Sendo assim, os fumantes de muitos anos podem passar até sete vezes por estes ciclos antes de conseguir a cessação.[16] No ano de 2008, uma pesquisa brasileira mostrou que 46% das pessoas que se declaram fumantes relataram ter tentado a abstinência do tabaco durante o último ano.[4] Apesar do processo de recaída, muitos tabagistas podem apresentar ganhos incrementais, como a redução da quantidade de cigarros fumados e o aumento dos períodos de abstinência, quando a dependência é tratada como doença crônica, assim como outras condições de saúde.[17,18] Por meio desta perspectiva, o profissional de saúde tem como objetivo monitorar e tratar os usuários de tabaco longitudinalmente, em uma tentativa de ajudar os pacientes a lidar com as situações de risco, prevenindo lapsos ou recaídas.

Em relação à intervenção com os pacientes tabagistas, as diretrizes clínicas americanas para tratamento destes usuários, publicadas em 2008, destacam os cinco componentes principais destas abordagens: perguntar sobre o uso de tabaco *(Ask)*; aconselhar *(Advise)* e avaliar *(Assess)* a motivação para parar de fumar; dar assistência *(Assist)* aos pacientes que desejam parar de fumar através de medicamentos e tratamentos adicionais; e programar *(Arrange)* acompanhamentos periódicos para prevenir recaídas.[7] Os pacientes desmotivados a parar de fumar podem responder positivamente à entrevista motivacional recebendo informações sobre os efeitos prejudiciais do uso de tabaco e sobre os benefícios de parar de fumar. Esta técnica é uma abordagem diretiva e centrada no paciente onde são explorados os sentimentos, ideias e crenças acerca do tabaco para ajudar o paciente a superar a ambivalência relacionada ao uso da substância.[19]

Já os pacientes motivados para iniciar o tratamento precisam ter acesso a uma abordagem intensiva para cessação, ministrada por profissionais capacitados. Este tratamento inclui os cinco passos apresentados anteriormente associados ao apoio medicamentoso. As diretrizes clínicas, utilizadas como referência por diversos países, recomendam que todos os pacientes devem receber farmacoterapia para atingir a cessação, exceto nos casos contraindicados, como gestantes, fumantes leves e adolescentes.[7] Além disso, pesquisas mostram que as taxas mais altas de abstinência são alcançadas quando a farmacoterapia é combinada com o aconselhamento intensivo na fase de assistência *(Assist)*.[7,20]

No Quadro 1, destacamos os medicamentos mais utilizados para tratamento do tabagismo. A reposição de nicotina, o antidepressivo bupropiona e o antagonista vareniclina constituem os medicamentos de primeira linha.

Quadro 1. Principais medicamentos utilizados para cessação do tabagismo. Descrição dos sete medicamentos aceitos como de primeira linha pela FDA (*Food and Drugs Administration*). São medicamentos destinados a reduzir o forte desejo de fumar e os sintomas da abstinência

MEDICAMENTOS	VANTAGENS	DESVANTAGENS	POSSÍVEIS EFEITOS SECUNDÁRIOS
Bupropiona (Zyban)	Uso em forma de pastilha; pode retardar ou diminuir o aumento de peso; diminui a fissura e os sintomas da abstinência sem ministrar nicotina; pode ser combinado com terapia de reposição de nicotina Disponível gratuitamente pelo SUS através das unidades de saúde credenciadas pelo INCA para abordagem e tratamento do tabagismo	Inicia os efeitos aproximadamente 1 semana após a ingestão do medicamento; necesita de prescrição médica	Insônia Boca seca Epilepsias (muito raro)
Vareniclina (Champix)	Uso em forma de pastilha; diminui a fissura e os sintomas da abstinência sem ministrar a nicotina Disponível no Brasil, no entanto, não está inserido nos programas de abordagem e tratamento de tabagismo ministrados SUS	Início dos efeitos aproximadamente 1 semana após a ingetão do medicamento; deve ser ingerido duas vezes ao dia; necessidade de prescrição médica; não pode ser combinado com terapia de reposição de nicotina	Náuseas Insônia Sonhos vívidos Cefaleia
Adesivo de nicotina	Fácil de usar; inicia o efeito aproximadamente 1 ou 2 horas após o uso; diminui fissura e os sintomas de abstinência; podem ser comprados sem prescrição médica Disponível gratuitamente pelo SUS através das unidades de saúde credenciadas pelo INCA para abordagem e tratamento do tabagismo	Lembrar de utilizá-lo pela manhã; pode demorar até 4 horas para fazer o efeito total	Irritação na pele Insônia Sonhos estranhos
Goma de nicotina	Você pode controlar a dose; inicia os efeitos após poucos minutos; diminui fissura e os sintomas de abstinência; mantêm sua boca ocupada; disponível em vários sabores diferentes; disponível sem receita médica Disponível gratuitamente pelo SUS através das unidades de saúde credenciadas pelo INCA para abordagem e tratamento do tabagismo	Lembrar de usar uma quantidade suficiente; inadequado para pessoas com problemas ou prótese dentária; evitar ingerir alimentos durante o uso	Feridas na boca Dor de estômago
Pastillas de nicotina	Você pode controlar a dose; faz efeito em poucos minutos; diminui a fissura e os sintomas da abstinência; mantém a boca ocupada; disponível em vários sabores; disponível sem receita médica Disponível no Brasil, no entanto, não está inserido nos programas de abordagem e tratamento de tabagismo ministrados SUS	Lembrar de usar uma quantidade suficiente; evitar ingerir alimentos durante o uso	Náusea Tosse Gastrite
Inalador de nicotina	Você pode controlar a dose; faz efeito em poucos minutos; diminui fissura e os sintomas de abstinência; mantém a mão e boca ocupadas Ainda não está disponível no Brasil	Lembrar de usar uma quantidade suficiente; menos discreto que os outros métodos; requer uma receita médica	Irritação na boca e garganta
Spray nasal de nicotina	Você pode controlar a dose; faz efeito em poucos segundos; reduz a fissura e os sintomas de abstinência Ainda não está disponível no Brasil	Sensação de ardor no nariz; acentua a sinusite; lembrar de usar uma quantidade suficiente; necessidade de receita médica; tem que esperar 5 minutos antes de dirigir	Irritação na garganta e nariz Lacrimejamento

A bupropiona é um dos medicamentos mais indicados por apresentar poucos efeitos colaterais importantes. Um estudo randomizado, duplo-cego e controlado por placebo[21] avaliou o efeito de 300 mg/dia de bupropiona em combinação com aconselhamento aos fumantes. As medidas acompanhadas em 7 semanas e 12 meses mostraram que este medicamento superou o placebo quanto à cessação do fumo. Outros estudos mostram que a vareniclina, a bupropiona e a terapia de reposição de nicotina apresentam taxa de cessação de duas a três vezes melhores quando comparadas ao placebo.[22,23]

Entre todas as opções de farmacoterapia, vareniclina lidera a primeira linha, aprovada em 2006, pelo instituto americano "*Food and Drugs Administration (US FDA)*". Este medicamento reduz a recompensa associada ao fumo assim como alivia a fissura e abstinência de nicotina. Além disso, vareniclina demonstra as maiores taxas de abstinência em ensaios clínicos avaliados após 6 meses de cessação: vareniclina apresenta 33% de abstinência, comparada a 27% por *spray* nasal de nicotina, 25% por nicotina inalável, 24% por bupropiona, 23% por adesivo de nicotina, 19% por goma de mascar e 13% por placebo.[7]

No entanto, mais pesquisas são necessárias para avaliar a eficácia da vareniclina entre latinos e fumantes leves. Esta medicação pode ser particularmente apropriada para o fumante leve em função da ação dos princípios ativos da substância, que promovem a saturação do receptor de nicotina e reduzem os efeitos reforçadores do uso: além de diminuírem a fissura e a crise de abstinência, também reduzem os efeitos de recompensa do cigarro. Sabe-se que diferentemente dos fumantes pesados, alguns fumantes leves teriam menos probabilidade de manter o nível de nicotina para evitar efeitos adversos da abstinência e teriam mais probabilidade de fumar para manter a recompensa positiva do tabaco; no entanto, esta medicação ainda não foi testada em fumantes que consomem menos de 10 cigarros por dia.

Em geral, a monoterapia é suficiente para a maioria dos pacientes. No entanto, para os pacientes que não conseguem a cessação com apenas uma medicação conjuntamente com a abordagem cognitiva comportamental, a farmacoterapia combinada está indicada. Este processo consiste na combinação do adesivo de nicotina com outros produtos de reposição de nicotina de curta ação, como por exemplo, a goma de mascar ou as pastilhas, ou até mesmo uma combinação de bupropiona e reposição de nicotina. Estas combinações mostram resultados ainda mais eficazes que a terapia com apenas um medicamento, incluindo a vareniclina.[7] No entanto, a terapia combinada ainda não é muito frequente no Brasil. No futuro, esta combinação tornar-se-á mais rotineira, similarmente às associações realizadas para tratamento de outros problemas de saúde.

Diretrizes clínicas para o tratamento do tabagismo no contexto nacional

No Brasil o tratamento do tabagismo é guiado por dois documentos: Portaria N° 1.035/GM e Portaria SAS/MS/N°442, as quais foram adotadas nacionalmente em maio e agosto de 2004, respectivamente.[24] As diretrizes foram desenvolvidas com base na revisão de práticas, métodos e diretrizes eficazes dos Estados Unidos[25] e documentos da Organização Mundial de Saúde.

Tradicionalmente, discute-se que o tratamento deve envolver mudanças cognitivo-comportamentais juntamente com o auxílio medicamentoso para determinados graus de dependência. A primeira etapa neste processo é o rastreamento do uso do tabaco, que deve ser direcionado para todos os pacientes acompanhados pelos serviços de saúde. A identificação efetiva do consumo não apenas abre as portas para uma intervenção bem-sucedida (tratamentos ou aconselhamentos) como também possibilita a elaboração de uma proposta baseada no estágio de motivação de cada paciente.[7]

A triagem do uso atual (ou passado) de tabaco identificará tipos diferentes de pacientes: os tabagistas que desejam parar de fumar imediatamente; pacientes que usam, mas não desejam parar de fumar neste momento; pacientes que já consumiram tabaco, mas atualmente são abstinentes e pacientes que nunca consumiram tabaco. Para cada um destes casos, o profissional de saúde deverá oferecer uma orientação coerente com seu estágio de motivação ou padrão de consumo.

O plano de trabalho brasileiro consiste na disponibilidade de tratamento em grupo (com foco na mudança de comportamento) e acesso gratuito à medicação por meio do Sistema Único de Saúde do Brasil (SUS). A supervisão e treinamento dos profissionais para desenvolverem estas ações são administrados pelas Secretarias de Saúde do Estado e do Município, como parte do programa nacional de controle do tabagismo coordenado pelo Instituto Nacional do Câncer (INCA).

A intervenção comportamental é baseada em terapia de grupo direcionada pelos princípios cognitivo-comportamentais: *pergunte, avalie, aconselhe, prepare e acompanhe*.[26] O profissional de saúde recebe orientações sobre como identificar entre seus pacientes fumantes o grau de dependência da nicotina, o grau de motivação para deixar de fumar, e sobre como prepará-los e acompanhá-los durante e após a cessação de tabagismo. Estes princípios são claramente descritos nas publicações sobre as abordagens e o tratamento do fumante, desenvolvidas em 2001 pelo Instituto Nacional do Câncer (INCA).[26]

Através das capacitações desenvolvidas pelo INCA, as equipes de saúde aprendem a investigar a história tabágica de seus pacientes utilizando perguntas objetivas que avaliam a dependência de nicotina e o grau de motivação para deixar de fumar, tais como: *Você fuma? Há quanto tempo? Quantos cigarros você fuma por dia? Quanto tempo após acordar você acende o 1° cigarro? O que você acha de marcar uma data para deixar de fumar? Já tentou parar?*

Após realizar estas perguntas, o profissional de saúde avalia a dependência e o grau de motivação do fumante. Os tabagistas que fumam 20 ou mais cigarros por dia ou fumam o primeiro cigarro até 30 minutos após acordar apresentam indicativo de dependência elevada de nicotina. O fumante que mostrar interesse em parar de fumar deve receber aconselhamento, enquanto os fumantes que não estiverem dispostos a parar nos próximos 30 dias devem ser estimulados a pensar sobre o assunto e ser abordados em uma próxima sessão. Já para aqueles interessados em parar de fumar, o profissional de saúde, a partir das experiências individuais do paciente, deve prepará-los para cessação explicando os sintomas da abstinência e sugerindo estratégias para controlar a vontade de fumar e para quebrar os estímulos associados ao comportamento de fumar.[26]

O tratamento inclui, pelo menos, quatro sessões interativas de 90 minutos, que são trabalhadas experiências individuais, informações e estratégias para deixar de fumar; avalia-se o progresso dos participantes, promove-se a discussão em grupo, e novos objetivos são estabelecidos para a sessão seguinte.[24] É importante destacar que todos os pacientes em processo de cessação devem ser acompanhados para garantir o apoio na fase de abstinência, onde os riscos de recaídas são maiores. O paciente geralmente retorna ao acompanhamento até 1 ano após parar de fumar. Estes encontros são programados de acordo com a percepção do profissional de saúde, mas comumente o paciente é convidado a retornar mensalmente nos 3 meses subsequentes à cessação. Os próximos retornos são agendados após 6 meses e 1 ano sem tabaco.[27]

Em relação ao apoio medicamentoso, a farmacoterapia subsidiada pelo Sistema Público de Saúde Brasileiro inclui a bupropiona, o adesivo e a goma de mascar de nicotina. Grupos e medicação são gratuitos se receitados pelas unidades de saúde pública, incluindo Unidades Básicas de Saúde (UBSs), clínicas ambulatoriais, instituições de saúde mental e hospitais. No Brasil, a medicação é utilizada como um apoio, em situações bem definidas, como, por exemplo, para os pacientes que fumam mais de 20 cigarros por dia ou para aqueles que já tentaram parar de fumar, mas não conseguiram em função dos sintomas da abstinência.[26]

Cabe destacar que um grande número de profissionais que atua em setores de saúde já passou pelos treinamentos subsidiados pelo INCA. No entanto, sabemos que muitas iniciativas federais apresentam dificuldades para serem inseridas no contexto local dos serviços, talvez pelas diversas atividades obrigatórias estabelecidas como rotina para as equipes de saúde e que muitas vezes geram uma sobrecarga de trabalho, ou até mesmo pela dificuldade dos municípios em adequar as atividades à realidade local. Ainda carecemos de estudos que avaliem de fato a inserção do tratamento de tabagista na rotina dos profissionais capacitados, dado importante para aprimorar as intervenções direcionadas para o tratamento de tabagistas.

DIRECIONAMENTOS E POSSIBILIDADES

Implantação de rastreamentos e intervenções por meio da Estratégia Saúde da Família

A Estratégia Saúde da Família (ESF) vem sendo implementada por todo o país como a principal ferramenta da Atenção Primária à Saúde (APS). As primeiras equipes, inicialmente conhecidas como Programa Saúde da Família (PSF), surgiram em 1994 com foco em um grupo interdisciplinar na assistência integral e primária à saúde, geralmente composta por um médico-generalista, um enfermeiro, um auxiliar de enfermagem e quatro a seis Agentes Comunitários de Saúde – ACS.[28]

A ESF foi uma das estratégias propostas para garantir o acesso da comunidade aos diversos serviços, bem como oferecer uma ação integral à saúde, com enfoque na prática preventiva e de promoção física, social e psicológica, com custos que a comunidade e o país pudessem absorver.[29] Estas equipes foram instituídas com a finalidade de aumentar o vínculo entre a comunidade e os serviços de saúde, e para isso os agentes são recrutados no próprio território de abrangência da equipe.[30]

Os programas envolvendo promotores de saúde, mais conhecido no Brasil através da atuação dos ACS, propõem intervenções originadas da teoria social cognitiva, relacionada à iniciação e manutenção das mudanças de comportamentos de saúde.[31]

Neste modelo, mudanças são influenciadas fortemente pelas redes sociais e não apenas por experiências individuais isoladas. Nesta perspectiva, intervenções para cessação do tabaco que incorporam o suporte social como recurso de apoio à abstinência apresenta avanço nos estágios de prontidão para parar de fumar.[32] Estes estudos destacam que o fortalecimento do suporte social por meio da família, comunidade, setores de saúde e assistência atuam como apoio complementar, aprimorando aconselhamentos e viabilizando a interação social. Este suporte aumenta as estratégias de enfrentamentos individuais e promove mudanças no comportamento de saúde.[33]

Com base neste modelo social cognitivo, os ACS devem atuar como atores-chave para aumentar a utilização de recursos para cessação do tabagismo dentro da comunidade. Neste sentido, o treinamento destes profissionais para disseminar orientações em suas comunidades assume papel de destaque para prevenção e tratamento do tabagismo.

A atuação do ACS, tal como a de outros profissionais da Estratégia Saúde da Família, é importante para alcançar populações minoritárias, particularmente aquelas com barreiras de acesso aos serviços de saúde.[34-36] Certamente, o interesse em programas de envolvimento comunitário tem sido proeminente em países de baixa renda, em que o sistema formal de saúde falha em promover cuidado adequado para grupos mais suscetíveis.[37]

As ações para o "tratamento das desigualdades", desenvolvidas pelo instituto americano "*American Medical Association*", recomendam o envolvimento dos profissionais de atuação comunitária para aprimorar o uso dos serviços primários e preventivos de saúde.[34-38] Vários programas que investem neste tipo de abordagem têm tido sucesso em aumentar as taxas de imunização, rastreamento de câncer e acesso às populações especiais.[38] A intervenção através do envolvimento destes atores reporta um aumento na abstinência de tabaco entre comunidades latinas, mostrando que promotores de saúde podem ser culturalmente apropriados para desenvolver estratégias que facilitem a abstinência de tabaco. Em um estudo recente com 141 fumantes latinos, 76% relataram a preferência por programas de cessação que incluem educadores comunitários de saúde.[39]

No Brasil, grupos de pesquisa multicêntricos investem na capacitação de profissionais da Estratégia Saúde da Família para desenvolverem abordagens preventivas com relação ao consumo de drogas. Os resultados destas intervenções nos mostram que os agentes comunitários apresentam maior engajamento e incorporação prática destas atividades.[40] Pesquisadores destacam que os agentes conseguem uma boa abrangência em sua atuação desenvolvendo ações de triagem e intervenção breve através de um trabalho conjunto com as famílias, a comunidade, as escolas e as entidades filantrópicas, além de utilizar a mídia local como ferramenta para levar à conscientização da comunidade. Ressaltam ainda que estes profissionais têm um papel importante como multiplicadores de conhecimento, principalmente pela aproximação estabelecida entre a comunidade e o serviço de saúde.[41]

Os ACSs vêm mostrando-se efetivos em aprimorar os resultados em saúde.[42-45] Como atividade principal destes atores, destacamos a identificação e monitorização das necessidades da comunidade, além de conduzirem ações de promoção de saúde, através das visitas domiciliares, registros familiares, mapeamento e encontros com a comunidade. Estudos mostram o envolvimento dos agentes comunitários brasileiros em rastreamentos domiciliares e triagem de câncer de mama,[42] e também seu envolvimento em atividades de prevenção ao consumo de álcool e outras drogas na APS.[40] Estudos sugerem que estes profissionais têm habilidades para identificar fumantes na comunidade e bons modelos existem para fortalecê-los. Enfatizamos a perspectiva de se explorar a atuação da ESF como recurso importante para ampliar as ações de cessação do tabagismo brasileiras. Esta perspectiva pode expandir o alcance das ações, além de intensificar o acompanhamento oferecido pelos serviços.

Gerenciamentos de casos – Perspectivas para doenças crônicas

Nos Estados Unidos, os programas de gerenciamento de casos têm sido frequentemente desenvolvidos para a abordagem de condições crônicas, como diabetes e asma.[17,46] Encontramos resultados importantes também em atividades relacionadas às doenças cardiovasculares, apresentando redução significativa do uso de tabaco entre seus participantes.[47]

O gerenciamento de casos pode ser executado facilmente por profissionais que exercem o papel de coordenar e organizar os cuidados disponíveis para o paciente; no entanto, os profissionais de saúde mostram-se frequentemente despreparados para desempenhar esta função.[46-48] Um estudo americano avaliou o impacto deste tipo de programa na cessação do tabagismo a partir de três aspectos principais: aconselhamento por telefone, estabelecimento da farmacoterapia entre paciente e médico e *feedback* para os médicos sobre o progresso do paciente na cessação.[49] Neste estudo, um grupo de aconselhadores com bacharelado ou mestrado ofereceu aconselhamento por telefone para os pacientes de acordo com as diretrizes para o tratamento de tabagistas, discutindo também a importância da medicação. Nos casos em que o paciente requeria farmacoterapia, o aconselhador entrava em contato com o médico, descrevendo todos os cuidados ou contraindicações apontados pelo rastreamento. O médico, então, prescrevia a medicação segura e apropriada para cada situação (adesivo de nicotina ou bupropiona), e o profissional gerenciador repassava as informações e prescrições ao paciente. Periodicamente, o aconselhador enviava para o médico as atualizações sobre o progresso de cada paciente. Cabe destacar que no gerenciamento de casos o profissional "gerenciador" exerce o papel fundamental de articular as informações entre aconselhadores, médicos e pacientes.

Esta forma de gerenciar doenças representa uma atuação intermediária, classificando-se entre as intervenções breves e o tratamento intensivo para o tabaco. Através deste método, foca-se na habilidade do médico de prescrever farmacoterapia e avaliar as contradições de cada medicamento, na relação estabelecida entre o médico e o paciente, na posição central da equipe de gerenciamento de doenças e também na habilidade de conduzir com alta qualidade o aconselhamento de acompanhamento (*follow-up*). Estes diferentes tipos de enfoque tornam possíveis os cuidados com alta qualidade, de maneira disponível e consistente.

O gerenciamento de casos é uma realidade já utilizada nos serviços de saúde americanos e tem como finalidade oferecer um acompanhamento em longo prazo para doenças crônicas. Sabe-se que, nestas condições, os pacientes, muitas vezes, estão suscetíveis a recaídas e necessitam de suporte para aprender a lidar com os fatores de risco. Este tipo de abordagem, contextualizada para a realidade dos serviços de saúde brasileiros, pode ser vista como aprimoramento dos acompanhamentos já realizados pelos programas nacionais.

Aconselhamentos e intervenções com fumantes leves

Compreendemos como "fumantes leves" os tabagistas que fumam 10 ou menos cigarros por dia.[50-52] Por várias décadas, pesquisas acadêmicas excluíram estes fumantes dos estudos sobre possíveis tratamentos.[7] Entretanto, assim como os usuários pesados, fumantes leves relatam dependência de nicotina e vivenciam doenças relacionadas ao tabaco, incluindo doenças cardiovasculares, pulmonares e câncer de pulmão.[53-58]

Os dados apresentados no levantamento nacional sobre tabagismo, realizado em 2008, apontam uma porcentagem significativa de fumantes leves, tendo em vista que 20,9% dos entrevistados fumam menos de cinco cigarros e 25,8% consomem de cinco a nove cigarros diariamente. Considerando as proporções relacionadas ao fumo diário de menos que cinco cigarros, as regiões Norte (20,9%) e Nordeste (20,5%) ficaram acima da média nacional. As regiões Sudeste, Sul e Centro-Oeste apresentaram, respectivamente, os seguintes resultados: 15, 12 e 13,9%.[4]

Infelizmente, fumantes leves percebem menos riscos de doenças comparados com fumantes pesados.[59] Além disso, enquanto as taxas gerais de fumo nos Estados Unidos permanecem aproximadamente estáveis, a prevalência de fumantes leves continua aumentando. Avançar no tratamento de fumantes leves direciona-se ao crescimento de uma necessidade de saúde pública.[53]

As intervenções com tabagistas leves são necessárias e devem seguir as diretrizes para cessação do tabagismo, assim como o tratamento desenvolvido para fumantes pesados. Em geral, este padrão de consumo ainda é pouco explorado, tanto em termos de pesquisa quanto de intervenção clínica.

REFERÊNCIAS BIBLIOGRÁFICAS

1. WHO – World Health Organization. *Report on the global tobacco epidemic*. Geneva: WHO, 2008.
2. WHO – World Health Organization. *The world health report, making a difference*. Geneva: WHO, 1999.
3. Brasil. Ministério da Saúde. Instituto Nacional de Câncer. *Convenção-quadro para o controle do tabaco* – Texto Inicial. Rio de Janeiro: INCA, 2011.
4. Ministério do Planejamento, Orçamento e Gestão. Instituto Brasileiro de Geografia e Estatística – IBGE. Diretoria de Pesquisas; Coordenação de Trabalho e Rendimento. *Pesquisa Nacional por Amostra de Domicílios, tabagismo 2008*. Rio de Janeiro, 2009.
5. Instituto Nacional de Alimentação e Nutrição – PNSN. *Estatísticas sobre hábitos de fumo no Brasil*. Brasília (DF), 1989.
6. Malcona MC, Menezes AMB, Chatkin M. Prevalência e fatores de risco para tabagismo em adolescentes. *Rev Saúde Pública* 2003;37(1):1-7.
7. Fiore MC, Jaen CR, Baker TB. *Treating tobacco use and dependence*. Rockville, MD: US. Department of Health and Human Services, Update May 2008.
8. Critchley JA, Unal B. Is smokeless tobacco a risk factor for coronary heart disease? A systematic review of epidemiological studies. *Eur J Cardiovasc Prev Rehabil* 2004 Apr.;11(2):101-12.
9. Ebbert JO, Carr AB, Dale LC. Smokeless tobacco: an emerging addiction. *Med Clin North Am* 2004 Nov.;88(6):1593-605.
10. Critchley JA, Unal B. Health effects associated with smokeless tobacco: a systematic review. *Thorax* 2003 May;58(5):435-43.
11. Pinto M, Ugá MAD. Custos de doenças tabaco relacionadas para o SUS. *Cad Saúde Pública*, Rio de Janeiro 2010 June;26(6):1234-45.

12. Monteiro CA, Cavalcante TM, Moura EC *et al*. Population-based evidence of a strong decline in the prevalence of smokers in Brazil, (1989-2003). *Bull World Health Org* 2007;85:527-34.
13. Instituto Nacional de Câncer. *Global adult tobacco survey*. Rio de Janeiro: INCA, 2010.
14. US Department of Health and Human Services. *The 2004 United States Surgeon General's Report: the health consequences of smoking.* Washington, DC: Centers for Disease Control and Prevention, 2004.
15. Doll R, Peto R, Boreham J *et al*. Mortality in relation to smoking: 50 years' observations on male British doctors. *BMJ* 2004 26 June;328(7455):1519.
16. US. Department of Health and Human Services. *Women & Smoking: a report of the surgeon general*. Atlanta: centers for disease control and prevention, national center for chronic disease prevention and health promotion, office on smoking and health, 2001.
17. McLellan AT, Lewis DC, O'Brien CP *et al*. Drug dependence, a chronic medical illness: implications for treatment, insurance, and outcomes evaluation. *JAMA* 2000;284:1689-95.
18. Joseph AM, Fu SS, Lindgren B *et al*. Chronic disease management for tobacco dependence: a randomized, controlled trial. *Arch Intern Med* 2011 Nov. 28;171(21):1894-900.
19. Miller WR, Rollnick S. *Motivational interviewing: preparing people for change*. 2nd ed. New York: Guilford, 2002.
20. Haustein KO. Smoking and poverty. *Eur J Cardiovasc Prev Rehabil* 2006 June;13(3):312-18.
21. Tønnesen P, Tonstad S, Hjalmarson A *et al*. A multicentre, randomized, double-blind, placebo-controlled, 1-year study of bupropion SR for smoking cessation. *J Intern Med* 2003;254(2):184-92.
22. Oncken C, Gonzales D, Nides M *et al*. Efficacy and safety of the novel selective nicotinic acetylcholine receptor partial agonist, varenicline, for smoking cessation. *Arch Intern Med* 2006 Aug.;166(15):1571-77.
23. Nides M, Oncken C, Gonzales D *et al*. Smoking cessation with varenicline, a selective alpha4beta2 nicotinic receptor partial agonist: results from a 7-week, randomized, placebo- and bupropion-controlled trial with 1-year follow-up. *Arch Intern Med* 2006 Aug.;166(15):1561-68.
24. Instituto Nacional do Câncer (INCA/MS). *Plano de implantação da abordagem e tratamento do tabagismo na rede SUS*—Portaria GM/MS 1.035/04, Portaria SAS/MS 442/04. Rio de Janeiro, 2004.
25. Fiore M, Bailey W, Cohen S *et al*. *Treating tobacco use and dependence: a clinical practice guideline.* Rockville MD: US Department of health and human services, Public Health Service, 2000.
26. Instituto Nacional do Câncer (INCA/MS). *Abordagem e tratamento do fumante - consenso 2001*. Rio de Janeiro, 2001.
27. Meireles, RHS, Gonçalves, CMC. Abordagem cognitiva comportamental do fumante. *Revista de Pneumologia* 2004;30(2):30-35.
28. Andrade LOM, Barreto ICHC, Bezerra TC. A atenção primária à saúde e estrátegia saúde da família. In: Campos GWS, Minayo MCS, Akerman M. (Eds.). *Tratado de saúde coletiva*. São Paulo: Hucitec, 2006.
29. Viana ALA, Poz MR. A reforma do sistema de saúde no Brasil e o programa de saúde da família. *Revista Saúde Coletiva* 1998;8(2):11-48.
30. Kluthcovsky AC, Takayanagui AM. Community health agent: a literature review. *Rev Lat Am Enfermagem* Nov.-Dec. 2006;14(6):957-63.
31. Bandura A. *Self efficacy:* The exercise of control. New York: Freeman; 1997.
32. Patten C, Offord K, Hurt R *et al*. Training persons to intervene with a smoker to promote cessation. Paper presented at the Seventh Annual Meeting of the Society for Research on Nicotine and Tobacco. Seattle, WA; 2001.
33. Heaney CaI, BA. *Social network and social support*. 2nd ed. San Francisco, CA: Jossey-Bass, 1997.
34. Woodruff SI, Talavera GA, Elder JP. Evaluation of a culturally appropriate smoking cessation intervention for Latinos. *Tob Control Dec* 2002;11(4):361-67.
35. Martinez-Bristow Z, Sias JJ, Urquidi UJ *et al*. Tobacco cessation services through community health workers for Spanish-speaking populations. *Am J Public Health* 2006 Feb.;96(2):211-13.
36. Leischow SJ, Hill A, Cook G. The effects of transdermal nicotine for the treatment of Hispanic smokers. *Am J Health Beh* 1996;20(5):304-11.
37. Baezconde-Garbanati L, Beebe LA, Perez-Stable EJ. Building capacity to address tobacco-related disparities among American Indian and Hispanic/Latino communities: conceptual and systemic considerations. *Addiction* 2007 Oct.;102(Suppl 2):112-22.
38. Lawrence D, Graber JE, Mills SL *et al*. Smoking cessation interventions in U.S. racial/ethnic minority populations: an assessment of the literature. *Prev Med* 2003 Feb.;36(2):204-16.
39. Doolan DM, Froelicher ES. Efficacy of smoking cessation intervention among special populations: review of the literature from 2000 to 2005. *Nurs Res* 2006 July-Aug.;55(4 Suppl):S29-37.
40. Ronzani TMR, Mota DCB, Souza ICW. Prevenção do uso de álcool na atenção primária em municípios do estado de Minas Gerais. *Revista de Saúde Pública* 2009;43(1):51-61.
41. Ronzani TMR, Castro PM, Souza-Formigoni MLO. Avaliação de um processo de implementação de práticas de prevenção ao uso de risco de álcool entre agentes comunitários de saúde. *HU Revista* 2008;34(1):9-18.
42. Martin MY. Community health advisors effectively promote cancer screening. *Ethn Dis Spring* 2005;15(2 Suppl 2):S14-16.
43. Andrews JO, Felton G, Wewers ME *et al*. Use of community health workers in research with ethnic minority women. *J Nurs Scholarsh* 2004;36(4):358-65.
44. Lewin SA, Dick J, Pond P *et al*. Lay health workers in primary and community health care. *Cochrane Database Syst Rev* 2005(1):CD004015.
45. Rhodes SD, Foley KL, Zometa CS *et al*. Lay health advisor interventions among Hispanics/Latinos: a qualitative systematic review. *Am J Prev Med* 2007 Nov.;33(5):418-27.
46. Epstein RS, Sherwood LM. From outcomes research to disease management: A guide for the perplexed. *Ann Internal Med* 1996 May 1;124(9):832-37.
47. DeBusk RF, Miller NH, Superko HR *et al*. A case-management system for coronary risk factor modification after acute myocardial infarction. *Ann Intern Med* 1994 May 1;120(9):721-29.
48. Rich MW. Heart failure disease management programs: efficacy and limitations. *Am J Med* 2001 Apr. 1;110(5):410-12.
49. Ellerbeck EF, Mahnken JD, Cupertino AP *et al*. Effect of varying levels of disease management on smoking cessation: a randomized trial. *Ann Intern Med* 2009 Apr. 7;150(7):437-46.
50. Husten CG. How should we define light or intermittent smoking? Does it matter? *Nicotine Tob Res* 2009;11:111-21.
51. Shiffman S. Light and intermittent smokers: background and perspective. *Nicotine Tob Res* 2009;11:122-25.
52. Oggins CR, Murrelle EL, Carchman RA *et al*. Light and intermittent cigarette smokers: a review (1989-2009). *Psychopharmacology* (Berl) 2009;207:343-63.
53. Schane RE, Ling PM, Glantz SA. Health effects of light and intermittent smoking: a review. *Circulation* 2010;121:1518-22.
54. Rosengren A, Adlerberth A, Bresater LE *et al*. Treatment with multiple dosage insulin-pen has not only advantages. *Lakartidningen* 1992;89:2108-10.
55. Luoto R, Uutela A, Puska P. Occasional smoking increase total and cardiovascular mortality among men. *Nicotine and Tobacco Research* 2000;2:133-39.
56. Fletcher C, Peto R, Tinker C. The natural history of chronic bronchitis and emphysema: An eight year study of early chronic obstructive disease in working men in London. Oxford University, 1976.
57. Garfinkel L, Stellman SD. Mortality by relative weight and exercise. *Cancer* 1988;62:1844-50.
58. Bjartveit K, Tverdal A. Health consequences of smoking 1-4 cigarettes per day. *Tob Control* 2005;14:315-20.
59. Ayanian JZ, Cleary PD. Perceived risks of heart disease and cancer among cigarette smokers. *JAMA* 1999;281:1019-21.

CAPÍTULO 6

Biologia Molecular em Oncologia

Lenuce Ribeiro Aziz Ydy ■ Amilcar Sabino Damazo
Eduardo Dicke ■ Ranuce Ribeiro Aziz Ydy

INTRODUÇÃO

Na prática médica os pacientes portadores de câncer apresentam, com grande frequência, evolução clínica de forma diferenciada em resposta ao tratamento realizado. Ocorreram grandes avanços nas últimas décadas para melhor correlacionar o estágio de evolução da doença com as probabilidades de recidiva, mas ainda persiste uma elevada margem de insegurança quanto à efetividade do tratamento realizado, não raramente contrariando avaliações prognósticas inicialmente favoráveis.[1] Espera-se melhor entendimento das bases moleculares e celulares dessas diferenças que eventualmente abrirão portas para sucesso no tratamento da maioria dos tumores, bem como o desenvolvimento de novas drogas e novas modalidades de terapias com base nos resultados de pesquisas moleculares nos cânceres.[2]

O câncer é o resultado de uma quebra dos mecanismos reguladores que governam o comportamento normal das células. A proliferação, a diferenciação e a sobrevivência das células individuais em organismos multicelulares são cuidadosamente reguladas na busca de satisfazer as necessidades do organismo como um todo. Esta regulação é perdida nas células neoplásicas (cancerosas) que crescem e se dividem de uma maneira descontrolada, finalmente espalhando-se por todo o corpo e interferindo com as funções dos tecidos e órgãos normais. Em razão de ser o resultado de defeitos nos mecanismos reguladores fundamentais da célula, o câncer é uma doença que, em última análise, precisa ser compreendida nos níveis molecular e celular.[3]

O entendimento do câncer tem sido um dos objetivos dos biologistas moleculares e celulares nos últimos anos. O estudo das células neoplásicas tem esclarecido também os mecanismos que regulam o comportamento das células normais.[4]

As técnicas hoje utilizadas na genética molecular têm sido desenvolvidas a partir de pesquisas acadêmicas em diferentes campos da atividade científica.[5,6]

O desenvolvimento do câncer (oncogênese) resulta de mutações em um ou mais do vasto arranjo de genes que regulam o crescimento celular e a morte celular programada (apoptose). Quando o câncer ocorre como parte de uma síndrome de câncer hereditário, a mutação inicial causadora do câncer é herdada através de linhagem germinativa e, portanto, já presente em cada célula do corpo. Entretanto a maioria dos cânceres é esporádica, porque as mutações ocorrem em uma única célula somática, que então se divide e prossegue para desenvolver um câncer.

Um grande número de divisões celulares, a partir de uma única célula que é o zigoto, é necessário para produzir um organismo adulto de cerca de 10^{14} células. Considerando-se uma frequência de 10^{-10} erros de replicação por base de DNA, por divisão celular, e cerca de 10^{15} divisões celulares durante o tempo de vida de um adulto, apenas os erros de replicação resultam em milhares de mutações do DNA no genoma, em cada célula do organismo. As mutações nos cromossomas e no genoma adicionam-se à carga mutacional. Os genes alterados no câncer não são inerentemente mais mutáveis do que os outros genes. Muitas mutações ocorrem, sem dúvida, nas células somáticas e fazem com que uma célula, entre muitas, perca a função ou morra, mas essas mutações não têm efeitos fenotípicos, porque a perda de uma célula é mascarada pela grande maioria de células saudáveis em um órgão ou tecido. O que distingue as mutações oncogênicas é que, por sua natureza, elas permitem que uma célula mutante se desenvolva em uma doença que ameaça a vida (Fig. 1).[7]

Uma vez iniciado, um câncer progride por acúmulo adicional de danos genéticos através de mutações em genes de manutenção, que codificam a maquinaria celular que repara o DNA danificado e mantêm a normalidade citogenética. As lesões nesses genes produzem uma cascata pior de mutações em um número crescente de genes que controlam a proliferação celular e o reparo dos danos do DNA. Dessa forma o clone original de células neoplásicas funciona como um reservatório de células

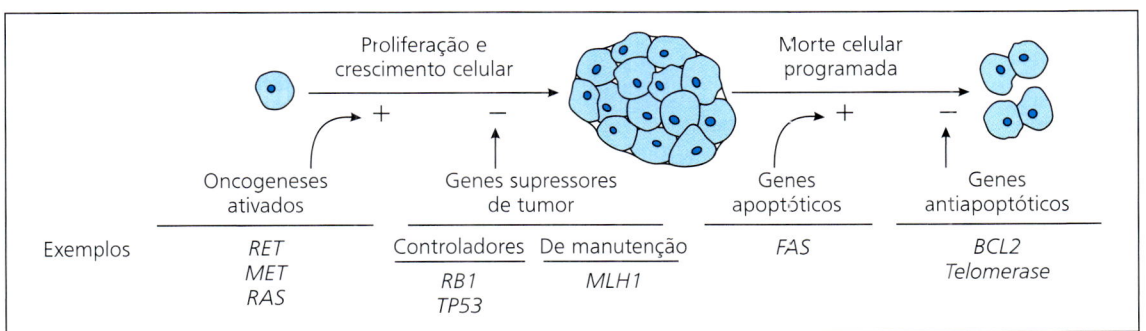

▲ **FIGURA 1.** Mecanismo da oncogênese. Esquema geral para mecanismo de oncogênese pela ativação de proto-oncogene, perda da expressão do gene supressor de tumor, ativação de genes antiapoptóticos ou perda da expressão de gene pró-apoptótico. O efeito dos genes que aumentam um processo é mostrado como +, enquanto o efeito dos genes que suprem um processo é mostrado como –. A proliferação celular e a divisão celular são estimuladas pelos produtos do proto-oncogenes. Alguns genes supressores de tumor regulam diretamente a função dos proto-oncogenes (controladores); outros atuam mais indiretamente, mantendo a integridade do genoma e corrigindo as mutações durante a replicação do DNA e divisão celular (de manutenção). A ativação de um gene antiapoptótico permite a acumulação excessiva das células, enquanto a perda da função de genes apoptóticos tem o mesmo efeito. A ativação de oncogenes ou genes antiapoptóticos é dominante e necessita, apenas, de um único alelo mutante. As mutações em genes supressores de tumor são recessivas; quando ambos os alelos estão mutados ou inativados, o crescimento celular é desregulado ou a integridade genômica é comprometida. A perda de genes pró-apoptóticos pode ocorrer por meio da perda de ambos os alelos ou por meio de uma mutação negativa dominante em um alelo. Livro: Genética Médica Thompson & Thompson.

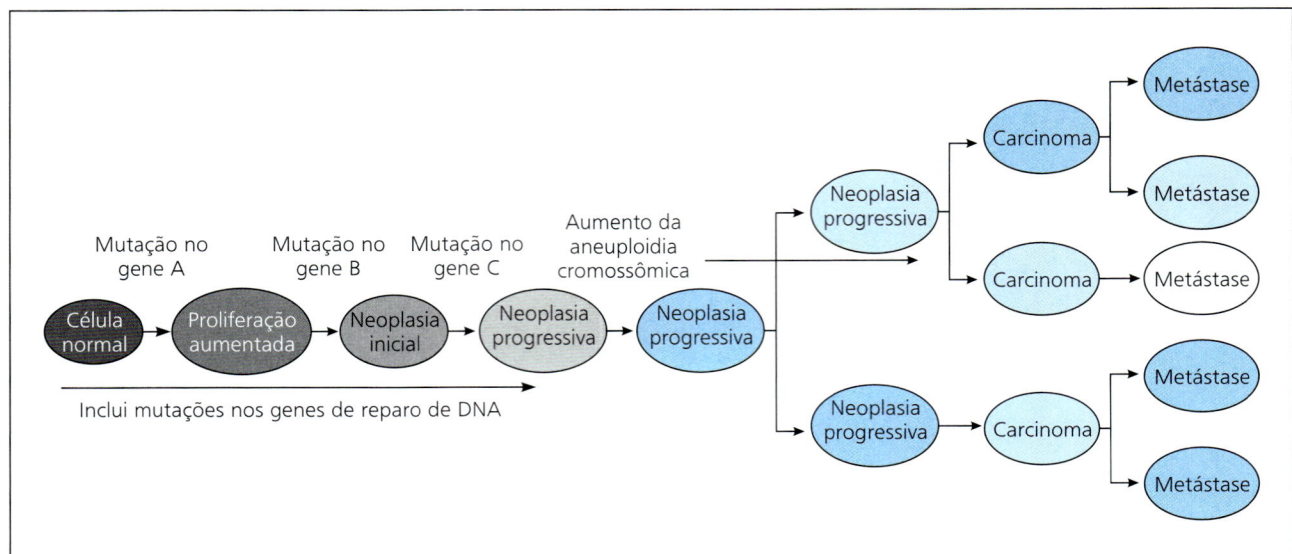

▲ **FIGURA 2.** Estágios na evolução do câncer. Os graus crescentes de anormalidades estão associados à perda sequencial de genes supressores tumorais de vários cromossomos e ativação de proto-oncogenes, com ou sem um defeito concomitante no reparo do DNA. Por exemplo, o câncer esporádico com defeitos de reparo de DNA é menos comum que os cânceres sem reparo anormal, mas, quando presente, pode desenvolver-se ao longo de uma via um pouco diferente, mas paralela, levando a um ponto final comum de malignidade. Várias linhagens carregando alterações epigenéticas e espectro mutacional um pouco diferente são prováveis, particularmente, quando surgem as doenças metastáticas. Livro: Genética Médica Thompson & Thompson.

geneticamente instáveis, conhecidas com células-tronco do câncer. Essas dão origem a múltiplas sublinhagens de graus variáveis de malignidade, cada uma carreando um conjunto de mutações que são diferentes, mas se sobrepõem com mutações de outras sublinhagens. Nesse contexto, o câncer é, fundamentalmente, uma doença "genética" e as mutações são centrais para sua etiologia e progressão (Fig. 2).[7]

GENÉTICA DO TUMOR

As células neoplásicas contêm múltiplas alterações no número e na estrutura dos genes e cromossomos. A maioria das alterações genéticas encontradas nas células neoplásicas é adquirida por mutações somáticas. Alguns cânceres em crianças e adultos jovens são causados por defeitos genéticos e epigenéticos adquiridos durante o desenvolvimento fetal, gerando as síndromes de câncer familiar.[2]

Muitas alterações genéticas diferentes são observadas em células neoplásicas. Genes individuais exibem mutações pontuais como mudanças da base, inserções e deleções, ou podem ser afetados por translocações ou inversões de cromossomos. Estas mudanças conduzem para expressão de alterações nos genes, diminuindo ou aumentando sua expressão gênica. Os cânceres são geralmente aneuploides, exibindo alterações numéricas ou estruturais dos cromossomos. Isso compreende a perda ou ganho de cromossomos ou parte de cromossomo bem como rearranjo e recombinações.[2]

Em alguns tipos de câncer, infecção do DNA por vírus e retrovírus altera a composição genômica, acrescentando nova sequência de mutação gerando inserção, indução, deleção e rearranjos. Estes diversos tipos de alterações genéticas ocorrem em diferentes extensões, em diferentes tipos de câncer e no mesmo tipo.[2]

Os diversos tipos de alterações genéticas mudam o resultado nos padrões de alterações da expressão gênica nas células neoplásicas. Epigenético geralmente designa a herança estável de alterações na expressão gênica sem mudanças na sequência do DNA.[2]

Duas classes importantes de genes são afetadas por alterações genéticas e epigenéticas nas células neoplásicas, são os oncogenes e genes de supressão tumoral. Oncogenes contribuem para o desenvolvimento do tumor por aumento ou desregulação da atividade. No caso dos supressores de tumor ocorre perda da função para suportar o crescimento do tumor. Nos cânceres em humanos a ativação dos oncogenes e inativação dos genes de supressão tumoral são observadas com frequência.[2]

Cânceres podem surgir por diferentes combinações de genes, que podem ser mutados, hiperexpressos ou deletados. A ordem que esses eventos ocorrem também é importante.[8] No câncer de mama tem sido proposto que pelo menos 10 alterações de genes distintos podem estar envolvidas na iniciação e progressão da doença.[9] O estudo de câncer de cólon tem mostrado que a carcinogênese é um processo de múltiplos estágios envolvendo a ativação de oncogeneses celulares, a deleção de múltiplos cromossomos regionais e a perda de função do gene supressor tumoral.[10]

CAUSAS DO CÂNCER

Substâncias que causam câncer são chamadas de carcinógenos. Uma vez que o desenvolvimento da malignidade é um processo complexo de múltiplos passos, muitos fatores podem afetar a probabilidade de que o câncer se desenvolva, e é excessivamente simplista falar de causas únicas da maioria dos cânceres. Entretanto, muitos agentes, incluindo radiação, produtos químicos e vírus, têm sido indicados como indutores de câncer tanto em animais experimentais como em humanos.[3]

A radiação e muitos carcinogênicos químicos atuam danificando o DNA e induzindo a mutações. Alguns dos agentes iniciadores que contribuem para o câncer humano incluem a radiação solar ultravioleta, químicos carcinogênicos na fumaça do tabaco e aflatoxina (um potente carcinogênico do fígado produzido por alguns mofos que contaminam suprimentos impropriamente estocados de amendoim e outros grãos).[3]

Outros agentes carcinogênicos contribuem para o desenvolvimento do câncer pela estimulação da proliferação celular, mais do que pela indução de mutações. Tais compostos são chamados de promotores de tumor, visto que o aumento da divisão celular que provocam é necessário para o supercrescimento de uma população de células proliferativas durante os estágios iniciais do desenvolvimento do tumor.[3]

Os hormônios, particularmente os estrógenos, são importantes como promotores de tumor nos desenvolvimento de alguns cânceres humanos. A proliferação das células do endométrio uterino é estimulada pelo estrógeno, e a exposição ao excesso de estrógeno aumenta significativamente a probabilidade de que a mulher venha a desenvolver câncer de endométrio. Além dos produtos químicos e da radiação, alguns vírus induzem câncer tanto em animais experimentais como em humanos. câncer de fígado, carcinoma cervical e orofaringe.[3]

PROPRIEDADES DAS CÉLULAS NEOPLÁSICAS (CANCEROSAS)

O crescimento descontrolado das células neoplásicas é resultado de anormalidades acumuladas que afetam muitos dos mecanismos reguladores, refletindo em muitos aspectos do comportamento celular que distinguem as células de câncer de suas equivalentes normais. As células neoplásicas mostram anormalidades nos mecanismos que regulam a proliferação, a diferenciação e a sobrevivência celular normal.[3]

A proliferação da maioria das células é controlada, ao menos em parte, por fatores de crescimento polipeptídicos. Para alguns tipos de células, particularmente fibroblastos, a disponibilidade de fatores de crescimento do soro é o principal determinante de sua capacidade proliferativa em cultivo. A necessidade de fator de crescimento destas células está intimamente relacionada ao fenômeno de inibição dependente da densidade uma vez que a densidade na qual os fibroblastos normais tornam-se quiescentes é proporcional à concentração de fatores de crescimento do soro no meio de cultivo.[3]

As necessidades de fatores de crescimento de muitas células tumorais são reduzidas se comparadas às suas equivalentes normais, contribuindo para a proliferação desregulada das células tumorais tanto em *in vivo* como *in vitro*. Em alguns casos as células neoplásicas produzem fatores de crescimento que estimulam sua própria proliferação (Fig. 3).

Tal produção anormal de um fator de crescimento por uma célula responsiva a ele leva a uma autoestimulação contínua da divisão celular (estimulação autócrina de crescimento), e as células neoplásicas são desta forma, menos dependentes de fatores de crescimento de outras fontes fisiologicamente normais. Em outros casos, a dependência reduzida de fatores de crescimento das células cancerosas é o resultado de anormalidade nos sistemas de sinalização intracelular, como a atividade desregulada de receptores de fatores de crescimento ou outras proteínas, como proteínas Ras ou proteinoquinases.[3]

Outra característica geral da maioria das células neoplásicas é que elas falham em se diferenciar normalmente. Este defeito na diferenciação é altamente ligado à proliferação anormal, em vez de prosseguirem seu programa normal de diferenciação, as células neoplásicas são normalmente bloqueadas em um estágio precoce de diferenciação, consistente com sua contínua proliferação.[3]

A morte celular programada, ou apoptose, é parte integrante do programa de diferenciação de muitos tipos celulares, incluindo as células do sangue. Muitas células neoplásicas falham em atingir a apoptose e, por isso, exibem um aumento na duração de vida quando comparadas a suas equivalentes normais. Esta falha das células neoplásicas em atingir a apoptose contribui substancialmente para o desenvolvimento do tumor. A sobrevivência de muitas células normais é dependente de sinais dos fatores de crescimento ou da matriz extracelular que previnem a apoptose. Ao contrário, as células tumorais são frequentemente capazes de sobreviver na ausência de fatores de crescimento necessários para suas equivalentes normais. Essa falha das células tumorais em atingir a apoptose quando desprovidas de sinais ambientais normais pode ser importante não somente no desenvolvimento do tumor primário, mas também na sobrevivência e no crescimento das células metastáticas nos tecidos inadequados. As células normais também sofrem apoptose após o DNA ser danificado, ao passo que muitas células neoplásicas falham ao fazê-lo. Neste caso, a falha em atingir a apoptose contribui para a resistência de células de câncer à radiação e muitas drogas quimioterápicas, que atuam danificando o DNA. Além de se evadir da apoptose, as células neoplásicas geralmente adquirem a capacidade de replicação ilimitada em consequência à expressão da telomerase, que é necessária para manter as extremidades dos cromossomos eucarióticos.[3]

PROGRESSÃO TUMORAL

Nas síndromes de câncer familiar, o padrão de herança indica que um defeito em um único gene, tal como um proto-oncogene ativado ou a perda de função de um TSG (gene supressor de tumor), herdado na linhagem germinativa, é capaz de iniciar um processo de várias etapas que levam ao câncer. As etapas adicionais ocorrem quando as células evoluem para uma neoplasia maligna clinicamente evidente. Os cânceres esporádicos podem constituir um problema mais difícil para analisar as etapas que levam à doença. Embora alguns dos mesmos genes responsáveis pelas síndromes do câncer hereditário sejam encontrados mutados nos cânceres esporádicos, muitas outras mutações, anomalias citogenéticas e alterações epigenéticas já estão presentes no momento em que o câncer está clinicamente evidente. Consequentemente é sempre difícil determinar a ordem na quais muitas das alterações ocorreram e de identificar qual delas realmente iniciou o processo de malignidade. Entretanto, quaisquer que sejam os eventos iniciadores, o câncer evolui ao longo de múltiplas linhagens como alteração mutacional, e eventos epigenéticos danificam a maquinaria para a manutenção da integridade genômica, levando a mais alterações genéticas, em um círculo vicioso de mais mutações, aumentando a aneuploidia e piorando o controle do crescimento celular. Tais mudanças não ocorrem sincronicamente em cada célula em uma neoplasia maligna. Em vez disso, diferentes alterações ocorrem ao acaso em algumas células malignas, gerando, assim, diferentes sublinhagens malignas. As linhagens que sofrem um aumento do crescimento e sobrevivem irão predominar à medida que o câncer evolui e progride. Além disso, o tecido vizinho normal tem, provavelmente, um importante papel, fornecendo suprimento sanguíneo que nutre o tumor, permitindo que as células neoplásicas escapem do tumor e promovam metástase, e protegendo o tumor do ataque imune. Portanto, o câncer é um processo complexo, tanto no interior do tumor quanto entre o tumor e os tecidos normais que o cercam.[7]

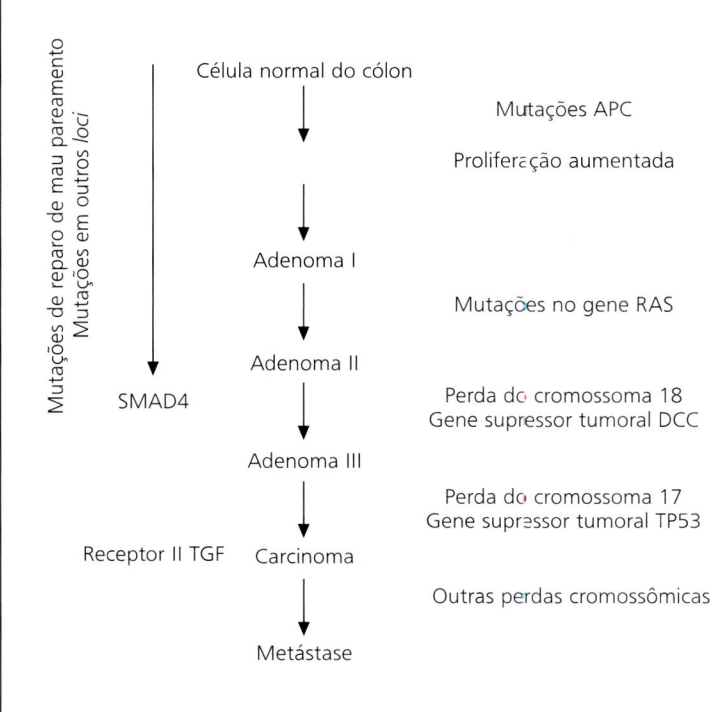

◀ **FIGURA 3.** Estágios da evolução do câncer de cólon. Os graus crescentes de anomalias estão associados à perda sequencial de genes supressores tumorais de vários cromossomas além da ativação do proto-oncogene RAS, com ou sem o defeito concomitante no reparo de mau pareamento. A ordem dos eventos geralmente, mas não sempre, é como a mostrada aqui. Por exemplo, o câncer esporádico com reparo anormal de mau pareamento é menos comum que os cânceres sem reparo anormal, mas, quando presente, pode funcionar ao longo de uma via um pouco diferente, porém paralela, levando a malignidade como o ponto final comum. (Modificada de Kinzler KW, Vogelstein B: Lessons from hereditary colorectal cancer. Cell 1996;87:159-70.)

ONCOGENE

Um oncogene é um gene mutante cuja função ou expressão alterada resulta em estimulação anormal da divisão e proliferação celular. Um gene cuja hiperatividade faz com que as células tornem-se neoplásicas (cancerosas). A mutação pode ser uma mutação ativadora do ganho de função na sequência que codifica o próprio oncogene, ou uma mutação nos elementos reguladores ou ainda um aumento do número de cópias genômicas, levando a uma função heterocrônica ou ectópica desregulada do produto do oncogene. Os oncogenes têm um efeito dominante a nível celular; isto é, quando ele é ativado ou hiperexpresso, um único alelo mutante é suficiente para iniciar a mudança do fenótipo de uma célula, de normal para maligno.[7]

Os oncogenes ativados codificam proteínas que agem em muitas etapas na via que controla o crescimento celular, incluindo os fatores de crescimento que estimulam a divisão celular, os receptores e as proteínas citoplasmáticas que traduzem esses sinais, os fatores de transcrição que respondem aos sinais traduzidos e as proteínas que impedem a morte celular programada (apoptose) (Quadro 1).[7]

GENES SUPRESSORES DE TUMOR

Enquanto as proteínas codificadas pelos oncogenes promovem o câncer, as mutações nos genes supressores de tumor (TSGs) contribuem para a malignidade por mecanismo diferente, isto é, por meio da perda de função de ambos os alelos de um gene. Os TSGs são altamente heterogêneos. Alguns suprimem realmente os tumores por regularem o ciclo celular ou por causarem a inibição do crescimento pelo contato célula-célula; os TSGs desse tipo são os controladores (*gatekeepers*), porque regulam diretamente o crescimento celular. Outros TSGs, os de manutenção (*caretakers*), estão envolvidos no reparo de danos ao DNA e na manutenção da integridade genômica. A perda de ambos os alelos de genes que estão envolvidos no reparo de danos ao DNA ou quebras cromossômicas leva indiretamente ao câncer, pois permite que mutações secundárias adicionais se acumulem ou em proto-oncogenes ou em outros TSGs. Os produtos de muitos TSGs já foram isolados e caracterizados, como mostra o Quadro 2. Como os TSGs e seus produtos são por natureza protetores contra o câncer, espera-se que o entendimento a seu respeito possa levar a métodos melhores na terapia anticâncer (Fig. 4).[7]

O papel de defeitos genéticos múltiplos está mais bem compreendido nos carcinomas de cólon. Estes tumores envolvem frequentemente mutações de oncogenes ou de genes supressores de tumor com quadro de atividades distintas: oncogenes ras ou raf afetando a via ERK; oncogenes ou supressores de tumor pertencentes a via Wnt; proteínas supressoras de tumor envolvidas na sinalização de TFG-β; e p53.[3]

A inativação de APC (um componente a via de sinalização Wnt) é um evento inicial no desenvolvimento de tumor. A transmissão genética de genes APC mutantes em pacientes com polipose adenomatosa familiar resulta em proliferação celular anormal do cólon, levando ao crescimento além do normal de adenomas múltiplos no cólon de doentes afetados.[3]

Mutações de APC também ocorrem, frequentemente, em pacientes com carcinomas de cólon não herdados e geralmente são detectadas em estágios iniciais do processo da doença. Em alguns casos, a ativação da sinalização de Wnt resulta de mutações no gene codificador da β-catenina (que está abaixo de APC na via Wnt) e não de mutação no gene APC.[3]

Quase todos os cânceres de cólon contem mutações que afetam a via de sinalização de TGF-β que inibe a proliferação celular mediante a indução da síntese de p15, um membro da família Ink4 de inibidores de Cdk. As mutações que afetam a sinalização de TGF-β parecem ocorrer relativamente cedo no desenvolvimento do câncer de cólon, sendo frequentemente encontradas em adenomas. Em alguns tumores, as mutações inativam o gene supresssor de tumor TβRII, que codifica o receptor de TGF-β. Em outros casos, as mutações inativam os genes

Quadro 1. Mecanismo de ativação de proto-oncogene

MECANISMO	TIPO DE GENE ATIVADO	RESULTADO
Mutação reguladora	Genes de fatores de crescimento	Expressão aumentada
Mutação estrutural	Receptores de fatores de crescimento, proteínas de transdução de sinais	Permite autonomia de expressão
Translocação, inserção retroviral, amplificação gênica	Fatores de transcrição	Hiperexpressão
Mutação reguladora, translocação, inserção retroviral	Oncomirs	Hiperexpressão, inibem genes supressores
Deleção, mutação inativadora	Oncomirs	Perda de expressão, hiperexpressam oncogenes

A partir de Miller DM, Blume S, Borst M, *et al.*: Oncogenes, malignant transformation, and modern medicine. *Am J Med Sci* 1990;300:59-69; e Esquela A, Slack FJ: Oncomirs – micro-RNAs with a role in cancer. Nat Rev Cancer 2006;6:259-69.

Quadro 2. Genes supressores tumorais selecionados

GENE	PRODUTO GÊNICO E POSSÍVEL FUNÇÃO	DISTÚRBIOS NOS QUAIS O GENE ESTÁ AFETADO	
		FAMILIAR	ESPORÁDICO
CONTROLADORES			
RB1	P110 Regulação do ciclo celular	Retinoblastoma	Retinoblastoma, carcinomas de pequenas células do pulmão
TP53	p53 Regulação do ciclo celular	Síndrome de Li-Fraumeni	Câncer de pulmão, câncer de mama, muitos outros
DCC	Receptor-Dcc Diminui a sobrevivência celular na ausência do sinal de sobrevivência de seu ligante netrina	Desconhecido	Câncer colorretal
VHL	Vhl Forma parte de um complexo de destruição citoplasmática com APC que normalmente inibe a indução de crescimento de vaso sanguíneo quando o oxigênio está presente	Síndrome de von Hippel-Lindau	Carcinoma renal de célula clara
DE MANUTENÇÃO			
BRCA1, BRCA2	Brca1, Brca2 Reparo do cromossoma em resposta à quebra do filamento duplo de DNA	Câncer familiar de mama e de ovário	Câncer de mama, câncer de ovário
MLH1, MSH2	Mlh1, Msh2 Reparo de mau pareamento de nucleotídeos entre filamentos do DNA	Câncer hereditário não polipose do cólon	Câncer colorretal

Fonte: Genética Médica Thompson & Thompson.

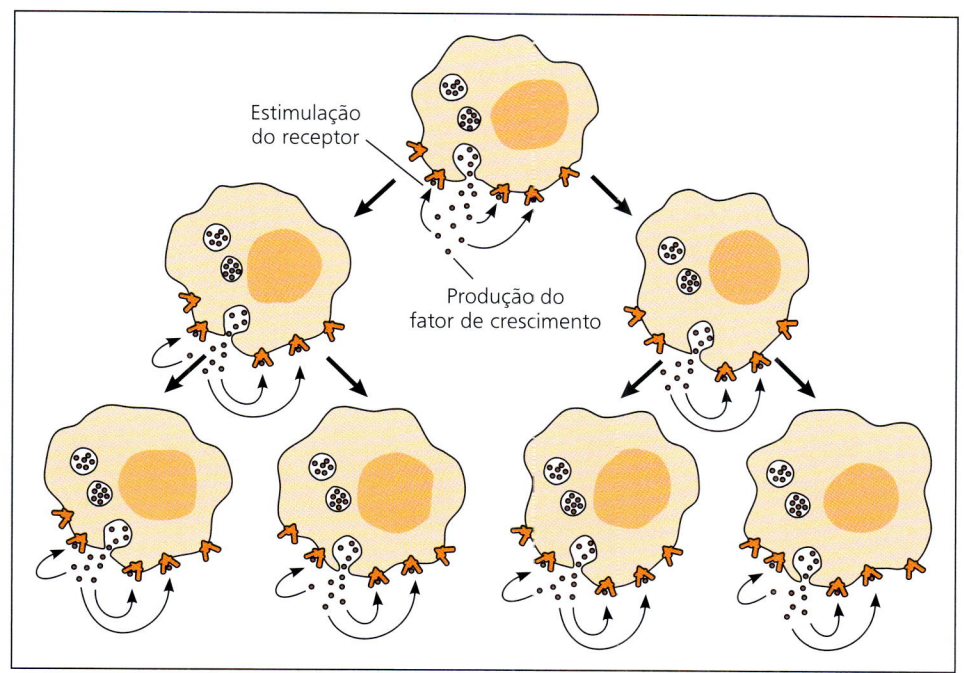

◀ **FIGURA 4.** Estimulação autócrina do crescimento. Uma célula produz um fator de crescimento para o qual ela também responde, resultando em estimulação contínua da proliferação celular (livro "A Célula")

supressores de tumor que codificam os fatores de transcrição Smad2 ou Smad4, os quais são alvos de sinalização de TGF-β. Finalmente o gene supressor de tumor p53 é inativado, geralmente em um estágio mais tardio da progressão do tumoral.[3]

Os danos acumulados em múltiplos oncogenes e genes de supressores do tumor afetando diferentes vias que regulam a proliferação e sobrevivência celular parecem ser responsáveis pelo desenvolvimento do câncer de cólon em múltiplos estágios. De forma similar, o dano acumulado tanto em oncogenes como em genes supressores de tumor parece ser responsável pelo desenvolvimento de outros tipos de câncer, incluindo carcinoma de mama e do pulmão. Assim, a perda progressiva de controle do crescimento que é característico de células neoplásicas seja o resultado extremo de anormalidade dos produtos de múltiplos genes que regulam normalmente a proliferação, a diferenciação e a sobrevivência celular.[3]

ORIGEM DO CÂNCER

A existência de mutações no TSG, levando ao câncer, foi proposta originalmente nos anos de 1960 para explicar por que certos tumores podem ocorre em ambas às formas, hereditária e esporádica. Foi sugerido que a forma hereditária do câncer infantil retinoblastoma podia ser iniciada quando uma célula, em uma pessoa heterozigota para mutação na linhagem germinativa em um gene supressor de tumor retinoblastoma, que é necessário para impedir o desenvolvimento do câncer, sofre uma segunda mutação, um evento somático, que inativa o outro alelo. Como consequência desse segundo evento somático, a célula perde a função de ambos os alelos, originado o tumor. O segundo evento em geral é uma mutação somática, embora a perda de função sem mutação, tal como ocorre com o silenciamento transcricional, tenha sido também observada em algumas células cancerosas. Na forma esporádica do retinoblastoma, ambos os alelos estão também inativados, mas, nesse caso, a inativação resulta de dois eventos somáticos que ocorrem na mesma célula.[7]

O modelo de "dois eventos" é agora amplamente aceito como uma explicação para muitos cânceres familiares além do retinoblastoma, incluindo a polipose de cólon familial, o câncer de mama familiar, a neurofibromatose tipo 1 (NF1), o carcinoma hereditário não polipose de cólon e uma forma rara de câncer familiar conhecida como síndrome de Li-Fraumeni. Em todas essas síndromes, o segundo evento é frequente, mas nem sempre uma mutação. O silenciamento causado por alterações epigenéticas, como a metilação do DNA, associada à configuração de cromatina fechada e perda de acesso do DNA aos fatores de transcrição, é outro mecanismo molecular importante e alternativo para a perda de função do TSG. Como uma alteração na função do gene, decorrente da metilação, é transmitida de maneira estável da mitose, ela se compor-

ta como uma mutação; entretanto, porque não há mudança no próprio DNA, a alteração é referida como epigenética, em vez de alteração genética. O silenciamento epigenético da expressão gênica é um fenômeno normal que explica os vários fenômenos como a inativação do X, o *imprinting* genômico e a regulação de um repertório especializado da expressão gênica no desenvolvimento e manutenção da diferenciação de tecidos específicos.[7]

ALTERAÇÕES GENETICAS NAS CÉLULAS NEOPLÁSICAS

Muitos tipos de alterações genéticas são observados nas células tumorais humanas por métodos moleculares e citogenéticos. A sequência de DNA do gene pode ser alterada por mutação pontual, pequenas ou grandes deleções e inserções, ou por rearranjos.[2]

MUTAÇÕES E ALTERAÇÕES EPIGENÉTICAS

- *Mutações pontuais:* quando um único par de nucleotídeos encontra-se alterado. É o que ocorre com o gene *ras*, que codifica uma proteína associada à sinalização de vias de proliferação celular. Mutações pontuais em *ras*, especificamente nos códons 12, 13 e 61 levam à formação de uma forma constitutivamente ativada do produto deste gene. Células com esta alteração, frequentes em adenocarcinomas de pâncreas, proliferam de maneira desordenada mesmo na ausência de estímulos externos. Mutações pontuais podem também levar à geração de códons de terminação, que levariam à produção de proteínas truncadas.[11]
- *Rearranjo gênico:* quando genes ou fragmentos de genes são movidos de lugar, por mecanismos como inversão ou translocação, ou três eventualmente perdidos (deleção). Rearranjos gênicos podem levar ao truncamento de genes (ex.: por alterações da fase de leitura de genes). Translocações podem levar à geração de genes quiméricos, como por exemplo, na translocação recíproca entre os cromossomas 9 e 22 (gerando cromossoma Philadelphia), frequente na leucemia mieloide crônica, que origina o gene de fusão *bcr-abl*, com potencial transformante. Translocações também podem mudar as relações entre genes e elementos reguladores da transcrição destes genes. É o que acontece na translocação entre os cromossomas 8 e 14 associada a linfomas de Burkitt em algumas regiões da África. O gene *myc*, que codifica uma proteína nuclear que está associada ao controle de transcrição de genes-chave para o controle do ciclo celular, posiciona-se frente ao promotor dos genes das imunoglobulinas, um promotor forte em linfócitos. A transcrição desregulada de *myc* é um dos eventos necessários para a transformação maligna destes linfócitos.[11]
- *Amplificação gênica:* quando há aumento no número de cópias de um alelo. Citogeneticamente, a amplificação gênica está associada à formação de regiões homogeneamente coradas em cromossomas, ou ain-

da ao aparecimento de minicromossomas extranumerários. Técnicas de localização de alelos em cromossomas, baseadas em técnicas de hibridação *in situ* atualmente utilizadas na clínica permitem a identificação deste fenômeno, que ocorre, por exemplo, em adenocarcinomas de mama, em que o gene do receptor associado à proliferação celular, *erbB2*, encontra-se amplificado.[11]

As células neoplásicas geralmente secretam proteases que digerem os componentes da matriz extracelular, permitindo que a célula neoplásica invada os tecidos adjacentes normais. A secreção da colagenase parece ser um determinante importante na capacidade que os carcinomas possuem de digerir e penetrar a lâmina basal para invadir o tecido conectivo subjacente. As células cancerosas secretam fatores de crescimento que promovem a formação de novos vãos sanguíneos (angiogênese).[3]

ANGIOGÊNESE

Para que uma célula evolua de seu estado normal para uma célula neoplásica, é necessário que ocorra uma série de mutações, envolvendo genes que expressam proteínas cuja ação esteja relacionada ao controle do ciclo celular. Caso esta ação seja no sentido de estimular a divisão celular, estes genes são denominados oncogenes e caso tenham por função inibi-la serão considerados como genes supressores de tumor. Gerando com isso uma célula que apresentará um ganho proliferativo em relação às demais, tornando-se insensível aos estímulos apoptóticos.[12-15]

Entretanto, aparentemente isto não é suficiente para que esta célula dê origem a um tumor com volume detectável e capaz de ameaçar a vida do indivíduo. Para que um determinado grupo de células consiga manter um crescimento sustentado é necessário que exista uma fonte de suprimento sanguíneo específico e constante.[16]

A presença de um crescimento vascular acentuado em um tecido tumoral (angiogênese) demonstra a existência de um forte estímulo para as células endoteliais, capaz de alterar seu estado proliferativo normal. O segundo é a natureza local deste estímulo, uma vez que a proliferação irá ocorrer apenas no segmento adjacente ao surgimento de um diminuto clone de células neoplásicas.[17]

Tumores na fase *in situ* podem permanecer sem sinais evidentes de crescimento durante anos. Estudos demonstram que durante essa fase as células neoplásicas já poderão apresentar uma atividade proliferativa aumentada, não ocorrendo, no entanto, um aumento do volume tumoral em razão do mecanismo compensatório representado pela apoptose celular.[17]

A angiogênese é necessária para sustentar o crescimento de um tumor que ultrapasse o tamanho de aproximadamente 1 milhão de células, o ponto em que novos vasos sanguíneos são necessários para suprir de oxigênio e nutrientes as células tumorais em proliferação. Esses vasos sanguíneos são formados em resposta a fatores de crescimento, secretados pelas células tumorais, que estimulam a proliferação de células endoteliais nas paredes de capilares em tecidos vizinho, resultando no supercrescimento de novos capilares no tumor. A formação desses novos vasos sanguíneos é importante não somente no suporte do crescimento do tumor, mas também na metástase. Os novos capilares com crescimento ativo, formados em reposta ao estímulo angiogênico, são facilmente penetrados por células tumorais, proporcionando uma oportunidade imediata para que as células cancerosas entrem no sistema circulatório e iniciem o processo metastático.[3]

Proteínas relacionadas à angiogênese

Fatores locais estimulam a angiogênese como a hipóxia e a elevação de CO_2 ou óxido nítrico,[16,18] desencadeando um processo de liberação de diversas proteínas, as quais atuam no processo de angiogênese e sua ação estimulante sobre o tecido neoplásico (Fig. 5).

São proteínas com grande capacidade de estimular a angiogênese o fator de crescimento fibroblástico básico (bEGF) (S,T,U) e fator de crescimento endotelial vascular (VEGF), considerado de importante ação mitogênica sobre as células endoteliais.[19-22]

A proliferação vascular gera uma rede de capilares com paredes endoteliais fragmentadas em meio a um tecido formado por células neoplásicas com baixa adesividade ente si, o que representa um fator que favorece a migração de células para a corrente sanguínea.[17]

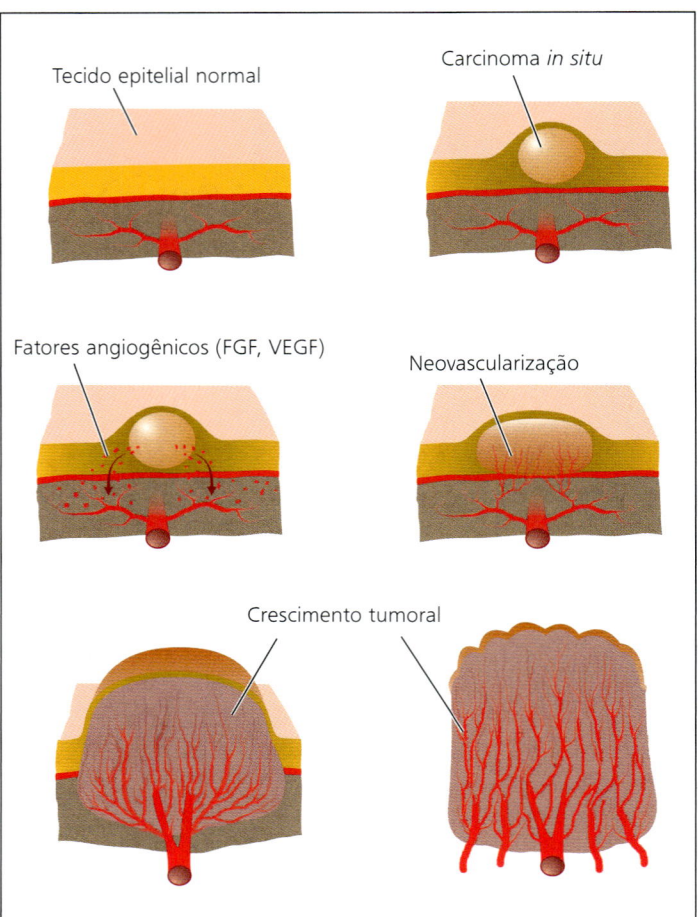

▲ **FIGURA 5**. Etapas da angiogênese. Adaptada de Martin FS, in Bishop JM, Weinberg RA. Scientific American Molecular 1996.

MARCADORES TUMORAIS

Os marcadores tumorais (ou marcadores biológicos) são macromoléculas presentes no tumor, no sangue ou em outros líquidos biológicos, cujo aparecimento e ou alterações em suas concentrações estão relacionados à gênese e ao crescimento de células neoplásicas.[23] Tais substâncias funcionam com indicadores da presença de câncer, e pode ser produzida, diretamente, pelo tumor ou pelo organismo, em resposta à presença do tumor.[24] Os marcadores tumorais, em sua maioria, são proteínas ou pedaços de proteínas,[25] incluindo antígenos de superfície celular, proteínas citoplasmáticas, enzimas e hormônios.[4]

A detecção desses marcadores ajuda no manejo clínico dos pacientes com câncer auxiliando no diagnóstico, estadiamento, avaliação de resposta terapêutica, detecção de recidivas e prognóstico,[4,24,26,27] auxiliando também no desenvolvimento de nova modalidade de tratamento.[28] Os marcadores podem ser caracterizados ou quantificados por meios bioquímicos ou imuno-histoquímicos nos tecidos ou no sangue, e por testes genéticos para pesquisas de oncogenes, genes supressores de tumores e alterações genéticas.[4]

Entre os principais marcadores tumorais estão: AFP (alfafetoproteína); MCA (antígeno mucoide associado ao carcinoma); Cromogranina A; BTA (antígeno tumoral da bexiga); Telomerase; PAP (Fosfatase Ácida Prostática); CA 72-4; β-HCG (gonadotrofina coriônica humana); CA 125; CA 15-3; CA 19-9; CA 27-29; CA 50; Calcitonina; Catepsina D; CEA (antígeno carcionoembrionário); C-ErbB2 (oncogene); LDH (desidrogenase lática); K-ras; NSE (Enolase Neurônio Específica); PSA (antígeno prostático específico); p53 e β2-Microglobulina.[29]

O marcador ideal reúne as características de diagnóstico precoce de neoplasia e de sua origem, estabelecimento da extensão da doença, determinação de informação prognóstica quanto ao risco de recidiva, monitoração da resposta terapêutica e detecção de recidiva,[30-32] além de ser órgão-sítio específico e ter meia-vida curta, permitindo acompanhar, temporariamente, as mudanças do tumor.[24]

Hanahan e Weiberg[33] agruparam as capacidades adquiridas por uma célula neoplásica em seis classes de alterações que interferem na fisiologia normal de células e tecidos, algumas características dos marcadores tumorais:

- Autossuficiência quanto aos fatores de crescimento.
- Insensibilidade para os fatores inibitórios de proliferação.
- Evasão da apoptose ou morte celular programada.
- Ilimitado potencial de replicação.
- Angiogênese sustentada.
- Invasão tecidual e metástases.

DETECÇÃO DE MARCADORES TUMORAIS

Amplificação de DNA pela reação em cadeia da polimerase-PCR

Este método é utilizado para a obtenção de grandes quantidades de um segmento da molécula de DNA, que podem caracterizar a presença de um patógeno, como, por exemplo, um DNA viral ou parasita, e detectar um marcador tumoral. A partir de uma sequência da molécula do DNA conhecida, a reação de PCR amplifica um segmento do DNA *in vitro*. Essencialmente, um DNA polimerase específico é usado para replicações repetidas de um segmento de DNA definido. O número de moléculas de DNA aumenta exponencialmente, dobrando a cada ciclo de replicação, de modo que uma quantidade substancial de DNA pode ser obtida de um pequeno número de cópias moldes inicial.[34]

O procedimento para amplificação por PCR é o seguinte: o material de partida pode ser um fragmento de DNA clonado ou uma mistura de moléculas de DNA. Uma região específica de DNA pode ser amplificada[35] a partir de tal mistura, contanto que a sequência de nucleotídeos que flanqueiam a região a ser amplificada seja conhecida, portanto, *primers* ou iniciadores específicos são essenciais para iniciar a síntese de DNA em um ponto desejado. Tais *primers* são normalmente oligonucleotídeos sintetizados quimicamente, contendo de 15 a 20 bases de DNA. Dois *primers* são usados para iniciar a síntese de DNA em direções opostas a partir das fitas molde complementares de DNA (Fig. 6).[4]

Amplificação de segmentos específicos de DNA a partir de RNA mensageiro

Sequências de RNA podem ser também amplificadas por este método se a transcriptase reversa for usada para sintetizar uma cópia de cDNA (DNA complementar), antes da amplificação por PCR. Esta técnica é a RT-PCR, semelhante a técnica de PCR, entretanto nesta reação o molde inicial é uma fita de RNA mensageiro que é copiado por ação de uma enzima, a transcriptase reversa, em uma fita de DNA complementar (cDNA) e a partir dele segue-se a reação normal do DNA polimerase (PCR). A técnica de RT-PCR é sensível a degradação, necessitando de cuidados assim como o PCR. Exige, ainda, a presença de *primers* e dexorribonucleotídeos. O *primer* deve ser complementar a sequência a ser copiada e a extensão ocorre a partir da terminação 3' do *primer*, como na replicação do DNA. No processo de RT-PCR todos os reagentes estão em excesso, o único fator inicialmente limitante é a quantidade de cDNA nos primeiros ciclos, sendo utilizadas amostras de RNA entre 0,05 µg e 2,0 µg.[36,37]

O cDNA é sintetizado na presença de uma transcriptase reversa por 90 minutos a 42°C. Depois de sua síntese, o complexo cDNA-mRNa e a transcriptase reversa são desnaturados por aquecimento da mistura de reação a 94°C por 2 minutos. Se não ocorrer essa desnaturação, pode haver interferência na atividade do DNA polimerase utilizado nas reações subsequentes. Após esse processo, a fita de DNA será sintetizada e amplificada pelo mesmo processo utilizado na reação de PCR.[4]

DETECÇÃO DE SEQUÊNCIAS ESPECÍFICAS DE ÁCIDOS NUCLEICOS – HIBRIDAÇÃO

A chave para a detecção de sequências específicas de ácidos nucleicos é o pareamento de bases entre fitas complementares de RNA e DNA. Em altas temperaturas (90°C a 100°C), as fitas complementares de DNA separam-se (desnaturam-se), gerando moléculas de fita simples. Se as fitas de DNA desnaturado são então incubadas sob condições apropriadas (ex.: a 65°C), elas vão renaturar para formar moléculas de fita dupla, de acordo com o pareamento de bases complementares, um processo chamado de hibridação de ácidos nucleicos. Híbridos de ácidos nucleicos podem ser formados entre duas fitas de DNA, duas fitas de RNA, ou uma fita de DNA e uma fita de RNA.[38]

A hibridação de ácidos nucleicos provê uma forma de detectar sequências de DNA ou RNA que são complementares para qualquer ácido nucleico isolado, como um genoma viral, ou uma sequência de DNA clonado. O segmento de DNA clonado e marcado radioativamente, em geral por ser sintetizado na presença de nucleotídeos radioativos.[39] O segmento de DNA radioativo denominado sonda ou *probe* é então usado para a hibridação de sequências de DNA e RNA homólogas, as quais são detectadas em virtude de radioatividade dos híbridos

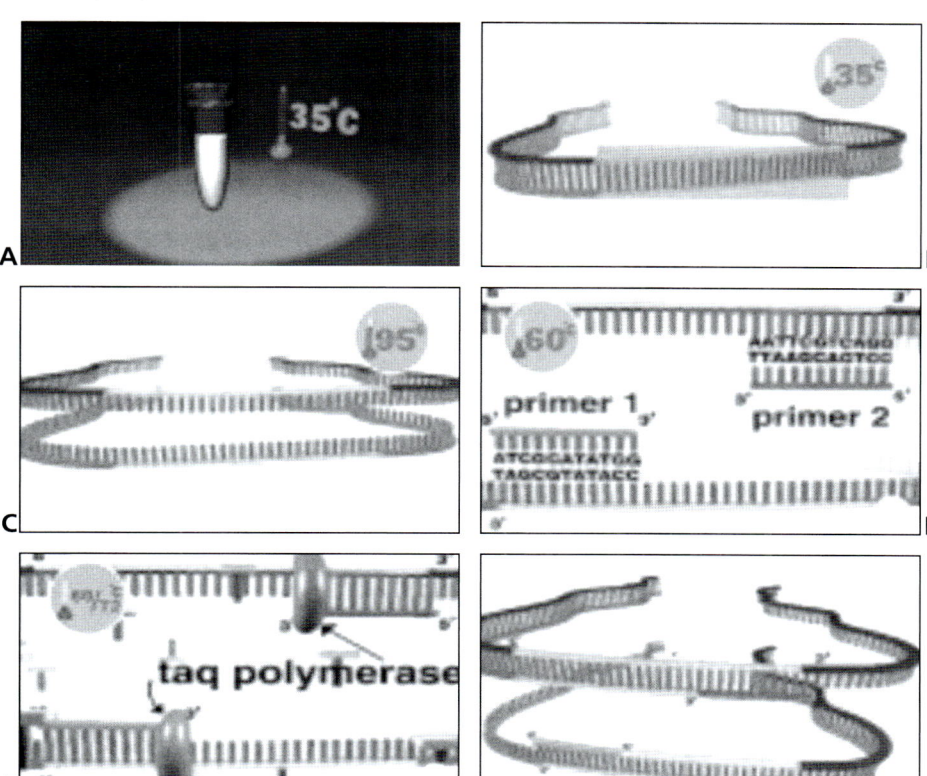

◄ **FIGURA 6.** Etapas da reação de PCR. (**A**) A reação de PCR é realizada em um tubo eppendorf colocado em um aparelho termociclador. (**B**) Sequência específica do segmento de DNA a ser amplificado, definida pelos *primers*. (**C**) Primeira etapa da reação de PCR, determinada pela temperatura entre 94° e 98°C que promovem a abertura da fita de DNA. (**D**) Anelamento dos *primers* ocorre a uma temperatura entre 50° e 60°C. (**E**) Taq DNA polimerase. (**F**) Produto final da reação de PCR após 30 a 40 ciclos. (Do artigo B. Matos LL *et al.* Tecnologia aplicada na detecção de marcadores tumorais.)

fita dupla resultantes.[40] Uma sequência específica pode ser detectada no DNA celular total por hibridação com uma sonda de DNA radioativa. O DNA desnaturado por aquecimento a 95°C produzindo moléculas fita simples. A sonda radioativa é, então, adicionada e a temperatura diminuída a 65°C, permitindo que as fitas de DNA complementar se renaturem pelo pareamento de uma com a outra. A sonda radioativa hibrida-se com as sequências complementares no DNA celular, as quais podem, então, ser detectadas como moléculas fita duplas radioativas.[4]

Southern blotting

Trata-se da técnica desenvolvida por E. M. Southern, amplamente usada na detecção de genes específicos no DNA celular. O DNA a ser analisado é digerido por uma endonuclease de restrição e, a seguir, os fragmentos de DNA diferidos são separados por eletroforese em gel de agarose. O gel é então coberto com um filtro de nitrocelulose ou membrana de *nylon*, onde os fragmentos de DNA são transferidos para produzir uma réplica do gel. A membrana é então incubada com a sonda radioativa, que hibridiza com os fragmentos homólogos de DNA que contém a sequência complementar. Esses fragmentos são então visualizados pela exposição do filtro a um filme de raios X. Fragmentos de DNA gerados por endonucleases de restrição são separados por eletroforese em gel. Fragmentos de DNA específicos são, então, identificados por hibridização com uma sonda apropriada.[4]

Northern blotting

É uma variação da técnica de *Southern blotting* que é usado para a detecção de RNA ao invés do DNA. Neste método, os RNAs celulares totais (rRNA, tRNA, mRNA) são extraídos e fracionados de acordo com o seu tamanho por eletroforese em gel de agarose. Como no *Southern blotting* os RNAs são transferidos para uma membrana de náilon ou nitrocelulose e detectados por hibridização com uma sonda radioativa. O *Northern blotting* é frequentemente usado para estudos de expressão gênica, visto que o mRNA é indicativo de expressão de determinada proteína – por exemplo, para determinar se RNAs específicos estão presentes em diferentes tipos de células.[4]

Hibridação in situ

A hibridização por ácidos nucleicos pode ser usada para detectar DNA homólogo ou sequências de RNA presentes não somente em extratos celulares, mas também em cromossomas ou células intactas, um processo chamado de hibridização *in situ*. Neste caso, a hibridização de sondas radioativas ou fluorescentes em células específicas ou estruturas subcelulares é analisada por microscopia de fluorescência. Por exemplo, sondas marcadas podem ser hibridizadas com cromossomas intactos a fim de identificar as regiões cromossomais que contêm o gene de interesse. A hibridização *in situ* também pode ser usada para detectar mRNAs específicos em diferentes tipos de células em cortes histológicos ou em cultura de células intactas.[41]

IDENTIFICAÇÃO DE PROTEÍNAS ESPECÍFICAS ATRAVÉS DE ANTICORPOS

Estudos da expressão e função gênica requerem a detecção não somente de DNA e RNA, mas também de proteínas específicas. Para esses estudos, os anticorpos tomam o lugar de sondas de ácidos nucleicos. Tais reagentes podem agir seletivamente com moléculas proteicas únicas. Os anticorpos podem ser usados em uma variedade de maneiras para detectar proteínas nos extratos celulares. O método mais utilizado é o *imunoblotting* (também chamado de *Western blotting*).[42] Trata-se de uma variação do *Southern blotting* em que as proteínas de extratos celulares são primeiramente separadas pelo tamanho por eletroforese em gel de poliacrilamida. Uma vez que proteínas têm diferentes pesos moleculares e cargas elétricas, podem ser separadas. As proteínas são separadas por um método conhecido como eletroforese em gel de SDS – poliacrilamida (SDS-PAGE), no qual as proteínas são dissolvidas em uma solução contendo o detergente negativamente carregado dodecil-sulfato de sódio (SDS). Cada proteína liga-se a muitas moléculas de detergente, que sofrem desnaturação e assumem carga total negativa global. Nessas condições, todas as proteínas migram em direção ao eletrodo positivo, portanto, suas taxas de migração são determinadas pelo peso molecular de cada proteína. Após a eletroforese, as proteínas são transferidas para uma membrana de nitrocelulose, que é então submetida a uma solução contendo anticorpos específicos contra a proteína de interesse. O anticorpo ligado à membrana pode ser detectado por vários métodos, como fluorescência ou método colorimétrico pela reação da enzima peroxidase com peróxido de hidrogênio (H_2O_2), identificando, deste modo, a proteína contra a qual o anticorpo é direcionado. Resta ainda o complexo anticorpo secundário-fluorótopo e sua detecção é observada por meio da fluorescência quando excitado com um determinado comprimento de onda.[43]

MARCADORES QUE EXPRESSAM OS ONCOGENES E GENES SUPRESSORES DE TUMOR

Esse grupo de marcadores é potencialmente associado a fenômenos biológicos que têm uma relação bem conhecida com o desenvolvimento da neoplasia.[44]

O proto-oncogene C-ErbB2 é amplificado e hiperexpresso em 20 a 40% dos carcinomas primários de mama. Essa categoria está associada a pior prognóstico. O C-ErbB2 pertence a uma família de receptores de membrana cujo domínio extracelular pode ser identificado, dosado em cultura ou liberado na circulação.[45]

Além de marcadores de recidiva, a proteína associada ao C-ErbB2 foi também avaliada como um possível parâmetro preditivo da resposta ao tratamento. Foi discutido que a hiperexpressão do C-ErbB2 no tecido está associada a pequena probabilidade de resposta ao tratamento hormonal ou à quimioterapia. A molécula ErbB2 pertence a uma família de receptores de membrana com atividade de tirosinoquinase que reconhecem peptídeos relacionados ao fator de crescimento epitelial (EGF). Os membros da família, além do próprio ErbB2, são: EGFR, o receptor de EGF (também designado ErbB1 ou HER1); ErbB3 (HER3) e ErbB4 (HER4). Todos os ErbBs apresentam um domínio extracelular no qual se encontra o sítio de ligação a fatores de crescimento,[46] um único domínio transmembrânico e um domínio citoplasmático, no qual se encontra o sítio catalítico de tirosinoquinase.

Vários ligantes têm sido descritos para esta família de receptores, porém até o momento não foi possível demonstrar a interação de qualquer uma dessas moléculas com ErbB2, para o qual não foi identificado nenhum ligante. No processo de sinalização intracelular mediado por membros da família ErbB, o primeiro evento após a interação do receptor com seu ligante específico é a dimerização (ou possivelmente oligomerização) de receptores ativados. Esta dimerização ocorre mais frequentemente entre diferentes membros da família, mas também pode ser homóloga. Em seguida, a atividade de tirosina quinase do receptor é estimulada e há fosforilação de resíduos de tirosina específicos localizados nos domínios intracelulares da própria proteína, em uma região próxima ao carboxiterminal. Tais alterações criam sítios ativos para o acoplamento de fatores adaptadores que finalmente desencadeiam a ativação de diversas vias de sinalização envolvendo controle da divisão celular e regulação da expressão de vários genes.[47]

Anticorpos contra antígenos tumorais

Nas neoplasias malignas encontramos, com frequência, moléculas caracterizadas por uma expressão muito mais acentuada do que no tecido sadio, ou por alterações qualitativas relacionadas a espécies análogas de moléculas normais. Essas características favorecem uma resposta imune do organismo hospedeiro que pode gerar anticorpos específicos contra antígenos-tumor associados, sendo os principais: antip-53 e antiC-ErbB2 (B).[4]

Proteína RAS

O *ras* é um oncogene que faz parte de um grupo de proto-oncoproteínas citoplasmáticas transdutoras de sinal cuja detecção é feita pelo PCR (reação em cadeia da polimerase). Trata-se de uma família de proteínas de ligação guanina-trifosfato. Foram descobertas na forma de oncogenes virais. Cerca de 10 a 30% de todos os tumores humanos contém versões de mutações das proteínas *ras*.[48] Sua função é participar na mitogênese de fatores de crescimento. As proteínas *ras* normais estão fixadas na parte interna da membrana citoplasmática, alternando entre uma forma ativada (que transmite sinais) e um estado inativo. Quando uma célula normal é estimulada através de um receptor de fator de crescimento, *ras* inativo (ligado a GDP) é ativado ao ligar-se ao GTP.[49] O *ras* ativo recruta o *raf-1* (proteína citosólica), estimulando a via da MAP-quinase (proteína quinase ativada por mitógeno) para transmitir sinais promotores de crescimento ao núcleo. O processo é regulado por GTPase intrínseca à *ras*, tendo sua ação acelerada pelas proteínas ativadoras da GTPase (GAPs). Esta converte GTP a GDP, terminando a transdução de sinal e controlando a atividade da *ras*.[50,51]

Alguns estudos têm sido feitos na tentativa de controlar a atividade da *ras* ativada; esta está ancorada à membrana através de um grupo lipídico isoprenil facilitado pela enzima farnesiltransferase. São utilizados inibidores desta enzima para afetar a *ras* ao impedirem sua localização normal.[52]

Proteína p53

O gene p53 é um gene supressor de tumor localizado no cromossoma 17, sendo responsável pela transcrição de proteína com peso molecular de 53kD que possui importante papel no controle do ciclo celular. Mutações neste gene é fenômeno comum na carcinogênese humana sendo encontrado em 60 a 80% nos tumores colorretais[53,54] e em cerca de 50% de todos os cânceres humanos, ou mais de 50 tipos de tumores.[55]

Para entender o funcionamento da proteína p53, são fundamentais algumas considerações sobre o ciclo celular.[39] Após um período inicial de repouso (G1), a célula entra em uma fase de síntese de DNA[56] durante a qual ocorre o processo de duplicação de seu conjunto de 23 pares de cromossomas, passando a um número de 46, visando uma posterior divisão que originará duas células filhas com a mesma característica genética. Entretanto, antes que esta divisão ocorra, a célula entra em um novo período de repouso, chamado de fase G2 cujo objetivo é preparar a célula para a mitose. Nessa preparação, há uma etapa fundamental correspondente à verificação geral do DNA duplicado, a fim de detectar eventuais problemas ocorridos durante a duplicação causada, por exemplo, por drogas, radiação ou falhas no próprio mecanismo de divisão. Essas alterações cromossômicas, uma vez transmitidas às células filhas, poderão resultar em consequências indesejáveis como neoplasias.[57]

Assim, torna-se essencial a existência de mecanismos capazes de detectar a ocorrência dos defeitos e das mutações cromossômicas, e também impedir a transmissão errônea para as gerações celulares subsequentes, como a proteína p53.[58]

A função do p53 encontra-se relacionada à preservação da integridade do código genético, mantendo a mesma sequência de nucleotídeos ao longo de toda a cadeia de DNA presente em cada célula do organismo[59] proteína normal (*wild type*), durante a divisão celular na fase G2 da mitose, verifica a eventual presença de mutações decorrentes de erros de replicação do DNA. Caso exista algum erro na sequência de nucleotídeos a proteína normal interrompe o processo de divisão celular e, partir deste ponto, dois caminhos distintos podem ser seguidos: a correção do erro de replicação pelas das proteínas de reparo ou, quando isso não é possível, indução da apoptose impedindo que uma mutação possa ser transmitida a gerações de células futuras.[59] A forma selvagem da proteína p53 tem vida média muito curta, e sua rápida degradação pela célula torna difícil a detecção por imuno-histoquímica. De outro modo, a proteína mutante, pela maior estabilidade molecular, apresenta maior tempo de degradação, o que possibilita sua identificação tecidual, permitindo sua utilização como marcador indireto da mutação do gene p53.[59]

A proposta da biologia molecular em oncologia é aplicar as técnicas desenvolvidas para detecção de fatores predisponentes ao câncer, detecção de mudanças pré-neoplásicas, detecção do câncer, estadiamento do tumor, bem como o grau de diferenciação, a classificação do tumor, a avaliação de prognóstico da evolução clínica e da resposta terapêutica.[2]

Neste processo de aplicação de técnicas é importante o uso de critérios no diagnóstico molecular nos cânceres na prática clínica: amostras pequenas; aplicabilidade com amostras obtidas por métodos não invasivos ou minimamente invasivos; acelerar o resultado; estabilidade da molécula estudada; relação de custo-eficácia; confiança; especificidade; sensibilidade. Reprodutibilidade e compatibilidade com procedimentos e equipamentos existentes.[2]

APLICAÇÕES DA BIOLOGIA MOLECULAR PARA PREVENÇÃO E TRATAMENO DE CÂNCER

- *Prevenção e detecção precoce:* muitos cânceres podem ser curados se forem detectados em estágios precoces do desenvolvimento do tumor. O teste genético para identificar indivíduos com suscetibilidade herdada para câncer pode permitir a detecção precoce e o tratamento mais eficaz de paciente de alto risco.
- *Diagnóstico molecular:* a detecção de mutações em oncogenes e genes supressores de tumor podem ser úteis no diagnóstico e no monitoramento da resposta ao tratamento. A análise global da expressão do gene pode distinguir subclasses de câncer com diferentes prognósticos clínicos.
- *Tratamento:* o desenvolvimento de drogas relacionadas contra oncogenes ou genes supressores de tumor específicos está começando a suscitar a descoberta de novos agentes terapêuticos que atuem seletivamente contra células de câncer.[3]

A aplicação dos conhecimentos e pesquisas em biologia molecular e celular gera um grande impacto na precisão do diagnóstico e na otimização da terapia do câncer, de forma a individualizar o tratamento, com isso tentar diminuir a insegurança quanto a efetividade do tratamento realizado. Com um melhor entendimento das bases moleculares e celulares do câncer, das diferenças individuais, surgirão novas perspectivas de diagnóstico precoce, estadiamento e novas modalidades de tratamento do câncer.

REFERÊNCIAS BIBLIOGRÁFICAS

1. Pinho MSL. Estadiamento molecular do câncer colorretal: o futuro se aproxima. *Rev Bras Coloproct* 2005;25(3):271-84.
2. Schulz WA. Molecular biology of human cancers. *An advanced Student's Textbook*, 2005.
3. Cooper GM, Hausman RE. A célula. Uma abordagem molecular. 3ª ed. São Paulo. Artmed, 2009.
4. Matos LL, Machado LN, Sugiyama MM et al. Tecnologia aplicada na detecção de marcadores tumorais. *Arq Med ABC* 2005;30(1):19-25.
5. Atkins SD, Clark IM. Fungal molecular diagnostics: a mini review. *J Appl Genet* 2004;45(1):3-15.
6. Boxer M. Molecular techniques: divide or share. *J Clin Pathol* 2000;53(1):19-21.
7. Thompson &Thompson. *Genética Médica*. Rio de Janeiro: Guanabara, 2007.
8. Boultwook J. Fidler C. *Molecular Analysis of Cancer*. Humana Press, 2002.
9. Devilee P, Schuuring E, van de Vijver MJ et al. Recente developmentes in the molecular genetic understanding of breast cancer. *Crit Rev Oncogen* 1994;5:247-70.
10. Goyette MC, Cho K, Fasching CL et al. Progresson of colorectal cancer is associated with multiple tumor suppressor gene defects but inhibition of tumorigenicity is accomplished by correction of any single defect via chromosome transfer. *Mol Cel Biol* 1992;12:1387-95.
11. Beltrão-Braga FCB, Teixeira VR, Chammas R. Aspectos moleculares da transformação celular: conceitos e implicações, 2000.
12. Alberts B et al. Fundamentos da Biologia Celular Porto Alegre: Artmed, 1999.
13. Lodish H et al. Biologia Celular e Molecular Porto Alegre: Artmed, 2002.
14. Pinho M. Biologia Molecular do Câncer. Rio de Janeiro: Revinter, 2005.
15. Rossi BM, Pinho M. Genética e Biologia Molecular para o Cirurgião, 1999.
16. Wang L, Shi GG, Yao JC et al. Expression of endothelial nitric oxide synthase correlates wit the angiogenic phenotype of and predicts poor prognosis inhuman gastric cancer. *Gastric Cancer* 2005;8(1):18-28.
17. Pinho MSL. Angiogênese: o gatilho proliferativo. *Rev Bras Coloproct* 2055;25(4):396-402.
18. Poon RT, Ng IO, Lau C et al. Correlation of serum basic fibroblast growth factor levels with clinicopathologic features and postoperative recurrence in hepatocellular carcinoma. *Am J Surg* 2001;182:298-304.
19. Broll R, Erdmann H, Duchrow M et al. Vascular endothelial growth factor (VEGF) - a valuable serum tumour marker in patients with colorectal cancer? *Eur J Surg Oncol* 2001 Feb.;27(1):37-42.

20. Cascinu S, Graziano F, Catalano V et al. Differences of vascular endothelial growth factor (VEGF) expression between liver and abdominal metastases from colon cancer. Implications for the treatment with VEGF inhibitors. *Clin Exp Metastasis* 2000;18(8):651-55.
21. Chin KF, Greenman J, Reusch P et al. Vascular endothelial growth factor and soluble Tie-2 receptor in colorectal cancer: associations with disease recurrence. *Eur J Surg Oncol* 2003 Aug.;29(6):497-505.
22. Cubo T, Padilla D, de la Osa G et al. Serum vascular endotelial growth factor levels in patients with colorectal cancer and its prognostic significance. *Med Clin* (Barc) 2004 Feb. 21;122(6):201-4.
23. Capelozzi VL. Entendendo o papel de marcadores biológicos no câncer de pulmão. *J Pneumol* 2001;27(6):321-28.
24. Silveira AS. Câncer ginecológico: diagnóstico e tratamento. In: Gil RA. *Fatores prognósticos, preditivos e marcadores tumorais no câncer ginecológico*. Florianópolis: UFSC, 2005. p. 135-52.
25. Almeida JRC. Farmacêuticos em oncologia: uma nova realidade. São Paulo: Atheneu; 2004:61-72.
26. Tomasich FDS, Augusto VC, Luz MA et al. Marcadores tumorais CEA e CA 72-4 na avaliação do câncer gástrico. *Rev Acta Oncol Brasil* 2001;21(1):211-15.
27. Alonzo TA. Standards for reporting prognostic tumor marker studies. *J Clin Oncol* 2005;23(36):9053-54.
28. Pacheco FA, Paschoal MEM, Carvalho MGC. Marcadores tumorais no câncer de pulmão: um caminho para uma terapia biológica. *J Pneumol* 2002;28(3):143-49.
29. Almeida JRC, Pedrosa NL, Leite JB et al. Marcadores tumorais: revisão da literatura. *Rev Bras Cancerologia* 2007;53(3):305-16.
30. Reis FJC. Rastreamento e diagnóstico das neoplasias de ovário: papel dos marcadores tumorais. *Rev Bras Ginecol Obstet* 2005;27(4):222-27.
31. Rosa GD, Barcellos GB, Carvalhal GF et al. Marcadores tumorais em urologia. *Acta Médica* (Porto Alegre) 2005;26:155-65.
32. Gomes FR. Marcadores tumorais (alcances e limites). *Acta Med Port* 1997;10(1):75-80.
33. Hanahan D, Weinberg RA. The hallmarks of cancer. *Cell* 2000;100:57-70.
34. Yamaguchi K et al. Polymerase chain reaction-based approaches for detection of allelic loss in the p53 tumor suppressor gene in colon neoplasms. *Am J Gastroenterol* 1997;92:307-12.
35. Chang C, Meyerowitz EM. Plant genome studies: restriction fragment length polymorphism and chromosome mapping information. *Curr Opin Genet Dev* 1991;1:112-18.
36. Alwine JC, Kemp DJ, Stark GR. Method for detection of specific RNAs in agarose gels by transfer to diabenzyloxymethyl-paper and hibridization with DNA probes. *Proc Natl Acad Sci* 1977;74:5350-54.
37. Berk AJ, Sharp PA. Sizing and mapping of early adenovirus mRNA by gel electrophoresis of S1 endonuclear digesated hybrids. *Cell* 1977;12:721-32.
38. Grunstein M, Hogness DS. Colony hybydization: a method for the isolation of cloned DNAs that contain a specifc gene. *Proc Natl Acad Sci* 1975;72:3961-65.
39. Scherr CJ. Cancer cell cycle. *Science* 1996;274:1672.
40. Lathe R. Synthetic oligonucleotide probes deduced from amino acid sequence data. Theoretical and practical considerations. *J Mol Biol* 1985;183:1-12.
41. Trask BJ. Gene mapping by in situ hybridization. *Curr Opin Genet Dev* 1991;1:82-87.
42. Broone S, Gilbert W. Immunological screening method to detect specific translation products. *Proc Natl Acad Sci* 1978;75:2746-49.
43. Harlow E, Lane D. *Using antibioties: a laboratory manual. Cold Spring Harbor*. Nova York: Cold Spring Laboratory, 1999.
44. Lin SCJ. Gene in the Rb pathway and their knockout in mice. *Semin Cancer Biol* 1996;7:279.
45. Gusterson BA, Gelber RD et al. Prognostic importance of c-erbB-2 expression in breast cancer. *J Clin Oncol* 1992;10:1049-56.
46. Salomon DS et al. Epidermal growth factor-related peptides and their receptors in human malignancies. *Crit Ver Hematol Oncol* 1995;19:183.
47. Muss HB, Thor A et al. c-erbB-2 expression and S-phase activity predict response to adjuvant therapy in women with node-positive early breast cancer. *N Engl J Med* 1994;330:1260-66.
48. deVaries JE et al. p21ras in carcinogenesis. *Pathol Res Pract* 1996;192:658.
49. Waldmann V, Robes HM. What's new in Ras genes? *Pathol Res Pract* 1996;192:883.
50. Leone G et al. Myc and Ras collaborate in inducing accumulation of active cyclin E/cdk2 and E2F. *Nature* 1997;387:422.
51. Baringa M. News. From benchtop to bedside. *Science* 1997;278:1036.
52. Sanchez-Garcia I, Martin-Zonca D. Regulation of bcl-2 gene expression by bcr-c-abl is mediated by ras. *J Mol Biol* 1997;267:225.
53. Adrover E, Maestro ML, Sanz-Casla MT et al. Expression of high p53 levels in colorectal cancer: a favourable prognosis factor. *Br J Cancer* 1999;81(1):122-26.
54. Soong R, Powell B, Elsaleh H et al. Prognostic significance of TP53 gene mutation in 995 cases of colorectal carcinoma. Influence of tumor site, stage, adjuvant chemotherapy and type mutation. *Eur J Cancer* 2000;36(16):2053-60.
55. Graeber AJ et al. Hypoxia-mediated selection of cells with diminished apoptotic potencial in solid tumors. *Nature* 1996;379:88.
56. Sezer O, Jakob C, Eucker J et al. Serum levels of the angiogenic cytokines basic fibroblast growth factor (bFGF), vascular endothelial growth factor (VEGF) and hepatocyte growth factor (HGF) in multiple myeloma. *Eur J Haematol* 2001;66:83-88.
57. Oren M. Lonely no more: p53 finds its kin in a tumorsuppressor haven. *Cell* 1997;90:829.
58. Somasundaram K et al. Arrest of the cell cycle by the tumor-spupressor BRCA-1 requires the CDK inhibitor p21WAF-1/CiP1. *Nature* 1997;389:187.
59. Pinho MSL, Rossi BM. As proteínas envolvidas na carcinogênese colorretal. *Rev Bras Coloproct* 1998;18(4):278-82.

CAPÍTULO 7
Citogenética

José Cláudio Casali da Rocha

INTRODUÇÃO

O mapeamento do genoma humano juntamente com novas técnicas de biologia molecular com o sequenciamento de genomas tumorais permitiram a descoberta de genes de predisposição genética ao câncer e também a possibilidade da análise genômica em larga escala. Os efeitos destas iniciativas começam a ser sentidos nas áreas médicas, em especial na genética e na cancerologia. Essas abordagens levaram a descoberta de novos biomarcadores de predisposição aos câncer, de significado clínico e de polimosfismos modificadores de risco genético.

A genética oncológica ou **oncogenética** é uma área da oncologia que exige conhecimentos profundos em oncologia clínica, biologia molecular e bases da genética clínica, e tem diretrizes bem estabelecidas pela Sociedade Americana de Oncologia Clínica (ASCO). O **aconselhamento genético oncológico** visa analisar os fatores de risco para desenvolvimento de tumores nos membros da família, comunicar e discutir as opções disponíveis para prevenção e tratamento precoce do câncer, seguindo os princípios da ética. A principal ferramenta do oncogeneticista para a estimativa do risco familiar inicia-se com a coleta da história familial detalhada dos casos de tumores malignos e benignos (lipomas, adenomas, fibromas, nevos cutaneos) em pelo menos três gerações.

A identificação de indivíduos de alto risco para o desenvolvimento da doença genética antes mesmo de qualquer manifestação é um desafio para a genética médica atual. O diagnóstico pré-sintomático é aquele feito antes de qualquer diagnóstico clínico ou manifestação da doença genética, geralmente durante programas de prevenção secundária e, muitas vezes, possibilitam adotar medidas preventivas primárias que visam, sobretudo, a redução do risco para o desenvolvimento dos fenótipos associados à doença genética. O diagnóstico precoce de lesões permite abordagens quase sempre curativas na fase pré-clínica. O conhecimento da mutação genética familiar possibilita o desenvolvimento de testes que avaliam geneticamente o estado de risco de um indivíduo assintomático. Assim, **testes genéticos preditivos** são testes diagnósticos que permitem a identificação de indivíduos portadores da mutação genética familiar ainda em uma fase sem doença evidente e visam traçar uma estratégia de prevenção individualizada conforme o risco genético.

CARCINOGÊNESE – MUTAÇÕES SOMÁTICAS E HERDADAS

As causas que contribuem para o desenvolvimento do câncer são multifatoriais, envolvendo fatores ambientais (tabagismo, exposição à radiação ionizante, álcool, hormônios exógenos etc.), fatores endógenos (envelhecimento, obesidade, hormonais, metabolismo, entre outros) e herança genética, todos combinados em proporções variadas. Os carcinógenos ambientais, como os hidrocarbonetos aromáticos policíclicos formam complexos com o DNA, chamados "adutos de DNA", causando mutações e quebras nas fitas do DNA. Estas alterações podem ativar oncogenes e inativar genes supressores de tumor dando vantagem de crescimento e resistência a morte celular programada (apoptose). Felizmente, nossa maquinaria de reparo do DNA intracelular, produzidas pelos chamados genes de reparo do DNA nos protegem das mutações indesejadas. Além disso, quando este mecanismo não é suficiente para o reparo adequado do DNA, os mecanismos de morte celular programada (ou apoptose) são deflagrados, e a célula é eliminada. Portanto, mecanismos de escapes celulares com alterações genéticas nos genes de reparo e os mecanismos de apoptose também podem contribuir para o processo de carcinogênese (Fig. 1).

Todas as mutações e alterações genéticas adquiridas em um determinado tecido são chamadas de "somáticas" e incluem as mutações gênicas, os rearranjos cromossômicos, as deleções e inserções cromossômicas (In/dels) e as alterações químicas epigenéticas como a metilação de promotores gênicos. Já as mutações ou alterações genéticas herdadas e portanto, presentes em todas as células do indivíduo, são chamadas "germinativas". Os genes associados às síndromes de câncer hereditário são denominados de "genes de predisposição genética ao câncer"; por outro lado, os genes que afetam levemente o risco e que dependem da interação ambiental (dieta, hábitos, exposições químicas) são conhecidos como "genes de suscetibilidade ao câncer".

POLIMORFISMOS GENÉTICOS E SUSCETIBILIDADE AO CÂNCER

Mais de 3 milhões de variações genéticas já foram descritas no genoma humano e estão disponíveis para consulta nos sítios na internet do *International Human Genome Sequencing* e do *International HapMap Project*. A frequência de cada variante genética pode diferir entre subgrupos populacionais e de acordo com sua composição étnica. A maioria dessas variantes polimorficas é frequente, ocorrendo com frequência superior a 1% na população. Particularmente, os polimorfismos caracterizados pela substituição de uma única base de nucleotídeo, ex.: T > C ou G > A, são denominados polimorfismos de nucleotídeo único (SNP, do inglês *single nucleotide polymorphism*).

Muitos polimorfismos, especialmente aqueles localizados na região codificadora de proteína ou na região promotora desses genes, já foram associados ao câncer. No entanto, a contribuição de cada polimorfismo ao risco de desenvolvimento de câncer é relativamente pequena, em rela-

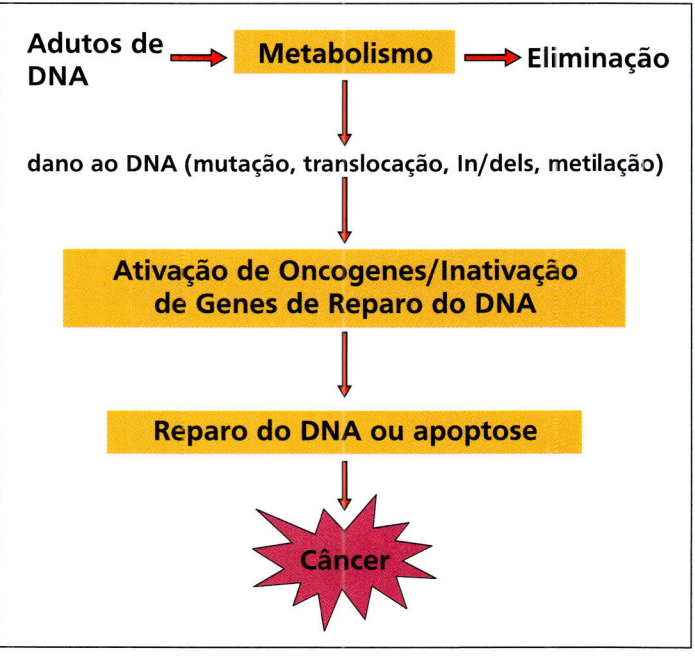

▲ **FIGURA 1.** Papel dos processos de metabolismo, reparo do DNA e de morte celular por apoptose no risco de desenvolvimento do câncer após a exposição do indivíduo aos adutos de DNA.

ção ao risco relativo esperado para a população geral. Muitos desses estudos de associação apresentam resultados inconsistentes, seja pelo pequeno tamanho amostral ou pelas diferentes metodologias empregadas, levando a certo ceticismo sobre o uso de polimorfismos de baixa penetrância na prática clínica.

Uma metanálise recente avaliou 344 variantes genéticas analisadas em 161 estudos epidemiológicos e definiu alguns polimorfismos em genes candidatos associados ao risco de desenvolvimento de câncer. Para o câncer de bexiga, o genótipo nulo de *GSTM1* (OR = 1,5) e o genótipo acetilador lento de *NAT2* (OR = 1,42) foram associados a maior risco. Para o câncer gástrico, o polimorfismo C677T de *MTHFR* (OR = 1,52) também foi associado a maior risco. O genótipo nulo de *GSTM1* (OR = 1,2) também foi associado a maior risco de leucemia aguda. Variantes em três genes associados ao reparo de DNA estiveram significativamente associadas a um maior risco de câncer de mama (*CHEK2**1100delC) e câncer de pulmão (*XPD* Lys751Gln e *XRCC1* Arg399Gln). A incorporação de novos testes genéticos de susceptibilidade ao câncer esporádico baseados na genotipagem de polimorfismos modificadores de risco é uma demanda real para o desenvolvimento de estratégias preventivas individualizadas.

SÍNDROMES DE CÂNCER HEREDITÁRIO

O diagnóstico de síndromes de câncer hereditário é baseado fundamentalmente na história pessoal e familial do paciente seja de câncer ou de lesões benignas associadas. Por essa razão, a história familial deve ser coletada na forma de heredograma (ou árvore genealógica) deve ser detalhada o sítio primário e a idade ao diagnóstico dos casos de câncer, se possível sempre com comprovação por meio de documentos médicos e exames histopatológicos. Através das associações de lesões presentes na família, é possível fazer o diagnóstico clínico da síndrome de predisposição ao câncer e estimar o risco para o paciente e seus familiares.

Geneticamente, classificamos o padrão de apresentação dos casos de câncer dentro da família em três grupos:

- *Câncer esporádico:* corresponde a 70% dos cânceres e se apresentam isoladamente em uma família. Em geral ocorrem na faixa etária acima dos 50 anos. As causas são multifatoriais, envolvendo a interação de fatores ambientais (exposição, hábitos, dieta etc.) e endógenos (hormônios, metabolismo etc.) com polimorfismos de baixa penetrância.

- *Câncer familial (ou agregação familial de câncer):* correspondem a 20% dos casos de câncer. Verifica-se maior número de casos na família, porém sem um padrão de herança mendeliano. Além dos fatores ambientais e endógenos, múltiplos fatores genéticos em genes de baixa e média penetrância contribuem para aumentar do risco de desenvolvimento de tumores benignos e malignos.

- *Câncer hereditário:* corresponde a 5-10% dos casos de câncer, e é causado por uma mutação germinativa em um gene de alta penetrância, afetando drasticamente sua função. Os portadores tendem a desenvolver tumores múltiplos ou em idade jovem.

Hoje já reconhecemos mais de duzentas síndromes de predisposição ao câncer. Caracteristicamente, as síndromes de câncer hereditário têm padrão de herança mendeliano, na maior parte de caráter autossômico dominante e com alta penetrância conferindo alto risco para o portador. Embora na maioria das vezes possa se identificar uma história familiar de câncer, existem indivíduos que não referem qualquer histórico de neoplasias na família, podendo corresponder a um caso *de novo*. Devemos suspeitar de um caso de câncer hereditário *de novo* quando o paciente apresenta: 1) idade ao diagnóstico muito mais jovem que o esperado; 2) múltiplos tumores primários; 3) ou quando associado a malformações congênitas (geniturinárias, arteriovenosas, osteoarticulares, entre outras), alterações cutâneas (manchas café com leite, fibromas, mixomas, hemangiomas, entre outras) ou lesões e tumores benignos (hemangioblastomas, angiomas e cistos viscerais múltiplos, meningiomas, carcinoma *in situ*, entre outras).

As síndromes de câncer hereditário são caracterizadas pela recidiva de um determinado tipo de tumor ou de um grupo de tumores na família, pela alta penetrância, e geralmente apresentação clínica em idade jovem. Atualmente, existem critérios definidos para o diagnóstico clínico para cada uma delas. As principais síndromes de câncer hereditário, bem como os genes envolvidos, e as manifestações mais comuns são apresentadas no Quadro 1.

Um grande avanço no acompanhamento de famílias com câncer hereditário foi alcançado com os estudos populacionais e colaborativos, possibilitando o desenvolvimento de programas de rastreamento clínico individuais, de recomendações de cirurgias redutoras de risco, orientação para realização de testes moleculares diagnósticos e de testes preditivos para familiares assintomáticos, sempre com o suporte do geneticista, da equipe de especialistas médicos e do apoio psicológico, nutricional e de enfermagem.

Quadro 1. Principais síndromes de câncer hereditário, genes envolvidos, tumores e lesões frequentemente associados a cada uma delas

SÍNDROME	GENE	CROMOSSOMA	TUMORES MAIS FREQUENTES	OUTRAS ALTERAÇÕES
Câncer de mama e ovário hereditário (HBOC)	BRCA1 BRCA2	17q21 13q12-13	Câncer de mama, ovário, próstata, colorretal, pâncreas Melanoma cutâneo e ocular	Doença fibrocística da mama com atipia
Li-Fraumeni	TP53 CHEK2	17p13 22q12.1	Câncer de mama, pâncreas, tireoide, colorretal, leucemia, glioma de SNC, tumor cortical suprarrenal, melanoma, sarcoma ósseo e de partes moles	Sarcoma de útero e de mama
Cowden	PTEN	10q23.31	Câncer de mama, endométrio, tireoide, renal e meningioma Pólipos colônicos (hamartomatosos)	Miomatose uterina, bócio multinodular, hemangiomas cutâneos e viscerais Triquilemomas cutâneos, *pits* palmares, pápulas faciais, lipomatose
HNPCC (Lynch)	hMLH1 hMSH2 hMSH6 hPMS1 hPMS2	3p21.3 2p22 2p16 2q31-33 7q11.2	Câncer colorretal, endométrio, urogenital, de vias biliares Câncer de estômago, mama, ovário Glioma de SNC	Pólipos adenomatosos gástricos e colônicos Adenoma sebáceo
von Hippel-Lindau (VHL)	VHL	3p25-26	Hemangioblastoma de SNC, angioma de retina, câncer renal (tipo células claras), feocromocitoma	Cistos pancreáticos, renais e de epidídimo
Polipose adenomatosa familial (FAP)	APC	5q21	Adenomas colorretais múltiplos Câncer colorretal	Adenomas gástricos e duodenais
Retinoblastoma	RB1	13q14	Retinoblastoma Osteossarcoma	Retinoma (retinocitoma)
Neoplasia endócrina múltipla tipo 1 (MEN1)	MEN1	11q13	Adenoma de paratireoide, adenoma hipofisário, tumor neuroendócrino pancreático	Tumor carcinoide de pulmão
Neoplasia endócrina múltipla tipo 2A (MEN2A) e 2B (MEN 2B)	RET	10q11.2	Carcinoma medular de tireoide Feocromocitoma Hiperplasia e adenoma de paratireoide	Doença de Hirschsprung

ONCOLOGIA PERSONALIZADA

Com o completo sequenciamento do genoma humano cerca de 35 mil genes foram identificados, iniciando a chamada "Era Genômica". Porém, nós estamos apenas começando a entender os mecanismos genéticos das doenças. Em particular, o câncer é causado por diversos fatores de risco, ambientais e individuais, como envelhecimento do indivíduo, perda da capacidade de regenerar os tecidos, exposições hormonais endógenas e exógenas, exposição aos adutos químicos e carcinogênicos. Todos estes fatores têm em comum o dano ao DNA causando alterações genéticas; e o câncer surge como resultado do acúmulo de mutações e da perda da capacidade celular em reparar esses danos ou de induzir a morte celular por apoptose. Os estudos de análise da expressão gênica de tumores através das técnicas de *microarray* e, recentemente, o sequenciamento do genoma dos tumores vêm revelando quais são os genes envolvidos no passo a passo do processo de carcinogênese, a partir da célula normal até o surgimento do câncer. Deste modo, hoje já é possível distinguir, molecularmente, os tumores hereditários daqueles esporádicos, ou os de pior prognóstico e que, portanto, deveriam ser tratados com esquemas mais intensos mesmo nos estágios iniciais. Assim, cada vez mais a medicina genômica vem trazendo novidades em todas as áreas da medicina, inclusive para a oncologia, representando um enorme avanço no diagnóstico, no tratamento e na prevenção do câncer.

BIBLIOGRAFIA

Dong LM, Potter JD, White E *et al.* Genetic susceptibility to cancer: the role of polymorphisms in candidate genes. *JAMA* 2008 May 28;299(20):2423-36.

Fejerman L, John EM, Huntsman S *et al.* Genetic ancestry and risk of breast cancer among US. Latinas. *Cancer Res* 2008 Dec. 1;68(23):9723-28.

Ferreira C, Casali da Rocha JC. *Oncologia molecular.* 2. ed. São Paulo: Atheneu, 2010.

Hardy J, Singleton A. Genomewide association studies and human disease. *N Engl J Med* 2009 Apr. 23;360(17):1759-68.

Robson M, Offit K. Clinical practice. Management of an inherited predisposition to breast cancer. *N Engl J Med* 2007 July 12;357(2):154-62.

Robson ME, Storm CD, Weitzel J *et al.* american society of clinical oncology policy statement update: genetic and genomic testing for cancer susceptibility. *J Clin Oncol* 2010 Feb. 10;28(5):893-901.

Schroth W, Goetz MP, Hamann U *et al.* Association between CYP2D6 polymorphisms and outcomes among women with early stage breast cancer treated with tamoxifen. *JAMA* 2009 Oct. 7;302(13):1429-36.

Stranger BE, Forrest MS, Dunning M *et al.* Relative impact of nucleotide and copy number variation on gene expression phenotypes. *Science* 2007 Feb. 9;315(5813):848-53.

CAPÍTULO 8
Patologia no Câncer – Imuno-Histoquímica

Mário Henrique Magalhães Barros

INTRODUÇÃO

A imuno-histoquímica (IHQ) é a técnica utilizada na detecção de antígenos (proteínas) por um anticorpo específico (anticorpo primário) em cortes histológicos ou preparações citológicas. Para tanto, além do anticorpo primário, utilizam-se anticorpos secundários, que irão se ligar ao anticorpo primário e que estão conjugados à biotina ou a enzimas (fosfatase alcalina ou peroxidase). Para a visualização da reação, algum susbtrato cromogênico é empregado, como a diaminobenzidina ou a fuccina básica.

A IHQ tem provado ser de inestimável valor não apenas ao diagnóstico, como também à pesquisa biológica. O seu uso é imprescindível em diversas situações descritas a seguir, como na classificação dos linfomas ou escolha terapêutica dos carcinomas invasivos da mama.[1-5]

Este capítulo foi escrito como fonte de atualização e consulta para os diversos profissionais que trabalham na atenção ao paciente oncológico e aborda os diversos desafios vivenciados pelo patologista na prática oncológica.

IMUNO-HISTOQUÍMICA NO DIAGNÓSTICO DAS NEOPLASIAS

Indubitavelmente, a principal aplicação da IHQ na prática médica tem sido no diagnóstico das neoplasias. Esta seção aborda as principais indicações da IHQ na rotina diagnóstica.

Neoplasias indiferenciadas

Um heterogêneo grupo de tumores exibe pouca ou nenhuma diferenciação histológica, representando um grande desafio ao patologista para sua correta classificação. O papel da IHQ na determinação da identidade destes tumores é essencial, uma vez que cerca de 90% dos tumores com dificuldade diagnóstica à morfologia podem ser corretamente classificados com a utilização desta técnica.[6-8]

No diagnóstico das neoplasias indiferenciadas, a IHQ tem como principal objetivo determinar a qual grande grupo pertence o tumor: carcinoma, sarcoma, linfoma ou melanoma.[8-11] Nesta etapa inicial, um amplo grupo de anticorpos é empregado na identificação do imunofenótipo do tumor, sendo os mais comuns descritos abaixo:

- *Anticorpos para a determinação da linhagem epitelial:* AE1/AE3, citoqueratina (CK) 8, CK18, CAM 5.2, 35BH11, EMA, MNF 116 etc.
- *Anticorpos para a determinação da linhagem mesenquimal:* vimentina, actina de músculo liso, desmina, HHF35, miogenina, MyoD1, CD34, CD31, CD99, FLI-1 etc.
- *Anticorpos para a determinação da linhagem neuronal:* NSE, neurofilamento, sinaptofisina, cromogranina etc.
- *Anticorpos para a determinação da linhagem hematológica:* CD45, CD3, CD45RO, CD20, CD79A etc.
- *Anticorpos para a determinação do melanoma maligno:* proteína S100, HMB-45, MAGE, Melan-A etc.

Alguns tumores podem coexpressar anticorpos de diferentes linhagens, como o carcinoma renal (AE1/AE3 e vimentina) ou linfoma anaplásico ALK+ (CD45 e EMA). Cabe ao patologista a interpretação da expressão dos anticorpos junto aos achados morfológicos, características clínicas e topográficas da neoplasia.

Uma vez definido a que grupo pertence a neoplasia indiferenciada, estudos adicionais podem ser necessários para determinar de qual tecido ou órgão a neoplasia epitelial é derivada ou a que grupo pertence o sarcoma (adipocítico, fribroblástico/miofibroblástico, fibroistiocítico, pericítico, muscular estriado, muscular liso, vascular, condro-ósseo ou diferenciação incerta)[12] ou a classificação imunofenotípica do linfoma. O Quadro 1 mostra os principais anticorpos utilizados nesta etapa do estudo imuno-histoquímico.

Nos casos de determinação do provável sítio primário de uma neoplasia metastática, é utilizada a mesma metodologia descrita acima para as neoplasias indiferenciadas que visa determinar os antígenos tecido-específicos (Quadro 1). É importante ressaltar que as informações clínicas detalhadas fornecidas pelo médico-assistente ou cirurgião são essenciais na interpretação de todos os resultados obtidos pelo patologista para a correta classificação da neoplasia.

Tumores sólidos

Na rotina de um laboratório de patologia é comum à presença de tumores cujo problema não reside na determinação da linhagem celular (ex.: se carcinoma ou sarcoma), mas sim no diagnóstico diferencial de lesões per-

Quadro 1. Marcadores tumores-específicos e seus padrões de marcação

MARCADOR	TUMOR	PADRÃO DE MARCAÇÃO
TTF-1	Pulmão, tireoide	Nuclear
Tireoglobulina	Tireoide	Citoplasmático
HepPar-1	Hepatocelular	Citoplasmático
CDX2	Colorretal/Duodenal	Nuclear
Vilina	Gastrointestinal (epitélio com borda em escova)	Apical
RE/RP	Mama, ovário, endométrio	Nuclear
GCDFP-15	Mama	Citoplasmático
Mamaglobina	Mama	Citoplasmático
Marcador de RCC	Renal	Membranoso
PSA	Próstata	Citoplasmático
PAP	Próstata	Citoplasmático
Uroplaquina III	Urotelial	Membranoso
Inibina	Cordão sexual, adrenocortical	Citoplasmático
Melan-A	Adrenocortical, melanoma	Citoplasmático
Calretinina	Mesotelioma, cordão sexual, adrenocortical	Nuclear/citoplasmático
WT1	Seroso ovariano, mesotelioma, Wilms, desmoplásica de pequenas células redondas	Nuclear
Mesotelina	Mesotelioma	Citoplasmático/membranoso
D2-40**	Mesotelioma	Membranoso

RE = receptor de estrógeno; RP = receptor de progesterona; RCC = *renal cell carcinoma* (carcinoma de células renais); **Também marcador de células endoteliais dos vasos linfáticos.

tencentes a um mesmo grupo. Por exemplo, o diagnóstico diferencial entre o adenocarcinoma primário do ovário e o adenocarcinoma metastático para o ovário (ambas são neoplasias epiteliais e apresentam características morfológicas semelhantes).

Em situações como esta, a imuno-histoquímica é de grande ajuda e desta vez é avaliada a presença de proteínas cuja expressão seja tecido ou órgão-específico. Como muitas neoplasias passam a expressar proteínas aberrantes, é essencial a utilização de um amplo painel de anticorpos.[11]

Por exemplo, a CK7 é uma citoqueratina encontrada nos epitélios transicional e glandular, sendo geralmente expressa em carcinomas do pulmão, mama, ovário (seroso e endometrioide), cérvice uterina, epitélio biliar e de células transicionais da bexiga. Já a CK20 é expressa pelos carcinomas gastrointestinais, colorretal, de células transicionais da bexiga, uroteliais, mucinoso do ovário e alguns adenocarcinomas da árvore biliar e ducto pancreático. A utilização combinada destas duas citoqueratinas é útil na distinção diagnóstica entre neoplasias epiteliais que possam exibir morfologia semelhante, como no exemplo do adenocarcinoma primário dos ovários X adenocarcinoma metastático, citado previamente (o adenocarcinoma primário do ovário é predominantemente CK7+ e CK20-, já o adenocarcinoma metastático para o ovário é predominantemente CK7- e CK20+).[11] A expressão das principais citoqueratinas utilizadas na rotina diagnóstica, em relação aos tumores epiteliais mais comuns, está resumida no Quadro 2.

Outro desafio corriqueiro na prática da patologia oncológica é a distinção diagnóstica entre neoplasias epiteliais *in situ* e invasivas ou invasão × pseudoinvasão. A IHQ é utilizada nesta situação para a correta avaliação das células mioepiteliais que estarão presentes nas lesões *in situ* e pseudoinvasão e ausentes nas lesões invasivas.[2]

A escolha do painel de anticorpos é baseada na localização da lesão e nos achados morfológicos observada. Mais uma vez, cabe ao patologista definir quais anticorpos serão utilizados na IHQ, bem como a interpretação dos resultados. Para uma detalhada revisão quanto à escolha dos anticorpos e o padrão de positividade esperada, consulte as referências de número 8 a 11.

Neoplasias hematológicas

Segundo a Organização Mundial de Saúde (OMS), as neoplasias hematológicas são divididas em linfoma de Hodgkin e não Hodgkin. Os linfomas não Hodgkin, por sua vez, são subclassificados de acordo com o estágio de maturação (imaturo × maduro) e origem celular (células, B, T ou *natural killer*).[1] Desta forma, a IHQ é essencial para o diagnóstico dos linfomas. Além disto, a IHQ é utilizada na detecção de populações celulares anormais em situações cuja distinção morfológica entre alterações reativas e neoplasia é dúbia.

A escolha do painel imuno-histoquímico é baseada nas características morfológicas determinadas pelo patologista. Em um *screening* inicial, utilizam-se anticorpos para a determinação das populações linfocitárias B (CD20) e T (CD3). Caso a lesão seja representada por um grande número de plasmócitos, anticorpos anti-κ e anti-λ são empregados para a avaliação da clonalidade desta população celular. Ainda, se células grandes e displásicas são observadas, é adicionado ao painel o CD45, CD30, CD15 e ALK para o diagnóstico diferencial entre linfoma de Hodgkin, linfoma difuso de grandes células B rico em células T e linfoma anaplásico.

Com base na morfologia e nas informações obtidas com o *screening* inicial, um painel básico composto por CD5, CD10, CD23, CD43, Bcl2 e Bcl6 deve ser utilizado, caso haja alterações no componente de células B. E caso haja expansão de áreas interfoliculares e um linfoma T é suspeitado, anticorpos contra CD2, CD4, CD5, CD7 e CD8 devem ser utilizados a fim de se avaliar tanto a distribuição das células "suspeitas", quanto à perda anormal de antígenos pan-T.

Quadro 2. Expressão de citoqueratinas nas neoplasias epiteliais mais comuns

LOCALIZAÇÃO	TUMOR	CK5/6	CK7	CK8	CK10	CK13	CK14	CK15	CK17	CK18	CK19	CK20	MARCADORES ADICIONAIS*
Cabeça e pescoço	Carcinoma, orofaringe	+	−	+	++	++	+		+	+	+	−	
	Adenocarcinoma, parótida	−	+	+	−	−	−	NA	−	+	+	−	
	Carcinoma, paratireoide	−	+	+	−	−	−	NA	−	+	+	−	Cromogranina, CD56
	Carcinoma folicular, tireoide	−	+	+	−	−	−	NA	−	+	+	−	TG, TTF1, Vimentina
	Carcinoma insular, tireoide	−	+	+	−	−	−	−	−	+	+	−	TG, TTF1, Vimentina
	Carcinoma papilífero, tireoide	−	−/+	+	−	−	−	−	−	+	+	−	TG, TTF1, Vimentina
	Carcinoma medular, tireoide	−	+	+	−	−	−	−	−	+	+	−	Calcitonina, TTF1, CD56, Cromogranina
Sistema respiratório	Adenocarcinoma, pulmão	−	+	+	−	−	−	−	−	+	+	−	TTF1
	Carcinoma epidermoide, pulmão	−	+	+	−	−	−	−	−	+	+	+/−	TTF1
	Adenocarcinoma mucinoso, pulmão	−	+	+	−	−	−	NA	−	+	+	−/+	TTF1
	Carcinoma de pequenas células, pulmão	−	−/+	+	−	−	−	−	−	+	−/+	−	TTF1, Cromogranina, Sinaptofisina
	Carcinoma de não pequenas células (com achados neuroendócrinas), pulmão	−	+/−	+	−	−	−/+	−	−	+	+	−	TTF1, Cromogranina, Sinaptofisina
	Carcinoma com células em anel de sinete, pulmão	−	+	+	−	−	−	−	−	+	+	−	TTF1
	Mesotelioma	+	+	+	−	−	+	NA	++	+	+	−	Vimentina, Calretinina, CA 125
Mama	Carcinoma ductal	−	+	+	−	−	−	−	−	+	+	−	BRST2, RE, RP
	Carcinoma lobular	−	+	+	−	−	−	−	−	+	+	−	BRST2, RE, RP
	Carcinoma medular	−	+	+	−	−	−	−	−	+	+	−	BRST2, RE, RP
	Carcinoma papilar	+/−	+	+	−	−	−	−	−/+	+	+	−	CA 125+/−
	Carcinoma com células em anel de sinete	−	+	+	−	−	−	−	−	+	+	−	

Quadro 2. Expressão de citoqueratinas nas neoplasias epiteliais mais comuns *(cont.)*

LOCALIZAÇÃO	TUMOR	CK5/6	CK7	CK8	CK10	CK13	CK14	CK15	CK17	CK18	CK19	CK20	MARCADORES ADICIONAIS*
Sistema digestório	Carcinoma, esôfago	+	–	++	++	–	+	++	+	++	+	–	
	Adenocarcinoma, estômago	–	–/+	+	–	–	–	NA	–	+	+	++/–	CA 19-9
	Carcinoma com células em anel de sinete, estômago	–	+	+	–	–	–	–	–	+	+	++/–	
	Carcinoma neuroendócrino, estômago (e intestino)	–	–/+	+	–	–	–	–	–	+	+	+/–	Cromogranina, Sinaptofisina, CD56
	Adenocarcinoma intestinal, papila de Vater	–	–	+	–	–	–	NA	–	+	+	+	CA 19-9
	Adenocarcinoma, intestino delgado	–	–	+	–	–	–	NA	–	+	+	+	CDX2, CA 19-9
	Adenocarcinoma do cólon	–	–	+	–	–	–	–	–	+	+	+	CDX2, CA 19-9
	Carcinoma com células em anel de sinete, cólon	–	–	+	–	–	–	–	–	+	+	+	CDX2, CA 19-9
	Carcinoma cloacogênico, ânus	+	+	+	–/+	+	–/+	+	+	+	+	++	
	Adenocarcinoma, vesícula biliar	–	+	+	–	–	–	NA	–	+	+	++	CA 19-9
	Cistoadenocarcinoma, ducto biliar	–	+	+	–	–	–	–	–	+	+	–	CA 19-9
	Carcinoma hepatocelular adenoide, fígado	–	–/+	+	–	–	–	NA	–	+	–/+	–/+	OCH1, Hep–Par1
	Carcinoma hepatocelular fibrolamelar, fígado	–	+	+	–	–	–	NA	–	+	++	–	OCH1, Hep–Par1
	Carcinoma hepatocelular trabecular, fígado	–	–	+	–	–	–	–	–	+	–	–	OCH1, Hep–Par1
	Adenocarcinoma ductal, pâncreas	–	+	+	–	–	–	–	–	+	+	–/+	CA 19-9
	Carcinoma neuroendócrino, pâncreas	–	–/+	+	–	–	–	–	–	+	+	–	Cromogranina
	Adenocarcinoma ductal, papila de Vater	–	+	+	–	–	–	NA	–	+	+	–/+	CA 19-9
Sistema urinário	Adenocarcinoma, bexiga	–	+	+	–	–	–	–	–	+	+	+	CA 19-9
	Carcinoma urotelial	–/–	+	+	–	+	–/+	NA	+	+	+	+/–	CA 19-9, Uroplaquina III
	Carcinoma de células renais, rim	–	–	+	–	–	–	–	–	+	–/+	–	Vimentina, RCC, CD10
	Carcinoma cromofóbico, rim	–	+	+	–	–	–	–	–	+	+	–	RCC+/–
	Carcinoma papilar, rim	–	+	+	–	–	–	–	–	+	+	–	Vimentina, RCC, CD10
	Carcinoma dos ductos coletores de Bellini	–	+	+	–	–	–/+	–	–	+	+/–	–	Vimentina
Sistema reprodutor feminino	Tumor das células da granulosa, ovário	–	–	++	–	–	–	–	–	+	–/+	–	
	Carcinoma mucinoso, ovário	–	–/+	+	–	–	–	–	–	+	+	+	
	Carcinoma seroso, ovário	+	+	+	–	–	–	–	–	+	+	–	CA 125, Vimentina
	Carcinoma endometrioide, útero	–	+	+	–	–	–	–	–	+	+	+	Vimentina
	Carcinoma seroso, útero	+/–	+	+	–	–	–	NA	+	+	+	–	
	Adenocarcinoma cervical, cérvice	–	+	+	–	–	–	–	–	+	+	+/–	CEA, CA 19-9
	Carcinoma epidermoide, cérvice	+	–/+	++	–/+	+	+	+	+	+	+	–	
Outros	Carcinoma seroso papilífero, peritônio	+	+	+	–	–	–	NA	+	+	+	–	CA 125, Vimentina
	Adenocarcinoma, próstata	–	–	+	–	–	–	–	–	+	+	–	PSA, PSAP
	Carcinoma basocelular, pele	+	–	+	–	–	+	++	+	+	+	–	
	Carcinoma de Merkell, pele	–	–	+	–	–	–	–	–	+	+	+	Cromogranina, Sinaptofisina

*Marcadores adicionais frequentemente positivos. NA = não aplicável face à ausência de estudos que tenham incluído um grande número de casos.

Quando o objetivo é avaliar a rede de células foliculares dendríticas (CFD), os anticorpos para CD21, CD23 ou CD35 são utilizados. Este tipo de estudo é útil quando as estruturas foliculares formadas pelas células B não são aparentes à avaliação morfológica usual ou para determinar se há colonização dos centros foliculares (característica comum aos linfomas da zona marginal) ou para avaliar se a rede de CFD está expandida (achado frequente no linfoma de células T angioimunoblástico).[1]

IHQ para as cadeias leves κ e λ pode ajudar a identificar uma população clonal B anormal, principalmente quando a lesão é composta por plasmócitos. A IHQ é menos sensível do que a citometria de fluxo e não detecta imunoglobulina (Ig) de superfície, identificando apenas a produção citoplasmática. Plasmócitos e imunoblastos expressam fortemente imunoglobulina citoplasmática, entretanto, apenas um pequeno grupo de linfomas B tem Ig detectada por IHQ. Um dos grandes problemas desta técnica é a inespecificidade, sendo a hibridização *in situ* colorimétrica (CISH) uma boa alternativa por ser mais sensível e específica.[13]

Um resumo dos principais anticorpos utilizados no diagnóstico dos linfomas é mostrado nos Quadros 3 e 4.

Embora a citometria de fluxo seja utilizada corriqueiramente na imunofenotipagem das leucemias, a IHQ pode também ser empregada. Neste caso, utiliza-se a biópsia de medula óssea e/ou coágulo medular para avaliação do fenótipo das células leucêmicas. No painel inicial, utilizam-se CD45 e a mieloperoxidase (MPX) na diferenciação entre linhagem linfoide (CD45+) e linhagem mieloide (MPX+). Posteriormente, um novo painel é utilizado para a determinação do fenótipo celular, conforme explicitado no Quadro 5.

IMUNO-HISTOQUÍMICA NO LINFONODO SENTINELA

A pesquisa do linfonodo sentinela é utilizada rotineiramente nos casos de carcinoma de mama invasivo e carcinoma ductal *in situ* extenso (por conta de uma possível área de invasão oculta, não identificável nos cortes histológicos).[2] A utilização da IHQ facilita a identificação das células tumorais e é incorporada pela *American Joint Committee on Cancer* (AJCC) no estadiamento do câncer de mama.[2,14] A pancitoqueratina AE1/AE3 é o anticorpo mais utilizado nesta técnica. É importante ressaltar que nem todas as células epiteliais presentes no linfonodo representam carcinoma metastático, sendo necessária a avaliação morfológica em busca dos critérios de malignidade nestas células AE1/AE3+.[15]

As células tumorais quando presentes isoladamente ou em grupamentos de até 0,2 mm são chamadas de células tumorais isoladas e o linfonodo é estadiado como N0i+, segundo o AJCC.[16] Até o momento não está definido o impacto prognóstico destes achados.[16,17]

Quadro 3. Imunofenótipo dos principais linfomas de células B maduras, em tecido fixado e impregnado por parafina

NEOPLASIA	CD5	CD10	BCL2	BCL6	MUM–1	CD43	CICLINA D1	CD23	ANEXINA
Linfoma do manto	+	−	+	−	−	+	+	−/+	−
LLC/linfoma linfocítico	+	−	+	−	+/−*	+	−/+**	+	−
Linfoma folicular	−	+	+	+	−***	−***	−	−/+	−
MALT	−	−	+	−	+/−	+/−	−	−	−
Linfoma da zona marginal, nodal	−	−	+	−/+	+	+/−	−	−	−
Linfoma da zona marginal, esplênico	−	−	+	−	+/−	−	−	−	−
Mieloma	−	−/+	+/−	−	+	−/+	−/+	−	−
Linfoma linfoplasmacítico	−	−/+	+	−	+****	−/+	−	−/+	−
Linfoma difuso de grandes células B	−#	−/+##	−/+	+/−##	+/−###	−/+	−	NA	−
Linfoma de Burkitt	−	+	−/+	+	−/+	+/−	−	−	−
Linfoma de Hodgkin	−	−/+	+/−	−	−	−	+	−/+	+

LLC = leucemia linfoide crônica; MALT = linfoma da zona marginal extranodal de mucosa associada a tecido linfoide. *Positivo nos centros de proliferação e variável nos linfócitos pequenos. **Positivo primariamente nos centros de proliferação. ***Pode ser positivo no linfoma folicular grau 3. ****Mais positivo nos plasmócitos do que no componente linfocítico de pequenas células. #Alguns podem ser CD5+. ##Positivo nos linfomas difusos de grandes células B do centro germinativo. ### Positivo nos linfomas difusos de grandes células B ativadas.

Quadro 4. Imunofenótipo dos principais linfomas de células T maduras e células NK, em tecido fixado e impregnado por parafina

NEOPLASIA	CD3	CD4	CD8	CD5	TIA1	GRZB	CD30	CD56	BCL6	CD10	EBV	EMA
Leucemia pró-linfocítica de células T	+	+	+/−	+	−	−	−	−	−	−	−	−
Leucemia linfocítica granular de grandes células T	+	−	+	−/+	+	+	−	−	−	−	−	−
Linfoma/leucemia de células T do adulto	+	+	−	+	−	−	−/+	−	−	−	−	−
Leucemia de células NK agressiva	+	−	−/+	−	+	+	−	+	−	−	+	−
Linfoma extranodal de células T/NK, tipo nasal	+	−	−/+	−	+	+	−	+	−	−	+	−
Linfoma de células T associado à enteropatia	+	−	−/+	−	+	+	−/+	−/+*	−	−	−	−/+
Linfoma de células T hepatoesplênico	+	−	+/−	−	+	−	−	+	−	−	−	−
Linfoma de células T subcutâneo, semelhante à paniculite	+	−	+	−	+	+	−	−	−	−	−	−
Micose fungoide	+	+	−/+	+/−	−	−	−	−	−	−	−	−
Linfoma cutâneo primário de células T γδ	+	−	−/+	−	+	+	−	+	−	−	−	−
Doença linfoproliferativa primária da pele de células T CD30+[1]	+	+	−	+/−	+	−/+	+	−	−	−	−	+/−
Linfoma de células T angioimunoblásticas	+	+	−	+	−	−	−	−	+/−	+/−	−**	−
Linfoma periférico de células T, sem outras especificações	+	+/−	−/+	+/−	−	−	+/−	−	−	−	−	−
Linfoma anaplásico de grandes células ALK+	−/+	+/−	−/+	−/+	+	+	++	+/−	+	−	−	++
Linfoma anaplásico de grandes células ALK−	+/−	+/−	−/+	−/+	+/−	+/−	++	+/−	−	−	−	+

[1]Inclui o linfoma anaplásico de células T primário da pele. *CD56 está expresso no tipo monomórfico ou Tipo II. **O EBV está ausente nas células neoplásicas, mas quase sempre presente em alguns linfócitos do B microambiente tumoral. GRZB = Granzima B.

Quadro 5. Imunofenótipo das principais neoplasias hematológicas com morfologia blástica, em tecido fixado e impregnado por parafina

MARCADOR	LEUCEMIA MIELOIDE AGUDA	LEUCEMIA LINFOIDE AGUDA B/LINFOMA LINFOBLÁSTICO B	LEUCEMIA LINFOIDE AGUDA T/LINFOMA LINFOBLÁSTICO T	LINFOMA BLÁSTICO DE CÉLULAS NK	LINFOMA DO MANTO, VARIANTE BLASTOIDE	LINFOMA FOLICULAR (COM MORFOLOGIA BLÁSTICA)
CD20	–	–/+	–	–	+	+
Pax–5	–/+*	+	–	–	+	+
CD79a	–/+	+	–/+ (10%)	–	+	+
CD2	–/+**	–	+	+/–	–	–
CD4	+/–	–	+/–	+	–	–
CD5	–	–	+	–	+	–
TdT	–/+	+	+	+/–	–	–
CD34	+	+	+	–	–	–
CD10	–	+	+/–	–	–	+
CD43	+	+	+	+	+	+
CD68	+/–	–	–	+ (focal)	–	–
CD15	–/+	–	–	–	–	–
tCD56	–/+	–	–/+	+	–	–
CD123	–/+	–	–	+	–	–
TCL–1	–/+	+	–	+	+	+

*Expresso na leucemia mieloide aguda com t(8;21) e/ou CD19+. **Pode ser expresso na leucemia pró-mielocítica aguda microgranular.

A utilização da IHQ também pode ser empregada na procura de micrometástase no linfonodo sentinela dos casos de melanoma maligno, sendo o HMB45 e o Melan A os anticorpos mais utilizados. A presença de micrometástase está associada a pior prognóstico,[18] já a presença de células tumorais isoladas detectadas por IHQ não parece interferir na sobrevida.[19,20]

DIAGNOSTICANDO O VÍRUS EPSTEIN-BARR

O vírus Epstein-Barr (EBV) é um vírus linfotrópico membro da família *Herpesviridae* que infecta assintomaticamente mais de 90% da população humana[21] e está associado a algumas neoplasias, como o linfoma de Burkitt endêmico, carcinoma nasofaríngeo, doença linfoproliferativa pós-transplante e linfoma de Hodgkin,[22] sendo por isso considerado pela Organização Mundial de Saúde (OMS) como carcinógeno humano do grupo I.[23]

O EBV possui distintos programas de expressão gênica, chamados "padrões de latência" que são encontrados nas diferentes etapas da biologia viral.[24] As neoplasias associadas ao EBV apresentam uma latência viral específica, relacionada à origem celular, ao estado imune do hospedeiro e ao papel etiopatogênico do vírus,[21,24] conforme exemplificado no Quadro 6. O conhecimento do padrão de latência é essencial na escolha da metodologia a ser utilizada na detecção do EBV.

Anticorpos para LMP1 e BZLF1 existem comercialmente para IHQ, sendo úteis na identificação do EBV nas neoplasias que exibem padrão de latência II ou III (Fig. 1). Nas demais situações, é necessária a realização de hibridização *in situ* para os transcritos EBERs (EBER-ISH), sendo este método o mais sensível. É possível, ainda, utilizar a reação em cadeia da polimerase (PCR) para o diagnóstico do EBV, porém com a desvantagem de não se poder determinar em qual célula o vírus encontra-se associado.[25]

Quadro 6. Padrões de latência do vírus Epstein-Barr nas diferentes neoplasias

TIPO DE LATÊNCIA	GENES EXPRESSOS	NEOPLASIA RELACIONADA
I	EBERs, EBNA1	Linfoma de Burkitt
II	EBERs, EBNA1, LMP1, LMP2A	Linfoma de Hodgkin, carcinoma de nasofaringe
III	EBERs, EBNA1, EBNA2, EBNA3A, 3B, 3C, EBNA-LP, LMP1, LMP2A, BZLF1	Doença linfoproliferativa pós-transplante

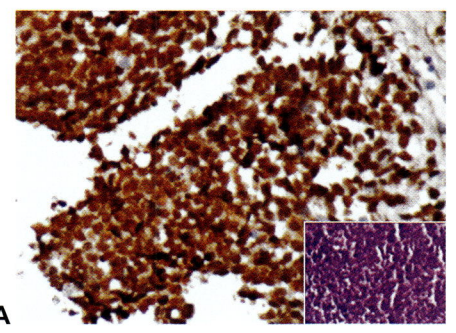
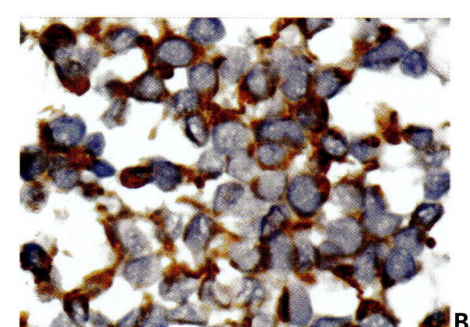
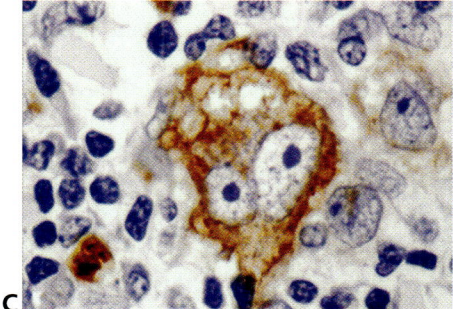
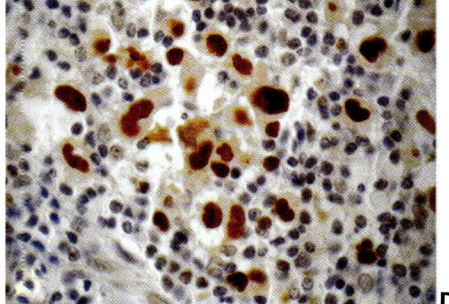

◀ **FIGURA 1. (A e B)** Estudo imuno-histoquímico de uma neoplasia de células pequenas e redondas, localizada no pulmão direito de uma criança de 4 anos de idade, mostrando **(A)** positividade para WT1 (aumento original: 400×) e **(B)** AE1/AE3 (aumento original: 400×). **(C)** Linfoma de Hodgkin clássico mostrando imunoexpressão de CD15 em uma célula de Reed-Sternberg (aumento original: 1.000×). **(D)** Linfoma de Hodgkin clássico mostrando imunoexpressão de p53 em uma célula de Reed-Sternberg (aumento original: 1000×).

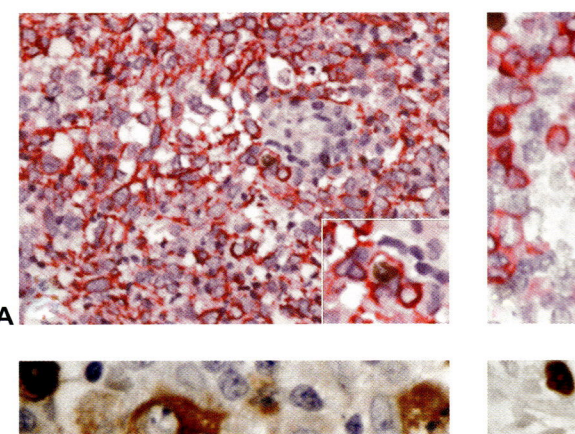
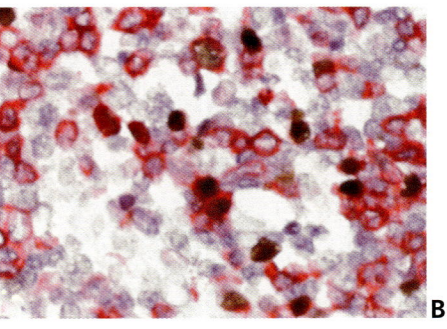
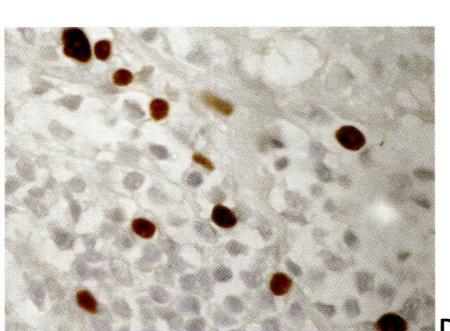

◄ **FIGURA 2.** (**A** e **B**) Exemplo de dupla marcação por hibridização *in situ* para os RNAs não codificantes do vírus Epstein-Barr (EBER-ISH) e imuno-histoquímica. (**A**) Carcinoma de nasofaringe imunoexpressando CAM 5.2 (imunomarcação citoplasmática avermelhada; aumento original 400×) e com algumas associadas ao vírus Epstein-Barr (células com marcação nuclear acastanhada; aumento original: 1.000×). Em (**B**) Linfócitos associados ao vírus Epstein-Barr (células com marcação nuclear acastanhada; aumento original: 400×) e expressando CD79a (células com marcação citoplasmática avermelhada; aumento original: 400×). (**C**) Linfoma de Hodgkin clássico mostrando imunoexpressão de LMP1 numa célula de Reed-Sternberg (aumento original: 1.000×). (**D**) Doença linfoproliferativa pós-transplante, mostrando imunoexpressão de BZLF1 pelas células neoplásicas (aumento original: 400×).

Em nossas mãos, a IHQ para LMP1 e BZLF1 funciona com grande sensibilidade e sem artefatos técnicos.[25-28] Temos realizado EBER-ISH nos casos que tenham sido negativos à IHQ (para descartar falso-negativos) e nos casos em que, sabidamente, não há expressão de LMP1 e/ou BZLF1 (padrões de latência II/III). Adicionalmente a EBER-ISH, temos feito uma segunda marcação por IHQ quando precisamos determinar o fenótipo da célula EBV+ (Fig. 2).

ESTUDO IMUNO-HISTOQUÍMICO DAS CÉLULAS TUMORAIS NA ESTATIFICAÇÃO PROGNÓSTICA E DEFINIÇÃO TERAPÊUTICA DOS TUMORES SÓLIDOS

A utilização da IHQ na estratificação prognóstica tem ganhado destaque na prática oncológica por possibilitar o refinamento do estadiamento clínico dos pacientes e em muitas situações permitir uma escolha terapêutica mais individualizada, sobretudo nos tumores sólidos onde a resposta à quimioterapia na maioria das vezes não é satisfatória. É importante ressaltar que muitos dos estudos prognósticos mostrados nesta seção foram realizados retrospectivamente, necessitando de validação prospectiva.

Neoplasias de cabeça e pescoço

No adenocarcinoma sino-nasal tipo intestinal, a expressão de C-ErbB2 e cromogranina pelas células neoplásicas está associada ao comportamento mais agressivo da neoplasia.[29,30] Também no carcinoma de nasofaringe, a expressão de C-ErbB2, survivina, assim como o acúmulo de p53 e a alta expressão de IL-10 estão associados ao pior prognóstico.[31-34]

No carcinoma epidermoide da laringe, um alto índice de proliferação celular determinado a partir da imunoexpressão de Ki67 está associado à agressividade do tumor, mas sem relação com a sobrevida.[35-37] Já a coexpressão de CDK4 e CCND1 está associada ao pior prognóstico.[38]

Alta expressão de Ki67 pelas células tumorais está também associada ao pior prognóstico no carcinoma de células acinares e mucoepidermoide, bem como à recidiva lesional na papilomatose respiratória recorrente.[39-44]

Nos carcinomas de pequenas células da glândula salivar, a sobrevida global está diminuída nos casos negativos para CK20 e com baixa expressão de marcadores neuroendócrinos, como a sinaptofisina e a cromogranina.[45] Ainda, a alta expressão citoplasmática de survivina, EMMPRIN, Ki67, p27Kip1, EGFR e MUC1 pelas células neoplásicas está associada ao pior prognóstico.[46-50]

Já o maior número de recidivas está associado à alta expressão de CIP2A detectada por IHQ nos carcinomas epidermoides da língua.[51] Enquanto a alta expressão de uPAR, TROP2, GLUT1 e MMP-9 está associada a pior prognóstico nos carcinomas da cavidade oral.[52-55]

Neoplasias pulmonares

A avaliação da imunoexpressão de proteínas associadas ao ciclo celular (p16, Rb, p21 e p53) e apoptose (Bcl2) tem sido frequentemente utilizada em estudos retrospectivos e tem mostrado resultados controversos quanto ao prognóstico.[56] Em uma metanálise de 43 artigos, o acúmulo de p53 esteve associado ao pior prognóstico no adenocarcinoma, mas não no carcinoma epidermoide.[57] A perda expressão do Rb prediz um pior prognóstico no carcinoma epidermoide e adenocarcinoma.[58]

De uma forma geral, a negatividade para MMP 2 e 9 (metaloproteinases) e a elevada coexpressão de IGFR-1 e EGFR estão associadas a melhor prognóstico nos carcinomas não pequenas células, enquanto a ausência de imunodetecção de ERCC1 está associada ao pior prognóstico.[59-61]

Nos carcinomas epidermoides, a alta expressão de SOX2, HIF1-alfa, HIF2-alfa (proteínas induzidos pela hipóxia) e maspin está associada a pior prognóstico.[62-64] Já nos adenocarcinomas, a alta expressão de GLUT1, LDH5, NTSR1, Necl-5, SOX2, CD147 está associado ao pior prognóstico.[63,65-68]

Nos carcinoides típicos e atípicos, a expressão de ERCC1 está associada a bom prognóstico.[69]

A identificação de EGFR por IHQ nas neoplasias pulmonares tem sido utilizada na definição terapêutica. Os casos EGFR+ são elegíveis para o uso dos inibidores de EGFR (gefitinib e erlotinib).[56]

Neoplasias do esôfago e do estômago

A expressão de CK18,[70] CDC25A e o alto índice de proliferação das células neoplásicas avaliado pela imunoexpressão de Ki67 estão associados a sobrevida mais curta no carcinoma epidermoide do esôfago.[71,72]

Nos carcinomas gástricos, o acúmulo de p53, a alta expressão de CK2-beta, Ki67, TROP2, EGFR, AP-4, PLK1, VEGF-D, VEGFR-3, Sp1, assim como a perda da expressão de Cox-2, p27Kip1, P-caderina e BCL2L10 estão associados a pior prognóstico.[73-84] Já a ativação das vias de NF-kb e/ou Akt, representadas pela positividade nuclear de cRel e/ou pAkt, respectivamente, está associada à melhor sobrevida.[85]

Neoplasias colorretais

Mutações nos genes *hMLH1* e *hMSH2* levam à perda de funcionamento das enzimas de reparo do pareamento errôneo e têm sido implicados no câncer colorretal hereditário sem polipose e câncer colorretal esporádico, além do câncer de endométrio, estômago e ovário.[86,87] Na presença de mutações em *hMLH1* observa-se a ausência de expressão das proteínas MH1 e PMS2, enquanto mutações em *hMSH2* acarretam ausência de expressão de MSH2 e MSH6 pelas células tumorais.[87] O estudo da imunoexpressão destas proteínas por IHQ tem sido incorporado à prática oncológica, sobretudo para identificação dos cânceres colorretais associados à hereditariedade.[87]

Muitos estudos têm mostrado que genes envolvidos no ciclo celular (p53, p21, p27), apoptose (bcl2, bax, survivina) e degradação da *matrix* celular (catepsina-L, uroquinase, ativador tecidual dos plasminogênio) estão associados ao prognóstico das neoplasias colorretais. Apesar disso, a detecção do produto destes genes por IHQ nas neoplasias colorretais ainda não é utilizada rotineiramente.[88]

Ainda, a alta expressão de *brachyury* nos estágios iniciais, heparanase, nuclear de betacatenina, caspase 8 e 9, HER-3, mGluR4, TRAIL-R1, além da perda de expressão de CBX7 e CDX2 nos casos hereditários estão associados ao pior prognóstico.[89-97]

Especificamente nos carcinomas de reto, a alta expressão na membrana plasmática de p120-catenina e betacatenina está associada ao pior prognóstico.[98]

É crescente a avaliação do tumor por IHQ quanto à imunoexpressão de proteínas preditoras de resposta à quimioterapia. A alta expressão de timidilato sintetase (TS) pelas células tumorais está associada à resistência ao 5-fluorouracil (FU) não só nos cânceres colorretais, como também nos de mama, esôfago, estômago, pâncreas, cabeça e pescoço.[99-105]

Neoplasias da mama

O câncer de mama talvez represente o melhor exemplo de como a IHQ pode ser empregada na estratificação prognóstica e definição terapêutica. A investigação por IHQ dos receptores hormonais de estrógeno (RE) e progesterona (RP) nos cânceres de mama invasivos é rotina há cerca de 20 anos,[106,107] estando a sua presença associada a melhor prognóstico e definindo o tratamento adjuvante com tamoxifen.[2] A maioria dos centros nos Estados Unidos e Europa utiliza a estratificação proposta inicialmente pelo Grupo de Estudo Internacional do Câncer de Mama (*International Breast Cancer Study Group*) que divide a expressão dos RE e RP em três grupos: alta [>10%], baixa [1 à 9%] ou nenhuma [0].[2]

O estudo dos RE e RP no carcinoma ductal *in situ* para definir o tratamento com tamoxifeno ainda não é consenso. Estudos preliminares mostraram que a utilização do tamoxifeno nesta neoplasia reduziu o risco de recidiva da neoplasia *in situ* e invasiva na mesma mama e na mama contralateral.[3-5] Talvez em um futuro próximo, a detecção dos RE e RP torne-se também rotina para esta doença.

A detecção da proteína HER-2 por IHQ é também rotina nas neoplasias invasivas da mama. Os casos positivos para HER-2 estão associados a pior prognóstico, são indicativos de sensibilidade ao trastuzumab e resistência ao tamoxifeno.[5,108] Na detecção por IHQ, a Sociedade Americana de Oncologia Clínica e o Colégio Americano de Patologia recomendam a graduação da expressão de HER-2 pelo tumor em: 0 (sem imunomarcação), 1+ (imunomarcação fraca em menos de 30% das células tumorais), 2+ (imunomarcação completa da membrana, de fraca à moderada, em pelo menos 10% das células tumorais) ou 3+ (imunomarcação da membrana uniforme e intensa, em pelos menos 30% das células tumorais).[109,110] Os casos com escore 0 e 1+ são considerados negativos para amplificação do gene *HER-2*, os casos com escore 3+ são considerados positivos para amplificação do gene *HER-2* e os casos com escore 2+ são considerados duvidosos para amplificação do gene *HER-2* e devem ter a amplificação gênica avaliada por FISH (hibridização *in situ* fluorescente) ou CISH (hibridização *in situ* cromogênica).[2,110]

A identificação de grupos genotípicos dos carcinomas de mama traduzidos nos fenótipos tipo normal, luminal (CK7+, CK8+, CK18+, RE+/-, RP+/-), com superexpressão de HER-2 (HER-2 com escore 3+) e tipo-basal (CK5/6+, CK14+, CK17+, EGFR+, RE-, RP-, HER-2-negativo) mostrou significância prognóstica e começa a ser adotada por alguns centros no Brasil e no mundo.[111]

O índice de proliferação celular avaliado a partir da imunoexpressão de Ki67 tem sido utilizado regularmente, estando o baixo índice associado ao melhor prognóstico, enquanto o alto índice tem seu papel prognóstico controverso.[2]

Neoplasias ginecológicas

Nos carcinomas ovarianos, a alta expressão de Aurora B está associada ao pior prognóstico, e a alta expressão de calicreína 4 está associada à resistência ao paclitaxel.[112,113] Já a expressão de TTF-1 parece estar associada à melhor sobrevida.[114]

No adenocarcinoma seroso do ovário, a alta expressão do receptor androgênico está associada à melhor sobrevida livre de doença e nos carcinomas de células claras estágio I, a alta expressão de GPC3 está associada ao maior risco de recaídas.[115,116]

Nos carcinomas do endométrio, a alta expressão de LAPTM4B-35 (117), YKL-40 (118), CD44v6 e o acúmulo de p53 estão associados ao pior prognóstico.[119] Especificamente, no adenocarcinoma endometrioide, a alta expressão de WIPS-1 e Cyr61 estão associadas à pior sobrevida.[120,121]

Nos sarcomas uterinos, o acúmulo de p53 está associado à pior sobrevida global.[122]

A alta expressão de PAI-1, COX-2, VEGF, Ki67, LRIG2, survivina, ciclina D1 e a baixa expressão de Fhit estão associadas à pior sobrevida nos carcinomas cervicais.[123-130] Especificamente nos carcinomas epidermoides IIB tratados com radioterapia e quimioterapia, a alta expressão de p63, EGFR e c-myc está associada a pior prognóstico.[131,132] Já nos carcinomas avançados, a baixa expressão de podoplanina está associada a pior prognóstico.[133]

Neoplasias geniturinárias

No carcinoma renal de células claras, a perda da expressão de Galectina-3 está associada ao pior prognóstico, enquanto a alta expressão de STC2 e EphA2 está associada a pior prognóstico.[134-136]

Nos carcinomas uroteliais invasivos, a avaliação do *status* funcional da via de p53 está associada ao prognóstico. Os casos p53+/p21-, refletindo a via de p53 não funcionante, estão associados ao mau prognóstico; enquanto os casos p53+/p21+ ou p53-/p21+, refletindo a via de p53 funcionante, estão associados ao bom prognóstico.[137] A superexpressão de p27 pelas células tumorais também está associada a bom prognóstico nos casos tratados com quimioterapia adjuvante, assim como a alta expressão de Jagged-1.[138,139] Já a expressão de fascina, anexina-1, REG1, P-caderina citoplasmática e AIB1 pelas células tumorais estão associadas a pior prognóstico.[140-145] Nos casos sem invasão da camada muscular, a expressão de Eg5 e COX-2 estão associadas à recidiva precoce da neoplasia.[146,147]

Ainda nos carcinomas uroteliais invasivos, a expressão de Her2 está associada à melhor sobrevida global nos casos tratados com paclitaxel.[148] A reduzida expressão de TSP-1 está associada à pior sobrevida.[149]

Nas neoplasias uroteliais não invasivas, um alto índice de proliferação celular medido pelo Ki67 ou PCNA está associado a maior risco de recaída, enquanto a expressão de CK20 parece estar associada ao menor risco.[150-155] Ainda nas neoplasias não invasivas, um risco maior de progressão está associado ao acúmulo de p53, reduzida expressão de trombospondina, expressão de pRb e perda da expressão de p63.[156-159]

A alta expressão de Ki67 ou PCNA está associada à maior incidência de recidiva e metástases nos adenocarcinomas uroteliais.[160]

Nos tumores prostáticos invasivos, o acúmulo de p53, a superexpressão de Bcl2 e a perda da expressão de pRb estão associados a pior prognóstico.[161]

Neoplasias de partes moles e ósseas

A IHQ pouco tem contribuído na estratificação dos pacientes com neoplasias malignas de partes moles e ósseas. Em relação aos anticorpos utilizados rotineiramente nos laboratório de patologia, o acúmulo de p53 pelas células tumorais está associado a pior prognóstico no lipossarcoma mixoide localizado, no tumor miofibriblástico inflamatório e no sarcoma de Ewing/PNET; enquanto o alto índice de proliferação das células neoplásicas, determinado a partir da imunoexpressão de Ki67, tem sido associado a pior prognóstico no angiossarcoma e osteossarcoma extraósseo.[162-165]

Estudos recentes, na maioria das vezes sem discriminação do subtipo histológico, têm mostrado, retrospectivamente, o papel da IHQ com novos anticorpos no prognóstico dos sarcomas de partes moles e ósseo. A alta expressão de EZRIN está associada a maior número de recidiva local e metástase.[167,168] Já a expressão de VEGF-A, VEGF-C, VEGFR-3 e FOXO1 (170) em sarcomas de partes moles "não GIST" está associada ao pior prognóstico.[169,170] Especificamente nos sarcomas grau 3 e 4, a alta expressão de IGFR1 está associado à melhor sobrevida global.[171]

No sarcoma de Ewing/PNET, a expressão de VEGF-A também está associada ao pior prognóstico.[172] No leiomiossarcoma e sarcoma sinovial de partes moles, a detecção de survivina está associada a pior sobrevida global.[170]

Em osteossarcoma primário não metastático, a imunoexpressão de glicoproteína-P, uma proteína responsável pelo efluxo de alguns quimioterápicos para fora das células neoplásicas, está associada à pior sobrevida global e livre de eventos.[173]

Melanoma

No melanoma maligno, a alta expressão de Ki67, PCNA, ciclina A, αvβ3, ICAM-1, MMP-2, c-myc, osteonectina e a baixa expressão de p16 e gp100 pelas células neoplásicas estão associadas a pior prognóstico. Já o acúmulo de p53 e alta expressão de CD44, t-PA e Mitf estão associados ao bom prognóstico.[174] A relevância clínica destes marcadores se dá em melanomas primários e com espessura entre 1,0 e 1,5 mm.[174]

Ainda, a ausência de expressão de SNF5 e BRMS1, além da superexpressão de MFG-E8 estão associados à pior sobrevida.[175-177]

Neoplasias do sistema nervoso central

Um alto índice de proliferação das células neoplásicas, avaliado a partir da imunoexpressão de Ki67, está associado a um pior prognóstico no astrocitoma difuso, oligodendroglioma, oligoastrocitoma, neurocitoma e tumor maligno da bainha do nervo periférico.[178-186]

Especificamente nos astrocitomas, a baixa expressão de geminina (proteína inibidora da replicação do DNA) no astrocitoma anaplásico e a alta expressão de Tenascina-C no astrocitoma pilocítico e difuso grau II estão associadas a pior prognóstico.[187,188]

A alta expressão de IGFBP-3, catepsina B e O-MGMT está associada à pior sobrevida nos casos de glioblastoma.[6,189-191] Embora não associado à sobrevida global, a alta expressão de MGMT está associada a uma curta sobrevida livre de progressão.[192]

Nos ependimomas supratentoriais, a alta expressão de cav-1 está associada ao pior prognóstico, enquanto nos ependimomas da infância, a baixa expressão de nucleolina está associada à melhor sobrevida.[193,194]

Nos meduloblastomas, um pior prognóstico é observado nos casos com acúmulo de p53, alta expressão de PDGFR, STK15, CDK6, anidrase carbônica IX, EMMPRIN (proteína indutora de metaloproteinase) e baixa expressão de hMOF pelas células neoplásicas.[195-204] Já a presença de betacatenina no núcleo das células neoplásicas do meduloblastoma está associada à melhor sobrevida dos casos pediátricos.[205]

Meningiomas atípicos e anaplásicos com alto índice de proliferação celular, avaliado a partir da imunoexpressão de Ki67, estão associados a maior taxa de recidiva e sobrevida global mais curta.[206]

Ainda, a diminuição da expressão da proteína S100 está associada a pior prognóstico no carcinoma de plexo coroide e os gangliogliomas que apresentam acúmulo de p53 e alta expressão de Ki67 estão associados a um comportamento mais agressivo e prognóstico desfavorável.[207-210]

ESTUDO IMUNO-HISTOQUÍMICO DAS CÉLULAS TUMORAIS NA ESTATIFICAÇÃO PROGNÓSTICA E DEFINIÇÃO TERAPÊUTICA DAS NEOPLASIAS HEMATOLÓGICAS

Nas neoplasias hematológicas, muitos estudos têm sido conduzidos na tentativa de se encontrar novos fatores prognósticos. É importante ter em mente que muitos dos estudos citados nesta seção são retrospectivos.

No linfoma difuso de grandes células B (LDGCB), a divisão imunofenotípica em "centro germinativo" (CD10+/-, BCLl6+, MUM1-) e "não centro germinativo" (CD10-, BCL6+/-, MUM1+) tem sido proposta por alguns grupos, tendo os casos com fenótipo de centro germinativo melhor prognóstico, segundo estudos retrospectivos.[211,212] Diversas proteínas relacionadas a apoptose, diferenciação celular B, moléculas de adesão e regulação do ciclo celular têm sido avaliados quanto ao impacto prognóstico no LDGCB, mas os resultados são controversos.[13,213] De todas as proteínas, BCL2 é a mais estudada e sua expressão pelas células neoplásicas está associada ao pior prognóstico na maioria dos estudos.[213]

No linfoma periférico de células T, sem outra especificação, um alto índice de proliferação celular (determinado a partir da imunoexpressão de TOP2A, PCNA ou KI67), a presença de grânulos citotóxicos (evidenciados pela imunoexpressão de Granzima B e Tia-1) e a associação com EBV (cuja identificação viral é realizada por EBER-ISH) estão associados a pior prognóstico.[214-217]

Ainda em relação aos linfomas, o acúmulo de p53 está associado à doença mais agressiva no linfoma esplênico da zona marginal e a alta expressão de Ki67 está associada a pior prognóstico no linfoma do manto.[218-220]

No linfoma de Hodgkin clássico (LHc), várias proteínas relacionadas ao ciclo celular e apoptose têm sido avaliadas quanto ao prognóstico.[27] O papel do acúmulo de p53 é controverso, decorrente, principalmente, da ausência de um ponto de corte padronizado para a distinção entre casos positivos e negativos, o mesmo acontecendo em relação à expressão de BCL2 (Fig. 3).[27,221,222] É possível que a combinação de marcadores relacionados ao funcionamento do ciclo celular e à capacidade de morte celular possam ser mais hábeis no delineamento prognóstico dos pacientes com LHc. Recentemente foi mostrado que a expressão de p53, Bcl2 e apoptose (TUNEL) pelas células neoplásicas poderia ser agrupada em um escore prognóstico capaz de definir grupos de risco biológicos com diferenças na sobrevida.[221]

O valor prognóstico do EBV no LHc é controverso. Em adultos parece estar associado a prognóstico ruim, embora alguns estudos mostrem o contrário.[223-226] Em crianças e adolescentes o seu papel na predição do desfecho clínico ainda não está definido.[27]

Especificamente na leucemia linfoide crônica/linfoma linfocítico de pequenas células, a expressão de ZAP-70 está correlacionada ao gene *IGHV* não mutado, além de estar associada ao pior prognóstico.[227,228]

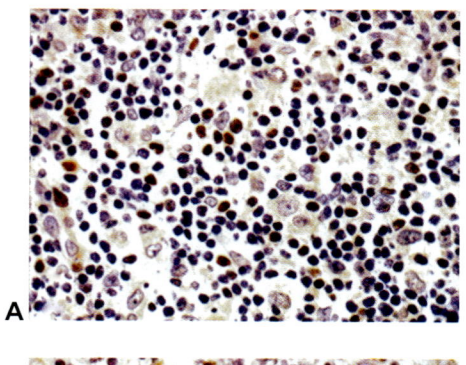
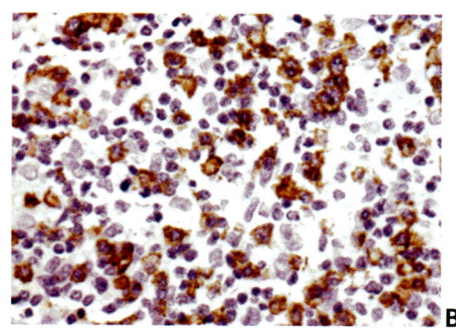
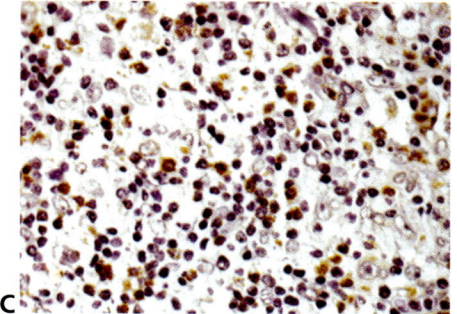
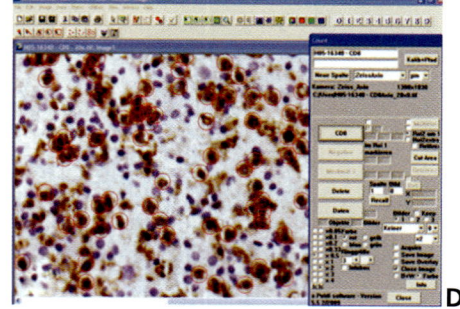

◄ **FIGURA 3.** Exemplo de avaliação do microambiente tumoral no linfoma de Hodgkin clássico. (**A**) Imunoexpressão de FoxP3 pelos linfócitos do microambiente tumoral (aumento original: 400×). (**B**) Imunoexpressão de CD8 pelos linfócitos do microambiente tumoral (aumento original: 400×). (**C**) Imunoexpressão de Tia1 pelos linfócitos do microambiente tumoral (aumento original: 400×). (**D**) Tela do programa Optimas 6.5, utilizada na análise microscópica computacional assistida, em associação ao estudo imuno-histoquímico.

Na leucemia mieloide aguda (LMA) está indicado o estudo por IHQ da localização celular da nucleofosmina, sobretudo nos casos cuja citogenética mostra cariótipo normal. Na LMA com o gene *NMP1* mutado, observa-se a expressão citoplasmática aberrante da proteína NPM à IHQ (ao invés da localização nuclear típica). Esta leucemia frequentemente apresenta características mielomonocíticas ou monocíticas e apresenta boa resposta à terapia de indução, além de apresentar bom prognóstico na ausência de mutações do *FLT3-ITD*, sobretudo em adultos jovens.[229-231] Já a expressão de CD56 está associada a pior prognóstico na LMAs com t(8;21)(q22;q22) ou t(15;17)(q22;q12).[232]

ESTUDO IMUNO-HISTOQUÍMICO DAS CÉLULAS DO MICROAMBIENTE TUMORAL NA ESTATIFICAÇÃO PROGNÓSTICA DAS NEOPLASIAS

O microambiente tumoral é um sistema complexo formado por vários tipos celulares, como células endoteliais e seus precursores, células musculares lisas, fibroblastos de vários fenótipos, miofibroblastos e células do sistema imune. Todas estas células podem participar da progressão tumoral, podendo, ainda, as células do sistema imune, participar da defesa do hospedeiro contra o tumor.[233]

Em relação à "fração não imunológica" do microambiente tumoral, diversos estudos têm demonstrado o valor do índice de vascularização na progressão e no prognóstico de diversas neoplasias sólidas.[233-235] O índice de vascularização pode ser dado em número de vasos/mm^2, sendo os vasos ressaltados por IHQ com algum dos marcadores vasculares; geralmente CD31, CD34 ou FVIII.

A "fração imunológica" do microambiente tumoral tem sido considerada uma manifestação imune do hospedeiro às células neoplásicas.[236] Vários estudos têm sido conduzidos para caracterizar a composição celular "imunológica" do microambiente tumoral de diversas neoplasias e tentar identificar populações celulares associadas ao prognóstico. Este tipo de estudo por IHQ tem a grande vantagem não apenas de identificar células, mas também avaliar a localização delas dentro do microambiente tumoral (e sua relação com as células neoplásicas). Vários anticorpos estão disponíveis comercialmente para a determinação das muitas populações celulares do sistema imune, conforme mostrado no Quadro 5

Nos tumores sólidos, um maior número de linfócitos T reguladores (Tregs) e um menor número de linfócitos T citotóxicos, caracterizando um microambiente tumoral imunossupressor (o que favorece a proliferação tumoral), estão associados a pior prognóstico.[237-240] Porém, os carcinomas colorretais representam um paradoxo, em que um maior número de linfócitos Tregs está associado a melhor prognóstico.[241]

Nos linfomas, este mesmo paradoxo se perpetua. Um maior número de linfócitos Tregs e um menor número de linfócitos T citotóxicos estão associados à melhor sobrevida no linfoma extranodal de células T/NK, linfoma cutâneo de células T, linfoma folicular e LHc dos adultos.[242-249] Já no LHc pediátrico associado ao EBV, maior número de linfócitos T citotóxicos está associado a prognóstico melhor.[250]

No LDGCB, o papel prognóstico do número de linfócitos Tregs é controverso, porém um menor número de linfócitos T citotóxicos parece estar associado a melhor prognóstico.[248,251-253]

O número de macrófagos no microambiente tumoral também está associado ao prognóstico dos linfomas. No LHc, um elevado número de macrófagos em adultos, evidenciados a partir da expressão de CD68, está associado à pior sobrevida, o mesmo ocorrendo com o linfoma folicular.[254-259] Embora no linfoma folicular, este pior prognóstico possa ser transpassado com o uso do rituximab.[260,261]

Já no LHc pediátrico, o impacto prognóstico do número de macrófagos está relacionado a presença do EBV e ao tipo de marcador utilizado (CD68 × CD163).[262]

Ainda em relação ao linfoma folicular, um menor número de linfócitos PD1+ está associado ao maior risco de transformação para LDGCB, além de um pior prognóstico.[263]

Além da IHQ, uma metodologia precisa de análise é essencial para a determinação das populações celulares do sistema imune no microambiente tumoral. Em nosso laboratório, abandonamos a análise estimativa (onde o percentual de células marcadas é subjetivamente estimado pelo patologista) e adotamos a análise microscópica computacional assistida, caracterizada por sua grande precisão.[28,250,262]

Embora a avaliação das populações celulares do microambiente tumoral não seja hoje uma rotina nos laboratórios de patologia, é possível que em pouco tempo esta realidade mude. Este tipo de análise (que reflete a resposta do hospedeiro contra o tumor) deverá não só influenciar o estadiamento, como também a terapia.

REFERÊNCIAS BIBLIOGRÁFICAS

1. Swerdlow SH. International Agency for Research on Cancer. World Health Organization. *WHO classification of tumours of haematopoietic and lymphoid tissues.* 4th ed. Lyon, France: International Agency for Research on Cancer, 2008.
2. Yeh IT, Mies C. Application of immunohistochemistry to breast lesions. *Arch Pathol Lab Med* 2008;132:349-58.
3. Fisher B, Dignam J, Wolmark N et al. Tamoxifen in treatment of intraductal breast cancer: National Surgical Adjuvant Breast and Bowel Project B-24 randomised controlled trial. *Lancet* 1999;353:1993-2000.
4. Fisher B, Land S, Mamounas E et al. Prevention of invasive breast cancer in women with ductal carcinoma in situ: an update of the National Surgical Adjuvant Breast and Bowel Project experience. *Semin Oncol* 2001;28:400-18.
5. Daly MB. Tamoxifen in ductal carcinoma in situ. *Semin Oncol* 2006;33:647-49.
6. Gatter KC, Alcock C, Heryet A et al. Clinical importance of analysing malignant tumours of uncertain origin with immunohistological techniques. *Lancet* 1985;1:1302-5.
7. Vege DS, Soman CS, Joshi UA et al. Undifferentiated tumors: an immunohistochemical analysis on biopsies. *J Surg Oncol* 1994;57:273-76.
8. Bahrami A, Truong LD, Ro JY. Undifferentiated tumor: true identity by immunohistochemistry. *Arch Pathol Lab Med* 2008;132:326-48.
9. Hammerich KH, Ayala GE, Wheeler TM. Application of immunohistochemistry to the genitourinary system (prostate, urinary bladder, testis, and kidney). *Arch Pathol Lab Med* 2008;132:432-40.
10. Heim-Hall J, Yohe SL. Application of immunohistochemistry to soft tissue neoplasms. *Arch Pathol Lab Med* 2008;132:476-89.
11. Mittal K, Soslow R, McCluggage WG. Application of immunohistochemistry to gynecologic pathology. *Arch Pathol Lab Med* 2008;132:402-23.
12. Fletcher CDM. Unni KK, Mertens F. World Health Organization. International Agency for Research on Cancer. *Pathology and genetics of tumours of soft tissue and bone.* Lyon: IARC, 2002.
13. Higgins RA, Blankenship JE, Kinney MC. Application of immunohistochemistry in the diagnosis of non-Hodgkin and Hodgkin lymphoma. *Arch Pathol Lab Med* 2008;132:441-61.
14. Treseler P. Pathologic examination of the sentinel lymph node: what is the best method? *Breast J* 2006;12:S143-51.
15. Bleiweiss IJ, Nagi CS, Jaffer S. Axillary sentinel lymph nodes can be falsely positive due to iatrogenic displacement and transport of benign epithelial cells in patients with breast carcinoma. *J Clin Oncol* 2006;24:2013-18.
16. Edge SB. American Joint Committee on Cancer. *AJCC cancer staging manual.* 7th ed. New York: Springer, 2010.
17. Kahn HJ, Hanna WM, Chapman JA et al. Biological significance of occult micrometastases in histologically negative axillary lymph nodes in breast cancer patients using the recent American Joint Committee on Cancer breast cancer staging system. *Breast J* 2006;12:294-301.
18. Wright BE, Scheri RP, Ye X et al. Importance of sentinel lymph node biopsy in patients with thin melanoma. *Arch Surg* 2008;143:892-99; discussion 9-900.
19. Scheri RP, Essner R, Turner RR et al. Isolated tumor cells in the sentinel node affect long-term prognosis of patients with melanoma. *Ann Surg Oncol* 2007;14:2861-66.
20. Satzger I, Volker B, Meier A et al. Prognostic significance of isolated HMB45 or Melan A positive cells in Melanoma sentinel lymph nodes. *Am J Surg Pathol* 2007;31:1175-80.
21. Crawford DH. Biology and disease associations of Epstein-Barr virus. *Philos Trans R Soc Lond B Biol Sci* 2001;356:461-73.
22. Gandhi MK, Tellam JT, Khanna R. Epstein-Barr virus-associated Hodgkin's lymphoma. *Br J Haematol* 2004;125:267-81.
23. IARC Working Group on the Evaluation of Carcinogenic Risks to Humans, International Agency for Research on Cancer. Epstein-Barr virus and Kaposi's sarcoma herpesvirus/human herpesvirus 8. Lyon, FranceGeneva: IARC;Distributed by IARC Press and by the World Health Organization, 1997.

24. Thorley-Lawson DA. Epstein-Barr virus: exploiting the immune system. *Nat Rev Immunol* 2001;1:75-82.
25. Hassan R, Stefanoff CG, Maradei S et al. EBV-associated post transplant lymphoproliferative disorder of the 'loser' graft cell origin following double unrelated umbilical cord blood transplantation. *Bone Marrow Transplant* 2009;44:193-95.
26. Barros MH, Zalcberg I, Hassan R. Syncytial neoplastic cells in paediatric Hodgkin lymphoma. *Eur J Haematol* 2009;82:81-82.
27. Barros MH, Scheliga A, De Matteo E et al. Cell cycle characteristics and Epstein-Barr virus are differentially associated with aggressive and non-aggressive subsets of Hodgkin lymphoma in pediatric patients. *Leuk Lymphoma* 2010;51:1513-22.
28. Barros MH, Hassan R, Niedobitek G. Disease patterns in pediatric classical Hodgkin lymphoma: a report from a developing area in Brazil. *Hematol Oncol* 2011 Dec.;29(4):190-95.
29. Gallo O, Franchi A, Fini-Storchi I et al. Prognostic significance of c-erbB-2 oncoprotein expression in intestinal-type adenocarcinoma of the sinonasal tract. *Head Neck* 1998;20:224-31.
30. McKinney CD, Mills SE, Franquemont DW. Sinonasal intestinal-type adenocarcinoma: immunohistochemical profile and comparison with colonic adenocarcinoma. *Mod Pathol* 1995;8:421-26.
31. Roychowdhury DF, Tseng Jr A, Fu KK et al. New prognostic factors in nasopharyngeal carcinoma. Tumor angiogenesis and C-erbB2 expression. *Cancer* 1996;77:1419-26.
32. Zhang Y, Huang D, Yu G. Survivin expression and its relationship with apoptosis and prognosis in nasal and paranasal sinus carcinomas. *Acta Otolaryngol* 2005;125:1345-50.
33. Masuda M, Shinokuma A, Hirakawa N et al. Expression of bcl-2-, p53, and Ki-67 and outcome of patients with primary nasopharyngeal carcinomas following DNA-damaging treatment. *Head Neck* 1998;20:640-44.
34. Fujieda S, Lee K, Sunaga H et al. Staining of interleukin-10 predicts clinical outcome in patients with nasopharyngeal carcinoma. *Cancer* 1999;85:1439-45.
35. Krecicki T, Jelen M, Zalesska-Krecicka M et al. Ki-67 immunostaining and prognosis in laryngeal cancer. *Clin Otolaryngol Allied Sci* 1998;23:539-42.
36. Zidar N, Gale N, Cor A et al. Expression of Ki-67 antigen and proliferating cell nuclear antigen in benign and malignant epithelial lesions of the larynx. *J Laryngol Otol* 1996;110:440-45.
37. Franchi A, Gallo O, Boddi V et al. Prediction of occult neck metastases in laryngeal carcinoma: role of proliferating cell nuclear antigen, MIB-1, and E-cadherin immunohistochemical determination. *Clin Cancer Res* 1996;2:1801-8.
38. Dong Y, Sui L, Sugimoto K et al. Cyclin D1-CDK4 complex, a possible critical factor for cell proliferation and prognosis in laryngeal squamous cell carcinomas. *Int J Cancer* 2001;95:209-15.
39. Hellquist HB, Sundelin K, Di Bacco A et al. Tumour growth fraction and apoptosis in salivary gland acinic cell carcinomas. Prognostic implications of Ki-67 and bcl-2 expression and of in situ end labelling (TUNEL). *J Pathol* 1997;181:323-29.
40. Simpson RH, Pereira EM, Ribeiro AC et al. Polymorphous low-grade adenocarcinoma of the salivary glands with transformation to high-grade carcinoma. *Histopathology* 2002;41:250-59.
41. Skalova A, Lehtonen H, von Boguslawsky K et al. Prognostic significance of cell proliferation in mucoepidermoid carcinomas of the salivary gland: clinicopathological study using MIB 1 antibody in paraffin sections. *Hum Pathol* 1994;25:929-35.
42. Zhu Q, Tipoe GL, White FH. Proliferative activity as detected by immunostaining with Ki-67 and proliferating cell nuclear antigen in benign and malignant epithelial lesions of the human parotid gland. *Anal Quant Cytol Histol* 1999;21:336-42.
43. Stern Y, Heffelfinger SC, Walner DL et al. Expression of Ki-67, tumor suppressor proteins, growth factor, and growth factor receptor in juvenile respiratory papillomatosis: Ki-67 and p53 as predictors of aggressive disease. *Otolaryngol Head Neck Surg* 2000;122:378-86.
44. Stern Y, Hurtubise PE, Cotton RT. Significance of DNA ploidy and cell proliferation in juvenile respiratory papillomatosis. *Ann Otol Rhinol Laryngol* 1998;107:815-19.
45. Nagao T, Gaffey TA, Olsen KD et al. Small cell carcinoma of the major salivary glands: clinicopathologic study with emphasis on cytokeratin 20 immunoreactivity and clinical outcome. *Am J Surg Pathol* 2004;28:762-70.
46. Stenner M, Weinell A, Ponert T et al. Cytoplasmic expression of survivin is an independent predictor of poor prognosis in patients with salivary gland cancer. *Histopathology* 2010;57:699-706.
47. Yang X, Dai J, Li T et al. Expression of EMMPRIN in adenoid cystic carcinoma of salivary glands: correlation with tumor progression and patients' prognosis. *Oral Oncol* 2010;46:755-60.
48. Ettl T, Schwarz S, Kleinsasser N et al. Overexpression of EGFR and absence of C-KIT expression correlate with poor prognosis in salivary gland carcinomas. *Histopathology* 2008;53:567-77.
49. Miyabe S, Okabe M, Nagatsuka H et al. Prognostic significance of p27Kip1, Ki-67, and CRTC1-MAML2 fusion transcript in mucoepidermoid carcinoma: a molecular and clinicopathologic study of 101 cases. *J Oral Maxillofac Surg* 2009;67:1432-41.
50. Handra-Luca A, Lamas G, Bertrand JC et al. MUC1, MUC2, MUC4, and MUC5AC expression in salivary gland mucoepidermoid carcinoma: diagnostic and prognostic implications. *Am J Surg Pathol* 2005;29:881-89.
51. Bockelman C, Hagstrom J, Makinen LK et al. High CIP2A immunoreactivity is an independent prognostic indicator in early-stage tongue cancer. *Br J Cancer* 2011;104:1890-95.
52. Bacchiocchi R, Rubini C, Pierpaoli E et al. Prognostic value analysis of urokinase-type plasminogen activator receptor in oral squamous cell carcinoma: an immunohistochemical study. *BMC Cancer* 2008;8:220.
53. Fong D, Spizzo G, Gostner JM et al. TROP2: a novel prognostic marker in squamous cell carcinoma of the oral cavity. *Mod Pathol* 2008;21:186-91.
54. Kunkel M, Moergel M, Stockinger M et al. Overexpression of GLUT-1 is associated with resistance to radiotherapy and adverse prognosis in squamous cell carcinoma of the oral cavity. *Oral Oncol* 2007;43:796-803.
55. de Vicente JC, Fresno MF, Villalain L et al. Expression and clinical significance of matrix metalloproteinase-2 and matrix metalloproteinase-9 in oral squamous cell carcinoma. *Oral Oncol* 2005;41:283-93.
56. Jagirdar J. Application of immunohistochemistry to the diagnosis of primary and metastatic carcinoma to the lung. *Arch Pathol Lab Med* 2008;132:384-96.
57. Mitsudomi T, Hamajima N, Ogawa M et al. Prognostic significance of p53 alterations in patients with non-small cell lung cancer: a meta-analysis. *Clin Cancer Res*. 2000;6:4055-63.
58. Caputi M, Groeger AM, Esposito V et al. Loss of pRb2/p130 expression is associated with unfavorable clinical outcome in lung cancer. *Clin Cancer Res* 2002;8:3850-56.
59. Hoikkala S, Paakko P, Soini Y et al. Tissue MMP-2 and MMP-9 [corrected] are better prognostic factors than serum MMP-2/TIMP-2—complex or TIMP-1 [corrected] in stage [corrected] I-III lung carcinoma. *Cancer Lett* 2006;236:125-32.
60. Ludovini V, Bellezza G, Pistola L et al. High coexpression of both insulin-like growth factor receptor-1 (IGFR-1) and epidermal growth factor receptor (EGFR) is associated with shorter disease-free survival in resected non-small-cell lung cancer patients. *Ann Oncol* 2009;20:842-49.
61. Seyhan EC, Altin S, Cetinkaya E et al. Prognostic Significance of ERCC1 Expression in Resected Non small Cell Lung Carcinoma. *Ann Thorac Cardiovasc Surg* 2011;17:110-17.
62. Wilbertz T, Wagner P, Petersen K et al. SOX2 gene amplification and protein overexpression are associated with better outcome in squamous cell lung cancer. *Mod Pathol* 2011 July;24(7):944-53.
63. Andersen S, Eilertsen M, Donnem T et al. Diverging prognostic impacts of hypoxic markers according to NSCLC histology. *Lung Cancer* 2011;72:294-302.
64. Takanami I, Abiko T, Koizumi S. Expression of maspin in non-small-cell lung cancer: correlation with clinical features. *Clin Lung Cancer* 2008;9:361-66.
65. Alifano M, Souaze F, Dupouy S et al. Neurotensin receptor 1 determines the outcome of non-small cell lung cancer. *Clin Cancer Res* 2010;16:4401-10.
66. Nakai R, Maniwa Y, Tanaka Y et al. Overexpression of Necl-5 correlates with unfavorable prognosis in patients with lung adenocarcinoma. *Cancer Sci* 2010;101:1326-30.
67. Sholl LM, Barletta JA, Yeap BY et al. Sox2 protein expression is an independent poor prognostic indicator in stage I lung adenocarcinoma. *Am J Surg Pathol* 2010;34:1193-98.
68. Sienel W, Polzer B, Elshawi K et al. Cellular localization of EMMPRIN predicts prognosis of patients with operable lung adenocarcinoma independent from MMP-2 and MMP-9. *Mod Pathol* 2008;21:1130-38.
69. Skov BG, Holm B, Erreboe A et al. ERCC1 and Ki67 in small cell lung carcinoma and other neuroendocrine tumors of the lung: distribution and impact on survival. *J Thorac Oncol* 2010;5:453-59.
70. Makino T, Yamasaki M, Takeno A et al. Cytokeratins 18 and 8 are poor prognostic markers in patients with squamous cell carcinoma of the oesophagus. *Br J Cancer* 2009;101:1298-306.
71. Nishioka K, Doki Y, Shiozaki H et al. Clinical significance of CDC25A and CDC25B expression in squamous cell carcinomas of the oesophagus. *Br J Cancer* 2001;85:412-21.

72. Yamazaki K, Hasegawa M, Ohoka I et al. Increased E2F-1 expression via tumour cell proliferation and decreased apoptosis are correlated with adverse prognosis in patients with squamous cell carcinoma of the oesophagus. *J Clin Pathol* 2005;58:904-10.
73. Sgambato A, Migaldi M, Leocata P et al. Loss of p27Kip1 expression is a strong independent prognostic factor of reduced survival in N0 gastric carcinomas. *Cancer* 2000;89:2247-57.
74. Lin KY, Fang CL, Chen Y et al. Overexpression of nuclear protein kinase CK2 Beta subunit and prognosis in human gastric carcinoma. *Ann Surg Oncol* 2010;17:1695-702.
75. Tsamandas AC, Kardamakis D, Tsiamalos P et al. The potential role of Bcl-2 expression, apoptosis and cell proliferation (Ki-67 expression) in cases of gastric carcinoma and correlation with classic prognostic factors and patient outcome. *Anticancer Res* 2009;29:703-9.
76. Muhlmann G, Spizzo G, Gostner J et al. TROP2 expression as prognostic marker for gastric carcinoma. *J Clin Pathol* 2009;62:152-58.
77. Kim MA, Lee HS, Lee HE et al. EGFR in gastric carcinomas: prognostic significance of protein overexpression and high gene copy number. *Histopathology* 2008;52:738-46.
78. Xinghua L, Bo Z, Yan G et al. The overexpression of AP-4 as a prognostic indicator for gastric carcinoma. *Med Oncol* 2012 June;29(2):871-77.
79. Kanaji S, Saito H, Tsujitani S et al. Expression of polo-like kinase 1 (PLK1) protein predicts the survival of patients with gastric carcinoma. *Oncology* 2006;70:126-33.
80. Juttner S, Wissmann C, Jons T et al. Vascular endothelial growth factor-D and its receptor VEGFR-3: two novel independent prognostic markers in gastric adenocarcinoma. *J Clin Oncol* 2006;24:228-40.
81. Zhang J, Zhu ZG, Ji J et al. Transcription factor Sp1 expression in gastric cancer and its relationship to long-term prognosis. *World J Gastroenterol* 2005;11:2213-17.
82. Park ES, Do IG, Park CK et al. Cyclooxygenase-2 is an independent prognostic factor in gastric carcinoma patients receiving adjuvant chemotherapy and is not associated with EBV infection. *Clin Cancer Res* 2009;15:291-98.
83. Kim MA, Jung EJ, Lee HS et al. P-cadherin expression in gastric carcinoma: its regulation mechanism and prognostic significance. *Hum Pathol* 2010;41:877-85.
84. Xu JD, Furuya T, Cao XX et al. Loss of BCL2L10 protein expression as prognostic predictor for poor clinical outcome in gastric carcinoma. *Histopathology* 2010;57:814-24.
85. Lee BL, Lee HS, Jung J et al. Nuclear factor-kappaB activation correlates with better prognosis and Akt activation in human gastric cancer. *Clin Cancer Res* 2005;11:2518-25.
86. Peltomaki P. Role of DNA mismatch repair defects in the pathogenesis of human cancer. *J Clin Oncol* 2003;21:1174-79.
87. Lanza G, Gafa R, Maestri I et al. Immunohistochemical pattern of MLH1/MSH2 expression is related to clinical and pathological features in colorectal adenocarcinomas with microsatellite instability. *Mod Pathol* 2002;15:741-49.
88. Aaltonen LA, Hamilton SR, World Health Organization. International Agency for Research on Cancer. *Pathology and genetics of tumours of the digestive system.* Lyon, Oxford: IARC Press ; Oxford University, 2000.
89. Kilic N, Feldhaus S, Kilic E et al. Brachyury expression predicts poor prognosis at early stages of colorectal cancer. *Eur J Cancer* 2011;47:1080-85.
90. Wu BW, Li DF, Ke ZF et al. Expression characteristics of heparanase in colon carcinoma and its close relationship with cyclooxygenase-2 and angiogenesis. *Hepatogastroenterology* 2010;57:1510-14.
91. Stanczak A, Stec R, Bodnar L et al. Prognostic significance of Wnt-1, beta-catenin and E-cadherin expression in advanced colorectal carcinoma. *Pathol Oncol Res* 2011 Dec.;17(4):955-63.
92. Strater J, Herter I, Merkel G et al. Expression and prognostic significance of APAF-1, caspase-8 and caspase-9 in stage II/III colon carcinoma: caspase-8 and caspase-9 is associated with poor prognosis. *Int J Cancer* 2010;127:873-80.
93. Leung SP, Griffith OL, Masoudi H et al. Clinical utility of type 1 growth factor receptor expression in colon cancer. *Am J Surg.* 2008;195:604-10.
94. Chang HJ, Yoo BC, Lim SB et al. Metabotropic glutamate receptor 4 expression in colorectal carcinoma and its prognostic significance. *Clin Cancer Res* 2005;11:3288-95.
95. Strater J, Hinz U, Walczak H et al. Expression of TRAIL and TRAIL receptors in colon carcinoma: TRAIL-R1 is an independent prognostic parameter. *Clin Cancer Res* 2002;8:3734-40.
96. Pallante P, Terracciano L, Carafa V et al. The loss of the CBX7 gene expression represents an adverse prognostic marker for survival of colon carcinoma patients. *Eur J Cancer* 2010;46:2304-13.
97. Baba Y, Nosho K, Shima K et al. Relationship of CDX2 loss with molecular features and prognosis in colorectal cancer. *Clin Cancer Res* 2009;15:4665-73.
98. Aamodt R, Bondi J, Andersen SN et al. The prognostic impact of protein expression of e-cadherin-catenin complexes differs between rectal and colon carcinoma. *Gastroenterol Res Pract* 2010;2010. pii:616023.
99. Harpole Jr DH, Moore MB, Herndon JE 2nd et al. The prognostic value of molecular marker analysis in patients treated with trimodality therapy for esophageal cancer. *Clin Cancer Res* 2001;7:562-69.
100. Johnston PG, Fisher ER, Rockette HE et al. The role of thymidylate synthase expression in prognosis and outcome of adjuvant chemotherapy in patients with rectal cancer. *J Clin Oncol* 1994;12:2640-47.
101. Pestalozzi BC, Peterson HF, Gelber RD et al. Prognostic importance of thymidylate synthase expression in early breast cancer. *J Clin Oncol* 1997;15:1923-31.
102. Paradiso A, Simone G, Petroni S et al. Thymidilate synthase and p53 primary tumour expression as predictive factors for advanced colorectal cancer patients. *Br J Cancer* 2000;82:560-67.
103. Shiga H, Heath EI, Rasmussen AA et al. Prognostic value of p53, glutathione S-transferase pi, and thymidylate synthase for neoadjuvant cisplatin-based chemotherapy in head and neck cancer. *Clin Cancer Res* 1999;5:4097-104.
104. Hu YC, Komorowski RA, Graewin S et al. Thymidylate synthase expression predicts the response to 5-fluorouracil-based adjuvant therapy in pancreatic cancer. *Clin Cancer Res* 2003;9:4165-71.
105. Ciaparrone M, Quirino M, Schinzari G et al. Predictive role of thymidylate synthase, dihydropyrimidine dehydrogenase and thymidine phosphorylase expression in colorectal cancer patients receiving adjuvant 5-fluorouracil. *Oncology* 2006;70:366-77.
106. Allred DC, Bustamante MA, Daniel CO et al. Immunocytochemical analysis of estrogen receptors in human breast carcinomas. Evaluation of 130 cases and review of the literature regarding concordance with biochemical assay and clinical relevance. *Arch Surg* 1990;125:107-13.
107. Harvey JM, Clark GM, Osborne CK et al. Estrogen receptor status by immunohistochemistry is superior to the ligand-binding assay for predicting response to adjuvant endocrine therapy in breast cancer. *J Clin Oncol* 1999;17:1474-81.
108. Goldhirsch A, Coates AS, Gelber RD et al. First—select the target: better choice of adjuvant treatments for breast cancer patients. *Ann Oncol* 2006;17:1772-76.
109. Wolff AC, Hammond ME, Schwartz JN et al. American Society of Clinical Oncology/College of American Pathologists guideline recommendations for human epidermal growth factor receptor 2 testing in breast cancer. *Arch Pathol Lab Med* 2007;131:18-43.
110. Gown AM. Current issues in ER and HER2 testing by IHC in breast cancer. *Mod Pathol* 2008;21(Suppl 2):S8-15.
111. Perou CM, Sorlie T, Eisen MB et al. Molecular portraits of human breast tumours. *Nature* 2000;406:747-52.
112. Chen YJ, Chen CM, Twu NF et al. Overexpression of Aurora B is associated with poor prognosis in epithelial ovarian cancer patients. *Virchows Arch* 2009;455:431-40.
113. Xi Z, Kaern J, Davidson B et al. Kallikrein 4 is associated with paclitaxel resistance in ovarian cancer. *Gynecol Oncol* 2004;94:80-85.
114. Fujiwara S, Nawa A, Nakanishi T et al. Thyroid transcription factor 1 expression in ovarian carcinomas is an independent prognostic factor. *Hum Pathol* 2010;41:560-65.
115. Nodin B, Zendehrokh N, Brandstedt J et al. Increased androgen receptor expression in serous carcinoma of the ovary is associated with an improved survival. *J Ovarian Res* 2010;3:14.
116. Umezu T, Shibata K, Kajiyama H et al. Glypican-3 expression predicts poor clinical outcome of patients with early-stage clear cell carcinoma of the ovary. *J Clin Pathol* 2010;63:962-66.
117. Meng FL, Yin MZ, Song HT et al. LAPTM4B-35 overexpression is an independent prognostic marker in endometrial carcinoma. *Int J Gynecol Cancer* 2010;20:745-50.
118. Peng C, Peng J, Jiang L et al. YKL-40 protein levels and clinical outcome of human endometrial cancer. *J Int Med Res* 2010;38:1448-57.
119. Hoshimoto K, Yamauchi N, Takazawa Y et al. CD44 variant 6 in endometrioid carcinoma of the uterus: its expression in the adenocarcinoma component is an independent prognostic marker. *Pathol Res Pract* 2003;199:71-77.
120. Tang Q, Jiang X, Li H et al. Expression and prognostic value of WISP-1 in patients with endometrial endometrioid adenocarcinoma. *J Obstet Gynaecol Res* 2011;37:606-12.
121. Watari H, Xiong Y, Hassan MK et al. Cyr61, a member of ccn (connective tissue growth factor/cysteine-rich 61/nephroblastoma overexpressed) family, predicts survival of patients with endometrial cancer of endometrioid subtype. *Gynecol Oncol* 2009;112:229-34.

122. Kim SH, Kim JW, Kim YT et al. Prognostic factors and expression of p53 and mdm-2 in uterine sarcomas. *Int J Gynaecol Obstet* 2006;95:272-77.
123. Hazelbag S, Kenter GG, Gorter A et al. Prognostic relevance of TGF-beta1 and PAI-1 in cervical cancer. *Int J Cancer* 2004;112:1020-28.
124. Gaffney DK, Haslam D, Tsodikov A et al. Epidermal growth factor receptor (EGFR) and vascular endothelial growth factor (VEGF) negatively affect overall survival in carcinoma of the cervix treated with radiotherapy. *Int J Radiat Oncol Biol Phys* 2003;56:922-28.
125. Lee IJ, Park KR, Lee KK et al. Prognostic value of vascular endothelial growth factor in Stage IB carcinoma of the uterine cervix. *Int J Radiat Oncol Biol Phys* 2002;54:768-79.
126. Hanprasertpong J, Tungsinmunkong K, Chichareon S et al. Correlation of p53 and Ki-67 (MIB-1) expressions with clinicopathological features and prognosis of early stage cervical squamous cell carcinomas. *J Obstet Gynaecol Res* 2010;36:572-80.
127. Hedman H, Lindstrom AK, Tot T et al. LRIG2 in contrast to LRIG1 predicts poor survival in early-stage squamous cell carcinoma of the uterine cervix. *Acta Oncol* 2010;49:812-15.
128. Lu H, Gan M, Zhang G et al. Expression of survivin, caspase-3 and p53 in cervical cancer assessed by tissue microarray: correlation with clinicopathology and prognosis. *Eur J Gynaecol Oncol* 2010;31:662-66.
129. Bae DS, Cho SB, Kim YJ et al. Aberrant expression of cyclin D1 is associated with poor prognosis in early stage cervical cancer of the uterus. *Gynecol Oncol* 2001;81:341-47.
130. Huang LW, Chao SL, Chen TJ. Reduced Fhit expression in cervical carcinoma: correlation with tumor progression and poor prognosis. *Gynecol Oncol* 2003;90:331-37.
131. Cho NH, Kim YB, Park TK et al. P63 and EGFR as prognostic predictors in stage IIB radiation-treated cervical squamous cell carcinoma. *Gynecol Oncol* 2003;91:346-53.
132. Vijayalakshmi N, Selvaluxmi G, Mahji U et al. C-myc oncoprotein expression and prognosis in patients with carcinoma of the cervix: an immunohistochemical study. *Eur J Gynaecol Oncol* 2002;23:135-38.
133. Dumoff KL, Chu CS, Harris EE et al. Low podoplanin expression in pretreatment biopsy material predicts poor prognosis in advanced-stage squamous cell carcinoma of the uterine cervix treated by primary radiation. *Mod Pathol* 2006;19:708-16.
134. Merseburger AS, Kramer MW, Hennenlotter J et al. Loss of galectin-3 expression correlates with clear cell renal carcinoma progression and reduced survival. *World J Urol* 2008;26:637-42.
135. Meyer HA, Tolle A, Jung M et al. Identification of stanniocalcin 2 as prognostic marker in renal cell carcinoma. *Eur Urol* 2009;55:669-78.
136. Herrem CJ, Tatsumi T, Olson KS et al. Expression of EphA2 is prognostic of disease-free interval and overall survival in surgically treated patients with renal cell carcinoma. *Clin Cancer Res* 2005;11:226-31.
137. Qureshi KN, Griffiths TR, Robinson MC et al. Combined p21WAF1/CIP1 and p53 overexpression predict improved survival in muscle-invasive bladder cancer treated by radical radiotherapy. *Int J Radiat Oncol Biol Phys* 2001;51:1234-40.
138. Tiguert R, Lessard A, So A et al. Prognostic markers in muscle invasive bladder cancer. *World J Urol* 2002;20:190-95.
139. Shi TP, Xu H, Wei JF et al. Association of low expression of notch-1 and jagged-1 in human papillary bladder cancer and shorter survival. *J Urol.* 2008;180:361-6.
140. Bi J, Chen X, Zhang Y et al. Fascin is a predictor for invasiveness and recurrence of urothelial carcinoma of bladder. *Urol Oncol* 2010 Sept. 29.
141. Li CF, Shen KH, Huang LC et al. Annexin-I overexpression is associated with tumour progression and independently predicts inferior disease-specific and metastasis-free survival in urinary bladder urothelial carcinoma. *Pathology* 2010;42:43-49.
142. Geng J, Fan J, Wang P et al. REG1A predicts recurrence in stage Ta/T1 bladder cancer. *Eur J Surg Oncol* 2009;35:852-57.
143. Mandeville JA, Silva Neto B, Vanni AJ et al. P-cadherin as a prognostic indicator and a modulator of migratory behaviour in bladder carcinoma cells. *BJU Int* 2008;102:1707-14.
144. Bryan RT, Atherfold PA, Yeo Y et al. Cadherin switching dictates the biology of transitional cell carcinoma of the bladder: ex vivo and in vitro studies. *J Pathol* 2008;215:184-94.
145. Luo JH, Xie D, Liu MZ et al. Protein expression and amplification of AIB1 in human urothelial carcinoma of the bladder and overexpression of AIB1 is a new independent prognostic marker of patient survival. *Int J Cancer* 2008;122:2554-61.
146. Ding S, Xing N, Lu J et al. Overexpression of Eg5 predicts unfavorable prognosis in non-muscle invasive bladder urothelial carcinoma. *Int J Urol* 2011;18:432-38.
147. Diamantopoulou K, Lazaris A, Mylona E et al. Cyclooxygenase-2 protein expression in relation to apoptotic potential and its prognostic significance in bladder urothelial carcinoma. *Anticancer Res* 2005;25:4543-49.
148. Gandour-Edwards R, Lara Jr PN, Folkins AK et al. Does HER2/neu expression provide prognostic information in patients with advanced urothelial carcinoma? *Cancer* 2002;95:1009-15.
149. Grossfeld GD, Ginsberg DA, Stein JP et al. Thrombospondin-1 expression in bladder cancer: association with p53 alterations, tumor angiogenesis, and tumor progression. *J Natl Cancer Inst* 1997;89:219-27.
150. deVere White RW, Deitch AD, Daneshmand S et al. The prognostic significance of S-phase analysis in stage Ta/T1 bladder cancer. A Southwest Oncology Group Study. *Eur Urol* 2000;37:595-600.
151. Lavezzi AM, Biondo B, Cazzullo A et al. The role of different biomarkers (DNA, PCNA, apoptosis and karyotype) in prognostic evaluation of superficial transitional cell bladder carcinoma. *Anticancer Res* 2001;21:1279-84.
152. Lipponen PK, Nordling S, Eskelinen MJ et al. Flow cytometry in comparison with mitotic index in predicting disease outcome in transitional-cell bladder cancer. *Int J Cancer* 1993;53:42-47.
153. Liukkonen T, Rajala P, Raitanen M et al. Prognostic value of MIB-1 score, p53, EGFr, mitotic index and papillary status in primary superficial (Stage pTa/T1) bladder cancer: a prospective comparative study. The Finnbladder Group. *Eur Urol* 1999;36:393-400.
154. Zlotta AR, Noel JC, Fayt I et al. Correlation and prognostic significance of p53, p21 WAF1/CIP1 and Ki-67 expression in patients with superficial bladder tumors treated with bacillus Calmette-Guerin intravesical therapy. *J Urol* 1999;161:792-98.
155. Harnden P, Mahmood N, Southgate J. Expression of cytokeratin 20 redefines urothelial papillomas of the bladder. *Lancet* 1999;353:974-77.
156. Sarkis AS, Dalbagni G, Cordon-Cardo C et al. Association of P53 nuclear overexpression and tumor progression in carcinoma in situ of the bladder. *J Urol* 1994;152:388-92.
157. Goddard JC, Sutton CD, Jones JL et al. Reduced thrombospondin-1 at presentation predicts disease progression in superficial bladder cancer. *Eur Urol* 2002;42:464-68.
158. Grossman HB, Liebert M, Antelo M et al. p53 and RB expression predict progression in T1 bladder cancer. *Clin Cancer Res* 1998;4:829-34.
159. Urist MJ, Di Como CJ, Lu ML et al. Loss of p63 expression is associated with tumor progression in bladder cancer. *Am J Pathol* 2002;161:1199-206.
160. Ozdemir BH, Ozdemir OG, Sertcelik A. The prognostic importance of the nucleolar organizer region (AgNOR), Ki-67 and proliferating cell nuclear antigen (PCNA) in primary nonurachal bladder adenocarcinoma. *APMIS* 2001;109:428-34.
161. Eble JN, World Health Organization. International Agency for Research on Cancer. *Pathology and genetics of tumours of the urinary system and male genital organs.* Lyon Oxford: IARC, Oxford University (distributor), 2004.
162. Antonescu CR, Tschernyavsky SJ, Decuseara R et al. Prognostic impact of P53 status, TLS-CHOP fusion transcript structure, and histological grade in myxoid liposarcoma: a molecular and clinicopathologic study of 82 cases. *Clin Cancer Res* 2001;7:3977-87.
163. Hussong JW, Brown M, Perkins SL et al. Comparison of DNA ploidy, histologic, and immunohistochemical findings with clinical outcome in inflammatory myofibroblastic tumors. *Mod Pathol* 1999;12:279-86.
164. Amir G, Issakov J, Meller I et al. Expression of p53 gene product and cell proliferation marker Ki-67 in Ewing's sarcoma: correlation with clinical outcome. *Hum Pathol* 2002;33:170-74.
165. Meis-Kindblom JM, Kindblom LG. Angiosarcoma of soft tissue: a study of 80 cases. *Am J Surg Pathol* 1998;22:683-97.
166. Lidang Jensen M, Schumacher B, Myhre Jensen O et al. Extraskeletal osteosarcomas: a clinicopathologic study of 25 cases. *Am J Surg Pathol* 1998;22:588-94.
167. Carneiro A, Bendahl PO, Akerman M et al. Ezrin expression predicts local recurrence and development of metastases in soft tissue sarcomas. *J Clin Pathol* 2011 Aug.;64(8):689-94.
168. Weng WH, Ahlen J, Astrom K et al. Prognostic impact of immunohistochemical expression of ezrin in highly malignant soft tissue sarcomas. *Clin Cancer Res* 2005;11:6198-204.
169. Kilvaer TK, Valkov A, Sorbye S et al. Profiling of VEGFs and VEGFRs as prognostic factors in soft tissue sarcoma: VEGFR-3 is an independent predictor of poor prognosis. *PLoS One* 2010;5:e15368.
170. Taubert H, Heidenreich C, Holzhausen HJ et al. Expression of survivin detected by immunohistochemistry in the cytoplasm and in the nucleus is associated with prognosis of leiomyosarcoma and synovial sarcoma patients. *BMC Cancer* 2010;10:65.

171. Ahlen J, Wejde J, Brosjo O et al. Insulin-like growth factor type 1 receptor expression correlates to good prognosis in highly malignant soft tissue sarcoma. *Clin Cancer Res.* 2005;11:206-16.
172. Kreuter M, Paulussen M, Boeckeler J et al. Clinical significance of Vascular Endothelial Growth Factor-A expression in Ewing's sarcoma. *Eur J Cancer* 2006;42:1904-11.
173. Serra M, Pasello M, Manara MC et al. May P-glycoprotein status be used to stratify high-grade osteosarcoma patients? Results from the Italian/Scandinavian Sarcoma Group 1 treatment protocol. *Int J Oncol* 2006;29:1459-68.
174. LeBoit PE. International Agency for Research on Cancer. World Health Organization. International Academy of Pathology. European Organization for Research on Treatment of Cancer. UniversitätsSpital Zürich. Departement Pathologie. *Pathology and genetics of skin tumours.* Lyon: IARC, 2006.
175. Lin H, Wong RP, Martinka M et al. Loss of SNF5 expression correlates with poor patient survival in melanoma. *Clin Cancer Res* 2009;15:6404-11.
176. Li J, Cheng Y, Tai D et al. Prognostic significance of BRMS1 expression in human melanoma and its role in tumor angiogenesis. *Oncogene* 2011;30:896-906.
177. Oba J, Moroi Y, Nakahara T et al. Expression of milk fat globule epidermal growth factor-VIII may be an indicator of poor prognosis in malignant melanoma. *Br J Dermatol* 2011 Sept.;165(3):506-12.
178. Jaros E, Perry RH, Adam L et al. Prognostic implications of p53 protein, epidermal growth factor receptor, and Ki-67 labelling in brain tumours. *Br J Cancer* 1992;66:373-85.
179. Kros JM, Hop WC, Godschalk JJ et al. Prognostic value of the proliferation-related antigen Ki-67 in oligodendrogliomas. *Cancer* 1996;78:1107-13.
180. Dehghani F, Schachenmayr W, Laun A et al. Prognostic implication of histopathological, immunohistochemical and clinical features of oligodendrogliomas: a study of 89 cases. *Acta Neuropathol* 1998;95:493-504.
181. Heegaard S, Sommer HM, Broholm H et al. Proliferating cell nuclear antigen and Ki-67 immunohistochemistry of oligodendrogliomas with special reference to prognosis. *Cancer* 1995;76:1809-13.
182. Shaffrey ME, Farace E, Schiff D et al. The Ki-67 labeling index as a prognostic factor in Grade II oligoastrocytomas. *J Neurosurg* 2005;102:1033-39.
183. Mackenzie IR. Central neurocytoma: histologic atypia, proliferation potential, and clinical outcome. *Cancer* 1999;85:1606-10.
184. Rades D, Schild SE, Fehlauer F. Prognostic value of the MIB-1 labeling index for central neurocytomas. *Neurology* 2004;62:987-89.
185. Soylemezoglu F, Scheithauer BW, Esteve J et al. Atypical central neurocytoma. *J Neuropathol Exp Neurol* 1997;56:551-56.
186. Ducatman BS, Scheithauer BW, Piepgras DG et al. Malignant peripheral nerve sheath tumors. A clinicopathologic study of 120 cases. *Cancer* 1986;57:2006-21.
187. Shrestha P, Saito T, Hama S et al. Geminin: a good prognostic factor in high-grade astrocytic brain tumors. *Cancer* 2007;109:949-56.
188. Maris C, Rorive S, Sandras F et al. Tenascin-C expression relates to clinicopathological features in pilocytic and diffuse astrocytomas. *Neuropathol Appl Neurobiol* 2008;34:316-29.
189. Santosh V, Arivazhagan A, Sreekanthreddy P et al. Grade-specific expression of insulin-like growth factor-binding proteins-2, -3, and -5 in astrocytomas: IGFBP-3 emerges as a strong predictor of survival in patients with newly diagnosed glioblastoma. *Cancer Epidemiol Biomarkers Prev* 2010;19:1399-408.
190. Colin C, Voutsinos-Porche B, Nanni I et al. High expression of cathepsin B and plasminogen activator inhibitor type-1 are strong predictors of survival in glioblastomas. *Acta Neuropathol* 2009;118:745-54.
191. Nakagawa T, Ido K, Sakuma T et al. Prognostic significance of the immunohistochemical expression of O6-methylguanine-DNA methyltransferase, P-glycoprotein, and multidrug resistance protein-1 in glioblastomas. *Neuropathology* 2009;29:379-88.
192. Sonoda Y, Yokosawa M, Saito R et al. O(6)-Methylguanine DNA methyltransferase determined by promoter hypermethylation and immunohistochemical expression is correlated with progression-free survival in patients with glioblastoma. *Int J Clin Oncol* 2010;15:352-58.
193. Senetta R, Miracco C, Lanzafame S et al. Epidermal growth factor receptor and caveolin-1 coexpression identifies adult supratentorial ependymomas with rapid unfavorable outcomes. *Neuro Oncol* 2011;13:176-83.
194. Ridley L, Rahman R, Brundler MA et al. Multifactorial analysis of predictors of outcome in pediatric intracranial ependymoma. *Neuro Oncol* 2008;10:675-89.
195. Jaros E, Lunec J, Perry RH et al. p53 protein overexpression identifies a group of central primitive neuroectodermal tumours with poor prognosis. *Br J Cancer* 1993;68:801-7.
196. Woodburn RT, Azzarelli B, Montebello JF et al. Intense p53 staining is a valuable prognostic indicator for poor prognosis in medulloblastoma/central nervous system primitive neuroectodermal tumors. *J Neurooncol* 2001;52:57-62.
197. Tabori U, Baskin B, Shago M et al. Universal poor survival in children with medulloblastoma harboring somatic TP53 mutations. *J Clin Oncol* 2010;28:1345-50.
198. Gilbertson RJ, Clifford SC. PDGFRB is overexpressed in metastatic medulloblastoma. *Nat Genet* 2003;35:197-98.
199. MacDonald TJ, Brown KM, LaFleur B et al. Expression profiling of medulloblastoma: PDGFRA and the RAS/MAPK pathway as therapeutic targets for metastatic disease. *Nat Genet* 2001;29:143-52.
200. Neben K, Korshunov A, Benner A et al. Microarray-based screening for molecular markers in medulloblastoma revealed STK15 as independent predictor for survival. *Cancer Res* 2004;64:3103-11.
201. Mendrzyk F, Radlwimmer B, Joos S et al. Genomic and protein expression profiling identifies CDK6 as novel independent prognostic marker in medulloblastoma. *J Clin Oncol* 2005;23:8853-62.
202. Nordfors K, Haapasalo J, Korja M et al. The tumour-associated carbonic anhydrases CA II, CA IX and CA XII in a group of medulloblastomas and supratentorial primitive neuroectodermal tumours: an association of CA IX with poor prognosis. *BMC Cancer* 2010;10:148.
203. Chu T, Chen X, Yu J et al. Extracellular matrix metalloproteinase inducer is a negative prognostic factor of pediatric medulloblastoma. *Pathol Oncol Res* 2011 Sept.;17(3):705-11.
204. Pfister S, Rea S, Taipale M et al. The histone acetyltransferase hMOF is frequently downregulated in primary breast carcinoma and medulloblastoma and constitutes a biomarker for clinical outcome in medulloblastoma. *Int J Cancer* 2008;122:1207-13.
205. Ellison DW, Kocak M, Dalton J et al. Definition of disease-risk stratification groups in childhood medulloblastoma using combined clinical, pathologic, and molecular variables. *J Clin Oncol* 2011;29:1400-7.
206. Bruna J, Brell M, Ferrer I et al. Ki-67 proliferative index predicts clinical outcome in patients with atypical or anaplastic meningioma. *Neuropathology* 2007;27:114-20.
207. Paulus W, Janisch W. Clinicopathologic correlations in epithelial choroid plexus neoplasms: a study of 52 cases. *Acta Neuropathol* 1990;80:635-41.
208. Hirose T, Scheithauer BW, Lopes MB et al. Ganglioglioma: an ultrastructural and immunohistochemical study. *Cancer* 1997;79:989-1003.
209. Kalyan-Raman UP, Olivero WC. Ganglioglioma: a correlative clinicopathological and radiological study of ten surgically treated cases with follow-up. *Neurosurgery* 1987;20:428-33.
210. Prayson RA, Khajavi K, Comair YG. Cortical architectural abnormalities and MIB1 immunoreactivity in gangliogliomas: a study of 60 patients with intracranial tumors. *J Neuropathol Exp Neurol* 1995;54:513-20.
211. Alizadeh AA, Eisen MB, Davis RE et al. Distinct types of diffuse large B-cell lymphoma identified by gene expression profiling. *Nature* 2000;403:503-11.
212. Hans CP, Weisenburger DD, Greiner TC et al. Confirmation of the molecular classification of diffuse large B-cell lymphoma by immunohistochemistry using a tissue microarray. *Blood* 2004;103:275-82.
213. Lossos IS, Morgensztern D. Prognostic biomarkers in diffuse large B-cell lymphoma. *J Clin Oncol* 2006;24:995-1007.
214. Cuadros M, Dave SS, Jaffe ES et al. Identification of a proliferation signature related to survival in nodal peripheral T-cell lymphomas. *J Clin Oncol* 2007;25:3321-29.
215. Went P, Agostinelli C, Gallamini A et al. Marker expression in peripheral T-cell lymphoma: a proposed clinical-pathologic prognostic score. *J Clin Oncol* 2006;24:2472-79.
216. Asano N, Suzuki R, Kagami Y et al. Clinicopathologic and prognostic significance of cytotoxic molecule expression in nodal peripheral T-cell lymphoma, unspecified. *Am J Surg Pathol* 2005;29:1284-93.
217. Dupuis J, Emile JF, Mounier N et al. Prognostic significance of Epstein-Barr virus in nodal peripheral T-cell lymphoma, unspecified: A Groupe d'Etude des Lymphomes de l'Adulte (GELA) study. *Blood* 2006;108:4163-69.
218. Gruszka-Westwood AM, Hamoudi RA, Matutes E et al. p53 abnormalities in splenic lymphoma with villous lymphocytes. *Blood* 2001;97:3552-58.
219. Katzenberger T, Petzoldt C, Holler S et al. The Ki67 proliferation index is a quantitative indicator of clinical risk in mantle cell lymphoma. *Blood* 2006;107:3407.

220. Tiemann M, Schrader C, Klapper W et al. Histopathology, cell proliferation indices and clinical outcome in 304 patients with mantle cell lymphoma (MCL): a clinicopathological study from the European MCL Network. Br J Haematol 2005;131:29-38.
221. Montalban C, Garcia JF, Abraira V et al. Influence of biologic markers on the outcome of Hodgkin's lymphoma: a study by the Spanish Hodgkin's Lymphoma Study Group. J Clin Oncol 2004;22:1664-73.
222. Spector N, Milito CB, Biasoli I et al. p53 Expression as a prognostic indicator in Hodgkin's lymphoma. J Clin Oncol 2005;23:3158-59; author reply 9-60.
223. Jarrett RF, Stark GL, White J et al. Impact of tumor Epstein-Barr virus status on presenting features and outcome in age-defined subgroups of patients with classic Hodgkin lymphoma: a population-based study. Blood 2005;106:2444-51.
224. Diepstra A, van Imhoff GW, Schaapveld M et al. Latent Epstein-Barr virus infection of tumor cells in classical Hodgkin's lymphoma predicts adverse outcome in older adult patients. J Clin Oncol 2009;27:3815-21.
225. Naresh KN, Johnson J, Srinivas V et al. Epstein-Barr virus association in classical Hodgkin's disease provides survival advantage to patients and correlates with higher expression of proliferation markers in Reed-Sternberg cells. Ann Oncol 2000;11:91-96.
226. Murray PG, Billingham LJ, Hassan HT et al. Effect of Epstein-Barr virus infection on response to chemotherapy and survival in Hodgkin's disease. Blood 1999;94:442-47.
227. Wiestner A, Rosenwald A, Barry TS et al. ZAP-70 expression identifies a chronic lymphocytic leukemia subtype with unmutated immunoglobulin genes, inferior clinical outcome, and distinct gene expression profile. Blood 2003;101:4944-51.
228. Zanotti R, Ambrosetti A, Lestani M et al. ZAP-70 expression, as detected by immunohistochemistry on bone marrow biopsies from early-phase CLL patients, is a strong adverse prognostic factor. Leukemia 2007;21:102-9.
229. Falini B, Mecucci C, Tiacci E et al. Cytoplasmic nucleophosmin in acute myelogenous leukemia with a normal karyotype. N Engl J Med 2005;352:254-66.
230. Dohner K, Schlenk RF, Habdank M et al. Mutant nucleophosmin (NPM1) predicts favorable prognosis in younger adults with acute myeloid leukemia and normal cytogenetics: interaction with other gene mutations. Blood 2005;106:3740-46.
231. Verhaak RG, Goudswaard CS, van Putten W et al. Mutations in nucleophosmin (NPM1) in acute myeloid leukemia (AML): association with other gene abnormalities and previously established gene expression signatures and their favorable prognostic significance. Blood 2005;106:3747-54.
232. Baer MR, Stewart CC, Lawrence D et al. Expression of the neural cell adhesion molecule CD56 is associated with short remission duration and survival in acute myeloid leukemia with t(8;21)(q22;q22). Blood 1997;90:1643-48.
233. Albini A, Sporn MB. The tumour microenvironment as a target for chemoprevention. Nat Rev Cancer 2007;7:139-47.
234. Giatromanolaki A, Stathopoulos GP, Tsiompanou E et al. Combined role of tumor angiogenesis, bcl-2, and p53 expression in the prognosis of patients with colorectal carcinoma. Cancer 1999;86:1421-30.
235. Zatterstrom UK, Brun E, Willen R et al. Tumor angiogenesis and prognosis in squamous cell carcinoma of the head and neck. Head Neck 1995;17:312-18.
236. Maggio E, van den Berg A, Diepstra A et al. Chemokines, cytokines and their receptors in Hodgkin's lymphoma cell lines and tissues. Ann Oncol 2002;13(Suppl 1):52-56.
237. Liu F, Lang R, Zhao J et al. CD8(+) cytotoxic T cell and FOXP3(+) regulatory T cell infiltration in relation to breast cancer survival and molecular subtypes. Breast Cancer Res Treat 2011 Nov.;130(2):645-55.
238. Shen Z, Zhou S, Wang Y et al. Higher intratumoral infiltrated Foxp3+ Treg numbers and Foxp3+/CD8+ ratio are associated with adverse prognosis in resectable gastric cancer. J Cancer Res Clin Oncol 2010;136:1585-95.
239. Gao Q, Qiu SJ, Fan J et al. Intratumoral balance of regulatory and cytotoxic T cells is associated with prognosis of hepatocellular carcinoma after resection. J Clin Oncol. 2007;25:2586-93.
240. Wolf D, Wolf AM, Rumpold H et al. The expression of the regulatory T cell-specific forkhead box transcription factor FoxP3 is associated with poor prognosis in ovarian cancer. Clin Cancer Res 2005;11:8326-31.
241. Ladoire S, Martin F, Ghiringhelli F. Prognostic role of FOXP3+ regulatory T cells infiltrating human carcinomas: the paradox of colorectal cancer. Cancer Immunol Immunother 2011;60:909-18.
242. Kim WY, Jeon YK, Kim TM et al. Increased quantity of tumor-infiltrating FOXP3-positive regulatory T cells is an independent predictor for improved clinical outcome in extranodal NK/T-cell lymphoma. Ann Oncol 2009;20:1688-96.
243. Gjerdrum LM, Woetmann A, Odum N et al. FOXP3+ regulatory T cells in cutaneous T-cell lymphomas: association with disease stage and survival. Leukemia 2007;21:2512-18.
244. Carreras J, Lopez-Guillermo A, Fox BC et al. High numbers of tumor-infiltrating FOXP3-positive regulatory T cells are associated with improved overall survival in follicular lymphoma. Blood 2006;108:2957-64.
245. de Jong D, Koster A, Hagenbeek A et al. Impact of the tumor microenvironment on prognosis in follicular lymphoma is dependent on specific treatment protocols. Haematologica 2009;94:70-77.
246. Alvaro T, Lejeune M, Salvado MT et al. Outcome in Hodgkin's lymphoma can be predicted from the presence of accompanying cytotoxic and regulatory T cells. Clin Cancer Res 2005;11:1467-73.
247. Alvaro-Naranjo T, Lejeune M, Salvado-Usach MT et al. Tumor-infiltrating cells as a prognostic factor in Hodgkin's lymphoma: a quantitative tissue microarray study in a large retrospective cohort of 267 patients. Leuk Lymphoma 2005;46:1581-91.
248. Tzankov A, Meier C, Hirschmann P et al. Correlation of high numbers of intratumoral FOXP3+ regulatory T cells with improved survival in germinal center-like diffuse large B-cell lymphoma, follicular lymphoma and classical Hodgkin's lymphoma. Haematologica 2008;93:193-200.
249. Kelley TW, Pohlman B, Elson P et al. The ratio of FOXP3+ regulatory T cells to granzyme B+ cytotoxic T/NK cells predicts prognosis in classical Hodgkin lymphoma and is independent of bcl-2 and MAL expression. Am J Clin Pathol 2007;128:958-65.
250. Barros MH, Vera-Lozada G, Soares FA et al. Tumor microenvironment composition in pediatric classical Hodgkin lymphoma is modulated by age and Epstein-Barr virus infection. Int J Cancer 2012;131:1142-52.
251. Saez AI, Garcia-Cosio M, Saez AJ, Hernandez JM, Sanchez-Verde L, Alvarez D et al. Identification of biological markers of sensitivity to high-clinical-risk-adapted therapy for patients with diffuse large B-cell lymphoma. Leuk Lymphoma. 2009;50:571-81.
252. Lee NR, Song EK, Jang KY, Choi HN, Moon WS, Kwon K et al. Prognostic impact of tumor infiltrating FOXP3 positive regulatory T cells in diffuse large B-cell lymphoma at diagnosis. Leuk Lymphoma. 2008;49:247-56.
253. Hasselblom S, Sigurdadottir M, Hansson U, Nilsson-Ehle H, Ridell B, Andersson PO. The number of tumour-infiltrating TIA-1+ cytotoxic T cells but not FOXP3+ regulatory T cells predicts outcome in diffuse large B-cell lymphoma. Br J Haematol 2007;137:364-73.
254. Tzankov A, Matter MS, Dirnhofer S. Refined prognostic role of CD68-positive tumor macrophages in the context of the cellular micromilieu of classical Hodgkin lymphoma. Pathobiology 2010;77:301-8.
255. Steidl C, Lee T, Shah SP et al. Tumor-associated macrophages and survival in classic Hodgkin's lymphoma. N Engl J Med 2010;362:875-85.
256. Kamper P, Bendix K, Hamilton-Dutoit S et al. Tumor-infiltrating macrophages correlate with adverse prognosis and Epstein-Barr virus status in classical Hodgkin's lymphoma. Haematologica 2011;96:269-76.
257. Zhang W, Wang L, Zhou D et al. Expression of tumor-associated macrophages and vascular endothelial growth factor correlates with poor prognosis of peripheral T-cell lymphoma, not otherwise specified. Leuk Lymphoma 2011;52:46-52.
258. Farinha P, Masoudi H, Skinnider BF et al. Analysis of multiple biomarkers shows that lymphoma-associated macrophage (LAM) content is an independent predictor of survival in follicular lymphoma (FL). Blood 2005;106:2169-74.
259. Alvaro T, Lejeune M, Camacho FI et al. The presence of STAT1-positive tumor-associated macrophages and their relation to outcome in patients with follicular lymphoma. Haematologica 2006;91:1605-12.
260. Canioni D, Salles G, Mounier N et al. High numbers of tumor-associated macrophages have an adverse prognostic value that can be circumvented by rituximab in patients with follicular lymphoma enrolled onto the GELA-GOELAMS FL-2000 trial. J Clin Oncol 2008;26:440-46.
261. Taskinen M, Karjalainen-Lindsberg ML, Nyman H et al. A high tumor-associated macrophage content predicts favorable outcome in follicular lymphoma patients treated with rituximab and cyclophosphamide-doxorubicin-vincristine-prednisone. Clin Cancer Res 2007;13:5784-89.
262. Barros MH, Hassan R, Niedobitek G. Tumor-associated macrophages in pediatric classical hodgkin lymphoma: association with epstein-barr virus, lymphocyte subsets, and prognostic impact. Clin Cancer Res 2012;18:3762-71.
263. Carreras J, Lopez-Guillermo A, Roncador G et al. High numbers of tumor-infiltrating programmed cell death 1-positive regulatory lymphocytes are associated with improved overall survival in follicular lymphoma. J Clin Oncol 2009;27:1470-76.

CAPÍTULO 9

Patologia no Câncer – Exame por Congelação/Exame Peroperatório

Renata Quintella Zamolyi

INTRODUÇÃO

Atualmente, com a visão multidisciplinar da medicina, os patologistas estão direta e ativamente envolvidos em prestar cuidados médicos ao paciente, por meio das múltiplas possibilidades de diagnóstico de um laboratório moderno.

Isto porque uma das tarefas cruciais do patologista é a realização e a interpretação do exame de "congelação" como é chamado, de forma geral, o método de avaliação peroperatória mais comumente utilizado para se fornecer um diagnóstico durante o ato cirúrgico ou para garantir que a amostra colhida (proveniente de ato cirúrgico ou mesmo em procedimentos ambulatoriais de biópsia e punção) seja suficiente para gerar um futuro diagnóstico satisfatório.

De uma forma abrangente, o exame peroperatório ou intraoperatório é um conjunto de intervenções do patologista, que inclui não apenas a congelação do material propriamente dita, mas também a avaliação macroscópica do espécime e a realização de preparados citológicos (citoimpressão ou *imprinting*, raspados e esfregaços), que podem ser utilizados de maneira isolada ou combinada, na dependência de fatores inerentes à amostra a ser analisada e à experiência do profissional com os métodos e equipamentos disponíveis. Dessa forma, o procedimento de congelação, embora seja o mais conhecido, é apenas um dos métodos utilizados pelo patologista para possibilitar uma análise microscópica rápida do material fresco recém-colhido.

A grande importância da utilização desta técnica é o fato de que o fornecimento de um diagnóstico, enquanto o cirurgião ainda está operando o paciente, pode modificar a conduta cirúrgica.

Mesmo quando o diagnóstico não seja possível com a técnica de congelação, pode-se ao menos garantir que o material colhido será suficiente para gerar um resultado posteriormente, com a técnica de processamento convencional (inclusão em parafina), evitando-se, assim, um segundo tempo cirúrgico ou um novo procedimento diagnóstico.

No livro *Ackerman's Surgical Pathology*, o Dr. Juan Rosai descreve o exame peroperatório (entre eles a técnica de congelação) como "*um dos procedimentos mais importantes e difíceis que o patologista tem de executar na sua prática médica. Requer experiência, conhecimento de medicina geral e de patologia, capacidade de tomar decisões rápidas sob pressão, bom senso, atitude ligeiramente conservadora, mas não demasiadamente, e plena consciência das limitações do método*".

O conhecimento das indicações e limitações do método é fundamental para que não se criem expectativas discordantes entre o que é desejado e o que é possível se obter de resultado com a utilização desta técnica já que, infelizmente, mesmo em condições ideais de execução, a qualidade das lâminas obtidas pelo método de congelação é, em geral, inferior às lâminas produzidas por tecidos fixados em formol e emblocados em parafina (Fig. 1).

Por esse motivo, eventualmente, o diagnóstico fornecido pelo patologista durante o ato cirúrgico poderá ser parcial, sendo conveniente aguardar o exame das lâminas do material emblocado em parafina para avaliação pormenorizada e conclusão diagnóstica.

Entretanto, mesmo com a melhora considerável na acurácia dos métodos de investigação durante o pré-operatório, com biópsias e punções minimamente invasivas, permitido a confirmação de casos malignos antes mesmo da abordagem cirúrgica, a avaliação peroperatória ainda tem enorme utilidade, seja na avaliação das margens cirúrgicas, na determinação da extensão do comprometimento neoplásico ou ainda na comprovação da existência de metástases.

Outras indicações para a realização de exames peroperatórios, entre eles a congelação, são: garantir a aquisição de material adequado e suficiente para o diagnóstico posterior e possibilitar o uso do mesmo em estudos especiais, mantendo-se parte do material congelado ou em fixadores especiais.

Nunca é demais frisar que qualquer exame anatomopatológico, seja ele histopatológico, citopatológico ou peroperatório (incluindo a congelação), requer correlação clínica e com os demais exames complementares do paciente. Sendo assim, o bom entrosamento e a comunicação entre o cirurgião e o patologista são pontos críticos para se garantir um resultado adequado. Desta forma, a presença do patologista no centro cirúrgico é de extrema importância e oferece inúmeras vantagens como a observação dos prontuários, exames radiológicos e do próprio ato cirúrgico, garantia do posicionamento anatômico adequado das peças cirúrgicas e, principalmente, a troca de informações verbais diretas, evitando-se intermediários e diminuindo a possibilidade de falhas de comunicação.

ASPECTOS HISTÓRICOS

No final do século XIX, o desenvolvimento de novos microscópios gerando melhoras consideráveis no campo óptico, além do surgimento de equipamentos especiais para realizar cortes histológicos e o uso de vários corantes naturais e sintéticos, aumentou a qualidade das imagens obtidas no processamento histológico e, portanto, também a capacidade de diagnóstico.

Esses avanços em microscopia e histotécnica foram fundamentais para que os patologistas traduzissem as imagens microscópicas em informações clinicamente úteis. Paralelamente, o refinamento das técnicas cirúrgicas, melhora das técnicas de anestesia e hemostasia, técnicas de assepsia e de controle de infecções, proporcionaram aos cirurgiões a possibilidade de realizar procedimentos cada vez mais complexos.

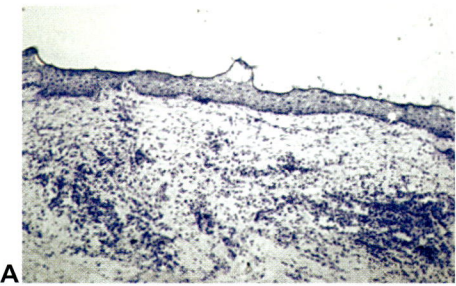
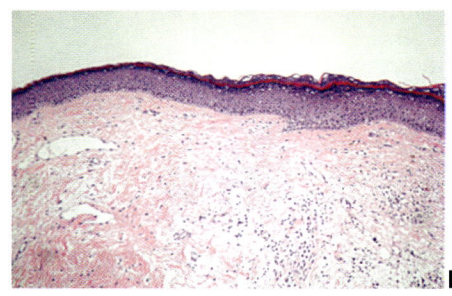

◀ **FIGURA 1. (A)** Aspectos microscópicos de um fragmento de pele, cortado pela técnica de congelação e corado com azul de toluidina. **(B)** Fragmento da mesma pele, cortado após inclusão em parafina e corado com H&E.

Nesse contexto, surgiu a necessidade de se obter um diagnóstico durante o ato operatório, que determinasse se um crescimento era benigno ou maligno. Basicamente, isso significava que o patologista pudesse investigar ao microscópio, tecidos frescos provenientes da cirurgia, enquanto os cirurgiões ainda estivessem operando, auxiliando, assim, os procedimentos cirúrgicos.

Várias técnicas foram tentadas para endurecer tecidos frescos, permitindo que fossem cortados em finas fatias. Uma solução salina gelada foi a primeira técnica a ser usada por um anatomista holandês chamado Pieter de Riemer, em 1818. Entretanto, somente 70 anos depois, o método de "congelar" os tecidos seria usado para endurecer os mesmos a ponto de permitir o seu corte. Daí, o nome "congelação" dado ao procedimento de avaliação diagnóstica peroperatória, usado até os dias atuais.

Nos anos seguintes houveram várias descrições bem e malsucedidas de técnicas de congelação para o diagnóstico peroperatório. Em 1891, Dr. William Welch, do Johns Hopkins Hospital, usou um micrótomo de congelação por dióxido de carbono para analisar o tecido mamário proveniente de um procedimento cirúrgico do renomado cirurgião Dr. Willian Halsted. Infelizmente, Dr. Welch levou muito tempo para fazer e interpretar o corte de congelação e o Dr. Hasted terminou a cirurgia sem o conhecimento do resultado da patologia.

Surgiram inúmeras variações sobre o tema, com várias instituições médicas e diferentes patologistas reivindicando para si a autoria da técnica de congelação. Entretanto, como a maioria das técnicas descritas não teve consequências clínicas, o desenvolvimento da congelação como método diagnóstico com o propósito de auxiliar o cirurgião durante o ato cirúrgico, é creditado ao Dr. Louis Wilson, da Mayo Clinic.

Na virada do século XIX, imersos em um ambiente de inovação, produção científica e metodológica, em franco desenvolvimento médico-laboratorial, os irmãos Dr. Willian Mayo e Dr. Charles Mayo, cirurgiões, precisavam reforçar o lado laboratorial de sua prática cirúrgica e para tanto era necessário contratar *"um patologista qualificado, um homem com inclinação científica que devotasse todo seu tempo na construção de um Departamento de Patologia"*. Para tanto, foi contratado o Dr. Louis B. Wilson, que não só incrementou e gerenciou um laboratório com um volume enorme de peças cirúrgicas mas, principalmente, foi capaz de suprir a necessidade de fornecer um diagnóstico rápido durante o ato operatório.

Dr. Wilson desenvolveu um método rápido para o diagnóstico peroperatório, usando azul de metileno (um corante de anilina sintético usado em várias preparações experimentais) e testou diferentes técnicas para cortar os tecidos. Para congelar o tecido, ele simplesmente usou o gélido ar de janeiro em Rochester, Minesota (onde, no inverno, é possível alcançar 29°C negativos), colocando o espécime do lado de fora da janela por alguns minutos e cortando o tecido congelado manualmente. Os cortes obtidos eram então mergulhados em azul de metileno para corar, depois lavados em solução salina e montados nas lâminas de vidro usando uma mistura de glicose. Durante algumas semanas ele estudou uma grande variedade de tecidos proveniente das cirurgias e se familiarizou com os diversos padrões histológicos da nova técnica. Como não seria inverno o ano todo, a implementação de um micrótomo de congelação acoplado a dióxido de carbono (CO_2) facilitou o procedimento e viabilizou a reprodução da técnica. Seu artigo *"A Method for the Rapid Preparation of Fresh Tissues for the Microscope"* foi publicado em 2 de Dezembro de 1905, apenas 5 meses após sua submissão, o que é considerado rápido até mesmo para os padrões atuais.

Embora esta não tenha sido claramente a primeira descrição da técnica de congelação, é creditado ao Dr. Louis Wilson o fato de ter desenvolvido o primeiro método de diagnóstico peroperatório, ou "congelação", com aplicação prática e portanto com impacto na assistência ao paciente.

PROCEDIMENTO

Durante o ato cirúrgico, pequenas amostras ou todo o espécime cirúrgico são entregues ao patologista pelo cirurgião. O patologista faz o exame macroscópico do material e seleciona os fragmentos que serão congelados.

Para executar a técnica de congelação, é necessário utilizar um aparelho denominado "micrótomo de congelação" (que consiste de um micrótomo portátil cuja base está conectada a um tubo de CO_2 ou outros gases com propriedade de refrigeramento) ou, preferencialmente, um aparelho mais sofisticado denominado criostato.

O criostato é um equipamento grande, mais ou menos do tamanho de uma geladeira de tamanho médio, que consiste em uma câmara refrigerada fechada que alberga um micrótomo (Fig. 2). Dessa forma, todo o sistema é mantido numa temperatura baixa e homogênea, não sujeita às variações de temperatura do ambiente, permitindo a realização de cortes microscópicos de qualidade superior àqueles obtidos com os micrótomos portáteis de congelação. Dentro do criostato, a temperatura atinge entre 20 a 30°C negativos, possibilitando o congelamento quase imediato dos tecidos e conferindo ao material a dureza necessária para realizar finos cortes no micrótomo.

As desvantagens do criostato são seu alto custo de aquisição e o fato de não ser portátil. Nesse sentido, dada a relevância do exame peroperatório e suas consequências, devemos ressaltar a importância que deveria ser dada pelos hospitais, especialmente aqueles que realizam cirurgias oncológicas, a fim de fornecerem condições adequadas para a realização do exame de congelação, especialmente no que diz respeito às condições físicas de instalação do patologista (de preferência dentro do centro cirúrgico) e disponibilização dos equipamentos necessários, especialmente aqueles não portáteis, como o criostato.

De volta à descrição do procedimento de congelação, o fragmento escolhido para ser congelado é colocado em uma pequena plataforma de metal, embebido em um gel composto por polímeros como polietileno glicol e álcool polivinílico, usado apenas com a finalidade de dar uma melhor base, facilitando o corte no micrótomo em fatias finíssimas, de 4 a 6 micra (sendo um mícron a milésima parte de 1 mm), a serem posicionadas em uma lâmina de vidro, em que serão coradas, permitindo a visualização das células ao microscópio óptico (Figs. 3 e 4).

Os corantes utilizados são, em geral, azul de toluidina ou uma técnica rápida de H&E (hematoxilina-eosina).

É importante saber que materiais como gordura ou outros tecidos ricos em colesterol (ex.: cérebro) podem precisar de temperaturas ainda mais baixas para congelar adequadamente. Nesses casos, a abordagem do material com técnicas de citologia (esfregaços, raspados e *squeezing*) potencializa a acurácia diagnóstica e pode, em alguns casos, ser até superior ao corte congelado.

Considerando-se um fragmento de cada vez, o procedimento todo, englobando a congelação do material, a confecção das lâminas e sua análise microscópica, leva poucos minutos (poucos minutos e não segundos, como gostaríamos).

Esse tempo pode ser maior, na dependência de variáveis como quantidade de fragmentos a serem congelados (cada margem cirúrgica gera um fragmento), complexidade da peça cirúrgica e avaliação macroscópica trabalhosa, necessidade de cortes adicionais etc.

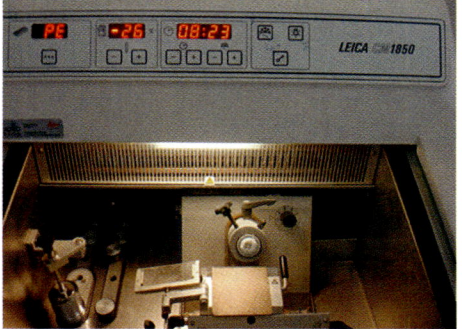

◄ **FIGURA 2.** Visão parcial do criostato que é essencialmente um micrótomo dentro de um freezer capaz de atingir temperaturas entre 20 e 30°C negativos. Este é o principal instrumento necessário para o exame de congelação.

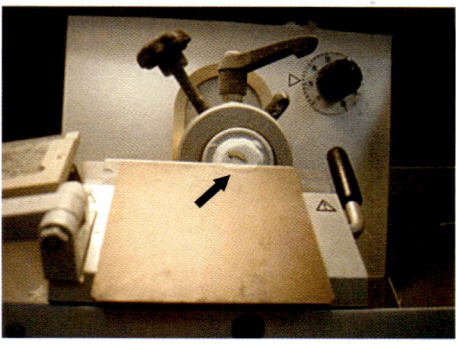

◄ **FIGURA 3.** Visão do micrótomo acondicionado dentro do criostato, com um fragmento de pele embebido em gel, ambos congelados. O gel congelado é utilizado para dar uma melhor base para o corte. A seta aponta o início da fatia sendo cortada. O material congelado só permite o corte de uma fatia por vez.

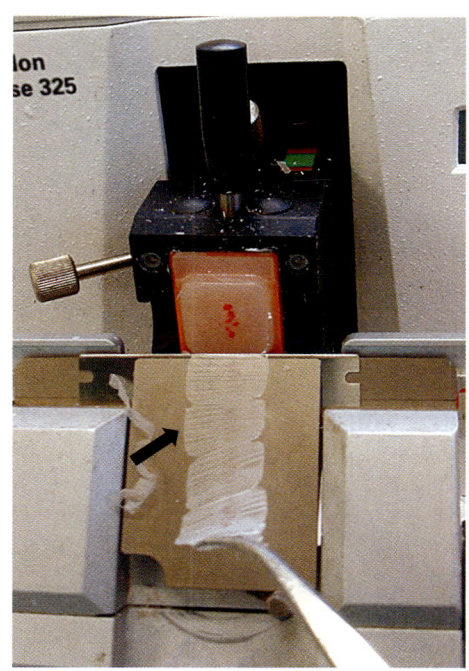

◀ **FIGURA 4.** Visão de um micrótomo para corte de blocos de parafina, para comparação com a Figura 3. O material (após o processamento histológico) é incluído em parafina, que endurece e forma a base que permite o seu corte. A seta aponta fatias cortadas em série, o que não é possível com os cortes de congelação.

Em geral, é possível obter um resultado de congelação em cerca de 10 a 15 minutos e, por mais que a equipe cirúrgica ache esse tempo longo, nunca é demais lembrar que ele é consideravelmente menor que as 16 horas (no mínimo) de processamento histológico habitual, com fixação em formalina e inclusão em parafina.

Toda essa diferença na rapidez do resultado tem um custo e, nesse caso, o custo é a qualidade técnica inferior dos cortes obtidos pelo método de congelação, podendo comprometer o resultado final ou consumir todo o material durante a técnica.

É extremamente importante saber que cortes de congelação **não** são cortes permanentes e, por isso, é indispensável correlacionar o resultado da congelação com o resultado final definitivo, proveniente do material emblocado em parafina.

INDICAÇÕES E LIMITAÇÕES DO MÉTODO DE CONGELAÇÃO

O exame pela técnica de congelação é uma consulta peroperatória a ser realizada quando o conhecimento do seu resultado fará diferença no procedimento cirúrgico e não para uso indiscriminado.

Deve-se ter em mente que o processamento histológico convencional, quando realizado adequadamente, possui inúmeras vantagens em relação à técnica de congelação. Algumas dessas vantagens são a preservação e a possibilidade de arquivamento do material para diferentes estudos subsequentes, a possibilidade de se examinar maior amostra do material e a confecção de lâminas permanentes e com melhor qualidade óptica.

Além disso, em alguns casos, o patologista poderá não chegar a uma conclusão definitiva durante o exame por congelação e solicitar ao cirurgião que aguarde o resultado do exame em parafina. Ou ainda, o patologista poderá fornecer uma conclusão parcial como, por exemplo "carcinoma invasivo", deixando a classificação histológica do carcinoma (se carcinoma ductal, carcinoma lobular, carcinoma escamoso, carcinoma basocelular etc.) para o exame em parafina.

Algumas limitações são verdadeiras e consideradas intransponíveis em razão da técnica utilizada e das restrições decorrente da urgência do procedimento (ex.: não é possível descalcificar materiais ósseos para submetê-los ao corte no micrótomo durante a congelação).

Outras limitações são evitáveis e devem ser consideradas como deficiências que somos forçados a enfrentar, seja por questões tecnológicas (falta de insumos e equipamentos) ou de cooperação entre as especialidades (falta de informações clínicas pertinentes). Estas limitações, consideradas evitáveis, devem ser minimizadas a um grau em que a capacidade de dar diagnóstico não seja prejudicada.

Indicações do exame de congelação

As indicações gerais do exame de congelação estão relacionadas nos tópicos a seguir.

Determinar a natureza de um processo patológico

A indicação primordial do exame por congelação é o diagnóstico da lesão. Entretanto, como vimos anteriormente, com o advento das biópsias e punções minimamente invasivas, dificilmente hoje em dia, um paciente é operado sem que haja um diagnóstico pré-operatório. Sendo assim, o objetivo da congelação pode confirmar que a lesão previamente diagnosticada foi alcançada e retirada no ato cirúrgico. Nos casos de cirurgias exploratórias ou achados inesperados durante a cirurgia (que, portanto, não tem diagnóstico prévio), o exame por congelação pode ser decisivo na condução da cirurgia, possibilitando a remoção imediata de tumores ou dando embasamento científico para a finalização de procedimentos incuráveis, nos quais o prolongamento ou a complexidade do ato cirúrgico seriam prejudiciais ao paciente.

Avaliar as margens cirúrgicas das neoplasias

A avaliação de margens cirúrgicas pelo exame de congelação pode evitar procedimentos subsequentes, permitindo a ampliação imediata das margens comprometidas, evitando-se um segundo tempo operatório. Cabe lembrar que, em alguns casos, como em lesões *in situ* e impalpáveis de mama, por características inerentes à lesão e ao tipo de material (rico em gordura), a avaliação de margens pelo exame de congelação pode ocasionar resultados falso-negativos, sendo preferível aguardar o exame do material em parafina.

Determinar a extensão do comprometimento neoplásico (estadiamento)

Durante o ato cirúrgico pode-se avaliar o estadiamento da doença e a existência ou não de metástases. Pode-se avaliar o estadiamento caracterizando-se a extensão da neoplasia por continuidade (acometimento de órgãos adjacentes), disseminação intracavitária peritoneal ou pela presença de metástases linfonodais ou a distância.

Na suspeita de metástase, o exame por congelação pode confirmar a identidade do material, auxiliando o cirurgião na decisão de continuar, interromper ou optar por uma abordagem mais conservadora, uma vez que cirurgias muito agressivas só têm indicação quando há chances de cura para o paciente.

Nos procedimentos de linfonodo sentinela, usa-se geralmente a citoimpressão (ou *imprinting*) como a técnica de escolha do exame peroperatório, para determinar a existência de células neoplásicas no linfonodo sentinela e definir se haverá dissecção linfonodal no mesmo ato operatório ou não.

Garantir que a amostra seja adequada e planejar estudos complementares

Ainda que a definição diagnóstica não seja essencial durante o ato cirúrgico, o cirurgião pode solicitar o exame de congelação para garantir que a amostra obtida seja adequada e suficiente para o diagnóstico posterior do material em parafina, ou seja, se há realmente material representativo da lesão (e não apenas necrose, por exemplo) no fragmento por ele obtido. Nesse caso, o patologista pode limitar-se a avaliar se o material é suficiente (se contém a neoplasia) ou se é necessário obter mais material para o diagnóstico posterior em parafina. Dessa forma, o cirurgião pode obter nova amostra ou fragmento adicional imediatamente, evitando-se um segundo procedimento com finalidade diagnóstica apenas.

Também é possível planejar estudos subsequentes, separando-se cotas do material para inclusão em parafina, para realização de estudo imuno-histoquímico e até mesmo para a execução de técnicas especiais como investigações moleculares, genética, microscopia eletrônica, imunofluorescência e outras técnicas que não podem ser realizadas no material processado e emblocado em parafina e requerem a obtenção de material a fresco, congelado ou acondicionado em fixadores especiais que não o formol.

Permite, ainda, a coleta de tecido fresco e estéril, a ser apropriadamente acondicionado e designado para pesquisas científicas e bancos de tumores, sem prejuízo do diagnóstico final para o paciente.

Identificar substâncias que são perdidas no processamento histológico

Menos comumente, a técnica de congelação pode ser usada para identificar substâncias que são perdidas durante o processamento histológico habitual para inclusão em parafina, como, por exemplo, os lipídios. São necessários cortes congelados para a avaliação de colorações especiais como o Sudan, por exemplo, para identificação de lipídios e também para a identificação de alguns antígenos que podem ser mascarados pela fixação em formol.

Limitações do exame de congelação

As principais limitações do exame de congelação estão relacionadas nos tópicos a seguir.

Tempo

Não há dúvida de que durante a congelação há uma corrida contra o tempo. Entretanto, a melhor forma de se cometer um erro é fazer as coisas apressadamente, sendo interrompido a todo momento e pressionado por uma resposta rápida.

A única defesa para isso é estar em sintonia com a equipe cirúrgica e contar, não só com o conhecimento prévio dos cirurgiões sobre as aplicações e limitações da técnica de congelação, como também com a confiança e a cooperação dos mesmos.

Patologistas bem treinados levam poucos minutos para obter uma lâmina para análise e, outros poucos minutos para observá-la ao microscópio. Ao ser pressionado para apressar um resultado de congelação, o patologista deve resistir e executar a técnica com o cuidado e a atenção devidos. Durante o exame de congelação, é importante não pular etapas. São nesses "atalhos" que nascem os erros e, infelizmente, alguns deles podem ser irreparáveis.

Existem algumas variáveis que podem interferir sensivelmente no tempo de execução do exame de congelação. Uma delas é a complexidade da peça anatômica a ser examinada. Não resta dúvida que examinar macroscopicamente um pequeno fragmento é bem mais rápido que destrinchar um monobloco com vários órgãos aderidos.

Já no momento da microscopia, o tempo de análise do patologista poderá variar segundo a necessidade ou não de consultoria, seja ela de livros, outros patologistas (caso haja essa disponibilidade) ou até mesmo consultar o próprio cirurgião para conhecer o histórico do paciente, os dados clínicos relevantes e as suspeitas diagnósticas, especialmente quando o pedido médico não está devidamente preenchido.

É importante também conhecer o propósito do pedido de congelação, para responder corretamente às necessidades do cirurgião e avaliar quais informações irão, efetivamente, mudar o curso da cirurgia e que podem ser dadas de forma segura e rápida.

Mais do que agradar o cirurgião com resultados apressados, o patologista deve ao paciente o melhor de suas possibilidades diagnósticas, fornecendo uma resposta correta, mesmo que isso custe alguns minutos extras na entrega do resultado. Aguardar um pouco mais custa bem menos do que reoperar o paciente ou fornecer um diagnóstico equivocado.

Outra variável na questão tempo do exame de congelação, ocorre quando o patologista está sozinho e recebe vários casos (ou até mesmo um único caso que tenha um grande número de amostras ou margens) ao mesmo tempo ou em um curto intervalo de tempo. Nessas situações, só resta pedir ajuda e perguntar se algum desses casos não influenciará na decisão cirúrgica e foi mandado apenas como uma rotina padrão. Se houver algum deles nessa situação, o mesmo deve ser colocado no "final da fila" ou até mesmo seguir para o processamento histológico em parafina, para não comprometer o andamento dos casos que realmente necessitem do exame de congelação, com consequências no curso das cirurgias.

Artefatos de congelamento

Pela propriedade química da água de se expandir formando cristais durante o congelamento podem surgir artefatos morfológicos causando diferentes imagens entre os cortes obtidos em parafina e os cortes congelados. Reconhecer esses artefatos permite ao patologista "ler ao redor deles" e fazer a interpretação correta (Fig. 5). Por exemplo, os cristais de gelo podem formar espaços vazios, afastando ou dissecando as células. Cristais de gelo também podem formar-se dentro do núcleo das células, especialmente em materiais danificados por cautério ou isquemia, decorrente de perda da capacidade de homeostase osmótica, acumulando água e causando um "edema" nuclear, que pode ocasionar um aspecto mais vesicular desse núcleo. Além disso, a cromatina nuclear se altera no material congelado e esses fragmentos que foram previamente congelados e são posteriormente submetidos ao processamento histológico em parafina, exibem uma cromatina mais condensada e hipercromática que os fragmentos não congelados. Por causa dos cristais de gelo, o citoplasma das células também pode ficar mais vacuolado e claro.

Outra questão que pode ser discutida neste tópico de artefatos de congelamento é a questão da inclusão das amostras. Essa é uma grande limitação da congelação em relação à parafina, pois o tecido fresco é mole e escorregadio, podendo gerar cortes enviesados por inclusão oblíqua, ocasionando imagens inadequadas e de difícil interpretação.

Por fim, a questão das gorduras. Esse tipo de material é considerado o terror da congelação em razão do fato de que o tecido gorduroso simplesmente não congela bem. E, como o propósito da congelação é endurecer o material para que ele possa ser cortado no micrótomo, se ele não congelar bem, não poderá ser cortado adequadamente, gerando falhas e buracos, que, por vezes, impossibilitam a avaliação microscópica adequada.

Erros de amostragem

O quesito mais importante para qualquer diagnóstico é a adequada amostragem da lesão. Sendo assim, a parte mais importante do momento da congelação é a macroscopia e, consequentemente, a escolha das amostras e fragmentos que serão congelados e submetidos à avaliação microscópica. Não importa o quão perfeita saia a lâmina da congelação, se ela não representar a lesão, não haverá diagnóstico.

Essa limitação de amostragem é facilmente compreendida, uma vez que em qualquer análise cito ou histológica, o diagnóstico está restrito à

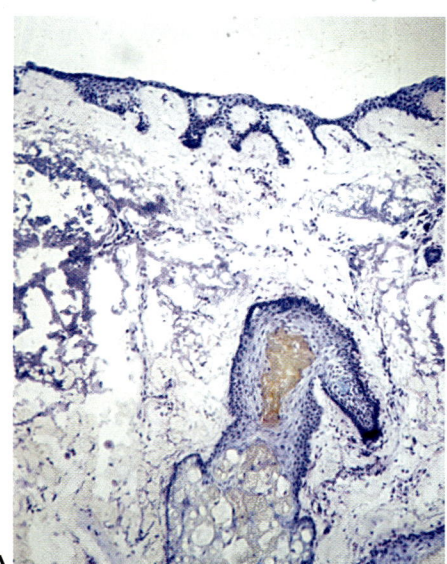
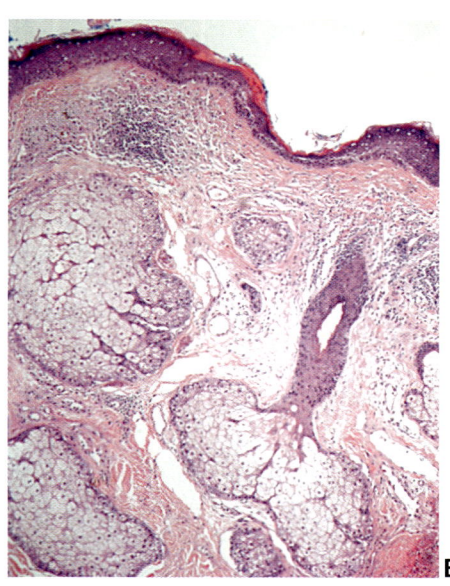

◀ **FIGURA 5. (A)** Fragmento de pele cortado pela técnica de congelação e corada com azul de toluidina. Notar os artefatos de cristais de gelo, representados por espaços opticamente "vazios" na derme. **(B)** O mesmo fragmento de pele, cortado pela técnica de inclusão em parafina e corado com H&E (comparar com **A**).

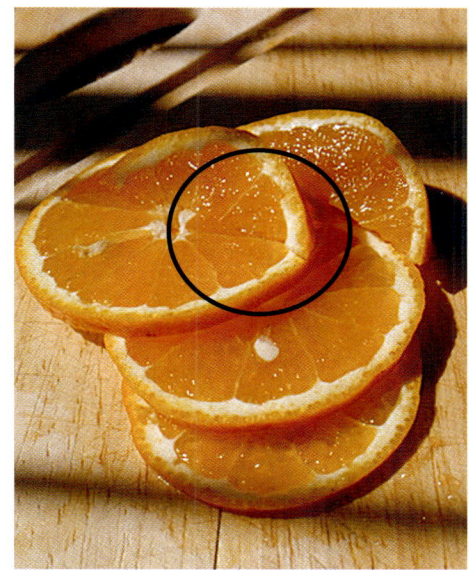

◄ **FIGURA 6.** Laranja fatiada, para ilustrar a questão da amostragem do material. Algumas fatias apresentam caroço, outras não. Isto é, ainda que a laranja tenha caroços, se a amostra recebida pelo patologista for área marcada pelo desenho de círculo, o patologista ao examinar esta amostra apenas (como ocorre com as biópsias incisionais) não poderá dizer que viu o caroço. Eis a questão das falhas de amostragem.

amostra. A lesão pode existir no paciente mas não estar presente na amostra obtida para exame, ou porque o local exato não foi alcançado na biópsia, ou porque a lesão é muito pequena e múltiplas biópsias podem ser necessárias ao diagnóstico. Para ilustrar a questão da amostragem, visualizemos uma laranja. Ao se fatiar essa laranja, uma das fatias (ou seja, uma amostra da laranja) pode apresentar-se sem o caroço. Isso não significa que a laranja como um todo não tenha caroço, mas sim que, naquela amostra em especial, o caroço não foi representado (Fig. 6).

Nos casos em que o patologista recebe a peça cirúrgica inteira, a responsabilidade pela escolha correta dos fragmentos a serem analisados é dele. Mas se o patologista recebe apenas pequenos fragmentos selecionados pelo cirurgião, então a responsabilidade pela correta amostragem da lesão é deste último. Entretanto, cabe ao patologista orientar o cirurgião quanto ao tipo de material que ele está obtendo (ex.: focos de necrose, regiões perilesionais, etc.) e requisitar mais material para o diagnóstico final.

Falhas de treinamento

O procedimento de congelação é considerado um dos mais importantes executados pelo patologista. É uma situação em que a falta de tempo para estudo e consulta de livros ou outros patologistas se mostra na sua forma mais cruel e requer do patologista, de forma imediata, que o mesmo esteja afeito com o tipo de material que ele está lidando, o conhecimento da localização anatômica da lesão, a histologia normal e as condições que podem ocorrer naquela topografia, o histórico clínico, as investigações pregressas do paciente e quais as implicações imediatas e futuras do seu diagnóstico. Ou seja, o exame de congelação carrega consigo um pesado fardo de responsabilidade, treinamento adequado e amplo conhecimento médico.

Entretanto, as falhas de treinamento podem ocorrer de ambos os lados, tanto do patologista quanto do cirurgião. O patologista deve saber exatamente até onde ele pode chegar e o cirurgião deve saber exatamente o que ele pode esperar do resultado de congelação e quais as limitações do método. Patologistas e cirurgiões mais afoitos e destemidos, podem ir além do recomendável, no afã de agradar os pacientes.

A congelação é uma ferramenta que deve ser utilizada para a tomada de decisões importantes durante o ato operatório e não por simples curiosidade. Saber reconhecer os limites da técnica e também os seus próprios limites é algo que só a experiência pode ensinar. Patologistas bem treinados são capazes de reconhecer situações que estão além das suas possibilidades. Na maioria das vezes, já nos primeiros segundos examinando uma lâmina, o patologista tem o resultado ou a certeza de que não poderá avançar com aquele diagnóstico durante a congelação. Neste último caso, o mais prudente é dizer ao cirurgião quais são as suas certezas e que ele terá de esperar o diagnóstico definitivo no exame em parafina.

Vale lembrar que, atualmente, é considerada uma má prática tentar subclassificar linfomas, sarcomas e todos os seus mimetizadores sem estudo imuno-histoquímico (e, às vezes, até estudos genéticos). Ou seja, se estas subclassificações não devem sequer serem feitas nos cortes permanentes obtidos no material em parafina, nem considere questionar essa possibilidade no exame de congelação.

CONSIDERAÇÕES FINAIS

O exame peroperatório, ou congelação, deve ser uma abordagem multidisciplinar e, portanto, requer correlação clínica, radiológica e patológica.

Os resultados obtidos com o exame de congelação geram decisões cirúrgicas importantes e, por isso, devem ser transcritos no laudo histopatológico, juntamente com o resultado final definitivo. Convém informar ao cirurgião, imediatamente, quaisquer discrepâncias entre o resultado de congelação e do exame em parafina, especialmente as que possam alterar a condução do caso.

Finalizando, o exame de congelação é uma importante ferramenta diagnóstica e deve ser encarado como uma consulta durante o ato operatório (peroperatório) que fará diferença no procedimento cirúrgico, auxiliando nas decisões dos cirurgiões e evitando procedimentos subsequentes, por meio do fornecimento do diagnóstico (quando não há diagnóstico pré-operatório ou em cirurgias exploratórias e achados incidentais), da avaliação das margens oncológicas, do estadiamento e comprovação da existência de metástases, bem como garantindo a adequabilidade das amostras colhidas, no sentido de se certificar que o material será suficiente para gerar um diagnóstico posteriormente.

Entre os principais equívocos na utilização da técnica de congelação, podemos citar o seu uso por simples curiosidade, como desfecho de uma investigação pré-operatória inadequada, quando há sério risco de contaminação (infecciosa ou radioativa) e na tentativa de subclassificação tumoral.

BIBLIOGRAFIA

Baker P, Oliva E. A practical approach to intraoperative consultation in gynecological pathology. *Int J Gynecol Pathol* 2008;27:353-65.

Coffey D, Kaplan AL, Ramzy I. Intraoperative consultation in gynecologic pathology. *Arch Pathol Lab Med* 2005;129:1544-57.

Gal AA. The centennial anniversary of the frozen section technique at the mayo clinic. *Arch Pathol Lab Med* 2005;129:1532-34.

Lester SB. Operating room consultations. In: *Manual of surgical pathology*. Churchill Livingston, 2001. p. 35-52, cap. 6.

Peters SR. *A practical guide to frozen section technique*. Springer Science, 2009.

Rosai J. Introduction. In: *Ackerman's surgical pathology*. 7th ed. Philadelphia: Mosby, 1989. p. 8-9, cap. 1.

Wilson LB. A method for the rapid preparation of fresh tissues for the microscope. *JAMA* 1905;45:1737.

Woolner LB. Surgical pathology at the Mayo Clinic. In: Rosai J. (Ed.). *Guiding the Surgeon's Hand: the History of American Surgical Pathology*. Washington, DC: American Registry of Pathology, 1997. p. 145-79.

CAPÍTULO 10

Marcadores Tumorais

Frederico de Castro Escaleira ■ Tarso Magno Leite Ribeiro
Andressa Nunes Starling Vieira ■ Thais Emanuele Ribeiro Escaleira
Viviane Angelina de Souza ■ Alexandre Ferreira Oliveira

INTRODUÇÃO

Os marcadores tumorais, ou biomarcadores, são moléculas, substâncias ou processos relacionados à gênese e ao crescimento de células tumorais. Podem ser detectados por métodos específicos no tecido, no linfonodo, no sangue ou em outros líquidos biológicos que vão além do exame clínico, radiográfico e patológico de rotina.[1] Resultam de alterações no tecido tumoral em comparação ao tecido normal, alterações entre tumores malignos que os distinguem de outros, ou ainda, alterações de um mesmo tipo tumoral que possui comportamento diferente. Os marcadores tumorais são, em sua maioria, proteínas ou frações de proteínas, incluindo antígenos de superfície celular, proteínas citoplasmáticas, enzimas e hormônios.[2]

Testes realizados a partir de marcadores com base no DNA podem detectar mutações no gene, deleções ou amplificações. Marcadores de RNA podem reconhecer uma expressão aumentada, diminuída ou expressões diferentes. No caso de proteínas específicas, pode ocorrer, também, expressão aumentada, diminuída, ou anormalidades qualitativas. A presença de processos teciduais anormais, induzidos por um câncer existente, como neovascularização, da mesma forma pode servir como marcador.

Os marcadores tumorais podem ser detectados de maneiras diversificadas, incluindo amplificação de DNA pela reação de cadeia de polimerase (PCR), amplificação de segmentos específicos de DNA a partir de RNA mensageiro, detecção de sequências específicas de ácidos nucleicos-hibridização, *Southern blotting*, *Northern blotting*, hibridização *in situ* e identificação de proteínas específicas através de anticorpos, sendo que o mais utilizado é o *imunoblotting*.[3]

USO CLÍNICO

Idealmente, espera-se que os marcadores tumorais apresentem grande sensibilidade e especificidade para sua utilização na prática clínica, correspondendo desta forma como auxílio no rastreamento de doenças iniciais e aumentando a possibilidade de cura dos pacientes. Com este objetivo vários estudos de rastreamento populacional utilizando marcadores tentaram provar seus benefícios como eficientes métodos de rastreio nos casos de câncer colorretal, ovário, mama e pâncreas sem sucesso até o momento. Apenas o câncer de próstata apresenta o marcador tumoral PSA como possível teste de rastreamento, com dois grandes estudos randomizados[4,5] para avaliar a mortalidade em pacientes rastreados com PSA ou em controle, porém o primeiro, PLCO *Trial*, apresentou resultados negativos e o segundo, ERSPC, com resultado modestos, dificultando indicações na prática clínica para os marcadores como rastreamento.

Marcadores séricos ou teciduais podem ser utilizados para estabelecer o tecido de origem de determinado câncer, ajudando no diagnóstico diferencial de diversas neoplasias. Um exemplo seria a dosagem de β-HCG e AFP em homens com neoplasias pouco diferenciadas de origem indeterminada.

As principais indicações atuais dos biomarcadores concentram-se em três áreas:

■ Atuam como fator prognóstico ao risco de invasão e metástases.
■ Pode ser também fator preditivo, associado à sensibilidade ou resistência a terapia específica.
■ Finalmente, participam da monitoração de pacientes durante ou após a terapia oncológica. Podem ser monitorados durante a terapia primária ou para a doença metastática determinando, junto a avaliação clínica e radiológica, se a terapia deve ser continuada ou uma estratégia alternativa pode ser indicada. Já nos pacientes sem doença detectável, após tratamento inicial, podem determinar reincidência iminente, antes dos clássicos sinais e sintomas clínicos de metástases.

Grande parte dos marcadores atualmente conhecidos não possuem um grau elevado de sensibilidade e especificidade.[6] Para ser considerado ideal, um biomarcador deve ser capaz de diagnosticar neoplasias em estágio inicial, indicar qual é o órgão acometido e informar sobre a extensão da doença. Além disso, seria útil informar sobre recidivas ou mesmo para comprovar a eficácia ou falha do tratamento.[7,8] Para fornecer essas informações fielmente é essencial que o marcador seja órgão-sítio específico não ocorrendo dúvidas sobre o tecido acometido e possuindo meia-vida curta, permitindo detectar mudanças temporais no comportamento do tumor.[9] Outras características importantes para o uso na prática clínica são:[1]

1. Intenção de uso claramente delineado.
2. Resultados encontrados suficientes para que decisões no manejo clínico possam ser alteradas baseadas nos resultados.
3. Resultados devem ser confiáveis e reprodutíveis.
4. Métodos tecnicamente estáveis, reprodutíveis e precisos.
5. Estudo clínico desenhado para a intenção de uso.
6. Análise de estudos estatisticamente rigorosos.

De todo o levantamento bibliográfico realizado, pode-se dizer que pacientes que, inicialmente, apresentam um marcador tumoral em nível elevado, e que se normaliza com a intervenção terapêutica provavelmente têm uma resposta favorável. Já aqueles que apresentam um marcador tumoral persistentemente elevado ou em ascensão apresentam alta probabilidade de doença recorrente ou progressiva e devem ser vistos como suspeitos de doença metastática.[2]

Em 1996 foi proposto por Hayes *et al.* o *Tumor Marker Utility Grading System* (TMUGS) para avaliar a utilidade do marcador e estabelecer critérios para uso clínico de novos marcadores. Estabelecendo níveis de evidência para a utilização clínica destes marcadores.[10]

Nível I

Evidências de estudo único prospectivo, controlado, projetado especificamente para avaliar a utilidade de um marcador tumoral ou metanálise e/ou revisão sistemática de estudos do nível II ou III. No primeiro caso, o estudo deve ser concebido de modo que a terapia e o acompanhamento são ditados por protocolo. Idealmente, um ensaio clínico prospectivo, randomizado e controlado em que o diagnóstico e/ou decisões terapêuticas clínicas em um braço do estudo são determinados, pelo menos em parte, com base no resultado do marcador, e no grupo-controle no qual o diagnóstico e/ou as decisões terapêuticas são feitas independentemente dos resultados do marcador. No entanto, o desenho do estudo pode também incluir estudos prospectivos, não randomizados que possuem dados em que têm os resultados clínicos como objetivo principal.

Nível II

Evidência de estudo em que os dados dos marcadores são determinados em relação a ensaios clínicos terapêuticos prospectivos cujo objetivo principal é testar hipóteses terapêuticas, porém não especificamente a análise dos marcadores tumorais (ou seja, o estudo do marcador é objetivo secundário do protocolo). No entanto, a coleta das amostras para estudo dos marcadores e a análise estatística são determinados, prospectivamente, em protocolo como objetivos secundários.

Nível III

Evidências de grandes estudos, porém retrospectivos, a partir de um número variável de amostras disponibilizadas ou selecionadas. Aspectos terapêuticos e de acompanhamento de uma população de pacientes podem ou não ter sido descritos prospectivamente. A análise estatística do marcador tumoral não foi descrita prospectivamente no momento do desenho do ensaio terapêutico.

Nível IV

Evidências de pequenos estudos retrospectivos, em que não foram descritos prospectivamente terapia, seguimento, seleção de amostras ou análise estatística. O desenho do estudo pode utilizar casos-controle, etc.

Nível V

Evidências de pequenos estudos-piloto, destinados a determinar ou estimar a distribuição dos níveis de marcadores na população analisada. O desenho do estudo pode incluir "correlação" com outros marcadores conhecidos ou com resultados sobre investigação, mas não foi concebido para determinar utilização clínica.

MARCADORES ACEITOS PARA USO CLÍNICO

Inúmeros marcadores têm sido descritos no diagnóstico e no manejo de pacientes com câncer. Focaremos resumidamente, a seguir, os principais marcadores tumorais validados para uso clínico não sendo discutidas as técnicas laboratoriais para a sua detecção.

AFP (alfafetoproteína)

A AFP é uma proteína oncofetal produzida em grandes quantidades durante a fase embrionária[11] com redução da sua síntese após o nascimento, desaparecendo após o primeiro ano de vida. É produzida no fígado, no saco vitelino e no intestino fetal, estando relacionada à manutenção da pressão oncótica no feto e ao transporte de substâncias no plasma.[12]

As neoplasias malignas primárias relacionadas à elevação sérica da AFP são o carcinoma hepatocelular e tumores de células germinativas não seminoma. Outros tipos de câncer gastrointestinais como o gástrico, o pancreático e o de vesícula biliar podem estar associados à elevação desse marcador, porém raramente com valores séricos maiores que 1.000 ng/mL. Algumas condições benignas também podem correlacionar-se com o aumento desse marcador como cirrose, hepatites virais e gravidez, mas geralmente não ultrapassando 500 ng/mL.[13,14] O principal uso clínico da AFP é a monitoração da quimioterapia primária e adjuvante, além de doença metastática no câncer de testículo, sendo que sua presença sugere persistência da doença.[2] Entretanto, como é encontrada em diversas outras condições sua utilização em rastreamento de câncer de testículo é contraindicada.[6,13] Pode ser utilizada, associada à ultrassonografia, como rastreamento precoce em pacientes com alta probabilidade de desenvolvimento de hepatocarcinoma, principalmente em pacientes com hepatites virais e cirrose.[8,14-16]

É o único marcador regulamentado para uso clínico em hepatocarcinoma, sendo que altos títulos em conjunto com outros indicadores estão associados a pior prognóstico.[14]

Por fim, pode ser utilizado para auxiliar no diagnóstico diferencial de neoplasias malignas pouco diferenciadas de sítio primário desconhecido ou incerto.

β-HCG (gonadotrofina coriônica humana)

A gonodotrofina coriônica humana é uma glicoproteína composta por duas subunidades;[2] a porção beta normalmente é produzida pela placenta.[13]

É 100% sensível para o diagnóstico de condições como gestação e doença trofoblástica, relacionadas a atividade dos trofoblastos.

Elevações nos níveis de β-hcg estão comumente associadas à gravidez, tumor de células germinativas e doença trofoblástica gestacional. Resultados falso-positivos podem ocorrer em estados de hipogonadismo, no uso de maconha,[17-19] lise tumoral e em outros tumores como: neuroendócrinos, hematológicos, pulmão, cabeça e pescoço, cervical, útero, leucemia, vulvar, do trato gastrointestinal.[20] Elevações séricas maiores que 10.000 ui/L ocorrem somente em tumores de células germinativas testiculares (incluindo seminomas "puros"), raramente em outras malignidades.

É utilizado conjuntamente a AFP no diagnóstico, no manejo e na avaliação da resposta terapêutica em pacientes com tumores de células germinativas não seminoma. Não é usado como *screening* para tumores testiculares.[13] Todos os pacientes com coriocarcinoma apresentarão elevação nos níveis de β-HCG[2]

Esta glicoproteína também é usada como teste de gravidez, sendo que após 7 dias de implantação pode detectar gravidez normal.[21]

PSA (antígeno prostático específico)

O PSA é uma glicoproteína produzida pelo epitélio e excretada nos ductos prostáticos, portanto está presente no líquido seminal. Sua concentração encontra-se elevada em pacientes com hipertrofia prostática benigna, trauma prostático, prostatite, após ejaculação, uso de algumas drogas e no câncer de próstata.[2,13] É o marcador sérico mais utilizado no câncer de próstata, tendo utilização clínica bem estabelecida no diagnóstico precoce, no prognóstico e na monitoração do tratamento.[22]

A dosagem rotineira do PSA sérico é a grande responsável pelo aumento do diagnóstico de câncer de próstata nas últimas duas décadas e também do diagnóstico em estágios iniciais. Alguns estudos sugerem que a elevação do PSA pode anteceder em anos o aparecimento da doença clínica detectável.[23-25]

É controverso o uso do PSA para detectar tumores muito pequenos, principalmente ponto de corte, pois quanto maior, menos sensível se torna o teste para a detecção de câncer de próstata. Por outro lado, quanto menor o ponto de corte, menos específico se torna o teste.[22] Este fator decorre da relação direta entre os níveis de PSA com tamanho do tumor, raramente encontrado em outros tumores malignos.[26-28]

A fração livre do PSA, a velocidade do PSA e sua densidade podem ser utilizadas para diferenciar o câncer de próstata de outras condições benignas quando o PSA se encontra entre 4-10 mcg/L.[22,29]

A utilização do PSA é otimizada quando combinada ao exame de toque retal.[2]

Apesar de o PSA apresentar todas as qualidades aqui ressaltadas, sendo amplamente utilizado como rastreamento do câncer de próstata desde os anos 1980, levando ao exponencial aumento da incidência desta patologia em vários países, sobretudo nos Estados Unidos, não ocorreu uma queda de mortalidade da mesma proporção dos diagnósticos precoces, ocasionando a percepção da baixa agressividade dos tumores diagnosticados a partir do aumento do PSA,[30] com estes dados, controvérsias sobre o papel do rastreamento do câncer de próstata através do PSA foram deflagrados, iniciando uma série de estudos, culminando com resultados atuais de grandes estudos não demonstrando benefício estatisticamente significativo sobre o rastreamento com PSA e toque retal na sobrevida global em grupos estudados.

O estudo PLCO[5] envolveu 76.685 homens com idades entre 55 e 74 anos em 10 centros de rastreamento entre novembro de 1993 e julho de 2001 randomizando 38.340 homens para intervenção (teste anual do PSA por 6 anos e exame de toque retal por 4 anos) e 38.345 homens para controle (cuidados usuais com alguns incluídos em rastreamento oportuno). Em 4.250 (11,08%) participantes foram diagnosticados câncer de próstata no braço de intervenção contra 3.815 (9,95%) no braço controle. Infelizmente 40% dos pacientes do grupo-controle realizaram dosagem de PSA até o 4º ano e 52% realizaram o exame até o 6º ano, comprometendo a randomização dos grupos. Após 10 a 13 anos de segmento a mortalidade (objetivo primário), foi de 3.7 mortes a cada 10 mil homens por ano no grupo de intervenção contra 3.4 mortes a cada 10 mil homens por ano no grupo controle, resultando em pequena diferença não estatística entre os dois braços (RR = 1,09, 95% CI = 0,87 a 1,36) independente do ajuste por idade, teste de PSA anterior ao estudo e comorbidades.

Outro grande estudo, o ERSPC,[4] envolveu 162.387 homens entre 55 e 69 anos conduzidos em oito países da Europa randomizando homens para rastreamento com PSA ou nenhum rastreamento. Porém o rastreamento ocorreu de forma variada em diferentes países, com valores de PSA entre 2,5 a 4,0 para a realização de biópsia, alguns submetidos a exame retal e intervalo do exame variado. Após segmento médio de 11 anos, o estudo demonstrou redução significativa do risco de morte por câncer de próstata (21% de redução do risco relativo), porém foi necessário rastrear 1.055 homens para diagnosticar 37 casos de câncer e evitar uma morte por câncer de próstata, além de não demonstrar diferença significante sobre mortalidade global.

Com estes dados observamos que possivelmente a estratégia de rastreamento para câncer de próstata em toda população não parece uma boa alternativa, devendo avaliar o rastreamento individual para pacientes de alto risco, incluindo afrodescendentes e homens com histórico de câncer de próstata na família, podendo, inclusive, realizar estudos nestes grupos.

CEA (antígeno carcinoembrionário)

O antígeno carcinoembrionário é uma glicoproteína oncofetal, sendo expresso pelas células da mucosa em caso de adenocarcinoma, principalmente o colorretal.[13] É ausente em tecido colônico adulto normal.[2] Níveis elevados devem ser medidos rotineiramente em pacientes com provável ressecção curativa do tumor colorretal, isso por que níveis elevados no pré-operatório que não se normalizam após a cirurgia sugerem persistência da doença e estes pacientes podem necessitar de outras abordagens. Níveis elevados no pré-operatório do câncer colorretal estão relacionados a pior prognóstico.[31]

Seu uso como rastreamento populacional não é recomendado para carcinoma colorretal.[31] Na maioria dos casos o aumento do CEA durante o tratamento indica progressão da doença. O aumento do mesmo deve ser sempre reavaliado e uma estratégia de tratamento alternativo, considerada. A ASCO recomenda a dosagem do CEA a cada 2 a 3 meses durante a quimioterapia no câncer colorretal.[32]

Como exceção, a quimioterapia pode aumentar esse marcador transitoriamente, principalmente no início do tratamento. Essa elevação está provavelmente relacionada à alteração na função hepática.

Apesar da dosagem do CEA não ser recomendada para rastreamento, diagnóstico, estadiamento ou prognóstico depois da terapia primária no câncer de mama, pode ser utilizado para monitoramento de pacientes com doença metastática durante tratamento, em conjunto com outros parâmetros.[33]

Outras causas não tumorais de elevação desse marcador incluem gastrite, úlcera péptica, diverticulite, hepatopatias, DPOC, diabetes ou qualquer estado inflamatório crônico.[31] Níveis superiores à 10 ng/mL raramente estão presentes em condições benignas.[33,34]

CA 125

O CA 125 é uma glicoproteína expressa em tecidos epiteliais celômicos, extensamente estudada no câncer de ovário. Não é produzido no epitélio ovariano normal, porém apresenta-se muito elevado em adenocarcinoma seroso papilífero ovariano, além de apresentar elevações em tumores mucinosos, de células claras e *borderline*. Estudos anteriores demonstraram aumentos de CA 125 em mulheres que posteriormente desenvolveriam câncer de ovário[35] provocando realizações de vários estudos com bases populacionais para tentar identificar formas de rastreamento utilizando o CA 125, com aumento de diagnósticos, porém poucos em estágios iniciais, não conseguindo demonstrar aumento de sobrevida,[36,37] sugerindo estudos maiores para melhores esclarecimentos.

O estudo UKCTOCS[38] do Reino Unido, recrutou 202.638 mulheres para rastreamento com CA 125 ou USG transvaginal ou ambos, demonstrando resultados parciais com sensibilidade e especialidade semelhante entre os métodos, porém apenas 48,3% dos casos de câncer detectados se apresentavam em estágio I e II. Aguardamos dados de sobrevida ao fechamento do estudo.

Com os dados atuais não é recomendado utilização do CA 125 para exame de rastreamento, entretanto é um marcador extensamente utilizado no auxílio diagnóstico pré-operatório na suspeita de tumor ovariano e no acompanhamento da terapia apesar de um estudo randomizado não ter demonstrado benefício do acompanhamento desse marcador em casos com normalização após quimioterapia à base de platina em relação a sobrevida.[39]

CA 19-9

Marcador sérico de uso restrito no câncer de pâncreas, principalmente no seu acompanhamento durante e após o tratamento, junto a exames de imagem. Pode ser realizado no pré-operatório em doença localmente avançada. Sem indicação de rastreamento, diagnóstico ou estadiamento com este marcador.[31]

CA 15-3 e CA 27-29

Marcador sérico específico para ser utilizado no acompanhamento de casos selecionados de câncer de mama metastático em associação a avaliação clínica e outros exames complementares.

Não deve ser utilizado para rastreamento, diagnóstico, estadiamento ou acompanhamento de pacientes com doença localizada.[23]

Receptores de estrogênio e progesterona

Receptores de estrogênio e progesterona devem ser mensurados no câncer de mama primário invasivo e podem ser medidos em lesões metastáticas se o resultado influenciar no plano terapêutico, sendo estes importantes marcadores preditivos e prognósticos.

Nas pacientes na pré e pós-menopausa o *status* dos receptores de hormônios esteroides devem ser usados para identificar pacientes com maior chance de serem beneficiadas pelo tratamento hormonal, tanto na doença inicial quanto na doença metastática. Os receptores estrogênicos, e provavelmente os de progesterona, estão associados a prognóstico favorável.

Em pacientes com carcinoma ductal *in situ*, que são candidatas à terapia hormonal, os dados são insuficientes para recomendar de rotina a medição desses receptores no plano terapêutico.

O tratamento endócrino inclui tamoxifeno, ablação ovariana, inibidores da aromatase e inibidores irreversíveis dos receptores de estrogênio. São utilizados para a prevenção de novos cânceres e recidiva de metástases a distância, como também para o tratamento de doença metastática estabelecida.[33,40]

HER2

O HER2 é um oncogene pertencente a família de receptores do fator de crescimento epidérmico (EGFR). Estes são importantes na ativação de sinais de transdução subcelulares controlando o crescimento e a diferenciação de células epiteliais.[41,42]

O HER2 é um oncogene também designado como C-ErbB2, C-ErbB-2; cerbB-2; C-erbB-2; HER-2; HER-2/neu; ERBB2; erbB2; neu/c-erbB-2; oncogene neu; proteína neu; neu2.

A expressão ou amplificação da expressão desse marcador pode ser observada em 18 a 20% das pacientes com câncer de mama.[40] O aumento desse marcador também está associado a comportamento mais agressivo desse câncer.[31]

Deve ser dosado após o diagnóstico de câncer de mama invasivo primário ou na recidiva do câncer, principalmente para guiar a terapêutica adjuvante com o trastuzumabe ou em doença metastática.[31] Está associado a pior prognóstico, porém o uso dessa informação é questionável na prática clínica, sendo seu uso não recomendado para este fim.

Os usos clínicos possíveis para o HER2 são: determinação de prognóstico em pacientes não tratados, para predizer a resistência a terapia endócrina ou a resistência seletiva a tamoxifeno, mas não para inibidores da aromatase, predizer resistência relativa a certos quimioterápicos como ciclofosfamida, metotrexato, ou fluorouracil, predizer benefício da doxorrubicina ou paclitaxel, predizer benefício de terapia anti-hER2 trastuzumabe e lapatinibe.[31]

Uma expressão aumentada do HER2 pode ser observada também em outras neoplasias, como alguns casos de câncer de pulmão do tipo não pequenas células,[33] e, atualmente, no câncer de estômago, também com estudos fase III demonstrando valor preditivo de resposta ao trastuzumabe com este marcador superexpresso.[43]

Mutação do KRAS

KRAS é um proto-oncogene da família RAS, que quando sofre mutação no códon 12 ou 13 indica resposta inadequada a anticorpos anti EGFR no tratamento do câncer colorretal metastático. Quando "selvagem", indica boa resposta a estes anticorpos, principalmente o cetuximabe.[44] Deve ser avaliada em todos os pacientes portadores de câncer colorretal candidatos a terapia com anticorpos anti EGFR.

Mutação do EGFR

O EGFR (Receptor do Fator de Crescimento Epidérmico) é uma tirosinoquinase transmembranosa que, quando ativado por fatores de crescimento, leva a estímulos de proliferação celular. As mutações mais comuns ocorrem nos exões 19 e 21, podendo ser utilizada tanto como marcador de prognóstico do câncer de pulmão, como preditivo de boa resposta aos inibidores de tirosina cinase, gefitinib e erlotinib, nesta doença. São encontrados, principalmente, em adenocarcinoma de pulmão nas mulheres asiáticas não tabagistas, porém devem ser testados em todos os pacientes com câncer de pulmão não pequenas células metastático, candidatos à terapia-alvo.[45]

PERSPECTIVA FUTURAS

Decorrente da situação atual da oncologia, com novos tratamentos fundamentados em alvos moleculares específicos, é enorme o número de estudos com marcadores tumorais, visando principalmente encontrar fatores preditivos para novas drogas, com perspectiva de incorporarmos novos marcadores para uso clínico nos próximos anos.

Porém esperamos que marcadores com grande sensibilidade e especificidade também sejam testados no rastreamento de câncer inicial, para que, obtendo sucesso, possam colaborar enormemente no ganho de sobrevida global da população mundial.

Neste contexto encontramos hoje estudos com proteômica, avaliando proteomas (pequenos grupamentos de proteínas equivalentes a fragmentos do genoma) em vários tipos de câncer diferentes, talvez com tamanha sensibilidade e especificidade, que além de poderem ser dosados no sangue periférico, possam no futuro serem utilizados para diagnóstico precoce e até para rastreamento populacional.[46]

REFERÊNCIAS BIBLIOGRÁFICAS

1. DeVita, Hellman, Rosemberg's. Cancer *principles & pratice of oncology*. 9th ed. Philadelphia: Lippincott Williams & Wilkins, 2011.
2. Almeida JRC et al. Marcadores tumorais: revisão de literatura. *Rev Bras Cancerol* 2007;53(3):305-16.
3. Matos LL et al. Tecnologia aplicada na detecção de marcadores tumorais. *Arq Med ABC* 2005 Jan./Jun.;30(1):19-25.
4. Schröder FH, Hugosson J, Roobol MJ et al. ERSPC Investigators. Prostate-cancer mortality at 11 years of follow-up. *N Engl J Med* 2012 Mar. 15;366(11):981-90.
5. Andriole GL, Crawford ED, Grubb RL 3rd et al. PLCO Project Team. Prostate cancer screening in the randomized prostate, lung, colorectal, and ovarian cancer screening trial: mortality results after 13 years of follow-up. *J Natl Cancer Inst* 2012 Jan. 18;104(2):125-32. Epub 2012 Jan. 6.
6. Reis FJC. Rastreamento e diagnóstico das neoplasias de ovário: papel dos marcadores tumorais. *Rev Bras Ginecol Obstet* 2005;27(4):222-27.
7. Gomes FR. Marcadores tumorais (alcances e limites). *Acta Med Port* 1997;10(1):75-80.
8. Guimarães RC, Rodrigues VH, Pádua CAJ et al. Uso dos marcadores tumorais na prática clínica. *Prática Hospitalar* (Belo Horizonte) 2002;IV(23):1-8.
9. Silveira AS. Câncer ginecológico: diagnóstico e tratamento. In: Gil RA. *Fatores prognósticos, preditivos e marcadores tumorais no câncer ginecológico*. Florianópolis: UFSC; 2005. p. 135-52.
10. Hayes DF et al. Tumor marker utility grading system: a framework to evaluate clinical utility of tumor markers. *J National Cancer Institute* 1996 Oct.;88(20)1456-66.
11. Diamantis EP, Fritsche HA, Lilja H. (Eds.). *Tumor markers. Physiology, pathobiology, technology, and clinical applications*. Washington: AACC, 2002.
12. Johnson PJ. The role of serum alpha-fetoprotein estimation in the diagnosis and management of hepatocellular carcinoma. *Clin Liver Dis* 2001;5:145-59.
13. Perkins LG. et al. Serum tumor markers. *Am Fam Phisician, Califórnia* 2003 Sept.;68(6):1075-82.
14. Sturgeon CM et al. Use of tumor markers in liver, bladder, cervical, and gastric cancers. *American Association for Clinical Chemistry* 2010. Acesso em: 15 Maio 2012. Disponível em: <http://www.aacc.org/members/nacb/LMPG/Pages/default.aspx>
15. Sherman M. Surveillance for hepatocelular carcinoma. *Semin Oncol* 2001;28(5):450-60.
16. Rosa GD, Barcellos GB, Carvalhal GF et al. Marcadores tumorais em urologia. *Acta Médica* (Porto Alegre) 2005;26:155-65.
17. Kobata A, Takeuchi M. Structure, pathology and function of the N-linked sugar chains of human chorionic gonadotropin. *Biochim Biophys Acta* 1999;1455:315.
18. Cole LA. The O-linked oligosaccharide structures are striking different on pregnancy and choriocarcinoma HCG. *J Clin Endocrinol Metab* 1987;65:811.
19. Cole LA, Kardana A, Andrade-Gordon P et al. The heterogeneity of human chorionic gonadotropin (hCG). III. The occurrence and biological and immunological activities of nicked hCG. *Endocrinology* 1991;129:1559.
20. Fowler Jr JE, Platoff GE, Kubrock CA et al. Commercial radioimmunoassay for beta subunit of human chorionic gonadotropin:falsely positive determinations due to elevated serum luteinizing hormone. *Cancer* 1982;49:136-39.
21. Almeida JRC. Farmacêuticos em oncologia: uma nova realidade. São Paulo: Atheneu, 2004. p. 61-72.
22. McShane LM et al. Reporting recommendations for tumor marker prognostic studies. *Br J Cancer* 2005;93:87-91.
23. Gann PH, Hennekens CH, Stampfer MJ. A prospective evaluation of plasma prostate-specific antigen for detection of prostatic cancer. *JAMA* 1995;273:289.
24. Draisma G, Boer R, Otto SJ et al. Lead times and overdetection due to prostate-specific antigen screening: estimates from the European Randomized Study of Screening for Prostate Cancer. *J Natl Cancer Inst* 2003;95:868.
25. Whittemore AS, Cirillo PM, Feldman D et al. Prostate specific antigen levels in young adulthood predict prostate cancer risk: results from a cohort of Black and White Americans. *J Urol* 2005;174:872.
26. Catalona WJ, Smith DS, Ornstein DK. Prostate cancer detection in men with serum PSA concentrations of 2.6 to 4.0 ng/mL and benign prostate examination. Enhancement of specificity with free PSA measurements. *JAMA* 1997; 277:1452.
27. Babaian RJ, Johnston DA, Naccarato W et al. The incidence of prostate cancer in a screening population with a serum prostate specific antigen between 2.5 and 4.0 ng/mL: relation to biopsy strategy. *J Urol* 2001;165:757.
28. Gilbert SM, Cavallo CB, Kahane H et al. Evidence suggesting PSA cutpoint of 2.5 ng/mL for prompting prostate biopsy: review of 36,316 biopsies. *Urology* 2005;65:549.
29. Hoffman RM, Clanon DL, Littenberg B et al. Using the free-to-total prostate-specific antigen ratio to detect prostate cancer in men with nonspecific elevations of prostate-specific antigen levels. *J Gen Intern Med* 2000;15:739.
30. Collin SM, Martin RM, Metcalfe C et al. Prostate-cancer mortality in the USA and UK in 1975-2004: an ecological study. *Lancet Oncol* 2008 May;9(5):445-52. Epub 2008 Apr. 16.
31. Locker GY, Hamilton S, Harris J et al.ASCO 2006 Update of recommendations for the use of tumor markers on gastrointestinal cancer. *J Clin Oncol* 2006 Nov.;24(33):5313-27.
32. Bast RC, Ravdin P, Hayes DF et al. 2000 Update of recommendations for the use of tumor markers in breast and colorectal cancer: clinical practice of the American Society of Clinical Oncology. *J Clin Oncol* 2001;19(6):1865-78.
33. Harris L, Fritsche H, Mennel R et al. American Society of Clinical Oncology 2007 Update of Recommendations for the Use of Tumor Markers in Breast Cancer. *J Clin Oncol* 2007 Nov.;25:(33):5287-313.
34. Fletcher RH. Carcinoembryonic antigen. *Ann Intern Med* 1996;104:66-73.

35. Zurawski Jr VR, Orjaseter H, Andersen A *et al*. Elevated serum CA125 levels prior to diagnosis of ovarian neoplasia: relevance for early detection of ovarian cancer. *Int J Cancer* 1988:42:677

36. Einhorn N, Sjovall K, Knapp RC *et al*. Prospective evaluation of serum CA125 levels for early detection of ovarian cancer. *Obstet Gynecol* 1992;80:14.

37. Jacobs IJ, Skates SJ, MacDonald N *et al*. Screening for ovarian cancer: a pilot randomised controlled trial. *Lancet* 1999 Apr. 10;353(9160):1207-10.

38. Menon U, Gentry-Maharaj A *et al*. Sensitivity and specificity of multimodal and ultrasound screening for ovarian cancer, and stage distribution of detected cancers: results of the prevalence screen of the UK Collaborative Trial of Ovarian Cancer Screening (UKCTOCS). *Lancet Oncol* 2009 Apr.;10(4):327-40. Epub 2009 Mar. 11.

39. Rustin GJ. Follow-up with CA125 after primary therapy of advanced ovarian cancer has major implications for treatment outcome and trial performances and should not be routinely performed. *Ann Oncol* 2011 Dec.;22(Suppl 8):viii45-viii48.

40. Abreu E, Koifman S. Fatores prognósticos no câncer de mama feminino. *Rev Bras Cancerol* 2002;48(1):113-31.

41. Klapper LN, Glathe S, Vaisman N *et al*. The ErbB-2/HER2 oncoprotein of human carcinomas may function solely as a shared coreceptor for multiple stroma-derived growth factors. *Proc Natl Acad Sci USA* 1999;96:4995.

42. Karunagaran D, Tzahar E, Beerli RR *et al*. ErbB-2 is a common auxiliary subunit of NDF and EGF receptors: implications for breast cancer. *EMBO J* 1996;15:254.

43. Bang YJ, Van Cutsem E, Feyereislova A *et al*. ToGA Trial Investigators. Trastuzumab in combination with chemotherapy versus chemotherapy alone for treatment of HER2-positive advanced gastric or gastro-oesophageal junction cancer (ToGA): a phase 3, open-label, randomised controlled trial. *Lancet* 2010 Aug. 28;376(9742):687-97.

44. Van Cutsem E, Köhne CH, Láng I *et al*. Cetuximab plus irinotecan, fluorouracil, and leucovorin as first-line treatment for metastatic colorectal cancer: updated analysis of overall survival according to tumor KRAS and BRAF mutation status. *J Clin Oncol* 2011 May 20;29(15):2011-19.

45. Rosell R, Carcereny E, Gervais R *et al*. Spanish Lung Cancer Group in collaboration with Groupe Français de Pneumo-Cancérologie and Associazione Italiana Oncologia Toracica Erlotinib versus standard chemotherapy as first-line treatment for European patients with advanced EGFR mutation-positive non-small-cell lung cancer (EURTAC): a multicentre, open-label, randomised phase 3 trial. *Lancet Oncol* 2012 Mar.;13(3):239-46.

46. Mueller C, Liotta LA, Espina V. George Mason University, Center for Applied Proteomics and Molecular Medicine, Manassas, VA 20110, USA. Reverse phase protein microarrays advance to use in clinical trials. *Mol Oncol* 2010 Dec.;4(6):461-81.

CAPÍTULO 11

Síndromes Paraneoplásicas

Christiane Maria Meurer Alves ▪ Tatyene Mehrer de Oliveira Brugger
Adriana de Souza Sérgio Ferreira ▪ Viviane Angelina de Souza
Nilson Soares Pires de Mendonça ▪ Antônio Scafuto Scotton

INTRODUÇÃO

A maioria dos tumores malignos avançados está diretamente relacionada à metastatização em órgãos a distância, comprometendo seriamente sua função e gerando sintomas específicos. Além destes efeitos diretos, no sítio primário, por invasão local, ou em sítios metastáticos, existem efeitos indiretos de importância clínica. A produção de substâncias específicas, muitas vezes mimetizadoras de hormônios fisiologicamente produzidos pelas células normais, geradas pela expansão desenfreada de células tumorais, origina alterações metabólicas e efeitos clínicos que, em conjunto, são designados de Síndromes Paraneoplásicas. Frequentemente é a expressão de tumores malignos em fase avançada e podem ser sua apresentação inicial. Seu tratamento baseia-se no controle da neoplasia de base que gera sua apresentação, quando possível, bem como tratamento sintomático da alteração apresentada.[1]

DISTÚRBIOS METABÓLICOS

Hipercalcemia

O câncer é a causa mais comum deste distúrbio metabólico em pacientes hospitalizados. Geralmente resulta da excessiva reabsorção óssea veiculada à atividade dos osteoclastos por estímulo de hormônios produzidos pelas células tumorais. Dentre as causas neoplásicas de hipercalcemia temos:

A) **Metástases ósseas:** maioria dos tumores que tem afinidade em acometer secundariamente os ossos é capaz de gerar este distúrbio metabólico, destacando-se os tumores de pulmão, mama, rim, próstata, tireoide, plamocitomas, melanomas, tumor primário oculto e, ocasionalmente, Sarcoma de Ewing. A produção local de várias substâncias pelo tumor estimula a reabsorção óssea pelos osteoclastos.
B) **Secreção ectópica do paratormônio (PTH):** apresentação rara.
C) **Hipercalcemia humoral maligna:** é causada pela produção de substância semelhante ao paratormônio (*PTH like*) por uma variedade de carcinomas (epidermoides de vários sítios primários, hipernefromas e tumores de parótida). Esta peptídeo tumoral mimetizador do paratormônio, causa reabsorção óssea e interage com o receptor renal deste hormônio estimulando a reabsorção de cálcio. Tal substância anômala não é capaz de titulação sérica.
D) **Metabólitos da vitamina D:** podem ser produzidos por alguns linfomas, promovendo reabsorção intestinal de cálcio.
E) **Prostaglandinas e interleucina 1 (IL-1):** produzidas por alguns tumores, podem ocasionalmente gerar este distúrbio metabólico, através do aumento da reabsorção óssea.

Gravidade dos sintomas da hipercalcemia depende do balanço entre o nível sérico do cálcio iônico e da velocidade de sua eliminação renal. Pode ocorrer poliúria, nictúria, polidipsia, anorexia, fadiga, fraqueza, apatia, irritabilidade, depressão, coma, náuseas, vômitos, dor abdominal, constipação, prurido e anormalidades visuais.

A investigação laboratorial inclui dosagem sérica do cálcio iônico, fosfato, albumina, fosfatase alcalina, ureia, creatinina, visando o diagnóstico da hipercalcemia e buscando o diagnóstico diferencial com outras causas não neoplásicas (hiperparatireoidismo, insuficiência suprarrenal, sarcoidose, tuberculose etc.). A realização de eletrocardiograma pode contribuir, uma vez que a hipercalcemia apresenta encurtamento do intervalo Q-T e alargamento do intervalo P-R. Exames radiográficos do abdome e de sítios ósseos podem contribuir para diagnóstico diferencial de outras patologias como a nefrolitíase, muitas vezes associada ao hiperparatireoidismo, bem como reabsorção periosteal.

Sugerem a origem tumoral para o distúrbio: dosagem normal ou baixa do paratormônio (PTH) na presença de hipercalcemia, alcalose metabólica e baixos níveis do metabólito da vitamina D (1,25 di-hidroxivitamina D).

O tratamento consiste nas seguintes medidas:

1. Hipercalcemia aguda sintomática:
    A) ***Hidratação e utilização de diuréticos:*** o objetivo é estimular a excreção renal de cálcio. A associação com diurético de alça (furosemida) 40 a 80 mg IV em duas administrações congestiva e em pacientes com insuficiência renal pelo risco de edema agudo de pulmão. O controle da diurese deve ser rigoroso bem como da pressão venosa central neste perfil de pacientes. A monitoração dos níveis de cálcio, potássio e magnésio deve ser rotineira.
    B) ***Bifosfonatos:*** são potentes inibidores da atividade osteoclástica e, portanto, efetivos no tratamento da hipercalcemia maligna. O ácido zoledrônico (Zometa) é a droga desta classe com maior atividade no quadro, devendo ser administrada na dose de 4 mg diluída em solução salina por 15 minutos. O pamidronato (aredia) é outra droga ativa neste contexto, devendo ser administrada na dose de 60 a 90 mg em solução salina por 2 a 4 horas. A redução dos níveis de cálcio pode ser observada em 1 a 2 dias e, geralmente, persiste por várias semanas. Efeitos colaterais possíveis de ocorrência com ambas as drogas incluem febre, náuseas, constipação, hipocalcemia, hipofosfatemia e aumento do nível sérico de creatinina. Os pacientes devem ser bem hidratados antes e após a administração dos bifosfonatos e as doses podem ser repetidas, de acordo com o caso, no intervalo de 7 a 30 dias.
    C) ***Nitrato de Gálio (Ganite):*** é um potente inibidor da reabsorção óssea, devendo ser administrado por via venosa na dose de 200 mg/m² diariamente por 5 dias. Deve-se ter cuidado com os níveis de creatinina, pois podem ser aumentados.
    D) ***Mitramicina:*** sua indicação concentra-se nos pacientes com falência cardíaca, hipervolêmicos ou não responsivos ao estímulo com hidratação salina. Deve ser administrada na dose de 25 µg/kg através de infusão venosa rápida e o declínio nos níveis de cálcio ocorrem em 24 a 48 horas. A dose pode ser repetida a cada 3 a 4 dias. Não deve ser utilizada em casos de severa trombocitopenia ou disfunção hepática. Em pacientes com falência renal sua dose pode ser reduzida para 10 µg/kg ou, preferencialmente, deve-se recorrer ao emprego da calcitonina.
    E) ***Calcitonina:*** é útil para rápida redução dos níveis de cálcio séricos. Deve ser utilizada quando bifosfonatos, mitramicina ou estímulo com hidratação e diuréticos falham ou são contraindicados. A complicação mais comum com o uso desta droga é a possibilidade de ocorrer reação alérgica. A calcitonina sintética é administrada na dose de 3 U/kg por 24 de infusão ou 100 a 400 U subcutânea a cada 8 a 12 horas.
    F) ***Diálise:*** peritoneal ou hemodiálise rapidamente reduz o nível sérico de cálcio, mas são raramente utilizadas.

2. **Hipercalcemia crônica:** medidas de estímulo à deambulação são úteis para se evitar ou minimizar a reabsorção óssea induzida pela imobilização prolongada. Alimentos contendo alto teor de cálcio também devem ser evitados, bem como diuréticos tiazídicos. As medidas cabíveis incluem:
   A) *Glicocorticoides:* úteis em tumores sensíveis a esta abordagem como mielomas e linfomas. Podem ser administradas a prednisona 20 a 40 mg por via oral ao dia ou a hidrocortisona 100 a 150 mg endovenosa a cada 12 horas.
   B) *Bifosfonatos:* já citados anteriormente.
   C) *Fosfatos:* são administrados por via oral causam redução do nível sérico de cálcio através de sua ligação ao eletrólito no intestino. Podem comprometer a função renal que deve ser monitorada. A diarreia é um efeito colateral desta terapia e pode ser tratada através do uso do difenoxilato (Lomotil) 2 a 5 mg por via oral a cada dose do fosfato. A dose diária de fosfato é de 1 a 6 g.
   D) *Inibidores das prostaglandinas:* como a aspirina e a indometacina provocam variável e inconstantes reduções nos níveis de cálcio, porém podem ser tentados em pacientes refratários a outras medidas.

Hipocalcemia

Pode ser a manifestação de uma síndrome paraneoplásica, ainda que ocorra raramente.

Pacientes com lesões metastáticas osteoblásticas podem experimentar tal distúrbio metabólico. Pacientes com câncer de mama ou próstata sobre tratamento hormonoterápico podem desenvolver hipocalcemia por resposta ao tratamento da doença de base. O condrossarcoma é um tipo de tumor que pode estar associado a este distúrbio.

A produção de calcitonina pelos tumores medulares de tireoide raramente podem causar hipocalcemia.

Os sintomas são agravados por hiperventilação ou outras causas de alcalose. A tetania é a apresentação mais comum e ocorrem sob a forma de parestesias, espasmos laríngeos, tonteiras, diarreia, cefaleia, letargia, irritabilidade e perda de memória recente. Sinal de Chvostek e sinal de Trousseau podem estar presentes.

O tratamento do distúrbio engloba:
1. Hipocalcemia severa aguda: nível sérico menor que 6 mg/dL e são manejadas, geralmente, em unidade de terapia intensiva.
   A) *Gluconato de cálcio ou cloridrato de cálcio:* administrar 1 g por via venosa a cada 15 a 20 minutos até que cesse a tetania.
   B) *Sulfato de magnésio:* administrar 1 g por via venosa ou intramuscular a cada 8 a 12 horas.
2. Hipocalcemia moderada: cálcio sérico entre 7 e 8 mg/dL.
   A) *Cálcio:* pode ser administrado por via oral ou, se muito sintomático, por via venosa.
      - Carbonato de cálcio 2,5 g/dia ou citrato de cálcio 4 a 5 g/dia por via oral.
      - Gluconato de cálcio 2 g IV a cada 8 h.
   B) *Hipomagnesemia:* < 1,5 mg/dL.
      - É tratada com sulfato de magnésio 1 g IM ou IV 1 a 2 vezes ao dia até a normalização de seus níveis.
   C) Pacientes que se recuperam da hipercalcemia através do tratamento com bifosfonato ou mitramicina podem desenvolver hipocalcemia na sequência após interrupção do tratamento.

Hiponatremia pela secreção inapropriada do hormônio antidiurético (SIADH)

O hormônio antidiurético (ADH) é produzido pela hipófise em resposta ao aumento da osmolaridade sérica ou aumento do volume plasmático. O hormônio atua aumentando a reabsorção de água pelo túbulo coletor renal. Na secreção inapropriada do hormônio antidiurético (SIADH) resulta no aumento da retenção de água pelo rim, aumento da quantidade do fluido corpóreo e expansão plasmática. Como consequências ocorrem a hiponatremia, hipo-osmolaridade plasmática e aumento da osmolaridade urinária.

A produção ectópica do ADH pode ocorrer em vários tipos de tumor maligno, porém é mais comum sua ocorrência em tumores de pulmão, especialmente no tumor de pequenas células, bem como nos mesoteliomas. Alguns tumores produzem múltiplos hormônios ectópicos simultaneamente, podendo gerar vários distúrbios eletrolíticos. A presença de hipocalemia concomitante sugere a síndrome da secreção tumoral ectópica de hormônio adrenocorticotrófico (ACTH). Hipercalcemia concomitante sugere a presença de secreção ectópica paraneoplásica de paratormônio (PTH).

Os principais sinais do distúrbio são letargia, náuseas, anorexia e fraqueza muscular. Convulsões, coma e morte podem ocorrer em hiponatremias severas.

A avaliação laboratorial deve incluir a dosagem sérica do sódio, creatinina, ureia, cálcio, fosfato, glicose, proteínas totais, triglicérides e dosagem urinária do sódio. Em pacientes com hiponatremia e dosagem de ureia normal deve-se proceder à realização da pesquisa da osmolaridade sérica e urinária e radiografia simples de tórax, pensando-se em descartar a possibilidade de existir uma neoplasia maligna de pulmão subjacente. Em pacientes em que os achados laboratoriais e clínicos sugerirem a SIADH, porém com exame imaginológico de tórax normal, pode ser necessária à realização de biópsia de medula óssea para se pesquisar metástases ocultas de tumor de pequenas células pulmonar.

Os critérios diagnósticos para a SIADH incluem as seguintes condições:

- Hiponatremia com ureia desproporcionalmente baixa.
- Ausência de restrição do nível plasmático: a queda do volume plasmático é um potente estimulador à liberação do ADH. A persistência da excreção urinária de sódio constitui uma evidência indireta da expansão do volume plasmático (sódio urinário > 30 mEQ/L).
- Ausência de retenção hídrica anormal: como edema periférico e ascite.
- Função renal normal.
- Hipotonicidade sérica enquanto não há máxima diluição urinária: osmolaridade urinária maior que 75 a 100 mOsm/kg (ou densidade urinária > 1.003) com osmolaridade sérica menor que 260 mOsm/kg.

O tratamento inclui o controle do tumor subjacente com prioridade. Outras medidas cabíveis:

- *Hiponatremia severa:* sódio sérico < 110 mEq/L.
  - Infusão venosa de cloreto de sódio 3% 1L a cada 6 a 8 horas.
  - Furosemida, 40 a 80 mg venosa a cada 6 a 8 horas simultaneamente.
  - Controle da pressão venosa central (PVC) a cada 15 a 30 minutos, dosagens séricas de sódio e potássio a cada 1 hora. A infusão de solução salina hipotônica deve ser reduzida ou o aporte de diurético de alça aumentado em casos de aumento da PVC ou em sinais de congestão cardiopulmonar.
  - Dexametasona 10 a 20 mg IV e manitol 20% 50 g devem ser oferecidos aos pacientes que desenvolvem piora do estado mental ou tonteiras após correção parcial da hiponatremia e traduz risco aumentado de herniação cerebral.
- *Hiponatremia moderada:* sódio sérico > 110 mEq/L.
  - Restrição hídrica para pacientes com nível sérico < 125 mEq/L devem receber de 500 a 700 mL/dia, enquanto aqueles com níveis de sódio > 125 mEqL, devem receber 1.000 mL/dia.
  - Demeclociclina 150 a 300 mg via oral 4 vezes ao dia induz resistência renal à ação do ADH e facilita a excreção renal de água.

Hipocalemia

Vários tumores podem produzir ectopicamente ACTH e produzir a Síndrome de Cushing. Os principais tumores capazes de desencadear este processo são os tumores de pulmão de pequenas células, timomas malignos, tumores pancreáticos, principalmente das ilhotas pancreáticas e carcinoides brônquicos.

Os sintomas geralmente presentes são caquexia, fraqueza e hipertensão. O crescimento lento de alguns tumores capazes de cursar com esta anormalidade podem gerar obesidade, estrias, fácies arredondada e diabetes melito.

Os achados laboratoriais incluem hipocalemia e alcalose metabólica. O diagnóstico da secreção ectópica do ADH pode ser feito rapidamente através da falha da supressão do ADH pela dexametasona.

O tratamento mais eficaz é o controle do tumor responsável pela secreção ectópica do ADH. A reposição de potássio pode ser feita por via oral ou venosa na dose de 80 a 150 mEq/dia.

Sintomas severos podem ocasionalmente melhorar com o uso de supressores suprarrenais, como mitotano, cetoconazol e aminogluteti-mida. A toxicidade destas drogas pode ser maior que os sintomas da síndrome. Espironolactona 100 a 400 mg/dia pode ser útil. Adrenalectomia pode ser indicada, raramente, em condições tumorais indolentes em tumores primários irressecáveis.

Hiperglicemia

- *Curva de intolerância à glicose:* a deficiência de insulina está presente em vários pacientes com câncer. Hipersecreção paradoxal de hormônio de crescimento pela hipófise pode estar associada.
- *Hiperglicemia:* ocorre em pacientes com glucagonoma, somatostinoma, feocromocitoma e hipercortisolismo.

O diagnóstico pode ser feito pela determinação dos níveis de glicemia pós-prandial.

O tratamento inclui:

- *Melhora do estado nutricional:* engloba controle do tumor de base e uso de insulina ou hipoglicemiantes orais.
- *Coma hiperosmolar:* deve ser tratado com hidratação vigorosa e uso de insulina venosa.

Hipoglicemias

Substâncias que mimetizam a insulina (fator de crescimento semelhante à insulina) podem ser secretadas em alguns sarcomas retroperitoneais grandes e, ocasionalmente, em outros tumores (insulinomas). Carcinomas hepatocelulares e extensas áreas de metástases hepáticas de tumores de várias localizações podem depletar glicogênio.

Os sintomas compreendem confusão mental, fadiga, convulsão e coma. Tremores, taquicardia e sudorese.

O encontro de glicemia sérica < 40 mg/dL estabelece o diagnóstico de hipoglicemia.

O tratamento a ser realizado compreende:

- Glicose endovenosa.
- Glucagon: 1 mg IM.
- Octreotide: um análogo da somatostatina pode declinar a hipersecreção de insulina.
- Outras medidas: pode ser administrado corticoide (prednisona) ou diazóxido.[2]

DISTÚRBIOS HEMATOLÓGICOS

O câncer é um estado pré-trombótico. A trombose venosa migratória relacionada ao câncer (paraneoplásica) foi descrita em 1865 por Armand Trousseau. A correlação foi estabelecida pelo internista francês através de necropsias de pacientes portadores de câncer. Trousseau veio a falecer de uma tromboflebite associada a tumor de estômago.

Claudicação intermitente e eventos isquêmicos cardíacos representam variações do fenômeno de Trousseau. Cerca de 3% dos pacientes com trombose venosa idiopática terão o diagnóstico de um tumor maligno nos próximos 6 meses. Cerca de 20% das tromboses venosas acontecem em pacientes com câncer. Aproximadamente 10% dos pacientes diagnosticados com trombose venosa profunda (TVP) terão um diagnóstico de câncer estabelecido nos 2 anos seguintes ao evento vascular. O Tromboembolismo pulmonar tem sido encontrado em produtos de necropsia em pacientes com câncer avançado em metade dos casos. Os tumores mais comumente relacionados a eventos tromboembólicos são carcinomas do trato gastrointestinal, pulmonares, pancreáticos e cerebrais.[3]

Várias anormalidades subclínicas no sistema hemostático podem ser observadas na maioria dos portadores de neoplasias e são determinadas pela interação de pró-coagulantes e condições reológicas especiais observadas tanto no leito tumoral como em sítios distantes.

Células malignas induzem a ativação da coagulação através de moléculas com propriedades inflamatórias. O fator tecidual (FT) é uma glicoproteína transmembrana e representa o principal ativador da coagulação sanguínea. A expressão desta proteína no tecido tumoral é um fenômeno precoce no processo de progressão tumoral e está associada a mutações de diversos oncogenes como K-RAS e p53. Forma um complexo com o fator VII ativado, sendo responsável pela ativação do fator X. Em condições habituais, o FT é expresso apenas em tecidos perivasculares e não pelo endotélio. No leito tumoral, a expressão de FT em células endoteliais e pelos monócitos pode ser induzida pelas células neoplásicas através de citocinas pró-inflamatórias como a Interleucina 1 e o fator de necrose tumoral. O câncer procoagulante (CP) é uma cisteína-proteinase identificada em vários tumores que ativa o fator X diretamente, mesmo na ausência do fator VII ativado. Alterações no sistema inibitório das diversas vias da coagulação também podem ser documentadas, potencializando o estado de hipercoagulabilidade observado em diversos pacientes portadores de câncer, podendo, ainda, ser a primeira manifestação da doença oculta.[4]

A estase venosa também contribui para o aumento do risco de trombose. Pode ser causada pela expansão tumoral e consequente compressão vascular, bem como imobilidade e astenia causadas pela própria doença. Com a estase venosa, os fatores da coagulação ficam concentrados em uma área determinada. A hipóxia resultante da estase determina dano endotelial e favorece a tendência pró-coagulante.[5]

A trombose é atualmente a segunda causa de morte em pacientes com câncer e está associada a piora significativa da sobrevida desses pacientes, secundária a eventos recorrentes e complicações hemorrágicas. O risco de trombose em pacientes com câncer é extremamente variável entre os diferentes sítios primários de doença, as morbidades associadas e se a doença está sob controle adequado com tratamento antiblástico ou em progressão. Os tumores pélvicos, pulmonares, pancreáticos e os gliomas de sistema nervoso central estão associados a maior risco de trombose venosa profunda e tromboembolismo pulmonar por si mesmos.[6]

O tratamento recomendado para a trombose associada ao câncer é com heparina de baixo peso molecular (HBPM). Na fase inicial do tratamento, os estudos prospectivos indicam resultados semelhantes com a heparina não fracionada e a HBPM. Entretanto, a sobrevida em 3 meses é superior com HBPM e para uso prolongado, a HBPM é mais eficaz que o cumarínico e reduz o risco de episódio recorrente em 52%. O uso de cumarínicos está associado a taxa de recidiva dos fenômenos tromboembólicos de cerca de 20%. As complicações hemorrágicas também são comuns e descritas em 13% dos pacientes oncológicos.[7]

Os eventos tromboembólicos podem ser recorrentes com o uso da HBPM em até 10% dos pacientes tratados. A presença de metástases, principalmente em pacientes jovens, e intervalo inferior a 3 meses do diagnóstico de câncer e a trombose indicam um maior risco de recidiva a despeito da anticoagulação. Pacientes que desenvolvem recidiva de trombose em vigência de cumarínicos devem receber HBPM. Quanto ao uso de HBPM em episódios recorrentes, o escalonamento da dose em 20 a 25% da dose original permite um melhor controle destes pacientes com tendência pró-trombótica.[8]

MANIFESTAÇÕES CUTÂNEAS DO CÂNCER

A acantose nigricans foi primeiro descrita em 1891 por Pollitzer como mais incidente entre adultos e crianças obesas e estando relacionada à resistência à insulina[9]. Ela é caracterizada por hiperpigmentação marrom acinzentada da pele, tornando-a mais espessa e aveludada, afetando principalmente pescoço, axilas, áreas flexoras e região anogenitais. A acantose *nigricans* pode ser benigna quando está associada a algumas desordens endócrinas, obesidade, síndromes genéticas e uso de drogas (ácido nicotínico, estrógenos, corticoides).

O tipo maligno está principalmente associado a adenocarcinomas intra-abdominais, particularmente o câncer gástrico, tendo sido associado a outros sítios de neoplasia como pulmão, fígado, útero, mama, ovário, linfomas e micose fungoide. Sua apresentação é mais abrupta, rápida e difusa que o tipo benigno, pode provocar prurido e aparecer simultaneamente com outras manifestações cutâneas.

Pode aparecer antes, durante ou concomitante ao diagnóstico de neoplasia. Apesar de não ter etiologia definida o tratamento da neoplasia pode levar a melhora da acantose *nigricans* o que pode sugerir que produtos do tumor estimulem sua formação, como fatores de crescimento como o hormônio estimulador de melanócito alfa, TGF-α, fator de crescimento insulino-*like* 1.[10,11]

Já foram descritos, como síndromes paraneoplásicas, associadas ou não à acantose nigicans: ceratodermia palmar ou *tripe palms* e o sinal de *Leser-Trèlat*.[11-13]

A ceratodermia palmar refere-se a uma hiperceratose com exacerbação das dobras cutâneas desta região, conferindo-lhe aspecto aveludado e rugoso semelhante a primeira porção do tubo digestório de bovinos. É associada à malignidade em mais de 90% dos casos. Relacionada à acantose nigricante é vista principalmente em casos de câncer gástrico já quando isolada é encontrada em casos de câncer de pulmão. Pode preceder o diagnóstico da neoplasia.[11]

O sinal de *Leser-Trèlet* é o aparecimento de ceratose seborreica em decorrência de câncer oculto. Um aumento súbito e importante no número e tamanho de lesões benignas merece atenção por poder representar esta síndrome paraneoplásica rara. É principalmente descrito em pacientes com câncer gástrico e cólon, mas já foi reportado em pacientes com câncer de mama, pulmão, ovário, útero e doenças hematopoiéticas. Alguns autores questionam, entretanto sua existência e consideram que a exacerbação da ceratose seborreica deve-se a debilidade provocada pelo câncer,[14] outros somente o consideram como paraneoplásico se associado à acantose nigricante.[11,15]

A acroceratose paraneoplásica ou síndrome de Bazex é caracterizada por hiperceratose psorisiforme acral simétrica. Está principalmente associada ao carcinoma epidermoide da porção superior do trato respiratório ou digestório, mas também já foi descrito relacionado a câncer de cólon, pulmão, mama e próstata. O tratamento consiste no tratamento do tumor primário, pois o uso de ceratolíticos, corticoides tópicos e antibióticos geralmente não são efetivos. Existem relatos de melhora com PUVA e retinoides orais. Pode preceder o diagnóstico da neoplasia o que torna importante sua identificação.[11,16]

A dermatose neutrofílica febril aguda, também chamada síndrome de *Sweet* foi primeiro descrita em 1964. Alguns estudos a associam a algum tipo de neoplasia em até 54% dos casos. Aparece relacionada a doenças hematológicas malignas e pré-malignas (paraproteinemias, mais comum) e em menos de 10% dos casos a tumores sólidos.[17,18] Pacientes têm pápulas e placas pseudovesiculares avermelhadas, edematosas que geralmente envolvem extremidades; pode haver ainda artrite, envolvimento ocular e de conjuntiva, lesões orais.[17] O corticoide é a droga de escolha para a síndrome de Sweet paraneoplásica, semelhante ao utilizado para a síndrome clássica.[17,18]

O chamado *erythema gyratum repens* caracteriza-se por faixas eritematosas, papulo escamosas nas extremidades que tem tendência a se generalizar de forma rápida podendo ser acompanhado de prurido. Está principalmente associado ao câncer de pulmão sendo visto principalmente em homens. Já foi reportado associado a outros tumores como câncer de mama, esôfago, rim, estômago e útero. Pode preceder o aparecimento da doença em meses e seu tratamento consiste no tratamento da doença primária. Corticoides podem ser usados para o alívio do prurido, quando presente.[17,19]

A melanose é causada por deposição anormal de melanina resultando em uma coloração marrom-acinzentada da pele. Pode aparecer antes ou após a detecção do melanoma primário,[20] mas também pode ser causada por tumores produtores de ACTH.[21]

O pênfigo paraneoplásico é extremamente raro, mas quando presente ocorre principalmente em mulheres com 60 anos ou mais. Caracteriza-se por extensa erosão mucosa e cutânea geralmente associado à leucemia ou linfoma. Pode ocorrer ainda em outras neoplasias malignas e benignas que incluem macroglobulinemia de Waldenström, sarcomas, timomas e doença de Castleman's.[22,23] Há pouco a oferecer no tratamento do pênfigo paraneoplásico. Quando associado a tumores benignos a ressecção pode levar alguns pacientes a remissão. O prognóstico, entretanto, geralmente é ruim e o tratamento é pouco efetivo. O *screening* em pacientes que apresentam pênfigo é sempre indicado, pois aparecimento das lesões bolhosas pode preceder a neoplasia.[22,23]

O eritema necrolítico migratório caracteriza-se por máculas eritematosas e pápulas que evoluem para bolhas e necrose da epiderme na face, abdome inferior, períneo e região glútea. Está associado, principalmente, ao glucagoma pancreático. A ausência do tumor pancreático na presença deste tipo de eritema é conhecida com síndrome de pseudoglucagoma e podem ocorrer em algumas doenças hepáticas, doença inflamatória intestinal, pancreatite, má absorção (como doença celíaca) e outras malignidades. A erupção melhora quando é feita a ressecção do tumor. O somatostatin é benéfico na supressão do glucagon.[24]

A ictiose é caracterizada por pele seca, quebradiça e descamação na face extensoras dos romboides. Pode ser genética ou adquirida. As ictioses genéticas, como a vulgar, aparecem na infância. A ictiose adquirida aparece na idade adulta e podem estar associadas a doenças endócrinas, deficiência nutricional, infecções e câncer. Entre as doenças malignas associadas o mais comum é o linfoma de Hodgkin, entretanto já foi descrito em pacientes com micose fungoide, reticulolinfossarcoma, mieloma múltiplo, disgerminoma de ovário, leiomiossarcoma, tumor renal e carcinoma hepatocelular. O tratamento baseia-se no tratamento do tumor primário. Outros tratamentos descritos são: ureia, vitamina A oral, ácido salicílico e esteroides tópicos.[11]

SÍNDROMES PARANEOPLÁSICAS NEUROLÓGICAS

As síndromes paraneoplásicas neurológicas são raras quando comparadas a metástases, neurotoxicidade por quimioterapia e radioterapia, ou outras complicações neurológicas provocadas pelo câncer. Sua identificação, entretanto, é muito importante, pois podem causar morbidades neurológicas graves, em muitos casos podem ser o primeiro sinal de uma doença maligna ainda não diagnosticada. Em pacientes já diagnosticados, as síndromes paraneoplásicas fazem parte do diagnóstico diferencial da disfunção neurológica, e o reconhecimento precoce da síndrome pode propiciar melhor resultado no tratamento, reduzindo assim as sequelas neurológicas.[25]

A encefalite límbica caracteriza-se por episódios de confusão e perda de memória recente, convulsão, perda cognitiva. Alguns apresentam alucinações e depressão que podem ser confundidos com doença psiquiátrica. Os sinais e sintomas podem evoluir por dias ou semanas e geralmente precedem o diagnóstico de câncer. Foi relacionada principalmente ao câncer de pulmão de pequenas células, mas também com tumor de testículo e mama. Pacientes com a síndrome devem ser testados para a presença do anticorpo anti-hu (mais comum câncer de pulmão) e nos homens o antiMa2 (tumor de testículo). O tratamento da doença de base leva a melhora dos sintomas, imunossupressores também podem ser utilizados com benefício para os pacientes.[26,27]

Na ataxia cerebelar subaguda desenvolve-se uma rápida e severa disfunção pancerebelar por uma perda extensa de neurônios Purkinje e relativa preservação dos outros neurônios cerebelares. Diferentes anticorpos já foram relatados nesta síndrome: antiYo em pacientes com câncer de ovário, mama e outras doenças malignas ginecológicas; anti-Tr em pacientes com doença de Hodgkin; anti-hu em câncer de pulmão; antiCV2 em pacientes com câncer de pulmão de pequenas células; anti-Zic4, anti-Ma2 e anti-VGCC também visto em pacientes com câncer de pulmão, principalmente de pequenas células. O tratamento é o tratamento do tumor primário, imunomoduladores raramente mostram benefício.[26]

Opsoclono-mioclono são movimentos involuntários, arrítmicos conjugados dos olhos. Pode estar associado à neuroblastoma em crianças e em adultos já foi associado a carcinoma de pequenas células do pulmão, mama, útero, tuba uterina, bexiga, tireoide, timoma, condrossarcoma e doença de Hodgkin. Os anticorpos encontrados associados são anti-Ri principalmente em mulheres com câncer de mama e anti-hu em pacientes com neuroblastoma e carcinoma de pequenas células de pulmão. Além do tratamento do tumor primário, plasmaférese, corticoides, imunossupressores e rituximabe já foram descritos.[26,28-30]

A neuropatia sensorial é caracterizada por danos nos nervos sensoriais e comprometimento da raiz dos gânglios dorsais. Os pacientes apresentam dor e parestesia de distribuição assimétrica em braços e pernas. Mais tarde a dor é substituída por dormência, ataxia e movimentos pseudo atetoides das mãos. Embora possa estar associado a uma variedade de doenças malignas o mais comum é o câncer de pulmão de pequenas células. Muitos destes pacientes apresentarão anti-hu e encefalomielite associados. A melhora clínica pode ocorrer com o tratamento da neoplasia. Os imunossupressores geralmente são ineficazes.[26,31,32]

Na encefalomielite os pacientes desenvolvem disfunção multifocal do sistema nervoso resultando em várias síndromes que podem ocorrer de forma isolada ou em combinação. Incluem encefalite límbica, degeneração cerebelar, encefalite cérebro espinhal, mielite e neuropatia autônoma e sensorial. Está relacionado, na maioria dos casos, ao câncer de pulmão, particularmente o de pequenas células. Muitos pacientes terão anticorpo anti-hu.[26,31] O tratamento com corticoides, plasmaferese ou imunossupressores não se mostrou eficaz.[32]

A síndrome miastênica de Lambert-Eaton caracteriza-se por fraqueza muscular, fadiga, dificuldade para andar, subir escadas ou levantar. Além disso, os pacientes apresentam associada disfunção autônoma como boca seca, constipação, impotência. Pode haver fadiga da musculatura respiratória sendo necessária assistência ventilatória em algum momento. É causada pela presença de anticorpos anti-VGCCs expressos pelo tumor, geralmente o câncer de pulmão de pequenas células. Uso de imunoglobulinas, plasmaferese e tratamento do tumor podem levar à melhora dos sintomas.[31]

SÍNDROME DO TUMOR CARCINOIDE

Síndrome carcinoide consiste em uma constelação de sinais e sintomas mediados por vários fatores humorais, que produzidos pelo tumor atingem a circulação sistêmica. O tumor carcinoide tem a capacidade de sintetizar, estocar e liberar substâncias como serotonina, histamina, calicreína, bradicinina e outras. A serotonina é a mais comum e uma vez degradada é excretada na urina na forma de ácido 5-hidroxi-indol acético (5-HIAA). A manifestação clínica pode variar com a localização e a extensão do tumor primário. Classicamente, a síndrome está associada a tumores de localização no íleo com metástases hepáticas. O quadro clínico inclui palpitações, rubor facial, diarreia, cólica abdominal, broncospasmo, taquicardia, hipotensão, telangiectasias e lesão cardíaca à direita. No entanto, a síndrome é variável em sua intensidade e na ocorrência de sinais e sintomas. Estes frequentemente são precipitados por esforço físico ou alimentos ricos em tiramina, como o chocolate e vinho tinto.

O fígado e os pulmões metabolizam muitas das substâncias secretadas pelos carcinoides, evitando a circulação sistêmica e o desenvolvimento de metástases desfaz esta situação de equilíbrio com o consequente aflorar da síndrome. Esta se encontra presente em torno de 10% dos pacientes com tumor carcinoide e, em geral, nos tumores originários do intestino médio (*midgut*).[33]

Sabe-se que indivíduo com síndrome do carcinoide tem o metabolismo do triptofano alterado. Normalmente em torno de 1% do aminoácido oriundo da dieta é convertido em serotonina e este valor ultrapassa os 70% no caso da doença.[34]

O desvio do triptofano para a síntese de serotonina causa hipoalbuminemia e deficiência de ácido nicotínico que pode manifestar como pelagra. Existe incerteza sobre a exata substância causadora do rubor. Alto nível de serotonina estimula a secreção e motilidade intestinal, aliada a inibição da absorção, causa a diarreia. O broncospasmo pode ser mediado pela serotonina e bradicinina. Serotonina elevada também pode estimular a proliferação de fibroblastos no endocárdio e peritônio. A doença valvular cardíaca direita é uma complicação tardia que cursa com fibrose e resulta, comumente, em estenose pulmonar e insuficiência da tricúspide. O metabolismo da serotonina nos pulmões poupa o coração esquerdo.[35-37]

Tumores do intestino delgado são responsáveis por 80% dos casos de síndrome carcinoide e que não ocorre na ausência de metástase hepática. Rubor cutâneo é o sinal mais comum e ocorre em 85% dos pacientes. Acontece de maneira repentina, dura de segundos a meia hora e acomete a metade superior do corpo. Pode haver hipotensão e, com o passar do tempo, o rubor torna-se mais prolongado, difuso e cianótico. Diarreia secretória, aquosa, não sanguinolenta é outro sintoma frequente e pode evoluir de forma debilitante telangiectasia venosa, consequente à vasodilatação, ocorre numa fase tardia da doença e acomete a face.

Tumor carcinoide de origem pulmonar ou gástrica (*foregut*) carece da enzima responsável pela conversão do triptofano em serotonina, mas produzem 5-hidroxitriptofano e histamina. Esta explica o rubor atípico em forma de placas bem demarcadas, acompanhado de prurido e do aumento na incidência de úlcera duodenal, vistos no carcinoide gástrico.[38-40]

Carcinoide de origem pulmonar apresenta rubor severo e prolongado e pode associar a desorientação, ansiedade, tremor, edema periorbitário, lacrimejamento, salivação, hipotensão, taquicardia, diarreia, dispneia, asma e oligúria.[41]

Tumores de origem em reto, cólon descendente e transverso (*hindgut*) não convertem o triptofano em serotonina ou seus metabólitos. Mesmo na presença de metástases hepáticas não desenvolvem síndrome carcinoide.[38]

O diagnóstico diferencial inclui a menopausa, distúrbio emocional, efeito de algumas drogas (álcool, diltiazen, ácido nicotínico, levodopa, bromocriptina) e outras patologias (mastocitose sistêmica, leucemia crônica, vipoma, feocromocitoma, carcinoma medular da tireoide).

O diagnóstico laboratorial se faz através da dosagem do 5-HIAA na urina de 24 horas e dosagem sérica da cromogranina A. Ingesta de alguns alimentos ricos em serotonina e síndromes de má absorção podem cursar com elevação do 5-HIAA. A concentração sérica de cromogranina A encontra-se elevada em 90% dos tumores neuroendócrinos gastroenteropancreáticos e a especificidade depende do limite considerado como normal. Valores elevados podem ser encontrados em doenças endócrinas, cardiovasculares, gastrointestinais e inflamatórias.[33,42]

Determinação da serotonina no sangue pode ser usada em casos resultados inconclusivos de exames anteriores.[43]

Em casos com elevação marginal de marcadores é possível usar o teste de provocação com epinefrina para estabelecer o diagnóstico diferencial.[44]

Os exames convencionais de imagens incluindo as tomografias, ressonâncias, ultrassonografias e endoscopias são usados com o objetivo de localizar o tumor primário e metástases. Especificamente, pode fazer-se uso de cintilografias com meta-iodobenzilguanidina (MIBG), OctreoScan e PET-CT.[33]

MANIFESTAÇÕES PARANEOPLÁSICAS REUMATOLÓGICAS

Cerca de 7 a 10% dos pacientes acometidos por neoplasia desenvolvem síndromes paraneoplásicas reumáticas.[45,46] O diagnóstico diferencial é de particular importância na prática clínica uma vez que os tratamentos diferem entre si de acordo com a presença ou não de malignidade[47] e a identificação da paraneoplasia reumática permite o diagnóstico em estágios precoces da doença com melhora na sobrevida.

A associação entre câncer e doenças reumáticas (DR) tem sido objeto de discussão devido suas intrigantes relações[48-50] e o fato de que uma aparente DR idiopática pode ser uma manifestação precoce de câncer foi descrito pela primeira vez em 1916.[51]

Apesar das doenças autoimunes geralmente se desenvolverem em pacientes jovens, as malignidades ocorrem em pacientes mais velhos com longa duração da doença. Além disso, idade mais avançada pode estar associada a maior risco para desenvolvimento de câncer.[52]

Os pacientes que se apresentam simultaneamente com câncer e DR são divididos em três classes principais. Na primeira delas, uma DR é desencadeada diretamente por um tumor ou suas metástases. Um exemplo deste grupo é a artrite que ocorre por infiltração sinovial por células leucêmicas. A segunda classe se refere aos pacientes que apresentam diagnóstico estabelecido de DR idiopática e que desenvolvem câncer em um intervalo de tempo de até 20 anos do início da doença de base. A síndrome de Sjögren pode ser um exemplo de DR associada a tumor, pois estes pacientes apresentam risco aumentado para desenvolvimento de linfoma. Não se sabe até o momento se o risco aumentado de ocorrência de câncer em pacientes com DR's idiopáticas deve-se a própria doença, a exposição prolongada a tratamentos imunossupressores que estes pacientes são expostos ou ambos.[50] O terceiro grupo inclui pacientes que apresentam manifestações clínicas de uma DR, a qual é na verdade a expressão de malignidade oculta que tornar-se-á clinicamente evidente dentro de meses a anos. Essas DR's aparentemente idiopáticas que precedem o diagnóstico de câncer são denominadas DR paraneoplásicas. O principal fator que diferencia as DR's tumor-associadas das paraneoplásicas é o fato de que a remoção cirúrgica ou o tratamento farmacológico do câncer no primeiro caso não tem influência na sintomatologia reumática, enquanto nas síndromes paraneoplásicas ocorre desaparecimento dos sintomas.[53]

Etiopatogenia

São descritas três hipóteses na patogenia: a) tanto a malignidade quanto a DR paraneoplásica são resultados independentes de fator causal comum, como infecção viral ou exposição a drogas ou ainda estímulo físico específico (ex.: radiação ultravioleta); b) as DR's paraneoplásicas são o resultado direto de toxinas produzidas pelas células tumorais, as quais desencadeiam inflamação nos tecidos cujas DR's se manifestam; c) DR's paraneoplásicas são mediadas por um mecanismo de hipersensibilidade desencadeado ou pela expressão tumoral de antígenos compartilhados pelas células alvo das doenças autoimunes ou pela liberação de antígenos intracelulares, incluindo proteínas associadas ao ácido nucleico de células tumorais apoptóticas.[54] A demonstração de autoanticorpos contra proteínas nucleares e DNA de dupla hélice corrobora essa terceira hipótese, assim como a expressão de anticorpos contra uma grande variedade de antígenos tecido-associados no soro de pacientes com DR's paraneoplásicas.[54-57] A especificidade desses anticorpos é conhecida,[55,56,58] mas o papel que desempenham como mediadores das manifestações clínicas das DR's ainda está por ser estabelecido.[59]

Síndromes reumáticas paraneoplásicas

As síndromes paraneoplásicas reumáticas incluem síndromes que se assemelham a doenças difusas do tecido conjuntivo, vasculites, artropatias, distúrbios ósseos, doenças cutâneas e musculares (Quadro 1).[48-50,54,58,60,61] A maior parte da casuística se refere a relatos de casos, havendo necessidade de estudos de coorte e registros internacionais. Além disso, se a doença autoimune e a malignidade se desenvolvem em curto intervalo de tempo, pode ser difícil diferenciar se uma paraneoplasia autoimune desenvolveu em um paciente com câncer ou se um tumor secundário ocorreu concomitantemente a uma doença autoimune.[52]

Doenças difusas do tecido conectivo

Polimiosite e dermatomiosite (DM), DM amiopática e miosite por corpúsculos de inclusão podem estar associadas a vários tipos de câncer.[48,50,62] Em recente estudo de coorte húngaro, 12 de 63 pacientes com DM (19%) desenvolveram malignidade durante o acompanhamento.[62] Câncer de pulmão, mama, ovário, de nasofaringe e linfoma são os que mais frequentemente se associam com a miosite paraneoplásica.[50,62] Os casos de DM paraneoplásica geralmente apresentam lesões cutâneas mais graves e envolvimento diafragmático, além de não responder a terapia imunossupressora convencional.[48,49,62]

Síndrome lúpus-*like* em pacientes com câncer incluem manifestações como polisserosite, fenômeno de Raynaud e fator antinuclear (FAN) positivo. Câncer de ovário, mama, mesotelioma e leucemia de células pilosas tem sido associados a doença lúpus-*like*.[48,49,54] Observou-se aumento do risco de linfoma[49] e casos de lúpus cutâneo subagudo associado a meningioma[63] e câncer de cabeça e pescoço foram relatados.[64] A presença de FAN positivo sem manifestações clínicas de doenças reumáticas não é preditiva de malignidade oculta.[59]

Síndrome esclerodermia-*like* tem sido associada ao câncer de pulmão, pele, mama e ovário e anticorpo antitopoisomerase um foi detectado em vários casos de doença paraneoplásica.[65] As principais características clínicas atípicas que permitem a diferenciação das condições idiopáticas são: idade de início acima de 50 anos, esclerodactilia, esclerose cutânea progressiva acometendo pescoço e tronco e início agudo do fenômeno de Raynaud. Em contraste, a ausência de Raynaud com padrão de capilaroscopia normal pode ser outro fator que ocorre na esclerose sistêmica associada a câncer.[59]

A síndrome do Raynaud de início tardio pode estar associada a tumores gastrointestinais, pulmão, ovário ou carcinoma renal, além de doenças linfoproliferativas. Os sintomas aparecem em doentes mais idosos, com envolvimento assimétrico e necrose digital. Fatores desencadeantes incluem crioglobulinemia, vasospasmo induzido por imunecomplexos, hipercoagulabilidade e vasculites.[49,50,66]

Síndromes vasculíticas

Polimialgia reumática paraneoplásica apresenta-se com manifestações atípicas, como sintomatologia unilateral, velocidade de hemossedimentação (VHS) baixa (< 50 mm/h) ou alta (> 100 mm/h), sem resposta à corticoterapia. Associa-se ao câncer de cólon, rim, pulmão, mama, próstata e síndromes mieloproliferativas.[48,49,59,67]

Eritema nodoso paraneoplásico geralmente persiste por período superior a 6 semanas e não responde ao tratamento com corticosteroides ou anti-inflamatórios não hormonais. A remissão dos sintomas ocorre somente após o tratamento da doença de base.[49,54,68] Associa-se a malignidades hematológicas (linfoma, síndromes mielodisplásicas) e, raramente, com tumores sólidos.[46]

Outros tipos de vasculites incluindo poliarterite nodosa, granulomatose de Wegener, arterite temporal ou síndrome de Churg-Strauss podem desenvolver em mielodisplasias, leucemia de células pilosas e doenças linfoproliferativas. Vasculites paraneoplásicas pode ser uma consequência de disfunção no sistema reticuloendotelial com redução na *clearance* de antígenos e imunocomplexos. A pesquisa dos anticorpos contra o citoplasma de neutrófilos (ANCA) não auxilia no diagnóstico de paraneoplasia.[48,49,54] Associações mais raras podem ocorrer com a púrpura de Henoch-Schönlein, arterite de Takayasu e doença de Behçet.[59]

Artropatias

Poliartrite carcinomatosa é uma apresentação atípica de artrite reumatoide (AR) que geralmente se desenvolve em pacientes mais idosos, tem início abrupto e manifesta-se como artrite soronegativa e assimétrica, mais comumente acometendo extremidades inferiores.[45,49] Entretanto, Morel *et al.*, em estudo prospectivo francês que avaliou as características e a sobrevida de 26 pacientes com artrite paraneoplásica, evidenciaram a ocorrência de poliartrite inflamatória simétrica envolvendo as pequenas articulações das mãos e punhos em 85% dos casos, associados, em sua maioria, a adenocarcinoma de pulmão.[69] Os autores propuseram algumas características associadas ao diagnóstico de artrite paraneoplásica (Quadro 2). Apesar de não ser recomendada uma exaustiva pesquisa de malignidade nesses casos de poliartrite simétrica, a poliartrite paraneoplásica deve ser considerada no diagnóstico diferencial, pelo fato de se considerar o uso de agentes biológicos antagonistas do fator de necrose tumoral alfa (TNF) no tratamento da

---

Quadro 1. Síndromes reumáticas paraneoplásicas

- Doenças difusas do tecido conjuntivo
  - Polimiosite e dermatomiosite
  - Síndrome lúpus-*like*
  - Síndrome esclerodermia-*like*
  - Síndrome do Raynaud de início tardio
- Artrites
  - Osteoartropatia hipertrófica (secundária)
  - Poliartrite carcinomatosa (artrite reumatoide-*like*)
  - Policondrite recidivante
  - Síndrome RS3PE
  - Fascite palmar e poliartrite
- Síndromes vasculíticas
  - Polimialgia reumática atípica
  - Eritema nodoso
  - Vasculite crioglobulinêmica
- Doenças cutâneas e musculares
  - Dermatomiosite
  - Síndrome de Eaton-Lambert
  - Fascite palmar
  - Paniculite
  - Fascite eosinofílica
- Doenças metabólicas
  - Gota
  - Distrofia simpático reflexa

Quadro 2. Fatores associados ao diagnóstico de artrite paraneoplásica

- Homens com idade superior a 50 anos
- Tempo médio entre diagnóstico de artrite e neoplasia < 6 meses
- Poliartrite (simétrica ou assimétrica)
- Estado geral precário
- Ausência de nódulos reumatoides
- Fator reumatoide negativo
- Altos níveis de proteína C reativa
- Ausência de erosões radiológicas
- Regressão da artrite após terapia antitumoral específica

AR. Os agentes antiTNF são contraindicados no câncer uma vez que o TNF é importante antagonista da extensão tumoral.[69] As paraneoplasias AR-*like* estão associadas a câncer de mama, cólon, pulmão, ovário, estômago e esôfago, além de doenças linfoproliferativas.[45,49]

A osteoartropatia hipertrófica (OAH) é o protótipo de paraneoplasia tumor induzida. A síndrome manifesta-se como baqueteamento digital, dor, edema e rigidez das articulações periféricas. Está associada, na maioria das vezes, a câncer de pulmão, metástases pulmonares ou mesotelioma pleural. Fatores de crescimento, incluindo aqueles derivados do endotélio e plaquetas estão associados à patogenia da OAH. A extirpação do tumor resulta na resolução dos níveis de fatores de crescimento derivados do endotélio vascular circulantes.[48,49,70]

Policondrite recidivante é uma doença inflamatória crônica, com episódios recorrentes de inflamação dos tecidos cartilaginosos do nariz, orelhas, árvore traqueobrônquica e articulações. Pode estar associada a síndromes mielodisplásicas e autoanticorpos contra colágeno tipo II estão envolvidos na etiopatogenia.[49,71]

Sinovite recidivante soronegativa simétrica com edema depressível (síndrome RS3PE) também pode estar associada a doenças malignas. Os pacientes são idosos e geralmente do sexo masculino. As malignidades associadas podem ser linfoma de células T, mielodisplasias, câncer de cólon, pulmão, estômago, próstata ou endométrio.[72]

Fascite palmar e poliartrite apresentam-se como fascite que varia desde edema palmar difuso com calor local e eritema até contratura de Dupuytren típica, além de poliartrite atípica. O fator reumatoide e o FAN geralmente são negativos. A síndrome pode estar associada a câncer de ovário, endométrio, estômago, mama ou próstata, além de leucemia linfocítica e doença de Hodgkin.[48,49]

FEBRE TUMORAL

Trinta por cento dos pacientes com câncer desenvolvem febre no decorrer da sua doença, e a maioria apresenta infecção. Outras causas de febre incluem tumor, medicações, reações a transfusões de hemoderivados e doenças autoimunes. A associação a neutropenia é importante para definir quando a febre é infecciosa, pois a febre associa-se à infecção em dois terços dos pacientes leucopênicos e 25% dos casos em que não há neutropenia instalada.

Febre de origem tumoral ocorre pela produção de citoquinas e as neoplasias que as produzem com mais frequência são os tumores de células renais, hepatocarcinomas, doença de Hodgkin, linfoma não Hodgkin, leucemia aguda, osteossarcoma, mixoma atrial, carcinoma adrenal, feocromocitoma e tumores hipotalâmicos.[73]

O tratamento nos casos em que se exclui a infecção pode ser feito com o uso de anti-inflamatórios não esteroidais. Essas drogas inibem a ciclooxigenase e reduzem a síntese de prostaglandinas E2. Corticoides também podem ser efetivos, agindo tanto na inibição da prostaglandina E2 como no bloqueio da transcrição do RNA mensageiro das citoquinas pirógenas.[74]

CAQUEXIA NEOPLÁSICA

Mecanismo ainda não totalmente elucidado. Ocorre mobilização de gordura e da musculatura esquelética com taxa metabólica basal normal ou aumentada, aumento da atividade dos metabólitos hepáticos, aumento ou manutenção do ciclo de consumo/produção de glicose e aumento da degradação proteica. Junto às anormalidades metabólicas, se junta o decréscimo na oferta, através da anorexia mediada por citocinas tumorais ou como efeito colateral de terapias sistêmicas, como as mucosites. A radioterapia, da mesma forma, dependendo do campo irradiado, pode levar a alteração de paladar com consequente perda do apetite. O aumento da perda baseia-se em anormalidades bioquímicas, diarreia e deficiência de lactase. O aumento gradativo da perda ponderal é acompanhado de anemia, hipoproteinemia, hipotransferrinemia, perda da imunidade celular e aumento do risco de infecções.

É preciso compreender que a progressiva perda de peso faz parte da história natural de várias neoplasias que progridem a despeito de várias modalidades terapêuticas. Seu tratamento é, portanto, paliativo e não é capaz de prolongar a sobrevida se o tumor primário não puder ser controlado. Alguns estimuladores do apetite podem colaborar como o acetato de megestrol, corticosteroides, metoclopramida, antidepressivos e psicoestimulantes.[75]

REFERÊNCIAS BIBLIOGRÁFICAS

1. Bayley A, Gospodarowicz MK. Genitourinary cancer. In: Pollock RE, Doroschow JH, Khayat D et al. (Eds.). *Manual of clinical oncology UICC*. 8th ed. New Jersey: John Wiley and Sons, 2006. p. 599-601.
2. Carison HE. Metabolic complications. In: Casciato DA, TerritoMC. (Eds.). *Manual of clinical oncology*. 6th ed. Philadelphia: Lippincott Williams & Wilkins, 2009. p. 567-83.
3. Khorana AA, Streiff MB, Farge D. Venous thromboembolism prophylaxis and treatment in cancer: a consensus statement of major guidelines panels and call to action. *J Clin Oncol* 2009;27:4919-26.
4. Tabak D, Torres LG, Nahoum B. Câncer e trombose. *Onco&* 2011, ano 1.
5. Rosovsky R, Lee Ay. Evidence-based mini-review: should all patients with idiopathic venous thromboembolic events be screened extensively for occult malignancy? *Hematol Am Soc Hematol Educ Program* 2010;2010:150-52.
6. Bennani-Baiti N, Kottke-Marchant K. *Bleeding and clotting disorders in cancer*. chapter 230 in Palliative Medicine Ed. Declan Walsh: Elsevier, 2009.
7. AY L. Trombosis in câncer: na update on prevention, treatment and survival benefits of anticoagulants. *Hematol Am Soc Hematol Educ Program* 2010;2010:144-49.
8. Wu C, AY L. Malignancy andvenous thrombosis in the critical care patient. *Cri Care Med*. 2010;38(2 Suppl):S64-70.
9. Serap D, Özlem S, Melike Y et al. Acanthosis nigricans in a patient with lung cancer: a case report. *Case Reports in Medicine* 2010;2010: Article ID 412159, 4 pages,. doi: 10.1155/2010/412159.
10. Pipkin CA, Lio FA. Cutaneous manifestations of internal malignancies: an overview. *Dermatol Clin* 2008;26:1-15.
11. Moore RL, Devere TS. Epidermal manifestations of internal malignancy. *Dermatol Clin* 2008;26:17-29.
12. Kebria MM, Belinson J, Kim R et al. Malignant acanthosis nigricans, tripe palms and the sign of Leser-Trélat, a hint to the diagnosis of early stage ovarian cancer: a case report and review of the literature. *Gineco! Oncol* 2006;101(2):353-55.
13. Pentenero M, Carrozzo M, Pagano M et al. Oral acanthosis nigricans, tripe palms and sign of leser-trélat in a patient with gastric adenocarcinoma. *Int J Dermatol* 2004;43(7):530-32.
14. Grob JJ, Rava MC, Gouvernet J et al. The relation between seborrheic keratoses and malignant solid tumours. A case-control study. *Acta Derm Venereol* 1991;71(2):166-69.
15. Schwartz RA. Sign of leser-trélat. *J Am Acad Dermatol* 1996;35(1):88-95.
16. Gill D, Fergin P, Kelly J. Bullous lesions in Bazex syndrome and successful treatment with oral psoralen phototherapy. *Australas J Dermatol* 2001;42(4):278-80.
17. Weenig RH, Mehrany K. Dermal and pannicular manifestations of internal malignancy. *Dermatol Clin* 2008;26:31-43.
18. Fett DL, Gibson LE, Su WP. Sweet's syndrome: systemic signs and symptoms and associated disorders. *Mayo Clin Proc* 1995;70:234-40.
19. Bakos N, Krasznai G, Bégány A. Erythema gyratum repens an immunological paraneoplastic dermatosis. *Pathol Oncol Res* 1997;3(1):59-61.
20. Sexton M, Snyder CR. Generalized melanosis in occult primary melanoma. *J Am Acad Dermatol* 1989;20(2 Pt 1):261-66.
21. Nelson DH, Meakin JW, Thorn GW. ACTH-producing pituitary tumors following adrenalectomy for Cushing's syndrome. *Ann Intern Med* 1960 Mar.;52:560-69.

22. Anhalt GJ, Kim SC, Stanley JR et al. Paraneoplastic pemphigus. An autoimmune mucocutaneous disease associated with neoplasia. *N Engl J Med* 1990;323:1729-35.
23. Lee IJ, Kim SC, Kim HS et al. Paraneoplastic pemphigus associated with follicular dendritic cell sarcoma arising from Castleman's tumor. *J Am Acad Dermatol* 1999;40(2 Pt 2):294-97.
24. Tierney EP, Badger J. Etiology and pathogenesis of necrolytic migratory erythema: review of the literature. *Med Gen Med* 2004 Sept. 10;6(3):4.
25. Dropcho EJ. Remote neurologic manifestations of cancer. *Neurol Clin* 2002;20(1):85-122.
26. Honnorat J, Antoine JC. Paraneoplastic neurological syndromes. *Orphanet J Rare Dis* 2007;2:22.
27. Gultekin SH, Rosenfeld MR, Voltz R et al. Paraneoplastic limbic encephalitis: neurological symptoms, immunological findings and tumour association in 50 patients. *Brain* 2000;123(Pt 7):1481-94.
28. Sahu JK, Prasad K. The opsoclonus-myoclonus syndrome. *Pract Neurol* 2011;11(3):160-66.
29. Lou E, Hensley ML, Lassman AB, Aghajanian C. Paraneoplastic opsoclonus–myoclonus syndrome secondary to immature ovarian teratoma. *Gynecologic Oncol* 2010;117:382-84.
30. Greenlee JE. Treatment of paraneoplastic neurologic disorders. *Curr Treat Options Neurol* 2010;12(3):212-30.
31. Dalmau J, Rosenfeld MR. Update on paraneoplastic neurologic disorders. *Community Oncol* 2010;7(5):219-24.
32. Dalmau J, Graus F, Rosenblum MK et al. Anti-Hu associated paraneoplastic encephalomyelitis/sensory neuronopathy. A clinical study of 71 patients. *Medicine* (Baltimore) 1992 Mar.;71(2):59-72.
33. Robertson RG, Geiger WJ, Davis NB. Carcinoid tumor. *Am Fam Physician* 2006;74:429.
34. Kvols LK. Metastatic carcinoid tumors and malignant carcinoid syndrome. *Ann N Y Acad Sci* 1994;733:464
35. Swain CP, Tavil AS, Neale G. Studies of tryptofan and albumin metabolism in a patient with carcinoid syndrome, pellagra and hypoproteinemia. *Gastroenterology* 1976;71:484.
36. Von der Ohe MR, Camilleri M, Kvols LK et al. Motor dysfunction of the small bowel and colon in patients with the carcinoid syndrome and diarrhea. *N Engl J Med* 1993;329:1073.
37. Lie JP. Carcinoid tumor, carcinoid syndrome and carcinoid heart disease. *Prim Cardiol* 1982;8:163.
38. Feldman JM. Carcinoid tumors and syndrome. *Semin Oncol* 1987;14:237.
39. Borch K, Ahrén B, Ahlman H et al. gastric carcinoids: biologic behavior and prognosis after differentiated treatment in relation to type. *Ann Surg* 2005;242:64.
40. Gouch DB, Thompson GB, Crotty TB et al. Diverse clinical and pathologic features of gastric csarcinoid and the relevance of hypergastrinemia. *World J Surg* 1994;18:473.
41. Melmon KL, Sjoerdsma A, Mason DT. Distinctive clinical and therapeutic aspects of syndrome associated with bronchial carcinoid tumors. *Am J Med* 1965;39:568.
42. Campana D, Nori F, Piscitelli L et al. Chromogranin A: is it useful marker of neuroendocrine tumors? *J Clin Oncol* 2007;25:1967.
43. Ritcher G, Stöckmann F, Conlon JM et al. Serotonin release into blood after food and pentagastrin. Studies in healthy subjects an d in patients with metastatic carcinoid tumors. *Gastroenterology* 1986;91:612.
44. Levine RJ, Sjoerdsma A. Pressor amines and the carcinoid flush. *Ann Intern Med* 1963;58:818.
45. Stummvoll GH, Aringer M, Machold KP et al. Cancer polyarthritis resembling rheumatoid arthritis as a first sign of hidden neoplasms. Report of two cases and review of literature. *Scand J Rheumatol* 2001;30:40-44.
46. Fam AG. Paraneoplastic rheumatic syndromes. *Baillieres Best Pract Res Clin Rheumatol* 2000;14:515-33.
47. Lesi C, Rizzi C, Matacena C. Clinical significance of paraneoplastic syndromes. *Sem Hop* 1983;59:2241-44.
48. Chakravarty E, Genovese MC. Rheumatic syndromes associated with malignacy. *Curr Opin Rheumatol* 2003;15:35-43.
49. Andras C, Csiki Z, Ponyi A et al. Paraneoplastic rheumatic syndromes. *Rheumatol Int* 2006;26:376-82.
50. Bernatsky S, Ramsey-Goldman R, Clarke A. Malignancy and autoimmunity. *Curr Opin Rheumatol* 2006;18:129-34.
51. Buchbinder R, Forbes A, Hall S et al. Incidence of malignant disease in biopsy-proven inflammatory myopathy. A population-based cohort study. *Ann Intern Med* 2001;134:1087-95.
52. Szekanecz Z, Szekanecz É, Bakó G et al. Malignancies in autoimmune rheumatic diseases. a mini-review. *Gerontology* 2011;57:3-10.
53. Naschitz JE. Rheumatic syndromes: clues to occult neoplasia. *Curr Opin Rheumatol* 2001;13:62-66.
54. Szekanecz E, Andras C, Sandor Z et al. Malignancies and soluble tumor antigens in rheumatic diseases. *Autoimmun Rev* 2006;6:42-47.
55. Adamus G. Autoantibody-induced apoptosis as a possible mechanism of autoimmune retinopathy. *Autoimunn Rev* 2003;2:63-68.
56. Saiki M, Sakai K, Saiki S et al. Induction of humoral responses specific for paraneoplastic cerebelar degeneration-associated antigen by whole recombinant yeast immunization. *J Autoimmun* 2005;24:203-8.
57. Lorusso L, Hart IK, Ferrari D et al. Autonomic paraneoplastic neurological syndromes. *Autoimunn Rev* 2007;6:162-68.
58. Abu-Shakra M, Buskila D, Ehrenfeld M et al. Cancer and autoimmunity: autoimmune and rheumatic features in patients with malignancies. *Ann Rheum Dis* 2001;60:433-41.
59. Racanelli V, Prete M, Minoia C et al. Rheumatic disorders as paraneoplastic syndromes. *Autoimmun Rev* 2008;7:352-58.
60. Dahl PR, Su WP, Cullimore KC et al. Pancreatic panniculitis. *J Am Acad Dermatol* 1995;33:413-17.
61. Kurzrock R, Cohen PR. Paraneoplastic erythromelalgia. *Clin Dermatol* 1993;11:73-82.
62. Andras C, Ponyi A, Constantin T et al. Dermatomyositis and polymyositis associated with malignancy: a 21-year retrospective study. *J Rheumatol* 2008;35:438-44.
63. Richardson TT, Cohen PR. Subacute cutaneous lúpus erythematosus: a Cútiso f a patient Cút subsequently developed a meningioma and whose skin lesions were treated with isotretinoin. *Cútis* 2000;66:183-88.
64. Chaudhry SI, Murphy LA, White IR. Subacute cutaneous Lúpus erythematosus: a paraneoplastic dermatosis? *Clin Exp Dermatol* 2005;30:655-58.
65. Launay D, Le Berre R, Hatron PY et al. Association between systemic sclerosis and breast câncer: eight new cases and review of literature. *Clin Rheumatol* 2004;23:516-22.
66. Taillan B, Castanet J, Garnier G et al. Paraneoplastic raynaud's phenomenon. *Clin Rheumatol* 1993;12:281-82.
67. Anton E. More on polymyalgia rheumatica (PMR) as a paraneoplastic rheumatic syndrome in the elderly (bycitopenia and PMR preceding acute myeloid leucemia). *J Clin Rheumatol* 2007;13:114.
68. Perez NB, Bernard B, Narvaez J et al. Erythema nodosum and lung câncer. *Joint oné Spine* 2006;73:336-37.
69. Morel J, Deschamps V, Toussirot E et al. Characteristics and survival of 26 patients with paraneoplastic arthritis. *Ann Rheum Dis* 2008;67:244-47.
70. Shih WJ. Pulmonary hipertrophic osteoarthropaty and its resolution. *Semin Nucl Med* 2004;34:159-63.
71. Cohen PR. Paraneoplastic relapsing polychondritis. *Arch Dermatol* 2007;143:949-50.
72. Paira S, Graf C, Roverano S et al. Remitting seronegative symmetrical synovitis with pitting oedema: a study of 12 cases. *Clin Rheumatol* 2002;21:146-49.
73. Larson EB, Featherstone HJ, Petersdonrf RG. Fever of undetermined origin: diagnosis and follow-up of 105 cases, 1970-1980. *Medicine* 1982;61:269.
74. Chang JC, Gross HM. Utility of naproxen in the differential diaagnosis of fever of undetermined irigin in patients with câncer. *Am J Med* 1983;76:597.
75. Prommer EE,Casciato DA. Supportive Care. In: Casciato DA, Territo MC. (Eds.). *Manual of clinical oncology*. 6th ed. Philadelphia: Lippincott Williams & Wilkins, 2009. p. 100-27.

CAPÍTULO 12
Tratamento Endoscópico do Câncer Gastrointestinal

12-1 Tratamento Endoscópico do Câncer Gastrointestinal Superficial (Esôfago, Estômago, Colo e Reto)

Maria Aparecida Ferreira

INTRODUÇÃO

O tratamento mundialmente aceito para o câncer gastrointestinal superficial (CGIS) era até pouco tempo a cirurgia com linfadenectomia alargada.[1-2] Entretanto, atualmente, a taxa de tratamento endoscópico, no Japão, equivale ao cirúrgico.

Quais as razões que influenciaram esta mudança de paradigma? A análise das características clínico-histopatológicas das peças cirúrgicas proporcionou a verificação de que determinadas lesões não apresentavam ou tinham pequeno potencial para metástase linfonodal (MLN)[3-5] e que a linfadenectomia seria desnecessária, com aumento do tempo cirúrgico e risco de complicações.[1,6-7] O paciente com câncer superficial associado a potencial nulo ou pequeno de metástase linfonodal poderia ser beneficiado com um tratamento menos invasivo sem alterar a sobrevida, adaptando o tipo de procedimento ao estadiamento clínico do tumor. Vários procedimentos minimamente invasivos têm sido descritos na literatura, como ressecção endoscópica (RE),[8-10] cirurgia laparoscópica assistida ou não por endoscopia,[11-12] ressecções com linfadenectomia D1 (dissecção da primeira estação nodal) laparoscópica[13] ou aberta e técnicas de destruição tecidual (*laser*, eletrofulguração, álcool, coagulação de plasma de argônio, fotodinamicaterapia).[14] Dentre as técnicas endoscópicas, a mais usada é a RE. Esta técnica fornece dados histopatológicos similares ao da gastrectomia, exceto a linfadenectomia; já os métodos destrutivos esta análise não é realizada, impedindo o conhecimento prognóstico do que foi cauterizado, uma vez que se baseia apenas no resultado da biópsia.

RESSECÇÃO ENDOSCÓPICA

A RE surgiu da iniciativa de endoscopistas que buscaram obter um fragmento maior de tecido da mucosa gástrica para diagnóstico diferencial e ressecção de lesões polipoides do cólon.[15-17] Entretanto, coube à TADA a divulgação da técnica denominada *strip off biopsy*, em 1984.[18]

Métodos de ressecção endoscópica

As técnicas empregadas visam a ressecção completa do tumor com margens livres, de preferência em um único fragmento. Quando não é possível, o tumor é fatiado em duas ou mais fatias (*piecemeal*). São três os métodos:

1. **Polipectomia**: técnica para ressecção de lesões polipoides pediculadas e semipediculadas foram introduzidas desde a década de 1970.[15] Nas lesões com pedículos largos podemos usar solução salina com o objetico de reduzir sangramento local;[19-20] como outras opções temos o *endoloop* e endoclipes, como tratamento prévio ao uso da alça diatérmica, promovendo maior segurança ao procedimento.[21]
2. **Ressecção endoscópca da mucosa (REM)**: mais conhecida entre nós como "mucossectomia", baseada na "*strip off biopsy*" indicada para lesões elevadas e planas. As técnicas mais usadas são: *Injeção e corte; injeção,[22] tração e corte;[23-24] injeção e pré-corte e corte;[25]* as modificações com a colocação de um cilindro na ponta do endoscópio[26] ou com o dispositivo de ligadura elástica[27-28] são utilizados. Diante de uma lesão elevada, injeta-se solução salina simples ou hipertônica com adrenalina na submucosa transformando a lesão plana em polipoide. Uma alça diatérmica é introduzida pelo canal de biópsia, envolvendo completamente a lesão e posterior estrangulamento na base ou com endoscópio de duplo canal utiliza-se uma pinça fórceps para tracionar a lesão enquanto a alça diatérmica circunda a lesão tranformando-a em lesão polipoide, sendo seccionada por corrente mista ou de corte puro.
3. **Disssecção endoscópica da submucosa**: a técnica avançada de dissecção endoscópica da submucosa (DES) tem como vantagem a ressecção do tumor em monobloco, requisito para ressecção oncológica RO (sem doença residual); a ressecção do tumor em um único fragmento e com margens adequadas permite uma análise adequada pelo patologista das características do tumor, verificação das margens horizontais e em profundidade. As endocirurgias por outro lado, têm tempo prolongado de execução, maior potencial de sangramento e perfuração, necessitando de curva de aprendizagem crescente. Em razão das grandes áreas cruentas e potencial de sangramento nas primeiras horas, internação por cerca de 1 semana é prudente.

Essas técnicas têm como princípio a demarcação dos limites com pontos de coagulação, realizada com plasma de argônio, injeção de solução na submucosa para elevar a mucosa e submucosa, afastando-as da muscular e prevenindo perfuração. As soluções mais usuais são o ácido hialurônico e o glicerol. A secção circunferencial da lesão com margens de 5 mm é realizada em sua totalidade seguida por dissecção paulatina da submucosa e exérese completa da lesão em único fragmento. Hemostasia local minuciosa deve ser praticada, minimizando complicações hemorrágicas.

São três as técnicas mais usadas no Japão e poucos centros no ocidente:

- *Técnica com IT- knife (insulation tipped diatermic knife)*: desenvolvida por Hosokawa e amplamente usada por Ono no tratamento do CGS (Fig. 1).[29]
- *Técnica com "hooking knife"*: Oyama desenvolveu a técnica utilizando um gancho (Fig. 1B) semelhante ao usado em laparoscopia. O emprego desta técnica em 120 carcinomas superficiais foi possível com 95% de ressecção completa e taxa de recidiva de 0%.[30]
- *Método "hood/needlle knife"*:[31] emprega um dispositivo cônico plástico na extremidade do endoscópio que facilita a dissecção da submucosa com a "*needle-knife*" (Fig. 1A), controla a profundidade e a lesão dos tecidos com o instrumento cortante, permite visibilidade da área circunjacente por ser transparente e funciona como "afastador". Usa o hialuronato de sódio para injeção na submucosa. Em 307 ressecções gástricas, 91% foram em monobloco com 0% de perfuração; em 236 lesões de cólon 81% em monobloco e 3% de perfuração e nas lesões de esôfago descrevem-se 14 ressecções com 0% de perfuração e 100% de ressecção completa.

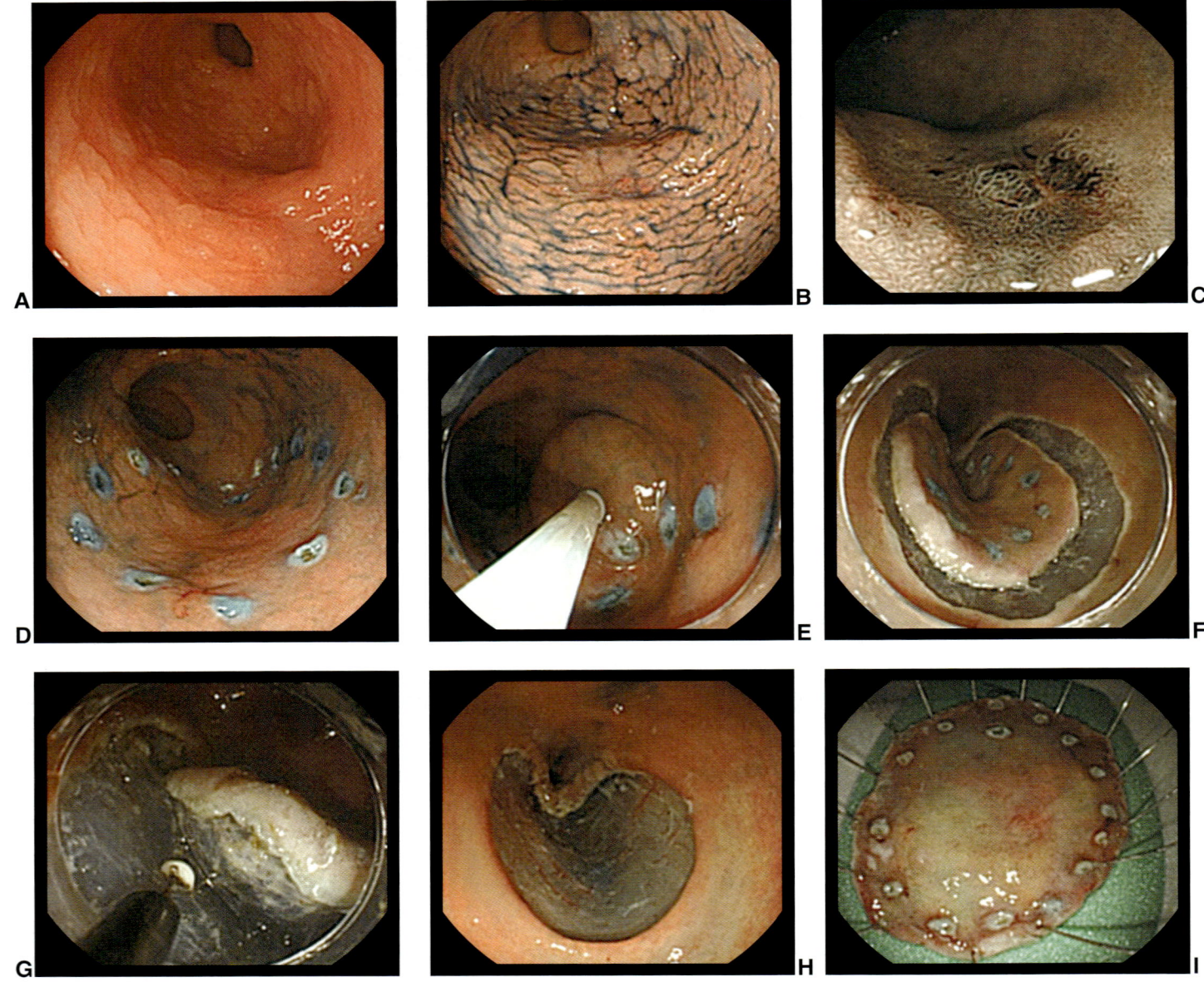

▲ **FIGURA 1.** Sequência com *IT-Knife*. (**A**) Lesão tipo 0-IIc (**B**) após cromoscopia com índigo carmim e (**C**) com cromoscopia digital (NBI) delimitando a lesão. (**D**) Demarcação da área a ser ressecada com plasma de argônio. (**E**) Injeção de gliceral e ácido hialurônico na submucosa. (**F**) Incisão circunferencial da lesão com margens. (**G**) Dissecção da submucosa. (**H**) Área cruenta pós ressecção. (**I**) Espécime incluindo os pontos de demarcação e fixado em placa de poliuretano. Histopatológico demonstrou adenocarcinoma intramucoso, limites verticais e laterais livres, sem invasão venovascular. Ressecção curativa. (Material fotográfico do Serviço de Endoscopia Digestiva do Shizuoka Cancer Center – Japan; Agradecimentos ao chefe do departamento, Dr. Hiroyuki Ono.)

Pré-requisitos e ambiente para realização do procedimento

A dissecção endoscópica da submucosa é uma cirurgia minimamente invasiva, com potencial de sangramento e perfuração superior ao da mucossectomia, devendo ser realizada por equipe de endoscopistas com certificação, em ambiente hospitalar após risco cirúrgico, preferencialmente com suporte anestesiológico, equipe de cirurgia de sobreaviso, auxiliares devidamente treinados e com termo de consentimento livre e esclarecido assinado.

Complicações e tratamento

Os pré-requisitos para o endoscopista realizar RE é o domínio da técnica de polipectomia clássica e a capacitação para solucionar as complicações decorrentes deste tipo de procedimento. Além dos equipamentos e acessórios disponíveis na instituição. As taxas globais de complicações foram de 0,5% em 190/37.127 mucossectomias.[32] As complicações podem ocorrer durante o procedimento ou tardiamente. As complicações do procedimento mais frequentes são hemorragia e perfuração. O **sangramento** é geralmente de pequena monta não necessitando de intervenção, parando espontaneamente coagulados com cauterização; os de médio porte são abordados por coagulação química (álcool), elétrica (bipolar, *hot biopsy*) ou mecânica (endoclipe).[32,33] Este último causa menos dano tecidual, sendo o preferível. A aspersão de fibrina na área cruenta é descrita como eficaz na prevenção ou tratamento do sangramento.[29] A indicação de cirurgia para coibir hemorragia é raramente indicada. Relato de melena ou até mesmo hematêmese pode ocorrer na primeira semana, geralmente controlada por métodos endoscópicos.

A **perfuração** pode ser tratada apenas com sutura endoscópica utilizando endoclipes.[21] Nas grandes lacerações está indicada a cirurgia laparoscópica ou aberta. Hashiba demonstrou em trabalho experimental ser eficaz a interposição de epíplon na área perfurada e sutura com endoclipes.[34] A perfuração também pode ocorrer nas primeiras 24 horas do procedimento, provocada por necrose devido a corrente de coagulação ou esclerosantes em episódio de sangramento. Se for descartada peritonite franca, poderá ser passível sutura endoscópica e tratamento clínico com antibióticos, descompressão gástrica e dieta zero. Avaliação clínica e por CT é individualizada. Do contrário, a cirurgia estará indicada o mais precoce possível.

Como analisar o resultado histopatológico?

O patologista deverá descrever sobre os aspectos macroscópicos em que deve constar o tamanho da lesão e sua forma morfológica e, na microscopia, o tipo histológico, grau de diferenciação celular, nível de invasão na parede (mucosa ou submucosa, em micra a partir da muscular da mucosa), invasão linfática, venosa ou neural e se os limites laterais estão negativos, positivos ou não avaliáveis visando estabelecer uma correlação com os fatores prognósticos necessários para determinar a terapêutica e o seguimento do paciente. O resultado histopatológico classificará a ressecção endoscópica em duas categorias:

- *Ressecção curativa (RC):* Adenocarcinoma bem ou moderadamente diferenciado, limites laterais livres (limite ≥1 mm ou 10 glândulas livres de tumor), nível de invasão na parede restrito a mucosa ou submucosa específica para cada órgão, sem invasão vascular venosa e linfática.
- *Ressecção incompleta (RI) ou não avaliável (RNA):* Todos os critérios acima com margens laterais positivas nas lesões ressecadas em monobloco ou quando o patologista não tem condições de afirmar se os limites laterais estão comprometidos por doença ou se trata de efeito por eletrocoagulação deformando a arquitetura celular. Também são incluídas em RNA as lesões multifragmentadas.

A RE apresenta peculiaridades concernentes ao esôfago, estômago e colorreto, razão pela qual subdividimos em blocos.

ESÔFAGO

A definição de câncer precoce de esôfago é de um câncer limitado a mucosa sem invasão linfonodal (T1aNxMx). Como não é possível estabelecer no pré-operatório a certeza de comprometimento ou não dos linfonodos, define-se como carcinoma superficial aquele com invasão da mucosa ou submucosa independente do comprometimento linfonodal ou metástase à distância (T1a e T1b NxMx). O risco de linfonodo metastático (LNM) aumenta à medida que o tumor infiltra a parede. A taxa de LNM no carcinoma restrito a mucosa foi de 4% em 1.125 casos cirúrgicos, enquanto aumentou para 45% ao invadir a submucosa,[35] sendo considerado um câncer avançado, do ponto de vista clínico. Outro fator é a invasão linfática. Os tumores com permeação linfática apresentam taxa de linfonodo metastático de 65% contra 11% dos cânceres sem invasão linfática.[36] O conceito histopatológico entre os patologistas ocidentais e japoneses são divergentes, sendo esta uma das razões que aumentam a incidência naquele país.[37]

Indicações de REM

As indicações no esôfago são limitadas decorrente do alto potencial metastático quando comparamos ao estômago e colorreto. São estas as características das lesões passíveis de tratamento endoscópico:

- Tipos 0-IIa, 0-IIb e 0-IIc sem nodulações, retrações da mucosa, associação a ulcerações ou elevações.
- Carcinomas bem ou moderadamente diferenciados em material de biópsia,
- Limitados a 3/4 da circunferência. A ressecção circunferencial não está contraindicada, porém estenose local é uma complicação potencial. Dilatações com balão hidrostático ou com velas dilatadoras tipo Savary são os métodos mais indicados. A injeção local com esteroides tem sido publicada.
- O tamanho não é fator limitante.

Quando julgar um CES ressecado por endoscopia como tratamento exclusivo?

- Tipo histológico confirmado na peça cirúrgica como G1 ou G2.
- Limites laterais livres ou negativos no primeiro controle tanto endoscópica como histologicamente.
- Limitado ao epitélio (m1). Todos os carcinomas limitados ao epitélio são curados por ressecção endoscópica[38] porque nesta camada da parede não há vasos linfáticos ou venosos, apresentando consequentemente percentual zero de metástases.
- Limitado ao córion ou lâmina própria (m2). Na lâmina própria há linfáticos, vênulas e arteríolas, predispondo a metástase linfonodal variando de 0-4%.[35,36] Aceita-se a RE com potencial de cura se não houver invasão linfática nem venosa.[38] Yoshida ressecou 69 casos restritos a m2. As complicações observadas foram: enfizema mediastinal em 2,9%, sangramento em 10% (tardio em 1,4%) e estenose em 5,8%. A sobrevida em 5 anos de 86% não foi diferente daqueles tratados com cirurgia (83,2%).[36]
- Carcinoma com infiltração até muscular da mucosa (m3). O percentual de metástases para linfonodos aumenta para 12,2%.[36,39] Durante o "46th *Congress of Japanese Research Society for Early Esophageal Cancer and Chromoscopy*" foram apresentados 749 casos de carcinomas m3 e sm1: a incidência de LNM foi de 9,3% na m3 e 19,6% na sm1, principalmente nos tipos 0-I e 0-III, maiores de 50 mm, pouco diferenciados, com invasão linfática e venosa. Na ausência destes fatores a taxa de LNM foi de 4,2%.[40]
- Tumores com infiltração da submucosa no nível superior (sm1) ou até 200 m da muscular da mucosa. A taxa de LNM atinge 15% e a RE sem doença residual exclusiva é assunto controverso. A cirurgia ou a complementação com quimiorradioterapia parece ser o mais indicado mesmo naqueles sem invasão linfática ou venosa, excetuando-se pacientes com alto risco[41] ou recusa ao procedimento. Se a decisão for conservadora, realizar USE (ultrassonografia endoscópica) e ou TC de 6 em 6 meses por 5 anos. Makuuchi acompanhou 79 casos (m3 e sm1) tratados com REM e 56 com cirurgia. A sobrevida em 5 anos foi 88,0 e 95,2% respectivamente. A recidiva local e em linfonodos pós REM foi de 8,2 e 6,3%. Se há infiltração linfática, a possibilidade de LNM é 33,3%.[42]
- Tumores com infiltração da sm2 ou além desse nível, reconhecida apenas depois da RE terão indicação de cirurgia ou radio e quimioterapia.[43-44]

O acompanhamento pós-RE pela técnica de mucossectomia será o endoscópico de 3 em 3 meses por 1 ano; de 6 em 6 meses no segundo ano e anualmente a partir do terceiro ano. No método de DES o primeiro controle dar-se-á no segundo mês e, a partir de então, anualmente. O acompanhamento visa, além da recidiva local, a detecção de carcinoma metacrônico e de recaída em linfonodos e visceral. A USE para linfonodos regionais associada à TC ou PET-*scan* estão indicados.

O tratamento da doença residual ou recidiva será realizado com nova intervenção endoscópica, se a lesão estiver restrita a mucosa. Se houver controle local ficará em vigilância restrita; do contrário, avaliar a possibilidade de cirurgia ou radio e quimioterapia, que também estão indicadas na falha nodal.

ESTÔMAGO

A indicação de REM baseia-se nos dados histopatológicos de cirurgias radicais que demonstram o risco de LNM em câncer restrito a mucosa de 0 a 5% enquanto ocorre em 10 a 21%,[45,46] quando atinge a submucosa. Shimada estudou retrospectivamente 1.051 gastrectomias com linfadenectomias e detectaram no carcinoma-m e carcinoma-sm as taxas de 2,3% (14/621) e 19,8% (85/430) de LNM, respectivamente.[47]

Indicações

A RE está indicada no CGS sem metástases, entretanto a avaliação pré-operatória de LNM ainda é impossível com os métodos atuais.[48] As características que o endoscopista tem que julgar para indicar a RE são: tamanho do tumor, tipo morfológico e tipo histológico. O histopatológico definitivo e o nível de invasão na parede, além das outras variáveis prognósticas, serão definidos apenas com o estudo da peça ressecada.[49] Toda RE é, *a priori*, diagnóstica, podendo tornar-se terapêutica.

As indicações dependem da técnica a ser adotada:[53,54,55]

- Para REM – lesões até 20 mm, intramucosa, sem sinais de fibrose em carcinoma bem ou moderadamente diferenciados.
  Esta técnica está relacionada com a taxa de recidiva de 2 a 35%, porém, com taxas de sangramento e perfuração variando de 2 a 5% respectivamente. A sobrevida atinge 99%.[56]
- Para DES – inclusão dos critérios de Gotoda:
  - Lesão intramucosa com base em critérios endoscópicos, sem ulceração ou cicatriz, de qualquer tamanho em carcinoma bem ou moderadamente diferenciado.
  - Lesão intramucosa até 30 mm, com ulceração ou cicatriz em carcinoma bem ou moderadamente diferenciado.
  - Lesão com suspeita de invasão da submucosa até 30 mm, sem sinais pépticos, em carcinoma bem ou moderadamente diferenciado;
  - Lesão intramucosa até 20 mm sem sinais pépticos em carcinoma pouco diferenciado.

Em razão das dificuldades técnicas, as taxas de complicações são maiores, como sangramento e perfuração, alcançando os percentuais de 7 e 4% respectivamente.[53,54] Entretanto, a ressecção completa, mesmo nas indicações estendidas, é alcançada acima de 90%. A recidiva local é inferior a 1%.[55]

As *características morfológicas* da lesão orientam a indicação da RE: as lesões tipo 0-I têm maior potencial de invadir a submucosa maciçamente;[56] o tipo 0-IIc pode estar associado ao tipo 0-III (escavado) ou cicatriz (o câncer superficial pode sofrer ulceração péptica e posteriormente cicatrizar). A relação do ciclo péptico com a promoção de invasividade na parede pode resultar em maior taxa de comprometimento nodal.[47] Em 14/426 (3,3%) carcinomas-m com LNM, 11 apresentavam úlcera ou cicatriz. O componente ulceroso parece romper a muscular da mucosa permitindo a disseminação tumoral.[57] Se o tumor estiver restrito a mucosa sem úlcera ou cicatriz e sem invasão linfática, o risco de metástase nodal é mínimo.[59] No tipo 0-IIc são fatores de risco para metástase linfonodal: sexo feminino, tamanho do tumor maior ou igual a 20 mm, invasão submucosa e invasão linfática. Invasão da submucosa sem estes fatores descritos acima tem risco zero para LNM.[59] Além disso, o tipo 0-IIc geralmente é pouco diferenciado, com sinais de fibrose, de difícil ressecção quando acima de 20 mm e localizado no corpo. O tipo 0-IIb é menos frequente, inclusive no Japão. As margens são indefinidas principalmente se associado à metaplasia intestinal plana. O tipo 0-IIa é aquele em que a RE está melhor indicada. Geralmente são tumores bem diferenciados, com margens nítidas, e, mesmo quando extensos, são restritos à mucosa.

O *fator tamanho* é apontado em alguns trabalhos como tendo relação com a positividade nodal, porém outros estudos não corroboram com essa assertiva.[55,60] Sano encontrou 6/239 CGP com LNM, em tumores menores ou iguais a 20 mm. Destes, cinco eram submucoso.[2] Em 422 gastrectomias radicais (252 m e 170 sm), a análise multifatorial identificou quatro fatores de risco independentes para LNM: invasão na parede acima de 500 µm da muscular da mucosa, tamanho maior que 30 mm, invasão linfática e ulceração. A incidência de LNM foi zero quando esses fatores estavam ausentes.[61] Gotoda observou os seguintes achados: em carcinoma sem invasão linfovenosa, de tamanho até 3,0 cm, intramucoso, bem diferenciado com sinais de ulceração ou pouco diferenciado sem evidências de atividade pépticas, a taxa de comprometimento linfonodal foi 0% (1.486 casos); se o tumor for intramucoso, de qualquer tamanho, sem ulceração, diferenciado e sem invasão linfática ou venosa, a invasão linfonodal também foi 0% (929 casos), bem como nos casos de invasão da submucosa em seu nível superior (sm1)(0/145).[62]

No serviço de endoscopia do INCA (MAF) a RE tem sido realizada com a técnica de *strip off biopsy* com o aparelho convencional até 2005 e, a partir de então, com endoscópio de duplo canal. Os critérios para indicação da RE basearam-se nas formas morfológicas e na invasão presuntiva da parede. Incluímos as ressecções estendidas com relação ao tamanho e a morfologia. A idade não foi fator excludente. As lesões consideradas carcinomas-sm não foram ressecadas, exceto nos pacientes de alto risco.

As soluções que injetamos na submucosa inicialmente foram salina com epinefrina e, atualmente, o manitol a 20% associado à adrenalina 1:250.000. A corrente utilizada é de corte puro. Nas últimas ressecções temos realizado aspersão com fibrina sobre a superfície ressecada.

Entre janeiro de 1999 a dezembro de 2011 realizamos 100 REMs com adenocarcinoma superficial. As taxas para RC e RI (fracionada e ou limites comprometidos microscópicos) foram de 61,3 e 38,7% respectivamente. Ocorreu doença residual ou recidiva em 5%.

Avaliação pós-ressecção endoscópica

Os cinco fatores independentes de risco para linfonodo metastático são: *infiltração na parede, infiltração linfática e/ou venosa, tipo histológico, diferenciação celular e tamanho.*

Atualmente aceita-se a inclusão de invasão na submucosa para tratamento exclusivo, desde que a infiltração esteja restrita até 500 µm da muscular da mucosa, dado objetivo, ao invés de sm1 que é subjetivo. Kurihara encontrou 2% de LNM em carcinomas com invasão da parede até 500 µm quando comparado a 20% além desse nível.[63] Gotoda analisou 1.091 casos de carcinoma-sm, submetidos a tratamento cirúrgico e não verificou metástases linfonodais em 117 casos quando o tumor esteve restrito até 500 µm da muscular da mucosa, eram diferenciados, sem invasão venolinfática e menores ou iguais a 30 mm.[62]

Aproximadamente 80% dos cânceres que infiltram a submucosa não apresentam LNM. Portanto, se pudéssemos definir um subgrupo com potencial negligenciável de metástases, uma cirurgia de grande porte seria evitada. Abe estudou 104 casos de tumores diferenciados, com invasão da submucosa, tratados cirurgicamente. Encontrou três fatores de risco independentes: sexo feminino (p = 0,017), invasão profunda (≥ 500 µm) da submucosa (p = 0,001) e presença de invasão linfática (p = 0,0001).[60]

A *invasão linfática* pode significar micrometástases.[64] É considerado um fator prognóstico tão ruim quanto o comprometimento linfonodal, com sobrevida semelhante.[65] Outra forma de infiltração vascular é a *venosa*. Além da invasão na parede e vascular, *o grau de diferenciação celular* é outro fator de risco importante. Os tumores bem (G1) ou moderadamente (G2) diferenciados e intramucosos são curados por RE; o tipo histológico pouco diferenciado (G3) até 10 mm,[60] sem úlcera ou cicatriz, intramucosos e ausência de invasão venolinfática também têm indicação de REM. Quanto ao *tipo histológico de Laurenn*, Yoshida verificou a incidência de LNM em 0,64% (3/462) no tipo intestinal, restrito a mucosa;[66] o difuso, que é sempre pouco diferenciado em anel de sinete ou não, está relacionado em inúmeros trabalhos a metástases. As indicações para a RE são as mesmas do G3. Abe em estudo retrospectivo de 175 casos de carcinomas pouco diferenciados, tratados cirurgicamente, identificaram em análise multivariada, dois fatores de risco: tamanho do tumor maior ou igual a 20 mm e invasão linfática. LNMs foram identificadas em 5,8 e 60% na ausência ou presença de ambos os fatores. Porém, em seis casos com tumor de 10 mm, intramucosos e sem invasão linfática a taxa de LNM foi zero.[60]

A ressecção endoscópica é considerada curativa quando o tumor estiver sido ressecado em um único fragmento, LHN, LVN, IL(-), IV(-) e:[50]

- Tumor bem ou moderadamente diferenciado, ≥ 20 mm, sem sinais pépticos, pT1a, ou
- Tumor bem ou moderadamente diferenciado, ≤ 30 mm, com sinais pépticos, pT1a, ou
- Tumor pouco diferenciado, ≤ 20 mm, sem sinais pépticos, pT1a, ou
- Tumor bem ou moderadamente diferenciado, ≤ 30 mm, com invasão da sm1 (equivalente a ≤ 500 µ, pT1b.

Os limites laterais comprometidos (RI), em tumores intramucosos são passíveis de retratamento endoscópico. As variáveis fora dos critérios estendidos terão indicação de tratamento cirúrgico, exceto na contraindicação ao procedimento ou recusa do paciente. Ultimamente tem surgido na literatura estudos combinando a RE com a linfadenectomia laparoscópica sem gastrectomia.[67]

Tratamento da úlcera actínica

A úlcera no local da RE cicatriza geralmente em 30 a 60 dias. Na RE do esôfago e estômago o paciente fará uso de inibidor de bomba protônica na dose de 20 mg/dia via oral. Lee não encontrou, em trabalho prospectivo e randomizado, diferenças na taxa de cicatrização e sintomas quando usaram IBP 20 mg/dia durante uma semana *versus* 4 semanas.[68]

Vigilância

O acompanhamento será de 3 em 3 meses por 1 ano; de 6 em 6 meses no segundo ano e anualmente a partir do terceiro ano até o quinto anos. Na DES cuja ressecção foi curativa, o controle está recomendado aos 6 meses e depois anualmente. A vigilância visa, também, a detecção de lesão metacrônica.

CÓLON E RETO

A definição de câncer superficial é a mesma do estômago. É um carcinoma limitado a mucosa ou até a submucosa independente da positividade linfonodal.[73] Embora seja uma definição amplamente aceita, a maioria dos patologistas ocidentais caracteriza um carcinoma como "precoce" apenas quando este invade a submucosa[37] diferente dos japoneses que consideram os aspectos arquiteturais e nucleares para caracterizar malignidade. Oliveira[70] estudou 166 pólipos sésseis e pediculados, maiores de 10 mm e detectou 58 (35%) carcinomas utilizando os critérios histológicos japonês, sendo 55 intramucosos e três submucosos (apenas estes seriam considerados carcinomas pelos critérios ocidental – 2%). Uma razão é a preocupação de liberar um laudo como carcinoma restrito a mucosa, que foi completamente ressecado e curado por endoscopia, e contribuir para um supertratamento complementar como cirurgia. Há necessidade de uma padronização nas estratégias para o manejo do câncer colorretal desde a indicação, qual o melhor método de ressecção e avaliação histopatológica que seja compreendida pela equipe multidisciplinar, compreendida pelo clínico, endoscopista, patologista e cirurgião.

A classificação morfológica mais usual é a de Kudo[71] para caracterizar pólipos e carcinoma superficial colorretal. São três subtipos:

1. **Lesões polipoides:**
   - *Tipo 0-Ip:* lesões pediculadas.
   - *Tipo 0-Isp:* lesões semipediculadas.
   - *Tipo 0-Is:* lesões sésseis.
2. **Lesões não polipoides:**
   - *Tipo 0-IIa:* superficialmente elevada.
   - *Tipo 0-IIa + IIc:* lesões elevadas com depressão central.
   - *Tipo 0-IIb:* lesão plana.
   - *Tipo 0-IIc:* lesão deprimida.
   - *Tipo 0-IIc + IIa:* lesão deprimida com bordas elevadas.
3. **Lesões tipo espraiamente lateral** (*laterally spreading tumor*): são lesões nas quais predominam o crescimento horizontal, com diâmetro igual ou maior de 10 mm. São subdivididas em dois tipos:
   - *LST-G (granular):* lesões de aspecto granular (Fig. 2A).
   - *LST-F F (flat):* lesões homogêneas, lisas superficialmente (Fig. 2B).

As biópsias em lesões colorretais indicam apenas a natureza da lesão, se neoplásica ou não. Entretanto, o diagnóstico real será determinado apenas com a **excisão completa**.

As lesões colorretais, de acordo com o padrão de crescimento também foram subdivididas histologicamente em polipoide e não polipoide por Shimoda.[72] Na carcinogênese dos tumores há duas teorias: primeira, é a sequência adenoma-carcinoma e a *via de novo*.[73,74] O tipo morfológico 0-IIc representa a via de novo, uma forma não polipoide, de alto poder invasivo, sem componente adenomatoso, mesmo quando abaixo de 5 mm. Representa cerca de 7% dos carcinomas superficiais.[75] O que parece determinar a tendência de crescimento vertical ou horizontal é a biologia molecular de cada padrão como estudou Vogelstein.[76] As lesões polipoides são facilmente identificadas pelo endoscopista, entretanto as lesões planas, deprimidas e LSTs podem passar despercebidas se o preparo do cólon não estiver excelente e for cuidadosamente examinado.[77]

Indicações de RE

São indicações de ressecção endoscópica de acordo com a "*Japanese Society for Cancer of the Cólon and Rectum*":[78]

- Carcinoma intramucoso ou com suspeição de invasão superficial da submucosa.
- Diâmetro máximo de 20 mm.
- Qualquer tipo morfológico.

Quais os métodos de ressecção?

Depende do tamanho, da forma morfológica, da predição de invasão na parede e do tipo histopatológico. Os métodos consistem de:

- *Polipectomia:* técnica indicada para lesões polipoides pediculadas. Uma alça diatérmica envolve a lesão, sendo estrangulado o pedículo, com posterior passagem de corrente elétrica de alta frequência. Dependendo da largura do pedículo há necessidade de tratamento prévio com endoclipe ou *endoloop* (Fig. 3).

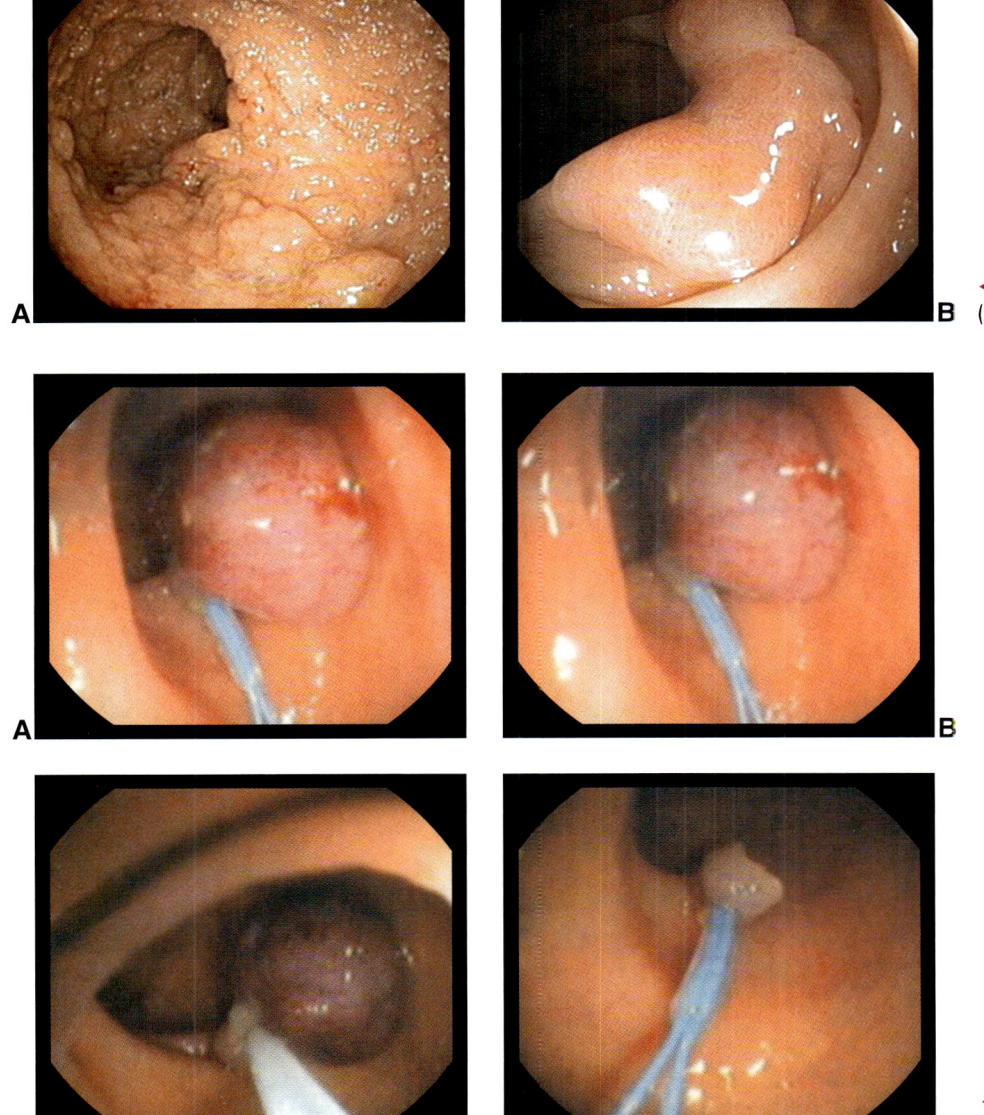

◄ **FIGURA 2.** Lesões do tipo espraiamento lateral. (**A**) LST-G (*granular*). (**B**) LST-F (*flat*).

◄ **FIGURA 3.** Lesão 0-Ip. (**A-D**) Polipectomia e alçamento prévio com *endoloop*.

- *Ressecção endoscópica (mucossectomia):* lesões até 20 mm, sugestivas de adenomas ou carcinomas intramucosos, são passíveis de ressecção em um único fragmento, enquanto as lesões maiores são excisadas em *piecemeal*. O fatiamento da lesão está relacionado a falha de ressecção completa, recidiva local e dificuldade de análise, pelo patologista, das margens da lesão (Figs. 4 e 5).
- *Dissecção endoscópica da submucosa (DES):* técnica ideal para ressecção em único fragmento, de qualquer tamanho, com suspeição de até invasão da submucosa. A retirada em único fragmento permite adequada avaliação pelo patologista das variáveis prognósticas. Ainda não se tornou amplamente difundida no Japão decorrente das dificuldades técnicas de execução e complicações (Fig. 6).

A indicação de RE é pautada na incidência quase nula de LNM quando a lesão está restrita a mucosa, diferente do esôfago e estômago. Porém, quando infiltra a submucosa o percentual atinge 15% de metástase linfonodal.[79] Sakuragi[5] estudou, retrospectivamente, 271 pacientes. Em 21 casos com LNM, 19 apresentaram invasão linfática. O corte para invasão na submucosa foi menor que 2.000 µm e igual ou maior que 2.000 µm da muscular da mucosa. O percentual de LNM foi 0,7% (1/142, com invasão linfática) e 15,5% respectivamente (p < 0,001). Fatores de risco independentes para LNM foram o grau de diferenciação celular, invasão linfática e venosa, nível de invasão na parede e componente adenomatoso associado. Entretanto, em análise multivariada o nível de invasão na parede e invasão linfática foram os mais importantes (48,6% quando um ou ambos fatores estiveram presentes).

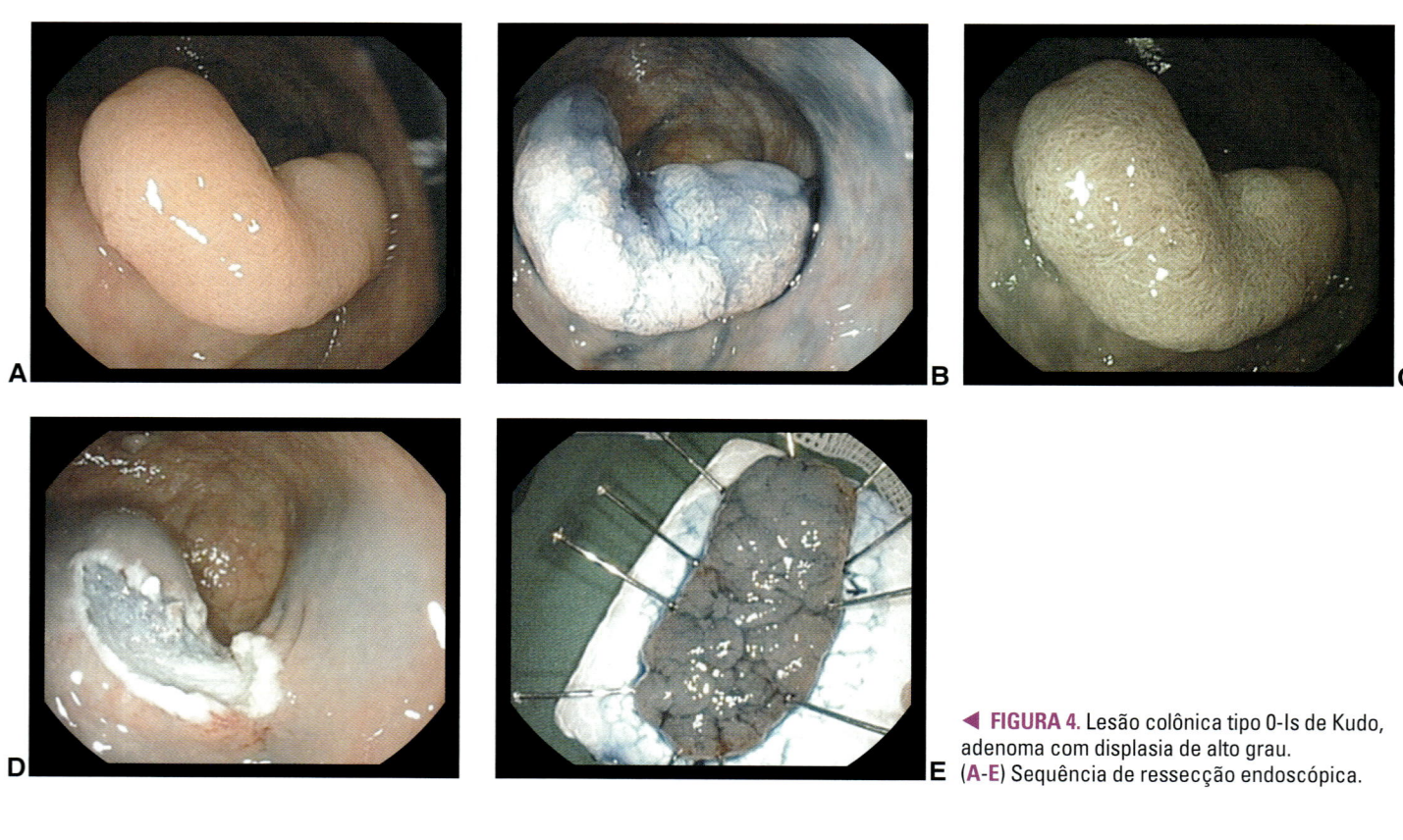

◀ **FIGURA 4.** Lesão colônica tipo 0-Is de Kudo, adenoma com displasia de alto grau. (**A-E**) Sequência de ressecção endoscópica.

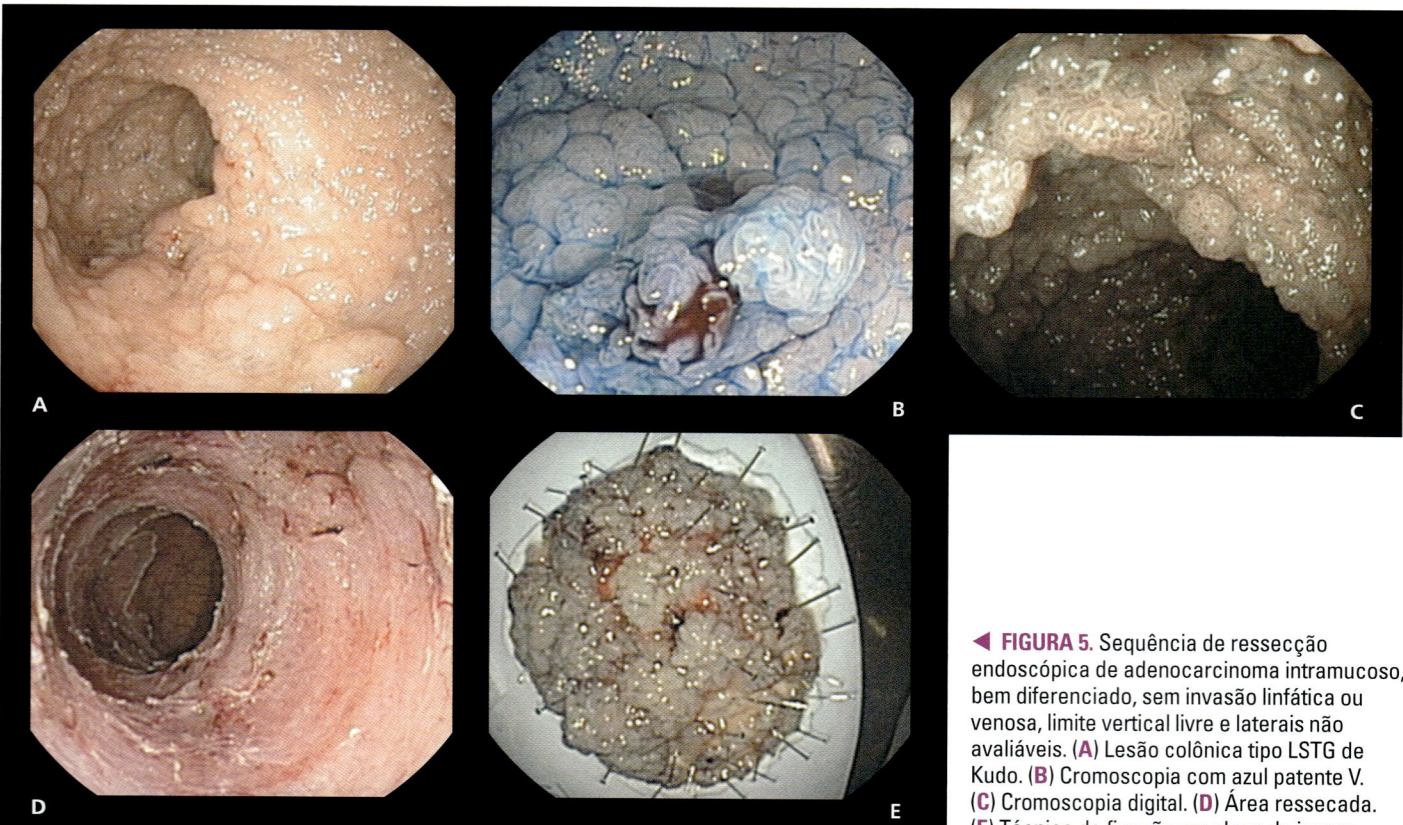

◀ **FIGURA 5.** Sequência de ressecção endoscópica de adenocarcinoma intramucoso, bem diferenciado, sem invasão linfática ou venosa, limite vertical livre e laterais não avaliáveis. (**A**) Lesão colônica tipo LSTG de Kudo. (**B**) Cromoscopia com azul patente V. (**C**) Cromoscopia digital. (**D**) Área ressecada. (**E**) Técnica de fixação em placa de isopor.

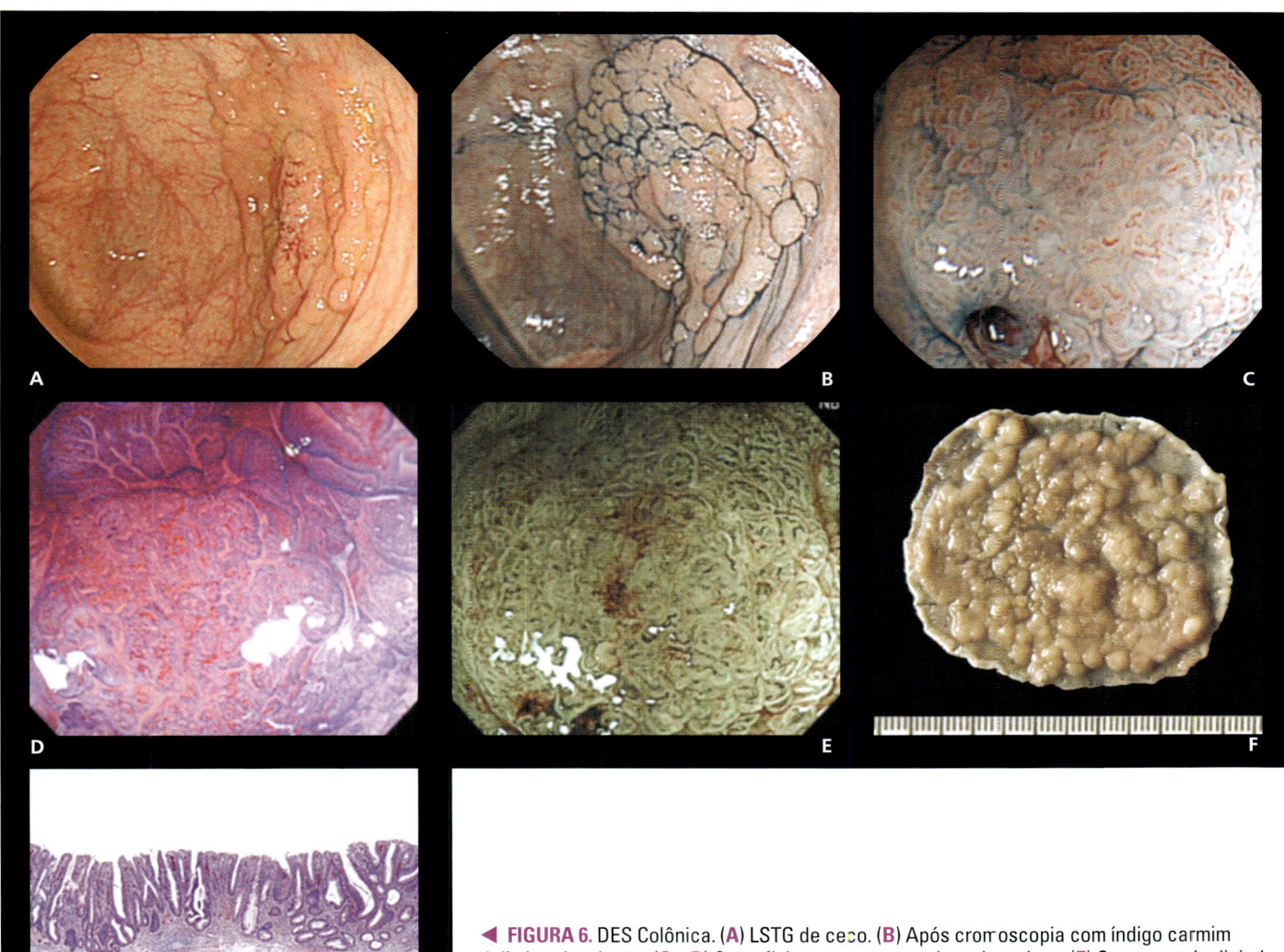

◀ **FIGURA 6.** DES Colônica. (**A**) LSTG de ceco. (**B**) Após cromoscopia com índigo carmim delimitando a lesão. (**C** e **D**) Superfície mucosa com criptas invasivas. (**E**) Cromoscopia digital (NBI) com padrão capilar sugestivo de invasão da submucosa. (**F**) Espécime ressecado em monobloco. (**G**) Histopatológico demonstrou adenocarcinoma com invasão da submucosa, limites verticais e laterais livres, sem invasão venovascular. Ressecção curativa. (Agradecimentos ao Serviço de Colonoscopia do Departamento de Endoscopia e Oncologia do Shizuoka Cancer Center – Japan.)

Estão indicadas para tratamento endoscópico todas as lesões tipo polipoides. Estes **tipos morfológicos**, geralmente demoram mais tempo para infiltrar a submucosa; já àquelas sésseis (0-Is), infiltram mais precocemente na vertical,[79] principalmente se associadas a erosões e ulcerações superficiais. As lesões tipo 0-IIa são ideais para RE, entretanto, o surgimento de depressão sugere invasão no mínimo da sm1. O tipo 0-IIc, mesmo quando atinge apenas 5 mm pode já invadir maciçamente a submucosa ou além dela.[80] O componente IIa, do tipo misto 0-IIa+IIc, pode representar elevação da mucosa por infiltração maciça da submucosa. Tanaka[81] avaliou 177 carcinomas com invasão da submucosa tratados por ressecção cirúrgica. A taxa de LNM de 12% (21/177) e os tipos 0-IIc e IIa + IIc mostraram incidência de LNM mais elevada (44 e 30%) que os tipos 0-IIa e 0-I (4 e 8%). O tipo 0-IIb é potencialmente ressecado para cura. Teixeira[82] em 308 lesões ressecadas, encontrou 2,3% de recidiva. Todos os casos tinham sido LSTs acima de 25 mm ressecadas por *piecemeal*.

As LSTs, apesar do tamanho, invadem paulatinamente a submucosa. Saito estudou 257 casos de LSTs: 97 foram adenomas, 168 adenocarcinomas e 138 estiveram restritas até sm1. A invasão na submucosa esteve relacionada com tamanho acima de 30 mm, nódulos com mais de 10 mm e presença de depressão. A LST-F teve maior potencial de malignização e infiltração na submucosa.[83]

O colonoscópio com magnificação de imagem, em razão do alto custo, ainda é pouco disponível, sendo a indicação para mucossectomia com base apenas nas características clínicas. Se o endoscopista não tem formação morfológica, a ultrassonografia endoscópica auxilia na definição do nível de infiltração na parede, que também é disponível em poucos centros. A acurácia do grau de invasão na parede demonstrada pela magnificação de imagem quando comparada ao da ultrassonografia endoscópica foi de 89 e 79% respectivamente.[84]

Outro fator que interfere na execução da RE é o **tamanho** da lesão. Usando a **técnica** de *strip biopsy* é possível ressecar lesões até 20 mm em monobloco[85] e 50% da circunferência no cólon de forma fracionada ou em monobloco pela técnica de DES. A **localização** no cólon, por sua anatomia, propicia a perfuração; enquanto no reto, ressecções circunferenciais são factíveis e equivalentes às ressecções endoanais, sem o alto custo e a necessidade de hospitalização. É importante tentar ressecar a lesão no mesmo tempo e não deixar doença residual. As LSTS, apesar do tamanho, geralmente são lesões intramucosas e tratadas apenas por RE. É de fundamental importância ter a disponibilidade de instrumentos para coibir uma hemorragia ou eventual perfuração (endoclipes). Ocorrendo uma perfuração, cujo tratamento foi endoscópico, o paciente deverá ficar internado, em dieta zero e com antibióticos. A perfuração mediata geralmente tem indicação cirúrgica com desbridamento da necrose tecidual.

Análise histopatológica

A lesão ressecada em monobloco, com limites laterais livres, o que significa 1 mm ou 10 glândulas livres, limitada até 1.000 m da muscular da mucosa (mm),[78] em tumores diferenciados (é raro carcinomas pouco diferenciados), sem invasão linfática ou venosa têm todos os critérios de ressecção curativa (RC) tipo D0 (sem linfadenectomia). Se os limites horizontais forem não avaliáveis pela fragmentação da lesão, a colonoscopia será realizada em 6 meses. Se não houver recidiva, o acompanhamento será anual por 5 anos.

Indicação de tratamento cirúrgico

As variáveis abaixo indicam cirurgia, exceto nos casos de alto risco ou recusa do paciente.[78]

- Adenocarcinoma pouco diferenciado, em anel de sinete ou mucinoso.
- Invasão da submucosa acima de 1.000 μm.
- Invasão venovascular (venosa, linfática).
- Limite vertical positivo.
- Limite lateral positivo.

As variáveis acima estão relacionadas a potencial de metastatização linfática, e, enquanto não houver disponibilidade de um estudo pré-operatório que permite, ou garanta ao paciente a certeza de linfonodos livres para malignidade, a cirurgia está indicada. A invasão da submucosa superior a 1.000 μm apresenta taxa de linfonodo metastático de 12,5%.

O tumor ou cicatriz deve ser tatuado, no limite proximal e distal, com soluções permanentes como tinta nanquim e partículas de carbono ou temporárias como azul patente V, azul de metileno, índigo carmim. A tatuagem também orienta o seguimento endoscópico de ressecções prévias. A tinta nanquim está relacionada a complicações incluindo necrose da parede colônica possivelmente decorrente da quantidade excessiva injetada.[86] Inicialmente injetamos na submucosa 1 mL de solução salina (ou até formar um pseudopólipo) e logo em seguida 0,5 mL de azul patente V na véspera ou dia do exame. A coloração na parede colônica orienta o cirurgião no peroperatório da localização do tumor e drenagem preferencial linfática.[87] Na cirurgia aberta, os "endoclipes" também podem ser utilizados na localização do tumor.

Vigilância pós-ressecção endoscópica

As lesões ressecadas de forma curativa e intramucosa não necessitam de seguimento. Se os limites horizontais forem não avaliáveis pela fragmentação da lesão, a colonoscopia será realizada em 6 meses. Se não houver recidiva, o acompanhamento será anual por 5 anos. A localização no reto permite uma avaliação mais restrita, a cada 3 meses no primeiro ano; a cada 6 meses no segundo ano. Convém ressaltar a necessidade de vigilância para detecção de lesões metacrônicas.

Os resultados baseados em evidências[88] demonstram que a RE é um método de tratamento endoscópico curativo, comparável à cirúrgica, em carcinoma onde há baixo risco de metástases. A técnica de *strip biopsy* e suas variações é um método barato e seguro, de fácil execução nas indicações limitadas, com potencial pequeno de complicações e resultados de sobrevida iguais ao cirúrgico. Entretanto, as técnicas estendidas são complexas, exigindo habilidade, endoscópios com maior flexibilidade e material hemostáticos para prevenir e conter as complicações. Como inclui lesões acima de 5 cm e com sinais de fibrose, que nos estudos cirúrgicos mostram relação com LNM, é necessário tempo de acompanhamento prolongado para avaliar a recidiva do tumor e a sobrevida dos pacientes. O tratamento endoscópico não modifica o trânsito alimentar, e por isso permite melhor qualidade de vida.

REFERÊNCIAS BIBLIOGRÁFICAS

1. Igaki H, Kato H, Tachimori Y et al. Clinicopathologic characteristics and survival of patients with clinical stage I squamous cell carcinomas of the thoracic esophageal treated with three. field lymph node dissection. *Eur J Cardio Thorac Surg* 2001;20:1089-94.
2. Sano T, Katai H, Sasako M et al. One thousand consecutive gastrectomies without mortality. *Br J Surg* 2002;89(1):123.
3. Tajima Y, Nakanishi Y, Tachimori Y et al. Histopathologic findings predicting lymph node metastasis and prognosis of patients with superficial esophageal carcinoma. *Cancer* 2000;88:1285-93.
4. Sano T, Kobori O, Muto T. Lymph node metastasis from gastric cancer: endoscopic resection of tumour. *Br J Surg* 1992;79:2441-44.
5. Sakuragi M, Togashi K, Konishi F et al. Predictive factors for lymph node metastasis in T1 stage colorectal carcinomas. *Dis Colon Rectum* 2003;46:1626-32.
6. Chino O, Makuuchi H, Machimura T et al. Treatment of cancer in patients over 80 years old. *Surgg Today* 1997;27(1):9-16.
7. Bonenkamp JJ, Songon I, Hermans J et al. Randomized comparison of morbity after D1 and D2 dissection for gastric cancer in 996 Dutch parents. *Lancet* 1995;345(8952):745-48.
8. Igarashi M, Katsumata T, Kobayashi K et al. Broading indications for endoscopic treatment of early colorectal cancer. *Digestive Endoscopy* 2000;12:S13-15.
9. Yoshida M, Hanashi T, Momma K et al. Endoscopic mucosal resection for radical treatment of esophageal cancer. *Gan To Kagaku Ryoho* 1995;22(7):847-54.
10. Fujisaki J, Ikegami M, Arai Y et al. Endoscopic mucosal resection of early gastric cancinoma. the possibility of extending its indication. being base on pathological study [in Japanese]. *Stomach Intestine* 1996;31:1091-100.
11. Altorjay A, Szántó I, Garcia J et al. Endoscopy. assisted laparoscopic resection of the gastric wall facilitated by a double-linfting method. *Endoscopy* 1997;29:227.
12. Yamashita Y, Kurohiji T, Kakegawa T et al. Laparoscopy. guided extracorporeal resection of early gastric carcinoma. *Endoscopy* 1995;27:248-52.
13. Hyung WJ, Cheong JH, Kim J et al. Application of minimally invasive treatment for early gastric cancer. *J Surg Oncol* 2004;85:1881-85.
14. Lambert R. Treatment of esophagogastric tumors. *Endoscopy* 2003;335(2):118-25.
15. Dehle P, Largiader Ff, Jenny S et al. A method for endoscopic eletrosection of sessile colonoic polyps. *Endoscopy* 1973;5:38-40.
16. Martin TR, Onstad GR, Silvis SE et al. Lift and cut biopsy technique for submucosal samplings. *Gastrointest Endosc* 1976;23:29-30.
17. Martin TR, Onstad Gr, Silvis SE et al. Lift and cut biopsy technique for submucosal samplings. *Gastrointest Endosc* 1976;23:29-30.
18. Ottenjann R, Lux G, Henke M et al. Reports on new instruments and new methods. *Endoscopy* 1973;5:139-43.
19. Charoniti I, Theodoropoulou A, Vardas E et al. Combination of adrenaline injection and detachable snare application on haemostatic prevention measures before polypectomy of large colonic polyps in children. *Dig Dis Sci* 2007;52:3381-82.
20. Katsinelos P, Kountouras J, Paroutoglou G et al. Endoscopic mucosal resection of large sessile colorectal polyps with submucosal injection of hypertonic 50 percent dextroseepinefrine solution. *Dis Colon Rectum* 2006;49:1384-92.
21. Fyock CJ, Draganov PV. Colonoscopic polypectomy and associated techniques. *World J Gastroenterol* 2010 Aug. 7;16(29):3630-37.
22. Tada M, Murata M, Murakami F et al. Development of the strip off biopsy. Gastroenterol Endosc 1984;26:883-89. (In Japanese with English abstract).
23. Tada M, Murakami A, Karita M et al. Endoscopic resection of early gastric cancer. *Endoscopy* 1993;25:445-50.
24. Takekoshi T, Baba Y, Ota H et al. Endoscopic resection of early gastric carcinoma: results of a retrospective analysis of 308 cases. *Endoscopy* 1994;26:352-58.
25. Hirao M, Masuda K, Asanuma T et al. Endoscopic resection of early gastric cancer and others tumors with local injection of hypertonic saline epinephrine. *Gastrointest Endos* 1988;34:264-69.
26. Inoue H, Takeshita K, Hori h et al. Endoscopic mucosal resection with a cap. fitted panendoscope for esophagus, stomach, and colon mucosal lesions. *Gatrointest Endosc* 1993;39:58-62.
27. Masuda K, Fujisaki J, Suzuki H et al. Endoscopic mucosal resection using a ligating device (EMRL). *Endoscopia Digestiva* 1993;5:1215-19.(Jpn).
28. Stiegmann GV, Cambre T, Sun JH. A new endoscopic elastic band ligating device. *Gastrointest Endosc* 1986;32:230-33.
29. Ono H, Kondo H, Gotoda T et al. Endoscopic mucosal resection for treatment of early gastric cancer. *Gut* 2001;48(2):225-29.
30. Oyama T, Tomori A, Hotta K et al. Endoscopic submucosal dissection of early esophageal cancer. *Clin Gastroenterol Hepatol* 2005;3:S67-70.
31. Yamamoto H, Koiwai H, Yube T et al. A successful single. step endoscopic resection of a 40 millimeter flat. elevated tumor in the rectum: endoscopic mucosal resection using sodium hyaluronate. *Gastrointest Endosc* 1999;50(5):701-4.
32. Rembacken BJ, Gotoda T, Fujii T et al. Endoscopic mucosal resection. *Endoscopy* 2001;33(8):709-18.
33. Yoshida S. Endoscopic diagnosis and treatment of early cancer in alimentary tract. *Digestion* 1998;59:502-8.
34. Hashiba K, Carvalho AM, Diniz Jr GD et al. Experimental endoscopic repair of gastric perforations with omental patch and clips. *Gastrointest Endosc* 2001;54(4):500-4.
35. Endo M, Yoshino K, Takeshita K et al. Analysis of 1125 cases of early esophageal carcinoma in Japan. *Dis Esophagus* 1991;2:71-76.
36. Yoshida M, Hanashi T, Momma K et al. Endoscopic mucosal resection for radical treatment of esophageal cancer. *Gan To Kagaku Ryoho* 1995;22(7):847-54.
37. Schlemper RJ, Borchard F, Dixon MF et al. Watanabe H. Internacional comparability of the pathological diagnosis for early cancer of the

38. Takeo Y, Yoshida T, Shigemitu T et al. Endoscopic mucosal resection for early esophageal cancer arising in esopfageal dysplasia. *Hepatogastroenterol* 2001;48(38):453-57.
39. Kodama M, Kakegawa T. Treatment of superficial cancer of esophagus: a summary of responses to a questionnaire on superficial cancer of esophagus in Japan. *Surgery* 1998;123:432-39.
40. Oyama T. Lymph node metastasis of m^3, sm1 esophageal cancer. *Stomach Intestine* 2002;37(1):71-74.
41. Chino O, Makuuchi H, Machimura T et al. Treatment of cancer in patients over 80 years old. *Surgg Today* 1997;27(1):9-16.
42. Makuuchi H, Shimada H, Chino O et al. Long term prognosis of m^3, sm1 cancer of the esophagus comparison between EMR and radical surgery cases. *Stomach Intestine* 2002;37(1):53-63.
43. Igaki H, Kato H, Tachimori Y et al. Clinicopathologic characteristics and survival of patients with clinical stage I squamous cell carcinomas of the thoracic esophageal treated with three. field lymph node dissection. *Eur J Cardio Thorac Surg* 2001;20:1089-94.
44. Muro K, Arai T, Hamanaka H. Chemoradiotherapy for superficial ($sm2/sm^3$) esophageal cancer. chemotherapy for clinical stage I esophageal cancer. *Stomach Intestine* 2002;37(10):1305-14.
45. Hyung WJ, Cheong JH, Kim J et al. Application of minimally invasive treatment for early gastric cancer. *J Surg Oncol* 2004;85:1881-85.
46. Kojima T, Parra-Blanco A, Takahashi H et al. Outcome of endoscopic mucosal resection for early gastric cancer: review of Japanese literature. *Gastrointest Endosc* 1998;48:550-54.
47. Shimada S, Yagi Y, Shimoori K et al. Characterization of early gastric cancer and proposal of the optimal therapeutic strategy. *Surgery* 2001;129:714-19.
48. Yanai H, Noguchi T, Mizumachi S et al. A blind comparison of effectivess of endoscopic ultrasonography and endoscopic staging in early gastric cancer. *Gut* 1999;44:3361-655.
49. Takao M, Kakushima N, Takizawa N et al. Discrepancies in histologic diagnoses of early gastric cancer between biopsy and endoscopic mucosal resection specimens. *Gastric Cancer* 2012;15:91-96.
50. Japanese Gastric Cancer Association. Gastric cancer treatment guidelines. 3rd ed. Tokyo: Kahebara Shuppan, 2010.
51. Japanese Gastric Cancer Association. *Gastric cancer treatment guidelines.* 2rd ed. 2004.
52. Gotoda T, Yanagisawa A, Sasako M et al. Incidence of lymph node metastasis from early gastric cancer: estimation with a large number of cases at two large centers. *Gastric Cancer* 2000;3:219-25.
53. Minami S, Gotoda T, Ono H et al. Complete endoscopic closure using endoclips for gastric perforation during endoscopic resection for early gastric cancer can avoid emergent surgery. *Gastrointest Endosc* 2006;63:596-601.
54. Oda I, Gotoda T, Hamanaka H et al. Endoscopic submucosal dissection for early gastric cancer: technical feasibility, operation time and complications from a large consecutive series. *Dig Endosc* 2005;17:54-58.
55. Gotoda t, Yamamoto H, Soetikno RM. Endoscopic submucosal dissection of early gastric cancer. *J Gastroenterol* 2006;41:929-42.
56. Kodama Y, Inokuchi K, Soejima K et al. Growth patterns and prognosis in early gastric cancinoma. superficially spreading and penetrating growth types. *Cancer* 1983;51:320-26.
57. Sano T, Kobori O, Muto T. Lymph node metastasis from gastric cancer: endoscopic resection of tumour. *Br J Surg* 1992;79:2441-44.
58. Yamao T, Shirao K, Ono H et al. Risk factors for lymph node metastasis from intramucosal gastric carcinoma. *Cancer* 1996;77:602-6.
59. Noda M, Kodama T, Atsumi M et al. Possibilities and limitations of endoscopic resection for early gastric cancer. *Endoscopy* 1997;29:361-65.
60. Abe N, Sugiyama M, Masaki T et al. Predictors for lymph node metastasis of differented submucosally invasive gastric cancer. *Gastrointest Endosc* 2004;60(2):242-45.
61. Nakahara K, Tsuruta O, Tateishi H et al. Extended indication criteria for endoscopic mucosal resection to early gastric cancer with special reference to lymph node metastasis. examination by multivariate analysis. *Kurume Med J* 2004;51(1):9-14.
62. Gotoda T, Sasako M, Ono H et al. Evaluation of the necessity for gastrectomy with lymph node dissection for patients with submucosal invasive gastric cancer. *Br J Surg* 2001;88(3):444-49.
63. Kurihara N, Kubota T, Otonnnni Y et al. Lymph node metastasis of early gastric cancer with submucosal invasion. *Br J Surg* 1998;85:835-39.
64. Siewert JR, Kestelmeier R, Busch R et al. Benefit of lymph node dissection for patients with gastric cancer and pN0 and pN1 lymph node metastasis. *Br J Surj* 1996;83:1144-47.
65. Borie F, Millat B, Fingerhut A et al. Lymphatic involvement in early gastric cancer: prevalence and prognosis in France. *Arch Surg* 2000;135(10):1218-23.
66. Yoshida S. Endoscopic diagnosis and treatment of early cancer in alimentary tract. *Digestion* 1998;59:502-8.
67. Nobutsugu A, Takeuchi H, Ohki A et al. Long. term outcomes of combination of endoscopic submucosal dissection and laparoscopic lymph node dissection without gastrectomy for early gastric cancer patients who have a potencial risk of lymph node metastasis. *Gastrointest Endosc* 2011;74:792-97.
68. Lee SY, Kim H, Lee JH et al. Healing rate of EMR induced ulcer in relation to the duration of treatment with omeprozole. *Gastrointest Endosc* 2004;80(2):213-17.
69. Japanese Society for Cancer of the Colon and Rectum Japanese classification of colorectal carcinoma. Tokyo: Kanehara & Co, 1997. p. 5-73.
70. Oliveira IM. *Análise retrospectiva de lesões polipóides colo. retais segundo critérios histológicos japonês e ocidental e imuno. detecção do oncogene bel. 2 e do antígeno de proliferação Ki. 67*. Tese de mestrado. Curso de pós graduação em medicina da Universidade Federal fluminense, 2003.
71. Kudo S. Early colorectal cancer detection of depressed types of colorectal carcinoma. Igaku Shoin, 1996.
72. Shimoda T, Ikegami M, Fujjisaki J et al. Early colorectal carcinoma with special reference to its development de novo. Cancer 1989;54:1138-46.
73. Morson BC. Polyp cancer sequence in the large bowel. *Proc R Soc Méd* 1974;67(6):451-57.
74. Kuramoto S, Oohara T. Minute cancers arising "de novo" in the human large intestine. *Cancer* 1988;61(4):829-34.
75. Tanaka S, Haruma K, Nagata S et al. Detailed colonoscopy for detecting early superficial carcinoma: recent developments. *J Gastroenterol* 2000;35(Suppl XII):121-25.
76. Vogelstein B, Fearon ER, Hamilton SR et al. Genetic alterations during colorectal. tumor development. *N Engl J Med* 1988;319:525-32.
77. Hurlstone DP, Fujii T, Lobo AJ. Early detection of colorectal cancer using high. magnification chromoscopic colonoscopy. *Br J Surg* 2002;89(3):272-82.
78. Japanese Society for Cancer of the Colon and Rectum (JSCCR) guidelines 2010 for the treatment of colorectal cancer. *Int J Clin Oncol* 2012;17:1-29.
79. Haggitt RC, Glotzbach RE, Soffer EE et al. Prognostic factors in colorectal carcinomas arising in adenomas; implications for lesions removed by endoscopic polypectomy. *Gastroenterology* 1985;89:328-36.
80. Nagata S, Tanaka S, Haruma K et al. Advanced colorectal carcinoma smaller than 10 mm in maximum diameter with special reference to clinicopathologic and molecular features: a report of 3 cases. *Gastrointest Endosc* 2002;56(2):299-303.
81. Tanaka S, Haruma K, Teixeira CR et al. Endoscopic treatment of submucosal invasive carcinoma with special reference to risks for lymph node metastasis. *J Gastroenterol* 1995;30:710-17.
82. Texeira CR, Tonelotto EB, Lima JCP et al. Local recurrence of colorectal neoplasia after endoscopic mucosal resection(EMR): Long follow. up avaluation. *Gastrointes Endosc* 2003;AB:496.
83. Saito Y, Fujii T. Kondo CH et al. Endoscopic treatment for laterally spreading tumors in the colon. *Endoscopy* 2001;33(8):682-86.
84. Fujii T. Diagnostic ability of staging in early colorectal cancer. comparison with magnifying colonoscopy and endoscopic ultrasonografy. *Stomach Intestine* 2001;36(6):817-27.
85. Fujita M, Tsuruta O, Tsuji Y et al. Local recurrence of colorectal tumors after endoscopic mucosal resection: evaluation of the lateral margin of the resected specimem by stereomicroscopy. *Stomach Intestine* 1999;34:635-43.
86. Comam E, Brandt LJ, Brenner S et al. Fat necrosis and inflamatory pseudotumor due to endoscopic tatooing of the colon with India ink. *Gastrointes Endosc* 1991;37:65-68.
87. Tsioulias GJ, Wood TF, Spirt M et al. A novel lymphatic mapping technique to improve localization and staging of early colon cancer during laparoscopic colectomy. *Am Surg* 2002;68(7):561-55.
88. McDonald J, Burroughs A, Feagan B. *Evidence based gastroenterol and hepatology*. London: BMJ, 1999.

12-2 Próteses Autoexpansíveis no Tratamento do Câncer de Esôfago

Gustavo Francisco de Souza e Mello ■ Gilberto Reynaldo Mansur

INTRODUÇÃO

Os objetivos primários da terapia paliativa dos tumores avançados de esôfago são o alívio da disfagia e o controle da broncoaspiração e suas complicações. Estas condições podem ser revertidas pela colocação de uma prótese autoexpansível, permitindo o restabelecimento da alimentação oral e a deglutição de saliva, além da oclusão de tratos fistulosos, com consequente impacto positivo na qualidade de vida dos pacientes.

O tratamento paliativo do câncer de esôfago com próteses metálicas autoexpansíveis demonstrou os resultados mais favoráveis e efetivos entre todos os métodos atualmente disponíveis (Quadro 1).

INDICAÇÕES

- Lesões irressecáveis.
- Pacientes inoperáveis.
- Fístula esofagorrespiratória.
- Lesões residuais pós-radioterapia e/ou quimioterapia.
- Recidivas tumorais.
- Doença metastática.
- Complicações pós-operatórias (estenoses e fístulas anastomóticas).

CONTRAINDICAÇÕES

- Absolutas:
  - Recusa do tratamento.
  - Pacientes não cooperativos ou não motivados.
  - Pacientes sem desejo de alimentação oral.
  - Pacientes restritos ao leito.
  - Expectativa de vida limitada (até 4 semanas).
  - Carcinomatose peritoneal com múltiplos níveis de obstrução do TGI.
  - Lesões obstrutivas completas.
- Relativas:
  - Lesões da região subcricoide e esôfago cervical.
  - Lesões exofíticas não circunferenciais.
  - Lesões predominantemente submucosas ou necróticas.
  - Lesões complexas com grandes desvios de eixo.
  - Lesões excessivamente anguladas, longas ou fibróticas.

TÉCNICAS DE INTRODUÇÃO

O procedimento pode ser, habitualmente, realizado em ambiente ambulatorial hospitalar, sob analgesia e sedação IV consciente, no centro endoscópico (com disponibilidade de um equipamento de radioscopia).

É importante a escolha correta do tamanho e do tipo da prótese em relação à lesão neoplásica. Após a expansão completa, o comprimento da porção recoberta da prótese selecionada deve ser igual ao da lesão, com pelo menos mais 2 cm adicionais para cada extremidade, para se evitar crescimento tumoral proximal e distal e obstrução da luz.

Normalmente o posicionamento da prótese é verificado por radioscopia, de maneira a permitir a visualização da lesão através da marcação das margens proximal e distal do tumor com injeção de agente radiopaco (como Lipiodol ou contraste iodado) ou pelo uso de *hemoclips*. Pode ser utilizada, também, marcação externa (peças metálicas fixadas na superfície do corpo), menos acurada.

O controle radioscópico é utilizado para verificação do posicionamento do sistema introdutor em relação às margens tumorais marcadas (interna ou externamente) e para o acompanhamento da liberação da prótese. O acompanhamento endoscópico combinado pode ser feito através da introdução do aparelho de endoscopia paralelamente ao dispositivo de liberação da prótese.

É possível, também, colocar as próteses sob controle endoscópico exclusivo, pela introdução do aparelho paralelamente ao dispositivo introdutor, com acompanhamento e correção da posição da prótese junto à margem proximal do tumor, durante a liberação do sistema.

Quadro 1. Características gerais das próteses autoexpansíveis de esôfago

FABRICANTE	MODELO	MATERIAL	COBERTURA	DIÂMETRO DO SISTEMA INTRODUTOR (mm)	SISTEMA DE LIBERAÇÃO	DIÂMETRO DA PRÓTESE (mm)	COMPRIMENTO (cm)	TAXA DE RETRAÇÃO (%)
Boston	Ultraflex	Nitinol	Parcial e descoberta	5,3	Amarra por fio, liberação proximal ou distal	18 e 23	7 a 15	48 a 53
	Wallstent II	Elgiloy	Completa	6	Bainha plástica	16 e 20	10 a 15	20 a 30
	Wallflex	Nitinol	Parcial e completa	6,1	Bainha plástica	18 e 23	10 a 15	30 a 40
	Polyflex	Poliéster	Completa	12 e 14	Bainha plástica	16, 18 e 21	9, 12 e 15	30 a 50
Cook	Z-Stent	Aço inoxidável	Parcial e completa	12	Bainha pástica	18 e 22	8 a 14	< 10
	Evolution	Nitinol	Parcial	8	Bainha plástica	20	8 e 15	39 a 43
M. I. Tech	Choostent, Hanarostent, Dostent	Nitinol	Completa	6	Bainha plástica	18	6 a 12	30
Ella-CS	FleX-Ella, FerX-Ella	Aço inoxidável	Completa	9	Bainha plástica	20	9 a 19	10 a 20
Alveolus	Alimaxx-E	Nitinol	Completa	7,4	Bainha plástica	18	7 a 12	Mínima
TaeWong	Niti-S	Nitinol	Completa	6,6	Bainha plástica	16 e 20	8 a 14	10
Braile	Braile	Nitinol	Completa, parcial e descoberta	7,4	Bainha plástica	–	–	–

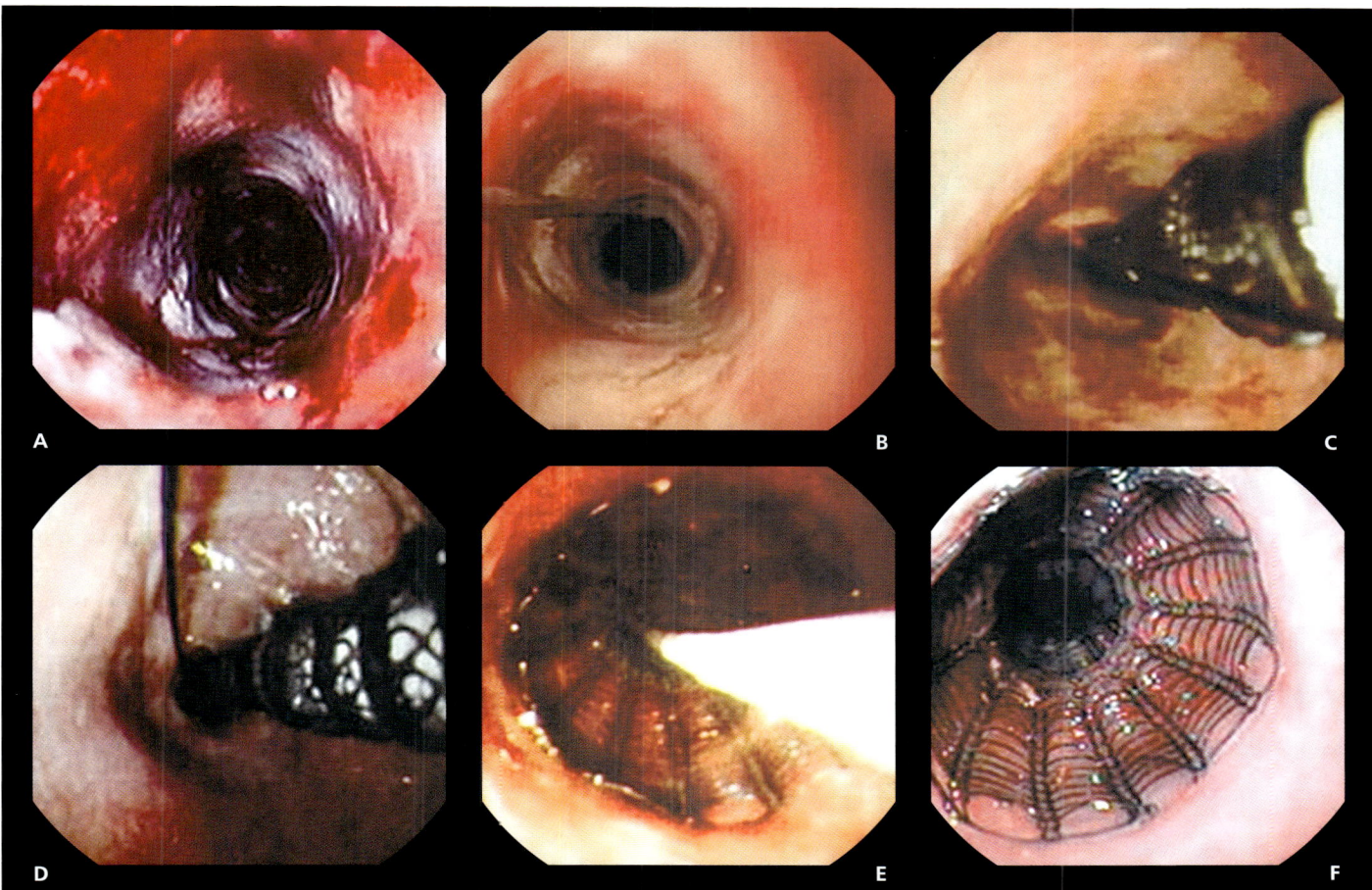

▲ **FIGURA 7.** (**A** e **B**) Lesão tumoral residual pós quimiorradioterapia. (**C**) Fase inicial de liberação da prótese. (**D**) Fase final de liberação da prótese. (**E**) Retirada do dispositivo do sistema introdutor da prótese. (**F**) Prótese completamente expandida.

Terminada a liberação, o sistema introdutor descarregado deve ser cuidadosamente retirado e a prótese examinada com o endoscópio para confirmar o sucesso do procedimento.

Alimentação por via oral, após teste com líquidos, pode ser iniciada de imediato. A alta hospitalar pode ocorrer após algumas poucas horas de observação (Fig. 7).

Apesar de bacteremia ser comum durante a manipulação tumoral endoscópica, não é recomendada a antibioticoprofilaxia para endocardite.

Diferenças entre próteses autoexpansíveis metálicas e plásticas

O maior diâmetro externo do dispositivo de introdução da prótese plástica determina uma necessidade de maior dilatação prévia para a passagem do sistema pela área estenótica tumoral. A curta ponta dilatadora na extremidade do sistema introdutor e a relativa rigidez do conjunto introdutor também dificultam sua passagem por segmentos mais angulados ou tortuosos. Além disso, o maior diâmetro do sistema pode dificultar bastante a introdução do aparelho de endoscopia paralelamente ao dispositivo, durante a fase de liberação da prótese, para o controle endoscópico concomitante à radioscopia. Apesar de apresentar três faixas marcadoras radiopacas, no centro e nas extremidades, sua maior radiotransparência dificulta o acompanhamento radioscópico durante o procedimento de colocação.

O mecanismo para montagem do sistema introdutor da prótese plástica, mesmo não sendo complexo, exige algumas etapas de trabalho que não são necessárias nas próteses metálicas, demandando alguns minutos para que seja completado o carregamento da prótese no dispositivo de liberação.

A prótese plástica pode ser reposicionada ou retirada mesmo após um prolongado tempo de permanência. No caso de um disparo malsucedido, é possível sua remoção e recarregamento no mesmo sistema introdutor, estando pronta para ser novamente utilizada, sem perda de material ou custo adicional.

Complicações

As complicações gerais podem ser classificadas, de acordo com o momento de ocorrência, como: a) imediatas; b) precoces; e c) tardias.

- Imediatas:
  - Perfuração do esôfago (1 a 6%).
  - Compressão de vias aéreas (1 a 10%).
  - Posicionamento incorreto.
  - Falha da expansão.
  - Fratura da prótese.
  - Complicações hemorrágicas agudas (0,2%).
- Precoces:
  - Desconforto local (irritação, tosse).
  - Dor pós-procedimento (14 a 85%).
  - Febre.
- Tardias:
  - Recidiva da disfagia (17 a 33%).
  - Obstrução por bolo alimentar (5 a 8%) (Fig. 8).
  - Tecido tumoral ou de granulação: metálicas (5 a 32%), plásticas (6 a 18%).
  - Migração: metálicas (10 a 37%), plásticas (6 a 85%) (Fig. 9).
  - Refluxo e pneumonia aspirativa (5 a 8%).
  - Penetrações para árvore traqueobrônquica, aorta e pericárdio.
  - Fístulas (1 a 9%).
  - Perfurações (0,5 a 3%).
  - Abscessos e sangramentos (3 a 9%).

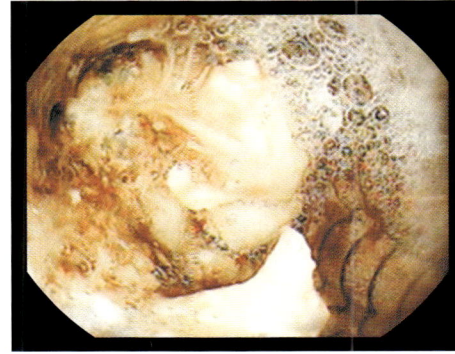

◄ **FIGURA 8.** Obstrução da prótese por bolo alimentar.

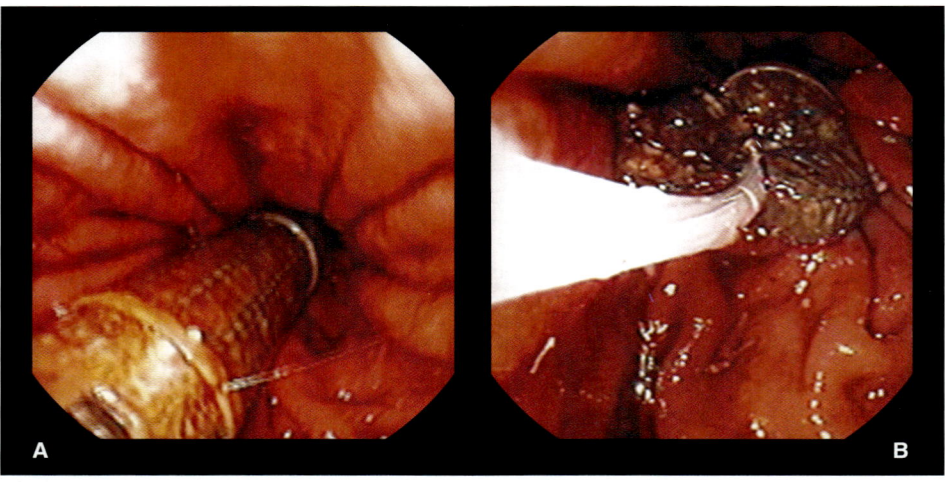

◄ **FIGURA 9. (A e B)** Migração de prótese esofágica para o estômago.

UTILIZAÇÃO EM SITUAÇÕES ESPECIAIS

Fístula esofagorrespiratória maligna

Em razão da estreita relação anatômica entre o esôfago e a árvore respiratória, tumores esofágicos situados acima do nível da carina podem estar associados à invasão de vias aéreas em cerca de 30% dos casos. Fístulas malignas complicam o carcinoma de esôfago em 3,4 a 15% dos pacientes.

A broncoscopia tem papel primordial no estadiamento, devendo ser realizada rotineiramente em pacientes com tumores supracarinais para avaliação de invasão de vias aéreas.

A fístula pode ocorrer decorrente da invasão direta da árvore respiratória pelo tumor do esôfago, ou consequente ao tratamento radio ou quimioterápico, por necrose da parede das vias aéreas infiltrada pela massa tumoral.

O desenvolvimento de fístula determina um prognóstico ainda mais sombrio. Sem tratamento, após o diagnóstico a sobrevida média é de menos de 4 semanas, com óbito ocorrendo em decorrência de complicações respiratórias decorrentes de broncoaspiração de alimentos e saliva.

A colocação de prótese autoexpansível representa uma medida paliativa definitiva, permitindo fechamento completo do trato fistuloso e melhora na qualidade de vida. Em caso de tratos fistulosos mais difíceis, o uso de uma segunda prótese, colocada na via aérea, pode permitir o fechamento. Todos os tipos de próteses recobertas mostraram-se efetivas no tratamento das fístulas.

O uso de prótese autoexpansível recoberta é a única opção de tratamento paliativo associada à melhora de sobrevida em portadores de fístula esofagotraqueal maligna. Embora não existam estudos prospectivos comparativos com outras modalidades de tratamento, seu uso atualmente é aceito como a opção primária de tratamento (Fig. 10).

Tumor da região subcricoide

A colocação de próteses em lesões do esôfago proximal, junto ao esfíncter superior, pode estar associada a sensação de corpo estranho, *globus* e risco aumentado de broncoaspiração. Pode haver complicações graves, como a compressão de vias aéreas. Ademais, o próprio posicionamento da prótese pode ser dificultado, pela falta de uma margem proximal não envolvida pela lesão.

Nestes casos, a utilização de modelos de próteses mais flexíveis e de menor diâmetro pode ser tentada, com sucesso na colocação no alívio dos sintomas. Alguns autores sugerem que, em casos de tumores de esôfago cervical, a utilização de próteses plásticas autoexpansíveis seria possivelmente mais apropriada do que a de próteses metálicas.

Tumor da junção esofagogástrica e cárdia

A colocação de uma prótese que comunica diretamente a luz esofágica com a luz gástrica está associada à maior taxa de complicações graves e potencialmente fatais, como migração e refluxo.

O risco aumentado de migração pode ser reduzido pelo uso de próteses de maior diâmetro ou próteses não recobertas.

O refluxo gastroesofágico é comum com a utilização de próteses que atravessam a cárdia. Devem ser empregadas medidas posturais e medicamentos antirrefluxo.

Podem ser utilizadas próteses com sistema valvular antirrefluxo, disponíveis em alguns dos modelos, mas os resultados da literatura são conflitantes em relação ao impacto clínico desses dispositivos.

Recidiva em boca anastomótica

Existem poucos trabalhos sobre uso de próteses metálicas autoexpansíveis em pacientes com recidiva tumoral pós-esofagectomia subtotal. As reconstruções mais comuns são a anastomose esofagogástrica, esofagocolônica e esofagojejunal. A recidiva tumoral no sítio anastomótico é frequente, ocorrendo em cerca de 20% dos pacientes.

A recidiva anastomótica após esofagectomia subtotal pode ser de difícil tratamento, em razão do caráter de infiltração predominantemente submucoso e extrínseco, com angulação e desvio do eixo. Além disso, a lesão geralmente situa-se em proximidade com a região cricofaríngea, podendo causar sensação de *globus* ou corpo estranho, e resulta em posicionamento da extremidade distal da prótese dentro da cavidade do substituto esofágico (tubo gástrico ou segmento jejunal ou colônico), com consequente risco de refluxo e migração.

Nos casos de esofagectomia subtotal com remanescente esofágico mais longo e interposição de tubo gástrico ou colônico, o posicionamento de próteses não revestidas de maior calibre pode reduzir o risco de migração. Neste caso, o crescimento tumoral por entre as malhas da prótese, caso ocorra, deve ser tratado por ablação endoscópica (*laser*, plasma de argônio ou ressecção com alça diatérmica) ou colocação de uma segunda prótese por dentro da primeira.

Estenoses e fístulas anastomóticas sem doença residual

No caso particular de esofagogastrectomias com reconstrução por interposição colônica, a estenose anastomótica pode favorecer a migração da prótese por apresentar, geralmente, um segmento estreitado curto e com ampla luz do tubo distal, impossibilitando um ancoramento adequado da malha plástica.

As fístulas anastomóticas pós-esofagectomias ou outras cirurgias esofagogástricas podem ser abordadas com sucesso pela colocação temporária de uma prótese Polyflex, com oclusão completa do extravazamento em 75 a 100% dos pacientes, em casos selecionados.

O emprego da prótese Polyflex mostrou-se efetivo para o fechamento de deiscências anastomóticas quando o segmento afetado correspondia a menos de 70% da circunferência do esôfago.

Um estudo mostrou que, em comparação com outros tratamentos, a utilização de prótese plástica autoexpansível possibilitou um retorno à ingesta VO mais precocemente e com uma menor permanência hospitalar.

Ainda não existe consenso do tempo ideal de permanência da prótese, para esta situação clínica, com relatos que variam de 4 a 19 semanas, em média.

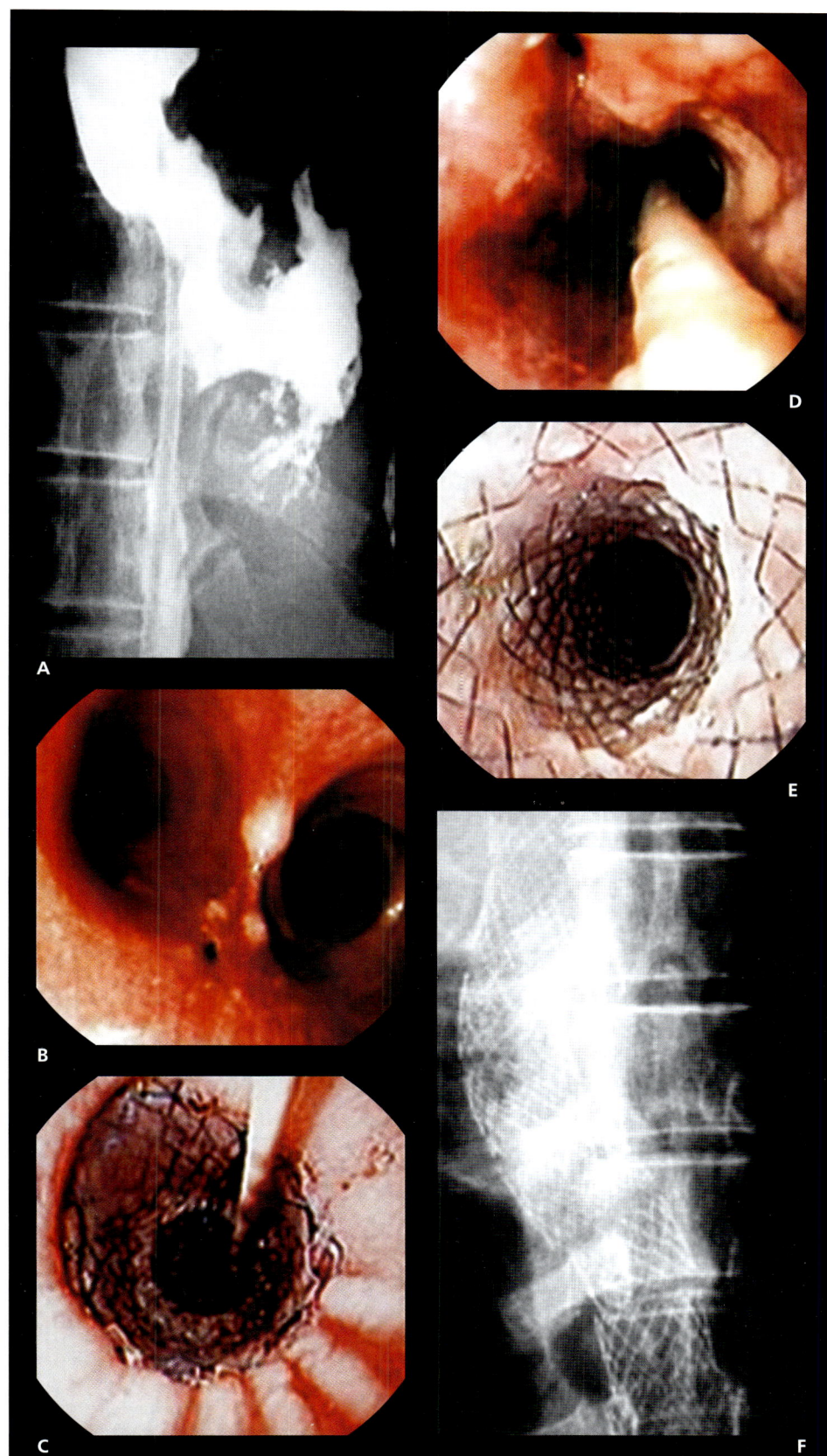

◀ **FIGURA 10.** Colocação de prótese autoexpansível. (**A**) Fístula esôfago-traqueal. (**B**) Óstio na parede posterior da carina. (**C**) Lesão maligna com óstio fistuloso na parede anterior. (**D** e **E**) Prótese autoexpansível recobrindo toda a área tumoral e fístula. (**F**) Controle radiológico demonstrando que a fístula foi totalmente ocluída.

Pacientes submetidos à quimiorradioterapia

Pacientes submetidos à radioterapia, quimioterapia ou terapia combinada podem apresentar maior incidência de complicações graves relacionadas ao uso de próteses autoexpansíveis, como sangramento, perfuração, fistulização e migração, embora estes achados não tenham sido confirmados em todos os estudos.

Estas complicações podem ser causadas por necrose de pressão decorrente da expansão radial da prótese sobre o tecido esofágico desvitalizado pelo tratamento anterior. Pacientes portadores de tumores T4 com invasão de aorta apresentam o maior risco de sangramentos fatais.

Recentemente as próteses plásticas autoexpansíveis vêm sendo também utilizadas para o alívio temporário da disfagia em pacientes submetidos a tratamento quimioterápico neoadjuvante para câncer avançado de esôfago (pré-operatório), sem complicações *maiores* como perfurações ou sangramentos.

RESULTADOS

Próteses metálicas autoexpansíveis

Com seleção adequada dos pacientes e escolha apropriada das próteses, a taxa de sucesso na colocação é superior a 90%, com 10 a 40% de complicações precoces e 28 a 47% de complicações tardias. Reintervenções endoscópicas, para realização de desbridamento de tecido tumoral ou hiperplásico, reposicionamento, desobstrução e colocação de nova prótese, podem ser necessárias em até 50% dos casos, com sucesso em mais de 90% das vezes. A mortalidade relacionada ao procedimento varia de 0,5 a 8%.

A colocação de uma prótese fornece alívio imediato da disfagia em cerca de 80% dos pacientes. A recidiva da disfagia pode ocorrer em 30 a 40% dos pacientes, após cerca de 2 a 3 meses.

Apesar da melhora na qualidade de vida, o uso de próteses metálicas autoexpansíveis não se relacionou ao aumento na sobrevida se comparado com próteses plásticas rígidas e outras formas de tratamento paliativo, embora estudos mostrem diminuição do número de reintervenções, da permanência hospitalar, de complicações e de custos.

Próteses plásticas autoexpansíveis

A taxa de sucesso técnico para colocação primária da Polyflex varia, nas diferentes séries, entre 75 a 100%. Pode ocorrer a necessidade de internação hospitalar não planejada em cerca de 26% dos pacientes submetidos ao procedimento ambulatorialmente, no momento da colocação da prótese, por conta de complicações.

Dados da literatura sugerem uma taxa de complicações gerais mais elevada e uma maior dificuldade técnica para colocação para as próteses Polyflex. As taxas de reintervenção para correção de complicações das próteses plásticas autoexpansíveis (reposicionamento, retirada, colocação de outro *stent*, dilatação e desbridamento de tecido tumoral ou hiperplásico) variam de 21 a 62% dos casos, no acompanhamento de longo prazo. A principal indicação para reintervenção é a migração.

Assim como ocorre para as próteses metálicas autoexpansíveis, a utilização paliativa de próteses plásticas autoexpansíveis não resulta em aumento de sobrevida para os pacientes com câncer avançado de esôfago.

BIBLIOGRAFIA

Adler DG, Baron TH. Endoscopic palliation of malignant dysphagia. *Mayo Clin Proc* 2001;76:731-38.

Adler DG, Fang J, Wong R *et al*. Placement of Polyflex stents in patients with locally advanced esophageal cancer is safe and improves dysphagia during neoadjuvant therapy. *Gastrointest Endosc* 2009;70(4):614-19.

Baron TH. A pratical guide for choosing an expandable metal stent for GI malignancies: is a stent by any other name still a stent? *Gastrointest Endosc* 2001;54(2):269-72.

Baron TH. Expandable metal stents for the treatment of cancerous obstruction of the gastrointestinal tract. *N Engl J Med* 2001;344(22):1681-87.

Bethge N, Sommer A, Vakil N. A prospective trial of self-expandable metal stents in the palliation of malignant esophageal strictures near the upper esophageal sphincter. *Gastrointest Endosc* 1997;45:300-3.

Bethge N, Sommer A, von Kleist D *et al*. A prospective trial of self-expanding metal stents in the palliation of malignant esophageal obstruction after failure of primary curative therapy. *Gastrointest Endosc* 1996;44(3):283-86.

Bethge N, Vakil N. A prospective trial of a new self-expanding plastic stent for malignant esophageal obstruction. *Am J Gastroenterol* 2001;96(5):1350-54.

Carr-Locke DL, Branch MS, Byrne WJ *et al*. ASGE Technology Assessment Status Evaluation: stents for gastrointestinal strictures. *Gastrointest Endosc* 1998;47(6):588-93.

Conigliaro R, Battaglia G, Repici A *et al*. Polyflex stents for malignant oesophageal and oesophagogastric stricture: a prospective multicentric study. *Eur J Gastroenterol Hepatol* 2007;19:195-203.

Conio M, Repici A, Battaglia G. A randomized prospective comparison of self-expanding plastic stents and partially covered self-expanding metal stents in the palliation of malignant esophageal dysphagia. *Am J Gastroenterol* 2007;102:2667-77.

Cook TA, Dehn TCB. Use of covered expandable metal stent in the treatment of oesophageal carcinoma and tracheo-oesophageal fistula. *Br J Surg* 1996;83:1417-18.

Costamagna G, Marchese M, Iacopini F. Self-expanding stents in esophageal cancer. *Eur J Gastroenterol Hepatol* 2006;18:1177-80.

Decker P, Lippler J, Decker D *et al*. Use of the Polyflex stent in the palliative therapy of esophageal carcinoma: results in 14 cases and review of the literature. *Surg Endosc* 2001;15:1444-47.

Dorrmann AJ, Eisendrath P, Wigginghaus B *et al*. Palliation of esophageal carcinoma with a new self-expanding plastic stent. *Endoscopy* 2003;35:207-11.

Dua KS, Kozarek R, Kim J *et al*. Self-expanding metal esophageal stent with anti-reflux mechanism. *Gastrointest Endosc* 2001;53(6):603-13.

Dumonceau JM, Cremer M, Lalmand B *et al*. Esophageal fistula sealing: choice of stent, pratical management, and cost. *Gastrointest Endosc* 1999;49(1):70-78.

Eleftheriadis E, Kotzampassi K. Endoprosthesis implantation at the pharyngo-esophageal level: problems, limitations and challenges. *World J Gastroenterol* 2006;12:2103-8.

Ell C, May A. Self-expanding metal stents for palliation of stenosing tumors of the esophagus and cardia: a critical review. *Endoscopy* 1997;29:392-98.

Homann N, Noftz MR, Klingerberg-Noftz RD *et al*. Delayed complications after placement of self-expanding stents in malignant esophageal obstruction: treatment strategies and survival rate. *Dig Dis Sci* 2008;53(2):334-40.

Homs MY, Hansen BE, van Blankenstein M *et al*. Prior radiation and/or chemotherapy has no effect on the outcome of metal stent placement for oesofagogastric carcinoma. *Eur J Gastroenterol Hepatol* 2004;16:163-70.

Karbowski M, Schembre D, Kozarek R *et al*. Polyflex self-expanding, removable plastic stent: assessment of treatment efficacy and safety in a variety of benign and malignant conditions of the esophagus. *Surg Endosc* 2008;22:1326-33.

Kinsman KJ, DeGregorio BT, Katon RM *et al*. Prior radiation and chemotherapy increase the risk of life-threatening complications after insertion of metallic stents for esophagogastric malignancy. *Gastrointest Endosc* 1996;43(3):196-203.

Knyrim K, Wagner HJ, Bethge N *et al*. A Controled trial of an expansible metal stent for palliation of esophageal obstruction due to inoperable cancer. *N Engl J Med* 1993;329:1302-7.

Law S, Tung PH, Chu KM *et al*. Self-expanding metallic stents for palliation of recurrent malignant esophageal obstruction after subtotal esophagectomy for cancer. *Gastrointest Endosc* 1999;50(3):427-31.

Lecleire S, Di Fiore F, Ben-Soussan E *et al*. Prior chemoradiotherapy is associated with a higher life-threatening complication rate after palliative insertion of metal stents in patients with oesophageal cancer. *Aliment Pharmacol Ther* 2006;23(12):1693-702.

May A, Hahn EG, Ell C. Self-expanding metal stents for palliation of malignant obstruction in the upper gastrointestinal tract: comparative assessment of three stent type implemented in 96 implantations. *J Clin Gastroenterol* 1996;22:261-66.

McManus K, Khan I, McGuigan J. Self-expanding oesophageal stents: strategies for re-intervention. *Endoscopy* 2001;33(7):601-4.

Mougey A, Adler DG. Esophageal stenting for the palliation of malignant dysphagia. *J Support Oncol* 2008;6(6):267-73.

Nelson DB, Axelrad AM, Fleischer DE *et al*. Silicone-covered Wallstent prototypes for palliation of malignant esophageal obstruction and digestive-respiratory fistulas. *Gastrointest Endosc* 1997;45(1):31-37.

Neuhaus H. The use of stents in the management of malignant esophageal strictures. *Gastrointest Endosc Clin N Am* 1998;8(2):503-19.

Raijman I, Siddique I, Ajani J *et al*. Palliation of malignant dysphagia and fistulae with coated expandable metal stents: experience with 101 patients. *Gastrointest Endosc* 1998;48(2):172-79.

Ramirez FC, Dennert B, Zierer ST *et al*. Esophageal self-expandable metallic stents – indications, practice, technics, and complications: results of a national survey. *Gastrointest Endosc* 1997;45(5):360-64.

Sharma P, Kozarek R. Role of esophageal stents in benign and malignant diseases. *Am J Gastroenterol* 2010;105:258-73.

Siersema PD, Hop WCJ, Blankenstein MV *et al*. A comparision of 3 types of covered metal stents for the palliation of patients with dysphagia caused by esophagogastric carcinoma: a prospective, randomized study. *Gastrointest Endosc* 2001;54(2):145-53.

Sumiyoshi T, Gotoda T, Muro K *et al*. Morbidity and mortality after self-expandable metallic stent placement in patients with progressive or recurrent esophageal cancer after chemoradiotherapy. *Gastrointest Endosc* 2003;57(7):882-85.

Szegedi L, Gal I, Kosa I *et al*. Palliative treatment of esophageal carcinoma with self-expanding plastic stents: a report of 69 cases. *Eur J Gastroenterol Hepatol* 2006;18:1197-201.

Verschuur EM, Kuipers EJ, Siersema PD. Esophageal stents for malignant strictures close to the upper esophageal sphincter. *Gastrointest Endosc* 2007;66:1082-90.

Warren WH. Palliation of disphagia. *Chest Surg Clin N Am* 2000;10(3):605-23.

Weigel TL, Frumiento C, Gaumintz E. Endoluminal palliation for dysphagia secondary to esophageal carcinoma. *Surg Clin N Am* 2002;82(4):741-61.

Wu WC, Katon RM, Saxon RR *et al*. Silicone-covered self-expanding metallic stents for the palliation of malignant esophageal obstruction and esophagorespiratory fistulas: experience in 32 patients and a review of the literature. *Gastrointest Endosc* 1994;40(1):22-33.

12-3 Próteses Metálicas Autoexpansíveis Gastroduodenais

Juliana Ribeiro da Costa Lino ■ Ana Carolina Maron Ayres
Gustavo Francisco de Souza e Mello ■ Gilberto Reynaldo Mansur

INTRODUÇÃO

Próteses metálicas autoexpansíveis podem ser utilizadas para o tratamento paliativo de obstruções malignas do trato de saída gástrico e do duodeno. A colocação das próteses pode ser feita por via fluoroscópica ou endoscópica, utilizando dispositivos introduzidos por dentro do canal de trabalho do endoscópio (Quadro 2).

INDICAÇÃO

Obstrução maligna gastroduodenal por:

- Tumor primário (câncer gástrico distal, carcinoma periampular, linfoma).
- Doença metastática (para duodeno e jejuno).
- Invasão de tumor adjacente (câncer de pâncreas).
- Compressão extrínseca.

TÉCNICA DE COLOCAÇÃO

As próteses podem ser colocadas endoscopicamente com sucesso que varia de 92-100% de acordo com o estudo analisado. As falhas estão relacionadas às limitações existentes para a colocação da prótese metálica, incluindo a impossibilidade de passar o fio-guia pela estenose tumoral, dificuldades anatômicas ou complicações pós-operatórias.

Por isso, além da endoscopia digestiva, é importante a prévia realização de seriografia gastroduodenal, para avaliar grau e comprimento da estenose, angulações e desvios de eixo.

No momento da passagem do endoscópio pela obstrução deve ser evitada força ou dilatação exessiva. Se o aparelho ultrapassa facilmente a lesão, é colocado um fio-guia pelo seu canal de trabalho, a pelo menos 20 cm além do ponto de obstrução, e a prótese escolhida é introduzida pelo canal de trabalho (TTS) sobre o fio-guia. No caso de um aparelho que não permite a passagem da prótese pelo seu canal de trabalho, um fio-guia mais calibroso é colocado e o endoscópio é retirado, deixando o fio-guia posicionado. A prótese é introduzida sobre o fio-guia e avança pela lesão com o controle da radioscopia. O endoscópio pode, então, ser reintroduzido ao lado do conjunto introdutor da prótese, permitindo monitoração endoscópica da liberação. A prótese escolhida deve ser pelo menos 3-4 cm maior que a obstrução, permitindo margem adequada distal e proximal à obstrução.

Se o endoscópio não pode ultrapassar a lesão, um fio-guia biliar hidrofílico pode ser utilizado para transpor o segmento estenosado. Uma vez que é confirmada pela radioscopia que o fio-guia passa pela obstrução, o catéter avança pelo fio-guia. Injeta-se contraste hidrossolúvel para confirmar o posicionamento e o comprimento da estenose. A prótese passa sobre o fio-guia, sendo então liberada.

Caso haja obstrução biliar concomitante, deve-se colocar previamente uma prótese metálica autoexpansível biliar, face ao risco de inacessibilidade à papila de Vater pela presença da prótese duodenal. Caso não haja acesso primário à papila, a indicação recai em uma prótese biliar colocada por via percutânea.

ACOMPANHAMENTO

A maioria dos pacientes pode receber alta no mesmo dia, sem necessidade de hospitalização pós-procedimento.

A alimentação oral líquida com pouco resíduo pode ser iniciada no mesmo dia, progredindo-se para uma dieta branda semissólida ao longo dos dias subsequentes, observando-se a tolerância do paciente. Alguns pacientes conseguem ter uma dieta quase normal.

Não há necessidade de revisões endoscópicas ou radiológicas de rotina.

COMPLICAÇÕES

As taxas de complicações variam de 11 a 43%, podem ser *imediatas* (até 24 h após colocação da prótese), *precoces* e *tardias*.

- Imediatas e precoces:
  - Problemas da sedação.
  - Obstrução.
  - Posicionamento incorreto da prótese.
  - Perfuração.
  - Sangramento.
- Tardias:
  - Obstrução da prótese (hiperplasia epitelial e/ou crescimento tumoral).
  - Perfuração.
  - Sangramento.
  - Migração distal.
  - Fístula.

RESULTADOS

Um estudo multicêntrico (SUSTENT *Study*) mostrou sucesso técnico na colocação de 94%, melhora da qualidade de vida em 79% dos pacientes e ingestão oral adequada após 24 horas, além de menor tempo de hospitalização e menor custo. No seguimento a longo prazo (2 meses), a gastrojejunostomia, apesar de ser uma modalidade de tratamento mais invasiva, apresentou melhores resultados na ingesta de alimentos, menos complicações, menor recidiva de sintomas obstrutivos e necessidade de reintervenções. Este mesmo estudo evidenciou que a colocação de próteses está associada a melhor benefício a curto prazo, enquanto a gastrojejunostomia tem resultados mais favoráveis a longo prazo, assim, o prognóstico individual de cada paciente deve guiar a escolha do tratamento, principalmente para aqueles com prognóstico mais reservado.

A gastrojejustomia pode ser mais adequada como tratamento primário para pacientes com expectativa de vida maior que 2 meses, enquanto a colocação de prótese seria a modalidade preferida para os pacientes com menor expectativa de vida. São necessários mais estudos, com número maior de participantes, para confirmar estas recomendações.

Quadro 2. Tipos de próteses

FABRICANTE	MODELO	MATERIAL	COBERTURA	DIÂMETRO DO SISTEMA INTRODUTOR (mm)	SISTEMA DE LIBERAÇÃO	DIÂMETRO DA PRÓTESE (mm)	COMPRIMENTO DA PRÓTESE (cm)	TTS
Boston	Wallstent enteral	Elgiloy	Não	3,1	Bainha plástica	20 e 22	6, 9	Sim
	Wallflex duodenoenteral	Nitinol	Não	3,1	Bainha plástica	22	6, 9, 12	Sim

BIBLIOGRAFIA

Baron TH, Harewood GC. Enteral self-expandable stents. *Gastrointest Endosc* 2003;58:421-34.

Bethge N, Breitkreutz C, Vakil N. Metal stents for the palliation of inoperable upper gastrointestinal stenoses. *Am J Gastroenterol* 1998;93:643-45.

Feretis C, Benakis P, Dimopoulos C et al. Duodenal obstruction caused by pancreatic head carcinoma: Palliation with self-expandable endoprostheses. *Gastrointest Endosc* 1997;46:161-65.

Freeman ML, Cass OW. Interlocking expandable metal stents for simultaneous treatment of malignant biliary and duodenal obstruction [letter]. *Gastrointest Endosc* 1996;44:98-99.

Huggett MT. Draniage and bypass procedures for palliation of malignant diseases of upper gastrointestinal tract. *Clin Oncol* 2010;22:755-63.

Kang SG. Gastrointestinal stent update. *Gut Liver* 2010;4(Suppl 1):S19-24.

Larssen L. Treatment of malignant gastric outlet obstruction with stents: an evaluation of the reported variables for clinical outcome. *BMC Gastroenterol* 2009;9:45.

Nevitt AW, Vida F, Kozarek RA et al. Expandable metallic prostheses for malignant obstructions of gastric outlet and proximal small bowel. *Gastrointest Endosc* 1998;47:271-76.

Soetikno RM, Lichenstein DR, Vandervoort J et al. Palliation of malignant gastric outlet obstruction using an endoscopically placed Wallstent. *Gastrointest Endosc* 1998;47:267-70.

Soetikno RM, Carr-Locke DL. Expandable metal stents for gastric outlet, duodenal, and small intestinal obstruction. *Gastrointest Endosc Clin N Am* 1999;9:447-58.

Solt J, Grexa E. Treatment of recurrent malignant obstruction with a flexible covered metal stent after gastric surgery. *Gastrointest Endosc* 2004;60:813-18.

Suzanne M. Jeurnink. Surgical gastrojejunostomy or endoscopist stent placement for the palliation of malignant gastric outlet obstruction (SUSTENT study): a multicenter randomized trial. *Gastrointest Endosc* 2010;71:490-99.

12-4 Próteses Metálicas Autoexpansíveis Colorretais

Ana Carolina Maron Ayres ■ Juliana Ribeiro da Costa Lino
Gustavo Francisco de Souza e Mello ■ Gilberto Reynaldo Mansur

INTRODUÇÃO

A descompressão de lesões colônicas malignas pode ser realizada por via endoscópica ou fluoroscópica, através da introdução de próteses metálicas autoexpansíveis (Quadro 3). A descompressão pode ser uma medida paliativa ou temporária pré-operatória, permitindo o preparo colônico do paciente para uma cirurgia curativa.

INDICAÇÕES

- Paliação definitiva:
  - Lesões obstrutivas de cólon com graves comorbidades.
  - Pacientes que não desejam ser submetidos ao tratamento cirúrgico.
  - Doença neoplásica avançada e disseminada.
- Descompressão pré-operatória:
  - Obstrução intestinal baixa.

CONTRAINDICAÇÕES

- Recusa do paciente.
- Contraindicações ao procedimento endoscópico.
- Perfuração colônica.

PREPARO DO PACIENTE E EQUIPAMENTO NECESSÁRIO

Deve-se, sempre que possível, realizar previamente estudo contrastado do cólon, para avaliação da localização, angulação e grau de estenose da lesão tumoral. O preparo retrógrado do cólon, na oclusão completa, e o anterógrado, com muito cuidado nos casos de suboclusão, facilitam a abordagem.

Os colonoscópios de canal terapêutico devem ser usados, porém o gastroscópio convencional pode ser usado em caso de estenose ou angulação. Devem estar disponíveis, além das próteses em variados tamanhos, balões dilatadores hidrostáticos, injetores e fios-guia (biliares, hidrofílicos e metálicos tipo Savary-Gilliard).

TÉCNICAS DE COLOCAÇÃO

O procedimento é realizado em ambiente com radioscopia, sob sedação endovenosa convencional. O exame colonoscópico deve ser iniciado no decúbito de preferência do endoscopista, usualmente o lateral esquerdo. Ao atingir a lesão, mudar para decúbito dorsal facilitará a visão radioscópica, caso seja utilizada.

Nos raros casos em que se consegue a permeação da lesão tumoral com o próprio colonoscópio ou com o gastroscópio, mais fino, todo o procedimento pode ser realizado apenas com monitoração endoscópica e em tudo é similar ao da colocação da prótese esofageana. Após atingir a margem proximal da lesão, coloca-se o fio-guia metálico, retira-se o endoscópio, deixa-se o fio, coloca-se o sistema introdutor sobre o fio, recoloca-se o endoscópio em paralelo ao sistema e libera-se a prótese. Alternativamente, o conjunto endoscópio fio-guia pode permanecer, e a prótese é colocada através do canal de trabalho do aparelho.

Nos casos em que a estenose é cerrada, a abordagem complementada pela radioscopia se impõe. Coloca-se um catéter com fio-guia, de preferência hidrofílico, para tentar vencer a estenose, sob monitoração radiológica. O procedimento é similar à uma colangiografia retrógrada, em maior escala. Ao permear a lesão, o fio será visualizado dentro do cólon obstruído, cheio de ar. Injeta-se contraste na luz do cólon, para delimitar a margem proximal da lesão. Nesta etapa, alguns autores preferem promover a dilatação da lesão com balões hidrostáticos, para depois ultrapassá-la com o aparelho. De qualquer maneira, os passos seguintes são semelhantes aos descritos acima.

No processo de liberação da prótese, as dificuldades estão relacionadas com o percentual de encurtamento sofrido por cada modelo. Por exemplo, as próteses Wallstent encurtam até 50% e as Ultraflex até 30%, daí a importância da monitoração endoscópica contínua. O endoscopista deve manter a extremidade distal da prótese, ainda dentro do catéter de contenção, permanentemente sob visão, cerca de 3 cm abaixo da margem proximal, tracionando-se o sistema continuamente durante sua liberação. Desta maneira, evita-se que a porção proximal da prótese "escorregue" para cima e não abra dentro e abaixo da lesão.

COMPLICAÇÕES

- Maiores:
  - Reoclusão (15%).
  - Migração (22%).
  - Perfuração (7%).
  - Erosão e ulceração de parede.

Quadro 3. Tipos de próteses metálicas autoexpansíveis colônicas

FABRICANTE	MODELO	MATERIAL	DIÂMETROS (mm)	COMPRIMENTOS (cm)	RECURSOS
Boston	Ultraflex Precision Colonic	Nitinol	25	5,7, 8,7, 11,7	Não reajustável Encurtamento de 23%
	Wallstent Enteral	Elgiloy	20, 22	6, 9	TTS Reajustável Encurtamento de 39-49%
	Wallflex Enteral Colonic	Nitinol	25, 22	6, 9, 12	TTS Reajustável Encurtamento de 30-38%
Cook	Gianturco Z Stent	Elgiloy	25	4, 6, 8, 10, 12	Encurtamento de 10%
	Evolution Colonic Stent	Nitinol	25	6, 8, 10	TTS Reajustável Encurtamento de 45%
MI Tech	Hanarostent Colorectal	Nitinol	22	8, 11, 14	TTS Parcialmente reajustável
Taewong	Colorectal	Nitinol	20, 22, 24	6, 8, 10, 12	Reajustável
CS Ella	SX-ELLA Colorectal	Nitinol	22, 25, 30	7,5, 8, 9, 11, 13.5	TTS

- Menores:
  - Sangramento (5%).
  - Bacteremia.
  - Febre.
  - Crescimento tumoral proximal, distal ou por entre as malhas da prótese.
  - Tenesmo.

RESULTADOS

Para descompressão pré-operatória, o índice de sucesso técnico, permitindo a realização de cirurgia em tempo único, varia de 70 a 85%. Para paliação definitiva são descritas permanências efetivas das próteses de mais de 12 meses, com taxas de sucesso clínico (evitando a colostomia) de até 90%.

BIBLIOGRAFIA

Baron TH, Dean PA, Yates MR 3rd *et al.* Expandable metal stents for the treatment of colonic obstruction: techniques and outcomes. *Gastrointest Endosc* 1998;47:277-86.

Baron TH, Harewood GC. Enteral self-expandable stents. *Gastrointest Endosc* 2003;58:421-34.

Baron TH, Rey JF, Spinelli P. Expandable metal stent placement for malignant colorectal obstruction. *Endoscopy* 2002;34:823-30.

Baron TH. Colonic stenting: a palliative measure only or a bridge to surgery? *Endoscopy* 2010;42:163-68.

Baron TH. Colorectal stents. *Tech Gastrointest Endosc* 2003;5(4):182-90.

Dauphine CE, Tan P, Beart Jr RW *et al.* Placement of self-expanding metal stents for acute malignant large-bowel obstruction: a collective review. *Ann Surg Oncol* 2002;9:574-79.

Harris GJ, Senagore AJ, Lavery IC *et al.* The management of neoplastic colorectal obstruction with colonic endolumenal stenting devices. *Am J Surg* 2001;181:499-506.

Keymling M. Colorectal stenting. *Endoscopy* 2003;35:234-38.

Khot UP, Lang AW, Murali K *et al.* Systematic review of the efficacy and safety of colorectal stents. *Br J Surg* 2002;89:1096-102.

Mauro MA, Koehler RE, Baron TH. Advances in gastrointestinal intervention: the treatment of gastroduodenal and colorectal obstructions with metallic stents. *Radiology* 2000;215:659-69.

Repici A, Reggio D, De Angelis C *et al.* Covered metal stents for management of inoperable malignant colorectal strictures. *Gastrointest Endosc* 2000;52:735-40.

Sebastian S, Johnston S, Geoghegan T. Pooled analysis of the efficacy and safety of self-expanding metal stenting in malignant colo-rectal obstruction. *Am J Gastroenterol* 2004;99:2051-57.

Shim CS, Cho JY, Jung IS. Through-the-scope double colonic stenting in the management of inoperable proximal malignant colonic obstruction: a pilot study. *Endoscopy* 2004;36:426-31.

Small AJ, Coelho-Prabhu N, Baron TH. Endoscopic placement of self-expandable metal stents for malignant colonic obstruction: long-term outcomes and complication factors. *Gastrointest Endosc* 2010;71:560-72.

Spinelli P, Mancini A. Use of self-expanding metal stents for palliation of rectosigmoid cancer. *Gastrointest Endosc* 2001;53:203-6.

Vitale M, Villotti G, Alba L *et al.* Preoperative colonoscopy after self-expandable metallic stent placement in patients with acute neoplastic colon obstruction. *Gastrointest Endosc* 2006;63(6):814-19.

CAPÍTULO 13

Ecoendoscopia na Prática Oncológica

Simone Guaraldi

INTRODUÇÃO

A ecoendoscopia (EE) ou a ultrassonografia endoscópica constitui procedimento endoscópico do trato digestório ou do trato respiratório (EBUS) que estuda, respectivamente, as camadas da parede do trato gastrointestinal ou respiratório, e as estruturas adjacentes (incluindo vasos, linfonodos, tumores, lesões císticas etc.). Ela é o resultado da combinação da endoscopia digestiva com a ultrassonografia em um mesmo equipamento. Em outras palavras, é a adaptação do método de escaneamento ecográfico externo para o interno ou a "ultrassonografia feita de dentro para fora". Na prática médica, incluindo a oncologia, apresenta inúmeras aplicações diagnósticas e terapêuticas.

O método toma por base a transmissão de ondas de som de alta frequência (ultrassom) através de um transdutor que está situado na extremidade do tubo de endoscopia. Seguindo as leis da óptica, reflexão e refração, a imagem produzida tem alta definição e apresenta resolução axial final que se correlaciona ao comprimento da onda, sendo inversamente proporcional à frequência utilizada. Por este motivo, o transdutor de 3,5 MHz (percutâneo) "vê" mais profundamente do que o de 20-30 MHz (minissonda) (Fig. 1). Na prática médica, as frequências disponíveis em EE variam de 5 a 30 MHz, sendo as mais usadas as de 5, 7,5 e 10 MHz.

Em função do posicionamento anatômico e da frequência utilizada, que permitem a visualização direta de órgãos e estruturas vizinhas ao trato digestório, é possível identificar a parede do trato gastrointestinal (TGI) em diferentes camadas (de 5 a 9 camadas), além dos próprios órgãos e estruturas como vasos e linfonodos, típicos para cada plano, seja transesofágico, transgástrico, transduodenal, transretal ou transcolônico. Portanto, nas frequências de 5 a 7,5MHz, as camadas do TGI se correlacionam, aproximadamente, às estruturas parietais histológicas: 1ª camada (hiperecoica)/mucosa (m), 2ª camada (hipoecoica)/muscular da mucosa (mm) ou mucosa profunda, 3ª camada (hiperecoica)/submucosa (sm), 4ª camada (hipoecoica) muscular própria e 5ª camada (hiperecoica)/serosa(s), quando presente (Fig. 2).

O processamento dos ecos recebidos resulta na produção de uma imagem composta por minúsculos pontos sucessivos em tons de cinza claros e escuros (denominado "modo-B") (Fig. 1). Quanto maior o volume líquido de uma estrutura menor é a produção de ecos e maior a presença de pontos escuros no monitor. Desta forma, caracteriza-se a anatomia ecográfica (normal ou não) de cada órgão desde 1947, quando a ultrassonografia foi introduzida na prática médica pela primeira vez. A diferença está na combinação do método com outro (a endoscopia). Atualmente, outros recursos além do sinal Doppler foram adicionados ao processador de imagem com o objetivo de aumentar a capacidade de interpretação das imagens adquiridas, entre eles a elastografia, o uso de contrastes e o recurso em 3D.

As especialidades médicas relacionadas à oncologia mais frequentemente contempladas pela EE são cirurgia geral e oncológica, cirurgia torácica, cirurgia coloproctológica, clínica médica, gastroenterologia, endoscopia digestiva, endoscopia respiratória, hepatologia, pneumologia, oncologia clínica, radioterapia, hematologia, cirurgia urológica, entre outras.

Anatomicamente, seguindo o órgão ou foco de estudo pela EE, podemos dividi-la em EE digestiva alta (EE para avaliar esôfago, estômago e duodeno e sua vizinhança, mediastino, fígado e retroperitôneo alto), EE biliopancreática (EE para avaliar pâncreas e vias biliares), EE digestiva baixa ou EE transretal ou Ecocolonoscopia (EE para avaliar cólon e reto e sua vizinhança, espaços perirretais, pelve, útero, próstata) e EE terapêutica.

A EE tem impacto variável na prática clínica seja modificando o diagnóstico ou a terapêutica, em alguns casos pode representar mudança radical (Quadro 1).[1-5]

TRANSDUTORES

Os métodos de escaneamento de imagem se dividem em radial ou linear, respectivamente, equipamentos munidos de transdutor radial ou linear (Figs. 3 e 4). Estes trabalham acoplados a uma central de interpretação ultrassonográfica seja diretamente (videoecoendoscópios dedicados li-

Quadro 1. Representação percentual do impacto clínico da ecoendoscopia

AUTOR	N	MUDANÇA (%)		
		DIAGNÓSTICA	TERAPÊUTICA	RADICAL
Nickl et al.[1]	428	–	74	31
Jafri et al.[2]	63	–	47	–
Hiele et al.[3]	72	50	59	Diagnóstico = 31 Terapêutica = 36
Chang et al.[4]	44	–	68	–
Giovannini et al.[5]	522	–	56	–

◀ **FIGURA 1.**
Comparação entre a frequência utilizada e a profundidade visualizada pela ecoendoscopia.

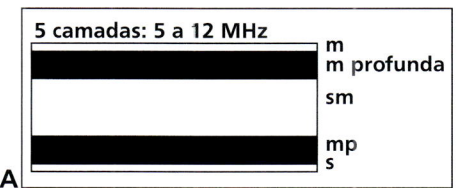

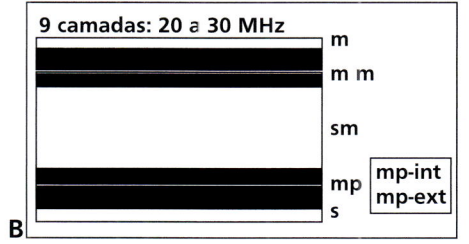

◀ **FIGURA 2.**
(A e B) Ilustração das camadas do trato gastrointestinal visualizada por ecoendoscopia em frequências diferentes.

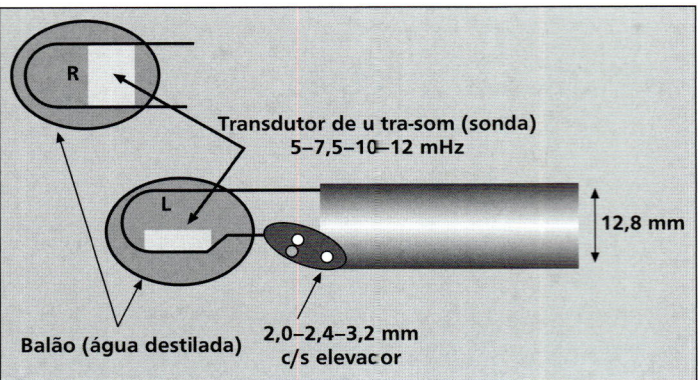

▲ **FIGURA 3.** Ilustração dos transdutores linear e radial.

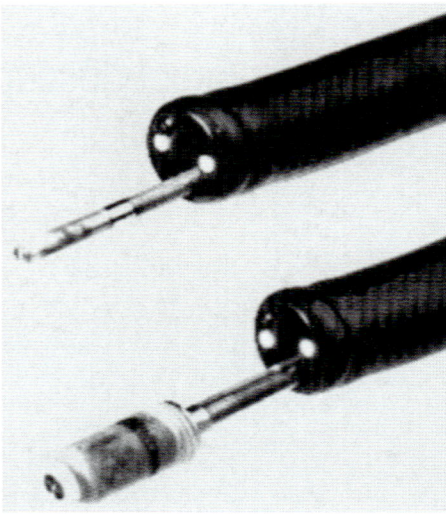

◀ **FIGURA 5.** Minissondas (método de escaneamento radial).

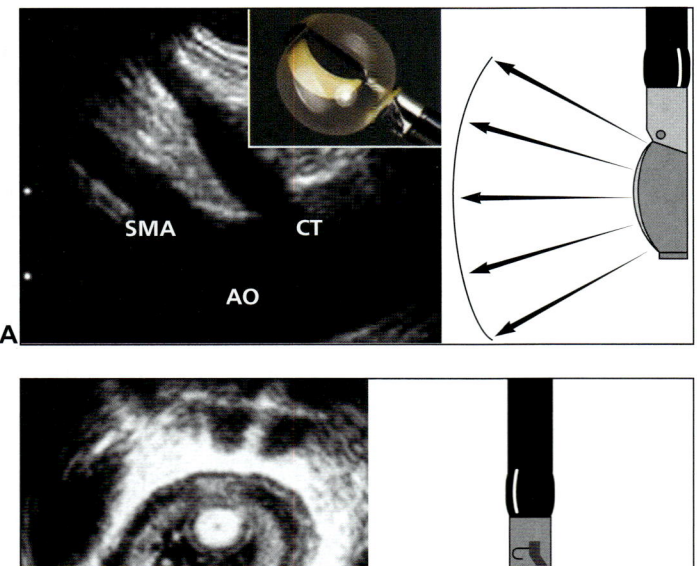

▲ **FIGURA 4.** Correlação entre o tipo de transdutor e a imagem ecoendoscópica produzida. (**A**) Linear. (**E**) Radial.

near ou radial) ou indiretamente (minissondas que são conectadas a uma unidade adaptadora). Muito utilizado ainda hoje, o método radial é realizado com o tubo ecoendoscópico cujo transdutor promove planos de corte (escaneamento) perpendiculares ao eixo do endoscópio (por isso,

radial), trabalhando em uma frequência entre 5 e 12 MHz e produzindo imagens em 360 graus. De interpretação anatômica mais fácil e mais rápida, é muito utilizado na investigação de doenças benignas como na microlitíase biliar ou na caracterização de lesões neoplásicas circunferenciais como no tumor de reto. Porém, apresenta a desvantagem de não permitir a realização de biópsias por punção ecoguiada.

Para avaliação mais detalhada das lesões de pequeno tamanho situadas na parede gastrointestinal, superficiais, subepiteliais ou intraductais, dispõe-se ainda da minissonda, um tipo especial de sonda para ecoendoscopia radial (Fig. 5). Consiste em uma sonda de espessura fina (diâmetro de até 2,8 mm) munida de um pequeno transdutor na sua extremidade que é introduzida pelo canal de trabalho do endoscópio convencional, produzindo imagens em 360 graus. Sua vantagem é permitir a avaliação das lesões de forma muito detalhada, uma vez que trabalham em frequências altas, entre 12 e 30 MHz, podendo ser úteis nos tratamentos locais como a mucosectomia. Sua desvantagem deriva de seu campo de visão muito restrito pela alta frequência.

A necessidade da obtenção de material (aspirado) do interior da lesão para confirmação etiológica neoplásica das imagens ecográficas suspeitas fez surgir, no início dos anos 1990, o transdutor linear cujo plano de corte longitudinal ao eixo do endoscópio produz uma imagem setorial com frequências entre 5,0 e 12 MHz. Sua grande vantagem é permitir o acompanhamento em tempo real de todo o trajeto entre o transdutor e a lesão de forma que possibilita o controle do trajeto percorrido pela agulha durante a execução da biópsia ecoguiada (procedimento também denominado "punção aspirativa por agulha fina guiada por ecoendoscopia" ou EE-PAAF) (Fig. 6). Utilizando tipos de

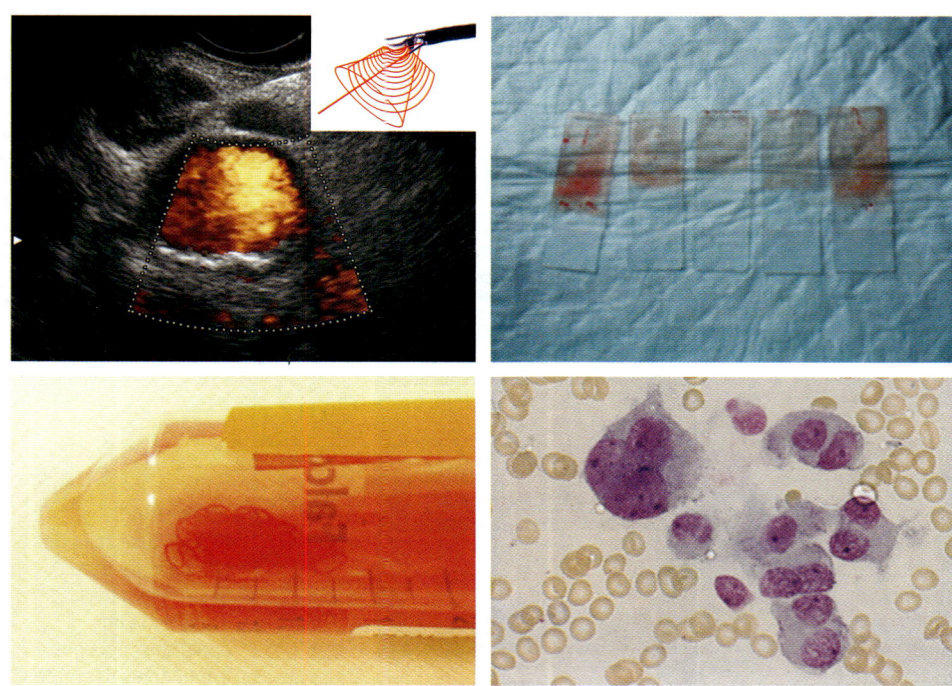

◀ **FIGURA 6.** Ilustração da punção ecoguiada de linfonodomegalia mediastinal cujo resultado citológico revela adenocarcinoma.

agulha especialmente desenhados para visão ecográfica, com calibre de 25, 22 ou 19 *gauges*, a EE-PAAF permite a coleta de microbiópsias, tecido em forma tubuliforme que permite os estudos anatomopatológicos convencionais e, quando necessário, complementares (laboratorial, imuno-histoquímica e molecular). A EE associada à EE-PAAF apresenta taxas de sensibilidade (S), de especificidade (E) e de grau de exatidão (GE) de, respectivamente, 88 a 92%, 93 a 100% e 36 a 93,7%.[6-11] A EE-PAAF é considerada procedimento seguro, exibindo taxa de complicação baixa, em torno de 0,3 a 2,0%.[4,12,13]

INDICAÇÕES

São muitas as indicações de EE as quais se dividem entre diagnósticas e terapêuticas. Na oncologia, o objetivo da EE é o diagnóstico etiológico e/ou estadiamento das lesões situadas no TGI ou nas proximidades deste e, mais recentemente, a terapêutica ecoguiada. Em geral, a EE é considerada útil para a avaliação do comprometimento parietal (T) e linfonodal (N), sendo limitada para a avaliação de metástase à distância (M). Esta não constitui uma regra, haja vista exceção feita à avaliação dos linfonodos cervicais no tumor de esôfago inferior (se positivos, são considerados como M1), do nódulo em suprarrenal na vigência de tumor de pulmão (possibilidade de ser metastático) e de nódulo hepático em neoplasia do TGI (possibilidade de ser metastático), para citar alguns.

Com relação à sua aplicação diagnóstica, as lesões mais estudadas incluem as neoplasias do trato gastrointestinal (esôfago, estômago, vias biliopancreáticas, pâncreas, cólon e reto), as lesões subepiteliais (LSE), as massas mediastinais, a neoplasia do pulmão, as lesões perianais, perirretais e as massas retroperitoneais.

A biópsia por punção ecoguiada tem sido de extrema importância para o diagnóstico etiológico determinando impacto na conduta clínica da maioria destas lesões, especialmente quando sua identificação pré-tratamento é essencial para a definição da estratégia terapêutica oncológica inicial entre cirurgia e terapêutica neoadjuvante (Quadro 2).[4,5,9,14] Como parte dos exemplos de EE-PAAF que determinam impacto na prática oncológica, citamos a identificação precoce de linfonodos positivos para malignidade em cadeias chaves (localizações que alteram a estratégia de tratamento) e o diagnóstico de tumor neuroendócrino e do linfoma no pâncreas (que alteram radicalmente a decisão terapêutica) (Fig. 6).

Entre as indicações da terapêutica ecoguiada na área da oncologia estão procedimentos de uso comum como a neurólise do tronco celíaco e a drenagem ecoguiada de coleções (abscessos abdominais) ou de sistemas ductais obstruídos (drenagem hepatogástrica em tumores de pâncreas), o lado de outros ainda em fase de aprimoramento técnico como a implantação de marcadores radiopacos pré-radioterapia (*fiduciais*) ou de marcadores radioterápicos (braquiterapia por sementes de iodo), a radiofrequência ecoguiada, a ablação química (alcoolização de lesões císticas de pâncreas) e a injeção intratumoral de quimioterápicos (quimioterapia ecoguiada).

ECOENDOSCOPIA

Na maioria das vezes, o procedimento é realizado sob sedação endovenosa ou com acompanhamento anestésico (anestesia geral endovenosa com ou sem inalatória), em regime ambulatorial com o paciente em decúbito lateral e/ou dorsal e com duração média de 20 a 30 minutos. O critério clínico, para alguns pacientes, será necessário mudar a estratégia, podendo implicar em internação hospitalar (ex.: procedimentos combinados de EE seguido pela colangiopancreatografia endoscópica retrógrada).

As imagens adquiridas permitem interpretar os achados sob o ponto de vista ecográfico, morfológico e topográfico. Das informações ecográficas, verifica-se sua ecogenicidade (anecoica, hipoecoica ou hiperecoica), textura (homogênea ou heterogênea), vascularização interna e periférica, se há espaços anecoicos em seu interior (necrose) ou periferia (área cística) ou pontos/traves hiperecoicas (calcificação ou fibrose). Das características morfológicas, é possível avaliar a forma (arredondada, irregular, alongada), o tamanho, se há espessamento mural ou componente sólido associado (Fig. 7). Quanto à topografia, situa-se o sítio anatômico da lesão (qual órgão ou em relação a ele), sua relação com as estruturas vizinhas e vice-versa. Todas estas informações são importantes para a terapêutica, a exemplo das lesões pancreáticas cefálicas distais ou corporais próximas, ambas próximas ao istmo, quando se reflete sobre a estratégia técnica de ressecção. Outra informação relevante refere-se aos achados incidentais, como no caso de investigação de lesão única, aparentemente local ou locorregional cuja EE revela uma outra lesão no mesmo órgão ou em local distante (possivelmente metastática) modificando completamente a interpretação da doença inicialmente considerada.

Quanto à técnica de execução, mediante jejum de pelo menos 8 h, a EE digestiva alta e a bílio-pancreática consistem na introdução do videoecoendoscópio por via oral até a segunda porção duodenal e interpretação sistemática das imagens adquiridas pelos planos de corte seriados de todo o trajeto percorrido e de sua vizinhança. O sentido de descrição do exame pode variar segundo o profissional, mas recomenda-se priorizar o órgão relacionado ao motivo do procedimento. Assim, para o estudo das lesões do TGI alto, podemos dividir procedimento didaticamente em três fases, descrita abaixo no sentido de retirado do aparelho:

1. **Via transduodenal:** onde é possível estudar a papila de Vater (por imagem endoscópica e ecoendoscópica), o processo uncinado, a cabeça e o istmo do pâncreas, o ducto pancreático principal cefálico, o ducto biliar principal, os vasos mesentéricos superiores, a veia porta, a veia cava (visão parcial) o retroperitônio (visão parcial), a vesícula biliar, o ducto cístico (não é visível em todos os casos), a artéria gastroduodenal e o hilo hepático.

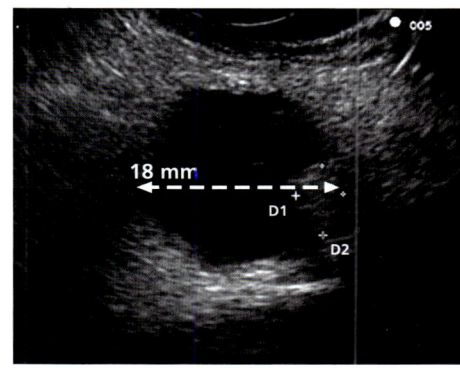

◀ **FIGURA 7.** Lesão arredondada com conteúdo anecoico, exibindo espessamento mural e medindo 18 mm de tamanho, caracterizando lesão cística de corpo pancreático.

Quadro 2. Representação percentual do impacto da punção ecoguiada na prática clínica

AUTOR	N	ÓRGÃO PUNCIONADO	IMPACTO NA TERAPÊUTICA	IMPACTO
Giovannini et al.[14]	141	Vários	12%, nos casos dos linfonodos metastáticos	Identificação de linfonodos malignos representativos de "M1" no tumor de esôfago
Chang et al.[4]	44	Pâncreas	68%	Maior exatidão "T"
Giovannini et al.[5]	522	Vários	56%	Mudança das hipóteses diagnóstica e terapêutica iniciais
Mortensen et al.[9]	75	Esôfago, estômago ou pâncreas	Tu de esôfago = 13% Tu de estômago = 14% Tu de pâncreas = 30% Impacto clínico relacionado ao estágio: Todas neoplasias = 12,5% Tu de pâncreas = 86%	Demonstra papel clínico limitado, mas importante na avaliação do câncer gastrointestinal

2. **Via transgástrica**: neste plano inclui-se a avaliação do tronco celíaco e a artéria mesentérica superior, ambos emergindo da aorta abdominal, a artéria gástrica esquerda, a artéria hepática comum, a confluência esplenomesentérica, a veia porta, os vasos esplênicos, o corpo e a cauda (em alguns casos não se visualiza completamente) do pâncreas, o baço (visão parcial), o rim esquerdo (visão parcial), a glândula suprarrenal esquerda, o lobo hepático esquerdo e parte do lobo hepático direito, as veias supra-hepáticas.
3. **Via transesofagiana**: nesta topografia, é possível apreciar o mediastino posterior estudando a transição esofagogástrica, o músculo pilar do diafragma (parte é visualizada por via transgástrica também), a aorta torácica, a veia ázigos, eventualmente a veia hemiázigos e o ducto torácico, a pleura esquerda, o pulmão esquerdo (visão parcial), a área cardíaca (átrio e ventrículo esquerdos, artéria pulmonar e emergência da aorta), os arcos aórticos e dos ázigos, a janela aortopulmonar, a região *subcarinal* (bifurcação traqueal), a artéria subclávia, e a região cervical incluindo a artéria carótida interna, a veia jugular interna e, parcialmente, a glândula tireoide.

A EE digestiva baixa exige o preparo intestinal parcial ou completo, conforme a indicação do procedimento. Para o procedimento transretal, orienta-se dieta associada ao preparo do TGI distal com clister glicerinado; enquanto para a ecocolonoscopia, preparo o convencional semelhante ao da colonoscopia propriamente dita.

Para os procedimentos de EE terapêutica, pode ser necessário um preparo especial, como hidratação venosa antes da realização da neurólise ecoguiada. Esta etapa é fundamental para minimizar ou evitar a hipotensão arterial decorrente do procedimento. Outras medidas são tomadas em função do tipo de procedimento, como o uso de antibiótico profilático, recomendado nos procedimentos em lesões císticas de pâncreas e nos terapêuticos. A escolha e a dosagem do antibiótico devem ser eleitas em função do procedimento em si e deve seguir o preconizado pela Comissão de Infecção Hospitalar da instituição de saúde.

Ao final do procedimento e em função dos seus achados, recomenda-se repouso de 2 a 6 horas (EE diagnóstica) ou de pelo menos 24 h (EE terapêutica), após o qual o(a) paciente é liberado(a) ou não para seu domicílio. As orientações médicas pós-procedimento podem incluir desde nenhum cuidado especial até dieta especial, medicamentos e/ou outros exames complementares.

PUNÇÃO ASPIRATIVA POR AGULHA FINA GUIADA POR ECOENDOSCOPIA

Com o aprimoramento dos ecoendoscópios de feixe linear foi desenvolvida a técnica da EE-PAAF[15] a fim de se obter material líquido ou sólido (celular e/ou microbiópsia) denominado "aspirado" para diagnóstico anátomo-patológico e laboratorial da lesão, procedimento eficiente em 89 a 90% dos pacientes (Fig. 6).[4] O recurso da função Doppler® tornou mais seguro o procedimento. Uma das vantagens da EE-PAAF em relação à punção percutânea é a habilidade para colher amostras de forma minimamente invasiva a partir de uma topografia muito próxima à lesão (de forma mais seletiva). Outra vantagem é permitir a punção de lesões de pequeno tamanho eventualmente não visualizadas por outros métodos de imagem.

Vários elementos podem interferir no seu resultado; para citar alguns, a lesão propriamente dita, a técnica realizada, o sítio da lesão puncionado, o tipo de agulha usada, a presença ou não de patologista na sala, o preparo das laminas e a conservação do aspirado em meio líquido. A interação do(a) endoscopista com o(a) médico(a) – patologista é fundamental para a orientação de como se obter e acondicionar corretamente e em quantidade necessária o aspirado. As etapas da EE-PAAF estão resumidas abaixo:

- Posicionamento da lesão alinhada ao trajeto de saída da agulha.
- Verificação da ausência de vasos interpostos no trajeto de punção com função Doppler.
- Punção da lesão introduzindo progressivamente a agulha no interior da lesão.
- Mantendo a agulha no interior da lesão, retirada completamente do estilete interno e acoplagem da seringa com dispositivo de vácuo pronto e bloqueado.
- Desbloqueio do vácuo da seringa.
- Execução de movimentos de ir-e-vir no interior da lesão, em especial de áreas sólidas, vegetações ou nódulos murais. Quando a lesão apresenta componente líquido, o material aspirado será, em parte ou completamente, formado por líquido.
- Bloqueio do vácuo da seringa.
- Retirada completa da agulha da lesão do aparelho.
- Preparo do aspirado em lâminas e meio conservador para interpretação anatomopatológica.

O aspirado permite preparar lâminas (citologia convencional) e armazenar fragmentos de tecido (microbiópsia) em frasco contendo meio específico (análise convencional ou em monocamada) para as seguintes análises:

1. **Citologia convencional**: é a citologia de esfregaços colhidos em sala de endoscopia, posicionados em lâminas lavadas e desengorduradas, secadas ao ar ambiente e coradas com o método May-Grunwald-Giemsa (MGG), Papanicolaou ou hematoxilina e eosina. A sua interpretação é feita, em geral, na sala de procedimento. Se houver pedaços de tecido sobre a lâmina, este deve ser retirado antes da manobra de esfregaço para não ocorrer o esmagamento. Estes diminutos fragmentos devem ser depositados no meio líquido constituindo parte da microbiópsia.
2. **Microbiópsias**: estas representam verdadeiros fragmentos teciduais da lesão e ficam depositadas na luz da agulha durante a EE-PAAF. Devem ser recuperadas com cuidado, introduzindo-se lentamente o estilete no interior da agulha de punção. Tão logo se exteriorizem, devem ser depositadas o mais rapidamente em um fixador padrão. Este material será processado e analisado no laboratório.
3. **Citologia de monocamada**: se o laboratório estiver equipado para processar a citologia de monocamada, a coleta dos espécimes é simplificada na sala de endoscopia, uma vez que depois de preparar duas ou três lâminas de citologia convencional, todo o material restante é depositado no frasco contendo o fixador específico para este tipo de citologia. Em seguida, este deverá ser encaminhado ao laboratório onde será completado seu processamento.

LESÃO SUBEPITELIAL DO TRATO GASTROINTESTINAL

Lesão subepitelial (LSE) constitui grupo de formações elevadas recobertas por mucosa típica, protrusas para a luz do trato digestório (TGI), que determinam abaulamento parietal (Fig. 8). Pode originar-se em qualquer das camadas da parede gastrointestinal sendo, portanto, de natureza intramural. Diferencia-se das compressões extrínsecas (CE) as quais tem aspecto endoscópico semelhante, mas origem extramural (estruturas adjacentes). Por abrigar lesões de origem citológica diversa, pode ser de natureza benigna ou não. Entre as LSE gastroduodenais mais frequentes estão lesões mesenquimais, vasculares, neuroendócrinas, císticas e malignas não epiteliais.

A maioria apresenta-se de forma assintomática, sendo identificada incidentalmente à endoscopia digestiva alta (EDA) (Fig. 9). Eventual-

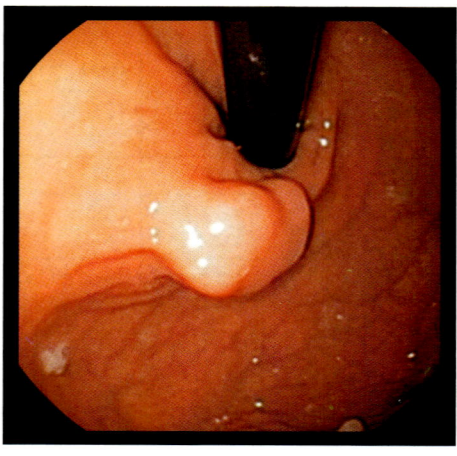

◀ **FIGURA 8.** Lesão subepitelial subcárdica, identificada pela endoscopia digestiva alta.

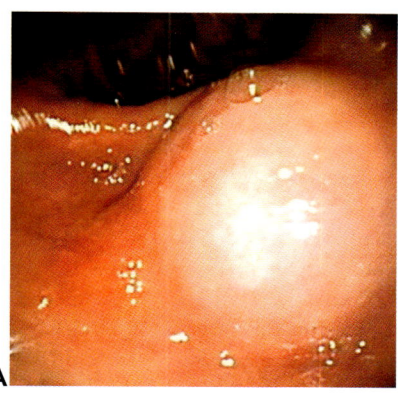 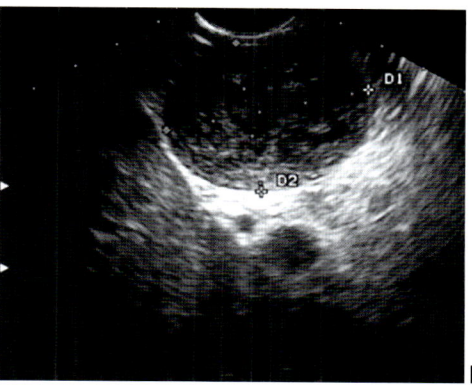 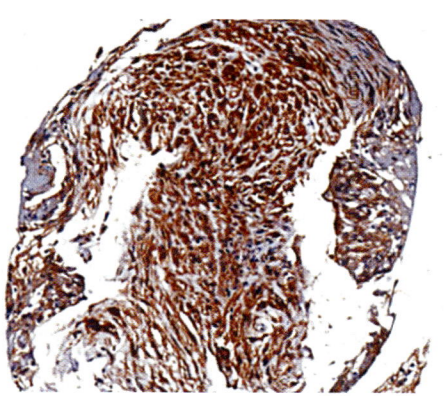

▲ **FIGURA 9. (A-C)** Lesão subepitelial identificada pela endoscopia digestiva alta, que na ecoendoscopia corresponde à lesão sólida, hipoecoica e heterogênea. Realizada EE-PAAF, seu material revela expressão positiva para *c-kit* caracterizando o GIST.

mente, a seriografia, a ultrassonografia abdominal e a tomografia computadorizada podem identificar a lesão. Embora não caracterizem a origem da lesão, sobretudo as parietais de pequeno tamanho, são úteis na identificação e na caracterização de tumores abdominais extramurais. Quando crescem, em geral determinam sintomas como dor torácica ou abdominal, disfagia, sangramento digestivo ou massa palpável. A EE permite caracterizar por visão transmural a morfologia da lesão e, em alguns casos, coletar material por EE-PAAF para estudo anatomopatológico. Embora exista boa correlação entre a estimativa de tamanho determinada pela EDA e pela EE (r = 0,72 a 0,88 com p < 0,001),[16] a EE é o método de escolha padrão para este fim. Na avaliação da LSE, constituem seus objetivos principais: 1) distinção entre lesão intra e extramural; 2) identificação da camada de origem na parede gastrointestinal; 3) descrição dos critérios morfológicos: ecogenicidade, homogeneidade, tamanho, conteúdo (calcificações, áreas císticas etc.), contornos e presença ou não de invasão de estruturas vizinhas; 4) pesquisa de linfonodomegalia(s). A combinação das informações fornecidas pela EDA e pela EE permite o diagnóstico etiológico em até 80% dos casos. Em função dos achados ecoendoscópicos e do estudo criterioso do aspirado coletado pela EE-PAAF, é possível estabelecer o diagnóstico citológico.

Desta forma, a EE tem sido progressivamente mais utilizada na propedêutica destas lesões, orientando a conduta terapêutica mais apropriada para cada paciente. Entre as LSE gástricas destacam-se os tumores estromais, as compressões extrínsecas e o pâncreas ectópico; entre as duodenais, os pólipos benignos e as lesões estromais. As compressões extrínsecas e o pâncreas ectópico não serão abordados neste capítulo.

A lesão mesenquimal é a neoplasia não epitelial de comportamento benigno que ocorre em maior frequência no TGI. Estima-se sua prevalência em 1% entre as neoplasias malignas primárias deste sistema.[17] Dividem-se em dois grupos principais: 1) tumores estromais gastrointestinais (GIST) que ocorre mais frequentemente no estômago e no intestino delgado proximal; 2) tumores com semelhanças entre si, incluindo lipomas, lipossarcomas, leiomiomas, leiomiossarcomas verdadeiros, tumores desmoides e schwannomas.

GIST

Lesão mesenquimal de origem mural, na maioria das vezes, na camada muscular própria, menos frequentemente da camada muscular da mucosa, que apresenta comportamento biológico indeterminado com potencial para transformação maligna, por isso não denominada de lesões benignas. Estudos epidemiológicos demonstram prevalência anual de GIST em 11 a 14,5/milhão de habitantes.[18] Dados mais recentes revelam que a frequência de lesões milimétricas pode ser maior do que o registrado.[19] Como a prevalência de GIST sintomático é baixa, admite-se que poucas lesões progridem para a forma maligna da doença. Ocorrem predominantemente em adultos e idosos (idade média = 63 anos, Registro SEER), sendo raro abaixo dos 40 anos.[20]

Quanto à patogênese, a lesão tem origem em função de mutações que ocorrem predominantemente (75%) no éxon 11 do gene KIT determinando dimerização espontânea e estímulo contínuo (80%) do receptor KIT. Em 95% dos pacientes, o gene KIT está superexpresso (Fig. 9). Em outros casos, a mutação está presente no éxon 9, 13, ou 17, resultando em um mecanismo estrutural biológico diferente com "ganho de função" no gene KIT, ainda com significado pouco compreendido, que pode ter relação com o padrão de resposta ao tratamento.[21]

No que se refere à origem celular, esta ainda permanece objeto de discussão. A associação com as células de Cajal sugere que estas poderiam ser multipotenciais, com função do tipo células-tronco, candidatas prováveis à histogênese do GIST.[21] Com relação à composição histológica, predominam células fusiformes (70%), seguidas pelas epitelioides (20%). Ocasionalmente são pleomórficas (10%).

O estudo imuno-histoquímico e molecular do GIST é muito importante no manuseio destas lesões. A imunopositividade para o antígeno CD117 (*c-kit*) caracteriza o diagnóstico da maioria das lesões (> 90%). Pode haver também imunopositividade para outros antígenos (não específicos) como a nestina (90-100%) e o CD34 (70%).[22] Entre 4 e 15% dos GIST não expressam CD117 (*c-kit* negativo) ou o expressam de forma muito fraca, possivelmente decorrente da mutação na tirosinoquinase que atua no receptor do fator de crescimento das plaquetas alfa (PDGFRA).[21] Nestes casos, a análise mutacional "precoce" é necessária para classificar melhor a lesão uma vez que parece estar relacionada ao tipo de resposta ao tratamento. Com isso, a fibromatose e o leiomiossarcoma são, provavelmente, as lesões mais frequentemente confundidas com o GIST. Recentemente, West *et al.*[23] descreveram o gene DOG1 com expressiva imunodetecção no GIST, útil na identificação dos tumores CD117 negativo (Fig. 10). Nos GIST sem mutação detectada nos genes KIT/PDGFRA, parece haver a inativação do complexo enzimático desidrogenase (SDH). Portanto, sob o ponto de vista atual, os

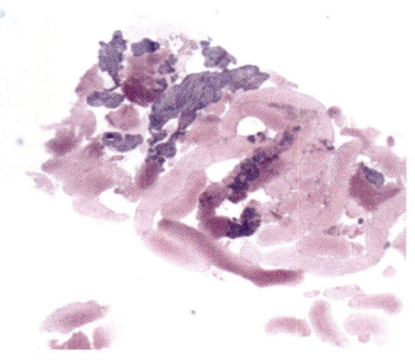 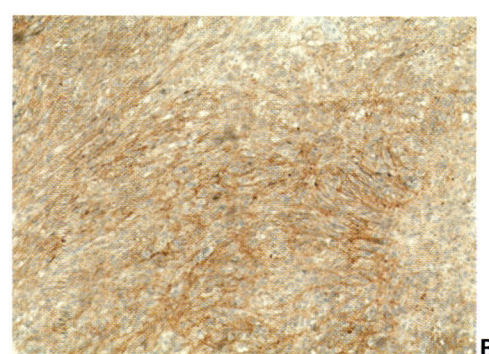

◀ **FIGURA 10. (A e B)** Microbiópsia coletada por EE-PAAF, corada demonstrando GIST com imunoexpressão positiva para DOG1 (imagens cedidas pela Dra. Geneviève Monges do Institut Paoli-Camettes, França).

tumores classificados como GIST são identificados rapidamente por meio da expressão KIT. No entanto, são classificados de forma mais específica pela identificação da presença e do tipo de mutação instalada nos genes KIT/PDGFRA. Esta distinção parece ser relevante para direcionar e avaliar resposta à terapêutica citorredutora e pode ser realizada a partir do aspirado colhido pela EE.

Com relação ao quadro clínico, são assintomáticos na maioria das vezes. Quando crescem, podem apresentar úlceras em sua superfície e se manifestar pela dor abdominal ou por sangramento gastrointestinal. O diagnóstico diferencial do GIST inclui leiomiomas, leiomiossarcomas, schwannomas, tumor miofibroblástico inflamatório, lipossarcomas, tumores metastáticos e tumores desmoides e a distinção entre eles é feita tomando por base o quadro clínico, os achados histológicos e, principalmente, moleculares. O potencial maligno do GIST está relacionado à tamanho, à taxa de mitose e à presença de necrose tumoral.

Na maioria das vezes, a lesão não apresenta ulceração superficial e corresponde à EE, por via transmural, a formação fusiforme ou arredondada, com conteúdo sólido, hipoecoico e homogêneo, de tamanho variável, delimitada por margens bem definidas e com origem predominante na camada muscular própria (Fig. 9). O aspecto heterogêneo pode corresponder à presença de necrose, tecido fibroso ou degeneração hialina,[21] o que sugere comportamento mais agressivo e, eventualmente, pode limitar a definição etiológica (Fig. 11). Sinais sugestivos de malignidade incluem: tamanho > 4,0 cm, aspecto irregular, contorno externo irregular, heterogeneidade, focos internos ecogênicos, espaços internos anecóicos (císticos) > que 4,0 mm e presença de linfonodomegalias.[24] A S da EE para detectar malignidade varia entre 80 a 100% (21). Palazzo et al.[24] sugerem que a presença de pelo menos um sinal ecográfico (contorno extraluminal irregular, espaços anecoicos ou linfonodomegalias) reflete S, E e valor preditivo positivo (VPP) de 91, 88 e 93%, respectivamente. Quando presentes pelo menos dois sinais, o VPP torna-se 100%. Os elementos ecográficos mais relacionados à benignidade foram o contorno regular, ao tamanho tumoral ≤ 3 cm e ao aspecto ecoico homogêneo.[24]

A EE-PAAF é o método de eleição para coleta de aspirado da lesão. O volume do aspirado recolhido está diretamente relacionado à possibilidade de realizar estudos histológicos complementares (imuno-histoquímica, estudo molecular) e de estabelecer um diagnóstico definitivo. A critério da técnica empregada, pode ser útil o uso da agulha mais calibrosa (19 g) ou que seja capaz de colher fragmentos teciduais, pequenas "fatias" de tecido (ProCore®, COOK MEDICAL, EUA) (Figs. 12 e 13). O desempenho da combinação "EE + EE-PAAF" para detectar malignidade foi melhor do que EE sozinha, respectivamente 91 e 78%.[25] Somada ao estudo do índice Ki-67, esta taxa subiu para 100%. Os achados histopatológicos preditivos de mal prognóstico incluem: pleomorfismo nuclear, hipercromasia, alta taxa mitótica (> 5/50 hpf) e relação núcleo-citoplasma alta.

São considerados elementos limitantes para a conclusão diagnóstica o uso de agulha fina, o aspirado exíguo, a incapacidade para julgar a adequacidade do aspirado e o grau desmoplásico da lesão. A lesão duodenal implica em certa dificuldade técnica em função do trajeto usualmente tortuoso, sendo necessário cuidado ao posicionar o aparelho no momento da punção para evitar danos ao paciente e ao equipamento.

Quanto aos fatores prognósticos, estes se dividem em: 1) histológico (índice mitótico, celularidade alta, pleomorfismo celular e a presença de necrose) e 2) clínico (tamanho tumoral, presença de invasão macroscópica de estruturas ou órgãos vizinhos, presença de metástases no momento do diagnóstico, ruptura tumoral durante a cirurgia e a ressecção incompleta) (Quadros 3 e 4). As diretrizes mais atuais recomendam dividir o GIST em categorias de risco: muito baixo, baixo, intermediário e alto.[26-28] Os de alto risco apresentam grande potencial para disseminação e metástase.[26] A sobrevida em 5 anos dos pacientes tratados com ressecção cirúrgica completa varia entre 35-60%.[21]

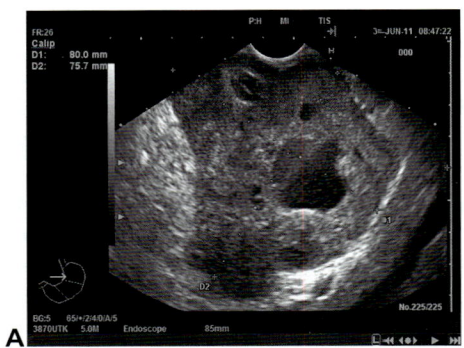
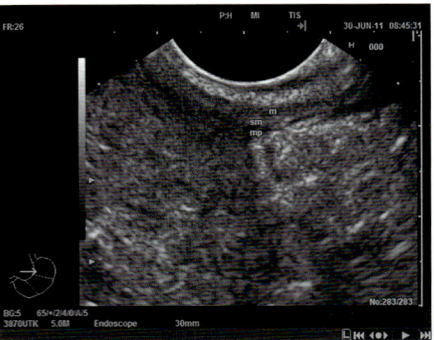

◀ **FIGURA 11.** Aspecto ecoendoscópico do GIST gástrico: **(A)** lesão hipoecoica e heterogênea com contorno irregular, contendo áreas anecoicas (necrose) em seu interior com origem na **(B)** camada muscular própria.

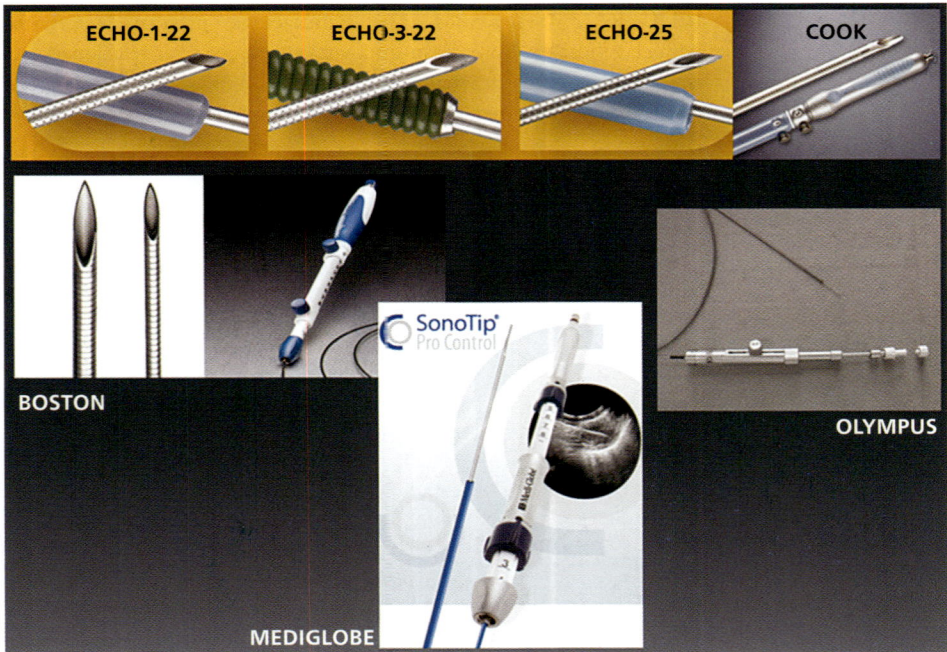

▲ **FIGURA 12.** Ilustração das agulhas convencionais disponíveis para punção ecoguiada.

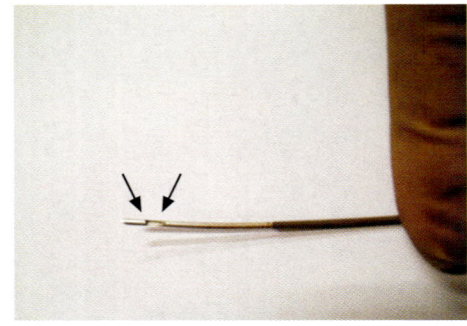

▲ **FIGURA 13.** Ilustração da agulha ProCore® (COOK MEDICAL) para punção ecoguiada.

Quadro 3. Proposta de modificação do Consenso da NIH para classificação por categorias de risco no GIST[26]

CONSENSO NIH, 2002[26]			CLASSIFICAÇÃO PROPOSTA[27]		
RISCO	TAMANHO	MITOSES/50 CAMPOS*	RISCO	TAMANHO	MITOSES/50 CAMPOS*
Muito baixo	< 2 cm	< 5	I	< 5 cm	< 5
Baixo	2-5	< 5	II	< 5	6-10
Intermediário	< 5	6-10		5-10	< 5
	5-10	< 5	III	≤ 5	> 10
Alto	> 5	> 5		5-10	6-10
	> 10	Qualquer		> 10	< 5
	Qualquer	> 10	IV	> 5	> 10

*Campos de grande aumento.

Quadro 4. Taxas de sobrevida livre de doença (GIST gástrico ou duodenal) segundo índice mitótico e tamanho tumoral, modificado de Miettinem et al.[28]

GRUPO	TAMANHO TUMORAL	ÍNDICE MITÓTICO Nº DE MITOSES/CAMPO*	PACIENTES (%) SEM EVIDÊNCIA DE DOENÇA DURANTE O ACOMPANHAMENTO/RISCO DE METÁSTASE	
			GÁSTRICO	DUODENO
1	≤ 2 cm	≤ 5/50	100/nenhum	100/nenhum
2	2 a 5 cm	≤ 5/50	98,1/muito baixo	91,7/baixo
3a	5 a 10 cm	≤ 5/50	96,4/baixo	66**/alto
3b	> 10 cm	≤ 5/50	88/moderado	
4	≤ 2 cm	> 5/50	100***/não mencionado	—
5	2 a 5 cm	> 5/50	84/moderado	50/alto
6a	5 a 10 cm	> 5/50	45/alto	14**/alto
6b	10 cm	> 5/50	14 alto	

*Campo de grande aumento.
**Dados combinados para tumores > 5 cm.
***Número de casos pequeno.

Leiomioma e leiomiossarcoma

Raros no estômago e duodeno, 2,5%,[29] comportam-se biologicamente de forma semelhante aos leiomiomas esofagianos, com baixa atividade mitótica, embora possa ocorrer atipia focal. De origem na quarta (camada muscular própria) ou segunda camada (mucosa profunda/muscular da mucosa), são lesões arredondadas, revestidas por mucosa intacta sem ulceração, de consistência firme. Na EE corresponde à lesão sólida, fusiforme e hipoecoica. A presença da heterogeneidade pode sugerir transformação maligna. A biópsia ecoguiada revela células fusiformes, típicas do tecido muscular. O perfil imuno-histoquímico revela positividade para as proteínas actina (músculo liso) e desmina, e negatividade para o marcador CD117 (c-*kit*) (Fig. 14). Histologicamente, a distinção entre o leiomiossarcoma bem diferenciado e o leiomioma poder ser difícil.[21]

Os leiomiossarcomas duodenais, como os retroperitoneais, são tumores malignos raros, em torno de 3%,[29] constituídos por células fusiformes irregulares, com graus variados de displasia. Quando predomina o com-

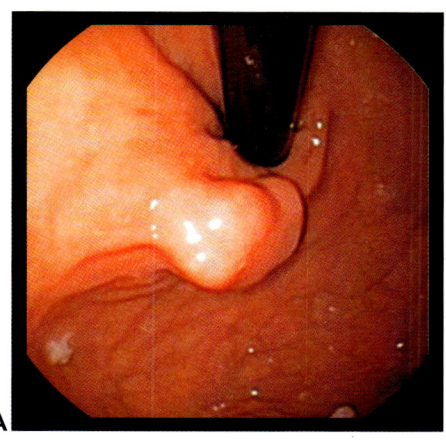
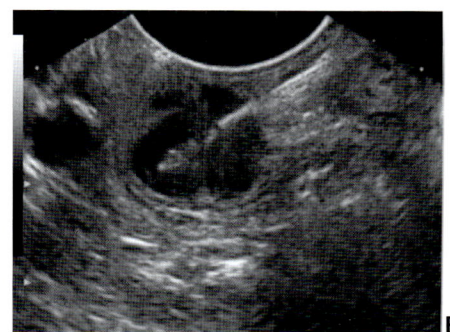
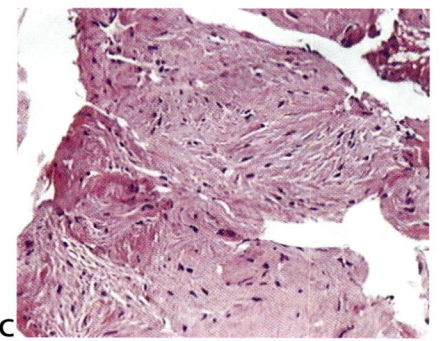
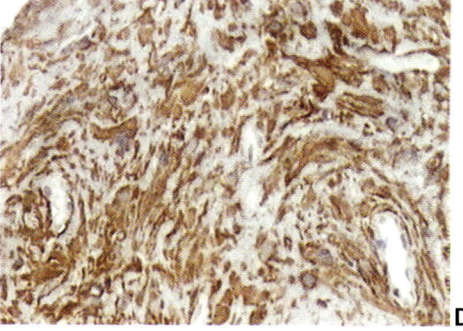

◀ **FIGURA 14.** Aspecto endoscópico, ecoendoscópico e histológicos do leiomioma gástrico: (**A**) lesão elevada recoberta por mucosa íntegra que, por visão transmural, corresponde à (**B**) formação hipoecoica e heterogénea com contorno regular. A (**B**) punção ecoguiada revela (**C**) células fusiformes sem atipia, figuras de mitose ou necrose. O estudo imunoistoquímico revela positividade para os marcadores musculares (**D**) desmina e HHF-35 e negatividade para proteína *c-kit*.

ponente epitelioide, são chamados de leiomioblastoma. O comportamento clínico dos leiomioblastomas pode variar entre o maligno (leiomiossarcoma epitelioide) e o benigno (leiomioma epitelioide).

Para o diagnóstico etiológico e a avaliação do potencial maligno da lesão, utiliza-se a EE-PAAF. O tratamento constitui a ressecção cirúrgica. Se restrita à camada muscular da mucosa, é possível avaliar a ressecção endoscópica, desde que respeitados os princípios oncológicos. A sobrevida em 5 anos varia em função do tamanho e do grau de diferenciação tumoral, podendo chegar, naqueles tratados cirurgicamente, a 30-40%.[29]

Lipoma

Lesão benigna composta por lipócitos maduros, seu diagnóstico frequentemente é estabelecido de forma incidental durante EDA. Mais frequentes no estômago, a maioria é assintomático e de pequeno tamanho (< 4,0 cm) (Fig. 15).[30] O lipoma duodenal é raro, 2,8% e de curso assintomático.[30] Eventualmente, pode ocorrer sangramento intestinal, dor abdominal e obstrução intestinal.

Na EDA, trata-se de lesão solitária, abaulada, arredondada, recoberta por mucosa típica, exibindo coloração amarelada e relevo regular. Quando comprimida pela pinça, revela consistência macia ("sinal do travesseiro ou da almofada") e quando tracionada sua superfície mucosa, observa-se o "sinal da tenda" sugerindo situação anatômica submucosa. Este aspecto não é uma regra, estudo registra baixa SENS (40%) e alta ESP (99%) para o "sinal do travesseiro".[17] A biópsia convencional não contribui para o diagnóstico etiológico. Excepcionalmente, na ausência de EE e considerando-se o diagnóstico tecidual necessário, pode ser obtido material da lesão pela técnica de biópsia sobre biópsia, macrobiópsia com alça diatérmica. Na EE, este corresponde à formação sólida com origem na camada submucosa (terceira camada), margens regulares e conteúdo hiperecoico e homogênea.

Os lipomas incidentais são de conduta expectante. Não é necessário acompanhamento endoscópico ou ecoendoscópico. A ressecção local é recomendada quando são sintomáticos ou quando não é possível o diagnóstico diferencial com a lesão maligna (ex.: lipossarcoma). A polipectomia já foi descrita, mas pode estar associada a perfuração ou sangramento, risco particularmente aumentado nas lesões > 2,0 cm de diâmetro.[31]

Linfangioma

Lesão benigna rara que se origina de malformação do sistema linfático compondo espaços uni ou multiloculares. Em geral, de pequeno tamanho (< 5,0 mm), apresenta aspecto translúcido e amarelado, podem ser sésseis ou pediculadas (menos comum), facilmente compressível durante o exame endoscópico. Por terem origem na camada submucosa, a biópsia convencional revela tecido normal ou células inflamatórias inespecíficas. A EE é ferramenta útil para diferenciá-las de outros tumores parietais, demonstrando lesão cística na camada submucosa (terceira camada).[32]

Em geral, de conduta conservadora; o tratamento, quando indicado, consiste na ressecção endoscópica que é segura e contribui para um diagnóstico definitivo. No entanto, é definido em função do tamanho, localização da lesão ou se ocorrem complicações.[33] O aspecto histológico dos espécimes ressecados revelam espaços dilatados revestidos internamente por camada celular endotelial plana contendo material eosinofílico.

Hemangioma

Tumor diagnosticado de forma incidental e assintomática, de ocorrência extremamente rara no estômago ou no duodeno, pode ocorrer de forma isolada ou associada a pelo menos outra anomalia vascular em outro órgão.[34,35] Entretanto, pode apresentar sintomas como sangramento, obstrução ou ruptura. No exame endoscópico, apresenta aspecto nodular, consistência macia, coloração vermelho-azulada e, à compressão, muda de cor tornando-se esbranquiçada. A EE, a tomografia computadorizada e a ressonância magnética são as modalidades diagnósticas mais comuns e sensíveis. A EE colabora demonstrando sua aparência hipoecoica com pontilhado hiperecoico cujos limites estão restritos à camada submucosa (Fig. 16). A EE-PAAF não é muito colaborativa, trazendo material hemorrágico em demasia. No entanto, uma vez considerando a possibilidade desta lesão, este achado pode reforçá-la.

O tratamento consiste, na maioria dos casos, em ressecção cirúrgica cuja técnica é definida em função da extensão da doença (em cunha, gastrectomia). Contudo, na literatura também há relatos de enucleação e de escleroterapia (gás argônio), embolização, entre outros.[36] Os achados histológicos se dividem nos tipos cavernoso (mais frequente), capilar e difuso.

Tumor de células granulares

Cerca de 8 a 10% dos tumores de células granulares (TCG) ocorre no TGI, sendo incomuns no estômago e/ou no duodeno.[37,38] Na maioria das vezes considerado tumor benigno, a forma maligna é descrita na literatura, embora seja rara.[37] Pode ocorrer isoladamente ou, mais frequente, simultânea com outros lugares como no esôfago em 50% dos casos.[37] Quanto aos dados epidemiológicos, não há diferença em relação ao gênero (60%, homem), acometendo preferencialmente da quarta a sexta década.[37] Quanto as aspecto étnico, é mais descrito na população japonesa.

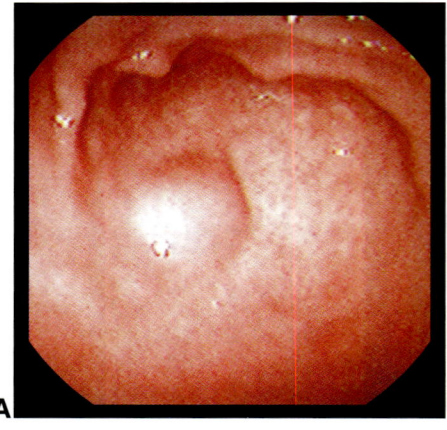
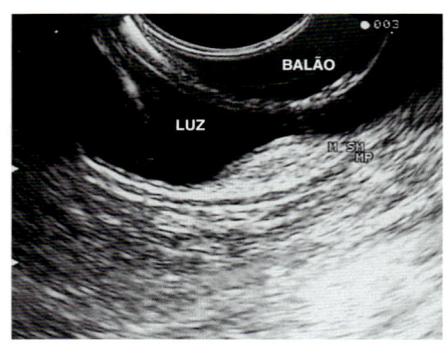

◀ **FIGURA 15.** Aspectos endoscópicos e ecoendoscópico do lipoma gástrico: **(A)** lesão elevada recoberta por mucosa íntegra que, por visão transmural corresponde à **(B)** formação hiperecoica e homogênea com origem na camada submucosa.

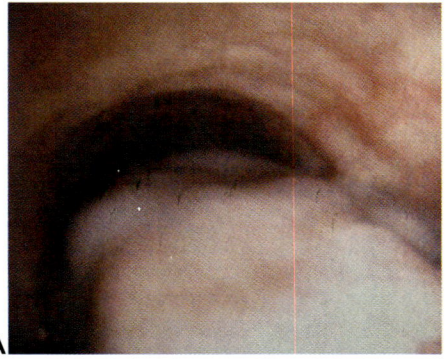
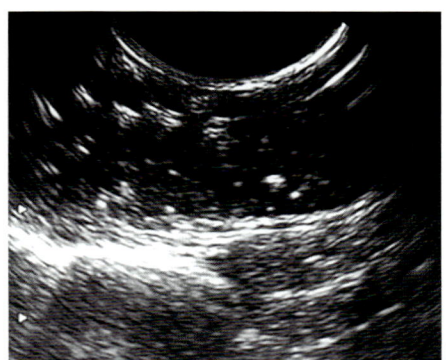

◀ **FIGURA 16.** **(A e B)** Correlação da imagem endoscópica (lesão elevada de coloração azulada) com a ecoendoscópica (lesão hipoecoica com pontilhado hiperecoico restrita à camada submucosa) em hemangioma esofagiano.

Quanto ao quadro clínico, cerca de 1/3 dos pacientes refere disfagia, sendo a maioria, assintomática. Na EDA, este se apresenta como lesão única, pequena (< 4,0 cm), séssil, branco-amarelada, recoberta por mucosa normal. Sua consistência é firme (tipo "borracha") quando comprimida pela pinça de biópsia.[37] Na EE, corresponde à lesão iso ou hipoecoica, homogênea, com limites bem definidos e origem nas camadas mucosa profunda e/ou submucosa (segunda ou terceira camadas) (Fig. 17).[37] Podem apresentar um padrão infiltrativo não havendo interface nítida com a camada muscular própria.

Diferente do recomendado no início do capítulo, a biópsia endoscópica convencional pode fornecer material suficiente para o diagnóstico em 50% dos casos.[37] A biópsia mais profunda (biópsia sobre biópsia) e a punção ecoguiada são igualmente eficazes para obtenção de tecido. O espécime é composto histologicamente por células poligonais grandes e fusiformes contendo numerosos grânulos eosinofílicos dispostas em "ninhos" que expressam positividade para a proteína S-100 e, morfologicamente, se assemelham às células de Schwann, sugerindo a origem neural.[37]

Com relação à terapêutica, para as lesões pequenas e assintomáticas, é possível considerar, mediante discussão com o(a) paciente, o acompanhamento endoscópico com EE para monitoramento do seu tamanho a cada 1 ou 2 anos.[17] Contudo, diferente das outras lesões, o tumor de células granulares tem potencial para malignizar-se. Portanto, se não há contraindicação cirúrgica, recomenda-se a ressecção da lesão por via endoscópica (lesão pequena) ou cirúrgica.

Os elementos associados ao potencial de transformação maligna são: recidiva local, crescimento rápido (> 4 cm), necrose tumoral, atipia celular, atividade mitótica alta, núcleo vesicular com nucléolo grande e relação núcleo-citoplasma alto.[37] No estudo imuno-histoquímico, taxa de positividade > 50% e > 10% para, respectivamente, p53 e Ki-67 pode estar fortemente relacionado ao grau de malignidade.[37] A extensão da infiltração, a quantidade de microvasos ou o pleomorfismo focal não parecem constituir critério diagnóstico de malignidade.

Cistos de duplicação

Os cistos de duplicação são anomalias congênitas benignas oriundas do desenvolvimento embriológico, mas frequentes no intestino delgado proximal, sendo também identificados no estômago. Eles são definidos por três critérios: a) fazem parte da parede gastrointestinal; b) são cobertos por duas camadas musculares; c) contem revestimento epitelial compatível com o achado embrionário. Até 1/3 destes cistos contem mucosa ectópica gástrica e mucosa consistente com as placas de Peyer.[39] Cerca de 80% destes não se comunicam com o lúmen. Quando crescem, produzem sintomas diversos, entre eles a hematêmese.[39] Pela infrequente protrusão intraluminal, o diagnóstico é feito mais comumente pela tomografia ou ressonância magnética.

A EE é útil na caracterização da lesão e distinção desta para as lesões sólidas (Fig. 18). Ela demonstra formações regulares, arredondadas com conteúdo anecoico, em geral homogêneo. Surgem, frequentemente, a partir da camada submucosa (3ª camada) e suas paredes podem apresentar aspecto de três ou cinco camadas. Podem, também, conter septos, fluidos ou material ecogênico consistindo em camadas superpostas de mucina e *debris*. As lesões sintomáticas, geralmente, requerem tratamento cirúrgico.

Neoplasia neuroendócrina

Não se recomenda o uso do termo "carcinoide" para denominar estas lesões e sim "tumor neuroendócrino" (TNE), o qual corresponde a 0,5% a 1,2% de todas as neoplasias malignas. Destes, 2/3 são identificados no TGI.[40] A incidência dos TNE gástricos aumentou 10× nos últimos 35 anos, atribuído a melhores meios diagnósticos. Em relação aos TNE do TGI, o de origem duodenal incide em torno de 2,6%.[40]

Em geral, de curso clínico assintomático,[41] são diagnosticados na EDA realizada por motivo diverso (anemia, dor abdominal inespecífica ou doença do refluxo gastroesofagiano). Por outro lado, as formas mais avançadas da doença cursa com queixas abdominais, hemorragia digestiva, diarreia e/ou perda de peso. Associados à produção de aminas e peptídeos, entre outras substâncias, secretam predominantemente serotonina que é, subsequentemente, metabolizado a 5-hidroxindolacético resultando em deficiência do ácido nicotínico e pelagra. A cromogranina, a enolase neurônio específica e a sinaptofisina são marcadores de tecido neuroendócrino.

A EDA combinada com a EE são os procedimentos de escolha para detecção dos TNE gastroduodenais, apresentando SENS de 82 a 94%.[42] Podem apresentar aspecto endoscópico subepitelial constituindo lesões amareladas (conteúdo lipídico alto), hipoecoicas, bem delimitadas, situadas na segunda e terceira camadas (mucosa e submucosa) (Fig. 19). Para aquelas lesões com < 2,0 cm de tamanho, a SENS em torno de 88% é maior do que a da tomografia computadorizada, ressonância magnética e cintigrafia com somatostatina.[43] Entretanto, para detectar TNE duodenais, a SENS é menor, em torno de 38 a 40% dos casos.[44] A literatura enfatiza a importância da EE na detecção precoce, no estadiamento (tamanho da lesão, grau de invasão parietal) e no monitoramento destes tumores, especialmente naqueles pacientes com lesões não funcionantes.[42]

O TNE é classificado segundo diferentes componentes, entre eles sítio anatômico, grau de diferenciação celular, profundidade da invasão, atividade proliferativa, grupo clinicopatológico (Quadros 5 a 7).[41] A combinação destes permite agrupar os pacientes segundo suas características clinicopatológicas em quatro grupos diferentes (Quadro 8).

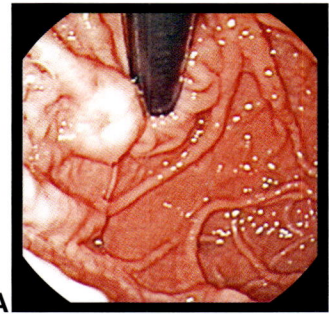
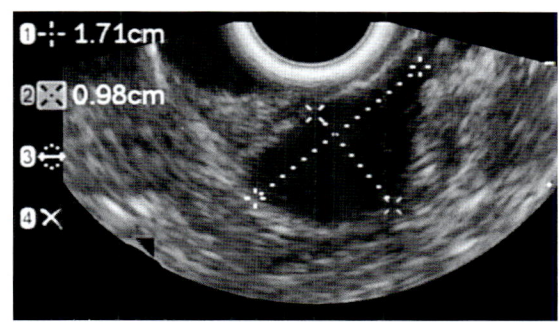

◀ **FIGURA 17**. Aspectos endoscópicos e ecoendoscópico do tumor de células granulares gástrico (região subcárdia): (**A**) lesão elevada recoberta por mucosa íntegra que, por visão transmural corresponde à (**B**) formação hipoecoica e homogênea situada predominantemente na camada submucosa, mas sem interface com a camada muscular própria.

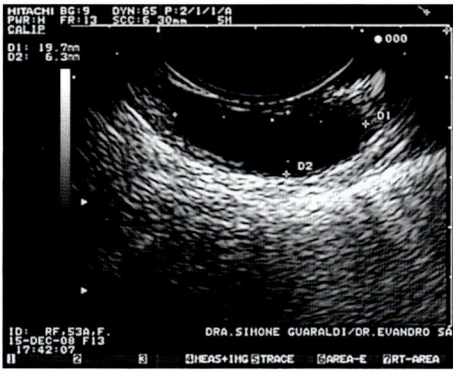

◀ **FIGURA 18**. Lesão anecoica com forma alongada, determinando reforço acústico posterior com origem na camada submucosa da parede gástrica, configurando lesão cística.

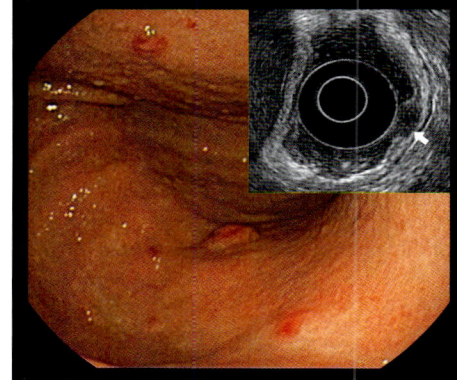

◀ **FIGURA 19**. Aspectos endoscópico e ecoendoscópico do tumor neuroendócrino gástrico, tipo 1: lesão elevada enantematosa que, por visão transmural corresponde à formação sólida, hipoecoica com origem na camada mucosa (detalhe).
Fonte: exame realizado pelo Dr. Fauze Maluf-Filho, durante o ENDOINCA 2010.

Quadro 5. Classificação dos TNE pela Organização Mundial de Saúde[41]

- TNE bem diferenciado
- Carcinoma neuroendócrino bem diferenciado (angioinvasão ou invasão da camada muscular própria)
- Carcinoma neuroendócrino pouco diferenciado

Quadro 6. Critérios considerados na classificação TNM dos TNE[41]

- Tamanho do tumor
- Profundidade da invasão
- Linfonodos +
- Metástase +

Quadro 7. Classificação dos TNE segundo o grau de atividade proliferativo expresso pelo Ki-67 e índice mitótico[41]

G1	0-2%
G2	3-20%
G3	> 20%

O tratamento deve tomar por base a categoria correta à qual pertence a lesão do paciente. Os TNE tipo 1 e 2 podem ser ressecados endoscopicamente e controlados periodicamente. Acima de 2,0 cm, com invasão da muscular própria ou que classificados como tipo 3, apresentam maior propensão à metastatização e devem ser tratados por cirurgia.[41]

Em relação às lesões de origem duodenal, alguns estudos sugerem que as > 2,0 cm de diâmetro permanecem restritos à camada submucosa e, portanto, teriam um potencial metastático limitado, podendo ser tratados pela ressecção local.[45] Os TNE periampulares, mesmo os < 1,0 cm, apresentam comportamento clínico mais agressivo, não relacionado ao tamanho do tumor e à atividade mitótica, com metástase linfonodal periduodenal, possivelmente refletindo a necessidade de ser tratado de forma mais agressiva.[46] Os fatores que expressam a agressividade da lesão são tamanho > 2 mm, infiltração da camada muscular própria, número de mitoses e/ou componente angioinvasivo.

Paraganglioma gangliocítico

O paraganglioma gangliocítico, também conhecido como ganglioneuroma duodenal ou paraganglioneuroma, é um tumor raro.[47] Ele é composto por uma mistura de três tipos celulares: epitelioide (predominante), fusiforme e células ganglionares. Sua patogênese ainda é desconhecida. Na maioria das vezes, estas lesões têm comportamento benigno embora já tenham sido descritas metástases linfonodais. Com relação aos achados clínicos, pode ter evolução assintomática ou apresentar dor abdominal e sangramento digestivo alto, este sendo o quadro clínico mais frequente.

No duodeno, estas lesões ocorrem preferencialmente na segunda porção duodenal. Elas apresentam aspecto polipoide, sésseis ou pediculadas, com tendência à ulceração e hemorragia. O tamanho varia entre 0,5 e 10,0 cm, com média de 2,9 cm.[48] A lesão se localiza tipicamente na camada submucosa e a biópsia convencional endoscópica, em geral, não faz o diagnóstico. Seu contorno é bem definido e não encapsulado, mas pode comprometer a camada muscular própria.[47] A importância da EE está na caracterização da camada de origem e na avaliação do grau de penetração da lesão na parede duodenal. Quando associada à endoscopia das vias biliares (CPER), é possível excluir o envolvimento intraductal pela lesão, colaborando na decisão terapêutica. Com relação ao tratamento local, existem poucos trabalhos descrevendo a ressecção endoscópica.[49]

Diante do diagnóstico de LSE, é necessário refletir sobre a necessidade de investigá-la (Quadro 9 e Fig. 20). Um passo é considerar os elementos que traduzem crescimento ou atividade mitótica da lesão como: tamanho,

Quadro 8. Classificação dos pacientes com TNE segundo suas características clinicopatológicas[41]

	TIPO 1	TIPO 2	TIPO 3	TIPO 4 (PROPOSTO)
Frequência	70 a 80%	5 a 6%	4 a 25%	6 a 8%
Gênero	M > H*	M = H		
Faixa etária	40 a 60 anos	~ 45 anos	~ 50 anos	> 60 anos
Descrição	Pólipos múltiplos	Pólipos múltiplos	Solitários	Solitários/ulcerados
Tamanho	< 10 mm	< 10-15 mm	> 10-20 mm	~50-70 mm
Local	Corpo e fundo	Corpo e fundo	Qualquer local	Qualquer local
Associação	Anemia perniciosa GAC (autoimune)@ HCEC#	MEN1Δ ZESβ	Não	
Gastrina sérica	Muito alta ou alta	Muito alta ou alta	Normal	
pH gástrico	Não ácido	Hiperácido	Normal	
Histologiaα	Bem diferenciado – G1 Padrão trabecular ou sólido	Bem diferenciado – G1 Padrão trabecular	Bem diferenciado – G1/G2 Padrão sólido ou trabecular	Pouco diferenciado – G3 Padrão sólido
Atividade proliferativa Ki-67, índice MIB1	≤ 2%	< 2%	> 2%	> 20-30%
Mucosa +	24%	91%	Não descrito	
Submucosa +	64%		Não descrito	
Muscular própria +	9%	Não descrito	Sim	
Imunoexpressão	Serotonina/somatostatina/ sinaptofisina/cromogranina A/VMAT2&/alfa-GCH**	Sinaptofisina/cromogranina A/VMAT2&	VMAT2&	Sinaptofisina Raro cromogranaina A
Metástase +	< 10%	10 a 30%	50 a 100%	
Óbito relacionado à doença	Não	< 10%	25 a 30%	~50% morrem em 12 meses
Sobrevida 5 anos	100%	60-75%	< 50%	100%

* Mulher/Homem.
@ Gastrite atrófica crônica.
# Hiperplasia de células tipo enterocromafins.
& Monoamina de transporte vesicular 2.
** Gonodotrofina coriônica humana alpha.
Δ Neoplasia endócrina múltipla tipo 1.
β Síndrome de Zollinger-Ellison.
α G1 e G2, bem diferenciado/G3, pouco diferenciado.

Quadro 9. Recomendações em lesões subepiteliais gastroduodenais, adaptadas da Diretriz da SOBED

LSE	▪ Achados endoscópicos frequentes (1 de cada 300 exames)
1ª ação	▪ Refletir sobre a necessidade de investiga-la/segui-la ▪ Em função dos dados clínicos, distinguir entre lesão intramural e compressão extrínseca
EDA	▪ Limitado e impreciso ▪ Exceção: varizes, pâncreas ectópico com umbilicação e lipoma com sinal da "almofada" positivo
LSE gastroduodenais	▪ Até 20% das lesões são potencialmente malignas ou malignas ▪ Assintomáticos, particularmente se > que 1 cm, devem incluir o estudo dos critérios morfológicos ecoendoscópicos (padrão ecoico, camada de origem e o tamanho real, entre outros) os quais podem indicar o diagnóstico mais provável ▪ Ulceradas ou com tamanho > 3 cm: tratamento cirúrgico ▪ Lesões císticas, lipomatosas e pâncreas ectópico, assintomáticas, não requerem tratamento específico ▪ Necessidade de acompanhamento deverá ser individualizada, considerando-se o tamanho, a localização e a idade do paciente
Acompanhamento	▪ Lesões subepiteliais < 2,0 cm com aspecto ecoendoscópico benigno parece ser seguro, porém o intervalo de acompanhamento deverá ser individualizado
EE-PAAF	▪ Tumores hipoecoicos < 3,0 cm ▪ Se o resultado histológico terá impacto no tratamento ▪ Necessidade de classificação celular (terapia neoadjuvante)
Ressecção endoscópica	▪ Alternativa de tratamento para as lesões hipoecoicas < 3,0 cm situadas nas camadas mucosa profunda ou submucosa ▪ Evitar: lesões da camada muscular própria ▪ Ressecção endoscópica submucosa: espécime adequado para a confirmação histológica do tumor, estudo imuno-histoquímico e contagem do índice mitótico ▪ Considerar: acompanhamento endoscópico

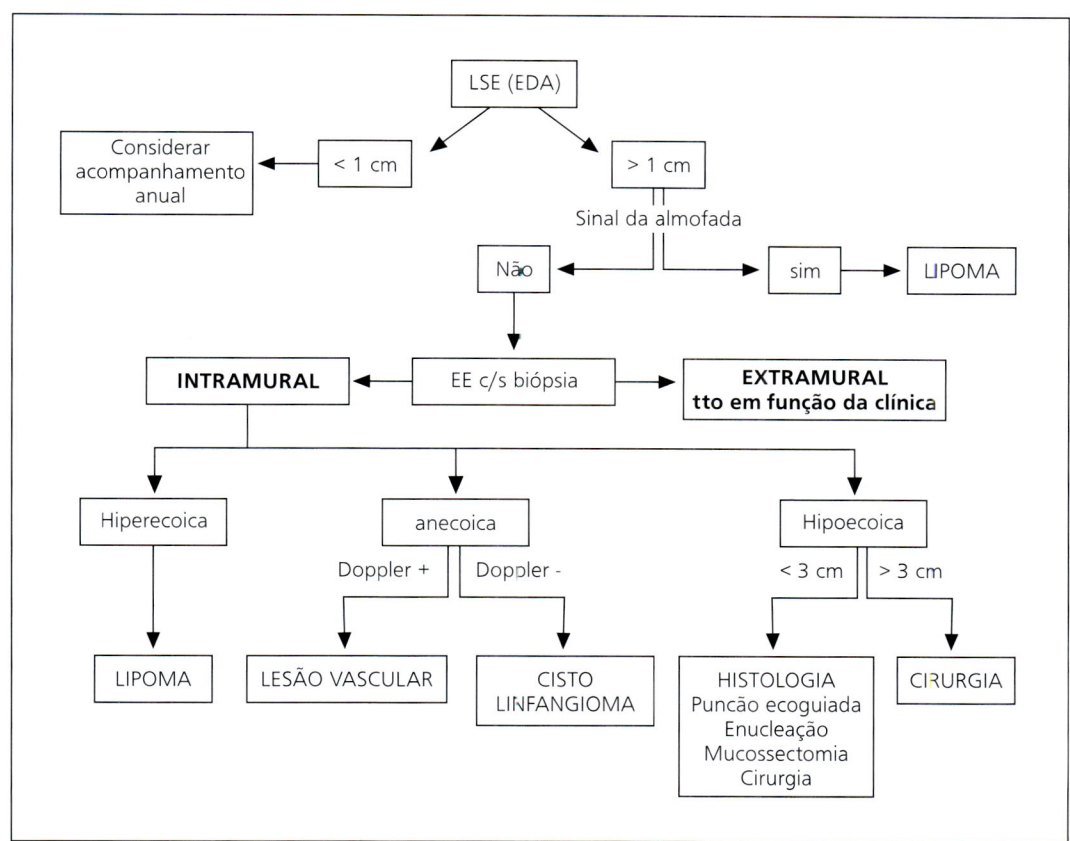

◀ **FIGURA 20.** Proposta de algoritmo para abordagem das LSE, modificada por Krinsky *et al.*[17]

aspecto da lesão, presença de sintomas, condição clínica do paciente. Em paralelo, ponderar sobre os recursos propedêuticos disponíveis. Lesões elevadas e umbilicadas de antro, muito sugestivas de ectopia pancreática, a rigor, podem ser observadas por EDA e, em função de sua evolução, ser avaliada por EE (Fig. 21).[50] Segundo alguns autores, nódulos subepiteliais inferiores a 1,0 cm, particularmente em pacientes idosos assintomáticos ou com comorbidades importantes, poderiam ser seguidos clinicamente sem intervenção.[17] A maioria das LSE tem comportamento benigno. Contudo, no estômago e no duodeno, até 22% destas lesões são malignas ou possuem potencial de malignidade; portanto requerem prosseguir na investigação etiológica.[17] Por outro lado, a ressecção sistemática, pode resultar em operações desnecessárias. Para estes casos, o acompanhamento endoscópico ou ecoendoscópico, com monitoração periódica do tamanho do nódulo, constitui opção a ser discutida com o paciente.[50] A desvantagem é o seu alto custo, sem contar o impacto emocional negativo da possibilidade de se portar um tumor maligno.

Biópsias convencionais em geral são inconclusivas, salvo para TNE gastroduodenais. Se a lesão se situa na mucosa profunda ou submucosa e possui até 2,0 cm, a melhor opção é a ressecção endoscópica.

Resumindo, a histologia das microbiópsias obtidas a partir da EE-PAAF em LSE gástricas, duodenais e retais pode ter valor em alguns contextos clínicos, permitindo o diagnóstico diferencial de vários tumores hipoecoicos com elevado rendimento e baixo índice de efeitos adversos. Os estudos genéticos e moleculares complementares permitem classificar algumas das lesões, em especial o GIST e podem ter impacto na terapêutica desta lesão.

A ressecção endoscópica de LSE não é isenta de complicações, com índice semelhante aos observados em mucosectomias. O benefício desta

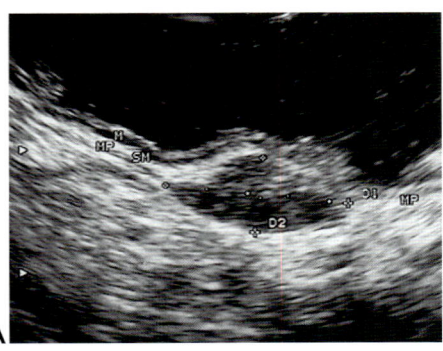
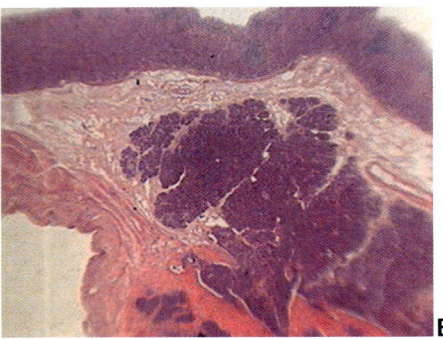

◀ **FIGURA 21.** Ilustração de caso clínico demonstrando lesão subepitelial investigada por (**A**) EE que demonstra lesão hipoecoica heterogênea situada, predominantemente, na camada submucosa sem interface nítida com a camada muscular própria, submetida à ressecção cirúrgica laparoscópica cujo (**B**) estudo anatomopatológico da peça operatória revelou ser pâncreas ectópico (note o crescimento da lesão para dentro da camada muscular própria, setas).

estratégia é fornecer ao patologista material suficiente para análise histológica e ser curativo para lesões benignas. Nos últimos anos, o desenvolvimento de meios reparadores eficazes para controlar complicações hemorrágicas e perfurações gastrointestinais iatrogênicas tem permitido ao endoscopista intervir em afecções até pouco tempo dominadas exclusivamente pelos cirurgiões, a exemplo da enucleação de tumores de camada muscular própria. Contudo, é importante enfatizar que estas intervenções devem ser realizadas em centros de referência.

NEOPLASIA ESOFAGIANA

A classificação da neoplasia esofagiana na fase correta da doença é essencial, sobretudo naqueles pacientes com doença recente a fim de que a melhor estratégia terapêutica, curativa ou paliativa, possa ser orientada. A EE e a tomografia computadorizada (TC) são utilizadas para avaliar o padrão de disseminação locorregional ou para diagnosticar lesões a distância (M1), sendo que a EE continua sendo o método não cirúrgico mais preciso para o estadiamento T e N, com GE acima de 80%. Já a tomografia por emissão de pósitrons (PET) é mais útil na identificação de metástases distantes ocultas. Portanto, a estratégia de estadiamento multimodal tem sido a abordagem mais aplicada.[51]

A EE constitui método de escolha para distinguir as lesões T1 das demais (T2 a T4) sendo crucial para o planejamento terapêutico entre tratamento endoscópico, em alguns centros, cirúrgico ou neoadjuvante (Fig. 22). Em lesões superficiais, a TC é incapaz de distinguir as camadas da parede esofagiana, limitando sua capacidade de informar sobre invasão parietal T1 > T2. Diferente quando a TC constata evidente comprometimento da gordura mediastinal periesofagiana (T3). Mesmo assim, a ausência da interfase de gordura (pacientes caquéticos ou submetidos à radioterapia prévia) não é sinônima de invasão, podendo haver dúvida diagnóstica, situação na qual a EE pode ser aplicada na tentativa de agregar informação mais detalhada.[51]

Embora o GE da EE para determinar ausência de doença após o tratamento neoadjuvante não tenha demonstrado bons resultados, Chak *et al.*,[52] mensurando prospectivamente o diâmetro das lesões antes e depois da neoadjuvância, classificaram 59 pacientes em responsivos (redução > ou = 50% da área inicial da lesão) e não responsivos e demonstraram que os responsivos (34 pacientes) tiveram sobrevida média de 17,6 meses enquanto os não responsivos de 14,5 meses (P < 0,005). Entre os responsivos, os com maior sobrevida foram os submetidos ao tratamento cirúrgico subsequente (19,7 meses × 14,6 meses; P < 0,005), o grupo de pacientes com adenocarcinoma (21,4 meses × 10,8 meses; P < 0,005) e aqueles inicialmente classificados como T3N1 (17,6 meses × 14,1 meses; P < 0,05). A resposta ecoendoscópica foi à única variável clínica associada ao tempo de sobrevida na análise multivariada (risco relativo = 0,27; P < 0,005). Eles concluíram que pacientes com tumor de esôfago que respondem ao tratamento neoadjuvante, identificado pela EE como redução das medidas tumorais, tem um prognóstico significativamente melhor em relação aos não responsivos.

Linfonodos localizados no tronco celíaco, no espaço periesofagiano, na janela aortopulmonar e na transição cervicotorácica são acessíveis à avaliação pela EE. Embora a imagem ecoendoscópica apresente S alta (aproximada-

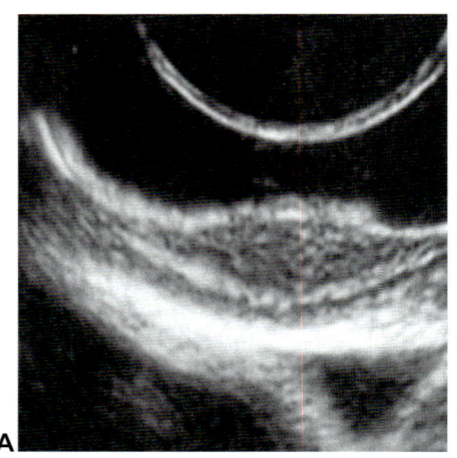
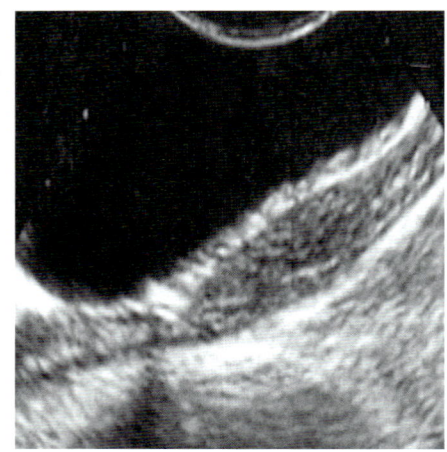
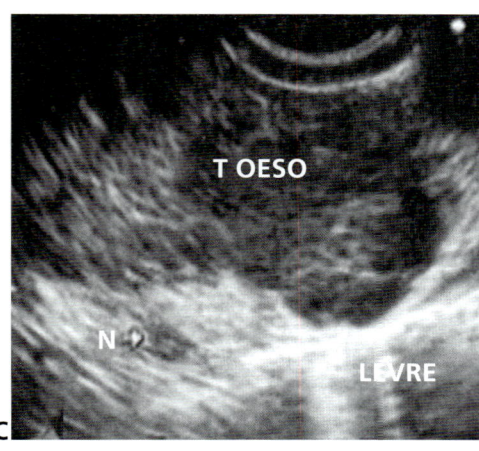
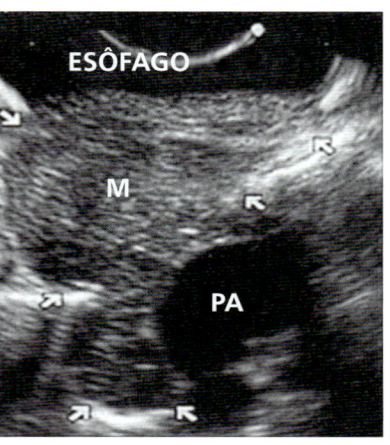

◀ **FIGURA 22.** Ilustração ecoendoscópica de câncer do esôfago estágios (**A**) T1, (**B**) T2, (**C**) T3 e (**D**) T4. Exames realizados pelo Dr. Marc Giovannini do Institut Paoli-Calmettes, França.

mente 80%), a E é baixa (aproximadamente 70%),[53] o que sugere que as decisões terapêuticas não devam considerar apenas as informações provenientes da imagem ecoendoscópica (Fig. 23). Por este motivo, a EE-PAAF deve ser realizada se seu aspecto e localização forem suspeitas de positividade e este resultado implicar em mudança de estratégia terapêutica. Para alguns casos, será necessário o estudo molecular de micrometástase. O diagnóstico de doença metastática pela TC é limitado decorrente da possibilidade do tumor primário impedir a avaliação de linfonodos comprometidos e por utilizar apenas o critério "tamanho" para classificação do que considera ser metastático.[54] Neste sentido, a EE também valoriza o tamanho, em especial os > de 10 mm, mas agrega valor à interpretação avaliando diferentes elementos (ecogenicidade, textura, bordas e formato) na imagem usando o modo B de escala cinza. Na análise univariada de Pfau *et al.*,[55] os autores consideraram como elementos determinantes para a sobrevida a longo prazo o estadiamento ecoendoscópico T e a presença ou não de linfonodos celíacos e encontraram taxas diferentes para os grupos sem e com linfonodos positivos (25 meses × 3,5 meses. No entanto, a S e a E destes elementos para distinguir envolvimento maligno são > 80% apenas quando estão presentes os quatro elementos.[56] Avaliando a aplicação da elastografia em 50 pacientes com tumor de junção esôfago-gástrica, Paterson *et al.*[57] realizaram EE-PAAF dos linfonodos suspeitos de terem doença em atividade. Dos 53 linfonodos biopsiados, 23 foram positivos, um indeterminado, um GIST, 25 negativos e três exibiram material insuficiente. Segundo os autores, a taxa de tensão elastográfica (*strain ratio*) apresenta taxas de S, E, VPP e VPN de, respectivamente, 83, 96, 95 e 86% para distinção entre linfonodos malignos e benignos. O GE foi 90%. Com estes valores, os autores concluíram que a elastografia foi mais sensível e específica para determinar o comprometimento neoplásico linfonodal do que os critérios ecoendoscópicos convencionais, consistindo, quando disponível, em uma ferramenta complementar importante no estadiamento dos tumores do trato digestório alto (Fig. 23).

Considerando que, no ocidente, os pacientes com câncer de esôfago tem seu diagnóstico feito em uma fase mais avançada, não é infrequente apresentarem metástases a distância durante o estadiamento por imagem ou mesmo durante o exame ecoendoscópico. Quint *et al.*[58] registraram 18% de seus pacientes com M1 no momento do diagnóstico da doença primária. Neste trabalho, os sítios mais comuns foram linfonodos abdominais superiores (45%), seguidos pelo fígado (35%) e pulmão (20%); enquanto os menos frequentes foram linfonodos supraclaviculares ou cervicais, osso, glândula suprarrenal, peritônio, cérebro, pericárdio, pleura, estômago, pâncreas, baço, partes moles e rim.

Uma vez identificados, os linfonodos com características suspeitas de malignidade em topografia distante da regional podem significar doença M1. Nestas situações, se tecnicamente possível, deve-se realizar EE-PAAF. No entanto, o PET provavelmente representa a ferramenta mais útil na investigação da doença a distância. Um estudo de custo-efetividade comparando TC, EE com EE-PAAF, PET e toracoscopia/laparoscopia demonstrou que a combinação TC + EE-PAAF foi a que ofereceu maior benefício em termos de qualidade de sobrevida e de menor custo. A exceção ficou com a combinação PET + EE-PAAF,[59] mais efetiva embora de maior custo. Os autores recomendam esta abordagem a menos que o custo ou a disponibilidade dos métodos sejam elementos limitantes. Atualmente, o PET tem sido substituído pelo PET-CT, o que elimina a necessidade da escolha.

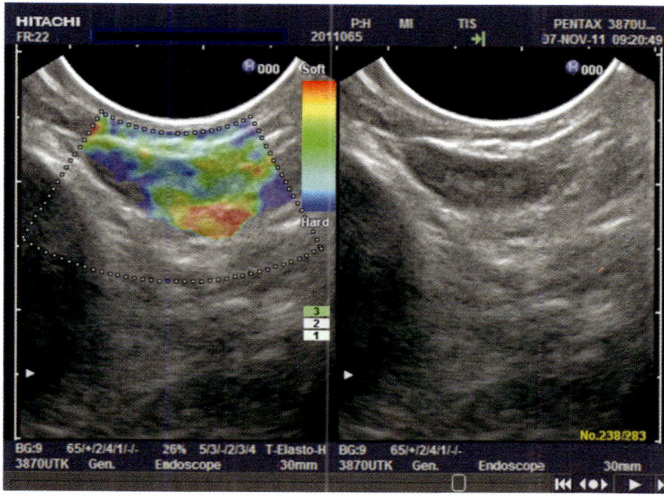

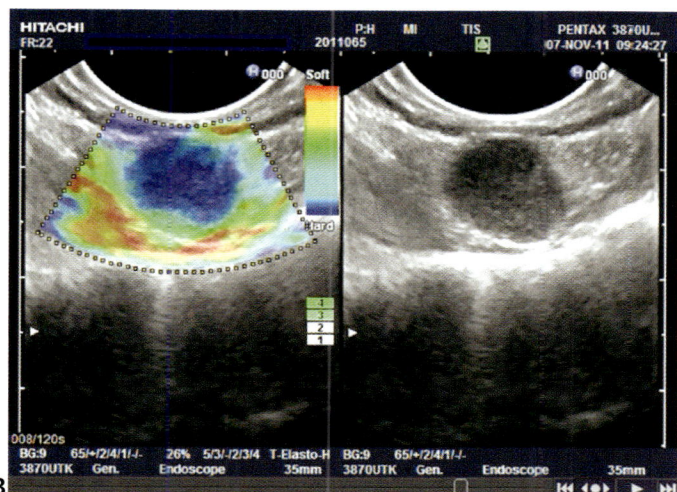

▲ **FIGURA 23.** Linfonodos paraesofagianos em neoplasia de esôfago inferior: (**A**) de natureza inflamatória e (**B**) neoplásica maligna (uN1).

NEOPLASIA GÁSTRICA

O câncer gástrico é uma das principais causas de óbito por neoplasia maligna no mundo, ocupando o quarto lugar na frequência geral e o segundo lugar em relação à mortalidade, a despeito dos esforços para melhor compreender a epidemiologia, origem e evolução desta doença nas últimas décadas.[60] No Brasil, ele corresponde à terceira (9,9%) e quinta (6,2%) causa mais frequente de óbito por câncer, respectivamente, em homens e mulheres. A sobrevida no câncer gástrico ressecável depende de dois fatores: profundidade da invasão tumoral e presença ou não de linfonodos metastáticos.[60] Ao longo do tempo, tem-se procurado aprimorar os métodos de imagem de forma a aplicar o sistema TNM de forma mais precisa no câncer gástrico, entre os quais se encontra a EE.

Pela proximidade com a parede gástrica, a EE permite avaliar a lesão evitando a superposição das pregas parietais. A alta resolução da imagem permite distinguir T1 de T2 com índices de concordância mais precisos (Fig. 24). Em lesões polipoides consideradas para ressecção endoscópica, a

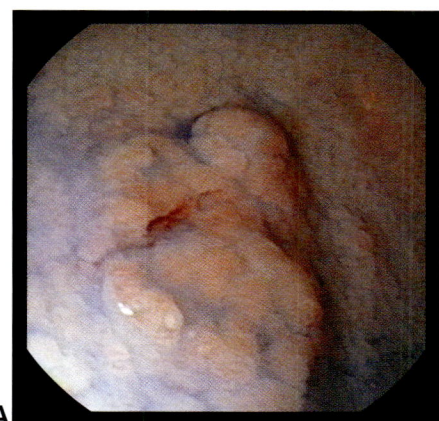

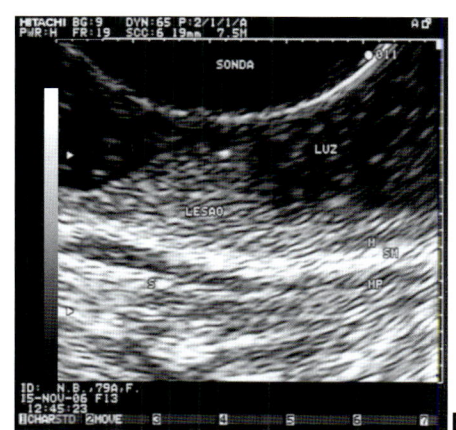

◀ **FIGURA 24.** (**A** e **B**) Neoplasia gástrica IIa+IIc situada na parede posterior de corpo gástrico restrita à camada mucosa da parede gástrica medindo 18,5 × 4,4 mm.

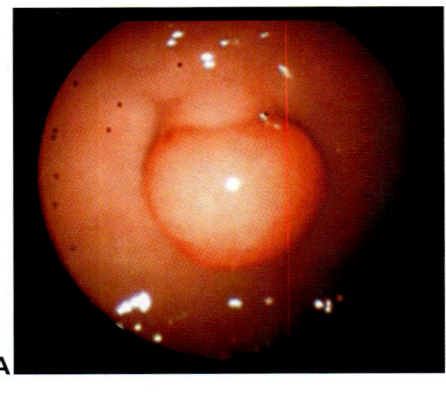
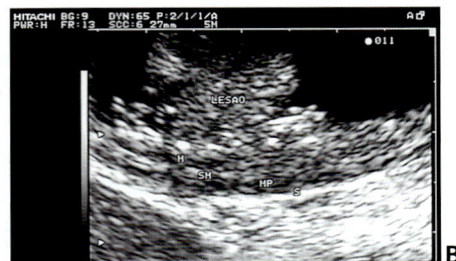
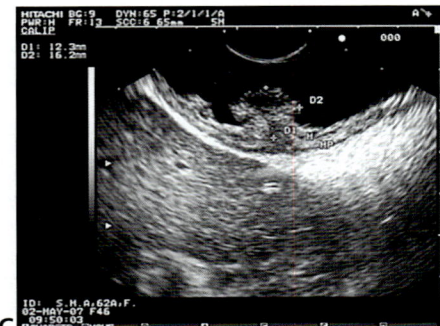
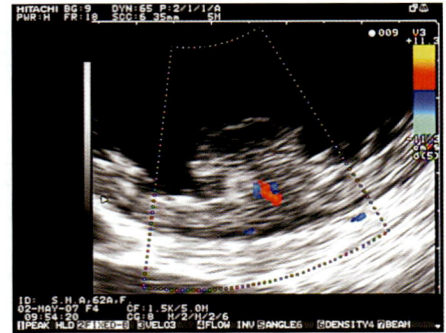

◀ **FIGURA 25. (A-D)** Lesão gástrica polipoide: avaliação ecoendoscópica da lesão e de seu pedículo vascular.

visão transmural com recurso Doppler permite verificar a vascularização das lesões, sobretudo do pedículo, antes da ressecção endoscópica (Fig. 25). Embora, de execução mais difícil, é possível identificar linfonodos suspeitos.

Aplicando a classificação TNM, Malheiros et al.[61] registraram GE de 83,3 e 76,7% para as classificações T e N ecoendoscópicas, respectivamente. Neste estudo, os autores classificaram corretamente todas as lesões T2 e T4. As falhas para o critério T ocorreram por superdimensionamento do comprometimento parietal, atribuídas à limitação para distinguir entre edema e tumor. A presença de aderências inflamatórias peritumorais e/ou estenose endoluminal podem limitar o posicionamento aparelho, consequentemente sua interpretação da imagem ou mesmo impossibilitando o estadiamento correto da lesão. A avaliação da extensão longitudinal além das margens macroscópicas da lesão pode ser imprecisa na visão endoscópica,[62] constituindo outro campo de atuação útil da EE. No estudo, os autores dois pacientes apresentavam infiltração tumoral cranial intramural (subepitelial) modificando a estratégia cirúrgica inicialmente proposta. Para o critério N, predominou o infradimensionamento do envolvimento linfonodal pela doença (5 de 7). A dificuldade para o estadiamento N2 foi atribuída ao tamanho do linfonodo e à localização distante em relação à luz gástrica.

Na literatura, tem-se ainda verificado seu valor na investigação das pregas gigantes gástricas, da linitis plástica, na identificação da recidiva precoce e na definição citológica da linfonodomegalia suspeita cervical e/ou celíaca. Com relação ao linfoma MALT, Nakamura et al.,[63] estudando os fatores clinicopatológicos que poderiam prever a eficácia da erradicação do *Helicobacter pylori*, registram o estadiamento T prévio ao tratamento como o único fator preditivo da resposta completa (RC). Os autores ressaltam que 93% dos pacientes com comprometimento parietal restrito à mucosa apresentaram RC, diferente daqueles com submucosa profunda comprometida que responderam completamente em apenas 23% dos casos.

LINFOMA GÁSTRICO

O linfoma gástrico primário é um tumor raro (menos de 5% de todos as neoplasias gástricas).[64] Entretanto, é o linfoma extranodal mais comum, representando 4 a 20% de todos os linfomas extranodais, sendo o estômago o órgão mais comprometido.[65]

O linfoma gástrico é mais prevalente em pacientes do sexo masculino e/ou acima de 50 anos, embora também seja observado em pacientes jovens.[66] Vários estudos têm registrado aumento na incidência deste tumor entre pacientes jovens com síndrome da imunodeficiência humana (AIDS).[65]

O diagnóstico é estabelecido pela EDA com biópsia, embora esta possa ser negativa em várias tentativas, especialmente nas fases iniciais da doença. Portanto, mediante forte suspeita pelo aspecto endoscópico, recomenda-se persistência com repetição das biópsias. Ocasionalmente, o diagnóstico pode ser estabelecido pela detecção da monoclonalidade da doença linfoproliferativa pela reação do PCR.[67] Portanto, para o diagnóstico etiológico, recomenda-se que o material da biópsia seja submetido aos estudos anatomopatológico, imuno-histoquímico e genotípico.

A EE é importante na verificação da extensão e da invasão locorregional da lesão. Com relação ao padrão de comprometimento mural, enquanto os adenocarcinomas infiltrativos tendem a demonstrar um padrão vertical de invasão parietal, os linfomas tendem a ter um padrão de crescimento horizontal (Fig. 26).[68] A EE é muito eficiente na determinação da profundidade da infiltração linfomatosa e na avaliação da presença de linfonodomegalia perigástrica, sendo superior ao TC nos casos falso-negativos e ocupando lugar importante no planejamento terapêutico (Fig. 27).[65]

Com relação à avaliação ecoendoscópica pós-tratamento, Di Raimondo et al.,[69] estudando, retrospectivamente, 23 pacientes com linfoma gástrico primário tratados (erradicação do *H. pylori* ou erradicação + quimioterapia ou quimioterapia) documentou resposta completa em 91% dos pacientes com EDA + biópsia enquanto por EE, em apenas 30% deles. Verificaram também que após um período médio de 36,5 meses de acompanhamento, não havia recidiva em 12 pacientes, mas persistia o aspecto alterado à EE, mesmo com biópsia demonstrando não haver doença em atividade. Assim, estes autores concluíram que apesar da extensão do seguimento não poder excluir a possibilidade de recidiva, o reestadiamento ecoendoscópico pós-tratamento não parece ser fidedigno, uma vez que podem ser identificadas imagens alteradas com biópsias sem doença em atividade, não sendo recomendado como dado clínico relevante para persistência de doença.

NEOPLASIA SÓLIDA DO PÂNCREAS

O tipo mais frequente de neoplasia pancreática é o adenocarcinoma (90% dos casos), constituindo a quinta causa de óbito nos países ocidentais e a segunda entre os tumores do TGI. A maior parte dos casos da doença é diagnosticada em fase avançada, tendo em geral, um prognóstico ruim, mais de 20% dos pacientes sobrevivendo ao primeiro ano de vida e apenas 4% permanecendo vivos 5 anos após o diagnóstico,[70] a despeito dos desenvolvimentos tecnológicos e dos novos recursos terapêuticos.

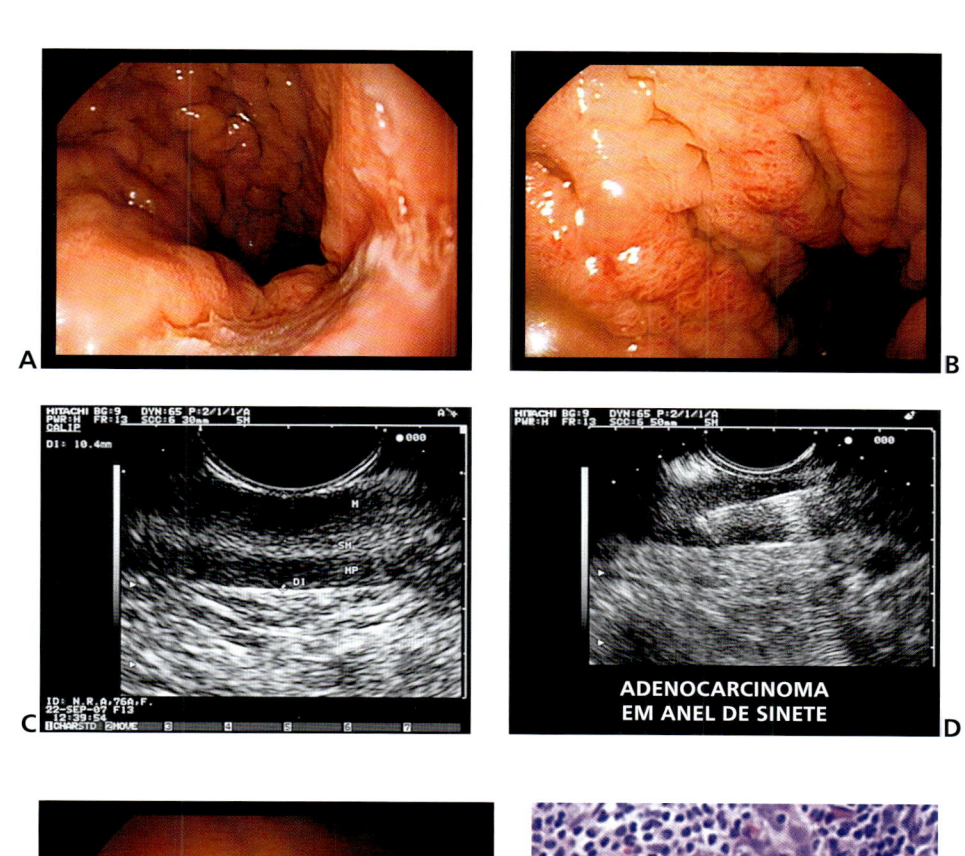

◀ **FIGURA 26. (A-D)** Lesão infiltrativa de estômago com múltiplas biópsias negativas cujo diagnóstico foi estabelecido com auxílio da EE-PAAF (adenocarcinoma com células em anel de sinete).

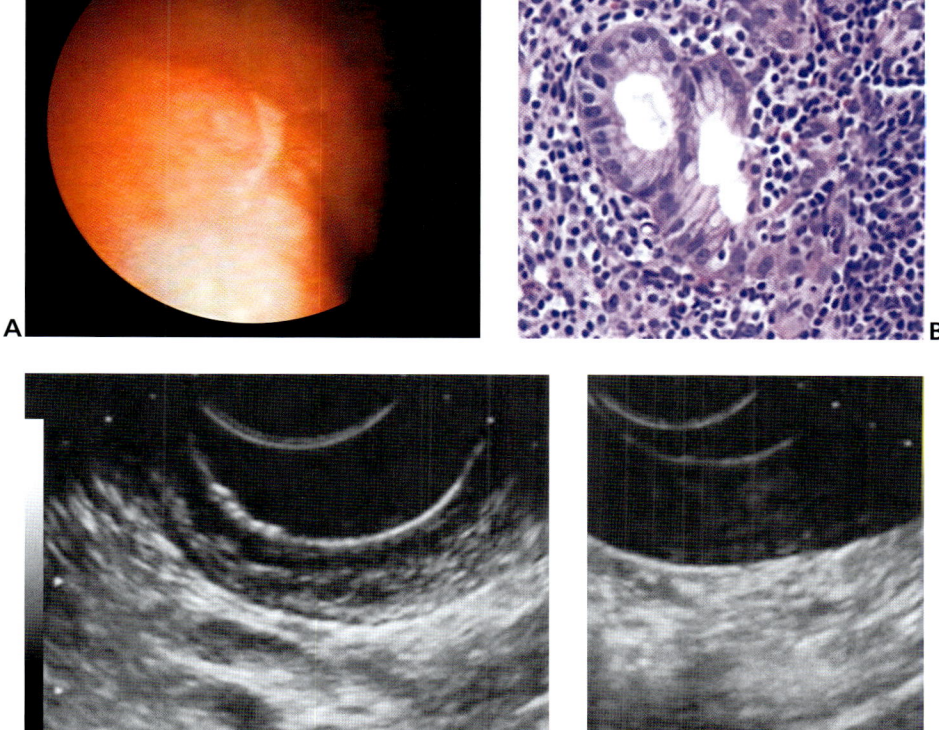

◀ **FIGURA 27. (A-D)** Lesão ulceroinfiltrativa irregular de estômago cuja biópsia revela lesão linfoepitelial que na ecoendoscopia verifica-se comprometimento periférico das camadas mucosa e submucosa e comprometimento central de todas as camadas da parede.

A ressecção cirúrgica constitui a principal opção de tratamento curativo. Os pacientes com doença ressecável apresentam um prognóstico melhor quando comparados aos não ressecáveis,[71] o que demonstra o valor da definição correta do estágio no tratamento desta doença. Sem uma avaliação pré-operatória adequada, pacientes com doença avançada, previamente considerada como ressecáveis podem ter seu tratamento escolhido inadequadamente, sendo submetidos à cirurgia com taxa de ressecabilidade baixa (entre 5 e 25%) no lugar de terapia neoadjuvante como 1ª linha de tratamento, quando esta pode subir para 75%.[71,72] Mesmo assim, ainda decorrente do diagnóstico tardio, apenas 15 a 20% dos pacientes são candidatos à pancreatectomia,[73] não sendo raro estes pacientes serem encaminhados para tratamentos com fins paliativos. Lim et al.[74] registraram taxa de sobrevida de 3 anos de 34% em estudo realizado com 396 pacientes submetidos a pancreatectomia curativa no período entre 1991 e 1996. Em uma análise multivariada, um dos fatores preditivos mais fortes para a sobrevida foi o uso de quimiorradiotera-

pia adjuvante. A taxa de sobrevida de 3 anos foi significativamente maior naqueles que a receberam do que nos que não receberam (45 × 30%, respectivamente).

No manuseio pré-operatório do câncer pancreático, constitui objetivo atual o diagnóstico "precoce" e o estadiamento correto da doença. Atualmente, muitos procedimentos são utilizados no estadiamento do cancer pancreático, entre os quais ultrassonografia abdominal, TC, ressonância magnética (RM), angiorressonância magnética e, mais recentemente, EE.

Por ser fácil o posicionamento da sonda ecoendoscópica próxima ao pâncreas em pacientes com anatomia do TGI alto normal, é possível produzir imagens de alta resolução do parênquima pancreático (incluindo lesões menores que 1 cm de tamanho), dos ductos pancreáticos e de todas as estruturas vizinhas relacionados ao pâncreas tornando sua indicação muito vasta na patologia deste órgão (Fig. 28). A EE transformou-se em uma ferramenta fundamental no estudo das doenças

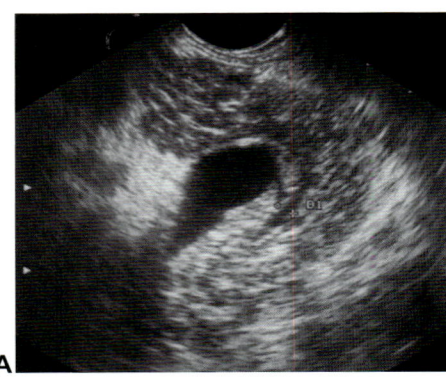 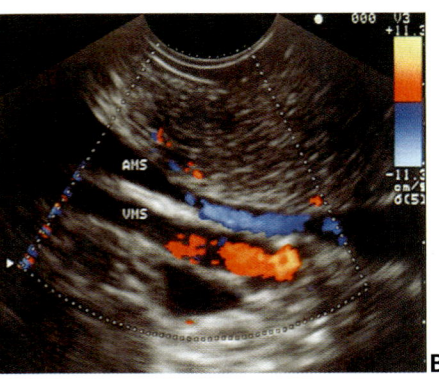

◀ **FIGURA 28.** Imagens ecoendoscópicas do parênquima pancreático: (**A**) cabeça distal, confluência esplenomesentérica, istmo e corpo pancreáticos contendo ducto pancreático fino; (**B**) cabeça pancreática com artéria e veia mesentérica superior.

pancreáticas e é considerado, atualmente, o método de referência para doenças pancreáticas inflamatórias e neoplásicas, participando nas etapas cruciais dos algoritmos no estudo desta glândula.

As indicações da EE na oncologia pancreática variam entre diagnósticas, terapêuticas e as que combinam ambas. Entre as diagnósticas estão a identificação, a avaliação e o estadiamento da massa pancreática de origem neoplásica (em especial do adenocarcinoma, o mais frequente), da lesão papilar, assim como a localização e diagnóstico dos TNE. Erickson e Garza[75] demonstraram a detecção ecoendoscópica da lesão pancreática em 34% dos pacientes com investigação prévia negativa e ressaltaram a diminuição em 75% dos procedimentos cirúrgicos diagnósticos. Ainda, a EE pode ser utilizada para avaliar situações não sugestivas de lesão neoplásica como no diagnóstico diferencial para pancreatite crônica e coledocolitíase. Entre as indicações terapêuticas estão a neurólise do tronco celíaco, a drenagem transmural de coleções e outras ainda em fase de avaliação como a quimioterapia, a braquiterapia e a radiofrequência ecoguiada além do implante de marcadores radiopacos com auxílio da EE.

Com relação ao segmento mais acometido, autópsias revelam que cerca de 60 a 70% dos tumores estão localizados na cabeça pancreática, 5 a 10% no corpo e 10 a 15% na cauda. Macroscopicamente, constituem massas firmes com margens pouco definidas, entremeadas por tecido pancreático circunjacente. Na cabeça, estes tumores tendem a ter um tamanho menor do que quando comprometem o corpo pancreático (2,5 a 3,5 cm na cabeça × 5,0 × 7,0 cm no corpo ou cauda).[76]

Os tumores da cabeça pancreática tendem a obstruir a porção distal dos ductos biliar comum e pancreático resultando em icterícia obstrutiva. Como consequência, observam-se dilatação ductal e atrofia fibrosa do parênquima, podendo alguns tumores comprometer o duodeno e a papila de Vater. Estes tumores frequentemente se estendem para o retroperitônio, resultando na invasão da veia porta e dos vasos mesentéricos superiores bem como dos nervos circunjacentes.[25] Já os tumores do corpo e cauda pancreática, muitos dos quais assintomáticos ou decurso quase silencioso, não causam obstrução biliar ou pancreática sendo, não tão infrequentemente, diagnosticados com lesões de tamanho grande. O acometimento extrapancreático destes tumores envolve baço, estômago e/ou da glândula suprarrenal esquerda. Em alguns pacientes com doença avançada, é comum haver metástases para linfonodos, fígado e peritônio. O comprometimento extra-abdominal é incomum, entre as quais se inclui a linfonodomegalia mediastinal. Os elementos anatômicos mencionados serão investigados durante a EE.

A avaliação ecoendoscópica se inicia pela pesquisa endoluminal de alterações endoscópicas que podem sugerir a presença de neoplasia como abaulamento intraluminal, infiltração da papila de Vater ou das paredes gástrica e duodenal. Na visão transmural, a maioria das lesões sólidas correspondem a massas hipoecoicas, heterogêneas de tamanho variável, cujo contorno é irregular sem limites precisos com o parênquima pancreático (Fig. 29). Em função da agressividade local da lesão, a lesão pode ou não ter interface nítida em relação aos vasos mesentéricos superiores, à confluência esplenomesentérica, à veia porta e aos vasos esplênicos (Figs. 30 e 31). A falta de interface livre, a protrusão intravasal e a obstrução vascular com interrupção de seu fluxo constituem sinais ecoendoscópicos de invasão vascular, consequentemente implica em limitação da ressecção cirúrgica. Por outro lado, Rösch et al.[77] não consideram em seu artigo nenhum dos parâmetros de avaliação do comprometimento vascular como definitivos (irregularidade da parede vascular, presença de tumor intravascular, obstrução vascular completa etc.). As linfonodomegalias metastáticas, em geral, apresentam-se como estruturas arredondadas, hipoecoicas e homogêneas, com limites precisos e tamanho acima de 10 mm e devem ser procuradas nas cadeias peripancreáticas, no espaço interaortocava, no tronco celíaco, no mediastino posterior ou na transição cervicotorácica.

Quanto à análise dos resultados dos estudos mais importantes, a S da EE para o diagnóstico de tumores pancreáticos sólidos é de 96% (intervalo de 85-100%).[78] No entanto, nestes estudos, estão incluídas doenças benignas do pâncreas e tumores ampulares, possivelmente representando um viés em favor da EE. Contudo, se apenas os estudos sobre os tumores pancreáticos malignos forem analisados, ainda sim a S para o diagnóstico da lesão é claramente superior em relação aos outros métodos de imagem.[78] Quando a EE foi comparada à TC convencional, a S diagnóstica da EE foi superior (98 × 77%, p < 0,0001), mantendo o mesmo resultado quando comparada à TC helicoidal.[78] Em estudo retrospectivo com 81 pacientes, Agarwal et al.,[79] a S da EE para detecção do tumor foi de 94%, enquanto a da TC chegou a 86%. DeWitt et al.[80] publicaram dados semelhantes. Em estudo de coorte prospectivo e comparativo, com 120 pacientes, a S da EE para a detecção do tumor (98%) foi superior à da TC com multidetectores (86%), revelando uma tendência não significativa para melhor detecção por EE (89 × 53%, p = 0,08). Ressalta-se, entretanto, que a identificação de pequenos tumores pancreáticos não identificados em outras técnicas é o ponto onde a EE é mais precisa.[78] Para tumores medindo entre 15 e 35 mm, Legman et al.[81] relataram que ambas as técnicas identificaram a lesão; porém, ao analisar os tumores menores que 15 mm, a EE detectou todos (6/6 casos), enquanto a TC apenas quatro delas. Mais recente, Sing et al.[82] confirmaram em seus dados, a maior capacidade (quase 65% dos casos) da EE para detectar lesões pancreáticas não claramente visualizadas na TC ou na RM. A EE também é muito precisa para afastar a presença de um tumor pancreático.[78] Catanzaro et al.[83] analisaram, retrospectivamente, 80 pacientes com suspeita clínica de câncer de pâncreas cujo resultado ecoendoscópico para neoplasia foi normal. Após um acompanhamento médio de 24 meses, apenas um paciente, que tinha evidência de pancreatite crônica na EE, apresentou neoplasia na peça cirúrgica. Nenhum dos pacientes com resultado normal desenvolveu câncer durante o período de seguimento. No estudo de Agarwal et al.[79] o GE diagnóstica da EE para a ausência de tumor foi de 92%. Neste contexto, o trabalho mais significativo é a análise sistemática publicada por DeWitt et al.,[84] comparando a TC e a EE para o diagnóstico de câncer pancreático. Incluindo 11 estudos considerados como muito bem desenhados, somando 678 pacientes, nove deles ratifica a precisão diagnóstica de EE na detecção de tumores pancreáticos. Todos os estudos incluídos eram série consecutiva de pacientes, com boa padronização de técnicas de imagem, de forma independente em relação ao padrão ouro e quase todos eram de estudos prospectivos.[78]

Tomando por base a classificação TNM da AJCC de 2002 para o adenocarcinoma pancreático, vários estudos analisam o papel da EE no estadiamento T locorregional, na identificação da invasão vascular, na definição de comprometimento linfonodal e na avaliação dos critérios de ressecabilidade. Recentemente, García et al.[78] fizeram uma revisão extensa sobre o papel da EE no estadiamento do câncer pancreático. Quanto à precisão do estadiamento ecoendoscópico locorregional, vários estudos comparam a EE com a TC, RM e a arteriografia seletiva abdominal. Juntando os resultados, de uma maneira geral, os autores

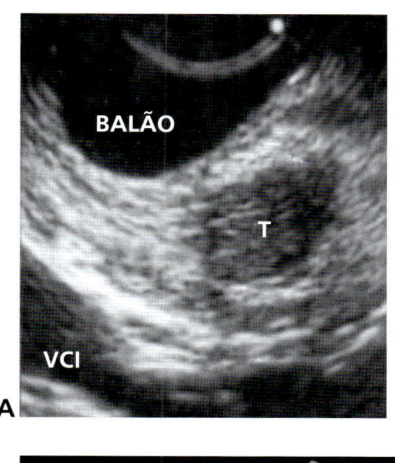
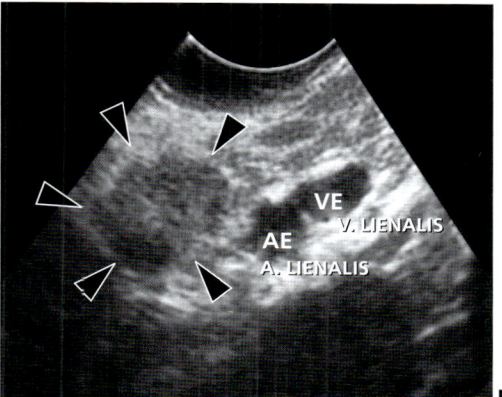
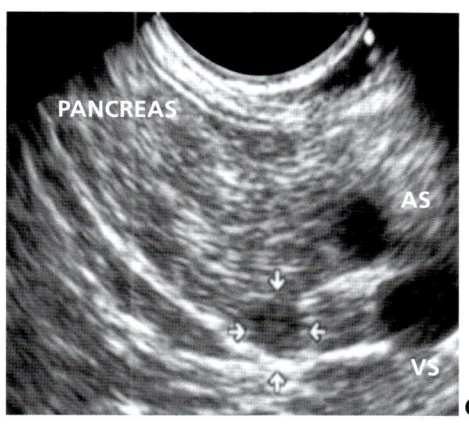
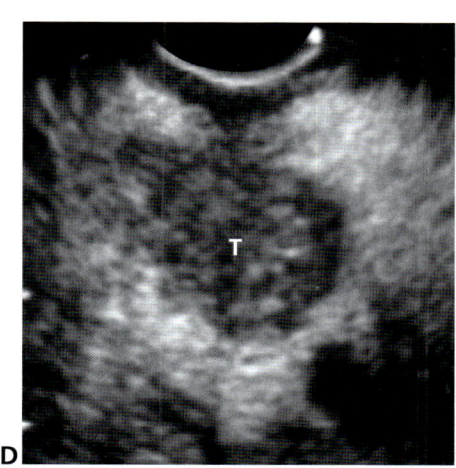
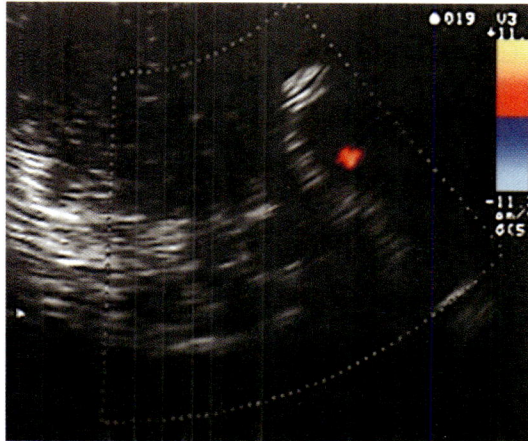
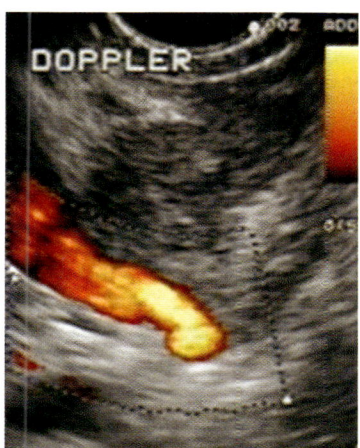
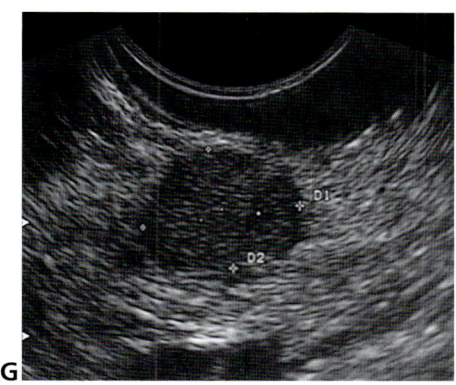

◀ **FIGURA 29.** Ilustração com tipos e estágios diferentes de neoplasias sólidas do pâncreas, todas com imagens exibindo ecogenicidade semelhante: **(A)** adenocarcinoma do processo uncinado, **(B)** insulinoma (TNE), **(C)** gastrinoma medindo 4 mm (TNE), **(D)** adenocarcinoma medindo < 2 cm, **(E)** adenocarcinoma medindo > 2 cm, **(F)** invasão vascular e **(G)** lesão metastática de pâncreas.

demonstraram que o GE para o critério "T" varia entre 62 e 94%, enquanto para o critério "N", entre 72 e 92%.[78] O estudo de Dewitt et al.[84] conclui que a EE parece ser superior à TC para o critério "T" e para a invasão vascular da confluência esplenomesentérica, enquanto equivalente para o critério "N" e para invasão vascular de uma maneira geral.

Quanto à invasão vascular, o GE da EE de 40 a 100%.[78] A S e a E da EE para definir invasão vascular maligna varia, respectivamente, de 42 a 91% e de 89 a 100%.[78] No entanto, não existe consenso em relação a qual método sugere ser mais eficiente, se EE ou TC. A RM demonstrou resultados semelhantes aos da EE. Ao avaliar separadamente o comprometimento vascular, a EE para detecção de invasão venosa foi superior ou igual a TC, com S e GE de, respectivamente 56 e 50%.[85] A S da EE aumenta na avaliação da veia porta e da confluência esplenomesentérica para 60 a 100% em relação a todos os outros métodos de imagem.[86] Por outro lado, para a avaliação da veia e artéria mesentérica superior e do eixo celíaco, a S da EE diminui para, respectivamente 17 a 83%, 17 e 50%, tendo melhores resultados a TC helicoidal, enquanto para a veia e artéria esplênica esta aumenta.[78] Em metanálise recente com revisão sistemática da literatura, onde 29 estudos (n = 1.308) foram avaliados quanto à utilidade da EE neste cenário, a EE mostrou S e E para a detecção de invasão vascular de, respectivamente, 73 e 90,2%.[87]

Com relação às cadeias linfonodais a serem avaliadas, as principais são: perigástrica, periduodenal, celíaca e hilo hepático. O mediastino posterior também deve ser examinado (até 5% dos pacientes com neoplasia pancreático podem apresentar-se com metástases linfonodais

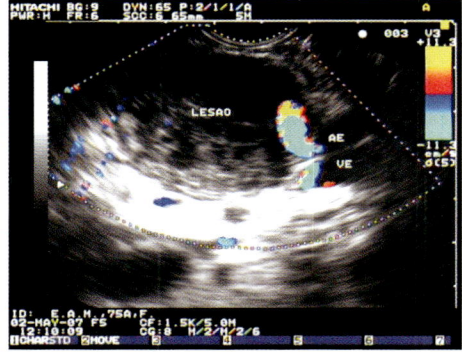

◀ **FIGURA 30.** Lesão de corpo pancreático sem interface nítida com a artéria esplênica.

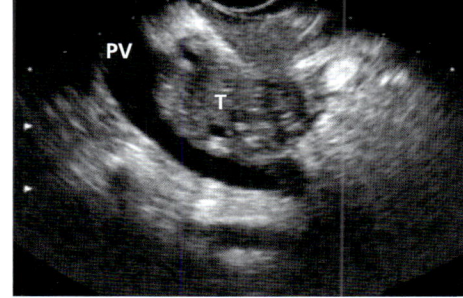

◀ **FIGURA 31.** Imagem ecoendoscópica demonstrando protrusão do tumor pancreático para a luz da veia porta – sinal ecoendoscópico de invasão direta deste vaso (Marc Giovannini, Institut Paoli-Calmettes).

mediastinais).⁷⁸ Embora seja altamente sensível para a detecção de linfonodomegalias sugestivas de natureza metastática, a EE-PAAF ocupa um lugar importante, coletando o aspirado para interpretação anatomopatológica, sobretudo na distinção entre as adenopatias malignas e inflamatórias, sem deixar de lado o estudo de micrometástases.

Recentemente, alguns recursos novos têm surgido no intuito de aprimorar a interpretação da imagem e guiar o local mais informativo para a EE-PAAF, entre eles o uso de contrastes, a elastografia. A elastografia (EL) consiste em método de imagem representativo do grau de maciez ou dureza de uma lesão. Ela produz imagens coloridas que variam do vermelho ao azul, correspondendo à variação da consistência de mais macia para mais rígida, respectivamente. Considerando que a neoplasia tem uma consistência endurecida, compreende-se a coloração azul na EL, a qual provavelmente demonstra onde o tecido é mais ou menos rígido, sinalizando o possível local onde as células neoplásicas se concentram – (Fig. 32). Itokawa et al.,⁸⁸ estudando retrospectivamente a combinação da EL à razão de tensão ou deformação (*strain ratio*) da elasticidade tecidual para o diagnóstico de 109 pacientes com massa pancreática, registraram o padrão azul predominante para todos os 72 pacientes que tinham neoplasia maligna; diferente dos pacientes com pancreatite pseudotumoral que apresentavam padrão de cor mista de verde, amarelo e azul claro. O tecido normal demonstrou distribuição equilibrada de verde e vermelho. A razão de tensão foi 23,66 ± 12,65 para as lesões inflamatórias e 39,08 ± 20,54 para a neoplasia (p < 0,05). Os autores concluíram que a EL é uma ferramenta diagnóstica promissora para a definição tecidual da massa pancreática, sendo que a análise semiquantitativa da elasticidade determinada pela razão de tensão pode contribuir na diferenciação entre massa inflamatória e neoplásica.

Portanto, a EE-PAAF possibilita estabelecer o diagnóstico etiológico da doença ressecável e da não ressecável (Fig. 33). Do mesmo modo, a imagem ecoendoscópica é muito importante na pesquisa da doença metastática, invasão da artéria mesentérica superior, do eixo celíaco e da artéria hepática e/ou invasão significativa da veia porta e veia mesentérica superior (Fig. 28). Portanto, é necessário que neste procedimento sejam avaliados os critérios de ressecabilidade. Na revisão de García et al.,⁷⁸ verifica-se que as taxas de S e E da EE são de 69 e 82%, respectivamente. Eles também ressaltam que, ao comparar a EE com outras técnicas de imagem, os resultados são contraditórios. A maioria dos estudos mostrou GE semelhantes para EE, TC helicoidal e RM. O estudo de Soriano et al.⁸⁹ demonstrou que tanto a TC helicoidal quanto a EE são os métodos mais precisos para avaliar ressecabilidade, sendo sugerida como abordagem inicial para aqueles com doença considerada ressecável a TC helicoidal e a EE como técnica complementar confirmatória. Novamente, o estudo mais importante foi a revisão sistemática de DeWitt et al.,⁸⁴ onde quatro dos 11 estudos demonstram que a EE parece ser superior à TC para a avaliação de ressecabilidade no câncer pancreático.

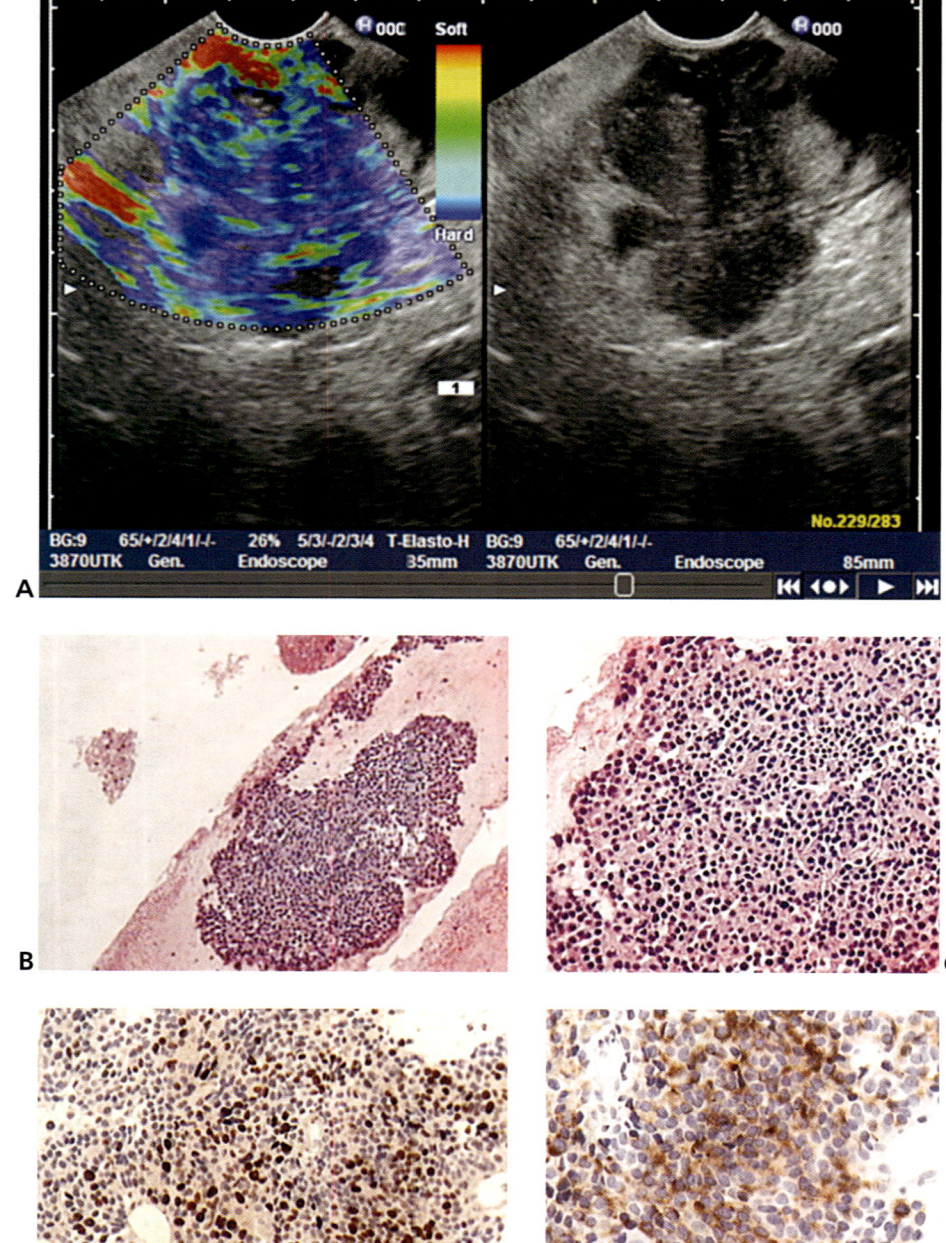

◀ **FIGURA 32.** Lesão sólida hipoecoica e heterogênea de corpo pancreático com (**A**) padrão nodular predominante azul. A EE-PAAF forneceu aspirado para o estudo anatomopatológico (Laboratório MicroImagem) revelou tumor de origem neuroendócrina: (**B**) hematoxilina –eosina, 5×; (**C**) hematoxilina –eosina, 10×; (**D**) Ki-67 positivo (20-30%), 10×; (**E**) cromogranina positivo, 10×.

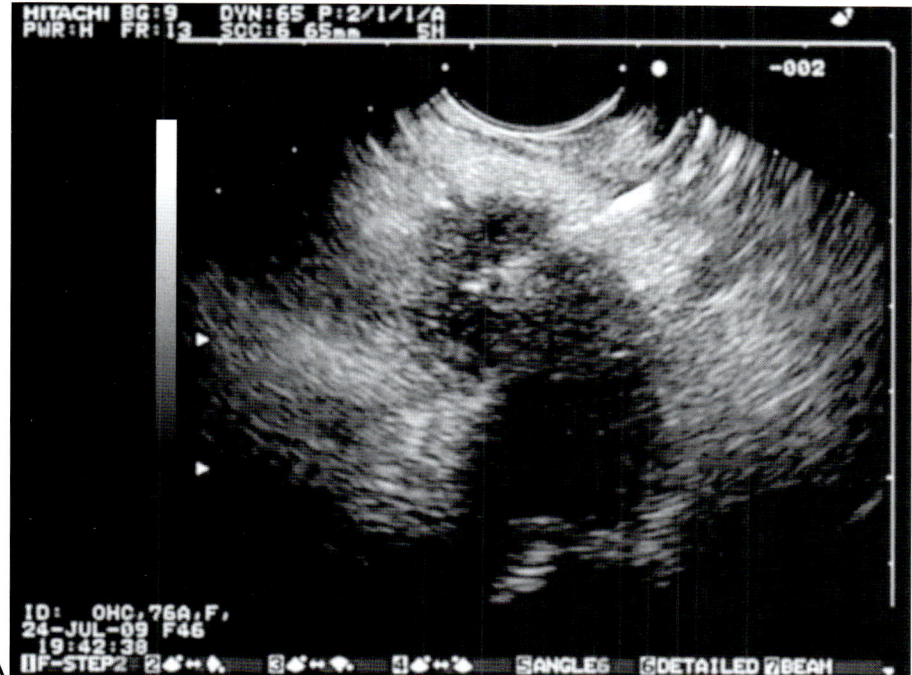
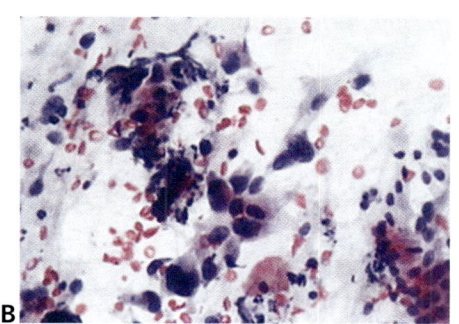
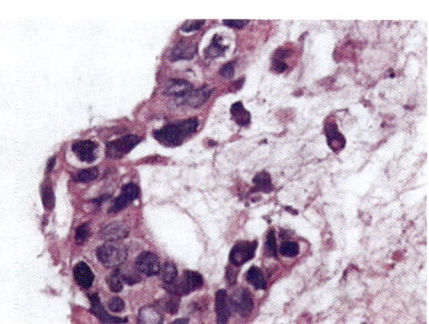

◄ **FIGURA 33.** Lesão neoplásica da cabeça pancreática: (**A**) imagem ecoendoscópica demonstrando a EE-PAAF, (**B** e **C**) citologia e microbiópsia (Laboratório MicroImagem).

A EE pode ajudar também na avaliação da doença a distância. Embora avalie o fígado de forma incompleta, permite visualizar grande parte de seu parênquima (Fig. 34). Quando alguma lesão alcançável pela EE-PAAF é detectada, é possível colher aspirado para confirmação do comprometimento avançado. Outras possibilidades da EE são a percepção de nódulos peritoneais, ascite (mesmo que em pequena quantidade), derrame pleural e nódulos pleurais quando mais próximo ao eixo central do aparelho permitindo da mesma forma a execução da biópsia ecoguiada (Fig. 35).

TUMORES CÍSTICOS DO PÂNCREAS

A tumores císticos representam cerca de 1 a 2,6% de todas as neoplasias pancreáticas.[90,91] Isoladamente, os cistoadenomas mucinosos (CAM) e os cistoadenomas serosos (CAS) representam respectivamente 45 e 32% destas lesões. Embora não seja considerada uma lesão cística propriamente dita, a neoplasia intraductal mucinosa papilífera (NIMP) é estudada nesta categoria por apresentar imagem semelhante às anteriores e representam de 21 a 33%.[91] As neoplasias epiteliais sólido-císticas pseudopapilíferas (NESCP) são menos comuns. Outras lesões raras incluem o TNE cístico pancreático e os cistoadenocarcinomas de células acinares.

Com o estudo de Compagno e Oertel[31], tornou-se comum distingui-las por meio de critérios radiológicos morfológicos, separando-as em microcísticas e macrocísticas, as primeiras de natureza benigna e as últimas de natureza pré-maligna ou maligna. Na fase investigativa, a TC é o exame mais solicitado, enquanto a RM e a CRM são mais utilizadas para detectar lesões de menor tamanho e estudar o sistema ductal pancreático. A CPER tem sido cada vez menos usada.

A EE e a EE-PAAF, permitindo além do estudo morfológico mais detalhado das lesões, a colheita de material líquido e tecidual para análise anatomopatológica, de marcadores tumorais bioquímicos, imuno-histoquímica e genética, têm tornado-se imprescindível na avaliação das lesões pancreáticas (Quadro 10).[92-97] Revisão das publicações contendo taxas de sensibilidade, especificidade, acurácia diagnóstica e valores preditivos positivos e negativos da EE-PAAF para as lesões císticas do pâncreas.

Cistoadenoma seroso

Os CASs são neoplasias císticas compostas por células epiteliais cuboidais benignas, representando cerca de 1 a 2% dos tumores exócrinos pancreáticos.[98] Acomete mais frequentemente as mulheres que os homens (3M:1H). Com etiopatogenia desconhecida e evolução insidiosa,

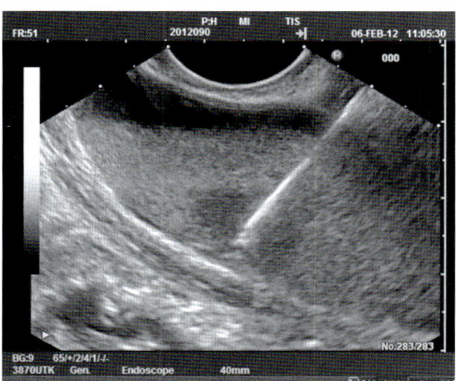

◄ **FIGURA 34.** Imagem ecoendoscópica da EE-PAAF de lesão hepática em paciente com neoplasia de pâncreas que revelou adenocarcinoma metastático.

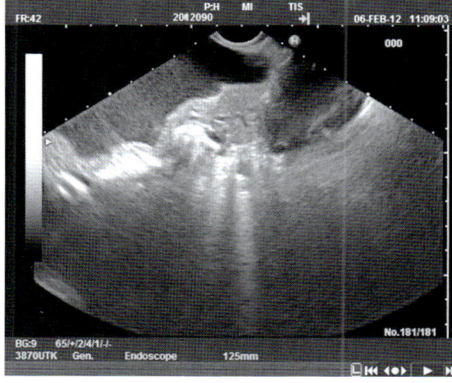

◄ **FIGURA 35.** Imagem ecoendoscópica demonstrando espessamento e derrame pleural em paciente com neoplasia de pâncreas.

Quadro 10. Revisão das publicações contendo as taxas de sensibilidade, especificidade, acurácia diagnóstica e os valores preditivos positivos e negativos da EE-PAAF para as lesões císticas do pâncreas

AUTORES	N	TIPO DE LESÃO	EE-PAAF				
			S (%)	E (%)	GE (%)	VPP (%)	VPN (%)
Sperti et al.[92]	48	Cística	48,0	100,0	–	–	–
Levy et al.[93]	35	Cística	–	–	82,0	–	–
Fritscher-Ravens et al.[94]	78	Cística e sólida	84,0	100,0	92,0	100,0	86,0
Ardengh et al.[95]	65	Cística	66,7	98,1	92,3	88,9	92,9
Brugge et al.[96]	337	Cística	47,0	94,0	80,0	–	–
O'Toole et al.[97]	41	Cística	100,0	78,0	–	94,0	100,0

n = número de pacientes do estudo; EE-PAAF = punção ecoguiada; S = sensibilidade; E = especificidade; GE = grau de exatidão; VPP = valor preditivo positivo; VPN = valor preditivo negativo.

seu diagnóstico é feito em torno da sétima década, decorrendo, em geral, da investigação de sintomas pouco específicos, como a epigastralgia ou pela origem de sintomas compressivos abdominais. De ocorrência incomum, a icterícia e a pancreatite recidivante incidem, respectivamente, de 10 a 14 e 5% dos pacientes.[99] De tamanho variável, localizam-se predominantemente, na cabeça pancreática.[100]

Morfologicamente, os CAS são predominantemente microcísticos e multiloculados,[101] podem apresentar uma área central de calcificação e seu conteúdo é líquido não viscoso. Nos exames de imagem, podem ser identificadas três formas: microcística, macrocística e mista (Figs. 36 a 38). O aspecto ecoendoscópico mais comum é o microcístico, caracterizado por massa tumoral hipoecoica, heterogênea, com limites bem definidos, composta por vários compartimentos de tamanho milimétrico (menor que 2 mm) e conteúdo anecoico. Esses compartimentos são separados por septos finos e regulares, podendo apresentar configuração do tipo "colmeia". A variante macrocística, mais rara, em geral apresenta tamanho acima de 20 mm, o que torna o diagnóstico diferencial difícil com o CAM e os pseudocistos se considerarmos apenas a imagem ecográfica, em razão da semelhança morfológica.[97] Mais frequente que a anterior, a forma mista contém macro e microcistos.

Embora um pequeno número de casos de cistoadenocarcinoma seroso tenha sido descrito, acredita-se que os CAS tem virtualmente nenhum potencial maligno.[91] Os CAS, em geral, são tratados conservadoramente, se o paciente for assintomático. A cirurgia é o tratamento de

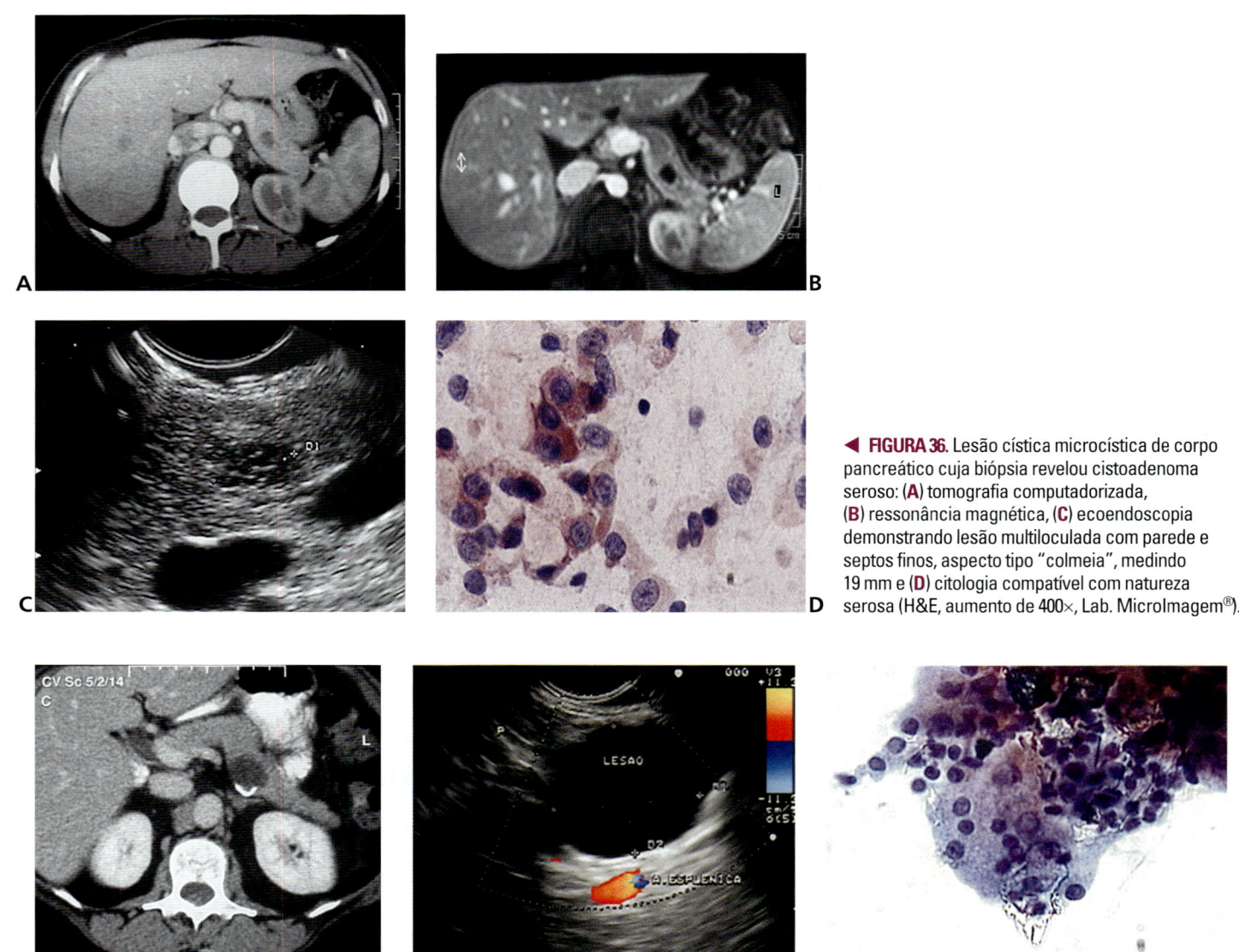

◀ **FIGURA 36.** Lesão cística microcística de corpo pancreático cuja biópsia revelou cistoadenoma seroso: (**A**) tomografia computadorizada, (**B**) ressonância magnética, (**C**) ecoendoscopia demonstrando lesão multiloculada com parede e septos finos, aspecto tipo "colmeia", medindo 19 mm e (**D**) citologia compatível com natureza serosa (H&E, aumento de 400×, Lab. MicroImagem®).

▲ **FIGURA 37.** Lesão cística macrocística de corpo pancreático cuja biópsia revelou cistoadenoma seroso: (**A**) tomografia computadorizada, (**B**) ecoendoscopia demonstrando lesão uniloculada, com parede fina, conteúdo anecoico medindo 28 mm e (**C**) citologia compatível com natureza serosa (H&E, aumento de 400×, Lab. MicroImagem®).

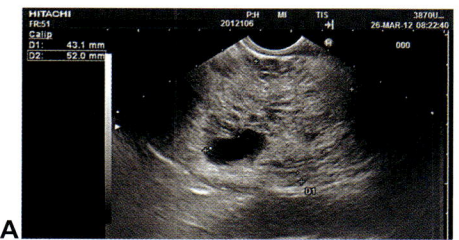
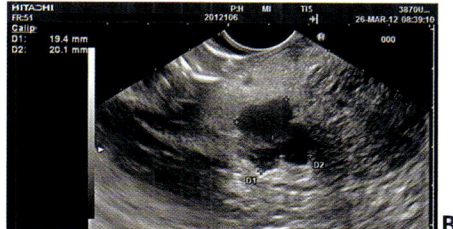
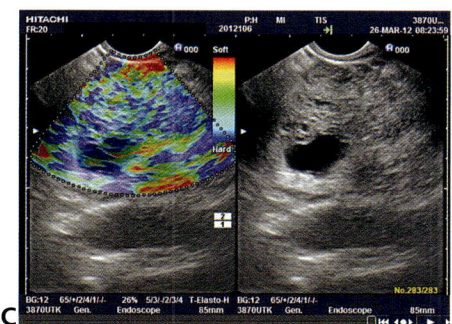
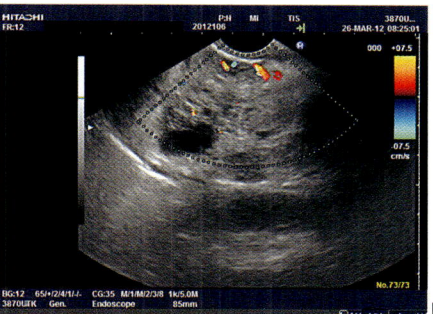

FIGURA 38. (A-D) Paciente com lesões císticas de cabeça e corpo pancreático proximal com componente microcístico dominante associada à loja macrocística que revela padrão elastográfico predominante verde e apresenta alguns vasos visíveis nos septos. A EE-PAAF revelou aspirado sugestivo de cistoadenoma seroso, reforçado pela dosagem de marcadores CEA, CA 19-9, amilase e lipase baixos.

escolha quando o paciente tem sintomas ou quando a distinção para o CAM não é possível.

Cistoadenoma mucinoso

Os CAM são neoplasmas epiteliais císticos que não se comunicam com o ducto pancreático que acometem mais frequentemente as mulheres que os homens, na faixa etária entre a quinta e a sétima décadas.[91] São compostos por células colunares produtoras de mucina e circundadas na maioria das vezes, por estroma do tipo ovariano, de onde possivelmente são derivados. Zamboni et al.[102] descrevem a hipótese do estroma ectópico incorporado ao pâncreas que produziria hormônios e fatores de crescimento, induzindo a proliferação do epitélio circunjacente e a formação de tumores císticos. Reforça esta teoria o posicionamento lado a lado da gônada primordial esquerda e do pâncreas dorsal durante a quarta e quinta semanas do desenvolvimento intrauterino, possivelmente justificando a predileção destas lesões pelo segmento corpocaudal do pâncreas (70 a 90%). Contrário a esta teoria, entretanto, Shimizu et al.[103] demonstram a existência de lesões mucinosas sem a presença deste tipo de componente (estroma do tipo ovariano). No entanto, é tendência atual atribuir-se importância à presença deste componente para a distinção histológica da lesão.

De acordo com o grau de displasia epitelial, estas lesões são classificadas: como adenoma, displasia de grau intermediário ou carcinoma não invasivo e invasivo. No momento do diagnóstico, o tamanho médio dos cistos é maior que 5 cm.[91] Entretanto, seu tamanho é muito variável, podendo medir de 1 a 20 cm; sendo as lesões benignas frequentemente menores que 3,0 cm e as malignas, maiores que 8,0 cm. A definição diagnóstica destas lesões é fundamental, uma vez que o seu prognóstico está diretamente relacionado ao grau de atipia celular, sendo excelente para os tumores não invasivos completamente ressecados.[101]

Morfologicamente, os CAM são predominantemente uniloculados e macrocísticos, sendo raros os microcísticos e multiloculados (Fig. 39). Em geral, estas lesões uniloculadas são anecóicas e têm conteúdo líquido espesso, com *debris*. Quando multiloculadas apresentam poucos compartimentos e septos, na maioria das vezes, incompletos. As paredes podem ser relativamente finas ou exibir septo espesso, no entanto, são bem individualizadas do parênquima pancreático. A variante microcística é rara.[91] Frequentemente, existem áreas internas com espessamento parietal que, às vezes, formam projeções intraluminares (Fig. 40). A presença de espessamento ou irregularidade na parede do cisto deve levar a suspeição de malignidade (Fig. 7).[101] Em alguns casos pode haver áreas de calcificação parietal, sendo visualizadas na EE como estruturas hiperecogênicas. Outras vezes podem ser visualizadas formações arredondadas no interior da lesão com aspecto tipo "bolha" que corresponde a aglomerado de mucina (Fig. 41). A EE-PAAF frequentemente fornece material sólido em meio mucoide, mais ou menos espesso, o que pode ser inferido pelo sinal do "cordão" (*string sign*) que corresponde à análise visual da viscosidade do líquido cístico demonstrada por Leung et al. (Fig. 42).[104] No estudo destes autores, a concentração média do CEA nas lesões císticas benignas foi de 1,0 ng/mL e nas lesões mucinosas de 471,1 ng/mL (p < 0,0001). O aumento da viscosidade líquida estava associada à presença de potencial ou da própria malignidade (p < 0,0001). Assim, os autores estabeleceram a classificação: valor médio do sinal do cordão para lesões benignas de 0 mm, enquanto para as lesões com potencial ou já malignas, 3,5 mm.

Neoplasia intraductal mucinosa papilífera

Em 1982, quatro pacientes com "carcinoma pancreático produtor de mucina" foram descritos por Ohashi et al.[97] Desde então, esta lesão tem sido progressivamente mais identificada e estudada. Um pouco mais frequente em homens em idade mais avançada (sexta e sétima décadas), se comparados aos pacientes com CAM e/ou CAS, muitos deles incidem na cabeça e processo uncinado. Tipicamente comunicantes com o sistema ductal (por isso seu nome), as NIMP compreendem as lesões intraductais do canal principal, do canal secundário ou uma combinação destes dois tipos (Figs. 43 e 44). No entanto, considerada rara (1 a 3% ou menos que um a cada 100 mil habitantes/ano), sua caracterização correta tardou em função da falta de critérios descritivos uniformes.[101] Elas apresentam padrão misto com componente microcístico associado ao macrocístico, estando o ducto pancreático frequentemente dilatado. Seu conteúdo é mucoide/fluido, o qual, por vezes, é visualizado sendo expulso espontaneamente no orifício papilar (sinal patognomônico de NIMP). Classificar a lesão entre os tipos ducto principal e secundário é considerado importante sobretudo quanto à prevalência de malignidade, respectivamente, 57 a 92% e 6 a 46%.[105]

O componente epitelial papilífero, o grau de produção de mucina, da dilatação ductal cística e da invasão locorregional são variáveis, sendo lenta a progressão da lesão.[101] Com apresentação clínica variável, pode ser assintomática (incidentalomas) ou ser descoberta após episódios recorrentes de pancreatite aguda, descritos em 30 a 40% dos casos.[101]

Na avaliação endoscópica, um achado relevante, já mencionado acima, é a papila tipo "boca-de-peixe" expelindo secreção mucoide (Fig. 43).

Decorrente do avanço tecnológico e à recente classificação padronizada, esta lesão é, hoje, identificada com maior frequência pela EE. Por meio da EE-PAAF, é possível colher aspirado para a definição citológica e o estudo laboratorial (marcadores tumorais). Morfologicamente variável, o NIMP consiste em uma formação pseudocística composta por ductos deformados, dilatados, em geral sem septos, circundados por parede externa fina e preenchidos por material espesso com *debris* (mucina). Podem ser identificados nódulos murais ou projeções intraluminares concomitantes, lembrando o aspecto morfológico de projeção digitiforme ou "cacho-de-uvas" (Fig. 40). Pelo aspecto ecoendoscópico, é classificada em benigna, intermediária ou maligna; pelo local de comprometimento, em difuso (todo o ducto pancreático principal) ou periférico (ductos pancreáticos secundários). O tipo periférico composto por mais de quatro cistos, com tamanho superior a 30 mm e com componente sólido (> 8 mm), é muito sugestivo de degeneração maligna.[106]

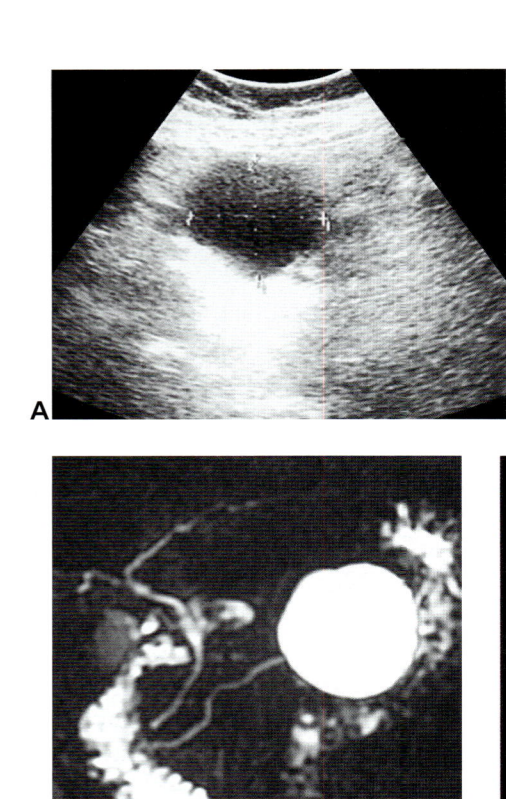
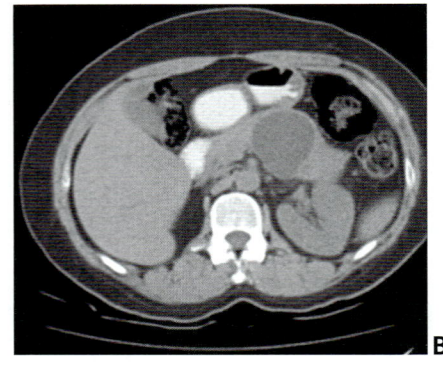
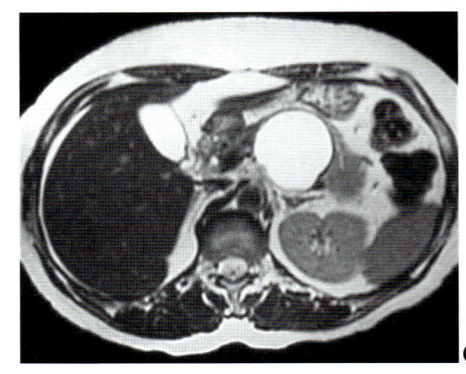
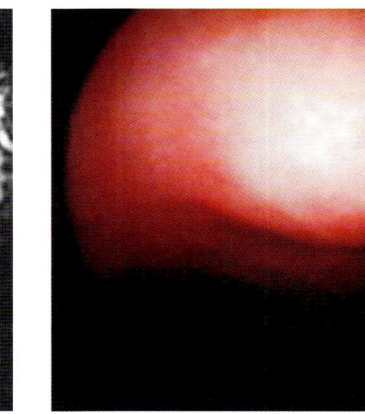
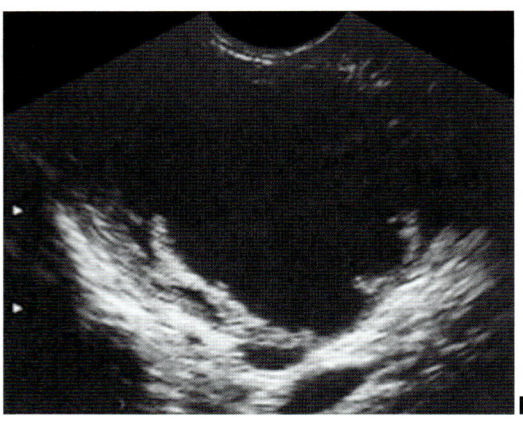
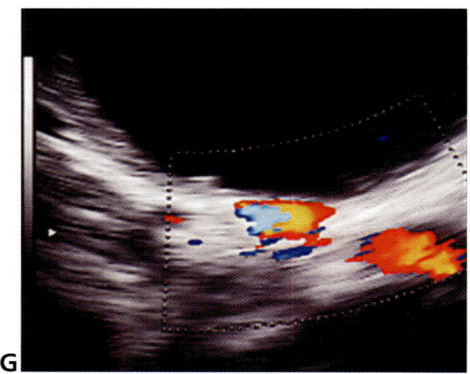
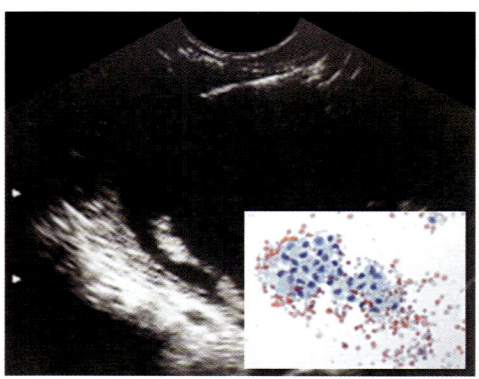

◀ **FIGURA 39.** Lesão cística uniloculada macrocística situada em corpo pancreático: (**A**) US, (**B**) TC com lesão hipodensa medindo 50 mm, (**C**) RM com lesão demonstrando hiperssinal em T2, (**D**) CRM ressaltando área cística e ducto pancreático principal fino, (**E**) visão endoscópica da compressão extrínseca gástrica promovida pela lesão pancreática, (**F**) EE (7,5 MHz) demonstrando lesão (53,6 mm) com conteúdo anecoico, circundado por parede fina com contorno lobulado da qual notam-se pequenas projeções intraluminais que determina (**G**) compressão sem invasão vascular, (**H**) punção ecoguiada (detalhe, H&E: citologia contendo células inflamatórias e hemácias, Lab. MicroImagem®). A dosagem de marcadores tumorais intracísticos demonstrou CEA = 962 ng/mL e CA 19-9 = 478 UI/mL. Ela foi operada e o laudo anatomopatológico revelou cistoadenoma mucinoso.

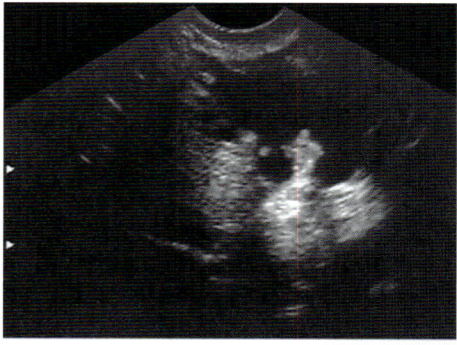

◀ **FIGURA 40.** Imagem ecoendoscópica de lesão mucinosa contendo projeção digitiforme a partir da parede da mesma em direção ao seu lúmen.

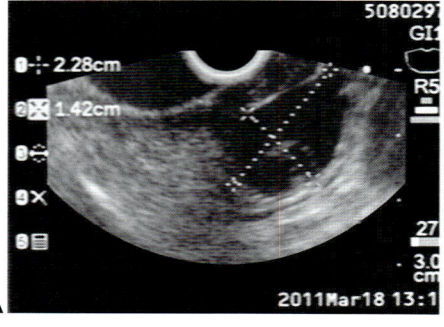
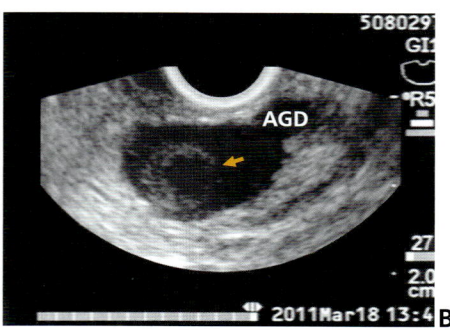

▲ **FIGURA 41.** (**A** e **B**) Neoplasia cística mucinosa (22 × 14 mm) com parede fina, contorno interno levemente irregular, não comunicante como ducto pancreático principal contendo agregado de mucina determinando aspecto em forma de "bolha" (seta). AGD sinaliza a artéria gastroduodenal.

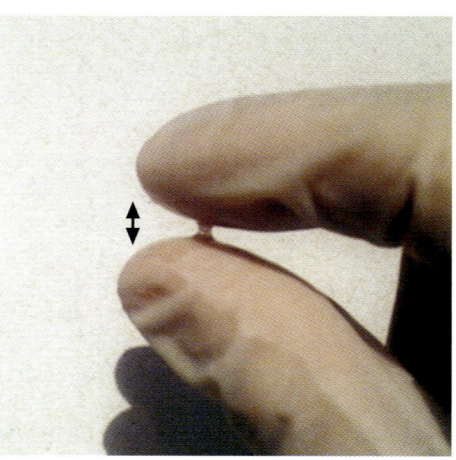

▲ **FIGURA 42.** Avaliação simplificada da viscosidade do aspirado cístico por mensuração interdigital da distância máxima atingida pelo fio (sinal do cordão) formado na apreensão do mesmo (*string sign*) antes de sua ruptura: 0 mm sugere lesão de natureza benigna e ≥ 3,5 mm, potencial para malignidade.)

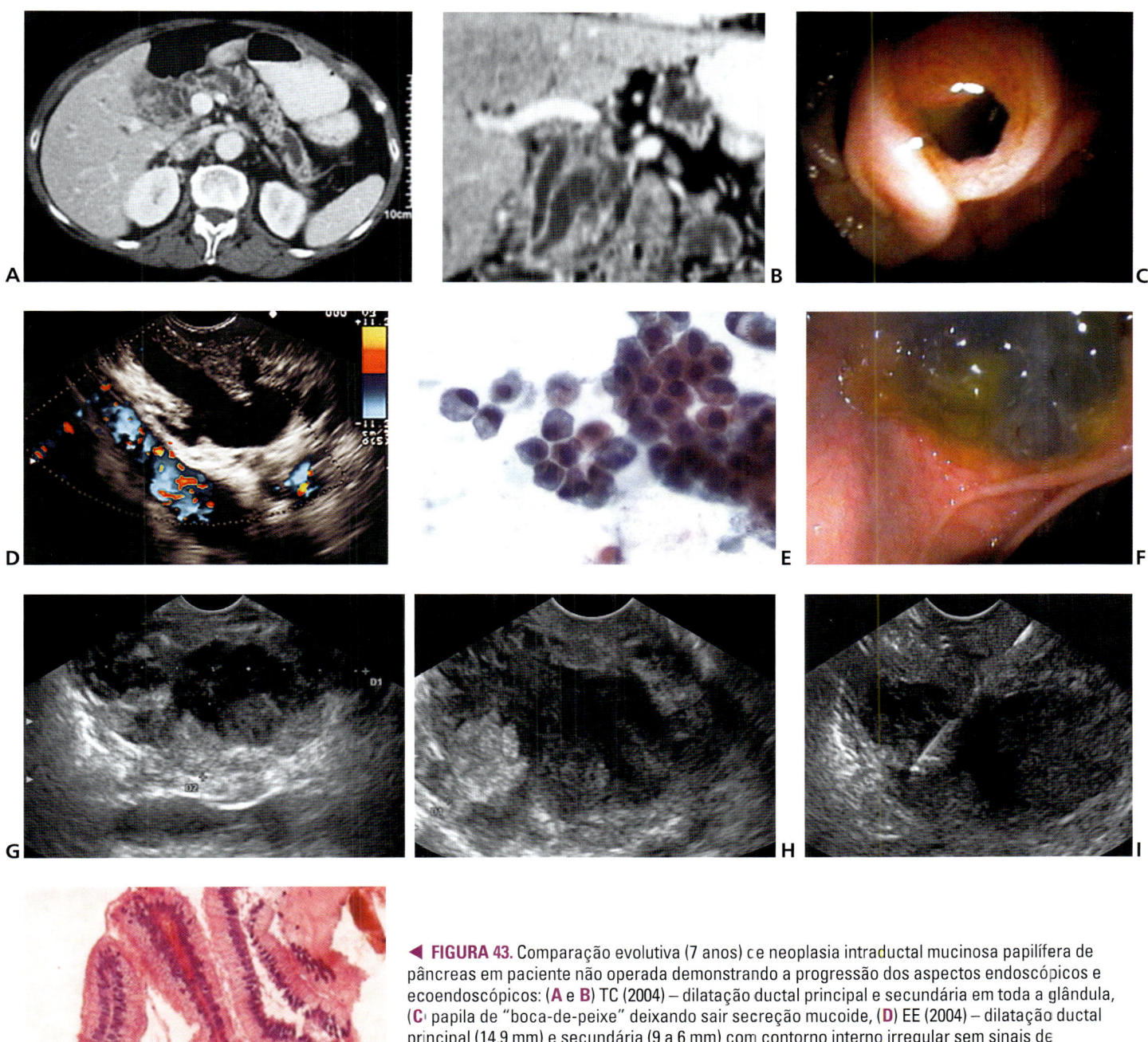

◀ **FIGURA 43.** Comparação evolutiva (7 anos) de neoplasia intraductal mucinosa papilífera de pâncreas em paciente não operada demonstrando a progressão dos aspectos endoscópicos e ecoendoscópicos: (**A** e **B**) TC (2004) – dilatação ductal principal e secundária em toda a glândula, (**C**) papila de "boca-de-peixe" deixando sair secreção mucoide, (**D**) EE (2004) – dilatação ductal principal (14,9 mm) e secundária (9 a 6 mm) com contorno interno irregular sem sinais de comprometimento extraglandular; (**E**) EE-PAAF coletou aspirado que revela células "em taça" produtoras de mucina (H&E, 400×, Lab. MicroImagem®), (**F**) região papilar com orifício papilar deformado (ano 2011) dando saída à secreção mucoide, (**G** e **H**) EE com grande dilatação cística cefálica (82 mm) e ductal principal (22 mm) e secundária (14 mm), (**I**) EE-PAAF do espessamento parietal (22 mm), (**J**) microbiópsia revelando células com displasia de leve intensidade (H&E, 200× – Lab. MicroImagem®).

Neoplasia epitelial sólido-cística pseudopapilífera (tumor de Frantz)

São lesões raras que compõem 1-2% de todas as neoplasias císticas pancreáticas que ocorrem quase que exclusivamente em mulheres jovens com idade mediana de 30 anos.[91] Com base na maior revisão já realizada,[107] os tumores variaram em tamanho de 0,5 a 34,5 cm, com um diâmetro médio de 6,08 cm. Eles são igualmente distribuídos por todo o pâncreas.[107] Estas neoplasias podem ter tido início como lesões sólidas que sofreram degeneração dando-lhes uma aparência cística na imagem radiológica.[91] Relativamente de baixo potencial de malignidade, apresentam incidência de transformação maligna em torno de 15%.[108] Embora possa apresentam lesões metastáticas a distância, sua ressecção cirúrgica se justifica devido ao prognóstico a longo prazo excelente na presença de doença metastática.[91]

Embora haja superposição de características morfológicas entre as diferentes lesões císticas do pâncreas, de uma certa forma elas apresentam um conjunto de elementos, resumidas no Quadro 11, que podem contribuir para sua correta classificação.

Punção ecoguiada das lesões pancreáticas

Do ponto de vista do oncologista, é fundamental classificar a lesão neoplásica segundo sua natureza neoplásica, seja por amostra citológica ou histológica, especialmente quando o paciente requer quimioterapia e/ou radioterapia, ou sempre que a possibilidade de tratamento neoadjuvante está presente.[78] A EE-PAAF é o procedimento padrão para o diagnóstico anatomopatológico destas lesões. Outros motivos que justificam o diagnóstico etiológico pré-tratamento incluem a pesquisa de lesão sincrônica, a possibilidade de natureza celular diversa do adenocarcinoma (linfoma, metástase pancreática, pancreatite autoimune ou uma massa inflamatória em pancreatite crônica etc.) posto que requerem tratamentos completamente diferentes.

As agulhas utilizadas tem calibre de 19, 22 ou 25 *gauges*. Nas lesões pancreáticas, as agulhas de 22 *gauges* são mais utilizadas na cabeça pancreática, enquanto as de 19 *gauges* (calibre maior) são mais empregadas nos tumores do istmo e da cauda pancreática. Ocorre que as EE-PAAF do segmento cefálico são mais frequentemente realizadas por

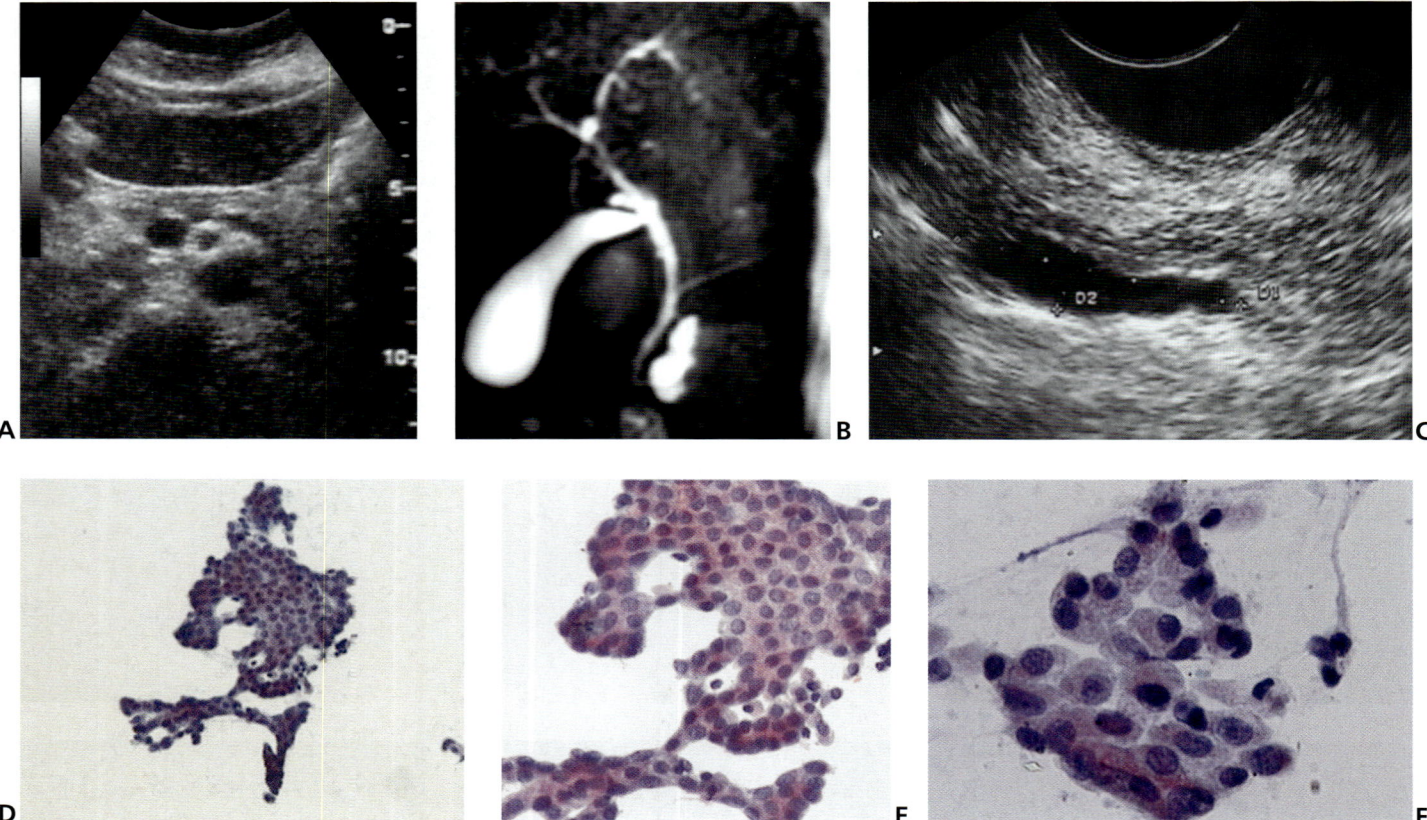

▲ **FIGURA 44.** Neoplasia intraductal de canal secundário – lesão ductal uniloculada, alongada, com contorno lobulado, situada na cabeça pancreática, comunicante com o sistema ductal biliopancreático: **(A)** US, **(B)** CRM, **(C)** EE – lesão com conteúdo anecoico circundado por parede fina e bem definida, medindo 28 mm e **(D-F)** citologia demonstrando células produtoras de mucina em aumentos progressivos (H&E, 40, 80 e 400× – Lab. MicroImagem®).

Quadro 11. Características epidemiológicas e morfológicas dos cistos pancreáticos[91]

	CAM	NIMP	NESCP	CAS	PSC
Sexo	F > M	F = M	F > M	F > M	F = M
Idade (anos)	40 a 60	60 a 70	20 a 30	60 a 70	todas
Tamanho médio do cisto	> 3 cm	< 3 cm	> 3 cm	> 3 cm	> 3 cm
Morfologia	Macrocística Septos Espessamento mural	Ectasia ductal Micro e macrocística	Sólida com componente cístico + hemorragia	Microcístico	Unilocular Parede espessada
Conteúdo	Claro, viscoso	Claro, viscoso	Hemorrágico, fluido	Claro, fluido	Escuro, fluido
Potencial de malignidade	Presente	Presente	Presente	Ausente	Ausente

CAM = cistoadenoma mucinoso; NIMP = neoplasia intraductal mucinosa papilífera; NESCP = neoplasia epitelial sólido-cística papilífera; CAS = cistoadenoma seroso; PSC = pseudocisto.

via transduodenal (em especial de lesões no processo uncinado) e em trajeto arqueado, procedimento que pode ter sua execução técnica dificultada com o uso de agulha de grosso calibre. Por outro lado, nas EE-PAAF dos tumores do istmo e da cauda pancreática que são realizadas por via transgástrica e o trajeto, em geral, é mais retificado, estas agulhas podem ser mais facilmente utilizadas. Entretanto, estudos recentes na literatura ressaltam a alta qualidade das amostras obtidas com as agulhas de grosso calibre.[109]

Como já comentado em outros tópicos do capítulo, a EE-PAAF provou ser uma ferramenta essencial em razão de sua alta precisão e complicações mínimas. Na revisão de García *et al.*, o GE da EE-PAAF varia entre 72 e 96%.[78]

A EE-PAAF se destaca pelo desempenho diagnóstico, seja confirmando a impressão diagnóstica de adenocarcinoma, seja identificando outras lesões como linfoma, câncer de pulmão metastático para o pâncreas, carcinoma anaplásico e massas inflamatórias. Vários fatores interferem na interpretação do aspirado, entre os quais o trajeto percorrido pela lesão, a aparência da lesão (sólida × cística), local da lesão onde foi feita a punção (periferia × centro × área de necrose), entre outros.

Microscopicamente, os adenocarcinomas ductais são graduados em bem, moderadamente e pouco diferenciados. Os tumores bem diferenciados apresentam glândulas neoplásicas tubulares irregulares com atipia celular leve, atividade mitótica baixa e produção significativa de mucina. A perda da diferenciação nestes tumores resulta da perda progressiva do arranjo glandular das células pancreáticas, do aumento da atipia celular e das figuras mitóticas bem como da parada de produção de mucina. A sequência adenoma-carcinoma dos tumores colorretais tem sido proposta como forma de progressão das lesões intraductais pequenas para o adenocarcinoma ductal. Estas lesões precursoras são microscópicas, denominadas neoplasia intraepitelial pancreática (PanIN) e graduadas de 1 a 3 (esta, equivalente ao carcinoma *in situ*).[110]

Não obstante a própria dificuldade em diferenciar as lesões neoplásicas em si, a presença de tecido inflamatório pode determinar desarranjos celulares de difícil interpretação, o que ocorre em particular com as lesões onde pode estar ou não coexistindo tecido inflamatório da pancreatite e tecido tumoral. Mesmo assim, a EE-PAAF, de uma maneira geral, tem papel importante na diferenciação da lesão tumoral com a pancreatite crônica e a pancreatite autoimune.

Nos dois grupos estudados por Varadarajulu *et al.*, foi verificada ocorrência de falso-negativo, 8% no grupo com pancreatite crônica e 8% no grupo sem pancreatite.[111] Os autores recomendam aumentar o número de biópsias quando na presença de pancreatite crônica (media-

Quadro 12. Desempenho da EE-PAAF em lesões sólidas pancreáticas suspeitas de origem neoplásica

ESTUDO	GRUPO ESTUDADO	N	S (%)	E (%)	GE (%)	VPP	VPN	OBSERVAÇÃO
Varadarajulu et al.[111]	Lesões sólidas com PCC	282	73,9	100	91,5	100	88,9	Impacto da presença da pancreatite no diagnóstico obtido pela EE-PAAF
	Lesões sólidas sem PCC		91,3	93,8	91,4	99,5	45,5	
Harewood et al.[112]	Punção TC (−)	58	90,0	−	−	−	−	−
	Citologia CPER (−)	36	94,0	−	−	−	−	−
Eloubeidi et al.[113]	Lesão suspeita de câncer	158	84,3	97,0	84,0	−	−	3 EE-PAAF
Iglesias-García et al.[114]	Lesões sólidas pancreáticas	62			90,2			Diagnóstico diferencial com outros tumores e com a pancreatite
Eloibeidi et al.[115]	Lesões suspeitas de câncer	547	95,0	92,0	94,1	98,0	80,0	Melhor estudo

na 5 × 2; p < 0,001). No Quadro 12, observa-se o desempenho da EE-PAA no diagnóstico das lesões sólidas pancreáticas suspeitas de origem neoplásica.[111-115] Com base neste quadro, percebemos que os autores concluíram que a EE-PAAF é um método seguro e de alta precisão para o diagnóstico de câncer pancreático em tecido suspeito.

Em algumas situações podem ser necessários outros estudos para confirmar o diagnóstico do adenocarcinoma ou de outro tumor, como uso de imuno-histoquímica, do estudo molecular, entre outros. A pesquisa de imunoexpressão da mucoglicoproteína tipo 1 (MUC 1) pode ajudar. Habitualmente, as células canaliculares ou acinares a expressam apenas no seu polo apical. O processo de transformação maligna destas células está associado à modificação da expressão da mesma que passa a se expressar intensamente no meio intracitoplasmático.[116] Diferente, as células neuroendócrinas não expressam a MUC 1. Esta expressão aumentada da MUC 1 é observada de maneira praticamente constante nos adenocarcinomas (98%). Note-se que o estudo da distribuição da MUC 1 é interessante para o diagnóstico diferencial entre adenocarcinomas e alterações distróficas; no entanto, seu valor é limitado para afirmar a origem primitiva das lesões, uma vez que adenocarcinomas de origem mamária, tubária ou prostática também a expressam. No material da citologia de monocamada, estes mesmos elementos são encontrados, havendo a possibilidade de se realizar a imunodetecção da MUC 1.

A pesquisa de mutação no códon 12 do gene Kras foi desenvolvida por várias equipes. Ela ocorre em 65 a 100% dos adenocarcinomas do pâncreas; no entanto, também pode ser observada em lesões de pancreatite crônica.[116] Esta avaliação tem importância particular no estudo das amostras necróticas não representativas do ponto de vista histológico e citológico. Outras investigações moleculares neste mesmo tipo de material também são possíveis; porém, estas ainda estão reservadas para protocolos de pesquisa.

Já os tumores neuroendócrinos, que representam, em média, 15% das EE-PAAF, tomam por base a imunoexpressão da cromogranina A e/ou da sinaptofisina ou da "molécula de adesão da célula neural" (NCAM), uma glicoproteína homofílica expressa na superfície dos neurônios. Em função do volume celular da amostra, é também possível graduar estes tumores pela avaliação do Ki67 e, eventualmente, pela expressão positiva da p53. No estudo de Monges et al.,[117] registramos a aplicação prática da classificação OMS 2000 sobre as microbiópsias demonstrando haver correlação entre os resultados e a evolução da doença.

Portanto, a estratégia de definir a etiologia da lesão antes do tratamento permite classificar corretamente a massa pancreática de forma minimamente invasiva, a orientação da terapêutica, bem como o planejamento do tratamento cirúrgico e/ou neoadjuvante minimizando o número de cirurgias desnecessárias pela detecção de doença irressecável. No *workshop* realizado por Lambert et al.,[118] ficou claro o impacto clínico da EE-PAAF, com taxa de contraindicação cirúrgica, não necessidade de uso de outras técnicas para o diagnóstico e a modificação da terapêutica em, respectivamente, 41, 57 e 68% dos casos.

Outro ponto importante que conta a favor da EE-PAAF é a baixa taxa de complicação. O risco de bacteriemia é muito baixa, o risco de pancreatite aguda varia de 1 a 2%, e a probabilidade de hemorragia ou peritonite é rara. Destacam-se as lesões císticas em razão de maior risco de infecção quando preconiza-se a administração de antibiótico em esquema profilático.[78] Eloubeidi et al.,[119] estudando um grupo de 355 pacientes submetidos à EE-PAAF para lesões pancreáticas sólidas, registraram nove pacientes com complicações maiores (2,54%): pancreatite aguda (3/355), dor abdominal de forte intensidade (3/355), febre (2/355). Todos receberam tratamento conservador, exceto 1 (do grupo febre) que necessitou de tratamento cirúrgico. De uma maneira geral, 1,97% (95% CI 0,80-4,02) foram hospitalizados por complicação (período de 1 a 16 dias). Nenhum apresentou hemorragia, perfuração ou morte. Neste estudo, não foi identificado fatores predisponentes à complicação. Os autores concluíram que a EE-PAAF para massas pancreáticas infrequentemente causam complicações maiores, recomendando o uso de seus resultados na prática clínica.

No que se refere ao implante de células tumorais no trajeto da EE-PAAF, a taxa de semeadura tumoral é significativamente menor do que a observada com a técnica percutânea.[78] Micames et al.[120] registraram apenas um caso de implante entre 46 pacientes puncionados, comparado aos 7/43 puncionados pela técnica percutânea (2,2 × 16,3%, p < 0,025). Este paciente desenvolveu carcinomatose peritoneal. Os autores reafirmam o papel da EE-PAAF nas lesões do pâncreas, recomendando seu uso.

Hoje, o grande desafio não é mais demonstrar o GE desta técnica, e sim, definir o seu papel no prognóstico, no manuseio clínico adequado e na melhora dos resultados finais para os pacientes. Ratifica o papel coadjuvante da EE na prática médica o amadurecimento do método ao longo dos anos, a experiência adquirida na sua execução, o registro do impacto no diagnóstico e na terapêutica e a relação custo-benefício positiva.

COLANGIOCARCINOMA

O colangiocarcinoma é uma neoplasia rara que se origina no epitélio do trato biliar exceto da vesícula biliar ou da papila de Vater, que tem sido mais diagnosticada recentemente e que se correlaciona ao prognóstico ruim.[121] Em revisão recente, Levy et al.[121] mencionam que este resulta da biologia tumoral, da apresentação tardia e da dificuldade diagnóstica. Soma-se a estes o GE relativamente baixo, tornando complicado seu tratamento. O tratamento cirúrgico permanece a única oportunidade de cura, entretanto em função da disponibilidade ou não de transplante hepático, a sobrevida em 5 anos é de, respectivamente 75% ou de 20 a 40%.[121] São necessários métodos diagnósticos e de estadiamento que permitam identificar aqueles pacientes que se beneficiarão pelo tratamento cirúrgico, mesmo que de certa forma, muito agressivos.

A EE permite visualizar detalhadamente as estruturas anatômicas da via biliar, além de possibilitar a coleta de material por EE-PAAF (Fig. 45). Seu papel nesta doença é incerto, no entanto, constitui uma das indicações emergentes da EE por seu desempenho no diagnóstico e no estadiamento desta doença e, em especial, pela limitação inerente à aquisição de material adequado pelos métodos disponíveis de biópsia do ducto biliar.[121]

Embora o achado ecoendoscópico possa ajudar no manuseio dos pacientes, o uso não criterioso pode levar ao estadiamento incorreto (para doença mais avançada). Como é o caso da EE-PAAF cujo uso ainda é controverso nas lesões suspeitas de colangiocarcinoma em razão do risco de implante no trajeto de punção e ao impacto negativo no cuidado e na sobrevida dos pacientes. Considerando estes fatores, os autores recomendam que não seja feita nas lesões de provável origem primária.[121]

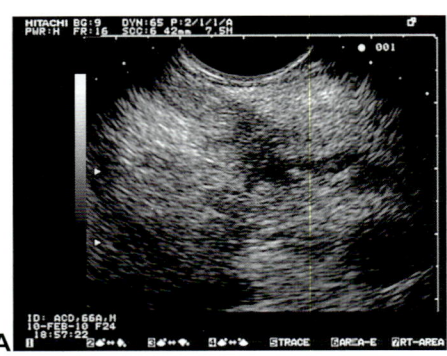
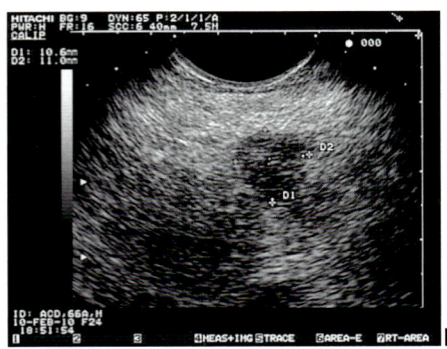

◄ **FIGURA 45. (A e B)** Imagem ecoendoscópica de colangiocarcinoma: formação sólida hipoecoica, tubuliforme, com área nodular dominante.

A EE deve ser realizada independente dos resultados da TC ou da RM, porque os exames não invasivos não identificam, precisamente, os linfonodos suspeitos e nem os diferenciam entre benigno e maligno. Quando presentes alteram significativamente a estratégia de tratamento, evitando quimioterapia neoadjuvante ou laparotomias para estadiamento em pacientes considerados para o transplante. Assim, os mesmos autores ressaltam o papel da EE-PAAF na identificação das linfonodomegalias metastáticas.

NEOPLASIA DE RETO

O planejamento da estratégia terapêutica para o câncer de reto depende da avaliação correta da extensão locorregional da doença. Existem inúmeras técnicas operatórias para o tratamento dos tumores no reto. A escolha da técnica depende da distância do tumor com relação à borda anal, ao grau de invasão parietal, à diferenciação celular, à presença de linfonodos comprometidos, metástase a distância e concomitância de tumores sincrônicos.[122] O toque retal é um exame essencial na propedêutica proctológica e possibilita o diagnóstico de 75% dos tumores retais.[122] Entretanto, trata-se de um método subjetivo ao avaliar a invasão parietal. Por isso, é fundamental que o estadiamento pré-operatório inclua exames de imagem com alta definição, cujos achados se correlacionem aos do laudo histopatológico da peça cirúrgica. Os exames de estadiamento visam identificar os doentes de maior risco de recidiva da doença, que se beneficiariam dos tratamentos neoadjuvantes e adjuvantes. Entretanto, nenhum exame de imagem possui GE de 100% para prever o comprometimento da parede retal (categoria T) e de disseminação linfonodal regional (categoria N), ou para detectar doença metastática distante (categoria M).

Para se obter uma imagem transretal (ecoendoscopia transretal ou EETR) fidedigna é necessário fazer um preparo adequado do reto que inclui medicamentos laxativos associados à lavagem do TGI baixo (como para retossigmoidoscopia), ou mesmo o próprio preparo para colonoscopia que permite combinar os dois exames e forma de investigar à presença de doença sincrônica, além de estadiar a lesão distal. Em geral, a EETR é realizada com o ecoendoscópio radial ou com uma sonda radial rígida (o ecoendoscópio linear é menos usado) e é bem tolerada com sedação endovenosa a não ser que múltiplos procedimentos estejam programadas (como colonoscopia + EETR). Pode ser necessário usar os ecoendoscópios lineares se houver necessidade de EE-PAAF. Outra opção é usar a minissonda, em especial para as lesões superficiais ou obstrutivas.

Com o paciente em decúbito lateral esquerdo, o exame propriamente dito, inicia-se pelo toque retal, parte do estadiamento clínico da doença, sendo seguido por uma retossigmoidoscopia (RTS) para avaliação endoscópica da extensão longitudinal da lesão (quando transponível), da distância entre o limite inferior do tumor e a margem anal (tumor de reto inferior, médio ou superior), do comprometimento transversal (circunferência) da parede retal e da mobilidade tumoral. Esta se correlaciona ao grau de infiltração lateral da parede retal, das estruturas adjacentes e ao caráter obstrutivo da lesão. Recomenda-se anotar tanto em relação a margem anal quanto à linha pectínea, uma vez que podem implicar em adaptação da técnica cirúrgica. Em função do é necessário fornecer como informação, parede ou região perirretal, comuta-se a frequência que varia entre 5 a 15 MHz.

A retossigmoidoscopia é um procedimento endoscópico, realizado em caráter ambulatorial, que complementa o exame clínico. Ela possibilita a biópsia da lesão para diagnóstico etiológico, à verificação da extensão longitudinal do tumor, incluindo quando o tumor é transponível e a avaliação do limite proximal do mesmo, podendo alcançar o cólon sigmoide. Porém limita-se à avaliação endoluminal da lesão (Figs. 46 e 47). Quando ausente, a videocolonoscopia deve ser realizada, pois complementa o estudo dos pacientes com tumores não obstrutivos, permitindo a detecção de lesões sincrônicas nos cólons. Entre os métodos de imagem mais detalhados que são aplicados no estadiamento do tumor de reto temos a TC, a RM e a EE, dos quais descreveremos o papel desta.

À semelhança do TGI alto, na frequência de 5MHz, a parede retal apresenta cinco camadas alternadas (hiper e hipoecoicas). Seguindo a classificação TNM, a lesão retal altera a imagem das camadas que passa a exibir espessamento mural hipoecoico com limites definidos ou irregu-

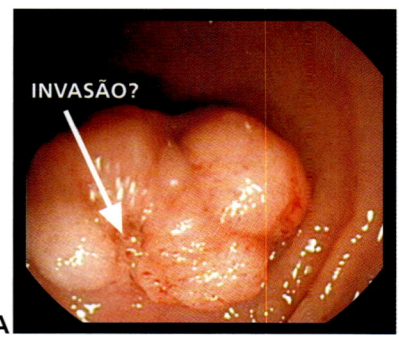
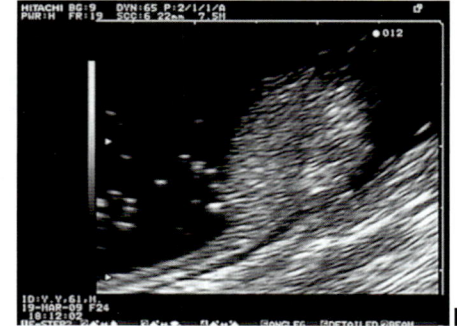
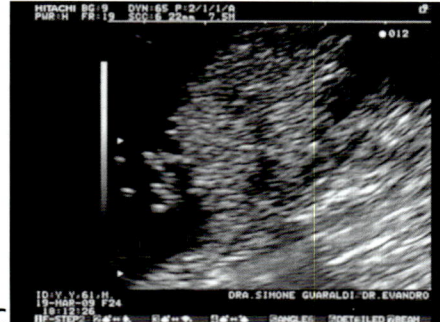
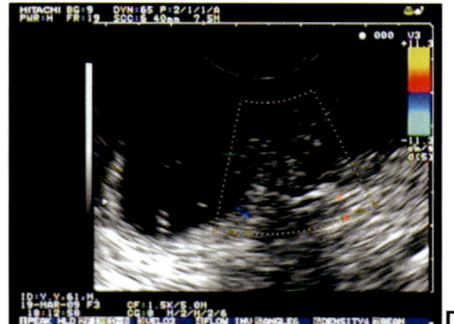

◄ **FIGURA 46. (A-D)** Lesão polipoide de reto superior com área de retração e suspeita de infiltração tumoral. A EE demonstrou que a lesão estava restrita ao componente polipoide e não tinha sem invasão da camada muscular própria. A lesão foi ressecada por endoscopia e seu resultado anatomopatológico revelou adenoma tubuloviloso com displasia moderada a acentuada com base livre de doença.

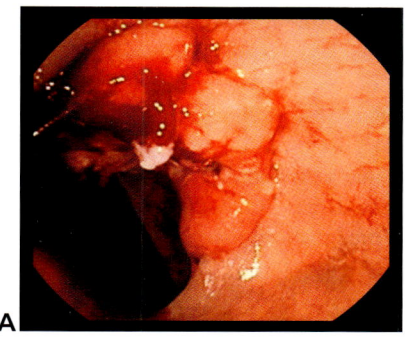
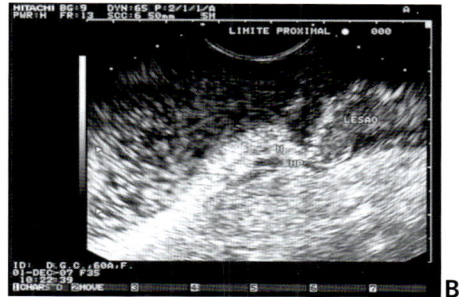
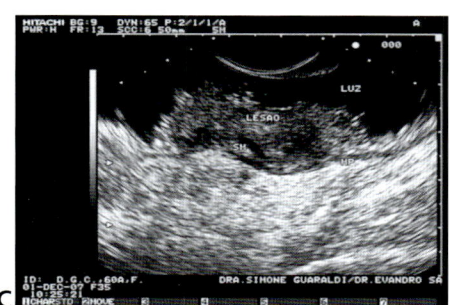
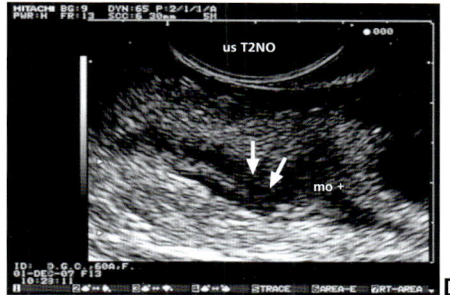

◄ **FIGURA 47. (A-D)** Lesão infiltrativa de reto médio com invasão da camada muscular própria (uT2N0).

lares invadindo as camadas subsequentes até órgãos vizinhos, à medida que a doença progride. Desta forma, as lesões são classificadas de uT1 até uT4 (Figs. 47 e 48).[123]

A extensão do comprometimento mural (critério "T" do TNM) na parede retal e nos tecidos circunjacentes, assim como o comprometimento de órgãos vizinhos, é um elemento preditivo relevante para a sobrevida dos pacientes com câncer de reto, sendo portanto sua definição considerada essencial para o planejamento do tratamento (Figs. 46 a 48). A literatura demonstra GE variável entre 63 e 96%.[124-126] Essa vari-

ação pode encontrar explicação em diversos fatores, como: experiência com o método (dependência do operador), melhor resolução para tumores mais superficiais, dificuldade em avaliar tumores obstrutivos e dificuldade em avaliar a fáscia mesorretal. O GE diminui nos tumores com extensão mais profunda. Solomon *et al.* encontraram GE de 84% para tumores T1 comparado a 74% em tumores T4.[127] Assim como a RM, a EE apresenta uma tendência em superestadiar os tumores T2 em T3, o que coincide com os achados de Akasu *et al.* (RM) e Halefoglu *et al.* (RM × EE), a maioria dos erros ocorreu em razão do superestadiamen-

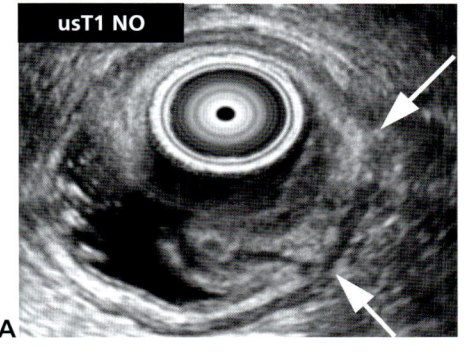
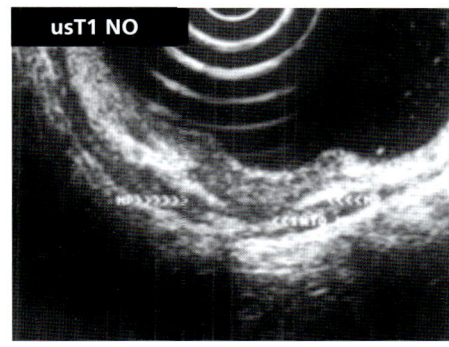
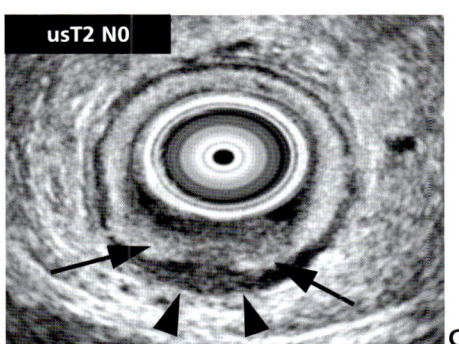
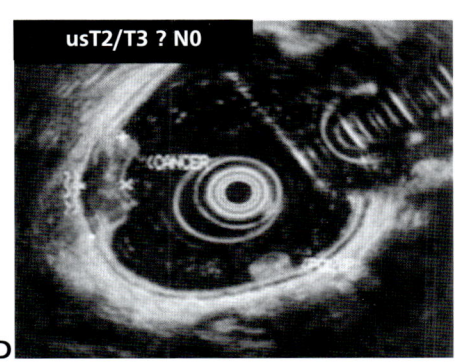
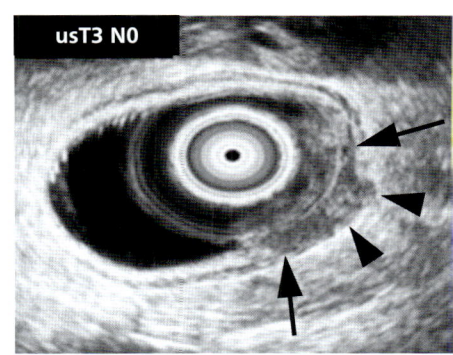
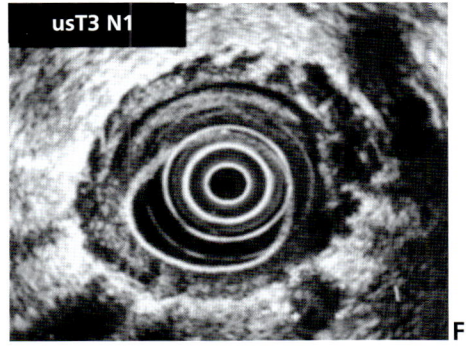
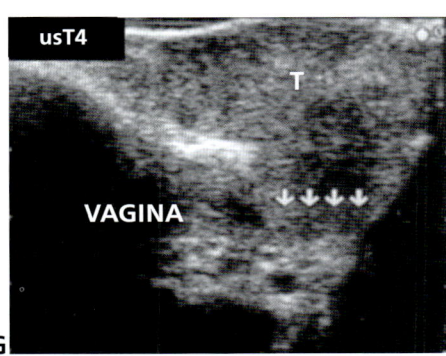
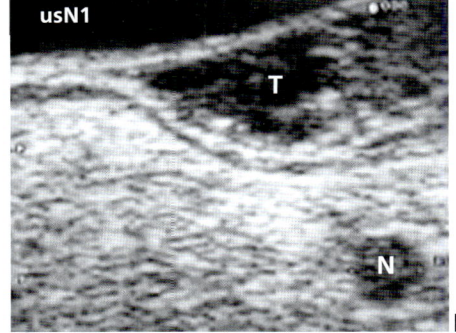

◄ **FIGURA 48.** Imagens ecoendoscópicas dos diferentes estágios da neoplasia de reto: (**A** e **B**) usT1 (lesão restrita à camada mucosa e/ou submucosa), (**C** e **D**) usT2 (lesão comprometendo até camada muscular própria), (**E** e **F**) usT3 (lesão comprometendo até "gordura perirretal"), (**G** e **H**) usT4 (invasão de tecido perirretal, órgão vizinho), usN1 (1 linfonodo metastático, 2 a 3 linfonodos metastáticos, lesões satélites na subserosa, sem linfonodos metastáticos), usN2 (4 a 6 linfonodos metastáticos, 7 ou mais linfonodos metastáticos).

to, principalmente em tumores T2.[28,129] Em sua revisão, Saftoiu et al. ressaltam que os tumores T3 foram estadiados corretamente em 86% dos casos, enquanto a diferenciação entre T1 e T2 foi a tarefa mais difícil.[130] O superestadiamento ocorreu em 19%, enquanto o subestadiamento em 12%. Outra observação destes autores foi a grande variabilidade entre diferentes profissionais, sendo a precisão uma característica do grupo mais experiente. Quando compararam o desempenho em diferentes frequências, observaram que apenas nas lesões T1, a de 10 MHz foi mais precisa do que a de 7,5 MHz. Nas lesões iniciais, a EE tem demonstrado ser um excelente método para a avaliação, identificando possíveis candidatos à cirurgia inicial com excisão mesorretal total sem neoadjuvância ou ressecção local.

A avaliação do comprometimento linfonodal pela EE encontra algumas limitações. O tamanho do linfonodo, acima de 5 mm, não é o único indicador de infiltração neoplásica. Outros critérios são utilizados: formato redondo, hipoecogenicidade, bordas bem definidas e irregulares. Uma metanálise recente envolvendo 35 artigos encontrou taxas de S, E, VPP e VPN de, respectivamente, 73,2, 75,8 84 e 42%.[129] De acordo com estes resultados, a EE demonstrou maior valor em excluir doença nodal do que em confirmar doença nodal suspeita. A possibilidade de realizar EE-PAAF é um recurso importante no estadiamento linfonodal. Gleeson et al.[131] compararam quatro critérios morfológicos dos linfonodos no câncer de reto (tamanho, ecogenicidade, formato e irregularidade das margens) com os resultados da citologia dos mesmos e concluíram que os critérios morfológicos, isoladamente (de 51 a 65%) ou combinados, têm baixo GE em predizer a positividade dos linfonodos perirretais pela EE-PAAF, reforçando sua importância quando há suspeita de malignidade.

O impacto da EE na avaliação das lesões dos pacientes submetidos à quimiorradioterapia tem sido estudada. Para que esta tenha parâmetro de comparação, é fundamental realizar-se a EE antes de qualquer tratamento. No que diz respeito à recidiva tumoral local, em razão de sua situação essencialmente extraperitoneal, o câncer de reto é caracterizado por um risco elevado de recidiva locorregional.[132] Este risco varia de 5 a 40%.[133,134] As recidivas locais têm origem, em geral, no tecido perianastomótico ou extraluminal. Cerca de 20% das recidivas locorregionais (RLR) são isoladas enquanto 25% são associadas a metástases hepáticas.

O intervalo de tempo médio de surgimento de uma RLR varia de 16 a 22 meses, sendo mais curta nas lesões pouco diferenciadas ou indiferenciadas. Em média, 80% das RLR aparecem dentro de 2 anos do pós-operatório. Todavia, Michaelisi et al. registraram taxa de 16% de RLR em pacientes com mais de 5 anos de acompanhamento.[132] Diferentes estudos mostraram que a invasão da bainha neural, da gordura perirretal, a presença de mais de três linfonodos metastáticos e a aneuploidia constituem fatores preditivos do risco elevado para RLR.[135]

O diagnóstico "precoce" da RLR, em alguns pacientes, permite a chance do controle da doença por meio de nova abordagem cirúrgica. Não infrequentemente, a elevação do CEA sanguíneo, sobretudo se progressiva e sustentada, evoca a possibilidade, mas não identifica o local da recidiva. Dessa forma, a detecção do local da recidiva na anastomose evita que o(a) paciente seja tratado(a) de maneira inadequada.

De acordo com a fase do pós-operatório, a anastomose normal apresenta grau variável de aspectos endoscópico e ecoendoscópico. Tanto a avaliação endoscópica por colonoscopia ou retossigmoidoscopia, quanto à ecoendoscópica são importantes no acompanhamento dos pacientes operados porquanto permitem visualizar e avaliar o aspecto endoluminal e transmural da anastomose. A colonoscopia permite a revisão de todo o cólon remanescente, enquanto a retossigmoidoscopia (RTS), o exame do cólon distal (sigmoide e reto residual).

No pós-operatório imediato, a anastomose apresenta-se, tipicamente, com edema, em maior (imediato) ou menor grau (mais tardio). À medida que o tempo progride, regride o grau de inflamação local e o aspecto tende à aparência cicatricial plana e regular (pós-operatório tardio). Assim, o exame endoscópico permite observar diretamente o aspecto da anastomose. Já por visão ecoendoscópica (transmural), na fase pós-operatória imediata, ocorre um espessamento homogêneo difuso e não nodular. Com o amadurecimento da anastomose, este se torna menos acentuado, predominando o aspecto típico em camadas.[136]

Em caráter periódico, o seguimento endoscópico das anastomoses pode identificar lesões ulceradas semelhantes à doença primária o que evoca o diagnóstico de recidiva. Em geral, a biópsia convencional determina sua origem. No entanto, lesões com características incomuns, como a subepitelial, podem ser involuntariamente negligenciadas (Fig. 49). A

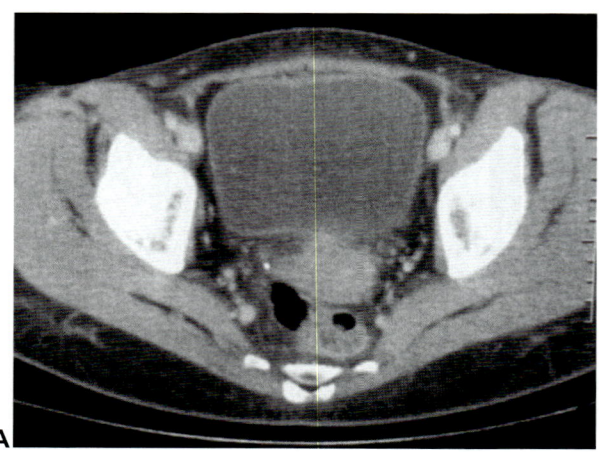
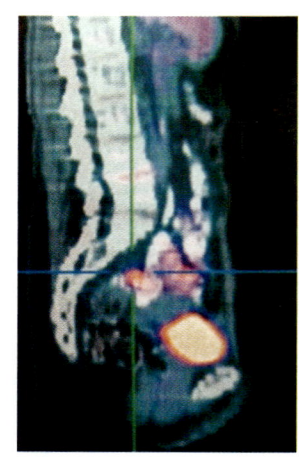
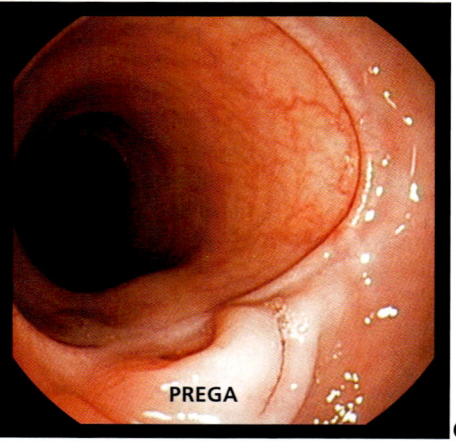
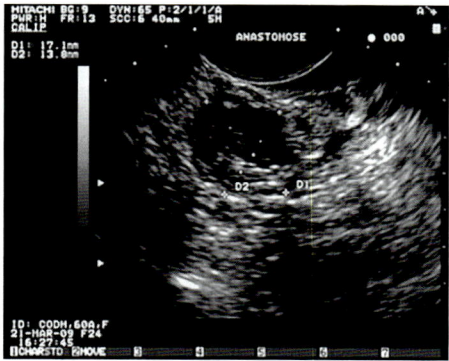
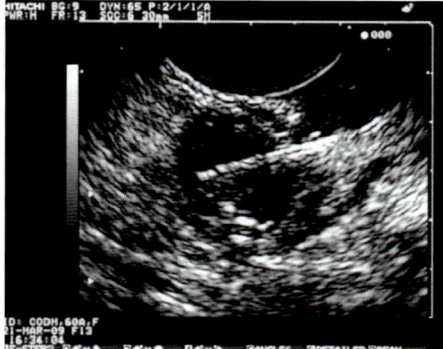
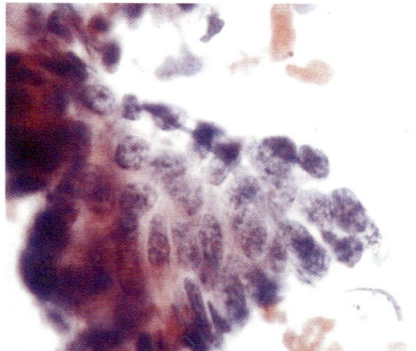

▲ **FIGURA 49. (A-F)** Paciente do sexo feminino, 60 anos, fumante, assintomática, tumor de reto superior operado com intuito curativo que aos 18 meses de acompanhamento apresentou leve aumento da concentração sérica do CEA. Submetida ao PET-*SCAN*, este revelou aumento da atividade glicolítica na topografia da anastomose com taxa SUV de 4,3 questionando sua origem. Colonoscopia demonstrou área nodular subepitelial em forma de prega na anastomose. A EE demonstrou área nodular hipoecoica e heterogênea, medindo 18 mm de tamanho e a EE-PAAF, adenocarcinoma recidivado (Laboratório MicroImagem®).

utilidade da EE na detecção das recidivas locais do tumor de reto tem sido demonstrada em diversos estudos, sobretudo naquelas com aspecto subepitelial.[137,138] Constitui outros objetivos, o aumento da taxa de ressecção curativa e, consequentemente, da sobrevida destes pacientes.

Por visão ecoendoscópica, a lesão ulcerada corresponde à massa hipoecoica e heterogênea com perda dos limites entre as camadas, o que caracteriza a infiltração transmural. Já as lesões subepiteliais, na visão transmural, demonstram conter área nodular ou espessamento hipoecoico e heterogêneo subjacente à camada mucosa distorcendo as camadas submucosa e muscular própria. Por outro lado, a imagem ecoendoscópica exclusiva pode não distinguir entre a lesão benigna e a maligna.

No diagnóstico diferencial devem ser considerados, entre outros, o espessamento secundário à radiação, granulomas de sutura, cistos de retenção pós-operatórios, loja com conteúdo de fístula e abscessos.[139,140] Para esclarecer a natureza da lesão, quando a anastomose é baixa, é possível utilizar a punção aspirativa orientada digitalmente que apresenta taxa de sensibilidade é de 88%.[141] No entanto, a ecoendoscopia possibilita identificar e puncionar, sob visão direta, com grande precisão e segurança, por meio da EE-PAAF, o melhor local na área nodular (aquele considerado como tendo material mais representativo para o resultado citológico) a fim de ter evidência histológica adicional. A presença de aspirado purulento, líquido mucoide, restos celulares inflamatórios ou células ciliadas sugerem a natureza não neoplásica.[142] Irisawa et al., avaliando o impacto da EE-PAAF na recidiva do câncer de reto, demonstraram taxas de sensibilidade e especificidade altas, respectivamente, 100 e 100%.[143]

Não obstante sua importância no diagnóstico da RLR, algumas questões persistem para investigação:

A) O acompanhamento ecoendoscópico sistemático no pós-operatório do câncer de reto deve ser feito ou apenas quando os sintomas aparecerem?
B) A identificação da recidiva em fase assintomática aumenta a taxa de ressecção curativa?
C) Este avanço diagnóstico se traduz em um ganho de sobrevida?
D) A EETR, associada ao exame endoscópico convencional (colonoscopia ou retossigmoidoscopia) é o melhor exame para o acompanhamento da anastomose colorretal ou coloanal?
E) Qual deve ser a periodicidade do(s) procedimento(s)?

O acompanhamento ecoendoscópico sistemático no pós-operatório do câncer de reto permitiu identificar maior numero de lesões ressecáveis (10%) do que o grupo sem acompanhamento sistemático (4%).[144] Em relação à sobrevida destes pacientes, não há consenso na literatura. Por um lado, Adloff et al. demonstraram taxa de sobrevida mais elevada no grupo com seguimento até o 3º ano de pós-operatório; por outro, Ovaska et al. registraram taxas semelhantes nos dois grupos de pacientes.[144,145] A crítica se concentra no desenho dos estudos, caráter retrospectivo não randomizado com seleção de casos não controlados. Assim, a taxa de sobrevida média varia entre 30 a 40% em 5 anos.

No que diz respeito ao método de acompanhamento, os estudos tem demonstrado resultados favoráveis à inclusão sistemática da EETR no acompanhamento destes pacientes. Para citar apenas alguns, dois estudos comparando EETR com RTS apresentaram taxas de sensibilidade para detecção da recidiva anastomótica de, respectivamente, 100 e 70%.[146,147] Outros três estudos comparando o acompanhamento por EETR e TC pélvica demonstraram taxas de sensibilidade variando entre 80 a 100% e entre 0 a 70%, respectivamente.[148-150]

Entretanto, nos pacientes tratados com radioterapia pré ou pós-operatória, a sensibilidade da EETR é menor porquanto se torna difícil diferenciar as alterações secundárias da irradiação das neoplásicas. Para auxiliar na interpretação das imagens, Marc Giovannini ressalta a importância de se ter imagens de referência da anastomose 2 a 3 meses após a cirurgia em casos tratados com radioterapia pré-operatória ou 3 a 4 meses após seu término nos casos de tratamento pós-operatório. Nos casos de dúvida, deve-se sempre utilizar a punção ecoguiada e a análise do aspirado celular.

Por fim, a EETR é considerada o exame mais exato e de menor custo para o acompanhamento das anastomoses colorretais ou coloanais, sendo que seus resultados são reproduzidos na literatura.

REFERÊNCIAS BIBLIOGRÁFICAS

1. Nickl NJ, Bhutani MS, Catalano M et al. Clinical implications of endoscopic ultrasound: the American Endosonography Club Study. Gastrointest Endosc 1996;44(4):371-77.
2. Jafri I, Saltzman J, Colby J et al. Evaluation of the impact of endoscopic ultrasonography in gastrointestinal disease. Gastrointest Endosc 1996;44:367-70
3. Hiele M. Impact clinique de l'echoendoscopie. Acta Endoscopica 1999;29(1):1-3.
4. Chang KJ, Nguyen P, Erickson RA et al. The clinical utility of endoscopic ultrasound-guided fine-needle aspiration in the diagnosis and staging of pancreatic carcinoma. Gastrointest Endosc 1997;45(5):387-93.
5. Giovannini M, Monges G, Bernardini B et al. Diagnostic and therapeutic value of the endoscopic ultrasound (EUS) guided biopsy. Results in 522 patients. Abstract. 1998. Gastroenterology 1998 Apr. 15;114:A16.
6. Gress FG, Hawes RH, Savides TJ et al. Endoscopic ultrasound-guided fine-needle aspiration biopsy using linear array and radial scanning endosonography. Gastrointest Endosc 1997;45(3):243-50.
7. Wiersema MJ, Vilmann P, Giovannini M et al. Endosonography-guided fine-needle aspiration biopsy: diagnostic accuracy and complication assessment. Gastroenterology 1997;112(4):1087-95.
8. Williams D, Sahai A, Aabakken L et al. Endoscopic ultrasound guided fine-needle aspiration biopsy: a large single center experience. Gut 1999;44:720-26
9. Mortensen MB, Pless T, Durup J et al. Clinical impact of endoscopic ultrasound-guided fine needle aspiration biopsy in patients with upper gastrointestinal tract malignancies. A prospective study. Endoscopy 2001;33(6):478-83.
10. Vasquez-Sequeiros E, Norton I, Clain J et al. Impact of EUS-guided fine needle aspiration on lymph node staging in patients with esophageal carcinoma. Gastrointest Endosc 2001;53(7):751-57.
11. Fritscher-Ravens A, Petrasch S, Reinacher-Schick A et al. Diagnostic value of endoscopic ultrasonography-guided fine-needle aspiration cytology of mediastinal masses in patients with intrapulmonary lesions and nondiagnostic bronchoscopy. Respiration 1999;66(2):150-55.
12. Bhutani MS, Hawes RH, Baron PL et al. Endoscopic ultrasound guided fine needle aspiration of malignant pancreatic lesions. Endoscopy 1997;29(9):854-58.
13. Gress F, Savides T, Sandler A. Endoscopic ultrasonography, fine-needle aspiration biopsy guided by endoscopic ultrasonography, and computed tomography in the preoperative staging of non small-cell lung cancer: A comparison study. Ann Intern Med 1997;127:604-12.
14. Giovannini M, Seitz JF, Monges G et al. Fine-needle aspiration cytology guided by endoscopic ultrasonography: results in 141 patients. Endoscopy 1995;27(2):171-77.
15. Vilmann P, Jacobsen GK, Henriksen FW et al. Endoscopic ultrasonography with guided fine needle aspiration biopsy in pancreatic disease. Gastrointest Endosc 1992;38(2):172-73.
16. Hwang JH, Saunders MD, Rulyak SJ et al. A prospective study comparing endoscopy and EUS in the evaluation of GI subepithelial masses. Gastrointest Endosc 2005;62(2):202-8.
17. Krinsky M, Binmoeller B. Endoscopic ultrasound for the characterization of subepithelial lesions of the upper gastrointestinal tract. UpToDate [Internet] 2012(08/04/2012).
18. Nilsson B, Bumming P, Meis-Kindblom JM et al. Gastrointestinal stromal tumors: the incidence, prevalence, clinical course, and prognostication in the preimatinib mesylate era—a population-based study in western Sweden. Cancer 2005;103(4):821-29.
19. Agaimy A, Wunsch PH, Hofstaedter F et al. Minute gastric sclerosing stromal tumors (GIST tumorlets) are common in adults and frequently show c-KIT mutations. Am J Surg Pathol 2007;31(1):113-20.
20. Tran T, Davila JA, El-Serag HB. The epidemiology of malignant gastrointestinal stromal tumors: an analysis of 1,458 cases from 1992 to 2000. Am J Gastroenterol 2005;100(1):162-68.
21. Demetri G, Morgan J, Raut C. Epidemiology, classification, clinical presentation, prognostic features, and diagnostic work-up of gastrointestinal mesenchymal neoplasms including GIST UpToDate: Wolters Kluwer Health, 2012 [Citado em: 08 Abr. 2012].
22. Miettinen M, Kopczynski J, Makhlouf HR et al. Gastrointestinal stromal tumors, intramural leiomyomas, and leiomyosarcomas in the duodenum: a clinicopathologic, immunohistochemical, and molecular genetic study of 167 cases. Am J Surg Pathol 2003;27(5):625-41.
23. West RB, Corless CL, Chen X, Rubin BP, Subramanian S, Montgomery K et al. The novel marker, DOG1, is expressed ubiquitously in gastrointestinal stromal tumors irrespective of KIT or PDGFRA mutation status. Am J Pathol 2004;165(1):107-13.

24. Palazzo L, Landi B, Cellier C et al. Endosonographic features predictive of benign and malignant gastrointestinal stromal cell tumours. *Gut* 2000;46(1):88-92.
25. Ando N, Goto H, Niwa Y et al. The diagnosis of GI stromal tumors with EUS-guided fine needle aspiration with immunohistochemical analysis. *Gastrointest Endosc* 2002;55(1):37-43.
26. Fletcher CD, Berman JJ, Corless C et al. Diagnosis of gastrointestinal stromal tumors: a consensus approach. *Hum Pathol* 2002;33(5):459-65.
27. Huang HY, Li CF, Huang WW et al. A modification of NIH consensus criteria to better distinguish the highly lethal subset of primary localized gastrointestinal stromal tumors: a subdivision of the original high-risk group on the basis of outcome. *Surgery* 2007;141(6):748-56.
28. Miettinen M, Lasota J. Gastrointestinal stromal tumors: pathology and prognosis at different sites. *Semin Diagn Pathol* 2006;23(2):70-83.
29. Frost D, Lasota J, Miettinen M. Gastrointestinal stromal tumors and leiomyomas in the dog: a histopathologic, immunohistochemical, and molecular genetic study of 50 cases. *Vet Pathol*. 2003;40(1):42-54.
30. Mendes da Costa P, Beernaerts A. Benign tumours of the upper gastro-intestinal tract (stomach, duodenum, small bowel): a review of 178 surgical cases. Belgian multicentric study. *Acta Chir Belg* 1993;93(2):39-42.
31. Nakamura S, Iida M, Suekane H et al. Endoscopic removal of gastric lipoma: diagnostic value of endoscopic ultrasonography. *Am J Gastroenterol* 1991;86(5):619-21.
32. Kim HS, Lee SY, Lee YD et al. Gastric lymphangioma. *J Korean Med Sci* 2001;16(2):229-32.
33. Agret F, Nahon S, Tuszinsky T et al. Hemorrhagic cystic lymphangioma of the duodenum treated successfully by argon plasma. *Gastroenterol Clin Biol* 2004;28(11):1181-82.
34. Chen XZ, Yang K, Lu T et al. Uncommon giant submucosal tumor of stomach. *Dig Surg* 2008;25(5):333-4.
35. Fujikawa T, Kurata M, Takaori K et al. Solitary cavernous hemangioma of the duodenum: report of a case. *Surg Today* 1996;26(10):807-9.
36. Rakoczy G, Szlavy L, Verebely T et al. A case of successfully treated duodenal hemangioma. *Orvosi Hetilap* 1991;132(1):33-34.
37. Patti R, Almasio PL, Di Vita G. Granular cell tumor of stomach: a case report and review of literature. *World J Gastroenterol* 2006;12(21):3442-45.
38. Cacovean D, Gheorghe C, David L et al. Upper digestive haemorrhage of a rare cause: benign duodenal schwannoma. *Chirurgia (Bucur)* 2004;99(6):571-74.
39. Ildstad ST, Tollerud DJ, Weiss RG et al. Duplications of the alimentary tract. Clinical characteristics, preferred treatment, and associated malformations. *Ann Surg* 1988;208(2):184-89.
40. Modlin IM, Lye KD, Kidd M. A 5-decade analysis of 13,715 carcinoid tumors. *Cancer* 2003;97(4):934-59.
41. Scherubl H, Cadiot G, Jensen RT et al. Neuroendocrine tumors of the stomach (gastric carcinoids) are on the rise: small tumors, small problems? *Endoscopy* 2010;42(8):664-71.
42. Thomas-Marques L, Murat A, Delemer B et al. Prospective endoscopic ultrasonographic evaluation of the frequency of nonfunctioning pancreaticoduodenal endocrine tumors in patients with multiple endocrine neoplasia type 1. *Am J Gastroenterol* 2006;101(2):266-73.
43. Ruszniewski P, Amouyal P, Amouyal G et al. Localization of gastrinomas by endoscopic ultrasonography in patients with Zollinger-Ellison syndrome. *Surgery* 1995;117(6):629-35.
44. Langer P, Kann PH, Fendrich V et al. Prospective evaluation of imaging procedures for the detection of pancreaticoduodenal endocrine tumors in patients with multiple endocrine neoplasia type 1. *World J Surg* 2004;28(12):1317-22.
45. Mullen JT, Wang H, Yao JC et al. Carcinoid tumors of the duodenum. *Surgery* 2005;138(6):971-77; discussion 7-8.
46. Zyromski NJ, Kendrick ML, Nagorney DM et al. Duodenal carcinoid tumors: how aggressive should we be? *J Gastrointest Surg* 2001;5(6):588-93.
47. Nwakakwa V, Kahaleh M, Bennett A et al. EMR of ampullary gangliocytic paragangliomas. *Gastrointest Endosc* 2005;62(2):318-22.
48. Smithline AE, Hawes RH, Kopecky KK et al. Gangliocytic paraganglioma, a rare cause of upper gastrointestinal bleeding. Endoscopic ultrasound findings presented. *Dig Dis Sci* 1993;38(1):173-77.
49. Hengstler P, Binek J, Meyenberger C. Endoscopic resection of a juxtapapillary gangliocytic paraganglioma. *Endoscopy* 2003;35(7):633-34.
50. Faigel DO. Managing subepithelial lesions: when and how to use EUS. In: ASGE. (Ed.). *Annual Postgraduate Course Syllabus; May 24*. Los Angeles, CA: USA, 2006. p. 41-50.
51. Quint LE, Bogot NR. Staging esophageal cancer. *Cancer Imaging* 2008;8 Spec No A:S33-42.
52. Chak A, Canto MI, Cooper GS et al. Endosonographic assessment of multimodality therapy predicts survival of esophageal carcinoma patients. *Cancer* 2000;88(8):1788-95.
53. van Vliet EP, Heijenbrok-Kal MH, Hunink MG et al. Staging investigations for oesophageal cancer: a meta-analysis. *Br J Cancer* 2008;98(3):547-57.
54. Kumbasar B. Carcinoma of esophagus: radiologic diagnosis and staging. *Eur J Radiol* 2002;42(3):170-80.
55. Pfau PR, Ginsberg GG, Lew RJ. EUS predictors of long-term survival in esophageal carcinoma. *Gastrointest Endosc* 2001;53(4):463-69.
56. Catalano MF, Sivak Jr MV, Rice T et al. Endosonographic features predictive of lymph node metastasis. *Gastrointest Endosc* 1994;40(4):442-46.
57. Paterson S, Duthie F, Stanley AJ. Endoscopic ultrasound-guided elastography in the nodal staging of oesophageal cancer. *World J Gastroenterol* 2012;18(9):889-95.
58. Quint LE, Hepburn LM, Francis IR et al. Incidence and distribution of distant metastases from newly diagnosed esophageal carcinoma. *Cancer* 1995;76(7):1120-25.
59. Wallace MB, Nietert PJ, Earle C et al. An analysis of multiple staging management strategies for carcinoma of the esophagus: computed tomography, endoscopic ultrasound, positron emission tomography, and thoracoscopy/laparoscopy. *Ann Thorac Surg* 2002;74(4):1026-32.
60. Ghiță D, Glavici A, Plesea IE et al. Invasion assessment in gastric carcinoma - imagistic and histopathologic combined study. *Rom J Morphol Embryol* 2011;52(1 Suppl):349-61.
61. Malheiros C, Ardengh J, Santo G et al. Ecoendoscopia na avaliação pré-operatória do estádio em doentes com câncer gástrico: correlação com os achados cirúrgicos e/ou histopatológicos. *Arq Gastroenterol* 2008;45(1):22-27.
62. Bozzetti F, Bignami P, Bertario L et al. Surgical treatment of gastric cancer invading the oesophagus. *Eur J Surg Oncol* 2000;26(8):810-14.
63. Nakamura S, Matsumoto T, Suekane H. Predictive value of endoscopic ultrassonography for regression of gastric low grade and high grade MALT lymphomas after eradication of Helicobacter pylori. *Gut* 2001;48:454-60.
64. al Mofleh IA. Endoscopic features of primary upper gastrointestinal lymphoma. *J Clin Gastroenterol* 1994;19(1):69-73; discussion -4.
65. Al-Akwaa AM, Siddiqui N, Al-Mofleh IA. Primary gastric lymphoma. *World J Gastroenterol* 2004;10(1):5-11.
66. Kitamura K, Yamaguchi T, Okamoto K et al. Early gastric lymphoma: a clinicopathologic study of ten patients, literature review, and comparison with early gastric adenocarcinoma. *Cancer* 1996;77(5):850-57.
67. Park SH, Han JK, Kim TK et al. Unusual gastric tumors: radiologic-pathologic correlation. *Radiographics* 1999;19(6):1435-46.
68. Yucel C, Ozdemir H, Isik S. Role of endosonography in the evaluation of gastric malignancies. *J Ultrasound Med* 1999;18(4):283-88.
69. Di Raimondo F, Caruso L, Bonanno G et al. Is endoscopic ultrasound clinically useful for follow-up of gastric lymphoma? *Ann Oncol* 2007;18(2):351-56.
70. Fritz A, Ries L. The SEER Program code manual. 3rd ed. [Bethesda, Md.?]: Cancer Statistics Branch, Surveillance Program, Division of Cancer Control and Population Sciences. National Cancer Institute, National Institutes of Health, Public Health Service, U.S. Dept. of Health and Human Services; 1998. 1 v. (various pagings)p.
71. Trede M, Schwall G, Saeger HD. Survival after pancreatoduodenectomy. 118 consecutive resections without an operative mortality. *Ann Surg* 1990;211(4):447-58.
72. Warshaw AL, Gu ZY, Wittenberg J et al. Preoperative staging and assessment of resectability of pancreatic cancer. *Arch Surg* 1990;125(2):230-33.
73. Steer ML. *Clinical manifestations, diagnosis, and surgical staging of exocrine pancreatic cancer.* ©2007 UpToDate® [Internet]. 2007 28/10/2007. Disponível em: <http://www.utdol.com/utd/content/topic.do?topicKey=gicancer/23938&selectedTitle=2~150&source=search_result>
74. Lim JE, Chien MW, Earle CC. Prognostic factors following curative resection for pancreatic adenocarcinoma: a population-based, linked database analysis of 396 patients. *Ann Surg* 2003;237(1):74-85.
75. Erickson RA, Garza AA. Impact of endoscopic ultrasound on the management and outcome of pancreatic carcinoma. *Am J Gastroenterol* 2000;95(9):2248-54.
76. Solcia E, Capella C, Kloppel G. Tumors of the exocrine pancreas. In: Solcia E, Capella C, Kloppel G. (Eds.). *Tumors of the pancreas.* Washington, DC: Armed Forces Institute of Pathology, 1997. p. 145.
77. Rosch T, Dittler HJ, Strobel K et al. Endoscopic ultrasound criteria for vascular invasion in the staging of cancer of the head of the pancreas: a blind reevaluation of videotapes. *Gastrointest Endosc* 2000;52(4):469-77.

78. García J, Noia J, Muñoz J. Endoscopic ultrasound in the diagnosis and staging of pancreatic cancer. *Rev Esp Enferm Dig* (Madrid) 2009;101(9):8.
79. Agarwal B, Abu-Hamda E, Molke KL et al. Endoscopic ultrasound-guided fine needle aspiration and multidetector spiral CT in the diagnosis of pancreatic cancer. *Am J Gastroenterol* 2004;99(5):844-50.
80. DeWitt J, Devereaux B, Chriswell M et al. Comparison of endoscopic ultrasonography and multidetector computed tomography for detecting and staging pancreatic cancer. *Ann Intern Med* 2004;141(10):753-63.
81. Legmann P, Vignaux O, Dousset B et al. Pancreatic tumors: comparison of dual-phase helical CT and endoscopic sonography. *AJR Am J Roentgenol* 1998;170(5):1315-22.
82. Singh S, Reddymasu S, Waheed S et al. Endoscopic ultrasonography findings in patients with non-specific changes of the pancreas on computed tomography: a single-center experience. *Dig Dis Sci* 2008;53(10):2799-804.
83. Catanzaro A, Richardson S, Veloso H et al. Long-term follow-up of patients with clinically indeterminate suspicion of pancreatic cancer and normal EUS. *Gastrointest Endosc* 2003;58(6):836-40.
84. Dewitt J, Devereaux BM, Lehman GA et al. Comparison of endoscopic ultrasound and computed tomography for the preoperative evaluation of pancreatic cancer: a systematic review. *Clin Gastroenterol Hepatol* 2006;4(6):717-25; quiz 664.
85. Palazzo L, Roseau G, Gayet B et al. Endoscopic ultrasonography in the diagnosis and staging of pancreatic adenocarcinoma. Results of a prospective study with comparison to ultrasonography and CT scan. *Endoscopy* 1993;25(2):143-50.
86. Brugge WR, Lee MJ, Kelsey PB et al. The use of EUS to diagnose malignant portal venous system invasion by pancreatic cancer. *Gastrointest Endosc* 1996;43(6):561-67.
87. Puli SR, Singh S, Hagedorn CH et al. Diagnostic accuracy of EUS for vascular invasion in pancreatic and periampullary cancers: a meta-analysis and systematic review. *Gastrointest Endosc* 2007;65(6):788-97.
88. Itokawa F, Itoi T, Sofuni A et al. EUS elastography combined with the strain ratio of tissue elasticity for diagnosis of solid pancreatic masses. *J Gastroenterol* 2011;46(6):843-53.
89. Soriano A, Castells A, Ayuso C et al. Preoperative staging and tumor resectability assessment of pancreatic cancer: prospective study comparing endoscopic ultrasonography, helical computed tomography, magnetic resonance imaging, and angiography. *Am J Gastroenterol* 2004;99(3):492-501.
90. Fernandez-del Castillo C, Warshaw AL. Cystic neoplasms of the pancreas. *Pancreatology* 2001;1(6):641-47.
91. de Jong K, Bruno MJ, Fockens P. Epidemiology, diagnosis, and management of cystic lesions of the pancreas. *Gastroenterol Res Pract* 2012;2012:147465.
92. Sperti C, Pasquali C, Guolo P et al. Serum tumor markers and cyst fluid analysis are useful for the diagnosis of pancreatic cystic tumors. *Cancer* 1996;78(2):237-43.
93. Levy M, Levy P, Hammel P et al. Diagnosis of cystadenomas and cystadenocarcinomas of the pancreas. Study of 35 cases. *Gastroenterol Clin Biol* 1995;19(2):189-96.
94. Fritscher-Ravens A, Izbicki JR, Sriram PV et al. Endosonography-guided, fine-needle aspiration cytology extending the indication for organ-preserving pancreatic surgery. *Am J Gastroenterol* 2000;95(9):2255-60.
95. Ardengh JC, De Paulo AG, Ferrari A. Value of endoscopic ultrasound-guided fine-needle aspiration in the mangement of patients with pancreatic neoplastic cysts. [Abstract #75 in Advances in endoscopic ultrasound. Proceedings of the 13th International Symposium. October 4-6, 2002, New York, New York. USA]. *Gastrointest Endosc* 2002;56(4 Suppl):S120.
96. Brugge W. Diagnosis of pancreatic cystadenomas: A report of the national cooperative pancreatic cyst study. [Abstract]. *Gastrointest Endosc* 2002;56(4):S119.
97. O'Toole D, Palazzo L, Hammel P et al. Macrocystic pancreatic cystadenoma: The role of EUS and cyst fluid analysis in distinguishing mucinous and serous lesions. *Gastrointest Endosc* 2004;59(7):823-29.
98. Morohoshi T, Held G, Kloppel G. Exocrine pancreatic tumours and their histological classification. A study based on 167 autopsy and 97 surgical cases. *Histopathology* 1983;7(5):645-61.
99. Michael H, Gress F. Diagnosis of cystic neoplasms with endoscopic ultrasound. *Gastrointest Endosc Clin N Am* 2002;12(4):719-33.
100. Palazzo L, Hammel P, Cellier C et al. Les tumeurs kystiques du pancréas. *Acta Endoscopica* 2000;30:361-66.
101. Guaraldi S. A contribuição da ecoendoscopia no diagnóstico e na terapêutica das lesões císticas de pâncreas [Mestrado]. Rio de Janeiro: Universidade Federal do Rio de Janeiro, 2005.
102. Zamboni G, Scarpa A, Bogina G et al. Mucinous cystic tumors of the pancreas: clinicopathological features, prognosis, and relationship to other mucinous cystic tumors. *Am J Surg Pathol* 1999;23(4):410-22.
103. Shimizu Y, Yasui K, Yamao K et al. Possible oncogenesis of mucinous cystic tumors of the pancreas lacking ovarian-like stroma. *Pancreatology* 2002;2(4):413-20.
104. Leung KK, Ross WA, Evans D et al. Pancreatic cystic neoplasm: the role of cyst morphology, cyst fluid analysis, and expectant management. Ann Surg Oncol 2009;16(10):2818-24.
105. Tanaka M, Chari S, Adsay V et al. International consensus guidelines for management of intraductal papillary mucinous neoplasms and mucinous cystic neoplasms of the pancreas. *Pancreatology* 2006;6(1-2):17-32.
106. Maguchi H. Clinicopathological and diagnostic study of mucin producing pancreatic tumors. *Nippon Shokakibyo Gakkai Zasshi* 1994;91(5):1003-15.
107. Papavramidis T, Papavramidis S. Solid pseudopapillary tumors of the pancreas: review of 718 patients reported in English literature. *J Am Coll Surg* 2005;200(6):965-72.
108. Tipton SG, Smyrk TC, Sarr MG et al. Malignant potential of solid pseudopapillary neoplasm of the pancreas. *Br J Surg* 2006;93(6):733-37.
109. Iglesias-Garcia J, Poley JW, Larghi A et al. Feasibility and yield of a new EUS histology needle: results from a multicenter, pooled, cohort study. *Gastrointest Endosc* 2011;73(6):1189-96.
110. Hruban RH, Adsay NV, Albores-Saavedra J et al. Pancreatic intraepithelial neoplasia: a new nomenclature and classification system for pancreatic duct lesions. *Am J Surg Pathol* 2001;25(5):579-86.
111. Varadarajulu S, Tamhane A, Eloubeidi MA. Yield of EUS-guided FNA of pancreatic masses in the presence or the absence of chronic pancreatitis. *Gastrointest Endosc* 2005;62(5):728-36; quiz 51, 53.
112. Harewood GC, Wiersema MJ. Endosonography-guided fine needle aspiration biopsy in the evaluation of pancreatic masses. *Am J Gastroenterol* 2002;97(6):1386-91.
113. Eloubeidi MA, Chen VK, Eltoum IA et al. Endoscopic ultrasound-guided fine needle aspiration biopsy of patients with suspected pancreatic cancer: diagnostic accuracy and acute and 30-day complications. *Am J Gastroenterol* 2003;98(12):2663-68.
114. Iglesias-Garcia J, Dominguez-Munoz E, Lozano-Leon A et al. Impact of endoscopic ultrasound-guided fine needle biopsy for diagnosis of pancreatic masses. *World J Gastroenterol* 2007;13(2):289-93.
115. Eloubeidi MA, Varadarajulu S, Desai S et al. A prospective evaluation of an algorithm incorporating routine preoperative endoscopic ultrasound-guided fine needle aspiration in suspected pancreatic cancer. *J Gastrointest Surg* 2007;11(7):813-19.
116. Monges G, Guaraldi S, Romano S. *Punção ecoguiada de pâncreas.* Ecoendoscopia - SOBED (em fase de publicação)2012.
117. Figueiredo FA, Giovannini M, Monges G et al. Pancreatic endocrine tumors: a large single-center experience. *Pancreas* 2009;38(8):936-40.
118. Lambert R, Caletti G, Cho E et al. International Workshop on the clinical impact of endoscopic ultrasound in gastroenterology. *Endoscopy* 2000;32(7):549-84.
119. Eloubeidi MA, Tamhane A, Varadarajulu S et al. Frequency of major complications after EUS-guided FNA of solid pancreatic masses: a prospective evaluation. *Gastrointest Endosc* 2006;63(4):622-29.
120. Micames C, Jowell PS, White R et al. Lower frequency of peritoneal carcinomatosis in patients with pancreatic cancer diagnosed by EUS-guided FNA vs. percutaneous FNA. *Gastrointest Endosc* 2003;58(5):690-95.
121. Levy MJ, Heimbach JK, Gores GJ. Endoscopic ultrasound staging of cholangiocarcinoma. *Curr Opin Gastroenterol* 2012;28(3):244-52.
122. Regadas S, Regadas F, Rodrigues L et al. Estadiamento ultrassonográfico de tumores no reto: aspectos técnicos de exame e revisão da literatura. *Rev Bras Coloproct* 2001;21(2):65-69.
123. Edelman BR, Weiser MR. Endorectal ultrasound: its role in the diagnosis and treatment of rectal cancer. *Clin Colon Rectal Surg* 2008;21(3):167-77.
124. Kumar A, Scholefield JH. Endosonography of the anal canal and rectum. *World J Surg* 2000;24(2):208-15.
125. Massari M, De Simone M, Cioffi U et al. Value and limits of endorectal ultrasonography for preoperative staging of rectal carcinoma. *Surg Laparosc Endosc* 1998;8(6):438-44.
126. Garcia-Aguilar J, Pollack J, Lee SH et al. Accuracy of endorectal ultrasonography in preoperative staging of rectal tumors. *Dis Colon Rectum* 2002;45(1):10-15.
127. Solomon MJ, McLeod RS. Endoluminal transrectal ultrasonography: accuracy, reliability, and validity. *Dis Colon Rectum* 1993;36(2):200-5.

128. Akasu T, Iinuma G, Fujita T et al. Thin-section MRI with a phased-array coil for preoperative evaluation of pelvic anatomy and tumor extent in patients with rectal cancer. *AJR Am J Roentgenol* 2005;184(2):531-38.
129. Halefoglu AM, Yildirim S, Avlanmis O et al. Endorectal ultrasonography versus phased-array magnetic resonance imaging for preoperative staging of rectal cancer. *World J Gastroenterol* 2008;14(22):3504-10.
130. Cartana ET, Parvu D, Saftoiu A. Endoscopic ultrasound: current role and future perspectives in managing rectal cancer patients. *J Gastrointestin Liver Dis* 2011;20(4):407-13.
131. Gleeson FC, Clain JE, Papachristou GI et al. Prospective assessment of EUS criteria for lymphadenopathy associated with rectal cancer. *Gastrointest Endosc* 2009;69(4):896-903.
132. Giovannini M. Quelle est la place de l'échographie endo-rectale dans la surveillance des cancers du rectum opérés? *Gastroenterol Clin Biol* 1998;22:266-68.
133. Minsky BD, Mies C, Recht A et al. Resectable adenocarcinoma of the rectosigmoid and rectum. I. Patterns of failure and survival. *Cancer* 1988;61(7):1408-16.
134. Heald RJ, Ryall RD. Recurrence and survival after total mesorectal excision for rectal cancer. *Lancet* 1986;1(8496):1479-82.
135. Bosset JF, Arbez-Gindre F, Pelissier E et al. Anatomo-pathological factors in the prognosis of rectal cancers. A mono- and multifactorial study. *Gastroenterol Clin Biol* 1986;10(11):728-35.
136. Woodward T, Menke D. Diagnosis of recurrent rectal carcinoma by EUS-guided fine-needle aspiration. *Gastrointest Endosc* 2000;51(2):223-25.
137. Rotondano G, Esposito P, Pellecchia L et al. Early detection of locally recurrent rectal cancer by endosonography. *Br J Radiol* 1997;70(834):567-71.
138. Novell F, Pascual S, Viella P et al. Endorectal ultrasonography in the follow-up of rectal cancer. Is it a better way to detect early local recurrence? *Int J Colorectal Dis* 1997;12(2):78-81.
139. Lindmark G, Elvin A, Pahlman L et al. The value of endosonography in preoperative staging of rectal cancer. *Int J Colorectal Dis* 1992;7(3):162-66.
140. Hizawa K, Aoyagi K, Suekane H et al. Suture granuloma in rectal anastomosis mistaken for locally recurrent cancer. *J Clin Gastroenterol* 1996;23(1):78-79.
141. Wiig JN, Berner A, Tveit KM et al. Evaluation of digitally guided fine needle aspiration cytology versus fine needle core biopsy for the diagnosis of recurrent rectal cancer. *Int J Colorectal Dis* 1996;11(6):272-75.
142. Eloubeidi MA, Cohn M, Cerfolio RJ et al. Endoscopic ultrasound-guided fine-needle aspiration in the diagnosis of foregut duplication cysts: the value of demonstrating detached ciliary tufts in cyst fluid. *Cancer* 2004;102(4):253-58.
143. Irisawa A, Bhutani M, Hikichi T et al. Value of EUS-Guided fine needle aspiration via rectum for the diagnosis of recurrent rectal carcinoma and peri-rectal malignant tumors (abst T1577). *Gastrointest Endosc* 2004;59(5):219.
144. Ovaska JT, Järvinen HJ, Mecklin JP. The value of a follow-up programme after radical surgery for colorectal carcinoma. *Scand J Gastroenterol* 1989;24(4):416-22.
145. Adloff M, Arnaud JP, Ollier JC et al. Can the prognosis of patients treated surgically in cancer of the rectum or colon be improved by follow-up? Prospective study of 909 patients. *Chirurgie* 1989;115(3):228-36; discussion 36-37.
146. Beynon J, Mortensen NJ, Foy DM et al. The detection and evaluation of locally recurrent rectal cancer with rectal endosonography. *Dis Colon Rectum* 1989;32(6):509-17.
147. Tschmelitsch J, Glaser K, Schwarz C et al. Endosonography (ES) in the diagnosis of recurrent cancer of the rectum. *J Ultrasound Med* 1992;11(4):149-53.
148. Scialpi M, Andreatta R, Agugiaro S et al. Rectal carcinoma: preoperative staging and detection of postoperative local recurrence with transrectal and transvaginal ultrasound. *Abdom Imaging* 1993;18(4):381-89.
149. Milsom JW, Lavery IC, Stolfi VM et al. The expanding utility of endoluminal ultrasonography in the management of rectal cancer. *Surgery* 1992;112(4):832-40; discussion 40-41.
150. Romano G, Esercizio L, Santangelo M et al. Impact of computed tomography vs. intrarectal ultrasound on the diagnosis, resectability, and prognosis of locally recurrent rectal cancer. *Dis Colon Rectum* 1993;36(3):261-65.

CAPÍTULO 14

Nutrição em Oncologia – Abordagem Nutricional nos Principais Tumores em Indivíduos Adultos

Nádia Dias Gruezo ▪ Nivaldo Barroso de Pinho ▪ Viviane Dias Rodrigues

EPIDEMIOLOGIA DO CÂNCER

O câncer é uma enfermidade que se caracteriza pelo crescimento descontrolado, rápido e invasivo de células com alteração em seu material genético. Muitos fatores influenciam o desenvolvimento do câncer, que resulta de eventos que geram mutações sucessivas no material genético das células, processo que pode ocorrer ao longo de décadas, em múltiplos estágios.[1]

TUMORES DE CABEÇA E PESCOÇO

Os principais fatores de risco para o câncer de cavidade oral, faringe e laringe são o tabagismo e o consumo de álcool que têm um efeito sinérgico, enquanto o consumo de frutas e vegetais frescos é considerado um dos mais importantes fatores de proteção.[2]

Em todo o mundo, a incidência do câncer da cavidade oral e da faringe é variável, porém, quase sempre, as taxas são mais elevadas entre os homens. De acordo com Mayne *et al.*[3], para o período de 1993-1997, as maiores taxas de incidência dessas neoplasias em homens foram registradas na França (cerca de 40 por 100 mil habitantes por ano) e em mulheres as maiores incidências foram relatadas no Paquistão e na Índia (cerca de 10 por 100 mil habitantes por ano). As taxas observadas no Brasil, na mesma época eram intermediárias em comparação a outros países.

Por outro lado, a incidência do câncer de laringe varia consideravelmente entre os diversos países, entre os homens, as maiores incidências para o período 1993-1997 foram relatadas na Espanha (chegando a 18,0 por 100 mil habitantes por ano, em algumas regiões), França, Itália, Croácia, Polônia e Uruguai. Em mulheres, a ocorrência desse tipo de neoplasia é rara, variando pouco e permanecendo abaixo de um caso por 100 mil habitantes por ano. Os cânceres de cavidade oral, faringe e laringe respondem por cerca de 3% das neoplasias malignas diagnosticadas nos Estados Unidos da América.[4]

No Brasil, em 2004, as neoplasias malignas da cavidade oral, faringe e laringe responderam por 6% das mortes por neoplasias. Em 2005, a taxa de mortalidade específica por esses tumores foi de 16,3 por 100 mil habitantes entre homens com idades entre 30 e 70 anos e de 2,2 por 100 mil mulheres da mesma faixa etária.[5] No Estado do Rio de Janeiro, a taxa de mortalidade específica por neoplasias malignas da cavidade oral, faringe e laringe entre os anos de 1996 a 2005, manteve-se estável em torno de 20 óbitos por 100 mil homens na faixa etária de 30 a 70 anos de idade e entre as mulheres da mesma faixa etária, variou entre 2 e 4 óbitos por 100 mil habitantes (Fig. 1).[5]

O principal sintoma do câncer de cavidade oral é o aparecimento de feridas na boca que não cicatrizam no período de 1 semana. Outros sintomas são ulcerações superficiais com menos de 2 cm de diâmetro e indolores, podendo sangrar ou não, e manchas esbranquiçadas ou avermelhadas nos lábios ou na mucosa bucal. Dificuldade para falar, mastigar e engolir, além de emagrecimento acentuado, dor e presença de linfadenomegalia cervical são sinais de câncer de cavidade oral em estágio avançado.[6]

O primeiro sintoma do câncer de faringe e laringe é considerado indicativo da localização da lesão, por exemplo, odinofagia sugere tumor supraglótico e rouquidão indica tumor glótico e subglótico. O câncer supraglótico geralmente é acompanhado de outros sinais e sintomas como a alteração na qualidade da voz, disfagia leve e sensação de um 'caroço' na garganta. Nas lesões avançadas das pregas vocais, além da rouquidão, pode ocorrer dor na garganta, disfagia e dispneia.[7]

Em se tratando de lesões restritas ao local de origem sem extensão a tecidos ou estruturas vizinhas como linfonodos regionais, quando a doença pode ser considerada inicial, e dependendo da localização, o tratamento de indivíduos com câncer de cabeça e pescoço pode ser cirúrgico ou radioterápico, visto que ambos apresentam resultados semelhantes, expressos por um bom prognóstico em que cerca de 80% dos casos são curados. A quimioterapia (QT) é empregada nos estágios mais avançados da doença, visando a redução do tumor, a fim de possibilitar o tratamento posterior pela radioterapia (RXT) ou cirurgia. O prognóstico, nesses casos, é extremamente grave, tendo em vista a dificuldade de controle dos tumores extensos, a despeito dos tratamentos aplicados.

O procedimento cirúrgico tem sido a modalidade primária para tratamento de câncer de cabeça e pescoço em indivíduos com doença inicial; entretanto, as ressecções cirúrgicas nesses casos, quase sempre requerem a remoção de quantidades significativas de tecidos; por isso, a cirurgia para remover o tumor é, geralmente, complementada com procedimentos terapêuticos reconstrutivos. O objetivo primário da reconstrução cirúrgica é a restauração da função do aparelho aerodigestório para proporcionar condições para o prolongamento da sobrevida e a melhora da qualidade de vida.[8,9]

Porém, deformidades resultantes de cirurgia para ressecção de tumores de cabeça e pescoço são comuns e extensas, particularmente, quando

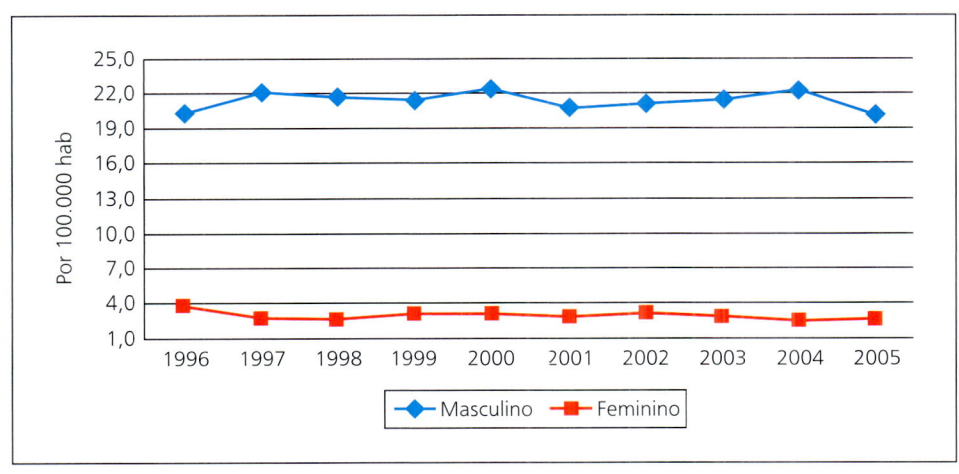

◀ **FIGURA 1.** Taxa de mortalidade específica por neoplasias malignas da cavidade oral, faringe e laringe, por sexo, para indivíduos na faixa etária de 30 a 70 anos de idade, período 1996-2005, Estado do Rio de Janeiro.

a doença é diagnosticada em estágios avançados. Assim, quanto mais precoce for o diagnóstico, maior é a possibilidade de se evitarem deformidades que determinam problemas de fala, de mastigação e deglutição e os consequentes problemas psicossociais.

Complicações pós-operatórias são frequentes em cirurgias deste tipo. Estima-se que a incidência de complicações pós-operatórias em indivíduos com câncer de cabeça e pescoço submetidos à cirurgia de ressecção de massa tumoral seja de 20 a 25%.[10-14] Essas complicações incluem infecções, fístulas, deiscência de anastomose, infecções respiratórias e septicemias que determinam o aumento do período de internação e prejudicam o prognóstico. Inúmeros são os fatores que contribuem para as complicações associadas às cirurgias de cabeça e pescoço, por exemplo, desnutrição, estadiamento da doença, extensão da cirurgia, habilidade do cirurgião e imunocompetência.[10-14]

TUMORES ABDOMINAIS

O número de casos novos de câncer de estômago estimados para o Brasil no ano de 2008 é de 14.080 entre homens e de 7.720 nas mulheres. No mundo, o câncer de estômago configura como a quarta causa mais comum, e em termos de mortalidade, é a segunda causa de óbitos por câncer. A razão mortalidade/incidência é consideravelmente alta em todas as partes do mundo, sendo a sobrevida relativa em 5 anos, considerada baixa cerca de 20% na maioria dos países.[15]

As manifestações clínicas do câncer gástrico precoce são tipicamente vagas e inespecíficas raramente provocando sintomas, ao contrário de uma fase mais avançada da doença na qual os sintomas comumente apresentados são desconforto abdominal, plenitude pós-prandial e perda ponderal. Anorexia e náuseas são sintomas frequentes, os vômitos podem ocorrer quando o tumor invade o piloro, enquanto a disfagia está associada à lesão da cárdia. Hematêmese e melena são relatados em 20% dos casos.[16,17]

O número de casos novos de câncer de esôfago estimados para o Brasil no ano de 2008 é de 7.900 entre homens e de 2.650 nas mulheres.[15] É considerado como a terceira neoplasia mais comum do trato gastrointestinal, situando-se entre as 10 neoplasias mais prevalentes no mundo. Caracteriza-se como doença pouco sintomática em sua fase inicial, sendo o diagnóstico estabelecido já em fase avançada da doença, na maioria dos casos, acarretando elevada mortalidade e prognóstico pouco favorável para os pacientes, considerando-se uma sobrevida de 5 anos, em torno de 12%.[15,17]

O carcinoma esofágico tem início insidioso, produz disfagia em 80 a 90% dos casos e obstrução progressiva e tardia.[17] Os pacientes se ajustam, em nível automaticamente, à sua maior facilidade de deglutição alterando progressivamente sua dieta de alimentos sólidos para líquidos. Outros sintomas característicos são odinofagia presente em até 20% dos casos, dor epigástrica, anorexia e perda ponderal significativa.[17] Em relato de caso sobre 110 pacientes, a perda de peso média na apresentação prévia totalizava 9 kg. Uma revisão de 83.783 pacientes, revelou uma perda de peso media de 10 kg na apresentação inicial.[18]

A taxa de mortalidade por câncer de pâncreas é alta, pois é uma doença de difícil diagnóstico e extremamente agressiva. Segundo a União Internacional Contra o Câncer (UICC), os casos da doença aumentam com o avanço da idade: de 10/100 mil casos entre 40 e 50 anos para 116/100 mil entre 80 e 85 anos. No Brasil, o câncer de pâncreas representa 2% de todos os tipos de câncer, sendo responsável por 4% do total de mortes por câncer. A taxa de sobrevivência após 5 anos para pacientes submetidos a duodenopancreatectomia é menor do que 20% na maioria dos casos.[15,17]

Os sintomas dependem da região onde está localizado o tumor, e os mais perceptíveis são: perda de apetite, perda ponderal (90%), fraqueza, diarreia por consequência da insuficiência pancreática exócrina quando o tumor obstrui a luz do *wirsung* e tonteira. O tumor que atinge a cabeça do pâncreas possui como sintoma comum a icterícia (75%).[18] Outro sintoma do tumor é o aumento do nível da glicose no sangue, causado pela deficiência na produção de insulina. Secreção de bile insuficiente, decorrente da compressão externas das vias biliares ou extra-hepáticas, agrava o quadro de má absorção com aparecimento de esteatorreia e deficiência de minerais e vitaminas lipossolúveis.[15,17-19]

O número de casos novos de câncer de cólon e reto (CCR) estimado para o Brasil no ano de 2008 é de 12.490 casos em homens e de 14.500 em mulheres. Em termos de incidência, o câncer de cólon e reto é a terceira causa mais comum de câncer no mundo em ambos os sexos e a segunda causa em países desenvolvidos. A sobrevida média global em 5 anos varia entre 40 a 50%, não sendo observadas grandes diferenças entre países desenvolvidos e países em desenvolvimento.[15]

O quadro clínico do câncer cólon retal é variável decorrente dos diferentes padrões de crescimento e localização. Os sintomas mais frequentes são sangramento anal ou sangue nas fezes, alteração do hábito intestinal (diarreia e constipação alternados), dor ou desconforto abdominal. Pacientes com tumores de reto podem apresentar sensação de evacuação incompleta, anemia, emagrecimento e adinamia decorrentes da evolução da doença.[17]

DESNUTRIÇÃO E CÂNCER

A desnutrição calórica e proteica em indivíduos com câncer é muito frequente. Diversos fatores estão envolvidos no seu desenvolvimento, particularmente aqueles relacionados ao curso da doença (redução do apetite, dificuldades mecânicas para mastigar e engolir alimentos), efeitos colaterais do tratamento (como alterações no paladar, náuseas, vômitos, diarreias) e jejuns prolongados para exames pré ou pós-operatórios, e são agravadas por condição socioeconômica precária e hábitos alimentares inadequados. Os principais fatores determinantes da desnutrição nesses indivíduos são: a redução na ingestão total de alimentos, as alterações metabólicas provocadas pelo tumor e o aumento da demanda calórica para crescimento do tumor, sendo frequente a ocorrência de desnutrição em indivíduos com câncer.[20-23]

Por outro lado, o tratamento também produz efeitos adversos sobre o estado nutricional desses pacientes. Cirurgia para ressecção de lesões em orofaringe, esôfago e em outros segmentos do sistema digestório podem acarretar redução na ingestão de alimentos e, consequentemente, comprometer ainda mais o estado nutricional. A QT e a RXT também contribui para a desnutrição nesses pacientes, já que podem causar náuseas, vômitos, diarreia, mucosite, febre, perda de peso, disfagia, alterações no paladar e no olfato.[24]

A desnutrição promove alterações morfológicas e funcionais. No pulmão, podem surgir atelectasias e pneumonia decorrente da redução da massa muscular diafragmática e da redução dos níveis de concentração de lecitina nos alvéolos pulmonares em pacientes desnutridos. A desnutrição também modifica a morfologia hepática, provoca edema e atrofia dos hepatócitos, esteatose hepática, degeneração mitocondrial e dos microssomos, e compromete as funções hepáticas, restringindo a capacidade de depuração de fármacos e a síntese de albumina e peptídeos. A desnutrição pode, ainda, afetar as funções gastrointestinais, podendo provocar síndrome de má absorção, translocação intestinal de microrganismos, hipocloridria, por diminuição das enzimas intestinais, perda de gordura e adelgaçamento da parede intestinal, atrofia das mucosas gástrica e intestinal, diminuição das microvilosidades e diminuição da massa celular do tecido linfático associado ao intestino.[25]

O sistema imune também fica prejudicado no paciente desnutrido, devido à diminuição na produção de imunoglobulinas, redução na atividade do sistema complemento, do número de linfócitos T e CD4, arrefecimento do poder bactericida dos neutrófilos, propiciando o aumento da susceptibilidade às infecções de feridas, sepse abdominal e pneumonia pós-operatória.[25] Consequentemente, a desnutrição pode contribuir para a ocorrência de complicações no período pós-operatório, colaborando para o aumento do tempo de internação, comprometendo a qualidade de vida e tornando o tratamento mais oneroso.

A frequência de desnutrição em indivíduos com câncer de cabeça e pescoço é elevada, variando entre 35 a 50% dos casos, e atinge, particularmente, indivíduos com carcinomas de células escamosas de oro e hipofaringe.[26]

A história de perda de peso nos últimos 6 meses é um bom indicador do risco de complicações pós-operatórias em indivíduos com câncer de cabeça e pescoço.[27] Indivíduos com câncer de cabeça e pescoço em estágio avançado de desenvolvimento da doença, com história de perda de peso maior que 10% nos últimos 6 meses é um forte preditor de ocorrência de complicações pós-operatórias[27] e perda de peso inferior a 10% nos 6 meses anteriores à cirurgia associa-se ao risco reduzido (13%) de complicações graves no período pós-operatório. Enquanto história de perda de peso entre 10 e 15% do peso inicial associa-se ao risco elevado (50%) de ocorrência de complicações graves após a cirurgia. Entretanto, quando a história de perda de peso é maior que 15%, a probabilidade de complicações graves após a cirurgia aumentava para 78%.

PLANO TERAPÊUTICO NUTRICIONAL

As condições clínicas, imunológicas e nutricionais impostas pela doença e agravadas pelo diagnóstico tardio, condicionam uma evolução desfavorável a estes pacientes no pós-operatório.

Estratégias devem ser traçadas com o objetivo de uma intervenção nutricional eficaz, que possam minimizar todas estas adversidades em que os pacientes se encontram submetidos.

É recomendada no plano terapêutico nutricional a utilização de instrumentos de avaliação nutricional que permitam a identificação precoce do risco nutricional em que estes pacientes se encontram submetidos. O diagnóstico precoce da desnutrição através de avaliações nutricionais sistematizadas, como avaliação subjetiva global, antropométrica e da mensuração dos níveis de proteína sérica e da resposta imune associado a condutas terapêuticas nutricionais podem prevenir complicações relacionadas ao tratamento oncológico.[28]

Os instrumentos utilizados devem ser sensíveis e que permitam a identificação da presença de sinais e sintomas condicionantes de risco nutricional, comuns nos pacientes com tumores de localização de cabeça e pescoço, como, disfagia e odinofagia, ingestão calórica e proteica insuficiente e história de perda de peso.

O acompanhamento ambulatorial destes pacientes pré- e pós-cirúrgico é parte integrante do tratamento, com adequações da alimentação as condições clinicas e nutricionais, que inclui alterações no conteúdo, na consistência e temperatura dos alimentos, instituição de terapia nutricional enteral e emprego de complementos orais naqueles pacientes com risco nutricional.

As alterações mecânicas observadas nesta pacientes têm uma evolução muito rápida e determinam uma redução importante na ingestão total de nutrientes, sendo, portanto, indicado um acompanhamento ambulatorial mensal ou quinzenal.

TERAPIA NUTRICIONAL EM INDIVÍDUOS COM CÂNCER DE CABEÇA E PESCOÇO SUBMETIDOS AO TRATAMENTO CIRÚRGICO

A maioria dos estudos publicados tem avaliado os efeitos da terapia nutricional pós-operatória aplicada a indivíduos com câncer de cabeça e pescoço analisando taxa de complicações pós-cirúrgicas e a resposta imune, respaldando seus achados com base em dados sobre complicações infecciosas pós-operatórias, tempo de internação, parâmetros nutricionais, bioquímicos ou imunológicos como pré-albumina, transferrina, interleucina-6, proteína C reativa, TNF-alfa, contagem de linfócitos. De modo geral, pode-se dizer que há indicações de que a terapia nutricional pós-operatória promove a redução da incidência de fístula pós-cirúrgica e melhora a resposta imune e inflamatória em indivíduos com câncer de cabeça e pescoço submetidos à cirurgia para ressecção tumoral e que receberam TNE-IM enriquecida com arginina.

Ainda são escassos os estudos que avaliam o efeito da terapia nutricional pré-operatória em indivíduos com câncer de cabeça e pescoço a serem submetidos ao tratamento cirúrgico. Os estudos desenvolvidos analisam a utilização da Terapia Nutricional Imunomoduladora (TNE-IM) comparando a Terapia Nutricional Padrão (TN-padrão), com o emprego de dietas enterais standard.[29-36]

Snyderman et al.[29] avaliaram se a administração de TNE-IM no período perioperatório é superior à TNE-padrão na prevenção de complicações infecciosas pós-operatórias. O estudo foi prospectivo, randomizado e duplo-cego. Foram investigados 136 indivíduos com câncer de cabeça e pescoço, alocados em quatro grupos: um recebeu TNE-IM nos períodos pré e pós-operatórios, o segundo recebeu TNE-IM apenas no período pós-operatório, o terceiro recebeu TNE-padrão nos períodos pré- e pós-operatórios e o último grupo recebeu TNE-padrão apenas no período pós-operatório. Os resultados demonstraram significativa redução na taxa de complicações infecciosas em pacientes que receberam TNE-IM, quando comparados aos que receberam TNE-padrão. Não houve diferença significativa no tempo de internação e na taxa de complicações não infecciosas entre os diferentes grupos. Além disso, a taxa de albumina após a cirurgia dos pacientes que receberam TNE-IM foi significativamente mais elevada do que daqueles que receberam TNE-padrão. Os resultados permitiram aos autores concluir que indivíduos com câncer de cabeça e pescoço submetidos à TNE-IM têm significativa redução na incidência de complicações infecciosas no período pós-operatório em comparação aos indivíduos submetidos à TNE-padrão.

Riso et al.[30] avaliaram se TNE-IM (suplementada com arginina) oferecida no período pós-operatório a indivíduos com câncer de cabeça e pescoço promove melhora do estado imunológico e do estado nutricional e reduz complicações infecciosas e tempo de internação. Após a cirurgia, 44 indivíduos foram randomizados em dois grupos: 1) recebeu TNE-IM (n = 23) e 2) recebeu dieta TNE-padrão (n = 21). Em 13 indivíduos foi observado risco nutricional caracterizado por história de perda de peso maior ou igual a 10% do peso usual nos últimos 6 meses. O grupo que recebeu TNE-IM mostrou aumento significativo (p < 0,05) do número de linfócitos, CD4, CD4/CD8 no quarto dia de pós-operatório e do número de linfócitos, CD3, CD4, CD4/CD8 no oitavo dia de pós-operatório. No grupo de indivíduos com risco nutricional observou-se que aqueles que receberam TNE-IM evoluíram com menores taxas de complicações infecciosas e tempo de internação que o grupo controle (p < 0,05). Os autores concluíram que TNE-IM em indivíduos com tumor de cabeça e pescoço melhora a resposta imunológica pós-operatória e em pacientes com desnutrição promove redução nas complicações infecciosas pós-operatórias.

Bokhorst et al.[31] avaliaram os efeitos da TNE perioperatória em 49 indivíduos com câncer de cabeça e pescoço com história de perda de peso maior que 10% nos últimos 6 meses, randomizados em três grupos, sendo: grupo 1 – recebeu TNE-padrão no período pós-operatório, considerado grupo-controle; grupo 2 – recebeu TNE-padrão nos períodos pré e pós-operatórios e grupo 3 – recebeu TNE-IM nos períodos pré e pós-operatórios suplementada com arginina. Destes pacientes, 31 preencheram um questionário de avaliação de qualidade de vida no primeiro dia antes da TNE pré-operatório, 1 dia depois da cirurgia, e 6 meses depois da cirurgia. Os resultados demonstraram que os indivíduos que receberam terapia nutricional pré-operatória (grupos 2 e 3) evoluíram de forma significativa (p < 0,05) quanto ao estado físico, emocional quando comparado ao período pré-TNE com o período imediatamente após a cirurgia. O grupo 3 evoluiu com redução do apetite (p = 0,05). Os autores concluíram que TNE em indivíduos com de tumor de cabeça e pescoço melhora qualidade de vida no período que precede a cirurgia. Porém, não pôde ser demonstrado nenhum benefício da TNE (padrão ou imunomoduladora) na melhora da qualidade de vida após 6 meses em indivíduos gravemente desnutridos submetidos à TNE pré-operatória.

Bokhorst et al.[32] avaliaram o efeito da terapia nutricional com e sem a suplementação de arginina, sobre o estado nutricional, função imune, morbidade pós-operatória e sobrevida nos mesmos 49 indivíduos citados no estudo citado anteriormente, randomizados da mesma forma. Nos grupos que receberam terapia nutricional pré-operatória, o tempo de administração foi de 9 dias, resultando em uma oferta calórica de 110 a 113% das recomendações calóricas enquanto no grupo-controle, que recebeu somente TNE no período pós-operatório à ingestão calórica no período que antecedeu à cirurgia correspondeu a 79% das recomendações (p = 0,007). Os dois grupos que receberam TNE pré-operatória não apresentaram melhoras em parâmetros nutricionais, bioquímicos ou imunológicos. As taxas de complicações pós-operatórias não foram significativamente diferentes entre os grupos, mas se observou que no grupo suplementado com arginina a sobrevida tendeu a ser maior, embora os resultados não tenham sido estatisticamente significativos (p = 0,15). Os autores concluíram que terapia nutricional pré-operatória suplementada ou não com arginina em pacientes com desnutrição grave não promove melhora do estado nutricional, estado imunológico ou na taxa de complicações pós-operatórias.

Luis et al.[33] submeteram 36 indivíduos pós-cirúrgicos com câncer de cabeça e pescoço à TNE-IM suplementada com arginina e avaliaram os efeitos sobre a proteína C-reativa, interleucina-6 (IL-6) e fator de necrose tumoral (TNF-alfa). Esses indivíduos foram randomizados em dois grupos: o grupo 1 recebeu TNE-IM suplementada com arginina e fibra (n = 18) e o grupo 2 recebeu TNE-padrão (n = 18). Os resultados demonstraram que não houve diferença significativa entre os grupos quanto às proteínas plasmáticas, porém a proteína C reativa diminuiu em ambos os grupos (p < 0,05). A IL6 e o TNF-alfa não se modificaram nos dois grupos. Os linfócitos aumentaram em ambos os grupos (p < 0,05). Os autores concluíram que TNE-IM enriquecida com arginina não modifica concentração sérica de IL6 e TNF-alfa.

Luis et al.,[34] avaliaram a incidência de complicações pós-operatórias em 90 indivíduos com câncer de laringe ou de cavidade oral submetidos à cirurgia de ressecção de massa tumoral, que receberam TNE-IM. Após a cirurgia esses indivíduos foram randomizados em dois grupos: grupo 1 (TNE-IM enriquecida com arginina e fibra) e grupo 2 (TNE-padrão). Não houve diferença na concentração de proteínas plasmáticas (albumina, transferrina, pré-albumina) e linfócitos. A tolerância gastrointestinal relacionada à ocorrência de diarreia foi menor no grupo 2 (p < 0,05). As complicações infecciosas foram similares nos dois grupos, porém fístulas foram menos frequentes no grupo 1 (p < 0,05) e o tempo de internação pós-operatório foi menor no grupo 1 (p < 0,05).

Luis et al.[35] avaliaram 29 indivíduos com câncer de cavidade oral e de laringe no período pós-operatório, randomizados em dois grupos: grupo 1 – pacientes recebendo TNE-IM enriquecida com arginina (n = 14) e grupo 2 – pacientes recebendo TNE-padrão (n = 15). Os resultados revelaram aumento na pré-albumina, na transferrina e na interleucina-6 e redução na proteína C-reativa em ambos os grupos. Não foram observadas alterações nas concentrações de TNF-alfa e contagem de linfócitos. Os autores assinalam a necessidade de estudos para determinar que tipo de fórmula permite a modulação da resposta inflamatória nesses pacientes.

Luis et al.[36] submeteram 37 indivíduos com câncer de cabeça e pescoço à TNE-padrão e outros 35 receberam TNE-IM enriquecida com arginina no período pós-operatório. Os resultados revelaram que não houve diferença nas variações das concentrações de proteínas plasmáticas e linfócitos entre os dois grupos. Os episódios de diarreia foram semelhantes em ambos os grupos, assim como as complicações infecciosas pós-operatórias e o tempo de internação. Porém, os autores constataram que a TNE-IM enriquecida com arginina reduz a ocorrência de fístulas em indivíduos com câncer de cabeça e pescoço submetidos à cirurgia de ressecção de massa tumoral (p < 0,05).

TERAPIA NUTRICIONAL EM INDIVÍDUOS COM CÂNCER ABDOMINAL SUBMETIDOS AO TRATAMENTO CIRÚRGICO

Câncer gástrico

Geralmente o tratamento dos tumores do estômago é essencialmente cirúrgico, mas seu resultado está ligado ao estágio da doença. O tratamento complementar (quimioterapia e radioterapia) não é plenamente estabelecido. O tratamento cirúrgico compreende a ressecção gástrica parcial ou total (Fig. 2). Em tumores distais realiza-se a gastrectomia subtotal (GST) com reconstrução do trânsito; em tumores proximais, do corpo gástrico ou de todo o estômago, a gastrectomia total (GT) é o tratamento de escolha com reconstrução por meio da anastomose esofagojejunal.[37]

Estudos relatam que a qualidade de vida e estado nutricional dos pacientes submetidos à gastrectomia subtotal é significativamente melhor do que após a gastrectomia total e que se a indicação de gastrectomia limitada pudesse ser identificada precisamente, seria um procedimento que minimizaria a extensão da deterioração do estado nutricional.[37,38] A mortalidade operatória também foi descrita maior para o grupo que realizou a GT e sobrevida a longo prazo semelhante em ambas as cirurgias.

Yu et al.[39] relatam que a perda ponderal no segundo semestre após cirurgia gástrica radical indica suspeita de recidiva de câncer gástrico e que fatores relacionados à perda ponderal após gastrectomia radical seriam em função da extensão da ressecção e reconstrução realizadas.

Após a gastrectomia total recomenda-se que o paciente já deixe o centro cirúrgico com a via de alimentação escolhida. Esta é a nutrição enteral que, de acordo com a equipe, poderá ser através de catéter nasojejunal ou realização de uma jejunostomia. Com relação à característica da dieta enteral, esta pode ser a polimérica *Standard*, visto a não existência de distúrbios no trato intestinal desses pacientes. A evolução do volume e calorias seguirá gradativa, de acordo com a evolução e necessidade nutricional apresentada pelo paciente.

O início da alimentação via oral destes pacientes, pós-operatórios de GT, irá depender do estudo de trânsito que geralmente é realizado entre o sétimo ao décimo dia pós-operatório. Na inexistência de fístulas e/ou complicações, libera-se a via oral com dieta líquida de prova com líquidos claros, que será evoluída e composta conforme necessidades nutricionais e aceitação do paciente. À medida que a terapia oral for atingindo as necessidades nutricionais do paciente, gradativamente a nutrição enteral deverá ser reduzida. Este acompanhamento deverá ser realizado a nível ambulatorial, em caso de alta precoce e até que o paciente esteja plenamente reabilitado nutricionalmente. Após 1 ano pós-operatório os pacientes referiram melhor qualidade de vida.[40]

Pacientes com câncer gástrico que apresentam perda ponderal maior que 10% têm a sobrevida negativamente afetada. A incapacidade em ganhar peso após gastrectomia total tem sido atribuída a sintomas pós-prandiais precoces e tardios.[41] A redução da ingestão decorrente do esvaziamento rápido – síndrome de *dumping* – pode ser um fator importante. A passagem de sólidos pelo substituto gástrico tende a ser mais rápida em casos de interposição jejunal. Dentre os principais sintomas da síndrome de *dumping* estão à taquicardia, fraqueza, dor em cólica e diarreia. No *dumping* tardio (sintomas presentes 90 a 120 minutos após a alimentação), ocorre alta

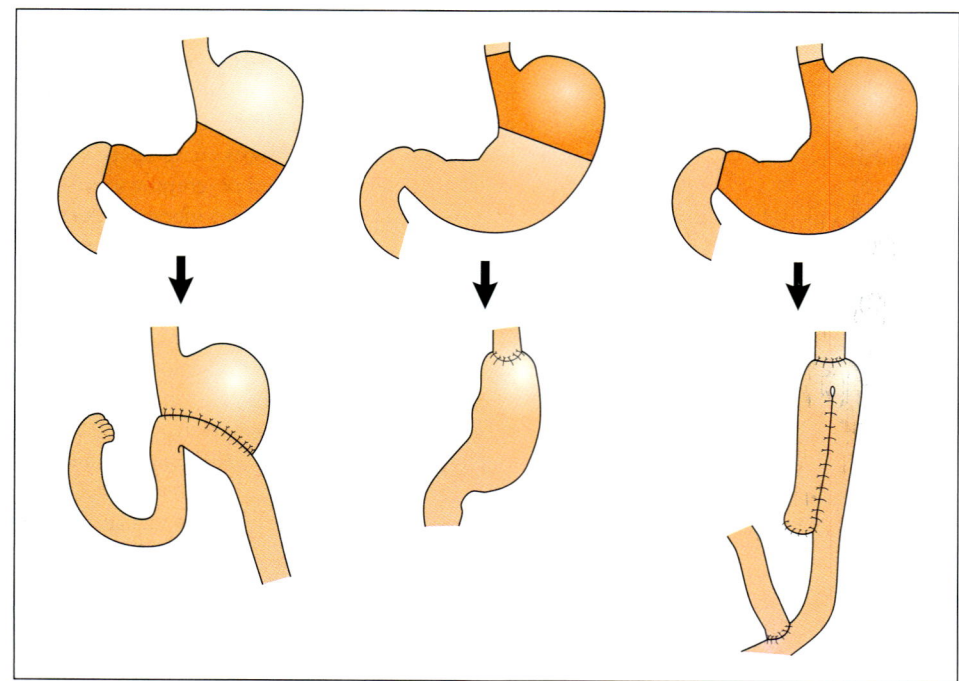

◀ **FIGURA 2.** Exemplos de gastrectomias.

concentração inicial de carboidratos no intestino delgado resultando em rápida absorção de glicose com hipoglicemia subsequente.[37,42,43]

A dieta preferencialmente deverá ser fracionada em pequenas e frequentes refeições ao longo do dia, rica em proteínas, baixa em carboidratos simples e fibras insolúveis. As gastrectomias totais suprimem a secreção de fator intrínseco, produzido pelas células parietais e indispensáveis à absorção de vitamina B12 ao nível de íleo terminal. Sua deficiência torna-se evidente em 78% dos pacientes após um ano de GT.[37,43] Nos casos em que a suplementação oral não atingir os resultados pretendidos, a reposição mensal intramuscular de Vitamina B_{12} será necessária.

Iwase et al.[43] relata que 6 meses após gastrectomia, se não suplementada, ocorrerá deficiência de Vitamina B_1.

Recomenda-se após a gastrectomia subtotal o início da alimentação pela via oral com dieta líquida de prova com evolução de conteúdo e consistência de acordo com quadro clínico do paciente. Dependendo do estado geral do paciente, este poderá no pós-operatório vir com cateter nasojejunal para início de alimentação enteral precoce com dieta polimérica. As evoluções tanto da via oral como a da enteral serão gradativas respeitando a capacidade gástrica e as queixas apresentadas pelo paciente como estase gástrica, pirose e eructação.

Braga et al.[19] compararam o uso de nutrição enteral precoce com a administração de nutrição parenteral em pacientes com câncer submetidos a gastrectomias e pancreatectomias. Houve boa aceitação da dieta enteral e menor incidência de complicações infecciosas no pós-operatório no grupo que recebeu dieta enteral (16 versus 30,7%).

Segundo Weimann et al.[44] pacientes que serão submetidos à gastrectomia e pancreatoduodenectomia se beneficiam da utilização de nutrição enteral com imunomoduladores (arginina, Omega-3 e nucleotídeos) no período pré-operatório.

Câncer de esôfago

A partir do estadiamento clínico, o tratamento do câncer de esôfago pode ser curativo ou paliativo.[17] As opções para tratamento são as mais variadas, incluindo principalmente a ressecção cirúrgica e o tratamento não cirúrgico com radioterapia e/ou quimioterapia (exclusiva, paliativa, neoadjuvante e/ou adjuvante).[40]

O tratamento cirúrgico compreende a esofagectomia total ou distal com remoção bilateral do nervo vago, gastrectomia proximal e anastomose das porções remanescentes do esôfago cervical e estômago (Fig. 3). As possíveis complicações pós-operatórias são fístulas anastomóticas (3,5%), fístulas não anastomóticas (2,1%), quilotórax (1,7%), gastroparesia (3%), hemorragia (2,2%) dentre outras menos prevalentes. As fístulas são as complicações cirúrgicas mais comumente relacionadas ao óbito (8,9%).[3] Estão relacionadas a falha técnica quando surgem precocemente (primeiras 72 horas), porém a maior incidência é de fístulas tardias, que ocorrem até 2 semanas e, provavelmente, refletem isquemia, edema, tensão ou infecção local. Neste caso a nutrição de escolha é a jejunal.[17,45]

Em estudo realizado por Sauvanet et al.[46] 409 pacientes foram submetidos a esofagectomia, 9,3% apresentaram vazamento pela anastomose após ingestão oral de contraste 7 dias ao procedimento cirúrgico. Destes pacientes, 26% evoluíram com fístula torácica após início da alimentação oral.

Outras complicações usuais da esofagectomia são regurgitação frequente, saciedade precoce, diminuição da taxa de esvaziamento gástrico de alimentos sólidos (apesar da piroloplastia), diarreia e esteatorreia. A estenose poderá ocorrer no pós-operatório onde as dilatações para se aumentar a luz do esôfago serão necessárias.[45]

Após a realização da esofagectomia recomenda-se como via de alimentação a nutrição enteral, via cateter nasojejunal ou jejunostomia. A dieta poderá ser a polimérica padrão, visto a não existência de distúrbios no trato intestinal destes pacientes. O início da alimentação via oral seguirá os mesmos conceitos daqueles ditos anteriormente para GT, ou seja, dependerá do estudo de trânsito. Libera-se a via oral com dieta líquida de prova com líquidos claros, evoluída conforme tolerância do paciente. O desmame da dieta enteral dependerá da aceitação plena da via oral e/ou da terapia nutricional empregada.

Câncer de pâncreas

A cura do câncer de pâncreas só é possível quando este for detectado em fase inicial. Nos casos passíveis de cirurgia (10 a 20%), o tratamento mais indicado é a ressecção, dependendo do estágio do tumor. A pancreaticoduodenectomia pode ser parcial ou total. A gastroduodenopancreatectomia, que é a retirada da metade distal do estômago, do pâncreas (parcial ou total), do duodeno e da primeira alça jejunal distal ao Treitz (Fig 4), é o procedimento cirúrgico mais eficaz no tratamento do câncer de pâncreas.[18,47] Tem uma taxa de mortalidade considerada alta, que varia de 0 a 10% nos grandes centros, com uma morbidade de 25 a 35%.[3] A terapia adjuvante e a neoadjuvante serviriam para aumentar o controle local e a cirurgia a maneira mais eficaz para melhorar o prognóstico da doença.[18,47]

As complicações pós-operatórias ocorrem em mais de 50% dos pacientes. A deiscência na anastomose pancreática e a fístula ocorrem em mais de 15% nas ressecções de Whipple. Nos casos em que o débito da fístula estiver elevado, a alimentação parenteral é indicada até a drenagem diminuir. O retardo no esvaziamento gástrico é outra complicação associada à ressecção pancreática de 10 a 20% dos casos, diarreia e esteatorreia em 27 a 50% dos casos.[17,18,47]

A pancreatectomia total, decorrente da perda dos principais hormônios glicorreguladores (insulina e glucagon), caracteriza-se por grande

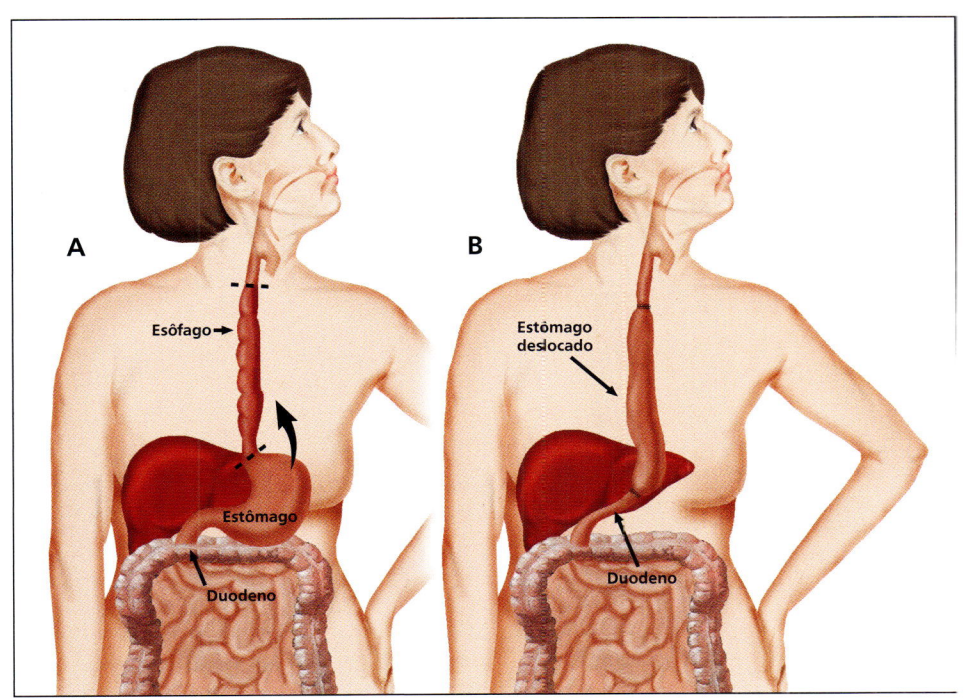

◀ **FIGURA 3.** (**A**) Trânsito digestório normal, evidenciando a porção que será retirada. (**B**) Trânsito reconstruído após ressecção do tumor em esôfago.

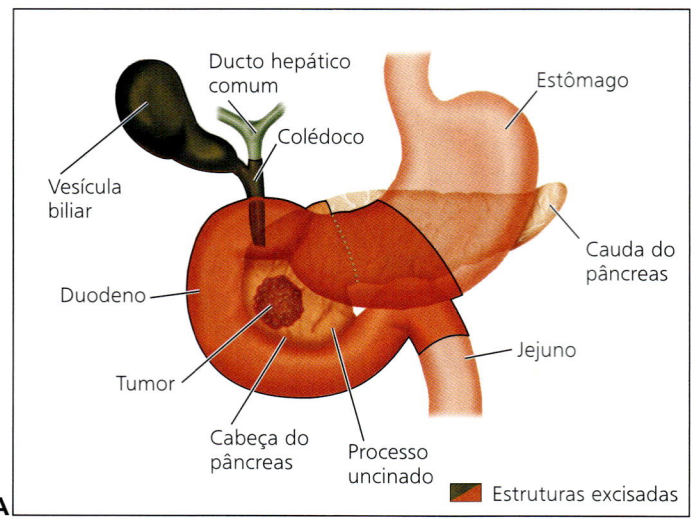
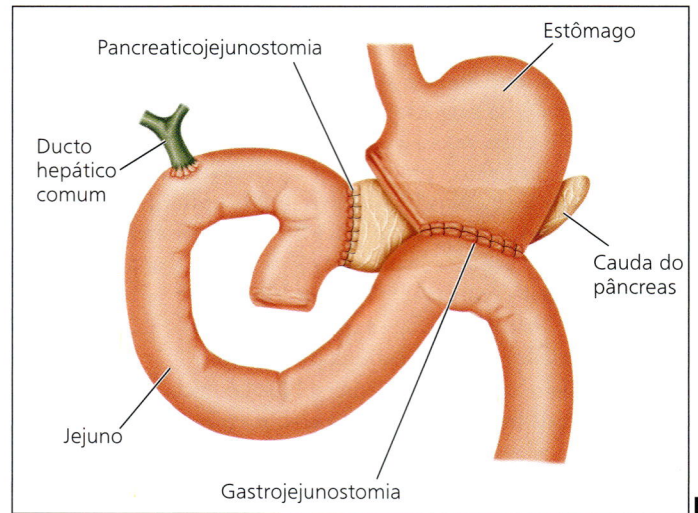

▲ **FIGURA 4. (A)** Estrutura que será ressecada, **(B)** gastroduodenopancreatectomia.

instabilidade glicérida.[17] A diminuição da tolerância a glicose foi observada em pacientes pós-pancreatoduodenectomia com glicemia em jejum normal, mas com resposta insuficiente da insulina à carga de glicose.[48]

A pancreatoduodenectomia gera saciedade precoce, trânsito rápido, diarreia e sensação generalizada de anorexia, resultando em uma diminuição substancial da ingestão alimentar e perda ponderal. Desta forma, atenção especial deve ser dada também às possíveis alterações que podem ocorrer nos pacientes submetidos a este procedimento cirúrgico, como insuficiência exócrina, deficiência de vitamina D, selênio e de enzimas pancreáticas (como lípase e protease pancreática),[19,47] tendo como objetivo minimizar as intercorrências no pós-operatório e para uma boa evolução do estado nutricional destes pacientes. Além disso, dieta com baixo teor de gordura, pequenas refeições fracionadas ao longo do dia também são orientações indispensáveis a estes pacientes.

Daly *et al.*,[49] em estudo randomizado com pacientes desnutridos submetidos a ressecções esofágicas, gástricas e pancreáticas, aos quais foi administrada a nutrição enteral no primeiro dia pós-operatório, através de jejunostomia, mostraram diminuição do número de complicações (10, *versus* 43%) e do tempo de internação (16,9 ± 0,9 dias *versus* 22 ± 2,9 dias), quando comparados ao grupo que não recebeu nutrição enteral.

A nutrição enteral precoce com soluções contendo fibras reduziu os índices de infecções no pós-operatório em comparação à nutrição parenteral e fórmula enteral livre de fibras.[50] A adição de lactobacilos vivos parece aumentar os benefícios em pacientes com ressecções gástrica e pancreática.[52]

Câncer de cólon e reto

O tratamento do CCR é, basicamente, cirúrgico, as colectomias segmentares segundo a localização do tumor, associadas à ressecção da drenagem linfática regional, constituem as cirurgias padrões. Existem benefícios nos tratamentos neoadjuvantes ou adjuvantes com quimioterapia e radioterapia.[17,51]

A ressecção de segmentos curtos não costuma se acompanhar de qualquer repercussão funcional, entretanto as ressecções maciças podem associar-se a alterações fisiológicas e metabólicas importante (Fig. 5). Neste caso o período pós-operatório inicial é assinalado por diarreia severa, relacionadas à redução da superfície de absorção, passagem de sais biliares para o cólon e provável hipersecreção gástrica.[52,53]

A ressecção do cólon direito, juntamente com a válvula ileocecal e uma porção do íleo distal, pode estar associada à diarreia aquosa, em

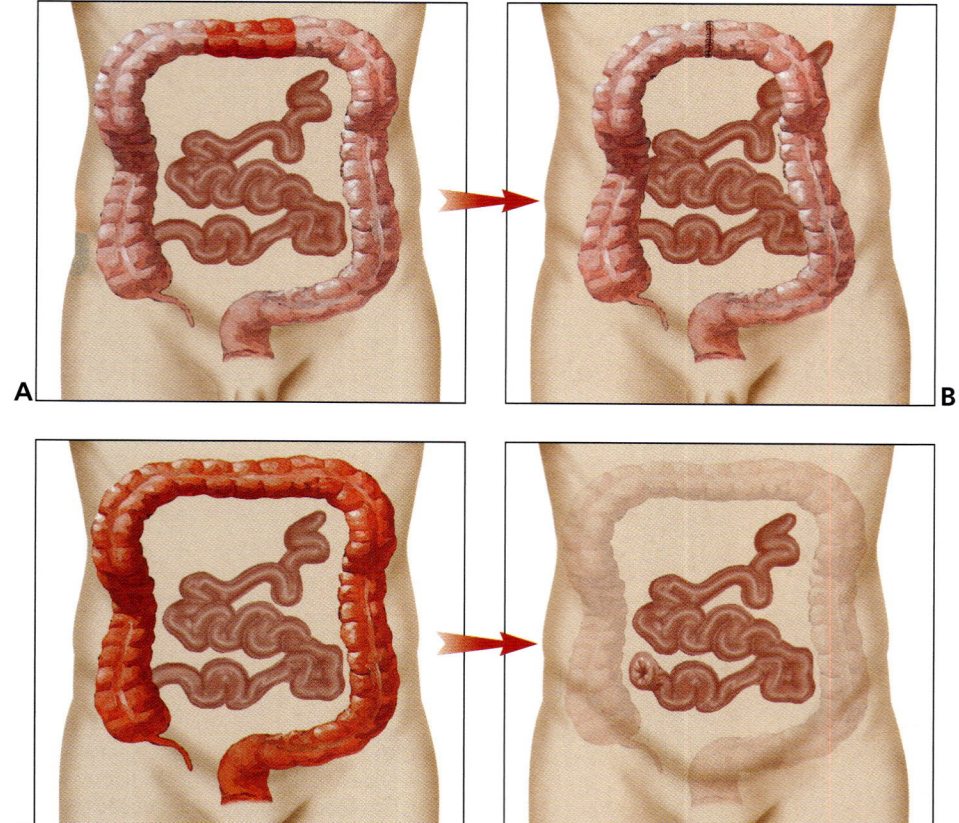

◀ **FIGURA 5. (A e B)** Transversectomia; **(C e D)** proctocolectomia total.

grande parte causada pela entrada de quantidades aumentadas de sais biliares no cólon, bem como pela perda funcional da válvula.

A ressecção ileal, resulta em deficiência de absorção de sais biliares e vitamina B$_{12}$, que por sua vez resultarão em má absorção de gorduras, esteatorreia e, a longo prazo, em anemia megaloblástica. Ocorre ainda uma redução no *pool* de sais biliares, aumentando o risco de colelitíase, formação de cálculos urinários de oxalato e deficiência de vitaminas lipossolúveis (particularmente vitaminas D e K).

Quando se procede à ressecção total do cólon, a resposta funcional varia conforme a ileostomia definitiva ou reconstrução do trânsito mediante a anastomose ileoanal. Nos primeiros dias após a confecção da ileostomia a perda de líquidos caracteriza-se por evacuações líquidas e volumosas, chegando a atingir 1,5L/dia. A consistência torna-se gradualmente pastosa. A dieta pobre em resíduos e a utilização de fibra solúvel podem auxiliar, dependendo do caso apresentado, na melhora da consistência fecal. As perdas fecais de potássio, cálcio e magnésio são elevadas nas ileostomias recentes sendo normalizadas após.[51-53]

Convencionalmente, o retorno da dieta para pacientes submetidos a anastomoses intestinais tem sido prescrita apenas após a volta do peristaltismo, caracterizada clinicamente pelo aparecimento dos ruídos hidroaéreos e eliminação de gases. Com isso, o jejum pós-operatório se prolonga por um período de 2 a 5 dias, e durante esse período o paciente fica, geralmente, recebendo apenas hidratação venosa com soluções cristalinas com um mínimo de calorias e sem oferta de nitrogênio. O jejum por 1 semana é pior que a deficiência crônica por longos períodos, fazendo com que a depleção nutricional seja estreitamente correlacionada à capacidade de cicatrização das feridas.[53,54]

No programa de reabilitação cirúrgica *fast-track*, as variedades de elementos do peroperatório são combinadas em uma aproximação multidisciplinar intensa. A essência deste programa em cirurgias intestinais consiste em suporte nutricional pré-operatório adequado evitando jejum prolongado, um mínimo de procedimentos invasivos e anestesia epidural torácica, a não rotina de drenos e catéteres vesicais e nasogástricos, retorno precoce da alimentação no pós-operatório, rápida mobilização e suporte médico com pró-cinéticos e laxativos.[55] Acredita-se que, por estes meios, o *fast-track* pode encurtar o tempo requerido para a recuperação completa, reduzir tempo de hospitalização, diminuir custos e reduzir a incidência de morbidade geralmente relacionada a complicações pulmonares, cardíacas, tromboembolíticas e infecciosas.[56]

A ingestão de alimentos sólidos é sugerida até 6 horas antes da indução anestésica, e líquidos claros ricos em carboidratos com volume menor ou igual a 200 mL são recomendados até 2 horas antes da cirurgia. Tal conduta tem sido sustentada mostrando um não aumento do volume de fluido gástrico, que tem seu esvaziamento 90 minutos após a ingestão, evitando a resposta metabólica e endócrina exacerbada neste período.[57]

Hausel et al.,[58] correlacionaram ingestão de bebidas ricas em carboidratos no pré-operatório com a redução da fome, da sede, do desconforto e da ansiedade comuns neste período. Soop et al.[59] mostraram que pacientes que receberam tal bebida tiveram diminuição atenuada da sensibilidade insulínica após a cirurgia. Yuilla et al.,[60] em um estudo randomizado, concluíram que a ingestão de fluidos contendo carboidratos atenuou a depleção de massa muscular após a cirurgia.

Neste programa não há a prática de preparo de cólon longo, sendo feito apenas um enema 2 horas antes do procedimento cirúrgico.[61] Wille-Jorgensen et al.[62] em estudo de metanálise, por critério de seleção randomizada, compararam algumas variedades de preparo intestinal com não preparo em pacientes submetidos à cirurgia eletiva colorretal e encontraram os seguintes resultados: maior ocorrência de fístulas anastomóticas, infecção de ferida e morte em pacientes que receberam preparo intestinal prévio a cirurgia, concluindo o não benefício desta prática.

Alguns trabalhos demonstram que a realimentação precoce após operações envolvendo ressecções e anastomoses intestinais podem ser conduzidas sem riscos e com potenciais benefícios aos pacientes como: alta mais precoce, menor incidência de complicações infecciosas e diminuição de custos.[53]

CONSIDERAÇÕES FINAIS

Indivíduos com câncer de cabeça e pescoço e de abdome, tem maior risco de desnutrição decorrente da ingestão inadequada de nutrientes tanto no período pré como pós-operatório, ao estresse cirúrgico, as alterações anatômicas após procedimentos cirúrgicos e ao aumento do gasto metabólico. Estes fatores evidenciam a importância da assistência nutricional individualizada, adequada à condição clínica do paciente com câncer. Quanto mais longo o tempo de espera para início de tratamento, maiores serão os efeitos adversos da doença.

As complicações pós-operatórias, quando ocorrem, contribuem significativamente para a piora do estado nutricional. A intervenção nutricional precoce leva a melhora do estado nutricional que se associa a melhores resultados clínicos e menor mortalidade. O adiamento do tratamento pode concorrer para a evolução da doença, exigindo procedimentos cirúrgicos mais radicais, com maiores taxas de complicações, prolongamento do período de internação e consequente aumento do custo hospitalar.

Estudos revisados mostram que a terapia nutricional precoce, inserida no programa de reabilitação cirúrgica *fast-track*, traz reais benefícios aos pacientes submetidos à cirurgia colorretal e que a nutrição enteral precoce diminui a permanência hospitalar, evita atrofia intestinal, mantém a função da barreira intestinal e é mais custo efetiva que a nutrição parenteral.

Nutrientes imunomoduladores tais como arginina, glutamina, ácidos graxos, ômega-3 e ácido ribonucleico (RNA) têm sido usados com o intuito de modular a resposta imunológica, inflamatória e metabólica do paciente. No entanto, a suplementação rotineira desses nutrientes especiais deve ser avaliada com cuidado. Assim, em algumas situações, vale a pena ressaltar o bom senso do profissional em suas condutas na prática clínica e avaliar a relação da terapia nutricional com a qualidade de vida.

REFERÊNCIAS BIBLIOGRÁFICAS

1. Arab L, Steck-Scott S. Cancer and diet. In: Gibney MJ et al. (Eds.). *Public health nutrition*. Oxford: Blackwell Science, 2004. p. 341-56.
2. Olshan F et al. GSTM1, GSTT1, GSTP1, CYP1A1, and NAT1 polymorphisms, tobacco use, and the risk of head and neck cancer. *Cancer Epidemiol Biomarkers Prev* 2000 Feb.;9(2):185-91.
3. Mayne ST, Morse DE, Winn DM. Cancers of the oral cavity and pharynx. In: Schottenfeld D, Fraumeni JF. *Cancer epidemiology and prevention*. Oxford: Oxford University 2006. p. 674-96.
4. American Cancer Society. *Cancer facts and figures 2007*. Atlanta, Ga: American Cancer Society, 2007.
5. Brasil. Ministério da Saúde. Secretaria de Atenção a Saúde. Instituto Nacional de Câncer. *TNM: classificação de tumores malignos*. Rio de Janeiro: INCA, 2004. p. 1-60.
6. Olshan AF. Cancer of the larynx. In: Schottenfeld D, Fraumeni JF. (Eds.). *Cancer epidemiology and prevention*. Oxford: Oxford University. 2006. p. 627-37.
7. Weingarten DL, Shappell JE. *Head and neck rehabilitation*. Rehabilitation oncology. Acesso em: 23 Jun. 2007. Disponível em: <http://findarticles.com/p/articles/mi_qa3946/is_200001/ai_n8889570>
8. Márquez Moyano JA et al. Supracricoid partial laryngectomy: quality of life assessment. *Ar. Otorrinolaringol Ibero Am* 2007;34(1):53-66.
9. Woodard TD, Oplatek A, Petruzzelli GJ. Life after total laryngectomy: a measure of long-term survival, function, and quality of life. *Arch Otolaryngol Head Neck Surg* 2007 June;133(6):526-32.
10. Hussain M et al. The role of infection in the morbidity and mortality of patients with head and neck cancer undergoing multimodality treatment. *Câncer* 1991;67(3):716-21.
11. Schueren MAE et al. *Nutritional status and survival rate in patients with head and neck cancer*. Nutrition research newsletter, Sept. 1999. Acesso em: 8 Maio 2007. Disponível em: <http://findarticles.com/p/articles/mi_m0887/is_9_18/ai_55744374>
12. Shang E et al. Influence of early supplementation of parenteral nutrition on quality of life and body composition in patients with advanced cancer. *J Parenter Enteral Nutr* 2006 May-June;30(3):222-30.
13. Fung K et al. Prevention of wound complications following salvage laryngectomy using free vascularized tissue. *Head Neck* 2007 May;29(5):425-30.
14. Smith RB et al. Scapula osteocutaneous free flap reconstruction of the head and neck: impact of flap choice on surgical and medical complications. *Head Neck* 2007 May;29(5):446-52.

15. Instituto Nacional de Câncer. *Estimativa 2008: incidência de câncer no Brasil*. Acesso em: Fev. 2008. Disponível em <http://www.inca.gov.br/estimativa/2008/>
16. Copland L, Liedman B, Rothenberg E et al. Effects of nutrition support long time after total gastrectomy. *Clin Nutr* 2007;26:605-13.
17. Santos CER, Mello ELR. *Manual de cirurgia oncológica*. São Paulo: Tecmedd, 2006.
18. Waitzberg DL. *Dieta, nutrição e câncer*. São Paulo: Atheneu, 2004.
19. Braga M, Gianotti L, Vignali A et al. Artificial nutrition after major abdominal surgery: impact of route of administration and composition of the diet. *Crit Care Med* 1998;26:24-30.
20. Barrera R. Nutritional support in cancer patients. *J Parenter Enteral Nutr* 2002;26:563-71.
21. Yang YH. Relationship between fatigue and nutritional status in patients with cancer undergoing radiotherapy. *Taehan Kanho Hakhoe Chi* 2003 June;33(4):478-87.
22. Ravasco P et al. Impact of nutrition on outcome: a prospective randomized controlled trial in patients with head and neck cancer undergoing radiotherapy. *Head Neck* 2005 Aug.;27(8):659-68.
23. Isenring EA, Bauer JD, Capra S. Nutrition support using the american dietetic association medical nutrition therapy protocol for radiation oncology patients improves dietary intake compared with standard practice. *J Am Diet Assoc* 2007 May.;107(3):412-15.
24. Matindale RG, Cresci G. Preventing infectious complications with nutrition intervention. *J Parenter Enteral Nutr* 2005 Jan.-Feb.;29(1 Suppl):S53-56.
25. Moreira JC, Waitzberg DL. Consequências funcionais da desnutrição. In: *Nutrição oral, enteral e parenteral na prática clínica*. São Paulo: Atheneu, 2000. p. 399-410.
26. Martín Villares C et al. Postoperative nutrition in patients with head and neck cancer. *Clin Nutr Hosp* 2003a Sept.-Oct.;18(5):243-47.
27. Brookes GB. Nutritional status: a prognostic indicator in head and neck cancer. *Otolaryngol Head Neck Surg* 1985;93:69-74.
28. Reilly JJ. Does nutrition management benefit the head and neck cancer patient? *Oncology (Huntington)* 1990;4(6):105-15.
29. Snyderman CH et al. Reduced postoperative infections with an immune-enhancing nutritional supplement. *Laryngoscope* 1999 June;109(6):915-21.
30. Riso S et al. Postoperative enteral immunonutrition in head and neck cancer patients. *Clin Nutr* 2000 Dec.;19(6):407-12.
31. Bokhorst V, Quak JJ, Blomberg V et al. Perioperative enteral nutrition and quality of life of severely malnourished head and neck cancer patients: a randomized clinical trial. *Clin Nutr* 2000 Dec.;19(6):437-44.
32. Bokhorst V et al. Effect of perioperative nutrition, with and without arginine supplementation, on nutritional status, imune function, postoperative morbidity, and survival in severely malnourished head and neck cancer patients. *Am J Clin Nutr* 2001 Feb.;73(2):323-32.
33. Luis DA et al. Effect of c-reactive protein and interleukins blood levels in postsurgery arginine-enhanced enteral nutrition in head and neck cancer patients. *Eur J Clin Nutr* 2003 Jan.;57(1):96-99.
34. Luis DA et al. Randomized clinical trial with an enteral arginine-enhanced formula in early postsurgical head and neck cancer patients. *Eur J Clin Nutr* 2004 Nov.;58(1):1505-8.
35. Luis DA et al. Immunoenhanced enteral nutrition, effect on inflammatory markers in head and neck cancer patients. *Eur J Clin Nutr* 2005 Jan.;59(1):145-47.
36. Luis DA et al. Clinical and biochemical outcomes after a randomized trial with a high dose of enteral arginine formula in post surgical head and neck cancer patients. *Eur J Clin Nutr* 2007 Feb.;61(2):200-4.
37. Davies JD, Sue-Ling H et al. Total or Subtotal Gastrectomy for gastric carcinoma: A study of quality of life. *World J Surg* 1998;22:1048-55.
38. Tyrvainen T, Sand J, Sintonen H et al. Quality of life in the long-term survivors after total gastrectomy for gastric carcinoma. *J Surg Oncol* 2008;97(2):121-24.
39. Yu W, Seo BY, Chung HY. Postoperative body-weight loss and survival after curative resection for cancer gastric. *Br J Surg* 2002;89(4):467-70.
40. Barbour AP, Lagergren P, Hughes R et al. Health-related quality of life among patients with adenocarcinoma of the gastro-oesophageal junction treated by gastrectomy or oesophagectomy. *Br J Surg* 2007;95(1):80-84.
41. Copland Liedman B, Rothenberg E et al. Effects of nutrition support long time after total gastrectomy. *Clin Nutr* 2007;26:605-13.
42. Bozzeti F, Gianotti L, Braga M et al. Postoperative complications in gastrointestinal cancer parients: The joint role of the nutritional status and nutritional support. *Clin Nutr* 2007;26:698-709.
43. Iwase K, Higaki J, Yoon HE et al. Reduce thiamine levels following gastrectomy for gastric câncer. *Gastric Cancer* 2002;5(2):77-82.
44. Weimann A, Braga M, Harsanyi L et al. Espen Guidelines on enteral nutrition: Surgery including organ transplantation. *Clin Nutr* 2006;25:224-44.
45. Matory Yl, Burt M. Esophagogastrevtomy: reoperation for complications. *J Surg Oncol* 2006;54(1):29-33.
46. Sauvanet A, Baltar J, Le Mee J et al. Diagnostic and conservative management of intrathoracic leakage after oesophagectomy. *Br J Surg* 1998;85(10):1446-49.
47. Lim JE, Chien MW, Earle CC. Prognostic factors following curative resection for pancreatic adenocarcinoma: a population-based, linked database analysis of 396 patients. *Ann Surg* 2003;237(1):74-85.
48. Miyata M, Takao T, Okamoto E et al. An appraisal of radical pancreatoduodenectomy based on insulin secretion. *Am J Surg* 1977;133(5):577-81.
49. Daly IM, Weintraub EN, Shou J et al. Enteral nutrition during multimodality therapy in upper gastrointestinal cancer patients. *Ann Surg* 1995;221:327-28.
50. Rayes N, Hansen S, Seehofer D et al. Early enteral supply of fiber and lactobacilli versus conventional nutrition: a controlled trial in patients with major abdominal surgery. *Nutrition* 2002;18(7-8):609-15.
51. Sprangers MAG, Velde AT, Aaronson NK et al. Quality of life following surgery for colorectal cancer: a literature review. *Psycho-Oncol* 2007;2(4):247-59.
52. Planas M, Peñalva A, Burgos R et al. Guidelines for colorectal cancer: effects on nutritional intervention. *Clin Nutr* 2007;26:691-97.
53. Helsin MJ, Brennan MF. Advances in perioperative nutrition: cancer. *World J Surg* 2000;24:1477-85.
54. Nascimento JEA, Salomão AB, Caporossi C et al. Acerto project: outcome evaluation after the implementation of a multidisciplinary protocol of peri-operative care in general surgery. *Rev Col Bras Cir* 2006;33(3):181-88.
55. Wind J, Maessen J, Polle SW et al. Elective colon surgery according to a "fast- track" programme. *Ned Tijdschr Geneeskd* 2006;150(6):299-304.
56. Kehlet H, Wilmore DW. *Fast Track Surgery: Introduction*. ACS Surgery Online. New York, 2000. Acesso em: Fev 2008. Disponível em: <http://www.acssurgery.com.>
57. Soreide E, Eriksson LI, Hirlekar G et al. Pre-operative fasting guidelines: an update. *Acta Anaesthesiol Scand* 2005;49(8):1041-47.
58. Hausel J et al. A carbohydrate-rich drink reduces preoperative discomfort in elective surgery patients. *Anesth Analg* 2001;93(5):1344-50.
59. Soop M et al. Preoperative oral carbohydrate treatment attenuates immediate postoperative insulin resistance. *Am J Physiol Endocrinol Metab* 2001;280(4):E576-83.
60. Yuill KA, Richardson RA, Davidson HI et al. The administration of an oral carbohydrate-containing fluid prior to major elective upper-gastrointestinal surgery preserves skeletal muscle mass postoperatively – A randomized clinical trial. *Clin Nutr* 2005;24(1):32-37.
61. Ljungqvist O. Preoperative patient preparation for enhanced recovery after surgery. *Transfusion Alternatives in Transfusion Medicine* 2006;9:45-49.
62. Wille Jorgensen P, Guenaga KF, Matos D et al. Pre-operative mechanical bowel cleansing or not? an updated meta analysis. *Colorectal Dis* 2005;7(4):304-10.

CAPÍTULO 15

Princípios de Oncologia Clínica

Ana Paula Ornellas de Souza Victorino ■ Fernando Meton de Alencar Camara Vieira

HISTÓRIA DA QUIMIOTERAPIA

Paul Erlich, no início dos anos de 1900, foi o primeiro a utilizar o termo quimioterapia como definição de agentes químicos para tratar doenças. Ele chegou a documentar em modelos animais a efetividade desses agentes químicos e suas atividades potenciais.

Em 1908, em modelos de coelhos, Erlich utilizou, para o tratamento de sífilis, o composto arsênico. Ele estava interessado nos tratamentos das doenças oncológicas, utilizando compostos que continham anilinas e compostos alquilantes, porém não ficou otimista com os primeiros resultados.

A cirurgia e a radioterapia dominaram o cenário da terapia do câncer na década de 1960, até que um platô dessas estratégias foi alcançado em 33%, principalmente em decorrência da recidiva da doença a distância, causada pelas micrometástases. Surgiu o racional de que a combinação de quimioterapia poderia aumentar a curabilidade dos pacientes submetidos a tratamentos locorregionais.

As primeiras quatro décadas do século XX foram caracterizadas pelo desenvolvimento de modelos para o descobrimento de novas drogas. Algumas dificuldades foram observadas, como a definição de modelos eficazes para a pesquisa de novos agentes e a dificuldade de acesso aos serviços clínicos para pesquisa desses fármacos.

Em 1910, o grupo do Roswell Park desenvolveu o primeiro modelo de transplante de sarcomas em animais. Em 1937, o NIH desenvolveu modelo de *screening* para avaliação de novos modelos, incluindo produtos naturais, quando mais de 3.000 substâncias foram avaliadas, porém, muitas sem evoluir para o desenvolvimento de uma droga anticâncer, decorrente, entre outras causas, da ineficácia ou alta toxicidade.

O grande avanço foi a introdução da terapia hormonal, em 1939, quando Charles Huggins, com bases em estudos prévios da ação do hormônio no câncer de mama, realizou o tratamento de câncer de próstata com hormônios, mostrando resposta, principalmente pelo decaimento da fosfatase ácida. Esse grande achado foi importante para o tratamento sistêmico do câncer, levando o autor a ganhar o prêmio Nobel.

Durante o período de segunda guerra, a utilização de gases tóxicos, como o gás mostarda, levou ao desaparecimento de linfonodos em seres humanos expostos e a depleção da medula óssea. Os químicos Goodman e Gilman estudaram o gás mostarda e, através de pesquisa em ratos com doenças linfoides, observaram resposta na redução tumoral. Os autores convenceram cirurgiões torácicos da época a tratar alguns pacientes com linfomas, quando se confirmou alguns resultados positivos. Os dados foram publicados em 1956.

Ocorreu o desenvolvimento de vários fármacos a partir do gás mostarda com apoio do governo americano, com o desenvolvimento de alguns fármacos antifolato, como o metotrexato em tumores infantis. Outros fármacos foram desenvolvidos para tumores sólidos, como o 5-fluorouracil, para o tratamento de patologias como o câncer de mama e de cólon.

O ano de 1950 foi um período de pessimismo pelos resultados da mostarda nitrogenada, que não conseguia resultados duradouros no tratamento de tumores hematológicos. Com o descobrimento dos corticoides, a mesma estratégia foi utilizada, porém com resultados semelhantes.

Após vários investimentos, a primeira patologia a ser curada foi o tumor raro de placenta, tratado por Min Chiu Li, utilizando-se o composto metotrexate. Nos anos de 1960 não existia a especialidade de oncologia clínica. Na década de 1960 diversos benefícios foram alcançados tanto para o tratamento de doença de Hodgkin quanto para leucemias, com o surgimento dos compostos vincristina e procarbazina. Surgiram os primeiros programas de combinação de drogas. O primeiro programa foi o esquema VAMP (vincristina, ametopterina, 5-mercaptopurina e prednisona), para o tratamento de doenças hematológicas.

A década de 1970 foi conhecida como o ano da terapia adjuvante. Diversos programas foram desenvolvidos como o esquema CMF para o câncer de mama. A partir desse início, diversos fármacos foram desenvolvidos e avaliados no tratamento de várias neoplasias. Atualmente, não apenas os quimioterápicos estão disponíveis. As drogas conhecidas como de alvo-molecular passaram a ser pesquisadas a partir do melhor conhecimento do fenótipo maligno.

CARCINOGÊNESE

A carcinogênese é um processo crônico, multiestágios, caracterizado pelo acúmulo de alterações genética, epigenéticas e fenotípicas a partir de um evento iniciador. Pode tratar-se de um evento químico, físico, biológico ou genético.

No caso da carcinogênese química, a iniciação tumoral ocorre através de erros genéticos por modificação da estrutura molecular do DNA, o que leva à mutação durante a síntese do DNA. A promoção tumoral corresponde à expansão clonal seletiva de células iniciadas. A conversão maligna posterior ocorre por transformação da célula pré-neoplásica em uma célula que expresse o fenótipo maligno. A progressão tumoral exige que a célula maligna adquira características agressivas. Durante este processo outras alterações genéticas e epigenéticas podem ocorrer, como ativação de proto-oncogenes ou inativação de genes supressores de tumor.

O primeiro modelo publicado de carcinogênese multiestágios com base em alterações moleculares foi publicado nos anos 1980 por Vogelstein.[1] Neste modelo, o câncer de cólon se desenvolve a partir de uma série de eventos a partir do epitélio normal para hiperplasia, adenoma e, finalmente, carcinoma. Cada evento é associado à mutação de um gene adicional, conforme demonstrado na Figura 1.

Os principais recursos biológicos necessários ao desenvolvimento do câncer são:

- Capacidade proliferativa sustentada.
- Escape de supressores do crescimento.
- Resistência à morte celular.
- Imortalidade replicativa.
- Indução de angiogênese.
- Ativação de invasão e metástase.
- Desregulação energética celular.
- Escape da destruição imune.

A instabilidade genômica gera a diversidade genética necessária e a inflamação acelera as funções. A progressão histopatológica de um tecido normal para maligno é dependente do microambiente tumoral.[2]

Os recursos biológicos necessários ao desenvolvimento do câncer descritos acima são os alvos utilizados para o desenvolvimento de drogas atuais (Fig. 2).

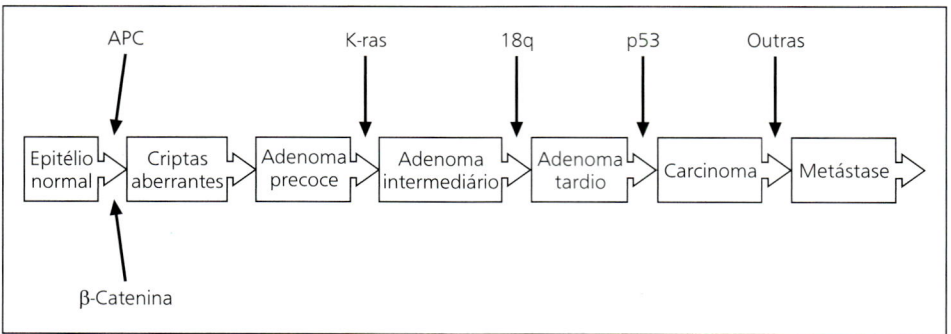

◀ **FIGURA 1.** Sequência de mutações genéticas na evolução do câncer de cólon.

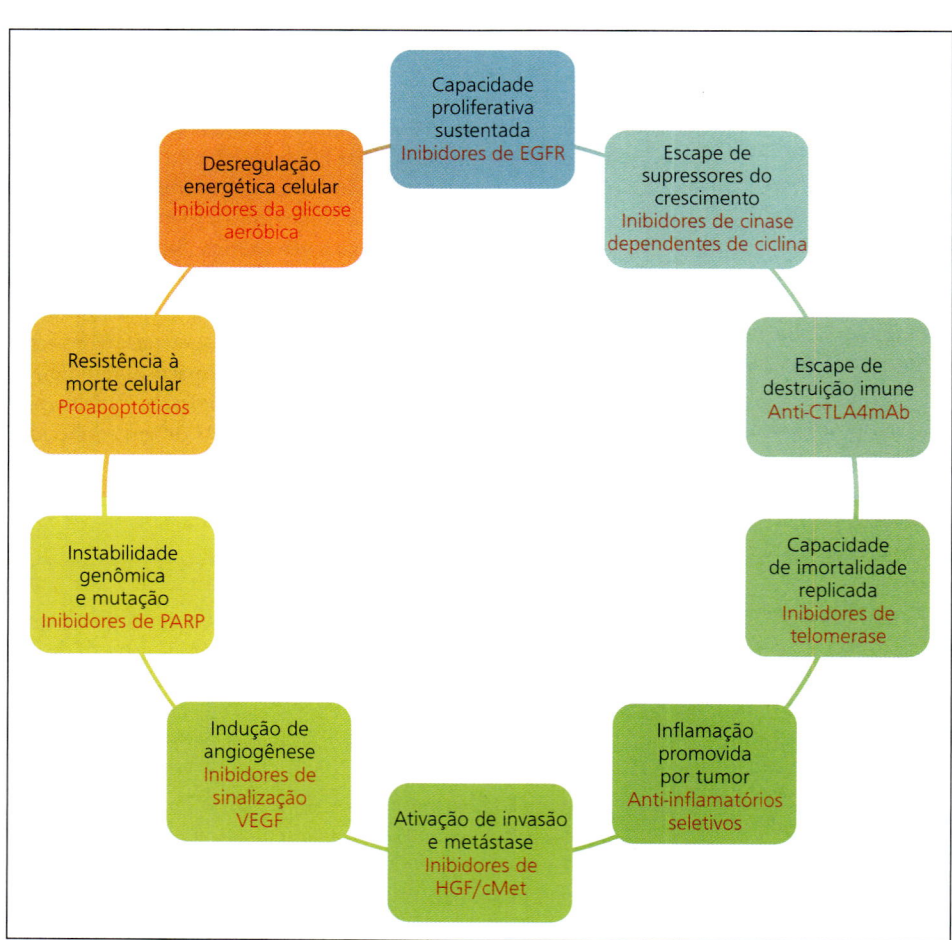

◀ **FIGURA 2.** Recursos biológicos para desenvolvimento de drogas atuais no tratamento oncológico clínico.

TRATAMENTO ONCOLÓGICO CLÍNICO

Atualmente, a quimioterapia é utilizada em quatro aplicações clínicas principais:

- Tratamento paliativo de câncer avançado sem outras perspectivas de abordagens oncológicas.
- Tratamento primário ou neoadjuvante de tumores localmente avançados.
- Tratamento adjuvante de câncer em fase inicial após terapia local, como cirurgia.
- Instilação direta na região do corpo afetada pelo câncer.

A combinação de agentes citotóxicos promove uma maior interação de diferentes classes de drogas com tumores que podem apresentar população celular geneticamente heterogênea. Para o uso desta estratégia de tratamento é importante que seja avaliada a toxicidade relacionada à combinação e à eficácia de cada droga no tratamento do câncer em questão.

A quimioterapia em dose densa também tem o objetivo de aumentar a eficácia do tratamento, podendo ser realizada com agentes combinados. A densidade da dose pode ser feita através de elevação escalonada da dose dos antineoplásicos, redução do intervalo entre os ciclos e utilização sequencial de agentes únicos. Esta estratégia de tratamento encontra sua melhor indicação no cenário adjuvante.

Os fatores estimulantes crescimento de colônias, como a filgrastima, têm sido parceiros importantes para a viabilidade de tratamentos combinados ou em dose densa, visto a maior probabilidade de toxicidade medular.

A duração do tratamento antineoplásico adjuvante é bem definida nos estudos clínicos, como se observa em câncer de mama e colorretal, com período de quimioterapia adjuvante de 6 meses.[3,4] No caso de doença avançada, a duração do tratamento sem evidência de progressão não é bem estabelecida, podendo haver benefício de tratamento continuado com quimioterapia como demonstrado para câncer colorretal e pulmão metastáticos.[5-7] A toxicidade é um dos principais fatores a ser levado em conta. O acompanhamento dos pacientes em controle no período livre de quimioterapia deve ser feito de forma próxima com o objetivo de reinstituir o tratamento aos primeiros sinais de progressão de doença.

Principais categorias de tratamentos oncológicos clínicos

Os agentes antineoplásicos disponíveis, atualmente, exploram algumas características tumorais importantes para o sucesso terapêutico. No entanto, muitas destas características estão presentes em células normais. Assim, a toxicidade está relacionada à ação destes agentes em células normais e neoplásicas.

A maioria dos agentes quimioterápicos tem a sua atuação relacionada com o ciclo celular, podendo ser ciclo-específicos e/ou fase-específicos, dependendo de seu local de atuação no ciclo. As drogas ciclo-específicas, fase não específicas são eficazes apenas se as células estão em geração de ciclo celular e podem levar a dano independente da fase no ciclo.

As drogas ciclo-específicas/fase-específicas são eficazes somente em determinadas fases do ciclo celular.

As células com DNA danificado são reparadas ou levadas à apoptose se o dano for irreversível. Isto permite a repopulação por células normais. A erradicação de células tronco pode deixar para trás células em maturação que podem completar sua diferenciação como um tecido não maligno.

Com o desenvolvimento relativamente recente das terapias de alvo molecular, mais direcionadas, duas vias de sinalização têm sido especialmente estudadas, a via do receptor do fator de crescimento epidérmico (EGFR) e a via do receptor do fator de crescimento do endotélio vascular (VEGFR). Estas vias estão ligadas a características biológicas importantes das células cancerosas: proliferação, crescimento e angiogênese.

Agentes alquilantes

O dano celular provocado por estes agentes ocorre por ligação covalente de grupos alquil a sítios nucleofílicos celulares, incluindo bases do DNA. A alquilação da guanidina resulta em sequências nucleotídicas anormais, erros de codificação do RNM mensageiro, ligação entre fitas de DNA com impossibilidade de duplicação, quebra de fitas do DNA e outros danos à transcrição e translação do material genético. Estes agentes são cicloespecíficos, mas não fase-específicos.

O mecanismo de resistência a estas drogas está relacionado aos mecanismos de reparo aos danos ao ácido nucleico e à possibilidade de inativação por conjugação com a glutationa (Quadro 1).

Análogos da platina

A platina é o elemento principal dos quatro componentes desta classe de agentes quimioterápicos. A morte celular é ocasionada por formação de adutos de DNA entre fitas ou interfitas. A natureza da lesão provocada ao DNA é diferente da provocada pelos agentes alquilantes, mas também são drogas cicloespecíficas, mas não fase-específicas.

Nos casos de câncer de testículo, pulmão não pequenas células e bexiga, as avaliações de regimes com diferentes tipos de análogos da platina apontam para superioridade da cisplatina.[8-10] No entanto, em câncer colorretal a oxaliplatina ainda parece superior à cisplatina e à carboplatina. A radiossensibilização tem seus melhores resultados com cisplatina, conforme observado nos estudos clínicos de câncer de colo de útero e de cabeça e pescoço.[11,12]

Os genes ERCC1 e PARP1 são críticos nas principais vias de reparo ao dano do DNA por formação de adutos. Desta forma, parecem ser bons biomarcadores clínicos, com maior sensibilidade aos análogos da platina ocorrendo em casos de inibição de PARP1 e redução do RNAm de ERCC1 (Quadro 2).[13,14]

Antimetabólicos

Alguns antimetabólicos são análogos estruturais de moléculas normais que são essenciais para crescimento e multiplicação celular. Outros antimetabólicos inibem enzimas necessárias à síntese de componentes essenciais. O maior efeito desta classe de drogas está relacionado à interferência com a síntese do DNA. Desta forma, estas drogas agem na fase S do ciclo celular, sendo mais eficazes em células de proliferação rápida. Decorrente da entrada de novas células no ciclo celular, o tempo de exposição destas aos agentes antimetabólicos é diretamente proporcional à capacidade de morte celular.

A resistência a esta classe de drogas está relacionada às enzimas alvo. Por exemplo, no caso do 5-fluorouracil, tumores com maiores níveis de timidilato sintetase são mais resistentes a esta droga. Mutações na proteína

Quadro 1. Agentes alquilantes

DROGA	USO TERAPÊUTICO	TOXICIDADES
Bussulfano	Transplante de medula óssea	Fibrose pulmonar Hiperpigmentação Trombocitopenia
Tiotepa	Câncer de mama Câncer de ovário Câncer de bexiga Transplante de medula óssea	Mielossupressão
Mecloretamina	Linfoma de Hodgkin	Náusea e vômitos Mielossupressão
Melfalan	Mieloma múltiplo Câncer de ovário Melanoma (ocasionalmente)	Náusea e vômitos Mielossupressão
Clorambucil	Leucemia linfocítica crônica	Hepatotoxicidade Reações cutâneas e sistema nervoso central
Ciclofosfamida	Linfoma não Hodkin Leucemias linfocítica crônica Câncer de ovário Sarcoma de osso e partes moles	Náuseas e vômitos Mielossupressão Diarreia Alopecia Cistite hemorrágica
Ifosfamida	Câncer testicular Câncer de mama Linfoma não Hodgkin Sarcoma osteofênico Câncer de pulmão Câncer de colo de útero Câncer de ovário	Náuseas e vômitos Mielossupressão Diarreia Alopecia Cistite hemorrágica (evitada com uso conjunto de mesna)
Carmustina	Glioma Glioblastoma multiforme Astrocitoma Meduloblastoma Mieloma múltiplo Linfoma (Hodgkin e não Hodgkin)	Toxicidade de medula óssea e pulmonar (relacionados à dose acumulada)
Estreptozotocina	Carcinoma das ilhotas de Langerhans	Náuseas e vômitos Nefrotoxicidade Alterações do metabolismo da glicose
Dacarbazina	Melanoma Linfoma de Hodgkin	Náuseas e vômitos Mielossupressão
Temozolamida	Glioblastoma Astrocitoma Melanoma metastático	Náuseas e vômitos Mielossupressão

Quadro 2. Análogos da platina

DROGA	USO TERAPÊUTICO	TOXICIDADES
Cisplatina	Câncer testicular Câncer de ovário Câncer de bexiga Câncer de cabeça e pescoço Câncer de esôfago Câncer de pulmão (células pequenas ou não) Linfoma de Hodgkin Neoplasias trofoblásticas	Nefrotoxicidade Náusea e vômitos Mielossupressão Neurotoxicidade Ototoxicidade Alopecia Esterelidade Eventos vasculares
Carboplatina	Câncer de ovário Câncer de células germinativas Câncer de cabeça e pescoço Câncer de pulmão (células pequenas ou não) Câncer de endométrio	Mielossupressão (trombocitopenia mais comum) Náuseas e vômitos Nefrotoxicidade (menos comum que com cisplatina) Neurotoxicidade Reações alérgicas Alopecia (incomum)
Oxaliplatina	Câncer colorretal Câncer pancreático Câncer gástrico	Neurotoxicidade (neuropatia sensorial periférica) Náuseas e vômitos Diarreia Mielossupressão Reações alérgicas Nefrotoxicidade (incomum)
Satraplatina	Câncer de próstata	Mielossupressão

timidilato sintetase em menor afinidade de ligação do metabólito do 5-fluorouracil a esta proteína. Também são consideradas formas de resistência ao 5-fluorouracil a expressão reduzida de enzimas de reparo mismatch e aumento da expressão da enzima catabólica di-hidropirimidina desidrogenase (DPD). A mesma forma de resistência ocorre para o uso de capecitabina, que se trata de uma fluoropirimidina oral que permite a ativação seletiva de 5-fluorouracil em tecido tumoral (Quadro 3).

Inibidores de topoisomerase

As topoisomerases são enzimas nucleares que regulam as mudanças conformacionais na topologia do DNA catalizando a quebra e a reunião das fitas de DNA durante o ciclo celular normal. Elas são responsáveis por aliviar o estresse de torção durante a replicação e a transcrição.

As topoisomerases dos grupos I e II são alvo de agentes citotóxicos. Os derivados da campitotecina (irinotecano e topotecano) exercem seu efeito citotóxico pela inibição da topoisomerase I. Derivados da epilodofilotoxina (etoposide, teniposide) inibem a topoisomerase II. Drogas de outras classes, como as antraciclinas, também inibem topoisomerases como parte do seu mecanismo de ação (Quadro 4).

Agentes antimicrotúbulos

Os microtúbulos são organelas celulares dinâmicas importantes na divisão celular, direcionamento de transporte de vesículas e organelas, definição de formato celular e polaridade.

Os agentes antimicrotúbulos têm sua ação principal na fase M do ciclo celular, levando a dissolução do eixo mitótico. Os alcaloides da vinca (vincristina, vimblastina e vinorelbina) e os taxanos (paclitaxel, docetaxel e cabazitaxel) se ligam a proteínas dos microtúbulos e inibem sua montagem, mas somente os taxanos também estão relacionados com a formação de microtúbulos não funcionantes (Quadro 5).

Inibidores de tirosinoquinase

O imatinibe foi o primeiro inibidor de tirosinoquinase aprovado para tratamento de neoplasia (leucemia mieloide crônica), em 2001. A partir de então, diante dos bons resultados e praticidade do uso oral foram aumentados os esforços para o desenvolvimento de agentes com alvo molecular.

Os inibidores de tirosina quinases são análogos estruturais do trifosfato de adenosina (ATP) e por este motivo ocupam o sítio de ligação do

Quadro 3. Antimetabólicos

DROGA	USO TERAPÊUTICO	TOXICIDADES	DROGA	USO TERAPÊUTICO	TOXICIDADES
Metotrexato	Linfoma não Hodgkin Linfoma primário do SNC Leucemia linfoblástica aguda Câncer de mama Câncer de bexiga Sarcoma osteogênico Neoplasia trofoblástica gestacional Câncer de cabeça e pescoço Carninomatose meníngea	Mucosite Diarreia Mielossupressão Falência renal aguda Hepatotoxicidade Pneumonite Neurotoxicidade	Gencitabina	Câncer de pâncreas Câncer de pulmão não pequenas células Câncer de mama Câncer de bexiga Linfoma de Hodgkin Câncer de ovário Sarcoma de partes moles	Náuseas e vômitos Mielossupressão Síndrome flulike Hepatotoxicidade Pneumonite Síndrome hemolítico-urêmica (rara)
Pemetrexede	Mesotelioma Câncer de pulmão não pequenas células	Mielossupressão Rash cutâneo Mucosite Diarreia Fadiga	6-Mercaptopurina	Leucemia linfoblástica aguda	Diarreia Mucosite Mielossupressão Hepatototoxicidade Náuseas e vômitos Imunossupressão
Raltitrexede	Câncer de mama Câncer de cólon	Fadiga Diarreia Mucosite Mielossupressão Hepatotoxicidade Náuseas e vômitos	6-Tioguanina	Leucemia mieloide aguda Leucemia linfoblástica aguda	Diarreia Mucosite Mielossupressão Hepatototoxicidade Náuseas e vômitos Imunossupressão
5-fluorouracil	Câncer de mama Câncer colorretal Câncer de canal anal Câncer gastroesofágico Câncer de pâncreas Câncer hepatocelular Câncer de cabeça e pescoço	Diarreia Mucosite Mielossupressão Neurototoxicidade Vasospasmo coronariano Náuseas e vômitos Conjuntivite	Fludarabina	Leucemia linfocítica crônica Linfoma não Hodgkin	Mielossupressão Reação de hipersensibilidade Náuseas e vômitos Imunossupressão
Catecitabina	Câncer de mama Câncer colorretal Câncer gastroesofágico Câncer de pâncreas Câncer hepatocelular	Diarreia Mucosite Mielossupressão Neurototoxicidade Vasospasmo coronariano Náuseas e vômitos Síndrome mão-pé	Cladribina	Leucemia de células pilosas Leucemia linfocítica crônica Linfoma não Hodgkin	Mielossupressão Imunossupressão Náuseas e vômitos Febre
Citarabina	Linfoma Hodgkin e não Hodgkin Leucemia mieloide aguda Leucemia linfoblástica aguda	Náuseas e vômitos Mielossupressão Síndrome mão-pé Neurotoxicidade (ataxia cerebelar) Pancreatite aguda Terapia em alta dose: edema pulmonar não cardiogênico, pneumonia, conjuntivite e ceratite	Clofarabina	Leucemia linfoblástica aguda	Mielossupressão Náuseas e vômitos Diarreia Síndrome de resposta inflamatória sistêmica Aumento do risco de infecções oportunistas Nefrotoxicidades

Quadro 4. Inibidores de topoisomerase

DROGA	USO TERAPÊUTICO	TOXICIDADES
Irinotecano	Câncer colorretal Câncer de pulmão de pequenas células Câncer gástrico Câncer de pâncreas	Diarreia Mielossupressão (Recomendação de redução de dose no caso de homozigose para o alelo 28 UGT1A1 ou disfunção hepática)
Topotecano	Câncer de ovário Câncer de colo do útero Câncer de pulmão de pequenas células	Mielossupressão
Doxorrubicina e doxorrubicina lipossomal	Linfomas Leucemia linfoblástica aguda Leucemia mieloide aguda Leucemia linfocítica crônica Sarcoma da Kaposi Câncer de tireoide Câncer de mama Câncer gástrico Câncer de ovário Câncer de bexiga Sarcoma de Ewing	Mielossupressão Cardiotoxicidade (doxorrubicina com dose acumulada > 450 mg/m^2) Leucemia secundária Mucosite Recall de radiação Necrose por extravasamento Hiperpigmentação de unhas Alopecia Náuseas e vômitos
Daunorrubicina	Leucemia linfoblástica aguda Leucemia mieloide aguda Sarcoma de Ewing Leucemia mieloide crônica Linfoma não Hodgkin	Mielossupressão Insuficiência cardíaca congestiva Leucemia secundária
Epirrubicina	Câncer de mama Câncer gastroesofágico	Mielossupressão Insuficiência cardíaca congestiva Leucemia secundária
Idarrubicina	Leucemia mieloide aguda Leucemia linfoblástica aguda	Mielossupressão Insuficiência cardíaca congestiva Leucemia secundária
Mitoxantrona	Câncer de próstata Leucemia mieloide aguda	Mielossupressão Hepatotoxicidade Leucemia secundária
Dactinomicina	Sarcoma de Ewing Neoplasia trofoblástica gestacional Rabdomiossarcoma	Mielossupressão Hepatotoxicidade Doença venoclusiva hepática
Etoposide	Câncer de pulmão de pequenas células Câncer testicular Leucemia linfoblástica aguda Leucemia mieloide aguda Linfomas Câncer de células germinativas do ovário Câncer gástrico	Mielossupressão Mucosite Leucemia secundária
Teniposide	Leucemia linfoblástica aguda pediátrica	Mielossupressão Leucemia secundária

Quadro 5. Agentes antimicrotúbulos

DROGA	USO TERAPÊUTICO	TOXICIDADES
Paclitaxel	Câncer de mama Câncer de ovário Câncer de pulmão não pequenas células Câncer de bexiga Câncer gastroesofágico Câncer de colo uterino Câncer de próstata Câncer de cabeça e pescoço Sarcoma de Kaposi Câncer com primário desconhecido	Mielossupressão Náuseas e vômitos Alopecia Artralgia Mialgia Neuropatia periférica
Docetaxel	Câncer de mama Câncer de cabeça e pescoço Câncer de próstata Câncer de pulmão não pequenas células Câncer de ovário	Mielossupressão Edema Alopecia Danificação de unhas Rash Diarreia Náuseas e vômitos Astenia e neuropatia
Cabazitaxel	Câncer de próstata	Mielossupressão Diarreia Náuseas e vômitos Constipação Dor abdominal Astenia
Paclitaxel ligado à albumina	Câncer de mama	Mielossupressão Alopecia Náuseas e vômitos Mialgia Neuropatia periférica
Ixabepilona	Câncer de mama	Mielossupressão Edema Alopecia Danificação de unhas Mucosite Mialgia/artralgia Diarreia Náuseas e vômitos Astenia e neuropatia
Vincristina	Linfoma Leucemia aguda Neuroblastoma Rabdomiossarcoma Sarcoma de Kaposi Câncer testicular Mieloma múltiplo	Constipação Náuseas e vômitos Alopecia Diplopia mielossupressão
Vimblastina	Linfoma Sarcoma de Kaposi Câncer de mama Câncer testicular Câncer de bexiga Câncer de próstata	Mielossupressão Constipação, alopecia Dor óssea
Vinorelbina	Câncer de pulmão não pequenas células Câncer de mama Câncer de colo de útero Câncer de ovário	Alopecia Diarreia Náuseas e vômitos Astenia Neuromiopatia
Estramustina	Câncer de próstata	Náuseas e vômitos Ginecomastia Retenção de fluidos

ATP de tirosinas quinases, inibindo a fosforilação do substrato. Algumas dessas drogas inibem mais de um receptor, sendo, portanto, denominadas inibidores multialvos. Este é o caso do imatinibe, conforme observado no Quadro 6.

No caso do receptor do fator de crescimento epidérmico (EGFR) e do receptor 2 do fator de crescimento epidérmico humano (HER2) há possibilidade de inibição extracelular e intracelular, com o uso de anticorpo monoclonal e de inibidor de tirosina quinase, respectivamente.

Everolimus e tensirolimus são inibidores de mTOR (alvo da rapamicina em mamíferos). O mTOR é uma serina/treonina quinase. Ambos apresentam eficácia no tratamento do câncer de rim.

Quadro 6. Inibidores de tirosinoquinase

ALVO	DROGAS	USO TERAPÊUTICO
BCR-ABL	Imatinibe Dasatinibe Nilotinibe	Leucemia mieloide crônica Leucemia mieloide aguda cromossoma filadélfia positivo
KIT	Imatinibe Sunitinibe	Tumor do estroma gastrointestinal
PDGFR α/β	Imatinibe	Leucemia mielomonocítica crônica (fusão TEL-PDGFR β) Síndrome hipereosinofílica (fusão PDGFR β) Dermatofibrossarcoma protuberante
HER2	lapatinibe	Câncer de mama HER2 positivo
EGFR	Gefitinibe Erlotinibe	Adenocarcinoma de pulmão
VEGFR	Sorafenibe Sunitinibe Pazopanibe	Câncer de rim Hepatocarcinoma (sorafenibe)
BRAF	Vemurafenibe	Melanoma (BRAFV600 mutado)
ALK	Crizotinibe	Câncer de pulmão não pequenas células ALK-positivo
mTOR	Tensirolimus Everolimus	Câncer de rim Tumores neuroendócrinos pancreáticos (everolimus)

Anticorpos monoclonais

Os anticorpos monoclonais são moléculas de imunoglobulinas que podem ser de origem exclusivamente murina, quimérica, humanizada ou humana. Quanto mais humanizado for o anticorpo, menores serão as chances de reação de hipersensibilidade relacionada à infusão. Assim, pacientes com câncer colorretal metastático que tenham apresentado reação de hipersensibilidade ao cetuximabe, anticorpo quimérico, podem não repetir a reação com o uso de panitumumabe, anticorpo humano, apesar de agirem no mesmo alvo, o EGFR.

Diferentemente dos inibidores de tirosinoquinase, o alvo desta classe de drogas é a porção extracelular dos receptores, com apresentação venosa para a administração, podendo ser administrado em conjunto com outros agentes quimioterápicos (Quadro 7).

Manipulação endócrina

Os agentes hormonais são escolhas em tratamento de neoplasias responsivas à hormônio, como câncer de próstata, câncer de mama e câncer endometrial. No caso de câncer de mama e de endométrio é necessária a análise da presença de receptores de estrogênio e progesterona no tumor para que se avalie o benefício da hormonoterapia.[15,16] O objetivo do tratamento raramente é curativo.

Procedimentos cirúrgicos, como ooforectomia, orquiectomia, adrenalectomia ou hipofisectomia e o emprego da radioterapia, com ooforectomia e hipofisectomia actínicas, podem, também, levar à supressão hormonal (Quadro 8).

Quadro 7. Anticorpos monoclonais

DROGAS	ORIGEM	ALVO	USO TERAPÊUTICO
Rituximabe	Quimérica	CD20	Linfoma não Hodgkin Leucemia linfocítica crônica
Trastuzumabe	Humanizado	HER2	Câncer de mama Câncer gástrico
Alentuzumabe	Humanizado	CD52	Leucemia linfocítica crônica
Cetuximabe	Quimérico	EGFR	Câncer colorretal Câncer de cabeça e pescoço
Bevacizumabe	Humanizado	VEGFR	Câncer colorretal Câncer de pulmão Câncer de rim Câncer de mama
Panitumumabe	Humano	EGFR	Câncer colorretal
Ofatumumabe	Humano	CD20	Leucemia linfocítica crônica

Quadro 8. Manipulação endócrina

CLASSE DE DROGAS	DROGAS	USO TERAPÊUTICO
Modulador seletivo do receptor de estrógeno	Tamoxifeno Toramifeno Raloxifeno	Câncer de mama Câncer de endométrio
Inibidor da aromatase	Anastrozol Letrozol Exemestano	Câncer de mama Câncer de endométrio
Down regulador do receptor de estrogênio	Fulvestranto	Câncer de mama
Agonista do hormônio Liberador do hormônio luteinizante (LHRH)	Goserelina Leuprolida	Câncer de próstata
Antagonista do hormônio de liberação da gonadotrofina (GnRH)	Degarelix	Câncer de próstata
Antiandrógenos	Flutamida Bicalutamida Nilutamida	Câncer de próstata
Inibidor da CYP17	Acetato de abiraterona	Câncer de próstata
Estrógeno	Estradiol Dietilestilbestrol	Câncer de próstata
Progestágeno	Megestrol	Câncer de mama
Análogo da somatostatina	Octreotide	Tumor carcinoide VIPoma Glucagonoma Gastrinoma Insulinoma GHRHoma

Mecanismos de resistência tumoral ao tratamento

A resistência tumoral ao tratamento pode ser intrínseca ou adquirida. No caso de resistência intrínseca, ou primária, a terapia antineoplásica é ineficaz desde o início do tratamento, enquanto na resistência adquirida, ou secundária, a eficácia inicial observada é perdida, posteriormente, após um período de tratamento.[17]

Os mecanismos intracelulares de resistência tumoral estão relacionados com: 1) diminuição do fármaco na célula provocada por eliminação excessiva, diminuição da captação ou inativação; 2) ativação de processos de reparo de DNA; 3) alteração dos alvos de ação do fármaco, por amplificação gênica e/ou mutação destes alvos.

O microambiente tumoral pode mediar a resistência tumoral. Trata-se de um mecanismo multicelular de resistência, dependente de adesão celular, mecanismos de contato e sinalização parácrina. Estas condições podem diminuir a difusão de agentes antineoplásicos dentro do tumor ou permitir seleção de células mais resistentes às terapias.

A estrutura tumoral, relacionada aos componentes intrínsecos da matriz extracelular, tecido conectivo e vasculatura própria, também têm implicação na resistência tumoral, podendo levar à redução da biodisponibilidade do fármaco e propiciar a ativação de reações adaptativas às drogas antineoplásicas no tecido.

O escape da apoptose é uma forma importante de quimiorresistência. A proteína p53 é uma indutora de apoptose em células normais submetidas ao dano de DNA. Sua mutação ocorre em mais da metade dos tumores e pode permitir que a célula siga seu curso no ciclo celular. No entanto, a perda de função do p53 nem sempre está relacionada à quimiorresistência.[18] O Bcl-2 é um potente supressor de apoptose e sua expressão pode levar à repressão do processo de morte celular provocada por irradiação gama ou agentes antineoplásicos como bleomicina, cisplatina, etoposide e vincristina.[19] Outro potente supressor de apoptose é NF-κB, que paradoxalmente tem sua transcrição ativada por estímulos de citocinas, TNF-α, quimioterapia e radiação.[20]

Biomarcadores

Existe uma busca constante de fatores prognósticos ou preditivos de resposta aos tratamentos oncológicos. Esses fatores, conhecidos como biomarcadores, não são uma novidade em oncologia. O estadiamento TNM é um exemplo de biomarcador largamente empregado, baseado quase exclusivamente em características anatômicas, mas capaz de determinar o prognóstico e auxiliar na decisão terapêutica. Com base em característica do tumor (T), como invasão de camadas ou mesmo o tamanho tumoral; no número ou localização de linfonodos acometidos pela doença (N) e pela presença ou não de metástase a distância (M) se consegue definir o prognóstico dos pacientes oncológicos. O *performance status* (PS) é outro marcador que através de uma avaliação clínica ajuda a categorizar os pacientes que deverão apresentar diferentes prognósticos. Diversas escalas de avaliação do PS são utilizadas na prática médica e ajudam na definição da melhor estratégia terapêutica para os pacientes.

Na seleção de tratamentos com base em biomarcadores preditivos de resposta, classicamente os receptores hormonais de estrogênio e progesterona foram utilizados para a seleção de pacientes com câncer de mama que se beneficiariam da estratégia de hormonoterapia. Os receptores hormonais, por exemplo, não apenas são caracterizados como preditores de resposta, mas sua identificação possui valor prognóstico, quando comparados aos tumores que não expressam esses receptores.

O termo biomarcador, entretanto, só foi recentemente incorporado ao dia a dia do oncologista, muito em função do surgimento da terapia-alvo. De uma forma genérica, biomarcadores podem ser definidos como características que podem ser objetivamente mensuradas como indicadores de um processo biológico ou patológico, ou de resposta a uma intervenção terapêutica. Esta característica pode ser produzida ou estar presente no tumor ou no organismo.[21] Com base em sua utilização, um biomarcador poderia, ainda, ser classificado nas seguintes categorias: 1) detecção precoce: quando utilizado para rastreamento; 2) diagnóstico: pode detectar a ausência ou presença do câncer; 3) prognóstico: determina a evolução da doença, independente da intervenção; 4) preditivo: determina a probabilidade de resposta a uma intervenção. Atualmente, alguns biomarcadores também são empregados como medidas de desfecho em estudos clínicos (*surrogate biomarkers*).

A evolução tecnológica, principalmente no campo da genética, genômica e proteômica,[22] permitiu a utilização de um grande número de métodos laboratoriais, para a identificação de biomarcadores. Há, portanto, uma necessidade de controle e conhecimento das diferentes técnicas, durante o processo de descoberta e validação. Como exemplo podemos citar desde a simples coloração de hematoxilina-eosina, identificando o subtipo histológico em câncer de pulmão não pequenas células (CPNPC), até técnicas de PCR e sequenciamento gênico para pesquisa de determinadas mutações. Esta diversidade agrega muitas vezes um grande desafio para a disseminação de biomarcadores.

Grande parte do movimento da pesquisa translacional em câncer está voltada para o campo terapêutico, e biomarcadores preditivos são os de maior interesse para o desenvolvimento de drogas. Um fator preditivo é capaz de estimar a probabilidade de resposta a um agente específico, ou de estimar o risco de toxicidade. Na clínica, eles vêm sendo cada vez mais utilizados no processo de decisão terapêutica. O número de publicações sobre o assunto é grande e cresce exponencialmente, sendo registrado no último ano cerca de 10 mil publicações envolvendo biomarcadores e câncer. Poucos, porém, chegam à aprovação para utilização rotineira. Há, portanto, um enorme esforço da comunidade científica para identificar os principais problemas, padronizar técnicas e aperfeiçoar o desenho dos estudos.[23]

AVALIAÇÃO DE RESPOSTA RADIOLÓGICA

Uma avaliação consistente, reprodutível e objetiva, com critérios padronizados é indispensável para avaliar a resposta ao tratamento e também permitir a avaliação de novas terapias. Os critérios WHO (World Health Organization) foram publicados em 1979, com este objetivo. Em 2000, com o objetivo de simplificar e melhorar os critérios WHO, foram publicados os critérios de avaliação de resposta em tumores sólidos (*Response Criteria Evaluation in Solid Tumors* – RECIST 1.0).[24]

No RECIST foram incorporados os avanços tecnológicos dos métodos de imagem, e as medidas das lesões passaram a ser feitas de forma unidimensional. As lesões-alvo são, por definição, lesões mensuráveis, ou seja, medem 10 mm ou mais em seu maior eixo, em exames realizados em tomógrafos helicoidais ou em ressonância magnética. As lesões não alvo são compostas pelas lesões mensuráveis não escolhidas como alvo e pelas lesões não mensuráveis: lesões menores que 10 mm, derrame pleural ou pericárdico, ascite, linfangite, entre outros.

Em 2009, foi publicada a versão 1.1 do RECIST,[25] atualizada, com as modificações demonstradas abaixo. A previsão de incorporação de métodos funcionais de imagem, como a avaliação metabólica com glicose marcada em tomografia por emissão de pósitrons (PET-CT) pode otimizar os critérios para avaliação de resposta, possibilidade de avaliação de resposta precocemente.[26]

No caso dos tumores do estroma gastrointestinal (GIST) o tamanho tumoral pode não estar relacionado à resposta ao tratamento, desta forma, o RECIST não parece ser um bom critério de resposta. Os critérios de CHOI levam em conta tamanho e densidade do tumor, sendo mais adequados para a avaliação de resposta em GIST (Quadro 9).[27]

CONCLUSÃO

Os princípios que guiaram o desenvolvimento dos desenhos de estudos clínicos foram descritos a partir da década de 1970, com a avaliação de diversos agentes citotóxicos. Na era molecular da terapia alvo, os desenhos tradicionais de estudos clínicos e seus desfechos clínicos estão sendo revistos. O período clássico desde o desenvolvimento de uma molécula até sua comercialização está reduzindo. As primeiras drogas eram comercializadas com aproximadamente 20 anos de desenvolvimento. As novas moléculas, entretanto, já conseguem ser comercializadas com menos de uma década desde a sua descrição. Novos agentes também estão sendo desenvolvidos, como, por exemplo, as moléculas criadas a partir da associação de agentes

Quadro 9. Avaliação de resposta radiológica

	RECIST 1.0	RECIST 1.1
Resposta completa (RC)	Desaparecimento das lesões	Critério mantido
Resposta parcial (RP)	Redução ≥ 30% da SLA em relação ao exame basal, estabilidade das lesões não alvo e ausência de novas lesões	Critério mantido
Doença estável	Ausência de redução ≥ 30% ou de aumento ≥ 20% da SLA em relação ao nadir, estabilidade das lesões não alvo e ausência de novas lesões	Critério mantido
Progressão de doença	Aumento ≥ 20% da SLA em relação ao nadir, progressão inequívoca de lesões não alvo ou aparecimento de nova lesão	Aumento ≥ 20% da SLA e aumento absoluto ≥ 5 mm na SLA em relação ao nadir. Restante mantido
Confirmação de RC ou RP	Necessária após 4 semanas	Desnecessária em estudos randomizados
Número de lesões	Máximo de 10 lesões no total, cinco lesões por órgão	Máximo de 5 lesões no total, 2 lesões por órgão
Tamanho das lesões	≥ 10 mm em TC/RM ou ≥ 20 mm em métodos convencionais	≥ 10 mm em TC/RM ou clinicamente; ≥ 15 mm se linfonodos e ≥ 20 mm em radiografias
Medida de linfonodos	Metodologia não especificada	Medir o menor eixo. Se ≥ 15 mm: lesão-alvo Se 10-15 mm: não alvo < 10 mm: normais
PET TC	Indisponível	Pode contribuir para confirmar RC ou PD

SLA = soma das lesões alvo; TC = tomografia computadorizada;
RM = ressonância magnética.

citotóxicos e anticorpos monoclonais. Com certeza, a próxima década será revolucionária no tratamento de pacientes oncológicos. Patologias, como o câncer de próstata, o câncer de pulmão e o melanoma passaram diversos anos sem o desenvolvimento de novos agentes. Entretanto, como apresentado nos últimos congressos internacionais, o tratamento dessas patologias, em algumas situações, passou de apenas uma opção terapêutica, para mais de três linhas de tratamento.

REFERÊNCIAS BIBLIOGRÁFICAS

1. Vogelstein B, Kinzler KW. Cancer genes and the pathways they control. *Nat Med* 2004;10(8):789-99.
2. Hanahan D, Weinberg RA. Hallmarks of cancer: the next generation. *Cell* 2011;144(5):646-74.
3. McArthur HL, Hudis CA. Adjuvant chemotherapy for early-stage breast cancer. *Hematol Oncol Clin North Am* 2007;21:207-22.
4. Wolpin BM, Mayer RJ. Systemic treatment of colorectal cancer. *Gastroenterology* 2008;134:1296-310.
5. Chibaudel B, Maindrault-Goebel F, Lledo G *et al.* Can chemotherapy be discontinued in unresectable metastatic colorectal cancer? The GERCOR OPTIMOX2 Study. *J Clin Oncol* 2009;27:5727-33.
6. Ciuleanu T, Brodowicz T, Zielinski C *et al.* Maintenance pemetrexed plus best supportive care versus placebo plus best supportive care for non-small-cell lung cancer: a randomised, double-blind, phase 3 study. *Lancet* 2009;374:1432-40.
7. Cappuzzo F, Ciuleanu T, Stelmakh L *et al.* Erlotinib as maintenance treatment in advanced non-small-cell lung cancer: a multicentre, randomised, placebo-controlled phase 3 stud4y. *Lancet Oncol* 2010;11(6):521-29.
8. Horwich A, Sleijfer DT, Fosså SD *et al.* Randomized trial of bleomycin, etoposide, and cisplatin compared with bleomycin, etoposide, and carboplatin in good-prognosis metastatic nonseminomatous germ cell cancer: a multiinstitutional medical research council/European organization for research and treatment of cancer trial. *J Clin Oncol* 1997;15(5):1844-52.
9. Hotta K, Matsuo K, Ueoka H. Meta-analysis of randomized clinical trials comparing Cisplatin to Carboplatin in patients with advanced non-small-cell lung cancer. *J Clin Oncol* 2004;22(19):3852-59.
10. Galsky MD *et al.* Comparative effectiveness of cisplatin-based and carboplatin-based chemotherapy for treatment of advanced urothelial carcinoma. *J Clin Oncol* 2011;29:abstr e15027.
11. Dueñas-González A, Zarbá JJ, Patel F *et al.* Phase III, open-label, randomized study comparing concurrent gemcitabine plus cisplatin and radiation followed by adjuvant gemcitabine and cisplatin versus concurrent cisplatin and radiation in patients with stage IIB to IVA carcinoma of the cervix. *J Clin Oncol* 2011;29(13):1678-85.
12. Fountzilas G, Ciuleanu E, Dafni U *et al.*Concomitant radiochemotherapy vs radiotherapy alone in patients with head and neck cancer: a Hellenic Cooperative Oncology Group Phase III Study. *Med Oncol* 2004;21(2):95-107.
13. Olaussen KA, Mountzios G, Soria JC. ERCC1 as a risk stratifier in platinum-based chemotherapy for non-small cell lung cancer. *Curr Opin Pulm Med* 2007;13(4):284-89.
14. Annunziata CM, O'Shaughnessy J. Poly(ADP-Ribose) Polymerase as a novel therapeutic target in cancer. *Clin Cancer Res* 2010;16:4517-26.
15. Osborne CK, Schiff R, Arpino G *et al.* Endocrine responsiveness: understanding how progesterone receptor can be used to select endocrine therapy. *Breast* 2005;14(6):458-65.
16. Thigpen JT, Brady MF, Alvarez RD *et al.* Oral medroxyprogesterone acetate in the treatment of advanced or recurrent endometrial carcinoma: a dose-response study by the Gynecologic Oncology Group. *J Clin Oncol* 1999;17(6):1736-44.
17. Goldie JH, Coldman AJ. A mathematical model for relating the drug sensitivity of tumors to the spontaneous mutation rate. *Cancer Treat Rep* 1979;63:1727-33.
18. El-Deiry WS. The role of p53 in chemosensitivity and radiosensitivity. *Oncogene* 2003;22:7486-95.
19. Adams JM, Cory S. The BCL-2 apoptotic switch in cancer development and therapy. *Oncogene* 2007;26:1324-37.
20. Melisi D, Chiao PJ. NF-kappaB as a target for cancer therapy. *Expert Opin Ther Targets* 2007;11:133-44.
21. Aktinson AJ *et al.* NCI-FDA biomarkers definitions working group; biomarkers and surrogate endpoints: preferred definitions and conceptual framework. *Clin Pharmacol Ther* 2001,69:89-95.
22. Feng Z, Prentice R, Srivastava S. Research issues and strategies for genomic and proteomic biomarker discovery and validation: a statistical perspective. *Pharmacogenomics* 2004;5:709-19.
23. Sawyers CL *et al.* The cancer biomarker problem. *Nature* 2008;452(7187):548-52.
24. Therasse P, Arbuck SG, Eisenhauser EA *et al.* New guidelines to evaluate the response to treatment in solid tumors. *J Natl Cancer Inst* 2000;92(3):205-16.
25. Eisenhauer EA, Therasse P, Bogaerts J *et al.* New response evaluation criteria in solid tumours: Revised RECIST guideline (Version 1.1). *Eur J Cancer* 2009;45:228-47.
26. Wahl RL, Jacene H, Kasamin Y *et al.* Form RECIST to PERCIST: Evolving consideration for PET response criteria in solid tumours. *J Nucl Med* 2009;50(1):122-50.
27. Benjamin RS, Choi H, Macapinlac A *et al.* We should desist using RECIST, at least in GIST. *J Clin Oncol* 2007;25:1760-64.

CAPÍTULO 16

Princípios de Radioterapia

Guilherme Rocha Melo Gondim ■ Márcio Lemberg Reisner
Igor Migowski Rocha dos Santos ■ Lisa Morikawa

INTRODUÇÃO

A descoberta dos raios X em 1895 por Wilhelm Conrad Röntgen, na Alemanha, e as pesquisas da Dra. Marie Curie há 100 anos com o elemento Rádio foram os passos iniciais para o surgimento de uma nova opção no tratamento do câncer: a radiação ionizante. Atualmente a Radioterapia é reconhecida como especialidade médica e, juntamente com a cirurgia e a quimioterapia, passou a ser uma modalidade fundamental no tratamento oncológico. A Radioterapia é um tratamento altamente custo-efetivo e responsável por apenas 5% dos custos dos tratamentos oncológicos. Aproximadamente 50% dos pacientes com o diagnóstico de câncer deverão receber radioterapia em algum momento de suas vidas, sendo que 40% das indicações farão parte de estratégias com intenção curativa. O avanço tecnológico, o desenvolvimento de imagens tomográficas de alta qualidade, o desenvolvimento de sistemas de planejamento modernos e um melhor entendimento da radiobiologia possibilitaram o surgimento de tratamentos de alta precisão e com baixos efeitos colaterais.

PRINCÍPIOS DA RADIOTERAPIA

A radiação ionizante é um tipo de radiação eletromagnética com energia suficiente para realizar a ionização dos átomos de um meio. A ionização causa a liberação de elétrons rápidos e a produção de radicais livres que são capazes de quebrar ligações químicas e gerar efeitos biológicos. A interação da radiação com a matéria pode elevar a quebra da molécula de DNA (ácido desoxirribonucleico) e a morte celular. Como os tecidos formados por células não neoplásicas também sofrem com os efeitos da radiação, um objetivo da radioterapia é maximizar as doses de radiação nos tecidos neoplásicos e minimizar a dose nos órgãos normais. As células não neoplásicas, no geral, têm maior capacidade de recuperação das lesões causadas pela radiação em razão de mecanismos de reparo dos danos às fitas de DNA.

As células humanas possuem diversos genes relacionados ao reparo do DNA. Durante o ciclo celular, as proteínas sintetizadas pelos genes de reparo participam dos *checkpoints*. Nesses pontos, os possíveis danos ao DNA em decorrência de erros no processo de divisão celular ou causados por agentes como a radiação ionizante são corrigidos.

Existem três principais pontos de correção do DNA: durante a transição da fase G1 para S, durante a fase S e entre a fase G2 e a mitose.

Quando a célula é exposta à radiação ionizante habitualmente ocorre ativação da proteína ATM (*ataxia-telangectasia mutated*), que adquire uma mudança conformacional que resulta na ativação do seu domínio quinase, com a fosforilação da serina. Essa fosforilação causa uma cascata que leva à produção de outras proteínas como p53, BRCA1 e SMC1, que estão relacionadas com o processo de reparo do DNA lesionado.

A radioterapia pode ser oferecida aos pacientes com intenção curativa ou paliativa. Pode ser utilizada como parte de um tratamento multimodal, combinada à quimioterapia, à imunoterapia ou à cirurgia. Se utilizada antes da cirurgia, é conhecida como intenção neoadjuvante. Após a cirurgia, é conhecida como intenção adjuvante ou pós-operatória. No Quadro 1 resumimos as intenções de tratamento da radioterapia, com exemplos de tumores.

Conceitualmente, existem duas formas de se oferecer radioterapia aos pacientes oncológicos: a radioterapia externa ou teleterapia e a radioterapia interna ou braquiterapia. A Radioterapia externa é direcionada à região tumoral através feixes de alta energia que partem de uma fonte externa distante ao corpo do paciente. Essa é a forma mais comum de irradiação utilizada no tratamento radioterápico. A radioterapia interna, ou braquiterapia, parte de fontes colocadas dentro ou próximo aos tecidos neoplásicos. Essa técnica é utilizada com frequência no tratamento dos tumores de colo uterino e de próstata. É também uma opção em casos selecionados nos quais o retratamento ou a reirradiação estão indicados.

AVANÇOS TECNOLÓGICOS

Inicialmente, apenas a opção de tratamento bidimensional era disponível e o planejamento da radioterapia era orientado por referências anatômicas ósseas avaliadas e delimitadas a partir de imagens bidimensionais. Com o surgimento de novas tecnologias, imagens como as derivadas de tomografias de alta resolução puderam ser utilizadas para a realização de planejamentos tridimensionais que possibilitaram uma melhor definição do volume alvo e a realização da radioterapia com maior precisão. Com o passar dos anos e com o avanço tecnológico, sugiram técnicas como a radioterapia com intensidade modulada (IMRT), radioterapia guiada por imagem (IGRT), radioterapia de intensidade modulada em arco (VMAT) e técnicas para controle do movimento respiratório como o *gating* e o *tracking* que possibilitaram o emprego de altas doses de radiação com precisão milimétrica.

Quadro 1. Indicações de radioterapia em pacientes oncológicos

INTENÇÃO DA RADIOTERAPIA	NEOPLASIA	OBJETIVO
Neoadjuvante	Adenocarcinoma de reto	Redução da lesão primária para otimização dos resultados cirúrgicos, aumento do controle local e das chances de preservação do esfíncter
Adjuvante	Carcinoma intraductal de mama	Melhora do controle local, ação nas possíveis células residuais após o tratamento cirúrgico
Curativa	Carcinoma epidermoide de canal anal	Resposta completa do tumor após terapêutica. No geral, é realizada combinada à quimioterapia
Paliativa	Adenocarcinoma gástrico com sangramento ativo	Alívio dos sintomas da doença avançada. Bastante utilizada para ação anti-hemorrágica, alívio de dores causadas por metástases ósseas e controle de lesões metastáticas no sistema nervoso central
Profilática	Câncer de pulmão de pequenas células	Evitar surgimento de metástases no sistema nervoso central. Nos casos de alguns tumores como o câncer de pulmão de pequenas células, a irradiação profilática aumenta a sobrevida global

TÉCNICAS DE RADIOTERAPIA

Radioterapia convencional

A radioterapia convencional, também chamada de radioterapia bidimensional (2D), é uma técnica cujo planejamento é realizado a partir de imagens planares. Nessa técnica, o volume de tratamento e a localização das estruturas de risco são definidos com base nas referências anatômicas visualizadas nessas imagens, em especial referências ósseas, e vem sendo substituída progressivamente por outras técnicas baseadas na utilização de imagens tomográficas. O planejamento computadorizado não necessariamente é parte integrante da radioterapia 2D e essa técnica não permite a análise da distribuição tridimensional da dose no volume alvo ou nos órgãos de risco. A dose deve ser estimada em um ou mais pontos de interesse, conforme a necessidade de cada caso (Fig. 1).

Radioterapia conformacional tridimensional (3D)

A radioterapia conformacional tridimensional (3D) é uma técnica cujo planejamento é realizado a partir de imagens tomográficas. Essas imagens, quando comparadas às imagens planares empregadas na radioterapia convencional, permitem melhor definição da anatomia e do volume alvo de tratamento, além da realização do planejamento computadorizado. Após a aquisição das imagens, o médico analisa, define e delimita o volume-alvo e os órgãos de risco. Em seguida, é realizado o planejamento a partir da reconstrução 3D das estruturas delineadas, são definidos o arranjo e pesos dos campos de tratamento, necessidade de filtros, *bolus*, compensadores teciduais ou subcampos de tratamento. Após o planejamento, o radio-oncologista analisa a distribuição da dose de forma volumétrica e tridimensional, além dos histogramas de dose-volume, que são ferramentas que permitem uma interpretação gráfica da adequada cobertura do volume de tratamento e a análise dos limites de dose nos órgãos de risco (Fig. 2).

Radioterapia com intensidade modulada (IMRT)

A radioterapia com intensidade modulada (IMRT) envolve necessariamente todos os passos descritos na radioterapia 3D, desde a aquisição de imagens tomográficas, passando pelo contorno das estruturas e definição do volume alvo, planejamento computadorizado e análise tridimensional e gráfica da distribuição da dose. Porém, nessa técnica há uma variação na intensidade da dose dentro de um mesmo campo de tratamento, que pode ser realizada de diferentes formas, como na movimentação das múltiplas lâminas dos colimadores (técnicas *step and shoot* e *sliding window*) ou com a utilização de blocos. A modulação da intensidade permite uma distribuição da dose ainda mais conformacional ao volume alvo e uma consequente redução da dose nas estruturas de risco. A maioria dos sistemas de planejamento utiliza algoritmos que permitem uma otimização interativa através do processo de "planejamento inverso". Nessa técnica, o usuário estipula limites de dose e atribui pesos ou punições àqueles limites fazendo com que o sistema busque, a partir de cálculos complexos, a melhor forma de atingir os valores definidos no processo de otimização (Fig. 3).

Radioterapia guiada por imagem (IGRT)

A radioterapia guiada por imagem (IGRT) não é uma técnica de planejamento ou de entrega da dose de radiação, mas sim uma ferramenta utilizada na localização do alvo, ou seja, um instrumento de precisão durante o tratamento. Ela pode ser utilizada associada à radioterapia convencional, radioterapia conformacional 3D ou IMRT. Na IGRT, são realizadas imagens diárias antes das frações de radioterapia para uma verificação do posicionamento do paciente que podem variar desde portais de megavoltagem, a raios X de quilovoltagem, ultrassonografia ou tomografia *Cone Beam*, a depender da indicação clínica. A IGRT permite uma localização mais acurada do alvo de tratamento e reprodução mais fidedigna do posicionamento do paciente; esta permite uma redução das margens de segurança empregadas no planejamento o que, por sua vez, proporciona menores efeitos colaterais e/ou um aumento da dose no volume-alvo sem incremento da toxicidade.

Radiocirurgia (SRS)

A radiocirurgia (SRS) foi primeiramente descrita em 1951 como uma irradiação em dose única de alvos intracranianos localizados por estereotaxia. A SRS é caracterizada pela entrega de altas doses de radiação em pe-

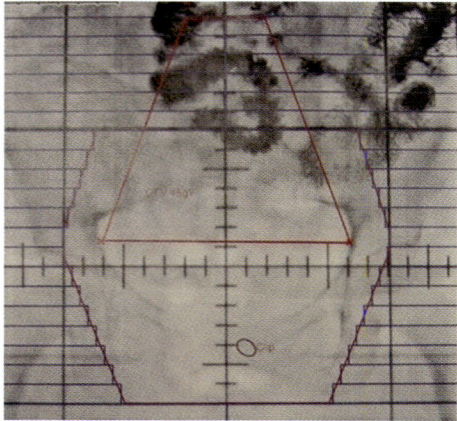

◄ **FIGURA 1.** Planejamento com técnica convencional (2D) por carcinoma epidermoide do colo uterino.

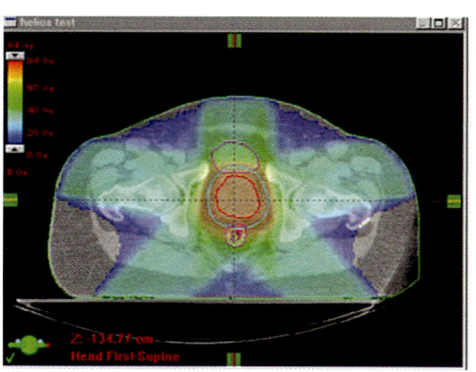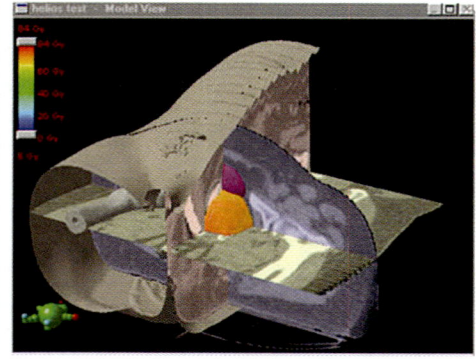

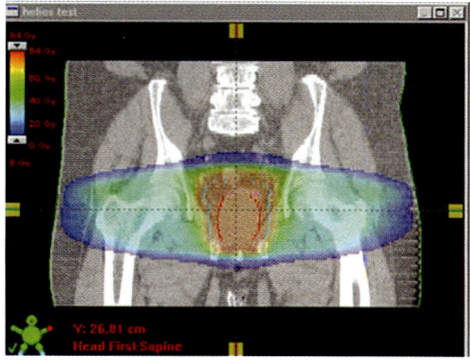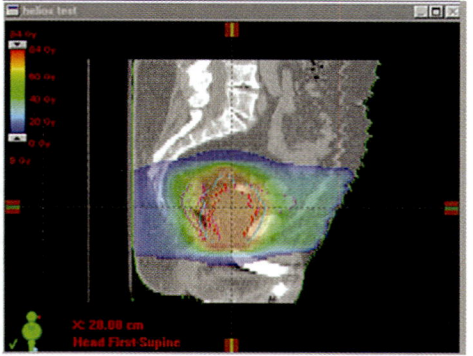

◄ **FIGURA 2.** Planejamento com técnica conformada tridimensional por adenocarcinoma de próstata.

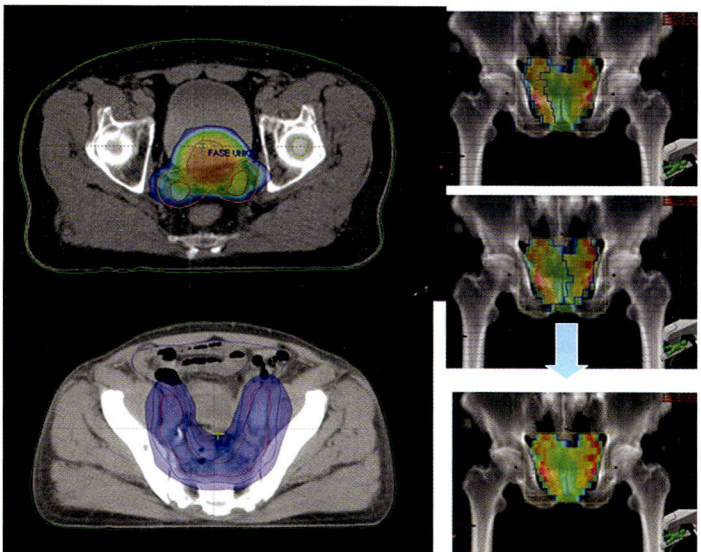

▲ **FIGURA 3.** Planejamento de radioterapia de intensidade modulada (IMRT) com irradiação pélvica por adenocarcinoma de próstata.

quenos volumes com elevada acurácia. Na tecnologia estereotáxica, a localização do alvo é baseada em um sistema tridimensional de coordenadas cartesiano. Inicialmente desenvolvida para aparelhos dedicados como o *GammaKnife*® (cuja radiação provém de múltiplas fontes de cobalto), a tecnologia estereotáxica rapidamente migrou para os aceleradores lineares (LINACs), em que a técnica foi baseada no mesmo princípio devido maior disponibilidade e versatilidade destes equipamentos. O termo SRS é normalmente reservado para tratamentos com doses únicas. Quando ocorre fracionamento da dose (porém, mantendo-se doses elevadas por fração) o termo preferido é radioterapia estereotáxica fracionada (SFRT).

Radioterapia corporal estereotáxica (SBRT)

Trata-se de técnica extrapolada da SRS que permite o tratamento de tumores extracranianos com alta precisão através de técnicas com alta conformidade de dose, técnicas de localização extremamente acuradas e de controle da movimentação respiratória. Necessariamente é realizada em associação à IGRT (associada ou não ao implante de fiduciais no tumor), sistemas de imobilização, restrição e controle da movimentação respiratória. Permite o tratamento de lesões extracranianas de pequeno volume com altas doses em regimes hipofracionados ou em uma única fração de tratamento o que, a depender da indicação clínica, pode levar a importante ganho terapêutico quando comparado ao tratamento convencional (Fig. 4).

Braquiterapia

A braquiterapia consiste em técnica de radioterapia na qual a fonte radioativa encontra-se em íntimo contato com o tumor ou a região a ser tratada. Como a dose de radiação diminui de acordo com a lei do inverso do quadrado da distância, a braquiterapia permite uma elevada conformidade da dose na região de interesse e ao mesmo tempo uma preservação significativa das estruturas normais adjacentes muito próximas. Esse método existe desde os primórdios da radioterapia, quando o elemento Rádio ainda era utilizado, sendo posteriormente substituído por elementos com maior atividade específica e uma melhor proteção radiológica. De forma simplificada, a braquiterapia é dividida nas técnicas de baixa (LDR) ou alta taxa de dose (HDR), a depender da atividade do elemento empregado. Atualmente, o elemento mais empregado na LDR é o Iodo-125 no tratamento de tumores de próstata, enquanto o tratamento de tumores ginecológicos com Irídio-192 corresponde ao maior emprego da braquiterapia HDR no Brasil. O desenvolvimento de métodos de planejamento tridimensional, carregamento remoto, novos radioisótopos e algoritmos de cálculo têm permitido constantes avanços no campo da braquiterapia (Fig. 5).

RADIOBIOLOGIA

Os princípios fundamentais do fracionamento em radioterapia são: reparo, reoxigenação, redistribuição e repopulação.

Reparo

Após um dano tecidual pela radiação, a estrutura celular de reparo pode reverter esta situação. No entanto, se houver um acúmulo de danos por irradiações subsequentes, estas células podem evoluir para a morte. Um dos mecanismos de reparo é a correção do dano subletal. O racional para se fracionar o tratamento é que células normais possuem, no geral, maior capacidade de reparo do dano subletal, o que leva a uma maior morte tumoral em relação aos tecidos sadios adjacentes com frações consecutivas de radioterapia.

Reoxigenação

A presença do oxigênio aumenta a radiossensibilidade e é essencial para que o dano causado ao DNA provoque morte celular. O oxigênio "fixa" a lesão provocada pela radiação e impede a realização do reparo da molécula de DNA. O fracionamento das sessões de radioterapia permite uma diminuição progressiva do tumor que leva a uma conversão das células centrais hipóxicas em oxigenadas o que, por fim, leva a mais morte tumoral.

Redistribuição

As fases do ciclo celular diferem em relação a sensibilidade à radiação. Nas fases G2 e M há maior radiossensibilidade, enquanto na fase S, por exemplo, há menor radiossensibilidade. Com o fracionamento, as células nas etapas mais radiossensíveis morrem e aquelas nas fases mais resistentes podem progredir para as etapas mais sensíveis do ciclo para, então, serem mortas nas irradiações subsequentes.

Repopulação

Um intervalo longo entre as frações, por exemplo, poderá ser suficiente para que a repopulação celular aconteça, prejudicando o controle tumoral. Por outro lado, a repopulação é importante para a regeneração dos tecidos normais e é fundamental para uma boa tolerância ao tratamento irradiante.

DROGAS QUE AFETAM A RADIOSSENSIBILIDADE

O uso de radioterapia combinada à quimioterapia se baseia na radiossensibilização e na possibilidade de um tratamento sistêmico associado ao tratamento local radioterápico.

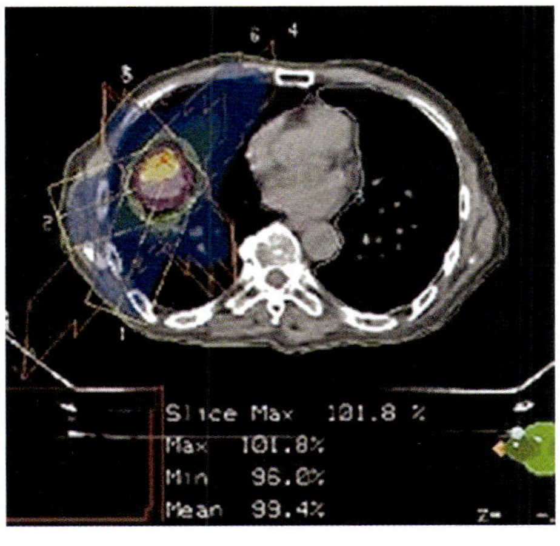

◀ **FIGURA 4.** Planejamento de radioterapia estereotáxica corpórea por câncer de pulmão inicial de não pequenas células.

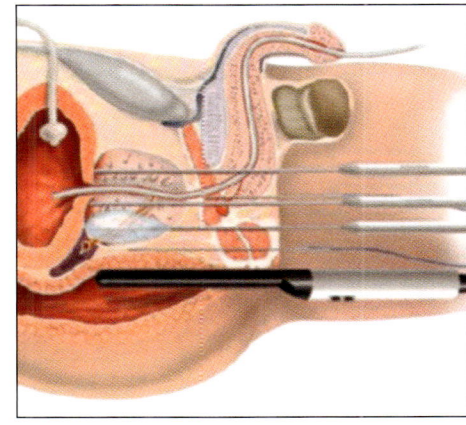

◀ **FIGURA 5.** Representação esquemática de braquiterapia de alta taxa de dose (HDR) via transperineal guiada por ultrassonografia endorretal por adenocarcinoma de próstata.

Quadro 2. Eventos adversos relacionados à radioterapia

FASE	PERÍODO DE OCORRÊNCIA	CAUSAS	EVENTO
Aguda	Durante ou até 1 a 2 semanas após tratamento	Dependente da mitose – células em divisão rápida	Mucosite
Subaguda	2 semanas a 3 meses após tratamento	Dependente da dose	Pneumonite Dano hepático induzido por radiação
Tardia	6 ou mais meses após tratamento	Dano microvascular e dano direto ao parênquima	Fibrose Fístula Dano permanente ao órgão

O 5-fluorouracil é um dos agentes quimioterápicos mais utilizados para radiossensibilização e sua ação está relacionada à inibição da síntese do DNA. Por este mesmo motivo a capecitabina também é um bom radiossensibilizador. A cisplatina, outro radiossensibilizante muito utilizado sozinho ou com outros agentes quimioterápicos no tratamento combinado com radioterapia, pode inibir o reparo do dano ao DNA ou aumentar o número de quebras de fitas do DNA induzidas pela radiação. Outros análogos da platina, como a carboplatina, também são utilizados com o mesmo propósito. Os taxanos, por estabilizarem microtúbulos, levam a um acúmulo de células nas fases G2 e M, o que aumenta a sensibilidade à radiação.

Os agentes de alvo molecular podem ser utilizados também como radiossensibilizadores. Os inibidores do receptor do fator de crescimento epidérmico (EGFR) como cetuximabe e erlotinibe são os mais estudados.

EVENTOS ADVERSOS

Os eventos adversos mais comuns relacionados à radioterapia isolada ou combinada com quimioterapia estão listados no Quadro 2.

BIBLIOGRAFIA

De Vita VT, Hellman S, Rosenberg SA. Cancer principles and practice of oncology. 9th ed. Philadelphia: Lippincott Williams & Wilkins, 2011.

Gunderson L, Tepper JE. Clinical radiation oncology. 2nd ed. Philadelphia: Churchill Livingstone – Elsevier, 2006.

Leibel SA, Phillips TL. *Textbook of radiation oncology.* Philadelphia: WB Saunders, 2004.

Perez CA, Brady LW, Halperin EC et al. *Perez and Brady's principles and practice of radiation oncology.* 5th ed. Lippincott Williams & Wilkins, 2007.

CAPÍTULO 17

Princípios de Cirurgia Oncológica

Frederico Augustus Martins de Resende ▪ Roberto Heleno Lopes
João Baptista de Paula Fraga ▪ Antônio Carlos Rodrigues do Nascimento
Alexandre Ferreira Oliveira

HISTÓRICO

Historicamente, as primeiras citações acerca do tratamento cirúrgico de tumores datam de 1600 a.C., e foram descobertas em papiros egípcios, em 1862, pelo egiptólogo americano Edwin Smith. Hipócrates, embora tenha descrito pela primeira vez os sinais e sintomas clínicos associados ao câncer, e definido termos como "carcinoma" e "sarcoma", posicionou-se contra a terapêutica cirúrgica de pacientes terminais. No século II, Galen publicou uma classificação de tumores, descrevendo o câncer como uma doença sistêmica, e como tal concluiu que a intervenção cirúrgica não poderia ser usada como medida curativa para pacientes oncológicos. Este pensamento predominou por mais de 1.500 anos, até que no século XVIII, patologistas estudaram a evolução local dos tumores, a qual precedia a invasão de outros sítios anatômicos. Os primeiros trabalhos de Morgagni, Le Dran, e Da Salva estabeleceram um período inicial de crescimento local do tumor antes da disseminação à distância do mesmo. Isto levou ao entendimento de que nem todos os tumores atingiam a forma sistêmica, e que certas lesões poderiam causar a morte apenas por crescimento invasivo local. Em 1829, o cirurgião Joseph Recamier foi o primeiro a descrever o processo complicado da disseminação do tumor. Já a primeira ressecção eletiva de tumor registrada foi realizada em 1809 pelo cirurgião americano Ephraim McDowell. Ele removeu com sucesso um tumor ovariano de uma paciente que ainda sobreviveu 30 anos após o procedimento. O trabalho de McDowell incluiu mais 12 ressecções ovarianas, e estimulou o maior interesse em cirurgias eletivas para pacientes oncológicos. Todavia, antes do advento da anestesia geral, na maior parte das vezes a cirurgia oncológica ainda se restringia principalmente a casos de amputação ou cauterização de tumores superficiais de tronco e extremidades, ocasiões em que os pacientes estavam dispostos a se submeter à dor da cirurgia, já que as perspectivas de melhor qualidade de vida eram poucas.

Notoriamente, o desenvolvimento da cirurgia oncológica era prejudicado por dois obstáculos principais, que incluíam o desconforto apresentado pelos pacientes durante os procedimentos, bem como a falta de agentes que diminuíssem a incidência de infecções. Assim, dois dentistas, Dr. William Morton e Dr Crawford Long, foram os pioneiros em introduzir a anestesia geral no ano 1842, permitindo que mais tarde, em 16 de outubro de 1846, no Hospital Geral de Massachussets, fosse realizada uma excisão eletiva da glândula submaxilar e parte da língua, feita pelo Dr. John Colilins Warren, constituindo a primeira grande cirurgia realizada sob anestesia a base de éter. Já o segundo maior estímulo ao desenvolvimento da cirurgia oncológica resultou da introdução dos princípios de antissepsia por Joseph Lister. Baseado nos conceitos de Pasteur, Lister introduziu o ácido carbólico em 1867, ano em que publicou em artigo as primícias da antissepsia.

Embora os avanços na anestesia geral e na antissepsia elevassem o número de procedimentos cirúrgicos realizados na época, em meados do século XIX e início do século XX, a cirurgia oncológica ainda estava associada a altas taxas de mortalidade. Os tumores raramente eram diagnosticados em seus estágios iniciais e, assim, poucos pacientes eram candidatos à cirurgia curativa. Além disso, existiam outros empecilhos, como anestesia rudimentar, indisponibilidade de antibióticos e instrumentos cirúrgicos brutos. A importância do microscópio para avaliar margens de tecidos congelados ainda não tinha sido apreciada. No entanto, vários acontecimentos importantes nesta época levaram a rápidos avanços na área da oncologia cirúrgica. As maiores figuras nesta evolução incluem Albert Theodore Billroth que, em adição ao desenvolvimento da técnica cirúrgica meticulosa, realizou as primeiras gastrectomias, laringectomia e esofagectomia. Nos anos de 1890, William Stewart Halsted elucidou os princípios da ressecção em bloco, como exemplificado pela mastectomia radical. Como exemplos de ressecção radical merecem ser citada a prostatectomia radical por Hugh Young em 1904, a histerectomia radical por Ernest Wertheim em 1906, a ressecção abdominoperineal para câncer de reto por Ernest Miles em 1908, e a primeira pneumectomia com sucesso realizada por Evarts Graham em 1933.

Inovações técnicas modernas continuam a ampliar as capacidades da cirurgia oncológica. Avanços na cirurgia microvascular permitem a livre transferência de complexos tecidos autólogos, propiciando, por exemplo, a reconstrução do sistema aerodigestório. Dispositivos de grampeamento automático, bem como a instrumentação endoscópica combinada com fibra ótica de alta resolução, resultam em procedimentos de baixa morbidade e que requerem significativamente menor tempo de recuperação pós-operatório. As melhoras no manejo e monitoração do paciente crítico autorizam que procedimentos cirúrgicos complicados sejam realizados com segurança. E, por fim, os conhecimentos mais sofisticados dos padrões de progressão do tumor propiciam abordagens cirúrgicas menos invasivas, citando-se como exemplos a biópsia do linfonodo sentinela em substituição à linfadenectomia no estágio inicial de melanoma e carcinoma de mama, e a introdução de ablação por radiofrequência orientada pela ultrassonografia, na doença hepática multifocal

CONCEITOS

Operabilidade × ressecabilidade

É importante distinguir os conceitos de ressecabilidade e operabilidade. Diz-se que um tumor é ressecável quando apresenta condições de ser removido. Por outro lado, a operabilidade diz respeito à possibilidade de realização da terapêutica cirúrgica, de acordo com as condições clínicas apresentadas pelo paciente.

Grau histológico (graduação histopatológica)

Na maioria das localizações anatômicas, informações posteriores, relativas ao tumor primário podem ser registradas sob os seguintes títulos:

G – GRADUAÇÃO HISTOPATOLÓGICA	
GX	O grau de diferenciação não pode ser avaliado
G1	Bem diferenciado
G2	Moderadamente diferenciado
G3	Pouco diferenciado
G4	Indiferenciado
Nota:	Os graus 3 e 4 podem ser combinados em algumas circunstâncias, como "G3-4, Pouco diferenciado ou indiferenciado". A classificação dos sarcomas de partes moles e de osso também utiliza "alto grau" e "baixo grau". Sistemas especiais de graduação são recomendados para tumores da mama, corpo uterino e fígado

TIPOS DE CIRURGIA

Tumor residual (R)

A ausência ou presença de tumor residual após o tratamento é descrita pelo símbolo R. Geralmente, o TNM e o pTNM descrevem a extensão anatômica do câncer sem considerar seu tratamento. Eles podem ser suplementados pela classificação R, que especifica a situação tumoral após o tratamento. Esta categoria de classificação reflete o resultado do tratamento realizado, influencia os procedimentos terapêuticos posteriores e é um forte preditor de prognóstico. As definições das categorias R são:

RX	A presença de tumor residual não pode ser avaliada
R0	Ausência de tumor residual
R1	Tumor residual microscópico
R2	Tumor residual macroscópico

MARCADORES TUMORAIS

Os marcadores tumorais (ou marcadores biológicos) são macromoléculas presentes no tumor, no sangue ou em outros líquidos biológicos, cujo aparecimento e ou alterações em suas concentrações estão relacionados à gênese e o crescimento de células neoplásicas. Os marcadores tumorais, em sua maioria, são proteínas ou pedaços de proteínas, incluindo antígenos de superfície celular, proteínas citoplasmáticas, enzimas e hormônios. Tais substâncias podem funcionar como indicadores da presença de câncer, e serem produzidas diretamente pelo tumor ou pelo organismo em resposta a neoplasia. Esses podem ser úteis no diagnóstico, estadiamento, avaliação da resposta terapêutica, detecção de recidivas e prognóstico, além de auxiliar no desenvolvimento de novas modalidades de tratamento. Podem ser detectados ou quantificados por meios bioquímicos ou imuno-histoquímicos. Cada marcador tumoral tem um valor de referência determinado; taxas acima do valor de referência, apresentadas por pacientes, devem ser investigadas.

Entre os principais marcadores tumorais estão: AFP (alfafetoproteína); cromogranina A; telomerase; NMP22 (proteína da matriz nuclear); PAP (fosfatase ácida prostática); CA 72-4; β-HCG (gonadotrofina coriônica humana); CA 125; CA 15-3; CA 19-9; CA 27-29; CA 50; calcitonina; catepsina D; CEA (antígeno carcinoembrionário); C-ErbB2 (oncogene); LDH (desidrogenase lática); K-ras; PSA (antígeno prostático específico); p53 e beta$_2$-microglobulina.

O marcador ideal reúne características de diagnóstico precoce, origem da neoplasia, extensão da doença, monitoração da resposta terapêutica e detecção precoce de recidiva, além de ser órgão-sítio específico e ter meia-vida curta, permitindo acompanhar temporariamente as mudanças do tumor. Este marcador ainda não existe no Brasil, e a maioria dos marcadores disponíveis peca pela falta de especificidade e sensibilidade, exceção feita ao PSA que é utilizado para rastreamento de neoplasia prostática.

Histórico

- *1847:* Sir Bence Jones identificou uma proteína específica na urina de doentes com mieloma múltiplo.
- *1867:* Foster assinalou a importância da amilasemia e da amilasúria na neoplasia de pâncreas.
- *1930:* reconhecimento da fosfatase ácida e alcalina nas neoplasias da próstata e sarcomas osteogênicos, respectivamente.
- *1950:* importância das enzimas glicolíticas nas metástases hepáticas.
- *1965:* identificação do antígeno antigenocarcinoembrionário (CEA) no feto.
- *1969:* Heubner ER e Todaro G. identificaram oncogenes.
- *1975:* Kohler H. e Milstein G. - importância dos anticorpos monoclonais.
- *1979:* Wang et al. identificaram o antígeno prostático específico (PSA).
- *1981:* Identificação do CA 19-9, por Koproski et al.; e do C-ErbB2 por Shih et al.
- *1984:* identificação do CA 15-3 por Kufe e Hilkens.
- *1987:* identificação do CA 125 por Bray et al.

AFP (alfafetoproteína)

A alfafetoproteína é uma importante proteína do soro fetal, que é sintetizada no fígado, saco vitelino e intestino fetal, desaparecendo no primeiro ano de vida. Na vida adulta, seus níveis séricos encontram-se entre 5 ng/mL e 15 ng/mL, possui vida média de 5-7 dias. Níveis acima de 500 ng/mL são altamente sugestivos de malignidade, e valores acima 1.000 ng/mL são indicativos de presença de neoplasia.

Esta proteína pode estar elevada em pacientes portadores de tumores gastrointestinais, hepatite, cirrose, hepatocarcinoma e gestantes. Pode ser encontrada em 70% dos tumores testiculares não seminomatosos. É sintetizada pelo carcinoma embrionário puro, teratocarcinoma, tumor de saco vitelino e por tumores mistos. O coriocarcinoma e o seminoma puro não a produzem.

A alfafetoproteína tem como principal papel a monitoração da terapia para o carcinoma de testículo. Este marcador tem sido também utilizado no diagnóstico de pacientes com carcinoma hepatocelular.

Cromogranina A

A cromogranina A, também denominada secretogranina I, constitui-se num grupo de proteínas presentes em vários tecidos neuroendócrinos. É um marcador tumoral com utilidade em neoplasias endócrinas, tipo feocromocitoma, síndrome carcinoide, carcinoma medular da tireoide, adenoma hipofisário, carcinoma do pâncreas e na neoplasia endócrina múltipla. O intervalo de referência, no soro, é de 10 a 50 ng/mL.

BTA (antígeno tumoral da bexiga)

O antígeno tumoral da bexiga (BTA) é uma proteína expressa por várias células tumorais, mas por poucas células normais. Sua sensibilidade varia de 32 a 100% e a especificidade de 40 a 96%. Durante o desenvolvimento de tumores uroteliais da bexiga, essas moléculas são liberadas na urina. Os resultados falso-positivos relacionam-se com a litíase urinária, processos irritativos da bexiga e sonda vesical de demora.

HCG (gonadotrofina coriônica humana)

A gonadotrofina coriônica humana é uma glicoproteína composta por duas subunidades: alfa partilhada por outros hormônios hipofisários; e a beta específica.

Mais especificamente a fração beta (β-HCG) é utilizada para diagnóstico, monitoração e prognóstico de pacientes com tumores de células germinativas (testículo e ovário).

Todos os pacientes com coriocarcinoma apresentarão elevação da β-HCG, contra apenas 40 a 60% dos pacientes com carcinoma embrionário. Cinco a 10% dos pacientes com seminomas puros podem apresentar níveis de β-HCG detectáveis.

CA 125

O antígeno do câncer 125 é formado por uma glicoproteína de alto peso molecular. Atualmente, sua principal aplicação é permitir o seguimento da resposta bioquímica ao tratamento e predizer a recaída em casos de câncer epitelial de ovário. Seu valor de referência é 35 U/mL, podendo ser considerado 65 U/mL quando o objetivo é uma maior especificidade.

A sensibilidade para diagnóstico de câncer de ovário é de 80 a 85% no tipo epitelial. A elevação do CA 125 pode ocorrer de 2 a 12 meses antes de qualquer evidência clínica de recidiva.

O CA 125 se eleva em várias situações clínicas (cirrose, cistos de ovário, endometriose, hepatite e pancreatite), tem sensibilidade de apenas 50% no estágio clínico I e é de alto custo, se utilizado em toda população. O CA 125 é um marcador com importante aplicabilidade clínica no manejo dos tumores de ovário no dia a dia e é de uso promissor na abordagem de linfomas e de outros tumores.

CA 15-3

O antígeno do câncer 15-3 é uma glicoproteína produzida pelas células epiteliais glandulares. Seu valor normal de referência é 25 U/mL. O CA 15-3 é o marcador tumoral, por excelência, do câncer de mama, pois é o mais sensível e específico, sendo superior ao CEA. A sensibilidade varia de acordo com a massa tumoral e o estadiamento clínico, sendo de 88 a 96% na doença disseminada. Na fase inicial, apenas 23% dos casos apresentam aumento deste marcador. Níveis elevados de CA 15-3 foram observados em várias outras neoplasias, como: câncer de ovário, pulmão, colo uterino, hepatocarcinoma e linfomas. A ASCO considera que, atualmente, não há dados suficientes para recomendar o CA 15-3 para rastreamento, diagnóstico, estadiamento ou acompanhamento no câncer de mama.

CA 19-9

O CA 19-9 é um antígeno carboidrato de superfície celular, sendo também conhecido como antígeno de Lewis. Seu valor normal de referência é 37 U/mL. Este marcador tumoral é indicado no auxílio ao estadiamento e à monitoração de tratamento em primeira escolha de câncer de pâncreas e trato biliar e, em segunda escolha, no câncer colorretal. O CA 19-9 possui sensibilidade variável com a localização do tumor: pâncreas 70 a 94%, vesícula biliar 60 a 79%, hepatocelular 30 a 50%, gástrico 40 a 60% e colorretal 30 a 40%. Há um aumento de CA 19-9 em cerca de 99% dos casos de câncer de pâncreas, enquanto nas pancreatites crônicas é 4 a 10% e nas pancreatites agudas. No momento, a maior aplicabilidade de uso do CA 19-9 é a de avaliar resposta à quimioterapia do câncer de pâncreas, já que a utilização de métodos de imagem é bastante limitada para este fim.

Calcitonina

A calcitonina é um hormônio peptídico secretado pelas células C parafoliculares na tireoide. Sua secreção é estimulada pelo cálcio. Seu valor de referência é 19 pg/mL para homens, e 14 pg/mL para mulheres. Sua maior utilidade como marcador tumoral é para o seguimento dos pacientes com carcinoma medular da tireoide. É utilizado no diagnóstico precoce em doentes de risco, possuindo sensibilidade de 90% para detecção deste tumor em indivíduos com história familiar e/ou síndrome de neoplasia endócrina múltipla tipo II, com relevância na sobrevida pós-tireoidectómica precoce.

CEA (antígeno carcinoembrionário)

O antígeno carcinoembrionário (CEA) é o protótipo do marcador tumoral que tem sido extensivamente estudado desde sua identificação, em 1965. Originalmente foi descrito como presente em adenocarcinoma de cólon e reto e em cólon fetal, mas ausente em tecido colonizo adulto normal. Atualmente, sabe-se que o CEA é produzido pelas células da mucosa.

Gastrointestinal, faz parte da família das imunoglobulinas e seu valor de referência é 3,5 ng/mL em não fumantes e 7 ng/mL em fumantes.

Na presença de neoplasia maligna, níveis elevados de CEA são detectados em 9% dos terátomas de testículo, e em aproximadamente 85% dos casos de carcinoma colorretal metastático. A sensibilidade do CEA oscila em torno de 40 a 47% e a especificidade, 90 a 95% para câncer colorretal; e 80 a 84% e 95 a 100% para câncer recorrente. Os níveis pré-operatórios do CEA possuem algum significado para o prognóstico, visto que o nível de elevação está relacionado à carga corporal do tumor.

Em pacientes com câncer de cólon CEA-positivos, a presença de níveis elevados de CEA, dentro de 6 semanas, após terapia, indica a existência de doenças residuais. A ocorrência de recidiva é indicada por um nível crescente de CEA, sendo a doença clinicamente detectável quase sempre precedida de um aumento do marcador tumoral. O ASCO recomenda a dosagem do CEA a cada 2 a 3 meses durante a quimioterapia no câncer colorretal.

C-ErbB2

O C-ErbB2 é um oncogene. Foram encontrados, na literatura, vários nomes para este marcador e diferentes grafias: c-erbB-2; cerbB-2; C-erbB-2; HER-2; HER-2/meu. O oncogene C-ErbB2 pertence a uma família de receptores de membrana cujo domínio extracelular pode ser identificado, dosado em cultura ou liberado na circulação. Este é amplificado e hiperexpresso em 20 a 40% dos carcinomas primários de mama, por isso seu papel nesta neoplasia tem sido extensivamente investigado; entretanto os resultados permanecem controversos.

Vários autores apontam que a expressão aumentada de C-ErbB2 é um indicador de prognóstico ruim. De acordo com alguns investigadores, as pacientes cujos tumores exibem expressão aumentada de C-ErbB2 apresentam uma sobrevida livre de doença menor e também sobrevida geral menor. Entretanto, outros autores, na análise multivariada, falharam em encontrar uma associação significativa entre a sobrevida geral, a sobrevida livre de doença e o C-ErbB2.

O C-ErbB2 apresenta também importância no tratamento de pacientes com câncer de mama: pacientes cujos tumores exibem expressão aumentada desse marcador podem ter maior benefício com altas doses de quimioterapia.

LDH (desidrogenase lática)

A desidrogenase lática (LDH) é uma enzima que se expressa nos tecidos cardíaco e muscular esquelético. Esta enzima não tem muito valor diagnóstico, mas se relaciona com o volume da neoplasia, podendo apresentar implicações prognósticas muito importantes, em especial nos pacientes com diagnóstico de linfoma não Hodgkin recente e na neoplasia de próstata. Deve-se ter cautela com o uso deste marcador, pois pode estar elevado, também, em patologias musculoesqueléticas, infarto do miocárdio, leucemias e embolia pulmonar.

K-ras

Genes mutados da família ras são os oncogenes mais comumente encontrados nas neoplasias malignas humanas. Rodenhuis e Slebos demonstraram que os tumores de pulmão contendo mutação em K-ras eram mais agressivos, os pacientes apresentavam menor tempo livre de doença e diminuição da sobrevida quando comparados àqueles sem mutação em K-ras.

PSA (antígeno prostático específico)

O marcador tumoral de maior utilidade clínica desenvolvido até o momento é o PSA. Este é secretado no lúmen dos ductos prostáticos, estando presente em grandes concentrações no líquido seminal (aproximadamente 2 mg/mL). Muitos estudos demonstraram que o PSA é útil para o diagnóstico do câncer de próstata. Em geral, o valor preditivo positivo do PSA é de 20% em pacientes com valores ligeiramente elevados (entre 4,0 e 10,0 ng/mL), e de 60% em pacientes com valores de PSA superiores a 10 ng/mL. A medida do PSA é fundamental para o estadiamento do paciente com carcinoma de próstata. Espera-se que um paciente submetido à prostatectomia radical apresente PSA próximo a zero (até 0,2 ng/mL) após o procedimento, já que toda a próstata teria sido removida.

Sabe-se que, com o aumento da idade, ocorrem modificações no epitélio prostático que acarretam um aumento da absorção do PSA para a corrente sanguínea. Portanto, os valores de PSA variam bastante nas diferentes faixas etárias. Gomes cita como valor de referência 2,5 ng/mL para homens até 50 anos e 5,0 ng/mL para aqueles com idade superior a 50 anos. Vários estudos têm sugerido a alteração do ponto de corte do PSA de 4,0 ng/mL para 2,5 ng/mL, indicando biópsia prostática nos pacientes que apresentem valores superiores. Isto porque uma parcela significativa dos homens que apresentam PSA sérico inicial entre 2,6 ng/mL e 4,0 ng/mL desenvolverá PSA superior a 4,0 ng/mL no exame de acompanhamento, durante os próximos quatro anos.

Então, embora o ponto de corte consensual para a identificação de biópsia seja 4,0 ng/mL, estudos recentes sugerem que, em pacientes jovens, com próstata pequena e sem prostatite, a biópsia prostática seja considerada com valores de PSA acima de 2,5 ng/mL.

p53

O gene supressor de tumor p53, localizado no cromossoma 17, codifica uma fosfoproteína denominada proteína p53, que desempenha um importante papel no controle do ciclo celular e previne o aparecimento de câncer. A proteína p53 tem o papel de bloquear a divisão celular em células que sofreram lesão no seu DNA, dando tempo para a sua reparação.

Para demonstrar sua importância, cita-se o fato de que mutações na proteína p53 são encontradas em cerca de 50% de todos os cânceres humanos, ou mais de 50 tipos de tumores.

AVALIAÇÃO DO PACIENTE

O índice de desempenho de *karnofsky* ou *karnofsky performance status scale* (kps) representa uma medida geral da independência do indivíduo de exercer o autocuidado e suas atividades diárias. Foi elaborado por dois médicos pesquisadores americanos nos anos 40, David Karnofsky e Joseph Burchenel, como tentativa de aferir o lado mais subjetivo do resultado no tratamento do câncer.

O índice de *karnofsky* permite que os pacientes sejam classificados a respeito de suas desabilidades funcionais. Estes recebem uma pontuação de 0 a 100, sendo que uma contagem mais elevada (100) significa um exercício pleno de suas atividades (Quadro 1).

ESTADIAMENTO (TNM)

Observando-se que as taxas de sobrevida eram maiores para os casos de doença localizada; em comparação a aqueles pacientes com doença estendida fora do órgão de origem surgiu a prática de se dividir os casos de câncer em grupos (estágios). Esses grupos eram frequentemente referidos como casos iniciais e casos avançados, inferindo alguma progressão regular com o passar do tempo. Os principais objetivos do TNM são:

1. Planejamento do tratamento.
2. Fornecer indicação do prognóstico.
3. Avaliação dos resultados no tratamento.
4. Uniformizar a linguagem entre os diferentes centros.
5. Facilitar a pesquisa permanente sobre o câncer.

Regras gerais do sistema TNM

O sistema TNM para descrever a extensão anatômica da doença tem por base a avaliação de três componentes:

- T = extensão do tumor primário.
- N = ausência ou presença e a extensão de metástase em linfonodos regionais.
- M = ausência ou presença de metástase a distância.

Quadro 1. Avaliação do paciente pelo índice de *karnofsky*

Apto para atividades normais e trabalho; nenhum cuidado especial é necessário	100	Normal; nenhuma queixa, nenhuma evidência de doença
	90	Capacitado para atividades normais. Pequenos sinais e sintomas
	80	Atividade normal com esforço. Alguns sinais e sintomas de doença
Inapto para o trabalho; apto para viver em casa e cuidar de muitas de suas necessidades. A quantidade de assistência e suporte necessários são bastante viáveis	70	Cuidados para si, incapaz para seguir com atividades normais ou trabalho ativo
	60	Requer ajuda ocasional, porém apto a cuidar de muitas de suas necessidades pessoais
	50	Requer ajuda considerável e frequente assistência médica ou especializada
Inapto para cuidar de si mesmo; requer cuidados hospitalares ou equivalentes especializados; doença pode estar progredindo rapidamente	40	Incapacitado; requer cuidado especial e assistência
	30	Severamente incapacitado; admissão hospitalar é indicada, mas a morte não é iminente
	20	Muito doente; admissão hospitalar é necessária, necessitando de terapia e cuidados intensivos
	10	Moribundo; processo de fatalidade progredindo rapidamente
	0	Morte

A adição de números a estes três componentes indica a extensão da doença maligna. Assim temos:

T – TUMOR PRIMÁRIO	
TX	O tumor primário não pode ser avaliado
T0	Não há evidência de tumor primário
Tis	Carcinoma *in situ*
T1, T2, T3, T4	Tamanho crescente e/ou extensão local do tumor primário
N – LINFONODOS REGIONAIS	
NX	Os linfonodos regionais não podem ser avaliados
N0	Ausência de metástase em linfonodos regionais
N1, N2, N3	Comprometimento crescente dos linfonodos regionais
M – METÁSTASE A DISTÂNCIA	
MX	A presença de metástase a distância não pode ser avaliada
M0	Ausência de metástase a distância
M1	Metástase a distância

Símbolos adicionais

Para a identificação de casos especiais na classificação TNM ou pTNM, os símbolos p, m, y, r e a, são utilizados. Embora não alterem o agrupamento por estágios, eles indicam os casos que precisam ser analisados separadamente.

Símbolo p

A letra "p" colocada antes da classificação TNM corresponde ao *status* pós-cirúrgico (histopatológico), ou seja, o estadiamento é realizado pelo médico-patologista ao avaliar o espécime cirúrgico.

Símbolo m

O sufixo "m" é usado para indicar a presença de tumores primários múltiplos em uma única localização primária.

Símbolo y

Nos casos em que a classificação é realizada durante ou após uma terapêutica multimodal inicial. As categorias ycTNM ou ypTNM, representam a extensão real do tumor no momento do exame. A categoria y não é uma estimativa da extensão do tumor antes da terapia multimodal.

Símbolo r

Os tumores recidivados quando estadiados após um intervalo livre de doença são identificados pelo prefixo "r".

Símbolo a

O prefixo "a" indica que a classificação é determinada, pela primeira vez, por autópsia.

Outras classificações

Classificação de Dukes – 1930/32 – Carcinoma do reto

A	Tumor limitado à parede do reto
B	Tumor ultrapassa a parede retal e invade tecidos extrarretais sem acometimento ganglionar
C	Tumor do reto com metástase presente nos gânglios regionais

Classificação de Aster e Coller – 1954 – carcinoma de cólon e reto

A	Tumor confinado à mucosa
B1	Tumor que não atravessa a muscular própria
B2	Tumor que ultrapassa a muscular própria, invadindo a gordura pericolônica
C1-B1	Com gânglios linfáticos positivos
C2-B2	Com gânglios linfáticos positivos

Classificação de Turnbull *et al.* – 1967 – carcinoma de cólon e reto
Mesmo que Aster e Coller criando a categoria D (metástases).

Classificação de Robson (tumor renal)

Estágio I	Tumor confinado dentro da cápsula renal
Estágio II	Tumor invadindo a gordura perinefrética, porém contido na fáscia de Gerota
Estágio III	Tumor invadindo a veia renal ou veia cava inferior (A), ou comprometendo linfonodo regional (B), ou ambos (C)
Estágio IV	Tumor invadindo órgãos adjacentes (excluindo adrenal ipsilateral) ou metástases a distância

TERAPIAS CIRÚRGICAS

Terapia cirúrgica primária (definitiva)

O cirurgião deve transmitir ao paciente e a sua família uma expectativa racional sobre a doença. O procedimento definitivo poderá ser alcançado após um completo estadiamento cutâneo e visceral da doença. A avaliação do risco cirúrgico e um conhecimento geral do paciente é requisito essencial para uma cirurgia segura com baixo índice de morbidade e mortalidade.

Assim o cirurgião deverá analisar alguns quesitos: o estado psicológico do paciente, o estágio e a localização do tumor, as expectativas de cura ou paliação da doença e as características histológicas do tumor.

As características principais para cirurgia curativa incluem a total remoção macro e microscopicamente falando do tecido acometido. Quando a extirpação total da doença é possível; uma avaliação precisa do espécime cirúrgica é alcançada analisando-se os tecidos retirados que se limitam ao sítio anatômico primário.

Em muitos cânceres, a simples extirpação do tumor, com margens microscópicas livres, é curativa na grande maioria dos casos (melanoma em 80%). Em contradição, em certos indivíduos portadores de pequenos tumores agressivos, a despeito da margem livre e linfonodos negativos histologicamente analisados, as metástases a distância podem ser esperadas de forma exponencial com o passar do tempo. Estes pacientes podem necessitar de terapias adjuvantes (quimioterapia, radioterapia e/ou braquiterapia) apesar de possuírem margens negativas.

A integração da biologia tumoral com o estágio da doença e um requisito adicional nas responsabilidades do cirurgião oncológico conforme exigido em diferentes cenários clínicos.

Citorredução

A fundamentação para uma cirurgia citorredutora está no revolucionário processo de reconhecimento dos benefícios em remover a doença macroscópica. O principal pilar desta terapêutica está na redução no volume do foco primário ou regional ou metastático para promover o aumento da capacidade de resposta do tumor frente às modalidades adjuvantes terapêuticas. Em específicos tipos de cânceres, a ressecção da doença macroscópica pode possibilitar a melhora da função do órgão e da qualidade de vida do paciente.

O cirurgião oncológico deverá estar ciente de todas as modalidades terapêuticas disponíveis para seletivos tipos histológicos, pois a cirurgia citorredutora poderá causar injúria na qual a adjuvância radioterápica e quimioterápica são ineficazes. Um clássico exemplo disso seria um caso de pelve "congelada" secundário a um adenocarcinoma de reto para o qual a exenteração pélvica não seria paliativo, mas sim um procedimento altamente ineficaz e que provavelmente forneceria uma significativa morbimortalidade sem um benefício salutar para a recuperação a curto prazo do paciente.

Paliativo

Esta modalidade de intervenção cirúrgica compartilha características comuns com a ressecção completa no intuito curativo no tratamento dos tumores sólidos. Paliação implica em uma terapêutica para fornecer benefício para o paciente na ausência de possibilidade de cura. Muitas vezes, a intenção inicial seria um procedimento curativo, porém durante o estadiamento intraoperatório e determinadas características do tumor podem converter o procedimento curativo para puramente paliativo. Exemplos destes procedimentos incluem extirpar tumores sólidos que ameaçam ou impedem a função básica vital (tumor de pulmão obstruindo o brônquio ou adenocarcinoma de cólon obstruindo sua luz), promover alívio da dor ou sintomas intoleráveis (mastectomia no carcinoma de mama ulcerado) ou no sentido de postergar sintomas iminentes e morbidades em decorrência de doença avançada (gastrectomia para hemorragia incontrolável no adenocarcinoma gástrico metastático).

REABILITAÇÃO E RECONSTRUÇÃO

Para o paciente com câncer, em pós-operatório, a preservação da função, forma e cosmética são primariamente determinantes para promover uma boa qualidade de vida, após uma ressecção curativa. Pacientes submetidos a ressecções paliativas também deveriam ser encaminhados para reabilitação e reconstrução como parte do seu tratamento. Modernas técnicas de cirurgia plástica e reconstrutora aumentaram as possibilidades de reconstrução, oferecendo melhores resultados. Por exemplo, procedimentos ablativos para mama, retalhos miocutâneos transabdominais têm sido usados no mundo como primeira escolha na reconstrução mamária. Somando-se a isso, o retalho miocutâneo do grande dorsal tem sido usado em pacientes selecionados com excepcionais resultados. Para ressecções laríngeas e esofagianas, transferências de tecidos livres como o intestino delgado apresentam bons resultados. A ileostomia continente, os reservatórios ileais são outros bons exemplos para melhorar a qualidade de vida de pacientes submetidos a proctocolectomias como no caso da polipose familiar ou retocolite ulcerativa idiopática (RCUI).

LISE TUMORAL

Esta condição tem sido reportada durante o seguimento da terapia dos linfomas e leucemias. Esta síndrome metabólica é iniciada por rápida lise das células neoplásicas, que ocorre com o uso de múltiplas drogas quimioterápicas citotóxicas. Esta dramática síndrome pode causar falência renal ou morte como consequência de uremia, hiperpotassemia e hiperfosfatemia com diminuição do cálcio.

METASTÁTICO

Embora estejam disponíveis muitos conceitos mecânicos para a disseminação do tumor por via linfática e hematogênica, pouco se sabe sobre a biologia do tumor que inicia ou inibe o evento fisiopatológico da metástase. Cole et al., em 1961, reconheceram que um tumor maligno poderia disseminar por quatro vias: 1) infiltração direta dos tecidos, 2) pelos canais linfáticos, 3) invasão vascular ou 4) exfoliação e implantação em cavidades serosas. Em adição, muitas variantes histológicas de câncer podem disseminar por mais de uma via, assim a disseminação do câncer ainda não pode ser preditiva. Exemplos incluem pacientes com melanoma ou câncer de mama, pulmão ou carcinoma colorretal que podem determinar doença metastática em vários sítios, sem evidência de doença linfática regional. A origem e a frequência da disseminação linfática nos vários tipos de tumores humanos seguem no Quadro 2 adiante.

Acessos vasculares

Contemporaneamente, o oncologista tem usado uma variedade de drogas selecionadas com o objetivo de alcançar alterações no ciclo celular e para isso é essencial um acesso vascular contínuo para sustentar a lesão celular e sua morte. O cirurgião oncológico é solicitado para promover a implantação de catéteres de longa permanência e implantação de *Ports* e bombas para propiciar a infusão contínua.

Esta técnica de acesso venoso crônico foi introduzida por Hickman. catéteres totalmente implantáveis são produzidos por numerosos fabricantes com mono ou duplo lúmen para promover um acesso para drogas e administração de fluidos. Com o avanço tecnológico nos métodos de implantação dos catéteres tornou-se possível a implantação dos mesmos com anestesia local e ou regional. Os catéteres Hickmam manufaturados com Dacron apresentam um decréscimo na incidência de sepse, principalmente aquelas relacionadas com a infecção do túnel subcutâneo.

A indicação da colocação do catéter é sustentada por um tripé:

1. Promover acesso venoso para administração de quimioterápicos, antibióticos e hemocomponentes.
2. Essencial quando o acesso periférico for várias vezes perdido pela administração de múltiplas drogas com consequente esclerose e trombose dos vasos periféricos.

Quadro 2. Disseminação tumoral

TIPO DE TUMOR	HEMATOGÊNICA	LINFÁTICA	INFILTRAÇÃO LOCAL
Adenocarcinoma			
Mama	4	3	2
Endométrio	1	2	1
Ovário	2	3	4
Estômago	4	4	3
Pâncreas	4	4	3
Cólon	3	3	1
Rim	2	2	2
Próstata	3	3	3
Fígado	1	1	4
Carcinoma epidermoide			
Pulmão	4	3	2
Orofaringe	1	3	3
Laringe	1	3	3
Pescoço	1	4	3
Carcinoma de células transicionais			
Bexiga	2	3	4
Carcinoma de pele			
Carcinoma escamoso	1	2	1
Melanoma	3	3	2
Basocelular	0	0	1
Sarcoma			
Osso	4	1	1
Partes moles	4	1	3
Cérebro	0	0	4

0, não ocorre; 1 = 1 a 15%; 2 = 15 a 30%; 3, > 30%; 4, > 50%.
Modificado de Morton DL. Cancer Medicine. Philadelphia: Lea & Febinger, 1993, p. 530.

3. Quando a nutrição enteral é perdida transitória ou permanentemente, tornando a nutrição parenteral total (NPT) necessária.

A sepse associada com a instalação de catéteres de uso prolongado demanda a sua imediata retirada. Em certas ocasiões, um exsudato purulento exterioriza-se do local da implantação do catéter ou do *cuff* no subcutâneo, este cenário também requer a retirada do catéter e a realização de culturas do material, do catéter e do sangue em busca do microrganismo responsável. Interessante ressaltar que não há aumento nas complicações infecciosas referentes ao catéter se o mesmo for implantado durante a pancitopenia induzida pela quimioterapia. Complicações hemorrágicas são relatadas em punções percutâneas da veia subclávia, jugular interna ou femoral durante um quadro de plaquetopenia. A transfusão de plaquetas deve ser considerada abaixo de 50.000 cels/mm^3. Esta plaquetopenia pode ser causa de lesão vascular grave com hemorragia intratorácica e morte súbita.

PAPEL DO CIRURGIÃO ONCOLÓGICO

Para a adequada avaliação pelo patologista, algumas regras devem ser seguidas pelo cirurgião oncológico:

- Identificação do paciente e das peças cirúrgicas.
- Historia clínica do paciente.
- Hipótese(s) diagnóstica(s).
- Resultados de biópsias prévias.
- Material representativo (quando se tratar de biópsia) ou peça cirúrgica radical.
- Armazenamento e fixação adequada.
- Referência às margens.
- Identificação das cadeias linfonodais.
- Coleta de material e sangue para o banco de tumores (se for possível).

Por outro lado, é muito importante também, que o patologista forneça o maior número de informações possíveis a respeito da neoplasia:

- Tamanho e extensão do tumor, além do nível de invasão.
- Referências às margens: comprometidas, exíguas ou livres (aferir a distância da margem livre).
- *Status* linfonodal (número de linfonodos ressecados, número de linfonodos comprometidos, extravasamento de cápsula).
- Tipo histológico.
- Grau histológico.
- Embolização tumoral: vascular, venosa e linfática.
- Infiltração nervosa.
- Grau de necrose tumoral.
- Índice mitótico.
- Presença de ulceração.
- Grau de regressão.
- Situação da ploidia.
- Expressão imuno-histoquímica (ex.: no câncer de mama: receptor de estrogênio, receptor de progesterona, p53, ki67, c-Erb).

IMPORTÂNCIA DO CENTRO ONCOLÓGICO E DA ESPECIALIZAÇÃO DO CIRURGIÃO NOS RESULTADOS ONCOLÓGICOS

Atualmente, o câncer ocupa a segunda causa de morte no Brasil perdendo apenas para as causas cardiovasculares. Além disso, a incidência vem aumentando gradativamente com o passar das últimas décadas, principalmente pela maior expectativa de vida da população, bem como dos péssimos hábitos de vida adquiridos.

Por estes fatores tornou-se tão importante a busca por um profundo conhecimento e especialização em oncologia.

Estudos demonstraram que os resultados oncológicos, inclusive sobrevida global, e qualidade de vida dos pacientes são melhores quando estes são tratados em centros oncológicos de referência e cirurgiões especializado em oncologia (residência médica, título de especialista e tempo de profissão na área).

No artigo de McGowan publicado em 1985 mostrou que para pacientes portadores de câncer de ovário, a acurácia do estadiamento cirúrgico era significativamente melhor quando realizada por cirurgião/ginecologista oncológico (97%) em relação ao ginecologista geral (52%) e cirurgião geral (35%).

Resultado semelhante foi observado no artigo de Prystowsky JB publicado em 2002 na *Surgery*. Pacientes submetidos a ressecções colônicas apresentam menos morbimortalidade e melhor qualidade de vida quando são operados por cirurgiões com especialização.

Em outros dois artigos, estes de revisão, o primeiro publicado no *Journal of Clinical Oncology* em 2000, e o segundo no *Annals of Surgical Oncology* em 2009, mostram uma menor morbimortalidade e uma melhor sobrevida para pacientes tratado em centros oncológicos de referência e por cirurgiões oncológicos com adequada especialização. Neste segundo estudo foram analisados 27 artigos e destes, 25 artigos mostraram resultados melhores para cirurgiões especializados.

ASPECTOS CONTROVERSOS

Alguns aspectos ainda permanecem controversos, mas por sua importância devem ser comentados.

Trombose venosa profunda (TVP)

Todo doente que venha a ser internado deve ser avaliado quanto o risco de desenvolver trombose venosa profunda. Esta observação é ainda mais importante no doente oncológico. O tipo de prevenção a ser utilizado deve ser fundamentado no risco de desenvolvimento da trombose venosa profunda.

Os fatores de risco a considerar são: idade, imobilização, cirurgias, história anterior de TEV, câncer, trombofilia, varizes, obesidade, infecção, trauma, gravidez e puerpério, tempo de cirurgia, anestesia com duração maior que 30 minutos, anestesia geral, uso de estrógenos, insuficiência cardíaca, acidente vascular cerebral, paralisia, doença respiratória grave, doença inflamatória intestinal, infarto do miocárdio, insuficiência arterial, quimioterapia, síndrome nefrótica, catéteres centrais e

Quadro 3. Classificação de risco de TVP

RISCO BAIXO
- Cirurgias de pequeno porte em pacientes < 40 anos sem fatores de risco adicionais
- Mobilizar o paciente precocemente

RISCO MODERADO
- Cirurgias de pequeno porte em pacientes com fatores de risco adicionais
- Cirurgias em pacientes 40 a 60 anos sem fatores de riscos adicionais
- Heparina 5.000, 2 vezes ao dia. Enoxaparina 20 mg 1 vez ao dia

RISCO ALTO
- Cirurgias em pacientes > 60 anos, ou 40 a 60 anos com fatores de risco adicional
- Heparina 5.000, 3 vezes ao dia. Enoxaparina 40 mg uma vez ao dia

RISCO MUITO ALTO
- Cirurgias em pacientes com múltiplos fatores de risco, artroplastia de quadril ou joelho, trauma grave, trauma no sistema nervoso central
- Heparina 5.000, 3 vezes ao dia. Enoxaparina 40 mg 1 vez ao dia
- Considerar associação com métodos físicos (compressão pneumática intermitente)

Swan-Ganz. Para pacientes com câncer, considerados de moderado ou alto risco para TEV, deve-se considerar o uso de profilaxia farmacológica com heparina ou heparina de baixo peso molecular. Os métodos mecânicos (ex.: compressão pneumática, meia elástica) devem ser associados. Estimular a deambulação é outra medida de importância.

Quando a anestesia raquidiana ou peridural for utilizada deve haver um período mínimo de 12 horas entre a aplicação dos anticoagulantes e a punção raquidiana ou peridural ou retirada do catéter peridural para se evitar hematoma peridural. A profilaxia deve ser estendida nos doentes em quimioterapia e naqueles com catéter venoso central para quimioterapia. A profilaxia é recomendada até a confirmação da cura (Quadro 3).

Transfusão de sangue

Estudos demonstram que ocorre uma queda na imunidade logo após as transfusões, logo os pacientes transfundidos teriam maior chance de recidivas. Entretanto, alguns estudos questionam esta relação direta. Marlene et al. defendiam, em 1993, que a transfusão seria um fator de pior prognóstico. Baffa et al., em 2005, demonstraram que a anemia é um fator que aumenta a deiscência da anastomose. Ghossh e Mynster, em estudos independentes, demonstraram que, isoladamente, a transfusão não é fator prognóstico. Os riscos biológicos relacionados à transfusão também não podem ser desprezados. Cabe ao médico avaliar o quadro clínico do paciente e decidir se há realmente necessidade de transfusão.

Proteção da ferida operatória

A fixação de campos a ferida operatória tornou-se rotineira apesar de nenhum grande estudo recente corroborar o seu valor isoladamente. A laparoscopia, no seu início, foi bastante combatida quando se tratava de operar câncer; um dos argumentos era que haveria mais recidivas no portais, isso foi contornado e os índices de recidiva são semelhantes para a cirurgias videolaparoscópica e a convencional. Todos os trabalhos apontam em um único sentido: os princípios oncológicos e a boa técnica cirúrgica devem sempre ser respeitados independente da via de acesso. O cuidado com o manuseio da peça, a troca de luvas, a proteção dos portais são exemplos de medidas que visam diminuir a recidiva na parede.

Opioides

O uso destas substâncias é bastante difundido em cirurgia oncológica para o controle da dor. Recentemente, em trabalho publicado na *Anesthesiology* demonstrou a diminuição da atividade das células t-*killer* e com isso concorreria para aumentar a recidiva tumoral. Outros estudos são necessários para extrapolarmos o raciocínio para outros tipos de tumores.

O manuseio de pacientes com câncer torna-se cada dia mais complexo e desafiador, exigindo daqueles que se dedicam a estes doentes constantes aperfeiçoamentos teóricos.

BIBLIOGRAFIA

Alonzo TA. Standards for reporting prognostic tumor marker studies. *J Clin Oncol* 2005;23(36):9053-54.

Antman KA, Eilber FR, Shiu MH. Soft tissue sarcomas: current trends in diagnosis and management. *Curr Prob Cancer* 1989;13:339-67.

Bast RC, Ravdin P, Hayes DF et al. 2000 Update of recommendations for the use of tumor markers in breast and colorectal cancer: clinical practice guidelines of the American Society of Clinical Oncology. *J Clin Oncol* 2001;19(6):1865-78.

Biki B, Mascha E, Moriarty DC et al. Anesthesic technique for radical prostatectomy surgery: Affects cancer recurrence a retrospective analysis. *Anesthesiology* 2008;109:180-87.

Billingsley KG, Morris AM, Dominitz JA et al. Surgeon and hospital characteristics as predictorsof major adverse outcomes following colon cancer surgery:understanding the volume-outcome relationship. *Arch Surg* 2007;142(1):23-31; discussion 32.

Buhr J, Hürtgen M, Kelm C et al. Tumor dissemination after thoracoscopic resection for lung cancer. *J Thorac Cardiovasc Surg* 1995;110:355-56.

Christou NV. Evaluation of operative risk. In: Lindsey R. American College of Surgeons: care of the surgical patient, a publication of the committee on pre and post operative care. New York: Scientific American, 1992, vol. 2.

DeVita VT, Hellman S, Rosenberg SA. *Cancer: principles & practice of oncology.* 6th ed. Washington: Lippincott Willians & Wilkins, 2001. p. 1190-237, vol. 1 e 2.

Dionigi G, Boni L, Rovera F et al. Effect of perioperative blood transfusion on clinical outcomes in hepatic surgery for cancer. *World J Gastroenterology* 2009 Aug. 28;15(32):3976-83.

Eisenberg ALA, Koifman S. Câncer de mama: marcadores tumorais. *Rev Bras Cancerol* 2001;47(4):377-88.

Gomez D, Morris-Stiff G, Wyatt J et al. Surgical technique and systemic inflammation influences longterm disease-free survival following hepatic resection for colorectal metastasis. *J Surg Oncol* 2008;98:371-76.

Hill GJ 2nd. Historic milestones in cancer surgery. *Semin Oncol* 1979;6:409-27.

Hurer RL. Video-assisted thoracic surgery [letter]. *Ann Thorac Surg* 1993;56:199-200.

Jemal A, Tiwari RC, Murray T et al. Cancer statistics, 2004. *CA Cancer J Clin* 2004;54:8-29.

Kasper DL, Braunwald E, Fauci AS et al. (Eds.). Harrisons principles of internal medicine. Part five: oncology and hematology. Section 1: neoplastic disorders. 16th ed. New York: McGraw-Hill Education, 2004. p. 240-50.

Kline TS, Joshi LP, Neal HS. Fine needle aspiration of the breast: diagnoses and pitfalls. A review of 3545 cases. *Cancer* 1979;44:1458.

Mc Kearn TJ. Immunoscintigraphy in cancer. *Cont Surg* 1993;42:292.

McAfee MK, Allen MS, Trastek VF et al. Colorectal lung metastases: results of surgical excision. *Ann Thorac Surg* 1992;53:780.

Murphy MF, Wallington TB, Kelsey P et al. Guidelines for the clinical use of red cell transfusions. *Br J Haematol* 2001;113:24-31.

NIH Consensus Conference. Adjuvant therapy for patients with colon and rectal cancer. *JAMA* 1990;264:1444.

Oberaigner W, Stuhlinger W. Influence of department volume on cancer survival for gynaecological cancers—A population-based study in Tyrol, Austria. *Gynecol Oncol* 2006 Nov.;103(2):527-34.

Pujol P, Maudelonde T, Daures JP et al. A prospective study of the prognostic value of cathepsin D levels in breast cancer cytosol. *Cancer* 1993;71(6):2006-12.

Ridgway PF, Ziprin P, Jones TL et al. Laparoscopic staging of pancreatic tumors induces invasive capacity in vitro. *Surg Endosc* 2003;17:306-10.

Robinson KP, Hoppe E. The development of blood-borne metastases. *Arch Surg* 1962;85:40-44.

Schwartz M. Specialized techniques of cancer management and diagnosis. Section 3. Cancer markers. In: DeVita V, Hellman SJR, Rosenberg S. *Cancer: principles & practice of oncology.* Philadelphia: JB Lippincott, 1993. p. 531-42.

Stage JG, Schulze S, Moller P et al. Prospective randomized study of laroscopic versus open colonic resectionfor adenocarcinoma. *Br J Surg* 1997;84:391-6.

Steele Jr G, Bleday R, Mayer RJ et al. A prospective evaluation of hepatic resection for colorectal carcinoma metastases to the liver: Gastrointestinal Tumor Study Group Protocol 6584. *J Clin Oncol* 1991;9:1105.

Tadros T, Wobbes T, Hendriks T. Opposite effects of interleukin-2 on normal and transfusion-suppressed healing of experimental intestinal anastomoses. *Ann Surg* 1993;218:800-8.

Veronesi U, Luini A, Costa A et al. *Mastologia oncológica.* Milão: Medsi, 2002.

Warren JL, Harlan LC, Fahey A et al. Utility of the SEER-Medicare data to identify chemotherapy use. *Med Care* 2002;40:55-61.

CAPÍTULO 18
Videocirurgia no Tratamento Oncológico

Roberto Heleno Lopes ■ Agner Alexandre Moreira ■ Bruno Roberto Braga Azevedo
Breno Dauster Pereira e Silva

INTRODUÇÃO

Com base em inúmeros estudos, revisões e, principalmente, na prática diária, fica claro que a cirurgia minimamente invasiva, direta e indiretamente, mudou a maneira de pensar e discutir o tratamento cirúrgico em geral, e de alguns anos para cá, no tratamento oncológico também.

Importantes avanços nas técnicas da cirurgia minimamente invasiva trouxeram impacto relevante sobre as taxas de morbimortalidade peroperatória, tempo de internação hospitalar, tratamento da dor e de questões relacionadas a qualidade de vida.

Desde os trabalhos iniciais do alemão Kurt Semm, considerado o "pai da laparoscopia", a cirurgia minimamente invasiva vem desenvolvendo-se em diversas áreas da cirurgia, bem como na oncologia cirúrgica. Hoje, praticamente todas as cirurgias para câncer já foram reproduzidas por esta técnica (Quadro 1).

Em meados da década de 1990, houve diversas discussões sobre a capacidade da videocirurgia para reproduzir e manter os princípios da cirurgia oncológica: ressecção em bloco e com margens adequadas, linfadenectomia radical ou pesquisa de linfonodo sentinela, cuidados com a retirada do espécime da cavidade e cuidados para prevenir a disseminação de células neoplásicas.

Como poderemos observar nos tópicos seguintes, a radicalidade oncológica é factível e segura.

E os cuidados com a disseminação da doença como, por exemplo, os implantes nos portais? Após um longo período de dúvidas e desconfiança de que a cirurgia laparoscópica aumentava a incidência de recidiva nos portais, diversos trabalhos vieram comprovar que esta incidência era semelhante à taxa de recidiva na ferida cirúrgica das cirurgias abertas. Estudos de diferentes especialidades como a coloproctologia, ginecologia, urologia e gastroenterologia esclareceram esta preocupação oncológica (Quadro 2).

Contudo, algumas recomendações são sugeridas e aplicadas para minimizar esta recidiva:

- Fixação do trocar.
- Esvaziamento lento do pneumoperitôneo.
- Lavagem com soro fisiológico ou polvidine dos portais e trocar.
- Proteção da ferida ao retirar espécime cirúrgico (como as *endobags*).
- Incisão adequada para a retirada do espécime cirúrgico.

Outro fator importante da videocirurgia no tratamento oncológico são os efeitos do gás carbônico (CO_2) sobre o tecido maligno. Desde a introdução da laparoscopia no manejo do paciente com neoplasia maligna estes efeitos foram estudados. Estes estudos são particularmente relevantes nos cânceres com disseminação celômica, como no caso da neoplasia maligna do ovário. A maioria destes trabalhos foi realizada *in vitro* ou em animais. Foi observado *in vitro* que o CO_2 promove o crescimento das células epiteliais do câncer de ovário. Enquanto em modelos animais, não foi observado uma diferença em relação à laparoscopia, a laparotomia e a *gasless* laparoscopia (técnica com baixa pressão e fluxo de CO_2). Um dos poucos estudos realizado em humanos foi publicado por Abu-Rustum em 2003. Foram 289 pacientes com câncer de ovário residual ou carcinomatose peritoneais primárias submetidas à cirurgia de *second-look*, sendo que, aproximadamente 45% foram submetidas à laparoscopia. Não houve diferença na sobrevida global em relação ao grupo da laparotomia.

Desta forma, através dos estudos apresentados a seguir, podemos concluir que a videocirurgia no tratamento oncológico é factível e segura, desde que sejam seguidos os princípios oncológicos e de técnica cirúrgica para cada tipo de câncer.

CÂNCER DE ESÔFAGO

- *Nível de evidência:* III.
- *Grau de recomendação:* C.

O câncer de esôfago é uma doença devastadora. Estimou-se que, em 2002, 462.117 pessoas desenvolveram a doença e 385.892 morreram em todo o mundo, o que corresponde a taxa de mortalidade de 83,5%. A cirurgia tem sido considerada parte essencial do tratamento de doentes com carcinoma esofágico. No entanto, a cirurgia tem sido tradicionalmente associado a uma elevada morbidade e mortalidade. Muito progresso tem se conseguido desde Earlam e Cunha-Melo que em 1980 revisaram a literatura e relataram uma taxa de mortalidade de 29% para esofagectomia. Séries recentes têm demonstrado uma significativa melhora na sobrevida destes pacientes, mas elas ainda estão longe do ideal. Por estas razões, a esofagectomia minimamente invasiva (EMI) trouxe grandes esperanças para este campo.

A cirurgia minimamente invasiva (CMI) para tratamento das patologias do esôfago foi realizada primeiramente por Cuschieri em 1992 e posteriormente no Brasil por áureo De Paula em 1995.

As técnicas para esofagectomia podem ser descritas como aquelas que incluem toracotomia (transtorácico) e aquelas sem toracotomia (trans-hiatal). Esta classificação pode ser também utilizada para a esofagectomia minimamente invasiva. De acordo com a abordagem preferida, a toracotomia pode ser substituída por toracoscopia e a laparotomia

Quadro 1. Procedimentos oncológicos realizados por videocirurgia

ANO	PROCEDIMENTO	AUTOR
1990	Histerectomia radical	Canis *et al.*
1991	Nefrectomia radical	Clayman *et al.*
1991	Retossimoidectomia	Fowler *et al.*
1991	Colectomia	Jacobs *et al.*
1992	Prostatectomia radical	Schussler *et al.*
1992	Esofagectomia	Cuschieri *et al.*
1993	Lobectomia pulmonar	Rovario *et al.*
1993	Hepatectomia	Wayand *et al.*
1994	Gastrectomia	Kitano *et al.*
1994	Pancreatectomia distal	Cuschieri *et al.*
1994	Duodenopancreatectomia	Gagner *et al.*

Quadro 2. Recidiva em portais após cirurgia oncológica por laparoscopia

AUTOR/REVISTA	N	RECIDIVA PORTAL
Lechaux D/Surg End 2002	206	0,50%
Grupo Brasileiro/2001	734	3%
Lacy AM/Lancet 2002	111	1%
Zivanovic O/Gynecol Oncol 2008	2.251	1,18%
Tanaka K/Urology 2008	304	0

por laparoscopia. Assim, as seguintes diferentes combinações podem ser encontradas na literatura: 1) esofagectomia trans-hiatal – laparoscopia e cervicotomia; 2) esofagectomia transtorácica (três campos) – laparoscopia, toracoscopia e cervicotomia; 3) esofagectomia transtorácica (três campos) – laparotomia, toracoscopia e cervicotomia; 4) esofagectomia transtorácica (três campos) – laparoscopia, toracotomia e cervicotomia; 5) esofagectomia transtorácica (Ivor Lewis) – laparoscopia e toracoscopia; 6) esofagectomia transtorácica (Ivor Lewis) – laparotomia e toracoscopia e 7) esofagectomia transtorácica (Ivor Lewis) – laparoscopia e toracotomia.

A abordagem laparoscópica na esofagectomia tem a finalidade de: 1) dissecção do esôfago abdominal e hiato esofágico; 2) linfadenectomia abdominal; 3) preparação do estômago para substituir o esôfago; 4) piloroplastia ou piloromiotomia e 5) confecção de jejunostomia. A dissecção do esôfago abdominal e do hiato esofágico seguem os mesmos princípios da cirurgia antirrefluxo por via laparoscópica. Em resumo, cinco portais abdominais são normalmente utilizados. O esôfago abdominal e o hiato esofágico são dissecados. O ligamento gastroepático é aberto com o cuidado de preservar-se a artéria gástrica direita. Realiza-se a mobilização da grande curvatura do estômago com preservação da artéria gastroepiploica direita. A artéria e a veia gástrica esquerda são isoladas e ligadas ou grampeadas. O tubo gástrico é construído através da divisão do estômago, a partir da curvatura menor com extensão ao ângulo de His. A piloroplastia ou piloromiotomia é geralmente realizada. A porção proximal do tubo gástrico é anastomosada ao segmento esofágico através do pescoço ou através do tórax (se a anastomose é realizada intratoracicamente). De forma alternativa, o tubo gástrico pode ser confeccionado através de uma minilaparotomia. O cólon é raramente utilizado para substituição do esôfago durante o procedimento. Linfadenectomia abdominal estendida pode ser adicionada ao procedimento para o tratamento de câncer do esôfago. Esta abordagem laparoscópica é segura e viável, principalmente após as lições aprendidas com tratamento laparoscópico de câncer gástrico.

A abordagem toracoscópica para esofagectomia tem a finalidade de: 1) dissecção do esôfago torácico, 2) linfadenectomia torácica e 3) anastomose esofágica. A dissecção do esôfago é realizada utilizando quatro portais no hemitórax direito. A insuflação de dióxido de carbono não é considerada necessária pela maioria dos cirurgiões. O pulmão deflacionado é retraído anteriormente e a pleura mediastinal sobrejacente ao esôfago dividida. A veia ázigos é, então, ligada e seccionada. Um dreno de *penrose* é colocado ao redor do esôfago para facilitar a tração. O esôfago é circunferencialmente mobilizado a partir do hiato esofágico até o mediastino superior. A anastomose esofágica pode ser realizada acima do nível da veia ázigos com o auxílio de um grampeador linear ou circular. Caso contrário, uma vez que a dissecção toracoscópica é completada, a operação pode continuar com cervicotomia e a continuidade do trato digestório é restaurada com transposição do tubo gástrico para o pescoço. Da mesma forma que a abordagem laparoscópica, a linfadenectomia mediastinal estendida também pode ser realizada.

Alguns cirurgiões realizam EMI transhiatal usando uma abordagem laparoscópica do abdome, mas incluem uma incisão subxifóidea na linha média para a mobilização manual do esôfago mediastinal através do *hand-assisted*. Outra possibilidade da esofagectomia minimamente invasiva é a utilização de uma toracoscopia com o paciente em decúbito ventral em vez de uma abordagem em decúbito lateral esquerdo. Esta abordagem é usada a fim de melhorar a ergonomia, tempo operatório e complicações pulmonares. O paciente é colocado em decúbito ventral e o esôfago é abordado através do hemitórax direito. O pulmão direito é mantido ventilado, mas é em colapso em razão da ação da gravidade e um pneumotórax de 8 mmHg de CO_2.

Palanivelu *et al.* relataram uma incidência de 2% de complicações pleurais e pulmonares em 130 pacientes. Fabian *et al.* demonstraram que não existem diferenças na perda de sangue, número de linfonodos dissecados e complicações em dois pequenos estudos de pacientes operados em decúbito lateral esquerdo *versus* posição prona. No entanto, o tempo operatório foi significativamente mais curto. Embora bons resultados tenham sido relatados, esta técnica não é amplamente aceita.

A cirurgia robótica advoga ter as seguintes vantagens: 1) eliminar o movimento contraintuitivo da laparoscopia padrão; 2) alinhamento dos olhos e das mãos sobre a área de interesse com melhor ergonomia; 3) aumento da mobilidade dos instrumentos que não são possíveis na laparoscopia convencional; 4) minimizar o tremor do instrumental e 5) visão em três dimensões. Diferentes tipos de operações esofágicas foram realizadas com o auxílio do robô. Casos de esofagectomia robótica demonstraram que a técnica é factível e segura, quer por toracoscopia ou por laparoscopia.

Os primeiros resultados têm mostrado uma taxa de conversão que varia de 0 a 15%. O tempo operatório ainda é alto, com uma média de 7,5 horas para esofagectomia robótica transtorácica, o que leva a uma elevada incidência de complicações pulmonares, mas que diminui com a experiência do cirurgião. Resultados a longo prazo ainda são necessários.

Esofagectomia preservadora do nervo vago é uma alternativa atraente para os procedimentos convencionais para diminuir complicações pós-operatória associadas à vagotomia. Esta técnica por cirurgia minimamente invasiva tem sido descrita e popularizada pelo *Portland Group*. A técnica segue os mesmos princípios que a cirurgia aberta.

Complicações intraoperatórias são ainda frequentes e são a principal causa para a conversão para cirurgia aberta. Durante a laparoscopia, o sangramento é a principal complicação, tanto no hilo ou quanto no parênquima esplênico, o que muitas vezes requer esplenectomia, ou durante a divisão de vasos gástricos no momento da preparação do tubo gástrico. A lesão hepática também tem sido relatada. Durante a toracoscopia, o sangramento também é um fator importante, no entanto, a presença de aderências pleurais é a principal causa para a conversão. Em geral, a taxa de conversão varia de 3 a 18% com uma média de 5 a 7%, dependendo da técnica.

Complicações pós-operatórias são encontradas em 40 a 50%, em média, mas pode chegar a 80%. Complicações pleurais e pulmonares ainda representam uma proporção significativa da morbidade, uma média de 22%. Nguyen *et al.* relataram em uma grande série de 104 pacientes, que complicações maiores no pós-operatória ocorreram em 12,5%, especialmente as deiscências da anastomose, fístulas e complicações pulmonares. Complicações menores ocorreram em 15% dos casos. Artigos de revisão mostram uma mediana no tempo de permanência na unidade de terapia intensiva de 2 a 5 dias, e um tempo médio de internação de 9 a 18 dias após EMI. as taxas de mortalidade observadas foram de 0 a 4%.

Era esperado que a esofagectomia minimamente invasiva fosse reduzir a morbidade e mortalidade quando comparada à convencional cirurgia. No entanto, estudos recentes tem mostrados resultados semelhantes. As taxas de complicações se equivalem em relação à complicações pulmonares, deiscencias e fístulas. Contudo, a cirurgia minimamente invasiva mostra menor sangramento intraoperatório, dor pós-operatória, tempo de internação em unidade de terapia intensiva e hospitalar.

As vantagens das técnicas minimamente invasivas incluem uma visão ampliada do campo operatório. Esta vantagem teoricamente aumenta a capacidade de executar uma linfadenectomia radical mais apurada. Experiências relatadas com diferentes tipos de câncer, como de cólon e estômago, têm mostrado um número comparável de linfonodos dissecados quando a cirurgia aberta ou minimamente invasiva são comparadas. As médias do número de linfonodos dissecados na cirurgia minimamente invasiva, cirurgia aberta e cirurgia híbrida são, respectivamente: 16 (5,7-33,90), 10 (3-32,80) e 17 (17-17,15). Não há deste modo, diferença significativamente estatística.

Em relação à sobrevida em 5 anos, essas técnicas também são equivalentes. A esofagectomia aberta apresenta uma variação de 16 a 57% e a EMI de 12,5 a 63% (p = 0,33).

Tem sido demonstrado que os resultados da esofagectomia estão intimamente ligados à experiência e volume dos cirurgiões e centros que realizam esta operação. O mesmo parece ser verdadeiro para EMI. Nenhum estudo define o número de procedimentos necessários para que esta técnicas se torne segura e eficaz.

A cirurgia minimamente invasiva tem as vantagens de melhores resultados cosméticos, stress operatório reduzido, além de menor dor e tempo de imobilização no pós-operatório. Estas vantagens são obtidas por minimizar as incisões para obter acesso à cirurgia. A abordagem minimamente invasiva não muda, no entanto, o procedimento cirúrgico em si e o estresse cirúrgico determinado por isso. Desta forma, a abordagem minimamente invasiva ganhou rápida aceitação e se tornou a operação padrão ouro em que o estresse do acesso é superior ao da cirurgia em si, tal como para colecistectomia e herniorrafia hiatal. Em operações em que o estresse cirúrgico interno é intenso, como um procedimento de Whipple, a abordagem minimamente invasiva é questionável, e isso também é válido para EMI.

Por estas razões e por necessitar de conhecimentos técnicos avançados em cirurgia minimamente invasiva é que a EMI não é uma abordagem difundida e amplamente utilizada para ressecção esôfago. Boone et al. pesquisaram 269 cirurgiões membros da *International Society for Diseases of the Esophagus, the European Society of Esophagology Group, and the World Organization for Specialized Studies on Diseases of the Esophagus*. Eles encontraram que a EMI foi a operação de escolha para apenas 14% dos cirurgiões, enquanto 60% deles nunca usou a abordagem minimamente invasiva. Resultados semelhantes foram apresentados por Enestvedt et al. Não surpreendentemente, eles também demonstraram que a EMI é realizada com maior frequência por cirurgiões com alto volume de esofagectomias.

Desta forma, a esofagectomia minimamente invasiva é um procedimento factível e seguro para cirurgiões e centros experientes. Contudo, novos estudos prospectivos e randomizados com um número de pacientes significativo são necessários para melhor avaliação da técnica.

CÂNCER GÁSTRICO

- *Nível de evidência:* II.
- *Grau de recomendação:* B.

Recentemente, uma série de estudos em relação ao tratamento minimamente invasivo do câncer gástrico evidenciaram resultados satisfatórios. No entanto, a maioria destes trabalhos é proveniente, principalmente, da Coreia e do Japão, onde o câncer gástrico ocorre com maior frequência e a proporção de neoplasia maligna precoce é alta.

A primeira gastrectomia laparoscópica com reconstrução a Billroth II foi descrita por Goh et al. em 1992, enquanto a primeira gastrectomia laparoscópica para o câncer foi realizada Kitano et al. em 1994.

A abordagem laparoscópica no câncer gástrico inclui desde a laparoscopia no diagnóstico e no estadiamento e a ressecção laparoscópica curativa e até paliativa.

A laparoscopia diagnóstica para o estadiamento do câncer gástrico pode evitar uma laparotomia desnecessária de 8,5% até 43,8% dos casos, dado que, nestes pacientes existe uma doença intra-abdominal metastática (metástases hepática, implantes peritoneais ou linfonodomegalia não regional) que não pode ser detectada por modernas técnicas de imagem. A aplicação de rotina em todos os casos não é apropriada e foi abandonada, pois uma proporção significativa de pacientes foi submetida a uma intervenção indevida que aumenta o risco de complicação, além do aumento do custo financeiro. Sua realização seletiva com base em indicações específicas é, atualmente, o método de escolha. Estas indicações incluem o tumor localmente avançado pela avaliação endoscópica ou radiológica (estágio ≥ t2), com ausência de doença metastática comprovada, estenose pilórica ou sangramento ativo. Além de pacientes com *performance status* adequados para uma gastrectomia.

Para aumentar a acurácia da laparoscopia diagnóstica, podem ser usados dois métodos: a citologia oncótica do lavado peritoneal e a ultrassonografia laparoscópica. A citologia peritoneal positiva determina um prognóstico tão ruim quanto à presença de metástases disseminadas aparentes. A citologia positiva é contraindicação para uma gastrectomia com intenção curativa. Desta forma, evita-se um procedimento desnecessário com alta morbimortalidade, além de auxiliar uma possível indicação de quimioterapia neoadjuvante. Já a ultrassonografia laparoscópica auxilia na avaliação de órgãos sólidos, principalmente o fígado, além da extensão do tumor gástrico, estruturas retroperitoneais e metástase linfonodal. Este método pode acrescentar informações adicionais em cerca de 65% e mudar a conduta em até 17% dos casos.

A cirurgia minimamente invasiva foi inicialmente restrita ao câncer gástrico precoce. A abordagem laparoscópica para estes casos inclui a excisão em cunha, ressecção intragástrica da mucosa e a gastrectomia com linfadenectomia d1 (linfonodos perigástricos).

A gastrectomia distal laparoscópica assistida (LADG) tem-se mostrado superior à gastrectomia distal aberta (ODG) para câncer gástrico precoce. Os benefícios já comprovados são: menor sangramento, menor dor pós-operatória, menor tempo de íleo e início da dieta oral, menor tempo de internação hospitalar e convalescência, além de menor taxa de complicações menores. São similares os seguintes aspectos: taxa de mortalidade e de recidiva, além de complicações maiores. Contudo, existem alguns dados que mostram que a cirurgia minimamente invasiva é inferior à cirurgia convencional aberta: maior tempo cirúrgico e menor número de linfonodos ressecados na peça cirúrgica, em média, cinco linfonodos. Entretanto, o número de paciente com mais de 15 linfonodos ressecados foi semelhante, o que mostra que apesar deste menor número de linfonodos, o estadiamento do doente, e, por conseguinte o tratamento oncológico, não fica prejudicado.

A abordagem laparoscópica, com os progressos alcançados e pela experiência adquirida, pode ser aplicada em todos os casos, mesmo em câncer gástrico avançado. Neste caso, uma gastrectomia com linfadenectomia D2 laparoscópica é realizada. Ela inclui a ressecção dos linfonodos ao longo dos ramos principais do tronco celíaco (artérias gástrica esquerda, hepática comum e esplênica), além dos linfonodos perigástricos. Além dos benefícios já mostrados para a gastrectomia laparoscópica para câncer gástrico precoce, que para câncer gástrico avançado são os mesmos, uma metanálise de Wei et al. mostrou dados semelhantes para linfadenectomia e sobrevida global para as duas técnicas: aberta e laparoscópica.

Os resultados a longo prazo e de 5 anos de sobrevida de gastrectomia subtotal laparoscópica com linfadenectomia D2 são aceitáveis.

O resultado a longo prazo de gastrectomia laparoscópica para o câncer ainda é fundamentado em dados limitados, que mostram, em relação à gastrectomia aberta, ser semelhante em relação a morbimortalidade, sobrevida global e sobrevida livre de doença em 5 anos, bem como menor custo financeiro global.

Existem poucos relatos de sobrevida a longo prazo. O estudo de Mochiki et al. apresentou uma sobrevida em 5 anos de até 98,4% para LADG para câncer gástrico precoce. Para câncer gástrico avançado submetidos a gastrectomia laparoscópica R0, Azagra et al. evidenciaram uma sobrevida em 5 anos que chegou a até 34%. Uma taxa de recidiva de 24% foi relatada por Huscher et al. Para o câncer gástrico avançado após gastrectomia total e subtotal laparoscópica com dissecção de linfonodos estendida; além de uma sobrevida global e livre de doença de 75% em 3 anos uma sobrevida mediana de 30 meses foi relatado recentemente tanto para gastrectomia aberta e laparoscópica, em um estudo com 398 pacientes submetidos à gastrectomia radical (r0) para o câncer gástrico. Já Pugliese et al. relataram uma sobrevida global em 5 anos de 97% para câncer gástrico precoce, e 67% para câncer gástrico avançado após a gastrectomia subtotal com linfadenectomia D2 por cirurgia minimamente invasiva.

No entanto, o procedimento laparoscópico para o tratamento do câncer gástrico avançado mantém-se controverso, principalmente em razão da falta de evidências de estudos, de grande escala que demonstrem que a via laparoscópica na dissecção D2 no câncer gástrico avançado é equivalente à cirurgia aberta.

A ressecção laparoscopica de câncer de coto gástrico é tecnicamente viável, hoje em dia. A segurança de gastrectomia subtotal laparoscópica para câncer gástrico em idosos também foi comprovada, e a gastrectomia robótica é factível e segura, mesmo nos casos iniciais.

Recentemente, tem sido proposto a detecção laparoscópica do linfonodo sentinela, evitando a ressecção estendida desnecessária. Apesar de ainda serem necessários novos estudos, o método mais usado é: administração via endoscópica um dia antes ou 3 horas antes do radio isótopo e no intraoperatório do corante; os mais usados são o tecnécio e o azul patente, respectivamente, as indicações devem restringir-se aos pacientes com câncer gástrico precoce.

Há, ainda, a descrição de cirurgias híbridas com a cirurgia endoscópica intraluminal para ressecção da mucosa associada à linfadenectomia laparoscópica.

As desvantagens de gastrectomia laparoscópica para câncer incluem o treinamento adequado em cirurgia laparoscópica avançada, com um período de aprendizagem de 50 casos necessários e o efeito suspeito do pneumoperitônio sobre o crescimento, proliferação e disseminação de células cancerosas. O que pode levar a um possível implante via celômica ou hematogênea, bem como nos sítios dos portais dos trocartes.

Desta forma, a abordagem laparoscópica no câncer gástrico tem, atualmente, aplicação limitada no ocidente, apesar de ser amplamente aceita no oriente, principalmente no caso de câncer gástrico precoce. Contudo, pode ser considerada uma excelente alternativa à cirurgia padrão, gastrectomia aberta. É tecnicamente factível e segura. Porém, novos estudos controlados multicêntricos randomizados principalmente com base nos resultados oncológicos a longo prazo são necessários.

NEOPLASIAS DO FÍGADO

- *Nível de evidência:* III.
- *Grau de recomendação:* C.

Assim como a cirurgia pancreática, a hepatectomia laparoscópica foi uma das últimas barreiras a serem ultrapassadas em razão da complexidade da mesma. Isso se deve aos maiores riscos inerentes a este procedimento, como: sangramento, dificuldade de exposição por laparoscopia e risco de embolia de gasosa. Ao longo dos anos, todos estes empecilhos foram sendo solucionados ou descartados em mãos experientes.

A primeira hepatectomia por doença benigna foi realizada em 1992 por Gagner e a primeira ressecção por lesão maligna foi descrita em 1993 por Wayand.

Atualmente com o maior avanço dos instrumentos e equipamentos na cirurgia minimamente invasiva, aliada à maior experiência e habilidade do cirurgião, uma lenta, porém constante evolução vem ocorrendo nas ressecções hepáticas por videolaparoscopia ao longo dos anos. Além disso, as indicações vêm crescendo para lesões malignas e ressecções maiores.

Trabalhos mostram que a curva de aprendizado, após cerca de 60 ressecções hepáticas, leva a uma menor perda sanguínea, menor taxa de conversão, menor tempo cirúrgico, menor necessidade e menor tempo de clampeamento do pedículo, menor morbidade pós-operatória e menor tempo de internação.

Os estudos (retrospectivos e prospectivos) que compararam a cirurgia aberta *versus* cirurgia laparoscópica evidenciam para cirurgia minimamente invasiva:

- *Em relação aos parâmetros gerais da cirurgia:* maior tempo operatório, menor perda sanguínea, necessidade menor de clampeamento do pedículo (o tempo de clampeamento foi semelhante para as duas técnicas), menor taxa de complicações pós-operatórias (a taxa de complicações hepáticas como fístula biliar, sangramento hepático e abscesso local foi semelhante para as duas técnicas), menor tempo de internação hospitalar e início da dieta mais precoce.
- *Em relação às margens:* observou-se tamanho das margens semelhantes para os dois grupos, contudo, foi evidenciada, sem significância maior taxa de margens menores que 1 cm e margens comprometidas para a cirurgia aberta.

Ainda não existem estudos prospectivos randomizado com acompanhamento e número de paciente significativo.

- *Em relação à sobrevida global e recidiva:* para as metástases hepáticas de carcinoma colorretal, não foi possível avaliar estes dados devido à heterogeneidade dos pacientes e estudos. Para o carcinoma hepatocelular, não foi observado diferença significativa entre as duas técnicas para sobrevida livre de doença e recidiva local. Não foi possível avaliar a recidiva a distância. Em relação à sobrevida global, observou-se uma tendência melhor para a cirurgia laparoscópica, contudo sem significância.

Além disso, alguns estudos evidenciam um significativo aumento de descompensação da cirrose de pacientes submetidos à cirurgia aberta em relação à laparoscópica, 26,1 *versus* 7,1%, respectivamente.

A cirurgia assistida por robô também vem se desenvolvendo para as ressecções hepáticas. Esta técnica pode minimizar as dificuldades encontradas nos trabalhos iniciais das hepatectomias laparoscópicas, principalmente decorrente de suas características de visão em três dimensões e pinças articuladas. Desde as nodulectomia até as ressecções maiores como as trissegmentectomias são procedimentos seguros e factíveis por cirurgia robótica.

De uma forma geral, as hepatectomias videolaparoscópicas mais bem estabelecidas são as ressecções menores, que compreendem as hepatectomias lateral esquerda e hepatectomias esquerda (segmento II ao IV) e aquelas periféricas. As ressecções maiores ainda estão sob avaliação, porém trabalhos recentes têm mostrado sua aplicabilidade.

CÂNCER DE PÂNCREAS

- *Nível de evidência:* III.
- *Grau de recomendação:* C.

As indicações da cirurgia minimamente invasiva (CMI) nas patologias do pâncreas estão mais bem estabelecidas no tratamento de lesões císticas e tumores neuroendócrinos. As lesões císticas são um desafio devido a histopatologia e comportamento biológico diversos. Quanto à neoplasia maligna ainda não se tem dados suficientes para avaliação.

As primeiras pancreatectomias caudais foram descritas por Cushieri em 1994 e Gagner em 1995. Gagner também descreveu a primeira duodenopancreatectomia em 1994. Desde então, apesar do grande avanço da cirurgia pancreática laparoscópica, até hoje não existem estudos prospectivos e randomizados.

A cirurgia pancreática laparoscópica é considerada avançada e complexa por ser o pâncreas um órgão retroperitoneal localizado junto a importantes estruturas vasculares, geralmente friável tornando as anastomoses de alto risco.

Apesar de difundido, o uso rotineiro do estadiamento laparoscópico para câncer de pâncreas e periampular radiologicamente ressecáveis permanece controverso. Com a evolução nos métodos de imagem nos últimos anos, principalmente a tomografia computadorizada *multislice* e o ultrassom endoscópico, a laparoscopia passou a acrescentar pouco para se determinar a ressecabilidade de lesões periampulares, principalmente se não estiver associada ao ultrassom laparoscópico. Hoje, as indicações se restringem a um subgrupo bastante restrito: paciente portador de adenocarcinoma da cabeça do pâncreas, emagrecido, ictérico, CA 19-9 > 130 u/mL e imagem radiológica favorável à ressecabilidade. Pois nestes casos existe um exame radiológico revelando uma doença restrita em controvérsia com sinais clínicos e laboratoriais sugerindo doença avançada.

Na cirurgia paliativa o papel da CMI está bem estabelecido para derivação biliar (coledocoduodenostomia, hepaticojejunostomia, dentre outras), ou gastroentérica no caso de doença pancreática irressecável. Os benefícios da laparoscopia como menor morbidade, sangramento, tempo de internação e convalescência permitem que se inicie quimioterapia precoce pós-cirúrgica. O que pode gerar benefícios oncológicos para o paciente.

Em todo o mundo, a pancreatectomia corpocaudal laparoscópica vem sendo cada vez mais aplicada. Estudos recentes mostram resultados semelhantes com maiores benefícios a curto prazo para o grupo da laparoscopia em relação à laparotomia, porém com resultados oncológicos parcialmente avaliados. Ressecções benignas e malignas foram avaliadas em estudos multicêntricos mostrando níveis de complicações e mortalidade semelhantes. Como vantagens para o grupo laparoscópico podemos citar: menor perda sanguínea, maior preservação do baço, menor tempo de íleo pós-operatório, menor taxa de complicações, inclusive menor taxa de fístula pancreática e infecções de ferida, além de menor tempo de internação hospitalar. Há semelhança quando se compara o grupo laparoscópico ao convencional: na positividade das margens, número de linfonodos ressecados e tamanho do tumor.

A gastroduodenopancreatectomia ou cirurgia de Whipple laparoscópico tem sido realizada por poucos e experientes grupos em cirurgia minimamente invasiva avançada. São estudos que, em sua maioria, compreendem pequeno número de casos. Gagner possui uma das maiores séries de casos e demonstra resultados semelhantes ao da cirurgia convencional, porém com as vantagens da laparoscopia. Apesar de não existirem estudos que comprovem, supõe-se que esses pacientes se beneficiariam por poder receber mais precocemente tratamento quimioterápico adjuvante em virtude de procedimento minimamente invasivo e recuperação mais rápida. A cirurgia de Whipple laparoscópica está mais bem indicada para tumores de papila duodenal e pequenos tumores da cabeça do pâncreas.

A cirurgia robótica vem mostrando seu papel tanto em relação às pancreatectomias distais quanto para as duodenopancreatectomias. Os principais benefícios em relação à laparoscopia convencional seriam a melhor visualização das estruturas vasculares e a maior facilidade para as reconstruções e anastomoses.

No momento pode-se concluir que a pancreatectomia corpocaudal laparoscópica com ou sem esplenectomia é aplicável, segura e deverá aos poucos se tornar o padrão ouro em centros de experiência. Há maiores benefícios no pós-operatório. As principais indicações são as lesões císticas, tumores endócrinos e neoplasia mucinosa intrapapilar. Para tratamento do adenocarcinoma a cirurgia laparoscópica necessita de mais e maiores estudos.

NEOPLASIAS DA VESÍCULA BILIAR E VIAS BILIARES

- *Nível de evidência:* V.
- *Grau de recomendação:* nenhum.

Desde a primeira colecistectomia videolaparoscópica realizada em 1987 por Mouret, na França, este procedimento se difundiu no mundo todo e tornou-se hoje o tratamento padrão para a colecistolitíase. Destes pacientes submetidos à colecistectomia videolaparoscópica por cálculo de vesícula, alguns trabalhos evidenciam uma taxa de 0,5 a 1% de carcinoma incidental no resultado anatomopatológico.

Contudo, quando o carcinoma de vesícula biliar for suspeitado no pré-operatório, a laparoscopia não é recomendada, deve-se indicar colecistectomia aberta.

Para as lesões polipoides, o tamanho é o principal indicador de malignidade, pois apenas 2% dos carcinomas apresentam em pólipos menores que 10 mm. Desta forma, nestes casos podem estar indicados à cirurgia minimamente invasiva. Outros fatores também devem ser levados em consideração além do tamanho, como: base de implantação maior que 5 mm (aspecto séssil), crescimento rápido, espessamento da parede vesicular, colelitíase e idade superior a 50 anos. Nestes casos está indicada a cirurgia aberta.

Vários artigos demonstram disseminação intraperitoneal com metástase nos trocartes em casos de neoplasia de vesícula. O implante metastático no sítio dos trocartes na colecistectomia aberta e laparoscopia é de 4 a 6,5% e 11 a 15%, respectivamente. O tempo para recidiva é de 6 a 10 meses com sobrevida global de 19 meses e um prognóstico pior. Este fato é cirurgião-dependente e, no caso da vesícula biliar, deve-se à perfuração e manipulação da mesma com extravasamento de bile. Sabe-se da literatura que cerca de 20 a 44% das vesículas são perfuradas durante a colecistectomia laparoscópica. O ideal seria que se evitasse ao máximo o extravasamento de bile, que a vesícula fosse retirada dentro de saco de extração resistente e impermeável e que não se indicasse a laparoscopia em caso de suspeita de neoplasia maligna. A abertura da vesícula na sala operatória poderia também ajudar a identificar provável carcinoma desconhecido.

Desta forma, atualmente se aceita que tumores de vesícula biliar *in situ* e T1a, que geralmente são descobertos incidentalmente, possam ser operados por laparoscopia. Quando há a suspeita do carcinoma de vesícula, a indicação é de colecistectomia laparotômica com congelação. Nos tumores mais avançados deve-se realizar ressecção hepática em bloco com linfadenectomia hilar pelo método convencional.

Em relação ao colangiocarcinoma, a conduta padrão hoje é a realização de uma laparoscopia associada ao ultrassom laparoscópico previamente ao procedimento de ressecção. Esta conduta pode evitar uma laparotomia desnecessária em até 30% dos pacientes.

A associação do ultrassom aumenta em 17% a sensibilidade da laparoscopia. Esta apresenta uma sensibilidade e uma acurácia de 25 a 42% e 42 a 53%, respectivamente. O ultrassom laparoscópico é mais eficaz no caso de tumores T2 e T3 em relação aos tumores T1 (36 *versus* 9%, respectivamente).

Para as ressecções laparoscópicas do colangiocarcinoma, não existem estudos prospectivos randomizados, apenas relatos ou série de casos. Contudo, os vários tipos de cirurgias já são realizados com eficácia e segurança, como: hepatectomias para as lesões intra-hepáticas, ressecções do colédoco para os tumores do colédoco médio e duodenopancreatectomias para as neoplasias do colédoco intrapancreático.

No caso de tumores irressecáveis, a laparoscopia é uma alternativa segura e factível para derivações biliares e gastroentéricas quando indicados. Entretanto, estudos prospectivos e randomizados são necessários.

CÂNCER DE CÓLON

- *Nível de evidência:* I.
- *Grau de recomendação:* A.

O câncer de cólon é um dos tipos mais comuns de câncer em países desenvolvidos, sendo a cirurgia o único tratamento de potencial curativo. A cirurgia laparoscópica para o câncer de cólon tem sido amplamente utilizada desde o início da década de 1990. São inúmeros os artigos que relatam as vantagens da colectomia laparoscópica sobre a colectomia aberta convencional. A partir de 1991 com Jacobs, o entusiasmo da colectomia laparoscópica cresceu quando os benefícios da recuperação para os pacientes tornaram-se mais aparentes. Mas a aplicação da cirurgia minimamente invasiva na doença colorretal maligna era discreta em decorrência das preocupações com os resultados oncológicos. Com o tempo, vários estudos randomizados controlados comparando laparoscopia à cirurgia aberta para câncer de cólon foram publicados, demonstrando claramente, que em mãos experientes, ressecções oncológicas adequadas poderiam ser realizadas. Além das preocupações oncológicas, a aplicação generalizada de técnicas laparoscópicas para câncer colorretal também foi limitada pela curva de aprendizado substancial encontrada para muitos cirurgiões, especialmente aqueles não treinados na cirurgia minimamente invasiva. As conclusões de várias publicações mostram que a cirurgia laparoscópica causa menos dor, resulta em melhor função pulmonar, reduz a duração do íleo pós-operatório, reduz a fadiga e oferece melhor qualidade de vida, no entanto, para se avaliar com precisão a eficácia da cirurgia laparoscópica para câncer de cólon, os resultados a curto e longo prazo desta cirurgia necessitavam ser comparados aos da cirurgia aberta. Assim, por meio de avaliações em ensaios clínicos randomizados, tem-se que o tempo operatório é significativamente maior para a colectomia videolaparoscópica do que para a cirurgia convencional. Por outro lado, a perda de sangue em pacientes submetidos à via laparoscópica foi significativamente menor do que em pacientes submetidos à cirurgia aberta. Contudo, não houve diferença significativa no número de pacientes transfundidos. A questão que durante muito tempo foi motivo de dúvida em relação à radicalidade da cirurgia colônica laparoscópica tratava da linfadenectomia. Com base se nas publicações recentes, não existe nenhuma diferença significativa no número de linfonodos. Quanto ao tempo de internação e o tempo para início da dieta oral, essas duas variáveis foram significantemente menores no grupo de paciente nos quais se utilizou a videocirurgia. Nas complicações pós-operatórias, a taxa de fístulas anastomóticas entre os dois grupos foi insignificante, ocorrendo o mesmo quando avaliou-se a mortalidade peroperatória entre os grupos. Na abordagem videolaparoscópica do câncer de cólon, o custo total dessa modalidade cirúrgica não difere daquele da cirurgia aberta a partir do momento em que a rotina da cirurgia por vídeo esteja implementada. A literatura é ampla em mostrar que não há diferença significativa na margem de ressecção circunferencial, proximal e distal do tumor entre os dois grupos. No que concerne a taxa de conversão, observa-se que os resultados encontrados estão intimamente relacionados à experiência do serviço que a implementa. Sendo assim, a taxa de conversão de laparoscópica à cirurgia aberta varia de 3 a 46,4%, sendo que a infiltração do tumor, aderências e obesidade foram os motivos mais comuns para conversão. Com os dados recentemente publicados, temos que os resultados a longo prazo em relação à recidiva total, recidiva local, metástases a distância e disseminação peritoneal são os mesmos entre os grupos. Assim, a semelhança dos resultados oncológicos indica qualidade idêntica entre as técnicas operatórias. Com isso, a cirurgia minimamente invasiva para o câncer colorretal tornou-se o padrão mundial. Agora, evidências nível 1 suportam a viabilidade geral, segurança e melhora dos benefícios da laparoscopia no tratamento do câncer de cólon. Com o avanço constante na técnica e instrumental cirúrgico, abordagens inovadoras para diminuir ainda mais o trauma da parede abdominal estão sendo testados atualmente, levando-nos a esperar que modificações na abordagem atual ocorram, provavelmente, em um futuro próximo. A curva de aprendizagem, custo e formação continuam a ser obstáculos para a aplicação generalizada da cirurgia minimamente invasiva para o câncer colorretal. Cabe aos cirurgiões continuarem plenamente empenhados no desenvolvimento e aplicação de novas tecnologias e procedimentos, mantendo os interesses do paciente em primeiro lugar. A partir de 2001, com o relato do uso do robô na realização de uma colectomia por doença benigna, vários estudos comparam os resultados a curto prazo da cirurgia robótica com a cirurgia laparoscópica nas malignidades colorretais. A utilização do Sistema Da Vinci ® *Robotic* tem sido postulada para melhorar os resultados, principalmente através do aumento da destreza e facilidade com que dissecações complexas podem ser executadas. Os resultados publicados pelos centros com maiores casuísticas em cirurgia colorretal robótica mostram que, nas colectomias direita e esquerda, não há diferença estatística no que se refere a tempo de internação; tempo para retorno da função intestinal e tempo de interrupção da analgesia controlada pelo paciente entre os grupos da cirurgia robótica e laparoscópica. Curiosamente, os dados atuais referentes à diferença de tempo total entre estes procedimentos foi muito menor do que os relatos publicados anteriormente, com média de 140 min. *versus* 135 min. para colectomia direita e média de 168 min. *versus* 203 min. para colectomia esquerda. Esses resultados demonstram ainda a equivalência da cirurgia robótica a cirurgia laparoscópica nos procedimentos colorretais. Pesquisas futuras devem concentrar-se sobre variáveis específicas referentes ao cirurgião, como conforto; ergonomia; distração e facilidade de uso da tecnologia em questão.

CÂNCER DE RETO

- *Nível de evidência:* II.
- *Grau de recomendação:* B.

A cirurgia laparoscópica colorretal foi descrita pela primeira vez em 1991 com Fowler e Jacobs. Desde então esta técnica vem evoluindo muito e sendo cada vez mais aceita no tratamento de doenças oncológicas. Para o câncer de cólon já está demonstrado a eficácia e a segurança da cirurgia laparoscópica, bem como resultados oncológicos a curto e longo prazos semelhantes à cirurgia padrão laparotômica.

Quando se trata de ressecção laparoscópica para câncer retal, os questionamentos ainda permanecem. O número de estudos randomizados prospectivos nesta área é muito limitado, especialmente em relação ao câncer retal médio e baixo. Várias razões justificam esses achados: dificuldades técnicas inerentes à cirurgia, como a preservação de nervos autonômicos e excisão total do mesorreto, limitações quanto ao uso de dispositivos de grampeamento, preservação esfincteriana, além dos estreitos limites anatômicos da pelve óssea.

Em relação ao tratamento oncológico do câncer de reto, vários são os aspectos analisados: margem radial, taxa de recidiva, sobrevida livre de doença e sobrevida global.

A excisão total do mesorreto (ETM) foi estabelecida como tratamento padrão para câncer de reto por Heald em 1982. Margem radial positiva é um marcador importante para recidiva local futura. No início da laparoscopia os trabalhos evidenciavam uma taxa de margem radial positiva maior para a laparoscopia (12 × 6%). Contudo, estes números se deviam à curva de aprendizado. Em estudos mais recentes retrospectivos com grande número de pacientes e prospectivos randomizados, os resultados da excisão total do mesorreto são semelhantes. Além disso, o estudo de Gouvas concluiu que a laparoscopia apresenta melhores resultados macroscópicos para ETM por melhor visualização da pelve.

Em relação à recidiva local e sobrevida livre de doença, os estudos mostram não haver diferença nas técnicas laparotômica convencional e laparoscópica. Em 5 anos, a taxa de recidiva no estudo de Laurent foi de 3,9 × 5,5% para laparoscopia e laparotomia, respectivamente (p = 0,371).

A sobrevida global está demonstrada no Quadro 3.

A cirurgia do câncer de reto por videolaparoscopia é um procedimento que necessita de uma habilidade apurada do cirurgião, bem como de instrumental adequado. Desta forma, a taxa de conversão é um dos maiores desafios desta técnica. Os resultados variam de 4,9 a 32%. A análise dos trabalhos mostrou que esta taxa depende do grau de experiência do cirurgião, do índice de massa corporal, sexo masculino, tumores volumosos e localmente avançados, numerosas e firmes aderências, lesão iatrogênica de estruturas adjacentes (intestino delgado, ureter, estruturas vasculares), sangramento importante, principalmente pré-sacral, e distensão de alças. Mais recentemente, houve uma queda desses índices, o que reflete um acúmulo de experiência, destacando-se a importância da seleção cuidadosa do paciente.

Quadro 3. Sobrevida global para ressecções do reto por laparoscopia com acompanhamento de no mínimo 5 anos

AUTOR	SOBREVIDA (LAP)	SOBREVIDA (ABERTA)	ACOMPANHAMENTO (ANOS)
MRC Classic (Jayne)	57,90%	58,10%	5
Sartori	75,40%	NA	5
Ng	63,90%	55,00%	10
Lam	64,00%	–	5
Laurent	82,00%	79,00%	5
IphaNg	70,00%	NA	5
Siami	80,20%	NA	5
Bianchi	81,40%	NA	5
Tsang	81,30%	NA	5

NA = não aplicado.

Outro ponto importante do tratamento do câncer do reto é a avaliação da função sexual e urinária do paciente. No início dos estudos, apesar dos reais benefícios da laparoscopia como melhor visualização da pelve e dos nervos hipogástricos, foram evidenciados piores resultados para o grupo laparoscópico. Contudo, estes dados devem ser analisados com algumas ressalvas: a curva de aprendizado inicial, além do grupo laparoscópico ter uma maior taxa de excisão total do mesorreto. Estudos mais recentes, corroboram com os benefícios da laparoscopia em relação à visualização e excisão total do mesorreto, além de reportarem resultados semelhantes em relação à disfunção sexual e urinária.

As evidências atuais sugerem que a cirurgia robótica para a neoplasia maligna do reto é factível e segura. A taxa de conversão muito baixa é uma vantagem sobre a cirurgia laparoscópica. A curto e médio prazos, os resultados oncológicos são semelhantes ou até superiores à laparoscopia. Em relação à disfunção sexual e urinária, não há, atualmente, dados que mostrem benefícios da cirurgia por robô. Desta forma, novos estudos, como o *rolarr trial*, são necessários para avaliar o verdadeiro papel da cirurgia robótica no câncer do reto.

Através dos novos trabalhos sobre a cirurgia laparoscópica para o tratamento do câncer de reto, concluímos que este procedimento é seguro e factível quando realizados por cirurgiões experientes em pacientes selecionados. Contudo, especialmente para as neoplasias do reto médio e baixo, são necessários mais estudos que comprovem a adequação oncológica da técnica. Assim, a ressecção laparoscópica para o câncer retal permanece em investigação e a ressecção aberta ainda é o padrão de abordagem.

CÂNCER DE COLO UTERINO

- *Nível de evidência:* III.
- *Grau de recomendação:* C.

Os primeiros trabalhos com cirurgia minimamente invasiva para câncer de colo uterino foram publicados por Dargent e Querleu que realizaram uma linfadenectomia pélvica laparoscópica em 1987 e 1989, respectivamente.

Enquanto a histerectomia radical abdominal permanece como tratamento padrão para câncer de colo uterino em fase inicial, a histerectomia radical laparoscópica mostrou ser uma alternativa factível, segura e com resultados oncológicos satisfatórios.

Desde Nezhat e Canis que foram os primeiros a sugerir a histerectomia total e linfadenectomia pélvica e para-aórtica laparoscópica para o tratamento do câncer da cérvice, vários estudos já foram publicados mostrando a sua factibilidade. Embora o tempo operatório seja maior comparado à histerectomia total abdominal, especialmente durante o período da curva de aprendizado, sua segurança com taxas de complicações aceitáveis foi comprovada em estudos retrospectivos. Dados a respeito da radicalidade e linfadenectomia são comparáveis e o acompanhamento a curto prazo sugere semelhante taxa de recidiva em 5 anos. Contudo, conclusões a respeito dos resultados oncológicos a longo prazo ainda não estão disponíveis.

Outro ponto importante em relação à evolução da laparoscopia, é que a cirurgia de Schauta – traquelectomia radical via vaginal – voltou a ter destaque na ginecologia. Com taxas de recidivas aceitáveis e múltiplos relatos de gravidezes bem-sucedidas após esta terapêutica, a traquelectomia radical vaginal associada à linfadenectomia pélvica laparoscópica tem emergido como uma alternativa para mulheres em estágio inicial de câncer de colo uterino (tumores menores que 2 cm), em idade fértil e com desejo de engravidar.

Vários trabalhos de série de casos vêm sendo publicados sobre a linfadenectomia para-aórtica videolaparoscópica pré-tratamento. O real *status* linfonodal desta área permite ao oncologista programar uma adequada terapêutica, como uma radioterapia mais específica. Caso estes linfonodos estejam comprometidos, o campo da radioterapia seria estendido da pelve até emergência dos vasos renais. Contudo, uma recente revisão da Biblioteca Cochrane não mostrou benefícios para o paciente com esta conduta.

A linfadenectomia para-aórtica laparoscópica também pode ser realizada com segurança e resultados satisfatórios no caso de recidiva linfonodal.

Recentemente, a cirurgia assistida por robô emergiu rapidamente como uma alternativa à laparoscopia. Algumas vantagens são evidentes com o uso do *da Vinci Surgical System* ®, incluindo sete graus de movimento das pinças, visão tridimensional, redução do tremor, melhora da destreza e da ergonomia para o cirurgião. Além de uma menor curva de aprendizado em relação à laparoscopia convencional. Contudo, a cirurgia assistida por robô também tem as suas deficiências, como a ausência de sensação tátil e o aumento dos custos.

Até o momento, não existe nenhum estudo prospectivo controlado e randomizado comparando os resultados oncológicos da cirurgia laparoscópica e robótica em relação à cirurgia padrão (laparotômica) para o tratamento do câncer do colo uterino. Apenas casos de séries foram publicados.

CÂNCER DE ENDOMÉTRIO

- *Nível de evidência:* II.
- *Grau de recomendação:* B.

No início da década de 1990, o *Gynecologic Oncology Group*, além de outros autores de vários países, iniciaram os estudos sobre a cirurgia minimamente invasiva para mulheres com câncer de endométrio. Durante estes 20 anos, a laparoscopia foi comparada à cirurgia padrão, a laparotomia. Vários aspectos foram analisados: factibilidade, complicações intra e pós-operatória, tempo cirúrgico, hospitalização, tempo de convalescença, dor pós-operatória, qualidade de vida e resultados oncológicos (recidiva, sobrevida livre de doença e sobrevida global).

Por meio de vários trabalhos (uma metanálise e, pelo menos, quatro estudos prospectivos e randomizados, dentre outros) foi observado que a histerectomia total associada à linfadenectomia pélvica e, se necessário, a para-aórtica era factível por via laparoscópica. O ato cirúrgico é possível seguindo todos os fundamentos oncológicos. Além disso, diversos benefícios potenciais foram demonstrados:

- Menor tempo de internação:
  - Recuperação mais rápida, menos dor, menor tempo de íleo.
- Menor índice de seroma e hérnias incisionais.
- Menor sangramento intraoperatório.
- Estética melhor.
- Radicalidade oncológica semelhante:
  - Peça cirúrgica adequada.
  - Número de linfonodos semelhantes.
- Menor morbidade.
- Sobrevida global e livre de doença semelhantes.
- Melhor qualidade de vida.

Um dos pontos utilizados para verificar a radicalidade oncológica é o número de linfonodos ressecados. Já se comprovou que a laparoscopia é eficaz neste tempo cirúrgico. Além disso, hoje em dia existem vários estudos a respeito do uso do linfonodo sentinela no câncer de endométrio, e a laparoscopia também é eficaz para este método.

Um ponto importante de controvérsia é a utilização do manipulador uterino. Existem trabalhos que mostram um aumento na positividade da citologia oncótica no líquido peritoneal, o que poderia aumentar a possibilidade de carcinomatose, e outros que não evidenciam este fato. Vale ressaltar que em 2009 a FIGO alterou o estadiamento do câncer de endométrio. A citologia oncótica positiva não entra mais nos critérios do estadiamento em razão da incerteza do seu valor prognóstico, devendo constar apenas como uma anotação a parte. Contudo, alguns detalhes são recomendados para se evitar essa potencial disseminação de células neoplásicas pelo manipulador: clipagem ou cauterização das tubas uterinas no início do procedimento, evitar a manipulação excessiva do útero e utilizar ponteiras curtas no interior do canal endocervical para evitar descamação de células do endométrio.

Em relação ao custo, se for analisado não só o material cirúrgico, e sim todo o custo intra-hospitalar e pós-hospitalar, além do tempo de convalescença, a laparoscopia tem custo semelhante e, às vezes, até menor que a laparotomia.

Deste modo, a laparoscopia é uma excelente alternativa, com vários benefícios, para a cirurgia de estadiamento do câncer de endométrio. Em vários serviços, já é a conduta padrão. Contudo, deve ser realizada por cirurgião com experiência na técnica.

E como perspectiva futura, a robótica também tem-se mostrado segura e eficaz para histerectomia e linfadenectomia laparoscópica.

CÂNCER DE OVÁRIO

- *Nível de evidência:* III.
- *Grau de recomendação:* C.

Em relação ao câncer de ovário, a videolaparoscopia pode ser utilizada em várias etapas do tratamento: avaliação de massa anexial, para o diagnóstico, estadiamento cirúrgico, avaliação de ressecabilidade de carcinomatose e *second-look*. Contudo, em todas estas etapas, existem apenas estudos com série de casos.

Avaliação do cisto ou massa anexial

Após uma adequada investigação do cisto ou massa anexial com exame físico, exames de imagem e sorologias (CA 125, beta-HCG, alfafetoproteína e DHL), indica-se um procedimento cirúrgico para estadiamento e diagnóstico. Até hoje o padrão é a laparotomia. Caso seja realizada a cirurgia laparoscópica, a sequência do procedimento deve seguir os mesmos da laparotomia: adequada avaliação do abdome e da pelve, lavado peritoneal, cistectomia ou anexectomia de acordo com a indicação e exame de congelação no intraoperatório. Além disso, alguns princípios da cirurgia oncológica devem ser seguidos: evitar a ruptura do cisto, retirada da lesão da cavidade abdominal devidamente protegido (*endobags*) e incisão adequada para a retirada do espécime. Geralmente, os estudos limitam a laparoscopia para massas anexiais até 8 cm.

Tumores *borderline* e em estadio precoce

Em caso de tumores *borderline* ou neoplasia maligna do ovário em estágio precoce, existem estudos retrospectivos, série de casos e caso-controle que mostram uma sobrevida livre de doença e global semelhantes à cirurgia padrão laparotômica, além disso estes estudos mostraram que a cirurgia é factível seguindo os princípios oncológicos: histerectomia total, salpingooforectomia bilateral, omentectomia infracólica, biópsias de peritônio e, no caso de câncer de ovário, deve-se acrescentar a linfadenectomia pélvica e para-aórtica. A apendicectomia deve ser realizada no caso de tumores mucinosos.

Não há diferenças da laparoscopia com a laparotomia em relação à peça cirúrgica, ao número de linfonodos ressecados, à taxa de recidiva, inclusive recidiva em ferida operatória, e à taxa de complicações. Além disso, a laparoscopia demonstrou alguns benefícios: melhor taxa de detecção de metástase (por magnificação da imagem e por melhor acesso a regiões difíceis como subdiafragmáticas, fundo de saco anterior e posterior), melhor estética, menor sangramento, menor tempo de internação, menor dor e menor tempo de íleo.

Em razão da certa raridade destas apresentações da neoplasia ovariana, estudos prospectivos e randomizados são difíceis de serem conduzidos.

Câncer de ovário em estágio avançado

A maioria dos tumores de ovário é diagnosticada nos estágios III e IV. Nestes casos, a laparoscopia pode ser aplicada em quatro situações: avaliação da ressecabilidade do tumor, *second-look*, introdução de catéter para quimioterapia intraperitoneal e, em casos selecionados, até mesmo a citorredução.

Em relação à avaliação da ressecabilidade do câncer do ovário, a laparoscopia apresenta uma acurácia de 80 a 96%. Maior que os exames de imagem como tomografia e ressonância, e a medida do CA 125, 92 e 78%, respectivamente.

Em 2006, Fagotti propôs um escore de sete itens para determinar a ressecabilidade: presença de massa ovariana (uni ou bilateral), *omental cake*, carcinomatose peritoneal, carcinomatose diafragmática, retração do mesentério, infiltração do delgado e metástase hepática. Cada item recebe uma nota de 0 caso esteja ausente e 2 caso esteja presente. Para um escore ≥ 8 a probabilidade de citorredução ideal é zero e a taxa de exploração desnecessária é 40,5%.

Second-look refere-se ao procedimento realizado após uma cirurgia de estadiamento completa associada à quimioterapia adjuvante. Não é um procedimento que, hoje em dia, mostre algum benefício para o paciente. Contudo, alguns autores indicam no caso de citorredução subideal. Neste caso, a laparoscopia apresenta a mesma acurácia que laparotomia para definir a presença de doença residual. Além disso, a laparoscopia apresenta uma menor morbidade, contudo, pode ser limitada pela dificuldade técnica decorrente de aderências.

Embora um número significativo de pacientes com câncer de ovário avançado vai alcançar uma resposta clínica completa após cirurgia e quimioterapia, aproximadamente 50% vai apresentar recidiva. Nestes casos, a utilização de quimioterapia intra-abdominal mostrou benefício com redução de 21,6% no risco de morte e ganhos de 12 meses de sobrevida global. Há algum tempo, a colocação de catéteres era realizada as cegas ou por laparotomia. Hoje, a laparoscopia é indicada como uma alternativa para este procedimento com menor morbidade para o paciente.

Para a cirurgia de citorredução videolaparoscópica, poucos trabalhos foram publicados. A primeira série de casos publicada foi em 1996, por Amara. Desde então, apenas novas séries de casos foram publicadas. Apesar de os estudos serem encorajadores, mostrando que o procedimento é factível, avanços na laparoscopia e novos trabalhos devem ser realizados para que esta prática se torne rotina.

Desta forma, a cirurgia laparoscópica é uma excelente alternativa à laparotomia em diversos procedimentos disponíveis para o tratamento da neoplasia maligna do ovário. Apesar da necessidade de novos estudos prospectivos e randomizados, a cirurgia minimamente invasiva para ovário é factível e segura do ponto de vista técnico e oncológico. Além disso, apresenta os benefícios já demonstrados da videolaparoscopia.

NÓDULO PULMONAR

- *Nível de evidência:* II.
- *Grau de recomendação:* B.

Existem vários critérios clínicos como: idade, tabagismo, exposição ocupacional e história pessoal; e radiológicos como: nódulo maior que 3 cm, tempo de crescimento, nódulo bocelado, espiculado, lobulado, bordas indefinidas, densidade menor que 185 Uh e calcificações irregulares para se sugerir a etiologia de um nódulo pulmonar. Contudo, o único exame capaz realizar o diagnóstico definitivo é a análise histopatológica. Deste modo, a biópsia é fundamental e os métodos de escolha são a broncoscopia, para nódulos centrais, e a *core-biopsy* transtorácica guiada por tomografia, para os nódulos periféricos. Caso não se consiga um diagnóstico definitivo com estes métodos, a videotoracoscopia é hoje o próximo passo para investigação diagnóstico.

A ressecção de um nódulo pulmonar por videotoracoscopia é uma técnica factível, segura e com baixa morbidade. Evita em até 82% dos casos uma toracotomia.

Os nódulos pulmonares periféricos, subpleurais e solitários são facilmente identificados e ressecados por visão direta durante a toracoscopia. Contudo, os nódulos localizados no parênquima pulmonar não são visíveis e, muitas das vezes, até dificilmente palpáveis. Desta forma, várias técnicas foram desenvolvidas para identificar estes nódulos por via toracoscópica e evitar, assim, uma toracotomia.

- Marcação do nódulo com fio em gancho ou espiral guiado por tomografia computadorizada. O nódulo é ressecado seguindo-se o fio.
- Marcação (coloração) transtorácica com agulha fina do nódulo até a superfície do parênquima pulmonar com azul patente.
- Injeção com solução marcada com tecnécio e identificação intraoperatória com *gama-probe*.
- Marcação com solução de lipiodol guiada por tomografia computadorizada e identificação intraoperatória com arco em "c" de fluoroscopia – intensificador de imagem.
- Identificação intraoperatória dos nódulos com ultrassom endoscópico.

Desta forma, a videotoracoscopia é uma técnica muito útil e hoje já inserida no arsenal de investigação diagnóstica e terapêutica de um nódulo pulmonar.

CÂNCER DE PULMÃO

- *Nível de evidência:* I.
- *Grau de recomendação:* B.

Desde o início da videocirurgia, a videotoracoscopia se expandiu rapidamente. Em 1992, Rovario publicou o primeiro relato de lobectomia videotoracoscópica. Já em 1993, Kirb descreveu a primeira série de casos de lobectomia pulmonar videoassistida por câncer de pulmão. Foram selecionados 23 pacientes no estágio I. Destes, foram realizados 15 lobectomias videotoracoscópica com sucesso.

Ao longo dos últimos anos, a cirurgia torácica videoassistida (CTVA) tornou-se um procedimento bem estabelecido, e vários estudos a este respeito foram publicados.

As vantagens relatadas da videotoracoscopia sobre a toracotomia aberta convencional são: menor dor pós-operatória, menor tempo de entubação orotraqueal, menor tempo de internação, menor sangramento, menor resposta imunológica (produção reduzida de citocinas, interleucina 6, proteína C reativa, fator de necrose tumoral e P-selectina), melhor preservação da função pulmonar e melhor qualidade de vida pós-operatória.

Após os trabalhos realizados sobre a esofagectomia toracoscópica com o paciente em decúbito ventral, vários artigos foram publicados com relatos de casos de lobectomia toracoscópica com o paciente em decúbito ventral. Esta técnica apresenta em relação à posição em decúbito lateral esquerdo as seguintes vantagens: 1) ausência da necessidade de utilização de um quarto trocar para afastar o pulmão, já que pela gravidade, o pulmão "cai" e se afasta do campo cirúrgico; 2) uma melhor exposição do campo operatório por ação da gravidade que afasta o pulmão e escorre o sangue acumulado anteriormente; 3) melhor exposição das cadeias linfonodais para realização de uma adequada linfadenectomia em bloco; e 4) melhor ergonomia para o cirurgião. Contudo, existem algumas desvantagens: 1) dificuldade caso haja a necessidade de conversão do procedimento em virtude da necessidade de mudança de decúbito, principalmente em caso de urgência; 2) necessidade de mobilizar o paciente em 180 graus para mudança de decúbito, com o risco de extubação, perda de acessos e outros; 3) dificuldade para entender a anatomia vista de um novo ângulo.

Além disso, apesar da necessidade de novos estudos prospectivos randomizado com um número significativo de pacientes, os princípios e os resultados oncológicos são factíveis e semelhantes. Lobectomia pulmonar videotoracoscópica com margens e linfadenectomia adequadas pode ser realizada de forma segura e com taxa de mortalidade e complicações equivalentes, em alguns estudos até menores à cirurgia aberta. Os resultados de sobrevida global e recidiva para pacientes no estágio I estão de acordo com os encontrados na toracotomia convencional.

A lobectomia videotoracoscópica robótica também mostrou ser um procedimento factível e seguro.

Como todo procedimento de alta complexidade, a lobectomia videotoracoscópica deve ser realizada por instituições e profissionais capacitados para o procedimento decorrente da curva de aprendizado. O cirurgião torna-se teoricamente capaz após 30 a 60 cirurgias. Além disso, o ideal é que deveriam ser realizadas pelo menos 25 a 30 cirurgias por ano.

Outra aplicabilidade da videotoracoscopia é a avaliação linfonodal no caso de câncer de pulmão com linfonodomegalia mediastinal suspeita e que não seja passível de biópsia por ultrassom endoscópico ou outro método menos invasivo.

LAPAROSCOPIA NA ONCOLOGIA UROLÓGICA

As cirurgias laparoscópicas foram realizadas em urologia desde muito cedo, porém, em razão da complexidade dos procedimentos envolvidos e aos instrumentos mais rudimentares, foi difundida de forma mais lenta que na cirurgia geral. Órgãos do abdome superior, como a suprarrenal e os rins, por particularidades próprias da anatomia e acesso cirúrgico convencional foram os primeiros a demonstrar vantagens ao acesso laparoscópico. Procuraremos expor, sucintamente, a situação atual de recomendação e segurança em utilizar a laparoscopia para as patologias oncológicas mais incidentes da urologia.

CÂNCER DE RIM

- *Nível de evidência:* II.
- *Grau de recomendação:* B.

Foi para a cirurgia renal que a laparoscopia encontrou o campo mais fértil da urologia. As vantagens do acesso minimamente invasivo foram evidenciadas em inúmeras publicações, desde a primeira nefrectomia radical por vídeo em 1991. Em seguida, várias publicações demonstraram a segurança do método para o tratamento oncológico, com resultados de sobrevida global e câncer específicas comparáveis ao acesso aberto em 5 e 10 anos.

A nefrectomia radical é o procedimento urológico mais realizado por via laparoscópica. Pacientes portadores de tumores renais sólidos ou císticos complexos, quando não é possível realizar nefrectomia parcial por motivos como tamanho, posição ou multifocalidade do tumor, a indicação ideal é a nefrectomia radical laparoscópica (NRL). A NRL é o padrão ouro para tratamento de tumores T1 e T2 sem possibilidade de preservação renal. É importante ressaltar, que o padrão ouro para tumores renais T1a (até 4 cm) é a nefrectomia parcial, e a possibilidade em se utilizar o acesso laparoscópico não deve ser motivo para mudança de indicação, de parcial para radical laparoscópica. É comprovada maior sobrevida global após a cirurgia preservadora de néfrons em relação à nefrectomia radical para tratamento de tumores renais. Não existe um tamanho limite para a realização de NRL, sendo a presença de linfonodomegalia hilar, retroperitoneal ou trombo em veia renal os principais fatores que elevam a dificuldade cirúrgica. A decisão em empregar a NRL deve ser baseada na experiência do cirurgião.

A NRL pode ser realizada utilizando três tipos de acesso, o transperitoneal, o retroperitoneal e o transperitoneal assistido com a mão (*hand-assisted*). O acesso mais largamente utilizado é o transperitoneal devido a maior espaço intracavitário, favorecendo fácil triangulação, além da facilidade em orientação por reconhecimento claro das estruturas e órgãos. Quando comparasse a perda sanguínea, taxa de complicações, uso de analgésicos, tempo de internação ou recuperação pós-operatória, não existe diferença estatisticamente significativa entre os acessos.

A NRL é uma cirurgia segura, e como qualquer procedimento está associada a uma curva de aprendizado. Foi durante os primeiros 20 casos que 71% das complicações ocorreram em uma revisão multi-institucional. Apesar de o custo intraoperatório da cirurgia laparoscópica ser maior que o da convencional, este é relacionado principalmente com uso de material descartável, a redução no tempo de internação, o retorno precoce ao trabalho, o menor uso de analgésicos tornam o retorno financeiro à sociedade muito mais vantajoso para a laparoscopia.

Tumores renais têm sido detectados em fases mais precoces permitindo a expansão dos procedimentos preservadores de néfrons. Nesta cirurgia o objetivo é retirar o tumor mantendo a parte de tecido renal saudável, preservando assim uma maior função renal global. A sobrevida global após tratamento com nefrectomia parcial é maior que com nefrectomia radical, decorrente da redução de comorbidades futuras como HAS, IRC e complicações como AVC. A nefrectomia parcial laparoscópica (NPL) mostrou sua equivalência oncológica no tratamento de tumores até 4 cm, comparando-se ao acesso aberto em complicações e sobrevida livre de doença. A maior limitação para o emprego disseminado desta técnica é o tempo de isquemia quente, que não deve ultrapassar 30 minutos. Desta forma, lesões centrais, que tem íntima relação com o sistema coletor não devem ser realizadas no começo da curva de aprendizado, pois imprimem maior tempo de reconstrução. Com o aumento da experiência do cirurgião foi comprovada redução no tempo de isquemia, na taxa de complicação intra e pós-operatória, quando comparado a estes parâmetros na fase de experiência inicial.

A NRL por ter segurança oncológica, estar atingindo uma maturidade como procedimento, estar reduzindo custos com a redução do tempo operatório pode ser considerada padrão ouro para tumores renais não candidatos a nefrectomia parcial.

A NPL por sua vez, vêm demonstrando eficácia oncológica com baixa taxa de complicações. Seus resultados de recuperação são superiores ao acesso aberto, tornando-a uma excelente opção nos casos em que se indique a cirurgia preservadora de néfrons. Entretanto este procedimento necessita de elevada *expertise* laparoscópica sendo necessário considerar a posição do tumor e a experiência do cirurgião para decisão do acesso laparoscópico, já que o tempo de isquemia não deve ultrapassar 30 minutos.

CÂNCER DE PRÓSTATA

- *Nível de evidência:* II.
- *Grau de recomendação:* B.

A prostatectomia radical laparoscópica (PRL), cirurgia realizada para curar o câncer de próstata localizado, foi descrita inicialmente em 1992, porém só em 1999 mostrou ser uma técnica factível e reprodutível. A complexidade envolvida nos tempos de ressecção e de reconstrução, além da ausência de materiais laparoscópicos adequados na década de 1990, atrasaram o desenvolvimento desta cirurgia. Foi a percepção da menor perda sanguínea, associada aos já conhecidos benefícios de redução na morbidade, impulsionado pela necessidade de melhora nos resultados funcionais que fizeram com que a PRL ganhasse força como opção terapêutica.

Três parâmetros são importantes em respeito a cirurgia do câncer de próstata para podermos considerar um novo procedimento como boa opção terapêutica, são eles: sobrevida livre de recidiva bioquímica, continência e potência sexual. Vários artigos abordam estes resultados e tentam categorizá-los em escores, como: trifecta, pentafecta e SCP. Apesar de conhecermos os parâmetros, a falta de padronização tanto na avaliação pré-operatória quanto na definição de sucesso pós-operatório, impossibilita uma comparação equivalente entre os trabalhos.

A PRL vem apresentando em vários trabalhos resultados semelhantes ao acesso aberto para os quesitos de qualidade oncológica, que são: margens cirúrgicas positivas (pt2:10% na PRL e 18% na aberta) e sobrevida livre de recidiva bioquímica (SLRB em 5 anos: 97%). A atual expectativa é que os resultados funcionais possam superar os da cirurgia aberta, devido a vantagens como: melhor visualização e menor tração. Entretanto, os resultados mantêm valores comparáveis ao da cirurgia aberta para potência sexual após 12 meses (81%) e para continência após 18 meses (94,3%).

A maior limitação para difusão da PRL é sua longa curva de aprendizado, associada à maior taxa de complicações na fase inicial. A estimativa é que para realizar a cirurgia com *expertise*, e redução na taxa de margens positiva, é preciso realizar entre 200 e 250 PRL. A utilização do robô no auxílio da PRL parece facilitar esta curva de aprendizado. Os benefícios associados à cirurgia assistida por robô são: maior liberdade de movimentos (7 graus), filtro antitremor, visão 3D, além posição ergonômica para o cirurgião. Estas vantagens levaram a prostatectomia radical assistida por robô a ser a cirurgia mais realizada para cura do câncer de próstata nos Estados Unidos (> 80%).

Existem dois acessos para a PRL e assistida por robô, a via transperitoneal e a retroperitoneal. Não existe diferença estatística que favoreça algum dos acessos, apesar de vantagem teórica para o acesso extraperitoneal, por não atravessar o peritônio, com isso, possível redução do risco de lesão visceral e íleo paralítico. Entretanto, estudo comparativo entre os dois acessos mostrou resultados comparáveis em tempo operatório, uso de analgésicos, tempo de cateterismo vesical, taxa de sangramento, taxa de complicação, margem positiva e continência após 1 ano. Único achado negativo foi maior tempo cirúrgico para o acesso retroperitoneal, quando foi necessário realizar linfadenectomia.

A prostatectomia radical laparoscópica assistida por robô traz algumas vantagens, não demonstrado, porém, diferença estatística em relação à cirurgia laparoscópica pura para recidiva bioquímica, margens cirúrgicas e resultados funcionais. A sua aplicação em países em desenvolvimento é questionada, em razão do alto custo envolvido na compra e na utilização. Em estudo comparativo, a técnica assistida por robô teve maior custo que a laparoscópica pura e que a aberta. Portanto, o uso do robô traz vantagens para a equipe cirúrgica, vantagens do acesso minimamente invasivo para o paciente, mas deverá provar uma melhora nos resultados funcionais antes de ser largamente recomendada.

CÂNCER DE BEXIGA

- *Nível de evidência:* II.
- *Grau de recomendação:* B.

A abordagem do tumor de bexiga invasivo pela laparoscopia e robô assistida vem crescendo após a consolidação da cirurgia laparoscópica da próstata. A cistectomia radical aberta é o padrão ouro, e o objetivo do acesso laparoscópico é reduzir a alta morbidade associada ao procedimento clássico, principalmente íleo paralítico e perda sanguínea. A maior limitação para aplicação da técnica é o longo tempo cirúrgico, associada à complexidade da cirurgia, que envolve tempos de ressecção e reconstrução.

A realização do acesso laparoscópico continua restrito a serviços de grande experiência, e em alguns trabalhos está conseguindo mostrar equivalência com o acesso aberto, em relação a sangramento (770 mL aberta *versus* 520 mL lap.), taxa de transfusão (18% aberta *versus* 10% lap.), tempo operatório (260 min. aberta *versus* 284 min. lap.), além de redução no uso de analgésicos e incidência de íleo paralítico (p < 0,05). Outros trabalhos mostram redução na perda sanguínea (429 mL *versus* 923 mL), transfusão (18,4% *versus* 50%), na incidência de íleo paralítico (10% *versus* 30%), em complicações parietais (5% *versus* 23%) e estadia hospitalar (12,7 dias *versus* 15,6 dias) de forma significativa (p < 0,05). Os resultados são ainda muito animadores em relação à taxa de complicações que giram entre 20-30% semelhante a cirurgia convencional.

Após a cistectomia deve-se proceder a derivação urinária, que pode ser realizada por via extracorpórea ou intracorpórea. A preferência dos autores têm sido por realizar as derivações através da incisão de extração (extracorpóreas), isto leva a redução no tempo operatório, na taxa de complicações menores e no tempo para iniciar a alimentação.

A cistectomia radical por vídeo demonstra segurança oncológica com sobrevida global (73%), câncer específica (81%) e livre de doença (72%) estimada para 5 anos semelhante à cirurgia aberta. As margens cirúrgicas comprometidas (0-6%) e o número de linfonodos retirados estão em concordância com as séries de cistectomia aberta. Concluindo, a cistectomia radical laparoscópica tem eficácia oncológica e resultados benéficos de aspecto minimamente invasivo, porém um maior acompanhamento será necessário para determinarmos seu futuro papel no armamentário laparoscópico.

A cirurgia laparoscópica no âmbito da urologia atingiu todas as patologias oncológicas e vêm construindo uma sólida casuística com redução na morbidade e segurança oncológica, entretanto, tratam-se de cirurgias complexas por isso o treinamento e experiência são fundamentais para bons resultados.

LINFADENECTOMIA INGUINAL MINIMAMENTE INVASIVA

- *Nível de evidência:* IV.
- *Grau de recomendação:* D.

A linfadenectomia inguinal é um procedimento utilizado em diversos tipos de câncer, como: pênis, melanoma, vulva e outros. Contudo, a técnica tradicional apresenta uma alta taxa de morbidade, aproximadamente 50%. As principais complicações são: seroma, linforreia, infecção de ferida operatória, deiscência da sutura e linfedema.

A linfadenectomia videoassistida foi um procedimento descrito, primeiramente, por Bishoff em 2003 para o tratamento do câncer de pênis. Na literatura inglesa, a primeira descrição foi do brasileiro Tobias-Machado em 2005 também para o tratamento da neoplasia maligna do pênis.

Desde então, vários artigos foram publicados sobre a linfadenectomia videoassistida no tratamento oncológico. Novas abordagens também estão sendo desenvolvidas como o uso de *single-site* e robótica.

A partir dos relatos publicados observamos que a técnica de linfadenectomia inguinal minimamente invasiva é segura e factível. Os resultados preliminares mostram menores taxas de complicações com a mesma radicalidade oncológica: limites da dissecção e números de linfonodos. Contudo, ainda é prematuro para se afirmar sobre os resultados oncológicos a curto e longo prazos. Novos trabalhos devem ser desenvolvidos sobre esta técnica para que se torne uma alternativa para a linfadenectomia inguinal "aberta" tradicional.

VIDEOCIRURGIA EM ONCOLOGIA PEDIÁTRICA

A videocirurgia (VC) é uma técnica ainda em franco desenvolvimento na cirurgia pediátrica. Alguns fatores como a menor disponibilidade de equipamentos específicos para as várias faixas etárias, pequeno número de casos em doenças de baixa incidência, o pequeno espaço de trabalho das cavidades corpóreas das crianças e a necessidade de domínio de habilidades avançadas em pequenos espaços, entre outros, reduzem a capacidade de avanço nesta área. A grande variedade de doenças passíveis de tratamento por VC, mas associadas à baixa incidência, traduzem-se em um grande desafio paro o desenvolvimento da curva de aprendizagem do cirurgião pediátrico e de toda a equipe.

Nem sempre as vantagens da VC obtidas nos procedimentos realizados em adultos podem ser reproduzidas em crianças, principalmente nas muito pequenas, pois a cirurgia pediátrica já tem por característica ser menos invasiva. Mas alguns benefícios encontrados em pacientes adultos também podem ser evidenciados em pacientes pediátricos ao aplicar-se a VC, como: menor volume de perda sanguínea, dor pós-operatória menos intensa com menor necessidade analgesia, introdução precoce de dieta, melhor resultado estético, alta precoce, retorno precoce às atividades habituais, menor formação de aderências intra-abdominais. A aplicação da VC em oncologia pediátrica tende a apresentar os mesmos resultados, mas são necessárias habilidades e técnicas avançadas em cirurgia minimamente invasiva, aplicadas em associação a princípios oncológicos. Uma importante vantagem da laparoscopia é a rápida recuperação pós-operatória, com menor tempo de pós-operatório para o início de tratamento quimioterápico.

A retirada de uma peça cirúrgica pode representar dificuldade em pacientes muito pequenos, sendo necessária ampliação significativa de incisões. Um bom artifício técnico é a aplicação de incisões de portal em locais possíveis para retirada da peça, sendo necessária apenas sua ampliação. Incisões comumente utilizadas para retirada da peça cirúrgica são umbilical/infraumbilical e pfannenstiel. A fragmentação da peça já dentro de bolsas endocirúrgicas pode comprometer a avaliação histológica da peça, dificultando, por exemplo, a avaliação de margens cirúrgicas, mas facilita a retirada do espécime.

Outra preocupação da aplicação da técnica laparoscópica é o implante peritoneal e também em portais de acesso. Relatos de aplicação da VC com bons resultados, sem implantes tumorais nos portais de acesso têm sido relatados, mas apesar de não haver relatos na literatura, este fator ainda é uma preocupação, pois há casos descritos em adultos. Chui relata um caso de nefrectomia parcial para tumor de Wilms com recidiva tumoral local e implantes peritoneais.

Blucher e Lobe em 1994 relatam as primeiras aplicações da VC em oncologia pediátrica e desde então vários relatos de aplicações têm sido encontrados. Entre as aplicações atuais podemos citar a indicação diagnóstica com realização de biópsias tumorais, estadiamento/linfadenectomia para diagnóstico, avaliação de ressecabilidade, procedimentos paliativos, realização de *second look*/ressecção de recidiva tumoral local e/ou metastática, ressecções tumorais.

Vários autores relatam a aplicação da VC no tratamento de tumores de suprarrenal em crianças usando abordagem transperitoneal ou retroperitoneoscópica. A maioria dos tumores relacionados na literatura é de tamanho menor, selecionados. Como exemplos podemos citar adenomas, feocromocitomas, ganglioneuromas, ganglioneuroblastomas, carcinoma adrenocortical e neuroblastomas. Os resultados são animadores, com todos os trabalhos evidenciando segurança e reprodutividade na técnica, apesar de ser necessário habilidade avançada em videolaparoscopia pediátrica. Lopes relata dois casos de feocromocitomas metassincrônicos, com ressecção parcial da segunda glândula, um caso sem necessidade de reposição hormonal.

Os neuroblastomas têm natureza infiltrativa, o que dificulta, sobremaneira, ressecções laparoscópicas, mas são a principal indicação de abordagem cirúrgica da suprarrenal em crianças, o que aumenta o interesse por sua abordagem minimamente invasiva. VC para biópsias diagnósticas e ressecção tumoral de massas menores, localizadas, têm sido amplamente relatadas. A maioria dos autores relata tumores até 70 mm, com uma citação de tumor de 85 mm. Em pacientes selecionados, mesmo em estágio avançado (IV), com grandes massas tumorais, ressecções tumorais mesmo que parciais para citorredução e/ou controle local da doença, com margens cirúrgicas comprometidas, podem ser realizadas/avaliadas após resposta a tratamento quimioterápico. Relatos não apresentam casuística de recidiva tumoral nos portais, mostrando segurança nesta abordagem quanto a este fator. O *Ipeg Guidelines for the Surgical Treatment of Adrenal Masses in Children* recomenda laparoscopia para biópsias de tumores irressecáveis e ressecção tumoral de tumores pequenos selecionados, observando a proporcionalidade do tamanho da criança em relação ao tamanho do tumor.

Para tratamento do tumor de Wilms a aplicação de nefrectomias e linfadenectomias por VC tem sido relatada, mas aplicada, atualmente, a tumores também selecionados. O uso de quimioterapia pré-operatória para redução tumoral como preconizado pelo SIOP 2001 reduz o tamanho do tumor, facilitando a abordagem laparoscópica. Esta abordagem tem mostrado bons resultados, com sucesso na ressecção total do tumor e acompanhamento mostrando evolução satisfatória como mostrado por Duarte, Varlet, Vazquez. Barber cita dois casos de nefrectomia laparoscópica e biópsia linfonodal sem quimioterapia prévia, como preconizado pelo Nwtsg. A aplicação de nefrectomia parcial tem sido citada, na tentativa de preservar tecido renal funcionante, com sucesso. Rauth relata nefrectomia parcial laparoscópica em criança de 4 anos em acompanhamento de lesão pré-maligna, com histopatológico revelando Wilms de histologia favorável e margens livres, mas Chan relata um caso de recidiva tumoral e implantes peritoneais em criança de 2 anos após aplicação do procedimento, o que denota maior conhecimento para aplicação desta técnica. Outros autores não relatam implantes em portais. Javid cita um caso de criança com 2 anos com implantes peritoneais e metástases pulmonares em que a ressecção de implantes peritoneais, ressecção linfonodal e nefrectomia radical foram alcançados com sucesso, após quimioterapia prévia, com princípios oncológicos, e acompanhamento de 19 meses sem doença. Varlet relata ressecção com sucesso de um carcinoma de células renais e um sarcoma de células claras.

Ressecções de tumores ovarianos também têm sido relatadas em séries pediátricas, como tumor de saco vitelino, teratomas, sendo geralmente de fácil dissecção e retirados por bolsas endocirúrgicas, ampliando-se incisões ou fragmentando a lesão nas bolsas.

Biópsias para diagnóstico de linfoma têm sido relatadas com sucesso e sem implantes tumorais em portais.

Tomaszewski, relata três casos de linfadenectomia retroperitoneal em criança e adolescentes com rabdomiossarcoma paratesticular, com bons resultados e rápido início de quimioterapia adjuvante, apesar de tempos operatórios elevados. Chan relata um caso de cirurgia videolaparoscópica para ressecção de tumor testicular intra-abdominal. Kim relata um caso de ressecção completa de pequeno rabdomiossarcoma da pelve. Biópsias com diagnóstico final de rabdomiossarcoma também são utilizadas.

Kim relata dois casos de hepatectomia parcial laparoscópica para tumores de diâmetro máximo de 35 mm, localizados em segmentos V e VI, com diagnóstico histopatológico de hepatoblastoma, o tumor hepático mais comum em crianças. Relatam segurança e bons resultados na técnica, mas os pacientes foram selecionados em um total de 38 crianças, portando tumores pequenos e anatomicamente favoráveis para ressecção. A técnica é factível, contudo, os autores recomendam escolha criteriosa dos pacientes.

Outras aplicações de VC em oncologia pediátrica também têm sido relatadas. Feigin *et al.* relataram coleta de tecido ovariano previamente à realização de quimioterapia e radioterapia com objetivo de preservação de tecido ovariano, usando coleta laparoscópica e técnica de criopreservação. Esta técnica pode ser promissora, garantindo futura fertilização em pacientes submetidas a tratamento agressivo para câncer, mas ainda necessita de melhor avaliação de resultados a longo prazo. Colecistectomias, fundoplicaturas à Nissen, gastrostomias, todas por técnica VC têm sido realizadas em pacientes oncológicos decorrente de complicações/evolução da doença de base, aplicando assim princípios de cirurgia minimamente invasiva em contexto multidisciplinar para estes pacientes.

A videocirurgia é um avanço técnico importante e irreversível no tratamento de doenças pediátricas. Maiores avanços são necessários em determinadas doenças para definir melhor a aplicação desta técnica. Seu uso na oncologia pediátrica, deve ser muito bem avaliado no sentido de manter os avanços já obtidos do ponto de vista oncológico, devendo ser aplicado em equipes multidisciplinares e com equipe cirúrgica treinada em VC avançada. A perda do tato, o maior risco de rompimento tumoral, número reduzido de casos, tamanho da lesão relacionado ao tamanho das cavidades corporais da criança e a ainda falta de dados comprovando, definitivamente, resultados melhores ou semelhantes, devem ser levados em consideração na escolha da abordagem cirúrgica. Um exemplo singular é o tumor de Wilms. Com quimioterapia e cirurgia convencional para tratamento desta doença, registra-se alto índice de cura, superior a 90% e muitos autores questionam o uso da videocirurgia pelo risco de ruptura tumoral durante uma videocirurgia, o que muda o estadiamento e a taxa de sobrevida, e não tem comprovação de melhora de resultados. Avanços relacionados a equipamentos, curva de aprendizado em crianças/cavidades menores, formação de grupos de estudo relacionados a videocirurgia são alguns fatores positivos no desenvolvimento da incipiente videocirurgia oncológica pediátrica.

BIBLIOGRAFIA

Abraham NS, Young JM, Solomon MJ. Meta-analysis of short-term outcomes after laparoscopic resection for colorectal cancer. *Br J Surg* 2004 Sept.;91(9):1111-24.

Abu HilalM, Badran A, Di Fabio F *et al.* Pure laparoscopic en bloc left hemihepatectomy and caudate lobe resection in patients with intrahepatic cholangiocarcinoma. *J Laparoendosc Adv Surg Tech A* 2011 Nov.;21(9):845-49.

Abu-Rustum NR, Barakat RR, Siegel Pl *et al.* Second-look operation for epithelial ovarian cancer: laparoscopy or laparotomy? *Obstet Gynecol* 1996 Oct.;88(4 Pt 1):549-53.

Abu-Rustum NR, Sonoda Y, Chi DS *et al.* The effects of CO_2 pneumoperitoneum on the survival of women with persistent metastatic ovarian cancer. *Gynecol Oncol* 2003 Aug.;90(2):431-34.

Alberts WM. Diagnosis and management of lung cancer executive summary: accp evidence-based clinical practice guidelines. 2nd ed. *Chest* 2007 Sept.;132(3 Suppl) 1s-19s.

Al-Shanafey S, Habib Z. Feasibility and safety of laparoscopic adrenalectomy in children: special emphasis on neoplastic lesions. *J Laparoendosc Adv Surg Tech A* 2008 Apr.;18(2):306-9.

Amara DP, Nezhat C, Teng NN *et al.* Operative laparoscopy in the management of ovarian cancer. *Surg Laparosc Endosc* 1996 Feb.;6(1):38-45.

Ammori BJ, Ayiomamitis GD. Laparoscopic pancreaticoduodenectomy and distal pancreatectomy: a uk experience and a systematic review of the literature. *Surg Endosc* 2011 July;25(7):2084-99.

Ammori BJ. Pancreatic surgery in the laparoscopic era. *JOP* 2003 Nov.;4(6):187-92.

Angioli R, Palaia I, Zullo MA *et al.* Diagnostic open laparoscopy in the management of advanced ovarian cancer. *Gynecol Oncol* 2006 Mar.;2006(3):455-61.

Ansquer Y, Leblanc E, Clough K *et al.* Neoadjuvant chemotherapy for unresectable ovarian cancer: a french multicenter study. *Cancer* 2001 June;91(12):2329-34.

Are C, Talamini MA. Laparoscopy and malignancy. *J Laparoendosc Adv Surg Tech A* 2005 Feb.;15(1):38-47.

Azagra JS, Ibañez-Aguirre JF, Goergen M *et al.* Long-term results of laparoscopic extended surgery in advanced gastric cancer: a series of 101 patients. *Hepatogastroenterology* 2006 Mar.-Apr.;53(68):304-8.

Badgwell B, Cormier JN, Krishnan S *et al.* Does neoadjuvant treatment for gastric cancer patients with positive peritoneal cytology at staging laparoscopy improve survival? *Ann Surg Oncol* 2008 Out.;15(10):2684-91.

Balderson SS, D'amico TA. Thoracoscopic lobectomy for the management of non-small cell lung cancer. *Curr Oncol Rep* 2008 July;10(4):283-86.

Ballesta Lopez C, Ruggiero R, Poves I et al. The contribution of laparoscopy to the treatment of gastric cancer. *Surg Endosc* 2002 Apr.;16(4):616-19.

Balli JE, Franklin ME, Almeida JA et al. How to prevent port-site metastases in laparoscopic colorectal surgery. *Surg Endosc* 2000 Nov.;14(11):1034-36.

Barbancho DC, Novillo IC, Vázquez AG et al. Laparoscopy for ovarian tumors in children. *Cir Pediatr* 2007 Jan.;20(1):15-18.

Barber TD, Wickiser JE, Wilcox DT et al. Prechemotherapy laparoscopic nephrectomy for wilms' tumor. *J Pediatr Urol* 2009 Oct.;5(5):416-19.

Barranger E, Delpech Y, Coutant C et al. Laparoscopic sentinel node mapping using combined detection for endometrial cancer: a study of 33 cases—is it a promising technique? *Am J Surg* 2009 Jan.;197(1):1-7.

Bege T, Lelong B, Esterni B et al. The learning curve for the laparoscopic approach to conservative mesorectal excision for rectal cancer: lessons drawn from a single institution's experience. *Ann Surg* 2010 Feb.; 251(2):249-53.

Belgers EH, Siebenga J, Bosch AM et al. Complete video-assisted thoracoscopic surgery lobectomy and its learning curve. A single center study introducing the technique in the netherlands. *Interact Cardiovasc Thorac Surg* 2010 Feb.;10(2):176-80.

Belli G, Fantini C, D'agostino A et al. Laparoscopic versus open liver resection for hepatocellular carcinoma in patients with histologically proven cirrhosis: short- and middleterm results. *Surg Endosc* 2007;21:2004-11.

Ben-David K, Sarosi GA, Cendan JC et al. Decreasing morbidity and mortality in 100 consecutive minimally invasive esophagectomies. *Surg Endosc* 2012 Jan.;26(1):162-67.

Bentrem D, Wilton A, Mazumdar M et al. The value of peritoneal cytology as a preoperative predictor in patients with gastric carcinoma undergoing a curative resection. *Ann Surg Oncol* 2005 May;12(5):347-53.

Benzoni E, Terrosu G, Bresadola V et al. A comparative study of the transhiatal laparoscopic approach versus laparoscopic gastric mobilisation and right open transthoracic esophagectomy for esophageal cancer management. *J Gastrointestin Liver Dis* 2007 Dec.;16(4):395-401.

Berends FJ, Kazemier G, Bonjer HJ et al. Subcutaneous metastases after laparoscopic colectomy. *Lancet* 1994 July;344(8914):58.

Bhatnagar S, Sarin YK. Scope and limitations of minimal invasive surgery in practice of pediatric surgical oncology. *Indian J Med Paediatr Oncol* 2010 Oct.;31(4):137-42.

Bianchi PP, Ceriani C, Locatelli A et al. Robotic versus laparoscopic total mesorectal excision for rectal cancer: a comparative analysis of oncological safety and short-term outcomes. *Surg Endosc* 2010 Nov.;24(11):2888-94.

Bianco Jr FJ, Scardino PT, Eastham JA. Radical prostatectomy: long-term cancer control and recovery of sexual and urinary function ("trifecta"). *Urology* 2005 Nov.;66(5 Suppl):83-94.

Biere SS, Cuesta MA, Van Der Peet DL. Minimally invasive versus open esophagectomy for cancer: a systematic review and meta-analysis. *Minerva Chir* 2009 Apr.;64(2):121-33.

Bijen CB, Vermeulen KM, Mourits MJ et al. Cost effectiveness of laparoscopy versus laparotomy in early stage endometrial cancer: a randomised trial. *Gynecol Oncol* 2011 Apr.;121(1):76-82.

Bijen CB, Vermeulen KM, Mourits MJ et al. Costs and effects of abdominal versus laparoscopic hysterectomy: systematic review of controlled trials. *Plos One* 2009 Oct. 5;4(10):E7340.

Bilimoria KY, Bentrem DJ, Nelson H et al. Use and outcomes of laparoscopic-assisted colectomy for cancer in the United States. *Arch Surg* 2008 Sept.;143(9):832-39.

Biondo S, Ortiz H, Lujan J et al. Quality of mesorectum after laparoscopic resection for rectal cancer - results of an audited teaching programme in Spain. *Colorectal Dis* 2010 Jan.;12(1): 24-31.

Bishoff JT. *Endoscopic subcutaneous modified inguinal lymph node dissection for squamous cell carcinoma of the penis, in Smith's textbook of endourology.* 3rd ed. Oxford, Uk: Wiley-Blackwell, 2012. p. 169-78, vols. I e II.

Blucher D, Lobe TE. Minimal access surgery in children: the state of the art. *Int Surg* 1994 Oct.-Dec.;79(4):317-21.

Bolenz C, Gupta A, Hotze T et al. Cost comparison of robotic, laparoscopic, and open radical prostatectomy for prostate cancer. *Eur Urol* 2010 Mar.;57(3):453-58.

Bonjer HJ, Hop WC, Nelson H et al. Laparoscopically assisted vs open colectomy for colon cancer. A meta-analysis. *Arch Surg* 2007 Mar.;142(3):298-303.

Boone J, Livestro DP, Elias SG et al. International survey on esophageal cancer: part i surgical techniques. *Dis Esophagus* 2009;22(3):195-202.

Boone J, Schipper ME, Moojen WA et al. Robot-assisted thoracoscopic oesophagectomy for cancer. *Br J Surg* 2009 Aug.;96(8):878-86.

Borin JF. Laparoscopic radical nephrectomy: long-term outcomes. *Curr Opin Urol* 2008 Mar.;18(2):139-44.

Braga M, Frasson M, Vignali A et al. Laparoscopic vs. open colectomy in cancer patients: long-term complications, quality of life, and survival. *Dis Colon Rectum* 2005 Dec.;48(12):2217-23.

Braga M, Frasson M, Zuliani W et al. Randomized clinical trial of laparoscopic versus open left colonic resection. *Br J Surg* 2010 Aug.;97(8):1180-86.

Braga M, Vignali A, Gianotti L et al. Laparoscopic versus open colorectal surgery: a randomized trial on short-term outcome. *Ann Surg* 2002 Dec.;236(6):759-67.

Braga M, Vignali A, Zuliani W et al. Laparoscopic versus open colorectal surgery: cost-benefit analysis in a single-center randomized trial. *Ann Surg* 2005 Dec.;242(6):890-96.

Braghetto I, Csendes A, Cardemil G et al. Open transthoracic or transhiatal esophagectomy versus minimally invasive esophagectomy in terms of morbidity, mortality and survival. *Surg Endosc* 2006 Nov.;20(11):1681-86.

Braumann C, Jacobi CA, Menenakos C et al. Computer-assisted laparoscopic colon resection with the davinci system: our first experiences. *Dis Colon Rectum* 2005 Sept.;48(9):1820-27.

Breukink S, Pierie J, Wiggers T. Laparoscopic versus open total mesorectal excision for rectal cancer. *Cochrane Database Syst Rev* 2006 Oct. 18;(4):Cd005200.

Brockbank E, Kokka F, Bryant A et al. Pre-treatment surgical para-aortic lymph node assessment in locally advanced cervical cancer. *Cochrane Database Syst Rev* 2011 Apr.13;(4):CD008217.

Brosi N, Deckardt R. Endoscopic surgery in patients with borderline tumor of the ovary: a follow-up study of thirty-five patients. *J Minim Invasive Gynecol* 2007 Sept.-Oct.;14(5):606-9.

Bryant R, Laurent A, Tayar C et al. Laparoscopic liver resection-understanding its role in current practice: the henri mondor hospital experience. *Ann Surg* 2009 July;250(1):103-11.

Burdine J, Joyce LD, Plunkett MB et al. Feasibility and value of video-assisted thoracoscopic surgery wedge excision of small pulmonary nodules in patients with malignancy. *Chest* 2002 Oct.;122(4):1467-70.

Burnett AF, O'meara AT, Bahador A et al. Extraperitoneal laparoscopic lymph node staging: the university of southern California experience. *Gynecol Oncol* 2004 Oct.;95(1):189-92.

Burnett AF, Roman LD, O'meara AT et al. Radical vaginal trachelectomy and pelvic lymphadenectomy for preservation of fertility in early cervical carcinoma. *Gynecol Oncol* 2003 Mar.;88(3):419-23.

Bussey Iii JG, Luks FI, Varlet F et al. And the Groupe D'etude coelioscopie infantile. Pediatric Laparoscopy Study Group. Laparoscopy in the diagnosis and treatment of pediatric malignancy. *Pediatr Endosurg Innovat Tech* 2004 June;8(2):103-7.

Buunen M, Veldkamp R, Hop WC et al. After laparoscopic surgery versus open surgery for colon cancer: long-term outcome of a randomised clinical trial. *Lancet Oncol* 2009 Jan.;10(1):44-52.

Cadière GB, Himpens J, Torres R et al. Entirely thoracoscopic pneumonectomy using the prone position: a new technique. *Surg Endosc* 2005 Sept.;19(9):1282-83.

Camatte S, Morice P, Atallah D et al. Clinical outcomes after laparoscopic pure management of borderline ovarian tumors: results of a series of 34 patients. *Ann Oncol* 2004 Apr.;15(4):605-9.

Campos FGCM, Souza Jr AHS, Carmel APW et al. Cirurgia laparoscópica colorretal. resultados do inquérito nacional brasileiro. *Rev Bras Coloproct* 2001;21(3):135-43.

Can MF, Yagci G, Cetiner S. Sentinel lymph node biopsy for gastric cancer: where do we stand? *World J Gastrointest Surg* 2011 Sept. 27;3(9):131-37.

Cancermondial. International agency for research on cancer. Disponível em: <http://Www-Dep.Iarc.Fr/>

Canis M, Mage G, Pouly JL et al. Laparoscopic diagnosis of adnexal cystic masses: a 12-year experience with long-term follow-up. *Obstet Gynecol* 1994 May;83(5 Pt 1):707-12.

Canis M, Mage G, Wattiez A et al. Does endoscopic surgery have a role in radical surgery of cancer of the cervix uteri? *J Gynecol Obstet Biol Reprod* 1990;19(7):921.

Canis M, Pouly JL, Wattiez A et al. Laparoscopic management of adnexal masses suspicious at ultrasound. *Obstet Gynecol* 1997 May;89(5 Pt 1):679-83.

Cantrell LA, Mendivil A, Gehrig PA et al. Survival outcomes for women undergoing type iii robotic radical hysterectomy for cervical cancer: A 3-year experience. *Gynecol Oncol* 2010 May;117(2):260-65.

Carrella G, Sortini D, Basaglia E et al. Impact of laparoscopy and ultrasonography in gastrointestinal malignancies. *Hepatogastroenterology* 2005 Jan.-Feb.;52(61):139-42.

Carter JR. Laparoscopy or laparotomy for endometrial cancer? A review of three prospective randomised trials. *Aust N Z J Obstet Gynaecol* 2011 Oct.;51(5):387-92.

Chan ACY, Poon JTC, Fan JKM et al. Impact of conversion on the long-term outcome in laparoscopic resection of colorectal cancer. *Surg Endosc* 2008 Dec.;22(12):2625-30.

Chan KW, Lee KH, Tam YH et al. Minimal invasive surgery in pediatric solid tumors. *J Laparoendosc Adv Surg Tech A* 2007 Dec.;17(6):817-20.

Chen S, Zhou J, Zhang J et al. Video-assisted thoracoscopic solitary pulmonary nodule resection after ct-guided hookwire localization: 43 cases report and literature review. *Surg Endosc* 2011 June;25(6):1723-29.

Chen Y, Xu H, Li Y et al. The outcome of laparoscopic radical hysterectomy and lymphadenectomy for cervical cancer: a prospective analysis of 295 patients. *Ann Surg Oncol* 2008 Oct.;15(10):2847-55.

Chi DS, Abu-Rustum NR, Sonoda Y et al. The safety and efficacy of laparoscopic surgical staging of apparent stage i ovarian and fallopian tube cancers. *Am J Obstet Gynecol* 2005 May;192(5):1614-19.

Childers JM, Lang J, Surwit EA et al. Laparoscopic surgical staging of ovarian cancer. *Gynecol Oncol* 1995 Oct.;59(1):25-33.

Childers JM, Nasseri A, Surwit EA. Laparoscopic management of suspicious adnexal masses. *Am J Obstet Gynecol* 1996 Dec.;175(6):1451-57.

Childers JM, Spirtos NM, Brainard P et al. Laparoscopic staging of the patient with incompletely staged early adenocarcinoma of the endometrium. *Obstet Gynecol* 1994 Apr.;83(4):597-600.

Cho GS, Kim W, Kim HH et al. Multicentre study of the safety of laparoscopic subtotal gastrectomy for gastric cancer in the elderly. *Br J Surg* 2009 Dec.;96(12):1437-42.

Cho WY, Kim YJ, Cho JY et al. Hybrid natural orifice transluminal endoscopic surgery: endoscopic full-thickness resection of early gastric cancer and laparoscopic regional lymph node dissection- 14 human cases. *Endoscopy* 2011 Feb.;43(2):134-39.

Chouillard E, Gumbs AA, Meyer F et al. Laparoscopic versus open gastrectomy for adenocarcinoma: a prospective comparative analysis. *Minerva Chir* 2010 June;65(3):243-50.

Chui CH, Lee AC. Peritoneal metastases after laparoscopic nephron-sparing surgery for localized wilms tumor. *J Pediatr Surg* 2011 Mar.;46(3):E19-21.

Cibula D, Ungár L, Pálfalvi L et al. Laparoscopic abdominal radical trachelectomy. *Gynecol Oncol* 2005 May;97(2):707-9

Ciriaco P, Negri G, Puglisi A et al. Video-assisted thoracoscopic surgery for pulmonary nodules: rationale for preoperative computed tomography-guided hookwire localization. *Eur J Cardiothorac Surg* 2004 Mar.;25(3):429-33.

Clayman RV, Kavoussi LR, Soper NJ et al. Laparoscopic nephrectomy. *N Engl J Med* 1991 May 9;324(19):1370-71.

Clayman RV, Kavoussi LR, Soper NJ et al. Laparoscopic nephrectomy: initial case report. *J Urol* 1991 Aug.;146(2):278-82.

Clough KB, Ladonne JM, Nos C et al. Second look for ovarian cancer: laparoscopy or laparotomy? A prospective comparative study. *Gynecol Oncol* 1999 Mar.;72(3):411-17.

Collinson FJ, Jayne DG, Pigazzi A et al. An international, multicentre, prospective, randomised, controlled, unblinded, parallel-group trial of robotic-assisted versus standard laparoscopic surgery for the curative treatment of rectal cancer. *Int J Colorectal Dis* 2012 Feb.;27(2):233-41.

Colombo Jr JR, Haber GP, Aron M et al. Oncological outcomes of laparoscopic radical nephrectomy for renal cancer. *Clinics* 2007 June;62(3):251-56.

Connor S, Barron E, Wigmore SJ et al. The utility of laparoscopic assessment in the preoperative staging of suspected hilar cholangiocarcinoma. *J Gastrointest Surg* 2005 Apr.;9(4):476-480.

Craig SR, Leaver HA, Yap PL et al. Acute phase responses following minimal access and conventional thoracic surgery. *Eur J Cardiothorac Surg* 2001 Sept.;20(3):455-63.

Croome KP, Yamashita MH. Laparoscopic vs open hepatic resection for benign and malignant tumors: an updated meta-analysis. *Arch Surg* 2010 Nov.;145(11):1109-18.

Cuschieri A, Shimi S, Banting S. Endoscopic oesophagectomy through a right thoracoscopic approach. *J R Coll Surg Edinb* 1992 Feb. 37(1):7-11.

Cuschieri A, Shimi S, Banting S. Endoscopic oesophagectomy through a right thoracoscopic approach. *J R Coll Surg Edinb* 1992 Feb.;37(1):7-11.

Cuschieri A. Laparoscopic surgery of the pancreas. *J R Coll Surg Edinb* 1994 June;39(3):178-84.

Cuschieri A. Thoracoscopic subtotal oesophagectomy. *Endosc Surg Allied Technol* 1994 Feb.;2(1):21-25.

Dagher I, O'rourke N, Geller DA et al. Laparoscopic major hepatectomy: an evolution in standard of care. *Ann Surg* 2009 Nov.;250(5):856-60.

D'annibale A, Morpurgo E, Fiscon V et al. Robotic and laparoscopic surgery for treatment of colorectal diseases. *Dis Colon Rectum* 2004 Dec.;47(12):2162-68.

Dantoc MM, Cox MR, Eslick GD. Does minimally invasive esophagectomy (mie) provide for comparable oncologic outcomes to open techniques? A systematic review. *J Gastrointest Surg* 2012 Mar.;16(3):486-94.

Dapri G, Himpens J, Cadière GB. Minimally invasive esophagectomy for cancer: laparoscopic transhiatal procedure or thoracoscopy in prone position followed by laparoscopy? *Surg Endosc* 2008 Apr.; 22(4):1060-69.

Darai E, Teboul J, Fauconnier A et al. Managment and outcome of borderline ovarian tumors incidentally discovered at or after laparoscopy. *Acta Obstet Gynecol Scand* 1998 Apr.;77(4): 451-57.

Dargent D, Martin X, Sacchetoni A et al. Laparoscopic vaginal radical trachelectomy: a treatment to preserve the fertility of cervical carcinoma patients. *Cancer* 2000 Apr. 15;88(8):1877-82.

Dargent D. A new future for schauta's operation through presurgical retroperitoneal pelviscopy. *Eur J Gynaecol Oncol* 1987;8:292-96.

Dargent D. Laparoscopic surgery and gynecologic cancer. *Curr Opin Obstet Gynecol* 1993 June;5(3):294-300.

De Barros F, Romão RL, De Pinho-Apezzato ML et al. Laparoscopic adrenalectomy in children for neuroblastoma: report of case series. *Surg Laparosc Endosc Percutan Tech* 2012 Feb.;22(1):79-81.

De Lagausie P, Berrebi D, Michon J et al. Laparoscopic adrenal surgery for neuroblastomas in children. *J Urol* 2003 Sept.;170(3):932-35.

Decker G, Coosemans W, De Leyn P et al. Minimally invasive esophagectomy for cancer. *Eur J Cardiothorac Surg* 2009 Jan.;35(1):13-20.

Deffieux X, Castaigne D, Pomel C. Role of laparoscopy to evaluate candidates for complete cytoreduction in advanced stages of epithelial ovarian cancer. *Int J Gynecol Cancer* 2006 Jan.-Feb.;16:35-40.

Delman KA, Kooby DA, Ogan K et al. Feasibility of a novel approach to inguinal lymphadenectomy: minimally invasive groin dissection for melanoma. *Ann Surg Oncol* 2010 Mar.;17(3):731-37.

Depaula AL, Hashiba K, Ferreira EA et al. Laparoscopic transhiatalesophagectomy with esophagogastroplasty. *Surg Laparosc Endosc* 1995 Feb.;5(1):1-5.

Desfeux P, Camatte S, Chatellier G et al. Impact of surgical approach on the management of macroscopic early ovarian borderline tumors. *Gynecol Oncol* 2005 Sept.;98(3):390-95.

Deutsch G, Sathyanarayana S, Gunabushanam et al. Robotic Vs. Laparoscopic colorectal surgery: an institutional experience. *Surg Endosc* 2012 Apr.;26(4):956-63.

Dorrance HR, Oien K, O'dwyer PJ. Effects of laparoscopy on intraperitoneal tumor growth and distant metastases in an animal model. *Surgery* 1999 July;126(1):35-40.

Dowdy SC, Aletti G, Cliby WA et al. Extra-peritoneal laparoscopic para-aortic lymphadenectomy—a prospective cohort study of 293 patients with endometrial cancer. *Gynecol Oncol* 2008 Dec.;111(3):418-24.

Duarte RJ, Dénes FT, Cristofani LM et al. Further experience with laparoscopic nephrectomy for wilms' tumour after chemotherapy. *BJU Int* 2006 July;98(1):155-59.

Duarte RJ, Denes FT, Cristofani LM et al. Laparoscopic Nephrectomy For Wilms Tumor After Chemotherapy: Initial Experience. *J Urol* 2004 Oct.;172(4 Pt 1) 1438-40.

Duarte RJ, Denes FT, Cristofani LM et al. Laparoscopic nephrectomy for Wilms' tumor. *Expert Rev Anticancer Ther* 2009 June;9(6):753-61.

Earlam R, Cunha-Melo JR. Oesophageal squamous cell carcinoma: I. A critical review of surgery. *Br J Surg* 1980 June;67(6):381-90

Eckel F, Brunner T, Jelic S. Esmo Guidelines Working Group. Biliary cancer: esmo clinical practice guidelines for diagnosis, treatment and follow-up. *Ann Oncol* 2010 May;21 (Suppl 5):V65-69.

Eltabbakh GH, Mount SL. Laparoscopic surgery does not increase the positive peritoneal cytology among women with endometrial carcinoma. *Gynecol Oncol* 2006 Feb.;100(2):361-64.

Enestvedt CK, Perry KA, Kim C et al. Trends in the management of esophageal carcinoma based on provider volume: treatment practices of 618 esophageal surgeons. *Dis Esophagus* 2010 Feb.;23(2):136-44.

Erdogru T, Teber D, Frede T et al. Comparison of transperitoneal and extraperitoneal laparoscopic radical prostatectomy using match-pair analysis. *Eur Urol* 2004 Sept.;46(3):312-19.

Estape R, Lambrou N, Diaz R et al. A case matched analysis of robotic radical hysterectomy with lymphadenectomy compared with laparoscopy and laparotomy. *Gynecol Oncol* 2009 June;113(3):357-61.

Etoh T, Shiraishi N, Kitano S. Laparoscopic gastrectomy for cancer. *Dig Dis* 2005;23(2):113-13.

Fabian T, Martin J, Katigbak M et al. Thoracoscopic esophageal mobilization during minimally invasive esophagectomy: a head-to-head comparison of prone versus decubitus positions. *Surg Endosc* 2008 Nov.;22(11):2485-91.

Fabian T, Mckelvey AA, Kent MS et al. Prone thoracoscopic esophageal mobilization for minimally invasive esophagectomy. *Surg Endosc* 2007 Sept.; 21(9):1667-70.

Fabre JM, Dulucq JL, Vacher C et al. Is laparoscopic left pancreatic resection justified? *Surg Endosc* 2002 Sept.;16(9):1358-61.

Fagotti A, Fanfani F, Ludovisi M et al. Role of laparoscopy to assess the chance of optimal cytoreductive surgery in advanced ovarian cancer: a pilot study. *Gynecol Oncol* 2005 Mar.;96(3):729-35.

Fagotti A, Ferrandina G, Fanfani F et al. A laparoscopy-based score to predict surgical outcome in patients with advanced ovarian carcinoma: a pilot study. *Ann Surg Oncol* 2006 Aug.;13(8):1156-61.

Fagotti A, Ferrandina G, Fanfani F et al. Prospective validation of a laparoscopic predictive model for optimal cytoreduction in advanced ovarian carcinoma. *Am J Obstet Gynecol* 2008 Dec.;199(6):642.E1-6.

Fauvet R, Boccara J, Dufournet C et al. Laparoscopic Management of borderline ovarian tumors: results of a french multicenter study. *Ann Oncol* 2005 Mar.;16(3):403-10.

Feigin E, Abir R, Fisch B et al. Laparoscopic ovarian tissue preservation in young patients at risk for ovarian failure as a result of chemotherapy/irradiation for primary malignancy. *J Pediatr Surg* 2007 May;42(5):862-64.

Fernández-Cruz L, Cosa R, Blanco L et al. Curative laparoscopic resection for pancreaticneoplasms: a critical analysis from a single institution. *J Gastrointestsurg* 2007 Dec.;11(12):1607-21.

Fernandez-Cruz L, Herrera M, Saenz A et al. Laparoscopic pancreatic surgery in patients with neuroendocrine tumours: indications and limits. *Best Pract Res Clin Endocrinol Metab* 2001 June;15(2):161-75.

Fernandez-Cruz L, Saenz A, Astudillo E et al. Outcome of laparoscopic pancreatic surgery: endocrine and nonendocrine tumors. *World J Surg* 2002 Aug.;26(8):1057-65.

Ferron G, Gesson-Paute A, Classe JM et al. Feasibility of laparoscopic peritonectomy followed by intra-peritoneal chemohyperthermia: an experimental study. *Gynecol Oncol* 2005 Nov.;9(2):358-61.

Finlayson SR, Laycock WS, Birkmeyer JD. National trends in utilization and outcomes of antireflux surgery. *Surg Endosc* 2003 June;17(6):864-67.

Fleshman J, Sargent DJ, Green E et al. For the clinical outcomes of surgical therapy study group. laparoscopic colectomy for cancer is not inferior to open surgery based on 5-year data from the cost study group trial. *Ann Surg* 2007 Oct.;246(4):655-64.

Fleshman J, Sargent DJ, Green E et al. Laparoscopic colectomy for cancer is not inferior to open surgery based on 5-year data from the cost study group trial. *Ann Surg* 2007 Oct.;246(4):655-62.

Flores RM, Alam N. Video-assisted thoracic surgery lobectomy (vats), open thoracotomy and the robot for lung cancer. *Ann Thorac Surg* 2008 Feb.;85(2):S710-15.

Flores RM, Ihekweazu UN, Rizk N et al. Patterns of recurrence and incidence of second primary tumors after lobectomy by means of video-assisted thoracoscopic surgery (vats) versus thoracotomy for lung cancer. *J Thorac Cardiovasc Surg* 2011 Jan.;141(1):59-64.

Fowler DL, White SA. Laparoscopy-assisted sigmoid resection. *Surg Laparosc Endosc* 1991 Sept.;1(3):183-88.

Franco-Camps S, Cabrera S, Pérez-Benavente A et al. Extraperitoneal laparoscopic approach for diagnosis and treatment of aortic lymph node recurrence in gynecologic malignancy. *J Minim Invasive Gynecol* 2010 Sept.-Oct.;17(5):570-75.

Gagner M, Palermo M. Laparoscopic whipple procedure: review of the literature. *J Hepatobiliary Pancreat Surg* 2009;16(6):726-30.

Gagner M, Pomp A, Herrera MF. Early experience with laparoscopic resections of islet cell tumors. *Surgery* 1996 Dec.;120(6):1051-54.

Gagner M, Pomp A. Laparoscopic pylorus-preserving pancreatoduodenectomy. *Surg Endosc* 1994 May;8(5):408-10.

Gagner M, Rheault M, Dubuc J. Laparoscopic partial hepatectomy for liver tumor. *Surg Endosc* 1992;6:97-98.

Galvani CA, Gorodner MV, Moser F et al. Robotically assisted laparoscopic transhiatal esophagectomy. *Surg Endosc* 2008 Jan.;22(1):188-95.

Gasper WJ, Glidden DV, Jin C et al. Has recognition of the relationship between mortality rates and hospital volume for major cancer surgery in california made a difference?: A follow-up analysis of another decade. *AnnSurg* 2009 Sept.;250(3):472-83.

Gemmill EH, Mcculloch P. Systematic Review of minimally invasive resection for gastro-oesophageal cancer. *Br J Surg* 2007 Dec.;94(12):1461-67.

Ghanem AM, Hamade AM, Sheen AJ et al. Laparoscopic gastric and biliary bypass: a single-center cohort prospective study. *J Laparoendosc Adv Surg Tech A* 2006 Feb.;16(1):21-26.

Gharagozloo F, Margolis M, Tempesta B et al. Robot-assisted lobectomy for early-stage lung cancer: report of 100 consecutives cases. *Ann Thorac Surg* 2009 Aug.;88(2):380-84.

Gharagozloo F, Margolis M, Tempesta B. Robot-assisted thoracoscopic lobectomy for early-stage lung cancer. *Ann Thorac Surg* 2008 June;85(6):1880-85.

Ghezzi F, Cromi A, Uccella S et al. Laparoscopic and laparotomic staging in stage I epithelial ovarian cancer: a comparison of feasibility and safety. *Int J Gynecol Cancer* 2008;15:2012-19.

Ghezzi F, Cromi A, Uccella S et al. Laparoscopy versus laparotomy for the surgical management of apparent early stage ovarian cancer. *Gynecol Oncol* 2007 May;105(2):409-13.

Gill IS, Kamoi K, Aron M et al. 800 laparoscopic partial nephrectomies: a single surgeon series. *J Urol* 2010 Jan.;183(1):34-41.

Gill IS, Kavoussi LR, Clayman RV et al. Complications of laparoscopic nephrectomy in 185 patients: a multi-institutional review. *J Urol* 1995 Aug.;154(2 Pt 1):479-83.

Gil-Moreno A, Franco-Camps S, Díaz-Feijoo B et al. Usefulness of extraperitoneal laparoscopic paraaortic lymphadenectomy for lymph node recurrence in gynecologic malignancy. *Acta Obstet Gynecol Scand* 2008;87(7):723-30.

Giulianotti PC, Sbrana F, Bianco FM et al. Robot-assisted laparoscopic pancreatic surgery: single-surgeon experience. *Surg Endosc* 2010 July;24(7):1646-57.

Giulianotti PC, Sbrana F, Coratti A et al. Totally robotic right hepatectomy: surgical technique and outcomes. *Arch Surg* 2011 July;146(7):844-50.

Goh P, Tekant Y, Kum CK et al. Totally intra-abdominal laparoscopic billroth ii gastrectomy. *Surg Endosc* 1992 May-June;6(3):160.

Gouillat C, Gigot JF. Pancreatic surgical complications – The case for prophylaxis. *Gut* 2001;49(Suppl 4):iv32-39.

Gouvas N, Tsiaoussis J, Pechlivanides G et al. Quality of surgery for rectal carcinoma: comparison between open and laparoscopic approaches. *Am J Surg* 2009 Nov.;198(5):702-8.

Grogan EL, Jones DR, Kozower BD et al. Identification of small lung nodules: technique of radiotracer-guided thoracoscopic biopsy. *Ann Thorac Surg* 2008 Feb.;85(2):S772-77.

Guggenheim MM, Hug U, Jung FJ et al. Morbidity and recurrence after completion lymph node dissection following sentinel lymph node biopsy in cutaneous malignant melanoma. *Ann Surg* 2008 Apr.;247(4):687-93.

Guillonneau B, Rozet F, Cathelineau X et al. Perioperative complications of laparoscopic radical prostatectomy: the montsouris 3-year experience. *J Urol* 2002 Jan.;167(1):51-56.

Guillonneau B, Vallancien G. Laparoscopic radical prostatectomy: initial experience and preliminary assessment after 65 operations. *Prostate* 1999 Apr. 1;39(1):71-75.

Guillotreau J, Gamé X, Mouzin M et al. Radical cystectomy for bladder cancer: morbidity of laparoscopic versus open surgery. *J Urol* 2009 Feb.;181(2):554-59.

Guillou PJ, Quirke P, Thorpe H et al. Short-term endpoints of conventional versus laparoscopic-assisted surgery in patients with colorectal cancer (mrc clasicc trial): multicentre, randomised controlled trial. *Lancet* 2005 May;365(9472):1718-26.

Guralp O, Kushner DM. Iatrogenic transtubal spill of endometrial cancer: risk or myth. *Arch Gynecol Obstet* 2011 Nov.;284(5):1209-21.

Haber GP, Campbell SC, Colombo Jr JR et al. Perioperative outcomes with laparoscopic radical cystectomy: "pure laparoscopic" and "open-assisted laparoscopic" approaches. *Urology* 2007;70(5):910-15.

Haber GP, Crouzet S, Gill IS. Laparoscopic and robotic assisted radical cystectomy for bladder cancer: a critical analysis. *Eur Urol* 2008 July;54(1):54-62.

Harimoto N, Shimada M, Tsujita E et al. Laparoscopic hepatectomy and dissection of lymph nodes for intrahepatic cholangiocarcinoma. case report. *Surg Endosc* 2002 Dec.;16(12):1806.

Hartwig MG, D'amico TA. Thoracoscopic lobectomy: the gold standard for early-stage lung cancer? *Ann Thorac Surg* 2010 June;89(6):S2098-101.

Heald RJ, Husband EM, Ryall RD. The mesorectum in rectal cancer surgery—the clue to pelvic recurrence? *Br J Surg* 1982 Oct.;69(10):613-16.

Heloury Y, Muthucumaru M, Panabokke G et al. Minimally invasive adrenalectomy in children. *J Pediatr Surg* 2012 Feb.;47(2):415-21.

Hemal AK, Kumar A, Gupta NP et al. Oncologic outcome of 132 cases of laparoscopic radical nephrectomy with intact specimen removal for t1-2n0 m0 renal cell carcinoma. *World J Urol* 2007 Dec.;25(6):619-26.

Heran MK, Sangha BS, Mayo JR et al. Lung nodules in children: video-assisted thoracoscopic surgical resection after computed tomography-guided localization using a microcoil. *J Pediatr Surg* 2011 June;46(6):1292-97.

Hidlebaugh DA, Vulgaropulos S, Orr RK. Treating adnexal masses: operative laparoscopy vs laparotomy. *J Reprod Med* 1997 Sept.;42(9):551-58.

Hilaris GE, Tsoubis T, Konstantopoulos V et al. Feasibility, safety, and cost outcomes of laparoscopic management of early endometrial and cervical malignancy. *JSLS* 2009 Oct.-Dec.;13(4):489-95.

Holcomb III GW. Indications for minimally invasive surgery in pediatric oncology. *Pediatr Endosurg Innovative Tech* 2001 Sept.:299-303.

Holtz DO, Miroshnichenko G, Finnegan MO et al. Endometrial cancer surgery costs: robot vs laparoscopy. *J Minim Invasive Gynecol* 2010 July-Aug.;17(4):500-3.

Holub Z, Jabor A, Lukac J et al. Laparoscopic detection of sentinel lymph nodes using blue dye in women with cervical and endometrial cancer. *Med Sci Monit* 2004 Oct.;10(10):Cr587-91.

Hottenrott C. Cost-effectiveness analyses of laparoscopic versus open surgery. *Surg Endosc* 2011 Mar.;25(3):990-92.

House MG, Choti MA. Palliative therapy for pancreatic/biliary cancer. *Surg Clin North Am* 2005 Apr.;85(2):359-71.

Huang J, Lin T, Liu H et al. Laparoscopic radical cystectomy with orthotopic ileal neobladder for bladder cancer: oncologic results of 171 cases with a median 3-year follow-up. *Eur Urol* 2010 Sept.;58(3):442-49.

Huang JL, Wei HB, Zheng ZH et al. Laparoscopy-assisted d2 radical distal gastrectomy for advanced gastric cancer. *Dig Surg* 2010 July;27(4):291-96.

Husain A, Chi DS, Prasad M et al. The role of laparoscopy in secondlook evaluations for ovarian cancer. *Gynecol Oncol* 2001 Jan.;80(1):44-47.

Huscher CG, Mingoli A, Sgarzini G et al. Videolaparoscopic total and subtotal gastrectomy with extended lymph node dissection for gastric cancer. *Am J Surg* 2004 Dec.;188(6):728-35.

International Pediatric Endosurgery Group. Ipeg guidelines for the surgical treatment of adrenal masses in children. *J Laparoendosc Adv Surg Tech A* 2010 Mar.;20(2):vii-ix.

Iwanaka T, Arai M, Yamamoto H et al. No incidence of port-site recurrence after endosurgical procedure for pediatric malignancies. *Pediatr Surg Int* 2003 May;19(3):200-3.

Iwanaka T, Kawashima H, Uchida H. The laparoscopic approach of neuroblastoma. *Semin Pediatr Surg* 2007 Nov.;16(4):259-65.

Jackson KS, Das N, Naik R et al. Laparoscopically assisted radical vaginal hysterectomy vs. radical abdominal hysterectomy for cervical cancer: a match controlled study. *Gynecol Oncol* 2004 Dec.;95(3):655-61.

Jacobs M, Verdeja JC, Goldstein HS. Minimally invasive colon resection (Laparoscopic Colectomy). *Surg Laparosc Endosc* 1991 Sept.;1(3):144-50.

Janda M, Gebski V, Brand A et al. Quality of life after total laparoscopic hysterectomy versus total abdominal hysterectomy for stage i endometrial cancer (lace): a randomised trial. *Lancet Oncol* 2010 Aug.;11(8):772-80.

Javid PJ, Lendvay TS, Acierno S et al. Laparoscopic nephroureterectomy for wilms' tumor: oncologic considerations. *J Pediatr Surg* 2011 May;46(5):978-82.

Jayne DG, Guillou PJ, Thorpe H et al. Randomized trial of laparoscopic-assisted resection of colorectal carcinoma: 3-year results of the uk mrc clasicc trial group. *J Clin Oncol* 2007 July;25(21):3061-68.

Jayne DG, Thorpe HC, Copeland J et al. Five-year follow-up of the medical research council clasicc trial of laparoscopically assisted versus open surgery for colorectal cancer. *Br J Surg* 2010 Jan.;9793:1638-45.

Jemal A, Siegel R, Xu J et al. Cancer statistics, 2010. *Ca Cancer J Clin* 2010 Sept.-Oct.;60(5):277-300.

Jeong SH, Lee YJ, Park ST et al. Risk of recurrence after laparoscopy-assisted radical gastrectomy for gastric cancer performed by a single surgeon. *Surg Endosc* 2010 Mar.;25(3):872-78.

Jiang X, Hiki N, Yoshiba H et al. Laparoscopy-assisted gastrectomy in patients with previous endoscopic resection for early gastric cancer. *Br J Surg* 2011 Mar.;98(3):385-90.

Jobe BA, Reavis KM, Davis JJ et al. Laparoscopic inversion esophagectomy: simplifying a daunting operation. *Dis Esophagus* 2004;17(1):95-97.

Joseph S, Connor S, Garden OJ. Staging laparoscopy for cholangiocarcinoma. *HPB* (Oxford) 2008;10(2):116-19.

Josephson DY, Jacobsohn KM, Link BA et al. Robotic-assisted endoscopic inguinal lymphadenectomy. *Urology* 2009 Jan.;73(1):167-70.

Kadamba P, Habib Z, Rossi L. Experience with laparoscopic adrenalectomy in children. *J Pediatr Surg* 2004 May;39(5):764-67.

Karanjgaokar VC, Wright JT, Murphy DJ et al. Laparoscopic pelvic lymphadenectomy: experience of a gynaecological cancer centre in the UK. *Arch Gynecol Obstet* 2012 Apr.;285(4):1133-38.

Kates M, Badalato GM, Pitman M et al. Increased risk of overall and cardiovascular mortality after radical nephrectomy for renal cell carcinoma 2 cm or less. *J Urol* 2011 Oct.;186(4):1247-53.

Katz VL, Lentz GM, Lobo RA et al. *Comprehensive gynecology*. 5th ed. Philadelphia: Mosby Elsevier, 2007.

Kawahara Y, Ninomiya I, Fujimura Y et al. Prospective randomized controlled study on the effects of perioperative administration of a neutrophil elastase inhibitor to patients undergoing video-assisted thoracoscopic surgery for thoracic esophageal cancer. *Dis Esophagus* 2010 May;23(4):329-39.

Kawanaka K, Nomori H, Mori T et al. Marking of small pulmonary nodules before thoracoscopic resection: injection of lipiodol under ct-fluoroscopic guidance. *Acad Radiol* 2009 Jan.;16(1):39-45.

Kendrick ML, Cusati D. Total laparoscopic pancreaticoduodenectomy: feasibility and outcome in an early experience. *Arch Surg* 2010 Jan.;145(1):19-23.

Kent MS, Schuchert M, Fernando H et al. Minimally invasive esophagectomy: state of the art. *Dis Esophagus* 2006;19(3):137-45.

Keus F, De Jong JA, Gooszen HG et al. Laparoscopic versus open cholecystectomy for patients with symptomatic cholecystolithiasis. *Cochrane Database Syst Rev* 2006 Oct.;18(4) Cd006231.

Khan AZ, Miles WF, Singh KK. Initial experience with laparoscopic bypass for upper gastrointestinal malignancy: a new option for palliation of patients with advanced upper gastrointestinal tumors. *J Laparoendosc Adv Surg Tech A* 2005 Aug.;15(4):374-78.

Kim HH, Hyung WJ, Cho GS et al. Morbidity and mortality of laparoscopic gastrectomy versus open gastrectomy for gastric cancer: an interim report—a phase III multicenter, prospective, randomized trial (klass trial). *Ann Surg* 2010 Mar.;251(3):417-20.

Kim MC, Heo GU, Jung GJ. robotic gastrectomy for gastric cancer: surgical techniques and clinical merits. *Surg Endosc* 2010 Mar.;24(3):610-15.

Kim MC, Jung GJ, Kim HH. Learning curve of laparoscopy-assisted distal gastrectomy with systemic lymphadenectomy for early gastric cancer. *World J Gastroenterol* 2005 Dec.;11(47):7508-11.

Kim T, Kim DY, Cho MJ et al. Surgery for hepatoblastoma: from laparoscopic resection to liver transplantation. *Hepatogastroenterology* 2011 May-June;58(107-108):896-99.

Kim T, Kim DY, Cho MJ et al. Use of laparoscopic surgical resection for pediatric malignant solid tumors: a case series. *Surg Endosc* 2011 May;25(5):1484-88.

Kinoshita T, Shibasaki H, Oshiro T et al. Comparison of laparoscopy-assisted and total laparoscopic billroth-i gastrectomy for gastric cancer: a report of short-term outcomes. *Surg Endosc* 2011 May;25(5):1395-401.

Kirby Tj, Mack Mj, Landreneau Rj, Rice Tw. Lobectomy. Video-Assisted Thoracic Surgery Versus Muscle-Sparing Thoracotomy. A Randomized Trial. *J Thorac Cardiovasc Surg.* 1995 May;109(5):997-1001.

Kirby TJ, Rice TW. Thoracoscopic lobectomy. *Ann Thorac Surg* 1993 Sept.;56(3):784-86.

Kitano S, Iso Y, Moriyama M, Sugimachi K. Laparoscopy-assisted billroth i gastrectomy. *Surg Laparosc Endosc* 1994 Apr.;4(2):146-48.

Kitano S, Shiraishi N, Uyama I et al. A multicenter study on oncologic outcome of laparoscopic gastrectomy for early cancer in Japan. *Ann Surg* 2007 Jan.;245(1):68-72.

Kitisin K, Packiam V, Bartlett DL et al. A current update on the evolution of robotic liver surgery. *Minerva Chir* 2011 Aug.;66(4):281-93.

Klinger PJ, Smith SL, Abendstein BJ et al. Hand-assisted laparoscopic splenectomy for isolated splenic metastasis from an ovarian carcinoma: a case report with review of the literature. *Surg Laparosc Endosc* 1998 Feb.;8(1):49-54.

Kokudo N, Makuuchi M, Natori T et al. Strategies for surgical treatment of gallbladder carcinoma based on information available before resection. *Arch Surg* 2003 July;138(7):741-50.

Kondo S, Takada T, Miyazaki M et al. Guidelines for the management of biliarytract and ampullary carcinomas: surgical treatment. *J Hepatobiliary Pancreat Surg* 2008;15(1):41-54.

Kooby DA, Gillespie T, Bentrem D et al. Left-sided pancreatectomy: a multicenter comparison of laparoscopic and open approaches. *Ann Surg* 2008 Sept.;248(3):438-46.

Kooby DA, Hawkins WG, Schmidt CM et al. A multicenter analysis of distal pancreatectomy for adenocarcinoma: is laparoscopic resection appropriate? *J Am Coll Surg* 2010 May;210(5):779-85, 786-87.

Krivak TC, Elkas JC, Rose GS et al. The utility of hand-assisted laparoscopy in ovarian cancer. *Gynecol Oncol* 2005 Jan.;96(1):72-76.

Krizova A, Clarke BA, Bernardini MQ et al. Histologic artifacts in abdominal, vaginal, laparoscopic, and robotic hysterectomy specimens: a blinded retrospective review. *Am J Surg Pathol* 2011 Jan.;35(1):115-26.

Kruijdenberg CB, Van Den Einden LC, Hendriks JC et al. Robot-assisted versus total laparoscopic radical hysterectomy in early cervical cancer, a review. *Gynecol Oncol* 2011 Mar.;120(3):334-39.

Künzli BM, Friess H, Shrikhande SV. Is laparoscopic colorectal cancer surgery equal to open surgery? An evidence based perspective. *World J Gastrointest Surg* 2010 Apr. 27;2(4):101-8.

Kuwabara K, Matsuda S, Fushimi K et al. Hospital volume and quality of laparoscopic gastrectomy in Japan. *Dig Surg* 2009 Nov.;26(5):422-29.

Kwak JM, Kim SH, Kim J et al. Robotic vs laparoscopic resection of rectal cancer: short-term outcomes of a casecontrol study. *Dis Colon Rectum* 2011 Feb.;54(2):151-56.

Labanaris AP, Krot D, Schott GE et al. Commentary to "further experience with laparoscopic nephrectomy for wilms' tumour after chemotherapy". *BJU Int* 2006 Oct.;98(4):919.

Lacy AM, Delgado S, Castells A et al. The long-term results of a randomized clinical trial of laparoscopy-assisted versus open surgery for colon cancer. *Ann Surg* 2008 July;248(1):1-7.

Lacy AM, García-Valdecasas JC, Delgado S et al. Laparoscopy-assisted colectomy versus open colectomy for treatment of non-metastatic colon cancer: a randomised trial. *Lancet* 2002 June 29;359(9325):2224-29.

Laje P, Mattei PA. Laparoscopic adrenalectomy for adrenal tumors in children: a case series. *J Laparoendosc Adv Surg Tech A* 2009 Apr.;19(Suppl 1):S27-29.

Landreneau RJ, Hazelrigg SR, Mack MJ et al. Postoperative pain-related morbidity: video-assisted thoracic surgery versus thoracotomy. *Ann Thorac Surg* 1993 Dec.;56(6):1285-89.

Lane BR, Gill IS. 7-year oncological outcomes after laparoscopic and open partial nephrectomy. *J Urol* 2010 Feb.;183(2):473-79.

Laurent A, Cherqui D, Lesurtel M et al. Laparoscopic liver resection for subcapsular hepatocellular carcinoma complicating chronic liver disease. *Arch Surg* 2003;138:763-69.

Laurent C, Leblanc F, Wütrich P et al. Laparoscopic versus open surgery for rectal cancer: longterm oncologic results. *Ann Surg* 2009 July;250(1):54-61.

Law WL, Lee YM, Choi HK et al. Impact of laparoscopic resection for colorectal cancer on operative outcomes and survival. *Ann Surg* 2007 Jan.;245(1):1-7.

Le T, Adolph A, Krepart GV et al. The benefits of comprehensive surgical staging in the management of early stage epithelial ovarian carcinoma. *Gynecol Oncol* 2002 May;85(2):351-55.

Leake PA, Cardoso R, Seevaratnam R et al. A systematic review of the accuracy and indications for diagnostic laparoscopy prior to curative-intent resection of gastric cancer. *Gastric Cancer* 2012 Sept.;15(Suppl 1):38-47.

Leblanc E, Querleu D, Narducci F et al. Laparoscopic restaging of early stage invasive adnexal tumors: a 10-year experience. *Gynecol Oncol* 2004 Sept.;94(3):624-29.

Lechaux D, Trebuchet G, Le Calve JL. Five-year results of 206 laparoscopic left colectomies for cancer. *Surg Endosc* 2002 Oct.;16(10):1409-12.

Leclair MD, De Lagausie P, Becmeur F et al. Laparoscopic resection of abdominal neuroblastoma. *Ann Surg Oncol* 2008 Jan.;15(1):117-24.

Lee DJ, Kim PH, Koh CJ. Current trends in pediatric minimally invasive urologic surgery. *Korean J Urol* 2010 Feb.;51(2):80-87.

Lee JH, Han HS, Lee JH. A prospective randomized study comparing open vs laparoscopy-assisted distal gastrectomy in early gastric cancer: early results. *Surg Endosc* 2005 Feb.;19(2):168-73.

Lenglinger FX, Schwarz CD, Artmann W. Localization of pulmonary nodules before thoracoscopic surgery: value of percutaneous staining with methylene blue. *AJR Am J Roentgenol* 1994 Aug.;163(2):297-300.

Leong QM, Kim SH. Robot-assisted rectal surgery for malignancy: a review of current literature. *Ann Acad Med Singapore* 2011 Oct.;40(10):460-66.

Li G, Yan X, Shang H et al. A comparison of laparoscopic radical hysterectomy and pelvic lymphadenectomy and laparotomy in the treatment of ib-iia cervical cancer. *Gynecol Oncol* 2007 Apr.;105(1):176-80.

Li WW, Lee RL, Lee TW et al. The impact of thoracic surgical access on early shoulder function: video-assisted thoracic surgery versus posterolateral thoracotomy. *Eur J Cardiothorac Surg* 2003 Mar.;23(3):390-96.

Li WW, Lee TW, Lam SS et al. Quality of life following lung cancer resection: video-assisted thoracic surgery vs thoracotomy. *Chest* 2002 Aug.;122(2):584-89.

Liang JT, Huang KC, Lai HS et al. Oncologic results of laparoscopic versus conventional open surgery for stage ii or iii left-sided colon cancers: a randomized controlled trial. *Ann Surg Oncol* 2007 Jan.;14(1):109-17.

Lim S, Kim HS, Lee KB et al. Does the use of a uterine manipulator with an intrauterine balloon in total laparoscopic hysterectomy facilitate tumor cell spillage into the peritoneal cavity in patients with endometrial cancer? *Int J Gynecol Cancer* 2008 Sept.-Oct.;18(5):1145-49.

Littell RD, Hallonquist H, Matulonis U et al. Negative laparoscopy is highly predictive of negative second- look laparotomy following chemotherapy for ovarian, tubal and primary peritoneal carcinoma. *Gynecol Oncol* 2006 Nov.;103(2):570-74.

Litynski GS. Kurt semm and an automatic insufflator. *JSLS* 1998 Apr.-June;2(2):197-200.

Lopes RI, Dénes FT, Bissoli J et al. Laparoscopic adrenalectomy in children. *J Pediatr Urol* 2012 Aug.;8(4):379-85.

Lowe MP, Chamberlain DH, Kamelle SA et al. A multi-institutional experience with robotic-assisted radical hysterectomy for early stage cervical cancer. *Gynecol Oncol* 2009 May;113(2):191-94.

Lowe MP, Johnson PR, Kamelle SA et al. A multiinstitutional experience with robotic-assisted hysterectomy with staging for endometrial cancer. *Obstet Gynecol* 2009 Aug.;114(2 Pt 1):236-43.

Lujan J, Valero G, Hernandez Q et al. Randomized clinical trial comparing laparoscopic and open surgery in patients with rectal cancer. *Br J Surg* 2009 Sept.;96(9):982-89.

Lundberg O, Kristoffersson A. Open versus laparoscopic cholecystectomy for gallbladder carcinoma. *J Hepatobiliary Pancreat Surg* 2001;8(6):525-29.

Lundberg O, Kristoffersson A. Port site metastases from gallbladder cancer after laparoscopic cholecystectomy: results of a swedish survey and review of published reports. *Eur J Surg* 1999 Mar.;165(3):215-22.

Mabrut JY, Fernandez-Cruz L, Azagra JS et al. Laparoscopic pancreatic resection: results of a multicenter european study of 127 patients. *Surgery* 2005 June;137(6):597-605.

Mage G, Canis M, Manhes H et al. Laparoscopic management of adnexal cystic masses. *J Gynecol Surg* 1990;6(2):71-79.

Maithel SK, Maloney S, Winston C et al. Preoperative CA 19-9 and the yield of staging laparoscopy in patients with radiographically resectable pancreatic adenocarcinoma. *Ann Surg Oncol* 2008 Dec.;15(12):3512-20.

Malik E, Bohm W, Stoz F et al. Laparoscopic managment of ovarian tumors. *Surg Endosc* 1998 Nov.;12(11):1326-33.

Maloney JD, Weigel TL. Minimally invasive esophagectomy for malignant and premalignant diseases of the esophagus. *Surg Clin North Am* 2008 Oct.;88(5):979-90, Vi.

Marana R, Vittori G, Campo S et al. Operative laparoscopy for adnexal cystic masses in patients under 40 years of age. *J Am Assoc Gynecol Laparosc* 1994 Aug.;1(4 Pt2):S20.

Matsuda T, Marugame T, Kamo K et al. Cancer incidence and incidence rates in Japan in 2005: based on data from 12 population-based cancer registries in the monitoring of cancer incidence in Japan (MCIJ) project. *JPN J Clin Oncol* 2011 Jan.;41(1):139-47.

Mayo JR, Clifton JC, Powell TI et al. Lung nodules: ct-guided placement of microcoils to direct video-assisted thoracoscopic surgical resection. *Radiology* 2009 Feb.;250(2):576-85.

Mehra G, Weekes A, Vantrappen P et al. Laparoscopic assisted radical vaginal hysterectomy for cervical carcinoma: morbidity and long-term follow-Up. *Eur J Surg Oncol* 2010 Mar.;36(3):304-8.

Memon MA, Khan S, Yunus RM et al. Meta-analysis of laparoscopic and open distal gastrectomy for gastric carcinoma. *Surg Endosc* 2008 Aug.;22(8):1781-89.

Menon KV, Hayden JD, Prasad KR et al. Total laparoscopic pancreaticoduodenectomy and reconstruction for a cholangiocarcinoma of the bile duct. *J Laparoendosc Adv Surg Tech A* 2007 Dec.;17(6):775-80.

Meraney, A.M. And I.S. Gill, Financial Analysis Of Open Versus Laparoscopic Radical Nephrectomy And Nephroureterectomy. J Urol. 2002 Apr;167(4):1757-62.

Mettler L. The cystic adnexal mass: patient selection, surgical techniques and long-term follow-Up. *Curr Opin Obstet Gynecol* 2001 Aug.;13(4):389-97.

Mirnezami R, Mirnezami AH, Chandrakumaran K et al. Short- and long-term outcomes after laparoscopic and open hepatic resection: systematic review and meta-analysis. *HPB* (Oxford) 2011 May;13(5):295-308.

Mirza MS, Longman RJ, Farrokhyar F et al. Long-term outcomes for laparoscopic versus open resection of nonmetastatic colorectal cancer. *J Laparoendosc Adv Surg Tech A* 2008 Oct.;18(8):679-85.

Mochiki E, Ohno T, Kamiyama Y et al. Laparoscopy-*Assisted Gastrectomy For Early Gastric Cancer In Young And Elderly Pati*ents. *World J Surg* 2005 Dec.;29(12):1585-91.

Mochiki E, Toyomasu Y, Ogata K et al. Laparoscopically assisted total gastrectomy with lymph node dissection for upper and middle gastric cancer. *Surg Endosc* 2008 Sept.;22(9):1997-2002.

Moloo H, Mamazza J, Poulin EC et al. Laparoscopic resections for colorectal cancer: does conversion survival? *Surg Endosc* 2004 May;18(5):732-35.

Morgan DJ, Hunter DC, Mccracken G et al. Is laparoscopically assisted radical vaginal hysterectomy for cervical carcinoma safe? A case control study with follow Up. *BJOG* 2007 May;114(5):537-42.

Mori T, Abe N, Sugiyama M et al. Laparoscopic hepatobiliary and pancreatic surgery: an overview. *J Hepatobiliary Pancreat Surg* 2002;9(6):710-22.

Morino M, Allaix ME, Giraudo G et al. Laparoscopic versus open surgery for extraperitoneal rectal cancer: a prospective comparative study. *Surg Endosc* 2005 Nov.;19(11):1460-67.

Morino M, Parini U, Giraudo G et al. Laparoscopic total mesorectal excision: a consecutive series of 100 patients. *Ann Surg* 2003 Mar.;237(3):335-42.

Mouret P. La chirurgie des vois biliaires. In: Testas P, Delaitre B. *Chirurgie digestive par voie coelioscopique*. Paris: Maloine, 1991.

Muntean V, Mihailov A, Iancu C et al. Staging laparoscopy in gastric cancer. Accuracy and impact on therapy. *J Gastrointestin Liver Dis* 2009 June;18(2):189-95.

Nadler RB, Loeb S, Clemens JQ et al. A prospective study of laparoscopic radical nephrectomy for T1 tumors—Is transperitoneal, retroperitoneal or hand assisted the best approach? *J Urol* 2006 Apr.;175(4):1230-33.

Nagahiro I, Andou A, Aoe M et al. Pulmonary function, postoperative pain, and serum cytokine level after lobectomy: a comparison of vats and conventional procedure. *Ann Thorac Surg* 2001 Aug.;72(2):362-65.

Nagtegaal ID, Quirke P. What is the role for the circumferential margin in the modern treatment of rectal cancer? *J Clin Oncol* 2008 Jan.;26(2):303-12.

Naik R, Jackson KS, Lopes A et al. Laparoscopic assisted radical vaginal hysterectomy versus radical abdominal hysterectomy - a randomised phase II trial: perioperative outcomes and surgicopathological measurements. *BJOG* 2010 May;117(6):746-51.

Nakagawa S, Nashimoto A, Yabusaki H. Role of staging laparoscopy with peritoneal lavage cytology in the treatment of locally advanced gastric cancer. *Gastric Cancer* 2007 Feb.;10(1):29-34.

Nakeeb A. Laparoscopic pancreatic resections. *Adv Surg* 2009;43:91-102.

Nakeeb A. The role of minimally invasive surgery for pancreatic pathology. *Adv Surg* 2005;39:455-69.

Nezhat CR, Burrell MO, Nezhat FR et al. Laparoscopic radical hysterectomy with paraaortic and pelvic node dissection. *Am J Obstet Gynecol* 1992;166(3):864-65.

Nezhat F, Ezzati M, Rahaman J et al. Laparoscopic management of early ovarian and fallopian tube cancers: surgical and survival outcome. *Am J Obstet Gynecol* 2009 Jan.;200(1):83.e1-6.

Nezhat F, Nezhat C, Welander CE et al. Four ovarian cancers diagnosed during laparoscopic management of 1011 women with adnexal masses. *Am J Obstet Gynecol* 1992 Sept.;167(3):790-96.

Ng KH, Ng DC, Cheung HY et al. Laparoscopic Resection For Rectal Cancers: Lessons Learned From 579 Cases. *Ann Surg* 2009 Jan.;249(1):82-86.

Ng SS, Leung KL, Lee JF et al. Long-term morbidity and oncologic outcomes of laparoscopic-assisted anterior resection for upper rectal cancer: ten-year results of a prospective, randomized trial. *Dis Colon Rectum* 2009 Apr.;52(4):558-66.

Nguyen KT, Laurent A, Dagher I et al. Minimally invasive liver resection for metastatic colorectal cancer: a multi-institutional, international report of safety, feasibility, and early outcomes. *Ann Surg* 2009 Nov.;250(5):842-48.

Nguyen NT, Hinojosa MW, Smith BR et al. Minimally invasive esophagectomy: lessons learned from 104 operations. *Ann Surg* 2008 Dec.;248(6):1081-91.

Nigri GR, Rosman AS, Petrucciani N et al. Metaanalysis of trials comparing minimally invasive and open distal pancreatectomies. *Surg Endosc* 2011 May;25(5):1642-51.

Nomori H, Horio H, Naruke T et al. Posterolateral thoracotomy is behind limited thoracotomy and thoracoscopic surgery in terms of postoperative pulmonary function and walking capacity. *Eur J Cardiothorac Surg* 2002 Jan.;21(1):155-56.

Nomori H, Horio H, Naruke T et al. What is the advantage of a thoracoscopic lobectomy over a limited thoracotomy procedure for lung cancer surgery? *Ann Thorac Surg* 2001 Sept.;72(3):879-84.

Nomori H, Ohtsuka T, Horio H et al. Difference in the impairment of vital capacity and 6-minute walking after a lobectomy performed by thoracoscopic surgery, an anterior limited thoracotomy, an anteroaxillary thoracotomy, and a posterolateral thoracotomy. *Surg Today* 2003;33(1):7-12.

Ohtani H, Tamamori Y, Azuma T et al. A meta-analysis of the short- and long-term results of randomized controlled trials that compared laparoscopy-assisted and conventional open surgery for rectal cancer. *J Gastrointest Surg* 2011 Aug.;15(8):1375-85.

Ohtani H, Tamamori Y, Noguchi K et al. A meta-analysis of randomized controlled trials that compared laparoscopy-assisted and open distal gastrectomy for early gastric cancer. *J Gastrointest Surg* 2010 June;14(6):958-64.

Ohtani H, Tamamori Y, Noguchi K et al. Meta-analysis of laparoscopy-assisted and open distal gastrectomy for gastric cancer. *J Surg Res* 2011 Dec.;171(2):479-85.

Ouchi K, Mikuni J, Kakugawa Y. Organizing Committee. The 30th annual congress of the japanese society of biliary surgery. Laparoscopic cholecystectomy for gallbladder carcinoma: results of a japanese survey of 498 patients. *J Hepatobiliary Pancreat Surg* 2002;9(2):256-60.

Pados G, Tsolakidis D, Bontis J. Laparoscopic management of the adnexal mass. *Ann NY Acad Sci* 2006 Dec.;1092:211-28.

Palanivelu C, Prakash A, Senthilkumar R et al. Minimally invasive esophagectomy: thoracoscopic mobilization of the esophagus and mediastinal lymphadenectomy in prone position-experience of 130 patients. *J Am Coll Surg* 2006 July;203(1):7-16.

Palomba S, Falbo A, Mocciaro R et al. Laparoscopic treatment for endometrial cancer: a meta-analysis of randomized controlled trials (Rcts). *Gynecol Oncol* 2009 Feb.;112(2):415-21.

Panici PB, Plotti F, Zullo MA et al. Pelvic lymphadenectomy for cervical carcinoma: laparotomy extraperitoneal, transperitoneal or laparoscopic approach? A randomized study. *Gynecol Oncol* 2006 Dec ;103(3):859-64.

Paolucci V, Schaeff B, Schneider M et al. Tumor seeding following laparoscopy: international survey. *World J Surg* 1999 Oct ;23(10):989-95.

Paraskeva PA, Aziz O, Darzi A. Laparoscopic surgery for colon cancer. *Surg Clin North Am* 2005 Feb.;85(1):49-60, viii.

Park S, Jaffer O, Lotan Y et al. Contemporary laparoscopic and open radical retropubic prostatectomy: pathologic outcomes and kattan postoperative nomograms are equivalent. *Urology* 2007 Jan.;69(1):118-22.

Parsons JK, Bennett JL. Outcomes of retropubic, laparoscopic, and robotic-assisted prostatectomy. *Urology* 2008 Aug.;72(2):412-16.

Patel VR, Sivaraman A, Coelho RF et al. Pentafecta: a new concept for reporting outcomes of robot-assisted laparoscopic radical prostatectomy. *Eur Urol* 2011 May;59(5):702-7.

Pecorelli S. Revised figo staging for carcinoma of the vulva, cervix, and endometrium. *Int J Gynaecol Obstet* 2009 May;105(2):103-4.

Permpongkosol S, Chan DY, Link RE et al. Long-term survival analysis after laparoscopic radical nephrectomy. *J Urol* 2005 Oct.;174(4 Pt 1):1222-25.

Perry KA, Enestvedt CK, Pham T et al. Comparison of laparoscopic inversion esophagectomy and open transhiatal esophagectomy for high-grade dysplasia and stage i esophageal adenocarcinoma. *Arch Surg* 2009 July;144(7):679-84.

Piccolboni D, Ciccone F, Settembre A et al. The role of echo-laparoscopy in abdominal surgery: five years' experience in a dedicated center. *Surg Endosc* 2008 Jan.;22(1):112-17.

Pigazzi A, Luca F, Patriti A et al. Multicentric study on robotic tumor-specific mesorectal excision for the treatment of rectal cancer. *Ann Surg Oncol* 2010 June;17(6):1614-20.

Pinto Filho DR, Avino AJ, Brandão SL et al. Joint use of cervical mediastinoscopy and video-assisted thoracoscopy for the evaluation of mediastinal lymph nodes inpatients with no n-small cell lung cancer. *J Bras Pneumol* 2009 Nov.;35(11):1068-74.

Piolanti M, Coppola F, Papa S et al. Ultrasonographic localization of occult pulmonary nodules during video-assisted thoracic surgery. *Eur Radiol* 2003 Oct.;13(10):2358-64.

Piver MS, Ghomi A. The twenty-first century role of piver-rutledge type iii radical hysterectomy and figo stage Ia, Ib1, And Ib2 cervical cancer in the era of robotic surgery: a personal perspective. *J Gynecol Oncol* 2010 Dec. 30;21(4):219-24.

Plante M, Renaud MC, François H et al. vaginal radical trachelectomy: an oncologically safe fertility-preserving surgery. an updated series of 72 cases and review of the literature. *Gynecol Oncol* 2004 Sept.;94(3):614-23.

Polyzos NP, Mauri D, Tsioras S et al. Intraperitoneal dissemination of endometrial cancer cells after hysteroscopy: a systematic review and meta-analysis. *Int J Gynecol Cancer* 2010 Feb.;20(2):261-67.

Porpiglia F, Renard J, Billia M et al. Open versus laparoscopy-assisted radical cystectomy: results of a prospective study. *J Endourol* 2007 Mar.;21(3):325-29.

Portis AJ, Yan Y, Landman J et al. Long-term followup after laparoscopic radical nephrectomy. *J Urol* 2002 Mar.;167(3):1257-62.

Powell TI, Jangra D, Clifton JC et al. Peripheral lung nodules: fluoroscopically guided video-assisted thoracoscopic resection after computed tomography-guided localization using platinum microcoils. *Ann Surg* 2004 Sept.;240(3):481-88.

Pugliese R, Di Lernia S, Sansonna F et al. Results of laparoscopic anterior resection for rectal adenocarcinoma: retrospective analysis of 157 cases. *Am J Surg* 2008 Feb.;195(2):233-38.

Pugliese R, Maggioni D, Sansonna F et al. Subtotal gastrectomy with D2 dissection by minimally invasive surgery for distal adenocarcinoma of the stomach: results and 5-year survival. *Surg Endosc* 2010 Oct.;24(10):2594-602.

Qian F, Yu PW, Hao YX et al. Laparoscopy-assisted resection for gastric stump cancer and gastric stump recurrent cancer: a report of 15 cases. *Surg Endosc* 2010 Dec.;24(12):3205-9.

Querleu D, Leblanc E, Castelain B. Laparoscopic pelvic lymphadenectomy in the staging of early carcinoma of the cervix. *Am J Obstet Gynecol* 1991 Feb.;164(2):579-81.

Querleu D, Leblanc E, Castelain B. Laparoscopic pelvic lymphadenectomy in the staging of early carcinoma of the cervix. *Am J Obstet Gynecol* 1991 Feb.;164(2):579-81.

Querleu D, Papageorgiou T, Lambaudie E et al. Laparoscopic restaging of borderline ovarian tumors: results of 30 cases initially presumed as stage ia borderline ovarian tumors. *BJOG* 2003 Feb.;110(2):201-4.

Raghuram S, Godbole HC, Dasgupta P. Laparoscopic nephrectomy: the new gold standard? *Int J Clin Pract* 2005 Feb.;59(2):128-29.

Rahaman J, Dottino P, Jennings TS et al. The secondlook operation improves survival in suboptimally debulked stage iii ovarian cancer patients. *Int J Gynecol Cancer* 2005 Jan.-Feb.;15(1):19-25.

Ramirez PT, Slomovitz BM, Soliman PT et al. Total laparoscopic radical hysterectomy and lymphadenectomy: the M. D. Anderson Cancer Center experience. *Gynecol Oncol* 2006 Aug.;102(2):252-55.

Ramirez PT, Soliman PT, Schmeler KM et al. Laparoscopic and robotic techniques for radical hysterectomy in patients with early-stage cervical cancer. *Gynecol Oncol* 2008 Sept.;110(3 Suppl 2):S21-24.

Rao A, Rao G, Ahmed I. Laparoscopic left lateral liver resection should be a standard operation. *Surg Endosc* 2011 May;25(5):1603-10.

Rauth TP, Slone J, Crane G et al. Laparoscopic nephron-sparing resection of synchronous wilms tumors in a case of hyperplastic perilobar nephroblastomatosis. *J Pediatr Surg* 2011 May;46(5):983-88.

Reid KM, Ramos-De La Medina A, Donohue JH. Diagnosis and surgical management of gallbladder cancer: a review. *J Gastrointest Surg* 2007 May;11(5):671-81.

Rizk NP, Ishwaran H, Rice TW et al. Optimum lymphadenectomy for esophageal cancer. *Ann Surg* 2010 Jan.;251(1):46-50.

Robinson SM, Hui KY, Amer A et al. Laparoscopic liver resection: is there a learning curve? *Dig Surg* 2012;29(1):62-69.

Romagnolo C, Gadducci A, Sartori E et al. Management of borderline ovarian tumors: results of an italian multicenter study. *Gynecol Oncol* 2006 May;101(2):255-60.

Romano P, Avolio L, Martucciello G et al. Adrenal masses in children: the role of minimally invasive surgery. *Surg Laparosc Endosc Percutan Tech* 2007 Dec.;17(6):504-7.

Ross J. Commentary to "Prechemotherapy laparoscopic nephrectomy for Wilms' tumor". *J Pediatr Urol* 2009 Oct.;5(5):420-21; Discussion 422.

Rothlin MA, Schob O, Weber M. Laparoscopic gastro- and hepaticojejunostomy for palliation of pancreatic cancer: a case controlled study. *Surg Endosc* 1999 Nov.;13(11):1065-69.

Roumeguere T, Bollens R, Vanden Bossche M et al. Radical prostatectomy: a prospective comparison of oncological and functional results between open and laparoscopic approaches. *World J Urol* 2003 May;20(6):360-66.

Rovario GC, Rebuffat C, Varioli F et al. Videoendoscopic pulmonary lobectomy for cancer. *Surg Laparosc Endosc* 1992 Sept.;2(3):244-47.

Row D, Weiser MR. An update on laparoscopic resection for rectal cancer. *Cancer Control* 2010 Jan.;17(1):16-24.

Rueth NM, Andrade RS. Is vats lobectomy better: perioperatively, biologically and oncologically? *Ann Thorac Surg* 2010 June;89(6):S2107-11.

Saad DF, Gow KW, Milas Z et al. Laparoscopic Adrenalectomy For Neuroblastoma In Children: A Report Of 6 Cases. *J Pediatr Surg* 2005 Dec.;40(12):1948-50.

Salomon L, Anastasiadis AG, Katz R et al. urinary continence and erectile function: a prospective evaluation of functional results after radical laparoscopic prostatectomy. *Eur Urol* 2002 Oct.;42(4):338-43.

Salomon L, Anastasiadis AG, Levrel O et al. Location of positive surgical margins after retropubic, perineal, and laparoscopic radical prostatectomy for organ-confined prostate cancer. *Urology* 2003 Feb.;61(2):386-90.

Sandoval C, Strom K, Stringel G. Laparoscopy in the management of pediatric intraabdominal tumors. *JSLS* 2004 Apr.-June;8(2):115-18.

Sano T, Ajiki T, Hirata K et al. A recurrent case of an early gallbladder carcinoma after laparoscopic cholecystectomy. *Hepatogastroenterology* 2004 May-June;51(57):672-74.

Sarela AI, Miner TJ, Karpeh MS et al. Clinical outcomes with laparoscopic stage M1, unresected gastric adenocarcinoma. *Ann Surg* 2006 Feb.;243(2):189-95.

Schlaerth AC, Abu-Rustum NR. Role of minimally invasive surgery in gynecologic cancers. *Oncologist* 2006 Sept.;11(8):895-901.

Schmandra TC, Mierdl S, Bauer H et al. Transoesophageal echocardiography shows high risk of gas embolism during laparoscopic hepatic resection under carbon dioxide pneumoperitoneum. *Br J Surg* 2002 July;89(7):870-76.

Schuessler WW, Kavoussi LR, Clayman RV et al. Laparoscopic radical prostatectomy: initial case report. *J Urol* 1992;147:Article 246a.

Schwenk W, Böhm B, Müller JM. Postoperative pain and fatigue after laparoscopic or conventional colorectal resections. A prospective randomized trial. *Surg Endosc* 1998 Sept.;12(9):1131-36.

Secin FP, Savage C, Abbou C et al. The learning curve for laparoscopic radical prostatectomy: an international multicenter study. *J Urol* 2010 Dec.;184(6):2291-96.

Seracchioli R, Venturoli S, Colombo FM et al. Fertility and tumor recurrence rate after conservative laparoscopic management of young women with early-stage borderline ovarian tumors. *Fertil Steril* 2001 Nov.;76(5):999-1004.

Sgourakis G, Gockel I, Radtke A et al. Minimally invasive versus open esophagectomy: meta-analysis of outcomes. *Dig Dis Sci* 2010 Nov.;55(11):3031-40.

Shah R, Chen MK, Gross E et al. The role of laparoscopic lymph node sampling in children. *Pediatr Endosurg Innovative Tech Spring* 1997;1:33-38.

Shah SR, Purcell GP, Malek MM et al. Laparoscopic right adrenalectomy for a large ganglioneuroma in a 12-year-old. *J Laparoendosc Adv Surg Tech A* 2010 Feb.;20(1):95-96.

Shahbaz Sarwar CM, Luketich JD, Landreneau RJ et al. Esophageal cancer: an update. *Int J Surg* 2010;8(6):417-22.

Shigemura N, Akashi A, Nakagiri T et al. Complete versus assisted thoracoscopic approach: a prospective randomized trial comparing a variety of video-assisted thoracoscopic lobectomy techniques. *Surg Endosc* 2004 Oct.;18(10):1492-97.

Shinohara T, Kanaya S, Taniguchi K et al. Laparoscopic total gastrectomy with d2 lymph node dissection for gastric cancer. *Arch Surg* 2009 Dec.;144(12):1138-42.

Singh RK, Pham TH, Diggs BS et al. Minimally invasive esophagectomy provides equivalent oncologic outcomes to open esophagectomy for locally advanced (stage II or III) esophageal carcinoma. *Arch Surg* 2011 June;146(6):711-14.

Skarsgard ED, Albanese CT. The safety and efficacy of laparoscopic adrenalectomy in children. *Arch Surg* 2005 Sept.;140(9):905-8; Discussion 909.

Smidt VJ, Singh DM, Hurteau JA et al. Effect of carbon dioxide on human ovarian carcinoma cell growth. *Am J Obstet Gynecol* 2001 Dec.;185(6):1314-17.

Smithers BM, Gotley DC, Martin I et al. Comparison of the outcomes between open and minimally invasive esophagectomy. *Ann Surg* 2007 Feb.;245(2):232-40.

Smithers BM. Minimally invasive esophagectomy: an overview. *Expert Rev Gastroenterol Hepatol* 2010 Feb.;4(1):91-99.

Song J, Kang WH, Oh SJ et al. Role of robotic gastrectomy using da vinci system compared with laparoscopic gastrectomy: initial experience of 20 consecutive cases. *Surg Endosc* 2009 June;23(6):1204-11.

Song KB, Kim SC, Park JB et al. Single-center experience of laparoscopic left pancreatic resection in 359 consecutive patients: changing the surgical paradigm of left pancreatic resection. *Surg Endosc* 2011 Oct.;25(10):3364-72.

Song KY, Park CH, Kang HC et al. Is totally laparoscopic gastrectomy less invasive than laparoscopy-assisted gastrectomy?: Prospective, multicenter study. *J Gastrointest Surg* 2008 June;12(6):1015-21. Epub 2008 Feb. 7.

Song SY, Na KJ, Oh SG et al. Learning curves of minimally invasive esophageal cancer surgery. *Eur J Cardiothorac Surg* 2009 Apr.;35(4):689-93.

Spiess PE, Hernandez MS, Pettaway CA. Contemporary inguinal lymph node dissection: minimizing complications. *World J Urol* 2009 Apr.;27(2):205-12.

Spirtos NM, Eisekop SM, Boike G et al. Laparoscopic staging in patients with incompletely staged cancers of the uterus, ovary, fallopian tube, and primary peritoneum: a gynecologic oncology group (Gog) study. *Am J Obstet Gynecol* 2005 Nov.;193(5):1645-49.

Spirtos NM, Schlaerth JB, Spirtos TW et al. Laparoscopic bilateral pelvic and paraaortic lymph node sampling: an evolving technique. *Am J Obstet Gynecol* 1995 July;173(1):105-11.

St Peter SD, Valusek PA, Hill S et al. Laparoscopic adrenalectomy in children: a multicenter experience. *J Laparoendosc Adv Surg Tech A* 2011 Sept.;21(7):647-49.

Stamopoulos P, Theodoropoulos GE, Papailiou J et al. Prospective evaluation of sexual function after open and laparoscopic surgery for rectal cancer. *Surg Endosc* 2009 Dec.;23(12):2665-74.

Staudacher C, Di Palo S, Tamburini A et al. Total mesorectal excision (Tme) with laparoscopic approach: 226 consecutive cases. *Surg Oncol* 2007 Dec.;16:113-16.

Steinberg AP, Finelli A, Desai MM et al. Laparoscopic radical nephrectomy for large (greater than 7 cm, t2) renal tumors. *J Urol* 2004 Dec.;172(6 Pt 1):2172-76.

Strong VE, Devaud N, Karpeh M. The role of laparoscopy for gastric surgery in the west. *Gastric Cancer* 2009;12(3):127-31.

Sugi K, Kaneda Y, Esato K. Video-assisted thoracoscopic lobectomy achieves a satisfactory long-term prognosis in patients with clinical stage ia lung cancer. *World J Surg* 2000 Jan.;24(1):27-30.

Sukumar S, Jadhav S, Nair B et al. Laparoscopic adrenal surgery in children: lessons from a single centre experience. *J Minim Access Surg* 2011 Apr.-June;7(2):141-44.

Tanaka K, Hara I, Takenaka A et al. Incidence of local and port site recurrence of urologic cancer after laparoscopic surgery. *Urology* 2008 Apr.;71(4):728-34.

Thompson RH, Lane BR, Lohse CM et al. Every minute counts when the renal hilum is clamped during partial nephrectomy. *Eur Urol* 2010 Sept.;58(3):340-45.

Thorpe H, Jayne DG, Guillou PJ et al. Patient factors influencing conversion from laparoscopically assisted to open surgery for colorectal cancer. *Br J Surg* 2008 Feb.;95(2):199-205.

Tinelli R, Malzoni M, Cicinelli E et al. Is early stage endometrial cancer safely treated by laparoscopy? Complications of a multicenter study and review of recent literature. *Surg Oncol* 2011 June;20(2):80-87.

Tjalma WA. Laparoscopic surgery and port-site metastases: routine measurements to reduce the risk. *Eur J Gynaecol Oncol* 2003;24(3-4):236.

Tobias-Machado M, Correa WF, Reis LO et al. Single-site video endoscopic inguinal lymphadenectomy: initial report. *J Endourol* 2011 Apr.;25(4):607-10.

Tobias-Machado M, Tavares A, Ornellas AA et al. Video endoscopic inguinal lymphadenectomy: a new minimally invasive procedure for radical management of inguinal nodes in patients with penile squamous cell carcinoma. *J Urol* 2007 Mar.;177(3):953-57.

Tomaszewski JJ, Sweeney DD, Kavoussi LR et al. Laparoscopic retroperitoneal lymph node dissection for high-risk pediatric patients with paratesticular rhabdomyosarcoma. *J Endourol* 2010 Jan.;24(1):31-34.

Tooher R, Swindle P, Woo H et al. Laparoscopic radical prostatectomy for localized prostate cancer: a systematic review of comparative studies. *J Urol* 2006 June;175(6):2011-17.

Tozzi R, Kohler C, Ferrara A *et al.* Laparoscopic treatment of early ovarian cancer: surgical and survival outcomes. *Gynecol Oncol* 2004 Apr.;93(1):199-203.

Tranchart H, Di Giuro G, Lainas P *et al.* Laparoscopic resection for hepatocellular carcinoma: a matchedpair comparative study. *Surg Endosc* 2010;24:1170-76.

Trastulli S, Farinella E, Cirocchi R *et al.* Robotic resection compared with laparoscopic rectal resection for cancer: systematic review and meta analysis of short-term outcome. *Colorectal Dis* 2012 Apr.;14(4):E134-56.

Tummala MK, Alagarsamy S, Mcguire WP. Intraperitoneal chemotherapy: standard of care of patients with minimal residual stage III ovarian cancer? *Expert Rev Anticancer Ther* 2008 July;8(7):1135-47.

Valentin L, Ameye L, Testa A *et al.* Ultrasound Characteristics Of Different Types Of Adnexal Malignancies. Gynecol Oncol. 2006 July;102(1):41-8.

Van Hillegersberg R, Boone J, Draaisma WA *et al.* First experience with robotassisted thoracoscopic esophagolymphadenectomy for esophageal cancer. *Surg Endosc* 2006 Sept.;20(9):1435-39.

Varlet F, Stephan JL, Guye E *et al.* Laparoscopic radical nephrectomy for unilateral renal cancer in children. *Surg Laparosc Endosc Percutan Tech* 2009 Apr.;19(2):148-52.

Varshney S, Buttirini G, Gupta R. Incidental carcinoma of the gallbladder. *Eur J Surg Oncol* 2002 Feb.;28(1):4-10.

Vázquez MEM, Abuín AS, Cuesta RA. Nefroureterectomía laparoscópica en El tumor de Wilms. *Cir Pediatr* 2011;24-4:237-40.

Vergote I, De Wever I, Tjalma W *et al.* Neoadjuvant chemotherapy or primary debulking surgery in advanced ovarian carcinoma: a retrospective analysis of 285 patients. *Gynecol Oncol* 1998 Dec.;71(3):431-36.

Vigano L, Laurent A, Tayar C *et al.* The learning curve in laparoscopic liver resection: improved feasibility and reproducibility. *Ann Surg* 2009 Nov.;250(5):772-82.

Viñuela EF, Gonen M, Brennan MF, Coit Dg, Strong Ve. Laparoscopic Versus Open Distal Gastrectomy For Gastric Cancer: A Meta-Analysis Of Randomized Controlled Trials And High-Quality Nonrandomized Studies. Ann Surg. 2012 Mar;255(3):446-56.

Wakai T, Shirai Y, Yokoyama N, Nagakura S, Watanabe H, Hatakeyama K. Early Gallbladder Carcinoma Does Not Warrant Radical Resection. Br J Surg 2001 May;88(5):675-8.

Wang GJ, Barocas DA, Raman JD *et al.* Robotic Vs open radical cystectomy: prospective comparison of perioperative outcomes and pathological measures of early oncological efficacy. *BJU Int* 2008;101(1):89-93.

Wangensteen OH, Lewis FJ, Tongen LA. The "Second-Look" in cancer surgery: a patient with colic cancer and involved lymph nodes negative on the "Sixth Look". *Lancet* 1951 Aug.;71(8):303-7.

Warren L, Ladapo JA, Borah BJ *et al.* Open abdominal versus laparoscopic and vaginal hysterectomy: analysis of a large united states payer measuring quality and cost of care. *J Minim Invasive Gynecol* 2009 Sept.-Oct.;16(5):581-88.

Wayand W, Woisetschlager R. Laparoscopic resection of liver metastasis. *Chirurg* 1993 Mar.;64(3):195-97.

Weber SM, Dematteo RP, Fong Y *et al.* Staging laparoscopy in patients with extrahepatic biliary carcinoma. Analysis of 100 patients. *Ann Surg* 2002 Mar.;235(3):392-99.

Weeks JC, Nelson H, Gelber S *et al.* Clinical outcomes of surgical therapy (Cost. Study Group. Short-term quality-of-life outcomes following laparoscopic-assisted colectomy vs open colectomy for colon cancer: a randomized trial. *JAMA* 2002 Jan.;287(3):321-28.

Wei HB, Wei B, Qi CL *et al.* Laparoscopic versus open gastrectomy with D2 lymph node dissection for gastric cancer: a meta-analysis. *Surg Laparosc Endosc Percutan Tech* 2011 Dec.;21(6):383-90.

Weight CJ, Lieser G, Larson BT *et al.* Partial nephrectomy is associated with improved overall survival compared to radical nephrectomy in patients with unanticipated benign renal tumours. *Eur Urol* 2010 Aug.;58(2):293-98.

Whalen GF, Bird I, Tanski W *et al.* Laparoscopic cholecystectomy does not demonstrably decrease survival of patients with serendipitously treated gallbladder cancer. *J Am Coll Surg* 2001 Feb.;192(2):189-95.

White R, Winston C, Gonen M *et al.* Current utility of staging laparoscopy for pancreatic and peripancreatic neoplasms. *J Am Coll Surg* 2008 Mar.;206(3):445-50.

Wibbenmeyer LA, Wade TP, Chen RC *et al.* Laparoscopic cholecystectomy can disseminate in situ carcinoma of the gallbladder. *J Am Coll Surg* 1995 Dec.;181(6):504-10.

Wilson EB. The evolution of robotic general surgery. *Scand J Surg* 2009;98(2):125-29.

Yakoub D, Athanasiou T, Tekkis P *et al.* Laparoscopic assisted distal gastrectomy for early gastric cancer: is it an alternative to the open approach? *Surg Oncol* 2009 Dec.;18(4):322-33.

Yamaguchi K, Chijiiwa K, Ichimiya H *et al.* Gallbladder carcinoma in the era of laparoscopic cholecystectomy. *Arch Surg* 1996 Sept.;131(9):981-84.

Yamamoto K, Ohsumi A, Kojima F *et al.* Long-term survival after video-assisted thoracic surgery lobectomy for primary lung cancer. *Ann Thorac Surg* 2010 Feb.;89(2):353-59.

Yamashita Y, Harada H, Misumi K. Video-assisted thoracic surgery lobectomy for lung cancer: the point at issue. *Gen Thorac Cardiovasc Surg* 2011 Mar.;59(3):164-68.

Yeh CN, Jan YY, Chao TC *et al.* Laparoscopic cholecystectomy for polypoid lesions of the gallbladder: a clinicopatho logic study. *Surg Laparosc Endosc Percutan Tech* 2001 June;11(3):176-81.

Yim AP, Wan S, Lee TW *et al.* Vats lobectomy reduces cytokine responses compared with conventional surgery. *Ann Thorac Surg* 2000 July;7(1):243-47.

Yu H, Wu SD, Chen DX *et al.* Laparoscopic resection of bismuth type i and ii hilar cholangiocarcinoma: an audit of 14 cases from two institutions. *Dig Surg* 2011;28(1):44-49.

Yu H, Wu SD, Tian Y *et al.* Single-incision laparoscopic resection of bismuth I hilar cholangiocarcinoma. *Surg Innov* 2012 Mar 4.

Z'graggen K, Birrer S, Maurer CA *et al.* Incidence of port site recurrence after laparoscopic cholecystectomy for preoperatively unsuspected gallbladder carcinoma. *Surgery* 1998 Nov.;124(5):831-38.

Zhao H, Bu L, Yang F *et al.* Video-assited thoracoscopic surgery lobectomy for lung cancer: the learning curve. *World J Surg* 2010 Oct.;34(10):2368-72.

Zhou YM, Shao WY, Zhao YF *et al.* Meta-analysis of laparoscopic versus open resection for hepatocellular carcinoma. *Dig Dis Sci* 2011 July;56(7):1937-43.

Zivanovic O, Sonoda Y, Diaz JP *et al.* The rate of port-site metastases after 2251 laparoscopic procedures in women with underlying malignant disease. *Gynecol Oncol* 2008 Dec.;111(3):431-37.

Zorcolo L, Rosman AS, Pisano M *et al.* A meta-analysis of prospective randomized trials comparing minimally invasive and open distal gastrectomy for cancer. *J Surg Oncol* 2011 Oct.;104(5):544-51.

Zullo F, Palomba S, Falbo A *et al.* Laparoscopic surgery Vs laparotomy for early stage endometrial cancer: long-term data of a randomized controlled trial. *Am J Obstet Gynecol* 2009 Mar.;200(3):296.

CAPÍTULO 19

Citorredução e Químio-Hipertermia Intraperitoneal (HIPEC)

Odilon de Souza Filho ■ Sérgio Bertolace de Magalhães
Haroldo José Siqueira da Igreja Júnior

INTRODUÇÃO

A falha locorregional em pacientes submetidos à cirurgia curativa, ocorre de 20-30% dos pacientes portadores de câncer de gastrointestinal e ovariano. Esse padrão de falha se deve a evolução natural da doença prévia ao tratamento cirúrgico assim como por disseminação peritoneal, caracterizada como carcinomatose peritoneal (CP), ou determinada pela manipulação peroperatória ou por ressecção incompleta da neoplasia.

A CP sempre foi considerada como uma condição patológica intratável, com uma sobrevida média de 4 a 6 meses e de 10% em 2 anos, e com péssima qualidade de vida, e os pacientes que evoluem com esse padrão de disseminação, considerados na maioria das vezes, como fora de possibilidade terapêutica oncológica (FPTO), e a paliação é a única terapêutica, visando aliviar os sintomas desconfortáveis. Maior conhecimento da evolução das doenças neoplásicas com padrão de disseminação peritoneal como carcinoma do apêndice, do ovário, do estômago, do cólon e do reto e sarcoma intra-abdominais, vieram modificar o paradigma: "a carcinomatose peritoneal é igual à doença terminal". Em um grande número de pacientes encontramos a disseminação peritoneal, sem a presença de doença a distância, caracterizando uma evolução metastática isolada locorregional, mesmo que comprometa toda a cavidade peritoneal.

Recentemente, a cirurgia citorredutora (CR) seguida por quimioterapia intraperitoneal hipertérmica (HIPEC) vem sendo empregada no tratamento e prevenção de câncer com disseminação locorregional, das mais variadas origens, como; câncer de apêndice, ovário, colorretal, gástrico, mesotelioma e sarcomas viscerais e retroperitoneais. A vantagem adicional da quimioterapia intraperitoneal reside em sua habilidade de expor as células tumorais a concentrações maiores que a terapia sistêmica. Com tudo a cirurgia citorredutora máxima ainda é a modalidade terapêutica determinante nos pacientes portadores de neoplasias que acometem a cavidade peritoneal, modulando a resposta à HIPEC.

O princípio deste tratamento é fundamentado no sinergismo entre a hipertermia e drogas antineoplásicas. A primeira aplicação clínica foi realizada em 1980, por Spratt que tratou um paciente com *Pseudomyxoma peritonei*. Koga introduziu esta modalidade terapêutica no tratamento de tumores gástricos avançados. Alguns autores publicaram resultados de estudo clínicos de tratamento em paciente com bom estado geral e sem evidência de metástase a distancia, portadores de doença peritoneal, obtendo um aumento significativo na sobrevida. A abordagem terapêutica nestes casos consiste em uma citorredução máxima associada à quimioterapia intraperitoneal hipertérmica (HIPEC), com objetivo de tratar os resíduos tumorais mínimos.

Essa nova abordagem terapêutica mudou o paradigma da intratabilidade, e o que no passado era considerada como uma doença fatal tornou-se tratável através a CR associada à HIPEC, proporcionando uma sobrevida livre de doença em 85% dos pacientes em 5 anos. A citorredução completa (CR CC 0) ou citorredução quase completa (CR CC 1) possibilitará obter o benefício da cura, com aumento da sobrevida. Na CR devemos ressecar as metástases peritoneais, tentando, quando possível, ressecar os órgãos comprometidos e preservar as estruturas sãs sem realizar ressecções desnecessárias que aumentam a morbidade e a mortalidade.

A evolução da HIPEC dentro da terapêutica do câncer avançado possibilitou uma diferente e mais eficiente abordagem ao paciente cuja capacidade de tratamento, praticamente, já tinha cessado. Desde os primeiros trabalhos sobre o assunto até a atualidade, o procedimento da HIPEC, ganhou consistência clínica, passando a ser considerado um tratamento de salvação/exceção para uma abordagem padrão nos casos de certos tumores como o *pseudomixoma peritonei* (PMP).

O conceito de tratar câncer através da hipertermia não é novo, mas a associação do calor com os quimioterápicos, sim. E esta abordagem é realizada após a cirurgia citorredutora com a perfusão de uma solução peritoneal associada a quimioterápico específico para o tumor a ser tratado, aquecido a cerca de 42°C, podendo ser realizada com a cavidade abdominal aberta ou fechada.

Em nossa instituição, a evolução do conhecimento sobre a técnica e suas consequências como complicações e mortalidade pós-operatória, nos conduziram na direção realizar uma melhor seleção e utilizar uma técnica de citorredução em dois tempos naqueles pacientes com maior risco e maior índice de carcinomatose peritoneal (ICP), sendo realizado um CR + HIPEC no segundo tempo. Outro fator preponderante para a segurança da terapêutica e a utilização da técnica de HIPEC foi a modificação da técnica de Coliseum, ou técnica aberta, para a técnica fechada, que diminui os possíveis riscos ocupacionais da equipe envolvida nos procedimentos, que ocorrem durante a realização da mesma na sala de cirurgia. O uso concomitante da HIPEC à CR possui o benefício de tratar agrupamentos neoplásicos inframilimétricos, antes que as células tumorais residam nas aderências pós-operatórias, que servem como santuários à quimioterapia sistêmica.

Grande crítica a CR + HIPEC tem sido sua alta morbidade e mortalidade e que alguns grupos de pacientes submetidos a esses procedimentos de alto custo tiveram pouco benefício. No entanto, nos estudos bem elaborados, nos quais foram analisados fatores de prognósticos, permitiram selecionar os pacientes usando indicadores de prognósticos quantitativos. Atualmente, os estudos do tratamento empregando CR + HIPEC, deverão ser interpretados avaliando os resultados do tratamento de acordo com indicadores de prognósticos positivos, o que permitirá melhor seleção dos casos, permitindo identificar benefícios e excluir os que não irão beneficiar-se dessa terapêutica.

RACIONAL DA TÉCNICA DE HIPEC

Racional da hipertermia

A hipertermia é conhecida por seu papel citotóxico, que ocorre com a temperatura em torno 42°C. Seu efeito acontece em diferentes níveis: molecular, celular e tecidual. A ação do calor tem um papel de agente desorganizador a nível molecular, rompendo estruturas dos mecanismos celulares normalmente muito estáveis, alterando os complexos moleculares responsáveis pela homeostasia celular (transcrição, translação, receptores hormonais etc.), na síntese e desnaturação proteicas. No nível celular a hipertermia desencadeia alteração da membrana citoplasmática e hiperativação dos lisossomos, determinando a morte celular. Durante o ciclo celular, são as fases S e M que apresentam maior termossensibilidade em comparação a fases G1 e G2. No nível tecidual, o calor age especialmente induzindo o fenômeno de microtrombocitose que altera a vascularização.

Os tecidos tumorais demonstram uma maior sensibilidade ao calor que os tecidos normais. Este fenômeno chamado termossensibilidade seletiva, é mais observado por alterações anatômicas e fisiológicas na neovascularização tumoral, que limitam a regulação da vasomotricidade e impedem, então, a termorregulação do tecido normal. Os tecidos saudáveis podem, através de vasodilatação, adaptar-se a termorregulação que será proporcionalmente superior a dos tecidos tumorais. A neovascularização tumoral possui várias características diferentes, como a vasodilatação do sinusoide venoso, uma exposição incompleta do endotélio da membrana basal, estase vascular dos *shunt*s arteriovenosos, dilatação capilar que tende a criar algumas regiões celulares onde os PO_2 e o pH são baixos.

Considerando que estas condições fisiológicas representam um obstáculo para a radioterapia (células hipóxicas radiorresistentes) e para a quimioterapia sistêmica (hipoperfusão), a hipertermia pode obter bons resultados nestas situações, porque apresenta maior citotoxicidade em pH baixo. Finalmente, a diferença da termossensibilidade dos tecidos tumorais e dos tecidos normais é explicada pelos seguintes fatores:

1. A hipóxia, a acidose e a ausência de substrato nutricional (condições encontradas nos tumores sólidos) que são os fatores que aumentam o citotoxicidade da hipertermia.
2. A microcirculação tumoral é mais sensível a destruição térmica que nos tecidos saudáveis.
3. O déficit relativo aos processos de termorregulação tumoral do tecido, por limitação da regulação da vasomotricidade.

A hipertermia determina um fenômeno chamado termotolerância ocasionado por variabilidade genética. A termotolerância ocorre após o pré-aquecimento das células a uma temperatura moderada, que se tornam resistentes à exposição subsequente da mesma temperatura. Esta resistência é acompanhada pela síntese de proteínas de calor-choque, e pode ser superado, se aquecermos a uma temperatura mais alta por um período de tempo maior.

Racional da quimioterapia intraperitoneal

Estudos farmacocinéticos com a maioria das drogas antineoplásicas administrada por via intraperitoneal sugerem a existência de uma barreira peritônio-plasmática, que permite obter concentrações intraperitoneais muito superiores que as concentrações plasmáticas. O gradiente peritônio-plasmático varia 20 a mais de 600 de acordo com a droga analisada. O nível intraperitoneal depende principalmente do peso molecular, da lipofilia da droga, do *clearance* hepático (ex.: 5-FU, doxorrubicina) e do *clearance* sistêmico. Do ponto de vista estrutural, esta barreira não é constituída do epitélio peritoneal como se esperaria, mas do tecido conectivo e da membrana basal do capilar subjacente.

Sinergismo entre hipertermia e quimioterapia

Os efeitos de várias drogas quimioterápicas são aumentados através de hipertermia. A hipertermia não se limita a um efeito citotóxico direto sobre as células tumorais, age também como agente que sensibiliza as células tumorais a certas drogas, como os antimitóticos, platinas, bleomicina, doxorrubicina, adriamicina, mitomicina C (MMC), fator de necrose tumoral (TNF) alfa, interleucina alfa 1, inibidores da angiogênese, carboplatina, irinotecan, ifosfamida e gencitabine. Estas associações resultam não de um efeito aditivo, mas sim de um real sinergismo da ação antitumoral. O calor, como modificador da estrutura da membrana citoplasmática aumentaria a difusão (fenômeno passivo) ou o transporte (fenômeno ativo que depende de receptores mais específicos) do agente antitumoral no citoplasma. A hipertermia permitiria assim aumentar a concentração intracelular, que condiciona o seu efeito antitumoral de perto. Em seus trabalhos, Meyn relata a elevação do número pontes interquartenárias do próprio DNA quando se eleva de um fator 6,5 em células tratadas pela associação de CDDP e hipertermia (43°C) em relação aos tratados pelo mesmo agente a 37°C. O que sugere a existência de um aumento da penetração do agente intracelular pelo calor.

Mitomicina C (MMC) é a droga mais comumente utilizada no tratamento do câncer gastrointestinal, normalmente em combinação com outras drogas. *In vitro*, a administração de MMC para células tumorais hipóxica a 43°C resulta em aumento de 40 vezes em sua ação antitumoral quando comparada à mesma concentração em temperatura de 37°C. Análises farmacocinéticas da MMC em condições hipertérmicas demonstraram uma área abaixo de concentração-tempo: relação plasma é de 23,5.

Combinações com cisplatino são muito usadas no tratamento de câncer ovariano epitelial. Testes *in vitro*, demonstraram aumento da atividade na presença do calor para cisplatino, carboplatino, oxaliplatino e lobaplatino. A atividade hipertérmica aumentada do cisplatino foi explicada pelos seguintes mecanismos: primeiro o aumento do *turnover* dos metabólitos ativos e aumento da atividade em pH baixo (pH menor que 6,5). Segundo, ocorre aumento da produção de radicais livres de oxigênio. Finalmente, a resistência celular está reduzida através de hipertermia.

ÍNDICE DE CARCINOMATOSE PERITONEAL (ICP)

O ICP é o índice de avaliação que mensura a extensão do comprometimento peritoneal pela CP pré-operatoriamente, por TC antes de indicar a cirurgia. Realizamos essa quantificação durante a exploração cirúrgica nas regiões demarcada no abdome e na pelve multiplicada pelo volume de doença em cada região. O ICP é de grande importância na avaliação e decisão entre uma citorredução completa ou incompleta e uma simples paliação. Realizamos a avaliação do ICP avaliando cada uma das treze regiões segundo o volume tumoral; sendo 0 se não há tumor; 1) se o *bulk* tumoral for menor que 0,5 cm; 2) se o *bulk* tumoral estiver entre 0,5 e 5 cm; 3) se o *bulk* tumoral for maior que 5 cm, associando ao tamanho da lesão (0-3) com a distribuição do tumor nas regiões dentro do abdome (0-13), com o objetivo de mensurar o volume e a extensão da doença com um escore (0-39) (Fig. 1).

O ICP é considerado como importante dado na avaliação prognóstica da seleção dos pacientes a serem submetidos a ressecções mais alargadas. Nos pacientes portadores de sarcomatose peritoneal, um estudo realizado por Berthet *et al.* em que foram tratados com CR + HIPEC, concluíram que nos pacientes que se encontravam no inventário da cavidade abdominal o ICP < 13 a sobrevida foi de 75% em 5 anos e nos com ICP 13, a sobrevida foi de apenas 13% em 5 anos. Outro dado importante foi em relação ao padrão de cirurgia citorredutora, sendo que quando fora realizada completa a sobrevida em 5 anos foi de 39% e nos pacientes submetidos a cirurgia citorredutora do tipo CC 2 ou CC 3 a sobrevida foi de 14%. Portanto, os resultados estão condicionados à ressecabilidade, ou seja, nenhum nódulo tumoral residual pode ser maior que 2 mm, antes de iniciar a HIPEC. O paciente deve estar ciente que caso a citorredução ideal não seja factível de ser realizada, a HIPEC não será empregada.

Por fim, se faz necessário o estadiamento da citorredução, sendo estratificado após a cirurgia quanto à avaliação do resíduo tumoral. A citorredução será CCR-0 quando não houver resíduo tumor visível; CCR-1, quando a maior nodulação for menor que 2,5 mm; CCR-2, quando a maior nodulação for de 2,5 mm a 2,5 cm e CCR-3 quando a tumoração residual for maior que 2,5 cm ou tumores confluentes irressecáveis (Quadro 1). Provando que a sobrevida depende do padrão da citorredução, Elias *et al.* analisaram 523 pacientes com carcinomatose peritoneal de origem colorretal, submetidos à CCR e HIPEC, com CCR-0 e CCR-1; apresentando uma sobrevida global em 5 anos, de 50% para ICP menor que 6; 27% para ICP entre 7 e 19; e menor que 10% para ICP maiores que 19.

O ICP e o grau de citorredução cirúrgica (CCR) possuem um fator prognóstico determinante na sobrevida dos pacientes submetidos à cirurgia citorredutora, que a correlação clínica desses parâmetros, que o tratamento de doença peritoneal com menor volume associado a cirurgia citorredutora ideal determina melhor o desfecho na história natural da doença.

TIPOS DE TÉCNICAS HIPEC

A HIPEC é obtida com a introdução de três a quatro drenos abdominais que aspiram por meio de uma bomba acoplada a um permutador térmico (Figs. 2 a 4). O perfusato, isto é, o líquido que é perfundido na cavidade abdominal, entra aquecido através de uma cânula infusora, e após perfundir toda a cavidade abdominal associado ao quimioterápico, é aspirado, passando pelo permutador térmico que elevará a temperatura novamente, mantendo uma temperatura constante por todo o tempo de perfusão. *Probes* (teletermômetros) são colocados em regiões abdominais e fixados ao cateter de introdução do perfusato, com objetivo de avaliar a eficiência da perfusão através da manutenção constate da temperatura.

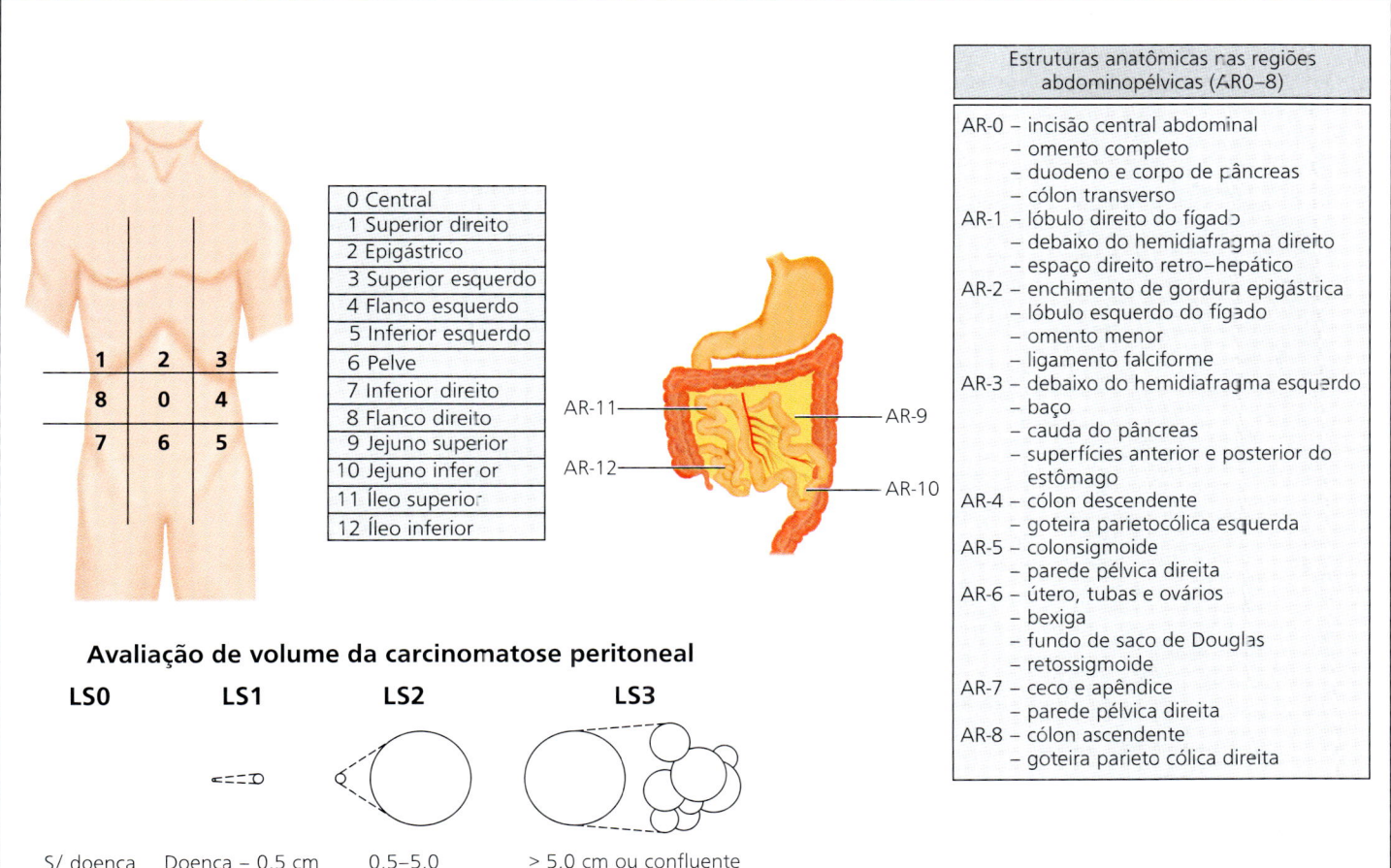

▲ **FIGURA 1.** Índice de carcinomatose peritoneal (ICP). ICP = N. de estruturas anatômicas envolvidas (AR) x tamanho da lesão (TL).

Quadro 1. Padrão de cirurgia citorredutora

PADRÃO DE CIRURGIA CITORREDUTORA		
CC 0	Sem tumor após CR	Curativa
CC 1	Nódulos tumorais após CR < 2,5 mm	Curativa
CC 2	Nódulos tumorais após CR entre 2,5 mm e 2,5 cm	Paliativa
CC 3	Nódulos tumorais após CR > que 2,5 cm ou tumores confluentes irressecáveis	Paliativa

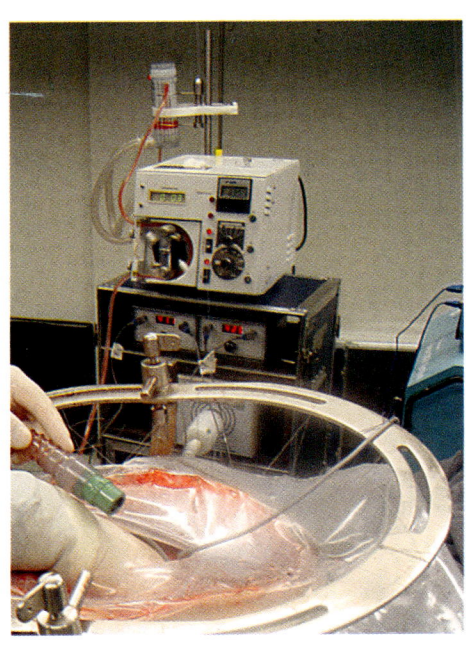

◄ **FIGURA 2.** Sistema de perfusão.

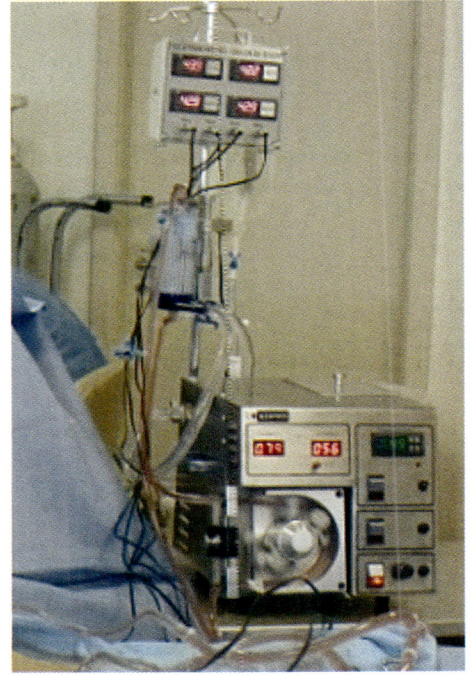

◄ **FIGURA 3.** Equipamento para realização da HIPEC.

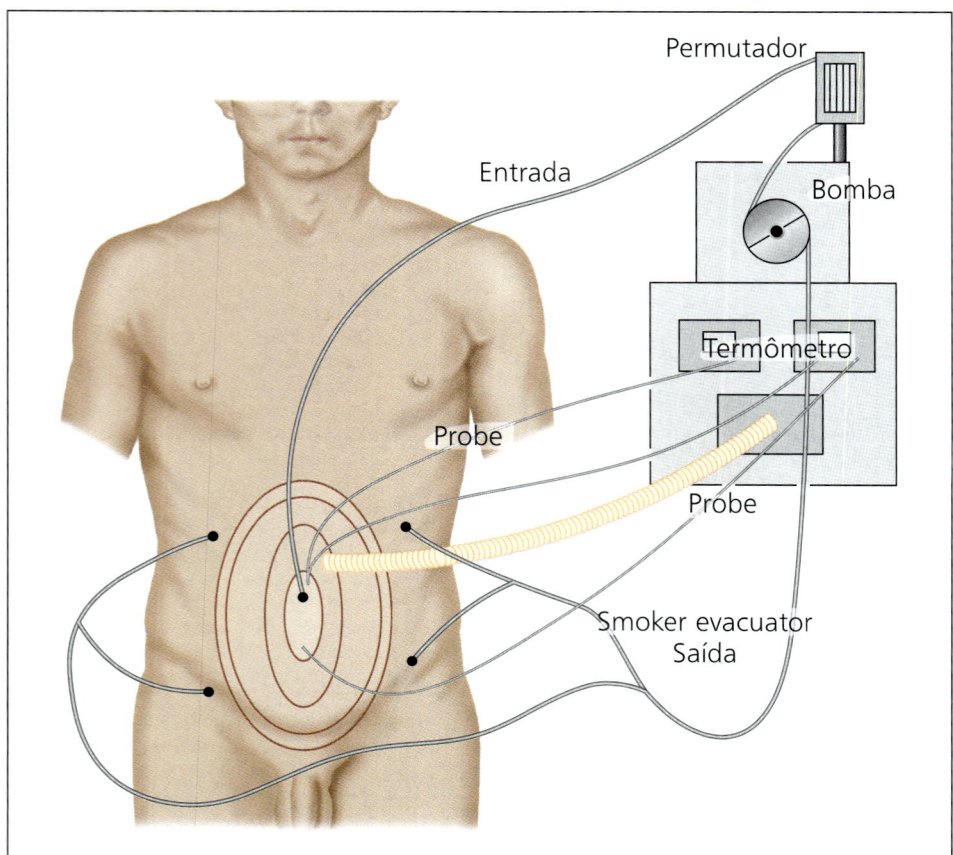

◀ **FIGURA 4.** Esquema da perfusão (HIPEC).

Essa técnica pode ser aberta ou fechada, isto é, o perfusato pode ser perfundido após o fechamento da cavidade abdominal técnica fechada, ou pela técnica aberta (Fig. 5), quando o cirurgião poderá distribuir o perfusato manual e homogeneamente por toda a cavidade, evitando áreas cegas. Yamagushi e Fujimura propuseram HIPEC no tratamento do câncer gástrico com a técnica aberta usando um expansor. Sugarbaker utiliza a técnica aberta, através de um tracionamento das bordas da parede abdominal que é suturada a um plástico, mantendo elevada a parede abdominal fixando-a a borda de um afastador e formando uma ampla cavidade fechada, descrita como técnica de Coliseum, este processo permite um acesso à cavidade peritoneal e determina uma homogeneidade da temperatura, através da difusão manual do perfusato na cavidade. O volume da solução usada varia de 4 a 7 litros de acordo com a técnica aberta ou fechada. A temperatura varia de 42 a 44°C, com um tempo de perfusão variando de 60 a 90 minutos. Existem grupos que preferem a técnica aberta decorrente da melhor distribuição da droga pela manipulação contínua sobre os órgãos na cavidade abdominal.

Alguns autores preferem realizar as reconstruções digestivas após a perfusão, por acreditarem que ela facilita a distribuição uniforme do calor e da droga, entretanto outros acreditam que a perfusão determina um edema tecidual das alças intestinais que dificultaria a realização de anastomoses e alterariam o processo da cicatrização. Autores investigaram a HIPEC com carboplatina em altas doses sem nenhum efeito observado ao nível da cicatrização da anastomose ou da ferida operatória.

INDICAÇÕES, CRITÉRIO DE ELEGIBILIDADE E RESULTADOS

A combinação da CR + HIPEC, tornou-se a opção terapêutica, nos casos de pacientes portadores de disseminação neoplásica peritoneal. Para isso fatores prognósticos foram estabelecidos através de estudos clínicos, permitindo aos oncologistas informarem ao paciente, a factibilidade, as perspectiva de sobrevida livre de doença e a sobrevida global, inerente a essa estratégia terapêutica. Os fatores de prognóstico para a seleção dependem do tipo histopatológico, do ICP e do padrão de citorredução realizada.

CRITÉRIOS DE INELEGIBILIDADE AO TRATAMENTO

Atualmente os resultados do tratamento de pacientes com carcinomatose peritoneal, pelos oncologistas, são restritos e ponderados de acordo com os riscos e benefícios, de um procedimento cirúrgico complexo, com internação prolongada com um longo período de convalescência, assim como o alto custo do tratamento. Visando manter mortalidade e morbidade razoável, para esse tratamento, os pacientes devem ser selecionados de modo criterioso. A presença de metástases a distância, *performance status* (PS) diferente de 0 ou 1 e pacientes com elevado risco cirúrgico, deve ser inelegível para o tratamento com CR + HIPEC, dado o alto índice de complicações e mortalidade associadas a esses fatores.

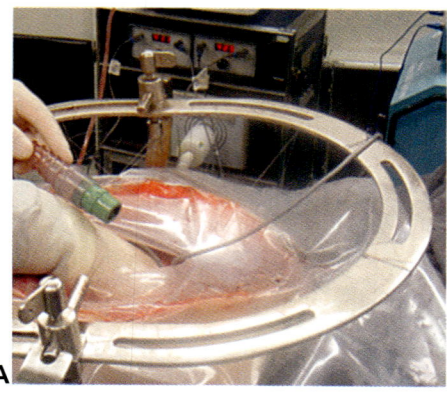
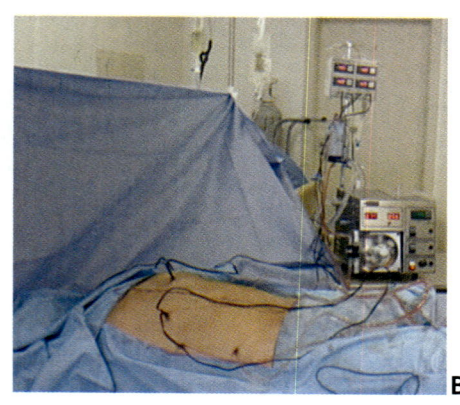

◀ **FIGURA 5.** Técnica HIPEC. (**A**) Aberta (Coliseum). (**B**) Fechada.

CRITÉRIOS DE ELEGIBILIDADE

Pacientes com carcinomatose estabelecida são candidatos. Isso incluiria pacientes com invasão de órgãos adjacentes, fratura tumoral, e citologia peritoneal positiva para malignidade. A racionalização desse conceito se deve ao padrão de disseminação de grupos celulares de alta densidade que levaria à recidiva local, já os grupos de baixa densidade levariam ao implante por disseminação peritoneal, no grande omento, goteiras parietocólicas, ovários e mesentério. Portanto, a erradicação desses focos neoplásicos, eliminaria, ou diminuiria a incidência de disseminação celômica, através da citorredução primária e na citorredução de resgate.

PSEUDOMIXOMA PERITONEI

O *pseudomixoma peritonei* (PMP) é uma patologia caracterizada por coleções difusas de material gelatinoso no abdome e na pelve com implantes mucinosos nas superfícies peritoneais. O termo PMP era aplicado, originalmente, ao cistoadenoma do apêndice. O tumor apendicular cresce e obstrui a luz apendicular, ocorre o acúmulo de muco e a ruptura do órgão. O peritônio é comprometido por células produtoras de mucina, que continuam a se proliferar e a produzir muco, progressivamente preenchendo a cavidade peritoneal.

Com o passar dos anos o termo PMP se tornou mais abrangente, e agrupando a disseminação peritoneal de tumores produtores de muco como o adenocarcinoma do apêndice, intestino delgado, cólon, pulmão, mama, pâncreas, estômago, ovários e trompas.

Ronnett, em uma revisão retrospectiva de uma série de pacientes submetidos a CR completa descreveu uma classificação patológica comumente citada na literatura, que classifica tumores de baixo grau como adenomucinose peritoneal disseminada (DPAM) e tumores de alto grau como carcinomatose peritoneal mucinosa (PMCA), e um grupo intermediário (IG). Analisando a sobrevida no grupo DPAM, ela foi significativamente maior em comparação ao IG e PMCA, observando-se sobrevida global em 5 anos de 84%, 37,6% e 6,7%, respectivamente. Eles não puderam mostrar estatisticamente significativa diferença entre os grupos IG e PMCA e, em decorrência desse fato, nos artigos subsequentes foram agrupados em um único grupo. Na interpretação histopatológica de neoplasias epiteliais do apêndice é importante observar as transições que podem ocorrer, geralmente entre DPMA e PMCA. Estas transições podem ter uma profunda influência na sobrevida. Além disso, devemos considerar a importância da "mucocele benigna com ruptura". Pacientes com uma coleção localizada de mucina no quadrante inferior direito como resultado de uma ruptura mucocele benigna não devem ser confundidos com os pacientes que têm um tumor do apêndice epitelial disseminado.

Tradicionalmente os pacientes portadores de PMP eram tratados com repetidas CR com objetivo de aliviar sintomas, mas com limitada expectativa na alteração da taxa de sobrevida e de possibilidade de obtenção de cura. Alguns autores como Gough, Mine e Misdraji, relataram aumento de sobrevida nos pacientes que foram submetidos a CR como opção ao invés das usuais cirurgias paliativas. Apesar de um grupo de pacientes permanecer assintomático por muitos anos, a doença quase sempre recidivava e os pacientes evoluíam com sintomas gastrointestinais obstrutivos, com uma frequência elevada. As frequentes cirurgias tornavam-se ineficazes, determinando elevado risco de lesões intestinais. Após a introdução da técnica de CR + HIPEC foi observado um significativo aumento na sobrevida com melhora na qualidade de vida dos pacientes portadores de PMP.

O diagnóstico do PMP na maioria das vezes é obtido através do exame de TC, e baseados em achados radiológicos bem definidos. O exame deverá ser realizado com contraste oral, retal e venoso. A imagem do PMP apresenta baixa atenuação baixa, mas áreas de alta atenuação são observadas em decorrência de elementos sólidos dentro do material mucinoso ou pelo mesentério comprimido. A circulação do líquido peritoneal na cavidade abdominal é determinada pela gravidade e alterações de pressão associadas à respiração e é limitada pela reflexão peritoneal. As células produtoras de mucina no PMP não se aderem facilmente e circulam livremente com o líquido peritoneal. Em alguns casos encontramos obstrução de alças intestinais, bloco de tumores no mesentério e a tumorização do grande omento (*omental cake*) e volumosa ascite mucinosa. O papel da ressonância magnética (RM) ainda não esta bem definido, de acordo com um estudo inicial, o uso de RM parece promissor na seleção dos pacientes com PMP a serem submetidos à citorredução. O PET *scan* tem valor muito limitado para lesões mucinosas.

A colonoscopia não é essencial no estadiamento uma vez que a doença é peritoneal e não intraluminal. Os marcadores tumorais CEA e CA 125 são eficientes na avaliação de prognóstico e de recidiva.

A imagem tomográfica (TC) do tórax, abdome e pelve é de fundamental importância na seleção dos pacientes com indicação de citorredução. Metástase a distância são contraindicação e fator de exclusão. A localização e a quantificação da mucina na cavidade são bem avaliadas e se houver comprometimento do delgado e do mesentério, a chance de realizar uma citorredução ideal torna-se menor. A TC deve ser realizada com contraste intravenoso e oral com cortes finos, devendo avaliar com razoável precisão os casos que se observa intestino delgado compartimentalizado e aqueles como envolvimento difuso do intestino pequeno.

Jacquet desenvolveu uma classificação de avaliação da ressecabilidade pelo exame de TC, que foi validado posteriormente por Sulkin, através das características radiológicas que poderão predizer com acurácia a possibilidade ou não de citorredução completa ou incompleta. A escala se baseia nos achados radiológicos, que são a obstrução segmentar do intestino delgado e massas tumorais maiores que 5 cm de diâmetro no delgado e ou no mesentério, excluindo quando esse bloco tumoral se localiza no íleo terminal. Uma avaliação estatística usando essa classificação permite mostrar pelos achados, a possibilidade de ressecabilidade ou irressecabilidade. Se ambos achados forem observados a chance de citorredução incompleta será de 88% de probabilidade. Pacientes sem nenhum desses achados a citorredução completa será provável em 92% (Quadro 2).

O índice de carcinomatose peritoneal (ICP) é de fundamental importância nas avaliações das neoplasias mucinosas do apêndice, na determinação do prognóstico. Se o ICP for menor que 20 o prognóstico será excelente quando tratados com CR + HIPEC, obtendo uma sobrevida de 94% em 20 anos. Contudo, se o ICP for maior que 20, se houver chance de realizar a citorredução completa a sobrevida é de 64% em 20 anos. Nos casos em que é observado componente invasivo nas neoplasias mucinosas do apêndice o ICP mostra um significante efeito na sobrevida. Embora o ICP seja um indicador de prognóstico, ele não deve ser usado como fator de exclusão de pacientes com neoplasia mucinosa epitelial do apêndice, se for possível realizar uma citorredução completa, uma vez que a sobrevida em pacientes com ICP maior que 20 neste tipo de tumor a sobrevida em longo prazo é de 30%.

Os pacientes após avaliação de estadiamento por critérios de seleção, devemos observar além do PS, as condições clínicas e a comorbidade do paciente, se o tumor é de baixo grau, a idade do paciente, o comprometimento do mesentério, a presença de obstrução em delgado e metástases a distancia e o ICP.

Quadro 2. Avaliação TC de alterações do intestino delgado e do mesentério como preditor de CR

CLASSE	PRESENÇA DE ASCITE	COMPROMETIMENTO DE DELGADO E MESENTÉRIO	PERDA DA NITIDEZ DOS VASOS MESENTÉRICOS	INTERPRETAÇÃO DO TC
0	Não	Não	Não	Aparência normal
I	Sim	Não	Não	Apenas ascite
II	Sim	Espessamento, reforço	Não	Presença de tumor sólido
III	Sim	Espessamento nodular, obstrução segmentar	Sim	Perda da arquitetura normal

Fonte: Jacquet P *et al.*, 1995.

Devido á raridade da disseminação extraperitoneal da PMP ou da DPAM a CR + HIPEC, parece ser a alternativa no tratamento dessa patologia. Sugarbaker *et al.* reportaram 385 pacientes tratados com CCR + HIPEC, com disseminação peritoneal por neoplasias apendiculares. Do grupo inicial, de pacientes submetidos à completa citorredução, para adenomucinose, a sobrevida em 5 anos foi de 86%; em contra partida os pacientes submetidos à CCR com resíduo superior a 2,5 mm obtiveram sobrevida em 5 anos de 10%.

Chang *et al.* publicaram uma análise de 385 pacientes com adenocarcinoma mucinoso do apêndice, na qual foi realizada uma análise multivariada das características histopatológicas do tumor e a abrangência da CR na influência do resultado. Vários outros trabalhos têm verificado essas conclusões e acreditam que a utilização destes critérios patológicos possibilitou definir grupos distintos no prognóstico. O adenocarcinoma do apêndice apresenta duas formas distintas, adenocarcinoma mucinoso maligno, muitas vezes associado ao *pseudomixoma peritonei* e adenocarcinoma do apêndice, com características histológicas semelhantes aos tumores primários do cólon e retos. Embora tenha um comportamento benigno, um pequeno grupo desses pacientes irão apresentar características que determinam mau prognóstico e que se apresentam com um grande volume de implantes peritoneais apresentando pior evolução clínica e menor sobrevida.

Yan *et al.* revisaram as 10 atualizações mais recentes de CR + HIPEC publicadas antes de 2006, nenhum deles eram estudos randomizados ou controlados, sendo cinco deles series com mais de 100 pacientes. A taxa sobrevida em 5 anos variou de 33 e 56%, e taxa de mortalidade entre 0 a 18%, a taxa de morbidade variou de 33 a 56%, o tempo médio de cirurgia variou de 6 a 12 horas, a taxa de reoperação variou de 11 a 21%. O tempo médio de permanência hospitalar 16 a 21 dias.

Yan *et al.*, em outro estudo, revisaram 863 pacientes portadores de tumores do apêndice, tratados com CR + HIPEC em oito instituições nos últimos 15 anos, e encontraram uma sobrevida de 69% em 5 anos nos portadores de tumores do tipo *pseudomixoma peritonei* e no grupo portador de adenomucinose do apêndice a sobrevida estimada de 75% em 20 anos.

MESOTELIOMA PERITONEAL MALIGNO

Mesotelioma peritoneal maligno (MPM) é uma doença incomum que acomete a camadas serosas do peritônio. A sua incidência aumentou após a década de 1970 do século passado decorrente do uso de produtos de amianto. O MPM no passado era considerado como uma doença letal e de tratamento paliativo.

Kass descreve os tumores do tipo MPM a nível microscópico e de prognóstico, em três tipos: benignos, *borderline* e malignos. Tumores benignos incluem adenomatoide e mesotelioma fibroso localizado. A história natural da doença caracteriza-se por tumor recidivante que implica em repetidas ressecções cirúrgicas para controle do tumor. Complicações intra-abdominais associadas, como ascite e a obstrução, podem indicar a presença de histologia maligna. Complicações associadas a quimioterapia e a radioterapia adjuvantes parecem ter tido um maior impacto na morbidade e mortalidade do que a progressão da doença. O padrão histológico maligno se divide em três subtipos histológicos: epitelial, sarcomatoide e mistos (híbrido ou bifásico contendo elementos de ambos, epiteliais e sarcomatoides). O tipo epitelial é o mais comum e apresenta melhor prognóstico. No mesotelioma epitelial existe uma maior variação no padrão de doença, existindo subtipos, onde encontramos pacientes apresentando pequeno volume de doença, padrão mais superficial e outros com uma forma mais invasiva. O volume de ascite não está associado ao volume global de tumor ou capacidade de invasão. O sarcomatoide e tumores mistos são tumores de crescimento rápido e associado a um fenótipo invasivo, apresentando, muitas vezes, grandes números de implantes tumorais na superfície do peritônio visceral e parietal, associado a uma intensa reação dermoplástica. A ressecção completa destes tumores muitas vezes não é possível.

Nos três tipos de mesotelioma maligno, progressão da doença é predominantemente dentro da cavidade peritoneal, ocasionalmente com infiltração linfática mesentérica e é rara a presença de metástases a distancia, o comprometimento local diafragmático é encontrado em uma minoria de pacientes. A causa mais frequente de óbito é pela debilitação sistêmica, associada a efeitos metabólicos, com diminuição da ingesta, perda de proteínas e desidratação associadas à volumosa ascite e paracenteses frequentes. Essa patologia apresenta sintomas muitas vezes vagos e de longa data, com manifestações tardias, sendo associada à ascite maciça, substituição tumoral difusa do grande omento e espessamento do peritônio ao nível do diafragma e da superfície mesentérica.

No MPM a localização anatômica do tumor é de grande importância como determinante do resultado cirúrgico. Quando estão envolvidos varias regiões anatômicas dentro do abdome e da pelve, a chance de obter uma cirurgia citorredutora completa é significantemente reduzida, e são as alterações na região epigástrica e no intestino delgado determinante na irressecabilidade do tumor.

A identificação pré-operatória pela TC do comprometimento do mesotelioma na cavidade abdominal, permite identificar os casos que poderão ser submetidos à cirurgia citorredutora ótima, possibilitando evitar uma cirurgia desnecessária, com alta morbidade e os custos de tratamento elevados e pouco ou nenhum benefício em termos de sobrevida. A Figura 6 define um fluxograma para a seleção de uma abordagem cirúrgica ou não cirúrgica, no MPM, estabelecida por Yan *et al.*

Os grandes tumores na região epigástrica podem impedir um omentectomia menor decorrente do comprometimento da arcada vascular da gástrica esquerda e/ou direita, sendo nessa situação necessária realizar uma gastrectomia total, que deverá ser realizada apenas se o objetivo dessa ressecção for obter uma cirurgia citorredutora ideal ou subideal (CC 0 e CC 1).

Yan *et al.* em análise do maior estudo de registro multicêntrico realizado em instituições especializadas no tratamento de mesotelioma peri-

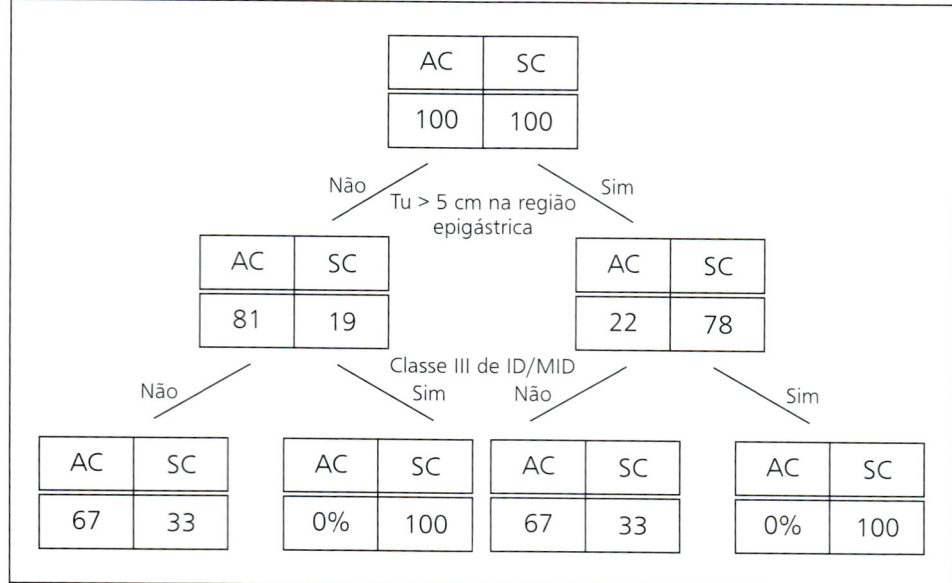

◀ **FIGURA 6.** Avaliação por TC de possibilidade de CR nos pacientes portadores de MPM.

toneal maligno avaliaram 405 pacientes tratados com CR + HIPEC, com 318 (79%) portadores de tumores epiteliais e 48 (12%) portadores de tumores misto ou sarcomatoide, sendo encontrada uma sobrevida mediana de 63 meses nos casos do tipo epitelial e 16 meses para pacientes com o tipo misto ou sarcomatoide (p = 0,006, análise univariável). Neste mesmo estudo o ICP acima de 20 foi preditor negativo na sobrevida, sendo a sobrevida mediana de 119 meses nos casos com ICP igual ou menor que 20, comparado a 39 meses nos casos em que o ICP foi maior que 20 (p = 0,002).

Cerruto et al., analisaram 62 pacientes tratados com CR completa + HIPEC, e encontrou o grau nuclear I apresentando impacto prognóstico positivo de 100% em 10 anos e nos casos o grau nuclear II de 50% em 10 anos.

Deraco et al., em outra publicação, relataram que o fator prognóstico de maior impacto na sobrevida foi a completa citorredução e o índice mitótico. O grau nuclear teve impacto positivo em análise univariada, mas não na análise multivariada.

Baseado nos vários estudos fase II de CR + HIPEC e no estudo multicêntrico publicado por Yan, no qual foram analisados 405 pacientes, houve benefício em longo prazo no tratamento do mesotelioma peritoneal maligno e observou uma sobrevida mediana de 53 meses, com taxas de sobrevidas de 3 e 5 anos de 60 e 47% respectivamente (Quadro 3). Em análise multivariada, os fatores prognósticos positivos independentemente associados à sobrevida, foi subtipo epitelial (p < 0,001), ausência de metástase linfonodal (p < 0,001), completa citorredução CC 0 ou CC 1 (p < 0,001) e uso de HIPEC (p = 0,002). Com base na evidência disponível, concluiu que o padrão de tratamento para o mesotelioma maligno peritoneal é a CR + HIPEC, seguido da quimioterapia sistêmica em pacientes selecionadas, sendo que este tipo de tratamento deve ser realizado em um centro experiente.

SARCOMATOSE PERITONEAL

A sarcomatose peritoneal é definida pela disseminação de sarcomas de partes moles na cavidade abdominal comumente encontrada em pacientes portadores de sarcoma intra-abdominal em estágio avançado. Cerca de 18% de todos os sarcomas, são originados na cavidade abdominal: 15% deles no retroperitônio e 3% deles nas vísceras intra-abdominais. Dos sarcomas intra-abdominais que recidivam, cerca de 80-90% evoluem para sarcomatose, levando em conta características tumorais como: tamanho do tumor, multinodularidade e multifocalidade, e a tendência é ficarem confinadas ao abdome. Embora o prognóstico da sarcomatose seja ruim, as séries que publicaram sobrevida de 5 anos não esclareceram as características dos tumores tratados, e quais os fatores de prognósticos para esclarecer e determinar critérios de seleção que permitam saber quais os mais agressivos e os mais indolentes, possibilitando indicar melhor a cirurgia.

A sarcomatose varia com o volume do tumor, a presença da ascite e a distribuição do tumor dentro da cavidade abdominal. Contudo, esse padrão de evolução da doença disseminada no peritônio se caracteriza como mal prognóstico e quase sempre incurável. A pobre taxa de sobrevida determina que muitos cirurgiões não indiquem a cirurgia e sugerirem medidas não cirúrgicas e apenas suporte paliativo em quase todos os casos. A indicação cirúrgica é reservada nas obstruções intestinais, sangramentos, perfurações de vísceras ou nos controles de ascite.

A quimioterapia por vezes é indicada nos sarcomas de partes moles em diversas instituições quando a doença é de alto risco, no entanto, não dispomos de qualquer prova da sua eficácia. A droga empregada por via intraperitoneal mantém alta concentração locorregional e a nível sistêmico. Como a via intraperitoneal não pode garantir uma penetração de droga adequada nos depósitos de tumor maior do que 1 a 3 mm, a cirurgia citorredutora é a principal condição de escolha prévia a quimioterapia intraperitoneal, além disso, a fixação das células neoplásicas formam aderências e impedem que estas células sejam atingidas por agentes quimioterápicos. As aderências pós-operatórias precoces podem limitar o efeito de terapias intraperitoneal quando dada no pós-operatório. Face a essa característica, optaram por realizar a quimioterapia imediatamente após a ressecção do tumor no peroperatório, que é aplicada em associação a hipertermia. Com base nesse racional foram efetuados estudos também em pacientes com sarcomatose peritoneal.

O primeiro estudo publicado investigando esta abordagem terapêutica em pacientes com PS realizado por Berthet et al., que estudou pacientes tratados por cirurgia citorredutora completa a quimioterapia peritoneal precoce, com ou sem hipertermia. Apenas 16 de 43 realizaram HIPEC. A sobrevida mediana foi de 20 meses, e apenas nos casos submetidos à completa citorredução foi obtido impacto na sobrevida, bem como a CR ótima associado a doxorubicina isolada com HIPEC ou cisplatina e doxorubicina. Os fatores de prognósticos que tiveram impacto significante na sobrevida foram o envolvimento menor que seis regiões (P = 0,0009), aumento do envolvimento menor que quatro regiões (P = 0,0007), envolvimento de menos de 10 sítios anatômicos (P = 0,0002), citorredução completa < 2,5 mm (P = 0,005). O ICP inferior a 13 (P = 0,01). Tipo histológico e grau de sarcoma não foram correlacionados ao prognóstico. Na análise multivariada, um aumento na região abdominopélvica por quatro ou mais mostrou uma relação de risco de 18,5. O envolvimento de 10 ou mais sítios anatômicos mostrou uma razão de risco de 5,9. Estes dados sugerem que pacientes selecionados com sarcoma recidivado devem ser considerados para tratamento complementar e que os resultados da cirurgia de resgate agressiva associada a quimioterapia intraperitoneal dependem do volume e a distribuição da doença, avaliada no momento da cirurgia.

Estudo realizado pelo grupo italiano SITILO utilizando CR associada à HIPEC avaliaram resultado quanto a fator de prognóstico em 60 pacientes portadores de sarcomatose peritoneal, e encontrou ICP médio de 7,7 (2-21) com 68% de citorredução completa e 32% quase completa (tumor residual de 3 mm no maior diâmetro). A HIPEC durou 90 minutos, variando a temperatura de 41,0 a 42,1. As drogas utilizadas que foram o padrão no tratamento foram a doxorrubicina 69 mg (53-91 mg) e cisplatino 107 mg, dependendo do volume de perfusato. O tempo médio de cirurgia foi de 7,2 horas (5,9-11 horas). A taxa de morbidade pós-operatória foi de 23% sem óbitos. As complicações mais frequentes foram fístulas de anastomose, abscessos abdominais, hemoperitôneos e fístulas pancreáticas. O tempo médio de permanência hospitalar foi de 12 dias (9-51). Após um acompanhamento mediano de 28 meses (90-70), 32 pacientes (53%) tinham morrido da doença e 16 (27%) estavam vivos sem evidência de doença. A estimativa mediana de sobrevida global foi de 36 meses e o tempo médio de recidiva local da doença foi de 24 meses. Os fatores prognósticos que influenciaram potencialmente a sobrevivência dos pacientes foram a classificação histológica (alto *versus* baixo grau) e o padrão de citorredução (completo e incompleto) nas análises uni e multivariadas.

Quadro 3. Estudos fase II CR+ HIPEC em pacientes com mesotelioma peritoneal maligno

REFERÊNCIA	CENTRO	AUTOR	ANO	Nº PACIENTES	SOB. MEDIANA (%)
Brigand et al., 2006	Lyon	Glehen	2006	15	36
Sugarbaker et al., 2006	WCC	Sugarbaker	2006	57	54
Alexander et al., 2007	NCI	Alexander	2007	49	92
Elias et al., 2007	Goustav-Roussy	Elias	2007	29	100
Yan et al., 2007	Est.Multicentrico	Yan	2009	405	53
Chua et al., 2009	St. George H.	Morris	2009	20	29
Yano et al., 2009	Basingstoke	Moran	2009	17	44
Barrati et al., 2009	Milan	Deraco	2010	83	60

No consenso de tratamento da sarcomatose peritoneal publicado no *Journal of Surgical Oncology*, em 2008, estabeleceu regras para o tratamento dessa patologia sendo indicado a CR + HIPEC e que os pacientes elegíveis deveriam ser selecionados através dos seguintes critérios de inclusão: sarcomatose com múltiplos implantes comprovados histologicamente que não GIST, cirurgia citorredutora com tumor residual menor que 3 mm, ausência de metástase a distancia na TC ou RM. A seleção dos pacientes deverá ser baseada na estadiamento pré-operatório através de TC de tórax e abdominal. No peroperatório deverá ser utilizado o estadiamento através do ICP. Após seleção se for possível a ressecção então deverá ser realizada a CR + HIPEC com doxorrubicina e cisplatino. Após a votação no consenso concluíram que a CR ideal era aquela com resíduo tumoral menor que 2,5 cm (CC 0). A citorredução paliativa poderia ser realizada quando da impossibilidade da realização da cirurgia radical. A HIPEC tem indicação sempre que o tumor for irressecável e doxorrubicina e cisplatina devem ser as drogas de escolha a serem utilizadas. O acompanhamento deve ser realizado por TC e na recidiva assintomática a quimioterapia sistêmica teve indicação em 92% e a reoperação 75%.

CARCINOMATOSE PERITONEAL DE ORIGEM COLORRETAL

O câncer colorretal em seu estágio IV é uma doença de prognóstico ruim e apresenta uma sobrevida de 10% em 5 anos. O prognóstico é significativamente pior quando esta associado à CP, em que a sobrevida média é de 6,7 meses. Após o fígado, a superfície peritoneal é o principal sítio de disseminação do câncer colorretal, apresentando incidência de 10 a 15%, ao diagnóstico inicial. Em 10 a 35% dos pacientes com recidiva, a CP está confinada apenas à superfície peritoneal; com 30 a 50% dos casos apresentando recidiva próxima ao local de origem. O sucesso inicial das ressecções de metástases colorretais no fígado e no pulmão com aumento expressivo na sobrevida, fez com que a CR fosse indicada nas CP dos tumores com disseminação peritoneais.

Um grande problema que encontramos no seguimento dos pacientes tratados de tumores colorretal é o diagnóstico da recidiva peritoneal na sua fase inicial, o que possibilitaria realizar um tratamento curativo, com uma abordagem terapêutica menos complexa, menos agressiva, com taxas menores de morbimortalidade e de menor custo. Se o diagnóstico da recidiva fosse realizado na fase inicial da doença peritoneal, em que ela fosse o único sitio de recidiva, a possibilidade de diminuir as consequências negativas do tratamento atual em que se emprega a CR + HIPEC.

É necessário determinar o potencial de cura da CR + HIPEC, sendo importante primeiro observar as contraindicações desse tratamento. As contraindicações à CCR + HIPEC são a presença de metástase em outros sítios (com exceção de até três metástases hepáticas), uma *performance status* elevado e extensa CP. Pacientes com ICP superiores a 20 não possuem benefícios quanto à CCR + HIPEC, sendo essa uma contraindicação.

Nos últimos anos, vários grupos têm relatado publicações demonstrando o benefício do tratamento da CR + HIPEC em paciente com CP de origem colorretal. Porém, ainda há a necessidade de esclarecimentos quanto ao real papel das diferentes modalidades de tratamentos da CP de origem colorretal.

Em estudo prospectivo randomizado publicado na Holanda por Verwaal VJ et al. do *Department of Surgery, Netherlands Cancer Institute*, avaliando cirurgia citorredutora e HIPEC *versus* cirurgia paliativa e quimioterapia sistêmica em pacientes com carcinomatose peritoneal de origem colorretal, com objetivo de confirmar a superioridade da CR + HIPEC sobre o tratamento padrão. Foram randomizados 105 pacientes para receber o tratamento padrão com quimioterapia sistêmica (fluorouracil-leucovorin) com ou sem cirurgia paliativa com a CR + HIPEC seguida de quimioterapia sistêmica com o mesmo esquema e o objetivo principal era a análise da sobrevida. Após seguimento superior a 21,6 meses, foi encontrada uma sobrevida mediana de 12 meses no braço tratado pelo esquema padrão e 22,3 meses no braço da CR + HIPEC (*log-rank test*, P = 0,032). A mortalidade pós-operatória no braço da CR + HIPEC foi de 8% e as maiores complicações foram relacionadas com deiscência de anastomose. Este estudo confirmou que o benefício da cura, foi associada a limitado ICP (P < 0,0001) e a completa citorredução (P < 0,0001). A conclusão final desse estudo é que a CR + HIPEC aumenta a sobrevida nos pacientes portadores de carcinomatose de origem colorretal.

Estudo do grupo de língua francesa em que foram analisados 523 pacientes, portadores de CP de tumores adenocarcinoma colorretal, tratados de 1990 a 2007 em 23 diferentes centros, foi observada uma taxa de mortalidade e morbidade grau 3 e 4 de 3 e 31% respectivamente. A sobrevida global mediana foi de 30,1 meses, a sobrevida global em 5 anos foi de 27% e sobrevida livre de doença em 5 anos foi 10%. A completa CR foi realizada em 84% dos casos e a sobrevida mediana foi de 33 meses. Os fatores de prognósticos identificados em análise multivariada foi à completa CR, menor ICP, ausência de metástase linfonodal e o uso de quimioterapia sistêmica e concluíram que a CR + HIPEC no tratamento da CP tem baixa morbimortalidade e tem uma boa sobrevida nos pacientes com ICP menor que 20. Foi observado, também, que o cirurgião teve papel decisivo no tratamento principalmente quando é observado o ICP e a qualidade da CR. E finalmente foram considerados quatro fatores prognósticos relacionados ao intervalo livre de doença, através de análise multivariada: pacientes submetidos a CR completa, a extensão da CP, a presença de metástase hepática, a experiência do centro (acreditação dos centros) e tratamento sistêmico adjuvante. O ICP e a presença de metástase hepática são dados importantes na seleção dos casos a serem submetidos à CR + HIPEC.

Outro estudo foi recentemente publicado pela SITILO em que foram observados 146 pacientes portadores de CP se origem CR tratados por CR + HIPEC em cinco diferentes centros. Em 49% dos pacientes o ICP variou entre 10 a 20 e 18% maior que 20. A CR completa CC 0 foi obtida em 85% e a CC 1 em 7,5% dos casos. A HIPEC foi realizada apenas nos pacientes submetidos à CR ideal. A taxa de morbidade foi de 27%, que foram relacionadas ao tempo de cirurgia (p = 004) e a extensão de CR. A extensão da doença está relacionada (ICP) à morbidade (p = 0,02). A mortalidade pós-operatória foi de 2,7%. A sobrevida global em 2 anos foi 45%, com uma sobrevida mediana de 21 meses e a taxa de sobrevida livre de doença em 2 anos de 33%. A conclusão do estudo foi que a sobrevida diminui com o aumento do ICP e que quando foram excluídos os casos de pacientes portadores de metástase hepática ressecada antes ou durante a cirurgia de CR houve melhora na sobrevida. A presença de metástase hepática ressecada a qualquer momento do curso da doença teve impacto desfavorável influenciando a sobrevida mediana de 22 sem metástase hepática para 6 meses com metástase hepática (p < 0,001). Nos pacientes em que foram observados sítios desfavoráveis de ressecção tiveram pior sobrevida. O padrão de CR esta fortemente relacionada à sobrevida. CR CC 0 a sobrevida em 2 anos foi de 50% com sobrevida mediana de 25 meses e nos casos submetidos a CR CC 1 foi 10% com sobrevida mediana de 11 meses e nos casos em que a CR foram CC 2 e CC 3 não houve nenhum caso com sobrevida em 2 anos e a sobrevida mediana foi de 8 meses (p = 0,0001). A conclusão do estudo foi que uma criteriosa seleção dos pacientes permitiu uma elevada taxa de CR + HIPEC que resultou em uma sobrevida mediana de 21 meses em pacientes com extensa CP.

A indicação da CR + HIPEC no tratamento da CP de origem colorretal ainda é uma questão controversa. O racional do seu uso é a comparação ao tratamento e resultados nos pacientes portadores de metástase hepática como o único sitio de recidiva tumoral, tratados por cirurgia. A falta de ensaios clínicos randomizados controlados com drogas com maior eficiência, como as utilizadas atualmente no tratamento das metástases hepática nos tumores colorretal, comparando com a CR + HIPEC é a principal critica.

O único trabalho prospectivo randomizado comparando CR + HIPEC, realizado por Verwaal *et al.*, já citado anteriormente que apesar do esforço do grupo holandês são encontradas algumas críticas. A droga utilizada foi o 5-fluorouracil, em vez de usar drogas mais eficientes como carboplatina, irinotecano. A amostra do estudo é pequenas e com certeza não permitiu equilibrar a estratificação dos fatores analisados. No braço cirúrgico, os pacientes com menor ICP l tiveram uma sobrevida mediana de 29 meses, enquanto os pacientes com maior ICP tiveram tinham uma sobrevida mediana de 5 meses e não é esclarecida a extensão da doença peritoneal nos pacientes do braço controle. E para concluir, em decorrência da maioria dos casos terem recebido quimioterapia sistêmica é impossível determinar quais das duas terapias contribuíram no aumento da sobrevida

Algumas críticas são importantes serem esclarecidas no tratamento de CR + HIPEC. Primeiro o benefício da HIPEC, se o resultado positivo dessa terapêutica apenas é possível quando se realiza uma cirurgia citorredutora máxima, isto é, completa ou quase completa. Na maioria dos estudos é demonstrada que a CR é fator prognóstico independente, assim como o ICP. Outra questão são as drogas a serem empregadas. Atualmente o emprego de novas drogas possibilitou o aumento de sobrevida em pacientes como metástase hepática nos pacientes com o mesmo tipo de tumor. Devemos esperar que após uma cirurgia citorredutora máxima associada a esquemas com drogas como carboplatina, irinotecano, bevacizumab e cetuximab, os resultados seriam bem melhores, com menor morbidade e mortalidade e possibilitaria responder à grande questão, a HIPEC ou a CR é o principal fator de prognóstico nessa doença.

CARCINOMATOSE PERITONEAL DE ORIGEM GÁSTRICA

A disseminação peritoneal é o principal sítio de recidiva do câncer gástrico. A disseminação peritoneal está presente em 5 a 20% dos pacientes submetidos à exploração cirúrgica por câncer gástrico. Em razão da história natural do câncer gástrico, cursando com disseminação tumoral por semeadura de implantes tumorais, alguns autores propõem a HIPEC como terapia adjuvante à cirurgia curativa do câncer gástrico.

Na carcinomatose do adenocarcinoma gástrico alguns estudos realizados no Japão e Coreia foram analisados através de revisão de literatura por metanálise em que foi empregado o uso de HIPEC adjuvante à cirurgia curativa, em paciente portador de câncer gástrico localmente avançado e concluíram que essa terapêutica pode ser benéfica, mas é necessário que seja realizado um estudo multicêntrico prospectivo e randomizado para se obter conclusões definitivas. Estudos japoneses multicêntricos e randomizados em que foram analisados pacientes tratados com gastrectomia e HIPEC observaram taxas de sobrevida que variaram de 10 a 43%. Relatos de séries Ocidentais não estão disponíveis ainda.

Nitecki et al. analisaram 101 pacientes portadores de tumor primários do tipo adenocarcinoma de origem gastrointestinal, que apresentavam metástases peritoneais e observaram que nos pacientes submetidos à CR completa e HIPEC, obtiveram um intervalo livre de doença de 24 meses.

No consenso publicado por Bozzetti em 2008 foi analisado a indicação do tratamento locorregional no tratamento e prevenção e da CP do adenocarcinoma No que diz respeito a perfusão peritoneal com fármacos citotóxicos com ou sem hipertermia para prevenir carcinomatose peritoneal em pacientes de alto risco, há alguns randomizado clínicos e uma metanálise suportando um benefício do procedimento. No entanto, disparidade na metodologia (droga, dosagem, duração do tratamento, adição de hipertermia etc.) opõe-se a adoção de um protocolo comum para ser usado na prática clínica em pacientes de alto risco. Uma vez estabelecida a carcinomatose peritoneal, a abordagem relatada na literatura é a CR + HIPEC, mas os dados que fundamentam esses benefícios são escassos e limitados a poucos centros com experiência específica neste campo. No que diz respeito às questões principais dirigidas para o painel de peritos e relativa às indicações de tratamento e metodologia, houve uma coerência geral entre os especialistas e acordo com as conclusões da literatura. A necessidade de um estudo multicêntrico para confirmar os benefícios e os riscos de quimioterapia intraperitoneal foi reconhecida pelos participantes do consenso.

A CP no câncer gástrico é um evento frequente mesmo na fase inicial da doença. Estima-se que entre 15 a 50% tem CP na exploração cirúrgica, especialmente quando há comprometimento da serosa. Os principais fatores de risco para PC são comprometimento da serosa, comprometimento linfonodal, lesões invasivas, tumores de grande tamanho. Essas taxas podem aumentar drasticamente se células neoplásicas são positivas no lavado peritoneal A CP, uma vez estabelecido, é associado a uma sobrevida ruim variando 1 a 9 meses e até 5 anos. Disseminação peritoneal é a razão mais comum para falha após a quimioterapia intensiva e quimioterapia sistêmica ineficazes contra carcinomatose peritoneal. A experiência com CR + HIPEC é limitada, existem três estudos institucionais em pacientes com câncer gástrico, um retrospectivo (42 pacientes), um prospectivo (49 pacientes) e um comparativo não randomizado (34 pacientes). A mediana de sobrevida variou de 8 meses a 11 meses e a sobrevida em 5 anos variou de 6 a 16%.

A completa citorredução, o ICP menor e ausência de ascite foram fatores prognósticos favoráveis na sobrevida. Mais precisamente, em pacientes com CCR -0 ou CCR-1 a sobrevida mediana foi de 21,3 meses e a sobrevida em 5 anos foi de 29,4%.

No consenso a HIPEC é indicada apenas em CR CC 0 e CC 1, na ausência de metástase a distancia e ascite e são favoráveis à associação à quimioterapia. A necessidade de ser realizado um estudo multicêntrico randomizado com dois braços em pacientes submetidos à cirurgia curativa.

O potencial de impacto da cirurgia citorredutora completa é demonstrado em várias séries para câncer do apêndice, colorretal e gástrico, mas somente quando é realizada a completa ressecção do tumor primário.

EXPERIÊNCIA PESSOAL

Iniciamos a nossa experiência com CR associada à HIPEC, em 1994, no Instituto Nacional de Câncer do Ministério da Saúde e, em nossa clínica privada, tratando pacientes portadores de tumores do tipo *pseudomixoma peritonei* e adenocarcinoma mucinoso do apêndice e de ovário, mesotelioma maligno peritoneal e sarcomatose com ICP < 13, sendo pioneira na sua realização, com algumas publicações demonstrando indicações e resultados preliminares.

No início de nossa experiência desenvolvemos junto com o setor de desenvolvimento de produtos da Zammi, um equipamento próprio para realização da perfusão aquecida, que permitisse a realização de uma HIPEC, dentro dos padrões estabelecidos pelos departamentos da saúde do trabalhador (DISAT) e outros seguimentos envolvidos na realização dessa técnica. Foi necessário idealizar e criar o equipamento apropriado para a realização de um procedimento seguro e eficaz, garantindo um menor ou quase nenhum risco aos envolvidos na sua realização do tratamento.

No momento indicamos essa terapêutica em pacientes selecionados com ICP passível de ressecção e como condições clínicas necessárias para serem submetidos a esse padrão de ressecção em que o PS < 2. A HIPEC somente é realizada em pacientes que foram submetidos a CR CC 0 e CC 1. Usamos a técnica fechada face ao menor exposição e diminução de risco ocupacional dos profissionais de saúde envolvido no tratamento na sala de cirurgia durante a perfusão do quimioterápico. Utilizamos solução de diálise de dextrose a 1,5% a 43°C e após atingir a temperatura ideal a perfusão é mantida por 60 minutos.

As drogas utilizadas são escolhidas de acordo com o tipo histológico do tumor (Quadro 4).

Quadro 4. Drogas utilizadas para HIPEC

DROGAS	P. MOLECULAR	DOSE IP (MG/M2)	AUC	PENETRAÇÃO DA DROGA	AÇÃO TÉRMICA
Mitomicyna C	334.3	25-35	10-23.5	2 mm	+
Cisplatina	300.1	50-120	13-21	1-3 mm	+
Carboplatina	371.3	350-460	1.9-5.3	0-5 mm	+
Oxaliplatina	397.3	460	3.5	1-2 mm	+
Paclitaxel	853.9	20-175	NA	> 80 camadas cel	?
Docetaxel	861.9	40-156	207	NA	+
Topotecan	457.9		NA	NA	?
Irinotecan	677.2		NA	NA	+/-
Mitoxantrona	517.4	28	15.2	5-6 camadas cel	+/-
Doxorubicina	523.5	60-75	162	4-6 camadas cel	+

Fonte: WP Ceelen, MD, PhD Surgical Oncology, Ghent University Hospital.

CASUÍSTICA PESSOAL

No período de 1994 a 2012, tratamos 163 pacientes portadores de carcinomatose peritoneal. Realizamos CR + HIPEC em 83 casos. O tipo histológico mais frequente foi o *pseudomixoma peritonei* em 48 casos, adenocarcinoma do ovário em 18 casos, adenocarcinoma colorretal em nove casos, mesotelioma peritoneal maligno em cinco casos e sarcomatose peritoneal em três casos. Nos restantes 48 casos, realizamos apenas CR sem HIPEC, e em três casos realizamos HIPEC para tratar ascite neoplásica refratária sem citorredução.

O nosso tempo médio de cirurgia é de 7 horas, e o tempo médio de permanecia é de 9 dias. A taxa de morbidade é de 36% e a taxa de mortalidade 7, sendo relacionada ao elevado número de citorredução ideal com maior número de ressecções e anastomoses. A taxa de reoperação foi de 13%.

CUIDADOS PEROPERATÓRIOS

A complexidade da CR associada à HIPEC leva a alterações fisiopatológicas relevantes e extremas, conferindo um desafio durante o período peroperatório.

O controle térmico do paciente representa um desafio ao anestesista, visto que o paciente, durante a fase citorredutora, possui perdas hídricas substanciais, durante a drenagem da ascite e a exposição visceral, durante um procedimento longo, sendo necessário o controle térmico pelo aporte de calor. Contrastando com isso, durante a fase hipertérmica da infusão peritoneal a temperatura corporal pode chegar a 40,5°C; aumentando a demanda por oxigênio, acidose metabólica e aumento na demanda cardíaca. A manutenção volêmica durante a fase citorredutora com soluções cristaloides, coloide e outros antes da HIPEC é de suma importância para prevenir alterações fisiológicas excessivas durante a HIPEC, com uma necessidade hídrica de até 12 mL/kg/h.

O pós-operatório deve seguir em unidade de terapia intensiva, com o controle álgico intenso, sendo ressaltada a intensidade da perda hídrica decorrente da cirurgia agressiva associada à resposta inflamatória, devendo permanecer por até por 72 horas na unidade pós-operatória após o fim da cirurgia, sendo necessário que as regras de seguranças sejam asseguradas para preservar os profissionais envolvidos no tratamento.

MORBIDADE E MORTALIDADE DA CR + HIPEC

O tempo médio de cirurgia variou de 4 a 10 horas e em decorrência da complexidade dos procedimentos realizados na cirurgia citorredutora, a morbidade e mortalidade são consideráveis. Devemos lembrar que um grande número de pacientes foram previamente tratados e submetidos a mais de uma laparotomia antes, o que determina maior risco de complicações em face de aderências e alterações anatômicas, resultando em maior incidência de fístula intestinal e elevada perda sanguínea. As morbidades mais frequentes são fístulas digestiva e pancreática, deiscência de anastomose, abscesso intra-abdominal, pneumonia e tromboembolismo. Devemos considerar as complicações inerentes ao uso do quimioterápico.

A taxa de reoperação nas diversas séries varia de 11 a 21%. A taxa de mortalidade varia de 0 a 14% e o tempo médio de permanência varia de 16 a 21 dias.

INFLUÊNCIA DA CURVA DE SOBREVIDA

Recentes publicações sugerem que as taxas iniciais de morbidade e mortalidade observadas na técnica de CR + HIPEC estão relacionadas ao número de casos tratados e que os resultados são melhores nos grupos com maior volume e experiência nessa técnica cirúrgica e os resultados são melhores nos centros especializados no tratamento dessa patologia, onde os cirurgiões são habilitados e selecionam melhores os casos de acordo com fatores de prognósticos bem definidos e as equipes multidisciplinares foram treinadas em todos os acompanhamentos do tratamento.

CONCLUSÃO

A CR + HIPEC é um tratamento complexo de alto custo, associado a elevada taxas de morbidades e mortalidade e a curva de aprendizado individual está diretamente relacionada ao volume de pacientes tratados.

Os profissionais, em geral, não têm experiência no tratamento da doença peritoneal e, ocasionalmente, deparam-se com um caso esporádico. Nessa situação a melhor conduta seria a confirmação histopatológica do tumor, a realização do estadiamento com exames de TC e marcadores tumorais específicos e encaminhar os pacientes aos centros de referências no tratamento da doença peritoneal neoplásica, evitando cirurgias que possam agregar uma morbidade que aumente o tempo de início do tratamento necessário.

BIBLIOGRAFIA

Ajani JA, Ota DM, Jackson DE. Current strategies in the management of locoregional and metastatic gastric carcinoma. *Cancer* 1991;67:260-65.

Alexander HR, Hanna N, Pingpank JF. Clinical results of cytoreduction and hipec for malignant peritoneal mesothelioma. *Cancer Treat Res* 2007;134:343-55.

Baines M, Oliver DJ, Carter RL. Medical management of intestinal obstruction in patients with advanced malignant disease. *Lancet* 1985;84:990-93.

Baratti D, Kusamura S, Cabras AD et al. Lymph node metastases in diffuse malignant peritoneal mesothelioma. *Ann Surg Oncol* 2010;17:45-53.

Berthet B, Sugarbaker TA, Chang D et al. Quantitative methodologies for selection of patients with recurrent abdominopelvic sarcoma for treatment. *Eur J Cancer* 1999;35:413-19.

Boku T, Nakane Y, Minoura T et al. Prognostic significance of serosal invasion and free intraperitoneal cancer cells in gastric cancer. *Br J Surg* 1990;77:436-39.

Bozzetti F, Yu W, Baratti D et al. Locoregional treatment of peritoneal carcinomatosis from gastric cancer. *J Surg Oncol* 2008;98:273-76.

Brigand C, Monneuse O, Mohamed F et al. Peritoneal mesothelioma treated by cytoreductive surgery and intraperitoneal hyperthermic chemotherapy: results of a prospective study. *Ann Surg Oncol* 2006;13:405-12.

Cavaliere F, Valle M, De Rosa B et al. Peritonectomy and chemohyperthermia in the treatment of peritoneal carcinomatosis: learning curve. *Suppl Tumori*. 2005;4:S119-21.

Cerruto CA, Brun EA, Chang D et al. Prognostic significance of histomorphologic parameters in diffuse malignant peritoneal mesothelioma. *Arch Pathol Lab Med* 2006;130:1654-61.

Chu DZ, Lang NP, Thompson C et al. Peritoneal carcinomatosis in nongynecologic malignancy. A. prospective study of prognostic factors. *Cancer* 1989;63:364-67.

Chua TC, Yan TD, Morris DL. Outcomes of cytoreductive surgery and hyperthermic intraperitoneal chemotherapy for peritoneal mesothelioma: the Australian experience. *J Surg Oncol* 2009;99:109-13.

Dedrick RL. Theoretical and experimental bases of intraperitoneal chemotherapy. *Semin Oncol* 1985;12(3 Suppl 4):1-6.

Deraco M, Elias D, Glehen O et al. Peritoneal surface malignancy. In: DeVita VT, Lawrence T, Rosenber SA. (Eds.). *Cancer: principles and practice of oncology*. 9th ed.

Deraco M, Nonaka D, Baratti B et al. Prognostic analysis of clinicopathologic factors in 49 patients with diffuse malignant peritoneal mesothelioma treated with cytoreductive surgery and intraperitoneal hyperthermic perfusion. *Ann Surg Oncol* 2006;13:229-37.

Eilber FC, Rosen G, Forscher C et al. Surgical resection and intraperitoneal chemotherapy for recurrent abdominal sarcomas. *Ann Surg Oncol* 1999;6:645-50.

Elias D, Bedard V, Bouzid T et al. Malignant peritoneal mesothelioma: treatment with maximal cytoreductive surgery plus intraperitoneal chemotherapy [French]. *Gastroenterol Clin Biol* 2007;31:784-88.

Elias D, Blot F, El Otmany A et al. Curative treatment of peritoneal carcinomatosis arising from colorectal cancer bycomplete resection and intraperitoneal chemotherapy. *Cancer* 2001;92:71-76.

Elias D, Bonnay M, Puizillou JM et al. Heated intra-operative intraperitoneal xaliplatino after complete resection of peritoneal carcinomatosis: pharmacokinetics and tissue distribution. *Ann Oncol* 2002;13(2):267-72.

Elias D, Gilly F, Boutitie F et al. Peritoneal colorectal carcinomatosis treated with surgery and perioperative intraperitoneal chemotherapy: retrospective analysis of 523 patients from a multicentric French study. *J Clin Oncol* 2010;28:63-68.

Fujimoto S, Takahashi M, Mutou T et al. Improved mortality rate of gastric carcinoma patients with peritoneal carcinomatosis treated with intraperitoneal hyperthermic chemoperfusion combined with surgery. *Cancer* 1997;79(5):884-91.

Glehen O, Kwiatkowski F, Sugarbaker PH et al. Cytoreductive surgery combined with perioperative intraperitoneal chemotherapy for the management of peritoneal carcinomatosis from colorectal cancer: A multiinstitutional study. *J Clin Oncol* 2004;22:3284-92.

Glehen O, Osinsky D, Beaujard AC et al. Natural history of peritoneal carcinomatosis from nongynecologic malignancies. *Surg Oncol Clin N Am* 2003;12:729-39.

Glehen O, Schreiber V, Cotte E et al. Cytoreductive surgery and intraperitoneal chemohyperthermia for peritoneal carcinomatosis arising from gastric cancer. *Arch Surg* 2004;139:20-26.

Gough DB, Donohue JH, Schutt AJ et al. Pseudomyxoma peritonei. Long-term patient survival with an aggressive regional approach. *Am Surg* 1994;219(2):112-19.

Gu Ner Z, Schmidt U, Dahlke MH et al. Cytoreductive surgery and intraperitoneal chemotherapy for pseudomyxoma peritonei. *Int J Colorectal Dis.* 2005;20:155-60.

Hall JJ, Loggie BW, Shen P et al. Cytoreductive surgery with intraperitoneal hyperthermic chemotherapy for advanced gastric ancer. *J Gastrointest Surg* 2004;8:454-63.

Hildebrandt B, Wust P, Ahlers O et al. The cellular and molecular basis of hyperthermia. *Crit Rev Oncol Hematol* 2002;43(1):33-56.

Hioki M, Gotohda N, Konishi M et al. Predictive factors improving survival after gastrectomy in gastric cancer patients with peritoneal carcinomatosis. *World J Surg* 2010;34(3):555-62.

Jacquet P, Jelinek JS, Chang D et al. Abdominal computed tomographic scan in the selection of patients with mucinous peritoneal carcinomatosis for cytoreductive surgery. *J Am Coll Surg* 1995;181:530-38.

Jaques DP, Coit DG, Hajdu SI et al. Management of primary and recurrent soft-tissue sarcoma of the retroperitoneum. *Ann Surg* 1990;212:51-59.

Kass ME. Pathology of peritoneal mesothelioma. In: Sugarbaker P. (Ed.). *Peritoneal carcinomatosis: drugs and diseases*. Boston, MA: Kluwer, 1996. p. 213-25.

Koppe MJ, Boerman OC, Oyen WJ et al. Peritoneal carcinomatosis of colorectal origin: incidence and current treatment strategies. *Ann Surg* 2006;243:212-22.

Lee CC, Lo SS, Wu CW et al. Peritoneal recurrence of gastric adenocarcinoma after curative resection. Hepatogastroenterology 2003;50:1720-22.

Los G, Mutsaers PH, Lengletw J et al. Platinum distribution in intraperitoneal tumors after intraperitoneal cisplatin treatment. *Cancer Chemother Pharmacol* 1990;25(6):389-94.

Los G, Van Vugt MJ, Pinedo HM. Response of peritoneal solid tumours after intraperitoneal chemohyperthermia treatment with cisplatin or carboplatin. *Br J Cancer* 1994;69(2):235-41.

Loungnarath R, Causeret S, Bossard N et al. Cytoreductive surgery with intraperitoneal chemohyperthermia for the treatment of pseudomyxoma peritonei: a prospective study. *Dis Colon Rectum* 2005;48:1372-79.

Low RN, Barone RM, Gurnet JM et al. Mucinous appendiceal neoplasms: preoperative MR staging and tumor classification compared to surgical and histopathological findings. *AJR Am J Roentgenol* 2008 Mar.;190(3):656-65.

Maehara Y, Hasuda S, Koga T et al. Postoperative outcome and sites of recurrence in patients following curative resection of gastric cancer. *Br J Surg* 2000;87:353-57.

Marrelli D, Roviello F, de Manzoni G et al. Different patterns of recurrence in gastric cancer depending on Lauren's histological type: longitudinal study. *World J Surg* 2002;26:1160-65.

Meyn RE, Corry YPM, Fletcher SE et al. Thermal enhancement of DNA damage in mammalian cells treated with cis-diamminedichloroplatinum(II). *Cancer Res* 1980;40(4):1136-39.

Miner TJ, Shia J, Jaques DP et al. Long-term survival following treatment of pseudomyxoma peritonei: an analysis of surgical therapy. *Ann Surg* 2005;241:300-08.

Miraliakbari R, Chapman WH 3rd. Laparoscopic treatment of an appendiceal mucocele. *J Laparoendosc Adv Surg Tech A* 1999; 9(2):159-63.

Misdraji J, Yantiss RK, Graeme-Cook FM et al. Appendiceal mucinous neoplasms: a clinicopathologic analysis of 107 cases. *Am J Surg Pathol* 2003;27:1089-103.

Mohamed F, Cecil T, Moran B et al. A new standard of care for the management of peritoneal surface malignancy. *Curr Oncol* 2011 Apr.;18(2):e84-96.

Moran B, Baratti D, Yan TD et al. Consensus statement on the loco-regional treatment of appendiceal mucinous neoplasms with peritoneal dissemination (Pseudomyxoma Peritonei). *J Surg Oncol* 2008;98:277-82.

Moran BJ, Cecil TD. The etiology, clinical presentation, and management of pseudomyxoma peritonei. *Surg Oncol Cin N Am* 2003;12(3):585-603.

Moran BJ. Decision-making and technical factors account for the learning curve in complex surgery. *J Public Health (Oxf)* 2006;28:375-78.

Moran BJ. Establishment of a peritoneal malignancy treatment centre in the United Kingdom. *Eur J Surg Oncol* 2006;32:614-18.

Ng EH, Pollock RE, Munsell MF et al. Prognostic factors influencing survival in gastrointestinal leiomyosarcomas. *Ann Surg* 1992;215:68-77.

Nitecki SS, Wolff BG, Schlinkert R et al. The natural history of surgically treated primary adenocarcinoma of the appendix. *Ann Surg* 1994;219:51-57.

Okajima K, Yamada S. Surgical treatment of far-advanced gastric cancer. *Jpn J Cancer Clin* 1986;32:1203-9.

Oleson JR, Calderwood K, Coughlin CT et al. Biological and clinical aspects of hyperthermia in cancer therapy. *Am J Clin Oncol* 1983;11(3):368-80.

Ronnett BM, Seidman JD. Mucinous tumors arising in ovarian mature cystic teratomas: relationship to the clinical syndrome of pseudomyxoma peritonei. *Am J Surg Pathol* 2003;27:650-57.

Ronnett BM, Zahn CM, Kurman RJ et al. Disseminated peritoneal adenomucinosis and peritoneal mucinous carcinomatosis. A clinicopathologic analysis of 109 cases with emphasis on distinguishing pathologic features, site of origin, prognosis, and relationship to "pseudomyxoma peritonei". *Am J Surg Pathol* 1995;19(12):1390-408.

Rossi CR, Casali P, Kusamura S et al. The consensus statement on the locoregional treatment of abdominal sarcomatosis. *J Sur Oncol* 2008;98:291-94.

Rossi CR, Deraco M, De Simone M et al. Hyperthermic intraperitoneal intraoperative chemotherapy after cytoreductive surgery for the treatment of abdominal sarcomatosis: clinical outcome and prognostic factors in 60 consecutive patients. *Cancer* 2004;100:1943-50.

Rossi CR, Foletto M, Mocellin S et al. Hyperthermic intraoperative intraperitoneal chemotherapy with cisplatin and doxorubicin in patients who undergo cytoreductive surgery for peritoneal carcinomatosis and sarcomatosis: phase i study. *Cancer* 2002;94:492-99.

Roviello F, Marrelli D, de Manzoni G et al. Prospective study of peritoneal recurrence after curative surgery for gastric cancer. *Br J Surg* 2003;90:1113-19.

Ryan DP. *Cytoreductive surgery and hyperthermic intraperitoneal chemotherapy: history repeating iself or a new standard?* Annual Meeting Educational Book. ASCO, 2011.

Sadeghi B, Arvieux C, Glehen O et al. Peritoneal carcinomatosis from non-gynecologic malignancies: results of the EVOCAPE 1 multicentric prospective study. *Cancer* 2000;88:358-63.

Schmidt C, Moritz S, Rath S, Grossmann E et al. Perioperative management of patients with cytoreductiva surgery for peritoneal carcinomatosis. *J Surg Oncol* 2009;100:297-301.

Smeenk RM, Bruin SC, van Velthuysen ML et al. Pseudomyxoma peritonei. *Curr Probl Surg* 2008;45:527-75.

Smeenk RM, Verwaal VJ, Zoetmulder FA. Toxicity and mortality of cytoreduction and intraoperative hyperthermic intraperitoneal chemotherapy in pseudomyxoma peritonei—a report of 103 procedures. *Eur J Surg Oncol* 2006;32:186-90.

Souza Filho O et al. Carcinomatose peritoneal. Gastro-oncologia de gastroenterologia da Sociedade de Gastroenterologia do Rio de Janeiro 2002. p. 249-68.

Souza Filho O et al. Hipertermoquimioterapia em cirurgia oncológica. Manual de cirurgia oncológica. In: *Manual de cirurgia oncológica*. São Paulo: Tecmedd, 2006. p. 947-69.

Souza Filho O et al. *Hipertermoquimioterapia em cirurgia oncológica. Manual de cirurgia oncológica*. São Paulo: Tecmedd, 2008. p. 947-69.

Souza Filho O et al. Hipertermoquimioterapia no tratamento do câncer gástrico. *Câncer. Gástrico.* Rio de Janeiro: Revinter 1999. p. 241-46.

Souza Filho O et al. Quimioterapia associada a cirurgia no câncer do ovário. Revista Pratica Médica V Simpósio Mineiro de Oncologia 26-34 Abr. 2003.

Souza Filho O et al. Quimioterapia intraperitoneal no câncer gástrico. Livro Atualização em Câncer Gástrico. São Paulo: Tecmedd, 2005. p. 269-79.

Spratt JS, Adcock RA, Sherrill W. Hyperthermic peritoneal perfusion system in canines. *Cancer Res* 1980;40:253-55.

Spratt JS, Edwards M, Kubota T et al. Peritoneal carcinomatosis: anatomy, physiology, diagnosis, management. In: hickey R, Clark RL (Eds.). Current problems in cancer. Chicago: Yearbook, 1986. p. 558-84.

Stewart JH, Perry S, Levine E. Intraperitoneal hyperthermic chemotherapy for peritoneal surface malignancy: current status and future directions. *Ann Surg Oncol* 2005;12:765-77.

Sugarbaker PH, Alderman R, Edwards G et al. Prospective morbidity and mortality assessment of cytoreductive surgery plus perioperative intraperitoneal chemotherapy to treat peritoneal dissemination of appendiceal mucinous malignancy. *Ann Surg Oncol* 2006;13:635-44.

Sugarbaker PH, Chang D. Results of treatment of 385 patients with peritoneal surface spread of appendiceal malignancy. *Ann Surg Oncol* 1999; 6:727.

Sugarbaker PH, Ronnett BM, Archer A et al. Pseudomyxoma peritonei syndrome. *Adv Surg* 1996;30:233-80.

Sugarbaker PH, Stuart OA. Pharmacokinetic and phase II study of heated intraoperative intraperitoneal melphalan. *Cancer Chemother Pharmacol* 2007;59:151-55. Epub 2006.

Sugarbaker PH, Yan TD, Stuart OA et al. Comprehensive management of diffuse malignant peritoneal mesothelioma. *Eur J Surg Oncol* 2006;2:686-91.

Sugarbaker PH, Yonemura Y. Clinical pathway for the management of resectable gastric cancer with peritoneal seeding: best palliation with a ray of hope for cure. *Oncology* 2000;58:96-107.

Sugarbaker PH. *Achieving long-term survival with cytorreductive surgery and perioperative chemotherapy to peritoneal surfaces for metastatic colon cancer.* Annual Meeting Educational Book. ASCO, 2011.

Sugarbaker PH. Cytoreductive surgery and peri-operative intraperitoneal chemotherapy as a curative approach to pseudomyxoma peritonei syndrome. *Eur J Surg Oncol* 2001;27(3):239-43.

Sugarbaker PH. Epithelial appendiceal neoplasms. *Cancer J* 2009;15:225-35.

Sugarbaker PH. Intraperitoneal chemotherapy and cytoreductive surgery for the prevention and treatment of peritoneal carcinomatosis and sarcomatosis. *Semin Surg Oncol* 1998;14:254-61.

Sugarbaker PH. New standard of care for appendiceal epithelial neoplasms and pseudomyxoma peritonei syndrome? *Lancet Oncol* 2006;7:69-76.

Sugarbaker PH. Peritonectomy procedures. *Ann Surg* 1995;221:29-42.

Sugarbaker PH. Treatment of peritoneal carcinomatosis from colon or appendiceal cancer with induction intraperitoneal chemotherapy. In: Sugarbaker PH. (Ed.). *Peritoneal carcinomatosis: principles of management.* Boston: Kluwer, 1996. p. 317-35.

Sulkin TV, O'Neill H, Amin AI *et al.* CT in pseudomyxoma peritonei: a review of 17 cases. *Clin Radiol* 2002;57:608-13.

Verwaal VJ, Bruin S, Boot H et at. 8-year follow-up of a randomized trial: cytoreduction and hyperthermic intraperitoneal chemotherapy versus systemic chemotherapy in patients with peritoneal carcinomatosis of colorectal cancer. *Ann Surg Oncol* 2008;15:2426-32.

Verwaal VJ, van Ruth S, de Bree E *et al.* Randomized trial of cytoreduction and hyperthermic intraperitoneal chemotherapy versus systemic chemotherapy and palliative surgery in patients with peritoneal carcinomatosis of colorectal cancer. *J Clin Oncol* 2003;21:3737-43.

Verwaal VJ, van Tinteren H, Ruth SV *et al.* Toxicity of cytoreductive surgery and hyperthermic intra-peritoneal chemotherapy. *J Surg Oncol* 2004;85:61-67.

Wu CW, Lo Wu SS, Shen KH *et al.* Incidence and factors associated with recurrence patterns after intended curative surgery for gastric cancer. *World J Surg* 2003;27:153-58.

Yamada S, Takeda T, Matsumoto K. Prognostic analysis of malignant pleural and peritoneal effusions. *Cancer* 1983;51:136-40.

Yan TD, Black D, Savady R *et al.* A systematic review on the efficacy of cytoreductive surgery and perioperative intraperitoneal chemotherapy for pseudomyxoma peritonei. *Ann Surg Oncol* 2007;14:484-92.

Yan TD, Brun EA, Sugarbaker PH. Discordant histology of primary appendiceal adenocarcinoid neoplasms with peritoneal dissemination. *Ann Surg Oncol* 2008;15:1440-46.

Yan TD, Deraco M, Baratti D *et al.* Cytoreductive surgery and hyperthermic intraperitoneal chemotherapy for malignant peritoneal mesothelioma: multi-institutional experience. *J Clin Oncol* 2009;27:6237-42.

Yan TD, Haveric N, Carmignani P *et al.* Abdominal computed tomography scans in the selection of patients with malignant peritoneal mesothelioma for comprehensive treatment with cytoreductive surgery and perioperative intraperitoneal chemotherapy. *Cancer* 2005;15:839-49.

Yan TD, Links M, Fransi S *et al.* Learning curve for cytoreductive surgery and perioperative intraperitoneal chemotherapy for peritoneal surface malignancy—a journey to becoming a nationally funded peritonectomy center. *Ann Surg Oncol* 2007;14:2270-80.

Yano H, Moran BJ, Cecil TD *et al.* Cytoreductive surgery and intraperitoneal chemotherapy for peritoneal mesothelioma. *Eur J Surg Oncol* 2009;35:980-85.

Yonemura Y, Fujimura T, Nishimura G *et al.* Effects of intraoperative chemohyperthermia in patients with gastric cancer with peritoneal dissemination. *Surgery* 1996;119:437-44.

Yonemura Y, Kawamura T, Bandou E *et al.* Treatment of peritoneal dissemination from gastric cancer by peritonectomy and chemohyperthermic peritoneal perfusion. *Br J Surg* 2005;92:370-75.

CAPÍTULO 20

Hemicorporectomia

Gustavo Cardoso Guimarães ■ Renato Almeida Rosa de Oliveira
Marco Antônio Ricci ■ Ademar Lopes

INTRODUÇÃO

A hemicorporectomia, ou amputação interlombar, consiste na amputação da pélvis e dos membros inferiores, com secção ao nível da coluna lombar (Fig. 1).[1] É um procedimento de grande porte e tem como justificativa tratar algumas condições ameaçadoras à vida. Tais condições incluem tumores pélvicos avançados, osteomielite intratável, trauma pélvico extenso, úlceras de decúbito extensas e com transformação maligna.

O procedimento foi inicialmente descrito por Frederick E. Kredel em 1951, após estudos desta técnica cirúrgica em cadáver.[1] Porém, somente em 1960, Kennedy realizou a primeira cirurgia em um homem de 74 anos com diagnóstico de um câncer de reto recidivado após amputação abdominoperineal.[2] A evolução não foi satisfatória e o paciente morreu no 11º dia pós-operatório, em decorrência de um edema pulmonar. Apesar do desfecho desfavorável, Kennedy comprovou a viabilidade do procedimento cirúrgico

Em 1961, Aust e Absolon realizaram a primeira hemicorporectomia com êxito em um paciente masculino de 29 anos de idade, que apresentava úlceras cutâneas de pressão com transformação maligna para carcinoma epidermoide.[3] A cirurgia foi realizada em dois tempos, o primeiro tempo dedicado a derivação urinária e fecal, e o segundo dedicado a ressecção do "hemicorpo". O paciente era portador de mielomeningocele corrigida durante a infância. Sua sobrevida pós-operatória foi de 19 anos, quando morreu em razão de um quadro de edema pulmonar após equivocada ressuscitação volêmica com cristaloides.[4]

O terceiro caso relatado na literatura foi realizado no ano de 1963 por Yancey para o tratamento de um câncer de colo uterino avançado.[5] A paciente morreu no quarto dia do pós-operatório também em decorrência de um edema pulmonar.

Em 1966, Miller *et al.* publicaram uma série de quatro casos tratados no Memorial Hospital de Nova Iorque com nenhuma mortalidade pós-operatória.[6]

Atualmente, 67 casos foram realizados e publicados na literatura médica mundial.[7]

Procedimento que inclui grande mutilação, a hemicorporectomia implica em extensos danos à imagem corporal, à adaptação física, mental e social, além de importantes alterações fisiológicas inerentes às derivações urinária e fecal e à readaptação volêmica.

Apesar de ser um procedimento drástico e, por vezes considerado heroico, a hemicorporectomia pode ser a única opção restante para salvar a vida do paciente em determinados casos.[8,9]

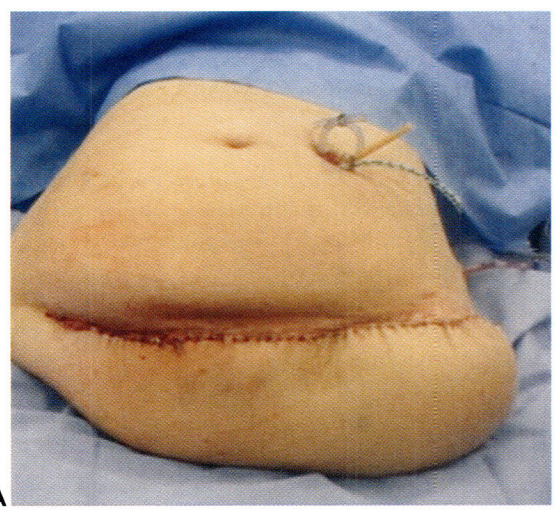
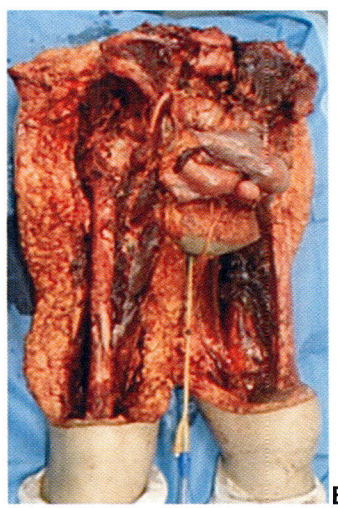
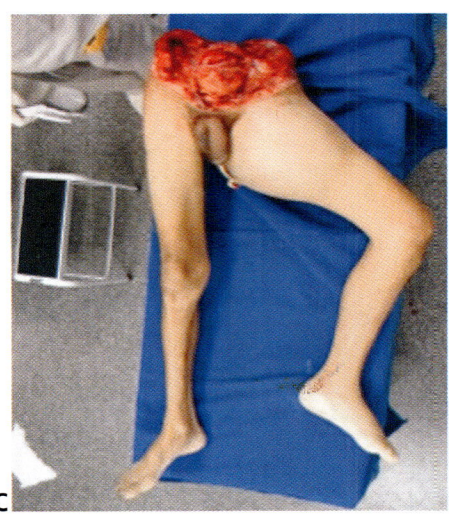
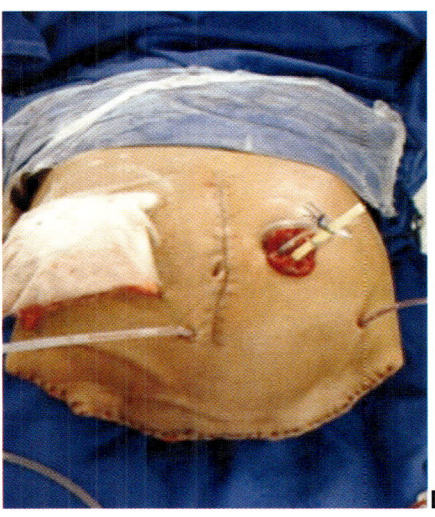

◀ **FIGURA 1. (A-D)** Dois casos de hemicorporectomias.

As condições que suportam a indicação de tamanho procedimento incluem:

- Longa expectativa de vida após resolução da condição ameaçadora a sobrevivência. No caso de neoplasias, considerar a indicação em tumores benignos ou malignos com baixo potencial de metástases ou recidivas locais.
- Aceitação e equilíbrio emocional e psicológico para adaptar-se a nova condição de vida no pós-operatório.
- Condições clínicas para suportar o trauma transoperatório, bem como sua reabilitação física.

A viabilidade da hemicorporectomia é suportada pelos avanços tecnológicos cirúrgicos, anestésicos e de cuidados intensivos pós-operatórios que concorreram para o sucesso desta e de outras cirurgias de grande porte.

O objetivo do presente capítulo é abordar de maneira abrangente as indicações, os conceitos técnicos da ressecção cirúrgica e das reconstruções (plástica, urinária e fecal), bem como a reabilitação motora e psicossocial do paciente.

INDICAÇÕES

Historicamente as indicações da hemicorporectomia mudaram em virtude do melhor conhecimento das neoplasias, bem como dos métodos empregados para seus tratamentos, cirúrgicos ou não. Ainda assim, o procedimento raramente é empregado, sendo uma conduta de absoluta exceção.[8]

Exaustivos esforços relacionados a outros métodos de tratamento devem ser realizados antes de se considerar a hemicorporectomia como opção. A radioterapia ou a quimioterapia devem ser extensamente discutidas de forma multidisciplinar entre os especialistas. Outras intervenções cirúrgicas menos extensas devem ser analisadas com o intuito de preservar completa ou mesmo parcialmente o dimidio inferior do corpo. Esgotadas as possibilidades menos invasivas, a hemicorporectomia pode ser exposta como uma opção de tratamento com intuito curativo. Sua indicação como procedimento paliativo jamais deverá ser realizada.[7-11]

A estrutura hospitalar e ambulatorial para o tratamento e a reabilitação são fatores de extrema importância para a realização da hemicorporectomia. Tal procedimento deve ser restrito a centros de referências, com equipes experimentadas em cirurgia oncológica e reparadora, e equipes capacitadas na reabilitação psicológica e na motora. Tais condições devem estar asseguradas para que se diminuam os impactos na reintegração do paciente ao convívio social.[12,13]

Didaticamente, podemos dividir as indicações da hemicorporectomia em dois grandes grupos: as neoplasias e as condições "não neoplásicas".

Neoplasias

As indicações dentro desse grupo devem se restringir aos *tumores benignos* ou aos *tumores malignos de crescimento lento e/ou baixo potencial metastático*.[7,11] Exaustivas investigações pré-operatórias devem ser realizadas com o intuito de se excluir a presença de lesões metastáticas.[9]

Dentre as neoplasias de prognóstico favorável devemos considerar alguns tumores ósseos da pelve, como o tumor de células gigantes, os cordomas e os condrossarcomas de baixo grau.[7,8]

Tais tumores apresentam alto índice de complicações por conta de sua agressividade local, como alterações motoras, obstruções urinárias e intestinais, dor, sepse e sangramento, principalmente nos casos recidivados e/ou refratários a rádio e quimioterapia. Dentro desse grupo merecem destaque os cordomas.[6]

Embora a literatura evidencie casos de hemicorporectomia realizados no passado para tumores de bexiga, colo de útero, vagina, reto e sarcomas da próstata, estas indicações devem ser evitadas.[2,3,5,6] À luz dos conhecimentos atuais sobre o comportamento clínico e biomolecular dessas neoplasias, bem como o emprego de novas tecnologias de radioterapia e quimioterapia, o emprego da hemicorporectomia não consiste em uma boa opção para o tratamento para esses pacientes.

Condições "não neoplásicas"

As complicações decorrentes da *paraplegia* constituem importantes indicações da hemicorporectomia. As causas da *paraplegia* podem ser diversas, variando desde distúrbios neurológicos congênitos (ex.: *mielomeningocele*) aos adquiridos (ex.: trauma, doenças degenerativas). As úlceras de pressão causadas pelo longo tempo em decúbito podem atingir dimensões demasiadamente grandes para sua correção cirúrgica ou até mesmo sofrer transformação maligna, com o surgimento do *carcinoma espinocelular de pele* (úlcera de *Marjolin*) (Fig. 2).[14-16] A intratabilidade clínica ou a impossibilidade de ressecção cirúrgica com margens de segurança e reconstrução adequada constituem uma indicação para a hemicorporectomia. Outra complicação frequente da paraplegia é a osteomielite intratável, muitas vezes secundária às úlceras de pressão.

Comumente esses pacientes encontram-se em condições deterioradas, com úlceras malcheirosas, infecções de repetição, sangramento e dor intratável. A remoção da metade inferior de seus corpos pode proporcionar-lhes uma vida mais digna.[8]

Ainda que não se trate de doença neoplásica, para a indicação da hemicorporectomia, a expectativa de vida do paciente deve ser considerada, baseada na sua condição clínica e psicológica.

O trauma extenso de membros inferiores e bacia, geralmente relacionado ao esmagamento e grandes perdas ósseas e musculares, pode constituir uma indicação para a hemicorporectomia.[17] Cabe ao cirurgião assistente o papel da decisão, sendo o ato um procedimento heroico na tentativa de preservar a vida do paciente.

Outras indicações da hemicorporectomia podem ser encontradas na literatura, como a oclusão aórtica aguda e as malformações arteriovenosas extensas do dimídio inferior.[18,19]

PLANEJAMENTO PRÉ-OPERATÓRIO

O planejamento pré-operatório deverá abranger o estadiamento clínico e radiológico da doença, avaliação das condições clínicas e psicológicas, a formação de equipe multidisciplinar, avaliação ética de comissão hospitalar habilitada para tal e envolvimento dos demais membros da família em fórum de discussão.[8]

O estadiamento pré-operatório deverá incluir exame físico minucioso e avaliação radiológica, com tomografias de tórax, abdome e pélvis e PET-CT, quando disponível.

O emprego de exames complementares como o PET-CT deve ser encorajado, ainda que tal exame não preencha critérios absolutos para sua indicação. Mesmo no caso de neoplasias com baixa atividade metabólica, o uso do PET-CT é uma ferramenta a mais para embasar o estadiamento pré-operatório e documentar a ausência de doença metastática.

A avaliação clínica deverá incluir exames cardiológicos e pulmonares, bem como avaliação anestesiológica.[20,21]

A equipe multidisciplinar que executará o procedimento operatório deverá ser composta por cirurgiões com experiência oncológica e urológica, neurocirurgiões, ortopedistas oncológicos, cirurgiões plásticos reparadores e anestesistas.

As equipes de apoio deverão conter psicólogos e psiquiatras, médicos intensivistas, fisioterapeutas, terapeutas ocupacionais, nutricionistas e enfermeiras experimentadas em curativos e estomoterapia.

A tática cirúrgica deverá ser definida, optando-se pela abordagem em tempo único (ressecção e derivações intestinal e urinária conjuntas) ou em dois tempos (derivações urinária e intestinal em um primeiro tempo e ressecção em outro ato operatório).[19,22] Ambas as abordagens possuem vantagens e desvantagens. Dados da literatura indicam maior possibilidade de perdas sanguínea, obstruções intestinais e fístulas urinárias quando o procedimento é realizado em um só tempo.[19] Outrossim, a cirurgia em dois tempos requer duas intervenções anestésicas e possivelmente maior tempo de recuperação pós-operatória e internação hospitalar.

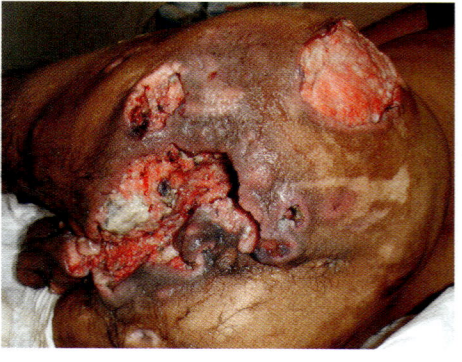

◀ **FIGURA 2.** Carcinoma espinocelular de pele (úlcera de *Marjolin*) em paciente com distúrbio neurológico congênito (*mielomeningocele*).

Em nossa experiência de três hemicorporectomias consecutivas realizadas, utilizamos a cirurgia em tempo único, sem complicações urinárias ou intestinais, com tempo cirúrgico e perda sanguínea considerados adequados para o porte da cirurgia (Fig. 3).

PLANEJAMENTO INTRAOPERATÓRIO

O preparo em sala cirúrgica deve prever o monitoramento invasivo do paciente, incluindo a instalação de acesso venoso central e catéter para aferição de pressão arterial invasiva. Quando disponível, a instalação de catéter de monitoração de pressão arterial pulmonar (tipo Swan-Ganz) deve ser realizada para melhor controle do estado hemodinâmico.[23]

O paciente deverá ser posicionado em decúbito dorsal horizontal com todo o seu membro inferior incluído no campo operatório, bem como o seu dorso. O paciente deverá permanecer com o dimídio inferior solto da mesa operatória, para facilitar a sua mobilização durante o ato cirúrgico.

Julgamos ser mais conveniente a abordagem anteroposterior, sendo a secção da coluna lombar o último tempo da ressecção cirúrgica. Sendo assim, o planejamento de reconstrução plástica do "defeito" operatório deverá ser levado em consideração para escolha da incisão inicial. Quando opta-se pela reconstrução com retalho anterior da coxa, a incisão deverá ser iniciada pelos membros inferiores, descolando-se o *flap* musculocutâneo desejado, com preservação da artéria femoral e seus ramos, bem como a veia femoral e a veia safena magna.[13] A incisão deverá iniciar-se acima do joelho do membro selecionado.

Após o descolamento do retalho musculocutâneo deve-se proceder a incisão transversa do abdome acima da linha da cintura pélvica, ao nível da secção planejada para a vertebra lombar. Este será o limite anteroinferior da ressecção. A cavidade abdominal é abordada após a secção transversa dos músculos anteriores do abdome, devendo-se proceder a secção do aparelho urinário e intestinal (secção dos ureteres e do retossigmoide). Até este momento o volume de perda sanguínea deve ser mínimo.

Seccionados o retossigmoide e os ureteres, deve-se proceder a secção dos grandes vasos.

Secção de grandes vasos

Durante a secção dos grandes vasos (artéria aorta abdominal, veia cava inferior ou seus ramos) grandes alterações hemodinâmicas são observadas, uma vez que a volemia do paciente chega a sofrer redução de 40 a 55%.[6,9,23] Muito cuidado deve ser tomado pelo anestesiologista quanto a reposição volêmica com coloides e/ou cristaloides, uma vez que o edema pulmonar e a sobrecarga cardíaca podem ocorrer de forma abrupta, sendo a principal causa de mortalidade perioperatória.[8]

No caso da reconstrução com retalhos anteriores das coxas, as secções arterial e venosa deverão se dar ao nível dos vasos ilíacos internos ipsilaterais (artéria e veia ilíaca interna), preservando-se a bifurcação da aorta e da veia cava e, consequentemente a vascularização e a drenagem venosa do território dos vasos femorais. Do lado contralateral a secção poderá ser realizada na altura dos vasos ilíacos comuns.[13]

Terminada a secção dos vasos, o próximo passo será a secção da coluna lombar e da musculatura paravertebral (limite posterior).

Secção da coluna lombar

O planejamento pré-operatório com base em exames de imagem da coluna deverá considerar o nível da amputação em coluna lombar. Usualmente, a amputação é realizada ao nível da transição da terceira, quarta ou quinta vértebras lombares (L3, L4, L5). Após a identificação dos corpos vertebrais e seus respectivos discos interarticulares, deve-se iniciar a secção da musculatura paravertebral e lombar, sendo a secção da coluna propriamente dita o último passo para separação total da peça.

Deve-se atentar para as margens de segurança da lesão, no caso das neoplasias. Durante esse tempo operatório sangramento poderá ocorrer de forma intensa, em virtude do aumento pressórico do plexo vascular de Batson após a secção da veia cava.[22]

Por fim, deve-se proceder a secção da coluna lombar, iniciada pelos corpos vertebrais. O saco dural é então exposto, ao nível da cauda equina, e deverá ser seccionado após seu clampeamento com pinça vascular (tipo Satinsky) para evitar grandes perdas liquóricas. O saco dural deve ser fechado com sutura contínua com pontos inabsorvíveis. As estruturas posteriores da coluna lombar (ligamentos e apófises transversais) são seccionadas e desarticuladas com a separação completa e final do tempo de ressecção.[22] Procede-se a hemostasia rigorosa da área cruenta.

Derivações urinária e intestinal

Usualmente as derivações urinárias empregadas na hemicorporectomia não diferem das derivações clássicas realizadas em cirurgias colorretais e urológicas. Assim haveria a necessidade de confecção de dois estomas: uma colostomia terminal e uma urostomia (tipo Bricker).[24]

Em nosso serviço, a derivação padrão utilizada é a colostomia úmida. (do inglês, *double barreled wet colostomy*), que consiste em derivação urinária e fecal combinadas, com duas bocas e um único estoma. A eliminação urinária se dá no estoma distal e fecal no estoma proximal. Muitas são as vantagens de seu emprego, dentre elas o menor tempo operatório, maior facilidade para cuidados futuros e baixo índice de complicações.[25,26]

Reconstrução (fechamento)

O fechamento do defeito operatório pode ser realizado de diversas maneiras, que podem variar desde o fechamento primários (coaptação das bordas das feridas operatórias anterior e posterior até a utilização de retalhos musculo cutâneos (rotação de retalho de vizinhança da coxa ou a distância microcirúrgico).[13]

A preservação do retalho de coxa é uma excelente opção, oferecendo um *flap* musculo cutâneo robusto, bem vascularizado e de grandes dimensões. Além de promover o fechamento sem tensão do defeito, também cria um verdadeiro coxim posicionado inferiormente ao platô vertebral, permitindo vantagens na reabilitação e menores índices de complicações da coluna vertebral (escara de pressão da pele, listese da vértebra, dor, ulceração e osteomielite) (Fig. 4).

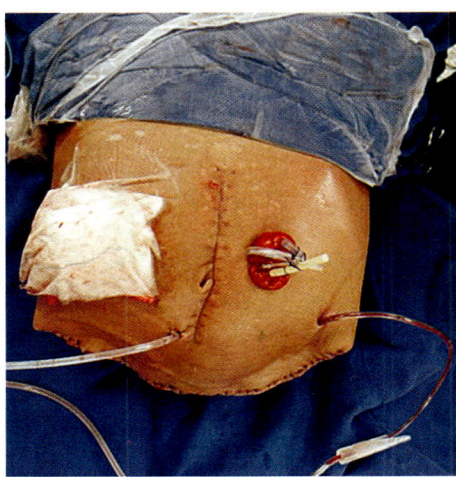

◀ **FIGURA 3**. Aspecto final da hemicorporectomia associada a colostomia úmida em alça (*Double-Barreled wet colostomy*) em tempo único.

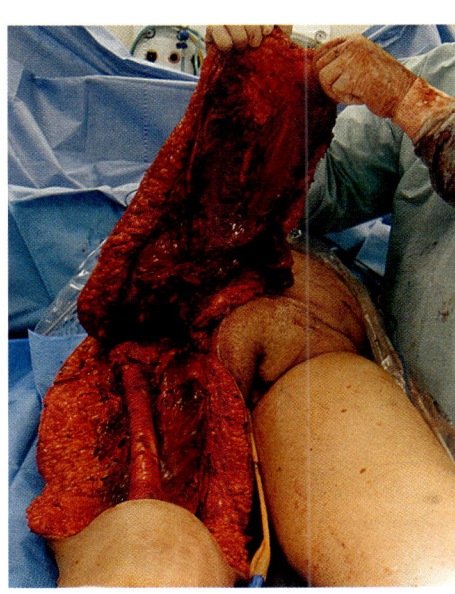

◀ **FIGURA 4**. *Flap*, músculo cutâneo robusto.

A presença de um cirurgião plástico com experiência em cirurgia reparadora é fundamental, uma vez que outras possibilidades de reconstrução tenham que ser consideradas no intraoperatório.

PÓS-OPERATÓRIO

Certamente a questão mais importante no pós-operatório da hemicorporectomia é o cuidado na reposição e na manutenção da volemia do paciente. Os parâmetros de hidratação convencionais não podem ser aplicados a este pós-operatório, uma vez que a perda da extremidade inferior implica em redução de massa corpórea da ordem de 40 a 55%. Tal redução não é proporcional à redução do volume sanguíneo circulante, o que torna os cálculos do balanço hídrico impraticáveis pelas técnicas convencionais empregadas em adultos. Outra questão observada é a redução da superfície peritoneal, que pode ter impacto na reabsorção de volume hídrico. Devem também ser levados em consideração os fatos de que o território esplâncnico e o débito cardíaco mantêm-se inalterado.[6,8,9]

A monitoração invasiva deve ser continuada durante a terapia intensiva, e um estado de pouca hidratação deve ser mantido para evitar complicações severas, como o edema pulmonar e a sobrecarga cardíaca. Os catéteres de monitoração da pressão arterial pulmonar (do tipo Swan-Ganz) são úteis, tanto no intraoperatório quanto no pós-operatório precoce.[21,23]

Os parâmetros de hidratação devem se basear no peso corporal seco pós-operatório, relações de reposição em mL/kg (tal qual nos pacientes pediátricos), balanço hídrico rigoroso, repesagens periódicas do paciente, índice cardíaco (L/min/superfície corpórea).[8]

A grande diminuição de massa corporal leva a diminuição de volume intracelular e, por consequência, maior labilidade no equilíbrio acidobásico do organismo

Observam-se alterações na manutenção da temperatura corpórea, com aumento da sudorese e maior dificuldade em reter calor, atividade esta realizada pelos músculos, agora com menor massa pós-operatória.

O consumo de oxigênio sofre quedas progressivamente maiores com o passar das semanas de pós-operatório. A mecânica ventilatória sofre mudanças marcantes, uma vez que a modificação na dinâmica da parede abdominal, levam a diminuição da capacidade pulmonar total e do volume residual. A capacidade respiratória sofre pouca modificação. As bases pulmonares passam a ser menos aeradas, porém, mais expandidas.[27,28]

COMPLICAÇÕES

As complicações inerentes a hemicorporectomia relacionam-se diretamente às peculiaridades pós-operatórias descritas anteriormente.

Além dessas, as complicações encontradas são aquelas comuns aos procedimentos cirúrgicos de grande porte, principalmente às cirurgias abdominais maiores.

O sangramento pode ocorrer tanto no intraoperatório quanto no pós-operatório, e a necessidade de transfusão de múltiplos hemoderivados pode acarretar em uma série de complicações, entre elas a síndrome inflamatória de resposta sistêmica (SIRS).[29]

Obstruções intestinais ou das vias urinárias também podem ocorrer, necessitando reintervenção. O mesmo pode acontecer no caso de fístulas urinárias decorrentes da derivação.

As complicações infecciosas também assemelham-se àquelas observadas nos pós-operatórios de cirurgias de grande porte. Cuidados com catéteres venosos, nutrição parenteral, infecções de sítio cirúrgico (coleções intracavitárias, infecções das feridas operatórias). De forma adicional, a meningite figura como um problema em potencial, uma vez que, devido a secção da dura-máter e da cauda equina, fístulas liquóricas e infecções meníngeas podem ocorrer.[7,8,22]

Atenção especial deve ser dada aos retalhos musculares e cutâneos utilizados. A ligadura da aorta pode comprometer a irrigação da parede abdominal e adjacências e o sofrimento isquêmico dos retalhos pode propiciar infecções.[13] Os cuidados de enfermagem são de extrema importância no cuidado com os curativos, estomias e na prevenção das úlceras de pressão.[8]

A utilização do retalho anterior da coxa na reconstrução confere um *flap* robusto e com "sobra", podendo ser utilizado para cobrir áreas que eventualmente sofram isquemia no pós-operatório (Figs. 5 e 6).

REABILITAÇÃO

A reabilitação física e psicológica deve iniciar-se tão logo o paciente esteja contactuando. A fisioterapia motora e respiratória deve ser aplicada desde o primeiro pós-operatório, contribuindo para uma recuperação mais precoce.

Psicólogos e psiquiatras devem acompanhar o caso precocemente, fornecendo também apoio aos familiares que acompanham a hospitalização.

Durante a reabilitação física, exercícios para fortalecimento e coordenação dos membros superiores devem ser aplicados ao paciente, estimulando a elevação de seu dorso no leito. O objetivo é a total mobilização do seu novo corpo, sem auxílio na cama, a fim de conferir o mínimo de autossuficiência.[12,30]

O trabalho progressivo deve compreender o seu posicionamento ereto, ainda que com auxílio de prótese, para conferi-lhe alguma estabilidade em cadeira de rodas.[12,30]

A prótese de *bucket* foi idealizada para manter o paciente em posição ereta sobre superfície plana de maneira confortável. Esta prótese confeccionada sob medida prevê um encaixe com suspensórios presos ao tronco e aos ombros, com adaptação para seu estoma.[8,9,12,30]

Os passos seguintes preveem fortalecimento ainda maior dos membros superiores e treinamento da coordenação para andar com as mãos (*hand-walking*) (Fig. 7).[12]

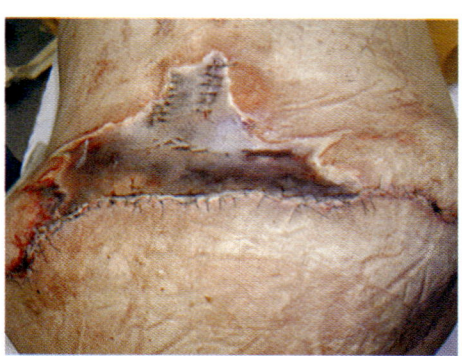

▲ **FIGURA 5.** Isquemia de parte lombar da incisão.

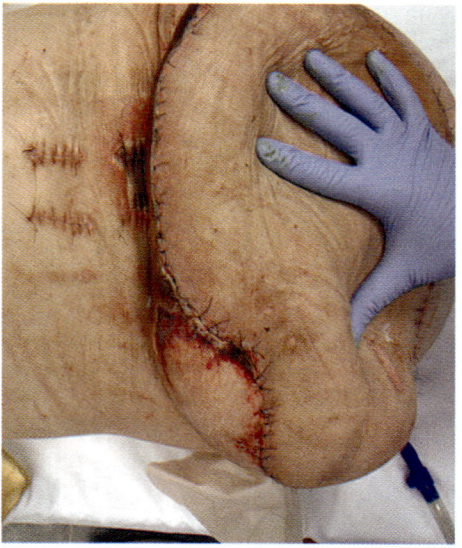

▲ **FIGURA 6.** Retalho robusto e amplo com sobra que permite cobrir área de isquemia de pele.

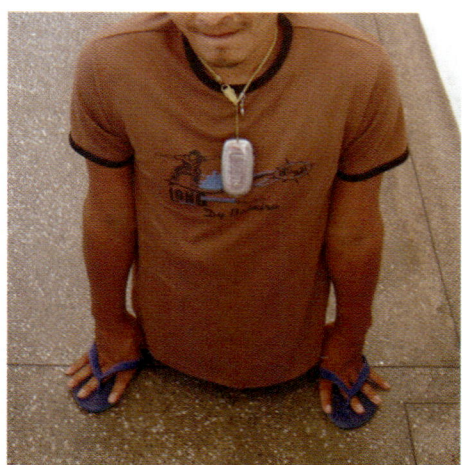

▲ **FIGURA 7.** Paciente adaptado com os membros superiores com coordenação para andar com as mãos (*hand-walking*).

Futuramente o paciente pode ser adaptado a próteses de membros inferiores que permitam o mesmo ficar em posição "em pé" e "caminhar" com o auxílio de andador.

O retorno às suas atividades pode ser realizado progressivamente e deve estar atrelado a adaptações do seu ambiente, como na condução de veículos automotores ou na operação de máquina

A devastadora alteração de sua imagem corporal podem ser o grande empecilho para o sucesso de sua reabilitação motora, psicológica e social. A mudança deve ser trabalhada de forma intensiva, abrangendo os familiares e amigos, os quais também precisam aceitar a sua nova condição e oferecer-lhe afeto e ajuda.[31,32]

A longevidade desses pacientes é possível, muito embora os trabalhos não demonstrem essa informação. A cura de suas condições oncológicas pode ser assegurada com a cirurgia, porém esses pacientes estão sujeitos a outras fragilidades de seu organismo, como, por exemplo infecções, alterações hemodinâmicas agravadas pela própria ingesta hídrica, úlceras de pressão e distúrbios psicológicos graves.

RESULTADOS

A adaptação dos pacientes paraplégicos, em especial aqueles com doenças congênitas, parece ser mais fácil e precoce, uma vez que a falta de sensibilidade e o peso "morto" de seus hemicorpos eram empecilhos a sua qualidade de vida.

A aceitação do procedimento por pacientes oncológicos, ainda que a doença tenha destruído completamente seu dimídio inferior, parece ser muito mais trabalhosa, assim como a sua recuperação e a reintegração a vida social.

Em nossa experiência, três hemicorporectomias foram realizadas.

CONCLUSÃO

Por ser um procedimento extremo e de alto risco e desafiador, este só deve ser realizado em condições de exceção em centro de alta complexidade, sempre com apoio de equipe multidisciplinar e com grande motivação por parte de paciente e familiares.

REFERÊNCIAS BIBLIOGRÁFICAS

1. Ferrara BE. Hemicorporectomy: the contribution of Frederick E Kredel. *J S C Med Assoc* 1988 Feb.;84(2):83-84.
2. Kennedy CS, Miller EB, McLean DC et al. Lumbar amputation or hemicorporectomy for advanced malignancy of the lower half of the body. *Surgery* 1960;48:357-65.
3. Aust JB, Absolon KB. A successful lumbosacral amputation, hemicorporectomy. *Surgery* 1962;52:756-59.
4. Aust JB, Page CP. Hemicorporectomy. *J Surg Oncol* 1985;30:226-30.
5. Yancey AG, Ryan HF, Blasingame JR. An experience with hemicorporectomy. *J Natl Med Assoc* 1963;52:323-25.
6. Miller TR, Mackenzie AR, Randall HT et al. Translumbar amputation for advanced cancer: Indications and physiologic alterations in four cases. *Ann Surg* 1966;164:514.
7. Janis JE, Ahmad J, Lemmon JA et al. A 25-year experience with hemicorporectomy for terminal pelvic osteomyelitis. *Plast Reconstr Surg* 2009 Oct.;124(4):1165-76.
8. Weaver JM, Flynn MB. Hemicorporectomy. *J Surg Oncol* 2000 Feb.;73(2):117-24.
9. Ferrara BE. Hemicorporectomy: a collective review. *J Surg Oncol* 1990;45:270-78.
10. Terz JJ, Schaffner MJ, Goodkin R et al. Translumbar amputation. *Cancer* 1990;65:2668-75.
11. Norris JE, Kwon YB, Puangsuvan S et al. Hemicorporectomy: a case report. *Am Surg* 1973;39:344-48.
12. Porter-Romatowski TL, Deckert J. Hemicorporectomy: a case study from a physical therapy perspective. *Arch Phys Med Rehabil* 1998;79(4):464-68.
13. Chang DW, Lee JE, Gokaslan ZL et al. Closure of hemicorporectomy with bilateral subtotal thigh flaps. *Plast Reconstr Surg* 2000 Apr.;105(5) 1742-46.
14. North Jr JH, Spellman JE, Driscoll D et al. Advanced cutaneous squamous cell carcinoma of the trunk and extremity: analysis of prognostic factors. *J Surg Oncol* 1997 Mar.;64(3):212-17.
15. Peterson R, Sardi A. Hemicorporectomy for chronic pressure ulcer carcinoma: 7 years of follow-up. *Am Surg* 2004 June;70(6):507-11.
16. Pearlman NW, McShane RH, Jochimsen PR et al. Hemicorporectomy for intractable decubitus ulcers. *Arch Surg* 1976 Oct.;111(10):1139-43.
17. Baker TC, Berkowitz T, Lord GB, Hankins HV. Hemicorporectomy. *Br J Surg* 1970 June;57(6):471-76.
18. Abrams J, Hulbert J, Thompson R et al. Hemicorporectomy for acute aortic occlusion: a case study. *Am Surg* 1992;58:509-12.
19. Terz JJ, Schaffner MJ, Goodkin R et al. Translumbar amputation. *Cancer* 1990;65:2668-75.
20. Shafir M, Abel M, Tausk H et al. Hemicorporectomy—perioperative management: A case presentation and review of literature. *J Surg Oncol* 1984;26:79-82.
21. Elliott P, Alexander JP. Translumbar amputation: a case report. *Anaesthesia* 1982;37:576-81.
22. Barnett Jr CC, Ahmad J, Janis JE et al. Hemicorporectomy: back to front. *Am J Surg* 2008 Dec.;196(6):1000-2.
23. Ferrario M, Aletti F, Toschi N et al. Arterial blood pressure regulation following aorta clamping and declamping during surgery. *Conf Proc IEEE Eng Med Biol Soc* 2011;2011:8428-31.
24. Butcher Jr HR, Sugg WL, McAfee CA et al. Ileal conduit method of ureteral urinary diversion. *Ann Surg* 1962 Oct.;156:682-91.
25. Guimaraes GC, Ferreira FO, Rossi BM et al. Double-barreled wet colostomy is a safe option for simultaneous urinary and fecal diversion. Analysis of 56 procedures from a single institution. *J Surg Oncol* 2006 Mar. 1;93(3):206-11.
26. Ricci MA, Duarte EL, Souza RC et al. Hemicorporectomy with double barreled wet colostomy: an extremely rare procedure. *Rev Col Bras Cir* 2009 Dec.;36(6):525-28.
27. Grimby G, Stener B. Physical performance and cardiorespiratory function after hemicorporectomy. *Scand J Rehabil Med* 1973;5:124-29.
28. Bake B, Grimby G. Regional ventilation and gas exchange after hemicorporectomy. *Thorax* 1974 May;29(3):366-70.
29. Gentile LF, Cuenca AG, Efron PA et al. Persistent inflammation and immunosuppression: a common syndrome and new horizon for surgical intensive care. *J Trauma Acute Care Surg* 2012 June;72(6):1491-501.
30. Shields RK, Dudley-Javoroski S. Musculoskeletal deterioration and hemicorporectomy after spinal cord injury. *Phys Ther* 2003 Mar.;83(3):263-75.
31. Nunes MA, de Barros Jr N, Miranda Jr F et al. Common mental disorders in patients undergoing lower limb amputation: a population-based sample. *World J Surg* 2012 May;36(5):1011-15.
32. Maratos EC, Trivedi R, Richards H et al. Psychological distress does not compromise outcome in spinal surgery. *Br J Neurosurg* 2012 Aug;26(4):466-71.

CAPÍTULO 21
Princípios de Microcirurgia Reconstrutora

Rodolfo Chedid ■ Juliano Carlos Sbalchiero

INTRODUÇÃO

Um dos grandes avanços da medicina a partir do final do século XIX e início do século XX foi o desenvolvimento de técnicas de microanastomoses vascular e nervosa, que permitiu a transferência de tecidos ricamente vascularizados para reconstrução de segmentos corpóreos perdidos ou danificados pelo trauma, ablações tumorais, defeitos congênitos, assim como para reparo de nervos periféricos e reimplante de membros. A microcirurgia reconstrutora representa, hoje, "o estado da arte em cirurgia plástica reparadora" por poder proporcionar uma miríade de opções teciduais a serem transferidos, como pele, músculo, osso ou uma combinação destes, fazendo com que, procedimentos dispendiosos, estressantes e de múltiplos estágios (rotação de retalhos pediculados tubulizados, por exemplo), se transformassem em somente um ou dois estágios e, dessa forma, reduzindo o custo e o impacto psicossocial sobre o enfermo.

A história da microcirurgia teve início a partir do clássico estudo de Alexis Carrel em 1902 sobre a técnica de triangulação dos pontos da anastomose vascular em um ângulo de 120° e com esse trabalho pioneiro, Carrel foi laureado com o Prêmio Nobel de Medicina em 1911. No ano seguinte, Höpfner descreveu o primeiro reimplante de membro em modelo experimental de cães e com base nesse trabalho, Carrel e Guthrie realizaram transplantes viscerais também em modelos experimentais. Carl Nylen, em 1920, introduziu, na prática cirúrgica, o uso do microscópio monocular utilizado no estudo da endolinfa e na cirurgia do ouvido interno e Holmgren, em 1923, incorporou o uso do microscópio binocular para cirurgias oftalmológicas e do ouvido interno.

Em 1960, Jacobson e Suarez executaram com sucesso a primeira anastomose microvascular com auxílio do microscópio em artérias carótidas de animais, com calibre de 1,4 mm ou menos, alcançando 100% de patência. Em 1964, Malt e McKhann reimplantaram com sucesso, o braço de um garoto de 12 anos amputado por um trem. Susumu Tamai e Komatsu, em 1965, realizaram o primeiro reimplante de dedo em seres humanos e Cobbet, em 1968, transferiu com sucesso o hálux para mão.

No que tange à transferência tecidual em humanos, há relatos de que Antia e Buch, na Índia, já realizavam retalhos livres anos antes da primeira publicação, em 1970, por McLean e Buncke, onde executaram o primeiro caso de reconstrução de um grande defeito de couro cabeludo com retalho livre de omento com sucesso e subsequentemente, Daniel e Taylor, em 1973, descreveram a transferência do retalho inguinal para reconstrução de defeitos nos membros inferiores.

Durante a década de 1980, associado ao aprimoramento da técnica cirúrgica, do melhor conhecimento anatômico dos retalhos e da melhora do aparato técnico (fios, pinças, microscópio), a microcirurgia tornou-se parte fundamental dos grandes centros médicos, contribuindo na melhora da qualidade de vidas do pacientes que a necessitem, assim como na redução dos custos médico-hospitalares.

TREINAMENTO EM MICROCIRURGIA

Como toda prática cirúrgica, o treinamento é de suma importância. A microcirurgia necessita de um treinamento laboratorial, utilizando placas de silicone e modelos experimentais de animais, e prática cirúrgica *in vivo* em ambiente de centro cirúrgico, para que se consiga o máximo de sucesso.

O laboratório de microcirurgia experimental do Instituto Nacional do Câncer dispõe de três microscópios binoculares, placas de silicone e um biotério com ratos da classe *Wistar* (Fig. 1). A fase inicial do treinamento se dá nas placas de silicone na qual são treinados os primeiros pontos com mononáilon 9-0 e 10-0. São treinados pontos simples, suturas contínuas e, principalmente, o correto manuseio do instrumental sob a visão bidimensional. O passo seguinte se faz em pés de galinha, na qual dissecamos a artéria pediosa e treinamos técnicas de anastomose vascular terminoterminal. Partindo para a etapa final e mais empolgante do treinamento em laboratório de cirurgia experimental, a dissecção, preparo corretos dos vasos e nervos e por fim, microanastomose vascular e nervosa em ratos da classe *Wistar* (Fig. 2). São dissecados vasos femorais, aorta e veia cava e nervo ciático.

A aorta e a veia cava desses animais possuem calibre externo que varia de 1,0 a 2,5 mm, dependendo da idade do rato. O treinamento é fundamentado na correta exposição e preparação dos vasos assim como na realização de técnicas de sutura vascular. Utilizamos inicialmente a aorta por ser um vaso que apresenta maior espessura de sua parede e, portanto, mais fácil de ser suturado. Seccionamos inicialmente de forma parcial e após o aluno estar familiarizado com o procedimento, partimos para a secção total do vaso em que há necessidade de sutura da parede posterior que, para os iniciantes, é a parte mais difícil do treinamento (Fig. 3).

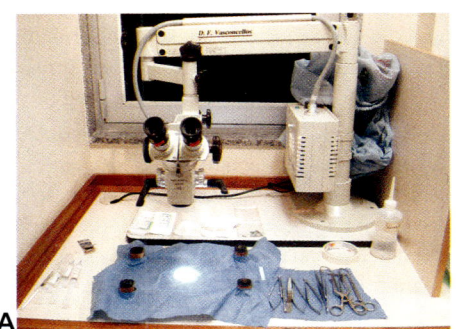

A

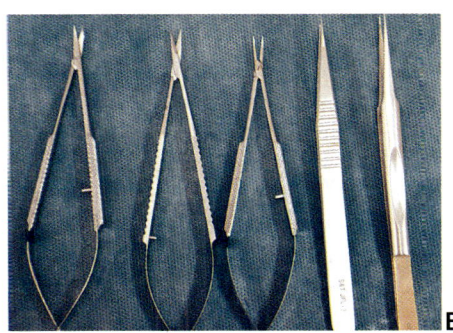

B

▲ **FIGURA 1. (A e B)** Microscópio cirúrgico para treinamento e material específico.

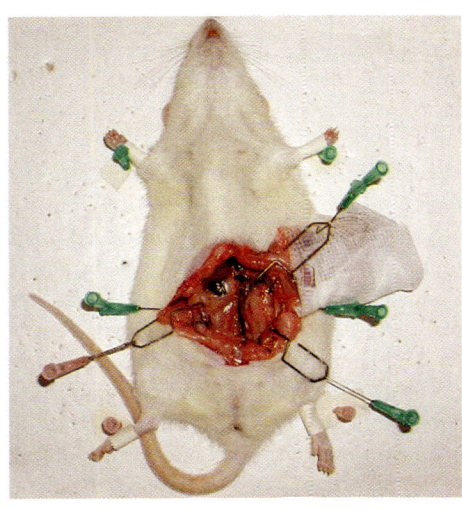

▲ **FIGURA 2.** Rato *Wistar* preparado para secção e microanastomoses da aorta abdominal e veia cava inferior.

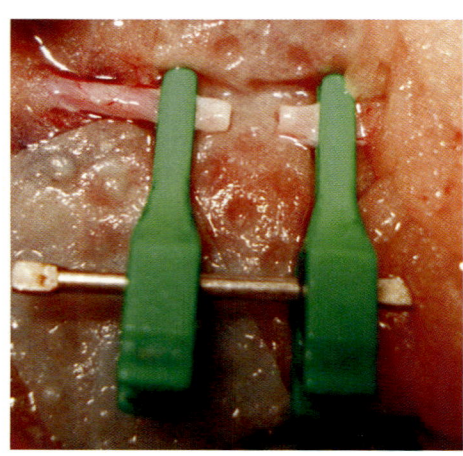

◄ **FIGURA 3.** Aorta do rato seccionada com os clampes de anastomose posicionados.

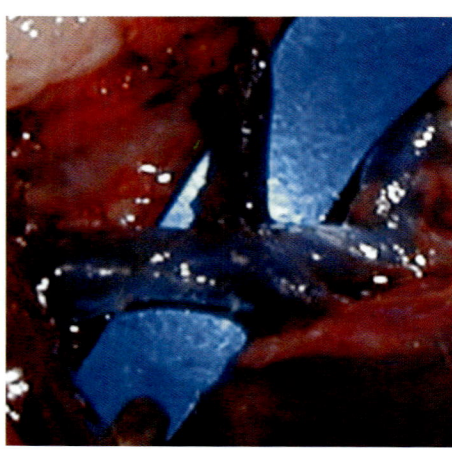

◄ **FIGURA 4.** Anastomose terminolateral da veia renal na veia cava inferior do rato.

Apesar de a veia do animal apresentar maiores dimensões, possui uma parede muito delgada e frágil, sendo facilmente danificada pelo simples transpassar da agulha, gerando dessa forma, maior grau de dificuldade na anastomose (Fig. 4). O nervo ciático por estar localizado na raiz da coxa do animal, e sendo, por isso, facilmente acessível, é o nervo de escolha para treinamento de técnicas microneurorrafia.

Concomitante ao treinamento em laboratório, o aluno participa ativamente das cirurgias que envolvem a utilização de retalhos livres. Aprende a dissecar os principais retalhos utilizados em microcirurgia, como retalho do músculo grande dorsal, retalho do músculo reto abdominal (TRAM e VRAM), retalho antebraquial, retalho osteomiocutâneo de fíbula, retalho anterolateral da coxa e de jejuno. Conforme progride o aprendizado, além da dissecção dos retalhos, o aluno executa a microanastomose vascular sob supervisão do médico responsável, além de aprender a montar o retalho tridimensionalmente, em especial, em reconstruções de cabeça e pescoço.

TÉCNICAS DE MICROANASTOMOSE VASCULAR E NERVOSA

Para que se consiga o máximo de êxito em microcirurgia, a execução de uma técnica adequada é mandatária. Portanto, o treinamento em laboratório torna-se essencial. Usualmente, a dissecção dos retalhos é feita com auxílio de lupas cirúrgicas com aumento variando de 2,5 a 4,5 mm e a anastomose vascular e nervosa confeccionadas sob auxílio do microscópio binocular.

Na grande maioria dos casos de reconstrução de cabeça e pescoço, utilizamos duas equipes de forma a abreviar o tempo operatório. Enquanto uma equipe dissecta o retalho a outra prepara os vasos receptores. Essa situação serve também para os casos de reconstrução de mama.

Utilizamos fios mononáilon que variam de 8-0 a 11-0 com diâmetro médio de 30 a 150 µm. Essas agulhas possuem o corpo plano para aumentar a estabilidade da pega pelo porta-agulha. Em se tratando de anastomose vascular, utilizamos como adjuvante solução de papaverina tópica para promover vasodilatação e melhorar o calibre dos vasos (pois após manuseio ocorre vasospasmo com diminuição do mesmo) e solução de heparina não fracionada para irrigação local, para retirada de trombos e limpeza do instrumental.

No que tange à técnica de microanastomose vascular, após o adequado preparo dos vasos com retirada dos excessos de adventícia e *debris*, posicionamos os vasos sem tensão com auxílio dos clampes microcirúrgicos. Esses diminutos clampes são de grande valia, principalmente no momento da realização dos pontos da parede posterior, uma vez que temos girá-lo 180° graus para a perfeita sutura. Realizamos geralmente pontos simples, apesar de a sutura contínua também poder ser utilizada, iniciando com os pontos de 120 a 180° que serão apresentados pelo auxiliar e começamos a linha de sutura pela parede posterior por ser mais trabalhosa e consequentemente, exigir mais do cirurgião.

Em relação à técnica de microneurorrafia, além do posicionamento correto dos cotos dos nervos, estes devem, impreterivelmente, estar livre de qualquer tensão. Utilizamos pontos simples com mononáilon 9-0 ou 10-0, em geral de 3 a 4 pontos, somente para coaptar as bordas e orientar a regeneração axonal. Como adjuvante, usamos cola de fibrina após a confecção dos pontos.

ÁREAS DE APLICAÇÃO DA MICROCIRURGIA

A microcirurgia moderna possui papel fundamental nos hospitais terciários. Trabalha em conjunto com diversas especialidades como cirurgia oncológica, de cabeça e pescoço, mastologia, ortopedia dentre outras. Apesar de ser uma área de atuação da cirurgia plástica, cirurgiões plásticos e ortopedistas especializados em cirurgia de mão podem executá-la. Entretanto, a ortopedia e a cirurgia de mão atuam mais especificamente nas extremidades (mão e membros inferiores) e nos casos envolvendo reimplantes. Já a cirurgia plástica, entretanto, pode aplicar as técnicas microcirúrgicas em quase todos os segmentos corpóreos com ênfase em reconstruções de cabeça e pescoço, reconstrução mamária, reconstruções de extremidades, reparo de nervos periféricos e reimplantes de membros.

A indicação ao uso de retalhos livres irá depender das dimensões do defeito, do tipo de tecido, assim como da área a ser reconstruída. Em se tratando de reconstruções de cabeça e pescoço, o uso de retalhos microcirúrgicos é de suma importância. São indicados para reconstruções complexas envolvendo o terço médio da face, como ocorre pós maxilarectomias alargadas (Fig. 5), ressecções extensas de tumores acometendo o couro cabeludo e região orbital, cirurgias com acesso craniofacial envolvendo a base do crânio, reconstruções do esôfago cervical, reconstruções oro-mandibulares, dentre outros. Um dos aspectos mais importantes é a redução da morbidade com melhora significativa da qualidade de vida do enfermo, além da diminuição dos custos médico-hospitalares.

Além das reconstruções envolvendo a região de cabeça e pescoço, o uso de retalhos livres encontra-se indicado nas reconstruções de mama pós-mastectomia para tratamento do câncer mamário. O retalho TRAM (retalho transverso do músculo reto abdominal) e suas variações com diferentes graus de preservação muscular, é uma das principais técnicas para tais reconstruções, além de poder proporcionar um melhor resultado estético-funcional, com mamas com textura, consistência e ptose muito semelhante à mama natural. Entretanto, apresenta como desvantagem, a necessidade de um maior tempo operatório, equipe devidamente treinada em técnicas de microcirurgia e uma estrutura hospitalar adequada para tal procedimento.

Outra indicação ao uso de retalhos livres pode citar reconstruções envolvendo extremidades, em especial os membros inferiores (Fig. 6). Defeitos do terço distal da perna, tornozelo e pé apresentam, na dependência da dimensão do defeito, necessidade do uso da técnica microcirúrgica. Ferimentos extensos pós-trauma ou pós-ressecções tumorais são, hoje, as principais indicações.

Além das reconstruções que envolvem o uso de retalhos microcirúrgicos, podemos indicar a microcirurgia para reparo de nervos periféricos e reimplante de membros. No que tange aos nervos periféricos, casos de paralisia do sétimo par craniano, a microcirurgia pode ser indicada para reparo imediato do nervo facial seccionado por trauma, seja acidental ou iatrogênico, mas também para reanimações faciais com transposição de enxertos de nervos do tipo *cross-face* e utilização de retalhos musculares neurovascularizados. Podem também ser indicadas para reparo de lesões de plexo braquial de origens obstétricas ou não, assim como, lesões traumáticas de nervos periféricos.

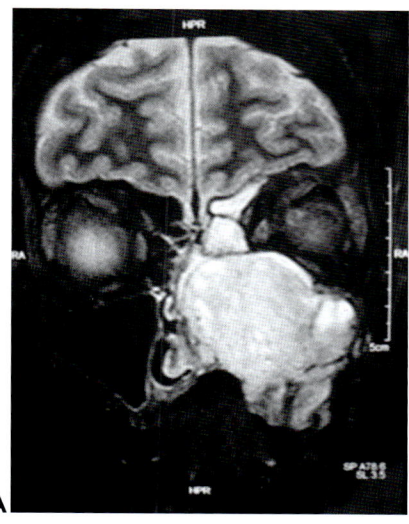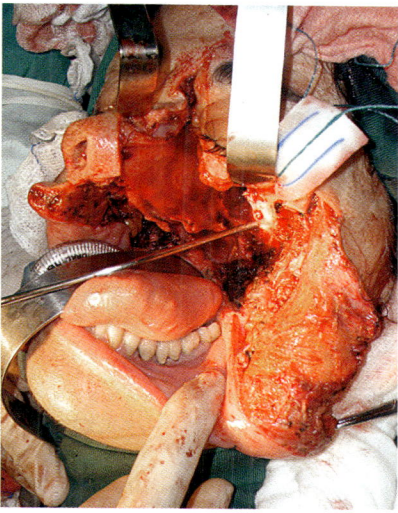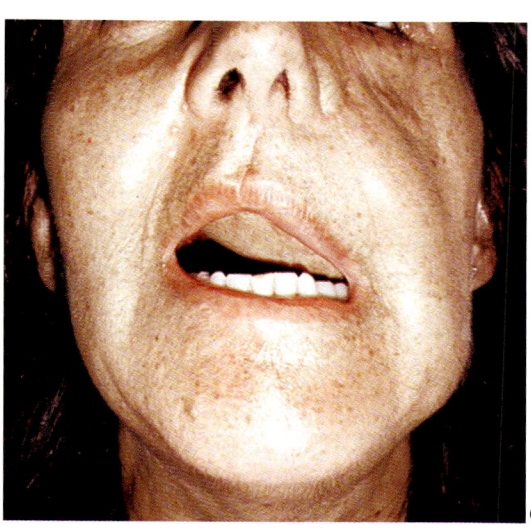

▲ **FIGURA 5. (A-C)** Maxilarectomia total em paciente com carcinoma adenoide cístico de seio maxilar esquerdo. Retalho anterolateral da coxa reconstruindo o palato e parede lateral do nariz e pele da região infraorbitária.

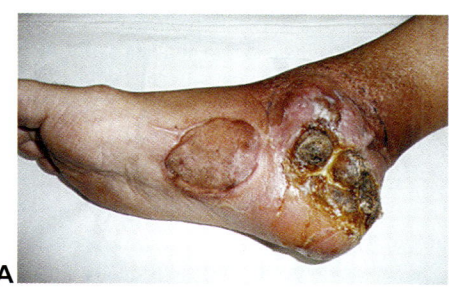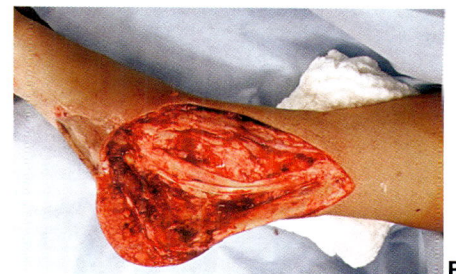
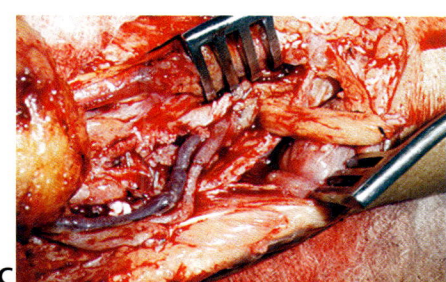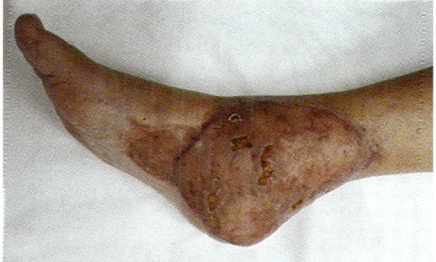

◄ **FIGURA 6. (A)** Melanoma recidivado no pé direito. **(B e C)** Aspecto após a ressecção do tumor, detalhe das microanastomoses do retalho parcial do músculo grande dorsal nos vasos tibiais posteriores. **(D)** Resultado final de 3 meses após autoenxertia cutânea sobre o músculo transplantado.

PRINCIPAIS RETALHOS MICROCIRÚRGICOS

Existem atualmente uma miríade de opções de retalhos livres, podendo variar de espessura, tipo tecidual, área doadora e composição. A escolha do retalho a ser empregado na reconstrução dependerá da localização e do tipo tecidual a ser reconstruído. Temos como exemplo nas reconstruções de mama o uso do retalho TRAM que oferece volume e consistência muito semelhantes à mama natural ou retalho antebraquial para reconstruções de cavidade oral e língua, por apresentar espessura delgada e fácil de moldar. Segue abaixo os principais retalhos e suas principais aplicações.

Retalho livre do músculo grande dorsal

O músculo grande dorsal tem origem no processo espinhoso da coluna vertebral e crista ilíaca posterior com inserção na tuberosidade proximal do úmero. É vascularizado pela artéria tóraco-dorsal, ramo da artéria subescapular que é ramo da artéria axilar. Possui pedículo longo de fácil dissecção com diâmetro arterial médio de 2,5 a 3 mm. A drenagem venosa é feita por uma veia comitante. Está indicada para reconstruções de cabeça e pescoço, em especial de couro cabeludo e também para reconstruções de extremidades, em especial em áreas com exposição óssea (Fig. 6). Pode ser dissecado com ilha de pele (musculocutâneo) ou somente muscular. Apresenta morbidade mínima na área doadora, sendo a principal as cicatrizes inestéticas.

Retalho livre antebraquial

O retalho antebraquial é um retalho fasciocutâneo, ou seja, é composto somente pela fáscia, tecido celular subcutâneo e pele. Pode, contudo, em algumas situações, ser dissecado juntamente com o tendão do músculo palmar longo, assim como com parte do osso rádio. É vascularizado pela artéria radial e duas veias comitantes que cursam entre os músculos braquiorradial e flexor radial do carpo. O território cutâneo, em geral, é demarcado sobre a artéria radial de onde emergem os ramos perfurantes através do septo intermuscular (Fig. 7). Entretanto, toda pele da região volar do antebraço pode ser dissecada. Suas principais aplicações são para reconstruções de cabeça e pescoço em especial lábios, língua, cavidade oral e palato. Apresenta como desvantagem, morbidade significativa na área doadora com cicatriz inestética, necessitando muitas vezes de autoenxertia.

Retalho livre TRAM/VRAM (músculo reto abdominal)

O músculo reto abdominal possui origem no rebordo costal com inserção no tubérculo púbico. Possui vascularização dupla tanto pela artéria epigástrica superior ramo da mamária interna, quanto pela epigástrica inferior ramo da artéria ilíaca externa. A drenagem venosa é feita pela veia comitante. Pode ser confeccionado com ilha de pele vertical (VRAM), transversal (TRAM) ou oblíqua, e com diferentes graus de preservação muscular como é o caso do DIEAP, onde o retalho é elevado somente com base nos ramos perfurantes da artéria epigástrica profunda com preservação de todo músculo reto abdominal (Fig. 8). É utilizado para reconstruções de cabeça e pescoço, em especial para situações de extensa perda tecidual como nas cirurgias craniofaciais com perda de pele, e para reconstruções de mama. Quando utilizado nas reconstruções mamárias, utiliza-se a ilha de pele transversal (TRAM). Apresenta como morbidade em área doadora, fragilidade da parede abdominal com abaulamentos e hérnias.

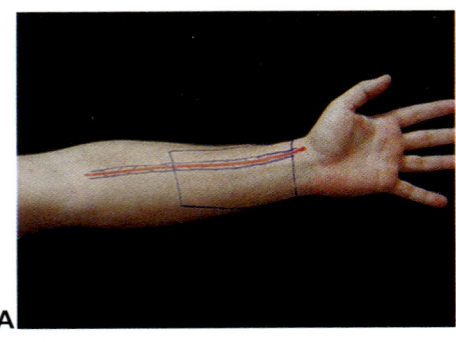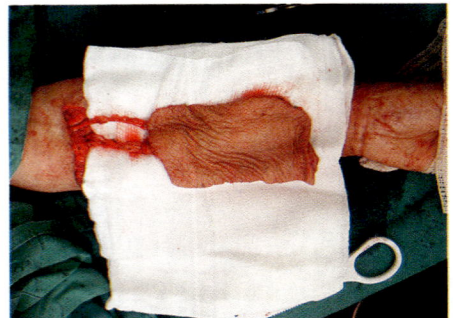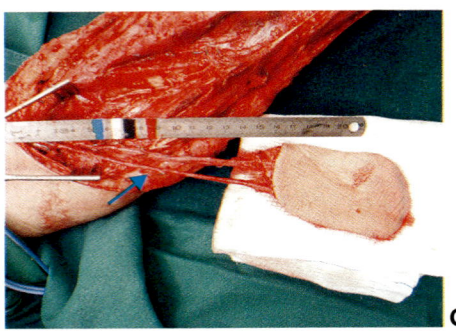

▲ **FIGURA 7. (A)** Planejamento do retalho antebraquial. **(B e C)** Em detalhe, a artéria radial com suas duas veias comitantes e a veia cefálica (seta azul).

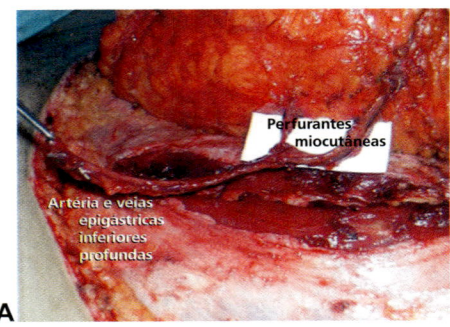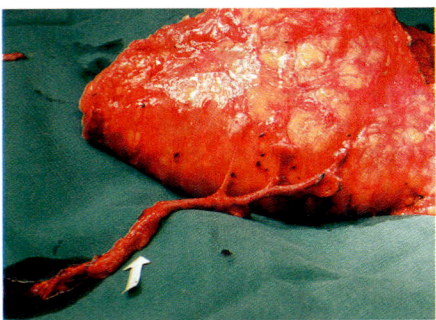

◀ **FIGURA 8. (A e B)** Retalho com base em vasos perfurantes do músculo reto abdominal (DIEAP) notar seta branca pedículo artéria e veia epigástrica inferior profunda.

Retalho livre anterolateral da coxa (ALT)

Um dos mais versáteis retalhos microcirúrgicos já descrito, o retalho anterolateral da coxa (ALT) é caracteristicamente um retalho baseado em vasos perfurantes (que perfuram a fáscia profunda) originados do ramo descendente da artéria circunflexa femoral lateral, que cursa no septo intermuscular entre os músculos reto femoral e vasto lateral (Fig. 9). São identificados na grande maioria dos casos três perfurantes chamadas de perfurante A, B e C, que são, em 82% dos casos, perfurantes musculocutâneas que atravessam o músculo vasto lateral e atingem a pele, e somente 18% verdadeiramente septocutânea com os vasos perfurantes emergindo do septo. O retalho ALT é composto por fáscia profunda, tecido celular subcutâneo e pele, entretanto, pode ser confeccionado com parte do músculo vasto lateral. Está indicada para reconstruções de cabeça e pescoço com ênfase em reconstrução de palato, cavidade oral, cirurgias com acesso craniofacial com exposição do parênquima cerebral, esôfago cervical e defeitos de couro cabeludo (Fig. 10). Pode, também, ser indicado para reconstruções de extremidades tanto do membro superior quanto do membro inferior (Fig. 11). Apresenta morbidade mínima em área doadora com cicatriz inestética.

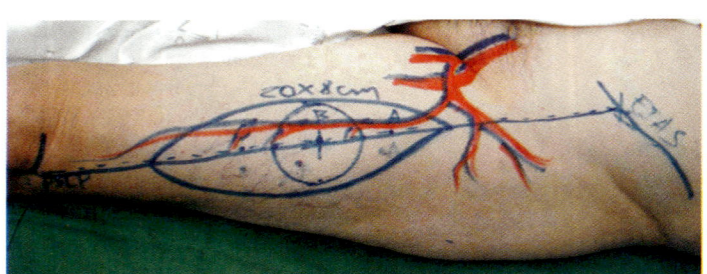

▲ **FIGURA 9.** Marcação do retalho ALT (anterolateral da coxa). Notar no desenho esquemático a vascularização do retalho. Pedículo principal: ramo descendente da artéria circunflexa femoral lateral.

Retalho livre osteomiocutâneo de fíbula

O retalho livre de fíbula pode ser considerado como o melhor retalho ósseo disponível. Isso se deve ao fato de gerar morbidade mínima em área doadora, poder ser moldado com osteotomias para determinados tipos de reconstrução, possuir pedículo de calibre adequado, além de apresentar anatomia constante. Possui vascularização dupla tanto endosteal quanto periosteal feito pela artéria fibular ramo do tronco tibiofibular,

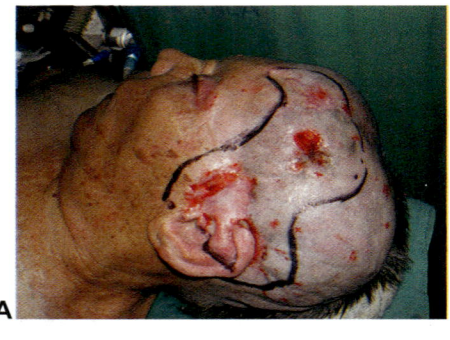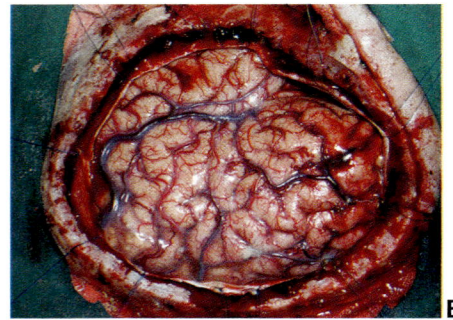
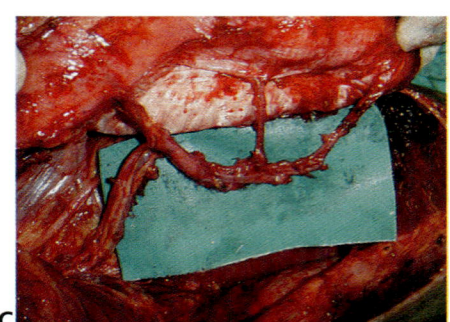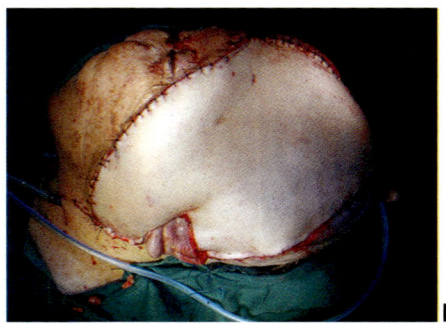

◀ **FIGURA 10. (A-D)** Carcinoma basocelular avançado de couro cabeludo. Retalho ALT dissecado. Notar o pedículo e perfurantes.

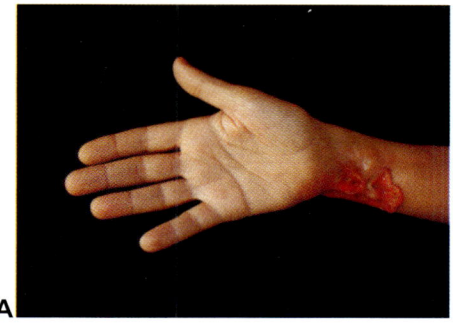
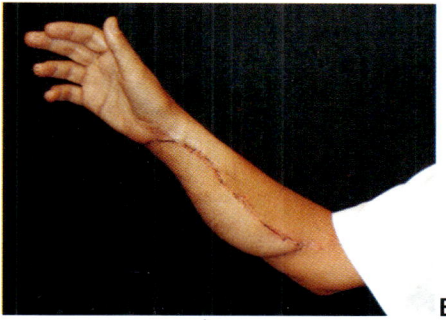

◀ **FIGURA 11. (A e B)** Pré- e pós-operatório de paciente com carcinoma epidermoide de região ulnar ressecado e reconstrução do antebraço com retalho anterolateral da coxa.

sendo a drenagem venosa feita por duas veias comitantes. É um retalho que pode ser dissecado juntamente com o músculo sóleo, assim como com uma ilha de pele baseado em ramos perfurantes da artéria fibular. Esse retalho está indicado para reconstruções oromandibulares, em especial, para arco central da mandíbula após ressecções de tumores envolvendo o assoalho da boca, para reconstruções ósseas do terço médio da face e palato, calota craniana, reconstrução do anel pélvico e de extremidades (Fig. 12).

Retalho livre de crista ilíaca

O retalho de crista ilíaca é vascularizado pela artéria circunflexa ilíaca profunda ramo da artéria ilíaca externa. Possui dissecção difícil e trabalhosa, em especial quando se faz necessária a ilha de pele. É um retalho de exceção, em virtude elevada morbidade em área doadora com alta incidência de hérnia e abaulamento de difícil tratamento. Está indicado para reconstruções mandibulares, em especial do corpo e do ramo por apresentar conformação geométrica muito semelhante, não necessitando, por sua vez, de osteotomias.

Retalho livre de jejuno

O retalho de jejuno está indicado principalmente para reconstruções do trânsito faringoesofágico após ressecções tumorais extensas ou por estenose cicatricial do esôfago, mas também para confecção de canal vaginal e do uréter (Fig. 13). Possui como desvantagem a necessidade de abertura da cavidade abdominal e realização de anastomose intestinal, o que pode por sua vez, aumentar a morbidade do procedimento. É um retalho com vascularização ideal feita pelas artérias jejunais, ramo da mesentérica superior (Fig. 14). Seu pedículo possui calibre ideal para anastomose (acima de 2,5 mm), assim como comprimento satisfatório. Deve ser dissecado há 40 cm do ângulo de Treitz onde as arcadas vasculares são bem visualizadas, o que facilita a dissecção. Apresenta como inconveniente a necessidade de uma laparotomia.

Retalho livre do músculo grácil

O músculo grácil é um músculo plano localizado medialmente na coxa com origem no púbis e inserção dupla no côndilo medial e na superfície medial da tíbia. É vascularizado pela artéria circunflexa femoral medial ramo da artéria femoral profunda. Pode ser confeccionado somente como retalho muscular ou com ilha de pele. Está indicado para casos de reanimação facial (paralisia facial), reconstrução de extremidades e reconstrução de mama. Apresenta morbidade mínima em área doadora.

CUIDADOS PÓS-OPERATÓRIOS E COMPLICAÇÕES

Um dos aspectos mais importante em microcirurgia é o cuidado adequado do paciente no período pós-operatório. Desde a introdução da microcirurgia em 1959, com o aprimoramento das técnicas de microanastomose vascular, refinamento do instrumental cirúrgico e melhora significativa do microscópio binocular, além, claro, da melhora dos cuidados de pós-operatório, houve redução nítida das complicações, assim como das taxas de perdas de retalho. Entretanto, apesar de todo esse aprimoramento técnico, ainda podemos observar complicações, em especial nas reconstruções de cabeça e pescoço, além de perdas parciais e totais de retalhos.

Os pacientes com indicação de reconstrução com retalhos livres deverão ser obrigatoriamente avaliados por clínicos e anestesiologistas, na tentativa de minimizar as complicações no período per e pós-operatório ou até mesmo contraindicar o procedimento. Em nosso meio, a maioria dos pacientes é tabagista de longa data e apresenta comorbidades como, hipertensão arterial sistêmica e diabetes, aumentando o risco cirúrgico e, consequentemente, a morbidade do procedimento. Cuidados intensivos em unidade fechada tornam-se mandatória nos casos de reconstruções de cabeça e pescoço e em reconstruções microcirúrgicas de extremidades em pacientes com risco cirúrgico elevado.

A monitoração dos retalhos pode ser feita de diversas formas. Uma das mais confiáveis e de baixo custo é a visualização direta do retalho em busca de sinais de isquemia ou congestão, assim como a punção com agulha fina, para avaliar a perfusão do retalho, a cor do sangue expelido e a sua velocidade. Retalhos com trombose venosa apresentam coloração da pele azulada, o sangue se exterioriza pelo orifício de punção de forma rápida, além de se encontrar azulado. Em situações de trombose arterial, o retalho se apresenta frio e com coloração pálida sem sinais de enchimento, e após a punção do retalho, este sangra com dificuldade ou não.

Outra forma de monitoração que dispomos em nosso serviço é o uso do Doppler externo portátil de 8 Mhz. Utilizamos esse aparelho quando confeccionamos retalhos baseados em ramos perfurantes, de forma que, conseguimos através da pele localizar o diminuto ramo e avaliar o fluxo através de curva de pressão e som. Possui como inconveniente necessidade de treinamento, localização do vaso perfurante no peroperatório e elevado custo. Além da visualização, punção e uso do Doppler externo, existem outras técnicas que não dispomos em nosso serviço, como Doppler implantável (interno), microdiálise, difusão térmica e ultrassom.

No que tange as complicações, podemos dividi-las em complicações relacionadas ao retalho, relacionadas à área doadora e complicações no sítio receptor. As relacionadas à área doadora podemos citar hematoma, seroma, deiscência da ferida e perda em graus variados do enxerto de pele quando este se faz necessário. Em relação ao sítio receptor, da mesma forma que a área doadora, podemos ter seroma, hematoma, deiscência da ferida, infecção local com abscesso e em casos de reconstrução de cabeça e pescoço, fístula salivar e deiscência da sutura intraoral. Realmente o que mais ocorre em reconstruções microcirúrgicas em cabeça e pescoço são as fístulas, que geram morbidade e na grande maioria dos casos, têm indicação de exploração cirúrgica.

Sem dúvida alguma, a mais temida complicação em se tratando de microcirurgia reconstrutora é a perda do retalho. Essa complicação denota o total insucesso do procedimento com grande impacto psicossocial sobre o enfermo, seus familiares e para a equipe cirúrgica. Felizmente as taxas de perda de retalho são baixas variando de 3 a 5% nos grandes centros.

A perda do retalho pode ser decorrente de fatores intrínsecos relacionados ao paciente e fatores extrínsecos relacionados à técnica microcirúrgica. Um dos fatores intrínsecos mais importantes que encontramos em nosso meio é o tabagismo que provoca intenso dano a microcirculação. Outros fatores são diabetes, vasculites, doença falciforme dentre outras. Em relação aos fatores extrínsecos, temos a falha da anastomose decorrente de erro técnico de execução com torção, dobras, estiramento dos vasos e compressão do pedículo. A escolha correta dos vasos receptores são de grande importância, devendo-se, obrigatoriamente, testar o fluxo arterial do vaso escolhido e pesquisar a presença de placas de ateroma que possa, contudo, ser um fator de obstrução do fluxo.

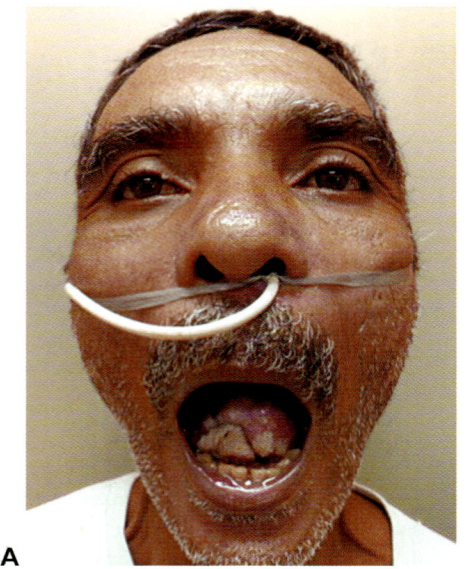
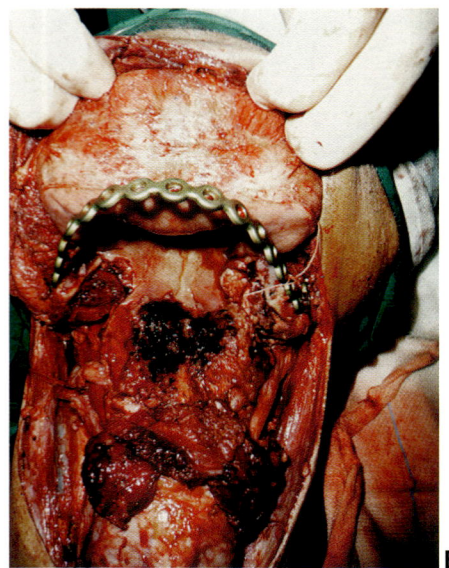
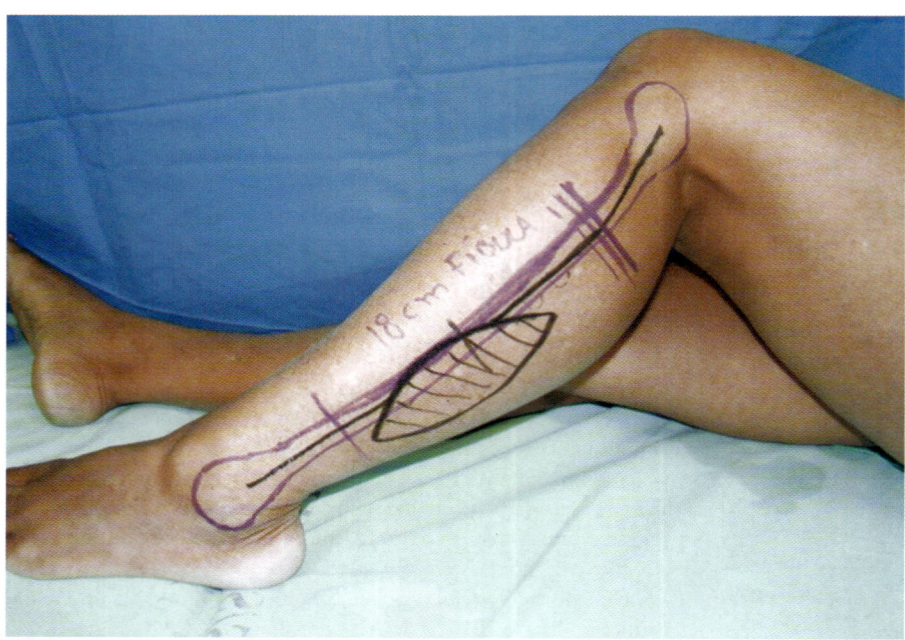
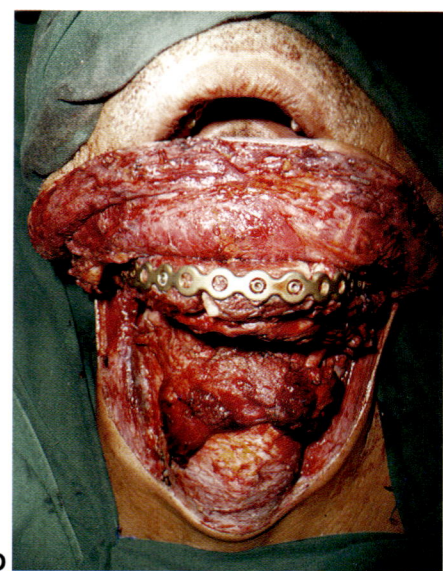
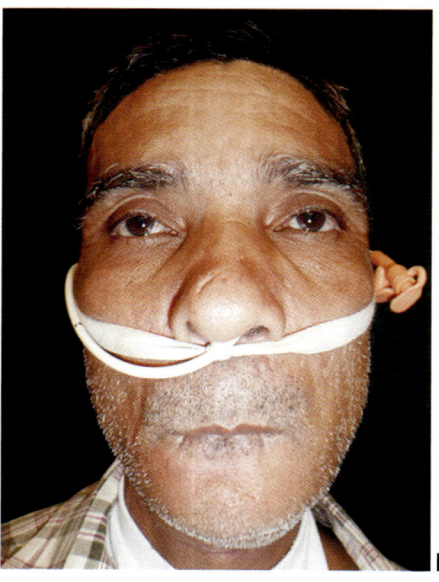

◀ **FIGURA 12.** (**A**) Carcinoma epidermoide de assoalho da cavidade oral e língua.
(**B-E**) Ressecção tipo "comando" do arco central da mandíbula e reconstrução com retalho de fíbula.

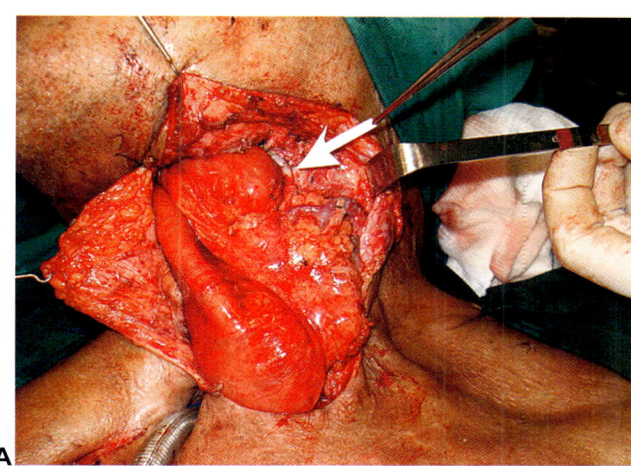

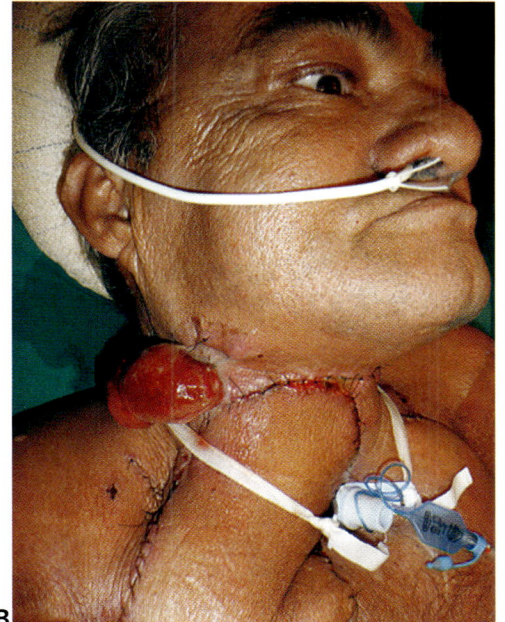
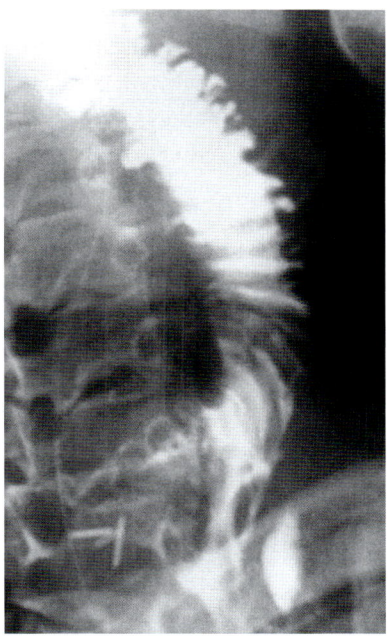

◀ **FIGURA 13.** (**A** e **B**) Retalho livre de jejuno para reconstrução faringoesofágica. Em detalhe (seta branca) anastomose arterial. Alça de jejuno excluída do trânsito e exteriorizada para monitoração da viabilidade do retalho.
(**C**) Esofagograma pós-operatório demonstrando o trânsito e ausência de fístulas.

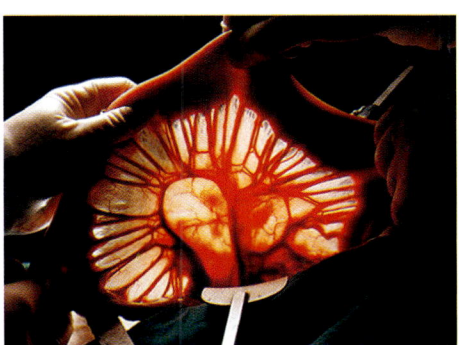

◀ **FIGURA 14.** Retalho livre de jejuno sendo dissecado. A transiluminação destaca o trajeto dos vasos no mesentério facilitando sua dissecção.

resultado estético e, principalmente, funcional. O uso da microcirurgia robótica tem-se mostrado eficaz na redução da morbidade cirúrgica, em especial nas reconstruções orofaríngeas após ressecções minimamente invasivas.

BIBLIOGRAFIA

Evans BCD, Evans GRD. Microvascular surgery. *Plast Reconstr Surg* 2007;119(2):18-30.

Mathes SJ, Hentz V. *Plastic surgery*. 2nd ed. New York: Saunders Elsevier, 2006.

Mathes SJ, Nahai F. *Reconstructive surgery: principles, anatomy and technique*. New York: Churchill Livingstone, 1997.

Selber J. Transoral robotic reconstruction of oropharyngeal defects. *Plast Reconstr Surg* 2010;126(6):1978-87.

Serafin D. Microsurgery: past, present and future. *Plast Reconstr Surg* 1980;66(5);781-85.

Tamai S. History of microsurgery. *Plast Reconstr Surg* 2009;124(5):282-94.

Thoma A, Jansen L, Sprague S. Outcomes in microsurgery. *Plast Reconstr Surg* 2009;124(6):303-12.

Wei FC, Mardini S. *Flaps and reconstructive surgery*. Philadelphia: Saunders Elsevier, 2009.

CONSIDERAÇÕES FINAIS E PERSPECTIVAS FUTURAS

Um dos grandes avanços da cirurgia, sem sombra de dúvida, foi o advento das técnicas de microanastomose vascular e nervosa sob auxílio do microscópio. Com essa técnica, defeitos complexos das mais variadas partes do corpo, podem ser reconstruídos em tempo único, com redução significativa da morbidade e custo hospitalar, além da obtenção de um melhor

CAPÍTULO 22

Anestesia em Oncologia

Bruno Luís de Castro Araújo • Fábio Gerke Martins
Daniele Theobald • Alfredo Guilherme Haack Couto

INTRODUÇÃO

O ato anestésico em pacientes oncológicos apresenta particularidades inerentes à complexidade clínica destes pacientes. O presente capítulo visa oferecer ao não especialista a visão do anestesiologista.

CONSIDERAÇÕES GERAIS

Vários mecanismos são propostos para explicar o aparecimento de metástases após o tratamento cirúrgico de neoplasias sólidas. A manipulação do tumor durante a cirurgia libera células tumorais na circulação.[1] Além disso, a presença do próprio tumor pode inibir a angiogênese.[1] Desta forma, a remoção do tumor favorecer a sobrevida e o crescimento de doença residual.[1] A liberação de fatores de crescimento locais e sistêmicos, associada à imunossupressão peroperatória, podem favorecer a recidiva tumoral.[1]

A relação de drogas anestésicas por via sistêmica com a recidiva tumoral ainda apresenta-se incipiente. Estudos animais *in vivo* e dados *in vitro* sugerem que três fatores principais relacionados à diminuição na imunidade celular associada à cirurgia oncológica são a resposta ao dano tecidual, a anestesia geral e a analgesia com opioides.[2] Estudos recentes demonstram redução da incidência de recidiva tumoral com o uso de analgesia regional pós-operatória em prostatectomia aberta, mastectomia radical, ressecção de tumor colônico, mas apresentou resultado negativo em neoplasia retal.[3,4] A maior parte destes estudos compõe-se de análises retrospectivas, que devem ser seguidos de ensaios prospectivos para aferição do real impacto da anestesia e da técnica de analgesia pós-operatória na recidiva tumoral. Independente do impacto na recidiva do câncer, técnicas de anestesia regional apresentam grande qualidade analgésica, com baixas taxas de complicações respiratórias e cardiovasculares.[5] Desta forma, são as técnicas de analgesia pós-operatória de eleição em cirurgias de grande porte na ausência de contraindicações.

A transfusão de sangue alógeno é associada a diversos riscos, entre eles: falha humana, reações hemolíticas, lesão pulmonar aguda relacionada à transfusão, doença enxerto *versus* hospedeiro relacionada à transfusão e imunomodulação relacionada à transfusão.[6] O efeito imunomodulador da transfusão de hemocomponentes pode relacionar-se a um aumento na recidiva pós-operatória. Análises retrospectivas demonstram aumento nas taxas de recidiva tumoral relacionadas às transfusões peroperatórias.[6-9] Este efeito não parece ser reduzido pela leucodepleção ou pela doação autóloga. Os poucos estudos prospectivos apresentaram resultados inconsistentes. Desta forma, não há relação comprovada por estudos prospectivos entre transfusão e recidiva tumoral.

Outro ponto controverso em cirurgia oncológica é o manejo hídrico. Em cirurgias colorretais o manejo hídrico "liberal" mostra-se associado a aumento na incidência de deiscência de anastomoses, complicações infecciosas e atraso do trânsito intestinal.[10] Há, ainda, muita controvérsia sobre o melhor protocolo hídrico a ser utilizado no peroperatório, se um protocolo restritivo ou a reposição volêmica guiada por variáveis fisiológicas dinâmicas, como a variação de pressão de pulso.[10,11]

AVALIAÇÃO PRÉ-ANESTÉSICA

A avaliação pré-operatória é importante para o sucesso terapêutico durante o período peroperatório. Em pacientes com tumores sólidos malignos, 75% são submetidos à cirurgia com objetivo de cura.[12] Porém, quase 90% são submetidos a algum tipo de procedimento, que incluem: Procedimentos diagnósticos, braquiterapia ou cirurgias não relacionadas ao processo oncológico.[12]

Alterações cardiovasculares associadas ao câncer ou ao tratamento do câncer, como a quimioterapia, podem levar a cardiomiopatia, a doença isquêmica, a insuficiência cardíaca, a hipertensão, a hipotensão, a pericardite e as bradiarritmias. Pacientes com fadiga e dispneia aos esforços podem ter algum sintoma associado à quimioterapia em curso ou cardiomiopatia secundária a terapia anterior, desta forma, a aplicação de diretrizes, como o proposto pela ACC/AHA e pela Sociedade Brasileira de Cardiologia, pode levar a testes desnecessários e que prolongam a avaliação pré-operatória.[13,14] A capacidade funcional anterior ao início do tratamento, nestes casos, pode ser importante.

Pacientes com cardiomiopatia causada pelo uso de quimioterápicos provavelmente beneficiam-se de uso de betabloqueadores e devem ser acompanhados com ecocardiogramas seriados e dosagem de peptídeo natriurético tipo B.[12]

Vários agentes quimioterápicos podem causar alterações cardiovasculares. Os agentes da classe das antraciclinas, que incluem doxorrubicina, daunorubicina, epirubicina, idarubicina, mitoxantrone e valrubicina estão associados à cardiomiopatia de acordo com a dose cumulativa administrada.[15] Este risco aumenta consideravelmente em pacientes com doenças cardíacas preexistentes, administração concomitante de outros agentes quimioterápicos, principalmente ciclofosfamida, paclitaxel e trastuzumab, irradiação no tórax e extremos de idade.[12]

Além destes, outros agentes como a família dos taxanos (paclitaxel e docetaxel) e inibidores da tirosina quinase estão associados a cardiomiopatia. Capecitabina e 5-fluoracil estão associados à isquemia miocárdica e infarto agudo do miocárdio, em alguns casos na ausência de doença arterial coronariana. Talidomida está associada a bradicardia com necessidade de implante de marca-passo. Já a administração concomitante de doxorrubicina e vincristina está associada a alterações no limiar de atividade elétrica do miocárdio.[12]

Irradiação do tórax está associada à doença arterial coronariana, pericardite, cardiomiopatia, doença valvar e alterações de condução elétrica. Lesão endotelial pela radiação é proposta como mecanismo principal para estas alterações.[12] Fatores de risco associados incluem porcentagem do ventrículo esquerdo irradiado, tratamento hormonal associado e história de hipercolesterolemia.[12]

Em pacientes com doença arterial coronariana e história de colocação de *stent*, há consenso de que caso este *stent* seja farmacológico a terapia antiplaquetária dupla deve ser mantida com AAS e clopidogrel por, no mínimo, 1 ano.[16] Caso algum paciente necessite de cirurgia por motivos oncológicos, a terapia com clopidogrel deve ser suspensa e o AAS mantido caso possível, e o retorno com clopidogrel seja feito o mais rápido possível.

Quimioterapia e radioterapia podem afetar os pulmões ou vias aéreas. A bleomicina está associada à pneumonite intersticial e fibrose pulmonar (3% com doses cumulativas até 300 mg e 20% com doses acima de 500 mg).[12] Estas alterações são mais comuns em pacientes idosos, com doença pulmonar preexistente e associado à radioterapia em região torácica. Outros quimioterápicos que podem cursar com estas alterações incluem busulfan, clorambucil, ciclofosfamida, melfalan, metotrexate, nitrosureias, lomustina ou semustina.[12]

Quando o uso de tais medicações é conhecido, sinais de comprometimento como dispneia, tosse não produtiva e crepitações pulmonares devem ser pesquisados.

Pacientes com doença pulmonar restritiva, aumento do gradiente alvéolo arterial de oxigênio ou diminuição da capacidade de difusão podem necessitar de cuidados especiais no peroperatório. Testes de função pulmonar estão indicados nos casos de pacientes com fibrose pulmonar. Drenagem de tórax pode melhorar reserva em casos de derrame pleural. Pacientes com DPOC podem beneficiar-se de fisioterapia antes e depois do procedimento cirúrgico.

Grande parte dos pacientes com câncer se apresenta no pré-operatório com algum grau de desnutrição, principalmente nos casos de cânceres envolvendo o sistema gastrointestinal. Níveis de albumina abaixo de 3,0 g/dL estão associados a risco aumentado de pneumonia no pós-operatório.[12]

Diversos tipos de câncer cursam com estados de hipercoagulabilidade, decorrente de altos níveis de citocinas, fatores de coagulação e procoagulantes.[15] Alguns quimioterápicos, como a talidomida, podem exacerbar este estado.[12] Desta forma, profilaxia contra trombose venosa esta indicada em todos os pacientes, caso não haja uma contraindicação.

Muitos destes pacientes apresentam anemia devido a efeitos de quimioterápicos ou perda de sangue. A eritropoietina tem sido usada em casos selecionados, mas seu uso é controverso em virtude da diminuição da sobrevida de paciente, maior risco de complicações trombóticas e um possível estimulo ao crescimento tumoral.[12]

A síndrome de Cushing, resultado da produção ectópica de hormônio adrenocorticotrópico, esta associada a tumores de pequenas células do pulmão, câncer de pâncreas, tumor carcinoide e timomas.[12] Já SIADH pode ocorrer em conjunto com diversos cânceres de pulmão, incluindo o de pequenas células, grandes células e o adenocarcinoma.[12]

Hiperglicemia esta associada à quimioterapia, principalmente quando está relacionada ao uso de corticoides. Determinação da hemoglobina glicosilada nestes pacientes é importante para se avaliar o grau da hiperglicemia.

PROCEDIMENTOS AMBULATORIAIS E FORA DO CENTRO CIRÚRGICO

Nesta seção será dada ênfase a procedimentos ligados a oncologia, com foco em centros de radioterapia e imagem. Deve-se fazer o maior esforço possível para fornecer os mesmos padrões de segurança nestes locais que em salas de cirurgia. A monitoração básica deve estar presente (cardioscópio, oxímetro, pressão não invasiva e capnógrafo).[17] Em locais onde é necessária a saída do profissional da sala, como no caso da radioterapia, deve-se estar disponível um monitor remoto ou câmeras para acompanhamento do procedimento. A associação de benzodiazepínicos com opioides é comumente suficiente para grande parte dos procedimentos.[18] Em casos aonde anestesia geral está indicada, propofol ou cetamina podem ser utilizados.

Diversos procedimentos, como TC e RNM em crianças, embolização de tumores e ablação por radiofrequência, necessitam de anestesia. Deve-se ter sempre em mente a sua própria segurança. A exposição à radiação pode levar a alterações das células somáticas ou gonadais. Anestesistas que trabalham em centros de imagem devem usar dosímetro e observar os limites de exposição (50 mSv anualmente e dose cumulativa de 10 mSv versus idade).[17] Capotes de chumbo para corpo e tireoide, assim como óculos, devem estar disponíveis e ser utilizados.

O uso de contraste iodado é uma grande preocupação. São utilizados contrastes contendo iodo (número atômico 53) para absorver radiação X[19]. Comumente são utilizados agentes hiperosmolares e com risco grande de complicações. Agentes não ionizados e hiposmolares podem também ser utilizados. Eles possuem um menor número de efeitos colaterais, e são preferíveis aos anteriores, principalmente em pacientes de risco.[19] Estas reações adversas são causadas por toxicidade direta, reações idiossincráticas e reações alérgicas (anafiláticas ou anafilactoides). Fatores de risco incluem história de broncospasmo, alergias, cardiopatia, hipovolemia, doença hematológica, disfunção renal, extremos de idade, ansiedade e medicações como betabloqueadores, aspirina e anti-inflamatórios.[19] O tratamento deve ser iniciado imediatamente e deve ser de suporte, com corticoides e anti-histamínicos nos casos em que uma reação alérgica é a provável causa. Em casos de história de alergia a contraste, profilaxia com prednisolona 50 mg administrados 12 h e 2 h antes do procedimento e difenidramina no momento do exame reduzem o risco de complicações.[19]

Outra complicação associada ao uso de contraste iodado é a disfunção renal, sendo esta uma das causas principais de disfunção renal adquirida durante a internação hospitalar. Também mais associada aos contrastes hiperosmolares, costuma se resolver em 2 semanas. Em alguns casos é necessário suporte dialítico e internação em centros de terapia intensiva. Profilaxias para esta complicação incluem hidratação vigorosa, uso de contrastes hiposmolares em pacientes de risco e uso prévio de acetilcisteína ou acido ascórbico.[19]

A ressonância nuclear magnética apresenta como característica especial à existência de um campo de atração magnética. Esta pode causar dificuldades com uso de alguns equipamentos e interferência na monitoração. O ECG é o monitor mais prejudicado.[17] Alterações na onda T e no segmento ST são observadas, além de alterações no traçado como todo. Além disso, queimaduras podem acontecer devido aos cabos. Desta forma recomenda-se o uso do ECG somente em casos aonde esta monitoração é estritamente necessária. O cabo do oxímetro de pulso também causa queimaduras, devendo-se utilizar cabo de fibra óptica quando disponível.

Outro local aonde é comum à realização de procedimentos anestésicos é o centro de radioterapia. Este procedimento deve ser feito com o paciente totalmente imóvel, o que é difícil em crianças.[20,21] Muitas vezes anestesia geral é necessária, sendo a máscara laríngea um bom recurso nesta situação.[21] A braquiterapia, instalação de sementes radioativas, é muito utilizada nos canceres ginecológicos.[20] Por ser um procedimento doloroso, muitas vezes uma sedação e analgesia potentes com necessidade da presença de um médico-anestesiologista.

ESPECIALIDADES CIRÚRGICAS

Cirurgia abdominal e pélvica

O feocromocitoma é um tumor derivado de células enterocromafins, normalmente benigno. Seus sintomas são relacionados à liberação desordenada de catecolaminas. A substância mais comumente liberada é a noradrenalina, mas a adrenalina e a dopamina também podem estar presentes.[22] O sintoma principal desta neoplasia é a hipertensão. Ela pode ser constante ou gerar crises hipertensivas paroxísticas com intervalos entre crises de pressão arterial normal, mas também pode estar ausente. As crises hipertensivas são frequentemente associadas a cefaleia, arritmias, dor torácica e rubor. Pode haver hipotensão postural, em especial quando o tumor libera adrenalina, pela vasodilatação decorrente de estímulo de receptores β_2.[22] A hipotensão postural também pode ocorrer em decorrência do tratamento com antagonistas α adrenérgicos, sendo até mesmo esperada quando o tratamento é realizado adequadamente.

A flutuação dos valores pressóricos intraoperatórios (anestesia em "picos e vales") pode gerar graves complicações. Os primeiros relatos apresentavam mortalidade entre 25 e 40%, reduzidos a uma taxa de próxima a zero em relatos mais recentes.[22] O preparo pré-operatório adequado é importante para que se reduza a instabilidade hemodinâmica na cirurgia.

As drogas de primeira escolha para início do tratamento são os antagonistas α adrenérgicos.[22,23] O antagonista α adrenérgico não seletivo fenoxibenzamina apresenta duração prolongada, estando relacionado a episódios hipotensivos após a remoção do tumor.[22] Os antagonistas α_1 seletivos prazosin e terazosin apresentam menor meia-vida, reduzindo o período de risco para hipotensão por redução no nível sérico de catecolaminas.[23] Bloqueadores β adrenérgicos podem ser utilizados para prevenir ou tratar o aparecimento de taquiarritmias.[22] Eles somente devem ser introduzidos após a adequação do tratamento vasodilatador, pois podem exacerbar a hipertensão por bloquear a vasodilatação β_2 mediada.

Outras classes de anti-hipertensivos, como bloqueadores de canais de cálcio, já foram utilizadas com sucesso, mas devem ser utilizadas como segunda linha de tratamento.[22] A α-metil-tirosina atua como inibidor competitivo da tirosina β-hidroxilase, causando depleção de catecolaminas. Esta medicação é utilizada em poucas instituições para o tratamento de hipertensão arterial de difícil controle em pacientes com doença metastática irressecável.[22]

A técnica anestésica geralmente utilizada para a adrenalectomia decorrente da feocromocitoma é a anestesia geral. A associação com bloqueio peridural geralmente é preferida quando é planejada a cirurgia aberta, já que o bloqueio simpático dela derivado não impede a labilidade pressórica decorrente da manipulação do tumor. O uso de cetamina e vasopressores de ação indireta deve ser evitado em razão do risco de liberação excessiva de catecolaminas.[22] A administração de sulfato de magnésio como adjuvante anestésico vem sendo recomendada por alguns autores.[24] Ele reduz a sensibilidade vascular periférica às catecolaminas, reduzindo a labilidade pressórica durante a cirurgia.[24]

Tradicionalmente os pacientes com feocromocitoma eram descritos como hipovolêmicos, mas há estudos que contradizem esta informação. O manejo hídrico restritivo se demonstrou ao menos equivalente em termos de complicações peroperatórias à hidratação liberal.[22] A hipotensão transitória que ocorre no pós-operatório parece estar relacionada à redução do tônus vasomotor pela redução abrupta do estímulo adrenérgico, que a algum grau de hipovolemia relativa que possa estar presente.[22]

O uso de pressão arterial invasiva e de cateter venoso central é aceito como cuidado padrão ao paciente submetido à ressecção de feocromocitoma. Monitores hemodinâmicos adicionais, como cateter de artéria pulmonar, ecocardiograma transesofágico ou monitoração minimamente invasiva do débito cardíaco, devem ser individualizados de acordo com a experiência da equipe, a avaliação do paciente e a disponibilidade do monitor na instituição.

A fentolamina é um antagonista α adrenérgico de curta duração, disponível para uso parenteral, que pode ser utilizado tanto em *bolus* para tratamento de crises adrenérgicas, quanto em infusão contínua. Os vasodilatadores nitroprussiato de sódio e nitroglicerina, e o antagonista β-adrenérgico esmolol são muito comumente usados para o tratamento de picos pressóricos no intraoperatório. Vasopressores também devem estar disponíveis, em especial a noradrenalina, pois geralmente são necessários nos períodos de pouca manipulação do tumor e após sua desvascularização.

Os tumores carcinoides são tumores derivados de células neuroendócrinas. Sua localização mais frequente é o trato gastrointestinal (principalmente o apêndice cecal), seguido da árvore traqueobrônquica.[25] Apresentam crescimento lento e secretam substâncias bioativas em 25% dos casos.[25] Estas substâncias são, principalmente, serotonina, histamina e bradicinina. Quando estas substâncias são secretadas no território venoso de drenagem portal, geralmente não causam a síndrome carcinoide, pois sofrem pronta metabolização hepática. Mas quando houver metástases hepáticas ou a neoplasia primária ocorrer em localização que não sofra drenagem portal, pode ocorrer a síndrome carcinoide. Sendo assim, somente cerca de 10% dos casos de tumor carcinoide apresentam os sintomas clássicos da síndrome carcinoide.[25]

Os sintomas principais da síndrome carcinoide em ordem decrescente de frequência são: rubor, hipermotilidade gastrointestinal, dor abdominal, dispneia, telangiectasias faciais e broncospasmo.[25] Ela também está associada à cardiopatia carcinoide. Ela se caracteriza por doença valvar tricúspide, principalmente, e pulmonar.[25] Também podem ocorrer distúrbios do sistema de condução decorrentes de crescimento de tecido fibroso causado pela secreção de serotonina.[25]

Quando factível, o tratamento ideal para o tumor carcinoide é a excisão cirúrgica. O principal objetivo do manejo peroperatório é evitar a liberação de mediadores bioativos, prevenindo a crise carcinoide. Avaliação pré-operatória detalhada, com atenção especial à função cardíaca deve ser realizada. A otimização clínica é essencial para o desfecho cirúrgico desejado. A base do tratamento da síndrome carcinoide é o uso do análogo de somatostatina octreotide.[25] Ele pode ser utilizado em *bolus* subcutâneo para prevenção da liberação dos mediadores ou intravenoso para tratamento da crise carcinoide. Também devem ser corrigidos a hipovolemia decorrente de diarreia e o broncospasmo por liberação de histamina. Antagonista H1 e H2 podem ser utilizados preventivamente a liberação de histamina.[25]

Além da monitoração básica, a monitoração invasiva da pressão arterial média pode ser necessária para acompanhamento de alterações rápidas na pressão arterial. Outros monitores podem ser utilizados, dependendo da extensão do tumor e do estado físico. A técnica anestésica padrão é a anestesia geral, podendo ser associada a bloqueio neuroaxial. Substâncias que potencializam a liberação de catecolaminas como a cetamina não devem ser utilizadas. O uso de succinilcolina é controverso, pois pode deflagrar aumento de pressão abdominal por miofasciculações e causar liberação de histamina.[25] Bloqueadores neuromusculares que liberam histamina devem ser evitados.[25]

Uma modalidade cirúrgica cuja indicação vem apresentando aumento crescente nos últimos anos é a cirurgia citorredutora associada à quimioterapia intraperitoneal hipertérmica. A parte citorredutora envolve a ressecção peritoneal, do omento e dos órgãos abdominais envolvidos. A quimioterapia hipertérmica envolve a administração de quimioterápico aquecido entre 42 e 43ºC na cavidade peritoneal. Esta aplicação pode ser realizada com o abdome aberto ou fechado.[26] A segunda opção geralmente é preferida por oferecer menor risco ambiental.[27]

Este procedimento é associado a grande redistribuição hídrica e sangramento.[27,28] Sua duração média é entre 6 e 14 horas.[28] Além disso, alterações de coagulação são frequentes.[28] O controle da temperatura corporal é muito importante. Monitoração hemodinâmica invasiva é recomenda.[27,28] Deve-se ter atenção especial à analgesia pós-operatória.

Cirurgia de cabeça e pescoço

O manejo da via aérea em pacientes portadores de tumores de cabeça e pescoço apresenta-se um desafio ao anestesiologista. A presença de tumores orofaciais, além de dificultar a laringoscopia rígida, pode impedir a oxigenação efetiva através da ventilação por pressão positiva com máscara facial. Em casos de radioterapia na região de cabeça e pescoço, as vias aéreas podem estar comprometidas.[29] Muitos destes pacientes desenvolvem trismo, restrição à abertura de boca, extensão de pescoço e movimento de estruturas faríngeas. Sendo assim, em caso de indução anestésica sem obtenção de via aérea definitiva, há o risco de ocorrência da situação descrita em anestesiologia como "não ventilo, não entubo". Quando não há certeza sobre a segurança injeção de hipnóticos potentes, deve ser assegurada a via aérea antes que se deprima farmacologicamente a ventilação e os reflexos de proteção da via aérea. A lesão pode ter que ser avaliada no pré-operatório. Nas lesões glóticas pode ser avaliada por laringoscopia direta ou indireta.[29] Já lesões subglóticas e traqueais, deve ser avaliada por radiografia de tórax, tomografia computadorizada ou ressonância nuclear magnética.[29]

Nas microcirurgias de laringe, a proteção das vias aéreas da aspiração de sangue é necessária. A utilização de tubos finos com balão garante a proteção contra aspiração.[29] Porém, o pequeno diâmetro do tubo determina elevadas pressões de pico inspiratórias. Além de prejudicar a visualização e o acesso do cirurgião à lesão, há o risco de o tubo pegar fogo e causar queimadura de via aérea em procedimentos com auxílio de *laser*.[30]

A microcirurgia com *laser* garante corte preciso, coagulação adequada e edema pós-operatório mínimo.[30] O mais utilizado na prática clínica é o de CO_2. Entretanto o seu uso está associado a riscos, como a lesão do paciente caso um feixe seja erradamente dirigido e o risco de ignição da via aérea. Diante disto, alguns cuidados devem ser tomados. É utilizada proteção ocular, facial e cervical com compressas úmidas. O uso de baixas frações inspiradas de oxigênio sem associação de óxido nitroso também é recomendado, pois ambos os gases agem como comburentes no caso de ignição da via aérea.[30]

Os tubos de PVC são inflamáveis e podem queimar em contato com o *laser*. Pode-se utilizar soro fisiológico associado a azul de metileno para inflar o balão do tubo.[30] Em situações emergenciais, o soro auxiliará apagando o fogo e o azul de metileno como monitor para o evento. Pode-se dar preferência ao tubo de Norton, um tubo todo de metal, sem balão, não inflamável. Ele não é inflamável, mas não protege da aspiração de sangue e conteúdo gástrico. Ainda pode ser optado pela ventilação espontânea ou ventilação à jato, visando a oxigenação do paciente; e a hipnose é garantida com anestesia venosa total.[29]

Além de todos estes cuidados, a microcirurgia de laringe exige atenção na conservação da oxigenação e remoção de CO_2. A manutenção do plano anestésico adequado é importante, pois é um procedimento de curta duração com estímulo cirúrgico intenso na via aérea. A anestesia superficial pode provocar complicações cardiovasculares, tosse, broncospasmo e laringospasmo, entre outras complicações.[29] O despertar deve ser suave, visando evitar trauma adicional à via aérea.

Há situações nas quais o paciente somente tem acesso ao serviço de saúde em situações de obstrução crítica de via aérea por obstrução subglótica. Nesta situação, pode ser necessária a realização de traqueostomia em regime de emergência. Em situações nas quais a massa engloba a traqueia, como em alguns casos de tumor anaplásico de tireoide, a traqueostomia pode tornar-se tecnicamente muito difícil, aumentando assim o tempo necessário para a sua realização. Além disso, pode tornar-se impossível assegurar-se via aérea pelo anestesiologista, sendo necessária a titulação de sedativos para tornar possível a realização do procedimento. Sendo assim, é necessária a interação eficaz entre as equipes anestésica e cirúrgica para que o procedimento ocorra da forma mais segura possível para o paciente.

Neurocirurgia

Um dos problemas associados à anestesia neste grupo de pacientes é o posicionamento, principalmente pelo fato destas cirurgias serem, em geral, prolongadas. Deve-se estar sempre atento a pontos de pressão, e a cabeça, quando possível, deve estar elevada em ângulo de 15 a 20 graus para permitir boa drenagem sanguínea. Pontos de pressão comum são: face, maxila, queixo, axilas, seios, cristais ilíacas, genitália, joelhos e pernas.[31]

Duas posições que exigem atenção especial é a posição prona e sentada. Na primeira, utilizada para coluna e fossa posterior, a cabeça deve receber atenção especial. Pinos ou um suporte em forma de ferradura devem ser utilizados. Os olhos devem ser checados a cada 30 minutos para afastar compressão, decorrente do risco de amaurose por oclusão da artéria central da retina.[32,33] Outros fatores associados à amaurose incluem comorbidades pré-operatórias (diabetes, hipertensão e dislipidemia) e intercorrências peroperatórias (hipotensão, anemia, tempo de cirurgia).[32] Em casos de cirurgia de coluna um suporte especial ou coxins devem ser utilizados para diminuir a compressão na região abdominal, permitindo um bom retorno venoso e redução do ingurgitamento peridural com sangramento.

Já a posição sentada é indicada em casos em que a base do quarto ventrículo, a junção pontomedular ou o vérmis devem ser acessados.[34] Utilizada em casos de exceção, o fixador da cabeça deve ser preso à parte anterior da mesa para caso seja necessário retorno imediato da posição para supina não seja necessário liberar a cabeça do paciente. A embolia aérea é detectada em 40% dos pacientes pelo Doppler e em 76% com o ETE.[35,36] Ocorre pelos seios venosos cerebrais, que são veias que não colabam na ausência de sangue. Deve-se usar, sempre que disponível, o Doppler associado à capnografia.[34] Quando diagnosticada, medidas para cessar a aspiração (compressão jugular, abaixar a cabeça, cobrir o campo com compressas molhadas) devem ser imediatamente tomadas. Deve-se também aspirar o catéter posicionado no átrio direito.

Outro ponto importante na neuroanestesia é o controle da pressão intracraniana. Quando o crânio está fechado, o objetivo é melhorar a PPC e evitar herniação. Já após a craniotomia, o objetivo é melhorar o campo cirúrgico e evitar a exteriorização de tecido cerebral. A forma principal de abordagem do anestesista, neste ponto, é a redução do líquido intra e extracelular. Isto é conseguido através do uso de diuréticos e esteroides. O manitol, utilizado nas doses de 0,25 a 1 g/kg, e furosemida podem ser utilizados.[37] Os esteroides são utilizados em casos de tumores, sendo prejudiciais quando utilizados no trauma.

Outra forma de controle da pressão intracraniana é a hipocapnia. Muito utilizada no passado, quando era feita de rotina em procedimentos neurocirúrgicos, só deve ser feita em casos selecionados e por um período curto de tempo.[38] Seu efeito é transitório e deve ser retirada quando o controle da PIC não é mais necessário.

Grande parte dos procedimentos neurocirúrgicos pode ser feita com anestesia venosa ou inalatória, sem vantagens práticas de uma técnica em relação à outra. Em casos em que existe diagnosticado pressão intracraniana aumentada, existe um consenso de que a anestesia venosa é melhor do que a inalatória. Anestésicos inalatórios causam aumento da pressão intracraniana. A ordem decrescente de potência vasodilatadora é: halotano, enflurano, desflurano, isoflurano e sevoflurano.[39] A diferença entre desflurano, isoflurano e sevoflurano são pequenas e pouco percebidas na prática.

A reposição volêmica durante o procedimento deve ser feita com objetivo de manter a normovolemia e evitar hiposmolaridade, mantendo-se, assim, a PPC e evitando-se edema cerebral. O soro fisiológico é algo hiperosmolar (308 mOsm/L), porém pode levar a acidose quando feito em grande quantidade.[40] Já o ringer lactato é mais equilibrado do ponto de vista eletrolítico, porém é algo hiposmolar (273 mOsm/L). Quando necessária grande quantidade de cristaloides, recomenda-se a infusão balanceada destas duas soluções. Coloides podem também ser utilizados. Destes a albumina é a mais indicada decorrente da ausência de alterações na coagulação.[41] Em casos nos quais o amido é a escolha, deve-se obedecer aos limites de infusão definidos pelo fabricante.

Cirurgia pediátrica

O cuidado com os pacientes pediátricos é complexo em razão dos múltiplos efeitos do tumor, dos quimioterápicos, da radioterapia, comorbidades importantes, além da vulnerabilidade psicológica durante o manejo de uma doença grave.[42] Os tratamentos oncológicos interferem em diversos sistemas do organismo, gerando particularidades a serem observadas e verificadas quando estamos planejando um ato anestésico. Apesar de os avanços na terapia oncológica ocorrerem rapidamente, é necessário que o anestesista tenha boas noções sobre quimioterápicos, radioterapia e seus efeitos tóxicos no preparo de um plano anestésico seguro e eficaz.[42]

Devemos sempre estar atentos à fisiologia do crescimento da criança que, muitas vezes, com tratamento prolongado, pode mudar com o passar dos anos pelo simples envelhecimento ou por interferência do tratamento.

Outro ponto importante é a condição psicológica, as primeiras experiências anestésicas podem ser determinantes no comportamento desses pacientes pelo resto do tratamento, por exemplo, no caso de radioterapia que exige várias sessões. Geralmente, estes pacientes requerem múltiplas intervenções sob anestesia durante seu tratamento. Estas intervenções podem ocorrer antes da quimioterapia, durante, anos após remissão ou em fases terminais.[42]

Quando planejamos um procedimento anestésico, é importante ter conhecimento sobre as terapias a que este paciente já foi submetido e seus potenciais efeitos, bem como dialogar com o cirurgião para elucidação do plano cirúrgico.

No tratamento dos tumores na população pediátrica, é frequente o uso de agentes quimioterápicos combinados em suas doses máximas.[42] Mediações com o intuito de reduzirem os efeitos tóxicos também são frequentemente empregadas como antieméticos, analgésicos, fatores de crescimento hematopoiéticos e transfusão de hemoderivados.

Para o anestesiologista, o mais importante é a citotoxicidade aos órgãos que possam interferir no curso de um procedimento anestésico. Supressão medular, cardiomiotoxicidade, toxicidade pulmonar, alterações na via aérea e outras lesões podem ocorrer e devem ser avaliadas com muito cuidado no preparo deste paciente.[43]

A radioterapia também pode afetar diferentes sistemas, e noções sobre seus potenciais riscos são importantes. Seus efeitos tardios encontram-se descritos no Quadro 1.[44,45]

Um dos problemas do tratamento oncológico em pediatria é o dano a tecidos vulneráveis e em crescimento que estão saudáveis no organismo.[46] Cada tipo de tumor acomete, preferencialmente, um ou mais sistemas, logo, uma abordagem direcionada pode auxiliar o anestesiologista na prevenção e no tratamento de intercorrências.

Especial atenção deve ser dada aos pacientes com tumores no mediastino anterior e vias aéreas. No caso dos tumores do mediastino anterior, geralmente temos duas opções na população pediátrica: na primeira procede-se com radioterapia e corticoides no período pré-operatório visando maior segurança no ato anestésico, enquanto na segunda o

Quadro 1. Efeitos tardios da radioterapia[44,45]

LOCAL IRRADIADO	EFEITOS TARDIOS
Crânio	Leucoencefalia, pan-hipopituitarismo, catarata, ototoxicidade
Tórax	Doença coronariana, cardiomiopatia, valvulopatias, alterações no pericárdio, fibrose pulmonar, DPOC, doença restritiva pulmonar, hipo ou hipertireoidismo
Abdome e pelve	Cirrose hepática, insuficiência renal, enterite crônica
Pele e ossos	Fraturas patológicas

procedimento é realizado sob anestesia geral antes da radioterapia. Nestes último caso, diversos cuidados devem ser tomados, pois o risco de complicações graves (incluindo morte na sala de operação) pode chegar a alarmantes 15%.[47] Avaliação radiológica adequada antes do procedimento, evitar bloqueadores neuromusculares, manter sob ventilação espontânea, e a presença de um broncoscopista experiente com broncoscópio rígido são algumas medidas importantes. No caso de incapacidade de ventilar, aumentar a fração de oxigênio, aplicar PEEP e mudar o decúbito para lateral ou ventral são medidas iniciais a serem tomadas Caso não haja sucesso, a broncoscopia rígida deve ser realizada imediatamente.[48]

Nos tumores de cavidade oral e vias aéreas, mucosite e tecidos friáveis são problemas no caminho de uma anestesia segura. Devemos sempre evitar traumas, pois a aspiração pulmonar de sangue via aérea difícil e sepse são complicações potencialmente graves. Manter a mucosa úmida nestes pacientes e naqueles com mucosite pela quimioterapia pode ajudar a evitar lesões.[49,50]

Em relação ao sistema cardiovascular, devemos ter especial atenção com os linfomas, que mais comumente evoluem com efusões pericárdicas. As efusões podem ser pequenas e achados radiológicos acidentais, porém podem ser volumosas, com potencial de evoluir para tamponamento e descompensação.[51]

Como temos vários tipos diferentes de tumores, os sistemas devem ser avaliados de acordo com seu acometimento. No caso dos tumores hepáticos, problemas com o sistema de coagulação e metabolismo alterado de drogas podem estar presentes, bem como redução da função renal e distúrbios endocrinológicos podem estar presentes em tumores renais e endócrinos e neuroendócrinos, respectivamente.

Já foi apontado que o uso de corticoides por mais de 3 semanas (> 20 mg/dia prednisolona ou equivalente) pode resultar em depressão ou ausência de resposta adequada ao estresse por até 1 ano.[52] Apesar de as evidências variarem muito quanto a dose e o percentual dessa população que evolui com supressão suprarrenal (muito devido a grande variedade de esquemas de corticoides), a reposição de corticoides exógenos deve ser sempre avaliada nos pacientes que fizeram uso dessa terapia. Como a resposta torna-se imprevisível quando submetidos ao estresse nos primeiros 2 meses após o fim da terapia com corticoides,[53] recomenda-se a reposição de 1-2 mg/kg de hidrocortisona ou uma dose equivalente de dexametasona (0,05-0,1 mg/kg) venosa.

Diversas complicações podem acontecer no período peroperatório de cirurgias oncológicas pediátricas, entre elas: sepse, injúria pulmonar, colapso cardiovascular, síndrome de lise tumoral, hemorragias e embolia pulmonar. Cabe ao anestesiologista estar preparado para enfrentá-las por meio de bons conhecimentos da doença, bom preparo pré-operatório e planejamento anestésico adequado.

CONCLUSÃO

A atenção ao paciente com câncer é complexa em todas as etapas do atendimento. Muitas vezes a troca de dados clínicos entre a equipe multidisciplinar não ocorre da maneira adequada. As informações sobre o tratamento pré-operatório do paciente são essenciais à adequação do planejamento anestésico e do cuidado pós-operatório. Ao mesmo tempo, informações sobre o período cirúrgico são muito importantes para a programação do tratamento oncológico ao paciente. A interação entre o cirurgião, o oncologista, o clínico, o intensivista e o anestesiologista é vital para a obtenção do melhor desfecho clínico.

REFERÊNCIAS BIBLIOGRÁFICAS

1. Snyder GL, Greenberg S. Effect of anaesthetic technique and other perioperative factors on cancer recurrence. *Br J Anaesth* 2010;105(2):106-15.
2. Santamaria LB, Schifilliti D, La Torre D et al. Drugs of anaesthesia and cancer. *Surg Oncol* 2010;19(2):63-81.
3. Sessler DI. Does regional analgesia reduce the risk of cancer recurrence? A hypothesis. *Eur J Cancer Prev* 2008;17:269-72.
4. Gupta A, Björnsson A, Fredriksson M et al. Reduction in mortality after epidural anaesthesia and analgesia in patients undergoing rectal but not colonic cancer surgery: a retrospective analysis of data from 655 patients in central Sweden. *Br J Anaesth* 2011;107(2):164-70.
5. Kettner SC, Willschke H, Marhofer P. Does regional anaesthesia really improve outcome? *Br J Anaesth* 2011;107(1):i90-95.
6. Shiba H, Ishida Y, Wakiyama S et al. Negative impact of blood transfusion on recurrence and prognosis of hepatocellular carcinoma after hepatic resection. *J Gastrointest Surg* 2009;13(9):1636-42.
7. Chau JK, Harris JR, Seikaly HR. Transfusion as a predictor of recurrence and survival in head and neck cancer surgery patients. *J Otolaryngol Head Neck Surg* 2010;39(5):516-22.
8. Houbiers JG, Brand A, van de Watering LM et al. Randomised controlled trial comparing transfusion of leucocyte-depleted or buffy-coat-depleted blood in surgery for colorectal cancer. *Lancet* 1994;344:573-78.
9. Ness PM, Walsh PC, Zahurak M et al. Prostate cancer recurrence in radical surgery patients receiving autologous or homologous blood. *Transfusion* 1992;32:31-36.
10. Bundgaard-Nielsen M, Secher NH, Kehlet H. 'Liberal' vs. 'restrictive' perioperative fluid therapy-a critical assessment of the evidence. *Acta Anaesthesiol Scand* 2009;53(7):843-51.
11. Della Rocca G, Pompei L. Goal-directed therapy in anesthesia: any clinical impact or just a fashion? *Minerva Anestesiol* 2011;77(5):545-53.
12. Sahai SK, Zalpour A, Rozner MA. Preoperative evaluation of the oncology patient. *Med Clin North Am* 2010;94(2):403-19.
13. Fleisher LA, Beckman JA, Brown KA et al. 2009 ACCF/AHA focused update on perioperative beta blockade incorporated into the ACC/AHA 2007 guidelines on perioperative cardiovascular evaluation and care for noncardiac surgery: a report of the American college of cardiology foundation/American heart association task force on practice guidelines. *Circulation* 2009;120(21):e169-276.
14. Gualandro DM, Yu PC, Calderaro D et al. II Diretriz de Avaliação Perioperatória da Sociedade Brasileira de Cardiologia. *Arq Bras Cardiol* 2011;96(3):1-68.
15. Arain MR, Buggy DJ. Anaesthesia for cancer patients. *Curr Opin Anaesthesiol* 2007;20(3):247-53.
16. American Society of Anesthesiologists Committee on Standards and Practice Parameters. Practice alert for the perioperative management of patients with coronary artery stents: a report by the American Society of Anesthesiologists Committee on Standards and Practice Parameters. *Anesthesiology* 2009;110(1):22-23.
17. Eichhorn V, Henzler D, Murphy MF. Standardizing care and monitoring for anesthesia or procedural sedation delivered outside the operating room. *Curr Opin Anaesthesiol* 2010;23(4):494-99.
18. Metzner J, Domino KB. Risks of anesthesia or sedation outside the operating room: the role of the anesthesia care provider. *Curr Opin Anaesthesiol* 2010;23(4):523-31.
19. Ten Dam MA, Wetzels JF. Toxicity of contrast media: an update. *Neth J Med* 2008;66(10):416-22.
20. Singh H. Interventional radiology in the gynaecological oncology patient. *Best Pract Res Clin Obstet Gynaecol* 2001;15(2):279-90.
21. McFadyen JG, Pelly N, Orr RJ. Sedation and anesthesia for the pediatric patient undergoing radiation therapy. *Curr Opin Anaesthesiol* 2011;24(4):433-38.
22. Lentschener C, Gaujoux S, Tesniere A et al. Point of controversy: perioperative care of patients undergoing pheochromocytoma removal-time for a reappraisal? *Eur J Endocrinol* 2011;165(3):365-73.
23. Chen H, Sippel RS, O'Dorisio MS et al. North American Neuroendocrine Tumor Society (NANETS). The North American Neuroendocrine Tumor Society consensus guideline for the diagnosis and management of neuroendocrine tumors: pheochromocytoma, paraganglioma, and medullary thyroid cancer. *Pancreas* 2010;39(6):775-83.
24. Lord MS, Augoustides JG. Perioperative management of pheochromocytoma: focus on magnesium, clevidipine, and vasopressin. *J Cardiothorac Vasc Anesth* 2012 June;26(3):526-31.
25. Mancuso K, Kaye AD, Boudreaux JP et al. Carcinoid syndrome and perioperative anesthetic considerations. *J Clin Anesth* 2011;23(4):329-41.
26. Schmidt C, Moritz S, Rath S et al. Per operative management of patients with cytoreductive surgery for peritoneal carcinomatosis. *J Surg Oncol* 2009;100(4):297-301.
27. Schmidt C, Creutzenberg M, Piso P et al. Peri-operative anaesthetic management of cytoreductive surgery with hyperthermic intraperitoneal chemotherapy. *Anaesthesia* 2008;63(4):389-95.
28. Raspe C, Piso P, Wiesenack C et al. Anesthetic management in patients undergoing hyperthermic chemotherapy. *Curr Opin Anaesthesiol* 2012 June;25(3):348-55.
29. Xiao P, Zhang XS. Adult laryngotracheal surgery. *Anesthesiol Clin* 2010;28(3):529-40.
30. Sheinbein DS, Loeb RG. Laser surgery and fire hazards in ear, nose, and throat surgeries. *Anesthesiol Clin* 2010 Sept.;28(3):485-96.

31. Kroll DA, Caplan RA, Posner K *et al.* Nerve injury associated with anesthesia. *Anesthesiology* 1990;73:202-7.
32. Williams EL, Hart WM, Tempelhoff R. Postoperative ischemic optic neuropathy. *Anesth Analg* 1995;80:1018-29.
33. Roth S, Barach P. Postoperative visual loss. Still no answers—yet. *Anesthesiology* 2001;95:575-77.
34. Harrison EA, Mackersie A, McEwan A *et al.* The sitting position for neurosurgery in children: A review of 16 years' experience. *Br J Anaesth* 2002;88:12-17.
35. Michenfelder JD, Miller RH, Gronert GA. Evaluation of an ultrasonic device (Doppler) for the diagnosis of venous air embolism. *Anesthesiology* 1972;36:164-67.
36. Papadopoulos G, Kuhly P, Brock M *et al.* Venous and paradoxical air embolism in the sitting position: A prospective study with transesophageal echocardiography. *Acta Neurochir* 1994;126:140-43.
37. Guidelines for the management of severe traumatic brain injury. *J Neurotrauma* 2007;24:S1-106.
38. Muizelaar JP, Marmarou A, Ward JD *et al.* Adverse effects of prolonged hyperventilation in patients with severe head injury: a randomized clinical trial. *J Neurosurg* 1991;75:731-39.
39. Petersen KD, Landsfeldt L, Cold GE *et al.* Intracranial pressure and cerebral hemodynamics in patients with cerebral tumors: a randomized prospective study of patients subjected to craniotomy in propofol-fentanyl, isoflurane-fentanyl, or sevoflurano-fentanyl anesthesia. *Anesthesiology* 2003;98:329-36.
40. Kellum JA. Saline-induced hyperchloremic metabolic acidosis. *Crit Care Med* 2002;30:259-61.
41. Myburgh J, Cooper J, Finfer S *et al.* Saline or albumin for fluid resuscitation in patients with traumatic brain injury. *N Engl J Med* 2007;357:874-84.
42. Latham GJ, Greenberg RS. Anesthetic considerations for the pediatric oncologic patient - part 1: a review of anti tumor therapy. *Pediatr Anesthesia* 2010;20:295-304.
43. Diller L, Chow EJ, Gurney JG *et al.* Chronic disease in the childhood cancer survival study cohort: a review of published findings. *J Clin Oncol* 2009;27:2339-55.
44. Oeffinger KC, Hudson MM. Long-term complications following childhood and adolescent cancer: foundations for providing risk-based health care for survivors. *CA Cancer J Clin* 2004;54:208-36.
45. Kalapurakal JA, Thomas PR. Pediatric radiotherapy. An overview. *Radiol Clin North Am* 1997;35:1265-80.
46. Latham GJ, Greenberg RS. Anesthetic considerations for the pediatric oncologic patient - part 2: systems-based approach to anesthesia. *Pediatric Anesthesia* 2010;20:396-420.
47. Ng A, Bennett J, Bromley P *et al.* Anesthetic outcome and predictive risk factors in children with mediastinal tumors. *Pediatr Blood Cancer* 2007;48:160-64.
48. Hack HA, Wright NB, Wynn RF. The anaesthetic management of children with anteriorediastinal masses. *Anaesthesia* 2008;63:837-46.
49. Trobs RB, Mader E, Friedrich T *et al.* Oral tumors and tumors-like lesions in Infants and children. *Pediatr Surg Int* 2003;19:639-45.
50. Rarber-Durlarcher JE, Barash A, Peterson DE *et al.* Al complications and management considerations in patients with high-dose chemotherapy. *Support Canc Ther* 2004;1:219-29.
51. Rheingold SR, Lange BJ. Oncologic emergencies. In: Pizzo PA, Poplack DG. (Eds.). *Principles and practice of pediatric oncology.* 5th ed. Philadelphia: Linppicott Williams and Wilkins, 2006. p. 1202.
52. Jabbour SA. Steroids and the surgical patient. *Med Clin North Am* 2001;85:1311-17.
53. Einaudi S, Bertorello N, Masera N *et al.* Adrenal axis function after high-dose steroid therapy for childhood acute lymphoblastic leukemia. *Pediatr Blood Cancer* 2008;50:537-41.

CAPÍTULO 23

Implicações Peroperatórias no Paciente Oncológico

Rafael Dias de Almeida

INTRODUÇÃO

O tratamento do paciente oncológico tornou-se multidisciplinar e de alta complexidade. Durante o curso de seu tratamento, a grande maioria é submetida a uma ou mais intervenções cirúrgicas. Estas podem ocorrer com vários objetivos, entre eles: ressecção curativa ou paliativa, procedimentos diagnósticos, implantes de sementes para braquiterapia, quimioembolizações, procedimentos para o tratamento de complicações inerentes ao avançar da doença ou ao próprio tratamento e cirurgias não diretamente relacionadas ao câncer.

O aumento da idade média do paciente portador de câncer caminha junto ao aumento das comorbidades associadas a esta população e com a complexidade da condução dos casos.[1] Esta população ainda tem uma característica singular, os tratamentos rádio e quimioterápicos com toxicidades associadas. Estes podem interferir direta ou indiretamente no curso peroperatório.

MUDANÇA NO PAPEL DA VISITA PRÉ-ANESTÉSICA

A avaliação pré-anestésica em pacientes de alta complexidade clínico-cirúrgica não pode ser simplesmente uma verificação dos exames pré-operatórios previamente solicitados; feita na véspera ou até minutos antes do ato cirúrgico.

O anestesiologista precisa assumir um papel ativo no processo. Isto acontece quando a consulta pré-anestésica é realizada ambulatorialmente. No qual o anestesiologista pode interferir na terapêutica e na propedêutica. Se necessário for, solicitar pareceres direcionados de especialistas.

Esta centralização do processo pré-operatório no anestesiologista permite abreviar o processo de avaliação e, assim, evitar exames e pareceres de especialistas desnecessários. Apesar da cirurgia oncológica não ser um procedimento de emergência, ela também não se caracteriza como eletiva. A demora da avaliação pode interferir na ressecabilidade e nas chances de cura da doença.

PARTICULARIDADES DO PACIENTE COM CÂNCER E DO TRATAMENTO QUIMIO E RADIOTERÁPICO

Sistema cardiovascular (Quadro 1)

A doxorrubicina classicamente é lembrada como causadora de insuficiência cardíaca. Porém esta característica inclui toda a classe das antraciclinas (doxorrubicina, epirrubicina, idarrubicina, mitoxantrona e valrrubicina).[2,3] O desenvolvimento de insuficiência cardíaca também depende diretamente da dose cumulativa (550 mg.m^{-2} para doxorrubicina e daunorrubicina; 900 mg.m^{-2} para epirrubicina. A incidência aumenta na presença de doença cardíaca prévia, uso concomitante de outros quimioterápicos, sobretudo ciclofosfamida, paclitaxel, trastuzumab, irradiação torácica e extremos de idade.[2]

Outras classes de quimioterápicos também associam-se a cardiomiopatia, como taxanos, paclitaxel e docetaxel (taxotere®) e inibidores da tirosina quinase:[4] dasatinib (sprycel®) e nilotinib (tasigna®).[2,3]

O espasmo coronariano pode ocorrer durante a infusão do 5-fluorouracil (5-FU), mesmo em pacientes com coronárias normais. O quadro clínico é de angina *pectoris* com possível evolução para infarto agudo do miocárdio. A associação de 5-FU com cisplatina aumenta a sua incidência. A capecitabina (xeloda®) é uma pró-droga oral do 5-FU, predominantemente ativada nas células tumorais. Apesar da prevalência menor, também já foi correlacionado a espasmo coronariano.[3,5,6]

A radioterapia no tórax pode gerar doença de artéria coronária, pericardite, cardiomiopatia, doença valvar e anormalidades de condução. Sua associação às antraciclinas (ex.: doxiciclina) exerce efeito sinérgico sobre o miocárdio para o desenvolvimento de insuficiência cardíaca.[7]

A avaliação de risco cardiovascular pré-operatória do paciente com câncer deve seguir os mesmos critérios de pacientes sem câncer. A preferência é sempre para a otimização clínica e a estratificação não invasiva. O emprego de procedimentos invasivos (ex.: cineangiocoronariografia com angioplastia e implante de *stent* coronariano) podem adiar o tratamento cirúrgico do câncer e, potencialmente, reduzir as chances de cura, por isso devem ser utilizados em situações de exceção.

Sistema respiratório (Quadro 1)

Os pulmões podem ser afetados pela quimio e radioterapia. O quimioterápico classicamente associado à toxicidade pulmonar é a bleomicina, utilizada para tratamento de tumores de células germinativas e neoplasias hematológicas. A pneumonite acomete 3 a 5% daqueles que receberam doses cumulativas menores de 300 mg e 20% se maiores que 500 mg. A fibrose pulmonar por bleomicina é mais frequente nos idosos, portadores de pneumopatia subjacente e nos submetidos a radioterapia. Ela pode manifestar-se até 10 anos após o término do tratamento.[5,8]

A pneumonite intersticial e fibrose pulmonar não são exclusivas da bleomicina. Elas ocorrem em até 25% dos pacientes tratados com busulfan, clorambucil, ciclofosfamida, mefalan, metrotexate, as nitroureias (carmustina, lomustina, semustina), mitomicina C. Também podem ocorrer bronquiolite obliterante, pneumonia eosinofílica, edema pulmonar não cardiogênico e derrame pleural. A asma brônquica pode ser induzida ou exacerbada pela associação de vincristina ou vinblastina e mitomicina.

A prova de função pulmonar rotineira não é necessária. Mas em pacientes que possam beneficiar-se da otimização clínica pré-operatória, pode ser útil: radiografia de tórax, espirometria, gasometria arterial em ar ambiente e capacidade de difusão de monóxido de carbono.

O manejo adequado e seguro das vias aéreas é uma das maiores preocupações no ato anestésico. Sua falha pode gerar risco iminente de vida e sequelas neurológicas graves decorrentes eventos hipóxicos e anóxicos. A radioterapia na região da cabeça e do pescoço pode causar limitação de abertura de boca, extensão do pescoço e mobilidade das estruturas faríngeas. Há, portanto, maior probabilidade de dificuldade de ventilação sob máscara facial e entubação. Pode ocorrer uma das situações clínicas mais graves e emergenciais em anestesia: "não entuba nem ventila". O anestesiologista deve ter como alternativas a ventilação sob máscara facial e a laringoscopia direta no manejo de vias aéreas nesta população, para evitar o acesso cirúrgico as vias aéreas.

Sistema hematológico (Quadro 1)

A hipercoagulabilidade do paciente com câncer decorre de citocinas circulantes e aumento de ativação de fatores de coagulação. Como consequências graves e potencialmente letais deste estado estão a trombose venosa profunda (TVP) e a embolia pulmonar (EP). Salvo contraindicações, a profilaxia de TVP deve ser empregada rotineiramente no período peroperatório. A profilaxia pode ser não farmacológica com o uso de meias de compressão pneumática associada ou não a farmacológica; que inclui baixa dose de heparina de baixo peso molecular (enoxiparina, dalteparina etc.) e na sua ausência a não fracionada, antagonistas da vitamina K em baixas doses (varfarina), foundaparinux ou os novos anticoagulantes inibidores do fator Xa (ex.: rivaroxaban) e trombina.[9,10] Os filtros de veia cava inferior não estão indicados para profilaxia primária de eventos tromboembólicos. Eles estão indicados em pacientes que tiveram trombose ou embolismo recente que não podem ter sua cirurgia adiada e precisam suspender a anticoagulação para tal. Filtros de veia cava inferior retráteis estão em investigação para profilaxia primária em pacientes vítimas de trauma, talvez possam ter algum papel futuro em pacientes cirúrgicos com câncer.[9]

O componente celular do sangue recebe interferência direta do avançar da doença e dos quimioterápicos. A anemia é um achado frequente. A eritropoetina é usualmente empregada no seu tratamento, um estudo, porém relacionou uso de eritropoetina com menor sobrevida. Apesar da controvérsia gerada sobre qual a função dos receptores de eritropoetina presentes em células tumorais, esta droga ainda tem papel no tratamento da anemia pacientes com câncer.[11] Outros achados não infrequentes são a trombocitopenia com suas complicações hemorrágicas, trombocitose com aumento de fenômenos tromboembólicos, policitemia e pancitopenia.

Sistema urinário (Quadro 1)

A cistite hemorrágica é uma complicação da quimioterapia com oxazafosforinas (ciclofosfamida, ifosfamida e trofosfamida). Sua grande morbidade decorre não apenas da queda do hematócrito, mas principalmente da uropatia obstrutiva decorrente do tamponamento vesical por acúmulo de coágulos. O tratamento inclui cistoscopia para hemostasia intravesical e, muitas vezes, nefrostomia para corrigir a insuficiência renal pós-renal. Houve redução na sua prevalência desde o advento do composto mesna (mesnex®) de administração intravenosa e a excreção urinária que se liga aos metabólitos reativos das oxazafosforinas. Esta droga é administrada profilaticamente de rotina.[5]

A insuficiência renal do paciente oncológico pode decorrer da toxicidade renal direta por quimioterápicos, da síndrome de lise tumoral ou da uropatia obstrutiva de tumores do sistema urinário ou por compressão extrínseca. A administração de cisplatina em doses habituais de 50 mg.m^{-2}, leva a elevação de escórias nitrogenadas em 30% dos casos. Também pode causar hipomagnesemia por perda renal de magnésio.[12]

Sistema endócrino (Quadro 1)

Diversas síndromes paraneoplásicas e quimioterápicas acometem o sistema endócrino e devem ser reconhecidos para o adequado manejo peroperatório. Dentre eles:

- *Hipoglicemia:* pode ocorrer em carcinoma hepatocelular; neoplasias pancreáticas, adrenocorticais e mesenquimais. O tratamento é a suplementação de glicose. Deve-se atentar para a redução do período de jejum, permitindo a ingesta de líquidos claros com açúcar até 2 horas antes da cirurgia. A monitoração da glicemia durante o ato cirúrgico pode evitar danos neurológicos.
- *Hiperglicemia:* ocorre principalmente em esquemas de quimioterapia que incluem corticoides. Ainda pode ser mais acentuada em pacientes já previamente portadores de diabetes melito. O manejo adequado da glicemia não diferencia pacientes oncológicos dos não oncológicos. O último estudo NICE-SUGAR demonstrou que a terapia intensiva com insulina visando a manutenção da glicemia abaixo de 110 mg.dl^{-1} é potencialmente deletéria. Deve-se aceitar um controle menos rígido mantendo a glicemia abaixo de 180 mg.dl^{-1}.
- *Hipercalcemia:* pode estar presente nos casos com doença óssea metastática ou tumores com secreção ectópica de paratormônio. Os tumores mais comumente associados a hipercalcemia são: câncer de pulmão não pequenas células, de mama e o mieloma múltiplo.
- *Síndrome de Cushing:* a produção ectópica de ACTH pode ocorrer no câncer de pulmão de pequenas células, pancreático, carcinoide e tímicos.
- *Insuficiência suprarrenal:* decorre do uso de corticosteroides no tratamento.
- *Hipotireoidismo:* prevalente após radioterapia em região de cabeça e do pescoço, pacientes idosos e com tireoidectomia prévia.
- *Síndrome de secreção inapropriada de hormônio antidiurético (SIADH):* provoca hiponatremia e ocorre com mais frequência em cânceres de pulmão pequenas células, grandes células e adenocarcinoma.

Sistema neurológico e neuromuscular (Quadro 1)

As patologias que acometem a placa motora devem ser reconhecidas e tratadas no pré-operatório, para evitar complicações graves. A miastenia *gravis* decorre da produção de anticorpos contra subunidade α dos receptores nicotínicos da placa motora levando a sua destruição com consequente redução do número de receptores, fraqueza muscular progressiva com esforço e grande sensibilidade aos bloqueadores neuromusculares não despolarizantes. Mais de 70% têm hiperplasia tímica e 10% apresentam timomas. A síndrome de Eaton Lambert é predominantemente paraneoplásica do câncer de pulmão pequenas células. Decorre de produção de anticorpos contra os canais de cálcio pré-sinápticos da placa motora reduzindo a liberação de acetilcolina também produzindo fraqueza muscular e sensibilidade a drogas relaxantes musculares.[13] O manejo peroperatório destas patologias está começando a mudar com o surgimento do sugammadex, um fármaco que se liga diretamente à molécula do rocurônio e do vecurônio (bloqueadores neuromusculares não despolarizantes do grupo dos esteroides) formando um complexo indissociável que é eliminado na urina. A reversão do bloqueio neuromuscular é extremamente eficiente e rápida. Já existem relatos de casos de pacientes portadores de miastenia *gravis* conduzidos com sucesso com rocurônio, sugammadex e monitoração do bloqueio neuromuscular.[14]

Pacientes portadores de tumores cerebrais e de neuroeixo primários ou metastáticos devem ser avaliados com cautela com o uso de profilaxia de trombose venosa profunda e, principalmente, quando precisam de anticoagulação plena. Uma vez que pequenos sangramentos podem causar grande morbimortalidade.

Quadro 1. Agentes quimioterápicos e efeitos adversos relevantes ao período peroperatório

AGENTES	EFEITOS ADVERSOS RELEVANTES
Cisplatina (Platinol), Carboplatina (Paraplatin) Oxaliplatina (Eloxatin)	Necrose tubular aguda, síndrome perdedora de Mg^{++}, neuropatia periférica sensorial, parestesias e ototoxicidade
Ciclofosfamida e Ifosfamida	Cistite hemorrágica, pericardite e derrame pericárdico, fibrose pulmonar, SIADH
Doxorrubicinab (Adriamicina), Daunorrubicina, Epirrubicina, Idarrubicina, Mitoxantrona	Cardiomiopatia e alterações de ECG
Bleomicina Mitimicina C	Fibrose pulmonar Pneumonite Hipertensão pulmonar
Paclitaxel (Taxol), Docetaxel (Taxotere) Vinblastina, Vincristina	Neuropatia periférica, bradicardia, disfunção autonômica, hipertensão, acidente vascular cerebral, isquemia coronariana, SIADH
Imatinib (Gleevec), Desatinib	Edema, disfunção ventricular esquerda, hipotireoidismo, prolongamento de QT e *Torsades de pointes*, tromboembolismo, insuficiência suprarrenal, hemorragia pulmonar; inibe metabolismo da lidocaína, midazolam e paracetamol
5-Fluorouracil (5-FU), Capecitabina (Xeloda)	Isquemia miocárdica (vasospamo coronariano)

CARDIOPATIA E CIRURGIA ONCOLÓGICA

As doenças cardiovasculares representam a maior causa de morte na população adulta. Sua grande prevalência e muitos fatores de risco em comum, tornam frequentes a presença de cardiopatias no paciente oncológico com proposta cirúrgica curativa. Na avaliação pré-operatória deve-se definir a estratégia para um bom desfecho. Adiar a cirurgia para realizar um tratamento cardiovascular invasivo pode diminuir ou, até mesmo, eliminar as chances de cura oncológica. Por outro lado, realizar uma cirurgia oncológica de grande porte em um paciente cardiopata não compensado pode significar um desfecho desfavorável.

Não existem estudos específicos de estratificação de risco cardiovascular em pacientes oncológicos. Infelizmente, o sistema de classificação da ASA (*American Society of Anesthesiology*) criado em 1963 que classifica os pacientes de 1 a 5, até hoje muito utilizado, não estratifica adequadamente.

Devemos, portanto, seguir os *guidelines* propostos pelas sociedades americanas AHA/ACC (*American Heart Association/American College of Cardiology*) para as cirurgias não cardíacas que têm como base os estudos publicados na literatura corrente.

A definição da abordagem depende de um binômio cirurgia-paciente. Tanto as cirurgias quanto os pacientes são classificadas de baixo, moderado e alto risco. Isto irá definir se a cirurgia não cardíaca pode ser realizada, se é necessário otimização clínica, estratificação de risco e/ou tratamento cardiovascular invasivo prévio.

A avaliação clínica do paciente definirá seus fatores de risco e se há ou não a presença de sintomas cardiovasculares. Infelizmente não existe exame pré-operatório que defina qual paciente apresentará complicação cardiovascular; mesmo quando são utilizados exames de estratificação não invasivos como o ecocardiograma ou a cintilografia com Tálio, com estresse ergométrico ou farmacológico. Estes têm um valor preditivo negativo alto, ou seja, um exame normal torna muito improvável o evento cardiovascular peroperatório. Porém, têm um valor preditivo positivo baixo entre 16 e 20%.[15] Isto significa que mesmo os pacientes com teste positivo e provável doença coronária apresentam risco entre 16 e 20% de evento cardiovascular peroperatório. Isto é explicado pelo fato de as placas ateroscleróticas, que rompem e produzem síndromes coronarianas graves, serem instáveis; estes testes detectam placas obstrutivas coronárias geradoras de isquemia e não as diferencia entre estáveis ou instáveis. A revascularização pré-operatória, além de adiar muito o ato cirúrgico, pode, por si só ou pela suspensão precoce da antiagregação plaquetária, aumentar a mortalidade.[15] A otimização clínica com uso de betabloqueadores, estatinas e aspirina pode tornar o paciente assintomático e permitir a cirurgia não cardíaca segura sem necessidade de revascularização. Só se indica revascularização cirúrgica ou por angioplastia previamente a cirurgia não cardíaca, no paciente que tem síndrome coronariana instável (infarto agudo do miocárdio ou angina instável) ou naquele que, apesar da instituição de toda a terapia medicamentosa, mantém-se sintomático. Por outro lado, o uso indiscriminado de betabloqueadores em pacientes de baixo risco pode aumentar a morbimortalidade.[16] Em doses elevadas e início muito próximo ao ato cirúrgico pode aumentar o risco de acidente vascular cerebral.[17]

A revascularização miocárdica prévia a cirurgia não cardíaca tem complicações inerentes ao próprio procedimento e relacionadas à trombose e o infarto por suspensão precoce da dupla antiagregação plaquetária. Uma vez optado pela revascularização, deve-se respeitar os períodos mínimos para suspensão da medicação antiagregante (AAS e clopidogrel):

- *Angioplastia simples:* 14 a 29 dias.
- Stents *metálicos:* 30 a 365 dias.
- Stents *farmacológicos:* maior que 365 dias.

Foi definido, então, um algoritmo na tentativa de nortear e unificar condutas:[18]

Cirurgia não cardíaca emergencial.

- Deve ser realizada independente do risco cardiovascular com otimização peroperatória e, se necessário, estratificação pós-operatória.

Cirurgia não cardíaca não emergencial com patologias cardíacas de alto risco

- Infarto agudo do miocárdio ou angina instável.
- Doença valvar grave.
- Insuficiência cardíaca descompensada.
- Arritmias graves (bloqueio atrioventricular de alto grau, taquiarritmias supraventriculares com resposta ventricular não controlada, arritmias ventriculares graves).
  - Devem ser tratadas primeiro e após considerar cirurgia não cardíaca.

Cirurgia não cardíaca de baixo risco

- Deve ser realizada, exceto na presença de doenças cardíacas de alto risco.

Cirurgia não cardíaca de risco moderado ou alto

- Assintomático e com capacidade funcional maior que 4 METs.
  - Deve ser realizada.
- Sintomático ou capacidade funcional menor que 4 METs.
  - Considerar testes não invasivos se apresentar três ou mais fatores de risco para doença coronariana.
  - Realizar cirurgia se apresentar um ou dois fatores de risco, mas testes não invasivos podem ser utilizados.
  - Testes não invasivos não são necessários se nenhum fator de risco para doença coronariana.

CONCLUSÃO

O paciente oncológico, além de comorbidades não oncológicas, apresenta muitas vezes alterações orgânicas secundárias a neoplasia de base, a quimioterapia e/ou a radioterapia. O conhecimento destas alterações associado às avaliações clínico, laboratorial e radiológica minuciosas permite atenuar e até mesmo evitar complicações no período peroperatório.

REFERÊNCIAS BIBLIOGRÁFICAS

1. Geraci JM, Escalante CP, Freeman JL. Comorbid disease and cancer: the need for more relevant conceptual models in health services research. *J Clin Oncol* 2005;23:7399-404.
2. Gharib MI, Burnett AK. Chemotherapy induced cardiotoxicity: current practice and prospects of prophylaxis. *Eur J Heart Fail* 2002;43:235-42.
3. Ewer MS, Ewer SM. Cardiotoxicity of anticancer treatments: what the cardiologist needs ti know. *Nat Rev Cardiol* 2010;7:564-75.
4. Chu TF, Rupnick MA, Kerkela R. Cardiotoxicity associated with tyrosine kinase inhibitor sunitinib. *Lancet* 2007;370:2011-19.
5. Andrabi TR, Rozner MA. Preoperative anesthesia evaluation. In: Shaw AD, Riedel BJ, Burton AW et al. (Eds.). *Acute care of the cancer patient.* Boca Raton: Taylor and Francis, 2005. p. 243-58, cap. 25.
6. Kaaklamani VG, Gradishar WJ. Role of capecitabine (Xeloda). in breast cancer. *Expert Rev Anticancer Ther* 2003;3:137-44.
7. Basavaraju SR, Easterly CE. Pathophysiological effects of radiation on atherosclerosis development and progression, and the incidence of cardiovascular complications. *Med Phys* 2002;29:2391-403.
8. Tashiro M, Izumikawa K, Yoshioka D. Lung fibrosis 10 years after cessation of bleomicin therapy. *Tohoku J Exp Med* 2008;216:77-80.
9. Muntz JE, Michota FA. Prevention and management of venous thromboembolism in surgical patient: options by surgery type and individual patient risk factors. *Am J Surg* 2010;199:S11-20.
10. Levy JH, Key NS, Azran MS. Novel Oral Anticoagulants: Implications in the Perioperative Setting. *Anesthesiology* 2010;3:726-45.
11. Tovari J, Pirker R, Timar J. Erythropoietin in cancer: an update. *Curr Mol Med* 2008;8:230-36.
12. Kintzel PE – *Anticancer drug-induced kidney disorders.* Drug Saf, 2001; 24:19-38.
13. O'Neill GN. Acquired disorders of neuromuscular junction. *Int Anesthesil Clin* 2006;44:107-21.
14. Pires GH, Pires AM, Carvalho AG et al. Sugammadex in Patient with Myasthenia gravis and Difficult Airway: a Case Report. *Am Soc Anesthesiologists Congress*, Chicago, Illinois, 2011.
15. Froehlich JB, Fleisher LA. Noncardiac surgery in patient with heart disease. *Med Clin N Am* 2009;93:995-1016.
16. Lindenauer PK, Pekow P, Wang K. *Perioperative beta-blocker therapy and mortality after major noncardiac surgery.* N Engl J Med 2005;353:349-61.
17. Devereaux PJ, Yang H et al. Effect of extended-release metoprolol succinato in patients undergoing non-cardiac surgery: POISE trial: a randomized controlled trial. *Lancet* 2008;371:1839-47.
18. Fleisher LA, Beckman JA, Brown KA. ACC/AHA 2007 guidelines on perioperative cardiovascular evaluation and care for noncardiac surgery: a report of *the American College of Cardiology/American Heart Association Task Force on practice guidelines (Writing Committee to revise the 2002 guidelines on perioperative cardiovascular evaluation for noncardiac surgery).* Published 9-27-2007 - November 18, 2008.

CAPÍTULO 24

Formação do Cirurgião Oncológico, a Habilitação como Fator de Prognóstico

Odilon de Souza Filho ■ Rafael Oliveira Albagli ■ Sérgio Bertolace de Magalhães

INTRODUÇÃO

A crescente complexidade de cuidados e possibilidades terapêuticas multidisciplinares para o câncer, aliado as oportunidades de investigações clínicas e laboratoriais relacionadas à biologia tumoral, assim como e a expectativa que o cirurgião tem em relação às mais recentes informações e novas opções de tratamento, fundamentam a necessidade do especialista na área da cirurgia oncológica.

Há algum tempo, autores[1-11] vêm publicando artigos demonstrando fatores que alteram o prognóstico de um tratamento. Os fatores de prognósticos mais utilizados são: o tamanho de tumor ou o comprometimento do tumor no órgão, a extensão do envolvimento linfonodal, a presença de metástase a distância, invasão vascular, invasão neural, diferenciação celular etc. O cirurgião, dentre os vários fatores que influenciam o resultado do tratamento, é considerado uma variável importante no tratamento do câncer, pois através de sua atuação poderá ser alterada a evolução dos casos e influenciadas a mortalidade pós-operatória, morbidade pós-operatória, sobrevida, intervalo livre de doença, taxa de recidiva e qualidade de sobrevida. Estas variáveis estão relacionadas diretamente ao volume de casos tratados e ao treinamento prévio do cirurgião (curva de aprendizado).[5,9-15]

Um estudo realizado no Canadá evidenciou taxa de mortalidade pós-operatória de 22% quando a cirurgia foi executada por cirurgiões que realizaram menos de seis esofagectomias/ano e mortalidade de 0% para os cirurgiões que realizaram mais de seis casos por ano.[2] Begg et al.,[12] utilizando o banco de dados do *Medicare*, analisaram o impacto da mortalidade pós-esofagectomia, pancreatectomia e exenteração pélvica em função do o volume de casos operado. Observaram que em um hospital que trata um maior volume de pacientes com procedimentos cirúrgicos oncológicos apresenta uma baixa taxa de mortalidade comparado a hospitais que têm um menor volume de procedimentos. Estes dados confirmam a hipótese que nos procedimentos cirúrgicos oncológicos complexos, quando realizados por uma equipe cirúrgica experiente e em hospital especializado, as taxas de mortalidade são mais baixas.

A taxa de recidiva é um grande indicador de eficiência no tratamento oncológico. Heald et al.,[5] através da técnica de excisão completa do mesorreto no tratamento cirúrgico dos tumores do reto, obtiveram taxa de recidiva de 6%, e a literatura mostra uma taxa que varia de 20 a 35% após a ressecção clássica. McArdle,[7] analisando o câncer colorretal, notou diferenças importantes entre cirurgiões quando examinou a morbidade pós-operatória, mortalidade pós-operatória e sobrevida do paciente. As taxas de ressecções curativas variaram de 40 a 76%, mortalidade de 8 a 30%, recidiva local de 0 a 21%, recidiva na região da anastomose de 0 a 25% e a sobrevida após 10 anos de ressecção curativa de 20 a 63%. Gillis[8] observou semelhantes variações para o câncer da mama.

McArdle e Hole,[12] em estudo realizado na Escócia, observaram que a sobrevida no tratamento cirúrgico de câncer colorretal tem como fator de risco o cirurgião, com uma variação de 0,56 a 2,03, e que dependendo do cirurgião, há uma diferença de quatro vezes no risco de morte em 5 anos.

A ressecção gástrica é a única terapêutica curativa no câncer gástrico, sendo o padrão ouro nas instituições que tratam doenças neoplásicas no ocidente e no oriente. A cirurgia curativa consiste na ressecção gástrica associada a ressecção dos linfonodos do nível 1 e 2. Esse padrão de ressecção vem mostrando um aumento na sobrevida e no aumento do intervalo livre de recidiva, com uma morbimortalidade baixa quando realizado por profissionais capacitados em centro especializados.

No serviço de cirurgia abdominopélvica do Instituto Nacional de Câncer do Ministério da Saúde, foram analisados os prontuários de 822 pacientes submetidos à ressecção gástrica no Instituto Nacional do Câncer, no período de janeiro de 2000 à dezembro de 2005. Dentre o número inicial, os pacientes que foram submetidos às ressecções curativas (395) tiveram os dados referentes à sobrevida, mortalidade, amostragem linfonodal e ressecção completa (R0) analisados. Uma vez que todos os pacientes selecionados preenchiam o critério de cirurgia curativa (R0) e ressecções D2, a amostragem linfonodal individual foi utilizada para análise da radicalidade do procedimento. A análise prosseguiu com a estratificação em três grupos de cirurgiões, condizentes com o número de cirurgias realizadas: grupo 1, menos de 15 cirurgias; grupo 2, 16 a 29 e grupo 3, mais de 30 cirurgias. Os dados foram compilados pelo teste não paramétrico de Kruskal-Wallis, comparando as diferenças entre os três grupos, assim como entre os dados encontrados nos estudos do *Dutch Gastric Cancer Group* e *Surgical Cooperative Group*.

Após a amostragem inicial de 822 pacientes, 395 foram submetidos à ressecção curativa com linfadenectomia D2, sendo 270 gastrectomias subtotais e 125 totais; divididas em 19 cirurgiões com amostragem média de 34 linfonodos, mediana de 33; sem nenhuma ressecção com menos de 15 linfonodos, 11,4% de linfadenectomia com mais de 15 e menos de 20 linfonodos e 89,5% com mais de 20 linfonodos ressecados na cirurgia. Encontrando os resultados de acordo com cada grupo de cirurgiões demonstrados pelos Quadros 1 a 3. A análise entre os três

Quadro 1. Análise do grupo 1, no qual oito cirurgiões realizaram até 15 cirurgias de gastrectomia D2 n. 88 pacientes

	N	N < LFN	N > LFN	N. MÉDIO DE LFN	N. MEDIANO DE LFN	MORBIDADE	%	MORTALIDADE	%
Cirurgião 1	3	17	31	25	27	1	33,3	0	0
Cirurgião 2	7	17	34	34	35	0	0	0	0
Cirurgião 3	12	17	43	24	23	2	16,6	1	8,3
Cirurgião 4	12	17	49	31	32	4	33	0	0
Cirurgião 5	13	24	54	30	29	3	23,7	0	0
Cirurgião 6	13	23	84	42	39	6	46,2	2	23,1
Cirurgião 7	13	24	76	46	45	3	23,07	2	15,3
Cirurgião 8	15	18	71	31	29	5	33,3	0	0
8	88	17-24	31-84	32	32	24	27,2	5	5,6

Quadro 2. Análise do grupo 2, no qual sete cirurgiões realizaram mais de 15 e menos de 30 cirurgias gastrectomia D2 n. 161 pacientes

	N	N < LFN	N > LFN	N. MÉDIO DE LFN	N. MEDIANO DE LFN	MORBIDADE	%	MORTALIDADE	%
Cirurgião 9	16	15	46	26	29	0	0	0	0
Cirurgião 10	16	17	54	29	26	9	56,3	2	12,5
Cirurgião 11	22	18	67	41	44	2	7	0	0
Cirurgião 12	26	19	70	36	47	5	19	1	4
Cirurgião 13	26	17	96	40	33	7	26,9	2	7,6
Cirurgião 14	26	30	65	32	43	7	26,9	1	3,8
Cirurgião 15	29	15	65	31	29	3	10,3	2	6,8
7	161	15-30	46-96	33,5	33	33	20,4	8	4,9

Quadro 3. Análise do grupo 3, no qual quatro cirurgiões realizaram mais de 15 e menos de 30 cirurgias gastrectomia D2 n. 146 pacientes

	N	N < LFN	N > LFN	N. MÉDIO DE LFN	N. MEDIANO DE LFN	MORBIDADE	%	MORTALIDADE	%
Cirurgião 16	30	18	42	32	35	8	26,6	0	0
Cirurgião 17	34	17	54	35	35	11	31,4	1	2,8
Cirurgião 18	38	15	69	33	34	6	15,7	0	0
Cirurgião 19	44	17	64	30	28	14	31	1	22
4	146	15-18	42-69	32,5	35	39	26,7	2	1,3

grupos evidenciou diferenças estatísticas apenas quanto à morbidade entre o grupo 1 e o grupo 3 (P = 0,004), não encontrando diferenças relevantes quanto às outras variáveis (Quadro 4). A análise da mortalidade global (3,7%) do grupo submetido à cirurgia curativa D2 no INCA e entre o *Dutch Gastric Cancer Group*[16] (10%) e o *Surgical Cooperative Group*[17] (13%) apresentou significância ao nível de 1%, sendo respectivamente de P = 0,002 e P = 0,000 (Quadro 5).

CONCLUSÃO

A formação do cirurgião oncológico proporciona uma igualdade no tratamento do paciente com câncer, observada através das diferenças na morbidade e mortalidade além de outros indicadores de eficiência, como: tempo de cirurgia, tempo de internação hospitalar, sobrevida global, sobrevida livre de doença e qualidade de vida.

Nesse estudo o desempenho entre os grupos analisados de acordo com o volume de ressecções gástricas é demonstrado através da uniformidade na formação e na técnica empregada no tratamento do paciente com câncer gástrico e demonstra que a formação, a habilitação e a regionalização, como os principais fatores de impacto no prognóstico dos pacientes portadores dessa patologia como de outras neoplasias.

O volume de casos por hospital também parece ser uma importante variável. Nos tumores do pâncreas, há uma correlação direta entre volume de casos de um hospital e a mortalidade pós-operatória.[9,13] Número maior de casos por instituição, isto é, sua centralização em um hospital especializado, permite realizar protocolos e desenvolver diretrizes de tratamento, possibilitando, assim, melhor solução nas complicações. Concluímos que, "cirurgiões eventuais ou esporádicos" deveriam evitar executar procedimentos cirúrgicos complexos e encaminhar seus pacientes a centros de excelência ou a cirurgiões com maior experiência na patologia.

O caráter multidisciplinar está diretamente relacionado à infraestrutura específica do hospital. Van Lanschot[11] analisou a mortalidade hospitalar de esofagectomia por câncer na Holanda entre 1993 e 1998.

Quadro 4. Analise dos três grupos de cirurgiões

N. CIRURGIÕES	CIRURGIAS/CIRURGIÕES	N. CASOS	N < LFN	N > LFN	N. MÉDIO DE LFN	N. MEDIANO DE LFN	MORBIDADE	%	MORTALIDADE	%
Grupo 1	8	< 15	88	17-21	31-84	35	8	26,6	8	26,6
Grupo 2	7	16-29	161	15-30	35	35	11	31,4	11	31,4
Grupo 3	4	> 30	146	15-18	33	34	6	15,7	6	15,7
	19	395	15-30	31-30	34	33	96	24,3	15	3,7

Verificamos pelo teste não paramétrico de Kruskal-Wallis, diferenças significativas em relação à morbidade:
Grupo 1 × grupo 2 (p = 0,281) – não significativo.
Grupo 2 × grupo 3 (p = 0,073) – não significativo.
Grupo 1 × grupo 3 (p = 0,004) – significativo ao nível de 1%.
Nas demais variáveis do estudo não foram encontradas diferenças significativas.

Quadro 5. Comparação de morbimortalidade e sobrevida entre os três trabalhos

	N	MOBIDADE (%)	MORTALIDADE (%)	SOBREVIDA	TMP
Dutch Gastric Cancer Group	331	45	10	47% 5 anos	25
Surgical Cooperative Group	200	46	13	30% 3 anos	14
INCA – Cirurgia Abd.	395	24,3	3,7	71% 2 anos	13
				42% 5 anos	

Na comparação do Dutch Group com o SC Group, quanto à morbidade z = 0,13 (P = 0,893) não significativo.
Na comparação do Dutch Group com o INCA, quanto à morbidade z = 4,18 (P = 0,000) significativo ao nível de 1%.
Na comparação do SC Group com o INCA, quanto à morbidade z = 4,0 (P = 0,000) significativo ao nível de 1%.
Na comparação do Dutch Group com o SC, Group quanto à mortalidade z = 0,92 (P = 0,356) não significativo.
Na comparação do Dutch Group com o INCA, quanto à morbidade z = 3,09 (P = 0,002) significativo ao nível de 1%.
Na comparação do SC Group com o INCA, quanto à morbidade z = 3,70 (P = 0,000) significativo ao nível de 1%.

Hospitais com menos que 10 casos por ano tinham 12% de mortalidade hospitalar. Hospitais com mais que 30 ressecções por ano tinham uma taxa de mortalidade hospitalar de 4,9%. Romano e Mack estimaram que o risco de mortalidade em 30 dias após a ressecção de câncer do pulmão foi 40% menor nos centros com maior volume de atendimento do que nos de menor volume.[14]

Devemos ser rígidos no controle de qualidade nos programas de treinamento. A qualidade de treinamento cirúrgico é um fator importante reduzirá as variações nos resultados. Na literatura há dados suficientes de que um cirurgião, quando bem treinado e bem supervisionado obterá resultado semelhante ao do supervisor ou do cirurgião sênior, sem comprometer o resultado imediato quanto à sobrevida a longo prazo.[18-20]

O período de treinamento é, sem dúvida, a melhor oportunidade para influenciar favoravelmente a qualidade de qualquer futuro cirurgião oncológico.

O cirurgião oncológico tem a responsabilidade de promover a saúde oncológica na área cirúrgica, sendo um diferencial construtivo na sobrevida dos pacientes e no enfoque de qualidade e reabilitação que o tratamento oncológico deve trazer consigo.

A eficiência do resultado do tratamento cirúrgico do câncer está, em muito, relacionada ao preparo técnico pessoal, treinamento específico, volume de casos e ao interesse que o profissional desenvolve em relação à patologia, daí a necessidade do sistema de saúde avaliar a regionalização de procedimentos, direcionando para os serviços de referência, com profissionais habilitados na patologia específica.

REFERÊNCIAS BIBLIOGRÁFICAS

1. Matthews HR, Powell DJ, McConkey CC. Effects of surgical experience on the results of resection for oesophageal carcinoma. *Br J Surg* 1986;73:621-23.
2. Miller JD, Jain MK, de Gara CJ et al. Effect of surgical experience on results of esophagectomy for esophageal carcinoma. *J Surg Oncol* 1997;65(1):20-21.
3. Andersen KB, Olsen JB, Pedersen JJ. Esophageal resections in Denmark, 1985-1988: a retrospective study of complications and early mortality. *Ugeskr Laeger* 1994;156:473-76.
4. Sowden AJ, Deeks JJ, Sheldon TA. Volume and outcome in coronary artery *bypass* graft surgery: true association or artifact. *BMJ* 1995;331:151-55.
5. Heald RJ, Moran BJ, Ryall RD et al. Rectal cancer: the Basingstoke experience of total mesorectal excision 1978-1997. *Arch Surg* 1998;133(8):894-99.
6. Havenga K, Enker WE, Norstein J et al. Improved survival and local control after total mesorectal excision or D3 lymphadenectomy in the treatment of primary rectal cancer: an international analysis of 1411 patients. *Eur J Surg Oncol* 1999;25(4):368-74.
7. McArdle CS, Hole D. Impact of variability among surgeons on postoperative morbidity and mortality and ultimate survival. *BMJ* 1991;302:1501-5.
8. Gillis CR, Hole DJ. Survival outcome of care by specialist surgeons in breast cancer: a study of 3786 patients in the west of Scotland. *BMJ* 1996;312:145-48.
9. Neoptolemos JP, Russell RC, Bramhall S et al. Low mortality following resection for pancreatic and periampullary tumour of 1026 patients: UK survey of specialist pancreatic units. UK Pancreatic Cancer Group. *Br J Surg* 1997;84(10):1370-76.
10. Swisher SG, DeFord L, Merriman KW et al. Effect of operative volume on morbidity, mortality and hospital use after esophagectomy for cancer. *J Thorac Cardiovasc Surg* 2000;119(6):1126-32.
11. van Lanschot JJ, Rutten HJ, Boom RP et al. Importance of regional surgery networks. *Ned Tijdschr Geneeskd* 2000;144(24):1148-52.
12. Begg CB, Cramer LD, Hoskins WJ et al. Impact of hospital volume on operative mortality for major cancer surgery. *JAMA* 1998;280:1747-51.
13. Gouma DJ, van Geenen RC, van Gulik TM et al. Rates of complications and death after pancreaticoduodenectomy: risk factors and the impact of hospital volume. *Ann Surg* 2000;232(6):786-95.
14. Romano PS, Mack DH. Patient and hospital characteristics related to in-hospital mortality after lung cancer resection. *Chest* 1992;101:1332-37.
15. Stockholm Colorectal Cancer Study Group. Randomized study on preoperative radiotherapy in rectal carcinoma. *Ann Surg Oncol* 1996;3:423-30.
16. Bonenkamp JJ, Hermans J, Sasako M et al. Estended lymph-node dissection for gastric cancer. Dutch Gastric Cancer Group. *N Engl J Med* 1999;340(12):908-14.
17. Cuschieri A, Fayers P, Fielding J et al. For the Surgical Cooperative Group. Postoperative morbidity and mortality after D1 and D2 resections for gastric cancer: preliminary results of the MRC randomised controlled surgical trial. *Lancet* 1996;347:995-99.
18. Souza Filho O. O cirurgião oncológico, fator de prognóstico no tratamento do câncer. *Rev Bras Cancerol* 2004;50(2):91-93.
19. Sutton DN, Wayman J, Griffin SM. Learning curve for oesophageal cancer surgery. *Er J Surg* 1998;85:1399-402.
20. Pinto CE, Souza Filho O, Correa JHS et al. Estudo da morbi-mortalidade relacionada à gastrectomia à D2. *Rev Bras Cancerol* 2001;47(4):397-401.

CAPÍTULO 25

Emergências Oncológicas Cirúrgicas

Sérgio Alexandre de Almeida dos Reis ■ Carlos Augusto Martinez Marins ■ Lizelle Correia

INTRODUÇÃO

As reais emergências oncológicas são raras e, de um modo geral, não necessitam da intervenção de um cirurgião. Dentre estas complicações podemos citar a síndrome de veia cava superior, a compressão da medula espinhal por metástases ósseas na coluna e as diversas síndromes paraneoplásicas. Contudo os cirurgiões são chamados a dar sua opinião no manuseio de pacientes com câncer que apresentam complicações decorrente da progressão tumoral, ou da terapêutica citotóxica.[1] Neste capítulo vamos abordar as complicações oncológicas de resolução cirúrgica mais comuns nas quais o cirurgião oncológico tem papel preponderante no diagnóstico e no tratamento.

COMPLICAÇÕES TORÁCICAS

Tamponamento pericárdico

O tamponamento pericárdico nos pacientes com câncer é resultado da obstrução, por células neoplásicas, dos linfáticos pericárdicos levando ao acúmulo de líquido no saco pericárdico. Tanto os tumores primários do coração quanto as lesões metastáticas, que é a etiologia mais frequente, podem levar ao desenvolvimento de efusões pericárdicas. Câncer de pulmão, câncer de mama, linfoma e leucemia são as neoplasias malignas mais comumente relacionadas ao tamponamento pericárdico. Outro fator que também está ligado ao tamponamento pericárdico é o paciente com câncer que foi submetido à radioterapia do mediastino.[2]

O saco pericárdico normalmente contém 20 mL de líquido o qual mantém uma pressão abaixo da pressão diastólica final intraventricular. Quando ocorre acúmulo de líquido no pericárdio, esta pressão aumenta até que a pressão intrapericárdica se iguala ou se torna maior que a pressão intraventricular. Neste ponto a diástole é comprometida e ocorre queda no débito cardíaco. O desenvolvimento dos sintomas depende do volume que se acumula no saco pericárdico, da complacência do saco e da velocidade de enchimento. Uma efusão pericárdica de 150 mL que se acumulou rapidamente pode induzir o surgimento do tamponamento. Nos casos de acúmulo mais gradual, podem ocorrer derrames de mais de 2 litros com poucos sintomas (Fig. 1).

Os sintomas do tamponamento pericárdico costumam ser vagos. Frequentemente eles incluem dor torácica, ansiedade e dispneia. Os sinais desta síndrome são: taquicardia, abafamento de bulhas, ingurgitamento da veia jugular externa, pulso paradoxal e, finalmente, sinais de choque. O eletrocardiograma demonstra taquicardia sinusal. O ecocardiograma é o exame de escolha para se avaliar o tamponamento, pois avalia com precisão o volume do fluido pericárdico (Fig. 2).

O tratamento desta síndrome consiste na remoção do líquido intrapericárdico que pode ser realizado através de uma pericardiocentese, o procedimento deve ser realizado monitorado por um ecocardiograma a fim de se evitar complicações. A remoção de uma pequena quantidade de líquido leva a uma melhora considerável dos sintomas clínicos, um cateter pode ser inserido no saco pericárdico através de um fio-guia a fim de se monitorar o volume de drenagem e avaliar a velocidade de acúmulo do líquido. Contudo, se não houver um tratamento adicional, o derrame pericárdico pode retornar. As opções de tratamento definitivo incluem esclerose com tetraciclina, cirurgia ou radioterapia. A instilação de 500 a 1.000 mg de tetraciclina dentro do saco pericárdico induz a uma resposta inflamatória, com fibrose subsequente e obliteração do

◀ FIGURA 1. Derrame pericárdico.

▲ FIGURA 2. (A-C) Ecocardiografia de derrame pericárdico.

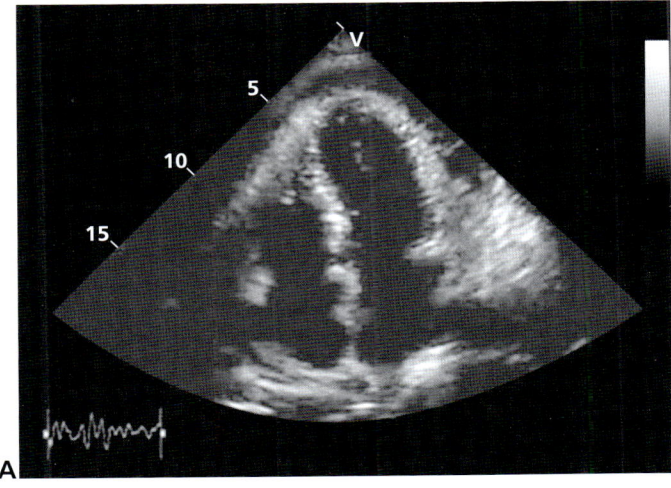
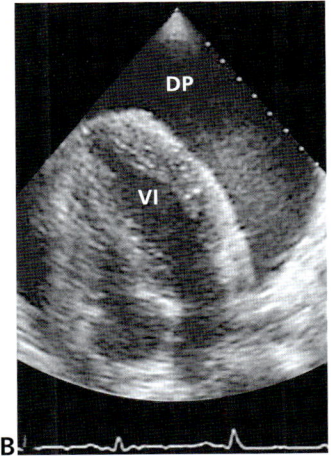
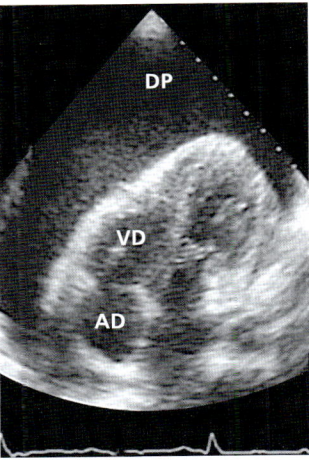

espaço pericárdico. Múltiplas instilações são necessárias e o tratamento deve-se repetir até que a drenagem seja menor que 25 mL por 24 horas. O controle do derrame é obtido em 86% dos casos.

As opções cirúrgicas que são utilizadas para o tamponamento pericárdico consistem na realização de uma pericardiotomia subxifóidea, de uma janela pericárdica e uma pericardiectomia total. A abordagem subxifóidea geralmente é a preferida e pode ser realizada somente com sedação e anestesia local. Múltiplas séries tem documentado uma taxa de recidiva menor que 7% após esta técnica. A pericardiectomia total é reservada para os pacientes que são portadores de derrames pericárdicos induzidos por radiação.

A radioterapia somente é utilizada para os pacientes portadores de derrame pericárdico secundário a um linfoma.

Derrame pleural

O acúmulo de líquido nos espaços pleurais é uma complicação comum no paciente oncológico, principalmente naqueles portadores de câncer de mama, pulmão e ovário. Pode ser uni ou bilateral e geralmente denota o envolvimento pleural pela neoplasia. De acordo com o volume de líquido, o paciente pode apresentar-se desde assintomático até com dispneia franca com insuficiência respiratória aguda.[3]

A abordagem inicial consiste em realizar toracocentese de alívio, quantas vezes for necessário para manter o paciente o mais confortável possível. Caso o paciente esteja realizando algum tratamento oncológico paliativo, é um fator de resposta deste tratamento a diminuição do volume de líquido pleural ou o aumento dos intervalos entre uma toracocentese e outra.

Nos pacientes que mantém um volume de derrame pleural alto ou que não estejam respondendo ao tratamento paliativo prescrito, a melhor opção é fazer uma pleurodese, que é feita rotineiramente com tetraciclina ou talco.

SEPSE CAUSADA POR CATÉTER VENOSO DE LONGA PERMANÊNCIA

A utilização de catéteres vasculares para garantir um acesso permanente ao sistema venoso do paciente é uma prática comum nos cuidados modernos do câncer. A infecção do catéter é uma grande fonte de morbi-mortalidade dos pacientes. Quando há suspeita de uma infecção no catéter, o local deve ser cuidadosamente examinado na busca de sinais sugestivos, como eritema, edema e supuração. A bacteremia e a sepse oriundas do catéter deverão ser documentadas por hemoculturas colhidas do catéter quanto de sítio periférico. Estafilococos coagulase negativos são os patógenos mais comuns isolados, embora numerosas cepas Gram-positivas, Gram-negativas e algumas espécies de fungos também sejam causadoras do processo. Mais de 80% destas infecções são tratadas efetivamente por um regime de 10 a 14 dias de antibioticoterapia parenteral.[4] Os antibióticos deverão ser ministrados através do catéter infectado, caso haja permanência de hemoculturas positivas ou sinais de septicemia, particularmente em pacientes neutropênicos, a remoção do catéter deverá ser feita imediatamente.

COMPLICAÇÕES ABDOMINAIS

Obstrução

A obstrução intestinal é uma causa frequente de emergência abdominal cirúrgica e os pacientes com câncer não são uma exceção.[5] Os pacientes que foram submetidos a procedimentos cirúrgicos por neoplasia maligna intra-abdominal, também sofrem problemas obstrutivos causados por hérnias incisionais, bridas e fibrose como qualquer paciente que tenha sido submetido a uma cirurgia abdominal. Determinar se a obstrução é causada por aderências ou por evolução do processo maligno pode ser difícil e, às vezes, se constitui um desafio diagnóstico. De um modo geral os pacientes são tratados de acordo com os princípios cirúrgicos comuns a este quadro clínico.

De um modo geral, a abordagem do paciente que se apresenta com obstrução intestinal inclui obter uma história clínica detalhada e focada no quadro clínico de modo a facilitar a localização do problema (estômago, intestino delgado, cólon etc.), o grau da obstrução (parcial, total, em alça fechada) e a etiologia da obstrução se pode ser mecânica (aderências, hérnias, compressão intrínseca ou extrínseca) ou não mecânica (metabólica e pseudo-obstrução). Informações sobre o tratamento pretérito do paciente também são úteis (quimioterapia recente, radioterapia, cirurgias prévias) e fundamentais para determinar se o tratamento cirúrgico proposto poderá oferecer mais riscos que benefícios reais ao paciente.

O primeiro ponto a ser verificado no exame físico de um paciente obstruído é verificar o grau de desidratação e seu estado hemodinâmico. O abdome do paciente é inspecionado a fim de se determinar a gravidade do quadro obstrutivo, a possibilidade de isquemia intestinal e a presença de hérnias. A presença de febre, taquicardia e leucocitose sugere um agravamento do quadro ou perfuração. Durante a avaliação, o médico deverá determinar quando a colocação de uma sonda nasogástrica, uma sonda de Foley ou uma reposição hídrica agressiva serão necessárias.

O primeiro estudo radiológico a ser realizado é sempre uma rotina de abdome agudo (tórax, abdome ortostático e em decúbito dorsal) este exame simples e de fácil acesso, comum a qualquer hospital, permite rapidamente verificar a presença de pneumoperitônio, níveis hidroaéreos, volvos, opacidades localizadas sugestivas de abscessos ou coleções líquidas e, conforme estes achados, orientar o cirurgião quanto à gravidade e a urgência cirúrgica do quadro obstrutivo (Figs. 3 a 6). A tomografia computadorizada pode ser solicitada após a rotina de abdome agudo para refinar o que foi identificado e melhor localizar o local da

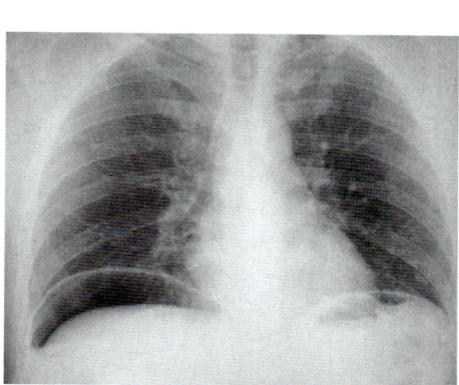

▲ **FIGURA 3.** Pneumoperitônio.

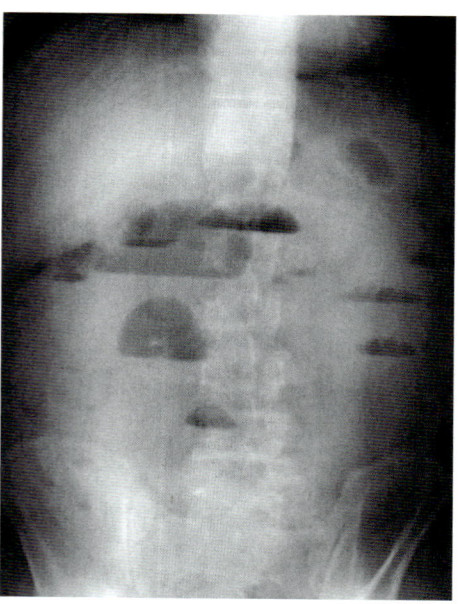

▲ **FIGURA 4.** Níveis hidroaéreos na obstrução intestinal.

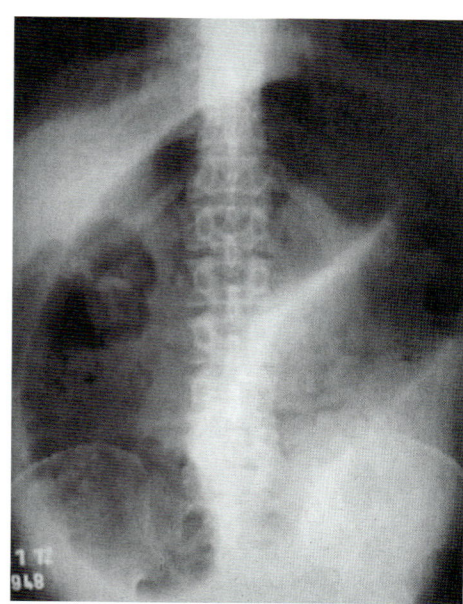

▲ **FIGURA 5.** Obstrução intestinal em alça fechada-volvo.

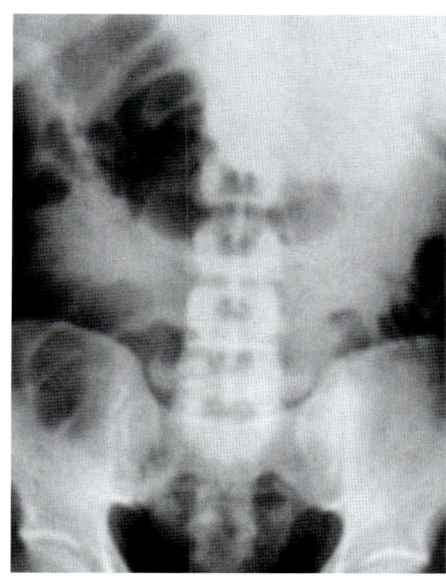

◀ **FIGURA 6.** Opacidade localizada.

obstrução, além de demonstrar quais pacientes não são candidatos para cirurgia (carcinomatose peritoneal e doença metastática extra-abdominal) (Figs. 7 e 8). O clister opaco e a retossigmoidoscopia são úteis para se avaliar obstruções distais e devem ser realizadas quando há suspeita deste tipo de obstrução (Figs. 9 e 10).

Idade avançada, hipoalbuminemia e um *performance status* alto são também considerados preditores de um resultado cirúrgico adverso. Estes pacientes se beneficiam mais de um tratamento clínico que inclui corticosteroides, antieméticos, octreotide e analgésicos.[6]

Obstrução gástrica

Taxas de mortalidade maiores que 30% são verificadas nos pacientes com obstrução gástrica maligna que foram submetidos a uma gastrojejunostomia paliativa. Por causa disto, os pacientes devem ser selecionados cuidadosamente para serem submetidos a uma gastrojejunostomia e sempre serem avaliados para a colocação de um *stent* por endoscopia, quando possível, apesar desta opção requerer um endoscopista experiente. A grande maioria dos estudos demonstra que este procedimento, quando bem indicado, diminui o tempo de internação hospitalar e o início da dieta líquida, contudo altos índices de recidiva também são, infelizmente, observados.[7] Por isso, alguns autores advogam a colocação do *stent* nos pacientes com uma expectativa de vida curta e a realização da gastrojejunostomia nos pacientes com uma expectativa de vida mais longa (Fig. 11).

Obstrução do intestino delgado

O intestino delgado é o mais frequente local de obstrução maligna intestinal, ocorrendo em dois terços dos pacientes com obstrução intestinal maligna e a obstrução concomitante do delgado e do cólon ocorre em 20% dos pacientes com quadro obstrutivo. A cirurgia permanece como o procedimento padrão e geralmente envolve ressecção ou um procedimento de *bypass*. O desafio na obstrução maligna do intestino delgado é determinar a necessidade da cirurgia, o que pode ser difícil, nem toda a obstrução parcial do delgado nos pacientes com câncer é relacionada ao envolvimento tumoral e podem ser resolvidas por medidas não cirúrgicas.

Obstrução do cólon

A colocação de *stents* metálicos autoexpansíveis representou um avanço significativo no tratamento da obstrução intestinal maligna. Os estudos demonstram que as taxas de mortalidade entre o procedimento cirúrgico clássico e a colocação endoscópica do *stent* são similares, além disso, os pacientes submetidos a esta nova abordagem apresentam um menor tempo de internação hospitalar e um menor número de complicações (Figs. 12 e 13).[8]

As opções cirúrgicas para a obstrução colônica maligna incluem ressecção da área obstruída, *bypass* ou descompressão através de uma colostomia ou ileostomia. Os fatores que influenciam o tipo de cirurgia

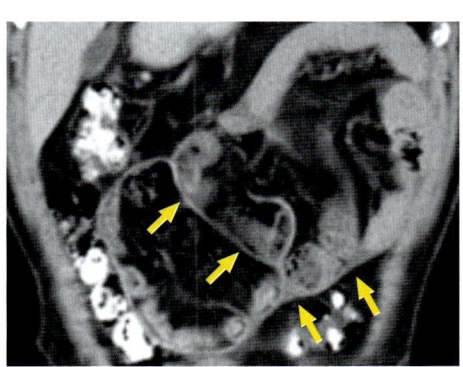

▲ **FIGURA 7.** TC demonstrando carcinomatose peritoneal.

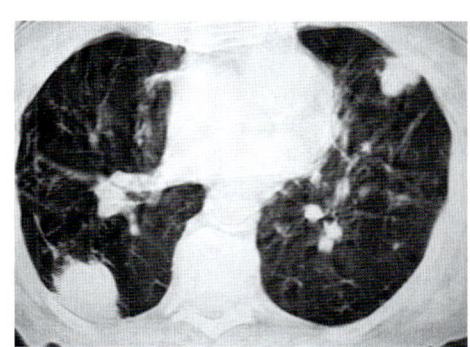

▲ **FIGURA 8.** TC demonstrando múltiplas metástases pulmonares de CA. de reto.

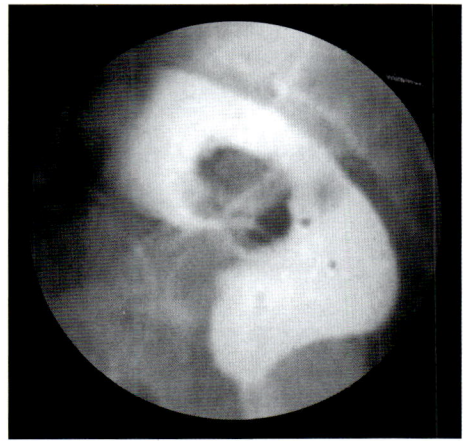

▲ **FIGURA 9.** Clister opaco demonstrando tumor de sigmoide.

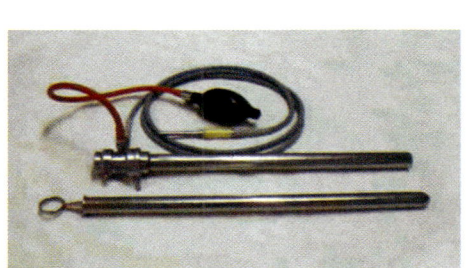

▲ **FIGURA 10.** Retossigmoidoscópio rígido.

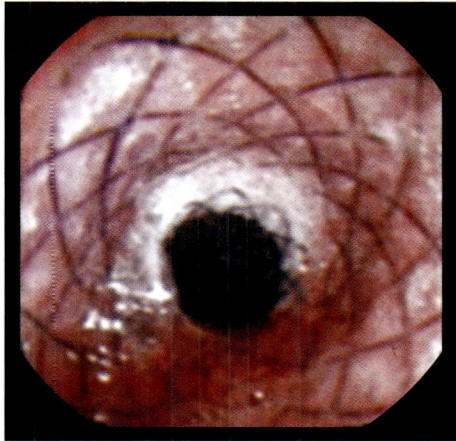

▲ **FIGURA 11.** *Stent* em região pilórica.

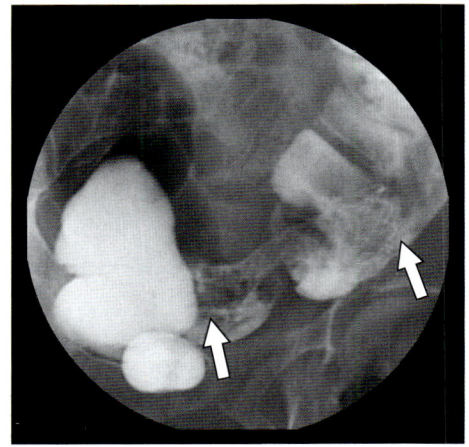

▲ **FIGURA 12.** Clister opaco demonstrando *stent* em sigmoide.

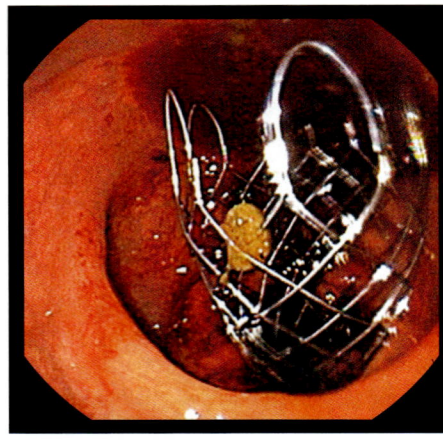

◀ **FIGURA 13.** Colocação de *stent* em sigmoide por colonoscopia.

incluem o local da obstrução, a ressecabilidade da lesão, o número e o tipo das cirurgias abdominais prévias, a *performance status* do paciente e o seu prognóstico oncológico.

Perfuração

Os pacientes com câncer apresentam uma taxa maior de perfuração gastrointestinal causada por invasão direta do tumor ou pelos efeitos da quimioterapia, radioterapia, imunossupressão e administração de esteroides. Pelo fato de estes pacientes serem frequentemente submetidos a procedimentos endoscópicos e intervencionistas como punções guiadas por tomografia, paracenteses etc., apresentam também um índice alto de perfuração iatrogênica quando comparados a outros grupos de pacientes. A perfuração também pode ser devida a causas não relacionadas ao câncer como doença diverticular, úlcera péptica ou apendicite.

Todos os pacientes com um quadro perfurativo são tratados com cirurgia imediata, a não ser que apresentem algum tipo de efeito colateral do tratamento oncológico ou uma evolução desfavorável da doença que poderá aumentar muito a morbidade e mortalidade do procedimento cirúrgico, como pancitopenia causada por quimioterapia recente ou doença terminal. Outra abordagem não cirúrgica de perfuração gastrointestinal é a diverticulite perfurada com abscesso localizado, conforme os princípios normais de cirurgia geral para este quadro clínico.

Decorrente do fato de a maioria dos pacientes com câncer com perfuração gastrointestinal apresenta doença avançada ou incurável, fatores como severidade dos sintomas, histórico do tratamento e prognóstico, desejo do paciente e de seus familiares são partes fundamentais na forma de abordagem deste quadro.[9] Apesar de a cirurgia ser o procedimento padrão, muitos pacientes se beneficiarão mais e com conforto, analgesia e cuidados paliativos os quais também são opções válidas neste cenário clínico complexo.[10]

Aproximadamente 2% dos pacientes com tumores colorretais apresentam perfuração intestinal, que é resultado direto da invasão transmural do tumor ou, menos frequentemente, causado por dilatação intestinal proximal com perfuração causado por um tumor distal. O câncer colorretal perfurado está associado a um prognóstico ruim com taxas altas de recidiva local e a distância.

Um dos agentes terapêuticos que mais está associado a perfuração intestinal é o bevacizumab. O bevacizumab é um anticorpo monoclonal direcionado ao fator de crescimento celular do endotélio vascular, que tem demonstrado grande eficácia quando combinado com quimioterapia no tratamento do câncer metastático colorretal e pulmonar. A incidência de perfuração associada ao bevacizumab é de 1 a 2%, embora isso varie de acordo com o tipo de neoplasia maligna. Embora infrequente, a perfuração associada ao bevacizumab leva a taxas de mortalidade até o trigésimo dia de pós-operatório entre 13 a 50%. A cirurgia de emergência realizada no paciente que foi submetido a administração recente do bevacizumab é complicada por um índice maior de sangramento, por dificuldades no fechamento da parede abdominal e por uma maior probabilidade de deiscências.[11] A fim de se evitar estas complicações, muitos cirurgiões esperam 6 semanas após a terapia com o bevacizumab para submeterem o paciente a uma cirurgia eletiva.

Colecistite

Os fatores de risco para colecistite acalculosa incluem imunossupressão, desnutrição e terapia sistêmica. Outro fator de risco de colecistite associado ao paciente com câncer inclui a embolização hepática e a colocação de um *stent* biliar.

Muitos pacientes com câncer apresentam ascite que pode dificultar a visualização da espessura da parede da vesícula biliar ao ultrassom ou na tomografia computadorizada. A cintilografia hepatobiliar pode ser necessária para se estabelecer o diagnóstico correto.

Nem todos os pacientes com câncer podem ser submetidos prontamente a uma colecistectomia laparoscópica por causa da doença e aos tratamentos a ela relacionado, como: quimioterapia recente, imunossupressão, neutropenia, desnutrição, comorbidades, estágio da doença e prognóstico. Baseados nestes conceitos, alguns pacientes com câncer com colecistite são mais bem tratados com uma colecistostomia a fim de se evitar um retardo no tratamento oncológico ou realizar uma cirurgia laparoscópica que apresente um risco de conversão para um procedimento aberto que pode ser inapropriado no contexto do prognóstico oncológico do paciente.

Obstrução biliar

Os pacientes com câncer que apresentam obstrução biliar e colangite, são melhor tratados através de uma drenagem endoscópica e antibióticos. O tratamento dos pacientes estáveis com causas irressecáveis de obstrução biliar se dá por drenagem das árvores biliares por endoscopia, cirurgia ou punção percutânea. No geral, os procedimentos de drenagem biliar realizados por endoscopia ou por punção são associados a uma menor taxa de morbidade, contudo apresentam um menor tempo de paliação. Contudo, em razão do rápido êxito letal da maioria dos pacientes portadores de neoplasias malignas periampulares irressecáveis, este método prevalece sobre o método cirúrgico tradicional.

A obstrução biliar causada por doença metastática que comprime a árvore biliar está associada a um grande número de cânceres. Ela acarreta um péssimo prognóstico e taxas elevadas de mortalidade precoce quando a icterícia se instala. O procedimento de escolha neste caso e a drenagem biliar endoscópica ou percutânea associada ou não a quimioterapia e radioterapia (Figs. 14 a 17).

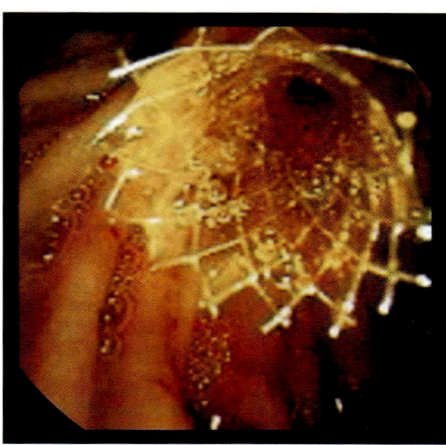

◀ **FIGURA 14.** *Stent* em papila duodenal.

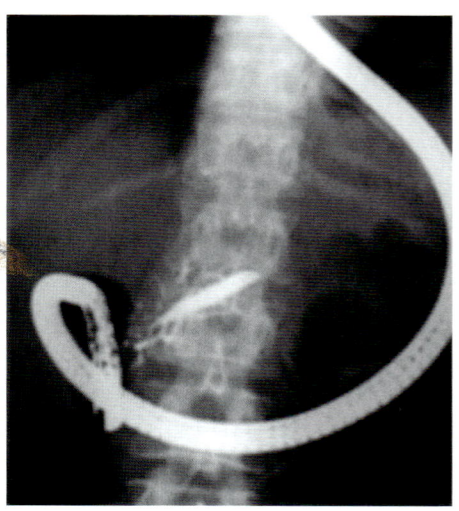

◀ **FIGURA 15.** CPRE após colocação de *stent* em via biliar.

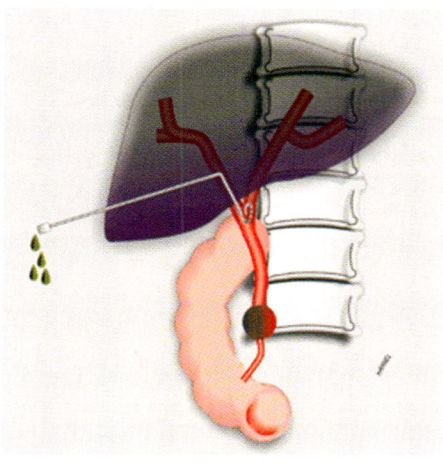

◀ **FIGURA 16.** Drenagem biliar externa.

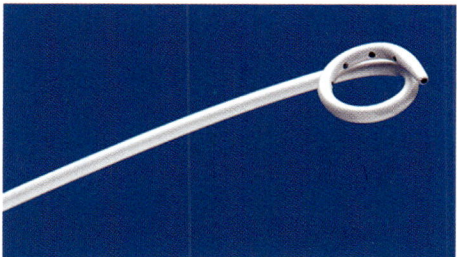

◀ **FIGURA 17.** Cateter *Pig Tail* utilizado em drenagem biliar externa.

Dor abdominal em pacientes neutropênicos

A neutropenia é um efeito colateral frequente na quimioterapia. A dor abdominal em pacientes neutropênicos pode indicar um grande número de condições clínicas que estão associadas a uma mortalidade elevada.[12]

Os cirurgiões que estão conduzindo um paciente neutropênico com dor abdominal devem considerar não somente as causas cirúrgicas de dor abdominal, mas também as condições que são exclusivas da neutropenia. Uma destas condições é a enterocolite neutropênica, que é também chamada de enteropatia neutropênica, colite agranulocítica ou, se a doença é confinada ao ceco, é denominada de tiflite. Esta doença é a causa de dor abdominal em 28% dos pacientes e de obstrução do delgado em 12%. Outras condições clínicas mais raras incluem colite causada por *Clostridium difficile*, diverticulite, apendicite, colecistite, obstrução pseudocolônica e ruptura esplênica. A mortalidade aos 30 e 90 dias é de 30 e 52% respectivamente e refletem as comorbidades achadas nesta população de pacientes.

A cirurgia é realizada em 15% dos pacientes e deve ser feita após a melhora do quadro neutropênico. Os critérios clínicos e patológicos para se diagnosticar a enterocolite neutropênica ainda não foram totalmente estabelecidos. Geralmente a tríade de neutropenia (< 1.000 neutrófilos/µL), dor abdominal e espessamento da parede intestinal na radiografia ou na tomografia, é aceita como diagnóstico deste quadro. Nos pacientes com diarreia, o diagnóstico de colite por *C. difficile*, deve ser afastado antes que o diagnóstico de enterocolite neutropênica possa ser feito. A cirurgia é reservada para os pacientes que evoluam com perfuração, sepse e piora das condições clínicas mesmo com tratamento clínico intensivo.[13]

Nos pacientes com câncer que apresentam neutropenia, as taxas de mortalidade peroperatória variam em torno de 41 a 57%. As melhores taxas de sobrevida refletem os esforços em se retardar a cirurgia até a resolução da neutropenia, melhoras no tratamento clínico intensivo, melhora na qualidade das imagens, novos antibióticos, fatores estimulantes de crescimento leucocitário e transfusão de glóbulos brancos.

Não existe uma recomendação formal para o tratamento médico da neutropenia associada a dor abdominal. A maioria dos esquemas terapêuticos propõe monoterapia com cefepime, ceftazidima, carbapenem ou piperacilina-tazobactam ou uma associação de uma antipseudomona com um aminoglicosídeo. O metronidazol também pode ser utilizado quando a infecção por *Clostridium* estiver envolvida no quadro da enterocolite. O uso de antifúngicos nos pacientes neutropênicos deve ser considerado nos casos que se mantém febris ou que mantém sinais de infecção abdominal concomitantemente com neutropenia por mais de 5 dias.[14]

Sangramento gastrointestinal

O sangramento gastrointestinal nos pacientes com câncer surge, de um modo geral, de causas benignas como doença ulcerosa péptica e gastrite erosiva. Tumores primários são raramente a causa de hemorragias vultuosas e incontroláveis. Os pacientes portadores de linfoma gástrico que tenham recebido quimioterapia sistêmica apresentam elevado risco de apresentar sangramento gastrointestinal com taxas maiores que 11%. Tumores metastáticos do trato gastrointestinal, como o melanoma, também podem apresentar sangramento gastrointestinal, mas, de um modo geral, são responsáveis por um sangramento crônico e autolimitado.

A abordagem cirúrgica do sangramento gastrointestinal nos pacientes com câncer segue os mesmos critérios dos pacientes que possuem doenças benignas. Após a estabilização do paciente na unidade de terapia intensiva, a abordagem diagnóstica inicial é baseada nos sinais clínicos que indicam se a hemorragia é alta ou baixa (hematêmese e melena, nos quadros de hemorragia digestiva alta e hematoquezia, nos casos de hemorragia digestiva baixa). Nos pacientes com hemorragia digestiva alta causado por um tumor maligno, o uso da endoscopia para controlar o sangramento tem sido a melhor forma de abordagem ao invés de se optar por um tratamento cirúrgico que apresenta taxas de mortalidade no pós-operatório de mais de 10%. Se houver falha na primeira abordagem endoscópica, uma segunda abordagem deve ser feita se o paciente permanecer estável hemodinamicamente.

Nos pacientes que apresentem um sangramento digestivo baixo, a endoscopia é, novamente, o procedimento de escolha no controle da hemorragia. Junto com o procedimento endoscópico, a cintilografia com hemácias marcadas e a angiografia podem ser realizadas conjuntamente para diagnosticar o local de sangramento.

Infecções anorretais

As infecções anorretais são raramente o motivo maior de morbidade e mortalidade em pacientes que não apresentam câncer. Contudo nos pacientes portadores de neoplasia maligna, este quadro clínico pode ser potencialmente fatal.[15] Nos anos de 1970, as taxas de mortalidade decorrente de infecções anorretais em pacientes com câncer e imunossuprimidos variava em torno de 50%. Muitas dessas infecções eram ulcerativas e não eram associadas a abscessos. Os autores destes estudos iniciais recomendavam cautela ao se indicar uma intervenção cirúrgica.[16]

Atualmente, os estudos demonstram que uma abordagem cirúrgica seletiva nas infecções anorretais nos pacientes com câncer, demonstram que 37% dos pacientes necessitaram, realmente, da cirurgia e nenhum paciente morreu em decorrência desse quadro. A cirurgia, nestes casos, está geralmente associada à identificação de um abscesso ou um eritema observado durante o exame físico (Fig. 18).

ASPECTOS PALIATIVOS DAS EMERGÊNCIAS ONCOLÓGICAS CIRÚRGICAS

A cirurgia paliativa é definida como qualquer procedimento que é realizado com o objetivo de reduzir os sintomas de um paciente portador de doença oncológica avançada ou melhorar a sua qualidade de vida.[17] As opções cirúrgicas oferecidas em resposta a uma emergência oncológica podem diferir dependendo se a intenção é curativa ou paliativa. Naturalmente, por formação, a maioria dos cirurgiões conduz a intervenção ci-

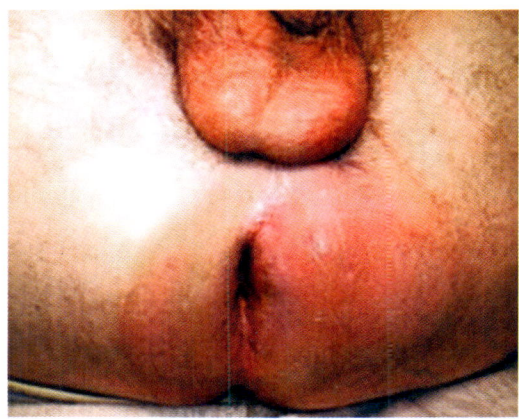

◀ **FIGURA 18.** Abscesso perianal.

rúrgica emergencial nos pacientes com câncer de forma curativa, todavia, esta ação pode levar a supertratar um paciente no qual o cuidado paliativo seja a melhor forma de abordar o problema. Outro dado a se considerar, é o fato que se o tumor do paciente é irressecável, ele não está automaticamente desqualificado a ser submetido a um procedimento cirúrgico, se este procedimento levar a melhora da sua qualidade de vida. Logo é importante, desde o início da abordagem da emergência, se determinar o prognóstico do paciente e a melhor forma de tratamento em cima deste prognóstico.[18]

Os procedimentos cirúrgicos paliativos são realizados em 27% dos pacientes com câncer que apresentam um quadro cirúrgico emergencial. A taxa de mortalidade e morbidade nestes pacientes é de 7 e 40% respectivamente, e a sobrevida média de todos os pacientes com câncer submetidos a um procedimento cirúrgico paliativo é de 2,9 meses.

REFERÊNCIAS BIBILOGRÁFICAS

1. Wayne J, Bold R. Oncologic emergencies. In: *The M. D. Anderson surgical oncology handbook*. Philadelphia: Lippincott Williams & Wilkins, 2006. p. 564-82.
2. Ciezki JP, Komurcu S, Macklis RM. Paliative radiotherapy. *Semin Oncol* 2000;27:90-93.
3. Aurora R, Militie F, Vander Els NJ. Respiratory emergencies. *Semin Oncol* 2000;27:256-69.
4. Reed CR, Sessler CN, Glauser FL et al. Central venous catéter infections: concepts and controversies. *Intensive Care Med* 1995;21:177-83.
5. Helton W, Fisichella P. Intestinal obstruction. In: ACS surgery: principles and practice. New York: Web MD Professional Publishing; 2000. p. 514-33.
6. Krouse RS. The international conference on malignant bowel obstruction: a meeting of the minds to advance palliative care research. *J Pain Sympton Manage* 2007;34:S1-6.
7. Krouse RS, Nelson RA, Farrell BR et al. Surgical palliation at a câncer center: incidence and outcomes. *Arch Surg* 2001;136:773-78.
8. Watt AM, Faragher IG, Griffin TT et al. Self- expanding metallic stents for relieving malignant colorectal obstruction: a systematic review. *Ann Surg* 2007;246:24-30.
9. Badgwell B, Feig BW, Ross MI et al. Pneumoperitoneum in the cancer patient. *Ann Surg Oncol* 2007;14:3141-47.
10. Miner TJ, Brennan MF, Jaques DP. A prospective, sympton related, outcomes analysis of 1022 palliative procedures for advanced cancer. *Ann Surg* 2004;240:719-26.
11. Badgwell BD, Camp ER, Feig B et al. Management of bevacizumab-associated bowel perforation: a case series and review of the literature. *Ann Oncol* 2008;19:577-82.
12. Badgwell BD, Cormier JN, Wray CJ et al. Challenges in surgical management of abdominal pain in the neutropenic cancer patient. *Ann Surg* 2008;248:104-9.
13. Glenn J, Funkhouser WK, Schneider PS. Acute illnesses necessitating urgente abdominal surgery in neutropenic patients: description of 14 cases and review of the literature. *Surgery* 1989;105:778-89.
14. Rolston KV. The infectious deseases society of America 2002 guidelines for the use of antimicrobial agentes in patients with cancer and neutropenia: saliente features and comments. *Clin Infects Dis* 2004;39(Suppl 1):S44-48.
15. Badgwell BD, Chang GJ, Rodriguez-Bigas MA et al. Management and outcomes of anorectal infection in the cancer patient. *Ann Surg Oncol* 2009;16:2752-58.
16. Musa MB, Katakkar SB, Khaliq A. Anorectal and perianal complications of hematologic malignant neoplasms. *Can J Surg* 1975;18:579-83.
17. Mc Cahill LE, Krouse R, Chu D et al. Indications and use of palliative surgery- results of Society of Surgical Oncology survey. *Ann Surg Oncol* 2002;9:104-12.
18. Ripamonti C, Twycross R, Baines M et al. Clinical- practice recommendations for the management of bowel obstruction in patients with end- stage cancer. *Support Care Cancer* 2001;9:223-33.

CAPÍTULO 26

Emergências Oncológicas

Paulo Sérgio Perelson ■ Eduardo Jorge Ferreira de Medeiros
Fernando Adão Moreira ■ Bruno Pinheiro Costa

INTRODUÇÃO

O envelhecimento da população e o consequente aumento da incidência de câncer aliado ao aumento da expectativa de vida dos pacientes permitem imaginar como consequência um aumento progressivo na ocorrência de emergências oncológicas. O reconhecimento e o manuseio destas condições clínicas são frequentemente realizados pelos médicos-socorristas nas emergências de hospitais gerais e mais raramente em hospitais especializados. Neste capítulo buscamos revisar os aspectos gerais diagnósticos e terapêuticos nas principais emergências encontradas durante o percurso da doença e do tratamento nos pacientes com tumores malignos sólidos e hematológicos. Optamos por categorizar as emergências oncológicas para efeito de padronização neste capítulo por órgãos e sistemas. A instituição de tratamento correto e definitivo em cada cenário é fundamental para salvar vidas, diminuir morbidades e evitar sequelas definitivas.

EMERGÊNCIAS HEMATOLÓGICAS

Sangramentos

O sangramento é uma ocorrência terminal em alguns casos de tumores sólidos e hematológicos. Portanto, é fundamental determinar se a ocorrência é um evento tratável ou terminal. Nos casos terminais, considerar sedação com midazolan 10-40 mg subcutâneo ou intramuscular, analgesia com morfina conforme demanda e titulada pelas doses previamente em uso e dar suporte ao paciente e aos seus familiares.

Nos pacientes com sangramento ativo e fora do curso terminal de doença, devemos considerar o controle do sangramento e medidas habituais de tratamento oncológico para o sítio do sangramento. Frequentemente é utilizada a radioterapia, e evolutivamente, a associação de quimioterapia para controle local e sistêmico da doença. Procedimentos cirúrgicos podem ter vez em casos selecionados.

A causa mais frequente de hemoptise é secundária a carcinoma escamoso de pulmão de localização central, como consequência de cavitação. O sangramento é capaz de causar a morte por sufocação antes do choque hemorrágico por si. Considerar as medidas habituais de ressuscitação caso os principais sintomas estejam associados diretamente ao choque hipovolêmico: hipotensão postural, taquicardia e distúrbios com as vias aéreas. O ácido trenaxêmico 1 g 3 vezes/dia pode ser utilizado, mantendo-se até 1 semana após o término do sangramento. Manter 500 mg 3 vezes/dia por longo prazo caso o sangramento retorne e responda a um segundo curso de tratamento. Não considerar a manutenção de tratamento caso o sangramento permaneça após 1 semana de uso da medicação.

A hematúria é um sintoma comum nos casos de carcinoma de bexiga ou de próstata avançado. Nestes casos o uso de ácido tranexâmico deve ser evitado pelo risco de formação de coágulos e consequente obstrução urinária. Considerar como opções para controle do sangramento o uso de radioterapia, embolização da artéria ilíaca ou cauterização cirúrgica.

Nos sangramentos de feridas, devemos orientar para evitar trocas frequentes dos curativos e irrigar com salina quando da sua execução, fazendo compressão da área sangrante com material não aderente e caso não tenha sucesso usar adrenalina 1:1.000 ou 1 mg/mL nas compressas e exercer leve compressão sobre a área sangrante.

Os sangramentos gastrointestinais devem ser abordados em ambiente hospitalar, por meio de exames endoscópicos, radioterapia, embolização arterial ou *laser*. Mais raramente procedimentos cirúrgicos de urgência podem ser indicados.

Hiperviscosidade e leucostase

A hiperviscosidade é uma ocorrência relacionada às gamopatias monoclonais e leucoses agudas. Entre as gamopatias, a mais frequentemente relacionada é a macroglobulinemia de *Waldenstrom*. A hiperviscosidade relacionada a outras proteínas monoclonais, é mais rara, exceto a IgA devido a sua tendência a polimerização. A hiperviscosidade relacionada às leucoses agudas é bem descrita nas leucemias mieloides agudas, embora não seja característico apenas dos estados de leucocitose, sendo também observados nas eritocitoses e nas trombocitoses. A leucostase é bem mais rara nas leucemias crônicas, mesmo em associação a elevadas contagens de células.

A ocorrência de hiperviscosidade na macroglobulinemia ocorre a partir de níveis de IgM > 4 g. Os sintomas clínicos estão relacionados à estase do fluxo sanguíneo com consequentes episódios de hemorragia e isquemia. Estes são frequentemente observados no SNC e olhos, apresentando uma miríade de sintomas, como: Diplopia, borramento da visão, cefaleia, vertigem, alteração do nível de consciência e crises convulsivas. Sinais e sintomas não neurológicos podem ser proeminentes, como o sangramento mucocutâneo, devido ao comprometimento da hemostasia. Achados ao exame clínico de fundo de olho são o papiledema, hemorragias e ingurgitamento de vasos da retina. A observação de púrpura é frequente decorrente da alteração quantitativa e qualitativa das plaquetas. Os sintomas de hiperviscosidade associadas à leucostase são similares, sendo, porém frequente a ocorrência de dispneia associado à presença de infiltrados pulmonares, muitas vezes associados a febre e portanto de difícil diferenciação com um quadro infeccioso.

O método mais rápido de correção do estado de hiperviscosidade nas gamopatias monoclonais é a plasmaférese. Um único ciclo de plasmaférese pode diminuir sensivelmente o estado de hiperviscosidade e obter melhora dos sintomas na macroglobulinemia. A leucaferese nas leucoses agudas associado ao pronto início do tratamento quimioterápico e medidas de prevenção da síndrome de lise tumoral devem ser instituídos. O tratamento definitivo da doença de base com agentes quimioterápicos e corticoides é fundamental nestas condições para o controle definitivo dos sintomas e das complicações secundárias.

EMERGÊNCIAS ENDOCRINOMETABÓLICAS

Hipercalcemia

A hipercalcemia quase invariavelmente é um marcador de doença avançada e de mau prognóstico, especialmente quando existe elevação da proteína relacionada ao paratormônio (PTHrP). Estes pacientes frequentemente exibem uma pequena expectativa de vida. Trata-se, ainda, de uma ocorrência comum no câncer avançado (entre 10-30% dos pacientes com câncer). Os tumores mais frequentemente associados ao quadro de hipercalcemia são primários de pulmão, mama e mieloma.

A fisiopatologia da hipercalcemia pode estar associada a três mecanismos: PTHrP, fator ativador de osteoclastos e análogos da vitamina D. No primeiro caso, também chamado de hipercalcemia humoral, associado habitualmente a tumores sólidos e hematológicos, ocorre a produção de PTHrP. A semelhança das funções do PTH ocorre estímulo para a reabsorção óssea e de cálcio no túbulo distal. No segundo caso, a indução de osteólise ocorre pela produção de citoquinas como TNF e interleucinas 1 e 6, que estimulam os macrófagos locais a se diferenciar em osteoclastos, resultando em destruição óssea e hipercalcemia. O terceiro mecanismo de hipercalcemia está associado a superprodução de vitamina D e é observado em casos de linfoma de Hodgkin e desordens granulomatosas como a sarcoidose.

Os achados clínicos são habitualmente inespecíficos, incluindo desde casos oligossintomáticos ou assintomáticos até sintomas no sistema nervoso central, como letargia, confusão mental e coma, assim como náuseas, constipação, poliúria e polidipsia. O diagnóstico definitivo é laboratorial, a partir da dosagem de cálcio sérico ionizado. Caso a medida disponível seja do cálcio total, a correção pelo valor da albumina deve ser realizada. A fórmula de correção do cálcio = cálcio total + [0,8 × (4,0 – albumina)]. A coexistência de níveis baixos de cloro (100 meq/L) é sugestiva de malignidade.

Os níveis de PTH são usualmente baixos na hipercalcemia associada às neoplasias malignas. A mensuração dos níveis de PTHrP não é necessária para o tratamento. No entanto, em um estudo publicado em 1993 na revista Lancet, há referência a resistência ao tratamento da hipercalcemia com o uso de pamidronato para níveis de PTHrP > 12 pmol/L.

O tratamento da hipercalcemia tem como objetivo a correção do cálcio e se possível tratamento da doença de base. Os resultados podem ser obtidos com a inibição da reabsorção óssea, aumento da excreção urinária ou diminuição da absorção de cálcio intestinal.

A hipercalcemia representa risco iminente a vida e deve ser encarada entre uma das principais emergências oncológicas. Os níveis de cálcio assim como a velocidade de instalação do quadro estão relacionados à intensidade dos sintomas e à sua gravidade. A terapia instituída deverá refletir estas diferenças. A hipercalcemia é habitualmente considerada de pequena intensidade entre 10,5 a 11,9, moderada intensidade entre 12 a 13,9 e severa a partir de 14 mg/dL.

Os pacientes sintomáticos com elevações pequenas a moderadas do cálcio, neste último caso cronicamente, não apresentam sintomas significativos e habitualmente não necessitam de tratamento imediato. Na hipercalcemia severa, com níveis de cálcio acima de 14 mg/dL, geralmente observamos depleção importante de volume associada a perda urinária de sais induzidas pela hipercalcemia e eventualmente vômitos, sendo necessárias reposições volêmicas. São usadas soluções de salina 500 a 1.000 mL na primeira hora e o restante da reposição com mais parcimônia até reestabelecer o fluxo urinário. A velocidade de infusão dependerá da idade do paciente, da presença de alterações da função cardíaca ou renal prévias e outras comorbidades. Nestes casos considerar redução do volume hora para 200-300 mL/hora até obter um volume urinário maior que 100 mL/hora. Os diuréticos de alça só podem ser utilizados após o reestabelecimento do estado euvolêmico.

A calcitonina quando disponível pode e deve ser utilizada nestas circunstâncias, e é capaz de baixar rapidamente os níveis de cálcio, porém, com pequena duração de efeito, o que por vezes compromete a sua utilidade na prática. Observa-se uma limitação da duração de efeito até as primeiras 48 horas, atribuída a provável taquifilaxia. As doses recomendadas são de 4 UI/kg administradas por via intramuscular ou subcutânea a cada 12 horas, com a possibilidade de incrementos até 6 a 8 UI/kg a cada 6 horas. A aplicação nasal não é eficaz na hipercalcemia e não deve ser utilizada. A calcitonina é segura e isenta de toxicidade importante, exceto por náusea eventual, promovendo redução rápida do cálcio de 1 a 2 mg/dL a partir de 4 horas da aplicação.

Os bifosfonatos devem ser administrados nestes cenários para manutenção mais prolongada do controle do cálcio sérico. São mais potentes que a calcitonina e pouco tóxicos. Seu pico de efeito ocorre por volta de 48 a 72 horas. Estes bloqueiam a reabsorção óssea pelos osteoclastos e são usados na atualidade como medicamento de escolha no controle da hipercalcemia. Não devem ser utilizados os bifosfonatos de administração oral para tratamento da hipercalcemia como o risedronato ou alendronato.

São habitualmente utilizados o pamidronato 90 mg EV em 3 horas ou o zolendronato 4 mg EV em 15 minutos infusão. Uma análise combinada de dois estudos de fase III multicêntrico, randomizado duplo cego de hipercalcemia associada a malignidade comparando ácido zolendrônico com pamidronato publicado no JCO em 2001 demonstrou superioridade entre o zolendronato 4 mg × pamidronato de 90 mg com relação as taxas de resposta completa de 86,7 × 69,7%. Não é utilizada a dose de 8 mg de zolendronato devido a maior toxicidade renal assim como não é recomendada a administração de bifosfonatos com menos de 1 semana da dose anterior.

Outras opções descritas na literatura são ainda raramente utilizadas em nosso meio como a plicamicina e o citrato de gálio, ambos associados a efeitos colaterais importantes. A utilidade destes foi posta em cheque após a introdução dos bifosfonatos.

O uso de corticoides pode ser útil em casos de hipercalcemia associado a níveis elevados de vitamina D como no linfoma de Hodgkin. A diálise e uma opção em pacientes onde não e possível fazer uma ressuscitação volêmica, como na insuficiência cardíaca ou mesmo utilizar bifosfonatos como na insuficiência renal.

Finalmente, o tratamento efetivo da neoplasia maligna associada a hipercalcemia com radioterapia ou quimioterapia devem controlar definitivamente a hipercalcemia em doenças sensíveis a essas medidas terapêuticas.

Hiponatremia

Esta emergência é observada usualmente nas síndromes paraneoplásicas de secreção inapropriada de hormônio antidiurético (SIHAD) e mais raramente secreção ectópica do peptídeo natriurético atrial (SIPNA). O tumor mais frequentemente associado à SIHAD é primário de pulmão, especialmente os carcinomas indiferenciados de pequenas células. Outras neoplasias podem apresentar esta síndrome como linfomas, leucemias e tumores carcinoides, assim como toxicidade a alguns quimioterápicos como platinas, ciclofosfamida, ifosfamida, bortezomib e alcaloides da vinca. Os diagnósticos diferenciais de hiponatremia são extensos incluindo infecções pulmonares, tumores intracranianos, diluicional (iatrogênica), ICC, DM entre outros.

A hiponatremia é definida nestes casos como sódio sérico abaixo de 130 meq/L. Os sintomas clínicos são habitualmente relacionados à alteração do sensório com confusão mental, letargia, crises convulsivas e coma. Os critérios diagnósticos da síndrome de secreção inapropriada do hormônio antidiurético incluem: osmolaridade urinária > 100 mOsm/L água, euvolemia clínica, sódio urinário > 40 mmol/L em vigência de ingesta normal de sódio, funções tireoidiana e suprarrenal normais e nenhum uso recente de diurético.

O tratamento da hiponatremia relacionada à SIHAD secundária ao câncer objetiva a normalização do sódio sérico e da osmolaridade. Caso a hiponatremia seja droga induzida (em caso suspeito), suspender a droga responsável. A correção do sódio levará em consideração a velocidade de instalação do quadro e a gravidade do mesmo. Caso o uso de solução salina e de diurético de alça for insuficiente para melhora do quadro, suspeitar de SIPNA, ou quando da queda persistente do sódio apesar de restrição de fluidos.

Caso o diagnóstico de SIHAD seja inequívoco, considerar tratamento com demeclociclina ou tetraciclina. Antagonistas dos receptores da angiotensina como conivaptan (intravenoso) e Tolvaptan (via oral) podem ser considerados embora o seu alto custo limite o seu uso. O tratamento da doença de base e fundamental para o controle definitivo da síndrome paraneoplásica.

Acidose láctica

Trata-se de uma complicação associada à neoplasia, não apenas aos tumores hematológicos, mas também descrita nos tumores sólidos especialmente na presença de envolvimento hepático secundário extenso como nos tumores de mama, cólon, ovário e carcinoma indiferenciado de pequenas células. Quando associado à neoplasia é classificada como tipo B (sem hipóxia), tratando-se de acidose láctica espontânea. A acidose láctica deve-se, nestes casos, a característica das células tumorais de glicólise anaeróbica com produção acentuada de lactato sem a contrapartida de metabolismo hepático adequado. Isto explica a sua ocorrência em associação a disfunção hepática concomitante por envolvimento tumoral maciço. Sua ocorrência associada ao uso de dieta parenteral total e ou associação à acidose láctica tipo A (com hipóxia) por insuficiência circulatória e respiratória podem agravar o quadro. É definido como a presença de pH igual ou inferior a 7,35 com lactato plasmático igual ou superior a 5 mec/L.

Os sintomas clínicos são inespecíficos: náuseas, vômitos, dor abdominal, diarreia, alteração do sensório e perda da consciência, desidratação, hipotensão e colapso circulatório.

É uma complicação usualmente terminal e de prognóstico bastante reservado. Medidas habituais de controle hemodinâmico e respiratório para controle da acidose tipo A com o uso de bicarbonato (controverso – pode agravar a acidose láctica), hemodiálise e tentativas de tratamento da doença de base.

Síndrome de lise tumoral

É caracterizada por distúrbios metabólicos graves mais comumente associados às neoplasias hematológicas, porém também eventualmente observadas em neoplasias sólidas como tumores germinativos. Ocorre mais comumente durante o tratamento de indução no primeiro ciclo de quimioterapia, porém também é observada espontaneamente. Aqueles tumores com alto índice de proliferação, grande volume tumoral e alta sensibilidade a agentes citotóxicos são os mais sujeitos a esta ocorrência. Interessante observar que descrições recentes na literatura apontam para ocorrência da síndrome de lise tumoral (SLT) também associada a tratamentos como talidomida e Bortezomib no mieloma, Sunitinib no câncer renal e um caso descrito na literatura com o uso de corticoide no melanoma.

A fisiopatologia está associada à liberação de conteúdo intracelular após morte celular maciça. Os produtos dos ácidos nucleicos resultam em hiperuricemia e possível insuficiência renal. A liberação de grande quantidade do potássio intracelular pode causar hipercalemia agravado pela insuficiência renal. O aumento dos níveis de fósforo resulta em hipocalcemia e suas consequências clínicas como tetanização, convulsões e arritmias.

Os sinais e sintomas clínicos são em sua maioria inespecíficos. Inclui náusea, vômitos, letargia, edema, sobrecarga de volume, insuficiência cardíaca, arritmias, crises convulsivas, cãibras, tetanização, síncope e, possivelmente, morte súbita. É necessário um alto grau de suspeição associado ao conhecimento do início recente de quimioterapia para as patologias frequentemente associadas como: leucoses agudas, linfomas de alto grau e eventualmente os tumores sólidos, mais comumente germinativos, decorrente da sua grande sensibilidade à quimioterapia. O conhecimento prévio permite medidas preventivas, inclusive um breve retardo no início da quimioterapia em alguns pacientes de alto risco até que as medidas profiláticas sejam iniciadas. Os resultados laboratoriais cursam com hipercalemia, hiperuricemia, aumento de fósforo e de LDH associados à hipocalcemia.

A síndrome de lise tumoral laboratorial é definida pela ocorrência de duas ou mais dos seguintes valores séricos antes ou após o tratamento antineoplásico:

- *Ácido úrico:* aumento maior que 25% em relação aos valores basais ou valores > 8 mg/dL.
- *Potássio:* aumento maior que 25% em relação aos valores basais ou valores > 6 meq/L.
- *Fósforo:* aumento maior que 25% em relação aos valores basais ou valores > 4,5 mg/dL.
- *Cálcio:* aumento maior que 25% em relação aos valores basais ou valores > 7 mg/dL.

Clinicamente, a síndrome de *lise* tumoral (SLT) é definida como a presença de SLT laboratorial associada a pelo menos uma das seguintes alterações clínicas:

- Falência renal (*Clearance* < 60 mL/min).
- Arritmia cardíaca.
- Crises convulsivas.

Idealmente a sua ocorrência deve ser antecipada com uma prevenção baseada na introdução de alopurinol 72 horas antes do tratamento inicial. A principal medida terapêutica será atingir um estado de euvolemia e boa diurese, com o volume de reposição aproximado de 3 litros/m²/dia. Naqueles com o quadro já instalado a hidratação pode ser ainda mais vigorosa através de acesso venoso central, almejando uma diurese > 100 mL/m²/hora. O uso de furosemida deve ser feito com muita cautela e pode ser tentada em pacientes com hiper ou euvolemia para estabelecer melhor volume urinário, na ausência de uropatia obstrutiva. Na presença de oligúria severa ou anúria, uma dose de 2-4 mg/kg de furosemida pode ser considerada para iniciar débito urinário. O uso de diuréticos pode incluir também o manitol 0,5 mg/kg. Pacientes de alto risco podem, ainda, beneficiar-se da introdução de rasburicase – urato oxidase recombinante – imediatamente antes e durante o início da quimioterapia. A dose recomendada de rasburicase e de 0,20 mg/kg/dia, em infusão de 30 minutos, iniciando pelo menos 4 horas antes da primeira aplicação da quimioterapia e continuando por pelo menos 3 a 5 dias. O uso concomitante de alopurinol deve ser evitado devido ao risco de acúmulo de xantinas. Nestes casos o uso de alopurinol por via oral na dose de 100 mg/m² 3 vezes ao dia, com dose máxima de 800 mg/dia, deve ser administrado ao término. O uso de rasburicase é contra indicado em pacientes com distúrbios metabólicos como: meta-hemoglobulinemia, deficiência de G6PDH devido ao risco de anemia hemolítica. O tratamento dos distúrbios eletrolíticos deve seguir os *guidelines* habitualmente utilizados com atenção especial a possíveis alterações eletrocardiográficas, sendo importante o manuseio da hiperfosfatemia, hipocalcemia, hipercalemia e disfunção renal. A hiperfosfatemia < 1,62 mmol/L não requer tratamento ou pode ser tratada com hidróxido de alumínio 50-100 mg/kg/dia dividida em quatro doses diárias por via oral ou enteral. A hipocalcemia assintomática não requer tratamento. Quando da presença de sintomas, como tetanização e convulsões, uma única dose de gluconato de cálcio 50-100 mg/kg deve ser infundida e repetida com cautela caso necessária. Hipercalemia leve assintomática pode ser corrigida com hidratação, diuréticos de alça e poliestireno de sódio 1 g/kg oral ou por enema. Em casos de hipercalemia grave, a monitoração com ECG deve ser contínua e a glicoinsulnoterapia deve ser instituída (insulina 0,1 unid/kg + 2 mL/kg de glicose a 25%). Outras intervenções são o carbonato de cálcio 100-200 mg/kg/dose e bicarbonato de sódio para estabilizar a membrana das células miocárdicas e corrigir a acidose. No entanto, a alcalinização da urina (pH > 7,0) foi historicamente recomendada para promover a excreção urinária de uratos. No entanto o uso atual de bicarbonato para a alcalinização da urina é bastante controverso. Embora haja aumento da solubilidade de uratos, observa-se redução da solubilidade das xantinas e hipoxantinas, podendo culminar com alcalose e metabólica e uropatias obstrutivas associadas a xantinas.

Pacientes com insuficiência renal oligúrica, insuficiência cardíaca congestiva, hipercalemia persistente, acidose metabólica importante, sobrecarga de volume não responsiva à terapia diurética, sintomas urêmicos bem definidos (pericardite ou encefalopatia) devem habitualmente receber hemodiálise. O início de hemodiálise pode ser considerado também de forma "profilática" antes do desenvolvimento de sintomas urêmicos exuberantes.

EMERGÊNCIAS NEUROLÓGICAS

Síndrome de compressão medular

Trata-se de uma ocorrência comum em oncologia e uma emergência oncológica verdadeira. A identificação precoce e pronto tratamento são os principais requisitos para a minimização dos déficits neurológicos. Virtualmente qualquer tumor avançado pode dar metástases para a coluna. Existe uma associação óbvia entre a capacidade de metástases para a coluna e o desenvolvimento de compressão medular. Os tumores de mama, pulmão, próstata são responsáveis por cerca de 60% dos casos de síndrome de compressão medular. O linfoma não Hodgkin, câncer de rim e mieloma por adicionais 10%.

A fisiopatologia mais provável do dano à medula foi demonstrada em modelos animais, e deve-se frequentemente a lesão neurológica por obstrução do plexo venoso e consequente edema marcante da medula com isquemia e infarto. O efeito salutar dos corticoides neste cenário é consistente com o papel do edema vasogênico. Outro mecanismo possível é a compressão mecânica e destruição direta dos elementos neuronais por pressão direta contra as vertebras ou pela presença de fragmentos ósseos.

A instalação lenta dos sintomas e a condição neurológica ao diagnóstico estão diretamente associadas à resposta ao tratamento desta condição. A coluna torácica é o sítio mais frequentemente associado à compressão medular. A síndrome de compressão medular pode ocorrer mais frequentemente secundária a destruição óssea e invasão por contiguidade da medula espinal ou por compressão direta de fragmento ósseo ou instabilidade de vértebra. O envolvimento por lesão paraespinhal com extensão através do forame intervertebral até o canal espinal como nos linfomas e tumor de Pancoast são ocorrências menos frequentes. Tumores raramente evoluem com metástases diretas para o espaço epidural.

O sintoma dominante e frequentemente presente dias antes da ocorrência da síndrome de compressão medular é a dor. Atenção especial deve ser dada a queixas de dor na coluna toracolombar em pacientes com tumores associados a metástases ósseas e síndrome de compressão medular. Estas queixas devem ser bastante valorizadas e prontamente investigadas. Os sintomas neurológicos ocorrem na progressão e as disfunções motoras são as mais precoces com fraqueza muscular e espasticidade. Clinicamente se manifestam como sensação de peso nas extremidades. As alterações sensitivas, parestesias são mais tardias e podem auxiliar na localização mais provável do nível de compressão.

O diagnóstico e a confirmação do nível de compressão medular pode ser feito com bastante segurança através da RM de toda a coluna. Os estudos em T1 e T2 podem demonstrar, de maneira satisfatória, as anormalidades ósseas e epidurais responsáveis pela síndrome de compressão medular. O uso de gadolínio útil uma vez que os tumores apresentam captação após contraste. Este é o teste com maior sensibilidade, permitindo a localização do nível de compressão e eventualmente a identificação de múltiplos níveis de envolvimento.

O prognóstico dependerá da pronta instituição de medidas para reverter o sofrimento medular, da velocidade de instalação do quadro, do *status* neurológico do paciente ao diagnóstico e da sensibilidade do tumor primário aos tratamentos disponíveis.

O tratamento deve ser iniciado prontamente após a documentação da compressão por imagem. O uso de glicocorticoides deve ser iniciado imediatamente após a suspeita clínica, sendo a dexametasona 16 mg dose de ataque seguida de 4 mg endovenosa de 4/4 h comumente utilizada. O uso de altas doses de corticoide (ex.: 100 mg de dexametasona) não está claramente associado a melhor evolução, porém estas demonstraram uma evidente associação à ocorrência de efeitos colaterais sérios. A redução das doses do corticoide não deve ser retardada, tendo em vista a ocorrência frequente de miopatia e demais efeitos colaterais secundários ao uso da medicação, sendo que estes não podem ser negligenciados.

A indicação de procedimento neurocirúrgico deve ser reservada para casos selecionados. O serviço de neurocirurgia deve ser consultado preferencialmente antes da intervenção com radioterapia, especialmente na ausência de diagnóstico clínico e laudo histopatológico definitivo, em paciente com boa *performance status*, instabilidade grosseira da coluna, progressão rápida dos sintomas ou mesmo naqueles com progressão de sintomas durante a radioterapia.

A radioterapia é o tratamento de escolha para a maioria dos casos e o mais utilizado para controle desta complicação. Não há em estudos randomizados diferença substancial entre os diversos regimes de radioterapia, incluindo seu fracionamento e doses utilizadas. No entanto, esquemas fracionados em pequenas doses minimizam os efeitos danosos da radiação em tecidos vizinhos, e poderiam estar associadas a melhor controle de dor.

A recidiva da síndrome de compressão medular pode ocorrer em até 10% dos casos. Pode ser considerada uma abordagem cirúrgica agressiva em casos selecionados, embora a extensão da doença sistêmica muitas vezes comprometa a indicação de um procedimento invasivo. Nestes casos uma nova aplicação de radioterapia deve ser questionada à equipe de radioterapia. Um estudo retrospectivo com 51 pacientes demonstrou que voltar a irradiar é altamente eficaz na preservação de função e a incidência de mielopatia e rara decorrente da expectativa limitada de vida.

Meningite carcinomatosa

O câncer pode disseminar para estruturas do sistema nervoso central envolvendo as meninges. Estas membranas são divididas em dura-máter, aracnoide e pia-máter. Estas duas últimas estruturas, também conhecidas como leptomeninges, definem o espaço subaracnóideo e contêm o líquido cerebroespinhal. A contaminação deste espaço por células tumorais é conhecida como meningite carcinomatosa.

A meningite carcinomatosa é uma ocorrência comum em oncologia, ocorrendo em aproximadamente 5% dos pacientes com câncer. Embora seja uma condição habitualmente muito grave e por vezes terminal, o seu reconhecimento precoce e a instituição de tratamento apropriado pode controlar a progressão dos sintomas e conferir uma paliação e controle dos sintomas neurológicos.

A suspeita de invasão liquórica – meningite carcinomatosa – ocorre a partir da documentação de sinais e sintomas neurológicos. Pode ocorrer desde diplopia, perda da audição e demais alterações por lesão de pares cranianos até alteração de consciência, cefaleia, rigidez de nuca e alterações motoras. Trata-se de uma das mais sérias complicações do câncer. Esta condição representa evolução terminal para algumas neoplasias.

A invasão da leptomeninge pode ser observada a partir da ressonância nuclear magnética e confirmada a partir do estudo do líquido cerebroespinhal, que pode apresentar nestes casos contaminação por células neoplásicas. A confirmação exige por vezes mais de uma punção e estudo citopatológico do liquor.

O tratamento da meningite carcinomatosa incluiu radioterapia e quimioterapia. O uso da radioterapia é restrito às áreas de doença volumosa na RM e sítios sintomáticos. A radioterapia cerebroespinhal apresenta limitações devido ao risco de diminuição da reserva medular e possibilidade de tratamento quimioterápico sistêmico futuro. A quimioterapia deve ser administrada idealmente através de cateter intraventricular de Ommaya. A administração central – através deste cateter – permite uma melhor distribuição e circulação do quimioterápico no espaço leptomeníngeo, quando comparada a administração por via lombar. Áreas de obstruções do fluxo de líquido cerebroespinhal (LCE) devem ser tratadas com radioterapia. O estudo do fluxo do LCE pode ser obtido através de ventriculografia com radionuclídeos.

Os quimioterápicos metotrexate e Ara-c são os habitualmente utilizados na injeção intratecal, sendo o metotrexate geralmente seguido de resgate sistêmico com ácido folínico (10 mg a cada 6 horas por 24 h) para controle da toxicidade sistêmica, especialmente a mielossupressão. Outra complicacao associada à quimioterapia intratecal são as infecções (especialmente por *S. epidermidis*).

Existem vários protocolos de tratamento intratecal descritos na literatura, que consistem em regimes de indução, consolidação e manutenção. Estes devem ser considerados conforme patologia, experiência e rotina institucional.

Metástase cerebral e hipertensão intracraniana

As metástases cerebrais são cada vez mais frequentes em oncologia, estima-se que ocorram em cerca de 20 a 25% dos pacientes com câncer. Os tumores sólidos mais frequentemente associados às metástases no sistema nervoso central são primários de pulmão, mama e melanoma. Na maioria dos casos é múltipla e associada à doença avançada e incurável. No entanto é importante mencionar que no câncer de mama e pulmão a ocorrência de metástase solitária não é um fenômeno raro e a decisão terapêutica deve incluir uma visão curativa em cenários de doença sistêmica supostamente curável.

A maioria das metástases cerebrais ocorre por via teratogênica, nos lobos frontal e parietal, proporcionalmente ao volume de fluxo cerebral e envolvem habitualmente a junção entre as substâncias branca e cinzenta, na transição corticossubcortical, denominada região de fronteira (*Watershed*), que é particularmente rica em vasos terminais o que facilita a impactação de êmbolos neoplásicos.

O crescimento tumoral e consequente edema associado resultam em aumento da pressão intracraniana e sintomas associados. A cefaleia está presente em metade dos pacientes e é a queixa mais comum em pacientes com aumento da pressão intracraniana. Habitualmente não há característica específica para a cefaleia, porém deve ser considerada suspeita quando intensa e sem resposta a analgésicos comuns, especialmente evidentes pela manhã com ou sem vômitos. Os sintomas podem evoluir para sonolência, obnubilação e coma. Os sintomas neurológicos associados às lesões podem ser focais ou generalizados na dependência da sua localização. Podem ocorrer crises convulsivas associadas aos sintomas de aumento da pressão intracraniana. Ao exame físico pode ser evidente o papiledema. O exame de imagem de escolha e a RM, representando a modalidade mais sensível e específica.

O tratamento deve aliviar os sintomas e habitualmente o paciente apresenta uma doença avançada. O uso de esteroides, mais comumente dexametasona 16 mg intravenosa em *bolus* seguida de 4 mg a cada 6 horas nos pacientes sintomáticos, anticonvulsivantes na presença de convulsões prévias, tratamento eventual da febre e manutenção da osmolaridade sanguínea em seus níveis normal elevado com o uso de salina. A indicação de manitol para promoção de diurese osmótica deve ser reservada a pacientes críticos, geralmente com indicação neurocirúrgica, na dose de 1 g/kg EV de dose de ataque seguido de 0,25 a 0,5 mg/kg a cada 3 a 6 horas. O método mais rápido para redução da pressão intracraniana é a hiperventilação mecânica com redução do pCO_2 para 25 a 30 mmHg.

A radioterapia crânio total tem sido a opção mais frequentemente utilizada para tratamento das metástases cerebrais, embora em casos selecionados a radiocirurgia e a neurocirurgia sejam opções sólidas e mais adequadas, como nas metástases de fossa posterior, oligometástases (< 3) e lesões solitárias.

O uso de tratamento combinado de neurocirurgia seguida de radioterapia crânio total versus radioterapia crânio total isolada ganhou impulso a partir do resultado de dois estudos randomizados que demonstraram uma maior sobrevida mediana, maior taxa de controle local e maior tempo de independência funcional (definido como PS > ou = 70) a favor do braço combinado. De forma semelhante o tratamento combinado de radiocirurgia seguida de radioterapia crânio total é uma opção sólida.

O uso de terapia local isolada com neurocirurgia ou radiocirurgia esta associada a piora do controle local e da doença a distância no crânio, porém sem afetar a sobrevida global. Estudos prospectivos bem desenhados que avaliem o impacto na qualidade de vida da diminuição no controle local por omissão da radioterapia craniototal *versus* dano cognitivo com a inclusão da radioterapia crânio total, são necessários para definir a possibilidade de tratamento local isolado com neurocirurgia ou radiocirurgia.

O papel da quimioterapia no tratamento de metástases no SNC e bastante limitado, sendo utilizadas como alternativas em doenças quimiossensíveis após falha da radioterapia, como no carcinoma indiferenciado de pequenas células, no tumor de células germinativas e mais raramente no câncer de mama.

O uso de estratégias de quimioprevenção em pacientes de alto risco de falha no sistema nervoso central assim como métodos de manipulação da barreira hematoencefálica poderão revolucionar e prevenir o desenvolvimento desta complicação nos pacientes com câncer.

Emergências respiratórias

Depressão respiratória por opioides

A ocorrência de depressão respiratória grave está associada, mais frequentemente, ao uso por via intratecal. No entanto também o uso oral de opioides deve ser cuidadosamente titulado para obter o melhor balanço entre analgesia e efeitos colaterais. A troca de opioides – rotação – deve respeitar as tabelas de conversão de dose. Os efeitos depressivos respiratórios dos opioides são equivalentes com concentrações equianalgésicas. Apesar de respeitar todos os cuidados, podemos observar eventual e especialmente em idosos sinais de toxicidade como: alucinações, confusão mental, sonolência e vômitos assim como achado ao exame físico de pupilas anormalmente contraídas (*pinpoint pupils*). É importante considerar fatores de risco para intoxicação com opioides, como o uso concomitante de amitriptilina que aumenta a biodisponibilidade da morfina, desidratação, insuficiência renal, perda acentuada de peso e alterações da função hepática.

A literatura relacionada a acidentes com opioides é, em sua maioria, por séries retrospectivas. Acidentes graves com lesão cerebral e morte são dificilmente reportados devido ao receio de litígio. Um exemplo interessante foi demonstrado em um estudo com 4.669 pacientes que observou 294 possíveis *overdoses*. Destes 294 pacientes, 11 *overdoses* foram clinicamente relevantes, porém apenas seis destes pacientes haviam sido reportados através de documentos no próprio hospital. Outro estudo com 1.600 pacientes com PCA (analgesia controlada pelo paciente) observou oito casos de depressão respiratória grave.

A depressão respiratória pode ser observada a partir da diminuição no número de incursões respiratórias por minuto. Uma taxa inferior a oito incursões por minuto, com algum grau de cianose e alterações de consciência, merece intervenção medicamentosa. Sugerimos o uso de naloxona na dose de 400 mcg diluída em 10 mL de SF 0,9% e administração de 0,5 mL por via intravenosa a cada 2 minutos. A administração deve ser mantida até a normalização da função respiratória ou pelo menos cinco doses administradas. Caso o paciente não apresente melhora após cinco doses reconsiderar o diagnóstico. Por fim, é importante considerar a possibilidade de sintomas álgicos intensos em pacientes em uso prévio de longo prazo de opioides e monitorar o paciente visto que a naloxona tem uma meia-vida curta de apenas 5 a 20 minutos.

Paralisia de prega vocal

A paralisia de prega vocal secundária ao envolvimento do nervo laríngeo recorrente não é uma ocorrência rara em oncologia, especialmente em câncer de pulmão. A possibilidade de pronto atendimento a esta complicação com tratamento direcionado ao sítio tumoral responsável pela compressão do nervo laríngeo recorrente pode reverter esta complicação permitindo a preservação da integridade da fala.

O quadro clínico habitual é de rouquidão e diminuição da intensidade da fala, podendo evoluir até afonia. O início de dexametasona 4 mg EV de 6/6 h seguido de radioterapia sobre a massa ou conglomerado linfonodal no mediastino pode reverter o processo com preservação do funcionamento das pregas vocais, na dependência do tempo de evolução do quadro. A quimioterapia primária ou em associação a radioterapia pode ser uma opção conforme quimiossensibilidade do tumor primário e protocolo de tratamento indicado.

EMERGÊNCIAS CARDIOVASCULARES

Síndrome de veia cava superior

A veia cava superior é responsável pela drenagem venosa de cabeça e pescoço, membros superiores e extremidade superior do tórax. A sua parede fina e localização cercada por estruturas rígidas dentro do tórax, tornam esta estrutura especialmente susceptível a compressão tumoral (Fig. 1). A causa mais frequente são os tumores primários de pulmão, seguidos mais rara-

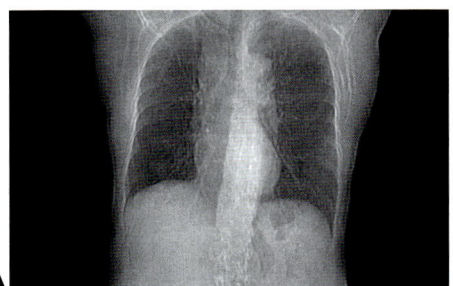
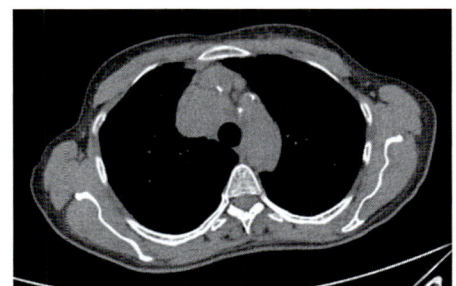
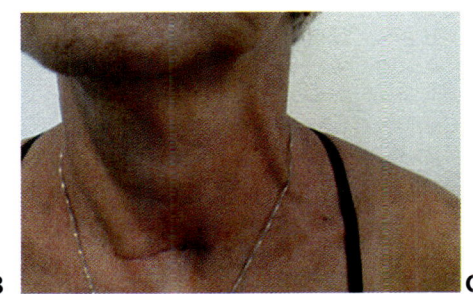

▲ **FIGURA 1.** Paciente com carcinoma de não pequenas células de pulmão, com síndrome de veia cava superior. (**A**) Turgência jugular fixa. (**B**) Radiografia de tórax com alargamento de mediastino. (**C**) TC de tórax com massa promovendo deslocamento e compressão da veia cava superior.

mente pelo linfoma, câncer de mama e tumores germinativos. As causas não oncológicas devem ser descartadas e, embora mais raras, podem estar associadas à trombose de catéter ou marca-passos, sarcoidose, bócio retroesternal, causas infecciosas (histoplasmose, actinomicose e aspergilose). Causas outrora frequente e atualmente rara, porém merecedoras de menção de caráter histórico é aneurisma sifilítico e mediastinite tuberculosa.

A identificação clínica e inequívoca é baseada tão somente em seus achados ao exame físico. Os achados típicos são a dilatação das veias do pescoço e, eventualmente, do tórax e edema, pletora e cianose facial. Estes sintomas são mais exuberantes pela manhã, ao acordar, e em decúbito e melhoram em posição supina. A severidade dos sintomas depende da velocidade de instalação do quadro, o que pode permitir o desenvolvimento de uma circulação colateral exuberante.

Os exames de imagem são importantes para diferenciar trombose de compressão extrínseca e particularmente a TC de tórax permite uma melhor definição da causa da síndrome de compressão medular e melhor programação do procedimento necessário para diagnóstico histopatológico. Em contraste com as opiniões do passado, existe pouca evidência que contraindique o uso de medidas diagnósticas invasivas como toracotomia, broncoscopia, mediastinoscopia ou biópsias de linfonodos.

Embora usualmente incluída entre as emergências oncológicas, não se trata habitualmente de uma emergência, exceto na presença de sintomas neurológicos. O objetivo do tratamento na síndrome de veia cava é melhorar os sintomas, porém sem descuidar da possibilidade de cura da neoplasia subjacente. As causas mais frequentes são passivas de cura como linfomas não Hodgkin, tumores de células germinativas e carcinomas indiferenciados de pequenas células de pulmão. É extremamente importante manter a conduta apropriada para diagnóstico e tratamento destes pacientes, evitando inadvertidamente tratamentos inadequados e subideais, exceto em situações de grande sintomatologia que possam representar risco de vida ao paciente. O tratamento na ausência de obtenção de material para histopatológico e confirmação diagnóstica não se justifica na grande maioria dos casos, o que poderá comprometer o diagnóstico futuro e a determinação do protocolo adequado de tratamento. O uso de quimioterapia e radioterapia frequentemente é empregado nas neoplasias malignas com intuito curativo ou paliativo. O uso de tratamento com angioplastia percutânea, trombólise e inserção de *stents* expansíveis representam outras opções de tratamento paliativo.

EMERGÊNCIAS PSIQUIÁTRICAS

Ataque agudo de pânico

A importância da abordagem emergencial nos ataques de pânico é inequívoca pelas suas potenciais consequências. Estes podem estar associados a ideais e risco de suicídio e devemos estar alerta para a abordagem e atenção adequada. O rastreamento do estresse emocional em pacientes com câncer foi motivo de uma revisão sistemática que buscou em 106 estudos a análise de um total de 33 instrumentos para detecção de sintomas psicológicos sérios.

No ataque agudo de pânicos as sensações aguda e intensa de ansiedade são os sintomas predominantes. Acompanham frequentemente sensações de medo extremo, angústia e terror, podendo estar associados a sintomas clínicos, como sensação de sufocamento e falta de ar, tonteiras, parestesias, palpitação e precordialgia, sensação de desmaio, sudorese entre outros. Estes devem ser diferenciados de condições clínicas como arritmias, asma e anafilaxia entre outros conforme a combinação de sintomas, sinais e achados ao exame clínico. Uma vez descartada alguma condição clínica primária para os sintomas, podemos atribuir à ocorrência de pânico, embora, por vezes, possa ser uma tarefa difícil.

A primeira tentativa deve partir do acolhimento e exercícios respiratórios, com a redução do número de incursões respiratórias, podendo incluir orientação para respirar dentro de uma sacola de papel ou plástica. Esta manobra permite o aumento da concentração de pCO_2 e controle dos sintomas atribuídos a hiperventilação, hipocapnia e alcalose como: tetaniza, tonteira e parestesias.

O uso de medicamentos, particularmente benzodiazepínicos, não é necessário habitualmente. O uso de diazepan 5 a 10 mg e ou betabloqueadores (descartar a presença e história de asma) podem ser úteis em casos de dificuldades para o controle dos sintomas.

Estudos iniciais com o uso acupuntura apontam possível benefício com este tratamento para alívio da sensação de falta de ar, dor e ansiedade, promovendo relaxamento e melhora dos sintomas.

EMERGÊNCIAS INFECCIOSAS

Febre e neutropenia

A definição de febre é a ocorrência de um episódio de temperatura oral igual a 38,3 graus ou a permanência de temperatura em 38 graus por 1 hora na ausência de causa óbvia. A aferição de temperatura axilar é desencorajada pelo *guideline* da Sociedade Americana de Infectologia em razão da possibilidade de não acurácia. Embora incomum, um paciente com neutropenia e sinais e sintomas sugestivos de infecção mesmo na ausência de febre devem ser considerados como neutropênicos febris. A neutropenia é definida como contagem de neutrófilos < 500 isoladamente ou caso < 1.000 com a previsão de queda adicional a valores inferiores a 500 nas próximas 48 horas.

Trata-se de uma das complicações mais frequentes do tratamento quimioterápico e uma das principais causas de admissão hospitalar secundária ao tratamento em pacientes oncológicos. Os médicos devem estar atentos a esta possibilidade e os pacientes bem orientados sobre o significado da febre após a instituição do tratamento com quimioterapia citotóxica, visto que os sintomas podem ser discretos mesmo na presença de um importante quadro infeccioso. Desta forma deve ser dada atenção especial à febre por ser exatamente este o principal ou único sinal e sintoma presente no exame admissional. As principais recomendações aqui utilizadas são oriundas do *guideline* da Sociedade Americana de Doenças Infecciosas.

Um dos aspectos iniciais na avaliação ao paciente neutropênico febril é a avaliação de risco: baixo e alto risco. Esta definição permitirá a decisão entre antibioticoterapia oral ou endovenosa, internado ou ambulatorial e duração da antibioticoterapia. A maioria dos *experts* consideram alto risco a previsão de duração prolongada da neutropenia (maior que 7 dias) e neutropenia profunda com contagem de neutrófilos segmentados < 100 células/mm^3, assim como a presença de comorbidades, hipotensão na admissão, pneumonia, alterações neurológicas e dor abdominal de início recente. Pacientes com estas condições serão admitidos para tratamento endovenoso empírico. Pacientes de baixo risco por outro lado, com previsão de neutropenia < 7 dias de duração e com pouca ou nenhuma comorbidade podem receber tratamento ambulatorial com antibioticoterapia oral empírica.

A avaliação inicial destes pacientes deve incluir além da anamnese e do exame clínico habitual inspeção cuidadosa de próteses de acesso vascular, pele, ouvidos, região perianal e cavidade oral. A avaliação inicial pode determinar focos primários de infecção, organismos potencialmente associados, antecipar complicações e auxiliar na decisão terapêutica. É importante conhecermos história de uso recente de antibióticos, tempo desde a última quimioterapia e tipo de quimioterapia, assim como histórico de saúde e comorbidades.

Estudos de imagem e laboratoriais usados de rotina incluem: duas coletas de hemoculturas de sangue periférico de sítios independentes, associadas simultaneamente a coletas dos lúmens de catéteres intravasculares, caso presentes. Culturas de outros sítios estão indicadas conforme suspeita de infecção. São indicadas além das culturas, bioquímica com creatinina, ureia, hepatograma e eletrólitos. Radiografia de tórax deve ser obtida na presença de sintomas respiratórios.

O tratamento deve ser instituído em conformidade com a avaliação de risco.

As precauções habituais no manuseio de pacientes neutropênicos devem incluir: a higiene adequada das mãos de toda a equipe, dieta para neutropênicos que incluem tipicamente alimentos bem cozidos, inspeção e atenção à integridade da pele em locais de punção, higiene adequada da região perianal, contraindicação para qualquer tipo de administração ou exame via retal e higiene adequada da cavidade oral. Não é necessário o uso de luvas, máscaras ou gorros pela equipe de saúde. Não deve ser permitida a entrada de plantas ou flores nos quartos.

Pacientes com critérios de alto risco devem receber antibioticoterapia por via parenteral em ambiente hospitalar. O uso de monoterapia com agente betalactâmico antipseudomona como cefepime ou carbapenem, ou piperacilina + tazobactan estão recomendados. A associação de outros antimicrobianos como vancomicina, aminoglicosídeos e quinolonas pode ser indicada na presença de complicações ou suspeita de resistência antimicrobiana. A vancomicina deve ser associada na presença de suspeita de infecção de cateter, pele ou partes moles e instabilidade hemodinâmica. A maior parte dos pacientes alérgicos a penicilina toleram cefalosporinas, porém podem ser usadas como opções a ciprofloxacina associado à clindamicina ou aztreonam associado à vancomicina.

Nos pacientes de baixo risco, é possível iniciar tratamento com medicação por via oral empírica sem admissão hospitalar. Estão recomendados para terapia oral empírica ambulatorial o uso de ciprofloxacin com amoxilina + clavulonato. Aqueles que inicialmente são admitidos em ambiente hospitalar podem receber alta com medicação oral até a recuperação medular definitiva. Outras opções menos comumente utilizadas são monoterapias com levofloxacin ou ciprofloxacin e ciprofloxacin com clindamicina. Atenção especial deve ser dada aos pacientes em uso profilático de antibióticos com fluoroquinolonas. Estes não são candidatos a tratamento antibiótico oral empírico ambulatorial. Caso a febre persista ou retorne após 48 horas de antibioticoterapia oral empírica, considerar admissão hospitalar e manuseio como paciente de alto risco.

O uso de antibioticoterapia empírica pode e deve ser revisado conforme evolução clínica e estudos microbiológicos. Um bom exemplo é a possibilidade de suspensão de vancomicina quando inicialmente indicada, após 2 dias de tratamento e na ausência de crescimento de *Gram-positivos* em hemoculturas. Em caso de documentação definitiva do sítio de infecção ou do microrganismo responsável, podem ser realizados ajustes na antibioticoterapia inicialmente instituída.

Pacientes que se mantêm instáveis após as primeiras doses de antibióticos devem receber associações com maior espectro antibacteriano, especialmente ativos contra bactérias multirresistente e ou anaeróbios. A cobertura antifúngica deve ser iniciada assim como a investigação de infecção fúngica invasiva em pacientes de alto risco após 4 a 7 dias de antibiótico e permanência de febre sem foco aparente (ausência de foco tomográfico em seios da face, pulmões ou mesmo clinicamente).

O uso de antivirais para vírus herpes *simplex* e varicela-zóster só estão indicados se houver evidência de infecção ativa clínica e laboratorialmente. Em pacientes com sintomas respiratórios podem ser úteis testes de vírus respiratórios com adenovírus, influenza, vírus sincicial respiratório entre outros associados à RX de tórax.

O G-CSF não está habitualmente indicado no tratamento da febre e neutropenia estabelecida, tendo seu lugar como profilaxia primária em tratamentos com expectativa de neutropenia febre > 20%. A antibioticoterapia deve prosseguir até a recuperação medular, ou seja, contagem de neutrófilos segmentados 500 células/mm^3 ou o tempo necessário para tratamento de infecção documentada conforme sítio. Naqueles pacientes tratados para um quadro infeccioso com resolução completa de sinais e sintomas, porém ainda neutropênicos, considerar manutenção em profilaxia com fluoroquinolona.

Uma situação especial é o manuseio da infecção de cateter no paciente neutropênico. A positividade da cultura com diferença de pelo menos 2 horas entre o sangue periférico e o cateter central sugere infecção deste último. Uma infecção de cateter central por pseudomonas, estafilococos, micobactéria ou fungo, assim como endocardite, instabilidade hemodinâmica ou infecção persistente após 72 horas de antibioticoterapia deve ser tratada com remoção cirúrgica do cateter e antibióticos por, pelo menos, 14 dias. Infecções de cateter por estafilococos coagulase negativo podem ser tratadas com terapia sistêmica e manutenção do cateter.

Na maioria dos protocolos utilizados no tratamento de tumores sólidos temos uma expectativa pequena quanto à duração no tempo de neutropenia, sendo, portanto reduzidas as possibilidades de complicações. A neutropenia é habitualmente mais severa e duradoura nos protocolos de tratamento para tumores hematológicos, cenário no qual são observadas maiores complicações e dificuldades neste manuseio. A identificação e a condução adequadas dos episódios de neutropenia e febre são fundamentais para resolução completa, minimizando eventuais complicações e riscos para o paciente.

BIBLIOGRAFIA

Adrogué HJ, Madias NE. Hyponatremia. *N Engl J Med* 2000;342:1581-89.

Austin LA, Heath H 3rd. Calcitonin: physiology and pathophysiology. *N Engl J Med* 1981;304:269.

Berde CB, Rowbotham MC. Respiratory effects of opioids. *Newsletter Int Assoc Study of Pain* 1998;3:3-6.

Bilezikian JP. Management of acute hypercalcemia. *N Engl J Med* 1992;326:1196-203.

Cairo MS, Bishop M. Tumour lysis syndrome: new therapeutic strategies and classification. *Br J Haematol* 2004;127:3-11.

Cany L, Fitoussi O, Boiron JM et al. Tumor lysis syndrome at the beginning of thalidomide therapy of multiple myeloma. *J Clin Oncol* 2002;20(8):2212.

Chamberlain MC. Neoplastic meningitis. *JCO* 2005;364:3605-13.

Coiffier B. Guidelines for the management of pediatric and adult tumor lysis syndrome: An evidence based review. *J Clin Oncol* 2008;26:2767-78.

Deftos LJ, First BP. Calcitonin as a drug. *Ann Intern Med* 1981;95:192.

DeVita VT, Lawrence TS, Rosenberg SA. (Eds.). *De Vita VT, Hellman and Rosenberg's Cancer: Principles and practice of oncology.* 9th ed. Philadelphia: Lippincott Williams and Wilkins, 2011.

Eichler AF. Multidisciplinary management of Brain metastases. *Oncologist* 2007;12:884-98.

Ellison DH. The syndrome of innapropriate antidiuresis. *N Engl J Med* 2007;356:2064-72.

Filshie J, Penn K, Ashley S et al. Acupuncture for the relief of cancer-related breathlessness. *Palliat Med* 1996 Apr. 10:145-50.

Freideld AG, Bow EJ. Clinical practice guideline for the use of antimicrobial agents in neutropenic patients with cancer: 2010 update by the infectious disease society of America. *Clin Infectious Diseases* 2011;52(2) e56-93.

Gary CD. Malignancy-Induced Lactic acidosis. J Indian Acad Clin Med 2009; 5(1):32-37.

Halfdarnarson TR. Oncologic emergencies: diagnosis and treatment. *Mayo Clin Proc* 2006;81(6):835-48.

Howard SC. The tumor lysis syndrome. *NEJM* 2011;364:1844-54.

Lewin JS, Zinner RG. Reversal of laryngeal paresis. *NEJM* 2007;357:324-27.

Loblaw A. Emergency treatment of malignant extraduralspinal cord compression: an evidence based guideline. *J Clin Oncol* 1998;16:1613-24.

Major P, Lortholary A. Zoledronic acid is superior to pamidronate in the treatment of hypercalcemia of malignancy: a pooled analysis of two randomized, controlled clinical trials. *J Clin Oncol* 2001;19:558-67.

NCCN: Prevention and treatment of cancer related infections, 2008.

Nicholaou T, Wong R, Davis ID. Tumor lysis syndrome in a patient with renal cell carcinoma treated with sunitinib malate. *Lancet* 2007;369(9577):1923-24.

Pergolizzi J, Boger LH. Consensus statement. Opioids and the management of chronic severe pain in the elderly: consensus statement of an International Expert panel with focus on the six clinically most often used World Health Organization Step iii opioids (buprenorphine, fentanyl, hydromorphone, methadone, morphine, oxycodone). *Pain Practice* 2008;8(4):287-313.

Santos AJ, Franco CMR. Metastases cerebrais. *Rev Neurociencias* 2001;9(1):20-26.

Schiff D. Spinal cord compression. *Neur Clin N Am* 2003;21:67-86.

Simon C, Watson M, Lucas C. InnovAiT 2008;1(2):119-26. doi: 10.1093/innovait/inn003

Stone MJ, Bogen SA. Evidence-based focused review of management of hyperviscosity syndrome. *Blood* 2012 119:2205-8.

Tosi P, Barosi G, Lazzaro C et al. Consensus conference on the management of tumor lysis syndrome. Haematologica 2008;93(12):1877-85.

Urruticoechea A, Mesia R. Treatment of malignant superior vena cava syndrome by endovascular stent insertion. Experience in 52 patients with lung cancer. *Lung Cancer* 2004;43:209-14.

Vodermaier A, Linden W. Screening for emotional distress in cancer patients: a systematic review of assessment instruments. *J Natl Cancer Inst* 2009;101:1464-88.

Walji N, Chan AK. Common acute oncological emergencies: diagnosis, investigation and management. *Postgrad Med J* 2008;84:418-27.

Watson M, Lucas C, Hoy A et al. *Oxford handbook of paliative care. Emergencies in paliative care.* New York: Oxford University Press 2005. p. 763-70, cap. 15.

Wilson LD, Detterbeck FC. Superior vena cava syndrome with malignant causes. *N Engl J Med* 2007;356:1862-69.

CAPÍTULO 27

Drogas Modificadoras da Doença Reumática, Imunobiológicos e Neoplasia

Viviane Angelina de Souza ▪ Adriana Maria Kakehasi
Rafaela Bicalho Viana Macedo ▪ Silviane Vassalo

INTRODUÇÃO

As doenças reumáticas (DR) e câncer podem ocorrer no mesmo paciente, sendo que este contexto clínico constitui-se um desafio terapêutico para o reumatologista e para o oncologista. Os pacientes que se apresentam simultaneamente com câncer e DRs são divididos em três classes principais. Na primeira delas, uma DR é desencadeada diretamente por um tumor ou suas metástases. A segunda classe se refere aos pacientes que apresentam diagnóstico estabelecido de DR idiopática, como é o caso do lúpus eritematoso sistêmico (LES), artrite reumatoide (AR) e síndrome de Sjögren (SS), e que desenvolvem câncer em um intervalo de tempo de até 20 anos do início da doença de base. O risco aumentado de ocorrência de câncer em pacientes com DRs idiopáticas deve envolver a própria doença, a exposição prolongada a tratamentos imunossupressores ou ambos. O terceiro grupo são as DR paraneoplásicas, que incluem pacientes que apresentam manifestações clínicas de uma DR mas que, em verdade, consiste na expressão de malignidade oculta.[1]

O aumento do risco de neoplasias em pacientes com DR deve ser avaliado levando-se em consideração o risco de desenvolvimento de câncer ao longo da vida na população geral. Em relação ao efeito dos medicamentos sobre o risco de neoplasia, a gravidade da doença e o uso sequencial ou concomitante de drogas implicam em mais uma dificuldade no estudo dessa associação. Pacientes com LES, AR e SS têm risco aumentado para linfoma. Pacientes com AR também apresentam maior risco de neoplasia de pulmão, enquanto há menor risco de neoplasia de mama e colorretal. No LES questiona-se aumento do risco de neoplasia de pulmão e mama.[2]

Atualmente preconiza-se identificação e tratamento precoce das DRs. Utiliza-se, para isso, drogas modificadoras do curso da doença (DMARDs), sintéticas ou biológicas. Ao mesmo tempo em que essas medicações melhoram a qualidade de vida e podem aumentar a sobrevida, trazem consigo preocupações quanto ao desenvolvimento de neoplasias a longo prazo. O objetivo deste capítulo é resumir as evidências que podem ajudar a resolver o problemático cenário do uso de terapia imunossupressora para doenças reumáticas em pacientes com história de câncer. Surgem, então, alguns questionamentos: 1) é seguro o uso de imunossupressores e/ou imunobiológicos em pacientes com malignidade? 2) poderiam, estas drogas, induzir ou promover a doença maligna? Até o momento, existem poucos estudos abordando tal tema, e muito do que tem sido feito baseia-se em dados de áreas afins, como é o caso da imunossupressão no transplante.

MALIGNIDADE E USO DE IMUNOSSUPRESSORES EM PACIENTES SEM HISTÓRIA PRÉVIA DE MALIGNIDADE

Glicorticoide

O uso desta classe de medicamentos parece estar associada ao desenvolvimento de alguns tipos de câncer, como é o caso do carcinoma de células basais, carcinoma epidermoide, linfoma não Hodgkin e melanoma.[3-5] Contudo, são drogas relativamente seguras em se tratando de tumores sólidos principalmente quando utilizadas em doses baixas e por um curto período de tempo. Alguns autores têm sugerido que o desenvolvimento de câncer em pacientes reumáticos usuários de corticoesteroides está, na verdade, mais associadas a doença imunológica de base do que com a medicação em si.[6,7]

Metotrexate

É uma das principais drogas utilizadas para o tratamento das DRs e dados da literatura mostraram baixo risco de desenvolvimento de câncer de pele melanoma e não melanoma, linfoma Hodgkin e não Hodgkin e de tumores sólidos. Alguns estudos sugerem um risco potencial de desenvolvimento da síndrome linfoproliferativa pós-transplante-*like* (SLPT-*like*).[8,9]

Sulfassalazina

A sulfassalazina foi associada a baixo risco de desenvolvimento de câncer de pele melanoma e não melanoma, linfoma Hodgkin e não Hodgkin, tumores sólidos e leucemia, além de risco potencial para SLPT-*like*. Chan e Lichtenstein descreveram um papel protetor da sulfassalazina para câncer colorretal em pacientes com retocolite ulcerativa.[10,11]

Cloroquina e hidroxicloroquina

Apesar de poucos estudos disponíveis, estas drogas têm mostrado baixo risco potencial para câncer, mostrando-se relativamente seguras.[2]

Leflunomide

Existem relatos de baixo risco potencial para o desenvolvimento de tumores sólidos. Ainda não existem dados disponíveis para outros tipos de malignidades.[2]

Agentes alquilantes

Na reumatologia, este grupo de medicamentos é reservado para o tratamento de manifestações sistêmicas graves das doenças difusas do tecido conectivo e vasculites. Ciclofosfamida e clorambucil aumentam o risco de malignidades hematológicas. A ciclofosfamida também apresenta risco aumentado para câncer de pele melanoma e não melanoma, tumores sólidos, e câncer de bexiga.[12-14]

Inibidores da calcineurina

A ciclosporina mostrou risco aumentado para câncer de pele melanoma e não melanoma, leucemia e SLPT-*like*, além de risco potencial para o desenvolvimento de tumores sólidos.[15,16]

Antimetabólitos

A azatioprina não mostrou aumento significativo de risco de câncer em pacientes com doenças inflamatórias.[17,18] Pacientes transplantados em uso de azatioprina apresentaram risco aumentado de malignidades, principalmente câncer de pele não melanoma, linfoma Hodking e não Hodgkin em relação à população geral.[19,20]

Micofenolato mofetil

Estudos têm mostrado baixo risco para malignidades em geral.[21-23]

Rapamicina (sirolimus)

É um imunossupressor usado na profilaxia de rejeição de transplantes. Apesar de não ser habitualmente utilizado para tratamento das doenças reumáticas pode ser uma opção terapêutica para aqueles pacientes com risco ou história de câncer decorrente de suas propriedades antioncogênicas.[24-26]

MEDICAMENTOS BIOLÓGICOS E NEOPLASIA

O tratamento das doenças reumáticas sistêmicas tem vivenciado momentos de profunda transformação. Desde a descrição do uso do corticoide na artrite reumatoide (AR), vários medicamentos lançados nas últimas décadas representam novos marcos no tratamento das doenças reumáticas.[27] Medicamentos biológicos utilizados no tratamento de doenças inflamatórias compreendem agentes antirreumáticos modificadores do curso da doença que agem inibindo componentes específicos do sistema imune.[28] Oito agentes biológicos encontram-se aprovados no Brasil para o tratamento das doenças reumáticas: infliximabe, adalimumabe, etanercepte, golimumabe, certolizumabe pegol, rituximabe, tocilizumabe e abatacepte (Quadro 1).

Embora as terapias biológicas sejam geralmente seguras e bem toleradas, questionamentos sobre a segurança do uso a longo prazo tem emergido, especialmente em relação à possível associação de terapias biológicas e desenvolvimento de neoplasias.[28]

MEDICAMENTOS ANTAGONISTAS DO TNF

O fator de necrose tumoral alfa (TNFα) é uma citocina pleiotrópica com papel relevante na patogênese da artrite reumatoide (AR) e de outras doenças inflamatórias. Existe sob duas formas: TNF solúvel e TNF associado à membrana. Ambas as formas são biologicamente ativas e se ligam aos receptores de TNF expressos em diversos tipos celulares.[29] Essa citocina tem papel nos mecanismos de defesa do hospedeiro, na iniciação da reposta local à injúria[29] e na fisiopatologia do câncer. Age sobre células *natural Killer* e linfócitos CD8 mediando a lise de células tumorais.[30] Em excesso, o TNF associa-se à resposta inflamatória inapropriada com consequente dano tecidual.[29] Aumento na ocorrência de malignidade tem sido considerado como um possível evento adverso do bloqueio do TNFα,[30] levantando o temor de que os anti-TNF teriam efeitos no crescimento e carcinogênese de tumores, assim como no tempo de detecção clínica de neoplasias incipientes.[31]

Existem cinco inibidores do TNF disponíveis para o uso em reumatologia. Desses, três são anticorpos monoclonais (infliximabe, adalimumabe, golimumabe), um atua como receptor solúvel do TNF (etanercepte) e, por fim, um fragmento Fab de um anticorpo humanizado recombinante contra o TNFα (certolizumabe).[29,32] São os agentes biológicos mais utilizados em reumatologia e têm-se mostrado benéficos em outras doenças, como espondilite anquilosante, artrite psoriásica, e doenças inflamatórias intestinais.[33]

Avaliar o risco de neoplasias em pacientes sob terapia com antagonistas do TNF não é tarefa simples.[31] Estudos observacionais prévios avaliaram o risco associado a essas medicações em comparação à população geral, o que pode superestimar o risco relacionado a esses agentes. Isso se explica pelo fato de que o risco aumentado de neoplasias pode dever-se à presença da doença inflamatória crônica, independentemente do tratamento.[34] Dados de registros nacionais não mostram aumento da frequência de malignidades em pacientes em uso de anti-TNFα em comparação com a população geral e com pacientes em uso de imunossupressores sintéticos tradicionais.[30] Evidências atuais apontam que carcinomas cutâneos do tipo basocelular e espinocelular são potencialmente os mais influenciados pela terapia anti-TNF. Relação de causalidade entre esses cânceres de pele e antagonistas do TNF permanece incerta na grande maioria dos relatos. No entanto, o aparecimento recorrente em relatos de casos deve alertar os médicos sobre a segurança de medicações anti-TNF em relação a essas neoplasias.

O papel exato de produtos biológicos no desenvolvimento clínico de neoplasias cutâneas é incerto, mas é provável que o efeito dos anti-TNF relacionado ao tumor de pele esteja relacionado às etapas de iniciação e promoção das neoplasias, raramente influenciando a progressão neoplásica. De qualquer forma, exame dermatológico completo e acompanhamento regular são fortemente recomendáveis nesses pacientes.[35] Em relação aos linfomas, uma associação entre desordens linfoproliferativas e terapia anti-TNF não pode ser determinada. Pacientes com maior atividade de doença estão sob risco aumentado para o desenvolvimento de linfomas, dessa forma, não está claro se esses desfechos são decorrentes da doença subjacente ou relacionados à ação imunomodulatória desses medicamentos.[36] É importante ressaltar que pacientes com diagnóstico de câncer durante o tratamento com inibidores do TNF não apresentam pior prognóstico em relação aos pacientes que não receberam essas medicações conforme demonstrado recentemente.[37] Diretrizes para o uso de anti-TNF geralmente contraindicam o uso em pacientes com diagnóstico de malignidades nos últimos 5 a 10 anos. À exceção do melanoma prévio, a utilização dos agentes anti-TNF parece ser segura em indivíduos previamente tratados, observando-se o tempo de tratamento e a seleção adequada dos pacientes.

Por outro lado, evidências mostram que o TNF pode exercer ação oncogênica através de efeito sobre o estroma tumoral, enquanto o bloqueio do TNF poderia promover proteção contra malignidade.[29] Algumas observações sugerem que a terapia anti-TNF poderá ser utilizada no futuro como uma opção terapêutica no tratamento de neoplasias nas quais o TNF-α desempenha um papel na carcinogênese.[38]

MEDICAMENTOS ANTI-CD20

O anticorpo monoclonal quimérico contra o antígeno CD20, rituximabe, é uma opção para o tratamento de pacientes com artrite reumatoide. Informações de segurança após múltiplas infusões de rituximabe em pacientes com AR ativa previamente tratados com inibidores do TNF e/ou metotrexate mostram que as taxas de malignidades, excetuando-se câncer de pele não melanoma, não é maior do que a da população geral.[39] Essa medicação apresenta um perfil de segurança favorável após múltiplas infusões, embora a vigilância para a ocorrência de malignidades sólidas permaneça necessária durante o tratamento.[39,40]

Quadro 1. Medicamentos biológicos utilizados em reumatologia aprovados no Brasil

MEDICAÇÃO	ESTRUTURA	ALVO	INDICAÇÕES	DOSE ATAQUE, VIA ADMINISTRAÇÃO	POSOLOGIA USUAL (ADULTOS)
Abatacepte	Proteína de fusão	Coestimulação linfócito T	AR	Sim, endovenoso	500 a 1.000 mg, a cada 28 dias
Adalimumabe	Anticorpo monoclonal humano	TNF alfa	AR, psoríase, artrite psoriásica, doença inflamatória intestinal	Não, subcutâneo	40 mg 14/14 dias
Certolizumabe pegol	Fragmento Fab de anticorpo humanizado recombinante	TNF alfa	AR	Sim, subcutâneo	200 mg a cada 2 semanas ou 400 mg mensais
Etanercept	Proteína de fusão, receptor solúvel do TNF	TNF alfa	AR	Não, subcutâneo	50 mg semanal
Golimumabe	Anticorpo monoclonal humano	TNF alfa	AR	Não, subcutâneo	50 mg mensais
Infliximabe	Anticorpo monoclonal quimérico	TNF alfa	AR	Sim, endovenoso	3 a 10 mg/kg, a cada 4 a 8 semanas
Rituximabe	Anticorpo monoclonal quimérico	Células B CD20+	AR	Não, endovenoso	1.000 mg, 2 doses com 15 dias intervalo, a cada 6 meses
Tocilizumabe	Anticorpo monoclonal	Receptor da IL6	AR	Não, endovenoso	8 mg/kg, a cada 4 semanas

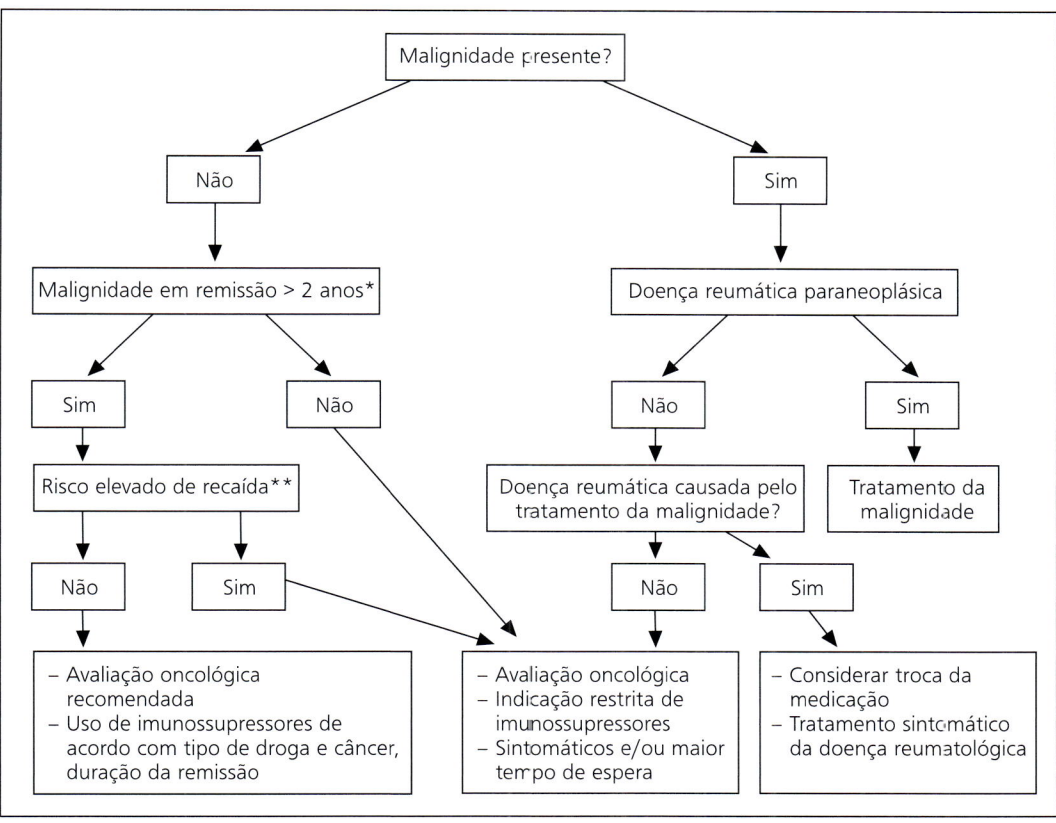

◀ **FIGURA 1.** Algoritmo para o manejo de pacientes com doenças reumáticas com indicação de uso de imunossupressores no contexto de malignidade atual ou prévia.
*O termo "remissão" refere-se à doença eliminada ou reduzida substancialmente. O RECIST (Critérios de avaliação de resposta em tumores sólidos) pode ser utilizado para avaliação de remissão.[34]
**O risco de recaída é definido de acordo com Penn[27] em: baixo risco (0-10%) para câncer de testículo, colo uterino, câncer renal incidente, linfomas e câncer de tireoide; risco intermediário (11-25%) para câncer de corpo uterino, cólon, próstata, mama e tumor de Wilms; ou alto risco (>25%) para câncer de vesícula, câncer renal, sarcoma, câncer de pele (melanoma e não melanoma) e mieloma múltiplo.

INIBIDOR DO RECEPTOR DA INTERLEUCINA 6 (IL-6)

Tocilizumabe é um anticorpo humanizado contra o receptor da IL-6. Esse agente inibe as funções da IL-6, uma citocina chave na resposta de fase aguda e que se encontra aumentada em pacientes com AR.[28] Dados provenientes de ensaios clínicos randomizados não têm demonstrado aumento do índice de malignidades em pacientes com AR em uso de tocilizumabe. Essas informações precisam ser confirmadas após acompanhamento por longos períodos, sendo recomendada monitoração constante dos pacientes em tratamento.[41]

MEDICAMENTO INIBIDOR DA COESTIMULAÇÃO DE LINFÓCITOS T

Abatacepte, uma proteína de fusão, atenua a ativação de células T através da inibição da coestimulação CD80/86:CD28.[42]

Até o momento, não se observa aumento das taxas de linfoma, ou de neoplasias em outros sítios com a utilização dessa medicação e recomenda-se a observação contínua dos indivíduos em uso desse medicamento.[39]

RISCO DE TERAPIA IMUNOSSUPRESSORA EM PACIENTES COM NEOPLASIA ATUAL OU PASSADA

A maioria das informações disponíveis sobre este assunto é proveniente do campo dos transplantes de órgãos sólidos. Portanto, é muito difícil determinar a real participação de um imunossupressor na recidiva de um câncer, uma vez que estes pacientes recebem uma combinação de drogas.

Observaram-se maiores taxas de recidiva da neoplasia quanto menor o intervalo entre o tratamento do câncer e a realização do transplante. Para a maioria dos tumores como, por exemplo, melanoma, câncer de mama e colorretal recomenda-se no mínimo 2 anos de espera entre o término do tratamento do câncer e o transplante. Para alguns tumores como carcinoma *in situ*, tumor de bexiga de baixo grau e carcinoma de células basais, nenhum tempo de espera é necessário. Em linfomas é desejável um tempo de espera de 5 anos.[43,44]

A redução ou a descontinuação imediata do imunossupressor é recomendada nos pacientes transplantados que apresentam uma recidiva da neoplasia.[45]

Nos pacientes reumáticos, os poucos estudos disponíveis até o momento não mostraram risco aumentado de neoplasias ou recidiva da doença neoplásica em pacientes em uso dos DMARDs tradicionais em comparação aos pacientes em uso de terapia biológica.[46,47]

Antes de iniciarmos uma terapia imunossupressora no paciente com neoplasia prévia devemos levar em consideração, também, a sobrevida, o estadiamento, a curabilidade e a taxa de recidiva de cada neoplasia individualmente. A remissão completa da neoplasia é um critério razoável para se iniciar uma terapia imunossupressora.[48-50] Diante disso, é essencial que cada caso seja discutido com o oncologista-assistente.

TRATAMENTO SUGERIDO

Inicialmente, todo paciente em que se considera o uso de imunossupressores deve ser investigado quanto à presença de malignidade atual ou prévia. Tal abordagem constitui-se em um desafio terapêutico, pois existem poucas evidências na literatura que norteiam a decisão de como proceder diante de um paciente com câncer e doença reumatológica que necessita de imunossupressão. Elandt e Aletaha sugeriram um algoritmo para o manejo destes pacientes, conforme ilustrado na Figura 1.[2]

CONCLUSÃO

O tratamento de um paciente com DR e história prévia de neoplasia constitui-se em um desafio terapêutico. Além do potencial efeito carcinogênico que cada agente possa ocasionar, seja sintético ou biológico, há de se considerar o tipo de neoplasia e tempo de remissão da doença em questão. Estes pacientes devem ser monitorados continuamente e uma abordagem multidisciplinar entre o reumatologista e o oncologista se faz necessária.

REFERÊNCIAS BIBLIOGRÁFICAS

1. Bernatsky S, Ramsey-Goldman R, Clarke A. Malignancy and autoimmunity. *Curr Opin Rheumatol* 2006;18:129-34.
2. Elandt K, Aletaha D. Treating rheumatic patients with a malignancy. *Arthritis Res Ther* 2011;13:223.
3. Sorensen HT, Mellemkjaer L, Nielsen GL et al. Skin cancers and non-Hodgkin lymphoma among users of systemic glucocorticoids: a population-based cohort study. *J Natl Cancer Inst* 2004;96:709-11.
4. Karagas MR, Cushing Jr GL, Greenberg ER et al. Non-melanoma skin cancers and glucocorticoid therapy. *Br J Cancer* 2001;85:683-86.
5. Jensen AO, Thomsen HF, Engebjerg MC et al. Use of oral glucocorticoids and risk of skin cancer and non-Hodgkin's lymphoma: a population-based case-control study. *Br J Cancer* 2009;100:200-5.

6. Askling J, Klareskog L, Hjalgrim H et al. Do steroids increase lymphoma risk? A case-control study of lymphoma risk in polymyalgia rheumatica/giant cell arteritis. Ann Rheum Dis 2005;64:1765-68.
7. Baecklund E, Iliadou A, Askling J et al. Association of chronic inflammation, not its treatment, with increased lymphoma risk in rheumatoid arthritis. Arthritis Rheum 2006;54:692-701.
8. Alarcon GS, Tracy IC, Strand GM et al. Survival and drug discontinuation analyses in a large cohort of methotrexate treated rheumatoid arthritis patients. Ann Rhem Dis 1995;54:708-12.
9. Wolfe F, Michaud K. The effect of methotrexate and anti-tumor necrosis factor therapy on the risk of lymphoma in rheumatoid arthritis in 19.562 patients during 89.710 person-years ofobservation. Arthritis Rheum 2007;56:1433-39.
10. Chan EP, Lichtenstein GR. Chemoprevention: risk reduction with medical therapy of inflammatory bowel disease. Gastroenterol Clin North Am 2006;35:675-712.
11. Weber CK, Liptay S, Wirth T et al. Suppression of NK-Kappa B activity by sulfasalazine is mediated by direct inhibition of I Kappa B Kinase alpha and beta. Gastroenterology 2000;119:1209-18.
12. Pedersen-Bjergaard J, Ersboll J, Hansen VL et al. Carcinoma of the urinary baddler after treatment with cyclophosphamide for non-Hodgkin's lymphoma. N Engl J Med 1988;318:1028-32.
13. Radis CD, Kahl LE, Baker GL et al. Effects of cyclophosphamide on the development of malignancy and long-term survival of patients with rheumatoid arthritis. A 20-year followup study. Arthritis Rheum 1995;38:1120-27.
14. Talar-Williams C, Hijazi YM, Walther MM et al. Cyclophosphamide-induced cystitis and bladder cancer in patients with Wegener granulomatosis. Ann Intern Med 1996;124:477-84.
15. Dantal J, Hourmant M, Cantarovich D et al. Effects of long-term immunosuppression in kidney-graft recipients on cancer incidence: randomized comparison of two cyclosporine regimens. Lancet 1998;351:623-28.
16. McGeown MG, Douglas JF, Middleton D. One thousand renal transplants at Bellfast City Hospital: post-graft neoplasia 1968-1999, comparing azathioprine only with cyclosporine-based regimes in a single centre. Clin Transpl 2000:193-202.
17. Fraser AG, Orchard TR, Robinson EM et al. Long-term risk of malignancy after treatment of inflammatory bowel disease with azathioprine. Aliment Pharmacol Ther 2002;16:1225-32.
18. Connell WR, Kamm MA, Dickson M et al. Long-term neoplasia risk after azathioprine treatment in inflammatory bowel disease. Lancet 1994;343:1249-52.
19. David KM, Morris JA, Steffen BJ et al. Mycophenolate mofetil vs. azathioprine is associated with decreased acute rejection, late acute rejection, and risk for cardiovascular death in renal transplant recipients with pre-transplant diabetes. Clin Transplant 2005;19:279-85.
20. Wang K, Zhang H, Li Y et al. Safety of mycophenolate mofetil versus azathioprine in renal transplantation: a systemic review. Transplant Proc 2004;36:2068-70.
21. O'Neill JO, Edwards LB, Taylor DO. Mycophenolate mofetil and risk of the developing malignancy after orthotopic heart transplantation: analysis of the transplant registry of the International Society for Heart and Lung Transplantation. J Heart Lung Transplant 2006;25:1186-91.
22. Engl T, Makarevic J, Relja B et al. Mycophenolate mofetil modulates adhesion receptors of the beta 1 integrin family on tumor cells: impact on tumor recurrence and malignancy. BMC Cancer 2005;5:4.
23. Vegso G, Sebestyen A, Paku S et al. Antiproliferative and apoptotic effects of mycophenolic acid in human B-cell non Hodgkin lymphomas. Leuk Res 2007;31:1003-8.
24. Luan F, Hojo M, Maluccio M et al. Rapamycin blocks tumor progression: unlinking immunosuppression from anti-tumor efficacy. Transplantation 2002;73:1565-72.
25. Luan FL, Ding R, Sharma VK et al. Rapamycin is an effective inhibitor of human renal cancer metastasis. Kidney Int 2003;63:917-26.
26. Boffa DJ, Luan FL, Thomas D et al. Rapamycin inhibits the growth and metastatic progression of non-small cell lung cancer. Clin Cancer Res 2004;10:293-300.
27. Polley HF, Slocumb CH. Behind the scenes with cortisone and ACTH. Mayo Clin Proc 1976 Aug.;51(8):471-77.
28. Khraishi M. Comparative overview of safety of the biologics in rheumatoid arthritis. J Rheumatol Suppl 2009 June;82:25-32.
29. Thalayasingam N, Isaacs J. Anti-TNF therapy. Best Pract Res Clin Rheumatol 2011;25:549-67.
30. Nannini C, Cantini F, Niccoli L et al. Single center series and systematic review of randomized controlled trials of malignancies in patients with rheumatoid arthritis, psoriatic arthritis, and ankylosing spondylitis receiving anti–tumor necrosis factor α therapy: is there a need for more comprehensive screening procedures? Arthritis Rheum 2009 June;6(61):801-12.
31. Askling J, Fahrbach K, Nordstrom B et al. Cancer risk with tumor necrosis factor alpha (TNF) inhibitors: meta-analysis of randomized controlled trials of adalimumab, etanercept, and infliximab using patient level data. Pharmacoepidemiol Drug Safety 2011;20:119-30.
32. Aaltonen K, Virkki L, Malmivaara A et al. Systematic Review and Meta-Analysis of the Efficacy and Safety of Existing TNF Blocking Agents in Treatment of Rheumatoid Arthritis. PLoS One 2012;7(1):e30275.
33. Chapman P, Cranmer L, Dixon W et al. The role of anti–tumor necrosis factor receptor agents in cancer survivors: does the risk justify the benefit? Semin Oncol 2010 Feb.;37(1):11-19.
34. Keystone EC. Does anti-tumor necrosis factor-α therapy affect risk of serious infection and cancer in patients with rheumatoid arthritis? a review of longterm data. J Rheumatol 2011 Aug.;38(8):1552-62.
35. Piérard-Franchimont C, Piérard G, Quatresooz P. Focus on skin cancer association and progression under TNF antagonist therapy. Expert Opinion in Biology Therapy 2011;11(9):1215-22.
36. Wong A, Kerkoutian S, Said J et al. Risk of lymphoma in patients receiving antitumor necrosis factor therapy: a meta-analysis of published randomized controlled studies. Clin Rheumatol 2012;31:631-36.
37. Raaschou P, Simard J, Neovius M et al. Anti-rheumatic therapy in sweden study group does cancer that occurs during or after anti–tumor necrosis factor therapy have a worse prognosis? Arthrits Rheum 2011 July;63(7):1812-22.
38. García-Rabasco A, Sánchez-Carazo J, Esteve A. Etanercept and neoplasms. Actas Dermosifiliográficas 2010;101(Suppl 1):88-96.
39. Furst D, Keystone E, Braun J et al. Updated consensus statement on biological agents for the treatment of rheumatic diseases, 2011. Ann Rheum Dis 2012;71(Supp II):i2-i45.
40. Covelli M, Sarzi-Puttini P, Atzeni F et al. Safety of rituximab in rheumatoid arthritis. Reumatismo 2010;62(2):101-6.
41. Strand V, Yazici Y. Interleukin-6 inhibition tolerability profile and clinical implications. Bulletin of the NYU Hospital for Joint Diseases 2007;65(Suppl 1):S21-24.
42. Korhonen R, Moilanen E. Abatacept, a novel CD80/86-CD28 T cell co-stimulation modulator, in the treatment of rheumatoid arthritis. Basic Clin Pharmacol Toxicol 2009 Abr.;104(4):276-84.
43. Penn I: Evaluation of transplant candidates with pre-existing malignancies. Ann Transplantation 1997;2:14-17.
44. Penn I. The effect of immunosuppression on pre-existing cancers. Transplantation 1993;55:742-47.
45. Buell JF, Gross TG, Woodle ES. Malignancy after transplantation. Transplantation 2005;80(Suppl):S254-64.
46. Dixon WG, Watson KD, Lunt M et al. Influence of anti-tumor necrosis factor therapy on cancer incidence in patients with rheumatoid arthritis who had a prior malignancy: results from British Society for Rheumatology Biologics register. Arthritis Care Res 2010;62:7255-63.
47. Strangfeld A, Hierse F, Rau R et al. Risk of incidence or recurrent malignancies among patients with rheumatoid arthritis exposed to biologic therapy in German biologics register RABBIT. Arthritis Res Ter 2010;12:R5.
48. Verdecchia A, Francisci S, Brenner H et al. Eurocare-4 Working Group: Recent cancer survival in Europe: a period analysis 2000-2002 of the Eurocare-4 data. Lancet Oncol 2007;8:784-96.
49. Berrino F, De Angelis R, Saint M et al. Eurocare Working Group. Survival for eight major cancers and all cancers combined for European adults diagnosed in 1995-1999: results of the Eurocare-4 study. Lancet Oncol 2007;8:773-83.
50. Eisenhauer EA, Therasse P, Bogoerts J et al. New response evaluation criteria in solid tumours: Revised RECIST guideline (version 1). Eur J Cancer 2009;45:228-47.

CAPÍTULO 28

Psico-Oncologia

INTRODUÇÃO

O câncer é um conjunto de doenças, cujos primeiros registros apareceram em cavernas. A sua representação ainda é de dor, sofrimento e morte, embora nesta história que tem séculos muita coisa mudou no seu diagnóstico, tratamento e prognóstico.

A psico-oncologia como uma proposta multidisciplinar de cuidados a pacientes e familiares também tem uma história a ser contada tendo a sua base na relação entre soma e psique quanto ao início da doença, sua evolução, (resposta a tratamentos, sintomas e formas de enfrentamento).

Nenhum avanço técnico ou tecnológico garantiu até hoje a cura de todos os males. Aquilo que não é curado precisará ser tratado, cuidado.

Quanto mais compreendemos a respeito do que tratamos, melhores recursos teremos na assistência do humano e melhores chances de aperfeiçoarmos o tratamento desse indivíduo em direção ao bem-estar e à qualidade de sua vida.

Neste capítulo, escrito por quatro autores, apresentam-se algumas das ideias principais que fundamentam esta área de atuação. Na sua primeira parte, Dr. Vicente de Carvalho traça o histórico, definições deste campo de estudo, pesquisa e cuidados. A seguir, este autor apresenta os principais transtornos psiquiátricos relacionados com doenças oncológicas. Dra Maria Julia Kovács apresenta a questão do avanço da doença, pacientes em estágio avançado, qualidade de morte e a relação entre Psico-Oncologia e Cuidados Paliativos. A Dra. Maria Helena Pereira Franco desenvolve a questão do luto do paciente oncológico e seus familiares. E, por fim, Dra Regina Liberato apresenta a questão do cuidado aos cuidadores na sua lida cotidiana com o paciente com câncer.

28-1 Psico-Oncologia – Definições e Área de Atuação

Vicente Augusto de Carvalho

A Psico-Oncologia constitui-se em uma área do conhecimento da Psicologia da Saúde, aplicada aos cuidados com o paciente com câncer, suas famílias e os profissionais envolvidos nos seus tratamentos.

A origem da Psico-Oncologia está associada a fatos relacionados com o desenvolvimento da oncologia e da psicologia. O desenvolvimento da oncologia fez com que a abordagem terapêutica ganhasse intensa complexidade, fazendo com que fosse necessário o concurso de várias especialidades, entre elas a psiquiatria e a psicologia.

Por outro lado a psicologia, atendendo à demanda da oncologia e dos pacientes oncológicos, passou por desenvolvimentos importantes, sendo que nas últimas décadas do século XX surgiu uma subespecialidade: a Psico-Oncologia.

Do ponto de vista histórico vale lembrar que desde a Antiguidade, o câncer era associado a estados emocionais, embora apenas em nossos dias essa associação tenha adquirido mais clareza, bem como a necessidade de se associarem ao tratamento do câncer cuidados psicológicos.

Hipócrates (470 a.C.-360 a.C.), da Escola de Cós, afirmava que a saúde era uma evidência de que o indivíduo havia atingido um estado de harmonia entre instâncias internas, bem como com o meio ambiente. Manter-se saudável era uma questão de reconhecer esse equilíbrio e respeitá-lo, vivendo segundo as leis da natureza. Estabeleceu a teoria dos humores, segundo a qual o equilíbrio entre esses humores (sangue, bile amarela, bile negra e fleuma) garantia a permanência da saúde. Alguns resquícios dessa teoria chegam aos nossos dias, quer em nossa linguagem, quando se fala de um indivíduo sanguíneo, bilioso ou fleumático, quer através de sua concepção dinâmica que prefigura a abordagem psicossomática.

Séculos mais tarde Galeno (131 d.C.- 201 d.C.) estabelece uma visão mais positivista e mecanicista da medicina, gerando uma inflexão da linha de desenvolvimento do pensamento médico. Em certo momento observa que mulheres deprimidas tinham mais tendência ao câncer do que aquelas mais animadas e bem dispostas.

No século XVII Descartes (1596-1650) estabelece um sistema dicotômico de pensamento. Em sua concepção de indivíduo, observa-se a divisão em duas instâncias: "*res cogitans* e *res estensa*". Esta forma de ver o ser humano exerce grande influência no pensamento ocidental, sendo responsável pelo grande desenvolvimento das ciências do qual somos testemunhas. No entanto, ao dividir o ser em duas instâncias dificulta a sua visão integrada.

O caminho cartesiano vai sendo reforçado pelos desenvolvimentos da medicina posteriores, como, por exemplo, os trabalhos de Koch (1843-1910) e Pasteur (1822, 1895), cujas descobertas contribuem para a formulação da Teoria da Etiologia Específica, segundo a qual cada doença teria um agente etiológico próprio.

Houve outros eventos importantes, como o desenvolvimento da vacina contra a tuberculose em 1906, o desenvolvimento de vários medicamentos, como o Salvarsan para a sífilis em 1911, a insulina na década de 1920, a Sulfa na década de 1930, a penicilina, na década de 1940 e os neurolépticos e quimioterápicos na década de 1950.

No entanto, paradoxalmente, é o grande desenvolvimento científico e tecnológico, fruto da dicotomia cartesiana, que vai aproximar mente e corpo, descobrindo inter-relações entre esses dois elementos e fazendo com que gradualmente passássemos a ver o indivíduo como um todo, como um organismo que é.

Trabalhos de vários autores, como Hans Selye na década de 1920 na Universidade MacGill, no Canadá, descrevendo o fenômeno do estresse, e de Walter Cannon na década de 1930, na Universidade de Harvard, nos Estados Unidos, desenvolvendo experimentos em psiconeurofisiologia e descrevendo o fenômeno da homeostase, muito contribuíram para o posterior desenvolvimento do que mais tarde se chamou de medicina psicossomática.

A abordagem científica que convergiu o foco das observações, chegando à intimidade do funcionamento do organismo humano, acabou por abrir esse foco ao revelar a interação de aspectos físicos e psíquicos.

Além dessa vertente, passou a ser considerada outra, trazida pela percepção de que aspectos psicossociais estavam envolvidos no adoecimento.

O câncer é doença que desencadeia comportamentos peculiares. Sempre foi uma doença a ser escondida por ser acompanhada por muitos estigmas, como a inevitabilidade da morte, as explicações equivocadas a respeito de sua etiologia, que atribuíam a sua origem à promiscuidade sexual ou à falta de higiene e abraçavam a ideia de ser uma enfermidade contagiosa ou repugnante.

Dada a associação à ideia de morte inevitável o diagnóstico era somente dado a familiares e nunca aos pacientes, prática que permaneceu até há pouco tempo em nosso meio. Este fato trazia algumas consequências importantes, como o afastamento do paciente do conhecimento de um fato que diz respeito a ele e, com isso, sua exclusão da esfera decisória sobre condutas que o envolviam diretamente. Esperava-se a cooperação submissa do paciente às determinações dos médicos e de familiares.

O grande desenvolvimento da oncologia, mencionado anteriormente, fez com que houvesse uma nítida mudança da expectativa de vida dos pacientes. Isso permitiu também mudança do comportamento dos médicos que não mais precisavam lançar mão da "mentira misericordiosa". Puderam passar a informar seus pacientes do diagnóstico, prática que se difundiu. Com isso reduziu-se o estigma do câncer, além de possibilitar ao pacientes atitudes mais participativa e colaborativa com os seus médicos.

Hoje em dia os resultados terapêuticos foram melhorados, abrangendo um número maior de tumores, transformando o câncer numa doença crônica o que leva a que grande número de pacientes se cure ou viva muitos anos com a doença, controlando-a e tratando de seus sintomas. Isso levou a que surgisse uma nova área de intervenção psicológica voltada aos cuidados com os sobreviventes do câncer e suas necessidades de lidar com a condição de cura, ou cronicidade, e de eventuais sequelas, além de sua inserção no novo cotidiano.

Os dados anteriormente citados contribuíram também para uma mudança no comportamento social de uma parte da população em relação ao câncer. A partir da década de 1950, inicialmente nos Estados Unidos, algumas pessoas que ocupavam posições de destaque na sociedade americana começaram a tornar público o fato de estarem com câncer e a debater, de forma mais aberta, questões relativas ao adoecimento, criando programas de apoio a novos pacientes e contribuindo para a diminuição dos estigmas envolvidos.

Em nosso meio o mesmo passou a acontecer. Campanhas de arrecadação de fundos para construção e manutenção de hospitais específicos para o tratamento do câncer ajudaram a colocar em evidência questões relacionadas com esta doença, tirando-a gradualmente de um território pouco nítido em que a manutenção dos preconceitos era favorecida. Este trabalho ajudou também no processo de desmistificação da imagem atribuída a essa doença. Serviu ainda como modelo para outras iniciativas que se multiplicaram por todo o país.

Paralelamente outras ações foram desenvolvidas pelos governos federal e estadual. No âmbito nacional foi criado o Instituto Nacional do Câncer – INCA. A história do INCA se inicia em 13 de janeiro de 1937, quando o então Presidente Getúlio Vargas assina o decreto de criação do Centro de Cancerologia no Serviço de Assistência Hospitalar do Distrito Federal, no Rio de Janeiro. Em 1941 o governo federal buscando desenvolver uma política nacional de controle do câncer cria o Serviço Nacional de Câncer – SNC. Três anos mais tarde, o Centro de Cancerologia transforma-se no Instituto de Câncer, órgão de suporte executivo daquele serviço.

Em 1961 o SNC é transformado no Instituto Nacional do Câncer, sendo atualmente órgão do Ministério da Saúde. Tem como missão "ações nacionais integradas para prevenção e controle do Câncer", tendo como visão estratégica "exercer plenamente o papel governamental na prevenção e controle do câncer, assegurando a implantação das ações correspondentes em todo o Brasil, e, assim, contribuir para a melhoria da qualidade de vida da população." (*Site* do INCA).

Na década de 1980 o INCA e a Campanha Nacional de Combate ao Câncer reorientam as ações de combate ao câncer, através de um sistema integrado de controle do câncer – SICC. A partir desse momento observa-se uma ação contínua por todo o território nacional, na forma de programas, que abrangem vários aspectos do controle do câncer, como informação (registros de câncer), campanhas contra o tabagismo, prevenção de cânceres prevalentes, educação em cancerologia nos cursos de graduação em Ciências da Saúde e divulgação técnica científica, ações que se estendem até nossos dias.

Na década de 1990 com a promulgação da Lei Orgânica da Saúde, que, entre outras medidas, cria o Sistema Único de Saúde (SUS) como também reforça a posição do INCA, já que ele passa a ser considerado órgão referencial para o estabelecimento de parâmetros e para avaliação de serviços prestados ao SUS. Nos anos subsequentes, 1991, 1998 e 2000, "decretos presidenciais ratificam a função do INCA como órgão governamental a assistir o Ministro da Saúde no estabelecimento da política nacional de prevenção e controle do câncer (PNPCC) e como seu respectivo órgão normativo, coordenador e avaliador." (*Site* do INCA).

No ano de 2000, com vistas a levar para a população que não vive em capitais uma assistência oncológica integral, o Ministério da Saúde publica a portaria 3.535 que regulamenta o Projeto Expande – Projeto de Expansão da Assistência Oncológica – e determina que o INCA assumisse sua coordenação. Para atender as intenções desse projeto planeja-se a criação, implantação e implementação de centros de oncologia em hospitais gerais: os Centros de Alta Complexidade em Oncologia. Dessa forma, o INCA pretendia ampliar a oferta de serviços de diagnóstico, cirurgia, quimioterapia, radioterapia e cuidados paliativos em áreas do país que não contassem com esses serviços. Essa mesma portaria determina que os serviços de oncologia a serem credenciados pelo Serviço Único de Saúde, SUS, devem contar com um psicólogo clínico, refletindo a percepção da necessidade de cuidar dos aspectos emocionais envolvidos no adoecimento por câncer. Atualmente o decreto 741/05 ratifica a obrigatoriedade de suporte psicológico ao paciente com câncer, e a ANS – Agência Nacional de Saúde – define no rol de procedimentos mínimos a serem cobertos por planos e operadoras de saúde, a psicoterapia, oferecida a pacientes em situações de crise, o que engloba, indubitavelmente, os diagnósticos e tratamentos oncológicos.

SURGIMENTO

Por outro lado, à medida que foi sendo reconhecido que a adesão aos tratamentos estava associada a fatores psicológicos, comportamentais e sociais, tornou-se necessário desenvolver técnicas de abordagem psicológica na área de saúde, que pudessem melhorar a qualidade de vida dos pacientes e seus familiares e que também garantissem participação ativa dos mesmos em todo o seu processo de tratamento. Dessa forma, a psicologia desenvolveu um corpo de conhecimentos específicos, compreensão do paciente oncológico, técnicas de intervenção específicas e com consequente melhora da qualidade de vida. De seu lado, o desenvolvimento da medicina levou a significativo aumento do tempo de sobrevida, aumento do número de sobreviventes e também à melhora da qualidade de vida.

De início, alguns autores que adotavam diferentes abordagens psicológicas passaram a tentar estabelecer relações entre diferentes tipos de personalidade ou padrões comportamentais e o câncer. Geralmente eram estudos retrospectivos que tentavam identificar um padrão de personalidade pré-mórbida que tivesse predisposto o paciente a desenvolver câncer. Geralmente eram trabalhos que eram feitos com amostragens pequenas e sem controle.

Alguns outros autores desenvolveram trabalhos prospectivos, como o de Caroline Thomas (1979) e George Vaillant (1977). Lídia Temoshok (1992), trabalhando com pacientes com melanoma em uma abordagem comportamental, estabeleceu um padrão de comportamento predisponente ao câncer, ao qual chamou de padrão de comportamento tipo C. Segundo Temoshok são pessoas que tendem a ser harmoniosas, a não expressar sentimentos e a priorizar as necessidades das outras pessoas sobre as suas próprias e, ainda, Pierre Marti que, usando uma abordagem psicanalítica, propôs que falhas no aparelho mental do indivíduo poderiam ser predisponentes ao adoecimento físico, inclusive o câncer. No entanto, hoje se pensa que as emoções podem estar envolvidas no desenvolvimento do câncer como elemento que contribua para eventual baixa da eficiência do sistema imunológico, diminuindo a vigilância imunológica, embora o principal foco adotado atualmente seja o de se estudar temas ligados ao impacto psicológico do câncer em pacientes, familiares e equipe de saúde.

Gradativamente foram sendo desenvolvidos estudos que estabeleciam a relação entre estilos de vida e determinados comportamentos e o surgimento do câncer, a relação entre aspectos psicológicos e a adesão às práticas preventivas, ou a adesão aos tratamentos, à melhor evolução e ao maior tempo de sobrevida. Foram também estudados fatores psicossociais envolvidos na reabilitação, além de se obter subsídios para o manejo do paciente terminal.

Com tudo isso, passou-se a ter um corpo de conhecimentos teóricos a respeito dos aspectos psicológicos envolvidos com o câncer, além do desenvolvimento de técnicas de intervenção. Assim surgiu uma subespecialidade que alguns autores consideraram pertencer à oncologia, outros à psicologia. Em 1961, na Argentina, José Schavelson, cirurgião oncológico e posteriormente psicanalista, propôs o termo Psico-Oncologia para designar esta nova área do conhecimento. Schavelson propõe uma definição para a Psico-Oncologia afirmando ser o ramo da Medicina que se ocupa da assistência ao paciente com câncer, do seu contexto familiar e social e de aspectos médico-administrativos presentes no contexto desse paciente.

Surgem outras definições de Psico-Oncologia. Nos Estados Unidos Jimmie Holland, fundadora da International Psycho-Onchology Society (IPOS) e sua Presidente de Honra, propõe a seguinte definição para esse campo de ação: "Psico-Oncologia é uma subespecialidade da Oncologia que procura estudar duas dimensões psicológicas presentes no diagnóstico do câncer: 1) o impacto do câncer no funcionamento emocional do paciente, de sua família e dos profissionais envolvidos em seus tratamentos, 2) o papel das variáveis psicológicas e comportamentais na incidência e sobrevivência do câncer.

No Brasil temos a definição elaborada pela psicóloga Maria da Glória Gimenes, em 1993. Para a autora a Psico-Oncologia representa a área de interface entre Psicologia e Medicina e utiliza conhecimentos educacional, profissional e metodológico, provenientes da Psicologia da Saúde para aplicá-los: na assistência ao paciente oncológico, à sua família e aos profissionais de Saúde envolvidos com a prevenção, o tratamento, a reabilitação e a fase terminal da doença; na pesquisa e no estudo de variáveis psicológicas e sociais relevantes para a compreensão da incidência, da recuperação e do tempo de sobrevida após o diagnóstico de câncer e, por fim, na organização dos serviços oncológicos que visem ao atendimento integral do paciente (físico e psicológico), enfatizando de modo especial a formação e o aprimoramento dos profissionais de Saúde envolvidos nas diferentes etapas do tratamento.

Define-se a área como de atuação interdisciplinar, uma vez reconhecidos os múltiplos fatores presentes na etiologia da doença, em seu desenvolvimento e condições prognósticas. Configura-se a equipe de saúde capacitada a atuar de forma integrada, dentro de uma visão integral e abrangente que não mais se restringe à doença, mas contempla o paciente e o meio (interno e externo) em que está inserido.

Também tem sido expressiva a demanda de profissionais por formação e treinamento para uma prática adequada. A Sociedade Brasileira de Psico-Oncologia (SBPO), fundada em 1994, ofereceu cursos itinerantes de especialização, realizados em várias cidades do país. A SBPO publicou em 2003, por ocasião de seu 8º Congresso Brasileiro as "Recomendações Mínimas" em que define normas para cursos de formação em níveis de Especialização, Aperfeiçoamento ou Extensão Universitária seguindo a Resolução CNE/CES N1 de 3 de abril de 2001.

Já, em 2006, foi instituído o Certificado de Distinção de Conhecimento na Área de Psico-Oncologia e, durante o 9º Congresso Brasileiro, foi realizada a primeira Certificação que distinguiu 134 profissionais da área da saúde habilitados ao trabalho no campo da Psico-Oncologia.

Hoje o Brasil conta com inúmeras instituições dotadas de ações e serviços de Psico-Oncologia, além de organizações não governamentais que atuam no segmento. Contamos, ainda, com importante produção científica na especialidade, expressa em trabalhos acadêmicos e publicações diversas.

28-2 Transtornos Psiquiátricos em Pacientes com Câncer

Vicente Augusto de Carvalho

INTRODUÇÃO

Patologias psiquiátricas são bastante incidentes em pacientes de câncer. No entanto, nem sempre este fato tem obtido a atenção necessária para o seu diagnóstico e tratamentos adequados.

Vamos considerar os transtornos psiquiátricos mais frequentes. Assim falaremos dos transtornos de humor, transtornos de ansiedade, transtorno mental orgânico, reações de ajustamento e transtornos somatoformes.

TRANSTORNOS DO HUMOR

Os transtornos do humor, segundo o DSM-IV*, são: transtorno depressivo maior, transtorno distímico, transtorno depressivo sem outra especificação, transtorno bipolar, transtorno ciclotímico.

- *Transtorno depressivo maior (TDM):* é caracterizado por um ou mais episódios depressivos na vida. Aproximadamente 50 a 60% dos pacientes que apresentam um "episódio depressivo único" podem desenvolver um segundo episódio. Indivíduos com dois episódios têm 70% de chances de desenvolverem um terceiro episódio. O primeiro episódio geralmente ocorre mais tardiamente do que no transtorno bipolar, com uma média de 50 anos de idade. Sua recuperação geralmente é completa. Há valores variáveis para o risco do TDM que variam de 10 a 25% para mulheres e de 5 a 12% para os homens. Episódios de depressão podem ser desencadeados por eventos estressantes de vida.
- *Transtorno distímico:* é caracterizado por pelo menos 2 anos de humor deprimido na maior parte do tempo e acompanhado por sintomas depressivos adicionais que não satisfazem os critérios para um episódio depressivo maior.
- *Transtorno depressivo sem outra especificação:* é um diagnóstico de exclusão, quando ocorrem sintomas depressivos sem satisfazer os critérios para os transtornos depressivos.
- *Transtorno bipolar (TB):* conta com dois ou mais episódios afetivos, sendo que pelo menos um deles não é depressivo. Existem dois subtipos oficiais: o transtorno bipolar tipo I, que conta com a presença de um ou mais episódios maníacos ou mistos, geralmente acompanhados por transtornos depressivos maiores. É um transtorno recorrente, sendo que mais de 90% dos indivíduos que têm um episódio maníaco único terão episódios futuros e cerca de 60 a 70% frequentemente precedem ou se seguem a episódios depressivos maiores. Outro subtipo é o transtorno bipolar tipo II, caracterizado por um ou mais episódios depressivos maiores acompanhado por pelo menos um episódio hipomaníaco. Aproximadamente 60 a 70% dos episódios hipomaníacos ocorrem imediatamente antes ou após um episódio depressivo maior. Embora a maioria dos indivíduos retorne a um nível plenamente funcional entre os episódios, aproximadamente 15% continuam apresentando humor instável.
- *Transtorno ciclotímico:* conta com a presença de pelo menos dois anos com numerosos períodos de sintomas hipomaníacos que não satisfazem os critérios para um episódio maníaco ou hipomaníaco e numerosos períodos de sintomas depressivos que não satisfazem os critérios para um episódio depressivo maior. Geralmente inicia na adolescência ou no começo da vida adulta, sendo possível um início insidioso e um curso crônico, havendo risco de até 50% de o paciente desenvolver um quadro de transtorno bipolar do tipo I ou II.
- *Transtorno do humor causado por uma condição médica geral:* é caracterizada por uma perturbação proeminente e persistente do humor e considerado uma consequência direta de uma condição médica geral.
- *Transtornos do humor induzidos por uma substância:* contam com uma perturbação do humor advinda de uma droga de abuso, um medicamento, outro sintoma somático para depressão ou exposição a uma toxina. Podem ocorrer em associação a uma intoxicação com álcool, anfetamina e substâncias semelhantes, cocaína, alucinógenos, inalantes, opioides, sedativos, hipnóticos, ansiolíticos e alguns medicamentos quimioterápicos. Também podem aparecer em associação à abstinência de algumas substâncias, como álcool, anfetamina e substâncias assemelhadas, cocaína, sedativos, hipnóticos, ansiolíticos e outras.
- *Transtorno depressivo menor:* possui como característica um ou mais períodos de sintomas depressivos de duração idêntica aos episódios depressivos maiores, porém envolve menos sintomas com menor prejuízo funcional.
- *Transtornos do humor sem outra especificação:* satisfazem critérios para qualquer transtorno do humor específico e nos quais é difícil distinguir entre transtorno depressivo sem outra especificação e transtorno bipolar sem outra especificação.

No que diz respeito à depressão em pacientes com câncer vários estudos apontam índices em torno de 24% (20 a 23%,[19] 24%[3] e 25%[12]).

Se considerarmos pacientes terminais a incidência de depressão também é alta e, no entanto, apenas 3% dos pacientes são medicados.[9]

Estudos sugerem que depressão predispõe a uma evolução pior depois que o câncer se instala. Neste sentido, Stommel mostra que pacientes com história anterior de sintomas depressivos apresentam aumento de 2,6 vezes do risco de morrer de câncer nos primeiros 19 meses após diagnóstico.[21]

A depressão não tratada pode trazer algumas consequências para o paciente de câncer. Entre as mais frequentes estão: menor adesão aos tratamentos, aumento do tempo das internações hospitalares, intensificação de sintomas, entre eles a dor, diminuição da qualidade de vida e diminuição da habilidade de se cuidar.

No entanto, é importante o diagnóstico diferencial entre tristeza e depressão, já que tristeza é uma reação emocional que difere de depressão, não tendo um caráter patológico e necessitando abordagem psicológica e não médica (aqui entendida como medicamentosa). É necessário, entretanto, atenção para que seja feito diagnóstico preciso, para que estados de depressão não sejam tomados como tristeza, o que levaria a que o paciente não recebesse a medicação adequada.

Da mesma forma é importante que não se considere a depressão como reação normal e esperada no paciente de câncer. Esta atitude frequentemente contribui para que diagnósticos não sejam feitos e consequentemente pacientes não sejam medicados.

Fatores de risco para depressão

Há alguns elementos que são fatores de risco para depressão. Entre eles o gênero, a idade, a presença de história anterior de depressão, a ausência de uma rede social de apoio eficaz, a condição funcional do paciente, a dor, fatores associados à doença, fatores associados aos tratamentos e questões existenciais.

Quanto ao gênero sabemos que mulheres apresentam o dobro da incidência de depressão do que os homens.

---

* Em 1980 foi introduzido o DSM-III (Diagnostic and Statistical Manual of Mental Disorders), que adotava o sistema multiaxial. para a classificação de doenças mentais. Este sistema possibilita que se tenha uma visão geral do paciente, já que contempla a multiplicidade de fatores envolvidos no adoecimento. Este mesmo sistema de classificação permaneceu nas edições posteriores, como o DSM-IV e DSM-IV-TR. O sistema é composto de cinco eixos, a saber: eixo I: transtornos clínicos ou outras condições que podem ser foco de atenção clínica, como *delirium*, demência, transtornos mentais graças a uma condição médica geral, transtornos relacionados com substâncias, esquizofrenia, transtornos de humor, transtornos de ansiedade etc. No eixo II estão os transtornos de personalidade e retardo mental. No eixo III estão as condições médicas gerais, como doenças infecciosas e parasitárias, neoplasias etc. O eixo IV contempla os problemas psicossociais e ambientais, como problemas com o grupo de apoio primário, problemas relacionados com o ambiente social, problemas ocupacionais, problemas de moradia, problemas econômicos etc., e, por fim, o eixo V que é uma escala de avaliação global do funcionamento.

A idade é outro fator de risco. Jovens referem mais depressão do que pessoas idosas. Pessoas que estão entrando na terceira idade e, portanto, lidando com questões existenciais relacionadas com o envelhecimento podem também apresentar altos índices de depressão.

A presença de história anterior de depressão é outro fator de risco. Pessoas com episódios anteriores têm maior probabilidade de, quando submetidas a importante agente estressor, reagir com depressão.

Quanto pior a condição funcional do paciente, maior a probabilidade de que se instale um quadro depressivo.

A dor, sobretudo se fora de controle, é um forte fator de risco para depressão, sendo também fator de risco para suicídio. A rigor, antes de se firmar o diagnóstico de depressão, é importante a supressão da dor.

Há alguns fatores associados à doença que se constituem em fator de risco. Assim, alguns tumores, sobretudo tumores produtores de hormônios, podem levar à depressão.

Fatores de risco podem ser também relacionados com os tratamentos. Vários medicamentos podem desencadear depressão. Assim corticosteroides (que além de depressão podem levar ao surgimento de outros quadros psiquiátricos) até vários quimioterápicos que podem ter o mesmo efeito.

Diagnóstico de depressão

Ao se fazer o diagnóstico de depressão, devemos levar em conta alguns elementos que podem facilitar esse processo. A anamnese deve levar em conta os antecedentes familiares do paciente. Assim pacientes com casos de depressão, abuso de drogas e suicídios na família podem apresentar propensão à depressão.

Os antecedentes pessoais devem também ser considerados. Assim, antecedentes pessoais de depressão, abuso de drogas e ideação suicida também são dados que devem ser levados em conta. Cabe aqui uma observação em relação à questão de ideação suicida, já que é frequente a ideia de que pacientes que falam em suicídio não o fazem. É importante termos presente que se suicidam aqueles que têm presentes ideias ou planos de suicídio. Mesmo quando "é para chamar a atenção", como frequentemente é considerado, isto denota um sofrimento que precisa ser considerado.

A existência de episódios anteriores de estresse pode ser também um fator a se levar em conta no diagnóstico de depressão.

A disponibilidade de suporte social é outro elemento a ser considerado. A ausência ou precariedade de rede de suporte social pode ser elemento que denote precariedade na estruturação psíquica. Em situações de estresse, como o adoecimento por câncer, estes indivíduos podem não ter elementos pessoais que permitam lidar eficazmente com o estresse naturalmente envolvido.

Outro elemento importante no diagnóstico de depressão é a avaliação da condição mental do paciente. Importa também a avaliação da condição física e dos efeitos dos tratamentos em curso. Essa avaliação inclui a realização de exames laboratoriais sempre que necessários para avaliação das condições metabólicas do paciente.

Para estabelecer o diagnóstico de depressão podemos usar como referência o que propõe o Manual Diagnóstico Estatístico de Transtornos Mentais, o DSM-IV.[7]

No entanto, para os fins que nos propomos aqui, ou seja, falar de depressão em pacientes de câncer, vamos considerar apenas o transtorno depressivo maior, fazendo apenas uma referência aos transtorno distímico, transtorno de ajustamento com humor deprimido, transtorno de humor ocasionado por uma condição médica geral e transtorno de humor induzido por substância, sendo que estes três últimos são mais frequentemente encontrados em função das características que tem o câncer e de seus tratamentos.

O transtorno distímico se caracteriza essencialmente por um humor cronicamente deprimido que "ocorre na maior parte do dia, na maioria dos dias por pelo menos dois anos" (DSM-IV, p. 329).[7] Em relação aos sintomas adicionais dois dos seguintes sintomas devem estar presentes: apetite diminuído ou hiperfagia, insônia ou hipersonia, baixa energia ou fadiga, baixa autoestima, fraca concentração ou dificuldade de tomar decisões e sentimentos de desesperança.

O transtorno de ajustamento com humor deprimido tem como característica essencial o surgimento de sintomas emocionais ou comportamentais como consequência da presença de um ou mais estressores psicossociais identificáveis. Os sintomas devem manifestar-se dentro de um período de três meses após o início do processo de estresse.

Em relação ao transtorno de humor ocasionado por uma condição médica geral, a característica básica é a presença de "uma perturbação proeminente e persistente do humor, considerada como sendo decorrente dos efeitos fisiológicos diretos de uma condição médica geral" (DSM-IV, p. 349).[7]

O transtorno de humor induzido por substância é "uma perturbação proeminente e persistente do humor (Critério A), considerada como graças aos efeitos fisiológicos de uma substância (droga de abuso, medicamento, outros tratamentos somáticos para a depressão ou exposição a uma toxina)" (Critério B).

Neste texto vou-me ater mais aos critérios centrais para diagnóstico de transtorno depressivo maior. O DSM – IV propõe para o diagnóstico deste transtorno a presença de dois sintomas principais: humor deprimido e anedonia (perda do interesse ou prazer) por pelo menos duas semanas, significando mudança do funcionamento anterior.

Devem ainda estar presentes pelo menos quatro sintomas da seguinte lista:

- Perda ou ganho significativo de peso (mais de 5% do peso corporal em um mês).
- Insônia ou hipersonia quase todos os dias.
- Agitação ou retardo psicomotor quase todos os dias (observáveis por outras pessoas e não meramente sensações subjetivas de inquietação ou estar mais lento).
- Fadiga ou perda de energia quase todos os dias.
- Sentimento de inutilidade ou culpa excessiva ou inadequada (que pode ser delirante), quase todos os dias (não meramente autorrecriminação ou culpa por estar doente).
- Capacidade diminuída de concentrar-se, ou indecisão, quase todos os dias (por relato subjetivo ou observação feita por outros).
- Pensamento de morte recorrente (não apenas medo de morrer), ideação suicida recorrente sem um plano específico, tentativa de suicídio ou plano específico para cometer suicídio.

No entanto, em se tratando de pacientes com câncer, perda de peso, insônia, fadiga e perda da habilidade de se concentrar perdem especificidade por não poderem ser distinguidos de sintomas neurovegetativos da depressão em pacientes sadios do ponto de vista médico.

Para resolver essa dificuldade têm sido propostas algumas soluções. Assim, pode-se adotar uma abordagem exclusiva, em que estes elementos são retirados, não sendo levados em conta no processo de diagnóstico. Com esta conduta se ganha maior especificidade no diagnóstico, o que é importante, sobretudo, do ponto de vista de pesquisa. Já, do ponto de vista clínico diminui-se a quantidade de diagnósticos possíveis com o risco de que alguns pacientes deprimidos possam não ser diagnosticados.

Pode-se ainda adotar a abordagem inclusiva, em que estes elementos continuam a ser considerados, sendo que aqui se perde a acuidade do diagnóstico, mas corre-se menor risco de que pacientes deprimidos sejam excluídos da possibilidade de serem diagnosticados.

Há uma terceira possibilidade proposta por alguns autores, que é a de substituir os sintomas que apresentam a perda de especificidade por outros possíveis sintomas. Assim, perda de peso poderá ser trocado por aspecto deprimido, insônia trocar por diminuição de contatos sociais, fadiga, trocar por autopiedade ou pessimismo, e diminuição de atenção e habilidade de pensar trocar por perda de reatividade e dificuldade de se animar.

Em pacientes com câncer, como já mencionado, o transtorno de humor pode ser enquadrado nas categorias de transtorno de humor ocasionanado por uma condição médica geral e transtorno de humor induzido por substância. No primeiro caso encontram-se os quadros depressivos secundários ao próprio tumor. É conhecida a depressão no câncer do pâncreas, no carcinoma de pequenas células do pulmão, tumores do sistema nervoso central, linfomas e leucemias.

Outras condições médicas podem estar envolvidas com depressão. Assim, distúrbios endócrinos, como hipo ou hipertireoidismo, disfunções de suprarrenal, insulinoma, hipopituitarismo entre outras alterações. Transtornos metabólicos, como hipomagnesemia, hiponatremia, hipopotassemia, hiperpotassemia, uremia, anemia perniciosa, pelagra, deficiência de ácido fólico e deficiência de piridoxina.

No transtorno de humor induzido por substância, estão os quadros depressivos desencadeados pelas drogas que possam estar sendo usadas no tratamento do câncer. Neste grupo estão os esteroides. Outras drogas que podem levar à depressão são o interferon, a interleucina 2, a metildopa, reserpina, barbituratos, propranolol, alguns antibióticos, como a anfotericina B a alguns agentes quimioterápicos, como a vincristina, vimblastina, procarbazina, l-asparginase, tamoxifeno e ciproterona.

Temos que considerar também que algumas alterações metabólicas podem simular quadros de depressão. Assim, alteração dos níveis de potássio, sódio e cálcio, além de estados febris e anemia devem ser consideradas para que se estabeleça diagnóstico diferencial.

Alterações nutricionais, como deficiência de vitamina B-12, e alterações neurológicas, como sequela de dor crônica, podem também simular quadros depressivos.

Fatores de risco de suicídio em pacientes de câncer

Ao se falar em depressão e câncer a questão do suicídio se faz presente.

Este tema permite algumas discussões e reflexões. Os membros da equipe de saúde, entre eles o psico-oncologista, sempre poderão defrontar-se com pacientes que demonstrem desejo de morrer, que peçam a seus médicos que apressem o processo de morte ou pratiquem a eutanásia e mesmo que se suicidem. Esse tema tem sido bastante discutido, sendo que o suicídio assistido é prática que tem sido permitida em alguns países.

Encontramos autores que expressam a ideia de que o suicídio é uma forma que o paciente tem de exercer controle sobre algum aspecto de sua vida, quando ele tem a sensação de ter perdido esse controle em função da doença ou de obter uma morte digna. Tenho observado que um dos medos frequentemente expressos pelos pacientes não é o da morte, mas o da forma que a morte possa ocorrer, ou seja, com grande sofrimento, com deterioração das funções orgânicas, o que pode trazer o temor de morte indigna. Neste caso o suicídio seria uma forma de exercer controle sobre o que atemoriza. De qualquer forma é importante que tomemos cuidado ao analisar situações em que a ideação suicida possa estar presente para não tomarmos sempre como um ato voluntário e de livre arbítrio do paciente. Breitbart[4] adverte para o fato de que suicídios dessa natureza existem, mas são, na realidade, apenas uma pequena parcela dos casos. Assim, sempre é de fundamental importância identificar os eventos que possam levar ao desejo de morte.

Alguns fatores de risco de suicídio podem ser identificados em pacientes com câncer. Entre eles alguns estão relacionados com a condição médica do paciente. Assim, dor fora de controle, o avançar da doença e a deterioração que pode estar presente nessa circunstância; a perda das habilidades para cuidar de si e o consequente aumento da dependência de outras pessoas e doença com prognóstico pobre.

O local onde se instalou o câncer também é citado como fator de risco. Entre eles os que apresentam maior risco são: orofaringe, pulmão, tratos gastrointestinal, urogenital e mama. A presença de exaustão e fadiga está também entre os fatores de risco para o suicídio.

Alguns transtornos mentais, além da depressão, como *delirium*, estados psicóticos e impulsividade podem aumentar o risco de suicídio.

Outro grupo de eventos que se constituem em fatores de risco são aqueles relacionados com a história do paciente. São eles a existência de tentativas anteriores de suicídio, a presença de psicopatologia, o abuso de substância, entre elas o álcool, a presença de perdas recentes de entes queridos, como o cônjuge ou amigos, a inexistência de uma rede social de apoio eficiente. A idade avançada em homens também se constitui um fator de risco.

O Journal of Clinical Oncology cita três estudos que tratam da questão do suicídio em paciente com câncer. O primeiro deles foi desenvolvido nos Estados Unidos por pesquisadores da Universidade de Washington, que acompanharam pacientes com câncer no período de 1973 a 2002. Este estudo revelou um índice de suicídio da ordem de 31,4/100.000 pessoas/ano, sendo que na população em geral o número encontrado foi de 16,7/100.000/ano, ou seja, praticamente o dobro em relação à população em geral. Esse índice está associado ao gênero, sendo mais frequente entre homens; associado também à raça, sendo mais frequente em caucasianos e ainda às pessoas já idosas por época do diagnóstico.[16]

O segundo trabalho citado foi realizado por Matthew Miller et al.[15] na Harvard School of Public Health. Estudaram pacientes com a idade superior a 65 anos no período de 1994 a 2002 e constataram que o câncer é a única condição médica comum que elevava o risco de suicídio nesse grupo. O aumento era da ordem de 2,3 vezes. Seu estudo incluía mais de 1.400 pacientes que apresentavam várias doenças, como diabetes, cardiopatias e doenças pulmonares crônicas.

O risco de suicídio aumentava quando havia doenças psiquiátricas, como depressão, situação em que o risco era da ordem de 2,3 vezes maior. Ansiedade e transtornos de personalidade eram responsáveis por um aumento de 2,2 vezes.

O terceiro trabalho citado foi realizado na Universidade de Edimburgo, Reino Unido, por Jane Walker et al.[24] que confirmaram que estresse emocional, dor fora de controle e idade avançada eram fortes indicadores de risco de suicídio.

Segundo Breitbart[4] vários estudos mostram que homens idosos, na faixa dos 60 e 70 anos são mais vulneráveis ao suicídio.

Há ainda à considerar como fator de risco para suicídio situações que levam à exaustão do paciente. Diversos elementos podem estar envolvidos no processo de exaustão, desde físicos, emocionais, espirituais a sociais.

Síndrome de comportamento de doença

Recentemente foi descrita uma nova síndrome a que se chamou de síndrome de comportamento de doença (*Sickness Behavior Syndrome*), que se assemelha à depressão, mas que tem fatores etiológicos próprios.[21] É atribuída à liberação de citocinas pro-inflamatórias durante danos ou destruição de tecidos que podem ter impacto substancial na função de neurotransmissores, nas funções endócrinas e no comportamento do indivíduo.

As citocinas pró-inflamatórias envolvidas são o fator de necrose de tumor (TNF), a interleucina 1 (IL-1), a interleucina-6 (IL-6) e o interferon.

A interleucina-6 está aumentada em pacientes com câncer e depressão, e esta mesma Interleucina e a Interleucina-6 estão correlacionadas com fadiga em pacientes em quimio e radioterapia.

O diagnóstico diferencial entre síndrome de comportamento de doença e depressão maior é feito por algumas diferenças assinaladas no Quadro 1. Assim, a síndrome de comportamento de doença apresenta entre seus sintomas o de hiperalgesia e não apresenta humor deprimido, sentimentos de culpa e ideação suicida.

A identificação de uma nova entidade nosológica, com etiologia diferente da depressão, abre a possibilidade de que novas drogas possam ser desenvolvidas, tendo como resultado maior eficácia terapêutica.

Tratamento da depressão

Vale lembrar que um tratamento de depressão bem conduzido leva geralmente a bons resultados, trazendo um real benefício para o paciente.

Quadro 1. Síndrome de comportamento de doença × depressão maior

SÍNDROME DE COMPORTAMENTO DE DOENÇA	DEPRESSÃO MAIOR
Anedonia	Anedonia
Isolamento social	Isolamento social
Fadiga	Fadiga
Anorexia	Anorexia
Perda de peso	Perda de peso
Distúrbios de sono	Distúrbios de sono
Distúrbios cognitivos	Distúrbios cognitivos
Diminuição da libido	Diminuição da libido
Retardo psicomotor	Retardo psicomotor
Hiperalgesia	Humor deprimido
	Sentimentos de culpa
	Ideação suicida

Todo o tratamento de depressão deve considerar uma abordagem psicológica e também medicamentosa. Não se deve excluir a psicoterapia como um dos elementos do tratamento da depressão.

A psicoterapia poderá ser realizada usando-se vários tipos de abordagem.

Vários estudos têm tentado estabelecer a eficácia dos tratamentos psicológicos. Os resultados mais frequentemente citados têm sido: alívio dos sintomas depressivos, melhora do enfrentamento, aumento do número e da atividade das células NK e aumento do tempo de sobrevida do paciente.[5,8,20]

Quando se trata de paciente terminal importa lembrar que nessa fase instalam-se algumas alterações fisiológicas, levando a maior sonolência, isolamento e inapetência. Mesmo assim justifica-se uma atenção especial a este paciente, em que os contatos sejam mantidos, a psicoterapia presente e associada aos tratamentos medicamentosos. É importante que haja uma preocupação em se escutar o paciente, dando-se a ele a certeza de que foi compreendido e acolhido em suas necessidades emocionais. O foco da abordagem psicoterapêutica deve ser amplo, não se restringindo apenas a questões ligadas à morte.

Quando se trata de medicar o paciente, alguns critérios devem ser observados. Entre eles a expectativa de vida do paciente. Se a expectativa for no mínimo de alguns meses, devemos pensar no uso de antidepressivos, incluindo os tricíclicos, os inibidores seletivos da recaptação da serotonina (ISRS) e os inibidores duplos da recaptação da serotonina e noradrenalina (ISNR) já que estes medicamentos levam de três a seis semanas para manifestar claramente seus efeitos.

Se a expectativa de vida for de poucas semanas devem-se usar psicoestimulantes de ação rápida, e com expectativa de vida de poucas horas ou poucos dias podem-se usar sedativos ou analgésicos narcóticos.

Os inibidores seletivos da recaptação da serotonina (ISRS) disponíveis são a fluoxetina, a sertralina, a paroxetina, o citalopram, o escitalopran e a fluvoxamina. Eles são medicamentos de primeira escolha na depressão pura ou quando associada ao transtorno de ansiedade.

Os antidepressivos tricíclicos são a amitriptilina, nortriptilina, desipramina, clomipramina e imipramina. Além de seu efeito antidepressivo são úteis em pacientes com insônia e dor neuropática.

O psicoestimulante geralmente usado é o metilfenidato, já que pode obter resultados em 24 a 48 horas.

Há outros antidepressivos mais novos, como a bupropiona, a mirtazapina e a venlafaxina.

A bupropiona tem sua indicação em pacientes com lentificação psicomotora e hipersonia e que não obtiveram bons resultados com os ISRS. A mirtazapina é indicada em depressões graves e em pacientes que apresentem quadro de ansiedade. A venlafaxina tem ação múltipla, ou seja, atua sobre serotonina, noradrenalina e dopamina dependendo das doses usadas, podendo também ser útil quando há ansiedade associada.

Há ainda os inibidores da monoamino-oxidase. São eles a tranilcipromina e a moclobemida. Estes medicamentos, sobretudo a tranilcipromina, têm perigosos efeitos colaterais, como crises agudas de hipertensão arterial, podendo levar a acidentes vasculares encefálicos e eventualmente à morte. O uso da tranilcipromina exige dieta alimentar estrita. A moclobemida, por sua vez, não apresenta tantos riscos, mas não tem ação sedativa.

Ao se usar antidepressivos é importante também se estar atento às interações medicamentosas. Dependendo de sua farmacocinética poderão apresentar interação com alguns agentes antineoplásicos. Estes geralmente se ligam a proteínas plasmáticas, o que ocorre também com muitos dos antidepressivos. Assim, a associação destes fármacos poderá ter como resultado maior concentração plasmática dos agentes antineoplásicos com consequente aumento de toxicidade. Dentre os antidepressivos a venlafaxina é a que apresenta menor afinidade pelas proteínas plasmáticas. Outro mecanismo envolvido em interações medicamentosas é o relacionado com o sistema do citocromo P450, já que alguns agentes antineoplásicos e alguns antidepressivos e ansiolíticos servem como substrato para a isoenzima P450 3A3/3A4.

Cabe, para finalizar, uma palavra final em relação ao tratamento de pacientes que apresentam quadro depressivo grave, com componentes psicóticos catatônicos e que não respondem aos medicamentos antidepressivos e/ou que apresentam risco de suicídio, que é a eletroconvulsoterapia (ECT). Este tratamento, quando bem indicado, geralmente apresenta bons resultados, tendo, no entanto, como contraindicação absoluta o aumento de pressão intracraniana e como contraindicação relativa lesões expansivas intracranianas e infarto recente do miocárdio.

TRANSTORNO DE ANSIEDADE

A ansiedade é uma reação bastante frequente em pacientes com câncer, já que esta doença sempre esteve associada à ideia de morte e ao sofrimento trazido, quer pelos tratamentos, como a quimioterapia, a radioterapia e as cirurgias que em muitos casos podem ser mutilantes. A própria evolução da doença é temida, pois pode levar a dificuldades funcionais, à dor e ao que é frequentemente referido como "morte indigna". Assim, é de se esperar o surgimento de ansiedade quando se refere ao câncer.

A ansiedade pode estar presente em todas as fases da evolução da doença, podendo inclusive surgir mesmo antes do diagnóstico, dificultando que este seja feito, gerando muitas vezes atrasos importantes, chegando a impedir a adesão de algumas pessoas a programas de prevenção.

O adoecimento por câncer leva inevitavelmente a muitas mudanças na vida do paciente. Assim, podem ocorrer mudanças de papéis sociais, quando, por exemplo, uma pessoa que tinha o papel de provedor não pode mais prover. Pode ainda levar a mudanças na percepção que o paciente tem de si mesmo, o que exige todo um esforço de adaptação que poderá constituir-se em componente do estresse a que o indivíduo possa estar submetido. Eventos dessa natureza podem gerar ansiedade.

A reação de ansiedade pode, em alguns pacientes, assumir maior intensidade e durar por mais tempo, podendo então se constituir em elemento inabilitante para que o paciente entenda e siga as orientações médicas, participe do processo decisório em relação aos tratamentos, comprometendo a adesão aos mesmos, podendo chegar a comprometer o prognóstico.

Mesmo quando se consideram pacientes em cuidados paliativos a incidência de transtornos de humor e de transtornos de ansiedade é considerável. Estes transtornos podem apresentar-se associados, o que leva o paciente a apresentar grandes dificuldades.[25]

Diagnóstico de transtorno de ansiedade

O diagnóstico do Transtorno de Ansiedade apresenta algumas dificuldades quando se trata de pacientes com câncer. O DSM-IV inclui sintomas autonômicos que podem ser ocasionadas por condições médicas e não unicamente psicológicas ou psiquiátricas, havendo, portanto, superposição de sintomas de ansiedade com sintomas físicos do câncer ou então dos efeitos colaterais dos medicamentos usados no tratamento dessa doença. Assim, sintomas físicos, neste caso, são pouco confiáveis, devendo-se dar ênfase aos sintomas psicológicos.

Os sintomas psicológicos estão no grupo de sintomas considerados como expectativa ansiosa e vigilância. Os sintomas ligados à expectativa ansiosa são: ansiedade excessiva e preocupações incontroláveis, e os ligados à vigilância são: sentimento de estar no limite, reação de surpresa exagerada, dificuldade de concentração, sensação de "brancos" causados pela ansiedade, dificuldade de conciliar o sono e mantê-lo e irritabilidade.

Em pacientes com câncer os sintomas de ansiedade são acompanhados de sintomas autonômicos de hiperatividade mais intensamente do que em pacientes com transtorno de ansiedade generalizada.

Outra dificuldade pode estar no fato de que equipe de saúde ou mesmo os pacientes considerarem a ansiedade como reação normal, fazendo com que o fato não seja devidamente valorizado.

Quando estiverem presentes fobias, elas poderão ser escondidas pelo paciente pelo constrangimento a que o quadro pode levar. Nestas circunstâncias o diagnóstico somente será feito em situações de crise quando a fobia se revelar agudamente.

A ansiedade poderá ser considerada patológica quando atender a alguns critérios, como durar pelo menos duas semanas e metade do dia; apresentar estado de apreensão moderado ou severo que domine a atenção e que seja incontrolável; dificuldade de compreender o que lhe é dito sobre a doença e como consequência não conseguir participar dos processos decisórios sobre o tratamento. Deve ainda apresentar dificuldade de cooperar com os tratamentos; apresentar diminuição do limiar para dor, comprometimento das funções habituais e insônia.

A ansiedade pode ter duas apresentações clínicas: ansiedade aguda e transtornos crônicos preexistentes.

A **ansiedade aguda** pode apresentar os seguintes sintomas: humor ansioso, pacientes podem sentir-se perturbados por sensações de dificuldades, podem apresentar-se irritáveis, ser tomados por sensações de crise acompanhada de desprazer, estando incapazes de relaxar, dificuldade de dormir, pensamentos intrusivos e imagens de câncer que podem seguir-se de medos de destruição do corpo. Muitas vezes demandam atenção e ajuda imediatas. Podem fazer tentativas de evitar novas ameaças. São tomados por pensamentos catastróficos e exagerados, transformam riscos improváveis em prováveis e frequentemente vêm a sua situação como insolúvel.

O transtorno de ansiedade apresenta sintomas autonômicos. Podem ser mediados pelos sistemas nervosos simpático e parassimpático. Os mediados pelo sistema nervoso simpático são: taquicardia, sudorese, sensação de pressão no estômago e sintomas cardiovasculares e respiratórios que se caracterizam por: pressão no peito, respiração curta, parestesias e tonturas.

Os ataques de ansiedade podem evoluir para o pânico, bem como estados de pânico preexistentes podem ser reativados por estados de ansiedade.

Os sintomas autonômicos mediados pelo sistema nervoso parassimpático são: tensão abdominal, náuseas, diarreia, perda de apetite e perda do interesse sexual.

Os pacientes com transtorno de ansiedade podem apresentar-se ainda distraídos, perplexos, emocionalmente lábeis, inquietos, trêmulos, fadiga secundária à insônia e intolerância a frustrações secundárias à fadiga. É comum ainda a checagem compulsiva em busca de sinais de recidiva.

Os **Transtornos crônicos preexistentes** como: transtorno de ansiedade generalizada, transtorno do pânico, transtorno pós-traumático e transtorno obsessivo-compulsivo podem apresentar emergência ou intensificação das crises. Podem, em função da instalação de tratamentos médicos, manifestar fobias por sangue ou agulha com a óbvia dificuldade em relação a vários procedimentos médicos. O mesmo vale dizer em relação à claustrofobia.

Tanto o transtorno de pânico (com ou sem agorafobia) como fobia específica, quando há ansiedade clinicamente significativa provocada pela exposição a objetos ou situações específicas e temidas, frequentemente levam a um comportamento de esquiva. O transtorno de ansiedade pode também apresentar outras formas, como o transtorno obsessivo-compulsivo que se caracteriza pela presença de obsessões que causam acentuada ansiedade ou sofrimento e/ou compulsões que têm por função neutralizar a ansiedade. O transtorno do estresse pós-traumático pode também estar presente e se caracteriza pela revivência de um evento extremamente traumático acompanhada por sintomas de excitação aumentados e esquiva de estímulos associados ao trauma. o transtorno do estresse agudo se apresenta com um quadro semelhante ao anterior, ocorrendo, no entanto, imediatamente após o evento traumático. Por fim, o transtorno de ansiedade generalizada que se caracteriza por pelo menos 6 meses de ansiedade e preocupação excessivas e persistentes.[1]

Há eventos que têm o poder de desencadear ansiedade em pacientes com câncer. Eles podem ser eventos médicos e farmacológicos. Entre os eventos médicos que podem desencadear ansiedade estão: dor fora de controle, estados metabólicos anormais, embolia pulmonar e existência de tumores secretores de hormônios.

Em relação à dor fora de controle importa comentar que isto pode se dar pelo uso de medicamentos insuficientes ou prescritos apenas "quando necessário", sem se levar em conta a forma de atuação dos medicamentos e a necessidade de que a dor seja, de fato, suprimida.

Os estados metabólicos anormais podem ser causados por hipóxia, embolia pulmonar (sendo que aqui o primeiro sintoma pode ser a ansiedade), sépsis, *delirium*, hipoglicemia, hemorragia, oclusão coronária e insuficiência cardíaca.

Os tumores secretores de hormônios podem também desencadear estados de ansiedade. O feocromocitoma, os adenomas ou carcinomas da tireoide, adenomas das glândulas paratireoides, insulinoma e tumores que produzem ACTH.

Há vários medicamentos que são causa de ansiedade. Entre eles podemos citar: os neurolépticos (usados como antieméticos), tiroxinas, broncodilatadores, estimulantes beta-adrenégicos, anti-histamínicos e benzodiazepínicos (quando apresentam efeito paradoxal). Síndromes de abstinência se apresentam com ansiedade. Substâncias que levam a este quadro geralmente são álcool, analgésicos, narcóticos, sedativos e drogas hipnóticas.

Tratamento da ansiedade

Melhor falar em "administração da ansiedade" do que em tratamento propriamente dito, já que muitas medidas de ordem psicossocial são necessárias e eficientes quando se lida com ansiedade.

Fundamental que o paciente receba suporte emocional por parte de todos os componentes da equipe de saúde. É ao médico do paciente que cabe a informação do diagnóstico e procedimentos. É o médico que detém as informações técnicas fundamentais que, uma vez passadas para o paciente, podem levar à diminuição da ansiedade. No entanto, todos os membros da equipe médica participam dos cuidados com o paciente. Se a questão da ansiedade estiver clara para cada um, haverá maior possibilidade de que todos poderão ter desempenho eficaz.

Importante considerar também o papel que têm os cuidadores informais, ou seja, familiares e/ou amigos que participam do sistema de cuidados. Pessoas que têm um grupo social de apoio consistente e presente geralmente são pessoas mais estruturadas emocionalmente e apresentam menos ansiedade em situações de estresse.[2]

A triagem dos pacientes que apresentam diagnóstico de algum transtorno na esfera psíquica pode ser feita de uma forma rápida, não demandando muito tempo. Holland[11] sugere que a exemplo do que se faz com o diagnóstico de dor, em que se pede ao paciente para definir a intensidade de sua dor numa escala de 0 a 10, o mesmo se faça em relação à presença de estresse, pedindo ao paciente que defina seus sentimentos de ansiedade ou depressão numa escala de 0 a 10. Índices acima de 4, segundo essa autora, indicam a necessidade de cuidados especializados.

Marrs[14] afirma que muitas vezes o paciente sente-se mais a vontade para falar de questões emocionais para enfermeiras e não diretamente para seus médicos. Sugere que treinamento adequado para enfermeiras facilitaria abordagens mais eficientes, com claros reflexos na melhora da qualidade de vida dos pacientes.

Sabemos que a informação é um recurso importante na diminuição da ansiedade. A informação elimina o elemento surpresa em relação aos procedimentos médicos, bem como preenche a lacuna que, de outra forma, seria ocupada por fantasias quase sempre mais assustadoras do que a realidade.

É necessário que se considere adequadamente cada paciente em suas características pessoais, de maneira que a informação não tenha um formato padrão. Vale lembrar que cada paciente tem necessidades próprias e condições emocionais particulares, de forma que a informação deve atender a necessidade de cada um. É importante que se considere também a sua disponibilidade emocional de receber a informação e a sua capacidade de elaborá-la. Deve-se considerar que todo indivíduo tem um tempo próprio de elaboração da informação de maneira que novas perguntas surgirão gradualmente, demandando do profissional de saúde a disponibilidade interna para retomar alguns temas ou ampliar, também de forma gradual, as informações.[5]

A identificação de fatores que aliviam a ansiedade em pacientes com câncer importa para seu manejo. Assim, a identificação das melhores formas de enfrentamento, apresentadas pelo paciente, pela família, amigos e médico, pode ser importante na escolha das medidas de apoio.[17]

Além das questões médicas ligadas ao adoecimento há que enfocar também os aspectos práticos da vida. Muitos setores da vida sofrem mudanças com o adoecimento. Assim, questões financeiras precisam ser consideradas. A presença de uma doença que ameaça a vida faz com que surjam incertezas sobre o futuro. Questões que até então não haviam sido postas, como o da finitude da vida ou da permanência das condições físicas que possibilitem ampla participação nas diversas atividades do viver, agora se põem presentes.

Vemos também com muita frequência pacientes que apresentam ansiedade em função de medos de como se passará a sua morte. Em minha experiência nenhum paciente referiu medo de morrer e sim, medo do sofrimento do fim da vida.

Não é incomum que, ao se aproximar a fase terminal, o paciente passe a fazer reflexões sobre a história da vida e venham à tona questões de ordem espiritual que precisam ser acolhidas. Aqui, apenas uma palavra de como esse acolhimento deva se passar. Não se trata de se fazer uma abordagem religiosa, sobretudo tentando-se impor consolo através de crenças que sejam as do cuidador. Essa abordagem poderá ser desastrosa, pois poderá ser sentida como invasiva e desrespeitosa para com a singularidade daquele paciente. O que é tecnicamente aconselhável é se proceder à escuta do paciente mantendo-se a atitude de acolhimento dos aspectos existenciais contidos na comunicação e atentos ao conteúdo emocional.

As terapias em pacientes, adequadamente selecionados, podem levar a que o uso de medicamentos possa ser reduzido e ainda permite que o paciente recobre ou desenvolva a sensação de algum controle sobre o seu processo, bem como a certeza de que participa de forma mais ativa em seus tratamentos.

Muitas vezes é necessário que se associem medicamentos às intervenções psicossociais (Quadro 2).

Muitas vezes os pacientes buscam tratamentos alternativos em lugar de tratamentos complementares. Nestes casos o paciente deve ser adequadamente esclarecido em função de danos ou ineficácia desses tratamentos, além de graves prejuízos que o abandono de tratamentos reconhecidamente eficientes pode acarretar. Já o uso de tratamentos complementares pode ajudar de alguma forma, se não diretamente no processo de tratamento do câncer propriamente dito, indiretamente, melhorando a qualidade de vida do paciente, diminuindo depressão e ansiedade e criando as condições necessárias para maior participação do paciente em seu processo terapêutico.

Entre os tratamentos complementares a que o paciente muitas vezes recorre está a fitoterapia. Geralmente o fazem seduzidos pela falsa ideia de que sendo medicamentos naturais são inofensivos.

No que diz respeito à ansiedade e à depressão há algumas ervas que são comumente usadas e de fácil aquisição como suplementos alimentares. Muitas dessas ervas têm princípios químicos ativos que podem interferir em procedimentos médicos, como a quimioterapia, radioterapia ou mesmo nos procedimentos cirúrgicos e anestésicos. Podem também causar interações medicamentosas, alterar a coagulação sanguínea ou alterar nível de enzimas que participam do metabolismo de outras drogas. Assim, em função dos efeitos adversos desses medicamentos os pacientes e familiares devem ser alertados para os inconvenientes do seu uso sem o conhecimento e orientação médica.

Resultados da intervenção psicológica

Podemos citar como resultados de uma intervenção psicológica adequada a diminuição da depressão e ansiedade, melhora da qualidade de vida, melhora das relações interpessoais, diminuição das doses de medicamentos psiquiátricos, maior adesão aos tratamentos, diminuição do tempo de internação hospitalar, melhora da eficiência do Sistema Imunológico e provável aumento do tempo de sobrevida do paciente. Quando na fase de prevenção, a diminuição da ansiedade pode facilitar ou mesmo permitir a participação do indivíduo a programas de prevenção.

TRANSTORNO MENTAL ORGÂNICO

Delirium

Cabe como primeira observação em relação a essa patologia chamar a atenção para a diferença entre os termos delírio e *delirium*. São entidades nosológicas distintas.

Delirium é um transtorno mental orgânico com apresentação aguda, de características confusionais, e que se caracteriza por um comprometimento dos níveis de consciência e da atenção, ilusões e alucinações mais comumente visuais, ideias delirantes frouxas, prejuízo de memória, alterações do ciclo sono-vigília, desorientações temporal e espacial e perturbações, como irritabilidade, medo, ansiedade ou humor depressivo.

Delirium é um sintoma presente em quadros psicóticos. Tem como característica básica apresentar crenças irredutíveis que não são compartilháveis e que não são transformáveis pela lógica comum.

Etimologicamente a palavra *Delirium* vem do latim, do prefixo *de* significando fora e *lira* que são os sulcos deixados pela charrua ao arar o campo.

Delirium é um quadro descrito há mais de 2.500 anos. Historicamente tem recebido diversos nomes, como: confusão, estados confusionais agudos, falência cerebral aguda, demência aguda, síndrome orgânica aguda, encefalopatia metabólica, síndrome cerebral orgânica, psicose tóxica reversível e psicose de UTI.

Delirium é complicação bastante frequente em pacientes com câncer, podendo aparecer em várias das fases do desenvolvimento da doença, sendo geralmente secundário a distúrbios médicos significativos.

Dada às características mencionadas anteriormente impede que o paciente participe de forma adequada, não só de seus tratamentos como de administrar sua vida.

Apresenta em sua fase prodrômica inquietação, ansiedade, distúrbios do sono e irritabilidade.

O delirium pode cursar com flutuação rápida, e o paciente pode apresentar redução de atenção, diminuição ou aumento da atividade psicomotora e distúrbios do ciclo do sono. Quando o quadro confusional é superficial, pode apresentar alguns momentos de lucidez, porém logo seguidos de confusão mental agressividade e humor lábil.

Apresenta também sintomas afetivos, como labilidade emocional, raiva, tristeza e euforia. As percepções podem também estar alteradas, assim podem surgir ilusões, enganos, alucinações e delírio onírico.

O pensamento se apresenta desorganizado, o discurso incoerente, há desorientação no tempo, espaço e pessoas e há comprometimento da memória, com ausência do registro de fatos recentes.

Geralmente está presente perturbação da atenção que fica dispersa e com dificuldade de focar. Este elemento pode ajudar no diagnóstico de *delirium*.

Quadro 2. Drogas usadas no tratamento da ansiedade

NOME DA DROGA	DOSE INICIAL	ABSORÇÃO	METABÓLITOS
BENZODIAZEPINAS			
Alprazolan (frontal)	0,25-5 mg 3 x/dia	Intermediária	Sim
Oxazepam	10-15 mg 3 x/dia	Lenta – intermediária	Não
Lorazepam (Lorax)	0,5-2 mg 3 x/dia	Intermediária	Não
Clordiazepóxido (Psicosedin)	10-25 mg 3 x/dia	Intermediária	Sim
Diazepam (Diempax)	5-10 mg 2 x/dia	Rápida	Sim
Clorazepate (Tranxile)	7,5-15 mg 2 x/dia	Rápida	Sim
Clonazepam (Rivotril)	0,25-1 mg 2 x/dia	Intermediária	Sim
Temazepam	15-30 mg 1x/dia	Intermediária	Não
Triazolam (Halcion)	0,25-0,5 mg 1x/dia	Intermediária	Não
ANTI-HISTAMÍNICOS			
Hidroxizine (Marax)	10-50 mg 2 x/dia		
Difenidramina (Benadril)	25-75 mg 2 x/dia		
NEUROLÉPTICOS			
Haloperidol (Haldol)	0,5-1 mg 2 x/dia		
Tioridazine (Melleril)	10-50 mg 2x/dia		
ANTIDEPRESSIVOS			
Imipramina (Tofranil)	10-75 mg 1 x/dia		
Paroxetina (Aropax)	20-40 mg 1 x/dia		
Escitalopram (Lexapro)	10-30 mg 1x/dia		

Adaptado de Payne e Massie.[18]

Anormalidades neurológicas também estão presentes. Podem ser corticais, apresentando disgrafia, apraxia construcional e afasia disnômica. Podem surgir ainda anormalidades motoras, com mioclonias, tremores e alterações de reflexos e tônus.

O eletroencefalograma geralmente apresenta lentificação.

Há alguns critérios clínicos para o diagnóstico do *delirium*. O *delirium* apresenta características cronológicas. Assim, pode ser agudo ou subagudo. Temporário e reversível, podendo não ser reversível nas últimas 24 a 48 horas de vida. Podem estar presentes encefalopatia por hipóxia e distúrbios metabólicos associados à irreversibilidade do quadro.

Há algumas características que são patognomônicas do quadro. Atenção e cognição desordenadas, distúrbios do comportamento psicomotor e distúrbios do ciclo do sono.

O *delirium* pode ser hiperativo e hipoativo. O paciente com *delirium* hiperativo se apresenta hiperalerta e agitado. Ainda como sintomas surgem alucinações e ilusões, e o paciente pode estar num estado de hipervigilância. A Síndrome de abstinência é um exemplo de *delirium* hiperativo.

Já no *delirium* hipoativo o paciente está hipoalerta e letárgico. Como sintomas ele está ausente, sonolento e lentificado. Neste caso o diagnóstico pode não ser feito, pois o quadro poderá passar despercebido ou mesmo confundido com depressão. A encefalopatia metabólica e a intoxicação benzodiazepínica são exemplos do *delirium* hipoativo.

As causas do *delirium* em pacientes podem ser diretas ou indiretas. As diretas são tumor cerebral primário e metástases. As indiretas podem ser: encefalopatia metabólica por falência de órgãos, desequilíbrio hidroeletrolítico, efeitos colaterais de tratamentos, como quimioterápicos, esteroides, modificadores de respostas biológicas, radioterapia, narcóticos, anticolinérgicos e antieméticos. Infecções, anormalidades hematológicas e síndromes paraneoplásicas podem também causar *delirium*.

Tratamento do *delirium*

Como em outros quadros psiquiátricos em pacientes com câncer, o tratamento do *delirium* passa por medidas médicas e outras de caráter psicológico e social. Do ponto de vista médico é fundamental identificar e tratar as alterações sistêmicas. Há também que se melhorar desempenho, o conforto e a segurança.

Há então que se adotar várias medidas que garantam o conforto dos pacientes. Assim, deve-se garantir um ambiente tranquilo e com poucos estímulos, o que nem sempre se encontra nas UTIs. A higiene e a alimentação precisam ser assistidas. Os membros da equipe precisam sempre se identificar, explicar com clareza os procedimentos, além de evitar mudanças constantes dos profissionais. É também aconselhável que os parentes estejam presentes. Estas medidas podem ajudar o paciente a se orientar. Outra medida, que pode orientar nesse sentido, é fornecer informações a respeito de local, data e hora. Não é incomum encontrarmos UTIs que tenham iluminação artificial durante 24 horas, sendo algumas vezes quase impossível o paciente saber se é noite ou dia, o que acentua sua desorientação.

O *delirium* é um quadro que pode causar forte impressão nos familiares, de forma que é muito importante que eles sejam informados adequadamente do que está ocorrendo com o paciente, com o objetivo de tranquilizá-los. Para o familiar o quadro é entendido como severo agravamento das condições do paciente e quase sempre associado à morte iminente. Leite e Teng[13] citam pesquisa que avaliou o nível de desconforto de familiares de pacientes com quadro de *delirium* em relação aos seguintes sintomas: insônia, sonolência, distúrbios de memória, dificuldade de raciocínio e de comunicação, desorientação, discurso incoerente ou irrelevante, alucinações, delírios, inquietação, comportamento inadequado e labilidade de humor. Em torno de 70% das famílias perceberam todos os sintomas de *delirium*, excetuando sonolência como desconfortáveis ou muito desconfortáveis. Cerca de 36% das famílias relataram níveis altos de desconforto na presença de inquietação, labilidade de humor e sintomas psicóticos.

Há também a necessidade de se avaliar os riscos de danos físicos a que o paciente está sujeito. Objetos que possam ser perigosos devem ser removidos, verificação de janelas próximas e de suas condições, aumento da vigilância, permanência de acompanhantes e eventualmente contenção mecânica que precisa ser adequadamente explicada para que não seja sentida como violência arbitrária contra o paciente.

O estado mental precisa ser avaliado com frequência, já que o estado mental pode sofrer mudanças de forma rápida.

O quadro de *delirium* pode também exigir tratamento medicamentoso. Dessa forma, alguns eventos podem exigir o uso de sedativos. Usa-se em casos de agitação psicomotora, agressividade e ansiedade intensa. É importante que se evitem medicações que rebaixem o nível de consciência.

Quando há necessidade do uso de neurolépticos devem ser usados os de alta potência. Entre os neurolépticos que podem ser usados está o Haloperidol que apresenta baixo efeito anticolinérgico, menos risco de sedação e menor risco de hipotensão. A clorpromazina (Amplicitil®) medicamento que, no entanto, apresenta forte ação anticolinérgica. Há também antipsicóticos chamados de atípicos são como a risperidona, quetiapina e olanzapina, que apresentam poucos efeitos colaterais.

As benzodiazepinas podem ser usadas nas convulsões, como monoterapia.

Devem também ser usadas em casos de síndromes de abstinência ao álcool, quadro bastante encontradiço em pacientes com câncer de cabeça e pescoço, sedativos e hipnóticos.

São indicadas ainda em acatisia, em pacientes que não toleram doses adequadas de neurolépticos. Devem-se usar benzodiazepinas que tenham ação relativamente curta e que não tenham metabólitos ativos.

As benzodiazepinas podem apresentar alguns efeitos colaterais, como sedação, amnésia, ataxia, inquietação paradoxal e insônia.

A eletroconvulsoterapia (ECT) pode também ter indicação em casos de *delirium* quando na vigência de quadros confusionais subagudos e síndrome neuroléptica maligna.

Em pacientes alcoolistas e desnutridos e com falta de vitamina B, pode ser necessário o uso de vitaminas para restabelecer o paciente desta deficiência.

Em casos de *delirium* hipoativo podem-se usar psicoestimulantes, como o metilfenidato. Este medicamento leva à melhora do nível de alerta, da fala e capacidade de comunicação, que geralmente está diminuída do *delirium* hipoativo e no nível de energia do paciente.

OUTROS TRANSTORNOS PSIQUIÁTRICOS EM PACIENTES COM CÂNCER

Transtornos relacionados com o uso de substâncias

Ao se estudar os transtornos psiquiátricos em pacientes com câncer outras entidades nosológicas precisam ser consideradas, como, por exemplo, as dependências às substâncias químicas, sobretudo álcool, nicotina e opioides, já que a dependência a essas substâncias, sobretudo das duas primeiras, é muito frequente em pacientes com câncer.

É necessário que a princípio se definam dependência, abuso e síndrome de abstinência.

Segundo o DSM-IV há alguns critérios que devem estar presentes para que se dê o diagnóstico de dependência de uma substância. Para isso há que se identificar um padrão mal adaptativo de uso de substância, levando a prejuízo ou sofrimento clinicamente significativo, manifestado por três (ou mais) dos seguintes critérios, ocorrendo a qualquer momento no mesmo período de 12 meses:

1. Tolerância causada por qualquer um dos seguintes aspectos:
    A) uma necessidade de quantidades progressivamente maiores da substância para adquirir a intoxicação ou o efeito desejado.
    B) acentuada redução do efeito com o uso continuado da mesma quantidade de substância.
2. Abstinência manifestada por qualquer dos seguintes aspectos:
    A) síndrome de abstinência característica para a substância.
    B) a mesma substância (ou uma substância estritamente relacionada) é consumida para aliviar ou evitar sintomas de abstinência.
3. A substância é frequentemente consumida em maiores quantidades ou por um período mais longo do que o pretendido.
4. Existe um desejo persistente ou esforços malsucedidos no sentido de reduzir ou controlar o uso da substância" (p. 176 e 177).[7]

São esses os principais critérios para o diagnóstico de dependência que são importantes no caso do paciente com câncer. O DSM-IV propõe ainda mais três outros critérios que não se aplicam necessariamente a esse caso.

Para o diagnóstico de abuso o mesmo manual define como Critério A "um padrão mal-adaptativo levando a prejuízo ou sofrimento clinicamente significativo, manifestado por um (ou mais) dos seguintes aspectos, ocorrendo dentro de um período de 12 meses".

1. Uso recorrente da substância resultando em um fracasso em cumprir obrigações importantes relativas a seu papel no trabalho, na escola ou em casa (...).
2. Uso recorrente da substância em situações nas quais isso representa perigo físico (p.ex. dirigir veículo quando prejudicado pelo uso da substância).
3. Problemas legais pelo uso da substância.
4. Uso continuado da substância, apesar de problemas sociais ou interpessoais persistentes ou recorrentes causados ou exacerbados pelos efeitos da substância".[7]

O abuso do álcool está associado a câncer em vários órgãos bem como a alguns transtornos psiquiátricos, como transtorno de humor, de ansiedade e de personalidade antissocial.

Geralmente o alcoolista é também tabagista, e essa associação é comprovadamente bastante nociva.

A supressão brusca do consumo do álcool (Critério A do DSM-IV para síndrome de abstinência para álcool) e do tabaco por ocasião do diagnóstico de câncer e internação hospitalar leva frequentemente ao surgimento da Síndrome de Abstinência, quadro que pode chegar a ser grave, necessitando intervenções médica e psicológica adequadas.

A síndrome de abstinência do álcool pode ser leve, moderada e grave. Quando leve, pode ter a seguinte característica: início geralmente com sintomas autonômicos, como tremores, sudorese, taquicardia e aumento da pressão arterial, náuseas vômitos e perda de apetite. O paciente pode estar consciente e parcialmente orientado. Pode apresentar alucinações ou ilusões visuais, táteis e auditivas que podem ser transitórias. Cerca de 90% dos casos se resolvem espontaneamente em 5 a 7 dias. Já a síndrome de abstinência com característica moderada ou grave se mostra com agitação psicomotora intensa, tremores generalizados, crises convulsivas tipo grande mal, sensibilidade visual intensa e alucinações visuais, auditivas e táteis intensas. Muitas vezes as alucinações têm o caráter de zoopsias. Presente ainda desorientação holopsíquica e liberação de hetero e autoagressividade. (Critério B do DSM-IV).

O DSM-IV ainda estabelece dois outros critérios de sintomas: Critério C que fala do sofrimento ou prejuízo clinicamente significativo no funcionamento social, ocupacional ou em outras áreas importantes da vida do indivíduo causados pelos eventos listados pelo Critério B. E por fim, o Critério D que estabelece que os sintomas não se devam a uma condição médica geral nem são mais bem explicados por outro transtorno mental.

O Tratamento da síndrome de abstinência ao álcool é sempre de ordem médica, havendo necessidade de medidas clínicas além das de ordem psiquiátrica. Alguns sistemas sociais de apoio, como os Alcóolicos Anônimos (AA), podem ser de ajuda.

A dependência à nicotina exige também tratamento médico-psicológico. Há a necessidade da adesão do paciente aos programas de tratamento ao tabagismo. Hoje há alguns medicamentos disponíveis que podem ajudar no tratamento, sem serem, no entanto, capazes de por si só, resolver a dependência. Há a necessidade muitas vezes de uma terapia de reposição de nicotina para diminuir o *craving* causado pela droga, bem como de suporte psicológico.

Vale lembrar que em tabagistas com diagnóstico de câncer muitas vezes surgem sentimentos de culpa. Por sua vez, quando submetidos à cirurgia ou demais tratamentos oncológicos e há a reincidência do uso do tabaco ou álcool, isso pode desencadear reações de hostilidade em parentes bem como na equipe de saúde, o que pode comprometer o vínculo terapêutico com a equipe e a eficiência do tratamento.

A abstinência de nicotina também é contemplada o DSM-IV com critérios diagnósticos. Como Critério A é necessário se caracterizar o uso da nicotina por pelo menos algumas semanas. Como critério B a cessação abrupta do uso ou redução da quantidade de nicotina, seguidas dentro de 24 horas por um, ou mais, de quatro dos seguintes sinais: humor disfórico ou deprimido, insônia, irritabilidade, frustração ou raiva, ansiedade, dificuldade para concentrar-se, inquietação, frequência cardíaca diminuída, aumento do apetite ou ganho de peso. O Critério C se caracteriza quando os sinais e sintomas do Critério B causam sofrimento clinicamente significativo ou prejuízo do funcionamento social, ocupacional ou outras áreas de funcionamento importantes. E, por último, o Critério D, quando os sintomas não se devem a uma condição médica geral nem são mais bem explicados por outro transtorno mental.

Outra classe de drogas que vale mencionar são os opioides frequentemente usados nos cuidados com a dor. Durante muito tempo se temeu que o uso dessas drogas sempre levasse à dependência, o que fazia com que houvesse restrições para seu uso, mesmo em pacientes terminais e com dor intensa. Estas restrições eram frequentemente estabelecidas por autoridades governamentais, agravadas pela inexperiência de muitos médicos com o uso dessas substâncias. Hoje esse quadro mudou substancialmente em função do aumento de informação a respeito do uso de medicamentos, além do estabelecimento de regras claras a respeito de suas indicações por parte da Organização Mundial de Saúde (OMS).

Sabe-se que a dependência pode ocorrer em pacientes com câncer e que façam uso de opioides, não sendo esta, no entanto, uma regra geral. O que se observa é que dependência se estabelece em pacientes que já tenham antecedentes. Pacientes com câncer muito raramente apresentam quadro de abuso de opioides.

Pacientes com dor crônica podem ter maior possibilidade de desenvolver dependência, mas geralmente os pacientes com câncer e com dor, tendo a sua dor aliviada, toleram a retirada do medicamento, além de não desenvolverem tolerância e não precisarem do aumento das doses, mantendo-as estáveis por muito tempo.

Alguns autores assinalam que a retirada de opioides pode acarretar síndrome de Abstinência em pacientes que fizeram uso terapêutico mesmo por pouco tempo. O DSM-IV estabelece como critérios diagnósticos para abstinência de opioides os seguintes eventos: A. cessação ou redução do uso pesado e prolongado de opioides (algumas semanas ou mais) ou administração de um antagonista de opioides após um período de uso de algum opioide.

Como critério B, três ou mais dos seguintes sintomas, desenvolvendo-se dentro e alguns minutos ou alguns dias após a ocorrência do Critério A: humor disfórico, náusea ou vômito, dores musculares, lacrimejamento ou rinorreia, dilatação das pupilas, piloereção ou sudorese, diarreia, bocejos, febre e insônia.

O critério C é semelhante ao das outras síndromes de abstinência consideradas anteriormente, ou seja, quando os sintomas do Critério B causam sofrimento significativo ou prejuízo no funcionamento social, ocupacional ou em outras áreas de funcionamento importantes. Por último, o Critério C, que a exemplo dos anteriores determina que os sintomas não devam ser decorrentes de uma situação médica geral, nem são mais bem explicados por outro transtorno mental.

Algumas outras drogas podem constituir-se em elementos que favoreçam o desenvolvimento de câncer. Assim a *cannabis* possui substâncias carcinogênicas semelhantes àquelas presentes no tabaco, como hidrocarbonetos aromáticos e derivados nitrogenados. Em pessoas que fazem uso sistemático dessa droga foram constatadas lesões pré-cancerosas em células epiteliais do aparelho respiratório. No entanto, nem sempre o usuário de *cannabis* o faz de forma intensiva, mas frequentemente associa o uso de *cannabis* ao do tabaco, o que pode apresentar efeito somatório.

Outras drogas podem estar também associadas ao desenvolvimento do câncer, como é o caso da cocaína e de solventes, como o tolueno. A cocaína, na sua forma inalada, apresenta risco como carcinogênico. O tolueno pode contribuir para o desenvolvimento de leucemias.

Transtorno somatoforme

A característica fundamental do transtorno somatoforme é a presença de sintomas físicos que fazem com que se pense em uma condição médica geral. No entanto, esses sintomas não têm como serem explicados por nenhuma condição médica, nem pelos efeitos do uso de qualquer substância e sequer pela presença de alguma doença mental.

Ainda como parte da caracterização dessa patologia, segundo o DSM-IV os sintomas causados por este transtorno devem necessariamente levar a sofrimento clinicamente significativo ou a prejuízo do funcionamento social ou ocupacional ou em alguma outra área importante. Deve-se lembrar que não há intenção do paciente no processo de surgimento dos sintomas. Isto faz com que se diferencie do chamado transtorno factício, em que há simulação de sintomas por parte do paciente com a intenção de obter alguma vantagem.

É ainda o DSM-IV que inclui como parte dessa categoria os seguintes transtornos: transtorno de somatização (antes chamado de histeria), transtorno somatoforme indiferenciado, transtorno conversivo, transtorno doloroso, hipocondria, transtorno dismórfico corporal.

REFERÊNCIAS BIBLIOGRÁFICAS

1. APA. *Diagnostic and statistical manual of mental disorders*. 4th ed. Washington, DC: American Psychiatric Association, 1994.
2. Baltrusch HJF, Seidel J, Stamgel W *et al.* Psychological stress, aging and cancer. *Ann N Y Acad Sci* 1988;521:1-15.
3. Blukberg *et al. Mental ilness in primary care*. New York: John Wiley & Sons, 1984.
4. Breitbart W, Krivo S. *Psycho-oncology*. Holland J. (Ed.). New York: Oxford University, 1988.
5. Carvalho VA. Ansiedade em pacientes de câncer. In: Carvalho VA. (Ed.). *Temas em psico-oncologia*. São Paulo: Summus, 2008 (no prelo).
6. Deng G, Cassileth B. Integrative oncology. Complementary therapies for pain, anxiety and mood disturbance. *CA Cancer J Clin* 2005;55:109-16.
7. DSM-IV – *Manual diagnóstico e estatístico de transtornos mentais*. 4. ed. Porto Alegre: Artes Médicas, 1995.
8. Fauzi F *et al.* Critical review of psychosocial interventions in cancer care. *Arch Gen Psychiatry* 1995;52:100-13.
9. Goldberg e Mor. *Pschosomatics,* 1985, apud Chochinov e Breitbart, 2000.
10. Greer S, Morris T, Pettingale WK. *Psychological response to breast cancer: effect on outcome*. New York: Academic, 1981.
11. Holland J. *Closing thoughts. How's your distress? A simple intervention addressing the emotional impact of cancer can help to put the "care" back in careginving*. Oncology, April 2007, Volume 21, Number 4
12. Koenig *et al. American Sociol Review* 1967 Apr.;41:322-38.
13. Leite RFM, Teng CT. Outros transtornos psiquiátricos. In: Carvalho VA. (Ed.). *Temas em psico-oncologia*. São Paulo: Summus, 2008 (no prelo).
14. Marrs J. Stress, fears and fobias: the impact of anxiety. *Clin J Oncol Nurs* 2006 June;10(3):319-22.
15. Miller M. Fonte: *J Clin Oncol* 11 Ago. 2008 (internet).
16. Misono S. Fonte: *J Clin Oncol* 11 Ago 2008 (internet).
17. Missiha SB, Solish N, From L. Characterizing anxiety in melanoma patients. *J Cutan Med Surg* 2003;7(6):443-48.
18. Payne D, Massie MJ. *Anxiety in palliative care in handbook of psychiatry in palliative medicine*. New York: Oxford University, 2000.
19. Plumb MM, Holland J. Comparative studies of psychological function in patients with advanced cancer: I. *Self-reported Psychosom Med 1977*;39:264-76. – autor confirmar se esta ref. está correta.
20. Spiegel D, Kraemer HC, Bloom JR *et al.* Effects of psychosocial treatment on survival of patients with metastatic breast cancer. *Lancet* 1989 Oct. 14;2(8668):888-91.
21. Stommel *et al.* 2002, apud Raison CL, Miller AH. Depression and cancer: new developmentes regarding diagnosis and treatment. *Biol Psychiatry* 2003 Aug. 1;54(3):283-94.
22. Thomas PD, Goodwin JS. Effect of social support on stress, related changes in cholesterol level, uric and immune function in an elderly sample. *J Psychiatry* 1985 June;142(6):735-37.
23. Uston e Sartorius, *Mental Ilness in Primary Care*. New York: John Wiley & sons, 1995.
24. Walker J. Fonte: *J Clin Oncol* 11 Ago. 2008 (internet).
25. Wilson K, Chochinov H, Skriko M *et al.* Depression and anxiety disorders in palliative cancer care. *J Pain Symptom Manage* 2007 Feb.;33(2):118-29.
26. Zebrac *et al.* 2002 apud Raison CL, Killer AH, in Biol Psychiatry, 2003.

28-3 A Morte com Dignidade

Maria Júlia Kovács

A morte no século XXI ainda é vista como fracasso médico. Segundo Cheyfitz, estamos próximos de uma época em que um quarto da população será de idosos, e muitos terão câncer como doença crônica. Não estamos preparados para lidar com processos longos de doença, que exigem cuidados mais do que procedimentos técnicos elaborados.[2]

Atualmente observa-se a medicalização da morte e uma necessidade de ocultá-la para afastar a sensação de fracasso. Para Moritz, no século XXI o processo de morte hospitalar tem cinco características: a) tornou-se ato prolongado; b) é evento científico; c) a decisão cabe aos profissionais e não ao paciente; d) pode-se tornar ato profano, não atendendo aos valores e crenças do paciente; e) é evento isolado e solitário.[17]

Oliveira, ao discutir a terminalidade da vida, indicou que ainda há grande dificuldade em determinar quando a vida se encerra. A morte deixou de ser acontecimento súbito e passou a ser processo evolutivo, uma complexa sequência de eventos terminativos.[18]

PACIENTES EM ESTÁGIO AVANÇADO DA DOENÇA E SINTOMAS E SEUS FAMILIARES

Pacientes com câncer avançado têm múltiplos sintomas, dependendo de cuidados constantes de seus familiares, às vezes acompanhado de grande sofrimento.

Há certas condições que podem levar ao subtratamento da dor e outros sintomas incapacitantes pela sua naturalização em pacientes com câncer. Estes podem sofrer inutilmente de dores atrozes por pouco conhecimento dos profissionais ou preconceito dos familiares, confirmando um dos estigmas de que a morte por câncer é sempre dolorosa. O preconceito em relação à morfina é um dos exemplos em que pacientes sofrem com dores sem o devido alívio, com o falso conhecimento de que a morfina apressa a morte e por isso deve ser ministrada somente no final da vida.

Além da dor há inúmeros outros sintomas presentes em pacientes com câncer avançado: fadiga, anorexia, problemas gastrointestinais, dispneia, e, em relação a todos eles, devem ser considerados os seguintes aspectos: intensidade, início, duração e frequência.

A dor e o sofrimento aumentam e podem tornar-se intoleráveis quando há medo, incompreensão ou depressão. O sofrimento deveria despertar no profissional o desejo do cuidado, a empatia e a compaixão e não distanciamento, indiferença ou tecnicismo, como aponta Saunders.[22] Para cuidar é preciso se deixar tocar, acionar as antenas da sensibilidade para captar os sinais emitidos por aqueles sob seus cuidados.

Há estigmatização do paciente gravemente enfermo, ainda nomeado como terminal, e com quem "nada mais há a fazer". Além disso, há expectativa de sofrimento e dor na hora da morte, como no caso do câncer, o que em parte é verdade. Esses pacientes podem ser isolados, há o temor do contágio pelo sofrimento e pelo sentimento de impotência. Podem se ressentir do distanciamento da família, do trabalho, pelas perdas financeiras, da autonomia e do corpo saudável. Têm medo da dependência, dor, degeneração e incerteza.

Bromberg realizou estudo com pacientes gravemente enfermos e verificou que as vicissitudes do agravamento da doença colocam a unidade de cuidados (paciente e família) diante de decisões, lembranças e questões que trazem preocupações. O objetivo do estudo foi descrever e analisar as necessidades dos pacientes terminais, sua família e, com base nos dados obtidos nessa análise, estabelecer princípios adequados para o funcionamento de cuidados paliativos.[1]

Pacientes e família têm necessidades diferentes. No estudo citado pacientes relataram deficiência na comunicação com familiares e médicos e uma significativa piora na qualidade de vida, com o predomínio de dificuldades para realizar atividades diárias por causa de sintomas incapacitantes. Afirmaram também que se sentiam infantilizados, abandonados e solitários. Se o paciente tiver seus sintomas controlados, familiares podem sentir-se aliviados e menos ansiosos. Quando a comunicação flui, o sofrimento diminui.

Corr, Doka e Kastenbaum[4] discutiram a questão da aproximação da morte retomando o estudo de Glaser e Strauss, que em 1965 publicaram o livro *Awareness of dying*, obra de referência para compreender a comunicação entre pacientes à beira da morte, familiares e equipe de saúde, envolvendo o desejo de saber ou não a verdade em relação ao prognóstico da morte próxima.[7]

Esses autores falam de diferentes trajetórias de morte. O câncer tornou-se doença crônica com longa duração, múltiplas necessidades. Profissionais fazem estimativas sobre o tempo restante de vida. As mortes que ocorrem antes ou depois do tempo previsto podem causar situações problemáticas para todos os envolvidos na situação.

Há mortes que começam com falência de órgãos, acompanhadas de sonolência, coma e óbito. Outras envolvem processos complicados, com confusão, tremor, convulsões e delírio, uma trajetória agitada e intranquila, que causa sofrimento àqueles que acompanham o paciente.

Pacientes com doença avançada podem pedir para morrer pelos mais variados motivos, entre os quais a consideração de que se chegou ao final da existência. Podem ser também denúncia de que há sofrimento, por vezes, intolerável. Pesquisas realizadas por Chochinov et al.[3] indicam que uma das razões frequentes para o desejo de morrer é a intenção dos pacientes de poupar familiares. Ao solicitar a morte a pessoa tem a expectativa de escuta e empenho do profissional em cuidar daquilo que precisa ser cuidado. É ainda uma possibilidade de liberdade para aqueles que estão chegando ao final da vida. Há pessoas que querem acabar com o sofrimento pela dor e outros sintomas, e nessas situações a morte pode ser um alívio para todo esse sofrimento.

Mishara declara que há várias categorias de pacientes terminais que contemplam o suicídio, podem estar deprimidos, solitários e assustados com o que terão de enfrentar, e, podem se perceber como sobrecarga, fato hoje agravado pela diminuição significativa dos cuidadores familiares. O autor considera que muitos desses pedidos podem ser revertidos.[16]

Pode-se olhar a questão por outro ângulo; solicitar a morte ou considerar o suicídio pode ser uma forma de ter o controle sobre a vida, uma forma de enfrentamento da situação.

Um dos aspectos mais temidos do final da existência é a dependência de alguém para a realização das atividades cotidianas, que pode ser mais assustadora do que a própria morte. O prolongamento da vida, sem preocupação com sua qualidade, favorece um dos estigmas arraigados na atualidade: o de que a morte por doença oncológica é sempre acompanhada de muita dor, sofrimento e de grande deterioração corporal e psíquica, embora existam atualmente tratamentos medicamentosos e não medicamentosos para alívio eficiente dos sintomas no final da vida.

Alguns pacientes gravemente enfermos podem se perceber já como mortos, "desinvestidos" pelas pessoas próximas. Sentem que estão vivendo demais e afirmam que se deve cuidar principalmente dos mais jovens, que têm a vida pela frente. Muitos são de fato abandonados, sentem-se solitários, confirmando sua percepção. Nesses casos, preferem falar de sua morte antes que outros o façam, como aponta Hennezel.[9]

Pacientes gravemente enfermos podem solicitar a morte, como mencionado, e o nosso dever é escutá-los com atenção e verificar se a motivação está relacionada com a necessidade de um cuidado específico, que não está sendo oferecido. Mas, antes de qualquer ação, a escuta atenta permite uma diferenciação muito importante apontada por Hennezel (op.cit): o pedido para morrer não é pedido para se matar. O desejo de morrer é do paciente e não do profissional, por isso não cabe a defesa da eutanásia. Também não cabe classificar esse pedido como ideação suicida ou depressão, como forma de descartar rapidamente um contato mais próximo com o paciente. O pedido para morrer pode configurar um pedido de não distanásia em vez de um pedido de eutanásia.[11,12]

Atualmente muitas mortes ocorrem em Unidades de Terapia Intensiva, onde a possibilidade de tratamentos fúteis se torna mais presente, provocando sofrimento e poucos benefícios para pacientes gravemente enfermos. Procedimentos distanásicos são mantidos por medo de sanções legais, e não pela crença na sua efetividade.

As mortes nas Unidades de Terapia Intensiva são processos complexos, com grande risco de promoção da distanásia, como aponta Pessini.[19,20] Longe de haver consenso, desligamento de aparelhos ou interrupção de certos procedimentos podem ser vistos como eutanásia. Concordamos com Schramm que a definição dos procedimentos e dos termos utilizados é fundamental nessa área.[23] Muitas pessoas próximas à morte são submetidas a processos distanásicos para evitar o que erroneamente se define como eutanásia, ou seja, o apressamento da morte. O que se observa é a promoção da distanásia, impedindo um processo natural de morte.

Em 1995 foi realizado o estudo Support (S*tudy to understand prognosis and preferences for outcomes and risk of treatment*), citado por Lynn *et al.*[15] com o objetivo principal de colher informações sobre pacientes em estágio de terminalidade e seus familiares. Os pesquisadores verificaram que 55% dos pacientes estavam conscientes nos três dias que antecederam à sua morte, 40% apresentavam dores insuportáveis e 80% sentiam fadiga. Entre os pacientes estudados, 63% relataram ter dificuldade para tolerar o grande sofrimento físico e emocional relacionado com o agravamento da doença e final da vida. Essa pesquisa trouxe elementos importantes para o aperfeiçoamento dos cuidados paliativos e diminuição do sofrimento no final da vida.

Quando o tratamento não leva à melhora e, além disso, causa desconforto, podemos estar no terreno da futilidade médica. Não é a complexidade do tratamento que define a obstinação terapêutica. Exemplificando: a hemodiálise pode ajudar numa situação de falência renal, mas não teria indicação no caso de um paciente que já apresenta falência de outros órgãos vitais.

Hennezel observou que para alguns pacientes gravemente enfermos a aproximação da morte desperta medos e inseguranças. As defesas se tornam frágeis, os sistemas de proteção falham e há sensação de vulnerabilidade. Segundo a autora, é muito importante criar ambiente de segurança e acolhimento.[8]

CUIDADOS PALIATIVOS E MORTE DIGNA

A grande tarefa dos programas de cuidados paliativos é garantir qualidade de vida, alívio de sintomas incapacitantes e um processo de morte com dignidade

A Lei Covas (10.241/99), vigente no estado de São Paulo, permite a recusa de tratamentos dolorosos, podendo levar à morte digna, sem dor e sofrimento, em conformidade com o desejo dos pacientes. É frequente o pedido para morrer em casa, com a presença de familiares e pessoas significativas.

A resolução do Conselho Federal de Medicina (CFM - 1.805/2006), de 28 de novembro de 2006, permite ao médico a suspensão de procedimentos e tratamentos que prolonguem a vida do paciente em fase terminal, portador de enfermidade grave e incurável, respeitando a vontade da pessoa ou de seu representante legal. Cabe ressaltar que o paciente continuará recebendo todos os cuidados necessários para aliviar sintomas e sofrimento, assegurando-se assistência integral, conforto físico, psiquiátrico, social e espiritual.

Ribeiro afirma que as diretrizes avançadas da vida (*living wills*) são documentos que descrevem o que o paciente quer em relação aos tratamentos a que está sendo submetido, podendo incluir a sua interrupção.[21] Em 2012 o Conselho Federal de Medicina propõe a diretriz antecipada de vontade que dá ao paciente o direito de escolher o que não quer como tratamento, que discuta com o médico, e a decisão seja registrada no prontuário do paciente. É uma possibilidade de não submissão a tratamentos, cujo objetivo seja apenas o prolongamento da vida, acrescido de sofrimento – a distanásia. Devem ser garantidos os tratamentos para alívio e controle de sintomas (Conselho Federal de Medicina -Resolução 1995/2012).

Os limites dos tratamentos devem ser informados e esclarecidos para evitar os processos distanásicos, que podem aumentar o grau de sofrimento. Cabe ressaltar que há limites para tratamentos e não aos cuidados. Não há solução para a morte, mas se pode ajudar a morrer bem, com dignidade, facilitando os processos de finalização.

A identidade da pessoa se mantém até a sua morte. Privar o ser da sua humanidade em favor da técnica com certeza não é o melhor caminho. É algo utópico pensar que a técnica sozinha pode garantir uma boa morte.

Esslinger apresenta reflexões sobre o que seria a boa morte: com conforto respiratório; sem dor; na presença de familiares; com os desejos realizados; com suporte emocional e espiritual; sem sofrimento hospitalar (evitando-se processos distanásicos).[5]

A morte é parte fundamental da existência humana, por isso pode ser planejada, com direito à autodeterminação. Sabemos que esse é um ponto polêmico e que ainda demanda discussão. Partindo para questões mais íntimas, pessoas têm desejos e expectativas diferentes; alguns preferem que haja a proximidade de pessoas, outros querem estar sós, dormindo ou despertos, alimentando-se ou não mais. Por isso defendemos a necessidade de falar mais sobre a própria morte, informar as pessoas próximas sobre seus desejos, configurando o que denominamos de educação para a morte, o planejamento final da existência.[10]

CUIDADOS NO FIM DA VIDA

Os cuidados paliativos estão em pleno desenvolvimento, mas muitos profissionais ainda não reconhecem sua importância no caso de pacientes gravemente enfermos. Os cuidados paliativos se configuram atualmente como programas altamente especializados, o que demanda dos profissionais conhecimentos específicos para o controle de sintomas e alívio de sofrimento em várias esferas da existência. A aproximação da morte demanda cuidados, monitoração e acompanhamento, para que o sofrimento seja o mínimo possível.

Em 2008 foi lançado o livro Cuidado Paliativo coordenado pelo Dr. Reinaldo Ayer de Oliveira com capítulos escritos por profissionais de saúde de várias áreas, constituindo-se uma das obras de referência sobre o tema em nosso país.[5]

Pessoas gravemente enfermas apresentam múltiplos sintomas e demandam cuidado especializado, que deve ser ajustado às características pessoais dos pacientes. Além de oferecer controle dos sintomas é importante garantir conforto e bem-estar.

Pacientes em estágio terminal passam por fases que necessitam de cuidados especiais. Na primeira fase o conforto e a funcionalidade são muito importantes, então medidas de cuidado devem potencializar esses aspectos. Na segunda fase, a perda de funções já é mais evidente, e as medidas de conforto se tornam a questão principal dos cuidados. Na terceira fase (final) a sedação pode ser necessária para controle de sintomas refratários. Ela reduz o nível de consciência e só pode ser realizada com o consentimento do paciente ou dos familiares, quando aquele não puder mais responder por si.

Segundo Ferreira, os sintomas de mais difícil controle são o *delirium*, a dor e a dispneia e aponta que sedação paliativa não é eutanásia. A intenção é diferente nas duas situações: na sedação é alívio de sintomas, na eutanásia é a morte. A sedação diminui a consciência, e a eutanásia elimina a vida. O resultado final da sedação é o alívio e o conforto, e da eutanásia é a morte.[6]

Por isso a sedação paliativa deve ser decisão compartilhada pela equipe, envolver o consentimento do paciente e de seus familiares e ser iniciado quando todas as outras medidas de cuidados já foram experimentadas. E o fato de iniciar a sedação não implica na suspensão dos cuidados de higiene, conforto e qualidade de vida. É fundamental que o procedimento seja feito com o acompanhamento e consentimento dos familiares, cuidando dos sentimentos, que podem tornar-se ambivalentes com a percepção da aproximação da morte do paciente.

Os cuidados paliativos resgatam a morte com dignidade, tarefa essencial dos profissionais paliativistas. A possibilidade de morrer com dignidade estimula discussão relevante para os dias atuais. Qualidade de vida no processo da morte e medidas de preservação da vida estabelecem relações de complementaridade e não de conflito. Fazer tudo que é possível deve envolver também parar no limite do razoável. Muitas pessoas pedem que se faça "tudo", pois temem que, com a interrupção dos tratamentos, se abandone todos os tratamentos.

Hennezel declara que há maneiras de cuidar de pessoas gravemente enfermas que permite qualidade de vida, criando-se ambiente caloroso e calmo.[8] Quanto aqueles para quem a medicina tradicional afirma que não há nada a fazer, a autora afirma que há cuidados fundamentais com o corpo, a escuta de suas necessidades e alívio do sofrimento.

Preparar-se para morrer significa aprofundar a relação com os outros. Hennezel aprendeu três coisas muito importantes com pessoas moribundas: a) não se deve impedir a morte de ninguém; b) o ser humano é muito mais do que se possa imaginar; c) o ser humano sempre pode acrescentar alguma coisa, pode se transformar nas crises, realizar-se em várias situações e enfrentar as provocações da vida.[8]

> "Estou convencida de que essas experiências com a realidade da morte enriqueceram mais a minha vida do que quaisquer outras experiências que haja tido. Significa encarar a questão básica do significado da vida. Se realmente desejamos viver, devemos ter a coragem de reconhecer que a vida é, no final das contas, muita curta, e que tem importância tudo que fazemos. No entardecer de nossa vida queremos esperançosamente ter a oportunidade de recordar e dizer – Valeu a pena, realmente vivi."
>
> Kübler-Ross (p. 168)[13]

REFERÊNCIAS BIBLIOGRÁFICAS

1. Bromberg MHPF. Cuidados paliativos para o paciente com câncer: uma proposta integrativa para equipe, pacientes e famílias. In: Carvalho MMMJ. (Ed.). *Resgatando o viver: psico-oncologia no Brasil*. São Paulo: Summus, 1998. p. 186-231.
2. Cheyfitz K. Who decides? The connecting thread of euthanasia, eugenics, and doctor-assisted suicide. *Omega: J Death Dying* 1999-2000;40(1):5-16.
3. Chochinov HM, Wilson KG, Enns M et al. Desire for death in the terminally ill. *Am J Psychiatry* 1995;152(8):1185-91.
4. Corr CA, Doka KJ, Kastenbaum R. Dying and its interpreters: a review of selected literature and some comments on the state of the field. *Omega: J Death Dying* 1999;39(4):239-59.
5. Esslinger I. O paciente, a equipe de saúde e o cuidador: de quem é a vida afinal? Um estudo acerca do morrer com dignidade. *O Mundo da Saúde*, São Paulo 2003;27(3):373-82.
6. Ferreira SP. Sedação paliativa. In: Oliveira RA. (Ed.) *Cuidado paliativo*. São Paulo: Cremesp, 2008. p. 355-64.
7. Glaser BG, Strauss AL. *Awareness of dying*. Chicago: Aldine, 1965.
8. Hennezel M. *Diálogo com a morte*. Lisboa: Notícias, 1997.
9. Hennezel M. *Nós não nos despedimos*. Lisboa: Notícias, 2001.
10. Kovács MJ. *Educação para a morte: temas e reflexões*. São Paulo: Casa do Psicólogo, 2003.
11. Kovács MJ. Aproximação da morte. In: Carvalho VA, Franco MHP, Kovács MJ et al. (Eds.). *Temas em psico-oncologia*. São Paulo: Summus, 2008. p. 388-97.
12. Kovács MJ. Morte no contexto dos cuidados paliativos. In: Oliveira RA. (Ed.). *Cuidado paliativo*. São Paulo Cremesp, 2008. p. 547-58.
13. Kübler-Ross E. *Morte, estágio final da evolução*. Rio de Janeiro: Record, 1975.
14. Kübler-Ross E. *Sobre a morte e o morrer*. Trad. Paulo Menezes. 3. ed. São Paulo: Martins Fontes, 1987.
15. Lynn, J. et al. "Perceptions by family members of the dying experience of older and seriously ill patients". *Annals of Internal Medicine*. v. 126, n. 2, p. 97-106, 1997.
16. Mishara BL. Synthesis of research and evidence on factors affecting the desire of terminally ill or seriously chronically ill persons to hasten death. *Omega: J Death Dying* 1999;39(1):1-70.
17. Moritz RD. Os profissionais de saúde diante da morte e do morrer. *Bioética*, Brasília, 2005;13(2):51-63.
18. Oliveira RA. Terminalidade da vida em situação de morte encefálica e de doença incurável em fase terminal. *Bioética*, Brasília 2005;13(2):77-83.
19. Pessini L. Dignidade humana nos limites da vida: reflexões éticas a partir do caso Terri Schiavo. *Bioética*, Brasília 2005;13(2):65-76.
20. Pessini L. Humanização da dor e sofrimento humanos no contexto hospitalar. *Bioética*, Brasília 2002;10(2):31-46.
21. Ribeiro D. A busca da imortalidade humana: a terminalidade da vida e a autonomia. *Bioética*, Brasília 2005;13(2):112-20.
22. Saunders C. Some challenges that face us. *Palliative Medicine* 1993;7(Suppl 1):77-83.
23. Schramm FR. A questão da definição da morte na eutanásia e no suicídio assistido. *O Mundo da Saúde*, São Paulo 2002;26(1):178-83.

28-4 A Família como Paciente em Psico-Oncologia

Maria Helena Pereira Franco

Uma doença potencialmente fatal afeta a família, não apenas o paciente. Todos terão sua vida alterada, de maneiras sutis e também significativas, ao longo do curso da doença. Note-se que a influência é recíproca. Por esse motivo, considera-se que os cuidados devem ser voltados para a assim definida unidade de cuidados, composta por paciente e sua família.

Família é definida como um sistema em que a soma das partes é mais do que o todo. Tudo que afeta o sistema como um todo afetará cada indivíduo, e tudo que afeta cada indivíduo afetará a família como um todo. A família tenta dinâmica e sistemicamente manter seu equilíbrio, por meio de papéis, regras, padrões de comunicação, expectativas e padrões de comportamento que refletem suas estratégias de enfrentamento, crenças, alianças e coalizões. Todas as famílias têm seu estilo.

Assim sendo, a família está definida interativamente, mais do que biologicamente. Trata-se de um círculo restrito, com o qual a pessoa com a doença interage, troca informações, sentindo-se ligada por vínculos fortes, pessoais, recíprocos ou obrigatórios. Podem ser incluídas pessoas com ligação afetiva, amigos, ex-marido/mulher, enfim, todos que se envolverem no processo de tratamento. Assim sendo, o importante ao se tratar uma família com câncer é identificar quem ele define como sua família.

Na compreensão de família, são utilizadas estas cinco dimensões:

A) Padrões de comunicação.
B) Fronteiras entre os membros individuais da família e também entre a família como um todo e o resto do mundo.
C) Flexibilidade de papéis dentro da família.
D) Alianças nos subsistemas da família.
E) Regras familiares.

VIVÊNCIA DA FAMÍLIA NO PROCESSO DE ADOECIMENTO

O envolvimento da família com a doença precede o diagnóstico. A família está presente quando observa e avalia um sintoma, quando sugere ou providencia uma consulta médica, quando recorre a uma solução anteriormente provada eficaz. Pode também ser consultada quando a pessoa tem de decidir por uma conduta.

Por esses motivos, pode-se dizer que a crise ocasionada pela doença inicia-se antes do diagnóstico, quando a família tem alguma percepção ou interpreta sintomas como de risco e une-se (ou fragmenta-se, em razão de suas dificuldades) para lidar com os sintomas e sistemas médicos. A maneira pela qual o indivíduo e a família agem na *fase pré-diagnóstica* pode ser reveladora dos padrões que persistirão ao longo da doença e dos mecanismos de enfrentamento que serão utilizados. Nessa fase, há muita incerteza e ansiedade, vemos culpa associada aos medos. O familiar se preocupa com o que a doença vai significar para a pessoa doente e para ele também, com consequências nos padrões de comunicação, relacionamento sexual, relações de poder.

No período de *diagnóstico*, os familiares e o paciente são informados sobre a doença e seu significado. Isso não significa que tenha acabado a incerteza, pois novas situações, relativas ao tratamento, ao andamento da doença, ao prognóstico, se apresentam. Algumas pessoas podem não querer compartilhar a notícia do diagnóstico com seus familiares (todos ou alguns) ou estes podem querer manter o paciente na ignorância. Instala-se a conspiração do silêncio, que pode conter alguma lógica, mas inibirá a comunicação e o apoio da família, podendo causar raiva, ressentimento, culpa. Nesse período, as ameaças atingem os projetos familiares, que deverão ser mudados ou adiados: novas responsabilidades, pressão do tempo, efeitos financeiros. Pode surgir a preocupação de que a doença cause problemas de saúde aos outros membros da família, não por ser contagiosa, mas pelas novas responsabilidades e mudanças. Nessa fase, temos claramente uma crise familiar caracterizada pela contínua incerteza e ansiedade, que afetarão tanto o paciente como sua rede de suporte, mas especialmente a família, que já se encontra em crise.

Nesse período, a família começa a experimentar o luto antecipatório, diante das mudanças e perdas que ocorrerão. O efeito do diagnóstico afeta todo o sistema familiar.

Essa é uma fase descrita como *crônica*, caracterizada pela necessidade de se adaptar às condições anormais advindas da doença, juntamente com a necessidade de manter padrões normais, rotineiros, previsíveis. Paciente e família aceitam mudanças decorrentes de exacerbações e crises agudas, ao mesmo tempo em que lamentam a perda da identidade pré-doença. A família com bom nível de informação tenta equilibrar necessidades de cuidados com outras necessidades.

Na fase *final*, quando uma pessoa não pode mais desempenhar os papéis ou funções que lhe foram determinados pela dinâmica familiar, ocorre uma alteração importante no equilíbrio da família. Quando a família tem um de seus membros em condição de terminalidade, enfrenta não somente a constatação de que aquela pessoa está morrendo como também a morte da família como existia até então.

Por outro lado, a família desenvolve mecanismos para identificar ou escolher um cuidador entre seus membros, e a existência de um cuidador na família chama a atenção para suas necessidades específicas, relativas à saúde, questões de gênero, desenvolvimento de habilidades, vínculo conjugal, sexualidade.

No enfrentamento da doença pela família, há fatores facilitadores e fatores complicadores. Entre os facilitadores, encontram-se:

- Estrutura familiar flexível que permita reajuste de papéis.
- Boa comunicação com a equipe profissional e entre os membros da família.
- Conhecimento dos sintomas e ciclo da doença.
- Participação nas diferentes fases, para obter senso de controle.
- Sistemas de apoios informal e formal disponíveis.

Os fatores complicadores são:

- Padrões disfuncionais de relacionamento, interação, comunicação e solução de problemas.
- Sistemas de suportes formal e informal não existentes ou ineficientes.
- Outras crises familiares simultâneas à doença.
- Falta de recursos econômicos e sociais, cuidados médicos de pouca qualidade e dificuldade de comunicação com a equipe médica.
- Doenças estigmatizantes e pouca assistência.

Com isso em mente, destacam-se as tarefas de enfrentamento da família, descritas a seguir.

- *Negação versus aceitação da doença e da morte:* as mudanças decorrentes do adoecimento podem abrir perspectivas interessantes de crescimento, desde que não sejam negadas as perdas aí presentes.
- *Estabelecimento de relação com os cuidadores profissionais:* um novo universo se abre para a família com o contato com os representantes do sistema oficial de saúde. Trata-se de uma relação entre duas culturas, a daquela família em particular e a dos profissionais de saúde.
- *Atendimento das necessidades da pessoa que está doente ou à morte:* é preciso manter a relação com a pessoa doente, responder às necessidades apresentadas por essa pessoa, mantê-la incluída na família.
- *Admissão de que a morte se aproxima e as necessidades se alteram:* esse é um grande passo para a saúde e o equilíbrio entre os membros da família. Isso significa suportar a miríade de sentimentos e reações do luto antecipatório que surgem a partir da situação atual, mas também de perdas anteriores.
- *Enfrentamento do luto, antes e depois da morte:* o luto se inicia antes da morte, a partir da constatação da doença, sendo intensificado pelas perdas dela decorrentes. Assim sendo, o reconhecimento desse luto antecipatório trará à família condições para um adequado desenrolar do

processo do adoecimento, sem dispêndio desnecessário de energia psíquica e de reguladores afetivos.

- *Manutenção do equilíbrio funcional:* exatamente em razão das mudanças, que trazem consigo novas necessidades, é que a manutenção do equilíbrio funcional permitirá novas respostas, adequadas às demandas. Isso implica manter-se isolado da pessoa doente. Embora seja algo oposto ao que foi dito anteriormente, esse aspecto também é necessário para ressaltar a importância do reconhecimento, por parte de cada membro da família, das suas necessidades individuais e da tolerância do fato de que aquela pessoa está doente, de que não existe a mesma perspectiva de vida que havia antes da doença, entendendo que, se ela morrer, os demais continuarão a existir.
- *Estabelecimento e regulação das relações afetivas, nessas condições críticas, dentro e fora da família:* a sábia medida entre o que sempre foi feito e aquilo que a realidade impõe agora é um caminho para o estabelecimento e a regulação das relações afetivas.
- *Adaptação às mudanças de papel:* cada membro deve se acomodar às novas demandas impostas à família.

OS FAMILIARES E O CÂNCER INFANTIL

O câncer na infância é uma situação estressante que traz inúmeras questões a cada membro dessa família. A aceitação do diagnóstico é um processo difícil, levando os pais a muitas vezes questionar-se sobre a conduta de educação e de cuidados com o filho doente. Assim, assumem a culpa dessa situação e por vezes responsabilizam um ao outro. A negação e o sentimento de raiva tornam-se muito presentes nesse momento. As reações da família são complexas e particulares a cada membro. Eles reagem não somente à doença da criança, mas também às reações dos outros familiares. Pode-se separar a evolução dessas reações em três fases:

- Período de choque inicial.
- Período de luta contra a doença.
- Período prolongado de reorganização e aceitação.

Por vezes, o choque inicial pode ser tão abrupto a ponto de causar a desorganização familiar, e, outras vezes, pode ser rápido e facilmente vencido. Quando a estrutura familiar é funcional, a doença pode vir a fortalecer ainda mais os seus laços, e a criança pode encontrar o suporte necessário, porém quando a estrutura é disfuncional, os laços tendem a se enfraquecer, e a criança pode sentir-se rejeitada. As mudanças são inevitáveis, e a família é obrigada a adaptar-se a essa situação. A rotina muda, especialmente para aqueles que buscam tratamento em locais distantes de sua origem; há uma ruptura nessa estrutura familiar, já que a criança e o adulto acompanhante afastam-se do restante da família. Como o tratamento de câncer é um processo longo, demorado, abala ainda mais o dinamismo desse sistema. Muitos pais deixam de trabalhar para cuidar dos filhos, irmãos sentem-se injustiçados por não receber a atenção dada ao filho doente; assim, muitas mudanças são produzidas graças a essa situação de enfermidade.

O sentimento de impotência e incerteza se faz presente em todas as etapas da doença; caso as expectativas negativas sobre o curso da doença persistam em detrimento das expectativas reais, haverá implicações negativas na intervenção. Se a descrença for apenas por parte de um dos pais, um tentará persuadir o outro; a oscilação da incerteza faz que mantenham o tratamento e se inteirem acerca dos aspectos da doença, terapêuticas e possibilidades.

Brun (1996) afirma que, no hospital, os pais perdem parte de suas responsabilidades, já que as decisões, por mais que sejam consultados, não cabem mais a eles, e sim aos profissionais que estão cuidando do seu filho; isso faz que o sentimento de impotência cada vez mais se torne presente.

Em virtude disso, esquecem que servirão de exemplo para a criança, que os julga mais experimentados, e que representam aqueles em quem ela pode confiar. O adulto não está livre de angústias e de medos, principalmente em uma situação dessas, e a criança percebe esses sentimentos, o que aumenta mais ainda seus medos e anseios e faz que se sinta incapaz de atender às expectativas parentais, guardando para si seu sofrimento e suas dúvidas.

Segundo Bowlby (1995), a ausência da mãe na internação hospitalar tem um efeito perturbador; há uma intranquilidade diante da possibilidade de separação. A presença da figura materna aumenta a confiança na figura de apego. Essa confiança se esvai quando essa figura é agente voluntária ou involuntária da frustração, isto é, quando as figuras de apego não correspondem às suas atribuições, há efeitos graves e persistentes, pois estão em jogo necessidades afetivas essenciais (segurança e amor) para o desenvolvimento da criança. Pais encorajadores, solidários e cooperativos criam a criança com senso de valor e competência e crença no apoio, propiciando um modelo favorável para a construção de relações interpessoais; assim, situações de infortúnios e doenças serão elaboradas e enfrentadas por eles.

É de extrema importância que os pais estejam presentes quando se expõe para a criança o seu diagnóstico e a ajudem a entender o que é ter câncer. As figuras parentais trazem segurança e reafirmam o vínculo de confiança quando estão presentes em situações difíceis. Porém, o conhecimento das crianças sobre a doença pode vir de outras fontes, como a televisão, e receber as informações por fontes indiretas pode levar a criança a estabelecer uma relação de desconfiança com os pais, ela se questionará sobre o que mais foi escondido dela, surgindo assim fantasias e medos sobre a gravidade da doença.

Quando a criança tem conhecimento sobre a doença e sente-se doente, a abordagem de todos os problemas fica mais fácil, pois ela compreende que o tratamento a que será submetida é necessário. No entanto, durante a fase de manutenção, em que a internação não se faz mais necessária, e os incômodos físicos são raros, a criança não entende por que precisa ser submetida a exames dolorosos e continuar o tratamento. Assim, fica mais difícil explicar o problema para a criança, pois ela se sente "curada".

Finalizando, cabe destacar a importância de se considerar a família como incluída, juntamente com o paciente, entre os que receberão cuidados multiprofissionais para o enfrentamento do câncer.

Questões, como fertilidade e sexualidade, fazem parte do universo de assuntos a serem abordados pela equipe. Falar em prevenção envolve a família, sobretudo quando se pensa em aspectos genéticos e hábitos de vida (alimentação e higiene, por exemplo). A discussão sobre o tratamento coloca a família em posição de parceria com a equipe profissional. O tema da morte também envolve a família, enlutada e portadora de necessidades específicas, relacionadas com essa condição.

BIBLIOGRAFIA

Bowlby J. *A secure base: clinical applications of the attachment theory.* Londres: Routledge, 1995.

Brown FH. O impacto da morte e da doença grave sobre o ciclo de vida familiar. In: Carter B, McGoldrick M et al. (Eds.). *As mudanças no ciclo de vida familiar: uma estrutura para a terapia familiar.* Trad. Maria Adriana Verissimo Veronese. 2. ed. Porto Alegre: Artes Médicas, 1995. p. 393-414.

Brun D. *A criança dada por morta: riscos psíquicos da cura.* São Paulo: Casa do Psicólogo, 1996.

McGoldrick M, Walsh F. *Morte na família: sobrevivendo às perdas.* Trad. Cláudia Oliveira Dornelles. Porto Alegre: Artmed, 1998.

Murray JS. Self-concept of siblings of children with cancer. *Issues Compr Pediatr Nurs* 2001;24(2):85-94.

Nascimento CRR. Relações entre a resposta de ansiedade de pais e mães e a resposta de ansiedade de seus filhos. *Estudos de Psicologia*, Campinas 2001;18(2):17-28.

Rolland J. Doença crônica e o ciclo de vida familiar. In: Carter B, McGoldrick M. *As mudanças no ciclo de vida familiar: uma estrutura para a terapia familiar.* Trad. Maria Adriana Verissimo Veronese. 2. ed. Porto Alegre: Artes Médicas, 1995.

Silva CN. *Como o câncer (des)estrutura a família.* São Paulo: Annablume, 2001.

Silva LF et al. Doença crônica: o enfrentamento pela família. *Acta Paulista de Enfermagem*, São Paulo 2002;15(1):40-47.

Thaler-DeMers D. Sexuality, fertility issues and cancer. *Illness, Crisis & Loss* 2002;10(1):27-41.

28-5 Cuidando de Quem Cuida

Regina Paschoalucci Liberato

ALGUMAS CONSIDERAÇÕES INICIAIS

Cuidado vem do latim *cura*, ou ainda *coera* na sua forma mais antiga, palavra que alude à amizade e ao amor e que expressava atitude de desvelo, preocupação em relação à pessoa amada ou por um objeto de estimação.

Outra possibilidade etimológica se relaciona com as palavras *cogitarel/cogitatus*, significando cogitar, mostrar interesse, revelar uma postura de desvelo e preocupação.

É muito comum estarmos envolvidos em situações que nos remetem à experiência de cuidar. Cuidamos diariamente de nossos filhos, de nossa família; do nosso corpo e da nossa alma, dos nossos amigos e da nossa família social; dos nossos parceiros de trabalho; dos nossos empregados e de pessoas desconhecidas que cruzam nossos caminhos.

Para Heidegger, em seu livro *Ser e Tempo* (2000), o cuidado faz parte da nossa dimensão ontológica, fazendo parte da definição essencial do ser humano, estruturando a sua prática e colocando-se sempre subjacente àquilo que o humano empreende, projeta ou faz.

Para ele, o cuidado está na origem da existência do ser humano. Essa origem possui um sentido filosófico de fonte, donde brota continuamente o ser.

O cuidado é o suporte real para uma vida criativa, livre e plena. Ele sempre nos acompanha e nele se encontra o etos fundamental do humano.

CUIDAR DE SI E DO OUTRO

As dimensões intra e interpessoal do cuidado

Nossa cultura nos ensina a cuidar essencialmente do outro. De preferência, com desprendimento e sacrifício, o que atrapalha em princípio o estabelecimento de uma relação com base em postura amorosa e gentileza.

Mas não há como exercermos algo que não conhecemos.

Cuidar de si mesmo requer uma prática concentrada de atenção voltada para nossas necessidades e nossos desejos; levando em conta nossa singularidade.

É preciso conhecer e aceitar nosso corpo e nossa alma como fontes de aprendizado inesgotável, descobrindo com prazer particularidades de si mesmo.

Serão esses os recursos criativos que poderemos contar ao enfrentarmos a experiência do cuidado, quando predomina o processo de adoecimento.

As feridas provenientes do exercício da nossa profissão estão associadas tanto à nossa condição humana, quanto à impotência frente às diversas situações que enfrentamos no nosso cotidiano.

Aceitá-las é caminhar em direção a uma consciência ampliada da existência, constelando sentimentos de solidariedade e compaixão que surgem do reconhecimento da humanidade.

Não existe prática clínica sem contato humano.

O vínculo se estrutura com empatia e interesse pela pessoa que adoece e entre os membros da equipe de cuidados.

O fenômeno do encontro profissional-paciente é amplo e rico em particularidades, e mesmo que se estabeleça uma política de indiferença afetiva em relação aos conteúdos não compatíveis com o raciocínio clínico ou protocolo de procedimentos, esses conteúdos espalham-se e contaminam profundamente a alma, agindo inclusive de maneira inconsciente e provocando reações.

Estar em relacionamento é lidar com crenças, convicções, afetos, esperanças, dúvidas, certezas, e sempre algo influenciado pela carga afetiva que lhe dá base, consciente ou inconsciente, em interação com o aparelho psíquico do outro, com sua carga afetiva respectiva.

O profissional de saúde tem um desgaste muito além do comum na sua prática cotidiana.

Muitas vezes, surgem sentimentos ambivalentes, conscientes ou não, que causam situações estressantes, de intensa tensão. Sabe-se que qualquer circunstância continuamente estressante pode gerar sentimentos contraditórios que necessitam de adaptação.

Encontramos na produção científica de Carl Gustav Jung alguns trechos, citados por Luiz Geraldo Benetton em seu livro *Temas de psicologia em saúde: a relação profissional-paciente* (2002), que nos auxiliam a entender o tema e refletir sobre ele:

"O campo amplo e vasto do inconsciente, não alcançado pela crítica e pelo controle da consciência, acha-se aberto e desprotegido para receber todas as influências e infecções psíquicas possíveis. Como sempre acontece quando nos vemos numa situação de perigo, nós só podemos nos proteger das contaminações psíquicas quando ficamos sabendo o que nos está atacando, como, onde e quando isso se dá."

Jung, 1993

"Pelo fato de debruçar-se com interesse, compreensão e solicitude sobre o sofrimento psíquico do paciente, o médico fica exposto aos conteúdos do inconsciente que o oprimem e consequentemente à ação indutiva dos mesmos. Começa a "preocupar-se" com o caso."

Jung, 1999

"Resistimos naturalmente contra o fato de admitir que possamos ser afetados por um paciente. Quanto mais inconsciente o caso, porém, maior a tentação do médico de assumir uma postura apotrópica, isto é, de recusá-lo. Para tanto a "persona medici" por detrás da qual nos ocultamos pode ser, ou parece ser, um instrumento ideal. A rotina, o "já saber de antemão" são inseparáveis da persona, requisitos apreciadíssimos pelo clínico experiente, como, aliás, por toda autoridade infalível."

Jung, 1999

Não há prioridade na instituição hospitalar representada pela clínica médica tradicional para a interação e a integração da razão e da emoção, e o enfoque prioritário da atuação concentra-se na racionalidade e na perícia técnica.

Certo é que essas condutas são necessárias para uma intervenção clínica adequada; contudo, a questão é até que ponto as emoções daquele que cuida, se não forem identificadas e atendidas, podem influenciar a sua atuação profissional e sua interação com outros profissionais e com a unidade de cuidados (paciente, familiares, cuidadores informais e profissionais de saúde).

Remen (1993) afirma que a repressão da emoção pode ser um dos principais provocadores do esgotamento psicológico. Observa que parte da fadiga é atribuída à natureza do trabalho e ao empenho em negar constantemente as emoções para adquirir a objetividade imprescindível.

É de extrema necessidade conscientizarmo-nos dos sentimentos e das emoções presentes no cotidiano de nosso exercício profissional e da possibilidade de compartilhamento de nossas preocupações e dores com nossos pares, enquanto participamos ativamente de uma equipe de cuidados, sem que isso comprometa o andamento adequado e satisfatório do atendimento aos usuários da instituição.

Pelo contrário, uma comunidade que acompanha seus membros fornecendo base segura para expressão e continência de sentimentos e emoções, e promovendo suporte para o sofrimento daquele que cuida enquanto cuida, cria laços afetivos qualitativos e consistentes, que certamente contribuirão para a melhora da qualidade de vida do grupo em sua totalidade.

Considerar o cuidado como uma atitude espontânea e não somente como algo expresso em atos isolados aplicados a determinadas situações leva a uma nova maneira de estabelecer relações, que se manifestam com mais compaixão, respeito e harmonia.

O cuidado surge quando a existência de algo ou alguém possui importância.

A partir daí surgem a dedicação ao outro e a participação na vida do outro.

Segundo o filósofo existencialista Martin Buber (1965), em suas contribuições para a psicologia dialógica, os indivíduos constroem o mundo e suas relações com base na fala. Para ele, o indivíduo somente se constitui como ser definido mediante diálogo com o outro. Existe um rosto com fisionomia e olhar, que torna impossível a indiferença. A sua presença provoca, evoca e convoca a participação.

Abrange muito mais que um momento específico de atenção e de zelo; implica em preocupação com quem ou o que está sendo cuidado, ocupando-se dele, com responsabilidade e envolvimento afetivo.

Aproximando o indivíduo de sua essência e de seus pares dinamiza a consciência da participação no encontro humano e da responsabilização pela incumbência de tratar uns dos outros.

O envolvimento afetivo é imprescindível para podermos perceber o outro, assimilar as diferenças com compreensão, havendo a possibilidade de considerar nossas emoções como um campo fértil para conhecimento da dinâmica da doença e da compreensão da humanidade.

Diferentemente do que nos esforçamos para acreditar, não há nenhuma possibilidade de não nos envolvermos com pessoas ou com demandas que encontramos ao longo de nossa vida.

É possível, com relativa frequência, determinarmos até que ponto nosso envolvimento acontecerá. Isso está de certa forma sob o nosso controle. Na maioria das vezes, pode ser uma escolha.

CUIDAR COMO UM ATO DE HUMANIDADE

Dimensão transpessoal do cuidado

Existe algo nos seres humanos que não encontramos nas máquinas e nem em nenhuma outra coisa ou lugar: nós nos emocionamos, nos envolvemos, afetamos e somos afetados pelos outros.

Construímos o mundo a partir de laços afetivos, que tornam valiosas as pessoas e as situações.

Temos preocupação em relação a elas. Dedicamo-nos a elas. Sentimos responsabilidade pela ligação que se estabeleceu.

A reflexão contemporânea resgatou a importância do sentimento, da ternura, da compaixão e do cuidado, especialmente a partir da psicologia profunda de Freud, Jung, Adler, Rogers e Hillman.

Assim como na psicologia profunda, na biologia com os estudos do chileno Humberto Maturana Romesín (1998), um dos maiores biólogos contemporâneos, o amor aparece como um fenômeno biológico.

Para ele, na natureza existem dois tipos de acoplamentos dos seres com seu meio. Um necessário, o outro espontâneo.

O necessário tem como objetivo a sobrevivência. Os seres interagem e aderem aos respectivos ecossistemas como garantia da sobrevivência.

No espontâneo os seres interagem sem nenhuma razão específica de sobrevivência. Surgem naturalmente encaixes dinâmicos e recíprocos entre os seres vivos e os sistemas orgânicos.

Quando um acolhe o outro, estabelecendo uma coexistência, faz-se presente o amor como fenômeno biológico. Ele expande-se e ganha formas mais complexas. Uma delas é a humana.

Mais que isso, na forma humana existe o acolhimento consciente do outro e a criação de condições necessárias para que o amor se instaure como valor significativo da vida.

Subsequente a isso surge o amor ampliado, que é a socialização.

Se acreditarmos de fato que o amor está na base de qualquer relação que estabelecemos, e que ele persiste naturalmente na instalação de uma comunidade qualquer, através da socialização, então ao fazermos parte de um grupo que se constitua comunidade e tenha qualquer objetivo comum, ele estará presente naturalmente como elo.

Ao aproveitar esse elo existente, não só nas suas dimensões filosófica, existencial e espiritual, mas também no seu caráter biológico-estrutural, contaremos *a priori* com um recurso natural expressivo para formarmos grupos sensíveis a:

1. Considerar os sentimentos como canal de expressão e compreensão a respeito da própria humanidade, o que facilitaria muito a definição mais fidedigna do campo pertinente ao processo de tornar humano, ou seja, humanizar.

O processo de humanização implica na escuta ativa, permanente, atenta e dedicada de si e do outro. Para que isso ocorra é preciso criar dispositivos e espaços propícios nas instituições, inclusive as hospitalares, para que essa comunidade, participante da instituição, seja através de seus membros interno (representantes da instituição) ou externos (usuários da instituição), seja ouvida e considerada na sua totalidade.

2. Aceitar o outro considerando que diferenças não causam isolamento nem distanciamento entre os discordantes, mas podem ser compreendidas como motivos para expansão, ao acolher o outro que apenas carrega o que ainda é desconhecido. Através do respeito pela existência do outro, pode surgir, entre os anteriormente discordantes, um produto na sua melhor completude que possa agregar partes e contribuir com o desenvolvimento da comunidade a qual fazem parte.

3. Trocar o sistema competitivo pelo colaborativo entre os participantes do grupo, levando em consideração que a conduta social está com base na cooperação. A competição é um processo antissocial, porque implica na negação do amor, do outro e na recusa em partilhar. É excludente e não humana.

Os hominídeos, de milhões de anos atrás, passaram a ser humanos à medida que partilhavam cada vez mais entre si os resultados da coleta e da caça, assim como os afetos. Foi a cooperação e a coexistência entre eles que garantiu a persistência da vida, e não a luta pela sobrevivência do mais forte.

Estamos tão arraigados no exercício de competir, que, muitas vezes, nos colocamos em risco desnecessário apenas para participar da luta. Projetos colaborativos valorizam muito mais o processo dos eventos que os compõem do que o resultado final da competição, que é vitória de uns e a derrota de outros. Participar de uma competição com a doença implica em perceber nuances naturais do processo de adoecimento, como a recuperação da saúde ou o sofrimento e a morte, como vitórias e derrotas, sucessos e fracassos, e se caracteriza como o responsável por toda a gama de comorbidades patológicas que cercam nossa experiência na área da Saúde.

4. Instituir o cuidado como atitude natural de convivência, e introduzir a gentileza e a não violência como instrumentos de comunicação e constituintes de sentido de humanização nas relações interpessoais e sociais na urbanidade.

CONVIVER – O ESPAÇO COMPARTILHADO

Nós, profissionais da área de saúde muitas vezes completamente envolvidos em cuidar de nossos pacientes, temos dificuldades para cuidarmos com a mesma disposição de nós mesmos e de nossos companheiros do trabalho.

Frequentemente nem identificamos os cuidados que são necessários, em razão do estresse a que estamos submetidos no exercício dessa demanda complexa, que é participar de uma área social que cuida da saúde geral de uma população que, por motivos diversos, adoece e sofre cada vez mais.

As diversas causas de estresse que nos afetam advêm de fatores presentes em nosso cotidiano e escapam dos nossos controle e competência, mas que mesmo assim nos atingem, tais como a administração das consequências da falta de verbas para um atendimento adequado e satisfatório; uma progressiva mudança nas relações de poder dentro das instituições hospitalares, que acompanham os movimentos sociais, especialmente os de cunho econômico-financeiro, além de outras interferências que muitas vezes nem temos conhecimento completo; ou mesmo a mudança de atitude da população, que, mais bem informada e mais participativa, apresenta maior demanda quanto ao atendimento, tomando parte no processo decisório que cabia exclusivamente ao médico.

Enfrentamos situações imprevistas que exigem posturas imediatas.

Valorizamos em demasia a postura de cura e desvalorizamos o processo de cuidar, que nos ensina que sempre há o que fazer, mesmo quando a cura não é possível.

E embora essa guerra tenha trazido pelo próprio avanço científico e tecnológico, do estabelecimento de novos conceitos de saúde e higiene e da prevenção de inúmeras doenças um aumento significativo da expectativa de vida e uma melhora na qualidade de vida, por outro lado traz o risco de contribuir para a elevação do estresse profissional.

Então, precisamos urgentemente questionar nosso espaço de atuação, pois encontramo-nos diante de diversas emergências de mudanças e possuímos estrutura suficiente para podermos implantá-las.

A minha proposta é questionarmos algumas demandas mais presentes no processo de desenvolver uma atividade laboral em grupo, que implica em tocar a nossa existência através da expressão de dores, sofrimentos e doença.

Comecemos pensando no conhecimento como uma construção da linguagem, que por sua vez é construída nas relações, que são plenas de emoções. O processo de conhecer-viver, que se traduz a partir do conhecimento emergente das experiências da existência humana vividas com participação ativa e responsabilidade, está diretamente vinculado com o modo de relacionar-se e de organizar-se no espaço relacional. Inclui adaptação, mas vai muito além dela.

Para Maturana, as emoções são disposições corporais dinâmicas que especificam modos de estar em relação no meio. Dependendo da emoção, podemos realizar certas ações e não outras, ou interpretar eventos de uma maneira ou de outra. As emoções interferem ativamente nas escolhas que fazemos.

Considerando a abordagem sistêmica da Biologia do Conhecer, nossas identidades são relacionais e operacionais, e não são intrínsecas ou prévias aos nossos contatos com o externo a nós, com o meio a que pertencemos.

Não há nenhuma possibilidade de viver sem conviver.

Nós, seres humanos somos seres sociais e necessitamos uns dos outros para a nossa sobrevivência.

Toda relação humana possui um determinado modelo de convivência, que pressupõe determinados valores, normas específicas para enfrentar conflitos e resolução de problemas, formas determinadas de organização, sistemas de relacionamento, formas de estabelecer comunicação, modos de expressão dos sentimentos, expectativas sociais e maneiras de exercer cuidado.

Com toda essa plasticidade, diferentes modelos de convivência são construídos e promovem diferentes consequências para as pessoas.

Podemos pensar, então, que se o modelo de convivência inspira e efetiva formas de cuidar, cada comunidade pode alterar, desenvolver e aprimorar suas estruturas não só através da formação do humano, que implica em processos educativos contínuos e permanentes considerando a jornada evolutiva do tornar-se e manter-se humano, que se mantém por todo o ciclo vital de um indivíduo; mas também através da possibilidade de capacitar o humano para eventos específicos, o que significa que parte do que conceituamos no cuidar também depende de reflexão, treino e desenvolvimento.

A formação humana demanda a participação de indivíduos com desenvolvimento como pessoas capazes de serem cocriadoras de um espaço humano de convivência social satisfatório. Para isso, precisamos criar condições que guiam e apoiam o humano em seu crescimento como um ser capaz de viver no autorrespeito e no respeito pelo outro, que não se fundamenta na oposição ou diferença com relação aos outros, podendo contribuir para o desenvolvimento da convivência de maneira ativa, sem temer ser anulado no espaço relacional.

Desenvolve o conceito da capacitação como um aprendizado pleno de responsabilidade resultante do fazer e do contínuo refletir sobre o fazer. Tem relação com a aquisição de habilidades e capacidades de ação no mundo no qual se vive, representando os recursos operacionais que a pessoa tem para realizar o que quer viver. Baseia-se na criação de espaços de ação, onde exercitamos e desenvolvemos habilidades, ampliando capacidades na reflexão do fazer como parte da vida cotidiana.

As duas dimensões da experiência humana, a formação humana e a capacitação, são igualmente importantes e ocasionam diferentes resultados nas comunidades das quais participamos.

A convivência é o lugar de criação e recriação da vida, e o processo de viver-conhecer, que segundo Maturana se traduz na aquisição do conhecimento enquanto enfrentamos nossas experiências com participação ativa e responsabilidade, esse processo amplo e complexo é a constante atualização do sistema comunitário.

Cada um é tido como um legítimo outro no conviver. O respeito por si mesmo é o reconhecimento do outro como um lícito ser com experiência plena e singular, o respeito com relação à existência alheia como expressão da sacralidade da experiência humana.

Existir em um grupo com experiências comuns, fundamentadas nas emoções, nos pensamentos, nos conceitos e objetivos dos grupos sociais, construindo um processo histórico e relacional que implica numa interação constante, recria os sujeitos participantes do grupo.

Maturana define este modo de agir humano nas relações humanas como cooperação, e acredita que a competição não se constitui em uma prática de caráter natural/biológico, mas sim em algo construído culturalmente.

Para ele: "a competição não é nem pode ser sadia, porque se constitui na negação do outro (...). A competição é um fenômeno cultural e humano, e não constitutivo do biológico".

A partir disso defende que a cooperação surge na prática da atividade vital com base no respeito mútuo. O respeito mútuo é característica fundamental da biologia do amor, porque amplia a experiência e fornece a possibilidade de dar um sentido próprio ao que se conhece-vive.

Os processos competitivos e os que ensinam a competição afastam o ser humano da sua natureza. E o fazem não só excluindo o outro de determinado processo, mas também desconsiderando o outro como legítimo outro, constituído e autônomo, fazendo do espaço pelo qual competem como a única possibilidade de manifestação de alguém, o que restringe significativamente a expressividade de alguém.

O pressuposto da afirmação da centralidade do conviver reside na existência de uma realidade constituída por dois ou mais sujeitos genuínos e refratários, um ao lado do outro.

Refratário é uma palavra interessante quando aplicado no nosso trabalho. Desmonta qualquer possibilidade de pensar que um encontro possa acontecer sem que as duas pessoas sejam expostas a uma transformação, impulsionada pela simples existência do outro que refrata, reflete, faz refletir.

Trata-se de uma relação denunciada na evidência incontestável de um ser tocar o outro em qualquer contato que exista entre eles.

Porque existe a relação, por consequência, há modificações nos sujeitos envolvidos nela.

Os modos de proceder nessa relação tornam as ações compreensíveis aos integrantes desse lugar de convívio e que, em aspectos centrais, possuem um fim comum e ela se dá pela linguagem.

A existência está fundamentada na crença ou na experiência de que somos parte de uma totalidade maior que a existência em si e que estamos conectados uns aos outros. Não somos seres isolados.

Para Martin Buber, um filósofo importante que muito contribuiu para a psicologia dialógica, a visão de um rosto jamais poderá acontecer como um episódio corriqueiro da vida humana. A presença do outro toca e provoca a nossa existência; que somos seres falantes, constituídos pelo diálogo, e que através do que emerge criativamente no "entre" do encontro humano atingimos o alívio e a cura de nossas dores.

Outros pensadores também exaltavam o encontro humano como campo natural de transformação e evolução humana.

Para Jung, psiquiatra e pensador imprescindível na história do humano, também defendia que se houvesse o encontro, os integrantes desse encontro seriam naturalmente transformados, um pelo outro.

O simples fato de experimentarem "acontecer" juntos faria com que não fossem mais os mesmos seres.

BIBLIOGRAFIA

Benetton LG. *Temas de psicologia em saúde: a relação profissional paciente.* São Paulo: L. G. Benetton, 2002.

Boff L. *Saber cuidar: ética do humano, compaixão pela terra.* 3. ed. Petrópolis: Vozes, 1999.

Buber M. *Between man and man.* Trad. Ronald Gregor Smith. Nova York: Macmillan, 1965.

Byington CAB. *Pedagogia simbólica a construção amorosa do conhecimento de ser.* Rio de Janeiro: Rosa do Ventos, 1996.

Campbell J. *Mitologia na vida moderna.* Rio de Janeiro: Rosa dos Ventos, 2002.

Campbell J. *O poder do mito.* Betty Sue Flowers (Ed.). Trad Carlos Felipe Moisés. São Paulo: Palas Athena, 1990.

Carvalho MMMJ. (Ed.). *Introdução à psico-oncologia.* Campinas: Psy, 1994.

Carvalho MMMJ. *Psico-oncologia no Brasil: resgatando o viver.* São Paulo: Summus, 1998.

Grinberg LP. *Jung – O homem criativo coleção por outro lado.* São Paulo: FTD, 2003.

Heidegger M. *Ser e tempo.* Trad. Márcia de Sá Cavalcante. 9. ed. Petrópolis: Vozes, 2000, 2 vol.

Hillman J. *Suicídio e alma coleção psicologia analítica.* Petrópolis, RJ: Vozes, 1993.

Hycner R. *De pessoa a pessoa: psicoterapia dialógica.* Trad. Elsa Plass Z. Gomes; Enila Chagas; Marcia Portella. São Paulo: Summus, 1995.

Jares XR. *Pedagogia da convivência.* Trad. Elisabete de Moraes Santana. São Paulo: Palas Athena, 2008.

Jung CG. *Ab-reação, análise dos sonhos, transferência.* Trad. Maria Luiza Appy. 4. ed. Petrópolis: Vozes, Obras completas de C. G. Jung, 1999;16/2.

Jung CG. *Psicologia em transição.* Trad. Lucia Mathilde Enclich Orth; Marcia de Sá Cavalcante; Elva Bornemann Abramowitz. Petrópolis: Vozes, Obras completas de C. G. Jung 1993;10.

Kast V. *Crises da vida são chances de vida crie pontos de virada.* São Paulo: Idéias e Letras, 2004.

Liberato RMP. *Feridas invisíveis: o papel do câncer ginecológico na individuação feminina. Jung & Corpo,* São Paulo 2003;3(3).

Liberato RMP. *O cuidado como essência humana* in *Transdisciplinaridade em Oncologia: caminhos para um atendimento integrado* ABRALE Associação Brasileira de Linfoma e Leucemia, São Paulo, SP: hr, 2009.

Liberato RMP. *O resgate do feminino na saúde.* Salvador: Anais do III Congresso Latino-americano de Psicologia Junguiana – Desafios da prática: o paciente e o continente, 2003.

Magro C. *Linguajando o linguajar: da biologia à linguagem.* Tese de doutorado. Instituto de Estudos da Linguagem, UNICAMP, 1999.

Maturana H, Resepka SN. *Formação humana e capacitação.* Petrópolis: Vozes, 2008.

Maturana H, Varela F. *A árvore do conhecimento – As bases biológicas do conhecimento humano.* São Paulo: Palas Athena, 2002.

Maturana H, Varela F. *De máquinas e seres vivos – Autopoiese: a organização do vivo.* Porto Alegre: Artes Médicas, 1997a.

Maturana H. *A ontologia da realidade.* Magro C, Graciano M, Vaz N. (Eds.). Belo Horizonte: UFMG, 1997b.

Maturana H. *Cognição, ciência e vida cotidiana.* Belo Horizonte: UFMG, 2001.

Maturana H. *Da biologia a psicologia.* Porto Alegre: Artes Médicas, 1998a.

Maturana H. *Emoções e linguagem na educação e na política.* Belo Horizonte: UFMG, 1998b.

Nicolescu B. *O manifesto da transdisciplinaridade.* Trad. Lucia Pereira de Souza. São Paulo: Triom Centro de estudos Marina e Martin Harvey Editorial e Comercial, 1999.

Paredes-Castro V. *Para nadar sem carregar repolhos - Construindo um entendimento biologicamente orientado para as relações entre linguagem, cognição e cultura.* Dissertação de Mestrado em Linguística. Belo Horizonte: Faculdade de Letras/UFMG, 2003.

Pereira AMTB. (Ed.). *Burnout: quando o trabalho ameaça o bem-estar do trabalhador.* São Paulo: Casa do Psicólogo, 2002.

Remen RN. *O paciente como ser humano.* Trad. Denise Bolanho. São Paulo: Summus, 1993.

CAPÍTULO 29
Infecções no Paciente Oncológico

Rosângela Maria de Castro Cunha

INTRODUÇÃO

As infecções representam uma importante causa de morbiletalidade no paciente oncológico, podendo ocorrer como consequência da própria doença ou em função dos procedimentos e tratamentos a que o paciente é submetido. Muitas vezes as manifestações do câncer e infecção podem ser bastante semelhantes. Vários estudos demonstram que ambos podem cursar com síndrome da resposta imunológica sistêmica, onde inflamação crônica e citocinas de efeito sistêmico levam aos mesmos achados clínicos e laboratoriais, dificultando a diferenciação entre as síndromes clínicas e o diagnóstico e tratamento precoce de infecções com impacto direto na sobrevida dos pacientes.

FATORES PREDISPONENTES

Anatômicos

A taxa de crescimento de muitos tumores supera a angiogênese, o que ocasiona necrose que funciona como fator predisponente a infecções ou ainda funciona como um fator que gera compressão e isquemia. Como exemplo, podemos citar os tumores endobrônquicos que podem causar pneumonias pós-obstrutivas recorrentes; tumores abdominais levando à compressão de vias biliares e ureteres com respectivamente complicações infecciosas do tipo colangite e pielonefrite.

A invasão direta da mucosa dos cólons pode estar associada à formação de abscessos locais e sepse por translocação da flora local para a corrente sanguínea. Além disso, pacientes submetidos a procedimentos cirúrgicos podem desenvolver complicações infecciosas em percentual variável com o tipo de cirurgia (p. ex.: esofagectomia, reconstrução hepatobiliar podem estar associadas à elevada incidência de complicações infecciosas), extensão do tumor, condição clínica pré-operatória do paciente (pacientes com neoplasias malignas podem apresentar desnutrição em graus variados), cirurgias prévias ou terapêutica antineoplásica prévia (quimio ou radioterapia).

Imunodisfunção diretamente associada ao câncer

Certas neoplasias malignas estão diretamente associadas a defeitos do sistema imune, como os pacientes com neoplasias hematológicas (leucemias agudas e crônicas, linfomas não Hodgkin e síndromes mielodisplásicas), que podem ocasionar leucopenias graças à infiltração da medula óssea ou, então, ocasionar uma disfunção medular, causando prejuízo na maturação, liberação de células e no perfil de citocinas adequado ao controle de vários tipos de infecção.

O comprometimento dos linfócitos B pode estar presente em portadores de leucemia linfocítica crônica (LLC), mieloma múltiplo, macroglobulinemia de Waldenström que apresentam um risco aumentado de infecções por patógenos bacterianos capsulados e parasitas.

Pacientes com LLC frequentemente apresentam hipogamaglobulinemia que ocasiona um aumento na susceptibilidade a infecções por bactérias capsuladas, como o *Streptococcus pneumoniae*, levando a quadros recorrentes de infecções dos seios da face e sepse.

Pacientes com mieloma múltiplo também apresentam hipogamaglobulinemia funcional com aumento da incidência de infecções por *Streptococcus pneumoniae e Haemophylus influenzae* em fases precoces da doença e, após o início do tratamento quimioterápico, apresentam infecções por *Staphylococcus aureus* e bacilos Gram-negativos.

Em neoplasias, como LLC, leucemia/linfoma de células T, leucemia de células pilosas, doença de Hodgkin e timoma, observa-se um comprometimento da imunidade celular, aumentando o risco de doenças micobacterianas, virais, como as causadas por citomegalovírus, herpes simples e vírus da varicela e fúngicas, inclusive a infecção por – *Peumocystis jirovecii*.

Em quadros de doença neoplásica avançada ou refratária aos tratamentos quimioterápicos, vários estudos também apontam para riscos de infecções por vírus (Herpes simples, varicela-zóster), infecções fúngicas e por patógenos, como *Pneumocystis jirovecii*, somando-se às infecções bacterianas.

Comprometimento da imunidade inata associado à terapia antineoplásica

A primeira linha de defesa do sistema imune é representada pelas células fagocitárias e apresentadoras de antígenos que compreendem os neutrófilos, monócitos, células dendríticas e macrófagos teciduais. Estas células, através de fagocitose, endocitose, liberação de enzimas e radicais de oxigênio tóxico, processamento e apresentação de antígenos microbianos, além de liberação de citocinas, são essenciais para o funcionamento adequado das defesas contra os microrganismos. Destas, indiscutivelmente, os neutrófilos são as células numericamente mais representativas, sendo as primeiras a chegar a um sítio de infecção.

Os defeitos dos neutrófilos podem ser quantitativos ou funcionais. Agentes quimioterápicos, como melfalan, busulfan, metrotrexato, carboplatina, cisplatina, paclitaxel, doxorrubicina, ciclofosfamida e etoposídeo, causam neutropenia por supressão direta da medula óssea. Radioterapia, uso de glicocorticoides em doses elevadas interferem diretamente nos mecanismos de fagocitose e migração dos neutrófilos. O uso de anticorpos monoclonais, como o rituximabe, utilizado no tratamento de certas neoplasias de células B, predispõe o paciente a infecções por patógenos capsulados (*Streptococcus pneumoniae, Haemophylus influenza e Neisseria meningitides*) e também infecções por herpes-vírus, meses após o término do tratamento. Os três fatores que são mais importantes no risco de infecções associadas à neutropenia são: a velocidade de declínio da queda na contagem de neutrófilos, o grau de neutropenia (contagem do número absoluto de células) e a duração da neutropenia.

Os sinais e sintomas de infecção no paciente neutropênico podem estar ausentes ou são atípicos, embora a febre seja uma manifestação precoce. Aproximadamente 50 a 60% dos pacientes com neutropenia associada à febre apresentam infecção oculta ou plenamente estabelecida. Os sítios primários de infecção podem ser o trato gastrointestinal (da boca ao reto), seios da face, pulmões e pele.

Os patógenos responsáveis por infecções primárias precoces nas fases iniciais da neutropenia febril são principalmente bactérias. Em infecções subsequentes nos pacientes com neutropenias prolongadas surgem infecções por bactérias multirresistentes, fungos e vírus.

Streptococcus do grupo *viridans*, *Staphylococcus aureus*, *Staphylococcus* coagulase negativos são os principais patógenos Gram-positivos. Coliformes (*Escherichia coli, Klebsiella, Enterobacter spp*) e *Pseudomonas aeruginosa* são os Gram-negativos mais comumente associados a infecções em neutropênicos. Vírus da família *Herpesviridae*, Vírus sincicial respiratório, Vírus Influenza A e B e parainfluenza podem ocasionalmente ser patógenos iniciais. Infecções por espécies de *Candida* ocorrem mais tardiamente no curso da neutropenia, particularmente como consequência de mucosite gastrointestinal. Fungos do gênero *Aspergillus* e outros fungos filamentosos são importante causa de morbidade entre pacientes com neutropenia intensa e prolongada, geralmente com contagens abaixo de 100 células/mm³.

Estudos de mais de 4 décadas atrás já evidenciavam correlação direta entre a queda da contagem de neutrófilos (abaixo de 500 células/mm³) e o aumento da susceptibilidade a infecções e à frequência e severidade destas infecções são ainda maiores quando esta contagem cai abaixo de 100 células/mm³.

Comprometimento da imunidade adaptativa associado à terapia antineoplásica

A resposta imune adaptativa representa um mecanismo de defesa mais específico, dividido em componente humoral (representado pelos linfócitos B e anticorpos por eles produzidos, além de proteínas da via clássica do sistema complemento) e componente celular (representado pelos linfócitos T efetores).

Agentes quimioterápicos, como a fludarabina, cladribina, ciclofosfamida e metrotrexato, podem levar à linfocitopenia e disfunção linfocitária. Novos agentes, como alemtuzumab e temozolamida, estão associados a um risco aumentado de infecções por *Pneumocystis jirovecii*, *Aspergillus* e citomegalovirus.

Lesão de barreiras mucosas

O epitélio mucoso do trato gastrointestinal, sinopulmonar e geniturinário constitui uma importante barreira contra uma variedade de agentes infecciosos já que representam uma importante interface destes tratos com o meio ambiente. A quimioterapia e radioterapia podem causar variados graus de comprometimento destas barreiras, favorecendo a invasão pela microbiota local. A mucosite gastrointestinal secundária à quimioterapia predispõe os pacientes à tiflite (enterocolite neutropênica). A tiflite é um termo que originalmente surgiu para nomear a inflamação do ceco, sendo aplicada inicialmente em casos de crianças que apresentavam complicações gastrointestinais decorrentes da quimioterapia da leucemia aguda. Apesar de o termo se referir a acometimento restrito ao ceco, observa-se acometimento do apêndice e íleo terminal na maioria dos casos, e o achado característico é a inflamação transmural da parede intestinal que predispõe à translocação bacteriana de bacilos Gram-negativos entéricos aeróbicos e anaeróbicos. A incidência varia de 0,3 a 26% com uma média de 5,3% entre pacientes adultos hospitalizados para o tratamento de neoplasias malignas sólidas, hematológicas e aplasia de medula, tendo como consequência quadros sépticos com mortalidade variável que pode atingir 50 a 100% dos pacientes onde novamente estão implicadas as bactérias Gram-negativas e espécies de *Candida*.

Esplenectomia e asplenia funcional

O baço desempenha um importante papel imunológico, pois representa o local onde existe alta concentração de fagócitos, o principal sítio onde os anticorpos são produzidos e o mais importante local de opsonização e combate a microrganismos capsulados. A irradiação na topografia esplênica resulta em asplenia funcional que predispõe o paciente à sepse pneumocócica além de infecções por *Haemophylus influenza* e *Neisseria meningitides*. O Comitê de Aconselhamento em Práticas de Imunização (ACIP) do Centro de Prevenção e Controle de Doenças (CDC) recomenda a imunização prévia aos procedimentos radioterápicos com vacinas antipneumocócicas 23 valente e antimeningocócicas polissacarídicas conjugadas. Já a vacinação de adultos com a vacina anti-hemófilos B(HiB) é considerada opcional em função da falta de estudos sobre a eficácia da imunogenicidade da vacina em adultos. A imunização idealmente deve ser realizada pelo menos 2 semanas antes da esplenectomia ou do procedimento que leve à asplenia funcional. Caso não tenha sido possível a imunização prévia, ainda assim deve-se prescrevê-la, já que os pacientes ainda serão capazes de produzir uma resposta humoral que, apesar de não prevenir totalmente as infecções, pode ter impacto na sua gravidade. Em caso de esplenectomia a profilaxia com penicilina benzatina é recomendável nos 2 primeiros anos com a finalidade de prevenção de bacteriemias por pneumococo.

PRINCIPAIS INFECÇÕES NO PACIENTE ONCOLÓGICO

Neutropenia febril

É uma emergência que requer pronta administração de antimicrobianos e que pode ser diagnosticada quando o paciente apresenta temperatura axilar de 38,3ºC em uma única tomada ou temperatura igual ou maior a 38ºC por mais de 1 hora. A neutropenia é definida por uma contagem de neutrófilos menor que 500 células/mm³ ou uma contagem menor que 1.000 com uma perspectiva de queda para menor que 500 células/mm³. O paciente deve ser submetido a uma cuidadosa história clínica e exame físico na tentativa de se localizar o foco infeccioso que pode estar localizado na orofaringe, periodonto, períneo e região perianal, olhos, locais de aspiração/biópsia de medula e acessos vasculares. Exames laboratoriais, incluindo hemograma, função renal, provas de função hepática e radiografia de tórax, devem ser solicitados para todos os pacientes. Tomografia de Tórax de alta resolução pode mostrar evidências de pneumonia em pacientes com radiografia de tórax normal. Para todos os pacientes com acesso vascular devem ser coletadas amostras de sangue do lúmen do cateter e de veias periféricas. Se houver secreção no ponto de inserção do cateter deve-se proceder a coleta do material para realização de Gram e cultura para bactérias e fungos. Urocultura está indicada na presença de sintomatologia urinária ou achados anormais no EAS ou ainda em pacientes com sonda vesical de demora. Estudo microbiológico de amostra de LCR deve ser realizado na presença de sintomas ou guiado por sinais do exame físico. Quando lesões de pele forem detectadas no exame físico está indicada aspiração/biópsia com exames microbiológicos para fungo, bactérias e estudo citológico. É de extrema utilidade a determinação do risco clínico sobre o tratamento ambulatorial ou hospitalar, além da estratificação dos pacientes quanto ao risco de infecções fúngicas e elegibilidade para terapêutica antifúngica empírica. O escore mais utilizado para esta finalidade é o MASCC (Multinational Association of Supportive Care in Cancer). Com base nele, o paciente que apresenta pontuação igual ou superior a 21 é considerado de baixo risco com menos de 5% de complicações, e para aqueles com pontuação menor que 21, o risco de complicações é significativamente maior. Para pontuações abaixo de 15 o risco de bacteriemia e evolução desfavorável aumenta (Quadro 1).

Nos pacientes neutropênicos febris as infecções bacterianas representam a causa mais comum de infecção (Quadro 2). O espectro das infecções bacterianas nas décadas de 1970 e 1980 do século passado englobava basicamente bacilos Gram-negativos em 60 a 70% dos casos. A partir da década de 1990, o número de infecções por Gram-positivos aumentou, e as razões para esta inversão se devem ao uso de cateteres venosos centrais, uso de quimioprofilaxia com quinolonas e inibidores de bomba de prótons. As bacteriemias por anaeróbios representam menos de 5% dos casos, e este percentual se manteve inalterado nos últimos 30 anos, sendo fatores de risco à presença de infecções intra-abdominais, colite neutropênica, abscesso perianal ou doença periodontal associada.

A emergência de patógenos resistentes, como o *Staphylococcus aureus* (CA-MRSA e HA-MRSA), *Enterococcus faecalis* resistente à vancomicina (VRE) e Gram-negativos produtores de betalactamases de espectro

Quadro 1. Escore MASCC para avaliação da neutropenia febril

CRITÉRIOS	PONTUAÇÃO
Intensidade dos sintomas *	*
Ausência de hipotensão	5
Ausência de doença pulmonar obstrutiva crônica	4
Portador de tumor sólido ou ausência de infecção fúngica	4
Ausência de desidratação	3
Não hospitalização no aparecimento da febre	3
Idade menor que 60 anos	2

O risco é definido pela somatória dos pontos: ³ 21: baixo risco; < 21: alto risco.
*Sem sintomas ou sintomas leves = 5; sintomas moderados a graves = 3 pontos.

Quadro 2. Bactérias mais frequentes nos episódios febris associados B neutropenia

GRAM-POSITIVOS	GRAM-NEGATIVOS	ANAERÓBIOS
Staphylococcus spp Coagulase positivo (Staphylococcus aureus) Coagulase negativo (Staphylococcus epidermides)	Escherichia coli Klebsiella spp Pseudomonas aeruginosa	Bacteroides spp Clostridium spp Fusobacterium spp
Streptococcus spp Streptococcus viridans Streptococcus pneumoniae Streptococcus pyogenes	Acinetobacter spp Enterobacter spp Proteus spp Stenotrophomonas maltophilia spp	Peptococcus spp Peptostreptococcus spp
Enterococcus faecalis Enterococcus faecium		
Corynebacterium spp		
Listeria monocytogenes		

Quadro 3. Critérios de inclusão para o tratamento ambulatorial em neutropenia febril

- Febre e neutropenia com previsão de duração por menos de 10 dias
- Estabilidade hemodinâmica
- Ausência de dor abdominal
- Ausência de náuseas e vômitos
- Ausência de diarreia ou diarreia leve (menos de seis evacuações/dia)
- Exclusão de infecção pelo HIV, gravidez ou transplante de medula óssea
- Exclusão de infecção de cateter ou túnel de inserção
- Ausência de infiltrado pulmonar
- Capacidade de ingerir medicamentos por via oral
- Funções hepática e renal preservadas
- Sem uso prévio de antimicrobianos 72 horas antes da avaliação (exceto aciclovir ou sulfametoxazol-trimetoprim)
- Ausência de comorbidades graves
- Estado mental preservado e/ou sem patologias psiquiátricas graves
- Excluir uso de medicamentos que contenham cálcio, magnésio, derivados de xantinas, probenecida ou alopurinol

ampliado (ESBL), tem causado impacto no custo e desfecho de infecções, sobretudo em pacientes hospitalizados.

Outro grupo de microrganismos cuja incidência vem aumentando são os *Streptococcus viridans* que causam infecção de orofaringe em pacientes com mucosite com possibilidade de síndrome do choque tóxico associada.

As infecções fúngicas continuam a causar um impacto significativo na mortalidade dos pacientes com câncer. Os fatores de risco mais comuns para as infecções fúngicas incluem o uso prévio de corticosteroides e antimicrobianos, idade avançada, lesão tecidual, intensidade da quimioterapia, presença de cateteres venosos centrais implantados. As espécies de *Candida* constituem a causa comum, seguidas das espécies de *Aspergillus*. A candidemia é mais frequentemente causada por *Candida albicans* seguida por *Candida glabrata*, *C tropicalis* e *C parapsilosis*. A apresentação clínica varia de infecções relacionadas com cateter, candidíase localizada em órgãos à candidíase disseminada.

A aspergilose pode ser encontrada afetando pulmão e seios da face em pacientes com neutropenia severa e prolongada. A espécie *Aspergillus fumigatus* é a mais associada à doença invasiva. Outras espécies consideradas emergentes e causadoras de infecções locais ou disseminadas são *Fusarium spp*, *Trichosporon spp*, *Scedosporium spp*, *Acremonium spp* e *Zygomycetes spp*.

O tratamento empírico deve ser iniciado prontamente, e a seleção do esquema antimicrobiano inicial deve levar em conta primeiramente se o tratamento poderá ser ambulatorial ou o paciente deverá ser hospitalizado. Na segunda situação a espécie, frequência e perfil de sensibilidade antimicrobiana das bactérias isoladas de outros pacientes do mesmo hospital devem ser levados em conta. Vários estudos têm avaliado os riscos e benefícios do tratamento ambulatorial na neutropenia febril tendo sido estabelecido, em estudo publicado por Freifeld, Marchigiani, Walsch et al., critérios de elegibilidade que deverão ser preenchidos na íntegra (Quadro 3).

O tratamento poderá obedecer o algoritmo simplificado na Figura 1.

O principal determinante do sucesso de tratamento e duração do tratamento com antimicrobianos é a contagem de neutrófilos. Se a contagem de neutrófilos for maior ou igual a 500 células/mm^3, e o paciente permanecer afebril por mais de 24 horas e nenhuma infecção for diagnosticada após 3 dias de tratamento, os antimicrobianos podem ser suspensos. Por outro lado, se uma etiologia específica for identificada, os antimicrobianos apropriados deverão ser mantidos por um curso mínimo de 7 dias. Se a contagem de neutrófilos for menor que 500 células/mm^3 e o paciente permanecer afebril por tempo igual ou superior a 48 horas, o tempo de tratamento antimicrobiano deverá ser avaliado pela estratificação de risco do paciente.

Não há indicação para o uso empírico de medicamentos antivirais no tratamento de pacientes com neutropenia febril, a menos que exista evidência clínica ou laboratorial de etiologia viral.

O uso de fatores estimuladores de colônia de neutrófilos pode encurtar a duração do período de neutropenia, mas não tem influência sobre a duração da febre, terapia antimicrobiana ou taxas de mortalidade relacionadas com a infecção. Existem evidências que estes fatores podem levar à esplenomegalia e ao aumento do risco de ruptura esplênica.

Infecções respiratórias

Pneumonia é uma complicação comum observada em pacientes com câncer, particularmente aqueles com neutropenia. Infiltrados pulmonares são vistos em 15 a 25% de pacientes com severa neutropenia após quimioterapia intensiva e estão associados a alto risco de mortalidade. Entre 25 a 50% dos infiltrados, o fator desencadeante não é infecção e sim congestão pulmonar, toxicidade medicamentosa, progressão da neoplasia ou efeito da radioterapia.

As bactérias são a causa mais comum de infecções respiratórias associadas à quimioterapia antineoplásica. As Gram-positivas incluem o *Staphylococcus aureus*, *Streptococcus pneumoniae*, enquanto as Gram-negativas mais frequentemente encontradas são *Haemophylus influenzae*, *Klebsiella spp* e *Pseudomonas aeruginosa*. A pneumonia por *S. aureus* é mais comum em pacientes que fizeram uso profilático de antimicrobianos contra bactérias Gram-negativas, idosos, diabéticos, alcoólatras e durante epidemias de influenza. *S. pneumoniae* e *H. influenzae* são comumente observados em pacientes com mieloma múltiplo e LLC que apresentam alterações funcionais da imunidade humoral. *P aeruginosa* e *K pneumoniae* são mais observadas em pacientes neutropênicos ou leucêmicos. O diagnóstico etiológico das pneumonias bacterianas pode ser realizado por exames, como culturas quantitativas de secreções respiratórias, como o aspirado transtraqueal ou lavado broncoalveolar simples ou amostra obtida por broncofibroscopia com escova protegida. A seleção do esquema terapêutico será ditada pelos dados microbiológicos locais e perfil de resistência antimicrobiana.

Os microrganismos atípicos, como a *Legionella spp*, podem ser encontrados contaminando os reservatórios de água potável do hospital e acometem principalmente os pacientes portadores de neoplasias hematológicas ou que tenham utilizado doses imunossupressoras de corticosteroides. O diagnóstico pode ser confirmado pela pesquisa de anticorpos contra *Legionella* em amostras obtidas pela broncoscopia pelo método da imunofluorescência direta. A pesquisa de antígenos de *Legionella* na urina detecta apenas a *Legionella pneumophilla* sorogrupo 1. O tratamento é com quinolona respiratória ou macrolídeo por 21 dias.

A *Stenotrophomonas maltophilia* é comumente encontrada em pacientes com câncer de pulmão sob ventilação mecânica prolongada, neutropênicos ou aqueles em uso de antibioticoterapia de amplo espectro e leucêmicos. A infecção geralmente é secundária à colonização do trato respiratório e se apresenta com consolidação pleural sem derrame parapneumônico. Fatores associados ao aumento da mortalidade são bacteriemia, neutropenia refratária e terapêutica antimicrobiana iniciada tardiamente. Sulfametoxazol-trimetoprim é o tratamento de escolha. Entre as quinolonas, a que apresenta melhores resultados terapêuticos é a moxifloxacina. Outros agentes antimicrobianos apresentam variado perfil de sensibilidade.

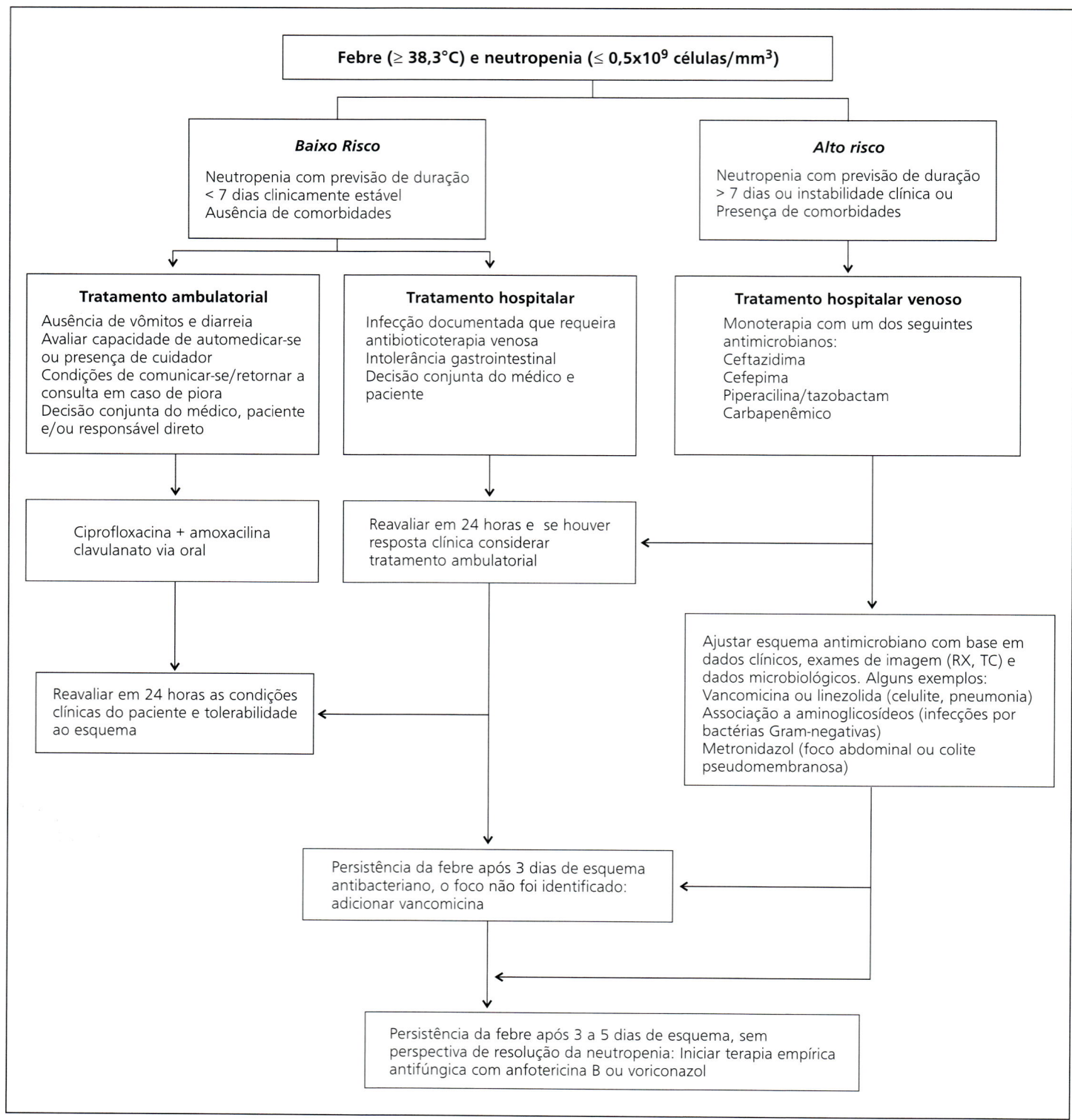

▲ FIGURA 1. Algoritmo simplificado do tratamento da neutropenia febril.

No caso de pneumonias necrosantes com a presença de cavitações deve-se afastar a possibilidade de *Nocardia spp*, *Rhodococcus equi* e *Mycobacterium tuberculosis* que requerem terapêutica específica.

Em pacientes com neoplasias do sistema nervoso central podem ocorrer quadros de pneumonias aspirativas que etiologicamente estão associadas a anaeróbios da cavidade oral e com potencial de evolução para abscesso pulmonar. O tratamento poderá ser feito com amoxicilina clavulanato ou com cefalosporinas de terceira ou quarta geração associadas à clindamicina, penicilinas de amplo espectro associadas a inibidores de betalactamases ou carbapenêmicos em pacientes com longos períodos de hospitalização e possibilidade de alteração do perfil de microrganismos da flora oral. É importante lembrar que o metronidazol não apresenta uma boa concentração no parênquima pulmonar, não representando, portanto, uma boa alternativa terapêutica para estes casos.

Em pacientes portadores de câncer, as pneumonias associadas à ventilação mecânica são frequentes e devem-se envidar esforços para o diagnóstico etiológico lançando mão de técnicas, como a broncofibroscopia com escova protegida e até mesmo biópsias em casos com infiltrado e persistência do quadro febril apesar da antibioticoterapia de amplo espectro.

As pneumonias virais geralmente se apresentam com padrão de infiltrado intersticial e podem ser causadas por vários agentes, como influenza A, parainfluenza A e B, Vírus sincicial respiratório (VSR), sendo que este último representa cerca de 30 a 40% das pneumonias em pacientes imunocomprometidos e com neoplasias hematológicas. No caso do vírus Influenza A e VSR, o diagnóstico etiológico permite o tratamento com medicamentos antivirais, como o oseltamivir para o primeiro e a associação de ribavirina aerossol associada ao palivizumab para o segundo. O diagnóstico das doenças virais no nosso meio ainda é limitado, assim como o tratamento específico para VSR. As pneumonias por CMV podem ocorrer em pacientes com linfoma e leucemia, e o diagnóstico envolve obtenção de fragmentos de tecido pulmonar, para estudo através de técnicas de imuno-histoquímica e biologia molecular, para que o tratamento específico com ganciclovir possa ser efetuado.

Dentre as pneumonias fúngicas, merecem destaque as causadas pela inalação dos conídeos de *Aspergillus spp.* A aspergilose pulmonar invasiva também tende a ocorrer em pacientes neutropênicos e apresenta uma taxa de mortalidade em torno de 60%. A tomografia computadorizada representa um método de extrema utilidade no diagnóstico e evidencia múltiplas lesões periféricas infiltrativas, podendo mostrar o sinal do halo. Algumas vezes pode ser evidenciado o acometimento simultâneo dos seios da face. Neste caso o exame microscópico direto do escarro não possui utilidade, pois o encontro do *Aspergillus spp* neste material pode apenas significar colonização das vias aéreas. A positividade de cultura de lavado broncoalveolar ocorre em apenas um terço dos pacientes. Métodos, como pesquisa de antígenos, reação de PCR e dosagem de galactomanana no soro, apresentam resultados variáveis. O padrão de excelência para o diagnóstico é detecção de hifas com evidência de invasão vascular em material de biópsia, que mais uma vez ressaltamos ser de grande importância em pacientes com febre e infiltrado pulmonar sem resposta à antibioticoterapia de amplo espectro. O tratamento de escolha é a anfotericina B ou o voriconazol. Infecções pulmonares por espécies de *Fusarium* com padrão similar ao da aspergilose pulmonar também têm sido registradas, e merece destaque a associação com lesões cutâneas. O diagnóstico geralmente se faz pelo estudo histopatológico de lesões de pele já que a sensibilidade é baixa para o crescimento do fungo em culturas de sangue e lavado broncoalveolar. O tratamento pode ser feito com itraconazol, voriconazol ou anfotericina B. As pneumonias *por Pneumocystis jirovecii (PCP)* apresentam uma maior incidência em pacientes com neoplasias hematológicas quando comparados a portadores de tumores sólidos, e o achado radiológico mais típico é a presença de infiltrado intersticial bilateral com hipoxemia e elevação da LDH. O diagnóstico pode ser efetuado pela citologia do escarro ou lavado broncoalveolar, e o tratamento de escolha permanece o sulfametoxazol/trimetoprim. Estudos têm apontado para a possibilidade do uso de equinocandinas, como a caspofungina, que representariam uma alternativa terapêutica nos casos de hipersensibilidade aos sulfamídicos. A profilaxia primária para PCP deve ser considerada em pacientes com leucemia linfoblástica, em uso de doses de prednisona acima de 20 mg/dia por mais de um mês ou com contagens de linfócitos TCD4+ < 200 células/mm^3.

O acometimento pulmonar por parasitas, particularmente o *Strongyloides stercoralis*, dentro de um quadro de infestação disseminada pode ocorrer em pacientes em uso de altas doses de corticosteroides, daí a importância do tratamento profilático antes do início dos esteroides. Caso a profilaxia não tenha sido realizada, o quadro pulmonar pode estar associado a manifestações gastrointestinais, e o achado do parasita em fezes ou no escarro é frequente. O tratamento de escolha deverá ser com tiabendazol. Existem evidências de eficácia da nitazoxamida nestes casos.

Infecções gastrointestinais

Tiflite ou enterocolite neutropênica

Também conhecida como enterocolite necrosante, enteropatia neutropênica ou síndrome ileocecal. Ocorre com maior frequência durante a quimioterapia das leucemias agudas, embora também seja registrada em pacientes com tumores sólidos e pós-transplantados de medula óssea. A quebra da barreira epitelial secundária ao uso de medicamentos quimioterápicos predispõe ao edema, ulceração e necrose com hemorragia focal do íleo terminal, ceco e cólon ascendente. O quadro clínico caracteriza-se por febre, dor no quadrante inferior direito do abdome, podendo ocorrer sinais de irritação peritoneal, diarreia, distensão abdominal e, em alguns casos, náuseas e vômitos e massa palpável no quadrante inferior direito do abdome. Exames de imagem, como a ultrassonografia e TC de abdome, evidenciam o edema de alça, às vezes com nível hidroaéreo. Alguns estudos correlacionam o grau de espessamento da mucosa com a mortalidade que pode atingir até 60% e está frequentemente associada a bacteriemias decorrentes de translocação bacteriana com o envolvimento de patógenos, como a *Escherichia coli, Klebsiella spp, Pseudomonas spp*. O tratamento inclui dieta zero, descompressão através do uso de sonda nasogástrica, nutrição parenteral em casos prolongados e antibioticoterapia de amplo espectro com cobertura para Gram-negativos e anaeróbios. Os antimicrobianos utilizados podem ser cefalosporinas de terceira ou quarta geração associadas ao metronidazol, ticarcilina/clavulanato ou piperacilina/tazobactam ou carbapenêmicos. Em casos graves e refratários ao tratamento inicial pode ser necessária a abordagem cirúrgica, e o tratamento antifúngico, visando à cobertura de *Candida spp*, deve ser acrescentado aos antibacterianos. Os quadros que geralmente requerem abordagem cirúrgica são: perfuração intestinal, megacólon tóxico, necrose do cólon e enterorragia persistente. A cirurgia deve ser protelada até a subida da contagem de neutrófilos que pode ser auxiliada pelo uso de fatores estimuladores de colônia.

Diarreia associada ao *Clostridium difficile*

A colite pseudomembranosa ocorre mais frequentemente em pacientes idosos e hospitalizados em uso de quimioterapia e/ou antibioticoterapia de amplo espectro. A exposição à ampicilina, cefalosporinas, clindamicina ou fluoroquinolonas em pacientes submetidos à cirurgia ou quimioterapia funciona como fatores que alteram o equilíbrio da microbiota intestinal, predispondo à multiplicação do *Clostridium difficile* que produz enterotoxinas A e B. Estas aumentam a secreção de íons e água pelos enterócitos, podendo inclusive causar necrose destes. O quadro pode apresentar-se com febre, diarreia, leucocitose e dor abdominal. Em casos graves surgem pseudomembranas no cólon, e o paciente pode evoluir para megacólon tóxico (que pode apresentar-se com ou sem diarreia), perfuração intestinal, sepse, choque e óbito. Na suspeita clínica deve-se solicitar a pesquisa de antígenos ou das toxinas A e B do *Clostridium difficile* pela técnica de ensaio imunoenzimático. A colonoscopia pode evidenciar a presença das pseudomembranas. O tratamento inicialmente consiste na suspensão do esquema de antimicrobianos. Quando isto não for possível deve-se iniciar o metronidazol oral ou venoso. Para os casos graves a vancomicina oral poderá ser utilizada isoladamente ou em associação ao metronidazol. Vancomicina sob a forma de enema intestinal também poderá ser utilizada nos casos sem resposta ao metronidazol e com impossibilidade de via oral. O tempo de tratamento poderá ser de 10 a 14 dias com bons resultados em 90% dos casos. Em casos de colite pseudomembranosa grave ou megacólon tóxico com suspeita de perfuração de alça, colectomia parcial com ileostomia poderá ser necessária. Nestes pacientes está totalmente contraindicado o uso de antidiarreicos ou analgésicos opioides pelo risco de potencializarem a ação das toxinas sobre a mucosa intestinal. Novos agentes terapêuticos, como a rifaximina, tolevamer e dificimina, estão sendo investigados.

Candidíase hepatoesplênica

Acomete principalmente leucêmicos em quimioterapia e apresentando neutropenia de longa duração. Caracteriza-se por febre, dor no quadrante superior direito do abdome, hepatomegalia ou hepatoesplenomegalia. A fosfatase alcalina se encontra elevada no sangue. As hemoculturas são negativas para fungos, e a tomografia de abdome evidencia múltiplas lesões focais com hipercaptação periférica de contraste no fígado e/ou baço. A biópsia guiada por TC ou ultrassonografia possibilita o diagnóstico. O tratamento requer o uso de anfotericina B convencional ou em formulações lipídicas por 1 a 2 semanas seguido de fluconazol por vários meses. Os novos antifúngicos, incluindo caspofungina, micafungina e voriconazol, ainda requerem melhor avaliação. O tratamento deverá ser mantido até a resolução ou calcificação das imagens.

Infecções do sistema nervoso central

As infecções do sistema nervoso central podem mimetizar a recidiva de tumores ou quadros metabólicos. Os sintomas variam de cefaleia discreta, febre, alterações de comportamento, delírios e convulsões. Os sinais meníngeos geralmente estão ausentes, em especial nos neutropênicos. O espectro das infecções inclui meningites, meningoencefalites e abscesso cerebral. A patogênese envolve circulação sanguínea de microrganismos que atingem e ultrapassam a barreira hematoencefálica. Em pacientes não submetidos a procedimentos neurocirúrgicos os patógenos mais encontrados são *Streptococcus pneumoniae, Staphylococcus aureus* e *Listeria monocytogenes*, esta última cursando com sintomas gastrointestinais associados. Em pacientes em pós-operatório de neurocirurgia o *Staphylococcus aureus, Staphylococcus epidermidis* e bactérias Gram-negativas, como *Escherichia coli, Klebsiella spp, Enterobacter spp* e *Proteus spp*, podem ser encontrados. Nos pacientes neutropênicos graves, além de bactérias Gram-negativas e Gram-positivas, especialmente as encapsuladas, podemos encontrar *Nocardia asteroides, Listeria monocytogenes e Aspergillus spp. Cryptococcus neoformans* pode ser o agente de neuroinfecções em pacientes com disfunção da imunidade celular ou em uso de doses imunossupressoras de corticosteroides. O tratamento deve ser adequado a cada situação, e o diagnóstico complementar requer exames microbiológicos, de imagem e imunológicos. Em alguns casos podem ser necessários procedimentos cirúrgicos para drenagem de abscessos e remoção de dispositivos, como as válvulas de drenagem liquórica.

Infecções relacionadas com catéteres

As infecções relacionadas com catéteres representam juntamente com as neutropenias febris, as duas infecções causadoras de morbiletalidade em pacientes com câncer e com maior impacto sobre o custo do tratamento. As taxas de infecção em catéteres variam de 1 a 1,9/1.000 catéteres/dia e podem ocorrer em catéteres de longa permanência tunelizados, não tunelizados e catéteres periféricos de acesso central. Várias são as causas que predispõem a complicações infecciosas nos pacientes portadores de catéteres centrais: tipo de catéter (material trombogênico), cateterização prolongada, manuseio constante, implantação e manutenção inadequada (curativos e assepsia local), uso de curativos que predispõem à proliferação bacteriana local, umidade, a catéteres de duplo ou triplo lúmen, permanência prolongada de agulha em catéteres subcutâneos. Na patogênese da infecção em catéteres não tunelizados a colonização extraluminal do catéter em seu ponto de inserção na pele, nos tunelizados a infecção ocorre a partir da colonização intraluminal. Dentre os microrganismos mais frequentemente associados a este tipo de infecção podem ser encontrados os *Staphylococcus aureus e Staphylococcus epidermides* que representam os principais patógenos além de Gram-negativos e fungos, como a *Candida spp.* O quadro clínico é sugestivo quando o paciente apresenta febre e calafrios sem outras manifestações ou foco de infecção detectável. A positividade nestes casos de hemoculturas, evidenciando patógenos, como *Staphylococcus aureus, Staphylococcus epidermides ou Candida spp*, reforça a probabilidade do diagnóstico. A confirmação poderá ser feita observando-se o crescimento de um mesmo organismo em culturas pareadas de sangue obtidas diretamente do lúmen do catéter suspeito e de veia periférica em um mesmo momento da coleta. Culturas quantitativas da face interna externa do catéter, evidenciando número de colônias 5 vezes maior do que nas amostras coletadas do lúmen do catéter ou de veia periférica, também são diagnósticas. Finalmente, a cultura semiquantitativa obtida pela rolagem do catéter em placa, evidenciando número maior ou igual a 15 unidades formadoras de colônia, ou a cultura quantitativa do catéter, revelando número maior ou igual a 100 unidades formadoras de colônia, também são métodos diagnósticos importantes. O tratamento dependerá de múltiplos fatores, tais como a gravidade da doença de base, os fatores de risco para infecção e a espécie de microrganismo isolado. No caso de infecções por *Staphylococcus* coagulase negativos a antibioticoterapia venosa com oxacilina ou vancomicina por 7 a 10 dias geralmente é suficiente. Quando, porém o agente envolvido é o *Staphylococcus aureus*, existe a possibilidade de vários tipos de complicações, como endocardite, tromboflebite séptica e osteomielite. Se não existir, a possibilidade de obtenção de outro acesso vascular, a antibioticoterapia sistêmica com oxacilina ou vancomicina deve ser associada ao uso tópico de antimicrobiano ("*Antibiotic Lock Therapy*"). Esta consiste em instilar uma solução concentrada de antimicrobiano pelo lúmen do catéter com o objetivo de esterilizá-lo. Sempre que possível, é recomendável a remoção do catéter com tratamento sistêmico por 2 semanas nos casos não complicados e 4 a 6 semanas naqueles com complicações. Infecções por Gram-negativos, como *Pseudomonas, Escherichia coli e Acinetobacter*, requerem a remoção do catéter e o uso de antimicrobianos como cefalosporinas de quarta geração, carbapenêmicos ou mesmo polimixina B, tigeciclina por 7 a 10 dias. Independentemente do agente etiológico a remoção do catéter deve ser feita sempre em casos onde após 2 a 3 dias de antibioticoterapia não ocorreu desaparecimento dos sintomas, ou o paciente apresentou recidiva do quadro. Nas infecções fúngicas recomenda-se o tratamento com fluconazol ou anfotericina B, sendo esta última obrigatória em casos de isolamento de *Candida krusei*. Culturas persistentemente positivas após a remoção do catéter sugerem trombose séptica ou endocardite, e, em geral, o agente é o *Staphylococcus aureus*. A heparinização está indicada no caso da trombose séptica, e o curso da antibioticoterapia deverá ser mantido por 4 a 6 semanas. Abordagem cirúrgica com desbridamento em remoção do vaso afetado e colaterais pode ser necessária em casos com persistente bacteriemia ou fungemia ou embolização séptica.

Infecções do trato geniturinário

Estas infecções podem ocorrer principalmente em casos de dano ao urotélio causado pela quimioterapia, alterações locais causadas por tumores de bexiga, estase urinária em neoplasias de próstata, bexiga neurogênica secundária a tumores, causando compressão medular ou mieloma com fratura patológica de coluna compressiva ou tumores de sistema nervoso central, danos epiteliais secundários à radioterapia ou em cirurgias sobre o trato geniturinário, incluindo as de reconstrução de bexiga. As infecções mais comuns são a cistite ou pielonefrite. Os microrganismos envolvidos são *Escherichia coli, Proteus spp, Klebsiella spp, Staphylococcus saprophyticus e Candida albicans*. É importante ressaltar que o rim é o órgão mais frequentemente envolvido na Candidíase sistêmica, já que as leveduras são filtráveis pelo glomérulo e permanecem alojadas nos túbulos distais onde se multiplicam, podendo ocasionar abscessos no córtex e medula renal. Em todos os casos de infecção o tratamento deve ser guiado pelos resultados da urocultura e perfil de sensibilidade aos antimicrobianos.

Infecções de pele e tecido celular subcutâneo

Nesta topografia, merecem destaque as erisipelas que se seguem à mastectomia e que podem ser causadas pela associação de *Streptococcus pyogenes e Staphylococcus aureus*. O tratamento requer o uso de penicilinas associadas a inibidores de betalactamases, cefalosporinas de primeira geração ou clindamicina por 7 a 14 dias.

Em nosso meio também são comuns as ocorrências de miíases associadas a lesões neoplásicas, envolvendo pele, nariz, olhos, região genital e até orifício de traqueostomia. O tratamento consiste na remoção das larvas, tratamento antimicrobiano e antiparasitário com ivermectina. A fascite necrosante é também eventualmente uma infecção polimicrobiana que pode ocorrer em pós-operatórios e em pacientes que apresentam o diabetes melito como comorbidade associada ao câncer. Caracteriza-se por área de eritema, dor associada à descoloração da pele e formação de bolhas com conteúdo hemorrágico. O diagnóstico é clínico, e o tratamento consiste em desbridamento cirúrgico precoce e extenso, associado ao uso de associações de antimicrobianos, como cefalosporinas de terceira ou quarta geração, oxacilina ou vancomicina mais clindamicina ou metronidazol ou penicilinas de amplo espectro, associadas a inibidores de betalactamases ou carbapenêmicos, associados ou não à vancomicina, dependendo do contexto epidemiológico. A gangrena de Fournier é uma variante da fascite necrosante que acomete as regiões perineal e perirretal, onde bactérias Gram-negativas, incluindo *Pseudomonas aeruginosa*, podem estar presentes, em especial naqueles pacientes com neutropenia grave, após ciclo intenso de quimioterapia. Também requer extenso desbridamento cirúrgico e antibioticoterapia venosa com os fármacos já citados anteriormente, porém em associação a aminoglicosídeos para minimizar o surgimento de resistência durante o tratamento.

PREVENÇÃO DAS INFECÇÕES

Na prevenção das infecções relacionadas com o câncer, que deveriam ser objeto de um capítulo inteiro, devemos enfatizar a importância da adesão às medidas básicas de prevenção de infecções relacionadas com a assistência à saúde principalmente as mais simples, como a antissepsia das mãos com álcool-gel, lavagem das mãos na presença de sujidades visíveis e cuidados no manuseio de feridas e catéteres. O uso sistemático de profilaxia antibacteriana e antifúngica ainda é controverso, devendo cada paciente ser avaliado de forma individualizada quanto aos riscos e benefícios. A quimioprofilaxia antimicrobiana está bem estabelecida apenas para prevenção de infecções por *Pneumocystis jirovecii*, prevenção da doença invasiva por *Streptococcus pneumoniae* e reativações de infecções por Herpes simples e Varicela-zóster. Existem evidências recentes de reativação de infecções pelo vírus B da hepatite em pacientes sob quimioterapia intensiva em torno de 20% dos casos em pacientes HbsAg positivos, com relatos de hepatite fulminante. A vacinação contra o vírus B da hepatite é recomendável em pacientes com sorologia negativa com previsão de quimioterapia, sempre que possível e já existem estudos que demonstraram a redução do risco de reativação entre pacientes HbsAg positivos portadores de neoplasias hematológicas e de mama com a utilização da quimioprofilaxia com lamivudina. O tenofovir, entecavir, telbivudina, adefovir também apresentam bons resultados. A quimioprofilaxia em transplantes é um capítulo a ser tratado à parte. Medidas de isolamento reverso, utilização de filtros especiais, realização rotineira de culturas de vigilância também ainda suscitam controvérsias. A vacinação do paciente oncológico não possui diretrizes específicas, mas deve-se enfatizar a importância da vacina contra influenza e vacinação contra patógenos capsulados em especial a vacina antipneumocócica. As vacinas devem ser administradas pelo menos 2 semanas antes do início do tratamento da doença de base. Caso isto não tenha sido possível, os pacientes deverão ser vacinados ou receber reforço vacinal 3 meses depois do tratamento ou quando houver evidência de restauração da competência imunológica.

BIBLIOGRAFIA

Baden LB, Bensinger W *et al.* Prevention and treatment of cancer – Related infections. *JNCCN – J Natl Compr Canc Netw* 2012;10(11):1412-45.

Chen CI, Hsu C *et al.* Predictors of bloodstream infection associated with permanently implantable venous port in solid cancer patients. *Ann Oncol* 2012;Feb.;24(2):463-68.

Cireap N, Narita D *et al.* Erysipelas of upper limb: a complication of breast cancer surgery. *Jurnalul de Chirurgie*, Iaşi 2010;6(2):132-36.

Decker WK, Safdar A. Bioimmunoadjuvants for the treatment of neoplastic and infectious disease: Coley's legacy revisited. *Cytokine Growth Factor Rev* 2009 Aug;20(4):271-81.

Freifeld AG, Bow EJ *et al.* Clinical practice guideline for the use of antimicrobial agents in neutropenic patients with cancer: 2010 Update by the Infectious Diseases Society of America. *CID* 2011 Feb. 15;52:e56-93.

Kofteridis DP, Valachis A *et al.* Skin and soft tissue infections in patients with solid tumours. *Scientific World J* 2012;2012:804518.

Kurosawa M, Yonezumi M *et al.* Epidemiology and treatment outcome of invasive fungal infections in patients with hematological malignancies. *Int J Hematol* 2012 Dec.;96(6):748-57.

Morii T, Mochizuki K *et al.* Surgical site infection in malignant soft tissue tumors. *J Orthop Sci* 2012;17:51-57.

Nesher L, Rolston K. Neutropenic enterocolitis, a growing concern in the era of wide spread use of aggressive chemotherapy. *CID* 2013 Mar;56(5):711-17.

O'Grady NP, Alexander M *et al.* Guidelines for the prevention of intravascular catheter-related infections. *CID* 2011;52(1 May):e162-93.

Rolston KVI, Row MB *et al.* Outpatient manegement of febrile neutropenia: is it safe yet? *J Support Oncol* 2008;6:219-20.

Rook GAW, Dalgleish A. Infection, immunoregulation and cancer. *Immunol Rev* 2011;240:141-59.

Sesterhenn A, Pfützner W *et al.* Cutaneous manifestation of myiasis in malignant wounds of head and neck. *Eur J Dermatol* 2009;19(1):64-68.

Thirumala M, Ramaswamy M, Chawla S. Diagnosis and management of infectious complications in critically Ill patients with cancer. *Crit Care Clin* 2010;26:59-91.

Tomlinson D, Mermel LA *et al.* Defining bloodstream infection related to central venous catheters in patients with cancer: a Systematic Review. *Clin Infec Diseases* 2011 Oct. 1;53:697-710.

PARTE II

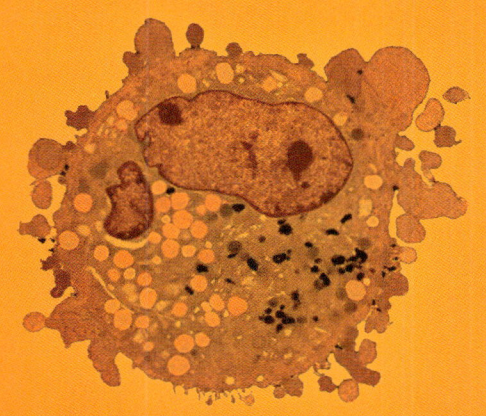

RADIOLOGIA E DIAGNÓSTICO POR IMAGEM

CAPÍTULO 30

Fundamentos do Diagnóstico por Imagem em Oncologia

André Noronha Arvellos

INTRODUÇÃO

Os capítulos de radiologia e diagnóstico por imagem neste tratado de oncologia não têm como objetivo a exposição aprofundada e pormenorizada de cada tipo de câncer específico, nem a pretensão de esgotar o assunto em cada especialidade, pela vastidão do tema e, fundamentalmente, por cuidar-se de um livro de oncologia e não propriamente de um tratado de imagem.

O objetivo primordial dos capítulos de imagem é expor, à luz dos diferentes métodos, os princípios e as diretrizes fundamentais da radiologia aplicados à abordagem da doença oncológica.

Mostrar-se-á, ainda, a importância da participação efetiva do médico-radiologista nas diversas etapas do atendimento ao paciente com câncer, sendo necessários a ele conhecimentos gerais e específicos dos conceitos atuais dos mecanismos básicos do desenvolvimento dos diferentes tipos de tumores e de suas novas possibilidades de tratamento.

Diante da constante e vertiginosa expansão dos recursos de imagem diagnóstica nos últimos anos, nos propomos a mostrar o que há de mais novo na radiologia e suas aplicações específicas no câncer, que podem determinar uma melhor abordagem da doença, com impacto na qualidade de vida e na sobrevida dos pacientes. Podemos citar como exemplos os métodos de imagem funcionais, que, em algumas situações, podem auxiliar na avaliação de prognóstico e estimar resposta a terapêuticas específicas, as novas técnicas diagnósticas e terapêuticas menos invasivas da radiologia intervencionista entre outros.

De qualquer maneira, em algumas sessões deste livro pode-se contar com a abordagem dos aspectos de imagem de tumores de órgãos específicos por proposição do coordenador de área ou do autor do capítulo, quando considerada essencial para o entendimento do assunto exposto.

MULTIDISCIPLINARIDADE

Os avanços no entendimento dos mecanismos básicos do câncer conduziram um significativo progresso no tratamento dos pacientes, com o surgimento de novas drogas, atuando por meio de mecanismos diferentes, técnicas mais eficientes de radioterapia com maior dose aplicada ao tecido tumoral e com menor exposição a tecidos sadios peritumorais e, no campo da cirurgia, técnicas menos invasivas com preservação funcional e redução da morbidade.

Dentro deste novo cenário, o radiologista ganhou maior importância, atuando em todas as etapas da avaliação do paciente, desde o rastreamento até o acompanhamento pós-tratamento. Tornou-se o radiologista parte de uma equipe multidisciplinar composta pelo oncologista clínico, cirurgião oncológico, radioterapeuta e patologista, dentre outros profissionais que tratam os pacientes com câncer.

Nessa abordagem multidisciplinar, o uso adequado dos métodos de imagem necessita de maior conhecimento das condições clínicas e da história do paciente, permitindo, assim, a elaboração das perguntas pertinentes a serem realizadas, sendo a solicitação de um exame com base na necessidade de esclarecer dúvidas e gerar respostas que impactem no planejamento do tratamento ou no acompanhamento do paciente e, dessa maneira, na sobrevida e na qualidade de vida do paciente.

Se por um lado a constante evolução dos métodos de imagem dificulta ao oncologista e ao cirurgião a atualização necessária para a escolha adequada dos exames a serem solicitados, a complexidade das variáveis relacionadas com as condições clínicas, tratamentos e opções terapêuticas dificulta a atuação do radiologista de forma autônoma durante a realização dos mesmos. A necessária interação entre os profissionais envolvidos no dia a dia dos cuidados ao paciente permite o uso racional e mais efetivo dos exames de imagem, evitando estudos que gerem resultados repetidos, resultados que não respondem às questões relevantes ao cuidado do paciente, contribuindo ainda para menor custo, não expondo dessa maneira o paciente aos riscos da realização de exames desnecessários, como radiação e meios de contrastes venosos.

Cabe salientar, ainda, que os dados clínicos são necessários não só para a escolha do método de imagem específico, mas também do protocolo (número de sequências, necessidade de contraste endovenoso etc.) a ser realizado durante cada exame, criando assim padronização e permitindo a comparação de forma adequada com exames posteriores.[1]

A SUBESPECIALIDADE *IMAGEM EM ONCOLOGIA*

O aumento da incidência de muitos tipos de câncer, a terapia mais agressiva e multimodalidade e o avanço constante dos métodos de diagnóstico por imagem determinaram a necessidade de uma dedicação maior do radiologista no estudo do câncer, tornando-se hoje a *Imagem em Oncologia* uma subespecialidade dentro da radiologia e diagnóstico por imagem, por assim dizer.

É fundamental ao radiologista ter um entendimento geral dos conceitos correntes do desenvolvimento do câncer e de novas terapias, tendo hoje papel não só no diagnóstico e no estadiamento, como também no acompanhamento para a avaliação de resposta ao tratamento e detecção da recidiva, ou seja, assim como o oncologista clínico ou o cirurgião, o radiologista estará presente em muitas das etapas da vida do paciente a partir da suspeita clínica.

O papel do radiologista não se limita à elaboração de laudos, mas na verdade atua na emissão de pareceres fundamentados em achados de imagem, devendo posicionar-se de forma clara, dentro dos limites dos métodos, tentando responder às questões mais relevantes em relação à doença, formulando, quando possível, hipóteses diagnósticas e, se necessário, recomendando a melhor maneira do acompanhamento por imagem ou complementação com outros métodos.[2] Salientamos, nesse sentido, sensíveis diferenças entre os resultados apresentados por diferentes serviços, mesmo com recursos tecnológicos semelhantes, em virtude do grau de comprometimento, envolvimento e experiência, tanto do técnico que realiza o exame, quanto do médico-radiologista.[3]

Devemos citar, ainda, que por meio dos procedimentos de intervenção guiados por imagem, o radiologista ganha cada vez mais espaço na assistência ao paciente, através de procedimentos minimamente invasivos, tanto para o diagnóstico, quanto para o tratamento (ver Capítulo Radiologia Intervencionista em Oncologia).

O VERDADEIRO PAPEL DOS MÉTODOS DE IMAGEM

Apesar da elevada capacidade de detecção de lesões pelos métodos de imagem, a definição etiológica nem sempre é possível em decorrência, muitas vezes, da inespecificidade dos achados (Fig. 1). Tal fato não deve ser encarado como limitação definitiva, uma vez que, quando considerados no contexto do paciente como um todo, em conjunto com os dados clínicos e laboratoriais, os aspectos de imagem podem nos aproximar de diagnósticos específicos e, tão importante quanto, gerar dados que serão usados no planejamento terapêutico e na conduta. Tal característica mostra o caráter complementar dos exames de imagem na avaliação do paciente, mostrando, assim, a importância da proximidade do radiologista com os outros profissionais envolvidos no atendimento ao paciente.

Os métodos de imagem podem ainda ser entendidos de uma forma geral como uma extensão do exame clínico, permitindo a avaliação semiológica dos órgãos profundos até então inacessíveis, a não ser pela abordagem cirúrgica.[3]

Algumas lesões, no entanto, podem apresentar características de imagem frequentemente capazes de sugerir sua etiologia com acurácia suficiente para prescindir o estudo histopatológico, obviamente sempre dentro de um contexto clínico compatível (Figs. 2 e 3).[4]

A despeito de definição etiológica, há hoje sistemas de classificações com base em aspectos de imagem como definidores de conduta, dos quais podemos citar como exemplos o sistema de classificação de BI-RADS (Breast Imaging Report and Data System) do *American College of Radiology* (ACR)[5] para as lesões de mama e a classificação de Bosniak[6] para lesões císticas renais, entre outros (Figs. 4 e 5).

Embora o diagnóstico tecidual seja crítico para o tratamento do paciente com câncer, permanecendo como *gold standard* para a avaliação de uma lesão tumoral e da resposta terapêutica, notoriamente para o acompanhamento, suas características de invasividade, pouca praticidade, custo e possível erro em virtude da heterogeneidade das lesões fazem da imagem uma excelente alternativa, destacando-se o seu cará-

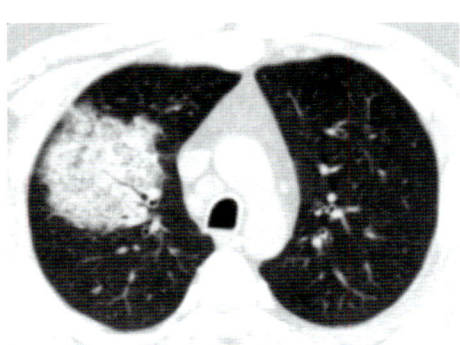

▲ **FIGURA 1.** Área de consolidação com broncogramas aéreos e áreas de baixa atenuação de permeio no lobo superior do pulmão direito. Achados inespecíficos. Dados da história clínica (como idade, presença de dispneia ou febre, período de início de sintomas, agudo *versus* crônico, uso de medicações, estados de imunodepressão etc.) e exames laboratoriais (como leucograma, coagulopatias, provas reumatológicas etc.) são fundamentais na formulação de hipóteses diagnósticas.

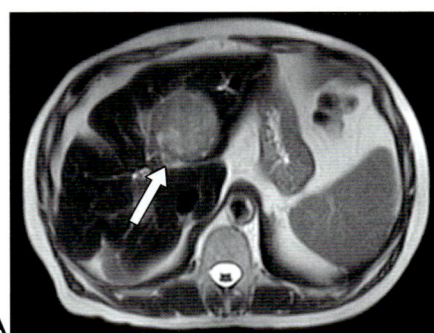 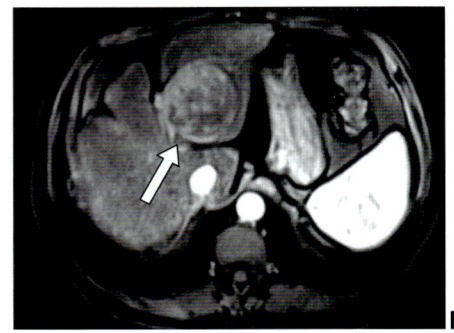

▲ **FIGURA 2.** Ressonância magnética mostrando nódulo sólido com sinal hiperintenso em T2 (**A**), hipervascular (**B**) e com *wash-out* (não mostrado) maior que 2 cm em paciente com sinais de imagem de hepatopatia crônica. Diagnóstico de carcinoma hepatocelular, segundo critérios de Barcelona.

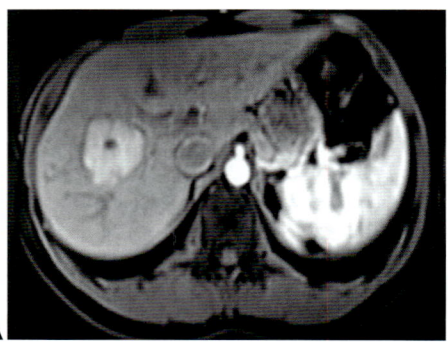 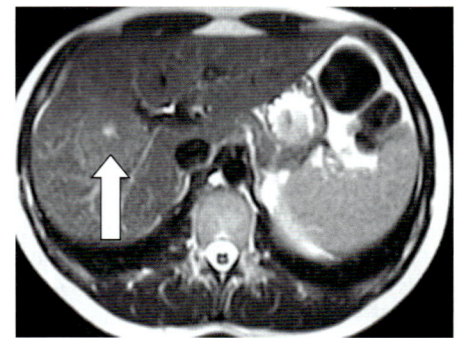 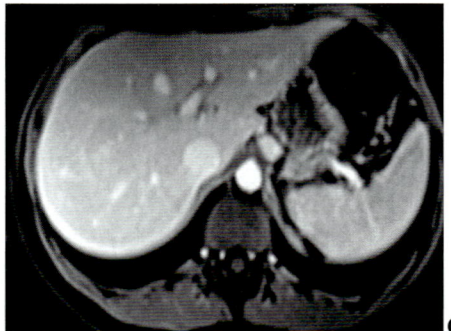

▲ **FIGURA 3.** Lesão hepática nodular hipervascular (**A**) com cicatriz central, mostrando sinal hiperintenso em T2 (**B** – seta) e realce em fase tardia (**C**), característica de hiperplasia nodular focal, em paciente feminina de 25 anos, assintomática e sem história de neoplasia prévia.

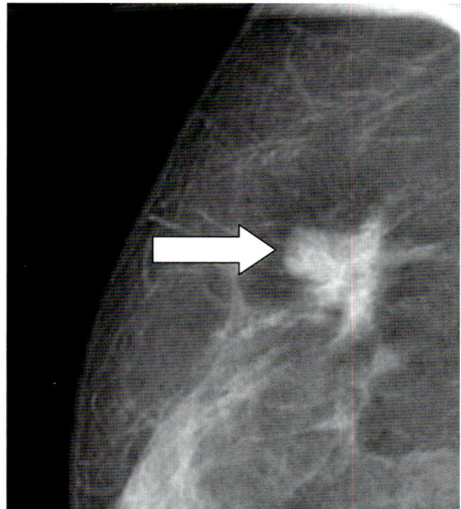

▲ **FIGURA 4.** Nódulo mamário de contornos espiculados, classificação BIRDS 5. Conduta indicada: biópsia percutânea ou tratamento cirúrgico.

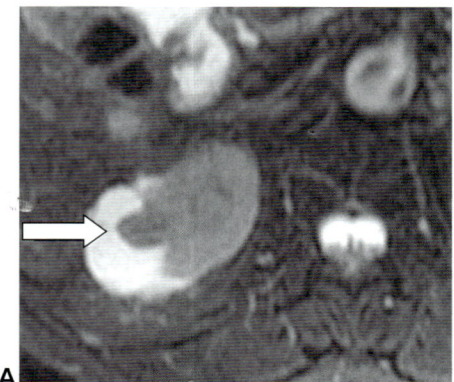 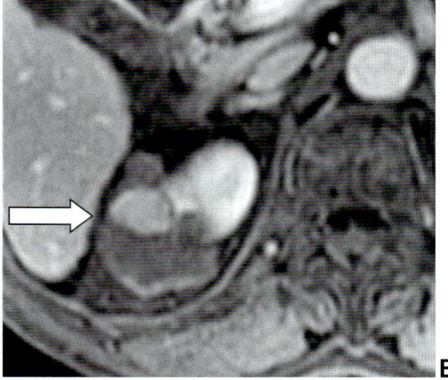

▲ **FIGURA 5.** (**A** e **B**) Lesão cística renal com nodulação sólida, classificada como Bosniak IV. Conduta indicada: ressecção.

ter objetivo e reprodutível, gerando dados não só qualitativos, como quantitativos.[3]

Na avaliação de resposta ao tratamento instituído os exames de imagem podem, em algumas situações, permitir a detecção precoce de recidiva durante o acompanhamento, possibilitando a reavaliação da conduta muitas vezes antes mesmo das alterações clínicas e laboratoriais.

Com o avanço tecnológico dos métodos de imagem e a melhoria na resolução espacial e temporal, é cada vez maior o número de achados anormais nos exames de imagem, tanto de estadiamento, quanto de acompanhamento. Seja durante o estadiamento ou acompanhamento pós-tratamento, os achados que estejam em acordo com a história natural e estágio da doença podem, na maioria das vezes, ser tomados como positivos. Os achados que estão em desacordo com a história natural e estágio, ou nas situações em que o achado pode ser importante modificador de conduta, devem ter investigação aprofundada, como, por exemplo, uma lesão suspeita de tratar-se de metástase, que seja determinante entre tratamento curativo local ou terapia sistêmica (Fig. 6).[3]

Deve-se ressaltar aqui a importância da correlação com exames prévios, e não apenas com o último exame mais recente, que pode minimizar avaliações exaustivas e desnecessárias quando se está diante de achados já relatados em exames anteriores e que mostrem estabilidade, na maioria das vezes, mesmo sem que se chegue a um diagnóstico etiológico.

Lembramos também que uma nova lesão não necessariamente corresponde a uma lesão secundária, podendo ser alteração relacionada com o tratamento, processos infecciosos (muitas vezes em função de estados de imunossupressão pela quimioterapia), processos infecciosos a que está sujeita a população em geral e até mesmo segundo tumor primário.

A avaliação prospectiva pode ser realizada nos casos de baixa probabilidade de um achado tratar-se de lesão secundária, nos casos de difícil caracterização ou abordagem diagnóstica esclarecedora, mantendo-se tal solução reservada a situações específicas e sob acompanhamento rigoroso, sempre que a característica biológica do tumor permitir o adiamento da decisão terapêutica em relação a este novo achado (Fig. 7).

OUTRAS LIMITAÇÕES

Irressecabilidade

Existem para algumas situações critérios específicos de imagem sugestivos de irressecabilidade, como nos tumores de pâncreas e esôfago,[7] sendo que na ausência destes achados ou de evidências grosseiras de irressecabilidade, como lesão tumoral envolvendo estruturas vasculares ou perda de planos de gordura com presença de tecido tumoral no interior de órgãos vitais adjacentes, deve ser mantida a perspectiva de cirurgia curativa, caso haja indicação pelo estadiamento (Figs. 8 e 9).

Avaliação linfonodal

Outra conhecida limitação da avaliação por imagem está no estadiamento linfonodal.

Em muitos tipos de câncer a doença nodal é um fator prognóstico adverso independente, sendo que a informação obtida no estadiamento pré-operatório acurado pode influenciar a decisão do oncologista sobre a terapia neoadjuvante, a decisão de dissecção (linfadenectomia), o campo de radioterapia e a possibilidade de tratamento radical ou não.

A medida das dimensões é o método rotineiramente utilizado para avaliar o envolvimento linfonodal pelos métodos de imagem convencionais (USG, TC e RM), sendo, porém, método de acurácia limitada. Segundo critérios recentes do RECIST,[8] linfonodos maiores que 1 cm no menor eixo devem ser considerados acometidos, podendo os maiores que 1,5 cm serem definidos como lesões-alvo (ver capítulo Avaliação da Resposta Tumoral através dos Métodos de Imagem).

Podem ser tomados como acometimento linfonodal critérios secundários com base em sua forma (reniforme × redondo), margem (regular

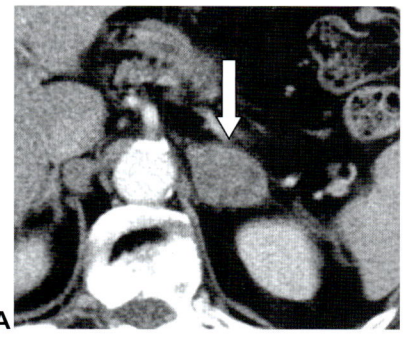
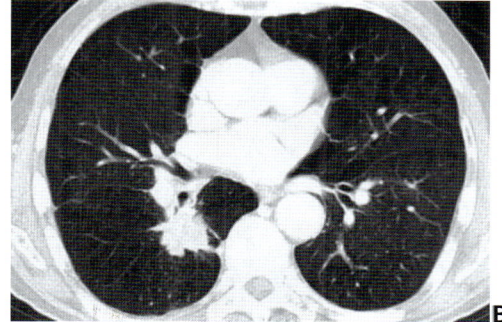

◀ **FIGURA 6. (A e B)** Lesão expansiva suprarrenal esquerda considerada secundária em paciente com nódulo pulmonar espiculado no lobo inferior direito, provável primário.

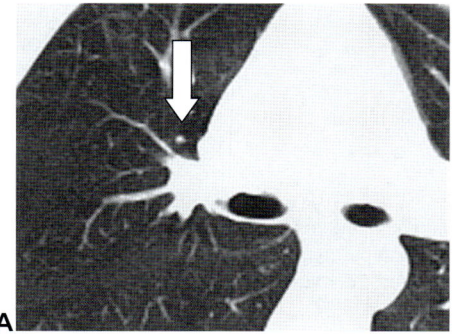
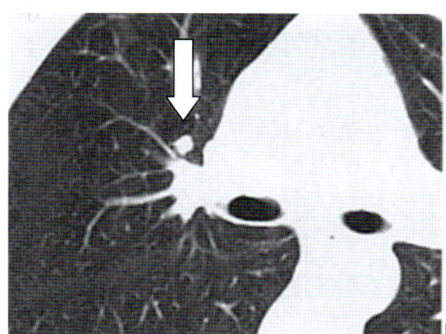

◀ **FIGURA 7.** Paciente com sinoviossarcoma de membro inferior, mostrando, em exame inicial de estadiamento, diminuto nódulo pulmonar de aspecto inespecífico (**A**). Exame de controle 10 meses após, mostrando crescimento, sugerindo lesão secundária (**B**).

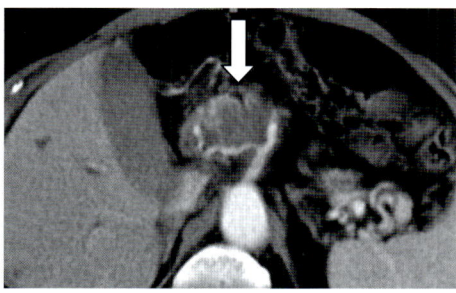

◀ **FIGURA 8.** Tumor primário pancreático, envolvendo e estreitando artéria hepática comum.

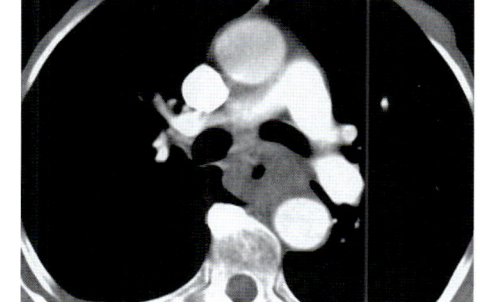

◀ **FIGURA 9.** Neoplasia de esôfago, insinuando-se entre aorta e brônquio fonte esquerdo, determinando abaulamento da parede posterior deste, sendo critério de imagem sugestivo de irressecabilidade.

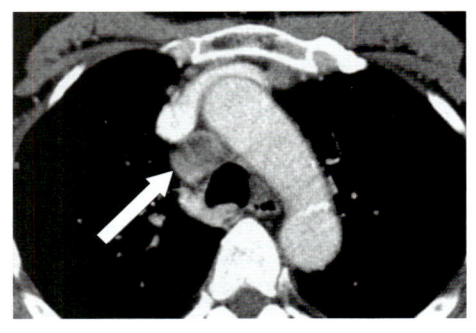

◀ **FIGURA 10.** Provável linfonodomegalia secundária (> 1,0 cm no menor eixo) paratraqueal inferior direita, mostrando ainda densidade heterogênea (critério secundário). Primário pulmonar.

× irregular), densidade (homogêneo × heterogêneo) e a presença assimétrica de linfonodos de tamanho normal, porém com aspecto de conglomerado (Fig. 10).[2]

O uso de contrastes linfotrópicos específicos para exames de ressonância magnética mostrou maiores sensibilidade, especificidade e acurácia na avaliação da doença nodal, assim como elevado valor preditivo negativo, inclusive para linfonodos de 5 a 10 mm.[9] Harisinghani *et al.* mostraram, porém, sensibilidade substancialmente menor para a avaliação dos linfonodos menores que 5 mm.[9]

Nos casos em que o aumento de um linfonodo seja o único critério definidor de conduta, como, por exemplo, na definição entre tratamentos cirúrgico e clínico, definindo o estadiamento, sugere-se seu estudo histopatológico para confirmação do achado.[2]

Doença residual e recidiva local

Os métodos de diagnóstico por imagem convencionais mostram dificuldade de caracterização da doença residual e da recidiva local, sendo as alterações inflamatórias pós-cirúrgicas, as alterações cicatriciais/fibrose e o edema pós-radioterapia fatores geradores de confusão neste contexto, notadamente se o período pós-operatório vier acompanhado de complicações locais, como coleções, fístulas e reintervenções.

Dessa maneira, no acompanhamento inicial dos pacientes tratados, recomenda-se a realização de exames de imagem apenas após 3 meses nos casos de cirurgia e radioterapia, exceto na necessidade definida por sintomas e outros meios de avaliação laboratorial, sendo tal período desnecessário nos pacientes com tratamento exclusivo por quimioterapia.[2]

Mais uma vez devemos lembrar que o exame de imagem não deve ser avaliado de forma isolada, sendo os resultados da análise histopatológica, em relação às margens cirúrgicas, o tipo histológico e o grau de diferenciação da lesão, a comparação com exames de imagem anteriores e o estudo dos marcadores tumorais fundamentais neste tipo de situação. Para alguns pacientes o acompanhamento seriado por imagem pode ser alternativa adequada na avaliação de tais achados pós-tratamentos.

Mais recentemente, o surgimento dos exames funcionais acrescentou ainda algumas novas perspectivas na avaliação desta situação clínica específica (ver capítulos Imagem Funcional e PET/TC) (Fig. 11).

DA ANATOMIA À FISIOLOGIA

Os métodos de imagem mais recentes possibilitaram, além da capacidade usual de avaliar as alterações da anatomia dos órgãos e a morfologia das lesões, a avaliação de propriedades funcionais dos tecidos por meio de parâmetros biofísicos, fisiológicos e metabólicos, notoriamente através de imagens de ressonância magnética e de técnicas de medicina nuclear, destacando-se mais recentemente imagens de tomografia por emissão de pósitrons (PET).

A avaliação funcional das lesões traz uma nova perspectiva aos métodos de imagem no tratamento do câncer ao gerar dados dos aspectos biológicos e comportamentais dos tumores, abrindo amplo universo de perspectivas na detecção, no diagnóstico, na caracterização tecidual, na avaliação da extensão, no prognóstico, na previsão de resposta terapêutica e na avaliação de resposta ao tratamento.[10]

Dentre muitos exemplos, podemos citar aqui o estudo por espectroscopia de prótons da próstata, permitindo a sua avaliação metabólica, aumentando, assim, a sensibilidade e a especificidade da biópsia na detecção de lesões tumorais, mostrando ainda haver correlação da positividade do método com o escore de Gleason, gerando, dessa maneira, dados sobre a agressividade das lesões, podendo auxiliar na caracterização dos pacientes com doença de alto ou baixo risco (Fig. 12)[11] e ainda estudos de perfusão dos tumores de reto que podem predizer a chance de resposta à quimioterapia.[12]

Em virtude da enorme perspectiva e impacto dos métodos funcionais na avaliação do câncer, o assunto é abordado em capítulo específico (ver capítulo Imagem Funcional em Oncologia).

SOLICITAÇÃO DE EXAMES E ESCOLHA DO MÉTODO

A escolha do método de imagem e seu momento de realização depende, como já exposto, da definição clara da questão/dúvida a ser esclarecida baseada na história clínica e em outros métodos de avaliação do paciente, impactando na definição da conduta.

Os objetivos básicos da realização de exames de imagem no câncer passam por:

- Rastreamento.
- Detecção da doença na suspeita clínica.
- Avaliação da extensão da doença para definição da terapia (estadiamento), servindo ainda nesta etapa como exames de base para o acompanhamento.

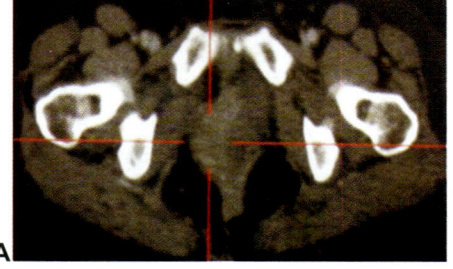
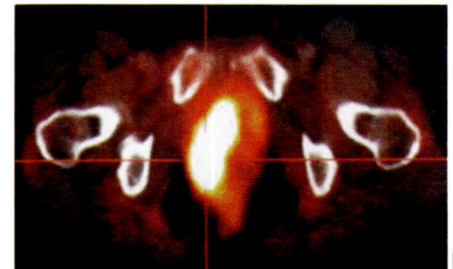

◀ **FIGURA 11. (A e B)** Paciente com ressecção abdominoperineal por tumor de reto, mostrando ao PET/TC hipermetabolismo na região do leito cirúrgico, denotando tecido neoplásico viável.

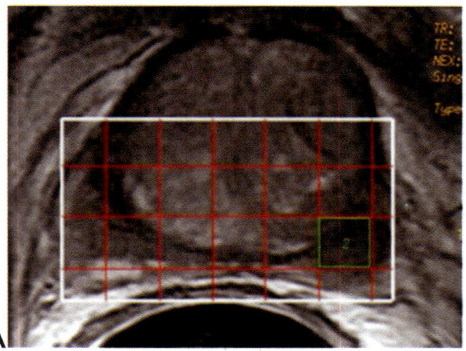
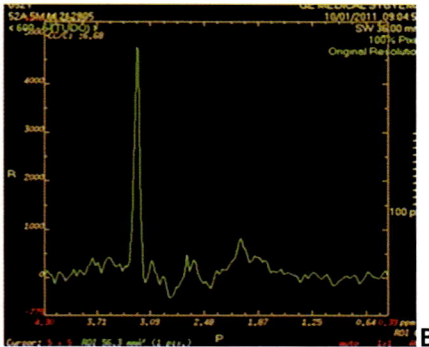

◀ **FIGURA 12. (A e B)** Exame de ressonância magnética com espectroscopia da próstata de paciente com PSA em elevação e biópsias prévias negativas, mostrando em zona periférica esquerda área com sinal hipointenso em T2 e alteração metabólica suspeita, caracterizada por elevação de colina e redução do citrato.

- Avaliação de agressividade e de prognóstico das lesões.
- Realização de procedimentos de intervenção, diagnósticos ou terapêuticos.
- Avaliação de resposta ao tratamento.
- Avaliação de acompanhamento (detecção de recidiva e reestadiamento).

Cada um deles com base nos princípios que norteiam sua execução, como, por exemplo, na realização de exames no rastreamento:

- Ter elevada sensibilidade com aceitável especificidade do método.
- Ter ampla disponibilidade.
- Ser pouco invasivo.
- Ser custo-efetivo.
- Ter impacto não somente na maior detecção de doença, mas também gerar perspectiva de tratamento precoce, impactando em maior sobrevida e melhor qualidade de vida.

A solicitação de exames na abordagem inicial do paciente com câncer é determinada pelas avaliações clínica e laboratorial, ou seja, a partir do estadiamento clínico (p. ex.: a cintilografia não é solicitada nos estágios iniciais do câncer de mama em decorrência da baixa probabilidade de metástase óssea nesta situação clínica).

Em qualquer momento durante os cuidados com o paciente, a presença de sintomas ou alterações de exames laboratoriais e marcadores tumorais pode ser também determinante da solicitação de exames de imagem.

No acompanhamento, os resultados do tipo histológico e graduação do tumor, assim como seus estadiamentos patológico e cirúrgico final, tipo de tratamento e período de realização (começo e término), complicações durante o tratamento (infecção, sangramento, reoperações, fístulas etc.) serão também determinantes no planejamento da avaliação por imagem.

A justificativa de estudos de imagem no acompanhamento dos pacientes tratados só existe se comprovadamente estes tiverem perspectiva de maior e/ou melhor sobrevida no caso de novo tratamento para a recidiva, sendo que para alguns tumores, trabalhos mostram maior taxa de ressecabilidade e sobrevida com acompanhamento mais agressivo. Como evidência contrária, podemos citar Mullen *et al.*, que mostraram em 344 pacientes com tumor de Wilms que o acompanhamento por imagem com TC/RM não foi associado à maior sobrevida dos pacientes, quando comparado com o acompanhamento por imagem por RX/USG, sendo que a biologia do tumor foi fator determinante do prognóstico, mais do que a modalidade ou a frequência do acompanhamento por imagem.[13]

A solicitação de exames durante cada uma destas etapas pode ainda ser com base em protocolos, como os da ASCO (**American Society of Clinical Oncology**) e NCCN (**National Comprehensive Cancer Network**) para o estadiamento e o acompanhamento de alguns tumores, como, por exemplo, o tumor de cólon e pulmão.[14] Não há, porém, consenso ou normativa para todos os tipos de tumores específicos.

Embora existam tais *guidelines*, a periodicidade na maioria das vezes está relacionada com o estadiamento inicial, opção terapêutica adotada e comportamento biológico, não havendo consenso definitivo. Cita-se ainda que alguns destes, como da NCCN, tendo as rotinas fundamentadas em dados prévios relevantes, deixam claro a necessidade de individualização em função da condição particular de cada paciente.[14]

CUSTOS

Com os custos crescentes da assistência à saúde nos diversos países, somando-se ao envelhecimento da população e ao consequente aumento do número de pacientes com câncer, a preocupação com o impacto financeiro da incorporação das novas técnicas de imagem é justificada.

O uso de novas tecnologias na rotina diária para o tratamento dos pacientes com câncer e a solicitação de exames de imagem de maneira geral devem ter por princípio fundamental o impacto na definição da condução do tratamento do paciente e, por consequência, na sua sobrevida e na qualidade de vida, devendo ser custo-efetivo e sempre com base em critérios técnicos.

É de fundamental importância lembrar que mais dispendioso que realizar exames de imagem é iniciar o tratamento de um paciente sem o diagnóstico e o estadiamento adequados, gerando toda uma cadeia de eventos e custos desnecessários.

Michael Porter, em estudos sobre custos do sistema de saúde americano, mostrou que em cerca de apenas 55% dos casos os pacientes realizam exames de diagnóstico de forma adequada e na quantidade adequada, em que podemos concluir que uma parcela dos demais pode estar recebendo tratamentos e cirurgias, com toda sua cadeia de custos, de forma equivocada, sendo tanto subtratados, perdendo em alguns casos a chance de cura, quanto supertratados, estando sujeitos às complicações e sequelas.[15] Conclui ele mesmo que o melhor em relação aos custos em saúde passa por aquilo que se faz de melhor para a saúde do paciente. Como exemplo desta situação podemos citar o uso do PET/TC no estadiamento dos pacientes com câncer de pulmão, em que até 30% dos candidatos à cirurgia através de avaliação clínica e métodos convencionais mostram ter metástases, prescindindo, dessa maneira, do tratamento cirúrgico que não diagnóstico.[16]

REFERÊNCIAS BIBLIOGRÁFICAS

1. Husband JE, Reznek RH. *Imaging in oncology*. Oxford. Taylor & Francis,1998.
2. Hricak H, Husband JES, Panicek DM. *Oncologic imaging: essentials of reporting common cancers. Guidelines for radiologic reporting of common cancers.* Philadelphia: Saunders, 2006. p. 2-13.
3. Castellino RA. Imaging techniques in cancer management. In: DeVita VT, Hellman S, Rosenberg SA. *Cancer principals and practice in oncology.* 5th ed. Philadelphia: Lippincot-Raven, 1997. p. 633-34.
4. Bruix J, Sherman M. Management of hepatocellular carcinoma. *Hepatology* 2005;42(5):1208-36.
5. Balleyguier C, Ayadi S, Van Nguyen K et al. BIRADS classification in mammography. *Eur J Radiol* 2007 Feb.;61(2):192-94.
6. Bosniak MA. The Bosniak renal cyst classification: 25 years later. *Radiology* 2012 Mar.;262(3):781-85.
7. Vilgrain V, Mompoint D, Palazzo L et al. Staging of esophageal carcinoma: comparison of results with endoscopic sonography and CT. *AJR* 1990 Aug.;155(2):277-81.
8. Nishino M, Jagannathan JP, Ramaiya NH et al. Revised RECIST guideline version 1.1: what oncologists want to know and what radiologists need to know. *AJR* 2010;195(2):281-89.
9. Harisinghani MG, Barentsz J, Hahn PF et al. Noninvasive detection of clinically occult lymph-node metastases in prostate cancer. *N Engl J Med* 2003 June 19;348(25):2491-99. Erratum in: *N Engl J Med* 2003 Sept. 4;349(10):1010.
10. Ross BD, Rehemtulla A. Functional imaging. In: DeVita VT, Lawrence TS, Rosenberg SA. *Cancer: principles & practice of oncology.* 8th ed. Philadelphia: Lippincott, Williams & Wilkins, 2008. p. 733-46.
11. Hricak H, Choyke PL, Eberhardt SC et al. Imaging prostate cancer: a multidisciplinary perspective. *Radiology* 2007;243(1):28-49.
12. Koh D, Cook GJR, Husband JE. New horizons in oncologic imaging. *N Engl J Med* 2003;348(25):2487-88.
13. Mullen EA, Anderson JR, Steacy KJ et al. The impact of surveillance imaging on overall survival in patients with recurrent Wilms tumor: a report from the Children's Oncology Group. *J Clin Oncol* 2011;29:(Suppl; abstr 9536).
14. Engstrom PF, Arnoletti JP, Benson AB 3rd et al. NCCN clinical practice guidelines in oncology: colon cancer. *J Natl Compr Canc Netw* 2009 Sept.;7(8):778-831.
15. Porter ME, Teisberg EO. *Repensando a saúde – Estratégias para melhorar a qualidade e reduzir os custos.* Definindo o escopo do problema. Porto Alegre: Bookman, 2007. p. 31-43.
16. Meirelles GSP, Capobianco J. Aplicações do PET no tórax. In: Silva CIS, Müller NL. *Tórax*. Série Colégio Brasileiro de Radiologia e Diagnóstico por Imagem. Rio de Janeiro: Revinter, 2010. p. 595-605.

CAPÍTULO 31

Rastreamento do Câncer pelos Métodos de Imagem

Alexandre Calabria da Fonte ■ Marcela Balaro
Lenilton da Costa Campos ■ Ellyete de Oliveira Canella

INTRODUÇÃO

Rastreamento é a investigação de uma doença em sua fase pré-clínica, o que pode ser feito pela caracterização de fatores de risco para o desenvolvimento de determinada patologia ou mediante a identificação da doença em seu estágio inicial.[1]

O objetivo principal dos programas de rastreamento é a prevenção ou o retardo do desenvolvimento de doença avançada no subgrupo de indivíduos com doença pré-clínica e, com isso, reduzir a morbidade e a mortalidade.[2] Em teoria, um diagnóstico mais precoce permite um tratamento mais efetivo, o que gera uma redução na morbidade e mortalidade e um ganho de sobrevida, mas isso nem sempre é verdade, e um programa de rastreamento mal indicado pode causar mais danos do que benefícios.[3] Por esse motivo, o desenvolvimento e o funcionamento de um programa de rastreamento se baseiam em alguns conceitos.

Primeiramente, deve-se conhecer a história natural da doença, no presente contexto das neoplasias. Assume-se que toda a neoplasia tem uma fase pré-clínica, em que o tumor se desenvolve sem gerar sintomas, e uma fase clínica, quando aparecem sintomas, e o paciente irá procurar assistência médica. Durante a fase pré-clínica, existirá um momento em que a patologia será passível de detecção pelo método de rastreamento. Há também um ponto crítico e é antes desse ponto que o tratamento deve ser iniciado para ser mais efetivo. Portanto, os testes utilizados para a detecção precoce das neoplasias devem ser capazes de identificá-las na fase pré-clínica e antes do ponto crítico (Fig. 1).[4]

Existem alguns pré-requisitos básicos relacionados com a doença rastreada ou com o teste utilizado para um programa de rastreamento:[1,3,4]

- A doença deve ser um importante problema de saúde.
- A epidemiologia e a história natural da doença devem ser bem conhecidas.
- A população rastreada deve ter uma alta prevalência de doença pré-clínica identificável.
- A doença deve ser passível de tratamento, e este deve ser mais efetivo quando realizado na fase pré-clínica da doença.
- O tratamento não deve ser de alto risco ou tóxico.
- O teste utilizado deve ter uma boa acurácia e detectar a doença antes do ponto crítico, para que o tratamento precoce seja efetivo.
- O índice de detecção de "pseudodoença" deve ser baixo ("excesso de diagnóstico"/*overdiagnosis*).
- O teste deve ser simples, seguro, disponível e bem-aceito pela população.
- O rastreamento deve ser custo-efetivo.

Os métodos de imagem já estão bem estabelecidos na prática diária para avaliação das neoplasias, tanto no diagnóstico e no estadiamento, quanto no tratamento. No caso do rastreamento do câncer, o único exame de imagem já consagrado e que faz parte das políticas de saúde pública é a mamografia.[5]

Com o surgimento dos novos tomógrafos de multidetectores e com as técnicas de baixa dose de radiação, surgiram novas perspectivas para a utilização desse método para o rastreamento das neoplasias pulmonar e colorretal. Diversos estudos já foram concluídos, e outros ainda estão em andamento, com o objetivo de definir se a tomografia computadorizada cumpre as exigências citadas anteriormente e se há um real benefício para a população, como já é observado com a mamografia.[3] No decorrer desse capítulo será abordado o papel atual dos métodos de imagem no rastreamento das neoplasias mamária, pulmonar e colorretal.

RASTREAMENTO DO CÂNCER DE PULMÃO

O câncer de pulmão é considerado um sério problema de saúde pública. No mundo, foi estimado cerca de 1,6 milhão de novos casos em 2008, com cerca de 1.378.400 mortes por esta doença.[6] No Brasil, segundo dados do INCA, foram estimados cerca de 27.630 novos casos câncer de pulmão para o ano de 2010. Essa doença apresenta altíssima letalidade, ocupando a primeira posição entre as causas de óbitos relacionadas com as neoplasias.[7]

Nos últimos anos ocorreram grandes avanços na medicina, com o surgimento e o desenvolvimento de novos métodos diagnósticos e terapêuticos, no entanto não foi observada uma queda expressiva na mortalidade, e um dos motivos para isso é o baixo número de casos diagnosticados em estágios iniciais. Ao diagnóstico mais de 50% dos pacientes já apresentam doença disseminada a distância, e apenas 20-25% encontram-se em estágio inicial e potencialmente curável.[8,9] Estima-se que 90% dos pacientes que têm essa patologia diagnosticada morrerão em 2 anos.[8-10]

Em virtude do que foi comentado, é natural que novas estratégias sejam desenvolvidas para modificar esse panorama. A atitude mais óbvia é a tentativa da redução do número de fumantes, pois a relação entre o tabagismo e o aumento do risco de neoplasia pulmonar já é bem conhe-

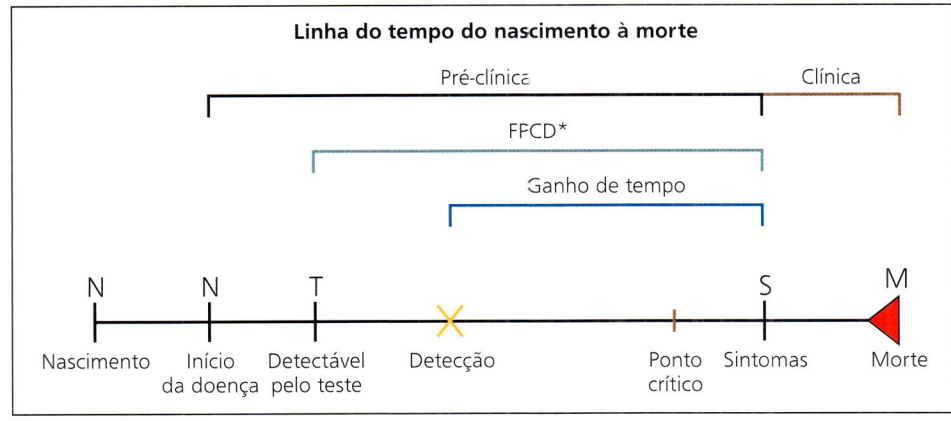

◀ **FIGURA 1.** Linha do tempo do nascimento até a morte. Para o rastreamento ser efetivo, o ponto crítico deve ocorrer durante a FPCD. *FPCD = fase pré-clínica detectável pelo teste. (Adaptada de Black e Welch[4].)

cida.[11] No entanto, esta estratégia não parece ser suficiente quando utilizada isoladamente, pois os ex-tabagistas também pertencem ao grupo de risco, e cerca de 50% das mortes relacionadas com o câncer de pulmão nos Estados Unidos da América ocorrem em ex-tabagistas e em não fumantes,[12] tornando necessária a aplicação de outras medidas.

Como já citado, um dos motivos para a alta letalidade da neoplasia de pulmão é o seu diagnóstico em estágios avançados, e, assim, como já é bem estabelecido em relação ao câncer de mama, o diagnóstico precoce poderia, em teoria, determinar uma redução significativa da mortalidade pelo câncer de pulmão, o que favoreceria a utilização do rastreamento dessa neoplasia.[10,13,14] Além disso, existem outros fatores que tornam atrativo o rastreamento do câncer de pulmão, dentre eles destacam-se a presença de um grupo de risco identificável (fumantes e ex-fumantes) e a natureza assintomática da doença inicial.[3]

A primeira grande pesquisa relacionada com o rastreamento de câncer de pulmão foi realizada no início dos anos de 1970, o *Mayo Lung Project*, utilizando radiografia de tórax seriada e citologia de secreções brônquicas e incluiu 9.211 fumantes.[15] Este trabalho se prolongou até 1983 e depois foi estendido até 1996, com objetivo de avaliar redução da mortalidade, concluindo que o diagnóstico de estágios iniciais aumentou. No entanto, não houve uma redução significativa da taxa de mortalidade, indicando um possível "excesso de diagnóstico" nos pacientes submetidos ao rastreamento.[16] Outro grande estudo que avalia a utilização da radiografia de tórax no rastreamento de neoplasia pulmonar é o ensaio PCLO (*prostate, colorectal, lung and ovarian cancer*), iniciado em 1993, que inclui 154.934 pacientes, sendo 77.464 no grupo intervenção. Resultados preliminares indicam uma proporção mais alta de câncer em estágios iniciais no grupo intervenção; no entanto, as conclusões finais do estudo são esperadas para 2015.[17]

Com o surgimento de novas tecnologias, como a tomógrafo computadorizado convencional, em seguida o helicoidal e atualmente o de multidetectores, a sensibilidade para a detecção de pequenos nódulos pulmonares (principal forma de apresentação dos cânceres pulmonares em estágio inicial) aumentou bastante (Fig. 2).[10,18] Nos anos de 1990 desenvolveu-se a tomografia computadorizada de tórax com baixa dose de radiação, que permite um rápido estudo do tórax, com uma boa resolução e uma menor exposição à radiação ionizante em relação à técnica convencional.[19] A partir dessa premissa iniciaram-se vários estudos de rastreamento para câncer de pulmão de grandes populações consideradas de alto risco (tabagistas e ex-tabagistas).

Estudos realizados no Japão, na década de 1990, demonstraram que a tomografia computadorizada (TC) era bastante efetiva na detecção de cânceres de pulmão em estágios iniciais, e isso estimulou o desenvolvimento de novas pesquisas.[20,21] Um estudo que merece destaque, conduzido nos EUA na década de 1990 e que se estendeu até a presente década, é o *Early Lung Cancer Action Project*, desenvolvido inicialmente em Nova Iorque (NY-ELCAP) e posteriormente com a cooperação de outros centros internacionais (I-ELCAP), incluiu mais de 30.000 indivíduos considerados de alto risco. Os resultados encontrados foram bastante otimistas, com 85% dos cânceres diagnosticados sendo estágio I e uma sobrevida estimada em 10 anos de 88%.[22,23]

Outras pesquisas não apresentaram resultados tão bons. Swensen *et al.* (2005) realizaram um estudo na *Mayo Clinic* (*Mayo CT Screening*) com 1.522 voluntários, que demonstrou que apesar de a TC detectar mais cânceres de pulmão em estágio inicial, não foi observada queda significativa do número de pacientes com doença avançada, além disso houve um alto número de falsos positivos.[13] Os resultados do estudo de plausibilidade do *National Lung Screening Trial* (NSLT), publicados em 2005, demonstraram que 48% dos cânceres detectados pela TC eram estágio I, diferente do I-ELCAP que apresentou percentual de 85%.[18]

Esses estudos de rastreamento têm falhas metodológicas inerentes ao desenho dos mesmos que precisam ser consideradas, pois a maioria é observacional, de coortes de voluntários não randomizados. Os principais vieses nesses estudos são os de ganho de tempo, tempo de duração e de "excesso de diagnósticos" (*overdiagnosis*).[24] Em relação ao viés ganho de tempo, a doença é identificada mais cedo na população rastreada, gerando uma aparente vantagem na sobrevida que é contada a partir do diagnóstico, entretanto não houve ganho real de tempo de vida desde o início da doença. No grupo de pacientes submetidos ao rastreamento, há uma tendência de se encontrar uma proporção maior de tumores menos agressivos e assintomáticos, pois os tumores mais agressivos são mais sintomáticos, e isso poderá gerar um possível benefício na sobrevida dos pacientes rastreados, o que na verdade foi causado por um viés de tempo de duração. Outro ponto que deve ser levantado sobre o ganho de sobrevida dos pacientes diagnosticados com tumores iniciais é o viés de "excesso de detecção", pois o tumor diagnosticado pode não ser o responsável pela morte do indivíduo, e um aumento do percentual de cânceres diagnosticados precocemente pode não determinar uma real redução na taxa de mortalidade.[3,16,24]

Para solucionar esses problemas e esclarecer outras questões, alguns ensaios randomizados e controlados estão sendo conduzidos na Europa e EUA, destacando-se o estudo Belga-Holandês para rastreamento de câncer de pulmão (NELSON), o ITALUNG e o DANTE, o primeiro com uma população rastreada de 7.757, o segundo com 1.406, e o terceiro com 1.276 (Quadro 1).[25-27] Em 2011, foram publicados os primeiros resultados do NSLT, que está sendo realizado nos EUA e inclui 53.454 indivíduos, sendo 26.722 rastreados pela TC de baixa dose e 26.732 por radiografia de tórax. Foi observada redução na mortalidade por câncer de pulmão em torno de 20% no grupo rastreado por TC em relação ao grupo rastreado por radiografia, e essa diferença foi estatisticamente significativa.[28] Os resultados finais com diversas outras análises ainda são esperados.

Apesar de já existirem evidências que favoreçam o rastreamento do câncer de pulmão em população de risco, o mesmo ainda não é recomendado para políticas públicas,[28,29] pois muitas respostas ainda são necessárias, e devem ser considerados alguns problemas que um programa desse tipo pode gerar. O alto número de exames falso-positivos é um deles. É sabido que aproximadamente metade dos fumantes com mais de 50 anos tem pelo menos um nódulo pulmonar, e que 10% irão desenvolver um nódulo no decorrer de cada ano, sendo a maioria deles benignos.[30] Isso pode determinar mais danos do que benefícios, pois alguns indivíduos serão submetidos a intervenções desnecessárias não desprovidas de riscos, além dos altos níveis de ansiedade gerados em alguns pacientes diagnosticados com nódulos pulmonares.[9,10,31] No ensaio Dinamarquês (DLCST), 179 (8,7%) pacientes foram submetidos a

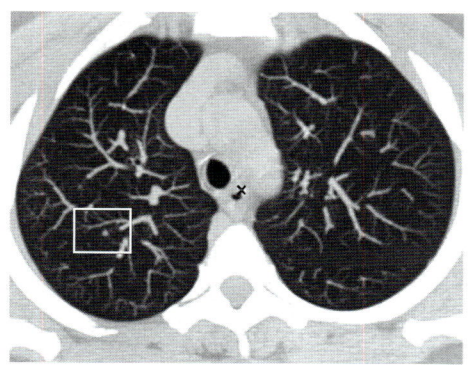

◀ **FIGURA 2.** TC do tórax (reconstrução em MIP): pequeno nódulo identificado no lobo superior do pulmão direito.

Quadro 1. Principais estudos randomizados em andamento para a avaliação do rastreamento do câncer de pulmão por TC de tórax com baixa dose. Sumário dos resultados da primeira rodada de rastreamento

	NSLT	DANTE	ITALUNG	NELSON	DLCST
País	EUA	Itália	Itália	Bélgica e Holanda	Dinamarca
Desenho do estudo	TC × Rx	TC × Obs	TC × Obs	TC × Obs	TC × Obs
Ano de início	2002	2001	2004	2003	2004
Casuística	53.000	2.472	3.206	15.822	4.104
Faixa etária	55-74	60-74	55-69	50-74	50-70
Rodadas de rastreamento	3	3	5	5	5
Nódulos não calcificados (%)	27,3%	15,0%	30,3%	20,8%	21,8%
Cânceres (%)	3,8%	4,7%	1,5%	0,9%	0,8%
Procedimentos benignos (%)	42%	57%	48%	27,2%	53%

algum tipo de intervenção, e somente 17 (0,8%) tinham câncer de pulmão.[32]

A exposição à radiação gerada pelos exames de TC também deve ser considerada na balança do risco-benefício, apesar de a dose ser baixa, semelhante à dose de uma mamografia.[33] O maior impasse em relação a isso é a escassez de dados referentes à exposição de radiação para se calcular o risco relacionado com a mesma.[10] Brenner (2004) estimou que há um risco de 1,8% (intervalo de confiança de 95%: 0,5-5,5%) de incidência de câncer de pulmão induzido pela radiação, sendo necessária uma redução da mortalidade gerada pelos programas de rastreamento em mais de 5%[34] para compensar esse risco.

Outro ponto crucial para a viabilidade de um programa de rastreamento são os custos e os resultados observados que são bastante variados, dependendo muito da metodologia utilizada e da coorte estudada, com alguns estudos demonstrando efetividade.[35-37]

Como já citado, o rastreamento do câncer de pulmão por TC de baixa dose parece ser promissor. A organização americana Força-Tarefa de Serviços Preventivos (USPSTF) não o recomenda, mas também não o contraindica.[29] Devem-se aguardar os resultados finais dos grandes ensaios randomizados para determinar se há realmente benefício do rastreamento em termos de saúde pública, além de definir como o mesmo deve ser conduzido (periodicidade dos exames, protocolos de acompanhamento etc.) e que indivíduos farão parte do grupo rastreado.

RASTREAMENTO DO CARCINOMA COLORRETAL

O câncer colorretal é uma doença prevalente, ocupando a segunda posição nas estimativas para 2010 de causas de morte por neoplasia.[38] Quando confinada à parede intestinal apresenta sobrevida em 5 anos de 90%. No entanto, quando há presença de metástases distantes, essa sobrevida cai para 10%.[39] O padrão de transformação adenoma-carcinoma está bem estabelecido, sabendo-se que a maioria dos carcinomas deriva de um pólipo intestinal, principalmente dos adenomas classificados como avançados, ou seja, pólipos maiores que 0,9 cm ou que apresentam histologicamente displasia de alto grau ou componente viloso.[40,41] Estima-se que o período para que um adenoma maior que 1,0 cm sofra transformação para câncer é de 5,5 anos e um período de 10 anos para os pequenos pólipos.[40] Além disso, inúmeros avanços genéticos permitiram a identificação de genes e mutações que desempenham um papel importante na carcinogênese, possibilitando, mais uma vez, a identificação de indivíduos no grupo de risco.[39,42] Por esses fatores, o carcinoma colorretal preenche os principais critérios preditores de sucesso de um programa de rastreamento citados anteriormente. Neste caso, além da detecção precoce, é possível a prevenção do surgimento do câncer pela ressecção das lesões precursoras, os pólipos. Existem diversos exames disponíveis para o rastreamento do carcinoma colorretal, destacando-se a colonoscopia óptica. Métodos de imagem, como o enema opaco com duplo contraste (EO) e a colonografia por tomografia computadorizada (CTC), também podem ser utilizados para esse objetivo.[39]

Enema opaco com duplo contraste

O enema opaco (EO) é um exame que apresenta uma boa sensibilidade para a detecção de carcinoma colorretal (CCR) em estágios iniciais, variando de 85-97%.[43,44] Porém, os estudos que avaliaram a sensibilidade para a detecção de pequenos pólipos são bastante limitados, com sensibilidades que variam de 48 até 81% para a detecção de pólipos maiores que 1,0 cm.[45,46] Não foram realizados estudos randomizados e controlados para avaliação da efetividade desse método na redução na mortalidade por CCR em pacientes rastreados. No entanto, em virtude de sua capacidade para a detecção de pequenos carcinomas e de pólipos, presume-se que esse exame pode ser benéfico para o rastreamento, podendo ser utilizado principalmente em pacientes com colonoscopias incompletas ou quando a mesma é contraindicada.[39] O EO é considerado um exame seguro, sua complicação mais temida é a perfuração, que é extremamente infrequente, ocorrendo em 1 a cada 25.000 exames.[47] Esse exame tem como desvantagens principais a necessidade da realização de um preparo intestinal, com uma dieta pobre em resíduos e com utilização de laxativos, além de ser considerado mais desconfortável do que a colonoscopia óptica e a CTC pelos pacientes.[48] A exposição à radiação também deve ser lembrada, mas a sua dose cumulativa é baixa, quando o EO é realizado a cada 5 anos, sendo menor do que a da mamografia realizada anualmente.[49] No último consenso da Sociedade Americana de Câncer, da Força-Tarefa Multissociedade dos Estados Unidos contra o Câncer Colorretal e do Colégio Americano de Radiologia, o enema opaco é considerado como uma opção para o rastreamento, devendo ser realizado a cada 5 anos, quando utilizado.[39]

Colonografia por tomografia computadorizada

A colonografia por tomografia computadorizada (CTC) ou colonoscopia virtual foi idealizada inicialmente por Vining na década de 1990, ao distender um cólon limpo com gás, possibilitando uma avaliação satisfatória do mesmo.[42] Desde essa época, o exame evoluiu bastante e, atualmente, com o uso dos tomógrafos de multidetectores e com o desenvolvimento de novos *softwares*, a CTC tem apresentado uma sensibilidade semelhante à da colonoscopia óptica para a detecção de pólipos maiores ou iguais a 10 mm e uma boa sensibilidade para pólipos de 6-9 mm[50,51] e hoje é a opção preferida para complementar a avaliação do cólon em casos de exames colonoscópicos incompletos, substituindo o enema opaco (Figs. 3 a 5).[52] Kim *et al.* (2007) demonstraram, em um estudo que rastreou 3.120 pacientes com CTC e 3.163 com colonoscopia óptica, uma taxa semelhante de detecção de neoplasias avançadas pelos dois métodos, sendo que o número de polipectomias foi bastante menor no grupo submetido à colonografia (561 *versus* 2.434), e ocorreram sete perfurações cólicas no grupo rastreado pela colonoscopia e nenhuma no grupo da CTC, favorecendo o seu uso como método de rastreamento populacional de pólipos e carcinomas colorretais.[53] No último *guideline* da Sociedade Americana de Câncer (ACS), da Força-Tarefa Multissociedade dos EUA em câncer colorretal e do Colégio Americano de Radiologia, publicado em 2008, a CTC já é reconhecida como método para rastreamento,[39] e o Colégio Americano de Gastroenterologia considera-a como um método de rastreamento de segunda linha, devendo ser utilizados em pacientes com exames colonoscópicos incompletos ou que não podem realizar colonoscopias.[54] A Força-Tarefa de Serviços Preventivos nos EUA (USPSTF) relata que as evidências são insuficientes para a utilização da CTC como método de rastreamento, pois ainda não se sabe o impacto dos achados extracólicos e da exposição à radiação, os dados sobre os cus-

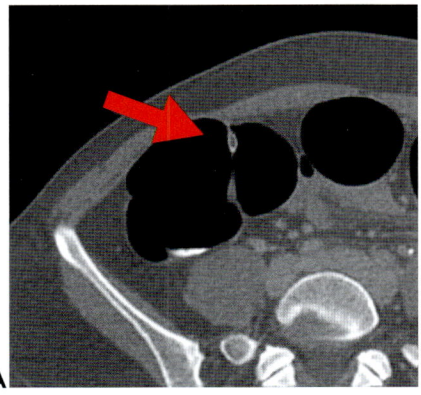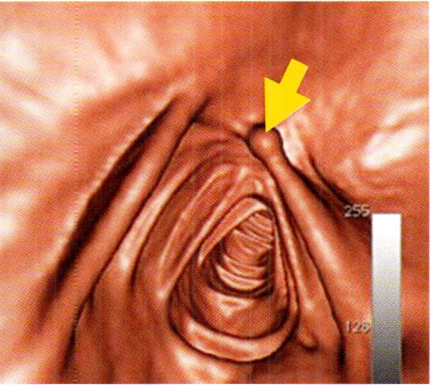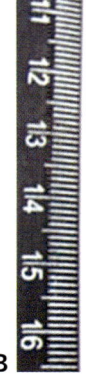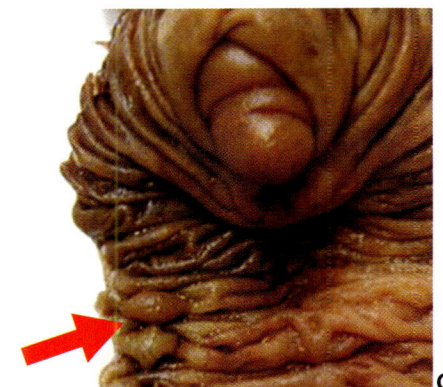

▲ **FIGURA 3.** (**A** e **B**) Imagem axial em 2D e colonográfica endoluminal, evidenciando um pólipo com 6 mm. (**C**) Correlação com a peça cirúrgica.

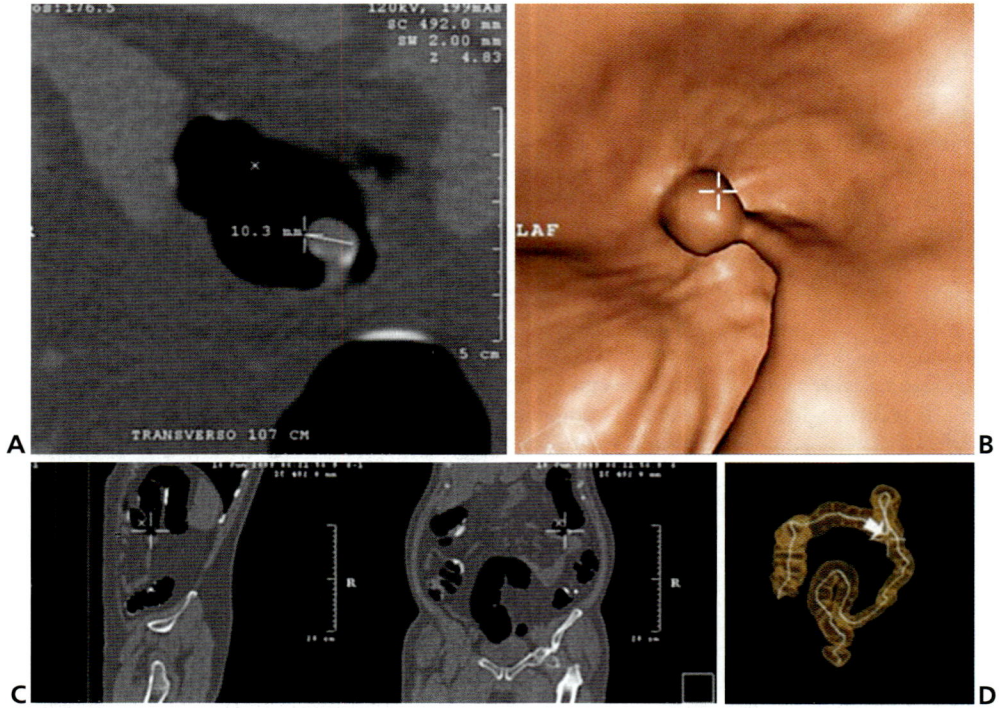

◀ **FIGURA 4. (A-D)** Imagem colonográfica endoluminal, com as reformatações multiplanares em 2D, evidenciando um pólipo com 10 mm.

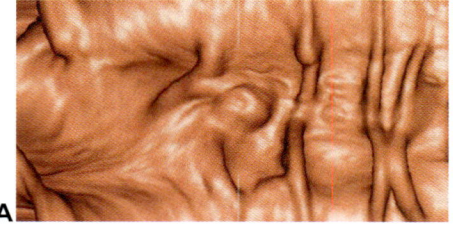
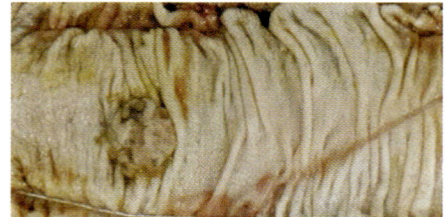

◀ **FIGURA 5. (A)** Imagem colonográfica com técnica de dissecção virtual. **(B)** Correlação com a peça cirúrgica.

tos são escassos, e ainda não existe a definição de qual é o preparo intestinal ideal.[5]

Com o intuito de responder às questões anteriores e de atingir um consenso, alguns estudos foram e estão sendo realizados. Em 2008, foi publicado o resultado de um grande estudo multicêntrico, com participação de 15 centros nos EUA e 2.600 indivíduos [*The National CT Colonography Trial of the American College of Radiology Imaging Network* (ACRIN)],[55] e, em 2009, foram divulgados os resultados de outro multicêntrico desenvolvido na Itália com participação de 11 centros e 937 pacientes [*Italian Multicenter Polyps Accuracy CTC study* (IMPACT)].[56] Ambos os estudos demonstram uma sensibilidade de 90% para detecção de pólipos ≥ 10 mm e de 78-84% para pólipos entre 6-9 mm.[55,56] O grande problema do primeiro estudo foi o baixo valor preditivo positivo (VPP) para os pólipos < 10 mm, sendo de apenas 23%. Já o IMPACT apresentou melhores resultados, com um VPP de 62% para lesões > 6 mm, assim como estudos realizados em centros de excelência em CTC, que chegam a atingir um VPP de 92%.[57] Deve-se ressaltar que os valores preditivos negativos (VPN), tanto no ACRIN como no IMPACT, foram excelentes, próximos a 100%.

Apesar desses bons resultados, questões não esclarecidas têm gerado preocupações. A primeira refere-se à significância das lesões polipoides menores que 6 mm. A acurácia da CTC para a detecção desses pólipos é bastante baixa, e hoje é recomendado que os mesmos sejam ignorados nos exames de CTC, pois a incidência de histologia avançada nesses pólipos é muito baixa, sendo de apenas 0,9% e quando utiliza-se o limite de dimensão de 6 mm para indicação de polipectomia, mais de 95% dos indivíduos com adenomas avançados serão identificados.[58-60]

Outra fonte de controvérsias é a recomendação do acompanhamento de pólipos entre 6-9 mm, quando a sua quantidade for menor que 3. Essas condutas foram definidas em um consenso publicado, em 2005, que criou o "CT Colonography Reporting and Data System (C-RADS)", de forma similar ao BI-RADS, com o intuito de padronizar as condutas com base nos achados dos exames (Quadro 2).[61] Ainda não existem dados suficientes para comprovar que essa conduta é a mais adequada, assim como para se indicar a polipectomia para qualquer pólipo maior que 6 mm encontrado na CTC.[52]

As lesões planas, que em teoria são mais difíceis de detectar pela CTC, são um problema que deve ser mais bem avaliado. Ainda não se sabe a real sensibilidade desse método para caracterizá-la e também não há dados precisos sobre o percentual de lesões avançadas e cânceres que se apresentem com essa morfologia.[62] Estudos recentes demonstraram boa sensibilidade da CTC, variando de 80-90%.[63,64]

Quadro 2. Sistema de categorização para os achados de colonografia por TC e recomendações de acompanhamento sugeridas pelo Colégio Americano de Radiologia

C0	Estudo inadequado/necessário comparações ■ Preparo inadequado – não é possível exclusão de lesões maiores de 10 mm ■ Insuflação inadequada – um ou mais segmentos cólicos colapsos nos dois decúbitos ■ Aguardando exames anteriores do cólon para comparações
C1	Cólon normal ou lesão benigna; continuar na rotina do rastreamento[1] ■ Cólon sem anormalidades visíveis ■ Sem pólipos maiores ou iguais a 6 mm ■ Lipoma ou divertículo invertido ■ Achados não neoplásicos – p. ex.: divertículos cólicos
C2	Pólipos intermediários ou achados indeterminados; acompanhamento ou colonoscopia óptica[2] ■ Pólipo intermediário 6-9 mm, < 3 em número ■ Achados indeterminados, não pode excluir pólipos ≤ 6 mm em um exame tecnicamente adequado
C3	Pólipo, possivelmente adenoma avançado; colonoscopia óptica ■ Pólipo ≥ 10 mm ■ ≥ 3 pólipos, cada um com 6-9 mm
C4	Massa cólica de aspecto maligno; informar ao cirurgião[3]

1: A cada 5-10 anos.
2: Evidências sugerem que o acompanhamento pode ser realizado em até 3 anos, de acordo com as circunstâncias individuais de cada paciente.
3: De acordo com as condutas locais, biópsia endoscópica pode ser indicada.

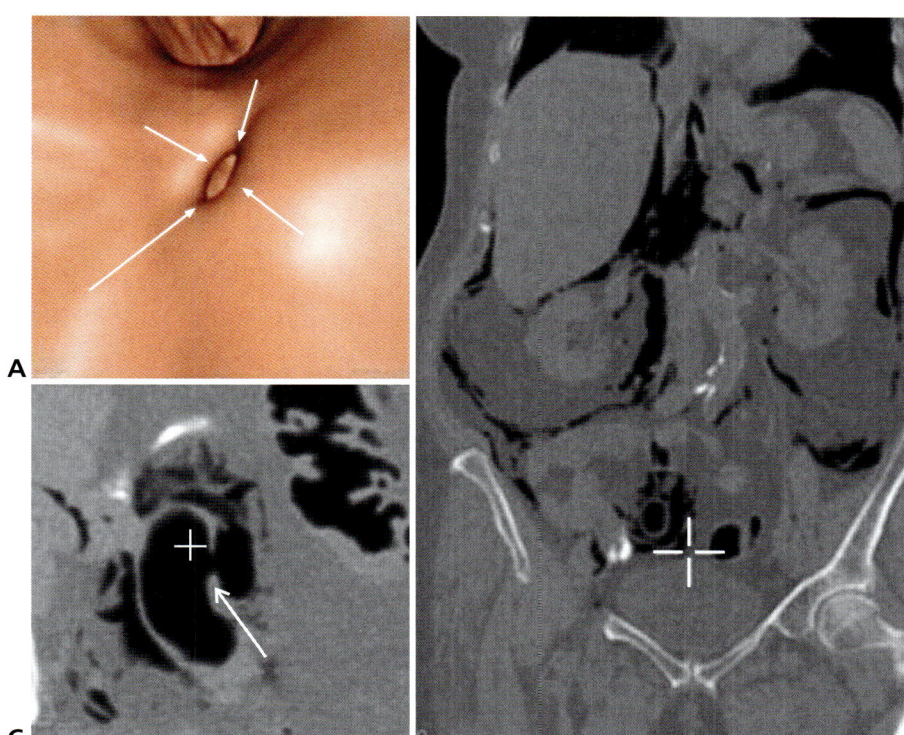

◀ **FIGURA 6.** Perfuração intestinal ocorrida durante um exame de CTC imediatamente após uma colonoscopia óptica incompleta. **(A-C)** É observada a área de descontinuidade da parede intestinal na imagem endoluminal em 3D e na imagem axial em 2D (setas), e o volumoso pneumorretroperitônio na imagem no plano coronal à esquerda.

A CTC é considerada um exame bastante seguro, sendo a perfuração intestinal sua complicação mais temida, mas sua incidência é extremamente baixa, estimada em cerca de 0,06 a 0,08% (Fig. 6).[65,66] A exposição à radiação é outro fator de risco que deve ser relatado, mas a utilização de regimes de baixa dose a tem minimizado. A dose de radiação estimada para uma CTC com protocolo de baixa dose é de 5-6 mSv, o que pode aumentar o risco de câncer durante a vida, sendo este aumento estimado em cerca de 0,02-0,03% quando realizada em um indivíduo de 50 anos, o que é menor do que a mortalidade relacionada com a colonoscopia óptica.[67]

Ainda existe um problema relacionado com os achados extracólicos que poderão necessitar de investigações adicionais. Cerca de 5-16% dos indivíduos submetidos a uma CTC para rastreamento necessitarão realizar exames adicionais para a investigação de achados incidentais, o que gera custos adicionais.[68,69] Os dados disponíveis na literatura não responderam, se a utilização da CTC como método de rastreamento é custo-efetiva, com estudos apresentando resultados bastante variáveis, alguns favorecendo a CTC, e outros não.[70,71]

Finalizando, não se pode deixar de citar o grau de aceitação do exame pelos pacientes, o que é fundamental para a adesão destes ao programa de rastreamento.

A CTC é um exame bem tolerado, mas para ser realizado necessita de um preparo com laxativo e com restrição dietética, iniciado no dia anterior, e para que se possa avaliar o cólon, é necessária a distensão gasosa do mesmo, obtida com ar ambiente ou gás carbônico por meio de uma sonda retal.[72] Vários estudos compararam a tolerância entre a CTC e a colonoscopia óptica e alguns com o enema opaco. O estudo de Gluecker et al. (2003), que compararam a CTC com o enema opaco e a CTC com a colonoscopia óptica, demonstrou que a tolerância entre os últimos foi semelhante, ambos bem tolerados, porém o enema opaco foi o que apresentou piores resultados.[48] Jensch et al. (2010) e Van Gelder et al. (2004) demonstraram que o exame de CTC foi preferido quando comparado à colonoscopia óptica.[73,74] No entanto, um ponto em comum entre esses exames que é fonte de desconforto e inconveniência para os pacientes é o preparo com laxativo,[48,75-77] e, por isso, preparos alternativos com regime reduzido de laxantes, ou sem o uso destes, têm sido alvo de inúmeros estudos.[76-79]

Concluindo, a CTC é um exame bem tolerado e acurado para a detecção de pólipos, já sendo recomendado por algumas sociedades como opção para o rastreamento do câncer colorretal e, em alguns grandes centros nos EUA, tem sido utilizada como o método de escolha para esse objetivo. Apesar disso, algumas questões ainda não foram respondidas, e devem-se aguardar mais dados da literatura para a definição do real papel da CTC no rastreamento do câncer colorretal. Deve-se ressaltar que nos dias atuais a CTC é o método de escolha para a avaliação de pacientes com colonoscopias incompletas ou naqueles pacientes com contraindicações para a realização de colonoscopia óptica. A CTC não deve ser indicada para a avaliação de pacientes com teste positivo de sangue oculto nas fezes ou em populações com alta prevalência de pólipos, como em pacientes com polipose hereditária, pois nesses contextos existe grande chance de indicação de polipectomia, devendo-se dar preferência à colonoscopia óptica, que permite a abordagem diagnóstica e terapêutica simultaneamente.[52]

RASTREAMENTO DO CÂNCER DE MAMA

Dentre as neoplasias, o câncer de mama é aquele que tem o rastreamento por método de imagem estabelecido e fazendo parte dos programas de saúde pública. O câncer de mama é o segundo tipo de câncer mais frequente no mundo e o mais comum entre as mulheres. A projeção do número de casos novos de câncer de mama para o Brasil em 2010 foi de 49.240, com um risco estimado de 49 casos a cada 100 mil mulheres.[80] O câncer de mama apresenta bom prognóstico caso seja diagnosticado e tratado precocemente, entretanto as taxas de mortalidade continuam elevadas no Brasil. Na população mundial, a sobrevida média após 5 anos é de 61%, já nos países em desenvolvimento fica em torno de 57%.

Um dos principais fatores que contribui para a redução da taxa de mortalidade é a detecção precoce, com base no conceito teórico de que quanto mais cedo em sua evolução o câncer é detectado, mais eficaz é o tratamento. Busca-se, portanto, identificar a doença quando ainda se localiza no órgão de origem, antes que haja invasão dos tecidos adjacentes e de órgãos a distância.

A aplicação de um exame de rastreamento em uma população assintomática visa a identificar os indivíduos no período pré-clínico, antes que tenham desenvolvido sinais e/ou sintomas relacionados com a doença, garantindo maior eficácia e menor custo (financeiro, individual e social) associado ao tratamento.

O câncer de mama é adequado para o rastreamento por ser um problema de saúde pública e por ter uma fase assintomática longa o suficiente para que o câncer seja detectável durante esse período. Além disso, uma proporção significativa das lesões encontradas na fase pré-clínica progride para lesões com significado clínico, e o tratamento efetivo pode alterar a história natural da doença.

O exame escolhido para o rastreamento deve ser bem tolerado pelas pacientes, garantir que mulheres saudáveis não sejam prejudicadas pelo método e que seja disponível a um custo razoável. Atualmente, os exames disponíveis para o rastreamento são: mamografia, ultrassonogra-

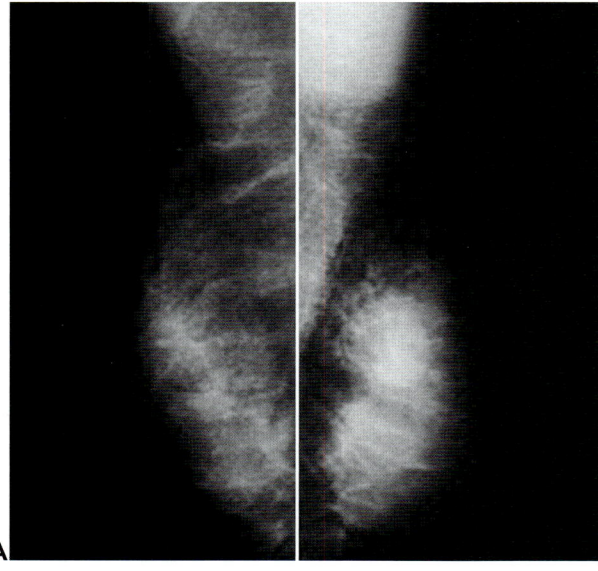
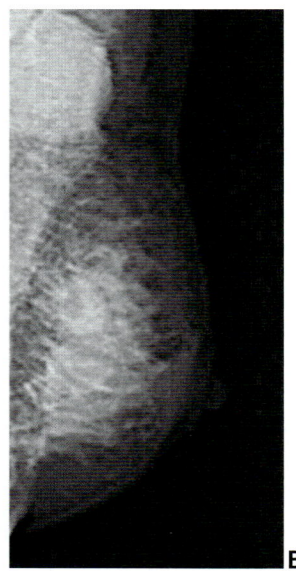

◀ **FIGURA 7.** Mama densa, incidência médio-lateral. (**A**) Mamografia convencional: nódulo no quadrante superior associado à possível lesão axilar. (**B**) Mamografia digital: melhor caracterização do nódulo, assim como da lesão axilar.

fia e ressonância magnética. Entretanto, ainda há um grande debate sobre a melhor estratégia de rastreamento, incluindo método, periodicidade e idade inicial.

Mamografia

A mamografia é o único método que, nos estudos randomizados e controlados, mostrou-se efetivo em todos os critérios avaliados.[81,82,83] Os estudos evidenciam uma redução da mortalidade de 16-35% nas pacientes entre 50 e 69 anos e redução de 15-20% no grupo entre 40 e 50 anos.[84] Cabe ressaltar que as lesões diagnosticadas na mamografia têm melhor prognóstico que as detectadas clinicamente.[85]

Segundo o Colégio Americano de Radiologia, a estratégia recomendada para o rastreamento é a mamografia anual, a partir de 40 anos. Já o limite de idade para o término do programa deve ser definido pelo médico assistente, de acordo com o estado geral de saúde da paciente.[86]

A Sociedade Europeia de Mastologia (EUSOMA) recomenda a mamografia a partir dos 50 anos, como parte do programa de saúde pública. Entretanto, as mulheres com menos de 50 anos que solicitarem podem realizar o exame, desde que sejam esclarecidos os riscos de falsos positivos que podem gerar biópsias desnecessárias.[87]

No Brasil, as recomendações do Ministério da Saúde, com base no Documento de Consenso para Controle do Câncer de Mama – 2004, são o exame clínico da mama em todas as mulheres que procuram o serviço de saúde, independente da faixa etária, como parte do atendimento integral à saúde da mulher; o exame clínico anual das mamas para mulheres de 40 a 49 anos, e a mamografia para mulheres de 50 a 69 anos, pelo menos a cada dois anos.

Para as mulheres de grupos populacionais considerados de risco elevado para câncer de mama, a recomendação é de exame clínico e mamografia, anualmente, a partir de 35 anos. São caracterizadas como de risco elevado as pacientes com história familiar (mãe, irmã, filha) com câncer de mama antes dos 50 anos; história familiar (mãe, irmã, filha) com câncer de mama bilateral ou câncer de ovário em qualquer faixa etária; história familiar de câncer de mama masculino; diagnóstico pessoal de lesão proliferativa com atipia ou neoplasia lobular *in situ*.

A lei número 11.664 (parágrafo III, artigo 2), publicada em 30 de abril de 2008, em vigor desde 2009, determina que o Sistema Único de Saúde (SUS) deve assegurar a realização da mamografia a todas as mulheres a partir dos 40 anos.

Independente da estratégia utilizada é importante que a mamografia seja realizada em duas incidências (craniocaudal e médio-lateral), tenha boa qualidade técnica e laudo realizado por profissional habilitado.

Novos estudos mostram que a mamografia digital tem-se mostrado pelo menos equivalente em acurácia à mamografia convencional.[88] Os sistemas digitais, que vêm cada vez mais sendo utilizados, produzem imagens com qualidade pelo menos similar aos sistemas convencionais, com menores doses de radiação e maior facilidade de armazenamento.[89]

Fundamentado nos resultados do estudo multicêntrico, realizado pelo Colégio Americano de Radiologia – ACRIN – Protocolo 6.652, a mamografia digital estaria indicada nas mulheres abaixo de 50 anos, para avaliação de mamas densas ou heterogeneamente densas e nos períodos pré ou perimenopausa (Fig. 7).

Ultrassonografia

A ultrassonografia apresenta indicações já estabelecidas no estudo das patologias mamárias, como: avaliação e caracterização das lesões palpáveis; avaliação inicial de alterações ao exame físico nas pacientes com menos de 30 anos, gestantes e lactentes; avaliação e caracterização dos nódulos detectados na mamografia; avaliação das doenças inflamatórias; orientação em métodos de biópsia; avaliação de achados da ressonância magnética sem expressão prévia em outros métodos de imagem, quando há indicação de acompanhamento ou investigação histopatológica (ultrassonografia direcionada) (Fig. 8).

Apesar das vantagens, como disponibilidade, baixo custo e ausência de radiação, o papel da ultrassonografia no rastreamento do câncer de mama ainda não está definido. Resultados preliminares do estudo multicêntrico, realizado pelo Colégio Americano de Radiologia – ACRIN – Protocolo 6.666, em pacientes de alto risco e mamas heterogeneamente densas, mostraram que a associação da mamografia com a ultrassonografia resultou em aumento do diagnóstico de 7,6 para 11,8 casos em 1.000 pacientes e aumento da acurácia de 0,78 para 0,91.

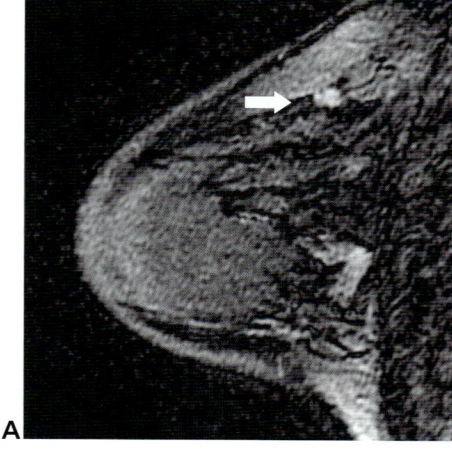
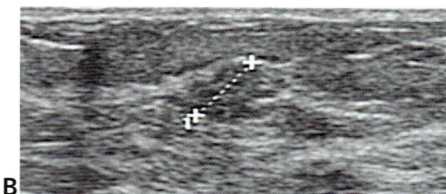

◀ **FIGURA 8.** Ultrassonografia direcionada. (**A**) Ressonância magnética: nódulo irregular, com realce heterogêneo. (**B**) Ultrassonografia direcionada: nódulo hipoecoico e heterogêneo, irregular, em correspondência ao achado da ressonância magnética.

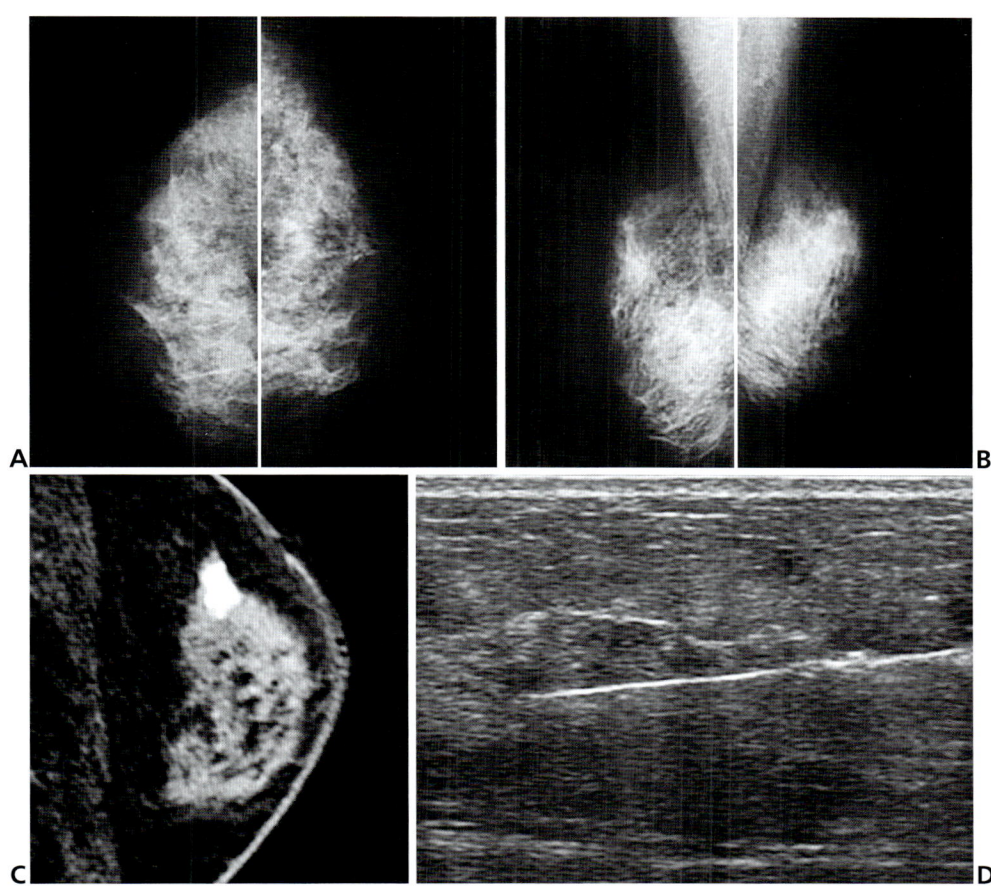

◀ **FIGURA 9.** Paciente 38 anos, alto risco, mamografia de rastreamento normal. (**A** e **B**) Mamografia convencional: incidências craniocaudal e médio-lateral, mamas heterogeneamente densas, exame normal. (**C**) Ressonância magnética: nódulo oval, lobulado com realce homogêneo, no quadrante superior. (**D**) Biópsia guiada por ultrassonografia: nódulo hipoecoico e heterogêneo, irregular. Histopatológico: carcinoma lobular infiltrante.

Ressonância magnética

A ressonância magnética das mamas é um método útil na detecção e caracterização das patologias mamárias, e seu uso vem aumentando de forma rápida e significativa no Brasil e no mundo. Seu papel já está estabelecido nas seguintes situações: estadiamento (determinar a extensão da doença, multifocalidade, multicentricidade e avaliação da musculatura peitoral); avaliação de doença residual nas pacientes com cirurgia conservadora e margens comprometidas; diferenciação entre doença residual e cicatriz cirúrgica; avaliação da resposta à quimioterapia neoadjuvante; avaliação de linfadenopatia metastática com sítio primário desconhecido; avaliação de achados inconclusivos da mamografia e ultrassonografia, notoriamente nas pacientes com história prévia de câncer de mama; avaliação de implantes de silicone.

No rastreamento do câncer de mama, segundo o Colégio Americano de Radiologia,[90] está indicada na avaliação da mama contralateral nas pacientes com diagnóstico recente de câncer de mama e em mulheres com alto risco para câncer de mama.

De um modo geral, as integrantes do grupo de risco são jovens, mais sensíveis à radiação ionizante e por apresentarem mamas densas, situação em que a mamografia apresenta menor sensibilidade para diagnóstico de câncer de mama, variando entre 30-69%.[91] Porém a ressonância magnética é um método no qual não há variação da sensibilidade com o padrão da mama e sem radiação ionizante, justificando o seu uso neste grupo. Acrescenta-se, ainda, que as pacientes do grupo de risco, mais comumente, apresentam tumores de alto grau e com formas de apresentação atípicas, aumentando a importância do diagnóstico precoce.

Estudos recentes demonstram que o método pode aumentar a detecção de neoplasias clinicamente ocultas e sem expressão na mamografia. Apesar de não haver trabalho que comprove impacto na mortalidade, a associação da mamografia à ressonância magnética estaria indicada neste grupo (Fig. 9).[92,93]

REFERÊNCIAS BIBLIOGRÁFICAS

1. Bonita RB, Kjellström R, Screening T. In: Organization WH. (Ed.). *Basic epidemiology.* 2nd ed. Geneva: World Health Organization, 2006.
2. Morrison AS. *Introduction. Screening in chronic disease.* 2nd ed. New York: Oxford Univ., 1992. p. 3-20.
3. Obuchowski NA, Graham RJ, Baker ME *et al.* Ten criteria for effective screening: their application to multislice CT screening for pulmonary and colorectal cancers. *AJR Am J Roentgenol* 2001 June;176(6):1357-52.
4. Black WC, Welch HG. Screening for disease. *AJR Am J Roentgenol* 1997 Jan.;168(1):3-11.
5. Screening for breast cancer: US preventive services Task Force recommendation statement. *Ann Internal Med* 2009 Nov. 17;151(10):716-26, W-236.
6. Society AC. *Lung and bronchus. Global cancer – Facts & figures.* 2nd ed. Atlanta: American Cancer Society, 2008.
7. Jemal A, Murray T, Ward E *et al.* Cancer statistics, 2005. *CA Cancer J Clin* 2005 Jan.-Feb.;55(1):10-30.
8. Svensson MH, Svensson E, Lasson A *et al.* Patient acceptance of CT colonography and conventional colonoscopy: prospective comparative study in patients with or suspected of having colorectal disease. *Radiology* 2002 Feb.;222(2):337-45.
9. Swensen SJ, Jett JR, Hartman TE *et al.* Lung cancer screening with CT: mayo clinic experience. *Radiology* 2003 Mar.;226(3):756-61.
10. Ganti AK, Mulshine JL. Lung cancer screening. *Oncologist* 2006 May;11(5):481-87.
11. Wingo PA, Ries LA, Giovino GA *et al.* Annual report to the nation on the status of cancer, 1973-1996, with a special section on lung cancer and tobacco smoking. *J Natl Cancer Inst* 1999 Apr. 21;91(3):675-90.
12. Tong L, Spitz MR, Fueger JJ *et al.* Lung carcinoma in former smokers. *Cancer* 1996 Sept. 1;78(5):1004-10.
13. Swensen SJ, Jett JR, Hartman TE *et al.* CT screening for lung cancer: five-year prospective experience. *Radiology* 2005 Apr.;235(1):259-65.
14. Diederich S, Thomas M, Semik M *et al.* Screening for early lung cancer with low-dose spiral computed tomography: results of annual follow-up examinations in asymptomatic smokers. *Eur Radiol* 2004 Apr.;14(4):691-702.
15. Fontana RS, Sanderson DR, Taylor WF *et al.* Early lung cancer detection: results of the initial (prevalence) radiologic and cytologic screening in the Mayo Clinic Study. *Am Rev Respir Dis* 1984 Oct.;130(4):561-65.
16. Marcus PM, Bergstralh EJ, Fagerstrom RM *et al.* Lung cancer mortality in the Mayo Lung Project: impact of extended follow-up. *J Natl Cancer Inst* 2000 Aug. 16;92(16):1308-16.
17. Oken MM, Marcus PM, Hu P *et al.* Baseline chest radiograph for lung cancer detection in the randomized Prostate, Lung, Colorectal and Ovarian Cancer Screening Trial. *J Natl Cancer Inst* 2005 Dec. 21;97(24):1832-39.

18. Gohagan JK, Marcus PM, Fagerstrom RM et al. Final results of the Lung Screening Study, a randomized feasibility study of spiral CT versus chest X-ray screening for lung cancer. *Lung Cancer* 2005 Jan.;47(1):9-15.
19. Zwirewich CV, Mayo JR, Muller NL. Low-dose high-resolution CT of lung parenchyma. *Radiology* 1991 Aug.;180(2):413-17.
20. Kaneko M, Eguchi K, Ohmatsu H et al. Peripheral lung cancer: screening and detection with low-dose spiral CT versus radiography. *Radiology* 1996 Dec.;201(3):798-802.
21. Sone S, Takashima S, Li F et al. Mass screening for lung cancer with mobile spiral computed tomography scanner. *Lancet* 1998 Apr. 25;351(9111):1242-45.
22. Henschke CI, Yankelevitz DF, Libby DM et al. Survival of patients with stage I lung cancer detected on CT screening. *N Engl J Med* 2006 Oct 26;355(17):1763-71.
23. CT Screening for lung cancer: diagnoses resulting from the New York Early Lung Cancer Action Project. *Radiology* 2007 Apr.;243(1):239-49.
24. Ravenel JG, Costello P, Silvestri GA. Screening for lung cancer. *AJR Am J Roentgenol* 2008 Mar.;190(3):755-61.
25. Infante M, Cavuto S, Lutman FR et al. A randomized study of lung cancer screening with spiral computed tomography: three-year results from the DANTE trial. *Am J Respirat Crit Care Med* 2009 Sept. 1;180(5):445-53.
26. van den Bergh KA, Essink-Bot ML, Bunge EM et al. Impact of computed tomography screening for lung cancer on participants in a randomized controlled trial (NELSON trial). *Cancer* 2008 July 15;113(2):396-404.
27. Lopes Pegna A, Picozzi G, Mascalchi M et al. Design, recruitment and baseline results of the ITALUNG trial for lung cancer screening with low-dose CT. *Lung Cancer* 2009 Apr.;64(1):34-40.
28. Aberle DR, Adams AM, Berg CD et al. Reduced lung-cancer mortality with low-dose computed tomographic screening. *N Engl J Med* 2011 Aug. 4;365(5):395-409.
29. Lung Cancer Screening. US Preventive Services Task Force. Rockville: 2004. Disponível em: <http://uspreventiveservicestaskforce.org/uspstf/uspslung.htm>
30. Swensen SJ. CT screening for lung cancer. *AJR Am J Roentgenol* 2002 Oct.;179(4):833-36.
31. Lee P, Sutedja TG. Lung cancer screening: has there been any progress? Computed tomography and autofluorescence bronchoscopy. *Curr Opin Pulm Med* 2007 July;13(4):243-48.
32. Pedersen JH, Ashraf H, Dirksen A et al. The Danish randomized lung cancer CT screening trial—overall design and results of the prevalence round. *J Thorac Oncol* 2009 May;4(5):608-14.
33. van Klaveren RJ, Habbema JDF, Pedersen JH et al. Lung cancer screening by low-dose spiral computed tomography. *Eur Respirat J* 2001 Nov.;18(5):857-66.
34. Brenner DJ. Radiation risks potentially associated with low-dose CT screening of adult smokers for lung cancer. *Radiology* 2004 May;231(2):440-45.
35. Wisnivesky JP, Mushlin AI, Sicherman N et al. The cost-effectiveness of low-dose CT screening for lung cancer: preliminary results of baseline screening. *Chest* 2003 Aug.;124(2):614-21.
36. Mahadevia PJ, Fleisher LA, Frick KD et al. Lung cancer screening with helical computed tomography in older adult smokers: a decision and cost-effectiveness analysis. *JAMA* 2003 Jan. 15;289(3):313-22.
37. McMahon PM, Kong CY, Johnson BE et al. Estimating long-term effectiveness of lung cancer screening in the Mayo CT screening study. *Radiology* 2008 July;248(1):278-87.
38. SEER Cancer Statistics Review 1975-2007. National Cancer Institute Bethesda: The instiute; 2011 [update 2011 May 9] Disponível em: <http://seer.cancer.gov/csr/1975_2007/browse_csr.php?section=2&page=sect_02_table.01.html>
39. Levin B, Lieberman DA, McFarland B et al. Screening and surveillance for the early detection of colorectal cancer and adenomatous polyps, 2008: a joint guideline from the American Cancer Society, the US Multi-Society Task Force on Colorectal Cancer, and the American College of Radiology. *CA Cancer J Clin* 2008 May-June;58(3):130-60.
40. Winawer SJ. Natural history of colorectal cancer. *Am J Med* 1999 Jan. 25;106(1A):3S-6S; discussion 50S-1S.
41. Bond JH. Colon polyps and cancer. *Endoscopy* 2003 Jan.;35(1):27-35.
42. Stevenson GW. Colorectal cancer imaging: a challenge for radiologists. *Radiology* 2000 Mar.;214(3):615-21.
43. Rex DK, Rahmani EY, Haseman JH et al. Relative sensitivity of colonoscopy and barium enema for detection of colorectal cancer in clinical practice. *Gastroenterology* 1997 Jan.;112(1):17-23.
44. Tawn DJ, Squire CJ, Mohammed MA et al. National audit of the sensitivity of double-contrast barium enema for colorectal carcinoma, using control charts For the Royal College of Radiologists Clinical Radiology Audit Sub-Committee. *Clin Radiol* 2005 May;60(5):558-64.
45. Williams CB, Macrae FA, Bartram CI. A prospective study of diagnostic methods in adenoma follow-up. *Endoscopy* 1982 May;14(3):74-78.
46. Winawer SJ, Stewart ET, Zauber AG et al. A comparison of colonoscopy and double-contrast barium enema for surveillance after polypectomy. National Polyp Study Work Group. *The New England journal of medicine* 2000 June 15;342(24):1766-72.
47. Blakeborough A, Sheridan MB, Chapman AH. Complications of barium enema examinations: a survey of UK Consultant Radiologists 1992 to 1994. *Clin Radiol* 1997 Feb.;52(2):142-48.
48. Gluecker TM, Johnson CD, Harmsen WS et al. Colorectal cancer screening with CT colonography, colonoscopy, and double-contrast barium enema examination: prospective assessment of patient perceptions and preferences. *Radiology* 2003 May;227(2):378-84.
49. Glick S. Double-contrast barium enema for colorectal cancer screening: a review of the issues and a comparison with other screening alternatives. *AJR Am J Roentgenol* 2000 June;174(6):1529-37.
50. Halligan S, Altman DG, Taylor SA et al. CT colonography in the detection of colorectal polyps and cancer: systematic review, meta-analysis, and proposed minimum data set for study level reporting. *Radiology* 2005 Dec.;237(3):893-904.
51. Mulhall BP, Veerappan GR, Jackson JL. Meta-analysis: computed tomographic colonography. *Ann Intern Med* 2005 Apr. 19;142(8):635-50.
52. Laghi A, Iafrate F, Rengo M et al. Colorectal cancer screening: the role of CT colonography. World journal of gastroenterology. *WJG* 2010 Aug. 28;16(32):3987-94.
53. Kim DH, Pickhardt PJ, Taylor AJ et al. CT colonography versus colonoscopy for the detection of advanced neoplasia. *N Engl J Med* 2007 Oct. 4;357(14):1403-12.
54. Rex DK, Johnson DA, Anderson JC et al. American College of Gastroenterology guidelines for colorectal cancer screening 2009. *Am J Gastroenterol* 2009 Mar.;104(3):739-50.
55. Johnson CD, Chen MH, Toledano AY et al. Accuracy of CT colonography for detection of large adenomas and cancers. *N Engl J Med* 2008 Sept. 18;359(12):1207-17.
56. Regge D, Laudi C, Galatola G et al. Diagnostic accuracy of computed tomographic colonography for the detection of advanced neoplasia in individuals at increased risk of colorectal cancer. *JAMA* 2009 June 17;301(23):2453-61.
57. Pickhardt PJ, Taylor AJ, Kim DH et al. Screening for colorectal neoplasia with CT colonography: initial experience from the 1st year of coverage by third-party payers. *Radiology* 2006 Nov.;241(2):417-25.
58. Pickhardt PJ, Hassan C, Laghi A et al. Small and diminutive polyps detected at screening CT colonography: a decision analysis for referral to colonoscopy. *AJR* 2008 Jan.;190(1):136-44.
59. Lieberman D, Moravec M, Holub J et al. Polyp size and advanced histology in patients undergoing colonoscopy screening: implications for CT colonography. *Gastroenterology* 2008 Oct.;135(4):1100-5.
60. Butterly LF, Chase MP, Pohl H et al. Prevalence of clinically important histology in small adenomas. *Clin Gastroenterol Hepatol* 2006 Mar.;4(3):343-48.
61. Zalis ME, Barish MA, Choi JR et al. CT colonography reporting and data system: a consensus proposal. *Radiology* 2005 July;236(1):3-9.
62. Soetikno RM, Kaltenbach T, Rouse RV et al. Prevalence of nonpolypoid (flat and depressed) colorectal neoplasms in asymptomatic and symptomatic adults. *JAMA* 2008 Mar. 5;299(9):1027-35.
63. Park SH, Kim SY, Lee SS et al. Sensitivity of CT colonography for nonpolypoid colorectal lesions interpreted by human readers and with computer-aided detection. *AJR Am J Roentgenol* 2009 July;193(1):70-78.
64. Pickhardt PJ, Kim DH, Robbins JB. Flat (nonpolypoid) colorectal lesions identified at CT colonography in a U.S. screening population. *Acad Radiol* 2010 June;17(6):784-90.
65. Burling D, Halligan S, Slater A et al. Potentially serious adverse events at CT colonography in symptomatic patients: national survey of the United Kingdom. *Radiology* 2006 May;239(2):464-71.
66. Sosna J, Blachar A, Amitai M et al. Colonic perforation at CT colonography: assessment of risk in a multicenter large cohort. *Radiology* 2006 May;239(2):457-63.
67. Liedenbaum MH, Venema HW, Stoker J. Radiation dose in CT colonography—trends in time and differences between daily practice and screening protocols. *Eur Radiol* 2008 Oct.;18(10):2222-30.
68. Gluecker TM, Johnson CD, Wilson LA et al. Extracolonic findings at CT colonography: evaluation of prevalence and cost in a screening population. *Gastroenterology* 2003 Apr.;124(4):911-16.
69. Edwards JT, Wood CJ, Mendelson RM et al. Extracolonic findings at virtual colonoscopy: implications for screening programs. *Am J Gastroenterol* 2001 Oct.;96(10):3009-12.
70. Knudsen AB, Lansdorp-Vogelaar I, Rutter CM et al. Cost-effectiveness of computed tomographic colonography screening for colorectal cancer

in the medicare population. *J Natl Cancer Inst* 2010 Aug. 18;102(16):1238-52.
71. Vanness DJ, Knudsen AB, Lansdorp-Vogelaar I *et al.* Comparative Economic Evaluation of Data from the ACRIN National CT Colonography Trial with three cancer intervention and surveillance modeling network microsimulations. *Radiology* 2011 Nov.;261(2):487-98.
72. Park SH, Yee J, Kim SH *et al.* Fundamental elements for successful performance of CT colonography (virtual colonoscopy). *Korean J Radiol* 2007 July-Aug.;8(4):264-75.
73. Jensch S, Bipat S, Peringa J *et al.* CT colonography with limited bowel preparation: prospective assessment of patient experience and preference in comparison to optical colonoscopy with cathartic bowel preparation. *Eur Radiol* 2010 Jan.;20(1):146-56.
74. van Gelder RE, Birnie E, Florie J *et al.* CT colonography and colonoscopy: assessment of patient preference in a 5-week follow-up study. *Radiology* 2004 Nov.;233(2):328-37.
75. Summers R. The elephant in the room: bowel preparation for CT colonography. *Acad Radiol* 2009 July;16(7):777-79.
76. Johnson KT, Carston MJ, Wentz RJ *et al.* Development of a cathartic-free colorectal cancer screening test using virtual colonoscopy: a feasibility study. *AJR Am J Roentgenol* 2007 Jan.;188(1):W29-36.
77. Taylor SA, Slater A, Burling DN *et al.* CT colonography: optimisation, diagnostic performance and patient acceptability of reduced-laxative regimens using barium-based faecal tagging. *Eur Radiol* 2008 Jan.;18(1):32-42.
78. Jensch S, de Vries AH, Peringa J *et al.* CT colonography with limited bowel preparation: performance characteristics in an increased-risk population. *Radiology* 2008 Apr.;247(1):122-32.
79. Lefere P, Gryspeerdt S, Baekelandt M *et al.* Laxative-free CT colonography. *AJR Am J Roentgenol* 2004 Oct.;183(4):945-48.
80. Brasil. Ministério da Saúde. Instituto Nacional do Câncer. *Incidência de câncer no Brasil - Estimativa 2010.* Rio de Janeiro: INCA 2010.
81. Smart CR, Hendrick RE, Rutledge JH *et al.* Benefit of mammography screening in women ages 40 to 49 years. Current evidence from randomized controlled trials. *Cancer* 1995;75:1619-26.
82. Tabar L, Chen HH, Fagerberg G *et al.* Recent results from the Swedish Two-County Trial: the effects of age, histologic type, and mode of detection on the efficacy of breast cancer screening. *J Natl Cancer Inst Monogr* 1997;(22):43-47.
83. Tabar L, Fagerberg G, Duffy SW *et al.* Update of the Swedish two-county program of mammographic screening for breast cancer. *Radiol Clin North Am* 1992;30:187-210
84. Fletcher SW, Elmore JG. Mammographic screening for breast cancer. *N Engl J Med* 2003;348:1672-80.
85. Tabar L, Vitak B, Chen H *et al.* The Swedish two-county trial twenty years later: updated mortality results and new insights from long-term follow-up. *Rad Clin N Amer* 2000;38:625-51.
86. American College of Radiology (US). ACR practice guideline for the performance of screening and diagnostic mammography, 2008.
87. Hackshaw A. EUSOMA – Review of mammography screening. *Ann Oncol* 2003;14:1193-95.
88. Pisano ED, Gatsonis C, Hendrick E *et al.* Diagnostic performance of digital versus film mammography for breast-cancer screening. *N Engl J Med* 2005;353:1773-83.
89. Food and Drug Administration (US). Mammography Quality Standards. 2007;Sept. 25.
90. American College of Radiology (US). ACR practice guideline for the performance of contrast-enhanced magnetic resonance imaging (MRI) of the Breast, 2008.
91. Kolb T, Lichy J, Newhouse J. Comparison of the Performance of Screening Mammography, Phisical Examination and Breast US and Evaluation of Factors that Influence Them: an analysis of 27825 patient evaluations. *Radiology* 2002;225:165-75.
92. Stein A, Zelmanowics A, Zerves F *et al.* Rastreamento do Câncer de Mama: recomendaçoes baseadas em evidências. *Revista AMRIGS* 2009;53(4):438-46.
93. Canella EO. Propedêutica mamária. Rastreamento e diagnóstico. In: Massa A, Canella EO, Monteiro FC *et al. Diagnóstico por imagem em ginecologia e obstetrícia.* Rio de Janeiro: Revinter, 2009. p. 81-99.

CAPÍTULO 32

Imagem Funcional em Oncologia

André Figueiredo Brelinger ■ Rubens Chojniak
Marcos Duarte Guimarães ■ André Noronha Arvellos

INTRODUÇÃO

A imagem em medicina é utilizada há mais de 100 anos no diagnóstico de doenças e nos cuidados com os pacientes, desde a descoberta dos raios X por Wilhelm Conrad Röentgen, em 1895, na Alemanha.[1] Em oncologia, a imagem possui papel crucial, ao fornecer informações para a melhor abordagem da doença, desde sua detecção até avaliação de resposta ao tratamento. No paciente com câncer ou sob risco de desenvolver a doença, as estratégias de imagem mais comumente utilizadas incluem a radiografia convencional, ultrassonografia, tomografia computadorizada (TC) e a imagem por ressonância magnética (RM). Nas últimas décadas, a descrição dos limites e dimensões tumorais por meio da TC, auxiliada muitas vezes pela RM, foi considerada o padrão ouro para avaliação do tumor e do planejamento terapêutico. Essas modalidades de imagem se fundamentam basicamente nas anormalidades anatômicas e nas alterações de realce pós-contraste das estruturas acometidas.[2] O uso de tais recursos pode ser observado, como exemplo pelos Critérios de Avaliação de Reposta nos Tumores Sólidos (RECIST), cujo dado principal é a avaliação unidimensional da lesão. Apesar de essencial, a abordagem anatômica estrita mostrou ser limitada em fornecer dados importantes para o estadiamento da doença, avaliação da extensão e agressividade tumoral.[3] Desde a primeira imagem por ressonância magnética obtida, em 1972, por Paul C. Lauterbur, sua aplicação na rotina em medicina diagnóstica, especialmente em oncologia, cresceu exponencialmente.[1] O estudo convencional dos tumores por ressonância magnética avalia características quantitativas, como tamanho, edema periférico, necrose e presença de metástases, e também qualitativas, como grau de realce pós-contraste. Entretanto, as mudanças no metabolismo celular e na fisiologia tecidual que precedem as mudanças morfológicas e de realce não são detectadas com a técnica convencional. Nos últimos 30 anos, o desenvolvimento de novas técnicas de imagem por ressonância magnética possibilitou a avaliação funcional das estruturas, no intuito de obter informações sobre os diferentes processos fisiológicos do microambiente tumoral, como níveis de oxigenação, proliferação celular e vascularização.[2,4] O detalhado estudo morfológico aliado às novas técnicas de imagem funcional permite que o paciente oncológico seja adequadamente tratado, ao classificá-lo corretamente quanto ao estadiamento, com impacto positivo no prognóstico e sobrevida. A aplicação das ferramentas da RM funcional mostra-se cada vez mais presente não somente no estadiamento, mas também nas várias etapas do manejo oncológico: rastreio, caracterização da lesão, planejamento do tratamento, avaliação de resposta ao tratamento, acompanhamento do paciente e no desenvolvimento de novas drogas.[5,6] A RM funcional permite análise dos seguintes aspectos:

- *Celularidade:* difusão.
- *Angiogênese:* perfusão.
- *Metabolismo celular:* espectroscopia.

DIFUSÃO

A RM ponderada em difusão é uma técnica sensível ao movimento microscópico e desorganizado das moléculas de água dentro da célula conhecido como movimento Browniano. Ela avalia o movimento da água entre os espaços intra e extracelular e dentro do espaço extracelular, fornecendo informações sobre o grau de celularidade dos tecidos e a integridade das membranas celulares (Fig. 1).[7,8] É de realização rápida (1-5 min) e não necessita de administração de meio de contraste exógeno. Usa uma sequência T2 *spin-echo* com dois gradientes de pulso adicionais: o primeiro gradiente de pulso provoca um distúrbio de magnetização de cada molécula de água, e o segundo remove essa alteração, e a molécula de água retorna para sua posição original. Se houver pouco movimento de moléculas de água, é gerado um alto sinal, conhecido como restrição. A sensibilidade da difusão é controlada pelo parâmetro conhecido como valor b (s/mm^2) e indica o grau de difusão. À medida que o valor b aumenta, menor intensidade de sinal dos diferentes tecidos é produzida: primeiro da circulação sanguínea e, então, consecutivamente, das glândulas, das áreas de necrose e dos tumores. Ou seja, o valor b baixo ou próximo a zero é mais sensível, porém menos específico para a identificação de áreas com restrição à difusão, pois estruturas normais ou benignas com conteúdo líquido, como vesícula biliar ou cisto simples, também irão brilhar nessa sequência (Fig. 2).

Quando o valor b aumenta, um valor próximo a 1.000, por exemplo, a presença ou a manutenção de um hipersinal fornece maior especificidade na detecção de áreas com restrição à difusão, como ocorre na maioria dos casos de tumores malignos, graças, em grande parte, à supressão de sinal do fluxo vascular (Fig. 3).

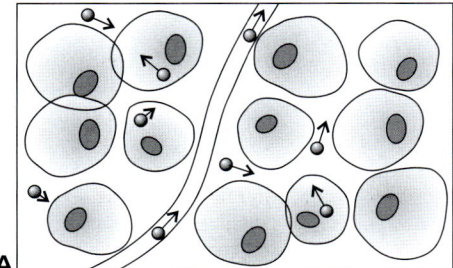
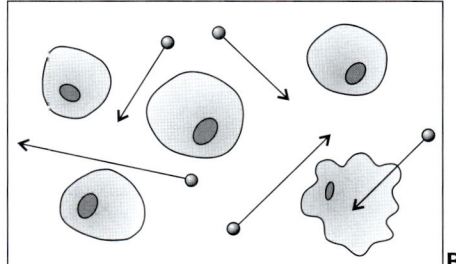

▲ **FIGURA 1.** Demonstração do movimento de moléculas de água entre os espaços intra e extracelulares e dentro do espaço extracelular, fornecendo informações sobre o grau de celularidade dos tecidos. (**A**) Maior quantidade de células restringindo a movimentação das moléculas de água. (**B**) A celularidade é menor com maior movimentação das moléculas.

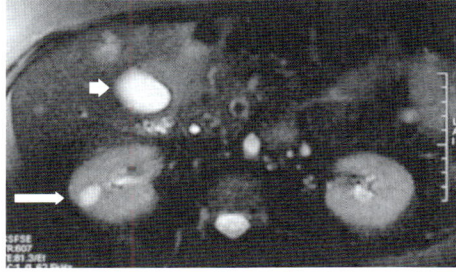

▲ **FIGURA 2.** Imagem de difusão com o valor b baixo (200). O exame fica mais sensível, porém menos específico para identificação de áreas com restrição à difusão, pois estruturas normais ou benignas com conteúdo líquido, como vesícula biliar *(seta curta)* ou cisto simples *(seta longa)*, também brilharão nessa sequência.

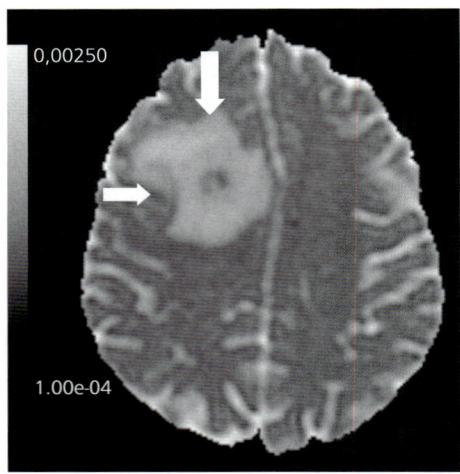

▲ **FIGURA 3.** Imagem de difusão com o valor *b* elevado (1.000). O exame fica menos sensível, porém mais específico para detecção de áreas com restrição à difusão como demonstrado neste caso *(setas)*, um glioblastoma multiforme (GBM) frontal direito em um paciente de 64 anos do sexo masculino. Em decorrência, em grande parte, da supressão de sinal do fluxo vascular como ocorre na maioria dos casos de tumores malignos.

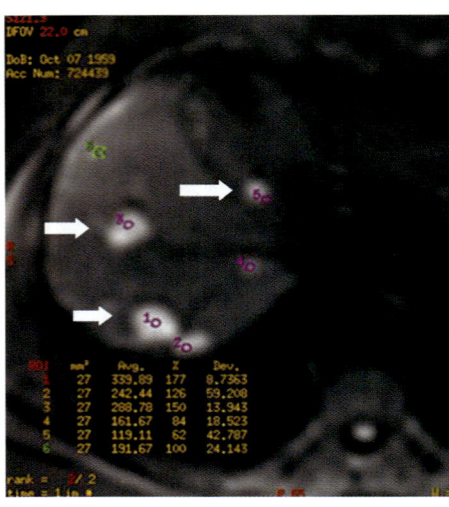

▲ **FIGURA 4.** Nos tecidos tumorais com densidade celular aumentada associada a membranas celulares preservadas, o movimento das moléculas de água é mais restrito, o que gera um alto sinal na sequência de difusão *(setas)*.

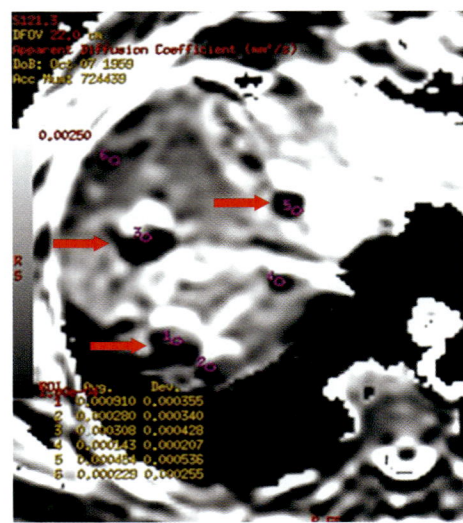

▲ **FIGURA 5.** A sequência denominada MAPA é uma sequência complementar à difusão e permite o cálculo do coeficiente aparente de difusão (ADC). Nesta sequência áreas com alta restrição e atividade celular aumentada aparecem com baixa intensidade de sinal, como demonstrado nesta paciente do sexo feminino com 63 anos, portadora de adenocarcinoma de cólon e múltiplas metástases hepáticas *(setas)*.

A difusão fornece informações morfofuncionais sobre os tecidos, incluindo a densidade de suas células, a integridade das membranas celulares e o grau de organização glandular. Nos tecidos tumorais com densidade celular aumentada associada a membranas celulares preservadas, o movimento das moléculas de água é mais restrito, o que gera um alto sinal (Fig. 4).[7,9]

Uma armadilha das imagens da RM ponderada em difusão é que a intensidade de sinal depende da difusão da água e do tempo de relaxamento de T2. Isso significa que a área com um tempo longo de relaxamento pode brilhar e ser confundida com restrição. A fim de contorná-lo, é utilizada uma imagem oposta à difusão por uma sequência complementar, denominada MAPA, que permite o cálculo do coeficiente aparente de difusão (ADC). Nesta sequência, áreas com alta restrição e atividade celular aumentada aparecem com baixa intensidade de sinal (Fig. 5).

A combinação da difusão às sequências convencionais de RM pode também auxiliar na diferenciação de lesões focais de vários órgãos. No caso do fígado, por exemplo, cistos hepáticos e hemangiomas possuem hipersinal nas sequências de difusão e MAPA com altos valores de ADC, em razão de seu componente fluido.[8,10] Por outro lado, metástases hepáticas e neoplasias malignas primárias, como carcinoma hepatocelular e colangiocarcinoma, geralmente apresentam hipersinal na sequência de difusão, baixo sinal no MAPA e valores reduzidos de ADC, denotando elevada celularidade (Fig. 6).

Para a diferenciação entre tumores benignos e malignos utiliza-se a avaliação quantitativa, em que tumores benignos costumam ter medidas maiores de ADC e tumores malignos em medidas menores. Abscessos também podem apresentar valores mais baixos de ADC do que lesões necróticas ou metastáticas, a depender da celularidade da lesão. Embora algumas estatísticas demonstrem diferentes valores para lesões benignas e malignas, usar um valor individualizado de ADC para todas as lesões é difícil em virtude da considerável sobreposição, que pode ser explicada pela variação biológica dos tumores.[10,11] O mais importante é reconhecer os valores habituais encontrados para determinado sítio anatômico. A mensuração do ADC tomando como referência parte do tecido não acometido pela lesão pode ser útil na caracterização do tumor. Na próstata, a difusão combinada às sequências convencionais ponderadas em T2 aumenta a acurácia na detecção e correta localização do câncer de próstata, tanto na zona periférica como na zona de transição, e também na avaliação do envolvimento das vesículas seminais e da bexiga (Fig. 7). Nos pacientes oncológicos, as medidas do ADC podem ser preditores de resposta ao tratamento com quimio e radioterapia. Tumores com valores baixos de ADC antes do tratamento respondem melhor do que tumores com valores altos de ADC, provavelmente porque estes tumores costumam ser mais necróticos (com hipóxia e baixa perfusão) do que aqueles com baixos valores. O tratamento efetivo do câncer resulta em lise tumoral, perda da integridade da membrana celular, aumento do espaço extracelular e um consequente aumento na difusão da água em muitos tumores, o que gera um aumento precoce no ADC e associação à maior resposta. Essas pequenas alterações da arquitetura celular podem, assim, ser percebidas precocemente pela difusão. A avaliação de resposta está mais bem documentada nos tumores do sistema nervoso central, como os gliomas e nos casos de metástases.[7,11]

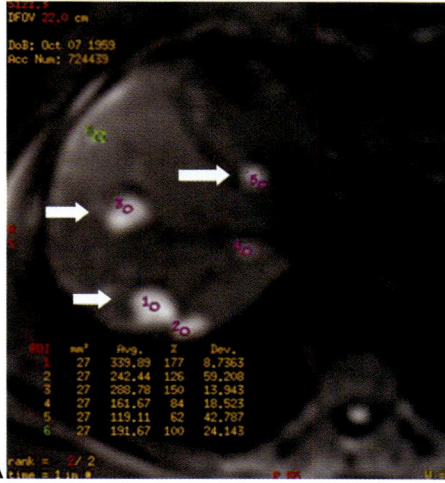

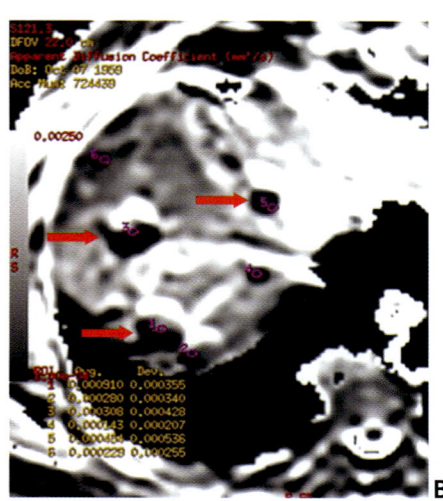

◄ **FIGURA 6.** A combinação de sequências de difusão (**A**) e MAPA (**B**) auxilia na diferenciação de lesões focais de vários órgãos. No caso do fígado, por exemplo, cistos hepáticos e hemangiomas possuem hipersinal nas sequências de difusão e MAPA com altos valores de ADC, graças a seu componente fluido. Por outro lado, metástases hepáticas e neoplasias malignas primárias, como carcinoma hepatocelular e colangiocarcinoma, geralmente apresentam hipersinal na sequência de difusão, baixo sinal no MAPA *(setas)* e valores reduzidos de ADC, denotando elevada celularidade.

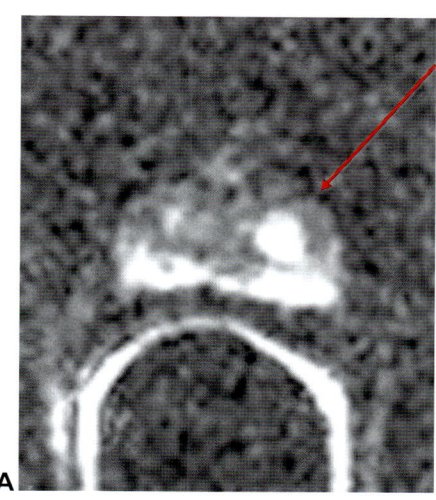
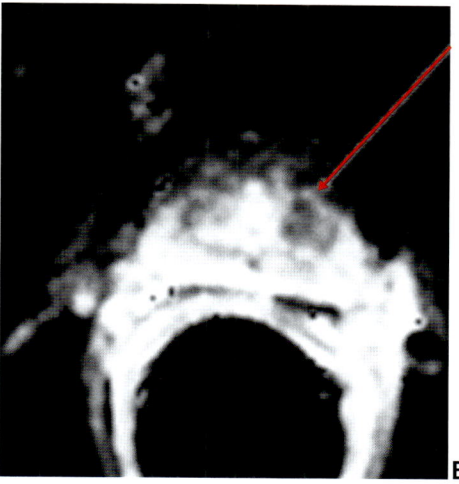

FIGURA 7. A combinação das sequências de difusão (**A**) e MAPA (**B**) aumenta a acurácia na identificação da localização correta do câncer da próstata, tanto na zona periférica como na zona de transição e também na avaliação do envolvimento das vesículas seminais e da bexiga.

RM DE CORPO INTEIRO

A RM de corpo inteiro é uma técnica não invasiva, isenta de radiação e com alta resolução para tecidos de partes moles que rapidamente adquire imagens do corpo inteiro. Durante o exame, o corpo é dividido em diferentes porções, e as imagens são adquiridas em cortes coronais. A técnica da difusão pode ser aplicada a fim de se obter imagem de RM ponderada em difusão com supressão do sinal do corpo (DWISB). Nessa sequência, muitos órgãos têm seu sinal removido, e as áreas de tumor com difusão limitada se mostram com alto sinal.[8] A RM de corpo inteiro provou ser superior à cintilografia na detecção de metástases ósseas, porque permite a visualização da infiltração da medula óssea, enquanto a cintilografia detecta atividade osteoblástica. É o método mais sensível para se diagnosticar lesões ósseas no mieloma múltiplo, visto que permite avaliar diretamente o envolvimento da medula óssea pelo tumor, sendo mais sensível que a tomografia de corpo inteiro e muito mais sensível do que o PET/TC na doença em atividade. Além disso, pode ser utilizada para monitorar a efetividade do tratamento e tem valor em predizer a resposta ao tratamento e a sobrevida. No estadiamento TNM, PET/TC é mais preciso nos estágios iniciais de T e N, mas a RM de corpo inteiro é útil na detecção de metástases a distância, especialmente para cérebro, fígado e ossos (Fig. 8).[3,8] Pode ser utilizada para avaliar pacientes com metástase sem tumor primário conhecido e ser uma boa ferramenta em razão da ausência de exposição à radiação na detecção precoce de tumores em indivíduos assintomáticos, quando a doença ainda é curável. Entretanto, há algumas limitações desse método, como, por exemplo, as contraindicações à exposição ao campo magnético. Atualmente as limitações da avaliação do parênquima pulmonar e o longo período do exame estão sendo contornados com a evolução dos equipamentos e o desenvolvimento de novas técnicas. Hoje é possível realizar um exame de RM de corpo inteiro em cerca de 30 minutos, com satisfatória resolução de imagem das estruturas torácicas e com capacidade de rastreamento de lesões periféricas. Alguns estudos demonstram resultados equivalentes aos resultados obtidos com o exame de PET/TC.[12-14] A RM de corpo inteiro pode tornar-se uma ferramenta útil naqueles pacientes que não desejam ser submetidos à radiação ou naqueles pacientes, cujos efeitos da radiação podem trazer graves danos como nos casos de gestantes, crianças ou pacientes hiperexpostos ao longo do tratamento.[5] É importante ressaltar que a pouca disponibilidade de centros produtores do radiofármaco fluordesoxiglicose (FDG) empregado no exame de PET/TC, a meia-vida útil de apenas 2 horas desse radiofármaco, aliada à concentração dos equipamentos nos grandes centros urbanos são entraves para o uso difundido do exame. A RM de corpo inteiro surge como um método alternativo com capacidade de superar tais dificuldades.[16-18]

PERFUSÃO

A técnica da perfusão é com base na angiogênese (formação de novos vasos com permeabilidade aumentada e alto fluxo), fator essencial para o desenvolvimento e a disseminação metastática dos tumores malignos. A densidade capilar no leito tumoral e sua funcionalidade são importantes fatores prognósticos, e a RM dinâmica é capaz de fornecer essas características de forma não invasiva, prescindindo de exames histológicos.[6] A técnica mais amplamente utilizada é a aquisição de imagens sequenciais com a infusão de gadolínio de baixo peso molecular. Esse contraste se difunde livremente entre o espaço intravascular e o extravascular extracelular, e seu comportamento dependerá do fluxo sanguíneo, da permeabilidade vascular e do grau de difusão no interstício. Dois tipos de sequências estão disponíveis: T2* e *gradiente-echo* T1 (GRE-T1). As sequências T2* são utilizadas principalmente no cérebro e determinam a perfusão tecidual capilar e o volume sanguíneo (Fig. 9).

As sequências GRE-T1 demonstram melhor as mudanças de permeabilidade e o extravasamento para o espaço extravascular e são utilizadas principalmente para regiões fora do cérebro. Em ambas as técnicas, diferentes tipos de análise podem ser obtidos:

- Medidas qualitativas, com a confecção de curvas de intensidade de sinal *versus* tempo, muito úteis no câncer de mama, em que a curva tipo III (rápidos *wash-in* e *wash-out*) está associada à malignidade em 89% dos casos (Fig. 10).
- Medidas semiquantitativas, com base nas mudanças da intensidade de sinal antes e depois da injeção do contraste (intensidade de sinal relativa).

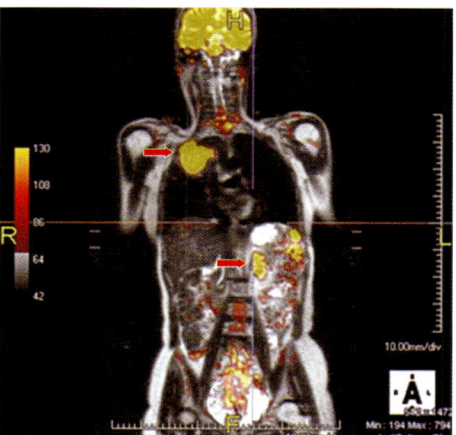

FIGURA 8. A ressonância magnética de corpo inteiro é útil na detecção de metástases a distância, especialmente para cérebro, fígado e ossos. Esta figura ilustra um caso de uma paciente do sexo feminino de 65 anos com adenocarcinoma de pulmão no lobo superior direito e com metástase para a glândula suprarrenal esquerda (*setas*).

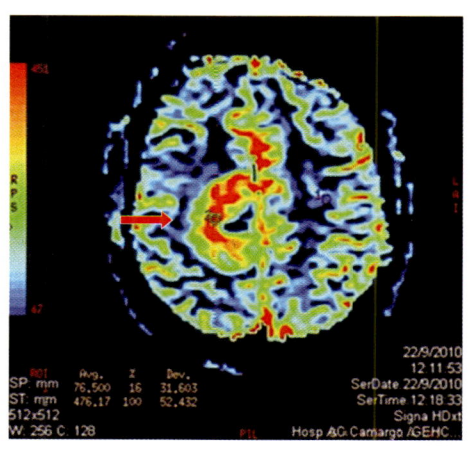

FIGURA 9. Técnica de perfusão utilizada para determinar a perfusão tecidual capilar e o volume sanguíneo. A sequência demonstra as mudanças de permeabilidade e o extravasamento para o espaço extravascular (*seta*).

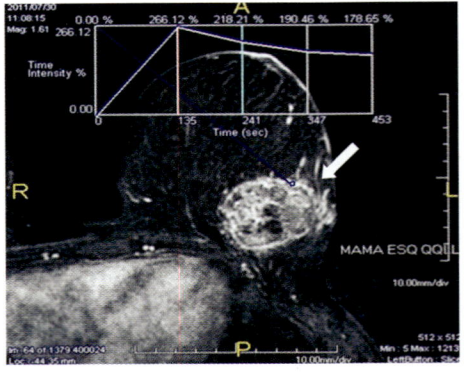

◀ **FIGURA 10.** A técnica da perfusão depende da aquisição de imagens sequenciais com a infusão de gadolínio de baixo peso molecular. Esse contraste se difunde livremente entre o espaço intravascular e o extravascular extracelular, com a confecção de curvas de intensidade de sinal *versus* tempo, muito úteis no câncer de mama, em que a curva tipo III (rápidos *wash-in* e *wash-out*) está associada à malignidade em 89% dos casos como demonstrado nesta paciente de 54 anos com carcinoma ductal invasivo *(seta)*.

- Medidas quantitativas mais difíceis, porque, ao contrário da TC, na RM não há relação linear entre concentração média de contraste e intensidade de sinal. Modelos farmacocinéticos permitem a obtenção desses dados, como um volume constante de transferência e a taxa constante de transferência. Dessa forma, é possível criar mapas paramétricos coloridos que mostram a heterogeneidade tumoral, importante para o planejamento do tratamento ou da biópsia.[8,10]

A RM dinâmica tem-se mostrado especialmente útil na caracterização das lesões musculoesqueléticas e da mama, como benignas ou malignas; no estadiamento de tumores ginecológicos, de bexiga e de próstata; e na avaliação de resposta ao tratamento com drogas antiangiogênicas. Embora com resultados variáveis, estudos têm correlacionado as medidas obtidas na RM dinâmica com fatores prognósticos, como estadiamento, densidade microvascular, grau de expressão do fator de crescimento endotelial vascular (VEGF), recidiva e sobrevida. Nas neoplasias de mama, colo de útero, colorretal, fígado, pulmão e de cabeça e pescoço, a perfusão tem sido validada como um biomarcador da hipóxia tumoral e como fator preditor de alta resposta à radioterapia em tumores bem vascularizados. Por outro lado, intenso realce pós-contraste após tratamento radioterápico está associado à doença não controlada localmente e sobrevida reduzida. No entanto, é difícil comparar os resultados dos estudos graças às diferenças técnicas e populações estudadas.[7,9] Uma abordagem promissora para os futuros estudos de angiogênese pode vir de novos contrastes compostos por macromoléculas que permaneçam por mais tempo no espaço intravascular e que tenham maior afinidade pelos tumores. Outro importante avanço pode vir de substâncias direcionadas contra moléculas expressadas por vasos neoangiogênicos, como fator de crescimento endotelial vascular (VEGF), integrinas e matriz de metaloproteinases. As vantagens das técnicas de imagem molecular incluem sua maior especificidade e melhor caracterização do endotélio no tumor.[6]

ESPECTROSCOPIA

Há duas técnicas básicas para se estudar as vias metabólicas do tumor: PET/TC e espectroscopia por RM (RMS). A RMS detecta a queda dos níveis de metabólitos normalmente encontrados em tecidos saudáveis, assim como o aumento dos metabólitos nos tecidos tumorais. Os metabólitos anormais comumente encontrados são trifosfato de adenosina (ATP), colina (Ch), creatina (CR), lactato, citrato (Ci), e N-acetilaspartato. O Instituto Nacional de Câncer estabeleceu um consenso em que coloca a espectroscopia por RM como uma técnica eficaz para o uso clínico no cérebro, próstata e mama. As principais aplicações dessa técnica focam na caracterização da lesão, na seleção da melhor área para biópsia e na monitorização e controle da resposta ao tratamento. Um aumento na colina (um marcador de proliferação celular) e diminuição dos níveis de N-acetilaspartato (um marcador neuronal) e de creatina (um marcador celular dos processos energéticos) têm sido encontrados nos tumores cerebrais. É uma técnica muito sensível para diferenciação entre gliomas de alto e baixo graus (Fig. 11).[5,9] A combinação da RM convencional e RMS aumenta em 15% a capacidade de determinar o tipo e o grau do tumor, identifica tumores viáveis de áreas de necrose e detecta a resposta tumoral, em que há uma diminuição nos picos de colina e N-acetilaspartato, associado a um aumento nos níveis de lipídios e lactato (marcadores anaeróbios).[5] Na mama, um pico combinado de colina pode ser detectado nas lesões malignas. Ao contrário, nas lesões benignas ou no tecido mamário normal, os níveis encontrados são baixos ou indetectáveis. Essa técnica tem demonstrado sensibilidade e especificidade em torno de 92%, embora haja fatores limitantes, como tamanho do tumor, com resultados ruins em lesões abaixo de 2 cm, e em mulheres lactantes em razão da existência de um pico de colina no tecido mamário normal, e em lesões benignas, como no adenoma tubular.[4,9] Na próstata, medidas dos níveis de citrato, creatina e colina podem ajudar a detectar câncer. Além disso, as taxas de colina+creatina/citrato têm sido correlacionadas com o escore de Gleason e permitem a avaliação do grau tumoral e a seleção de áreas para biópsia da glândula. A espectroscopia por RM tem papel no diagnóstico de recidiva da doença, em pacientes já submetidos à prostatectomia radical, radioterapia ou crioterapia. Em outros tumores, a espectroscopia ainda tem papel limitado (Fig. 12).[3] Outra aplicação é a avaliação do pH tumoral. Em geral, há uma diminuição do pH nos tumores, em virtude da glicólise e produção de lactato, invertendo o gradiente entre o pH intra e extracelular. Para aumentar a sensibilidade e a especificidade da RMS em oncologia, tem sido proposta a administração de um contraste sensível às alterações de pH.[11]

CONCLUSÃO

Até recentemente, os métodos de imagem estiveram centrados na avaliação morfológica dos tumores. A RM introduziu uma tecnologia capaz de melhorar a avaliação anatômica do tumor por meio de imagens em alta resolução e a ampliou com o emprego da imagem funcional. No paciente

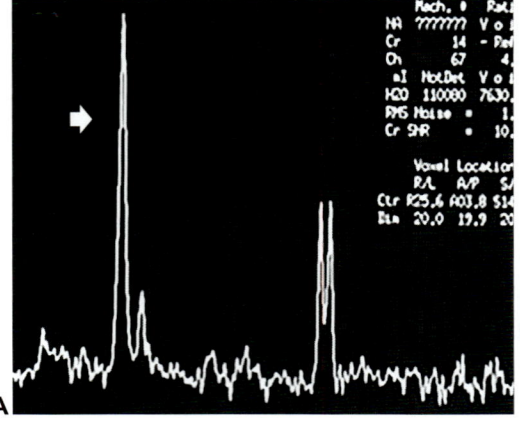
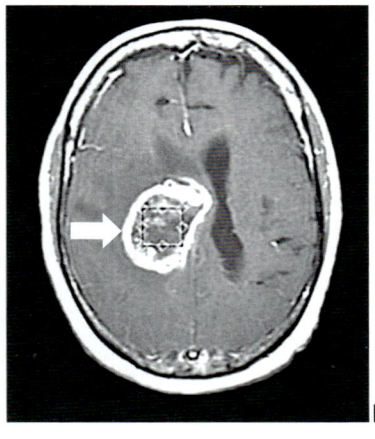

◀ **FIGURA 11.** O aumento do nível de colina (**A**, *seta pequena*), um marcador de proliferação celular, associado à diminuição dos níveis de N-acetilaspartato, um marcador neuronal, assim como de creatina, um marcador celular dos processos energéticos, tem sido encontrado nos tumores cerebrais (**B**, *seta grande*).

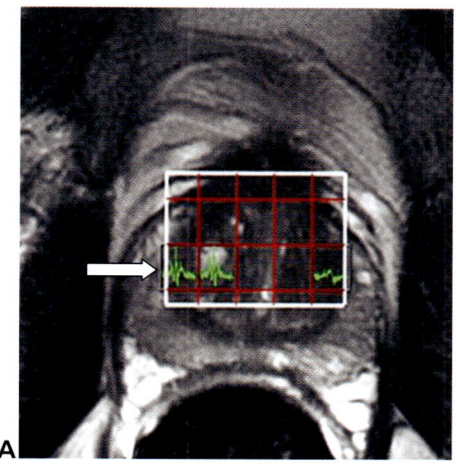
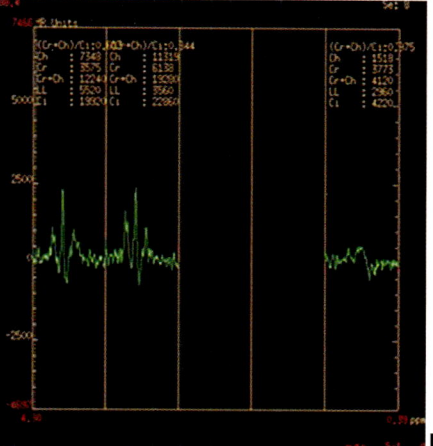

◄ **FIGURA 12.** Na próstata (**A**), medida dos níveis de citrato, creatina e colina (**B**) pode ajudar a detectar câncer. Além disso, as taxas de colina+creatina/citrato têm sido correlacionadas com o escore de Gleason e permitem a avaliação do grau tumoral e a seleção de áreas para biópsia da glândula *(seta)*.

oncológico, a combinação de diferentes técnicas morfológicas e funcionais é necessária para incrementar as taxas de prognóstico e sobrevida. A relação entre diferentes parâmetros – hipóxia, perfusão, pH extracelular, metabolismo e análise molecular – ajuda a representar a complexidade tumoral e a indicar a melhor abordagem do paciente. As opções terapêuticas atuais estão ampliadas e abrangem regimes multimodalidade e multidrogas, algumas específicas para determinados tumores, como drogas antiangiogênicas. Assim, avaliação funcional precoce e confiável das propriedades das lesões se tornou fundamental para corretamente diagnosticar, estadiar e guiar a terapia. Com o avanço tecnológico, as técnicas de imagem funcional têm potencial significativo para o desenvolvimento de novos marcadores de resposta tumoral e para aumentar a efetividade das pesquisas em oncologia. Isso indubitavelmente necessita de colaboração multidisciplinar, a fim de criar um impacto positivo na prática clínica e poder auxiliar no desenvolvimento da terapia individualizada, essencial no cenário atual da otimização dos cuidados em oncologia.

REFERÊNCIAS BIBLIOGRÁFICAS

1. Serkova NJ, Garg K, Bradshaw-Pierce EL. Oncologic imaging end-points for the assessment of therapy response. *Recent Pat Anticancer Drug Discov* 2009 Jan.;4(1):36-53.
2. Atri M. New technologies and directed agents for applications of cancer imaging. *J Clin Oncol* 2006 July 10;24(20):3299-308.
3. Clarke LP, Croft BS, Nordstrom R et al. Quantitative imaging for evaluation of response to cancer therapy. *Transl Oncol* 2009 Dec.;2(4):195-97.
4. Higgins LJ, Pomper MG. The evolution of imaging in cancer: current state and future challenges. *Semin Oncol* 2011 Feb.;38(1):3-15.
5. Gonzalez Hernando C, Esteban L, Canas T et al. The role of magnetic resonance imaging in oncology. *Clin Transl Oncol* 2010 Sept;12(9):606-13.
6. Zweifel M, Padhani AR. Perfusion MRI in the early clinical development of antivascular drugs: decorations or decision making tools? *Eur J Nucl Med Mol Imaging* 2010 Aug.;37(Suppl 1):S164-82.
7. Harry VN, Semple SI, Parkin DE et al. Use of new imaging techniques to predict tumour response to therapy. *Lancet Oncol* 2010 Jan.;11(1):92-102.
8. Koh DM, Collins DJ. Diffusion-weighted MRI in the body applications and challenges in oncology. *AJR Am J Roentgenol* 2007 June;188(6):1622-35.
9. Kwee TC, Takahara T, Klomp DW et al. Cancer imaging: novel concepts in clinical magnetic resonance imaging. *J Intern Med* 2010 Aug.;268(2):120-32.
10. Low RN. Diffusion-weighted MR imaging for whole body metastatic disease and lymphadenopathy. *Magn Reson Imaging Clin N Am* 2009 May;17(2):245-61.
11. Marti-Bonmati L, Sopena R, Bartumeus P et al. Multimodality imaging techniques. *Contrast Media Mol Imaging* 2010 July-Aug.;5(4):180-89.
12. Komori T, Narabayashi I, Matsumura K et al. 2-[Fluorine-18]-fluoro-2-deoxy-D-glucose positron emission tomography/computed tomography versus whole-body diffusion-weighted MRI for detection of malignant lesions: initial experience. *Ann Nucl Med* 2007 June;21(4):209-15.
13. Agarwal M, Brahmanday G, Bajaj SK et al. Revisiting the prognostic value of preoperative (18)F-fluoro-2-deoxyglucose ((18)F-FDG) positron emission tomography (PET) in early-stage (I & II) non-small cell lung cancers (NSCLC). *Eur J Nucl Med Mol Imaging* 2010 Apr.;37(4):691-98.
14. Heusner TA, Kuemmel S, Koeninger A et al. Diagnostic value of diffusion-weighted magnetic resonance imaging (DWI) compared to FDG PET/CT for whole-body breast cancer staging. *Eur J Nucl Med Mol Imaging* 2010 June;37(6):1077-86.
15. Takahara T, Imai Y, Yamashita T et al. Diffusion weighted whole body imaging with background body signal suppression (DWIBS): technical improvement using free breathing, STIR and high resolution 3D display. *Radiat Med* 2004 July-Aug.;22(4):275-82.
16. Takenaka D, Ohno Y, Matsumoto K et al. Detection of bone metastases in non-small cell lung cancer patients: comparison of whole-body diffusion-weighted imaging (DWI), whole-body MR imaging without and with DWI, whole-body FDG-PET/CT, and bone scintigraphy. *J Magn Reson Imaging* 2009 Aug.;30(2):298-308.
17. Takeuchi M, Sasaki S, Ito M et al. Urinary bladder cancer: diffusion-weighted MR imaging—accuracy for diagnosing T stage and estimating histologic grade. *Radiology* 2009 Apr.;251(1):112-21.
18. Baysal T, Mutlu DY, Yologlu S. Diffusion-weighted magnetic resonance imaging in differentiation of postobstructive consolidation from central lung carcinoma. *Magn Reson Imaging* 2009 Dec.;27(10):1447-54.

CAPÍTULO 33

Avaliação da Resposta Tumoral pelos Métodos de Imagem

André Noronha Arvellos ■ Reinaldo Ottero Justino Júnior

INTRODUÇÃO

Avaliar a resposta dos tumores ao tratamento cirúrgico ou farmacológico é hoje uma importante função do médico-radiologista que trabalha com imagem em oncologia, seja na prática clínica ou em ensaios clínicos.

Os exames de imagem permitem essa avaliação de maneira muitas vezes mais precoce que os dados clínicos e laboratoriais, de forma objetiva e reprodutível, menos invasiva e com menor custo, além ainda de possibilitar a avaliação repetida, inclusive após o fim do tratamento (acompanhamento).

WHO, RECIST 1.0 E 1.1

No final dos anos de 1970, tornou-se evidente a necessidade de uma linguagem comum nos relatórios de avaliação de resposta tumoral, com base em princípios gerais internacionalmente aceitos, com a finalidade de permitir a troca de informações e conhecimentos entre as instituições ao redor do mundo.

Na tentativa de estabelecer critérios para esta padronização, em 1979, a Organização Mundial de Saúde (OMS) publicou *Who handbook for reporting results of cancer treatment*, adotando a soma dos produtos dos dois maiores eixos ortogonais de todas as lesões como parâmetro no acompanhamento dos pacientes, após tempo mínimo de 4 semanas de tratamento (Fig. 1).[1]

Com o passar dos anos, o surgimento de novas tecnologias dos métodos de imagem e o progresso nas terapias para o tratamento do câncer, notoriamente o desenvolvimento de novas classes de agentes quimioterápicos, criaram a necessidade de uma nova metodologia para a avaliação de resposta tumoral e acompanhamento.

Em 2000, a Organização Mundial de Saúde (OMS), o Instituto Nacional de Câncer dos Estados Unidos, o Instituto Nacional do Câncer do Canadá e a Organização Europeia de Pesquisa e Tratamento do Câncer adotaram um novo conjunto de critérios para avaliação da resposta tumoral, o RECIST 1.0 (*Response Evaluation Criteria in Solid Tumors*).[2]

O grupo do RECIST determinou a soma da medida apenas da maior dimensão de cada lesão avaliada, no máximo de dez lesões para cada paciente (Fig. 2). Redefiniu ainda os conceitos de lesões "mensuráveis" e "não mensuráveis", sendo que as lesões mensuráveis deveriam ter o maior eixo igual ou superior a 10 mm em tomografias computadorizadas com espessura de corte menor ou igual a 5 mm ou o maior eixo igual ou superior a 20 mm em radiografias de tórax ou tomografias computadorizadas com espessura de corte de 10 mm (Fig. 3).

As lesões não mensuráveis incluem outras lesões que não se encaixam nos critérios de lesões mensuráveis como metástases esqueléticas sem componente de partes moles, ascite, derrame pleural, linfangite carcinomatosa, disseminação leptomeníngea, lesão inflamatória de mama, lesões císticas ou necróticas, lesões em área irradiada e massas abdominais não confirmadas por imagem.

O estudo de base pré-tratamento deveria ser utilizado para identificação das lesões incluídas no protocolo de acompanhamento. O número de lesões-alvo mensuráveis a ser utilizado deveria ser de até cinco por órgão e até 10 no total, sendo utilizadas as maiores lesões e que apresentassem melhor definição e delimitação, para assegurar a reprodutibilidade e acurácia no acompanhamento. A soma dos maiores eixos de todas as lesões-alvo seria gravada e utilizada para avaliar a resposta ao tratamento nos exames de controle. As mesmas lesões-alvo seriam avaliadas em cada estudo subsequente.

Todas as demais lesões seriam consideradas não alvo, sendo que as medidas destas não precisariam ser feitas, entretanto a presença ou ausência de cada uma delas deveria ser mencionada no estudo de base e nos de acompanhamento.[3-5]

Em 2009, o grupo de estudos do RECIST apresentou uma nova versão (1.1) a partir de uma base de dados, estimada em 6.500 pacientes com mais de 18.000 lesões-alvo.[6] As principais mudanças são as seguintes:

1. Em relação ao número de lesões-alvo para avaliação de resposta tumoral, houve redução de 5:2 por órgão e de 10:5 no total. Por meio

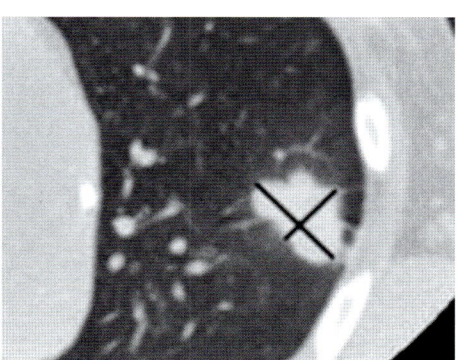

◀ **FIGURA 1.** A recomendação de medidas da OMS em 1979 era a soma dos produtos dos dois maiores eixos ortogonais de todas as lesões.

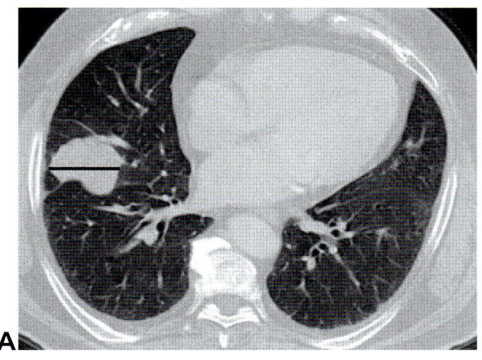
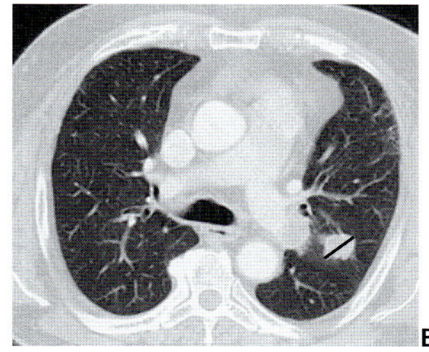

▲ **FIGURA 2.** (**A** e **B**) A recomendação de medidas pelo RECIST é a soma do maior eixo de cada lesão-alvo.

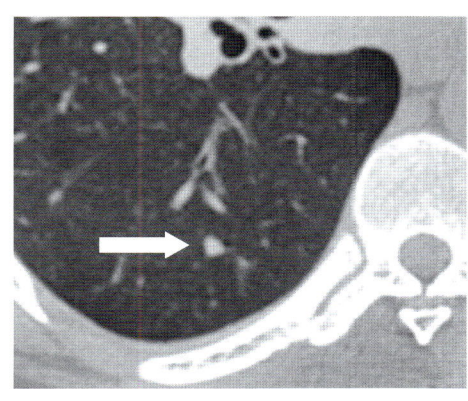

▲ **FIGURA 3.** Nódulo pulmonar menor que 10 mm como exemplo de lesão não mensurável.

da base de dados de 16 grandes ensaios clínicos mostrou-se que o acesso de cinco lesões em vez de 10 e com, no máximo, duas por órgão, não influenciou a taxa de resposta global.[7,8]

2. Linfonodos com o menor eixo maior ou igual a 15 mm são considerados lesões mensuráveis, podendo ser utilizados como lesões-alvo. Diferentemente de outras lesões-alvo, o menor eixo deve ser utilizado no somatório. Linfonodos menores que 10 mm são considerados normais. Qualquer outro linfonodo com o menor eixo maior ou igual a 10 mm, porém menor que 15 mm, é considerado lesão-não-alvo. Para definição de resposta completa é necessário que os linfonodos tenham menos de 10 mm após tratamento.

3. O critério de progressão de doença é definido pelo aumento de 20% na soma das lesões-alvo em comparação ao estudo de base associado ao aumento de, pelo menos, 5 mm no total, sendo este último critério utilizado para evitar classificação como progressão de doença, quando a soma das lesões é muito pequena e a mensuração das lesões menos acurada (Fig. 4).

4. Diante de um substancial e inequívoco aumento das lesões-não-alvo, mesmo na presença de estabilidade ou resposta parcial das lesões-alvo, devemos considerar como progressão de doença.

5. Passa-se a considerar lesões mensuráveis lesões ósseas líticas ou mistas com componente de partes moles em exames de TC ou RM e as lesões císticas metastáticas complexas.

6. Pela primeira vez foi incluído critério funcional na avaliação de resposta, através do FDG-PET, pois até então só critérios morfológicos eram considerados. O RECIST 1.1 especifica que paciente com exame de FDG-PET negativo no estudo de base e positivo no acompanhamento é sinal de PD (lesão nova). Achado positivo em exame de FDG-PET no acompanhamento em paciente sem exame de base de FDG-PET deve ser considerado como lesão nova e doença em progressão, se o achado for confirmado na TC, desde que esta não estivesse presente no estudo de base por TC.

O RECIST, 1.0 ou 1.1, assim como proposto pela OMS em 1979, adota quatro categorias de resposta das lesões ao tratamento: resposta completa (RC), resposta parcial (RP), doença estável (DE) e progressão de doença (PD) (Quadros 1 e 2).

LIMITAÇÕES E CRÍTICAS AO RECIST

Tradicionalmente a regressão do volume tumoral, seja medida pela área seja pelo maior eixo, permaneceu durante anos como objetivo ou critério de resposta em ensaios clínicos, com base na evidência de que a redução da massa tumoral estava associada ao melhor resultado clínico. Porém as novas drogas citostáticas e terapias locorregionais, como técnicas de intervenção percutânea, são hoje opções de tratamento direcionadas a alguns tipos de tumores específicos, muitas vezes sem efeito sistêmico, que, diferentemente dos agentes quimioterápicos convencionais citotóxicos, podem estabilizar as dimensões das lesões sem determinar redução das mesmas, em alguns casos podendo até mesmo determinar aumento das lesões por degeneração cística ou hemorragia tumoral, apesar de excelente resposta clínica.[9] Se utilizarmos os critérios do RECIST, essas drogas não demonstrariam efeito antitumoral, apesar de alcançarem substancial benefício em termos de tempo livre de progressão da doença e da sobrevida.

Diante deste novo momento, surge, então, a necessidade de marcadores de imagem que permitam além da avaliação anatômica, a avaliação funcional e molecular dos tumores, individualmente ou de forma combinada. Dentre estes métodos funcionais podemos citar as imagens dinâmicas por contraste (perfusão por RM e TC), a espectroscopia e a difusão por RM (ver capítulo Imagem Funcional).

Dessa maneira, a aplicação de uma metodologia única e universal para a avaliação de resposta tumoral para os diversos tipos de tumores parece improvável, e a introdução do conceito de critérios tumor específico para o acesso objetivo de resposta é outra perspectiva que surge com os trabalhos mais recentes.[10]

Com base nestes novos conceitos expostos, cabe ressaltar um novo posicionamento em relação ao conceito de resposta favorável, podendo-se dizer que a categoria de doença estável, tida como falha no uso das drogas citotóxicas, pode ser considerada no uso de drogas citostáticas em alguns casos como sucesso terapêutico. Pode-se assim dizer que os objetivos do tratamento passam por tornar os tumores menores, menos disseminados ou com tamanho estável.[11]

Maior número de estudos, maior padronização e maior disponibilidade de aparelhos são ainda necessários para a melhor definição do uso destas metodologias.

No site www.recist.com podem ser encontrados maiores detalhes sobre os critérios para o uso do RECIST.

PERSPECTIVAS FUTURAS PARA O USO DO RECIST

O avanço tecnológico dos equipamentos de imagem e a sua maior disponibilidade ao longo dos anos trazem a perspectiva futura de o RECIST adotar a avaliação volumétrica das lesões como medida de resposta, aparentemente graças às melhores acurácia e consistência do método, assim como maior capacidade de avaliar mudança das lesões em intervalos menores. Há, porém, a necessidade de maior número de estudos, confirmando as evidências clínicas da metodologia.

Outra perspectiva importante, como já exposto, diz respeito à avaliação de resposta por meio de métodos funcionais, o que já começa a fazer parte do RECIST através das aplicações do FDG-PET. Outros métodos funcionais têm sido extensamente estudados, e alguns já

Quadro 1. Categorias de resposta das lesões-alvo RECIST 1.1

Resposta completa (RC)	Desaparecimento de todas as lesões-alvo e dos linfonodos patológicos
Resposta parcial (RP)	Redução maior ou igual a 30% no somatório do maior diâmetro das lesões-alvo
Doença estável (DE)	Quando não se encaixa nem em RP ou PD
Progressão de doença (PD)	Aumento maior ou igual a 20% no somatório do maior diâmetro das lesões, sendo necessário aumento maior que 5 mm. Aparecimento de lesão nova

Quadro 2. Categorias de resposta das lesões-não-alvo RECIST 1.1

Resposta completa (RC)	Desaparecimento de todas as lesões-não-alvo e normalização dos níveis de marcadores tumorais. Desaparecimento de linfonodos patológicos
Resposta incompleta ou doença estável (DE)	Persistência de 1 ou mais lesões-não-alvo e/ou persistência de marcadores tumorais acima dos limites da normalidade
Progressão de doença (PD)	Aparecimento de alguma nova lesão. Progressão inequívoca das lesões-não-alvo

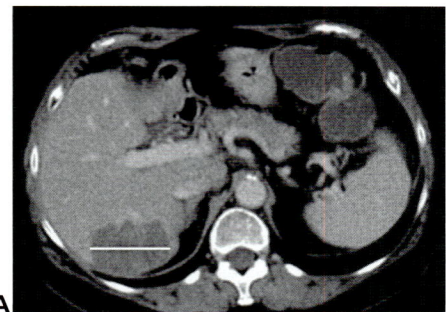
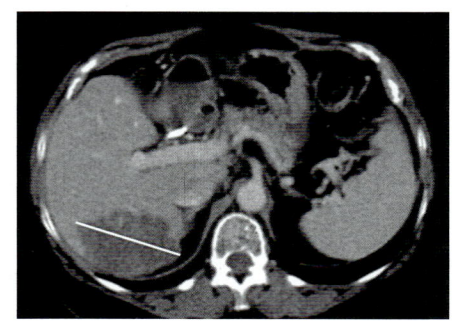

◄ **FIGURA 4. (A e B)** Metástase de câncer de cólon tendo no exame de base 5,5 cm e na avaliação pós-tratamento 7,8 cm (crescimento de cerca de 41%). Segundo critérios do RECIST, compatível doença em progressão.

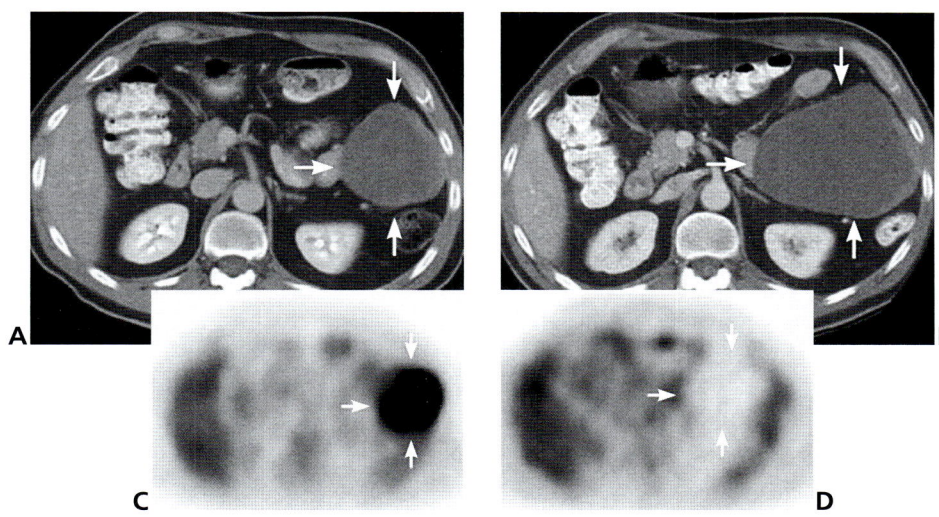

◀ **FIGURA 5.** Paciente com GIST apresentando à TC lesão com componente cístico e captação do FDG no exame de PET (**A** e **C**). A avaliação pós-tratamento mostra aumento da lesão, porém com ausência de atividade metabólica (**B** e **D**). (Imagens gentilmente cedidas pelo Dr. Marcos Duarte Guimarães, São Paulo.)

mostraram sua importância na avaliação da doença oncológica, sendo que provavelmente em futuras revisões do RECIST deverão fazer parte dos critérios de avaliação de resposta tumoral.

CRITÉRIOS DE CHOI

Como exemplo entre os novos critérios para a avaliação de resposta tumoral, já estabelecido e utilizado na prática clínica, temos o acompanhamento de pacientes em uso do imatinibe (inibidor de tirosinoquinase) para o tratamento de tumores estromais gastrointestinais (GIST). A droga mostrou aumentar a sobrevida desses pacientes, mesmo raramente reduzindo o tamanho dos tumores em cerca de 30% para serem incluídos nos critérios de resposta parcial pelo RECIST.[12]

Utilizando a tomografia computadorizada, em pacientes com resposta clínica favorável, há significativa redução da atenuação radiológica com o desenvolvimento de degeneração mixoide, hemorragia ou necrose. Tal fenômeno também pode estar presente nos pacientes tratados para metástase hepática de melanoma e carcinoma hepatocelular. Esse padrão de resposta é importante que seja reconhecido, pois ainda no caso das metástases hepáticas em uma fase inicial elas podem apresentar-se isoatenuantes em relação ao parênquima e tornarem-se visíveis durante o tratamento, dando a falsa impressão de novas lesões. Nos pacientes com tal resposta à TC, o FDG-PET demonstrou redução ou ausência da atividade metabólica desses tumores (Fig. 5).[13]

Na busca de padronização destas situações, Choi et al. (2004) incorporaram não apenas o tamanho tumoral, mas também as mudanças na atenuação radiológica na avaliação da resposta tumoral ao tratamento (Quadro 3).[12]

Em 2009 Sttachiotti et al. avaliaram a resposta à quimioterapia e à radioterapia em sarcomas de partes moles comparando os critérios RECIST e Choi, concluindo que o segundo também deve ser utilizado neste tipo de tumor, assim como acontece com os GISTs.[9]

Os linfomas também têm uma evolução de resposta ao tratamento diferente dos tumores sólidos. Resumidamente, lesões residuais são frequentemente encontradas após tratamento seja em linfoma Hodgkin ou não Hodgkin e se correlacionam pouco com a sobrevida desses pacientes. As massas frequentemente não regridem completamente após o tratamento em virtude da fibrose residual ou necrose com *debris*. Tais pacientes com doença estável pelos critérios convencionais podem estar curados. O FDG-PET associado à TC na avaliação pós-terapêutica é especialmente importante na avaliação desses pacientes.[14]

REFERÊNCIAS BIBLIOGRÁFICAS

1. World Health Organization. *Who handbook for reporting results of cancer treatment*. Geneva, Switzerland: World Health Organization, 1979.
2. Therasse P, Arbuck SG, Eisenhauer EA et al. New guidelines to evaluate the response to treatment in solid tumors. European Organization for Research and Treatment of Cancer, National Cancer Institute of the United States, National Cancer Institute of Canada. *J Nat Cancer Inst* 2000;92:205-16.
3. Chalian H, Töre HG, Horowitz JM et al. Radiologic Assessment of Response to Therapy: Comparison of RECIST Versions 1.1 and 1.0. *RadioGraphics* 2011;31:2093-105.
4. Nishino M, Jagannathan JP, Ramaiya NH et al. Revised RECIST guideline version 1.1: what oncologists want to know and what radiologists need to know. *AJR* 2010;195(2):281-89.
5. Yaghmai V, Miller FH, Rezai P et al. Response to treatment series: part2, tumor response asseement – using new and conventional criteria. *AJR* 2011;197:18-27.
6. Eisenhauer EA, Therasse P, Bogaerts J et al. New response evaluation criteria in solid tumours: revised RECIST guideline (version 1.1). *Eur J Cancer* 2009;45(2):228-47.
7. Bogaerts J, Ford R, Sargent D et al. Individual patient data analysis to assess modifications to the RECIST criteria. *Eur J Cancer* 2009;45(2):248-60.
8. Moskowitz CS, Jia X, Schwartz LH et al. A simulation study to evaluate the impact of the number of lesions measured on response assessment. *Eur J Cancer* 2009;45(2):300-10.
9. Stacchiotti S, Collini P, Messina A et al. Highgrade soft-tissue sarcomas: tumor response assessment - pilot study to assess the correlation between radiologic and pathologic response by using RECIST and Choi criteria. *Radiology* 2009;251:447-56.
10. Lencioni R, Llovet JM. Modified RECIST (mRECIST) assessment for hepatocellular carcinoma. *Semin Liver Dis* 2010;30:52-60.
11. Sullivan DC, Gatsonis C. Response to treatment series: partI and introduction, measuring tumor response - challenges in the era of molecular medicine. *AJR* 2011;197:15-17.
12. Choi H, Charnsangavej C, Faria SC et al. CT evaluation of the response of gastrointestinal stromal tumors after imatinib mesylate treatment: a quantitative analysis correlated with FDG PET findings. *AJR* 2004;183:1619-28.
13. Choi H, Charnsangavej C, Faria SC et al. Correlation of computed tomography and positron emission tomography in patients with metastatic gastrointestinal stromal tumor treated at a single institution with imatinib mesylate: proposal of new computed tomography response criteria. *J Clin Oncol* 2007;25:1753-59.
14. Castellino RA. Imaging techniques in cancer management. In: DeVita VT, Hellman S, Rosenberg SA. Cancer principals and practice in oncology. 5th ed. Philadelphia: Lippincot-Raven, 1997. p. 633-34.

Quadro 3. Critérios de Choi

Resposta completa (RC)	Desaparecimento de todas as lesões. Ausência de lesões novas
Resposta parcial (RP)	Redução do tamanho* maior ou igual a 10% ou redução maior ou igual a 15% na atenuação radiológica (UH) na TC
Doença estável (DE)	Quando não se encaixa nos critérios de RC, RP ou PD
Progressão de doença (PD)	Aumento do tamanho maior ou igual a 10% e não se encaixa no critério de RP pela atenuação radiológica. Presença de novas lesões

*Somatório do maior diâmetro das lesões-alvo seguindo os critérios RECIST.

CAPÍTULO 34
PET/TC em Oncologia

Michel Pontes Carneiro ■ Luiz de Souza Machado Neto

INTRODUÇÃO

O exame de PET/TC consiste na aquisição de imagens de corpo inteiro por duas modalidades diagnósticas, o PET (tomografia por emissão de pósitrons – do inglês) e a tomografia computadorizada (TC), em aparelho híbrido; a TC tem finalidade de auxiliar na identificação de estruturas que captam o radiofármaco de forma fisiológica, na localização anatômica de lesões, além de servir como mapa de correção da atenuação para a reconstrução das imagens e quantificação dos achados. O PET é um método de imagem molecular capaz de detectar pequenas concentrações, da ordem de 10^{-6} a 10^{-9} g, do radionuclídeo emissor de pósitrons; o pósitron é uma partícula subatômica de antimatéria idêntica ao elétron (para fins de compreensão), porém com carga oposta, que é emitida por alguns radionuclídeos; após perder sua energia cinética o pósitron se aniquila com um elétron próximo, o produto desta aniquilação é um par de fótons com direções opostas e mesma energia (511 KeV). Estes fótons são detectados no aparelho PET que é capaz de mensurar o tempo e a localização destes fótons para calcular o local de origem da emissão do pósitron.[1,2]

O principal radiofármaco utilizado em oncologia é o [18F]-Fluoro-2-desoxiglicose (FDG), que é uma molécula semelhante à glicose, no entanto, com algumas diferenças importantes. Desde a década de 1920 tem sido descrito que células tumorais apresentam maior taxa de glicólise que os demais tecidos, que é o reflexo do maior metabolismo destas células. O FDG, no organismo, é transportado ativamente para o meio intracelular, de maneira semelhante à glicose, e é fosforilada pela hexoquinase em uma molécula maior, a [18F]-fluoro-glicose-6-fosfato, em proporção direta com a taxa de metabolismo glicolítico intracelular; ao contrário do metabólito da glicose (glicose-6-fosfato), a fluoro-glicose-6-fosfato não segue o ciclo glicolítico normal, dessa forma acumulando-se no interior da célula. Outro aspecto fisiológico do FDG é que, à semelhança da glicose, ocorre eliminação predominantemente através de filtração glomerular, sem reabsorção tubular significativa, tornando o clareamento do radiofármaco da circulação mais eficiente.[1,3]

O PET tem uma outra vantagem que é capacidade de medir de forma semiquantitativa a quantidade do material radioativo absorvido em uma área de interesse. O valor de captação padronizado (SUV: *standardized uptake value*) que é a medida da concentração do radiotraçador no tecido de interesse, considerando a atividade radioativa do radiotraçador injetada e a massa do paciente, ou outra característica corporal do indivíduo, como a massa magra ou a superfície corporal, de acordo com a seguinte fórmula:[1,3,4]

$$SUV = \frac{\text{Atividade da área de interesse (MBq/mL)}}{\text{Atividade injetada (MBq)/Massa do paciente (g)}}$$

APLICAÇÕES CLÍNICAS

Linfoma

A classificação adequada dos linfomas é motivo de discussão desde as primeiras tentativas de classificar os seus distintos subtipos. Sendo este um grupo heterogêneo de neoplasias que podem ser divididas basicamente em dois grupos: doença de Hodgkin (DH) e linfoma não Hodgkin (LNH). Foge do escopo deste capítulo aprofundar esta discussão que pode ser encontrada em outra parte deste livro. Segundo o Instituto Nacional de Câncer (INCA) estima-se que em 2012, somente a incidência de linfomas não Hodgkin seja de 9.640 casos.[5] Um estadiamento padronizado e um método de avaliação de resposta terapêutica são partes integrais de estudos clínicos.[6]

O PET-FDG tomou o lugar da cintilografia com citrato de gálio-67 como método de escolha na avaliação metabólica e funcional de pacientes com linfoma. Com o uso crescente/corrente de aparelhos híbridos de PET/TC, embora a prática e estudos clínicos ainda se baseiem em critérios de resposta anatômicos, podem ser avaliados simultaneamente tamanho e aspectos moleculares, como o metabolismo glicolítico. A capacidade de caracterizar com precisão massas e a alta sensibilidade e especificidade do PET/TC no estadiamento, reestadiamento e avaliação de resposta terapêutica têm aumentado a aceitação do uso do PET/TC como método de imagem de linfomas.[7-9]

A importância do papel do PET nos linfomas é enfatizada pela publicação recente do International Harmonization Project.[9,10] As recomendações deste consenso estão entre as primeiras a reconhecer formalmente a importância da imagem do metabolismo glicolítico no manejo de pacientes que têm câncer. Tendo em conta a variabilidade entre os observadores e os equipamentos, o grupo chegou às seguintes recomendações:

1. O PET-FDG é fortemente recomendado antes do tratamento de pacientes com linfoma sabidamente ávidos por FDG, como o linfoma difuso de grandes células B (LDGCB) ou doença de Hodgkin (DH) entre outros tipos.
2. A avaliação do tratamento deve ser realizada 6 a 8 semanas após o término da quimioterapia.
3. A quantificação da captação de FDG com valores padronizados de captação (SUV, do inglês) e a mensuração das suas mudanças não são necessárias, porque a análise visual da resposta terapêutica após o término do tratamento é suficiente.

Imagem de PET-FDG no estadiamento inicial de DH ou LNH costuma apresentar concordância com os achados dos métodos convencionais, como TC, embora possa demonstrar sítios adicionais de envolvimento e levar à mudança de estadiamento; além de poder orientar, em alguns casos, o local mais adequado para realização de biópsia de medula óssea, ou mesmo demonstrar envolvimento esplênico insuspeito.[11]

A determinação de envolvimento extranodal, como pulmões, pericárdio, pele, ocorre nos estágios I a III, e embora não altere o estadiamento para IV, acrescenta uma subscrição "E". Assim como, doenças nodais maiores que 10 cm no maior eixo são definidas como "*Bulky*" e designadas com o sufixo "X" ao estadiamento numérico.[7,3]

No estadiamento, as limitações do PET-FDG são para definição de envolvimento medular difuso por LNH, que ocorre em menos de 10% das infiltrações de medula óssea por LNH, cuja sensibilidade é reduzida, assim como, na caracterização dos LNH indolentes.[8]

Embora não muito utilizado na prática, o PET/TC para avaliação de tratamento precocemente, ou seja, entre um ciclo e outro do protocolo de tratamento, é de grande valor, pois permite estratificar os pacientes em 'respondedor ou não respondedor' e possibilita, a partir desta informação, a individualização da terapia. A determinação de pacientes que não apresentam boa resposta metabólica precoce significa maior probabilidade de recidiva, ao passo que os pacientes que apresentam estudo negativo de PET com ¹⁸F-FDG após um ciclo de tratamento teoricamente poderiam beneficiar-se de ciclos mais curtos de QT. Portanto, a avaliação precoce de reposta (resposta metabólica) tem como objetivo principal adequar a intensidade e o tipo de tratamento de acordo com o prognóstico individual.[12]

O reestadiamento de linfoma com PET-FDG tem grande importância, uma vez que de 50 a 80% dos pacientes com DH e 30% daqueles com LNH se apresentarão com massas residuais ao término do tratamento. No entanto, somente uma pequena parte desses pacientes, em torno de 15-20%, irá apresentar recaída. Ao contrário da TC que usa como critério a redução das dimensões e, eventualmente, a ausência de realce no estudo contrastado, o PET-FDG pode demonstrar atividade metabólica glicolítica na doença linfoproliferativa em atividade. Os achados de PET-FDG negativos nos locais de massas residuais pós-terapia são indicativos de fibrose. O oposto, ou seja, o acúmulo de FDG, em rastreamento pós-terapêutico, nas áreas de doença previamente observados nos estudos de PET-CT para estadiamento, é indicativo de necessidade de continuidade do tratamento, em razão do seu alto valor preditivo positivo (90%) para doença residual (tecido tumoral viável) (Fig. 1).[8-10]

Câncer de pulmão

Segundo estimativa do INCA, mais de 27.000 pacientes serão diagnosticados com câncer de pulmão no ano de 2012. No mundo todo há mais de 600.000 mortes anuais causadas por câncer de pulmão, e é esperado um aumento desta taxa para os próximos 20 anos. O câncer de pulmão de não pequenas células (NSCLC – do inglês) representa a maioria dos casos. A detecção precoce tem grande importância, uma vez que determina o panejamento terapêutico e prognóstico. No entanto, o câncer de pulmão quando diagnosticado já se encontra em estágio avançado, dessa forma o câncer do pulmão apresenta alta taxa de mortalidade, em torno de 86%.[5]

A avaliação de nódulos pulmonares solitários (NPSs) deve levar em consideração o risco de câncer e o tamanho do nódulo. Os nódulos são opacidades com densidade de partes moles menores que 30 mm, geralmente são achados incidentais em exames de raios X ou TC de tórax; a maioria dos pacientes é assintomática quando do diagnóstico. Os fatores de risco, como idade, história de tabagismo e carga tabágica, história de câncer e tamanho do nódulo, levam questões clínicas sobre a etiologia do nódulo, benigno ou maligno? Que tipo de nódulo deve ser acompanhado, qual deve ser ressecado? O que leva à avaliação custo/risco/benefício, pois há o risco de se "perder" o diagnóstico de malignidade.[13]

Um exame de PET-FDG positivo em nódulo pulmonar solitário tem sensibilidade de 90% e especificidade de 83%, na caracterização de nódulo com dimensões até 10 mm e valor de SUV igual ou maior que 2,5. Além de desempenhar papel importante no estadiamento mediastinal. Embora um PET-FDG negativo não exclua completamente malignidade, o paciente em avaliação de NPS que apresenta um PET negativo pode ser acompanhado por TC por 2 anos e ser submetido à biópsia por agulha, caso apresente aumento significativo do crescimento.[14]

Carcinoma bronquioloalveolar (principalmente os que não apresentam componente invasivo), carcinoide de baixo grau, adenocarcinoma mucinoso, linfomas não Hodgkin de baixo grau e metástases de tumores ósseos podem dar resultados falso-negativos, pois estes tumores são bem diferenciados e podem apresentar baixa atividade glicolítica. Uma outra fonte potencial de erro na interpretação do exame é o erro de registro das imagens do PET com o TC, principalmente nas bases pulmonares, pois a aquisição do PET é realizada com o paciente respirando normalmente, e o TC em apneia, o que pode levar a uma falsa redução do valor de captação do radiofármaco (SUV).[14,15]

O carcinoma bronquioloalveolar (CAB) representa, aproximadamente, 2-10% dos casos de câncer de pulmão, porém com uma incidência que vem aumentando ao longo dos últimos anos. Por ser um adenocarcinoma bem diferenciado, de crescimento lento, o PET apresenta baixa sensibilidade na sua detecção. No entanto, quando combinado com a TC, o aspecto morfológico aliado a pequeno aumento da captação do radiofármaco é suficiente para considerar uma lesão suspeita de CAB (Fig. 2).[15,16]

O PET/TC é o método padrão ouro para o estadiamento de câncer de pulmão do tipo NSCLC confirmado por biópsia. O PET-FDG em relação à TC aumenta a sensibilidade para detecção de envolvimento linfonodal mediastinal de 61 para 85%, e especificidade de 79 para 90%. Um outro importante achado que tem relevância no planejamento terapêutico é que linfonodos aumentados, mas negativos ao PET, apresentam baixa probabilidade de doença, enquanto linfonodos pequenos, mas hipermetabólicos, têm grande chance de serem malignos. No entanto, mesmo após o estadiamento com PET os pacientes que apresentam estadiamento N2 devem ser submetidos à mediastinoscopia pré-operatória para confirmação patológica, pois a sensibilidade de 61% e um valor preditivo negativo de 87% denotam a capacidade limitada do PET em detectar doença microscópica N2.[14-17]

Estudos recentes demonstraram que PET pode detectar envolvimento a distância em 11-12% que não são vistos nos métodos de imagem convencionais, sobretudo nos ossos e suprarrenais. A exceção é na detecção da metástase cerebral, que o PET apresenta sensibilidade de 61%. Sendo assim, a TC contrastada e a ressonância magnética permanecem como os métodos de escolha na avaliação de metástase para o sistema nervoso central.[18]

Ao contrário do NSCLC, o câncer de pulmão de pequenas células raramente requer tratamento cirúrgico. Esta neoplasia representa 20% dos casos de câncer de pulmão e é quase exclusiva dos fumantes. Em decorrência do seu rápido crescimento e desenvolvimento precoce de metástases, estes tumores são classificados como doença limitada, que ocorre quando a doença está limitada a um hemitórax, e doença extensa, quando se estende além do hemitórax. Ambos são tratados como se

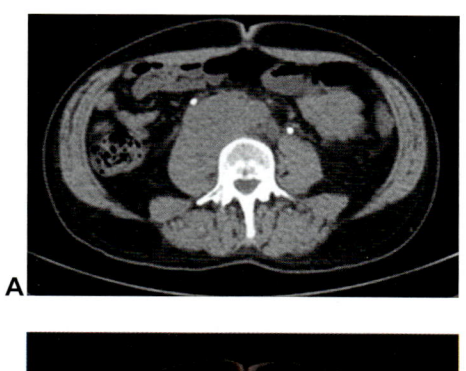
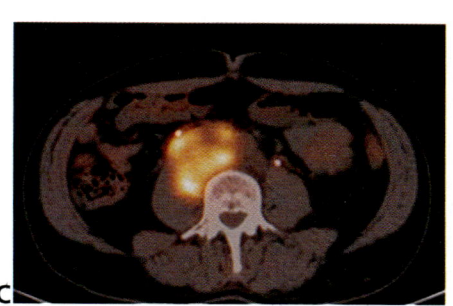
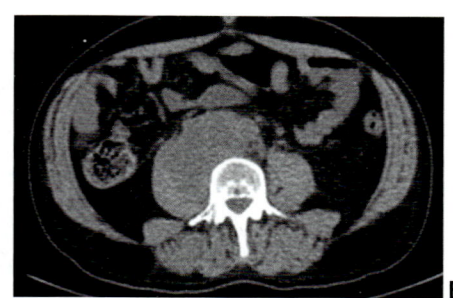
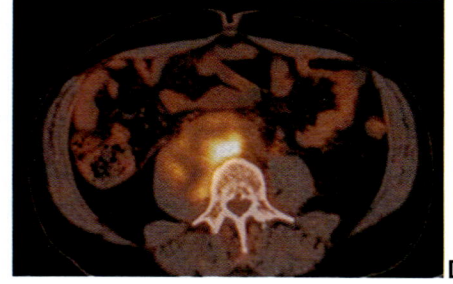

◀ **FIGURA 1.** Paciente realizou exame de PET/TC para estadiamento de linfoma de Hodgkin (**A** e **C**) e novamente para reestadiamento após tratamento quimioterápico (**B** e **D**), que evidenciou persistência do hipermetabolismo em massa retroperitoneal, compatível com doença em atividade.

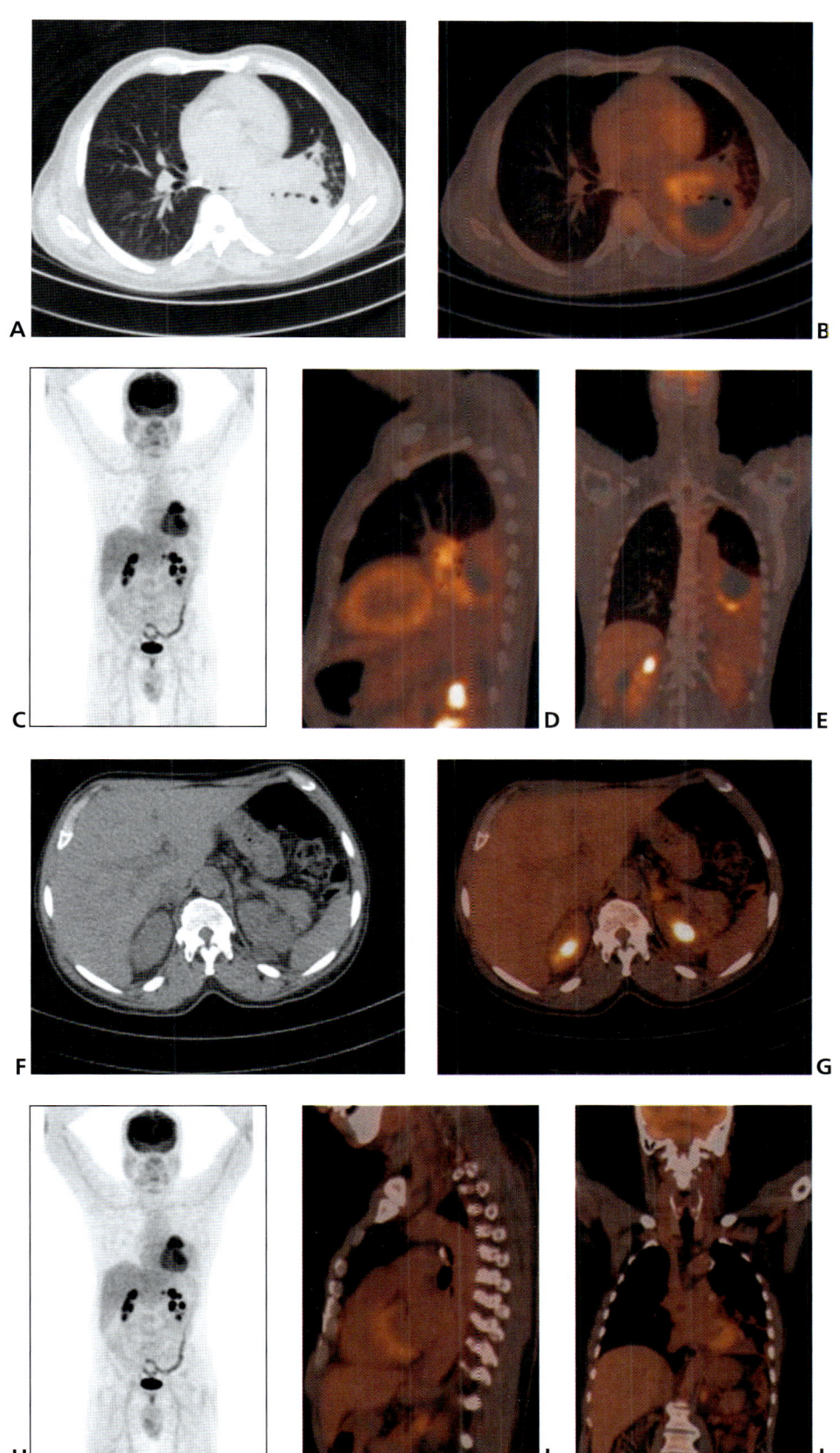

◀ **FIGURA 2. (A-J)** Paciente com diagnóstico de adenocarcinoma de pulmão em estadiamento apresentando envolvimento secundário em suprarrenal esquerda.

apresentassem doença disseminada, porém os que apresentam estadiamento de doença limitada são tratados com quimio/radioterapia, enquanto os que apresentam doença disseminada são tratados com quimioterapia somente. O PET-FDG alterou o estadiamento e tratamento de 29% de 42 pacientes, em outro estudo o PET excluiu metástases em 12% dos pacientes com lesões suspeitas detectadas na TC ou ressonância magnética.[13,17]

Câncer de cólon e reto

A aplicação do PET/TC no estadiamento inicial deste tipo de tumor não ocorre de forma rotineira, tendo em vista a avaliação peroperatória durante o ato cirúrgico para alívio dos sintomas obstrutivos. Contudo, seguem as situações clínicas com alto nível de evidência que o PET/TC com ^{18}F-FDG tem utilidade em: a) aumento dos níveis de CEA, sobretudo acima de 10 ng/mL, com investigação pelos métodos convencionais de imagem inconclusivos; b) diferenciação entre alterações pós-tratamento radioterápico de recidiva tumoral pré-sacral; c) planejamento de hepatectomias; d) monitorização local de resposta à ablação por radiofrequência de lesões metastáticas hepáticas; e) monitorização de reposta ao tratamento quimioterápico sistêmico.[19]

Em relação à pesquisa de recidiva quando há evidência bioquímica de atividade tumoral (aumento de CEA), alguns aspectos devem nortear a interpretação dos achados, como a glicose radiomarcada não apresenta metabolismo significativo quando está sendo avaliado um subtipo de adenocarcinoma com alto conteúdo de mucina, possivelmente graças à hipocelularidade do tumor, resultando em uma baixa sensibilidade, cerca de 58%, em contrapartida, as captações bem definidas no fígado e pelve têm alto valor preditivo positivo.[19,20]

A pesquisa de recidiva pélvica, quando realizada em um único estudo, pode apresentar resultados falso-positivos quando realizada muito precocemente após o tratamento radioterápico, sendo os melhores resultados verificados quando existe intervalo de cerca de 6 meses. Contudo, para avaliação do tratamento quimiorradioterápico neoadjuvante, alguns estudos com avaliação seriada do metabolismo glicolítico, realizando o PET/TC antes e cerca de 4-6 semanas após término do protocolo, podem demonstrar bons resultados, estratificando os pacientes.[19-22]

O estudo metabólico tem superioridade sobre a avaliação morfológica na identificação de lesões extra-hepáticas, com sensibilidade de 89-91% para o PET/TC e 61-64% para o TC, sobretudo nas lesões peritoneais. O acompanhamento dos pacientes selecionados para ressecção de metástases hepáticas após o estudo de PET/TC, em comparação àqueles que realizaram apenas estudos convencionais de imagem (TC e RM), mostra um tempo livre de doença e sobrevivência maior no grupo que foi realizado o PET/TC (Fig. 3).[23]

A monitorização de ablação por radiofrequência das metástases hepáticas é mais sensível que a tomografia computadorizada, atingindo melhor resultado quando realizado precocemente dentro de 48 horas ou tardiamente (4 semanas) após o procedimento, graças à possibilidade de falso-positivo induzido pelo processo inflamatório pós-procedimento.[19,24]

A monitorização de quimioterapia sistêmica com o PET/TC e glicose radiomarcada, para o adenocarcinoma do cólon metastático, pode separar os respondedores dos não respondedores, desde que um intervalo de cerca de 4 semanas exista entre a quimioterapia e o estudo metabólico, em virtude da possibilidade do fenômeno da chama (do inglês, "*flare phenomenon*") que aumenta a intensidade metabólica da lesão e pode resultar em uma interpretação de equivocada não resposta ao tratamento. Por outro lado, um estudo de PET/TC negativo não significa ausência total de células viáveis quando comparamos com a avaliação pela anatomia patológica dos espécimes ressecados.[25]

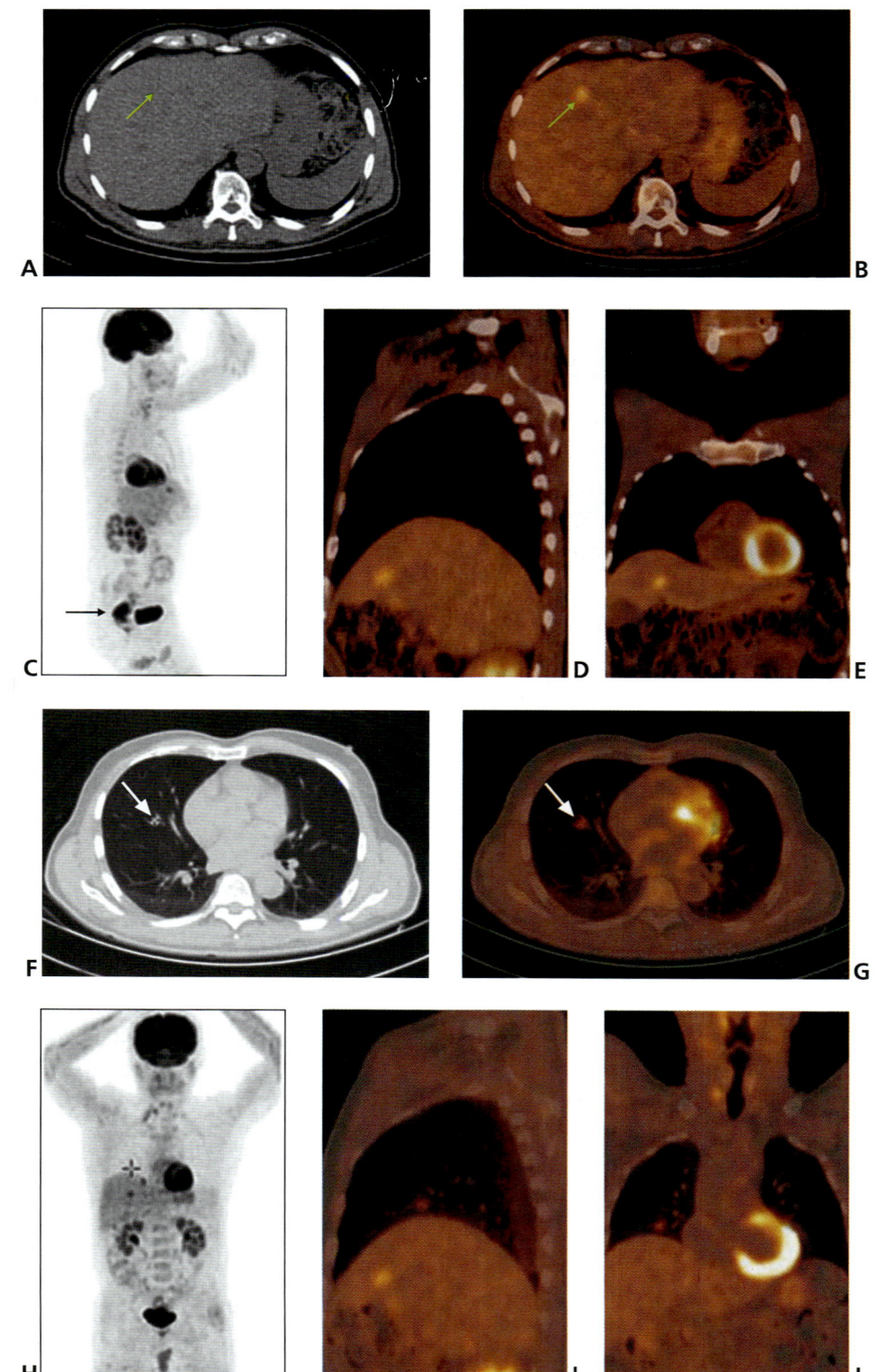

◀ **FIGURA 3.** (A-J) Paciente em estadiamento de neoplasia de reto (seta preta em C), apresentando nódulo pulmonar suspeito (setas em F e G) e apresentando metástase hepática concomitante (setas verdes em A e B).

PET/TC nos tumores de cabeça e pescoço (incluindo tireoide)

O carcinoma de células escamosas e os tumores malignos de alto grau das glândulas salivares apresentam intensa captação da glicose radiomarcada tornando o uso do PET/TC bastante útil no estadiamento destas neoplasias, desde que rigorosa técnica de aquisição das imagens para evitar desalinhamento e artefatos seja seguida.[26,27]

Certamente o maior ganho do PET/TC em relação à TC e à RM na avaliação dos tumores de cabeça e pescoço é no estadiamento locorregional, notoriamente em função da maior capacidade de caracterização de linfonodos de dimensões normais acometidos, detectados pela captação do FDG.[26]

Como para os muitos outros tipos de tumores, o PET auxilia na avaliação de metástases a distância, sendo a melhor modalidade de imagem para esta caracterização.[26]

O PET/TC apresenta ainda utilidade na identificação de tumor oculto primário com resultados positivos em cerca de 10-60% dos casos; e na detecção de neoplasia sincrônica em 3-8%.[26]

Na avaliação da recidiva o PET/TC mostra maior especificidade em relação à TC e à RM, tendo excelente capacidade para excluir os casos de recidiva, sendo estes dois outros métodos prejudicados em função das alterações anatômicas cicatriciais e realce persistente pós-contraste. Estudos recomendam um intervalo de cerca de 4 meses entre o término da radioterapia e o estudo metabólico para avaliação de resposta, tendo em vista a possibilidade de falso-positivo por processo inflamatório logo após a irradiação tumoral e falso-negativo em decorrência do efeito *stunning*.[28]

No carcinoma diferenciado da tireoide (CDT) a aplicação com elevado nível de evidência do PET/TC ocorre quando há elevação dos níveis de tireoglobulina, sobretudo maior que 10 ng/mL, e pesquisa negativa de corpo inteiro com o radioiodo. Tendo em vista que o hipotireoidismo pode diminuir o metabolismo glicolítico dos implantes secundários de CDT, a administração de TSH recombinante aumenta a detectabilidade das lesões captantes da glicose radiomarcada (FDG) em comparação com a elevação de TSH endógeno em vigência de supressão hormonal tireoidiana (Fig. 4).[26,29]

Tumores ginecológicos

Na avaliação dos tumores ovarianos, a captação aumentada do FDG pelo ovário na pós-menopausa normalmente está associada à malignidade, mas não na mulher pré-menopausa que pode apresentar captação fisiológica em cisto ovariano funcional.[30]

Sironi et al.,[31] durante o reestadiamento de 31 pacientes operadas por carcinoma ovariano, observaram sensibilidade, especificidade, acurácia, valores preditivos positivo e negativo de 78, 75, 77, 89 e 57%, respectivamente, detectando lesões superiores a 5 mm.

No carcinoma cervical, Belhocine et al.[32] observaram que o diagnóstico do acometimento linfonodal para-aótico foi melhor pelo PET que pela TC, sendo ainda o mesmo melhor preditor de sobrevida que a TC isoladamente.

Em estudo de Grisaru et al.,[33] na avaliação do PET em relação ao estadiamento e reestadiamento dos tumores de endométrio e colo do útero, de 53 pacientes, a sensibilidade, a especificidade e os valores preditivos positivo e negativo foram superiores a 93%, sendo para a TC 40% e RM 64%.

Tumor de mama

Apesar de o método apresentar baixa sensibilidade na avaliação de pequenas lesões primárias mamárias (menores que 10 mm) suspeitas, e de que alguns tipos histológicos, como os carcinomas lobulares, carcinomas tubulares, ductais *in situ*, não apresentarem captação significativa do radiotraçador, uma eventual captação focal do radiotraçador com SUV de 2,0 não pode ser negligenciada e merece investigação adicional.[34]

A avaliação do envolvimento linfonodal axilar tem baixa sensibilidade e alta especificidade e, quando negativo, não substitui a identificação e a biópsia do linfonodo sentinela realizado de rotina.[35]

O PET/TC com FDG apresenta maior utilidade no estadiamento inicial do câncer de mama na pesquisa de metástases a distância nos tumores localmente avançados e na recidiva, quando há evidência bioquímica de doença em atividade (CA 15-3 > 60 U/mL), respectivamente. Os estudos comparativos com TC demonstram maior sensibilidade e especificidade do método metabólico (PET/TC com sensibilidade de 85%, especificidade 76% e TC com 70 e 47%).[35,36]

Melanoma

O melanoma é um dos tumores mais ávidos na captação do FDG, sendo método altamente sensível e efetivo no estadiamento dos pacientes com alta probabilidade de metástases.[37]

Ainda nos pacientes com doença avançada (estágios III-C e IV) candidatos à cirurgia, o PET/TC auxilia na exclusão ou na identificação de outras metástases ocultas não identificadas pelos métodos convencionais de imagem, como parte do planejamento de ressecção.[38,39]

RADIOTERAPIA

O PET tem importante papel no uso do tratamento radioterápico, determinando mudanças nos parâmetros de tratamento em 30-40% dos casos, principalmente em função da maior acurácia no estadiamento, mas também com impacto direto nas mudanças de intenção de tratamento de curativo para paliativo, influenciando na dose de radiação e no planejamento do campo e volume-alvo de tratamento. No que tange a este último item, os dois grandes benefícios se aplicam aos tumores de

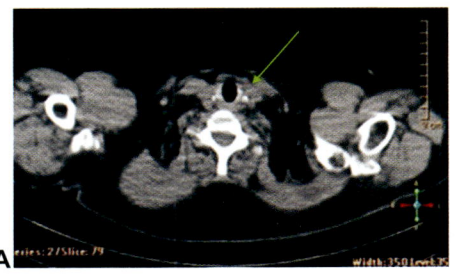
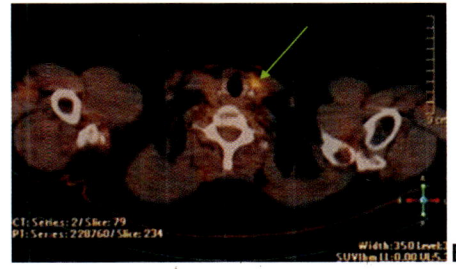
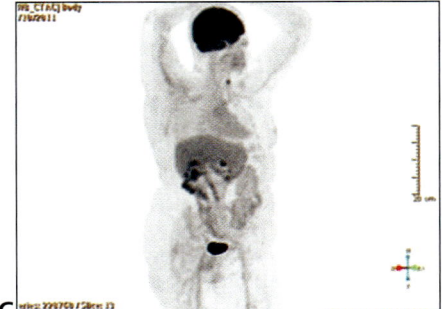
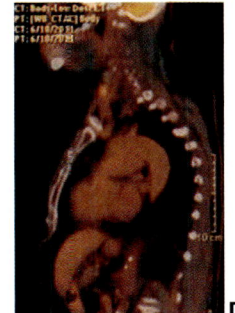
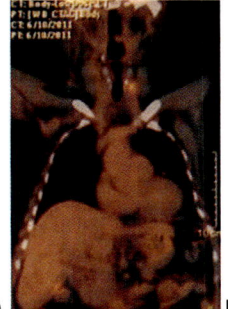

◀ **FIGURA 4. (A-E).** Paciente em acompanhamento de carcinoma diferenciado de tireoide, submetida à radioiodoterapia e apresentando elevação da tireoglobulina e posterior rastreamento com iodeto de sódio-131I negativo. Ao exame de PET/TC, observa-se pequeno linfonodo cervical à esquerda hipermetabólico, denotando tecido neoplásico viável.

pulmão atuando na diferenciação da lesão e áreas de atelectasias associadas e nos tumores de cabeça e pescoço, onde a melhor definição da área de tratamento previne em relação a sequelas actínicas.[40,41]

PERSPECTIVAS FUTURAS

O avanço da tecnologia tanto da tomografia computadorizada quanto do PET permitirá cada vez maior acurácia e aplicabilidade do método de fusão de imagens, sendo os ganhos proporcionados em função da maior resolução espacial para ambos os métodos, notoriamente do PET e do menor tempo de aquisição das imagens deste.[2]

O uso de fluoreto de sódio-F18, radiotraçador utilizado no PET/TC para imagem do remodelamento ósseo, tem demonstrado resultados superiores em comparação com a cintilografia óssea com MDP-^{99m}Tc na detecção de lesões blásticas de tumores de próstata e mama, com a vantagem ainda de encurtar o tempo de exame, mas com custo mais elevado em relação à cintilografia óssea convencional.[42,43]

Outra perspectiva em relação ao PET é o desenvolvimento de outros radiofármacos que poderão ter aplicabilidade em diferentes tipos de tumores e para a avaliação de outras vias metabólicas, como o 68Ga-DOTA-Tyr3-Octreotato para tumores neuroendócrinos e a colina marcada com flúor-18 ou carbono-11 (meia-vida de 20 minutos neste último) para neoplasia maligna de próstata.[44]

Esta última neoplasia é um exemplo, em que o FDG não traz benefícios, pois mostra captação apenas nos tumores mais agressivos. A colina (fosfolipídeo de membrana) marcada com radioisótopo emissor de pósitron, apesar de não ter utilidade no diagnóstico primário de doença intraprostática maligna, pois algumas lesões benignas, como o adenoma, hiperplasia e prostatite, podem captar o radiotraçador, parece mostrar utilidade no estadiamento linfonodal e a distância nos casos de suspeita de doença avançada e recidiva.[43,45]

CONSIDERAÇÕES FINAIS

A indicação do PET/TC em quaisquer das etapas de avaliação do paciente deve, assim como os demais métodos de imagem, seguir o princípio fundamental de responder a perguntas específicas, devendo ser avaliado à luz da biologia tumoral, em correlação com os métodos clínicos, laboratoriais, marcadores tumorais e outros métodos de imagem, cabendo ainda a correlação com resultados cirúrgicos e patológicos, complicações pós-operatórias (como abscessos e fístulas), tratamentos realizados e época, lembrando sempre que embora de elevada sensibilidade e especificidade, não está isento de resultados falso-positivos ou negativos.

Cabe, ainda, lembrar o elevado custo do método, portanto sua indicação deverá ser cuidadosamente justificada.

REFERÊNCIAS BIBLIOGRÁFICAS

1. Basu S, Kwee TC, Surti S et al. Fundamentals of PET and PET/CT imaging. *Ann NY Acad Sci* 2011 June;1228:1-18.
2. Zanzonico P. Principles of nuclear medicine imaging: planar, SPECT, PET, Multi-modality, and autoradiography systems. *Radiat Res* 2012 Apr.;177(4):349-64.
3. Miles KA, Williams RE. Warburg revisited: imaging tumour blood flow and metabolism. *Cancer Imaging* 2008;8:81-86.
4. Sugawara Y, Zasadny KR, Neuhoff AW et al. Reevaluation of the standardized uptake value for FDG: variations with body weight and methods for correction. *Radiology* 1999;213:521-25.
5. Brasil. Instituto Nacional de Câncer José Alencar Gomes da Silva, Coordenação Geral de Ações Estratégicas, Coordenação de Prevenção e Vigilância. *Estimativa 2012: incidência de câncer no Brasil*. Rio de Janeiro: INCA, 2011. p. 46.
6. Lu P. Staging and classification of lymphoma. *Semin Nucl Med* 2005;35(3):160-64.
7. Jerusalem G, Beguin Y, Najjar F et al. Positron emission tomography (PET) with 18F-fluorodeoxyglucose (18F-FDG) for the staging of low-grade non-Hodgkin's lymphoma (NHL). *Ann Oncol* 2001;12(6):825-30.
8. Naumann R, Vaic A, Beuthien-Baumann B et al. Prognostic value of positron emission tomography in the evaluation of post-treatment residual mass in patients with Hodgkin's disease and non-Hodgkin's lymphoma. *Br J Haematol* 2001;115(4):793-800.
9. Cheson BD, Pfistner B, Juweid ME et al. International Harmonization Project on Lymphoma. Revised response criteria for malignant lymphoma. *J Clin Oncol* 2007;25(5):579-86.
10. Juweid ME, Stroobants S, Hoekstra OS et al. Imaging Subcommittee of International Harmonization Project in Lymphoma. Use of positron emission tomography for response assessment of lymphoma: consensus of the Imaging Subcommittee of International Harmonization Project in Lymphoma. *J Clin Oncol* 2007;25(5):571-78.
11. Israel O, Keidar Z, Bar-shalon R. Positron emisson tomography in the evaluation of lymphoma. *Sem Nucl Med* 2004;34(3):166-79.
12. Aridgides P, Bogart J, Shapiro A et al. PET response-guided treatment of hodgkin's lymphoma: a review of the evidence and active clinical trials. *Adv Hematol* 2011;2011:309237.
13. Houseni M, Chamroonrat W, Zhuang H et al. Multimodality imaging assessment of pulmonary nodules. *PET Clin* 2011;6:231-50.
14. Antoch G, Stattaus J, Nemat AT et al. Non-small cell lung cancer: dual-modality PET/CT in preoperative staging. *Radiology* 2003;229(2):526-33.
15. Wahidi MM, Govert JA, Goudar RK et al. Evidence for the treatment of patients with pulmonary nodules: when is it lung cancer? ACCP evidence-based clinical practice guidelines. 2nd ed. *Chest* 2007;132:94S-107S.
16. Shim SS, Lee KS, Kim BT et al. Non-small cell lung cancer: prospective comparison of integrated FDG PET/CT and CT alone for preoperative staging. *Radiology* 2005;236(3):1011-19.
17. Pieterman RM, van Putten JW, Meuzelaar JJ et al. Preoperative staging of non-small-cell lung cancer with positron-emission tomography. *N Engl J Med* 2000 July; 27:343(4):254-61.
18. Rohren EM, Provenzale JM, Barboriak DP et al. Screening for cerebral metastases with FDG PET in patients undergoing whole-body staging of non-central nervous system malignancy. *Radiology* 2003;226(1):181-87.
19. Esteves FP, Schuster DM, Halkar RK. Gastrointestinal tract malignancies and positron emission tomography: an overview. *Semin Nucl Med* 2006;36:169-81.
20. Watson AJ, Lolohea S, Robertson GM et al. The role of positron emission tomography in the management of recurrent colorectal cancer: a review. *Dis Colon Rectum* 2006;50:102-14.
21. Haberkorn U, Strauss LG, Dimitrakopoulou A et al. PET Studies of Fluorodeoxyglucose Metabolism in Patients with Recurrent Colorectal Tumors Receiving Radiotherapy. *J Nucl Med* 1991;32:1485-90.
22. Kalff V, Duong C, Drummond EG et al. Findings on 18F-FDG PET scans after neoadjuvant chemoradiation provides prognostic stratification in patients with locally advanced rectal carcinoma subsequently treated by radical surgery. *J Nucl Med* 2006;47:14-22.
23. Fernandez FG, Drebin JA, Linehan DC et al. Five-year survival after resection of hepatic metastases from colorectal cancer in patients screened by positron emission tomography with F-18 fluorodeoxyglucose (FDG-PET). *Ann Surg* 2004;240(3):438-50.
24. Khandani AH, Calvo BF, O'Neil BH et al. A pilot study of early 18F-FDG PET to evaluate the effectiveness of radiofrequency ablation of liver metastases. *AJR* 2007;189(5):1199-202.
25. Findlay M, Young H, Cunningham D et al. Noninvasive monitoring of tumor metabolism using fluorodeoxyglucose and positron emission tomography in colorectal cancer liver metastases: correlation with tumor response to fluorouracil. *J Clin Oncol* 1996;14:700-8.
26. Shoder H, Yeung HW. Positron emission imaging of head and neck cancer, including thyroid carcinoma. *Sem Nucl Med* 2004;34(3):180-97.
27. Roh JL, Ryu CH, Choi SH et al. Clinical utility of ^{18}F-FDG PET for patients with salivary gland malignacies. *J Nucl Med* 2007;48(2):240-46.
28. Keyes Jr JW, Watson Jr NE, Williams DW III et al. FDG PET in head and neck cancer. *AJR* 1997;169(6):1663-69.
29. Chin BB, Patel P, Cohade C et al. Recombinant human thyrotropin stimulation of fluoro-D-glucose positron emission tomography uptake in well-differentiated thyroid carcinoma. *J Clin Endocrinol Metab* 2004;89(1):91-95.
30. Lerman H, Metser U, Grisaru D et al. Normal and abnormal 18F-FDG endometrial and ovarian uptake in pre- and postmenopausal patients: assessment by PET/CT. *J Nucl Med* 2004;45:266-71.
31. Sironi S, Messa C, Mangili G et al. Integrated FDG PET/CT in patients with persistent ovarian cancer: correlation with histologic findings. *Radiology* 2004 Nov.;233(2):433-40.
32. Belhocine TZ, Grigsby PW. FDG PET and PET-CT in uterine cancers. *Cancer Therapy* 2005;3:201-18.
33. Grisaru D, Almog B, Levine C et al. The diagnostic accuracy of 18F-fluorodeoxyglucose PET/CT in patients with gynecological malignancies. *Gynecol Oncol* 2004 Sept;94(3):680-84.
34. Eubank WB, Mankoff DA. Current and future uses of positron emission tomography in breast cancer imaging. *Semin Nucl Med* 2004 July;34(3):224-40.

35. Eubank WB, Mankoff DA. Evolving role of positron emission tomography in breast cancer imaging. *Semin Nucl Med* 2005 Apr.;35(2):84-99.
36. Aide N, Huchet V, Switsers O *et al.* Influence of CA 15-3 blood level and doubling time on diagnostic performances of 18F-FDG PET in breast cancer patients with occult recurrence. *Nucl Med Commun* 2007 Apr.;28(4):267-72.
37. Belhocine TZ, Scott AM, Even-Sapir E *et al.* Role of nuclear medicine in the management of cutaneous malignant melanoma. *J Nucl Med* 2006 June;47(6):957-67.
38. Friedman KP, Wahl RL. Clinical use of positron emission tomography in the management of cutaneous melanoma. *Semin Nucl Med* 2004 Oct.;34(4):242-53.
39. Bronstein Y, Ng CS, Rohren E *et al.* PET/CT in the management of patients with stage IIIC and IV metastatic melanoma considered candidates for surgery: evaluation of the additive value after conventional imaging. *AJR* 2012 Apr.;198(4):902-8.
40. Bujenovic S. The role of positron emission tomography in radiation treatment planning. *Semin Nucl Med* 2004 Oct.;34(4):293-99.
41. Grégoire V, Haustermans K, Geets X *et al.* PET-based treatment planning in radiotherapy: a new standard? *J Nucl Med* 2007 Jan.;48(Suppl 1):68S-77S.
42. Even-Sapir E, Mishani E, Flusser G *et al.* 18F-Fluoride positron emission tomography and positron emission tomography/computed tomography. *Semin Nucl Med* 2007;37:462-69.
43. Langsteger W, Heinisch M, Fogelman I. The role of 18Ffluorodeoxyglucose, 18F-dihydroxyphenylalanine, 18F-choline, and 18Ffluoride in bone imaging with emphasis on prostate and breast. *Semin Nucl Med* 2006;36:73-92.
44. Garcia C, Gebhart G, Flamen P. New PET imaging agents in the management of solid cancers. *Curr Opin Oncol* 2012 Mar 23.
45. Gutman F, Aflalo-Hazan V, Kerrou K *et al.* 18F-choline PET/CT for initial staging of advanced prostate cancer. *AJR* 2006 Dec.;187(6):W618-21.

CAPÍTULO 35
Radiologia Intervencionista em Oncologia

José Hugo Mendes Luz ■ Henrique Salas Martin
Hugo Rodrigues Gouveia ■ Amarino Carvalho de Oliveira Jr.

INTRODUÇÃO

A radiologia intervencionista é uma especialidade médica que atua por meio de procedimentos e cirurgias minimamente invasivas sempre com o auxílio dos métodos de imagem (angiografia, tomografia computadorizada, ultrassonografia etc.). Tem como objetivo obter diagnósticos (p. ex.: biópsia percutânea guiada por tomografia) ou realizar tratamentos (p. ex.: ablação tumoral por radiofrequência, quimioembolização). Esta especialidade nasceu através da radiologia diagnóstica, na qual os médicos envolvidos, neste caso os radiologistas, identificaram o potencial de se realizar intervenção cirúrgica com o auxílio da imagem (procedimentos guiados por imagem).

Hoje, a radiologia intervencionista abrange um número muito grande de procedimentos diagnósticos e terapêuticos, estando em franca expansão em todo o mundo. Tem seu crescimento e reconhecimento como especialidade médica graças ao caráter pouco invasivo, menor tempo de internação e rápido retorno do paciente às suas atividades, altas taxas de sucesso, com atuação em diversas especialidades médicas. A sua evolução também está fundamentada em tecnologia e profissionais inovadores, criando novos procedimentos e tornando os já consagrados cada vez mais eficientes.

As evoluções mais recentes aconteceram principalmente no campo da oncologia, onde os tratamentos intervencionistas, principalmente aqueles voltados para as patologias hepáticas, trouxeram novos horizontes tanto no prognóstico quanto na qualidade de vida desses pacientes. A radiologia intervencionista tem hoje papel fundamental no diagnóstico e no tratamento das neoplasias malignas.

O objetivo deste capítulo é mostrar as principais atuações da radiologia intervencionista e atualizar as indicações, tendo em vista os procedimentos mais realizados na prática diária da oncologia.

PROCEDIMENTOS DIAGNÓSTICOS

Punções e biópsias percutâneas

A punção e a biópsia percutâneas guiadas por imagem são procedimentos minimamente invasivos, amplamente estabelecidos como seguros e eficazes na diferenciação de lesões tumorais benignas e malignas. São procedimentos relativamente simples, de menores custo e morbidade em relação à abordagem cirúrgica. São realizados pela introdução de agulha de fino calibre (calibre próximo ao de agulhas para coleta de sangue) através da pele do paciente até a lesão ou tumor, sempre guiados por algum método de imagem.

Os métodos de imagem mais utilizados com essa finalidade são a ultrassonografia e a tomografia computadorizada, cabendo a escolha ao profissional executor do procedimento, o qual leva em consideração principalmente a localização da lesão em questão. A identificação correta da lesão, das estruturas adjacentes à lesão e do trajeto de abordagem é indispensável para a realização do procedimento intervencionista com segurança.

A maioria das biópsias pode ser realizada somente com anestesia local. Crianças, adultos não cooperativos ou pacientes com lesões abdominais profundas representam exceções potenciais. Nesses casos, sedação leve e analgesia podem ser alcançadas com a administração intravenosa de benzodiazepínicos e opioides. Nessa situação é imprescindível a presença do médico-anestesista, e o paciente precisa ser monitorado, inclusive imediatamente após o procedimento.

Atualmente é recomendável fazer a punção ou biópsia guiada por imagem com a presença do médico-patologista na sala de exame. A avaliação inicial da amostra do tecido pode definir se a coleta foi suficiente, ou se é necessário repetir a coleta no mesmo procedimento.

A maioria das biópsias pode ser feita em pacientes ambulatoriais, porém a abordagem de lesões mais profundas (p. ex.: pulmão, abdome) deve ser realizada em ambiente hospitalar, por existir o risco de complicações potencialmente graves, apesar de serem raras.

Algumas medidas devem ser tomadas para aumentar a segurança do procedimento: a biópsia deve ser realizada sob condições estéreis para prevenir infecções relacionadas com o procedimento; como grande parte dos procedimentos é eletiva, distúrbios de coagulação devem ser identificados com antecedência para que possam ser corrigidos, especialmente quando se tratarem de lesões profundas. Os parâmetros da coagulação mais utilizados para este procedimento e para a grande maioria dos outros procedimentos da radiologia intervencionista são: plaquetas > $50.000/mm^3$, tempo de tromboplastina parcial < 50 s (PTT), tempo de protrombina > 50% (TAP) e INR < 1,5.

O uso de antiagregantes plaquetários (p. ex.: ácido acetilsalicílico) deve ser suspenso 7 dias antes da biópsia, caso sejam utilizadas agulhas mais calibrosas. Para as punções por agulha fina (maiores que 20 G), caso não existam alterações da contagem de plaquetas, do TAP ou do PTT, o risco isolado de sangramento pelo uso de antiagregantes é muito pequeno e, por isso, pode não ser necessária a suspensão desses medicamentos. A decisão final cabe ao médico executor, que deverá pesar a relação risco-benefício.

A complicação mais frequente nas biópsias torácicas é o pneumotórax, porém na maior parte dos casos não há necessidade de tratamento. Nas lesões hepáticas o sangramento é a complicação mais temida, porém raramente é grave, desde que algumas medidas de segurança sejam tomadas, principalmente o controle da função de coagulação sanguínea. A acurácia diagnóstica das biópsias percutâneas das lesões torácicas e abdominais é superior a 90%, tornando o método altamente eficaz e seguro, principalmente para o estudo de lesões tumorais (Fig. 1). Se não houver complicações, o período de internação hospitalar é inferior a 24 horas, havendo inclusive a possibilidade de retorno ao lar no mesmo dia e às atividades cotidianas no dia seguinte. Tais procedimentos devem ser desempenhados por médicos com treinamento específico, geralmente por médicos-radiologistas, em razão da necessidade de conhecimento dos métodos de imagem e da anatomia radiológica.

Biópsias transjugulares

As biópsias percutâneas são realizadas para coleta de amostras do parênquima hepático, para estudo histopatológico, essencial para diagnóstico e orientação terapêutica de inúmeras doenças hepáticas. Atualmente quando o paciente apresenta contraindicações à biópsia percutânea, está indicada a biópsia transjugular. Sua eficácia parte do princípio de que se houver sangramento no trajeto da agulha, o sangue retornará para o sistema venoso.

Têm como indicações: alterações da coagulação com plaquetas abaixo de $50.000\ mm^3$ e atividade de protrombina abaixo de 50%, ascite moderada ou grave, obesidade mórbida e realização de estudo hemodinâmico nos pacientes com hipertensão porta, sendo que nesta situação a biópsia é realizada, mesmo quando não há contraindicação da biópsia percutânea, sendo as medidas de pressão realizadas no mesmo tempo. Na necessidade de coletar amostras hepáticas e renais, pelo acesso jugular, ambas as biópsias são realizadas no mesmo procedimento.

No desenvolvimento da biópsia transjugular foi utilizado um sistema de acesso hepático para cateterismo da veia hepática, adaptado com uma agulha de corte 18 ou 19 G (*tru-cut*) de 60 cm de comprimento (Fig. 2). Normalmente cateterizamos a veia hepática direita e, após girar

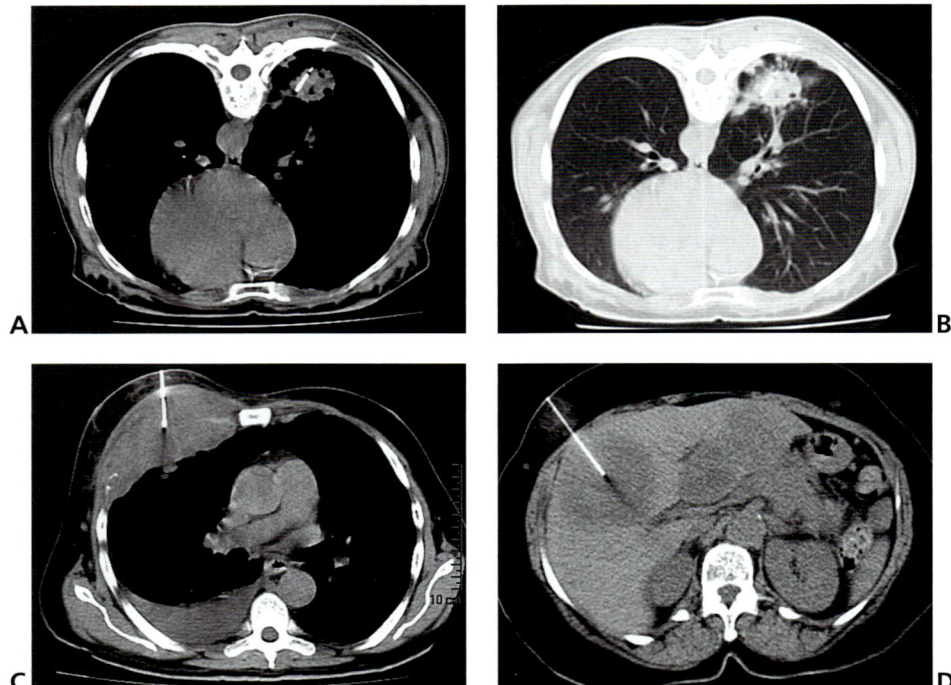

◄ **FIGURA 1.** Biópsias percutâneas. (**A** e **B**) Biópsia de nódulo pulmonar com agulha 22G. Carcinoma epidermoide de pulmão. (**C**) Biópsia de parede torácica com agulha de corte *tru-cut* 18 G. Metástase de tumor renal. (**D**) Biópsia de lesão hepática periférica com agulha 22G. Metástase de carcinoma de pele.

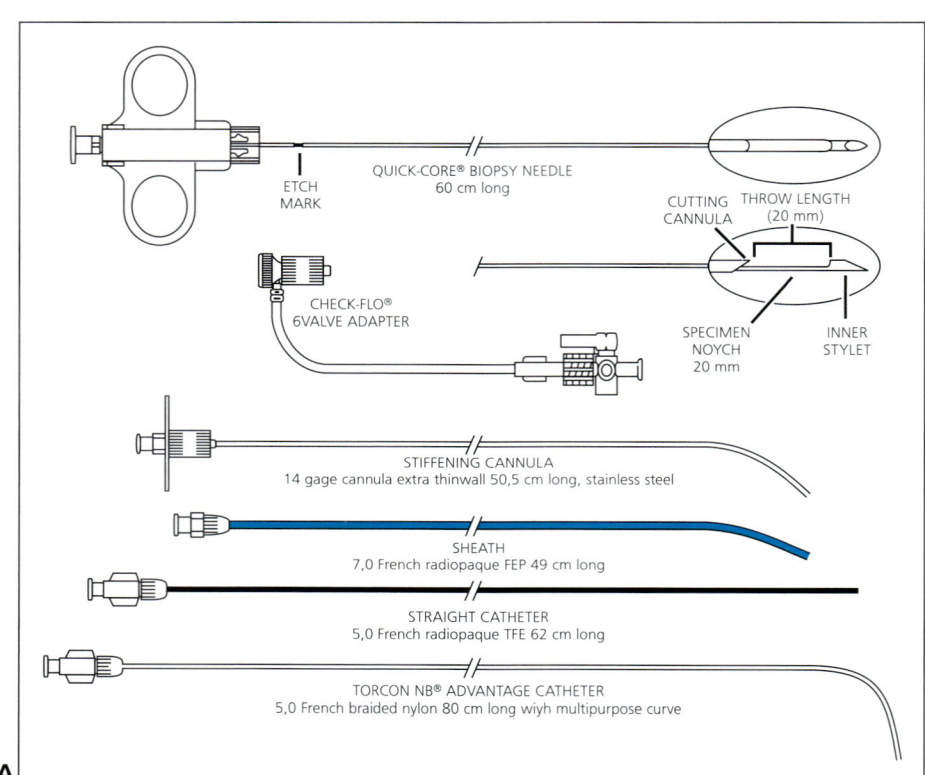

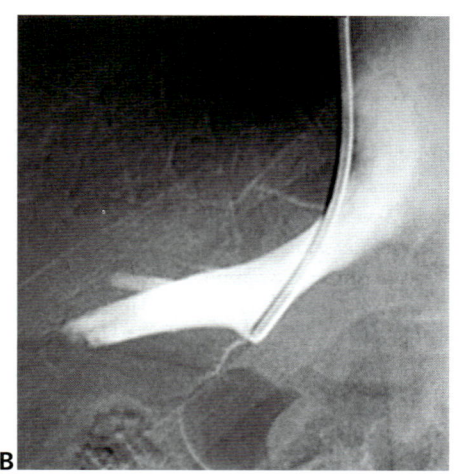

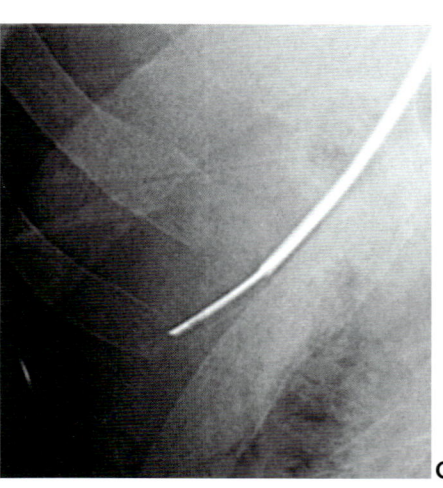

◄ **FIGURA 2.** (**A**) Conjunto de biópsia transjugular, com o sistema de acesso hepático e a agulha *tru-cut* longa. (**B**) Cateterismo da veia hepática direita. (**C**) Posicionamento da agulha durante a biópsia.

anteriormente o sistema de biópsia, puncionamos o parênquima através da parede da veia hepática. A biópsia transjugular tem papel limitado na avaliação de tumores, sendo mais utilizada na avaliação de hepatopatias difusas.

Aproveitando o acesso hepático da biópsia transjugular, podemos realizar o estudo hemodinâmico hepático com a medida de pressão sinusoidal corrigida (PSC). Esse cálculo é feito subtraindo o valor da medida da pressão na veia hepática (PVH) do valor da medida de pressão da veia hepática ocluída (PVHO), que é a oclusão temporária da veia hepática com balão para mensuração da pressão transmitida da veia porta.

$$PSC = PVHO - PVH$$

Por exemplo, nos casos de hipertensão porta de origem sinusoidal, a PSC e a PVHO estarão elevadas, e nos casos de hipertensão, porta pré-hepática, todas estarão normais.

A PSC acima de 5 mmHg é indicativo de hipertensão porta e acima de 12 mmHg está associada a varizes esofagianas. A associação da biópsia transjugular com as medidas de pressão melhora a estratégia terapêutica e atualmente é padrão em alguns serviços.

Tem baixo índice de complicações (0,5%) e mortalidade (0,09%) em adultos, e a maioria das complicações está relacionada com punção jugular, dor abdominal e perfuração inadvertida da cápsula hepática. A biópsia transjugular é segura, e são conseguidas amostras adequadas em mais de 90% dos casos. Em revisão de 64 artigos com análise de 7.649 biópsias transjugulares, Kalambokis conclui que a biópsia transjugular é segura e deve ser considerada como procedimento de escolha em vez da percutânea, pois tem taxas de complicações similares, mesmo com maior número de punções, e tem a vantagem da associação às medidas pressóricas hepáticas.

ABLAÇÃO TUMORAL

Nas últimas duas décadas, a ablação percutânea tem surgido como uma modalidade de tratamento minimamente invasiva segura e eficaz para tumores sólidos malignos. O uso clínico da ablação já foi desenvolvido em diversos órgãos, como rins, pulmão, osso, suprarrenal e fígado, sendo neste último a sua aplicação mais frequente. Este tratamento baseia-se na introdução percutânea (através da pele) de fina agulha pelo médico-radiologista intervencionista, posicionando sua extremidade no interior do tumor. Este posicionamento da agulha é guiado por TC (tomografia computadorizada) e/ou USG (ultrassonografia), ou seja, a introdução e o posicionamento são orientados por algum método de imagem, gerando assim grande precisão na sua execução. A agulha é, então, ligada a um gerador, e neste momento a corrente de radiofrequência começa a ser emitida diretamente na lesão tumoral. Essa corrente causa agitação iônica, aquecimento tecidual e morte celular através de necrose de coagulação. Este processo dura em média de 12 a 15 minutos (podendo durar até 30 minutos, como no caso da crioablação) e depende principalmente do tipo de gerador utilizado e do princípio escolhido para realizar a ablação (p. ex.: radiofrequência) (Fig. 3).

A ablação também pode ser realizada por via intraoperatória, ou seja, pela cirurgia convencional em que é aberta a cavidade abdominal. Quando comparamos as duas vias de realização da ablação, as vantagens de se realizar por via percutânea são: não é realizada a laparotomia, menor tempo de procedimento (em torno de 90 minutos), o tempo de internação é muito inferior (geralmente um ou dois dias de internação hospitalar), a recuperação é mais rápida (retorno às atividades usuais em alguns dias) e é possível realizar uma avaliação imediata da ablação ao realizarmos uma nova TC imediatamente após o procedimento para avaliar se existe tumor residual.

A ablação pode ser realizada pela radiofrequência (mais comum no Brasil), micro-ondas (ainda não disponível no Brasil), crioablação, injeção de álcool absoluto e por eletroporação (não disponível no Brasil). No fígado os tumores mais comumente tratados com ablação são o hepatocarcinoma e as metástases de tumores de cólon e reto, de tumores neuroendócrinos, de mama etc. No pulmão podem-se tratar também tumores primários e secundários. No rim geralmente realiza-se ablação nos tumores primários. No osso a ablação pode ser utilizada com intuito de tratar o tumor ou a dor que ele causa.

O tamanho do tumor que será submetido à ablação tem influência decisiva na eficácia deste tratamento, sendo que os melhores resultados são obtidos em lesões com até 3 cm de diâmetro. Complicações não são frequentes, ocorrendo em menos de 5% dos pacientes e estão relacionadas com a introdução da agulha (p. ex.: hematoma local) ou com o efeito ablativo adjacente (p. ex.: lesão térmica da vesícula biliar). Em alguns casos podemos associar a radiofrequência (RF) à quimioembolização, e isso pode aumentar em até 59% a área de necrose, podendo assim ser realizada em tumores maiores.

1. **Ablação no hepatocarcinoma:** de acordo com os critérios do BCLC (Barcelona Clinic Liver Cancer) a ablação no tratamento do hepatocarcinoma é considerada modalidade curativa, indicada para o paciente com estágio inicial ou estágio A (nódulo único ou até três nódulos menores que 3 cm em pacientes com hipertensão porta). Trabalhos publicados comparando a ablação com a ressecção nos pacientes com hepatocarcinomas pequenos (com até 3 cm) mostraram resultados semelhantes de sobrevida e recidiva, com menor morbimortalidade no grupo da ablação (Fig. 4).

2. **Ablação na metástase hepática dos tumores de cólon e reto:** muitos estudos demonstram que a eficácia dos métodos ablativos está diretamente relacionada com o volume tumoral, sendo muito mais eficazes em lesões menores que 3 cm e apresentando taxas de recidiva local em 5 anos, inaceitáveis em lesões maiores. O desempenho na literatura da ablação por radiofrequência de metástases hepáticas foi inicialmente modesto. Estes resultados iniciais ruins ocorreram decorrentes três principais fatores: seleção inadequada de pacientes (geralmente pacientes recusados pelo serviço de cirurgia, com pior prognóstico, tumores mais agressivos e com maior chance de recidiva), pacientes com lesões grandes e múltiplas (algumas séries de pacientes com lesões de até 10 cm) e curva de aprendizado em relação à técnica da ablação (posicionamento da agulha, escolha da agulha adequada, margem de segurança etc.). Recentemente foram publicados estudos avaliando sobrevida em pacientes com metástase hepática, em que a seleção dos pacientes e o tamanho das lesões foram muito mais criteriosos. Em alguns destes estudos conseguiram-se obter sobrevidas em 5 anos de até 40%, aproximando-se muito das séries cirúrgicas (Fig. 5).

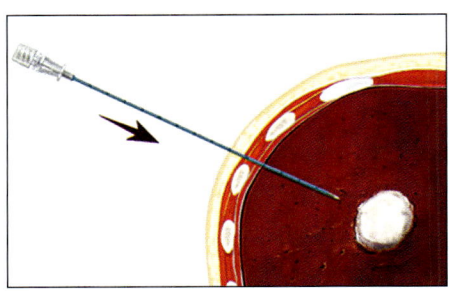 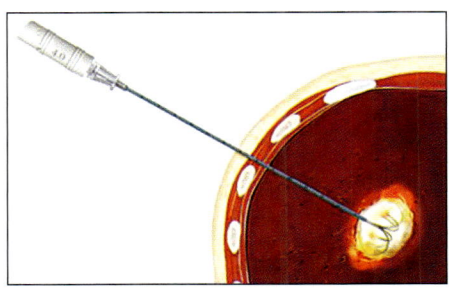 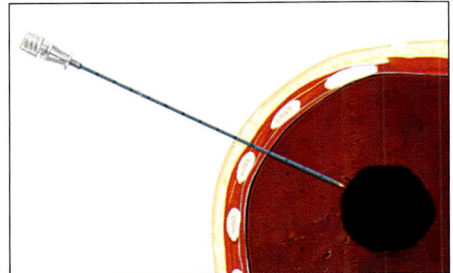

▲ **FIGURA 3.** Esquema ilustrativo de ablação percutânea. Na primeira imagem, temos a agulha próxima ao tumor. Na segunda imagem, temos a agulha de ablação aberta no interior do tumor e produzindo o efeito destrutivo. Na última imagem, temos a necrose resultante deste tipo de tratamento, englobando toda a massa tumoral e com margem satisfatória.

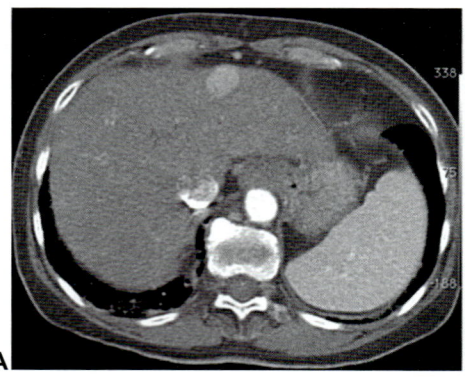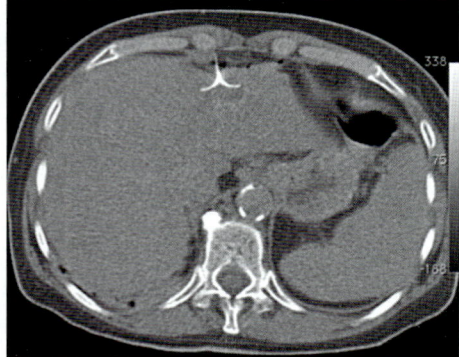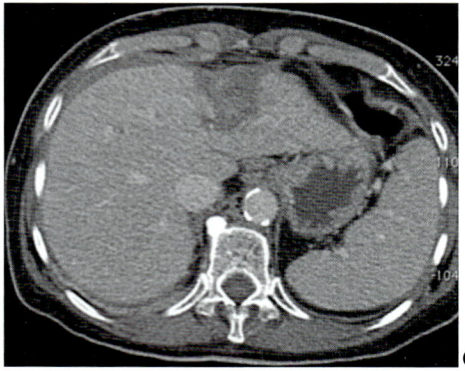

▲ **FIGURA 4. (A-C)** Paciente de 69 anos, portadora do vírus C da hepatite, com hepatocarcinoma de 2,0 cm no lobo esquerdo. TC de controle mostra área de ablação adequada.

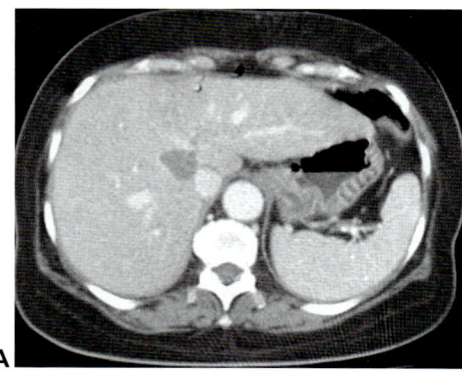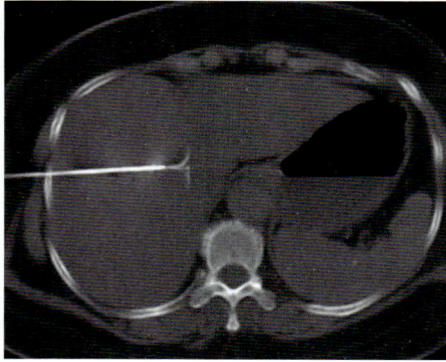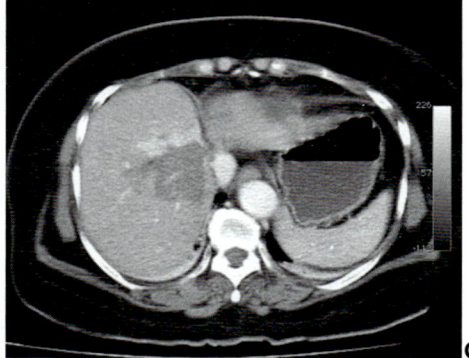

▲ **FIGURA 5. (A-C)** Paciente de 77 anos, DM, CA de cólon operado, hepatectomia prévia, metástase única de 2,2 cm, submetida à ablação percutânea guiada por tomografia computadorizada. A TC de controle mostra que a área de ablação tem boa margem de segurança em relação à lesão inicial.

3. **Ablação na metástase hepática dos tumores neuroendócrinos:** Hellman *et al.* relataram sua experiência na literatura com o tratamento de 21 pacientes com carcinoma neuroendócrino apresentando 43 metástases hepáticas que foram submetidas à ablação por radiofrequência. Neste estudo foram descritas 41 respostas completas e duas recidivas no período de 2,1 anos de acompanhamento. Estudos avaliando sobrevida de pacientes com metástase hepática de origem neuroendócrina, submetidos à ablação, embora com número pequeno de pacientes, mostraram sobrevidas de até 75% em 5 anos nessa população (Fig. 6).
4. **Tumor primário de rim:** ver Figura 7.

EMBOLIZAÇÃO E QUIMIOEMBOLIZAÇÃO

Carcinoma hepatocelular

O carcinoma hepatocelular (CHC) tornou-se um dos tumores mais frequentes em todo o mundo com, aproximadamente, 500.000 novos casos por ano. Os principais fatores de risco são infecções pelos vírus das hepatites B e C (HBV e HCV), sendo que desenvolvem CHC 1,4 a 2,5% dos cirróticos por HCV e 1,5 a 6,6% dos cirróticos por HBV. Outros fatores de risco são toxinas (álcool e aflatoxina B1), doenças metabólicas (hemocromatose, deficiência de alfa-1-antitripsina, porfiria cutânea etc.), uso de esteroides anabolizantes e outras causas de cirrose. Na infecção por HCV a hepatite crônica surge geralmente após 10-13 anos da infecção, a cirrose após 20 anos, e o hepatocarcinoma após 28-30 anos.

Em relação às modalidades de tratamento do hepatocarcinoma, podemos incluir o transplante hepático (tratamento definitivo, pois retira o fígado cirrótico, porém com número limitado de doadores), a ressecção cirúrgica (retira o tumor, porém é necessário manter parênquima hepático suficiente e é indicada em pacientes sem hipertensão porta), ablação (tem caráter curativo, pouco invasivo, praticamente não reduz a quantidade de parênquima hepático, porém só é realmente eficaz em lesões pequenas), quimioembolização, drogas-alvo moleculares e tratamento de suporte.

O transplante e as ressecções hepáticas são tratamentos de escolha e apresentam melhores resultados (embora a ablação tenha um desempenho semelhante à ressecção no hepatocarcinoma de até 3 cm), porém menos de 20% dos pacientes têm condições clínicas e estadiamento da doença que permitam tal tratamento. Os 80% restantes não podem ser tratados por não possuírem reserva hepática mínima para ressecções (ou pela presença de hipertensão porta) ou graças ao estágio avançado da doença pelo diagnóstico tardio dos tumores, já que são lesões assintomáticas na maioria das vezes.

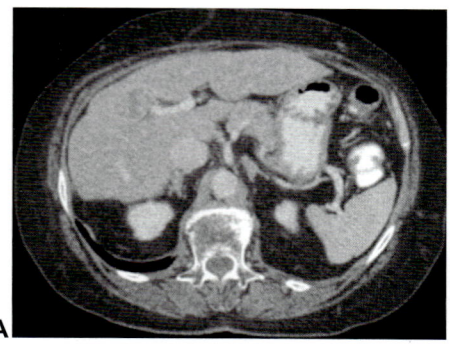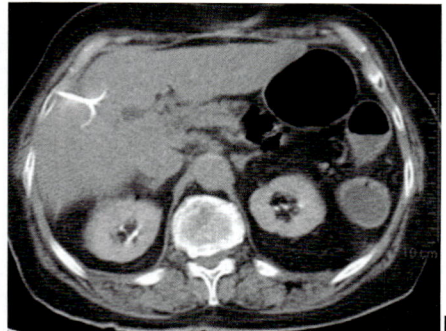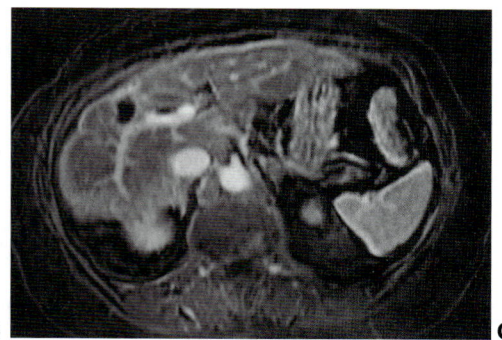

▲ **FIGURA 6. (A-C)** Paciente de 75 anos com metástase única de tumor neuroendócrino que foi submetida à ablação por radiofrequência por via percutânea. Um ano após a radioablação, não há sinais de recidiva ou de novas lesões.

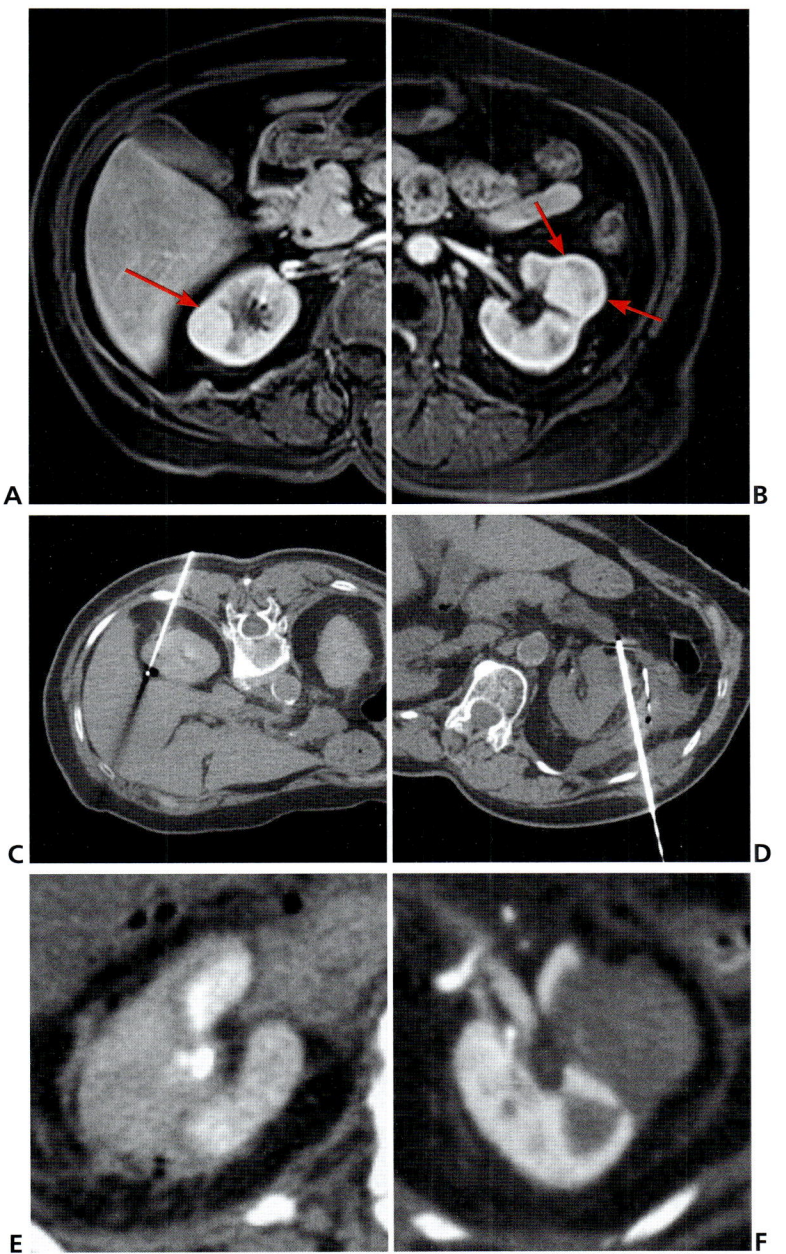

◀ **FIGURA 7.** (**A** e **B**) Paciente de 72 anos de idade com tumor primário do rim bilateralmente. (**C** e **D**) Submetida à ablação. (**E** e **F**) O controle 1 ano após mostra área de ablação satisfatória e sem sinais de recidiva com mínima perda da função renal.

O conceito da quimioembolização foi introduzido em 1981 e é fundamentado na combinação de infusão intra-arterial de quimioterápicos com a oclusão do suprimento arterial do tumor.

Os tumores hepáticos recebem 90 a 100% de seu suprimento sanguíneo de ramos arteriais, ao contrário do parênquima hepático que tem dupla circulação, recebendo 75% de seu suprimento sanguíneo da veia porta. Assim, a oclusão parcial ou total da artéria hepática não afeta significativamente o parênquima hepático, quando a veia porta está patente. A quimioembolização está indicada inicialmente como tratamento paliativo nos pacientes que não são candidatos a tratamentos curativos (ressecção, ablação e transplante). Segundo os critérios da Barcelona Clinic Liver Cancer (BCLC), a quimioembolização está indicada nos pacientes em estágio intermediário ou estágio B, definidos como pacientes com doença multinodular assintomática, restrita ao fígado e sem invasão vascular, aumentando a sobrevida. A eficácia da quimioembolização está principalmente vinculada à capacidade de nesse procedimento realizar-se uma administração local de quimioterápicos em alta concentração, chegando a ser 100 vezes maior que nas infusões venosas, isquemiar o tumor por embolização dos ramos arteriais tumorais e prolongar o tempo de contato do quimioterápico com as células tumorais, pois o mesmo fica retido dentro do fígado (Fig. 8). As contraindicações são as trombocitopenias ou as leucopenias graves, insuficiência cardíaca ou renal graves, encefalopatia hepática recidivante, icterícia, intolerância à oclusão da artéria hepática, obstrução completa da veia porta e BT acima de 3 mg/dL.

Historicamente a quimioembolização é realizada pela mistura de quimioterapia, partículas para embolização (Gelfoam, partículas de PVA, microsferas etc.) e Lipiodol® (óleo de papoula). Em revisão de 175 artigos sobre quimioembolização, foi utilizada somente uma droga em 75% dos artigos, e os quimioterápicos mais utilizados foram a doxorrubicina (36%) e a cisplatina (31%). O uso do Lipiodol® é controverso, e vários autores têm defendido sua utilização com base na teoria de que aumentaria o tempo de exposição do tumor ao quimioterápico, já que o tecido neoplásico não possui células de Kupffer, e o Lipiodol® se fixa nele muito mais tempo que no tecido hepático (Fig. 9). O Lipiodol® tem predisposição aos vasos de alto fluxo e, graças a sua característica plástica de se ajustar ao calibre dos vasos, consegue passagem através das anastomoses arterioportais pré-sinusoidais, produzindo oclusão de toda vascularização tumoral tanto arterial, quanto portal, induzindo hipertensão porta transitória ou piorando a hipertensão porta preexistente.

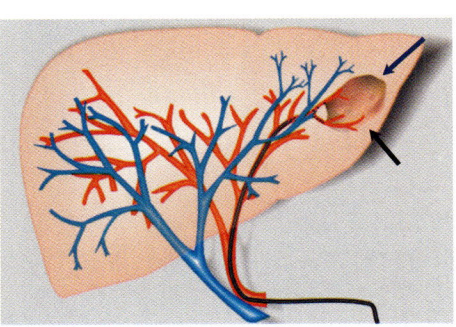

◀ **FIGURA 8.** A veia porta é responsável por 75% do aporte sanguíneo do fígado, enquanto 25% vêm da artéria hepática. A quimioembolização é feita pela artéria hepática, pois o hepatocarcinoma tem sua nutrição realizada pela artéria hepática.

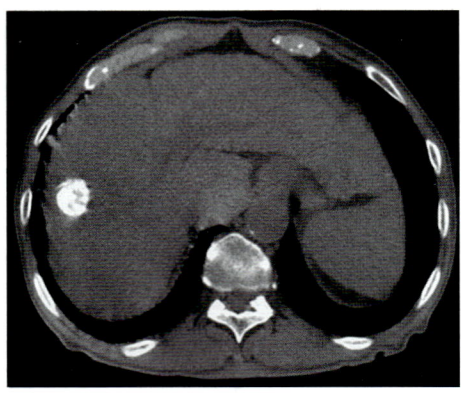

◀ **FIGURA 9.** Acúmulo de Lipiodol® no interior do hepatocarcinoma após a quimioembolização. Este aspecto está, geralmente, mas não invariavelmente, associado a uma boa resposta à quimioembolização.

Na literatura mundial os resultados mostram que 60 a 80% dos pacientes têm regressão ou estabilização da doença com queda da alfafetoproteína, e a média da duração da resposta é de 14-15 meses. Nos últimos 7 anos o prognóstico dos pacientes portadores de hepatocarcinoma melhorou com a evolução da quimioembolização. Houve melhora significativa na tecnologia envolvida neste procedimento, com a introdução de catéteres de menor calibre (microcatéteres) e material emboligênico de alta qualidade (p. ex.: microsferas). As microsferas para embolização foram desenvolvidas recentemente e apresentam vantagens sobre as demais partículas de embolização, como, por exemplo: são compressíveis e hidrofílicas e produzem oclusões uniforme e distal dos vasos tumorais. Como apresentam tamanho calibrado, as microsferas têm penetração previsível de acordo com o diâmetro do vaso, diferente do PVA com formato irregular e do gelfoam que formam grumos e produzem oclusões precoce e proximal dos vasos (Fig. 10).

Foram desenvolvidas, também, microsferas superabsorventes, também chamadas de DEB (*Drug-eluting beads*), que absorvem o quimioterápico e liberam lentamente durante vários dias (até 14 dias), ao contrário da quimioembolização "padrão", que acarreta uma dose alta de quimioterápico com algumas horas de duração. Existem duas microsferas de polímero superabsorvente no mercado brasileiro: a DCBeads® (Terumo) e a Hepasphere® (Biosphere Medical), ambas são carregadas com doxorrubicina com dose total de 100 a 150 mg por procedimento e liberadas obrigatoriamente com uso de microcatéteres e cateterismo superseletivo, sem uso de Lipiodol®. Como a quimioembolização com as DEB é superseletiva, e a quimioterapia fica restrita ao fígado decorrente de sua liberação lenta, os efeitos colaterais são menores que na quimioembolização convencional, com isso os pacientes com doença avançada suportam melhor o tratamento. Outra mudança no uso das novas partículas é que os protocolos de quimioembolização se tornaram padrão, já que são predeterminados e fica assim mais fácil e confiável à análise de estudos e séries, envolvendo a quimioembolização. Os resultados do *trial* randomizado Precision V que foi comparado a quimioembolização convencional (110 pacientes) à quimioembolização com DC Beads® – Terumo (102 pacientes) mostram resposta objetiva (resposta completa + resposta parcial) melhor que a quimioembolização convencional após 6 meses, além de menos efeitos colaterais. Os pacientes com doença avançada tiveram melhor resultado que os pacientes com doença localizada. Vale ressaltar também que o resultado das DEB no estudo do Precision V só não foi melhor, pois conseguiu-se neste estudo uma taxa de resposta no grupo-controle (quimioembolização convencional) de 46%, que é bem superior ao pioneiro estudo de Lovet de 2001 que mostrou que a quimioembolização aumentava a sobrevida.

Atualmente temos associado a quimioembolização aos tratamentos curativos no intuito de manter os pacientes na fila de transplante quando a espera é longa. Alguns autores, como Lencioni, sugerem que a associação de radiofrequência (RF) à quimioembolização, utilizando microsferas carregadas com doxorrubicina, pode aumentar em até 59% a área de necrose, obtendo 60% de resposta completa no tratamento do CHC.

As complicações de quimioembolização ocorrem em 5 a 7% dos casos, sendo as mais comuns a insuficiência hepática ou infarto hepático, abscesso hepático (principalmente após anastomose biliodigestiva), colecistite por embolização da artéria cística (a perfuração é bastante rara), embolização inadvertida de artérias do intestino. A síndrome pós-embolização ocorre em 60-90% dos casos, com febre, dor, náusea e leucocitose, persistindo por dias ou até semanas, dependendo do volume de necrose tumoral e não deve ser considerada como uma complicação e sim uma reação esperada do organismo a esse tipo de procedimento.

Uma avaliação pré-operatória detalhada é fundamental para o sucesso desse tratamento. O diagnóstico do CHC por imagem (TC e RM com estudo contrastado dinâmico do fígado) deve ser criteriosamente avaliado, levando também em consideração a elevação de alfafetoproteína ou em alguns casos duvidosos até a biópsia. Deve ser investigada a presença, ou não, de doença extra-hepática, exames laboratoriais, como hemograma, coagulograma, provas de função hepática, ureia e creatinina e uma avaliação clínica e das comorbidades, sempre classificando o paciente de acordo com os critérios de Child-Pugh e KPS. Após o procedimento a alta hospitalar geralmente acontece após 2 dias. O uso de antibióticos por 7 dias é controverso, e nossa conduta é de realizar antibiótico somente no peroperatório. Nos casos de pacientes que tenham anastomose biliodigestiva ou *stent* biliar o uso de antibióticos deve ser por, no mínimo, 7 dias. Realiza-se controle laboratorial no pós-procedimento imediato e após 3 semanas para nova avaliação das funções hepática e renal, toxicidade hematológica e queda nos marcadores tumorais.

O acompanhamento do paciente do CHC submetido à quimioembolização é feito com uma nova tomografia computadorizada ou ressonância magnética com estudo dinâmico do fígado após 1 mês para avaliação da impregnação de contraste no tumor (viabilidade tumoral).

Nos casos de impregnação de contraste no tumor, nova sessão será realizada o mais breve possível e neste momento procedemos com a quimioembolização da artéria hepática nutridora do CHC, assim como a avaliação de nutrição extra-hepática do tumor, presente em cerca de 50% dos casos.

Novas tecnologias no tratamento do CHC

Está em desenvolvimento no tratamento de CHC a radioembolização com microsferas carregadas com ítrio-90 (^{90}Y) que emitem radiação *beta* com cerca de 2,5 mm de penetração e podem liberar dose entre 100 e 150 Gy (altamente efetiva para produzir necrose tumoral), com vida média de 64,1 horas. O ^{90}Y é incorporado em microsferas feitas com vidro ou resina, e a injeção deve ser superseletiva para evitar hepatite pela radiação. Os procedimentos são extremamente cuidadosos para evitar a embolização inadvertida de artérias intestinais e císticas, pois o refluxo dessas partículas pode causar úlceras intratáveis. Se o paciente apresentar mais de 10% de *shunts* hepatopulmonares na cintilografia feita previamente ao procedimento, a radioembolização está contraindicada, pois as microsferas têm pequeno tamanho e podem atingir os pulmões, causando pneumonite. A resposta tumoral no tratamento do CHC com radioembolização está entre 59 a 79%, segundo alguns *trials*. Estudos preliminares mostram aumento da sobrevida, inclusive nos pacientes com trombose portal.

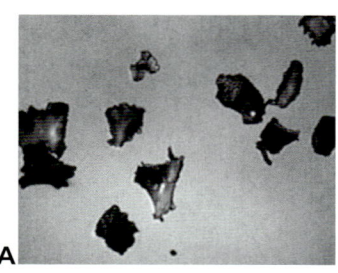
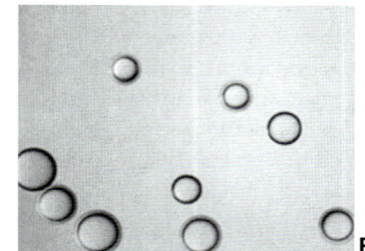
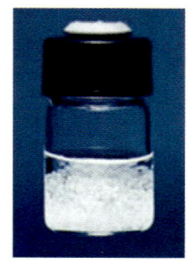

◀ **FIGURA 10.** Partículas utilizadas nas quimioembolizações: (**A**) PVA com formato irregular e (**B** e **C**) microsferas.

Metástases hepáticas de tumores neuroendócrinos

Nos tumores neuroendócrinos é comum a presença de metástases hepáticas no momento do diagnóstico, sendo habitualmente a causa da sintomatologia. A terapia transarterial baseia-se no cateterismo da artéria que nutre o tumor que se deseja embolizar, geralmente por meio de punção da artéria femoral e administração de micropartículas (p. ex.: microsferas de embolização), que interrompam o fluxo sanguíneo tumoral associado (quimioembolização) ou não (somente embolização) à infusão concomitante de quimioterapia. Ambas têm sido utilizadas com eficácia no tratamento paliativo das metástases hepáticas dos tumores neuroendócrinos. Sua efetividade está relacionada com o fato de as metástases hepáticas do tumor neuroendócrino serem hipervasculares e de obterem seu suprimento sanguíneo a partir da artéria hepática – diferente do restante do parênquima hepático que tem 75% do seu fluxo de sangue oriundo da veia porta. Este tipo de terapia vem gradativamente se estabelecendo como tratamento padrão para esses pacientes, principalmente na presença de grande ocupação tumoral do parênquima hepático. Existem diversos materiais que podem ser utilizados para embolização hepática dos tumores neuroendócrinos, como o gelfoam, as micropartículas (p. ex.: PVA), as microsferas (p. ex.: Bead Block?) e mais recentemente as microsferas carreadoras de fármacos (p. ex.: DC Beads?). Diferentes quimioterápicos são administrados nas quimioembolizações, variando de acordo com o protocolo de cada serviço de radiologia intervencionista, sendo os mais comumente utilizados a Doxorrubicina, Mitomicina C, Cisplatina e 5 Fluoruracil. As terapias transarteriais também são utilizadas no cenário adjuvante, reduzindo o volume de tumor no fígado antes de submeter o paciente à ressecção cirúrgica, transplante hepático ou a técnicas ablativas. Tanto a embolização quanto a quimioembolização são consideradas tratamentos minimamente invasivos, com períodos curtos de internação e que variam de 48 a 72 horas. A ocorrência de complicações é baixa (< 5%), e os sintomas mais frequentes no pós-operatório estão relacionados com a síndrome pós-embolização (p. ex.: febre baixa e cansaço). O octreotídeo, quando utilizado, deve ser iniciado 1 hora antes da embolização e continuado por mais 24 horas. Hidratação venosa abundante está indicada para prevenção de insuficiência renal graças à grande quantidade de tecido tumoral necrosado e, nos casos de grandes massas, deve ser feita a embolização de um lobo hepático em cada sessão.

As publicações que relatam a sobrevida em 5 anos obtida com a embolização nas metástases hepáticas dos tumores neuroendócrinos variam de 40 a 54%, enquanto as que utilizam a quimioembolização variam de 48 a 83%.

Os pacientes com mais de 75% de parênquima hepático acometido têm prognóstico ruim e devem ser submetidos à quimioembolização com cautela, evitando ao máximo a ocorrência de insuficiência hepática. Em casos de acometimento extenso do parênquima hepático, sugerimos embolizar um lobo no primeiro procedimento e o outro lobo 2 a 3 semanas depois. Novas pesquisas têm surgido com o uso das microsferas de polímeros superabsorventes (DEB) carregadas com doxorrubicina, mostrando resposta de cerca de 90%, sem maiores complicações (Fig. 11).

Metástases hepáticas de tumores colorretais

O câncer colorretal é a segunda neoplasia mais prevalente em todo o mundo e é a terceira causa mais frequente de câncer no Brasil. A metástase hepática pode ocorrer em até 40-50% dos pacientes, e seu surgimento é o principal fator prognóstico desses pacientes.

Nos últimos anos novas possibilidades terapêuticas têm surgido por técnicas de radiologia intervencionista, destacando-se a ablação e a quimioembolização arterial.

Os métodos ablativos têm como objetivo causar necrose coagulativa das células neoplásicas, induzidos quimicamente (álcool), pelo frio (crioablação) ou pelo calor (radiofrequência ou micro-ondas), podendo ser realizados de forma percutânea ou intraoperatória, guiadas por ressonância magnética, tomografia computadorizada ou ultrassonografia, esta última podendo ser utilizada durante o ato cirúrgico. O método mais difundido em nosso meio é a ablação por agulhas de radiofrequência (esta técnica já foi discutida anteriormente nesse capítulo).

Até recentemente a quimioembolização era encarada como opção terapêutica de exceção em decorrência da utilização de protocolos variados, com drogas sem efetividade na doença colorretal (p. ex.: doxorrubicina) e dados variáveis na literatura. Com o advento das microsferas carreadoras de quimioterapia (p. ex.: Irinotecan) surgiu a possibilidade de um tratamento para a metástase colorretal através da quimioembolização com um protocolo definido e drogas ativas para esse tipo de neoplasia. Neste sentido, nos últimos anos foram publicados alguns estudos demonstrando a eficácia da quimioembolização arterial no tratamento deste grupo de pacientes, com taxas de redução do volume tumoral ou estabilização da doença entre 63 e 66%, com persistência da queda do CEA em até 100% dos casos em 6 meses. O tempo médio de sobrevida varia na literatura entre 14 e 29 meses. É importante ressaltar que a análise da reposta tumoral nesses pacientes deve levar em consideração o realce pelo meio de contraste/densidade tumoral antes e depois da quimioembolização (RECIST modificado). Muitas vezes o tumor não diminui de tamanho no primeiro momento, apesar da queda do CEA, podendo em algumas vezes até aumentar de tamanho graças à intensa necrose. Meses depois pode ser vista a redução do tamanho das lesões tumorais (Fig. 12). Existem estudos em andamento avaliando a quimioembolização com microsferas carregadas com Irinotecan associada à quimioterapia sistêmica (Folfox) com intuito de melhorar a resposta.

Outros tumores

No tratamento dos colangiocarcinomas também têm surgido pesquisas com a quimioembolização, utilizando microsferas de polímeros superabsorventes (DEB) carregadas com doxorrubicina, e os resultados preliminares mostram melhora na qualidade de vida em 90% dos pacientes e sobrevida de 13 meses (7 meses no grupo-controle tratado com quimioterapia e outros paliativos).

Embolização portal

A embolização portal tem como princípio aumentar o volume de parênquima do fígado remanescente após extensas hepatectomias. Realizada em média 4 semanas antes da hepatectomia, obstrui-se a veia porta do lobo/segmentos que serão retirados, visando o crescimento do lobo/segmentos remanescentes. Esta técnica vem ganhando força na última década principalmente em virtude dos avanços das técnicas da cirurgia hepatobiliar e a melhor resposta aos novos esquemas quimioterápicos vigen-

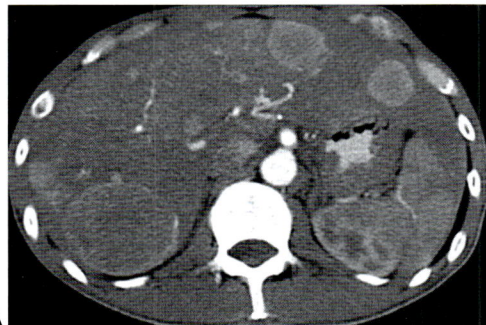
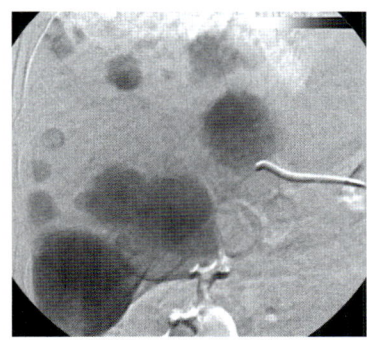
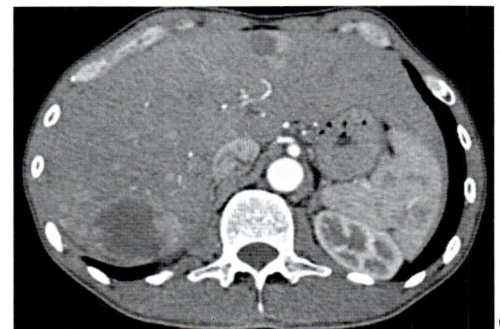

▲ **FIGURA 11.** Paciente de 58 anos com carcinoma neuroendócrino. (**A**) A TC pré mostra múltiplas metástases hipervasculares. (**B**) A arteriografia comprova a natureza hipervascular das lesões. Este paciente foi submetido à quimioembolização com microsferas carregadas com doxorrubicina (DC-Beads® Terumo). (**C**) Na TC, 6 meses após o procedimento, identifica-se necrose quase completa das lesões hepáticas.

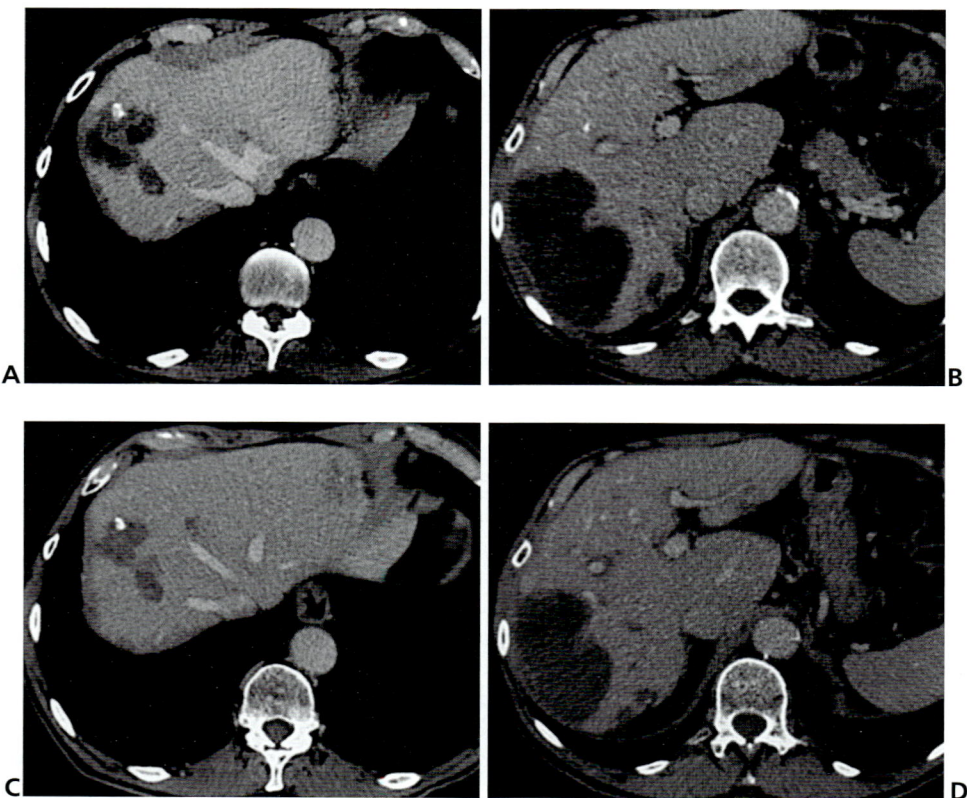

◀ **FIGURA 12.** Paciente de 70 anos com metástases hepáticas (primário de cólon) em progressão após a segunda linha de quimioterapia sistêmica. Optou-se por realizar quimioembolização, e o paciente apresentou resposta durante 12 meses de acompanhamento. (**A** e **B**) As lesões apresentaram discreta redução, porém houve redução da densidade tumoral (lesões mais escuras à TC), denotando intensa necrose tumoral após 3 meses. (**C** e **D**) Após 1 ano de quimioembolização.

tes, aumentando o número de pacientes que poderão ser submetidos à cirurgia hepática (Fig. 13).

Foi inicialmente descrita em 1984, mas utilizada como pré-operatório somente em 1990 por Makuushi, permite ressecções hepáticas mais extensas e diminui o risco de insuficiência hepática no pós-operatório. Tem como princípio minimizar as alterações agudas de pressão produzidas pela ressecção que, associadas à manipulação cirúrgica, levam à congestão e insuficiência do fígado remanescente. Aumenta o número de candidatos à ressecção e melhora o pós-operatório, diminuindo o tempo de internação e as complicações nos pacientes com fígado remanescente limítrofes.

A embolização da veia porta pré-operatória é recomendada quando a proporção de fígado remanescente (calculado pela realização de volumetria hepática por tomografia computadorizada ou ressonância magnética) é de 25-30% nos pacientes sem doença hepática e de 40% nos que apresentam doença hepática (doença crônica, como cirrose hepática ou quimioterapia prévia).

Em metanálise de 37 artigos, envolvendo 1.088 pacientes, observou-se aumento de 8 a 27% no fígado remanescente após a embolização portal. Em cirróticos produz menos hipertrofia, assim como em diabéticos. É bem tolerada em pacientes não cirróticos e há pouca alteração na função hepática, geralmente um aumento discreto das transaminases entre 1-3 dias após a embolização, retornando ao normal após 7-10 dias, independente do material utilizado na embolização. Dor e febre são infrequentes, assim como síndrome pós-embolização (vômitos e náusea). Antibióticos profiláticos são utilizados somente no dia do procedimento. O acesso pode ser percutâneo ou transileocólico, este último realizado por minilaparotomia.

O acesso percutâneo da veia porta é o mais comumente realizado e deve ser feito preferencialmente pelo ramo que será embolizado, pois caso haja lesão do ramo portal ou do parênquima hepático durante a punção não afetará o resultado do procedimento.

São descritas embolizações com uso de álcool, cola, molas, partículas, microsferas, gelfoam, trombina e balão de oclusão com álcool, sem superioridade comprovada e com vantagens e desvantagens de cada um.

Algumas séries mostram que o álcool produz maior hipertrofia que os outros agentes emboligênicos estando mais associado à necrose, dor e maior fibrose periférica e poderia aumentar o risco de complicações biliares. No nosso serviço utilizamos a cola (cianoacrilato) graças ao seu potencial de produzir hipertrofia rapidamente (cerca de 90% de crescimento do fígado remanescente em 30 dias, comparado a 35% de crescimento após 43 dias com uso de gelfoam e trombina) além de ser amplamente disponível e ter baixo custo no nosso país, apesar de existirem relatos de causar fibrose peribiliar e, em algumas situações, dificultarem a cirurgia.

É feita tomografia computadorizada com nova volumetria hepática após 3-4 semanas, para avaliação do grau de hipertrofia e se não houve progressão de doença. A cirurgia deve ser realizada logo após a TC, para evitar um período de espera mais longo que o necessário (além de existir a controvérsia de que o tumor pode aumentar rapidamente após a embolização portal em razão de fatores de crescimento hepático HGF, sem, porém, existir comprovação científica para tal fato). Em resumo, é um procedimento seguro que auxilia as grandes ressecções hepáticas, quando os critérios de seleção dos pacientes são adequados (Fig. 14).

DRENAGEM BILIAR PERCUTÂNEA

A radiologia intervencionista atua, com frequência, nos pacientes com obstrução das vias biliares intra e extra-hepáticas. Diversas patologias, tanto benignas como malignas, podem causar obstrução biliar e colestase.

A drenagem biliar percutânea consiste na desobstrução destes canalículos através de acesso percutâneo. Aproximadamente 600 mL de bile são

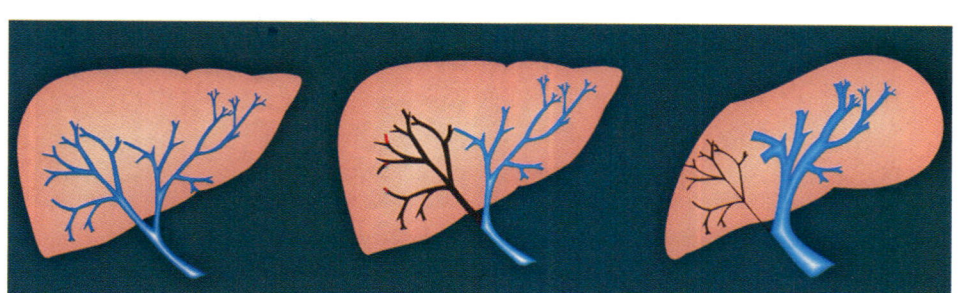

◀ **FIGURA 13.** Ilustração de embolização portal, mostrando hipertrofia do lobo esquerdo após a oclusão do ramo direito da veia porta.

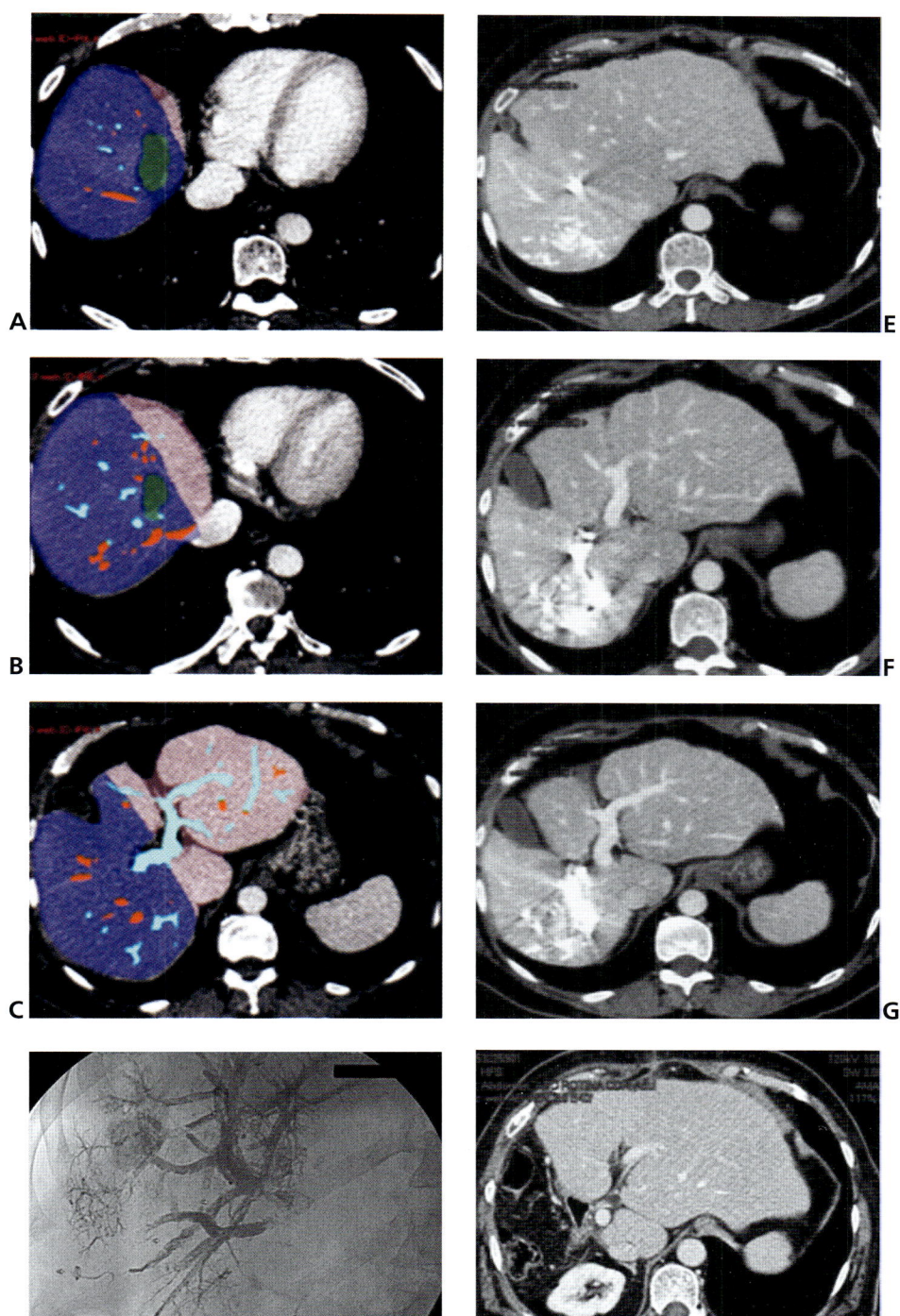

◀ **FIGURA 14.** Paciente de 60 anos com metástase única ocupando os segmentos IV e VIII. Em decorrência do pequeno fígado remanescente optou-se pela embolização portal pré-operatória. (**A-C**) Volumetria pré-embolização portal com fígado remanescente de 23%. (**D**) Embolização portal: cola administrada nos ramos da veia porta direita. (**E-G**) Volumetria hepática após a embolização portal, estimando fígado remanescente em 41%. (**H**) Aspecto do fígado remanescente após hepatectomia direita alargada.

produzidos diariamente. Quando ocorre obstrução das vias biliares, seja por cálculos ou por tumores, o paciente apresenta inicialmente padrão laboratorial compatível com colestase e icterícia. Com a persistência do quadro obstrutivo surgem os sintomas de inapetência, perda do apetite, prurido, enjoos e vômitos. Essa situação também predispõe ao surgimento de colangite. A drenagem biliar tem como objetivo resolver o quadro obstrutivo (e assim induzir a queda nos valores de bilirrubina, permitindo a realização do tratamento, p. ex.: quimioterapia sistêmica), melhorar os sintomas do paciente e prevenir ou tratar a colangite.

A drenagem biliar pode ser realizada de três maneiras principais:

1. **Drenagem biliar externa:** um catéter é colocado dentro da via biliar e é conectado em bolsa coletora. A bile sai do fígado em direção à bolsa coletora (Fig. 15).
2. **Drenagem biliar interna-externa:** um catéter especial é colocado dentro da via biliar e comunica o fígado com o intestino. Não é necessário utilizar bolsa coletora, porém uma parte do catéter permanece presa à pele (Fig. 16).
3. **Drenagem biliar interna:** um *stent* é colocado cobrindo toda a área de obstrução, permitindo que a bile volte a fazer o seu caminho fisiológico, do fígado para o duodeno. A grande vantagem aqui é que o paciente não perde bile (assim não perde mais líquido, eletrólitos e nutrientes), melhora o apetite, pode voltar a ganhar peso e não são necessárias bolsas coletoras e catéteres contribuindo de maneira positiva para a qualidade de vida. Esta modalidade de drenagem biliar por ser aquela que mais beneficia o paciente deve ser, sempre que possível, o procedimento de escolha (Fig. 17).

O risco de desenvolvimento de infecções, seja durante o procedimento ou imediatamente após, não é desprezível, sobretudo no grupo de pacientes que já apresenta sinais clínicos ou laboratoriais de infecção. Outro risco importante, porém menos comum, é o sangramento, frequentemente autolimitado. O tempo de internação após a drenagem varia de acordo com o estado geral do paciente, podendo acontecer em 24 a 48 horas nos casos mais simples. Nos casos mais graves, é necessário internação no CTI para observação (Fig. 18).

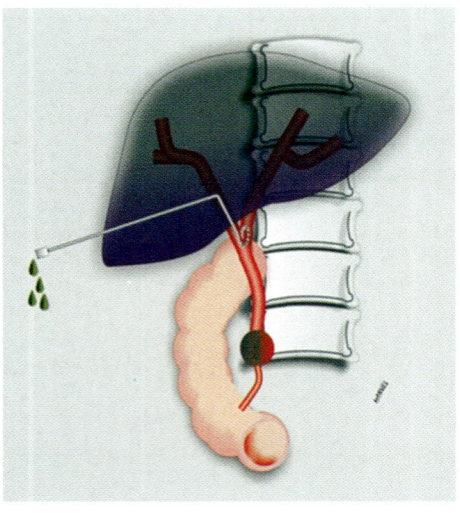
▲ **FIGURA 15.** Aspecto da drenagem biliar externa percutânea.

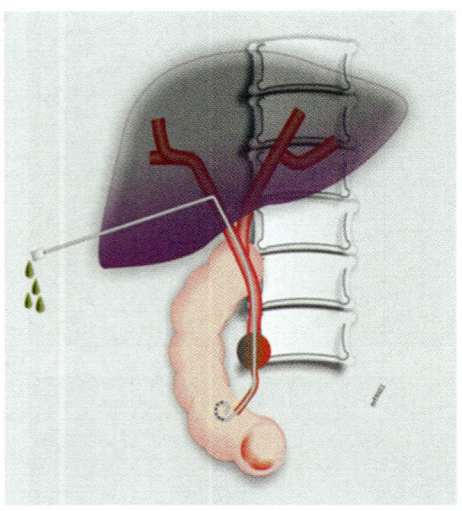
▲ **FIGURA 16.** Aspecto da drenagem biliar interna-externa percutânea.

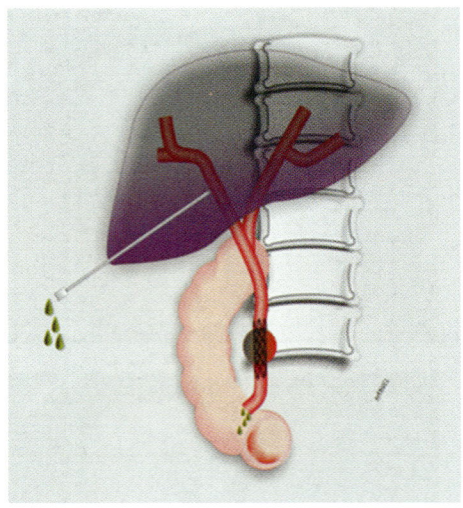
▲ **FIGURA 17.** Aspecto da drenagem biliar interna com implante de prótese/*stent* por via percutânea.

■ OUTROS PROCEDIMENTOS REALIZADOS EM UM SERVIÇO DE RADIOLOGIA INTERVENCIONISTA ONCOLÓGICA

Drenagem percutânea de abscessos e coleções

Drenagem percutânea guiada por USG ou TC é um procedimento que tem como objetivo esvaziar uma coleção localizada em um ponto determinado do organismo. Este é um dos procedimentos mais realizados e conhecidos da radiologia intervencionista graças a sua alta capacidade de resolução do quadro (p. ex.: febre persistente pós-operatória decorrente da coleção intracavitária que cede imediatamente após a drenagem percutânea), baixa complexidade, maior disponibilidade e baixo custo As indicações mais comuns são os abscessos intra-abdominais pós-operatórios, abscessos hepáticos, coleções de natureza indefinida, bilomas e pseudocistos. O procedimento é realizado por punção percutânea, guiado por imagem com agulha fina, e nesse momento o material aspirado é avaliado pelo radiologista intervencionista (Fig. 19). Caso julgue necessário (p. ex.: o material aspirado é purulento) e tecnicamente possível (p. ex.: existe um trajeto seguro para a continuação do procedimento) procede com a introdução de catéter de drenagem *pig-tail* (o calibre deste dreno geralmente varia de 8 a 14 F), geralmente por meio da técnica de Seldinger, que é, então, acoplado à bolsa coletora (Fig. 20). Esta intervenção é geralmente realizada sob anestesia local e sedação anestesiológica, pois a perfuração da cápsula hepática ou da parede da coleção causa dor que pode ser de grande intensidade em algumas situações.

O débito do catéter de drenagem deve ser acompanhado diariamente. Idealmente após a drenagem se manter baixa por mais de 48 horas (< 10 mL/24 h) e com a melhora clínica do paciente, deverá ser realizado novo exame de imagem (p. ex.: TC) para avaliar se há coleção residual e, assim, retira-se o dreno com segurança.

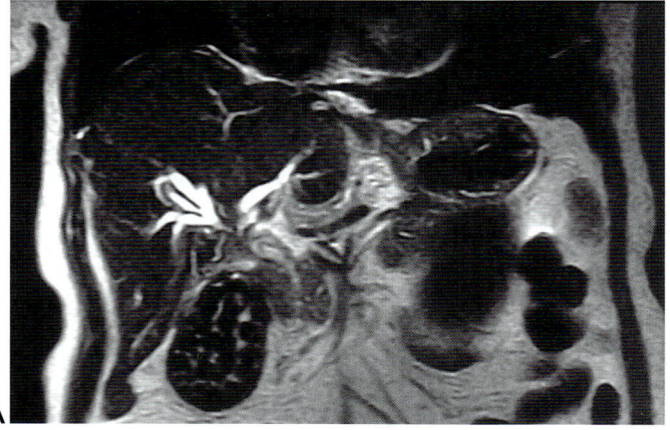
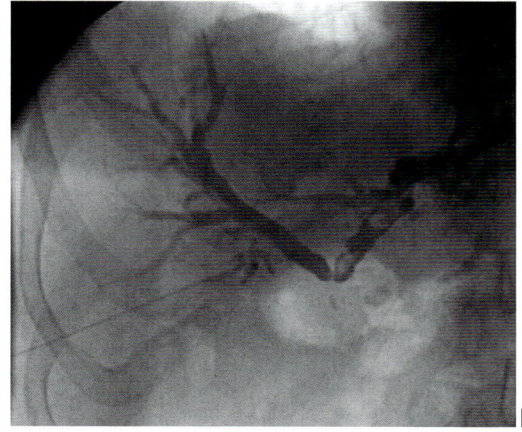
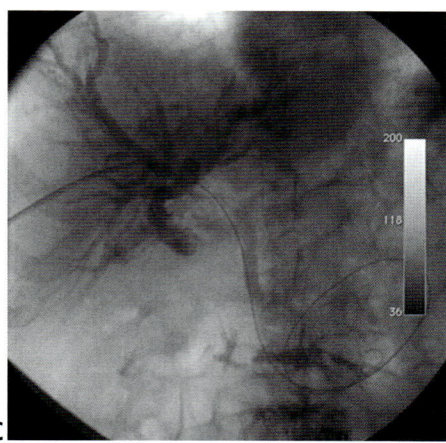
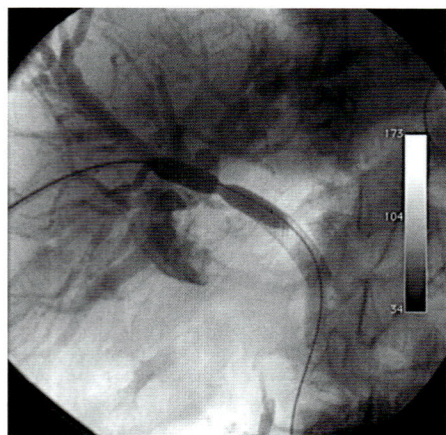
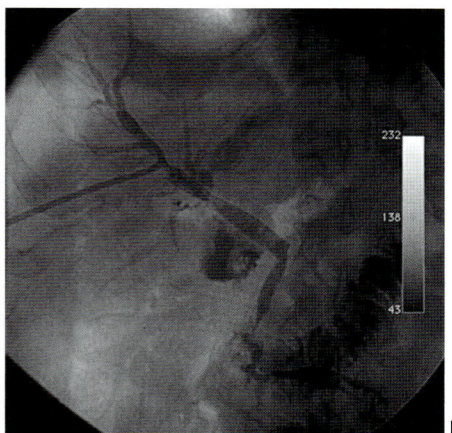

▲ **FIGURA 18.** Paciente de 73 anos, feminina, com icterícia obstrutiva por colangiocarcinoma na placa hilar. (**A**) RM mostrando a lesão compromentendo a bifurcação dos hepáticos. (**B**) Colangiografia. (**C**) Ultrapassagem da obstrução com fio-guia. (**D**) Implante de *stent* e dilatação com balão. (**E**) Colangiografia de controle pós-drenagem biliar com *stent* mostrando bom fluxo de bile para o colédoco distal e duodeno.

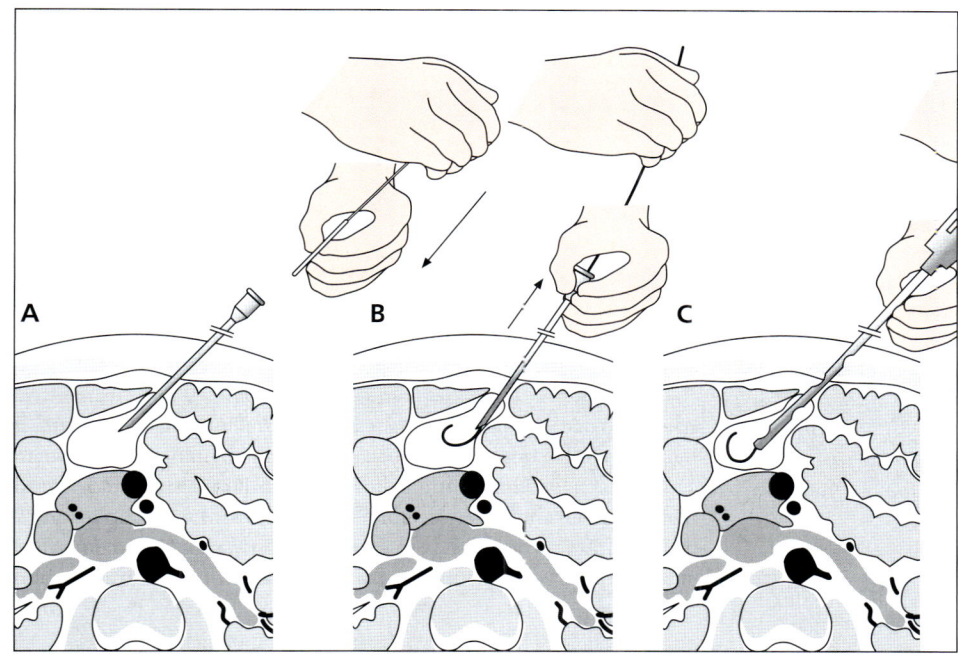

◀ **FIGURA 19.** Representação da técnica de drenagem percutânea por técnica coaxial. (**A** e **B**) Através da agulha que foi utilizada para realizar a punção, é introduzido fio-guia. (**C**) Através deste fio-guia é implantado o catéter de drenagem percutânea.

As complicações deste procedimento são infrequentes. A hemorragia é a mais comum e pode ocorrer quando existe a punção inadvertida de algum vaso durante o trajeto da agulha ou quando existe sangramento capsular ao se fazer acesso ao órgão que contem a coleção (p. ex.: hemorragia capsular hepática ou renal). Esta complicação pode ser minimizada de maneira significativa ao se avaliar cuidadosamente o trajeto a ser realizado pela agulha/dreno. Todos os pacientes devem ter sua coagulação avaliada antes do procedimento, semelhante ao preparo realizado para as biópsias percutâneas, comentado no início deste capítulo.

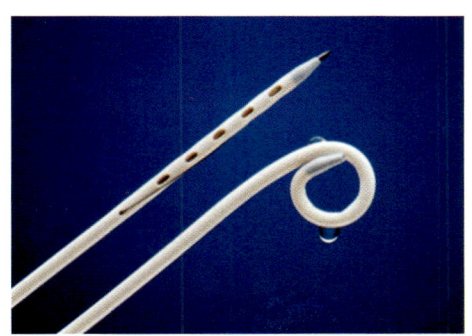

◀ **FIGURA 20.** Catéter *pig-tail* utilizado na drenagem percutânea.

Após o implante do catéter pode ser realizada uma abscessografia na sala de angiografia ou de tomografia computadorizada. Este procedimento adicional tem a utilidade de confirmar o adequado posicionamento do catéter de drenagem além de eventualmente evidenciar a existência de fístulas. A lavagem diária do catéter de drenagem é controversa, mas existe o potencial risco de manter algum trajeto fistuloso (Fig. 21).

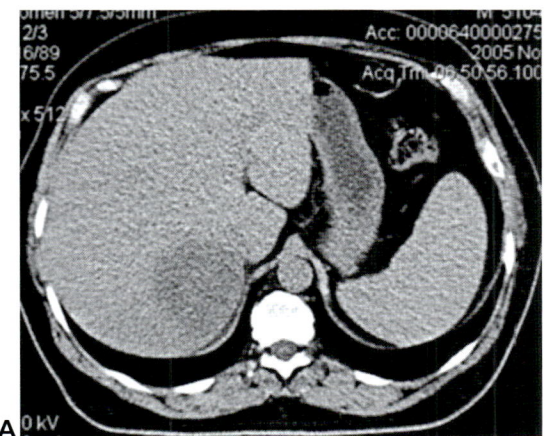
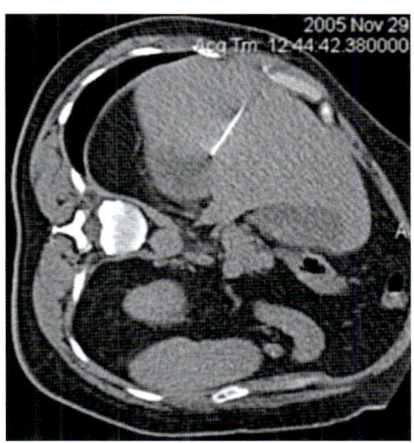
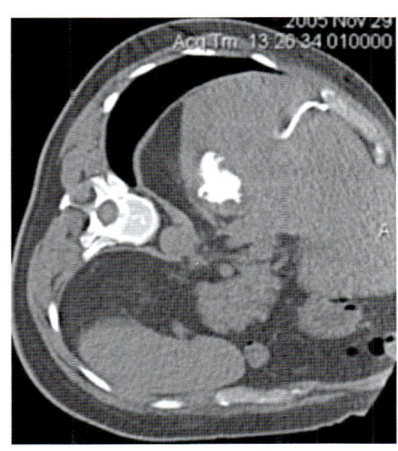
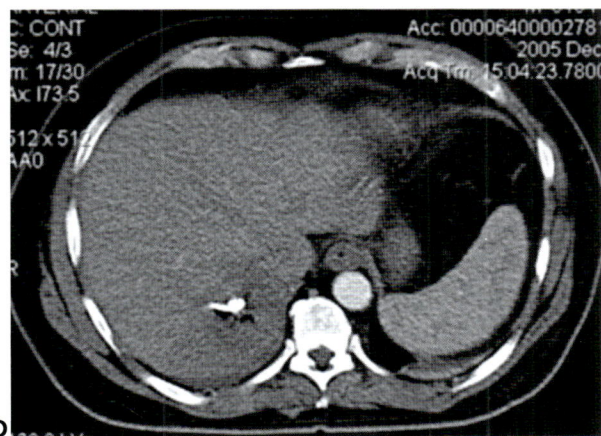
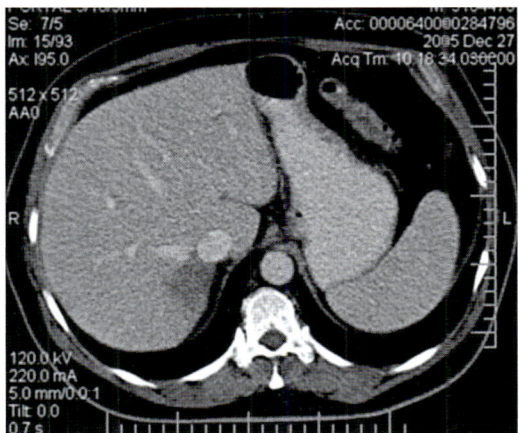

◀ **FIGURA 21.** (**A-E**) Drenagem de abscesso hepático: paciente colocado em decúbito lateral esquerdo para permitir acesso percutâneo mais seguro à lesão. Realizado abscessografia ao final dos procedimentos para confirmar o posicionamento. TC de controle 8 dias após com redução significativa da lesão.

Nefrostomia percutânea e implante de catéter duplo J

Nefrostomia é um procedimento minimamente invasivo, realizado por radiologistas intervencionistas, que consiste na criação de uma comunicação entre o sistema urinário e o meio externo, por meio de uma punção e incisão mínima na região dorsal do paciente (Fig. 22).

É indicado nos casos em que há uma obstrução ao fluxo de urina, levando a uma dilatação do sistema coletor renal, hidronefrose. Este quadro, quando prolongado, leva à insuficiência renal e aumenta significativamente o risco de se desenvolver uma infecção urinária grave. As principais causas de hidronefrose são cálculos urinários, tumores do trato geniturinário e malformações congênitas.

O procedimento é guiado por imagem em tempo real (raios X e ultrassonografia) para o implante de um catéter, comunicando o rim obstruído com uma bolsa coletora de urina.

Atualmente existem bolsas coletoras discretas que são fixadas na cintura dos pacientes sob a roupa, melhorando a qualidade de vida e evitando constrangimentos.

Em algumas situações, é possível a ultrapassagem da área de obstrução com o uso de fio-guia e catéteres especiais, permitindo a implantação de um catéter duplo J, igual ao implantado pelo urologista, fazendo, assim, uma drenagem interna da urina, permitindo que a urina volte a ser eliminada de maneira fisiológica.

As complicações mais comuns do procedimento são a hematúria (sangue presente na urina) e a dor que, na maioria das vezes, são autolimitadas, desaparecendo em 24 a 48 horas. O tempo de internação hospitalar necessário é geralmente de 1 dia, podendo, em alguns casos selecionados, ser realizado de maneira ambulatorial (Fig. 23).

Implante de filtro de veia cava inferior

A neoplasia maligna é um dos grandes fatores de risco para desenvolvimento de quadros tromboembólicos. O tromboembolismo pulmonar apresenta graus variados de manifestações, podendo passar despercebido ou ser extremamente grave, às vezes fatal. Mesmo os pacientes que não apresentam sintomas na fase aguda podem apresentar complicações tardias graves, como hipertensão pulmonar e insuficiência cardíaca.

Quando o paciente apresenta contraindicações à anticoagulação (p. ex.: sangramentos ativos graves), é indicada a colocação do filtro de veia cava.

O filtro de veia cava é um dispositivo metálico implantado na veia cava inferior para impedir que os trombos dos membros inferiores ou da pelve migrem para a circulação pulmonar.

As principais indicações de colocação de filtro de veia cava inferior são: tromboembolismo pulmonar, quando a terapia anticoagulante é contraindicada, falha da terapia anticoagulante em doenças tromboembólicas, tratamento de emergências após embolia pulmonar intensa, em que os benefícios antecipados da terapia convencional são reduzidos, embolia pulmonar recorrente crônica, quando a terapia anticoagulante não teve efeito ou é contraindicada.

Alguns tipos de filtros podem ser retirados, caso o paciente apresente resolução total do quadro clínico que levou à colocação deste dispositivo.

Os filtros são colocados habitualmente por acesso venoso femoral ou jugular. A anestesia local pode ser suficiente para o implante, porém pode ser realizado sob sedação pelo médico anestesista.

Tanto o ato do implante como o próprio filtro de veia cava podem representar riscos ao paciente e, por isso, devem ser realizados por profissional com treinamento específico e sempre com indicações precisas. Sempre que possível também o filtro de veia cava deve ser retirado após a resolução do quadro tromboembólico, procedimento que é realizado por acesso na veia jugular interna, sendo realizado uma captura do filtro, utilizando-se um tipo de anzol e uma capa para fechar o filtro e retirá-lo (Fig. 24).

Implante de catéter venoso profundo por acesso periférico – PICC *LINE*

Catéteres de longa permanência são catéteres venosos que podem permanecer no mesmo local durante semanas ou até meses, sem a necessidade de troca rotineira do acesso venoso dos pacientes. São geralmente feitos de silicone ou de poliuretano, não impedem o trabalho com o braço escolhido para a punção, podem ser utilizados imediatamente após o implante e possuem manutenção e retirada simples.

O diferencial aqui está no implante pela radiologia intervencionista: estes catéteres são implantados com punção de uma veia no braço, escolhida sob visualização direta por ultrassonografia, e posicionados no local adequado por vizualização por raios X. Não é realizada qualquer dissecção cirúrgica, e possuem um efeito estético geralmente bem aceitável. São indicados quando há necessidade de um acesso venoso confiável por um longo período de tempo para a realização de hemodiálise, plasmaférese e para a administração de drogas, hemoderivados, nutrição parenteral e quimioterapia (Fig. 25).

Como todo o procedimento é guiado por imagem em tempo real, a incidência de complicações é mínima. As principais são hematoma no sítio de punção e infecção tardia relacionada com a manutenção do catéter. Não é necessária internação hospitalar para a realização do procedi-

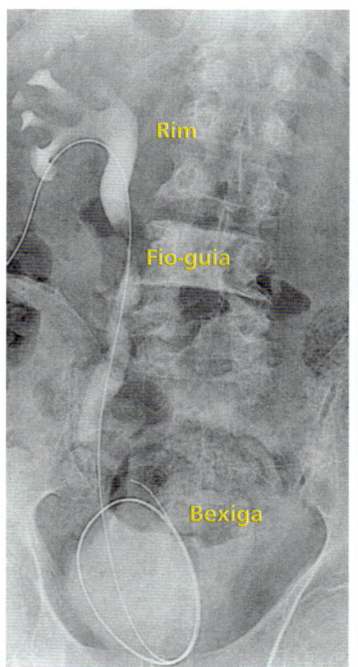

▲ **FIGURA 22.** Ilustração que demonstra as etapas do procedimento de nefrostomia que consistem na punção do sistema coletor de urina do rim, passagem do fio-guia e implante do catéter de nefrostomia.

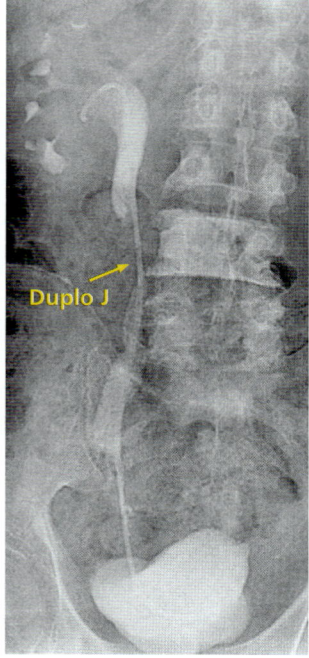

▲ **FIGURA 23.** (**A**) Ultrapassagem da área de obstrução com o uso do fio-guia. (**B**) Aspecto final após o implante bem-sucedido de um catéter duplo J no rim direito.

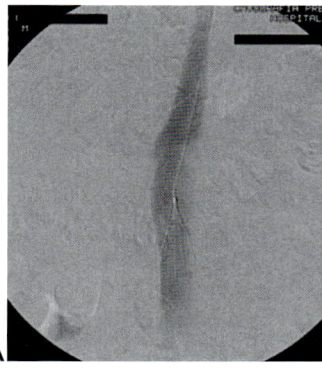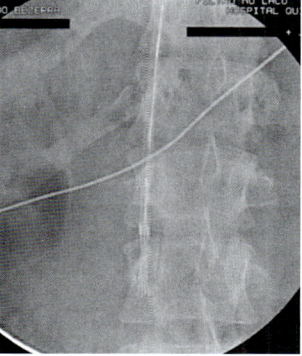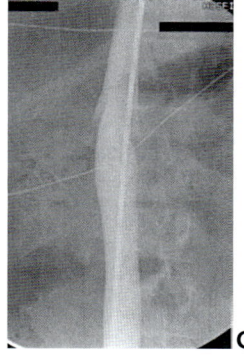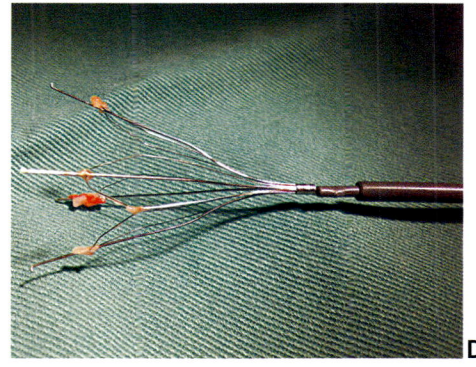

▲ **FIGURA 24. (A-C)** Paciente de 20 anos de idade, obesidade mórbida, que foi submetido a implante de filtro de cava inferior decorrente de TEP. Sessenta dias após a alta, foi retirado o filtro de veia cava por via jugular. **(D)** Filtro de veia cava inferior que foi retirado.

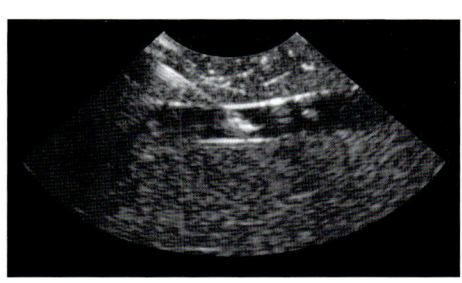

◄ **FIGURA 25.** Exemplo de punção de veia periférica guiado por ultrassonografia para implante de catéter central – PICC *Line*.

mento. Tanto o implante como a retirada do catéter são realizados de forma ambulatorial. O procedimento pode ser realizado somente com anestesia local em adultos. Em crianças geralmente optamos por realizar uma sedação e analgesia com a presença de um médico-anestesista durante o procedimento.

BIBLIOGRAFIA

Abath C, Centola C. *Normatização de procedimentos endovasculares e intervencionistas – Intervenção endovascular e visceral*. Colégio Brasileiro de Radiologia, 2005.

Abdel-Wahab M, el-Ebidy G, Gad el-Hak N et al. Fundal varices: problem and management. *Hepatogastroenterology* 1999;46:849-54.

Abulkhir A, Limongelli P, Healey AJ et al. Preoperative portal vein embolization for major liver resection. A meta-analysis. *Ann Surg* 2008 Jan.;247(1):49-57.

Aliberti C, Benea G, Tilli M et al. Chemoembolization (TACE) of unresectable intrahepatic cholangiocarcinoma with slow-release doxorubicin-eluting beads: preliminary results. *Cardiovasc Intervent Radiol* 2008;31:883-88.

Arai H, Abe T, Takagi H et al. Efficacy of balloon-occluded retrograde transvenous obliteration, percutaneous transhepatic obliteration and combined techniques for the management of gastric fundal varices. *World J Gastroenterol* 2006;12(24):3866-73.

Assaad MW et al. Diagnostic accuracy of image-guided percutaneous fine needle aspiration biopsy of the mediastinum. *Diagn Cytopathol* 2007;35 (11):705-9.

Athanasoulis CA et al. Inferior vena cava filters: review of 26-year single-center clinical experience. *Radiology* 2000;216:54-66.

Baere T, Deschamps F, Teriitheau C. Transarterial chemoembolization of liver metastases from well differentiated gastroenteropancreatic tumors with doxorribicin-eluting beads: preliminary results. *J Vasc Interv Radiol* 2008;19:855-61.

Boyer D, Haskal ZJ. American Association for the Study of liverdiseases practice guidelines: the role of transjugular intrahepatic portosystemic shunt creation in the management of portal hypertension.thomas. *J Vasc Interv Radiol* 2005;16:615-29.

Brown DB, Cardella JF, Sacks D et al. Quality improvement guidelines for transhepatic arterial chemoembolization, embolization, and chemotherapeutic infusion for hepatic malignancy. *J Vasc Interv Radiol* 2006;17:225-32.

Cardella JF et al. Quality improvement guidelines for image-guided percutaneous biopsy in adults. *J Vasc Interv Radiol* 2003;14(9 Pt 2):S227-30.

Carnevale FC. *Radiologia intervencionista e cirurgia endovascular*. São Paulo: Revinter, 2006. p. 31-44.

Castañeda-Zuniga R et al. Interventional radiology. 3rd ed. Philadelphia: Williams & Wilkins, 1997.

Decousus H et al. A clinical trial of vena caval filters in prevention of pulmonary embolism in patients with proximal deep-vein thrombosis. *N Engl J Med* 1993;338:409-15.

Garcia-Tsao G, Korzenik JR, Young L et al. Liver disease in patients with hereditary hemorrhagic telangiectasia. *N Engl J Med* 2000;343:931-36.

Garcia-Tsao G, Sanyal AJ, Grace ND et al. AASLD practice guidelines prevention and management of gastroesophageal varices and variceal hemorrhage in cirrhosis. *Hepatology* 2007;46(3).

Greenfiel LJ et al. A new intracaval filter permiting continued flow and resolution of emboli. *Surgery* 1973;73:599-606.

Haaga JR. Interventional CT: 30 years' experience. *Eur Radiol* 2005;15(Suppl 4):D116-20.

Haskal ZJ, Martin L, Cardella JF et al. Quality improvement guidelines for transjugular intrahepatic portosystemic shunts. *J Vasc Interv Radiol* 2003;14:S265-70.

Kalambokis G, Manousou P, Vibhakorn S et al. Transjugular liver biopsy – Indications, adequacy, quality of specimens, and complications – A systematic review. *J Hepatol* 2007;47:284-94.

Kalva SP, Thabet A, Wicky S. Recent advances in transarterial therapy of primary and secondary liver malignancies. *RadioGraphics* 2008;28:101-17.

Kanagawa H, Mima S, Kouyama H et al. Treatment of gastric fundal varices by balloon-occluded retrograde transvenous obliteration. *J Gastroenterol Hepatol* 1996;11:51-58.

Katoh M, Schneider C, Bücker A. Pre- and postinterventional imaging. In: Mahnken AH, Ricke J. (Eds.). CT and MR-guided interventions in radiology. Berlin: Springer-Verlag, 2009. p. 3-9.

Kaufman JA, Lee MJ. *Vascular and interventional radiology: the requisites*. St Louis: Mosby, 2004.

Kiyosue H, Mori H, Matsumoto S et al. Transcatheter obliteration of gastric varices. Part 2. Strategy and techniques based on hemodynamic features. *RadioGraphics* 2003;23:921-37.

Kiyosue H, Mori H, Matsumoto S. et al. Transcatheter obliteration of gastric varices. Part 1: anatomic classification *Radiographics* 2003;23:911-20.

Klein JS et al. Transthoracic needle biopsy with a coaxially placed 20-gauge automated cutting needle: results in 122 patients. *Radiology* 1996;198(3):715-20.

Lammer J et al. Prospective randomized study of doxorubicin-eluting-bead embolization in the treatment of hepatocellular carcinoma: results of the PRECISION V study. *Cardiovasc Intervent Radiol* 2010 Feb.;33(1):41-52.

Laurent F et al. CT-guided transthoracic needle biopsy of pulmonary nodules smaller than 20 mm: results with an automated 20-gauge coaxial cutting needle. *Clin Radiol* 2000;55(4):281-87.

Lencioni R, Crocetti L, Petruzzi P. Doxorubicin-eluting bead-enhanced radiofrequency ablation of hepatocellular carcinoma: a pilot clinical study. *J Hepatol* 2008 Aug.;49(2):217-22.

Llovet JM, Di Bisceglie AM, Bruix J. Design and endpoints of clinical trials in hepatocellular carcinoma. *J Natl Cancer Inst* 2008;100:698-711.

Madoff DC, Hicks ME, Vauthey JN. Transhepatic portal vein embolization: anatomy, indications, and technical considerations. *RadioGraphics* 2002;22:1063-76.

Marelli L, Stigliano R, Triantos C et al. Transarterial therapy for hepatocellular carcinoma: which technique is more effective? A systematic review of cohort and randomized studies. *Cardiovasc Intervent Radiol* 2007;30:6-25.

Monreal M et al. Deep venous thrombosis and the risk of pulmonary embolism. A systematic study. *Chest* 1992;102(3):677-81.

Montalto G et al. Epidemiology, risk factors, and natural history of hepatocellular carcinoma. *Ann NY Acad Sci* 2002 June;963:13-20.

Pagani JJ. Biopsy of focal hepatic lesions. Comparison of 18 and 22 gauge needles. *Radiology* 1983;147(3):673-75.

Sarin SK, Lahoti D, Sacena SP *et al.* Prevalence, classification and natural history of gastric varices: a long-term follow-up study in 568 portal hypertension patients. *Hepatology* 1992;16:1343-49.

Singh H *et al.* Quality improvement guidelines for diagnostic arteriography. *J Vasc Interv Radiol* 2003;14:S283-88.

Srivastava DN, Sharma S, Pal S *et al.* Transcatheter arterial embolization in the management of hemobilia. *Abdom Imaging* 2006 July-Aug.;31(4):439-48.

Steward MJ, MRCP, Warbey VS *et al.* Neuroendocrine tumors: role of interventional radiology in therapy. *RadioGraphics* 2008;28:1131-45.

Swischuk JL *et al.* Percutaneous transthoracic needle biopsy of the lung: review of 612 lesions. *J Vasc Interv Radiol* 1998;9(2):347-52.

Uflacker R *et al. Atlas of vascular anatomy: an angiographic approach.* Philadelphia: Lippincott Williams & Wilkins, 1997.

Uflacker R, Mourão G, D'Albuquerque LAC *et al.* Angiografia terapêutica nas doenças do fígado. In: Mattos AA, Dantas W. (Eds.). *Compêndio de hepatologia.* 2. ed. São Paulo: Fundo Editorial BIK, 2001. p. 863-79.

Uflacker R, Mourão G, D'Albuquerque LAC *et al.* Angiografia terapêutica nas doenças do fígado. In: Mattos AA, Dantas W. (Eds.). *Compêndio de hepatologia.* 2. ed. São Paulo: Fundo Editorial BYK, 2001. p. 863-79.

Uflacker R. Radiologia intervencionista. São Paulo: Sarvier, 1987.

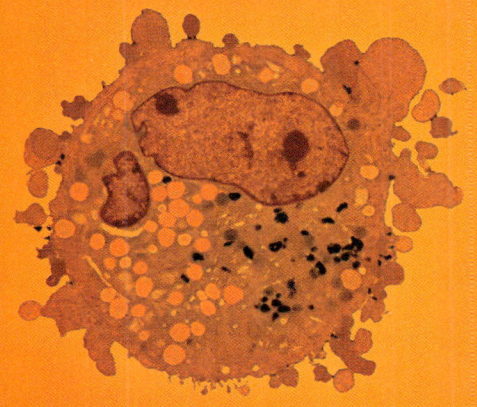

Parte III

TECIDO ÓSSEO E CONECTIVO

CAPÍTULO 36

Câncer de Pele Não Melanoma

Flávio Henrique Pereira Conte ■ Nelson Jabour Fiod ■ Daniel de Carvalho Zuza

INTRODUÇÃO

Dados recentes do Instituto Nacional de Câncer (RJ) têm demonstrado um aumento importante na incidência de Tumores Não Melanocíticos (espinocelulares e basocelulares). São os tumores de maior frequência no Brasil, atingem seu pico na 4ª década e são responsáveis por quase 90% dos tumores de pele.

O câncer de pele é o mais frequente no Brasil e corresponde a 25% de todos os tumores malignos registrados no país. Apresenta alto percentual de cura, se for detectado precocemente. Entre os tumores de pele, o tipo não melanoma é o de maior incidência, e sua taxa de mortalidade é baixa.

O câncer de pele é mais comum em pessoas com mais de 40 anos, sendo relativamente raro em crianças e negros, com exceção daqueles já portadores de doenças cutâneas anteriores. Pessoas de pele clara, sensível à ação dos raios solares, ou com doenças cutâneas prévias são as principais vítimas.

Como a pele – maior órgão do corpo humano – é heterogênea, o câncer de pele não melanoma pode apresentar tumores de diferentes linhagens. Os mais frequentes são o carcinoma basocelular, responsável por 70% dos diagnósticos, e o carcinoma epidermoide, que representa 25% dos casos. O carcinoma basocelular, apesar de mais incidente, é também o menos agressivo.

As estimativas em 2010 foram de 115.000 novos casos, com 56 e 61 novos casos por 100.000 habitantes em homens e mulheres, respectivamente. No entanto, esses dados não podem ser considerados absolutos em razão da baixa notificação e frequentemente pela falta de exames histopatológicos em algumas regiões; isso, somado à baixa agressividade, nos leva a crer que esses dados são subinformados ao registro de câncer de base populacional.

No Brasil, a região Sul é a que apresenta maior incidência, seguida pelo Nordeste, Sudeste, Centro-Oeste e Norte.

O carcinoma basocelular (CBC) corresponde a 80% de todos os cânceres de pele, mas é o câncer menos provável de se comportar de uma forma maligna e ter metástase. O CBC difere do carcinoma de células escamosas (ou espinocelulares, epidermoides, CEC), que responde por 16% dos cânceres de pele e é mais agressivo locorregionalmente.

O câncer de pele é o câncer mais comum e é também um dos mais preveníveis. Há evidência epidemiológica forte de que a radiação UV é o principal fator de risco ambiental para a indução dos cânceres de pele não melanoma e melanoma. O padrão de exposição ao sol para os diferentes tipos de câncer de pele difere com a exposição solar cumulativa, mais prejudicial para o câncer de pele não melanoma, carcinoma de células escamosas em particular, e a exposição ao sol intermitente sendo mais relevante para o melanoma.

A principal recomendação para a prevenção primária de câncer de pele é minimizar a exposição à radiação ultravioleta, tanto natural quanto artificial. As metas para a prevenção primária são as mudanças no comportamento, que levarão a uma diminuição no risco de desenvolver câncer de pele.

Os cânceres de pele são passíveis de prevenção secundária. Como esses tumores são geralmente visíveis na superfície da pele e podem ser detectados em uma fase inicial, têm cura. Isso é especialmente relevante para o melanoma, cujo diagnóstico precoce é crucial. A prevenção secundária inclui todos os programas de detecção precoce.

O *design* eficiente dos programas de prevenção de câncer de pele requer a identificação de grupos de alto risco e dos indivíduos apropriados para a participação em intervenções preventivas.

DIAGNÓSTICO

A abordagem do câncer de pele é dirigida em função do tipo histológico do tumor, seu comportamento biológico, a localização da lesão, o estado clínico do paciente (Quadro 1) e se a lesão é primária ou recidivada. Essa pode ser feita por meio de procedimentos não invasivos, como curetagem e cauterização, ou por meio de procedimentos invasivos, como excisão simples.

Exame clínico

O diagnóstico de neoplasias cutâneas é fundamentado na avaliação clínica do paciente, em uma história detalhada e, finalmente, análise histológica. Como a maioria dos tumores de pele epitelial pode já ter sido identificada pela avaliação clínica, o exame da pele corporal total é de extrema importância e deve renunciar a quaisquer procedimentos invasivos. O tipo de lesão, a forma de demarcação, a cor, a disposição e a distribuição devem ser registrados, com particular atenção aos aspectos de assimetria em relação à cor e à forma das lesões pigmentadas. Avaliações completas devem incluir as palmas das mãos e as plantas dos pés, a área genital, o couro cabeludo e os linfonodos.

Uma história detalhada permite a avaliação do risco de câncer de pele com relação à exposição a cancerígenos e às síndromes de câncer familiar ou aos fatores de risco. Ela deve incluir um registro de exposição ao sol ocupacional e de lazer, uma história de queimaduras solares, o estado geral de saúde e uma história pessoal e familiar de câncer. Nevos congênitos, nevos familiares atípicos, dano actínico e o tipo de pele Fitzpatrick devem ser documentados em cada paciente. Ao considerar todos os aspectos da história e do exame clínico, os pacientes em risco podem ser identificados de forma confiável para o rastreio regular e a prevenção.

Dermatoscopia

A dermatoscopia foi desenvolvida como uma ferramenta auxiliar para o diagnóstico não invasivo de câncer de pele e tem sido amplamente usada para o diagnóstico diferencial de lesões melanocíticas nos últimos 20 anos. Diversos termos têm sido usados como sinônimo de dermatoscopia, como microscopia epiluminescente (ELM) e microscopia de superfície da pele. A dermatoscopia permite a visualização de estruturas da pele (p. ex.: vasos sanguíneos ou pigmento), que de outra forma não seriam visíveis a olho nu.

O princípio da dermatoscopia é o uso de luz polarizada cruzada em combinação com um meio de imersão (álcool, óleo de imersão), minimizando assim o reflexo da superfície. Estruturas abaixo da superfície da epiderme, na junção dermoepidérmica e na derme superior, podem ser visualizadas e analisadas em correlação com sistemas de pontuação estabelecidos. Stolz *et al.* estabeleceram a regra do ABCD como o primeiro algoritmo de diagnóstico após a avaliação de 31 critérios dermatoscópicos usando um esquema de escore semiquantitativo: A (assimetria), B (bordas), C (cor) e D (estruturas dermatoscópicas).

Quadro 1. TNM CEC e outros carcinomas cutâneos (AJCC 7ª edição, 2010)

TUMOR PRIMÁRIO (T)	
TX	Sem acesso ao tumor primário
T0	Sem evidência do tumor primário
Tis	Carcinoma *in situ*
T1	Tumor de 2 cm ou menor na maior dimensão com menos de 2 fatores de alto risco
T2	Tumor maior que 2 cm na maior dimensão OU
	Tumor de qualquer tamanho com 2 ou mais fatores de alto risco
T3	Tumor com invasão da maxila, mandíbula, órbita, ou osso temporal
T4	Tumor com invasão óssea ou invasão perineural da base do crânio

FATORES DE ALTO RISCO (T)	
Profundidade e Invasão	> 2 mm espessura
	Clark ≥ IV
	Invasão perineural
Localização Anatômica	Sítio primário orelha
	Sítio primário lábio
Diferenciação	Pouco diferenciado ou indiferenciado

LINFONODOS (N)	
NX	Sem acesso aos linfonodos regionais
N0	Sem metástase linfonodal regional
N1	Metástases em um único linfonodo ipsolateral, 3 cm ou menor na maior dimensão
N2	Metástases em um único linfonodo ipsolateral, > 3 cm, mas < 6 cm na maior dimensão; ou em múltiplos linfonodos ipsolaterais, < 6 cm na maior dimensão; ou em linfonodos bilateral ou contralateral, < 6 cm na maior dimensão
N2a	Metástases em um único linfonodo ipsolateral, > 3 cm, mas < 6 cm na maior dimensão
N2b	Metástases em múltiplos linfonodos ipsolaterais, < 6 cm na maior dimensão
N2c	Metástases em linfonodos bilateral ou contralateral, < 6 cm na maior dimensão
N3	Metástase linfonodal maior que 6 cm na maior dimensão

METÁSTASES (M)	
M0	Sem metástases
M1	Metástases a distância

ESTÁGIO CLÍNICO			
Estágio 0	Tis	N0	M0
Estágio I	T1	N0	M0
Estágio II	T2	N0	M0
Estágio III	T3	N0	M0
	T1	N1	M0
	T2	N1	M0
	T3	N1	M0
Estágio IV	T1	N2	M0
	T2	N2	M0
	T3	N2	M0
	Qualquer T	N3	M0
	T4	Qualquer N	M0
	Qualquer T	Qualquer N	M1

Biópsia

Com punch

O *punch* é útil para fornecer informações sobre a profundidade da invasão tumoral, como, dependendo do tamanho do *punch* usado, ele pode atingir o tecido subcutâneo. Um *punch* de 3 mm é padrão, mas *punches* de 6 e 8 mm podem ser usados para a remoção de lesões maiores. Um *punch* de 2 mm é mais frequentemente usado para áreas cosmeticamente sensíveis, como a face, mas pode ser mais difícil de se processar na patologia e pode dar uma amostra inadequada para fins de diagnóstico, especialmente para as neoplasias melanocíticas.

Shave

Nesta técnica, a camada superficial da pele é biopsiada; portanto, é minimamente invasiva e geralmente não está associada a cicatrizes significativas. Ela pode ser usada no diagnóstico de câncer de pele superficial, como ceratoses actínicas, carcinoma espinocelular *in situ* e carcinomas basocelulares e espinocelulares. Uma desvantagem desta técnica é que o tumor já existente profundo ao plano do *shave* pode não ser incluído na peça, não devendo ser usado em lesões pigmentadas.

Saucerização

Em uma biópsia saucerização, uma lâmina é dobrada em forma de U para obter um maior espécime. Isso é indicado para a biópsia de lesões que atingem as partes superior e média da derme, como carcinomas epidermoides superficiais, não devendo ser usada em lesões pigmentadas.

Biópsia incisional

Biópsias incisionais são realizadas a fim de remover uma parte da lesão suspeita primária em pacientes nos quais a biópsia excisional não pode ser realizada em razão do tamanho ou da localização da lesão. Biópsias incisionais são mais comumente utilizadas para o câncer de pele não melanoma. Para lesões melanocíticas, a biópsia incisional deve ser realizada preferencialmente nas áreas com uma pigmentação mais intensa (escura) ou nos aspectos nodulares da lesão suspeita. Biópsias incisionais são seguidas por fechamento em primeira intenção com sutura ou em segunda intenção com curativo oclusivo. A incisão para a realização da biópsia incisional deve sempre ser planejada, para que a cicatriz cirúrgica da biópsia não atrapalhe uma futura intervenção cirúrgica.

Biópsia excisional

Com uma biópsia excisional, a lesão suspeita é completamente removida com uma pequena margem de tecido clinicamente normal. É o método de escolha para a remoção de lesões pigmentadas. Ao realizar uma biópsia excisional, deve-se sempre planejar a incisão, quando possível, para que a cicatriz cirúrgica da biópsia não atrapalhe uma futura intervenção cirúrgica.

ABORDAGEM GERAL DO CÂNCER DE PELE NÃO MELANOMA

A abordagem do câncer de pele é dirigida em função do tipo histológico do tumor, de seu comportamento biológico, localização da lesão, *status* clínico do paciente e se a lesão é primária ou recidivada. Essa pode ser feita através de procedimentos não invasivos, curetagem e cauterização, ou através de procedimentos invasivos com excisão simples.

Ressecção cirúrgica

A ressecção cirúrgica consiste na ressecção do tumor com margens de tecido sem doença, seguida de síntese primária por planos ou cicatrização por segunda intenção. A congelação das margens após a ressecção cirúrgica feita pelo patologista determina a adequação das margens. Essa avaliação pode determinar uma margem falso-negativa, principalmente nos tumores agressivos e infiltrativos.

Curetagem e eletrocauterização

Outros métodos de tratamento do câncer de pele são a curetagem com eletrocauterização e a crioterapia com nitrogênio líquido. A taxa de recidiva local após a curetagem e a eletrocauterização é de 8,6% nas lesões localizadas no pescoço, no tronco e nas extremidades e de 17,5 a 22% quando estiverem na face. Ainda, tem sido mostrado que os tumores que recidivam após curetagem e cauterização são frequentemente multifocais. Portanto, a curetagem com eletrocauterização é reservada para lesões pequenas (menor que 1 cm), CBC superficial ou nodular, ceratose actínica e carcinoma epidermoide *in situ* sem envolvimento folicular localizado no tronco ou nas extremidades.

Criocirurgia

A criocirurgia expõe o tumor de pele a uma temperatura destrutiva abaixo de zero. A destruição tecidual é causada por diferentes efeitos, primariamente por ação direta e subsequente por estase vascular, formação de cristais de gelo, destruição da membrana celular, alterações no pH, danos hipertônicos e choque térmico. O sucesso da criocirurgia requer temperatura de -50 a -60°C, incluindo margens profundas e laterais. Após a criocirurgia, surgem edema e hiperemia local. Uma fase exsudativa ocorre nas primeiras 24 a 72 h. A cicatrização completa ocorre na face dentro de quatro a 6 semanas e próximo de 12 a 14 semanas no tronco e nas extremidades. A criocirurgia não é considerada a abordagem padrão para o câncer de pele não melanoma recidivado ou qualquer outro tumor que não seja muito pequeno, CBC superficial ou carcinoma epidermoide superficial. A criocirurgia e a curetagem com eletrocoagulação são limitadas pela incapacidade de avaliar meticulosamente a erradicação tumoral.

Terapias tópicas

Como a incidência de câncer de pele não melanoma continua a subir, as terapias tópicas têm tido uma crescente utilização. As terapias tópicas estão sendo utilizadas como meio principal ou coadjuvante do tratamento de uma variedade de cânceres de pele não melanoma. Embora as terapias cirúrgicas continuem a ser os pilares para a remoção e o tratamento do tumor, terapias tópicas fornecem uma modalidade alternativa de tratamento para alguns pacientes com câncer de pele, assim como servem como um complemento útil para a cirurgia. Em alguns pacientes, como os de alto risco candidatos à cirurgia, elas podem ser usadas para evitar a cirurgia por completo ou minimizar a extensão da cirurgia. As terapias tópicas também podem ser úteis como uma forma de diagnóstico. Nos casos em que locais de biópsia são ambíguos, terapias tópicas podem facilitar a identificação do tumor antes da cirurgia. Pacientes transplantados que sofrem de múltiplos cânceres de pele não melanoma podem se beneficiar de terapias tópicas. Em pacientes que têm problemas com cicatrizes, em geral, terapias tópicas podem ser preferíveis a outros métodos de tratamento para cânceres de pele não melanoma.

As terapias mais comumente empregadas incluem imiquimod, 5-fluorouracil (5-FU) e o diclofenaco. Cada agente tem uma ação farmacológica diferente e pode ser usado em vários esquemas terapêuticos.

5-Fluorouracil

O 5-fluorouracil (5-FU), um análogo da pirimidina, é o mais comum quimioterápico tópico para ceratoses actínicas e para pequenos, superficiais e não invasivos cânceres de pele não melanoma. A vantagem reside na sua seletividade para as lesões pré-câncer e câncer de pele e na sua usabilidade, pois os pacientes são capazes de autotratamento em casa.

A aplicação deve continuar por 4 a 6 semanas para cânceres de pele não melanoma. Todas as lesões devem ser confirmadas com biópsia antes do início do tratamento com 5-FU. Somente o CBC pequeno e CEC *in situ* e superficial são apropriados para tratamento com 5-FU. Consultas de acompanhamento são essenciais para garantir uma resposta adequada e a resolução do tumor.

Os pacientes podem esperar uma inflamação progressiva, eritema e erosões durante o curso do tratamento. Além disso, aparições públicas e sociais são difíceis. O uso eficaz exige o cumprimento estrito, mas é recompensado com cicatrizes mínimas. Pode ser perigoso para uso em tumores invasivos e de alto risco, porque esconde focos mais profundos do tumor.

A dermatite de contato pode ocorrer com 5-FU ou seus componentes, e este é suspeito com prurido intenso. O desconforto é leve a moderado, mas pode ser diminuído com pomadas oclusivas durante o curso do tratamento. A irritação é esperada, mas erosões podem tornar-se dolorosas, necessitando de interrupção precoce. Esquemas terapêuticos que podem aumentar a eficácia do 5-FU incluem pré-tratamento com ácido retinoico tópico, curetagem e oclusão, os quais aumentam a absorção do 5-FU. O melhor papel para o 5-FU é preventivo, no tratamento de grandes regiões de ceratose actínica, para evitar a progressão a CEC, e para pacientes com síndrome do nevo basocelular, que, muitas vezes, sofrem de centenas de CBCs superficiais e pequenos.

Imiquimod

O imiquimod é um tipo de imidazoquinolone, uma classe de drogas imunoestimuladoras que mobilizam várias citocinas com propriedades antivirais e tumoricidas. Este recrutamento de citocinas ocorre por um processo altamente complexo, que envolve a resposta imune inata e adaptativa por meio de receptores de superfície celular chamados *toll-like receptors* (TLR), localizados em macrófagos, células de Langerhans (LC) e células dendríticas. A ativação do TLR também provoca uma série de efeitos secundários nos níveis moleculares e celulares que não são totalmente compreendidos.

Deve-se aplicar como terapia tópica por 3 vezes na semana durante 4 semanas. Se não houver resposta após duas semanas, a dose pode ser aumentada para uma vez ao dia, até uma reação aceitável. Após um tratamento de 4 semanas, este pode ser repetido, se as lesões forem ainda persistentes após um período de descanso de 4 semanas pós-tratamento. Se não houver resposta, mesmo após a administração diária, o tratamento deve continuar por 16 semanas. Para lesões hipertróficas, podem ser adicionados retinoides para ajudar a penetração.

Efeitos colaterais do imiquimod podem ser locais e/ou de natureza sistêmica. As reações locais incluem eritema, erosão, dor de diferentes níveis e ulceração nos casos mais graves. As discromias, ou seja, hiperpigmentação e hipopigmentação não são incomuns, embora geralmente suaves em razão das mudanças pós-inflamatórias. Retenção urinária aguda e cistos epidermoides são relatados como efeitos não imunológicos do imiquimod. Uma vez que o imiquimod é um imunoestimulante da imunidade mediada por células TH1, a exacerbação de doenças preexistentes, que são mediadas por esta via do sistema imunológico, pode ocorrer. Sintomas sistêmicos também têm sido relatados com o uso de imiquimod. Isso provavelmente ocorre quando citocinas pró-inflamatórias entram na circulação sistêmica, mas também poderia ser o resultado de uma resposta de hipersensibilidade individual a essas citocinas. Embora raros, esses sinais sistêmicos e/ou sintomas são semelhantes a uma gripe. Após a interrupção do imiquimod, esses sintomas sistêmicos geralmente diminuem rapidamente.

Diclofenaco

O diclofenaco tópico é uma droga anti-inflamatória não esteroide (AINE) usada, principalmente, para tratar as ceratoses actínicas. O principal alvo das AINEs parece ser a inibição da ciclo-oxigenase-2 (COX-2), que é abundante em diversos tumores epiteliais e catalisa a síntese de prostaglandinas. Além de ter atividades anti-inflamatórias, o diclofenaco pode inibir a proliferação das células neoplásicas através da indução de apoptose.

Deve-se aplicar como terapia tópica (semelhante ao imiquimod e 5-FU), 2 vezes por dia para qualquer parte do corpo, por 90 dias.

Numerosos relatos de dermatite de contato alérgica ao diclofenaco tópico têm sido observados. Estas erupções eczematosas ocorrem como resultado do diclofenaco em si e menos com o veículo ou conservante. A suspeita clínica é fundamental, uma vez que uma dermatite eczematosa pode simular reações locais induzidas pelo diclofenaco tópico.

Terapia fotodinâmica

A terapia fotodinâmica envolve o uso de um fotossensibilizador porfirínico, que é aplicado topicamente sobre a lesão e preferencialmente é acumulado preferencialmente pelas células displásicas. Após um período de tempo de incubação, a lesão é exposta à luz com específico comprimento de onda, gerando espécies reativas de oxigênio. Estes radicais livres de oxigênio induzem peroxidação lipídica, aumento da permeabilidade da membrana celular e consequente morte celular. Em adição, promovem uma reação inflamatória local que colabora com a destruição tumoral. Atualmente, a terapia fotodinâmica é autorizada pelo FDA apenas para o tratamento da ceratose actínica, com taxa de resposta de 81 a 100%. Alguns estudos têm sido realizados para avaliar o tratamento dos CBCs e CECs com terapia fotodinâmica, mas os resultados comparando essa modalidade com as outras são limitados.

Radioterapia

A radioterapia é uma das formas de tratamento de certos tipos de câncer de pele, mas sua efetividade é limitada pela incapacidade de confirmar as margens do tumor. Além disso, o tratamento de área excessiva ao redor do tumor pode representar riscos para os tecidos normais. O uso da radioterapia, em doses fracionadas, está indicado nos casos em que o tamanho do tumor, a localização, a extensão ou o estado de saúde do paciente opõem-se ao tratamento cirúrgico. As margens ao redor do tumor devem ser de, pelo menos, 2 cm quando forem usados elétrons. Dependendo do tipo histológico e da natureza das lesões, as margens podem ser maiores. O tratamento pode oferecer excelente controle local, mas com grandes riscos de fibrose, atrofia e efeitos cosméticos negativos. O fracionamento das doses, 2 Gy por fração, total de 60 a 66 Gy, minimiza os efeitos colaterais nos tecidos normais. O dorso das mãos, dos pés e a pele da região pré-tibial são críticas para o tratamento com radioterapia, pois requerem maiores cuidados locais e podem não cicatrizar prontamente após a radioterapia.

LESÕES PRÉ-MALIGNAS

Ceratose arsênica

O arsênio tem sido caracterizado como o contaminante tóxico número um do meio ambiente. É um carcinógeno humano, mas não um agente mutagênico potente, provavelmente atua modificando padrões de metilação do DNA. As ceratoses arsênicas evoluem por uma exposição crônica ao arsênio, por muitos anos. Elas geralmente aparecem nas palmas das mãos e plantas dos pés, mas podem ocorrer em outros lugares como nódulos duros, amarelados, com uma predisposição ao longo de locais de trauma e atrito. Elas podem se aglutinar em placas verrucosas e podem evoluir para uma displasia ou doença de Bowen.

Corno cutâneo

Um corno cutâneo é um crescimento da pele protuberante que morfologicamente se assemelha ao chifre de um animal. O diagnóstico de um corno cutâneo exige que a massa ceratótica componha a característica dominante, com altura de pelo menos metade de seu diâmetro. Esta designação não implica qualquer padrão histológico, embora a maioria dos cornos cutâneos em idosos seja ceratose actínica. Os cornos cutâneos são de tamanho variável. Cornos sobrejacentes a ceratoses seborreicas tendem a ser marrom-escuros com uma superfície gordurosa verrucosa. Cornos cutâneos podem desenvolver-se em quase qualquer parte do corpo, inclusive no pênis. Em pacientes jovens, a maioria dos cornos cutâneos é composta por verrugas filiformes.

Na biópsia cutânea do corno é muito importante incluir sua base, para ter certeza de que uma ceratose actínica não se tornou um CEC invasivo.

Ceratose térmica

Tal como acontece com displasias cutâneas induzidas por ultravioleta, após uma exposição contínua a radiação infravermelha, o que nós apreciamos como a sensação de calor, pode produzir ceratoses displásicas tardiamente, os bowenoides e, finalmente, CECs. No entanto, a tendência à degeneração maligna de cicatrizes de queimaduras, em geral, não é um fenômeno comum. Anos de aquecimento perto de um fogo ou outra fonte de calor podem ser uma causa.

É importante lembrar que outros tipos de câncer além dos CECs podem se desenvolver em cicatrizes de queimaduras. Ceratoses térmicas são histologicamente semelhantes às ceratoses actínicas, mostrando hiperceratose, paraceratose e atipia dos ceratinócitos. A elastose dérmica, ectasia vascular e um leve infiltrado linfocitário perivascular ocorrem e têm sido demonstrados em cobaias albinas também. A carcinogenicidade da luz infravermelha tem sido postulada e comprovada.

Ceratose de radiação crônica

As ceratoses de radiação crônica são displasias cutâneas induzidas por essa parte do espectro eletromagnético chamado radiação X, mas com distinta relação às lesões induzidas pela radiação ultravioleta (ceratoses solar ou actínica) ou por radiação infravermelha (ceratose térmica). Elas parecem até 20 anos ou mais após a exposição de raios X, geralmente como ceratoses discretas ou placas de hiperceratose em um fundo de danos cutâneos da radiação crônica. Além disso, os danos cutâneos crônicos devem ser vistos como um marcador para o eventual desenvolvimento de câncer de pele no local da radiação.

Ceratose crônica cicatricial

A primeira descrição da formação do carcinoma em úlceras crônicas é creditada ao cirurgião francês Jean-Nicolas Marjolin, que em 1828 descreveu a degeneração das cicatrizes em úlceras carcinomatosas, resultando no epônimo "úlcera de Marjolin" (Fig. 1). Um grande número de cicatrizes e processos inflamatórios têm sido implicados, incluindo osteomielite crônica, úlceras crônicas de membros inferiores, lúpus eritematoso discoide, acne conglobata, cisto pilonidal, ferimentos a bala e cicatrizes operatórias, cicatrizes de queimaduras, cicatrizes de vacinação contra a varíola, hidradenite supurativa, displasia ectodérmica hereditária, epidermólise bolhosa, poroceratose de vários tipos, granuloma inguinal, cromoblastomicose, candidíase oral hipertrófica, cisto da fenda branquial, pênfigo vulgar, líquen plano cutâneo e mucosa, líquen escleroatrófico etc. O trauma crônico leva a uma cadeia de eventos, que tem início em uma displasia e culmina em um CEC. No entanto, quando a invasão através da membrana basal da epiderme ocorre, pode resultar em metástases a distância.

Na cicatrização de feridas desbridadas, a metaplasia escamosa reativa infiltrativa pode simular um CEC cutâneo. A pseudo-hiperplasia é exibida por um grande número de processos inflamatórios e cicatrizes, incluindo infecções fúngicas profundas, iododerma, tularemia, tungíase, sífilis e tuberculose. Às vezes, a histologia pode simular CECs invasivos.

Xeroderma pigmentoso

O xeroderma pigmentoso (XP) é uma desordem rara caracterizada pela hipersensibilidade à luz ultravioleta, resultando em múltiplas lesões de pele pré-cânceres e cânceres em uma idade muito precoce, imitando as lesões observadas em doentes idosos excessivamente expostos ao sol. Este distúrbio hereditário é de enorme interesse, porque ele representa um modelo para o envelhecimento cutâneo e a carcinogênese. No XP, não é incomum para uma criança desenvolver múltiplas sardas e ceratoses actínicas com a idade de cinco anos, e então múltiplos CBCs, ceratoacantomas e os CECs aos 12 anos de idade. Outros tumores cutâneos, como melanomas e sarcomas potencialmente letais, incluindo o fibroxantoma atípico e angiossarcoma, podem ocorrer.

Epidermodisplasia verruciforme

A epidermodisplasia verruciforme (EV) é uma rara desordem autossômica recessiva descrita pela primeira vez por Lewandowsky e Lutz, em 1922. Esta doença, ao longo da vida, geralmente começa na infância ou no início da infância com uma erupção de verrugas planas generalizada, que pode evoluir para displasias cutâneas, doença de Bowen, ou CEC invasivo. A EV pode ser um protótipo para oncogênese viral. Ela está associada a um risco elevado de câncer de pele e resulta de uma susceptibili-

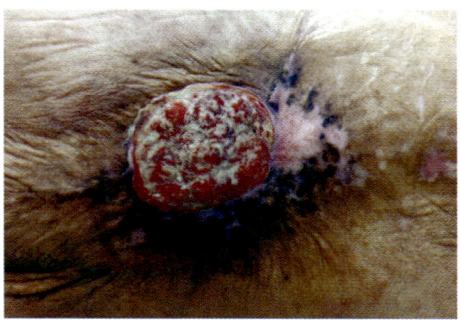

◀ **FIGURA 1.** CEC em área de cicatriz de queimadura prévia no dorso (úlcera de Marjolin).

dade geneticamente determinada anormal para um grupo específico de genótipos do papilomavírus humano (HPV), alguns com potencial oncogênico considerável, como o HPV tipo 5 (HPV5). A EV parece ser causada por mutações em dois genes adjacentes, EVER1/TMC6 e EVER2/TMC8, que codificam as proteínas transmembrana localizadas no retículo endoplasmático. A EV pode representar um defeito primário da imunidade inata, uma deficiência primária de imunidade intrínseca contra o HPV. A EV é caracterizada por uma susceptibilidade anormal a um subconjunto de genótipos de HPV considerados inofensivos para a população em geral, leva à persistência ao longo da vida de papilomas planos cutâneos e ao desenvolvimento inicial de carcinomas cutâneos, em alguns deles.

Albinismo

Um bom exemplo ilustrativo dos efeitos deletérios da radiação ultravioleta é o paciente com albinismo oculocutâneo, caracterizado por fotofobia, nistagmo e visão pobre. Esta doença genética complexa com considerável heterogeneidade clínica é dividida em quatro tipos diferentes. Existem 12 diferentes genes identificados que, quando mutantes, resultam em um tipo diferente de albinismo. Os albinos requerem uma proteção meticulosa do Sol. Tendem a ter os estigmas de dano cutâneo crônico solar, incluindo atrofia e telangiectasia. Embora o melanoma seja raro em albinos, ocorrendo em ambas as formas tirosinase-positivo e tirosinase-negativo, melanomas oculares também podem se desenvolver. Os CBCs, seguidos pelos CECs, são as neoplasias mais comuns nestes pacientes, levando alguns pacientes a mais de 100 ressecções ao longo da vida.

CARCINOMA BASOCELULAR (CBC)

Embora o CBC seja observado em pessoas de todas as raças e tipos de pele, indivíduos de pele escura raramente são afetados, e é mais frequentemente encontrado em indivíduos de pele clara (tipo 1 ou tipo 2 da pele). Aqueles com pele tipo 1 são muito claros e têm cabelos ruivo ou loiro e sardas; esses indivíduos sempre apresentam queimadura durante a exposição solar e nunca bronzeiam. Aqueles com pele tipo 2 são claros e queimam facilmente enquanto se bronzeiam minimamente. Brancos de ascendência celta têm o maior risco para o CBC. A incidência é baixa em negros, asiáticos e hispânicos.

Historicamente, os homens são afetados duas vezes mais que as mulheres. A maior incidência em homens é provavelmente devida ao aumento da exposição de lazer e ocupacional ao sol, embora essas diferenças estejam se tornando menos significativas com mudanças no estilo de vida. Para tumores envolvendo a pele periocular, a incidência de CBC é praticamente igual em homens e mulheres.

A probabilidade de desenvolvimento do CBC aumenta com a idade. Com exceção da síndrome de Gorlin-Goltz ou síndrome do nevo basocelular, o CBC é raramente encontrado em pacientes com menos de 40 anos. Cerca de 5-15% dos casos de CBC ocorrem em pacientes com idade entre 20-40 anos. Os CBCs com crescimento agressivo são mais frequentemente observados em pacientes com menos de 35 anos do que em indivíduos mais velhos. Os CBCs com crescimento agressivo incluem o CBC esclerodermiforme, infiltrativo e CBCs recidivados.

Os dados da literatura mundial indicam que a incidência do CBC é muito maior (mais de 100 vezes) em pessoas com idade entre 55-70 anos do que naquelas com 20 anos ou mais jovens. Pacientes com 50-80 anos de idade são afetados com mais frequência (média de idade, 55 anos), mas os efeitos nocivos do sol começam em idade jovem e podem não aparecer por 20-30 anos. A idade média no momento do diagnóstico é de 67 ± 2,5 anos, e a idade média é 64,4 ± 5,6 anos (faixa etária, 20-90 anos).

Etiologia

A causa exata do CBC é desconhecida, mas fatores ambientais e genéticos podem predispor os doentes à formação de CBC.

A luz solar, particularmente a exposição crônica, é a associação mais frequente com o desenvolvimento do CBC; correlaciona o risco com a quantidade e a natureza da exposição acumulada, especialmente durante a infância. A localização geográfica do paciente afeta o risco de desenvolvimento do câncer de pele. Um período de latência de 20-50 anos é típico entre o tempo de danos ultravioleta (UV) e manifestações clínicas do CBC. A exposição à radiação que contribui para o desenvolvimento do CBC pode incluir cabines de bronzeamento e terapia de luz UV. Tanto a radiação UVB quanto a UVA contribuem para a formação do CBC. A UVB é apontada como tendo um papel maior no desenvolvimento do CBC do que a UVA. A UVB e a UVC podem modificar as ligações químicas insaturadas dos ácidos desoxirribonucleicos (DNA), o que pode levar a mutações. A UVC não penetra a camada de ozônio atmosférico. O espectro de raios da UVA é absorvido pela melanina e, por meio de radicais livres, afeta o DNA celular. Esse processo pode causar ativação de oncogenes ou inativação de genes supressores de tumor, que levam à iniciação e à progressão tumoral. A pele pode reparar o dano superficial, mas o dano cumulativo subjacente permanece, incluindo danos ao DNA. O dano se agrava a cada exposição sucessiva ao sol.

Estudos recentes demonstram uma alta incidência de mutações no gene TP53 em CBC. Os pesquisadores especulam que a luz solar UV pode desempenhar um papel importante na gênese dessa mutação, ainda, a participação genética tem sido demonstrada no cromossomo 9 apenas em pacientes com síndrome familiar do nevo basocelular. Essa mutação envolve o gene (PTCH), um gene supressor de tumor. A ativação inapropriada da via de sinalização Hedgehog é encontrada em ambos os casos esporádicos e familiares de CBC. A exposição a outros tipos de radiação com raios X e raios Grenz também está associada à formação de CBC.

A ingesta de arsênio é apontada como um fator ambiental no desenvolvimento de CBC. O arsênio tem sido usado como um agente medicinal, predominantemente a solução Fowler de arsenito de potássio, que foi usada para tratar muitas doenças, incluindo asma e psoríase. Historicamente, uma fonte de água contaminada foi a fonte mais comum de ingestão de arsênico.

Um aumento modesto em casos de CBC foi observado em pacientes imunodeprimidos crônicos, como receptores de transplantes de órgãos ou células-tronco e os pacientes com AIDS. Pacientes com transplante de órgãos devem ser instruídos a limitar a exposição ao sol e serem alertados que o câncer de pele é um problema sério para eles. Na verdade, a imunossupressão e os danos do sol podem cooperar para causar o câncer de pele. A incidência de câncer de pele é 10 vezes maior em pacientes transplantados do que na população em geral; até 55-75% dos pacientes com imunossupressão desenvolverão câncer de pele em longo prazo. Os cânceres de pele podem alterar significativamente a qualidade e reduzir os receptores de transplantes de vida, alguns pacientes podem desenvolver mais de 100 tipos de câncer de pele por ano.

Alguns pacientes portadores de síndromes genéticas possuem um elevado índice de CBC. O xeroderma pigmentoso é uma doença autossômica recessiva que resulta na incapacidade de reparação dos danos causados pela UV ao DNA. As alterações pigmentares são evidenciadas no início da vida, seguidas pelo desenvolvimento de carcinoma basocelular, carcinoma espinocelular e melanoma maligno. A epidermodisplasia verruciforme é uma doença autossômica recessiva caracterizada pelo desenvolvimento do CBC e CEC a partir de verrugas (infecção pelo papilomavírus humano, HPV). A síndrome do carcinoma basocelular nevoide, um distúrbio autossômico dominante, pode resultar na formação inicial de múltiplos ceratocistos odontogênicos, calcificação palmoplantar e anomalias nas costelas. Tumores diversos, como meduloblastomas, meningioma, rabdomioma fetal e ameloblastoma, também podem ocorrer. A síndrome de Bazex-Dupre-Christol que possui como características a atrofodermia folicular (as chamadas marcas de picador de gelo, especialmente no dorso das mãos), múltiplos carcinomas basocelulares e anidrose local.

Pessoas que foram diagnosticadas com câncer de pele não melanoma têm maior risco de desenvolver outros tumores no futuro. O risco de desenvolver novo câncer de pele não melanoma é relatado para 35% em 3 anos e 50% em 5 anos após um diagnóstico inicial de câncer de pele.

O albinismo tem sido implicado em CBCs, múltiplos. A escala de Fitzpatrick de tipo de pele, que varia de muito clara (pele tipo I) a muito escura (pele tipo VI), categoriza a sensibilidade cutânea à radiação ultravioleta. Ela é baseada na tendência do indivíduo para queimar e bronzear e é um bom preditor de risco relativo entre os brancos. A prevalência de CBC aumenta em áreas de maior altitude e em áreas de baixa latitude. A incidência de CBC está aumentando, potencialmente pelas mudanças atmosféricas e pelo aumento da popularidade de banhos de sol.

Fisiopatologia

Embora a etiologia exata do CBC seja desconhecida, existe uma relação bem estabelecida entre o CBC e a unidade pilossebácea, como os tumores são mais frequentemente descobertos em áreas com pelos. Muitos acreditam que os CBCs surgem a partir de células pluripotenciais na camada basal da epiderme ou estruturas foliculares. Essas células se formam continuamente durante a vida e podem formar cabelo, glândulas sebáceas e glândulas apócrinas. Os tumores geralmente surgem a partir da epiderme e, ocasionalmente, surgem da bainha externa da raiz de um folículo piloso, especificamente a partir de células-tronco do folículo piloso que residem logo abaixo do ducto da glândula sebácea, em uma área chamada de protuberância.

Houve progressos consideráveis nos últimos anos na compreensão genética do CBC. A disfunção da via Sonic Hedgehog é o foco principal da patogênese molecular do CBC. Essa via tem sido implicada em outras neoplasias com rabdomiossarcoma e meduloblastoma. Em 30-40% dos CBCs esporádicos, a via Hedgehog é defeituosa. Embora os defeitos na via Sonic Hedgehog sejam considerados como anormalidades importantes para o desenvolvimento de CBCs, as mutações do gene p53 têm sido encontradas em 50% das lesões esporádicas também.

A radiação tem provado ser tumorigênica por dois mecanismos, o primeiro leva a uma proliferação celular prolongada, aumentando assim a probabilidade de erros de transcrição que pode levar à transformação celular; o segundo mecanismo é um dano direto durante a replicação do DNA, levando à mutação celular que pode ativar proto-oncogenes ou desativar genes supressores de tumor.

As proteínas de reparo do DNA são um grupo de proteínas que estimulam fisiologicamente a parada do ciclo celular e apoptose. A falha desse grupo de proteínas em detectar erros induzidos no DNA levam à sobrevivência das células mutantes. As proteínas de reparo do DNA foram encontradas elevadas em cânceres de pele não melanoma em comparação com a pele normal, e há também algumas evidências de desregulação desse grupo de proteínas.

Aspectos clínicos e tipos clinicopatológicos

Os CBCs ocorrem com maior frequência na face, acima de uma linha que vai das comissuras labiais aos lóbulos auriculares. Na face, afeta preferencialmente a pirâmide nasal e as regiões genianas, seguindo-se pálpebras inferiores, fronte, regiões temporais e pavilhões auriculares.

Aproximadamente 85% dos casos de CBC ocorrem na região da cabeça e do pescoço e 30% em localização nasal, a mais frequente. O CBC é menos comum no tronco e nas extremidades. Não acomete as regiões palmoplantares, sendo as mucosas atingidas apenas por contiguidade. A pele em torno do CBC tem aparência normal, sem sinais inflamatórios.

Os aspectos clínicos são bastante variados, dependendo do volume tumoral, da intensidade da reação dérmica cicatricial e da tendência expansiva em superfície ou em profundidade, basicamente acompanhando o tipo clinicopatológico (Fig. 2).

Nodular

O carcinoma de células basais nodular é o tipo mais comum de CBC e geralmente se apresenta como nódulo ou pápula com bordas peroladas, cor esbranquiçada com telangiectasias. Mais de 60% dos CBCs pertencem a este subtipo. Como tendem a crescer, com frequência apresentam ulceração central, deixando uma borda perolada elevada com telangiectasias que auxilia no diagnóstico (Fig. 3A e B).

O carcinoma basocelular pigmentado é uma variante incomum de CBC nodular que normalmente tem máculas marrom-escuras em algumas áreas ou em quase todo o tumor, por vezes tornando-se difícil diferenciá-lo de melanoma. Normalmente, algumas áreas desses tumores não retêm pigmentos, e as características clínicas do tumor podem ser observadas, ajudando assim a diferenciar clinicamente esse tumor de um melanoma maligno (Fig. 4A e B).

Outras variantes do tipo nodular como CBC cístico e fibroepitelioma de Pinkus são raras.

Infiltrativo

Esta variante do CBC apresenta-se com o tumor infiltrando a derme em finos prolongamentos entre as fibras de colágeno, fazendo com que as margens do tumor fiquem menos aparentes clinicamente.

Micronodular

Este subtipo agressivo de CBC tem distribuição típica pelo corpo. Não é propenso a ulceração, pode apresentar-se com coloração branco-amarelada quando esticado e é firme ao toque. Pode ter uma borda bem definida.

Esclerodermiforme

O CBC esclerodermiforme é uma variante incomum na qual as células tumorais induzem a proliferação de fibroblastos na derme e uma deposição de colágeno (esclerose) que clinicamente se assemelha a uma cicatriz. Essa forma é responsável por 10% das lesões. Tais lesões aparecem como planas ou levemente deprimidas, fibróticas e firmes. O tumor aparece como uma cor branca ou amarela, placa esclerótica que raramente ulcera. Este tipo de CBC é, muitas vezes, o tipo mais difícil de diagnosticar, pois tem pouca semelhança com o CBC típico nodular.

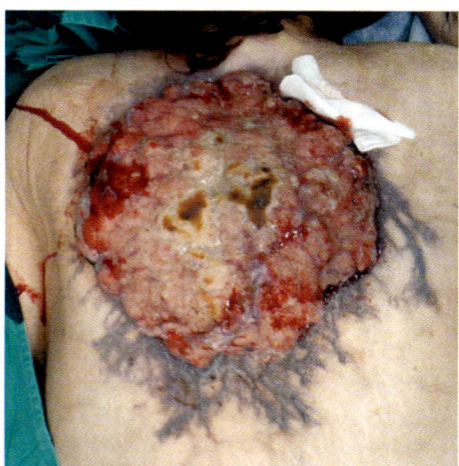

◄ **FIGURA 2.** Grande CBC no dorso.

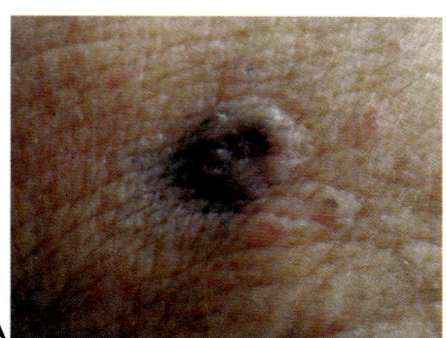
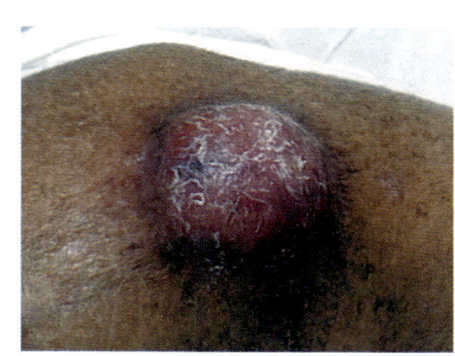

◄ **FIGURA 3.** CBC nodular: **(A)** Na região frontal. **(B)** No ombro.

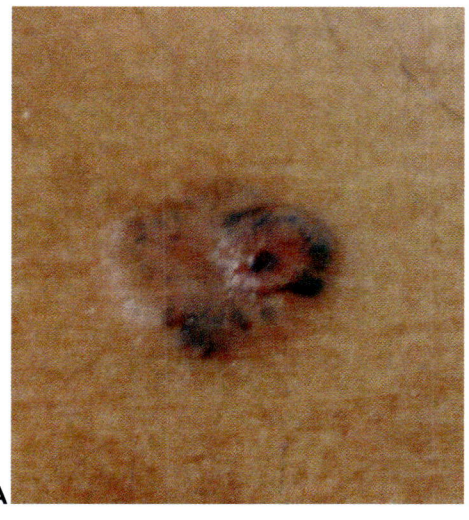
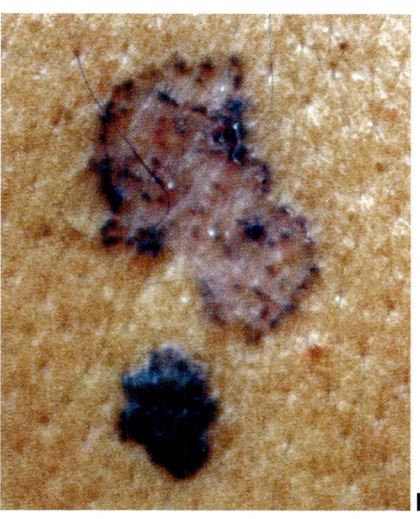

◀ **FIGURA 4.** CBC pigmentado: **(A)** Na região escapular. **(B)** No dorso.

Superficial

Os CBCs superficiais são vistos, principalmente, na parte superior do tronco ou nos ombros. Este tipo de CBC cresce lentamente, tem tendência a ser minimamente invasivo e aparece clinicamente como manchas ou placas eritematosas bem circunscritas, muitas das vezes esbranquiçadas. O tumor costuma ser multicêntrico, com áreas de pele clinicamente normais entre as áreas clinicamente comprometidas. A erosão é menos comum no CBC superficial do que no CBC nodular, embora áreas de hemorragias ou crostas possam estar presentes. As pápulas podem imitar psoríase ou eczema, e inúmeros CBCs superficiais podem indicar exposição ao arsênio (Fig. 5).

Considerações terapêuticas

Há uma série de modalidades de tratamento disponíveis para CBC. O objetivo é erradicá-lo com deficiência e deformidade mínimas. As quatro principais opções terapêuticas são a cirurgia excisional, criocirurgia, curetagem e eletrocauterização e radioterapia. Cada CBC deve ser avaliado individualmente, e a escolha da modalidade terapêutica deve ser baseada em localização, tamanho, extensão, características clínicas e histológicas e experiência médica e do paciente com a técnica terapêutica. A cirurgia micrográfica tem se tornado um importante método de excisão cirúrgica para CBCs selecionados.

Os CBCs pequenos podem ser tratados eficazmente com curetagem e eletrocauterização, a excisão simples e a criocirurgia. Em certas regiões anatômicas em pessoas idosas, a radioterapia pode ser o tratamento de escolha. Os CBCs superficiais e pequenos podem ser tratados com quimioterapia tópica, principalmente 5-fluorouracil (5FU), ou imiquimod pode ser uma opção útil. O 5FU a 5% é eficaz e bem tolerado, produzindo um bom resultado cosmético e satisfação do paciente, o mesmo pode ser dito para o imiquimod a 5%, ambos podem ser aplicados diariamente até a resolução clínica. A destruição local também pode ser completada pela terapia tópica após pequenas recidivas ou margens comprometidas.

Excisão cirúrgica, curetagem com eletrocauterização e crioterapia têm sido usadas para o tratamento de lesões circunscritas e não infiltrativas. A radioterapia é mais adequada para os pacientes idosos, particularmente os com doença extensa na orelha, em lábios inferiores ou pálpebras. A radioterapia não é indicada para os tumores recidivados e as lesões esclerodermiformes. A excisão cirúrgica oferece a vantagem de avaliação histopatológica da peça retirada, e tem sido demonstrado que a margem de 4 mm é adequada em 98% dos casos de CBCs não esclerodermiformes menores que 2 cm de diâmetro. A extensão até a gordura do subcutâneo é satisfatória. Quando a cirurgia for contraindicada, a radioterapia pode ser uma opção de tratamento. Pode ser utilizada também nas lesões com margens comprometidas e/ou em áreas que possam requerer uma reconstrução extensa.

O tratamento mais habitual em ambulatórios dermatológicos é a curetagem seguida de eletrocauterização em lesões pequenas. A crioterapia com nitrogênio líquido também é bastante utilizada ambulatorialmente, com bons resultados, porém apresenta o inconveniente de não ter exame histopatológico.

É rara a metástase de CBC; quando isso acontece, a quimioterapia sistêmica pode ser uma boa opção, assim como a radioterapia.

Prognóstico

O prognóstico para pacientes com CBC é excelente, com uma taxa de sobrevivência de 100% para os casos que não invadiram outros tecidos. No entanto, se o CBC progredir sem tratamento, pode resultar em significativa morbidade, sendo a desfiguração cosmética algo não incomum.

Embora o CBC seja uma neoplasia maligna, raramente ocorrem metástases. A incidência de metástase do CBC é estimada em menos de 0,1%. No entanto, após o tratamento, que é curativo em mais de 95% dos casos, os CBCs podem se desenvolver em novas regiões.

Os locais mais comuns de metástases são os linfonodos, os pulmões e os ossos. Normalmente, os tumores de células basais crescem de forma lenta e inexoravelmente tendem a ser localmente destrutivos. Pacientes que são diagnosticados com CBC têm uma chance 35% de desenvolver outro tumor dentro de 3 anos e 50% de chance de desenvolver outro CBC (não recorrente) no prazo de 5 anos. Portanto, exames regulares da pele são recomendados.

A taxa de recorrência (recidiva) de 5 anos é de cerca de 5%, mas isso depende do subtipo histológico e do tipo de tratamento, a taxa de recidiva é menos de 1% para o CBC primário (previamente não tratado) tratado com cirurgia micrográfica de Mohs. A maioria dos estudos mostra que a distância até a margem mais próxima à ressecção é um importante preditor de recidiva.

Adiante segue uma lista de tratamentos e suas taxas de recidivas em 5 anos para CBCs primários (previamente não tratados) conforme a literatura médica atual:

- *Excisão cirúrgica sem controle de margens:* 10,1%.
- *Radioterapia:* 8,7%.
- *Curetagem e eletrocauterização:* 7,7%.

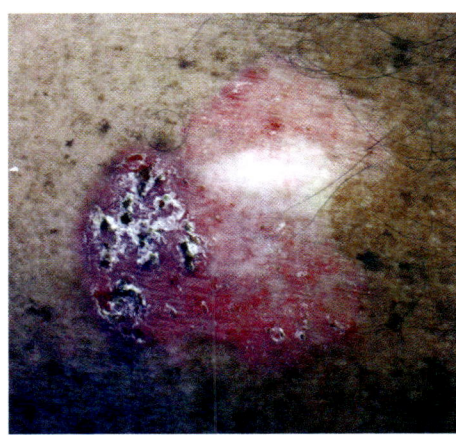

◀ **FIGURA 5.** CBC superficial em região peitoral.

- *Crioterapia:* 7,5%.
- *Todas as modalidades não Mohs:* 8,7%.
- *Cirurgia micrográfica de Mohs:* 1%.

As recidivas ocorrem geralmente entre o 4º e o 12º meses após o tratamento inicial, e o risco de desenvolvimento de uma segunda lesão em 3 anos é de cerca de 44%, que é um aumento de 10 vezes mais que o da população geral. Os tumores no nariz ou na zona T da face têm uma maior incidência de recidiva. A recidiva é mais comum no nariz e na prega nasolabial, mas esta observação pode ser secundária à falta de margens adequadas obtidas nessas áreas. Os tipos infiltrativo, micronodular e multifocal são mais propensos do que os tipos nodular a recorrerem.

Os tipos histológicos de CBCs em maior risco de recidiva incluem o esclerodermiforme, micronodular, infiltrativo e superficial (multicêntrico). Outras condições que contribuem para uma maior taxa de recidiva incluem tumores recorrentes que foram tratados anteriormente, tumores grandes (> 2 cm) e tumores infiltrando profundamente.

Seguimento

Recomenda-se de forma geral um acompanhamento inicial de 4/4 meses no primeiro ano e depois anual, sendo individualizado para cada paciente e tipo clinicopatológico do tumor. É sempre realizado um exame clínico completo; exames complementares não possuem muita valia no acompanhamento de pacientes com CBC.

CARCINOMA ESPINOCELULAR (CEC)

O carcinoma espinocelular ou epidermoide é o 2º tipo de câncer de pele mais frequente (20 a 25%). Acredita-se que a grande maioria dos CECs tem etiopatologia idêntica à do carcinoma basocelular, ou seja, a exposição crônica à radiação ultravioleta, sendo também mais acometida a população de pele clara. Esta neoplasia epitelial pode estar contida na membrana basal (*in situ*) ou ultrapassar essa barreira, quando se torna mais agressiva e com poder de metastatização maior que o carcinoma basocelular.

O carcinoma epidermoide é uma neoplasia dos ceratinócitos que demonstram características malignas, incluindo anaplasia, crescimento acelerado, invasão local e potencial metastático. Mais de 100 mil casos de CECs são diagnosticados anualmente nos EUA, tornando-a a segunda neoplasia maligna mais comum, depois do CBC. Assim como o CBC, afeta mais homens que mulheres. As pessoas com descendência celta (Europa Oriental), de pele clara, de difícil bronzeamento e que apresentam queimadura solar apresentam risco elevado de desenvolver CEC. Nas pessoas de pele escura, o CEC se desenvolve em áreas de inflamação crônica, queimaduras, cicatrizes ou escara. Os pacientes transplantados em uso de imunossupressores também apresentam risco elevado. Outro grupo com risco elevado é daqueles em uso de psoralen e UVA para o tratamento da psoríase. Os pacientes expostos ao arsênico também são de alto risco para o CEC, particularmente a doença de Bowen (DB).

Etiologia

Os fatores envolvidos na patogênese do CEC são similares aos do CBC e incluem a exposição à UV, mutações genéticas, infecções virais e imunossupressão. Alterações hereditárias associadas ao CEC incluem o xeroderma pigmentoso e o albinismo oculocutâneo. Os pacientes HIV apresentam incidência maior de CEC do que a população normal. Bastante semelhante ao CBC, as reações inflamatórias crônicas são os principais responsáveis pelo aparecimento dessas lesões.

A presença de cicatrizes traumáticas extensas na pele deve ter atenção especial, pois o aparecimento de pequenas ulcerações durante a evolução destes pacientes significa uma grande possibilidade de malignização (úlcera de Marjolin).

A exposição a fatores de risco ao câncer e a resposta do corpo a esses fatores (resposta do hospedeiro) se combinam para determinar o risco de desenvolver CEC. Esses fatores de risco incluem a exposição à radiação ultravioleta (UV); imunossupressão, uso de tabaco ou álcool, idade, predisposição familiar ou genética, estado nutricional; irritação crônica, e exposição a produtos industriais ou metais pesados, vírus ou radiações ionizantes. Esses agentes etiológicos, como determinado com base em dados demográficos e estatísticos, são de valor preditivo limitado em qualquer indivíduo.

Atualmente, o HPV é considerado um importante agente oncogênico para o CEC, principalmente pela ativação dos oncogenes humanos pelos genes E6 e E7. Uma característica peculiar nestes tumores é a presença de infecção secundária destas feridas, fator que se associa a um odor característico dessas neoplasias.

Fisiopatologia

A transformação maligna do ceratinócito epidérmico normal é a marca do CEC. Alguns casos de CEC ocorrem de novo (ou seja, na ausência de uma lesão precursora), no entanto, alguns CECs surgem por lesões pré-cancerosas induzidas pelo sol conhecidas como ceratoses actínicas (considerada atualmente com um CEC *in situ*), bem como leucoplasia, ceratose, radiação ou dermatite, cicatrizes, úlceras crônicas, ou sinusite crônica. O CEC é capaz de um crescimento localmente infiltrativo, com metástases para os linfonodos regionais e metástases a distância, na maioria das vezes para os pulmões. O CEC invasivo envolve a epiderme e invade a derme.

Um evento patogênico crítico é o desenvolvimento de resistência apoptótica através da perda funcional do TP53, um gene supressor de tumor bem estudado. Outros genes supressores de tumor encontrados e transformados no CEC incluem P16 (INK4a) e P14 (ARF). Muitas outras anomalias genéticas são creditadas à patogênese do CEC cutâneo, incluindo mutações do BCL2 e RAS. Da mesma forma, alterações nas vias de transdução de sinal intracelular, incluindo receptor fator de crescimento epidérmico (EGFR) e da ciclo-oxigenase (COX), foram demonstradas como tendo um papel no desenvolvimento do CEC cutâneo. O controle da translação é fundamental para regulação adequada do ciclo celular, indução do tecido e crescimento. O fator eucariótico de iniciação 4E (eIF4E) é importante para esses processos e pode desempenhar um papel importante no CEC. Embora tipicamente observado em pacientes idosos, o CEC pode ser visto em pacientes mais jovens com história de radioterapia ou em pacientes com vírus da imunodeficiência humana (HIV). A infecção pelo papilomavírus humano (HPV) ou a superexpressão do TP53 pode desempenhar um papel no desenvolvimento do CEC em pacientes que estão infectados com o HIV.

O comportamento biológico do CEC é determinado por inúmeros fatores. A invasão global e a profundidade são importantes na determinação do risco de recidiva. Os CECs que invadem a camada reticular da derme e o subcutâneo tendem a recidivar se não forem tratados apropriadamente. O grau de diferenciação celular é também um fator importante de recidiva. O CEC *in situ* é limitado na epiderme e carece de invasão da derme. A tendência para metástase linfonodal é variável. Os tumores surgindo nas áreas de inflamação crônica têm uma taxa de 10 a 30% de metástase linfonodal, enquanto a taxa de metástase nos pacientes em que o CEC não está relacionado a condições inflamatórias ou processos degenerativos varia de 0,05 a 16%. Esses tumores são mais prováveis de produzir metástases para os linfonodos do que metástase a distância, embora as metástases hematogênicas viscerais tenham sido encontradas em 5 a 10%.

Aspectos clínicos

Os CECs se apresentam como lesões papulares, ou máculas hiperceratótica, vermelhas, planas em áreas expostas ao sol, mas podem ocorrer em qualquer área. Pode ser difícil a distinção entre CEC, ceratose actínica hipertrófica, ceratose seborreica ou outra lesão inflamatória benigna. Uma biópsia deve ser realizada em qualquer lesão suspeita de CEC, considerando o potencial de doença invasiva. Uma biópsia do tipo *shave* é suficiente e não está relacionada com disseminação do câncer. O carcinoma verrucoso, uma variante do CEC, inclui a papilomatose florida oral, o condiloma gigante de Buschke-Lswenstein e o epitelioma *cuniculatum*.

A biópsia deve ser feita na porção atípica ou em uma não responsiva à terapia para assegurar a presença do carcinoma verrucoso. A doença de Bowen representa o CEC *in situ* com uma aparência microscópica distinta. A doença de Bowen se apresenta clinicamente como uma placa

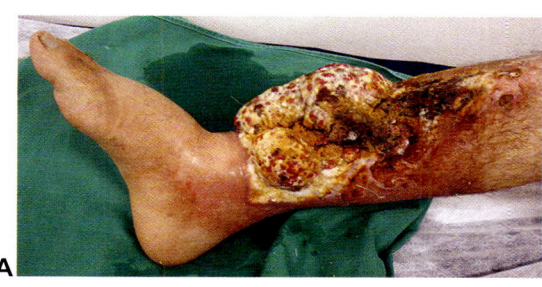 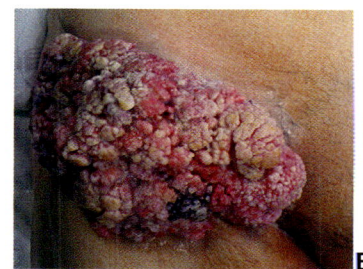

FIGURA 6. CEC invasivo: (**A**) Na perna direita com invasão óssea. (**B**) Na região inguinal direita.

eritematosa bem demarcada, de crescimento gradual, bordas irregulares, formando crostas ou escamas na superfície.

O risco da doença de Bowen se tornar invasiva é de 3%. A eritroplasia de Queyrat é a doença de Bowen que ocorre na glande peniana, geralmente em homens não circuncidados. O risco de progredir para invasão do BD genital é de 10%, superior ao da pele.

A papulose bowenoide é uma lesão verrucosa marrom-avermelhada e está associada à infecção pelo HPV16 e HPV18 e geralmente envolve a genitália, mas pode ocorrer em qualquer lugar.

A graduação do CEC foi proposta relacionando-se com o percentual de células diferenciadas: Grau I com mais de 75% de células bem diferenciadas, Grau II com células bem diferenciadas entre 50 e 75%, Grau III com células bem diferenciadas entre 25 e 50% e Grau IV com menos de 25% de células bem diferenciadas. O prognóstico piora com o decréscimo no percentual de células bem diferenciadas (Fig. 6A e B).

Risco de metástases e recidivas

Nas lesões maiores que 2 cm, o risco de recidiva dobra de 7,4 para 15,2%. Em adição, as lesões com menos de 4 mm de profundidade possuem baixo risco de metástase (6,7%) quando comparadas com tumores com invasão maior que 4 mm (45,7%).

Os CECs recidivados apresentaram uma taxa global de metástase de 30%, com taxa elevada de metástase no contexto da pele (25%), nos lábios (31,5%) e na orelha (45%).

O tratamento da metástase linfonodal pode envolver a cirurgia ou radioterapia ou ambos. O tratamento das metástases pode envolver quimioterapia sistêmica ou modificadores da resposta imunológica. A eficácia desses métodos ainda não está estabelecida. O prognóstico em longo prazo, contudo, para doença metastática é extremamente ruim. A taxa de sobrevida em 10 anos é menor que 20% nos pacientes com metástase linfonodal e menor que 10% nos pacientes com metástase a distância.

CEC *in situ*

Ceratose actínica

A ceratose actínica (CA) compreende hiperceratoses, lesões ásperas que ocorrem em áreas de pele danificada cronicamente pelo sol. Elas têm sido referidas como lesões pré-neoplásicas, mas foram recentemente redefinidas como carcinoma *in situ* da pele. Como os hábitos de lazer dos últimos tempos têm incentivado grandes quantidades de exposição solar, a CA está sendo cada vez mais identificada em pessoas mais jovens. Os locais em que mais comumente as CAs aparecem são a face (especialmente a região frontal) e o dorso das mãos. As CAs podem crescer gradualmente e formar placas, que podem ser da cor da pele, ligeiramente eritematosas, ou às vezes marrom ou amarelo-acinzentada.

O desenvolvimento da CA é um exemplo de vários estágios da carcinogênese resultante de uma complexa sequência de eventos iniciada pela exposição à luz ultravioleta (UV), ocorrendo o dano inicial no DNA.

Doença de Bowen

A doença de Bowen (DB) é definida como um carcinoma de células escamosas intraepidérmicas (*in situ*) da pele e foi descrito inicialmente em 1912 por John T. Bowen. Em contraste com a CA, a doença de Bowen mostra diferentes achados clínicos e histopatológicos. Sem tratamento, a DB persiste e pode progredir para carcinoma invasivo de células escamosas (carcinoma de Bowen). Os fatores de risco conhecidos incluem a exposição UV, arsênio, imunossupressão, idade avançada (> 60 anos) e radiação ionizante. O papilomavírus humano 16 foi detectado em até 30% das lesões anogenitais de DB. O risco de progressão para carcinoma invasivo de células escamosas é de cerca de 3-4%, mas aumenta para 10% em lesões genitais e perianais. A associação do DB com malignidades internas tem sido relatada em análises retrospectivas, mas estudos mais amplos e uma metanálise da literatura não confirmam esses achados.

Clinicamente a DB representa um crescimento lento, placas eritematosas bem demarcadas com uma borda ondulada. Escamas superficiais ou crostas, ulceração e pigmentação podem ocorrer. Em contraste com as CAs, a doença de Bowen se manifesta como lesão solitária na maioria dos casos.

Considerações terapêuticas

Muitos dos tratamentos para o CBC podem ser aplicados no CEC. A escolha do tratamento deve ser feita com base no tamanho da lesão, no grau de diferenciação, na profundidade de invasão, localização e na história de tratamento prévio.

Existem três tipos de abordagem terapêutica que devem ser aplicados ao CEC:

1. Curetagem com eletrocauterização ou criocirurgia.
2. Excisão cirúrgica.
3. Radioterapia.

A curetagem e a eletrocauterização podem ser usadas para lesões pequenas menores que 1 cm de diâmetro, bem diferenciadas, primárias e lesões *in situ*. O CEC *in situ* pode ser tratado com crioterapia. Como no CBC, dois ciclos com temperatura de -50° são requisitados para destruição do tumor. Uma margem de pele normal deve ser envolvida para erradicação de doença subclínica.

O tratamento com imiquimod tem apresentado bons resultados, mas atualmente não é aprovado pelo FDA para o tratamento do CEC *in situ*. A indicação da radioterapia é similar a do CBC.

As lesões menores que 2 cm podem ser tratadas com margens de 4 mm, e as lesões maiores podem ser tratadas com margens de 6 mm. A excisão cirúrgica é o tratamento de escolha para o carcinoma verrucoso.

A linfadenectomia tem sua indicação com a comprovação histopatológica dessas metástases (por PAAF ou biópsia nodal), uma vez que a associação frequente de infecção nessas feridas podem levar a erro no diagnóstico clínico, como hiperplasia reativa linfonodal, que clinicamente simularia um linfonodo metastático. Muitas vezes a abordagem terapêutica deve ser multidisciplinar e associada à radioterapia complementar nos casos em que é difícil se obter margens adequadas.

Prognóstico

Os resultados de pacientes CECs cutâneos seguem um padrão previsível. Em geral, a maioria dos pacientes com tumores em estágio inicial possui um bom prognóstico (taxa de sobrevida global de 5 anos > 90%) quando os tumores são tratados adequadamente. A maioria dos pacientes apresenta tumores em estágio inicial, e o prognóstico é favorável para lesões completamente ressecadas. Diversas taxas de mortalidade têm sido relatadas, com alguns índices tão elevados quanto 4-8%. Ao se aderir a uma política de excisão completa de todas as lesões, a taxa de recidiva deve ser de 10% ou menos. O resultado de pacientes com estágio avançado de CEC cutâneo é consideravelmente pior. Para pacientes com metástases linfonodais, a sobrevida em 5 anos é ainda menor, estimada em 25-45%. A maioria das grandes séries na literatura tem relatado um risco de metástases a distância ou nodal de tumores primários de 2-6%.

Seguimento

O CEC invasivo pode ser uma lesão com potencial letal. Recomenda-se de forma geral um seguimento inicial de trimestral no primeiro ano, semestral no segundo ano e depois anual, sendo individualizado para cada paciente e estágio clínico da doença. É sempre sendo realizado um exame clínico completo com palpação das cadeias linfonodais; exames complementares laboratoriais não possuem muita valia no seguimento, e exames de imagem devem ser considerados em paciente com estágio avançado (Ec > I).

TUMORES MALIGNOS DOS ANEXOS CUTÂNEOS

Os cânceres de pele anexiais são raros e podem ser divididos por sua origem em glândulas écrinas, apócrinas e as neoplasias pilossebáceas. As características histológicas, a histogênese e a classificação dos carcinomas da glândula sudorípara permanecem controversas. Os tumores malignos da glândula sudorípara comumente se assemelham a metástases cutâneas da mama e de outros locais. Às vezes, há uma falta de correlação entre a histologia e o comportamento biológico.

Cânceres das glândulas écrinas

O poroma écrino maligno (porocarcinoma écrino) foi descrito pela primeira vez por Pinkus e Mehregan, em 1963, como carcinoma écrino epidermotrópico por causa de sua capacidade de "parasitar a epiderme", produzindo um padrão histológico como visto na doença de Paget. Origina-se da porção intraepidérmica ductal das glândulas écrinas. É um tumor raro que acomete principalmente pessoas idosas. É o câncer mais comum das glândulas écrinas e pode ser evidente como um nódulo solitário, às vezes ulcerado, ou uma placa nas extremidades ou no tronco e possui potencial de metástase. Pode se assemelhar a um corno cutâneo. Também pode ser evidente na pálpebra, ou se desenvolver dentro de um nevo sebáceo.

O carcinoma ductal écrino escamoso deve ser considerado no diagnóstico diferencial do CEC e outras neoplasias cutâneas anexiais, mostrando característica escamosa e de diferenciação ductal. O hidradenoma de células claras tem características histopatológicas semelhantes as dos porocarcinomas écrinos e do espiroadenoma écrino maligno. O comportamento biológico do tumor é agressivo, com recidivas locais em mais de 50% dos casos tratados cirurgicamente.

A síndrome de Brooke-Spiegler é uma doença autossômica dominante e caracterizada por cilindromas, tricoepiteliomas e, ocasionalmente, espiroadenomas. A degeneração maligna do cilindroma de glândulas écrinas ("tumor turbante") é rara. O carcinoma anexial microcístico (também conhecido como carcinoma écrino siringomatoso, siringoma maligno e carcinoma esclerosante dos ductos sudoríparos) tende a aparecer como um nódulo de crescimento lento inespecífico ou uma placa infiltrada na face, no couro cabeludo, no tronco ou nas extremidades. O carcinoma mucinoso écrino (carcinoma mucinoso primário da pele) geralmente ocorre como um nódulo indolor de crescimento lento na cabeça e no pescoço de homens de meia-idade, embora possa aparecer em qualquer parte do corpo e em crianças ou adultos. Esta neoplasia raramente produz metástases e deve ser distinguida do carcinoma mucinoso metastático mais comum da mama e outros locais, bem como de carcinoma das glândulas salivares e carcinoma adenoide cístico primário da pele. Este último é, geralmente, um nódulo indolente localmente agressivo, que pode apresentar metástases em linfonodos regionais. Tem um elevado potencial de recidiva após excisão local. Outros tumores raros das glândulas écrinas incluem o carcinoma de células claras écrinas, também conhecido como hidradenocarcinoma nodular, que pode ser localmente recorrente e tender a metástase. O espiroadenoma é uma neoplasia anexial benigna da pele que geralmente aparece como um nódulo solitário em qualquer área do corpo. A transformação maligna de um espirodenoma écrino benigno foi primeiramente descrita por Maria Dabska, em 1972. A maioria dos casos tem origem em um nódulo cutâneo de longa evolução. Estes tumores podem ser agressivos, alguns levaram à morte do paciente.

O adenocarcinoma papilar digital é uma neoplasia rara e de origem das glândulas sudoríparas écrinas que, normalmente, é evidente como uma massa em um dedo da mão, um dedo do pé, ou a pele adjacente. Menos de 100 casos foram relatados. Os tumores são localmente agressivos, com uma taxa de recidiva de 50% local, e 14% deles tiveram metástase.

Cânceres das glândulas apócrinas

Os adenocarcinomas das glândulas apócrinas, com exceção do câncer de mama e doença de Paget, são raros. Eles geralmente ocorrem onde estão localizadas as glândulas apócrinas, mais comumente nas axilas, vulva e bolsa escrotal. Eles se desenvolvem lentamente em pessoas idosas como tumores avermelhados ou violáceos. O adenocarcinoma apócrino da região ocular tem o potencial para comportamento biológico agressivo, incluindo metástases a distância. O ceruminoma e adenocarcinoma das glândulas de Moll da pálpebra são cânceres de glândulas apócrinas especializadas de regiões anatômicas específicas, o ceruminal está confinado à pele da parte cartilaginosa do conduto auditivo externo. Esse tipo de câncer varia de histologia e no potencial de malignidade. O ceruminoma começa como um pequeno nódulo no canal auditivo externo. Quando as metástases ocorrem, os linfonodos regionais são os primeiros envolvidos, apesar de relatos de metástases a distância para pulmão e osso. Deve-se considerar a possibilidade de que um aparente adenocarcinoma apócrino da pele possa realmente ser um adenocarcinoma metastático apócrino da mama, ou do tecido mamário ectópico ou residual. O carcinoma cribiforme cutâneo primário é um tumor raro, ocorre em pessoas de meia-idade e é frequentemente localizado nos membros.

O adenocarcinoma apócrino pode surgir a partir de um hidrocistoma apócrino benigno ou de um nevo sebáceo. As características que favorecem o diagnóstico de um adenocarcinoma apócrino primário incluem a presença de glândulas neoplásicas relativamente maduras altas na derme e uma zona de transição com as glândulas apócrinas normais. A distinção entre adenomas apócrinos e adenocarcinoma apócrino às vezes pode ser difícil. Raramente, o adenocarcinoma invasivo apócrino pode surgir em um adenoma apócrino benigno. Alguns carcinomas mucinosos da pele podem ter diferenciação do tipo apócrina.

Cânceres das glândulas sebáceas

O carcinoma sebáceo é um tumor incomum, maligno, agressivo, derivado do epitélio de glândulas sebáceas. Pode surgir na região ocular e extraocular e, muitas vezes, é evidente como um nódulo ulcerado ou intacto cístico medindo até 8 cm de diâmetro. Um número significativo de carcinomas sebáceos extraoculares tem sido associado a metástases e uma alta taxa de mortalidade. Os carcinomas sebáceos da pele verdadeira necessitam ser diferenciados de carcinomas basocelulares (CBC), com diferenciação sebácea parcial, epiteliomas sebáceos, CECs envolvendo os folículos pilosos (produzindo massas escamosas malignas com diferenciação sebácea) e metástases cutâneas de tumores de glândula salivar. O carcinoma sebáceo verdadeiro da pele é raro. Seu potencial de malignidade é variável. Em um estudo de 2006 da República da China, o tumor maligno mais comum da pálpebra foi o CBC (65,1%), seguido pelo CEC (12,6%) e o carcinoma de células sebáceas (7,9%). Ele tende a aparecer como nódulo solitário inespecífico de crescimento lento ou rápido, rosa, evoluindo para um nódulo vermelho ou amarelo, mais comumente na pálpebra superior ou em outro lugar na face. O carcinoma sebáceo é conhecido por se mascarar clinicamente e histologicamente como uma variedade de condições perioculares, resultando em um diagnóstico tardio. O diagnóstico histopatológico pode ser um desafio quando este tumor tem um padrão de disseminação intraepitelial bowenoide. O diagnóstico clínico inicial inclui blefarite, blefaroconjuntivite, e conjuntivite. Muitos são erroneamente diagnosticados como doença de Bowen na biópsia inicial. O carcinoma sebáceo deve ser sempre considerado no diagnóstico diferencial histológico de qualquer lesão da pálpebra que se assemelhe à doença de Bowen, particularmente se a pálpebra superior estiver envolvida. As pálpebras têm glândulas sebáceas abundantes, incluindo as glândulas de Meibomius nas placas do tarso e glândulas de Zeis na margem da pálpebra, carúncula e sobrancelha. O tipo mais comum de carcinoma sebáceo se origina nas glândulas de Meibomius. Deve-se ter certeza de que um carcinoma sebáceo extraocular aparente não seja realmente uma metástase de um carcinoma da pálpebra ou câncer da glândula parótida.

O carcinoma da glândula sebácea extraocular verdadeiro também pode ocorrer como parte da síndrome de Muir-Torre, em associação com outras neoplasias sebáceas (principalmente adenomas sebáceos, mas também as CBCs com diferenciação sebácea).

Carcinomas do pelo

O pilomatrix carcinoma (ou pilomatricoma maligno) é uma malignidade rara que tende a ser localmente agressivo, podendo levar a doença metastática a distância. A maioria dos pilomatrix carcinomas ocorre na cabeça e no pescoço de idosos, com uma predileção para o sexo masculino. Recentemente, um tumor foi descrito decorrente do estroma de um tricoblastoma, rotulado como um sarcoma tricoblástico. O pilomatrix carcinoma é muitas vezes clinicamente diagnosticado como um cisto sebáceo. A ampla ressecção cirúrgica é o tratamento recomendado para reduzir o risco de recidiva local em 50%. O pilomatricoma maligno tem um alto risco de metástases para ossos, pulmões e gânglios linfáticos.

OUTROS CÂNCERES DE PELE NÃO MELANOMA

Ceratoacantoma

O ceratoacantoma é uma neoplasia comum e geralmente demonstra um crescimento rápido e um padrão histológico, muitas vezes, semelhante ao de um carcinoma de células escamosas comum. O ceratoacantoma aparece com mais frequência em regiões expostas ao sol de pessoas de meia-idade ou mais velhos. O crescimento e alargamento podem sugerir uma variante altamente maligna de CEC, o CEC de novo. O ceratoacantoma pode ser considerado uma doença maligna que só raramente evolui para um CEC invasivo. Frequentemente rotulado como um tumor pseudomaligno, o ceratoacantoma pode ser mais bem classificado com um termo alternativo de pseudobenignidade, o ceratocarcinoma. No entanto, seu *status* original, por vezes, resulta em enigmas terapêuticos. Na verdade, as características clínicas e histológicas que partilham com o tipo agressivo de CEC podem ser uma preocupação; o único teste verdadeiro de distinção é a resolução espontânea, que às vezes leva a um grau de ansiedade provocada por meses de espera e uma cicatriz atrófica cosmeticamente inaceitável.

Tumor de Merkel

Friedrich Sigmund Merkel, um histopatologista alemão, descreveu pela primeira vez as células de Merkel em 1875. O carcinoma de células de Merkel (CCM) é o epônimo para o carcinoma neuroendócrino cutâneo primário, uma neoplasia cutânea com citoplasma, com núcleo denso, grânulos neuroendócrinos e filamentos de queratina. O carcinoma de células de Merkel é uma neoplasia cutânea incomum e agressiva, que carece de características clínicas distintas. Mais da metade dos carcinomas de células de Merkel ocorrem na cabeça e no pescoço de pessoas idosas e em áreas de pele com danos actínicos. O local mais comum de ocorrência é a região periorbital. O carcinoma de células de Merkel tem uma propensão a recidivas e pode causar metástases locais e distantes. As metástases a distância indicam uma condição que é quase sempre fatal.

A histogênese do carcinoma de células de Merkel é controversa. As células de origem possíveis incluem a célula epidérmica de Merkel, um equivalente de células de Merkel epidérmica, uma célula derivada da crista neural do sistema de captação do precursor de amina e descarboxilação (APUD) e uma célula-tronco da epiderme residual.

O diagnóstico é fundamental em uma combinação de microscopia de luz, microscopia eletrônica e imuno-histoquímica. O tratamento atual consiste em ampla excisão local com irradiação adjuvante. Esvaziamento regional é utilizado para linfonodos clinicamente positivos, e a quimioterapia é utilizada para a doença avançada.

Para se ter um prognóstico melhor para os pacientes com CCM é necessário diagnóstico precoce e maior compreensão dos papéis da linfadenectomia, radioterapia e quimioterapia (Quadro 2).

O CCM aparece geralmente como uma tumoração indolor sobre ou logo abaixo da superfície da pele. O diagnóstico clínico apropriado é muitas vezes adiado pela falta de sintomas. O tumor pode assumir uma aparência eritematosa ou violácea. A presença de sangramento e ulceração superficial é achado tardio sugestivo de doença avançada. As metástases em linfonodos regionais são comuns, mesmo com tumores menores que 2 cm.

Vários esquemas quimioterápicos têm sido utilizados, mas nenhum foi comprovado como obtendo uma melhora da sobrevida; o papel da quimioterapia no tratamento de carcinoma de células de Merkel permanece obscuro. O carcinoma de células de Merkel é quimiossensível, mas só raramente é curável com quimioterapia, apenas em pacientes com metástases ou tumores localmente avançados. Além disso, uma alta incidência de morte ocorre pela alta toxicidade da quimioterapia.

O papel da radioterapia (RT) no tratamento do carcinoma de células de Merkel continua a ser controverso. A RT pode ajudar a controlar lesões primárias irressecáveis ou metastáticas e pode também ser útil para o controle local, quando administrada no pós-operatório (adjuvante) para o local principal e na bacia regional de drenagem linfática. A RT adjuvante supostamente reduz a taxa de recidiva local e regional, mas não pode levar à melhora da sobrevida global.

A excisão local ampla (p. ex.: com margens de 3 cm) geralmente é indicada se clinicamente viável. Alguns têm recomendado a cirurgia micrográfica de Mohs por seu efeito poupador de tecido e melhor controle da doença local; no entanto, os nichos de tumor podem ser histologicamente não contíguos, tornando esta modalidade menos eficaz nestes casos.

A linfadenectomia seletiva (biópsia do linfonodo sentinela) tem sido relatada na literatura médica em pequenas séries de pacientes com carcinoma de células de Merkel, mas nenhum efeito sobre a sobrevida está claro. A linfadenectomia radical profilática, combinada com ampla excisão local e radioterapia adjuvante supostamente pode melhorar a sobrevida.

Quadro 2. TNM CCM (AJCC 7ª edição, 2010)

TUMOR PRIMÁRIO (T)	
TX	Sem acesso ao tumor primário
T0	Sem evidência do tumor primário
Tis	Carcinoma *in situ*
T1	Tumor 2 cm ou menor na maior dimensão com menos de 2 fatores de alto risco
T2	Tumor maior que 2 cm, mas menor que 5 cm na maior dimensão
T3	Tumor maior que 5 cm
T4	Tumor com invasão óssea, em músculos, fáscia ou cartilagem
LINFONODOS (N)	
NX	Sem acesso aos linfonodos regionais
N0	Sem metástase linfonodal regional
N1	Metástases em linfonodos regionais
N1a	Micrometástase
N1b	Macrometástase
N2	Metástases em trânsito
METÁSTASES (M)	
M0	Sem metástases
M1	Metástases a distância
M1a	Metástase para pele, subcutâneo ou linfonodos distantes
M1b	Metástase para pulmão
M1c	Metástase para outros órgãos

ESTÁGIO CLÍNICO			
Estágio 0	Tis	N0	M0
Estágio IA	T1	pN0	M0
Estágio IB	T1	cN0	M0
Estágio IIA	T2/T3	pN0	M0
Estágio IIB	T2/T3	cN0	M0
Estágio IIC	T4	N0	M0
Estágio IIIA	Qualquer T	N1a	M0
Estágio IIIB	Qualquer T	N1b/N2	M0
Estágio IV	Qualquer T	Qualquer N	M1

Doença de Paget extramamária

A doença de Paget extramamária (DPEM) é um adenocarcinoma cutâneo raro que ocorre na pele com glândulas apócrinas. Os caucasianos entre a 5ª e 8ª décadas são mais frequentemente afetados, com predomínio do sexo feminino. A vulva é o local mais comum de envolvimento, embora a pele perineal, perianal, escrotal e pênis também possam ser afetados. A DPEM tem sido frequentemente relatada em associação com o adenocarcinoma do cólon e, ocasionalmente, pode ser devida à extensão direta de um adenocarcinoma do trato gastrointestinal. A DPEM ectópica em áreas desprovidas de glândulas apócrinas ocorre, mas é rara.

A aparência clínica da DPEM é de uma placa bem definida, úmida, vermelha ou branca, com erosão, que pode ser acompanhada por prurido e desconforto. A apresentação clínica inespecífica pode levar a diagnósticos equivocados, como as lesões crônicas imitando intertrigo por *Candida*; dermatite de contato, irritante ou seborreica; *tinea cruris*; psoríase inversa e doença de Bowen. A célula precursora é de origem desconhecida, no entanto pode corresponder a uma célula indiferenciada pluripotente da epiderme ou de seus anexos. A forma secundária de DPEM está associada a disseminação de células malignas epidermotrópicos de uma neoplasia subjacente em uma glândula cutânea anexial ou um órgão interno local com epitélio contíguo.

Dada a associação de malignidade subjacente, o diagnóstico de DPEM deve desencadear um estadiamento que é dirigido por localidade das lesões de pele. Além do exame da pele e palpação completa de todos os gânglios linfáticos, os seguintes exames físicos e complementares têm indicação como: toque retal, retossigmoidoscopia, cistoscopia, exame pélvico com o teste de Papanicolaou, colposcopia e exame de mama, além de exames complementares de imagem. Pacientes com evidência clínica de envolvimento nodal podem-se beneficiar da linfadenectomia regional terapêutica, no entanto, não há evidências de que a linfadenectomia eletiva, na ausência de nódulos palpáveis, melhore a sobrevida.

Quando possível, o tratamento de escolha para a DPEM é a excisão cirúrgica. No entanto, a DPEM representa um desafio cirúrgico em razão do seu tamanho frequentemente extenso e das altas taxas de recidiva local atribuída às margens irregulares, à multicentricidade e à propensão a extensão microscópica. Alguns estudos têm apoiado o uso de mapeamento do tumor peroperatório. Tal mapeamento pode ser alcançado com a aplicação tópica de 5-FU para ajudar a delinear a extensão da doença seguido por biópsias na periferia. A terapia tópica também tem sido usada para reduzir o tamanho do tumor antes da cirurgia e no tratamento de tumor residual após quimiorradioterapia. Outras modalidades de tratamento para a DPEM têm sido descritas, como a excisão a *laser*, porém associadas a alta taxa de recidiva. A radioterapia tem sido indicada em pacientes inaptos para a cirurgia, como neoadjuvante, e em pacientes que desejam preservar a integridade funcional e estrutural da vulva, ou como adjuvante à cirurgia em pacientes com adenocarcinoma subjacente, em que há um alto risco de recidiva com a cirurgia apenas. A quimioterapia sistêmica (p. ex.: docetaxel, 5-FU, vincristina, mitomicina-C, carboplatina, etoposide) tem sido usada quando a cirurgia e a radioterapia são contraindicadas ou a fim de reduzir o volume do tumor antes da cirurgia e tentar evitar a ressecção extensa vulvar e enxerto de pele. A quimioterapia tópica é outra modalidade de tratamento que tem sido explorada para o tratamento, o 5-fluorouracil (5-FU), bleomicina e, mais recentemente, imiquimod têm sido empregadas. O acompanhamento deve ser de longo prazo para excluir recidiva local e desenvolvimento de malignidade associada. As recomendações específicas para a DPEM perianal incluem exame anual completo e retossigmoidoscopia, biópsia de qualquer lesão nova e colonoscopia repetida a cada 2-3 anos. A DPEM vulvar deve ser seguida com a inspeção regular da vulva, citologia oncótica do colo uterino, biópsia com *punch* de novas lesões e ultrassonografia pélvica regular e histeroscopia.

Linfoma cutâneo

Há quase 200 anos, Alibert descreveu um grupo de doenças, ao qual ele se referiu como micose fungoide. Quando ficou claro que a maioria desses distúrbios era referente a proliferações de linfócitos T, especialmente dos linfócitos T-helper, ou de linfócitos B, os termos linfoma cutâneo de células T (LCCT) e linfoma cutâneo de células B (LCCB), respectivamente, foram criados. Linfomas cutâneos (LCs) são infiltrados linfoproliferativos "ilegítimos" da pele de qualquer linhagem de linfócitos T, B ou indefinido que ocorrem principalmente e permanecem confinados à pele sem manifestação extracutânea detectável por, pelo menos, 6 meses. A pele fornece um microambiente único estrutural e humoral para os quais as células T e B podem migrar; é razoável que os LCs sejam diferentes de linfomas nodais em termos de comportamento biológico, padrão de disseminação, prognóstico e estratégias de tratamento. No entanto, a classificação dos LCs tem de ser de acordo com a classificação dos linfomas nodais, sem negligenciar as peculiaridades distintas da pele como um órgão especial.

Esses linfomas se manifestam em apresentações clínicas heterogêneas, incluindo uma placa eczematosa sutil até nódulos mais observáveis ulcerados e tumores. Há também uma variação acentuada em morbidade e mortalidade, variando de pouco ou nenhum efeito sobre a vida a uma progressão rápida devastadoramente à morte. Inúmeras opções terapêuticas se tornaram disponíveis nas últimas décadas, incluindo fotoferese extracorpórea, anticorpos monoclonais e inibidores de histona, e a escolha do tratamento geralmente é baseada no estadiamento clínico e diagnóstico histológico. Infelizmente, muitos dos linfomas cutâneos mais agressivos acabarão por levar à morte apesar da intervenção terapêutica.

O assunto linfomas cutâneos é bastante extenso, sendo necessário um livro inteiro para detalhar as peculiaridades da história, diagnóstico, tratamento, prognóstico e seguimento dessa doença.

Sarcomas cutâneos

Os sarcomas de pele são divididos entre sua origem vascular, fibroso, tecido adiposo, muscular e neural. Estes podem surgir a partir da derme ou no tecido subcutâneo. Pacientes com leiomiossarcoma, sarcoma de células claras e histiocitoma fibroso maligno possuem uma taxa de sobrevivência pior, enquanto aqueles com fibrossarcomas, lipossarcomas e neurofibrossarcomas possuem melhor sobrevida. Estudos de imagem adequados, estudos genéticos, a cirurgia e novos métodos de tratamento adjuvante e neoadjuvante melhoraram os resultados terapêuticos para os pacientes com esses tumores.

Sarcomas dos tecidos vasculares

Os tumores malignos do tecido vascular da derme e subcutâneo incluem o sarcoma de Kaposi, angioendotelioma maligno e hemangiopericitoma.

O sarcoma de Kaposi (KS) foi primeiramente descrito como um "sarcoma múltiplo pigmentado idiopático" em 1872, por Moritz Kaposi. Em 1994, um agente infeccioso associado, KS-associado do herpesvírus (KSHV), também conhecido como herpes-vírus humano tipo 8 (HHV8), foi identificado. Permanece incerto se o KS representa um processo infeccioso, uma hiperplasia reativa, ou uma neoplasia. Parece mais provável que a infecção pelo HHV8 em conjunto com outros fatores inicie uma hiperplasia dermovascular. Com o tempo e as influências adicionais imunossupressoras, este processo hiperplásico ganha características que permitem sua classificação como um sarcoma. O KS apresenta-se como uma neoplasia multicêntrica que se desenvolve de máculas para placas, nódulos e tumores. Essa doença pode ser limitada apenas à pele ou pode envolver simultaneamente a cavidade oral, linfonodos, ou vísceras. Um sistema imunológico funcionante fornece a melhor base para qualquer intervenção terapêutica. Assim, qualquer melhora possível da imunossupressão deve ser obtida, já que esta representa uma parte importante da terapia. Todas as terapias para o KS devem ser individualizadas e dependem de tamanho, localização e número de lesões, presença ou ausência de sintomas; estado geral de saúde, incluindo comorbidades, e objetivos da terapia (cura ou paliativa).

O angiossarcoma maligno possui clinicamente um início como uma placa tipo equimose ou como um nódulo eritematoso no couro cabeludo, face ou pescoço, que se espalha rapidamente até tornar-se uma placa incolor ou um grande infiltrado arroxeado, às vezes exibindo regiões de erosão e púrpura. Ele geralmente aparece na pele normal, embora possa desenvolver-se na pele afetada pelo lúpus eritematoso discoide. O tecido subjacente pode estar infiltrado profundamente até o osso. Metástases para linfonodos regionais, pulmão, fígado e outras vísceras pode ocorrer dentro de meses. Três quartos dos pacientes são homens. Diâmetro do tumor, profundidade de invasão, margens positivas, metástase e recidiva do tumor são os melhores preditores de resultado. A sobrevida global em 5 anos é de aproximadamente 34% conforme a literatura médica atual. O angiossarcoma cutâneo pode ocorrer em pacientes com xeroderma pigmentoso. O tumor de Dabska, um angiossarcoma de baixo grau, é raro e também conhecido como angioendotelioma endovascular maligno papilar da infância. Primeiramente descrito por Maria Dabska em 1969, afeta principalmente a pele das crianças e tem um padrão histológico distinto de canais vasculares anastomosados com protuberâncias papilares intravasculares, às vezes em um padrão semelhante a um de glomérulo, em um lúmen revestido por células atípicas colunares endoteliais.

Outro angiossarcoma distintivo, a síndrome de Stewart-Treves, ocorre nas extremidades cronicamente edemaciadas como nódulo vermelho-arroxeado. Pode ser visto em linfedema congênito ou adquirido, particularmente após a mastectomia. Estas lesões podem ser ou tornar-se bolhosas e ulcerativas, necróticas, ou papilomatosas. A imunoterapia pode ser benéfica. Este angiossarcoma pode também surgir na pele esclerodérmica, um achado raro.

O desenvolvimento de um angiossarcoma cutâneo é uma complicação rara, mas bem reconhecida após a radioterapia. O tempo médio após a radiação para o desenvolvimento de um angiossarcoma cutâneo foi de 6 anos. O angiossarcoma também tem sido relatado em pacientes com síndrome de Maffucci de hemangioma cavernoso e discondroplasia, embora o condrossarcoma seja uma complicação mais frequente.

A angiomatose proliferativa (angioendoteliomatose proliferativa sistêmica, endoteliomatose sistêmica, angioendoteliomatose proliferativa maligna, angioendoteliomatose proliferativa sistêmica) pode representar um angiossarcoma intravascular, um linfoma angiotrópico, ou um hamartoma vascular benigno. Esta doença rara tem nódulos e placas violáceas que podem ser generalizados em toda a pele e nas vísceras ou limitarem-se às extremidades inferiores. As lesões podem assemelhar-se a eritema nodoso ou vasculite leucocitoclástica.

Os hemangiopericitomas surgem dos pericitos dos capilares na pele, subcutâneos e do tecido musculoesquelético, especialmente dos membros inferiores e do pênis, da cavidade oral, do mediastino e em outros lugares. O hemangiopericitoma maligno cutâneo tende a ser evidente como um tumor inespecífico solitário. Este sarcoma pode ocorrer congenitamente, embora seja mais comumente adquirido na 5ª e 6ª décadas de vida.

Sarcomas dos tecidos fibrosos

Os tumores do tecido fibroso da pele incluem dermatofibrossarcoma protuberante (DFSP), fibrossarcoma subcutâneo, fibroxantoma atípico, entre outros mais raros. O DFSP é um sarcoma de tecido mole raro, com um grau de malignidade baixo a moderado, o qual é localmente agressivo. O DFSP é inicialmente evidente como uma pequena placa fibrosa endurecida no tronco ou nas extremidades proximais geralmente em pessoas entre 20 e 40 anos de idade (Fig. 7B). No entanto, pode ocorrer em qualquer idade, inclusive no momento do nascimento, e pode ser um desafio para o diagnóstico em crianças. A excisão cirúrgica com margens adequadas é o tratamento principal, caso contrário ele tem uma alta taxa de recidiva. O DFSP pode evoluir para múltiplos nódulos protuberantes e pode ulcerar. Metástases fatais ocorrem, às vezes. Pacientes com doença localmente avançada não candidatos à excisão cirúrgica ou com doença metastática podem ser tratados com o imatinib, com uma alta probabilidade de resposta (Fig. 7A).

Os fibrossarcomas subcutâneos ocorrem mais comumente como nódulos inespecíficos, com a pele normal sobrejacente. Esse tumor mais frequentemente envolve as extremidades dos adultos, caracteristicamente entre as idades de 40 e 60 anos, e cabeça e pescoço em crianças. No adulto, tende a recidivar após excisão local. Metástases são muito mais comuns em adultos do que em crianças, tanto que a forma na infância às vezes é considerada benigna e chamada de tumor desmoide ou fibromatose agressiva. Assim, esse tumor é uma neoplasia que raramente se torna maligna. Não dá metástase, mas demonstra uma capacidade de se infiltrar localmente. É caracterizada por um alto risco de recidiva após tratamento cirúrgico.

O sarcoma epitelioide é um fibrossarcoma distinto, um tumor, por vezes, confundido com granuloma cutâneo, sarcoma sinovial, angiossarcoma ou CEC. Ele ocorre em adultos jovens como uma lesão firme, de crescimento lento, muitas vezes nas extremidades. Tem uma alta propensão para recidiva locorregional e metástases a distância. Os fatores prognósticos negativos incluem grande tamanho, sexo masculino, idade avançada, necrose, invasão vascular, citomorfologia rabdoide e excisão inadequada. A cirurgia precoce e radical é necessária para evitar recidivas e metástases tardias, e a biópsia do linfonodo sentinela está indicada nesses tumores.

O fibroxantoma atípico (AFX) é geralmente um nódulo solitário cutâneo na face de peles expostas ao sol extensivamente ou a raios X de pessoas idosas. Assemelha-se um nódulo vascular com a pele sobrejacente normal, com crosta, ou ulcerado, e é sugestivo de um CBC, CEC, ou um granuloma piogênico. Raramente, este tumor pode ocorrer em áreas não expostas ao sol, como um nódulo de crescimento lento com a pele sobrejacente normal. Microscopicamente, parece altamente maligno, embora só muito raramente produza metástase. O AFX de células claras é uma variante rara do AFX, um tumor pleomórfico dérmico associado a um bom prognóstico. Seu diagnóstico requer a exclusão de outros tumores pleomórficos de células claras usando-se uma combinação de morfologia, imuno-histoquímica e microscopia eletrônica. Os AFXs recidivam em aproximadamente 10% dos casos, mas só raramente dá metástase. As características associadas a recidiva são excisão inadequada e invasão no subcutâneo, aquelas relacionadas com metástase incluem recidiva, invasão vascular, invasão de tecidos profundos e necrose do tumor. Este tumor está intimamente relacionado com o histiocitoma fibroso maligno. Este último é muito mais provável de recidiva local e de metástase. Sua contraparte benigna, o histiocitoma fibroso, às vezes, pode exigir distinção histológica cuidadosa.

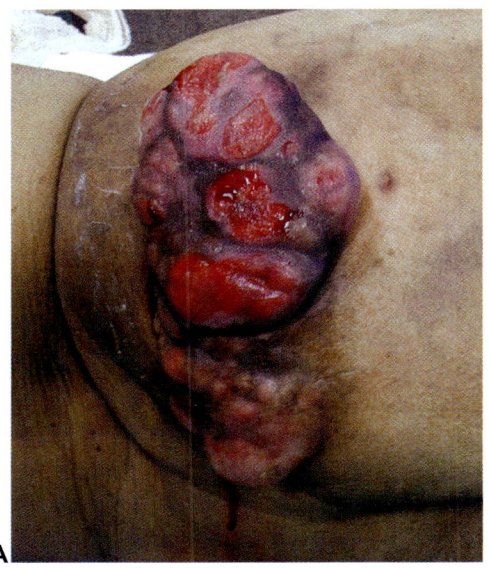
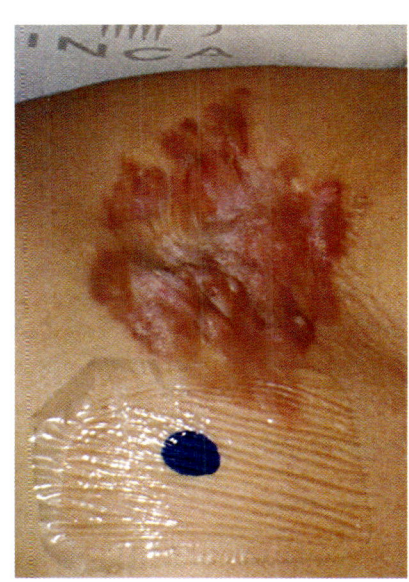

◄ **FIGURA 7.** DFSP: (**A**) No glúteo. (**B**) Supraclavicular.

O histiocitoma fibroso maligno angiomatoso tende a ocorrer em crianças e adultos jovens como uma massa cística, muitas vezes acompanhada de sangramento marcado. O mixofibrossarcoma é uma neoplasia subcutânea, multinodular, ou difusamente infiltrativa geralmente nas extremidades de pessoas idosas. Deve ser ressecado radialmente.

Leiomiossarcomas

Os leiomiossarcomas cutâneos são tumores raros originários do músculo eretor dos folículos pilosos ou do músculo liso dos vasos sanguíneos que aparecem como nódulos inespecíficos de crescimento lento ou placas endurecidas. As metástases ocorrem principalmente para os linfonodos e pulmões. Os leiomiossarcomas localizados superficialmente tendem a ser menores do que sarcomas profundos. O fator prognóstico mais confiável é a profundidade da invasão tumoral. O leiomiossarcoma cutâneo tem um curso indolente, se tratado por excisão cirúrgica com margens amplas.

Sarcomas dos tecidos nervosos

Os tumores decorrentes de estruturas neurais nos tecidos cutâneo e subcutâneo incluem aqueles em desenvolvimento de degeneração maligna dos neurofibromas em neurofibromatose, o tumor maligno de células granular, neurilemoma maligno e múltiplos neuromas da mucosa. O neurofibrossarcoma surge de nervos cutâneos pequenos, é localmente agressivo e tem um potencial de metástase. Ele tende a ser visto nas extremidades de crianças e jovens a adultos de meia-idade como nódulos cutâneos mal definidos cutâneos ou subcutâneos, ocorrendo como neoplasias esporádicas ou em associação com neurofibromatose tipo 1 (doença de von Recklinghausen; NF-1). O prognóstico do neurofibrossarcoma na infância continua ruim, com uma alta incidência de recidiva, principalmente nos pulmões, sugerindo ser necessária uma terapia mais agressiva para o controle local a fim de evitar recidivas. O schwannoma maligno também ocorre sem neurofibromatose, às vezes em locais de radiação, na maioria das vezes como um nódulo subcutâneo nas extremidades. Este sarcoma é raro, localizado principalmente no tronco e nas extremidades, a cabeça e o pescoço são locais incomuns para o seu desenvolvimento. Quase metade surge de neurofibromas com ou sem doença de von Recklinghausen, e a maioria do restante desenvolve-se de novo a partir de troncos nervosos periféricos. O neurilemoma maligno também é um tumor raro, agressivo, geralmente ocorrendo como degeneração de um neurilemoma em um paciente com neurofibromatose. O tumor maligno de células granulares é uma neoplasia rara que geralmente aparece como um nódulo inespecífico de crescimento lento, mal definido, podendo levar a metástases.

Outros sarcomas

Raramente se veem rabdomiossarcoma cutâneo, osteossarcoma, condrossarcoma, sarcoma alveolar de partes moles, sarcoma de Ewing extraesquelético ou sarcoma osteogênico. O sarcoma de células claras geralmente é mais bem classificado como um melanoma. O rabdomiossarcoma é evidente como um nódulo dérmico assintomático sem outras características clínicas. Origina-se do precursor embrionário mesenquimal do músculo estriado e é ainda mais raro em adultos. O rabdomiossarcoma congênito é um tumor altamente maligno, com poucos ou nenhum sobrevivente em longo prazo. O sarcoma alveolar é um tumor maligno raro de histogênese incerta, seus dois principais locais são os membros inferiores em adultos e na cabeça e no pescoço em crianças. Pode aparecer como uma tumoração de crescimento lento, doloroso, e pruriginoso em uma criança. Crianças com este tumor têm um prognóstico mais favorável do que os adultos. O sarcoma de Ewing extraesquelético da pele é raro. O prognóstico para o sarcoma de Ewing cutâneo parece mais favorável do que o do sarcoma de Ewing no osso. O tratamento para o sarcoma de Ewing cutânea consiste de poliquimioterapia associada a cirurgia e/ou radioterapia. Há uma considerável sobreposição entre tumor neuroectodérmico primitivo e sarcoma de Ewing extraósseo, podendo ser o mesmo tumor. Alguns dos sarcomas de tecidos moles têm derivação de células pluripotenciais mesenquimatosas ou de desdiferenciação, a classificação pode ser difícil. Além disso, sarcomas de partes moles como leiomiossarcoma, condrossarcoma e histiocitoma fibroso maligno podem se manifestar inicialmente com uma metástase cutânea. O sarcoma de células de Langerhans é uma rara proliferação das células de Langerhans com características citológicas malignas diagnosticadas por positividade do CD1a e/ou a presença de grânulos de Birbeck e atipia celular com mitoses frequentes. Ele ocorre na pele, em gânglios linfáticos, fígado, baço, pulmão e ossos e tende a ter um comportamento clínico agressivo e um prognóstico ruim.

DOENÇA METASTÁTICA CUTÂNEA

A metástase cutânea não é incomum, embora possa ser negligenciada. Metástases cutâneas podem representar a primeira evidência de uma malignidade visceral. Após o tratamento, as metástases da pele podem ser importantes como a primeira indicação de recidiva. Para pacientes nos quais o tumor é ressecável, especialmente quando a cirurgia radical é contemplada, a superfície inteira mucocutânea deve ser cuidadosamente examinada para possíveis metástases em primeiro lugar. A presença de uma pequena metástase do câncer de pulmão, mama, renal ou melanoma, por vezes, altera dramaticamente planos terapêuticos. Depois de se correlacionar características macro e microscópicas do tumor primário com as do metastático, pode haver razões para suspeitar de um segundo tumor primário.

Metástases cutâneas ocorrem em até 9% de todos os pacientes com câncer, dados que incluem melanoma, sarcoma e câncer de origem na medula óssea e nos gânglios linfáticos. Em uma série de pacientes com metástases cutâneas como a primeira evidência de malignidade, o câncer subjacente tinha sido diagnosticado em 60% com câncer de pulmão, 53% com câncer renal e 40% com câncer de ovário. O envolvimento cutâneo por câncer tanto pode ocorrer por extensão direta do tumor primário ou por metástases, o que pode ser local ou distante. Metástase pode ser definida como "uma lesão neoplásica decorrente de outra neoplasia com a qual ela não está mais em continuidade" ou como "uma lesão neoplásica decorrente de outra neoplasia que não está mais em continuidade ou na proximidade dentro do mesmo tecido". Assim, a doença de Paget na mama pode ser vista como uma extensão direta, mas também como uma metástase local. A frequência de doença metastática da pele se correlaciona aproximadamente com os tipos de câncer primário em cada sexo. Conforme a literatura médica, mulheres com metástases da pele possuem a seguinte distribuição dos casos de câncer primário: de mama, 69%; cólon, 9%; melanoma, 5%; pulmão, 4%; ovário, 4%; sarcoma, 2%; colo uterino, 2%; pâncreas, 2%; carcinoma de células escamosas da cavidade oral, 1%; e da bexiga, 1%. Já nos homens, a distribuição foi a seguinte: de pulmão, 24%; cólon, 19%; melanoma, 13%; CEC da cavidade oral, 12%; rim, 6%; estômago, 6%; esôfago, 3%; sarcoma, 3%; pâncreas, 2%; bexiga, 2%; glândulas salivares, 2%; de mama, 2% e 1% cada de próstata, tireoide, fígado e CEC de pele. Os dados citados não incluem o grupo de linfoma e leucemia, malignidades comumente encontradas com metástases cutâneas em 6,6% dos pacientes em uma série de autópsia. Os tumores não hematopoiéticos com maior probabilidade de metástases para a pele em crianças são rabdomiossarcoma e neuroblastoma.

BIBLIOGRAFIA

American Cancer Society. *Skin cancer: basal and squamous cell overview*. Acesso em: 10 Jul. 2011. Disponível em:
<http://www.cancer.org/Cancer/SkinCancer-BasalandSquamousCell/OverviewGuide/index>

An KP, Ratner D. Surgical management of cutaneous malignancies. *Clin Dermatol* 2001;19:305-20.

Berman B. Imiquimod: a new immune response modulator for the treatment of external genital warts and other diseases in dermatology. *Int J Dermatol* 2002;41(Suppl 1):S7-11.

Chakrabarty A, Geisse J. Medical therapies for non-melanoma skin cancer. *Clin Dermatol* 2004;22:183-88.

Chen J et al. Cost of nonmelanoma skin cancer treatment in the United States. *Dermatol Surg* 2001;27:1035-38.

De Vita VT, Hellman S, Rosenberg SA. *Cancer: principles and practice of oncology*. 9th ed. Philadelphia: Lippincott Williams & Wilkins, 2011.

Garrido R, Lupi O, Talherim S. *Câncer da pele*. Rio de Janeiro: Medsi, p. 1-25, cap. I, 2001.

Goette DK. Topical chemotherapy with 5-fluorouracil. *J Am Acad Dermatol* 1981;6:633-49.

Instituto Nacional de Câncer. *Estimativa 2010: incidência de câncer no Brasil.* Rio de Janeiro: INCA, 2009.

Kuflik EG. Cryosurgery updated. *J Am Acad Dermatol* 1994;31:925-44.

Marmur ES *et al.* A review of laser and photodynamic therapy for the treatment of nonmelanoma skin cancer. *Dermatol Surg* 2004;30:264-71.

Martinez JC, Otley CC The management of melanoma and nonmelanoma skin cancer: a review for the primary care physician. *Mayo Clin Proc* 2001;76:1253-65.

Mayo Clinic. *Nonmelanoma Skin Câncer.* Acesso em: 10 Jul. 2011. Disponível em: <http://www.mayoclinic.org/nonmelanoma-skin-cancer/>

Nguyen T, Ho D. Nonmelanoma skin cancer. *Curr Treat Options Oncol* 2002;3:193-203.

Rowe DE *et al.* Prognostic factors for local recurrence, metastasis, and survival rates in squamous cell carcinoma of the skin, ear, and lip: implications for treatment modality selection. *J Am Acad Dermatol* 1992;26:976-90.

Sheridan A, Dawber R. Curettage, electrosurgery, and skin cancer. *Australas J Dermatol* 2000;41:19-30.

Silverman MK *et al.* Recurrence rates of treated basal cell carcinomas-part 4: X-ray therapy. *J Dermatol Surg Oncol* 1992;18:549-54.

Sziemies R *et al.* Photodynamic therapy of non-melanoma skin cancer. *Acta Derm Venereol* 2005;85:483-90.

Voss N, Kim-Sing C. Radiotherapy in the treatment of dermatologic malignancies. *Dermatol Clin* 1998;16:313-20.

CAPÍTULO 37

Melanoma

Luiz Fernando Nunes ■ José Francisco Neto Rezende ■ Gelcio Luiz Quintella Mendes

INTRODUÇÃO

O melanoma é uma desordem neoplásica produzida pela transformação maligna do melanócito normal, que é o responsável pela produção do pigmento melanina. Os melanócitos surgem na crista neural durante o 1º trimestre da vida fetal. Com o crescimento do feto, esses melanócitos migram para diversas áreas, incluindo pele, meninges, membranas mucosas, esôfago superior e olhos. Em cada uma dessas localizações o melanócito tem demonstrado potencial para transformação maligna, mas o local mais comumente associado a essa transformação é a pele, onde os melanócitos residem na junção dermoepidérmica. Existem outras apresentações do melanoma, incluindo melanoma da mucosa, melanoma ocular, melanoma metastático de sítio primário desconhecido e presumivelmente melanoma visceral. De acordo com dados do Instituto Nacional de Câncer dos EUA, 91,2% dos melanomas são da pele, 5,3% oculares, 2,2% são metastáticos de sítio primário desconhecido e 1,3% da mucosa, e cada um destes tem apresentação e manejos diferentes que envolvem prevenção, diagnóstico precoce, ressecção cirúrgica e manejos combinados para a doença metastática.

BIOLOGIA DO MELANOMA CUTÂNEO

A transição do melanócito para o melanoma invasivo envolve várias fases intermediárias incluindo atipia melanocítica, hiperplasia melanocítica atípica, melanoma com crescimento radial, melanoma com crescimento vertical e melanoma metastático. Os melanócitos atípicos que surgem em nevos preexistentes são muito comuns, mas raramente progridem para melanoma. Geralmente os melanomas em uma fase inicial apresentam um crescimento radial, que pode progredir por anos antes de apresentar um crescimento vertical. O melanoma com crescimento radial pode incluir tanto o melanoma *in situ* quanto o melanoma com invasão superficial dentro da camada papilar ou ambos. Os melanomas com crescimento radial tipicamente se apresentam como máculas ou pápulas rasas que são tipicamente, mas nem sempre, pigmentadas. Essas lesões raramente são sintomáticas, e essa é a melhor fase para diagnóstico e tratamento. Contudo, se não reconhecidas, essas lesões tipicamente evoluem com crescimento vertical, geralmente surgindo uma lesão nodular encobrindo a lesão anteriormente plana. Essas alterações ocorrem, provavelmente, em razão de alterações em clones celulares, representando uma transformação maligna. Os melanomas na fase de crescimento radial têm uma capacidade muito reduzida de produzir metástase, próxima de zero. Todavia, nesta fase, o melanoma tem um excelente prognóstico com uma taxa de mortalidade que varia de zero a 5%. Contudo, quando o melanoma progride para o crescimento vertical, ele apresenta um elevado risco de metástase.

Infelizmente, alguns melanomas não são pigmentados e outros já surgem na fase de crescimento vertical (melanoma nodular). Existe, também, o melanoma metastático (pele, subcutâneo, linfonodo, víscera) com primário desconhecido. Em alguns casos, estes pacientes apresentaram, em alguma fase da vida, uma lesão cutânea que regrediu espontaneamente.

EPIDEMIOLOGIA

O melanoma é a 6ª causa de câncer diagnosticada nos EUA, e a sua incidência está aumentando mais que de outras causas de câncer. No início do século XX, o risco de uma pessoa branca desenvolver melanoma era aproximadamente 1 em 1.500. Hoje, esse risco é de 1 em 73 para as mulheres e 1 em 49 para os homens. Representa o 2º tipo de câncer mais comum para as mulheres até os 39 anos. Similarmente é o 3º mais frequentemente diagnosticado nos homens nessa faixa etária. A taxa de mortalidade em 5 anos é de 35% para os pacientes com metástase linfonodal e 85% para os pacientes com metástase a distância. A sobrevida global em 5 anos aumentou de 82% nos anos 1970 (1975-1977) para 92% (1996-2002). Desproporcionalmente acomete mais os brancos que os negros. Nos EUA, os brancos representam 98,2% dos melanomas cutâneos. Isso é mais bem explicado pelo efeito combinado da exposição ao raio UV e a pele clara. Na população não branca, existe uma frequência muito maior de melanoma acral (subungueal, palmar e plantar) e de mucosa. Contudo, as incidências desses tipos são similares entre as raças. O melanoma cutâneo não acral e o melanoma ocular são 50 a 200 vezes mais prováveis na população branca que nas outras raças, mas o melanoma acral e o de mucosa são duas vezes mais comuns, cada um deles, nas outras raças. As alterações moleculares, com mutação do BRAF e NRAS, são encontradas em 81% dos pacientes com pele cronicamente exposta ao sol e são incomuns no melanoma acral e de mucosa.

Mudanças na incidência

A incidência do melanoma por idade ajustada aumentou de 8,2 por 100.000 nos anos 1970 para 18,7 por 100.000 nos mais recentes anos. No período de 1990 a 2003, houve redução de 16% na mortalidade global por câncer entre os homens e um aumento de 2% na mortalidade por melanoma. De 1990 a 2003 houve um decréscimo de 8% na mortalidade por câncer na mulher e apenas redução de 4% na mortalidade por melanoma. Na Austrália, grande proporção do melanoma tem sido diagnosticada precocemente em uma fase não invasiva. Portanto, parte do aumento da incidência pode ser explicada pelo aumento do diagnóstico precoce. Contudo, nas últimas décadas tem havido um aumento da mortalidade por melanoma. Portanto, o aumento na incidência representa um real, bem como sério, problema. Na Austrália, a questão da proteção tem sido muito melhorada. Dados epidemiológicos têm demonstrado uma discreta redução da incidência em uma parte da população. Contudo, na população mais velha, principalmente nos homens, a incidência e a taxa de mortalidade do melanoma continuam aumentando.

Distribuição por sexo e idade

Nos EUA e na Austrália a proporção entre homens e mulheres no diagnóstico é de 1:1, porém essa proporção está se deslocando para um aumento no lado masculino. A idade média do melanoma aumentou nos anos 1970 de 51 para 57 anos em um período mais recente. A grande maioria dos melanomas atinge uma faixa etária produtiva que vai dos 25 aos 65 anos. Normalmente surge após os 20 anos, porém pode ser encontrado em adolescentes, crianças e, até, neonatos.

O diagnóstico e o manejo do melanoma são complicados nestes pacientes por vários fatores: a) a biópsia excisional é inviável sob anestesia local; b) lesão pigmentada com substancial atipia celular, mas com simetria estrutural pode ser nevo de Spitz, que tem um comportamento benigno. Portanto, estes pacientes são observados por longo período, o que é aconselhável por causa da dificuldade da biópsia. Mesmo com todas as circunstâncias favoráveis, o diagnóstico de certeza da lesão melanocítica é difícil, o que tem levado a um termo formal: (MelTUMP) tumor melanocítico de potencial maligno incerto. Com o advento do linfonodo sentinela, pode ser apropriada a realização da biópsia do linfonodo sentinela para MelTUMPs, porque o achado de tumor metastático no linfonodo pode apoiar o diagnóstico do melanoma.

As recomendações atuais para o manejo do melanoma nas crianças são as mesmas recomendadas para os adultos.

DISTRIBUIÇÃO ANATÔMICA

O melanoma cutâneo pode ocorrer em qualquer parte do corpo. Os locais mais comuns nos homens são o dorso e a região da cabeça e do pescoço. Nas mulheres, são os membros inferiores, principalmente abaixo do joelho. O melanoma maligno lentiginoso ocorre principalmente nas superfícies expostas ao sol da cabeça e do pescoço dos homens idosos. O melanoma acral lentiginoso é mais comum na região subungueal e em outras localizações acrais.

ETIOLOGIA E FATORES DE RISCO

A exposição à luz ultravioleta é o maior fator responsável pelo desenvolvimento do melanoma. A luz ultravioleta C geralmente é absorvida pela camada de ozônio. A radiação UVB (290-320nm) é associada a queimadura solar e indução da produção de melanina. Existem vários dados que suportam esse papel na etiologia do melanoma. Existem também algumas evidências implicando a radiação UVA (320-400nm), embora a UVA esteja mais associada a danos crônicos relacionados à exposição solar. O papel da intensidade da luz solar e a frequência são discutíveis, mas ambos tanto a exposição crônica quanto a exposição intermitente podem ser relevantes. Outro fator que pode aumentar o risco do melanoma é a predisposição genética. Isso explica a minoria do melanoma (5-10%). As mutações associadas a risco de melanoma incluem a inativação de duas vias críticas do gene supressor de tumor – as mediadas através do p16/CDK4 e CDK6/gene do retinoblastoma, e aquela mediada através do p14 e p53. As mutações do CDKN2a têm sido também identificadas em 25 a 50% das famílias de melanoma estudadas. Outros fatores de risco incluem a síndrome do nevo displásico, a história de outros cânceres cutâneos associados a exposição solar e história familiar de melanoma. O xeroderma pigmentoso também é associado a maior risco de melanoma, mas é incomum. O *status* socioeconômico elevado também está associado a maior risco. A radiação terapêutica com dose de radiação superior a 15Gy, para o tratamento oncológico de crianças, tem mostrado aumento do risco de desenvolvimento do melanoma maligno.

O melanoma associado a gravidez e ao uso de estrogênio foi estudado. Um grande subgrupo de pacientes com melanoma é de mulheres em idade fértil. Múltiplos e grandes estudos têm mostrado que não há nenhuma evidência de melhor ou pior impacto do melanoma antes, durante ou depois da gravidez. Similarmente, não há clara relevância prognóstica relacionando os anticoncepcionais ou a reposição hormonal. O manejo das pacientes grávidas com melanoma deve ser igual ao de qualquer outro paciente com melanoma. O tempo de abordagem maior deve ser relacionado com o período da gestação, evitando expor o feto à radiação, contudo a ressecção da lesão sob anestesia local deve ser feita prontamente.

PREVENÇÃO E *SCREENING*

O melanoma avançado tem pior prognóstico. Deste modo, a prevenção e o diagnóstico precoce podem produzir um grande impacto na redução da morbidade e mortalidade do melanoma. Quando se pensa em se proteger do sol, pensa-se no uso de protetor solar, porém não há prova formal que esses protetores previnam o melanoma. Existem algumas limitações inerentes ao uso do protetor solar, como o couro cabeludo. É seguro dizer que a melhor proteção é a construção, a 2ª melhor é a roupa e a 3ª melhor é o protetor solar. Os pacientes devem ser orientados a usar os três. Evitar o sol das 11 às 15h, assim como usar roupas adequadas. Os chapéus protegem o couro cabeludo e a face. De outro modo, o protetor solar pode proteger as áreas expostas.

O autoexame deve ser estimulado, bem como o exame realizado pelos parentes próximos. É mais comum as mulheres diagnosticarem o melanoma que os homens, nelas próprias e nos outros. Metade dos melanomas são diagnosticados pelo paciente ou familiar e normalmente são melanomas mais finos.

Manejo dos pacientes com numerosos nevos displásicos

Esta apresentação é comumente descrita como síndrome do nevo atípico, síndrome do nevo displásico ou síndrome de B-K. Estes pacientes têm risco acrescido de melanoma, e comumente é uma característica familiar. Quando associado a história familiar de melanoma, esse risco pode se aproximar de 100%. O rastreio deve ser realizado a cada 3 meses por um dermatologista. O exame visual deve ser acrescido da fotografia digital, para melhor diagnóstico de alterações do crescimento radial e outras alterações. Embora essa abordagem possa aumentar o diagnóstico *in situ*, não é sabido se eles aumentam a sobrevida. Outra ferramenta utilizada é a dermatoscopia, também conhecida como microscopia epiluminescente, que parece aumentar a acurácia diagnóstica em mãos experientes. Quando acopladas à máquina digital, essas imagens podem ser armazenadas e comparadas no futuro. O manejo destes pacientes é complicado porque muito poucos desses nevos vão transformar-se em melanoma, 1/10.000 nevos por ano. É certamente apropriado biopsiar qualquer nevo suspeito, especialmente os que apresentarem alteração.

DIAGNÓSTICO DO MELANOMA PRIMÁRIO

O clássico aspecto do melanoma cutâneo primário é resumido pelo método mnemônico **ABCD** para **A**ssimetria, **B**ordas irregulares, variação de **C**ores e **D**iâmetro maior que 6 mm. Classicamente, o melanoma é distinguido pela sua pigmentação. Contudo, há uma grande variação da apresentação do melanoma. Alguns são pintas pretas. Outros são sombras marrons. Alguns não apresentam pigmentos e aparecem na cor da pele, outros apresentam cor vermelha. O método mnemônico ABCD é inadequado para avaliar os múltiplos nevos displásicos. Outro fator importante que pode ajudar no diagnóstico da lesão precoce é a alteração da lesão, com o tempo e o desenvolvimento de nova lesão e alguns dermatologistas consideram a biópsia na lesão "patinho feio": lesão diferente das demais.

A biópsia da lesão suspeita é necessária para um diagnóstico acurado e um ótimo estadiamento. A forma correta de realizar a biópsia é através da excisão completa da lesão, com margens de 1-2 mm. A espessura da biópsia deve incluir toda a espessura da derme com tecido subcutâneo, mas não deve incluir todo o tecido subcutâneo, exceto nos pacientes muito magros ou nos com lesão polipoide que invade até a gordura. Isso permite o acesso à arquitetura da lesão, que é fundamental para a diferenciação do melanoma com o nevo de Spitz, permite uma medida acurada da espessura, que é crucial para o prognóstico e o planejamento cirúrgico. O melanoma desmoplásico frequentemente surge do melanoma lentigo maligno e é de difícil diagnóstico tanto clínico quanto histológico. Para algumas lesões largas (maiores que 2 cm de diâmetro) em localizações cosméticas e sensitivas (face e genitália) pode haver uma justificativa para a biópsia incisional, mas que deve ser feita com espessura total da pele, incluindo gordura. Idealmente, deve incluir a porção mais suspeita da lesão e também incluir, se possível, uma porção da margem da lesão, em que a transição da pele normal para a lesão pode ser avaliada na transição juncional. Pode ser feita uma biópsia incisional elíptica ou com *punch* de 4-6 mm. A orientação da biópsia deve ser considerada em função do tratamento cirúrgico definitivo, nas extremidades, a incisão deve ser feita longitudinalmente em vez de transversa, embora algumas exceções pudessem ser consideradas próximas às articulações para evitar cruzamento nas articulações. Quando em dúvida, em relação à melhor orientação da biópsia, é muito razoável realizar a biópsia excisional e como uma excisão simples arredondada, deixando a ferida aberta para cicatrização secundária ou primária tardia. A biópsia das lesões subungueais é mais desafiadora. As alterações pigmentares nas lesões subungueais se estendem pelo leito ungueal, mas as lesões geralmente surgem na extremidade proximal do leito ungueal. O acesso a essa área requer a extirpação total ou parcial de uma grande parte da unha. Uma ou mais de uma biópsia desse local, que pode ser feita com o *punch*, é a forma ideal de realizar a biópsia dessas lesões, e pode haver necessidade de outras biópsias para se ter o diagnóstico.

SUBTIPOS DE MELANOMA

Classicamente são descritos quatro padrões de crescimento para o melanoma, mas vale a pena mencionar outros dois. Todos têm um padrão de crescimento radial, exceto o nodular, que tem apenas a fase de crescimento vertical. O melanoma de disseminação superficial é o tipo mais comum e representa aproximadamente 70% dos melanomas cutâneos. São comuns no tronco e nas extremidades, com exceção da região acral, e estão associados a crescimento pagetoide de melanócitos atípicos, além de comumente associados à exposição solar.

O melanoma nodular não possui crescimento radial, pode ser amelanótico e comumente é diagnosticado com espessura elevada. Portanto, eles apresentam o pior prognóstico em relação aos outros subtipos. Eles representam aproximadamente 20% dos melanomas cutâneos. Por definição, os melanomas nodulares estão na fase de crescimento vertical quando diagnosticados.

O melanoma acral lentiginoso representa menos de 5% dos melanomas. Eles são tipicamente encontrados nas localizações acrais (subungueal, plantar e palmar) e nas superfícies mucosas (anorretal, nasofaríngea, trato genital feminino). Ele pode ocorrer em qualquer raça ou etnia. Proporcionalmente, esses melanomas são mais comuns na raça não branca do que nos brancos com pele clara, pela raridade do melanoma nessas raças. Tipicamente eles apresentam uma fase de crescimento radial longa anterior ao crescimento vertical, embora essas localizações tornem o diagnóstico mais difícil que nas outras localizações.

O melanoma lentigo maligno tipicamente ocorre em indivíduos idosos, em áreas cronicamente expostas ao sol e comumente na face. Eles tendem a ter sombra marrom ou preta, considerando que cores azul ou vermelha encontradas nos outros melanomas não são comuns no melanoma lentigo maligno. Eles podem também apresentar áreas de regressão. Eles representam 10-20% dos melanomas cutâneos, 47% dos melanomas da cabeça e do pescoço e 2% dos melanomas de outras localizações. Geralmente apresentam crescimento radial por um período extenso até que manifestam a forma de crescimento vertical. Quando for apenas *in situ*, esta porção de crescimento radial é chamada de Lentigo Maligno ou sarda de Hutchinson, ao contrário do melanoma lentigo maligno. Isso não deve ser confundido com a mácula benigna pigmentada, lentigo. O lentigo maligno evolui para o crescimento vertical, para se tornar o melanoma lentigo maligno entre 5 e 33%. Comumente são diagnosticados como lesões finas.

Recentes estudos definem uma entidade distinta de melanoma, que é o Melanoma Lentiginoso. Suas características incluem diâmetro maior ou igual a 1 cm, ninhos de melanócitos confluentes, células simples sobre uma ampla área da junção dermoepidérmica, disseminação focal pagetoide, atipia celular e possível fibrose focal dermal.

O melanoma desmoplásico é uma forma incomum do melanoma, histologicamente caracterizado por melanócitos na derme em um denso estroma. Eles são frequentemente amelanóticos e surgem mais comumente na cabeça e no pescoço, mas podem surgir em qualquer parte do corpo. Eles podem ser neurotrópicos e apresentam uma elevada taxa de recidiva local. O risco de mortalidade global é similar ao de outros melanomas de mesma espessura de profundidade, contudo o risco de metástase linfonodal é menor neste subtipo de melanoma. Um estudo do MSKCC mostrou que a biópsia do linfonodo sentinela foi negativa em todos os linfonodos biopsiados. Esse mesmo estudo mostrou recidiva local em 7% comparado com apenas 2% dos outros melanomas, recidiva linfonodal em 1,5% comparados com 6% dos outros subtipos, contudo 10% dos melanomas desmoplásicos e 11% dos outros subtipos desenvolveram metástase a distância. Vários estudos suportam a raridade de metástase linfonodal do melanoma desmoplásico, por outro lado a metástase linfonodal vem ocorrendo nesse melanoma, portanto a indicação da biópsia do linfonodo sentinela deve apresentar um limiar mais elevado.

FATORES PROGNÓSTICOS

O melhor fator preditivo de risco de metástase é a profundidade da invasão, medida com um micrômetro ocular, da camada granular da pele até a base da lesão primária. Contudo, muitas outras características clínicas e histológicas têm relevância para estimar o risco de futura metástase e mortalidade. Estas incluem idade, invasão angiolinfática, taxa de mitose, sexo e localização. Clark definiu a profundidade com base nas camadas invadidas. Clark I ou *in situ* – limitado à epiderme ou à junção dermoepidérmica, Clark II – invade a camada superficial (papilar) da derme, Clark III – preenche a camada superficial (papilar) da derme, Clark IV – invade a camada profunda da derme (reticular) e Clark V – invade o subcutâneo. A espessura de Breslow é medida da camada granular da epiderme até a base da lesão. As células do melanoma envolvendo as estruturas anexiais são consideradas juncionais e não incluídas na profundidade de Breslow. T1 (menor ou igual a 1 mm), T2 (1,01 – 2 mm), T3 (2,01 – 4 mm), T4 (> 4 mm). A ulceração da lesão primária tem importante fator prognóstico negativo. Em uma análise de características prognósticas realizada com dados de várias instituições, com mais de 17.000 pacientes, o prognóstico da ulceração foi comparável com a lesão não ulcerada um nível acima, ou seja, T1b = T2a.

A incidência do melanoma é similar entre os sexos, com aumento discreto no risco para os homens. Ademais, o prognóstico é melhor nas mulheres do que nos homens. Nas mulheres é mais comum a localização nas extremidades, enquanto nos homens são mais comuns no tronco, na cabeça e no pescoço. O prognóstico dos melanomas localizados nas extremidades é melhor do que os localizados no tronco, na cabeça e no pescoço, contudo é difícil determinar o impacto prognóstico do sexo em relação à localização. O melanoma de cabeça e pescoço tem prognóstico pior comparado ao do tronco, e o melanoma acral tem pior prognóstico comparado aos de extremidades. Uma localização particular associada a pior prognóstico é o melanoma de mucosa. Os melanomas de mucosa anorretal, mucosa genital e mucosa de cabeça e pescoço têm risco de mortalidade em 5 anos de 68 a 89%.

O impacto da idade no prognóstico é confuso. Existe um elevado risco de metástase linfonodal no linfonodo sentinela para os pacientes com idade inferior a 35 anos, mas o risco de mortalidade por melanoma aumenta com a idade para todas as faixas de profundidade. Esse paradoxo não tem sido explicado. A idade parece ter uma significância prognóstica independente para os pacientes com melanoma.

O melanoma nodular tem pior prognóstico. Os que apresentam menor risco são, nesta ordem, melanoma acral lentiginoso, disseminação superficial e melanoma lentigo maligno. O padrão de crescimento não tem impacto no prognóstico quando é analisada a espessura de Breslow. Apenas o melanoma lentigo maligno parece ter um melhor prognóstico independente do Breslow comparado aos outros subtipos.

O índice mitótico tem uma excelente relevância prognóstica, especialmente com seis ou mais mitoses por mm². O futuro da avaliação prognóstica do melanoma vai envolver avaliação molecular na célula tumoral e no sangue. Um exemplo é a expressão dérmica do Ki67, um marcador molecular de proliferação, que está associado a grande risco de metástase. Para melanomas finos, a presença de qualquer figura de mitose tem sido associada a maior risco metastático, e a ausência de mitoses está associada a excelente prognóstico.

Existem evidências e fundamentação biológica de que a invasão angiolinfática tem significado prognóstico negativo e que a satelitose microscópica é associada a pior prognóstico. A satelitose define o paciente como estágio III.

LESÕES DA PELE E SUBCUTÂNEO SEM ENVOLVIMENTO JUNCIONAL E SEM UM MELANOMA PRIMÁRIO CONHECIDO

Os nódulos cutâneos e subcutâneos aparecem na ausência de alterações melanocíticas juncionais e na ausência de outra lesão primária. Esta representa uma das apresentações mais interessantes dos melanomas. Eles podem ser metástase em trânsito de um melanoma que apresentou regressão espontânea (IIIB), ou um melanoma que se originou a partir de um nevo dérmico ou apresentou regressão de melanoma juncional e permaneceu na derme (IIB) ou metástase a distância de um primário desconhecido (IV, M1a). Uma revisão da experiência da Universidade de Michigan com essas lesões sugere que eles são mais bem estadiados como estágio IV, mas eles têm comportamento mais parecido com os tumores surgindo na derme ou no subcutâneo.

MANEJO CLÍNICO DO MELANOMA CUTÂNEO

A maioria dos melanomas apresenta-se como doença localizada sem metástase clínica ou radiológica. Todavia, pode haver a presença de micrometástase e o manejo cirúrgico adequado deve incluir o tratamento local e o estadiamento linfonodal cirúrgico. Os sintomas a serem avaliados são: cefaleia, dor óssea, perda de peso, sintomas gastrointestinais e novas queixas físicas. Os sinais que devem ser procurados no exame físico são: exame local para avaliar persistência de doença, satelitose e metástase em trânsito seguida de biópsia; exame das cadeias linfonodais principais: epitroclear, axilar e triângulo intermuscular para os membros superiores. Os exames de imagem são: Rx de tórax PA e perfil (metástase, avaliação pré-op. e exame de base). Os exames laboratoriais são: hemograma (anemia microcítica), provas de função hepática (se alteradas, considerar avaliação com US/TC), LDH. Em um estudo realizado pelo Memorial, incluindo pacientes com melanoma maior que 1 mm com recidiva local ou metástase em trânsito isolada, o PET apresentou sensibilidade de 21% (ou seja, 79% de falso-negativo) e especificidade de 97% (ou seja, 3% de falso-positivo). Adicionalmente 21% dos pacientes que realizaram o PET foram positivos para metástases a distância que não foram confirmadas com a imagem convencional naquele tempo, e a probabilidade de predizer metástase a distância foi de 11%. A sensibilidade para detectar metástase oculta foi de 4%. Elas foram positivas nos pacientes com espessura acima de 4 mm e sentinela positivo com macrometástase (maior que 2 mm). Portanto, os estudos recomendam avaliação agressiva (TC, PET, RM do crânio) após biópsia do linfonodo sentinela positivo para aqueles com melanomas espessos e macrometástases.

Estadiamento cirúrgico dos linfonodos regionais

O melanoma pode se disseminar pelas vias hematogênica e linfática, geralmente a disseminação via linfática ocorre primeiro e a presença de metástase linfática está associada a elevado risco de doença sistêmica. Os pacientes com metástase local ou regional têm substancial chance de cura. Os pacientes com metástase a distância apesar da terapia agressiva têm pouca chance de cura. No passado, os pacientes com melanoma de espessura intermediária (1-4 mm) eram submetidos à linfadenectomia eletiva e apenas 15% de metástase linfonodal era encontrada e não apresentou impacto na sobrevida. A experiência inicial com mapeamento linfático e biópsia do linfonodo sentinela foi o trabalho de Donald Morton, no John Wayne Cancer Institute. A identificação só com azul patente é de 87%, enquanto 99% são identificados na associação do azul com tecnécio. Em mãos experientes, o mapeamento linfático pode identificar o linfonodo sentinela em 98 a 100% dos casos e é possível a realização do método com morbidade mínima e, em alguns casos, com sedação e anestesia local. A biópsia do linfonodo sentinela tem duas vantagens sobre a linfadenectomia eletiva:

1. Evita a morbidade da linfadenectomia nos pacientes com linfonodo negativo.
2. Prover ao patologista uma quantidade reduzida de material para avaliação. A incidência de metástase para o sentinela aumenta com a espessura de Breslow (T1b – 5% × > T4 – 40%). A taxa de controle local depois do linfonodo sentinela negativo é similar àquela depois da linfadenectomia eletiva, com baixa morbidade. A biópsia do linfonodo sentinela não impactou a sobrevida dos pacientes, porém o controle regional do tumor pode ter valor, mesmo sem ganho na sobrevida. As indicações da biópsia do linfonodo sentinela são: espessura de Breslow > ou = a 1 mm, ou melanoma menor que 1 mm com ulceração e presença de índice mitótico.

Manejo do melanoma in situ

Estas lesões são curadas com excisão local com margens de 5 mm. É prudente examinar a cadeia linfonodal. Na ausência de doença clínica, não deve ser realizado exames de imagem para estadiamento. A biópsia do linfonodo sentinela não é indicada, e nenhuma terapia adjuvante é necessária se as margens forem livres. O acompanhamento destes pacientes deve ser anual para avaliação de recidiva local, metástase em trânsito e metástase linfonodal. O acompanhamento deve ser feito apenas com exame físico e principalmente para avaliação de 2º primário por estes pacientes apresentarem maior risco.

Manejo do melanoma primário fino – T1a

A definição do melanoma fino é baseada na descrição de Breslow, que define melanoma fino com Breslow menor que 0,76 mm. Pelo atual sistema de estadiamento AJCC, o melanoma T1a é aquele com Breslow menor ou igual a 1 mm, sem ulceração, Clark III ou menos. Na ausência de evidência clínica de metástases, eles são considerados estágio IA e têm uma taxa de sobrevida em 5 anos de 94%. Para estes pacientes deve ser realizado Rx de tórax, LDH. Se houver sinais ou sintomas que sugiram metástase, devem ser avaliados como indicado. O manejo cirúrgico da lesão primária deve ser com ressecção alargada de 1cm de margem lateral até a fáscia no plano profundo. Na maioria dos casos essas feridas são fechadas primariamente, exceto na face, palmar e plantar, que podem exigir enxerto ou retalho. O acompanhamento deve ser anual por vários anos ao contrário de ser realizado em períodos curtos por poucos anos.

Manejo do melanoma T2a, T2b

Os pacientes com melanoma de 1-2 mm, com ou sem ulceração devem ser avaliados por meio de história clínica e exame físico para elucidar sinais e sintomas que possam sugerir doença metastática. Na ausência destes sinais, os pacientes devem submeter-se a exames pré-operatórios de estadiamento com Rx de tórax e LDH. Nos pacientes sem metástases a distância, o manejo definitivo inclui excisão alargada com margens de 1-2 cm e biópsia do linfonodo sentinela. Se o sentinela for negativo, os pacientes serão estadiados como T2aN0M0 (estágio IB) e T2bN0M0 (estágio IIA) e nenhuma cirurgia adicional será necessária ou terapia adjuvante sistêmica é indicada.

Manejo do melanoma T3a

Os melanomas com 2-4 mm de espessura, sem ulceração, representam lesões T3a, e na ausência de metástases, eles são clinicamente estágio IIA, devem ser avaliados com Rx de tórax e LDH, a cirurgia deve ser feita com margens de 2 cm e a biópsia do linfonodo sentinela. No caso de biópsia negativo, o paciente não deve ser tratado nem com cirurgia nem com terapia sistêmica.

Manejo clínico do melanoma T3b

Os melanomas com 2-4 mm de espessura, com ulceração, são lesões T3b. Estes melanomas são classificados como localizados de alto risco. O manejo inicial deve incluir minuciosa história e exame físico e pelo menos o Rx de tórax e LDH. Dado o elevado risco de metástase, é razoável considerar exames de imagem mais agressivos (TC de tórax, abdome e pelve ou PET-CT) mais RM para o cérebro. Se os exames forem negativos, a ressecção local com margens de 2 cm seguida da biópsia do linfonodo sentinela está indicada. Se o linfonodo sentinela for negativo, o estadiamento fica completo como T3bN0M0, estágio IIB. Neste caso, nenhuma cirurgia adicional é necessária. Contudo, interferon em altas doses tem sido aprovado para pacientes no estágio IIB e III. Portanto, estes pacientes são elegíveis para tratamento com interferon em altas doses. Estes pacientes também são candidatos para alguns tratamentos sistêmicos experimentais.

Manejo do melanoma espesso (T4a, T4b, > 4 mm de espessura)

Os melanomas espessos têm sido associados a risco de metástase e mortalidade na taxa de 50% nos 5 a 10 anos. A ulceração aumenta este risco: T4a são estágio clínico IIb, enquanto T4b são IIc. A abordagem inicial destes pacientes deve ser feita com história e exame físico minuciosos, Rx de tórax PA e perfil, LDH mais outros exames complementares de acordo com sinais e sintomas. Para estes pacientes de alto risco devem ser considerados a TC de tórax, abdome e pelve além da RM do crânio. O tratamento definitivo inclui ressecção com margens de 2 cm acrescida da biópsia do linfonodo sentinela. Não existe trabalho prospectivo, randomizado avaliando margens dos melanomas T4. Contudo, a experiência geral é que margens de 2 cm proveem controle local adequado para essas lesões. Nos pacientes com linfonodo sentinela negativo, as altas doses de interferon devem ser consideradas, e isso tem sido aprovado pelo FDA para estes pacientes. Isso deve ser discutido em detalhes com os pacientes. Pacientes que não são candidatos a HDI ou que recusam HDI podem ser candidatos a terapias adjuvantes experimentais.

CONSIDERAÇÕES ESPECIAIS NO MANEJO DO MELANOMA PRIMÁRIO

Melanoma primário da cabeça e do pescoço

Para os melanomas de cabeça e de pescoço existem importantes limitações anatômicas. Sempre que possível, a margem ideal deve ser usada e o defeito coberto com retalho de avanço, retalho local ou enxerto. Em circunstâncias incomuns, nos casos de um lentigo maligno extenso, em que a cirurgia pode levar a um resultado estético pouco favorável, o tratamento pode ser realizado com tratamento radioterápico superficial ou de Grenz, com taxa de controle local acima de 90%. Relatos anedóticos com uso tópico de imiquimod têm mostrado efetivo controle local para melanomas superficiais, mas recidiva pode ocorrer. Experiências iniciais demonstraram que o imiquimod não foi eficaz na erradicação do nevo displásico. Os melanomas desmoplásicos comumente ocorrem na CP e têm taxas elevadas de recidiva local (40 a 60%) após a ressecção. Nesses casos, a radioterapia adjuvante com margem de 2 a 3 cm pode ser usada para aumentar as taxas de controle local.

Melanoma primário de membrana mucosa

Os melanomas de mucosa geralmente são diagnosticados quando já estão espessos. Eles são associados a elevado risco de metástase e morte, aproximadamente 100%. Eles também estão associados a elevado risco de recidiva local e metástase linfonodal. A profundidade da lesão é de difícil avaliação, porque eles são frequentemente biopsiados em fragmentos, porém são geralmente espessos, frequentemente acima de 1cm. Eles devem ser ressecados com margens alargadas, se possível. Os melanomas anorretais podem ser ressecados com margem por uma ressecção abdominoperineal, porém sem ganho de sobrevida, portanto não se justifica uma abordagem com tal morbidade. A radioterapia adjuvante pode ter valor quando as margens não forem atingidas. A biópsia do linfonodo sentinela não é factível para os melanomas de mucosa de cabeça e pescoço; podem ser realizados nos melanomas vulvovaginais, mas o impacto no desfecho clínico não é conhecido; e nos melanomas anorretais, as metástases pélvicas são mais preocupantes para o resultado final que o risco de metástase inguinal. Eles são considerados para o tratamento com interferon, o que é razoável após ressecção dos melanomas de mucosa com ou sem envolvimento linfonodal. Estes pacientes podem também ser elegíveis para estudos clínicos no cenário adjuvante.

SEGUIMENTO DOS MELANOMAS DE ESPESSURA INTERMEDIÁRIA (ESTÁGIO IB-IIA)

Estes pacientes devem ser avaliados clinicamente a cada 3 meses, com foco no exame físico e na história clínica, e anualmente com Rx de tórax, LDH e CBC, e os outros exames serão realizados de acordos com os outros sintomas. A TC e o PET-CT não têm benefício se o exame clínico e os outros exames estiverem normais, porém nos pacientes com alto risco T4b (estágio IIC) da extremidade inferior a TC pélvica ou o PET-CT podem ser úteis na identificação de recidiva nodal ilíaca que são de difícil identificação no exame físico da pelve. Em adição, nos pacientes com melanoma de alto risco, a RM do cérebro deve ser realizada para a detecção das metástases em uma fase assintomática, quando são passíveis de tratamento com radiocirurgia. A maioria das primeiras metástases é para a pele local, pele em trânsito ou linfonodos regionais, em que o exame físico é eficaz no diagnóstico e o tratamento cirúrgico apresenta elevadas taxas de cura. Os primeiros locais de metástases viscerais são o pulmão e o fígado. Outros locais de disseminação metastática incluem TGI, cérebro, osso, linfonodos distantes ou pele distante e glândulas suprarrenais.

MANEJO DA RECIDIVA LOCAL

A recidiva local é comum após o tratamento com margens inadequadas. Este tipo de recidiva local representa uma falha no tratamento inicial e não deve representar o mesmo risco de metástase a distância e mortalidade que é associada à recidiva local após um tratamento cirúrgico adequado. A recidiva local está associada a taxa de sobrevida global em 5 anos de 9 a 11% e sem metástase é de 86%. Apesar de a recidiva representar um mau prognóstico, os pacientes podem ser curados ou obter controle local com a rerressecção. As margens de 1-2 cm são adequadas com a ressecção da fáscia pela possibilidade de existência de doença subclínica. No caso de haver satelitose, uma ressecção mais extensa com retalho deve ser a escolha. No caso de haver doença a distância concomitante, uma ressecção mais econômica com margens livres é aceitável. Em adição, é apropriado considerar a biópsia do linfonodo sentinela mapeando a partir do local de recidiva. Esta abordagem geralmente é bem-sucedida até se já tiver sido realizada no linfonodo sentinela ou a linfadenectomia completa. Isso pode permitir o controle local nestes pacientes de alto risco, em que o linfonodo sentinela pode ser positivo em até 50% dos casos. As lesões irressecáveis devem ser consideradas para a radioterapia paliativa.

MANEJO DA METÁSTASE EM TRÂNSITO E DA SATELITOSE

A presença da metástase em trânsito ou da satelitose é um fator de mau prognóstico, com desfechos clínicos similares àqueles dos linfonodos metastáticos palpáveis. A satelitose e a metástase em trânsito têm significado prognóstico comparável uns com os outros. Quando os pacientes apresentam metástase em trânsito ou agrupadas, é razoável a excisão com biópsia do linfonodo sentinela. A margem deve ser adequada para se obter margens livres. Isso geralmente requer 5 a 10 mm de margem. Um cenário clínico de difícil manuseio é o paciente com múltiplas metástases em trânsito. Isso normalmente ocorre nas lesões dos membros inferiores abaixo do joelho, mas podem ocorrer em outra localização. Não existe manejo ideal para estes pacientes, porque quase sempre a história natural envolve disseminação da doença, que pode ocorrer simultaneamente, em poucos meses ou vários anos após a metástase em trânsito. A maioria desses pacientes vai apresentar novas metástases em trânsito ao longo dos anos, e o verdadeiro controle desses pacientes é incomum. Contudo, não existe terapia sistêmica para esses pacientes, então a cirurgia permanece a primeira opção para o controle regional, quando possível. Em alguns cenários, o manejo cirúrgico de algumas lesões sintomáticas pode ser valioso para paliação, sem negligenciar o manejo apropriado de outras lesões em trânsito. Quando as lesões metastáticas forem em número reduzido, é razoável a ressecção sob anestesia local. Acompanhamento a cada 2-3 meses é aconselhável porque novas lesões surgem nesse período e podem ser tratadas com ressecção com morbidade mínima. As opções cirúrgicas são excisão com síntese primária ou com enxertia ou deixar aberta para cicatrizar por segunda intenção. As margens podem ser mínimas. Por causa do frequente surgimento de novas lesões, outras opções terapêuticas devem ser usadas. A radioterapia deve ser considerada neste cenário. Outras opções regionais incluem terapia intralesional com interferon-α, interleucina 2, BCG ou tratamento tópico de metástases superficiais com imiquimod, todas estas podem induzir respostas nas lesões tratadas ou ocasionalmente nas lesões não tratadas. Então, as recomendações usuais são a excisão limitada, quando possível, e considerar a perfusão ou infusão isolada de membros quando esse método falhar e o paciente não apresentar evidências de doença sistêmica. A amputação do membro é exceção para casos extremamente selecionados e deve ser discutida com o paciente.

INFUSÃO E PERFUSÃO DE MEMBROS

Uma opção de manejo dos pacientes com extensa recidiva local na extremidade é a perfusão isolada de membro com melfalan ou infusão isolada de membro. A perfusão isolada do membro pode levar a resposta completa em 60 a 90% dos pacientes, com resposta completa relatada de 25 a 69% dos pacientes. Também existe alguma morbidade associada ao método, incluindo o baixo risco de perda do membro. A perfusão isolada pode reduzir o tamanho de uma lesão, tornando-a ressecável. O uso do TNFα associado ao melfalan tem sido avaliado, mas não houve aumento nas taxas de resposta com este método. A perfusão tem sido avaliada como adjuvante após o tratamento cirúrgico, mas nenhum benefício foi visto com essa terapia nesse cenário. A infusão isolada é um método mais simples, e os estudos iniciais têm demonstrado respostas clínicas similares à perfusão isolada, mas este método é novo e com experiência e seguimento limitados.

MANEJO DA METÁSTASE PARA LINFONODO REGIONAL

Nos pacientes com metástases para os linfonodos regionais, o prognóstico está relacionado com a carga tumoral nos linfonodos comprometidos e com o número de linfonodos comprometidos. Em vários estudos realizados, o número de linfonodos comprometidos é o fator dominante no prognóstico do melanoma no estágio III. A extensão do envolvimento linfonodal tem sido estudada de vários modos. Para o sistema de estadiamento atual, a diferenciação foi feita entre os pacientes com metástase clinicamente oculta (sentinela positivo, clinicamente negativo) e com os clinicamente evidentes (nódulos palpáveis). Essa foi uma distinção prognóstica significativa. Pacientes com melanoma primário não ulcerado e um linfonodo sentinela positivo são estágio IIIA, e a probabilidade de sobrevida em 5 anos é maior que 50%. Contudo, o linfonodo palpável é estágio IIIB. O prognóstico também é pior com quatro ou mais linfonodos comprometidos ou com satélitose ou metástase em trânsito em adição à metástase linfonodal (estágio IIIC).

Manejo dos pacientes após sentinela positivo

A lógica da biópsia do linfonodo sentinela, quando foi primeiramente desenvolvida, foi evitar a morbidade da linfadenectomia completa nos 80 a 85% dos pacientes com linfonodos negativos, mas simultaneamente estadiar os pacientes com acurácia e selecionar aqueles pacientes para linfadenectomia completa. Contudo, a experiência com a biópsia do linfonodo sentinela tem mostrado que a maioria dos pacientes tem apenas um linfonodo positivo, e apenas 15% apresentam outros linfonodos comprometidos na linfadenectomia completa. Esse achado tem levado a se considerar o abandono da linfadenectomia completa após o linfonodo sentinela positivo. Vários estudos têm demonstrado características da biópsia do linfonodo sentinela positivo com baixo risco de outros linfonodos positivos na linfadenectomia completa, sugerindo que a completa linfadenectomia pode não ser necessária. As características como o número de sentinelas positivos, a carga tumoral e a localização do tumor no nódulo associado às características do tumor primário estão associadas ao risco de metástase no linfonodo não sentinela. Contudo, é importante frisar que os linfonodos não sentinelas são estudados com menos rigor que os sentinelas, portanto, o número de linfonodos não sentinelas positivos deve ser superior aos 15% encontrados nos estudos tradicionais. Um estudo utilizando a técnica de RT-PCR identificou metástase em 54% dos linfonodos não sentinelas. Portanto, devemos considerar como a verdadeira taxa de metástase nos linfonodos não sentinelas como sendo entre 15-50%. Então, a recomendação padrão continua sendo realizar a linfadenectomia completa nos pacientes com linfonodo sentinela positivo. Naqueles pacientes com condições clínicas reservadas ou naqueles que se recusarem devemos acompanhar a cadeia linfonodal com USG ou PET-CT, com objetivo de identificar a metástase em um estágio inicial, se possível.

Manejo do melanoma com metástase regional palpável

Os pacientes com metástase linfonodal são estágio III (A, B ou C) e estão associados a risco de metástase a distância na taxa de 40 a 80%. Todavia, existe uma significativa chance de cura após a linfadenectomia completa para o estágio III, com taxa de sobrevida global de 25 anos de 35%. Então, a linfadenectomia para o estágio III é realizada com intenção curativa. Contudo, mesmo se o paciente desenvolver metástase a distância no futuro, existe o benefício de controle local com a linfadenectomia de 90%. Como discutido anteriormente, existe pouco benefício em um estadiamento mais agressivo dos pacientes com micrometástase encontrada no linfonodo sentinela, porém para os pacientes com melanomas espessos ou com macrometástases, ou com linfonodos palpáveis, o benefício é maior. O estadiamento pré-operatório é recomendado para esses pacientes, utilizando a RM do cérebro e com TC ou PET-CT.

Linfadenectomia axilar

Algumas considerações importantes: preservar sempre que possível a veia axilar (pode ser ligada), preservar o plexo braquial (pode ser ressecado parcialmente), preservar os músculos peitoral maior e menor (podem ser ressecados), preservar o torácico longo e o plexo subescapular, a radioterapia pode ser aplicada no pós-operatório para doença residual, evitar a amputação pela possibilidade de doença a distância. O linfedema ocorre em aproximadamente 10% e é melhorado com drenagem linfática.

Linfadenectomia inguinoilíaca

O linfonodo de Cloquet é o linfonodo inguinal profundo considerado classicamente como o linfonodo da transição da cadeia inguinal para a ilíaca. Este linfonodo deve ser identificado nas linfadenectomias inguinais para estudo histopatológico. Se esse linfonodo apresentar metástase, geralmente é indicada a linfadenectomia ilíaca e da fossa obturadora. Os pacientes com metástase para linfonodos inguinais conhecida devem realizar TC da pelve ou PET-CT *scan*. Os pacientes com o nódulo de Cloquet positivo ou evidência clínica de adenopatia ilíaca devem se submeter ao esvaziamento ilíaco e da fossa obturadora. Alguns cirurgiões a indicam também no caso de doença inguinal extensa. O risco de linfedema é maior na linfadenectomia inguinal e/ou ilíaca do que nas axilares.

Linfadenectomia cervical

Os pacientes com metástases para os linfonodos cervicais devem ser submetidos à linfadenectomia cervical, com preservação da veia jugular interna, do músculo esternocleidomastóideo e do nervo espinhal acessório. Contudo, se essas estruturas estiverem comprometidas, elas devem ser sacrificadas. Os melanomas da orelha, da face e do couro cabeludo anterior frequentemente drenam para a parótida ou os nódulos periparotídeos. Nesses casos, a parotidectomia superficial está indicada como parte da dissecção cervical radical.

O papel da radioterapia no manejo da doença nodal regional

Os fatores que aumentam o risco de recidiva nodal após linfadenectomia regional são: extensão extracapsular, linfonodos grandes (> 3cm), 4 ou mais linfonodos envolvidos ou doença nodal recidivada. Esse risco é de 30 a 50%. A taxa de controle local em 5 anos com radioterapia adjuvante varia 80 a 93%. Apesar do aumento do controle local, não há ganho na sobrevida. A taxa de sobrevida em 5 anos varia de 33 a 50%. As complicações deste tratamento são: linfedema, fibrose, plexopatia e osteonecrose.

Em resumo: a radioterapia adjuvante pós-operatória para pacientes no estágio III resulta em aceitável controle locorregional com taxas de complicações razoáveis, mas sem ganho de sobrevida.

ACOMPANHAMENTO PARA PACIENTES COM METÁSTASE REGIONAL

Estes pacientes devem ser avaliados clinicamente a cada 3 meses, com foco no exame físico e na história clínica, e anualmente com Rx de tórax, LDH e CBC, e os outros exames serão realizados de acordo com os outros sintomas. A TC e o PET-CT não têm benefício se o exame clínico e os outros exames estiverem normais, porém nos pacientes com alto risco T4b (estágio IIC) da extremidade inferior a TC pélvica ou o PET-CT podem ser úteis na identificação de recidiva nodal ilíaca que são de difícil identificação no exame físico da pelve. Em adição, nos pacientes com melanoma de alto risco, a RM do cérebro deve ser realizada para a detecção das metástases em uma fase assintomática, quando são passíveis de tratamento com radiocirurgia.

MANEJO DA METÁSTASE A DISTÂNCIA (ESTÁGIO IV)

Todos os pacientes com metástase a distância são considerados estágio IV. Todos são associados a prognóstico muito ruim, com sobrevida média de 6 a 15 meses. O prognóstico é melhor para pele e subcutâneo, que são considerados (M1a), que para os pulmões (M1b) ou outras metástases a distância (M1c). Em adição, LDH elevada em vigência de metástase a distância está associada a pior prognóstico e também é classificada como M1c.

É incomum a apresentação da doença com metástase a distância. Frequentemente, as metástases se tornam evidentes com 2-3 anos do diagnóstico do tumor primário, mas no melanoma, metástases tardias são também comuns, e no melanoma têm ocorrido metástases com intervalo de décadas.

demonstrou elevada taxa de resposta e aumento da sobrevida livre de doença em pacientes portadores de melanoma metastático. No momento, há estudos em curso avaliando a atividade de imatinibe e outros inibidores de tirosina quinase em pacientes cujos tumores possuam mutações ou amplificações em *c-kit*.

Atualmente, as medicações ipilimumabe e vemurafenibe não se encontram disponíveis no Brasil, bem como não há aprovação para a utilização de imatinibe em pacientes com melanoma avançado. Desta forma, as principais opções terapêuticas são a dacarbazina e o interferon, conforme a apresentação da doença, as condições prévias e o uso de outras medicações. Pacientes portadores de metástases cerebrais controladas podem ser candidatos à terapia com temozolomida ou fotemustina.

BIBLIOGRAFIA

Agarwala SS. Temozolomide for the treatment of brain metastases associated with metastatic melanoma: a phase ii study. *J Clin Oncol* 2004;22:2101-7.

Carvajal JD *et al.* KIT as a therapeutic target in metastatic melanoma. *JAMA* 2011;305:2327-34.

Chapman PB *et al.* Improved survival with vemurafenib in melanoma with BRAF V600E mutation. *N Engl J Med* 2011;364:2507-16.

Curtin JA *et al.* Distinct sets of genetic alterations in melanoma. *N Engl J Med* 2005;353:2135-47.

Hansson J *et al.* Two different durations of adjuvant therapy with intermediate-dose interferon alfa-2b in patients with high-risk melanoma (Nordic IFN trial): a randomised phase 3 trial. *Lancet Oncol* 2011;12:144-52.

Hodi FS *et al.* Improved survival with ipilimumabe in patients with metastatic melanoma. *N Engl J Med* 2010;363:711-23.

Ives NJ *et al.* Chemotherapy compared with biochemotherapy for the treatment of metastatic melanoma: a meta-analysis of 18 trials involving 2621 patients. *J Clin Oncol* 2007;25:5426-24.

Kirkwood JM *et al.* C High- and Low-dose interferon alfa-2b in high-risk melanoma: first analysis of intergroup trial E1690/S9111/C9190. *J Clin Oncol* 2000;18:2444-58.

Kirkwood JM *et al.* Interferon alfa-2b adjuvant therapy of high risk resected cutaneous melanoma: the Eastern Cooperative Oncology Group EST1684. *J Clin Oncol* 1996;14:7-17.

McMasters KM *et al.* Ulceration as a predictive marker for response to adjuvant interferon therapy in melanoma. *Ann Surg* 2010;252:460-66.

Middleton JR *et al.* Randomized Phase III Study of temozolomide versus dacarbazine in the treatment of patients with advanced metastatic malignant melanoma. *J Clin Oncol* 2000;18:158-66.

Mocellin S. Interferon alpha adjuvant therapy in patients with high-risk melanoma: a systematic review and meta-analysis. *J Natl Cancer Inst* 2010;102:493-501

Robert C *et al.* Ipilimumab plus dacarbazine for previous untrated metastatic melanoma. *N Engl J Med* 2011;364 2517-26.

Schwartzentruber DJ *et al.* gp100 peptide vaccine and interleukin-2 in patients with advanced melanoma. *N Engl J Med* 2011;364:2119-27.

CAPÍTULO 38
Sarcomas de Partes Moles

Roberto André Torres de Vasconcelos

38-1 Introdução e Epidemiologia

Audrey Tieko Tsunoda ■ João Soares Nunes

Os sarcomas de partes moles (SPMs) são neoplasias raras, originados a partir de células mesenquimais embrionárias, com amplo espectro histológico e diferentes graus de diferenciação. Constituem cerca de 1% das neoplasias do adulto e até 15% da infância, podendo estar relacionados a síndromes familiares e alguns fatores ambientais específicos, porém grande parte dos casos permanece de etiologia incerta.[13] Estimava-se que em 2010, nos Estados Unidos, cerca de 10.520 novos casos de sarcomas de partes moles seriam detectados, sendo responsáveis por 3.920 mortes.[7] Alguns autores vêm relatando aumento na incidência dos sarcomas de partes moles, por vezes relacionado à inclusão dos casos decorrentes da síndrome de imunodeficiência adquirida (AIDS) ou a fatores específicos ambientais, como radiação e herbicidas, além de possíveis variações nos critérios de inclusão de alguns subtipos, como os dermatofibrossarcomas, nos registros nacionais de câncer.[11,13] Entretanto, a incidência parece permanecer estável, ao longo de duas décadas, em países como a Áustria.[13]

O comportamento biológico dos SPMs pode variar de benigno e indolente a extremamente agressivo e maligno, com diversas categorias intermediárias. Em virtude da heterogeneidade e da raridade dos casos, diversas questões relacionadas à compreensão da história natural da doença e à resposta a tratamento permanecem alvo de estudos.

■ FATORES ETIOLÓGICOS

Na grande maioria dos casos de SPM, não há evidência de um fator etiológico bem definido. Em princípio, não há tumores benignos precursores para SPM, porém algumas doenças sabidamente predispõem ao desenvolvimento de SPMs específicos, como o vírus da imunodeficiência adquirida (HIV) e o herpes-vírus 8 com o sarcoma de Kaposi. Outros fatores como radioterapia prévia, drogas carcinógenas, herbicidas, lesão local crônica, linfedema crônico podem estar relacionados à origem destes tumores.[12]

■ CITOGENÉTICA E SÍNDROMES HEREDITÁRIAS

Os SPMs apresentam extensas anormalidades citogenéticas e podem ser agrupados entre aqueles que possuem alterações citogenético-moleculares específicas simples, cujos melhores exemplos são o PNET t(11;22)(q24;q11.2-12) e o sinoviossarcoma t(X;18)(p11.2;q11.2), e aqueles SPMs que possuem alterações complexas e inespecíficas (Quadro 1). Essas alterações citogenéticas podem auxiliar na confirmação diagnóstica e na definição do prognóstico.[12]

Quando essas mutações ocorrem na linhagem germinativa, temos uma predisposição genética para desenvolvimento de sarcomas (Quadro 2), principalmente observada nos casos pediátricos.

■ CLASSIFICAÇÃO PATOLÓGICA

Os SPMs compreendem uma gama variada de tumores de morfologia e de comportamento biológico diversos. A avaliação anatomopatológica deve ser realizada por patologista experiente na área. A análise morfológica diagnóstica é fundamentada no estudo microscópico dos cortes histológicos. Entretanto, os métodos de imuno-histoquímica (IHQ), citogenética e os testes moleculares podem ser bastante úteis para confirmar o diagnóstico morfológico.[10]

Quadro 1. Translocações citogenéticas associadas ao SPM

TUMORES DA FAMÍLIA EWING[a]		
t(11;22)(q24;q12)	EWSR1-FLI1[b]	Fator de Transcrição
t(21;22)(q22;q12)	EWSR1-ERG	Fator de Transcrição
t(7;22)(p22;q12)	EWSR1-ETV1	Fator de Transcrição
t(17;22)(q12;q12)	EWSR1-ETV4	Fator de Transcrição
t(2;22)(q35;q12)	EWSR1-FEV	Fator de Transcrição
t(2;16)(q35;p11)	FUS-FEV	Fator de Transcrição
t(16;21)(p11;q24)	FUS-ERG	Fator de Transcrição
SARCOMA DE CÉLULAS CLARAS (MELANOMA MALIGNO DE PARTES MOLES)		
t(12;22)(q13;q12)	EWSR1-ATF1[b]	Fator de Transcrição
TUMOR DESMOPLÁSICO DE PEQUENAS CÉLULAS REDONDAS DO ABDOME		
t(11;22)(p13;q12)	EWSR1-WT1[b]	Fator de Transcrição
CONDROSSARCOMA MIXOIDE		
t(9;22)(q22-31;q11-12)	EWSR1-NR4A3[b]	Fator de Transcrição
LIPOSSARCOMA MIXOIDE		
t(12;16)(q13;p11)	FUS-DDIT3[b]	Fator de Transcrição
t(12;22)(q13;q12)	EWSR1-DDIT3	Fator de Transcrição
RABDOMIOSSARCOMA ALVEOLAR		
t(2;13)(q35;q14)	PAX3-FOXO1A[b,c]	Fator de Transcrição
t(1;13)(p36;q14)	PAX7-FOXO1A[c]	Fator de Transcrição
SARCOMA SINOVIAL		
t(X;18)(p11;q11)	SYT-SSX[b]	Fator de Transcrição
DERMATOFIBROSSARCOMA *PROTUBERANS*		
t(17;22)(q22;q13)	COL1A1-PDGFB[b]	Fator de Crescimento
FIBROSSARCOMA CONGÊNITO		
t(12;15)(p13;q25)	ETV6-NTRK3	Receptor Fator de Transcrição
TUMOR MIOFIBROBLÁSTICO INFLAMATÓRIO		
2p23 rearrangements	TMP3-ALK; TMP4-ALK	Receptor de Fator Crescimento
SARCOMA ALVEOLAR DE PARTES MOLES		
t(X;17)(p11.2;q25)	ASPL-TFE3[b]	Fator de Transcrição

[a]Os tumores da família Ewing incluem: sarcoma de Ewing clássico, tumor neuroectodérmico periférico (PNET), tumor de Askin e neuroepitelioma periférico. [b]Mutações com frequência maior que 50%. [c]O gene FOXO1A também é conhecido como FKHR. Adaptado de (Helman and Meltzer 2003.)

Quadro 2. Condições hereditárias relacionadas a SPM

CONDIÇÃO HEREDITÁRIA	SARCOMA	GENES	CROMOSSOMO
Neurofibromatose tipo 1 (Doença de von Recklinghausen)	Tumor maligno da bainha do nervo periférico	NF-1	17q11.2
Retinoblastoma	Sarcoma SOE	Rb-1	13q14
Síndrome de Li-Fraumeni	Sarcoma SOE	TP53	17p13
Síndrome de Gardner (Polipose adenomatosa familial)	Fibrossarcoma Tumor desmoide	APC	5q21
Progeria (Síndrome de Werner)	Sarcoma SOE	WRN	8p12
Síndrome do carcinoma basocelular nevoide (Síndrome de Gorlin)	Rabdomiossarcoma	PTC	9q22.3
Esclerose tuberosa (Doença de Bourneville)	Rabdomiossarcoma	TSC2	16p13.3

Adaptado de DeVita, Hellman, Ronsenberg. Cancer Principles and Practice of Oncology, Ed 8, Lippincott Williams & Wilkins, 2008 (Vincent T. DeVita 2008).
Síndrome de Li-Fraumeni: autossômica dominante, primariamente descrita associada a SPMs e câncer de mama, também inclui gliomas, leucemia e tumor de córtex da adrenal, ocorrendo antes de 45 anos de idade, algumas vezes com múltiplos tumores. Uma mutação germinativa do gene supressor de tumor p53 é identificada na maioria das famílias.
Neurofibromatose tipo 1 (Doença de von Recklinghausen): caracteriza-se por múltiplos neurofibromas benignos, que podem degenerar para tumor maligno da bainha do nervo periférico, neurofibrossarcomas ou schwannomas malignos. Os eventos moleculares envolvidos na malignização do neurofibroma são desconhecidos.
Retinoblastoma: A mutação do gene Rb-1, por si, aumenta o risco de desenvolvimento de SPMs e osteossarcomas, além de a exposição à radioterapia ser também um fator adicional. As crianças curadas de retinoblastoma bilateral (RB) ou do tipo familiar têm especial risco, podendo desenvolver sarcomas até mais de 30 anos depois. Uma série de casos de crianças tratadas com RB hereditário mostrou a seguinte distribuição entre os subtipos de SPM: leiomiossarcoma (33%), fibrossarcoma (19%), FHM (17%), sarcoma SOE (15%), rabdomiossarcoma (12%) e lipossarcoma (4%), em que o leiomiossarcoma não teve aparente relação com o campo de radioterapia, enquanto os casos de rabdomiossarcoma surgiram apenas em área irradiada.[8]
Síndrome de Gardner (polipose adenomatosa familial): caracteriza-se por mutações no gene APC, causando múltiplos pólipos colônicos em pacientes jovens. Há uma alta frequência de tumores desmoides intra-abdominais entre esses pacientes.

Dentre os mais de 50 subtipos histológicos, o mais comum é o fibro-histiocitoma maligno ou sarcoma pleomórfico.

Os tipos histológicos incluídos na classificação internacional de SPM da World Health Organization (WHO) estão listados no Quadro 3.

GRADUAÇÃO DE SARCOMA

O objetivo principal de se graduar adequadamente os SPMs é contribuir para distinção de fatores de maior risco para metástase a distância e, portanto, aumentar os benefícios potenciais da adjuvância.

Um sistema de graduação é útil e favorece o tratamento quando é reproduzível, fácil de se aplicar e capaz de distinguir os tumores em baixo e alto risco para doença metastática.

Como os SPMs apresentam uma ampla gama de tumores de características morfológicas e clínicas distintas, tornou-se um grande desafio estabelecer um sistema padrão que fosse aplicável para todos os subtipos, indistintamente.

Em uma interessante revisão sobre o assunto, Deyrup e Weiss descrevem, desde a primeira proposta de graduação histológica descrita por Broders em 1920, correlacionando o percentual de componente bem diferenciado com a mortalidade, e a subsequente inclusão de outros fatores como: atividade mitótica, número de células gigantes e percentual de estroma fibroso. Progressivamente, diversas outras características foram avaliadas, como: celularidade, contagem de mitoses, necrose tumoral, embolização vascular, pleomorfismo, tipo histológico, anaplasia, células inflamatórias, hemorragia, presença de áreas mixoides, dentre outras. Na década de 1970 o grau histológico foi incorporado ao estadiamento. Durante a década de 1980, diversos grupos propuseram graduações para SPM. Os dois sistemas mais utilizados atualmente foram propostos pelo *National Cancer Institute* (NCI Norte-Americano) e *pela French Federation of Cancer Centers* (FNCLC).[3] Ambos contemplam tipo histológico e necrose. Outros parâmetros considerados pela FNCLC são grau de diferenciação e número de mitoses, ambos critérios dependentes da experiência do patologista, da quantidade e da qualidade do material obtido para análise e do tipo histológico em questão. Os Quadros 4 e 5 demonstram a classificação conforme a FNCLC, considerada atualmente a mais reprodutível e prognóstica das graduações de SPM.

Quadro 3. Tipos histológicos de SPM, segundo WHO (Deyrup and Weiss 2006)

- Tipos histológicos de SPM
  - Tumores adipocíticos
  - Lipossarcoma desdiferenciado
  - Sarcoma de células redondas/mixoide
  - Lipossarcoma pleomórfico
- Tumores fibroblásticos/miofibrobásticos
  - Fibrossarcoma
  - Mixofibrossarcoma
  - Sarcoma fibromixoide de baixo grau
  - Fibrossarcoma esclerosante epitelioide
- Tumores fibro-histiocíticos
  - Sarcoma pleomórfico indeferenciado/fibro-histiocitoma maligno (FHM, incluindo pleomórfico, células gigantes, mixofibrossarcoma de alto grau/mixoide e formas inflamatórias
- Tumores de células musculares lisas
  - Leiomiossarcoma
- Tumores de células musculares esqueléticas
  - Rabdomiossarcoma (formas embrionária, alveolar e pleomórfica)
- Tumores vasculares
  - Hemangioepitelioma epitelioide
  - Angiossarcoma
- Tumores de nervos periféricos
  - Tumor da bainha do nervo periférico maligno
- Tumores condro-ósseos
  - Condrossarcoma extraesquelético (mesenquimal e outras variantes)
  - Osteossarcoma extraesquelético
- Tumores de diferenciação incerta
  - Sarcoma sinovial
  - Sarcoma epitelioide
  - Sarcoma alveolar de partes moles
- Sarcomas de células claras de partes moles
  - Condrossarcoma mixoide extraesquelético
- Tumor primitivo neuroectodérmico (PNET) extraesquelético
- Sarcoma de Ewin
- Tumor desmoplásico de células redondas
- Tumor rabdoide extrarrenal
- Sarcoma indiferenciado
- Sarcoma, sarcoma SOE

CARACTERÍSTICAS CLÍNICAS E PATOLÓGICAS

O principal sinal relacionado aos SPMs é o surgimento de uma tumoração de crescimento progressivo e geralmente indolor. O diagnóstico diferencial se faz com tumores benignos, metástases, linfoma e melanoma. Os SPMs costumam apresentar infiltração local, geralmente sem violar planos e fáscias, com rara disseminação nodal.[3,12]

Quanto à distribuição anatômica, os SPMs acometem qualquer localização, independentemente da quantidade de tecido relacionado ao tumor (p. ex.: os sarcomas sinoviais podem surgir em sítios distantes das articulações). Os locais mais frequentemente acometidos parecem ser:

A) *Coxa, glúteo e inguinal:* 46%.
B) *Membro superior:* 13%.
C) *Retroperitônio:* 13%.
D) *Cabeça e pescoço:* 9%.

Quadro 4. Escores de diferenciação tumoral dos SPMs conforme FNCLC (Deyrup and Weiss 2006)

DIAGNÓSTICO	ESCORE DE DIFERENCIAÇÃO
Lipossarcoma bem diferenciado	1
Fibrossarcoma bem diferenciado	1
Tumor maligno da bainha do nervo periférico bem diferenciado	1
Leiomiossarcoma bem diferenciado	1
Condrossarcoma bem diferenciado	1
Lipossarcoma mixoide	2
Fibrossarcoma convencional	2
Tumor maligno da bainha do nervo periférico convencional	2
Hemangiopericitoma maligno bem diferenciado	2
Fibro-histiocitoma maligno mixoide	2
Leiomiossarcoma convencional	2
Condrossarcoma mixoide	2
Angiossarcoma convencional	2
Lipossarcoma de células redondas	3
Lipossarcoma pleomórfico	3
Lipossarcoma desdiferenciado	3
Fibrossarcoma pouco diferenciado	3
Schwannoma maligno epitelioide	3
Tumor maligno da bainha do nervo periférico pouco diferenciado	3
Tumor Triton maligno	3
Hemangiopericitoma maligno convencional	3
Fibro-histiocitoma maligno inflamatório e de células gigantes	3
Leiomiossarcoma pleomórfico/epitelioide/pouco diferenciado	3
Sarcoma sinovial	3
Rabdomiossarcoma	3
Osteossarcoma extraesquelético	3
Sarcoma de Ewing extraesquelético/PNET	3
Sarcoma alveolar	3
Tumor rabdoide maligno	3
Sarcoma de células claras	3
Sarcoma indiferenciado	3

Quadro 5. Sistema de graduação da FNCLC (Deyrup and Weiss 2006)

PARÂMETRO	CRITÉRIO
DIFERENCIAÇÃO TUMORAL	
Escore = 1	Sarcoma histologicamente muito semelhante ao tecido adulto mesenquimal
Escore = 2	Sarcoma de um subtipo histológico definido (i. e. fibro-histiocitoma maligno mixoide)
Escore = 3	Sarcoma de tipo incerto, embrionário e sarcomas indiferenciados
CONTAGEM DE MITOSES	
Escore = 1	0-9/10 campos de maior aumento
Escore = 2	10-19/10 campos de maior aumento
Escore = 3	20/10 campos de maior aumento
NECROSE TUMORAL MICROSCÓPICA	
Escore = 0	Sem necrose
Escore = 1	50% de necrose tumoral
Escore = 2	> 50% de necrose tumoral
GRAU HISTOLÓGICO	
Grau 1	Escore total 2 ou 3
Grau 2	Escore total 4 ou 5
Grau 3	Escore 6, 7 ou 8

A localização dos SPMs pode determinar diferenças importantes em termos de tratamento. Os SPMs geralmente se disseminam por via hematogênica, preferencialmente para pulmões, compreendendo 70 a 80% dos casos como o primeiro sítio de metástase. Entretanto, os SPMs do retroperitônio disseminam-se com maior frequência para o peritônio e o fígado.

O diagnóstico depende de uma biópsia, preferencialmente *core biopsy* (biópsia por agulha grossa) ou biópsia incisional (na falta da primeira), com análise do tipo e do grau histológicos.

Os tipos histológicos mais frequentes nos adultos são o fibro-histiocitoma maligno, lipossarcoma e leiomiossarcoma, enquanto na infância os mais incidentes são os sarcomas de pequenas células (como sarcoma de Ewing, PNET e rabdomiossarcoma embrionário). O estudo de imuno-histoquímica incluindo desmina (diferenciação miogênica), antígeno S100 (bainha neural), citoqueratina (diferenciar tumores com componente epitelial, como sarcoma sinovial, de outros sem, como o fibrossarcoma), antígeno do fator VIII (para tumores de origem endotelial) pode auxiliar no diagnóstico histológico diferencial.[12]

INVESTIGAÇÃO

Os dados obtidos através de anamnese completa e exame clínico cuidadoso podem sugerir informações importantes a respeito da evolução do tumor, bem como a região anatômica afetada, sinais de comprometimento de vasos, nervos, ossos, linfonodos ou pele, bem como sintomas relacionados à disseminação metastática.

Como exames complementares do tumor primário, sugere-se realizar radiografia, complementada por ressonância magnética (RM) ou TC. A RM fornece informações detalhadas a respeito de possível comprometimento de partes moles, fáscias, nervos e órgãos adjacentes. Por sua vez, a TC permite analisar a cortical óssea, os linfonodos regionais, e até mesmo sugerir áreas de necrose (muito provavelmente em casos de lesões de alto grau).

Para a investigação de doença metastática e exame de base antes do tratamento, é importante realizar TC de tórax para se avaliar o parênquima pulmonar e os linfonodos, principalmente quando o tumor primário for maior que 5 cm de diâmetro. No acompanhamento, entretanto, a solicitação dos exames está muito mais relacionada aos sintomas que o paciente venha a apresentar. De modo geral, a radiografia de tórax e o exame clínico são suficientes para o acompanhamento.

O papel da PET-CT ainda não está bem definido no SPM.[8,12]

ESTADIAMENTO

O estadiamento da AJCC *(American Joint Committee on Cancer)*, 7ª edição, contempla aspectos do tumor primário, os linfonodos adjacentes e metástases a distância (Quadro 6).[4]

FATORES PROGNÓSTICOS

Fatores prognósticos relacionados ao tumor

O grau de diferenciação, o tamanho do tumor, o pleomorfismo nuclear, o índice mitótico, o grau de celularidade, de necrose e o aspecto do crescimento (delimitado *versus* infiltrativo) são importantes fatores relacionados ao tumor.

O grau e o subtipo histológico devem ser dados a partir de um material de biópsia colhido adequadamente.[10]

Por sua heterogeneidade, é importante que as características histopatológicas sejam adequadamente avaliadas por serviço de patologia especializado, para que haja correlação prognóstica e tratamento condizente. Em uma série de 240 pacientes cujas características anatomopatológicas foram revisadas por especialistas, o tipo histológico sofreu modificações em 25% das vezes, enquanto a avaliação do grau foi diferente em 40% dos casos.[1]

O valor prognóstico do grau histológico foi comparado a dados clínicos dos principais tipos histológicos de SPM em um estudo incluindo 1.240 pacientes, pertencentes a 17 instituições. Nessa análise, o grau histológico foi o fator prognóstico independente mais importante em 62,3% dos casos.[2]

Quanto maior o diâmetro do SPM, maior a chance de doença metastática a distância.

Quadro 6. Estadiamento AJCC 2010

TUMOR PRIMÁRIO	
Tx	Tumor primário não pode ser acessado
T0	Sem evidência do tumor primário
T1	Tumor igual ou menor que 5 cm no maior eixo
T1a	Tumor superficial
T1b	Tumor profundo
T2	Tumor maior que 5 cm no maior eixo
T2a	Tumor superficial
T2b	Tumor profundo

LINFONODOS REGIONAIS (N)	
Nx	Linfonodos regionais não podem ser avaliados
N0	Ausência de metástase linfonodal regional
N1	Metástase linfonodal regional

METÁSTASES A DISTÂNCIA	
M0	Ausência de metástases a distância
M1	Metástase a distância

GRAU HISTOLÓGICO	
GX	O grau não pode ser avaliado
G1	Grau 1
G2	Grau 2
G3	Grau 3

ESTÁGIO	
IA	T1a N0 M0 G1, GX
	T1b N0 M0 G1, GX
IB	T2a N0 M0 G1, GX
	T2b N0 M0 G1, GX
IIA	T1a N0 M0 G2, G3
	T1b N0 M0 G2, G3
IIB	T2a N0 M0 G2
	T2b N0 M0 G2
III	T2a, T2b N0 M0 G3
	Qualquer T N1 M0 Qualquer G
IV	Qualquer T Qualquer N M1 Qualquer G

Fatores prognósticos relacionados ao centro de tratamento

As recomendações internacionais são de que pacientes com lesões clinicamente suspeitas para SPM devam ser encaminhados para grandes centros de referência previamente a qualquer método excisional ou de diagnóstico. Assim como em outros tumores mais raros, os SPMs cursam com melhor prognóstico quando adequadamente abordados inicialmente por equipe treinada multidisciplinar. Ademais, a cirurgia com margens adequadas é o principal fator relacionado à recidiva local e, quando realizada em grandes centros, gera índices de recidiva local aceitáveis e comparáveis aos demais centros de referência.[10]

Esse fator prognóstico foi avaliado em um estudo com um total de 375 casos de pacientes portadores de SPM, onde foram incluídos 195 casos referenciados a um grande centro antes da cirurgia, 102 após terem sido operados e 78 não referenciados em virtude do tumor primário. Foram observados índices de recidiva local significativamente maiores dentre os pacientes tratados primariamente fora do centro especializado (taxa de recidiva até 2,4 vezes maior).[5]

ASPECTOS GERAIS DO TRATAMENTO DOS SPMs

O tratamento inicial com intenção curativa dos SPMs baseia-se na ressecção do tumor primário com margens de segurança adequadas, seguido de adjuvância com quimioterapia e/ou radioterapia, na dependência principalmente do grau histológico (incluindo o tipo histológico).

Em um estudo conduzido pelo *American College of Surgeons* (ACS), dados clínicos, patológicos e o tratamento dos SPMs em território norte-americano, pertencentes a 2.355 pacientes entre 1977 e 1978, foram comparados a 3.457 pacientes entre 1983 e 1984. Os dados clínicos e epidemiológicos foram semelhantes dentre os dois grupos. Ambos os grupos apresentaram atraso no diagnóstico, sendo que a biópsia excisional, contraindicada por dificultar a obtenção posterior de margens de segurança adequadas, foi empregada em 51,4 e 47,6% dos casos. Houve aumento significativo da solicitação de tomografias computadorizadas (TC) de tórax e do sítio primário para a investigação inicial. A cirurgia preservadora de membro foi a regra, porém obteve margens limitadas em 27 e 23% dos casos. A positividade das margens esteve relacionada à maior recidiva local, porém sem detrimento da sobrevida; entretanto, o número limitado de casos dessa análise não permite que seja modificada a recomendação de se realizar ressecção ampla, com margens negativas. Os pacientes que tiveram margens limitadas em benefício da preservação de membro receberam, em geral, terapia adjuvante com radioterapia. O papel da quimioterapia no contexto da adjuvância permanece objetivo de estudos.[9]

38-2 Patologia

Adriano de Carvalho Nascimento ■ Ana Karla Araújo Cavalcanti de Albuquerque
Ana Lucia Amaral Eisenberg ■ Maria Inês Pereira da Silva Vianna

As neoplasias malignas de partes moles constituem um grupo heterogêneo de lesões de origem mesenquimal, classificadas de acordo com seu fenótipo histopatológico e imuno-histoquímico. Embora a classificação desses tumores tenha sido revista por vários autores, a maioria dos sarcomas de partes moles deriva de células mesenquimais primitivas e pluripotenciais, podendo adquirir linhas de diferenciação diferentes no curso da transformação neoplásica, necessitando de estudos aprofundados na área de biologia molecular para a precisa subclassificação dessas neoplasias. Atualmente, a terminologia histopatológica sofreu relativas mudanças para predizer e diminuir dúvidas em relação ao comportamento biológico do tumor, sendo recomendada pela OMS (2002) a divisão dos tumores de partes moles em quatro categorias: benignos, intermediários localmente agressivos, intermediários com baixo potencial metastático e malignos.

De maneira geral, o tipo histológico dos sarcomas de partes moles não oferece informações suficientes para determinar seu comportamento biológico, sendo recomendada correlação entre a graduação histológica para avaliação do grau de malignidade e potencial metastático e o estadiamento inicial para avaliação da extensão da lesão. Os sistemas de graduação propostos consistem em um sistema de três graus, sendo considerados sarcomas de baixo potencial maligno (grau 1), de malignidade intermediária (grau 2) e de alto potencial maligno (grau 3). Os parâmetros mais importantes para graduação histológica são o índice mitótico e a extensão da necrose tumoral, embora tipo histológico, pleomorfismo e celularidade sejam aplicados de acordo com a metodologia utilizada. É importante ter em mente que os sistemas de graduação não são aplicáveis a todos os tipos de sarcomas de partes moles, mas apenas aos grandes grupos de tumores, com critérios histopatológicos variando dentro de cada grupo. O grau histológico também não tem valor prognóstico em muitos grupos de tumores, como os tumores malignos de bainha de nervo periférico, os angiossarcomas, os condrossarcomas mixoides extraesqueléticos, os sarcomas alveolares de partes moles, os sarcomas de células claras e os sarcomas epitelioides.

Neste capítulo serão abordados os principais sarcomas de partes moles, seus aspectos clínicos e diagnósticos.

TUMORES FIBRO-HISTIOCÍTICOS MALIGNOS

Os tumores fibro-histiocíticos malignos são representados por um grupo de tumores de histogênese incerta, constituídos por uma população dupla de células, uma com diferenciação fibroblástica e outra com características morfológicas e imuno-histoquímicas relacionadas aos histiócitos, mas sem evidências de uma diferenciação histiocítica verdadeira. Este grupo representa a forma mais comum de sarcoma de partes moles em adultos, sendo divididos na classificação pela OMS (2002) em fibro-histiocitoma maligno pleomórfico (sarcoma pleomórfico indiferenciado), fibro-histiocitoma maligno com células gigantes (sarcoma pleomórfico indiferenciado com células gigantes) e fibro-histiocitoma maligno inflamatório (sarcoma pleomórfico indiferenciado inflamatório).

Fibro-histiocitoma maligno pleomórfico

É o subtipo mais comum em adultos acima dos 40 anos, com picos de incidência entre a 6ª e 7ª décadas de vida e uma leve prevalência em homens (1,2: 1). Raros casos foram descritos em crianças. As regiões mais comumente envolvidas são as extremidades, principalmente os membros inferiores, com envolvimento de estruturas profundas (fáscia ou músculo esquelético). O crescimento do tumor é progressivo, mas frequentemente exibe crescimento rápido associado a dor local. A maior parte dos casos se apresenta como uma massa volumosa no momento da excisão cirúrgica, com 5% dos pacientes apresentando metástases pulmonares. A etiologia da lesão é incerta, com muitos casos relacionados a irradiação prévia do local, úlceras crônicas e cicatrizes cirúrgicas.

São tumores agressivos, com tendência a recidiva local, metástases a distância, principalmente pulmões, e metástases para linfonodos regionais, com taxa de sobrevida de 50 a 60% em 5 anos. Os fatores prognósticos mais importantes são o tamanho e a profundidade da lesão.

O diagnóstico histopatológico baseia-se em um padrão heterogêneo com arquitetura estoriforme e marcado pleomorfismo nuclear e citológico. Frequentemente podem ser vistas células tumorais gigantes com aparência bizarra, em meio a células fusiformes e células redondas semelhantes a histiócitos. Em alguns casos, o citoplasma das células gigantes contém numerosos glóbulos hialinos de tamanhos variados chamados tanatossomos. Células inflamatórias como plasmócitos, linfócitos e eosinófilos podem estar presentes. A imuno-histoquímica dessas lesões não é específica, o que enquadra esses tumores em um diagnóstico morfológico de exclusão. Antígenos histiocíticos como α-1 antitripsina, α-1 antiquimotripsina, lisozima e CD68 não têm papel importante no diagnóstico. A presença de raras células com positividade para as linhagens epitelial e muscular não exclui o diagnóstico. Os diagnósticos diferenciais mais importantes são as variantes pleomórficas de leiomiossarcoma, lipossarcoma, rabdomiossarcoma e mixofibrossarcoma, carcinomas, melanoma e linfomas.

Fibro-histiocitoma maligno com células gigantes

São lesões raras, com maior incidência em adultos idosos com igual prevalência entre os sexos. Também existem raros casos descritos em crianças e adolescentes. As localizações anatômicas mais frequentes destes tumores são os tecidos moles profundos de membros e tronco, se apresentando geralmente como massas de crescimento progressivo e indolor. O prognóstico é semelhante ao fibro-histiocitoma maligno pleomórfico.

A característica histopatológica mais representativa é a presença de numerosas células gigantes com aparência osteoclástica e células ovoides ou fusiformes com variável pleomorfismo. A imuno-histoquímica é inespecífica, sendo também considerado um diagnóstico de exclusão. Os principais diagnósticos diferenciais a serem considerados são tumor de células gigantes de partes moles, leiomiossarcoma rico em células gigantes osteoclásticas e carcinoma rico em células gigantes.

Fibro-histiocitoma maligno inflamatório

É a forma mais rara dos tumores fibro-histiocíticos malignos, existindo poucos casos descritos em pacientes acima dos 40 anos, com igual prevalência entre os sexos. Envolve com maior frequência o retroperitônio, mas já foram descritos casos em tecidos moles profundos e intra-abdominais. Normalmente cursam com grandes massas retroperitoneais associadas a sintomas sistêmicos como febre, perda de peso, leucocitose, eosinofilia e reação leucemoide, alterações estas associadas a citocinas específicas, produzidas pelas células tumorais. O prognóstico é ruim, relacionado a doença persistente e recorrente devida à inacessibilidade cirúrgica e à doença metastática. A taxa de sobrevida é de 33%.

Exibem as mesmas características histopatológicas anteriores, com infiltrado de células xantomatosas benignas (algumas vezes ausentes) e numerosas células inflamatórias, como neutrófilos e eosinófilos, além de uma população menor de linfócitos e plasmócitos. Podem ser vistas células atípicas com um ou mais núcleos irregulares hipercromáticos e nucléolo evidente lembrando células de Reed-Sternberg. A imuno-histoquímica também não tem uma linha de diferenciação específica, sendo enquadrado como um diagnóstico de exclusão. Os principais diagnósticos diferenciais incluem carcinomas, linfomas, leiomiossarcomas, tumor miofibroblástico inflamatório e lipossarcoma.

LIPOSSARCOMAS

Os lipossarcomas são neoplasias malignas cujo critério diagnóstico tradicional é a presença de lipoblastos, que podem ser univacuolados ou multivacuolados. Apesar de mais comuns, os lipoblastos univacuolados (com morfologia em anel de sinete) podem ser facilmente confundidos com pequenos vasos e outras estruturas, sendo, portanto, os lipoblastos multivacuolados o principal critério diagnóstico. São classificados pela OMS em 5 tipos: bem diferenciado, mixoide, pleomórfico, desdiferenciado e misto.

Lipossarcoma bem diferenciado (tumor lipomatoso atípico)

É uma neoplasia mesenquimal de malignidade intermediária, localmente agressiva, com maior incidência em adultos entre 40 e 60 anos correspondendo a 40-45% de todos os lipossarcomas. Não existe diferença de incidência entre os sexos. As regiões mais acometidas são os tecidos moles profundos dos membros, principalmente na região da coxa, retroperitônio, região paratesticular e mediastino. Clinicamente, a lesão tem crescimento lento e indolor, podendo adquirir grandes volumes quando localizada no retroperitônio, sendo frequentemente assintomática. Seu comportamento está relacionado basicamente à invasão local, sendo uma lesão praticamente desprovida de potencial metastático, a não ser que existam áreas de desdiferenciação. A localização anatômica e as condições de ressecção cirúrgica são consideradas os principais fatores prognósticos, uma vez que lesões localizadas em membros e tronco com condições cirúrgicas favoráveis não têm recidiva. Ao contrário, lesões localizadas no mediastino e retroperitônio com pouca acessibilidade das margens cirúrgicas recorrem repetidamente. O risco de desdiferenciação está relacionado ao local e à duração da lesão, acima de 20% no retroperitônio e menos de 2% nos membros. A taxa de mortalidade varia de 0% nos casos envolvendo membros até 80% nos casos que envolve o retroperitônio.

A neoplasia é constituída por uma proliferação de adipócitos maduros que exibem variações significativas no tamanho celular e atipia nuclear, com número variável de lipoblastos monovacuolados e multivacuolados. Frequentemente, observam-se células estromais multinucleadas com núcleos irregulares e hipercromáticos. Os lipossarcomas bem diferenciados podem ser divididos ainda nos subtipos adipocítico, esclerosante, inflamatório e de células fusiformes, podendo existir mais de um padrão na mesma lesão. A imuno-histoquímica tem pouca contribuição para o diagnóstico, sendo a marcação para a proteína S-100 de grande auxílio para a identificação dos lipoblastos.

Lipossarcoma mixoide/células redondas

É o segundo subtipo mais comum, compreendendo cerca de 40 a 50% dos lipossarcomas. As localizações anatômicas mais envolvidas são os tecidos moles de extremidades, com um terço dos casos se originando na musculatura da coxa. Raramente se originam do retroperitônio ou tecido subcutâneo. Normalmente é uma lesão de pacientes adultos com pico de incidência entre a 4ª ou 5ª décadas de vida. Embora os lipossarcomas sejam raros antes dos 20 anos de idade, esta é a forma mais comum nessa faixa etária. A neoplasia tem tendência a recidiva local, e cerca de um terço dos pacientes desenvolve metástases a distância para regiões pouco usuais (retroperitônio, extremidade oposta, axila e vértebras), geralmente antes da metástase pulmonar.

A lesão é constituída por um estroma mixoide com células mesenquimais primitivas não lipogênicas de núcleos uniformes, redondos a ovais, e pequenos lipoblastos com morfologia em anel de sinete. Não são vistas células estromais multinucleadas, pleomorfismo nuclear e atividade mitótica significativa. O estroma é rico em vasos delgados e ramificados conhecidos como vasos em "pé de galinha". Existe, ainda, uma variante de células redondas com citoplasma eosinofílico, porém, comparativamente com a variante mixoide, não demonstra qualquer relação com o prognóstico. O padrão histopatológico é de um sarcoma de baixo grau ou intermediário, mas pode haver casos com alto grau de malignidade, superexpressão de TP 53, necrose e multifocalidade, o que torna o prognóstico desfavorável. A imuno-histoquímica não é necessária para o diagnóstico, exibindo marcação difusa para a proteína S-100.

Lipossarcoma pleomórfico

É o subtipo mais raro, representando cerca de 5% dos lipossarcomas. Ocorre em pacientes acima dos 50 anos com igual incidência entre os sexos. As regiões anatômicas mais acometidas são os membros e, com menor frequência, o tronco e o retroperitônio. Tem um comportamento agressivo, com potencial metastático de 30 a 50% e uma taxa de mortalidade de 40 a 50%. É uma neoplasia de alto grau, constituída por células fusiformes pleomórficas dispostas em fascículos e um número variável de lipoblastos também pleomórficos, sem outras áreas de lipossarcoma bem diferenciado. Podem ser encontrados ainda células gigantes bizarras, lipoblastos multivacuolados pleomórficos e, raramente, um acentuado infiltrado inflamatório. Também é descrita uma variante epitelioide. Embora não existam aspectos morfológicos capazes de predizer o prognóstico, mais de 20 mitoses por 10 campos de grande aumento e necrose, estão relacionados com um pior prognóstico. Ao contrário das outras variantes, a positividade para a proteína S-100 é encontrada em menos da metade dos casos, apesar da diferenciação lipoblástica. A variante epitelioide pode exibir marcação focal para os marcadores epiteliais.

Lipossarcoma desdiferenciado

A desdiferenciação é um fenômeno que pode ocorrer em cerca de 10% dos lipossarcomas bem diferenciados primários ou recorrentes, constituindo-se no surgimento de uma nova linha de diferenciação para um sarcoma não lipomatoso com graus histológicos variados. O processo de desdiferenciação é tempo-dependente, com maior risco em lesões com maior tempo de evolução, e localização-dependente, sendo mais frequente nas localizações profundas como o retroperitônio e menos frequente nos membros. A epidemiologia e as regiões anatômicas mais envolvidas são basicamente as mesmas dos lipossarcomas bem diferenciados. Estes tumores têm uma maior tendência à recidiva local, cerca de 40%, e um potencial metastático de 15 a 20%, com uma taxa de sobrevida em 5 anos de 70%.

A histopatologia das lesões desdiferenciadas revela uma transição abrupta de uma área de lipossarcoma bem diferenciado para uma área de sarcoma não lipogênico, geralmente com alto grau de malignidade. A extensão das áreas desdiferenciadas pode ser variável, havendo ainda incertezas quanto ao significado prognóstico de focos microscópicos de desdiferenciação. Essas áreas desdiferenciadas podem exibir um padrão ondulado "neural-like" ou "meningotelial-like" de histogênese indefinida, além de focos de elementos heterólogos, geralmente componentes miogênicos, osteo ou condrossarcoma, angiossarcoma, sem contudo influenciar o prognóstico. A imuno-histoquímica pode ser útil no reconhecimento das áreas com diferenciação divergente e também na exclusão de outros tipos tumorais.

Lipossarcomas mistos

Lipossarcomas mistos verdadeiros são raros, ocorrendo predominantemente em pacientes idosos, geralmente no retroperitônio e na cavidade abdominal, sendo menos comuns no mediastino e nas extremidades. Podem ser constituídos por um componente de lipossarcoma mixoide/células redondas e outro do tipo bem diferenciado com ou sem desdiferenciação, ou lipossarcoma mixoide/células redondas com lipossarcoma pleomórfico.

SARCOMAS FIBROBLÁSTICOS/MIOFIBROBLÁSTICOS

A classificação dos tumores com diferenciação fibroblástica/miofibroblástica passou por relativas mudanças desde as primeiras escalas, permanecendo ainda dúvidas sobre sua real classificação. De forma geral, são lesões constituídas por células com características de ambas as diferenciações, fibroblástica e miofibroblástica, mas que podem ter origem em uma única linhagem celular. Neste tópico serão abordadas lesões classificadas como malignas ou de comportamento potencialmente maligno de acordo com a classificação da OMS (2002).

Tumor fibroso solitário e hemangiopericitoma

Essas duas neoplasias são classificadas hoje dentro do espectro de uma mesma doença. São lesões que mostram um padrão vascular ramificado em que as luzes são comprimidas e deformadas, dando um aspecto conhecido como "chifre de veado", além de um padrão de crescimento em que as células tomam várias direções, muitas vezes formando turbilhões ao redor desses vasos. Este padrão é ainda conhecido como "hemangiopericitoma-*like*". A classificação do hemangiopericitoma como entidade própria é considerada obsoleta, uma vez que essas características descritas são comuns a vários tumores de partes moles. Este tumor foi aqui relacionado, pois, apesar de a maioria dos casos ser benigna, seu comportamento biológico é imprevisível, já que 10 a 15% dos tumores tornam-se agressivos durante a evolução da doença. Apesar de não haver correlação entre a morfologia e o comportamento, uma grande parte dos tumores considerados histologicamente benignos não recorrem e não metastatizam, mas nem todos os casos se comportam dessa maneira. Da mesma forma, muitos tumores considerados histologicamente malignos se comportam de forma agressiva. Curiosamente, grandes massas tumorais podem dar origem a síndromes paraneoplásicas, como hipoglicemia, em razão da produção de um fator de crescimento *insulina-like*.

Classicamente considerado um tumor da pleura, o tumor fibroso solitário extrapleural não difere morfologicamente deste, podendo ser encontrado em qualquer localização, sendo 40% dos casos no tecido subcutâneo, e os demais em tecidos moles profundos das extremidades, cabeça e pescoço, particularmente na órbita, parede torácica, mediastino, pericárdio, retroperitônio e cavidade abdominal. É uma neoplasia de adultos na faixa etária entre os 20 e 70 anos, embora existam casos descritos em crianças e adolescentes.

Morfologicamente, essas lesões são compostas por áreas hipocelulares e hipercelulares, separadas umas das outras por bandas de colágeno hialinizado e vasos ramificados "hemangiopericitoma-*like*". As células tumorais são redondas ou fusiformes, sem atipias, com núcleo vesicular e citoplasma escasso com margens pouco distintas. As mitoses são raras, não excedendo 3 mitoses por 10 campos de grande aumento, enquanto lesões malignas são geralmente hipercelulares, com atipias, necrose e índice mitótico maior ou igual a 4 mitoses por 10 campos de grande aumento. Em alguns casos podem ser encontrados adipócitos maduros e células gigantes multinucleadas e, em raros casos, áreas de transição abrupta para um sarcoma de alto grau, podendo representar uma forma de desdiferenciação. Os tumores fibrosos solitários exibem reatividade para CD34 (95%), CD99 (70%), e positividade variável para Bcl2, antígeno de membrana epitelial (EMA) e actina de músculo liso (AML).

Sarcoma miofibroblástico de baixo grau

É uma lesão que inclui uma grande variedade de formas clinicopatológicas e carece de um consenso no diagnóstico, fazendo com que esta neoplasia seja provavelmente mais comum do que se acredita. Acomete principalmente pacientes adultos com discreta predominância no sexo masculino. Crianças raramente são afetadas. As localizações anatômicas mais envolvidas são extremidades, língua e cavidade oral.

A lesão tem padrão de crescimento infiltrativo e estoriforme, constituída por fascículos de células fusiformes, com citoplasma pálido e eosinofílico, com núcleos alongados, vesiculares exibindo endentações e pequenos nucléolos. A presença de atividade proliferativa acentuada e necrose tumoral está associada a um comportamento mais agressivo. O perfil imuno-histoquímico pode ser actina-positivo com desmina-negativo, actina-negativo com desmina-positivo ou actina e desmina-positivos. Podem ainda ter positividade para fibronectina e positividade focal para CD34 e CD99. São negativos para proteína S-100, marcadores epiteliais, laminina e h-caldesmon.

Sarcoma fibroblástico mixoinflamatório

É uma neoplasia rara que envolve predominantemente as extremidades distais (mãos e pés), em pacientes adultos, com maior incidência na 4ª e 5ª décadas de vida. A taxa de recidiva local varia de 20 a 70%, podendo haver muitas recidivas, o que evolui para amputação em cerca de um terço dos pacientes. Podem ocorrer metástases para linfonodos e pulmões, porém esse fato só foi relatado em menos de 2% dos casos.

Sua morfologia é de um sarcoma de baixo grau com estroma mixoide, onde se associam áreas hialinas e um acentuado infiltrado inflamatório agudo e crônico. Macrófagos e células mononucleares contendo pigmento de hemossiderina podem fazer lembrar sinovite vilonodular pigmentada. Três tipos de células neoplásicas podem ser identificadas nesta lesão, como células fusiformes, células poligonais grandes e bizarras semelhantes a células ganglionares, com grandes nucléolos semelhantes a inclusões conhecidas como virócitos, e células multivacuoladas semelhantes a lipoblastos. O padrão de crescimento é infiltrativo, com tendência à infiltração do tecido adiposo subcutâneo, articulações e tendões. A invasão de músculo esquelético é rara, não se observando invasão óssea. A neoplasia é positiva para vimentina, exibindo ainda positividade variável para CD68 e CD34; raramente é positiva para AML.

Fibrossarcoma infantil

É uma lesão morfologicamente idêntica ao fibrossarcoma do tipo adulto, mas, ao contrário deste, tem prognóstico favorável, com história natural semelhante às fibromatoses. Acomete crianças de forma congênita ou no primeiro ano de vida, com predominância no sexo masculino. Ocorre nos tecidos moles superficiais e profundos, principalmente extremidades distais. Cabeça, pescoço e tronco também são localizações frequentes, sendo raros no retroperitônio e mesentério. A taxa de mortalidade varia de 4 a 25%, com uma taxa de recidiva de 5 a 50% e baixo potencial metastático.

A neoplasia é hipercelular com alto índice mitótico, constituída por células fusiformes ou ovais, organizadas em fascículos arranjados em um padrão conhecido como "espinha de peixe", além de outros padrões que lembram cordões trançados, linhas sinuosas ou lençóis de células. A formação de colágeno é variável. Necrose e hemorragia podem estar presentes, frequentemente associadas a focos de calcificação distrófica. A imuno-histoquímica é inespecífica, com positividade para vimentina em 100% dos casos e positividade variável para enolase neuroespecífica (35%), AML alfa (33%), actina HHF 35 (29%), actina musculoespecífica (30%). Menos de 20% dos casos podem ser positivos para desmina, proteína S-100, CD34, CD57, CD68, fator XIIIa e CAM5.2.

Fibrossarcoma

O fibrossarcoma do adulto é uma entidade distinta do fibrossarcoma infantil com comportamento mais agressivo e prognóstico desfavorável. Seu comportamento biológico está relacionado à alta taxa de recidiva local, que varia de 12 a 79%, dependendo das condições de ressecção cirúrgica. Seu potencial metastático é grau-dependente, variando de 9 a 63%, sendo os locais mais comuns os pulmões, os ossos, principalmente o esqueleto axial, e raramente os linfonodos. As localizações anatômicas mais envolvidas são os tecidos moles profundos das extremidades, tronco, cabeça e pescoço, sendo raros na região retroperitoneal.

A neoplasia é constituída por células fibroblásticas fusiformes, formando fascículos arranjados em um padrão angulado em "espinha de peixe" ou estoriforme. O grau de malignidade pode ser variável, sendo que tumores de alto grau exibem núcleos mais hipercromáticos, células redondas e células multinucleadas. O estroma pode conter quantidades variáveis de colágeno, que podem formar desde uma trama delicada entre as células até áreas densas e paucicelulares. Podem ser encontradas ainda áreas de metaplasia osteocondroide e áreas mixoides. A imuno-histoquímica é positiva para vimentina, podendo ser focalmente positiva para AML, em áreas com diferenciação miofibroblástica. Podem ser CD34 positivos nos casos em que se originam de dermatofibrossarcoma *protruberans* ou tumor fibroso solitário.

Mixofibrossarcoma

São sarcomas comuns em pacientes idosos, com picos de incidência entre a 6ª e a 8ª décadas de vida, mais prevalentes no sexo masculino. As regiões anatômicas mais frequentemente envolvidas são os membros, principalmente os inferiores, com cerca de dois terços das lesões se originando no tecido dérmico ou subcutâneo. O restante dos casos tem origem nas fáscias ou nos músculos estriados esqueléticos. Raramente são observados no tronco, pés e mãos e região da cabeça e do pescoço.

A neoplasia tem tendência à recidiva local em 50 a 60% dos casos, fator este não relacionado ao grau histológico. Embora as lesões de baixo grau não metastatizem, as lesões de grau intermediário e alto grau têm um potencial metastático de 20 a 35%, geralmente para ossos e pulmões, sendo frequentemente observadas metástases para linfonodos regionais. As lesões de baixo grau podem adquirir potencial metastático após repetidas recidivas locais. A taxa de sobrevida em 5 anos é de 60 a 70%, sendo os fatores prognósticos mais importantes a profundidade da lesão, o grau histológico e a recidiva local. Lesões localizadas em tecidos profundos, com alto grau histológico, ou com recidiva em menos de 12 meses estão associadas a alto potencial metastático e elevada taxa de mortalidade.

Morfologicamente, essas lesões exibem um padrão de crescimento multinodular, com septos fibrosos incompletos e um estroma mixoide constituído por ácido hialurônico. A celularidade, o pleomorfismo e o índice mitótico podem ser variáveis de acordo com o grau histológico. Lesões de baixo grau são hipocelulares, constituídas por agregados pouco coesos de células fusiformes ou estreladas com citoplasma eosinofílico, núcleo atípico e hipercromático. O padrão vascular nessas lesões é representado por vasos alongados e curvilíneos de parede delgada, com condensações perivasculares de células tumorais e células inflamatórias. Algumas células neoplásicas exibem citoplasma vacuolado rico em mucina ácida, chamados pseudolipoblastos. Lesões de alto grau são hipercelulares e exibem grandes áreas sólidas ou fascículos de células fusiformes pleomórficas, algumas vezes, exibindo ainda células gigantes bizarras multinucleadas com citoplasma eosinofílico e núcleo irregular. Essas lesões possuem elevado índice mitótico com áreas de necrose, hemorragia, e áreas de neoplasia de baixo grau, com riqueza em estroma mixoide. A imuno-histoquímica revela positividade para vimentina e, em alguns casos, positividade para actina musculoespecífica e AML alfa nas células fusiformes e células gigantes.

Sarcoma fibromixoide de baixo grau

São neoplasias raras, que afetam principalmente adultos jovens com idade média de 34 anos, embora cerca de 19% dos casos sejam relatados em pacientes com 18 anos em média. Ocorrem geralmente em tecidos profundos localizados no tronco e em extremidades proximais como coxa, região inguinal, axila, ombro, períneo, nádegas, podendo ocorrer ainda em outras regiões, como fossa poplítea, cabeça e retroperitônio. Seu comportamento biológico é caracterizado por recidivas locais ao longo dos anos e metástases que podem ocorrer muitos anos após o diagnóstico inicial da doença. A taxa de recidiva local varia de 9 a 68%, com potencial metastático de 6 a 41% e taxa de mortalidade de 2 a 18% dos casos descritos.

O aspecto histopatológico é de uma lesão mesenquimal benigna, caracterizada por uma mistura de áreas colagenizadas e áreas mixoides com padrão ondulado, além de um padrão vascular constituído por arcadas de vasos curvilíneos com esclerose perivascular. Existem duas formas histopatológicas distintas, a forma clássica e a forma com grandes rosetas colágenas, ambas com mesmo comportamento biológico. A forma clássica é caracterizada por áreas densamente colagenizadas, áreas hipocelulares e áreas mais celulares, constituindo nódulos mixoides. Um padrão ondulado formando fascículos curtos pode ser visto nas áreas de transição entre as áreas mixoides e as áreas colagenizadas. A forma com grandes rosetas colágenas exibe áreas focais constituídas por um núcleo central de colágeno hialinizado, circundado por fibroblastos epitelioides. As células neoplásicas são fusiformes e hipercromáticas com aspecto benigno e baixo índice mitótico, embora algumas lesões apresentem aumento da celularidade e atipias nucleares.

O perfil imuno-histoquímico dessas lesões é inespecífico. Expressam vimentina e, ocasionalmente, expressão focal de AML, caso exista diferenciação miofibroblástica. São negativos para desmina, proteína S-100, citoqueratinas, EMA e CD34.

Fibrossarcoma epitelioide esclerosante

É considerado uma variante rara do fibrossarcoma, que acomete pacientes com diferentes idades, em média 45 anos, sem predomínio por gênero. A maioria dos casos envolve as extremidades inferiores e inserção dos membros, seguida pelo tronco, extremidades superiores e região da cabeça e pescoço. Normalmente são lesões com envolvimento de estruturas profundas, mas o acometimento ósseo é incomum. A neoplasia tem um potencial para recidiva local de 50% e um potencial metastático de 40% em até 8 anos a partir do diagnóstico da lesão. Após 11 anos, cerca de 50% dos pacientes morrem de doença metastática ou recidiva tumoral, sendo os locais mais frequentes de metástases os pulmões, a pleura e os ossos. Os fatores prognósticos mais importantes incluem o tamanho avançado, a localização proximal da lesão, o sexo masculino, múltiplas recidivas locais e presença de metástases.

A lesão é constituída por pequenas células epitelioides formando ninhos ou cordões, inseridas em um estroma densamente colagenizado e eosinofílico. As células neoplásicas exibem citoplasma escasso, claro ou eosinofílico, com núcleos redondos, ovais ou angulados, além de baixa atividade mitótica. Podem existir áreas constituídas por células fusiformes com padrão fasciculado de fibrossarcoma de baixo grau convencional e áreas mixoides lembrando o mixofibrossarcoma. Podem ser vistas ainda alterações degenerativas como cistos mixoides, calcificações e metaplasia óssea. O perfil imuno-histoquímico é inespecífico, com positividade para vimentina e, em uma minoria dos casos, marcação fraca e focal para EMA, proteína S-100 e citoqueratinas.

SARCOMAS VASCULARES

As neoplasias malignas de origem vascular podem ser divididas em dois grandes grupos considerando seu comportamento biológico. O primeiro grupo, de malignidade intermediária, possui comportamento biológico incerto, podendo ser localmente agressivo ou potencialmente metastático, representado pelos hemangioendoteliomas. O segundo grupo, francamente maligno, é representado pelo angiossarcoma de partes moles e pelo sarcoma de Kaposi.

Hemangioendotelioma kaposiforme

É uma neoplasia vascular rara, localmente agressiva, que ocorre geralmente no retroperitônio e pele. Existem ainda relatos na região da cabeça e pescoço, mediastino e tecidos profundos do tronco e extremidades. Não existem evidências de associação com infecção pelo HIV ou pelo herpes-vírus humano do tipo 8 (HHV8). Acomete crianças na primeira década de vida, mas existem relatos de casos em adultos. Normalmente evoluem como massas peritoneais ou na região abdominal, massas em tecidos profundos das extremidades, podendo envolver o periósteo e raramente linfonodos regionais, sendo interpretado como extensão da doença ou metástases. As lesões de pele evoluem como placas vinhosas. Uma síndrome paraneoplásica caracterizada por uma coagulopatia de consumo conhecida como síndrome de Kasabach-Merritt pode estar associada, principalmente em grandes massas retroperitoneais em virtude da ativação dos fatores de coagulação dentro dos vasos tumorais. O prognóstico dessa neoplasia varia de acordo com o tamanho e a localização da lesão, sendo ruim em crianças com grandes massas tumorais associadas à síndrome de Kasabach-Merritt e praticamente curáveis em tecidos moles após a completa excisão cirúrgica, com raras taxas de recidiva.

O padrão de crescimento da lesão é infiltrativo, formando lóbulos mal definidos separados por septos fibrosos, e constituída por fascículos de células fusiformes intercalados com capilares. Esses fascículos podem ser curvados, compactos, com poucos espaços intercalados ou, mais raramente, formar ninhos sólidos glomeruloides de células endoteliais epitelioides. Estas células fusiformes são negativas para fator VIII e positivas para CD34 e CD31.

Hemangioendotelioma retiforme

É uma neoplasia vascular rara com comportamento biológico localmente agressivo e baixo potencial metastático, que ocorre em adultos de diferentes faixas etárias. As regiões anatômicas mais acometidas são as extremidades distais, principalmente os membros inferiores, se originando na pele ou no tecido subcutâneo. A característica mais marcante de seu comportamento é a alta taxa de recidiva local, evoluindo com múltiplas recidivas, cerca de 60% dos casos, frequentemente muitos anos após a excisão cirúrgica. Seu potencial metastático é extremamente baixo, com somente um caso descrito de metástases para linfonodos regionais e sem registros de metástases a distância ou morte pela doença.

Sua morfologia é caracterizada por vasos arborescentes revestidos por células endoteliais monomórficas e elevadas com citoplasma escasso, que se projetam para o lúmen. Os núcleos são proeminentes e hipercromáticos, sem pleomorfismo, com raras figuras de mitose. Em alguns casos, os canais vasculares são colapsados ou pequenos, fazendo com que essa morfologia arborescente não seja facilmente reconhecida. O estroma em torno desses canais vasculares tende a ser densamente colagenizado. Em alguns casos, podem ser observadas projeções papilares intravasculares com eixos conjuntivos hialinizados. As células neoplásicas são positivas para CD31, CD34, fator VIII e negativas para HHV8.

Angioendotelioma papilar intralinfático

É uma neoplasia vascular com tendência a recidiva local e baixo potencial metastático, aparentemente relacionada ao hemangioendotelioma retiforme. É uma lesão muito rara que afeta principalmente crianças, com 25% dos casos descritos em pacientes adultos. A maioria das lesões ocorre nos membros, com poucos casos descritos na região do tronco, constituídas por placas ou nódulos dérmicos ou subcutâneos de crescimento lento.

A lesão é formada por canais vasculares dilatados semelhantes a um linfangioma cavernoso, com proliferações endoteliais papilares, constituídas por eixos conjuntivos recobertos por células endoteliais elevadas. A neoplasia é positiva para marcadores vasculares como CD31, CD34 e fator VIII.

Hemangioendotelioma composto

É uma neoplasia vascular extremamente rara, localmente agressiva e com potencial metastático muito baixo. Ocorre em pacientes adultos, e apesar de existirem menos de dez casos descritos, apenas um foi descrito na infância. As regiões anatômicas mais frequentemente envolvidas são as extremidades, principalmente mãos e pés, com um caso descrito na língua. Cerca de 50% dos casos recorrem dentro de 4 ou 10 anos após a excisão cirúrgica e, frequentemente, apresentam múltiplas recidivas.

Morfologicamente, a lesão tem um padrão infiltrativo e exibe uma mistura de componentes vasculares benignos, malignos e intermediários. Essas lesões podem exibir características de hemangioendotelioma epitelioide, hemangioendotelioma retiforme, hemangioma de células fusiformes, hemangiossarcoma e lesões vasculares benignas, sendo positivas para marcadores vasculares como CD31, CD34 e fator VIII.

Hemangioendotelioma epitelioide

O hemangioendotelioma epitelioide é um tumor vascular de comportamento biológico intermediário, considerado como a forma mais agressiva dos hemangioendoteliomas. Acomete igualmente homens e mulheres, em qualquer idade, sendo rara na infância.

A agressividade do hemangioendotelioma epitelioide é exemplificada pelos altos índices de metástases e mortalidade, que variam, respectivamente, de 20 a 30% e de 10 a 20%, em especial, quando acomete partes moles e órgãos viscerais.

Estes tumores angiocêntricos classicamente são encontrados como massas assintomáticas, solitárias, com margens mal delimitadas e infiltrativas, superficiais ou em partes moles mais profundas. Menos frequentemente podem ocorrer no fígado, pulmão, ossos, pele, linfonodos, sistema nervoso central e meninges, muitas vezes, com aspectos clínicos peculiares, por exemplo, o comportamento clínico mais indolente nas lesões cutâneas.

Observa-se um padrão de proliferação centrífuga de células neoplásicas a partir de vasos, principalmente veias, em cerca de 50% das lesões. São células endoteliais epitelioides que se organizam como cordões curtos ou em ninhos, dispersos em um estroma fibromixoide, não inflamatório; ocupam o tecido circunjacente aos vasos, bem como, preenchem os seus lumens, que tendem a ser preservados. Estas células de natureza epitelioide são poligonais ou arredondadas, com citoplasma amplo e eosinofílico, embora também possam ser encontradas células fusiforme com citoplasma variável. Núcleos vesiculosos, sem nucléolos evidentes. Proeminentes vacúolos intracitoplasmáticos das células tumorais podem ser confundidos com espaços vasculares verdadeiros, principalmente, quando ocasionalmente contêm hemácias.

Em geral, a atipia celular é discreta e a atividade mitótica é baixa, embora ocasionalmente se identifiquem atipia significativa e alto índice mitótico (mais de 1 mitose por 10 campos de grande aumento), os quais juntamente com a presença de necrose e uma maior proporção de células neoplásicas fusiformes sugerem um curso clínico mais agressivo, inclusive, com metástases a distância.

O fenótipo vascular desta neoplasia é demonstrado imuno-histoquimicamente através de marcadores endoteliais, como CD31, CD34 e o fator VIII, este último demonstrando importante especificidade e sensibilidade pela marcação citoplasmática. Cerca de 25% das lesões exibem imunorreatividade para citoqueratinas e de 45% para actina de músculo liso, no entanto, além dessa marcação ser menos intensa em relação aos sarcomas epitelioides, a negatividade para EMA favorece na diferenciação com lesões não vasculares.

Sarcoma de Kaposi

É uma neoplasia de origem endotelial de comportamento localmente agressivo que se apresenta como lesões cutâneas na forma de múltiplas manchas, placas ou nódulos. Apesar da localização mais comum ser a pele, a doença afeta mucosas, linfonodos e órgãos internos, mesmo sem o envolvimento cutâneo. A doença está associada à infecção pelo HHV8, sendo encontrado nas lesões de praticamente todas as formas clínicas, além de ser detectado no sangue dos pacientes portadores de sarcoma de Kaposi. Contudo, a manifestação da doença é resultado da interação do HHV8 com diversos fatores imunológicos, genéticos e ambientais.

Existem quatro subtipos clínicos e epidemiológicos do sarcoma de Kaposi, classificados como: clássico indolente, forma africana endêmica, iatrogênico e associado à imunodeficiência adquirida (AIDS). A forma clássica indolente ocorre em homens idosos com descendência mediterrânea ou do leste europeu, enquanto a forma africana endêmica ocorre em adultos e crianças da África equatorial não infectados pelo HIV. A forma de sarcoma de Kaposi iatrogênica ocorre frequentemente em pacientes transplantados de órgãos sólidos tratados com imunossupressores e em pacientes tratados com corticosteroides ou imunossupressores por outras razões. O subtipo associado ao HIV é a forma mais agressiva da doença e tem sua incidência reduzida pelo uso de antirretrovirais.

Morfologicamente, os subtipos de sarcoma de Kaposi não apresentam diferenças histopatológicas, embora lesões precoces sejam constituídas por uma discreta proliferação vascular, e não exibem as mesmas características de uma lesão plenamente desenvolvida. As lesões na fase de mácula exibem grande número de espaços vasculares irregulares que dissecam as fibras de colágeno da derme reticular, frequentemente acompanhando paralelamente a epiderme, e proliferando nos espaços perivasculares e perianexiais. Os vasos preexistentes podem protruir para o lúmen dos vasos neoplásicos. As células endoteliais nesta fase são achatadas ou ovais, com pouca atipia. Frequentemente, são observados eritrócitos extravasados e depósitos de hemossiderina. No estágio de placa, a proliferação vascular é mais acentuada, com espaços vasculares de contornos denteados, maior extravasamento de eritrócitos, numerosos hemossiderófagos e presença de glóbulos hialinos.

No estágio de nódulo, são formados nódulos bem constituídos de fascículos entrecruzados de células fusiformes com moderada atipia e figuras de mitose, com numerosas fendas contendo eritrócitos. Os glóbulos hialinos podem estar presentes nessas fendas ou no interior das células fusiformes.

As células endoteliais neoplásicas que revestem as estruturas vasculares do sarcoma de Kaposi são positivas para os marcadores vasculares, enquanto as células fusiformes da neoplasia exibem imunomarcação para CD34, FLI1, frequentemente para CD31, mas são negativas para fator VIII. Todos os casos de sarcoma de Kaposi são positivos para HHV8, independente do subtipo.

Angiossarcoma de partes moles

Os angiossarcomas são lesões raras que, na maior parte dos casos, envolvem a pele, geralmente associados a linfedema e, em menos de um quarto, se desenvolvem como massas em tecidos moles profundos. Os angiossarcomas de partes moles são bem distribuídos nos diferentes grupos etários com picos de incidência na 7ª década de vida, sendo muito raros em crianças. Geralmente ocorrem na musculatura profunda das extremidades inferiores, seguida pelos braços, tronco e região da cabeça e do pescoço. Podem ocorrer ainda na cavidade abdominal. São lesões altamente agressivas, com alta taxa de recorrência local e alto potencial metastático. Cerca de metade dos pacientes tem expectativa de morrer da doença dentro do primeiro ano após o diagnóstico, em decorrência de doença metastática, principalmente para os pulmões, seguidos pelos linfonodos, ossos e partes moles. Um terço dos casos de angiossarcoma está associado a sintomas clínicos como coagulopatia, anemia, hemorragias e hematoma persistente.

As lesões são multinodulares e hemorrágicas, constituídas por células fusiformes ou epitelioides. A aparência da lesão nesses dois extremos pode ser de difícil diagnóstico, podendo lembrar desde um fibrossarcoma até um carcinoma pouco diferenciado. Geralmente, os angiossarcomas de partes moles têm ambos os padrões. As áreas epitelioides são constituídas por células grandes, arredondadas e com alto grau nuclear, formando padrões em lençóis, ninhos, cordões ou canais vasculares rudimentares. A presença dos canais vasculares neoplásicos é a principal característica que permite suspeitar do diagnóstico desta neoplasia, sendo irregulares, e se comunicam livremente uns com os outros em um padrão sinusoidal, além de infiltrar os tecidos adjacentes. O revestimento endotelial neoplásico pode variar desde um epitélio plano simples, semelhante ao dos hemangiomas, até células altas que frequentemente formam projeções ou papilas para o interior desses espaços. As células neoplásicas que constituem essas lesões apresentam alto grau nuclear e elevado índice mitótico.

O estudo imuno-histoquímico tem um papel fundamental no diagnóstico dessas lesões, principalmente nos casos pouco diferenciados em que a formação de canais vasculares não é facilmente observada. Expressam marcadores vasculares como fator VIII, CD31 e CD34. Embora o fator VIII seja o marcador vascular mais específico, ele é o menos sensível, e uma pequena parte dos angiossarcomas pode exibir uma marcação fraca e focal. O CD31 por combinar uma relativa especificidade e uma ótima sensibilidade é considerado o melhor marcador, com cerca de 90% de positividade. As citoqueratinas podem estar presentes em um terço dos angiossarcomas, principalmente as formas epitelioides.

SARCOMAS COM DIFERENCIAÇÃO MUSCULAR

Rabdomiossarcoma

Os rabdomiossarcomas correspondem a 20% de todos os sarcomas de partes moles, sendo divididos nos tipos embrionário, alveolar e pleomórfico. Os tipos embrionário e alveolar ocorrem em crianças e são os sarcomas de partes moles mais comuns nessa faixa etária. O tipo pleomórfico é raro e acomete basicamente os adultos.

Rabdomiossarcoma embrionário

O rabdomiossarcoma embrionário constitui o tipo mais comum em crianças abaixo de 15 anos, com maiores incidências antes dos 5 anos de idade e no sexo masculino. Embora raros, também são uma variante histológica que ocorre em pacientes adultos. A maior parte dos casos ocorre na região de cabeça e do pescoço, seguido pelo sistema geniturinário e por último a musculatura das extremidades. Apresenta ainda as variantes histopatológicas de células fusiformes, botrioide e anaplásico. A variante de células fusiformes é mais comum nos tecidos conectivos da bolsa escrotal, enquanto o rabdomiossarcoma botrioide é, por definição, uma lesão que se origina abaixo de uma superfície epitelial mucosa, geralmente vagina, bexiga urinária, trato biliar, faringe, conjuntiva e canal auditivo, constituindo nódulos polipoides.

O rabdomiossarcoma embrionário é constituído por células mesenquimais primitivas idênticas ao tecido muscular esquelético em desenvolvimento, denominadas rabdomioblastos, e representam vários estágios da miogênese. Estas células exibem morfologia primitiva estrelada, com citoplasma anfofílico e núcleos centrais hipercromáticos de formato oval. Conforme essas células vão diferenciando-se, o citoplasma torna-se mais abundante, eosinofílico e as células tomam um formato mais alongado. Nos últimos estágios da diferenciação o citoplasma é fortemente eosinofílico, ganha estriações transversais, e frequentemente pode ser observada multinucleação. A variante fusiforme é caracterizada por densos fascículos de células fusiformes que frequentemente lembram músculo liso, mas com acentuada eosinofilia e, em alguns casos, estrias transversais. A variante anaplásica pode ser vista nos tipos embrionário e alveolar, sendo caracterizada por células grandes e atípicas, com núcleos hipercromáticos e, ocasionalmente, mitoses bizarras multipolares. Essas características podem ser difusas ou focais.

A expressão dos marcadores musculares esqueléticos é proporcional ao grau de diferenciação das células tumorais. As células primitivas exibem apenas marcação citoplasmática para vimentina, adquirindo imunorreatividade para desmina e actina conforme vão demonstrando diferenciação rabdomioblástica. Os anticorpos mais específicos e sensíveis para o diagnóstico são miogenina e MyoD1. Embora neoplasias pouco diferenciadas possam ter expressão focal ou fraca, a marcação é forte e difusa, tipicamente nuclear.

Rabdomiossarcoma alveolar

O rabdomiossarcoma alveolar é uma neoplasia primitiva de células pequenas e redondas, com diferenciação parcial para musculatura esquelética. É menos frequente que o rabdomiossarcoma embrionário e responsável por 21% dos rabdomiossarcomas. Ocorre em todas as idades, porém com maior frequência em adolescentes e adultos jovens. Não é prevalente em crianças muito jovens, e raros casos congênitos foram descritos. É mais comum em extremidades, ocorrendo ainda nas regiões paraespinhal, perineal e seios paranasais. São neoplasias de alto grau, mais agressivas que o tipo embrionário.

A lesão é formada por células pequenas e redondas, com diferenciação mioblástica primitiva, e septos fibrovasculares que separam as células tumorais em ninhos. Na região central desses ninhos, as células perdem a coesão e se agrupam na periferia, deixando um espaço central que lembra a morfologia de um alvéolo. Células gigantes com diferenciação rabdomioblástica são comuns nessas lesões. A variante sólida do rabdomiossarcoma alveolar é formada por lençóis de células pequenas e redondas, com graus variados de diferenciação mioblástica, sem a presença dos septos fibrovasculares. Pode haver formas mistas com os tipos embrionário e alveolar. Apresenta o mesmo imunofenótipo do rabdomiossarcoma embrionário.

Rabdomiossarcoma pleomórfico

O rabdomiossarcoma pleomórfico é uma neoplasia de alto grau que, com raras exceções, ocorre sempre em pacientes adultos. São mais comuns em homens na 6ª década de vida e geralmente têm origem em tecidos profundos das extremidades inferiores. Seu prognóstico é ruim, com 74% dos pacientes morrendo da doença. Sua morfologia é de um sarcoma pleomórfico, constituído por células indiferenciadas redondas ou fusiformes, além de células poligonais com formas variadas e citoplasma fortemente eosinofílico. Expressam mioglobina, MyoD1, miogenina, miosina de músculo esquelético e desmina, porém podem ter expressão variável para actina músculo específica, AML e miogenina.

LEIOMIOSSARCOMA

Os leiomiossarcomas de partes moles ocorrem em adultos de meia-idade ou idosos, mas podem ocorrer também em adultos jovens e crianças, com predomínio no sexo feminino. Podem ocorrer em diferentes regiões anatômicas, mas são mais frequentes no retroperitônio, perfazendo grande parte dos sarcomas da região retroperitoneal e da região pélvica. Correspondem também à maior parte dos sarcomas de grandes vasos, principalmente a veia cava inferior e grandes veias das extremidades inferiores, e cerca de 10 a 15% dos sarcomas dos membros.

A lesão é formada por feixes entrecruzados ou fascículos de células fusiformes em diferentes incidências de corte, embora em algumas lesões, esse padrão seja pouco definido. Normalmente, a lesão é densamente celular, com núcleo alongado, endentado ou lobado. Características como hipercromatismo e pleomorfismo podem ser frequentes, focais ou ausentes. Figuras de mitose, inclusive mitoses atípicas, frequentemente podem ser vistas, embora em muitos casos possam ser escassas. O citoplasma pode ser pálido ou eosinofílico, geralmente vacuolizado, particularmente nos cortes transversais. O perfil imuno-histoquímico é caracterizado pela positividade para actina de músculo liso, h-caldesmon e desmina, na maioria dos leiomiossarcomas. Áreas desdiferenciadas podem ser negativas para desmina ou actina de músculo liso, mas a dupla negatividade deixa dúvidas em relação ao diagnóstico. Podem exibir raramente expressão focal para ceratinas, EMA, CD34 e proteína S-100.

SARCOMAS COM DIFERENCIAÇÃO NEURAL

Representados pelo tumor maligno de bainha de nervo periférico, podendo surgir "de novo" ou a partir de um neurofibroma solitário benigno, ou, mais frequentemente, de múltiplas lesões na neurofibromatose do tipo 1. A lesão geralmente se origina de estruturas nervosas profundas como o nervo ciático ou raízes espinhais, embora pequenos nervos, como os ramos cutâneos também possam dar origem a esses sarcomas. Também podem ocorrer na região da cabeça e do pescoço, constituindo 2 a 14% dos sarcomas dessa região. As lesões "de novo" têm um pico de incidência na 4ª década de vida, com predomínio em mulheres, enquanto as lesões associadas à neurofibromatose do tipo 1 tendem a surgir em pacientes jovens, com predomínio no sexo masculino. O comportamento também se diferencia de acordo com a natureza da lesão, com taxa de sobrevida de 75% em 5 anos nos casos de tumores originados de um neurofibroma benigno, até uma taxa de sobrevida de 30% em 5 anos nos casos associados à neurofibromatose do tipo 1.

A lesão pode ser composta por células fusiformes (95%) ou células epitelioides (5%), dispostas em fascículos ondulados com extensões citoplasmáticas fibrilares, podendo se alternar com áreas mais celulares e áreas menos celulares mixoides. Áreas focais com núcleos dispostos em paliçada podem estar presentes. Uma acentuação da celularidade pode ser observada na região perivascular, podendo ser observadas ainda áreas de necrose geográfica. A imuno-histoquímica pode ser variável de acordo com a variante histológica. Na variante de células fusiformes, a neoplasia é focalmente positiva para proteína S-100 e ocasionalmente para proteína ácida fibrilar glial (GFAP). Cerca de 30% podem ser negativos para proteína S-100. A variante epitelioide é difusamente positiva para proteína S-100, podendo simular um melanoma, porém os outros marcadores para melanoma são negativos.

OSTEOSSARCOMA DE PARTES MOLES (EXTRAESQUELÉTICO)

É um sarcoma raro que corresponde a cerca de 1 a 2% de todos os sarcomas de partes moles e 2 a 4% de todos os osteossarcomas. Assim como ocorre no osteossarcoma convencional, a formação óssea neoplásica decorre diretamente das células tumorais, sem a interposição de cartilagem.

Geralmente, surge em partes moles profundas de extremidades de adultos, sendo a coxa a localização mais comum. Há um discreto predomínio no sexo masculino, correspondendo a uma relação de 2:1. Há relatos que uma pequena porção desses tumores surge após exposição à radiação.

O padrão histológico predominante pode ser osteoblástico, condroblástico, fibroblástico, dentre outros. O perfil imuno-histoquímico, por sua vez, inclui a expressão de osteocalcinina e osteonectina. Nota-se que tanto o padrão histológico, quanto o imunofenótipo são semelhantes aos do osteossarcoma convencional; no entanto, pacientes com osteossarcoma de partes moles têm um pior prognóstico, sendo a sobrevida em 5 anos em torno de 25%. A marcada atipia nuclear e a falta de diferenciação são importantes características dos tumores mais agressivos.

CONDROSSARCOMA DE PARTES MOLES (EXTRAESQUELÉTICO)

É uma neoplasia de componente cartilaginoso geralmente bem diferenciado, associada a um curso clínico menos agressivo quando comparada a sua contraparte convencional (óssea). Pode apresentar duas qualificações: mixoide ou mesenquimal.

Condrossarcoma mixoide de partes moles (extraesquelético)

Neoplasia maligna rara que corresponde a menos de 3% de todos os sarcomas de partes moles. É um tumor de crescimento lento, encontrado geralmente em partes moles profundas de membros inferiores de adultos, embora também possa ser encontrado no tronco, bem como acometer crianças. A patogenia deste tumor ainda é pouco conhecida, gerando discussão inclusive acerca de sua denominação, pois existem evidências que não o relacionam à formação de tecido cartilaginoso. Análises por microarranjos genéticos revelam-se como um provável tumor neuroendócrino mixoide primário de partes moles. Embora pacientes com condrossarcoma de partes moles tenham um período de sobrevida longo, recidivas locais múltiplas e metástases a distância ocorrem em aproximadamente 5% dos casos. Metástases pulmonares, em alguns casos, são as primeiras manifestações clínicas do tumor.

Sua morfologia é representada por septos fibrosos que separam o estroma condromixoide, em um padrão de crescimento multilobular. As células neoplásicas são relativamente pequenas, com citoplasma eosinofílico, granular ou vacuolado, dispostas em cordões em meio à abundante matriz mixoide. Condrócitos bem diferenciados não são vistos. Em alguns casos, o estroma condromixoide pode ser escasso, dificultando o diagnóstico. Os condrossarcomas mixoides de alto grau são caracterizados pela presença de grandes células epitelioides, e células de aspecto rabdoide, quando presentes, também indicam uma maior agressividade do tumor.

O perfil imuno-histoquímico é essencialmente inespecífico, podendo ocorrer positividade focal para proteína S-100, muito menos expressiva quando comparado a tumores que apresentam cartilagem verdadeira. Alguns autores relatam imunorreatividade focal para marcadores neuroendócrinos como sinaptofisina, cromogranina e enolase neuroespecífica (NSE). Citoqueratinas são negativas.

Condrossarcoma mesenquimal

O condrossarcoma mesenquimal é um subtipo de condrossarcoma caracterizado por um mau prognóstico, podendo ser encontrado em diferentes topografias como órbita, dura-máter, tronco, retroperitônio, extremidades e rim. Semelhante à sua contraparte óssea, o condrossarcoma mesenquimal caracteriza-se histologicamente pela associação de um padrão celular constituído por numerosas células pequenas e indiferenciadas, com ilhas de cartilagem bem diferenciadas. Exibe um polifenótipo imuno-histoquímico, representado pela positividade para CD99 no componente celular indiferenciado, bem como para a proteína S-100, no componente de cartilagem madura. Actina, desmina e NSE podem ser positivos focalmente.

SARCOMAS DE DIFERENCIAÇÃO INCERTA

Sarcoma sinovial

Considerado o quarto sarcoma mais comum em partes moles, o sarcoma sinovial acomete principalmente crianças e adultos jovens, entre 15 e 35 anos, com discreta predominância do sexo masculino. Cerca de 10% dos casos se localizam nas grandes articulações especialmente joelho e tornozelo, mas também ombro, cotovelo e punho. No pé, o sarcoma sinovial é o sarcoma de partes moles mais comum. Compromete frequentemente estruturas justa-articulares (bainhas dos tendões, bursas, fáscias e músculos profundos) e raramente envolve o espaço articular ou a membrana sinovial.

São tumorações bem circunscritas, associadas a calcificações distróficas, com crescimento lento, causando dor em cerca de metade dos pacientes, que podem referir surgimento da lesão após trauma no local.

O padrão histológico clássico é o bifásico, representado por um componente epitelioide, que forma ninhos, cordões ou estruturas tubulares em meio a um estroma fusocelular de aspecto relativamente monótono, variando de hipercelular a mixoide, além de um grande número de mastócitos. As células epitelioides produzem um material mucinoso, sugerindo sua hipotética origem a partir de células sinoviais.

O sarcoma sinovial monofásico exibe predominância absoluta de um dos dois componentes. Na maioria dos casos, observa-se o componente de células fusiformes, quando se faz necessário o diagnóstico diferencial com outras neoplasias fusocelulares, como, por exemplo, fibrossarcomas e hemangiopericitomas. O estudo imuno-histoquímico revela forte positividade para citoqueratinas no componente epitelioide e, muitas vezes, também nas células fusiformes. Vimentina, EMA, CEA, calponina, CD99 e, ocasionalmente, a proteína S-100 também são expressos por este tumor.

O prognóstico é ruim, podendo recorrer localmente e metastizar a distância, especialmente para os pulmões e linfonodos. Apesar do crescimento lento, apresenta uma taxa de sobrevida de 5 anos em 50% dos casos e de 10 anos, em 25% destes. O sarcoma sinovial calcificante, que exibe calcificação maciça, relaciona-se a um melhor prognóstico, apresentando taxa de sobrevida de 5 anos em 80% dos casos.

Sarcoma alveolar de partes moles

O sarcoma alveolar de partes moles é uma neoplasia maligna que acomete, principalmente, a musculatura profunda dos membros inferiores (coxa e perna), predominando em mulheres jovens, entre 15 e 35 anos. São massas geralmente grandes, bem delimitadas, de crescimento lento e vascularização aumentada. Apesar do curso clínico indolente, o sarcoma alveolar de partes moles tem um prognóstico ruim, associado a metástase a distância precoce, especialmente para os pulmões. Em muitos casos, a lesão metastática é a primeira manifestação da doença.

Histologicamente observa-se um padrão de crescimento alveolar, em que ninhos de células tumorais são separados por finos septos fibrosos. Em crianças, o padrão de crescimento sólido é mais frequente. O padrão celular é representado por células grandes, com núcleo vesiculoso, nucléolo proeminente e citoplasma granular. Mitoses são raras, sendo comuns a invasão vascular, áreas de necrose e hemorragia.

A histogênese deste sarcoma ainda não se encontra definitivamente estabelecida. Algumas teorias defendem sua origem a partir de células paragangliais e, portanto, essa neoplasia seria a contrapartida maligna do tumor de células granulares. Outros autores acreditam que o sarcoma alveolar de partes moles seja uma variante do rabdomiossarcoma, logo, de linhagem miogênica.

Sarcoma epitelioide

O sarcoma epitelioide é uma lesão superficial da pele, com origem na derme reticular. As localizações anatômicas mais comuns são as extremidades, particularmente a região palmar e os dedos, mas também pode ocorrer na face dorsal do antebraço e região plantar. A lesão pode se expandir como uma nodularidade irregular para o tecido subcutâneo e partes moles mais profundas, ao longo das bainhas de tendões, aponeuroses ou planos fasciais. Nestas topografias, o sarcoma sinovial e a fibromatose palmoplantar são importantes diagnósticos diferenciais.

É um tumor de crescimento lento que afeta principalmente adolescentes e adultos jovens, entre 20 e 30 anos de idade. Apresenta-se como uma massa esbranquiçada, multilobulada e firme, muitas vezes, ulcerada. Em seu curso clínico, o sarcoma epitelioide pode se disseminar descontinuamente como nódulos na pele, em partes moles mais profundas, bem como por extensão direta ao longo dos planos fasciais. Apresenta alta taxa de recidiva local e frequente envolvimento de linfonodos regionais. Metástases a distância para os pulmões e outros órgãos são descritas, embora o couro cabeludo seja a localização preferencial.

Fatores associados a uma maior agressividade deste tumor são sua localização proximal ou axial, tamanho, profundidade, hemorragia, necrose, atividade mitótica e invasão vascular.

Histologicamente, observam-se nódulos constituídos por células epitelioides, com marcada eosinofilia citoplasmática, dispostas em um padrão cordonal em torno de um centro necrótico. Este aspecto faz diagnóstico diferencial com granulomas infecciosos e até nódulos reumatoides.

O seu perfil imuno-histoquímico revela coexpressão de vimentina e citoqueratinas, além da positividade para EMA e CD34. Diferente do carcinoma epidermoide, o sarcoma epitelioide é negativo ou focalmente positivo para CK5/6.

Sarcoma de células claras

Acredita-se que o sarcoma de células claras seja uma variante do melanoma cutâneo em partes moles profundas. É extremamente raro, ocorrendo predominantemente em adultos jovens entre 20 e 40 anos de idade, sem predominância entre os sexos.

Surgem como nódulos bem delimitados, endurecidos, indolores e de crescimento lento, na bainha de grandes tendões e aponeuroses, principalmente de extremidades, como pé e tornozelo, embora também possa ocorrer em joelhos e braços. Apesar de seu lento curso clínico, o sarcoma de células claras tem um prognóstico ruim, associado a recidiva local frequente, elevado risco de comprometimento dos linfonodos regionais, bem como metástases a distância, especialmente pulmonares.

Histologicamente, observam-se células claras, cuboides ou fusiformes, dispostas em ninhos sólidos ou em padrão fasciculado, com nucléolos proeminentes e basofílicos. Células gigantes multinucleadas são frequentes. Nota-se, ainda, pigmento melânico intra e extracelular, favorecendo a hipótese de sua histogênese neuroectodérmica. Em concordância com sua origem, as células deste tumor são imunorreativas para proteína S-100, HMB-45, NSE e vimentina, sendo, em alguns casos, positivas para citoqueratinas.

38-3 Biópsias de Sarcoma de Partes Moles

Luiz Augusto de Castro Fagundes Filho ■ Ana Luiza Miranda Cardona Machado

A maioria dos tumores de partes moles nas extremidades é benigna. Entretanto, devemos suspeitar de quaisquer lesões maiores do que 5 cm surgidas recentemente e com crescimento exacerbado nos últimos meses, além de aderida a planos profundos ou localizada no interior de grupos musculares. Esses pacientes devem ser encaminhados a cirurgiões experientes em sarcomas, uma vez que a localização e os aspectos técnicos para obtenção da biópsia podem ter grande impacto sobre as cirurgias subsequentes.

A ressonância magnética (RM) é o exame de imagem padrão ouro na investigação de massas possivelmente malignas. Quando o tumor é profundo, a RM deve ser realizada antes de qualquer procedimento invasivo, sendo útil para o diagnóstico diferencial sua relação com o feixe vasculonervoso e no planejamento de uma biópsia adequada.

Os sítios das biópsias e os tecidos subjacentes devem ser ressecados em bloco com a peça cirúrgica no tratamento definitivo, visto que as células dessa neoplasia têm grande potencial de implantação.

A biópsia é um passo importante no diagnóstico, prognóstico e tratamento dos sarcomas. Ela pode ser obtida por meio de punção por agulha fina ou grossa, biópsia incisional ou excisional.

Biópsia incisional

A biópsia incisional é historicamente considerada o padrão ouro para a obtenção de tecido diagnóstico em massas de tecidos moles suspeitos. A técnica para a realização do procedimento se manteve constante nos últimos anos, devendo ser realizada com uma incisão longitudinal diretamente sobre as massas. A pele e os tecidos subcutâneos são incisados e afastados sem a confecção de retalhos para uma abordagem direta à massa. Quando profunda, de preferência, violar um único músculo ou compartimento. Ao atingir a pseudocápsula, é realizada uma incisão perpendicular à da pele retirada da amostra de tecido do tumor. Uma hemostasia rigorosa é fundamental para evitar a formação de um hematoma que favoreça o implante de células neoplásicas em tecidos vizinhos.

A biópsia incisional é tipicamente realizada em salas cirúrgicas com anestesia local, regional ou geral. Quando possível, uma amostra pode ser avaliada pelo patologista para definição da adequabilidade do material. Quanto maior a amostra fornecida, maior a acurácia diagnóstica, em razão do grau de heterogeneidade morfológica em todo tumor.

A desvantagem teórica da biópsia incisional é que esta possibilita uma contaminação maior por tecido neoplásico em comparação com as punções com agulha fina ou grossa, já que maior quantidade de pele e tecido subcutâneo sadios terão de ser ressecados em bloco, no tratamento definitivo, caso seja diagnosticado um sarcoma.

Biópsia por agulha grossa

A biópsia por agulha grossa pode ser feita diretamente sobre a massa ou guiada por exame de imagem, sendo cada vez mais realizada por centros de tratamento no mundo. Existem vários tipos de agulha para realização desse procedimento, sendo a Trucut® a mais utilizada. Todas obtêm um pequeno fragmento de tecido que será submetido a exame histológico, de imuno-histoquímica e de citogenética.

Apesar dos questionamentos do passado sobre a validade dessa técnica, alguns trabalhos mostraram uma acurácia no diagnóstico histológico e no grau de diferenciação próxima da biópsia incisional.

Esse procedimento pode ser realizado no consultório com anestesia local, com uma taxa de morbidade extremamente baixa e com um custo menor que as biópsias incisionais. Além disso, a quantidade de tecido contaminado por células sarcomatosas é menor, sendo possível a preservação de maior quantidade de tecido normal (pele e subcutâneo) nas ressecções em bloco. Por outro lado, caso a amostra não defina o diagnóstico, o que pode ocorrer em até 20% dos casos, esses pacientes deverão ser submetidos a uma biópsia incisional para retirada de maior quantidade de tecido, o que pode atrasar o tratamento. Esse tipo de procedimento é especialmente falho na obtenção de tecido em tumores do tipo mixoide.

A tomografia computadorizada ou a ultrassonografia podem ser utilizadas para guiar o procedimento em lesões profundas, melhorando a precisão diagnóstica na presença de áreas císticas e com necrose.

Biópsia por agulha fina (PAAF)

Na biópsia por agulha fina realizamos uma punção percutânea sobre a massa. O conteúdo aspirado será aplicado em uma lâmina e avaliado pelo patologista em consultório, com anestesia local. As principais vantagens são a simplicidade do procedimento, o baixo risco de complicações e a menor contaminação dos tecidos vizinhos.

Alguns trabalhos mostraram bons resultados em avaliar a malignidade das lesões, chegando a 88% com citopatologistas muito experientes. No entanto, para definição de subtipos histológicos e grau de diferenciação, elas apresentaram uma precisão muito menor. Devemos ter bastante cautela na realização de PAAF para a avaliação inicial de massas suspeitas, visto que sua precisão diagnóstica é baixa e muito dependente da perícia do patologista. Está bem indicada na avaliação de linfonodos suspeitos e no diagnóstico de recidiva, pois a presença de células malignas sela o diagnóstico, não sendo necessários estudos patológicos adicionais.

Biópsia excisional

A biópsia excisional de lesão suspeita aumenta os riscos de um tratamento inadequado e possíveis sequelas oriundas de grandes ampliações desnecessárias. Isso ocorre pela grande contaminação de tecidos vizinhos.

A excisão marginal é muitas vezes realizada em uma zona reativa, responsável pela formação de uma pseudocápsula, na qual grande quantidade de células sarcomatosas viáveis é encontrada. Por isso, todos os pacientes que tiveram sarcomas que não foram ressecados oncologicamente deverão ser submetidos à ampliação de margens, mesmo que estas sejam negativas, pois em até 50% dos tecidos oriundos da ampliação são encontrados tumores residuais.

Em alguns casos selecionados, após avaliação do cirurgião oncologista, esse procedimento pode ser realizado em massas superficiais e menores que 3 cm.

EXAMES DE IMAGEM

São inúmeras as técnicas de imagem utilizadas para auxiliar a definir a etiologia de uma tumoração de partes moles, determinando a extensão do tumor primário para planejamento cirúrgico, e para estabelecer a presença ou ausência de doença metastática.

Tumor primário

Radiografia simples

As radiografias simples podem ser utilizadas para excluir tumorações de partes moles, que se iniciam no osso, e para detectar calcificações intratumorais, como aquelas que aparecem no interior dos osteossarcomas de tecidos moles (extraesqueléticos) e sarcomas sinoviais.

Ressonância magnética (RM) e tomografia computadorizada (TC)

A RM é a modalidade de imagem preferida para avaliação de tumor de partes moles das extremidades, tronco, cabeça e pescoço, enquanto a TC é técnica de imagem mais utilizada para sarcomas retroperitoneais.

Vários estudos relatam que a RM é superior à TC na avaliação de sarcomas de partes moles das extremidades, porque fornece imagens multiplanares com melhor orientação espacial. A RM é superior para delinear a extensão da neoplasia e a relação com estruturas adjacentes, especialmente o envolvimento muscular individual.

Com o objetivo de avaliar a acurácia da TC e da RM, um estudo multicêntrico prospectivo, que incluiu 133 pacientes com sarcomas de partes moles, submetidos a TC e RM dentro de quatro semanas antes da cirurgia por sarcoma de braço, ombro, pelve, quadril ou extremidade inferior, não encontrou diferença estatística alguma entre as duas modalidades. Além disso, não determinou envolvimento tumoral do músculo, osso, das articulações ou das estruturas neurovasculares.

A interpretação combinada da TC ou RM não aumentou a acurácia da avaliação pré-operatória. Apesar de ambos os métodos fornecerem detalhes anatômicos importantes, nenhum deles foi capaz de estimar o grau de viabilidade tumoral após tratamento. Esse papel se deve a um método de avaliação de propriedades biológicas, como a PET, discutida adiante.

PET (TOMOGRAFIA POR EMISSÃO DE PÓSITRONS) E PET-CT

A PET tem sido estudada como uma ferramenta para auxiliar a predizer o potencial maligno dos sarcomas, o prognóstico e a resposta à quimioterapia, além de detectar a doença a distância.

Diversos estudos relataram que a PET e a PET associada à TC (tomografia computadorizada) usando fluorodeoxiglicose (FDG) podem distinguir entre tumores sólidos benignos e sarcomas, com maior sensibilidade para sarcomas de alto grau. Entretanto, a capacidade de diferenciar tumores benignos de sarcomas de baixo grau é limitada, e a PET e PET-CT não são rotineiramente recomendadas para a avaliação inicial de um tumor de partes moles.

Uma exceção pode ser a caracterização de um caso suspeito de tumor de bainha de nervo periférico em paciente com neurofibromatose. Nesse caso, a imagem por PET pode ser útil na diferenciação entre tumor maligno da bainha de nervo periférico de um neurofibroma. A captação da FDG se correlaciona com o grau histológico e o risco de recidiva.

Diretrizes do NCCN (National Comprehensive Cancer Network) sugerem que a PET *scan* pode ser útil no prognóstico, na graduação e determinar resposta à quimioterapia neoadjuvante em pacientes com sarcoma de partes moles. Entretanto, essa recomendação é fundamentada em um estudo isolado da Universidade de Washington, que evidenciou que o FDG-PET foi útil em predizer os resultados de pacientes com sarcoma de extremidades de alto grau que foram tratados inicialmente com quimioterapia.

Tumores com SUV (*standardized uptake value*, valor padronizado de captação) Max ≥ 6 que tiveram < 40% da diminuição da captação de FDG após quimioterapia neoadjuvante apresentaram alto risco para recidiva sistêmica. No entanto, atualmente, o uso da PET para prognóstico ou avaliação da resposta ao tratamento ainda não é considerado rotina na maioria das instituições de referência. A PET não deve substituir outros métodos de imagem, como RM e TC, para estadiamento e acompanhamento.

Avaliação de doença metastática

Pela alta propensão para metástases pulmonares, é recomendada avaliação por imagem do tórax para pacientes recém-diagnosticados com sarcoma de partes moles de tronco e extremidades.

Enquanto a TC é frequentemente preferida, por sua maior sensibilidade em detectar pequenos nódulos pulmonares, é incerto quando adiciona benefício em relação à radiografia simples isoladamente. Ambas as modalidades são consideradas apropriadas para esse propósito pelo Colégio Americano de Radiologia.

Uma revisão retrospectiva, realizada no Reino Unido, observou que a radiografia simples detecta 2/3 das metástases pulmonares em pacientes com sarcoma de partes moles. Quando comparada a TC como padrão ouro, a sensibilidade, a especificidade, o valor preditivo positivo e negativo são 60,8, 99,6, 93,3 e 96,7%, respectivamente.

O uso isolado de radiografia simples para avaliar os pulmões perderia 1/3 de todos os pacientes com metástases pulmonares, mas, pela infrequência em geral de metástases pulmonares (96 de 1170), o estadiamento inicial seria inacurado em apenas 3,1% dos casos.

Uma proporção maior (4,9%) seria estadiada de forma incorreta, se fosse utilizada apenas radiografia simples de tórax em tumores maiores, profundos e de alto grau. Recomenda-se, então, que todos os pacientes com suspeita de sarcoma de partes moles de alto grau sejam submetidos à radiografia de tórax, ficando a TC de tórax reservada para aqueles casos com anormalidades na radiografia ou em pacientes com alto risco de metástases pulmonares (tumor primário > 5 cm, de localização profunda ou grau alto/intermediário).

A TC do abdome e pelve é recomendada para avaliar doença metastática em lipossarcomas de células redondas ou mixoide, em razão da apresentação comum de metástases extrapulmonares do abdome ou retroperitônio.

A cintilografia óssea geralmente não é útil para o estadiamento inicial. Metástases ósseas são incomuns em adultos na ausência de metástases múltiplas em outros sítios, exceto possivelmente em lipossarcomas de células redondas/mixoide. A cintilografia óssea pode ser pouco sensível nestes pacientes, por isso a RM é a modalidade de imagem recomendada para pacientes sintomáticos.

Outro problema é que uma cintilografia positiva adjacente a um tumor de partes moles é evidência insuficiente de invasão óssea e, em vez disso, pode representar um processo reativo. O diagnóstico de invasão óssea é mais bem feito pela demonstração de perda da cortical do osso nas radiografias simples ou na TC com janela óssea.

Além disso, as diretrizes do NCCN sugerem exames de imagem do SNC em pacientes com angiossarcoma em face da propensão desses tumores em metastatizar para o sistema nervoso central.

A PET pode alcançar a avaliação do corpo todo, sendo considerado mais sensível que a TC para a detecção de metástases ocultas a distância em uma variedade de tumores sólidos. Todavia, a utilidade da PET isoladamente ou associada à TC para estadiamento de doença a distância é incerta, como fica evidenciado em alguns trabalhos.

Em vários relatos, a TC de tórax é mais sensível que a PET para detecção de metástases torácicas em pacientes com sarcomas. Na maior série de casos, em 106 pacientes com sarcoma ósseo ou de partes moles que foram submetidos a PET ou PET/TC, as metástases pulmonares foram encontradas em 40 pacientes. A TC identificou 17 lesões maiores que 1 cm, enquanto a PET identificou apenas 13 delas. Os autores concluíram, então, que as lesões subcentimétricas na TC não devem ser consideradas falso-positivas se inativas na PET, e que uma PET *scan* negativo na presença de achados tomográficos suspeitos não pode realmente excluir metástases pulmonares.

Um benefício significativo da PET é a habilidade em detectar sítios adicionais de doença metastática extrapulmonar. Porém, o risco de metástase extrapulmonar é tão baixo, na maior parte dos sarcomas, que o uso rotineiro da PET não deve ser realizado.

ESTADIAMENTO

O sistema de estadiamento mais utilizado para os sarcomas de partes moles é o TNM, desenvolvido pela UICC (International Union Against Cancer) e AJCC (American Joint Committeeon Cancer). Esse sistema utiliza Tamanho do tumor (T), profundidade de invasão (superficial ou profundo), envolvimento linfonodal (N), presença ou ausência de metástase a distância (M) e o grau histológico (G) para determinar o grupamento por estágios para sarcomas de partes moles.

A última edição do livro *Cancer Staging*, da AJCC (7ª edição, publicada em 2010, Quadro 6), contém inúmeras alterações em relação à edição prévia de 2002. Entre elas:

- Os tumores estromais gastrointestinais (GIST) são estadiados em separado; fibromatose (tumor desmoide), sarcoma de Kaposi e fibrossarcoma infantil não são mais incluídos nos subtipos histológicos para esse sítio.
- Foram adicionados à lista de subtipos histológicos angiossarcoma, sarcoma de Ewing extraesquelético e dermatofibrossarcoma *protuberans*.
- A doença N1 foi reclassificada como estágio III, e não mais como estágio II.
- A classificação em graus histológicos foi modificada de uma classificação em quatro graus para uma classificação em três graus, conforme o critério recomendado pelo College of American Pathologists.

O tipo histológico, o grau, o tamanho e a profundidade de invasão do tumor são essenciais para o estadiamento. O grau histológico dos sarcomas é um dos mais importantes parâmetros do sistema de estadiamento. O grau é fundamentado na análise de vários fatores patológicos, como subtipo histológico, grau de diferenciação, atividade mitótica e necrose.

A graduação acurada nem sempre é possível com base nas biópsias por agulha ou em tumores que foram previamente irradiados ou tratados com quimioterapia. O estadiamento atual não leva em consideração o sítio anatômico, entretanto, ele sabidamente influencia os resultados. Sendo assim, os dados finais devem especificar o sítio anatômico.

Isso é particularmente aplicável em localizações como cabeça e pescoço e no retroperitônio, quando o grau (cabeça e pescoço) ou tamanho (retroperitônio) pode desproporcionalmente guiar o prognóstico relativo a outros critérios de estadiamento em comparação com sarcomas que se originam em qualquer lugar no corpo.

Sarcomas primários da mama caracterizam uma situação especial, na qual o tumor primário deve ser estadiado e tratado como outro sarcoma do mesmo estágio, localizado em qualquer sítio (p. ex.: estadiado e tratado de maneira análoga a um sarcoma de extremidades). É aceitável agrupamento genérico de localização.

Os seguintes grupos anatômicos podem ser utilizados para descrição de sarcomas originários em tecidos que não de partes moles (como órgãos parenquimatosos). Tronco superficial e extremidades podem ser combinados. Vísceras, incluindo todas as vísceras abdominais, também podem ser combinadas.

Grupos anatômicos para sarcomas de partes moles:

- Cabeça e pescoço.
- Extremidades e tronco superficial.
- Gastrointestinal.
- Geniturinário.
- Visceral retroperitoneal.
- Ginecológico.
- Mama.
- Pulmão, pleura, mediastino.
- Outros.
- Regras para classificação.

Estadiamento clínico

O estadiamento clínico é dependente das características do T, N e M, sendo T dividido em lesões de dimensão máxima de 5 cm ou menos e lesões com mais de 5 cm na maior dimensão. O tamanho do tumor pode ser medido clínica ou radiologicamente. Os sítios metastáticos devem ser descritos de acordo com os sítios mais comuns de metástases. Em geral, o estadiamento clínico mínimo dos sarcomas de partes moles é acompanhado por exames de imagens com cortes axiais do sítio envolvido, utilizando RM ou TC, e por imagens do tórax, o sítio mais comum de doença metastática oculta, utilizando TC de tórax.

Estadiamento patológico

O estadiamento patológico pTNM consiste na exérese e avaliação patológica do tumor primário, além da avaliação clinicorradiológica de metástases regionais e a distância.

Quando não é possível obter avaliações acuradas do espécime tumoral ressecado, é aceitável utilizar avaliação radiológica para definir o estágio PT utilizando as dimensões do sarcoma.

Examinando o tumor primário, o patologista deve subclassificar a lesão e definir um grau histopatológico. Ocasionalmente, a imuno-histoquímica e a citogenética podem ser necessárias para a definição acurada do subtipo. A definição do grau pode ser afetada pela administração prévia de quimioterapia ou radioterapia.

As lesões inicialmente classificadas como de alto grau, após o tratamento pré-operatório, podem ser incorretamente classificadas como sendo de grau menor que o inicial. Ocasionalmente, a situação inversa é observada por um erro na amostra ou a eliminação pré-operatória de células de menor grau após tratamento, como em tumores heterogêneos.

Definição do T

Embora o tamanho seja atualmente designado como ≤ 5 cm ou > 5 cm, as medidas do tamanho devem ser enfatizadas (ou mesmo determinantes quanto ao volume) em sítios que não sejam as extremidades ou o tronco superficial.

O tamanho deve ser avaliado como uma variável contínua, sendo 5 cm apenas uma divisão arbitrária que possibilita dicotomizar as populações de pacientes.

Profundidade

A profundidade é avaliada em relação à fáscia de revestimento das extremidades e do tronco. Superficial é definido como a ausência de qualquer envolvimento da fáscia muscular superficial em lesões de extremidades e tronco. Para o estadiamento de lesões não superficiais da cabeça e do pescoço, intratorácicas, intra-abdominais, retroperitoneais e lesões viscerais são consideradas lesões profundas.

A profundidade também é uma variável independente e é definida de duas formas:

1. **Superficial**: tumor localizado inteiramente no tecido subcutâneo sem qualquer extensão através da fáscia muscular ou no interior da musculatura subjacente. Nesses casos, os exames de imagem pré-tratamento demonstram um tumor subcutâneo sem envolvimento muscular. Relatos patológicos após a ressecção demonstram um tumor localizado no tecido subcutâneo sem extensão para a musculatura subjacente.
2. **Profundo**: localizado parcial ou completamente no interior de um ou mais grupamentos musculares nas extremidades. Tumores profundos podem se estender através da fáscia muscular para o tecido subcutâneo ou mesmo para a pele, mas o critério fundamental é a localização de qualquer porção do tumor dentro dos compartimentos musculares das extremidades. Nesses casos, os exames de imagem pré-tratamento demonstram um tumor localizado completamente ou em parte dentro dos compartimentos musculares das extremidades.

A profundidade é avaliada em relação ao tamanho do tumor (T):

- *Tumor ≤ 5 cm:* T1a = superficial, T1b = profundo.
- *Tumor > 5 cm:* T2a = superficial, T2b = profundo.

Doença linfonodal

O envolvimento linfonodal é raro em sarcomas de adultos. Na definição do estágio, pacientes em que o envolvimento linfonodal não foi positivo para neoplasia, nem clínica e nem patologicamente, devem ser designados como N0.

Grau

O grau deve ser definido em todos os sarcomas. Historicamente, o estadiamento da AJCC tem utilizado um sistema de quatro graus, mas para os sarcomas de partes moles tem funcionado um sistema de dois estágios, combinando G1/G2 (baixo grau) e G3/G4 (alto grau). A graduação histológica dos sarcomas é fortemente associada à sobrevida doença-específica e incorpora diferenciação, índice mitótico e extensão da necrose.

Os dois sistemas mais amplamente utilizados, o FNCLCC (Francês) e o NIH, são sistemas de três graus. De acordo com as recomendações do College of American Pathologists, o sistema francês é preferido pela sua fácil utilização e reprodutibilidade, além de sua *performance* discretamente superior.

A revisão do TNM incorpora esse sistema de três graus. Aplicar a graduação histológica às biópsias por agulha é problemático quando utilizada quimiorradiação neoadjuvante. Entretanto, dada a importância do grau para estadiamento e tratamento, deve-se encorajar a classificação pelo menos nesses dois grupos (alto e baixo grau)

Em algumas situações, o tipo de sarcoma permitirá essa distinção (sarcoma de Ewing/PNET, histiocitoma fibroso maligno), enquanto em outras situações haverá dificuldade. Em geral, múltiplas amostras de biópsias evidenciando um sarcoma de alto grau devem ser classificadas como de alto grau, pois a possibilidade de um *downgrading* é remota. Porém, amostras limitadas de biópsias com sarcoma de baixo grau denotam risco de *upgrading*.

Graduação FNCLCC

O grau FNCLCC é determinado por três parâmetros: diferenciação (histologia específica), atividade mitótica e extensão da necrose. Cada parâmetro é registrado: diferenciação (1-3), atividade mitótica (1-3) e necrose (0-2). Os escores são somados para designar o grau:

- *Grau 1:* 2 a 3.
- *Grau 2:* 4 ou 5.
- *Grau 3:* 6 a 8.

Diferenciação

A diferenciação do tumor é pontuada como se segue:

- *Escore 1:* sarcomas semelhantes ao tecido mesenquimal maduro, normal.
- *Escore 2:* sarcomas de tipo histológico definido.
- *Escore 3:* sarcomas sinoviais, sarcomas embrionários, sarcomas indiferenciados e sarcomas de tipo desconhecido/indeterminado.

O escore para diferenciação tumoral é o parâmetro mais subjetivo do sistema FNCLCC. Além disso, não é validado para todos os subtipos de sarcomas e não é aplicável para certos subtipos como, por exemplo, os tumores malignos da bainha neural, rabdomiossarcoma embrionário e alveolar, angiossarcoma, condrossarcoma mixoide extraesquelético, sarcoma alveolar de partes moles, sarcoma de células claras e sarcoma epitelioide.

Contagem mitótica

Na área mais mitoticamente ativa do tumor, são avaliados por 10 campos de grande aumento:

- *Escore 1:* 0-9 mitoses.
- *Escore 2:* 10-19 mitoses.
- *Escore 3:* 20 ou mais mitoses.

Necrose tumoral

Avaliado no exame macroscópico e validado com cortes histológicos:

- *Escore 1:* ausência de necrose tumoral.
- *Escore 2:* 50% ou menos de necrose.
- *Escore 3:* mais de 50% de necrose.

FATORES PROGNÓSTICOS

Invasão óssea e neurovascular

Esses fatores já foram incluídos em sistemas de estadiamento anteriores, mas não nesse sistema de estadiamento atual. Portanto devem ser relatados sempre que presentes, e são necessários trabalhos adicionais para determinar se são fatores prognósticos independentes.

Marcadores moleculares

Marcadores moleculares e anormalidades genéticas têm sido avaliados como determinantes de resultados. Atualmente não existem dados para incluir marcadores moleculares específicos no estadiamento. Devem ser consideradas informações importantes para auxiliar no diagnóstico histopatológico, mais do que um determinante do estágio.

Validação

O sistema de estadiamento atual tem a capacidade de discriminar a sobrevida global dos pacientes com sarcomas de partes moles. Pacientes com lesões estágio I apresentam baixo risco de mortalidade relacionada à doença, enquanto o risco aumenta progressivamente nos estágios mais avançados.

38-4 Tratamento Cirúrgico

Jadson Murilo Silva Reis

Os sarcomas são um grupo heterogêneo e raro de tumores e devem ser tratados por profissionais experientes em centros de referência. O tratamento multidiciplinar tem promovido redução da recidiva local, diminuição da morbidade, melhora da sobrevida e da qualidade de vida, principalmente nos tumores de extremidades, porém os sarcomas retroperitoneais ainda mantêm altas taxas de recidiva.

Os sarcomas apresentam vários subtipos histológicos e com comportamentos diferentes, mas a sua evolução clínica depende de localização, tamanho e grau de diferenciação. Dessa forma, o tratamento deve ser individualizado e de acordo com essas características.

A cirurgia é o tratamento principal dos sarcomas e a única capaz de oferecer cura. Em muitas séries, é observado um pior prognóstico para os pacientes com margens de ressecção comprometidas. São descritos quatro categorias de margens cirúrgicas:

1. **Intralesional:** margem obtida com transecção do tumor, implicando em persistência do tumor.
2. **Marginal:** margem delimitada por pseudocápsula tumoral. A recidiva local é elevada, principalmente por causa das lesões satélites na zona de reatividade.
3. **Alargada:** margem de tecido normal, porém no mesmo compartimento. Apresentam taxas de recidiva local baixas, provavelmente por causa das lesões satélites no mesmo compartimento.
4. **Radical:** o tumor é removido incluindo todo o compartimento afetado, e o risco de recidiva é muito baixo.

Podemos dividir o tratamento cirúrgico dos sarcomas, de acordo com a sua localização, em: sarcomas de extremidades, do tronco e retroperitoneais. Também será feita uma análise de casos especiais de sarcoma, como o dermatofibrossarcoma *protuberans* e tumores desmoides.

SARCOMA DE EXTREMIDADES

No tratamento cirúrgico dos sarcomas de extremidades, o grande desafio é promover ganho de sobrevida e minimizar a recidiva local, evitando-se morbidades desnecessárias, como deformidades, perda de função do membro e perda do membro acometido.

A mais importante variável cirúrgica que influencia na recidiva local é o *status* da margem de ressecção. O local de biópsia, previamente realizada para diagnóstico histológico, deve ser ressecado em bloco com a tumoração na cirurgia definitiva.

O *status* da margem cirúrgica influência diretamente nas taxas de recidiva local, mesmo nos pacientes tratados com tratamento combinado (cirurgia com radioterapia). Uma série de 1.225 casos tratados com cirurgia e radioterapia apresentou taxas de controle local em 5 anos de 88, 76 e 64% para margens negativas, indeterminadas e positivas, respectivamente.

A taxa de recidiva local após ressecções com margens exíguas é de 60 a 90%, no entanto, o melhor controle local pode ser obtido com cirurgias radicais com 8 a 30% de recidiva, ou melhor, com as cirurgias compartimentais com 10 a 20%.

A ressecção cirúrgica do tumor é o componente essencial no tratamento de todos os pacientes. A ressecção deve ser completa com margens negativas de 1 cm em todas as dimensões tumorais. Todavia, em alguns casos é difícil realizar a ressecção e a análise dessas margens (localização anatômica), sendo levado em consideração o tipo de tecido: margens menores que 1 cm de fáscia são toleradas, mas, quando de tecido gorduroso e musculatura, a manutenção de 1 cm é recomendada.

Quando o tratamento cirúrgico é combinado com radioterapia, as margens cirúrgicas podem ser menores sem alteração nas taxas de recidiva. Pacientes submetidos a radioterapia neoadjuvante e cirurgia apresentaram taxas de controle local similares, quando analisadas as margens negativas ≤ 1 mm ou > 1 mm, com 96 e 97%, respectivamente.

Nos casos em que as margens cirúrgicas estão comprometidas no resultado final da anatomia patológica, com exceção de osso, nervo, grandes vasos, um novo procedimento cirúrgico deve ser indicado para obtenção de margens negativas, desde que não tenham impacto significativo na funcionalidade do membro. Nos casos em que a preservação da função do membro for duvidosa, a utilização da radioterapia pode promover controle local adequado.

Durante o procedimento cirúrgico deve ser evitada a violação ou fratura tumoral, como também a permanência de tumor residual microscópico ou macroscópico, que são fatores diretamente relacionados ao prognóstico e à recidiva local. Tanabe *et al.* relataram 95 casos de sarcoma de extremidades, em que o controle local foi de 47 *versus* 87% nos pacientes com e sem violação do tumor, respectivamente.

Tratamento combinado com cirurgia e radioterapia

A combinação de cirurgia com radioterapia promove melhor controle local do que em formas isoladas de tratamento, e obtém equivalentes resultados quando comparada a amputações, conquanto não altera a sobrevida global. Quando combinada com cirurgia preservando membro, a radioterapia em altas doses (50 a 65 Gy) pode erradicar doença microscópica, resultando em taxa de controle local comparável a amputação ou cirurgias radicais (compartimental). Com o tratamento combinado, as taxas de controle local são de 85 a 90% nos tumores de alto grau e 90 a 100% nos tumores de baixo grau.

Radioterapia adjuvante em altas doses pode melhorar a evolução dos pacientes com margens cirúrgicas positivas. Um estudo retrospectivo de 154 pacientes submetidos à ressecção com margens positivas e radioterapia adjuvante com intenção curativa apresentou taxas de controle local, sobrevida livre de doença e sobrevida global de 76, 47 e 65%, respectivamente. Assim, podemos evitar procedimentos mutiladores, que não melhoram a sobrevida global desses pacientes, e proporcionar controle local da doença.

A amputação está indicada nos casos de comprometimento de grandes nervos (p. ex.: plexo braquial), quando o membro se tornará não funcional após a ressecção e quando o membro apresenta comprometimento severo em razão de idade, doença vascular periférica e outras comorbidades.

Alguns dados publicados sugerem melhor evolução funcional e retorno à vida habitual para os pacientes submetidos a cirurgias conservadoras do membro em comparação com amputação. LeVay *et al.*, em uma série de 88 casos tratados com cirurgia conservadora e radioterapia, encontraram 68 pacientes com resultados funcionais adequados e 61 pacientes retornaram ao trabalho.

O NCCN *guidelines*, "Consensus-based guidelines from the National Comprehensive Câncer Network", sumariza as seguintes recomendações:

- *Tumores de baixo grau (qualquer tamanho):* cirurgia isolada nos casos com margens > 1 cm.
- *Tumores de baixo grau e < 5 cm:* cirurgia e considerar radioterapia adjuvante nos casos de margens ≤ 1 cm.
- *Tumores de baixo grau e > 5 cm:* cirurgia com radioterapia adjuvante para todos os pacientes com margem ≤ 1 cm.
- *Tumores de alto grau (qualquer tamanho):* cirurgia com radioterapia (Neo ou adjuvante).

Manejo dos tumores submetidos à ressecção incompleta

Nos pacientes previamente submetidos a ressecções com margem comprometida, uma nova abordagem cirúrgica é indicada nos casos em que não haverá perda do membro ou disfunção do mesmo. Uma nova abordagem cirúrgica com critérios oncológicos nos pacientes, previamente submetidos a ressecção parcial do sarcoma, tem demonstrado não alterar as taxas de controle local, e até mesmo as taxas de sobrevida. Devemos incentivar a nova abordagem cirúrgica o mais breve possível nesses casos, pois teremos chances de proporcionar um bom controle da doença.

Contudo, uma alta incidência de doença a distância é identificada nestes pacientes, como também a necessidade de procedimentos de maior porte, inclusive, com impacto no resultado funcional.

Os pacientes que não são candidatos a novo procedimento cirúrgico, por comorbidades, ou os que desejam preservar a funcionabilidade do membro, têm a radioterapia como alternativa para o controle local.

Manejo de linfonodos regionais

A maioria dos tumores de partes moles apresenta menos de 5% de chance de metástase linfonodal, com exceção de sarcoma sinovial, sarcoma epitelóide, sarcoma de células claras, rabdomiossarcoma e sarcomas vasculares, que podem chegar até 44% de incidência.

A metástase nodal isolada apresenta melhor prognóstico comparada à metástase sistêmica, com sobrevida em 4 anos de 71 e 21%, respectivamente. Séries têm reportado taxas de sobrevida em 4 e 5 anos, variando de 46 a 71% após realização de linfadenectomia. Com os resultados dessa observação, a metástase linfonodal regional foi reclassificada do estágio IV para estágio III no sistema de estadiamento TNM 2010.

Nos sarcomas, em particular naqueles com maiores taxas de envolvimento linfonodal, é incerto se a identificação precoce (subclínica) e o tratamento de metástase nodal detectada por linfonodo sentinela poderiam melhorar a sobrevida e o controle local, em comparação com linfadenectomia somente quando evidência clínica ou por imagem.

A presença do linfonodo sentinela comprometido não necessariamente implica em futura doença metastática, como também a remoção dos linfonodos comprometidos previnem disseminação a distância. Dessa forma, o uso do linfonodo sentinela no tratamento dos sarcomas ainda não é padronizado.

A realização de linfadenectomia promoveu melhora na sobrevida nos casos de comprometimento nodal isolado. Um estudo descreve uma média de sobrevida de 4,3 meses para pacientes não submetidos a cirurgia comparados a 16,3 meses nos pacientes operados.

Manejo nos pacientes com doença avançada – estágio IV

A ressecção cirúrgica nos pacientes com doença metastática pode ser considerada apropriada como forma de paliação, contudo a radioterapia e a quimioterapia podem ser opções menos agressivas e promover resultados semelhantes. A decisão na escolha do método deve levar em consideração as comorbidades do paciente, sintomas, extensão da doença, morbidade da cirurgia e a vontade do paciente.

Pacientes com metástase confinada a único órgão e passível de ressecção completa devem ser submetidos ao procedimento cirúrgico. As metástases pulmonares são passíveis de ressecção na maioria das vezes, promovendo melhor controle local da doença.

Nos pacientes com metástase disseminada não se deve empregar tratamento cirúrgico radical, pois não altera sobrevida, controle local, além de aumentar a morbidade. Nos casos indicados, a realização de cirurgias paliativas para melhorar a qualidade de vida do paciente, como as realizadas em caráter higiênico, são medidas apropriadas.

SARCOMAS DE TRONCO

Os sarcomas de parede torácica são raros e representam 6% de todos os sarcomas. Alguns autores consideram que esses sarcomas se comportam de forma semelhante aos sarcomas de extremidades e, portanto, devem ser tratados como estes. A cirurgia conservadora combinada com radioterapia é o tratamento de escolha, podendo atingir altas taxas de controle local.

A ressecção local alargada é o único tratamento potencialmente curativo. As taxas de sobrevida em 5 anos variam de 63 a 89%.

A ressecção cirúrgica, também, é o tratamento de escolha nos tumores recorrentes, porém com resultados menos favoráveis em relação ao primeiro tratamento.

SARCOMA DE RETROPERITÔNIO

Aproximadamente 80% dos tumores que comprometem o retroperitônio são malignos, além disso, a maioria dos pacientes que se apresentam com massa de tecidos moles retroperitoneal e extravisceral será suspeita de ter um sarcoma

O retroperitônio é definido anteriormente pelo cólon transverso e intestino delgado, posteriormente pela musculatura composta pelo psoas, quadrado lombar, obturador, piriforme e porção tendinosa do transverso abdominal. Seu limite superior é o diafragma, inferior pela musculatura elevadora do ânus e lateralmente pelo cólon descendente e ascendente. Assim, percebemos que o acesso ao retroperitônio é complexo e necessita de conhecimento anatômico profundo de todas as estruturas abdominais e suas interrelações.

Metade dos sarcomas do retroperitônio é de alto grau, e a maior parte compromete outras estruturas quando do diagnóstico é tida como irressecável.

Durante o planejamento cirúrgico, alguns sinais nos alertam para a possibilidade de irressecabilidade, como: comprometimento extenso de grandes vasos (p. ex.: aorta, veia cava e ilíacas), sinais de carcinomatose, metástase para outros órgãos, envolvimento de raiz de mesentério, comprometimento de vasos mesentéricos superiores e de coluna vertebral.

A ressecção cirúrgica é o único tratamento potencialmente curativo do sarcoma de retroperitônio, e a completa ressecção na apresentação inicial é o mais importante fator prognóstico. A ressecção desses tumores é de difícil realização em virtude do tamanho e frequente comprometimento de estruturas vizinhas, além da incapacidade de ressecção com margens alargadas em razão das restrições anatômicas, assim as ressecções com margens microscopicamente comprometidas são frequentes com consequente pior controle local da doença.

As ressecções multiorgânicas necessárias para se atingir margens negativas são frequentes, e os órgãos comumente removidos no procedimento cirúrgico, em ordem de frequência, são rim, cólon, baço e pâncreas. Dessa forma, a avaliação cuidadosa da função renal prévia e preparo intestinal devem ser realizados antes da exploração cirúrgica. A ressecção *en-bloc* do tumor retroperitoneal e dos órgãos adjacentes envolvidos permite atingir margens negativas em tumorações previamente ditas irressecáveis. Assim, é possível obter maiores taxas de margens de ressecção negativas microscopicamente e melhorar o controle local da doença.

Assim como os órgãos, os grandes vasos também são envolvidos com certa frequência. A invasão das veias cava e ilíacas, atualmente, é considerada contraindicação relativa para a cirurgia, visto a possibilidade de ligadura ou a substituição por prótese, sem perda de função. Alguns autores descrevem baixas taxas de mortalidade e sobrevida de 66% em 5 anos. A necessidade de reconstrução vascular por envolvimento da veia cava é debatida, pois a sua ligadura abaixo das veias renais pode ser realizada sem grandes consequências, já que esses pacientes apresentam edema de membros inferiores crônicos e desenvolvimento de uma rede extensa de colaterais, como resultado da obstrução crônica da veia cava.

A taxa de recidiva local é de 60 a 70%, e maior nos pacientes submetidos a ressecções com margem microscopicamente positiva, porém sua relação com uma pior sobrevida é incerta. Nos pacientes com margens comprometidas (micro ou macroscopicamente), a nova ressecção é preferida, porém na maioria das vezes não é possível. Nesses pacientes, a radioterapia pós-operatória pode promover controle local. Se durante a cirurgia é percebida a possibilidade de margens comprometidas, clipes metálicos podem ser utilizados para demarcar o leito tumoral e orientar o uso da radioterapia.

Não há benefício na sobrevida para ressecção incompleta nos pacientes com tumores irressecáveis. Alguns autores sugerem ressecções parciais, como forma de paliação, nos pacientes com grandes tumores abdominais sintomáticos e com repercussão em outros sistemas (p. ex.: respiratório).

Muitos trabalhos têm demonstrado redução nas taxas de recidiva local com uso de radioterapia adjuvante, porém o ganho de sobrevida é questionável. Uma das dificuldades encontradas na realização da radioterapia é decorrente da interposição de órgãos ou alças intestinais no campo de radiação, que podem evoluir com enterite e colite de difícil tratamento. Com o advento da radioterapia de intensidade modulada, têm-se reduzido essas complicações.

A radioterapia intraoperatória tem apresentado bons resultados e ganhado espaço nos *guidelines*. Existe relato de melhora nas taxas de controle local e melhora na sobrevida, porém muitos lugares no Brasil ainda não dispõem desta ferramenta.

Tentando-se evitar as complicações descritas acima, a utilização da radioterapia no cenário da neoadjuvância, como também quimioterapia neoadjuvante e a combinação de ambos, tem sido proposta, porém ainda não existe uma padronização para o seu uso.

Em contraste com os sarcomas de extremidades, a primeira recidiva dos sarcomas retroperitoneais é local em até 90% dos casos, e de 20 a 30% a distância, principalmente, fígado e pulmão. A recidiva é maior nos tumores de alto grau e naqueles com margem positiva. A sobrevida em 5 anos é de 36 a 63%, e o mais importante preditor de melhor sobrevida é a ressecção completa do tumor.

Por fim, muitos *guidelines* sugerem que:

- *Baixo grau de diferenciação:* nos tumores ressecáveis, a cirurgia deve ser o primeiro tratamento. A radioterapia adjuvante está indicada somente quando as margens estão comprometidas. Os tumores irressecáveis ou com ressecabilidade duvidosa podem ser submetidos a tratamento com radioterapia ou quimioterapia, de preferência, dentro de protocolos.
- *Intermediário e alto grau de diferenciação:* iniciar o tratamento com radioterapia/quimioterapia e, então, avaliar cirurgia. Se inicialmente tratados com cirurgia, a radioterapia adjuvante está indicada, mesmo naqueles com margem negativa. Não existe um tratamento padronizado para estes tumores, mas todos os autores concordam que precisam de combinação de várias modalidades terapêuticas.

Como dito anteriormente, a recidiva nesses tumores, mesmo após ressecção completa, é comum. Nos casos de tumores ressecáveis, até 60% dos casos, a cirurgia está indicada. Lembrar sempre que a cada nova ressecção, as cirurgias se tornam mais complexas e maiores índices de ressecções orgânicas associadas. Nos pacientes que não receberam radioterapia como parte do tratamento inicial, a radioterapia adjuvante pode ser utilizada.

Depois de avaliado todos os dados descritos anteriormente, podemos perceber que o cirurgião que se propõe ao tratamento de sarcomas de retroperitônio, além de conhecimento anatômico apurado, deve ter capacidade de grandes ressecções multiorgânicas e suas implicadas reconstruções, para obter um tratamento cirúrgico oncológico adequado.

DERMATOFIBROSSARCOMA *PROTUBERANS*

Dermatofibrossarcoma *protuberans* (DFSP) é um tumor raro e localmente agressivo, com taxas de recidiva local atingindo 50% em algumas séries. Entretanto, as chances de metástase a distância são baixas, variando de 2 a 4%.

A taxa de recidiva local está diretamente relacionada à presença de margens de ressecção comprometidas por neoplasia. Assim, as ressecções passaram a utilizar margens alargadas de 2 a 5 cm, com taxas de recidiva local de 0 a 43%.

A cirurgia de Mohs promoveu ressecções menos alargadas com taxas de recidiva menores, variando de 0 a 6,6%. A partir desse fato, associado a um melhor e mais apurado estudo anatomopatológico das peças cirúrgicas, foi observado que pacientes submetidos a ressecções com margens menores poderiam obter melhores taxas de recidiva local.

Nos últimos anos, diversos autores têm demonstrado a realização de ressecções menos alargadas, utilizando margens de 1 a 3 cm, com taxa de recidiva de 0 a 24%. Porém, os dados referentes a recidiva local são conflitantes, mesmo nos autores utilizando a mesma margem (Quadro 7).

A ressecção com margens reduzidas promove melhor resultado estético e evita a ressecção desnecessária de tecidos saudáveis, porém ainda sem padronização sobre o valor de margem adequada, talvez por falta de estudo histopatológico padronizado e apurado.

Até o momento, não existe consenso com relação ao melhor procedimento cirúrgico para o DFSP. Ainda não se tem quais seriam os casos mais indicados para realização da cirurgia de Mohs ou excisão alargada, como também não está definida qual a melhor margem de ressecção.

Os dados a respeito da radioterapia adjuvante no tratamento do DFSP são limitados e não há consenso para sua utilização. Alguns centros têm indicado sua realização nos casos de persistência de margens comprometidas e sem condições para nova abordagem cirúrgica em

Quadro 7. Resumo dos estudos com análise das margens de ressecção e taxas de recidiva local

AUTORES	Nº DE PACIENTES	RECIDIVA LOCAL (%)	MARGEM (CM)
Chang et al., 2003	60	16,7	3
Dubay et al., 2004	40	0	< 2
Fiore et al., 2005	218	4	NE
Monnier et al., 2006	30	7	> 3 e < 5
Popov et al., 2007	40	0	1,6
Paradisi et al., 2007	38	13,2	> 2 e < 5
Kimmel et al., 2007	98	24	2 cm
Yu et al., 2008	18	0	> 2
Meguerditchian et al., 2009	28	3,6	2 cm
Heuvel et al., 2009	38	7	2-3 cm
Farma et al., 2010	206	1	2 cm

NE = não especificado.

razão da localização anatômica, como também nos casos de sinais de degeneração fibrossarcomatosa.

Nos raros casos de DFSP metastático ou irressecáveis, a utilização de Imatinib pode oferecer controle e até regressão temporária, porém por tempo limitado.

TUMOR DESMOIDE

Tumores desmoides, também chamados de fibromatose profunda, são tumores benignos raros, cuja característica principal é a alta agressividade local, podendo causar morte pela infiltração e destruição de estruturas e órgãos vizinhos. Em razão dessas características, são considerados sarcomas de baixo grau de diferenciação. Apresentam baixo potencial para degeneração maligna e metástase a distância.

Os tumores desmoides afetam entre 10 e 20% dos pacientes com polipose adenomatosa familiar (PAF), constituindo a síndrome de Gardner. São a causa da morte nesses pacientes em até 11% e geralmente surgem com 5 anos após colectomia profilática. Os desmoides de pacientes com PAF têm predileção por parede abdominal e retroperitônio, e muitas vezes de forma agressiva e irressecável. Assim, esses pacientes devem ficar sobre vigilância e alto grau de suspeição para detecção precoce.

Os fatores que interferem diretamente na recidiva são local de acometimento (retroperitônio apresentam maior recidiva), tamanho, sexo (maior em mulheres) e idade (jovens).

Os desmoides são caracterizados por um comportamento imprevisível, apresentando crescimento progressivo e indolente, porém momentos de crescimento rápido são observados. Em face dessa característica, o tratamento do desmoide é difícil, e cada caso deve ser individualizado.

A observação rigorosa é uma estratégia aceitável, visto que alguns tumores apresentam crescimento muito lento ou permanecem estáveis, as altas taxas de recidiva, necessidade de cirurgias de grande porte e pelo benefício duvidoso no ganho de sobrevida nos pacientes submetidos à ressecção completa. Assim, seriam evitadas morbidades maiores com a realização de cirurgias desnecessárias, sem prejudicar o prognóstico. Os pacientes com indicação para essa conduta devem apresentar doença estável e estar assintomáticos.

O *guideline* americano para tratamento de tumores sugere tratamento conservador nos tumores pequenos e não localizados no tronco e nos casos em que a cirurgia poderá causar excessiva morbidade.

Quando se optar por tratamento conservador, este pode ser apenas observacional com realização de exames com frequência determinada ou através do uso de terapia sistêmica. A utilização de AINES e hormônios (p. ex.: tamoxifen) pode ser benéfica, porém ainda com dados conflitantes sobre sua eficácia, podendo apresentar bons resultados iniciais, porém com mínimo benefício em longo prazo. Em uma série de 142 pacientes, 83 foram acompanhados com observação e 59 utilizaram terapia sistêmica (hormônios ou quimioterapia). A sobrevida livre de doença foi de 50 e 41% para o grupo observacional e os tratados com terapia sistêmica, respectivamente.

O tratamento está indicado quando sintomáticos, próximos a estruturas nobres (crescimento e invasão que podem tornar o tumor irressecável) e quando causa alguma deformidade estética.

O tratamento padrão para os tumores desmoides, quando possível, é a cirurgia com margens negativas. A cirurgia no tumor desmoide é complexa, e muitas vezes são necessárias de reconstrução com enxertos e retalhos (nos casos de parede abdominal e tumores extra-abdominais), como também ressecções multiorgânicas (colectomias, enterectomias, nefrectomias, esplenectomias, dentre outros) por sua natureza infiltrativa.

Tumores desmoides apresentam altas taxas de recidiva local mesmo após ressecção cirúrgica completa (16 a 75%), e a contribuição nas taxas de recidiva após ressecção com margens positivas não está clara. Gronchi avaliou 203 pacientes com tumor desmoide e observou uma sobrevida livre de doença de 79 *versus* 82% nos casos com margens positiva e negativa, respectivamente. Além disso, a ressecção cirúrgica do desmoide não parece afetar a sobrevida dos pacientes, provavelmente pela histologia benigna do tumor, como também a doença recorrente é, geralmente, mais agressiva que a inicial. Assim, a estratégia cirúrgica tem por objetivo a completa ressecção do tumor, evitando, ao máximo, deformidades funcionais e estéticas.

Em resumo, o tratamento do desmoide deve ser individualizado:

- *Tumores intra-abdominais:* a cirurgia é indicada como tratamento padrão nos tumores ressecáveis intra-abdominais. Nos tumores grandes, de crescimento lento e comprometendo vasos ou órgãos, o tratamento conservador deve ser preferido. Nos casos de síndrome de Gardner, alguns autores sugerem o tratamento cirúrgico, se doença ressecável, enquanto outros defendem a não cirurgia fundamentados na característica mais agressiva dos tumores na recidiva.
- *Tumores extra-abdominais e de parede abdominal:* os tumores extra-abdominais (extremidade e tórax) e de parede abdominal são mais passíveis de ressecção que os intra-abdominais. O tratamento cirúrgico está indicado nas lesões pequenas e nas passíveis de ressecção sem grande morbidade (disfunção funcional ou estética). Nas lesões que implicam em procedimento de grande porte (p. ex.: amputação), deve ser indicado tratamento conservador.

A radioterapia é uma opção terapêutica nos pacientes sem condições para realização de cirurgia, para os que não aceitam realizar a cirurgia e naqueles em que a cirurgia implicará em grande morbidade. O tempo de regressão após término da radioterapia é variável e pode levar muitos anos.

Não está comprovado o benefício da radioterapia adjuvante após ressecção completa do tumor. Contudo, existe grande controvérsia sobre sua utilização após ressecção com margem comprometida (microscópica ou macroscópica). Alguns autores relatam melhor controle com uso de radioterapia, porém outras séries não veem benefício, visto que, como dito anteriormente, a recidiva pode não ser alterada em razão do *status* da margem. Uma alternativa é a não utilização da radioterapia adjuvante nos casos com margem microscopicamente positiva, deixando seu uso apenas nos casos de margem macroscopicamente comprometida.

A radioterapia pode promover controle local nos tumores irressecáveis e nos casos de doença recorrente, como adjuvante. A quimioterapia é indicada nos tumores de crescimento rápido e com critérios de irressecabilidade.

Uma nova modalidade de tratamento com utilização da radioterapia e quimioterapia neoadjuvante, combinadas ou isoladas, para tumor desmoide tem sido descrita com intuito de aumentar ressecabilidade e reduzir recidiva, porém os dados são conflitantes e necessitam de confirmação de benefício.

Sempre que possível, a cirurgia é indicada nos casos de recidiva local do tumor, reservando a radioterapia para os casos com alta morbidade utilizando o tratamento cirúrgico. Nos pacientes irradiados previamente, pode-se utilizar terapia sistêmica.

38-5 Tratamento Clínico e Radioterápico

Frederico Arthur Pereira Nunes ■ Lílian d'Antonino Faroni

Os tumores sarcomatosos pertencem a um raro grupo de neoplasias malignas de origem mesenquimal e correspondem, aproximadamente, a 1% de todos os tumores malignos do adulto. São diagnosticados por ano, nos Estados Unidos, mais de 10.000 novos casos de sarcoma de partes moles, com aproximadamente 3.900 mortes/ano. No Brasil, os dados epidemiológicos são limitados a respeito dessa patologia. Poucos centros oncológicos e estudos descrevem sua experiência.[1-3]

A variedade histopatológica dos sarcomas ocorre pelo fato de as células embrionárias mesenquimais possuírem a capacidade de amadurecer em diversos tecidos. A Organização Mundial de Saúde classifica o grupo de sarcomas de partes moles em diferentes subtipos histológicos. Isso ocorre de acordo com o tecido presumido de origem. Em alguns casos, quando a origem é incerta, a designação reflete a aparência morfológica das células.[2]

A distribuição anatômica de sarcomas de partes moles em 4.550 adultos revista pelo Colégio Americano de Cirurgia foi o seguinte: coxa, glúteo e inguinal (46%), extremidade superior (13%), dorso (18%), retroperitônio (13%), cabeça e pescoço (9%).[4]

A presença de metástases a distância no momento do diagnóstico é mais provável em tumores com dimensões e grau elevados, profundos e com determinadas histologias. No geral, aproximadamente 25% dos pacientes desenvolverão doença metastática após tratamento do tumor primário.[5-7] Em 70 a 80% dos casos, a doença metastática ocorre para os pulmões.[8-10] Locais raros de propagação da doença metastática incluem pele, tecidos moles, ossos, fígado e cérebro.[8,11,12]

Os sarcomas de partes moles são tipicamente tratados com cirurgia e radioterapia pré ou pós-operatórias. Este tipo de tratamento tem proporcionado excelente controle local da doença, com taxas de até 90%. No entanto, pacientes ainda desenvolvem doença metastática a distância. Isso porque, claramente, deve haver doença metastática microscópica indetectável aos métodos investigativos atuais. Desta forma, esquemas quimioterápicos têm sido propostos para aumentar a sobrevida livre de progressão e global dos pacientes portadores de sarcomas de partes moles de alto risco. Neste capítulo, descreveremos particularidades de tratamento dos principais subtipos histológicos dos sarcomas de partes moles.

CIRURGIA

A ressecção do tumor primário deverá ser feita, sempre que possível, com margens adequadas. A amputação é indicada em casos nos quais ocorre invasão de feixe vascular principal, tumores muito extensos em que a margem negativa se torna inexequível, ou locais em que a morbidade se torna inaceitável, como em tumores pélvicos e de cabeça e pescoço. Sabe-se que mesmo em tumores extensos, com o advento da radioterapia adjuvante, opta-se pela preservação do membro, quando possível. Em pacientes com metástase pulmonar, deveremos considerar abordagem cirúrgica em casos selecionados ainda com potencial curativo. Tal conduta pode ser justificada através de um estudo multicêntrico em que foram avaliados 5.206 casos de metastectomias pulmonares em pacientes com tumores de linhagens distintas. Dentre os casos, 2.173 eram de sarcoma.[13]

RADIOTERAPIA DEFINITIVA

O tratamento de radioterapia exclusiva se torna opção nos casos em que a morbidade cirúrgica seria muito extensa, ou em locais onde a ressecção com margens livres não é possível. O controle local nesses casos depende do tamanho da lesão, chegando a 50% naqueles menores que 5 cm e de 9% em tumores maiores que 10 cm; e da dose prescrita, estando indicadas doses maiores que 64Gy.

RADIOTERAPIA ADJUVANTE

O tratamento de radioterapia adjuvante está indicado na maioria dos casos, já que foi o diferencial entre a cirurgia de amputação e a conservadora, já que estudos mostraram que, quando se adiciona a radioterapia, não há diferença entre as duas modalidades cirúrgicas. Desde a década de 1970, a radioterapia foi a responsável por diminuir as taxas de amputação de 50 para 10%. Sarcomas são tumores de alta probabilidade de falha local e, portanto, a radioterapia está indicada em todos os tumores maiores que 5 cm, alto grau, margens positivas ou exíguas e tumores recidivados de qualquer tamanho e grau. A dose de radioterapia varia de 50 a 66 Gy, a depender do volume, localização e *status* da margem.

RADIOTERAPIA NEOADJUVANTE

O tratamento de radioterapia neoadjuvante está indicado nas mesmas situações do tratamento adjuvante, mas, na maioria das vezes, se opta por este tratamento em pacientes com tumores grandes, de difícil ressecção, na tentativa de diminuição, encapsulamento e aumento da facilidade na remoção deste. A dose de radioterapia é de 50 Gy, e após a cirurgia é recomendado que o paciente receba um reforço de 10 a 16 Gy, a depender do *status* da margem. Recente metanálise mostrou que não há prejuízo em termos de SG em postergar a cirurgia nos casos em que se opta pelo tratamento de radioterapia neoadjuvante.

BRAQUITERAPIA

O tratamento adjuvante pode ser realizado com braquiterapia, preferencialmente de alta taxa de dose, colocando-se catéteres na cavidade cirúrgica no ato operatório. O radioisótopo utilizado é o irídio (Ir-192), e o tempo de tratamento é menor, já que a dose por fração é maior. Os resultados são excelentes, especialmente em casos de reforço de dose após radioterapia neoadjuvante, ou em casos de recidiva em que o paciente já foi previamente irradiado.

QUIMIOTERAPIA NEOADJUVANTE E ADJUVANTE

Nenhum estudo randomizado foi realizado para demonstrar um eventual benefício com quimioterapia neoadjuvante em sarcomas de partes moles. Portanto, qualquer indicação terapêutica com esse intuito deverá ser desenvolvida dentro de algum protocolo de pesquisa.

Com relação à quimioterapia adjuvante, estará bem indicada nos pacientes portadores de rabdomiossarcoma. Para os demais subtipos de sarcomas de partes moles, os estudos não demonstraram claro aumento na sobrevida global dos pacientes, com metanálise descrevendo benefício marginal ou ganho de controle local da doença e sobrevida livre de recidiva. Desta forma, sugerimos que os casos devam ser individualizados de acordo com as características histopatológicas e clínicas de cada paciente, devendo ser considerados o tamanho do tumor, o grau, a localização, a idade e as comorbidades do paciente e o subtipo histológico.

Dermatofibrossarcoma *protuberans*

O dermatofibrossarcoma *protuberans* é uma neoplasia rara. Na maior parte dos casos, são de baixo grau (85-90%), uma menor porcentagem dos casos possui componente sarcomatoso de alto grau. A terceira década de vida é a de maior prevalência. A ocorrência de recidiva local é relativamente comum. Acometimento a distância raramente é detectado (< 5%). A alteração citogenética característica da doença é a translocação envolvendo os cromossomos 17 e 22. O tratamento de escolha, quando possível, é a cirurgia com margens adequadas. Sabidamente, são tumores radiossensíveis, desta forma, a radioterapia pode ser utilizada de forma complementar ao tratamento convencional. Para tumores avançados, o tratamento de escolha é com inibidores da tirosina-quinase, como exemplo, o imatinibe. Estudos sugerem resultados positivos com o uso do imatinibe como modalidade neoadjuvante. Para o tratamento adjuvante, ainda são necessários estudos que demonstrem o benefício de tal estratégia. São escassos os dados para tratamento quimioterápico com antracíclicos, ifosfamida, metotrexate e vinblastina.

Sarcoma pleomórfico

Este subgrupo foi anteriormente incluído em uma ampla categoria, a do fibro-histiocitoma maligno, que incluía diversos subtipos de sarcomas de partes moles. Atualmente, este diagnóstico deve ser de exclusão. Não há tratamento padrão.

Hemangiopericitoma

Conhecido como uma entidade patológica controversa, o hemangiopericitoma acomete fundamentalmente adultos na 5ª década, sendo raramente diagnosticado na infância. Suas células possuem origem mesenquimal e diferenciação peculiar. Os sítios de acometimento metastático mais comuns são os pulmões e os ossos. Recidivas locais e a distância podem ocorrer mesmo após longo período de acompanhamento. O tratamento principal é a cirurgia. Quimioterapia e radioterapia podem ser utilizadas para controle de doença local e a distância. Algumas drogas mostraram-se ativas, como: vincristina, doxorrubicina, ciclofosfamida, dactinomicina, metotrexato e mitoxantrona.

Tumores malignos da bainha do nervo periférico

De rara incidência (5-10% dos sarcomas), este tumor acomete membros, tronco, cabeça e pescoço, em pacientes com idade entre os 20-50 anos. Estão relacionados na grande parte dos casos com neurofibromatose tipo 1, no entanto, podem ter origem espontânea. Metástases podem ocorrer para os pulmões. Considerados agressivos e de prognóstico ruim, seu tratamento é fundamentado na ressecção cirúrgica. A utilização de radioterapia pré e pós-operatórias são opções de tratamento complementares para melhores resultados no controle local da doença. O benefício com o tratamento quimioterápico é controverso. Utilizado em tumores com comportamento mais agressivo e de alto grau. Drogas possivelmente ativas são: adriamicina, ifosfamida, vincristina e ciclofosfamida.

TUMOR DESMOIDE

O tumor desmoide, também conhecido como fibromatose agressiva, fibromatose musculoaponeurótica profunda e fibrossarcoma grau I, possui comportamento local agressivo e, virtualmente, não possui potencial de acometimento a distância. Sua maior prevalência ocorre em adultos com pequeno predomínio nas mulheres. O tratamento essencial é a cirurgia. Ainda que com margens negativas, o tumor poderá apresentar recidiva local. As indicações de tratamento sistêmico são tumores não cirúrgicos, sintomáticos e/ou com múltiplas recidivas locais. Existem disponíveis algumas possibilidades de modalidades terapêuticas. São elas:

- *Hormonoterapia:* como principal representante o tamoxifeno. Com taxas de resposta variáveis, o benefício do seu uso foi descrito em alguns relatos de casos e pequenas séries.
- *Drogas anti-inflamatórias não esteroides (AINES):* estudos demonstram o benefício dos AINES desde o início da década de 1980. Pequenas séries mostram, como seu principal representante, o sulindaco na dose 300 mg/dia.

    A combinação de ambas as modalidades também foi descrita, evidenciando também bons resultados.

- *Imatinibe:* em diferentes doses mostrou que pode também desempenhar algum papel no tratamento dos tumores desmoides. Outras estratégias de tratamento com inibidores de tirosina-quinase como o sorafenibe e imunoterapia com o interferon mostraram pequeno ou inexistente benefício com o seu tratamento.
- *Quimioterapia:* seja em monoterapia ou em esquemas combinados, o tratamento quimioterápico ainda possui importante destaque no tratamento desses tumores. Estudos sugerem benefício com o uso dos antracíclicos associados ou não a dacarbazina ou esquemas contendo metotrexate e vinblastina.
- *Radioterapia:* pacientes inoperáveis, com tumores pouco responsivos a quimioterapia, a radioterapia possui papel no controle local. São tumores que respondem lentamente ao tratamento, e a dose recomendada é de 50 a 60 Gy, a depender do sítio da doença.

Lipossarcoma

Lipossarcomas parecem surgir a partir de precursores dos adipócitos e são mais comumente encontrados nas extremidades e no retroperitônio. Eles podem ser subdivididos em três principais subgrupos, são eles: lipossarcoma bem diferenciado, mixoide e pleomórfico. A agressividade desses tumores geralmente dependerá do grau de diferenciação. Os tumores bem diferenciados possuem baixo potencial metastático, no entanto podem recorrer localmente, principalmente, em áreas de maior dificuldade de técnica cirúrgica. Também por apresentarem curso indolente em sua maior parte, são pouco responsivos ao tratamento quimioterápico. O subtipo pleomórfico apresenta frequentes taxas de comprometimento a distância. Já o mixoide possui prognóstico intermediário. Os subtipos mixoide e pleomórfico são responsivos à quimioterapia com antracíclicos. Também descritos, os subtipos mixoides são responsivos a trabectedina.

Sarcoma de células claras

Este tumor, conhecido antigamente como melanoma de partes moles ou melanoma de tendões e aponeurose, pode acometer diversas faixas etárias, mais comumente, adolescentes e adultos jovens. Comumente afeta as extremidades. O maior sítio de acometimento metastático é o pulmão. O prognóstico é ruim. O tratamento é cirúrgico. São pouco responsivos à quimioterapia. Há grupos que optam por tratá-los com adriamicina e ifosfamida (sarcoma-*like*) e outros com dacarbazina, cisplatina, taxanos (melanoma-*like*). Recentemente, foi descrita resposta ao sunitinibe.

Sarcoma sinovial

De etiologia desconhecida, os sarcomas sinoviais correspondem a 7-8% de todos os sarcomas de partes moles. Frequentemente acomete adultos jovens, com leve predomínio para o sexo masculino. Apesar da nomenclatura, o sarcoma sinovial não se origina das células sinoviais. Este tumor é caracterizado pelo seu comportamento indolente e pela translocação X;18. A localização mais comum da doença é nas extremidades. O tratamento de escolha é a cirurgia. A radioterapia pode desempenhar um papel na terapia complementar em cirurgias com doença residual grosseira, desempenhando melhor controle local e diminuindo o risco de recidiva. É considerado dentre os sarcomas um dos tumores com maior resposta à quimioterapia. São responsivos aos antracíclicos e à ifosfamida. O papel da quimioterapia adjuvante persiste controverso.

Leiomiossarcomas

Os leiomiossarcomas fazem parte de um grupo raro e agressivo de tumores. As taxas de recidiva podem ser altas, mesmo quando diagnosticados precocemente. Seus principais sítios de acometimento são útero, veias e retroperitônio. Podem ser divididos em dois subgrupos: uterinos e não uterinos. Os principais sítios de metástase são pulmão, fígado e local. Como a maior parte dos sarcomas, a terapia cirúrgica radical é o tratamento de escolha. O tratamento para doença metastática envolve a adriamicina em combinação com ifosfamida ou docetaxel associado à gencitabina. Estudos também revelam possíveis respostas com vinorelbina ou topotecano. O papel do tratamento adjuvante nos tumores uterinos assim como nos demais subgrupos não está bem estabelecido. No entanto, estudos favorecem quimioterapia adjuvante em pacientes com elevado risco de recidiva.

Mixofibrossarcoma

Este sarcoma pode ser confundido com outros tumores de células fusiformes. Ocorre mais comumente nas extremidades de pacientes idosos. Podem surgir nas extremidades superiores e inferiores, tronco, retroperitônio e na região da cabeça e pescoço. Mais da metade dos casos pode ser localizada no subcutâneo. Os tamanhos das lesões variam de 1,5 a 12 cm, com um tamanho médio de 3,4 cm. São classificados como indolentes, de baixo grau ou ocasionalmente agressivo e com grau intermediário. Raramente, ocasionam doença metastática a distância. Alguns investigadores acreditam que este tumor é representante da variante mixoide dos fibro-histiocitomas malignos.

Não há tratamento padrão para este subtipo de sarcoma. Estudos sugerem algum benefício com quimioterapia, descrevendo as seguintes drogas como opção terapêutica: gencitabina e vinorelbina.

Sarcoma alveolar

Tumor muito raro, de crescimento indolente e vascularizado. Pode ocorrer em todas as faixas etárias, no entanto, mais comumente acomete adolescentes e adultos jovens. Apresenta, como peculiaridade, a possibilidade de metástase cerebral (incomum em sarcomas). Também podem ocorrer metástases pulmonares. Tratamento cirúrgico é a escolha padrão nesse subtipo de sarcoma, uma vez que a resposta à quimioterapia é muito baixa. Estudo descreve possível resposta ao sunitinibe.

Rabdomiossarcoma

Possui maior incidência na infância, sendo raro o acometimento de adultos. Quando ocorre, o sítio primário mais comum é cabeça/pescoço. A experiência de tratamento na população adulta é escassa. O tratamento habitualmente pode envolver cirurgia, radioterapia e quimioterapia. Este tema deverá ser mais bem descrito em tumores pediátricos.

Angiossarcomas

Os angiossarcomas são tumores raros cuja origem ocorre nos vasos sanguíneos ou linfáticos. Na maior parte das vezes, acometem cabeça e pescoço, somente 10% dos casos ocorrem em outros locais. A doença é mais comum em pacientes idosos, do sexo masculino e brancos. A cirurgia com margens livres é o tratamento mais adequado. Não há grandes estudos que corroborem o tratamento radioterápico adjuvante. No entanto, pequenas séries favorecem o uso complementar desta modalidade terapêutica para diminuir o risco de recidiva local. A quimioterapia neo e adjuvante também não possuem dados suficientes para a tornarem modalidade padrão. Estes tumores são sensíveis à quimioterapia com placlitaxel e doxorrubicina lipossomal.

Sarcoma epitelial

São raros tumores que envolvem, na maioria das vezes, os membros superiores e acometem adultos jovens e com maior frequência no sexo masculino. Apesar de um lento crescimento, possuem altas taxas de recidiva e metástases (linfonodos, ossos etc.). O tratamento é cirúrgico. A resposta à quimioterapia sistêmica, normalmente, não é boa, no entanto, pequenos estudos revelam atividade com a adriamicina.

Sarcoma de Kaposi

Esta entidade é reconhecida por se tratar de um tumor vascular de baixo grau, podendo ser dividida em quatro categorias. São elas:

1. Clássica – com envolvimento cutâneo, este subtipo afeta, principalmente, homens idosos. Relacionado ao herpes-vírus humano-8 (HHV-8).
2. HIV-relacionados – conhecido como doença definidora de AIDS, o sarcoma de Kaposi é o tumor mais comum nos pacientes portadores de HIV.
3. Transplantados.
4. Endêmica africana: também são descritos na literatura.

O tratamento dependerá fundamentalmente das condições clínicas do paciente, da categoria em que o sarcoma é subdividido (HIV-relacionado ou não HIV-relacionado), comportamento e do envolvimento/extensão da doença.

Tanto a radioterapia quanto a quimioterapia poderão ser utilizadas. Geralmente, a radioterapia é adotada como opção nos pacientes com sarcoma de Kaposi com doença localizada. A quimioterapia é utilizada em pacientes com acometimento extenso ou visceral da doença. Drogas ativas no tratamento são paclitaxel, vimblastina e a doxorubicina lipossomal.

REFERÊNCIAS BIBLIOGRÁFICAS

1. Alvegard TA, Berg NO et al. Prognosis in high-grade soft tissue sarcomas. The Scandinavian Sarcoma Group experience in a randomized adjuvant chemotherapy trial. Acta Orthop Scand 1989;60(5):517-21.
2. Coindre JM, Terrier P et al. Predictive value of grade for metastasis development in the main histologic types of adult soft tissue sarcomas: a study of 1240 patients from the French Federation of Cancer Centers Sarcoma Group. Cancer 2001;91(10):1914-26.
3. Deyrup AT, Weiss SW. Grading of soft tissue sarcomas: the challenge of providing precise information in an imprecise world. Histopathol 2006;48(1):42-50.
4. Edge SBB, Compton CC, Fritz AG et al. (Eds.). AJCC Cancer staging manual. New York: Springer, 2010.
5. Gustafson P, Dreinhofer KE et al. Soft tissue sarcoma should be treated at a tumor center. A comparison of quality of surgery in 375 patients. Acta Orthop Scand 1994;65(1):47-50.
6. Helman LJ, Meltzer P. Mechanisms of sarcoma development. Nat Rev Cancer 2003;3(9):685-94.
7. Jemal A, Siegel R et al. Cancer statistics. CA Cancer J Clin 2010;60(5):277-300.
8. Kleinerman RA, Tucker MA et al. Risk of soft tissue sarcomas by individual subtype in survivors of hereditary retinoblastoma. J Natl Cancer Inst 2007;99(1):24-31.
9. Lawrence Jr W, Donegan WL et al. Adult soft tissue sarcomas. A pattern of care survey of the American College of Surgeons. Ann Surg 1987;205(4):349-59.
10. Network NCC. NCCN clinical practice guidelines in oncology. Soft Tissue Sarcoma, 2011.
11. Toro JR, Travis LB et al. Incidence patterns of soft tissue sarcomas, regardless of primary site, in the surveillance, epidemiology and end results program, 1978-2001: an analysis of 26,758 cases. Int J Cancer 2006;119(12):2922-30.
12. Vincent T, DeVita TS, Steven L, Rosenberg A. DeVita, Hellman, and Rosenberg's cancer: principles & practice of oncology (cancer: principles & practice (DeVita)-(2 Volume Set). Philadelpha: Lippincott Williams & Wilkins, 2008.
13. Wibmer C, Leithner A et al. Increasing incidence rates of soft tissue sarcomas? A population-based epidemiologic study and literature review. Ann Oncol 2010;21(5):1106-11.

CAPÍTULO 39

Tumores Ósseos Malignos

Marcelo Bragança dos Reis ■ Walter Meohas ■ Ana Cristina de Sá Lopes

INTRODUÇÃO

Uma equipe multidisciplinar é necessária para a adequada abordagem dos pacientes portadores de tumores ósseos malignos. A interação entre o ortopedista especializado em cirurgia oncológica, o patologista e o radiologista experientes em tumores musculoesqueléticos é importante para em conjunto chegarem ao diagnóstico acurado da neoplasia, conforme estabeleceu Jaffe. Além desses profissionais, o médico radioterapeuta e o oncologista clínico, que coordenam as terapias adjuvantes, também são importantes no manejo destes pacientes. Especialistas em cuidados paliativos e clínica da dor são muito fundamentais para o alívio de pacientes com tumores metastáticos, quando não há indicação de tratamento cirúrgico curativo.

Na avaliação diagnóstica dos pacientes com suspeita de tumor ósseo maligno, a história clínica, assim como o tempo de evolução da doença, idade, sexo, cor e localização da lesão são muito importantes. A dor é o sintoma mais frequentemente identificado na anamnese. A dor tem como características: progressão, ocorrer em repouso e maior intensidade noturna. Muitos pacientes relacionam o início dos sintomas à história de traumatismo local, que, apesar de frequente na prática clínica, não significa necessariamente nexo causal entre o fator traumático e a neoplasia.

A radiografia simples é o primeiro exame a ser solicitado na suspeita de tumor ósseo. Sabe-se que, além da demora do paciente a procurar e/ou conseguir atendimento médico, a não solicitação da radiografia pelo médico-assistente diante da queixa de dor osteoarticular pelo paciente é um importante motivo de atraso do diagnóstico destas neoplasias. Na prática clínica não é incomum recebermos pacientes que passaram meses sendo tratados como portadores de tendinite antes de serem referenciados para o centro oncológico e por isso perderam valiosas semanas antes da instituição do tratamento especializado. Não solicitar o exame radiográfico para o paciente com queixa osteoarticular significa atrasar o diagnóstico e o início do tratamento adequado, com repercussões negativas sobre a preservação do membro e o prognóstico, se, eventualmente, esse paciente for portador de um tumor ósseo maligno. A não solicitação da radiografia mesmo após a persistência dos sintomas é ainda mais prejudicial para o paciente. A radiografia simples não é suficiente para o diagnóstico definitivo da neoplasia, porém permite a avaliação da agressividade da lesão e o estabelecimento da hipótese diagnóstica, como a de malignidade. É importante ressaltar que, para o paciente portador de carcinoma com dor osteoarticular, a investigação de metástases ósseas não deve ser interrompida mesmo com uma radiografia normal do segmento acometido. A lesão metastática só apresenta repercussão radiográfica após destruição de 30 a 50% da massa óssea. Assim, em estágios iniciais, o diagnóstico pode ser negligenciado, e com a evolução da lesão, o risco de fratura patológica é iminente.

A tomografia computadorizada da lesão é extremamente útil para avaliação da integridade da cortical óssea, ossificação, calcificação de uma lesão cartilaginosa suspeita e para avaliar erosão endosteal no diagnóstico diferencial entre encondroma e condrossarcoma de baixo grau. TC de tórax também é o método mais eficaz para a pesquisa de metástases pulmonares nos sarcomas primários assim como para a avaliação de um possível sítio primário pulmonar nos carcinomas metastáticos ao osso.

Cintilografia óssea com Tc^{99}, um exame de medicina nuclear que mede a atividade osteoblástica da lesão, também faz parte do estadiamento tanto de sarcomas ósseos primários quanto dos carcinomas metastáticos. Sua principal utilidade é determinar a presença de lesões ósseas hipercaptantes múltiplas.

A ressonância magnética é o exame de escolha para determinação do tamanho, da extensão e das relações anatômicas entre o tumor e os tecidos moles adjacentes. Este exame de imagem é fundamental para o planejamento cirúrgico das lesões primárias do osso, ao fornecer informações sobre a extensão intramedular do tumor, o acometimento da fise e da epífise, a invasão de tecidos moles e do feixe vasculonervoso, a presença de metástase em salto, além de possibilitar avaliação da resposta à quimioterapia neoadjuvante.

A adequada avaliação por imagem das neoplasias musculoesqueléticas deve anteceder a realização da biópsia óssea pelos seguintes motivos. A biópsia cria artefatos, como hematomas e defeitos corticais, que alteram a imagem da lesão; a partir dos exames de imagem, são estabelecidas hipóteses diagnósticas para a adequada correlação clínica rádio e anatomopatológica, e a ressonância magnética possibilita a avaliação do potencial de ressecabilidade da lesão, o que é fundamental para o planejamento da biópsia no trajeto da futura ressecção. A biópsia óssea deve ser realizada preferencialmente de forma percutânea, por agulha de Jamshidi, a mesma utilizada para biópsia de medula óssea pelo hematologista. O trajeto da biópsia deve ser planejado criteriosamente com base nos exames de imagem e na possível ressecção futura. O princípio oncológico primordial no planejamento da biópsia preconiza que o seu trajeto, considerado contaminado por células neoplásicas, seja ressecado em bloco com o tumor e com margem ampla, no caso de uma futura ressecção preservadora do membro para tratamento da malignidade. A biópsia percutânea pode ser guiada por radioscopia ou por tomografia computadorizada, de acordo com a disponibilidade do equipamento e experiência do cirurgião. A biópsia por agulha tem como vantagens sobre a biópsia aberta: o menor custo, a menor morbidade e a menor contaminação tecidual. Quando realizada por cirurgião experiente, sua positividade supera os 90%. Dessa forma, consideramos que este é o padrão ouro de diagnóstico das neoplasias ósseas, sendo indicada a biópsia aberta apenas no caso de material insuficiente para diagnóstico obtido por agulha.

O estadiamento completo da neoplasia através dos exames de imagem e exame anatomopatológico é importante para indicação do tratamento mais adequado e para permitir avaliação prognóstica do paciente. Existem dois principais sistemas de estadiamento utilizados para os sarcomas ósseos. O sistema mais difundido entre os cirurgiões ortopédicos é o proposto por Enneking *et al*. Esse sistema incorpora os principais fatores prognósticos das neoplasias musculoesqueléticas que são: o grau histopatológico, a extensão do tumor e a presença de metástases (Quadro 1).

Quadro 1. Sistema de Enneking de estadiamento dos tumores ósseos malignos

ESTÁGIO	GRAU	LOCAL
IA	Baixo	Intracompartimental
IB	Baixo	Extracompartimental
IIA	Alto	Intracompartimental
IIB	Alto	Extracompartimental
III	Qualquer	Metástases

O outro sistema de estadiamento, que é mais utilizado pelos oncologistas clínicos, é o preconizado pelo AJCC (American Joint Committee on Cancer). Esse sistema encontra-se na sua sétima versão e considera quatro parâmetros para o estadiamento. Os parâmetros avaliados são: o tumor primário, os linfonodos regionais, a presença de metástases a distância e o grau histológico da lesão. Cada um desses parâmetros é definido a partir de critérios específicos. Quanto ao tumor primário, (T), classificam-se em: Tx – tumor primário não pode ser avaliado, T0 – não há evidência de tumor primário, T1 – tumor < 8 cm, T2 – tumor > 8 cm, T3 – tumor ósseo de alto grau descontínuo do sítio primário, mas no mesmo osso. Metástases para linfonodos regionais devem ser pesquisadas, apesar de infrequentes nos sarcomas ósseos primários. A situação dos linfonodos regionais (N) é definida como: Nx – linfonodos regionais não podem ser avaliados, N1 – não há acometimento dos linfonodos regionais, N2 – há metástases para os linfonodos regionais. Quanto à presença de metástases a distância (M), temos: M0 – ausência de metástases, M1 – metástases a distância, M1a – metástase pulmonar e M1b – outros sítios de metástases a distância. Para avaliação do grau histológico pode ser usado um sistema de 2 ou 4 graus onde: Gx – o grau não pode ser avaliado, G1 – bem diferenciado (baixo grau), G2 – moderadamente diferenciado (baixo grau), G3 – pouco diferenciado (alto grau) e G4 – indiferenciado (alto grau). De acordo com essas definições, os tumores malignos primários do osso, exceto o linfoma ósseo e o mieloma múltiplo, são estadiados conforme mostra o Quadro 2.

Os principais procedimentos cirúrgicos indicados para o tratamento das neoplasias ósseas são: ressecções e reconstruções variadas; amputações e fixação interna com hastes intramedulares. A osteossíntese é indicada para pacientes com carcinoma metastático ao osso sem intenção curativa. E as ressecções, assim como as amputações, para pacientes portadores de sarcomas com possibilidade curativa. Com o advento da quimioterapia neoadjuvante e avanços das técnicas de ressecção e reconstrução, a cirurgia preservadora do membro é indicada para a maioria dos pacientes portadores de sarcomas ósseos nos países desenvolvidos, entretanto a realidade brasileira infelizmente ainda não é a ideal. Nossas taxas de cirurgias ablativas ainda são superiores a das estatísticas norte-americanas, principalmente, em razão do diagnóstico tardio das neoplasias. Grande número de pacientes ainda é encaminhado aos centros oncológicos com doença em estágio avançado por causa do atraso na suspeita do diagnóstico.

Na cirurgia oncológica ortopédica, as margens cirúrgicas foram definidas por Enneking em: intralesional, marginal, ampla e radical. Na margem intralesional, o plano de dissecção cirúrgica localiza-se dentro do tumor. A margem marginal é obtida quando o plano de dissecção cirúrgica está localizado na zona reativa do tumor e passa através da pseudocápsula tumoral. As margens intralesional e marginal não são adequadas para o tratamento das lesões malignas. Há exceção para o condrossarcoma de baixo grau, que pode ser tratado com curetagem estendida utilizando-se de adjuvantes locais. Obtém-se margem ampla quando o plano de dissecção ocorre através de tecido normal, ou seja, o tumor é ressecado sem ter sido visualizado ou tocado por instrumentos cirúrgicos e com um manguito de tecido normal ao seu redor. Essa margem é a mais indicada para as malignidades de alto grau primárias do osso, a fim de aumentar a eficácia da ressecção, de células satélites, que podem localizar-se além da pseudocápsula do tumor. Esta medida diminui o risco de recidiva local da lesão. Na margem radical, todo o compartimento acometido pelo tumor é ressecado e, neste caso, significa a ressecção de todo o osso acometido pela neoplasia. Atualmente, a margem ampla vem sendo mais indicada por proporcionar resultados oncológicos semelhantes à radical, porém agregando menor morbidade e melhores resultados funcionais. É importante ressaltar que essas definições de margens devem ser aplicadas tanto às ressecções quanto às amputações, ou seja, amputação não é sinônimo de margem ampla ou radical. Dessa forma, apesar de não ser o mais adequado, as amputações podem ser tanto intralesionais quanto marginais e de forma mais adequada podem fornecer margem ampla ou radical (Fig. 1).

Atualmente, nos países desenvolvidos, a maioria dos tumores ósseos malignos primários é tratada com ressecção e reconstrução. As formas de reconstrução são variadas, e seu estudo vai além do alcance deste capítulo, entretanto, as mais frequentemente utilizadas na nossa prática são as endopróteses não convencionais e o aloenxerto de banco de ossos (Figs. 2 e 3). No Instituto Nacional de Câncer temos vasta experiência com transplante de ossos provenientes do Banco de Tecidos do Instituto Nacional de Traumato-Ortopedia.

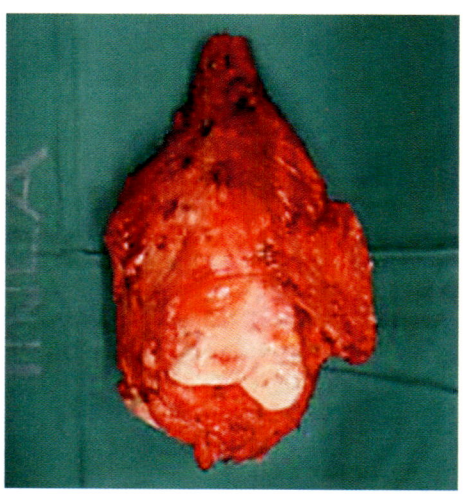

◄ **FIGURA 1.** Ressecção ampla de osteossarcoma distal de fêmur.

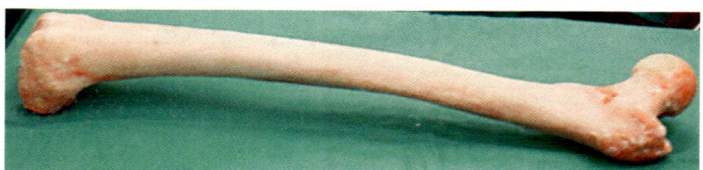

▲ **FIGURA 2.** Aloenxerto de banco de ossos.

Quadro 2. Sistema do AJCC (7ª ed.) de estadiamento dos tumores ósseos malignos

ESTÁGIO	T	N	M	GRAU
IA	T1	N0	M0	G1,2, baixo grau, GX
IB	T2	N0	M0	G1,2, baixo grau, GX
	T3	N0	M0	G1,2, baixo grau, GX
IIA	T1	N0	M0	G3,4, alto grau
IIB	T2	N0	M0	G3,4, alto grau
III	T3	N0	M0	G3,4
IVA	Qualquer	N0	M1a	Qualquer
IVB	Qualquer	Qualquer	M1b	Qualquer

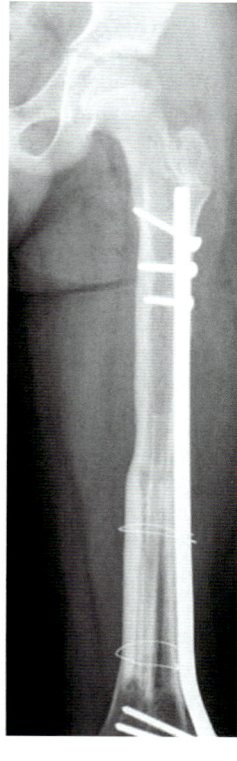

◄ **FIGURA 3.** Resultado radiográfico da reconstrução com aloenxerto associado a autoenxerto fibular.

OSTEOSSARCOMA

O osteossarcoma é definido como um tumor maligno formador de osso que contém um estroma francamente sarcomatoso, no qual a formação de tecido ósseo ou matriz osteoide pelos osteoblastos malignos conferem o aspecto microscópico característico. A diferenciação celular do estroma da neoplasia pode ser mais frequentemente osteoblástica, condroblástica ou fibroblástica, o que caracteriza cada um dos três principais subtipos histológicos de osteossarcoma. Apesar dessas possibilidades de diferenciação das células do estroma, é a visualização pelo patologista do osteoide neoformado que define a neoplasia como osteossarcoma. Assim, se a análise histológica mostrar células sarcomatosas formando um tecido com característica condroide ou fibrosa, porém osteoide neoformado estiver presente, esta neoplasia trata-se na verdade de um osteossarcoma.

O osteossarcoma é o sarcoma primário do osso mais frequente e corresponde a cerca de 20% dos sarcomas ósseos primários. Na análise da distribuição de acordo com as diferentes faixas etárias são observados dois picos de incidência. O primeiro e mais intenso é devido ao osteossarcoma clássico, que ocorre mais frequentemente na segunda década de vida relacionado ao rápido crescimento ósseo. O segundo pico de incidência ocorre em indivíduos em torno dos 60 anos de idade pela maior incidência de osteossarcoma secundário à doença de Paget. Os principais locais acometidos pela neoplasia são as metáfises adjacentes às fases de crescimento mais rápido do esqueleto. Na extremidade distal do fêmur e proximal da tíbia localizam-se em torno de 50% dos casos. Há um leve predomínio da incidência no sexo masculino, com uma proporção de aproximadamente 1,25 homem acometido para cada mulher.

Na etiopatogenia da doença, estima-se que 70% dos pacientes apresentem alterações cromossômicas, entretanto a maioria dessas alterações é esporádica, sem qualquer herança genética relacionada. Por outro lado, algumas condições genéticas associadas às mutações em genes supressores de tumor favorecem a ocorrência de osteossarcoma, como, por exemplo: a síndrome de Li-Fraumeni associada à mutação do gene que codifica a proteína p53 no cromossomo 17 e o retinoblastoma associado à mutação do gene Rb no cromossomo 13. A relação entre osteossarcoma e retinoblastoma é tão estreita a ponto de o osteossarcoma ser o segundo tumor primário mais frequente no paciente portador de retinoblastoma.

A classificação do osteossarcoma é baseada na localização do tumor no osso e no aspecto histológico da neoplasia. São classificados em centrais (ou intramedulares) e de superfície (ou periféricos) de acordo com a localização. Os centrais subdividem-se em: intramedular clássico, de pequenas células, intramedular de baixo grau e telangiectásico. Os de superfície subdividem-se em: parosteal, periosteal e de superfície de alto grau. Os osteossarcomas também são divididos em primários e secundários. Os secundários são mais frequentes devidos à doença de Paget e à radioterapia. Entretanto, também são descritos malignização de osteomielite, displasia fibrosa, tumor de células gigantes, osteoblastoma, osteocondroma e osteogênese *imperfecta*. O osteossarcoma é o sarcoma radioinduzido mais frequente.

O osteossarcoma clássico corresponde a cerca de 80% dos osteossarcomas. O de pequenas células é extremamente raro e deve ser diferenciado histologicamente e, se necessário, por imuno-histoquímica do sarcoma de Ewing e do linfoma por também apresentar pequenas células redondas azuis à microscopia. O intramedular de baixo grau apresenta aspecto radiográfico menos agressivo e, apesar de raro, é o que apresenta melhor prognóstico. O telangiectásico radiologicamente se apresenta como uma lesão agressiva puramente lítica, e na histologia estão presentes células gigantes associadas a áreas de cisto ósseo aneurismático. O osteossarcoma parosteal é uma lesão de baixo grau de malignidade que se origina na superfície externa do córtex, e quando invade o canal medular, ocorre apenas em fases mais avançadas da doença. Ao contrário do convencional, é mais frequente em mulheres na 3ª e 4ª décadas de vida. Sua localização na cortical posterior do fêmur é característica, e o segundo sítio de localização mais frequente é a metáfise proximal do úmero. O prognóstico da neoplasia é bom, porém metástases podem ocorrer quando o tumor sofre desdiferenciação para alto grau. O periosteal é uma neoplasia de grau intermediário, com uma diferenciação predominantemente condroblástica, que acomete principalmente a diáfise da tíbia e do fêmur de indivíduos de faixa pouco mais elevada que o convencional. Finalmente, o osteossarcoma de superfície de alto grau é extremamente raro, apresenta um curso agressivo que confere um prognóstico reservado ao paciente.

Quase todos os pacientes com osteossarcoma queixam-se inicialmente de dor insidiosa com caráter progressivo. A piora noturna também é uma característica usual. A história de trauma frequentemente referida pelo paciente não desempenha papel na gênese da doença. No exame físico, massa palpável ocorre mais tardiamente na evolução da doença. Sinais inflamatórios, necrose e ulceração da pele podem ocorrer em lesões avançadas. Fratura patológica é menos frequente do que em outros sarcomas, porque o osteossarcoma é essencialmente um tumor produtor de osso. O comprometimento do estado geral é raro, e na fase inicial da doença estes pacientes parecem saudáveis.

O aspecto radiográfico do osteossarcoma convencional é de uma lesão destrutiva com áreas de lise e esclerose na metáfise de um osso longo (Fig. 4). As bordas da lesão são irregulares e as margens mal delimitadas, com uma ampla área de transição entre o tumor e o osso saudável, que caracteriza as lesões agressivas. Destruição da cortical e invasão de partes moles estão presentes, assim como a reação periosteal que pode ser: espiculada (em raios de sol) ou triângulo de Codman (Fig. 5).

Os sítios mais frequentes de metástases são primeiramente os pulmões seguidos pelos ossos (Fig. 6). Metástase em salto ou *skip* foi definida por Enneking como um foco de tumor distante do tumor primário localizado no mesmo osso ou no outro lado da articulação no mesmo membro. De acordo com essa definição, nem toda metástase óssea é metástase em salto. Em razão dos sítios mais frequentes de metástases, cintilografia óssea e a tomografia computadorizada do tórax fazem parte do estadiamento do osteossarcoma.

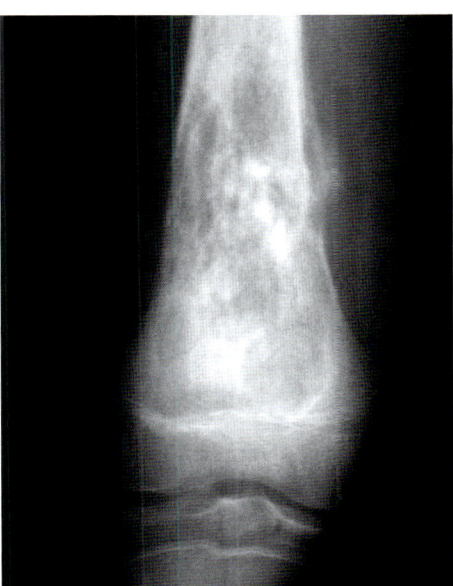

◀ **FIGURA 4.**
Radiografia do joelho em AP evidenciando osteossarcoma.

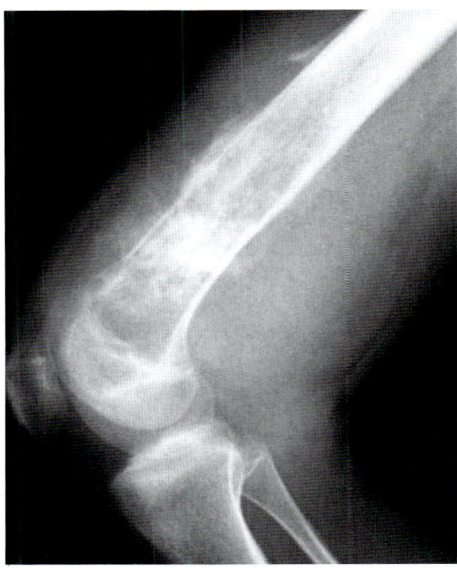

◀ **FIGURA 5.**
Radiografia em perfil evidenciando triângulo de Codman.

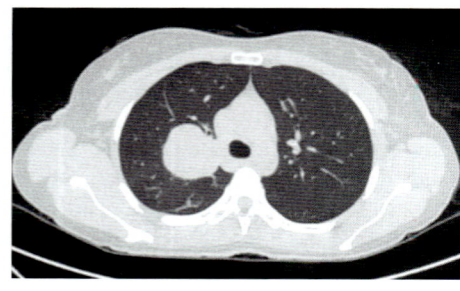

FIGURA 6.
Metástase pulmonar na TC de tórax.

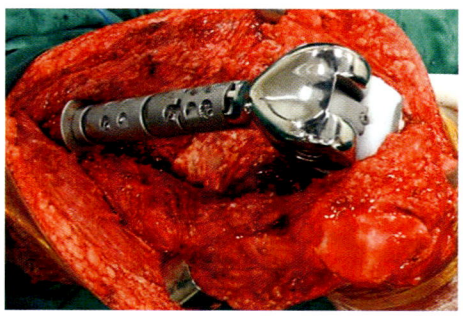

FIGURA 7.
Reconstrução com endoprótese não convencional modular de titânio.

Após estadiamento e diagnóstico por meio da biópsia, os osteossarcomas de alto grau são tratados tradicionalmente com, cirurgia e quimioterapia. Para os tumores de baixo grau, como o osteossarcoma parosteal, não há indicação de quimioterapia, sendo o tratamento exclusivamente cirúrgico. Na década de 1970, antes do advento da poliquimioterapia, cerca de 80% dos pacientes tratados com amputação morriam em virtude de metástases pulmonares, que são mais frequentes nos 2 primeiros anos após o diagnóstico. Mesmo os pacientes sem metástases pulmonares detectáveis ao diagnóstico evoluíam mal em razão da disseminação pulmonar da doença. Esse fenômeno é explicado pela presença de micrometástases circulantes e foi minimizado com a introdução da quimioterapia neoadjuvante ao protocolo de tratamento. A quimioterapia neoadjuvante é aquela que antecede o tratamento cirúrgico. Suas vantagens são: instituição imediata do início do tratamento, o que era muito importante na época que os implantes eram confeccionados sob medida para cada paciente; tratamento das micrometástases; redução do edema, que delimita melhor a neoplasia e facilita a cirurgia preservadora do membro. A quimioterapia neoadjuvante é indicada para pacientes candidatos à cirurgia preservadora do membro se houver resposta adequada ao tratamento. Porém não deve ser indicada para tumores muito avançados, com ulceração e hemorragia, os quais estimamos que, mesmo após a quimioterapia, não haverá alternativa para salvação do membro. Esses pacientes seriam submetidos desnecessariamente ao risco de infecção e outras complicações. As drogas mais empregadas nos protocolos quimioterápicos para o osteossarcoma são: doxorrubicina, cisplatina e o metrotrexato. O paciente é submetido em média a 3 ciclos de quimioterapia antes do tratamento cirúrgico. A seguir é realizado o reestadiamento para avaliação da extensão da doença, da resposta à quimioterapia e para definição do tratamento cirúrgico através da cirurgia preservadora do membro ou ablativa.

A resposta à quimioterapia neoadjuvante deve ser avaliada através de exames de imagem do paciente e da anatomopatologia da peça cirúrgica. A radiografia simples pode mostrar ossificação do tumor em resposta à quimioterapia. Na ressonância magnética é esperada a redução do volume tumoral e do edema circunjacente e melhor delimitação do tumor. Na TC de tórax pode-se eventualmente observar involução das lesões pulmonares. Após o tratamento cirúrgico, a resposta à quimioterapia é avaliada microscopicamente na peça cirúrgica pelo médico patologista, com base no percentual de necrose, conforme descrito por Huvos. O índice de Huvos é definido como: grau I, quando a necrose é inferior a 50% da lesão; grau II, entre 50 e 90%; grau III, superior a 90% e grau IV, quando não há células neoplásicas viáveis. São considerados bons respondedores apenas os grau III e IV. O *turnover* celular dos tumores malignos de alto grau é tão elevado que a necrose de até 90% das células não deve ser atribuída à boa resposta quimioterápica. A não resposta à quimioterapia neoadjuvante indica a mudança do esquema quimioterápico após o tratamento cirúrgico

O tratamento local do osteossarcoma é cirúrgico e deve ter como princípio a ressecção ampla da neoplasia com critérios oncológicos e margem adequada. O trajeto da biópsia deve ser ressecado em bloco com o tumor. A recidiva local da lesão piora muito o prognóstico da doença porque, muitas vezes, é acompanhada de metástases a distância. Assim, ao indicarmos a cirurgia preservadora do membro, esta deve fornecer margens oncológicas livres de neoplasias (Fig. 7). Reconstrução estável e duradoura deve ser alcançada em todos os pacientes porque, apesar da possibilidade de previsão global do prognóstico, não é tão previsível o paciente que realmente será curado. A cirurgia preservadora do membro deve garantir sobrevida igual a da com amputação. Para que isso ocorra é necessário que o diagnóstico seja realizado precocemente para início do tratamento de lesões pequenas e que as estruturas neurovasculares não estejam comprometidas pela doença.

São indicações de amputação ou de desarticulação do membro de acordo com o local de acometimento:

- Invasão do feixe neurovascular.
- Local de biópsia inadequado que torne inviável a ressecção ampla do trajeto de biópsia preservando-se o membro.
- Tumor volumoso ulcerado e infectado.
- Envolvimento muscular extenso que não permita reconstrução funcional.
- Discrepância entre o comprimento dos membros inferiores prevista ao final do crescimento da criança superior a 6-8 cm.

A presença de fratura patológica atualmente deixou de ser indicação absoluta de amputação nesses pacientes. Neste caso, os parâmetros citados anteriormente devem ser cuidadosamente avaliados, assim como o grau de desvio da fratura e a extensão da contaminação tecidual pelo hematoma fraturário.

Após o tratamento cirúrgico, deve-se aguardar a cicatrização da ferida operatória durante aproximadamente 14 dias para início da quimioterapia adjuvante. O reinício da quimioterapia após o 21º dia de pós-operatório está associado ao maior risco desses pacientes.

A presença de metástase pulmonar reduz drasticamente a sobrevida dos pacientes com osteossarcoma, porém não contraindicado o tratamento cirúrgico do tumor primário desde que sejam ressecáveis. Dessa forma, devem ser abordadas por toracotomia pelo cirurgião torácico após o controle local do tumor primário. As metástases ósseas são responsáveis por um prognóstico ainda pior, e a ressecção não é justificada. Os pacientes portadores de osteossarcoma frequentemente morrem em decorrência da progressão da doença pulmonar. As causas mais frequentes de óbito são: insuficiência respiratória, pneumonia, sepse, síndrome da veia cava superior e choque hemorrágico.

Os principais fatores relacionados ao prognóstico do osteossarcoma são: a extensão da doença, o grau da lesão, o tamanho do tumor, a localização, o tipo histológico, o grau de resposta à quimioterapia e as margens cirúrgicas obtidas. A sobrevida em 5 anos do osteossarcoma de alto grau não metastático ao diagnóstico tratado com os esquemas atuais de poliquimioterapia e cirurgia adequada está em torno de 60%. A extensão da doença quanto à presença de metástases é o principal fator prognóstico. A sobrevida dos pacientes com metástases pulmonares ao diagnóstico é de aproximadamente 20%. O prognóstico dos pacientes com metástases ósseas é ainda pior. O segundo fator prognóstico mais importante, segundo o estadiamento de Enneking, é o grau da lesão. A sobrevida do osteossarcoma de baixo grau tratado cirurgicamente de forma apropriada chega a 90%. Essas lesões, quando produzem metástases, é em virtude de desdiferenciação em osteossarcoma de alto grau. O tamanho do tumor também parece influenciar no prognóstico do paciente. Apesar de haver divergência entre os autores quanto ao ponto de corte mais adequado, é consenso que tumores volumosos têm pior prognóstico. Em uma série, utilizando-se o ponto de corte de 12 cm, constatou-se que para tumores menores a sobrevida foi de 65%, com 84% dos membros preservados, e para os maiores foi de 52 e 47%, respectivamente. A localização do tumor é um determinante do prognóstico bem estabelecido. Dois fatores explicam o pior prognóstico das lesões pélvicas. O primeiro é que os tumores nessa localização são suficientemente avançados quando produzem a sintomatologia inicial, e o segundo é a dificuldade de obtenção de margens amplas na pelve e na coluna vertebral. A resposta à quimioterapia neoadjuvante avaliada pelo índice de HUVOS é outro importante preditor do prognóstico. A sobrevida dos respondedores pode chegar a 80%, enquanto a dos não respondedores é de aproximadamente 15%. O tipo de osteossarcoma influencia diretamente o prognóstico. O osteossarcoma parosteal e o de baixo grau têm melhor prognóstico que o convencional. O prognóstico do osteossarcoma periosteal é intermediário. O telangiectásico e o de superfície de alto grau têm prognósticos semelhantes aos do convencional. Já os osteossarcomas secundários à doença de Paget e à radioterapia apresentam o pior prognóstico.

TUMORES DA FAMÍLIA EWING

O sarcoma de Ewing e o tumor neuroectodérmico primitivo (PNET) foram descritos inicialmente como neoplasias distintas. James Ewing, em 1921, descreveu um tumor indiferenciado originado no endotélio da cavidade medular da diáfise dos ossos longos, sensível à radioterapia. Atualmente, sabe-se que a verdadeira origem desta neoplasia é neural. Em 1918, Stout descreveu uma lesão neoplásica formada por pequenas células redondas originada no nervo ulnar, que foi denominada inicialmente de neuroepitelioma periférico e posteriormente, em 1984, por Jaffe, de tumor neuroectodérmico primitivo.

A verdadeira histogênese desses tumores vem sendo debatida ao longo dos anos. Estudos fundamentados em imuno-histoquímica, citogenética e genética molecular corroboram a origem neuroectodérmica comum destas neoplasias. Atualmente, considera-se que estas neoplasias fazem parte de um mesmo grupo e representam espectros da mesma doença e por isso são agrupadas em conjunto na família dos tumores de Ewing. Esta família de tumores abrange, além do sarcoma de Ewing ósseo, o PNET, o sarcoma de Ewing extraesquelético e o tumor maligno de pequenas células da parede torácica (tumor de Askin).

O sarcoma de Ewing corresponde a cerca 1% dos tumores da infância. A faixa etária mais frequentemente acometida é a dos 5 aos 20 anos. Após o osteossarcoma, é o tumor maligno primário do osso mais comum em pacientes com menos de 30 anos de idade. Em crianças menores de 10 anos, é mais comum até mesmo que o osteossarcoma, embora raramente incida na faixa etária abaixo dos 5 anos de idade. A doença acomete mais frequentemente os ossos longos das extremidades inferiores, a pelve e a cintura escapular. O fêmur é o osso mais frequentemente acometido. Outros ossos geralmente acometidos são: ilíaco, tíbia, úmero e costela. A localização diafisária nos ossos longos é descrita como característica, embora o tumor metafisário com extensão para diáfise seja mais comum. O ilíaco é o osso mais frequentemente acometido no esqueleto axial, seguido pelas vértebras e pelo sacro. O acometimento da coluna lombar é mais comum do que o da cervical e da torácica. Gênero e raça também são fatores epidemiológicos importantes. Ocorre um discreto predomínio no sexo masculino, e a raça negra raramente é acometida.

A elevada celularidade distribuída em um padrão uniforme e monótono composto por pequenas células redondas azuis, pouca matriz extracelular e ausência de fibras de reticulina são características histológicas comuns aos tumores da família Ewing. Apesar disso, o achado histopatológico de neoplasia de pequenas células redondas azuis não é suficiente para o diagnóstico. O diagnóstico diferencial anatomopatológico deve ser realizado com outras neoplasias de pequenas células, como: o linfoma, a metástase de neuroblastoma, o rabdomiossarcoma, o mieloma múltiplo e osteossarcoma de pequenas células. O estudo imuno-histoquímico permite a diferenciação da neoplasia. A positividade para o marcador CD99, uma proteína de superfície da membrana celular, é a característica desta família. O PNET apresenta positividade para marcadores neurais como o S-100. O sarcoma de Ewing classicamente apresenta mínima evidência de diferenciação na histologia convencional enquanto os PNETs mostram evidência de diferenciação neural. Entretanto, o grau de diferenciação neural não parece ter influência no prognóstico. Outra característica do PNET é a presença de rosetas de Homer Wright, que são arranjos lobulares de células com cromatina nuclear densamente organizada. O teste de McManus, após a difusão do emprego da imuno-histoquímica e citogenética, tem apenas relevância histórica no diagnóstico diferencial das neoplasias de pequenas células. O princípio do teste é fundamentado na coloração do glicogênio citoplasmático pelo ácido periódico de Schiff (PAS). Os linfomas, ao contrário do sarcoma de Ewing, são PAS e reticulina-positivos.

Testes citogenéticos também podem ser úteis para diferenciação das neoplasias de pequenas células. O papel das translocações cromossômicas é bem estabelecido na etiopatogenia do sarcoma de Ewing. Mais de 90% dos pacientes apresentam a translocação t(11;22) (q24;q12). Essa translocação resulta na fusão do gene EWS, presente no braço q 12 do cromossomo 22, que normalmente codifica uma proteína ligante do RNA, com o gene FLI1 localizado no braço 24 do cromossomo 11, que codifica um fator de transcrição. O gene anormal resultante da translocação codifica a proteína quimérica de fusão EWS-FLI1 relacionada à gênese da neoplasia ao atuar como um fator de transcrição anormal. Outras translocações menos frequentemente identificadas no sarcoma de Ewing são: t(21;22) (q22;q12), t(7;22) (p22;q12), t(17;22) (q12;q12) e a t(2;22)(q33;q12). A presença dessas translocações, que não a t(11;22) (q24;q12), é fator de prognóstico desfavorável.

A dor é o sintoma inicial mais frequente. Os pacientes com sarcoma de Ewing queixam-se de dor de início insidioso que pode persistir por longos períodos até que busquem atendimento médico. O diagnóstico diferencial com osteomielite é importante, porque esses pacientes também podem apresentar febre associada a rubor e eritema locais. Sintomas constitucionais, febre, anemia, perda ponderal e prostração podem estar presentes nos caso de doença avançada e ocorrem em virtude da liberação de citocinas pelas células neoplásicas. Além das manisfestações clínicas, o quadro laboratorial e radiográfico também pode assemelhar-se ao da osteomielite. Pode haver leucocitose, elevação da velocidade de hemossedimentação e da proteína C-reativa. Até mesmo a presença de pus no aspirado da biópsia não descarta o diagnóstico da malignidade, porque o produto da necrose tumoral pode assemelhar-se macroscopicamente ao pus. Nos casos suspeitos de sarcoma de Ewing ou osteomielite é prudente o envio do material para exame histopatológico e para a realização de cultura.

O aspecto radiográfico mais característico do sarcoma de Ewing é de uma lesão permeativa com características de agressividade, localizada mais frequentemente na metáfise de um osso longo, que se estende para diáfise, associada à reação periosteal lamelar ("em casca de cebola"). Os achados radiográficos outras vezes podem não ser tão exuberantes, e um aspecto de saucerização da cortical óssea associada a aumento de partes moles podem ser as únicas alterações radiográficas (Fig. 8).

A ressonância magnética é útil para avaliação da extensão intramedular do tumor e para partes moles (Fig. 9A). O exame deve permitir a adequada avaliação de todo o osso porque, apesar de metástase em salto não ser tão comum quanto no osteossarcoma, muitas vezes a lesão é

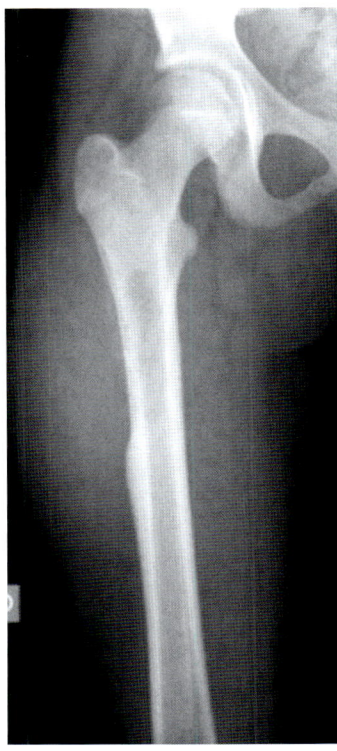

◀ **FIGURA 8.** Radiografia em AP mostrando comprometimento cortical no sarcoma de Ewing.

mais extensa do que aparenta na radiografia. A extensão da doença para partes moles geralmente é tão grande que, por vezes, pode ser desproporcional à lesão óssea visualizada na radiografia, entretanto, redução significativa geralmente é conseguida com a quimioterapia neoadjuvante (Fig. 9B).

A solicitação de tomografia de tórax e cintilografia óssea com Tc^{99} faz parte do estadiamento para avaliação dos sítios mais frequentes de metástases, que são os pulmões e os ossos. Nos pacientes com sarcoma de Ewing, a localização mais comum das metástases ósseas é a coluna vertebral, seguida pelos ossos longos. O aspirado de medula óssea também faz parte do estadiamento, ao contrário dos demais sarcomas ósseos, para descartar a presença de doença disseminada. O sarcoma de Ewing é sempre uma lesão de alto grau histológico e, por isso, segundo o estadiamento de Enneking, no mínimo será estágio II.

O tratamento é fundamentado em quimioterapia neoadjuvante, controle local da doença (cirurgia, radioterapia ou ambos) e quimioterapia adjuvante. Apesar de a cirurgia ser a forma preferida de controle local, o tumor é rádio-sensível. Além do tratamento local com cirurgia e/ou radioterapia, todos os pacientes com tumor da família Ewing devem receber tratamento sistêmico com quimioterapia. As drogas mais empregadas nos protocolos quimioterápicos existentes são: vincristina, actinomicina – D, ciclofosfamida, doxorrubicina, etoposide e ifosfamida. Um dos esquemas de tratamento que foi amplamente utilizado é denominado pela sigla VACA, que significa a associação de vincristina, actinomicina-D, ciclofosfamida e adriamicina® (doxorrubicina). O tratamento quimioterápico de escolha atualmente consiste na combinação de vincristina, doxorrubicina e ciclofosfamida alternado com ifosfamida e etoposide. A resposta à quimioterapia neoadjuvante avaliada pela histopatologia do produto de ressecção é um importante fator prognóstico assim como no osteossarcoma.

Após a quimioterapia neoadjuvante e reestadiamento, é o momento do controle local da doença. O tumor deve ser tratado preferencialmente com ressecção que possibilite margens oncológicas amplas. As hemipelvectomias internas e as ressecções femorais associadas à reconstrução com endoprótese não convencional ou aloenxerto são as cirurgias mais utilizadas. A cirurgia ablativa é menos indicada para os tumores da família Ewing porque a radioterapia constitui uma opção aceitável de tratamento adjuvante quando a obtenção de margens amplas não for possível ou o déficit funcional resultante da ressecção ampla for inaceitável. A amputação do membro pode ser indicada nos casos de recidiva após a radioterapia.

O sarcoma de Ewing é extremamente radiossensível, porém o tratamento local exclusivo com radioterapia está associado a maiores índices de recidiva e de risco aumentado de sarcoma radioinduzido. A radioterapia é mais bem indicada para lesões irressecáveis, ou após a obtenção de margens exíguas ou contaminadas. Dessa forma, há espaço no controle local da doença para radioterapia antes ou depois da cirurgia, de acordo com o caso. Um tumor volumoso inicialmente irressecável é tratado mais adequadamente com radioterapia e, se houver boa resposta que o torne ressecável, este deve ser operado. Por outro lado, em outra lesão mais favorável, que inicialmente foi indicada a ressecção e na qual margem ampla não foi obtida, a radioterapia deverá complementar o tratamento cirúrgico. São desvantagens do tratamento radioterápico, além do risco maior de recidiva e sarcoma radioinduzido, os distúrbios de crescimento devidos a lesão fisária, fratura patológica, osteonecrose e rigidez articular. Mesmo assim a radioterapia deve ser utilizada para pacientes com tumores irressecáveis e para pacientes submetidos à ressecção com margens inadequadas. A dose de radioterapia recomendada é de 56 Gy. Alguns pacientes podem se beneficiar de ressecção cirúrgica após radioterapia. As atuais recomendações do *Intergroup Ewing's Sarcoma Study* (IESS) para pacientes com doença residual macroscópica é de 45 Gy acrescida de 10,8 Gy de reforço. Para aqueles com doença microscópica residual é recomendada dose de 45 Gy acrescidos de 540 cGy de reforço. Não há recomendação de radioterapia para pacientes submetidos à ressecção com margens livres. O risco de desenvolvimento de sarcoma radioinduzido é proporcional à dose de radioterapia recebida. A incidência em pacientes que receberam mais de 60Gy é de 20%; e naqueles que receberam entre 48 e 60 Gy, a incidência é de 5%.

Os sítios mais comuns de metástases são em ordem de frequência: pulmão, osso e medula óssea. A presença de metástases é o principal fator prognóstico. Aproximadamente 25% dos pacientes já apresentam mestástases no momento do diagnóstico. A metástase óssea associada ou não a metástase pulmonar confere pior prognóstico do que a metástase pulmonar isolada. O tratamento das metástases é fundamentado na toracotomia com metastectomia e na radioterapia.

Outros fatores prognósticos que também devem ser avaliados, assim como no osteossarcoma, são: o tamanho e o volume tumoral, as margens cirúrgicas, a resposta a quimioterapia e a localização. Entretanto, existem outros fatores que influenciam o prognóstico dos tumores da família Ewing. A idade superior a 15 anos, a presença de sintomas sistêmicos, leucitose, elevação da VHS e do DHL, translocações cromossômicas diferentes da t(11;22) (q24;q12) são fatores prognósticos desfavoráveis nos pacientes com sarcoma de Ewing. A recidiva local da doença está associada a pior prognóstico e à ocorrência de metástases a distância. A sobrevida em 5 anos do sarcoma de Ewing é de aproximadamente 60%. Já os pacientes com recidiva local têm sobrevida em torno de 20%, e os metásticos, de 10%.

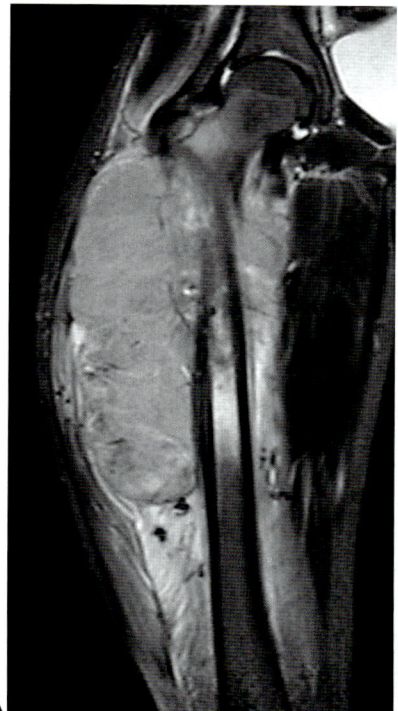
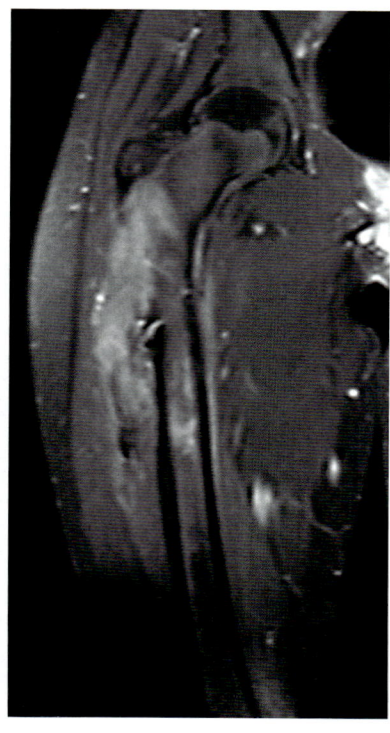

◀ **FIGURA 9.** (**A**) RM mostrando volumosa extensão do tumor para partes moles. (**B**) Redução da massa de partes moles após a quimioterapia neoadjuvante.

CONDROSSARCOMA

O condrossarcoma é um tumor maligno de células neoplásicas formadoras de cartilagem (matriz condroide). É definido pela Organização Mundial de Saúde: como tumor maligno caracterizado pela formação de cartilagem, mas não de osso (osteoide), pelas células tumorais. Distingue-se do condroma pela sua alta celularidade, maior pleomorfismo e pelo apreciável número de células pulposas com núcleos grandes ou duplos. São pouco frequentes as células mitóticas.

Keiller(1925) e Phemister (1930) descreveram que o condrossarcoma era uma patologia distinta dos sarcomas osteogênicos não só por suas características morfológicas, clínicas e radiográficas, mas também por sua evolução e seu prognóstico. Em 1943, Lichtenstein e Jaffe consideraram que o condrossarcoma se desenvolvia a partir de cartilagem madura, podendo tornar-se calcificado ou ossificado, mas nunca com a presença de osteoide.

O condrossarcoma é classificado em primário ou secundário. As lesões primárias se desenvolvem de um osso normal (Fig. 10); no entanto, as secundárias apresentam uma lesão cartilaginosa benigna preexistente (Fig. 11). De acordo com sua posição dentro do osso, pode ser dividido em central (localizado na região intramedular do osso, podendo levar a uma ruptura de cortical com invasão de partes moles) e periférico localizado junto à cortical externa, invadindo a medula óssea, conforme agressividade da lesão.

Os condrossarcomas primários podem ser divididos em: clássico (medular), justacortical, sinovial, indiferenciado, mesenquimal ou de células claras. Os secundários podem estar associados a encondroma, osteocondroma, condromatose sinovial, condroblastoma ou fibroma condromixoide. O pico de incidência dos tumores primários ocorre entre a 5ª e 7ª décadas de vida, enquanto os secundários entre a 3ª e 4ª décadas.

O condrossarcoma clássico ou convencional (central) corresponde a 14,5% dos tumores ósseos malignos. Com predomínio do sexo masculino, com localização mais frequente no fêmur, pelve, costelas, vértebras e escápula. A dor é o sintoma mais comum, principalmente nos tumores centrais; nas lesões mais agressivas pode ocorrer grande massa de partes moles com aumento de volume local. O comportamento biológico é indefinido podendo ser um tumor de baixo grau com crescimento lento, recidiva local e metástase pulmonar tardia. Por outro lado, pode ter crescimento muito rápido, com metástase pulmonar já no diagnóstico. Radiologicamente os condrossarcomas de baixo grau possuem calcificações mais uniformes com margens bem definidas, e nas lesões mais agressivas, a calcificação não é tão marcante e suas margens são irregulares e mal definidas. Tem características radiológicas próprias como lesões lobuladas com espessamento e expansão da cortical, podendo ter calcificações anelares ou semilua, a localização mais comum é na metáfise dos ossos longos, podendo estender-se à diáfise.

O condrossarcoma justacortical é um tumor localizado na região subperiosteal do osso. É uma lesão mais rara. Também chamado de paraostela ou periosteal, é mais comum em pacientes acima de 20 anos com relato de crescimento de massa, geralmente na metáfise distal do fêmur e proximal de úmero. O aspecto radiográfico apresenta erosão da cortical com esclerose e massa de partes moles, com calcificações.

O mesenquimal corresponde a aproximadamente 2% destas lesões. A faixa etária acometida está entre 10 e 40 anos. Os ossos mais acometidos são: mandíbula, maxilar, costelas, vértebras e ossos longos tubulares; tem aspecto radiográfico osteolítico com densidades pontilhadas, podendo ter ou não margens definidas e halo de esclerose. Pode haver destruição da cortical.

Condrossarcoma indiferenciado, segundo a OMS, é "um sarcoma altamente anaplásico, justaposto a um condrossarcoma maligno de baixo grau ou *borderline*. Ocorre uma transição abrupta entre os dois componentes".

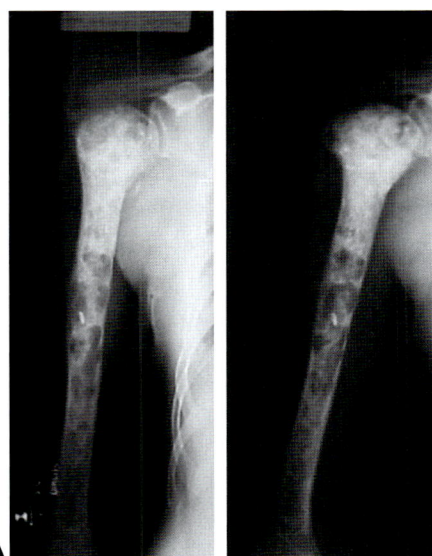 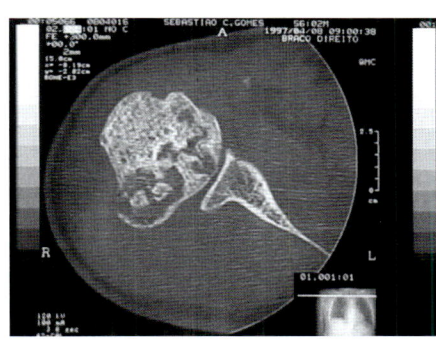 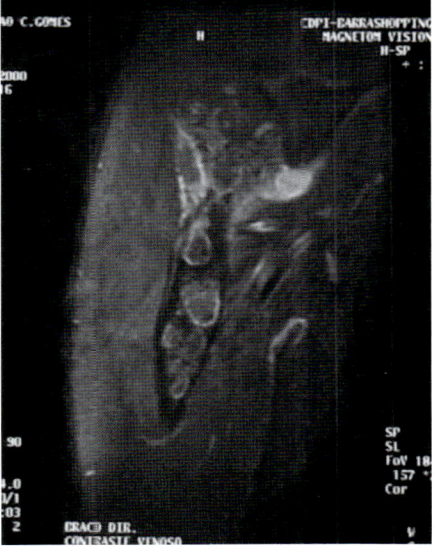

▲ **FIGURA 10. (A)** Condrossarcoma clássico do úmero direito. **(B)** Corte axial da TC do condrossarcoma de úmero direito. **(C)** Corte sagital de ressonância magnética de condrossarcoma do úmero direito.

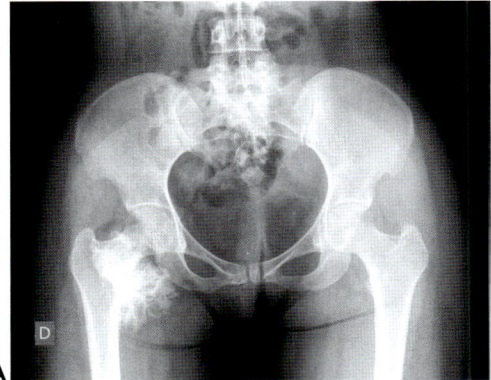 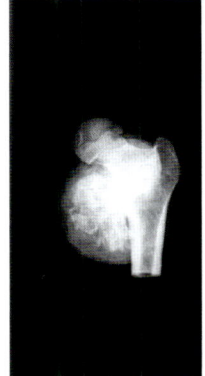 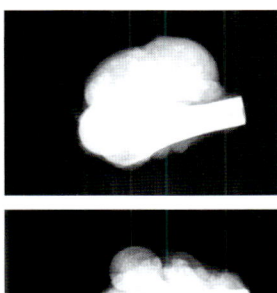 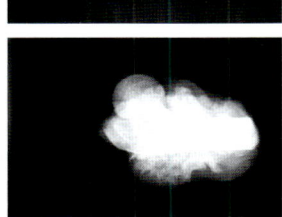 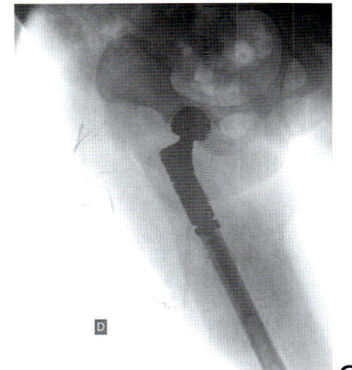

▲ **FIGURA 11. (A)** Condrossarcoma secundário a osteocondroma de fêmur. **(B)** Radiografia da lesão ressecada. **(C)** Pós-operatório.

É uma variante de alto grau que acomete pacientes com 50 anos ou mais. Sintomas são: dor local, podendo apresentar fratura patológica. O aspecto radiográfico é de uma lesão lítica, mal definida, com massa de partes moles, podendo ter a cortical insuflada.

O condrossarcoma de células claras foi descrito por Unni, sendo um tumor maligno de baixo grau, com menor agressividade. A faixa etária mais acometida é a 3ª e 4ª décadas de vida, comprometendo a epífise dos ossos longos, principalmente quadril, ombro e joelho, simulando uma doença articular. Os exames radiográficos mostram lesão lítica com calcificações. As fraturas patológicas, o comprometimento extracortical e a invasão extraóssea são raros.

Os condrossarcomas secundários podem decorrer de malignizações de lesões benignas, mas alguns autores questionam se essas lesões, poderiam já ter iniciado como doença de baixo grau (p. ex.: encondroma). No caso das osteocondromatoses pode haver uma transformação condrossarcomatosa, sendo de 1% ou menos nos solitários e 4 a 10% nos múltiplos.

No estadiamento pré-operatório, são solicitados exames de imagem: radiografia, cintilografia óssea, tomografia computadorizada, ressonância magnética, radiografia de tórax e, após, realiza-se biópsia óssea (preferencialmente com agulha).

Tratamento

O tratamento do condrossarcoma deverá ser instituído conforme o laudo histopatológico, levando em consideração o grau histológico. Nas lesões de baixo grau e sem rompimento da cortical, e em casos selecionados, utilizamos a curetagem intralesional, tratamento intratecal com crioterapia e cimentação. Nas lesões mais agressivas e de alto grau, optamos pela ressecção com margem oncológica e reconstrução com endoprótese não convencional. Nos casos em que a margem pode ficar escassa ou comprometida, deve-se optar por cirurgias radicais. O tratamento cirúrgico deve ser o mais eficaz possível, tendo em vista que o condrossarcoma é um tumor que não possui adjuvância quimio e radioterápica.

O prognóstico depende de: tamanho do tumor, grau de diferenciação celular e da presença ou não de implante secundário. Os pacientes portadores de condrossarcoma convencional grau I têm excelente sobrevida (85 a 90%), já para os com lesões indiferenciadas, a sobrevida diminui pela falta de tratamento adjuvante (10 a 15%).

METÁSTASES ÓSSEAS

O termo "metástases" vem do grego (meta = além; stasis = parar), sendo originalmente empregado no contexto da Teoria Fisiológica Humoral vigente 400-500 anos a.C., segundo a qual o equilíbrio da homeostase corporal era dado pelo perfeito balanceamento entre os quatro humores orgânicos: sangue, bile amarela, bile negra e fleuma. Esta teoria fisiopatológica foi criada em analogia à Teoria dos "Quatro Elementos", sendo documentada por Hipócrates e posteriormente traduzida por Galeno, no século II d.C., passando então à Escola Escolástica de Medicina da Idade Média. Desde 1970 as pesquisas neste campo vêm sendo intensificadas, sabendo-se atualmente da importância dos fatores quimiotáxicos e de crescimento no desenvolvimento da metástase óssea, corroborando a teoria proposta por Paget em 1889.

A doença óssea metastática é responsável por mais de 99% dos tumores malignos que acometem o osso, e todo tumor maligno pode eventualmente produzir metástase. Fisiologicamente, a metástase é um processo ineficiente. Sabe-se, por exemplo, que, após injeção intravenosa experimental de células tumorais altamente metastáticas, apenas 0,01% destas conseguirão formar um foco tumoral. A ineficiência desse processo se deve às várias etapas interdependentes que compõem a complexa cascata de eventos necessários ao estabelecimento do implante secundário. O processo de disseminação metastática parece ser semelhante em todos os tipos de tumor, e suas etapas relevantes são a oncogênese, a angiogênese, a existência de células tumorais com fenótipo invasivo e com maior velocidade de crescimento, capacidade de sobrevivência à circulação sanguínea, adesão da célula tumoral ao tecido-alvo, extravasamento e crescimento celular na localização secundária, angiogênese no foco metastático e bloqueio da resposta imune hospedeira.

As metástases para pulmão são mais comuns em sarcomas, as metástases ósseas surgem com maior frequência dos carcinomas de mama (49%), pulmão, rim, próstata e tireoide; localizando-se mais comumente nas vértebras, arcos costais (esqueleto axial, 80%), na pelve e no fêmur (Fig. 12).

Muitas vezes a localização primária permanece desconhecida (3%), chamando a atenção para a doença apenas o quadro metastático. Os implantes secundários são extremamente raros distalmente em cotovelo e joelho (0,3%), chamada de acrometástase, acometendo de forma preponderante mulheres acima da 4ª década de vida.

Clinicamente a dor é o principal sintoma, podendo ser acompanhada de aumento de volume local e/ou fratura patológica. A lesão, no entanto, pode evoluir de forma assintomática e só se mostrar em vigência de fratura patológica ou do edema local, muitas vezes confundido com trombose venosa.

A abordagem do paciente deve começar com o estadiamento clínico, representado na classificação TNM da União Internacional Contra o Câncer (UICC). A metástase óssea ou não é representada pela letra "M" (M0 ausência e M1 presença). O estadiamento clínico inclui testes laboratoriais como hemograma completo, dosagem de eletrólitos (p. ex.: sódio, potássio, cálcio, fósforo, magnésio), dosagem de enzimas (p. ex.: fosfatase alcalina, desidrogenase lática, fosfatase ácida), dosagem de marcadores tumorais específicos (p. ex.: antígeno carcinoembrionário, antígeno prostático específico), dosagem de imunoglobulinas, de proteínas específicas (p. ex.: BenceJones) e dosagem hormonal (p. ex.: Paratormônio).

Um criterioso estudo por imagem deve também ser realizado, iniciando com radiografia simples do local acometido, procurando alterações como lesões líticas (com padrão geográfico, permeativo ou de "roído de traça"), lesões osteoblásticas ou mistas (Fig. 13). É importante estar atento a possíveis relações periosteais (p. ex.: espiculada, laminada, triângulo de Codman), que, por não serem frequentes, podem ser superestimadas, simulando diagnóstico de tumor ósseo primário.

A cintilografia óssea complementa a avaliação, mapeando todo o esqueleto e definindo se a lesão em questão é única ou múltipla. O ^{99m}Tc-MDP

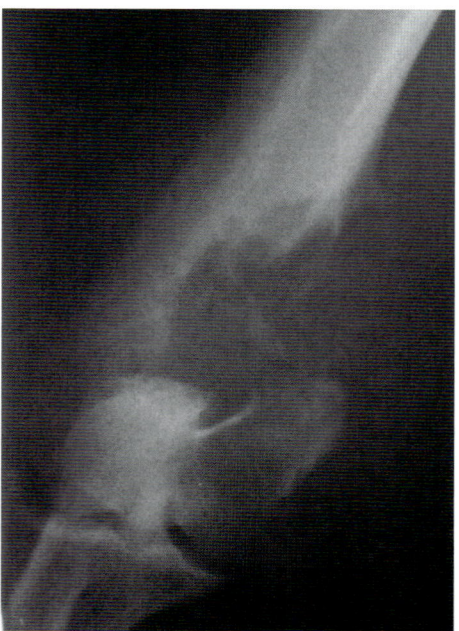

◀ **FIGURA 12.**
Metástase de carcinoma de mama.

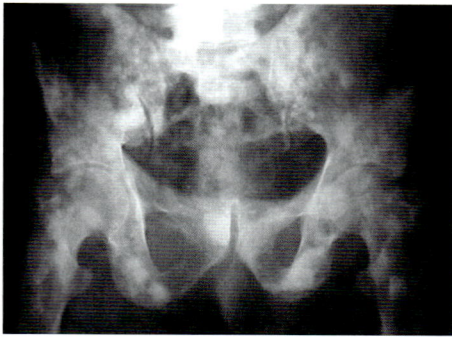

◀ **FIGURA 13.**
Metástase de tumor de mama (carcinoma ductal infiltrante).

é o radiofármaco mais utilizado para essa finalidade. O estudo por radionuclídeos foi introduzido para estadiamento por Sklaroff y Charkes em 1970, é um exame metabólico, para lesões osteoblásticas, com alguma repercussão por imagem, fazendo diagnóstico de lesões ósseas com precocidade de até 4 meses em relação à radiografia simples.

A investigação por imagem deve seguir com estudo tomográfico local e a distância (TC de tórax, abdome e pelve) e RNM com contraste de gadolínio da região acometida, com a finalidade de melhor avaliar o comprometimento das partes moles ou compressão neurológica nas metástases de coluna. Mais recentemente a tomografia por emissão de pósitrons (PET *Scan*) vem sendo introduzida para rastreamento de metástase em alguns tipos de tumores, direcionamento de biópsias e estudo diferencial entre recidiva tumoral em partes moles e fibrose. O potencial clínico da PET ainda está sendo investigado para delinear claramente seu papel na abordagem do paciente oncológico, portador de metástase óssea.

A última etapa do estadiamento clínico das lesões ósseas metastáticas é a biópsia, que pode ser feita de forma aberta (cirurgicamente) ou fechada (por trocarte). A biópsia óssea se faz necessária somente nos casos em que os exames de estadiamento não conseguiram definir a localização primária da lesão, devendo sempre ser feita após a investigação por imagem, para que o hematoma decorrente do trauma cirúrgico não altere o resultado da cintilografia, tomografia, ressonância magnética e radiografia simples.

Os principais objetivos do tratamento local são: alívio da dor, manutenção ou restauração da função, com descompressão neurológica e controle do crescimento tumoral local, quando possível. Para essa finalidade utiliza-se a radioterapia isolada e/ou em conjunto com procedimentos cirúrgicos, que devem levar em consideração o prognóstico do tumor primário, a expectativa de vida e o estado geral de saúde do paciente. A radioterapia pode ser empregada com intenção paliativa, a fim de suprimir o crescimento tumoral nas lesões metastáticas que não ameacem biomecanicamente a estrutura óssea, isso porque induz um aumento da vascularização na periferia do tumor que enfraquece o osso adjacente a este, aumentando o risco de fratura espontânea. As doses usadas no tratamento paliativo vão de 2.000 a 4.000 cGy, em doses fracionadas (800 cGy nos dias 0-7-21 ou 2.000 em 7 dias ou 3.000 em 2 semanas ou 4.000 em 4 semanas); a analgesia independe do fracionamento, e sim da dose. Nos pacientes sem condições de cirurgia, a radioterapia é usada com objetivo antiálgico, na tentativa de melhorar a qualidade de vida. A radioterapia é ainda o principal método adjuvante no tratamento cirúrgico, uma vez que promove o controle tumoral nas

Quadro 3. Escore de Mirel

PONTOS VARIÁVEIS	1	2	3
Local	Membros superiores	Membros Inferiores	Região peritrocantérica
Dor	Leve	Moderada	Funcional
Lesão	Blástica	Mista	Lítica
Tamanho	< 1/3	1/3 a 1/2	> 2/3

áreas com implantes pela manipulação na cirurgia, mantendo a integridade estrutural e prevenindo novas fraturas ao longo do osso manuseado.

O tratamento cirúrgico pode ser empregado nas fraturas patológicas iminentes ou naquelas já estabelecidas. A indicação para cirurgia é controversa, variando de acordo com a experiência de cada centro especializado em oncologia. São indicações cirúrgicas gerais de maior aceitação: fratura em ossos que sustentam carga, em que a expectativa de vida é maior ou igual a 1 mês; fratura em ossos que não sustentam carga com expectativa de vida maior ou igual a 3 meses; estado geral de saúde adequado para intervenção cirúrgica; estoque ósseo remanescente que suporte implante ortopédico; e se o procedimento traz benefícios para o paciente, no sentido de permitir sua mobilização e facilitar seus cuidados gerais. A maioria dos serviços utiliza ainda o escore desenvolvido por Mirels, mesclado às próprias observações clínicas, na polêmica indicação cirúrgica das fraturas patológicas iminentes (Quadro 3). Este escore para cirurgia deve ser acima de 8.

Com relação às indicações de tratamento cirúrgico para descompressão de elementos neurais e estabilização biomecânica da coluna vertebral, a maioria dos autores concorda com intervenções nos seguintes casos:

A) Mielopatia.
B) Obstrução óssea do canal vertebral produzindo compressão tecal.
C) Instabilidade vertebral com dor mecânica renitente.
D) Fratura-luxação da coluna.
E) Radiculopatia com sintomas progressivos e incontroláveis.
F) Crescimento tumoral não responsivo à radioterapia.
G) Expansão direta de tumor de lesões primárias para a vértebra. Analisando-se com critério a peculiaridade de cada caso, pode-se utilizar uma gama extensa de soluções ortopédicas, desde a confecção sob medida de endopróteses diafisárias e articulares (rígidas ou

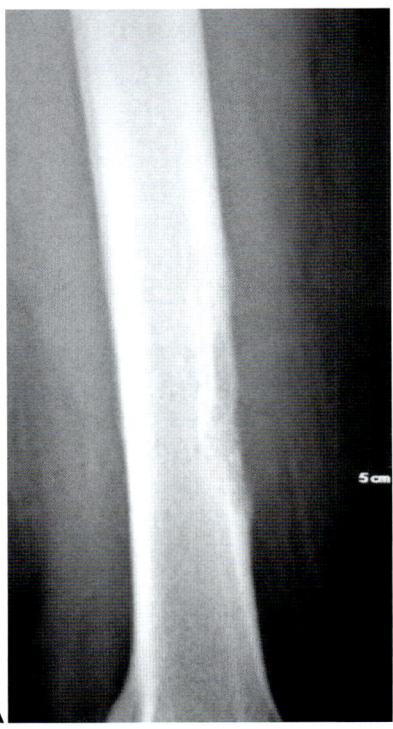 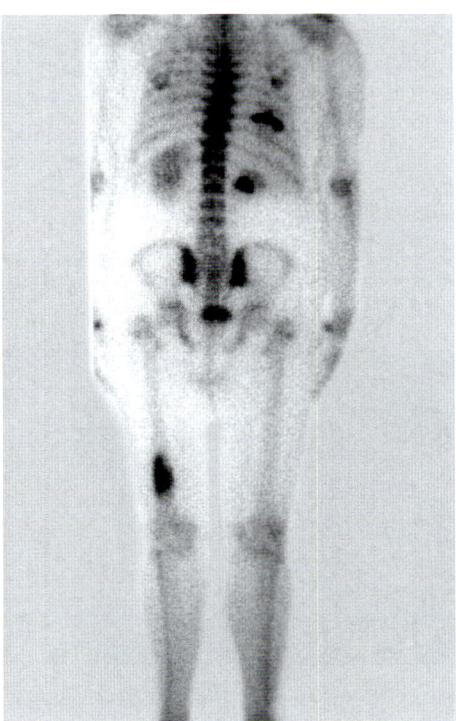 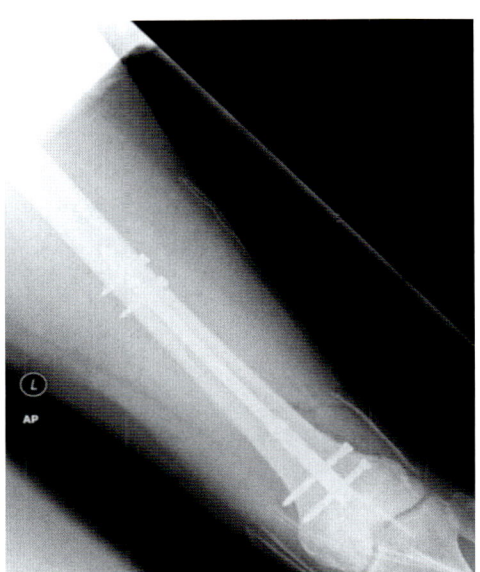

▲ **FIGURA 14.** (**A**) Metástase de tumor de rim. (**B**) Cintilografia óssea de metástases de tumor de rim. (**C**) Cirurgia de metástase de tumor de rim.

não), placas, parafusos até hastes intramedulares, bloqueadas ou não, colocadas a foco aberto ou fechado (Fig. 14).

O cimento ósseo (polimetil metacrilato) vem sendo empregado com sucesso como método adjuvante para aumentar a estabilidade obtida com a fixação interna e para preenchimento de defeitos causados pela curetagem intralesional do foco. Em alguns serviços, a crioterapia também é usada como método adjuvante, no controle de lesões quimio e radiorresistentes.

Nos tumores hipervascularizados, angiografia e embolização podem ser utilizadas de forma neoadjuvante com o objetivo de reduzir o sangramento intraoperatório. Imobilizadores e amputação ainda têm espaço no tratamento local da doença óssea metastática. O primeiro pode ser empregado quando a doença local é extensa e a *performance status* (P.S.) crítica, isto é, naqueles pacientes tidos como pré-terminais; enquanto a amputação tem sua utilidade nos casos de complicações relacionadas ao tumor ou ao tratamento (p. ex.: ulceração, sangramento e lesões infectadas), na dor intratável e na maioria dos casos de acrometástases (Fig. 15).

O prognóstico das lesões ósseas metastáticas está relacionado à resposta clínica à doença primária, ao número de implantes no esqueleto e ao tipo histopatológico do tumor. Certos tipos de tumor, como carcinoma renal, carcinoma de mama e mieloma múltiplo, têm maior capacidade de consolidação, enquanto neoplasias como melanoma, carcinoma de pulmão e carcinoma colorretal raramente consolidam quando fraturadas.

A combinação apropriada de cirurgia, terapia sistêmica e radioterapia promove o controle da dor e preserva a função nos pacientes com implante ósseo secundário.

A abordagem da doença óssea metastática é multidisciplinar e deve ser adequada ao contexto geral do paciente, levando em consideração fatores relevantes como *performance status* (P.S.), sobrevida e os reais benefícios que o tratamento proposto pode trazer para aquele caso em particular. O advento da Medicina de Cuidados Paliativos e da Clínica da Dor trouxe inestimáveis contribuições para melhora da qualidade de vida daqueles pacientes considerados fora de possibilidade de cura. Nesse panorama o cirurgião ortopédico tem papel fundamental no tratamento dos implantes secundários, sendo importante que compreenda que a alteração local é parte da doença sistêmica e que, portanto, deve ser avaliada de forma abrangente visando à melhora da qualidade de vida da população acometida pela doença óssea metastática.

TRATAMENTO SISTÊMICO DO OSTEOSSARCOMA[1]

Doença localizada

Tratamento adjuvante é o tratamento complementar à abordagem principal da doença, a cirúrgica, e que tem como objetivo reduzir o risco de recidiva local e sistêmica, bem como o risco de morte por osteossarcoma. Tratamento neoadjuvante é aquele realizado anteriormente ao controle local, com objetivo de reduzir as dimensões do tumor e permitir cirurgias menos mutilantes.

Estudos conduzidos antes da década de 1970 reportavam sobrevida em 5 anos de 20% dos pacientes classificados como portadores de doença localizada, a maioria desses desenvolvia metástases pulmonares ou ósseas.

Durante a década de 1970 diversos agentes quimioterápicos foram testados nesta neoplasia, especialmente a doxorrubicina e o metotrexato, mostrando respostas em pacientes portadores de metástases. A partir da década de 1980, observou-se a inclusão da cisplatina e, na década de 1990, a inclusão da ifosfamida no plano de tratamento. Durante a década de 1980 estudos demonstraram que a inclusão de quimioterapia após o controle local nessa população apresentou expressivo incremento na sobrevida livre de doença e na sobrevida global. A partir de então, a quimioterapia pós-operatória passou a integrar todos os programas de tratamento do osteossarcoma.

Na década de 1980, a partir de progressos na radiologia e na cirurgia de reconstrução musculoesquelética, foi introduzido o conceito de quimioterapia neoadjuvante; estudos demonstraram que seu uso não conferia pior evolução clínica aos pacientes, e assim passou a ser incorporada nos esquemas terapêuticos.

A exposição pré-operatória à quimioterapia oferece uma oportunidade única de avaliação da sensibilidade do tumor aos medicamentos, com a determinação do percentual de necrose do tumor. Estudos iniciais revelaram grande correlação entre o percentual de necrose e a sobrevida dos pacientes. Foram realizadas tentativas de modificar a quimioterapia adjuvante de acordo com a resposta histológica do tumor à quimioterapia neoadjuvante, porém estudos maiores não confirmaram benefício nesta abordagem. Atualmente não é preconizada a mudança do esquema de quimioterapia em virtude do percentual de necrose tumoral encontrado na peça cirúrgica após a quimioterapia neoadjuvante. No entanto, pacientes que apresentam progressão de doença clínica durante a quimioterapia neoadjuvante são prontamente encaminhados para proceder ao controle local e, posteriormente têm seu programa de quimioterapia modificado de acordo com as medicações previamente utilizadas.

Com relação às medicações utilizadas, forma a base do tratamento a combinação de doxorrubicina e cisplatina. Há ainda grande debate sobre o benefício da inclusão do metotrexato em altas doses. Essa droga exibe potencial de toxicidade elevada, com a necessidade da mensuração dos seus níveis séricos e de reposição de ácido folínico. Muitos esquemas de quimioterapia a incluem, porém tal prática não é universal. Um estudo conduzido pelo European Osteosarcoma Intergroup não demonstrou impacto na inclusão do metotrexato em altas doses.

A ifosfamida, introduzida no início da década de 1990, é uma droga que exibe elevada atividade em pacientes que falharam em esquemas com doxorrubicina e cisplatina, ou que não foram candidatos à utilização dessa combinação em razão das comorbidades. Foi conduzido um estudo nos Estados Unidos avaliando sua inclusão no tratamento neoadjuvante e adjuvante, porém não houve benefícios em qualquer um dos parâmetros analisados. A ifosfamida deve ser incluída ou utilizada isoladamente na terapia inicial de pacientes que apresentarem contraindicações à utilização de antraciclinas (Quadro 4).

Estudos propondo aumento na intensidade de dose dos esquemas de quimioterapia apresentaram maiores taxas de resposta, porém sem impacto na sobrevida (Quadro 5).

Atualmente, estudos multi-institucionais e de intergrupo têm demonstrado taxas de sobrevida em 5 anos de cerca de 50 a 70%.

Alguns pacientes apresentam lesões em ossos não ressecáveis, como ossos da coluna, sacro, crânio e bacia. Neste grupo predominam tumores secundários (a doença de Paget e a radioterapia), geralmente em faixa

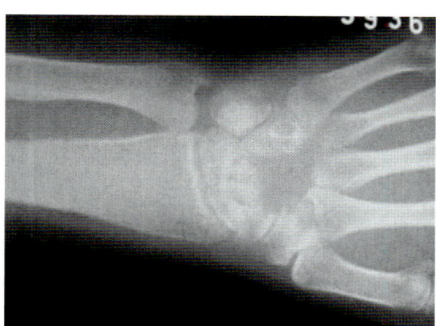
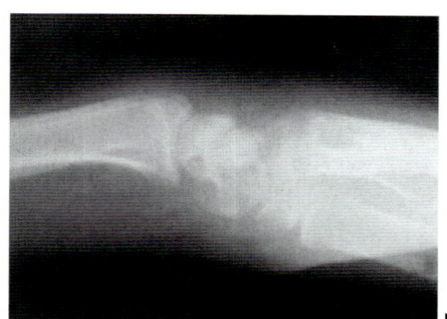
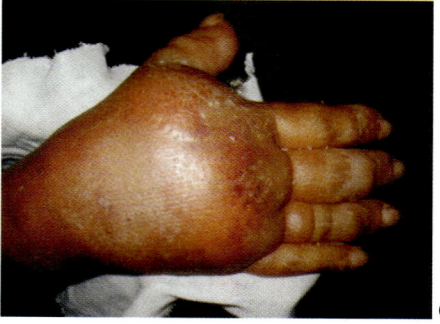

▲ **FIGURA 15. (A e B)** Aspecto radiográfico da acrometástase de tumor do pulmão. **(C)** Aspecto clínico da acrometástase de tumor do pulmão.

[1]Autor: Gelcio Luiz Quintella Mendes

Quadro 4. Regimes de QT

A

Semana	1	2	3	4	5	6	7	8	9	10	11	12	13	14	15	16	17	18	19	20	21	22	23	24	25	26	27	28	29
Tratamento	A P		M	M		A P		M	M		cirurgia	A P		M	M	A P		M	M	A		M	M	A		M	M		

B

Semana	1	2	3	4	5	6	7	8	9	10	11	12	13	14	15	16	17	18	19	20	21	22	23	24	25	26	27	28	29	30	31	32	33	34	35	36	37	38	39	40
Tratamento	A P		M	M		A P					cirurgia	A P			M	I EP			M	A I				M	A P			M		I E		M	A			M I		M	M	

Quadro 5. Regimes de tratamento

A

Semana		1	2	3	4	5	6	7	8	9	10	11	12	13	14	15	16	17	18	19	20	21
Dia		1	8	15	22	29	36	43	50	57	64	71	78	85	92	99	106	113	120	127	134	141
Regime-C		Ciclo 1			Ciclo 2			Cirurgia			Ciclo 3			Ciclo 4			Ciclo 5			Ciclo 6		
Regime-DI		Ciclo 1		Ciclo 2		Ciclo 3		Cirurgia			Ciclo 4		Ciclo 5		Ciclo 6							

B

Dia		1	2	3	4	5	6	7	8	9	10	11	12	13	14	15	16	17	18	19	20	21
Regime-C	Cisplatina	C																				
	Doxorrubicina	D	D	D																		
Regime-DI	Cisplatina	C																				
	Doxorrubicina	D	D	D																		
	GSCF					G	G	G	G	G	G	G	G	G	G							

C

	Pré-op		Pós-op		Global	
Droga	Regime-C	Regime-DI	Regime-C	Regime-DI	Regime-C	Regime-DI
Cisplatina	200 mg/m^2	300 mg/m^2	400 mg/m^2	300 mg/m^2	600 mg/m^2	600 mg/m^2
Doxorrubicina	150 mg/m^2	225 mg/m^2	300 mg/m^2	225 mg/m^2	450 mg/m^2	450 mg/m^2
GSCF	0 µg/kg	180 µg/kg	0 µg/kg	180 µg/kg	0 µg/kg	360 µg/kg

C = convencional; DI = dose intensa.

etária mais elevada. Não há consenso sobre a melhor forma de controle da doença nessas situações; algumas séries de casos demonstram atividade da combinação de radioterapia com cisplatina, porém com resultados modestos.

Doença metastática

Pacientes que apresentam metástases quer na apresentação, quer após terem recebido o tratamento da doença localizada, formam um grupo heterogêneo, com propostas terapêuticas e prognósticos bastante diferentes.

Estes pacientes devem ser avaliados:

A) Quanto aos sítios de doença: recidiva local, pulmonar, óssea, linfonodal ou outros sítios.
B) Quanto à ressecabilidade das lesões: localização e número de lesões.
D) Quanto ao padrão de apresentação: ao diagnóstico, durante a terapia adjuvante e neoadjuvante, durante o primeiro ano após a terapia da doença localizada, após o primeiro ano de acompanhamento.

Os pacientes portadores de metástases passíveis de ressecção cirúrgica, principalmente as pulmonares, podem ter grande benefício com tal abordagem. Nesta população, a sobrevida em 5 anos é de cerca de 40%. Os pacientes que mais se beneficiam de tal abordagem são aqueles com metástases diagnósticas mais de 1 ano após o término da quimioterapia adjuvante, metástase pulmonar isolada, ressecada com margem de segurança adequada. Sempre que possível, os pacientes portadores de nódulos pulmonares devem ser levados à cirurgia, já que a presença de calcificação em um nódulo não exclui o diagnóstico de osteossarcoma (a metástase pode ser calcificada) e, por vezes, os nódulos pulmonares podem corresponder a doenças benignas, principalmente em regiões com elevada prevalência de doenças granulomatosas.

Para os pacientes portadores de metástases irressecáveis, a abordagem de escolha é a quimioterapia paliativa. Por se tratar de um sarcoma de alto grau, pela maior proporção de pacientes na população de adolescentes e adultos jovens, a abordagem conservadora inicial não é habitualmente aquela de escolha.

São fatores prognósticos o número de metástases e de sítio de metástases, o comprometimento extrapulmonar, os níveis séricos de desidrogenase lática e fosfatase alcalina.

Os esquemas de quimioterapia a serem utilizados são semelhantes àqueles utilizados na doença localizada; devem ser avaliadas terapias anteriores utilizadas e a presença de eventuais comorbidades.

Os esquemas iniciais habitualmente utilizam doxorrubicina e cisplatina, eventualmente com a inclusão de metotrexate; nos pacientes previamente tratados (na adjuvância) com esses esquemas, preconiza-se a utilização de ifosfamida isolada (9 a 12 g/m^2) ou associada a etoposide. Aqueles pacientes que recebem quimioterapia paliativa inicial com esquemas contendo antraciclina podem obter benefício com tratamento de segunda linha com base em ifosfamida. Pela elevada toxicidade destes tratamentos, limita-se o número de ciclos a 6, de acordo com a resposta clínica e radiológica. Outros esquemas descritos são fundamentados em altas doses de ciclofosfamida, em topotecano e ciclofosfamida, e gencitabina e docetaxel exibem elevada toxicidade, especialmente nesta população previamente exposta a diversos agentes, com efetividade baixa. A utilização desses esquemas é excepcional, sem evidência de benefício clínico.

Quadro 6. Complicações do tratamento do osteossarcoma reportadas em estudos recentes de fase 3

	DOSE CUMULATIVA DE DOXORRUBICINA (mg/m²)	USO DE IFOSFAMIDA	CARDIOTOXICIDADE	NEFROTOXICIDADE	NEUROTOXICIDADE	OTOTOXICIDADE	NEOPLASIA MALIGNA SECUNDÁRIA
Bacci et al.	420	Sim	4%	0-6%	NR	NR	35
Lewis et al.	450	Não	1-6%	NR	0-4%	1-6%	NR
Meyers et al.	450	Sim	NR	"Raro"	NR	11%	NR
Goorin et al.	390	Não	NR	NR	4% (todos os graus)	1%	NR
Ferrari et al.	330	Sim	0-4%	10% (todos os graus)	5% (todos os graus)	40% (todos os graus)	NR

NR = não reportado.

Toxicidade da quimioterapia

Os esquemas de tratamento de osteossarcoma são intensivos, com frequência elevada de complicações hematológicas, infecciosas, renais, mucosite, cardíacas, neurológicas, auditivas e gonadais. Enquanto as toxicidades agudas são manuseadas de forma eficaz com a utilização de fatores de crescimento de granulócitos (G-CSF), hemotransfusões, utilização de antibióticos e terapia renal substitutiva, com resolução na maioria dos casos, a toxicidade crônica manifesta-se tardiamente, geralmente evoluindo com persistência do déficit.

A população de indivíduos que sobreviveram aos tumores ósseos apresenta aumento progressivo, na medida em que cerca de 50 a 60% dos pacientes com osteossarcoma localizado obterão cura da doença e, sendo jovens, têm elevada expectativa de vida. Desta forma, as toxicidades crônicas persistem durante muitos anos em sobreviventes. Tentativas têm sido conduzidas no sentido de reduzir a dose de doxorrubicina ou a utilização de dexarazoxane a fim de reduzir a cardiotoxicidade, atenção à neurotoxicidade e ototoxicidade e a utilização de outras drogas neutóxicas e nefrotóxicas (Quadro 6).

BIBLIOGRAFIA

Alava E, Kawai A, Healey JH et al. EWS-FLI1 fusion transcript structure is an independent determinant of prognosis in Ewing's sarcoma. *J Clin Oncol* 1998;16(4):1248-55.

Ambros IM, Ambros PF, Strehl S et al. MIC2 is a specific marker for Ewing's sarcoma and peripheral primitive neuroectodermal tumors. *Cancer* 1991;67(7):1886-93.

American Joint Committee on Cancer. *AJCC cancer staging manual.* Philadelphia, PA: Lippincott-Raven, 7th ed. 2009.

Andresen KJ, Sundaram M, Unni KK et al. Imaging features of low-grade central osteosarcoma of the long bones and pelvis. *Skeletal Radiol* 2004;33:373-79.

Bacci G, Bertoni F, Longhi A et al. Neoadjuvant chemotherapy for high-grade central osteosarcoma of the extremity: histologic response to preoperative chemotherapy correlates with histologic subtype of the tumor. *Cancer* 2003;97:3068-75.

Bacci G, Ferrari S, Bertoni F et al. Prognostic factors in nonmetastatic Ewing's sarcoma of bone treated with adjuvant chemotherapy: analysis of 359 patients at the Istituto Ortopedico Rizzoli. *J Clin Oncol* 2000 Jan.;18:4-11.

Bacci G, Ferrari S, Lari S et al. Osteosarcoma of the limb: Amputation or limb salvage in patients treated by neoadjuvant chemotherapy. *J Bone Joint Surg Br* 2002;84:88-92.

Bacci G, Ferrari S, Longhi A et al. Local and systemic control in Ewing's sarcoma of the femur treated with chemotherapy, and locally by radiotherapy and or surgery. *J Bone Joint Surg* 2003;85:107-14.

Bacci G, Ferrari S, Longhi A et al. Prognostic significance of serum LDH in Ewing's sarcoma of bone. *Oncol Rep* 1999;6(4):807-11.

Bacci G, Longhi A, Versari M et al. Prognostic factors for osteosarcoma of the extremity treated with neoadjuvant chemotherapy: 15-year experience in 789 patients treated at a single institution. *Cancer* 2006;106:1154-61.

Bacci G, Picci P, Mercuri M et al. Predictive factors of histological response to primary chemotherapy in Ewing's sarcoma. *Acta Oncologica* 1998;37(7-8):671-76.

Bacci G, Rocca M, Salone M et al. High grade osteosarcoma of the extremities with lung metastases at presentation: Treatment with neoadjuvant chemotherapy and simultaneous resection of primary and metastatic lesions. *J Surg Oncol* 2008;98:415-20.

Barbieri E, Emiliani E, Zini G et al. Combined therapy of localized Ewing's sarcoma of bone: analysis of results in 100 patients. *Int J Radiat Oncol Biol Phys* 1990 Nov.;19(5):1165-70.

Bielack SS, Kempf-Bielack B, Delling G et al. Prognostic factors in high-grade osteosarcoma of the extremities or trunk: An analysis of 1,702 patients treated on neoadjuvant cooperative osteosarcoma study group protocols. *J Clin Oncol* 2002;20:776-90.

Brasil. Ministério da Saúde. Instituto Nacional de Câncer. *TNM classificação dos tumores malignos.* 5a ed. Rio de Janeiro, 1998.

Buckley JD, Pendergrass TW, Buckley CM et al. Epidemiology of osteosarcoma and Ewing's sarcoma in childhood: a study of 305 cases by the Children's Cancer Group. *Cancer* 1998;83:1440.

Canale ST. *Campbell's operative orthopaedics.* 11. ed. St Louis: Mosby/Manole, 2010, cap. 22.

Cangir A, Vietti TJ, Gehan EA et al. Ewing's sarcoma metastatic at diagnosis: results and comparisons of two intergroup Ewing's sarcoma studies. *Cancer* 1990;66(5):887-93.

Carrle D, Bielack SS. Current strategies of chemotherapy in osteosarcoma. *Int Orthop* 2006;30:445-51.

Coleman RE. Clinical features of metastatic bone disease and risk of skeletal morbidity. *Clin Cancer Res* 2006;12(20 Suppl):6243.

Colyer RA, Sallay P, Buckwalter K. *MRI assessment of chondroid matrix tumors. In Limb Salvage: Current Trends*—Proceedings of the 7th International Symposium. Singapore: International Symposium on Limb Salvage, 1993. p. 89-93.

Cotterill SJ, Ahrens S, Paulussen M et al. Prognostic factors in Ewing's tumor of bone: analysis of 975 patients from the European Intergroup Cooperative Ewing's Sarcoma Study Group. *J Clin Oncol* 2000 Sept.;18(17):3108-14.

Delattre O, Zucman J, Melot T et al. The Ewing family of tumors – A subgroup of small-round-cell tumors defined by specific chimeric transcripts. *N Engl J Med* 1994;331(5):294-99.

Dickey ID, Rose PS, Fuchs B et al. Dedifferentiated chondrosarcoma: the role of chemotherapy with updated outcomes. *J Bone Joint Surg* [Am] 2004;86:2412-18.

Diel IJ, Kauffmann M, Bastert G. (Eds.). *Metastatic bone diseases, fundamental and clinical aspects.* Berlin: Sringer Verlag, 1994. p. 1-11.

Donaldson SS, Torrey M, Link MP et al. A multidisciplinary study investigating radiotherapy in Ewing's sarcoma: end results of POG #8346. *Int J Radiat Oncol Biol Phys* 1998;42(1):125-35.

Donato J. Tumores ósseos. In: Metástase de carcinoma. Rio de Janeiro: Rocca, 2001. p. 211-16.

Dorfman HD, Czerniak B. Bone cancers. *Cancer* 1995;75:223-27.

Dorfman HD, Czerniak B. Malignant cartilage tumors. In: Dorfman HD, Czerniak B. (Eds.). *Bone tumors.* St. Louis: Mosby, 1998.

Dunst J, Jurgens H, Sauer R et al.: Radiation therapy in Ewing's sarcoma: an update of the CESS 86 trial. *Int J Radiat Oncol Biol Phys* 1995;32(4):919-30.

Enneking WF, Spanier SS, Goodman MA. A system for the surgical staging of musculoskeletal sarcoma. *Clin Orthop Relat Res* 1980;153:106-20.

Evans RG, Nesbit ME, Gehan EA et al. Multimodal therapy for the management of localized Ewing's sarcoma of pelvic and sacral bones: a report from the second intergroup study. *J Clin Oncol* 1991;9(7):1173-80.

Fagnou C, Michon J, Peter M et al. Presence of tumor cells in bone marrow but not in blood is associated with adverse prognosis in patients with Ewing's tumor. *J Clin Oncol* 1998;16(5):1707-11.

Ferrari S, Briccoli A, Mercuri M et al. Postrelapse survival in osteosarcoma of the extremities: Prognostic factors for long-term survival. *J Clin Oncol* 2003;21:710-15.

Ferrari S, Smeland S, Mercuri M et al. Neoadjuvant chemotherapy with highdose ifosfamide, high-dose methotrexate, cisplatin, and doxorubicin for patients with localized osteosarcoma of the extremity: A joint study by the Italian and Scandinavian Sarcoma Groups. *J Clin Oncol* 2005;23:8845-52.

Fidler M. Incidence of fracture through metastasis in long bones. *Acta Orthop Scand* 1981;52(6):623-27.

Filho RJG. Tumores ósseos e sarcomas de partes moles. *Einstein* 2008:6(supl 3).

Fletcher CDM. Peripheral neuroectodermal tumors. In: Fletcher CDM. *Diagnostic histopathology of tumors*. New York: Churchill Livingstone, 2000. p. 1698-700.

Frassica FJ, Frassica DA. Evaluation and treatment of metastases to the humerus. *Clin Orthop Relat Res* 2003;415(Suppl):S212-18.

Gaffney R, Unni KK, Sim FH et al. Follow-up study of long-term survivors of osteosarcoma in the prechemotherapy era. *Hum Pathol* 2006;37:1009-14.

Garcia RJ. *Diagnostico e tratamento de tumores ósseos*. Rio de Janeiro: Elsevier, 2005.

Geirnaerdt MJ, Hogendoorn PC, Bloem JL et al. Cartilaginous tumors: fast contrast-enhanced MR imaging. *Radiology* 2000;214:539-46.

Glaubiger DL, Makuch R, Schwarz J et al. Determination of prognostic factors and their influence on therapeutic results in patients with Ewing's sarcoma. *Cancer* 1980 Apr. 15;45(8):2213-19.

Grier HE, Krailo MD, Tarbell NJ et al. Addition of ifosfamide and etoposide to Standard chemotherapy for Ewing's sarcoma and primitive neuroectodermal tumor of bone. *N Engl J Med* 2003 Feb. 20;348(8):694-701.

Grimer RJ, Bielack S, Flege S et al. Periosteal osteosarcoma: a European review of outcome. *Eur J Cancer* 2005;41:2806-11.

Grimer RJ. Surgical options for children with osteosarcoma. *Lancet Oncol* 2005;6:85-92.

Guimarães JR. *Manual de oncologia*. São Paulo: BBS, 2006.

Harris MB, Gieser P, Goorin AM et al. Treatment of metastatic osteosarcoma at diagnosis: A Pediatric Oncology Group Study. *J Clin Oncol* 1998;16:3641-48.

Hawkins DS, Arndt CA. Pattern of disease recurrence and prognostic factors in patients with osteosarcoma treated with contemporary chemotherapy. *Cancer* 2003;98:2447-56.

Hayden JB, Hoang BH. Osteosarcoma: basic science and clinical implications. *Orthop Clin North Am* 2006;37:1-7.

Healey JH, Brown HK. Complications of bone metastases. *Cancer* 2000;88(12):2940-50.

Hosalkar HS, Dormans JP. Limb sparing surgery for pediatric musculoskeletal tumors. *Pediatr Blood Cancer* 2004;42:295-310.

Huvos AG. *Bone tumors: diagnosis, treatment, and prognosis*. 2nd ed. Philadelphia, PA: WB Saunders, 1991. p. 122-28.

Jemal A, Siegel R, Ward E et al. Cancer statistics, 2009. *CA Cancer J Clin* 2009;59(4):1-25.

Jeys LM, Kulkarni A, Grimer RJ et al. Endoprosthetic reconstruction for the treatment of musculoskeletal tumors of the appendicular skeleton and pelvis. *J Bone Joint Surg Am* 2008;90:1265-71.

Kager L, Zoubek A, Kastner U et al. Skip metastases in osteosarcoma: Experience of the Cooperative Osteosarcoma Study Group. *J Clin Oncol* 2006;24:1535-41.

Klein MJ, Siegal GP. Osteosarcoma: anatomic and histologic variants. *Am J Clin Pathol* 2006;125:555-81.

Kuttesch JF, Wexler LH, Marcus RB et al. Second malignancies after Ewing's sarcoma: radiation dose-dependency of secondary sarcomas. *J Clin Oncol* 1996;14(10):2818-25.

Lin PP, Mirza AN, Lewis VO et al. Patient survival after surgery for osseous metastases from renal cell carcinoma. *J Bone Joint Surg Am* 2007;89:1794-801.

Link MP, Goorin AM, Horowitz M et al. Adjuvant chemotherapy of highgrade osteosarcoma of the extremity: updated results of the Multi-Institutional Osteosarcoma Study. *Clin Orthop Relat Res* 1991;270:8-14.

Longhi A, Errani C, De Paolis M et al. Primary bone osteosarcoma in the pediatric age: State of the art. *Cancer Treat Rev* 2006;32:423-36.

Mankin HJ, Springfield DS, Gebhardt MC et al. Current status of allografting for bone tumors. *Orthopedics* 1992;15:1147-54.

May WA, Gishizky ML, Lessnick SL et al. Ewing sarcoma 11;22 translocation produces a chimeric transcription factor that requires DNA-binding domain encoded by FLI1 for transformation. *Proc. Natl Acad Sci USA* 1993;90(12):5752-6.

May WA, Lessnick SL, Braun BS: The Ewing's sarcoma EWS/FLI1 fusion gene encodes a more potent transcription activator and is a more powerful transforming gene than fli-1. *Mol Cell Biol* 1993;13(12):7393-98.

McManus JFA. Histochemical demonstration of mucin after periodic acid. *Nature* 1946;158:202.

Meyers PA, Heller G, Healey J et al. Chemotherapy for nonmetastatic osteogenic sarcoma: The Memorial Sloan-Kettering experience. *J Clin Oncol* 1992;10:5-15.

Mirels H. Metastatic disease in long bones: a proposed scoring system for diagnosing impending pathologic fractures. *Clin Orthop* 1989;249:256-64.

Mirra JM, Gold R, Downs J et al. A new histologic approach to the differentiation of enchondroma and chondrosarcoma of the bones. A clinicopathologic analysis of 51 cases. *Clin Orthop Relat Res* 1985;201:214-37.

Mundy GR. Metastasis to bone: causes, consequences, and the therapeutic opportunities. *Nat Rev Cancer* 2002;2:584.

Murphey MD, wan Jaovisidha S, Temple HT et al. Telangiectatic osteosarcoma: Radiologic-pathologic comparison. *Radiology* 2003;229:545-53.

Nakajima H, Sim FH, Bond JR et al. Small cell osteosarcoma of bone: review of 72 cases. *Cancer* 1997;79:2095-106.

National Comprehensive Cancer Network: *NCCN Clinical Practice Guidelines in Oncology: Bone Cancer*. National Comprehensive Cancer Network, 2009, version 1.

Nesbit Jr ME, Gehan EA, Burgert Jr EO et al. Multimodal therapy for the management of primary, nonmetastatic Ewing's sarcoma of bone: a long-term follow-up of the First Intergroup Study. *J Clin Oncol* 1990;8(10):1664-74.

Nesbit ME, Gehan EA, Burgert EO et al. Multimodal therapy for the management of primary, nonmetastatic Ewing sarcoma of bone: A long-term follow-up of the first intergroup study. *J Clin Oncol* 1990;8:1664-74.

Nichter LS, Menendez LR. Reconstructive considerations for limb salvage surgery. *Orthop Clin North Am* 1993;24:511-21.

Obata K, Hiraga H, Nojima T et al. Molecular characterisation of the genomic breakpoint junction in a t(11;22) translocation in Ewing sarcoma. *Genes Chromosomes Cancer* 1999;25(1):6-15.

Oberlin O, Le Deley MC, Bui BN et al. Prognostic factors in localized Ewing's tumours and peripheral neuroectodermal tumors: the third stydy of the French Society of Paediatric Oncology (EW88 study). *Brit J Cancer* 2001;85(11):1646-54.

Okada K, Frassica FJ, Sim FH et al. Parosteal osteosarcoma: a clinicopathological study. *J Bone Joint Surg Am* 1994 Mar.;76(3):366-78.

Okada K, Unni KK, Swee RG et al. High grade surface osteosarcoma: a clinicopathologic study of 46 cases. *Cancer* 1999;85:1044-54.

Parham DM, Hijazi Y, Steiberg SM et al. Neuroectodermal differentiation in Ewing's sarcoma family of tumors does not predict tumor behavior. *Hum Pathol* 1999;30(8):911-18.

Paulussen M, Ahrens S, Burdach S et al. Primary metastatic (stage IV) Ewing tumor: survival analysis of 171 patients from the EICESS studies. *Ann Oncol* 1998;9(3):275-81.

Paulussen M, Ahrens S, Craft AW et al. Ewing's tumors with primary lung metastases: survival analysis of 114 (European Intergroup) Cooperative Ewing's Sarcoma Studies patients. *J Clin Oncol* 1998;16(9):3044-52.

Paulussen M, Ahrens S, Dunst J et al. Localized Ewing tumor of bone: final results of the Cooperative Ewing's Sarcoma Study CESS 86. *J Clin Oncol* 2001;19(6):1818-29.

Picci P, Bohling T, Bacci G et al. Chemotherapy-induced tumor necrosis as a prognostic factor in localized Ewing's sarcoma of the extremities. *J Clin Oncol* 1997;15(4):1553-59.

Picci P, Rougraff BT, Bacci G et al. Prognostic significance of histopathologic response to chemotherapy in nonmetastatic Ewing's sarcoma of the extremities. *J Clin Oncol* 1993;11:1763-69.

Pinkerton CR, Bataillard A, Guillo S et al. Treatment strategies for metastatic Ewing's sarcoma. *Eur J Cancer* 2001;37(11):1338-44.

Primary metastatic osteosarcoma: presentation and outcome of patients treated on neoadjuvant Cooperative Osteosarcoma Study Group protocols. *J Clin Oncol* 2003;21:2011-18.

Rodriguez-Gallindo C. Pharmacological management of Ewing sarcoma family of tumours. *Expert Opin Pharmacother* 2004;5:1257-70.

Rose PS, Dickey ID, Wenger DE et al. Periosteal osteosarcoma: Long-term outcome and risk of late recurrence. *Clin Orthop Relat Res* 2006;453:314-17.

Sandberg AA, Bridge JA. Updates on the cytogenetics and molecular genetics of bone and soft tissue tumors: chondrosarcoma and other cartilaginous neoplasms. *Cancer Genet Cytogenet* 2003;143:1-31.

Schajowicz F. *Neoplasias ósseas e lesões pseudotumorais*. Rio de Janeiro: Revinter, 2000.

Scully SP, Ghert MA, Zurakowski D et al. Pathologic fracture in osteosarcoma: prognostic importance and treatment implications. *J Bone Joint Surg Am* 2002;84:49-57.

Shamberger RC, LaQuaglia MP, Krailo MD et al. For the Pediatric Oncology Group and Children's Cancer Group: Ewing sarcoma of the rib: results of an intergroup study with analysis of outcome by timing of resection. *J Thorac Cardiovasc Surg* 2000;119(6):1154-61.

Sim FH, Frassica FJ. (Eds.). *Diagnosis and management of metastatic bone disease, multidisciplinary approach*. New York: Raven, 1998. p. 1-6.

Sluga M, Windhager R, Lang S et al. The role of surgery and resection margins in the treatment of Ewing's sarcoma. *Clin Orthop* 2001;392:394-99.

Smith J, Heelan RT, Huvos AG et al. Radiographic changes in primary osteogenic sarcoma following intensive chemotherapy: radiological-pathological correlation in 63 patients. *Radiology* 1982;143:355-60.

Smith MA, Ungerleider RS, Horowitz ME et al. Influence of doxorubicin dose intensity on response and outcome for patients with osteogenic sarcoma and Ewing's sarcoma. *J Natl Cancer Inst* 1991;83(20):1460-70.

Sucato DJ, Rougraff BT, McGrath BE et al. Ewing's sarcoma of the pelvis. *Clin Orthop* 2000;373:193-201.

Toni A, Neff JR, Sudanese A et al. The role of surgical therapy in patients with nonmetastatic Ewing's sarcoma of the limbs. *Clin Orthop* 1993;286:225-40.

Turc-Carel C, Aurias A, Mugneret F et al. Chromosomes in Ewing's sarcoma: an evaluation of 85 cases and remarkable consistency of t(11;22)(q24;q12). *Cancer Genet Cytogenet* 1988;32(2):229-38.

Unni KK. *Dahlin's bone tumors*. 5th ed. Philadelphia: Lippincott-Raven, 1996.

Van der Linden YM, Kroon HM, Dijkstra SPDS et al. Simple radiographic parameter predicts fracturing in metastatic femoral bone lesions: results from a randomised trial. *Radiother Oncol* 2003;69(1):21.

Vlasak R, Sim FH. Ewing's sarcoma. *Pediatr Orthop Oncol* 1996;27:591-603.

Wang LL. Biology of osteogenic sarcoma. *Cancer J* 2005;11:294-305.

Weber K, Randall RL, Grossman S et al. Management of lower-extremity bone metastasis. *J Bone Joint Surg*. 2006;88-A:11-19.

Weber KL, Lewis VO, Randall RL et al. An approach to the management of the patient with metastatic bone disease. *Instr Course Lect* 2004;53:663-76.

Whang-Peng J, Triche TJ, Knutsen T et al. Cytogenetic characterization of selected small round cell tumors of childhood. *Cancer Genet Cytogenet* 1986;21(3):185-208.

Widhe B, Widhe T. Initial symptoms and clinical features in osteosarcoma and Ewing sarcoma. *J Bone Joint Surg Am* 2000 May;82(5):667-74.

Wilkins RM, Cullen JW, Camozzi AB et al. Improved survival in primary nonmetastatic pediatric osteosarcoma of the extremity. *Clin Orthop Relat Res* 2005;438:128-36.

Wilkins RM, Pritchard DJ, Burgert O et al. Ewing's sarcoma of bone. *Cancer* 1986;58:2551-55.

Wunder JS, Paulian G, Huvos AG et al. The histological response to chemotherapy as a predictor of the oncological outcome of operative treatment of Ewing sarcoma. *J Bone Joint Surg* 1999;80(7):1020-33.

PARTE IV

CIRURGIA DE CABEÇA E PESCOÇO

CAPÍTULO 40

Melanoma Cutâneo em Cirurgia de Cabeça e Pescoço

Ana Carolina Pastl Pontes ■ Terence Pires de Farias
Fernando Luiz Dias ■ Marcus Antonio de Mello Borba
André Leonardo de Castro Costa ■ Bruno Albuquerque de Sousa

INTRODUÇÃO

Histórico

A primeira menção acreditada ser de melanoma foi por Hipócrates, no quinto século a.C. Paleopatologistas descobriram metástases ósseas difusas e massas melanóticas arredondadas na pele de múmias peruanas do quarto século a.C. Algumas referências a "tumores pretos fatais com metástases e fluidos pretos no corpo" são encontradas na literatura europeia entre 1650 e 1760. René Laënnec discutiu *la melanose* em 1806, e Robert Carswell, em 1838, foi o primeiro a empregar a palavra melanoma.

Etiologia

O melanoma cutâneo é um tumor que se desenvolve da transformação maligna dos melanócitos, que são células derivadas da crista neural, produtoras de pigmento, que residem na camada basal da epiderme na pele humana. Tem ocorrência menos frequente nas mucosas (oral, fossa nasal e gengiva) e globo ocular. É de grande incidência na região da cabeça e pescoço, onde assume características próprias em decorrência da riqueza do sistema linfático (Figs. 1 e 2). O mais importante precursor do melanoma é o nevo melanocítico. As lesões do couro cabeludo se comportam com maior agressividade biológica que as localizadas na face.[4] Ele apresenta uma elevada agressividade biológica, podendo originar-se a partir de uma lesão pigmentada benigna ou da pele normal. Sucessivamente, pode invadir a derme, disseminar-se aos linfonodos regionais e apresentar metástases a distância.

Como em muitos cânceres, tanto a predisposição genética como a exposição a agentes ambientais são fatores de risco para o desenvolvimento de melanoma. Indivíduos com cabelo claro e pele clara, e aqueles que sofrem facilmente queimaduras solares, ou com história de queimadura solar severa prévia são de maior risco que aqueles com pele mais escura. O componente ultravioleta da luz solar causa dano à pele e aumenta o risco de câncer de pele, como o melanoma. Parece que o risco de melanoma está mais associado à exposição solar intensa e intermitente que à exposição solar cumulativa (com exceção do melanoma lentigo maligno). A incidência de melanoma em pessoas de pele clara é maior quanto mais próximo da linha do equador estiver a residência, com a maior incidência encontrada na Austrália; isso reforça a importância do dano induzido pelos raios ultravioleta na patogênese do melanoma. Nos anos 1920, a moda feminina se tornou mais reveladora, e à *designer* de moda francesa, Coco Chanel, que desenvolveu um bronzeado

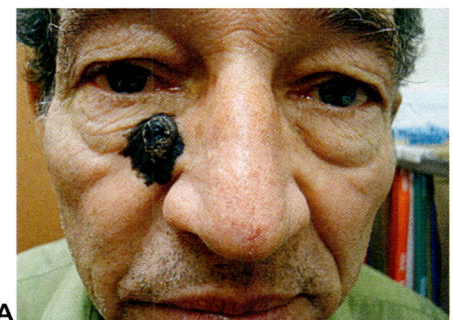
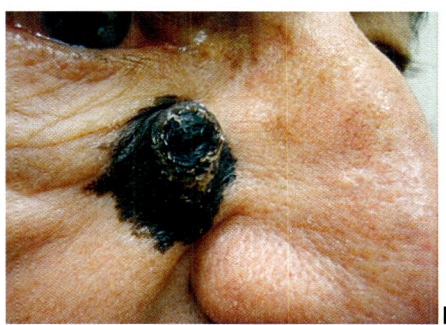

◀ **FIGURA 1. (A e B)** Paciente com lesão melanocítica ulcerada, com bordos irregulares. Realizado diagnóstico histopatológico confirmando melanoma maligno. (Fonte: INCA-MS.)

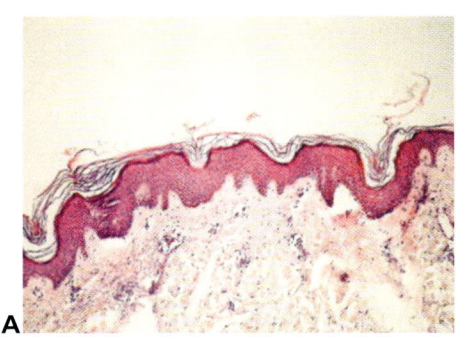
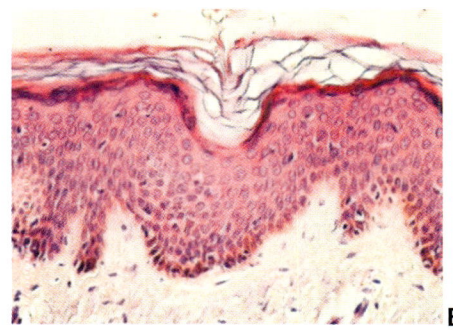

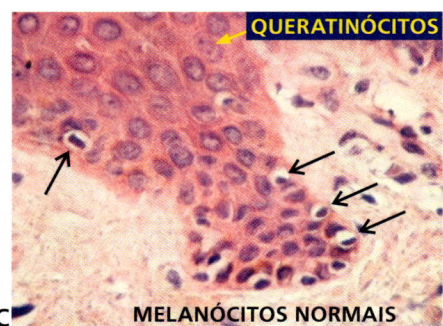
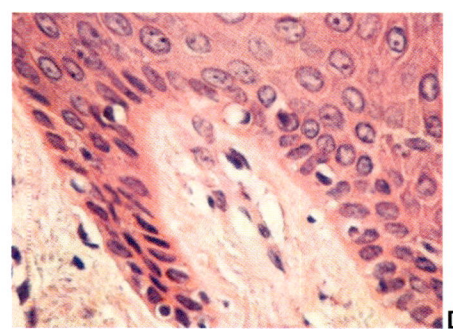

◀ **FIGURA 2. (A)** Área da periferia do corte, fora do tumor. **(B)** Os **melanócitos** são células derivadas da crista neural. Caracterizam-se por **citoplasma claro** e geralmente contêm pouca melanina, pois injetam nos **queratinócitos** próximos à melanina que sintetizam (processo dito de **secreção citócrina**). **(C)** Os melanócitos se localizam de forma espaçada entre os queratinócitos da camada basal da epiderme. **(D)** Em geral, para cada 10 queratinócitos há um melanócito, mas a concentração é maior na porção apical dos cones epiteliais.

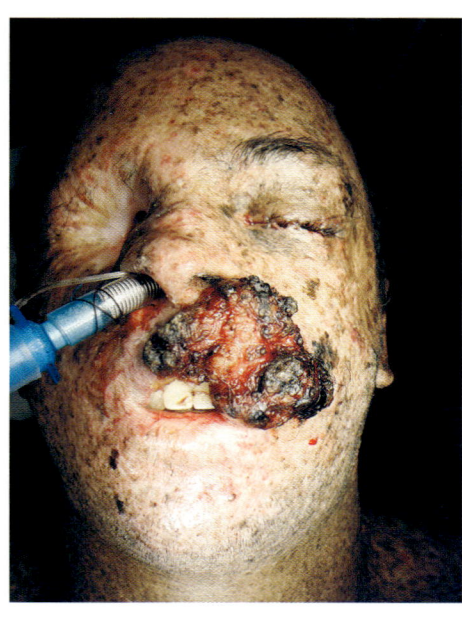

FIGURA 3. Paciente portador de xeroderma pigmentosa, com melanoma avançado de lábio superior. Note que o paciente já foi submetido à ressecção prévia em órbita direita. (Fonte: INCA-MS.)

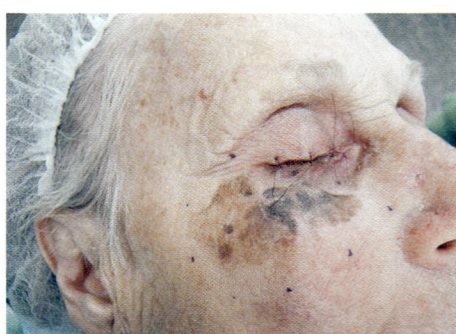

FIGURA 4. Paciente com lesão multipigmentada, com áreas escuras irregulares, com história de aumento de tamanho, sendo a biópsia positiva para melanoma (Fonte: INCA-MS).

em uma viagem de Paris a Cannes, é creditada a tendência moderna dos banhos de sol. Como nossas roupas modernas expõem mais a pele que anteriormente, houve aumento significativo dos cânceres de pele, incluindo o melanoma.

História familiar de melanoma, aumento do número de nevos comuns ou displásicos e tendência a sinais na pele também aumentam o risco de melanoma. Dez por cento dos pacientes têm um caso de melanoma na família. Doenças autossômicas recessivas, como xeroderma pigmentosa, levam a risco de câncer de pele 1.000 vezes maior que a população em geral. Apresentam-se como início precoce de queimaduras por sol e múltiplos cânceres de pele antes dos 10 anos de idade (Fig. 3).

Epidemiologia

A região da cabeça e pescoço é sede de 17 a 25% de todos os melanomas cutâneos, embora esta região signifique apenas 9% da área de pele corporal, ocorrendo, por ordem de frequência, na face, escalpo, pescoço e pavilhão auricular. Sua incidência continua a aumentar particularmente entre os homens. Curiosamente, a mortalidade do melanoma permanece estável. Isto é em razão principalmente, do aumento de conscientização que resulta na detecção precoce e diagnóstico do mesmo em estágios iniciais.

Infelizmente não há opções efetivas de tratamento capazes de curar ou aumentar a sobrevida do indivíduo afetado após o melanoma se disseminar além do seu sítio primário. Reconhecido, portanto, como o câncer de pele mais fatal, e estando também entre os cânceres mais fatais de maneira geral, a sua incidência aumentou quinze vezes nos últimos 40 anos nos Estados Unidos, o que representa o maior aumento de incidência entre as neoplasias. Apresenta uma incidência mundial de quatro casos para cada 100.000 pessoas, e na Austrália sua incidência chega a 40 casos para 100.000. É descrita leve preponderância do sexo masculino (1,5:1), e o pico de incidência se encontra entre a 4ª e 7ª décadas de vida. A cada hora um americano morre de melanoma, e ele se mantém um dos tipos de câncer mais comum entre os adultos jovens nos países industrializados. Além disso, de acordo com estatísticas de 1973 a 1997, o aumento da mortalidade por melanoma em indivíduos com 65 anos ou mais, especialmente homens, foi o segundo entre todos os tipos de câncer. Sua incidência estimada para 2011 nos Estados Unidos foi de 70.230 casos, com mortalidade de 8.790 casos. No Brasil, a incidência estimada para 2012 é de 6.220 casos novos.

CARACTERÍSTICAS CLÍNICAS

Os sinais iniciais que podem sugerir a transformação maligna de um *nevus* incluem: escurecimento ou descoloração variada, prurido, aumento do tamanho, aparecimento de lesões satélites. Ulceração e sangramento são sinais tardios (Figs. 4 e 5). Nas mulheres acometem mais comumente as extremidades, enquanto nos homens são mais frequentes no tronco e na cabeça e pescoço, mas podem ocorrer em qualquer lugar da superfície da pele.

Deve ser feita uma biópsia (Fig. 6), preferencialmente, por excisão total da lesão, sempre que tivermos uma suspeita, e a peça deverá ser analisada por um patologista experiente, para permitir o microestadiamento. As lesões suspeitas jamais deverão ser raspadas (*shaved off*) ou cauterizadas.

A classificação clinicopatológica dos melanomas poderá ser dada pela forma de apresentação clínica das lesões, aqui apresentadas com suas incidências proporcionais:

- *Lentigo maligno* (5%): tumor de evolução muito lenta. Pode ser preto ou de fundo marrom. Tem excelente prognóstico.
- *Crescimento superficial* (70%): caracterizado por apresentar crescimento radial muito maior do que o vertical. São planos, de evolução lenta e têm bom prognóstico.
- *Nodular* (15%): apresentam-se como nódulos marrom-escuros, caracterizando-se por rápido crescimento vertical, frequentes metástases e prognóstico extremamente grave. Têm uma incidência maior na população japonesa.
- *Acrolentiginoso* (10%): tumor plano, de evolução lenta, às vezes comprometendo grandes áreas de pele. Frequentemente atinge as regiões palmares e plantares, membranas mucosas e áreas subungueais. Tem prognóstico intermediário entre o melanoma nodular e o de crescimento superficial.

COMPORTAMENTO BIOLÓGICO/BIOLOGIA MOLECULAR

Os danos causados ao DNA, particularmente os diretos, podem ser prontamente reparados pelo sistema de excisão-reparo de nucleotídeo. A baixa capacidade de reparo do DNA eleva o risco para o desenvolvimento de melanoma. A presença de determinadas variantes do gene do receptor de melanocortina 1(MC1R) também aumenta esse risco.

A confirmação da mutagenicidade da radiação ultravioleta ocorreu em 1960, com a descoberta da formação do fotodímero ciclobutano, após a irradiação da base timina por comprimento de onda de 254 nm. Estudos posteriores identificaram aquilo que seria a assinatura do ultravioleta: a produção de mutações em pontos específicos do DNA (onde existam duas bases pirimidinas adjacentes), levando à formação do dímero de pirimidina ciclobutílica e de fotoprodutos pirimidina-pirimidona. A produção de fotodímeros em pele humana, mais especificamente em queratinócitos e melanócitos, pode ser induzida tanto pelo UVA quanto pelo UVB.

Um dos genes em que se identificou mutação induzida pelo ultravioleta foi o p53. As funções mais importantes desse gene são a parada do ciclo celular na fase G1 para reparo do DNA danificado e, quando os danos são excessivos, a condução à apoptose – morte celular programada. Ensaios imuno-histoquímicos detectaram a expressão aumentada da proteína do p53 mutante em lesões pré-cancerosas, tumores cutâneos benignos e cânceres de pele não melanocíticos. Esses achados indicam que a mutação no p53 seria um evento precoce na carcinogênese dos tumores cutâneos. No caso específico do melanoma, resultados de ensaios imuno-histoquímicos são bastante variáveis: desde uma expressão aumentada da proteína codificada pelo gene p53 em praticamente todos os espécimes analisados, até uma proporção mínima de positividade nos espécimes. Essa variabilidade aponta para outros genes como alvos de

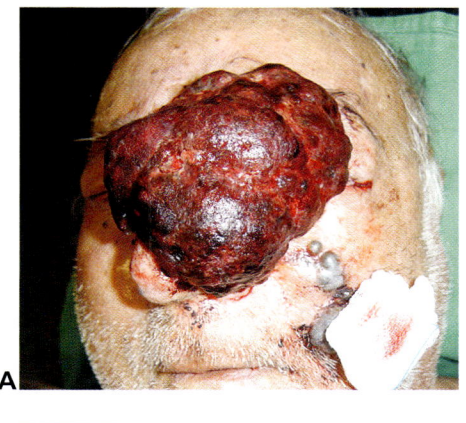
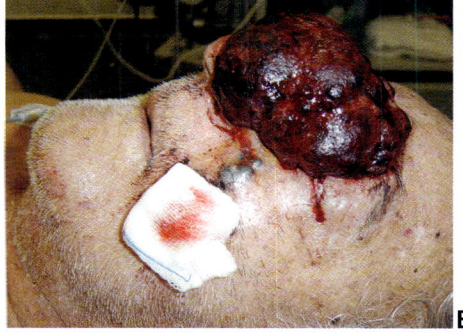
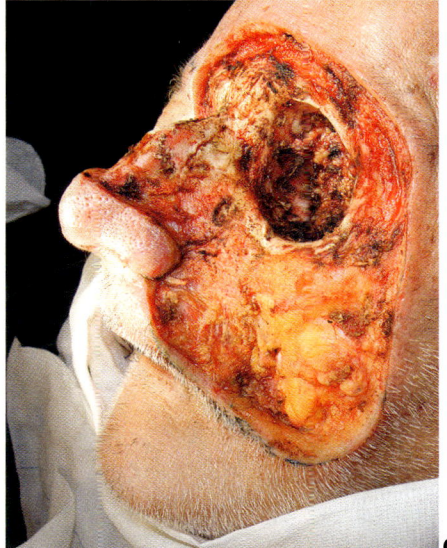
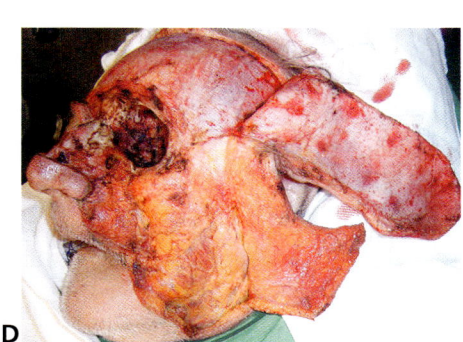
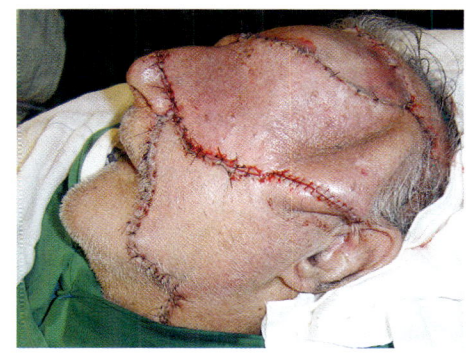
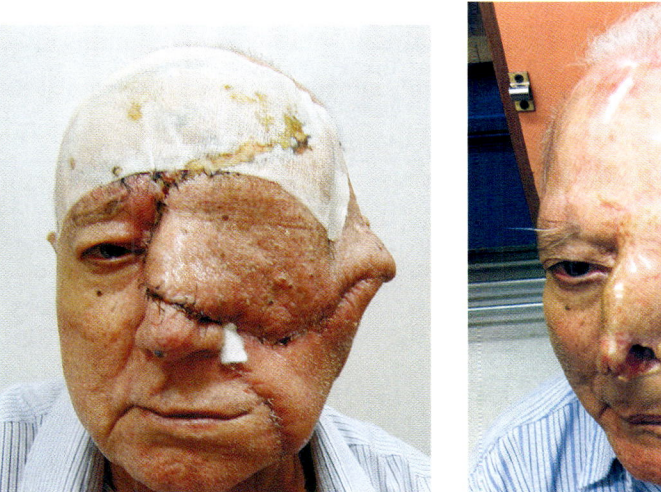

◀ **FIGURA 5.** Paciente com lesão em face em estágio avançado. (**A** e **B**) Nota-se a presença de lesões satélites e sangramento. (**C-E**) A sequência demonstra o transoperatório com a reconstrução. (**F** e **G**) Pós-operatórios imediato e tardio. (Fonte: INCA-MS.)

mutação induzida pelo ultravioleta, tais como o proto-oncogene N-*ras*, e no gene supressor de tumor CDKN2A.

O primeiro estudo documentado de indução de tumores cutâneos em animais pela irradiação com ultravioleta foi desenvolvido por Findlay, em 1928. Nas décadas seguintes, pesquisadores determinaram o espectro de ação para carcinogênese cutânea em animais, cujo limite superior encontrado foi de 320 nm.

Estudos mais recentes obtiveram a indução de lesões melanocíticas pré-cancerosas e de melanoma cutâneo, seguindo a irradiação da pele de cobaias e de pele humana enxertada em modelo animal. O espectro de ação para indução de melanoma foi determinado por Setlow *et al.* (1993), usando como modelo o peixe híbrido *Xiphororus*. Na região do UVB a curva se assemelha à do dano direto ao DNA, e na do UVA, a eficiência decresce lentamente, mas ainda permanece em patamares altos, sugerindo a ação dos mecanismos indiretos.

INVESTIGAÇÃO DIAGNÓSTICA

A investigação diagnóstica dos melanomas será feita de acordo com o estágio da doença, podendo variar desde simples ressecção de uma lesão suspeita para confirmação histológica, até a comprovação de doença avançada com metástases a distância. Exames de imagem mais específicos, como tomografia computadorizada, ressonância magnética e varreduras cerebrais, não têm papel na avaliação de rotina, pois seu rendimento é muito baixo em pacientes assintomáticos. Como o PET-Scan, são úteis na avaliação dos casos específicos de alto risco para metástases ocultas a distância e que estão sendo considerados para cirurgia (Figs. 7 e 8).

Através de diversos fatores restritos a cada paciente, poderemos avaliá-lo. São estes os seguintes:
A) Biópsia excisional das lesões pigmentadas suspeitas.
B) Avaliação da extensão locorregional (punção por agulha fina dos linfonodos suspeitos).
C) Avaliação de extensão da doença à distância nos estágios II e III (radiografia de tórax, cintilografias cerebral e hepática, tomografia computadorizada, quando indicados).

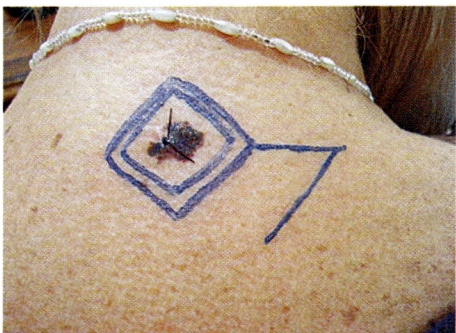

◀ **FIGURA 6.** Paciente com lesão melanocítica suspeita em região cervical posterior, submetida à biópsia incisional. (Fonte: INCA-MS.)

ESTADIAMENTO/FATORES PREDITIVOS PROGNÓSTICOS

O estadiamento dos melanomas cutâneos tem por característica o fato de que o tumor primário só pode ser estadiado após a sua ressecção, pois só aí

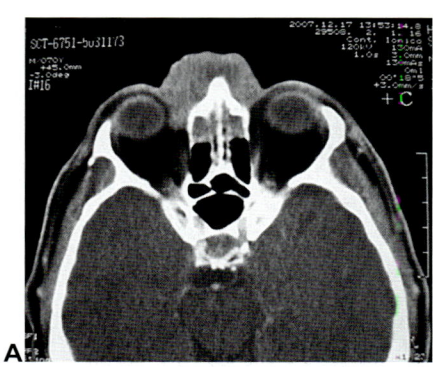
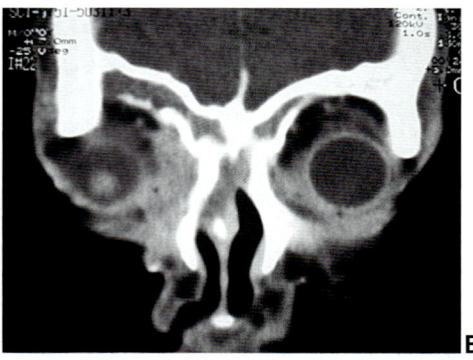

◄ **FIGURA 7. (A e B)** Paciente da Figura 5 submetido à tomografia computadorizada para avaliação do comprometimento de estruturas nobres pela lesão. (Fonte: INCA-MS.)

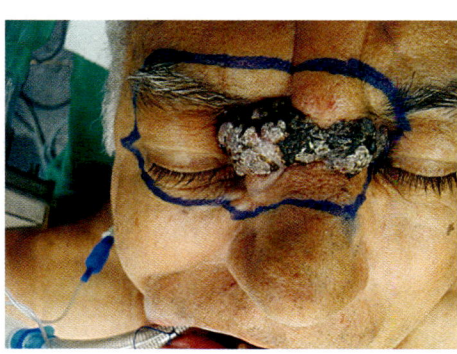

◄ **FIGURA 8.** Paciente com lesão melanocítica extensa em regiões nasal, orbitária e frontal. Os exames diagnósticos complementares além da avaliação de rotina nesse caso são importantes, tendo em vista o grau de invasão de estruturas nobres. (Fonte: INCA-MS.)

teremos os dados para avaliação dos níveis de invasão das camadas da derme (classificação de Clark) (Quadro 1) ou os índices de espessura da derme comprometida (classificação de Breslow) (Quadro 2). Portanto, o sistema TNM para os melanomas utilizará, para o tumor primário, a sigla pT (avaliação histopatológica do tumor primário) (Quadros 3 a 5).

Com relação ao microestadiamento:

Sempre que houver discordância entre as classificações, deve-se levar em consideração o de pior prognóstico para o pTNM.

TRATAMENTO

O tratamento dos melanomas cutâneos será eminentemente cirúrgico, e a extensão da cirurgia variará com o estadiamento das lesões e sua localização.

Nas lesões iniciais que não ultrapassam a camada papilar, ou seja, menores que 0,76 mm em espessura ou níveis I, II e III, as ressecções simples proporcionam altos índices de curabilidade (ressecções menores que 3 cm da margem de segurança).

Nas lesões com espessura acima de 1,5 mm, ou níveis IV e V, a ressecção deverá ter margem de segurança acima de 3 cm, sempre que possível, e o esvaziamento cervical modificado, ou cervicofacial modificado deverá ser realizado mesmo na ausência de linfonodos cervicais clinicamente positivos. Nos casos de linfonodos cervicais positivos, o esvaziamento cervical será radical, com inclusão do músculo platisma.

A utilização de radioterapia e/ou quimioterapia no tratamento dos melanomas cutâneos tem-se mostrado totalmente ineficaz. Estudos têm sido feitos com o emprego de imunoterapia para estes tumores, seus resultados até o momento, porém, têm sido frustrantes.

Quadro 1. Classificação de Clark

NÍVEL	DESCRIÇÃO
I	Lesão envolvendo exclusivamente a epiderme (melanoma *in situ*)
II	Invasão da derme papilar, sem alcançar a transição papilar-reticular
III	Lesão invadindo toda a espessura da derme papilar e alcança a transição papilar-reticular
IV	Invasão da derme reticular, mas sem alcançar o tecido celular subcutâneo
V	Invasão do tecido celular subcutâneo

Quadro 2. Classificação de Breslow

CLASSIFICAÇÃO	ESPESSURA
I	Até 0,75 mm
II	0,76 a 1,5 mm
III	1,51 a 4 mm
IV	4,01 ou mais

Quadro 3. Estadiamento clinicopatológico TNM

TUMOR PRIMÁRIO	
pTx	Tumor primário não avaliável
pT0	Sem evidência de tumor primário
pTis	Melanoma *in situ* (hiperplasia melanocítica atípica, displasia melanocítica severa, lesão maligna não invasiva) – nível I de Clark
pT1	Tumor com 0,75 mm ou menos de espessura e que invade a derme papilar – nível II de Clark
pT2	Tumor com mais de 0,75 mm de espessura, porém, sem ultrapassar 1,5 mm e/ou com invasão da transição papilorreticular – nível III de Clark
pT3	Tumor com mais de 1,5 mm, porém, sem ultrapassar 4 mm em espessura e/ou com invasão da derme reticular – nível IV de Clark
pT3a	Tumor com mais de 1,5 mm de espessura, porém, sem ultrapassar 3 mm de espessura
pT3b	Tumor com mais de 3 mm de espessura, porém, sem ultrapassar 4 mm
pT4	Tumor com mais de 4 mm de espessura e/ou invadindo tecido celular subcutâneo – nível V de Clark
pT4a	Tumor com mais de 4 mm de espessura e/ou invadindo tecido celular subcutâneo
pT4b	Presença de nódulos satélites até 2 cm do tumor primário
LINFONODOS REGIONAIS	
Nx	Linfonodos regionais não avaliáveis
N0	Ausência de linfonodos regionais
N1	Linfonodo metastático com até 3 cm de diâmetro na sua maior dimensão
N2	Linfonodo metastático com mais de 3 cm na sua maior dimensão ou metástases em trânsito (lesões além de 2 cm da lesão primária, desde que estejam antes da primeira estação de drenagem linfática)
N2a	Metástase com mais de 3 cm na sua maior dimensão, em qualquer linfonodo regional
N2b	Metástases em trânsito
N2c	Associação de N2a e N2b
METÁSTASES A DISTÂNCIA	
Mx	Metástases a distância não avaliáveis
M0	Ausência de metástases a distância
M1	Presença de metástases a distância
M1a	Metástases cutâneas, subcutâneas ou linfonodonodulares, ultrapassando os linfonodos regionais
M1b	Metástases viscerais

Quadro 4. Grupamento por estágios dos tumores tipo melanoma

ESTÁGIO	CLASSIFICAÇÃO DOS TUMORES MALIGNOS (TNM)	CLÍNICA/ASPECTOS HISTOLÓGICOS	SOBREVIDA EM CINCO ANOS (%)
0	TisN0M0	Melanoma *in situ*	100%
IA	T1aN0M0	≤ 1 mm. Sem ulceração no sítio primário. Nível II/III	≥ 95%
IB	T1BN0M0 T2a N0M0	≤ 1 mm. Com ulceração ou nível WV 1,01- 2 mm. Sem ulceração	89-91 89-91
IIA	T2bN0M0 T3aN0M0	1,01- 2 mm. Com ulceração 2,01- 4 mm. Sem ulceração	77-79 77-79
IIB	T3bN0M0 T4aN0M0	2,01- 4 mm. Com ulceração ≥ 4 mm. Sem ulceração	63-67 63-67
IIC	T4bN0M0	> 4 mm. Com ulceração	45
IIIA	T1-4aN1aM0 T1-4aN2aM0	Micrometástase. Único linfonodo. Sem ulceração Micrometástase. 2-3 linfonodos. Sem ulceração	63-69 63-69
IIIB	T1-4bN1aM0 T1-4aN1bM0 T1-4aN2bM0 T1-4a/bN2cM0	Micrometástase. Único linfonodo. Com ulceração Macrometástase. Único linfonodo. Sem ulceração Macrometástase. 2-3 linfonodos. Sem ulceração Metástase em trânsito e/ou lesão satélite. Sem linfonodo	43-53 30-50 30-50 30-50
IIIC	T1-4bN2aM0 T1-4bN2bM0 Qualquer T N3M0	Macrometástase. Único linfonodo. Com ulceração Macrometástase. 2-3 linfonodos. Com ulceração 4 ou mais linfonodos com metástase, linfonodos confluentes/extensão extracapsular. Ou metástase em trânsito/lesão satélite e linfonodos metastáticos	24-29
	Qualquer Te N M1a Qualquer Te N M 1 b Qualquer Te N M1c	Metástase a distância: pele/subcutâneo ou linfonodo. Desidrogenase láctica normal. Metástase pulmonar. Desidrogenase láctica normal. Metástase visceral com desidrogenase láctica normal ou a distância com desidrogenase láctica elevada	7-19

TNM = tumor, nódulos e metástases.

Quadro 5. Estadiamento clínico

ESTÁGIO	DESCRIÇÃO
I	Lesão primária
Ia	Lesão primária somente
Ib	Lesão primária e satélite num raio de 5 cm de lesão primária
Ic	Recidiva local num raio de 5 cm da lesão primária ressecada
Id	Metástases localizadas a uma distância acima de 5 cm de lesão primária, porém permanecendo na área de drenagem linfática
II	Presença de linfonodos regionais metastáticos
III	Doença disseminada

Tratamento do tumor primário

O tratamento ideal do melanoma primário consiste em excisão cirúrgica de toda a lesão e quaisquer áreas adjacentes de atividade ou melanoma *in situ* (Figs. 9 a 12). As diretrizes para a quantidade de pele normal a ser removida ao redor da lesão têm sido derivadas de estudos prospectivos: 1 cm de pele clinicamente normal e subjacente tecido subcutâneo é o atualmente recomendado para excisão de melanomas que têm espessura de menos de 1 mm. A margem de 2 cm de pele normal é considerada adequada para melanomas entre 1 a 4 mm de espessura. Para melanomas de > 4 mm, parece que uma margem de 2,5 cm é adequada. Estas recomendações devem ser usadas apenas como orientação de princípios. Na região da cabeça e pescoço muitas vezes não é possível excisar um melanoma com margem tão ampla sem infligir ao paciente importantes deformidades estéticas ou incapacidades funcionais, assim, o cirurgião deve levar em conta estas considerações quanto à excisão de melanomas nestas áreas.

Tratamento dos linfonodos cervicais

Os linfonodos regionais geralmente são o local inicial de metástases do melanoma maligno em cabeça e pescoço. A incidência de metástases linfonodais aumenta em proporção direta com a espessura da lesão primária.

Pescoço clinicamente negativo (N0)

Vários estudos prospectivos randomizados têm demonstrado que não há total benefício de sobrevida em pacientes submetidos à linfadenectomia eletiva. Portanto, este não é mais preconizado no tratamento de rotina do melanoma.

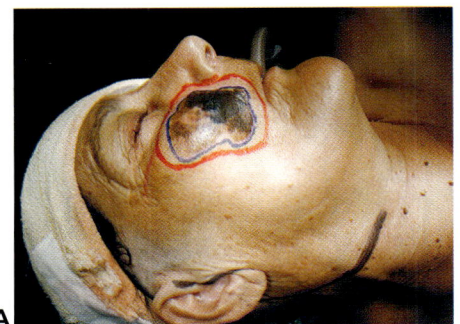 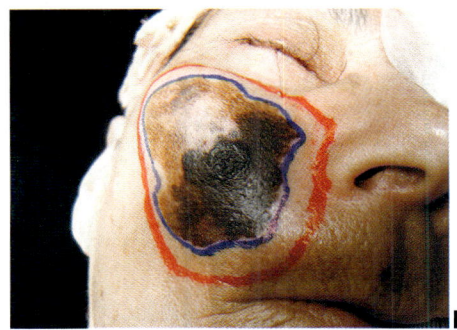 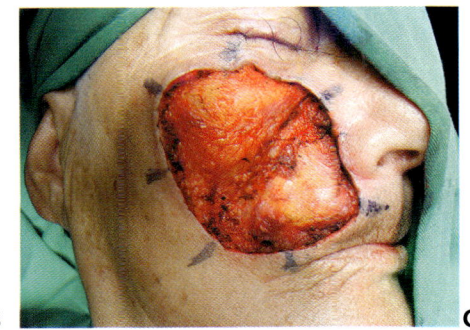

▲ **FIGURA 9.** (**A** e **B**) Paciente com lesão em região nasogeniana direita. Observam-se as margens da lesão à macroscopia na linha de cor azul. A margem de segurança oncológica foi demarcada com a linha de cor vermelha. (**C**) Ressecção da lesão com margens cirúrgicas oncológicas adequadas. (Fonte: INCA-MS.)

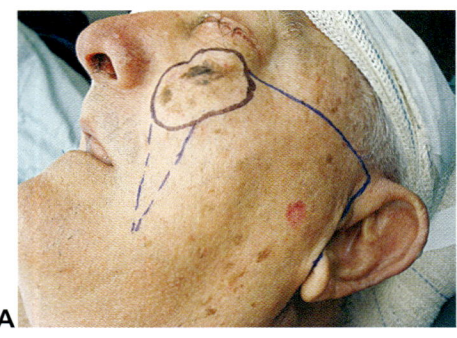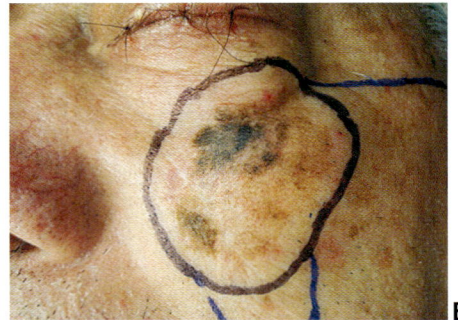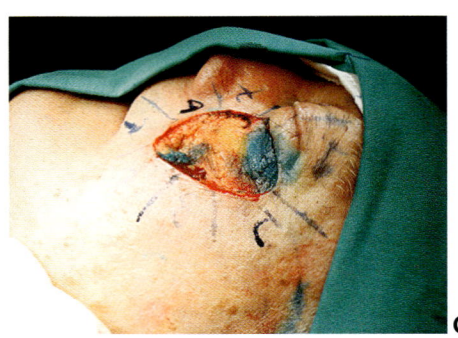

▲ **FIGURA 10. (A e B)** Paciente com lesão malar esquerda submetido à ressecção de lesão com margens oncológicas. **(C)** Pode-se observar a forma como é feito o mapeamento com exame de congelação transoperatório para a obtenção do controle adequado da retirada da doença.

A pesquisa do linfonodo sentinela (Fig. 12) é considerada o método de escolha para o estadiamento de bacias nodais. Um ensaio multicêntrico de linfadenectomia sentinela-1 (MSLT-1) foi projetado para randomizar os pacientes com melanoma cutâneo clinicamente primário para submeterem-se à excisão ampla e pesquisa de linfonodo sentinela (grupo da biópsia) ou excisão ampla e observação pós-operatória da cadeia linfonodal cervical (grupo de observação). Os pacientes elegíveis tinham melanomas cutâneos primários invasivos que foram classificados como nível III de Clark com um Breslow de 1 mm ou mais, ou com Clark IV ou V com qualquer índice de Breslow. A taxa de sobrevida específica para o melanoma foi semelhante nos dois grupos. No entanto, em menos de 5 anos, a sobrevida estimada livre de doença foi de 53,4%, se o linfonodo sentinela contivesse metástases e de 83,2%, se o linfonodo estivesse livre de doença (p < 0,001). Os resultados desse estudo indicam claramente que a pesqui-

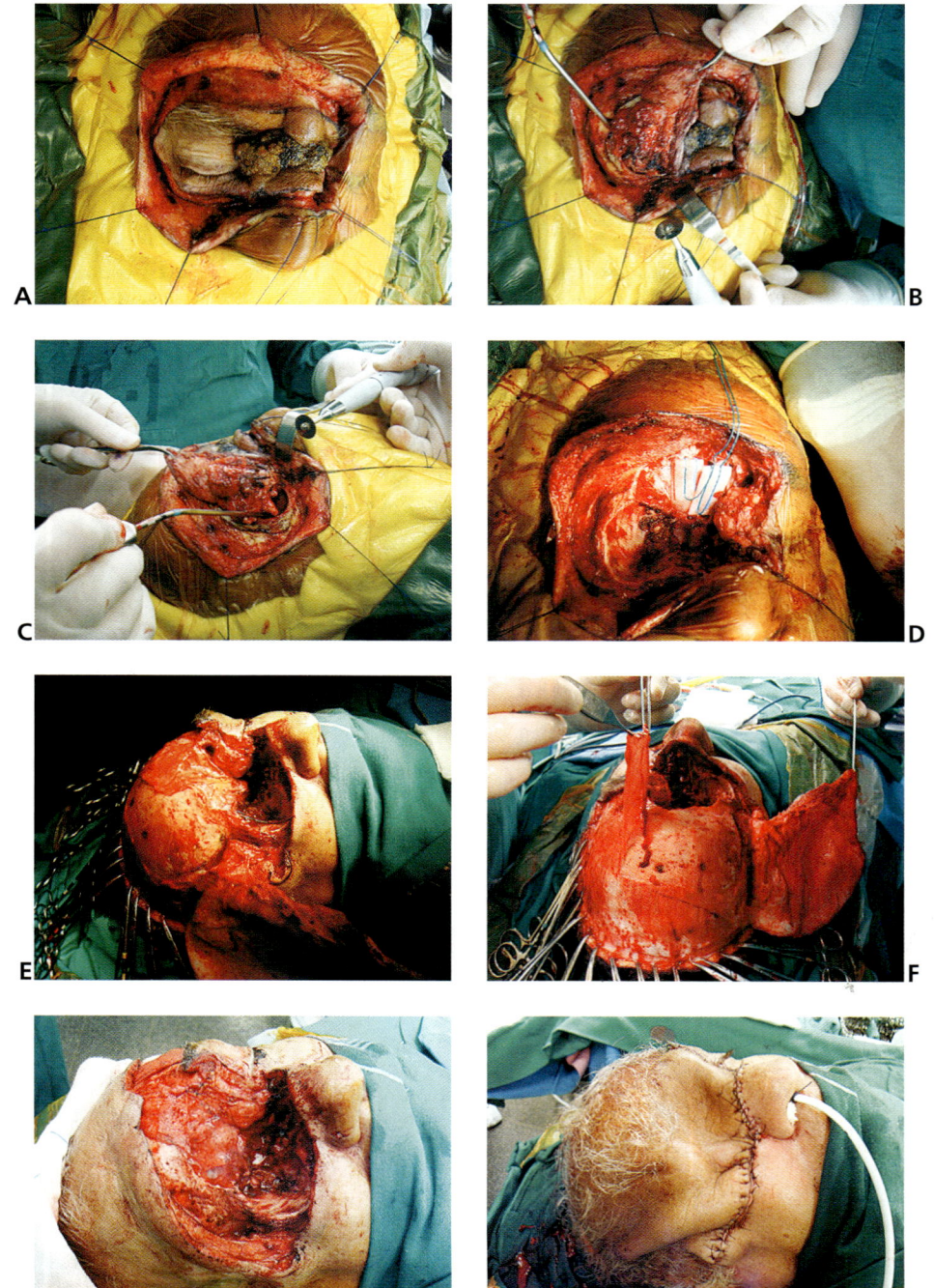

◀ **FIGURA 11. (A-H)** Paciente submetido à ressecção cirúrgica da lesão. **(E-G)** Em virtude do envolvimento de planos profundos e estruturas nobres foi necessária uma ressecção craniofacial englobando a órbita direita. **(H)** A reconstrução do defeito foi realizada por avanço do couro cabeludo.

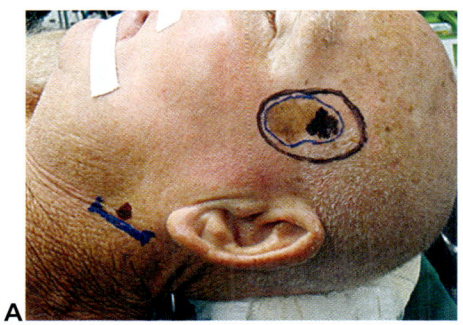
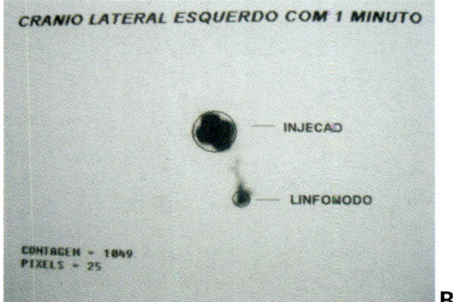
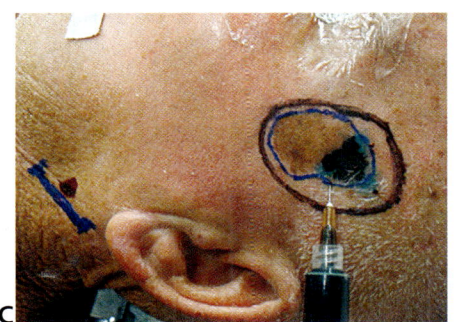
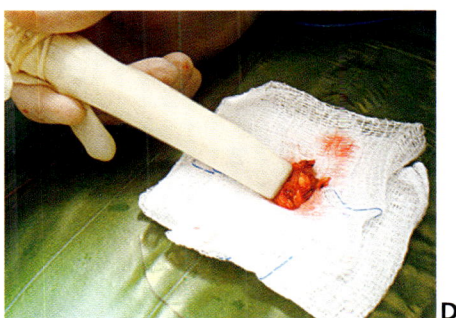
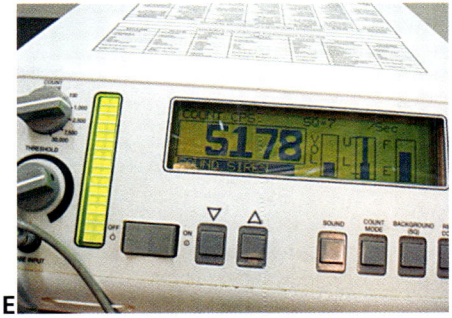

◀ **FIGURA 12. (A-E)** Paciente com melanoma de couro cabeludo submetido à cintilografia pré-operatória que identificou o linfonodo suspeito em região cervical. **(C-E)** Realizada a injeção do azul patente e identificado, com o auxílio do *PROBE*, o linfonodo sentinela. Realizada biópsia excisional do linfonodo.

sa do linfonodo sentinela tem valor prognóstico e no estadiamento. Uma análise de dados secundários sugeriu também que, em pacientes com melanomas primários de 1,2 a 3,5 cm de espessura, deve-se realizar a biópsia junto com a linfadenectomia cervical, o que promove uma melhora na sobrevida dos pacientes com linfonodo positivo.

Pescoço clinicamente positivo

Metástases linfáticas palpáveis em pacientes com melanoma maligno são indicativas de um prognóstico grave. As taxas de sobrevida em 10 anos são inferiores a 30% na maioria dos estudos. Fatores prognósticos importantes são os números de linfonodos envolvidos, a carga de tumor nestes (macrometástases × micrometástases) e a presença de metástases em trânsito ou satélites. O tratamento consiste em uma excisão cirúrgica adequada da lesão primária e ressecção dos linfonodos regionais (Fig. 13). A linfadenectomia deve incluir todos os níveis cervicais (I ao V) e outros setores em situações de risco (intraparotídeo e suboccipital), dependendo da localização da lesão primária. Uma exceção se aplica a pacientes com melanoma na face posterior do couro cabeludo e pescoço, em que o nível I pode ser poupado. A preservação do músculo esternocleidomastóideo, a veia jugular interna ou o nervo acessório espinhal é oncologicamente realizada, mas deve ser feita com cautela.

Radiação adjuvante

A poucos estudos retrospectivos têm sugerido que a irradiação pós-operatória melhora as taxas de recidiva regionais em pacientes com múltiplos linfonodos positivos ou com disseminação extracapsular. Também tem sido sugerido que melhora o controle regional, quando um esvaziamento cervical seletivo é realizado na presença de nódulos palpáveis.

No entanto, o uso de radioterapia adjuvante após a dissecção de linfonodos cervicais para o melanoma metastático é controverso. Um estudo recente retrospectivo da Unidade de Melanoma Sidney não tem encontrado nenhuma evidência para apoiar o uso de radioterapia adjuvante para pacientes com melanoma com "alto risco" de disseminação.

AVANÇOS TECNOLÓGICOS – DIAGNÓSTICO/TERAPIA

A modalidade terapêutica com base na infusão de drogas citotóxicas é ainda hoje a forma primária de abordagem do melanoma metastático; no entanto, apesar do uso difundido, infelizmente os resultados encontrados nesta abordagem são bastante decepcionantes na maioria dos casos. As drogas mais utilizadas atualmente são representadas pela Dacarbazina (DTIC), Cisplatina (CDDP), Nitrosoureias (Carmustina e Lomustina) e agentes que atuam sobre os microtúbulos (Alcaloides da Vinca e Taxanos). O principal e mais ativo quimioterápico no tratamento do melanoma é representado pela Dacarbazina, agente alquilante que, isoladamente, proporciona taxas de resposta de 14 a 20% com duração mediana de resposta de 4 a 6 meses. Estudos clínicos mostram que somente 2% dos pacientes que recebem quimioterapia com DTIC isolado estarão vivos em seis anos, e a associação de drogas (Poliquimioterapia) não mostrou benefício adicional na taxa de sobrevida. A temozolamida, um metabólito ativo do DTIC que apresenta maior penetração no SNC, não mostrou ser melhor em estudos clínicos. Não há indicação para uso adjuvante de drogas citotóxicas.

Interferon-alfa-2b é uma das drogas com maior controvérsia para o uso adjuvante em pacientes com melanoma. Apesar de não existir consenso, trabalhos recentes têm demonstrado que o Interferon-alfa-2b administrado em altas doses pode aumentar o tempo livre de doença, bem como proporcionar discreto aumento de sobrevida. Esta é a única droga que mostra benefícios reprodutíveis quanto a tempo livre de doença e sobrevida em pacientes com alto risco, ou seja, com 40 a 50% de risco de recidiva e morte. Não existem evidências que suportem qualquer benefício do Interferon-alfa-2b administrado em baixas doses.

A bioquimioterapia é indicada, também, no melanoma estágio IV; a associa à quimioterapia clássica descrita anteriormente, com drogas imunoterápicas [Interferon (IFN – alfa) e Interleucina-2 (IL-2)]. Vários esquemas foram desenvolvidos na tentativa de aumentar as taxas de resposta e sobrevida encontradas com o uso isolado de quimioterápicos, mas apesar de maior taxa de resposta, a taxa de sobrevida se manteve inalterada em vários estudos. Toxicidade significativamente alta, comum a todos os estudos de

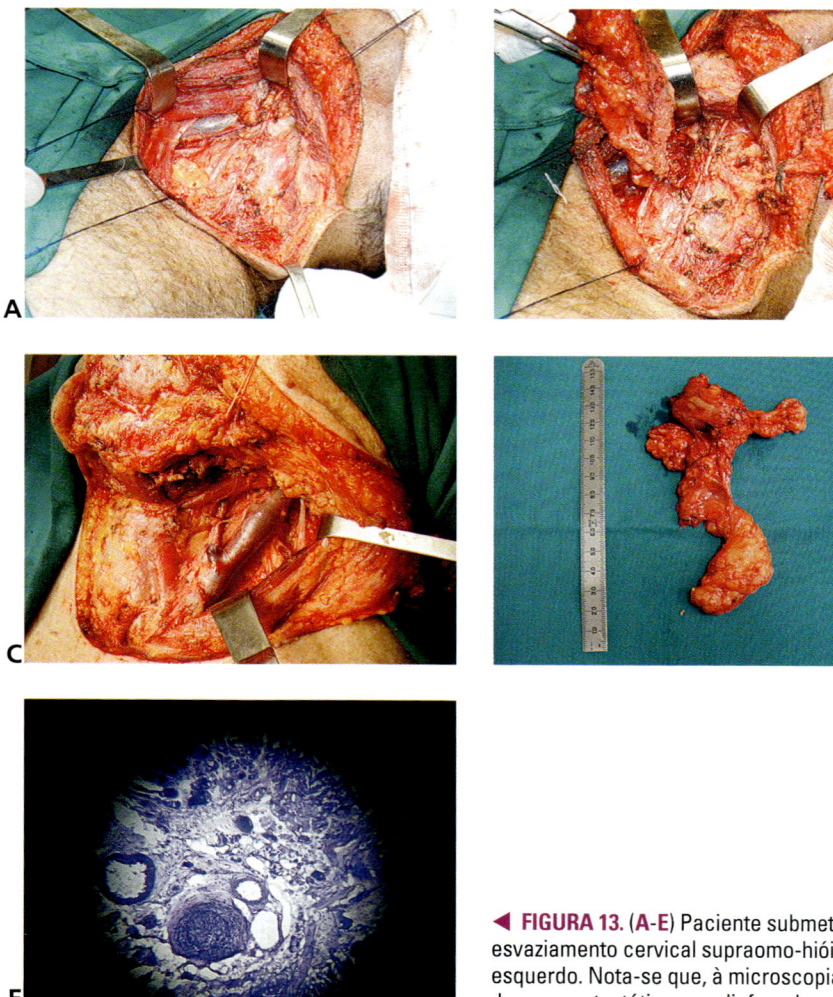

◀ **FIGURA 13. (A-E)** Paciente submetido a esvaziamento cervical supraomo-hióideo esquerdo. Nota-se que, à microscopia, existe doença metastática para linfonodos.

bioquimioterapia, exige que a realização do tratamento ocorra em centros especializados e capacitados com a utilização de protocolos rígidos de manejo de complicações. Tentativa de minimizar a toxicidade, reduzindo as doses de IL-2, mostrou redução concomitante da eficácia do tratamento. Outro fator complicador ao uso desse tratamento está relacionado com o custo bastante elevado, mesmo em países desenvolvidos.

A IL-2, antigamente chamada de Fator de Crescimento de Células T foi identificada em 1976 e utilizada com ação antitumoral em 1985. Através de mecanismo de imunomodulação, ocorre a estimulação de células T e "natural *killer*" que destroem as células malignas através de vários mecanismos imunológicos. O uso isolado de IL-2 em altas doses é uma alternativa terapêutica nos casos de pacientes portadores de melanomas metastáticos que apresentam bom estado geral, pois como mencionado no caso da bioquimioterapia, a toxicidade aguda observada durante o tratamento é frequente e muito grave (semelhante a um quadro de choque séptico com todas as suas complicações). Vários esquemas terapêuticos foram estudados variando a via de administração, EV *bolus*, EV Infusão Contínua e SC, esta última comprovadamente menos efetiva apesar de menos tóxica. É administrada em associação ao Interferon ou não, e em doses que variam de 600.000 a 720.000 UI/kg. Estudos clínicos evidenciaram 6% de resposta completa, com sobrevida livre de doença mediana de cinco anos. Apesar da baixa taxa de resposta completa, observa-se que uma parcela muito significativa destes pacientes permanece livre de doença por longo período de tempo.

Estudos controlados não demonstraram evidência convincente para apoiar o valor de quimioterapia de combinação. Da mesma forma, os resultados apresentados até a data de ensaios clínicos randomizados, usando bioquimioterapia, não justificam a sua utilização rotineira fora de um ensaio clínico. Altas e baixas doses de interferon têm significativos resultados em benefício de sobrevida livre de doença, mas não significativos no benefício da sobrevida global. Em alguns casos especiais também pode ser indicada, como na intenção paliativa.

A imunoterapia adotiva *(adoptive cell therapy)* – o isolamento de células antígeno-específicas, sua expansão e ativação *ex vivo*, e subsequente administração autóloga – é um tratamento promissor, induzindo resposta imune antitumoral. A identificação molecular do antígeno tumoral e a habilidade de monitorizar a persistência e transporte de células tranferidas vêm desenvolvendo novas técnicas dentro dos mecanismos da imunoterapia tumoral. Estudos recentes mostraram efetividade na terapia da transferência celular para o tratamento de pacientes selecionados com câncer metastático. Recentemente foi relatado que a transferência de células autólogas de tumores, após a quimioterapia, resultou em respostas objetivas em 51% de 35 pacientes com melanoma metastático tratados anteriormente.

PROGNÓSTICO

O prognóstico será mais favorável nas lesões localizadas e superficiais, onde, em alguns casos, pode-se obter a cura completa da doença. Por outro lado, as lesões de maior espessura, ulceradas, com alta taxa mitótica são preditores significativos de resultados em pacientes com doença localizada (estágios I e II) e em pacientes com micrometástase nodal (estágio IIIa); já aquelas que apresentam disseminação regional ou a distância, o número de nódulos linfáticos envolvidos e a presença de satelitoses são fatores prognósticos importantes, porém, dificilmente poderão ser controladas. Todos esses fatores são considerados no estadiamento para melanoma de AJCC 2010. A presença de metástases viscerais representa doença intratável e óbito em curto período de tempo. A sobrevida dos pacientes pode ser observada a seguir (Quadros 6 e 7).

Quadro 6. Prognóstico dos pacientes com melanoma cutâneo maligno de cabeça e pescoço por espessura da lesão

Lesões com 0,75 mm ou menos	5 anos → 100%
	10 anos → 90%
Lesões com 0,76 a 1,5 mm	5 anos → 80%
	10 anos → 70%
Lesões com 4,01 mm ou mais	5 anos → 45%
	10 anos → 20%

Quadro 7. Prognóstico e sobrevida em 5 anos dos pacientes com melanoma cutâneo maligno de cabeça e pescoço por estadiamento

Estágio I	80 a 100%
Estágio II	acima de 65%
Estágio III	20 a 50%
Estágio IV	menos de 10%

BIBLIOGRAFIA

Anderson TD, Weber RS, Guerry D et al. Desmoplastic neurotropic melanoma of the head and neck: the role of radiation therapy. *Head Neck* 2002;24:1068-71.

Anselmi Jr RA. *Infiltrado linfocitário tumoral (til) em melanomas primários: análise imunohistoquímica e correlação prognóstica*. Dissertação apresentada como requisito parcial à obtenção do grau de mestre. Curitiba 2007.

Bafaloukos D, Gogas H. The treatment of brain metastases in melanoma patients. *Cancer Treat Rev* 2004;30:515-20.

Balch CM, Soong SJ, Atkins MB et al. An evidence-based staging system for cutaneous melanoma. *CA Cancer J Clin* 2004;54:131-49.

Ballo MT, Ang KK. Radiation therapy for malignant melanoma. *Surg Clin North Am* 2003;83:323-42.

Ballo MT, Ang KK. Radiotherapy for cutaneous malignant melanoma: rationale and indications. *Oncology* 2004;18:99-107.

Barbosa MM et al. *Diagnóstico e tratamento dos tumores de cabeça e pescoço*. Rio de Janeiro: Atheneu, 2001.

Bastiaannet E, Beukema JC, Hoekstra HJ. Radiation therapy following lymph node dissection in melanoma patients: treatment, outcome and complications. *Cancer Treat Rev* 2005;31:18-26.

Bonnen MD, Ballo MT, Myers JN et al. Elective radiotherapy provides regional control for patients with cutaneous melanoma of the head and neck. *Cancer* 2004;100:383-89.

Chapman PB, Hauschild A, Robert C et al. Improved survival with vemurafenib in melanoma with BRAF V600E mutation. *N Engl J Med* 2011 June 30;364(26):2507-16.

Cho E, Rosner BA, Feskanich D et al. Risk factors and individual probabilities of melanoma for whites. *J Clin Oncol* 2005;23:2669-75.

Cooper JS. Radiation therapy of malignant melanoma. *Dermatol Clin* 2002;20:713-16.

Delaney G, Barton M, Jacob S. Estimation of an optimal radiotherapy utilization rate for melanoma: a review of the evidence. *Cancer* 2004;100:1293-301.

Dudley ME et al. Adoptive cell therapy for patients with metastatic melanoma: evaluation of intensive myeloablative chemoradiation preparative regimens. *J Clin Oncol* 2008;26(32):5233-39.

Dudley ME et al. Adoptive cell therapy for patients with metastatic melanoma: evaluation of intensive myeloablative chemoradiation preparative regimens. *J Clin Oncol* 2008 Nov. 10;26(32):5233-39.

Dudley ME et al. Adoptive cell transfer therapy following non-myeloablative but lymphodepleting chemotherapy for the treatment of patients with refractory metastatic melanoma. *J Clin Oncol* 2005 Apr. 1;23(10):2346-57.

Dudley ME, Rosenberg SA. Adoptive-cell-transfer therapy for the treatment of patients with cancer. *Nat Rev Cancer* 2003 Sept.;3(9):666-75.

Gallagher RP. Sunscreens in melanoma and skin cancer prevention. *J Can Med Assoc* 2005;173:244-45.

Gilchrest B. Antisunshine vitamin A. *Nat Med* 1999;5:376-77.

Goessling W, McKee PH, Mayer RJ. Merkel cell carcinoma. *J Clin Oncol* 2002;20:588-98.

Goggins WB, Tsao H. A population-based analysis of risk factors for a second primary cutaneous melanoma among melanoma survivors. *Cancer* 2003;97:639-43.

INCA - Instituto Nacional do Câncer (Brasil). *Câncer de pele: melanoma*. Acesso em: 15 Jan. 2012. Disponível em: <http://www.inca.gov.br/estimativa/2012/conteudo>

Lee RJ, Gibbs JF, Proulx GM et al. Nodal basin recurrence following lymph node dissection for melanoma: implications for adjuvant radiotherapy. *Int J Radiat Oncol Biol Phys* 2000;46:467-74.

Livestro DP, Muzikansky A, Kaine EM et al. Biology of desmoplastic melanoma: a case-control comparison with other melanomas. *J Clin Oncol* 2005;23:6739-46.

Marks R. Epidemiology of melanoma. *Clin Exp Dermatol* 2000;25:459-63.

Marques SA. Melanoma cutâneo com longo tempo de história clínica. Impacto na conduta e no prognóstico. Relato de caso. *Diagn Tratamento*. 2009;14(1):22-27.

Medina JE. Malignant melanoma: state of the art 2010. Current concepts in head & neck surgery and oncology 2010. IFNHOS World Tour.

Melanoma maligno Lam A 91. Anatomia patológica para graduação peças e lâminas. Departamento de Anatomia Patológica, Faculdade de Ciências Médicas, Universidade Estadual de Campinas (FCM-UNICAMP). http://www.fcm.unicamp.br

Morris KT, Marquez CM, Holland JM et al. Prevention of local recurrence after surgical debulking of nodal and subcutaneous melanoma deposits by hypofractionated radiation. *Ann Surg Oncol* 2000;7:680-84.

Morton DL et al. Sentinel-node biopsy or nodal observation in melanoma. *N Engl J Med* 2006;355:1307-17.

NCI – National Cancer Institute (USA). Melanoma. Disponível em: <http://www.cancer.gov/cancertopics/pdq/treatment/melanoma/healthprofessional>

Nestle M, Carol H. Melanoma. In: Bolognia J, Jorizzo J, Rapini R. (Eds.). *Dermatology*. New York: Mosby, 2003;1789-815.

Reeves ME, Coit DG. Melanoma: a multidisciplinary approach for the general surgeon. *Surg Clin North Am* 2000;80:581-601.

Robert C, Thomas L, Bondarenko I et al. Ipilimumab plus dacarbazine for previously untreated metastatic melanoma. *N Engl J Med* 2011 June 30;364(26):2517-26.

Souza SRP, Fischer FM, Souza JMP. Suntanning and risk of cutaneous melanoma: a literature review. *Rev Saúde Pública* 2004;38(4):588-98.

Tanis PJ et al. Dilemma of clinically node-negative head and neck melanoma: outcome of "watch and wait" policy, elective lymph node dissection, and sentinel node biopsy—a systematic review. Head & Neck—DOI 10.1002/hed March 2008.

The NCCN melanoma clinical practice guidelines in oncology. *J Natl Compr Canc Netw* 2004;2:46-60.

Tovo LFR. Diagnóstico e tratamento do melanoma cutâneo. Projeto diretrizes. *Sociedade Brasileira de Dermatologia* 01 Ago. 2001.

Tsao H, Atkins MB, Sober AJ. Management of cutaneous melanoma. *New Engl J Med* 2004;351:998-1012.

Tucker MA et al. Clinically recognized dysplastic nevi. A central risk factor for cutaneous melanoma. *JAMA* 1997;277:1439-44.

Urteaga O, Pack GT. On the antiquity of melanoma. *Cancer* 1966;19(5):826-27.

Wainstein AJA, Belfort FA. Management of cutaneous melanoma. *Rev Col Bras Cir* 2004 Mai./Jun.;31(3):204-14.

Yee C. et al. Adoptive T cell therapy using antigen-specific CD8_T cell clones for the treatment of patients with metastatic melanoma: In vivo persistence, migration, and antitumor effect of transferred T cells. *PNAS* 2002 Dec. 10;99(25):16168-73.

CAPÍTULO 41

Tumores Cutâneos Malignos Não Melanoma

Ana Carolina Pastl Pontes ■ Terence Pires de Farias ■ Fernando Luiz Dias
Marina Azzi Quintanilha ■ Lúcio Andre Noleto Magalhães ■ Ricardo Mai Rocha

INTRODUÇÃO

Anatomia da pele

As três camadas compreendendo a pele incluem a epiderme externa seguida por derme e tecido subcutâneo. A epiderme avascular contém células escamosas estratificadas e varia em espessura de, aproximadamente, 0,05 mm nas pálpebras a 0,15 mm nas palmas e plantas. Células superficiais externas são cronicamente decompostas e substituídas por células mitóticas da camada basal, como células migram da basal para epiderme, perdendo seus núcleos e capacidade de se replicar. A derme tem cerca de 2 mm de espessura e é constituída por uma camada papilar adjacente à membrana basal da epiderme e uma camada mais profunda reticular. Estroma de tecido conectivo das fibras de colágeno e elastina dá a integridade da pele estrutural e contém nervos de sangue e vasos linfáticos e estruturas anexiais. A hipoderme tem a espessura mais variável e contém tecido conectivo e gordura de apoio a nervos e vasos maiores.

Epidemiologia e etiologia do câncer de pele não melanoma

O tumor de pele não melanoma é o mais comum de todos, com mais de um milhão de casos por ano nos Estados Unidos. O carcinoma basocelular (CBC) compreende cerca de 80%, e o carcinoma espinocelular (CEC), 20% dos cânceres de pele. Tumores raros incluem carcinoma de células de Merkel, tumores cutâneos do tecido conectivo, como dermatofibrossarcoma protuberante e tumores da pele anexos, incluindo glândulas sudoríparas écrinas e apócrinas e sebáceas e carcinomas. Melanoma é composto por apenas 3% de todos os cânceres de pele, mas é responsável por cerca de 75% da mortalidade de câncer de pele.

A exposição à radiação solar ultravioleta, especialmente ultravioleta (UVB; 290 a 320 nm), é a causa mais comum de câncer de pele e mais evitável. A carcinogênese resulta das mutações induzidas por radiação ultravioleta solar no DNA do gene supressor de tumor p53 e indução de alterações imunológicas que inibem a resposta imune contra o tumor. Queimaduras solares dolorosas antes dos 20 anos estão relacionadas com o desenvolvimento posterior de lesões pré-malignas, bem como câncer de pele. A exposição solar durante a vida está relacionada com o aumento do risco. Fatores de risco do hospedeiro incluem cabelos loiros ou ruivos, pele clara, olhos azuis e tendência para pele queimada, em vez de bronzeada. A predisposição genética ocorre com xeroderma pigmentosa (Fig. 1), nevo basocelular (Gorlin), síndrome epidermodisplasia verruciforme, Muir-Torre, síndrome de poroqueratose, síndrome de Bazex, de Rombo, albinismo (Fig. 2) e fenilcetonúria. Existe uma associação entre CEC cutânea e papilomavírus humano. Os transplantados sob terapia imunossupressora e pacientes com síndrome da imunodeficiência adquirida, ou mieloma múltiplo, leucemia e linfoma também estão em maior risco. Cânceres de pele são mais frequentes e agressivos nas áreas crônicas de danos à pele, como úlceras, osteomielite, sinusite e tratados de queimaduras (úlcera de Marjolin), ou cicatrizes de vacinação. Áreas de inflamação crônica da pele, como lúpus eritematoso discoide, líquen escleroso, líquen plano, epidermólise bolhosa distrófica e lúpus vulgar também estão predispostos a desenvolver câncer de pele.

Exposição à radiação ionizante é um fator de risco tanto para CBC e CEC, especialmente naquelas pessoas com sol sensível, fenótipo e idade mais jovem na exposição. As lesões se desenvolvem dentro da área irradiada com períodos de latência de 20 a 40 anos, e o risco está diretamente relacionado com a dose de radiação acumulada. Aumento da incidência também ocorre com dermatite da radiação crônica após radiação terapêutica. Substâncias cancerígenas relacionadas com o câncer de pele incluem arsênico, fuligem e os hidrocarbonetos policíclicos aromáticos de alcatrão de carvão, óleos de corte e de passo. Existe uma associação entre cigarro ou cachimbo, com risco proporcional ao número de cigarros ou cachimbos fumados por dia e maior no atual em vez de ex-fumante.

O câncer de pele ocorre com igual frequência em negros e brancos em áreas de dermatite crônica ou cicatrizes. A mortalidade é maior em negros por causa da tendência a apresentar com doença mais avançada, predomínio de lesões agressivas não relacionados com a exposição ao sol, e maior incidência CEC sobre a histologia CBC mais favorável.

CARCINOMA BASOCELULAR

As neoplasias cutâneas têm, nas últimas décadas, adquirido especial relevância em razão de sua crescente incidência. Dentre elas, destaca-se o carcinoma basocelular (CBC), correspondendo a cerca de 75% do total dos tumores malignos cutâneos. O CBC acomete principalmente pacientes do sexo masculino, acima de 40 anos de idade, brancos, com relato de exposição solar repetitiva e, frequentemente, localizar-se na face (Fig. 3). Além do aumento da incidência, o CBC tem demonstrado, nos últimos tempos, alterações em sua apresentação, como o comprometimento de áreas fotoprotegidas e tendência à maior ocorrência no sexo feminino.

O CBC deriva de células basais da epiderme e do aparelho folicular. É um tumor de baixo grau de malignidade, com capacidade de invasão local, destruição tecidual, recidivante e com limitado poder de metastatização. A taxa de mortalidade é baixa graças à precocidade do diagnóstico do CBC nas áreas expostas e ao crescimento lento das lesões.

Demonstrou-se o frequente acometimento da região cefálica, com destaque para o dorso nasal, provavelmente por sua maior exposição à luz solar. Pacientes do sexo masculino apresentaram predomínio do CBC no tronco, na região cervical e no pavilhão auricular, possivelmente pelo fato de essas serem localizações comumente expostas nos homens durante o trabalho ou o lazer e pelo hábito de cabelos curtos.

Se não for tratado, pode infiltrar áreas vitais e causar deformidade acentuada. A maioria dos tumores ocorre na cabeça e no pescoço, quase sempre no cabelo de rolamento da pele, especialmente acima da linha que une o lóbulo da orelha para o ângulo da boca. O CBC pode infiltrar-se mais profundamente nas áreas embriológicas juncionais; estes causam raramente metástases, não se desenvolvem nas membranas mucosas, e são raros em palmas e plantas. Os subtipos de CBC são nodular, superficial, pigmentada, micronodular e esclerodermiforme (Fig. 4) (infiltração, esclerosante, ou desmoplásico). Os tipos clínicos e histopatológicos apresentaram grande variação, sendo os nóduloulcerativo e o nodular os mais frequentes.

O CBC típico é um nódulo suave com depressão central secundária à necrose, cercada por fronteiras levantadas pérola ou translúcida (Fig. 5). Vasos telangiectásicos frequentemente estão presentes em ou à volta da lesão, e sangramento com trauma menor é comum (Fig. 6). O subtipo esclerosante mostra profunda infiltração difusa da derme, poupando a superfície da pele. Fatores de risco para recidiva após o tratamento do CBC incluem localização e tamanho da lesão primária, a definição das fronteiras pobres, tumor recorrente, imunossupressão, sítio de radioterapia prévia, multifocalidade na histologia, agressividade e envolvimen-

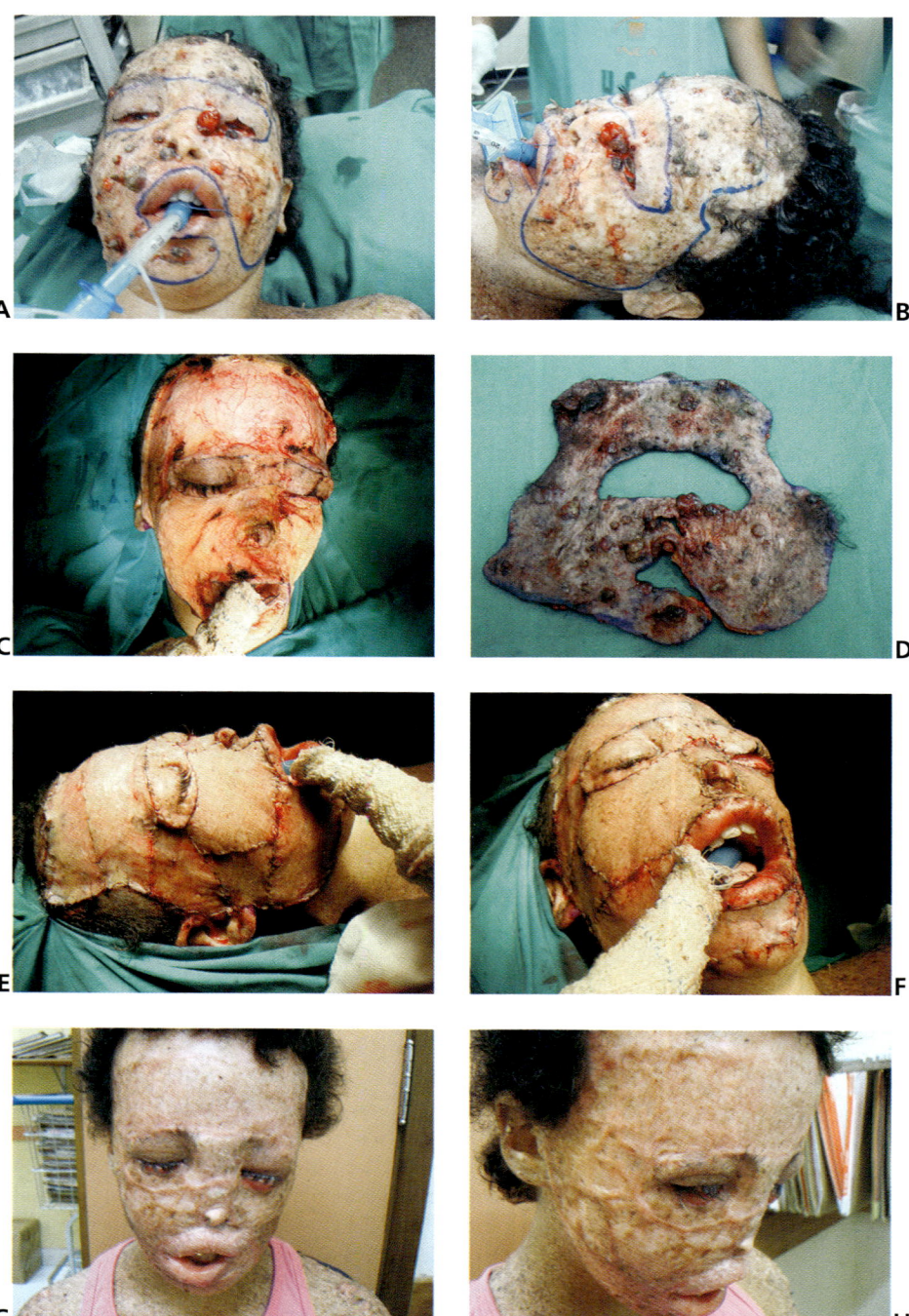

► **FIGURA 1.** Paciente portadora da anomalia genética relacionada com a xeroderma pigmentosa. (**A** e **B**) A presença de múltiplas lesões disseminadas contraindica a confecção de retalhos locais. (**C-F**) Após o desmascaramento para a ressecção com margens adequadas, foi realizada a enxertia de pele em toda a face, com sucesso. (**G** e **H**) Pós-operatório tardio.

to perineural. A maioria das recidivas pode ocorrer dentro de 3 anos de tratamento.

O papel da exposição solar, como fator de risco no CBC, está muito bem definido. A ação dos raios ultravioleta (UV) B produz inúmeros fotoprodutos mutagênicos no DNA, que precisam ser reparados antes da divisão celular; caso contrário, pode promover a mutação no gene PTC, que induz o desenvolvimento do CBC.

O CBC representa cerca de 80% de todos os tumores não melanoma. Não há nenhuma lesão precursora, e os tumores estão associados a mutações no gene supressor de tumor em cromossoma 9q e p53.

CARCINOMA ESPINOCELULAR

O carcinoma espinocelular é um tumor de queratinização de células da epiderme que invadiram além da junção dermoepidérmica; geralmente associado a mutações no gene supressor de tumor p53. Lesões típicas são circulares e irregulares (Fig. 7), em forma de placa ou nodulares, e cobertas com uma área ceratótica ou corno cutâneo crônico queratinizado. Eritema circundante pode estar presente, e sangramento pode resultar a partir de um mínimo trauma. Embora geralmente superficial, a invasão da hipoderme ocorre através dos músculos e extensão ao longo dos canais do periósteo, perineural e angiolinfático.

Os tumores originados de queratoses actínicas são de crescimento lento e raramente metastatizam; os decorrentes de cicatrizes de queimaduras e áreas de inflamação crônica ou desenvolvimento de novo são mais agressivos. Metástases linfonodais e a distância ocorrem em, aproximadamente, 10% de todos os casos, e embora a morte por este tipo de tumor seja rara. Descreve-se que o risco de mortalidade aumenta quando relacionada com o tamanho do tumor ≥ 4 cm, invasão perineural, invasão além do subcutâneo. Na sua análise de 210 pacientes com a doença, a sobrevida em 1 ano foi de 100%, sem e 70% com, pelo menos, um fator de risco.

Fatores de risco de recidiva incluem o tamanho do tumor e localização, a definição das fronteiras pobres, tumor recorrente, imunossupressão e local de radiação prévia. Fatores de risco adicionais incluem local de um processo inflamatório crônico; crescimento tumoral rápido; sintomas neurológicos; moderada, mal diferenciado (acantolítica), adenoescamoso (com produção de mucina), ou histologia desmoplásica e invasão perineural ou vascular.

ESTADIAMENTO

Os tumores cutâneos malignos do tipo não melanoma podem ser estadiados pela Sociedade Americana de Câncer (American Joint Committe on Cancer-AJCC), de acordo com o sistema TNM. No Quadro 1, podemos observar como este estadiamento é organizado.

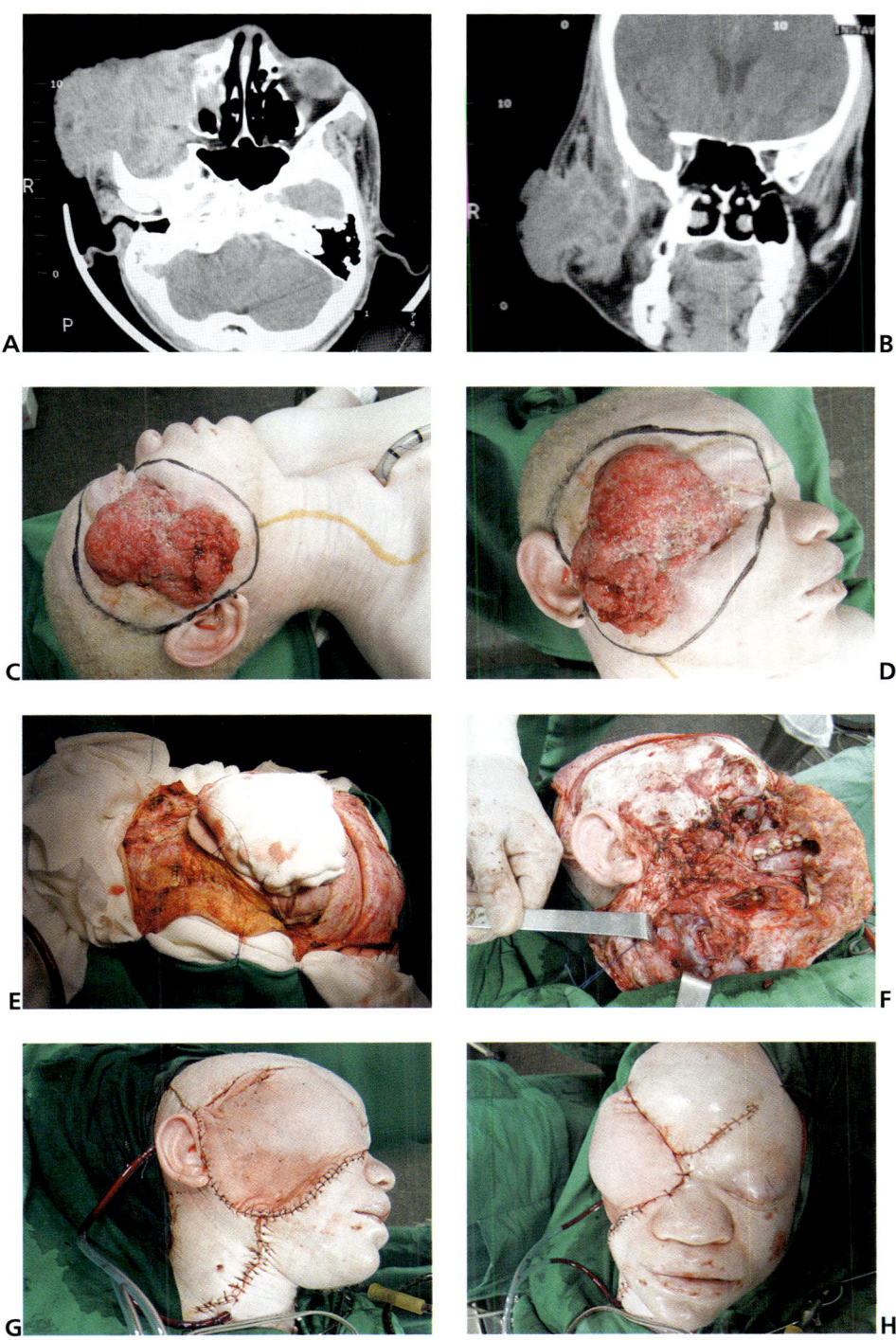

◀ **FIGURA 2. (A-F)** Paciente com carcinoma epidermoide de face em estágio avançado. Para ressecção completa da lesão foi necessária uma cirurgia craniofacial. **(G** e **H)** Reconstrução por retalho livre de músculo reto abdominal.

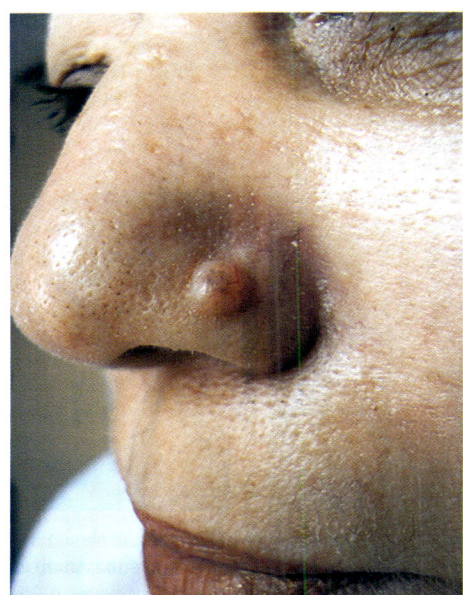

◀ **FIGURA 3.** Paciente do sexo feminino, mais de 40 anos de idade, branca, com lesão nodular em região nasal. Confirmado CBC no histopatológico.

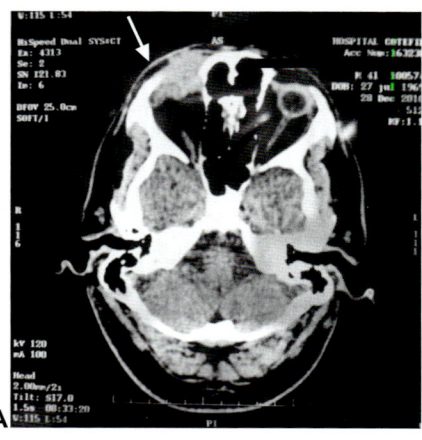
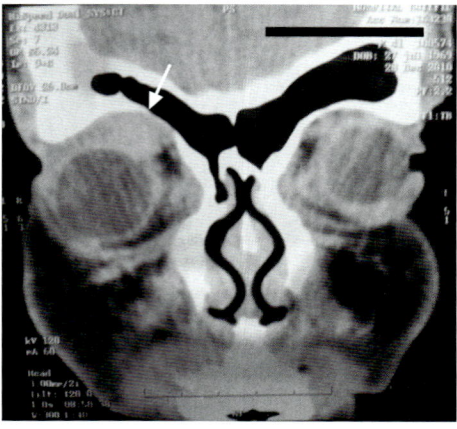

◀ **FIGURA 4. (A e B)** Paciente como CBC do tipo esclerodermiforme recidivado em pálpebra. Nas setas brancas, pode-se observar o grau de invasão da doença na órbita. Foi necessária uma exenteração de órbita para a ressecção completa da tumoração com margens de segurança.

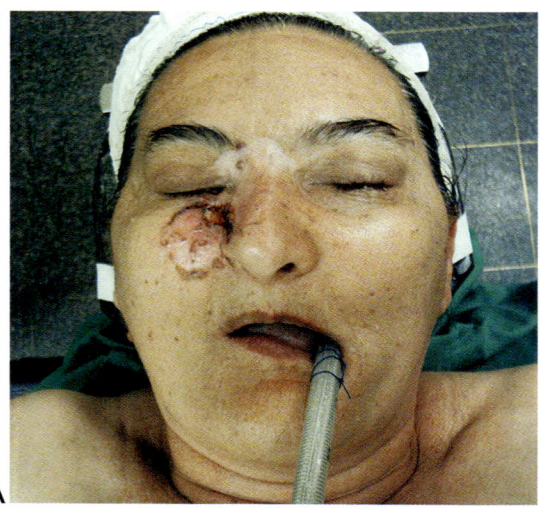
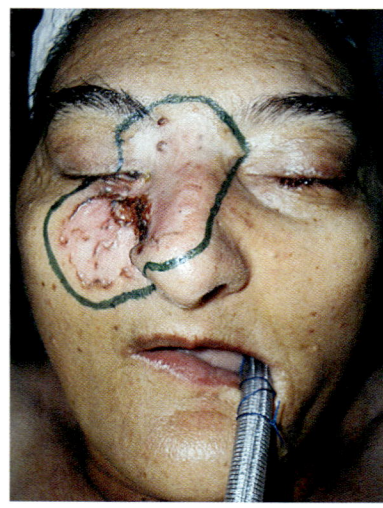
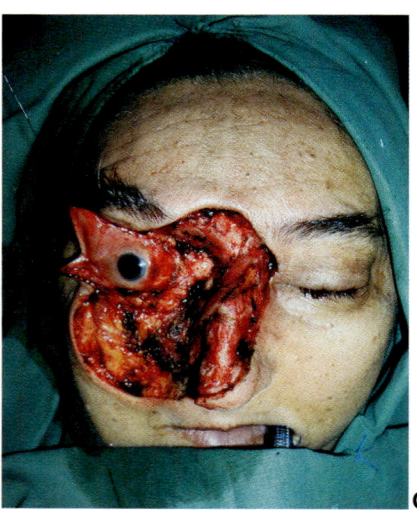

▲ **FIGURA 5. (A)** Paciente com carcinoma basocelular. **(B)** Nota-se em verde a margem de segurança estabelecida oncologicamente com vista macroscópica. **(C)** Houve necessidade de ampliação das margens profundas.

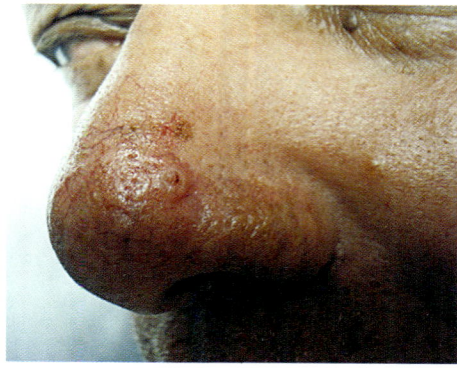

◀ **FIGURA 6.** Paciente com CBC nodular em região nasal. Em torno da lesão, podem-se visualizar telangiectasias.

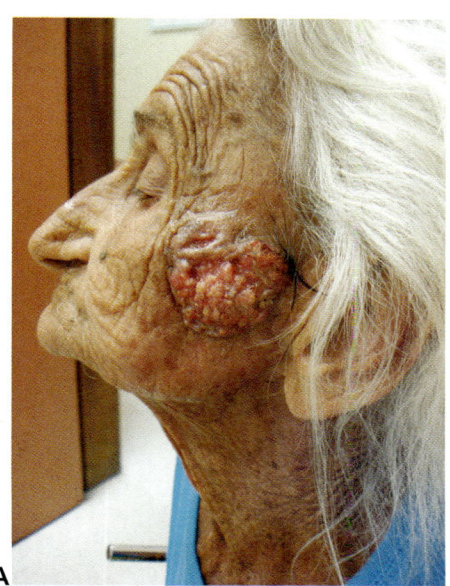
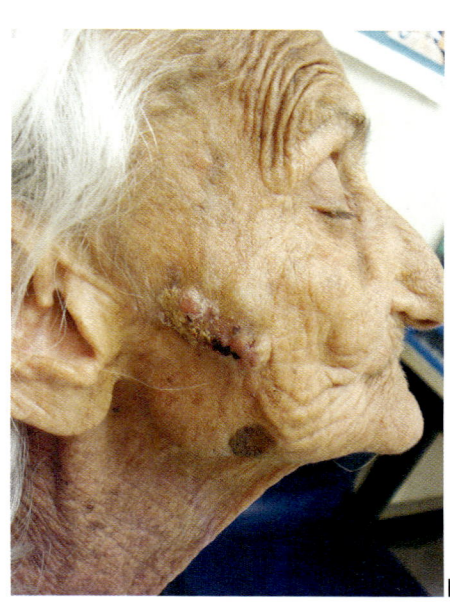

◀ **FIGURA 7. (A e B)** Paciente com carcinoma epidermoide cutâneo. História de exposição solar relacionada com o trabalho (em lavoura). Nota-se a presença de lesões bilaterais pré-auriculares em estágios diferentes de crescimento.

Quadro 1. Estadiamento dos tumores cutâneos não melanoma de acordo com American Joint Committee Staging System for Nonmelanoma Skin Cancer

TUMOR PRIMÁRIO (T)	
TX	Tumor primário não pode ser definido
T0	Sem evidência de tumor primário
Tis	Carcinoma *in situ*
T1	Tumor ≤ 2 cm
T2	Tumor > 2 cm, porém não > 5 cm em sua maior dimensão
T3	Tumor > 5 cm na sua maior dimensão
T4	Tumor invade profundamente estruturas extradérmicas (p. ex.: cartilagem, músculo esquelético ou osso)
LINFONODOS REGIONAIS (N)	
NX	Linfonodo regional não definido
N0	Sem evidência de metástase linfonodal regional
N1	Metástase linfonodal
METÁSTASE A DISTÂNCIA (M)	
MX	Presença de metástase a distância indefinida
M0	Sem evidência de metástase a distância
M1	Presença de metástase a distância

ESTADIAMENTO POR GRUPOS			
Estágio 0	Tis	N0	M0
Estágio I	T1	N0	M0
Estágio II	T2-3	N0	M0
Estágio III	T4	N0	M0
	Qualquer T	N1	M0
Estágio IV	Qualquer T	Qualquer N	M1

Fonte: Green FL, Page DL, Fleming ID *et al.*, eds. AJCC cancer staging manual, 6th ed. New York: Springer-Verlag; 2002.

TRATAMENTO

Para a maioria das lesões CBC ou CEC, os tratamentos cirúrgicos ou terapia de radiação oferecem excelentes taxas de cura de 90 a 95%. No entanto, a abordagem de tratamento deve ser individualizada com base em fatores de risco e características específicas do paciente para o resultado mais aceitável estético e funcional.

Cirurgia

Curetagem com eletrodissecção e criocirurgia podem tratar pequenos e bem definidos tumores <1,5 cm, mas são contraindicados em lesões infiltrativas profundamente. A contratura da ferida pode causar distorção do tecido e prejuízo cosmético. A criocirurgia é mais adequada para queratoses actínicas ou doença de Bowen e raramente empregada para CBC ou CEC. Cirurgia micrográfica de Mohs envolve a fixação do tumor para permitir seu mapeamento e excisão cirúrgica com vários cortes congelados tomados até a obtenção de margens livres de doença. Esta técnica é empregada para CBC e CEC em zonas de fusão embrionárias, lesões recorrentes ou profundamente invasivas e os tumores com potencial de propagação lateral difuso ou invasão perineural.

A excisão cirúrgica é o tratamento preferencialmente realizado, oferecendo a vantagem de avaliação da margem patológica e da gestão concorrente potencial dos gânglios linfáticos (Figs. 8 a 10). A cirurgia é preferida para os tumores do couro cabeludo e para tumores de até 3 cm que podem ser removidos com insuficiência cosmética ou funcional pequena. A cirurgia é excelente para tumores na cabeça e pescoço e é recomendada em áreas de queimaduras, cicatrizes, dermatite crônica, ou antes da irradiação e em pacientes com doença vascular do colágeno.

Esvaziamento cervical

Nos casos de CBC, a realização do esvaziamento cervical profilático não é preconizada, tendo em vista que a ocorrência de metástases linfonodais tem baixa taxa de ocorrência. Deverá ser realizado esvaziamento das cadeias linfáticas cervicais apenas nos casos em que estas sejam clinicamente positivas.

Já com relação ao CEC, sugere-se que o pescoço deve ser tratado profilaticamente, quer seja por esvaziamento cervical seletivo ou por radioterapia, em pacientes portadores de CEC pouco diferenciados, com invasão perineural, ou situados em localizações de alto risco, ou ainda em pacientes imunodeprimidos. Lembramos que o esvaziamento cervical profilático deverá incluir os linfonodos intraparotídeos nos casos de lesões localizadas na face lateral do couro cabeludo, na região da parótida, no pavilhão auricular e no lábio superior, pois estas regiões frequentemente drenam para os linfonodos da cadeia parotídea (Fig. 11).

Na presença de metástase cervical clinicamente diagnosticada, o tratamento preconizado é o esvaziamento cervical radical, com a radioterapia complementar pós-operatória (Fig. 12).

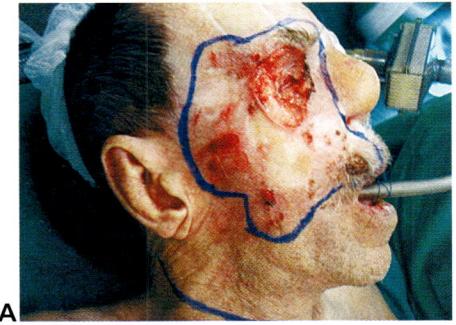
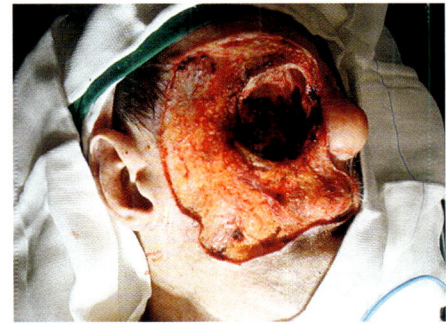

◀ **FIGURA 8. (A)** Paciente com CEC primário de região periorbitária em estágio avançado. **(B)** Em decorrência da invasão de planos profundos, foi necessária uma exenteração orbitária estendida à pele de outras partes da face.

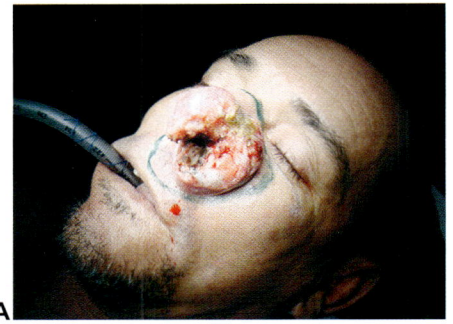
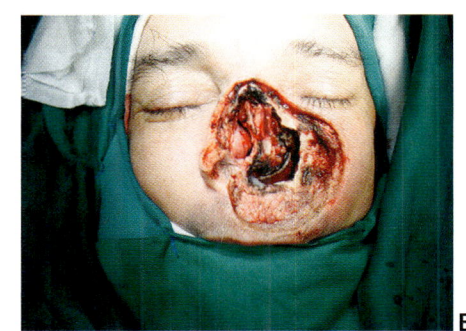

◀ **FIGURA 9. (A)** Paciente com CEC de região nasal, que é invasiva e envolvendo partes moles, profundamente, e osso. **(B)** Realizada ressecção da lesão com margens de segurança oncológica até o nível ósseo.

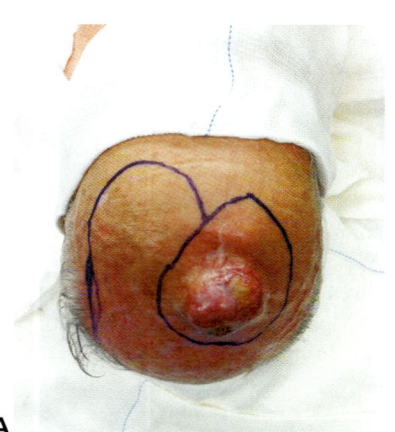
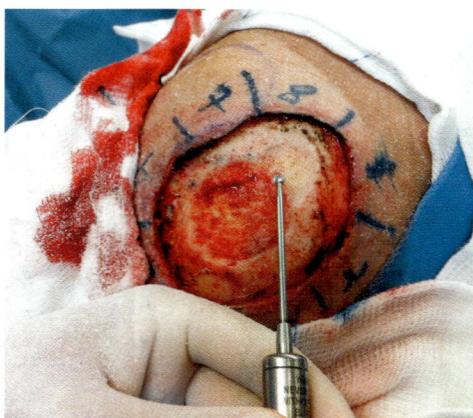
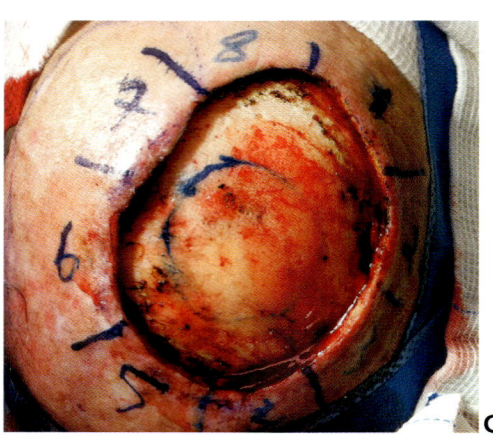

▲ **FIGURA 10. (A)** Paciente com CEC recidivado de couro cabeludo. **(B e C)** Após a retirada da peça cirúrgica, o limite profundo foi livre, porém exíguo; assim, realizada drilagem da calota craniana para ampliação das margens. O detalhe em **(A)** é que além de determinados os limites oncológicos cutâneos da forma que é idealizado no INCA, foi feita a demarcação precisa das margens e a congelação das mesmas; o cirurgião já identificou a forma de reconstrução da região defeituosa com um retalho miocutâneo de couro cabeludo.

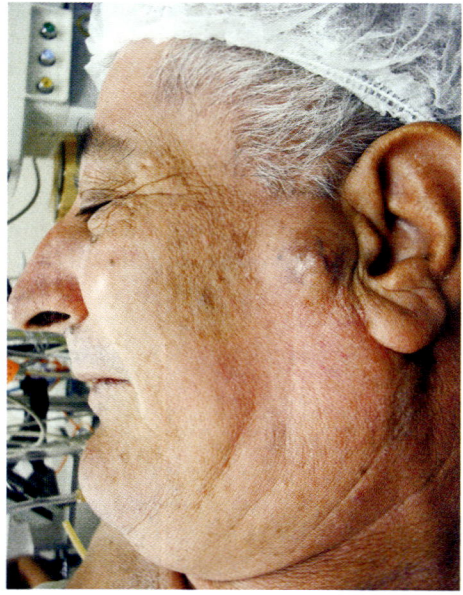

◄ **FIGURA 11.** Paciente com metástase de CEC de couro cabeludo para a cadeia de drenagem cervicofacial parotídea direita.

Radioterapia

A radioterapia é uma opção de gestão importante em determinados pacientes, oferecendo uma vantagem no tratamento de grandes lesões com infiltração profunda do tecido, e sozinha ou combinada com cirurgia para os tumores ao longo dos planos de fusão embrionários. Margens de tratamento podem ser tão grandes quanto necessário para os tumores faciais, tornando óbvia a necessidade de reconstrução cirúrgica extensa. A radiação pode ser preferida para idosos, debilitados, ou pacientes medicamente inoperáveis, quando a anestesia não é possível, e quando cosmética não é um fator, o fracionamento pode minimizar o número de tratamentos.

Cânceres de pele com invasão perineural são particularmente difíceis de controlar, e o resgate das recidivas cirurgicamente é pouco provável. Pacientes assintomáticos com microscopia, invasão incidental e perineural ao receber irradiação pós-operatória tiveram 78% de controle local *versus* 50% para pacientes com sintomas neurológicos ou extensão perineural bruta. A ressonância magnética (RM) documenta a invasão perineural bruta e facilita o planejamento de radiação. Campos de tratamento englobam o nervo em risco para a base do crânio com radiação pós-operatória de 60 Gy para o leito do tumor, 50 Gy ao nervo proximal envolvido com margens cirúrgicas, e 66 a 70 Gy para margens microscópicas ou clinicamente positivas.

Campos de radiação podem abranger múltiplas lesões ou nódulos regionais. Embora as metástases linfonodais sejam raras para CBC, elas são vistas em 5 a 10% dos CEC. Linfonodos na região da parótida, mais comumente envolvidos para os cânceres de face, couro cabeludo e da orelha, são particularmente adequados para o tratamento com radiação como tratamento definitivo ou após a ressecção cirúrgica com o tratamento profilático do pescoço ipsilateral.

A radioterapia pode ser contraindicada em pacientes jovens por causa da carcinogênese potencial e tendência de deterioração estética ao longo do tempo. Ao contrário do que relatos iniciais de que o envolvimento de osso ou cartilagem seja uma contraindicação para a terapia de radiação, as taxas de controle excelentes com cosmética boa, preservação da função e complicações raras são alcançadas com técnicas e equipamentos modernos.

Radioterapia pós-operatória pode ser empregada após a ressecção cirúrgica incompleta. Embora a probabilidade em 10 anos de controle local seja excelente para pacientes com CBC tratados quer imediatamente após a cirurgia para margens positivas (92%) quer no momento da recidiva (90%), isto não é verdadeiro para os pacientes com CEC em quem o controle local e sobrevida são melhoradas quando recebem radiação imediatamente após excisão incompleta. Perez *et al.* encontraram o controle do tumor de 87 e 10% para 15% de metástases linfonodais em pacientes inicialmente tratados *versus* controle do tumor de 65 e 39% metástases nodais em pacientes tratados para salvamento.

■ PROGNÓSTICO

Os pacientes têm um risco de 30 a 50% de desenvolvimento de um segundo tumor da pele dentro de 5 anos de tratamento e estão em risco de

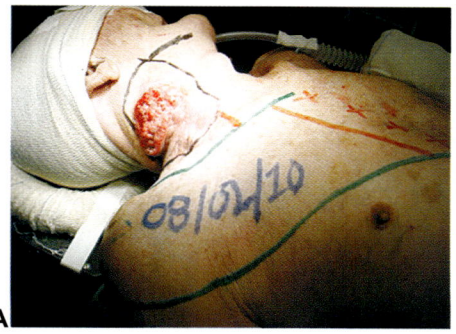
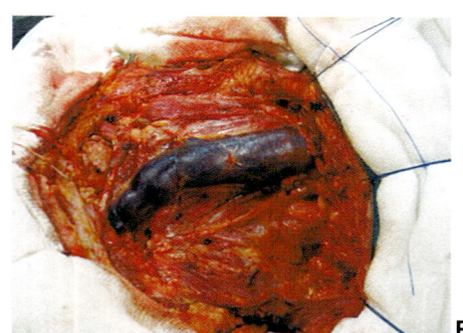
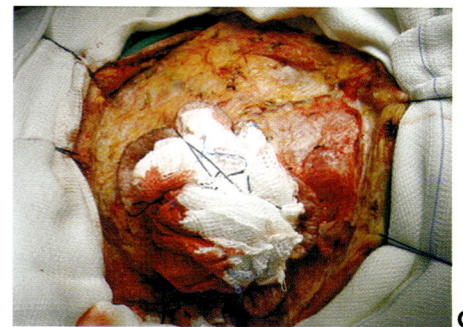

▲ **FIGURA 12. (A)** Paciente com CEC de pele da região cervical com invasão de estruturas profundas do pescoço. **(B e C)** Realizada ressecção da lesão com margem cutânea e, profundamente, esvaziamento cervical radical modificado tipo I.

desenvolver tanto lesões tipo melanoma e não melanoma. O acompanhamento inclui o reforço dos princípios de protecção solar, autoexame, gestão agressiva de lesões pré-cancerosas e vigilância corporal total da pele a cada 3 a 6 meses para 1 ano e cada 6 meses depois.

Muitas evidências sugerem que protetores solares de altos fatores de proteção são eficazes na prevenção da imunossupressão induzida por UVB, e que o uso regular pode induzir a remissão de queratoses actínicas e prevenir o seu desenvolvimento e do CEC. É particularmente importante para incentivar o uso de protetores solares de alto fator de proteção solar em crianças e adolescentes para reduzir o tempo de vida de risco de câncer de pele; reaplicação frequente durante a exposição ao sol também deve ser incentivada. Os filtros solares contendo avobenzona (Parsol 1789), óxido de zinco, ou dióxido de titânio oferecem a melhor proteção contra as radiações UVA e UVB.

BIBLIOGRAFIA

Alam M, Ratner D. Cutaneous squamous-cell carcinoma. *N Engl J Med* 2001;344:975-83.

Brown MD. Recognition and management of unusual cutaneous tumors. *Dermatol Clin* 2000;18:543-51.

Choo R, Woo T, Assaad D *et al*. What is the microscopic tumor extent beyond clinically delineated gross tumor boundary in nonmelanoma skin cancers? *Int J Radiat Oncol Biol Phys* 2005;62:1096-99.

Clayman GL, Lee JJ, Holsinger FC *et al*. Mortality risk from squamous cell skin cancer. *J Clin Oncol* 2005;23:759-65.

De Hertog SAE, Wensveen CAH, Bastiaens MT *et al*. Relation between smoking and skin cancer. *J Clin Oncol* 2001;19:231-38.

DeBuys HV, Levy SB, Murray JC *et al*. Modern approaches to photoprotection. *Dermatol Clin* 2000;18:577-90.

Dupree MT, Kiteley RA, Weismantle K *et al*. Radiation therapy for Bowen's disease: Lessons for lesions of the lower extremity. *J Am Acad Dermatol* 2001;45:401-4.

Gallagher RP. Sunscreens in melanoma and skin cancer prevention. *J Can Med Assoc* 2005;173:244-45.

Gleich LL *et al*. Therapeutic decision making in stages III and IV head and neck squamous cell carcinoma. *Arch Otolaryngol Head Neck Surg* 2003;129:26-35.

Guix B, Finestres F, Tello JI *et al*. Treatment of skin carcinomas of the face by high-dose-rate brachytherapy and custom-made surface molds. *Int J Radiat Oncol Biol Phys* 2000;47:95-102.

Harari PM, Shimm DS, Bangert JL *et al*. The role of radiotherapy in the treatment of malignant sweat gland neoplasms. *Cancer* 1990;65:1737-40.

Jemal A, Murray T, Ward E *et al*. Cancer statistics 2005. *CA Cancer J Clin* 2005;55:10-30.

Kennedy C, Bajdik CD, Willemze R *et al*. The influence of painful sunburns and lifetime sun exposure on the risk of actinic keratoses, seborrheic warts, melanocytic nevi, atypical nevi, and skin cancer. *J Invest Dermatol* 2003;120:1087-93.

Lichter AD, Karagas MR, Mott LA *et al*. Therapeutic ionizing radiation and the incidence of basal cell carcinoma and squamous cell carcinoma. *Arch Dermatol* 2000;136:1007-11.

Liu FF, Maki E, Warde P *et al*. A management approach to incompletely excised basal cell carcinomas of skin. *Int J Radiat Oncol Biol Phys* 1991;20:423-29.

Locke J, Karimpour S, Young G *et al*. Radiotherapy for epithelial skin cancer. *Int J Radiat Oncol Biol Phys* 2001;51:748-55.

Lukas VanderSpek LAL, Pond GR, Wells W *et al*. Radiation therapy for Bowen's disease of the skin. *Int J Radiat Oncol Biol Phys* 2005;63:505-10.

Mantese SAO *et al*. Basal cell carcinoma – Analysis of 300 cases observed in Uberlândia - MG, Brazil. *An Bras Dermatol* 2006;81(2):136-42.

Marques AS. Melanoma cutâneo com longo tempo de história clínica. Impacto na conduta e no prognóstico. Relato de caso. *Diagn Tratamento* 2009;14(1):22-27.

McCord MW, Mendenhall WM, Parsons JT *et al*. Skin cancer of the head and neck with clinical perineural invasion. *Int J Radiat Oncol Biol Phys* 2000;47:89-93.

McCord MW, Mendenhall WM, Parsons JT *et al*. Skin cancer of the head and neck with incidental microscopic perineural invasion. *Int J Radiat Oncol Biol Phys* 1999;43:591-95.

Million RR, Cassisi NJ. *Management of head and neck cancer*. 2nd ed. Philadelphia: JB Lippincott, 1994. p. 672.

Moss WT, Stevens KR, Garcia R. Skin cancer in treatment planning. In: Khan FM, Potish RA. (Eds.). *Radiation oncology*. Baltimore: Williams & Wilkins, 1998. p. 449-58.

NCCN basal cell and squamous cell skin cancers clinical practice guidelines in oncology. *J Natl Compr Canc Netw* 2004;2:6-27.

Perez CA. Management of incompletely excised carcinoma of the skin. *Int J Radiat Oncol Biol Phys* 1991;20:903-4.

Rio E, Bardet E, Ferron C *et al*. Interstitial brachytherapy of periorificial skin carcinomas of the face: a retrospective study of 97 cases. *Int J Radiat Oncol Biol Phys* 2005;63:753-57.

Saga K. Histochemical and immunohistochemical markers for human eccrine and apocrine sweat glands: an aid for histopathologic differentiation for sweat gland tumors. *J Investigative Dermatol* 2001;6:49-53.

Schwarze HP, Loche F, Lamant L *et al*. Microcystic adnexal carcinoma induced by multiple radiation therapy. *Int J Dermatol* 2000;39:363-82.

Shiu AS, Tung SG, Gastorf RJ *et al*. Dosimetric evaluation of lead and tungsten eye shields in electron beam treatment. *Int J Radiat Oncol Biol Phys* 1996;35:599-604.

Silva JJ, Tsang RW, Panzarella T *et al*. Results of radiotherapy for epithelial skin cancer of the pinna: the Princess Margaret Hospital experience, 1983-1993. *Int J Radiat Oncol Biol Phys* 2000;47:451-59.

Svoboda VH, Kovarik J, Morris F. High dose-rate microselection molds in the treatment of skin tumors. *Int J Radiat Oncol Biol Phys* 1995;31:967-72.

Wong JR, Wang CC. Radiation therapy in the management of cutaneous malignancies. *Clin Dermatol* 2001;19:348-53.

CAPÍTULO 42
Tumores Cutâneos pouco Frequentes

Ana Carolina Pastl Pontes ■ Terence Pires de Farias ■ Bruno Albuquerque de Sousa
Dênio José de Souza Bispo ■ Gabriel Manfro ■ Fernando José Pinto de Paiva

CARCINOMA DE CÉLULAS DE MERKEL

O carcinoma de células de Merkel é um tumor cutâneo raro e agressivo, que possui altas taxas de recidiva local para um tumor cutâneo não melanoma com disseminação local e a distância que se compara às taxas do melanoma.

Diversos estudos referem que o desenvolvimento de recidiva local chega a 25-30% na maoir parte dos casos, doença regional em 52-59% e doença metastática em 34-36% dos pacientes. Sua mortalidade chega a exceder a do melanoma, e a sobrevida global em 5 anos varia de 30-64%. A história à exposição exaustiva à irradiação solar é um fator de risco. Homens idosos (a partir dos 65 anos de idade) apresentam risco aumentado, tendendo as lesões a ocorrerem nas áreas de exposição solar.[1,2]

A conduta para investigação diagnóstica inicial começa com o exame físico completo da pele e dos linfonodos regionais seguido por biópsia. O diagnóstico histopatológico pode ser difícil, em razão de sua similaridade com tumores de células pequenas, redondas e azuis.[1] No Instituto Nacional do Câncer (INCA/RJ/MS), houve a publicação de uma série de casos, onde o trabalho enfatiza a necessidade de confirmação diagnóstica através do uso da imuno-histoquímica, além de recomendar o tratamento radical com base na ressecção cirúrgica ampla acompanhada por esvaziamento linfático regional eletivo que poderá ser complementado ou não por radioterapia e/ou quimioterapia.[3]

Cirurgia

O tratamento inicial é a excisão do tumor primário com 2 a 3 cm de margens laterais e profundas, estendendo-se até a fáscia ou periósteo e esvaziamento terapêutico de gânglios regionais envolvidos.[4,5] Cirurgia de Mohs pode ser uma alternativa à excisão larga[5] e utilizada em adição ou alternativa para a terapia de radiação adjuvante, se o controle de margem completa histológica for atingido.[6] Porém, preferimos a demarcação cirúrgica dos limites oncológicos conforme a figura a seguir (Fig. 1).

Existe controvérsia sobre a gestão de gânglios clinicamente não envolvidos. É acreditado que sua disseminação ocorre de uma maneira semelhante ao melanoma, com progressão ordenada para os nódulos regionais antes da propagação a distância, o que levou muitos autores a recomendar avaliação cirúrgica ou tratamento profilático de linfonodos clinicamente não envolvidos.[1,7] A biópsia de linfonodo sentinela pode ser aplicada a pacientes como uma alternativa à dissecção profilática ou terapêutica de radiação em pacientes com pesquisa de linfonodo sentinela negativa.[1,8,9]

Radioterapia

Sensibilidade à radiação está bem documentada, e a taxa de > 50% de recidiva locorregional após a ressecção cirúrgica é considerada por muitos pesquisadores para justificar o uso rotineiro de radioterapia adjuvante.[8,9] As margens de 5 cm são recomendadas em razão da propensão para a metástase em trânsito e recidiva marginal. A ressecção cirúrgica deve ser seguida por grande campo de irradiação para o local do tumor primário, leito cirúrgico, cicatriz e linfáticos de drenagem. Para lesões primárias da cabeça e pescoço, todo o pescoço ipsilateral é irradiado em todos os casos, e o pescoço contralateral é incluído para lesões bilaterais ou linha média. As doses recomendadas são semelhantes às utilizadas para CEC.[9] O local do tumor primário recebe 56 a 60 Gy para doença subclínica com margens negativas, 60 a 66 Gy para as margens microscopicamente positivas, e 66 a 70 Gy para doença residual bruta em fracionamento convencional.[2]

Para pacientes clínica ou cirurgicamente inoperáveis, a terapia de radiação pode ser empregue numa tentativa com o tratamento de eleição de linfonodos clinicamente neutros. Há evidências de que a cirurgia de resgate e radiação para a doença recorrente e locorregional em adição de quimioterapia, na presença de metástases distantes, pode melhorar a sobrevida,[10] no entanto, esta abordagem, agressiva e potencialmente tóxica, pode ter aplicabilidade limitada nesta população idosa.[2]

Prognóstico

O mais importante fator prognóstico é a extensão do tumor ao diagnóstico, e o sistema de estadiamento mais comumente usado divide os pacientes pela ausência (fase I) ou presença (fase II) da metástase regional linfonodal ou pela presença (fase III) de metástase a distância. Gânglios linfáticos regionais são clinicamente envolvidos em 20 a 30% dos pacientes no momento da apresentação, e a recidiva nodal em > 50% de pacientes não tratados clinicamente com linfonodos negativos. Menos de 5% dos pacientes têm metástases a distância na apresentação[8,9,11] A sobrevida global em 3 anos é relatada em 31 a 62%.[4,11] A maioria das recidivas ocorre dentro de 6 a 12 meses do tratamento inicial,[8,10,11] com um tempo médio de 8 meses para linfonodos regionais e 18 meses para o fracasso distante. O acompanhamento recomendado, portanto, é a cada 1 a 3 meses nos primeiros 2 anos, a cada 3 a 6 meses no terceiro ano e, em seguida anuais após o tratamento inicial.[1]

DERMATOFIBROSSARCOMA *PROTUBERANS*

DFSP é um sarcoma monoclonal de origem dérmica de fibroblastos com uma incidência de 0,8 caso por milhão de pessoas por ano.[12] As lesões geralmente são de baixo grau e caracterizadas por um crescimento indolente, recidiva local frequente e linfática rara ou metástase hematogênica.[12,13] Os 10 a 15% das lesões DFSP com elementos de alto grau de fibrossarcoma podem apresentar um comportamento mais agressivo.[14,15] O diagnóstico tardio é comum, e as lesões podem atingir tamanho considerável antes da

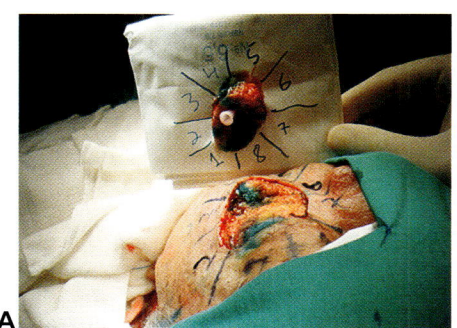
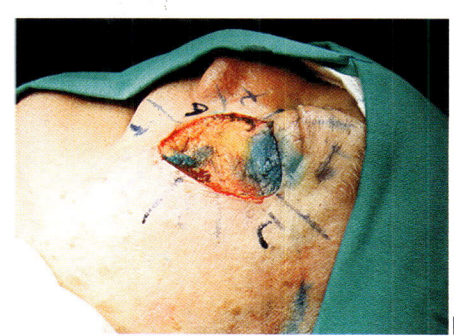

◀ **FIGURA 1. (A e B)** Para a ressecção de lesões cutâneas e a congelação de suas margens cirúrgicas, demarcamos a área a ser ressecada e a remanescente em regiões.

biópsia. DFSP geralmente aparece como uma placa-de-rosa ou vermelho indolor dérmica no tronco, cabeça e pescoço, ou extremidades proximais. A incidência é maior em homens, e a apresentação é geralmente na quarta década de vida. Um padrão de crescimento horizontal dérmico pode persistir por meses ou anos antes do crescimento nodular com extensão profunda e para a fixação do subcutâneo.[2]

O diagnóstico para DFSP inclui agulhamento ou biópsia incisional. A ressonância magnética ajuda a avaliar a profundidade da invasão. Gânglios regionais devem ser biopsiados. A radiografia de tórax ou tomografia computadorizada é utilizada para excluir metástases pulmonares, especialmente para tumores recorrentes ou de alto grau. Ocasionalmente, o diagnóstico patológico não é claro e imuno-histoquímica é útil para distinguir DFSP de dermatofibroma benigno ou histiocitoma fibroso.[15] DFSP é encenado de acordo com as diretrizes da Sociedade Americana Musculoesquelética de tumor, como IA, de baixo grau, sem extensão para além do compartimento subcutâneo, ou IB, de baixo grau com o envolvimento de fáscia muscular.[15]

A cirurgia é o pilar do tratamento, e margens de ressecção claras de 3 cm para baixo e incluindo fáscia muscular com uma taxa de recidiva local < 10%.[10,15,16] Em decorrência da propensão para a forma irregular e infiltração periférica, avaliação cuidadosa das fronteiras histológicos é essencial.[12,15] Recidivas tardias durante 5 anos após a ressecção inicial não são incomuns, e longo prazo de acompanhamento é recomendado.

Irradiação pré-operatória deve ser considerada para pacientes com alto risco de margens de ressecção positivas, com base no tamanho do tumor grande ou local, onde estruturas críticas impedem ressecção ideal. Irradiação pós-operatória é recomendada para as margens próximas ou positivas graças ao risco de recidiva > 50%.

CARCINOMA DE CÉLULAS SEBÁCEAS

Carcinomas sebáceos tipicamente presentes na pálpebra superior, couro cabeludo e rosto são mais frequentes na sétima década de vida em mulheres. Faz parte de < 5% de todos os tumores malignos da pálpebra em geral, mas esta incidência pode chegar a 30% da população asiática e 40 a 60% da população indiana.[12] A glândula parótida é o sítio extraocular mais comum para o carcinoma sebáceo.[2]

O desenvolvimento de carcinoma sebáceo tem sido associado à exposição à radiação nos anexos oculares, bem como à exposição à luz UV, condições inflamatórias crônicas da pálpebra e imunossupressão.[12] Carcinomas sebáceos da pálpebra são tumores agressivos caracterizados por invasão orbital, propagação visceral e mortalidade de 25%.[12] Em locais extraoculares, o comportamento pode ser menos agressivo. Propagação inicial para os nódulos regionais ocorre em cerca de 30% dos casos. Tumores da pálpebra superior transmitem metástases principalmente para linfonodos pré-auriculares e parótida, e tumores da pálpebra inferior espalham-se para os gânglios submandibulares e cervicais.[2]

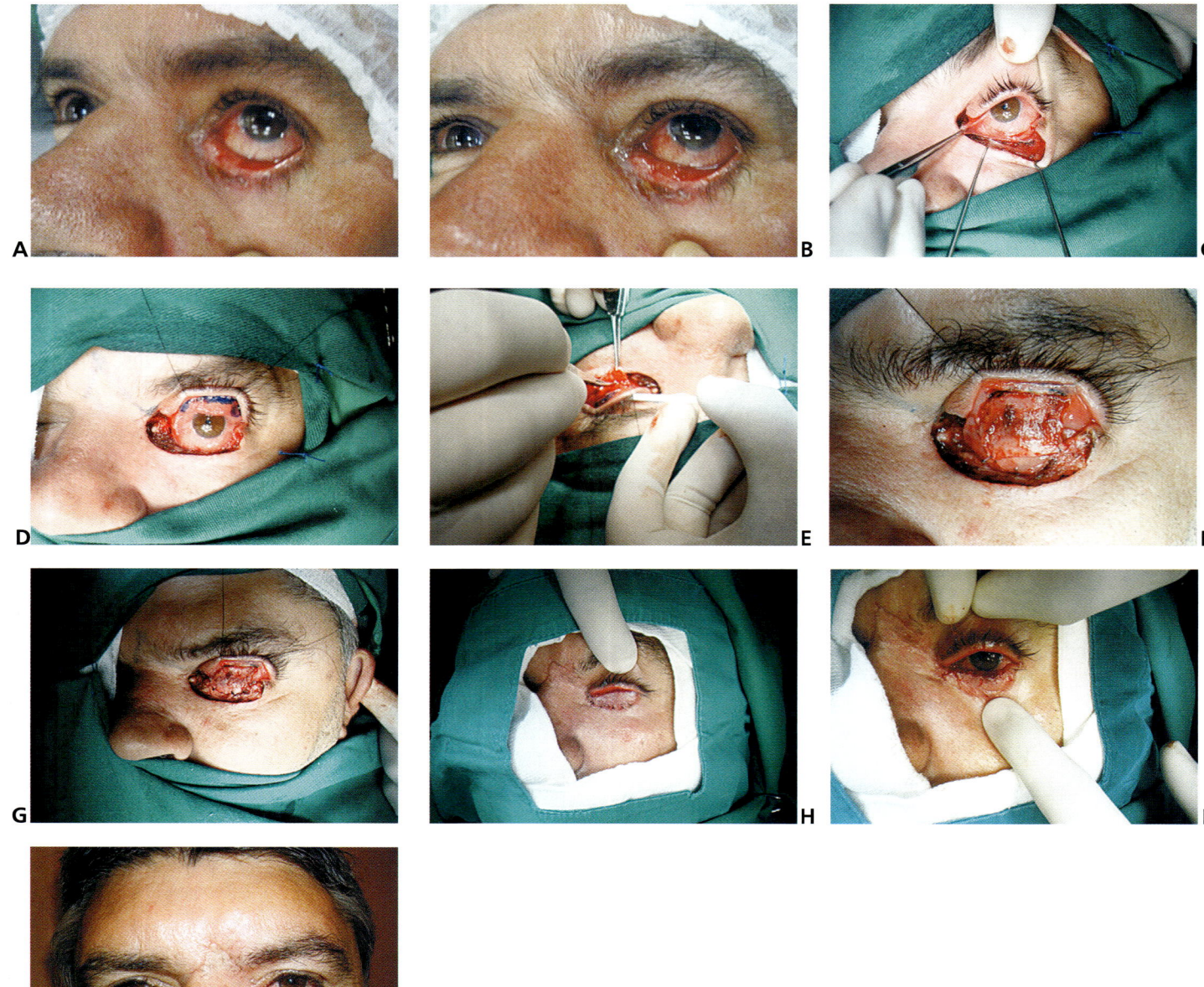

◀ **FIGURA 2.** Paciente com carcinoma sebáceo em pálpebra inferior submetido à ressecção de toda a pálpebra. (**A** e **B**) Pré-operatório. (**C-I**) Reconstrução do defeito com retalho tarsoconjuntival. (**J**) Pode-se observar que houve preservação da conformação e função do órgão.

O tratamento de escolha é a excisão cirúrgica (Fig. 2), com terapia de radiação reservada para lesões irressecáveis. No entanto, a remoção cirúrgica completa é muitas vezes difícil em razão de restrições anatômicas e a propensão para multicentricidade e disseminação pagetoide intraepitelial ao longo da placa tarsal, aparelho lacrimal e conjuntiva.[12,17] Relatórios da radioterapia na gestão de carcinoma sebáceo são esporádicos e casuais.[14,17,18] Embora estes tumores pareçam ser radiossensíveis, o potencial para danos tardios para estruturas oculares deve ser considerado. Pardo et al.[18] relatam quatro pacientes tratados com irradiação definitiva de 45 a 63 Gy e seis pós-operatórios tratados com taxa de 90% de controle local após 2-10 anos de acompanhamento e sobrevida global específica para a doença de 96% em 5 anos. Moderada dose de radioterapia (50 Gy) pode ser útil como adjuvante à ressecção cirúrgica na definição de características de alto risco, como margens de excisão positivas ou envolvimento nodal extenso. Irradiação definitiva para doses maiores que 55 Gy pode ser considerada uma alternativa à cirurgia extensiva em pacientes sem condições clínicas.[19,20]

REFERÊNCIAS BIBLIOGRÁFICAS

1. NCCN Merkel cell carcinoma clinical practice guidelines in oncology. *J Natl Compr Canc Netw* 2004:2(1)80-87.
2. Mantese SAO *et al.* Basal cell Carcinoma - Analysis of 300 cases observed in Uberlândia, MG, Brazil. *An Bras Dermatol* 2006;81(2):136-422.
3. Fiod NJ, Rezende JF Netto, Dias FL *et al.* Carcinoma neuroendócrino cutâneo primário (Ca de Merkel): relato de 6 casos e revisão da literatura. *Rev Bras Cir Cabeça Pescoço* 1994 Jan.-Abr.;18(1):54-58.
4. Beenken SW, Urist MM. Treatment options for Merkel cell carcinoma. *J Natl Compr Canc Netw* 2004;2:89-92.
5. Goessling W, McKee PH, Mayer RJ. Merkel cell carcinoma. *J Clin Oncol* 2002;20:588-98.
6. Gollard R, Weber R, Kosty MP *et al.* Merkel cell carcinoma: review of 22 cases with surgical, pathologic, and therapeutic considerations. *Cancer* 2000;88:1842-51.
7. Silva JJ, Tsang RW, Panzarella T *et al.* Results of radiotherapy for epithelial skin cancer of the pinna: the Princess Margaret Hospital experience, 1983-1993. *Int J Radiat Oncol Biol Phys* 2000;47:451-59.
8. Brown MD. Recognition and management of unusual cutaneous tumors. *Dermatol Clin* 2000;18:543-51.
9. Mendenhall WM, Mendenhall CM, Mendenhall NP. Merkel cell carcinoma. *Laryngoscope* 2004;114:906-10.
10. Eng TY, Gaguib M, Fuller CD *et al.* Treatment of recurrent merkel cell carcinoma: an analysis of 46 cases. *Am J Clin Oncol* 2004;27:576-83.
11. Youker SR. Merkel cell carcinoma. *Adv Dermatol* 2003;19:185-205.
12. NCCN dermatofibrosarcoma protuberans clinical practice guidelines in oncology. *J Natl Compr Canc Netw* 2004;74-78.
13. Ballo MT, Zagars GK, Pisters P *et al.* The role of radiation therapy in the management of dermatofibrosarcoma protuberans. *Int J Radiat Oncol Biol Phys* 1998;40:823-27.
14. Dogan R, Morris C, Zlotecki RA *et al.* Radiotherapy in the treatment of dermatofibrosarcoma protuberans. *Am J Clin Oncol* 2005;28:537-39.
15. Mendenhall WM, Ziotecki RA Scarborough MT. Dermatofibrosarcoma protuberans. *Cancer* 2004;101:2503-8.
16. DuBay D, Cimmino V, Lowe L *et al.* Low recurrence rate after surgery for dermatofibrosarcoma protuberans: A multidisciplinary approach from a single institution. *Cancer* 2004;100:1008-16.
17. Yen MT, Tse DT, Wu X *et al.* Radiation therapy for local control of eyelid sebaceous cell carcinoma: report of two cases and review of the literature. *Ophthal Plast Reconstr Surg* 2000;16:211-15.
18. Pardo FS, Wang CC, Albert D *et al.* Sebaceous carcinoma of the ocular adnexa: radiotherapeutic management. *Int J Radiat Oncol Biol Phys* 1989 Sept.;17(3):643-47.
19. Conill C, Toscas I, Morilla I *et al.* Radiation therapy as a curative treatment in extraocular sebaceous carcinoma. *Br J Dermatol* 2003;149:441-42.
20. Million RR, Cassisi NJ. *Management of head and neck cancer*. 2nd ed. Philadelphia: JB Lippincott, 1994. p. 672.

CAPÍTULO 43

Câncer de Tireoide

Dório José Coelho da Silva ■ Lúcio Andre Noleto Magalhães ■ Ricardo Mai Rocha
Mauro Marques Barbosa ■ Fernando Luiz Dias ■ Uirá Luiz de Melo Sales Marmhoud Coury

INTRODUÇÃO

O câncer da glândula tireoide é a neoplasia maligna mais comum do sistema endócrino, afetando mais frequentemente as mulheres do que os homens, sendo que a maioria dos casos ocorre em pessoas entre 25 e 65 anos de idade. O carcinoma bem diferenciado de tireoide é a segunda neoplasia mais prevalente da região da cabeça e pescoço, e estima-se ocorrer em 5 a 15% dos bócios uninodulares.

O carcinoma diferenciado de tireoide abrange 90% de todas as neoplasias malignas da tireoide e, segundo estimativas do Instituto Nacional do Câncer (INCA), junto ao melanoma maligno, é a neoplasia cuja incidência mais cresce no Brasil e no mundo. Parte dos especialistas credita este aumento aos avanços dos meios de diagnóstico, o que teria tornado possível detectar tumores que anteriormente passariam despercebidos; outros garantem que os hábitos de vida, sobretudo a alimentação, têm participação no aumento da frequência da doença. Segundo os dados do INCA, a faixa populacional mais atingida pelo câncer diferenciado de tireoide é constituída por mulheres entre os 40 e 65 anos de idade.

A incidência do câncer diferenciado de tireoide tem aumentado em muitos países nas últimas décadas [3,6/100.000 (1973) para 8,7/100.000 (2002)]. Este aumento de 5,1/100.000 na incidência dos carcinomas diferenciados de tireoide é decorrente principalmente do aumento da frequência dos Carcinomas Papilíferos (2,7 para 7,7/100.000 habitantes neste período). Este fato pode ser creditado à melhora na acurácia dos métodos diagnósticos e na detecção de pequenos carcinomas. Apesar deste aumento, a taxa de mortalidade manteve-se estável durante os últimos 30 anos, sendo de, aproximadamente, 0,5 morte por 100.000 habitantes. A sobrevida de 20 anos para o carcinoma papilífero de baixo risco é de 95% e para o carcinoma folicular é de 70 a 80%.

O carcinoma papilífero é o carcinoma bem diferenciado mais comum e constitui de 70 a 90% dos carcinomas primários da glândula tireoide. O segundo tumor maligno mais frequente na glândula tireoide é o carcinoma folicular, com incidência de 10 a 30% dos carcinomas diferenciados. Em algumas situações os carcinomas diferenciados de tireoide podem cursar sem qualquer manifestação clínica por toda a vida, sendo encontrados como achados incidentais em necropsias.

Outros tipos histológicos de tumores primários da glândula tireoide compreendem o carcinoma medular de tireoide (CMT) e o carcinoma indiferenciado de tireoide.

O carcinoma medular da tireoide (CMT) é originário das células parafoliculares (ou células C) produtoras de calcitonina, e pode ocorrer nas formas familiar ou esporádica, em uma incidência que não ultrapassa os 5% dos tumores malignos da tireoide. Na sua forma familiar está relacionado com a alteração do proto-oncogene RET no cromossoma 10 e com a Síndrome da Neoplasia Endócrina Múltipla (NEM) dos tipos IIA e IIB.

Os carcinomas indiferenciados de tireoide são tumores altamente agressivos, têm incidência menor do que 1% e ocorrem principalmente em pacientes idosos. O diagnóstico deve ser feito por exame de imuno-histoquímica para que não sejam confundidos com os linfomas. Frequentemente originam-se da desdiferenciação de lesões diferenciadas da tireoide e possuem prognóstico bastante reservado.

Além disso, a tireoide pode ser sede de tumores metastáticos de outros órgãos, como mamas, rins e cólon, podendo também ser sede primária de linfomas e sarcomas.

DIAGNÓSTICO

A principal manifestação das patologias benignas e malignas da glândula tireoide é a doença nodular (isolada ou múltipla), que evolui, habitualmente, sem sinais ou sintomas expressivos. O diagnóstico de câncer é feito apenas em um percentual que varia de 5 a 15% dos nódulos tireoidianos, dependendo principalmente do gênero e da região geográfica habitada pelo paciente (Fig. 1).

A incidência da doença nodular tireoidiana é variável, de acordo com o país estudado, fato que pode ser explicado pelas variações na dieta básica, principalmente no que diz respeito à ingestão de iodo. A utilização do sal iodado pela maioria dos países parece estar relacionada com uma diminuição na incidência da manifestação da doença. Fatores genéticos também podem predispor ao desenvolvimento do câncer da tireoide. Existem formas familiares que permitem a identificação precoce de portadores de alterações genéticas sinalizando o desenvolvimento deste tipo de câncer.

A relação entre o aparecimento do carcinoma papilífero com a exposição prévia à radiação ionizante é conhecida de longa data. Na década de 1950, o amplo uso das radiografias no tratamento da hipertrofia do timo, tonsilas, acne e, mais recentemente, os acidentes nucleares e a radioterapia externa de outros tumores da infância, em que a região cervical é incluída no campo de irradiação. A partir do aumento da sobrevida destes pacientes o carcinoma de tireoide ocupa um lugar de destaque no surgimento de uma segunda neoplasia. Em geral os tumores originados de áreas irradiadas são mais agressivos. O acidente nuclear de Chernobyl, em abril de 1996, exemplifica este conceito. Um estudo realizado em 2005 pela OMS sobre os acidentes nucleares revelou que o câncer de tireoide aumentou de forma significativa, como consequência da radiação ionizante. Além disso, as quantidades de radiação liberadas na atmosfera acabaram contaminando também os gramados que alimentavam o gado, cujo leite era fornecido às pessoas. Grande número de crianças que foram expostas à radiação – particularmente as que se encontravam em fase de desenvolvimento intrauterino ou nos primeiros anos de vida – desenvolveram câncer de tireoide. Foram registrados mais de dois mil casos relacionados com o acidente nuclear, havendo, ainda, a possibilidade de mais casos nos anos seguintes. Mais recentemente, o reator nuclear de Fukushima alcançou o nível 7 em termos de acidentes nucleares, similar ao de Hiroshima e, embora desta vez o Japão tenha

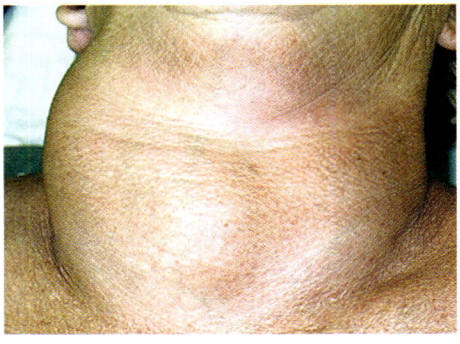

◄ **FIGURA 1.** Bócio multinodular de tireoide.

tomado as medidas necessárias para proteger a população, especialistas não descartam os riscos de contaminação, levando em consideração os efeitos na água do mar, nas verduras e, por consequência, em toda a cadeia alimentar, o que expõe indiretamente a população à radiação ionizante. Experiências anteriores de acidentes nucleares resultaram não somente em um crescimento significativo de casos de câncer da tireoide, como também de nódulos benignos e doenças autoimunes (tireoidite de Hashimoto).

A maioria dos pacientes apresenta queixas de nódulos na glândula tireoide (geralmente encontrados no autoexame ou em exame clínico ocasional) ou de nódulos preexistentes que apresentaram crescimento súbito.

Há suspeição de câncer, particularmente, em indivíduos com história familiar de câncer de tireoide, síndrome de Cowden e Gardner, além da síndrome familiar de câncer medular de tireoide. Nódulos que crescem na vigência de tratamento clínico (hormonal), história prévia de irradiação local com baixas doses, aumento do tamanho associado à dor local ou rouquidão, e nódulos tireoidianos em crianças, adolescentes e idosos, principalmente do gênero masculino, são considerados altamente suspeitos. No exame clínico, devem ser valorizados os nódulos endurecidos e fixos a outras estruturas do pescoço e, principalmente, os associados a linfonodos cervicais aumentados.

Em um menor número de casos, os carcinomas diferenciados podem manifestar-se por dor e/ou disfonia causada pelo extravasamento capsular e infiltração de estruturas vizinhas, como o nervo laríngeo recorrente, linfonodomegalia cervical palpável como evidência de metástases cervicais, disfagia por compressão esofágica, ou insuficiência respiratória progressiva por invasão nervosa ou compressão e invasão de vias aéreas superiores. Ocasionalmente é possível o diagnóstico pelas metástases a distância, principalmente pulmonares.

No caso dos carcinomas medulares (CMT), metade dos pacientes com CMT esporádicos apresenta linfonodos metastáticos no momento do diagnóstico, ocasionalmente com metástases a distância em pulmões, fígado, ossos e cérebro. Pode haver hipercalcemia, e a calcitonina costuma estar elevada, sendo esta última considerada um excelente marcador para o diagnóstico. Testes com estímulo de cálcio e/ou pentagastrina são realizados para auxiliar o diagnóstico, assim como a detecção do proto-oncogene RET, que determina o aparecimento de carcinoma medular em 100% dos pacientes, estando normalmente relacionado com o tipo familiar puro ou associado à neoplasia endócrina múltipla 2A (NEM IIA) ou síndrome de Sipple. O diagnóstico diferencial com outras doenças em que pode haver elevação da calcitonina (como câncer de mama e pulmão, tireotoxicose e hipotireoidismo) deve ser considerado.

Nos casos familiares de CMT de herança autossômica dominante, normalmente multifocal, bilateral e com metástases cervicais frequentes, é obrigatória a pesquisa de feocromocitoma que se desenvolve em cerca de 50% dos pacientes e do hiperparatireoidismo, que acomete entre 20 e 30% dos portadores da NEM IIA. Os casos NEM IIB, mais agressivos, são acompanhados por feocromocitoma, neuromas mucosos, ganglioneuromatose intestinal e "*habitus*" marfanoide". Pacientes portadores da forma familiar do CMT devem ter seus parentes, até o 2º grau, pesquisados em busca de alterações do proto-oncogene RET, cuja presença representará o provável desenvolvimento do tumor tireoideano e possibilitando o seu tratamento preventivo.

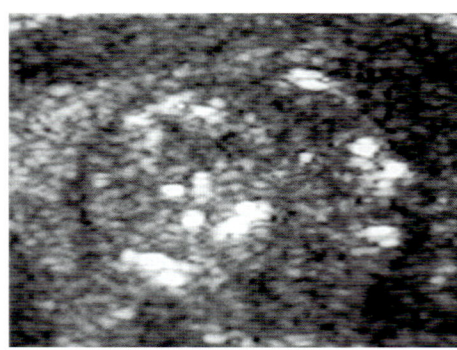

◄ **FIGURA 2.** USG de nódulo tireoidiano com microcalcificações.

Nos carcinomas indiferenciados (anaplásicos), que normalmente acometem faixas etárias mais avançadas, a história é de massa de crescimento rápido cursando com invasão de estruturas cervicais e evoluindo com sintomas precoces de disfagia, disfonia, estertor e dispneia progressiva, levando à necessidade de traqueostomia. Já durante a primeira avaliação o tamanho do tumor pode chegar a uma média de 10 cm no maior diâmetro e pode vir associado à história de tumoração tireoidiana (bócio) de longa data. As células do carcinoma anaplásico não expressam genes específicos para a tireoide, não produzem tireoglobulina e não captam iodo.

O exame de ultrassonografia (USG), embora seja considerado examinador-dependente, deve ser o primeiro exame de imagem solicitado na avaliação dos nódulos tireoidianos, sendo algumas vezes o nódulo descoberto a partir de uma USG de rotina. O maior emprego da USG nos últimos anos tem tido papel importante no aumento do diagnóstico das neoplasias tireoidianas. A presença de nódulo tireoidiano hipoecogênico com característica sólida, halo periférico pouco nítido, contornos irregulares, presença de microcalcificações e vascularização predominantemente central ao estudo com Doppler são características de maior suspeição para câncer (Fig. 2).

A punção aspirativa por agulha fina (**PAAF**), muitas vezes direcionada por USG, é empregada como opção complementar de diagnóstico (Figs. 3 e 4). Embora também seja um método examinador-dependente, sua sensibilidade pode estar acima de 80%, e a especificidade em torno de 70 a 90%, com a acurácia aproximando-se de 90%. Alguns exames podem não ser conclusivos, dependendo de amostras colhidas com material inadequado, colocação incorreta da agulha, citopatologistas inexperientes e diferentes critérios entre laboratórios. O diagnóstico de carcinoma folicular não pode ser obtido no exame citológico de material colhido por PAAF, pois para isto é necessária comprovação de invasão vascular e/ou capsular da lesão tumoral, o que só é detectado em exame histopatológico. Nestes casos, o máximo que a citologia do material consegue é a identificação de "neoplasia folicular".

A detecção de tireoglobulina em material colhido por PAAF de linfonodos cervicais confirma o diagnóstico de metástase de carcinoma diferenciado de tireoide.

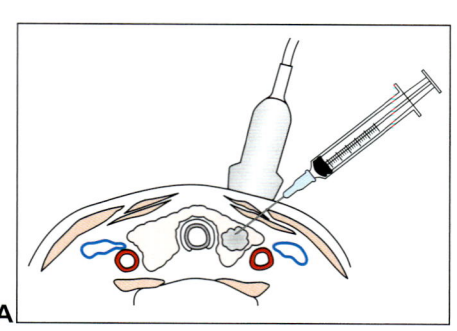 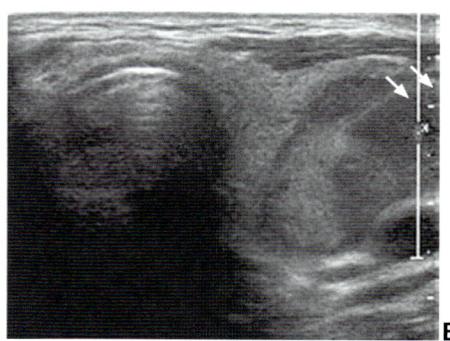 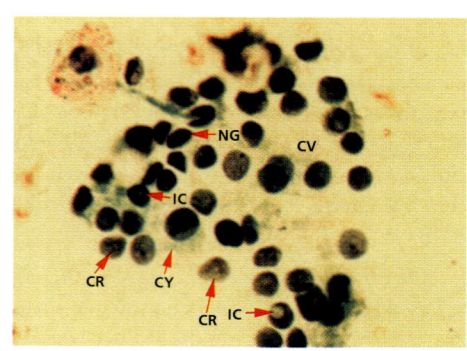

▲ **FIGURA 3. (A)** Desenho esquemático de punção aspirativa por agulha fina (PAAF) guiada por USG. **(B)**

▲ **FIGURA 4.** Lâmina de citologia de PAAF de carcinoma papilífero. NG = entalhes nucleares; IC = inclusões intranucleares.

Estudos mais recentes têm demonstrado a viabilidade da identificação do B-RAF e do RET/PTC em material colhido por PAAF dos nódulos tireoidianos, o que também aumenta a acurácia deste método.

Atualmente tem sido empregado o "Sistema Bethesda" para a padronização dos laudos citopatológicos de tireoide, a saber:

Categorias diagnósticas recomendadas

- **I – Insatisfatório ou inconclusivo:**
  - Preparados com baixa celularidade ou ausência de células foliculares.
  - Fluido de cisto.
  - Espécime acelular.
  - Outros (excesso de sangue, material coagulado, artefatos).
- **II – Benigno:**
  - Preparados com achados consistentes com benignidade.
  - Consistente com nódulo folicular benigno (incluindo nódulo coloide e adenomatoso).
  - Consistente com tireoidite linfocitária (Hashimoto) em seu contexto clínico.
  - Consistente com tireoidite granulomatosa (subaguda).
  - Outros.
- **III – Atipia de significado indeterminado ou lesão folicular de significado indeterminado:**
  - Preparados celulares com escasso coloide e padrão folicular dificultando diferenciação entre quadro reacional e neoplásico morfologicamente.
- **IV – Neoplasia folicular ou suspeito para neoplasia folicular:**
  - Preparados com alta celularidade com padrão de células isoladas, grupos ou microfolículos que sugerem arranjo neoplásico, escasso coloide e fundo hemático (especificar se for do tipo células de Hürthle (oncocítico).
- **V – Suspeito para malignidade:**
  - Preparados com elementos citológicos suspeitos para malignidade e, mas com insuficiência de células para diagnóstico definitivo, deve-se especificar para que tipo de neoplasia está direcionada a suspeição. Nesta categoria também são alocadas as variantes de carcinoma papilífero.
  - Suspeito para carcinoma papilar.
  - Suspeito para carcinoma medular.
  - Suspeito para carcinoma metastático.
  - Suspeito para linfoma.
- **VI – Maligno:**
  - Esfregaços com elementos citológicos definitivos que caracterizam malignidade, devendo-se especificar o tipo de neoplasia.
  - Carcinoma papilar de tireoide.
  - Carcinoma pouco diferenciado.
  - Carcinoma medular de tireoide.
  - Carcinoma indiferenciado (anaplásico).
  - Carcinoma de células escamosas.
  - Carcinoma misto (especificando os tipos presentes).
  - Carcinoma metastático.
  - Linfoma não Hodgkin.
  - Outros.

É importante ressaltar, porém, que, em alguns casos, o diagnóstico citológico pré-operatório não é necessário para se justificar a indicação cirúrgica, quando a história clínica e o exame físico são suficientes para levantar a suspeita de tumor tireoidiano.

O estudo radiológico do tórax (**RX Tórax**) tem papel primordial na avaliação de doença pulmonar (Fig. 5), pois este é o sítio primário de metástases a distância, o que costuma ocorrer com mais frequência na presença do carcinoma folicular, quando pode chegar a 3% de incidência no diagnóstico inicial. Na suspeita de doença pulmonar, a tomografia computadorizada (**TC**) ou a ressonância magnética (**RM**) de tórax estão indicadas.

Se houver suspeita de invasão de estruturas cervicais, a TC e/ou a RM também são indicadas para avaliar a extensão da doença e/ou a invasão das estruturas vizinhas, com o objetivo de melhor programação cirúrgica e preparo do paciente para as possibilidades de ressecção de estruturas que fogem da indicação mais comum (Fig. 6).

A cintilografia de corpo inteiro com I^{131} contribui para a identificação de sítios metastáticos a distância, assim como o I^{131} também tem papel na detecção da persistência de tecido tireoidiano cervical após a cirurgia.

As dosagens hormonais tireoidianas fazem parte da rotina para detecção de alteração sérica, apesar de, na maioria dos casos, não ocorrer evidência de disfunção tireoidiana.

Um exame completo da região da cabeça e pescoço possibilita a identificação de linfonodos cervicais, os quais podem ou não ser metastáticos.

O exame clínico se completa com a laringoscopia direta e/ou videolaringoscopia, onde a avaliação da mobilidade das pregas vocais poderá levantar a suspeita de comprometimento dos nervos laríngeos recorrentes.

ESTADIAMENTO CLÍNICO

Regras para classificação

A classificação é aplicável apenas para os carcinomas. Deve haver confirmação microscópica da doença e divisão dos casos por tipo histológico (Quadro 1).

Os procedimentos para avaliação das categorias T, N e M são os seguintes:

- *Categorias T:* exame físico, endoscopia e diagnóstico por imagem.
- *Categorias N:* exame físico e diagnóstico por imagem.
- *Categorias M:* exame físico e diagnóstico por imagem

Tipos histológicos de tumor

Os quatro principais tipos histopatológicos são:

1. Carcinoma papilífero (incluindo aqueles com arranjo folicular).
2. Carcinoma folicular (incluindo os carcinomas de células de Hürthle).
3. Carcinoma medular.
4. Carcinoma indiferenciado/anaplásico.

Linfonodos regionais

Os linfonodos regionais são os cervicais e os mediastinais superiores.

pTNM – Classificação patológica

As categorias pT, pN e pM correspondem às categorias T, N e M classificadas no exame histopatológico.

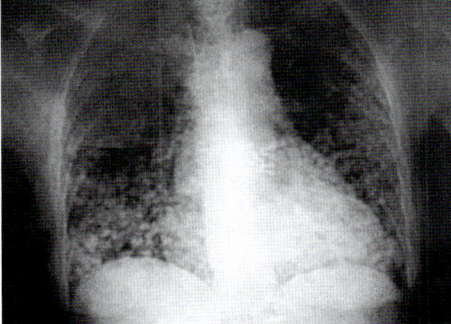

◀ **FIGURA 5.** Radiografia de tórax com metástases disseminadas bilateralmente.

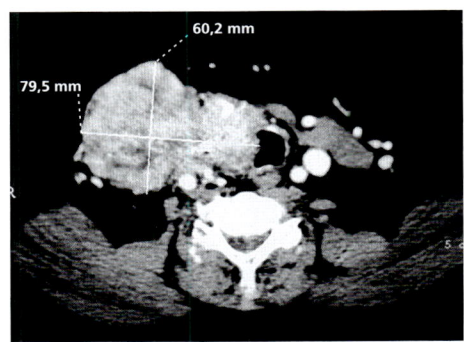

◀ **FIGURA 6.** TC de carcinoma papilífero com invasão de traqueia.

Quadro 1. TNM – Classificação clínica

T – TUMOR PRIMÁRIO	
TX	O tumor primário não pode ser avaliado
T0	Não há evidência de tumor primário
T1	Tumor com 2 cm ou menos em sua maior dimensão, limitado à tireoide
T2	Tumor com mais de 2 cm e até 4 cm em sua maior dimensão, limitado à tireoide
T3	Tumor com mais de 4 cm em sua maior dimensão, limitado à tireoide, ou qualquer tumor com extensão extratireoidiana mínima (p. ex., extensão ao músculo esternotireóideo ou partes moles peritireoidianas)
T4a	Tumor que se estende além da cápsula da tireoide e invade qualquer uma das seguintes estruturas: tecido subcutâneo mole, laringe, traqueia, esôfago, nervo laríngeo recorrente
T4b	Tumor que invade fáscia pré-vertebral, vasos mediastinais ou adjacente artéria carótida
T4a*	(Somente para carcinoma anaplásico) Tumor (de qualquer tamanho) limitado à tireoide**
T4b*	(Somente para carcinoma anaplásico) Tumor (de qualquer tamanho) que se estende além da cápsula da tireoide***

Nota: Tumores multifocais de todos os tipos histológicos devem ser designados com (m). O maior determina a classificação; p. ex., T2 (m).
*Todos os carcinomas indiferenciados/anaplásicos de tireoide são considerados como T4.
**Carcinoma anaplásico intratireoidiano = considerado ressecável.
***Carcinoma anaplásico extratireoidiano = considerado irressecável.

N – LINFONODOS REGIONAIS	
NX	Os linfonodos regionais não podem ser avaliados
N0	Ausência de metástase em linfonodos regionais
N1	Metástase em linfonodos regionais
	N1a Metástase no nível VI (linfonodos pré-traqueal e paratraqueal, incluindo pré-laríngeo e o de Delphian)
	N1b Metástase em outro linfonodo cervical unilateral, bilateral ou contralateral, ou em linfonodo mediastinal superior

M – METÁSTASES A DISTÂNCIA	
MX	A presença de metástase a distância não pode ser avaliada
M0	Ausência de metástase a distância
M1	Metástase a distância

O exame histológico da peça cirúrgica de um esvaziamento cervical seletivo incluirá, geralmente, 6 ou mais linfonodos. Se os linfonodos forem negativos, classificam-se como **pN0**.

Grupamento por estágios clínicos

Recomenda-se o grupamento por estágios diferenciados para os carcinomas papilífero e folicular, carcinoma medular e carcinoma indiferenciado/anaplásico (Quadros 2 e 3).

TRATAMENTO

Carcinoma bem diferenciado de tireoide (CBDT)

O carcinoma bem diferenciado de tireoide é a doença maligna mais frequente do sistema endócrino e corresponde a 90% de todas as neoplasias malignas da tireoide. Podem ser classificados em dois tipos histológicos distintos: carcinoma papilífero e carcinoma folicular que, em regiões com ingestão regular de iodo, representam, respectivamente, 80 e 10% de todos os carcinomas de tireoide. Embora a maioria dos carcinomas diferenciados das células foliculares de tireoide seja esporádica, pode ocorrer também de maneira familiar em até 10% dos casos. Estudos apontam que o risco de um parente de primeiro grau de um paciente com CBDT aumenta consideravelmente se comparado com a população em geral.

Algumas síndromes hereditárias raras estão associadas à ocorrência de CBDT, como a polipose adenomatosa familiar, a síndrome de

Quadro 2. Estádios clínicos

CARCINOMA PAPILÍFERO OU FOLICULAR			
ABAIXO DE 45 ANOS			
Estádio I	Qualquer T	Qualquer N	M0
Estádio II	Qualquer T	Qualquer N	M1
ACIMA DE 45 ANOS			
Estádio I	T1	N0	M0
Estádio II	T2	N0	M0
Estádio III	T3	N0	M0
	T1	N1a	M0
	T2	N1a	M0
	T3	N1a	M0
Estádio IVA	T1	N1b	M0
	T2	N1b	M0
	T3	N1b	M0
	T4a	N0, N1	M0
Estádio IVB	T4b	Qualquer N	M0
Estádio IVC	Qualquer T	Qualquer N	M1
CARCINOMA MEDULAR			
Estádio I	T1	N0	M0
Estádio II	T2	N0	M0
Estádio III	T3	N0	M0
	T1	N1a	M0
	T2	N1a	M0
	T3	N1a	M0
Estádio IVA	T1	N1b	M0
	T2	N1b	M0
	T3	N1b	M0
	T4a	N0, N1	M0
Estádio IVB	T4b	Qualquer N	M0
Estádio IVC	Qualquer T	Qualquer N	M1
ANAPLÁSICO/INDIFERENCIADO (TODOS OS CASOS NO ESTÁDIO IV)			
Estádio IVA	T4a	Qualquer N	M0
Estádio IVB	T4b	Qualquer N	M0
Estádio IVC	Qualquer T	Qualquer N	M1

Quadro 3. Resumo esquemático

GLÂNDULA TIREOIDE	
CARCINOMAS PAPILÍFERO, FOLICULAR E MEDULAR	
T1	≤ 2 cm intratireoidiano
T2	> 2 cm até 4 cm, intratireoidiano
T3	> 4 cm ou com extensão extratireoidiana mínima
T4a	Subcutâneo, laringe, traqueia, esôfago, nervo laríngeo recorrente
T4b	Fáscia pré-vertebral, vasos mediastinais, artéria carótida
	Carcinoma anaplásico/indiferenciado
T4a	Intratireoidiano
T4b	Extratireoidiano
T4c	Metástase a distância
TODOS OS TIPOS HISTOLÓGICOS	
N1a	Linfonodos em Nível VI
N1b	Linfonodos em outros níveis

Cowden, a síndrome de Werner ou o complexo de Carney. Entretanto, muitos dos indivíduos acometidos apresentam somente o CBDT e não se encaixam no fenótipo de nenhuma dessas síndromes.

A frequência de carcinomas multicêntricos varia de 20 a 88% em algumas séries. O carcinoma papilífero apresenta tendência ao desenvolvimento de metástase linfática cervical, ao passo que o carcinoma folicular está mais relacionado com a metástase hematogênica.

Os tumores tireoidianos, histologicamente, são constituídos por dois tipos de células epiteliais: as células parafoliculares ou células "C", que originam o carcinoma medular, e as células foliculares, que dão origem aos adenomas, aos carcinomas diferenciados (carcinoma papilífero e carcinoma folicular) e ao carcinoma indiferenciado (carcinoma anaplásico).

O Instituto de Patologia das Forças Armadas de Washington (AFIP) normatiza a classificação dos carcinomas bem diferenciados de tireoide em subtipos histológicos. O carcinoma papilífero é caracterizado pela formação de estruturas histológicas papilares permeadas por eixo conjuntivo vascular revestido por células foliculares neoplásicas com características nucleares específicas: cromatina clara, pseudoinclusões e fendas nucleares (Fig. 7). Os carcinomas foliculares são designados, conforme sua capacidade de invasão, como extensa ou minimamente invasivos.

Carcinoma de células de Hürthle

O carcinoma das células de Hürthle (CCH) é um tumor raro da tireoide, representando menos que 5% dos tumores bem diferenciados desta glândula. As células dos tumores de Hürthle foram primeiramente descritas por Askanazy e têm como característica morfológica um grande tamanho, podendo ter o formato oval ou poligonal, limites bem definidos, citoplasma granular acidófilo volumoso graças à presença de mitocôndrias, núcleos grandes e nucléolos múltiplos. Estas células contêm altos níveis de enzimas oxidativas. As células de Hürthle podem ser encontradas em várias doenças da tireoide, como a tireoidite linfocítica, a doença de Graves e o bócio nodular, não podendo ser considerada específica de nenhuma delas. Quando estas células correspondem a mais de 75% da celularidade do nódulo, este é considerado maligno.

Desde 1963 o carcinoma de células de Hürthle é considerado pela Organização Mundial de Saúde (OMS) como uma variante do carcinoma folicular da glândula tireoide; entretanto, pode apresentar expressões oncogênicas diferentes, quando comparado ao carcinoma folicular e, por isso, sendo em alguns relatos considerado como uma doença distinta. As evidências que mostram que o CCH tem origem folicular são fundamentadas em alguns estudos histológicos, evidenciando numerosas formas de transição entre uma célula folicular e uma célula de Hürthle.

O comportamento biológico do CCH ainda é bastante discutido, fazendo com que haja a necessidade de uma melhor definição de quais fatores demográficos, clínicos e histológicos apresentam impacto no prognóstico dos pacientes.

O INCA/MS/RJ estudou um total de 28 pacientes com carcinoma de células de Hurthle no período entre 1981 e 2002. Vinte pacientes (71,4%) eram do sexo feminino e oito (28,6%) do sexo masculino, com uma média de idade de 50,8 anos.

Sete (25%) pacientes apresentaram recidiva da doença, em três (42,8%) casos, regional e em quatro (57,2%) casos, recidiva a distância, sendo, em todos estes casos, metástase óssea, três desses pacientes evoluíram a óbito.

Em seis (21,4%) pacientes foi evidenciada metástase a distância durante alguma fase do tratamento, sendo em 5 (83,4%) casos a metástase localizava-se nos ossos, e em um (16,6%) caso ocorreu no pulmão.

A metade dos pacientes apresentou ao estudo histológico um padrão de invasão mínimo (MiI). Os outros 14 (50%) pacientes apresentaram invasão maciça (MaI). A sobrevida média global foi de 69,29 meses, e o tempo médio livre de doença foi de 49,2 meses. A sobrevida livre de doença foi de 72 e 55% e a sobrevida global de 87 e 77% em 5 e 10 anos respectivamente.

Os fatores de impacto mais importantes para a recidiva foram: o estágio mais avançado da doença ($\rho = 0,03$), a presença de metástase a distância ($\rho = 0,03$) e, principalmente, o padrão histológico de invasão maciça ($\rho = 0,0027$)

Quando analisada a mortalidade, os fatores de maior impacto foram: o padrão histológico de invasão maciça ($\rho = 0,02$), o maior tamanho do tumor ($\rho = 0,013$) e, principalmente, a presença de metástase a distância ($\rho = 0,0056$). Quando avaliada a influência de outras variáveis sobre a incidência de metástases a distância, a presença de metástase linfática apresentou significância estatística com a presença de metástases a distância ($\rho = 0,003$). O padrão histológico de invasão maciça apresentou relação com o maior tamanho do tumor ($\rho = 0,05$) e a presença de metástases a distância ($\rho = 0,02$).

Estratificação de risco

Estudos mostram que 85% dos pacientes portadores de CBDT apresentam um bom prognóstico independente da abordagem terapêutica adotada; por outro lado, cerca de 5% dos pacientes irão evoluir para óbito, não importando a agressividade do tratamento instituído. Enquanto isso, cerca de 10% dos casos de CBDT terão a sua evolução e seu prognóstico diretamente relacionados com a intensidade das medidas terapêuticas recebidas. Justamente neste último grupo é que os fatores preditivos têm maior importância na definição da conduta terapêutica e no aumento da sobrevida (Fig. 8).

Análises retrospectivas de grandes séries identificaram fatores de risco que influenciam no prognóstico dos carcinomas bem diferenciados de tireoide. Estas análises permitiram estratificar os pacientes em grupos de risco para o CBDT, o que funciona como uma maneira especial de estadiamento clínico. Assim temos:

- **Pacientes de baixo risco:**
  - Idade menor que 45 anos.
  - Carcinoma papilífero; carcinoma folicular que não de células de Hurthle.
  - Tamanho menor que 3 cm.
  - Tumor intraglandular.
  - Ausência de metástases a distância.
- **Pacientes de risco intermediário:**
  - Idade maior que 45 anos, porém.
  - Carcinoma papilífero; carcinoma folicular que não células de Hurthle.
  - Tumor menor que 3 cm.
  - Tumor intraglandular.
  - Ausência de metástases a distância.
- **Ou:**
  - Idade menor que 45 anos, porém.
  - Carcinoma de células de Hurthle.
  - Tumor maior que 3 cm.
  - Tumor extraglandular.
  - Presença de metástases a distância.

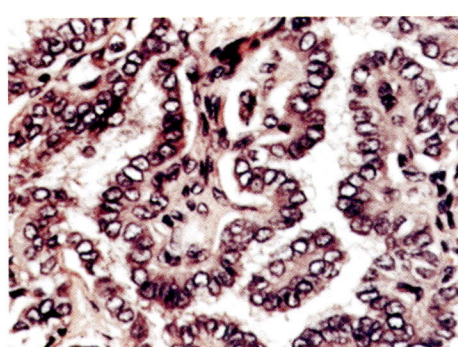

◀ FIGURA 7. Lâmina de carcinoma papilífero.

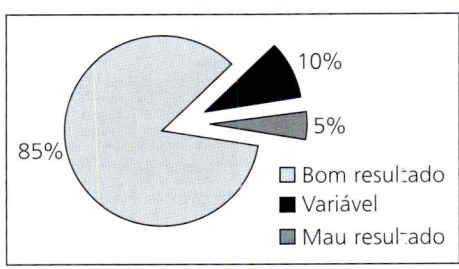

◀ FIGURA 8. Resultado do tratamento dos carcinomas diferenciados.

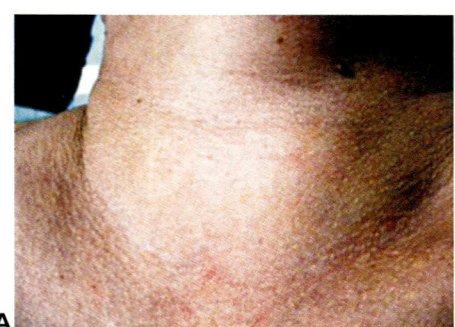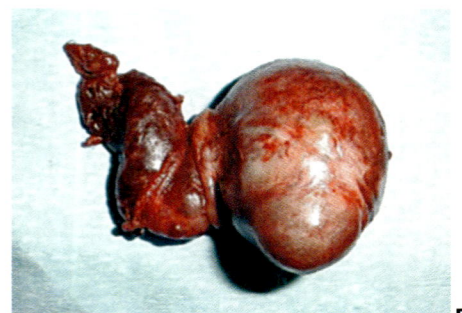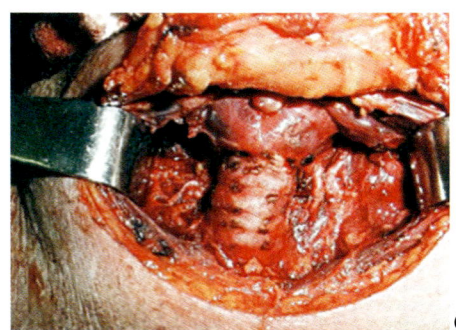

▲ **FIGURA 9.** (**A**) Carcinoma papilífero em homem. (**B**) Peça operatória. (**C**) Campo cirúrgico.

- **Pacientes de alto risco:**
  - Idade maior que 45 anos.
  - Carcinoma de células de Hürthle.
  - Tumor maior que 3 cm.
  - Tumor extraglandular.
  - Presença de metástase a distância.

Dados do programa de vigilância epidemiológica norte-americana (*Surveillance Epidemiology and End Results program – SEER*) e da base norte-americana de dados em câncer (*National Cancer Data Base – NCDB*) ilustram a importância da idade sobre os índices de sobrevida, mostrando curvas de sobrevida de 95 a 100% em cinco anos para indivíduos abaixo dos 45 anos de idade, em estágios I e II. Os pacientes com menos de 20 anos de idade têm 99% de sobrevida em 10 anos, em contraste com os pacientes com mais de 70 anos, que possuem 86 e 70% de chance de estarem vivos neste período, para os carcinomas papilíferos e carcinomas foliculares, respectivamente. O NCDB mostra que a influência da idade é ainda mais importante para os pacientes entre 60 e 69 anos, com queda de sobrevida para 65 e 57% em 10 anos para o carcinoma papilífero e carcinoma folicular, respectivamente. Dados nacionais corroboram que a idade é fator preditivo importante de prognóstico. Além disso, os homens têm metade da frequência de carcinomas diferenciados da tireoide que as mulheres, porém o dobro do risco de mortalidade (Fig. 9).

Dessa forma, o tratamento dos pacientes portadores de CBDT deve ser orientado pelo grupo de risco em que o paciente se enquadra.

- **Pacientes de baixo risco:**
  - Lobectomia + istmectomia.
  - No caso de linfonodos cervicais positivos, esvaziamento cervical seletivo níveis II, III, IV e V e linfonodos do compartimento central (nível VI).
- **Pacientes de alto risco:**
  - Tireoidectomia total.
  - Em casos de linfonodos cervicais metastáticos proceder ao esvaziamento cervical seletivo níveis II, III, IV e V e dos linfonodos do compartimento central (nível VI).
  - Alguns autores defendem a adoção de esvaziamento cervical profilático de rotina no compartimento central nos casos de alto risco ou em tumores T4.
  - Complementação terapêutica com I^{131}.
  - Radioterapia externa para tumores não captantes de iodo, e o tratamento deve englobar as regiões cervical e mediastinal, sendo requerida dose de 70 Gy para controle local de doença microscópica. A dose na medula espinhal tem de ser limitada a 45 Gy.
  - Metástases a distância: I^{131} em tumores captantes de iodo ou radioterapia externa em tumores não captantes.
- **Pacientes de risco intermediário:**
  - Abordagem terapêutica individualizada.
  - Cada paciente deverá ser tratado de acordo com o grupo de risco a que mais se aproxime (baixo risco ou alto risco).

Caracteristicamente, os CBDT podem ter uma grande variedade de apresentações clínicas, as quais influenciam no tratamento e no prognóstico destes tumores. Dentre estas variedades de apresentações podemos identificar as seguintes:

Incidentalomas

São tumores encontrados em exames ultrassonográficos de rotina em pacientes assintomáticos ou em procedimentos cirúrgicos realizados por outras indicações.

Geralmente não apresentam qualquer manifestação clínica, e seu tratamento deve ser realizado com muita cautela, pois alguns casos podem evoluir por toda a vida sem que sejam detectados.

Microcarcinomas

São tumores menores que 1,0 cm e devem ser considerados como entidade patológica independente. Frequentemente os microcarcinomas são a origem de metástases linfáticas cervicais e, por vezes, são diagnosticados graças a estas metástases.

CBDT na infância e adolescência

A neoplasia maligna da tireoide em crianças e adolescentes é considerada rara, sendo os mais comuns os tumores originados das células foliculares (papilífero e folicular).

No acompanhamento dos tumores malignos da tireoide na infância, o que chama a atenção são as diferenças de comportamento dos tumores diferenciados entre crianças e adultos. Na faixa etária infantil, em geral são mais agressivos e com significativo índice de metástases presentes ao diagnóstico.

A presença de linfonodo cervical pode ser a primeira manifestação do tumor nesta faixa etária. Nessa ocasião, é muito importante uma história clínica apurada, acompanhada de um exame físico minucioso. Muitas vezes, numa primeira consulta pode-se fazer o diagnóstico diferencial entre uma metástase linfática cervical, que merece uma investigação mais profunda, e um linfonodo reacional tão comum em crianças (Fig. 10).

A expressão do gene *B-RAF* presente, sobretudo no carcinoma papilífero do adulto, mostra-se rara nos tumores que atingem a população infantil. A presença de receptores IGF-1 nos tumores da infância poderia ser responsável, em parte, pela agressividade inicial apresentada. Apesar de toda essa agressividade, os tumores diferenciados em crianças e jovens habitualmente têm uma excelente resposta ao tratamento cirúrgico complementado pela radioiodoterapia, proporcionando um longo

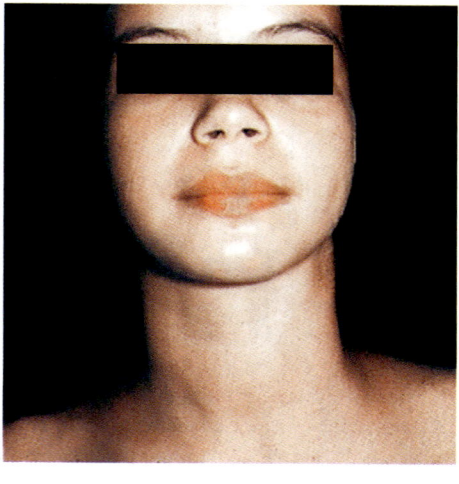

◀ **FIGURA 10.** Adolescente com carcinoma papilífero de tireoide e metástases linfáticas cervicais.

período livre de doença, com baixo índice de recidiva e boa resposta terapêutica das metástases, em especial as pulmonares.

As crianças e os adolescentes portadores de carcinomas diferenciados da glândula tireoide devem ser encarados como pertencentes ao grupo de alto risco destes tumores, e a terapêutica empregada deverá constar de ressecção ampla da doença tumoral, com tireoidectomia total e, frequentemente, esvaziamento cervical associado.

Embora, em adultos pertencentes ao grupo de baixo risco dos carcinomas diferenciados da glândula tireoide, os linfonodos cervicais metastáticos tenham uma importância clínica relativa, a experiência com os casos tratados no Hospital do Câncer (INCA) mostrou que, nas crianças, sua existência deverá ser encarada como extensão da doença inicial e como tendo participação ativa na disseminação neoplásica para órgãos distantes, notadamente para o pulmão.

De acordo com a casuística desta instituição, no período de 1986 a 1994 foram tratados cirurgicamente 729 casos de doenças da glândula tireoide, e destes, 12 casos foram de carcinomas da tireoide em pacientes na faixa etária da infância, representando 1,6% do total de casos atendidos e 10% dos 126 casos de carcinoma papilífero da tireoide.

A manifestação inicial da doença mostrou-se muito agressiva, visto que 75% dos pacientes já tinham metástases linfáticas cervicais na primeira consulta, sendo que, em quatro casos, era bilateral. O tamanho do tumor primário variou entre 0,7 e 6 cm de diâmetro, com média de 3 centímetros. A invasão da cápsula da glândula tireoide foi demonstrada em 50% dos casos, todos com metástases linfáticas cervicais. A multicentricidade foi detectada em 41,6% dos pacientes, o envolvimento da traqueia em um caso, e o comprometimento do nervo laríngeo recorrente em dois pacientes, sendo que em um deles era bilateral. Três pacientes evoluíram com metástases pulmonares, sendo que um deles já a apresentava, na primeira consulta.

Ao serem submetidos ao tratamento adequado, estes jovens pacientes devem ser acompanhados de maneira continuada, pois, embora a doença pareça controlada por longos períodos, recidivas tardias podem acontecer e, se forem detectadas em suas fases iniciais, poderão ser passíveis de uma ressecção cirúrgica ou de terapia com iodo. Após um acompanhamento médio de 4 anos, com intervalo variando entre 1 e 8 anos, todos os pacientes encontravam-se vivos e sem sinais de doença neoplásica em atividade.

CBDT em idosos

Todos os pacientes idosos são colocados no grupo de alto risco para os carcinomas bem diferenciados da tireoide em razão, principalmente, do seu alto índice de recidivas e de metástases (regionais e a distância) significando, frequentemente, doença impossível de ser controlada.

Além disso, nestes pacientes é maior a possibilidade de desdiferenciação da célula tumoral, resultando em carcinoma indiferenciado (anaplásico) que representa neoplasia de maior agressividade e letalidade.

Fatores moleculares no CBDT

Têm-se buscado, intensamente, parâmetros que possam, com maior segurança do que os achados clinicopatológicos, indicar, já ao diagnóstico, a necessidade de uma abordagem terapêutica mais ou menos agressiva e que permitam estabelecer risco maior ou menor de recidiva ou recidiva para cada indivíduo, o que implicaria em maior atenção e rigor no acompanhamento de alguns pacientes em relação à grande maioria dos casos. Os métodos relacionados com a biologia molecular e celular trouxeram subsídios para melhor compreensão do comportamento das neoplasias malignas e somam-se aos recursos disponíveis para a propedêutica e tratamento mais eficazes (Fig. 11), casos de pacientes que, embora inicialmente responsivos, deixam de beneficiar-se com o uso de I^{131} ao apresentar recidivas e/ou metástases. Estes pacientes, que podem chegar a 70% dos casos de recidivas, poderiam beneficiar-se das novas abordagens que vêm sendo propostas como o uso de agentes de rediferenciação.

A ausência completa de captação de iodo é vista em quase um terço dos casos de CBDT, sendo paralela à perda da diferenciação, a um estágio tumoral mais avançado e à perda das funções específicas da tireoide (função do receptor de tirotropina e acúmulo de iodo) podendo, portanto, determinar o prognóstico dos pacientes. A demonstração de ausência ou pouca expressão da proteína de membrana responsável pelo transporte de iodo, chamada NIS, faz dela um óbvio indicador de prognóstico no CBDT. Uma série de outros marcadores moleculares, particularmente genes envolvidos na progressão e metastatização dos tumores, é promissora do ponto de vista clínico. O melhor indicador de prognóstico na prática clínica ainda é a dosagem de tireoglobulina após a ablação tireoidiana, particularmente em pacientes de baixo risco.

Ao tentar-se diferenciar carcinoma papilífero e bócio coloide, observa-se que para o último existe associação positiva e significativa entre índice de marcação e a densidade óptica da Caspase-3, enquanto que para o carcinoma papilífero não existe essa associação. Estudo comparativo entre a análise quantitativa da Caspase-3 demonstrou que a apoptose é mais evidente no carcinoma papilífero do que no bócio coloide.

A diferenciação entre o adenoma e o carcinoma de células de Hürthle é difícil de ser avaliada. Não há marcador imuno-histoquímico com elevada acurácia para tal diferenciação. O tamanho, a atipia nuclear, a multinucleação, o pleomorfismo celular, a presença de mitoses, o grau de aneuploidia e o padrão histológico não são preditivos de malignidade. Os padrões de malignidade são as invasões vasculares e/ou capsulares destrutivas, dados estes impossíveis de serem caracterizados em análise citológica a partir de material oriundo de punção aspirativa por agulha fina (PAAF).

Nos carcinomas diferenciados da tireoide foi observado um aumento da expressão de VEGF (*Vascular Endothelial Growth Factor*), o qual foi associado a um aumento de crescimento, progressão e invasão tumoral. Assim, um inibidor de angiogênese poderia ser uma alternativa eficaz, quando o tratamento convencional falha. O difosfato de motesanib, por exemplo, é um inibidor oral das VEGFs, PDGF e KIT, tendo mostrado atividade antitumoral em tumores sólidos avançados.

Sobre a imunoexpressão da Galectina-3, estudo nacional sugere a possibilidade de predizer o risco individual da ocorrência de metástase linfática cervical no CBDT em função da quantificação digital da imunoexpressão nucleolar; embora não tenha sido encontrada diferença significativa quanto à sobrevivência dos indivíduos acometidos pelo CBDT.

Compreende-se como telômero a porção terminal do cromossoma que teria a função de proteger o restante do DNA de degradação, e é constituído por repetições ricas em nucleotídeos G. Entretanto, a cada divisão

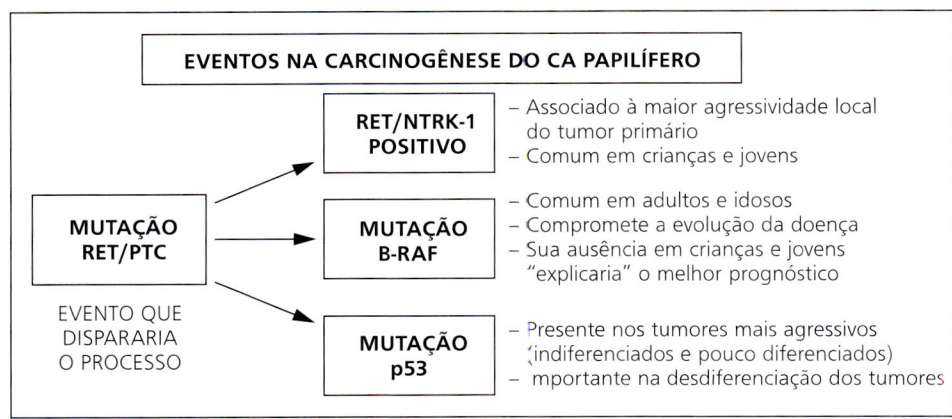

◀ **FIGURA 11.** Esquema dos eventos na carcinogênese do carcinoma papilífero.

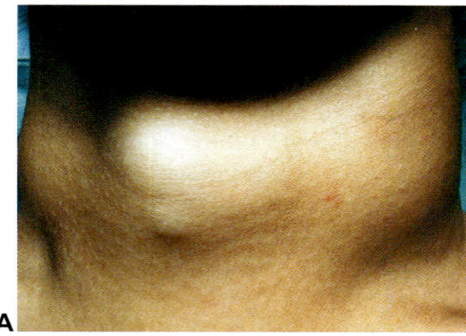 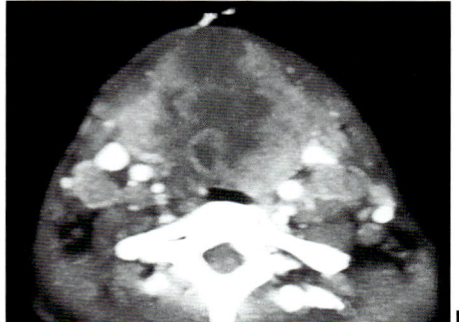 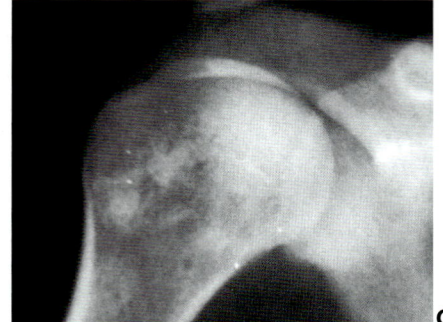

FIGURA 12. (**A**) Carcinoma medular. (**B**) Invasão de laringe. (**C**) Metástase para úmero.

celular os telômeros vão se desgastando e são reparados por uma telomerase. Por isso, a diminuição do comprimento dos telômeros tem sido associada ao envelhecimento e ao surgimento de neoplasias. Comparando os telômeros no sangue periférico e a amplificação e expressão de hTERT entre pacientes com CBDT familiar, esporádico, patologias benignas da tireoide, controles saudáveis e irmãos não afetados dos casos de CBDT familiar, observou-se que pacientes com CBDT familiar apresentam um desequilíbrio do complexo telômero-telomerase. Apresentam telômeros menores no sangue periférico e uma amplificação/expressão menor no gene hTERT.

Os dados de alguns pesquisadores europeus indicam evidências de uma predisposição hereditária para o surgimento do carcinoma papilífero familiar, que merecem ser avaliados mais amplamente na população de outras regiões. Apesar de tudo isso, diferentemente do que tem sido observado nas neoplasias endócrinas múltiplas (NEM), nenhum gene candidato foi, de forma inconteste, identificado nessas famílias até o momento.

Carcinoma medular da tireoide (CMT)

O carcinoma medular de tireoide é um tumor maligno raro e que se caracteriza pela rápida capacidade de produzir metástases regionais e a distância, e estes são importantes fatores de pior prognóstico. Outro ponto importante reside na forma de apresentação do tumor: *Esporádica* (acomete aproximadamente 75% dos pacientes) e *Hereditária Autossômica Dominante* (ocorre em cerca de 25% dos casos – podendo ser do tipo familiar ou associado às síndromes NEM IIA e NEM IIB). A forma esporádica frequentemente é unifocal e unilateral, enquanto que a forma familiar hereditária normalmente apresenta-se como múltiplos nódulos e, na maioria das vezes, já com disseminação metastática. As dosagens bioquímicas de calcitonina basal e estimulada com pentagastrina servem como marcadores do tumor. No entanto, em virtude da multifocalidade da lesão e da presença de metástases regionais no momento do diagnóstico, a elevação da calcitonina significa, em muitos casos, doença avançada (Fig. 12).

Com isso, nos últimos anos, os esforços têm sido focados na possibilidade de identificação de casos familiares e seu consequente tratamento em fases mais precoces da doença. Assim, a descoberta de mutações pontuais no rearranjo do proto-oncogene RET (pesquisa de linhagens mutantes) permitiu identificar a base molecular das diferentes expressões fenotípicas e, assim, identificar famílias em risco de carrear a mutação genética e desenvolver CMT. Mutações pontuais no RET protooncogene localizado no cromossoma 10q11.2 (próximo ao centrômero e que inclui 21 éxons) levam a alterações no receptor de tirosinoquinase transmembrana que é expresso primariamente em células oriundas da crista neural, ou seja, células C parafoliculares, células da paratireoide, células cromafins da medula suprarrenal e gânglios neuronais no plexo mioentérico. Cada alteração genotípica apresenta sua expressão fenotípica correlata. As alterações podem, ainda, ser relacionadas com a perda de função, como ocorre no megacólon congênito, ou ganho de função, por exemplo, CMT e síndromes de neoplasia endócrina múltipla (Fig. 13).

A primeira alteração fenotípica é a progressão maligna da hiperplasia de células C para CMT nos indivíduos adultos portadores da mutação do proto-oncogene RET. Isso permite identificar aqueles pacientes que em algum momento de suas vidas apresentarão CMT e desse modo propor um tratamento precoce e mais eficaz. A partir disso, tem-se indicado tireoidectomia total profilática nesta população assintomática ou com tumores menores que 1,0 cm de diâmetro e sem metástase a distância.

Sempre que houver um caso identificado como carcinoma medular de tireoide na forma esporádica, o mesmo deve ser pesquisado com o proto-oncogene RET no intuito de identificarem-se mutações que possam predizer uma forma familiar ou associada a síndromes. Com isso, novos membros da família também serão investigados e submetidos à tireoidectomia profilática ou não. Além disso, o aconselhamento genético é importante fator terapêutico e educacional, pois facilita o entendimento do comportamento biológico desta neoplasia. Sumariamente, o teste genético deve ser usado para identificar e tratar indivíduos sob risco.

O CMT deve ser tratado com tireoidectomia total e esvaziamento seletivo do compartimento central, mesmo na ausência de linfonodos suspeitos. Nos casos de linfonodos cervicais metastáticos, esvaziamento cervical seletivo níveis II, III, IV, V, central (nível VI) e mediastinal superior (nível VII). No caso da pesquisa familiar positiva através da presença de mutação no proto-oncogene RET e evidência de aumento nos níveis de calcitonina sanguíneos, indica-se a tireoidectomia total profilática antes dos 13 anos de idade e quando em idade superior, ou na presença de calcitonina alterada, deve-se acrescentar o esvaziamento cervical do compartimento central (nível VI), deixando-se o esvaziamento dos demais níveis cervicais para ser realizado apenas na presença de metástases.

Níveis de calcitonina elevados após o tratamento cirúrgico devem alertar para pesquisa de metástases a distância ou doença recidivada devendo ser pesquisados focos abdominais e torácicos.

Utiliza-se a radioterapia externa para tumores irressecáveis, na dose de 70 Gy para doença macroscópica, e no tratamento complementar das regiões cervical e mediastinal devendo a dose na medula espinhal ser limitada a 45 Gy.

Metástases a distância devem ser tratadas por radioterapia externa, mesmo que na maioria dos casos o objetivo seja apenas paliativo.

Carcinoma indiferenciado/anaplásico

São tumores de difícil controle por sua grande agressividade. O tratamento, quando possível, consiste na máxima remoção da doença ma-

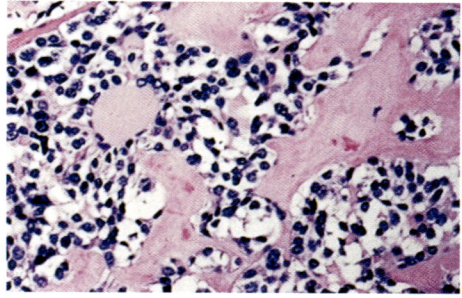

FIGURA 13. Lâmina de carcinoma medular.

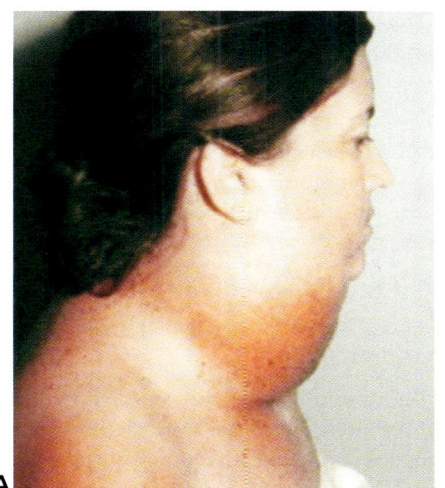
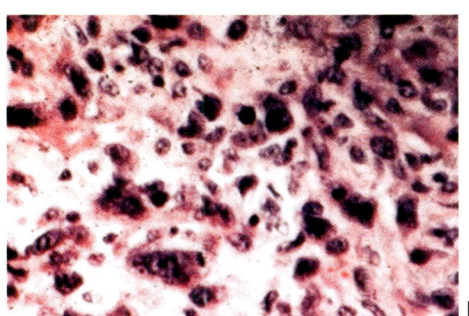

◀ **FIGURA 14. (A)** Carcinoma indiferenciado/anaplásico em mulher. **(B)** Lâmina de carcinoma indiferenciado/anaplásico.

croscópica, o que geralmente leva a aumento da sobrevida por poucos meses. A traqueostomia é frequentemente necessária graças à compressão da traqueia como consequência da infiltração das partes moles cervicais (Fig. 14).

A radioterapia externa está indicada para lesões irressecáveis. A quimioterapia com doxorrubicina pode ser empregada para paliação quando combinada com a radioterapia externa. Não há indicação de tratamento com iodo radioativo pela falta de captação de iodo por estes tumores.

Os carcinomas indiferenciados (anaplásicos) têm prognóstico bastante ruim, sendo que a morte geralmente é consequência de doença incontrolável no pescoço, com invasão de estruturas nobres, o que frequentemente ocorre pouco tempo após o diagnóstico.

COMPLICAÇÕES DO TRATAMENTO CIRÚRGICO

As principais complicações específicas das tireoidectomias são a paralisia dos nervos laríngeos (superior e recorrente) e o hipoparatireoidismo variando, conforme a literatura, de 0 a 4% e de 0 a 6%, respectivamente. Durante uma reabordagem cirúrgica ao compartimento central (nível VI), ou em esvaziamentos cervicais desta cadeia, as taxas de complicações podem aumentar chegando a 25% para a paralisia de prega vocal e a 8,3% para o hipoparatireoidismo. Portanto, é preciso levar em conta o risco existente nas reoperações em decorrência da possibilidade mais elevada de complicações.

O hipoparatireoidismo é uma complicação descrita na literatura com frequência alta. Alguns autores sugerem que hipocalcemia moderada e assintomática pode ocorrer 12 horas após TT ou tT e tende a voltar aos valores normais espontaneamente. As principais justificativas para isso são hipotermia e hemodiluição durante a cirurgia, que podem diminuir as dosagens de cálcio no pós-operatório.

De acordo com dados do INCA/MS/RJ, não há relação entre o tipo ou extensão da cirurgia (total ou parcial) e a ocorrência de hipocalcemia sintomática. Os resultados sugerem que os pacientes com dosagem de Ca > 8 mg/dL, no período 24 h após a cirurgia, dificilmente necessitarão de reposição de cálcio. A dosagem de cálcio abaixo de 8 mg/dL no período 24 h apresentou-se como um bom preditor da necessidade de reposição de cálcio no pós-operatório de tireoidectomias. Isso facilita a identificação de um grupo de pacientes com potencial de alta precoce e de um outro, em que a reposição de cálcio é necessária.

Quando da realização de esvaziamentos ganglionares cervicais laterais devemos estar atentos à possibilidade de ocorrência de lesões nervosas e vasculares, assim como de hematomas e infecções pós-operatórias.

Em casos de tumores mais avançados e que comprometem outros órgãos do pescoço deve-se ter preocupação com a chance de lesão do esôfago cervical e/ou da traqueia. Caso durante a cirurgia haja a suspeita de alguma destas lesões, os procedimentos para sua correção devem ser imediatos, a fim de se evitarem problemas sérios, como enfisema subcutâneo e infecções ou mediastinite.

Cuidado redobrado deve ser tomado quando de cirurgias cervicais em crianças, pois o menor tamanho das estruturas em muito potencializa a chance de lesões e de suas respectivas complicações.

PROGNÓSTICO

Porque alguns pacientes portadores de carcinomas bem diferenciados de tireoide apresentam doença progressiva e fatal, enquanto que em outros esta mesma enfermidade mostra-se com evolução menos agressiva e com elevada sobrevida em vários anos de acompanhamento?

A determinação do prognóstico no carcinoma bem diferenciado da tireoide tem sido facilitada pelo reconhecimento de fatores clínicos e patológicos que são correlacionados com o risco de recidiva e de morte pela doença.

Diversas análises retrospectivas têm identificado fatores de risco que contribuem negativamente na evolução dos tumores e que têm impacto na sobrevida. Esses fatores incluem: idade superior a 45 anos, tumores maiores de 3,0 cm, grau histológico avançado, sexo masculino, extravasamento capsular com acometimento de tecido adjacente e metástase a distância.

Em uma grande série de acompanhamento, Shaha analisou, retrospectivamente, 1.038 pacientes portadores de carcinoma bem diferenciado da tireoide (carcinoma papilífero, carcinoma folicular e carcinoma de células de Hürtlle). A análise realizada compreendeu o período de 1930 a 1985 com média de 20 anos de acompanhamento. Os fatores foram avaliados por análise univariada e multivariada e as curvas de sobrevida avaliadas pelo método de Kaplan-Meier. Dois grupos de fatores foram identificados como fatores do paciente (idade e sexo) e fatores do tumor (tamanho, extravasamento, grau de diferenciação histológica e a presença ou ausência de metástase a distância). A partir deste grupamento de fatores foram estratificados pacientes de baixo risco (paciente jovem com fatores tumorais de baixo risco); pacientes de alto risco (paciente idoso com fatores tumorais de alto risco) e pacientes de um grupo intermediário, que são os pacientes menores de 45 anos com fatores tumorais de alto risco e pacientes maiores de 45 anos com fatores tumorais de baixo risco. A análise de resultados mostrou sobrevida em 20 anos de 99% para os pacientes de baixo risco, 87% para os pacientes de risco intermediário e de 57% para os pacientes de alto risco.

Mazzaferrri relatou uma grande coorte a longo prazo de acompanhamento de pacientes portadores de carcinoma bem diferenciado de tireoide com o maior acompanhamento de 40 anos. Para os pacientes com carcinoma papilífero de tireoide a taxa de recidiva em 30 anos foi de 31%, e a morte por causa da doença foi de 6%. A idade ao diagnóstico foi um importante fator determinante de mortalidade específica da doença com taxa de 1,8% para pacientes menores de 40 anos, 12% para pacientes maiores de 40 anos e de 21% para pacientes maiores de 50 anos ao diagnóstico.

O tamanho do tumor foi fator preditivo de recidiva e óbito. Tumores menores de 1,5 cm tiveram uma taxa de recidiva de 11% e uma mortalidade específica de 0,4%, comparada com 33 e 7% para pacientes com tumores maiores de 1,5 cm ao diagnóstico.

Recentemente alguns autores têm defendido uma abordagem de risco adaptada ao acompanhamento para o carcinoma bem diferenciado de tireoide, em que seria analisada uma estratificação de risco com base na resposta ao tratamento inicial e outra secundária, dois anos após a terapia inicial, com o intuito de adequar a agressividade do tratamento complementar e com o acompanhamento individualizado para o risco de recidiva e morte dos pacientes.

Embora o carcinoma papilífero de tireoide tenha geralmente um bom prognóstico, deve-se reassaltar que alguns dos seus subtipos histológicos podem comportar-se de maneira mais agressiva, como, por exemplo, as variantes *tall-cell* e colunar ou os tumores com padrão insular.

A sobrevida em cinco anos para o carcinoma medular de tireoide é de 95% no estágio I, 85% para o estágio II, 65% para o estágio III e 20% para o estágio IV.

Todos os carcinomas anaplásicos são classificados como estágio IV e têm prognósticos quase sempre muito ruins, sendo que a sobrevida, geralmente, é medida em meses.

CONTROVÉRSIAS NO CÂNCER DE TIREOIDE

Extensão do tratamento cirúrgico dos carcinomas bem diferenciados da tireoide

O principal tratamento para o carcinoma bem diferenciados da tireoide é a cirurgia, seja para o tumor primário, seja para as metástases regionais. O tratamento para o tumor primário engloba como opções a tireoidectomia total e a tireoidectomia parcial.

A opção pelo tipo de tratamento cirúrgico vai depender da análise de algumas características do tumor e da estratificação de grupos de risco. O sistema TNM é o principal sistema de estadiamento utilizado no pré-operatório da maioria dos tumores do corpo humano e também no câncer da tireoide, porém especificamente no câncer da tireoide utilizamos algumas características do paciente e do tumor para estratificar o seu risco.

Com base em características do tumor e do paciente podemos realizar a tireoidectomia parcial em pacientes classificados como de baixo risco, quando analisado o risco de progressão de doença e o prognóstico do paciente.

Pacientes do sexo feminino entre 20 e 45 anos com tumores menores de 3,0 cm que não apresentam extensão extratireoidiana, sem metástases regionais ou a distância e sem história familiar de carcinoma papilífero de tireoide são possíveis candidatos à tireoidectomia parcial. Outra situação em que a tireoidectomia parcial pode ser mantida como tratamento suficiente para o carcinoma bem diferenciado da tireoide é o achado de incidentaloma de tireoide, em que o incidentaloma é definido como um achado de neoplasia maligna durante a realização de um procedimento cirúrgico para tratamento de doenças benignas da tireoide.

Para os pacientes estratificados pelos sistemas de avaliação de grupos de risco como de alto risco, a tireoidectomia total é sempre indicada.

Há ainda um grupo de risco definido como intermediário composto por pacientes maiores de 45 anos com os demais fatores de baixo risco ou por pacientes menores de 45 anos que apresentam alguns fatores do tumor de risco elevado, em que o tratamento deve ser individualizado, e onde fatores secundários da estratificação de risco, como presença de metástases linfáticas regionais e diferentes variantes histológicas, assumem maior importância.

Importância do nódulo com PAAF de neoplasia folicular

Grandes estudos têm demonstrado que nas punções aspirativas (PAAF) dos nódulos de tireoide observa-se que 60% das punções são benignas (variando de 53 a 90%); 4% são malignas (variando de 1 a 10%); 17% representam amostra insuficiente (variando de 15 a 20%) e aproximadamente 20% são classificadas como lesões foliculares (variando de 7 a 36%).

A categoria chamada de "neoplasia folicular" no exame citopatológico pode corresponder a nódulo hiperplásico, adenoma folicular, variante folicular do carcinoma papilífero e carcinoma folicular.

Os achados histopatológicos que determinam que estas lesões sejam neoplasias malignas são invasão capsular e/ou invasão vascular. Estes achados muitas vezes só podem ser encontrados no exame histopatológico pós-cirúrgico, pois até mesmo no exame de congelação intraoperatório podem ser difíceis de encontrar.

Dentre os sistemas de classificação citopatológica existentes o mais aceito na atualidade é o "Sistema Bethesda" para o laudo da PAAF de tireoide (ver "**Diagnóstico**"). Este sistema estabelece seis grupos de possibilidade diagnóstica permitindo ao médico assistente do paciente a correlação com um maior ou menor risco de malignidade da lesão e o manejo do nódulo de acordo com o resultado da punção.

Nos pacientes portadores de nódulos de tireoide com punção aspirativa demonstrando neoplasia folicular ou suspeita de neoplasia folicular, suspeita de malignidade ou maligno, o tratamento cirúrgico está indicado.

Quando realizar o esvaziamento cervical do nível VI (central ou recorrencial)?

O carcinoma bem diferenciado da tireoide habitualmente segue o fluxo de drenagem linfática da glândula, acometendo inicialmente os linfonodos do compartimento central ipsilateral, a seguir o compartimento lateral ipsilateralmente, depois o compartimento lateral contralateral e, finalmente, o compartimento mediastinal.

O comprometimento do nível VI (Central ou Recorrencial) por metástase do carcinoma bem diferenciado da tireoide em um paciente acima de 45 anos determina a progressão do estadiamento do sistema TNM do estágio I para o estágio III.

Vários estudos mostraram que a presença de metástase linfática de carcinoma bem diferenciado da tireoide não altera a sobrevida global dos pacientes. No entanto, os índices de recidiva e de persistência da doença podem ser maiores em pacientes com acometimento linfático.

Na presença de metástases no compartimento central o melhor tratamento é o esvaziamento cervical seletivo do nível VI bilateralmente e do nível VII (mediastinal anterossuperior).

Atualmente alguns autores têm proposto a realização de esvaziamento profilático do nível VI bilateralmente em pacientes classificados como portadores de carcinoma bem diferenciado de tireoide de alto risco, embora levando em consideração a maior chance de lesão nervosa e de hipoparatireoidismo neste procedimento.

Quando realizar o esvaziamento de cadeia lateral no carcinoma bem diferenciado da tireoide?

A indicação de esvaziamento lateral é determinada pela presença de metástase cervical detectada clinicamente pela palpação ou ainda por método de imagem, preferencialmente a ultrassonografia, ou por citopatologia (PAAF) do linfonodo. No nosso meio este esvaziamento é indicado apenas de forma terapêutica, e pelo fato de, mais frequentemente, os linfonodos acometidos ficarem situados entre os níveis IIa e Va, a indicação cirúrgica mais utilizada é o esvaziamento cervical posterolateral (níveis II ao V).

Quando indicar iodoterapia complementar para o carcinoma bem diferenciado da tireoide?

A iodoterapia é um tratamento complementar utilizado de maneira adjuvante no carcinoma bem diferenciado da tireoide, possibilitando a eliminação dos focos neoplásicos microscópicos.

Em casos de ressecção tumoral incompleta, metástases clinicamente detectáveis ou com alto risco para recidiva, mesmo que a cirurgia tenha sido aparentemente curativa, a radioiodoterapia está indicada. Nos pacientes com pequenos tumores intratireoidianos (< 2,0 cm) a terapia com I^{131} aparentemente não modifica o prognóstico, sendo indicada apenas naqueles pacientes que apresentarem tireoglobulina elevada e/ou USG com metástases em linfonodos cervicais 3 a 6 meses após a tireoidectomia.

Em pacientes de baixo risco a indicação é controversa em decorrência dos dados divergentes na literatura, variando de nenhum impacto nas recidivas até redução na mortalidade.

Outro aspecto favorável à ablação tireoidiana com I^{131} refere-se à melhora da especificidade da tireoglobulina (Tg) sérica e à possibilidade de detecção precoce de metástases através da pesquisa de corpo inteiro.

A captação com I^{131} está indicada em todos os pacientes submetidos à tireoidectomia total por carcinomas bem diferenciados de tireoide.

Qual a melhor abordagem cirúrgica para o carcinoma medular da tireoide?

Os pacientes portadores de carcinoma medular de tireoide devem ser submetidos à tireoidectomia total com esvaziamento cervical do nível VI bilateralmente (central). O esvaziamento cervical radical modificado está indicado quando detectado o acometimento de cadeias linfáticas por exame clínico ou radiológico. O esvaziamento de cadeias posterolaterais profilático está indicado em tumores volumosos ou na presença de doença grosseira em cadeia recorrencial.

BIBLIOGRAFIA

Ali SZ Cibas ES. *The bethesda system for thyroid cytopathology: definitions criteria and explanatory notes.* New York: Springer 2009.

Araújo Filho VJF Ronchi CI Cernea CR et al. Congelação intraoperatória em tireoidectomia. *Rev Bras Cir Cabeça Pescoço* 2010;39(2):93-95.

Associação Médica Brasileira e Conselho Federal de Medicina. Projeto Diretrizes.

Barbosa MM Sá GM Lima RMA et al. Carcinoma papilífero de alto risco da glândula tireoide: influência dos fatores prognósticos em 126 pacientes. *Rev Col Bras Cir* 2001;28(6):397-400.

Barbosa MM. *Diagnóstico e tratamento dos tumores de cabeça e pescoço.* Câncer de Tireoide. Rio de Janeiro: Atheneu 2001. p. 49-60.

Boone RT Fan CY Hanna EY. Well-differentiated carcinoma of the thyroid. *Otolaryngol Clin North Am* 2003;36:73-90.

Brasil. Ministério da Saúde. Câncer da tireóide. Condutas do INCA/MS. *Rev Bras Cancerol* 2002;48(2):181-85.

Brasil. Ministério da Saúde. Iodoterapia do carcinoma diferenciado da tireoide. Condutas do INCA/MS. *Rev Bras Cancerol* 2002;48(2):187-89.

Brodskyn F Palumbo MN Roseiro ACJ et al. Reabordagem cirúrgica do nível VI para carcinoma de tireoide: experiência de um hospital universitário. *Rev Bras Cabeça Pescoço* 2010;39(4):228-31.

Burman KD et al. Unusual types of thyroid neoplasms. *Endocrinol Metab Clin North Am* 1996;25:49-68.

Capezzone M Marchisotta S Cantara S et al. Familial non-medullary thyroid carcinoma displays the features of clinical anticipation suggestive of a distinct biological entity. *Endocr-Relat Cancer* 2008 Dec.;15(4):1075-81.

Carlucci Jr D. *Função tireoidea após lobectomia total por bócio não tóxico* [tese]. São Paulo. Faculdade de Medicina Universidade de São Paulo 2006.

Carvalho MB. *Tratado de cirurgia de cabeça e pescoço.* Rio de Janeiro: Atheneu 2001. p. 685-95.

Cibas ES Ali SZ. The bethesda system for reporting thyroid cytopathology. *Thyroid* 2009;19:1159-65.

Cooper DS et al. Management guidelines for patients with thyroid nodules and differentiated thyroid cancer. *Thyroid* 2006;16:109-42.

Corbo R. Considerações sobre o câncer de tireoide na infância. *Arq Bras Endocrinol Metab* 2004;48(6):787-88.

Farias TP et al. Hipocalcemia sintomática pós tireoidectomia e/ou totalização de tireoidectomia: quando indicar reposição? Análise de um estudo prospectivo. Rev Bras Cir Cabeça Pescoço;37(3)128-131, jul. – set. 2008.

Farias TP Castro ALC Guimba ERP et al. Tireoidectomia profilática em paciente com mutação no RET protooncogene. *Rev Bras Cir Cabeça Pescoço* 2006;35(4):263-66.

Fernandes RP. *Quantificação do RNAm de tireoglobulina em sangue periférico de pacientes com câncer diferenciado de tireoide: acompanhamento a longo prazo* [tese]. São Paulo: Faculdade de Medicina Universidade de São Paulo 2008.

Fischer CA Graciano AJ Ferreira SJ et al. Fatores preditores de malignidade em neoplasias de células de Hurthle. *Rev Col Bras Cir* 2008 Jul./Ago.;35(4):221-24.

Gharib H Papini E. Thyroid nodules: clinical importance assessment and treatment. *Endocrinol Metab Clin N Am* 2007;36:707-35.

Graf H. Carcinoma de tireoide pouco diferenciado: novas considerações terapêuticas. *Arq Bras Endocrinol Metab* 2005;49:711-18.

Greene FL et al. AJCC: manual de estadiamento do câncer. 6. ed. São Paulo. Artmed 2004. p. 93-103.

Haigh PI et al. Estend of thyroidectomy is not a major determinant of survival in low or high-risk papillary thyroid cancer. *Ann Surg Oncol* 2004;12:81-89.

Junior FMC Ferreira LAA Arruda LR et al. Microcarcinoma papilífero de tireoide. Análise em 523 tireoidectomias. *Rev Bras Cir Cabeça Pescoço* 2010;39(2):88-92.

Lang BH et al. Staging systems for papillary thyroid carcinoma. *Ann Surg* 2007;245:366-78.

Maia AL et al. Nódulos de tireoide e câncer diferenciado da tireoide: Consenso Brasileiro. *Arq Bras Endocrinol Metab* 2007;51:867-93.

Manfro G Dias FL Lima RA et al. Fatores prognósticos em pacientes com carcinoma de células de Hürthle. *Rev Col Bras Cir* 2006;33(2):84-90.

Manoel EM Ortellado DK Paes Jr AJO et al. Avaliação ultrassonográfica das metástases linfonodais para nível VI em pacientes com carcinoma bem diferenciado da tireoide. *Rev Bras Cir Cabeça Pescoço* 2010 39(4):232-38.

Mazzaferri EL et al. Clinical review 128: current aproaches to primary therapy for papillary and follicular thyroid cancer. *J Clin Endocrinol Metab* 2001;86:1447-63.

Mazzaferri EL et al. Long-term impact of initial surgical and medical therapy on papillary and follicular thyroid cancer. *Am J Med* 1994;97:418-28.

Medina dos Santos LR. Câncer de tireoide. *Rev Bras Cir Cabeça Pescoço* 2005;34(2/4):27-31.

Pacini F et al. European consensus for the management of patients with differentiated thyroid carcinoma of the follicular epithelium. *Eur J Endocrinol* 2006;154:787-803.

Parise O Kowalski LP Lehn C. *Câncer de cabeça e pescoço.* São Paulo: Âmbito 2008. p. 179-219.

Patell KN Shaha AR. Poorly differentiated and anaplastic thyroid cancer. *Cancer Control* 2006;13:119-28.

Pizzol AC Oliveira BV Ramos GHA et al. Carcinoma anaplásico de tireoide: experiência do Hospital Erasto Gaertner. *Rev Bras Cir Cabeça Pescoço.* 2009;38(3):145-48.

Prendiville S et al. Tall cell variant: an aggressive form of papillary thyroid carcinoma. *Otolaryngol Head Neck* 2000;122:352-57.

Ramos DM Mahmoud RRGL Volpi EM et al. Análise comparativa da incidência de câncer em pacientes com e sem hipertireoidismo. *Rev Bras Cir Cabeça Pescoço* 2010;39(3):161-67.

Reis DS Morihisa IA Medeiros KC et al. Câncer da tireoide em Goiânia: estudo descritivo de base populacional no período de 1988 a 2003. *Rev Bras Cir Cabeça Pescoço* 2008;37(2):62-66.

Richards ML et al. Is thyroid frozen section too much for too little? *Am J Surg* 2002;184:510-14.

Rosa JC Romão LA. *Glândula tireoide funções e disfunções. Diagnóstico e tratamento.* São Paulo: Lemos 2002. p. 91-166; 327-46.

Ross DS et al. Recurrence after treatment of micropapillary thyroid cancer. *Thyroid* 2009;19:1043-48.

Sá GM Barbosa MM Lima RRMA et al. Carcinoma diferenciado da tireoide na infância. *Rev Col Bras Cir* 2000;27(5).

Sawka AM et al. Clinical review 170: a systematic review and meta-analysis of the effectiveness of radioactive iodine remnant ablation for well-Differentiated thyroid cancer. *J Clin Endocrinol Metab* 2004;89:3668-76.

Shaha AR. Implications of prognostic factors and risk groups in the management of differentiated thyroid cancer. *Laryngoscope* 2004;114(3):393-402.

Sherman SI Wirth LJ Droz JP et al. Motesanib diphosphate in progressive differentiated thyroid cancer. *N Engl J Med* 2008;359:31-42.

Silva DJC. *Carcinoma de células de Hurthle.* Sérgio Depaula. 2004. p. 19-21; 33-5.

Sousa LRQ. Expressão citofotométrica da Caspase-3 no carcinoma papilífero da tireoide e no bócio coloide. *Rev Col Bras Cir* 2010;37(5):316-22.

Stabenow E. *Predição do risco de metástase do carcinoma bem diferenciado da glândula tireoide pela quantificação digital da imunoexpressão da galectina-3 nos compartimentos do tireócito maligno* [tese]. São Paulo. Faculdade de Medicina Universidade de São Paulo 2006.

Teixeira GV et al. *Câncer diferenciado da tireoide: tratamento.* Sociedade brasileira de cirurgia de cabeça e pescoço. Sociedade Brasileira de Endocrinologia e Metabolismo. Sociedade Brasileira de Patologia. Sociedade Brasileira de Cancerologia. Colégio Brasileiro de Radiologia. Diretrizes Clínicas na Saúde Suplementar. Associação Médica Brasileira. Agência Nacional de Saúde Suplementar 2009.

Tincani AJ et al. *Câncer medular da tireoide: tratamento. Sociedade brasileira de cirurgia de cabeça e pescoço.* Sociedade Brasileira de Endocrinologia e Metabolismo. Sociedade Brasileira de patologia. Sociedade brasileira de cancerologia. Colégio Brasileiro de Radiologia. Sociedade Brasileira de Medicina da Família e Comunidade. Diretrizes Clínicas na Saúde Suplementar. Associação médica brasileira. Agência Nacional de Saúde Suplementar 2009.

Tuttle RM et al. Medical management of thyroid cancer: a risk adapted approach. *J Surg Oncol* 2008;97:712-16.

Tuttle RM et al. Thyroid carcinoma. *NCCN Clinical Practice Guideline in Oncology* 2011.

Wartofsky L Van Nostrand D. *Thyroid cancer: a comprehensive guide to clinical management.* 2nd ed. New Jersey: Humana 2006. p. 707.

Watrinkson JC et al. Detection and surgical treatment of cervical lymph nodes in differentiated thyroid cancer. *Thyroid* 2006;16:187-94.

Wiseman SM et al. Thyroid lobectomy: operative anatomy techniques and morbity. *Operative Techniques Otolaryngol* vol 15, issue 3, September 2004, pages 210.9.

CAPÍTULO 44

Câncer de Boca

André Leonardo de Castro Costa ■ Marcus Antonio de Mello Borba
Terence Pires de Farias ■ Fernando Luiz Dias
Mauro Marques Barbosa ■ Ana Carolina Pastl Pontes

INTRODUÇÃO

Histórico

A preocupação com o diagnóstico e tratamento das neoplasias malignas da boca já habitava o imaginário dos militantes da área desde tempos remotos e sofreu grande avanço no último século. Não é objetivo deste livro, tampouco faz parte do escopo deste capítulo uma revisão histórica da nossa especialidade, mas apenas ilustrar o texto, possibilitando uma visão rápida da evolução que o tratamento do câncer de boca apresentou. Uma prova disso é que há pouco menos de 130 anos era usada na Inglaterra uma fórmula mnemônica pelos profissionais e estudantes da época, chamada de "Três S". Essa fórmula listava os possíveis agentes causais do câncer de língua e compreendia *Syphilis, Smoking e Spirits, ou seja* Sífilis, Tabagismo e Espíritos.[1] Essa verdade para a época nos leva a duas constatações importantes. Em primeiro lugar, já havia a observação da relação causal entre o fumo e o câncer. Em segundo lugar, apesar de rudimentar aos olhos de hoje, havia a certeza que algo mais participava dessa equação cujo o resultado era o Câncer.

Antes do século XIX, uma das grandes dificuldades técnicas do tratamento cirúrgico era a limitada exposição conferida pelo acesso intraoral para a ressecção de lesões da língua. A perseverança e a obstinação de indivíduos, como Regnoli, Billroth, Butlin e Crile na busca por melhores condições de acesso e hemostasia, levaram ao desenvolvimento de técnicas de abordagem extraorais associando ao mesmo ato o manejo do pescoço e elevando as taxas de cura da doença.[1]

Também no século XIX, alguns cirurgiões, a exemplo de Nicholas Senn (1844-1908) e Henry Butlin (1845-1912), demonstravam grande preocupação com o câncer de boca, culminando na eleição da infecção sifilítica e da psoríase como seus fatores etiológicos. Butlin chegou a escrever um tratado intitulado *Pathology and Surgical Treatment of Tumors,* que evidenciava o esforço em desvendar a relação entre as alterações macroscópicas e microscópicas nos tecidos. Senn utilizava-se muito de suturas em massa na língua como manobra hemostática profilática antecessora às glossectomias parciais e totais.

A necessidade de aumentar o conhecimento sobre a carcinogênese oral se mostrou patente no livro publicado por Vilray Blair (1871-1956) em 1941, que descrevia o pré-requisito da existência de lesões precursoras do câncer de boca muitos anos antes da presença do próprio câncer. Blair era um cirurgião que, além do legado na criação e popularização da "Faca de Blair", instrumento usado na obtenção de enxertos de pele, anos depois substituído pelo Dermátomo de Padget, idealizado por um assistente seu, demonstrava a preocupação de reparação dos defeitos criados pela ablação cirúrgica do câncer oral.

A cirurgia, desde o século XIX, sempre assumiu e ainda permanece como a modalidade terapêutica principal no manejo dos pacientes com Câncer de Boca. No início travou-se uma luta por melhorar o acesso cirúrgico ao tumor, facilitando a ressecção e sem muitas preocupações com a função e/ou a aparência. Um exemplo disso eram as convicções do Dr. Rosswell Park (1807-1869), fundador da primeira instituição de pesquisa do câncer no mundo, o New York State Institute for the Study of the Malignant Disease, que posteriormente tornou-se o Rosswell Park Cancer Institute. Dr. Park estabelecia que, quando um tumor progredia a ponto de estar indicada uma hemiglossectomia, era melhor, inclusive para a fonação, que fosse realizada uma glossectomia total. Desde meados do século passado, com o advento da radiação ionizante e da quimioterapia, essas duas opções se juntaram à cirurgia, principalmente num molde adjuvante. Desde os últimos 30-40 anos, o emprego neoadjuvante de Quimio e Radioterapia vem sendo cada vez mais visto.

As novas técnicas de biologia molecular permitiram um maior conhecimento da cascata bioquímica que converte as células normais em malignas. A caracterização das alterações genéticas que possam predizer o comportamento clínico e servir como possíveis alvos de terapia gênica tem despertado crescente interesse mundial sendo objeto de vários estudos e publicações, especialmente para os carcinomas epidermoides do trato aerodigestório superior.[2] Nos últimos anos, tratamentos contra alvos específicos, principalmente receptores do fator de crescimento epidérmico (EGFR), além da imunoterapia e da terapia gênica, vêm sendo continuamente investigados.[3]

Epidemiologia

O câncer de boca é uma das neoplasias malignas mais frequentes em todo o mundo, figurando a depender da fonte consultada, entre o 6º e o 10º lugar na lista de cânceres mais comuns,[4] com incidência anual de 650.000 novos casos.[5]

Os fatores ambientais, comportamentais e demográficos parecem determinar grandes variações da distribuição geográfica da doença no mundo. Em alguns países do Sudeste Asiático, além da França e Hungria, a incidência anual supera 40 a 50 casos por 100.000 habitantes.[6] O câncer de boca é a neoplasia maligna mais prevalente e representa mais de um terço dos casos novos dentre todas as malignidades no sexo masculino na Índia, associado sobretudo ao hábito de mascar bétele, planta originária da região.[3] No sexo feminino, as mais altas taxas de incidência da doença também pertencem à Índia, com 18 a 28 casos por 100.000 habitantes.

No Brasil, Segundo o INCA, o número de casos novos de câncer de Boca estimado para o ano de 2010 foi de 14.120, sendo 10.330 homens e 3.790 mulheres. Com relação às mortes, o número de óbitos registrados no ano de 2008, foi de 6.214, sendo 4.898 homens e 1.316 mulheres (2008). Esse dados fazem do câncer de boca a sétima neoplasia maligna mais incidente no país em 2010, excetuando os cânceres de pele não melanoma, e independente do gênero. Entretanto o quadro atual já teve contornos piores, pois ainda segundo o INCA, em 2002, o câncer de boca era o quarto mais frequente no sexo masculino, sendo os homens de Porto Alegre e as cearenses os mais acometidos, com incidência anual de 15,8 e 4,1 por 100.000 habitantes respectivamente.[7]

O câncer de boca (Figs. 1 a 8) é o mais comum da região da cabeça e pescoço, excluindo-se o câncer de pele que representa 30% de todos os tumores malignos da cabeça e pescoço, e a imensa maioria dos casos, cerca de 90 a 95%, é representada por carcinoma escamocelular. Entretanto, tumores malignos menos comuns, como os de glândulas salivares menores e da glândula sublingual, melanomas da mucosa oral, linfomas, os sarcomas vasculares, musculares ou ósseos e tumores metastáticos podem ocorrer. Mais de 70% dos pacientes têm mais de 50 anos, e mais de 95% têm mais de 40 anos, havendo uma preponderância do sexo masculino em relação ao feminino, na proporção de 3 para 1.[6,8]

Entretanto há uma tendência claramente delineada de redução da faixa etária afetada pela doença, aumento do acometimento das mulheres e de indivíduos que não fumam e não bebem, bem como de possível maior associação à infecção por *human papilloma vírus* (HPV), o papilo-

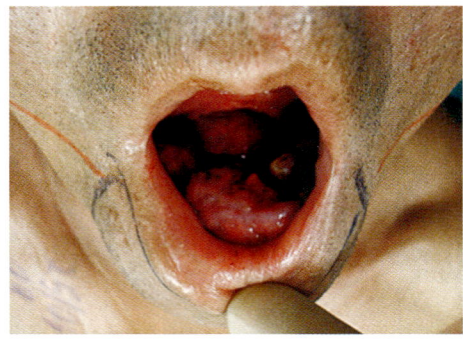

▲ **FIGURA 1.** Paciente com lesão em rebordo alveolar inferior com invasão de assoalho.

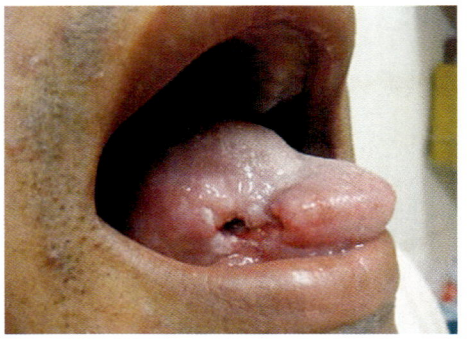

▲ **FIGURA 2.** Paciente com carcinoma epidermoide de borda lateral direita de língua, lesão ulcerada e infiltrante.

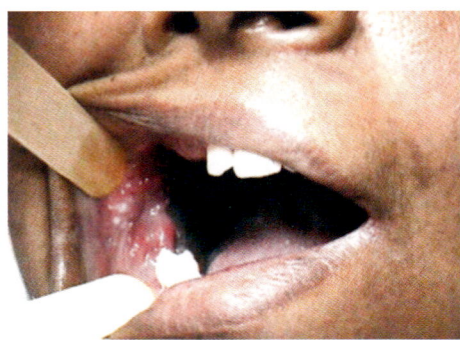

▲ **FIGURA 3.** Paciente com carcinoma verrucoso de mucosa jugal à direita.

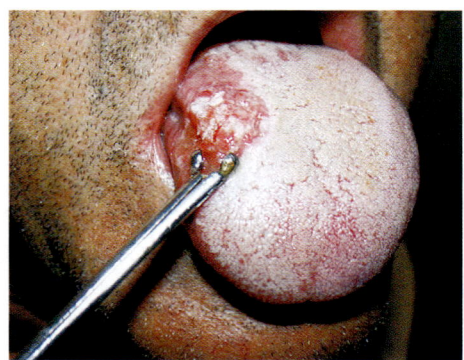

▲ **FIGURA 4.** Lesão vegetante e plana em borda lateral direita de língua sendo submetida à biópsia tipo saca-bocados.

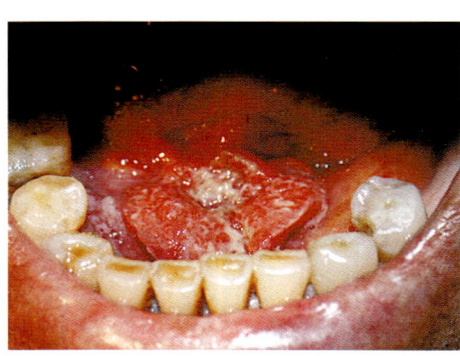

▲ **FIGURA 5.** Lesão verrucosa de assoalho anterior de boca.

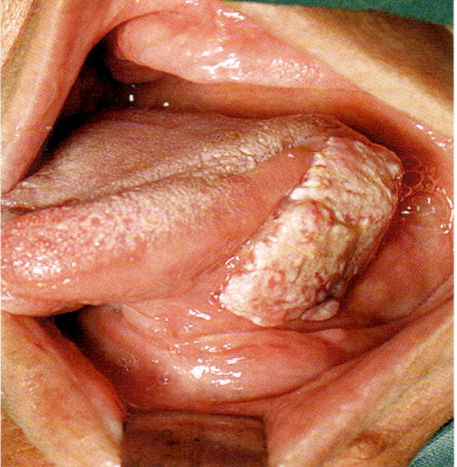

▲ **FIGURA 6.** Lesão verrucosa e infiltrante de borda lateral esquerda de língua.

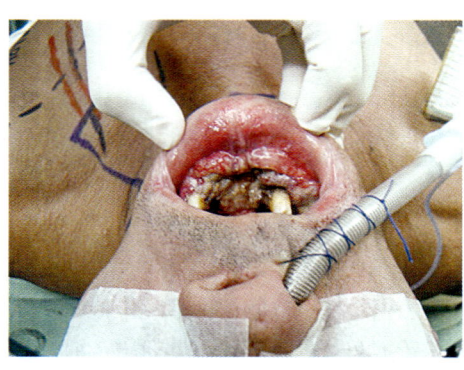

◄ **FIGURA 7.** Tumor em estágio avançado de rebordo gengival inferior em região de arco central com extensão ao assoalho da boca e lábio inferior.

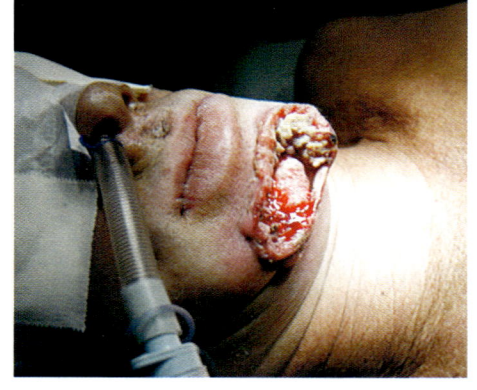

◄ **FIGURA 8.** Paciente com tumor de boca com extensão para mandíbula e extravasamento para a pele do mento.

ma viral humano, que já se demonstrou claramente em relação aos carcinomas escamosos de orofaringe, notadamente os da loja tonsiliana. Todas essas características descortinam uma nova face do paciente com câncer de boca que merecem maior investigação.[3,5]

Etiologia

O câncer é uma doença caracterizada pelo crescimento desordenado e pela disseminação de células anormais no genoma celular derivada do acúmulo de múltiplas modificações as quais levam à disfunção dos genes responsáveis pelo crescimento e pela divisão celular.[9]

Os maiores fatores de risco incluem o etilismo e o tabagismo, existindo uma associação causal estabelecida entre a exposição ao álcool e ao fumo e o câncer de boca.[10] Entretanto, uma série de possíveis outros fatores etiológicos são aventados, como higiene oral ruim, irritação mecânica crônica por próteses mal adaptadas ou restaurações irregulares, hábito de mascar bétele em alguns países, deficiências nutricionais e infecção por HPV.

O tabagismo e o etilismo representam fatores de risco independentes para o câncer de boca, mas que desenvolvem uma ação sinérgica quando associados. Esse sinergismo significa um risco de desenvolvimento de câncer de boca 38 vezes maior que nos indivíduos que não bebem nem fumam e sete vezes maior que os fumantes ou etilistas.[6,11] A persistência desses hábitos durante ou após o tratamento diminui o índice de cura dos pacientes.[12,13]

Todavia, uma fração dos pacientes com CEC das vias aerodigestórias é composta por não etilistas e não tabagistas, sugerindo que o verdadeiro impacto de alguns fatores mutagênicos na carcinogênese oral ainda precisa ser completamente elucidado. Em estudo realizado em 2002, Singh *et al.* sugerem que as alterações cromossômicas acumuladas nos carcinomas de cabeça e pescoço não têm relação direta com o grau de exposição ao álcool e/ou ao fumo.

Outros fatores de risco relatados incluem a radiação solar para o câncer de lábio e a presença de lesões pré-malignas como as leucoplasias e as eritroplasias. Leucoplasia é definida pela OMS como uma mancha ou placa, lisa ou rugosa, que não é removida com a raspagem e não é classificada histologicamente como outra doença, podendo em até 30% das vezes se transformar em câncer. A eritroplasia por sua vez é uma placa ou mancha avermelhada com até 90% de risco para transformação para displasias de graus severos e/ou carcinoma *in situ* ou invasivo.[14] As eritroplasias apresentam um risco muito maior que as manchas brancas de transformação maligna e sempre que possível deve ser removida com margens de segurança.[15] Outra lesão com chance de degeneração carcinomatosa é a queilite actínica do lábio inferior, resultado da exposição crônica ao sol e que também deve ser removida se não houver regressão.

O HPV está associado ao câncer de orofaringe e tem sido associado ao câncer de boca, mas são necessárias mais evidências sobre sua ação na cavidade oral.[10]

Os fatores carcinogênicos associados ao paciente incluem gênero, idade e herança genética. Dentre esses, a suscetibilidade genética é um dos principais fatores ligados à gênese do câncer, devendo ter um papel de destaque na carcinogênese oral, sugerido pelo aumento do câncer de boca em jovens não fumantes nos EUA.[10]

CARACTERÍSTICAS CLÍNICAS

Regiões anatômicas

A importância de conhecer e registrar as regiões anatômicas da cavidade oral reside no correto registro de ocorrência do câncer com suas implicações epidemiológicas que podem indicar a necessidade de atenção maior ao diagnóstico precoce, tratamento e prevenção de determinadas áreas em detrimento de outras. Exemplo disso é que na cavidade oral, os lábios, a língua e o assoalho de boca são as sublocalizações mais acometidas.

A cavidade oral é o espaço delimitado pelos lábios anteriormente, mucosa jugal bilateralmente, palatos duro e mole superiormente, língua e arcada dentária inferiormente e pela orofaringe posteriormente. Existem sete subsítios topográficos na cavidade bucal que incluem os lábios (Fig. 9), a mucosa jugal, os rebordos gengivoalveolares, a língua oral, o assoalho de boca, o palato duro e o trígono retromolar.[15]

Quadro clínico

As formas comuns de aparecimento do carcinoma oral são as úlceras, nódulos e placas brancas ou vermelhas (Fig. 10), mas existem variações de acordo com a histologia do tumor e com o estadiamento. As lesões tipo carcinoma escamocelulares podem ter aspecto endofítico, ulcerado e infiltrativo, exofítico ou francamente tumoral (Fig. 11). Pode haver extensão submucosa infiltrativa maior que a ulceração mucosa. Um carcinoma invasivo tem as bordas elevadas e infiltradas e o leito central endurecido. Os sinais e sintomas de lesões avançadas incluem dor, sangramento, odor fétido, sialorreia, alterações da mastigação, deglutição e fonação, trismo e perda ponderal.

O trismo (Fig. 12) geralmente resulta da invasão da fossa pterigomaxilar, resultando em limitação da abertura de boca. A presença de sangramento e/ou ulceração sugere, mas sua ausência não exclui malignidade.[10]

Em alguns casos de acometimento de nervos sensitivos, como o nervo lingual ou nervo alveolar, pode haver parestesia, anestesia ou até mesmo dor de determinadas regiões da boca.

Para chegar a um estágio mais avançado, a maioria dos pacientes experimentou um período prolongado com pequenas manchas, placas ou úlceras sem a devida investigação. Isso faz com que o diagnóstico de câncer mereça ser suspeitado, confirmado ou descartado em toda lesão oral que não regrida após 14 dias.

COMPORTAMENTO BIOLÓGICO E BIOLOGIA MOLECULAR

A despeito de todos os avanços técnicos e científicos no tratamento das neoplasias malignas, especificamente no que diz respeito à cavidade oral, a mortalidade não experimentou uma redução importante nos últimos 20 anos. Nesse contexto, a busca de novas alternativas diagnósticas as quais identifiquem os tumores com pior evolução assume grande importância.[16,17]

Têm sido descritas anormalidades clonais caracterizadas por um padrão aleatório de ganhos e perdas cromossômicas, fruto de mutações cumulativas. Estudos de hibridização genômica comparativas identificaram frequentemente deleções e perda da heterozigosidade de alelos cromossomiais, como os dos cromossomas 3p, 9p, 13q e 17p.

Alterações genéticas múltiplas são comuns durante a carcinogênese e, nesse panorama, duas classes de genes são especialmente importantes: os oncogenes e os genes supressores tumorais.

Genes supressores tumorais - Possíveis genes supressores tumorais envolvidos na carcinogênese oral foram sugeridos por alguns estudos, a exemplo do FHIT, em virtude de alterações mapeadas no braço do cromossoma 3p e do FEZ1/LZTS1 decorrente de deleções cromossômicas em 8p. Um gene regulador do ciclo celular, situado no cromossoma 9, o CDKN2A, normalmente está reduzido nos cânceres de boca. Alguns estudos associam a perda da expressão do gene RB1, mapeado

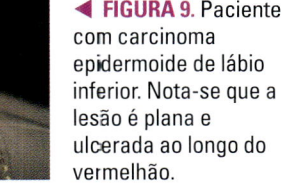

◀ **FIGURA 9.** Paciente com carcinoma epidermoide de lábio inferior. Nota-se que a lesão é plana e ulcerada ao longo do vermelhão.

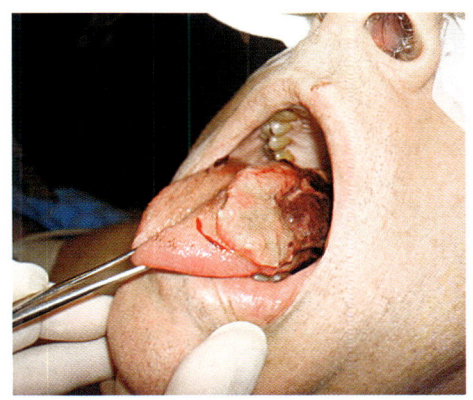

◀ **FIGURA 11.** Carcinoma epidermoide de cavidade oral localizado na língua. Lesão extensa exofítica invadindo toda a hemilíngua esquerda.

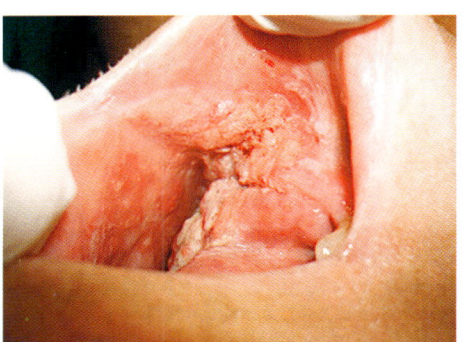

◀ **FIGURA 10.** Paciente com lesão com áreas de leucoplasia e ulceração em rebordo gengival inferior, assoalho e mucosa de lábio.

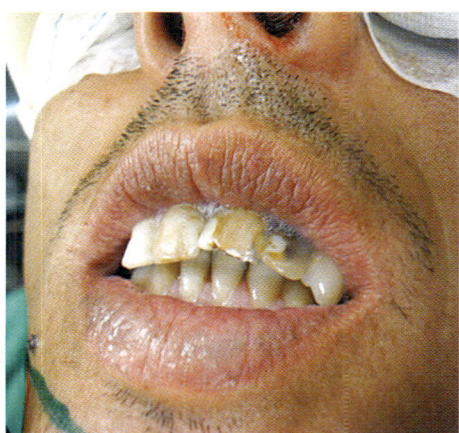

◀ **FIGURA 12.** Paciente com tumor de cavidade oral com invasão de musculatura pterigoidea. Figura mostra abertura bucal máxima do paciente.

no cromossoma 13q, à carcinogênese oral. Dentre os genes supressores tumorais, o TP53 (gene supressor tumoral) é um dos mais estudados e cerca de 60-65% de todos os carcinomas possuem acúmulo de formas mutantes de p53 (produto proteico do gene TP53) no núcleo de suas células.[18,19] Além disso, existem evidências relacionando este gene com o desenvolvimento do câncer das vias aerodigestivas superiores. Mutações do TP53, situadas no braços cromossomal 17p, são reportadas em até 60% dos carcinomas orais e em lesões orais pré-malignas, indicando progressão destas. Alguns estudos aventam a possibilidade de o TP53 ser um dos alvos genéticos dos agentes mutagênicos presentes no tabaco, podendo, inclusive, ter algum papel como marcador prognóstico, visto que suas mutações estão associadas a risco maior de recidivas locorregionais e diminuição da sobrevida.[18]

Oncogenes – amplificações gênicas na banda cromossomal 11q13 e por conseguinte amplificação e hiperexpressão do gene Ciclina D1 (CCND1), aí localizado, são importantes na carcinogênese oral. A combinação da hiperexpressão da CCND1 com a inativação do TP53 pode levar à imortalização dos queratinócitos. A amplificação de vários oncogenes mapeados no cromossoma 3q, dentre eles o AIS, PIK3CA e o SCCRO, pode ter algum papel na tumorigênese oral, sendo o último associado à maior agressividade do tumor e piora prognóstica. Anormalidade do cromossoma 7 é um achado comum na doença e três potenciais genes relacionados são o EGFR e os IGFB1 e IGFB2. A amplificação do EGFR ocorre em estágios precoces da carcinogênese oral, e sua hiperexpressão é implicada na progressão da doença. Por conta disso seu uso como alvo terapêutico tem sido muito estudado.

Por estar diretamente em contato com a lesão, a saliva pode ser sensível em detectar proteínas secretadas pelo tumor, podendo ser de grande valor na vigilância da progressão maligna. Em estudo realizado no INCA, nos diferentes grupos analisados (controles, pacientes com leucoplasia e pacientes com tumores de cavidade oral), o fluxo salivar foi analisado e apresentou diferenças maiores do que a concentração total de proteínas, que não apresentou diferenças estatísticas semelhantes entre os grupos mesmo quando comparados ao sexo, idade ou uso de tabaco.[20]

No mesmo estudo foram analisadas as proteínas presentes na saliva dos mesmos grupos e não se pode concluir a associação à doença com diversos tipos (cistatinas, imunoglobulinas, apolipoproteínas A1, proa-polipoproteínas entre outras), porém algumas estudadas podem ser foco de outros estudos como, por exemplo, a beta actina, que estava presente na maioria dos pacientes com câncer de boca; e a tropomiosina de baixo peso molecular que foi encontrada em elevados níveis nesses mesmos pacientes e está relacionada com um fenótipo tumoral invasivo e a presença de doença metastática.[20]

O gene Bcl-2 tem sido relacionado com a modulação, inibição e indução de apoptose em vários tipos de câncer, em que variações da expressão desse gene e produtos podem contribuir, retardando ou aumentando o crescimento tumoral em resposta a fatores, como radiação, hormônios, quimioterapia citotóxica e hipertermia. A expressão da oncoproteína Bcl-2 pode ser encontrada no esôfago, na tireoide, na cabeça e pescoço e em carcinomas bucais, como o de células escamosas da língua. Alguns estudos revelaram que o gene p53 interage inversamente com o gene Bcl-2 na regulação da apoptose. Em estudo realizado em nossa instituição, a expressão do Bcl-2 surgiu como um marcador independente favorável. Infiltrado linfocitário foi o parâmetro mais significativo histopatológico em análise de sobrevivência, enquanto a expressão de Bcl-2 membros da família parece ser um importante marcador de prognóstico favorável.[21]

DIAGNÓSTICO

Anamnese e exame clínico – o exame físico completo deve ser realizado em todos os pacientes, com especial atenção àqueles identificados na anamnese com risco acentuado para desenvolvimento da doença. Deve-se procurar por lesões pré-cancerosas ou malignas em estágio inicial e ou avançado.[22]

O exame físico deve ser metodizado para evitar falhas, tendo a seguinte sequência: inspeção geral, oroscopia, palpação intraoral, palpação do pescoço, endoscopia peroral (incluindo faringolaringoscopia para pesquisa de lesões sincrônicas) e biópsia de lesões ou áreas suspeitas.

A oroscopia também deve ser sistematizada em uma sequência das sublocalizações anatômicas que impeçam o esquecimento da avaliação de algum dos subsítios. Uma dica prática é começar das regiões mais anteriores para as posteriores e em sentido horário de modo a examinar ordenadamente lábios, mucosa jugal bilateral, rebordos gengivoalveolares superiores, trígonos retromolares, rebordos gengivoalveolares inferiores, assoalho de boca, língua oral e palato duro.

Seguindo-se a oroscopia, realizam-se as palpações manual e bidigital das estruturas intraorais, solicitando que o paciente execute movimentos linguais para facilitar a exposição das estruturas intrabucais e permitir avaliação de envolvimento da musculatura intrínseca e extrínseca da língua (Figs. 13 a 16).

A palpação dos linfonodos cervicais, divididos em níveis de I a VI e de acordo com a localização topográfica, dando especial atenção às vias de drenagem preferenciais no carcinoma bucal, representadas pelos linfonodos submentonianos e submandibulares (níveis Ia e IB), jugulocarotídeos superiores (nível II), além dos jugulocarotídeos médios (nível III) e inferiores (nível IV), espinhais (nível V) e aqueles situados no compartimento central (nível VI).

A citologia esfoliativa e o teste do azul de toluidina têm sido relatados como úteis e auxiliares no caso de lesões supeitas, mas não excluem a necessidade de exame histopatológico obtido a partir de biópsias incisionais.

A citologia esfoliativa é um exame citológico do produto do raspado de lesões bucais suspeitas. Tem boa eficácia nas lesões ulceradas e nas eritroplasias. O teste do azul de toluidina se baseia no uso do corante citado que é fixado por áreas nucleares das células, em tecidos com maior taxa de replicação. Sua melhor indicação é a triagem de grandes populações de risco e a orientação de áreas anatômicas a serem biopsiadas.

A citologia oncótica do aspirado realizado por agulhas finas pode ser aplicada em lesões tumorais orais submucosas e em massas cervicais suspeitas de metástases. Tanto a citologia esfoliativa e a citologia aspirativa geram materiais que propiciam a confecção de esfregaços uniformes e finos em lâminas de vidro fixadas em álcool absoluto e acondicionadas em recipientes apropriados.

A biópsia possibilita a coleta de material para exame histopatológico para comprovação definitiva da mailignidade da lesão. Dependendo da quantidade de tecido retirada em relação à lesão, ela pode ser excisional ou incisional. Quando a lesão é grande faz-se a biópsia incisional, que remove apenas um pequeno fragmento de lesão, e em lesões pequenas normalmente faz-se de modo excisional, onde se resseca a lesão na sua totalidade, provendo no mesmo ato diagnóstico e tratamento. Em lesões

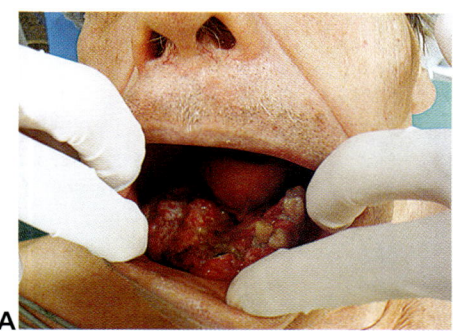
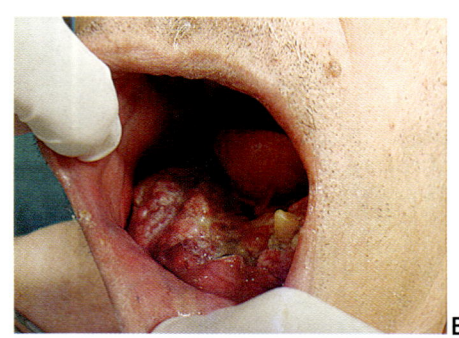

◀ **FIGURA 13. (A)** Paciente com lesão de rebordo inferior com extensão às laterais. **(B)** Observa-se que existe mobilidade da língua, o que indica que, provavelmente, não há envolvimento de sua musculatura profunda.

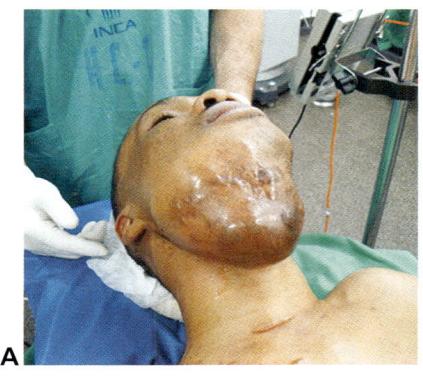 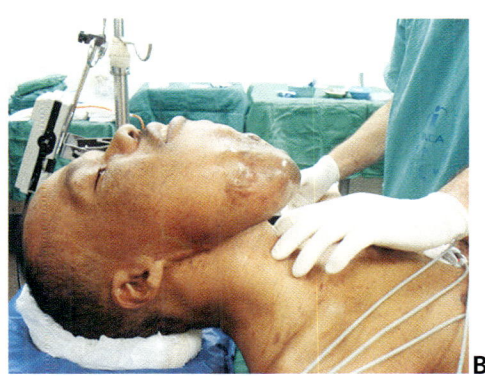

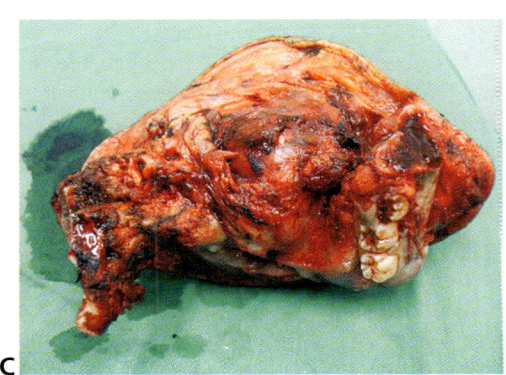 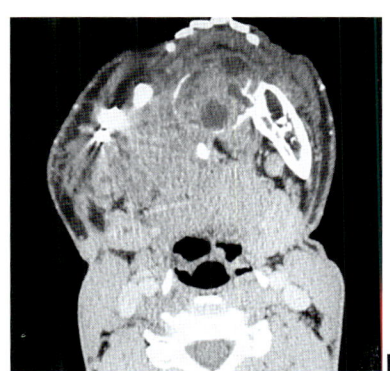

◀ **FIGURA 14.** (**A** e **B**) Paciente com lesão extensa de assoalho da boca com envolvimento de mandíbula, musculatura profunda e estruturas submandibulares até a pele. (**C**) Material da ressecção. (**D**) A tomografia computadorizada mostra um corte transversal da região.

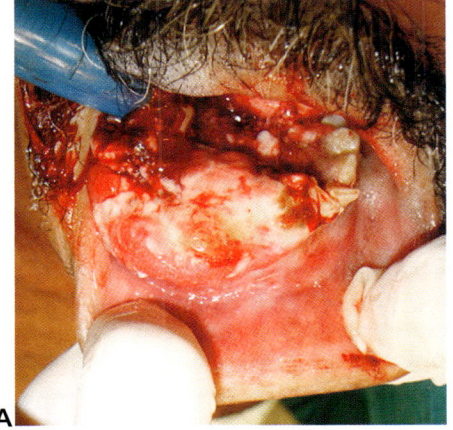 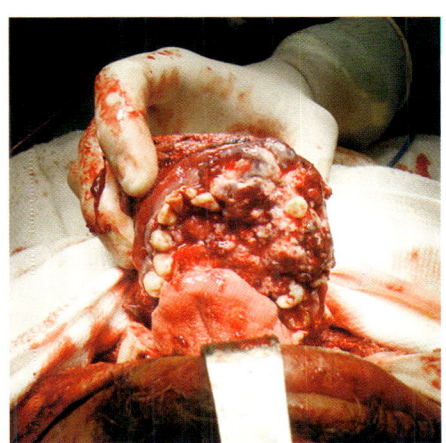

◀ **FIGURA 15.** (**A**) Paciente com lesão em estágio avançado de cavidade oral. (**B**) Após a confecção da via de acesso através do visor-*flap*, pode-se notar a real extensão a áreas de acometimento da lesão.

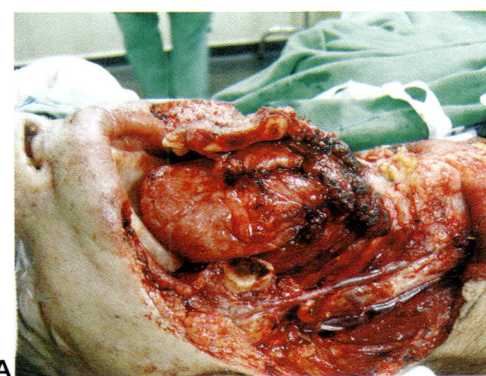 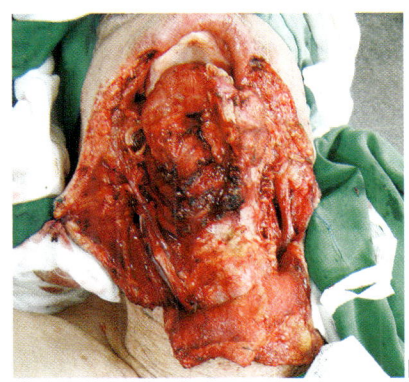

◀ **FIGURA 16.** (**A** e **B**) Paciente com o leito cirúrgico após a ressecção completa da tumoração e o esvaziamento cervical

vegetantes ou ulceradas pode se utilizar uma pinça do tipo saca-bocados para a realização de biópsia incisional após anestesia tópica, geralmente em *spray* da região. Em lesões não ulceradas e mais posteriores geralmente requerem realização de biópsias incisionais sob anestesia local.[15] Nas biópsias incisionais devem-se procurar as áreas mais coradas pelo corante, de preferência nas bordas da lesão e incluindo parte de mucosa de aparência macroscópica normal. O material coletado é acondicionado em frasco com formol a 10% e encaminhado ao laboratório de anantomia patológica.[7]

Os resultados de biópsias oriundos de serviços externos ou aqueles que geram algum tipo de dúvidas devem ser encaminhados para revisão de lâminas e exame imuno-histoquímico ou confecção de novas lâminas a partir dos blocos resgatados no local de origem.

ESTADIAMENTO/FATORES PREDITIVOS PROGNÓSTICOS

Sistema de estadiamento "TNM" – o sistema TNM foi criado pelo francês Pierre Denoix entre os anos de 1943 e 1952 para classificação dos tumores malignos em estágios, visando principalmente a permitir comparações entre experiências clínicas no tratamento da doença. O sistema TNM representa uma anotação taquigráfica de acordo com uma fórmula mnemônica, onde "T" representa a extensão do tumor primário, "N" a presença ou não de metástases regionais, e "M" a presença ou não de metástases distantes. O estadiamento do Câncer de Boca baseia-se no Sistema TNM que associa os estágios crescentes à piora do prognóstico.[23]

Podemos sintetizar o estadiamento TNM para o Câncer de Boca da seguinte forma: T1, T2, T3, T4a e T4b; N1, N2a, N2b e N2c e N3.

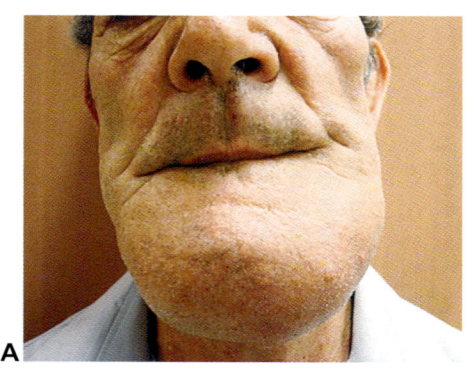 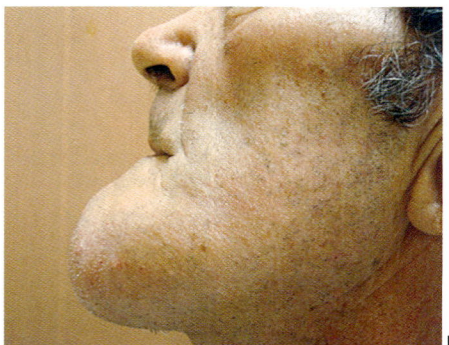 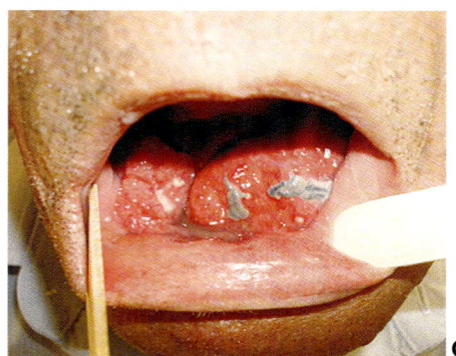

▲ **FIGURA 17. (A-C)** Paciente com tumor de cavidade oral em estágio avançado (T4), com invasão da mandíbula, assoalho e musculatura supra-hióidea.

O T1 é aquele tumor com extensão menor que 2 cm, T2, aquele maior que 2 e menor que 4, T3 quando é maior que 4, e T4 (Fig. 17) é subdividido em T4a quando há invasão da cortical óssea, de nervos, músculatura extrínseca da língua ou seio maxilar. Já os tumores T4b são os que já apresentam sinias de irressecabilidade por comprometimento do espaço mastigador, lâminas pterigoides, base do crânio ou da artéria carótida interna. O trismo é um sinal de invasão da musculatura pterigóidea ou decorrente de dor local. Em algumas situações, apenas o exame sob narcose, depois da indução anestésica na sala de cirurgia, define essa questão.

O estadiamento nodal (N) é dito N1 quando existe apenas um linfonodo metastático ipsilateral ao tumor primário. Nomeamos como N2a quando é homolateral, único, mas tem mais de 3 e menos de 6 cm, N2b quando existem mais de um linfonodo de qualquer tamanho, desde que menores de 6 cm, e N2c quando existem linfonodos contralaterais ao tumor primário. O estadiamento N3 é relacionado quando existe qualquer linfonodo metastático com mais de 6 cm.

A sigla "M" diz respeito a presença (M1) ou ausência (M0) de metástases distantes.

Entretanto, esse sistema baseado no TNM não é infalível, pois pode haver pacientes com lesões de aspectos clínicos e estadiamento similares que cursam com comportamentos biológicos diferentes.

Lesões invasivas confirmadas histologicamente precisam ser submetidas a exames de imagem para determinar o seu estadiamento e ajudar no planejamento terapêutico. Exemplos disso são o estudo radiológico panorâmico da mandíbula e os Raios X simples (RX) de seios da face para a avaliação de acometimento ósseo, e, rotineiramente, RX de tórax para a pesquisa de metástases a distância.[12]

Um dos fatores prognósticos mais importantes de impacto negativo após a avaliação clínica é a presença de metástases regionais.[16]

A tomografia computadorizada (Fig. 18) e o exame de ressonância magnética não devem ser procedimentos de rotina para o estadiamento, mas sim complementares ao exame clínico, quando este não for suficiente para determinar a extensão do tumor primário, principalmente sua relação com os tecidos ósseos, ou quando o tamanho do tumor ou o *status* dos linfonodos cervicais puserem em dúvida a operabilidade ou a extensão da cirurgia a ser proposta. A tomografia computadorizada com contraste parece ser o exame de imagem com melhor relação custo-benefício na avaliação do câncer de boca, podendo auxiliar na delimitação da lesão, tanto em mucosa, como em partes moles e na extensão para os planos ósseos. Além disso o exame tomográfico é mais rápido, mais barato e mais bem tolerado pelos pacientes que o escaneamento através de ressonância magnética, que deve ser reservado para casos de dúvida quanto ao envolvimento de tecidos moles, musculares e nervos pelo tumor.

Existem aspectos clínicos e histopatológicos, combinados ou não, que podem ter valor prognóstico. Dentre as condições clínicas citadas incluem-se o "*status performance*", a presença de comorbidades, o "*status nutricional*" e a resposta imunológica do paciente. Os fatores histopatológicos incluem a invasão perineural, a resposta linfocítica, a profundidade de invasão do tumor, a espessura tumoral, o extravasamento extracapsular, além do grau de indiferenciação do tumor.

O carcinoma epidermoide pode ser invasivo ou não invasivo. Usa-se o termo de carcinoma *in situ* para o carcinoma epidermoide não invasivo. Do ponto de vista histológico, o carcinoma invasivo pode ser bem diferenciado, moderadamente diferenciado, pouco diferenciado ou indiferenciado. Recomenda-se a graduação tumoral usando a classificação proposta por Broder, em 1927. O termo bem diferenciado (grau I) é aplicado para lesões com pouco número de mitoses e alto nível de queratinização, ao passo que o termo anaplásico ou indiferenciado (grau IV) é aplicado para lesões pouco queratinizadas e com número alto de mitoses.[24]

O aumento da espessura tumoral está associado a um aumento do risco de recidiva local e menor sobrevida (Fig. 19).

Alguns fatores histopatológicos sugerem um risco maior de recidiva regional, indicando a necessidade de tratamento eletivo do pescoço, mesmo quando clinicamente negativo. Podemos citar a espessura tumoral maior que 4 mm, tumores pouco diferenciados, interface de invasão tumoral infiltrativa, invasão peritumoral, invasão angiolinfática, ausência de resposta linfocítica peritumoral, presença de "ilhas" tumorais afastadas em mais de 1 cm do tumor.

Um dos mais importantes fatores prognósticos é a presença de linfonodos metastáticos com extravasamento extracapsular, cuja presença sugere a necessidade de tratamento adjuvante com radioterapia e/ou quimioterapia.

Além de todos esse fatores citados, que não são considerados pelo sistema de estadiamento, a presença de fixação linfonodal acarreta piora do prognóstico e justifica a realização de escaneamento tomográfico e de um exame físico meticuloso.

■ TRATAMENTO POR ESTÁGIOS

Considerações gerais

As modalidades de tratamento incluem a cirurgia, radioterapia e quimioterapia, associadas ou não. A prioridade no tratamento do câncer de boca é a erradicação do tumor, se possível preservando a função e a estética. Como objetivos adicionais, intenciona-se minimizar sequelas e prevenir novas lesões.

Os aspectos que norteiam este tratamento dizem respeito aos fatores relacionados com as características tumorais dos pacientes e da equipe médica.

Os aspectos ligados ao tumor referem-se ao sítio primário, estadiamento e localização do tumor, além do tipo histológico, grau de diferenciação e profundidade de invasão do tumor.

Nas lesões iniciais, dependendo da sua localização, em tese pode-se optar pela monoterapêutica através de cirurgia ou radioterapia (Fig. 20),

◀ **FIGURA 18.** Tomografia computadorizada de cavidade oral que mostra tumoração com invasão grosseira de ramo horizontal da mandíbula e partes moles adjacentes. O exame permite avaliar o grau de invasão do tumor a estruturas nobres.

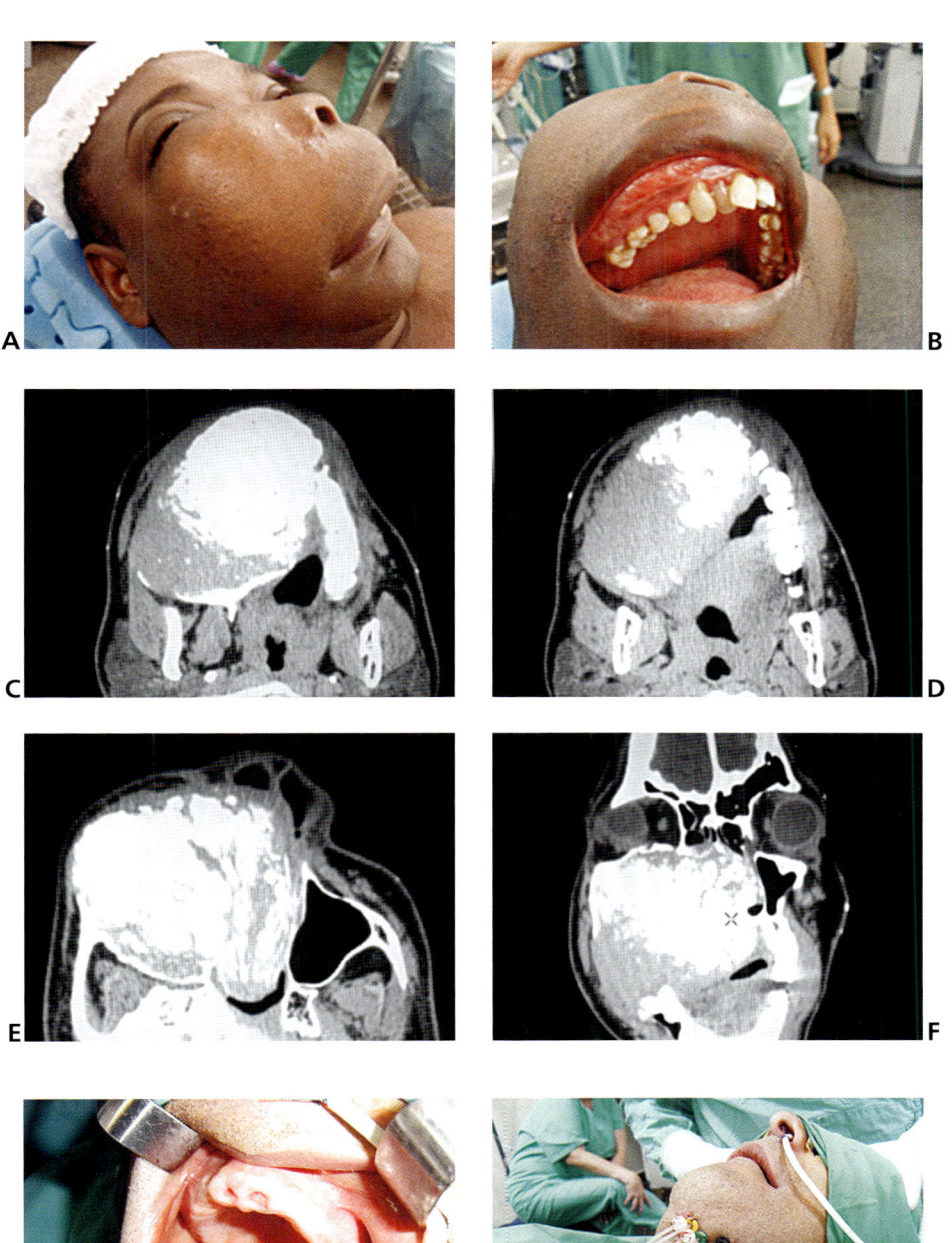

◀ **FIGURA 19. (A-F)** Paciente com doença em palato duro que progrediu com invasão de seio maxilar, rinofaringe, fossas nasais e órbita.

◀ **FIGURA 20. (A e B)** Paciente com sondas de braquiterapia (modalidade de radioterapia). As sondas são introduzidas e posicionadas no sítio tumoral, e diariamente através das mesmas a dose radioativa é depositada neste sítio.

em decorrência do bom prognóstico com ambas opções. Na prática quase sempre escolhe-se o tratamento cirúrgico, graças principalmente à possibilidade de resolução mais rápida, com menor tempo de internamento e por evitar sequelas importantes do tratamento radioterápico, que não são desprezíveis em frequência, como xerostomia, cáries de irradiação e osteorradionecrose.

As lesões avançadas requerem tratamento multimodal e sempre que possível a cirurgia está indicada, associada à radioterapia num padrão adjuvante. O tratamento cirúrgico envolve não só a erradicação do tumor primário, mas também dos linfonodos regionais metastáticos ou com risco aumentado para tal evento.

Apesar da evolução das técnicas reconstrutivas imediatas, principalmente com o advento da microcirurgia, que permitem ressecções mais amplas e radicais, deformidades estéticas e funcionais ainda ocorrem.

A quimioterapia é empregada num padrão neoadjuvante em casos avançados como tentativa de redução do tumor para possibilitar tratamento cirúrgico posterior. Também é utilizada para complementar o tratamento cirúrgico, quando existe extravasamento capsular nos linfonodos metastáticos ou margens cirúrgicas positivas. Em pacientes com tumores irressecáveis ou quadros clínicos proibitivos para cirurgia também pode haver um papel para a quimioterapia associada ou não à radioterapia.

O emprego de radioterapia neoadjuvante deve ser evitado em razão do aumento de complicações pós-operatórias.

Tratamento

A cirurgia para ressecção do tumor primário deve incluir tridimensionalmente toda a lesão tumoral e uma margem de tecido livre de tumor em todas as dimensões de, pelo menos, 1 cm, sempre confirmadas por exame histopatológico de congelação.

As lesões iniciais podem beneficiar-se de ressecções transoral, enquanto as lesões maiores merecem acesso extraoral através de labiotomia mediana inferior.

Podemos dividir o tratamento cirúrgico do câncer de boca de acordo com o estágio clínico, se inicial ou avançado. E também de acordo com a localização do tumor, caso acometa o andar superior ou o andar inferior da boca.[15]

Tratamento do câncer de boca do andar superior

O andar superior da boca inclui como subsítios anatômicos a mucosa do lábio superior, os sulcos gengivovestibulares e respectivos rebordos gengivais superiores e o palato duro.

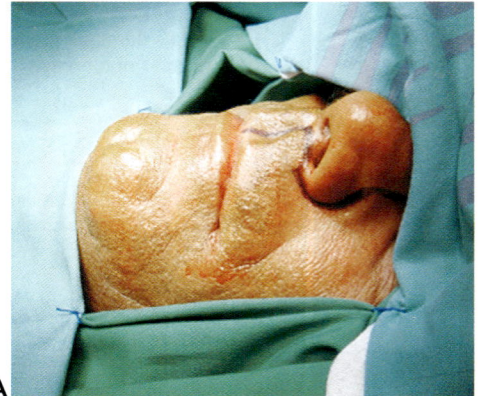
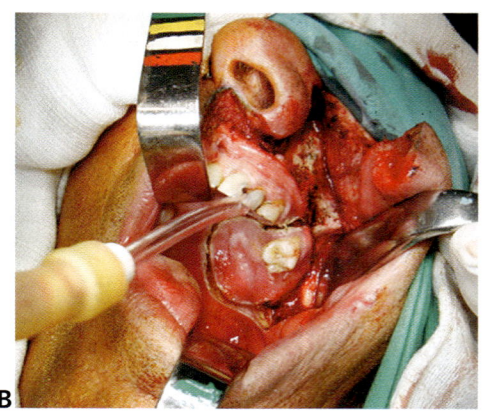
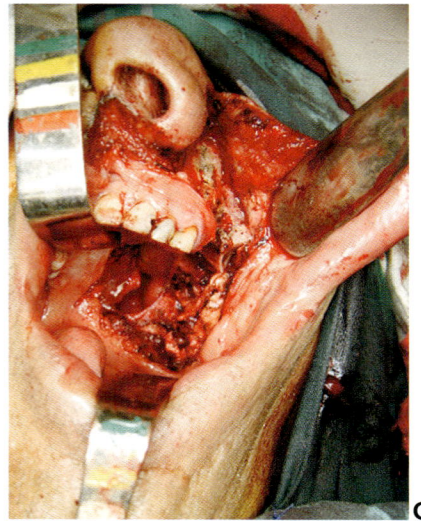

◀ **FIGURA 21. (A)** Paciente com tumor de palato à esquerda. **(B)** Submetido à maxilarectomia de infraestrutura após a confecção de retalho de bochecha. **(C)** Observam-se as margens de segurança delimitadas antes da retirada da peça cirúrgica.

Estágios I e II

Está indicada cirurgia para ressecção ampla do tumor, com margens de segurança de, pelo menos, 1 cm. Normalmente síntese primária ou reconstrução com retalhos locais ou dispositivo protético, como os obturadores palatinos, podem ser executados. A radioterapia está indicada como modalidade terapêutica isolada naqueles casos de falta de condições clínicas ou recusa do paciente para a cirurgia. Esta deve incluir as cadeias de drenagem linfáticas comprometidas ou não, além do tumor propriamente dito ou do leito tumoral após a cirurgia. A radioterapia adjuvante está indicada nos casos de estadiamento patológico avançado pT3 e pT4, margens comprometidas ou exíguas e presença de infiltração vascular ou perineural, após a cirurgia.[25,26]

Estágios III e IV

Nos estágios mais avançados permanece a indicação de ressecção ampla com margens de tecidos normais de, pelo menos, 1 cm (Figs. 21 e 22). As margens de tecidos moles devem ser confirmadas negativas por exame de congelação intraoperatória. A radioterapia associada ou não à quimioterapia está indicada naqueles casos de falta de condições clínicas ou recusa do paciente para a cirurgia. Em caso de pescoço positivo N1 com nódulo situado nos níveis I ou II procede-se dissecção linfonodal cervical seletiva pela remoção dos níveis I, II e III ipsilateral. Caso haja pescoço N1 com outros níveis além do I ou II ou estadiamento nodal N2 ou N3, devemos optar por dissecção cervical num molde radical modificado (funcional), sempre que possível e não havendo extravasamento capsular, ou radical clássico, se necessário. Após a cirurgia, a radioterapia adjuvante está indicada nos mesmos casos vistos para os estadiamentos clínicos iniciais, além da presença de linfonodos metastáticos ou linfonodo metastático único com extensão extracapsular. A extensão extracapsular indica a necessidade de emprego de quimioterapia adjuvante associada à radioterapia.

Tumores recidivados

Em caso de recidva local ressecável o paciente será novamente submetido à ressecção da doença e fará adjuvância com radioterapia, caso não tenha feito previamente (Figs. 23 e 24). Nas recidivas regionais ressecáveis, indica-se dissecção nodal seletiva dos níveis I, II e III, se a recidiva estiver no nível 1, e dissecção radical, se em outros níveis, acrescida de radioterapia adjuvante, caso não tenha feito, previamente. As recidivas irressecáveis farão radioterapia, caso não tenham feito, ou quimioterapia, caso já tenham sido irradiados e apresentem uma condição clínica pelo menos razoável. Os outros pacientes receberão cuidados paliativos. Os pacientes com metástases a distância para o pulmão ou fígado serão avaliados quanto à ressecabilidade e, caso não o sejam, receberão quimioterapia ou apenas cuidados paliativos a depender da condição clínica.

Tratamento do câncer de boca do andar inferior

O andar inferior da boca inclui como subsítios anatômicos a mucosa dos lábios inferiores, a mucosa jugal, os trígonos retromolares, os sulcos e rebordos gengivoalveolares inferiores, além da língua oral e assoalho da boca.

Estágios I e II

Indica-se cirurgia para ressecção ampla do tumor, com margens de 1 cm. A reconstrução pode ser obtida por síntese primária ou reconstrução com retalhos locais (Fig. 25). A radioterapia está indicada como modalidade terapêutica isolada naqueles casos de falta de condições clínicas ou recusa

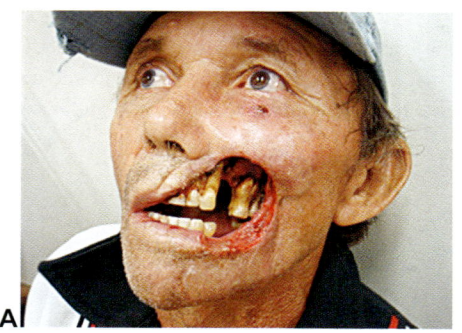
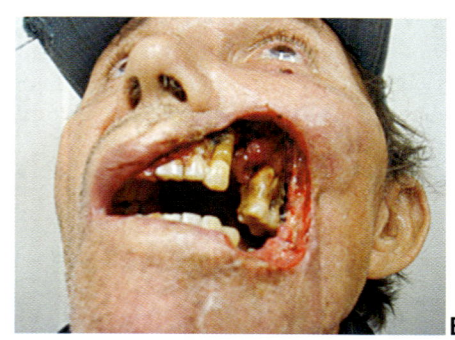

◀ **FIGURA 22. (A e B)** Paciente com tumor de lábio em estágio avançado com invasão e ulceração cutânea.

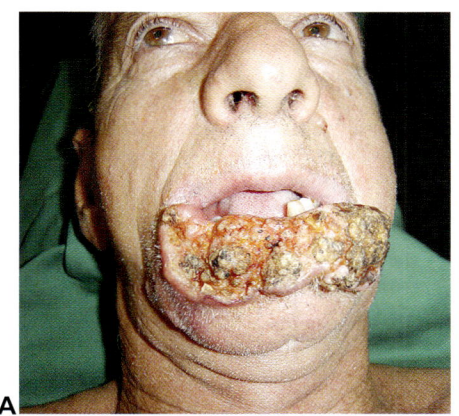
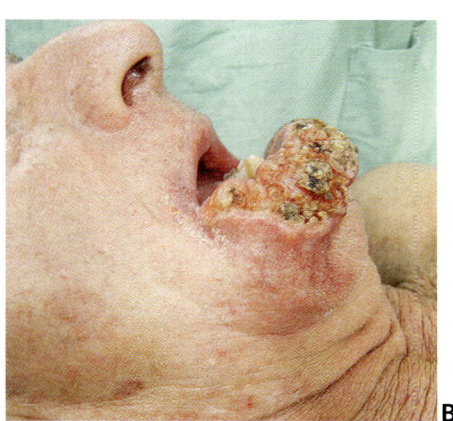

◀ **FIGURA 23. (A e B)** Paciente com lesão recidivada acometendo todo o lábio inferior e comissuras.

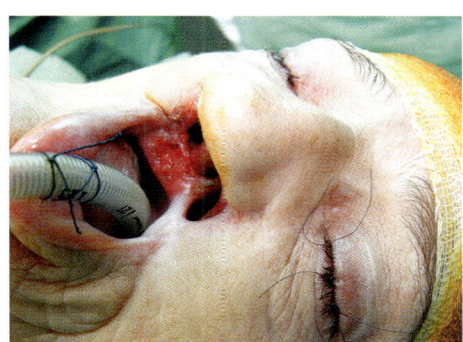

◀ **FIGURA 24.** Paciente com tumor de lábio superior recidivado.

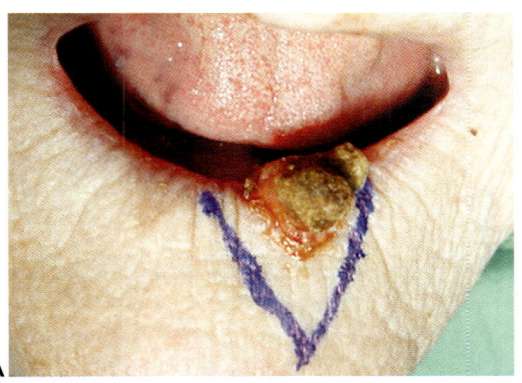
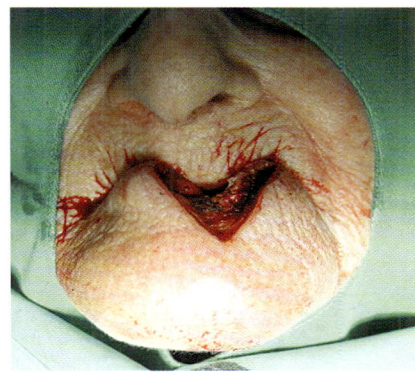
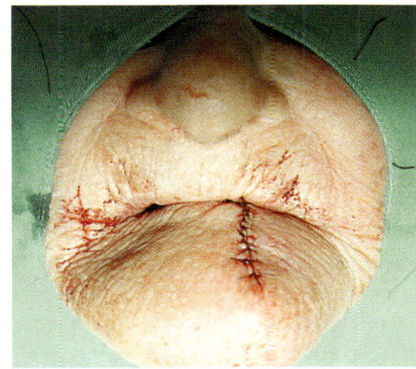

▲ **FIGURA 25. (A-C)** Paciente com tumor de lábio inferior. Submetida à ressecção em V com síntese primária com pouco prejuízo estético e funcional.

do paciente para a cirurgia. Em caso de tumores estadiados como T2 ou mesmo T1 com espessura tumoral ≥ 4 mm, deve-se realizar dissecção linfonodal profilática dos níveis I, II e III ipsilateral[27] (Fig. 26) ou bilateral em tumores bilaterais ou que se aproximam muito da linha média. A radioterapia adjuvante está indicada nos casos de estadiamento patológico avançado pT3 e pT4, margens comprometidas ou exíguas e presença de infiltração vascular ou perineural, presença de mais de um linfonodo metastático ou linfonodo único com extensão extracapsular. Esta indica a necessidade de emprego de qumioterapia adjuvante associada à radioterapia.

Estágios III e IV

Indica-se cirurgia (Fig. 27) que deve compreeender a ressecção ampla com margens de tecidos normais de, pelo menos, 1 cm, confirmadas por exame de congelação. A radioterapia associada ou não à quimioterapia estão indicadas naqueles casos de falta de condições clínicas ou recusa do paciente à cirurgia. A abordagem do pescoço e a indicação de adjuvância com radioterapia seguem as mesmas orientações vistas nos tumores avançados do andar superior.

Tumores recidivados

O manejo nesses casos é similar aos tumores recidivados do andar superior, com a necessidade de se observar se houve esvaziamento cervical (dissecção linfonodal) previamente. Nos casos de recidiva local isolada ressecável sem abordagem cervical prévia, seja através de cirurgia ou radioterapia, devem-se esvaziar os níveis I, II e III do pescoço ipsilateral ou bilateral, conforme a necessidade. Nos casos de recidiva regional ressecável em pescoço virgem de tratamento deve-se tratar cirurgicamente o pescoço pelo esvaziamento seletivo em recidivas estadiadas, como rN1 e por esvaziamentos radicais em recidivas estadiadas, como rN2 ou rN3 ou qualquer recidiva em pescoço já submetido a esvaziamento cervical prévio. As complicações são frequentes, principalmente se o paciente tiver sido irradiado, sendo a principal delas a fístula salivar, como demonstrado na Figura 28.[15]

Aspectos transoperatórios

Normalmente a anestesia do paciente é feita por entubação nasotraqueal. A traqueostomia, quando possível, tem sua indicação e realização com o paciente anestesiado, no início ou no final da cirurgia. Em ressecções extensas e/ou posteriores, ou aquelas que incluam segmentos ósseos ou re-

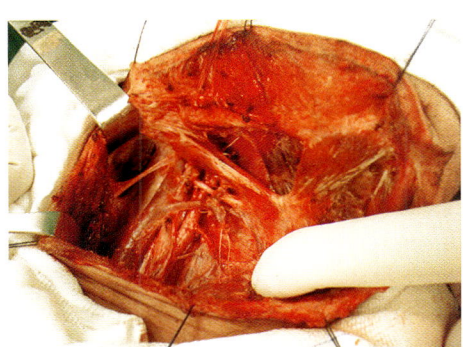

◀ **FIGURA 26.** Esvaziamento cervical níveis I, II e III.

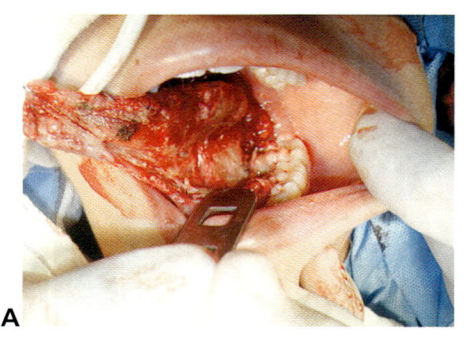
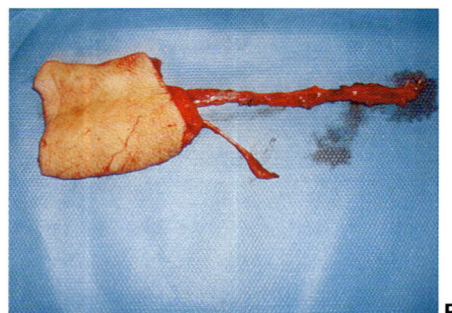

� FIGURA 27. Paciente com carcinoma epidermoide à esquerda em estágio III. (A) Leito operatório após a ressecção da peça cirúrgica. (B-D) Retalho antebraquial pronto para a anastomose, preparo do pescoço para receber o retalho e aspecto final da cavidade oral após a reconstrução microcirúrgica.

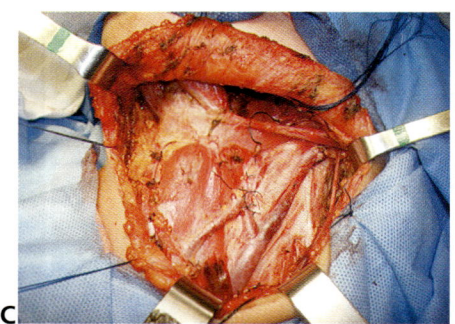
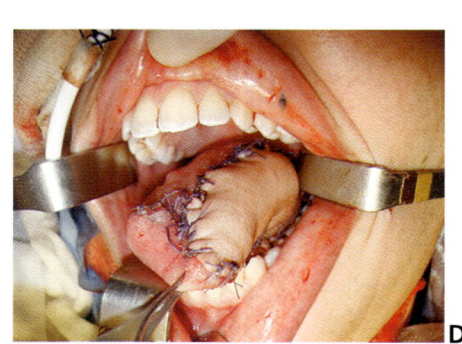

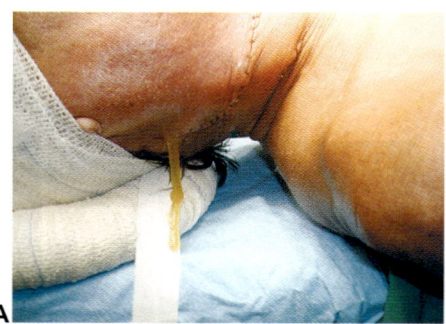
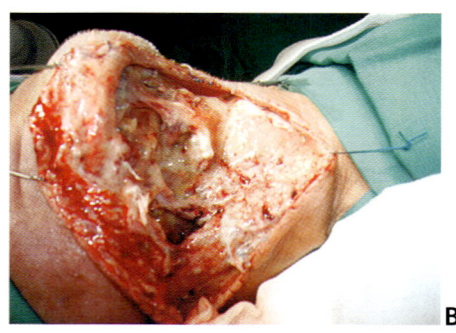

◄ FIGURA 28. Paciente com complicação pós-operatória de ressecção de tumores de cavidade oral que estabelecem a comunicação entre a cavidade e o pescoço. (A) A presença da fístula salivar é confirmada com a visualização da saída de saliva pela ferida operatória cutânea. (B) Após a abertura da mesma, nota-se a presença de processo infeccioso difuso.

construções complexas, a traqueostomia deve ser realizada sob pena de consequências graves. Em lesões anteriores da boca, sem mandibulectomias associadas, a traqueostomia pode ser evitada após judiciosa avaliação ao término da cirurgia.

O ato cirúrgico é iniciado rotineiramente pelo tempo cervical e não havendo comunicação orocervical, a síntese do pescoço é feita antes do início do tempo oral, e os instrumentais cirúrgicos em cada tempo não devem ser misturados.

Reconstrução

A reconstrução deve ser realizada de imediato sempre que possível, pois melhora a qualidade de vida desses pacientes. O paciente deve ser preparado para diversas abordagens reconstrutivas, incluindo desde a cicatrização por segunda intenção, passando pela síntese primária, enxertia autóloga e vários tipos de retalhos, a exemplo de retalhos locais, regionais, distantes e microcirúrgicos. A escolha da reconstrução mais adequada depende de vários fatores, como a localização e magnitude do defeito, o "expertise" da equipe reconstrutora e as expectativas do paciente.[10] Em alguns casos pode-se optar por não reconstruir, com excelentes resultados estéticos e funcionais, conforme relatado por Quintanilha et al.[28]

Dentre os principais retalhos usados em reconstrução de defeitos orais, podemos citar o retalho nasogeniano com base inferior ou superior (Fig. 29) transposto para dentro da cavidade oral. Em defeitos pequenos da área retromolar ou da mucosa jugal podemos usar retalhos de língua.

Em grandes áreas de ressecção, a opção recai sobre os retalhos microcirúrgicos, desde que haja possibilidade para seu emprego. As áreas doadoras mais empregadas são a fíbula ou crista ilíaca (Fig. 30) quando é necessário reconstruir a mandíbula, escápula para reconstruir o maxilar e o retalho antebraquial, popularmente conhecido com retalho "Chinês" para defeitos de tecidos moles da cavidade oral. O emprego de um retalho "Livre" em particular depende da localização e extensão do defeito, bem como da requisição de cobertura de pele ou mucosa.[2]

É importante lembrar que para auxiliar as técnicas de retalhos livres em produzir os melhores resultados estéticos e funcionais existem diversas técnicas auxiliares, dentre elas a prototipagem. Esta é definida como a fabricação de modelos físicos da anatomia humana, dimensionalmente precisos, por dados das imagens médicas, utilizando tecnologias de prototipagem rápida (PR). Tem sido aplicada a uma variedade de especialidades médicas, incluindo cirurgia bucomaxilofacial, cabeça e pescoço, plástica, neurocirurgia e ortopedia. A fonte de dados para a imagem tridimensional e modelagem é, principalmente, pela tomografia computadorizada, apesar da ressonância magnética também ter sido utilizada.

Tem um papel importante no tratamento de tumores, planejamento de radioterapia e na fabricação de instrumentos e próteses médicas. Os modelos físicos permitem a realização prévia de múltiplas cirurgias de forma a testar qual o melhor método a utilizar durante a cirurgia, zona de corte, fora de acesso etc.

A tecnologia da prototipagem rápida aliada à medicina traz grandes vantagens quer para o médico, quer para o paciente. Permite a fabricação de próteses e protótipos personalizados (Figs. 31 e 32), ou seja, que se adaptam ao paciente que será sujeito à cirurgia. A utilização de modelos permite a efetuação de treinamento cirúrgico, o que significa que a porcentagem de erros ocorridos durante a cirurgia será menor, bem como tempo necessário para as mesmas.

Na impossibilidade da reconstrução microcirúrgica, pode-se lançar mão de retalhos regionais, como o retalho frontal com base na artéria temporal superficial ou de retalhos distantes, como o miocutâneo do músculo peitoral maior (Fig. 33) ou o fasciocutâneo da região deltopeitoral.

A reconstrução mandibular com o auxílio de placas metálicas apresenta grande chance de insucesso, representada principalmente pela exposição e instabilidade da placa após a radioterapia adjuvante.[10]

O uso de próteses obturadoras imediatas (Fig. 34) ou tardias é uma opção para a reconstrução de perdas ósseas no andar superior da boca.

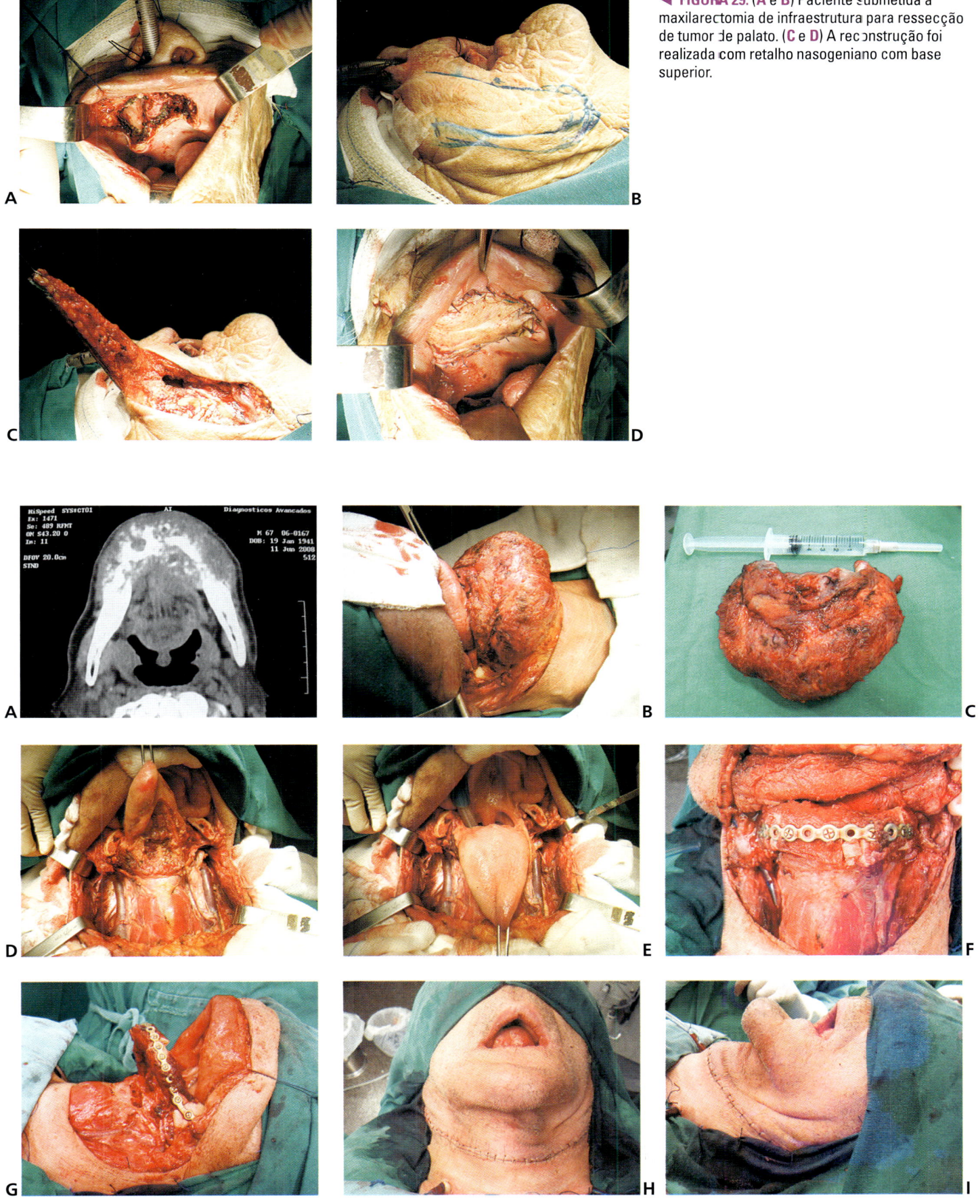

◀ **FIGURA 29. (A e B)** Paciente submetida à maxilarectomia de infraestrutura para ressecção de tumor de palato. **(C e D)** A reconstrução foi realizada com retalho nasogeniano com base superior.

▲ **FIGURA 30. (A-I)** Tumor de mandíbula em arco central com extensão para ramos horizontais. Realizada reconstrução com retalho microcirúrgico de fíbula.

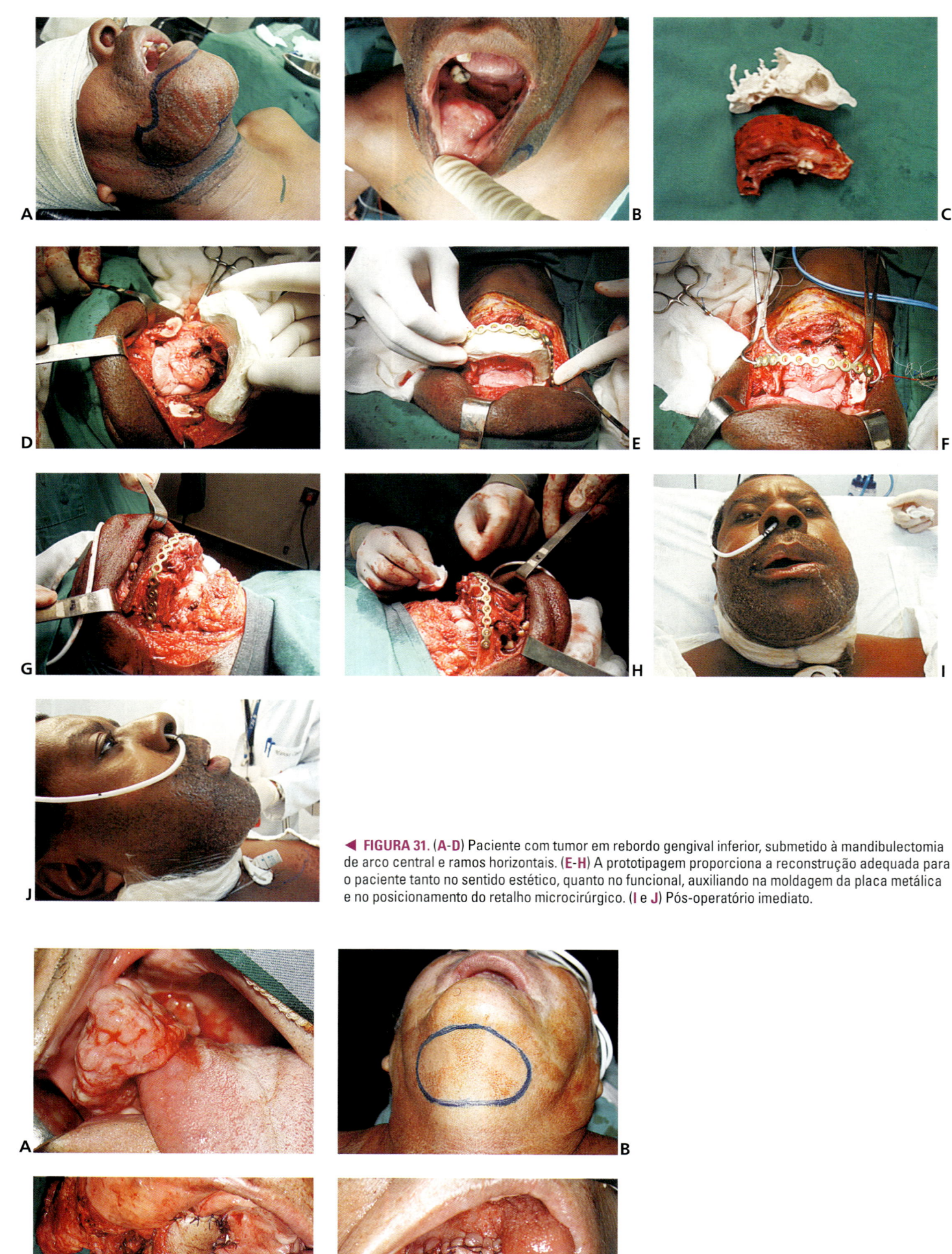

◀ **FIGURA 31.** (A-D) Paciente com tumor em rebordo gengival inferior, submetido à mandibulectomia de arco central e ramos horizontais. (E-H) A prototipagem proporciona a reconstrução adequada para o paciente tanto no sentido estético, quanto no funcional, auxiliando na moldagem da placa metálica e no posicionamento do retalho microcirúrgico. (I e J) Pós-operatório imediato.

◀ **FIGURA 32.** Paciente com carcinoma epidermoide de rebordo alveolar inferior esquerdo. (A) Pré-operatório. (B e D) Realizada hemimandibulectomia esquerda com preservação de arco central e lado direito. Nota-se o defeito e a reconstrução realizada com retalho de Martin.

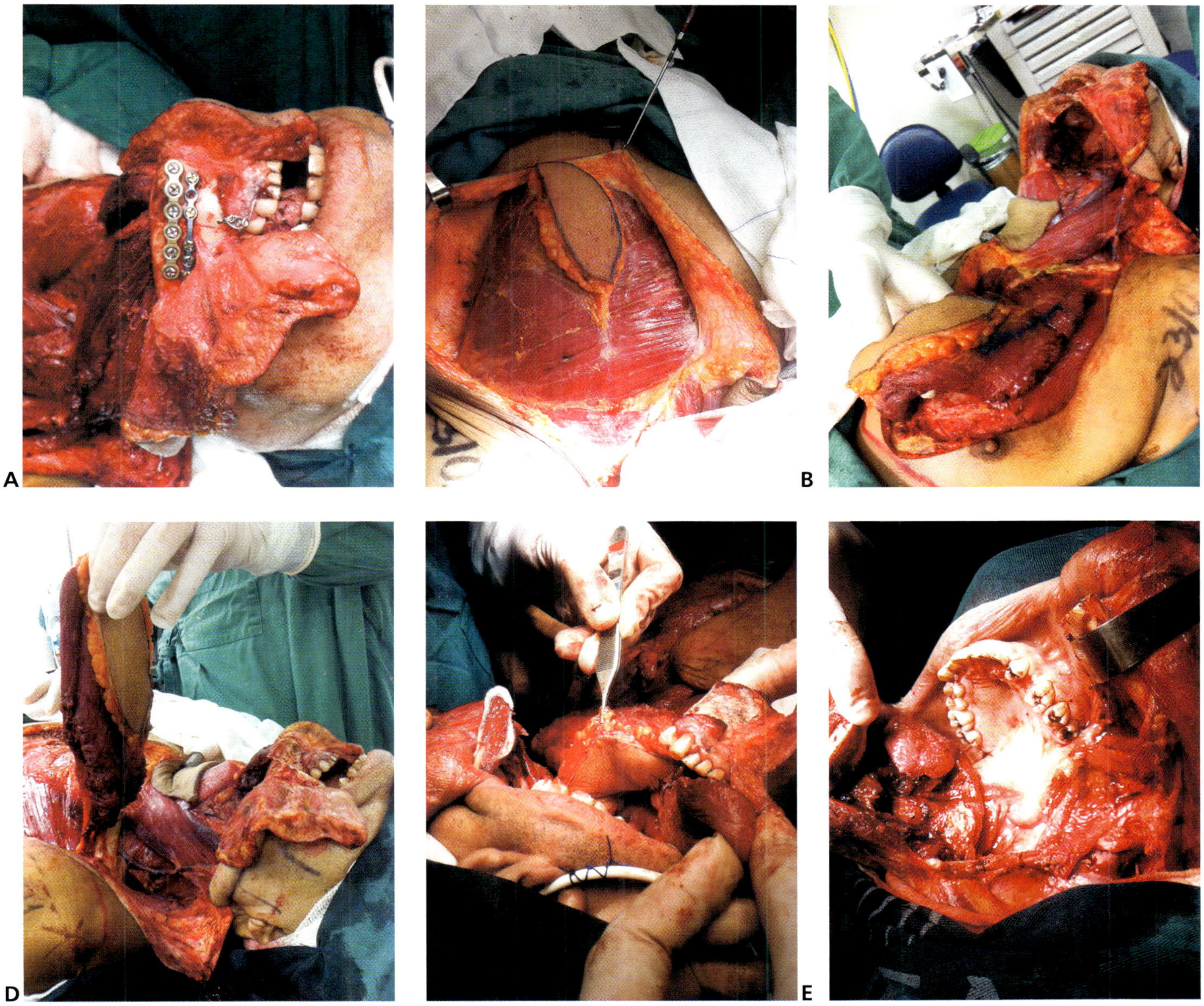

▲ **FIGURA 33. (A)** Defeito após a ressecção do tumor **(B-F)** A sequência mostra a confecção do retalho do músculo peitoral maior para o fechamento do defeito.

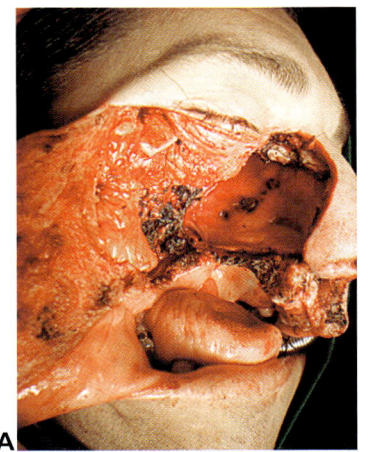
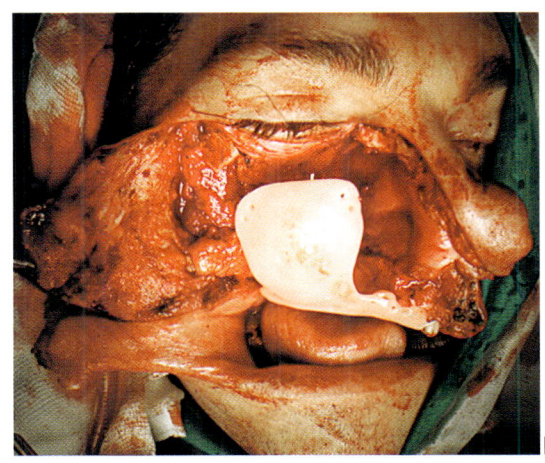

◄ **FIGURA 34. (A)** Defeito resultante após a ressecção da tumoração de palato com extensão a seio maxilar e fossa nasal. **(B)** Imagem após o posicionamento da prótese obturatória no intraoperatório.

CONTROVÉRSIAS

Manejo do pescoço

As principais controvérsias residem na avaliação e abordagem cirúrgica do pescoço clinicamente negativo. Não existe dúvida que no pescoço clinicamente positivo, está indicado o esvaziamento cervical radical clássico ou modificado. O melhor exame para superar as limitações do exame palpatório do pescoço é a ultrassonografia associada ou não à punção aspirativa por agulha fina. Nos tumores estadiados como T3 e T4, com pescoço clinicamente negativo, também parece haver consenso da necessidade de esvaziamento cervical eletivo, assim como nos tumores T1 e T2 de língua ou assoalho de boca, de caráter infiltrativo e espessura provavelmente maior ou igual a 4 mm. A informação sobre a espessura tumoral normalmente não está disponível antes da cirurgia, fazendo com que a distinção entre os aspectos macroscópicos superficial ou infiltrativo através da palpação seja o fator decisório em relação ao tratamento eletivo do pescoço clinicamente negativo em tumores iniciais T1 de língua e assoalho de boca.[2]

Manejo da mandíbula

O manejo da mandíbula na cirurgia do câncer de boca é orientado pelo grau de invasão da mandíbula pelo tumor. A presença de invasão periosteal ou, no máximo da cortical mandibular, sugere a possibilidade de emprego de mandibulectomia marginal, que é aquela cuja ressecção não afeta a continuidade do arco mandibular. Em contrapartida, os tumores que invadem a camada medular óssea mandibular requerem ressecção segmentar da mandíbula, que invariavelmente causam uma ruptura do contorno mandibular. Alguns autores sugerem que a manobra de descolamento periosteal durante a cirurgia para o câncer de boca é a melhor maneira de identificar e estimar a invasão da mandíbula, guiando assim a decisão acerca da necessidade e tipo de mandibulectomia a ser empregada.[10]

AVANÇOS TECNOLÓGICOS – DIAGNÓSTICO/TERAPIA

Pesquisa de linfonodo sentinela (Fig. 35)

É inegável a importância que a pesquisa do LNS possa vir a trazer nos pacientes com carcinoma epidermoide de boca T1/T2 no intuito de diminuir a morbidade do esvaziamento cervical em quase 80% dos casos. Em se programando a técnica, esta deverá ser feita por uma cervicotomia como as realizadas para o esvaziamento cervical, caracterizando a cirurgia radioguiada.[29]

PET e PET-CT

A Tomografia com Emissão de Positrons (PET) e o escaneamento com Tomografia e PET (PET-CT) têm-se provado úteis na monitorização da resposta terapêutica no câncer de boca quando existe suspeita de recidiva local, regional e a distância. Parece ser uma alternativa à realização de cintigrafias ósseas e tomografias isoladas na detecção de metástases distantes. No nosso meio, tais recursos diagnósticos ainda carecem de maior difusão, prinicipalmente em decorrência de limitações de ordem econômica.

Implantes dentários osteointegrados

A reabilitação funcional dos pacientes tratados cirurgicamente para o câncer de boca atinge seu mais alto grau com a realização de implantes osteointegrados, que podem ser colocados de imediato ou em segundo tempo, de acordo com a preferência da equipe.[2] A reabilitação em outro tempo cirúrgico possibilita trabalhar numa área com cicatrização de tecidos moles e ósseos já quase que totalmente estabelecida, além de evitar o período mais suscetível a morbidades do tratamento.

PROGNÓSTICO

Os pacientes com neoplasias malignas de cavidade oral, desde que adequadamente tratados, apresentam sobrevida normalmente relacionada com o

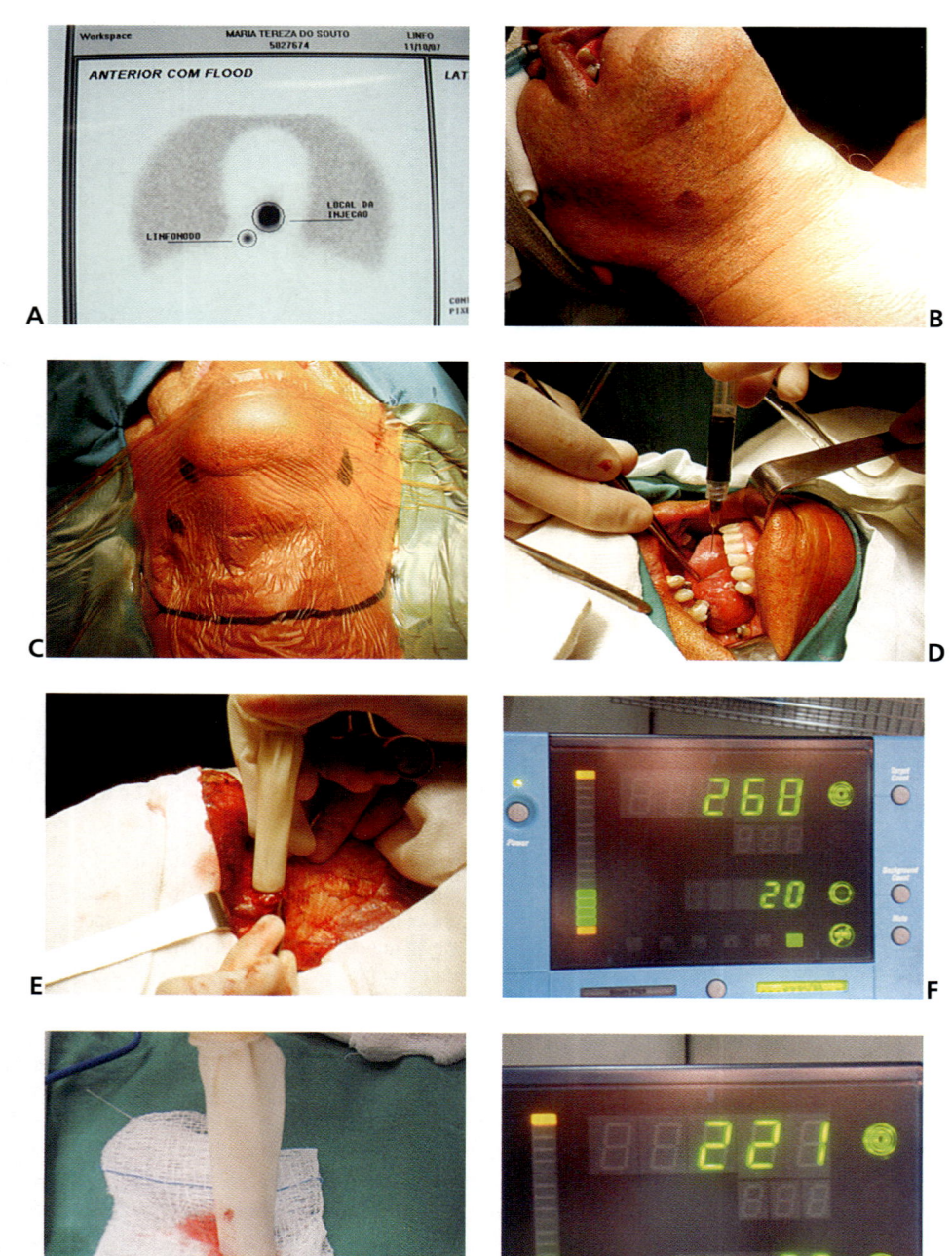

◀ **FIGURA 35.** (**A-D**) Paciente com T2 de língua oral, submetida à cintilografia e estudo do linfonodo sentinela. (**E-H**) Após a ressecção do linfonodo captante, o mesmo é enviado à patologia para estudo.

estadiamento clínico (sistema TNM é o mais usado) e a região da cavidade oral afetada, sendo que as lesões mais anteriores e iniciais se associam a prognósticos melhores.[10] Segundo Shah e Gil (2009), o mais importante fator prognóstico no câncer de boca é o estágio da doença no momento do diagnóstico. Para tumores iniciais (T1 e T2) a sobrevida em 5 anos varia entre 70 e 90%. Tumores mais avançados (T3 e T4) apresentam sobrevida que pode variar de 20 a 60%. A presença de linfonodo metastático geralmente reduz para metade a sobrevida esperada.[30,31]

Acompanhamento

Os pacientes tratados adequadamente devem ser acompanhados regularmente visando a surpreender, o mais precocemente possível, a recidiva local, regional e/ou a distância da lesão tratada, além do risco de 20 a 30% de desenvolvimento de segundos-tumores primários.[15]

O risco de recidiva do câncer de boca é maior nos primeiros dois anos e diminui a partir de então. Por conta disso, em toda consulta de retorno, obrigatoriamente um exame físico completo será realizado e a periodicidade de visitas ao Cirurgião de Cabeça e Pescoço deve ser no mínimo bimestral no 1º ano, trimestral no 2º ano, quadrimestral no 3º anos, semestral no 4º ano e anual a partir do 5º ano. Em caso de aparecimento de sintomas suspeitos, como surgimento de massas cervicais ou intraorais, esta previsão deve ser antecipada. Além do exame clínico, radiografia de tórax e esofagoscopia devem ser solicitadas anualmente. Demais exames complementares, como tomografias e Pet-scan serão solicitados conforme sinais e sintomas presentes no exame clinicoanamnésico de retorno.[13]

De acordo com Farias et al., existe uma significativa importância do diagnóstico precoce do câncer de boca, pois se esta neoplasia for tratada em estágios iniciais, possibilita um tratamento radical mais efetivo, com melhor controle oncológico e menor morbimortalidade, podendo a terapia ser indicada para qualquer paciente, independente da faixa etária.[12]

REFERÊNCIAS BIBLIOGRÁFICAS

1. Shedd D; Fuchshuber P, DeLacure M. Billroth's meaning to the head and neck surgeon. In: Shedd D; Fuchshuber P, DeLacure M. *Historical landmarks in head and neck cancer surgery*. Pennsylvania: American Head and Neck Society, 1999. p. 17-22.
2. Glickman, JN et al. Expresssion of p-53 related proteina p63 in the gastrointestinal tract and esophageal metaplastic and neoplasic disorders. *Hum Pathol* 2001;32(11):1157-65.
3. Shah JP, Gil Z. Current concepts in management of oral cancer. *Surg Oral Oncol* 2009;45:394-401.
4. Jin Y, Jin C. Head and neck: oral squamous cell carcinoma. Atlas Genet Cytogenet Oncol Haematol. September 2006. URL: <http://AtlasGeneticsOncology.org/Tumors/OralSquamCellID5368.html>. *Cancer epidemiology and prevention*. 2nd ed. New York: Oxford University, 1999.
5. Westra W. The changing face of head and neck cancer in the 21st century:the impact of HPV on the epidemiology and pathology of oral cancer. *Head and Neck Pathol* 2009;3:78-81.
6. Blot WJ, McLaughlin JK, Winn DM et al. Smoking and drinking in relation to oral and pharyngeal cancer. *Cancer Res* 1988;48:3282-87.
7. Brasil. Ministério da Saúde. Instituto Nacional de Câncer. *Estimativa 2002: incidência de câncer no Brasil*. Instituto Nacional de Câncer. Rio de Janeiro: INCA, 2002.
8. Silverman J, *Oral cancer*. FOURTH EDITION, american cancer society, ED B.C DE CKER INC., LONDON HAMILTON, 1998.
9. Boyle JO., Strong EW. Oral Cavity Cancer. In: Shah JP. (Ed.). *American cancer society atlas of clinical oncology cancer of the head and neck*. London: BC Decker, 2001. p. 100-127.
10. Genden E, Kao J, Packer S. Carcinoma of the oral cavity in: head and neck cancer. An Evidence-Based Team approach. Stuttgart/New York: thieme; 2008:1-23.
11. Decker J, Goldstein JC. Risk factors in head and neck cancer. *N Engl J Med* 1982;306:1151-55.
12. Farias TP et al. Tratamento do câncer de boca no paciente acima de 80 anos. *Rev Bras Cir Cabeça Pescoço* 2007 Abr.;Maio/Jun.;36(2):87-90.
13. Barnes L, Eveson JW, Reichart P et al. World Health Organization. Classification of tumors. *Pathology and genetics of head and neck tumors*. Lyon: IARC, 2005.
14. Dib LL, Gonçalves RCC, Kowalski LP et al. Abordagem multidisciplinar das complicações orais da radioterapia. *Rev Assoc Paul Cir Dent* 2000;54:391-96.
15. Kligerman J, Dias F, Barbosa MM. *Diagnóstico e tratamento dos tumores de cabeça e pescoço*. São Paulo: Atheneu, 2001.
16. Dias FL. *Análise do fator prognóstico de fatores histopatológicos e da expressão da proteína p53 em carcinomas epidermoides estádio I da língua e assoalho bucal*. São Paulo 1999. 181p. Tese para obtenção do título de doutor. Departamento de cirurgia, Faculdade de Medicina da Universidade de São Paulo, 1999.
17. Cernea CR. *Carcinomas cutâneos com acometimento suspeito ou comprovado da base do crânio*. Tese para obtenção do título de Professor Livre-Docente. Departamento de cirurgia, Faculdade de Medicina da Universidade de São Paulo, 2001. 190p.
18. Levine AJ. P53 the cellular gatekeeper for growth and division. *Cell* 1997;88(3):323-31.
19. Rodrigues RM et al. Avaliação da imunoexpressão das proteínas p53 e podoplanina no epitélio adjacente à carcinoma decélulas escamosas de boca. Painel de Pesquisa Científica. Sociedade brasileira de estomatologia e patologia oral, 2009.
20. Barroso et al. Análise comparativa das proteínas expressas na saliva de pacientes com leucoplasia oral e carcinoma de boca – Uma abordagem proteômica. Tese apresentada ao programa de Pós-graduação em patologia da Universidade Federal Fluminense como requisito parcial para a obtenção do Grau de doutor, 2009.
21. Camisasca DR. Expression of Bcl-2 family proteins and associated clinicopathologic factors predict survival outcome in patients with oral squamous cell carcinoma. *Orat Oncol* 2009 Mar.;45(3):225-33. Epub 2008 Aug 19.
22. Slaughter DP, Southwick HW, Smejkal J. "Field cancerization" in oral stratified squamous epithelium. *Cancer* 1953;5:963-68.
23. Brasil. Ministério da Saúde. Secretaria de Atenção a Saúde. Instituto Nacional de Câncer. TNM – *Classificação dos Tumores Malignos*. 6. ed. Rio de Janeiro: INCA, 2004.
24. Broders AC. Squamous-cell epithelioma of the skin. A study of 256 cases. *Ann Surg* 1921;73:141-60.
25. Dias FL, Kligerman J, de Sa GM et al. Elective neck dissection *versus* observation in stage I squamous cell carcinomas of the tongue and floor of the mouth. *Otolaryngol Head Neck Surg* 1999;125:23-29.
26. Kligerman J, LimaRA, Soares JR et al. Supraomohyoid neck dissection in the treatment of T1/T2 squamous cell carcinoma of the oral cavity. *Am J Surg* 1994;168:391-94.
27. Dias FL, Kligerman J, de Sa GM et al. *The risk of regional metastasis in early cancer of the oral cavity*. Presented at the 1998 Combined Meeting Program of the ASHNS and SHNS, Palm Beach, FL, 14-16 May 1998.
28. Quintanilha MA et al. Randomized study: primary closure vs secondary closure in partial glossectomy. *Rev Bras Cir Cabeça Pescoço* 2011 Out./Nov./Dez.;40(4):173-77.
29. Farias TP et al. Critical analysis of the sentinel lymph node biopsy in the treatment of early oral cancer. *Rev Bras Cir Cabeça Pescoço* 2009 Abr./Maio/Jun.;38(2):98-102.
30. Brasil. Ministério da Saúde. Instituto Nacional de Câncer. *Estimativa 2010: incidência de câncer no Brasil*. Rio de Janeiro: INCA, 2009.
31. Honorato J et al. Overall survival analysis in oral squamous cell carcinoma patients diagnosed at the National Cancer Institute in 1999. *Rev Bras Epidemiol* 2009;12(1):69-81.

CAPÍTULO 45

Tumores Ósseos Odontogênicos

Fernando José Pinto de Paiva ■ Luís Eduardo Barbalho de Mello ■ Ricardo Lopes da Cruz
Terence Pires de Farias ■ Fernando Luiz Dias ■ Uirá Luiz de Melo Sales Marmhoud Coury

INTRODUÇÃO

Os tumores odontogênicos são neoplasias que se desenvolvem exclusivamente na mandíbula e maxila, proveniente dos tecidos odontogênicos através da proliferação dos tecidos epitelial, mesenquimal ou de ambos.[1-3]

A etiologia e patogênese dos tumores odontogênicos é controvertida e a presença de tecido epitelial odontogênico, do tecido conectivo ou de ambos, com ou sem formação de tecidos mineralizados, gerou uma rica nomenclatura para esses tumores, sobretudo pela descrição de numerosas variedades histológicas, algumas delas encontradas em um mesmo tumor.[4]

Os tumores odontogênicos compreendem aproximadamente 2% do total de biópsias das patologias orais, sendo o odontoma (complexo e composto) a lesão mais frequente com 65% dos casos dos tumores, seguindo-se o ameloblastoma com 11%, tumor odontogênico adenomatoide com 3%, o mixoma odontogênico com 3% e os demais ocorrem em 2% ou menos dos casos.[3]

Clinicamente, os tumores odontogênicos benignos são tipicamente assintomáticos, porém, podem causar expansão da cortical, deslocar ou abalar dentes e causar destruição do osso. O conhecimento de aspectos básicos como faixa etária mais comum de ocorrência, localização e aspectos radiográficos pode ser valioso no desenvolvimento do diagnóstico diferencial, embora o diagnóstico final, na quase totalidade dos casos, só poderá ser feito ao exame histopatológico.

Em relação aos tumores odontogênicos malignos, são entidades patológicas raras e seu comportamento clínico é semelhante ao dos outros tumores malignos não odontogênicos, e, mais uma vez, o diagnóstico será obtido apenas com o exame histopatológico. O tratamento dos tumores odontogênicos malignos é análogo ao tratamento das demais lesões ósseas malignas; fundamentalmente cirúrgico, contudo alguns autores questionam a utilização da radioterapia em algumas lesões.[5,6]

CLASSIFICAÇÃO

A primeira iniciativa para classificação dos tumores odontogênicos foi realizada por Broca, em 1866, e posteriormente empregada por Malassez, em 1885 e por Sutton, em 1888, que procurava agrupar todos os tumores odontogênicos, incluindo os cistos da mesma origem. Apenas, em 1946, surge uma classificação que pode ser considerada como um marco referencial dos tumores odontogênicos, graças ao trabalho de Thoma e Goldman, que classificaram as lesões de acordo com a origem embrionária em: tumores epiteliais, mensenquimais e mistos. Em 1970 Pindborg acrescentava aos tumores de origem epitelial, subdivisão de acordo com a capacidade indutiva ou não no tecido mesenquimal.[3]

A Organização Mundial de Saúde (OMS) em 1971, após cinco anos de trabalhos com um grupo de especialistas, publicou a Classificação Histológica Internacional de Tumores nº 5, em que as neoplasias foram divididas em dois grupos benignos e malignos. Essa classificação permaneceu em uso por vários anos, até que em 1992, depois de serem ouvidos vários patologistas orais, em diferentes países, foi publicada uma nova classificação com diversas modificações. Os tumores odontogênicos continuaram a ser classificados em benignos e malignos, porém em cada grupo houve uma subdivisão em três subgrupos.[3,7,8]

Os artigos publicados até meados de 2005 basearam-se na classificação histológica da OMS de 1971 a 1992. A partir de observações sobre o comportamento biológico dos tumores com o auxílio de estudos imuno-histoquímicos e da genética, foram propostas mudanças na classificação.[9,10] Dessa forma, a OMS, em 2005, publicou a última edição da classificação histológica dos tumores odontogênicos, trazendo algumas alterações:

A) O ceratocisto odontogênico passa a ser classificado como um tumor benigno derivado do epitélio odontogênico e chamado de tumor odontogênico ceratocístico.
B) O tumor odontogênico adenomatoide é originado do epitélio odontogênico com estroma fibroso e não do ectomesênquima.
C) O cisto odontogênico calcificante foi dividido em três entidades distintas (dois benignos e um maligno).
D) O tumor odontogênico de células claras é definido como uma lesão maligna, chamada de carcinoma odontogênico de células claras.
E) O carcinossarcoma odontogênico não é incluído em decorrência da falta de evidências para a existência dele como uma entidade.[9]

Odontoma

Compreende a categoria de tumor odontogênico misto, constituído de epitélio e mesênquima totalmente diferenciados, formando esmalte, dentina e cemento. Após a proliferação desses tecidos, continuam a crescer mantendo as mesmas características iniciais.[11,12]

São divididos em dois tipos:

1. **Composto**: os tecidos mineralizados formam estruturas semelhantes a dentes pequenos, geralmente conoides, variando numericamente em menos de uma dezena a dezenas de dentículos.
2. **Complexo**: os tecidos mineralizados não chegam a se assemelhar morfologicamente a dentes e se agrupam formando uma massa única.

Geralmente são assintomáticos e de crescimento lento. Ocorre principalmente na segunda década de vida, acometem ambos os sexos, localizando-se tanto na maxila como na mandíbula, sendo que o odontoma composto afeta mais frequentemente a região anterior da maxila e o odontoma complexo, a região posterior da mandíbula.[4,13]

Eventualmente, sinais ou sintomas podem estar presentes, destacando-se a existência de um dente impactado pelo tumor, principalmente nos casos de odontoma composto, seguido do aumento de volume na região envolvida. Em algumas situações pode-se observar a erupção de dentículos de um odontoma composto na cavidade bucal (Fig. 1).

Radiograficamente o odontoma se apresenta como uma lesão caracteristicamente radiopaca no seu estágio final de maturação (Fig. 2). No início de sua formação ou estágio intermediário, apresenta radiolucidez, e sua identificação pode tornar-se duvidosa, especialmente no odontoma complexo que deve ser diferenciado do fibro-odontoma ameloblástico, do odontoameloblastoma e do cisto odontogênico calcificante.

O odontoma composto apresenta a formação de divertículos envolvidos por tecido conectivo fibroso individualmente e na periferia um saco fibroso envolvendo todos os dentículos. O odontoma complexo geralmente se apresenta como uma formação única envolvida na periferia por tecido conectivo fibroso.[8,14]

Histologicamente no odontoma composto a disposição estrutural assemelha-se à morfologia dentária, são encontrados esmalte ou matriz do esmalte de aspecto normal, dentina, polpa e cemento, que podem estar ou não em relação normal entre si, o que não ocorre no complexo (Fig. 3).

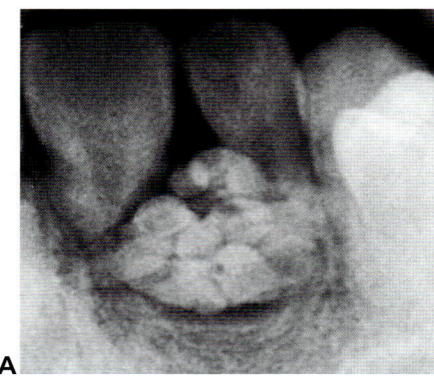
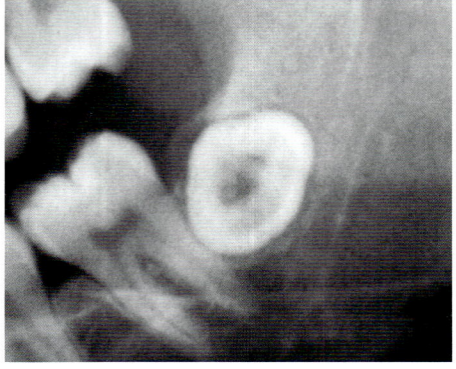

◀ **FIGURA 1. (A e B)** Odontoma na região posterior da mandíbula.

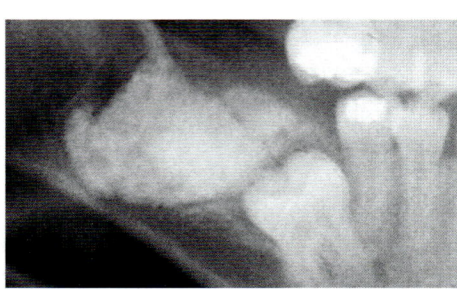

◀ **FIGURA 2.** Lesão radiopaca de odontoma complexo.

O tratamento consiste na remoção completa do odontoma. Não recidiva, e o dente impactado pode ser reaproveitado (Fig. 4).

Ameloblastoma

O ameloblastoma é um tumor odontogênico benigno de origem epitelial, caracterizado por ser localmente agressivo e ter um alto índice de recidiva. Potencialmente, evidencia-se um padrão de crescimento progressivo local na região dos maxilares com capacidade de causar deformidade acentuada.[8,13,15]

Atribui-se sua origem ao epitélio envolvido na formação do germe dentário: restos do órgão do esmalte; epitélio de cistos odontogênicos; distúrbios do desenvolvimento do órgão do esmalte; células basais do epitélio da superfície dos maxilares. Entretanto, o estímulo que levaria estas estruturas a sofrerem degeneração neoplásica continua desconhecido.

O Ameloblastoma pode ser uma lesão intra ou extraóssea, sendo que na última a denominação de ameloblastoma periférico é utilizada. Em relação ao padrão histológico as duas formas são bastante semelhantes, porém no que diz respeito ao comportamento clínico a forma periférica é bem menos agressiva e apresenta um menor índice de recidiva quando comparado com a lesão central do osso.[13,16,17]

Clinicamente observa-se que este tumor ocorre preferencialmente entre a 3ª e a 5ª década de vida, predominando ligeiramente no sexo masculino e acomete principalmente a região posterior da mandíbula. Apresenta aumento de volume de crescimento lento e consistência endurecida. Pode evoluir com adelgaçamento e perfuração das camadas ósseas corticais linguais e vestibulares (Fig. 5). Dor e/ou parestesia normalmente podem ocorrer. Podem ser vistos deslocamentos dentários

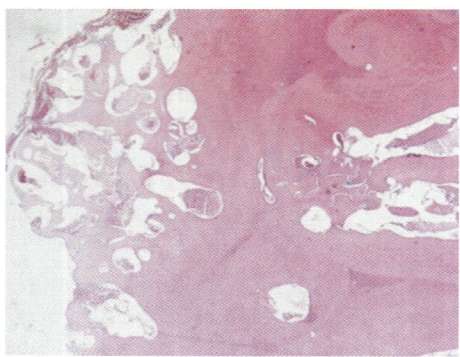

◀ **FIGURA 3.** Histologia de odontoma complexo.

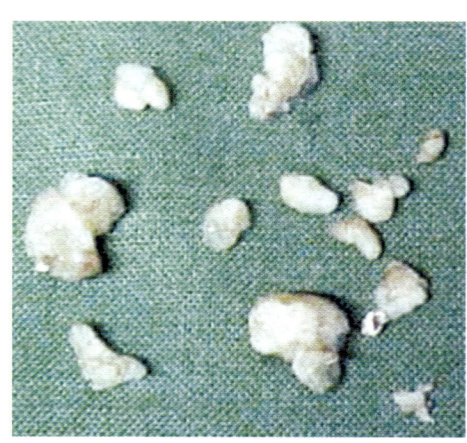

◀ **FIGURA 4.** Espécimes de odontoma ressecado.

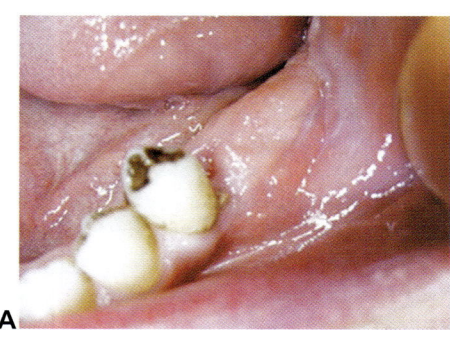
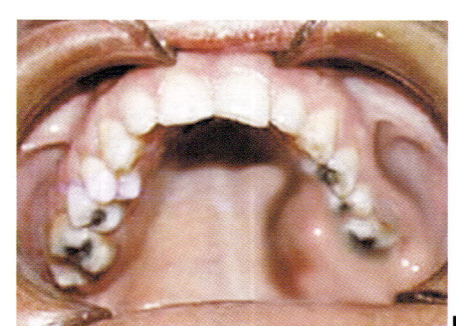
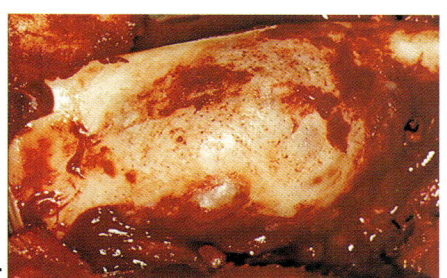
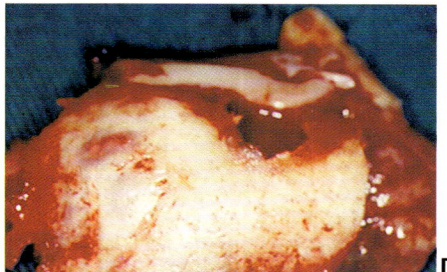

◀ **FIGURA 5. (A-D)** Transoperatório de cirurgia para ressecção de ameloblastoma com adelgaçamento e perfuração das camadas ósseas.

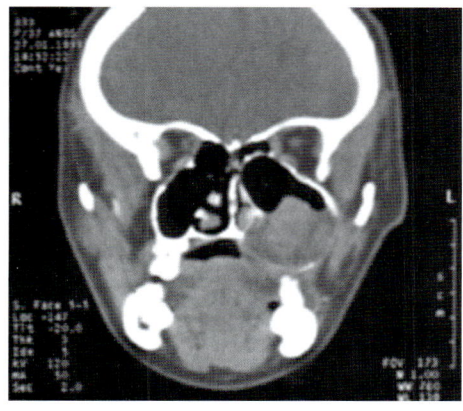

◀ **FIGURA 6.** TC de face demonstrando ameloblastoma de seio maxilar esquerdo.

de sua posição tópica ou mesmo a perda destes. Atenção à dificuldade na adaptação e utilização de próteses dentárias. A extensão da lesão além dos limites dos maxilares pode levar ao trismo e obstrução nasal.[26]

Radiograficamente, o ameloblastoma apresenta-se como uma imagem radiolúcida unilocular ou multilocular. Geralmente, o seu desenvolvimento lento traduz-se na formação de um halo de esclerose óssea periférica, configurando lesões bem delimitadas e de limites regulares. As lesões periféricas podem apresentar erosões ósseas e podem ser observadas reabsorções radiculares (Figs. 6 a 9).[18]

As formas multiloculares caracterizam-se pelo aspecto descrito na literatura como semelhante a "bolhas de sabão" ou em "favo de mel". São lesões de consistência sólida e de comportamento biológico agressivo. A forma unilocular é menos agressiva e ocorre em pacientes mais jovens, nela observa-se uma loja única radiolúcida, circundada por um halo esclerótico, podendo estar ou não associada a um elemento dentário.[13,19]

São descritos vários tipos histológicos de Ameloblastomas. Entretanto, são conhecidos aspectos comuns entre eles: polarização das células em redor dos ninhos de proliferação, em padrão semelhante ao ameloblasto; disposição central similar ao retículo estrelado do órgão do esmalte; células tumorais procedentes dos focos neoplásicos em um desenho que recorda o desenvolvimento dentário.[20,21]

Os seguintes tipos histológicos distintos de ameloblastomas são elencados:

A) *Folicular:* pacientes em idade mais avançada. Podem sofrer metaplasia escamosa e originar o tipo acantomatoso.
B) *Acantomatoso:* lesões mais agressivas e recidivantes.
C) *Plexiforme:* pacientes jovens e de melhor prognóstico.
D) *Células granulares:* agressivos e acentuadamente recidivante (Fig. 10).
E) *Células basais:* assemelha-se ao carcinoma basocelular cutâneo. É menos comum.

F) *Unicístico:* pouco agressivo e menos recidivante. Císticos e preenchidos de fluido seroso claro obtido em punção aspirativa.
G) *Desmoplásico:* origina-se da proliferação do estroma desmoplásico e ocorre preferencialmente na região anterior dos maxilares.

Habitualmente, todos os subtipos histológicos demonstram a citada polarização das células em torno dos ninhos proliferantes em padrão similar aos ameloblastos do órgão do esmalte. Os ameloblastomas de células granulares que exibem diferenciação de células claras são biologicamente mais agressivos que os demais ameloblastomas.[9]

É referida na literatura uma potencial relação entre as proteinases degradantes da matriz extracelular e suas moléculas e a capacidade de invasão local do ameloblastoma, que estariam envolvidas na progressão e prognóstico desses tumores. As expressões alteradas dessas proteinases evidenciam um possível envolvimento na oncogênese e no potencial maligno do epitélio odontogênico.[22,23]

Alguns autores defendem que para se prever a agressividade do ameloblastoma em estágio inicial deve-se correlacionar o comportamento biológico com as características histológicas, dentre elas:

A) Alto índice de proliferação consequente à elevada atividade mitótica, hiperexpressão dos antígenos de células nucleares e Ki67 elevada.
B) Atipias como pleomorfismo nuclear e hiperplasia basilar.
C) Hipercromatismo nuclear das células basais.
D) Invasão perineural ou perivascular.[9,22]

Raramente os ameloblastomas apresentam um comportamento maligno com o desenvolvimento de metástases. O potencial de malignização é suspeito pela agressividade com que o tumor passa a se apresentar. Os pacientes comumente referem dor, rápido crescimento tumoral, história de recidiva e metástase pulmonar. Esses tumores metastatizantes têm sido classificados, de maneira controversa, em ameloblastoma maligno ou carcinoma ameloblástico.[17,24]

Ameloblastoma maligno

Caracteriza-se pelo aspecto histológico benigno, mas tem a capacidade de disseminação metastática. O termo maligno se refere às metástases, mas sem atipia epitelial. As metástases são histologicamente iguais ao tumor primário nos maxilares. Quando há atipia o tumor é chamado de carcinoma ameloblástico. A frequência dessas metástases é rara e nem todos os casos relatados têm confirmação histopatológica. O sítio mais comum para metástase é o pulmão, mas pode ocorrer em linfonodos cervicais, coluna vertebral, fígado, diafragma, cérebro, órbita, ossos longos e pele. O mecanismo de progressão e disseminação metastática a distância permanece incerto.[9,25]

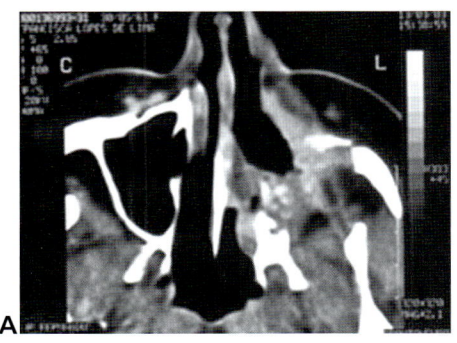
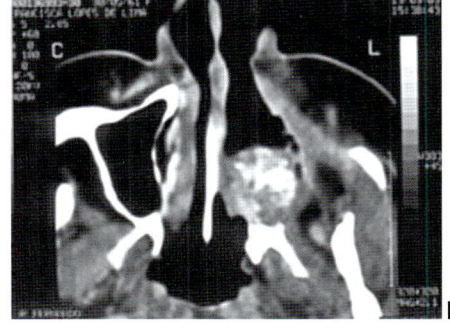
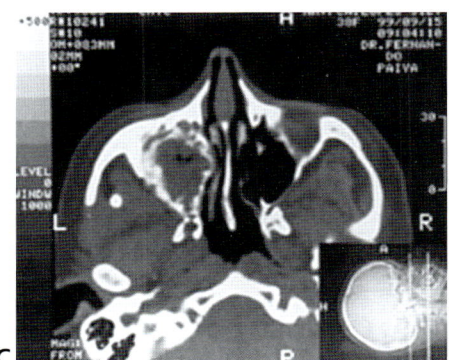
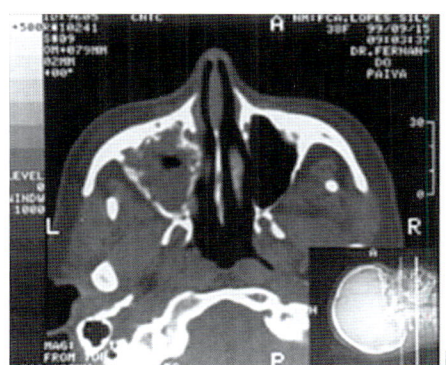

◀ **FIGURA 7. (A e B)** Ameloblastoma recidivado. **(C e D)** Ameloblastoma de seio maxilar direito.

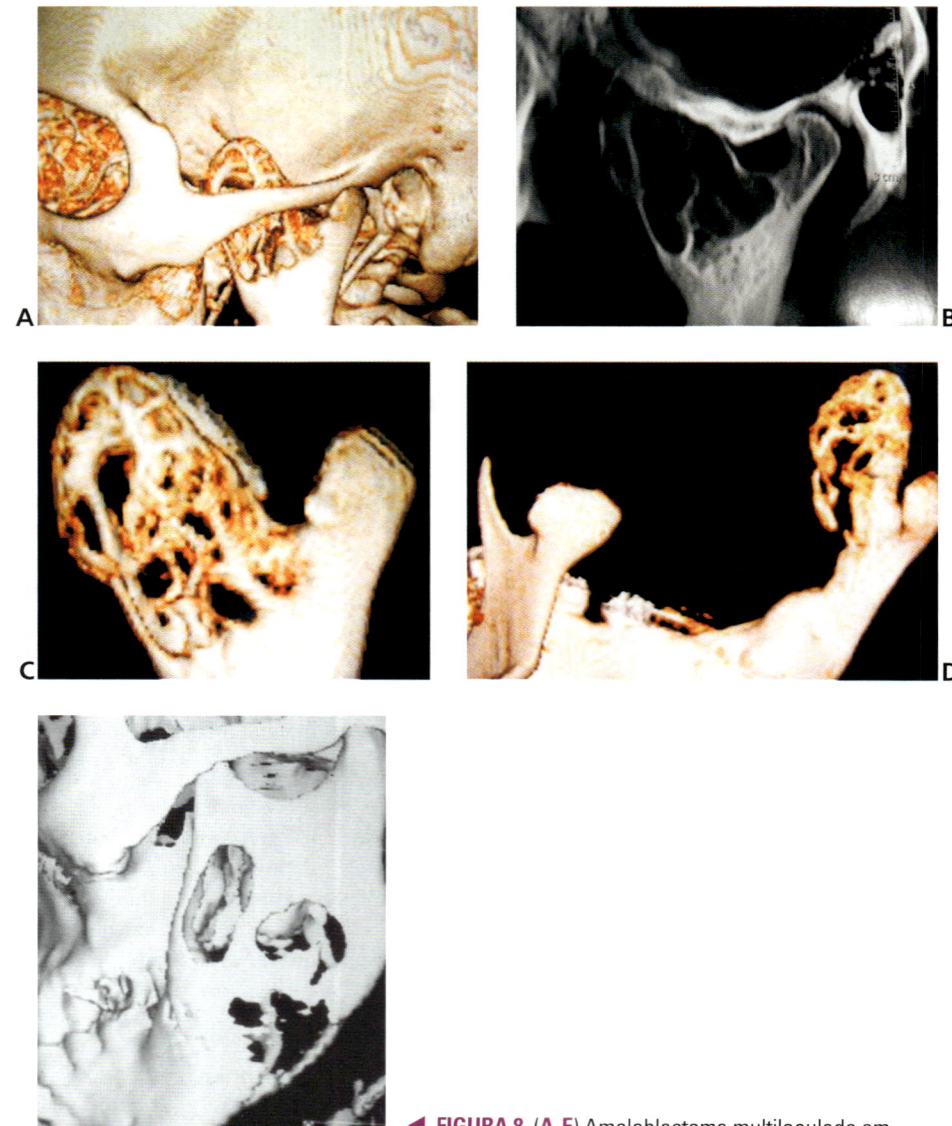

◀ **FIGURA 8. (A-E)** Ameloblastoma multiloculado em côndilo e processo coronoide da mandíbula.

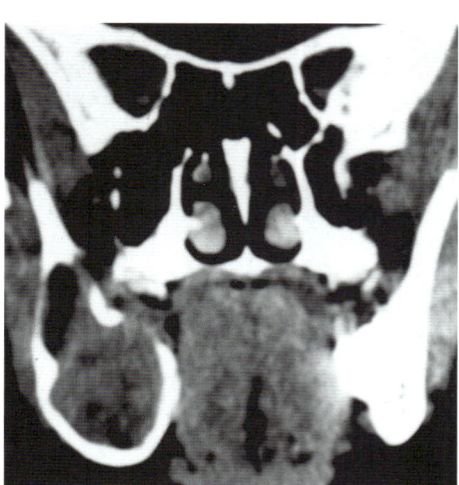

◀ **FIGURA 9.** Ameloblastoma em ângulo da mandíbula.

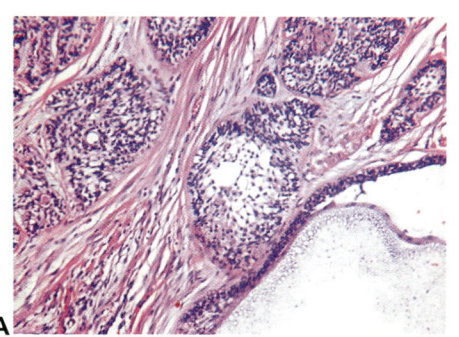
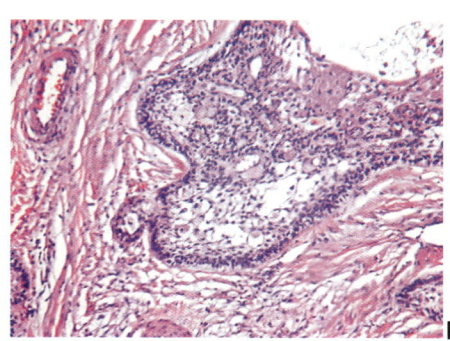

◀ **FIGURA 10. (A e B)** Ameloblastoma de células granulares. Observar ninhos de proliferação.

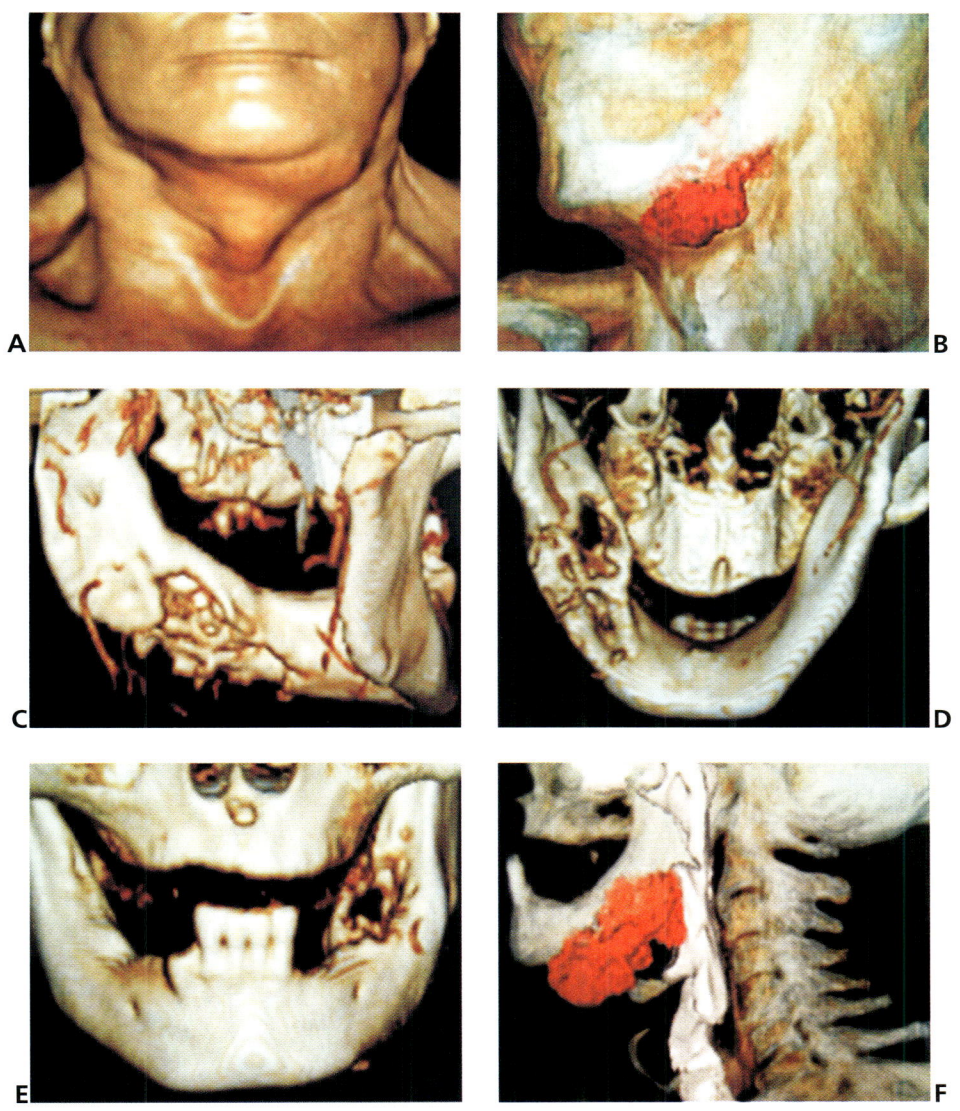

◀ **FIGURA 11. (A-F)** Reconstrução tridimensional com tomografia computadorizada *multislice* de carcinoma ameloblástico.

Carcinoma ameloblástico

Apresenta características histopatológicas do ameloblastoma associadas à atipia citonuclear. O tumor desponta como uma nova lesão em que é denominado de tipo primário, ou origina-se de um tumor ou cisto odontogênico benigno preexistente, sendo chamado de secundário (Fig. 11). Distingui-se do ameloblastoma em virtude da ocorrência de perfuração da camada óssea cortical e pela extensão aos tecidos moles adjcentes. Têm sido descritas lesões metastáticas para pulmões e linfonodos.[9,26]

Em relação ao diagnóstico diferencial, a investigação dos ameloblastomas está relacionada com a imagem radiográfica:

A) ***Multilocular:*** ceratocisto odontogênico, mixoma odontogênico, granuloma central de células gigantes, lesão de células gigantes (hiperparatireoidismo) e tumor epitelial calcificante.
B) ***Unilocular:*** cisto folicular, ceratocisto odontogênico, granuloma central de células gigantes, fibroma cemento-ossificante (fase inicial), tumor odontogênico adenomatoide e fibroma desmoplásico.

O diagnóstico definitivo é confirmado por biópsia (punção aspirativa e incisional) através da aquisição do exame histopatológico.[27]

Tratamento

- ***Unicístico:*** a essa forma, prestam-se as cirurgias conservadoras com baixo índice de recidiva. Destaca-se a enucleação e curetagem como o tratamento de escolha. Nos tumores onde há evidência de extravazamento capsular, recomenda-se o emprego de margens de ressecção de segurança, as quais, nas partes moles, podem ser checadas e examinadas à ótica do estudo histopatológico de congelação transoperatória.
- ***Multilocular:*** é preferível o tratamento cirúrgico mais agressivo em decorrência da elevada incidência de recidiva com a enucleação e curetagem (Fig. 12). Uma vez que a mandibulectomia segmentar (seccional, parcial) ou maxilarectomia parcial destacam-se como tratamento de escolha (Fig. 13), a extensão da ressecção deve levar em consideração tamanho, localização, tempo de duração, invasão dos tecidos adjacentes (periósteo, músculo e mucosa) e capacidade de infiltração pelos es-

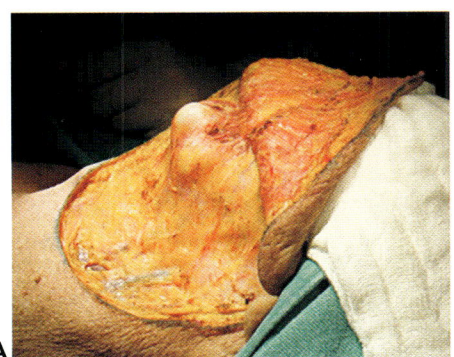 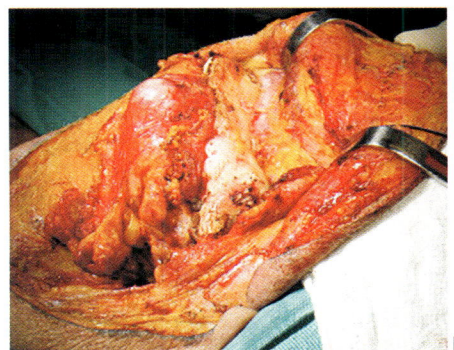 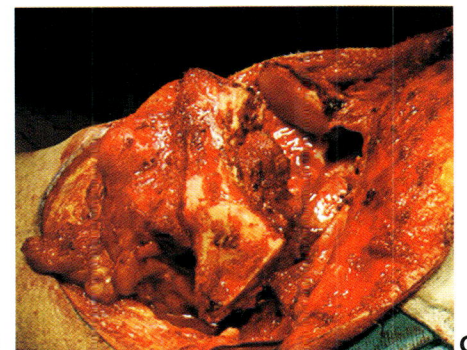

▲ **FIGURA 12. (A-C)** Aspecto cirúrgico de tratamento do ameloblastoma.

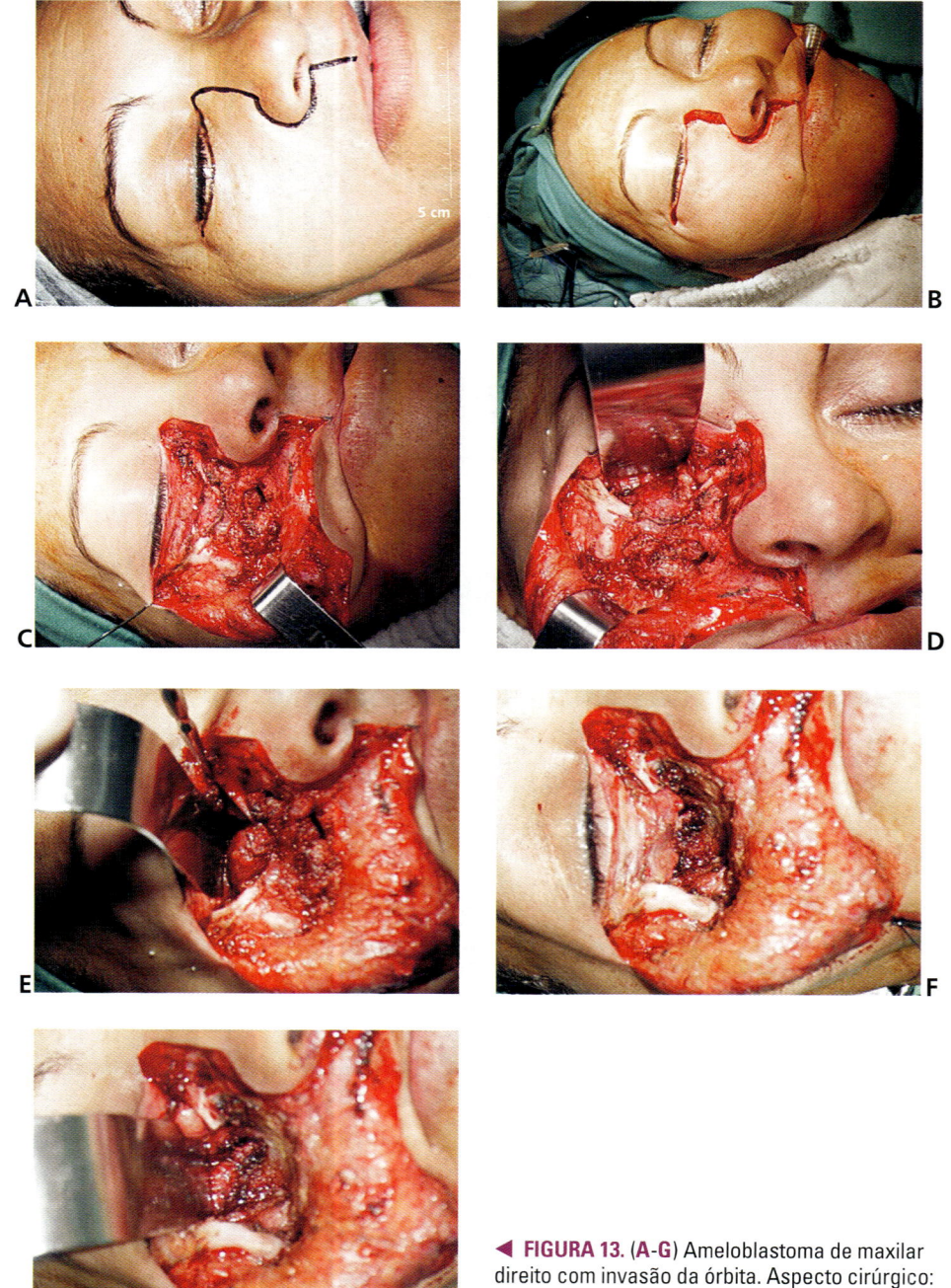

◀ **FIGURA 13. (A-G)** Ameloblastoma de maxilar direito com invasão da órbita. Aspecto cirúrgico: acesso por incisão à Weber-Fergusson Diefenbach. A órbita foi preservada.

paços medulares, os quais propiciariam a propagação de células neoplásicas além dos limites anatômicos e radiológicos, especialmente nos ameloblastomas de maxila que podem invadir a base do crânio.

As reconstruções de perdas ósseas devem ser imediatas e preferencialmente com osso autólogo, podendo ser utilizados enxertos ósseos livres em pequenas perdas e sem ampla contaminação grosseira por secreção salivar do leito operatório. Nas grandes perdas teciduais devem ser preferidos os transplantes ósseos microvascularizados (Fig. 14) e, eventualmente, nessa impossibilidade, placas de reconstrução, especialmente em se tratando das ressecções mandibulares, resalvando os critérios de indicações individualizados e inerentes às particularidades de cada caso clínico. Evidentemente que o emprego da fixação interna rígida é fator de garantia de estabilidade dos enxertos ósseos e facilitador de reabilitação precoce desses pacientes, porém, em casos selecionados pode-se optar por não reconstruir (Fig. 15).

O uso da tomografia computadorizada e/ou ressonância magnética nuclear (para o estudo de partes moles envolvidas) pode ser de grande importância para a delimitação da extensão do tumor e planejamento terapêutico desde a escolha do melhor acesso a ser empregado até a ressecção completa da lesão (Figs. 16 a 20).

O acompanhamento do tratamento dos ameloblastomas deve ter longa duração, observando os dados clínicos de anamnese, exame físico e estudos radiológicos para o controle da doença, visto que as recidivas podem acontecer 5 a 10 anos após a cirurgia. E uma vez, recorrente, o tumor apresenta características mais agressivas e de difícil controle.

Tumor odontogênico adenomatoide

Esse tumor foi identificado como uma lesão odontogência, em 1948, por Stafne. Na literatura recebeu outras denominações: ameloblastoma adenomatoide, tumor adenomatoide ameloblástico e adenoameloblastoma. Essa última foi a mais empregada, até que, em 1969, Philipsen e Birn descreveram essa afecção patológica com o nome de tumor odontogênico adenomatoide, cuja importância exclui qualquer paralelo à acepção feita com o ameloblastoma.[28,29]

A aplicação desta denominação é essencial à determinação do tratamento imposto, principalmente em se tratando de pacientes jovens, que é a faixa etária de ocorrência predileta desse tipo de tumor.

Apresenta-se clinicamente como uma lesão indolor de crescimento lento, preferencialmente em pacientes jovens, principalmente do sexo feminino, ocorrendo em 65% dos casos na maxila e em 35% na mandíbula. Tem estreita relação com um dente incluso, especialmente os caninos superiores, seguidos de pré-molares e incisivos. Pode evoluir com flutuação ou crepitação, possibilitando a aspiração do conteúdo líquido por meio de punção aspirativa. Podem ocorrer afastamento de raízes de dentes vizinhos e deslocamento de dentes não irrompidos adjacentes. Reabsorção radicular é infrequente (Fig. 21).[28-30]

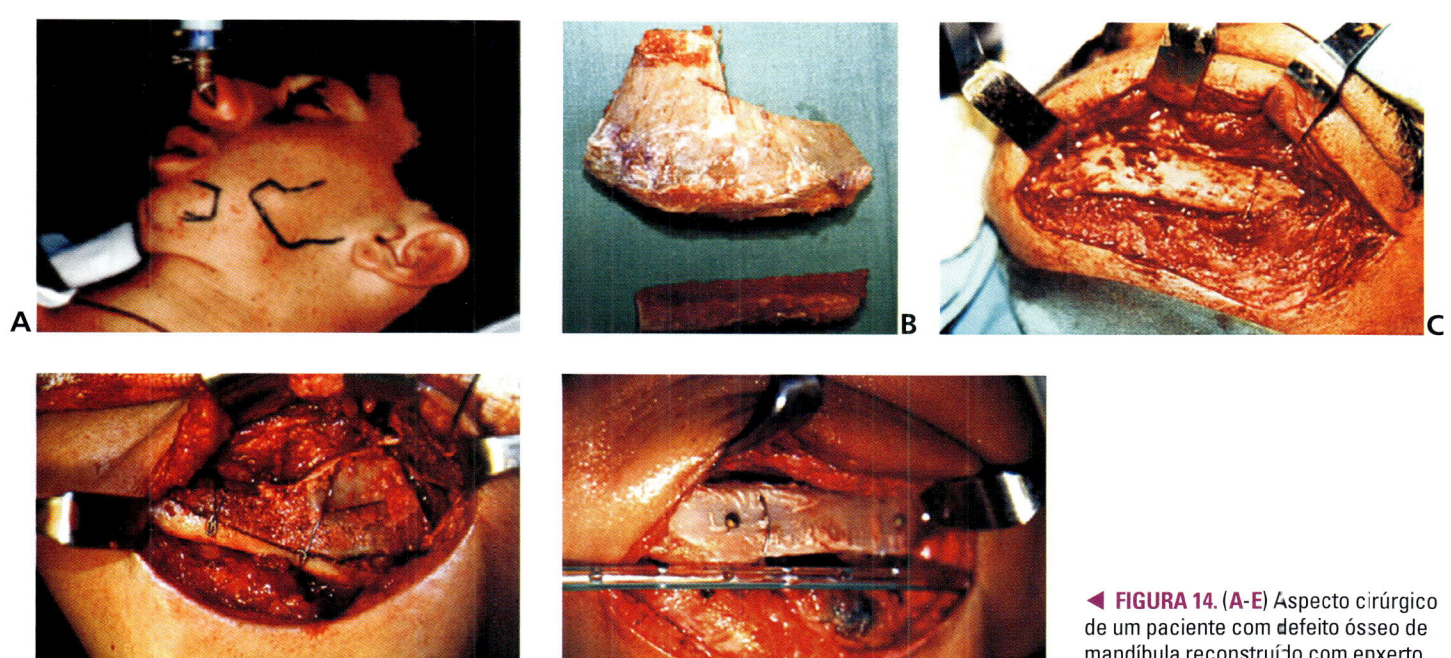

◀ **FIGURA 14.** (**A-E**) Aspecto cirúrgico de um paciente com defeito ósseo de mandíbula reconstruído com enxerto livre de osso de crista ilíaca e costela.

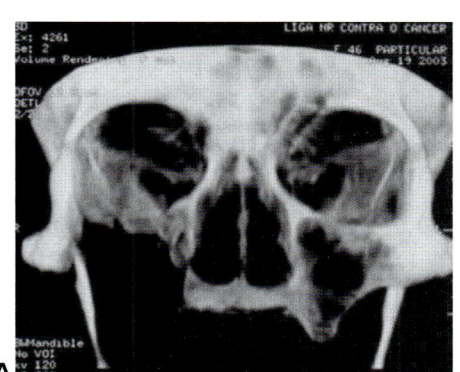
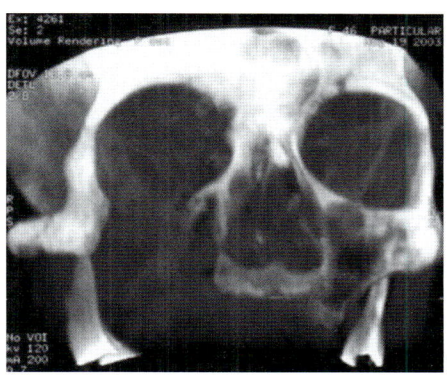
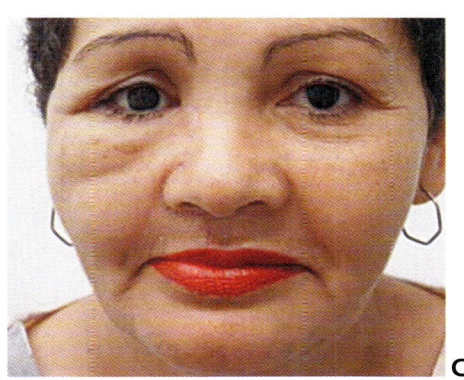

▲ **FIGURA 15.** (**A** e **B**) Aspecto tomográfico após ressecção de ameloblastoma. (**C**). Aspecto estético final.

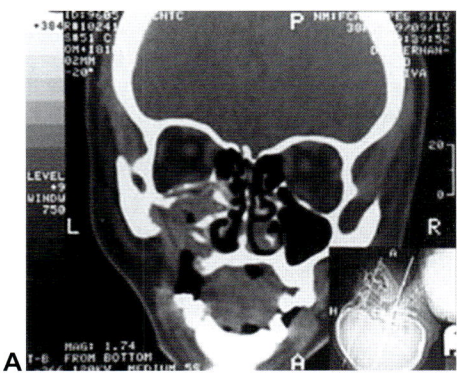
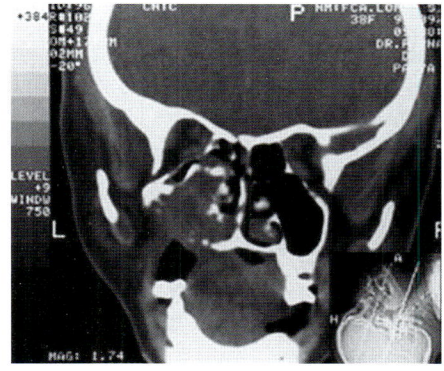
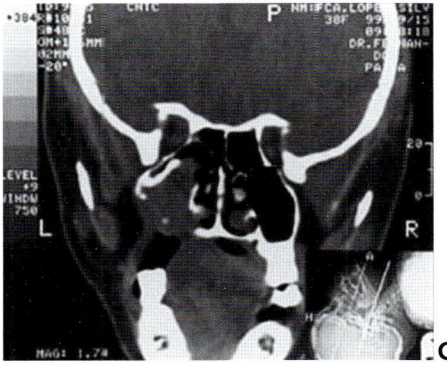
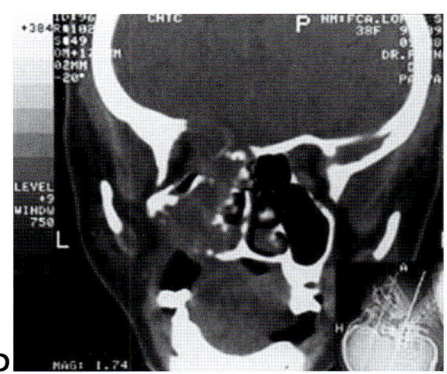
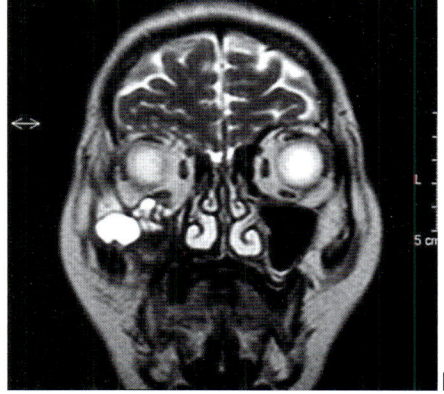
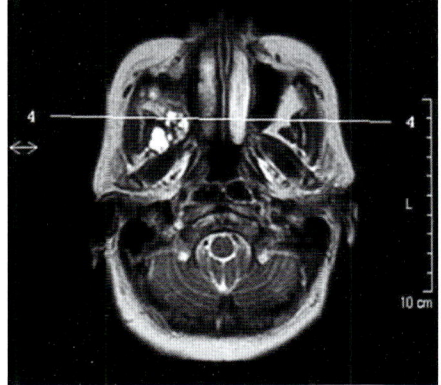

▲ **FIGURA 16.** (**A-D**) Aspectos tomográficos de um ameloblastoma. (**E** e **F**) Uso da ressonância magnética para avaliar o mesmo caso.

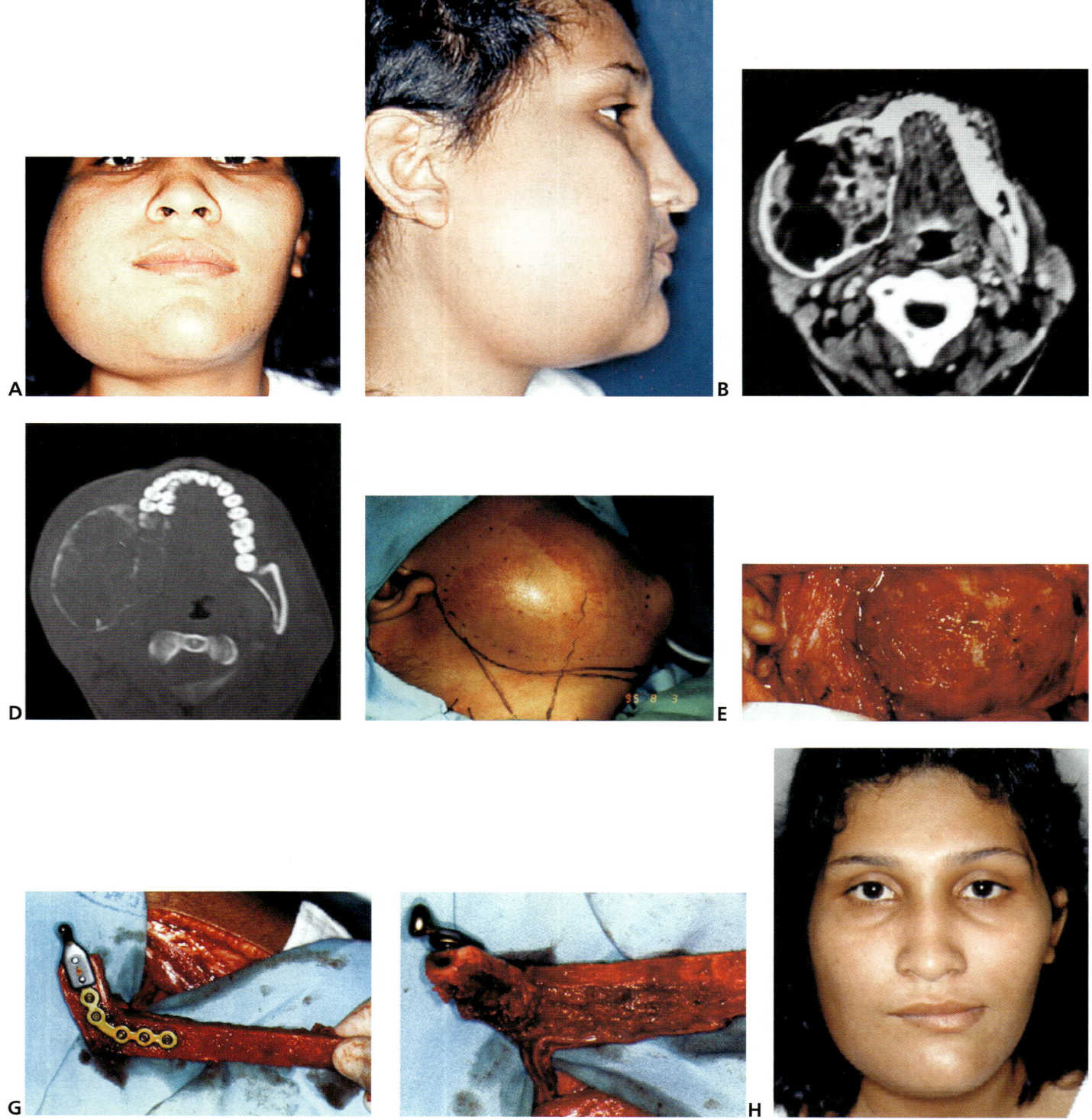

▲ **FIGURA 17.** Paciente com ameloblastoma gigante de mandíbula tratada com mandibulectomia segmentar e reconstrução cirúrgica com fíbula e placa de titânio para o côndilo. **(A e B)** Aspecto pré-operatório. **(C e D)** Achados tomográficos. **(E-H)** Aspecto transoperatório. **(I)** Aspecto estético final.

Radiograficamente evidencia-se a imagem de uma área radiolúcida unilocular de limites bem definida e associada à coroa de um dente não irrompido, o que pode ser confundido com um cisto dentígero. Dois aspectos radiográficos permitem fazer um diagnóstico diferencial entre essas condições patológicas: no Tumor Odontogênico Adenomatoide (TOA), a área radiolúcida que envolve a coroa do dente incluso tende a se estender para a raiz no sentido apical. Enquanto no cisto folicular ou dentígero, a área radiolúcida fica na junção entre a coroa e a raiz. Além disso, a presença de calcificação no interior da lesão pode ser observada em vários casos de TOA, o que não acontece no cisto folicular.[29]

Histologicamente, por se tratar de origem epitelial odontogência residual, é constituído por células epiteliais fusiformes ou colunares e em algumas delas sua disposição lembra ductos de glândulas, o que legitima a denominação adenomatoide. Calcificação e estroma amiloide são observados no epitélio e no estroma de tecido conectivo que é escasso (Fig. 22).[3,29,30]

O tratamento cirúrgico pode ser conservador (enucleação e curetagem). A participação do tratamento ortodôntico associado para tração de elementos dentários deve ser discutida. As lesões relacionadas em cistos foliculares podem ser tratadas por marsupialização. Entretanto, os tumores extensos devem ser ressecados mais amplamente graças à possibilidade de recidivas (Figs. 23 e 24).

Mixoma odontogênico

Os mixomas são definidos como tumores moles ou difluentes, viscosos, formados por células de prolongamentos anastomosados mergulhados numa substância amorfa, semilíquida, de reação mucoide, percorrida por uma quantidade variável de fibras colágenas. O mixoma odontogênico é um tumor originário, aparentemente, da porção mesenquimatosa do germe dentário (papila dentária, folículo ou ligamento periodontal).

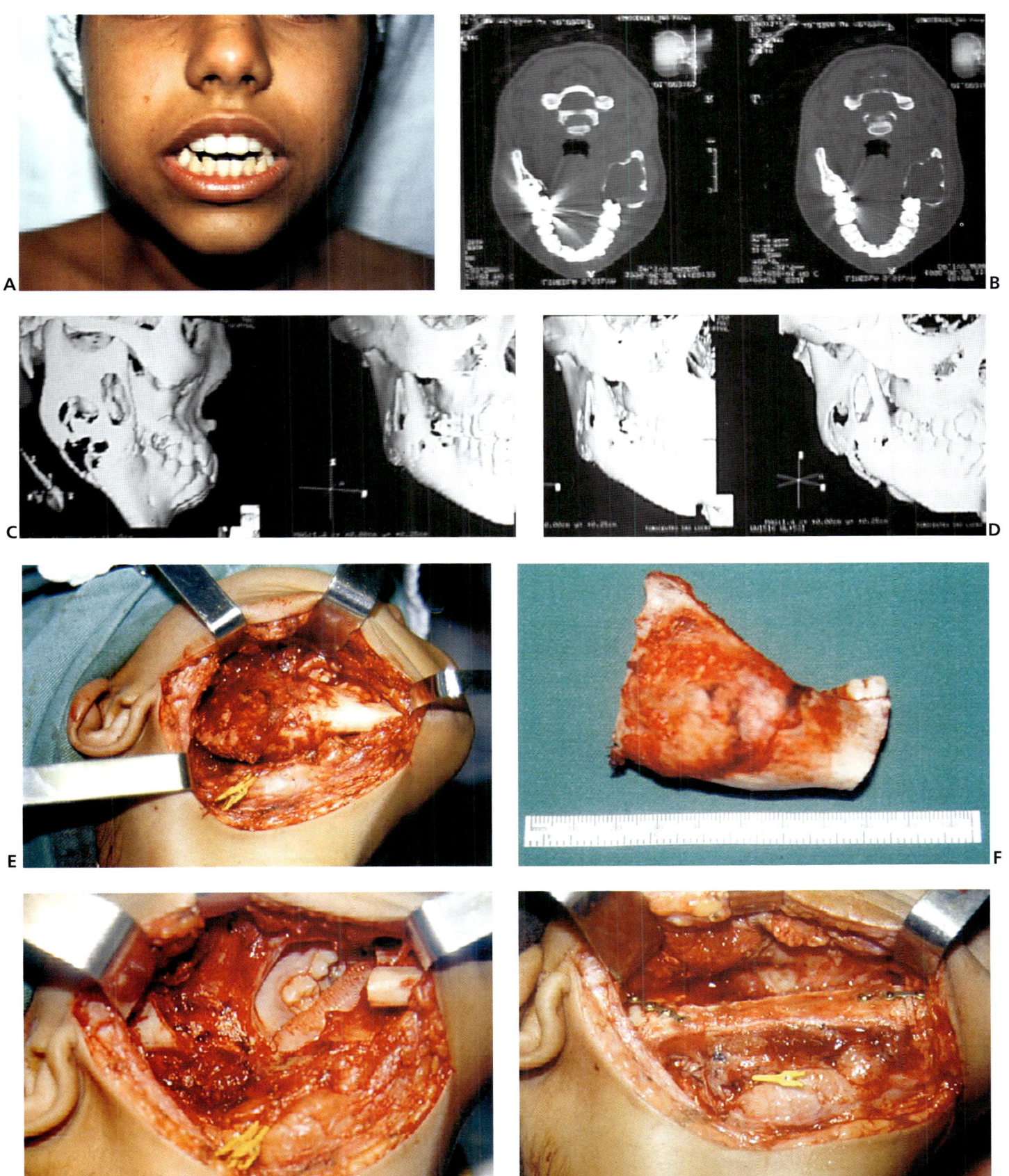

▲ **FIGURA 18.** Paciente com ameloblastoma de ramo ascendente de mandíbula, também tratado com mandibulectomia e reconstrução cirúrgica com fíbula, mas sem côndilo de titânio. (**A**) Aspecto pré-operatório. (**B-D**) Achados tomográficos. (**E e F**) Transoperatório com peça cirúrgica. (**G e H**) Defeito cirúrgico produzido e a reconstrução microcirúrgica com fíbula.

É descrita dificuldade para o estabelecimento do diagnóstico em decorrência da interpretação de alteração mixomatosa em outro tumor, como, por exemplo, fibroma condromixoide, condromixoma ou condrossarcoma, ou mesmo focos modificados de displasia fibrosa. É preciso excluir a possibilidade de ocorrência de alterações secundárias (mixomatosas) em lesão fibro-óssea.[31,33]

Clinicamente apresentam aumento de volume crescimentos local e progressivo, indolor, podendo ser infiltrantes apesar de benignos. A expansão das corticais ósseas causa tumefação dura à palpação sem maiores alterações da mucosa que as recobre. Os dentes adjacentes à lesão podem ser deslocados e abalados, apresentando mobilidade variável. Ocorre na mesma proporção em homens e mulheres e é mais prevalente na 4ª década de vida, sendo mais comumente localizado nas regiões posteriores da maxila e da mandíbula, com ligeira predominância na última (Fig. 25).

Radiograficamente, não há padrão de apresentação constante. Na sua variabilidade, por vezes apresenta-se como área radiolúcida circunscrita, multiloculada, assemelhando-se ao ameloblastoma, ao granuloma

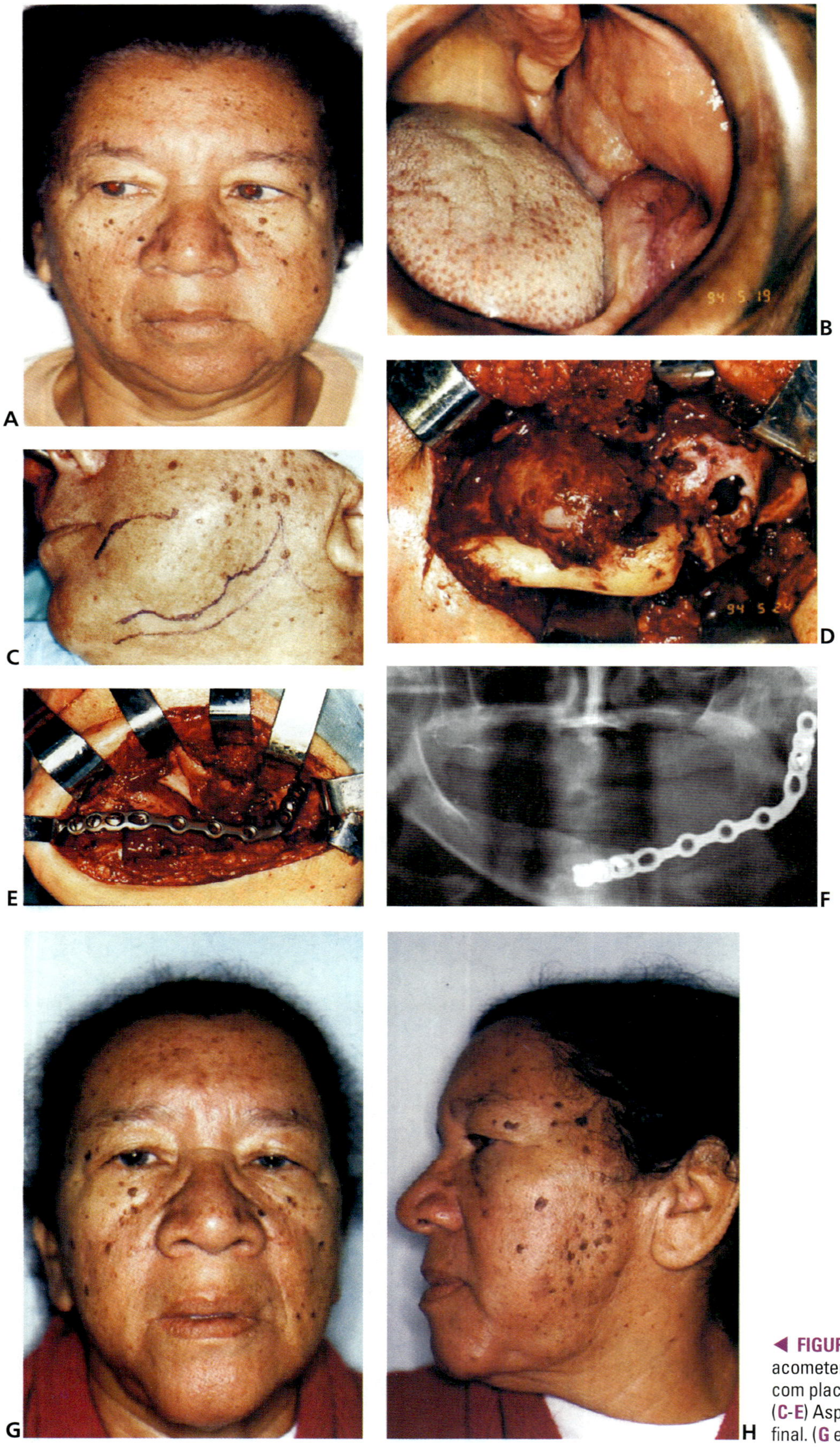

◀ **FIGURA 19.** Ameloblastoma de mandíbula, acometendo o ramo e o corpo, reconstruído apenas com placa de titânio. (**A** e **B**) Aspecto pré-operatório. (**C-E**) Aspecto transoperatório. (**F**) Aspecto radiográfico final. (**G** e **H**) Aspecto estético final.

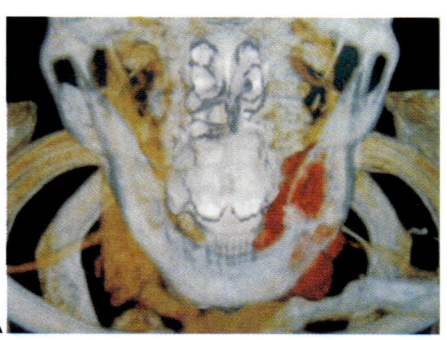
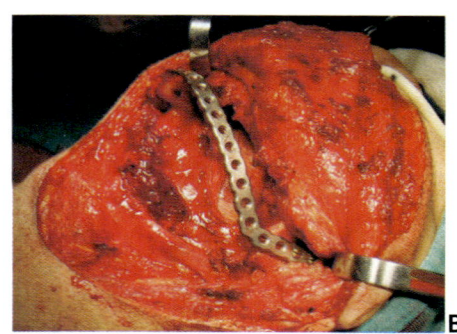

◀ **FIGURA 20.** (**A** e **B**) Carcinoma ameloblástico. Reconstrução apenas com placa de titânio.

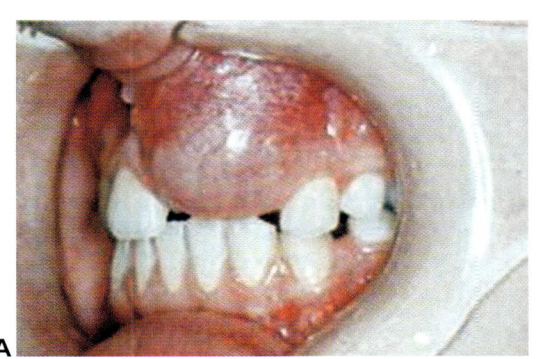
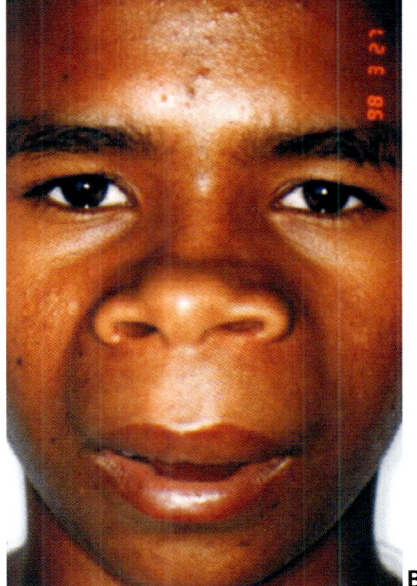
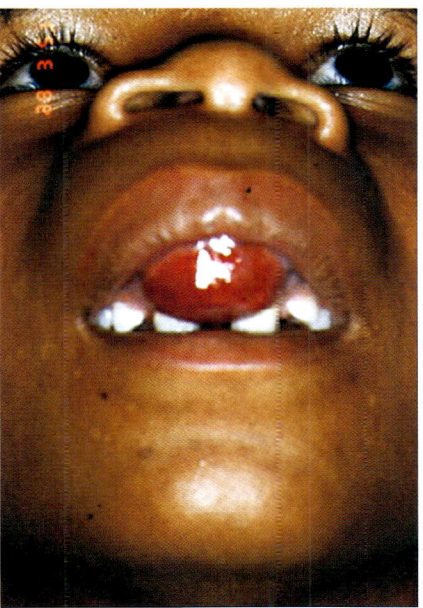
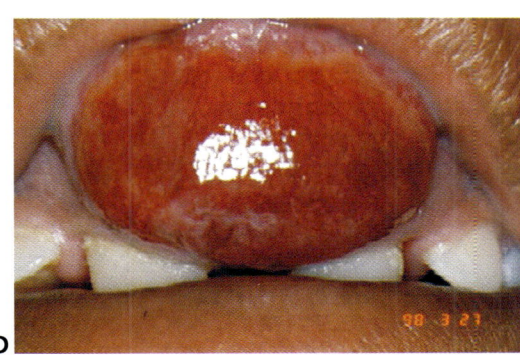
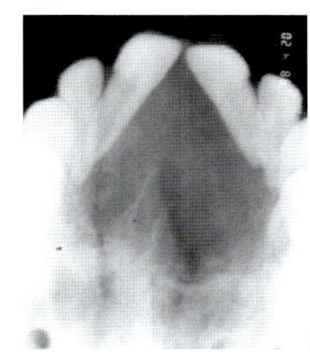

◀ **FIGURA 21. (A-D)** Aspecto clínico de tumor odontogênico aderomatoide do maxilar. **(E)** Aspecto radiológico.

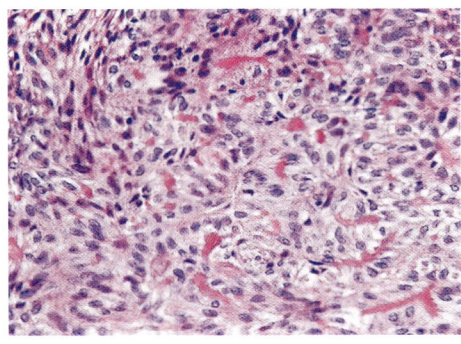

◀ **FIGURA 22.** Histologia do tumor odontogênico adenomatoide. Observar células epiteliais fusiformes.

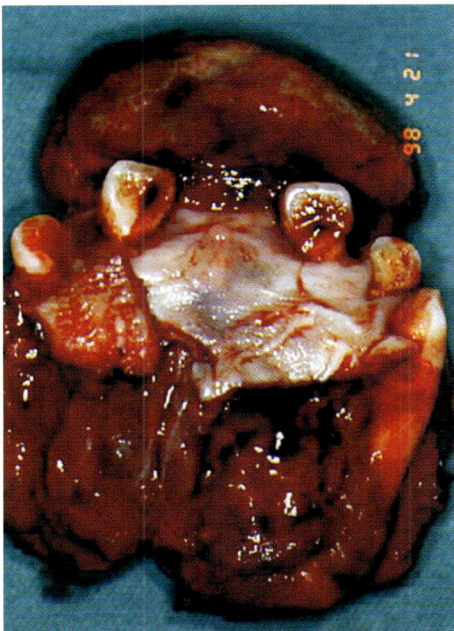

◀ **FIGURA 23.** Peça cirúrgica de tumor odontogênico adenomatoide.

central de células gigantes e ao querubismo. Não obstante, os compartimentos tendem a ser angulares, separados por septos retos que formam espaços quadrados, retangulares ou triangulares. A parte central é percorrida por trabéculas finas. A lesão é mais bem evidenciada por radiografias periapicais. Embora variável esse aspecto trabeculado, descrito por semelhança como "cordas de raquete de tênis", é fortemente sugestivo de mixoma. Quando associado a dente incluso ou parcialmente formado, o mixoma pode demonstrar imagem unilocular simulando um cisto folicular. Comenta-se em estudos que este tipo de apresentação teria uma evolução menos agressiva.[16,34,35]

Histologicamente, o tumor mostra superfície lisa e brilhante, de coloração esbranquiçada. É de grande importância para o diagnóstico a formação de filamentos transparentes e brilhantes. Microscopicamente o tecido tumoral é fusiforme, de núcleo ovalado, hipercromático, constituído de prolongamentos que se entrelaçam formando uma rede, dispersa em substância intercelular abundante com muito pouca afinidade pela coloração hematoxilina/eosina. A presença de feixes colágenos é variável, o que possibilita a denominação de fibromixoma. Eventualmente encontram-se cordões de epitélio odontogênico disperso pelo tecido mixomatoso (Fig. 26).[24,34]

O tratamento é cirúrgico. A deliberação quanto à extensão da ressecção é variável. A possibilidade de invasão local e a tendência à recidiva justificam a ressecção ampla. Entretanto, alguns autores defendem que a cirurgia extensa deve ser reservada para os casos de recidiva e advogam a excisão conservadora para os demais casos (Fig. 27).

Tumor odontogênico ceratocístico

O tumor odontogênico ceratocístico ou queratocístico teve sua primeira descrição publicada, em 1956, por Philipsen. Tradicionalmente conhecido como ceratocisto odontogênico, foi renomeado na nova classificação da OMS (2005) para salientar sua natureza neoplásica, agressiva e a alta taxa de recidiva.[36]

Clinicamente, apresentam-se como lesões assintomáticas, de crescimentos lento e infiltrativo, com discreto aumento de volume. Estes tu-

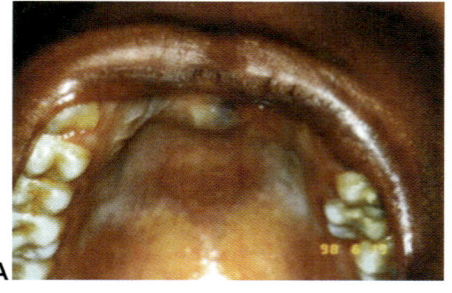
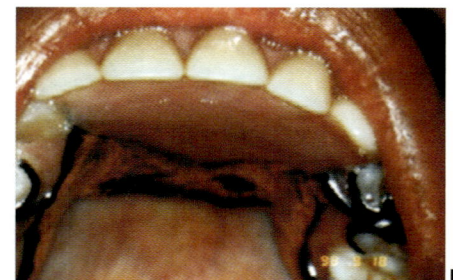
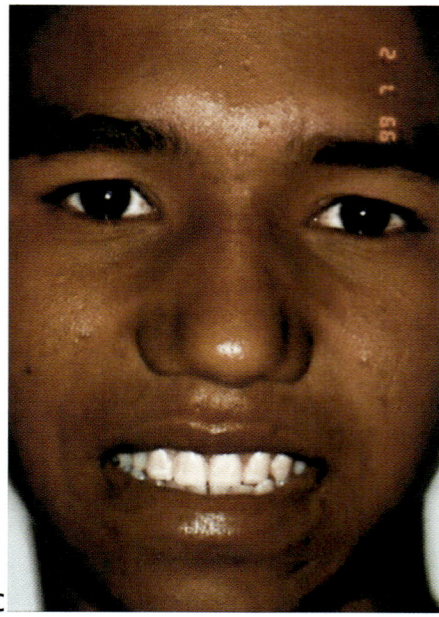

◄ **FIGURA 24. (A e B)** Reconstrução após maxilarectomia de infraestrutura, com prótese, para tratamento de tumor odontogênico adenomatoide. **(C)** Aspecto estético final.

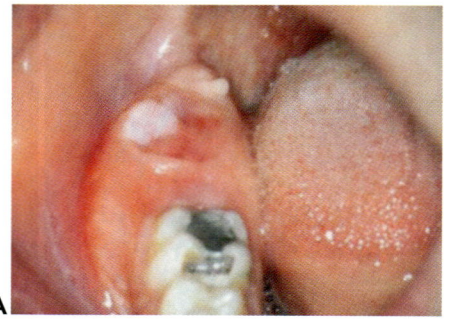
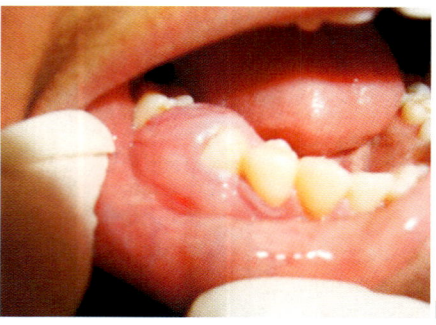

◄ **FIGURA 25. (A e B)** Aspecto clínico do mixoma odontogênico do trígono retromolar.

mores tendem a crescer numa direção anteroposterior, dentro da cavidade medular, sem causar expansão óssea. Em virtude de sua maior frequência em região posterior da mandíbula associada a terceiro molar incluso, as lesões pequenas podem ser confundidas com cistos foliculares. Predomina no sexo masculino (60%) e apresenta pico de incidência na 3ª década de vida.[37]

Esses tumores mostram grande potencial proliferativo e maiores reações apoptóticas. É possível que a principal razão que justifique o comportamento biológico agressivo ou a recidiva do ceratocístico multilocular seja principalmente a remoção cirúrgica incompleta.[38]

Radiograficamente, apresenta área de radiotransparência unilocular ou multilocular, comumente associada a um halo esclerótico fino, denotando osso reativo, com limites nitidamente demarcados (Fig. 28).

Histologicamente é formado por uma cavidade cística revestida por epitélio estratificado escamoso e paraqueratinizado, constituído de células basais em paliçada, hipercromáticas, com formato colunar ou cuboi-

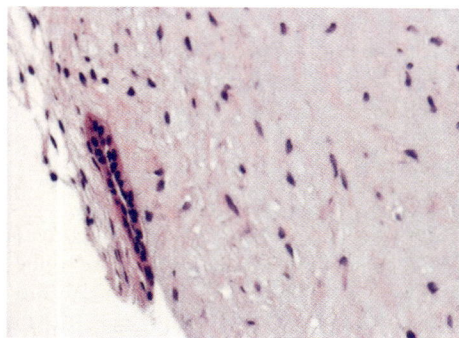

▲ **FIGURA 26.** Histologia do mixoma odontogênico.

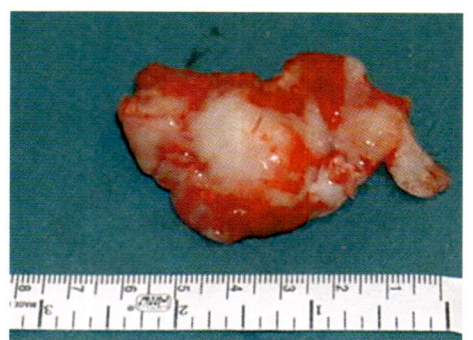

▲ **FIGURA 27.** Peça cirúrgica de mixoma odontogênico.

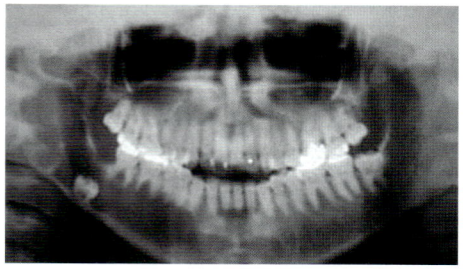

▲ **FIGURA 28.** Radiografia de um paciente com tumor odontogênico ceratocístico. Observar áreas de radiotransparência multiloculares.

de e de limite bem definido com o tecido conectivo. A presença de microcistos na cápsula é comum e é apontada como possível causa de recidiva frequente (Fig. 29).[39]

A maioria dos tumores certocistos odontogênicos são tratados pela enucleação e curetagem, além de descompressão em grandes lesões. A remoção completa em uma única peça frequentemente é difícil graças à natureza delgada e friável de sua parede cística (Fig. 30).[40]

Pode estar relacionado com a Síndrome do Carcinoma Nevoide Basocelular (síndrome de Gorlin-Glotz) e nessa circunstância a possibilidade de recidiva aumenta significativamente, principalmente se foi realizada apenas a enucleação do tumor. Kolar *et al.* analisaram a utilidade em identificar marcadores moleculares importantes de proliferação e apoptose para avaliação do potencial biológico do tumor odontogênico ceratocístico e concluíram que os tumores associados à síndrome apresentam uma diferença imunofenotípica em relação aos tumores esporádicos. De acordo com esses estudos o potencial biológico dessas lesões e os resultados das análises imuno-histoquímicas têm impacto no prognóstico desses pacientes.[41]

Tumor odontogênico escamoso

Descrito inicialmente por Pullon, em 1975, acomete ambos os sexos, sem predileção pela maxila ou mandíbula, sendo mais frequente abaixo dos 20 anos de idade. Tem ocorrência intraóssea benigna e é localmente infiltrativo.[9,42]

É assintomático e geralmente constitui-se em achado diagnóstico radiográfico. Surge como lesão unilocular e pode desenvolver-se junto à raiz ou coroa dentária, sendo interpretado como um cisto dentígero ou radicular. Podem ser observadas bolsas profundas, dor e tumefação gengival, assemelhando-se a uma periodontite do adulto, além de expansão óssea. O sinal clínico predominante é a mobilidade dentária adjacente ao tumor (Fig. 31).[9,43]

Radiograficamente nota-se imagem de radiolucência unilocular ou triangular entre as raízes de dentes adjacentes com margens festonadas e escleróticas. Os tumores extensos podem mostrar um padrão multilocular (Fig. 32).[9,42,43]

Histologicamente, a lesão é composta por proliferação epitelial escamosa bem diferenciada e, ocasionalmente, calcificações intraepiteliais e microcísticas associadas a um estroma de tecido conectivo fibroso. Não há atipia citonuclear, o que exclui o diagnóstico de carcinoma de células escamosas, mas pode haver invasão do interior do osso esponjoso (Fig. 33).[9,44,45]

O tratamento conservador através de enucleação e curetagem produz bons resultados e ausência de recidivas (Fig. 34).[45]

Tumor odontogênico epitelial calcificante

Descrito por Pindborg, em 1956, recebendo posteriormente a denominação de Tumor de Pindborg, podendo ser originário do epitélio reduzido do esmalte, do estrato intermediário e do epitélio oral.[7]

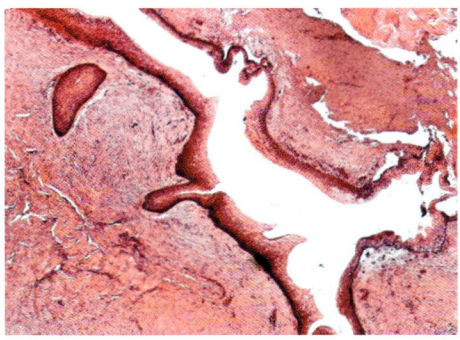

◀ **FIGURA 29.** Histologia do tumor odontogênico ceratocístico. Observar cavidade cística revestida por epitélio estratificado.

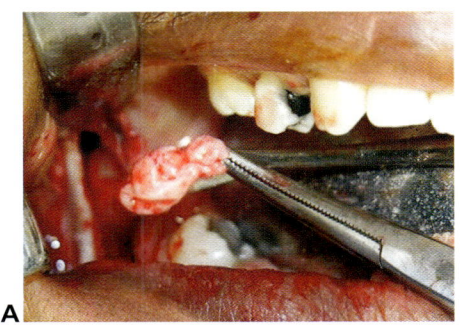
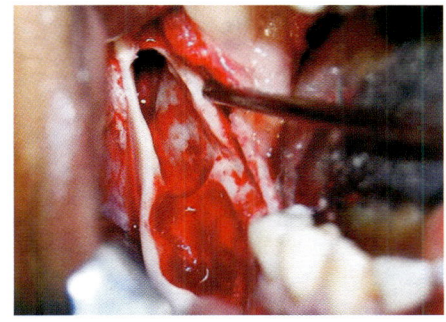

◀ **FIGURA 30. (A e B)** Transoperatório de cirurgia para enucleação e curetagem de tumor odontogênico ceratocístico.

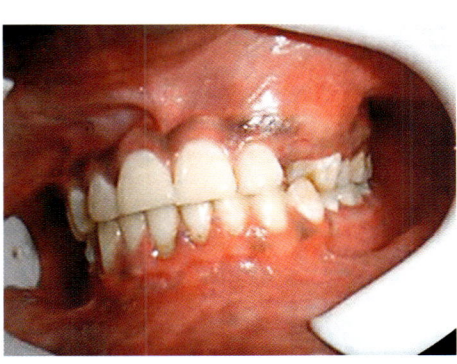

◀ **FIGURA 31.** Aspecto clínico de um paciente com tumor odontogênico escamoso.

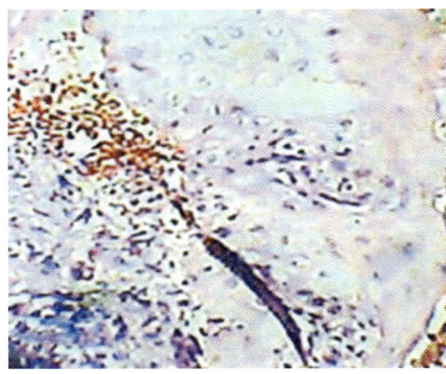

◀ **FIGURA 33.** Histologia caracterizada por proliferação epitelial escamosa bem diferenciada de tumor odontogênico escamoso.

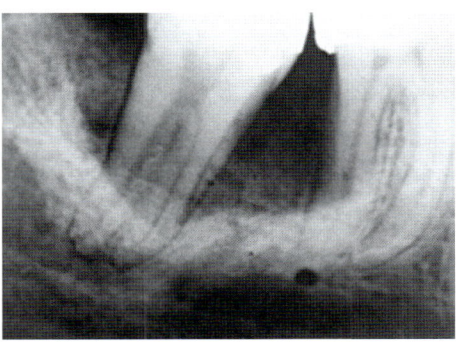

◀ **FIGURA 32.** Radiografia mostrando a radiolucência unilocular entre as raízes dentárias.

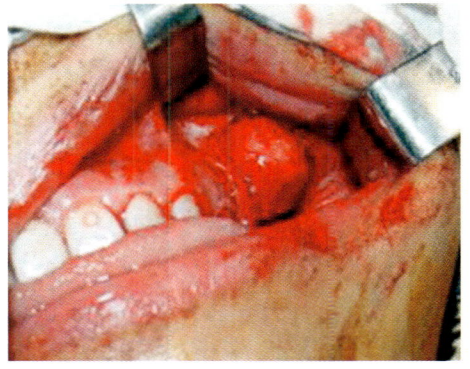

◀ **FIGURA 34.** Acesso cirúrgico para enucleação e curetagem de tumor odontogênico escamoso.

Apresenta localização predominantemente intraóssea e acomete proporcionalmente ambos os sexos. Prevalece na 3ª, 4ª e 5ª décadas de vida, frequentemente em torno dos 40 anos de idade.[46]

Ocorre mais comumente na mandíbula (68%), principalmente na região dos molares. A região anterior raramente é afetada. Em cerca de metade dos casos está associado a um dente incluso. Cresce lentamente e, na maioria das vezes, apresenta-se como uma tumefação indolor.[7,14] O tumor odontogênico epitelial, calcificante cresce dentro do espaço trabeculado do osso maxilar adjacente, promovendo expansão da camada cortical óssea, sem que haja encapsulamento.[26]

Radiograficamente apresenta-se como uma lesão radiolúcida envolvendo a coroa de um dente, podendo sugerir equivocadamente um cisto folicular. Fortuitamente pode ter aspecto multilocular semelhante a "favo de mel", lembrando um ameloblastoma. Por fim, pode ter aparência mista, com imagens radiopacas e radiolúcida, admitindo-se o diagnóstico diferencial com cisto odontogênico calcificante, odontoameloblastoma e fibro-odontoma-ameloblástico.[5]

Histologicamente apresenta células epiteliais poliédricas com pleomorfismo e raras figuras de mitoses. O tumor odontogênico epitelial, calcificante produz substância semelhante à amiloide e calcificação (Fig. 35).

O tratamento é cirúrgico e conservador consistindo em enucleação e curetagem do tumor (Fig. 36). A taxa de recidiva gira em torno de 14%.[7,9] Há referência ao surgimento desse tipo de tumor que cursa com comportamento mais agressivo, onde foi evidenciada tumefação dolorosa, de crescimento rápido e progressivo da massa tumoral com ruptura da camada cortical óssea, compressão do nervo alveolar inferior e contaminação e infecção secundária. Essa situação requer terapia cirúrgica ablativa extensa com o intuito de evitar recidiva.

Há relatos, ainda que raros, de transformação maligna. São descritos na literatura casos em que o tumor odontogênico epitelial calcificante apresenta características de malignidade como invasão vascular, invasão do tecido ósseo com perfuração da cortical óssea, além da atividade mitótica significante, figuras de mitoses atípicas e aumento do índice de proliferação celular. Essa atividade proliferativa foi evidenciada pela hiperexpressão de Ki67. Adicionalmente, Kawano *et al.*, em 2007, demonstraram, a partir de análise imuno-histoquímica, caso de tumor odontogênico epitelial calcificante, associado à metástase pulmonar, após recidivas locais repetidas.[36,47]

FIBROMA AMELOBLÁSTICO

Caracteriza-se pela proliferação simultânea de tecido mesenquimal e epitelial sem constituição de esmalte ou dentina e, por isso, é considerado um autêntico tumor misto.

Ocorre mais frequentemente em área de molares inferiores e tem predileção por pacientes mais jovens e ligeiramente mais predisponentes no sexo masculino. Apresenta crescimento clínico lento e sem infiltração do trabeculado ósseo. Geralmente são indolores e descobertos por acaso durante exame radiológico de rotina. Entretanto, a dor, a sensibilidade ou ligeira tumefação podem levar o paciente ao consultório odontológico.

Radiograficamente é pouco distinto do ameloblastoma simples. Apresenta-se como uma lesão radiolúcida unilocular ou multilocular, de contornos regulares e escleróticos, com eventual abaulamento ósseo (Fig. 37).

Histologicamente encontram-se ilhas de células epiteliais, cuboides ou cilíndricas, dispersas em diferentes padrões, principalmente em filamentos digitiformes e cordões, muito semelhante à lâmina dentária. A composição mesenquimatosa é formada por tecido conectivo primitivo, com fibrilas intimamente entrelaçadas, assemelhando-se à papila dentária (Fig. 38).

O tratamento é essencialmente conservador através de enucleação do tumor e curetagem do leito ósseo, desde que não se evidenciem características infiltrativas, o que levaria à decisão pela ressecção alargada. Apresenta tendência a se destacar mais facilmente do osso, mas são referidos na literatura casos de recidiva (Fig. 39).[8,48]

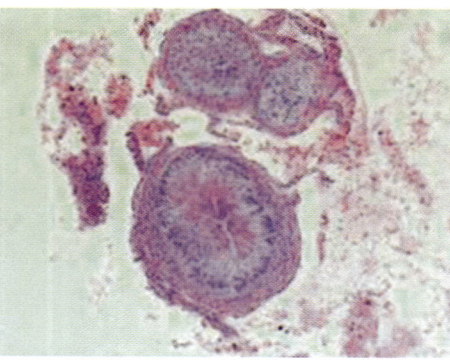

◄ **FIGURA 35.** Histologia do tumor de Pindborg. Observar células epiteliais poliédricas com pleomorfismo e raras figuras de mitose.

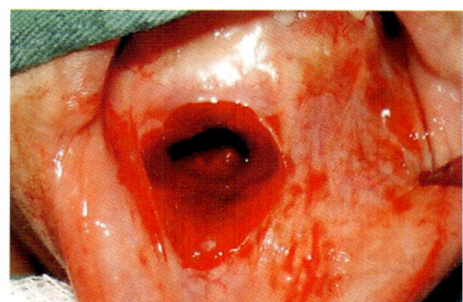

◄ **FIGURA 36.** Aspecto cirúrgico pós-enucleação e curetagem do tumor de Pindborg.

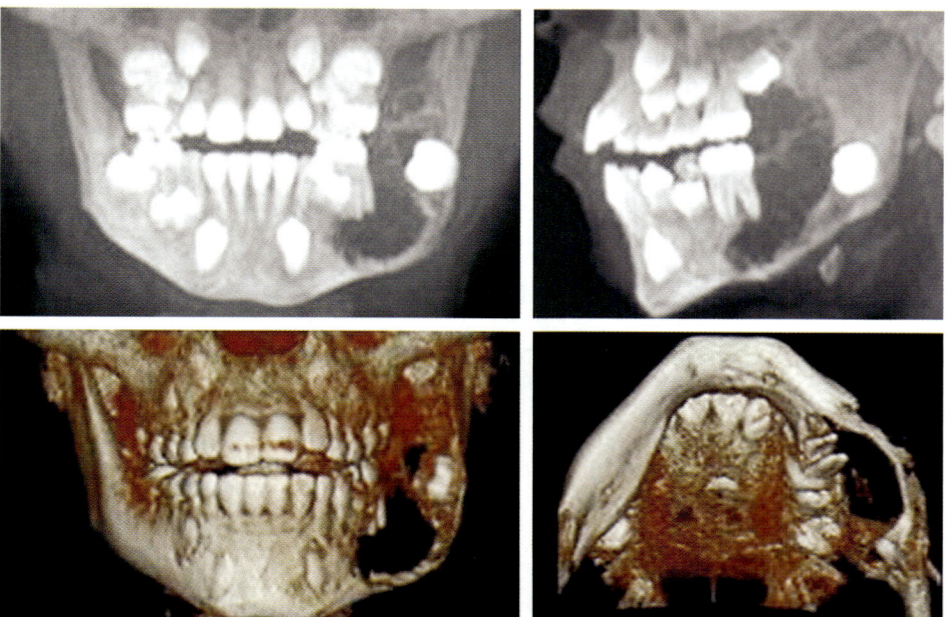

◄ **FIGURA 37.** Aspectos tomográficos de um fibroma ameloblástico.

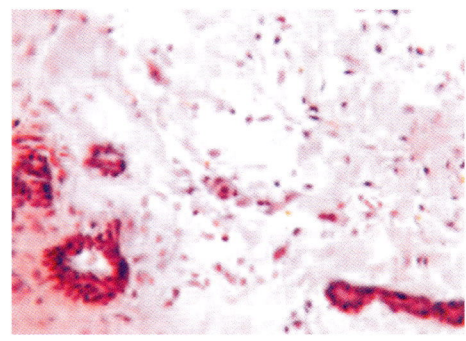

▲ **FIGURA 38.** Ilhas de células epiteliais cuboides ou cilíndricas, características do fibroma ameloblástico.

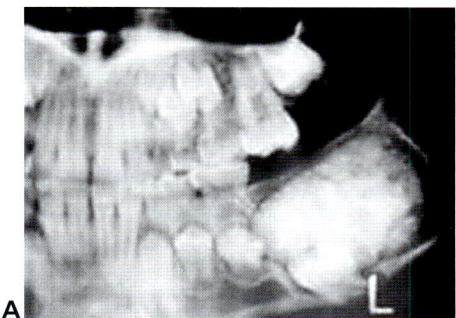
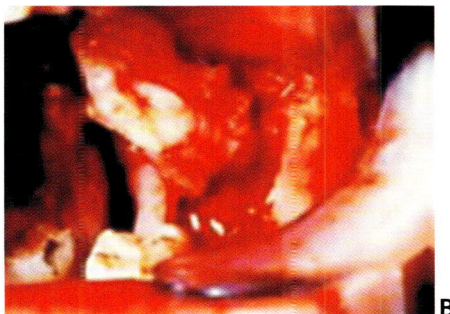

▲ **FIGURA 39. (A e B)** Aspectos radiográfico e cirúrgico de um paciente com fibroma ameloblástico.

FIBROSSARCOMA AMELOBLÁSTICO

Corresponde ao fibroma ameloblástico, cujo componente mesenquimatoso sofreu malignização, passando a apresentar fibroblastos malignos bizarros e pleomórficos e numerosas figuras de mitoses atípicas (Fig. 40). É extraordinariamente raro, ocorre mais frequentemente em adultos jovens e em geral na mandíbula.[49]

Clinicamente cursa com dor, apresenta crescimento rápido e causa destruição óssea com abalamento dos dentes adjacentes, evoluindo com ulceração e sangramento da mucosa que o recobre (Fig. 41).

Radiograficamente esse tumor apresenta osteólise acentuada e mal definida com limites irregulares, expansão e adelgaçamento da camada óssea cortical. Pode ocorrer invasão de seio maxilar por ocasião da localização na maxila (Fig. 42).

O tratamento consiste na ressecção óssea radical, seguida da inclusão em protocolo de abordagem oncológica multidisciplinar com radioterapia e quimioterapia, empregado no manejo dos sarcomas. A recidiva é frequente e o prognóstico, reservado.[8,50]

CARCINOMA ODONTOGÊNICO DE CÉLULAS CLARAS

Consiste em uma neoplasia maligna, infrequente, constituída por células epiteliais, contendo variável quantidade de glicogênio que confere um citoplasma opticamente vazio. Alguns tumores podem conter focos de ameloblastoma convencional ou de tumor odontogênioco epitelial calcificante.

Apresenta comportamento agressivo e pode causar disseminação metastática para linfonodos cervicais em cerca de ¼ dos casos, a distância, principalmente para pulmões e recidiva local. É mais comum no sexo feminino e acima dos 40 anos de idade. Ocorre em ambos os maxilares, mas predomina na mandíbula. Cursa com expansão óssea e mobilidade dentária (Fig. 43).

Esse tumor pode ser confundido com o carcinoma epidermoide intraósseo, principalmente na mandíbula e deve-se diferenciar de outras neoplasias malignas secundárias, como o carcinoma de células renais, carcinoma de mama e do melanoma de células claras.

Histologicamente são descritas ilhas de células claras com citoplasma granular fino, circunscrito por tecido fibroso. As células epiteliais basais em paliçadas perifericamente, com núcleos ovais, vesiculares ou hipercromáticos, demonstrando alto conteúdo de glicogênio. O estudo imuno-histoquímico mostra positividade para pancitoqueratina, citoqueratina 19 e antígeno de membrana epitelial.[51]

O tratamento é cirúrgico e necessita de ressecção ampla e esvaziamento cervical, seguido de radioterapia pós-operatória.

CARCINOMA PRIMÁRIO INTRAÓSSEO DE CÉLULAS ESCAMOSAS

O carcinoma epidermoide primário intraósseo é uma doença muito rara que pode ser encontrada na intimidade dos maxilares nas seguintes situações: invasão a partir dos tecidos moles suprajacentes, através da transformação maligna do epitélio de cistos odontogênicos, pela transformação de ameloblastomas, pelas metástases oriundas de diferentes pontos ou a partir de tumores primários do seio maxilar (Fig. 44).

A maioria dos pacientes se encontra na sexta e sétima décadas de vida ao diagnóstico e é mais frequente em homens. Cerca de 90% ocorre na mandíbula. Clinicamente, apresenta-se pelo aumento progressivo de volu-

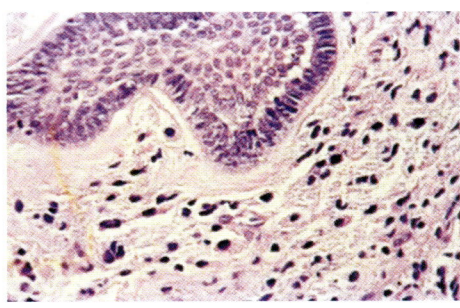

◄ **FIGURA 40.** Observar os fibroblastos malignos bizarros e pleomórficos com muitas mitoses atípicas do fibrossarcoma ameloblástico.

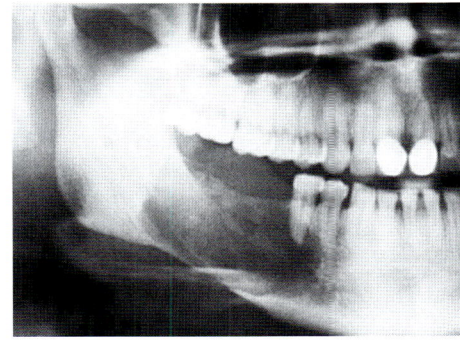

◄ **FIGURA 42.** Osteólise acentuada, característica do fibrossarcoma ameloblástico.

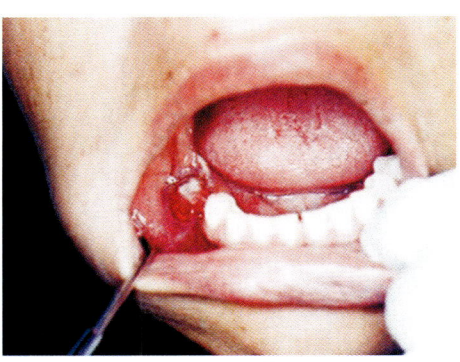

◄ **FIGURA 41.** Aspecto clínico do fibrossarcoma ameloblástico.

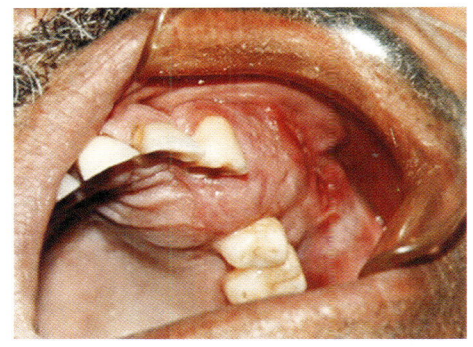

◄ **FIGURA 43.** Aspecto clínico do carcinoma odontogênico de células claras.

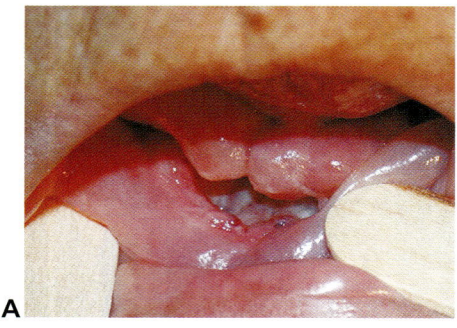
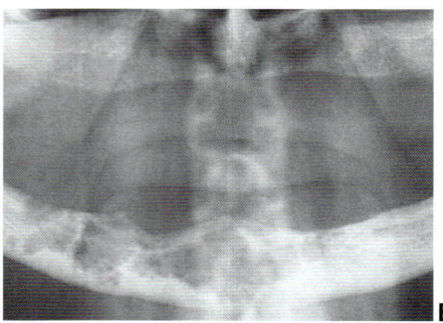

◀ **FIGURA 44. (A e B)** Aspectos clínico e radiográfico do carcinoma epidermoide primário de mandíbula.

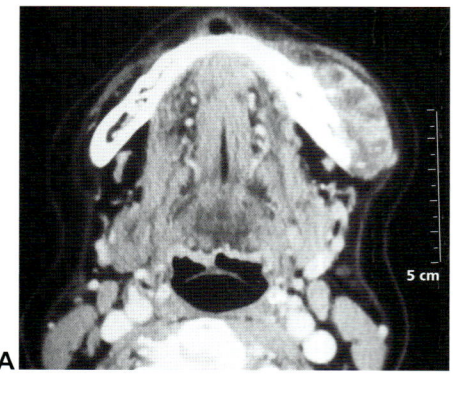
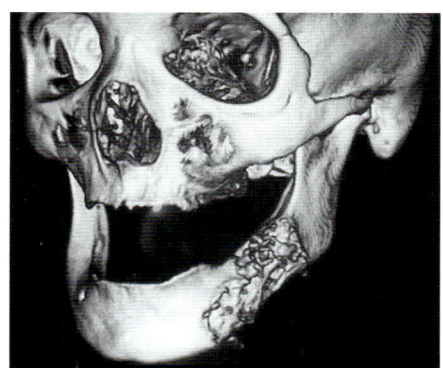
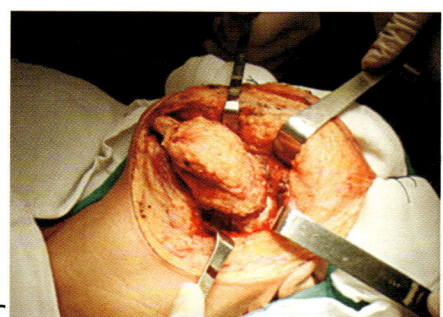
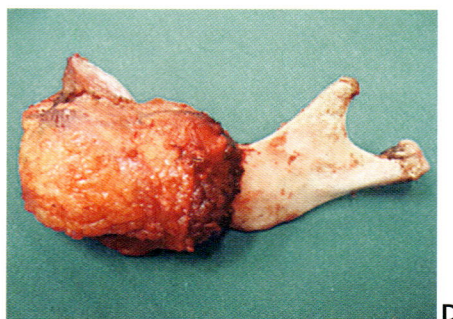
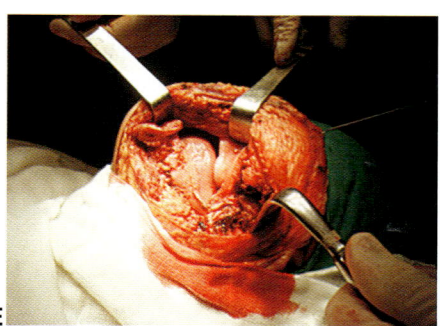

◀ **FIGURA 45.** Carcinoma de células escamosas primário intraósseo de corpo mandibular à esquerda. **(A e B)** Aspectos tomográficos. **(C-E)** Transoperatório de ressecção de carcinoma de células escamosas primário intraósseo.

me ósseo, acompanhado de dor e mobilidade dentária, seguida da ulceração da mucosa local. Com frequência apresenta metástases linfonodais regionais, assim com metástase a distância. Radiologicamente não há padrão de apresentação típico, sendo evidenciada radiotransparência difusa.

As características histológicas do carcinoma de células escamosas intraósseo apresentam um padrão alveolar ou plexiforme, com células periféricas em paliçada, assemelhando-se ao epitélio odontogênico.

O tratamento consiste na ressecção cirúrgica e radioterapia pós-operatória. A sobrevida global em 5 anos situa-se entre 30 a 40% (Fig. 45).[8,52]

REFERÊNCIAS BIBLIOGRÁFICAS

1. Borello ED, Albano H. Tumores odontogenicos; pantas para su tratamiento. *Rev Assoc Odont Argent* 1975 Feb.;63(1):13-22.
2. Batsakis JG. *Tumors of the teh head and neck*. Baltimore: Williams and Wilkins, 1974. p. 312-14.
3. Sampaio RK, Moreira LC. *Tumores odontogênicos – Cadernos de revisão de doenças da Boca*. Rio de Janeiro: Revinter, 1992.
4. Regezi JA, Jerr DA. Odontogenic tumors: analysis of 706 cases. *J Oral Surg* 1978 Oct.;36:771-78.
5. Gandy SRK, Eugene E et al. Ameloblastic carcinoma: report of two cases. *J Oral Maxillo-Fac Surg* 1992;50:1097-2.
6. Shear M, Altim M. Malignant odontogenic tumors. *J Dent Assoc S Afr* 1982;37:547-58.
7. Kramer IRM, Pindborg JJ, Shear M. The WHO histological typing of odontogenic tumors. *Cancer* 1992 Dec. 15;70(12):2988-94.
8. Shafer WG, Hine MK, Levy BM. *A textbook of oral pathology*. 4th ed. Philadelphia: Saunders, 1983. p. 255-64/276-317.
9. Henriques ACGH et al. Tumores odontogênicos epiteliais. *Rev Bras Cancerol* 2009;55(2):175-84.
10. Mosqueda-Taylor A. New findings and controversies in odontogenic tumors. *Med Oral Patol Oral Cir Bucal* 2008 Sept.;13(9):E555-58.
11. Budnick SD. Compound and complex odontomas. *Oral Surg* 1976 Oct.;42(4):501-6.
12. Kaugars GE, Miller ME, Abbey LM. Odontomas. *Oral Surg* 1989;67(2);172-76.
13. Regezi JA, Sciuba JJ. *Oral pathology – Clinical-pathologic correlations*. Philadelphia: Saunders, 1989.
14. Sampaio RK. Cisto odontogênico calcificante (Apresentação de caso e revisão da literatura). *Rev Bras Odont* 1973 Mar./Abr.;180:55-58.
15. Gardner DG. A pathologist's approach to the treatment of ameloblastoma. *J Oral Max Fac Surg* 1984;42:161-66.

16. Kangur TT et al. Myxomatous tumors of the Jaws. *J Oral Surg* 1975 July;33(7):523-28.
17. Keszler A, Dominguez FV. Ameloblastoma in childhood. *J Oral Max Fac Surg* 1986;44:609-13.
18. Gardner DG, Corw RL. The relation ship of plexiform unicistic ameloblastoma of conventional ameloblastoma. *Oral Surg* 1983 July;5(1):54-60.
19. Waldron CA, El-Mofty SK. A histologic study of 116 ameloblastomas with special reference to the desmplastic variant. *Oral Surg* 1987 Apr.;63(4):441-51.
20. Ashman SA, Cook JN, Henry JA. Desmoplastic ameloblastoma: a case report and literature review. *Oral Surg Oral Med Pathol* 1993;75:479-82.
21. Gardner DG et al. Plexiform unicistic ameloblastoma with a low-recurrence rate after enucleation. *Lancer* 1984 Apr.;53(8):1730-35.
22. Gardner DG, Heikinheimo K, Shear M et al. Ameloblastomas. In: World Health Organization Classification of Tumors. *Head and neck tumours*. Lyon: WHO 2005. p. 296-300.
23. Kumamoto H, Ooya K. Immunohistochemical detection of uPA, uPAR, PAI-I, and maspin in meloblastic tumors. *J Oral Pathol Med* 2007;36:488-94.
24. Hodson JJ, Prout RES. Chemical and histochemical characterization of mucopolysiacharides in jaw mixoma. *J Clin Path* 1968 Sept.;21(9):582-89.
25. Hasim FW, Poon CCH, Smith ACH. Prolonged survival with confirmed metastatic pulmonary ameloblastoma. *Int J Oral Maxillofac Surg* 2007 Oct;36(10):953-55.
26. Slootweg PJ. Odontogenic tumours – An update. *Curr Diagn Pathol* 2006;12:54-65.
27. Wood NK, Goaz PW. *Differential diagnosis of oral lesions*. St Louis: Mosby Year Book, 1991. p. 389-92.
28. Bartholomeu TCR et al. Tumor odontogênico adenomatoide associado a cisto dentígero. *Rev Bras Odontol* 1986 Jul./Ago.;43(4):8-14.
29. Toide M et al. Adenomatoid odontogenic tumor: report of two cases and summary of 126 cases in Japan. *J Oral Max Fac Surg* 1990;48:404-8.
30. Courtney R, Kerr DA. The odontogenic adenomatoid tumor. *Oral Surg* 1975 Mar.;39(3):424-35.
31. Barros RE et al. Recurrence mandibular mixoma: report of a case. *J Oral Surg* 1972 Feb.;30(2);121-24.
32. Colombo CS et al. Mixoma of th Jaws. *Oral Surg* 1966 Apr.;21(4):431-36.
33. Makek MS. So called "fibro-osseous lesions" of tumor origin. *J Cranio Max Fac Surg* 1987 June;15(3):154-67.
34. Ghosh BC et al. Mixoma of the Jaws Bones. *Cancer* 1973 Jan.;31(1):237-40.
35. Jaffe HL. *Tumors and tumorous conditions of the bones and joins*. Philadelphia: Lea and Febiger, 1958. p. 211.
36. Cheng YSL, Wright JM, Walstad WR et al. Calcifyng epithelial odontogenic tumor showing microscopic features of potential malignant behavior. *Oral Surg Oral Med Oral Pathol Oral Radiol Endod* 2002;93(3):287-95.
37. Kim DK, Ahn SG, Yoon JH. Comparative Ki-67 expression and apoptosis in the odontogenic keratocysts associated with or without an impacted tooth in addition to unilocular and multilocular varieties. *Yonsei Med J* 2003;44(5):841-46.
38. Jing W, Xuan M, Lin Y et al. odontogenic tumours: a retrospective study of 1642 cases in a Chinese population. *Int J Oral Maxillofac Surg* 2007;36:20-25.
39. Kolar Z, Geierová M, Bouchal J et al. Immunohistochemical analysis of the biological potencial of odontogenic keratocysts. *J Oral Pathol Med* 2006;35:75-80.
40. Martorelli SBF, Junior ECC, Marinho EVS et al. Tumor odontogênico ceratocístico mandibular: relato de caso e avaliação crítica das formas de tratamento. *Int J Dent*, Recife 2009 Jan./Mar.;8(1):50-56.
41. Gonzalez-Alva P et al. Keratocystic odontogenic tumor: a retrospective study of 183 cases. *J Oral Science* 2008;50(2):205-12.
42. Philipsen HP, Reichart PA. Squamous odontogenic tumour (SOT): a benign neoplasm of the eriodontium. A review of 36 reported cases. *J Clin Periodontol* 1996;23:922-26.
43. Barrios TJ, Sudol JC, Cleveland DB. Squamous odontogenic tumor associated with an erupting maxillary canine: case report. *Int J Oral Maxillofac Surg* 2004;62:742.
44. Sampaio RK, Tele JCB. Tumor odontogênico escamoso. Apresentação de caso e revisão da literatura. *Anuais da Faculdade de Odontol UERJ* 1981;28:59-66.
45. Córdova MM et al. Tumor odontogénico escamoso: diagnóstico y tratamiento. Reporte de un caso. *Rev Estomatologica Peruana Vision Dental* 2012 Mar.
46. Buchner A. The central (Intraosseous) calcifying odontogenic cyst: an analysis of 215 cases. *J Oral Maxillo Fac Surg* 1991;49:330-39.
47. Kawano K, Ono K, Yada N et al. Malignant calcifying epithelial odontogenic tumor of the mandible: report of a case with pulmonary metastasis showing remarkable response to platinum derivatives. *Oral Surg Oral Med Oral Pathol Orat Radiol Endod* 2007;104(1):76-81.
48. Martín-Granizo-López R, Ortega L, González-Corchón MA et al. Fibroma ameloblástico mandibular. Presentación de dos casos. *Med Oral* 2003;8:150-53.
49. Kobayashi K, Murakami R, Fujii T et al. Malignant transformation of ameloblastic fibrosarcom: case report and review of the literature. *J Craniomaxillofac Surg* 2005 Oct.;33(5):352-55.
50. Kousar A, Hosein MM, Ahmed Z et al. Rapid sarcomatous ransformation of an ameloblastic fibroma of the mandible: case report and literature review. *Oral Surg Oral Med Oral Pathol Oral Radiol Endod* 2009 Sept.;108(3):e80-85.
51. Falcón-Escobedo R et al. Carcinoma odontogênico de células claras. Estudio clínico, radiológico y patológico de um caso. *Rev Electron Biomed/Electron J Biomed* 2004;2:46-55.
52. Aboul-hosn Centenero S, Marí-Roig A, Piulachs-Clapera P et al. Primary intraosseous carcinoma and odontogenic cyst. Three new cases and review of the literature. *Med Oral Patol Oral Cir Bucal* 2006 Jan. 1;11(1):E61-5.

CAPÍTULO 46

Tumores Ósseos Não Odontogênicos – Tumores Malignos

Fernando José Pinto de Paiva ■ Luís Eduardo Barbalho de Mello ■ Terence Pires de Farias
Walber de Matos Jurema ■ Maíra de Barros e Silva Botelho ■ Ricardo Lopes da Cruz

INTRODUÇÃO

Os tumores ósseos não odontogênicos raramente são encontrados nos maxilares como sítio primário. O osteossarcoma é o tumor maligno mais frequente, acometendo cerca de 20% de todas as neoplasias primárias do osso, sendo raro seu acometimento na área da cabeça e pescoço (maxilares, ossos facias e crânio).[1-3]

Neste capítulo daremos ênfase aos tumores não odontogênicos mais frequentes. Não discutiremos aqui técnicas cirúrgicas para tratamento destes tumores, além de técnicas de reconstruções utilizadas.

CLASSIFICAÇÃO

De acordo com a Organização Mundial de Saúde (OMS), estes tumores são classificados conforme Quadro 1.

Quadro 1. Classificação dos tumores ósseos não odontogênicos (OMS)

I. TUMORES PRODUTORES DE TECIDO ÓSSEO

BENIGNOS:
1. Osteoma
2. Osteoma osteoide
3. Osteoblastoma

MALIGNOS:
1. Osteossarcoma
2. Osteossarcoma justacortical

II. TUMORES PRODUTORES DE TECIDO CARTILAGINOSO

BENIGNOS:
1. Condroma
2. Osteocondroma
3. Exostose múltipla hereditária
4. Condroblastoma
5. Condroma fibromixoide

MALIGNOS:
1. Condrossarcoma

III. TUMOR DE CÉLULAS GIGANTES

IV. TUMORES DA MEDULA ÓSSEA

1. Tumor de Ewing
2. Linfoma ósseo
3. Mieloma múltiplo

V. OUTROS TUMORES DO TECIDO CONECTIVO

1. Fibrossarcoma
2. Fibro-histiocitoma maligno

VI. TUMORES VASCULARES DO ESQUELETO

1. Hemangioma
2. Hemangioendotelioma
3. Hemangiopericitoma

VII. OUTROS TUMORES

TUMORES MALIGNOS

Condrossarcoma

Definição

Condrossarcoma é um tumor maligno, originado de cartilagem hialina e desprovido de osso, sendo o correspondente maligno dos condromas e muito mais comum que os benignos. Condrossarcoma mesenquimal é uma neoplasia de células malignas, redondas, com diferenciação cartilaginosa focal e, muitas vezes, com um padrão vascular pericitomatoso.[4]

Epidemiologia

Estes tumores são raros nos maxilares e no esqueleto facial, correspondendo a 10% de todos os sarcomas e representando o segundo tumor maligno mais frequente, excetuando-se o Mieloma Múltiplo.[1,4]

São tumores raros na área da cabeça e pescoço, ocorrendo numa incidência que varia de 1 a 5% em relação às outras áreas do corpo.[5] Os condrossarcomas são responsáveis por, pelo menos, 16% de todos os sarcomas que acometem a cavidade nasal, seios paranasais e da nasofaringe.[6-8] Dahlin revisou 470 casos de condrossarcomas, sendo 24 localizados na região da cabeça e pescoço.[9] Pritchard da Mayo Clinic analisou 358 casos de condrossarcomas de 1990 a 1975 e encontrou apenas 24 casos na região de cabeça e pescoço, sendo a maxila o local mais frequente, seguido da mandíbula, septo nasal, seio esfenoidal e etmoide. A exata origem destes tumores não foi bem determinada, porém é bem conhecido que podem ser induzidos pela radiação.[10] Alguns condrossarcomas são relatados em pacientes portadores de doença de Paget, exostoses, condroblastoma, condroma, displasia fibrosa e cistos ósseos solitários.[11]

Segundo Araújo existem três tipos de condrossarcomas: o primário, o secundário e o mesenquimal. O primário é aquele que, desde o início, carcateriza-se como um tumor maligno. O secundário é aquele que resulta de uma transformação maligna de um tumor cartilaginoso preexistente e, por último, o tipo mesenquimal.[4,12]

O condrossarcoma afeta adultos mais velhos, com uma predileção masculina. O condrossarcoma mesenquimal é extremamente raro e afeta adultos jovens, com uma predileção feminina.[4]

Localização

Envolve o osso alveolar da maxila, do seio maxilar ou do septo nasal. Condrossarcoma mesenquimal envolve a mandíbula e maxila quase igualmente, sendo mais frequente na costela.

Características clínicas

São tumores de crescimento lento, porém localmente agressivos com alto índice de recidiva local.[13-15] As lesões dos maxilares e do esqueleto facial são geralmente assintomáticas ou produzem deformidade óssea por expansão da cortical, deslocamento dentário e reabsorção radicular. Pacientes com envolvimento da fossa nasal podem apresentar-se com obstrução nasal, rinorreia e epistaxe. As presenças de aumento de volume e dor são comuns em outros sítios de localização, como nos ossos longos.[1]

Imagem

Não existe padrão radiológico bem definido. Em radiografias simples, ambos os tumores mostrram osteólise (áreas radiolúcidas) com calcificação pontilhada, destruição da cortical e possível extensão para as partes moles. Podem apresentar, ainda, aspecto em raios de sol. A tomografia computadorizada (TC) e a ressonância magnética (RM) são úteis na avaliação da extensão da doença e planejamento cirúrgico.[16]

Patologia

Os condrossarcomas são frequentemente lobulados, apresentando células redondas ou ovais em lacunas com uma matriz condroide azul que pode mostrar padrão mixoide. A maioria apresenta comportamento de baixo grau.

O aumento da celularidade e permeação dos espaços ósseos intertrabeculares, quando identificados, são os achados mais importantes que distinguem o condrossarcoma do condroma. A correlação radiológica é sempre necessária para um diagnóstico definitivo. Os condrossarcomas mesenquimais apresentam uma mistura de cartilagem hialina e pequenas células redondas com núcleos hipercromáticos, frequentemente dispostos em um padão vascular pericitomatoso. Estas células são frequentemente imunorreativa para o CD99. As quantidades relativas dos dois elementos são bastante variáveis. Os lóbulos têm a aparência de um condrossarcoma bem diferenciado.[4]

Tratamento

Estes tumores requerem excisão cirúrgica radical local com margem de segurança dos tecidos circunvizinhos. São tumores resistentes à radioterapia, podendo ser recomendada em caso de tumores irressecavéis ou doença residual por margens inadequadas. A quimioterapia pode ser utilizada de modo adjuvante.[4]

Prognóstico

Estes tumores apresentam prognóstico ruim e com sobrevidas em 5 anos semelhantes aos osteossarcomas. O prognóstico é excelente, se as lesões forem completamente ressecadas. Cerca de 20% dos pacientes morrem de tumor, na maioria das vezes com recidiva local, descontrolada.[17] Condrossarcoma mesenquimal é um tumor de alto grau com um prognóstico imprevisível. Os pacientes com tumores acometendo o esqueleto facial apresentam melhor prognóstico do que aqueles com os tumores do restante do esqueleto.[4]

Osteossarcoma

Definição

O osteossarcoma é um tumor maligno primário do osso em que as células neoplásicas produzem matriz osteoide ou osso. Também denominado de sarcoma osteogênico.[1,4]

Epidemiologia

São os tumores primários mais frequentes dos ossos, acometendo 20% de todos os tumores ósseos malignos. A sua localização preferencial é o fêmur e a tíbia, ocorrendo na faixa etária entre 10 e 25 anos, com uma predileção pequena pelo sexo masculino. Ocorrem em 2,6% de todos os tumores malignos pediátricos, e na área da cabeça e pescoço varia de 7 a 16%.[18-21] Coley, na sua revisão, identificou 62 casos (6%) envolvendo os maxilares em um estudo com 985 casos de osteossarcomas.[22] Garrinton em uma análise de 56 casos, identificou 6,5% de envolvimento dos maxilares.[23] Os pacientes são uma década mais velhos do que aqueles portadores de osteossarcomas de outras localizações.[24-26] Finkeltein, do MD Anderson Hospital, revelou que as lesões mandibulares são encontradas em paciente com 10 anos mais velhos do que os maxilares.[1,27]

Etiologia

Uma etiologia simples não é bem determinada para estes tumores, podendo ser produzidos pela irradiação prévia, distúrbios ósseos e trauma. Em torno de 10% dos tumores são pós-radiação, incluindo a exposição a contraste radioativo (Thorotrast). A presença de doença de Paget, displasia fibrosa e retinoblastoma bilateral encontra-se associada como as doenças preexistentes mais frequentes.[19]

Localização

O maxilar e a mandíbula são afetados quase igualmente, com ligeira predileção pela mandíbula. No maxilar, o rebordo alveolar e antro são principalmente acometidos, enquanto, na mandíbula, o corpo é a localização preferencial.[4]

Características clínicas

Estes tumores são divididos em dois tipos basicamente: O tipo osteoblástico que apresenta eslcerose óssea intensa e o osteolítico. Os sintomas incluem aumento de volume do osso atingido, podendo estar associado à dor e amolecimento dentário, sendo algumas vezes associados à história de traumas prévios. Quando o tumor acomete a mandíbula a dor e as parestesias são encontradas, podendo ocorrer fraturas e mobilidade dentária, principalmente nas formas osteolíticas. Quando o acometimento é maxilar, podemos encontrar obstrução nasal, epistaxe e rinorreia.[1,28,29]

Imagem

Não existe um padrão radiológico bem definido, podendo apresentar variações radiológicas. Na radiografia simples, o tumor é geralmente osteolítico, mas pode ocorrer uma apresentação esclerótica ou mista. O padrão varia de imagens totalmente radiolúcidas nos tipos osteolíticos a imagens radiopacas em forma de raios de sol, que são características deste tumor, na forma osteoblástica. Apesar destas características não existe imagem patognomônica, podendo aparecer em outros tumores, como osteomielite, sarcoma de Ewing, lesões fibro-ósseas, fibroma ossificante e displasia fibrosa. A radiografia panorâmica evidencia o alargamento do espaço da membrana periodontal, podendo ser o achado radiológico mais precoce.[18,29]

A TC é o melhor para evidenciar a destruição óssea, podendo demonstrar mineralização da matriz óssea (Fig. 1), e a RM é o melhor exame para avaliar a extensão das lesões para as partes moles.[4,30]

Patologia

Estes tumores são classificados e divididos em quatro subtipos: fibrobástico, condoblástico, osteoblástico e telangiectásicos. A grande maioria dos osteossarcomas é osteoblástica. Osteossarcomas dos maxilares são, geralmente, mais bem diferenciados do que os osteossarcomas de outras localizações. Existe, geralmente, diferenciação condroblástica, caracterizada por lóbulos atípicos com aparência de condrócitos em lacunas. Existe uma típica condensação de núcleos na periferia dos lóbulos, onde células fusiformes podem ser vistas. O centro dos lóbulos condroides

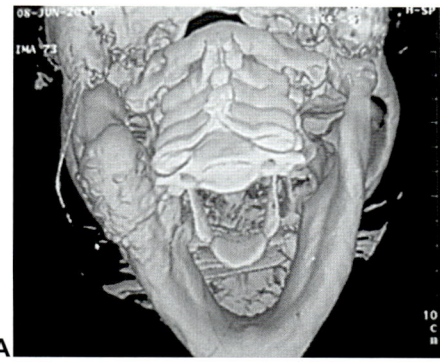
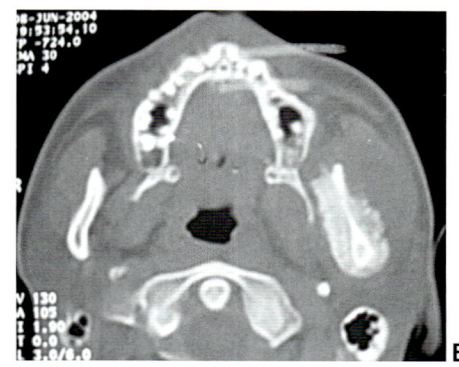

◀ **FIGURA 1.** TC evidenciando osteossarcoma de ramo mandibular esquerdo com comprometimento condilar. (**A**) Reconstrução tridimensional. (**B**) Vista axial.

mostra a formação óssea sob a forma de trabéculas O restante mostra características osteoblásticas ou características fibroblásticas. É raro o achado de células gigantes dentro do tumor.[4,9,29]

Tratamento

O controle local da doença é o principal objetivo do tratamento (Fig. 2). A cirurgia radical ablativa é o tratamento de escolha. O risco de metástases a distância é pequeno para os tumores que acometem a cabeça e pescoço, porém, o papel da quimioterapia é pouco definido.[31,32] A radioterapia isolada tem sido indicada para alguns tumores irresecáveis, com ocasional cura por alguns autores.[33,34]

Prognóstico

Alguns estudos demonstraram que os pacientes com osteossarcoma dos maxilares têm uma melhor sobrevida do que aqueles osteossarcomas de outros sítios.[4,27,29] No entanto, alguns outros estudos não confirmaram este achado. A ressecção cirúrgica completa está associada a melhor prognóstico.[4,28]

No Instituto Nacional de Câncer foi realizado estudo retrospectivo com 28 pacientes, sendo 24 tratados com intenção curativa, e o restante apenas paliativamente. A maioria dos tumores era do tipo osteoblástico e com margens comprometidas. A média do tempo de acompanhamento foi de 78,5 meses com recidiva em 13 pacientes (54%). A sobrevida foi de 62% e 43% em 2 e 5 anos respectivamente. Concluiu-se que o melhor tratamento neste estudo foi a ressecção cirúrgica com margens adequadas isoladamente ou em associação à radioterapia adjuvante e que o comprometimento das margens teve um impacto negativo na sobrevida.[35]

Metástases

As metástases pulmonares são as mais frequentes, sendo reportadas por Schwartz e Alpert em 13% dos casos. A presença de metástases para linfonodos cervicais raramente é relatada. A radiografia de tórax, a TC de tórax e a cintilografia óssea podem ser utilizadas para rastreamento das metástases. As dosagens de fosfatase alcalina podem ser utilizadas para avaliar recidiva.[29]

Sarcoma de Ewing

Etiologia e epidemiologia

O sarcoma de Ewing faz parte de uma família de tumores primitivos de linhagem neuroectodérmica, apresentando graus variados de origem.

Estes tumores são caracterizados por uma translocação cromossômica recorrente (11; 22) (q24; q12), que é detectável em, aproximadamente, 85% dos casos.[29] Este grupo representa 6 a 8% de todos os tumores malignos primários do osso, vistos na Mayo Clinic, embora seja o segundo sarcoma mais frequente em crianças depois do osteossarcoma.[1] O sarcoma de Ewing afeta, principalmente, crianças e adultos jovens, com 80% dos casos ocorrendo em pacientes com menos de 20 anos de idade. A maior predileção é pelo sexo masculino (2:1), ocorrendo raramente em indivíduos da raça negra.[1,29]

Localização

A cavidade medular é o local de origem mais frequente. Os ossos dos membros inferiores e da pelve são mais comumente afetados, ocorrendo em 60% dos casos no fêmur e acometendo os maxilares em menos de 3% dos casos. Nos maxilares, a mandíbula é a área mais afetada, ocorrento mais nas regiões posteriores, enquanto as lesões maxilares são raras. Pode acometer, ainda, a base do crânio e a coluna cervical.[1,9,29]

Características clínicas

Os sintomas mais comuns são o aumento de volume associado à dor na região afetada. A presença de tumoração de partes moles, parestesias, mobilidade dentária, febre, anemia e leucocitose também podem estar presentes.

Imagem

Radiograficamente caracterizam-se por uma lesão osteolítica irregular com bordos mal definidos. A presença de deslocamento dentário e a reabsorção radicular também podem ser vistas. A característica de casca de cebola é mais frequente nos ossos longos, sendo muitas vezes ausente na mandíbula. A TC e a RM são utilizadas para avaliar extensão da doença.

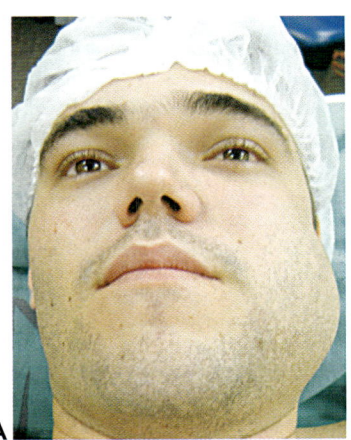
A

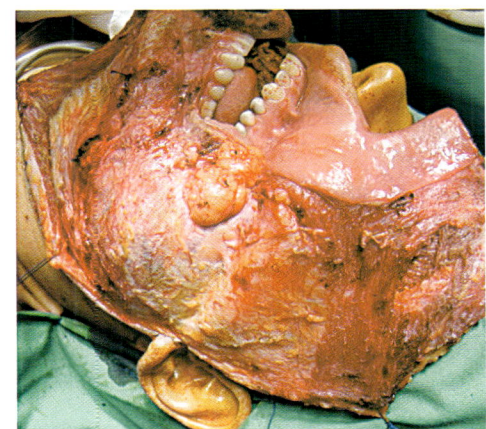
B

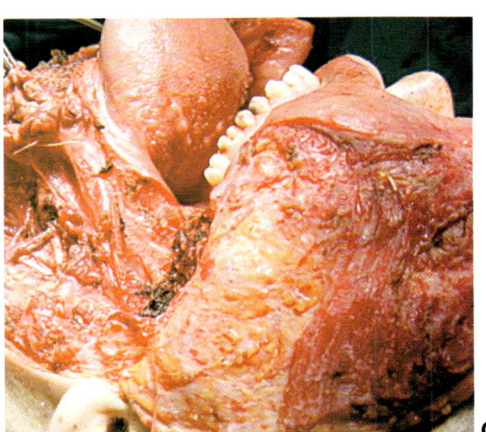
C

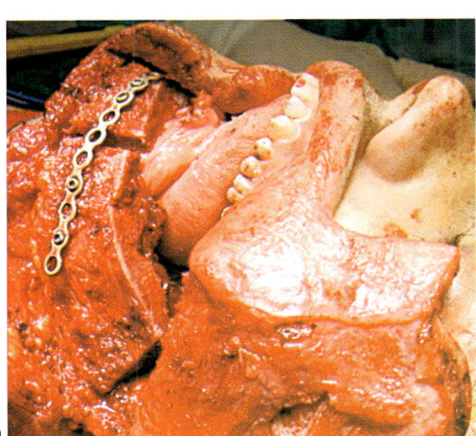
D

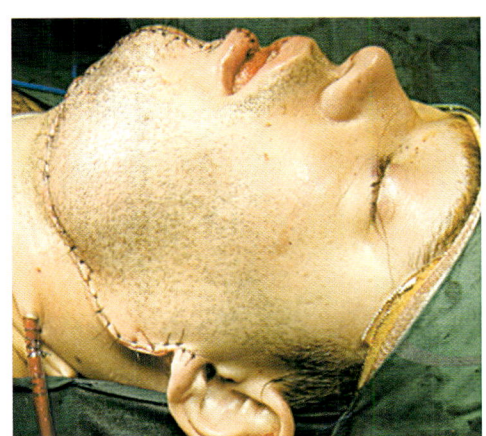
E

◀ **FIGURA 2. (A-E)** Transoperatório de ressecção de osteossarcoma mandibular esquerdo com acometimento do côndilo seguido de reconstrução microcirúrgica com retalho livre de crista ilíaca.

Patologia

O sarcoma de Ewing é composto de proliferação de células uniformes, estreitamente envolvidas por bandas fibrosas. Os núcleos são arredondados para ovais com uma cromatina finamente dispersa. O citoplasma das células tumorais frequentemente apresenta manchas, indicando a presença de glicogênio. A necrose comumente é vista com células viáveis remanescentes em uma distribuição perivascular.[1,4,9,29]

Tratamento

Os protocolos de tratamento do sarcoma de Ewing podem variar, no entanto, a introdução da terapia combinada tem dramaticamente melhorado o prognóstico. Os protocolos de tratamento envolvem poliquimioterapia com ou sem ressecção cirúrgica ou radioterapia ou uma combinação de cirurgia e radioterapia. A radioterapia é a principal modalidade de tratamento utilizada, deixando a ressecção cirurgica para casos selecionados de lesões mandibulares. Em um trabalho não randomizado entre radioterapia isolada, cirurgia isolada e a combinação de cirurgia mais radioterapia, não foi evidenciada nenhuma diferença de sobrevida livre de doença.[18,36] Cirurgia tende a oferecer um melhor controle local em comparação com radioterapia isolada para alguns autores.[9,37] Com o avanço no tratamento através da terapia com protocolos combinados, aumentou significativamente a sobrevida destes pacientes, com taxas de 50% de sobrevida em 5 anos em muitas séries.[38-41] Além disso, a incidência de sarcomas secundários induzido pela radioterapia em pacientes com sarcoma de Ewing é de, aproximadamente, 6,5%.[42]

Prognóstico

Com o advento da terapia multimodal a sobrevida em 5 anos para pacientes sem metástases pode chegar a 50%, e para aqueles com metástase a sobrevida em 5 anos é de 30%.[9,43] Os pacientes mais jovens de 15 anos tendem a ter um prognóstico melhor do que aqueles com mais de 15 anos.[9,43] A mandíbula parece ter um prognóstico mais favorável do que outros locais de envolvimento. As pesquisas adicionais sobre o papel do transplante autólogo de células e a imunoterapia podem no futuro melhorar a sobrevida destes pacientes. As lesões de cabeça e pescoço geralmente apresentam um melhor prognóstico. A presença de massas extraósseas grandes, sintomas sistêmicos presentes e a presença de metástases no momento do diagnóstico são de pior prognóstico.[18,36]

Metástases

O tumor em geral se desenvolve rapidamente com extensa destruição do osso e uma propensão para metástases, particularmente para os pulmões e ossos de outros. A radiografia de tórax, a TC de tórax, a cintilografia óssea e biópsia óssea são úteis na pesquisa de doença metastática. Em torno de 25% dos pacientes apresentam metástases no momento do diagnóstico ou na complementação do tratamento. O acometimento de linfonodos cervicais é raro.[1,6]

Linfoma de Burkitt

Etiologia e epidemiologia

Os linfomas na área da cabeça e pescoço ocorrem predominantemente nos gânglios do pescoço, cavidade oral, nasofaringe e, ocasionalmente, nos seios paranasais e nos maxilares. O linfoma de Burkitt é um tipo de linfoma de células B, não Hodgkin de alto grau de malignidade, podendo ocorrer em variadas apresentações clínicas. Foi descrito por Dennis Burkitt originalmente em 1958, como um tumor de mandíbula que ocorreu com maior frequência em crianças na África.[4,9] Posteriormente foi identificado como sendo uma forma maligna do linfoma de Burkitt, podendo ocorrer esporadicamente fora da África.[4,9]

As formas endêmicas (africana) e formas esporádicas (americana) de linfoma de Burkitt são caracterizadas pela ativação do oncogene c-myc através das translocações cromossômicas, mais comumente t (8:14). A forma endemica está associada ao vírus Epstein-Barr (VEB) em 80 a 90% dos casos, enquanto que a forma esporádica em 15 a 20% dos casos.[3,26,44] Um terceiro tipo de linfoma de Burkitt está associado à imunodeficiência humana pelo HIV em adultos. A forma endêmica tem um pico de incidência entre 3 e 8 anos de idade.

Localização

A presença do envolvimento da mandíbula é comum e está relacionada com a idade, com quase 90% dos pacientes abaixo de 3 anos de idade e 25% com mais de 15 anos de idade.[3] A maxila está envolvida mais frequentemente do que a mandíbula, embora todos os quatro quadrantes podem ser envolvidos. A forma esporádica ocorre em paciente entre 10 e 12 anos de idade, sendo os maxilares envolvidos em apenas 16% dos casos, no momento do diagnóstico. A mandíbula é mais frequentemente afetada do que o maxilar.[4,9,45]

Características clínicas

A maioria das formas americanas apresenta massa abdominal e sintomas de obstrução intestinal, associado à linfadenopatia mesentérica, sendo que 25% destes pacientes podem apresentar doença na cabeça e pescoço. A presença de linfadenopatia cervical, volumosa, assintomática, pode ocorrer, além de envolvimento da nasofaringe e tónsilas. As lesões mandibulares podem progredir rapidamente, aparecendo com aumento de volume facial, com presença de massas de crescimento exofítico. Estes tumores podem apresentar mobilidade de dentes, dor e parestesia (Fig. 3A e B).[1,4,9]

Imagem

O estadiamento destas lesões é idêntico ao dos linfomas não Hodgkin. A TC pode identificar as massas cervicais e abdominais. Radiograficamente, caracteriza-se por um processo osteolítico, com margens mal definidas (Fig. 3C).

Patologia

Histologicamente, o linfoma de Burkitt representa por uma proliferação de células B com núcleos pequenos e não clivados. O tumor é constituído por células B com núcleos redondos e múltiplos nucléolos, intercalados por macrófagos que marcam de forma menos intensa do que as células B hipercromáticas, resultando em uma aparência de "céu estrelado", sendo uma das características mais importantes, porém não patognomônica. A presença de mitoses é numerosa, na verdade, este tumor é conhecido por ter a maior taxa de proliferação das neoplasias que acometem os seres humanos.[1,4,6,9]

Tratamento

Apresenta comportamento agressivo, se não for tratada, resulta em morte dentro de 4 a 6 meses do diagnóstico. A quimioterapia é o tratamento de escolha, resultando em uma melhora dramática no prognóstico de linfoma de Burkitt (Fig. 3D a F).[3,26] O tratamento atual envolve poliquimioterapia com ciclofosfamida, vincristina e prednisona, incluindo drogas intratecais, como o metrotexato para prevenção do acometimento do sistema nervoso central.[3,26]

Prognóstico

O prognóstico para estágios iniciais da doença de sobrevivência é elevado, com taxas entre 70 e 87% com estas modalidades de tratamento.[3,4,9] As crianças abaixo de 12 anos, tumores pequenos e as formas americanas apresentam melhor evolução.[3,4,26]

Plasmocitoma solitário do osso

Etiologia e epidemiologia

O plasmocitoma solitário é uma doença unifocal, monoclonal, com uma proliferação neoplásica de células plasmáticas que mais frequentemente ocorrem dentro do osso, mas ocasionalmente podem ser encontradas em tecido mole. Para estabelecer o diagnóstico são necessárias a radiologia completa dos ossos do esqueleto e uma biópsia da medula óssea para excluir plasmocitose em outras áreas. A lesão ocorre em idade média de 50 anos com uma predileção masculina.[1,9,29]

Localização

Embora raramente encontrada nos ossos maxilares, a mandíbula é mais comumente afetada do que a maxila.

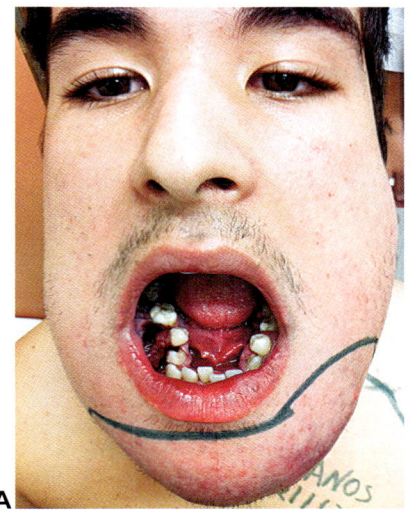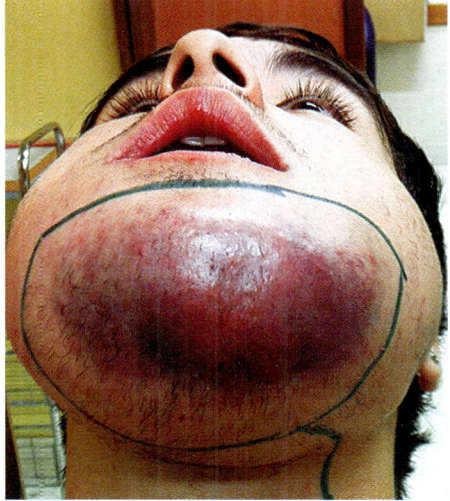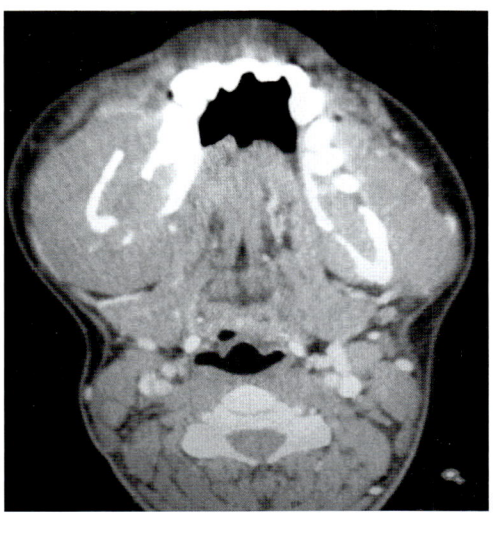
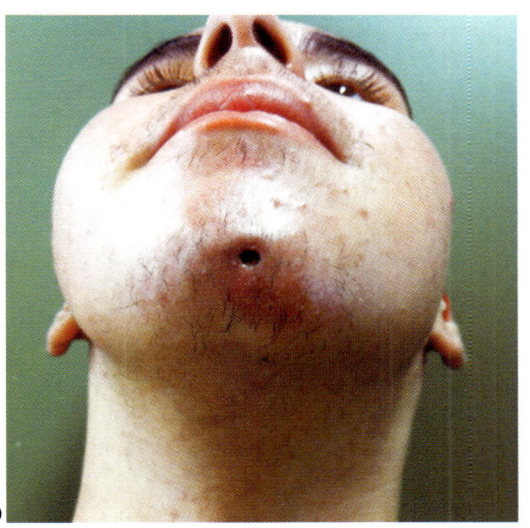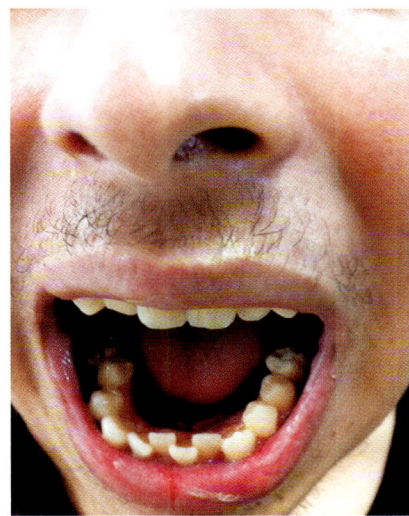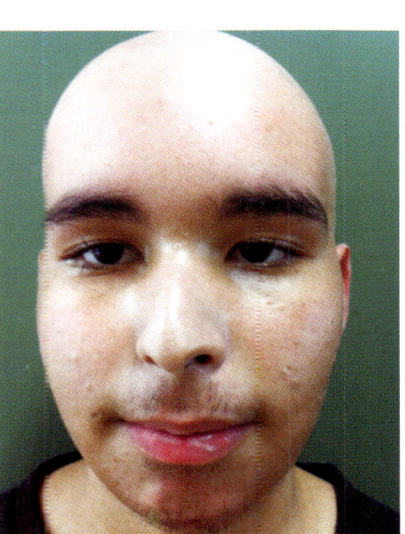

▲ **FIGURA 3. (A** e **B)** Apresentação clínica de linfoma de Burkitt oral. **(C)** Aspectos tomográficos da mesma lesão. **(D-F)** Aspecto clínico após tratamento com agentes quimioterápicos.

Características clínicas

Apresenta sinais e sintomas que incluem dor, aumento de volume local e presença de fraturas patológicas.

Imagem

Radiograficamente, a lesão aparece como uma radiolucência bem definida sem margens escleróticas.

Patologia

A histologia é idêntica ao mieloma múltiplo. A presença da imunoglobulina monoclonal anormal (componente M) pode ser demonstrada no soro ou urina em até 25% dos casos de plasmocitoma solitário.

Tratamento

A terapia de radiação, usando 3.500 cGy a 4.500 cGy, é o tratamento de escolha para plasmocitoma solitário.

Prognóstico

Aproximadamente 70% dos pacientes com plasmocitoma desenvolvem mieloma múltiplo, piorando o prognóstico. A sobrevida global média é de 10 anos.[9,29]

Mieloma Múltiplo

Etiologia e epidemiologia

O mieloma múltiplo é uma neoplasia maligna com anticorpo monoclonal, caracterizada pela proliferação de células plasmáticas e com envolvimento da medula óssea. As localizações extraesqueléticas são raras. Ocorrem em 1% de todas as neoplasias malignas em brancos e 2% em negros.

Localização

Os ossos mais frequentemente envolvidos são as vértebras, costelas, crânio, bacia, fêmur, clavícula e escápula. A mandíbula e o maxilar também podem estar envolvidos (Fig. 4). A idade média do diagnóstico é de 68 anos com 90% dos casos, ocorrendo em indivíduos com mais de 40 anos com uma predileção masculina.[1,3,4,9]

Características clínicas

Os sinais e sintomas característicos do mieloma múltiplo ocorrem da proliferação descontrolada de células plasmáticas malignas no interior da medula óssea. Estes sinais e sintomas incluem dor óssea, fraturas patológicas, anemia, insuficiência renal e infecções bacterianas recorrentes. Estes tumores são derivados de um único clone neoplásico, sendo associada à produção de imunoglobulina monoclonal, denominada de componente M. Pode ser demonstrado no soro pela eletroforese de proteínas com a presença de uma imunoglobulina monoclonal anormal. A imunoglobulina é mais frequentemente da classe IgG ou IgA, com a cadeia leve restrita, do tipo lambda ou tipo kappa. A imunoglobulina de cadeia leve monoclonal (Bence-Proteína Jones) é encontrada na urina em cerca de 50% dos pacientes. A proteína de Bence-Jones é lesiva para células do epitélio renal, sendo o principal fator para o desenvolvimento de insuficiência renal nos mielomas. Em até 25% dos pacientes a imunoglobulina de cadeia leve também se acumula nos tecidos moles, resultando no desenvolvimento de amiloidose, a qual pode manifestar-se na região maxilofacial, como macroglossia. Cerca de 1% dos pacientes com mieloma múltiplo não têm uma identificação M componente no soro ou urina. Essa forma da doença é denominada mieloma não secretor.[1,3,4,9]

Imagem

A aparência típica radiográfica é a de múltiplas perfurações ósseas bem definidas, com áreas de radiolucência no osso, sem reações ósseas corti-

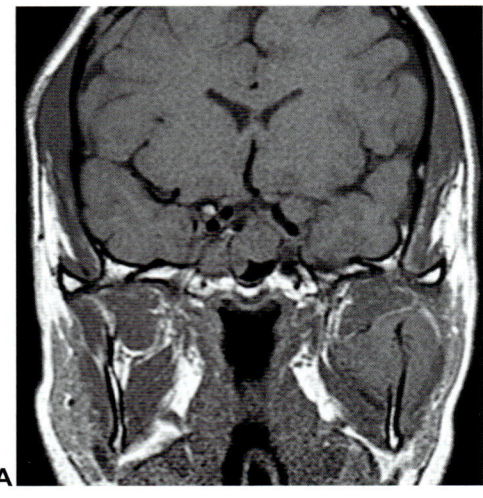
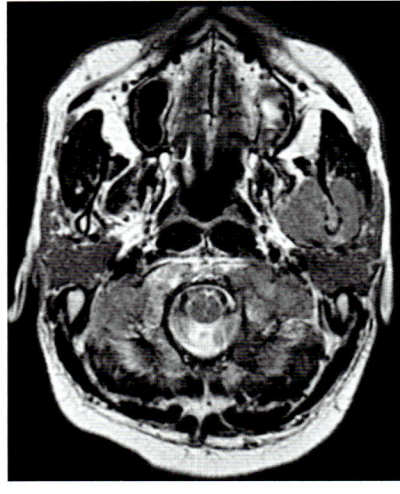

◀ **FIGURA 4. (A e B)** Aspecto da RM evidenciando mieloma múltiplo infiltrando ramo mandibular esquerdo e porção lateral da asa do esfenoide.

cais, podendo ser particularmente encontradas no crânio. Em vez de lesões osteolíticas focais de ossos, podemos encontrar osteoporose generalizada, ou, mais raramente, lesões osteoescleróticas podem ser vistas em alguns pacientes. As lesões ósseas em mieloma múltiplo geralmente não são encontradas em uma varredura do osso.[1,3,4,9]

Patologia

O tecido acometido é composto por variada quantidade de células plasmáticas diferenciadas. Com a utilização de imuno-histoquímica, através de anticorpo monoclonal, uma imunoglobulina intracitoplasmática de cadeia leve pode ser demonstrada. Isto pode ser utilizado para diferenciar mieloma múltiplo do infiltrado reativo de células plasmáticas, que são uniformemente policlonais.[6]

Tratamento

O tratamento do mieloma múltiplo envolve quimioterapia sistêmica para controlar a progressão da doença e cuidados de suporte para evitar a morbidade grave das complicações da doença. Quimioterapia em altas doses com transplante autólogo de células-tronco tem melhorado significativamente os índices de remissão completa e sobrevida global, em comparação com protocolos convencionais de quimioterapia.[29,46] A morte ocorre mais comumente como resultado da infecção e da insuficiência renal. A utilização da talidomida e seus análogos tem demonstrado um menor índice de recidiva em casos resistentes à quimioterapia.[29,47,48] A radioterapia pode ser usada para o tratamento das lesões ósseas dolorosas. Os bifosfonatos, que inibem a reabsorção osteoclástica do osso e podem, também, ter efeitos antitumorais diretos, também são utilizados. Os bifosfonatos têm provado eficácia na prevenção de fraturas patológicas e melhorando a dor. Algumas complicações ocorrem pela utilização de bifosfonatos, como o pamidronato intravenoso e zoledronato, têm sido associadas ao desenvolvimento de osteonecrose dos maxilares e dificultando o controle desta complicação.[29,49,50] O desbridamento local pode causar mais exposição do osso como um resultado do efeito sistêmico da terapia com bifosfonatos. Além disso, a eficácia da oxigenoterapia hiperbárica tem sido limitada, e a descontinuação da terapia bifosfonato não tem revelado benefício. O tratamento paliativo limitado ao uso intermitente de antibióticos, enxaguatórios bucais, como clorexidina, irrigação da ferida e, se necessário, desbridamento menor, podem ser necessários para evitar a osteonecrose.[9,29]

Prognóstico

A melhoria no tratamento do mieloma múltiplo tem resultado em taxas de remissão completa de 20 a 59% e sobrevida global média de 4,4 para 7,1 anos, com uma proporção substancial de pacientes sobrevivendo mais de 10 anos. Apesar da melhora da sobrevida, não existe cura, podendo haver recidivas.[9,29]

Tumores vasculares do esqueleto

Hemangioendotelioma

Introdução

O hemangioendotelioma corresponde a um tumor raro, de origem endotelial, descrito inicialmente por Weiss e Enzinger, em 1982, que ocorre em partes moles e ossos e pode acometer pulmão e fígado e, excepcionalmente, a pele e outras regiões anatômicas da cabeça e pescoço. Hemangioendotelioma do osso é uma lesão rara que constitui menos de 0,5% dos tumores malignos primários ósseos.[51]

Epidemiologia

Em recente revisão verificou-se uma idade média de ocorrência de 28 anos, com uma faixa de variação de 4 a 76 anos. Havia uma predileção pelo sexo feminino com uma relação de 2,5:1. Os locais mais afetados foram a gengiva e o rebordo alveolar.[52]

Patologia

Histologicamente, esses tumores se manifestam como cordões e ninhos de células epitelioides com ocasional morfologia fusiforme, dispostos em estroma mixoide (Fig. 5). A análise imuno-histoquímica de marcadores vasculares e epiteliais pode demonstrar positividade para fator VIII-antígeno relacionado, CD31, CD34, vimentina.[52]

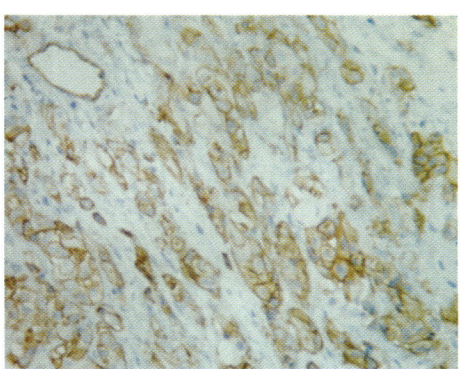

◀ **FIGURA 5.** Histologia do hemangioendotelioma, evidenciando cordões e ninhos epitelioides.

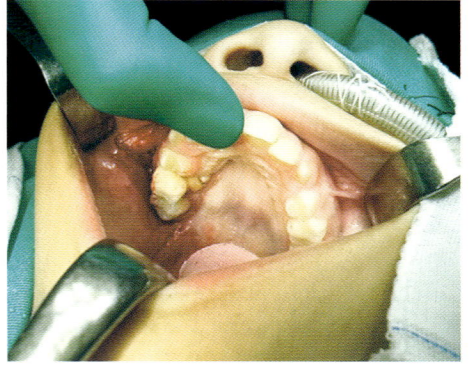

◀ **FIGURA 6.** Transoperatório de maxilarectomia de infraestrutura à direita para ressecção de hemangioendotelioma de palato.

Tratamento e prognóstico

Embora não seja possível estimar com precisão o potencial de recidiva e metástases do hemangioendotelioma em ossos da face, dado o número pequeno de casos previamente relatados na literatura, a excisão local alargada com obtenção de margens livres (Fig. 6) e acompanhamento restrito parecem ser os tratamentos de escolha para estes tumores graças à sua imprevisibilidade. A radioterapia ainda não tem um papel definido como modalidade terapêutica e ainda encontra-se em investigação quanto aos seus benefícios em casos com múltiplas recidivas e metástase linfonodal.

REFERÊNCIAS BIBLIOGRÁFICAS

1. Thawley SE, Panje WR. *Non-odontogenic tumors, comprehensive management of head and neck tumors*. Philadelphia: WB Saunders, 1987. p. 1510-58, v. 2, cap. 58.
2. Dahlin DC. *Bone tumours. General aspects and data in 6221 cases*. 3rd ed. Springfield: Charles C Thomas, 1978.
3. Greer RO, Mierau GW, Favara BF. *Tumours of the head and neck in children*. New York: Praeger, 1983. p. 25.
4. Fletcher CDM, Unni KK, Mertens F. *Pathology and genetics of tumours of soft tissue and bone*. World Health Organization Classification of Tumours. Lyon: IARC, 2002.
5. Burkey BB, Hoffman HT, Baker SR et al. Chondrosarcoma of the head and neck. *Laryngoscope* 1990;100:1301.
6. Bridge JA, Dembinski A, DeBoer J et al. Clonal chromosomal abnormalities in osteofibrous dysplasia. Implications for histopathogenesis and its relationship with adamantinoma. *Cancer* 1994;73:1746-52.
7. De Alava E, Ladanyi M, Rosai J et al. Detection of chimeric transcripts in desmoplastic small round cell tumor and related developmental tumors by reverse transcriptase polymerase chain reaction. A specific diagnostic assay. *Am J Pathol* 1995;147:1584-91.
8. McCarthy EF, Matsuno T, Dorfman HD. Malignant fibrous histiocytoma of bone: a study of 35 cases. *Hum Pathol* 1979;10:57-70.
9. Weber AL, Kaneda T, Scrivani SJ et al. *Cysts, tumors, and nontumorous lesions*. St Louis: Mosby, 2003. p. 930-94, cap. 17.
10. Pritchand PJ. Chondrosarcoma: a clinicopathologic and statistical analysis. *Cancer* 1980;45:149.
11. Huvos AG. *Bone tumours: diagnosis, treatment and prognosis*. Philadelphia, WB Saunders, 1979.
12. Araújo NS, Araújo VC. Patologia óssea. In: Tommasi AF. *Diagnóstico bucal*. São Paulo, Medisa, 1977.
13. Webber PA, Hussain SS, Radcliffe GJ. Cartilaginous neoplasms of the head and neck. *J Laryngol Otol* 1986;100:615.
14. Fu Y, Perzin KH. Non-epithelial tumours of the nasal cavity, paranasal sinuses, and nasopharynx: A clinico-pathologic study: III. Cartilaginous tumours. *Cancer* 1974;34:453.
15. Meyer C, Hauck KW, Gonzalez C. Chondrosarcoma of the facial skeleton in a child. *Otolaryngol Head Neck Surg* 1991;101:591.
16. De Baere T, Vanel D, Shapeero LG et al. Osteosarcoma after chemotherapy: evaluation with contrast material-enhanced subtraction MR imaging. *Radiology* 1992;185:587-92.
17. Weber-Hall S, Anderson J, McManus A et al. Gains, losses, and amplification of genomic material in rhabdomyosarcoma analyzed by comparative genomic hybridization. *Cancer Res* 1996;56:3220-24.
18. Cunningham MJ, Mcguirt WF, Myers EM. *Cancer of head and neck in pediatric population, cancer of the head and neck*. 3rd ed. Philadelphia: WB Saunders 1996. p. 598-624, cap. 29.
19. Young Jr JL, Miler RW. Incidence of malignat tumors in US children. *J Pediatr* 1975;86:254.
20. Dahlin DC. *Bone tumours: general aspects and data on 6221 cases*. 3rd ed. Springfield: Charles C Thomas, 1978.
21. Huvos AG. *Bone Tumours: Diagnosis, Treatment, and Prognosis*. Philadelphia, WB Saunders, 1979.
22. Coley B. *Neoplasms of bone*. New York: Paul B Hoeber, 1960. p. 298.
23. Carrington GE, Scofield HH, Cornyn J et al. Osteosarcoma of the jaws. Analysis of 56 cases. *Cancer* 1967;26:377.
24. Davis RJ, Barr FG. Fusion genes resulting from alternative chromosomal translocations are overexpressed by gene specific mechanisms in alveolar rhabdomyosarcoma. *Proc Natl Acad Sci USA* 1997;94:8047-51.
25. Hainaut P, Lesage V, Weynand B et al. Calcifying fibrous pseudotumor (CFPT): a patient presenting with multiple pleural lesions. *Acta Clin Belg* 1999;54:162-64.
26. McCarthy EF. Osteochondroma vs. surface chondrosarcoma vs periosteal chondroma. In: McCarthy EF. (Ed.). *Differential diagnosis in pathology: bone and joint disorders*. New York: Igaku-Shoin, 1996. p. 48-51.
27. Finkeistein JB. Osteosarcoma of the jaw bones. *Radiol Clin North Am* 1970;8:425.
28. Tommasi FA. *Tumores ósseos, diagnóstico em patologia bucal*. 2. ed. São Paulo: Pancast, 1989. p. 319-25, cap. 18.
29. Pogrel MA, Schmidt BL, Robertson CG. Clinical pathology: odontogenic and nonodontogenic tumors of the jaws in maxillofacial pathology http://www.hartcourt_international.com/e/books/pdt/1382.pdf (october 2006)
30. Milgram JW. The origins of osteochondromas and enchondromas. A histopathologic study. *Clin Orthop* 1983;(174):264-84.
31. Link MP, Goorin AM, Horowitz M et al. Adjuvant chemotherapy of high-grade osteosarcoma of the extremity: Uptaded results of the multi-instituitional osteosarcoma study. *Clin Orthop* 1991;270:8.
32. Jaffe N. Chemotherapy for malignant bone tumours. *Orthop Clin North Am* 1989;20:487.
33. Francis KC, Phillips R, Nickson JJ et al. Massive preoperative irradiation the treatment of osteogenic sarcoma in children: A preliminary report. *Am J Roentgenol Radium Ther Nucl Med* 1954;72:813.
34. Lee ES, MacKenzie DH. Osteosarcoma: a study of the value of preoperative megavoltage radiotherapy. *Br J Surg* 1964;51:252.
35. Farias TP, Borba MA, Sá GM et al. Osteossarcoma de mandíbula: fatores prognósticos. *Rev Bras Cabeça Pescoço* 2004;33(1):15-19.
36. Mamede RM, Mello FV, Barbiery J. Prognosis of Ewing's sarcoma of the head and neck. *Otolaryngol Head Neck Surg* 1990;102:650.
37. Rodriguez-Galindo C, Spunt SL, Pappo AS. Treatment of Ewing sarcoma family of tumors: current status and outlook for the future. *Med Pediatr Oncol* 2003;40(5):276-87.
38. Kinsella TJ, Wallwe B et al. Long-term follow-up of Ewing's sarcoma of bone treated with combined modality therapy. *Int J Radiat Oncol Biol Phys* 1991;20:389.
39. Som PM, Hermann G, Krespi YP et al. Ewing's sarcoma of the mandible. *Ann Otol Rhinol Laryngol* 1980;89:20.
40. Marcus Jr RB. Ewing's sarcoma- a local or systemic problem? *Int J Radiat Oncol Biol Phys* 1991;20:901.
41. Marcus Jr RB, Springfield DS, Graham-Pole JR et al. Late follow-up of at short-term intensive regimen for Ewing's sarcoma. *Am J Clin Oncol* 1991;14:446.
42. Kuttesch Jr JF, Wexler LH, Marcus RB et al. Second malignancies after Ewing's sarcoma: radiation dose-dependency of secondary sarcomas. *J Clin Oncol* 1996;14(10):2818-25.
43. Cotterill SJ, Ahrens S, Paulussen M et al. Prognostic factors in Ewing's tumor of bone: analysis of 975 patients from the European Intergroup Cooperative Ewing's Sarcoma Study Group. *J Clin Oncol* 2000;18(17):3108-14.
44. Kearns D, Smith R, Pitcock J. Burkitt's lymphoma. *Int J Pediatr Otorhinolaryngol* 1986;12:73.
45. Sariban E, Donahue A, Magrath IT. Jaw involvement in American Burkitt<39>s Lymphoma. *Cancer* 1984;53(8):1777-82.
46. Attal M, Harousseau JL, Stoppa AM et al. A prospective, randomized trial of autologous bone marrow transplantation and chemotherapy in multiple myeloma. Intergroupe Francais du Myelome. *N Engl J Med* 1996;335(2):91-97.
47. Sirohi B, Powles R. Multiple myeloma. *Lancet* 2004;363(9412):875-87.
48. Bruno B, Rotta M, Giaccone L et al. New drugs for treatment of multiple myeloma. *Lancet Oncol* 2004;5(7):430-42.
49. Ruggiero SL, Mehrotra B, Rosenberg TJ et al. Osteonecrosis of the jaws associated with the use of bisphosphonates: a review of 63 cases. *J Oral Maxillofac Surg* 2004;62(5):527-34.
50. Marx RE. Pamidronate (Aredia) and zoledronate (Zometa) induced avascular necrosis of the jaws: a growing epidemic. *J Oral Maxillofac Surg* 2003;61(9):1115-17.
51. Marrogi AJ, Boyd D, El-Mofty SK et al. Epithelioid hemangioendothelioma of the oral cavity: report of two cases and review of the literature. *J Oral Maxillofac Surg* 1991;49. p. 633-38.
52. Tadros M, Rizk SS, Opher E et al. Polymorphous hemangioendothelioma of the neck. *Ann Diagn Pathol* 2003;7:165-68.

CAPÍTULO 47

Tumores Ósseos Não Odontogênicos – Tumores Benignos

Luis Eduardo Barbalho de Mello ▪ Fernando José Pinto de Paiva ▪ Terence Pires de Farias
Ullyanov Bezerra Toscano de Mendonça ▪ Gledson Andrade Santos ▪ Ricardo Lopes da Cruz

OSTEOMA OSTEOIDE E OSTEOBLASTOMA

Etiologia e epidemiologia

O osteoma osteoide e o osteoblastoma são tumores que apresentam características histológicas semelhantes. Segundo Araújo e Araújo são tumores que apresentam um núcleo central de proliferação, bem vascularizados, com bordas bem delimitadas e zona periférica de osso reacional.[1] Eles são distinguidos, principalmente, pelo tamanho, embora existam também diferenças em locais de ocorrência e sintomas associados. São neoplasias benignas, que apresntam uma etiologia desconhecida. A maioria dos casos ocorre na segundo década, com 85 a 90% dos casos ocorrendo antes de 30 anos de idade com predileção masculina na proporção de 2:1. O osteoma osteoide é um tumor ósseo em formação com um potencial de crescimento limitado, geralmente com tamanho inferior a 2 cm de diâmetro e ocorrendo mais frequentemente no fêmur, tíbia e falanges, sendo raramente encontrado nos maxilares. Clinicamente pode apresentar-se com dor noturna que é aliviada pelo uso da aspirina.[2-5]

Localização

O osteoblastoma é um tumor que assume proporções ósseas maiores com tamanho maior do que 2 cm de diâmetro, ocorre mais frequentemente nas vértebras e ossos longos das extremidades.[3] O esqueleto craniofacial é o sítio de envolvimento em 15% dos osteoblastomas, sendo encontrado com maior frequência do que o osteoma osteoide. A mandíbula é afetada mais frequentemente do que a maxila, seguida pelas vértebras cervicais e do crânio.[6] A mandíbula é afetada duas a três vezes mais que a maxila. A maioria pode surgir no corpo da mandíbula, acontecendo raramente na linha média ou no processo coronoide.[5]

Características clínicas

Clinicamente, podem desenvolver-se de forma relativamente rápida, produzindo aumento de volume pela expansão óssea e dor. Geralmente se diferencia do osteoma osteoide por ser menos doloroso e por não apresentar área circundante de reação óssea esclerótica. Em contraste com os teomas osteoides, a dor não é tipicamente noturna, e não respondem tão bem ao uso da aspirina.[3,4]

Imagem

Radiograficamente, as lesões geralmente são bem definidas com um padrão misto radiolúcido e a radiopaco. A radiolucidez fina pode ser observada ao redor de uma massa tumoral variavelmente calcificada (radiopaca) central. A zona de esclerose reativa ao redor da lesão é uma característica do osteoma osteoide.

Patologia

Histologicamente, o osteoma osteoide e o osteoblastoma são idênticos. Trabéculas irregulares de ossos osteoide e imaturo são vistas dentro de um estroma fibrovascular celular. Os osteoides, que apresentam vários graus de calcificação, estão rodeados por osteoblastos proeminentes. Em alguns casos a diferenciação entre osteoblastoma e baixo grau de osteossarcoma pode ser difícil.[3]

Tratamento

O tratamento é, geralmente, cirúrgico de forma conservadora com a excisão local associada à curetagem ou excisão total da lesão. Alguns trabalhos descrevem a possibilidade de regressão da lesão após excisão incompleta ou biópsia.[7] As recidivas são raras, mas têm sido relatadas e podem necessitar de tratamento mais agressivo, com ressecções em bloco.[8] Raros exemplos de transformação maligna foram descritos.[9,10] No entanto, em decorrência da dificuldade na diferenciação entre alguns osteoblastomas dos osteossarcomas, alguns desses podem apresentar um diagnóstico incorreto inicialmente.

OSTEOMA

Etiologia e epidemiologia

O osteoma é um tumor benigno composto por osso compacto ou osso esponjoso, que prolifera com contínua formação óssea. Ocorre em ossos membranosos em uma região endosteal (osteoma endosteal) ou periosteal (osteoma periosteal) e pode apresentar localizações múltiplas. Esses tumores variam de tamanho, podendo causar deformação quando apresentam grandes volumes.[11-13] Segundo Shafer et al., podem diferenciar-se enostoses, exostoses e massas ósseas induzidas por trauma ou inflamação, não sendo fácil sua caracterização em função de quadro clínico, radiológico e histológico semelhante. A idade média de ocorrência é de 50 a 60 anos, sendo a frequência duas vezes maiores nas mulheres do que nos homens.[3,4]

Localização

Essas lesões ocorrem com maior frequência nos seios paranasais, especialmente nos seios frontal e etmoidal, seguidos pelos maxilares, sendo a mandíbula mais afetada do que a maxila.[4]

Características clínicas

Geralmente são assintomáticos, sendo na maioria das vezes um achado radiológico, principalmente naqueles de origem endosteal, que tardiamente apresentam algum tipo de deformação. Osteomas periosteais na maioria das vezes apresentam-se com crescimento lento, indolores com discretas massas ósseas. Dependendo da sua localização, algumas lesões podem causar cefaleia, sinusite ou queixas oftalmológicas.[3,4,14]

Imagem

Radiograficamente são bem circunscritos, com massas escleróticas ósseas (radiopacas), bem delimitadas ou difusas, quando seus limites são confundidos com o osso normal e não mostram atividade reacional e/ou inflamatória adjacente (Fig. 1).[15] A presença de absorção de raízes pode ocorrer, quando o osteoma está localizado na proximidade de um dente.[3,4]

Patologia

São lesões geralmente solitárias podendo apresentar formas múltiplas, como na síndrome de Gardner, que é herdada por herança autossômica dominante, apresentando osteomas múltiplos, múltiplos pólipos epidermoides, cistos sebáceos, tumores desmoides da pele e dentes impactados.[16-18] A maioria dos pacientes possui uma manifestação incompleta da síndrome. Osteomas em associação à síndrome de Gardner são fre-

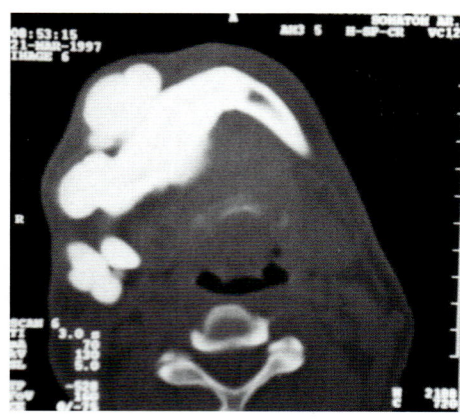

FIGURA 1. TC evidenciando osteoma de mandíbula.

quentemente observados nos ângulos mandibulares. Possuem uma predileção pelo osso frontal, maxilar e mandíbula, embora possam ser observados em qualquer um dos ossos do crânio ou esqueleto facial. Osteomas da mandíbula geralmente aparecem cedo na vida, na maioria das vezes na segunda década de vida (Fig. 2).[3] É importante ressaltar que o desenvolvimento de osteomas precede outras manifestações da síndrome. O quadro clinicamente mais importante da síndrome é a elevada taxa de malignização dos pólipos intestinais em adenocarcinoma invasivo. De fato, a taxa de transformação maligna pode chegar a 50%.[19-23] Os pacientes com diagnóstico estabelecido de síndrome de Gardner devem ser submetidos a uma colectomia profilática.

Tratamento

A necessidade de remoção cirúrgica é determinada pela queixa clínica, pois são lesões que não apresentam malignização. Quando indicado o tratamento cirúrgico os osteomas são tratados por excisão local da lesão.

As recidivas são raras. Pequenas lesões e casos assintomáticos podem ser acompanhados clínica e radiograficamente. Os pacientes com osteomas múltiplos devem ser submetidos à investigação para síndrome de Gardner.[3,4]

OSTEOCONDROMA

Etiologia e epidemiologia

O osteocondroma é uma lesão benigna que surge, geralmente, em locais de crescimento de cartilagem, ocorrendo, preferencialmente, na epífise inferior do fêmur e da tíbia, essencialmente cartilaginosos, mas com certa quantidade de osso.[3,4,14]

Localização

Estas lesões foram relatadas com maior frequência no processo coronoide e na região condilar.[24,25]

Imagem

Radiograficamente, eles normalmente aparecem como projeções radiopacas extraósseas. Embora tenha sido sugerido que estes tumores são de crescimento muito lento e podem ter potencial maligno, isto não é universalmente acordado pela literatura.[4]

Tratamento

A remoção cirúrgica completa é o tratamento de escolha, sendo rara a recidiva.

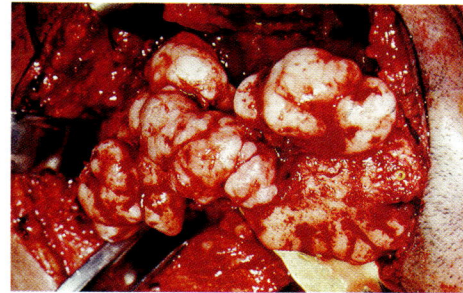

FIGURA 2. Produto de ressecção de osteoma de mandíbula.

CONDROMA

Etiologia e epidemiologia

O condroma é um tumor benigno, composto por cartilagem hialina madura. Ele ocorre mais comumente nos ossos das mãos e dos pés, com raras ocorrências no complexo craniofacial. Eles geralmente aparecem antes dos 50 anos de idade. Não há predileção por sexo.[3,4]

Localização

Dentro da região maxilofacial, os condromas ocorrem mais frequentemente no septo nasal e na região anterior do maxilar. Eles também têm sido relatados no côndilo mandibular, processo coronoide, corpo e sínfise, em função dos locais de presença de restos de cartilagem.[5]

Características clínicas

Condromas tipicamente se apresentam de forma assintomática, apresentando aumento de volumes progressivo e indolor.

Imagem

Radiograficamente, eles aparecem como uma radiolucidez unilocular ou multilocular, que pode apresentar focos internos de calcificação, semelhantes a diversas outras entidades. A TC ou a RM podem ser exigidas para avaliar a extensão completa dessas lesões condilares. Histologicamente, são neoplasias de cartilagem hialina que são geralmente homogêneas na sua aparência.

Portanto, estas lesões têm intensidades de sinal elevadas em imagens em T2 da RM, enquanto que as imagens em T1 muitas vezes mostram intensidades de sinal baixa semelhantes aos da água.[3,4]

Patologia

As lesões são constituídas por formações de cartilagem hialina, com ou sem áreas de calcificação ou necrose. A diferenciação entre condroma benigno e de condrossarcoma de baixo grau é extremamanete difícil do ponto de vista microscópico. Considerando a raridade com que condromas ocorrem no complexo craniofacial, e a dificuldade de diferenciação com o condrossarcoma de baixo grau, deve-se questionar o diagnóstico de um condroma na mandíbula, pelo risco de agressividade do condrossarcoma.[5,14]

Tratamento

Para evitar o risco potencial de um subtratamento de um tumor maligno, alguns autores consideram condromas dos maxilares como potencialmente malignos e recomendam tratá-los de maneira mais efetiva.[26,27] Esses autores recomendam cirurgia com ressecção ampla da lesão com 1 cm de margem. Caso exista recidiva após um tratamento cirúrgica anterior mais conservador, a lesão certamente deve ser considerada como um condrossarcoma de baixo grau e necessita de um tartamento cirúrgico mais radical, ampliando as margens de segurança.

FIBROMA DESMOPLÁSICO

Etiologia e epidemiologia

O fibroma desmoplásico é um tumor benigno, sendo um tumor ósseo localmente agressivo. A etiologia e a patogênese desta lesão permanecem desconhecidas, embora fatores endócrinos, genéticos e traumáticos têm sido sugeridos. A lesão geralmente ocorre em crianças e adultos jovens, com a maioria dos casos, sendo descoberto antes de 30 de anos de idade.[3,4,14]

Localização

Ela ocorre mais comumente nos ossos longos, mas pode, ocasionalmente, afetar os maxilares, sendo a porção posterior da mandíbula a área mais frequentemente afetada.

Características clínicas

Os pacientes, na maioria das vezes, apresentam uma massa indolor, de crescimentos lentos, firmes, sendo a mandíbula a mais afetada.

Imagem
Radiograficamente, a lesão produz uma imagem radiolúcida, que pode ser uni ou multilocular. As margens podem ser bem ou mal definidas. Perfuração cortical e reabsorção radicular podem ser encontradas.[3,4,15]

Patologia
Microscopicamente, a lesão é composta de entrelaçamento de fibras colágenas, com fibroblastos fusiformes e alongados, fibrócitos e pequenos vasos. O grau de celularidade pode variar a partir de uma área da lesão para outra. Atipia celular e mitoses numerosas não são vistas. Esta lesão não produz osso.[5]

Tratamento
As taxas de recidiva após o tratamento cirúrgico conservador com a curetagem e excisão local são elevados, enquanto lesões tratadas pela ressecção ou ressecção ampla diminuem a taxa de recidiva.[28,29] Assim, apesar de histologia benigna, o fibroma desmoplásico deve ser tratado de forma mais agressiva. Radioterapia e quimioterapia podem ser recomendadas para lesões que envolvem estruturas vitais ou localizadas em áreas, onde as margens da resecção não são seguras.[30-32]

TUMORES FIBRO-ÓSSEOS

Fibroma ossificante (cemento-ossificante fibroma)

Etiologia e epidemiologia
O fibroma ossificante é uma neoplasia benigna, encapsulada, caracterizada pela substituição de osso normal por tecido fibroso, apresentando osso novo formado ou cemento em quantidades variáveis ou ambos. Como resultado da semelhança histológica do fibroma ossificante, displasia fibrosa, e displasia cemento-óssea são classificadas juntas como lesões benignas fibro-ósseas. O diagnóstico de lesões fibro-ósseas benignas é com base no aspecto radiográfico, características clínicas e correlação anatomopatológica. Algumas alterações cromossômicas foram identificadas no fibroma ossificante, no entanto, os mecanismos moleculares que favorecem o desenvolvimento do tumor permanecem desconhecidos.[33-35]

Localização
Fibromas ossificantes são confinados aos maxilares e ao complexo craniofacial.[36] A mandíbula, principalmente na região pré-molar, é mais comumente afetada que a maxila.

Características clínicas
Um fibroma ossificante geralmente se apresenta de forma assintomática, como uma lesão de crescimento lento, associado a um aumento de volume (Fig. 3). Embora esses fibromas ocorram em uma faixa etária ampla, a maioria dos casos ocorre na terceira e quarta décadas de vida, com predileção para o sexo feminino. Tumores multicêntricos são raros, assim como formas familiares de fibromas ossificantes.[37,38]

Imagem
A aparência radiográfica é a de uma lesão radiolúcida bem definida com um grau variável de calcificação interna. As bordas podem ser escleróticas. À medida que a lesão se forma, ossos de densidades diferentes podem aparecer, transformando a lesão em uma massa radiopaca cercada por uma auréola de tecido menos ossificado (Figs. 4 e 5). As lesões mandibulares maiores podem produzir deslocamento da raiz e, menos comumente, reabsorção radicular.[3,4]

Patologia
Histologicamente, esses são fibromas compostos de um estroma fibroso com trabéculas ósseas ou cemento, como esférulas, ou ambos, uniformemente distribuídos ao longo do estroma. A aparência microscópica pode ser indistinguível da displasia fibrosa.[5,14]

Tratamento
O tratamento recomendado para fibromas ossificantes é a excisão cirúrgica completa (Fig. 6). São relatadas na literatura taxas de recidiva variando desde menos de 1 até 63%.[39] Em virtude do alto potencial de recidiva, alguns autores advogam cirurgia mais extensa para lesões agressivas e as lesões com envolvimento craniofacial.[40-42]

Os fibromas ossificantes não possuem um padrão infiltrativo no osso e, portanto, requerem menores margens do que 1 cm tipicamente necessários para um ameloblastoma, odontogênico mixoma, ou um tumor odontogênico. Dentes envolvidos com evidência de reabsorção devem ser removidos com a lesão.

Fibroma ossificante juvenil (fibroma juvenil ossificante agressivo)
O fibroma ossificante juvenil é considerado por muitos uma lesão única em razão da sua tendência de ocorrer em crianças e adolescentes, é mais complexo do ponto de vista de características histológicas, e possui uma sua tendência mais agressiva de crescimento (Fig. 7). No entanto, não há

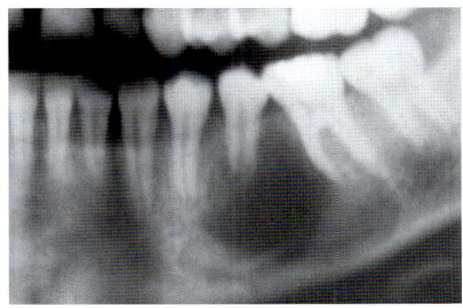

FIGURA 4. Radiografia de mandíbula evidenciando fibroma ossificante.

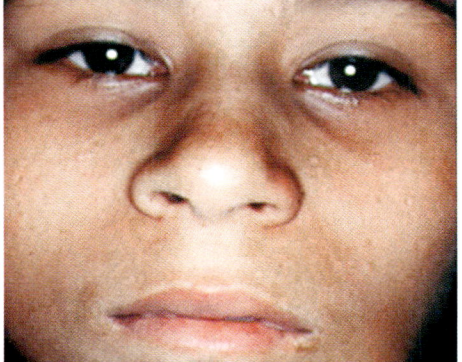

FIGURA 3. Apresentação clínica do fibroma ossificante.

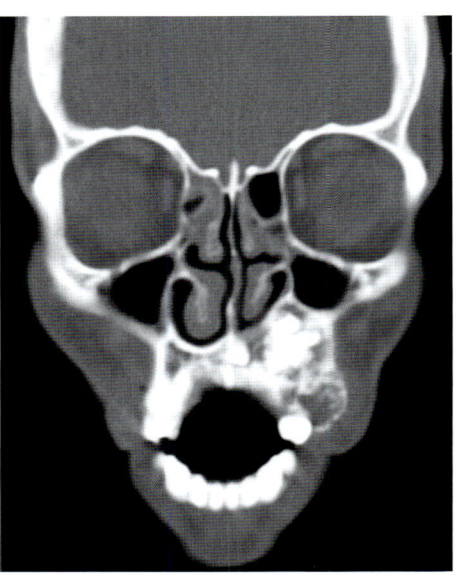

FIGURA 5. TC de face evidenciando fibroma ossificante maxilar.

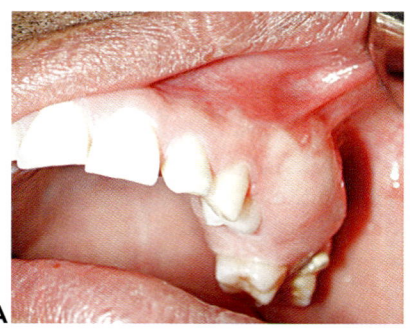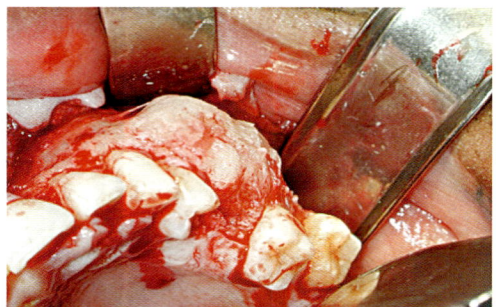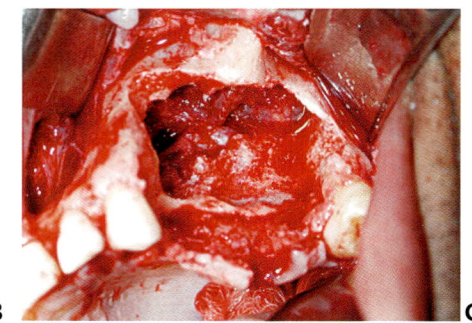

▲ **FIGURA 6. (A-C)** Transoperatório de ressecção de fibroma ossificante.

um acordo geral entre os patologistas com respeito à terminologia apropriada, exame histopatológico, ou critérios para a separação destas lesões dos fibromas convencionais ossificantes.[43] Além dessas controvérsias, existem os fatos que estas lesões têm sido observadas em pacientes mais idosos e nem sempre apresentam comportamento agressivo. Duas variantes do fibroma ossificante juvenil têm sido descritas: a variante trabecular e a variante psamomatoide.[44]

A variante trabecular geralmente ocorre na infância, com uma predileção maxilar pequena. A variante psamomatoide ocorre em idade mais avançada do que a forma trabecular e, geralmente, afeta a órbita e os seios paranasais. Embora seja considerado mais agressivo do que o fibroma ossificante, geralmente ocorre numa idade mais avançada, sendo recomendada uma ressecção mais ampla. No entanto, lesões envolvendo os ossos craniofaciais podem exigir cirurgias mais extensas. As taxas de recidiva de 20 a 58% têm sido relatadas, porém não há relato de tranformação maligna.[44]

LESÕES DE CÉLULAS GIGANTES

Introdução

Um grande número de lesões pode ocorrer nos maxilares, com células gigantes multinucleadas, como principal característica histológica. As lesões deste grupo são semelhantes, sendo histologicamente idênticas, e geralmente não podem ser distintas apenas pelo critério microscópico. A história clínica, o exame físico, a radiolgia e os exames laboratoriais podem ser utilizados no diagnóstico diferencial dessas lesões.[3,4]

Granuloma central de células gigantes

Etiologia e epidemiologia

O granuloma central de células gigantes é uma proliferação benigna de fibroblastos e células gigantes multinucleadas. Esta lesão foi inicialmente descrita como um processo reparador, portanto, foi denominado de granuloma reparador de células gigantes.[45,46] Na atualidade não é mais considerada uma lesão reparadora, podendo a lesão evoluir se não tiver um tratamento específico. A natureza precisa do granuloma central de células gigantes permanece sem esclarecimento. Tem sido sugerido que pode ser uma lesão inflamatória, uma lesão reativa, uma neoplasia, ou uma lesão endocrinológica. A proliferação celular nesta lesão é a de fibroblastos, que é pensado para produzir citocinas, resultando no recrutamento de monócitos, que subsequentemente se transformam em células gigantes multinucleadas. A imuno-histoquímica tem mostrado nas células gigantes um comportamento de osteoclastos.[47]

Localização

Os maxilares são os ossos mais frequentemente encontrados em crianças e adultos jovens, com até 75% dos casos ocorrendo antes dos 30 anos de idade, sendo o sexo feminino mais acometido (2:1). A lesão ocorre com mais frequência anterior ao primeiro molar permanente, sendo a mandíbula três vezes mais afetada do que a maxila, podendo ultrapassar a linha média.[3,45,46]

Características clínicas e imagem

Na maioria das vezes produz-se um aumento de volume indolor, podendo, raramente, produzir dor (Fig. 8). Radiograficamente, os granulomas de células gigantes podem apresentar-se como lesões radiolucentes que normalmente são bem delineadas com formas uniloculares ou multiloculares (Fig. 9). Com base em características clínicas e radiográficas, parece haver dois tipos de granuloma central de células gigantes.

O primeiro é o mais comum, não agressivo, que é assintomático, cresce lentamente e não produz perfuração cortical ou reabsorção radicular. O segundo é uma lesão agressiva, que se apresenta com dor, crescimento rápido, perfuração cortical e com a reabsorção da raiz. O tipo agressivo pode ter uma maior taxa de recidiva.[3,4 14]

Patologia

Histologicamente, o granuloma central de células gigantes contém poucas ou muitas células gigantes multinucleadas em um fundo de fibroblastos com quantidades variáveis de colágeno. As células gigantes multinu-

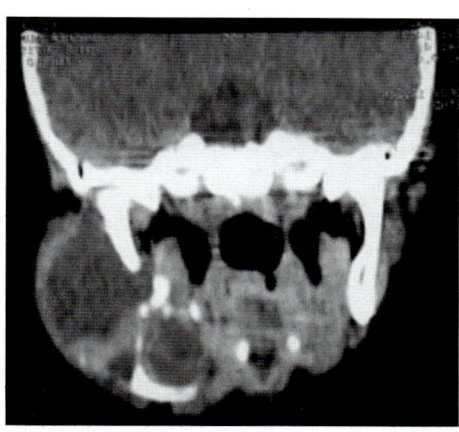

▲ **FIGURA 7.** TC de face evidenciando fibroma ossificante juvenil.

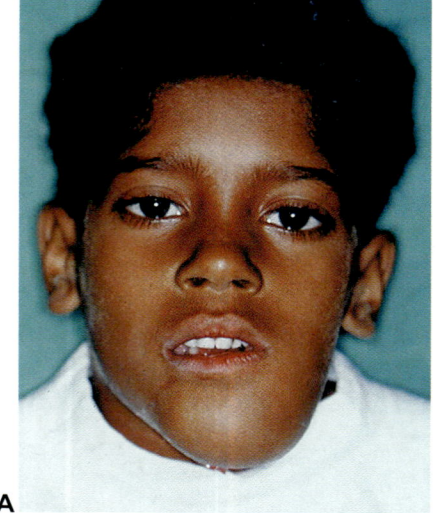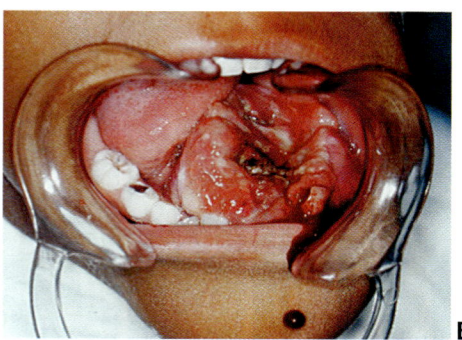

▲ **FIGURA 8. (A e B)** Apresentação clínica do granuloma central de células gigantes.

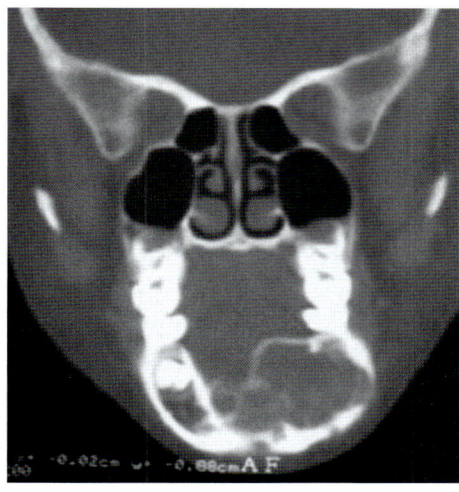

◀ **FIGURA 9.** TC evidenciando granuloma central de células gigantes multiloculado.

cleadas são, muitas vezes, focalmente agregadas, no entanto, podem ser uniformemente distribuídas. O acúmulo de hemossiderina em macrófagos e o extravasamento de eritrócitos são comumente vistos. Estas características histopatológicas são semelhantes, sendo iguais às observadas no tumor marrom do hiperparatireoidismo e do querubismo.[3,4,14]

Tratamento

Durante anos a curetagem cirúrgica tem sido o tratamento de escolha. O tratamento cirúrgico tem sido, geralmente, associado a uma taxa de recidiva que varia de 15 a 20%, embora taxas de recidiva de até 50% têm sido relatadas na literatura, por isso, às vezes, a ressecção segmentar da mandíbula com reconstrução pode ser necessária (Fig. 10). O risco de recidiva associado ao fato de que o tratamento das lesões maiores, mesmo com uma curetagem conservadora pode estar associado à perda de dentes, dano no nervo alveolar inferior, e complicações nasais levaram ao desenvolvimento de vários tratamentos não cirúrgicos. O primeiro tratamento não cirúrgico proposto foi a injeção intralesional de corticosteroide de forma semanal, utilizando a triancinolona por semanas, demonstrando regressão parcial e, em alguns casos, a resolução completa da lesão.[48-50] Injeções subcutâneas de calcitonina também têm sido utilizadas com algum sucesso por alguns autores, sendo aplicadas diariamente durante, aproximadamente, 18 meses.[51-54] O modo de ação da calcitonina permanece especulativo, no entanto, alguns tumores de células gigantes apresentam receptores para a calcitonina.[50] Assim, o efeito terapêutico da calcitonina pode ser mediado pela inibição da osteoclastogênese. A injeção de alfa-interferon administrada por via subcutânea também tem sido defendida.[55,56] A lógica para esta terapia é que a ação antiangiogênica do alfa-interferon pode suprimir o componente angiogênico da lesão, resultando na resolução. Na maioria dos casos a cirurgia é ainda necessária após o tratamento alfa-interferom, no entanto, podendo ser menos radical e pode haver uma taxa de recidiva menor.

Tumor de células gigantes

Etiologia e epidemiologia

O tumor de células gigantes é normalmente encontrado em ossos longos (fêmur, tíbia e rádio), sendo uma lesão de comportamento agressivo que alguns autores acreditam como sendo uma variante do osteossarcoma de baixo grau.[3,4] Este tumor é, geralmente, uma entidade clínica que tem promovido divergência entre os diversos autores, sendo reconhecida pela maioria como uma entidade distinta clínica e histologicamente das outras lesões de células gigantes, como o granuloma central de células gigantes.

Localização

Raramente ocorre no complexo maxilomandibular, ocorrendo mais frequentemande dos 20 aos 40 anos de idade.[4]

Imagem

Radiologicamente não possui uma característica específica, podendo apresentar imagens radiolúcidas (Fig. 11).

Patologia

Histologicamente, é semelhante ao granuloma central de células gigantes. Embora as células gigantes sejam maiores, com mais núcleos, sendo mais uniformemente distribuídas, e o estroma é mais celular, podendo haver áreas de necrose. No entanto, em qualquer caso em particular, pode ser difícil fazer uma distinção.[5,14]

Tratamento

A taxa de recidiva do tumor de células gigantes nos ossos longos tratados com curetagem é inferior aos granulomas que ocorrem nos maxilares, levando alguns autores a defender a ressecção (Fig. 12).

TUMOR MARROM

Etiolologia e epidemiologia

O tumor marrom também é denominado de osteíte fibrosa cística do hiperparatireoidismo. Este é caracterizado pela produção excessiva do hormônio da paratireoide (PTH). O hiperparatiroidismo primário é a produção descontrolada do PTH como o resultado de um adenoma da parati-

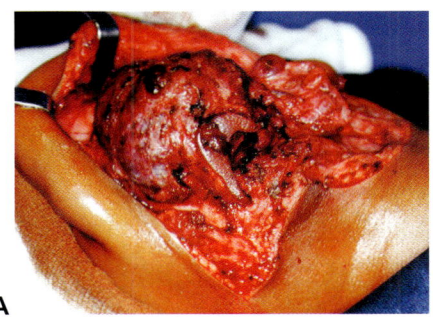
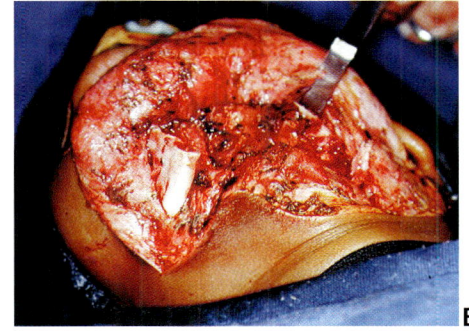
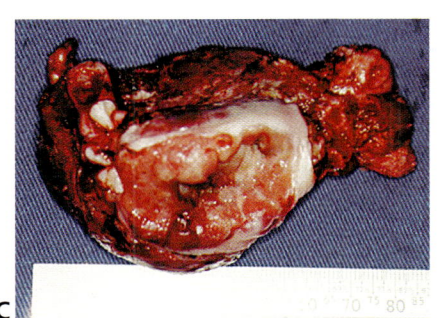
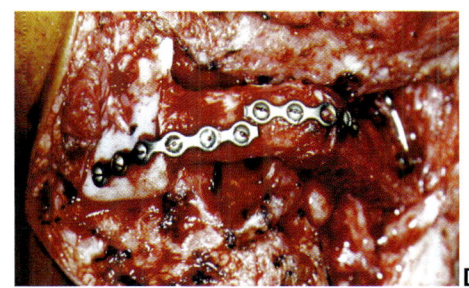

◀ **FIGURA 10. (A-D)** Transoperatorio de ressecção de granuloma central de células gigantes.

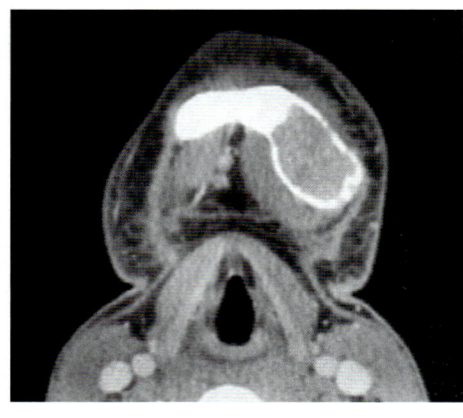

◀ **FIGURA 11.** TC evidenciando tumor de células gigantes com comprometimento mandibular.

reoide (90%), hiperplasia (5%), ou raramente um adenocarcinoma (0,5%). O hiperparatireoidismo secundário ocorre em resposta à hipocalcemia, na maioria das vezes como resultado de insuficiência renal crônica. Nas duas formas de hiperparatireoidismo, o excesso de níveis de PTH estimula os osteoclastos, causando uma reabsorção óssea, o que pode produzir uma lesão óssea focal, conhecida como um tumor marrom do hiperparatireoidismo. A lesão deriva seu nome a partir da cor do tecido visto na exploração cirúrgica, que é um resultado do extravasamento de eritrócitos e deposição hemossiderina no interior da lesão. Ocorre de 20 a 50 anos de idade, com predileção pelo sexo feminino (3:1).[3,4]

Características clínicas

Segundo Anderson *et al.*, a sintomatologia do hiperparatireoidismo é variada podendo ser assintomático nos casos de hiperparatireoidismo primário ou associada a osteoponeia, osteoporose, dores ósseas, fadiga muscular, alterações psíquicas cálculos renais, calcificações extraesqueléticas e deformidades nos maxilares.[57] No caso do hiperparatireoidismo secundário estão relacionados todos os sintomas na insuficiência renal crônica, podendo apresentar manifestações ósseas mais graves. A reabsorção óssea subperiosteal na margem radial das falanges média é o sinal radiológico mais importante do hiperparatireoidismo.[3,4]

Imagem

O aspecto radiográfico pode variar de uma erosão óssea cortical subperiosteal, descalcificação generalizada, lesões ósseas destrutivas (tumor marrom) e calcificações de partes moles. Segundo Stafne, quando existem alterações esqueléticas, o complexo maxilomandibular é invariavelmente atingido, com reabsorção da lâmina dura, aspecto em vidro fosco no osso e lesões ósseas destrutivas (osteíte fibrosa cística).[58] As manifestações ósseas iniciais acontecem às mãos, calvaria e estruturas ósseas periodontais. Da mesma forma que o granuloma central de células gigantes, esta lesão aparece radiograficamente como unilocular, bem definida ou multilocular com radiolucência, e que normalmente ocorre nos maxilares, podendo ser solitárias ou múltiplas.[3,4]

Patologia

Eles são histologicamente idênticos ao granuloma central de células gigantes.

Os pacientes com hiperparatireoidismo primário apresentam hipercalcemia, com sinais e sintomas associados. Em contraste, com os pacientes com hiperparatireoidismo secundário que apresentam hipocal-

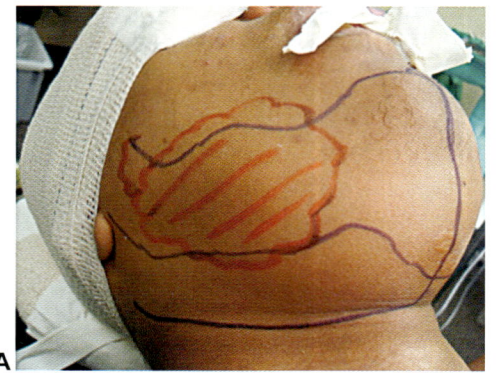

◀ **FIGURA 12. (A-E)** Transoperatório de ressecção de tumor de células gigantes de mandíbula com reconstrução microcirúrgica utilizando retalho livre de osso de crista ilíaca moldado com auxílio de prototipagem.

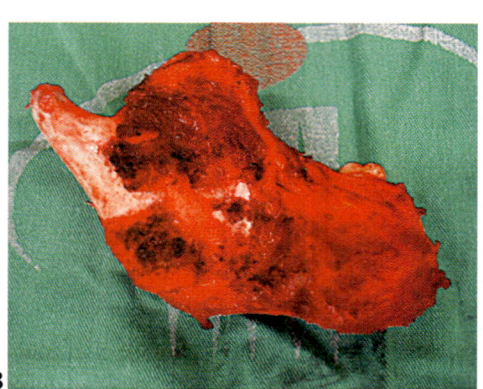

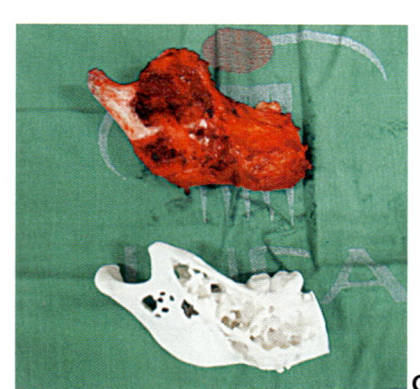

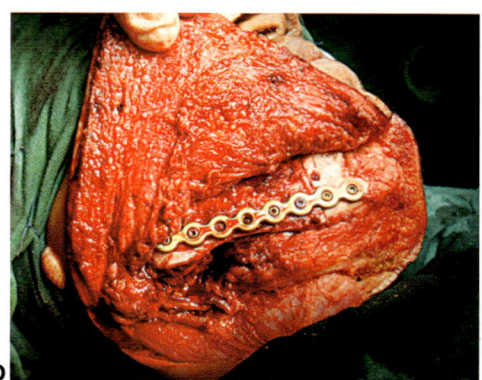

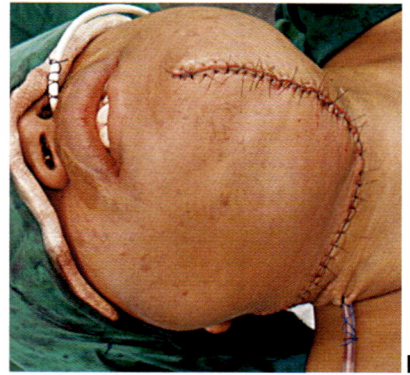

cemia e aqueles com granuloma central de células que têm níveis normais de cálcio sérico.

Os níveis de PTH alto estão associados a ambas as formas de hiperparatireoidismo, sendo mais altos na forma secundária. Além disso, estudos de laboratório em hiperpartireoidismo secundário demonstram prejuízo à função renal. A calciúria de 24 horas avalia o nível de cálcio urinário, podendo descartar hipocalciúria familiar benigna. Os níveis normais de PTH são encontrados em associação a granulomas de células gigantes centrais. Por isso, é prudente dosar o cálcio sérico e os níveis de PTH em pacientes com lesões de células gigantes para excluir a possibilidade de hiperparatireoidismo.[3,4]

Tratamento

Se o diagnóstico de hiperparatireoidismo for confirmado, deve ser realizado o tratamento cirúrgico do hiperparatireoidismo com ressecção das paratireoides afetadas, e, na maioria dos casos, as lesões ósseas geralmente regridem sem qualquer tratamento adicional. Nos casos em que as lesões dos maxilares não regridem, mesmo com o hiperpraratireoidismo controlado, podemos associar procedimentos de osteoplastia osteoplástica para correção destas lesões.[3,4]

QUERUBISMO

Etiologia

Conhecida como displasia fibrosa familiar dos maxilares foi descrita, em 1933, por Jones, sendo conhecida doença multilocular familiar cística dos maxilares e tendo sido mais conhecida como querubismo graças à face de as crianças atingidas se assemelharem a um querubim (anjo barroco).[59]

O querubismo é uma doença rara, hereditária, caracterizada pela expansão bilateral simétrica dos maxilares nas regiões posteriores, apresentando crescimento lento e indolor, acarretando deslocamento dos dentes e alteração da oclusão dentária. Ela segue um padrão de herança autossômica dominante com penetrância 100% no sexo masculino, penetrância 50 a 75% nas mulheres, com expressividade variável. Existe predominância do sexo masculino 2:1, casos esporádicos também foram relatados; estes presumivelmente representam mutações espontâneas. O defeito genético foi mapeado no cromossomo 4p16.3,[60,61] que codifica a proteína de ligação SH3 BP2.[62-64] As lesões de querubismo geralmente começam a se manifestar nos maxilares entre 2 e 5 anos de idade.

Localização

As lesões estão confinadas à mandíbula e ao maxilar. As regiões mais afetadas na mandíbula são: o ângulo, ramo ascendente e região retromolar. No maxilar a localização mais frequente é a retrotuberosidade do maxilar, no entanto, em casos graves toda a extensão do maxilar e da mandíbula pode estar envolvida. Os côndilos mandibulares são sempre poupados.

Características clínicas

Com o envolvimento do assoalho da órbita, os globos oculares podem ser deslocados para cima, resultando em uma exposição escleral. Com os olhos que parecem estar voltados para cima e um rosto redondo, as crianças com uma forma grave desta condição aparecem como querubins descritos nas pinturas da renascença.[2-4]

Imagem

Radiograficamente, os ossos envolvidos mostram radiolucência multilocular com corticais finas e expandidas.

Patologia

Histologicamente, as lesões se assemelham ao granuloma central de células gigantes. No entanto, algumas lesões exibem infiltrado eosinofílico perivascular de colágeno, circundado de pequenos capilares por toda a lesão, permitindo a diferenciação entre as duas lesões.[5,14]

Tratamento

As lesões de querubismo tendem a aumentar até puberdade, momento em que eles começam a regredir. Na maioria dos casos, o crescimento anormal facial deixa as lesões recalcificar por 30 anos de idade. Assim, o tratamento é normalmente conservador, permitindo que a regressão natural possa ocorrer, evitando intervenções cirúrgicas. As cirurgias cosméticas devem ser indicadas após a puberdade, quando as lesões se tornam inativas. Durante a infância e a adolescência, o tratamento deve ser dirigido para ajudar a erupção dos dentes, com alívio temporário das alterações ósseas produzidas. Em virtude da semelhança histológica com o granuloma central de células gigantes, a calcitonina tem sido utilizada como alternativa de resolução, mas, ao contrário do granuloma central de células gigantes, não tem respondido bem ao tratamento, sugerindo que o querubismo e a lesão central de células gigantes são, de fato diferentes.[65]

CISTO ÓSSEO ANEURISMÁTICO

Etiologia e epidemiologia

O cisto ósseo aneurismático é um pseudocisto, caracterizado por espaços cheios de sangue em um tecido conectivo contendo um estroma de células gigantes multinucleadas. A etiologia e a patogenia da lesão permanecem desconhecidas, embora a lesão geralmente é considerada como reativa. Há controvérsias sobre se a lesão ocorre como uma entidade primária ou como resultado do desenvolvimento de um leito vascular dilatado por uma lesão óssea preexistente. O pico de incidência ocorre na segunda década de vida, com a maioria ocorrendo antes dos 30 anos de idade, existindo uma predileção feminina discreta.[3,4,14]

Localização

A lesão pode ocorrer em todos os ossos do esqueleto, sendo mais comumente encontrada nos ossos longos e nas vértebras. Dentro do complexo craniofacial são raros, sendo mais comum na mandíbula, seguida pela maxilar.[15]

Características clínicas

As lesões maxilares mais frequentemente ocorrem na região de molares. Os pacientes, muitas vezes, apresentam deformidade facial que pode desenvolver-se de forma rápida e podendo estar associada à dor.[2,3,4,14]

Imagem

A lesão geralmente aparece radiograficamente como uma radiolucência multilocular com aspecto em favo de mel ou bolhas de sabão, embora possa apresentar-se de maneira unilocular.

Patologia

Pode haver expansão cortical significativa com desgaste, associado a espaços cheios de sangue e de tamanhos variados. Estes espaços não são revestidos por endotélio, mas são rodeados por um estroma de tecido conectivo fibroso com um número variável de células gigantes multinucleadas, podendo conter tecido ósseo no interior da lesão.[5,14]

Tratamento

Embora alguns autores achem que os cistos ósseos aneurismáticos estão associados a uma taxa de recidiva relativamente elevada, a curetagem continua a ser o tratamento de escolha. Em lesões maiores e associadas a sangramento, podem ser realizadas ressecções segmentares.

HISTIOCITOSE DE LANGERHANS – (HISTIOCITOSE X)

Histiocitose X é um espectro de doenças com a proliferação de lipídios carregados de células de Langerhans (histiócitos), acompanhada por uma significativa resposta inflamatória.[66-75] Este processo pode ser focal ou disseminado, agudo ou crônico, e benignos ou malignos. A causa desta doença permanece desconhecida embora fatores genéticos, agentes infecciosos e anormalidades imunológicas tenham sido sugeridos. Em 1987, o Grupo Escrito da Sociedade de histiocitose propôs que o termo "histicotose de células de Langerhans" fosse substituído por histiocitose X, em razão de estes tipos de histiócitos serem os únicos identificadores

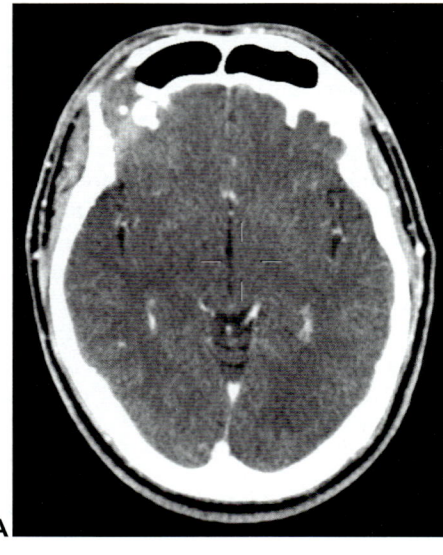
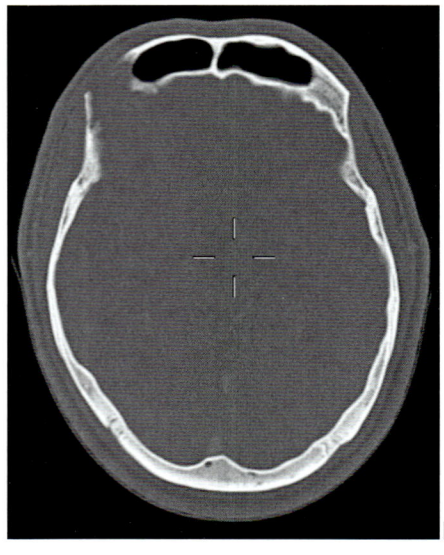

◀ **FIGURA 13. (A e B)** TC de crânio evidenciando granuloma eosinofílico com comprometimento dos ossos frontal e zigomático, seio frontal e dura-máter à direita.

para esta doença.[74] Com base nas apresentações clínicas, três variantes têm sido descritas: doença Letterer-Siwe (Histiocitose disseminada aguda), doença de Hand-Schuller-Christian (histiocitose disseminada crônica) e granuloma eosinofílico (histiocitose localizada).

LETTERER-SIWE

É a forma da doença aguda, sendo a forma de histiocitose X mais frequente.[66] Geralmente é fatal, ocorrendo em crianças com menos de 1 ano de idade. As lesões apresentam acometimento de vários ossos e podem aparecer como múltiplas áreas de radiolucência, pequenas e arredondadas com bordas bem definidas. Se os dentes estiverem presentes nas regiões afectadas, eles são frequentemente móveis e não estão associados a sangramento gengival.[66-68]

DOENÇA DE HAND-SCHULLER-CHRISTIAN

A doença de Hand-Schuller-Christian é a forma crônica disseminada esquelética e extraesquelética da histiocitose X.[71] É a fase intermédia entre granuloma eosinofílico e a doença de Letterer-Siwe. Ocorre principalmente em crianças do primeiro ao décimo ano de vida, sendo duas vezes mais frequentes em homens. Os três sinais clássicos da doença (defeito na calota craniana único ou múltiplos, bem definidos, exoftalmia uni ou bilateral e diabetes *insipidus* são observados em cerca de 10% dos pacientes. Outros órgãos, como os gânglios linfáticos, fígado, baço, pulmões e pele podem estar envolvidos. A primeira manifestação da doença aparece nas estruturas da boca, acometendo a gengiva, com uma característica vermelha esponjosa ou perda prematura de dentes. O aspecto típico radiográfico é de uma área de radiolucência com bordas irregulares. Os dentes afetados parecem ser "flutuantes no espaço" como consequência da destruição acentuada do osso alveolar. A doença é lentamente progressiva, e a taxa de mortalidade pode ser elevada em 60% dos casos.[72-73]

GRANULOMA EOSINOFÍLICO

O granuloma eosinofílico é a forma mais suave e mais favorável de histiocitose X.[73] Há uma predileção pelo sexo masculino, com uma frequência de pico na terceira década de vida. A média de idade de pacientes com granuloma eosinofílico da mandíbula é maior do que a de pacientes com lesões em outras partes do corpo.

As áreas mais frequentes afetadas são o crânio e as áreas de suporte de dente na mandíbula. A lesão pode ser um achado radiográfico e pode manifestar-se com dor local, aumento de volume, alteração de sensibilidade, febre e mal-estar geral. As lesões mandibulares são bem demarcadas com áreas de osteólise que podem aparecer em aspecto de "saca-bocado". As lesões maxilares geralmente não são tão bem demarcadas como aquelas na mandíbula.

A área do envolvimento do osso é caracterizada por manchas irregulares, radiolucentes, não tendo esclerose reativa, mas muitas vezes mostrando a destruição cortical (Fig. 13). Estes remendos podem aparecer como áreas únicas ou múltiplas de rarefação, simulando cistos maxilares, granulomas periapicais ou periodontais, doença e perda do contorno cortical de um folículo do dente ou da lâmina dura. Os dentes nas regiões envolvidas apresentam mobilidade, podendo flutuar no espaço.

O diagnóstico da doença de células de Langerhans pode ser confirmado por estudos de imuno-histoquímica. As células de Langerhans apresentam coloração positiva para proteína S-100 e antegéno CD1. Além disso, as células de Langerhans contêm uma única forma de estruturas citoplasmáticas, conhecidas como grânulos de Birbeck, que são vistos na microscopia eletrônica.

Lesões unifocais podem ser curetadas e enxertadas com osso esponjoso. Na presença de várias recidivas ou persistentes granulomas residuais, a irradiação de baixa dosagem e cortisona pode ser utilizada como forma de tratamento. Agentes citostáticos (vimblastina, ciclofosfamida e etoposido) também têm sido utilizados com êxito. Outras modalidades de tratamento incluem a imunoterapia (Suppressin A, ciclosporina), a terapia hormonal com esteroides intralesionais e transplante de medula.[75]

REFERÊNCIAS BIBLIOGRÁFICAS

1. Araújo NS, Araújo VC. Patologia óssea. In: Tommasi AF. *Diagnóstico bucal*. São Paulo: Medisa, 1977.
2. Cunningham MJ, Mcguirt WF, Myers EM. *Cancer of head and neck in pediatric population, cancer of the head and neck*. 3rd ed. Philadelphia: WB Saunders, 1996. p. 598-624, cap. 29.
3. Pogrel MA, Schmidt BL, Robertson CG. Clinical pathology: odontogenic and nonodontogenic tumors of the Jaws. p. 490-534, cap. 23. http://www.hartcourt_international.com/e:books/pdt/1382.pdf(october 2006)
4. Weber AL, Kaneda T, Scrivani SJ et al. *Cysts, tumors, and nontumorous lesions*. St Louis: Mosby, 2003. p. 930-94, cap. 17.
5. Fletcher CDM, Unni KK, Mertens F. *Pathology and genetics of tumours of soft tissue and bone*. World Health Organization Classification of Tumours. Lyon: IARC, 2002.
6. Nilsson G, Wang M, Wejde J et al. Reverse transcriptase polymerase chain reaction on fine needle aspirates for rapid detection of translocations in synovial sarcoma. *Acta Cytol* 1998;42:1317-24.
7. Eisenbud L, Kahn LB, Friedman E. Benign osteoblastoma of the mandible: fifteen year follow-up showing spontaneous regression after biopsy. *J Oral Maxillofac Surg* 1987;45(1):53-57.
8. Colm SJ, Abrams MB, Waldron CA. Recurrent osteoblastoma of the mandible: report of a case. *J Oral Maxillofac Surg* 1988;46(10):881-85.
9. Ohkubo T, Hernandez JC, Ooya K et al. Aggressive osteoblastoma of the maxilla. *Oral Surg Oral Med Oral Pathol* 1989;68(1):69-73.
10. Benoist M. Experience with 220 cases of mandibular reconstruction. *J Maxillofac Surg* 1978;6(1):40-49.
11. Weinberg S. Osteoma of the mandibular condyle: report of case. *J Oral Surg* 1977;35:929-32.
12. Noren GD, Roche WC. Huge osteoma of the mandible: report of a case. *J Oral Surg* 1978;36:375-79.
13. Alling CC, Martinez MG, Ballard JB et al. Osteoma cútis: clinical pathologic conference, case 5 II. *J Oral Surg* 1974;32:195-97.

14. Thawley SE, Panje WR. *Non-odontogenic tumors, comprehensive management of head and neck tumors.* Philadelphia: WB Saunders 1987. p. 1510-58, vol. 2, cap. 58.
15. Tommasi FA. *Tumores ósseos, diagnóstico em patologia bucal.* 2. ed. São Paulo: Pancast, 1989. p. 319-25, cap. 18.
16. Bodmer WF, Bailey CJ, Bodmer J et al. Localization of the gene for familial adenomatous polyposis on chromosome 5. *Nature* 1987;328(6131):614-16.
17. Groden J, Thliveris A, Samowitz W et al. Identification and characterization of the familial adenomatous polyposis coli gene. *Cell* 1991;66(3):589-600.
18. Nishisho I, Nakamura Y, Miyoshi Y et al. Mutations of chromosome 5q21 genes in FAP and colorectal cancer patients. *Science* 1991;253(5020):665-69.
19. Ramon Y, Horowitz I, Oberman M et al. Osteochondroma of the coronoid process of the mandible. *Oral Surg* 1977;43:696-97.
20. Halse A, Roed-Petersen B, Lund K. Gardner's syndrome. *J Oral Surg* 1975;33:673-75.
21. McFarland PH, Scheetz WL, Knisley RE. Gardner's syndrome: report of two families. *J Oral Surg* 1968;26:632-38.
22. Neal CG. Multiple osteomas of the mandible associated with polyposis of the colon (Gardner's syndrome). *Oral Surg* 1969;28:628-31.
23. Witkop CJ. Gardner's syndrome and other osteognathodermal disorders with defects in parathyroid functions. *J Oral Surg* 1968;26:639-42.
24. Ramon Y, Horowitz I, Oberman M et al. Osteochondroma of the coronoid process of the mandible. *Oral Surg* 1977;43:696-97.
25. Allan JH, Scott H. Osteochondroma of the mandible. *Oral Surg* 1974;37:556-65.
26. Hackney FL, Aragon SB, Aufdemorte TB et al. Chondrosarcoma of the jaws: clinical findings, histopathology, and treatment. *Oral Surg Oral Med Oral Pathol* 1991;71(2):139-43.
27. Marx RE, Stern D. (Eds.). *Oral and maxillofacial pathology: a rationale for diagnosis and treatment.* Carol Stream, Illinois: Quintessence, 2003.
28. Bohm P, Krober S, Greschniok A et al. Desmoplastic fibroma of the bone. A report of two patients, review of the literature, and therapeutic implications. *Cancer* 1996;78(5):1011-23.
29. Kwon PH, Horswell BB, Gatto DJ. Desmoplastic fibroma of the jaws: surgical management and review of the literature. *Head Neck* 1989;11(1):67-75.
30. Sanfilippo NJ, Wang GJ, Larner JM. Desmoplastic fibroma: a role for radiotherapy? *South Med J* 1995;88(12):1267-69.
31. Ayala AG, Ro JY, Goepfert H et al. Desmoid fibromatosis: a clinicopathologic study of 25 children. *Semin Diagn Pathol* 1986;3(2):138-50.
32. Goepfert H, Cangir A, Ayala AG et al. Chemotherapy of locally aggressive head and neck tumors in the pediatric age group. Desmoid fibromatosis and nasopharyngeal angiofibroma. *Am J Surg* 1982;144(4):437-44.
33. Parham DM, Bridge JA, Lukacs JL et al. Cytogenetic distinction among benign fibro-osseous lesions of bone in children and adolescents: value of karyotypic findings in differential diagnosis. *Pediatr Dev Pathol* 2004;7(2):148-58.
34. Dal Cin P, Sciot R, Fossion E et al. Chromosome abnormalities in cementifying fibroma. *Cancer Genet Cytogenet* 1993;71(2):170-72.
35. Gollin SM, Storto PD, Malone PS et al. Cytogenetic abnormalities in an ossifying fibroma from a patient with bilateral retinoblastoma. *Genes Chromosomes Cancer* 1992;(2):146-52.
36. Fletcher CDM, Unni KK, Mertens F. *World Health Organization classification of tumors: pathology and genetics of soft tissue and bone.* Lyon: IARC, 2002.
37. Yih WY, Pederson GT, Bartley Jr MH. Multiple familial ossifying fibromas: relationship to other osseous lesions of the jaws. *Oral Surg Oral Med Oral Pathol* 1989;68(6):754-58.
38. Canger EM, Celenk P, Kayipmaz S et al. Familial ossifying fibromas: report of two cases. *J Oral Sci* 2004;46(1):61-64.
39. Sciubba JJ, Younai F. Ossifying fibroma of the mandible and maxilla: review of 18 cases. *J Oral Pathol Med* 1989;18(6):315-21.
40. Eversole LR, Leider AS, Nelson K. Ossifying fibroma: a clinicopathologic study of sixty-four cases. *Oral Surg Oral Med Oral Pathol* 1985;60(5):505-11.
41. Said-al-Naief NA, Surwillo E. Florid osseous dysplasia of the mandible: report of a case. *Compend Contin Educ Dent* 1999;20(11):1017-1019, 1022-1028 passim; quiz 1032.
42. Commins DJ, Tolley NS, Milford CA. Fibrous dysplasia and ossifying fibroma of the paranasal sinuses. *J Laryngol Otol* 1998;112(10):964-68.
43. Brannon RB, Fowler CB. Benign fibro-osseous lesions: a review of current concepts. *Adv Anat Pathol* 2001;8(3):126-43.
44. Johnson LC, Yousefi M, Vinh TN et al. Juvenile active ossifying fibroma. Its nature, dynamics and origin. *Acta Otolaryngol Suppl* 1991;488:1-40.
45. Jaffe HL. Giant-cell reparative granuloma, traumatic bone cyst, and fibrous (fibro-osseous) dysplasia of the jawbones. *J Oral Surg (Chic)* 1953;6(1):159-75.
46. Bernier JL, Cahn LR. The peripheral giant cell reparative granuloma. *J Am Dent Assoc* 1954;49(2):141-48.
47. Flanagan AM, Nui B, Tinkler SM et al. The multinucleate cells in giant cell granulomas of the jaw are osteoclasts. *Cancer* 1988;62(6):1139-45.
48. Jacoway J, Howell FV, Terry BC. Central giant cell granuloma: an alternative to surgical therapy. *Oral Surg Oral Med Oral Pathol* 1988;66:572.
49. Terry BJJ. Management of central giant cell lesions: an alternative to surgical therapy. *Oral Maxillofac Surg Clin N Am* 1994;6:579-600.
50. Kermer C, Millesi W, Watzke IM. Local injection of corticosteroids for central giant cell granuloma. A case report. *Int J Oral Maxillofac Surg* 1994;23(6 Pt1):366-68.
51. Harris M. Central giant cell granulomas of the jaws regress with calcitonin therapy. *Br J Oral Maxillofac Surg* 1993;31(2):89-94.
52. O'Regan EM, Gibb DH, Odell EW. Rapid growth of giant cell granuloma in pregnancy treated with calcitonin. *Oral Surg Oral Med Oral Pathol Oral Radiol Endod* 2001;92(5):532-38.
53. Pogrel MA, Regezi JA, Harris ST et al. Calcitonin treatment for central giant cell granulomas of the mandible: report of two cases. *J Oral Maxillofac Surg* 1999;57(7):848-53.
54. Pogrel MA. Calcitonin therapy for central giant cell granuloma. *J Oral Maxillofac Surg* 2003;61(6):649-53, discussion 53-54.
55. Kaban LB, Mulliken JB, Ezekowitz RA et al. Antiangiogenic therapy of a recurrent giant cell tumor of the mandible with interferon alfa-2a. *Pediatrics* 1999;103(6 Pt1):1145-49.
56. Kaban LB, Troulis MJ, Ebb D et al. Antiangiogenic therapy with interferon alpha for giant cell lesions of the jaws. *J Oral Maxillofac Surg* 2002;60(10):1103-11; discussion 1111-13.
57. Anderson JT, Dehner LP. Osteolytic form of Paget's disease. *J Bone Joint Surg (Am)* 1976;58:994-1000.
58. Stafne EC. Bone cavities situated near the angle of the jaw. *J Am Dent Assoc* 1942;29:19-69.
59. Jones WA. Familial multi-locular cystic disease of the jaws. *Am J Cancer* 1933;17:946-50.
60. Mangion J, Rahman N, Edkins S et al. The gene for cherubism maps to chromosome 4p16.3. *Am J Hum Genet* 1999;65(1):151-57.
61. Tiziani V, Reichenberger E, Buzzo CL et al. The gene for cherubism maps to chromosome 4p16. *Am J Hum Genet* 1999;65(1):158-66.
62. Ueki Y, Tiziani V, Santanna C et al. Mutations in the gene encoding c-Abl-binding protein SH3BP2 cause cherubism. *Nat Genet* 2001;28(2):125-26.
63. Lo B, Faiyaz-Ul-Haque M, Kennedy S et al. Novel mutation in the gene encoding c-Abl-binding protein SH3BP2 causes cherubism. *Am J Med Genet* 2003;121A(1):37-40.
64. Imai Y, Kanno K, Moriya T et al. A missense mutation in the SH3BP2 gene on chromosome 4p16.3 found in a case of nonfamilial cherubism. *Cleft Palate Craniofac J* 2003;40(6):632-38.
65. Southgate J, Sarma U, Townend JV et al. Study of the cell biology and biochemistry of cherubism. *J Clin Pathol* 1999;51(11):831-37.
66. Lichtenstein L, Histiocytosis X. integration of eosinophilic granuloma of bone: Letterer-Siwe disease and Schuler-Christian disease as related manifestation of a single nosologic entity. *Arch Pathol* 1953;56:84-102.
67. Rapidis AD, Langdon JD, Harvey PW et al. Histiocytosis X. *Int J Oral Surg* 1978;7:76-84.
68. Scott J, Finch LD. Histiocytosis X with oral lesions: report of case. *J Oral Surg* 1972;30:748-53.
69. Soskolne WA, Lustmann J, Azaz B. Histiocytosis X: report of six cases initially in the jaws. *J Oral Surg* 1977;35:30-33.
70. Sigala JL, Silverman Jr S, Brody HA et al. Dental involvement of histiocytosis. *Oral Surg* 1972;33:42-48.
71. Lieberman PH et al. A reappraisal of eosinophilic granuloma of bone, Hand-Schuller-Christian disease and Letterer-Siwe syndrome. *Medicine* 1969;48:375-400.
72. Maw RB, McKean TW. Hand-Schuller-Christian disease: report of case. *J Am Dent Assoc* 1972;85:1353-57.
73. Ragab RR, Rake O. Eosinophilic granuloma with bilateral involvement of both jaws. *Int J Oral Surg* 1975;4:73-79.
74. Chu T, D'Angio GJD, Favara B. Histiocytosis syndromes in children. *Lancet* 1987;1:208-9.
75. David R, Oria RA, Kumar R et al. Radiologic feature of eosinophilic granuloma of bone. *AJR* 1989;153:1021-26.

CAPÍTULO 48

Câncer de Glândula Salivar

Luciana Correa de Araujo Arcoverde ■ Rafael Zdanowski
Terence Pires de Farias ■ Fernando Luiz Dias ■ Jacob Kligerman
Gledson Andrade Santos ■ Ana Carolina Pastl Pontes

INTRODUÇÃO

Histórico

Os tumores de glândulas salivares são incomuns, porém geram um interesse considerável em razão de sua grande variação clínica, histológica e de seu comportamento biológico. Acometem as glândulas salivares maiores (parótida, submandibular e sublingual) e as glândulas salivares menores, pequenas glândulas predominantemente mucossecretoras localizadas abaixo da mucosa do trato aereodigestivo superior.[1] As glândulas salivares menores são numerosas e distribuem-se regularmente na mucosa dos lábios, mucosa bucal, assoalho da boca, palatos duro e mole, língua, pilares tonsilianos, trígonos retromolares, seios paranasais, nariz, laringe e faringe. Os tumores malignos das glândulas salivares são raros e representam cerca de 1% de todas as neoplasias e menos de 5% de todos os tumores de cabeça e pescoço. Os tumores benignos apresentam uma incidência maior que os malignos.[2] A glândula parótida é o sítio mais frequente de origem das neoplasias de glândulas salivares, porém cerca de 80% são benignas. Os tumores de glândula submandibular são menos comuns e destes, cerca de metade são malignos.[3]

A evolução desses tumores varia muito, dependendo largamente do tipo histológico. A unidade funcional das glândulas salivares é composta pelo ácino secretor e seus ductos e células mioepiteliais, contráteis e dispostas entre os ácinos e os ductos.[4] Histologicamente (Quadro 1), os tumores de glândulas salivares são um grupo heterogêneo de neoplasias originadas de diversos tecidos, de linhagens epitelial e não epitelial, de variados graus de malignidade, comportamentos variáveis, além das lesões metastáticas de tumores primários de diversas regiões que podem localizar-se preferencialmente na glândula parótida. Entre elas, metástases de melanomas e carcinomas espinocelulares da região da face e da cabeça, e, mais raramente, metástases de tumores primários localizados abaixo do pescoço.[5] A presença de tumores híbridos, desdiferenciação e a progressão de alguns tumores benignos para malignidade podem confundir a interpretação histopatológica destes tumores.[4]

Etiologia

Pouco se sabe acerca da etiologia do câncer de glândulas salivares. O fator de risco mais conhecido é a exposição à irradiação como evidenciado em uma maior incidência desta neoplasia em sobreviventes à bomba atômica e em pacientes que receberam radioterapia prévia.[6] Tem sido notada uma frequência crescente desta neoplasia em crianças previamente tratadas com quimioterapia e radioterapia para leucemia.[7] Entre os possíveis fatores etiológicos virais, apenas a infecção pelo EBV tem sido implicada na patogênese de carcinomas linfoepitelioma-*like* de glândulas salivares encontrados mais comumente entre as populações esquimó e chinesa.[8] Diferentemente do câncer de outras localidades em cabeça e pescoço, o álcool e o fumo não estão associados ao risco aumentado do desenvolvimento de neoplasia maligna de glândulas salivares. Não há nenhuma ocorrência familiar significativa destes tumores.[2] Tem sido observado que trabalhadores em variadas indústrias apresentam incidência aumentada de carcinoma de glândulas salivares. Estão incluídos trabalhadores na manufatura da borracha, exposição ao metal, compostos de chumbo e níquel, exposição à madeira na indústria de automóvel e trabalhadores de salão de beleza.[4]

Epidemiologia

A incidência global dos tumores de glândulas salivares, benignos e malignos, variou de 0,4-13,5 casos por 100.000 habitantes.[4] A frequência de neoplasias malignas variou de 0,4-2,5 casos por 100.000 habitantes.[2,4,5] Nos Estados Unidos, os tumores malignos de glândulas salivares corresponderam a 6% de todos os cânceres de cabeça e pescoço e 0,3% de todas as neoplasias malignas.[6] Em 2005, a incidência de câncer em glândulas salivares variou de 1,1-1,2 casos por 100.000 habitantes nos Estados Unidos.

De acordo com o sítio primário, entre 64-80% de todos os tumores epiteliais de glândulas salivares ocorrem na parótida, sendo o lobo superficial a região mais afetada; 7-11% ocorrem na glândula submandibular, menos de 1% na glândula sublingual e 9-23% nas glândulas salivares menores. Os tumores benignos representam 54-79%, e 21-46% são malignos. A proporção de tumores malignos varia com o sítio. Tumores malignos correspondem a 15-32% dos tumores de parótida, 41-45% dos tumores de glândula submandibular, 70-90% dos tumores de glândula sublingual e 50% dos tumores de glândulas salivares menores. Oitenta a 90% dos tumores que ocorrem na língua, assoalho de boca e trígono retromolar são malignos.[4] No período de maio de 1980 a setembro de 2009 foram matriculados, no Instituto Nacional do Câncer, 781 pacientes com tumores malignos de glândulas salivares maiores, segundo os dados do registro hospitalar do INCA/MS. A glândula parótida foi o sítio mais frequente, com 506 casos (64,7%).

O sexo feminino é afetado com maior frequência, porém há uma variação de acordo com o tipo do tumor. A idade média dos pacientes com tumores benignos e malignos de glândulas salivares é entre 46 e 47 anos, respectivamente, e o pico de incidência da maioria destes tumores é entre a sexta e sétima décadas de vida. Entretanto, alguns tumores,

Quadro 1. Classificação histológica dos principais tipos de tumores de glândulas salivares[4]

DIVISÃO
MALIGNOS
■ Carcinoma de células acinares
■ Carcinoma mucoepidermoide
■ Carcinoma adenoide cístico
■ Carcinoma sebáceo
■ Adenocarcinoma
■ Carcinoma de células escamosas
BENIGNOS
■ Adenoma pleomórfico
■ Mioepitelioma
■ Tumor de Warthin
■ Linfadenoma
PARTES MOLES
■ Hemangioma
HEMATOLINFOIDES
■ Linfoma de Hodgkin
■ Linfoma de células B
TUMORES METASTÁTICOS

Quadro 2. Frequência por tipo histológico de tumores malignos de glândulas salivares menores tratados no INCA entre 1997 e 2007[31]

TIPO HISTOLÓGICO	Nº DE PACIENTES	%
Carcinoma adenoide cístico	108	34,28
Carcinoma mucoepidermoide	101	32,06
Adenocarcinoma	88	27,93
Carcinoma de células acinares	5	1,58
Carcinoma de ducto salivar	4	1,27
Carcinoma adenoescamoso	3	0,96
Carcinoma ex-adenoma pleomórfico	3	0,96
Carcinoma de células claras	2	0,64
Carcinoma de células redondas	1	0,32
Total	315	100

Quadro 3. Frequência por sítio anatômico de tumores malignos de glândulas salivares menores tratados no INCA entre 1997 e 2007[31]

LOCAL DA LESÃO	Nº DE PACIENTES	%
Palato duro	140	44,44
Mucosa jugal	46	14,60
Base de língua	28	8,88
Assoalho bucal	25	7,93
Palato mole	24	7,61
Rebordo alveolar superior	14	4,44
Trígono retromolar	11	3,49
Loja tonsiliana	9	2,85
Rebordo alveolar inferior	8	2,53
Língua oral	6	1,90
Lábio	4	1,26
Total	315	100

como o adenoma pleomórfico, o carcinoma mucoepidermoide e o carcinoma de células acinares, são mais frequentes entre a terceira e quarta décadas de vida.[4] O adenoma pleomórfico é o tumor mais frequente de glândula salivar, correspondendo a 50% dentre todos os tumores desta topografia. O tumor de Warthin é o segundo mais frequente entre as neoplasias benignas, e o tumor maligno mais frequente é o carcinoma mucoepidermoide.

No período de 10 anos, entre 1997 e 2007, 447 casos de tumores malignos de glândulas salivares menores foram diagnosticados e/ou tratados no INCA. Destes, 315 receberam tratamento primário em nossa instituição e foram analisados. No grupo estudado, o tipo histológico mais comum encontrado foi o carcinoma adenoide cístico em 34,28%, seguido de perto pelo carcinoma mucoepidermoide em 32,06% dos casos e em terceiro tivemos o adenocarcinoma em 27,93% dos pacientes (Quadro 2).

Dos sítios anatômicos, o palato duro foi o mais frequente com 44,44% seguido da mucosa jugal com 14,6% e base de língua com 8,88% (Quadro 3).

CARACTERÍSTICAS CLÍNICAS

O sintoma mais comum é a presença de um nódulo ou uma massa na topografia das glândulas salivares (Figs. 1 a 3). A dor local não é um sintoma frequente. A tumoração pode ter crescimento lento, principalmente em casos de tumores benignos, apresentando evolução de anos. A mudança brusca nessa forma de crescimento deve levantar a suspeita de degeneração maligna. Os tumores malignos iniciais se apresentam como nódulos não ulcerados, solitários e indolores. Em estágios mais avançados podem apresentar sintomas dolorosos, trismo, paralisia do nervo facial ou do nervo hipoglosso, envolvimento da pele ou mucosa e tecidos adjacentes. Nos casos dos tumores benignos da glândula parótida, mesmo quando são volumosos, têm a característica de respeitar a integridade do nervo facial (Fig. 2).[3]

Pode estar presente, no momento do diagnóstico, adenopatia cervical metastática e em alguns tipos histológicos, através da via hematogênica, metástase pulmonar, óssea e cerebral. Entretanto, o surgimento da metástase a distância nos tumores de glândulas salivares é tardio na maioria dos casos.[3]

COMPORTAMENTO BIOLÓGICO/BIOLOGIA MOLECULAR

Sabe-se atualmente que o câncer se forma a partir de alterações específicas na informação genética que levam a distúrbios do balanço fisiológico entre a sobrevida de uma célula e os sinais para a sua morte.[10,11] Podem ocorrer ativação de genes promotores do processo de sobrevivência celular, os proto-oncogenes e inativação de genes indutores de morte celular, os genes supressores de tumor.[12,13]

Através de estudos de biologia molecular, tem-se pesquisado a patogenia tumoral e marcadores que definam métodos de diagnóstico, prognóstico e estratificação terapêutica dos pacientes com tumores malignos de glândulas salivares. Alguns eventos genéticos e moleculares estão relacionados com estes tumores:

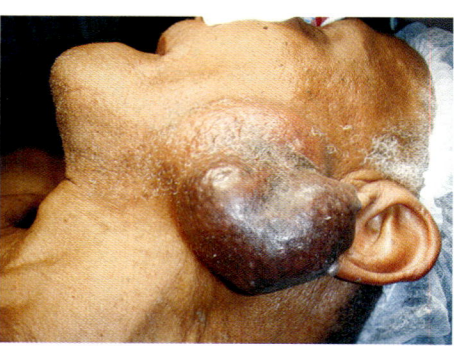

◄ **FIGURA 1.** Adenocarcinoma de parótida esquerda com invasão da pele da região.

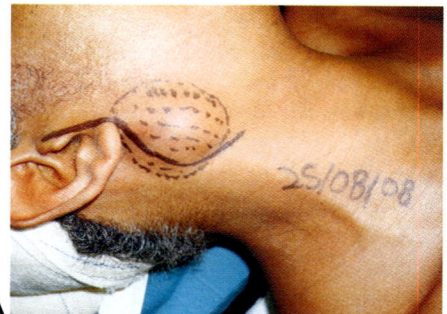

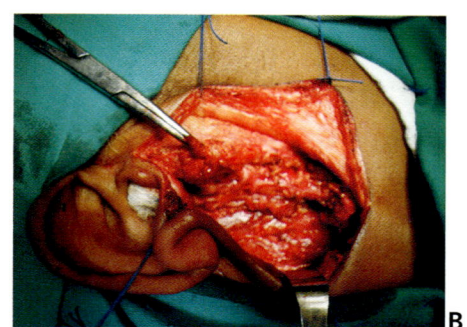

▲ **FIGURA 2.** Carcinoma de células acinares de polo inferior de parótida direita. (**A**) Podemos observar que há uma delimitação tumoral e a linha de incisão a ser realizada para a execução do procedimento. (**B**) Leito cirúrgico após a ressecção da lesão e preservação dos ramos do nervo facial.

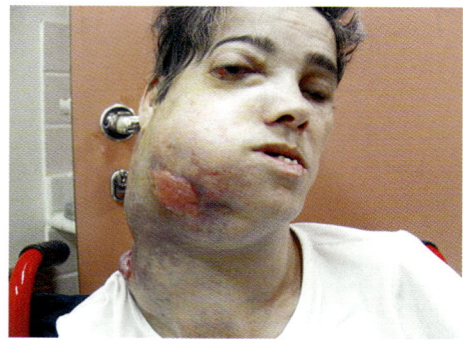

▲ **FIGURA 3.** Paciente com tumor parotídeo direito agressivo (carcinoma indiferenciado), com extensão à pele com ulceração da mesma, cavidade oral, maxilar, órbita e região cervical. Já existe invasão do nervo facial, levando à paralisia à direita.

- Translocações dos cromossomas 11q21 e 19p13 no carcinoma muco-epidermoide.
- Alterações estruturais e moleculares nos cromossomas 6q, 8q, 12q em carcinoma adenoide cístico e carcinoma ex-adenoma pleomórfico.
- Elevação da expressão do gene HER-2 e amplificação genética em carcinoma mucoepidermoide, carcinoma ductal e adenocarcinoma.

MARCADORES TUMORAIS

EGFR/HER-2/neu

Alguns estudos têm mostrado uma alta expressão de membros da família do EGFR/HER-2/neu (c-ErbB2) em casos de carcinoma mucoepidermoide e carcinoma adenoide cístico e sugerem esse achado como possível alvo de terapias.[7] O aumento da expressão do EGFR foi considerado como um fator independente de mau prognóstico no estudo de 101 casos de carcinoma de glândulas salivares em outra série.[14] Encontra-se expressão aumentada de c-ErbB2 em até 30% dos carcinomas mucoepidermoides de glândulas salivares, principalmente de alto grau.[15] Há um consenso da relação entre hiperexpressão do oncogene HER-2 e comportamentos clinicopatológicos adversos.[8,9,14]

Ki67

Ki67 é uma proteína expressa durante as fases do ciclo celular G1, S e G2, e está relacionada com a proliferação celular. Tem sido o marcador de imuno-histoquímica mais utilizado como fator prognóstico nos carcinomas de glândulas salivares. A sua expressão aumentada relaciona-se com maior agressividade e pior prognóstico.[16,17] A hiperexpressão do Ki67 tem sido correlacionada com uma pobre sobrevida global no carcinoma mucoepidermoide, carcinoma de células acinares e carcinoma adenoide cístico.[18]

c-kit

Proto-oncogene que codifica um receptor transmembrana tipo tirosinoquinase, que quando conectado ao seu ligante inicia uma cascata de sinalizações que estimulam o crescimento e a diferenciação de células hematopoiéticas.[11] A expressão do c-kit parecia ser restrita ao carcinoma adenoide cístico e carcinoma mioepitelial.[12] Entretanto, estudos mais recentes demonstraram uma alta expressão deste gene em outros tipos de tumores de glândulas salivares, como o adenocarcinoma polimorfo de baixo grau, além do carcinoma adenoide cístico.[13] Alguns ensaios clínicos usando um inibidor específico do receptor tirosinoquinase (imatinib) para carcinoma adenoide cístico não mostraram efeitos positivos.[19]

MYB/MYB-NFIB

A translocação cromossômica envolvendo genes que codificam os fatores de transcrição MYB e NFIB foi recentemente descoberta nos carcinomas adenoides císticos. A fusão gênica MYB-NFIB contribui para a hiperexpressão do MYB. Mecanismos adicionais devem também estar envolvidos com esta hiperexpressão. A translocação do MYB e sua hiper expressão são marcadores diagnósticos úteis nos carcinomas adenoides císticos. A sua presença pode ser indicativa de um comportamento local agressivo, porém, estudos maiores são necessários para demonstração de resultados estatisticamente significativos.[20]

Bcl-2

Este oncogene está presente em 36% dos tumores malignos de glândulas salivares.[21] Os carcinomas mucoepidermoides de baixo grau de malignidade tiveram maior expressão de bcl-2 quando comparados com os de intermediário e alto graus, sugerindo que a proteína bcl-2 seja útil como marcador prognóstico nos carcinomas mucoepidermoides.[22]

TP53

O gene TP53 codifica a proteína p53 e é considerado um gene supressor tumoral, indutor da apoptose. Ainda não existe consenso na literatura atual sobre a sua importância no que se refere às glândulas salivares e nem a sua relação com os resultados. A expressão aumentada da proteína p53 pode ser encontrada em casos de carcinoma mucoepidermoide, porém, essa positividade não tem mostrado correlação com a recidiva local, doença metastática ou sobrevida dos pacientes.

Maspin

Marcador de células mioepiteliais que funciona como supressor tumoral e que pode estar presente nos tumores que apresentam células ductais e mioepiteliais, como o carcinoma adenoide cístico e carcinoma mioepitelial.[22]

INVESTIGAÇÃO DIAGNÓSTICA

Avaliação clínica

A presença de um nódulo ou tumoração na topografia das glândulas salivares maiores ou menores deve levantar a suspeita de uma neoplasia maligna. Em quadros iniciais, esses nódulos são, em geral, indolores, únicos, bem delimitados, já em casos avançados pode haver dor local, trismo, acometimento de nervo facial/hipoglosso, invasão de pele, mucosas ou outros tecidos adjacentes.[22]

Exames de imagem

A ultrassonografia vem sendo utilizada como primeiro exame de imagem na avaliação de massas nas regiões parotídea, submandibular e cervical, por se tratar de exame inócuo, não invasivo e de baixo custo, com boa sensibilidade na diferenciação de lesões sólidas e císticas, intra e extraparenquimatosas, assim como caracterização das adenopatias.[5] Esta modalidade é limitada pela reflectividade óssea na avaliação de regiões mais profundas, como o espaço parafaríngeo.[1] Por se tratar de exame operador-dependente, em mãos experientes na avaliação de tumores de cabeça e pescoço, é um exame de grande utilidade para o diagnóstico e planejamento terapêutico dos tumores de glândulas salivares, sobretudo em casos iniciais.

A tomografia computadorizada (TC) (Fig. 4) apresenta maior sensibilidade na avaliação do comprometimento de estruturas ósseas, sendo bastante útil para análise da ressecabilidade e no planejamento terapêutico. Tem a vantagem de ser um exame de rápida realização quando comparado com a RM. Entretanto, alguns tumores podem ser invisíveis à tomografia, sendo preferível em alguns casos a RM.[1]

A ressonância magnética é o exame preferido pela maioria dos radiologistas na avaliação de tumores de glândulas salivares. As sequências da RM quase sempre conseguem definir precisamente as margens do tumor.[1] São muito úteis na avaliação de tumores da porção profunda da parótida, suspeita de comprometimento das estruturas profundas, avaliação do espaço parafaríngeo e nos casos de recidiva.[5] A presença de invasão perineural no trajeto ou adentrando a base do crânio é melhor definida na RM com gadolínio.[1]

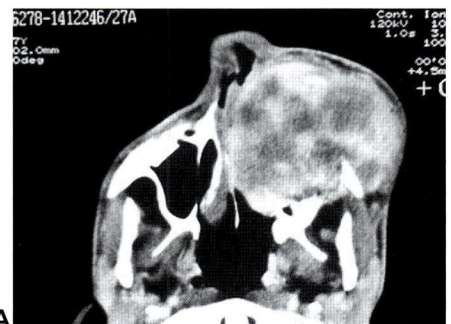
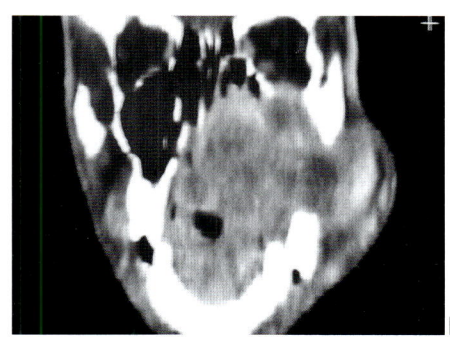

◀ **FIGURA 4. A e B)** Paciente com carcinoma adenoide cístico de glândula salivar menor com extensão à fossa nasal, seio maxilar e rebordo orbitário inferior.

A sialografia e a cintilografia têm caído em desuso, sendo indicados em raros casos.

O PET-Scan não tem se mostrado muito útil na avaliação de tumores malignos de glândulas salivares, contudo é um exame que não pode ser descartado, sobretudo, nos casos de recidiva.[5]

Punção aspirativa por agulha fina

A punção aspirativa por agulha fina (PAAF), guiada por exame de imagem, deve ser realizada com objetivo de diagnóstico histológico e planejamento cirúrgico.[5] É um método rápido e não cirúrgico de diagnóstico histológico e pode ser realizado na primeira consulta.[4] A sua eficácia já está bem definida, variando de 84 a 97%; especificidade de 84 a 100% e sensibilidade de 54 a 95% para o método na diferenciação histológica de lesões de glândulas salivares. Alguns estudos têm avaliado a acurácia diagnóstica da PAAF para glândulas salivares[16-19] com taxas de falso positivo e falso negativo, variando de 1-14%. A taxa de acerto do diagnóstico entre benignidade e malignidade variou de 81-98% nos relatos mais recentes. Entretanto o diagnóstico histológico específico só pode ser feito em, aproximadamente, 60-75% dos casos.[16] Estes altos índices de confiabilidade estão diretamente relacionados com o nível de treinamento do profissional que realiza o procedimento.[5]

Para lesões submucosas de boca e orofaringe, e mais especificamente do palato, em decorrência da grande possibilidade de se tratar de neoplasia maligna de glândula salivar menor (aproximadamente, 50%), está indicada a biópsia prévia ao procedimento cirúrgico definitivo. Em muitos casos pode-se prescindir da biópsia incisional, indicando a biópsia aspirativa, por via intra ou extraoral, com bons resultados, e, havendo úlcera no tumor ou região suspeita, poderá ser utilizada a pinça saca-bocado para a biópsia.[5]

Biópsia de congelação

Considerando todos os sítios de cabeça e pescoço, a acurácia da biópsia de congelação é a mais controversa.[4] Alguns trabalhos mostram acurácia para diagnósticos benignos ou malignos de 96%, excluindo os diagnósticos adiados para a parafina. As taxas de falso positivo foram de 1,1%, e falso negativo de 2,6%. A acurácia do método é maior para casos benignos (98,7%) do que casos malignos (85,9%).[20-24]

O tumor benigno que é mais avaliado como maligno na biópsia de congelação é o adenoma pleomórfico. Ao contrário, o tumor maligno responsável pelo maior número de casos falso-negativos[25] é o carcinoma mucoepidermoide (Figs. 5 e 6).

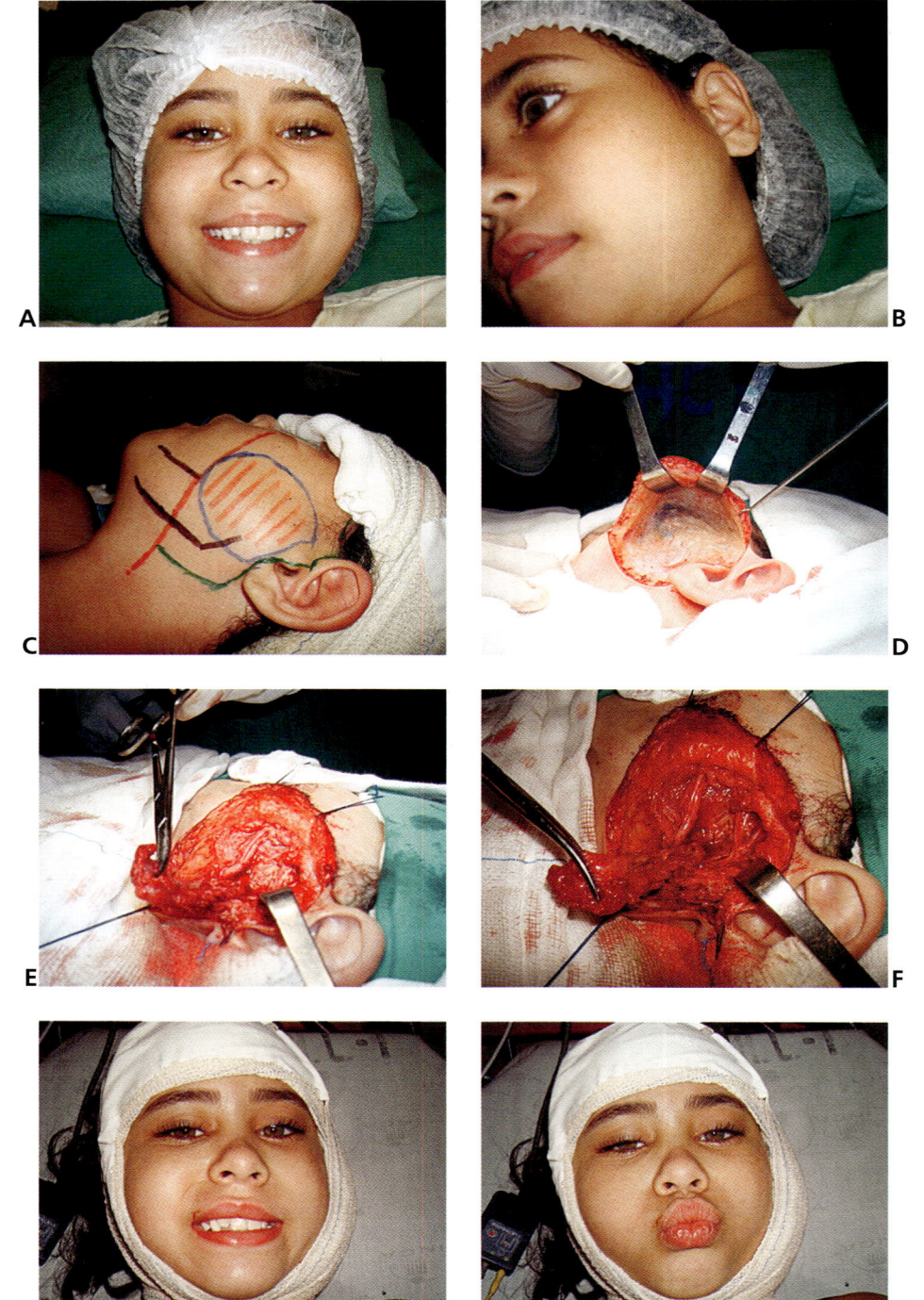

◀ **FIGURA 5.** Tumor tipo carcinoma mucoepidermoide de baixo grau de glândula parótida esquerda. (**A-C**) Pré-operatório. (**D-F**) Procedimento cirúrgico e incisão tumoral. (**G** e **H**) Pós-operatório.

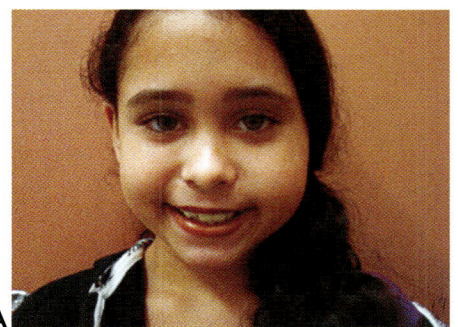
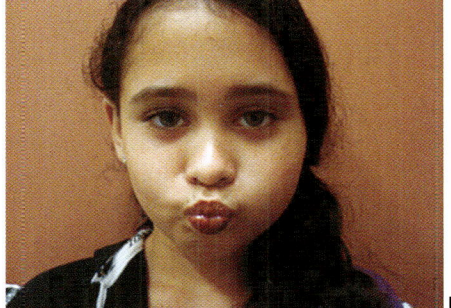
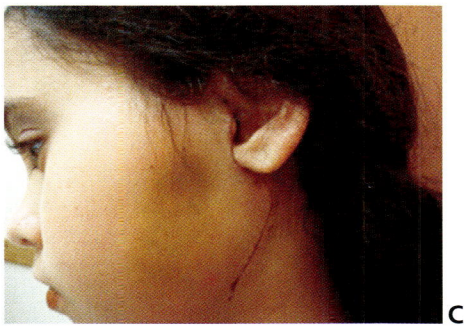

▲ **FIGURA 6. (A-C)** Pós-operatório tardio da paciente da figura anterior. Observa-se a preservação da função no nervo facial e seus ramos.

TIPOS HISTOLÓGICOS

Existem mais de 20 tipos de tumores malignos de glândulas salivares pela classificação histológica da World Health Organization.[4] Os cânceres de glândulas salivares podem ser classificados em duas categorias, de baixo e alto graus, como podemos ver no Quadro 4.

Carcinoma mucoepidermoide

O carcinoma mucoepidermoide (Fig. 7) é o tumor maligno mais frequente das glândulas salivares, corresponde a 30% de todas as neoplasias malignas. Pouco mais de 50-60% ocorrem nas glândulas salivares maio-

Quadro 4. Graus histológicos de malignidade[4]

BAIXO GRAU DE MALIGNIDADE	ALTO GRAU DE MALIGNIDADE
▪ Carcinoma de células acinares ▪ Carcinoma mucoepidermoide de baixo grau	▪ Carcinoma adenoide cístico ▪ Carcinoma escamoso ▪ Adenocarcinoma ▪ Carcinoma ex-adenoma pleomórfico ▪ Carcinoma mucoepidermoide de alto grau

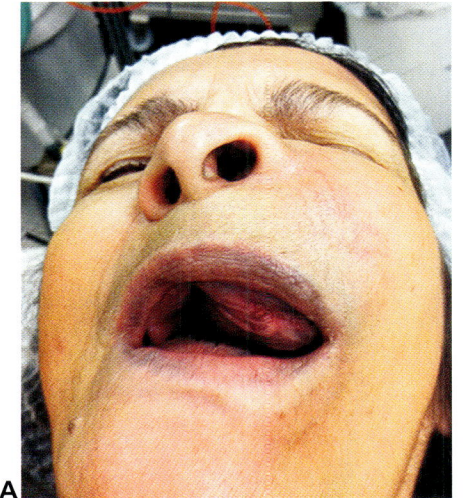
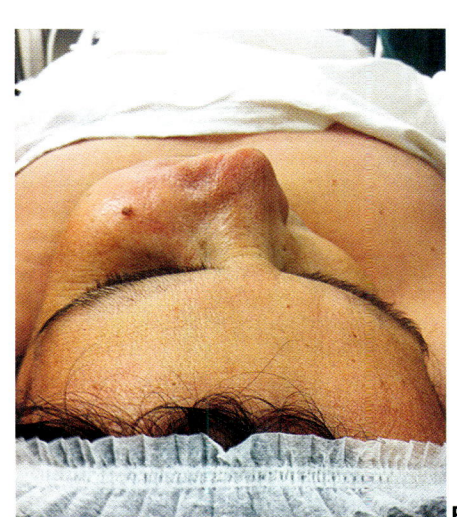
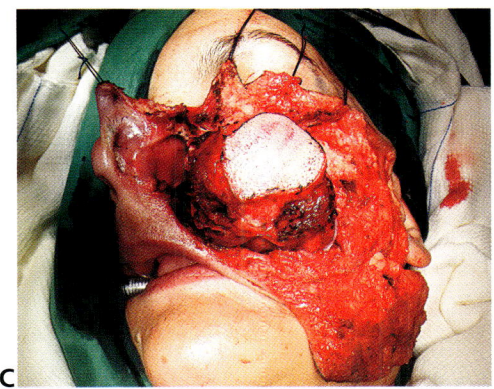
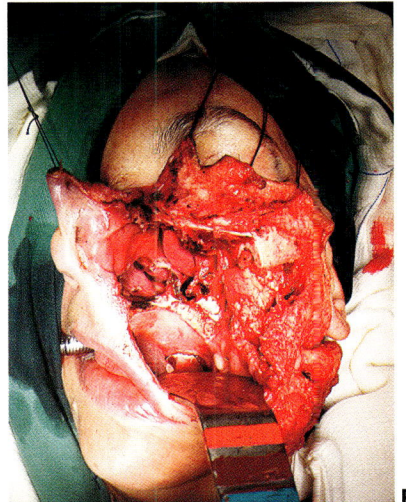
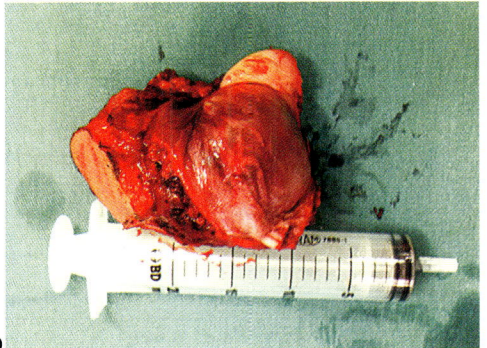

◀ **FIGURA 7.** Paciente com carcinoma mucoepidermoide de glândula salivar menor em palato à esquerda com invasão de seio maxilar e pele. (**A** e **B**) Pré-operatório. (**C**) Maxilarectomia estendida à pele. (**D** e **E**) Podemos ver o produto final da ressecção e o leito cirúrgico antes da reconstrução.

res, mais de 80% na parótida, 8-13% na glândula submandibular e 2-4% na glândula sublingual. Grande parte dos demais ocorre nas glândulas salivares menores, principalmente no palato.[1] É mais frequente entre a 4ª e 5ª décadas de vida, com ligeira predominância no sexo feminino. Corresponde ao câncer de glândula salivar mais frequente na faixa pediátrica.[1] Divide-se em tumores de baixo e alto graus, o carcinoma mucoepidermoide de baixo grau é predominantemente cístico com muitas células produtoras de muco. As lesões de alto grau são tipicamente mais sólidas do que císticas, e comumente apresentam células indiferenciadas com poucas células produtoras de muco. Clinicamente, as de baixo grau têm um crescimento lento, de longa evolução e maior curabilidade que a de alto grau.[2]

Carcinoma adenoide cístico

O carcinoma adenoide cístico pode originar-se nas glândulas salivares maiores, sendo mais comum nas glândulas parótida e submandibular e nas glândulas salivares menores. Corresponde a 10% das neoplasias de glândulas salivares e 30% dos tumores de glândulas salivares menores.[1,26] O tumor apresenta um padrão de crescimento lento, com tendência à invasão perineural, altas taxas de recidiva e surgimento tardio de metástase a distância. Os sítios de metástase a distância mais comumente afetados são em ordem de frequência pulmão, ossos, fígado e cérebro. A metástase linfonodal também pode ocorrer, mas é menos frequente. Histopatologicamente, o CAC pode expressar-se de forma variável, sendo reconhecidos três padrões principais, cribriforme, o mais clássico e frequente, tubular e sólido. As características histológicas dessa neoplasia têm sido correlacionadas com sua evolução, sendo a forma tubular a de melhor prognóstico e o padrão sólido de pior prognóstico. Pode ainda ser dividido em três graus, grau I mostra apenas células cribriformes, grau II composto por células cribriformes e basaloides, e grau III com um padrão de células indiferenciadas.[27]

Carcinoma de células acinares

O carcinoma de células acinares é uma neoplasia maligna rara de baixo grau e corresponde a 2-4% de todos os tumores de glândula parótida, sendo raramente encontrado em outras glândulas salivares. Pode acometer a parótida bilateralmente em 3% dos casos.[27] Ocorre mais comumente em indivíduos entre 40 e 50 anos, mas pode apresentar-se em qualquer idade.[1] É o segundo tumor maligno mais frequente em crianças. Geralmente são massas multilobuladas, bem circunscritas e solitárias.[27] A ocorrência de recidiva e metástase é tardia, e sua disseminação hematogênica faz-se, principalmente, para pulmões e ossos.[2]

Adenocarcinoma

Neoplasia maligna incomum de glândulas salivares, sendo a maioria de origem nas glândulas salivares menores. Nestas a ocorrência em homens e mulheres é semelhante, porém quando este tumor acomete as glândulas salivares maiores, há uma predominância no sexo feminino (7:1).[27] Podem ocorrer metástases linfonodal e a distância. A recidiva local permanece ainda o maior indicador prognóstico destes tumores.[2]

Tumor misto maligno

O tumor misto maligno pode ocorrer como o carcinoma ex-adenoma pleomórfico, em que se origina de um tumor misto preexistente de longa evolução e contem áreas de tumor benigno associadas a áreas de carcinoma, ou pode apresentar-se desde o início com células epiteliais e mioepiteliais (mesenquimais) malignas. No mais comum, carcinoma ex-adenoma pleomórfico, só as células epiteliais são malignas.[26] O local de incidência preferencial é a parótida, seguido da glândula submandibular. Recidivas locais frequentes por períodos prolongados, após procedimentos operatórios múltiplos, são característicos destes tumores. Metástases na região cervical desenvolvem-se em 40% dos casos. Os sítios de metástase a distância mais frequentes são pulmão, osso e cérebro.[2]

Carcinoma espinocelular

O carcinoma espinocelular (CEC) em glândulas salivares é de frequência rara e poderá ser confirmado após afastar-se a possibilidade de ser metastático ou de invasão direta de um carcinoma primário de mucosa ou pele adjacente.[2] Frequentemente envolvem linfonodos e apresentam metástase pulmonar e/ou óssea. Acredita-se que estas lesões se desenvolvam a partir de células ductais secretórias. A glândula submandibular é mais acometida do que a parótida. A taxa de sobrevida global em 5 anos para esses pacientes é inferior a 5%, mesmo com tratamento cirúrgico agressivo, radioterapia adjuvante e quimioterapia.[27]

Outras neoplasias malignas

Esta categoria inclui linfoma, tumores metastáticos, entre outros. A metástase pode ser originada de tumores de mama, cólon pulmão e próstata. O carcinoma indiferenciado é um tumor agressivo de glândulas salivares e ocorrem em pacientes idosos.

ESTADIAMENTO/FATORES PREDITIVOS PROGNÓSTICOS

O estadiamento dos tumores malignos da glândulas salivares é realizado de acordo com o sistema TNM (Quadro 5).

Quadro 5. Classificação TNM dos carcinomas de glândulas salivares[4]

T – TUMOR PRIMÁRIO	N – LINFONODOS REGIONAIS
Tx – Não definido	Nx – Não detectáveis
T0 – Sem evidência	N0 – Ausência de metástase linfonodal
T1 – Tumor de 2 cm ou menos em sua maior dimensão sem extensão extraparenquimatosa	N1 – Único linfonodo ipsilateral, 3 cm ou menos em sua maior dimensão
T2 – Tumor com mais de 2 cm, porém menor que 4 cm em sua maior dimensão, mas sem extensão extraparenquimatosa	N2 – Metástase especificada em N2a, 2b, 2c
	N2a – Linfonodo único ipsilateral de 3 a 6 cm
T3 – Tumor com mais de 4 cm com ou sem extensão extraparenquimatosa	N2b – Múltiplos linfonodos ipsilaterais 3 a 6 cm
T4a – Tumor invade pele, mandíbula, canal auditivo ou nervo facial	N2c – Linfonodos múltiplos contralaterais ou bilaterais menores que 6 cm
T4b – Tumor invade base de crânio, pterigoides ou envolve artéria carótida	N3 – Linfonodo maior que 6 cm
M – METÁSTASE A DISTÂNCIA	ESTÁGIOS
Mx – Não definida	I — T1 — N0 — M0
M0 – Ausência de metástase	II — T1 — N0 — M0
M1 – Presença de metástase a distância	III — T3 — N0 — M0
	T1, T2, T3 — N1 — M0
	Iva — T1, T2, T3 — N2 — M0; T4a — N0, 1, 2 — M0
	Ivb — T4b — N qualquer — M0; T qualquer — N3 — M0
	Ivc — T qualquer — N qualquer — M1

Fatores preditivos prognósticos

O prognóstico dos tumores malignos de glândulas salivares está fortemente relacionado com o estadiamento clínico ao diagnóstico. A classificação microscópica em graus e o subtipo histológico têm-se mostrado como fatores independentes de comportamento biológico destes tumores e devem ser levados em consideração na escolha do tratamento empregado.[4] A falha no controle locorregional de alguns tipos de carcinomas de glândulas salivares resulta em uma alta taxa de metástase a distância, indicando a necessidade de uma terapêutica cirúrgica inicial mais agressiva.

Outros fatores, como a dor local presente ao diagnóstico, podem estar relacionados com um pior prognóstico. A taxa de sobrevida em 5 anos para neoplasia maligna de glândula salivar que apresenta sintoma de dor ao diagnóstico é metade da encontrada em casos em que a dor não é referida. Apesar de a dor no momento da apresentação inicial do quadro não ser um sinal absoluto de malignidade, pode indicar pior prognóstico, provavelmente indicando invasão neural. A paresia ou paralisia facial está relacionada com um pior resultado oncológico para pacientes com neoplasia maligna de glândula salivar. Paresia facial é encontrada em menos de 1% dos tumores benignos de glândula parótida, enquanto em 24% dos pacientes com tumores malignos de parótida ela está presente. A presença de metástase é mais frequente em casos de neoplasia maligna de parótida com paresia/paralisia do nervo facial.[27]

A análise da duração dos sintomas mostra que as lesões benignas se apresentam mais frequentemente por longos períodos de evolução, porém isto não exclui neoplasia maligna.[27]

TRATAMENTO POR ESTÁGIOS/CASUÍSTICA DO INCA

O tratamento dos tumores malignos de glândulas salivares deve ser individualizado de acordo com o tipo histológico e cada paciente. Na escolha do tratamento devem ser avaliados alguns fatores que reconhecidamente interferem no prognóstico, e devemos considerar que a primeira abordagem pode ser a única oportunidade de cura.

A cirurgia é o tratamento de escolha, a sua extensão irá depender da avaliação desses fatores prognósticos.

O tipo e o grau histológico, além do estadiamento TNM, são fatores importantes na escolha da melhor abordagem cirúrgica. A localização também deve ser considerada, tumores localizados na glândula parótida apresentam, estatisticamente, melhores respostas ao tratamento, enquanto os tumores localizados nas glândulas salivares menores apresentam prognósticos menos favoráveis (Quadro 6). Tumores recidivados apresentam piora importante do prognóstico.[28,29]

Devem ser avaliadas radicalidade e suficiência do procedimento cirúrgico inicial, com a menor morbidade, limitações funcional e estética possíveis. Os tumores malignos iniciais de glândula salivar com baixo grau de malignidade são curáveis apenas com a ressecção cirúrgica adequada com margem de segurança.[27]

A radioterapia e/ou quimioterapia são opções, como terapias adjuvantes ou isoladas, visando a tratamento ou paliação. Tumores malignos de alto grau, tumores recidivados, tumores localizados no lobo profundo da parótida, presença de lesão residual grosseira ou microscópica, lesões adjacentes ao nervo facial, presença de metástase linfonodal, invasão de músculo, osso, pele ou de nervo adjacentes são indicações de radioterapia adjuvante.[27]

Tratamento dos tumores de parótida

- Tumores em **estágios I e II** têm indicação de parotidectomia superficial ou total a depender da localização do tumor, sempre que possível, preservando o nervo facial. A radioterapia pós-operatória está indicada em casos de tumores de alto grau de malignidade, margens cirúrgicas comprometidas ou exíguas e tumores do lobo profundo, mesmo os de baixo grau.
- Tumores em **estágio III** são tratados com parotidectomia e preservação do nervo facial sempre que este não apresente invasão macroscópica. Esvaziamento cervical deve ser realizado de forma terapêutica ou eletiva em casos de tumores com alta incidência de metástase cervical. Radioterapia adjuvante está indicada no leito tumoral e no pescoço homolateral (Fig. 8).
- Tumores em **estágio IV** devem ser avaliados quanto à operabilidade, quando a cirurgia é indicada, a radioterapia adjuvante é indicada (Fig. 9).[27]

Tratamento dos tumores submandibulares

- Tumores em **estágios I e II** de baixo grau de malignidade são tratados com submandibulectomia com esvaziamento da loja submandibular; para os tumores de alto grau de malignidade, deve-se realizar o esvaziamento cervical supraomo-hióideo homolateral associado à submandibulectomia. A radioterapia adjuvante é indicada em casos de tumores de alto grau ou margens cirúrgicas insuficientes.
- Tumores em **estágio III** independentemente do grau de malignidade devem ser submetidos ao esvaziamento cervical supraomo-hióideo homolateral e radioterapia adjuvante.
- Tumores em **estágio IV** quando ressecáveis, deve-se associar à radioterapia pós-operatória (Fig. 10).[27]

Tratamento dos tumores de glândulas salivares menores

Os tumores de glândulas salivares menores, independentemente do seu estadiamento, têm indicação cirúrgica alargada da lesão, quando esta é possível. Dependendo do sítio do tumor a cirurgia pode envolver maxilarectomia (Fig. 11), laringectomia, mandibulectomia entre outros procedimentos.

Radioterapia adjuvante é indicada quando a margem for comprometida ou se o tumor for de alto grau de malignidade.

Radioterapia

A radioterapia pode ser usada como tratamento primário em casos inoperáveis com efeito paliativo ou como terapia adjuvante pós-operatória. A radioterapia pós-operatória tem melhorado as taxas de controle local da doença e, por isso, diversos autores indicam essa abordagem para tumores de alto grau, margens comprometidas ou exíguas, tumores em estágio III ou IV, invasão perineural ou linfática, extensão da doença, além da glândula acometida, presença de metástase linfonodal. O pescoço não abordado cirurgicamente deve ser irradiado, homolateral ao tumor, em casos de tumores de alto grau e estágios III e IV; radioterapia no pescoço operado está indicada nos casos de linfonodos positivos.

Quimioterapia

A quimioterapia sistêmica é considerada apenas como tratamento paliativo para tumores extensos irressecáveis e/ou recidivados, visto que esses tumores são considerados relativamente resistentes ao tratamento.

Abordagem do pescoço

Apesar de incomum, a presença de metástase cervical no câncer das glândulas salivares influencia negativamente o prognóstico. Um trabalho do Instituto Nacional de Câncer/INCA demonstrou uma sobrevida em 10

Quadro 6. Sobrevida global por sítio. Estatística do INCA[29]

SOBREVIDA GLOBAL POR LOCALIZAÇÃO DE TUMOR MALIGNO			
ANOS	PARÓTIDA %	SUBMANDIBULAR %	GLÂNDULAS SALIVARES MENORES %
5	55	31	48
10	47	22	37
15	40	15	23
20	33	14	15

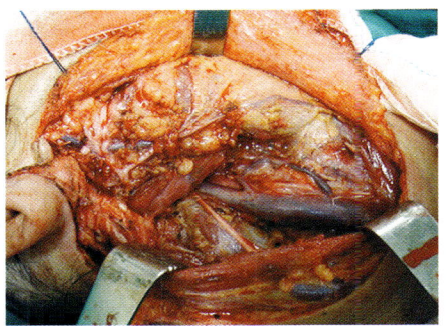

◀ **FIGURA 8.** Paciente submetido à parotidectomia superficial direita com esvaziamento cervical upper-neck; neste caso, a intenção foi a realização de um esvaziamento cervicofacial. O mesmo era portador de um carcinoma mucoepidermoide de alto grau.

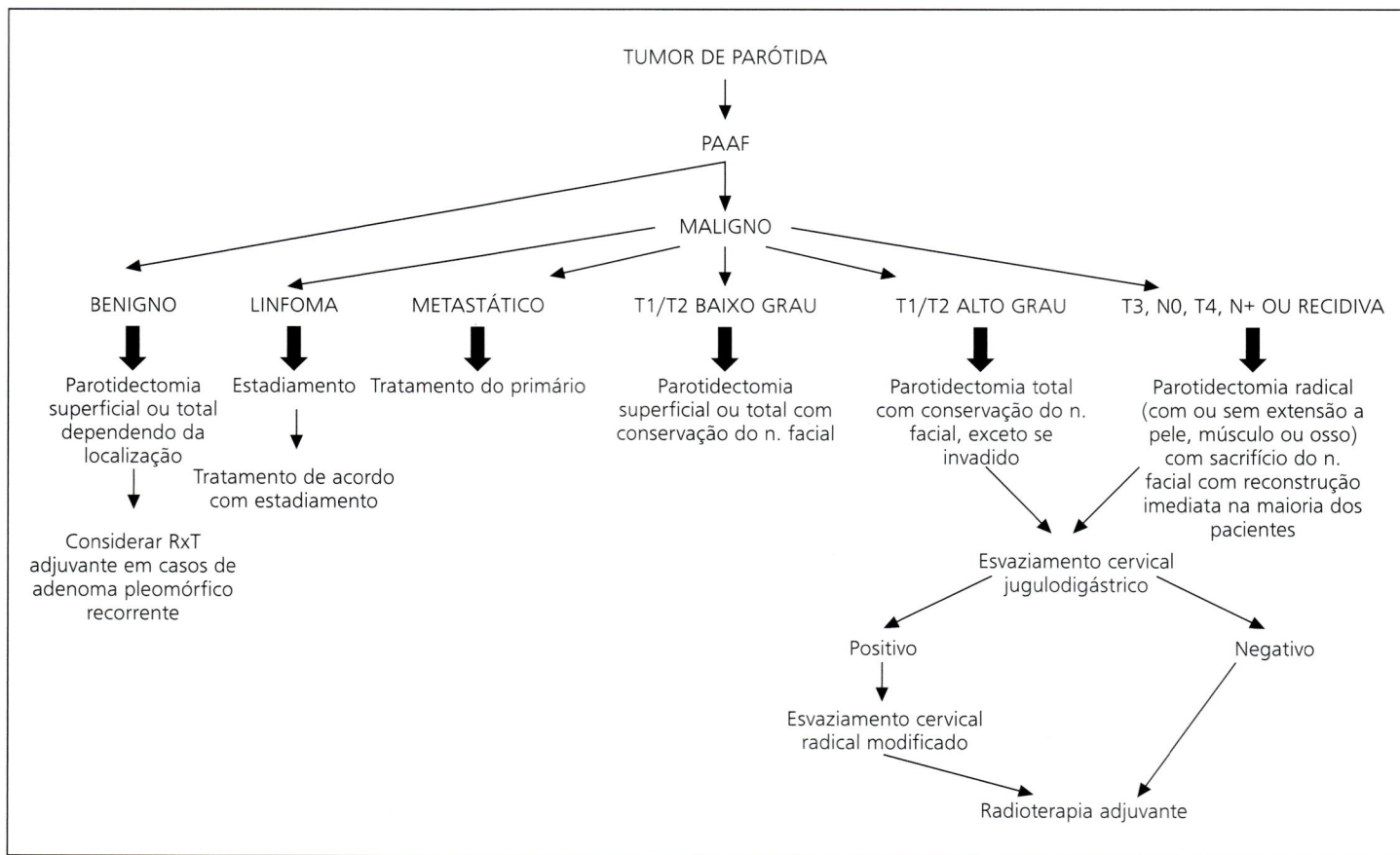

▲ **FIGURA 9.** Algoritmo para manejo das neoplasias de parótida.[27]

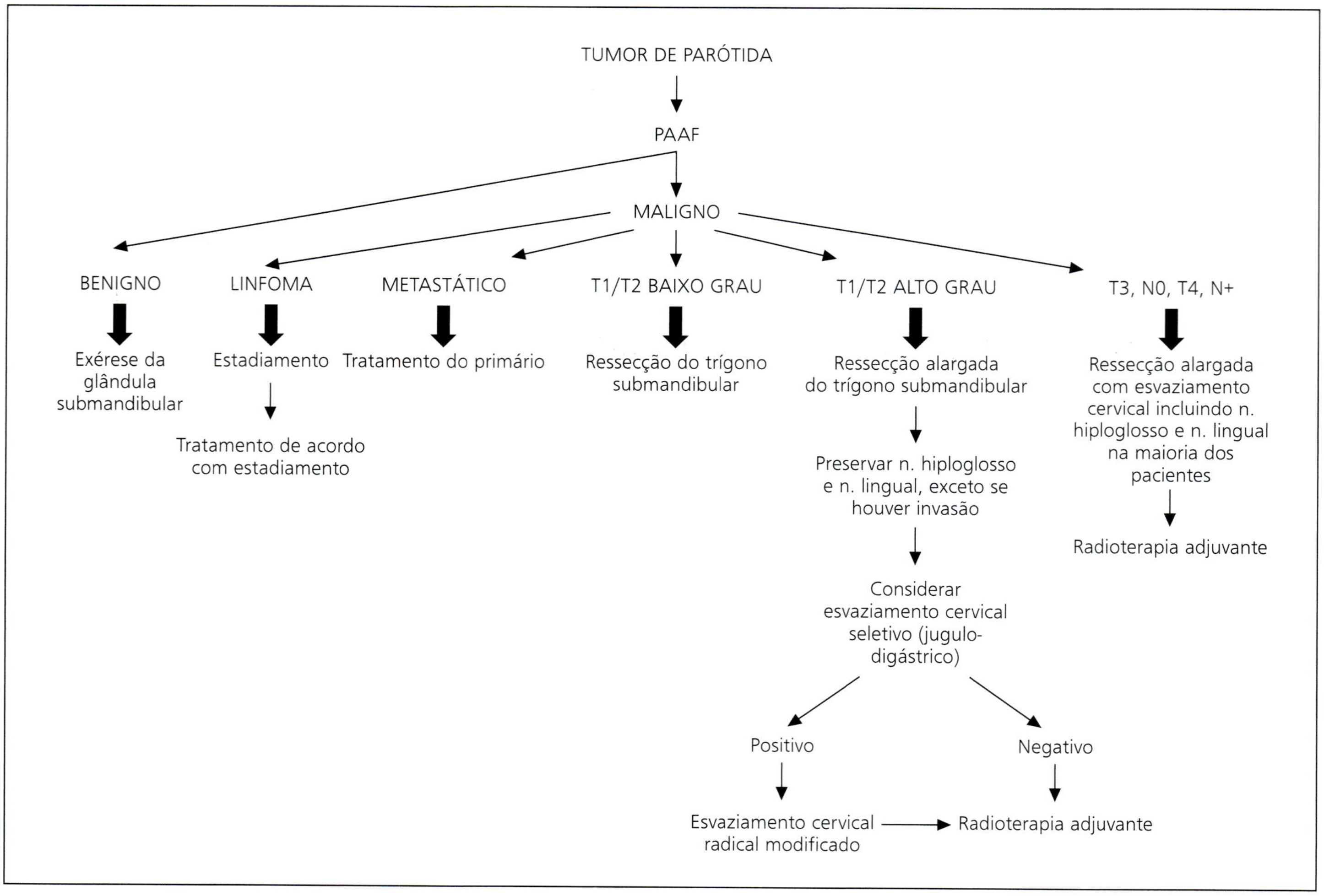

▲ **FIGURA 10.** Algoritmo para manejo das neoplasias de submandibular.[27]

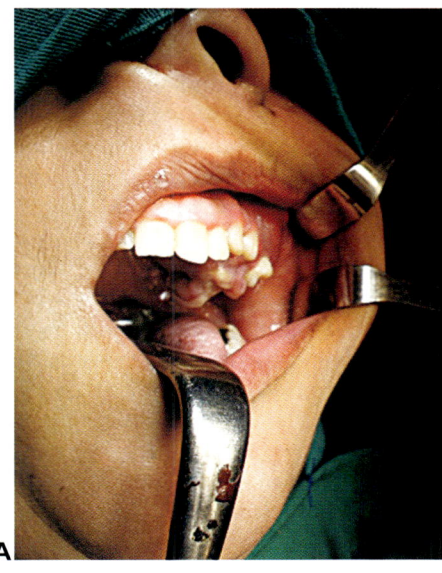
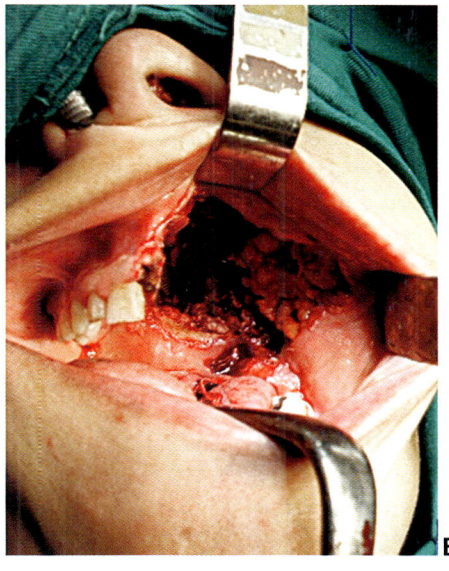

◀ **FIGURA 11. (A e B)** Maxilarectomia de meso e infraestrutura para tratamento de carcinoma adenoide cístico de glândula salivar menor.

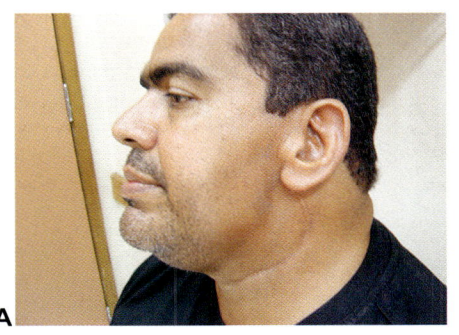
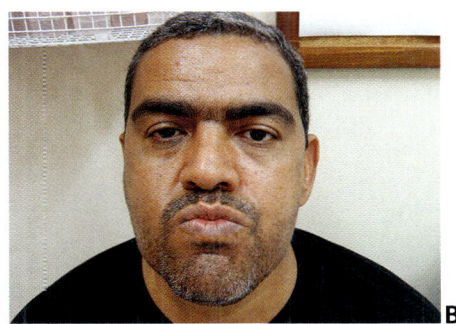
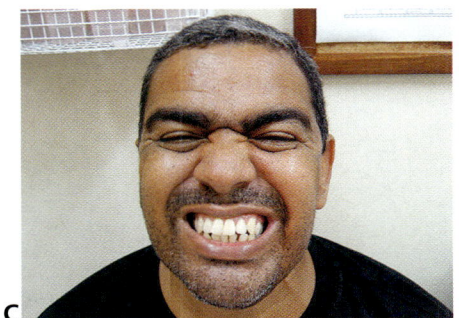
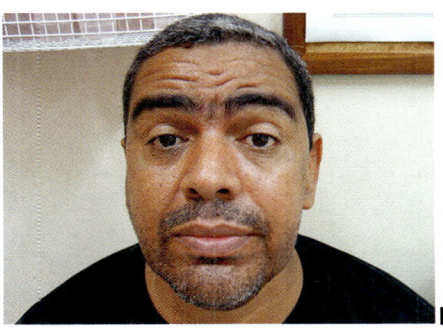

◀ **FIGURA 12. (A-D)** Paciente em pós-operatório tardio de parotidectomia com esvaziamento cervical, com mímica facial preservada, sem paresias ou paralisias.

anos de 77% para os pacientes, cuja presença de metástase cervical não foi identificada, contra 34% nos pacientes com metástase cervical. Não existe consenso quanto ao tratamento eletivo do pescoço no câncer de glândulas salivares.[28]

Medina sugere tratamento cervical eletivo para os tumores malignos das glândulas salivares em tumores de alto grau de malignidade, T3 e T4, tumores maiores de 3 cm, presença de paralisia facial, idade maior que 54 anos, extensão extraparotídea e invasão linfática.

Na opinião dos autores, o tratamento eletivo do pescoço deve ser feito em casos de tumores T3 ou T4 N0 e em tumores de alto grau de malignidade. Nos casos em que se pretende indicar a radioterapia pós-operatória (tumores de alto grau e estágios avançados), deve-se indicar a radioterapia eletiva do pescoço.[29]

Nos casos de pescoço positivo deverá ser realizado o esvaziamento cervical radical clássico ou modificado associado à radioterapia adjuvante do pescoço.

Complicações do tratamento

Dentre as *complicações* cirúrgicas da cirurgia das glândulas salivares maiores, a mais temida pelos cirurgiões é a paresia ou a paralisia facial (Figs. 12 e 13). As paresias são causadas por neuropraxias provocadas pela desvascularização durante a dissecção do nervo ou por traumas cirúrgicos durante afastamentos ou eletrocoagulação, e se caracterizam por pequenos desvios na mobilidade dos músculos da mímica facial. As paralisias sem lesão do nervo podem ter as mesmas causas descritas anteriormente, sendo mais graves, pois provocam uma grande alteração da hemiface, tanto estético como funcional, e ocorrem, sobretudo, nas parotidectomias em que há a necessidade de dissecção de todo o nervo facial.[30]

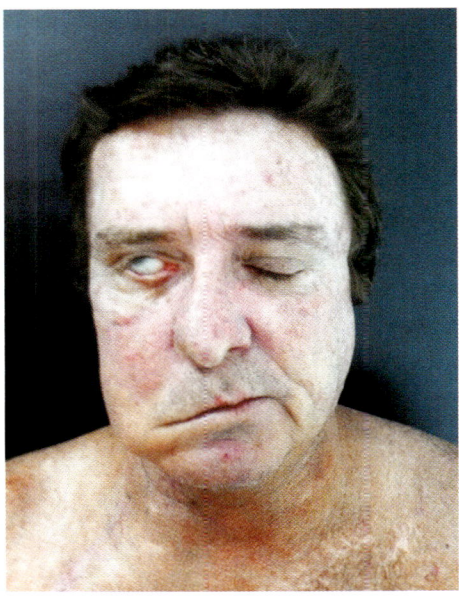

◀ **FIGURA 13.** Paciente com sequela pós-operatória decorrente de secção completa do nervo facial direito por invasão tumoral direita. O mesmo foi submetido à parotidectomia total.

Existem algumas manobras para se diminuírem as complicações. A utilização de enxerto de gordura tem sua aplicação na reconstrução do contorno facial de maneira favorável, pois é de fácil captação, fácil técnica cirúrgica e danos mínimos na área doadora, com boa estética pela topografia utilizada que segue dobras naturais do corpo, área coberta por pelos ou traje de banho com cicatriz praticamente inaparente. A limitação de seu uso ao longo do tempo é associada aos variáveis índices de absorção e complicações locais já citadas, como seroma ou liquefação da gordura. Estudo realizado no INCA demonstrou um baixo índice de absorção do enxerto de gordura pós-parotidectomia superficial associado a uma prevenção evidente na ocorrência da síndrome de Frey, embora o quesito estética facial não tenha apresentado diferença importante no questionário empregado, apesar de nós termos notado uma melhora inquestionável neste aspecto pela ausência de afundamentos ou abaulamentos. Foi demonstrada a eficácia da enxertia de gordura autóloga como prevenção da síndrome de Frey nos pacientes submetidos à parotidectomia nos 20 casos apresentados durante um acompanhamento de 1 a 3 anos. A média de absorção é baixa dentro dos primeiros 6 meses de acompanhamento através do diagnóstico por imagem (28%). Apesar do melhor resultado estético observado pelo examinador, pela ausência de afundamentos ou deformações, não houve diferença entre os grupos pelas respostas ao questionário (Fig. 14).[31]

A monitorização neurofisiológica intraoperatória (Figs. 15 e 16) é um campo relativamente novo da medicina que se desenvolveu para reduzir o risco de lesão nervosa associado a certos tipos de cirurgia. Há 15 anos só estava disponível em poucos centros acadêmicos ao redor do mundo, nas mãos de neurofisiologistas experientes que estabeleceram os métodos e as indicações para o uso da técnica. Poucas áreas da medicina tiveram, desde então, um crescimento tão rápido quanto essa. Hoje, nos Estados Unidos, quase totas as cirurgias com risco de lesão nervosa têm acompanhamento de monitorização intraoperatória, mas no Brasil ainda há uma grande carência de profissionais treinados nessa área. Com a monitorização, o cirurgião será avisado quando houver alguma irritação do nervo facial. Para isso são colocados eletrodos de agulha nos músculos da face. Os eletrodos captam as variações de voltagem que indicam contração de fibras musculares. Ao ser irritado, o nervo facial emite descargas que geram contração dessas fibras. Essas contrações são captadas pelo equipamento, que dispõe de alarme para detectá-las. Esses disparos podem surgir em diversas situações: quando um instrumento cirúrgico toca o nervo, quando há compressão, tração, aquecimento, isquemia ou qualquer outro tipo de insulto. Quanto mais intensas e prolongadas forem as descargas, maior a intensidade do insulto. A ocorrência dessas descargas ajuda o cirurgião a tomar decisões durante a cirurgia, indicando uma mudança na abordagem ou na intensidade de manipulação e dissecção, e assim ajudando a reduzir a risco de lesão nervosa. Outra utilidade da monitorização é indicar a proximidade do nervo através de uma sonda de estimulação. Com a sonda de estimulação, o cirurgião aplica um estímulo de intensidade controlada na estrutura. Caso se obtenha uma resposta com um estímulo de baixa intensidade ($\leq 0,5$ mA), isto indica que o nervo está muito próximo à sonda de estimulação.[32]

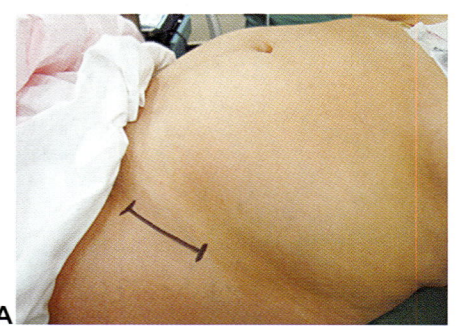
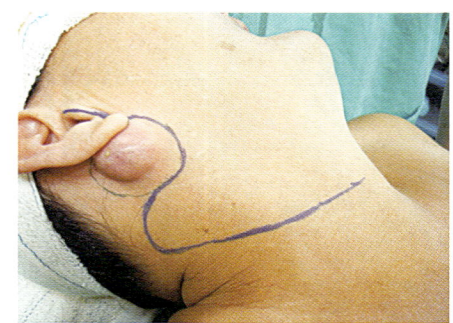
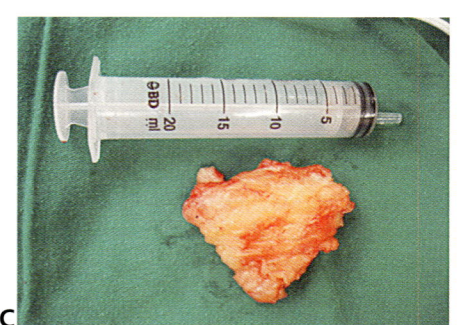
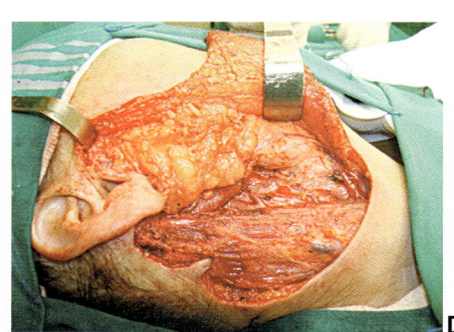

◀ **FIGURA 14.** Paciente submetida à parotidectomia superficial. (**A** e **B**) Pré-operatório. (**C**) Realizada retirada de enxerto de gordura da região inguinal e a sobreposição da mesma ao nervo facial. (**D**) Aspecto final.

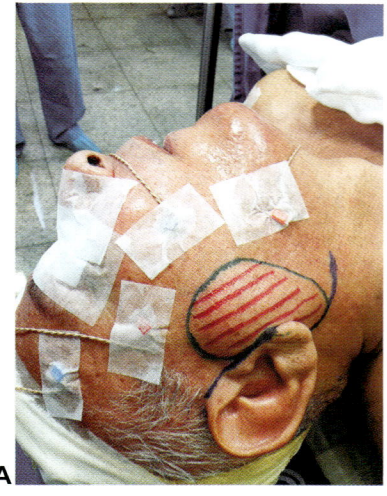
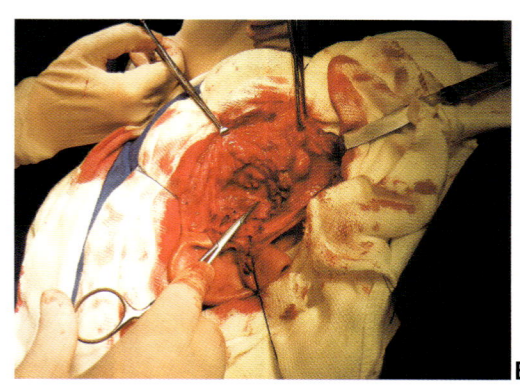

◀ **FIGURA 15.** (**A** e **B**) Paciente em transoperatório de parotidectomia com uso do neuroestimulador de nervo periférico.

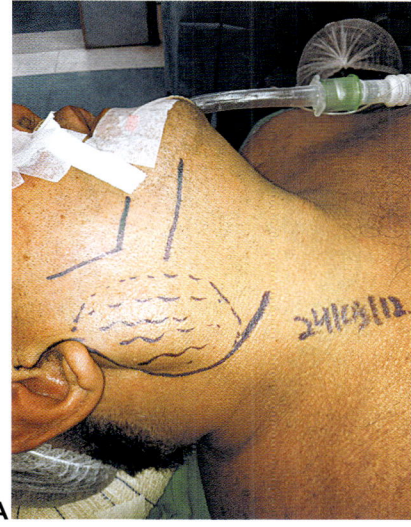
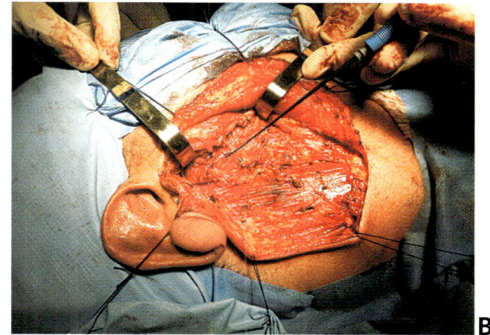
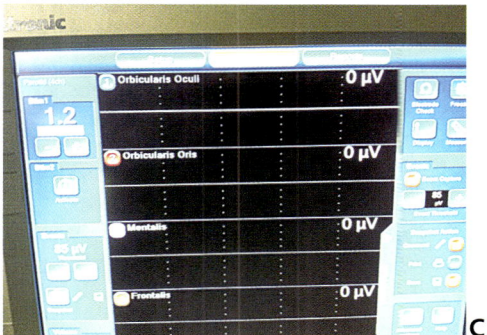

▲ **FIGURA 16.** (**A-C**) Durante o uso do neuroestimulador de nervo periférico, cada ramo do nervo facial é acompanhado durante a cirurgia, como pode ser observado na figura anterior.

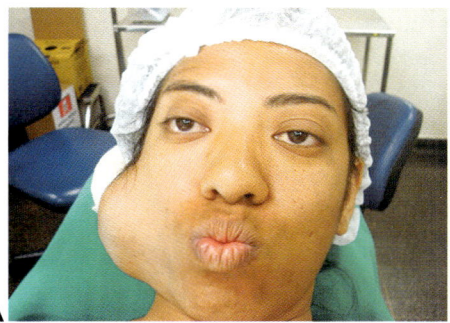
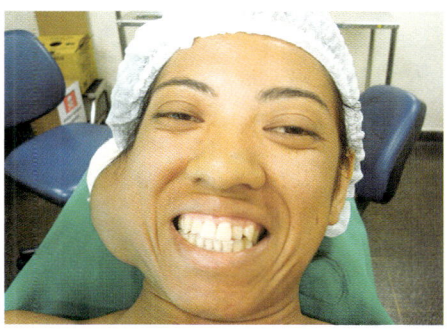
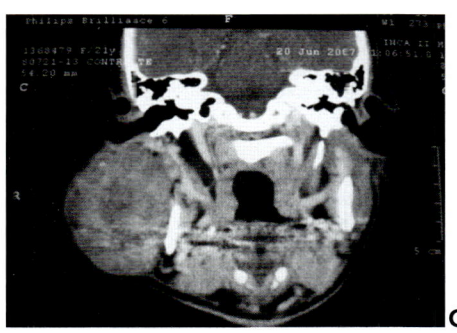

▲ **FIGURA 17.** Paciente com adenocarcinoma volumoso em parótida direita. (**A** e **B**) Pré-operatório: Não há envolvimento do nervo facial, pois está preservada a mímica. (**C**) Observa-se o íntimo contato da lesão com outras estruturas, como a mandíbula, em decorrência de grande volume tumoral.

PROGNÓSTICO

O prognóstico dos tumores malignos de glândulas salivares está fortemente relacionado com o estadiamento clínico ao diagnóstico. A classificação microscópica em graus e o subtipo histológico têm-se mostrado como fatores independentes de comportamento biológico destes tumores e devem ser levados em consideração na escolha do tratamento empregado.[33,34] A presença de invasão perineural, angiolinfática e extensão extraglandular, além da presença de linfonodos metastáticos e metástase a distância também são considerados fatores de mau prognóstico para estes tumores (Fig. 17).

A localização da neoplasia também está relacionada com o prognóstico. A sobrevida global é significativamente maior para os tumores de glândulas parótidas, em seguida os de glândula submandibular, sendo os tumores de glândulas salivares menores os que apresentam pior sobrevida global.

REFERÊNCIAS BIBLIOGRÁFICAS

1. Ellis GL, Auclair PL, Gnepp DR. *Surgical pathology of the salivary glands*. Philadelphia: WB Saunders, 1991.
2. Pinkston JA, Cole P. Incidence rates of salivary gland tumors: results from a population-based study. *Otolaryngol Head Neck Surg* 1999;120:834-40.
3. Shah JP, Kowalski LP. *Cirurgia de cabeça e pescoço*. 2. ed. Rio de Janeiro: Revinter, 2000.
4. Barnes L et al. *Pathology & genetics head and neck tumours*. WHO Classification Head and Neck Tumours. Lyon: IARC, 2005.
5. Sun EC, Curtis R, Melbye M et al. Salivary gland cancer in the United States. *Cancer Epidemiol Biomarkers Prev* 1999;8:1095-100.
6. Ries LAG, Hankey BF, Miller BA et al. *Cancer statistics review*, 1973-88. Bethesda: National Cancer Institute, 1991.
7. Gibbons MD, Manne U, Carroll WR et al. Molecular differences in mucoepidermoid carcinoma and adenoid cystic carcinoma of the major salivary glands. *Laryngoscope* 2001;111:1373-78.
8. Felix A, El Naggar AK, Press MF et al. Prognostic significance of biomarkers (c-erbB-2, p53, proliferating cell nuclear antigen, and DNA content) in salivary duct carcinoma. *Hum Pathol* 1996;27:561-66.
9. Lima RA. *Fatores prognósticos clínico-histopatológicos e a expressão da oncoproteína p53 nos tumores malignos da glândula parótida – análise retrospectiva*. Tese para conclusão do doutorado pela FCMUSP. São Paulo, 2004.
10. Hellquist HB, Karlsson MG, Nilsson C. Salivary duct carcinoma—a highly aggressive salivary gland tumour with overexpression of c-erbB-2. *J Pathol* 1994;172:35-44.
11. Funasaka Y, Boulton T, Cobb M et al. c-Kit-kinase induces a cascade of protein tyrosine phosphorylation in normal human melanocytes in response to mast cell growth factor and stimulates mitogen-activated protein kinase but is down-regulated in melanomas. *Mol Biol Cell* 1992;3:197-209.
12. Jeng YM, Lin CY, Hsu HC. Expression of the c-kit protein is associated with certain subtypes of salivary gland carcinoma. *Cancer Lett* 2000;154:107-11.
13. Edwards PC, Bhuiya T, Kelsch RD. C-kit expression in the salivary gland neoplasms adenoid cystic carcinoma, polymorphous low-grade adenocarcinoma, and monomorphic adenoma. *Oral Surg Oral Med Oral Pathol Oral Radiol Endod* 2003;95:586-93.
14. Giannoni C, El Naggar AK, Ordonez NG et al. c-erbB-2/neu oncogene and Ki-67 analysis in the assessment of palatal salivary gland neoplasms. *Otolaryngol Head Neck Surg* 1995;112:391-98.
15. Al Khafaji BM, Nestok BR, Katz RL. Fine-needle aspiration of 154 parotid masses with histologic correlation: ten-year experience at the

University of Texas M.D. Anderson Cancer Center. *Cancer* 1998;84:153-59.

16. Costas A, Castro P, Martin-Granizo R *et al.* Fine needle aspiration biopsy (FNAB) for lesions of the salivary glands. *Br J Oral Maxillofac Surg* 2000;38:539-42.

17. Ellis GL, Auclair PL. *Tumours of the salivary glands.* 3rd ed. Washington: Armed Forces Institute of Pathology, 1996.

18. Stewart CJ, MacKenzie K, McGarry GW *et al.* Fine-needle aspiration cytology of salivary gland: a review of 341 cases. *Diagn Cytopathol* 2000;22:139-46.

19. Zbaren P, Schar C, Hotz MA *et al.* Value of fine-needle aspiration cytology of parotid gland masses. *Laryngoscope* 2001;111:1989-92.

20. Rigual NR, Milley P, Lore Jr JM *et al.* Accuracy of frozen-section diagnosis in salivary gland neoplasms. *Head Neck Surg* 1986;8:442-46.

21. Chan MK, McGuire LJ, King W *et al.* Cytodiagnosis of 112 salivary gland lesions. Correlation with histologic and frozen section diagnosis. *Acta Cytol* 1992;36:353-63.

22. Zheng JW, Song XY, Nie XG. The accuracy of clinical examination *versus* frozen section in the diagnosis of parotid masses. *J Oral Maxillofac Surg* 1997;55:29-31.

23. Megerian CA, Maniglia AJ. Parotidectomy: a ten year experience with fine needle aspiration and frozen section biopsy correlation. *Ear Nose Throat J* 1994;73:377-80.

24. Gnepp DR, Brandwein MS, Henley JD. Salivary and lacrymal glands. In: Gnepp DR, Saunders WB. (Eds.). *Diagnostic surgical pathology of the head and neck.* New York: 2001. p. 408-29.

25. Gnepp DR, Rader WR, Cramer SF *et al.* Accuracy of frozen section diagnosis of the salivary gland. *Otolaryngol Head Neck Surg* 1987;96:325-30.

26. Lee DJ, Smith RR, Spaziani JT *et al.* Adenoid cystic carcinoma of the nasopharynx. Case reports and literature review. *Ann Otol Rhinol Laryngol* 1985;94:269-72.

27. Close LG *et al. Essentials of head and neck oncology.* New York: Thieme, 2008.

28. Parise O, Kowaslki LP, Lehn C. *Diagnóstico e tratamento: câncer de cabeça e pescoço.* São Paulo: Ambito, 2008.

29. INCA. Condutas do INCA. *Rev Bras Cancerol* 2002;48(1):9-12.

30. Kligerman J *et al.* Complicações das cirurgias dos tumores das glândulas salivares. *Rev Bras Cir Cabeça Pescoço* 2003 Abr./Maio./Jun.;31(2).

31. Farias *et al.* Enxerto de gordura pós-parotidectomia: avaliação de absorção e prevenção da síndrome de Frey. *Rev Bras Cir Cabeça Pescoço* 2009 Out./Nov./Dez.;38(4):227-31.

32. http://www.neurosoftbrasil.com.br

33. Myers E *et al. Salivary gland disorders.* Berlin Heidelberg: Springer-Verlag, 2007.

34. Zdanowski R *et al.* Sublingual gland tumors: clinical, pathologic, and therapeutic analysis of 13 patients treated in a single institution. *Head & Neck* —DOI 10.1002/hed April 2011.

CAPÍTULO 49

Câncer de Orofaringe

Fatima Cristina Maria de Matos ■ Sylvio de Vasconcellos e Silva Neto
Bartolomeu Cavalcanti de Melo Junior ■ Jacob Kligerman ■ Fernando Luiz Dias
Ana Carolina Pastl Pontes

INTRODUÇÃO

A orofaringe é dividida em quatro regiões anatômicas, delimitadas superiormente por uma linha imaginária transversal que passa ao nível da borda inferior do palato duro e inferiormente ao nível do osso hioide (Fig. 1):[1]

1. Parede anterior, área glossoepiglótica, onde se encontra a base da língua (1/3 posterior da língua) e a valécula.
2. Parede lateral, área de localização da loja tonsiliana, das tonsilas palatinas, dos pilares e dos sulcos glossotonsilianos.
3. Parede superior, onde se encontra a superfície inferior do palato mole e úvula.
4. Parede posterior, que se continua com a naso e hipofaringe, delimitada pelos planos transversais.

A maioria das lesões de faringe ocorre na orofaringe (40-50%), sendo a loja tonsiliana acometida em 40% dos casos, e a base da língua em 30% dos casos.

Os tumores originários dessa região anatômica são, em cerca de 90% dos casos, carcinomas epidermoides, sendo que 60% são moderadamente diferenciados, 20% bem diferenciados e 20% pouco diferenciados.[2]

Os subtipos do carcinoma epidermoide, basaloides e outros não queratinizados foram relacionados durante muito tempo com um comportamento mais agressivo, entretanto, os estudos atuais sugerem uma forte relação com o HPV (Papilomavírus Humano) e uma melhor resposta ao tratamento. Os tumores chamados de HPV+ originam-se mais frequentemente na orofaringe, tendem a ser pouco diferenciados e com características basaloides e geralmente apresentarem um estágio mais inicial do que aqueles relacionados com o tabaco e o álcool.[2]

Os pacientes mais frequentemente acometidos são do sexo masculino e acima de 45 anos de idade, entretanto, estudos nos últimos 20 anos sugerem um aumento da incidência na Europa Ocidental e América do Norte em indivíduos abaixo de 45 anos.[3]

O diagnóstico diferencial pode ser feito com linfomas, sarcomas, tuberculose, paracoccidiomicoses, entre outros (Figs. 2 e 3).

Em virtude de inúmeras peculiaridades de cada sub-região anatômica, e, atualmente, a relação com o HPV, o tratamento dos tumores de orofaringe é controverso e, a maioria das vezes, é necessária a instituição de várias modalidades de tratamento.

ETIOLOGIA

O tabaco e o álcool são os fatores etiológicos mais importantes envolvidos no desenvolvimento do câncer de orofaringe e, juntos, são responsáveis por cerca de 75% dos casos diagnosticados na América do Norte e na Europa, entretanto o HPV, principalmente o HPV 16, está sendo considerado um fator importante na carcinogênese. Indivíduos que não fumam e que têm carcinoma epidermoide de orofaringe apresentam a probabilidade 15 vezes maior de serem portadores de HPV, do que aqueles que fumam. Alguns estudos indicam que os pacientes HPV positivos apresentam um melhor prognóstico, particularmente aqueles com carcinoma de loja tonsiliana.

Infecções por vírus da imunodeficiência humana (HIV) aumentam a susceptibilidade a infecções oportunistas e vírus promotores de câncer.[7] Os pacientes HIV positivos têm o câncer de cabeça e pescoço como uma das neoplasias mais comuns. O mecanismo molecular envolvido na carcinogênese geralmente é mediado pelo HPV E6 e pela oncoproteína E7.[7]

Outros fatores dietéticos também podem ser relacionados com o desenvolvimento do câncer de orofaringe, como o consumo de mate e as avitaminoses, principalmente a vitamina A, betacaroteno e selênio.[2]

Alguns estudos mostram que o consumo de café e de chás com cafeína está inversamente relacionado com o desenvolvimento do câncer de cavidade oral e orofaringe, provavelmente em decorrência de substâncias antimutagênicas e antioxidantes encontradas em sua composição.[8]

Higiene oral precária, trauma dentário, sífilis terciária e a genética também podem desempenhar um importante papel.[1]

Indivíduos portadores de anemia de Fanconi têm 500 a 700 vezes maiores chances de desenvolverem câncer de cabeça e pescoço, a maioria associada ao HPV.[2]

EPIDEMIOLOGIA

No Brasil e também em todo o mundo, há uma grande dificuldade em avaliar a incidência deste tipo de neoplasia de forma isolada, já que a mesma, quase sempre, está associada às estatísticas de câncer de cavidade oral ou de faringe, de uma forma generalizada. No Hospital AC Camargo-SP, de acordo com dados de 1994, a incidência em homens foi de 2,0%, enquanto que nas mulheres foi de 0,1% entre os demais tipos de câncer. Já no INCA-RJ, o câncer de orofaringe constitui 1,5% entre os demais tipos de câncer.[9]

A população negra dos Estados Unidos apresenta uma incidência maior do que os brancos e os hispânicos. Enquanto que a raça branca apresenta uma incidência entre o sexo masculino de 1,4 por 100.000 habitantes e entre o sexo feminino 0,4 por 100.000 habitantes, entre os afro-americanos, essa proporção sobe para 2,9 e 0,6 por 100.000 habitantes, respectivamente.[3]

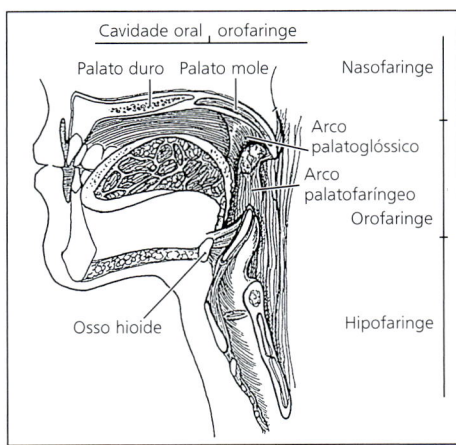

▲ FIGURA 1. Anatomia da faringe.

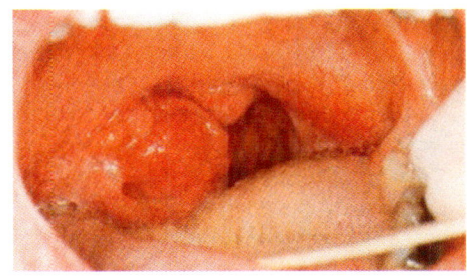

▲ FIGURA 2. Linfoma de loja tonsiliana direita.

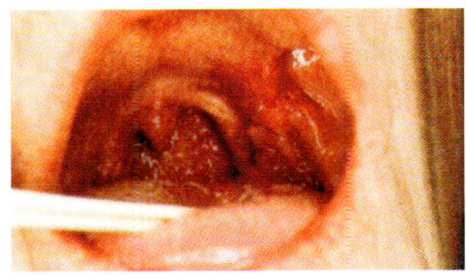

▲ FIGURA 3. Carcinoma epidermoide de loja tonsiliana.

Na China, a incidência é baixa, sendo que em Beijing a taxa entre homens e mulheres é de respectivamente 0,1 e 0,0. Já em Hong-Kong e Taiwan, onde a influência ocidental é maior, as taxas chegam a ser 6 a 12 vezes maiores do que em Beijing.[6]

Na Índia, país que apresenta altos índices de câncer de cavidade oral, a incidência encontrada entre o sexo masculino varia de 0,8 a 2,8, enquanto que no sexo feminino a incidência varia entre 0,2 a 0,5.[6]

Na Europa existe uma grande variação na incidência entre todos os países. As taxas mais altas têm sido encontradas na França, especificamente em Somme, onde entre os homens a taxa é de 6,4 e entre as mulheres é de 0,8.[6]

Nos Estados Unidos foi estimado que no ano de 2000, ocorreram 8.200 casos novos de câncer de faringe, que consistem em menos de 0,8% de todas as formas de neoplasias, além de 2.100 óbitos. Segundo estatísticas divulgadas no *site* da Sociedade Americana de Câncer (American Head and Neck Society), em 2010, nos Estados Unidos, foram diagnosticados com câncer de cavidade oral e orofaringe 36.540 adultos (25.420 homens e 11.120 mulheres), sendo estimados 7.880 óbitos.[10,11]

Nas últimas décadas, tem ocorrido um aumento importante da incidência do câncer de orofaringe, entre os países ocidentais, principalmente entre o sexo masculino. Ao mesmo tempo, a prevalência do HPV nesses tumores também vem aumentando, indicando que o HPV é, de fato, um fator responsável por esse aumento, já que este vírus tem sido encontrado em 45 a 95% dos tumores de orofaringe.[6] O HPV-16, na orofaringe, principalmente nas tonsilas lingual e palatina, tem seu papel etiológico bem estabelecido. Este tem sido indicado como causador de, aproximadamente, 70% dos tumores malignos neste sítio em indivíduos não tabagistas e não etilistas.

CARACTERÍSTICAS CLÍNICAS

A lesão primária pode ter aspecto ulcerado, vegetante, infiltrativo ou aspecto misto (como, por exemplo, ulcerada-infiltrante). As lesões nodulares submucosas são comuns na base da língua ou no palato mole (principalmente nos tumores de glândulas salivares).[12]

A sintomatologia desse tipo de câncer depende da sub-região anatômica acometida, sendo que a queixa mais comum é dor ou desconforto na garganta. Esse sintoma geralmente é precoce nos tumores de palato mole em contraste com a loja tonsiliana e base da língua, que podem ter um crescimento "silencioso". Otalgia reflexa, sensação de corpo estranho, trismo, disfagia, alteração na voz (pastosa) e disartria também podem ocorrer. Sintomas adicionais relacionados com doença avançada incluem sangramento orofaríngeo, aspiração, obstrução das vias aéreas, odor fétido e perda de peso.[12]

Um dos maiores desafios no tratamento do câncer de orofaringe é em decorrência da sua capacidade de causar metástases cervicais precocemente, graças à grande quantidade de capilares linfáticos e também uma maior indiferenciação dos tumores. Essas metástases são mais frequentes para os níveis IIa, IIb e III. Para os carcinomas de palato mole, existe uma incidência de 40% de metástases. Essa incidência sobe para 50% na região de pilar tonsiliano, chegando a 70% na base da língua. A maioria dos pacientes tem linfoadenomegalia cervical no momento do diagnóstico, o que agrava o prognóstico.[13,14]

A sub-região anatômica mais frequentemente acometida é a loja tonsiliana, e a extensão do tumor nessa localização para o trígono retromolar, mucosa jugal e base da língua não é incomum.[12]

BIOLOGIA MOLECULAR

No carcinoma epidermoide de cabeça e pescoço induzido por tabaco, a alteração molecular mais frequentemente encontrada é a perda do 9p21-22, presente também naquelas lesões consideradas potencialmente malignizantes, incluindo a displasia e o carcinoma *in situ*.[5] A proteína p16 fica no interior dessa região cromossômica e é candidata a um gene supressor tumoral. Essa proteína se liga ao complexo ciclina D1 CDK4/CDK6, prevenindo a fosforilação da proteína retinoblastoma (pRb). O p105Rb e os membros da família da proteína Rb p107 e p130 por sua vez regulam a atividade dos fatores de transcrição do E2F, que por sua vez formam complexos com o p105Rb e inibem a transcrição de genes necessários para progressão do ciclo celular, como a ciclina A. Essa inibição é reduzida pela CDK (ciclina dependente quinase), mediada pela fosforilação do p105Rb. Desse modo, o p16 é um inibidor da CDK que preserva a integridade do G1/S e também regula a proliferação celular. O tabaco pode contribuir para a perda de função do p16.[5,15]

As mutações no p53 ocorrem em, aproximadamente, 50% dos casos de câncer de cabeça e pescoço. A inibição da função do p53 por via da mutação resulta em lesões que evoluem de pré-invasivas a invasivas.[16-18] A amplificação da ciclina D1 ocorre em aproximadamente um terço dos tumores induzidos pelo tabaco e está associada à doença invasiva.[1] Portanto, naqueles tumores associados ao tabaco, a inibição do p16 leva a uma inativação do gene Rb, que pode ser considerado um dos eventos mais precoces encontrados no modelo de progressão tumoral. O fenômeno chamado de campo de cancerização, proposto por Slaughter *et al.*, em 1953, explica o desenvolvimento de lesões potencialmente malignizantes e de segundo tumores primários por todo o trato aerodigestório, naqueles pacientes que fumam grandes quantidades diárias de cigarros e também naqueles que consomem em excesso bebidas alcóolicas. Então, o câncer de cabeça e pescoço induzido por tabaco e álcool está associado a uma diminuição na regulação da proteína p16, a mutação do gene p53 e a uma amplificação da ciclina D1.[20]

Os eventos moleculares induzidos pelo HPV também levam a uma inibição do p53 a do pRb, mediados pela expressão das oncoproteínas virais. Depois da integração ao genoma do hospedeiro, a expressão viral da transcrição/replicação do fator E2 é rompida. A ruptura do E2 leva a uma expressão voluntária dos oncogenes E6 e E7. Esses oncogenes são responsáveis pela codificação de oncoproteínas que se ligam e degradam os genes supressores p53 e Rb.[21] Assim, os caminhos dos supressores tumorais continuam a existir, porém, encontram-se inativos nessas células, em virtude da expressão contínua de genes E6 e E7.[22] Ocorre uma relação desses tumores com os genes p53 selvagem e pRb. O tipo selvagem do p53 e pRb está associado a baixos níveis das proteínas p53 e pRb, respectivamente. O pRb é um regulador negativo da proteína p16. Portanto, baixos níveis de pRb tendem a causar uma regulação aumentada do p16, e essa expressão é encontrada com frequência em cânceres associados ao HPV.[23] Assim sendo, os eventos moleculares relacionados com o carcinoma epidermoide de orofaringe, associado ao HPV, são a regulação aumentada do p16 e os tipos selvagens dos genes p53 e pRb.[5]

ESTADIAMENTO

O estadiamento utilizado é o da UICC (União Internacional Contra o Câncer) de 2004, onde o T é a extensão do tumor primário, N é a ausência ou a presença de metástases para linfonodos, e o M traduz a presença de metástases a distância (Quadro 1).[24]

Apesar de ter suas deficiências, pois o mesmo não faz menção à atividade biológica do tumor, esse sistema ainda consegue avaliar o paciente de forma individualizada e também apresenta uma boa correlação com o prognóstico.

DIAGNÓSTICO

O primeiro passo para o diagnóstico do câncer de orofaringe é uma história clínica detalhada. Estar atento aos sintomas (dor, disfagia, perda de peso) e aos hábitos do paciente (etilismo e tabagismo), assim como à duração dos mesmos, tem vital importância não só para o diagnóstico propriamente dito como também para o prognóstico do paciente.[7,12]

Na maioria dos casos, o paciente é facilmente examinado e biopsiado, sendo realizada uma avaliação da lesão e de suas características (tamanho, mobilidade, grau de infiltração).[25]

O trismo e a diminuição da mobilidade da língua podem estar presentes nos pacientes que apresentam invasão do espaço pterigomaxilar e da musculatura profunda da língua, respectivamente, indicando doença localmente avançada.

Há necessidade de utilização de videolaringoscopia ou laringoscopia indireta (reservando-se a laringoscopia direta para os casos de difícil acesso à biópsia no paciente acordado ou quando a necessidade de exame mais detalhado para avaliação cirúrgica). A cavuscopia poderá ser realizada naqueles casos onde há extensão das lesões para nasofaringe.

A palpação das cadeias linfáticas cervicais é mandatória. O pescoço é dividido em NI, II, II, IV, V, VI, podendo os níveis I, II e V serem divididos em subníveis (Ia e Ib, IIa e IIb, Va e Vb). Características, como tamanho, mobilidade e consistência, devem ser avaliadas.[26,27]

O diagnóstico é firmado por biópsia de lesão, porém exames como Radiografia de mandíbula, Tomografia Computadorizada e Ressonân-

Quadro 1. Classificação de TNM, segundo a VICC, 2004

TUMOR PRIMÁRIO
- Tx Tumor primário não pode ser avaliado
- T1 Tumor até 2 cm em sua maior dimensão
- T2 Tumor maior que 2 cm até 4 cm em sua maior dimensão
- T3 Tumor maior que 4 cm em sua maior dimensão
- T4a Tumor invade qualquer das seguintes estruturas adjacentes: laringe, músculos profundos/extrínsecos da língua (genioglosso, hiog osso palatoglosso e estiloglosso), pterigoide medial, palato duro e mandíbula
- T4b Tumor invade qualquer uma das seguintes estruturas: músculo pterigoide lateral, lâminas pterigoides, nasofaringe lateral, base do crânio ou adjacentes à artéria carótida

LINFONODOS REGIONAIS
- Nx Linfonodos não podem ser avaliados
- N0 Ausência de metástases em linfonodos regionais
- N1 Metástase em um único linfonodo homolateral com menos de 3 cm
- N2 Metástase em um único linfonodo homolateral, com mais de 3 cm e menos de 6 cm em sua maior dimensão (N2a); ou em linfonodos homolaterais Múltiplos, nenhum deles maior que 6 cm (N2b); ou em linfonodos bilaterais Ou contralaterais, nenhum deles com mais de 6 cm em sua maior dimensão (N2c)
- N3 Metástase em linfonodo de mais de 6 cm em sua maior dimensão

METÁSTASE A DISTÂNCIA
- Mx Não pode ser avaliado
- M0 Ausência de metástases a distância
- M1 Presença de metástases a distância

ESTADIAMENTO
- E0: Tis N0 M0
- EI: T1 N0 M0
- EII: T2 N0 M0
- EIII: T1 N1 M0 ; T2 N1 M0 ; T3 N0/N1 M0
- EIVA: T1, T2, T3 N2 M0; T4a N0, N1, N2 M0
- EIVB: T4b Qq N M0, Qq T N3 M0
- EIVC: QqT Qq N M1

cia Magnética (estes últimos indicados principalmente para avaliar invasão da musculatura profunda, invasão óssea e do pescoço, além dos linfonodos retrofaríngeos).[28,29]

O PET-Scan ou PET-CT tem-se firmado como um valioso instrumento para diagnóstico e controle pós-tratamento dos carcinomas epidermoides de cabeça e pescoço. Existe uma grande captação do contraste FDG (18 flúor desoxiglicose) pelo tumor primário e pelos linfonodos cervicais o que leva a uma alta sensibilidade do exame.[30]

A metástase para linfonodos retrofaríngeos varia de 16 a 50%, relacionada, principalmente, com os estágios mais avançados (T3 e T4) e também aqueles pacientes com pescoço N2 ou N3.[31] Tauzin et al., em 2010, realizaram estudo avaliando o PET-CT como ferramenta no estadiamento dos tumores de orofaringe e das metástases cervicais e para retrofaringe. A frequência das metástases retrofaríngeas diagnosticadas pelo PET-CT foi de 20,8%, e o exame modificou o estágio para maior em 43,4% dos pacientes e para menor em 5,7%.[31] Outros estudos também demonstraram que o PET determina uma maior acurácia com alta sensibilidade ao estadiamento desses pacientes.[32-34] A detecção desses linfonodos é traduzida em uma mudança no tratamento instituído, ou seja, alteração nos campos e na dose da radioterapia.

A radiografia de tórax está indicada em todos os pacientes para pesquisa de metástases pulmonares e também deve ser realizada no acompanhamento, anualmente.

Também devem ser realizados rotineiramente após o tratamento a videolaringoscopia, o exame do pescoço e a endoscopia digestiva alta.[12]

TRATAMENTO E PROGNÓSTICO

A região anatômica acometida, o estadiamento do tumor e o "*Performance Status*" do paciente são os fatores que irão determinar o tratamento a ser instituído, principalmente porque as cirurgias para os tumores de orofaringe apresentam uma incidência alta de morbidade e uma taxa de cura baixa. A cirurgia seguida por radioterapia, historicamente, é considerado o tratamento "padrão ouro" da doença avançada na orofaringe.[35] Atualmente, os protocolos de preservação de órgãos têm mostrado resultados promissores, associados a novos agentes terapêuticos, como os antagonistas dos receptores do fator de crescimento.

O principal objetivo da quimioterapia tem sido o aumento do controle da doença locorregional e a redução da incidência de metástases a distância. As diferentes estratégias do tratamento combinado de quimioterapia com radioterapia e cirurgia incluem a quimioterapia de indução, que consiste em cursos de quimioterapia antes da cirurgia ou radioterapia, tratamento concomitante da quimioterapia com radioterapia e a quimioterapia adjuvante administrada depois da terapia local definitiva.[5] Os quimioterápicos mais frequentemente utilizados em tumores de cabeça e pescoço são o 5-fluoruracil (um análogo de nucleotídeo) e a cisplatina (um agente quelante do DNA). Outras drogas têm sido testadas numa tentativa de melhores respostas, como docetaxel. Os efeitos colaterais desses agentes podem ser severos, incluindo neutropenia, mucosite, disfagia, toxicidade renal, neuropatia e perda de audição, ocasionando uma piora importante na qualidade de vida.[5]

O tratamento associando quimioterapia e radioterapia geralmente é utilizado em grandes centros para pacientes com tumores avançados de orofaringe. Em 1991, um Estudo Cooperativo VA (Department os Veterans Affairs Laryngeal Cancer Study Group), foi o pioneiro e iniciou a era dos protocolos de preservação de órgãos em tumores de laringe estágios III e IV.[36] Forastiere et al. publicaram os resultados do Radiation Therapy Oncology Group (RTOG) 91-1, protocolo este que avaliou o acompanhamento do VA, mostrando que aqueles pacientes que receberam quimioterapia concomitante com radioterapia apresentaram um melhor controle locorregional, além de um maior índice de preservação da laringe.[37] Com base nesses resultados e em outros estudos a quimioterapia concomitante com radioterapia tornou-se o tratamento padrão para pacientes com tumores avançados de laringe e o que rotineiramente vem sendo realizado para os demais sítios anatômicos da cabeça e pescoço.[38]

O estudo realizado pelo GORTEC (Groupe d'Oncologie Radiotherapie Tête et Cou), relatado por Calais et al. e Denis et al., avaliou 226 pacientes com carcinoma epidermoide de orofaringe, Estágios III e IV, que realizaram radioterapia isolada (70 GY em 35 aplicações) ou radioterapia concomitante com carboplatina e 5-fluoruracil. A melhor sobrevida em 3 anos e a sobrevida livre de doença foram observadas no grupo que realizou radioterapia com quimioterapia concomitante, com uma alta taxa de toxicidade.[39,40]

Outro estudo realizado pelo mesmo grupo, dessa vez em uma análise de 163 pacientes com câncer de orofaringe e hipofaringe, que receberam radioterapia duas vezes ao dia e radioterapia duas vezes ao dia com quimioterapia com cisplatina e 5-fluoruracil. Uma análise do subgrupo dos pacientes com tumor de orofaringe avançado mostrou uma sobrevida global melhor nos pacientes que foram submetidos ao tratamento combinado.[41]

Aldestein et al. realizaram o estudo do Grupo Norte-Americano, onde foram avaliados pacientes com tumores avançados e irressecáveis, onde o sítio predominante foi a orofaringe, comparando dois grupos submetidos à radioterapia isolada ou concomitante com cisplatina e 5-fluoruracil. Respectivamente, a sobrevida foi de 23% × 37%.[42]

Novos agentes têm sido adicionados aos regimes terapêuticos. O ECOG (European Cooperative Oncology Group), recentemente, completou o estudo fase II utilizando indução com o Cetuximab (inibidor do receptor do crescimento epidérmico), Carboplatina e Paclitaxel seguida por radioterapia concomitante com as mesmas drogas. A taxa de resposta no sítio primário foi alta (72%).[5]

Outro estudo conduzido por Argiris et al., na Universidade de Pittsburgh, utilizando Docetaxel, Cisplatina e Cetuximab, seguido por radioterapia concomitante com Cisplatina e posterior manutenção do cetuximab em pacientes portadores de tumores avançados de cabeça e pescoço, sendo que na maioria, o sítio primário era orofaringe (23 pacientes), a sobrevida em 3 anos livre de progressão da doença e a sobrevida global foi, respectivamente, de 70 e 74%, o que pode ser considerado um excelente resultado. Entretanto, a mucosite de graus 3 e 4 foi de 54%, e a hipomagnesemia foi de 39%. Nenhum paciente permaneceu com gastrostomia definitiva. A avaliação da qualidade de vida reduziu muito nos três primeiros meses após o tratamento, porém normalizou 1 ano após.[5]

Estudos de várias instituições sugerem que a radioterapia intensidade modulada (IMRT) ou conformacional, especificamente no câncer de orofaringe, tem alcançado importantes resultados na redução da toxicidade, principalmente na xerostomia, alcançando altas taxas de controle da doença locorregional. Entretanto, ainda existe certa controvérsia. Mendenhall et al. avaliaram 130 pacientes portadores de câncer de orofaringe, a maioria estágios III e IV, e os resultados obtidos foram semelhantes aos obtidos com a radioterapia convencional (a sobrevida global em cinco anos foi de 76%), com uma taxa de complicação de 8%.[43]

Eisbruch et al., no estudo multi-institucional RTOG 00-22, que analisou 69 pacientes portadores de tumores em estágio inicial de orofaringe, referem que em avaliações recentes da radioterapia conformacional, a mesma demonstra um alto grau de controle local da doença e redução da taxa de complicações e que, provavelmente, uma curva de aprendizado existe no tratamento dos tumores de cabeça e pescoço utilizando-se essa técnica.[44]

Além da IMRT, drogas, como a Amifostina, vêm sendo estudadas com o objetivo de radioproteção e redução dos efeitos colaterais, com melhoria da qualidade de vida. A amifostina (Ethiol ou WR-2721) é uma droga protetora do tecido das glândulas salivares e que reduz os efeitos deletérios da radioterapia, levando a uma melhora da xerostomia e mucosite. Ela age protegendo as células do dano por meio da eliminação dos radicais livres.[45]

Outra controvérsia acerca do tratamento do câncer de orofaringe refere-se à questão que trata de realização de cirurgia, radioterapia ou tratamento combinado. Parsons et al. realizaram avaliação do tratamento realizado em instituições norte-americanas que utilizaram cirurgia com ou sem radioterapia ou a radioterapia realizada isoladamente ou seguida por esvaziamento cervical. Com base nas informações obtidas por avaliação na MEDLINE, no período de 1970 a 2000, o controle local, locorregional, a sobrevida em 5 anos e a sobrevida causa-específica foram semelhantes no grupo de pacientes que realizaram cirurgia com ou sem radioterapia e no grupo que realizou radioterapia seguida ou não por esvaziamento cervical, enquanto que a incidência de complicações severas ou fatais foi significativamente maior no grupo que realizou cirurgia seguida ou não de radioterapia. Além disso, os dados disponíveis sugerem uma superioridade na manutenção da função naqueles pacientes que foram submetidos à radioterapia seguida ou não de esvaziamento cervical, sendo esse tratamento o escolhido pelos autores.[10]

A droga Onyx-015 é um adenovírus produzido de uma deleção da proteína E1b que prolifera apenas nas células p-53 deficientes. Estudos nas Fases I e II, utilizados nos pacientes com ou sem quimioterapia, demonstraram segurança e eficácia, inclusive com injeções no sítio primário.[5]

O receptor de fator de crescimento epidérmico (EGFR) tem expressão aumentada nos carcinomas epidermoides invasivos da cabeça e pescoço, sendo uma das alterações moleculares mais comuns.[5] O tratamento com os inibidores do EGFR, como o anticorpo monoclonal quimérico Cetuximab ou as pequenas moléculas inibidoras do EGFR Gefitinib e Erlotinib, inibem o sinal do EGFR e potencializam os efeitos da quimioterapia e radioterapia.[46] Burtness et al. conduziram um estudo prospectivo randomizado em pacientes com carcinoma epidermoide recidivado de cabeça e pescoço, onde 26% dos pacientes submetidos a tratamento com Cetuximab e Cisplatina apresentaram resposta, enquanto que 10% dos pacientes tratados exclusivamente com Cisplatina apresentaram resposta.[47] O Cetuximab também foi testado na Fase II como monoterapia em 103 pacientes com doença recidivada ou metastática em pacientes com carcinoma epidermoide de cabeça e pescoço refratários ao tratamento, com uma resposta de 13% e um controle da doença (completa, parcial, estabilização da doença) de 46%.[48]

O EGFR tem expressão frequentemente aumentada em displasias e carcinomas associados ao HPV, o que implica na progressão dos queratinócitos para a malignidade. Em estudo multi-institucional, Ang et al. realizaram análise retrospectiva de 720 pacientes portadores de carcinoma epidermoide de orofaringe estágios III e IV, avaliando a associação ao HPV e resposta ao tratamento com radioterapia acelerada fracionada e radioterapia fracionada padrão, combinada com cisplatina. Um total de 68,8% dos pacientes era HPV positivos, e esse grupo apresentou uma sobrevida global de 82,4% contra 57,1% dos pacientes HPV negativos. Não houve diferença estatisticamente significativa quanto ao tipo de radioterapia realizada nos dois grupos. Os autores também referem que, no futuro, existirão terapêuticas específicas para pacientes com carcinoma epidermoide de cabeça e pescoço HPV positivos e negativos.[49] Alguns estudos demonstram que paciente portadores de carcinoma epidermoide de cabeça e pescoço e HPV respondem melhor ao tratamento com inibidores do EGFR.[50,51]

De acordo com as rotinas instituídas pelo INCA para o tratamento do câncer de orofaringe, o mesmo ainda é com base no estadiamento do paciente.[52]

Nos estágios I e II, o tratamento instituído poderá ser a cirurgia ou radioterapia, dependendo da localização e das características das lesões, sendo a cirurgia preferencialmente realizada nos carcinomas verrucosos e em lesões infiltrantes.

Nos pacientes no estágio III, a indicação é cirúrgica, com ressecção da lesão primária associada ao esvaziamento cervical radical. O esvaziamento cervical radical modificado dos níveis I, II, III, IV e V está indicado nos casos de pescoço negativo e no pescoço positivo sem extravasamento capsular. Já o esvaziamento cervical radical é indicado nos pacientes com extravasamento de cápsula.

O grande desafio nos tumores de orofaringe é o acesso às lesões primárias. O pequeno espaço para a introdução de instrumentos cirúrgicos e para as mãos do cirurgião torna o ato cirúrgico difícil, o que, muitas vezes, pode comprometer as ressecções e suas margens. Muitas vezes, nas lesões de base de língua ou de parede posterior da faringe, existe a necessidade de mandibulotomia paramediana com extensão paralingual ("swing" mandibular – Fig. 4). Os tumores de orofaringe também podem ser acessados por mandibulotomia paramediana, com a glossotomia mediana (Acesso de Trotter) e pela faringotomia supra-hióidea ou lateral.

As cirurgias associadas às reconstruções com radioterapia pós-operatória são indicadas para os pacientes no estágio IV.

Nos estágios mais avançados é mandatória a reconstrução com retalhos, que podem ser regionais pediculados, por exemplo, o retalho nasogeniano (defeitos da loja tonsiliana) e o miocutâneo de peitoral maior chegando até os retalhos microcirúrgicos, como o retalho miocutâneo de reto abdominal, o retalho "chinês" (ou retalho microcirúrgico de antebraço) e os retalhos osteomusculocutâneos (como o de crista ilíaca).[52]

É importante ressaltar que as cirurgias para os tumores de orofaringe geralmente resultam em uma disfunção, muitas vezes importante, da fala, da deglutição e da estética, ocasionando ao paciente uma piora de sua qualidade de vida. A cirurgia robótica (TORS), a qual já é uma técnica disponível no INCA (Fig. 5), permite uma ressecção transoral das lesões do trato aerodigestivo superior minimamente invasiva. Weinstein et al., pioneiros no uso da técnica, provaram que a cirurgia robótica é viável e segura. Outros estudos demonstraram que a ressecção oncológica de tumores da tonsila e da base da língua, T1 e T2, foi realizada com sucesso, havendo redução importante do tempo de internação, uma melhora na manutenção da alimentação por via oral, sem utilização da sonda nasoenteral e da necessidade de traqueostomia.[53]

Existem duas grandes dificuldades no controle do paciente com câncer de orofaringe, já submetido a algum tipo de tratamento e sem evidência de doença:

- A metástase a distância, que acomete 15% dos pacientes e o segundo tumor primário, em 20% dos pacientes.[1]

O segundo, primário, geralmente está relacionado com a manutenção, pelo paciente do etilismo e tabagismo. Cerca de 10% ocorre em outros sítios da cabeça e pescoço, e 10% nos pulmões e esôfago.[1]

A sobrevida em 5 anos dos pacientes com câncer de orofaringe, assim como o tratamento, relaciona-se com o estadiamento, a localização da lesão e com o estado clínico do paciente, variando de 75% no estágio I e decrescendo para menos de 25% no estágio IV (Quadro 2).[52]

É importante ressaltar que um grande contingente de pacientes chega aos hospitais especializados com doença avançada e com o estado geral muito precário. Dados do Instituto Nacional do Câncer (INCA-RJ 2001) mostram que 85% dos pacientes pertencem aos estágios, III e IV, o que torna muito difícil o tratamento, restando apenas para uma grande maioria dos pacientes apenas os cuidados paliativos.[9]

Devemos ter em mente que o tratamento do câncer de cabeça e pescoço é multidisciplinar e, qualquer que seja o tratamento efetuado, a manutenção da funcionalidade do órgão é muito importante para que o paciente tenha uma boa qualidade de vida.

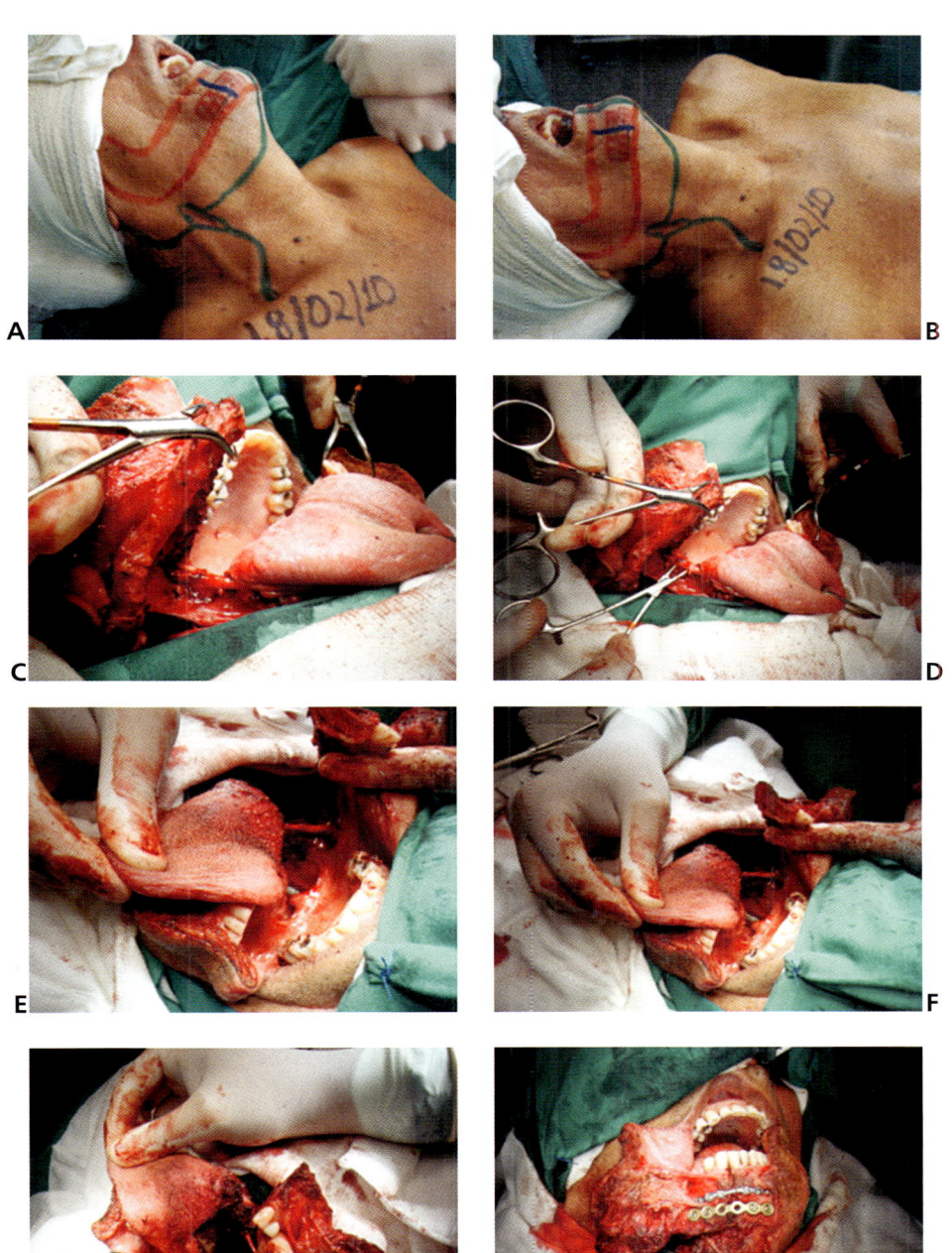

◀ **FIGURA 4.** (A e H) Paciente com tumor de orofaringe submetido à mandibulotomia para acesso à lesão. Realizada a colocação de placas após a ressecção tumoral para a osteossíntese (INCA MS/RJ).

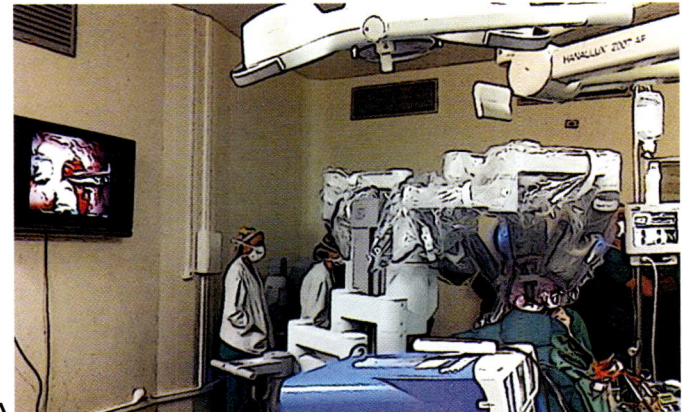
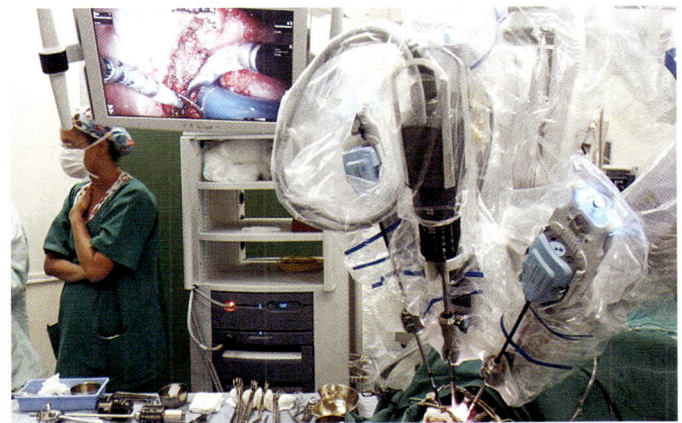

▲ **FIGURA 5.** (A e B) Paciente em transoperatório de ressecção de lesão de loja tonsiliana por via transoral robótica no Instituto Nacional de Câncer.

Quadro 2. Estágios e sobrevida em 5 anos (INCA MS/RJ)

ESTÁGIO	SOBREVIDA DE 5 ANOS
I	75%
II e III	45-85%
IV	< 25%
Todos	50%

REFERÊNCIAS BIBLIOGRÁFICAS

1. Civantos FJ, Goodwin WJ. Cancer of the oropharynx. In: Myers EN, Snnen JY. *Cancer of the Head and Neck.* Philadelphia: WB Saunders, 1996. p. 361-80.
2. Co-han DM, Popat S, Kaplan SE et al. Oropharyngeal cancer: current understanding and management. *Curr Opin Otolaryngol Head Neck Surg* 2009 Apr.;17(2):88-94.
3. Gillison ML. Current topics in the epidemiology of oral cavity and oropharyngeal cancers. *Head Neck* 2007;29:779-92.
4. Marur S, D'Souza G, Westra WH et al. HPV-associated head and neck: a virus-related cancer epidemic. *Lancet Oncol* 2010;11(8):781-89.
5. Psyrri A, Prezas L, Burtness B. Oropharyngeal cancer. *Clin Adv Hematol Oncol* 2008 Aug.;6(8):604-12.
6. Marklund L, Hammarstedt L. Impact of HPV in oropharyngeal câncer. *J Oncol* 2011;2011:1-6.
7. McLemore MS, Haigentz Jr M, Smith RV et al. Head and neck squamous cell carcinomas in HIV-positive patients: a preliminary investigation of viral associations. *Head and Neck Pathol* 2010;4:92-105.
8. Galeone C, Tavani A, Pelucchi C et al. Coffee and tea intake and risk of head and neck cancer: pooled analysis in the international head and neck cancer epidemiology consortium. *Cancer Epidemiol Biomarkers Prev* 2010;19(7):1733-36.
9. Kligerman J, Araujo R, Dias F et al. Carcinoma epidermoide de cabeça e pescoço. *Rev Bras Can* 2001;47(4):361-76.
10. Parsons JT, Mendenhall WM, Stringer SP et al. Squamous cell carcinoma of the oropharynx: surgery, radiation therapy, or both. *Cancer* 2002 June 1;94(11):2967-80.
11. American Cancer Society. *Oral and oropharyngeal cancer: statistics.* Acesso em: 20 Ago. 2011. Disponível em: http://www.cancer.org/Cancer/OralCavityandOropharyngealCancer/DetailedGuide/oral-cavity-and-oropharyngeal-cancer-key-statistics.
12. Matos F. Cancer de orofaringe. In: Pedreira Jr WL, Jacomelli M. *Broncoscopia – Diagnóstica e terapêutica.* São Paulo: Atheneu, 2005. p. 69-73.
13. Lindberg R. Distribution of cervical lymphonode metastases from squamous cell carcinoma of the upper respiratory and digestive tracts. *Cancer* 1972;29:1446-49.
14. Gluckman JL, Black RJ, Crissman JD. Cancer of oropharynx. *Otolaryngol Clin North Am* 1985;18(3):451-59.
15. Psyrri A, Tsiodras S. Optimizing approaches to head and neck cancers - Viruses in head and neck cancers: prevention and therapy. *Ann of Oncology* 2008;19(7):189-94.
16. Boyle JO, Hakim J, Koch W et al. The incidence of p53 mutations increases with progression of head and neck cancer. *Cancer Res* 1993;53:4477-80.
17. Hartwell L. Defects in a cell cycle checkpoints may be responsible for the genomic instabilityof cancer cells. *Cell* 1992;71:543-46.
18. Koch WM, Brennan JA, Zhurak M et al. p53 mutation and locoregional treatment failure in head and neck squamous cell carcinoma. *J Natl Cancer Inst* 1996;88:1580-86.
19. Jares P, Fernandez PL, Campo E et al. PRAD-1/cyclin D1 gene amplifications correlates with messenger RNA overexpression and tumor progression in human laryngeal carcinoma. *Cancer Res* 1994;54:4813-17.
20. Slaughter DP, Southwick HW, Smejkal W. Field cancerization in oral stratified squamous epitheliumclinical implications of multicentric origin. *Cancer* 1953;6:963-68.
21. Munger K, Baldwin A, Edwards KM et al. Mechanisms of human papillomavirus-induced oncogenesis. *J Virol* 2004;78:11451-60.
22. Goodwin EC, DiMaio D. Repressionof human papillomavirus oncogenes in HeLa cervical carcinomas cells causes the orderly reactivation of dormant tumor expression pathways. *Proc Natl Acad Sci USA* 2000;97:12513-18.
23. Psyrri A, DeFellipis RA, Edwards AP et al. Role of retinoblastoma pathway in senescence triggered by repression of the human papillomavirus E7 protein in cervical carcinoma cells. *Cancer Res* 2004;64:3079-86.
24. Eisenberg AL. UICC. *TNM – Classificação de tumores malignos.* Rio de Janeiro: INCA, 2004.
25. Kligerman J, Dias F. Tumores malignos da orofaringe. In: Barbosa MM, Sá GM, Lima RA. *Diagnóstico e tratamento dos tumores de cabeça e pescoço.* Rio de Janeiro: Atheneu, 2001. p. 89-94.
26. Robbins T, Atkinson J, Byers R et al. Oropharyngeal cancer. *Cancer J Am Cell Surg* 2001;94:91-102.
27. Fletcher GH, MacComb WS, Lindberg RD. *Cancer of oropharynx.* Ed Corley IV. Cancer of the head and neck. Washington DC: Butterworth, 1967. p. 317-23.
28. Schaefer SD, Merkel M, Diehl J et al. Computed tomographic assessment of squamous cell carcinoma of oral and pharyngeal cavities. *Arch Otolaryngol* 1982;108(11):688-92.
29. Muraki AS, Mancuso AA, Harusberger HR et al. CT of the oropharynx, tongue base and floor of the mouth. *Radiology* 1983;148:725-31.
30. Dammann F, Horger M, Mueller-Berg M et al. Rational diagnosis of squamous cell carcinoma of the head and neck region: comparative evaluation of CT, MRI, and $^{1?}$ FDG PET. *AJR* 2005;184:1326-31.
31. Tauzin M, Rabalais A, Hagan JL et al. PET-CT staging of the neck in cancers of the oropharynx: patterns of regional and retropharyngeal nodal metastasis. *World J Surg Oncol* 2010;8(70):1-5.
32. Kyzas PA, Evangelou E, Denaxa-Kyza D et al. 18F-fluorodeoxyglucose positron emission tomography to evaluate cervical node metastases in patients with head and neck squamous cell carcinoma: a meta-analysis. *J Natl Cancer Inst.* 2001;100:712-20.
33. Yamazaki Y, Saitoh M, Notani K et al. Assessment of cervical lymph node metastases using FDG-PET in patients with head and neck cancer. *Ann Nucl Med* 2008;22:177-84.
34. Roh JL, Yeo NK, Kim JS et al. Utility of 2-(18F) flouro2-deoxy-D-glucose positron emission tomography and positron emission tomography/computed tomography imaging in the preoperative staging in head and neck squamous cell carcinoma. *Oral Oncol.* 2007;43:887-93.
35. Lybak S, Liavaag PG, Monge OR et al. Surgery and postoperative radiotherapy a valid treatment for advanced oropharyngeal carcinoma. *Eur Arch Otorhinolaryngol* 2011 Mar.;268(3):449-56.
36. Department of Veterans Affairs Laryngeal Cancer Study Group. Induction chemotherapy plus radiation compared with surgery plus radiation in patients with advanced laryngeal cancer. *N Engl J Med.* 1991 June 13;324(24):1685-90.
37. Forastiere AA, Goepfert H, Maor M et al. Concurrent chemotherapy and radiotherapy for organ preservation in advanced laryngeal cancer. *N Engl J Med* 2003 Nov. 27;349(22):2091-98.
38. Marur S, Forastiere AA. Head and neck cancer: changing epidemiology, diagnosis, and treatment. *Mayo Clin Proc* 2008 Apr.;83(4):489-501.
39. Calais G, Alfonsi M, Bardet E et al. Randomized trial of radiation therapy *versus* concomitant chemotherapy and radiation therapy for advanced-stage oropharynx carcinoma. *J Natl Cancer Inst* 1999 Dec. 15;91(24):2081-86.
40. Denis F, Garaud P, Bardet E et al. Final results of the 94-01 French Head and Neck Oncology and Radiotherapy Group randomized trial comparing radiotherapy alone with concomitant radiochemotherapy in advanced-stage oropharynx carcinoma. *J Clin Oncol* 2004 Jan. 1;22(1):69-76.
41. Bensadoun RJ, Bénézery K, Dassonville O et al. French multicenter phase III randomized study testing concurrent twice-a-day radiotherapy and cisplatin/5-fluorouracil chemotherapy (BiRCF) in unresectable pharyngeal carcinoma: Results at 2 years (FNCLCC-GORTEC). *Int J Radiat Oncol Biol Phys* 2006 Mar. 15;64(4):983-94.
42. Adelstein DJ, Li Y, Adams GL et al. An intergroup phase III comparison of standard radiation therapy and two schedules of concurrent chemoradiotherapy in patients with unresectable squamous cell head and neck cancer. *J Clin Oncol* 2003 Jan. 1;21(1):92-98.
43. Mendenhall WM, Amdur RJ, Morris CG et al. Intensity-modulated radiotherapy for oropharyngeal squamous cell carcinoma. *Laryngoscope* 2010 Nov.;120(11):2218-22.
44. Eisbruch A, Harris J, Garden AS et al. Multi-institutional trial of accelerated hypofractionated intensity-modulated radiation therapy for early-stage oropharyngeal cancer (RTOG 00-22). *Int J Radiat Oncol Biol Phys* 2010 Apr.;76(5):1333-38.
45. Chao KS. Protection of salivary function by intensity-modulated radiation therapy in patients with head and neck cancer. *Semin Radiation Oncol* 2002;12:20-25.
46. Baselga J, Rischin D, Ranson M et al. Phase I safety, pharmacokinetic, and pharmacodynamic trial of ZD1839, a selective oral epidermal growth factor receptor tyrosine kinase inhibitor, in patients with five selected solid tumor types. *J Clin Oncol* 2002 Nov. 1;20(21):4292-302.
47. Burtness B, Goldwasser MA, Flood W. Phase III randomized trial of cisplatinum plus placebo compared with cisplatinum plux cetuximab in metastatic/recurrent head and neck cancer: an Eastern Cooperative Oncology Group study. *J Clin Oncol* 2005;23:8646-54.
48. Vermoken JB, Trigo J, Hitt R. Opem-label, uncontrolled, multicenter phase II study to evaluate the efficacy and toxicity of cetuximab as a asingle agent in patients with recurrent and/or metastatic squamous cell carcinoma of the head and neck who failed to respond to platinum-based therapy. *J Clin Oncol* 2007;25:2171-77.
49. Ang KK, Harris J, Wheeler R et al. Human papillomavirus and survival of patients with oropharyngeal cancer. *N Engl J Med* 2010 July 1;363(1):24-35.
50. Bonner JA, Harari PM, Giralt J et al. Radiotherapy plus cetuximab for squamous-cell carcinoma of the head and neck. *N Engl J Med* 2006 Feb. 9;354(6):567-78.
51. Kies MS, Holsinger FC, Lee JJ et al.. Induction chemotherapy and cetuximab for locally advanced squamous cell carcinoma of the head and neck: results from a phase II prospective trial. *J Clin Oncol.* 2010 Jan 1;28(1):8-14.
52. Dias F, Barbosa MM, Lima RA et al. *Serviço de cirurgia de cabeça e pescoço – Rotinas internas do INCA.* Rio de Janeiro: Ministério da Saúde, 2007. p. 53-62.
53. Dean NR, Rosenthal EL, Carroll WR et al. Robotic-assisted surgery for primary or recurrent oropharyngeal carcinoma. *Arch Otolaryngol Head Neck Surg* 2010 Apr.;136(4):380-84.

CAPÍTULO 50

Câncer de Laringe

André Leonardo de Castro Costa ▪ Marcus Antonio de Mello Borba
Emilson de Queiroz Freitas ▪ Terence Pires de Farias ▪ Fernando Luiz Dias

INTRODUÇÃO

O estudo da laringologia, antes da laringoscopia, se dava pelo método de necropsia, e foi dessa maneira que, em 1688, Boerhaave descreveu a angina cancerosa na laringe sendo essa a primeira referência que se tem sobre esse câncer.[1]

Houve um avanço no estudo dinâmico da laringe quando Garcia, mestre de canto, em 1855, observou o movimento das pregas vocais utilizando o auxílio de espelho. A partir dessa observação, Ludwig Turk, em Viena, e o fisiológo Czemark, de Budapeste, elaboraram conjuntamente, em 1857, a técnica da laringoscopia indireta.[2]

A primeira laringectomia total realizada no mundo ocorreu em 1873, por Albert Christian Theodor Bilroth. O relato dessa cirurgia foi feito por um dos seus assistentes, Gusssembaum, na sociedade cirúrgica alemã, em 1874.[3]

O aperfeiçoamento do conhecimento da fisiologia da laringe, o desenvolvimento de métodos diagnósticos, de materiais para cirurgia endoscópica, radioterapia e quimioterapia, além das cirurgias parciais e subtotais, faz com que o tratamento do câncer de laringe seja um desafio para a especialidade.

EPIDEMIOLOGIA

O câncer de cabeça e pescoço tem uma incidência global anual estimada acima de 500 mil casos e é o quinto mais comum em todo o mundo, sendo que, aproximadamente, 65% dos casos ocorrem nos países em desenvolvimento. A grande maioria dos casos são carcinomas de células escamosas (CEC). Existe uma grande variação geográfica na incidência provavelmente relacionado com fatores de risco associados, com as maiores taxas relatadas em algumas áreas da França (Bas-Rhin, incidência no sexo masculino 63.58/100.000 pessoas) e Índia/Ásia Central.

Nos Estados Unidos são diagnosticados cerca de 40.000 novos casos de câncer de cabeça e pescoço por ano (isto representa 3,2% de todos os casos de câncer). Aproximadamente 60% desses pacientes apresentam doença localmente avançada ao diagnóstico e, desse modo, responde por quase 2,5% de todas as mortes por câncer neste país.[-4] No Brasil, cerca de 5% dos óbitos por câncer (aproximadamente, 6.000 pacientes) no ano de 2000 foram causados por tumores desta localização.[4]

Nos Estados Unidos, a estimativa em 2010 foi acima de 12 mil casos novos de cancer de laringe com um percentual de mortalidade em torno de 28% (2.870 do sexo masculino e 730 do sexo feminino). A taxa de sobrevida em 5 anos foi em torno de 63%.[5,6]

Segundo o INCA, o número de casos novos de câncer de laringe estimado para o ano de 2009 foi de 9.320. Entretanto, o número de óbitos regsitrados no ano anterior foi de 3.594, sendo 3.142 homens e 452 mulheres (2008)[7]. Pode-se compreender que o câncer de laringe é pouco frequente no mundo. Ele representa em torno de 2,0% no Brasil, correspondendo aproximadamente a 8.000 casos novos anualmente. Entretanto, responde por cerca de 3.000 mortes por câncer por ano, sendo os homens mais frequentemente acometidos que as mulheres (razão de 3,8%/0,6%). Este é responsável por, aproximadamente, 136.000 novos casos e por 73.500 mortes por ano. É uma das neoplasias mais frequentes da região da cabeça e pescoço, correspondendo a 25% dos tumores malignos nessa área e representa 2% de todos os cânceres..[4]

A relação de incidência por gênero no Brasil é de, aproximadamente, 7:1 (masculino: feminino). As Figuras 1 e 2 mostram a taxa de mortalidade bruta do câncer de laringe entre os anos de 1999 e 2008 por gênero, segundo dados do Instituto Nacional do Câncer – INCA.

Além da diferença de incidência entre os gêneros, também notam-se incidências distintas quanto ao subsítio larírgeo observado: 40% dos cânceres são na supraglote, 1% na subglote e 59% na glote propriamente dita.[6]

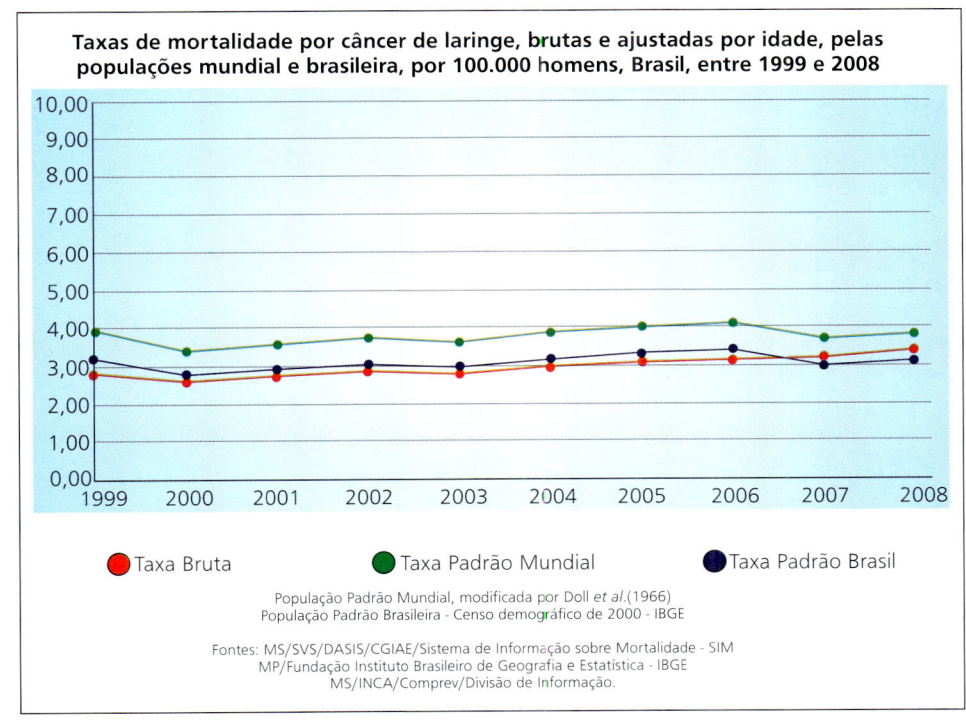

◀ **FIGURA 1.** Taxa de mortalidade bruta do câncer de laringe entre os anos de 1999 e 2008 por 100 mil homens.[5]

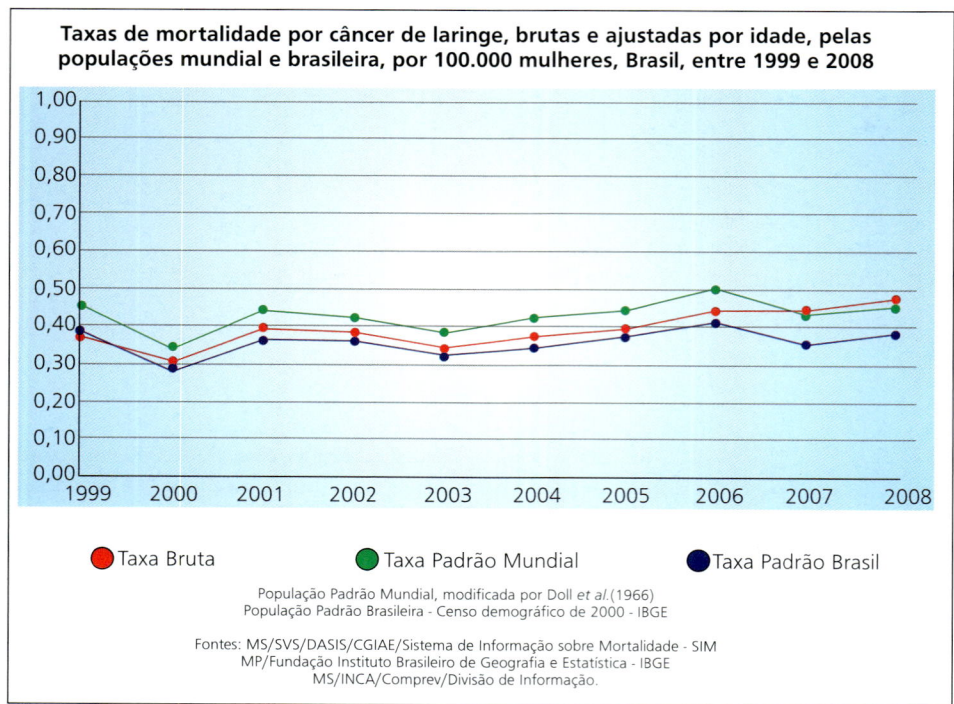

◀ **FIGURA 2.** Taxa de mortalidade bruta do câncer de laringe entre os anos de 1999 e 2008 por 100 mil mulheres.[5]

ETIOLOGIA

O câncer de cabeça e pescoço é uma doença multifatorial, influenciada por fatores ambientais e hábitos de vida. Estes tumores acometem, principalmente, homens acima de 50 anos; entretanto nos últimos anos, tem-se observado uma maior incidência entre as mulheres, em razão do aumento do tabagismo e etilismo entre elas.

Estudos revelaram que o risco de desenvolvimento de câncer de laringe é 14,3 vezes maior em indivíduos que fumam em comparação com os que não fumam. O consumo de bebidas alcoólicas também contribui, significativamente, para o desenvolvimento dessa neoplasia. O risco do desenvolvimento do câncer laríngeo é potencializado pela ação sinérgica do fumo e do álcool, aumentando o risco de desenvolvimento desse câncer em cerca de 100%. Outros fatores etiológicos associados são o papiloma vírus humano (HPV), as hipovitaminoses e o refluxo gastroesofágico.[3]

A grande maioria dos cânceres da laringe é de origem epitelial e do tipo carcinoma epidermoide (carcinoma de células escamosas), incluindo os queratinizantes e não queratinizantes e de graus bem moderadamente e pouco diferenciados. Esses tumores representam cerca de 90% de todos os tumores malignos desse órgão. Os adenocarcinomas de origem na glândula salivar menor, os tumores neuroendócrinos, os tumores mesenquimais e os melanomas também poderão ser encontrados, porém em padrão infrequente.[7]

ANATOMIA

Sumariamente, a laringe é formada por cartilagens, membranas, ligamentos além das musculaturas intrínseca e extrínseca. A sua vascularização se deve pelas artérias laríngea superior (ramo da tireoidiana superior) e laríngea inferior (ramo da tireoidiana inferior). A inervação se deve por ramos do nervo vago: o nervo laríngeo superior, que se divide em um ramo sensitivo e outro motor, responsável pela motricidade do músculo cricotireóideo, e o nervo laríngeo inferior ou recorrente, cuja função é a inervação motora para o restante da musculatura intrínseca da laringe.[8] Esquema da inervação da laringe é visto na Figura 3.

As cartilagens laríngeas são em número de 11 – cartilagem tireoide, cricoide, aritenoides (duas), cuneiformes (duas), corniculadas (duas), trícias (duas) e epiglote – e se interligam pelas membranas tireóidea, cricotireóidea, cricovocal (cone elástico), quadrangular e dos ligamentos cricotraqueal, cricotireóideo, vocal, vistos nas Figuras 4 e 5.[9,10]

A musculatura laríngea pode ser classificada em intrínseca e extrínseca, que é dividida em músculos elevadores (genio-hióideo, milo-hióideo, estilo-hióideo, estilofaríngeo, digástrico) e depressores (esterno-hióideo, tíreo-hióideo, omo-hióideo) do complexo laríngeo. Os músculos intrínsecos da laringe são: aritenoideos, cricoreitenóideos posteriores

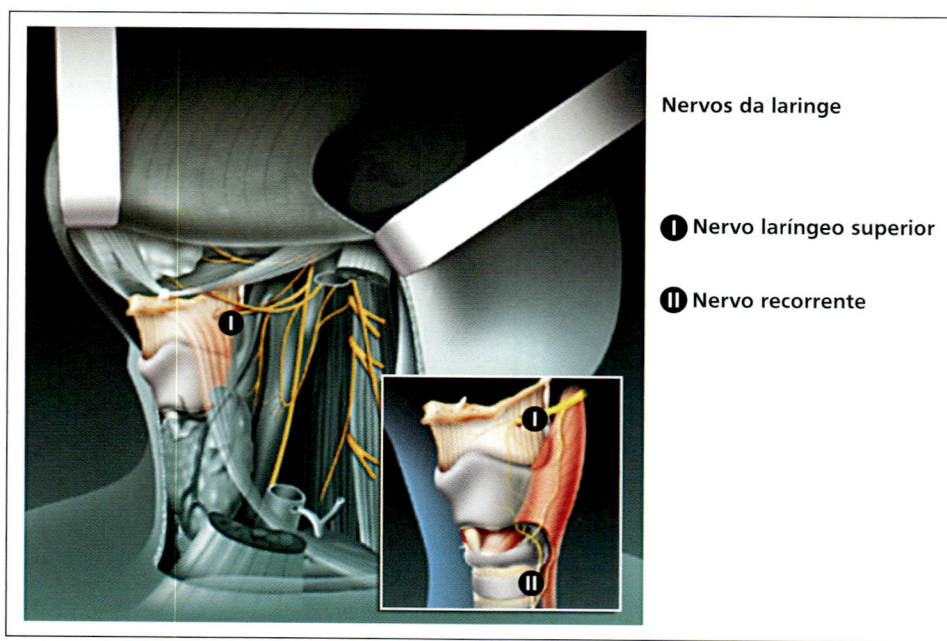

◀ **FIGURA 3.** Inervação da laringe (OLIAS et al.).[10]

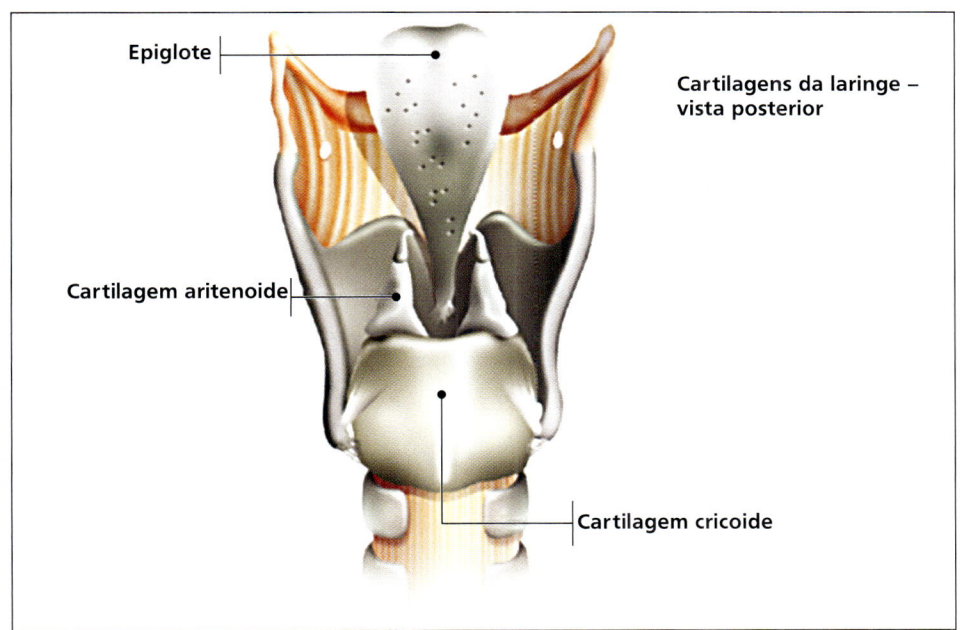

◀ **FIGURA 4.** Vista posterior do esqueleto cartilaginoso da laringe (OLIAS et al.).[10]

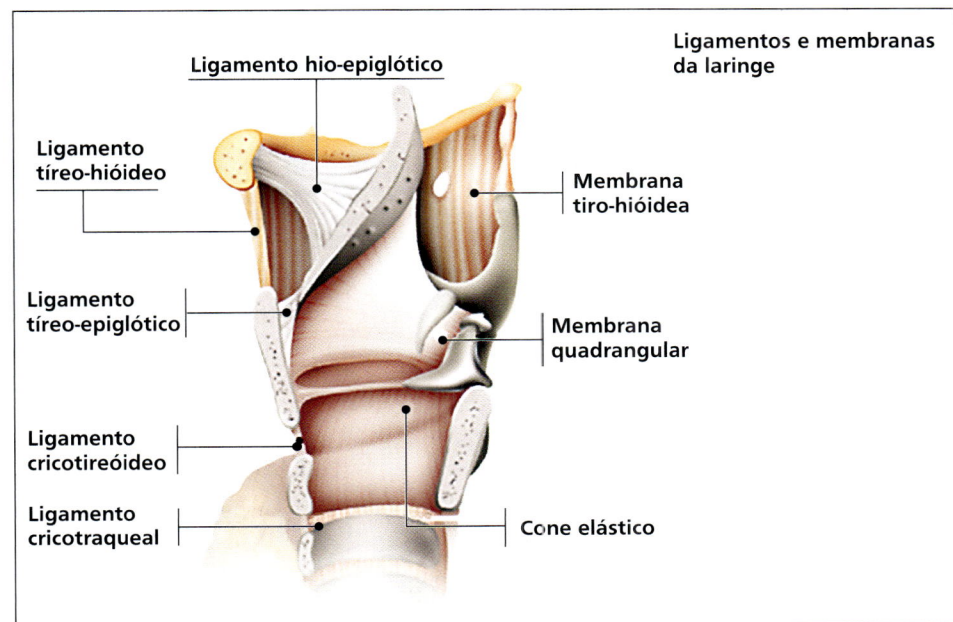

◀ **FIGURA 5.** Corte sagital do esqueleto cartilaginoso da laringe (OLIAS et al.).[10]

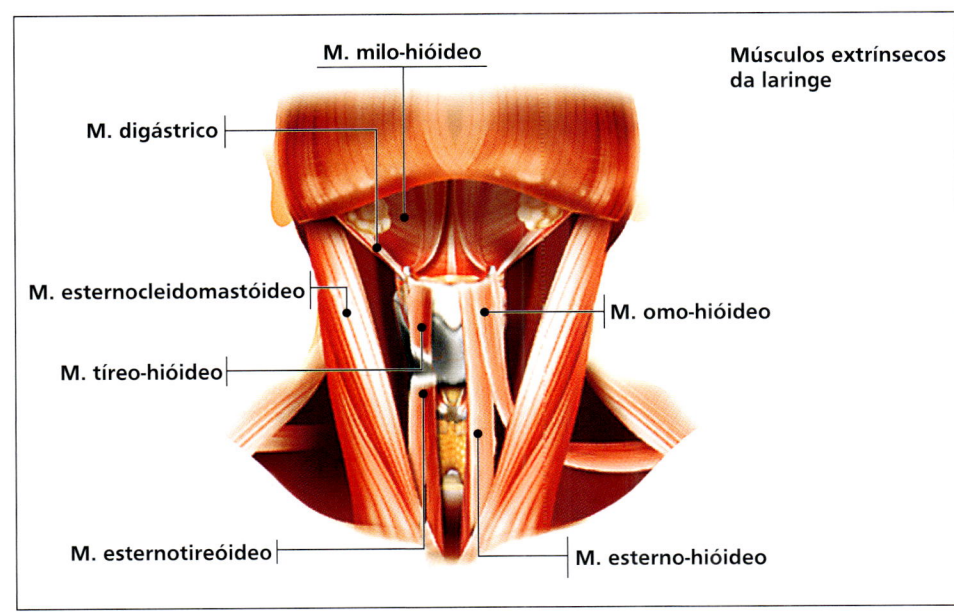

◀ **FIGURA 6.** Musculatura extrínseca do complexo laríngeo (OLIAS et al.).[10]

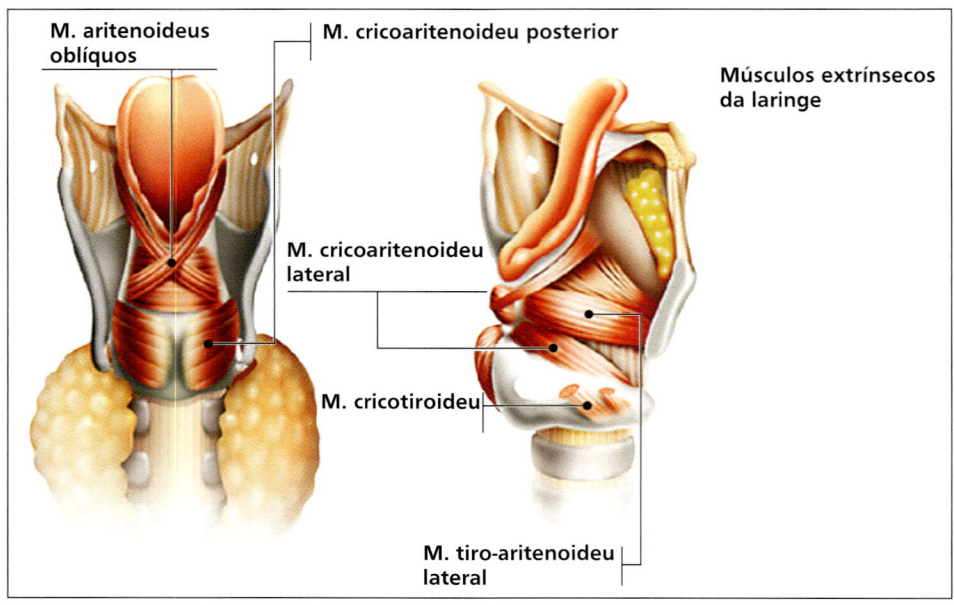

◀ **FIGURA 7.** Figura esquemática da musculatura intrínseca da laringe (OLIAS et al.).[10]

(única musculatura responsável pela abdução das pregas vocais), cricoaritenóideos laterais, interaritenóideos, tireoaritenóideos e cricotireóideos (Figs. 6 e 7).[11]

A cavidade laríngea é limitada superiormente pelo bordo livre da epiglote e das pregas ariepiglóticas, posteriormente pela membrana mucosa. As pregas da membrana mucosa (falsas pregas e pregas vocais verdadeiras) dividem o interior da laringe em três partes: vestíbulo, ventrículo e região infraglótica como observado na Figura 8.[10]

A glote é caracterizada por ser o espaço situado entre a borda livres das pregas vocais verdadeiras. E graças a essas estruturas que se pode dividir a laringe em regiões: supraglote, glote e infraglote.

A supraglote inclui os seguintes subsítios: epiglote, prega ariepiglótica, aritenoide, pregas vestibulares e ventrículo; a glote é representada pelas pregas vocais verdadeiras e comissuras anterior e posterior; a subglote compreende o seguimento delimitado pelo limite inferior das pregas vocais até o bordo inferior da cricoide (Fig. 9).[12]

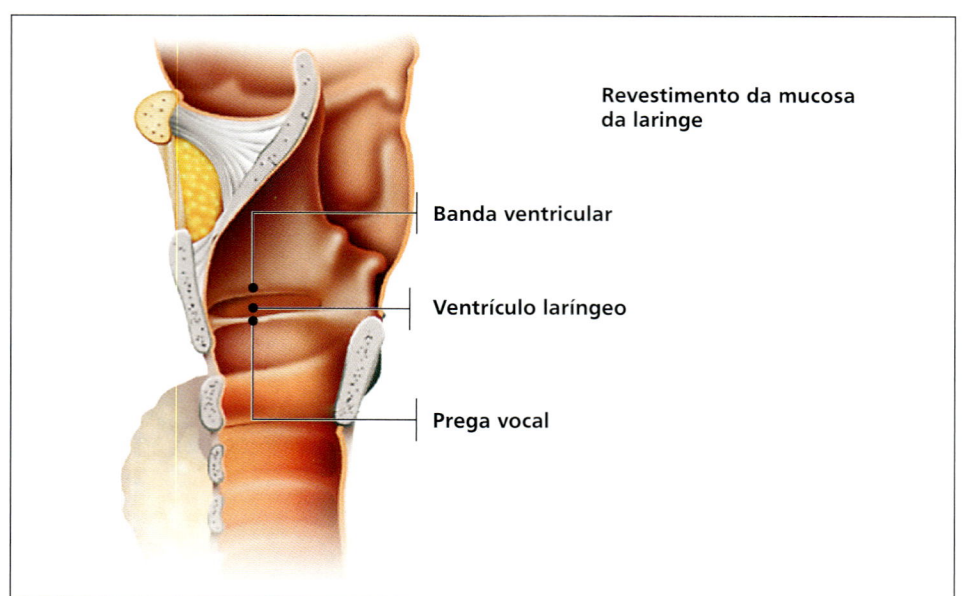

◀ **FIGURA 8.** Cavidade laríngea interna (OLIAS et al.).[10]

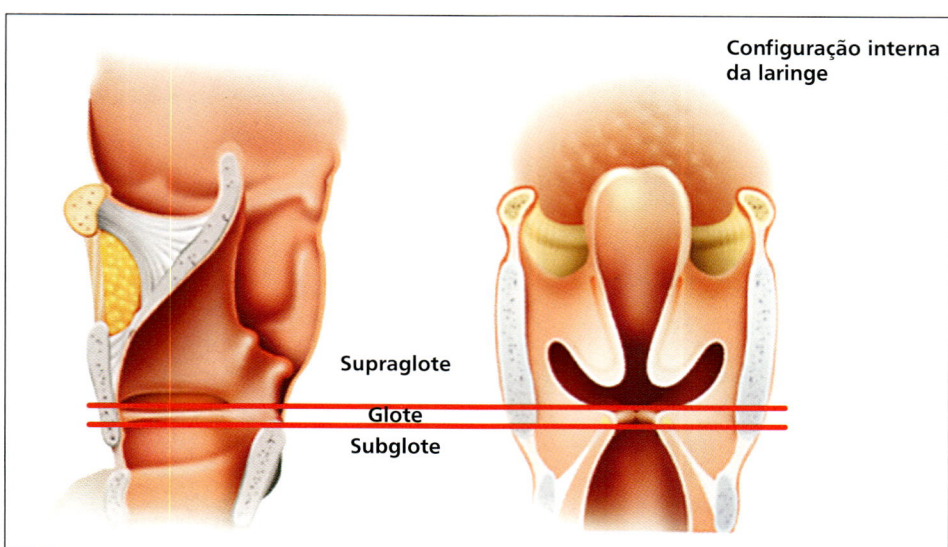

◀ **FIGURA 9.** Laringe e suas sub-regiões (OLIAS et al.)[10]

A drenagem linfática da região glótica é muito pobre, quase inexistente, diferindo-se das regiões supraglótica e infraglótica que possuem um grande número de vasos linfáticos que se dirigem, as cadeias cervicais laterais e paratraqueais.[13]

CARACTERÍSTICAS CLÍNICAS

O câncer de laringe ocorre predominantemente em homens e é um dos mais comuns entre os que atingem a região da cabeça e pescoço. Representa cerca de 25% dos tumores malignos que acometem essa área, e 2% de todas as doenças malignas. A doença predomina em pacientes de 50 a 70 anos, embora em países em desenvolvimento muitos casos possam ser diagnosticados em indivíduos na quinta década de vida. Por outro lado, o número de casos abaixo de 40 anos é muito baixo. As desigualdades socioeconômicas influenciam sobremaneira a mortalidade por câncer de laringe, tanto nos países desenvolvidos quanto naqueles em desenvolvimento.[11] Nos Estados Unidos é mais comum nos afrodescendentes que na população branca, e neste grupo o prognóstico é pior.[1]

Na fase inicial os pacientes apresentam sintomas vagos e achados mínimos ao exame físico. A apresentação do câncer de laringe varia conforme o subsítio. Tumores glóticos geralmente são diagnosticados numa fase precoce e têm uma taxa de cura elevada. Esses pacientes apresentam-se com rouquidão persistente e, no estágio avançado, com dispneia ocasional. Por outro lado, pacientes com tumores supraglóticos são diagnosticados mais tardiamente, num estágio mais avançado da doença e têm geralmente linfadenopatia cervical.[12]

As características clínicas mais relacionadas com neoplasia de laringe são rouquidão, odinofagia, otalgia reflexa, hemoptise, tosse, dispneia, linfadenomegalia cervical, também podem ser observados emagrecimento, halitose, abafamento vocal.[14]

A rouquidão é observada em até 87% dos casos e se deve à perda da elasticidade da mucosa da prega vocal ou a sua má coaptação causada pela infiltração tumoral da submucosa ou da musculatura das pregas vocais e/ou das articulações cricoaritenóideas.

A odinofagia encontra-se relacionada com a invasão da musculatura, dificultando a elevação da laringe durante a deglutição ou por infiltração neoplásica nas membranas e cartilagens.

Aproximadamente 2/3 dos tumores surgem na prega vocal verdadeira, localizada na glote, e 1/3 acomete a laringe supraglótica (acima das pregas vocais). Os tumores que acometem mais de um subsítio anatômico são ditos transglóticos.[10]

Os tumores supraglóticos quando iniciais costumam ser assintomáticos. Quando mais avançados podem causar odinofagia, rouquidão, diminuição da mobilidade da língua, quando invadem a base da mesma, e, em consequência, abafamento da voz. Quando do comprometimento da musculatura intrínseca da laringe pode resultar em otalgia reflexa. As lesões ulceradas podem levar à hemoptise e tosse. Nos casos mais avançados associa-se à linfadenopatia cervical.[15]

Nos tumores glóticos, a rouquidão é um sintoma precoce. Podem ser observados otalgia reflexa, odinofagia e dispneia nos tumores avançados. A dispneia por sua vez está associada ao estridor laríngeo que é um sinal tardio relacionado com a fixação da laringe e comprometimento da hipofaringe.[16]

As lesões de infraglote são mais raras e apresentam sintomas vagos; geralmente a dispneia é o sintoma mais precoce.[15]

COMPORTAMENTO BIOLÓGICO/BIOLOGIA MOLECULAR

A extensão anatômica da doença, a localização e o grau de diferenciação histológica do tumor são os fatores classicamente utilizados para predizer a evolução clínica de pacientes com câncer de laringe.[17] Entretanto, esses aspectos não são suficientes para a determinação prognóstica em todos os casos e não são capazes de explicar evoluções muito distintas em tumores similares com relação aos fatores mencionados anteriormente.

Além dos fatores ambientais já classicamente implicados com a carcinogênese laríngea, a predisposição genética também está associada ao aumento do risco de surgimento do câncer de laringe.

Apesar de não existirem provas definitivas, os polimorfismos genéticos de enzimas que metabolizam carcinógenos presentes na fumaça do cigarro e a identificação de genes supressores tumorais e proto-oncogenes são evidências que reforçam essa suspeita e são importantes para o conhecimento da tumorigênese laríngea.

Nos últimos anos, a carcinogênese laríngea, processo de múltiplas etapas, tem sido alvo de pesquisas crescentes, visando à elucidação de questões referentes ao prognóstico e ao tratamento desta neoplasia.[18] Foram identificadas alterações em múltiplos níveis, sendo detectadas anormalidades cromossômicas, como deleções, adições e rearranjos. Além disso, a amplificação de genes e a hiperexpressão de seus produtos proteicos já foram associadas ao câncer de laringe e ao seu prognóstico. Podem-se citar o receptor do fator de crescimento epidérmico, os genes int-2 e bcl-1, a proteína p21 (produto do gene N-ras), os genes c-myc e da ciclina D1 (PRAD1) e a proteína p53.[18-21]

As alterações da expressão da proteína p53 (hiperexpressão) e as mutações do gene TP53 têm sido correlacionadas com a ocorrência e com o prognóstico do câncer de laringe, fazendo com que terapias-alvo direcionadas para o gene TP53 sejam aventadas.

A expressão aumentada do receptor do fator de crescimento epitelial (EGFR, da sigla em inglês para Epithelial Growth Factor Receptor) também está ligada ao câncer de laringe, sendo associada à maior agressividade e invasividade neste tipo de câncer.

A atividade da telomerase e a hiperexpressão da CCND1, das metaloproteases, hialuronidases e catepsina D também já foram detectadas nas células tumorais da laringe.[22] Os produtos proteicos do papilomavírus humano (HPV) podem inibir ou degradar genes supressores tumorais como o TP53 e o TPRb, ou até induzir a hiperexpressão do EGFR e das ciclinas A e B.

Vários outros marcadores moleculares foram aventados e relacionados com a carcinogênese laríngea e com o prognóstico da doença, tais como a enzima MEPHlase (metil-p-hidroxi fenil lactato-estearase), a COX-2 (Ciclo-oxigenase tipo 2), a Galectina 3 e o gene TP63 com seus produtos proteicos.[23,24]

O incremento crescente nos conhecimentos acerca da biologia molecular inevitavelmente vai auxiliar na criação de um perfil genético que ajude a caracterizar clinicamente o comportamento desses tumores, predizendo a evolução e auxiliando na seleção de tratamentos aproximadamente agressivos, além de poder culminar na utilização de anticorpos monoclonais direcionados contra alvos moleculares específicos, presentes na superfície das células tumorais.

Estudo realizado no INCA, em 2007, objetivou avaliar 21 fatores clínicos e histopatológicos que servissem como marcadores preditivos para tratamento radioterápico de neoplasias de laringe. Observou-se que a ausência da expressão do Bcl 2 na mucosa normal e no tumor foi o único fator preditivo de boa resposta ao tratamento radio e quimioterápico. Dos fatores clínicos a ausência de hiperalimentação enteral e traqueostomia prévia é que se apresentaram como fatores preditivos de boa resposta ao tratamento radioquimioterápico.[25]

INVESTIGAÇÃO DIAGNÓSTICA

Exame geral da cabeça e pescoço

Objetiva a avaliação da extensão locorregional do tumor além de procurar identificar a presença de outros primários na região da cabeça e pescoço, assim como a detecção de metástases para linfonodos regionais.[10]

Após anamnese e exame físico, o paciente deverá ser submetido à laringoscopia, e com a dectecção da presença tumoral realiza-se a biópsia.

Laringoscopia indireta

Pode ser feita com uso de espelhos de Garcia ou com ópticas de 7º o ou de 90º que facilitam e amplificam a imagem. Tem por finalidade identificar o aspecto morfológico das lesões na laringe/faringe além da funcionalidade do órgão, possibilitando o seu estadiamento.[11] A realização de exames como rinoscopias anterior e posterior e, eventualmente, traqueoscopia, faz parte integrante da avaliação da cabeça e pescoço.[11]

Eventualmente, pode ser necessário realizar laringoscopia direta com biópsia – Deve ser utilizada nos casos em que a biópsia durante a laringoscopia indireta não foi possível, ou em casos de exame indireto difícil em que se deseja melhor visualização da extensão tumoral.[11]

O próximo passo é a determinação da extensão da lesão, para isso lança-se mão da tomografia computadorizada e, se necessário, da ressonância magnética.[26,27]

Em trabalho realizado no INCA no período de agosto de 2001 a agosto de 2003, foram estudados, prospectivamente, com tomografia computadorizada 52 pacientes com carcinoma epidermoide das regiões glótica e supraglótica com comprometimento da comissura vocal anterior por videolaringoscopia. Observou-se que a invasão profunda da comissura vocal anterior com comprometimento da cartilagem tireoide foi constatada em 40% dos casos. A tomografia computadorizada axial, em aquisição helicoidal com reconstruções sagital e coronal em cortes seriados múltiplos de 1 mm de espessura, teve papel primordial na avaliação clínica das lesões laríngeas estudadas, principalmente naquelas classificadas como T2, T3, T4. O reconhecimento de sinais tomográficos neste estudo, identificados como evidência radiológica de invasão da comissura anterior (ERICA), pode auxiliar no estadiamento clínico pré-tratamento destes tumores laríngeos, influenciando, assim, na escolha da opção terapêutica.[27]

Logo quando há esclerose das cartilagens da laringe na tomografia significa que há uma chance entre 30 e 50% de invasão de cartilagem, o que modifica o estadiamento tumoral que é um dos fatores que orienta a opção terapêutica.[26,27]

EXTENSÃO DA DOENÇA

O uso da tomografia computadorizada e/ou ressonância magnética está indicado na avaliação da extensão da lesão quando se pretende indicar alguma cirurgia parcial, ou quando se pretende avaliar a operabilidade de pacientes pós-recidiva ou em estágios muito avançados. Em pacientes obesos com pescoço de difícil palpação podem ser utilizadas para detecção de linfonodos cervicais em casos de alto risco para metástase cervical, como os tumores supraglóticos.[2]

ESTADIAMENTO

O carcinoma epidermoide pode ser invasivo ou não invasivo. Usa-se o termo de carcinoma *in situ* para o carcinoma epidermoide não invasivo. Do ponto de vista histológico, o carcinoma invasivo pode ser bem diferenciado, moderadamente diferenciado, pouco diferenciado ou indiferenciado. Recomenda-se a graduação tumoral, usando a classificação proposta por Broder, em 1927 (grau de tumor G):[28,29]

- *G1:* bem diferenciado.
- *G2:* moderadamente diferenciado.
- *G3:* pouco diferenciado.
- *G4:* indiferenciado (anaplásico).

O termo bem diferenciado (grau I) é aplicado para lesões com pouco número de mitoses e alto nível de queratinização, ao passo que o termo anaplásico ou indiferenciado (grau IV) é aplicado para lesões pouco queratinizadas e com número alto de mitoses.[2]

O estadiamento clínico utilizado é o do AJCC-2002 (Quadro 1).[30]

OPÇÕES TERAPÊUTICAS

De um modo geral o tratamento do câncer de laringe pode ser unimodal (normalmente relacionado com tumores iniciais com intenção curativa ou tumores avançados com intuito paliativo). Todavia pode-se indicar tratamento combinado com intenção curativa para tumores avançados selecionados. A opção terapêutica dependerá da seleção do paciente com base em critérios clínicos, radiológicos e endoscópicos. Pois, em algumas situações, tumores iniciais localizados em determinado subsítio anatômico podem ser mais bem conduzidos com radioterapia exclusiva, enquanto alguns tumores avançados podem ser mais bem tratados com cirurgia seguida ou não de radioterapia adjuvante.[31,32]

Ao considerarmos os tumores supraglóticos iniciais, as opções terapêuticas cirúrgicas são: ressecção endoscópica a *laser* (robótica ou não), hioepiglotectomia, laringectomia supraglótica com ou sem extensão lateral, laringectomia supracricoide com crico-hioidopexia. Ao passo que nos tumores glóticos iniciais, podem-se utilizar: cirurgias endoscópicas a *laser* (robótica ou não), cordectomias, laringectomia frontolateral, laringectomia frontoanterior, laringectomia supracricoide com crico-hioidopexia e a hemilaringectomia vertical. Em todas estas opções é possível manter a capacidade fonatória com resultados oncológicos satisfatórios.[32]

As indicações de cirurgias parciais devem ser feitas após uma cuidadosa seleção da comorbidade, sobretudo em relação à idade e à capacidade respiratória do paciente.[1,26]

ESTÁGIO I (TI N0 M0)

Supraglote

Opção principal

- Radioterapia exclusiva. Por meio de campos paralelos opostos laterolaterais e campo direto sobre região supraclavicular bilateral com feixe de fótons de 6 Mv ou Co 60. Dose 66 Gy/33 seções. Dose limitada em 45 Gy na medula espinhal.
- Ressecção endoscópica (em casos selecionados).

Opções alternativas[12,23] (como resgate de falhas na radioterapia, principalmente)

- Laringectomia horizontal supraglótica (Fig. 10).
- Laringectomia supracricoide com crico-hioidopexia (CHP).[33]
- Laringectomia total em pacientes com problemas respiratórios e inaptos para cirurgias parciais.

Glote

Opção principal

- Ressecção endoscópica (lesões de 1/3 médio de prega vocal) ou,
- Radioterapia por campos paralelos opostos laterolaterais com a utilização de filtro para compensar irregularidade do contorno. Dose 50-60 Gy/20 a 25 seções. Dose limitada em 45 Gy na medula espinhal ou,
- Laringectomia frontolateral.

Opções alternativas

- Laringectomia parcial vertical (como resgate em falhas na radioterapia, principalmente) (frontolateral, hemilaringectomia).
- Laringectomia supracricoide em casos muito selecionados. Laringectomia total.[33]

Subglote

Opção principal

Radioterapia é o tratamento de escolha para a preservação da voz. A cirurgia é reservada para falhas no tratamento. Tratamento radioterápico através de campos paralelos opostos laterolaterais com a dose de 66 Gy/33 seções. A região supraclavicular é tratada com campo direto, a dose na medula espinhal é limitada em 45 Gy.

ESTÁGIO II (TII N0 M0)

Supraglote

Opção principal

- Laringectomia horizontal supraglótica em lesões localizadas anteriormente que comprometam epiglote, se estendendo a falsa prega sem, no entanto, comprometer o ventrículo ou,
- Laringectomia supracricoide (CHP) em lesões de supraglote que alcancem as pregas vocais e/ou comissura anterior[33] ou,
- Radioterapia através de campos paralelos opostos, laterolaterais e campo direto sobre a região supraclavicular bilateral com feixes de fótons de 6MV ou Co 60. Dose de 66 Gy/33 seções. Dose limitada em 45Gy na medula espinhal ou,
- Laringectomia *near*-total em lesões que comprometam apenas um lado da laringe e que não se estendam até as aritenóides[34] ou,
- Laringectomias total em lesões que comprometam ambas as aritenoides. Em casos cirúrgicos as indicações de cirurgias parciais devem ser feitas após uma cuidadosa seleção da comorbidade, sobretudo em relação à idade e à capacidade respiratória.[13,26] Em casos de pescoço nega-

Quadro 1. Classificação TNM, segundo a AJCC -2002

TUMOR PRIMÁRIO (T)

- Tx – Tumor não pode ser avaliado pelo método convencional
- T0 – Sem evidência de tumor primário
- Tis – Carcinoma *in situ*

SUPRAGLOTE

- T1 – Tumor limitado a uma sublocalização anatômica da supraglote, com mobilidade normal da prega vocal
- T2 – Tumor que invade a mucosa de mais de uma sublocalização anatômica adjacente da supraglote ou a glote ou região externa à supraglote (p. ex.: a mucosa da base da língua, a valécula, a parede medial do seio piriforme), sem fixação da laringe
- T3 – Tumor limitado à laringe, com fixação da prega vocal e/ou invasão de qualquer uma das seguintes estruturas: área pós-cricoide, tecidos pré-epiglóticos, espaço paraglótico e/ou com erosão mínima da cartilagem tireoide (p. ex.: córtex interna)
- T4a – Tumor que invade toda a cartilagem tireoide e/ou estende-se aos tecidos além da laringe, p. ex.: traqueia, partes moles do pescoço, incluindo músculos profundos/extrínsecos da língua (genioglosso, hioglosso, palatoglosso e estiloglosso), alça muscular, tireoide e esôfago
- T4b – Tumor que invade o espaço pré-vertebral, estruturas mediastinais ou adjacente à artéria carótida[30]

GLOTE

- T1 – Tumor limitado à(s) prega(s) vocal(ais) (pode envolver a comissura anterior ou posterior), com mobilidade normal da(s) prega(s)
  - T1a – Tumor limitado a uma prega vocal
  - T1b – Tumor que envolve ambas as pregas vocais
- T2 – Tumor que se estende à supraglote e/ou subglote e/ou com mobilidade diminuída da prega vocal
- T3 – Tumor limitado à laringe, com fixação da prega vocal e/ou que invade o espaço paraglótico e/ou com erosão mínima da cartilagem tireoide (p. ex.: córtex interna)
- T4a – Tumor que invade completamente a cartilagem tireoide, ou estende-se aos tecidos além da laringe, p. ex.: traqueia, partes moles do pescoço, incluindo músculos profundos/extrínsecos da língua (genioglosso, hioglosso, palatoglosso e estiloglosso), alça muscular, tireoide e esôfago
- T4b – Tumor que invade o espaço pré-vertebral, estruturas mediastinais ou adjacente à artéria carótida[30]

SUBGLOTE

- T1 – Tumor limitado à subglote
- T2 – Tumor que se estende à(s) prega(s) vocal(ais), com mobilidade normal ou reduzida
- T3 – Tumor limitado à laringe, com fixação da prega vocal
- T4a – Tumor que invade a cartilagem cricoide ou tireoide e/ou estende-se a outros tecidos além da laringe, p. ex.: traqueia, partes moles do pescoço, incluindo músculos profundos/extrínsecos da língua (genioglosso, hioglosso, palatoglosso e estiloglosso), tireoide e esôfago
- T4b – Tumor que invade o espaço pré-vertebral, estruturas mediastinais ou adjacente à artéria carótida[30]

LINFONODOS REGIONAIS (N)

- Nx – Linfonodo sem condição de ser avaliado
- N0 – Sem evidências de metástase em linfonodos regionais
- N1 – Metástase em um único linfonodo homolateral com menos de 3 cm em sua maior dimensão
- N2a – Metástase em um único linfonodo homolateral, com mais de 3 cm e até 6 cm em sua maior dimensão
- N2b – Metástase em linfonodos homolaterais múltiplas, nenhum deles com mais de 6 cm em sua maior dimensão
- N2c – Metástase em linfonodos bilaterais ou contralaterais, nenhum deles com mais de 6 cm em sua maior dimensão
- N3 – Metástases em linfonodo de mais de 6 cm em sua maior dimensão[30]

METÁSTASE A DISTÂNCIA (M)

- Mx – Metástase a distância não pode ser avaliada
- M0 – Ausência de metástases a distância
- M1 – Metástase a distância

GRUPAMENTO POR ESTÁGIO

- *Estágio 0*
  - Tis, N0, M0
- *Estágio I*
  - T1, N0, M0
- *Estágio II*
  - T2, N0, M0
- *Estágio III*
  - T3, N0, M0
  - T1-T3, N1, M0
- *Estágio IVA*
  - T4a, N0-N1, M0
  - T1-T4a, N2, M0
- *Estágio IVB*
  - T4b, qualquer N, M0
  - Qualquer T, N3, M0
- *Estágio IVC*
  - Qualquer T, qualquer N, M1[30]

---

tivo, deve-se proceder ao esvaziamento cervical seletivo lateral (níveis 2,3,4) bilateralmente.[5,7,23]

Em casos de pescoço positivo deve-se proceder ao esvaziamento cervical radical ou radical modificado, dependendo do estado do pescoço.[7,35]

Em pacientes submetidos a laringectomias parciais, ou subtotais, a reabilitação é fundamental.[13] A radioterapia complementar poderá ser usada em casos de margens muito próximas ou positivas ou em casos de linfonodos cervicais metastáticos. Ou em casos em que o estudo da peça operatória evidenciar a presença de fatores de risco, como invasão de cartilagem, invasão microvascular e/ou perineural. Tratamento radioterápico por campos paralelos opostos laterolaterais com a dose de 50 Gy/25 seções. A região supraclavicular é tratada com campo direto.[20,28]

Glote

Opção principal

- Laringectomia parcial vertical (Hemilaringectomia) ou,
- Laringectomia supracricoide (CHEP)[33] em casos de lesões que acometam ambas as pregas vocais, porém não comprometam a comissura posterior, ou radioterapia em pacientes não elegíveis para procedimentos parciais (Fig. 11). As doses de 50 Gy em 20 seções ou 60 Gy em 30 seções que são administradas por campos paralelos e opostos, laterolaterais em região cervical, campo direto sobre regiões supraclaviculares direita e esquerda com fótons de 6 MV e/ou Co 60 ou,
- Laringectomia total em casos que comprometam a comissura posterior ou falha e radioterapia.

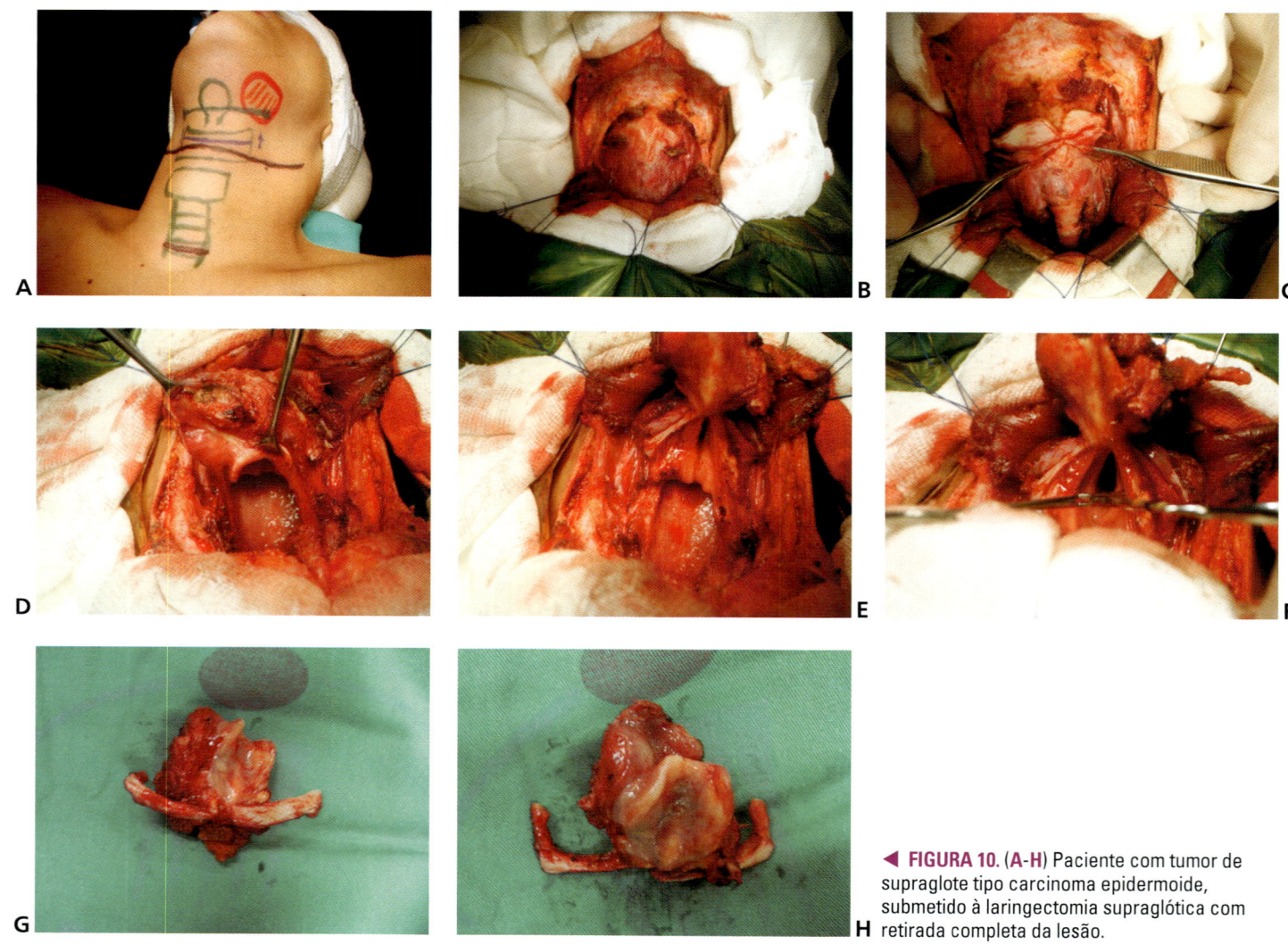

◀ **FIGURA 10. (A-H)** Paciente com tumor de supraglote tipo carcinoma epidermoide, submetido à laringectomia supraglótica com retirada completa da lesão.

Subglote

Opção principal

Radioterapia por meio de campos paralelos opostos laterolaterais. Dose de 66 Gy/33 seções. A região supraclavicular é tratada com campo direto, a dose na medula espinhal é limitada em 45 Gy. A cirurgia está indicada para falhas no tratamento radioterápico ou em pacientes cujo acompanhamento adequado pode ser difícil.

ESTÁGIO III (TIII N0 M0)

Supraglote

Opção principal

- Laringectomia supracricoide e (CHP) em casos de lesões com fixação de pregas vocais com aritenoide(s) móvel (is) ou que apresentem apenas invasão limitada do espaço pré-epiglótico (apenas 1/3 inferior). A invasão de subglote, comissura posterior e comprometimento de aritenoides são contraindicações formais[33] ou,
- Laringectomia *near*-total em casos de lesões que comprometam apenas um lado da laringe, com fixação de uma aritenoide, sem invadir a comissura posterior ou subglote, ou laringectomia total em casos que não se enquadrem nos anteriores (invasão maciça do espaço pré-epiglótico, fixação de duas aritenoides) ou em pacientes com comprometimento pulmonar (Fig. 12).[34]

Observações

Pacientes com pescoço negativo devem ser tratados com esvaziamento cervical seletivo lateral bilateralmente.[7] Pacientes com pescoço positivo devem ser tratados com esvaziamento cervical radical ou radical modificado, dependendo do *status* da metástase.[7,33]

Radioterapia complementar em pacientes estágios III pode melhorar o controle local da doença em casos cujo pTNM evolua para estágio IV. Nesse caso, o tratamento será através de campos paralelos opostos laterolaterais com a dose de 50 Gy/25 seções. A região supraclavicular é tratada com campo direto.[7,32] Opção alternativa: em pacientes que requeiram laringectomia total para controle da doença, pode-se tentar a combinação de quimioterapia (Cisplatina e 5-Fluoruracil) e radioterapia definitiva (QT adjuvante ou concomitante). Nesses casos, a laringectomia deve ser efetuada em pacientes com menos de 50% de resposta à quimioterapia ou com doença persistente após a radioterapia.[15,16] A radioterapia deve ser empregada por campos paralelos opostos laterolaterais em região cervical e campo direto sobre região supraclavicular com a dose de 66 Gy/33 seções. A dose na medula espinhal é limitada em 45 Gy.[28,32]

Glote

Opção principal

- Laringectomia supracricoide (CHEP) em casos de lesões com fixação de pregas vocais com aritenoide móvel. A invasão de subglote comissura posterior e a fixação de uma aritenoide são contraindicações formais[33] ou laringectomia *near*-total, em casos de lesões que comprometam apenas um lado da laringe, que não invadam a aritenoide, a comissura posterior ou subglote[34] ou,
- Laringectomia total em casos que não se enquadrem nos anteriores (invasão maciça do espaço pré-epiglótico, fixação de aritenoides) ou em pacientes com comprometimento respiratório.
- Radioterapia definitiva em pacientes que não queiram ser tratados com cirurgia. Tratados por campos paralelos opostos laterolaterais com a dose de 66 Gy/33 seções. A região supraclavicular é tratada com campo direto, a dose na medula espinhal é limitada em 45 Gy.

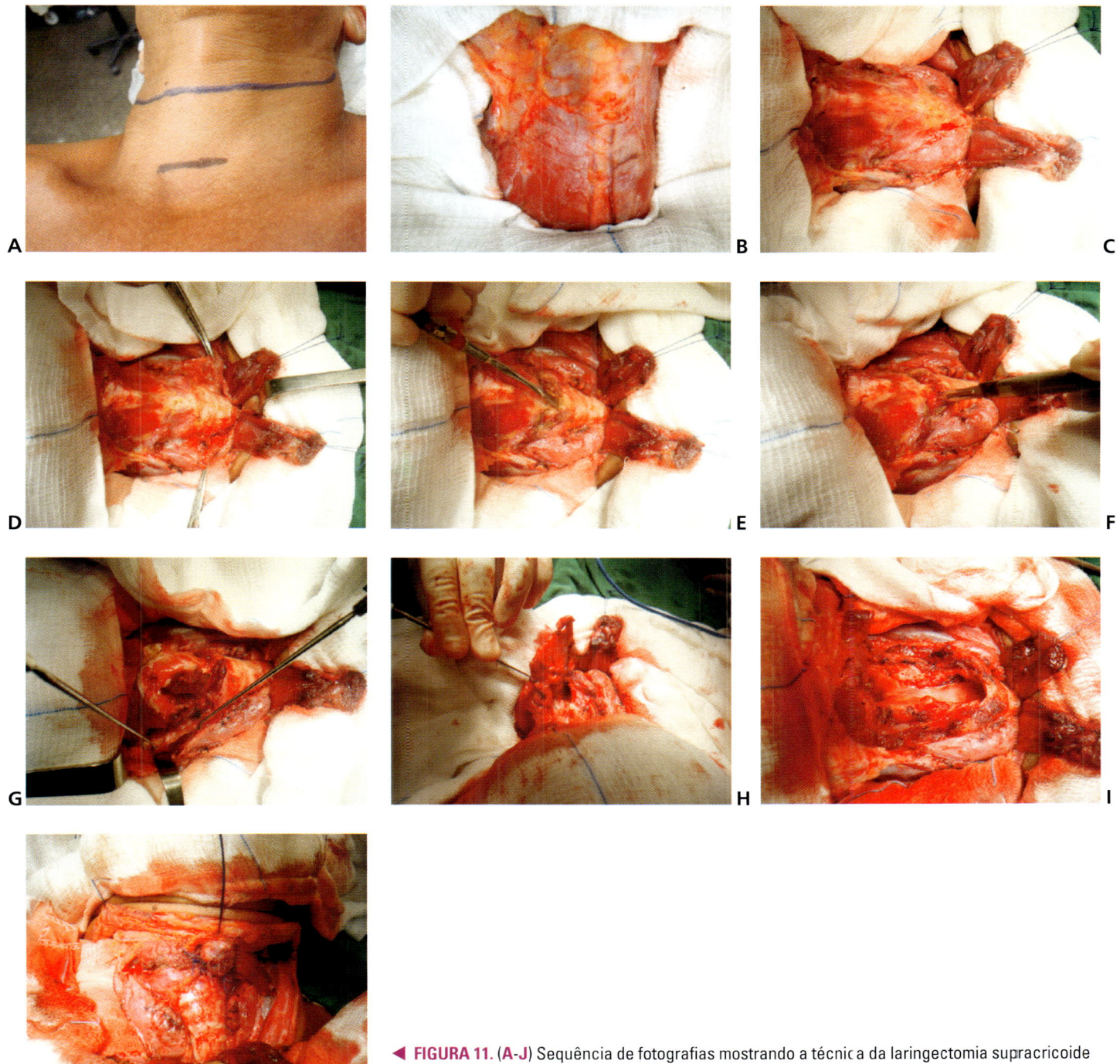

◀ **FIGURA 11. (A-J)** Sequência de fotografias mostrando a técnica da laringectomia supracricoide com crico-hioidoepiglotopexia (CHEP).

Observações

Radioterapia complementar em pacientes estágio III poderá melhorar o controle local da doença em casos cujo pTNM evolua para estágio IV. Na dose de 50 Gy/25 tratamentos. A região supraclavicular é tratada com campo direto. Pacientes com pescoço negativo devem ser tratados com esvaziamento cervical seletivo lateral bilateral. Pacientes com pescoço positivo devem ser tratados com esvaziamento cervical radical ou radical modificado, dependendo da condição de metástase.[7,28,34]

Opção alternativa

Em pacientes que requeiram laringectomia total para controle da doença pode-se tentar a combinação de quimioterapia (Cisplatina e 5-Fluoracil) e radioterapia definitiva (QT adjuvante ou concomitante). Nesses casos, a laringectomia deve ser efetuada em pacientes com menos de 50% de resposta à quimioterapia ou com doença persistente após a radioterapia.[15,16] A radioterapia deve ser empregada por campos paralelos opostos laterolaterais em região cervical e campo direto sobre região supraclavicular com a dose de 66 Gy/33 seções. A dose na medula espinhal é limitada em 45 Gy.[28]

Subglote

Opção principal

- Laringectomia total em campo alargado, seguida por radioterapia complementar,[12] ou
- A radioterapia exclusiva pode ser indicada em pacientes que não são candidatos à cirurgia, e o acompanhamento deverá ser cuidadoso para permitir cirurgia de resgate das recidivas locais ou cervicais.[28]

Opção alternativa

Em pacientes não candidatos à cirurgia pode-se tentar a combinação de quimioterapia (Cisplatina e 5-Fluorouracil) e radioterapia definitiva (QT adjuvante ou concomitante). Nesses casos, a laringectomia deve ser efetuada em pacientes com menos de 50% de resposta à quimioterapia ou com doença persistente após a radioterapia.[15,16] A radioterapia deve ser empregada por campos paralelos opostos laterolaterais em região cervical e campo direto sobre região supraclavicular com a dose de 66 Gy/33 seções. A dose na medula espinhal é limitada em 45 Gy.[28]

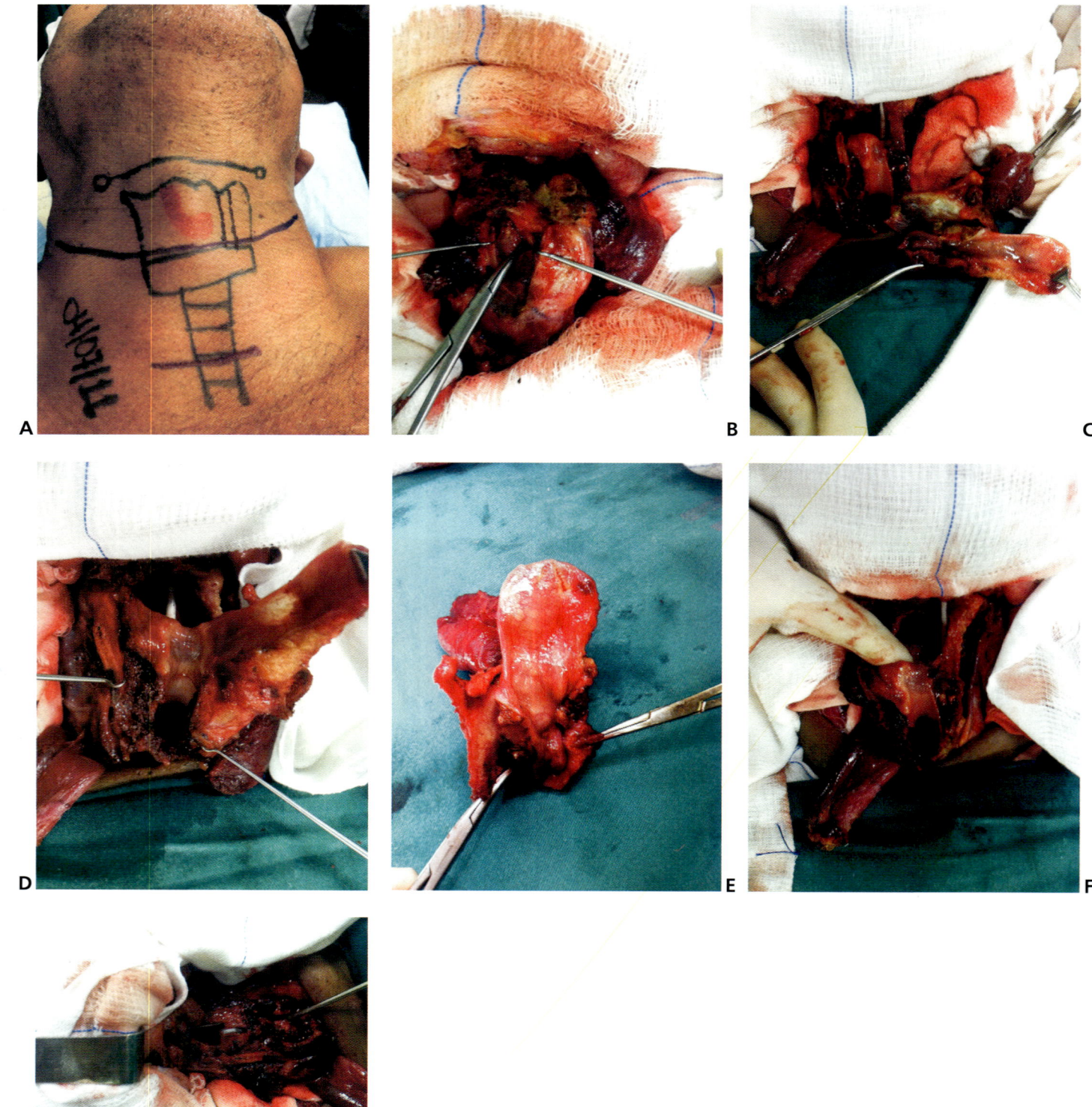

◀ **FIGURA 12. (A-G)** Sequência de fotografias demonstrando ressecção de lesão laríngea e confecção do *shunt* para a técnica de reconstrução de laringectomia *near*-total.

ESTÁGIO IV (TIV N0 M0)

Supraglote

Opção principal

- Laringectomia total em campo alargado com radioterapia complementar ou,
- Laringectomia *near*-total em casos selecionados associada a esvaziamento cervical bilateral e à radioterapia complementar (indicação de exceção).

Opção alternativa

- Em pacientes não candidatos à cirurgia pode-se tentar a combinação de quimioterapia (Cisplatina e 5-Fluorouracil, por exemplo) e radioterapia definitiva (QT adjuvante ou concomitante). Nesses casos, a laringectomia deve ser efetuada em pacientes com menos de 50% de resposta à quimioterapia ou com doença persistente após a radioterapia.[15,16]

- A radioterapia deve ser empregada por campos paralelos opostos laterolaterais em região cervical e campo direto sobre região supraclavicular com a dose de 66 Gy/33 seções. A dose na medula espinhal é limitada em 45 Gy.[2,28]

Glote

Opção principal

Laringectomia total em campo alargado com radioterapia complementar ou laringectomia *near*-total em casos selecionados e com radioterapia complementar (indicação de exceção).

Opção alternativa

Em pacientes não candidatos à cirurgia pode-se tentar a combinação de quimioterapia (Cisplatina e 5-Fluorouracil) e radioterapia definitiva (QT adjuvante ou concomitante). Nesses casos, a laringectomia deve ser

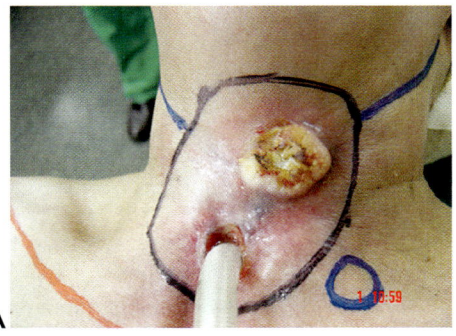 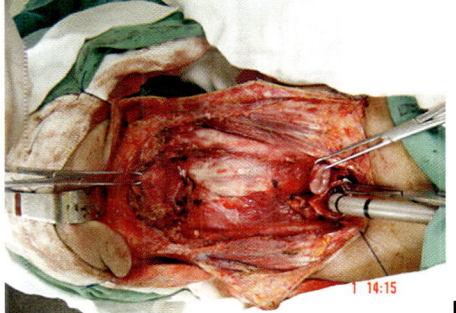 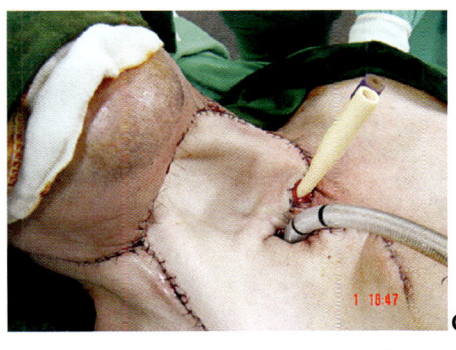

▲ **FIGURA 13. (A e B)** Paciente com tumor de laringe estágio IV, com extravasamento para pele e invasão de faringe, submetido à ressecção estendida à pele. **(C)** No aspecto final do procedimento cirúrgico, nota-se que houve a necessidade de reconstrução com retalho fasciocutâneo deltopeitoral e confecção de esofagostoma.

efetuada em pacientes com menos de 50% de resposta à quimioterapia ou com doença persistente após a radioterapia.[15,16] A radioterapia deve ser empregada por campos paralelos opostos laterolaterais em região cervical e campo direto sobre região supraclavicular com a dose de 66 Gy/33 seções. A dose na medula espinhal é limitada em 45 Gy.[2,28]

Subglote

Opção principal

Laringectomia total, em campo alargado, acompanhada por tireoidectomia (parcial ou total) (Fig. 13). O tratamento das cadeias linfáticas cervicais deverá incluir as cadeias de recidivas bilaterais e, em casos selecionados, o compartimento central.

Opção alternativa

Em pacientes não candidatos à cirurgia pode-se tentar a combinação de quimioterapia (Cisplatina e 5-Fluorouracil) e radioterapia definitiva (QT adjuvante ou concomitante). Nesses casos a laringectomia deve ser efetuada em pacientes com menos de 50% de resposta à quimioterapia ou com doença persistente após a radioterapia;[15,16] A radioterapia deve ser empregada por campos paralelos opostos laterolaterais em região cervical e campo direto sobre região supraclavicular com a dose de 66 Gy/33 seções. A dose na medula espinhal é limitada em 45 Gy.[2,27]

CÂNCER RECIDIVADO

Opções de tratamento

Tratamento para câncer recidivado da supraglote, glote e subglote inclui cirurgia ou radioterapia. O resgate é possível para falhas no tratamento cirúrgico exclusivo ou radioterápico exclusivo, e reintervenções cirúrgicas e/ou radioterapia devem ser tentadas, se possível. Pacientes muito bem selecionados podem ser candidatos à laringectomia subtotal para tratamento de falhas na radioterapia.

CÂNCER EM IDOSOS

Em trabalho realizado no INCA em 2007, não foi observada alteração na sobrevida livre de doença ou da sobrevida global em pacientes com neoplasia de laringe acima de 80 anos independente do tratamento instituído.[35]

REFERÊNCIAS BIBLIOGRÁFICAS

1. Alonso JM. *Cancer laríngeo*. Madrid: Paz Montalvo, 1954.
2. Bertelli AP. *Cancer de laringe*. São Paulo: Manole, 1980.
3. Noronha MJR, Dias FL. *Câncer de laringe: uma abordagem multidiciplinar*. Rio de Janeiro: Revinter, 1997.
4. Parkin DM, Pisani P, Ferlay J. Global câncer statistics. *CA Cancer J Clin* 1990;49:33-64.
5. MS/SVS/DASIS/CGIAE/Sistema de informação sobre mortalidade – SIM MP/Fundação Instituto Brasileiro de Geografia e Estatística – IBGE MS/INCA/Conprev/Divisão de Informação.
6. Jemal A, Thomas A et al. Cancer statistics, 2002. *CA Cancer J Clin* 2002:52.
7. Oliveira CAB, Valle HA, Monteiro GBM et al. Patologia das neoplasias da laringe. In: Noronha MJR, Dias FL. (Eds.). *Câncer da laringe: uma abordagem multidisciplinar*. Rio de Janeiro: Revinter, 1997. p. 8-14.
8. Lalwani AK et al. *Current diagnosis and treatment*. Otolaryngology head and neck surgery. 3rd ed. North America: Mc Graw Hill, 2012. p. 456-74, cap. 31.
9. Brandão LG, Ferraz AR. Anatomia e função da laringe. In: Noronha MJR, Dias LF. *Câncer de laringe. Uma abordagem multidiciplinar*. Rio de Janeiro: Revinter, 1997. p. 8-14.
10. Olias, João et al. *Cirurgia da laringe: atlas de técnicas cirúrgicas. Guia de Dissecção*. Massamá. Círculo Médico, Maio 2004.
11. Moore KL, Dalley AF et al. *Anatomia orientada para a clínica*. 4. ed. O pescoço. Rio de Janeiro: Goonabara Koogan, 2001, cap. 8.
12. Testut L. *Tratado de anatomia humana*. Barcelona: Salvat, 1933. p. 900-53.
13. Byers RM, Wolf PF, Ballantyne AJ. Rationale for elective modified neck dissection. *Head Neck Surg* 1988;10:160-67.
14. Lima RA, Soares JRN, Barbosa MM. Tumores malignos da laringe. In: Barbosa MM, de Sá GM, Lima RA. (Eds.). *Diagnóstico e tratamento dos tumores de cabeça e pescoço*. Rio de Janeiro: Atheneu, 2001. p. 107-18.
15. Carvalho MB. Epidemiologia, patologia, diagnóstico e estadiamento clínico dos tumores malignos da laringe. In: Carvalho MB. (Ed.). *Tratado de cirurgia de cabeça e pescoço e otorrinolaringologia*. São Paulo: Atheneu, 2001. p. 867-75.
16. Turker HM. *The larynx. Malignant tumors*. New York: Thieme Medical0, 1987. p. 267-306, cap. 13.
17. Vielba R, Bilbao J, Ispizua A et al. p53 and cyclin D1 as prognostic factors in squamous cell carcinoma of the larynx. *Laryngoscope* 2003;113(1):167-72.
18. Gregor RT. Tumors of the Larynx. In: Jones AS, Phillips DE, Hilgers FJ. (Eds.). *Diseases of the head and neck, nose and throat*. London: Arnold, 1998. p. 207.
19. Jares P, Fernandez PL, Campo E et al. PRAD-1/cyclin D1 gene amplification correlates with messenger RNA overexpression and tumor progression in human laryngeal carcinomas. *Cancer Res* 1994;54(17):4813-17.
20. Sinard RJ, Netterville JL, Garret CE et al. *Cancer of the head and neck*. Philadelphia: WB Saunders, 1996. p. 381-421.
21. Nogueira CP, Dolan RW, Gooey J et al. Inactivation of p53 and amplification of cyclin D1 correlate with clinical outcome in head and neck cancer. *Laryngoscope* 1998;108(3):345-50.
22. Loyo M, Pai SI. The molecular genetics of laryngeal cancer. *Otolaryngol Clin N Am* 2008;41:657-72.
23. Mastronikolis NS, Papadas TA, Goumas PD et al. Head and neck: laryngeal tumors: an overview. *Atlas Genet Cytogenet Oncol Haematol*, Dec. 2008.
24. Borba M, Cernea C, Dias F et al. Costa expression profile of p63 in 127 patients with laryngeal squamous cell carcinoma. *ORL J Otorhinolaryngol Relat Spec* 2010;72:319-24.
25. Farias T, Dias FL, Herchenhorn D et al. Análise de fatores clínicos, histopatológico e moleculares (p53, Ki67, Bcl2 e PCNA) preditivos de resposta terapêutica à quimioterapia e radioterapia em pacientes com carcinoma espinocelular de laringe e orofaringe. *Res Bras Cir Cabeça e Pescoço* 2007;36(3):131-39.

26. Farias T, Dias FL, de Sá GM *et al.* Valor prognóstico da invasão de cartilagem no câncer de laringe. *Res Bras Cir* 2004;31(2):95-101.
27. Barbosa MM, Boasquevisque E, Carvalho R *et al.* Anterior vocal commissure invasion in laryngeal carcinoma diagnosis. *Laryngoscope* 2005;115:724-30.
28. RL: http://AtlasGeneticsOncology.org/Tumors/LaryngealOverviewID5087.html
29. Department of otolaryngology, head and neck surgery, Johns Hopkins University School of Medicine, 601 North Caroline Street, Baltimore, MD 21287, USA.
30. Sobin LH, Wittekind CH. International Union Against Cancer. *TNM classification of malignant tumours.* 6th ed. New York: Wiley-Liss, 2002.
    p. 184-87.
31. Brasil. Ministério da Saúde. *Manual da seção de cirurgia de cabeça e pescoço.* Rio de Janeiro: INCA, 2001.
32. Farias TP, Dias FL, Sa GM *et al.* Tendências Brasileiras no Tratamento do Câncer de Laringe. *Rev Bras Cir Cabeça Pescoço* 2006;35:16-21.
33. Lima RA, Freitas EQ, Dias FL *et al.* Supracricroid laryngectomy with chep: functional results and outcome. *Otolaryngol Head Neck Surg* 2001;124:258-60.
34. Lima RA, Freitas EQ, Kligerman J *et al.* Near total laryngectmy for advanced laryngeal cancer. *Am J Surg* 1997;174:490-91.
35. Farias TP, Manfro G, Dias FL *et al.* Tratamento do cancer de laringe e hipofaringe no paciente idoso acima de 80 anos. *Rev Bras Cir Cabeça Pescoço* 2007;36:91-94.

CAPÍTULO 51

Câncer de Hipofaringe

Gabriel Manfro ■ Terence Pires de Farias ■ Fernando José Pinto de Paiva
Ana Carolina Pastl Pontes ■ Luís Eduardo Barbalho de Mello
Luciana Correa de Araujo Arcoverde

INTRODUÇÃO

Anatomia

A hipofaringe consiste numa região anatômica contígua à orofaringe, que se estende do nível do osso hioide até o início do esôfago. Relaciona-se posteriormente e lateralmente com a laringe.

Apresenta três subsítios: parede posterior que é contígua com a parede posterior da orofaringe, iniciando no nível do osso hioide; seios piriformes que estão localizados lateralmente e são fundamentais para a função de deglutição; e a área pós-cricoide que se localiza posteriormente ao arco posterior da cartilagem cricoide, relacionando-se intimamente com o esfíncter esofagiano superior (Fig. 1).

A hipofaringe, por ser uma parte da faringe, mantém as mesmas características anatômicas deste órgão. A sua camada muscular longitudinal interna é formada principalmente pelos músculos palatofaríngeos, que apresentam inserção nas bordas laterais da cartilagem tireoide. Na camada muscular circular externa, o componente da hipofaringe é quase que exclusivo do músculo contritor inferior da faringe, com a mesma inserção do músculo palatofaríngeo.

A inervação deste órgão é feita, principalmente, por ramos dos nervos vago e glossofaríngeo.

Etiologia

Este tipo de câncer tem como principal fator etiológico o hábito crônico do tabagismo ou etilismo, sempre ressaltando a ação sinérgica destes dois fatores, podendo um indivíduo que diariamente fuma dois ou mais maços de cigarro e ingere mais de quatro doses de bebida alcoólica apresentar um risco relativo 35 vezes maior de desenvolver neoplasia de hipofaringe, comparado à população não exposta a estes fatores.[1] No Serviço de Oncologia do Hospital Universitário Santa Terezinha (SOHUST), Joaçaba – SC, todos os pacientes acometidos por esta doença eram tabagistas, e em 51% dos casos também estavam expostos ao etilismo.

Mais recentemente a doença do refluxo gastroesofágico também tem sido descrita como fator etiológico.[2] A síndrome de Plummer-Vinson, assim como no esôfago, apresenta relação etiológica com câncer de hipofaringe, principalmente na sub-região da área pós-cricoide.[3]

Epidemiologia

Nos últimos anos, na América Latina, o câncer de faringe tem apresentado uma tendência a aumentar sua incidência, assim como na região nórdica e no leste europeu.[4] O carcinoma de hipofaringe é um tumor maligno incomum, representando apenas 0,5% de todos os tumores malignos.[5] Quando analisada a região da cabeça e pescoço, corresponde a aproximadamente 4% dos tumores malignos da cabeça e pescoço e 7% dos cânceres do trato aerodigestivo superior.[6-8]

No SOHUST, o câncer de hipofaringe corresponde a 0,51% de todos os tumores malignos, sendo o 14º câncer mais frequente. Quando analisado apenas os tumores do trato aerodigestivo superior, esta neoplasia corresponde a 17,9% dos casos.

A faixa etária mais acometida é a 7ª década de vida, apresentando os homens americanos uma média de idade de 65 anos e as mulheres de 68 anos, com uma proporção de 3,2 homens acometidos pela doença para cada mulher.[8] No SOHUST, a média de idade entre os homens foi de 64,4 anos, e entre as mulheres de 69,4 anos, com uma taxa de 5,4 homens para 1 mulher.

Aproximadamente 95% dos casos apresentam o diagnóstico histológico de carcinoma epidermoide, no entanto, também pode ser sítio de outros tipos histológicos de neoplasias, como as originárias das glândulas salivares menores.[5,6]

CARACTERÍSTICAS CLÍNICAS

Apesar de o câncer da hipofaringe não estar entre os tumores mais frequentes, a importância no estudo desta entidade deve-se ao fato de este tumor apresentar a maior mortalidade dos tumores da região da cabeça e pescoço, além de grande morbidade aos pacientes tratados desta doença.[6]

Tumores deste subsítio da faringe tipicamente permanecem silenciosos, até que a doença progrida a estágios avançados, causando obstrução do trato aerodigestivo superior ou sintomas decorrentes de invasão neural.[6,9]

A maior parte dos pacientes portadores de câncer de hipofaringe apresenta como sintomas iniciais odinofagia, disfagia, otalgia, disfonia ou linfonodomegalia cervical. É comum a sensação de corpo estranho cervical, resultando na maioria das vezes com perda ponderal significativa. As metástases cervicais chegam a ser o primeiro sintoma em até 25% dos casos, no entanto, são diagnosticadas em 70% dos pacientes no exame físico inicial.[10,11]

No SOHUST foram tratados, entre os anos de 2007 e 2011, 34 pacientes com câncer de hipofaringe. Os pacientes chegaram ao serviço com um tempo médio de sintoma de 6,1 meses, sendo a primeira queixa mais frequente a disfagia e odinofagia (44,1%), seguido da presença de linfonodomegalia cervical como primeiro sintoma (34,2%). No momento do diagnóstico, o comprometimento linfonodal ocorreu em 52,9% dos pacientes. Quanto ao estágio da doença, dos 34 pacientes, 23 (67,7%) apresentavam-se em estágio IV da doença, 8 (23,5%) em estágio III, e apenas 3 (8,8%) pacientes em estágio I ou II, mostrando as características de diagnóstico avançado do câncer da hipofaringe.

Analisando as sub-regiões, o seio piriforme é o subsítio mais acometido, variando entre 65 a 85% dos casos, seguido da parede posterior com incidência entre 10 e 20%, e da área pós-cricoide que é acometido em 5 a 15% dos pacientes.[7,12] No SOHUST, apenas 2 (5,8%) pacientes apresentavam tumores na área pós-cricoide e parede posterior, sendo o seio piriforme o subsítio acometido em 32 (94,2%) pacientes.

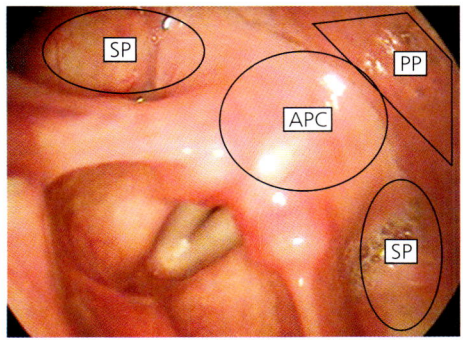

◀ FIGURA 1. Imagem de videolaringoscopia evidenciando os três subsítios da hipofaringe e a relação com a laringe.

COMPORTAMENTO BIOLÓGICO/BIOLOGIA MOLECULAR

Não existe outra região do trato aerodigestivo superior com tão alta propensão para a disseminação submucosa e lesões saltatórias, como a hipofaringe, chegando a ocorrer em até 60% dos casos, principalmente em pacientes submetidos à radioterapia prévia.[8,13] Esta extensão submucosa é maior medialmente, chegando até 25 mm, seguido da extensão lateral e inferior que pode alcançar 20 mm e superiormente que alcança em média 10 mm de disseminação submucosa.[13]

Os diferentes subsítios da hipofaringe, quando acometidos pela neoplasia maligna, podem apresentar comportamentos biológicos diferentes.

Os tumores que se originam na parede medial do seio piriforme apresentam tendência a se estender em direção à prega ariepiglótica e em direção à cartilagem aritenoide ipsilateral. O tumor pode invadir profundamente a articulação cricoaritenóidea, resultando em paralisia da hemilaringe, além de invadir os espaços paraglótico e pré-epiglótico.[8]

Lesões que acometem a parede lateral do seio piriforme apresentam uma tendência à extensão circunferencial, em direção à parede posterior da hipofaringe, evoluindo, também, com invasão profunda da musculatura da hipofaringe, acometendo a asa lateral da cartilagem tireoide, estendendo-se inferiormente até o lobo tireoidiano ipsilateral.[8]

As neoplasias que se localizam na área pós-cricoide, frequentemente invadem a musculatura cricoaritenóidea posterior e a própria cartilagem cricoide.[14] Já os tumores da parede posterior normalmente evoluem, apresentando uma disseminação superior em direção à orofaringe, inferior em direção ao esôfago cervical e profundamente em direção aos músculos e fáscia pré-vertebral, além do espaço retrofaríngeo.

A hipofaringe é uma região rica em drenagem linfática. Primeiramente esta drenagem ocorre em direção aos linfáticos das cadeias jugulocarotídeas, mais frequentemente os níveis II (72 a 75%), III (55 a 72%) e IV (21 a 45%).[15] Os níveis I e V são acometidos esporadicamente com uma incidência de metástases de 1 a 15%. Após o acometimento dos níveis laterais do pescoço, a drenagem linfática pode acometer linfonodos localizados nos sulcos traqueoesofágico e retrofaríngeo (linfonodos de Rouviere), podendo também alcançar linfonodos localizados no espaço parafaríngeo.[16-18]

Os tumores localizados na parede posterior da hipofaringe e a parede medial do seio piriforme apresentam rica rede de drenagem bilateral, apresentando altos índices de metástases contralaterais.[6]

Existe uma tendência do tumor primário, quando extravasa a musculatura da hipofaringe, fundir-se com a metástase cervical localizada nos níveis II e III de drenagem, resultando na invasão da artéria carótida comum ou do bulbo carotídeo, tornando o tumor irressecável e, na maioria das vezes, intratável (Fig. 2).

INVESTIGAÇÃO DIAGNÓSTICA

Sempre que uma região anatômica não seja facilmente visualizada ou palpável ao exame físico, para que ocorra um diagnóstico de tumores iniciais, é necessário um alto grau de suspeição e conhecimento anatômico por parte do profissional de saúde em contato com o paciente.

Em tumores iniciais normalmente os pacientes são oligossintomáticos, e o exame físico do pescoço não fornece uma grande gama de informações.

A realização da laringoscopia indireta ou direta são os exames que proporcionam a melhor visualização da hipofaringe, sendo a videolaringoscopia direta o exame padrão ouro para análise do tumor primário, delimitando completamente a sua extensão superficial, além dos sinais indiretos de invasão profunda, como paralisia da hemilaringe secundária à invasão da articulação cricoaritenóidea.

No exame físico do pescoço, atenção deve ser dada às cadeias de drenagem linfonodal, sendo os principais níveis de drenagem (níveis II, III, IV) facilmente abordados no exame físico convencional. Existem, também, sinais indiretos de invasão profunda de tumores da hipofaringe como abaulamento na região da asa lateral da cartilagem tireoide, podendo muitas vezes apresentar perda da crepitação normal do esqueleto cartilaginoso da laringe.

Pacientes com suspeita de câncer de hipofaringe devem ser submetidos à biópsia sob anestesia geral ou local, e na maioria dos serviços são submetidos à endoscopia digestiva alta e broncoscopia, no intuito de afastar a possibilidade de tumores sincrônicos.[5]

No diagnóstico das metástases cervicais, a punção aspirativa por agulha fina guiada por ultrassonografia é o exame de escolha apresentando uma sensibilidade, especificidade e acurácia de 89,2 98,1 e 94,5%, respectivamente.

ESTADIAMENTO/FATORES PREDITIVOS PROGNÓSTICOS

Como citado anteriormente, a videolaringoscopia é o exame padrão ouro para o diagnóstico e tratamento do câncer de hipofaringe. Como exames de imagem, a tomografia computadorizada é o primeiro exame de escolha para complementação do estadiamento das lesões. Este exame permite a avaliação do envolvimento de partes moles e também do esqueleto cartilaginoso da laringe, além do estadiamento das cadeias linfonodais.

A utilização da tomografia computadorizada e da ressonância magnética normalmente aumenta o estadiamento comparado à videolaringoscopia.[19] Estes exames de imagem possibilitam avaliação de infiltração cartilaginosa, invasão do espaço pré-epiglótico, paraglótico e envolvimento da gordura parafaríngea.

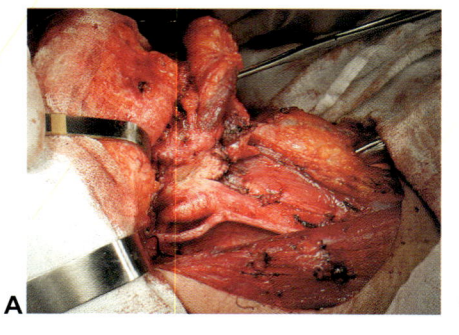
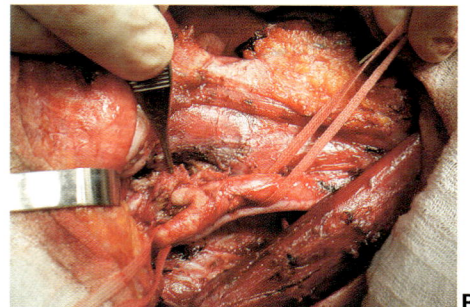
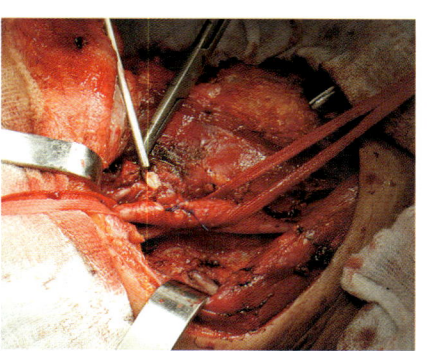
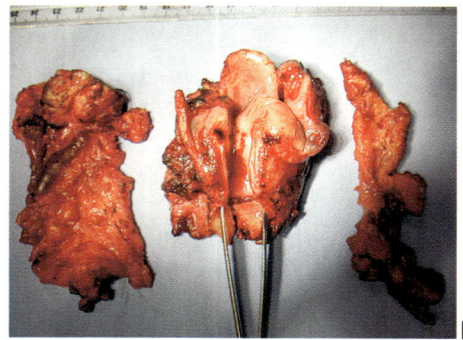

◄ **FIGURA 2. (A-D)** Metástase cervical de carcinoma epidermoide de hipofaringe invadindo a adventícia do bulbo carotídeo.

O principal sítio de metástases a distância é o pulmão, que deve ser investigado com radiografia de tórax, pois a frequência de metástases sincrônicas não compensa a realização de tomografia de tórax de rotina para todos os pacientes.

A *Association Joint Committe on Cancer* classifica os tumores de hipofaringe conforme a tabela a seguir, com base na 7ª e última edição do sistema TNM de 2010,[20] que, referente ao câncer de hipofaringe, não apresentou modificação comparada à 6ª edição de 2004 (Quadros 1 a 4).

Conhecendo a disseminação natural do câncer da hipofaringe é possível a identificação de alguns fatores prognósticos deste tipo de tumor. Relacionado com o tumor primário, a invasão da glândula tireoide é um dos principais fatores prognósticos.[21] Como em outros tumores malignos da cabeça e pescoço, a presença de metástases linfonodais pioram consideravelmente o prognóstico, e a hipofaringe é um dos sítios de maior incidência de metástases linfonodais.[22]

Diagnóstico tardio de metástases linfonodais é mais comum em carcinomas do seio piriforme comparado à área pós-cricoide.[8]

Os principais fatores prognósticos são a apresentação tardia do tumor, o estágio T, N, o *performance status* dos pacientes,[23-25] o envolvimento de múltiplos subsítios da hipofaringe, a disseminação linfonodal precoce e a impossibilidade de ressecção cirúrgica completa.[26]

Quadro 1. Estadiamento do câncer de hipofaringe conforme a 7ª edição do sistema TNM de 2010

TX	O tumor primário não pode ser avaliado
T0	Não há evidência de tumor primário
Tis	Carcinoma *in situ*
T1	Tumor limitado a uma subregião anatômica da hipofaringe e com 2 cm ou menos em sua maior dimensão
T2	Tumor que invade mais de uma subregião anatômica da hipofaringe, ou uma localização anatômica adjacente, ou mede mais de 2 cm, porém não mais de 4 cm em sua maior dimensão, sem fixação da hemilaringe
T3	Tumor com mais de 4 cm em sua maior dimensão, ou com fixação da hemilaringe
T4a	Tumor que invade qualquer uma das seguintes estruturas: cartilagem tireoide/cricoide, osso hioide, glândula tireoide, esôfago, compartimento central de partes moles
T4b	Tumor que invade fáscia pré-vertebral, envolve artéria carótida ou invade estruturas mediastinais

Quadro 2. Estadiamento do pescoço no câncer de hipofaringe conforme a 7ª edição do sistema TNM de 2010

Nx	Os linfonodos regionais não podem ser avaliados
N0	Ausência de metástase em linfonodos regionais
N1	Metástase em um único linfonodo homolateral, com 3 cm ou menos em sua maior dimensão
N2	Metástase em um único linfonodo homolateral, com mais de 3 cm e até 6 cm em sua maior dimensão, ou em linfonodos homolaterais múltiplos, nenhum deles com mais de 6 cm em sua maior dimensão, ou em linfonodos bilaterais ou contralaterais, nenhum deles com mais de 6 cm em sua maior dimensão
N2a	Metástase em um único linfonodo homolateral, com mais de 3 cm e até 6 cm em sua maior dimensão
N2b	Metástase em linfonodos homolaterais múltiplos, nenhum deles com mais de 6 cm em sua maior dimensão
N2c	Metástase em linfonodos bilaterais ou contralaterais, nenhum deles com mais de 6 cm em sua maior dimensão
N3	Metástase em linfonodo com mais de 6 cm em sua maior dimensão

Quadro 3. Estadiamento do câncer de hipofaringe relacionado com as metástases a distância conforme a 7ª edição do sistema TNM de 2010

M0	Ausência de metástase a distância
M1	Metástase a distância

Quadro 4. Estágios do câncer de hipofaringe conforme a 7ª edição do sistema TNM de 2010

Estágio 0	Tis N0 M0
Estágio I	T1 N0 M0
Estágio II	T2 N0 M0
Estágio III	T1 N1 M0 T2 N1 M0 T3 N0, 1 M0
Estágio IV A	T1, 2, 3 N2 M0 T4a, N0, 1, 2 M0
Estágio IV B	T4b, qualquer N, M0 Qualquer T, N3, M0
Estágio IV C	Qualquer T, qualquer N, M1

TRATAMENTO

Atualmente existem várias opções terapêuticas no tratamento do câncer de hipofaringe, no entanto, o tratamento cirúrgico seguido de radioterapia adjuvante é o tratamento indicado na maior parte dos pacientes.[6] A radioterapia isolada tem maior indicação em tumores iniciais T1 e T2. Nos últimos anos houve um aumento da indicação de protocolos de preservação de órgão neste tipo de tumores.[6]

No momento da definição terapêutica alguns fatores são importantes. Além do estadiamento do tumor, o subsítio que ele acomete é de fundamental importância, além do *status* linfonodal do paciente. O *perfomance status* do paciente também é levado em consideração no momento da escolha do tratamento mais adequado.

Tratamento cirúrgico

A avaliação pré-operatória é fundamental no momento da abordagem cirúrgica deste tipo de tumor. Esta avaliação deve possibilitar a resposta de alguns questionamentos: A ressecção resultará num defeito parcial ou circunferencial da hipofaringe? A laringectomia total será necessária? Qual a extensão da linfadenectomia?[6]

Com base na extesão submucosa característica deste tipo de tumor, WEI *et al.* sugerem que as margens cirúrgicas de ressecção mínima em pacientes não submetidos à radioterapia sejam superiormente de 15 mm, inferiormente de 30 mm e lateralmente de 20 mm. A margem profunda deve ser de 1 mm, diminuindo a chance de recidiva na fáscia pré-vertebral.[27]

Tumores da parede posterior da hipofaringe

O melhor tratamento para tumores localizados nesta região é a ressecção cirúrgica com margens adequadas (Fig. 3). A utilização do acesso endoscópico é mais indicada em casos de tumores pequenos,[28] não necessitando de reconstrução do defeito, podendo apresentar cicatrização por segunda intenção. Outros acessos cirúrgicos podem ser utilizados como a faringotomia supra ou infra-hióidea e a faringotomia lateral. A reconstrução pode ser realizada com enxertia de pele, rotação de retalhos regionais ou a distância, dependendo da extensão do defeito e da experiência da equipe cirúrgica.

Tumores do seio piriforme

Em virtude da proximidade deste subsítio com a laringe, a ressecção cirúrgica adequada de tumores desta localização, normalmente, necessita de ressecção parcial ou total da laringe.

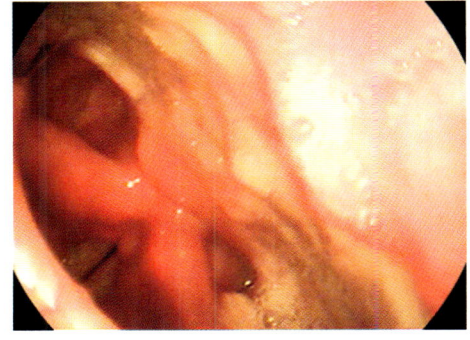

◀ **FIGURA 3.** Imagem de videolaringoscopia evidenciando um carcinoma epidermoide de parede posterior de hipofaringe.

Os tumores iniciais desta região (T1 e T2) podem ser tratados com laringofaringectomia parcial convencional[6] ou com a utilização de *laser* de CO_2.[29] Independente da técnica de ressecção utilizada, a abordagem cirúrgica resultará numa disfunção de deglutição, sempre ocasionando algum grau de broncoaspiração. Com base nisso, os pacientes candidatos a essa modalidade terapêutica devem apresentar uma boa capacidade funcional respiratória.[6] Outro fator importante relacionado com as características do tumor primário é a relação dele com o ápice do seio piriforme, pois em muitos casos é necessária a ressecção de uma cartilagem aritenoide, fato que seleciona ainda mais o paciente.

Tumores T1 e T2 de seio piriforme devem ser divididos em favoráveis e desfavoráveis. As lesões desfavoráveis incluem os T2 endofíticos, de volume aumentado (maior de 6,5 cm³)[30] ou ocupando o ápice do seio piriforme.[31] Tumores desta localização respondem pouco aos protocolos de preservação de órgão, sendo mais bem tratados com ressecção cirúrgica.[31]

Os tumores favoráveis são os T1 e T2, além de T3 selecionados como os exofíticos, tumores de menor volume (menor de 6,5 cm³) e ocupantes da porção mais alta do seio piriforme, não ocupando o ápice deste subsítio, além de mobilidade da prega vocal normal e sem comprometimento da via aérea (Fig. 4). Estes pacientes têm como opção de tratamento tanto cirúrgico quanto rádio e quimioterapia, visando à preservação de órgão.[30]

Os tumores em estágios iniciais (T1 e T2) apresentam um melhor prognóstico no tratamento com radioterapia isolada, com resultados semelhantes aos tumores de mesmo estágio submetidos ao tratamento com cirurgia e radioterapia.[32,33] O controle local para pacientes com tumores iniciais varia entre 77 e 89% com uma sobrevida específica em 5 anos, alcançando 69%.[7,34-38] Porém em tumores localmente avançados (T3 e T4) e doença linfonodal avançada (N2 e N3) apresentam uma sobrevida específica em 5 anos de 0 a 12%, quando tratados com a radioterapia exclusiva. A cirurgia de resgate apresenta uma taxa de sucesso menor de 10%, e preservação do órgão raramente é possível.[39,40] Graças à alta prevalência de metástases linfonodais e ao baixo índice de sucesso na cirurgia de resgate, a radioterapia exclusiva não deve ser considerada primeira linha de tratamento do câncer de hipofaringe, apenas em paciente com tumores iniciais e muito bem selecionados.

Tumores do seio piriforme, de maior tamanho e mais próximos do ápice do seio piriforme, requerem ressecção total da laringe associado à faringectomia parcial e à esofagectomia cervical parcial.

No SOHUST indicamos o tratamento com a análise do tumor primário e das metástases cervicais. No caso de tumores T1 e T2, com ausência de metástases cervicais (N0) ou com metástases cervicais menores de 3 cm (N1), sem sinais clínicos ou radiológicos de extravasamento capsular, indicamos radioterapia exclusiva sem estágio I ou II. Caso o paciente apresente metástase cervical, consequentemente classificado como estágio III, a radioterapia é associada à quimioterapia.

Em casos de tumores T3 é indicada a preservação de órgão, caso o paciente se apresente sem traqueostomia e com função esfincteriana da laringe preservada. Nos pacientes com tumores iniciais (T1 e T2) e tumores T3 favoráveis, com metástases cervicais maiores de 3 cm, indicamos o esvaziamento cervical radical clássico ou radical modificado associado à radioterapia e quimioterapia concomitantes para o tratamento do tumor primário e complementar do pescoço.

Em todos os pacientes com tumores T3 desfavoráveis ou T4a é indicado tratamento cirúrgico com laringectomia total ou subtotal com faringectomia total ou parcial, dependendo da extensão do tumor (Figs. 5 e 6).

O fechamento primário da faringe pode ser realizado em casos de remanescente mucoso maior ou igual a 4 cm, caso o remanescente seja menor, é necessário a reconstrução com retalhos regionais ou retalhos microcirúrgicos. Nos casos onde é necessário a reconstrução, o nosso procedimento de escolha é o retalho miocutâneo de músculo peitoral maior em razão de sua fácil confecção, segurança e baixa morbidade (Fig. 7).

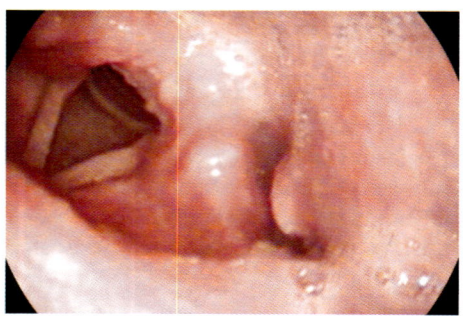

FIGURA 4. Imagem de videolaringoscopia mostrando carcinoma epidermoide de parede lateral do seio piriforme (T1).

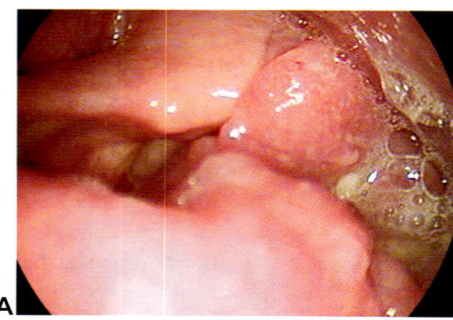 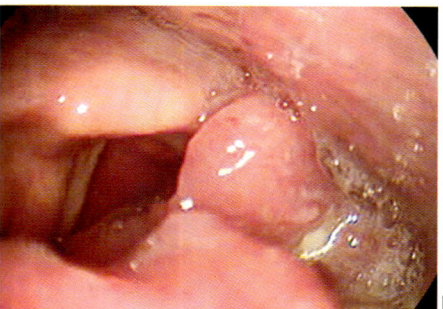 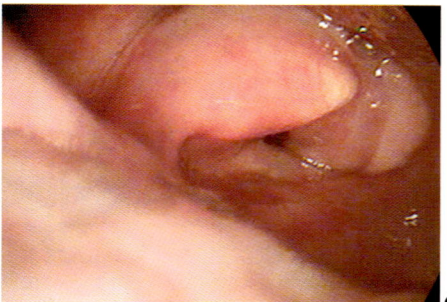

FIGURA 5. (A-C) Carcinoma epidermoide de parede medial do seio piriforme causando paralisia da hemilaringe ipsilateral ao tumor (T3) submetido à laringectomia subtotal e faringectomia parcial, além do tratamento cirúrgico das cadeias de drenagem cervical.

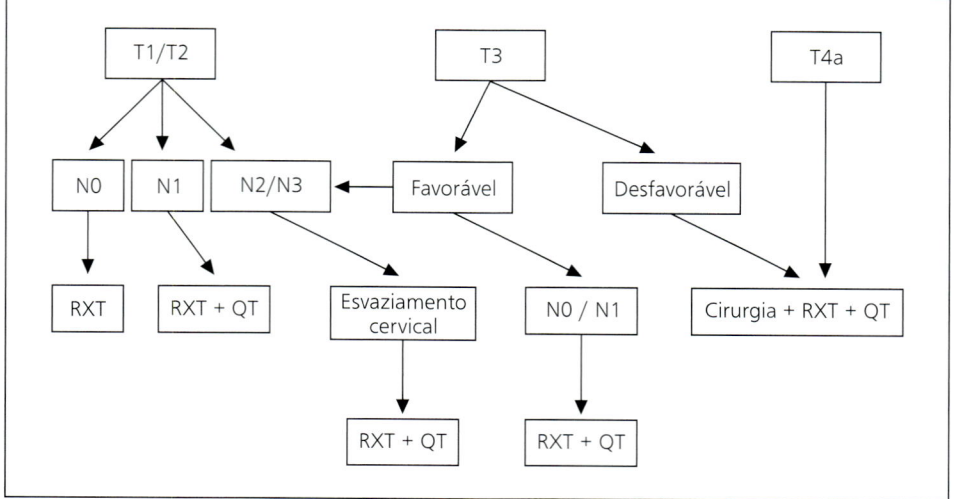

FIGURA 6. Organograma de tratamento do carcinoma epidermoide de seio piriforme no Serviço de Oncologia do Hospital Universitário Santa Terezinha, Joaçaba/SC.

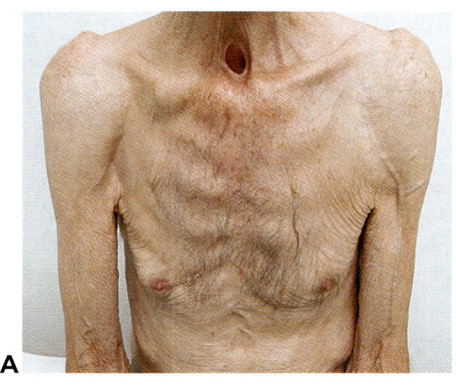
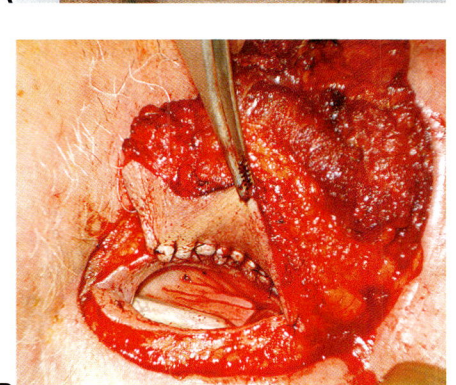
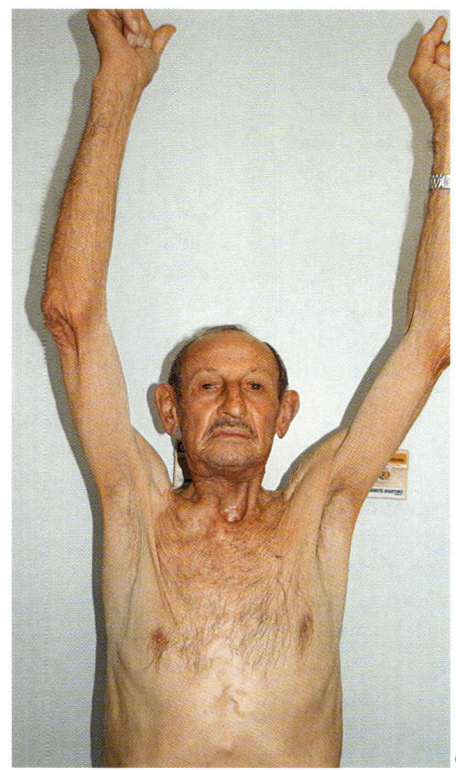

◀ **FIGURA 7. (A-C)** Paciente submetido a retalho miocutâneo de peitoral maior evidenciando aceitável defeito estático e mínimo déficit funcional, com utilização do retalho para reconstrução parcial da hipofaringe.

Os defeitos circunferenciais requerem uma reconstrução mais elaborada graças ao maior risco de estenose e fístula anastomótica. Para este tipo de reconstrução podem ser utilizados retalhos regionais, como o retalho deltopeitoral e o retalho miocutâneo peitoral maior, além de retalhos microcirúrgicos, como de jejuno e cutâneo lateral de coxa.

Retalho deltopeitoral

Descrito por Bakamjian em 1965,[41] apresenta como desvantagens um alto índice de complicações, chegando a 90% dos casos, além de necessitar de, no mínimo, dois estágios antes da reconstrução final do defeito, resultando num grande tempo sem ingerir dieta oral pelo paciente.[42,43]

Retalho miocutâneo peitoral maior

Este retalho tornou-se o padrão ouro para a reconstrução de defeitos circunferenciais da hipofaringe após a publicação desta técnica por Aryan, em 1979.[44] Esta opção apresenta a vantagem de necessitar de apenas 1 estágio, no entanto, também apresenta um alto índice de complicações, como estenose ou fístula em até 41% dos casos.[43,45] Por ser um tecido sem mobilidade, este tipo de reconstrução está associado a um alto índice de disfunção de deglutição, sendo mais indicado e de melhores resultados, quando utilizado para a reconstrução de defeitos parciais da hipofaringe (Fig. 8).[46,47]

Retalho livre de jejuno

A utilização do jejuno para reconstrução de esôfago torácico foi descrito em 1904 por Wiillstein. Na mesma década Carrel descreveu o retalho livre de jejuno para a reconstrução de esôfago cervical em animais. Seidenberg, em 1959, utilizou este retalho para a reconstrução de defeito faringoesofágico em humano, sendo o primeiro retalho livre descrito, no entanto o paciente evoluiu a óbito no quinto dia pós-operatório em decorrência de acidente vascular encefálico. A primeira reconstrução satisfatória, utilizando está técnica, foi descrita por Robert e Douglas em 1961,[48] sendo mais popularizada o seu uso após a década de 1980. Este retalho tem como vantagem o fato de já ser tubulizado além de apresentar movimentos peristálticos que ajudam na deglutição. No entanto para a confecção deste retalho é necessária uma laparotomia, e a alça jejunal mantém a produção de muco, o que pode dificultar a reabilitação fonatória após colocação de prótese traqueoesofágica. As complicações abdomi-

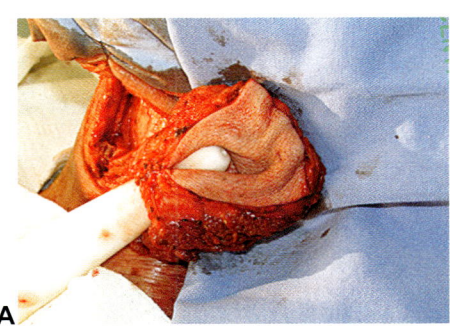
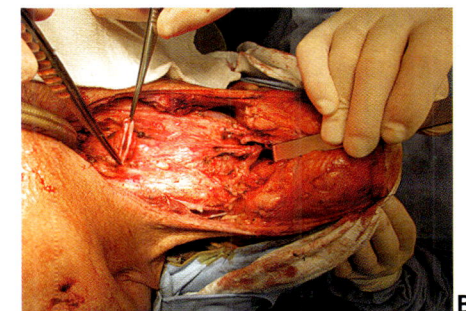
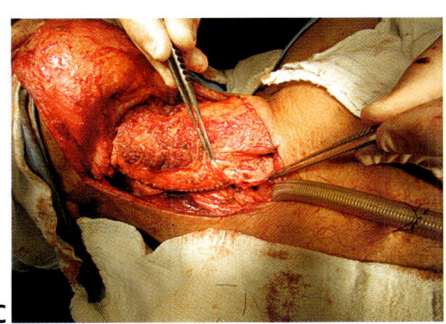
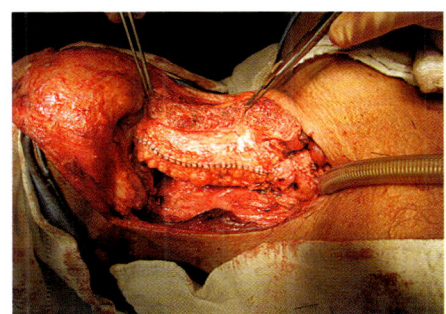

◀ **FIGURA 8. (A-D)** Reconstrução de defeito circunferencial da faringe utilizando retalho miocutâneo de peitoral maior tubulizado.

nais ocorrem em até 6% dos casos, e o desenvolvimento de fístula e dificuldade de deglutição em 18% dos pacientes.[49,50] Estudo realizado no Instituto Nacional do Câncer mostra que a experiência com os casos operados sugeriu que a reabilitação precoce associada aos índices relativamente baixos de complicações confirma a efetividade do retalho livre de jejuno que permanece como procedimento de primeira escolha para reconstrução esofágica cervical (Fig. 9).[50]

Retalho fasciocutâneo de antebraço

Foi descrito por Harii, em 1985, e se popularizou por sua baixa morbidade no sítio doador, bom calibre e comprimento dos vasos. No entanto esta técnica está associada a maior índice de fístula (9 a 38%) e estenose (15 a 36%).[51-54]

Retalho cutâneo lateral de coxa

Apesar de ter sido descrito 1 ano antes do retalho fasciocutâneo de antebraço, popularizou-se na reconstrução em cabeça e pescoço apenas mais tarde.[54] Além da baixa morbidade do sítio doador, apresenta bons resultados funcionais, quando comparado ao retalho livre de jejuno. Esta técnica apresenta uma taxa de fístula, variando entre 0 e 8%, e estenose entre 8 e 15%.[53,55-57]

Retalho gastro-omental livre

Primeiramente descrito por Baudet em 1979, tem como principal vantagem a presença de epíplo junto ao retalho transplantado o que possibilita um aporte rápido e intenso de fibroblastos que iniciam em horas a adesão dos tecidos e aumento da vascularização local. Em razão desta característica, esta técnica tem maior indicação quando associado perda de partes moles extensas, como em casos submetidos à radioterapia.[58]

Tumores da área pós-cricoide

Geralmente estes tumores apresentam-se em estágios avançados, necessitando de laringofaringectomia total e esofagectomia cervical (Fig. 10). Em casos onde a lesão estende-se abaixo da margem inferior da cartilagem cricoide, é mandatória a realização da esofagectomia total. A principal técnica de reconstrução pós-laringofaringoesofagectomia é a utilização da transposição gástrica que foi descrita pela primeira vez por Ong e Lee (Fig. 10), em 1960.[59] Uma das vantagens desta técnica é a reconstrução em um único estágio, além de apresentar apenas uma anastomose com baixo risco de estenose. As complicações peroperatória não são desprezíveis (50%), alcançando 10% de mortalidade operatória, com a complicação mais temível que é a necrose do tubo gástrico, ocorrendo em até 3% dos pacientes,[47] e fístula em 14% dos casos.[60-65] A incidência de refluxo pós-operatório chega a 20% dos pacientes, com apenas 30% deles apresentando boa reabilitação fonatória.[66] A interposição de segmento colônico é a segunda opção de reconstrução para este tipo de defeito. Esta técnica apresenta uma incidência de 45% de complicações maiores, 25% de fístula ou estenose, além de uma taxa de mortalidade de 20%.[42,67]

No INCA, tem-se utilizado a transposição gástrica com videolaparoscopia, sendo feita a autonomização gástrica prévia com 21 dias do procedimento principal para diminuir o índice de isquemia do coto distal do estômago (Figs. 11 e 12).[68]

Tratamento do pescoço

Graças à rica rede de drenagem linfática em tumores da hipofaringe, o pescoço ipsilateral deve sempre ser tratado mesmo nos casos de pescoço clinicamente sem metástases (cN0). Nestes pacientes o esvaziamento cervical seletivo deve incluir as cadeias II e IV, preservando os níveis I e V.[16,69] O nível VI deve ser incluído na linfadenectomia seletiva em casos de tumores da área pós-cricoide e tumores que ocupam o ápice do seio piriforme.[70] Em casos de pacientes apresentando evidências clínicas ou radiológicas de metástases cervicais (N+) a indicação é de esvaziamento cervical radical modificado dos níveis I a VI.

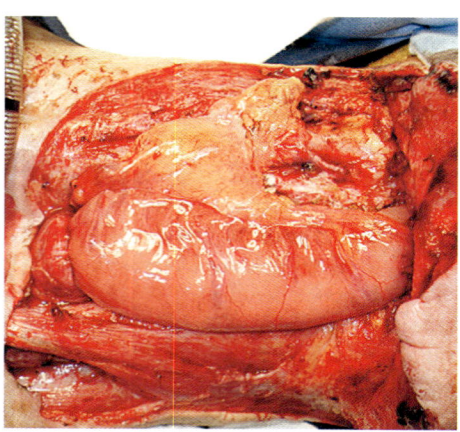

◀ **FIGURA 9.** Retalho livre de jejuno para reconstrução de defeito circunferencial da faringe.

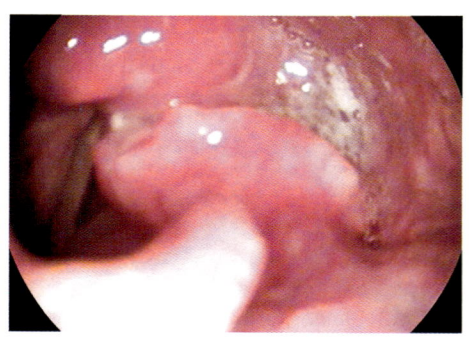

◀ **FIGURA 10.** Carcinoma epidermoide localizado na área pós-cricoide.

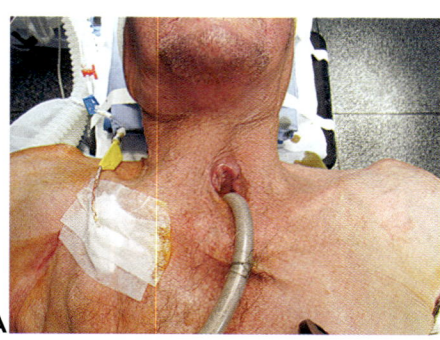
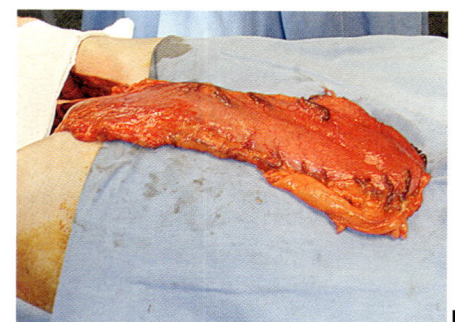
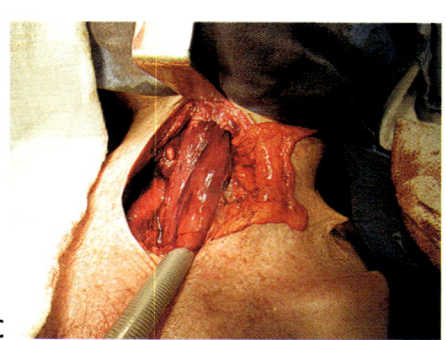
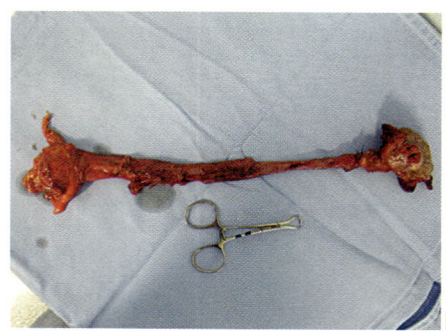

◀ **FIGURA 11. (A-D)** Transposição de tubo gástrico para reconstrução do defeito circunferencial da faringe e esôfago.

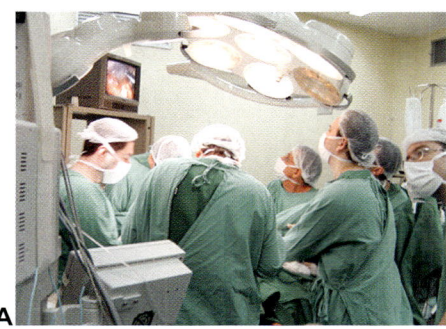
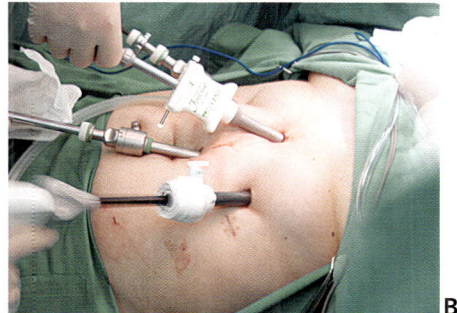
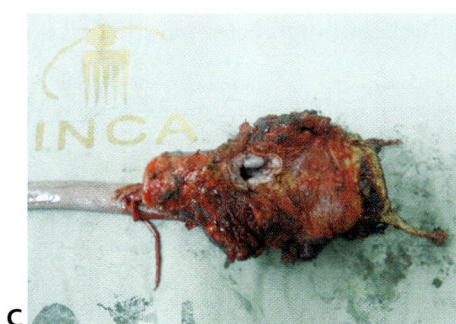
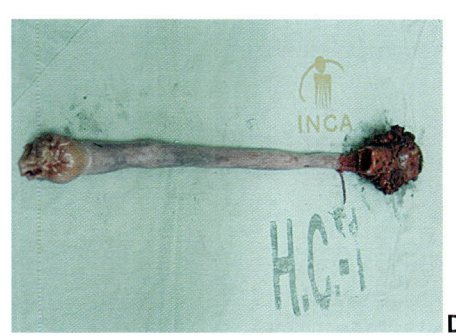
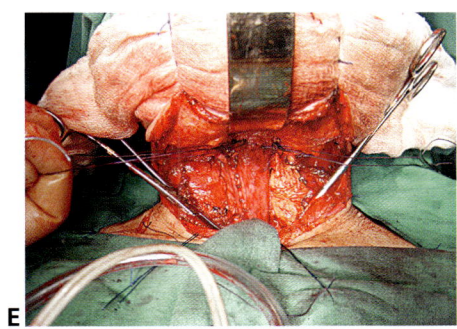
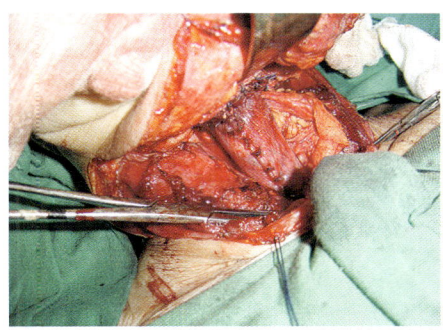

◀ **FIGURA 12.** (A-F) Transposição de tubo gástrico para reconstrução do defeito circunferencial da faringe e esôfago não utilizando a toracotomia para a realização da esofagectomia, que é feita inteiramente pela via abdominal laparoscópica.

Muitos trabalhos consideram a indicação de linfadenectomia cervical após o tratamento radioterápico em pacientes previamente estadiados, como N2 e N3, mesmo com sinais clínicos de resposta completa, decorrente da alta incidência de doença microscópica residual que pode alcançar até 30% dos casos.[71-76]

O lado contralateral do pescoço deve ser submetido a linfadenectomia nos casos de tumores da parede posterior que ultrapassam a linha média e tumores que acometem a área pós-cricoide, pois apresentam um alto índice de metástases bilaterais. Também necessitam de linfadenectomia cervical contralateral os tumores T4, e tumores T3 que acometem a parede medial do seio piriforme.[77]

Radioterapia

A radioterapia isolada tem sido cada vez menos utilizada no tratamento do câncer de hipofaringe. A grande parte dos tumores submetidos à ressecção necessita de tratamento radioterápico adjuvante por apresentarem invasões perineural e vascular, mais de dois linfonodos metastáticos, extravasamento capsular ou margens exíguas. A utilização da radioterapia adjuvante melhora a recidiva locorregional (cirurgia isolada = 39 a 57%/cirurgia + radioterapia = 11 a 14%) e a sobrevida específica em 5 anos (cirurgia isolada = 40 a 48%/cirurgia + radioterapia = 18 a 25%).[36,78]

A radioterapia hiperfracionada tem-se mostrado melhor no controle local no tratamento de tumores avançados quando comparada à radioterapia convencional, no entanto a utilização deste método apresenta restrições socioeconômicas e referentes ao tempo causada por duas aplicações diárias da radiação.[32,69]

Quimioterapia

O papel da quimioterapia associada à radioterapia no tratamento de tumores localmente avançados da hipofaringe ainda é controverso. No entando existem trabalhos que sugerem melhor resultado quando indicadas as duas modalidades concomitantes.[79-83] A recomendação do uso da radioterapia e quimioterapia em pacientes estágios III e IV não deve ser sempre considerada em decorrência da grande heterogenicidade de tumores neste estágios, devendo cada caso ser analisado individualmente.[31]

Pacientes que respondem à quimioterapia subsequentemente costumam mostrar uma resposta à radioterapia, sugerindo que tumores quimossensíveis são radiossensíveis, o que é definido de quimioindução.

Um trabalho randomizado de fase 3, que investigou o tratamento quimio e radioterápico em pacientes com câncer de hipofaringe, foi conduzido pelo EORTC *Head and Neck Cancer Cooperative Group*. Neste trabalho não houve diferença no controle local (12 e 17%) ou regional (19 e 23%) nem na sobrevida livre de doença em 5 anos comparando o grupo tratado com quimio e radioterapia e o grupo tratado com cirurgia e radioterapia adjuvante, respectivamente. A taxa de preservação do órgão funcional alcançou apenas 35% no grupo tratado com rádio e quimioterapia.[84] A incidência de preservação da laringe em casos de tumores da hipofaringe é menor em relação aos pacientes tratados com a mesma modalidade para câncer da laringe.[85-89]

■ CONTROVÉRSIA

A principal controvérsia a respeito do câncer de hipofaringe é a indicação terapêutica, se cirúrgica ou a utilização de tratamento com radioterapia associado à quimioterapia com a intenção de preservação de órgão.

É importante salientar que quando abordamos a preservação da laringe, deve sempre pensar numa laringe funcional, isto é, que possibilita ao paciente manter-se sem traqueostomia, com boa função esfincteriana e boa capacidade fonatória. A incidência de laringe preservada, porém disfuncional, não é desprezível.[90-94]

Um dos principais fatores de má resposta ao tratamento rádio e quimioterápico é a fixação da hemilaringe, com mais de 60% dos pacientes necessitando de alimentação enteral e traqueostomia seis meses após o tratamento.[95]

A importância de definir fatores preditivos de melhor resposta terapêutica ao tratamento não cirúrgico é causado pelo fato de a cirurgia de resgate apresentar um alto índice de complicações como fístulas e necrose de retalhos.[96,97]

PROGNÓSTICO

A cirurgia associada à radioterapia apresenta uma taxa de recidiva local de 4 a 18% e uma recidiva regional de 17 a 47%.[34,35,77,98,99]

A recidiva locorregional é mais frequente em lesões da área pós-cricoide.[7]

Não há diferença nos controles local e regional em lesões do seio piriforme ou da parede posterior, com exceção dos tumores T4 que apresentam maior recidiva provavelmente em virtude à relação com a fáscia pré-vertebral.[71] Também não há diferença de controles local e regional comparando as lesões de parede medial e lateral do seio piriforme.[98]

Como ocorre em outros tipos de neoplasias malignas do trato aerodigestório superior, doença linfonodal avançada apresenta uma maior taxa de recidiva regional e sobrevida específica em 5 anos menor. Pacientes com estadiamento N0 e N1 apresentam uma sobrevida específica em 5 anos de 28 a 57%, comparado aos pacientes N2 e N3 com taxas de 0 20%.[34,35] Quando analisadas as metástases cervicais, a presença de extravazamento capsular é o principal fator relacionado com o prognóstico em pacientes com metástases cervicais.[36]

Pacientes com metástases ocultas (pN+) apresentaram pior sobrevida específica em 5 anos comparado aos pacientes submetidos à linfadenectomia seletiva sem metástases ocultas (pN0) (32% e 50% respectivamente).[35]

Na nossa casuística do SOHUST, dos 34 pacientes tratados, 11 (32,3%) pacientes apresentaram recidiva da doença, sendo em seis casos recidiva local, um caso locorregional e em quatro pacientes a recidiva foi a distância (pulmão: três casos/ossos: um caso). Oito (23,5%) pacientes evoluíram a óbito durante o período de acompanhamento, sendo em todos os casos relacionados com a doença. Não houve nenhum fator prognóstico determinante para a evolução letal da doença. Apenas os pacientes com tempo de sintoma maior que 6 meses antes da consulta com o especialista apresentaram maior recidiva da doença com significância estatística quando comparado ao grupo com diagnóstico mais precoce da doença ($p = 0,05$).

A sobrevida livre de doença em 5 anos foi de 30%, e a sobrevida específica em 5 anos de 27%, sendo que nenhum paciente recidivou após 3 anos de tratamento, e nenhum paciente evoluiu a óbito após 4 anos do tratamento.

PREVENÇÃO E DIAGNÓSTICO PRECOCE

Com base nos números de diagnósticos avançados, da dificuldade de diagnóstico precoce, alta morbidade e mortalidade no câncer de hipofaringe, esta entidade trata-se dos casos onde é fundamental o papel da prevenção da doença. Tendo o tabagismo como o principal fator de risco, junto com o etilismo, medidas devem ser tomadas, salientando a importância de ingerir bebidas alcoólicas em quantidades reduzidas e interromper o tabagismo. Esta última medida, se tomada aos 50 anos reduz em 50% o risco de desenvolver um câncer do trato aerodigestivo superior, e aos 30 anos reduz em 90% este risco.[100] O consumo de bebidas alcoólicas deve ser constantemente desaconselhável entre adolescentes e adultos jovens.[4]

Todo o paciente acima de 40 anos, com queixa de odinofagia ou disfagia, otalgia, linfonodomegalia nos níveis II ou III, persistente por mais de 15 dias, devem ser submetidos à videolaringoscopia, sendo a única forma de diagnóstico precoce de lesões da hipofaringe e maior sucesso terapêutico.

REFERÊNCIAS BIBLIOGRÁFICAS

1. Blot WJ, McLaughlin JK, Winn DM et al. Smoking and drinking in relation to oral and pharyngeal cancer. *Cancer Res* 1988;48:3282-87.
2. Hong WK, Lippman SM, Wolf GT. Recent advances in head and neck cancer-larynx preservation and chemoprevention: the Seventeenth Annual Richard Rosenthal Foundation Award Lecture. *Cancer Res* 1993;53:5113-20.
3. Ward PH, Hanson DG. Reflux as an etiological factor of carcinoma of the laryngopharynx. *Laryngoscope* 1998;8:1195-99.
4. Curado MP, Hashibe M. Recent changes in the epidemiology of head and neck câncer. *Curr Opin Oncol* 2009;21(3):194-200.
5. Lin DT, Cohen SM, Coppit GL et al. Squamous cell carcinoma of the oropharynx and hypopharynx. *Otolaryngol Clin North America* 2005;38(1):59-74.
6. Gourin CG, Terris DJ. Carcinoma of the hypopharynx. *Surg Oncol Clin N Am* 2004;13(1):81-98.
7. Hoffman HT, Karnell LH, Shah JP et al. Hypopharyngeal patient care evaluation. *Laryngoscope* 1997;107:1005-17.
8. Wycliffe ND, Grover RS, Kim PD et al. Hypopharyngeal cancer. *Top Magn Reson Imaging* 2007;18:243-58.
9. Shah JP, Shaha AR, Spiro RH et al. Carcinoma of the hypopharynx. *Am J Surg* 1976 Oct.;132(4):439-43.
10. Ballantyne AJ. Significance of retropharyngeal nodes in cancer of the head and neck. *Am J Surg* 1964;108:500-4.
11. Keane TJ. Carcinoma of the hypopharynx. *J Otolaryngol* 1982;11:227-31.
12. Barnes L, Johnson JT. Pathologic and clinical considerations in the evaluation of major head and neck specimens resected for cancer. Part I. *Pathol Annu* 1986;21:173-250.
13. Ho CM, Ng WF, Lam KH et al. Submucosal tumor extension in hypopharyngeal cancer. *Arch Otolaryngol Head Neck Surg* 1997;123:959-65.
14. Harrison DF. Pathology of hypopharyngeal cancer in relation to surgical management. *J Laryngol Otol* 1970;84:349-67.
15. Carpenter RJ, DeSanto LW, Devine KD et al. Cancer of the hypopharynx. *Arch Otolaryngol* 1976;102:716-21.
16. Candela FC, Kothari K, Shah JP. Patterns of cervical node metastases from squamous carcinoma of the oropharynx and hypopharynx. *Head Neck* 1990;12:197-203.
17. Mukherji SK, Armao D, Joshi VM. Cervical node metastases in squamous cell carcinoma of the head and neck: what to expect. *Head Neck*. 2001;23:995-1005.
18. Feind CR. The head and neck. In: Haagensen CS, Feind CR, Herter FP et al. *The lymphatics in cancer*. Philadelphia: WB Saunders, 1972. p. 60.
19. Hermans R. Staging of laryngeal and hypopharyngeal cancer: value of imaging studies. *Eur Radiol* 2006;16:2386-400.
20. TNM *Classificação de Tumores Malignos*. UICC, 7. ed, 2010.
21. Willatt DJ, Jackson SR, McCormick MS et al. Vocal cord paralysis and tumour length in staging postcricoid cancer. *Eur J Surg Oncol* 1987;13:131-37.
22. Magnano M, Bongioannini G, Lerda W et al. Lymph node metastasis in head and neck squamous cell carcinoma: multivariate analysis of prognostic variables. *J Exp Clin Cancer Res* 1999;18:79-83.
23. Jones AS, Stell PM. Squamous carcinoma of the posterior pharyngeal wall. *Clin Otolaryngol Allied Sci* 1991;16:462-65.
24. Spector JG, Sessions DG, Emami B et al. Squamous cell carcinoma of the pyriform sinus: a nonrandomized comparison of therapeutic modalities and long-term results. *Laryngoscope* 1995;105:397-406.
25. Jones AS. Tumors of the hypopharynx. In: Jones AS, Phillips DE, Hilgers FJM. (Eds.). *Diseases of the head and neck, nose and throat*. London: Edward Arnold, 1998. p. 230-49.
26. Helliwell TR. Acp best practice n° 169. Evidence based pathology: squamous carcinoma of the hypopharynx. *J Clin Pathol* 2003;56:81-85.
27. Wei WI. The dilemma of treating hypopharyngeal carcinoma: more or less. *Arch Otolaryngol Head Neck Surg*. 2002;128:229–232.
28. Zeitels SM, Koufman JA, Davis RK et al. Endoscopic treatment of supraglottic and hypopharynx cancer. *Laryngoscope* 1994;104:71-78.
29. Steiner W, Ambrosch P, Hess CF et al. Organ preservation by transoral laser microsurgery in piriform sinus carcinoma. *Otolaryngol Head Neck Surg* 2001;124:58-67.
30. Pameijer FA, Mancuso AA, Mendenhall WM et al. Evaluation of pretreatment computed tomography asa predictor of local control in T1/T2 pyriform sinus carcinoma treated with definitive radiotherapy. *Head Neck* 1998;20:159-68.
31. Hinerman RW, Amdur RJ, Mendenhall WM et al. Hypopharyngeal carcinoma. *Curr Treat Options Oncol* 2002,3:41-49.
32. Garden AS, Morrison WH, Clayman GL et al. Early squamous cell carcinoma of the hypopharynx: outcomes of treatment with radiation alone to the primary disease. *Head Neck* 1996;18:317-22.
33. Dubois JB, Guerrier B, Di Ruggiero JM et al. Cancer of the piriform sinus: treatment by radiation therapy alone and with surgery. *Radiology* 1986;160:831-36.
34. Ho CM, Lam KH, Wei WI et al. Squamous cell carcinoma of the hypopharynx—analysis of treatment results. *Head Neck* 1993;15:405-12.
35. Kraus DH, Zelefsky MJ, Brock HA et al. Combined surgery and radiation therapy for squamous cell carcinoma of the hypopharynx. *Otolaryngol Head Neck Surg* 1997;116:637-41.
36. El Badawi SA, Goepfert H, Fletcher GH et al. Squamous cell carcinoma of the pyriform sinus. *Laryngoscope* 1982;92:357-64.

37. Garden AS, Morrison WH, Clayman GL et al. Early squamous cell carcinoma of the hypopharynx: outcomes of treatment with radiation alone to the primary disease. *Head Neck* 1996;18:317-22.
38. Eckel HE, Staar S, Volling P et al. Surgical treatment for hypopharynx carcinoma: feasibility, mortality, and results. *Otolaryngol Head Neck Surg* 2001;124:561-69.
39. Godballe C, Jorgensen K, Hansen O et al. Hypopharyngeal cancer: results of treatment based on radiation therapy and salvage surgery. *Laryngoscope* 2002;112:834-38.
40. Stoeckli SJ, Pawlick AB, Lipp M et al. Salvage surgery after failure of nonsurgical therapy for carcinoma of the larynx and hypopharynx. *Arch Otolaryngol Head Neck Surg* 2000;126:1473-77.
41. Bakamjian VY. A two-stage method for pharyngoesophageal reconstruction with a primary pectoral skin flap. *Plast Reconstr Surg* 1965;36:173-84.
42. Surkin MI, Lawson W, Biller HF. Analysis of the methods of pharyngoesophageal reconstruction. *Head Neck Surg* 1984;6:953-70.
43. Patel RS, Goldstein DP, Brown D et al. Circumferential pharyngeal reconstruction: history, critical analysis of techniques, and current therapeutic recommendations. *Head Neck* 2010;32(1):109-20.
44. Ariyan S. The pectoralis major myocutaneous flap. A versatile flap for reconstruction in the head and neck. *Plast Reconstr Surg* 1979 Jan.;63(1):73-81.
45. Stein DW, Schuller DE. Advantages of pectoralis musculocutaneous flap pharyngeal reconstruction. *Laryngoscope* 1989;99:691-96.
46. Schuller DE. Reconstructive options for pharyngeal and/or cervical esophageal defects. *Arch Otolaryngol* 1985;111:193-97.
47. Haller JR. Concepts in pharyngoesophageal reconstruction. *Otolaryngol Clin N Am* 1997;30:655-61.
48. Roberts RE, Douglass FM. Replacement of the cervical esophagus and hypopharynx by a revascularized free jejuna autograft. Reporto f a case successfully treated. *N Engl J Med* 1961;264:342-44.
49. Carlson GW, Schusterman MA, Guillamondegui OM. Total reconstruction of the hypopharynx and cervical esophagus: a 20-year experience. *Ann Plast Surg* 1992;29:408-12.
50. Galvão MSL. Reconstrução faringoesofágicacom retalho livre de jejuno após faringolaringoesofagectomia cervical. *Rev Col Bras Cir* 2002 Nov./Dez.;6:29.
51. Anthony JP, Singer MI, Deschler DG et al. Long term functional results after pharyngoesophageal reconstruction with the radial forearm free flap. *Am J Surg* 1994;168:441-45.
52. Azizzadeh B, Yafai S, Rawnsley JD et al. Radial forearm free flap pharyngoesophageal reconstruction. *Laryngoscope* 2001;111:807-10.
53. Genden EM, Jacobson AS. The role of the anterolateral thigh flap for pharyngoesophageal reconstruction. *Arch Otolaryngol Head Neck Surg* 2005;131:796-99.
54. Scharpf J, Esclamado RM. Reconstruction with radial forearm flaps after ablative surgery for hypopharyngeal câncer. *Head Neck* 2003;25:261-66.
55. Song YG, Chen GZ, Song YL. The free thigh flap: a new free flap concept based on the septocutaneous artery. *Br J Plast Surg* 1984;37:149-59.
56. Lewin JS, Barringer DA, May AH et al. Functional outcomes after laryngopharyngectomy with anterolateral thigh flap reconstruction. *Head Neck* 2006;28:142-49.
57. Murray DJ, Gilbert RW, Vesely MJ et al. Functional outcomes and donor site morbidity following circumferencial pharyngoesophageal reconstruction using an anterolateral thigh flap and salivary bypass tube. *Head Neck* 2007;29:147-54.
58. Teknos TN, Myers LL. Surgical reconstruction after chemotherapy or radiation. Problems and solution. *Hematol Oncol Clin North Am* 1999;13:679-87.
59. Ong GB, Lee TC. Pharyngogastric anastomosis after oesophago-pharyngectomy for carcinoma of the hypopharynx and cervical oesophagus. *Br J Surg* 1960;48:193-200.
60. Triboulet JP, Mariette C, Chevalier D. Surgical management of carcinoma of the hypopharynx and cervical esophagus: analysis of 209 cases. *Arch Surg* 2001;136:1164-70.
61. Wei WI, Lam LK, Yuen PW et al. Current status of pharyngolaryngo-esophagectomy and pharyngogastric anastomosis. *Head Neck* 1998;20:240-244.
62. Bardini R, Ruol A, Peracchia A. Therapeutic options for câncer of the hypopharynx and cervical oesophagus. *Ann Chir Gynaecol* 1995;84:202-7.
63. Cahow CE, Sasaki CT. Gastric pull-up reconstruction for pharyngo-laryngo-esophagectomy. *Arch Surg* 1994;129:425-29.
64. Mehta SA, Sarkar S, Meha AR et al. Mortality and morbidity of primary pharyngogastric anastomosis following circumferential excision for hypopharyngeal malignancies. *J Surg Oncol* 1990;43:24-27.
65. Spiro RH, Bains MS, Shah JP et al. Gastric transposition for head and neck cancer: a critical update. *Am J Surg* 1991;162:348-52.
66. Davidge-Pitts KJ, Mannel A. Pharyngolaryngectomy with extrathoracic esophagectomy. *Head Neck Surg* 1983;6:571-74.
67. Carlson GW, Schusterman MA, Guillamondegui OM. Total reconstruction of the hypopharynx and cervical esophagus: a 20-year experience. *Ann Plast Surg* 1992;29:408-12.
68. Farias TP, Dias JA, Dias FL et al. Autonomização gástrica prévia a faringolaringoesofagectomia total minimamente invasiva com pull-up gástrico para tratamento de câncer de esôfago cervical. *Rev Bras Cir Cabeça Pescoço* 2007;36:49-52.
69. Wenig BL, Applebaum EL. The submandibular triangle in squamous cell carcinoma of the larynx and hypopharynx. *Laryngoscope* 1991;101:516-18.
70. Buckley JG, MacLennan K. Cervical node metastases in laryngeal and hypopharyngeal cancer: a prospective analysis of prevalence and distribution. *Head Neck* 2000;22:380-85.
71. Fein DA, Mendenhall WM, Parsons JT et al. Pharyngeal wall carcinoma treated with radiotherapy: impact of treatment technique and fractionation. *Int J Radiat Oncol Biol Phys* 1993;26:751-57.
72. Mendenhall WM, Million RR, Cassisi NJ. Squamous cell carcinoma of the head and neck treated with radiation therapy: the role of neck dissection for clinically positive neck nodes. *Int J Radiat Oncol Biol Phys* 1986;2:733-40.
73. Parsons JT, Mendenhall WM, Stringer SP et al. Twice-a-day radiotherapy for squamous cell carcinoma of the head and neck: the University of Florida experience. *Head Neck* 1993;5:87-96
74. Parsons JT, Mendenhall WM, Cassisi NJ et al. Neck dissection after twice-a-day radiotherapy: morbidity and recurrence rates. *Head Neck* 1989;11:400-4.
75. Narayan K, Crane CH, Kleid S et al. Planned neck dissection as an adjunct to the management of patients with advanced neck disease treated with definitive radiotherapy: for some or for all? *Head Neck* 1999;21:606-13.
76. Newkirk KA, Cullen KJ, Harter KW et al. Planned neck dissection for advanced primary head and neck malignancy treated with organ preservation therapy: disease control and survival outcomes. *Head Neck* 2001;23:73-79.
77. Johnson JT, Bacon GW, Myers EN et al. Medial vs. lateral wall pyriform sinus carcinoma: implications for management of regional lymphatics. *Head Neck* 1994;16:401-5.
78. Frank JL, Garb JL, Kay S et al. Postoperative radiotherapy improves survival in squamous cell carcinoma of the hypopharynx. *Am J Surg* 1994;168:476-80.
79. Wolf GT, Forastiere A, Ang K et al. Workshop report: organ preservation strategies in advanced head and neck cancer—current status and future directions. *Head Neck* 1999;21:689-93.
80. Zelefsky MJ, Kraus DH, Pfister DG et al. Combined chemotherapy and radiotherapy versus surgery and postoperative radiotherapy for advanced hypopharyngeal cancer. *Head Neck* 1996;18:405-11.
81. Brizel DM, Albers ME, Fisher SR et al. Hyperfractionated irradiation with or without concurrent chemotherapy for locally advanced head and neck cancer. *N Engl J Med* 1998;338:1798-804.
82. Jeremic B, Shibamoto Y, Milicic B et al. Hyperfractionated radiation therapy with or without concurrent low-dose daily cisplatin in locally advanced squamous cell carcinoma of the head and neck: a prospective randomized trial. *J Clin Oncol* 2000;18:1458-64.
83. Adelstein DJ, Lavertu P, Saxton JP et al. Mature results of a Phase III randomized trial comparing concurrent chemoradiotherapy with radiation therapy alone in patients with stage III and IV squamous cell carcinoma of the head and neck. *Cancer* 2000;88:876-83.
84. Lefebvre JL, Chevalier D, Luboinski B et al. Larynx preservation in pyriform sinus cancer: preliminary results of a European Organization for Research and Treatment of Cancer phase III trial. EORTC Head and Neck Cancer Cooperative Group. *J Natl Cancer Inst* 1996;88:890-99.
85. Zelefsky MJ, Kraus DH, Pfister DG et al. Combined chemotherapy and radiotherapy versus surgery and postoperative radiotherapy for advanced hypopharyngeal cancer. *Head Neck* 1996;18:405-11.
86. Adelstein DJ, Saxton JP, Lavertu P et al. A phase III randomized trial comparing concurrent chemotherapy and radiotherapy with radiotherapy alone in resectable stage III and IV squamous cell head and neck cancer: preliminary results. *Head Neck* 1997;19:567-75.
87. Pfister DG, Strong E, Harrison L et al. Larynx preservation with combined chemotherapy and radiation therapy in advanced but resectable head and neck cancer. *J Clin Oncol* 1991;9:850-59.
88. Kraus DH, Pfister DG, Harrison LB et al. Larynx preservation with combined chemotherapy and radiation therapy in advanced hypopharynx cancer. *Otolaryngol Head Neck Surg* 1994;111:31-37.

89. Demard F, Chauvel P, Santini J *et al.* Response to chemotherapy as a justification for modification of the therapeutic strategy for pharyngolaryngeal carcinomas. *Head Neck* 1990;12:225-31.
90. Koch WM, Lee DJ, Eisele DW *et al.* Chemoradiotherapy for organ preservation in oral and pharyngeal carcinoma. *Arch Otolaryngol Head Neck Surg* 1995;121:974-80.
91. Vokes EE, Kies MS, Haraf DJ *et al.* Concomitant chemoradiotherapy as primary therapy for locoregionally advanced head and neck cancer. *J Clin Oncol* 2000;18:1652-61.
92. Eisbruch A, Lyden T, Bradford CR *et al.* Objective assessment of swallowing dysfunction and aspiration after radiation concurrent with chemotherapy for head-and-neck cancer. *Int J Radiat Oncol Biol Phys* 2002;53:23-28.
93. Smith RV, Kotz T, Beitler JJ *et al.* Long-term swallowing problems after organ preservation therapy with concomitant radiation therapy and intravenous hydroxyurea. *Arch Otolaryngol Head Neck Surg* 2000;126:384-89.
94. Kotz T, Abraham S, Beitler JJ *et al.* Pharyngeal transport dysfunction consequent to an organ-sparing protocol. *Arch Otolaryngol Head Neck Surg* 1999;125:410-13.
95. Staton J, Robbins KT, Newman L *et al.* Factors predictive of poor functional outcome after chemoradiation for advanced laryngeal cancer. *Otolaryngol Head Neck Surg* 2002;127:43-47.
96. Davidson BJ, Newkirk KA, Harter KW *et al.* Complications from planned, posttreatment neck dissections. *Arch Otolaryngol Head Neck Surg* 1999;125:401-5.
97. Sassler AM, Esclamado RM, Wolf GT. Surgery after organ preservation therapy. Analysis of wound complications. *Arch Otolaryngol Head Neck Surg* 1995;121:162-65.
98. Johnson JT, Bacon GW, Myers EN *et al.* Medial vs. lateral wall pyriform sinus carcinoma: implications for management of regional lymphatics. *Head Neck* 1994;16:401-5.
99. Ho CM, Ng WF, Lam KH *et al.* Submucosal tumor extension in hypopharyngeal cancer. *Arch Otolaryngol Head Neck Surg* 1997;123:959-65.
100. Bosetti C, Gallus S, Peto R *et al.* Tobacco smoking, smoking cessation, and cumulative risk of upper aerodigestive tract cancers. *Am J Epidemiol* 2008;167:468-73.

CAPÍTULO 52

Câncer de Nasofaringe

Gledson Andrade Santos ▪ Renata Kanomata ▪ Terence Pires de Farias
Ana Carolina Pastl Pontes ▪ Ana Luísa Chaves Lago ▪ Dório José Coelho da Silva

INTRODUÇÃO

A nasofaringe é a parte mais superior das vias aéreas superiores e compõe o segmento superior da faringe. Seus principais reparos anatômicos são o recesso faríngeo lateral, o toro tubário e a tuba auditiva. A nasofaringe situa-se abaixo da base do crânio, anteriormente ao clivo, continua-se anteriormente com a cavidade nasal e inferiormente com a orofaringe, da qual é separada por um plano horizontal que passa pelo palato duro e o músculo palatofaríngeo. Lateralmente, é limitada pelas margens do músculo constritor superior, pela fáscia faringobasilar e pelo espaço parafaríngeo. Sua parede é composta por três camadas: revestimento mucoso, camada muscular e armação fibrosa, denominada fáscia faringobasilar.[1]

O carcinoma de nasofaringe (CNF) é uma neoplasia epitelial maligna que se desenvolve na porção da faringe situada entre a base do crânio e o palato mole. Sua localização preferencial é a fossa de Rosenmüller, ponto-chave onde o epitélio da mucosa repousa diretamente no tecido linfoide subjacente a 1-2 mm da carótida interna.[2]

A doença é prevalente entre as populações provenientes do sul da China e seus descendentes que emigraram para as outras partes do mundo.[3] Suas características epidemiológicas, origem, tipos histopatológicos, apresentação, tratamento e prognóstico diferem daqueles das neoplasias malignas que ocorrem em outros sítios do trato aerodigestório.[4-8] Ao contrário dos outros carcinomas de células escamosas da cabeça e pescoço, recidiva local e metástases a distância são os responsáveis pela maior parte das falhas após tentativas terapêuticas.

CARACTERÍSTICAS CLÍNICAS

O CNF corresponde a 2% dos tumores de cabeça e pescoço e a 0,25% de todos os tumores, sendo rara em todo o mundo com exceção da China e região asiática. Nesses locais, a incidência é de 15-50 por 100.000 habitantes, sendo responsável por 18% de todos os tumores e correspondendo a 55% dos tumores de cabeça e pescoço.[9]

Quanto ao sexo, a incidência é de 2,5 a 3 homens para 1 mulher. Há dois picos de incidência, um entre indivíduos menores de 30 anos, e outro entre os 40 e 60 anos de idade.[10]

No Brasil é uma neoplasia rara, mesmo em descendentes de indivíduos oriundos de regiões de alta incidência.[9,10] Uma das hipóteses para esta distribuição geográfica e demográfica tão específica seria uma susceptibilidade genética dessas populações à infecção pelo vírus Epstein-Barr (EBV) e a fatores ambientais (dietéticos e não dietéticos).[11-13]

A associação ao EBV foi primeiramente descrita em 1973. Entretanto, o papel do vírus na patogênese ainda é controverso. Estudos atuais mostram que o vírus está fortemente associado aos CNF e não é encontrado em outros tumores de cabeça e pescoço, podendo ser usado com *screening*, principalmente nas populações de risco e nas metástases cervicais sem sítio primário conhecido. A constante associação do EBV ao CNF, independente da etnia, indica a importância deste vírus como um oncogene relacionado com essa neoplasia.[14] Outros fatores envolvidos são: exposição ocupacional ao cigarro, fumaças e poeiras químicas, exposição ao formoldeído e a irradiação.[15]

O carcinoma de células escamosas compreende aproximadamente 70 a 98% de todas as neoplasias malignas da nasofaringe. Os linfomas compõem cerca de 20% dos casos, e os restantes 10% são causados por uma variedade de lesões, incluindo os adenocarcinomas, o carcinoma adenóide cístico, os rabdomiossarcomas etc.

A classificação da Organização Mundial de Saúde, recentemente, atualizou a classificação histológica dos carcinomas da nasofaringe, dividindo-os em subtipos, dependendo da presença ou ausência de queratinização do epitélio, da presença de infiltração linfocítica e do grau de diferenciação: escamoso queratinizado bem diferenciado (Tipo 1: 25%); escamoso não queratinizado (Tipo 2: 15%); indiferenciado ou linfoepitelioma (Tipo 3: 65%).[16]

Os carcinomas queratinizados podem ser EBV negativos, e outros fatores como o tabagismo e a infecção por HPV, podem estar envolvidos na sua patogênese. Em contraste, os carcinomas não queratinizados são, na sua maioria, EBV positivos, e vários estudos têm sido relacionados com a infecção crônica pelo EBV como importante na patogênese dos carcinomas não queratinizados.

Os tumores mais agressivos são de origem linfoide (células B e células gigantes), sendo difícil a diferenciação do carcinoma indiferenciado com linfoma de células gigantes, necessitando de estudos imuno-histoquímicos para tal.

O CNF geralmente se apresenta de forma assintomática por longos períodos, prejudicando o diagnóstico precoce. Na maior parte dos casos, o diagnóstico é feito quando a doença já se encontra em fase avançada, com o envolvimento de nervos cranianos ou metástases cervicais linfonodais.[17,18] É um dos tumores das vias aéreas superiores que mais produzem metástases tanto regionais quanto a distância. A maioria (88,5%) dos pacientes do Instituto Nacional do Câncer (INCA-MS-RJ) foi classificada como tendo estágios III e IV da doença na primeira consulta, com metástases cervical nodal, como a forma mais comum de apresentação clínica (47,4%).[19] Cinco por cento dos pacientes apresentam metástases a distância no momento do diagnóstico, sendo os ossos e o pulmão as localizações preferenciais.[6]

As queixas são relacionadas com a localização do tumor primário, tamanho, velocidade do crescimento tumoral. O sintoma inicial mais comum é o aparecimento de massa cervical assintomática, localizada no ângulo da mandíbula ou inferior à ponta da mastoide. Setenta por cento dos pacientes apresentam acometimento ganglionar no momento do diagnóstico. Além disso, os vasos linfáticos na nasofaringe comunicam-se livremente pela linha média, e metástase cervical bilateral, principalmente no espaço retrofaríngeo, é frequente.[20]

Massa cervical associada à hipoacusia (presente em um terço dos pacientes) deve chamar a atenção, pois tumores da parede lateral da nasofaringe, próximos à tuba auditiva ou particularmente na fosseta de Rosenmüller, levam à disfunção tubária, otite média serosa e perda auditiva do tipo condutiva. Tumores primários grandes obstruem a coana e a via aérea nasal, podendo causar rinorreia anterior ou posterior. Pode haver epistaxe pela ulceração tumoral sendo epistaxe franca rara.

O tumor pode acometer o espaço parafaríngeo pelo seio de Morgani, uma abertura na parede lateral da nasofaringe, levando a acometimento do músculo pterigóideo e causando trismo.

A extensão superior do carcinoma da nasofaringe é a mais frequente rota de disseminação direta (48%). A extensão intracraniana pode ocorrer por destruição direta da base do crânio ou por extensão para o seio cavernoso por meio do forame lacerado ou do forame oval. A extensão superior do tumor é visualizada como infiltração do seio esfenoidal com opacificação ou presença de líquido e destruição óssea. As áreas mais comuns de destruição óssea na base do crânio são o clivo, o forame lacerado e a fossa craniana média, ao redor do assoalho do seio esfenoide e forame jugular (Fig. 1). A disseminação do tumor pelo forame lacerado é perivascular, através da artéria carótida, e resulta em erosão do canal carotídeo (Fig. 2).

A extensão posterior é a segunda rota mais frequente de disseminação direta (40%).[21] Quando o tumor se estende para o espaço retrofaríngeo é observada massa anterior aos músculos pré-vertebrais. Nesta localização há linfonodos retrofaríngeos e pode ser difícil distinguir o envolvimento linfonodal da extensão direta pelo tumor. A infiltração do espaço pré-vertebral é identificada como massa posterior aos músculos pré-vertebrais e acontece em 14% dos casos (Fig. 3).

A disseminação através do forame oval é perineural, resultando em erosão na base do esfenoide. Uma via de disseminação menos comum para a fossa craniana média é a perineural por meio do forame redondo.[22]

O acometimento dos nervos intracranianos é resultante da extensão superior ou posterior do tumor. A extensão do envolvimento na base do crânio produz alterações nos nervos cranianos oculomotores (diplopia convergente é o sinal mais comum) e do trigêmeo (neuralgia típica ou atípica). Envolvimento dos IX, X, XI, XII nervos cranianos revela extensão para o forame jugular. Na ausência dos sintomas anteriores, raramente se estende para a órbita ou para a fossa infratemporal (trismo).

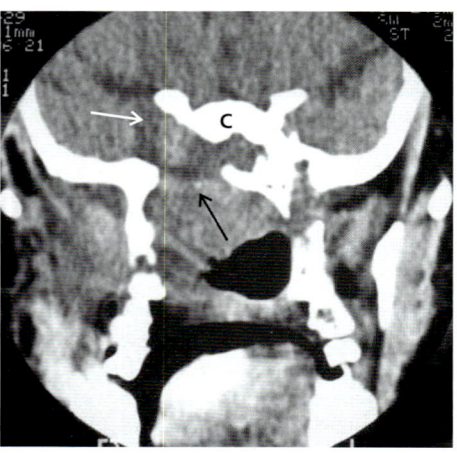

◄ **FIGURA 1**. TC coronal pré-contraste evidenciando extensa lesão com densidade de partes moles da nasofaringe à direita, invadindo a base do crânio através do esfenoide (*seta preta*), erodindo o clivo (C) e acometendo o seio cavernoso ipsilateral (*seta branca*).

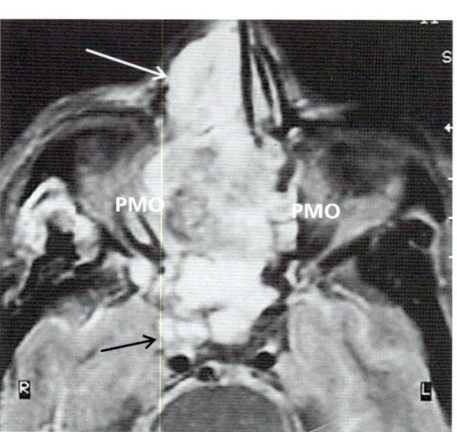

◄ **FIGURA 2**. RM axial T2 mostrando extensa lesão heterogênea, de aspecto expansivo, predominantemente hiperintensa, abaulando as paredes mediais das órbitas bilateralmente (PMO), estendendo-se, anteriormente, para a fossa nasal (*seta branca*) e, superiormente, atingindo o seio cavernoso à direita (*seta preta*).

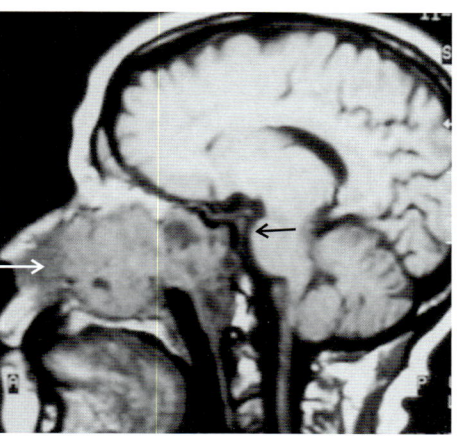

◄ **FIGURA 3**. RM sagital T1 mostrando extensa lesão heterogênea acometendo a parede posterossuperior da nasofaringe, detendo-se no clivo (*seta preta*) e, anteriormente, invadindo a fossa nasal (*seta branca*).

COMPORTAMENTO BIOLÓGICO/BIOLOGIA MOLECULAR

O ciclo celular é classicamente dividido em quatro fases: síntese de DNA (S), mitose (M) e os dois intervalos entre as fases durante os quais as células preparam o DNA para replicação (G1) ou condensação e separação cromossômica (G2). As fases G1 e G2 são críticas, pois erros podem provocar mutagênese ou separação inadequada de cromossomas, o que induz à morte celular (apoptose) e predispõe à perda de controle do crescimento celular.

A fase G2 do ciclo celular é a mais importante porque, na ausência de danos ao DNA, a progressão dentro da fase S assegura que o ciclo pode ser completado. É a ativação das citoquinases (CDKY e CDKG) o primeiro sinal que permite as células progredirem para a fase G1, iniciada na fase S.[23,24]

As citoquinases têm ação reguladora da fosforilação e ligação, por exemplo, da família p16, com as CDKs inibidoras.[23] Mutações somáticas da p16 frequentemente estão associadas a vários tumores, incluindo os pulmonares, da cabeça e pescoço, do esôfago, da bexiga e hematológicos.[24]

Em oncologia, a pesquisa de marcadores biológicos pode predizer o comportamento tumoral. Os receptores de fator de crescimento (C-Erb), os fatores de crescimento endotelial, fatores que controlam o ciclo celular, como o p27 e o gene supressor tumoral TP53, são os fatores mais estudados em câncer de cabeça e pescoço. Este último codifica uma proteína, a p53, responsável pela regulação da síntese do DNA, reparação e apoptose.[25] Aproximadamente 50% dos carcinomas espinocelulares em cabeça e pescoço (CECCP) contêm uma mutação no gene TP53. Também genes mediadores da apoptose, como o BCL-2 (inibidor) e BAX (acelerador), podem ser considerados como marcadores neoplásicos. A proporção BCL-2/BAX é indicativa de bom prognóstico em indivíduos com CECCP.[26]

Outros marcadores bastante estudados são as alterações citogenéticas. Ganhos e perdas cromossômicas têm sido identificados por citogenética molecular, sugerindo o envolvimento de oncogenes e genes supressores tumorais.[27]

Conhecendo o potencial de atividade molecular dessas biomoléculas, constituidas por oligassacárides, atenção precisa ser dada para as interações proteínas-proteínas como unidades codificadoras e receptoras formando o que se denominam de "epítopos", ou seja, proteína marcada por um anticorpo-específico, como as lectinas endógenas, regulando as interações e atividades celulares.[28]

Esses "epítopos", como a expressão da lectina marcada por anticorpos exógenos, podem ser um método promissor de analisar a atividade tumoral. Outro tipo de proteína, as galectinas, graças a seu envolvimento em várias atividades, incluindo as junções, apoptose e interação matriz-célula, podem influenciar vários dos aspectos de comportamento tumoral, como a invasão de tecidos adjacentes e metástases locorregionalmente.[29]

Uma das principais características clínicas do CECCP, inclusive o CNF, é a sua capacidade de invadir tecidos adjacentes e dar metástases locorregionais. Invasão de células cancerosas, metástases e angiogêneses é um processo complexo envolvendo a cooperação de inúmeras enzimas proteolíticas secretadas pelo tumor ou pelas células do hospedeiro, e cujos substratos incluem componentes extracelulares da matriz.[30] Evidências sugerem que essas "metaloproteinases matrix (MMPs)" e seus inibidores fisiológicos teciduais (TIMPs) podem ter um importante papel na progressão dos CECCP. A expressão dessas enzimas e inibidores teciduais parece ter um papel importante na invasão tumoral e nas metásteses.[31-33]

A galectina-3 previamente descrita como proteína de ligação e as proteínas de matriz são largamente expressas em células normais e neoplásicas, e regulam o crescimento celular, a adesão celular, a diferenciação e morte celular. Está bem demonstrado que a expressão da galectina-3 correlaciona-se com a transformação neoplásica em alguns tipos de células. A expressão da galectina-3 correlaciona-se com o potencial metastático, podendo ter valores diagnóstico e prognóstico.[34]

A fibronectina, uma das principais proteínas de matriz, estava em quantidade aumentada no sangue periférico de animais com CNF induzidos experimentalmente. Já as galectinas, que são proteínas intra e extracelulares, estariam envolvidas nos processos de diferenciação, proliferação e migração celular.[35]

Autores que estudaram a galectina-9 no CNF sugerem que esta modularia a resposta dos linfócitos T, induzindo à maior eficiência da infecção pelo EBV localizado nas células epiteliais tumorais.[36]

Mesmo com todas essas informações, ainda hoje a compreensão exata sobre os mecanismos moleculares envolvidos na carcinogênese ainda não é totalmente conhecida. Sabemos que os eventos iniciais estão relacionados com a inativação de genes supressores tumorais e ativação de proto-oncogenes. Alterações específicas genéticas ocorrem em ordem generalizada de progressão, mas a ordem temporal não é a mesma para diferentes tumores.

Instigante para a ciência é a transferência desses conhecimentos para a prática clínica. Atualmente a classificação TNM para neoplasias de cabeça e pescoço, embora muito útil, não é suficiente para estabelecer marcadores prognósticos clínicos. Por isso, o estudo de marcadores genéticos moleculares é relevante no sentido de melhorar e complementar os métodos de estadiamento tumoral.

INVESTIGAÇÃO DIAGNÓSTICA

O diagnóstico de neoplasias de nasofaringe inicialmente é realizado pela rinoscopia posterior, que deve ser complementada pela nasofibroscopia endoscópica. Devem ser realizados a otoscopia, palpação cervical e o exame de pares cranianos. O aspecto macroscópico destas lesões é variável, podendo aparecer como massas submucosas lisas, como lesões exofíticas friáveis. A confirmação diagnóstica é realizada por biópsia, de preferência do tumor primário, sob anestesia local com endoscópio rígido ou pinça longa.

A tomografia computadorizada (base de crânio e nasofaringe) é o exame de escolha para o estadiamento, acompanhamento terapêutico e seguimento. Cerca de 25% destes tumores têm invasão de base de crânio. Tipicamente, os carcinomas de células escamosas são massas com coeficiente de atenuação similar ao dos músculos e não mostram realce significativo após administração endovenosa do material de contraste na TC.[37]

A ressonância magnética é melhor para avaliar o grau de extensão intracraniana, recidiva e partes moles. Na RM esses tumores apresentam intensidade de sinal intermediária em todas as sequências. A utilização do contraste paramagnético por via endovenosa (gadolínio) é vantajosa no estudo por RM, já que o intenso realce tumoral permite melhor delimitação da lesão, evitando, dessa forma, que se superestimem suas dimensões, fenômeno que é habitual nas margens sem contraste, em função da presença de edema e processo inflamatório perilesional.[38]

As interfaces tumor/tecidos moles são demonstradas de maneira mais adequada pela RM, enquanto a destruição óssea discreta é mais bem evidenciada pela TC. A extensão neoplásica através dos forames lacerado e oval é mais bem apreciada por meio da RM.

Ambos os métodos têm papel essencial e complementar no estadiamento e no tratamento dos pacientes portadores de cânceres da nasofaringe. Na avaliação pós-tratamento, tanto a TC quanto a RM apresentam baixas sensibilidade (45 a 67% para a TC, e 56% para a RM) e especificidade (64 a 70% para a TC, e 78 a 83% para a RM).[39] A tomografia por emissão de pósitrons (*positron emission tomographic scanning*) pode ajudar na detecção de doença residual ou recidivada pós-tratamento e acessa de maneira mais adequada metástases linfonodais muito pequenas,[40] com valor preditivo positivo de que está perto de 70-75%, mas com valor preditivo negativo sendo maior que 90-95%. Assim, um estudo de PET-CT negativo mostra que ausência de recidiva ou metástases é quase certa, enquanto um estudo positivo deve cuidadosamente ser avaliado no contexto do paciente e para evitar hipercaptação inflamatória, nunca devendo ser realizado antes de 12 semanas após a RT.

ESTADIAMENTO

Os estadiamentos feitos pela AJCC[68] (*American Joint Comitte on Cancer*) e pela UICC (*Internation Union Against Cancer*) são semelhantes. É utilizado o sistema de classificação TNM (Quadro 1).

Quadro 1. Classificação TNM segundo UICC[68]

TNM – CLASSIFICAÇÃO CLÍNICA	
T – TUMOR PRIMÁRIO	
TX	O tumor primário não pode ser avaliado
T0	Não há evidência de tumor primário
Tis	Carcinoma *in situ*
T1	Tumor confinado à nasofaringe
T2	Tumor que se estende às partes moles
T2a	Tumor que se estende à orofaringe e/ou cavidade nasal sem extensão parafaríngea*
T2b	Tumor com extensão parafaríngea*
T3	Tumor que invade estruturas ósseas e/ou seios paranasais
T4	Tumor com extensão intracraniana e/ou envolvimento de nervos cranianos, fossa infratemporal, hipofaringe, órbita ou espaço mastigador

Nota: *A extensão parafaríngea indica infiltração posterolateral do tumor além da fáscia faringobasilar

N – LINFONODOS REGIONAIS	
NASOFARINGE	
NX	Os linfonodos regionais não podem ser avaliados
N0	Ausência de metástases em linfonodos regionais
N1	Metástase unilateral em linfonodos, com 6 cm ou menos em sua maior dimensão, acima da fossa supraclavicular
N2	Metástases bilateral em linfonodos com 6 cm ou menos em sua maior dimensão, acima da fossa supraclavicular
N3	Metástase em linfonodos com mais de 6 cm em sua maior dimensão ou em fossa supraclavicular
	N3a com mais de 6 cm em sua maior dimensão
	N3b na fossa supraclavicular

Nota: Os linfonodos de linha média são considerados linfonodos homolaterais

M – METÁSTASE A DISTÂNCIA	
MX	A presença de metástase a distância não pode ser avaliada
M0	Ausência de metástase a distância
M1	Metástase a distância

GRUPAMENTO POR ESTÁGIOS			
Estágio 0	Tis	N0	M0
Estágio I	T1	N0	M0
Estágio IIA	T2a	N0	M0
Estágio IIB	T1	N1	M0
	T2a	N1	M0
	T2b	N0, N1	M0
Estágio III	T1	N2	M0
	T2a	N2	M0
	T2b	N2	M0
	T3	N0, N1, N2	M0
Estágio IVA	T4	N0, N1, N2	M0
Estágio IVB	Qualquer T	N3	M0
Estágio IVC	Qualquer T	Qualquer N	M1

TRATAMENTO

Atualmente, são grandes os desafios para o tratamento do CNF, particularmente em estágios avançados. Os objetivos são melhorar o controle locorregional e evitar o desenvolvimento de metástases a distância.[6-8,41]

Carcinomas da nasofaringe são sensíveis à radioterapia (RT) e à quimioterapia (QT).[42,43] A sensibilidade à RT e QT destes tumores e a complexidade das atuais abordagens cirúrgicas levaram à conduta mais conservadora no tratamento do CNF. O tratamento cirúrgico fica reservado para o resgate em caso de doença residual ou recidiva locorregional (Fig. 4).

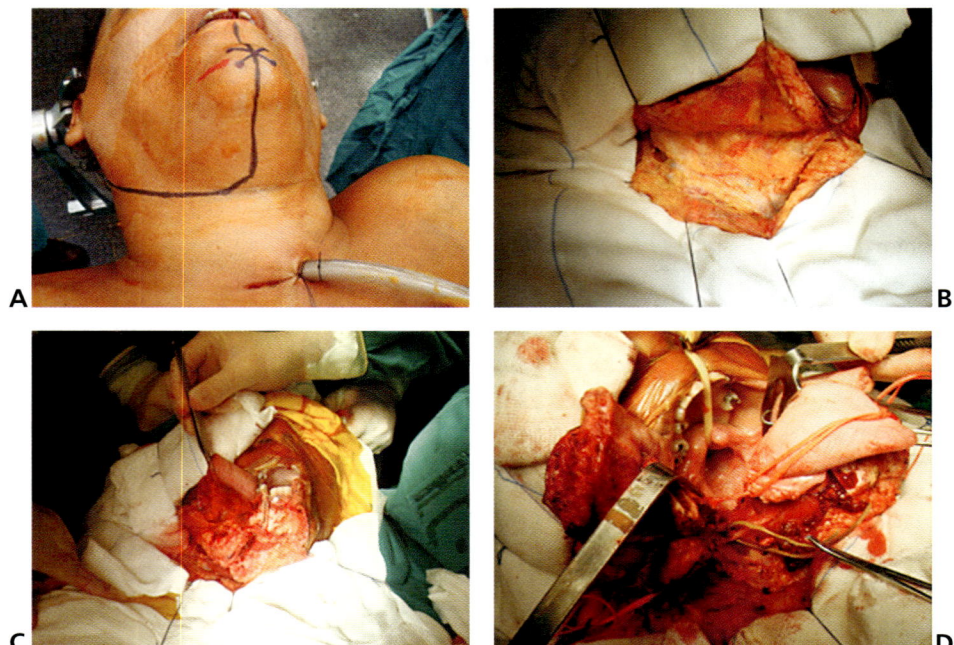

◀ **FIGURA 4. (A-D)** Sequência mostrando acesso a uma lesão de teto da nasofaringe por mandibulotomia paramediana. (Fonte: INCA/MS/RJ).

Embora o CNF seja um tumor radiossensível a longo prazo, sobrevida de pacientes com doença avançada permanece pequena.[2,6,44] De acordo com estudos recentes, a taxa de sobrevida em 5 anos para o estágio IV tratado com RT exclusiva varia entre 28 e 35%.[45,46]

Marcial *et al.* relataram uma resposta de 96% completa para tumores T1 tratados com RT, 88% para T2, 81% para T3 e 74% para tumores T4. No entanto, a taxa de sobrevida em 5 anos de todos estes pacientes foi de 40%[46].

Qin *et al.* analisaram sobrevida de 1.379 pacientes com CNF, a maioria com estágio III e IV da doença, tratados com RT exclusiva e encontraram taxas de sobrevida em 5, 10 e 20 anos de 46, 29 e 17% respectivamente. O fracasso do tratamento é geralmente causado por doença locorregional (40 a 80% dos pacientes) e metástases a distância (15 a 50% dos pacientes).[47]

A taxa de sobrevida global em 5 anos variou de 32 para 62% entre diversas séries em todo o mundo, envolvendo mais de 9.500 pacientes com todos os estágios do CNF.[2,47-54] A taxa de sobrevida específica de 32,3% em 5 anos nos nossos pacientes está em consonância com esses resultados.[19]

A dose habitual de RT é de 6.500-7.500 cGy divididas em frações diárias de 180 a 200 frações cGy, 5 dias por semana. A dose de irradiação é crucial para alcançar o controle locorregional e melhorar sobrevida.[53] O hiperfracionamento também pode melhorar as taxas de controle local em pacientes com CNF avançado. Wang relatou melhora no controle local de pacientes com doença linfonodal N2 e N3 tratados com hiperfracionamento, em comparação com pacientes tratados com RT convencional.[55]

A maioria (74,6%) dos pacientes no INCA foi tratada com RT convencional (dose mediana de 6.600 cGy). A radioterapia foi uma estratégia terapêutica eficaz apenas para pacientes com lesões iniciais. A taxa de 76,7% de doença residual ou recorrente no grupo de RT (exceto entre os pacientes com estágios I e II) indicou que o nosso protocolo de RT, com dose total de 6.600 cGy em fracionamento convencional, não foi suficiente para o controle adequado da doença, particularmente em fase avançada.[19]

O CNF é também um tumor quimiossensível.[56] Embora ensaios clínicos randomizados, usando QT de indução, não mostraram nenhum benefício de sobrevivência em comparação com RT exclusiva,[57-59] alguns pacientes com doença estágio IVc tratados com QT conseguiram resposta completa da lesão.[56] Além disso, a combinação de QT e RT é uma opção terapêutica atraente em decorrência uma possível sinergia entre eles, particularmente quando regimes com base na infusão de cisplatina são utilizados.[53]

O estudo do Intergrupo da América do Norte demonstrou a vantagem de RT + QT sobre RT exclusiva.[54] Estudos da Radioterapia Oncologia Group apresentaram os resultados de tratamento de 124 pacientes que tiveram tumores localmente avançados, irressecáveis, estágios III e IV (incluindo 27 pacientes com CNF), com uso concomitante da cisplatina como droga única e RT, demonstrando uma taxa de resposta completa de 89% e uma sobrevida global de 55% para pacientes com NPC.[50,56] Hong *et al.* relataram 70% de sobrevida global em 5 anos e ausência de metástases a distância de 81% para CNF estágio IV tratado com QT de indução por RT.[57]

Huncharek e Kupelnick publicaram uma metanálise para avaliar o efeito da integração da QT com RT externa em pacientes com doença locorregional avançada. Eles identificaram 6 ensaios clínicos randomizados e controlados com mais de 1.500 pacientes que comparou RT exclusiva (grupo-controle) com RT e QT administrada de maneira adjuvante, neoadjuvante ou concomitante.[58] Os desfechos de interesse eram sobrevida global, livre de doença e livre de progressão de doença. Eles observaram que a adição de QT aumentou a sobrevida livre de doença ou sobrevida livre de progressão da doença em 37% em 2 anos, 40% em 3 anos e 34% em 4 anos após o tratamento.[58]

Quimiorradioterapia concomitante associada à QT adjuvante tem sido utilizada desde 1998 no INCA, apesar de apenas 25,4% de nossa coorte de pacientes submetidos a este tipo de tratamento.[19] A maioria dos pacientes (95,5%) tinham estado avançado NPC (estágios III e IV). A adição de QT ao tratamento radioterápico radical no nosso grupo de pacientes aumentou a sobrevida em 5 anos para a doença específica de 22,5% para 61,4% (P = 0,004),[19] como demonstrado na Figura 5, semelhante aos resultados relatados em vários estudos na literatura.[42,50,55,56]

Quando comparamos a evolução dos pacientes para cada fase, a RT + QT foi associada a melhores resultados em comparação com RT exclusiva não só para o CNF avançado (III e IV), mas também para os pacientes estágio II, embora a diferença foi estatisticamente significativa apenas entre os pacientes comestágio III[19] (Quadro 2).

Quimiorradioterapia concomitante para CNF parece também ser promissor para os estágios iniciais. Em razão do pequeno número de pacientes no grupo de RT + QT, especialmente aqueles em estágios ini-

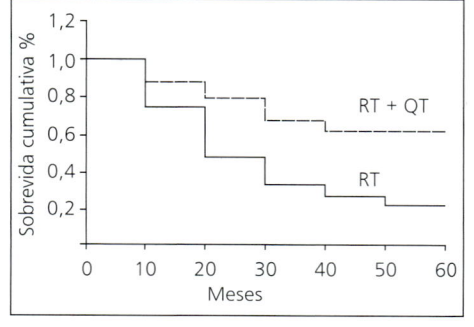

◀ **FIGURA 5.** Comparação entre sobrevida cumulativa entre os pacientes submetidos à radioterapia exclusiva e à radioquimioterapia.[19]

Quadro 2. Comparação entre a sobrevida livre de doença específica em 5 anos (%) de acordo com o estágio[19]

ESTÁGIO	RT + QT ASSOCIADA À QT ADJUVANTE	SOBREVIDA LIVRE DE DOENÇA ESPECÍFICA EM 5 ANOS (%)	P
I			
Sim	1	100,0	Não aplicado
Não	1	100,0	
IIa			
Sim	–	–	Não aplicado
Não	7	85,7	
IIb			
Sim	2	100,0	0,10
Não	9	44,4	
III			
Sim	24	57,6	0,05
Não	45	18,7	
IVa			
Sim	–	–	Não aplicado
Não	36	25	
IVb			
Sim	17	54,5	0,23
Não	31	16,2	

ciais, nossa experiência merece uma avaliação mais ampla em maiores estudos prospectivos.[19]

A nasofaringe é um sítio anatômico passível de reirradiação. A viabilidade de reirradiação neste local é especialmente importante, pois os tumores decorrentes da nasofaringe são geralmente irressecáveis. O manejo da doença local persistente ou recorrente é limitada pela dose total RT que pode não ser segura após a reirradiação. A utilização de braquiterapia[57,59,60] e cirurgia[61,62] geralmente tem melhores resultados em comparação com a reirradiação externa.[52,63]

Usando braquiterapia, uma elevada dose de RT pode ser entregue à mucosa da nasofaringe para os tumores que se encontram imediatamente abaixo da mucosa.[54] De acordo com Farias *et al.*, 15 pacientes com doença persistente receberam reirradiação com RT convencional com doses de até 8.200 cGy, e 10 pacientes foram submetidos à braquiterapia com resgate de doses total de até 10.250 cGy. Os pacientes que se submeteram ao resgate com braquiterapia tiveram uma taxa de 20,0% de resposta completa em comparação com 6,7% entre aqueles que receberam RT convencional. Além disso, apenas os pacientes submetidos à braquiterapia permaneceram vivos e livres da doença 24 meses após a reirradiação. Embora os pacientes na série tiveram uma melhor taxa de sucesso no resgate com a braquiterapia em comparação com reirradiação externa, a diferença não foi estatisticamente significativa (p = 0,06), provavelmente decorrente do pequeno número de pacientes. Um paciente com doença residual local passível de ressecção cirúrgica estava vivo e bem 17 meses após a cirurgia de resgate[19] (Fig. 6).

Carcinoma da nasofaringe tem uma tendência à metástase. Ahmad e Stefani, em um estudo de necropsia de 256 homens com CNF, descobriram que até 38% dos pacientes tiveram metástases a distância.[64] De acordo com a literatura, a frequência de metástases é de 4,4 a 7% no momento do diagnóstico, e 20 a 27% após RT.[64] Metástases a distância foram diagnosticadas em 19,7% dos nossos pacientes, a maioria (67,7%) para ossos. Metástases regionais estiveram presentes na primeira consulta em 47,4% dos pacientes.[19]

Entre os 10 pacientes (3,7%) que apresentaram recidiva linfonodal cervical, 80,0% foram recuperados com sucesso por esvaziamento cervical radical, permanecendo livre de doença em 63 meses no máximo.[19]

Os fatores prognósticos estatisticamente significativos e com um efeito negativo sobre a sobrevivência nesta série foram idade maior de 40 anos, de invasão grosseira dos ossos da face e da base do crânio e doença em fase avançada.[19] Lin *et al.* descobriram que a extensão local do tumor para a mucosa nasal foi um fator prognóstico independente na predição do resultado de tratamento.[52] Sham *et al.* encontraram que a extensão da lesão para o espaço parafaríngeo era um importante fator prognóstico adverso no controle e sobrevida locais.[18]

CONTROVÉRSIA

Não há controvérsia acerca do fato de que o tratamento principal para os carcinomas espinocelular e indiferenciado da nasofaringe é a radioterapia externa. Este tratamento é eficaz e leva à redução completa do tumor em muitos pacientes com tumores em fase inicial, porém é inadequada para controle da doença residual avançada. O tratamento para pacientes com tumores localmente avançados pode ser a radioterapia com megavoltagem e *boost* concomitante ou braquiterapia (via intracavitária ou implante), que é empregada na presença de tumor residual.[65]

Atualmente, tem-se demonstrado que, para estágios avançados, a radioterapia associada à quimioterapia apresenta taxas de resposta superiores às observadas com o uso da radioterapia exclusiva, tanto em termos de sobrevida livre de doença como sobrevida global.[66] Recentes evidências têm demonstrado a vantagem de quimiorradioterapia concomitante mais quimioterapia adjuvante (CCRT) sobre radioterapia (RT) isoladamente, no tratamento de NPC.[54]

A adição de novas substâncias, como taxano e cetuximab, parece melhorar prognóstico, aumentando as respostas e o intervalo livre de doença, embora sejam ainda necessários de mais evidências científicas para evidenciar o seu impacto real sobre o curso da doença.[67]

PROGNÓSTICO

O carcinoma de nasofaringe (CNF) apresenta um dos piores prognósticos dentre os tumores malignos de cabeça e pescoço. As razões para isso são a proximidade da base de crânio e de outras estruturas vitais, a natureza invasiva do tumor, a sintomatologia tardia e a dificuldade no exame da nasofaringe.

A taxa global de recidiva locorregional é estimada em 20% e devemos lembrar que é um dos tumores com maior propensão ao desenvolvimento de metástases a distância. Não existem provas claras da influência sobre a resposta e a sobrevida entre os tipos histológicos definidos pela OMS. O que é decisivo é o estágio, especialmente no que diz respeito à presença de doença linfonodal (N+), como demonstrou Farias *et al.*[19] Dentre os outros possíveis fatores prognósticos, a idade acima de 40 anos, a invasão da base do crânio e a invasão dos ossos da face afetaram as taxas de sobrevida específica (p = 0,001; p = 0,004 e p < 0,001, respectivamente). O único fator no estudo que não se correlacionou com o prognóstico foi o tipo histológico (p = 0,10) (Quadro 3).

É essencial o estreito controle pós-tratamento. Parece razoável o acompanhamento clínico a cada 1-3 meses no primeiro ano. O acompanhamento deve incluir exame completo da cavidade oral e orofaringe, rinoscopias anterior e posterior, avaliação da função dos nervos cranianos e queixas sistêmicas que possam corresponder a metástases a distância. Faz-se necessário determinar o estado nutricional do paciente (em peso, de proteína total no sangue, albumina de soro, a transferrina etc.).

É conveniente realizar um exame de imagem de linha de base de pós-tratamento, o que contribui para a detecção de recidiva precoce. Dosagens de hormônios tireoidianos devem ser solicitadas a cada 6-12 meses em decorrência da alta incidência de hipotireoidismo em pacientes irradiados (30 a 40%) e radiografias simples de tórax devem ser realizadas anualmente.

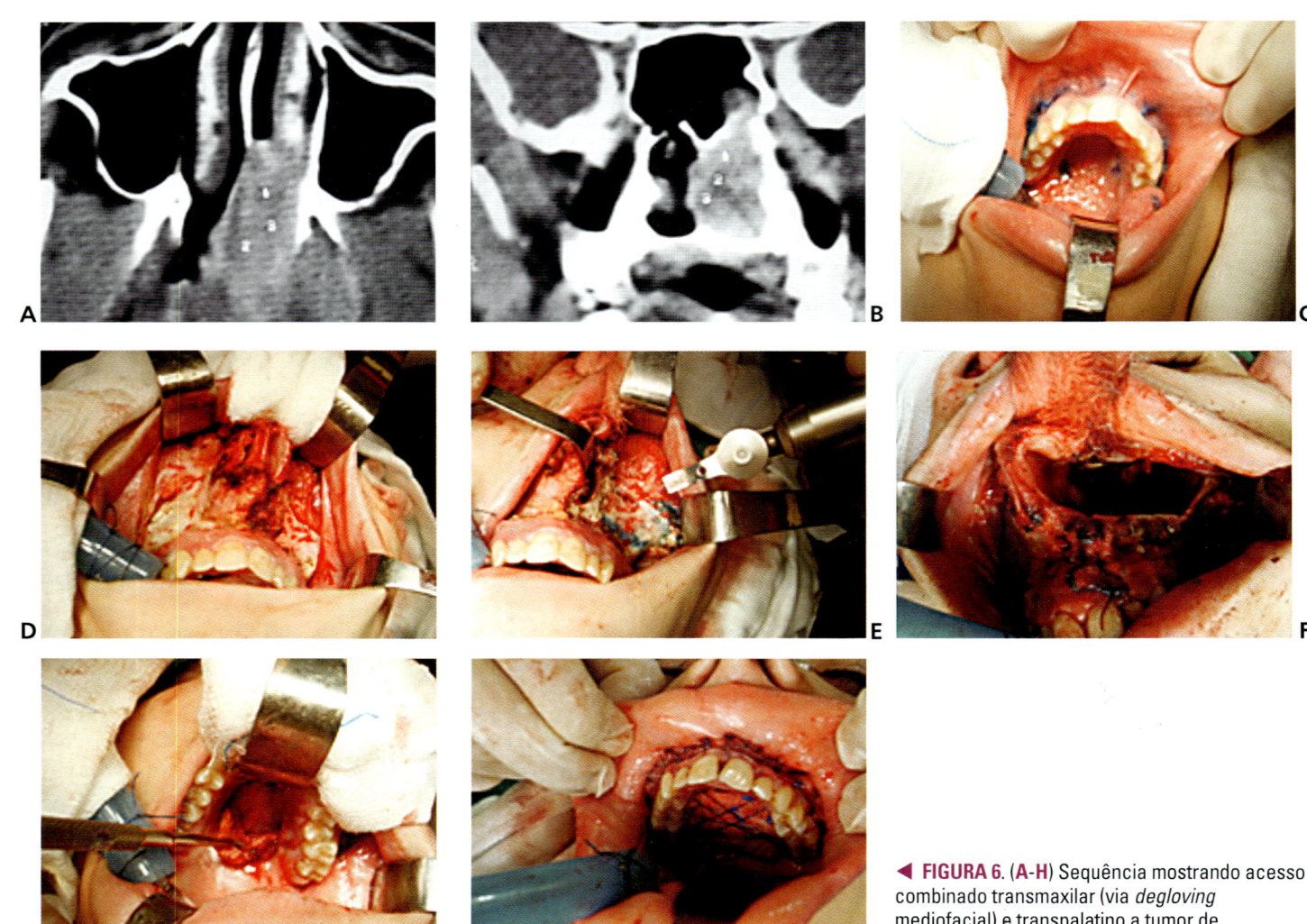

◀ **FIGURA 6. (A-H)** Sequência mostrando acesso combinado transmaxilar (via *degloving* mediofacial) e transpalatino a tumor de nasofaringe. (Fonte: INCA/MS/RJ.)

Quadro 3. Análise de fatores prognósticos no CNF[19]

VARIÁVEL	SOBREVIDA ESPECÍFICA EM 5 ANOS	p (TESTE WILCOXON)	p (TESTE COX)
TIPO HISTOLÓGICO			
Queratinizado	14,8	0,1	Não significativo
Não queratinizado	30,4		
INVASÃO DA BASE DO CRÂNIO			
Sim	3,5	0,004	0,31
Não	29,4		
IDADE > 40 ANOS			
Sim	16,8	< 0,001	0,001
Não	44,0		
ESTÁGIO			
I	100,0	0,002	0,001
IIa	85,7		
IIb	54,5		
III	30,4		
IVa	25,0		
IVb	25,0		
INFILTRAÇÃO ÓSSEA			
Sim	8,8	< 0,001	< 0,001
Não	34,2		

REFERÊNCIAS BIBLIOGRÁFICAS

1. Parker GD, Harnsberger HR, Jacobs JM. The pharyngeal mucosal space. *Semin Ultrasound CT MR* 1990;11:460-75.
2. Lee AW, Poon YF, Foo W et al. Retrospective analysis of 5037 patients with nasopharyngeal carcinoma treated during 1976-1985: overall survival and patterns of failure. *Int J Radiat Oncol Biol Phys* 1992;23:261-70.
3. Parkin DM, Whelan SL, Ferlay J et al. *Cancer Incidence in Five Continents*. Lyon, France: International Agency for Research on Cancer; 1997, v. VII.
4. Hoppe RI, Williams J, Warnke R et al. Carcinoma of the nasopharynx—the significance of histology. *Int J Radiat Oncol Biol Phys* 1978;4:199-205.
5. Shanmugaratuum K, Sobin L. Histology typing of upper respiratory tract tumors. In: *International Histologic Typing of Tumors*. Geneva, Switzerland: World Health Organization; 1978:32-33.
6. Geara FB, Sanguineti G, Tucker FL et al. Carcinoma of the nasopharynx treated by radiotherapy alone: determinants of distant metastasis and survival. *Radiother Oncol*. 1997;43:53-61.
7. Lingermar RE, Shellhamer RH. Benign neoplasms of the nasopharynx. In: Cummings CW, Fredrickson JM, Harker LA et al. (Eds.). Otolaryngology – Head and neck surgery. St Louis: Mosby, 1986. p. 1269.
8. Sanguineti G, Geara FB, Garden AS et al. Carcinoma of the nasopharynx treated by radiotherapy alone: determinants of local and regional control. *Int J Radiat Oncol Biol Phys* 1997;37:985-96.
9. Yu MC, Yuan JM. Epidemiology of nasopharyngeal carcinoma. *Semin Cancer Biol* 2002;12(6):421-29.
10. Parkin DM, Whelan SL, Ferlay J et al. *Cancer incidence in five continents*. Lyon: IARC, 2003. v. 8.
11. Papadimitrakopoulou VA. Carcinogenesis of head and neck cancer and the role of chemoprevention in its reversal. *Curr Opin Oncol* 2000;12(3):240-45.
12. Barnes L, Eveson JW, Reichart P et al. *Pathology and genetics the head and neack tumors*. Lyon: IARC, 2005.
13. Ou SH, Zell JA, Ziogas A et al. Epidemiology of nasopharyngeal carcinoma in the United States: improved survival of Chinese patients within the keratinizing squamous cell carcinoma histology. *Ann Oncol* 2007;18(1):29-35.
14. Ayadi W, Khabir A, Hadhri-Guiga B et al. North African and Southeast Asian nasopharyngeal carcinomas: between the resemblance and the dissemblance. *Bull Câncer* 2010;97(4):475-82.
15. Carvalho MA, Pinheiro SD, Freitas MR et al. Biópsia de nasofaringe em serviço de otorrinolaringologia: correlação clínico histológico. *Arq Int Otorrinolaringol* 2008;12(1):1-6.
16. Shanmugaratnam K, Sobin LH. Histological typing of tumors of the upper respiratory tract and ear. In: Shanmugaratnam K, Sobin LH. International histological classification of tumors. Geneve: WHO, 1991. p. 32-33.
17. Sham JST, Cheung YK, Choy D et al. Computed tomography evaluation of neck node metastases from nasopharyngeal carcinoma. *Int J Radiat Oncol Biol Phys* 1993;26:787-92.
18. Sham JST, Choy D, Wei WI. Nasopharyngeal carcinoma: orderly neck node spread. *Int J Radiat Oncol Biol Phys* 1990;19:929-33.
19. Farias TP et al. Prognostic factors and outcome for nasopharyngeal carcinoma. *Arch Otolaryngol Head Neck Surg* 2003;129:794-99.
20. Alcalde J, Basterra J, Rey J et al. Carcinoma de rinofaringe. En: Basterra J. Carcinomas de faringe. Badalona: Euromedice Ediciones Médicas, 2007. p. 59-100.
21. Fu KK. Treatment of tumor of nasopharynx. In: Thauley SE, Ponje WR, Batsakis JG et al. (Eds.). Comprehensive management of head and neck tumors. Philadelphia: WB Saunders, 1987;30:649-83.
22. Teresi LM, Lufkin RB, Vinuela F et al. MR imaging of the nasopharynx and floor of the middle cranial fossa. Part II. Malignant tumors. *Radiology* 1987;164:817-21.
23. Khanfir A, Frikha M, Ghorbeal A et al. Prognostic factors in metastatic nasopharyngeal carcinoma. *Cancer Radiother* 2007;11(8):461-64.
24. Yang TS, Ng HT, Wang HM et al. Prognostic factors of locoregionally recurrent nasopharyngeal carcinoma—a retrospective review of 182 cases. *Am J Clin Oncol* 1996;19(4):337-41.
25. Lee AWM, Poon YF, Foo W et al. Retrospective analyses of 5037 patients with nasopharyngeal carcinoma treated during 1976-1985 overal survival and patters of failure. *Int J Radiat Oncol Biol Physics* 1992;23(2):261.
26. Serrano M, Hannon GJ, Beach D. A new regulatory motif in cell-cycle control causing specific inhibition of cyclin D/CDK4. *Nature* 1993;366(6456):7044-47.
27. Kamb A. Cell-cycle regulators and cancer. *Trends Genet* 1995;11(4):136-40.
28. Bockmühl U, Wolf G, Schimidt S et al. Genomic alterations associated with malignancy in head and neck cancer. *Head Neck* 1998;20(2):145-51.
29. McCaffery JD, Gapany M, Faust RA et al. Nuclear matrix proteins as malignant markers in squamous cell carcinoma of the head and neck. *Arch Otolaryngol Head Neck Surg* 1997;123(3):283-88.
30. Leffer H. Galectins structure and function-a synopsis. *Result Probl Cell Differ* 2001;33:57-83.
31. Danguy A, Camby I, Kiss R. Galectins and cancer. Biochim Biophys Acta. 2002 Sept. 19;1572(2-3):285-93.
32. Mignatti P, Rifkin DB. Nonenzymatic interaction between proteinases and the cell surface: novel roles in normal and malignant cell physiology. *Adv Cancer Res* 2000;78:103-57.
33. Kusukawa J, Sasaguri Y, Morimatsu M et al. Expression of matrix metalloproteinase-3 in stage I and II squamous cell carcinoma of de oral cavity. *J Oral Maxillofac Surg* 1995;53(5):530-34.
34. Umenishi F, Umeda M, Miyazaki K. Efficient purification of TIMP-2 from culture médium conditioned by human hepatoma cell line, and its inhibitory effects on metalloproteinases and in vitro tumor invasion. *J Biochem* 1991;110(2):189-95.
35. Kuwabara I, Liu FT. Promotion of neutrophil adhesion to laminin by galectin-3. *J Immunol* 1996;156(6):3939-44.
36. Keryer-Bibens C, Pioche-Durieu C, Villemant C et al. Exosomes released by EBV-infected nasopharyngeal carcinoma cells convey the viral latent membrane protein 1 and the immunomodulatory protein galectin 9. *BMC Cancer* 2006;6:283-90.
37. Souza RP, Rapoport A. O valor da tomografia computadorizada e da ressonância magnética na avaliação do espaço parafaríngeo. Parte II: tumores e pseudotumores. *Rev Imagem* 1994;16:7-24.
38. Phillips CD, Gay SB, Newton RL et al. Gadolinium-enhanced MRI of tumors of the head and neck. *Head Neck* 1990;12:308-15.
39. Chong VF, Fan YF. Detection of recurrent nasopharyngeal carcinoma: MR imaging versus CT. *Radiology* 1997;202:463-70.
40. Weber AL, al-Arayedh S, Rashid A. Nasopharynx: clinical, pathologic, and radiologic assessment. *Neuroimaging Clin N Am* 2003;13:465-83.
41. Fandi A, Altun M, Azli N et al. Nasopharyngeal cancer: epidemiology, staging, and treatment. *Semin Oncol* 1994;21:382-97.
42. al-Sarraf M, McLaughlin P. Nasopharyngeal carcinoma: choice of treatment. *Int J Radiat Oncol Biol Phys* 1995;33:761-63.
43. Schantz SP, Harrison LB, Forastiere AA. Tumor of the nasal cavity and paranasal sinuses, nasopharynx, oral cavity and oropharynx. In: De Vita V. (ed.). *Cancer: principles and practice of oncology*. Philadelphia: Lippincott-Raven, 1997. p. 741-801.
44. Teo P, Yu P, Lee WY et al. Significant prognosticators after primary radiotherapy in 903 nondisseminated nasopharyngeal carcinoma evaluated by computer tomography. *Int J Radiat Oncol Biot Phys* 1996;36:291-304.
45. Heng DM, Wee J, Fong KW et al. Prognostic factors in 677 patients in Singapore with nondisseminated nasopharyngeal carcinoma. *Cancer* 1999;86:1912-20.
46. Marcial VA, Hanley JA, Chang C et al. Split-course radiation therapy of carcinoma of the nasopharynx: results of a national collaborative clinical trial of the Radiation Therapy Oncology Group. *Int J Radiat Oncol Biol Phys* 1980;6:409-14.
47. Qin DX, Hu YH, Yan JH et al. Analysis of 1379 patients with nasopharyngeal carcinoma treated by radiation. *Cancer* 1988;61:1117-24.
48. Shu-Chen H. Nasopharyngeal cancer: a review of 1605 patients treated radically with cobalt 60. *Int J Radiat Oncol Biol Phys* 1980;6:401-7.
49. Hsu MM, Huang SC, Lynn TC et al. The survival of patients with nasopharyngeal carcinomas. *Otolaryngol Head Neck Surg* 1982;90 (Pt 1):289-95.
50. al-Sarraf M, Pajak TF, Cooper JS et al. Chemoradiotherapy in patients with locally advanced nasopharyngeal carcinoma: a Radiation Therapy Oncology Group study. *J Clin Oncol* 1990;8:1342-51.
51. Lee AWM, Law SCK, Foo W et al. Retrospective analysis of patients with nasopharyngeal carcinoma treated during 1976-1985: survival after local recurrence. *Int J Radiat Oncol Biol Phys* 1993;26:773-82.
52. Lin ZX, Li DR, Chen ZJ et al. What is the significance of nasal involvement in nasopharyngeal carcinoma? *Int J Radiat Oncol Biol Phys* 1999;45:907-14.
53. Ali H, al-Sarraf M. Nasopharyngeal cancer. *Hematol Oncol Clin North Am* 1999;13:837-48.
54. Wang DC, Cai WM, Hu YH et al. Long-term survival of 1035 cases of nasopharyngeal carcinoma. *Cancer* 1988;61:2338-41.
55. Wang CC. Accelerated hyperfractionation radiation therapy for carcinoma of the nasopharynx. *Cancer* 1989;63:2461-67.

56. al-Sarraf M, Pajak TF, Marcial VA *et al.* For the Radiation Therapy Oncology Group. Concurrent radiotherapy and chemotherapy with cisplatin in inoperable squamous cell carcinoma of the head and neck: an RTOG study. *Cancer* 1987;59:259-65.
57. Hong RL, Ting LL, Ko JY *et al.* Induction chemotherapy with mitomycin, epirubicin, cisplatin, fluorouracil, and leucovorin followed by radiotherapy in the treatment of locoregionally advanced nasopharyngeal carcinoma. *J Clin Oncol* 2001;19:4305-13.
58. Huncharek M, Kupelnick B. Combined chemoradiation versus radiation therapy alone in locally advanced nasopharyngeal carcinoma: results of a meta-analysis of 1,528 patients from six randomized trials. *Am J Clin Oncol* 2002;25:219-23.
59. Choy D, Sham JST, Wei WI *et al.* Transpalatal insertion of radioactive gold grain for the treatment of persistent and recurrent nasopharyngeal carcinoma. *Int J Radiat Oncol Biol Phys* 1993;25:505-12.
60. Sham JST, Wei WI, Choy D *et al.* Treatment of persistent and recurrent nasopharyngeal carcinoma by brachytherapy. *Br J Radiol* 1989;62:355-61.
61. Wei WI, Ho CM, Yuen PW *et al.* Maxillary swing approach for resection of tumors in and around the nasopharynx. *Arch Otolaryngol Head Neck Surg* 1995;121:638-42.
62. Morton RP, Liavaag PG, McLean M *et al.* Transcervico-mandibulopalatal approach for surgical salvage of recurrent nasopharyngeal cancer. *Head Neck* 1996;18:352-58.
63. Lee AWM, Foo W, Law SCK *et al.* Reirradiation for recurrent nasopharyngeal carcinoma: factors affecting the therapeutic ratio and ways for improvement. *Int J Radiat Oncol Biol Phys* 1997;38:43-52.
64. Ahmad A, Stefani S. Distant metastases of nasopharyngeal carcinoma: a study of 256 male patients. *J Surg Oncol* 1986;33:194-97.
65. Reickson BA, Wilson JF. Nasopharyngeal brachytherapy. *Am J Clin Oncol* 1993;16:424-43.
66. Al-Sarraf M, LeBlanc M, Giri PG *et al.* Chemoradiotherapy versus radiotherapy in patients with advanced nasopharyngeal cancer: phase III randomized intergroup study 0099. *J Clin Oncol* 1998 Apr.;16(4):1310-37.
67. Chua DT, Sham JS, Kwong DL *et al.* Treatment outcome after radiotherapy alone for patients with stage I-II nasopharyngeal carcinoma. *Cancer* 2003;98:74-80.
68. Sobin LH, Wittekind CH. *International Union Against Cancer.* TNM classification of malignant tumours. 6th ed. New York: Wiley-Liss, 2002.

CAPÍTULO 53

Órbita e Globo Ocular

Ana Carolina Pastl Pontes ▪ Terence Pires de Farias ▪ Izabella Costa Santos
Bruno Albuquerque de Sousa ▪ Gledson Andrade Santos ▪ Marina Azzi Quintanilha

INTRODUÇÃO

Uma grande variedade de tumores pode envolver o globo ocular e a órbita. A frequência dos diferentes tipos de lesões varia muito na literatura. Essa variação provavelmente é decorrente das diferenças nas populações estudadas.

A órbita é sede de numerosos processos neoplásicos, benignos e malignos, apresentando enorme variação de tipos histológicos. Em termos gerais, a avaliação clínica deve ser conduzida no sentido de se determinar se o processo é benigno ou maligno, e se seu comportamento é infiltrativo ou não infiltrativo. Clinicamente, as lesões benignas, não infiltrativas, manifestam-se por seu efeito de massa (proptose), sem provocar destruição tecidual ou dano funcional e, à tomografia, revelam margens regulares e bem definidas. Por outro lado, as lesões malignas e infiltrativas provocam dano funcional (visual, motor ou sensitivo) e margens irregulares à tomografia. Quanto à topografia, os tumores podem ser classificados em intraconais, extraconais e difusos.

CARACTERÍSTICAS

Com relação às lesões intraconais (Fig. 1), o principal diagnóstico diferencial é feito entre o glioma do nervo óptico e o meningioma da bainha do nervo. O glioma acomete principalmente crianças (média de 6 anos de idade), enquanto o meningioma acomete mulheres de meia-idade. Ambos provocam proptose mínima (não mais que 2 mm) e perda visual significativa, sendo esta mais precoce nos gliomas. A tomografia pode fornecer dados que sugerem a etiologia da lesão. Assim, espessamento fusiforme e de mesma densidade do nervo, margens regulares e ausência de erosão óssea ou hiperostose sugerem glioma. Por outro lado, espessamento discreto e de densidade diferente do nervo, margens irregulares, erosão óssea ou hiperostose sugerem meningioma.

No entanto citando as lesões de glândulas lacrimais, os principais dados de anamnese, na avaliação de um aumento, são a duração dos sintomas e a presença ou ausência de dor. Os tumores epiteliais benignos (adenoma pleomórfico) manifestam-se por aumento progressivo da glândula, sem dor local. Acometem pacientes na faixa dos 30-40 anos, e, à tomografia, não há erosão óssea. Nos casos de longa duração, pode haver malignização do tumor, o que acarreta, em geral, dor local e crescimento acelerado da lesão. Nem sempre os tumores malignos provocam dor. É comum encontrar carcinomas adenoides císticos de longa duração, cuja única manifestação é o aumento da glândula. Nestes casos, pode haver erosão óssea e diplopia.

Os rabdomiossarcomas constituem importante causa de proptose de rápida evolução nas crianças. É o tumor maligno orbitário mais frequente no grupo pediátrico, sendo que 70% dos casos ocorrem na primeira década de vida. Em geral, há deslocamento do globo ocular para baixo e, temporalmente, edema palpebral, sendo a dor uma manifestação incomum. O tumor é mais frequente no sexo masculino (proporção masculino/feminino de 5:3).

No grupo pediátrico, o tumor ocular mais comum é o retinoblastoma (Fig. 2), e entre os tumores malignos metastáticos mais frequentes estão os neuroblastomas e os sarcomas granulocíticos. Os primeiros acometem crianças com idade média de 2 anos, sendo bilaterais em 40% dos casos. Os sarcomas granulocíticos surgem durante o curso da leucemia mieloide aguda ou leucemia mieloide crônica, em crise blástica. A idade média de apresentação é de 7 anos, sendo a proptose de aparecimento rápido. Nos adultos, tem sido verificado um aumento da incidência de metástases orbitárias, à medida que aumenta a sobrevida de pacientes portadores de neoplasias. Os sítios primários mais frequentes são os pulmões e as mamas.

A invasão orbital por neoplasias circunvizinhas é extremamente frequente. Pacientes com carcinomas e linfomas que se originam dos seios paranasais, normalmente, só procuram o médico quando a neoplasia invade a órbita e provoca proptose. No nosso meio, tumores palpebrais (CBC e CEC) com frequência invadem a órbita.

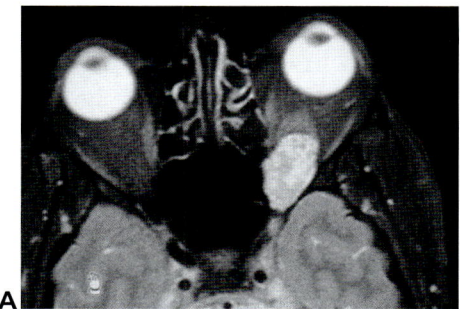
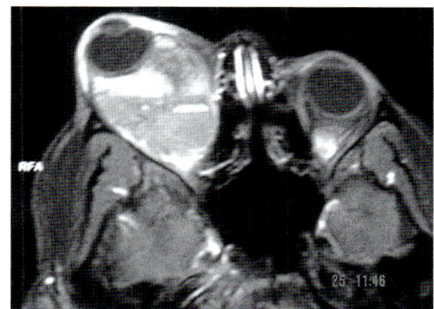

◀ **FIGURA 1.** (A e B) Exames de imagem demonstrando a presença de lesões intraconais. Nota-se a diferente localização das duas massas, sendo que uma ocupa totalmente a órbita e se insinua para dentro do crânio, e a outra tem situação posterior.

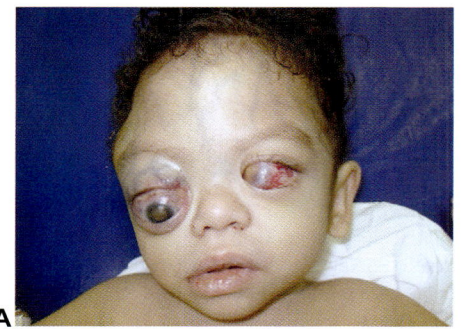
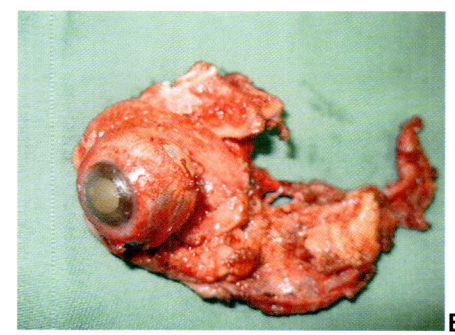

◀ **FIGURA 2.** Criança portadora de retinoblastoma bilateral. Em (A) observa-se o produto de ressecção da lesão (B).

Assim, neoplasias malignas ou benignas, de qualquer linhagem tecidual, podem aparecer nas pálpebras. O tumor palpebral (Fig. 3) mais frequente é o carcinoma basocelular (CBC). Frequentemente associado a alterações cutâneas actínicas, o CBC atinge, preferencialmente, a pálpebra inferior e a região do canto medial. Lesões laterais e superiores são menos encontradas. O CBC pode aparecer sob inúmeras formas clínico-histológicas (nodular, ulcerativa, esclerosante, multicêntrica) e, dependendo da localização, constituir grandes problemas cirúrgicos. Não é incomum a indicação de exenteração orbital em virtude da invasão da órbita por CBC, inicialmente restrita à região periocular.

O carcinoma espinocelular (CEC) é muito menos frequente que o CBC. Clinicamente, eles aparecem como lesões ulceradas, às vezes, com características de queratoses actínicas. O potencial metastatizante dos CEC (Fig. 4) é baixo, porém, a morbidade piora em áreas previamente irradiadas.

Um tumor maligno não muito comum, mas clinicamente importante, é o carcinoma sebáceo. Originando-se de uma glândula de Meibomius, ele frequentemente é confundido com um calázio recidivante. A perda de cílios e a distorção da margem palpebral devem alertar o médico para a possibilidade do carcinoma sebáceo.

Além das lesões malignas, existem lesões de difícil diagnóstico e que podem ser confundidas com estas. O pseudotumor de órbita (Figs. 5 e 6) é um exemplo e é definido como o processo inflamatório dos tecidos orbitários, uni ou bilateral, de etiologia autoimune. Portanto, pela própria definição, trata-se de um diagnóstico de exclusão, devendo-se descartar outras patologias locais (p. ex.: cisto dermoide roto) ou sistêmicas (p. ex.: poliarterite nodosa), que predispõem ou podem manifestar-se como inflamação orbitária aguda.

As doenças linfoproliferativas apresentam início insidioso (sem sinais de inflamação orbitária) e acometem, principalmente, os adultos entre 50-70 anos de idade. Em geral, há proptose moderada (menor que 5 mm), alteração discreta da motricidade ocular e, ocasionalmente, diminuição da acuidade visual. As lesões tendem a ocorrer mais frequentemente nas órbitas superior e anterior, sendo a glândula lacrimal o sítio de envolvimento mais frequente (30% dos casos). À tomografia, verifica-se um velamento homogêneo, que, tipicamente, molda o globo ocular, sem comprimi-lo e sem provocar erosão óssea das paredes orbitárias. A classificação das lesões linfoides, muitas vezes, só é possível com o estudo imuno-histoquímico. Histologicamente, os linfomas podem apresentar padrão de crescimento nodular ou difuso (maioria dos casos). A população celular é sempre monótona, com padrão imuno-histoquímico monoclonal.

A orbitopatia distireoidiana é uma patologia autoimune orbital, que pode estar associada à Tireoidite de Hashimoto, eutireoidismo ou ao Bócio Difuso Tóxico e consequente hipertireoidismo. Essa última eventualidade caracteriza a doença de Basedow-Graves ou, simplesmente, Graves, descrita no século XIX, quando esses autores relacionaram proptose e aumento difuso da tireoide.

A doença de Graves é a variante mais frequente da orbitopatia distireoidiana, ocorrendo em cerca de 90% dos casos. Essa preponderância do hipertireoidismo é de tal monta, que a maior parte das publicações considera a expressão, doença de Graves, como sinônimo de orbitopatia distireoidiana. Outras denominações são ainda usadas como oftalmopatia de Graves e doença orbital relacionada com a tireoide. Uma noção importante é a que dissocia o quadro orbital do endocrinológico. Não são os hormônios da tireoide (T3 e T4) que causam a orbitopatia. Tanto a órbita

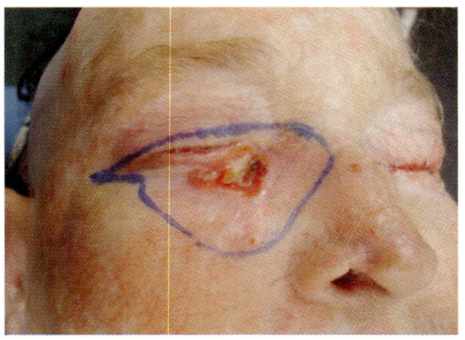

◀ **FIGURA 3.** Paciente com carcinoma basocelular em pálpebra inferior invadindo a órbita.

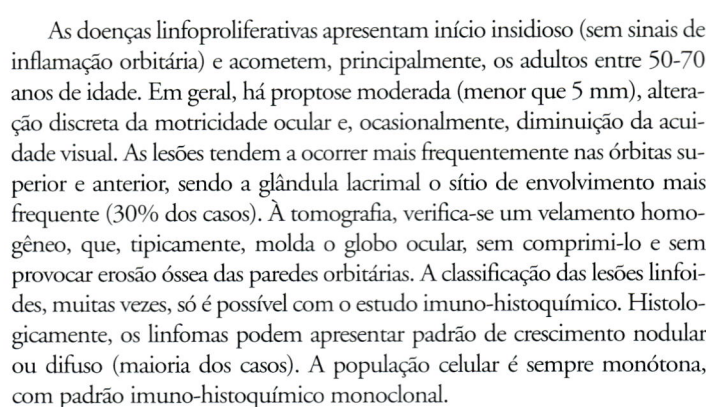

◀ **FIGURA 4.** Paciente com carcinoma epidermoide de pálpebra inferior em estágio avançado, envolvendo outras regiões da face.

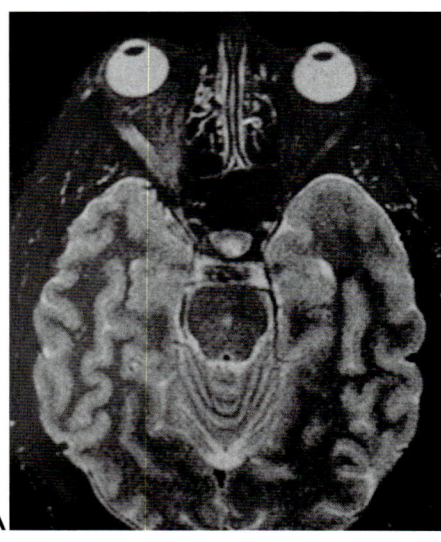

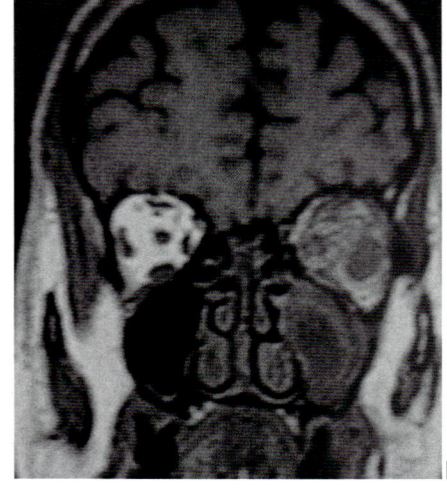

A B

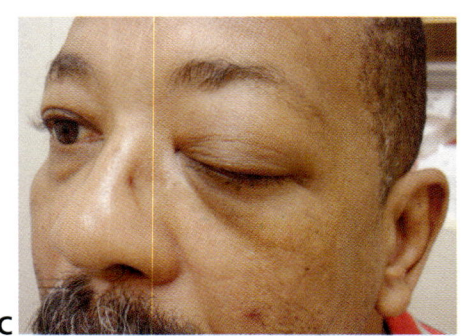

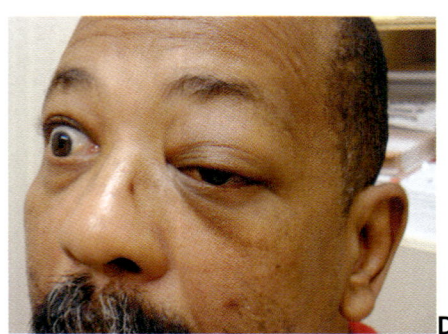

C D

◀ **FIGURA 5.** (**A e B**) Nota-se o espessamento da musculatura orbitária no exame de imagem. (**C e D**) Paciente com proptose evidente, edema de pálpebra superior e dificuldade na movimentação da mesma.

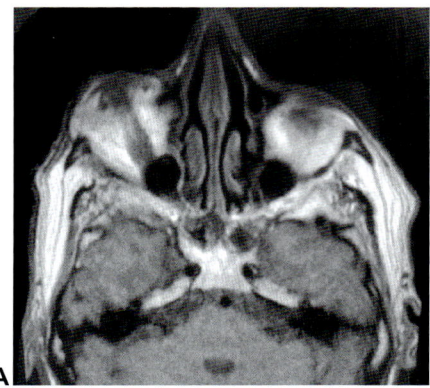
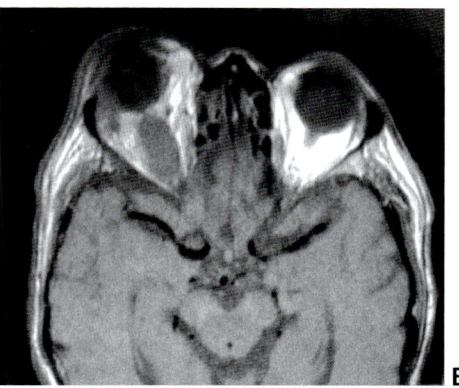
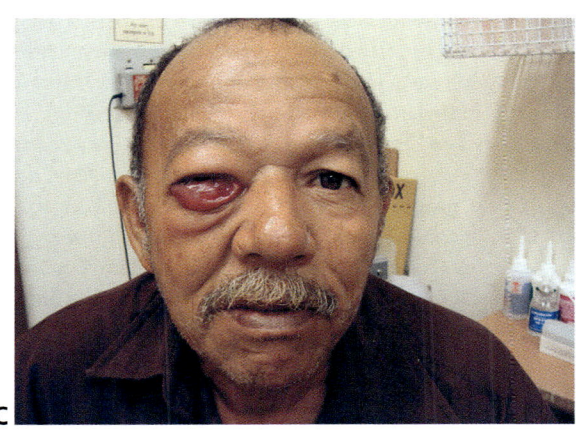
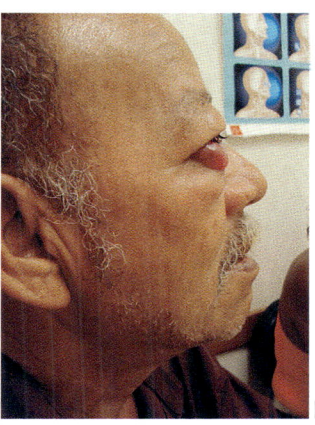

◀ **FIGURA 6.** Paciente com pseudotumor de órbita. (**A** e **B**) Há grave espessamento da musculatura orbitária observado no exame de imagem. (**C** e **D**) Houve importante melhora do quadro e sintomas em cerca de 15 dias após o início da terapêutica.

quanto a tireoide são órgãos de choque de um processo autoimune celular e humoral. A doença orbital segue um curso próprio não paralelo à normalização dos níveis séricos de T3 e T4. Na órbita, as principais estruturas acometidas são o tecido conectivo muscular e a gordura orbital. Nesses tecidos, o infiltrado linfoplasmocitário implica em acúmulo de glicosaminoglicanos e água. Consequentemente, ocorrem proptose e miopatia restritiva, levando à limitação das rotações oculares e diplopia. O envolvimento dos elementos retratores das pálpebras superior (músculo de Müller e elevador palpebral) e inferior (músculo tarsal inferior e fáscia capsulopalpebral/reto inferior), na doença orbital, explica a altíssima prevalência de retração palpebral na orbitopatia distireoidiana. Testemunho da alta frequência do envolvimento palpebral na doença de Graves é o grande número de epônimos relacionados com esse tipo de acometimento.

Com relação aos tumores oculares, os encontrados com mais frequência na clínica oftalmológica convencional são: o carcinoma de conjuntiva, o melanoma de coroide e o retinoblastoma.

O carcinoma espinocelular (Fig. 7) é um tumor comum na conjuntiva bulbar. Ele aparece mais frequentemente no limbo (região de transição entre a esclera e a córnea). Raramente acontece de aparecer na conjuntiva palpebral ou, isoladamente, no epitélio corneano. O aspecto deste tumor é, frequentemente, o de uma placa, ou um nódulo que surge, portanto, na transição esclerocorneal, sempre na área que as pálpebras não cobrem, e que, em razão disso, pode ser rápida e facilmente notado pela pessoa afetada, quando ela está cuidando de sua higiene matinal. Talvez pelo seu aparecimento precoce e pela sua índole geralmente pouco agressiva, este tumor comporta um tratamento eficaz. De fato, o crescimento e a invasão neoplásica são lentos, salvo na variedade mucoepidermoide. Esta última é perigosa. Mas, em geral, a abordagem cirúrgica é tranquila, sendo que o comprometimento metastático é raro. A recidiva pode ocorrer, e, na realidade, é frequente, mas comporta nova ressecção.

O melanoma de coroide (Figs. 8 e 9) não compartilha com o tumor anterior nenhuma daquelas características. Ele cursa com uma fase inicial

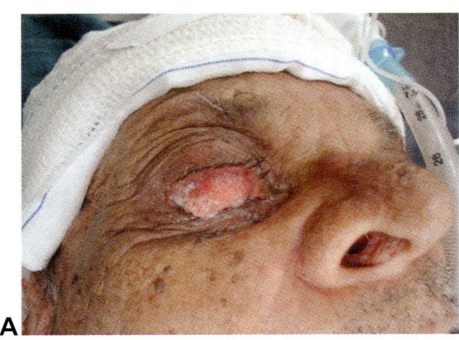
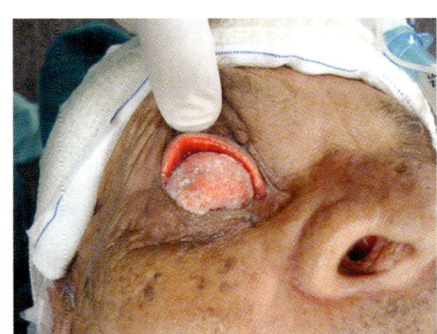

◀ **FIGURA 7.** (**A** e **B**) Observa-se paciente com carcinoma epidermoide da conjuntiva bulbar, lesão extensa.

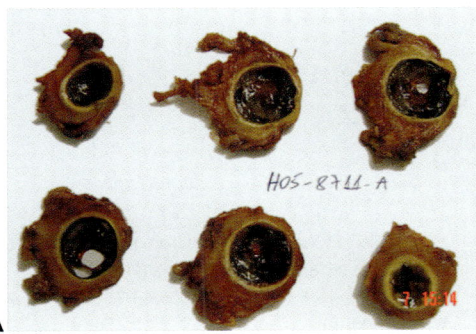
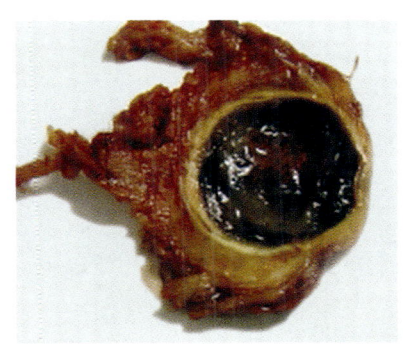

◀ **FIGURA 8.** (**A** e **B**) Cortes de produto de enucleação por melanoma de coroide.

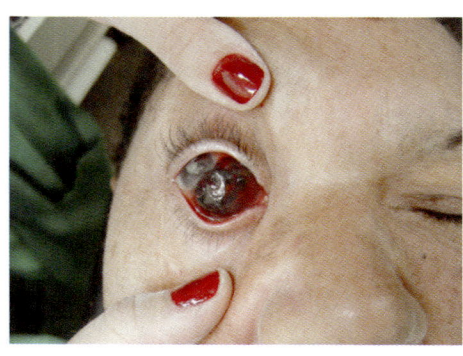

◀ **FIGURA 9.** Paciente com melanoma de coroide de olho direito em estágio avançado com extravasamento ocular e invasão de anexos.

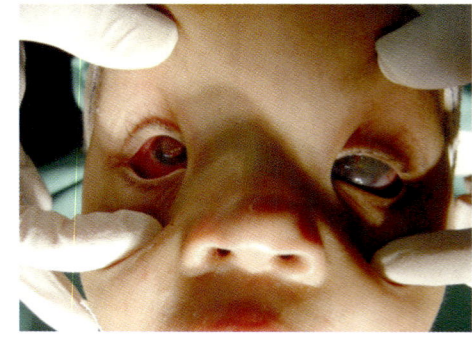

◀ **FIGURA 10.** Paciente com retinoblastoma bilateral.

de tempo prolongado e assintomática. E, quando diagnosticado, é bem possível que já tenha suas células circulando na corrente sanguínea, e sendo detidas no fígado. O diagnóstico é feito pelo exame de fundo de olho, em geral, quando o paciente atinge a segunda fase da história natural deste tumor, ou seja, a fase de sintomas visuais. Isto porque o tumor provoca uma mancha no campo visual, onde ele descola e desorganiza a retina. O exame de fundo de olho mostra, frequentemente, uma massa pigmentada associada a áreas de descolamento retiniano.

Desde a década de 1970 o tratamento tem sido campo de calorosas discussões, porque apareceram trabalhos clínicos mostrando que a sobrevida dos pacientes que recusavam a enucleação do globo ocular era a mesma sobrevida daqueles que se submetiam à cirurgia. Também surgiram publicações, relacionando a intervenção cirúrgica com o aumento da constatação de metástases a distância, possivelmente resultantes da manipulação do globo ocular durante o procedimento de enucleação. O tumor não responde à radioterapia nem à quimioterapia antineoplásica, restringindo a discussão do tratamento, principalmente, ao ato cirúrgico. O ato cirúrgico, que consiste em enuclear o globo ocular portador de um melanoma, cujo diâmetro está acima de 13 mm, é considerado, por alguns autores, como sendo desvantajoso. Outros consideram-no adequado. O prognóstico apresenta uma mortalidade de até 50%, no prazo de 5 anos. O aparecimento de metástases é uniformemente letal.

O retinoblastoma é um tumor congênito (Fig. 10). Trata-se de neoplasia altamente maligna, que surge na retina de globo ocular bem formado (a presença de malformação afasta o retinoblastoma). Sua incidência vem subindo, sem que seja possível esclarecer o motivo. O acometimento é bilateral em cerca de 20% dos casos. Tem uma tendência hereditária que pode ser registrada em cerca de 40%. O tumor é notado pelo brilho cinza-claro, que surge na pupila (leucocoria). Isto ocorre em 60% dos casos. Em 20% dos casos o tumor provoca um estrabismo, o que torna o aparecimento de estrabismo súbito, em crianças, um problema de pronto-socorro. Pode também aparecer sob a forma de baixa visão, massa orbitária, inflamação ocular, midríase, hifema, inflamação orbitária. Podemos considerar este tumor em 4 estágios: inicialmente ele atinge somente a retina, lugar de sua origem. Em segundo lugar, invade estruturas intraoculares. Em terceiro lugar, o tumor ganha o exterior do globo ocular, mantendo-se em suas cercanias. Finalmente, ele provoca metástases a distância, por vias linfática e sanguínea. O diagnóstico é feito pelo exame de fundo de olho e pela ecografia oftálmica, a qual fornece um padrão facilmente reconhecível. Ocasionalmente, a tomografia pode contribuir. Diferencia-se a neoplasia dos seguintes processos: inflamação intraocular provocada pela *Toxocara canis*, doença de Coats, persistência de vítreo primário hiperplásico, fibroplasia retrolental, displasia da retina, coloboma da retina. O tratamento do retinoblastoma tem bom resultado com radioterapia, à qual ele é muito sensível (Fig. 11). Nos últimos anos, o tratamento de pacientes com retinoblastoma bilateral evoluiu para incorporar a quimiotera-

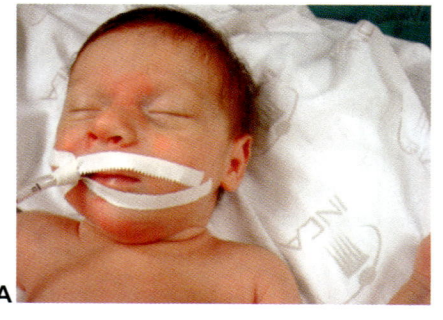
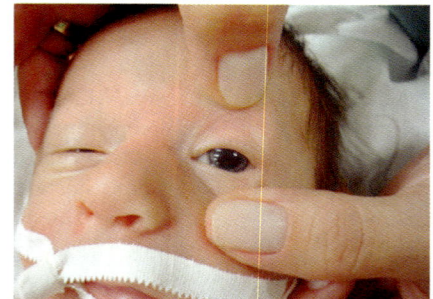
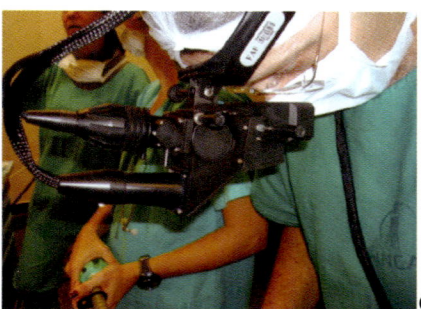
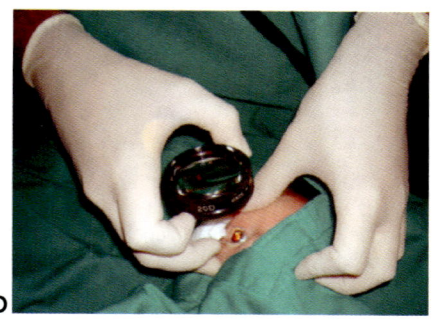
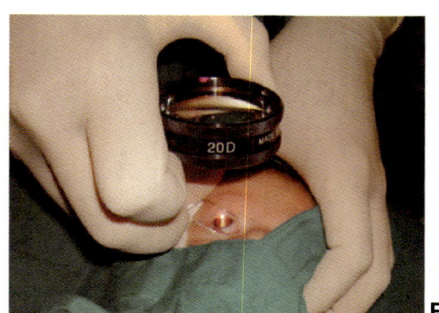
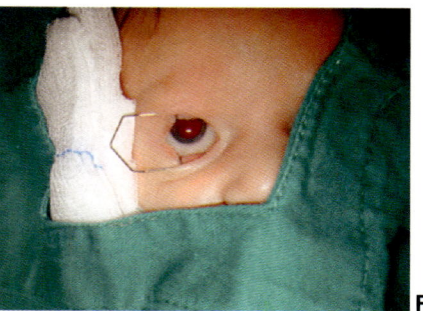
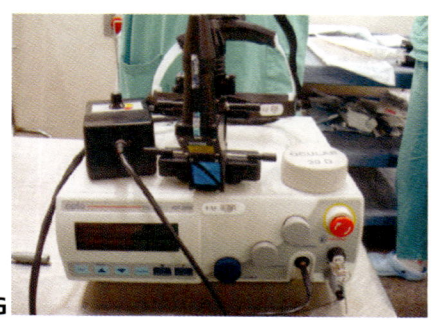
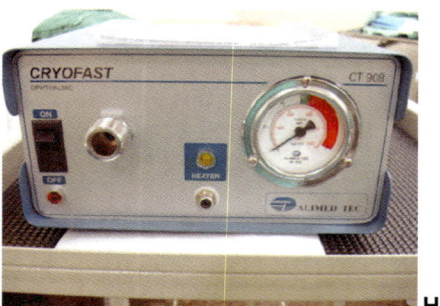

◀ **FIGURA 11. (A-F)** Paciente com retinoblastoma, submetido a tratamento por *laserterapia* e criocirurgia. **(G e H)** Equipamentos necessários ao procedimento.

pia primária associada ao uso de terapias agressivas focais, como o uso do *laser*. Esta abordagem pretende alcançar a quimiorredução máxima da carga tumoral intraocular e, finalmente, evitar ou retardar com aumento do salvamento ocular Com quimiossensibilidade de embasamento comprovado de retinoblastoma metastático para agentes de platina e etoposide, a maioria dos protocolos de quimiorredução tem incluído a carboplatina, geralmente com vincristina. A enucleação do globo ocular tomado por grande massa tumoral vem diminuindo bastante no INCA, devendo o procedimento ser pouco manipulativo e a secção do nervo óptico efetuar-se tanto posteriormente, quanto possível. De maneira complementar, utilizamos a crioterapia, a fotocoagulação com *laser* e a quimioterapia. O prognóstico é bem melhor do que o do melanoma de coroide, e pior do que o do carcinoma de conjuntiva. O exame ecográfico da massa intraocular costuma mostrar um padrão ecoico fácil de reconhecer, e o diagnóstico diferencial deve ser feito com o nevo de coroide, o hemangioma ou com os tumores metastáticos (sendo estes, em geral, originários da mama, tubo digestório ou pulmão). O tratamento deste tumor é controverso.

TRATAMENTO

Processos expansivos podem ser tanto doenças benignas quanto malignas, resultando assim uma grande variedade de diagnósticos histológicos. A variedade histológica depende principalmente da idade do paciente, resultando, também, em diferentes abordagens diagnósticas.

Apesar da melhora dos exames de imagem, muitas vezes a definição de abordagem terapêutica é difícil, podendo ser optado pela observação do quadro, biópsia incisional ou ressecção completa do tumor.

Além do aspecto radiológico, a localização dos tumores são importantes na conduta dos casos, sendo que quando indicada a abordagem cirúrgica, a técnica de acesso e a forma de ressecção dependerão da localização do tumor.

A remissão de massas orbitárias deve ser indicada, quando estas lesões forem bem definidas, causando alterações estéticas ou funcionais. Os tumores benignos, como hemangiomas, schwannomas, cistos dermoides, tumores mistos de glândulas lacrimais e alguns tumores malignos, costumam ser dissecados das estruturas adjacentes.

Na avaliação pré-operatória sempre é importante uma avaliação da acuidade visual do paciente. Em alguns casos a campimetria também pode ser utilizada. A mobilidade ocular deve ser cuidadosamente analisada para diferenciar entre uma paralisia da musculatura extrínseca do globo ocular ou apenas restrição da função muscular pela presença da tumoração.

A utilização de exames radiológicos é de fundamental importância para informar a localização do tumor e a sua relação com as estruturas adjacentes.

A abordagem cirúrgica da órbita, pálpebras e globo ocular requer um total conhecimento anatômico e um respeito aos planos fasciais, sendo um planejamento cirúrgico detalhado necessário para uma boa exposição do tumor. O cirurgião deve estar habituado a técnicas de microcirurgia, realizando uma hemostasia rigorosa, além de uma dissecção delicada, evitando lesões inadvertidas de estruturas neurovasculares.

A órbita pode ser abordada por diversas vias, todas elas sendo denominadas de orbitotomias; em geral, lesões anteriores são tratadas por acessos transorbitários. No entanto, lesões do terço posterior podem ser mais bem manejadas por via extraorbitária.

Existem outros fatores que determinam a via de acesso aos tumores orbitários, além da localização da lesão, como o tamanho da massa, o objetivo da cirurgia (biópsia, redução de volume tumoral para descompressão ou ressecção total da massa) e as características do tumor, como seu comportamento biológico.

Abordagem orbitária

Orbitotomia anterior

Esta abordagem é utilizada para lesões localizadas nos dois terços anteriores da órbita. Foi descrito por Knapp em 1874 e popularizada por Benedict. Esta abordagem pode ou não ser associada a osteotomias. O local da incisão é determinado pela localização da lesão (Fig. 12).

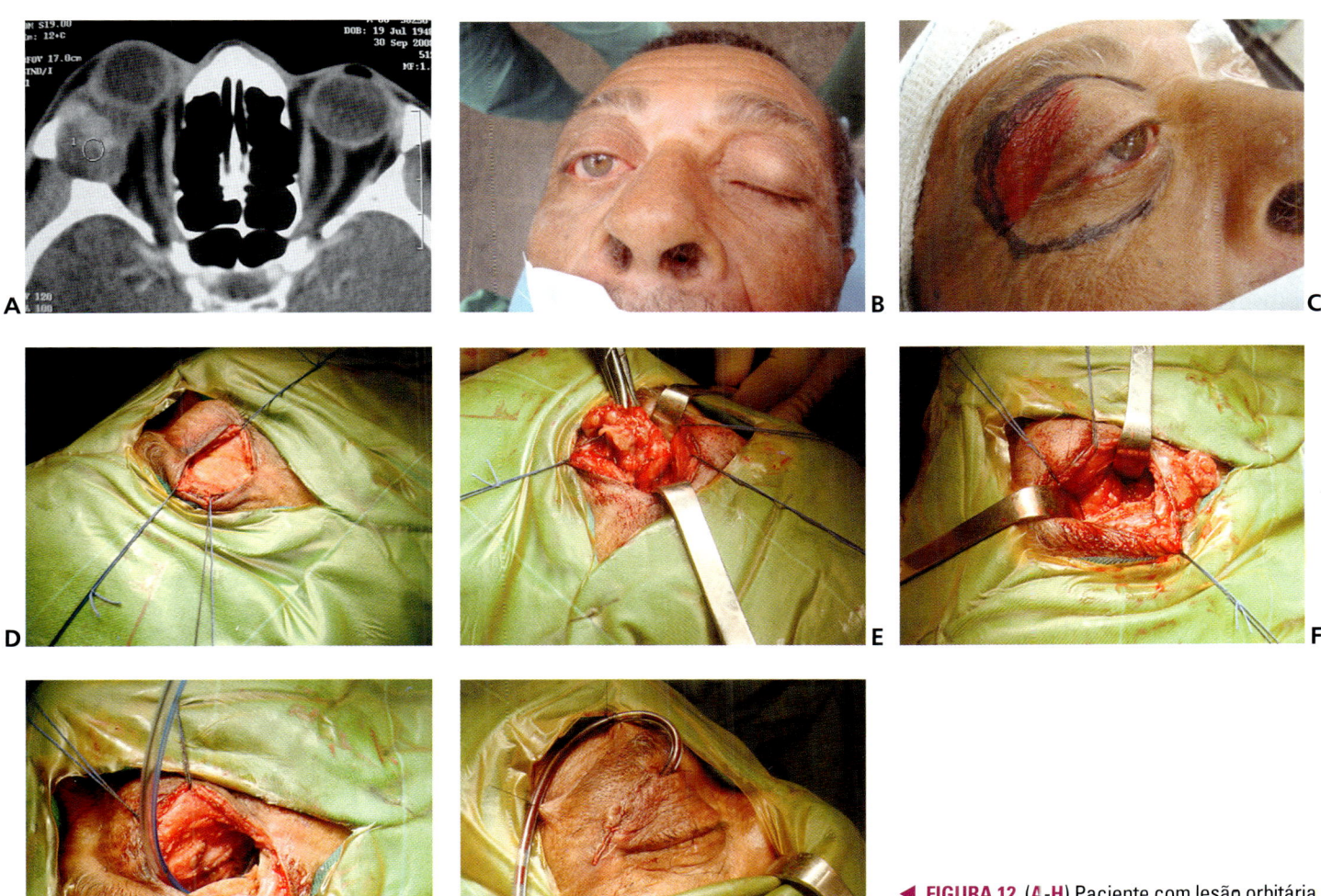

◀ **FIGURA 12. (A-H)** Paciente com lesão orbitária anterossuperior submetido à orbitotomia transcutânea sem osteotomia para ressecção completa da tumoração.

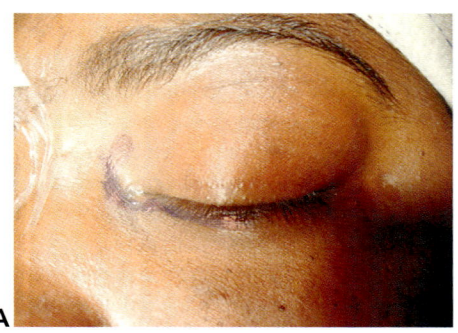 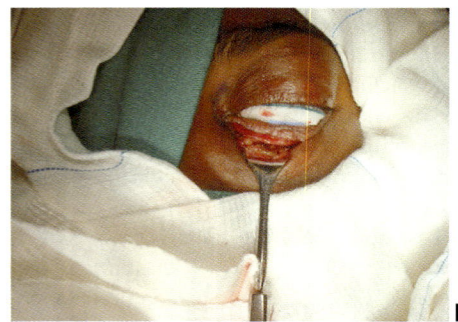 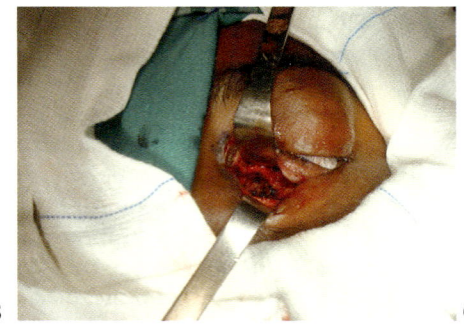

▲ **FIGURA 13. (A-C)** Paciente com lesão anteroinferior submetida à orbitotomia anterior transcutânea.

Orbitotomia anterior transcutânea

É utilizada para o acesso do espaço extraconal anterior, abordando lesões próximas ao rebordo orbitário. Através de retração delicada, por este acesso, é possível abordar lesões mais posteriores (Fig. 13).

Orbitotomia anterior transconjuntival

Este acesso é mais utilizado para lesões próximas ao globo ocular, regiões do nervo óptico imediatamente posterior ao globo ocular e para lesões intraconais anteriores (Fig. 14).

Orbitotomia lateral

Foi primeiramente descrita por Kronlein, em 1889, sendo mais tarde modificada por Berke, e, em 1976, realizada por Maroon, utilizando materiais microcirúrgicos. Esta abordagem é mais indicada para lesões não acessíveis pela orbitotomia anterior, sendo mais utilizada para lesões retrobulbares, podendo ser utilizada para lesões mais posteriores. Associada à osteotomia que possibilita a remoção da parede lateral da órbita que possibilita acesso à glândula lacrimal, tumores superolaterais e inferolaterais (Fig. 15).

Orbitotomia medial lateral

Mais indicada para tumores intraconais mediais. Este acesso utiliza a combinação de uma cantotomia lateral estendida de, aproximadamente, 3 cm que possibilita um afastamento lateral mais amplo dos componentes orbitários, possibilitado por meio de uma orbitotomia medial.

Orbitotomia medial transconjuntival

Mais indicada para tratamento de tumores menores situados na porção medial da órbita. Este acesso também pode ser indicado nos casos de necessidade de abordagem sinusal.

Abordagem extraorbitária

Este acesso é mais indicado em tumores com extensão intracraniana, lesões próximas ao canal óptico e do ápice orbitário.

Orbitotomia posteroinferior

Este acesso é realizado combinado com a excisão de Caldwell-Luc, que, por meio da cavidade do seio maxilar, possibilita a abertura da parede inferior da órbita em sua porção mais posterior, possibilitando o acesso a tumores desta localização (Fig. 16).

Acesso transcranial

Este tipo de acesso combinado com osteotomias orbitárias foi descrito primeiramente por Frazier, em 1913, já sofrendo várias modificações. Essa abordagem possibilita acesso a lesões do teto e parede lateral da órbita, ideal para lesões do ápice orbitário e lesões superiores à fissura orbitária superior, sendo comum nesta localização os gliomas de nervo óptico e meningiomas.

Craniotomia frontotemporal

Esta via possibilita acesso a tumores localizados superiormente à fissura orbitária superior, sendo os hemangiomas e neurofibromas os tumores mais frequentemente desta localização.

Acesso fronto-orbitotemporal

Indicado para tumores do nervo óptico.

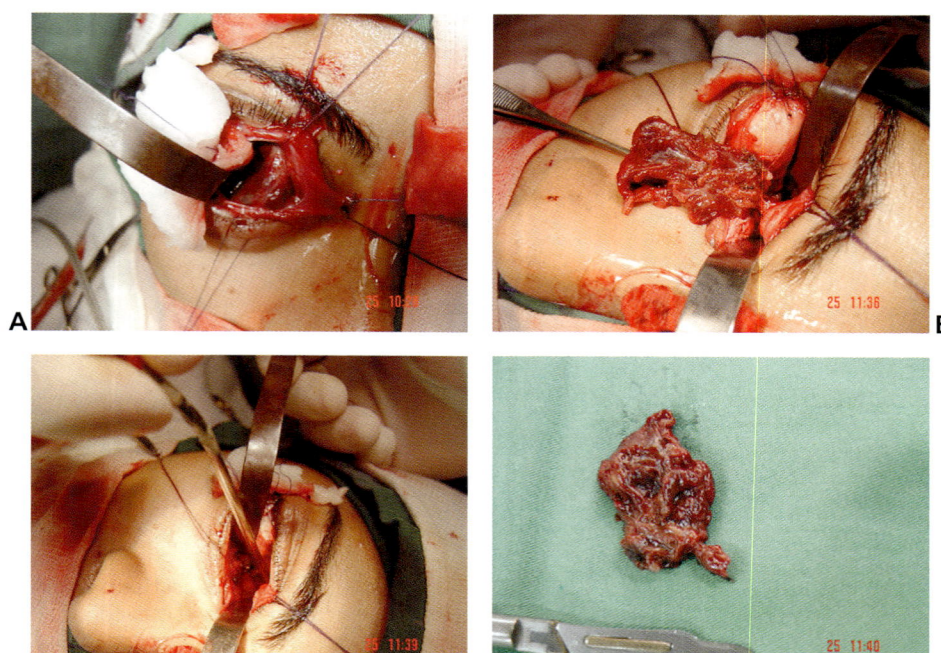

◄ **FIGURA 14. (A-D)** Paciente com hemangioma em região orbitária anterior submetida à ressecção transconjuntival.

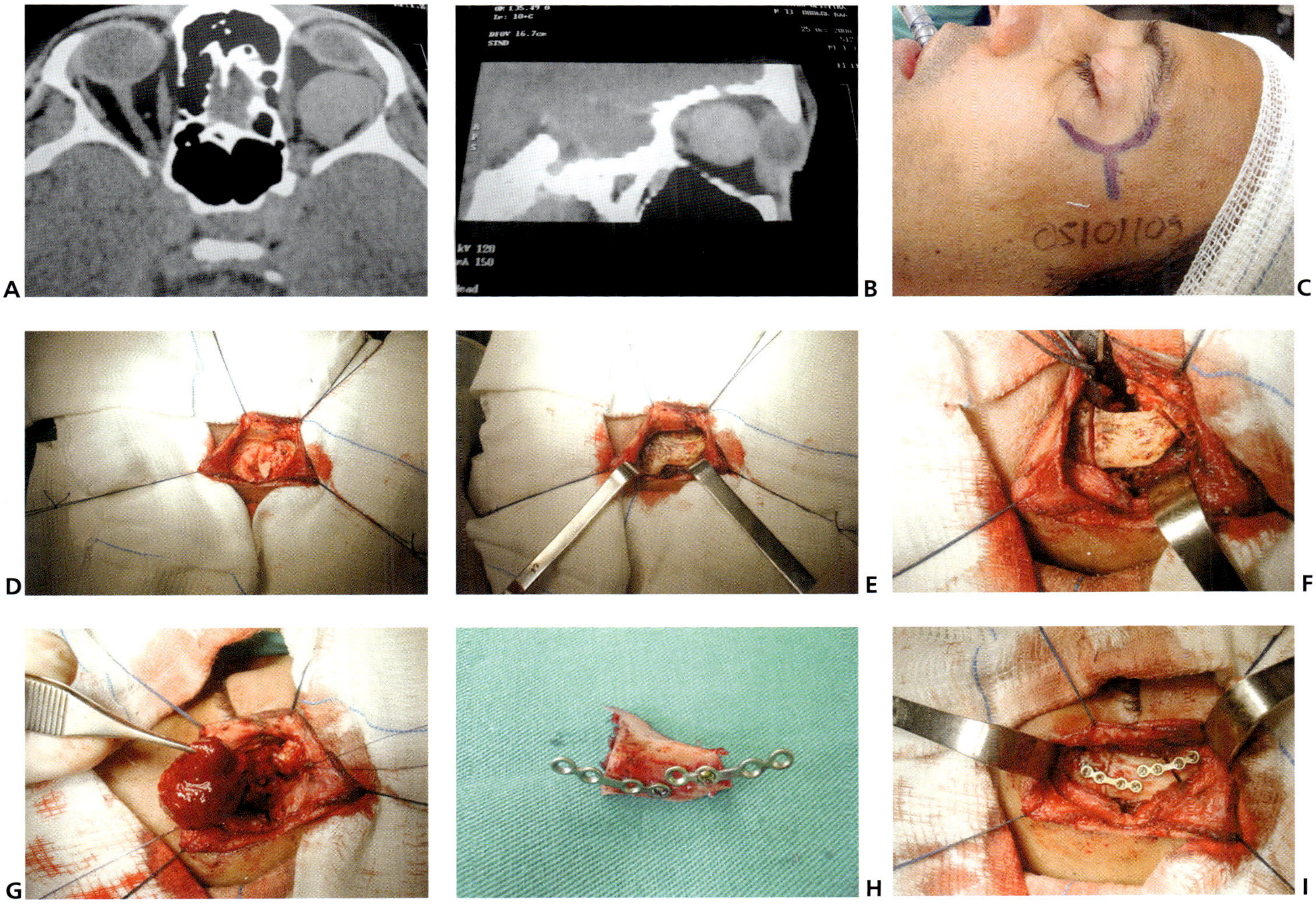

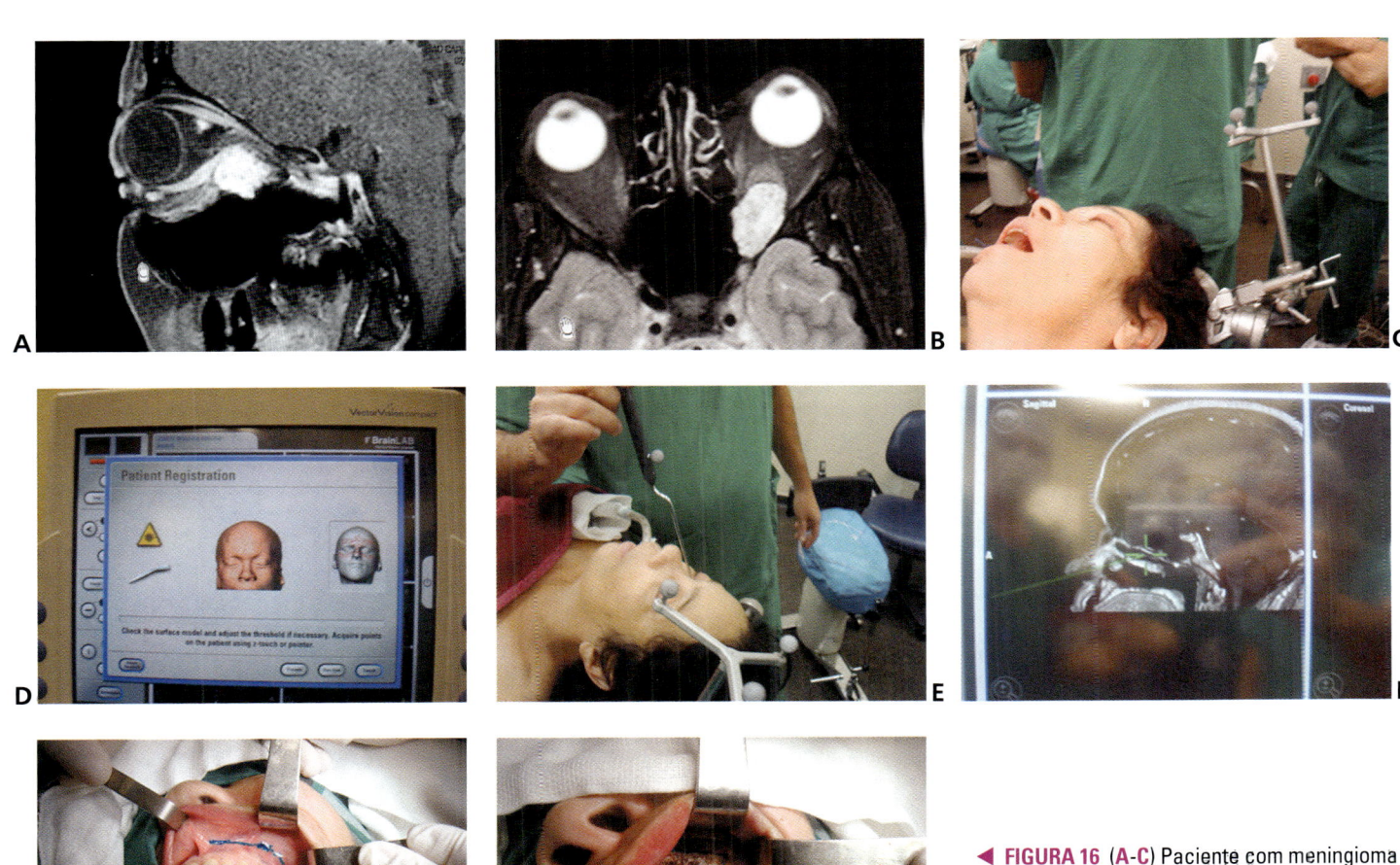

▲ **FIGURA 15.** (**A-C**) Paciente com lesão orbitária (hemangioma), vista em exame de imagem, na região posterior. (**D-G**) Através de orbitotomia foi possível a ressecção da mesma. (**H** e **I**) O segmento ósseo é fixado posteriormente pelo uso de miniplacas.

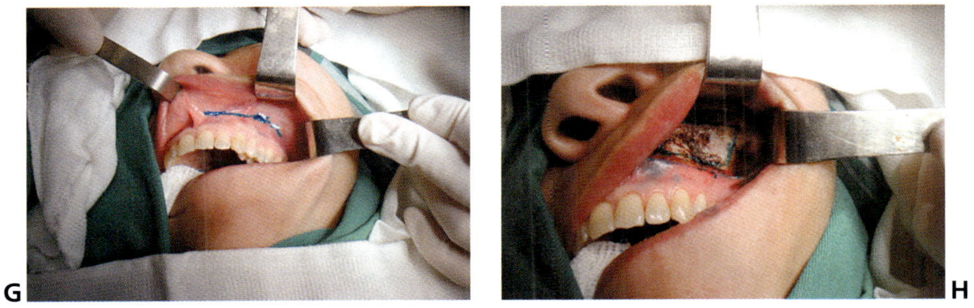

◄ **FIGURA 16** (**A-C**) Paciente com meningioma de assoalho orbitário. (**D** e **E**) O acesso por via maxilar anterior permite o uso do endoscópio para a abordagem em tal localização. (**F-H**) Observar que durante o procedimento também foi necessário o uso do neuronavegador.

RESSECÇÃO DE LESÕES COM AUXÍLIO DE MICROSCÓPIO

Este tipo de procedimento visa a ressecar lesões conjuntivais ou corneanas na tentativa de preservar a visão do paciente. Pode ser realizada com o auxílio de microscópio (Fig. 17) ou lentes de aumento. O tratamento cirúrgico pode ser complementado no intraoperatório com o uso de crioterapia, tendo em vista a margem exígua da ressecção. Além disso, o uso pós-operatório de quimioterápicos tópicos, assim como o uso de *laser* transoperatório, está indicado quando for o caso de lesões malignas como, por exemplo, carcinoma epidermoide (Figs. 18 e 19). A betaterapia com estrôncio é, também, utilizada no manejo pós-operatório.

Enucleação, evisceração e exenteração

Todos estes três procedimentos cirúrgicos resultam na retirada permanente da visão do paciente.

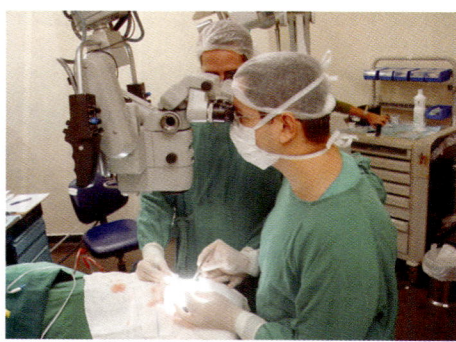

◀ **FIGURA 17.** Utilização do microscópio pelo cirurgião de cabeça e pescoço durante a ressecção da lesão maligna de conjuntiva ocular.

Indicação

1. **Enucleação**: oftalmia associada à amaurose, trauma ocular severo com risco de oftalmia simpática, microftalmia, endoftalmia ou panoftalmia, deformidade cosmética, tumores intraoculares.
2. **Evisceração**: as mesmas indicações da enucleação com exceção da oftalmia simpática e tumores intraoculares.
3. **Exenteração**: tumores cutâneos com invasão orbitária, tumores malignos de glândula lacrimal, outras lesões malignas intraorbitárias, mucomicose, dor orbitária crônica e deformidades orbitárias.

Técnica operatória

Enucleação

Esta cirurgia inicia com a peritomia conjuntival junto ao limbo esclerocorneal, seguido da dissecção da fáscia de Tenon em direção aos quatro quadrantes do globo ocular. A seguir a isolado os músculos retos e seccionados, possibilitando a mobilização anterior do globo ocular, para posterior clampeamento e ligadura da artéria oftálmica e secção do nervo óptico. É importante o encaminhamento do coto do nervo óptico para exame de congelação nos casos de tumores intraoculares para excluir o comprometimento tumoral do coto do nervo óptico remanescente. Após a retirada do globo ocular, o saco conjuntival é suturado para posterior ou imediata colocação de prótese ocular (Fig. 20).

Exenteração

A exenteração de órbita envolve a ressecção além do globo ocular, de todo o conteúdo orbitário e maior parte das pálpebras (Fig. 21).

Além dessas formas de abordagem, em tumores em estágio avançado e com invasão de estruturas nobres além das orbitárias, como, por exemplo, fossa craniana anterior, pode ser necessária a realização de ressecções craniofaciais (Fig. 22).

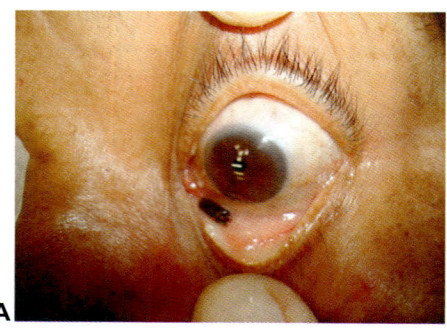
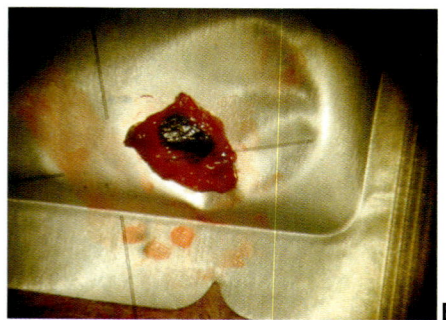

◀ **FIGURA 18. (A e B)** Paciente com melanoma de conjuntiva ressecado com sucesso pelo uso do microscópio.

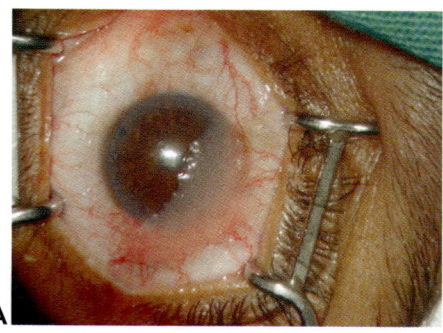
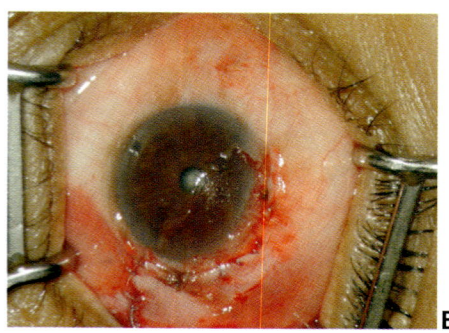

◀ **FIGURA 19. (A e B)** Paciente com carcinoma epidermoide de conjuntiva bulbar avançando para a região corneana, ressecado com sucesso pelo uso do microscópio. Neste caso foi utilizada a crioterapia conforme descrito e houve a necessidade de confecção de retalho de conjuntiva para fechamento do defeito.

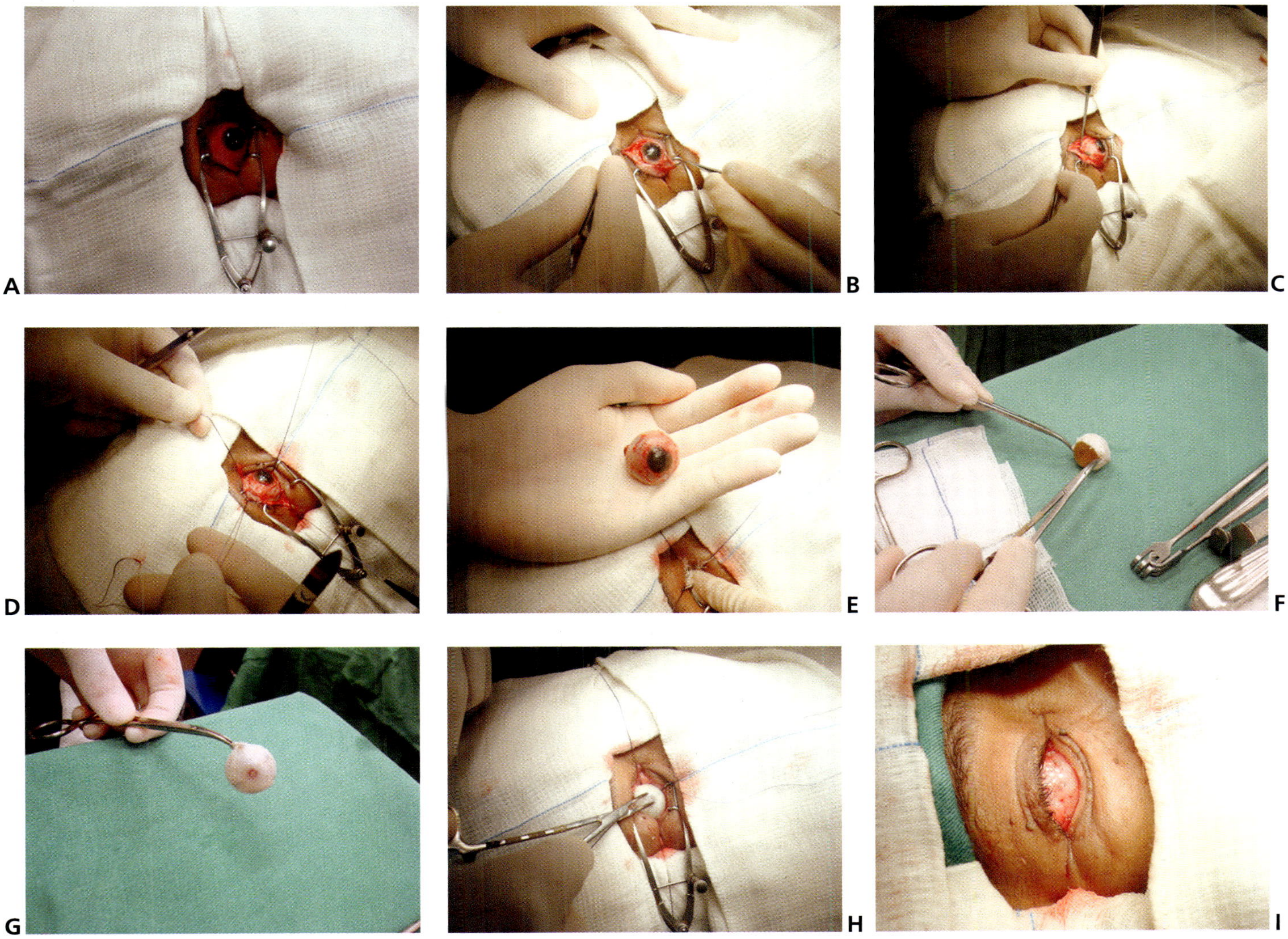

▲ **FIGURA 20.** (A-I) Passo a passo das etapas descritas no procedimento de enucleação. Neste caso foi realizada a colocação de prótese ocular com conjuntiva de cadáver e lente escleral para proteção.

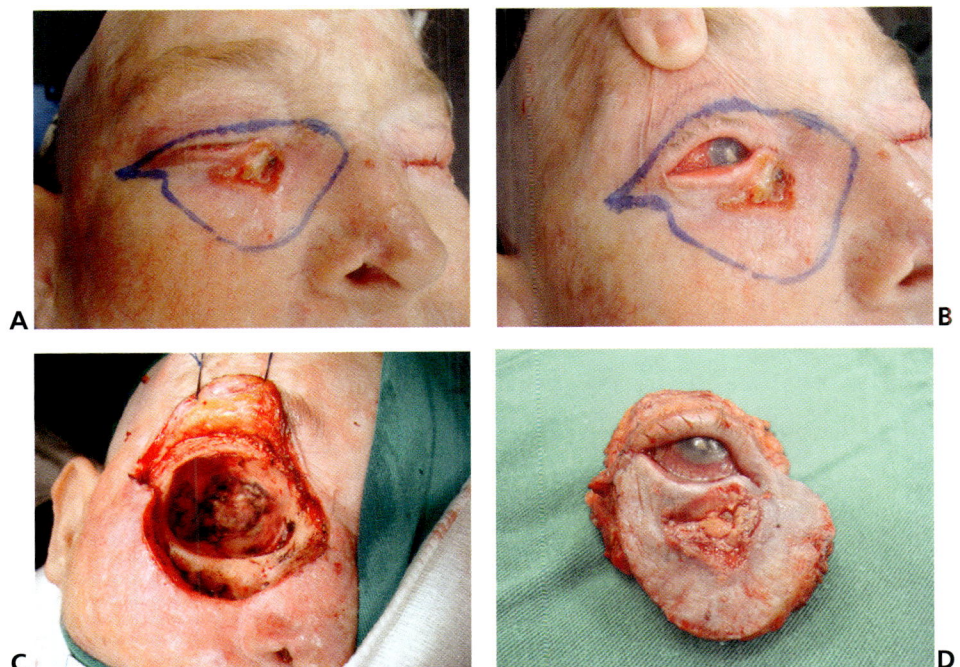

◄ **FIGURA 21.** (A-D) Paciente com tumor de pele de pálpebra com invasão de planos profundos em órbita, atingindo o globo ocular. Realizada exenteração de órbita.

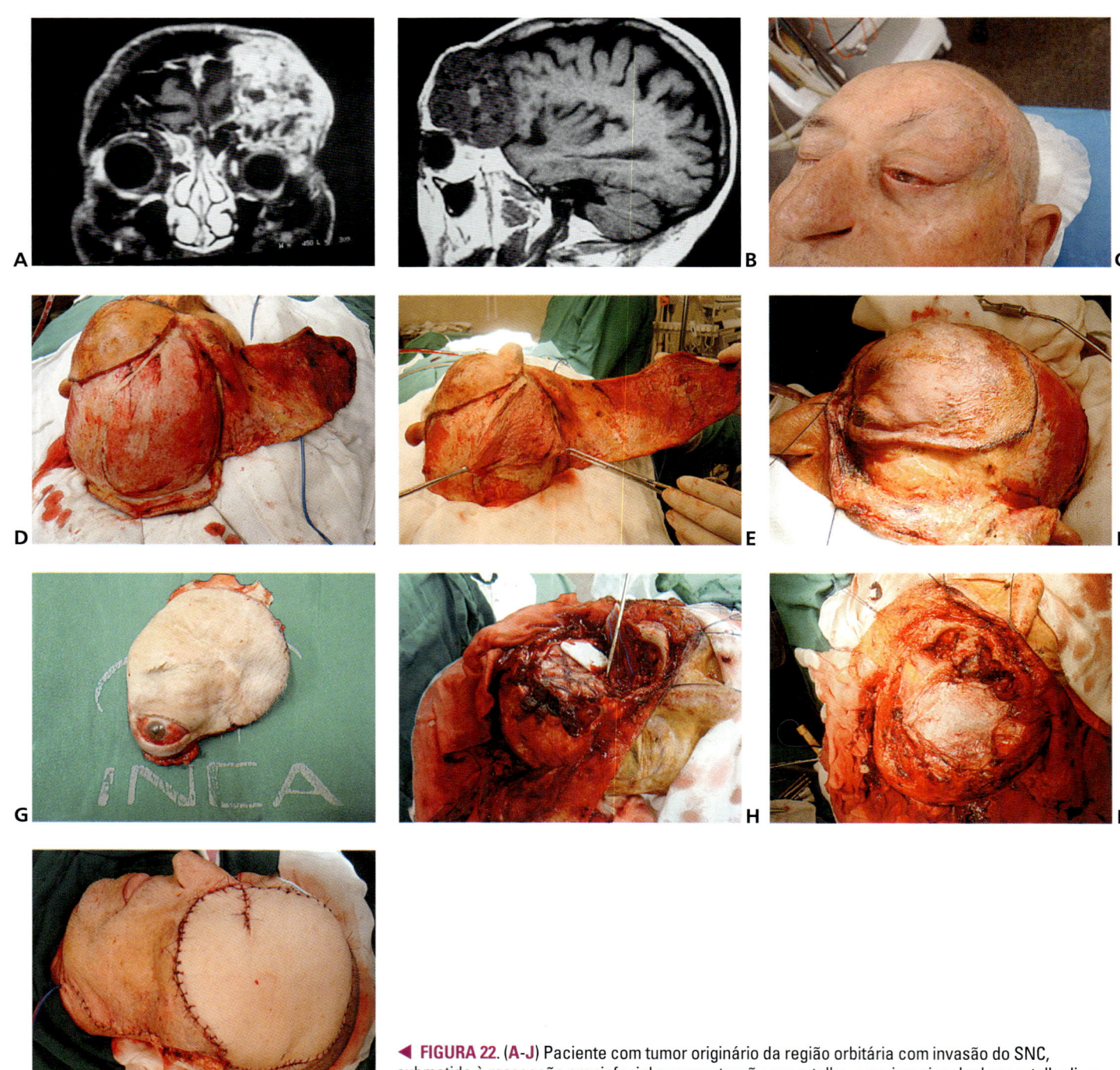

◀ **FIGURA 22. (A-J)** Paciente com tumor originário da região orbitária com invasão do SNC, submetido à ressecção craniofacial e reconstrução por retalho, e pericraniogaleal por retalho livre microcirúrgico de músculo reto abdominal.

BIBLIOGRAFIA

Carraway JH. Surgical anatomy of the eyelids. *Clin Plast Surg* 1987;14:693-701.

Costa LS. Oncologia ocular. *Medicina, Ribeirão Preto* 1997 Jan.-Mar.;30:74-75.

Crawford JB. Conjunctival tumors. In: Tasman W, Jaeger EA. *Duane's clinical ophthalmology*. Philadelphia, New York: Lippincott, Raven, 1995. p. 1-10, v. 4, cap. 10.

Cruz AAV *et al.* Patologia dos anexos oculares. *Medicina, Ribeirão Preto* 1997 Jan.-Mar.;30:36-51.

Dantas AM, Monteiro MLR. *Doenças da órbita*. Rio de Janeiro: Cultura Médica, 2002.

Ellsworth RM, Boxrud CA. Retinoblastoma. In: Tasman W, Jaeger EA. *Duane's clinical ophthalmology*. Philadelphia, New York: Lippincott; Raven, 1995. p. 1-19, v. 3, cap. 35.

Galindo CR *et al.* Treatment of intraocular retinoblastoma with vincristine and carboplatintreatment of intraocular retinoblastoma with vincristine and carboplatin. *J Clin Oncol* 2003 May 15;21(10):2019-25.

Humphrey CD, Kriet D. Surgical approaches to the orbit. *Operative Techniques in Otolaryngology* 2008;19:132-39.

Sassoon EM *et al.* Eyelid reconstruction. *Operative Techniques in Plast. Reconst Surg* 1999 Nov.;6(4):250-64.

Seiff SR *et al.* Orbital lesions and techniques. *Operative Techniques in Neurosurgery* 2000 Mar.;3(1):57-61.

Shinder R, Al-Zubidi N, Esmaeli B. Survey of orbital tumors at a comprehensive cancer center in the United States. *Head & Neck* 2011 May;33(5):610-14. doi 10.1002/hed.

CAPÍTULO 54

Câncer da Orelha e do Osso Temporal

Uirá Luiz de Melo Sales Marmhoud Coury ■ Bruno Albuquerque de Sousa
Terence Pires de Farias ■ Ana Carolina Pastl Pontes
Dênio José de Souza Bispo ■ Luciana Correa de Araujo Arcoverde

INTRODUÇÃO

Um grande número de neoplasias malignas pode ter sede na orelha e no osso temporal, variando a incidência e a natureza das mesmas à medida que se caminha do pavilhão auricular para a orelha interna. O comportamento clínico dessas neoplasias malignas modifica-se de acordo com seu ponto de origem, oferecendo nuances marcantes não só quanto à sua extensão local, como também quanto à sua expansão locorregional e a distância.

Anatomicamente, a orelha e o osso temporal podem ser divididos nas seguintes regiões:

A) Orelha externa (pavilhão auricular mais conduto auditivo externo).
B) Orelha média (ossículos da orelha: martelo, bigorna e estribo).
C) Orelha interna (vestíbulo e canais semilunares).
D) Osso temporal (partes petrosa, escamosa e timpânica).

Essa complexa anatomia contém os órgãos da audição e do equilíbrio, os nervos cranianos responsáveis pelo movimento facial, fala e deglutição e os grandes vasos, proporcionando drenagem venosa e suprimento arterial para o crânio e cérebro. O osso temporal é, por sua vez, rodeado por estruturas importantes, como: a fossa infratemporal, a dura-máter das fossas média e posterior do crânio, o cérebro e parte superior do pescoço e da coluna cervical. A organização conceitual dos vários compartimentos do osso temporal é importante para a compreensão da propagação do câncer do osso temporal e constitui a base anatômica das ressecções em bloco.

ETIOLOGIA

Os fatores etiológicos implicados no desenvolvimento do câncer da orelha e do osso temporal podem ser divididos em dois grupos principais:

1. Lateralmente: acometendo a pele da orelha externa envolvendo o pavilhão auricular e o terço lateral do conduto auditivo externo (CAE). A exposição à radiação ultravioleta é o principal fator etiológico.
2. E mais medialmente: acometendo o terço medial do CAE e orelha média. A inflamação crônica é tida como o principal fator etiológico. Fatores ocupacionais, como a exposição à radiação nos fabricantes de relógios e uma possível ligação com aflatoxina gerada por fungos no CAE foram propostos como fatores etiológicos.

EPIDEMIOLOGIA

Neoplasias malignas da orelha e do osso temporal são tipos raros e agressivos de tumores. A incidência tem sido relatada como sendo entre um e seis casos por milhão de habitantes por ano o que é inferior a 0,2% de todos os tumores da cabeça e pescoço. Estima-se que um caso de carcinoma da orelha média ocorre para cada 5.000 a 20.000 casos de doenças auriculares. O carcinoma escamocelular do CAE possui incidência anual de aproximadamente um caso por um milhão de indivíduos, sendo, portanto, o tipo histológico mais frequente.

O câncer da orelha e do osso temporal tende a afetar o grupo etário de 50-60 anos, predominantemente, embora idades mais novas têm sido relatadas em particular com os tumores da orelha média. Uma média de idade típica é de 72,6 anos com variação de 56-98. Sarcomas estão limitados às crianças. A proporção entre homens e mulheres está perto de igualar. Porém, alguns estudos têm mostrado uma ligeira predominância do sexo feminino com uma proporção de 1:1,2. Estes tumores se propagam, principalmente, pela invasão direta no osso temporal e estruturas vizinhas (parótida, fossa infratemporal, dura-máter, cérebro). Metástases linfáticas são incomuns (menores que 10%), e disseminação a distância, extremamente rara.

No Instituto Nacional de Câncer de 1974 a 2002 foram diagnosticados 34 pacientes com carcinoma do osso temporal e tratados com ressecção do osso temporal. O índice de complicações foi de 31%, sendo a hemorragia venosa intraoperatória a de maior frequência. Os transtornos neurológicos causados por lesões dos pares cranianos foram semelhantes aos relatados na literatura pertinente.

CARACTERÍSTICAS CLÍNICAS

Pavilhão auricular (orelha externa)

A extensão da área cutânea do pavilhão auricular em relação às outras partes da orelha faz com que o carcinoma seja a neoplasia maligna mais frequente nessa região. O carcinoma do pavilhão auricular guarda os mesmos indicadores epidemiológicos daqueles que se localizam na pele em geral. Assim, ele é mais frequente entre homens, ocorre em maior número entre as pessoas de pele, de olhos e cabelos claros e, principalmente, que têm suas atividades ao ar livre e ao abrigo do sol, como: agricultores, pescadores, vendedores ambulantes etc. O carcinoma do pavilhão auricular, especificamente, conta com alguns fatores que podem concorrer para o seu aparecimento: existência prévia de eczemas crônicos localizados, principalmente, no sulco retroauricular e hélice; traumatismo mecânico crônico determinado pelo uso dos óculos e cicatrizes antigas de queimaduras.

Quanto às regiões do pavilhão auricular acometidas, os carcinomas são mais frequentes na hélice (45%), principalmente em sua borda superior, seguindo-se a antélice (25%), que é a face posterior do pavilhão, o sulco retroauricular (15%) e a concha (10%). O lobo da orelha também pode ser atingido, porém, em baixa incidência.

O carcinoma escamocelular (CEC) do pavilhão auricular pode apresentar-se na forma de corno cutâneo que, em muitas ocasiões, oculta, por baixo da massa córnea que o caracteriza, o foco da neoplasia; exofítica superficial, de melhor prognóstico e úlcero-infiltrante, a mais frequente, que se desenvolve a partir de erosão superficial e que, crescendo rapidamente, torna-se infiltrante e destruidora.

O carcinoma basocelular (CBC) representa o tumor mais comum do pavilhão auricular, sendo 4 vezes mais frequente que o carcinoma escamocelular (Fig. 1).

O CBC apresenta-se clinicamente sob a forma nodular, em que predomina a existência de um nódulo grande, único, ou o conglomerado de pequenos nódulos de forma perolada que, em fase posterior, ulceram-se em sua parte central, deixando bordos elevados; esclerodermiforme, em que se mesclam áreas de neoplasia cutânea típica com outras de aparente aspecto cicatricial, em decorrência de um processo de progressão mais no sentido superficial do que profundo; e, finalmente, o tipo mais agressivo e destrutivo, o infiltrativo, que se apresenta produzindo grande destruição e podendo envolver todo o pavilhão auricular e até as regiões vizinhas.

O melanoma do pavilhão auricular é visto em todas as estatísticas como de baixa ocorrência, e sua localização mais frequente é na hélice e antélice. A maioria dos melanomas do pavilhão auricular apresenta-se como uma única lesão cutânea superficial pigmentada que, de repente, passa a crescer, tornando-se invasiva. Em decorrência da espessa malha fibrosa que une a pele ao plano cartilaginoso, a tendência do melanoma do pavilhão auricular é expandir-se pela superfície cutânea, atingindo posteriormente os linfáticos, principalmente os localizados inferiormente (infra-auriculares).

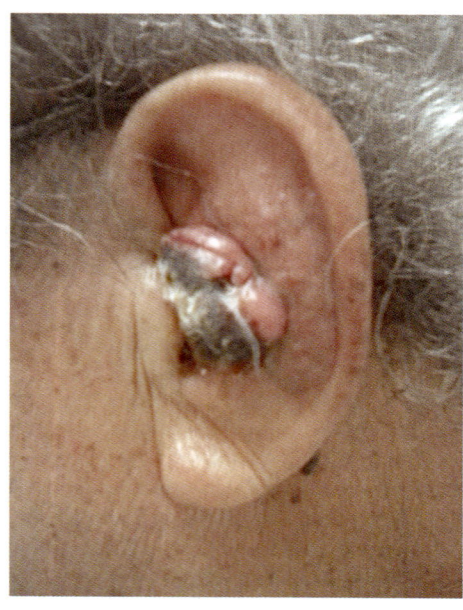

◀ **FIGURA 1.**
Carcinoma basocelular da concha da orelha esquerda.

Osso temporal

Tumores malignos primários do osso temporal são raros e quando presentes originam-se na orelha média e na mastoide e, raramente, no forame jugular e no ápice petroso. Os tumores secundários do osso temporal geralmente originam-se da disseminação a partir de estruturas adjacentes (concha e glândula parótida). Cada região do osso temporal é acometida por tipos tumorais específicos, que produzem manifestações clínicas e achados distintos ao exame.

O tipo mais comum de câncer do osso temporal é o carcinoma escamocelular. O adenocarcinoma é menos comum, e outros tipos histopatológicos são raros (Fig. 2).

A disseminação tumoral tende a ocorrer por meio de infiltração da rede vascular, neural e de forames naturais entre o osso temporal e estruturas vizinhas (Fig. 3). A propagação circunferencial com extensão para o pavilhão auricular pode ocorrer, dando origem a uma aparência semelhante à otite externa crônica. Extensão anterior à articulação temporomandibular, glândula parótida e fossa infratemporal ocorre através das fissuras de Santorini, da fissura petroescamosa e de defeitos do conduto auditivo externo (forame de Huschke), apresentando-se como edema periauricular e trismo. O crescimento medial através da membrana timpânica com extensão do tumor na fenda da orelha média permite a disseminação tumoral pelos espaços pneumatizados do osso temporal. O envolvimento do labirinto ocorre tardiamente, resultando perda auditiva neurossensorial e vertigem. Extensão para o canal auditivo interno pode ocorrer através do vestíbulo. Extensão superior ao espaço epitimpânico com envolvimento da dura-máter da fossa média e do lobo temporal é a via mais comum de disseminação intracraniana. Isto é sugerido por cefaleia persistente. Envolvimento da fossa craniana posterior pode ocorrer a partir da mastoide.

A pele do canal auditivo externo tem uma rede linfática escassa. A drenagem é, inicialmente, para linfonodos pré-auriculares, mastóideos, subparotídeos e subdigástricos, e depois para região cervical superior. Evidência clínica de disseminação metastática para os linfonodos regionais não é comum no momento da apresentação (10-15%). Carcinoma adenoide cístico, carcinoma basocelular e carcinoma espinocelular têm uma propensão especial para disseminação perineural. O nervo predominante em risco é o nervo facial com possibilidade de disseminação distal se estendendo pelo forame estilomastóideo.

Dor, sangramento, secreção, paralisia facial e perda auditiva são as apresentações sintomáticas mais comuns do câncer do osso temporal. Um alto índice de suspeição é necessário para o diagnóstico precoce de malignidade. Como estes sintomas são típicos de doença inflamatória da orelha, os retardos no diagnóstico conduz cerca de 50-60% dos pacientes a apresentarem doença avançada com invasão óssea ao diagnóstico. Ambas as condições podem coexistir. Embora a dor tenda a ser mais grave em doença maligna, o sangramento é relativamente raro na doença inflamatória crônica.

DIAGNÓSTICO

O objetivo da avaliação diagnóstica é para confirmar o diagnóstico de malignidade, definir a extensão da doença e formular um plano de tratamento. Isto é conseguido com anamnese, exame físico completo, exame de imagem e biópsia. A evolução dos sinais e sintomas pode dar uma ideia da extensão da disseminação local e do grau de malignidade do tumor.

Biópsia

Lesões do conduto auditivo externo oferecem uma oportunidade para biópsia direta, mas se houver suspeita de tumor vascular ou anomalia vascular, a biópsia deverá ser adiada até avaliações radiológicas serem realizadas. Múltiplas biópsias profundas devem ser realizadas para se evitar um erro de amostragem. Resultados que retornam um relatório de inflamação crônica, quando há suspeita de malignidade, devem ser repetidos, uma vez que doenças neoplásica e inflamatória podem coexistir.

Exames de imagem

Exames de imagem são obrigatórios como parte da avaliação pré-operatória e fornecem informações sobre a natureza destrutiva das lesões ósseas temporais e das extensões local e regional do tumor. A tomografia computadorizada (TC) e a ressonância magnética (RM) são complementares na avaliação de tumores da orelha e do osso temporal. A TC de alta resolução (cortes de 1 mm ou menos) nos planos axial e coronal fornece delimitação precisa da extensão da destruição óssea (Fig. 4). A RM, por outro lado, demonstra envolvimento das partes moles como dura-máter, lobo

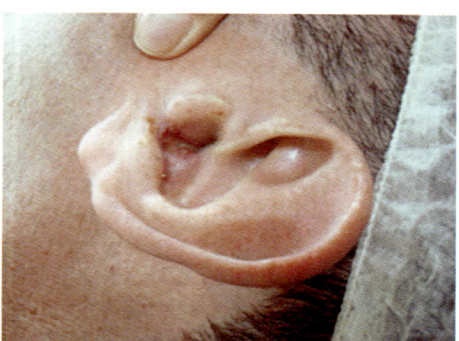

◀ **FIGURA 2.**
Carcinoma escamocelular do conduto auditivo externo da orelha esquerda.

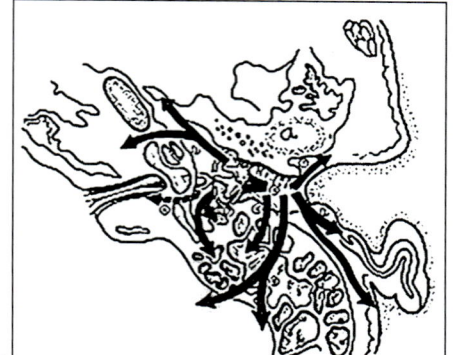
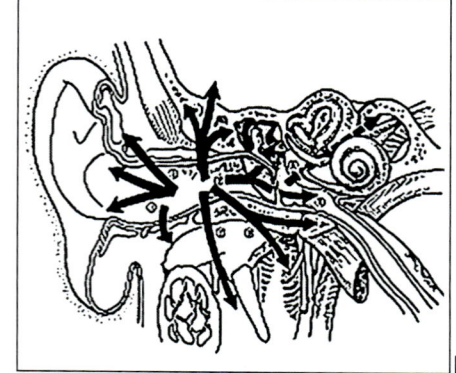

◀ **FIGURA 3. (A e B)** Crescimento tumoral e vias de invasão. Adaptado de *Stephanie A. et al.*

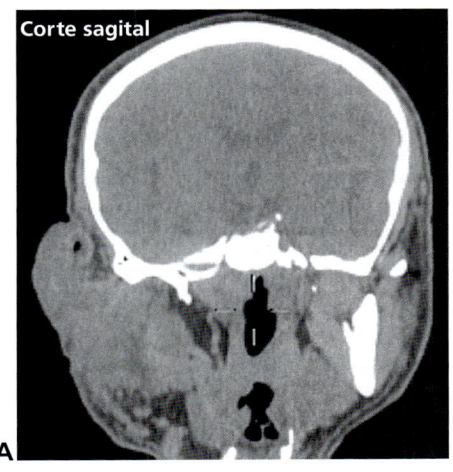
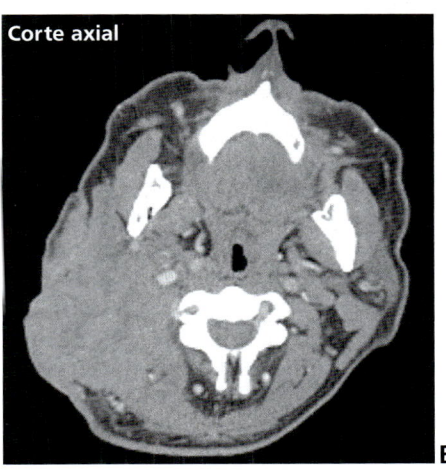

◀ **FIGURA 4.** TC de mastoides evidenciando formação expansiva irregular volumosa, localizada no pavilhão auricular direito com extensão para porção fibrocartilaginosa do meato acústico externo direito. No exame não se evidencia invasão óssea. (**A**) Corte sagital. (**B**) Corte axial.

temporal, cérebro ou músculo pterigoide, especialmente quando reforçada com gadolínio-DTPA. A presença de metástases distantes pode ser avaliada com radiografia de tórax, ultrassonografia de abdome e exames de cintilografia óssea. Exames de imagem auxiliam ainda no planejamento de campos de radioterapia e identificam pacientes com doença recorrente elegíveis para tratamentos paliativos.

Outros métodos de imagem

Doença avançada envolvendo o ápice petroso pode envolver a artéria carótida intrapetrosa, embora este seja um achado raro. A ACI é relativamente resistente à invasão por tumores do osso temporal. A angiografia é utilizada no pré-operatório para avaliar a ACI e delinear o padrão vascular da anatomia arterial cerebral. O uso de técnicas de balão de oclusão ou estudos de *cross-flow* para demonstrar *cross-flow* contralateral adequado sugere que a ressecção em bloco seja segura. A confirmação de drenagem venosa contralateral permite ressecção segura do complexo venoso sigmoide-jugular, com baixo risco de edema cerebral. O papel da ultrassonografia é limitado à avaliação da relação das massas cervicais com os grandes vasos cervicias e auxiliar na biópsia percutânea guiada de linfonodos cervicais.

ESTADIAMENTO CLÍNICO

Vários sistemas de estadiamento para malignidade, envolvendo a orelha e o osso temporal, têm sido propostos. Não há um consenso quanto ao estadiamento desses tumores. Idealmente, um sistema de estadiamento pré-operatório deve permitir que a extensão do tumor, a ser facilmente categorizado, auxilie no planejamento do tratamento e seja útil como base para avaliar os resultados do tratamento e o prognóstico. No Instituto Nacional de Câncer o sistema de estadiamento preconizado é o divulgado pela *University of Pittsburgh* (Quadro 1).

TRATAMENTO

Histórico

A primeira discussão acerca do tratamento de neoplasias malignas da região do osso temporal feita de maneira sistematizada foi realizada por Politzer, em 1883. Heyer e Zeroni (1899) descreveram o "*piecemeal removal*" como técnica. Parsons e Lewis (1954) foram os precursores da ressecção em bloco e descreveram a ressecção subtotal do osso temporal e articulação temporomandibular (ATM). Conley e Novack, em 1960, descreveram um refinamento da técnica de ressecção lateral do osso temporal.

Lederman, em 1965, numa época em que a radioterapia (RXT) não era modalidade bem aceita para estes tumores, apresentou a primeira grande série de pacientes e sustentou o conceito do tratamento combinado. No ano de 1984, Graham *et al.* relataram a ressecção total do osso temporal com inclusão da artéria carótida interna (ACI).

Uma sistematização mais adequada veio com a publicação de Medina *et al.* no *The American Journal of Surgery* em outubro de 1990. Naquele trabalho, estudando retrospectivamente 18 pacientes que se submeteram ao tratamento cirúrgico de tumores – na aurícula, CAE, pele periauricular e parotídea –, categorizou as diferentes ressecções laterais de osso temporal em quatro tipos, de acordo com a localização e a extensão do tumor.

Nos últimos anos, o avanço se deu mais no campo das técnicas de imagem, de reconstrução, cuidados intensivo e radioterapia, o que nos possibilitou:

A) Maior acurácia no diagnóstico, extensão das lesões aos tecidos adjacentes.
B) Com o advento dos retalhos livres – microcirúrgicos – o aumento da extensão das ressecções e possibilidade de reconstrução do nervo facial.
C) melhor manejo das complicações clínicas pós-operatórias.
D) campo de radioterapia mais eficiente com menos efeitos colaterais.

DISCUSSÃO

O tratamento desses tumores necessita de uniformização, pois a base de dados utilizada é relativamente escassa, com a maioria dos trabalhos publicados, sendo de relatos de casos, e isto dificulta o planejamento terapêutico.

Quadro 1. Estadiamento proposto pela Universidade de Pittsburgh

TNM – CLASSIFICAÇÃO CLÍNICA			
T – TUMOR PRIMÁRIO			
TX	O tumor primário não pode ser avaliado		
T0	Não há evidência de tumor primário		
T1	Tumor limitado ao conduto auditivo externo sem erosão óssea ou evidência de envolvimento de partes moles		
T2	Tumor com limitada erosão óssea do conduto auditivo externo (espessura parcial) ou limitado envolvimento de partes moles (< 0,5 cm)		
T3	Tumor com erosão óssea do conduto auditivo externo (espessura completa) com limitado envolvimento de partes moles (< 0,5 cm) ou tumor envolvendo a orelha média e/ou a mastoide		
T4	Tumor erodindo a cóclea, o ápice petroso, parede medial da orelha média, canal carotídeo, forame jugular, ou dura-máter, ou com extenso envolvimento de partes moles, da articulação tempomandibular ou processo estiloide, ou evidência de paralisia facial		
N – LINFONODOS REGIONAIS			
O envolvimento de metástases linfonodais é um achado de piora do prognóstico. Qualquer envolvimento linfonodal deve automaticamente ser considerado como doença avançada (p. ex.: T1N1 = estadiamento III e T2, T3 e T4, N1 = estadiamento IV)			
M – METÁSTASES A DISTÂNCIA			
Metástases a distância indicam pior prognóstico e devem ser consideradas como estadiamento IV. Na falta de linfonodos metastáticos ou metástases a distância, o *status* T define o estadiamento clínico			
Estágio I	T1	N0	M0
Estágio II	T2	N0	M0
Estágio III	T3	N0	M0
	T1	N1	M0
Estágio IV	T2	Qualquer N	M0
	T3	Qualquer N	M0
	T4	Qualquer N	M0
	Qualquer T	Qualquer N	M1

Sabe-se que a combinação de cirurgia radical com margens amplas e a radioterapia pós-operatória são a melhor forma de controle locorregional desta enfermidade, principalmente em estágios mais avançados e tumores histologicamente agressivos, os quais também como forma de tratamento oncológico adequado podem requerer tratamento profilático do pescoço. O programa terapêutico relacionado com os tumores da orelha e do osso temporal envolve, basicamente: confirmação diagnóstica; adequado estadiamento das lesões com auxílio dos métodos clínicos e paraclínicos anteriormente citados, principalmente extensão radiológica (TC/RM); das condições clínicas do paciente; cirurgia curativa *vs.* paliativa; necessidade de reconstruções; radioterapia pós-operatória; interação com equipe de neurocirurgia; das condições de suporte dos serviços.

Dessa maneira, podemos determinar, por exemplo, quando haverá necessidade ou não de equipe multidisciplinar, como a neurocirurgia – nos casos em que a ressecção requerer intervenção intracraniana –, e a cirurgia plástica com microcirurgia, quando for necessária a confecção de retalhos livres que podem ser necessários na reconstrução de defeitos complexos.

TRATAMENTO CIRÚRGICO

Nos carcinomas de pavilhão auricular, a cirurgia é a melhor forma de tratamento e a que oferece melhor prognóstico. Deve ser efetuada excisão com margens amplas e livres, que podemos traduzir como: amputação parcial ou total e reconstrução plástica imediata, caso, seja possível, seja com fechamento primário, enxertia ou rotação de retalhos locais em suas várias formas. Pode ser realizada auriculoplastia total num tempo posterior.

Em alguns casos, de modo tardio, existe a possibilidade de aplicação de próteses osteointegradas que possuem um resultado estético satisfatório, mas ainda têm como fator negativo seu alto custo de aquisição e mão de obra de confecção disponível em poucos centros pelo país.

No carcinoma de osso temporal o tratamento é preponderantemente cirúrgico. A densidade óssea da região temporal faz com que a radioterapia como forma isolada de tratamento tenha baixos índices de controle da doença.

A ressecção adequada do tumor é necessária, em decorrência do alto poder de invasão dessas neoplasias para as adjacências, como cérebro, dura-máter, região parotídea, fossa infratemporal, mesmo apesar da grande complexidade técnica e anatômica do procedimento, e da dificuldade na reconstrução dos defeitos.

Vários artigos concluem, em virtude da alta agressividade desse tipo de lesão, pela necessidade de padronização da terapêutica através dos diferentes tipos de ressecção do osso temporal com cobertura dos ossos expostos e leito cirúrgico com retalhos regionais ou livres (microcirúrgicos) e radioterapia pós-operatória. No estudo de Goodwin e Jesse, em 1980, a maior razão de falha no grupo de pacientes que possuía lesões com profunda extensão para osso temporal foi a ressecção incompleta da doença, o que contraria as chamadas ressecções "econômicas".

A falha cirúrgica normalmente é atribuída a:

- Mau planejamento pré-operatório.
- Recidiva local.
- Recidiva em outras áreas, como pescoço.

Tipos de ressecções

Os tipos de ressecção para os tumores de osso temporal existentes são:

- Ressecção local do conduto auditivo externo (CAE) ou *sleeve*.
- Ressecção lateral do osso temporal (RLT).
- Ressecção subtotal.
- Ressecção total.

Ressecção local do (CAE) ou *sleeve*

Remove o meato auditivo externo cartilaginoso e ósseo, poupando o ânulus timpânico e tímpano, geralmente reservada para neoplasias que se estendam até o CAE cartilaginoso, ou usada para ampliar as margens de ressecção de tumores do pavilhão auricular. Está indicada para tumores menores que 1,0 cm e laterais à junção osteocondral. É a ressecção do conduto auditivo externo (Fig. 5).

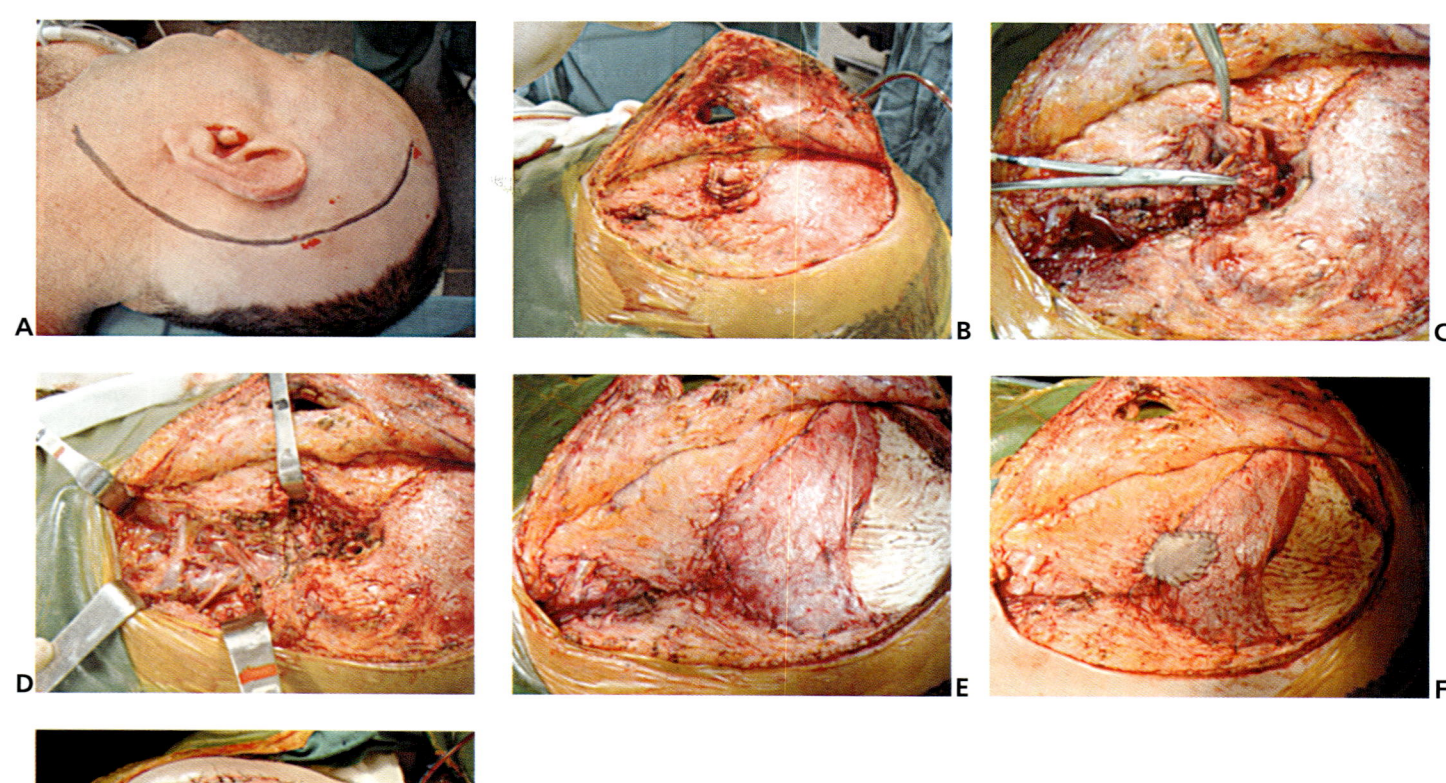

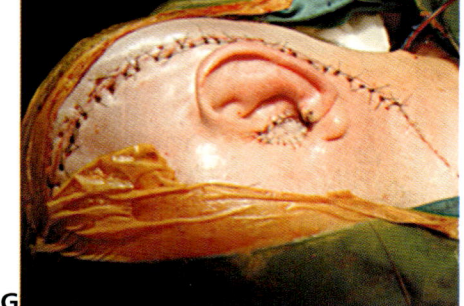

◀ **FIGURA 5.** (**A**) Incisão de Fisch tipo A, que se estende à região cervical e permite boa exposição do campo, e tem cicatriz escondida pelos fâneros (Foto: INCA/MS/RJ). (**B**) Preparação do retalho na *sleeve ressection*. (**C**) Dissecção perilesional. (**D**) Peça ressecada, sítio cirúrgico. (**E**) Retalho de músculo temporal posicionado sob a área a ser enxertada. (**F**) Enxerto posicionado. (**G**) Resultado imediato após síntese.

Ressecção lateral ou parcial

Remove em bloco o CAE cartilaginoso e ósseo, incluindo a membrana timpânica, o martelo e a bigorna. Está indicada para tumores confinados no conduto auditivo externo, com ou sem extensão para parótida ou partes moles, nas lesões da orelha média ou mastoide. Segundo Medina *et al.*, pode ser dividida em quatro tipos: I, II, III e IV (Fig. 6).

Ressecção lateral tipo I

Quando o tumor está restrito ao pavilhão auricular externo ou pele pré-auricular, com ou sem extensão para a parótida ou partes moles e sem grande extensão para o CAE. É uma ressecção do conduto lateral à membrana timpânica (Figs. 7 e 8).

Ressecção lateral tipo II

Indicada em tumores que acometem o CAE e onde a membrana timpânica deve ser ressecada como margem. Consiste em uma ressecção medial ao anel timpânico com inclusão do martelo e bigorna (Fig. 9).

Ressecção lateral tipo III

Indicada em lesões que acometem a orelha média ou a mastoide. Todo o osso temporal, lateral à artéria carótida interna, é ressecado. É uma ressecção medial ao forame estilomastóideo, incluindo o nervo facial, craniotomia temporal, mandibulectomia parcial e parotidectomia (Fig. 10).

Ressecção lateral tipo IV

Resseca o que já foi descrito no tipo III e inclui a ponta da mastoide (Fig. 11).

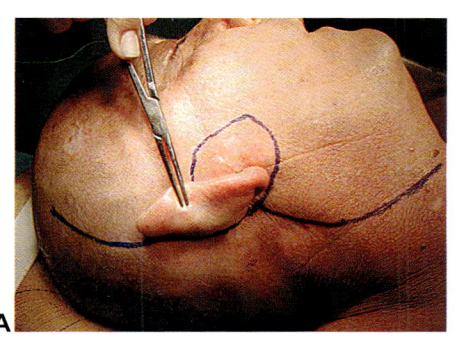
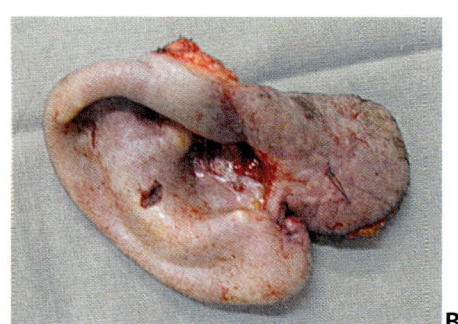
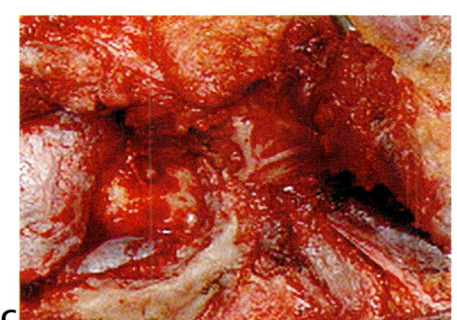
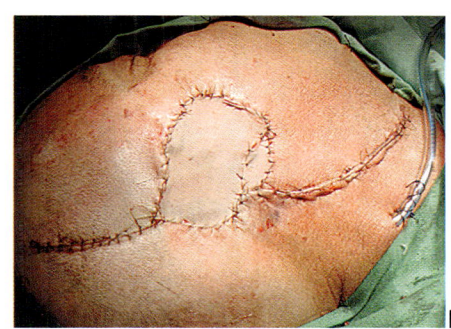

◀ **FIGURA 6.** (**A**) Tumor estende-se do pavilhão auricular à pele adjacente. (**B**) Peça cirúrgica com amputação de pavilhão auricular alargada. (**C**) Leito cirúrgico, mostrando emergência do nervo facial e área de osso temporal ressecada. (**D**) Aspecto final pós-reconstrução.

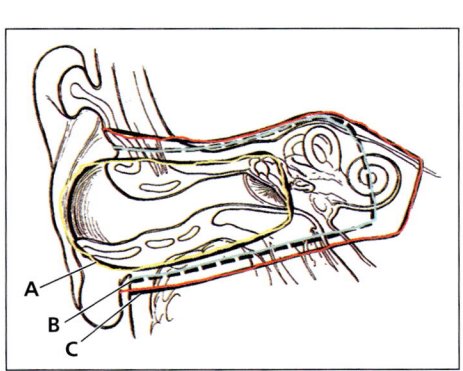
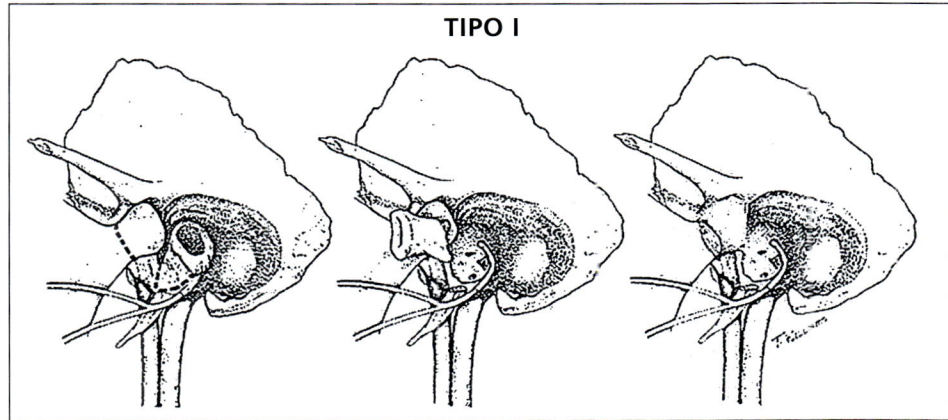

▲ **FIGURA 7.** Ressecções laterais do conduto auditivo. (Adaptada de Ross e Sasaki.)

▲ **FIGURA 8.** RLT tipo I. (Adaptada de Medina JE *et al.*)

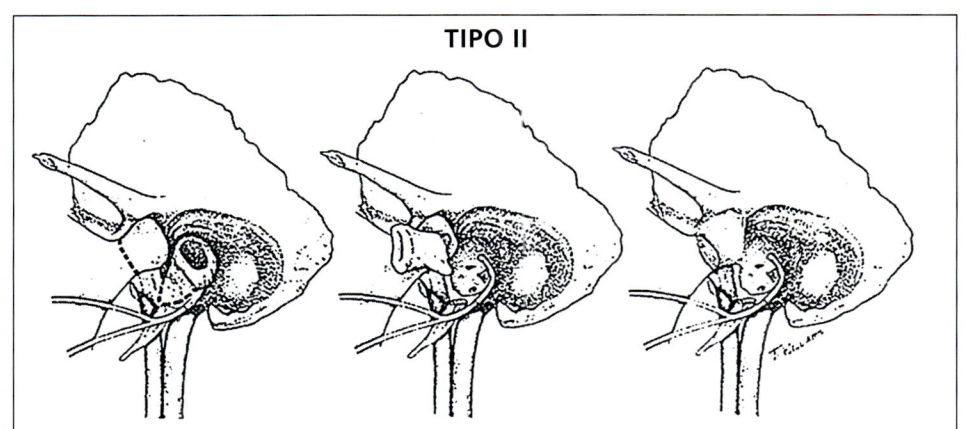

◀ **FIGURA 9** RLT tipo II. (Adaptada de Medina JE *et al.*)

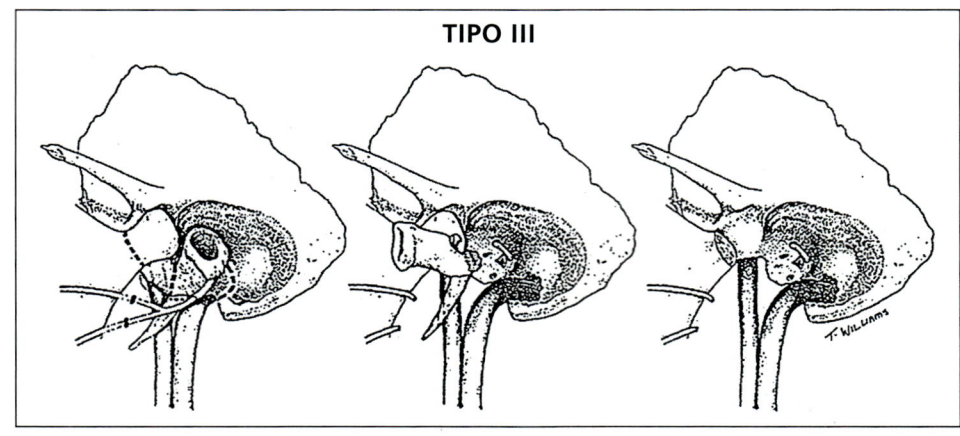

◀ **FIGURA 10.** RLT tipo III. (Adaptada de Medina JE *et al.*)

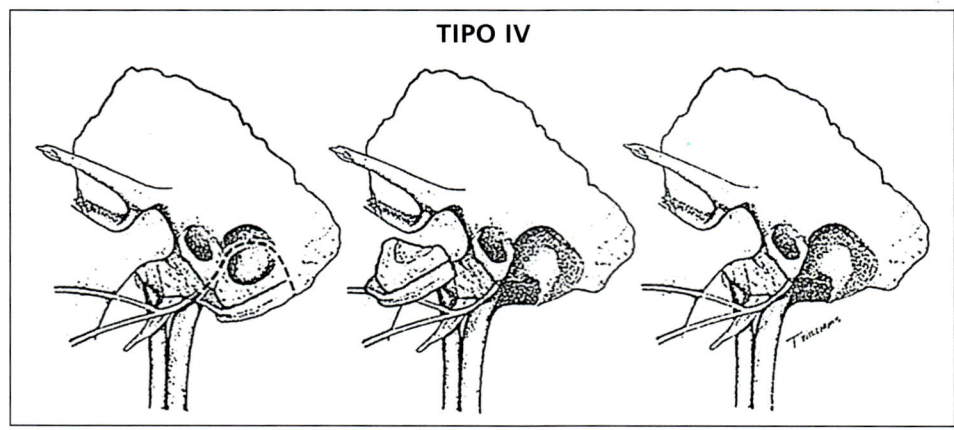

◀ **FIGURA 11.** RLT tipo IV. (Adaptada de Medina JE *et al.*)

Ressecção subtotal

Permite a ressecção em bloco do osso temporal até o nível do meato auditivo interno, incluindo o labirinto ósseo, poupando o ápice petroso e a artéria carótida interna.

Ressecção total

Envolve a ressecção em bloco de todo o osso temporal, incluindo o ápice petroso e o seio sigmoide, com retirada de todas as orelhas média e interna (Fig. 12).

Moffat *et al.*, num trabalho publicado, em 2003, afirmam que o mais próximo possível da ressecção em bloco deve ser realizado para todos os estágios T da classificação TNM. Eles afirmam que a ressecção do tipo *sleeve* do meato auditivo externo e a ressecção de vários pedaços com radioterapia pós-operatória são inapropriadas, assim como a mastoidectomia radical e radioterapia pós-operatória para o carcinoma de células escamosas da orelha média ou mastoide.

A ressecção lateral do osso temporal é o tratamento de escolha para os tumores de classificação T1 e T2, incluindo a remoção do pavilhão auricular, completa ou da concha. Isso permite a ressecção em bloco da lesão, com o nervo facial, delimitando a margem de ressecção medial.

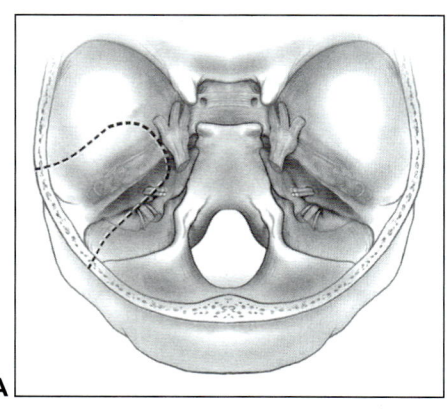
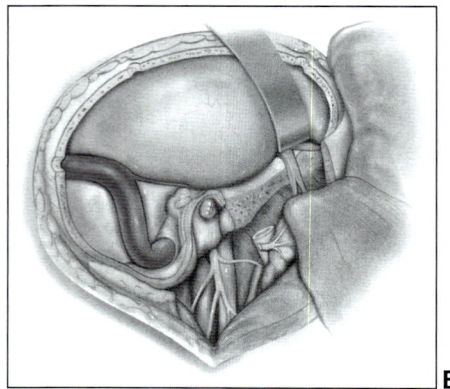
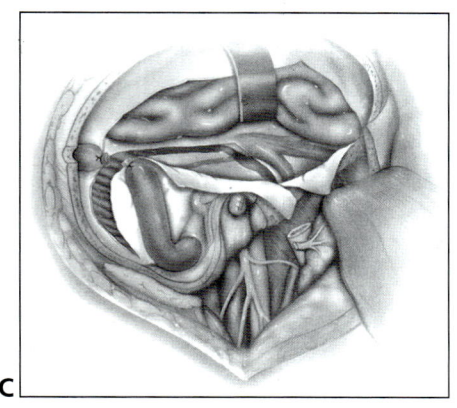
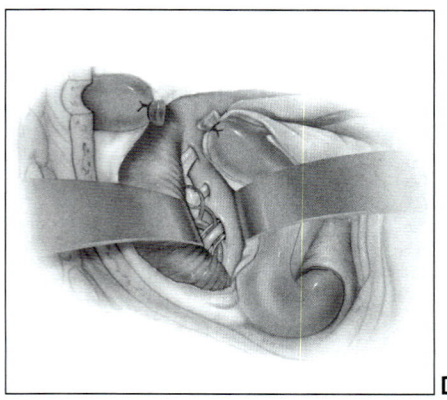

◀ **FIGURA 12. (A-D)** Ressecções totais, mostra área de ressecção e posterior identificação, e ligadura do seio sigmóideo. (Adaptada de Loré JM e Medina JE.)

Moffat *et al.* recomendam, para lesões com acometimento do CAE ósseo e/ou orelha média, a ressecção da cabeça da mandíbula e ATM, em decorrência da proximidade da articulação temporomandibular com a orelha média e meato auditivo externo. Segundo eles, a excisão da ATM assegura uma adequada margem anterior de ressecção. Nyrop e Grontved afirmam que a ressecção local do meato auditivo externo, associada ao exame de microscopia por congelação, é um procedimento válido para os estadios I e II; em seu estudo encontraram uma taxa de sobrevivência de 92%.

Moffat *et al.* e Nyrop e Grontved concordam que para os estágios mais avançados (III e IV) a ressecção total do osso temporal é a recomendada, mas apresenta altas taxas de morbidade.

Tipos de reconstruções

O tipo de reconstrução empregado terá variações de acordo com o tipo de ressecção efetuada, podendo ir desde a síntese primária até a reconstrução com retalhos microcirúrgicos. Também dependerá das condições do paciente de se submeter a cirurgias prolongadas, com alta morbidade.

Pode envolver os seguintes aspectos:

- Síntese primária.
- Enxertos:
  - Cutâneos.
  - Fáscia lata.
  - Pericrânio galeal.
  - Nervosos: auricular maior, reconstrução do nervo facial com nervo sural.
- Retalhos:
  - Fasciocutâneos.
  - Couro cabeludo (Fig. 13).
  - Músculo ECOM.
  - Miocutâneos: trapézio dorsal, peitoral maior, grande dorsal.
  - Microcirúrgicos: reto abdominal, reto lateral da coxa.

TRATAMENTO DO PESCOÇO

Sabe-se que a presença de metástases linfonodais torna o prognóstico ruim nos tumores de orelha e de osso temporal.

No conduto auditivo externo, a sobrevida fica aproximadamente em 10-20% em 5 anos com a presença de linfonodos positivos.

O primeiro nível de drenagem se encontra justamente nos linfonodos parotídeos, razão pela qual a parotidectomia superficial é rotineiramente realizada nestes pacientes, nos estágios I e II. Nos estágios III e IV, recomenda-se a parotidectomia total.

O esvaziamento profilático cervical ipsilateral à lesão obedece os níveis de drenagem mais comumente relacionados com os tumores da região, que se encontram, em geral, na cadeia linfática acompanhando a porção superior da veia jugular interna (VJI), superiormente ao músculo omo-hióideo, ou seja níveis I, II e III.

A dissecção eletiva em pescoços N0 nos níveis citados anteriormente junto à parotidectomia superficial é suficiente na maioria dos casos e serve para ajudar na decisão da radioterapia pós-operatória, principalmente em estágios iniciais.

No caso de pacientes com N+, deve-se realizar o esvaziamento cervical radical ou radical modificado com preservação de estruturas não acometidas, observando-se o *status* linfonodal encontrado na dissecção, como extravasamento e aderência às estrututas adjacentes.

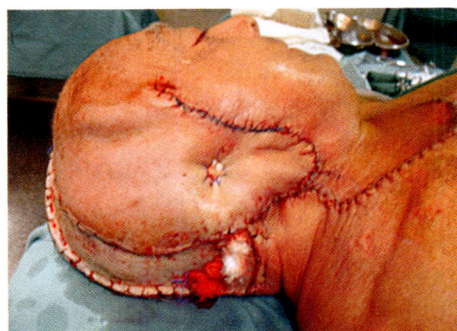

◀ **FIGURA 13.** Reconstrução utilizando retalho de couro cabeludo mais enxertia.

COMPLICAÇÕES

Intraoperatórias

A hemorragia venosa é a mais frequente complicação no transoperatório e estudo de 34 pacientes tratados no INCA de 1974 a 2002, foi a complicação mais observada. O complexo venoso em torno do bulbo da VJI é o local mais comum de intercorrências. Pode ser controlada com tamponamento e elevação da cabeça. Lesões do seio sigmoide, quando pequenas, podem ser reparadas primariamente, e lesões maiores poderão necessitar de tamponamento, ligadura do coto cefálico ou enxerto venoso. Já a ligadura do seio sigmoide exige que no pré-operatório tenha sido determinada a patência do seio contralateral, sob pena de infarto cerebral.

A lesão de artéria carótida interna (ACI) é situação de alto risco, não apenas pelo volume e intensidade do sangramento, mas pelo alto potencial de sequelas mesmo se anastomoses e manobras de reparo forem realizadas, pelo alto potencial de isquemia no hemisfério cerebral ipsilateral. Em sendo necessária a mobilização ou dissecção da ACI, o teste de oclusão com balão e a TC com xenônio devem ser realizados no pré-operatório. A RXT pré-operatória é fator de risco para lesões arteriais.

Em caso de ruptura da dura, deve ser realizada sutura da maneira mais hermética possível para evitar a fístula liquórica com suturas primárias ou enxertos de fáscias. Áreas de espaços-mortos adjacentes devem ser obliteradas com uso de enxertos de gordura ou retalhos musculares. Os locais mais comuns desta complicação são a tuba auditiva, a incisão e a porção remanescente do CAE, e sua prevenção ainda é o método mais eficaz.

Deve-se ter cuidado ao afastar o lobo temporal pelo risco de estiramento da veia de Labbé e como consequência de infarto do lobo temporal.

Pós-operatórias

A fístula liquórica é a complicação mais frequente desta cirurgia, e a drenagem pode ocorrer pela incisão ou região nasal através da tuba auditiva, que geralmente é por onde ocorrem as mais persistentes. A pesquisa de beta 2-tranferrina no líquido fistuloso pode comprovar que se trata de liquor. No período pós-operatório, em vigência de fístula, o paciente deve ser mantido com a cabeça elevada. Manobras de Valsalva e esforços físicos devem ser evitados. Se a complicação persistir com débito elevado após 24 horas, pode ser necessária instalação de dreno lombar, com débito mantido em torno de 150 mL/dia. A hiperdrenagem deve ser evitada. Se persistir mesmo com esta manobra após 3-5 dias, indica-se o fechamento cirúrgico. A profilaxia antimicrobiana em fístula através de ferida operatória limpa não reduz a incidência de meningite, podendo até selecionar germes resistentes. O desenvolvimento de meningite secundária a esta condição pode resultar em sequelas irreversíveis e morte.

A infecção pós-operatória não é frequente, mas consiste em séria complicação, pelo potencial de associar-se a à fístula liquórica e desenvolvimento de meningite. A *Pseudomonas aeruginosa* é o agente mais comum. As medidas pré-operatórias e cuidados de curativos adequados constituem passos importantes na prevenção. A necrose de retalho ou tecidos adjacentes devem ser desbridados prontamente e áreas expostas cobertas com tecidos sadios. TC com contraste pode ser necessária para avaliar o abscesso cerebral.

A lesão ou ressecção de pares cranianos pode desencadear complicações estéticas e funcionais graves. A do nervo facial (VII) pode resultar em alterações da mímica, da fala, da mastigação e causar grave estigma psicossocial. A lesão do IX par (glossofaríngeo) pode ocasionar sérios distúrbios de deglutição e levar ao desenvolvimento de pneumonia aspirativa. Podem ser necessárias a traqueostomia e a passagem de sonda naso-enteral ou mesmo gastrostomia, se o quadro for persistente. Em caso de prega vocal paralisada (X), a tireoplastia tipo I com ou sem medialização da prega paralisada pode ser realizada logo após a ressecção do tumor junto à traqueostomia e passagem de sonda nasoenteral. A disfunção vestibular (VIII) aguda não é frequente, e a acomodação começa geralmente 1 semana após a ressecção, podendo desaparecer entre 6 a 8 semanas do início. A perda auditiva é alteração previsível, mas tem repercussão reduzida pela doença e por mecanismo de adaptação da orelha contralateral. A lesão do nervo acessório é de ocorrência menor, exceto quando utilizado para anastomose com o nervo facial, por procedimento conhecido como *cross-over*.

Pode ocorrer trombose da ACI por manipulação excessiva e desprendimento de placas de ateroma, que formam trombos, podem levar a alterações isquêmicas. A hemorragia intracraniana aguda, principalmente nos casos de manipulação intradural, deve ser diagnosticada e tratada imediatamente, pois pode levar à lesão encefálica irreversível, edema cerebral incontrolável, herniação do tronco ou morte. Deve ser confirmada por TC sem contraste. O hematoma intraparenquimatoso é condição rara após ressecção de lesões extra-axiais.

No estudo do INCA, com 34 casos, de 1974 a 2002, o índice geral de complicações foi de 31%. Não houve hemorragia por lesão da ACI. A fístula liquórica foi a segunda mais prevalente, seguida de infecção e meningite. Os transtornos relacionados com as lesões dos pares cranianos foram semelhantes aos relatados na literatura.

RADIOTERAPIA

Por tratar-se de uma região de pouca vascularização causada pela sua constituição osteocartilaginosa assim, ter baixa capacidade de regeneração, a radioterapia como modalidade exclusiva tem um papel pouco efetivo no tratamento destas lesões, devendo ficar reservada como paliação em pacientes sem condições clínicas ou naqueles cuja terapêutica cirúrgica implicar em grande risco de sequelas permanentes e não aceitas pelo enfermo.

Koriwchak afirma que a radiação pós-operatória é apropriada para o tratamento dos tumores que atingem o osso temporal. A radioterapia é efetiva, segundo Goodwin e Jesse, nas lesões superficiais e normalmente é combinada à cirurgia para um melhor controle local de lesões malignas mais agressivas.

A radioterapia pós-operatória ou adjuvante deve ser utilizada em lesões que estejam nos seguintes critérios:

- T3 e T4.
- Margem < 5 mm ou microscopicamente comprometida.
- Tumores próximos a estruturas importantes (ACI, cérebro).
- Invasão perineural.
- Gânglios positivos ou estravasamento capsular.

Obs.: Os casos de carcinoma adenoide cístico são uma exceção para RXT, nos casos que são incompletamente excisados.

É bem aceito que os tratamentos combinados – cirúrgico *en bloc* e RXT adjuvante – oferecem a melhor chance de controle locorregional da doença e aumentam a sobrevida.

Em 1994, Janecka e Prasad apresentaram um trabalho que não mostrou diferença significativa do ponto de vista estatístico na sobrevida em 5 anos de pacientes que foram submetidos à RLT + RXT adjuvante (48% sobrevida) comparados àqueles que se submeteram à RLT como modalidade única de tratamento (44% de sobrevida), para pacientes com CEC na região do osso temporal.

Porém o advento da radiocirurgia estereotáxica tornou possível tratar pacientes enquadrados nos seguintes critérios:

A) Pacientes > 65 anos.
B) Condições médicas que contraindiquem a cirurgia.
C) Tumores com diâmetro < 3 cm.
D) Tumores no único lado com audição preservada.

A dose da RXT fica em torno de 50-60 Gy sobre o sítio primário da lesão, a glândula parótida, a fossa infratemporal e o pescoço ipsilateral.

O benefício adicional deste tratamento é questionado quando se trata de tumores menores ressecados com margens adequadas.

QUIMIOTERAPIA

Atualmente o papel da quimioterapia encontra-se em expansão, mas sabe-se que tem pouco valor como modalidade primária de tratamento.

A literatura pouco se refere aos tratamentos quimioterápicos adjuvantes na abordagem do carcinoma de osso temporal. Drogas utilizadas em quimioterapia, como bleomicina, metotrexato e cisplatina, já foram conhecidas por produzir, em uso isolado, regressão tumoral nos CEC da região de cabeça e pescoço, porém os melhores resultados referidos na literatura são obtidos pela combinação de duas ou mais drogas administradas inicialmente.

No estudo de Isipradit *et al.*, que abordaram 16 pacientes com carcinoma de meato acústico externo, constatou-se que do total de pacientes, 14 foram submetidos à radioterapia pós-operatória, e apenas três deles realizaram tratamento quimioterápico adjuvante.

Nos casos em que a extensão da doença impossibilite a ressecção com margens adequadas, podem-se usar a RXT e QT de maneira paliativa.

PROGNÓSTICO E RESULTADOS

Prognóstico

A sobrevida geral fica em torno de 50%. Nos estágios I e II de 70%, no estágio III de 50% e no estágio IV em torno de 9%. Em tumores primitivos, pequenos e exofíticos e basocelulares diminutos a sobrevida pode ser maior que 90%.

Existem fatores relacionados com o prognóstico, o grau de malignidade no exame histopatológico, a área de acometimento anatômico, a relação com tratamentos realizados previamente estão relacionadas com mau prognóstico. Também falando-se nisso, podemos citar a presença de invasão óssea, doença invadindo a fossa infratemporal, invasão parotídea e da orelha média, envolvimento da articulação temporomadibular, presença de paralisia facial no pré-operatório (Fig. 14), presença de margens positivas após a ressecção, invasão de dura-máter e carotídea.

RESULTADOS

Mostramos a seguir (Quadro 2) com vários estudos publicados com seus resultados e fatores prognósticos encontrados:

CONCLUSÃO

Os tumores de conduto auditivo e do osso temporal são de rara ocorrência e possuem situação anatômica localmente complexa, devendo ser sempre referidos a um cirurgião de cabeça e pescoço. Deve ser avaliada a necessidade da participação de equipe de neurocirurgia e/ou cirurgia plástica reconstrutora. Mais estudos e consensos são necessários acerca das melhores opções terapêuticas em cada estágio com significância estatística. Os percentuais de sobrevida nos estágios mais avançados ainda são ruins.

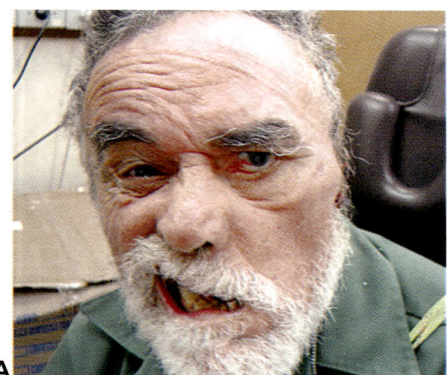
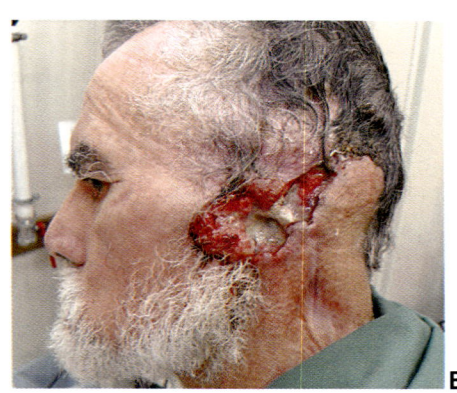

◄ **FIGURA 14. (A e B)** Paciente com mau prognóstico – dor, trismo e paralisia facial, para o qual foram instituídos apenas cuidados paliativos.

Quadro 2. Comparação entre diferentes estudos em diferentes instituições de sobrevida global e fatores prognósticos

AUTOR	INSTITUIÇÃO/ANO	N	SG	FATORES PROGNÓSTICOS
Gal, et al.	Uni. Flórida/1999	21	63%	N+. Margens + e doença perineural. RXT tendência
Nyrop dal	Dinamarca/2002	20	92% (T1 e T2) 100% mortalidade T3 e T4	Margens positivas
Moore et al.	Boston/2007	35	77% SLID: 52%	RXT Estadiamento
Lobo et al.	Espanha/2007	19	SG: 37% 100% T2, 25% T3 e 16% T4	N+. Paralisa NC VII
Moody	Pittsburgh/2000	32	100% T1, 80% T2, 50% T3 e 7% T4	Estadiamento e RXT melhorou a sobrevida T3
Kunst et al.	Holanda/2008	28	SG 84% T1 e 25% T4	Estadiamento

N = número total de pacientes; SLD = sobrevida livre de doença; SG = sobrevida global.

BIBLIOGRAFIA

Arena S, Keen M. Carcinoma of the middle ear and temporal bone. *Am J Otol* 1988;9:351-56.

Ariyan S, Sasaki CT, Spencer D. Radical en bloc resection of the temporal bone. *Am J Surg* 1981;142:443-47.

Arriaga M, Curtin HD, Takahashi H et al. The role of preoperative CT scans in staging external auditory meatus carcinoma: radiologic-pathologic correlation study. *Otolaryngol Head Neck Surg* 1991;105:6-11.

Austin JR, Stewart KL, Fawzi N. Squamous cell carcinoma of the external auditory canal. Therapeutic prognosis based on a proposed staging system. *Arch Otolaryngol Head Neck Surg* 1994;120:1228-32.

Austin JR, Stewart KL, Fawzi N. Squamous cell carcinoma of the externalauditory canal. *Arch Otolaryngol Head Neck Surg* 1994;120:1228-32.

Bailin PL, Levine HL, Wood BG et al. Cutaneous carcinoma of the auricular and periauricular region. *Arch Otolaryngol* 1980;106:692-96.

Barbosa MM et al. *Diagnóstico e tratamento dos tumores de cabeça e pescoço*. São Paulo: Atheneu, 2001;153-63.

Barksdale SK, O'Connor N, Barnhill R. Prognostic factors for cutaneous squamous cell and basal cell carcinoma. Determinants of risk of recurrence, metastasis, and development of subsequent skin cancers. *Surg Oncol Clin N Am* 1997;6:625-39.

Beal DD, Lindsay JR, Ward PH. Radiation induced carcinoma of the mastoid. *Arch Otolaryngol* 1965;81:9-16.

Brasília-DF: Ministério da Saúde; c1996-2004. INCA – Instituto Nacional do Câncer [homepage na Internet]. Acesso em: 24 Jan. 2012. Disponível em: <http://www.inca.gov.br/conteudo_view.asp?id=333>

Brasília-DF: Ministério da Saúde; c1996-2006. INCA – Instituto Nacional do Câncer [homepage na Internet]. Acesso em: 24 Jan. 2012. Disponível em: <http://www.inca.gov.br/estimativa/2006/index.asp?link=conteudo_view.asp&ID=5>

Campos ME, Gomes LF, Oliveira CA. Carcinoma epidermóide de conduto auditivo externo. *Rev Col Bras Cir* 1985;12(2):37-41.

Chagas JF, Rapoport A, Carvalho MB et al. Tumores malignos do conduto auditivo e osso temporal. Estudo de 12 casos. *Rev Col Bras Cir* 1989;16(6):276-80.

Chee G, Mok P, Sim R. Squamous cell carcinoma of the temporal bone: diagnosis, treatment and prognosis. *Singapore Med J* 2000;41(9):441-46, 451.

Conley J, Schuller DE. Malignancies of the ear. *Laryngoscope* 1976;86:1147-63.

Crabtree JA, Britton BH, Pierce MK. Carcinoma of the external auditory canal. *Laryngoscope* 1976;86:405-15.

Dias FL et al. Rotina interna do INCA: serviço de cirurgia de cabeça e pescoço. Ministério da Saúde. Rio de Janeiro: INCA, 2007. p. 137-51, cap. X.

Dias FL, Lima RA, Sá GM. Complicações da cirurgia do osso temporal. *Rev Bras Soc Cir Cabeça Pescoço* 2003;31(2).

Fisch U. Infratemporal fossa approach to tumors of the temporal bone and base of the skull. *J Laryngol Otol* 1978;92:949-967.

Gal TJ, Kerschner JE, Furtran ND et al. Reconstruction after temporal bone resection. *Laryngoscope* 1998;108:476-81.

Gillespie MB, Francis HW, Chee N et al. *Arch Otolaryngol Head Neck Surg* 2001 July;127:803-7. Acesso em: 15 Jan. 2012. Disponível em: <http://archotol.ama-assn.org/cgi/content/full/127/7/803>

Gillespie MB, Francis HW, Chee N et al. Squamous cell carcinoma of the temporal bone: a radiographic-pathologic correlation *Arch Otolaryngol Head Neck Surg* 2001;127:803-7.

Glied M, Berg D, Witterck I. Basal cell carcinoma of the conchal bowl: interdisciplinary approach to treatment. *J Otolaryngol* 1998;27(6):322-26.

Go KG, Annyas AA, Vermey A et al. Evaluation of results of temporal bone resection. *Acta Neurochir* 1991;110:110-26.

Goodwin WJ, Jesse RH. Malignant neoplasms of the external auditory canal and temporal bone. *Arch Otolaryngol* 1980;106:675-79.

Graham MD, Sataloff RT, Kemink JL et al. Total en bloc resection of the temporal bone and carotid artery for malignant tumors of the ear and temporal bone. *Laryngoscope* 1984;94:528-33.

Graham MD, Sataloff RT, Kemink JL et al. Total en bloc resection of the temporal bone and carotid artery for malignant tumors of the ear and temporal bone. *Laryngoscope* 1984;94:528-33.

Grandis JR, Hirsch BE, Yu VL. Simultaneous presentation of malignant external otitis and temporal bone cancer. *Arch Otolaryngol Head Neck Surg* 1993;119:687-89.

Grossman CB. (Ed.). The temporal region. In: *Magnetic resonance imaging and computed tomography of the head and spine*. Baltimore: Williams and Wilkins, 1990. p. 81-307.

Hirsch BE. Staging system revision. *Arch Otolaryngol Head Neck Surg* 2002;128:93-94.

Isipradit P, Wadwongtham W, Aeumjaturapat S et al. Carcinoma of the external auditory canal. *J Med Assoc Thai* 2005;88(1):114-17. Acesso em: 5 Jan. 2012. Disponível em: <http://www.periodicos.capes.gov.br>

Johns ME, Headington JT. Squamous cell carcinoma of the external auditory canal. A clinicopathologic study of 20 cases. *Arch Otolaryngol* 1974;100:45-49.

Johns ME, Headington JT. Squamous cell carcinoma of the external auditory canal. A clinicopathologic study of 20 cases. *Arch Otolaryngol* 1974;100:45-49.

Koriwchak M. Temporal bone cancer. *Am J Otol* 1993 Nov.;14(6):623-26. Acesso em: 15 Jan. 2012. Disponível em: <http://www.periodicos.capes.gov.br/>

Kuhel WI, Hume CR, Selesnick SH. Cancer of the external auditory canal and temporal bone. *Otolaryngol Clin North Am* 1996;29:827-52.

Kuhel WI, Hume CR, Selesnick SH. Cancer of the external auditory canal and temporal bone. *Otolaryngol Clin North Am* 1996;29:827-52.

Kuhel WI, Hume CR, Selesnick SH. Cancer of the external auditory canal andtemporal bone. *Otolaryngol Clin North Am* 1996;29:827-52.

Leonetti JP, Smith PG, Kletzker GR et al. Invasion patterns of advanced temporal bone malignancies. *Am J Otol* 1996;17:438-42.

Lewis JS, Parsons H. Surgery for advanced ear cancer. *Acta Otorhinolaryngol* 1958;67:364-72.

Lewis JS. Squamous carcinoma of the ear. *Arch Otolaryngol* 1973;97:41-42.

Lewis JS. Temporal bone resection: review of 100 cases. *Arch Otolaryngol* 1975;101:23-25.

Loré JM, Medina JE. *An atlas of head and neck surgery*. 4th ed. Philadelphia: Elvesier, 2005. p. 573-94.

Mattucci KF, Setzen M, Galantich P. Necrotizing otitis externa occurring concurrently with epidermoid carcinoma. *Laryngoscope* 1986;96:264-26.

Medina JE et al. Lateral temporal bone resections. *Am J Surg* 1990;160:427-33.

Michaels L, Wells M. Squamous carcinoma of the middle ear. *Clin Otolaryngol* 1980;5:235-48.

Michaels L, Wells M. Squamous cell carcinoma of the middle ear. *Clin Otolaryngol* 1980;5:235-48.

Michaels L, Wells M. Squamous cell carcinoma of the middle ear. *Clin Otolaryngol* 1980;5:235-48.

Moffat DA, Wagstaff SA. Squamous cell carcinoma of the temporal bone. *Curr Opin Otolaryngol Head Neck Surg* 2003;11:107-11.

Moody SA, Hirsch BE, Myers EN. Squamous cell carcinoma of the external auditory canal: an evaluation of a staging system. *Am J Otol* 2000;21:582-88.

Myers EN. *Operative otolaryngology: head and neck surgery*. 2nd ed. Philadelphia: Elsevier, 2008. p. 1337-62, v. 123.

Nager G. *Pathology of the ear and temporal bone*. Baltimore: Williams and Wilkins, 1993.

Nyrop M, Grontved A. Cancer of the external auditory canal. *Arch Otolaryngol Head Neck Surg* 2002 Jul.;128:834-37. Acesso em: 5 Jan. 2012. Disponível em: <http://www.archoto.com/>

Paaske PB, Witten J, Schwer S *et al.* Results in treatment of carcinoma of the external auditory canal and middle ear. *Cancer* 1987;59:156-60.

Parsons H, Lewis JS. Subtotal resection of the temporal bone for cancer of the ear. *Cancer* 1954;7:995-1001.

Pensak ML, Willging JP. Tumours of the temporal bone. In: Jackler RK, Brackmann DE. (Eds.). *Neurotology.* St Louis: Mosby, 1994. p. 1049-57.

Prasad S, Janecka IP. Efficacy of surgical treatment for squamous cell carcinoma of the temporal bone: a literature review. *Otolaryngol Head Neck Surg* 1994;110:270-80.

Robbins SL, Cotran RS, Kumar V *et al. Patologia estrutural e funcional.* 8. ed. Rio de Janeiro: Guanabara Koogan, 2011.

Ross DA, Sasaki CL. Cancer of the ear and temporal bone. In: Myers EN, Suen JY. (Eds.). *Cancer of the head and Neck.* Philadelphia: WB Sanders, 1996. p. 586-88.

Rubin RJ, Thaler SU, Holzer N. Radiation induced carcinoma of the temporal bone. *Laryngoscope* 1977;87:1613-21.

Sá GM. Tumores malignos do pavilhão auricular, conduto auditivo e ouvido médio. In: Barbosa MM, Sá GM, Lima RA. *Diagnóstico e tratamento dos tumores de cabeça e pescoço.* São Paulo: Atheneu, 2001. p. 153-63.

Sasaki CT. Distant metastases from ear and temporal bone cancer. *ORL J Otorhinolaryngol Relat Spec* 2001;63:250-51.

Scanavini Jr RC. *Estudo dos fatores prognósticos do carcinoma espinocelular de pele de cabeça e pescoço* [dissertação]. Campinas: Faculdade de Ciências Médicas da Universidade Estadual de Campinas, 2005.

Spector JG. Management of temporal bone carcinomas: a therapeutic analysis of two groups of patients and long-term follow-up. *Otolaryngol Head Neck Surg* 1991;104:58-66.

Stell PM, McCormick MS. Carcinoma of the external auditory meatus and middle ear. Prognostic factors and a suggested staging system. *J Laryngol Otol* 1985;99:847-50.

Stephanie A *et al.* Squamous cell carcinoma of the external auditory canal: an evaluation of a staging system. *Am J Otol* 2000;21:582-88.

CAPÍTULO 55

Tumores da Base do Crânio

Maria Cristina Mateotti Geraldo ■ Pedro Luis de Oliveira Medeiros ■ Terence Pires de Farias
Fernando Luiz Dias ■ Ana Carolina Pastl Pontes ■ Maíra de Barros e Silva Botelho

INTRODUÇÃO

A região da cabeça e pescoço pode ser sítio de diversos tumores benignos e malignos. O câncer de cabeça e pescoço corresponde à sexta forma mais frequente de câncer no mundo, com cerca de 640.000 novos casos registrados por ano.[4] A incidência de câncer de cabeça e pescoço varia de acordo com as várias sub-regiões anatômicas desta topografia. Assim, pode-se ter tumores frequentes, como é o caso do câncer de cavidade oral e de laringe,[1,30] mas também há sub-regiões raramente afetadas por tumores malignos, como nasofaringe e seio etmoidal.

A base do crânio é uma localização rara para o câncer de cabeça e pescoço e pode ser afetada por um grupo heterogêneo de neoplasias com diferentes subtipos histológicos, comportamentos tumorais e prognóstico.[15,33] Além disso, esta é uma região de anatomia complexa e de difícil acesso cirúrgico; que relaciona-se com estruturas vasculares e nervosas, as quais suprem áreas nobres como órgãos do sentido e sistema nervoso. Estas estruturas devem, sempre que possível, ser preservadas durante o ato operatório, através de técnica cirúrgica precisa e delicada; também sendo necessários grande conhecimento anatômico desta topografia e definção pré-operatória exata da extensão do tumor e do comprometimento de estruturas adjacentes.

Os tumores que acometem a base do crânio podem ter origem em vários subsítios anatômicos[46] localizados próximo à base do crânio e que comunicam-se com esta, por vias anatômicas, ou vêm a comprometê-la por invasão direta.[16]

Dessa forma, para o tratamento dos tumores malignos que envolvem a base do crânio, é necessária a atuação de equipe multidisciplinar visando à reabilitação, promoção do melhor controle da doença e manutenção do paciente sem evidência clínica de tumor e com boa qualidade de vida.

ANATOMIA

A base do crânio é a região situada na transição entre neurocrânio e viscerocrânio, apresenta anatomia complexa, por onde existe a passagem de estruturas vasculares e nervosas nobres, além de proteger e estabilizar o neurocrânio.[23] Por sua vez, esta é dividida nas fossas anterior, média e posterior.[19]

A fossa do crânio anterior se estende da parede posterior do seio frontal até a borda posterior da asa menor do osso esfenoide[32] e, lateralmente, é formada pelos processos orbitários dos ossos frontais, medialmente pela lâmina cribriforme do osso etmoide e pelas asas menores e parte anterior do corpo do esfenoide; sendo limitada pelas margens posteriores das asas menores do esfenoide e pela margem anterior do sulco do quiasma. Nas suas porções laterais, formadas pelas lâminas orbitárias ou teto da órbita, repousam os lobos frontais do cérebro. Já a porção mediana é formada pela lâmina cribriforme do etmoide, que corresponde ao teto das fossas nasais, onde são encontrados os sulcos olfatórios, que abrigam os bulbos olfatórios, os quais emitem os filetes olfatórios que cruzam a lâmina cribriforme do etmoide e seguem em direção às fossas nasais. Lateralmente a estes sulcos encontram-se os forames etmoidais anterior e posterior. Pelo forame etmoidal anterior os vasos etmoidais anteriores, que relacionam-se com as células etmoidais anteriores e médias e com o seio frontal e nervo nasociliar. Porém, pelo forame etmoidal posterior passam os vasos etmoidais posteriores, que relacionam-se com as células etmoidais posteriores e nervo etmoidal posterior.[19]

A fossa craniana média é delimitada anteriormente pelas margens posteriores das asas menores do esfenoide, processos clinoides anteriores e margem anterior do sulco do quiasma óptico; posteriormente, pela parte superior da porção petrosa dos ossos temporais e dorso da sela túrcica e, lateralmente, pela porção escamosa do osso temporal e asa maior dos esfenoide. Na sua região média, apresenta o tubérculo da sela e o sulco do quiasma óptico, que termina lateralmente no canal óptico e, posterior a este, há a apófise clinoide anterior, onde se insere a foice do cérebro. Também contém a sela túrcica, que apresenta a fossa hipofisária, onde aloja-se a hipófise. Posteriormente à sela túrcica, há os processos clinoides posteriores, onde está inserida a foice do cerebelo e, abaixo dos quais, tem-se a incisura para passagem do nervo abducente. Lateralmente à sela túrcica, há o sulco carotídeo, onde passa a artéria carótida interna em seu trajeto craniano que termina no forame lácero. Na porção lateral da fossa média, repousa o lobo temporal do cérebro e outras estruturas anatômicas, como os ramos anterior e posterior dos vasos meníngeos médios, fissura orbitária superior, que dá passagem aos III, IV e VI nervos cranianos, ramo oftálmico do V nervo craniano, veia oftálmica superior e ramo da artéria lacrimal; posteriormente à fissura orbitária superior, há o forame redondo, que dá passagem ao nervo maxilar, artéria meníngea acessória e nervo petroso menor, e o forame oval, que dá passagem ao nervo mandibular.[19]

A fossa craniana posterior é constituída pelo clivo e dorso da sela do esfenoide, pelo occipital, pelas porções petrosa e mastóidea do osso temporal. Nela repousam o cerebelo, a ponte e a medula oblonga. Na porção central, encontram-se o forame magno e, lateralmente a este, há o canal do hipoglosso, por onde passam o nervo hipoglosso e uma artéria meníngea. Entre a porção lateral do occipital e a porção petrosa do osso temporal, há o forame jugular por onde saem do crânio os nervos glossofaríngeo, vago e acessório, o meato acústico (nervo acústico) e o forame estilomastóideo por onde passa o nervo facial.[19]

A maioria dos tumores malignos que comprometem a base do crânio está localizada nas fossas cranianas anterior e média, sendo que a fossa anterior é a mais acometida por tumores de cabeça e pescoço.[46,47]

HISTOLOGIA

Os tumores que acometem a base do crânio podem ser benignos ou malignos com diferentes tipos e subtipos histológicos. No entanto, os tumores malignos que comprometem esta região são raros,[16,21,29,33] podendo ser originados nesta topografia ou atingi-la por contiguidade, provenientes de tumores de regiões adjacentes, alcançando a base do crânio e o espaço intracraniano por invasão local direta.[16]

A base do crânio anterior é comprometida principalmente por tumores provenientes do trato sinonasal, pele e órbita.[42,47] Entre esses tumores, o tipo histológico mais encontrado é o carcinoma epidermoide seguido pelo adenocarcinoma,[33,48] podendo ocorrer, também, carcinoma adenoide cístico, melanoma, carcinoma indiferenciado e outros. A fossa craniana média é envolvida principalmente por carcinoma de nasofaringe, rabdomiossarcoma e metástases. Já na fossa craniana posterior, além destes tipos de tumores, também encontram-se condrosarcomas.[36]

Os principais tumores de glândulas salivares menores que acometem a base do crânio são o carcinoma adenoide cístico e o adenocarcinoma. O carcinoma adenoide cístico é um tumor maligno agressivo de glândula salivar (Fig. 1). Este é o tumor maligno mais frequente de glândulas saliva-

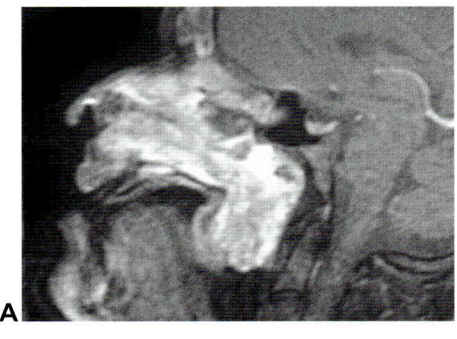 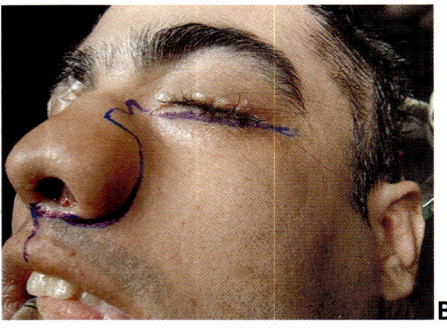

◀ **FIGURA 1. (A e B)** Paciente jovem com tumor adenoide cístico chegando à base do crânio. Nota-se a grande distorção da anatomia em face. (Fonte: INCA/MS/RJ.)

res menores, onde são ainda mais agressivos, caracterizado por alto risco de recorrência local precoce e disseminação submucosa.[34] Este tipo histológico tem tendência à disseminação perineural, podendo levar à invasão de dura-máter e dificuldade em obtenção de margens cirúrgicas livres.[48] Além disso, o carcinoma adenoide cístico é pouco radiossensível.[42]

Outro tumor maligno raro que pode acometer a base do crânio é o melanoma de mucosa (Fig. 2), que correspondendo a apenas 1% de todos os melanomas.[17,48] Cerca de 55% dos melanomas de mucosa originam-se em cabeça e pescoço, sendo que os sítios mais comuns são a cavidade nasal e o seio etmoide.[17]

Os tumores malignos cutâneos podem acometer a base do crânio por contiguidade (Fig. 3). O câncer de pele é o tumor maligno mais comum no ser humano,[2] e 90% deste são constituídos por câncer de pele não melanoma,[29] que são o carcinoma basocelular e o carcinoma espinocelular. Em caso de tumores avançados ou tratados de forma não adequada, eles podem causar extensa destruição local e disseminação, principalmente através dos planos de fusão embriológica da face, o que permite a invasão tumoral profunda, o que pode levar ao comprometimento a base do crânio.[29]

Os sarcomas (Fig. 4) são tumores pouco frequentes em adultos, apenas 10% deles ocorrem nesta população.[3] Estas neoplasias correspondem a 1% dos tumores de cabeça e pescoço;[45] sendo que, nesta região, uma das sub-regiões mais afetadas é a base do crânio.[35]

MODALIDADES DE TRATAMENTO

A cirurgia é a principal modalidade terapêutica empregada para o tratamento de tumores que acometem a base do crânio (Fig. 5). No entanto, por muito tempo, os tumores malignos que comprometiam a base do crânio foram tratados com modalidades não cirúrgicas, como radioterapia e quimioterapia, ou tidos como irressecáveis,[44,46] sendo contraindicado o tratamento cirúrgico decorrente da grande dificuldade em avaliar-se a extensão do tumor, envolvimento de estruturas adjacentes, comportamento tumoral e fatores relacionados com o paciente.

Estes tumores também podem receber modalidades de tratamento não cirúrgico, dentre estas as principais são radioterapia e quimioterapia combinadas ou isoladas, que podem ser usadas como tratamento primário ou adjuvante.[48]

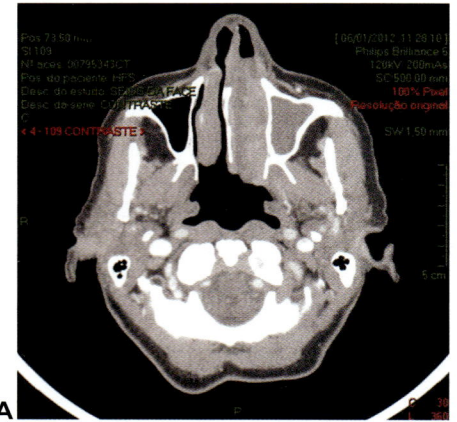 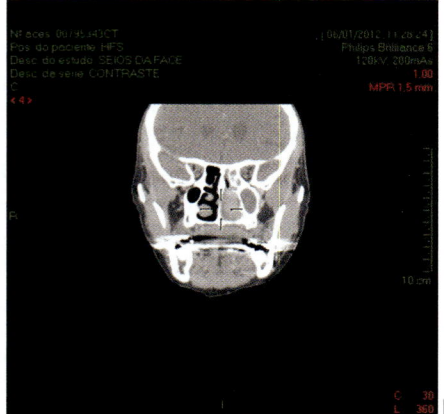

◀ **FIGURA 2. (A e B)** Paciente com melanoma de fossa nasal. Na área do etmoide, a tumoração se estende até a lâmina crivosa. (Fonte: INCA/MS/RJ.)

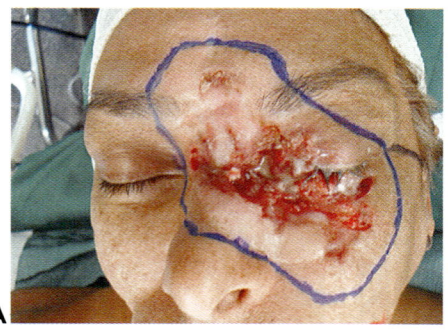 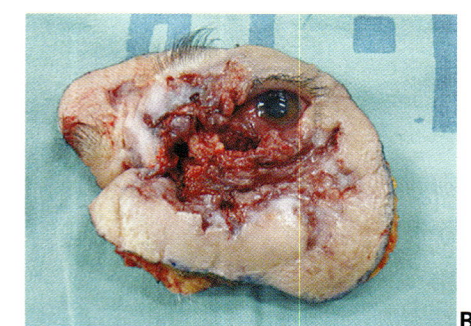

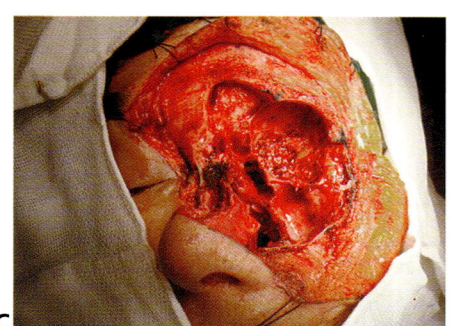 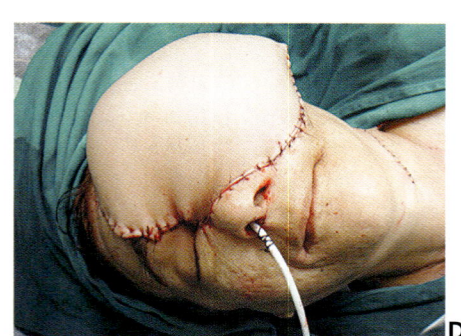

◀ **FIGURA 3. (A-D)** Sequência mostra CEC em pele da região nasofronto-orbitária com invasão de seio maxilar, órbita e fossa craniana anterior. Aspectos intraoperatórios e reconstrução com retalho microcirúrgico. (Fonte: INCA/MS/RJ.)

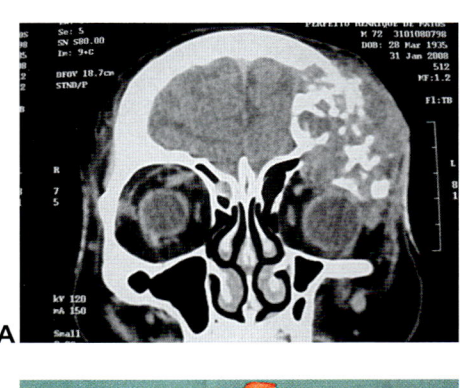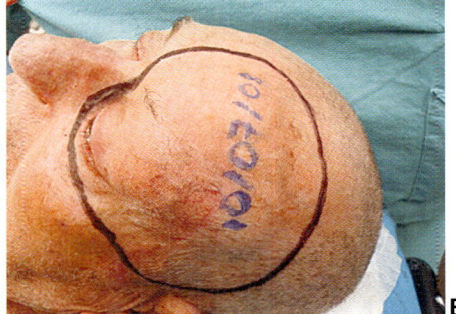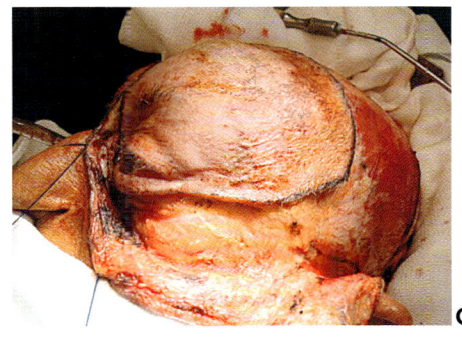
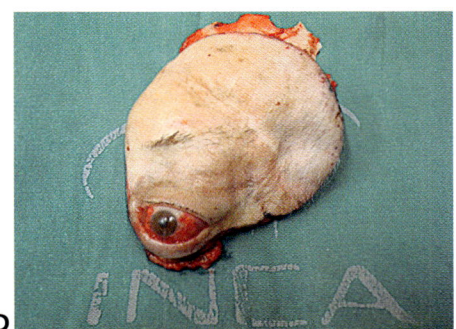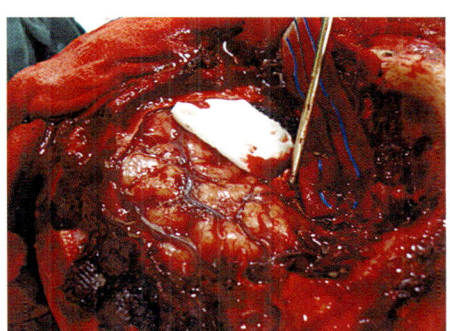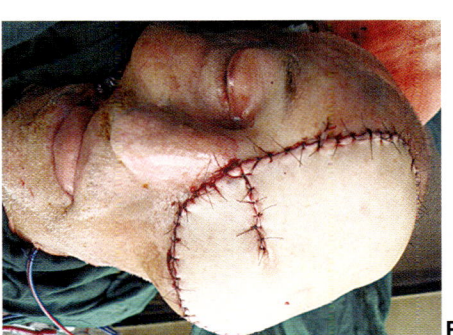

▲ **FIGURA 4. (A-F)** Extenso sarcoma em face. A tumoração invade lobo frontal e órbita. Paciente foi submetido à cirurgia craniofacial e reconstrução com retalho microcirúrgico. (Fonte: INCA/MS/RJ.)

Os tratamentos não cirúrgicos passaram por grande evolução, nas últimas décadas. Na radioterapia, o planejamento conformacional em três dimensões, técnicas com intensidade modulada e de hiperfracionamento tendem a obtenção de melhores resultados, podendo ainda não cursar com aumento da toxicidade local. A radioterapia associada ou não à quimioterapia é largamente utilizada como tratamento primário de alguns tumores de base do crânio, sendo considerada tratamento padrão para certos tipos histológicos, que podem comprometer a base do crânio, como o carcinoma de nasofaringe,[6,7,9] podendo-se alcançar controle local em 80% dos casos, mas a taxa de recidiva locorregional varia entre 18 e 54%.[6,20,22] Entretanto, a radioterapia causa redução da vascularização e dificuldade de reparo tecidual local,[8] o que pode levar à cicatrização deficitária.

A proximidade dos tumores da base do crânio com órgãos e estruturas vitais dificulta a sua ressecção, bem como a radioterapia, deixando os pacientes portadores destes tumores em risco para recidiva local, e esta constitui a principal causa de morte[18,21] de pacientes portadores de tumores de base do crânio. O tratamento da recidiva locorregional pode ser cirúrgico ou por outras modalidades terapêuticas, como reirradiação e/ou quimioterapia.

A reirradiação é associada à morbidade que varia entre 22 e 29%, em decorrência das frequentes complicações,[6,9] como xerostomia severa, trismo, sequelas neurológicas, dor, risco de sangramento, além da incerteza quanto a uma resposta terapêutica.[21]

A quimioterapia não é tipicamente usada como uma modalidade única de tratamento de tumores de base do crânio; geralmente está associada à radioterapia[48] e apresenta melhor resultado que a radioterapia isolada no controle local da doença em caso de estágio avançado, não tendo papel claramente estabelecido em casos de doença inicial e em redução de metástases a distância,[7] podendo também ser usada nas modalidades neoadjuvante e paliativa.

Os principais relatos sobre abordagem cirúrgica da base do crânio datam da década de 1950. A cirurgia de base de crânio oncológica desenvolveu-se a partir de técnicas utilizadas para a correção de malformações craniofaciais congênitas que foram adaptadas à ressecção de tumores, que, de acordo com seu comportamento biológico, invadem estruturas adjacentes.

Para a completa ressecção dos tumores de base do crânio, pode ser necessário acesso combinado craniofacial,[15] que é uma técnica bem reconhecida para ressecção de tumores nesta topografia[18] e que une princípios de cirurgia de cabeça e pescoço e de neurocirurgia, propiciando campo cirúrgico amplo, o que permite acesso aos componentes intra e extracranianos do tumor, possibilitando sua ressecção em bloco segura, completa e com visão tridimensional,[41] além de permitir visualização, avaliação e preservação das estruturas intra e extracranianas adjacentes.

A cirurgia craniofacial passou por significativa evolução nas últimas décadas, representando um grande avanço na medicina, não apenas pelo benefício que proporciona ao paciente, mas também por unir conhecimentos de imagenologia, neuronavegação (Fig. 6), microscopia cirúrgica, técnicas endoscópicas, oncologia, técnicas de cirurgia craniofacial e de reconstrução e terapias adjuvantes,[39] o que permite melhor avaliação da extensão do tumor, seu diagnóstico precoce[46] e ressecção total, favorecendo o sucesso deste tratamento complexo e multidisciplinar e visando à redução da morbidade e das complicações.[39]

Na década de 1960, Ketcham e Van Buren[16,23] surgiram como pioneiros na cirurgia craniofacial, descrevendo o acesso combinado transcraniano e transfacial para tratamento de tumores de seios paranasais, envolvendo base de crânio e desenvolveram uma série com um total de 54 pacientes.

Isto deu início ao desenvolvimento de várias modificações desta técnica para acessos combinados transcraniano e transfacial[47] que buscam a melhor exposição para a base do crânio, permitindo a ressecção de tumores com boa visualização no transoperatório, preservação de estruturas nobres, ressecção em bloco dentro dos princípios oncológicos, redução de

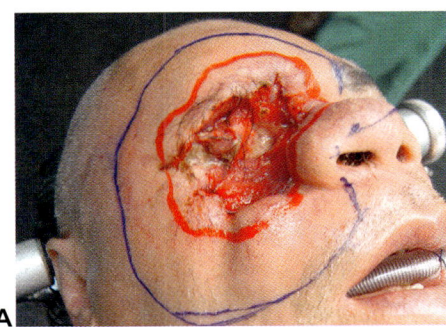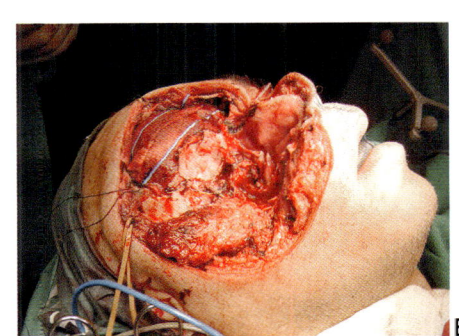

◀ **FIGURA 5. A)** Tumoração cutânea – CBC – com invasão de órbita de base do crânio. **(B)** Aspecto final do leito cirúrgico após a retirada da tumoração com margens oncologicamente significativas. (Fonte: INCA/MS/RJ.)

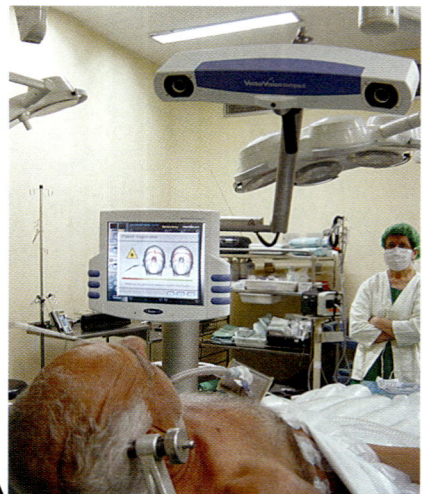
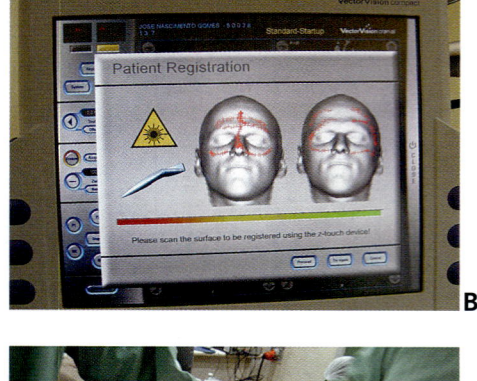
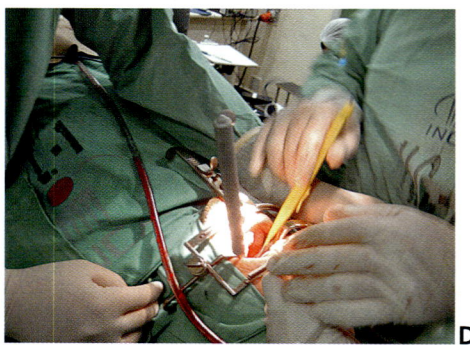
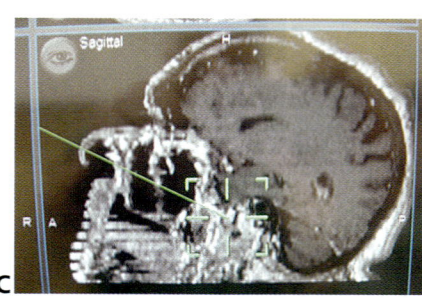

◀ **FIGURA 6.** Neuronavegação. (INCA/MS/RJ.)

complicações pós-operatórias e melhor controle local do tumor. Neste período, os tumores com extensão intracraniana e para a fossa pterigopalatina eram considerados inoperáveis.[23] As cirurgias de resgate correspondiam a cerca de 47 a 68% dos casos operados, e margens cirúrgicas comprometidas eram observadas em 47% dos casos.[23] Além disso, havia um elevado índice de complicações, sendo que as mais frequentes eram infecção, fístula liquórica, sangramentos e acidente vascular encefálico. As infecções ocorriam em 54% dos casos, sendo 15% meningites e abscessos intracranianos, e 19% infecção de retalho ósseo. As fístulas liquóricas ocorriam em um terço dos pacientes. Sangramentos ou acidente vascular encefálico (AVE) ocorriam em 11% dos casos.[23] A mortalidade era de 4%.[16,28] Cinquenta por cento dos pacientes apresentavam-se sem evidência de doença em um período mínimo de 30 meses de acompanhamento, o acompanhamento de 9 a 109 meses foi avaliado em, aproximadamente, 66% dos pacientes, 34% evoluíram com metástase a distância, com sobrevida em 3 anos de cerca de 52%,[24] apresentando queda para 49%, em 5 anos de acompanhamento. A radioterapia pré ou pós-operatória era usada em 61% dos pacientes.[23]

Na década de 1970, temos os avanços trazidos por Van Tuyl e Gussack, Sisson, Cheesman e Lund, citados por Janecka,[23] que iniciaram a ressecção de tumores mais extensos e com significativo envolvimento intracraniano e cerebral, bem como de fossa pterigopalatina; obtendo complicações e resultados similares ao da década anterior. A cirurgia de base de crânio de resgate foi realizada em até 66% dos casos, e a radioterapia foi empregada em 44 a 100% dos pacientes em alguma fase do tratamento.[23] A incidência de infecções permanecia alta, em torno de 50%, e a presença de fístula liquórica foi evidenciada em 19% dos pacientes. A mortalidade transoperatória manteve-se em torno de 4 a 5%. Em um acompanhamento de cerca de 30 meses, 37 a 57% dos pacientes mantiveram-se sem evidências de doença, e foi obtido controle local da doença em 47 a 63% dos casos. Metástases a distância ocorreram em 5 a 38% dos pacientes. A sobrevida em 3 anos teve um discreto aumento para 57 a 59%, e a sobrevida em 5 anos manteve-se em 49%.[40]

No entanto nos anos 1980, com a colaboração de Janecka,[23] que iniciaram ressecção de tumores malignos ainda mais extensos, tem-se significativa redução das complicações pós-operatórias, com 4 a 28% de infecções, fístula liquórica em 2 a 4% dos pacientes, sangramento ou AVE em 4 a 6% dos casos e mortalidade transoperatória entre 0 e 3%. As cirurgias de resgate representaram 44 a 63% dos casos, com margens cirúrgicas comprometidas em 21 a 43%.[18] O controle local foi alcançado em 70 a 84% dos casos, o que levou a um aumento da sobrevida em 3 anos para 67 a 74% e em 5 anos, para 56 a 70%, com expressivo aumento do número de cirurgias realizadas e redução do percentual de margens cirúrgicas positivas para cerca de 30 a 43%.[16,18] Os resgates representam cerca de 50% dos casos, e as complicações pós-operatórias tiveram redução significativa, variando de 25 a 65%,[8,15,17,18,29,33] podendo ser de 19,4%, quando usados acessos menos invasivos,[37] o que relaciona-se também com melhoria das técnicas cirúrgica e de reconstrução.[29] No entanto, a mortalidade variou entre 1,4 a 6%.[15,17,19,29,37]

Atualmente, a cirurgia craniofacial tem sido realizada para tratamento de grande variedade de tumores benignos e malignos,[18] tornando-se uma rotina no tratamento primário ou de resgate de tumores que comprometem a base de crânio, sendo indicada principalmente para ressecção de tumores originados no trato sinonasal,[33] e constituindo uma opção terapêutica segura e efetiva (Figs. 7 a 9).[15,18,29,33]

O acesso combinado craniofacial (Fig. 10) favorece a ressecção total do tumor e a adequada avaliação de sua extensão intracraniana[24] e de estruturas adjacentes. Ketcham et al.[26] concluíram que as vantagens do acesso combinado são possibilidades de estabelecer extensão intracraniana para a fossa anterior, proteção adequada do cérebro durante a mobilização do tumor, maior facilidade técnica na ressecção, facilidade de hemostasia, possibilidade de ressecção em bloco, prevenção de fístula liquórica, possibilidade de ressecção completa do etmoide sem comprometimento do conteúdo orbitário.

Este tipo de acesso também pode ser empregado em cirurgias de resgate, sendo que estas podem apresentar maior grau de dificuldade técnica, principalmente quanto ao controle seguro da artéria carótida interna e dos nervos cranianos,[9] apesar de ter taxa de complicações significativamente maior em pacientes previamente tratados,[12] é considerada uma boa opção para o tratamento dos tumores recidivados de base do crânio, obtendo-se bons resultados oncológicos,[9] apesar de alta taxa de morbidade e complicações[8,11,12] que ainda é observada.

Outra forma de acesso é o subcranial minimamente invasivo[13] como alternativa cirúrgica para ressecções de tumores da base do crânio anterior. Seu diferencial consiste numa única craniotomia imediatamente acima do seio frontal, com bastante aplicabilidade para tumores que acometem o platô cribriforme e/ou com discreta invasão da fossa craniana anterior (Figs. 11 e 12). Mostrou ter baixíssimos índices de complicações neurológicas e gerais (índice de 28,5%); baixas taxas de hemotransfusão; tendência de redução do tempo cirúrgico (média de 8,38 horas), de internação em CTI (1 a 2 dias) e do tempo de internação hospitalar (7 a 8 dias). Outrossim, não houve alteração estética significativa em pacientes que tiveram acesso facial combinado. Na casuística apresentada neste estudo com 26 pacientes, sendo 14 do sexo masculi-

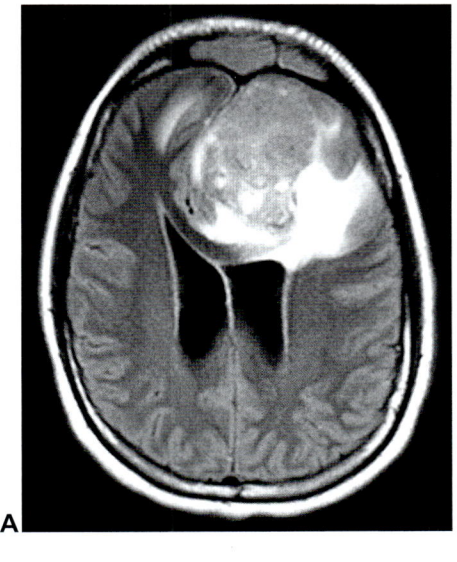
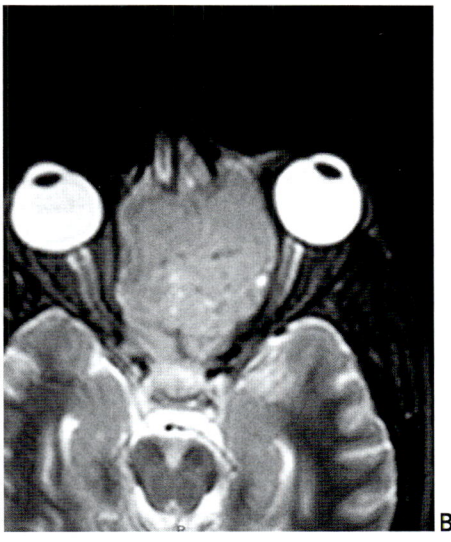
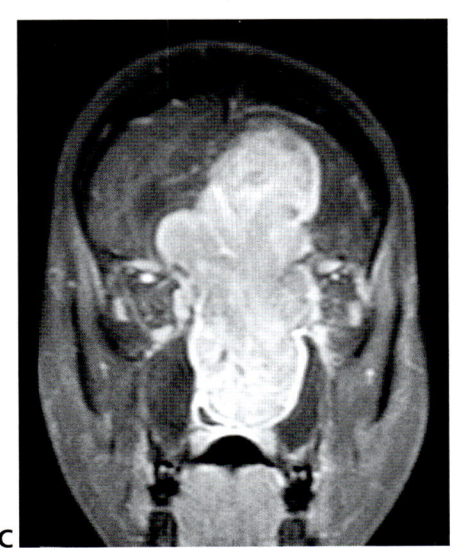
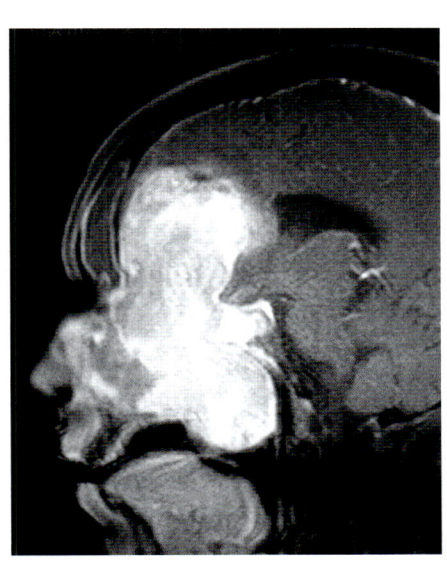

◀ **FIGURA 7. (A-D)** Extenso estesioneuroblastoma, recidivado após tratamento endoscópico associado à radioterapia da região nasofaríngea, com extravasamento à cavidade craniana. (INCA/MS/RJ.)

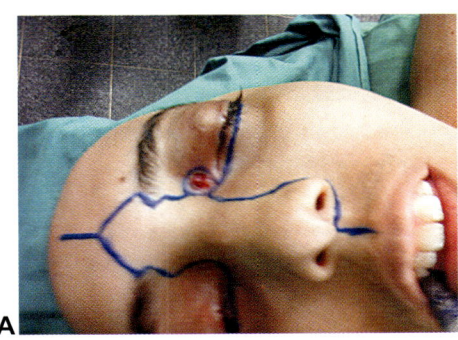
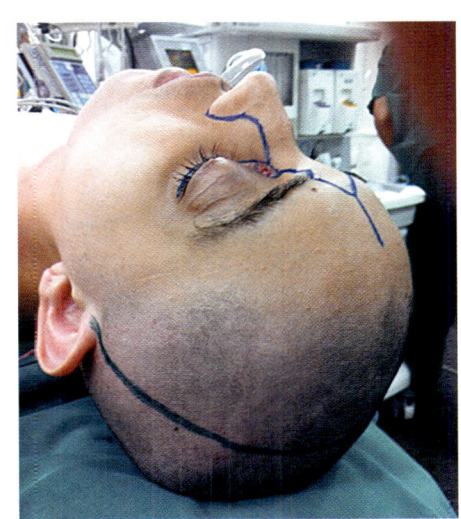
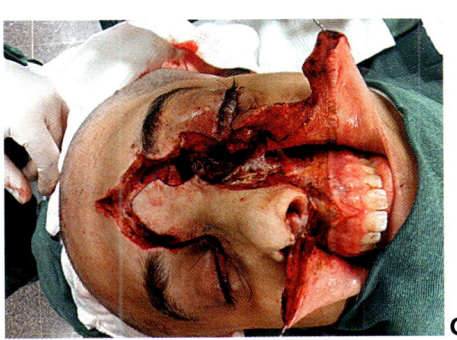
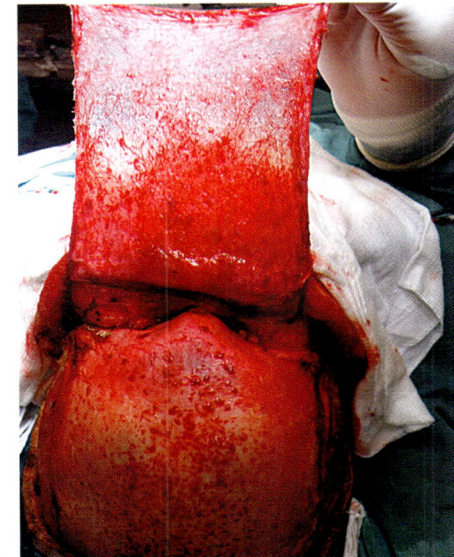
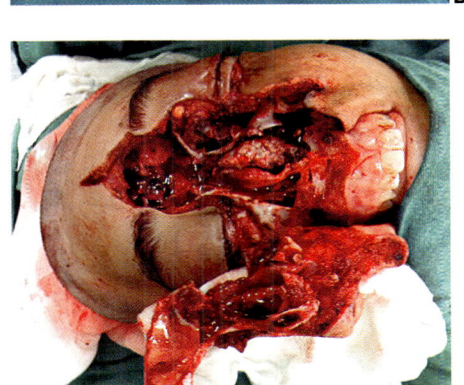
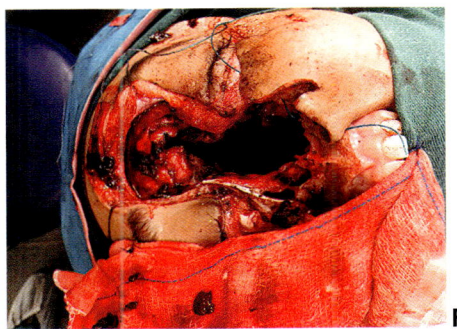

◀ **FIGURA 8. (A-F)** Mesmo paciente da Figura 7 mostrando áreas de demarcação das incisões, acesso com translocação frontonasal, confecção do retalho pericranogaleal, área tumoral e, por último, o aspecto pós-ressecção completa da lesão. (Fonte: INCA/MS/RJ.)

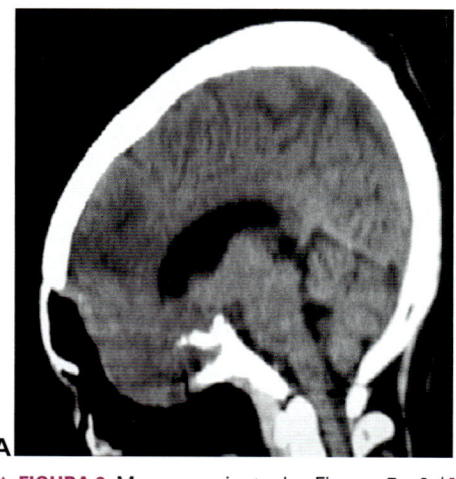
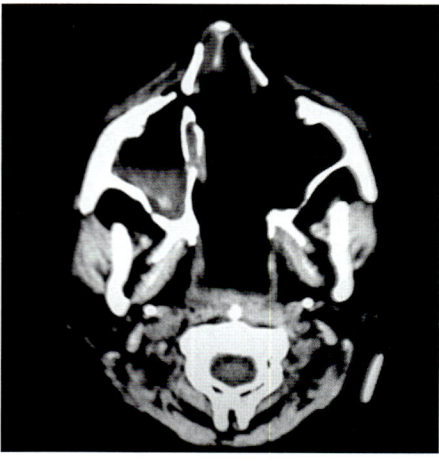
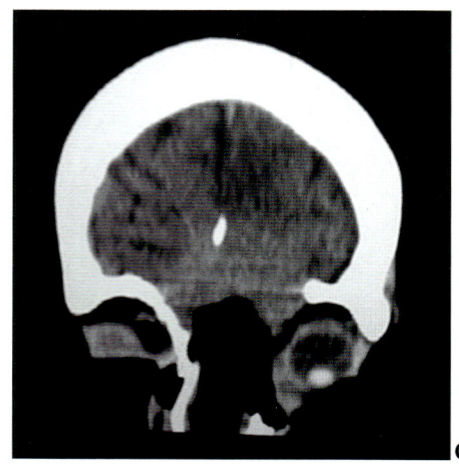

▲ **FIGURA 9**. Mesmo paciente das Figuras 7 e 8. **(A-C)** A sequência mostra resultado pós-operatório à TC – sagital, axial e coronal – 1 ano após o resgate cirúrgico, demonstrando o controle efetivo da doença. (Fonte: INCA/MS/RJ.)

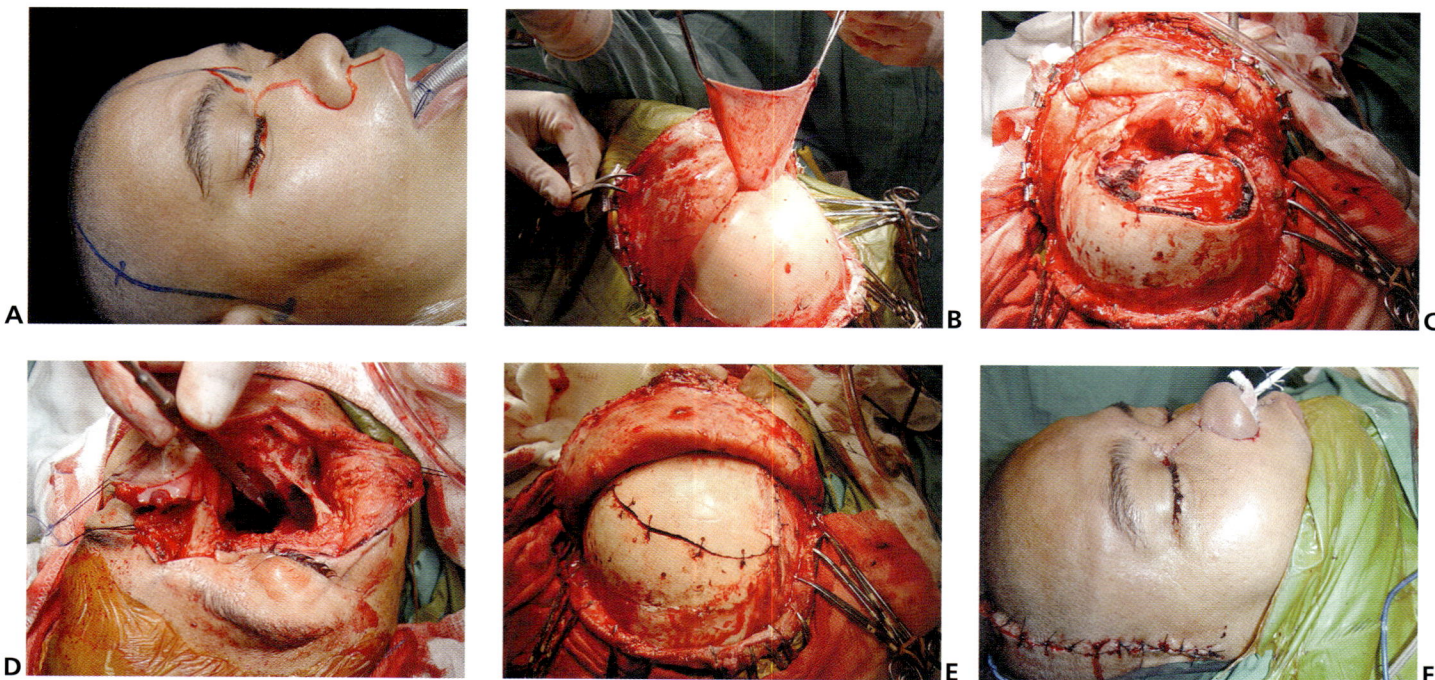

▲ **FIGURA 10. (A-F)** Ressecção craniofacial clássica mostrando translocação nasal e esquema de craniotomia e ressecção combinada. (INCA/MS/RJ.)

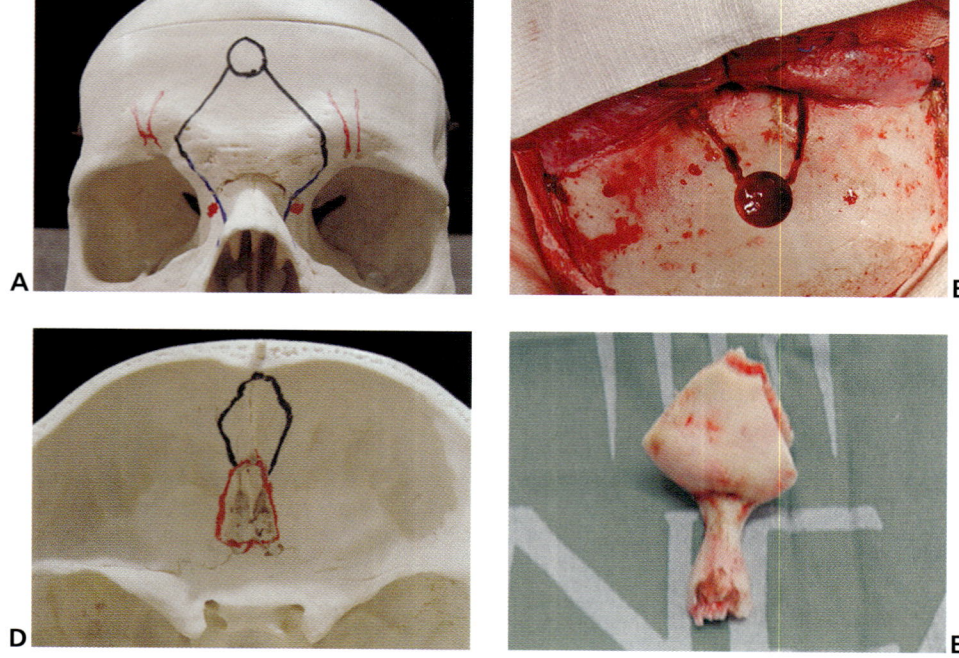

◄ **FIGURA 11. (A-D)** A sequência mostra craniotomia única e retirada da peça do retalho osteoplástico frontonasal, comparando com esquema em protótipo. **(E)** Observar a mínima retirada óssea frontonasal com mínima manipulação cerebral no lobo frontal. (INCA/MS/RJ.)

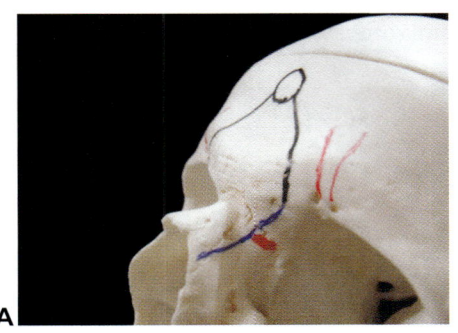
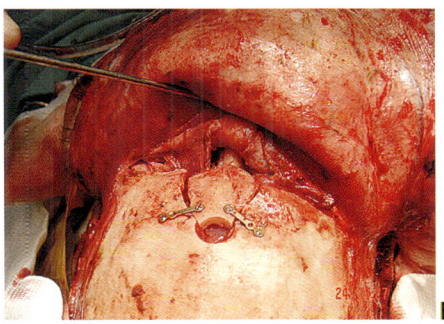

FIGURA 12. (**A**) Esquema desenhado em protótipo com marcação das osteotomias e das artérias supraorbitárias, que suprem o retalho pericraniogaleal. (**B**) Osteossíntese com miniplacas do retalho frontonasal. (INCA/MS/RJ.)

no, nenhum óbito transoperatório foi registrado. A sobrevida global para tumores malignos foi de 61,9%.

A cirurgia craniofacial clássica, com retirada de extenso fragmento de osso frontal, traz muitas complicações (Quadro 1), mas tem suas indicações precisas.

Poucos são os estudos relativos à cirurgia de resgate para tumores malignos recidivados de base de crânio e os existentes, geralmente, limitam-se ao estudo de tumores de nasofaringe, por estes terem a radioterapia como tratamento padrão.[5-7,9,20]

COMPLICAÇÕES

Durante a evolução da cirurgia craniofacial, houve a tendência a reduzir a extensão dos acessos cirúrgicos, mantendo os princípios oncológicos da ressecção, a fim de minimizar as complicações e melhorar os resultados. Apesar de todos os avanços médicos observados nas últimas décadas, não houve aumento expressivo da sobrevida de pacientes submetidos à cirurgia de base do crânio, e a taxa de complicações ainda é significativa, variando entre 25 a 65%.[15,39]

Quadro 1. Comparação entre as complicações da cirurgia craniofacial clássica e o acesso subcranial minimamente invasivo[13]

COMPLICAÇÕES MAIORES PRECOCES (< 14 DIAS)	N° DE CASOS (%)	
	CLÁSSICO	SUBCRANIAL
Fístula do SNC	13 (8,6)	0
Alterações neurossensoriais	10 (7,0)	0
Perda de retalho microcirúrgico	8 (5,3)	0
Perda do retalho local	7 (4,6)	0
Hemorragia subdural	4 (2,7)	0
Pneumoencéfalo	4 (2,7)	0
Pneumonia	4 (2,7)	1 (4%)
Meningite	4 (2,7)	0
Atelectasia	3 (1,8)	1 (4%)
Trombose venosa profunda	1 (0,6)	0
Infarto agudo do miocárdio	1 (0,6)	0

SNC = sistema nervoso central.

As complicações mais comuns em cirurgia da base do crânio anterior devem-se principalmente à comunicação direta entre cavidade craniana e trato sinonasal, podendo resultar em fístula liquórica, meningite, encefalite, abscesso subdural ou epidural, osteomielite, hematoma, pneumoencéfalo (Fig. 13) ou meningoencefalocele.[14,25,27,31,43]

Geralmente a taxa de complicações é mais elevada em pacientes submetidos à cirurgia de resgate de base do crânio, principalmente nos pacientes que receberam radioterapia em seu tratamento primário.[39] A fístula liquórica também é a complicação mais frequente quando há lesão de dura-máter que pode levar à meningite, como sequela grave.[38]

Em clássico trabalho no INCA com 104 pacientes, num período de 25 anos, Dias et al.,[10] mostraram vários fatores envolvidos nas complicações das ressecções craniofaciais, com significância estatística. Dentre as complicações locais maiores podemos observar a falha do *flap* ósseo (10%) e presença de fístula liquórica (8,2%). Já com relação às menores, o observado foi a presença de infecção no sítio cirúrgico (26,6%) (Quadros 2 a 5).

FATORES PROGNÓSTICOS

A identificação de fatores prognósticos é um importante passo na escolha da melhor terapêutica a ser utilizada e na avaliação da evolução pós-operatória dos pacientes. Com isto, alguns fatores têm sido descritos relacionados com o prognóstico de tumores que acometem a base do crânio.

A extensão tumoral intracraniana, com invasão de dura-máter e cérebro, e presença de margens comprometidas são fatores prognósticos independentes relacionadas com a redução da sobrevida.[39] A histologia do tumor também tem um grande papel no prognóstico. Dentre os tumores malignos, os sarcomas de baixo grau têm o melhor prognóstico, com sobrevida livre de doença em 5 anos maior que 80%. Porém carcinomas pouco diferenciados, sarcomas de alto grau e melanomas têm o pior prognóstico, com sobrevida em 5 anos de 20%. Os demais tipos histológicos, como carcinomas de glândulas salivares menores, carcinomas epidermoides e sarcomas, têm sobrevida em 5 anos de cerca de 60%.[39]

Num estudo colaborativo multi-institucional com 1.193 pacientes, no qual o INCA foi uma das 17 instituições participantes, o índice geral de mortalidade ficou em torno de 4,7% e de complicações de 36,3%. O impacto das comorbidades foi o único fator independente de mortalidade e, junto com a extensão intracraniana dos tumores são fatores que devem ser considerados durante o planejamento terapêutico.

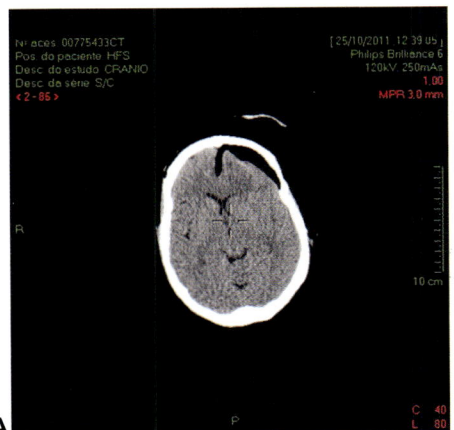
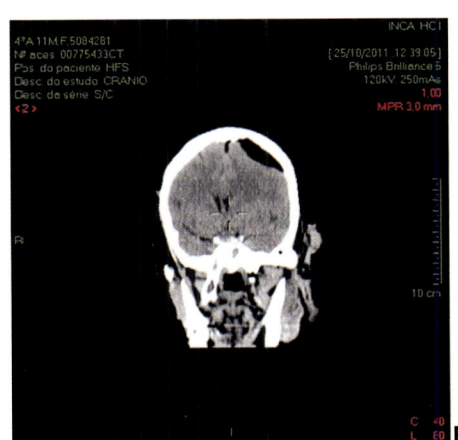
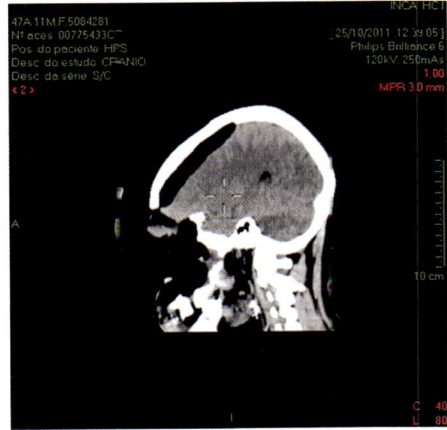

▲ **FIGURA 13.** (**A-C**) Paciente submetida à ressecção craniofacial com reconstrução por retalho microcirúrgico. Observa-se o pronunciado pneumoencéfalo no pós-operatório. Houve necessidade de reabordagem cirúrgica da paciente pela equipe da neurocirurgia. (Fonte: INCA/MS/RJ.)

Quadro 2. Complicações pós-operatórias de acordo com tipo: menores, maiores, sistêmicas e com o tempo de ocorrência[10]

COMPLICAÇÕES	N = 49 (45%)
MAIORES LOCAIS	
Falha do *flap* ósseo	11 (10%)
Liquorreia (fístula liquórica)	9 (8,2%)
Meningite	8 (7,3%)
Alteração do *status* neurológico	7 (6,4%)
Falha em retalhos livres	3 (2,7%)
Falha de retalhos locais	3 (2,7%)
Abscesso cerebral	3 (2,7%)
Pneumoencéfalo/hidrocéfalo	3 (2,7%)
Hemorragia subdural	3 (2,7%)
Falha da anastomose do retalho livre	1 (1%)
MENORES LOCAIS	29 (26,6%)
Sepse do sítio cirúrgico	29 (26,6%)
Fístula nasocutânea	6 (5,5%)
Obstrução nasolacrimal	3 (2,7%)
Diplopia	3 (2,7%)
SISTÊMICAS	11 (10%)
Pneumonia	5 (4,5%)
Atelectasia pulmonar	2 (1,8%)
Infarto do miocárdio	1 (1%)
Choque séptico	1 (1%)
Trombose venosa profunda	1 (1%)
Hemorragia gastrointestinal	1 (1%)

COMPLICAÇÕES PRINCIPAIS	N = %
PRECOCES (< 14 DIAS)	n = 42 (79)
Liquorreia	7 (14%)
Alteração do *status* neurológico	7 (14%)
Falha em retalhos livres	7 (6,4%)
Falha em retalhos locais	5 (10)
Hemorragia subdural	3 (6)
Pneumoencéfalo/hidrocéfalo	3 (6)
Pneumonia	3 (6)
Meningite	3 (6)
Atelectasia pulmonar	2 (4)
Trombose venosa profunda	2 (4)
Infarto do miocárdio	1 (2)
Choque séptico	1 (2)
Falha da anastomose do retalho livre	1 (2)
Tardias (> 14 dias)	13 (24,5%)
Falha do retalho ósseo	11 (22%)
Meningite	5 (10%)
Abscesso cerebral	3 (6)
Fístula liquórica	2 (4)
Pneumonia	2 (4)
Hemorragia gastrointestinal	1 (2%)

Quadro 3. Incidência de complicações de acordo com o tipo histológico[10]

HISTOPATOLOGIA	N	Nº (%)
CBC	48	23 (48)
CEC	25	12 (48)
Estesioneuroblastoma	8	3 (37,5)
Adenocarcinoma	5	2 (40)
Angiofibroma juvenil	5	4 (80)
Carcinoma adenoide cístico	3	1 (33,5)
Carcinoma mucoepidermoide	3	1 (33,5)
Carcinoma de pequenas células	2	1 (50)
Carcinoma osteogênico	2	2 (100)
Carcinoma ex-adenoma pleomórfico	1	0
Hemangiopericitoma	1	1 (100)
Fibroma ossificante	1	0

Quadro 4. Fatores que implicam nas principais complicações[10]

FATOR	N	Nº (%)
Idade > 60 a	33	15 (45,5)
Idade < 60 a	71	35 (49)
Tratamento prévio	67	33 (49)
Sem tratamento prévio	37	17 (47)
Sítio da pele	68	33 (49)
Outro sítio	36	17 (47)
Extensão orbitária	49	19 (38,5)
Sem extensão orbitária	55	31 (56)
Craniofacial estendida	45	28 (62)
Craniofacial *standard*	59	22 (37)

Quadro 5. Complicações locais principais pela invasão dural e reconstrução da base anterior do crânio[10]

FATOR	N	Nº (%)	VALOR DE *p*
INVASÃO DURAL			
SIM	13	3 liquorreia (23)	0,048
NÃO	91	6 liquorreia (6,5)	
SIM	13	3 meningite (23)	0,011
NÃO	91	5 meningite (4,3)	0,898
RECONSTRUÇÃO DA BASE ANTERIOR DO CRÂNIO			
Com retalho pericraniogaleal	92	6 liquorreia (6,5)	0,032
Sem retalho pericraniogaleal	12	3 liquorreia (25)	

REFERÊNCIAS BIBLIOGRÁFICAS

1. ACS – American Cancer Society. *Cancer factors & figures 2009*. Acesso em: 24 Maio 2010. Disponível em: <URL:http://www.cancer.org/downloads/STT/500809web.pdf>
2. Backous DD, De Monte F, El-Nagar A. Craniofacial resection for nonmelanoma skin cancer of the head and neck. *Laryngoscope* 2005;115:931-37.
3. Bentz BG, Woodruff J, Brennan M. Head and neck soft tissue sarcomas: multivariate analysis of outcomes. *Ann Surg Oncol* 2004;11:619-28.
4. Cancer Research UK. *Cancer Stats*. Acesso em: 25 Maio 2010. Disponível em: <URL:http://info.cancerresearchuk.org/cancerstats>
5. Chang KP, Tsang NM, Chen CY et al. Endoscopic management of skull base osteoradionecrosis. *Laryngoscope* 2000;100:1162-65.
6. Chang KP, Hao SP, Tsang NM et al. Salvage surgery for locally recurrent nasopharyngeal carcinoma – a 10 years experience. *Otolaryngol Head Neck Surg* 2004;131:497-502.
7. Cheng SH, Tsai SY, Yen KL et al. Concomitant radiotherapy and chemotherapy for early-stage nasopharyngeal carcinoma. *J Clin Oncol* 2000;18:2040-45.
8. Chepeha DB, Wang SJ, Marentette LJ et al. Radial forearm free tissue transfer reduces complications in salvage skull base surgery. *Otolaryngol Head Neck Surg* 2004;131:958-63.

9. Danesi G, Zanoletti E, Mazzoni A. Salvage surgery for recurrent nasopharyngeal carcinoma. *Skull Base* 2007;17:173-80.
10. Dias FL, Sá GM, Kligerman J *et al.* Complications of anterior craniofacial resection. *Head Neck* 1999;21(1):12-20.
11. Donald PJ. Complications in skull base surgery for malignancy. *Laryngoscope* 1999;109:1959-66.
12. Dos Santos LR, Cernea CR, Brandão LG. Results and prognostics factors in skull base surgery. *Am J Surg* 1994;168:481-84.
13. Farias TP, Dias FL, Moraes L. Acesso subcranial minimamente invasivo: alternativa cirúrgica para ressecção de tumores da base do crânio anterior. *Rev Bras Cir Cabeça Pescoço* 2007 Jan./Fev./Mar.;36(1):38-42.
14. Fu CH, Hao SP, Hsu YS. Use of a galeocranial flap for the reconstruction of anterior cranial base defects. *Chang Gung Med J* 2005;28:341-47.
15. Ganly I, Patel SG, Singh B *et al.* Complication of craniofacial resection for malignant tumors of the skull base: report of an international collaborative study. *Head Neck* 2005a:27:445-51.
16. Ganly I, Patel SG, Singh B *et al.* Craniofacial resection for malignant paranasal sinus tumors: report of an international collaborative study. *Head Neck* 2005b;27:575-84.
17. Ganly I, Patel SG, Singh B *et al.* Craniofacial resection for malignant melanoma of the skull base- report of an international collaborative study. *Arch Otolaryngol Head Neck Surg* 2008;132:73-78.
18. Gil Z, Patel SG, Sing B *et al.* Analysis of prognostic factors in 146 patients with anterior skull base sarcomas: an international collaborative study. *Cancer* 2007;110:1033-41.
19. Goss CM. *Gray anatomia*. 29. ed. Rio de Janeiro: Guanabara, 1998.
20. Hao SP, Tsang NM, Chang CN. Salvage surgery for recurrent nasopharyngeal carcinoma. *Arch Otolaryngol Head Neck Surg* 2002;128:63-67.
21. Hao SP, Tsang NM, Chang KP. Differentiation of recurrent nasopharyngeal carcinoma and skull base osteoradionecrosis by Epstein-Barr virus-derived latent membrane protein-1 gene. *Laryngoscope* 2001;111:650-52.
22. Hsu MM, Hong RL, Ting LL *et al.* Factors affecting the overall survival after salvage surgery in patients with recurrent nasopharyngeal carcinoma at the primary site. *Arch Oto Head Neck Surg* 2001;127:798-802.
23. Janecka IP. Introduction. In: Janecka IP, Tiedemann K. (Eds.). *Skull base surgery anatomy, biology and technology*. New York: Lippincott-Raven, 1996. p. 3-15.
24. Ketcham AS, Chretien PB, Van Buren JM *et al.* The Ethmoid sinuses: a re-evaluation of surgical resection. *Am J Surg* 1973;126:469-76.
25. Ketcham AS, Hoye R, Van Burren JM *et al.* Complications of intracraanial facial resection for tumors of the paranasal sinuses. *Am J Surg* 1966;112:591-96.
26. Ketcham AS, Wilkins RH, Van Burren JM *et al.* A combined intracranial facial approach to the paranasal sinuses. *Am J Surg* 1963;10:698-703.
27. Kraus DH, Shah JP, Arbit E *et al.* Complications of craniofacial resection for tumors involving the anterior skull base. *Head Neck* 1994;16:307-12.
28. Lund VJ, Harrison DF. Craniofacial resection for tumors of the nasal cavity and paranasal sinuses. *Am J Surg* 1998;156:187-90.
29. Maghami EG, Talbot SG, Patel SG *et al.* Craniofacial surgery for nonmelanoma skin malignancy: report of an international collaborative study. *Head Neck* 2007;29:1136-43.
30. Brasil. Ministério da Saúde. Instituto Nacional de Câncer. *Estimativa/2010 incidência de câncer no Brasil*. Rio de Janeiro: INCA, 2009.
31. Nibu K, Sasaki T, Kawahara N *et al.* Complications of cranial facial surgery for tumors involving the anterior cranial base. *Neurosurgery* 1998;42:455-62.
32. Parmar H, Gujar S, Shah G. Imaging of the anterior skull base. *Neuroimag Clin N Am* 2009;19:427-39.
33. Patel SG, Singh B, Polluri A *et al.* Craniofacial surgery for malignant skull base tumors – report of an international collaborative study. *Cancer* 2003;98:1179-87.
34. Pitman KT, Prokopakis, EP, Aydogan B. The role of skull base surgery for the treatement of adenoid cystic carcinoma of the sinonasal tract. *Head Neck* 1999;21:402-7.
35. Potter BO, Sturgis EM. Sarcomas of the head and neck. *Surg Oncol Clin North Am* 2003;12:379-417.
36. Robertson JT. Clinical presentation of skull base tumors. In: Robertson JT, Coakham HB, Robertson JH. (Eds.). *Cranial base surgery*. London: Churchill Livingstone, 2000. p. 3-6.
37. Ross DA, Marentette LJ, Moore CE *et al.* Craniofacial resection: decreased complication rate with a modified subcranial approach. *Skull Base Surg* 1999;9:95-100.
38. Shah JP, Kraus DH, Bilsky MH *et al.* Craniofacial resection for malignant tumors involving the anterior skull base. *Arch Otolaryngol Head Neck Surg* 1997;123:1312-17.
39. Shah JP. Skull base surgery: the first 50 years. *Eur Arch Otorhinolaryngol* 2007;264:711-12.
40. Sisson GA, Toriumi DM, Atiyah RA. Paranasal sinus malignancy: a comprehensive update. *Laryngoscope* 1989;99:143-50.
41. Smith RR, Klopp CT, Williams JM. Surgical treatment of cancer of the frontal sinus and adjacent areas. *Cancer* 1954;7:991-94.
42. Snyderman CH, Sekhar LN, Sen CN. Malignal skull base tumors. *Neurosurg Clin N Am* 1990a;1:243-49.
43. Snyderman CH, Janecka IP, Sekhar LN *et al.* Anterior cranial base reconstruction: role of galeal and pericranial flaps. *Laryngoscope* 1990b;100:607-14.
44. Snyderman CH, Prokopakis EP, Hanna E. Risk factors for local recurrence of acenoid cystic carcinoma: the role of pos-operative radiation. *Skull Base Surg* 1995;5:2.
45. Weber RS, Benjamin RS, Peters LJ. Soft tissue sarcomas of the head and neck in adolescents and adults. *Am J Surg* 1986;152:386-92.
46. Wei WI, Ng RW. Complications of resection of malignant tumours of skull base: outcome and solution. *Eur Arch Otorhinolaryngol* 2007;264:733-39.
47. Wigand ME, Iro H, Bozzato A. Transcranial combined neurorhinosurgical approach to the paranasal sinuses for anterior skull base malignancies. *Skull Base* 2009;19:151-58.
48. Zender CA, Petruzzelli GJ. The skull base, paranasal sinuses, and related malignancies. *Curr Oncol Rep* 2003;5:147-51.

CAPÍTULO 56

Sarcomas de Cabeça e Pescoço

Guilherme Duque Silva ■ Bernardo Cacciari Periassú ■ Terence Pires de Farias
Leonardo Guimarães Rangel ■ Maíra de Barros e Silva Botelho ■ Fernando Luiz Dias

INTRODUÇÃO

Os sarcomas são um grupo heterogêneo de tumores que surgem principalmente a partir do mesoderma embrionário. Pode ocorrer em qualquer parte do corpo, mas a maioria é originária da extremidade (59%), do tronco (19%), do retroperitônio (15%), ou da cabeça e pescoço (9%). Essas neoplasias malignas mesenquimais são raras, e na região de cabeça e pescoço representam, aproximadamente, 1% de todas as neoplasias (Fig. 1).

Em 2010, eram esperados cerca de 10.520 novos casos diagnosticados nos Estados Unidos, e 3.920 mortes por sarcomas de partes moles, o que representa 0,68% de todos os casos e 0,69% das mortes por câncer.

Acometem faixas etárias distintas e, por isso, precisam ser estudados separadamente, uma vez que os subtipos histopatológicos também são diferentes em cada faixa etária. Sendo assim podemos dizer que existe uma prevalência levemente aumentada em crianças e idosos, pois, como em quase todas as outras malignidades, tornam-se mais comuns com o aumento idade. A idade média é de 65 anos, com uma discreta predileção pelo sexo masculino.

ETIOLOGIA

Nenhum dos fatores de risco comumente associados a carcinoma de células escamosas é conhecido por estar envolvido na patogênese desses tumores. Em raros casos, fatores genéticos e ambientais, a irradiação, as infecções virais e deficiência imunológica têm sido encontrados associados ao desenvolvimento desses tumores.

Alguns estudos, muitos deles da Suécia, relataram um aumento da incidência após a exposição a herbicidas fenoxiacético, clorofenóis e seus contaminantes (dioxinas), em trabalhos agrícolas ou florestais, porém, não se confirmando em alguns outros estudos.

O herpes-vírus tipo 8 desempenha um papel fundamental no desenvolvimento do sarcoma de Kaposi, e o curso clínico é dependente do estado imunológico do paciente, principalmente em paciente HIV positivo. O vírus de Epstein-Barr está associado a sarcomas em pacientes com imunodeficiência.

Alterações genéticas hereditárias específicas estão associadas a um risco aumentado de sarcomas. Os oncogenes que têm sido implicados no desenvolvimento de sarcomas incluem o *MDM2, N-myc, c-ErbB2* e membros da família *ras*. A amplificação destes genes em vários subtipos de sarcomas foi mostrada para correlacionar com um pior prognóstico. Análise citogenética de tumores de partes moles também identificou diferentes translocações cromossômicas que codificam oncoproteínas associadas a certos subtipos histológicos. O melhor rearranjo de gene tem sido encontrado no sarcoma de células claras (fusão EWS-ATF1), lipossarcoma mixoide (fusão TLS-CHOP), rabdomiossarcoma alveolar (fusão PAX3-FHKR), tumor desmoplásico de pequenas células redondas (EWS-WT1 fusão) e o sinoviossarcoma (SSX-SYT).

Os genes supressores tumorais têm um papel crítico na inibição do crescimento celular e podem suprimir o crescimento das células cancerosas. No entanto, estes genes podem ser inativados por mecanismo hereditário ou esporádico. Dois genes que são particularmente relevantes são os retinoblastoma *(Rb)* e o gene do p53. Mutações ou deleções no Gene Rb podem levar ao desenvolvimento de retinoblastomas e sarcomas tanto de partes moles como ósseos. Embora as mutações no gene supressor de tumor p53 sejam as mais comuns em tumores sólidos, eles também foram observados em 30 a 60% dos sarcomas. Existe, também, alta incidência dos sarcomas de partes moles em pacientes com mutações germinativas no gene p53 (ou seja, a síndrome de Li-Fraumeni).

CARACTERÍSTICAS CLÍNICAS

Os sarcomas têm como apresentação mais comum uma massa assintomática, de tamanho que varia, dependendo da sua localização. Seu crescimento pode comprimir ou invadir estruturas vizinhas, causando dor. Outros sintomas dependem do local e podem incluir distúrbios visuais, epistaxe, "sinusite crônica", otalgia, paralisia de pares cranianos etc.

Em um trabalho realizado no INCA em 2008, com 106 casos de sarcoma de cabeça e pescoço os locais de origem dos tumores foram: pescoço 20%; couro cabeludo, 29%; seio maxilar, 18%; cavidade oral; 6%; órbita 5%; nariz, 4%; face, 9% e mandíbula, 9% (Fig. 2 e Quadros 1 a 3).

A principal via de disseminação é a hematogênica, já presente em até 25% dos casos na época do diagnóstico, sendo o sítio mais comum o

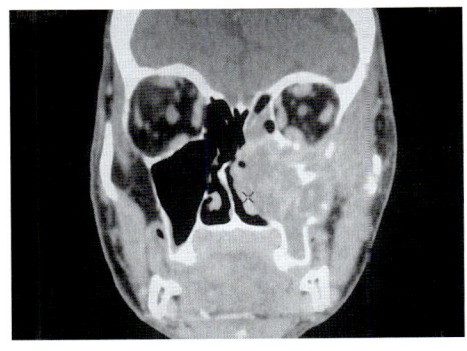

◄ **FIGURA 2.** Paciente com sarcoma de região maxilar esquerda. Nota-se, na tomografia computadorizada, a invasão a estruturas adjacentes.

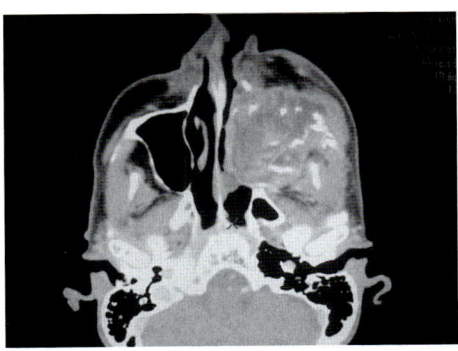

◄ **FIGURA 1.** Tomografia computadorizada de paciente com sarcoma em região de cabeça e pescoço.

Quadro 1. Comparação de sobrevida (em 5 anos) de SPMCP segundo subtipo histológico, em diferentes casuísticas e no INCA

SUBTIPO	INCA	BRANDON	QUYNH-THU
Fibrossarcoma	16,6%	54%	80%
Angiossarcoma	14,70%	20%	57%
Dematofibrossarcoma	44,40%	83%	100%
Fibro-histiocitoma M	81,80%	58%	60%
Rabdomissarcoma	33,30%	44%	14%
Sinoviossarcoma	41,60%	48%	—

Quadro 2. Sobrevida (5 anos) de SPMCP segundo grau histológico em diferentes casuísticas

GRAU		INCA	BRANDON	QUYNH-THU
1 ou baixo grau		72,20%	70%	100%
2	Alto grau			75%
3		13,70%	33%	

Quadro 3. Sobrevida (5 anos) de SPMCP segundo grau histológico no INCA

GRAU	SG 5 ANOS	LOG-RANK
Alto grau	13,74	13,82
Baixo grau	72,24	

$p = 0,001$.

pulmão. Outros sítios importantes são os ossos, sistema nervoso central e fígado. Apenas 3% dos pacientes adultos com sarcomas de partes moles desenvolvem metástase linfonodal, porém a incidência de metástase regional é um pouco maior, entre 10 a 12%, ocorrendo na maioria das vezes nos tumores de alto grau. A maioria dos pacientes com metástase linfonodal possui metástase a distância ou irá desenvolvê-la, ou seja, a presença de doença linfonodal sinaliza para a doença sistêmica com micrometástase. Os tipos histológicos relacionados com o aumento do risco de metástase linfonodal incluem rabdomiossarcoma embrionário, sarcoma epitelioide, sarcoma de células claras, sinoviossarcoma e angiossarcoma.

COMPORTAMENTO BIOLÓGICO

Em razão da grande diversidade dos subtipos histológicos dos sarcomas de partes moles, o seu comportamento biológico é variado. Além disso o grau de diferenciação também é importante para avaliar a agressividade desses tumores.

São tumores que, em sua grande maioria, têm uma baixa resposta à radioterapia e à quimioterapia, restando à cirurgia, quando possível, a melhor arma para o tratamento.

Dermatofibrossarcoma protuberante

Os dermatofibrossarcomas (DFSP) são tumores que têm potencial significativo para o crescimento local agressivo e frequente recidiva, mas pouca ou nenhuma capacidade metastática em sua forma clássica. Embora a grande maioria dos DFSP se apresente no tronco e extremidades proximais, também é relativamente frequente na área da cabeça e pescoço, respondendo por mais de 6% dos sarcomas neste local. DFSP pode ocorrer em pacientes de qualquer idade, inclusive nas crianças muito jovens, mas na maioria das vezes envolve jovens e adultos de meia-idade. Os DFSPs geralmente se apresentam como uma placa que pode posteriormente evoluir para uma massa nodular ou multinodular. Casos ocasionais podem apresentar-se como uma zona deprimida da fibrose que imita uma dermatite esclerosante (padrão atrófico), ou como uma massa subcutânea aparentemente sem envolvimento cutâneo óbvio. DFSP têm um risco muito elevado de recidiva local, aproximando-se de 20%, mesmo com a excisão larga convencional. O risco de metástase para o DFSP fibrossarcomatoso tem variado nas séries relatadas, mas é mais provável na faixa de 15%.

Fibrossarcoma

A incidência deste tumor é difícil de avaliar, pois o seu diagnóstico é parcialmente de exclusão. Ele provavelmente é responsável por 1 a 3% dos sarcomas de adultos e tambem é encontrado em padrões mistos. O fibrossarcoma clássico é mais comum na meia-idade e adultos mais velhos, mas tumores ocasionais deste tipo é visto na infância. Em relação ao sexo, a incidência é igual. Clinicamente se apresenta como uma massa, com ou sem dor, e casos de hipoglicemia foram relatados. Não há fatores específicos que predispõem. Tumores com as características histológicas do fibrossarcoma podem surgir sobre um dermatofibrossarcoma, tumor fibroso solitário e em lipossarcomas bem diferenciados quer na apresentação primária ou na recidiva, como um reflexo da progressão do tumor.

Fibro-histiocitoma maligno

É o tipo de sarcoma de partes moles mais comum (Fig. 3). Originalmente definido, com base na morfologia, como uma neoplasia maligna de células fusiformes, mostrando diferenciação fibroblástica e histiocítica facultativa, é hoje amplamente aceito que o padrão morfológico, conhecido como chamado de fibro-histiocitoma maligno, pode ser compartilhado por uma grande variedade de neoplasias malignas pouco diferenciadas. Agora também se concordou que estes tumores não mostram evidências de diferenciação histiocítica de verdade. Este termo diagnóstico é agora reservado (por aqueles que ainda podem usá-lo) para um grupo muito menor de sarcomas pleomórficos que, pela tecnologia atual, mostram nenhuma linha definível de diferenciação. Como consequência, a aparente incidência de fibro-histiocitoma maligno (pleomórfico) caiu, acentuadamente, nos últimos 10 anos.

Histologicamente, o fibro-histiocitoma maligno (FHM) pode ser dividido nos seguintes quatro subtipos morfológicos: pleomórfico (50 a 60%), mixoide (25%), células gigantes (5 – 10%), e inflamatórias (< 5%). A variante mixoide tem melhor prognóstico quando comparada ao tipo pleomórfico. A maioria dos pacientes tem entre 50 e 70 anos de idade, e os

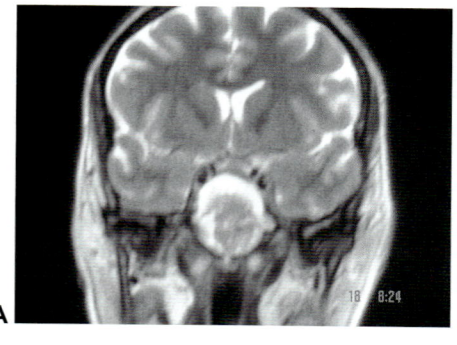
A

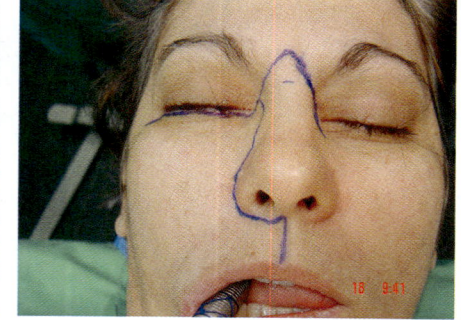
B

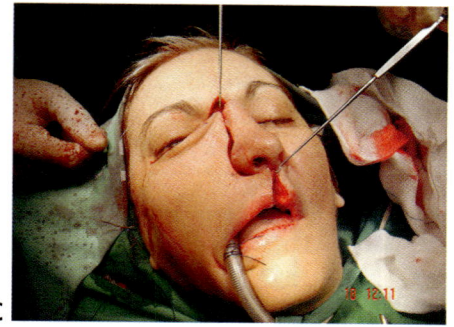
C

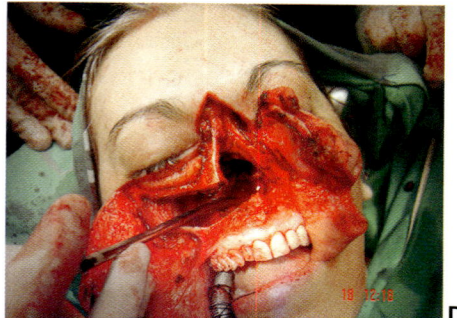
D

◄ **FIGURA 3.** (A-D) Translocação facial (frontonasal) para ressecção de fibro-histiocitoma maligno em fossa nasal e etmoide, invadindo base do crânio.

homens são afetados mais do que as mulheres. O tumor tem uma taxa de recidiva local de 19 a 31%, e uma taxa de metástase de 31 a 35%, sendo o sítio mais comum o pulmão. A incidência de metástases linfonodais é relativamente baixa. Comparado com o resto do corpo, a região da cabeça e pescoço é um local menos usual para o FHM, onde 3 a 10% de todos os casos ocorrem. O local mais comumente relatado tem sido a cavidade nasal e seios paranasais com, aproximadamente, 30% de todos os casos. No trato nasossinusal ocorre mais no seio maxilar, seguido do etmoide, fossa nasal, seios esfenoidal e frontal. Outros sítios relatados envolvidos são os ossos craniofaciais (15 a 25%), laringe (10 a 15%), tecido mole do pescoço (10 a 15%), glândula salivar maior (5 a 15%), cavidade oral (5 a 15%), faringe, orelha e pálpebras. Como a frequência de metástases linfonodais varia entre 0 e 15%, o esvaziamento cervical eletivo normalmente não é realizado, e executado somente quando há evidência clínica, histológica ou radiológica de metástases cervicais.

Angiossarcoma

Os angiossarcomas representam aproximadamente 2% de todos os sarcomas de partes moles. A maioria dos casos de angiossarcoma cutâneo aparece na região de cabeça e pescoço, sendo os subsítios mais comuns o couro cabeludo e a metade superior da face. Um trabalho do INCA publicado, em 2008, mostrou que 73% dos angiossarcomas de cabeça e pescoço da instituição se localizavam no couro cabeludo (Fig. 4). Acometem mais comumente homens, caucasianos e em torno da 7ª ou 8ª décadas de vida. O fator de risco mais relacionado é a irradiação prévia. As formas de apresentações clínicas mais comuns são: alopecia, rinofima rosácea, mancha avermelhada assintomática, edema crônico, celulite ou ulceração cutânea. O tumor pode apresentar-se de forma multifocal, e as metástases cervicais podem ocorrer, mas não são frequentes. Dez a vinte e cinco por cento dos pacientes já apresentam metástase a distância na época do diagnóstico. Geralmente os angiossarcomas de partes moles têm tanto áreas epitelioides como fusiformes, com uma ênfase no primeiro. As áreas epitelioides são compostas de grandes células arredondadas de relativamente alto grau nuclear, que são organizados em folhas, pequenos ninhos, cordões ou canais vasculares rudimentares. Os angiossarcomas são tumores de alto grau e caracterizam-se por células de alto grau nuclear, exibindo atividade mitótica. Em alguns casos, áreas com baixo grau podem ser observadas na morfologia epitelioide. Essas áreas podem ser notadas, mas o diagnóstico global deve normalmente refletir o diagnóstico de um angiossarcoma alto. Marcadores imuno-histoquímicos úteis ao diagnóstico são: antígeno fator VIII, *Ulex europaeus*, laminina, CD 31 e CD 34. Os fatores genéticos são limitados a casos isolados.

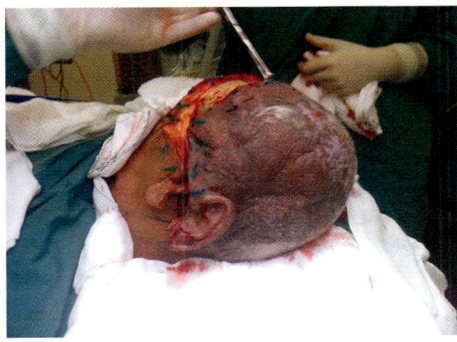

◀ **FIGURA 4.** Paciente com extenso angiossarcoma de couro cabeludo.

Sinoviossarcoma

Sinoviossarcoma de cabeça e pescoço ocorrem mais comumente no sexo masculino em sua terceira década de vida. É raro, representando menos de 10% de todos os sarcomas de cabeça e pescoço (Fig. 5). As manifestações clínicas variam de acordo com o local do tumor. Em alguns casos pode ser uma massa cervical ou parafaríngea (causando dor em 40-60% dos casos). Dispneia, rouquidão ou disfagia podem acompanhar os tumores em locais da faringe e laringe. Outros locais na cabeça e pescoço têm sido relatados na literatura: o espaço mastigador, espaço parafaríngeo, o espaço nasossinusal e a faringe. A localização mais comum na cabeça e pescoço é a hipofaringe. São classificados em monofásico e bifásico, sendo o bifásico mais comum. Recentes dados citogenéticos têm mostrado que o sarcoma sinovial abriga uma translocação t (X: 18)(p11.2; q11.2), e esta pode ser uma ferramenta útil para o diagnóstico.

Sarcoma alveolar

O sarcoma alveolar é um tumor extremamente raro que compõe menos de 1% dos sarcomas de partes moles e que representa menos de 0,1% dos sarcomas de cabeça e pescoço. A média de idade de aparecimento do tumor é a segunda década, entre 15 e 35 anos. É raro antes dos 5 anos e após 50 anos de idade, com uma predominância do sexo feminino. Na macroscopia o sarcoma alveolar tende a ser mal circunscrito, de cor cinza-pálido ou amarelado, e apresenta uma consistência macia.

Áreas de necrose e hemorragia são comuns, especialmente nos tumores maiores. A microscopia característica é a de um padrão tipo ninho que é mais bem visto com pequeno aumento. Os ninhos tendem a ser uniformes, mas podem variar em tamanho e forma. Eles são separados por divisórias delicadas de tecido conectivo vascular, contendo canais sinusoidais revestidos por endotélio. A perda da coesão celular e necrose das células centrais do ninho, é comumente vista no padrão pseudoalveolar. Isso é a fonte descritiva da designação "alveolar".

Na região de cabeça e pescoço os sítios mais comuns são a órbita e a língua (Figs. 6 e 7). O curso clínico da doença é lento, no entanto, uma proporção significativa dos pacientes apresenta progressão inexorável da doença, com uma alta relação de pacientes que vão desenvolver metástases a distância durante um longo período de acompanhamento. O sarcoma alveolar da cabeça e pescoço, muitas vezes, se manifesta com incapacidade funcional relacionada com a lesão primária, como dificuldade para falar, no caso de uma lesão na língua ou rouquidão, graças a uma lesão laríngea. Na região orbitária, o sintoma mais frequente é a proptose. Portanto, essas lesões se manifestam em um estágio inferior do que as lesões de extremidades, que frequentemente se manifestam com sintomas relacionados com a metástase. O sarcoma alveolar tem sido extensivamente estudado por métodos imuno-histoquímicos sem resultados consistentemente positivos.

Lipossarcoma

O lipossarcoma de cabeça e pescoço é raro, representando 5,6 a 9% dos casos nas grandes séries. Os lugares mais comuns de ocorrência na região da cabeça e pescoço incluem a laringe, hipofaringe, cavidade oral, órbita, couro cabeludo e dos tecidos moles do pescoço. Em uma recente revisão, Nikitakis *et al.* identificaram 44 casos de lipossarcoma oral publicados na literatura entre 1944 e 2001. O lipossarcoma da cavidade oral demonstra uma predileção pela bochecha, com outros locais, incluindo o assoalho da boca, palato, gengiva, mandíbula e língua. Tem um pico de incidência

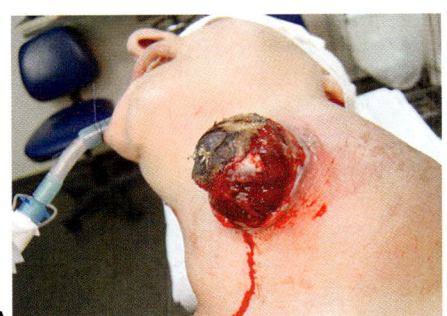
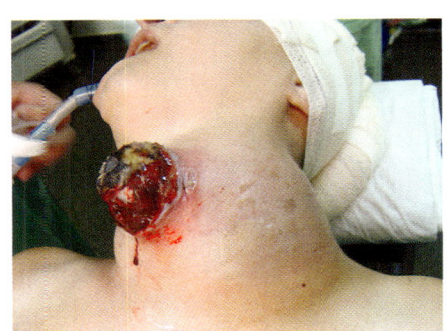

◀ **FIGURA 5. (A** e **B)** Paciente com sarcoma cervical extenso, ulcerado e sangrante.

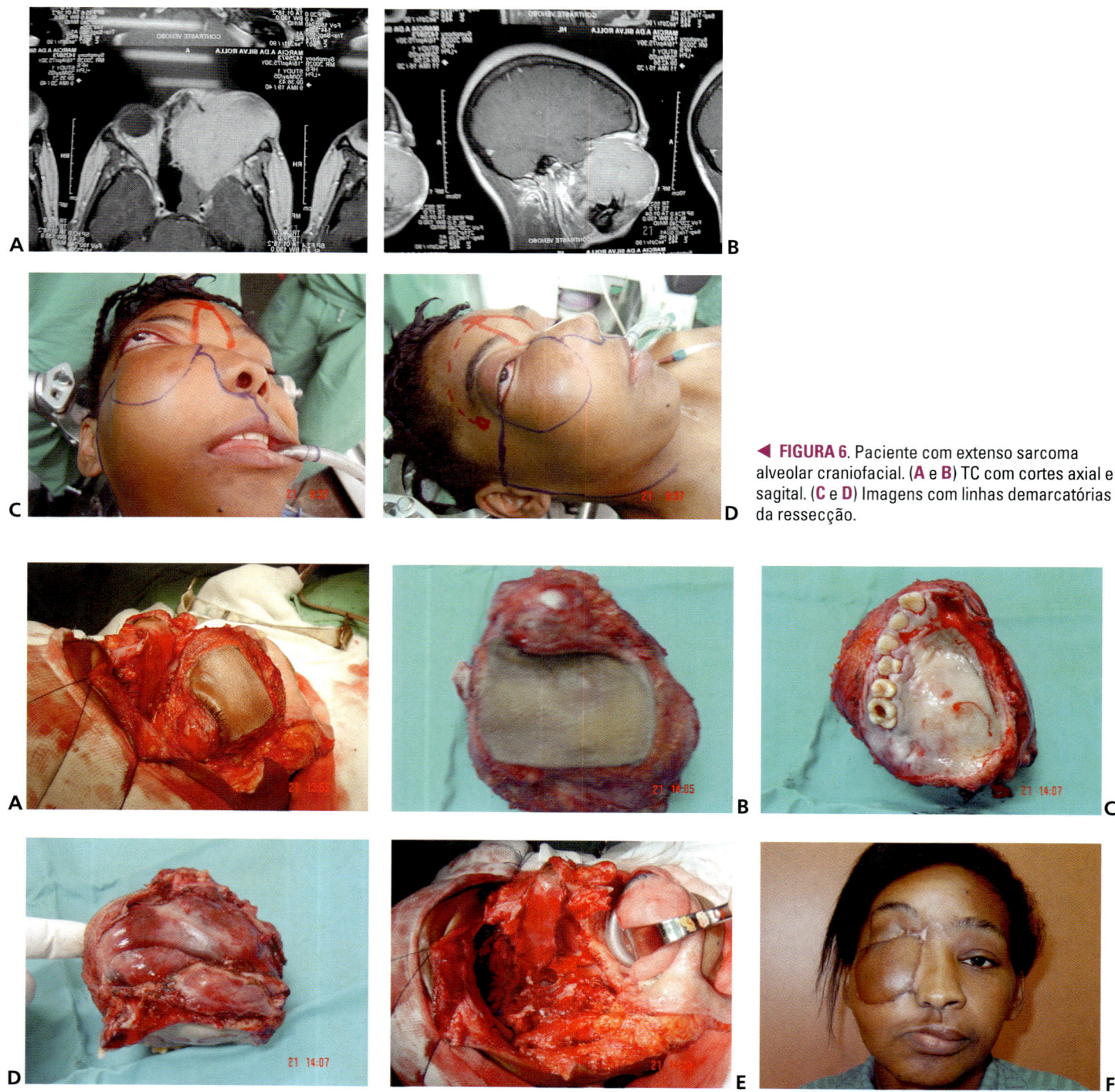

◀ **FIGURA 6**. Paciente com extenso sarcoma alveolar craniofacial. (**A** e **B**) TC com cortes axial e sagital. (**C** e **D**) Imagens com linhas demarcatórias da ressecção.

▲ **FIGURA 7**. (**A-F**) Mesma paciente da figura anterior, com sequência mostrando ressecção, vista da peça (pele, olho, maxilar), leito cirúrgico e resultado tardio após reconstrução.

entre a quarta e sexta décadas, com uma leve predominância do sexo masculino. Apresenta-se geralmente como uma massa indolor de crescimento lento, tornando-se apenas sintomática quando comprime as estruturas vizinhas. Seu curso relativamente indolente muitas vezes resulta em um diagnóstico de cisto ou neoplasia benigna de partes moles, sendo confundido com lipoma. Os lipossarcomas têm sido descritos como mais firmes, menos facilmente compressíveis e mais fixos aos tecidos adjacentes do que os lipomas. Na macroscopia é menos amarelo e menos lobulado. São divididos em: bem diferenciado, mixoide, células redondas, pleomórfico e indiferenciado. Microscopicamente, o lipossarcoma bem diferenciado é composto de uma proliferação de adipócitos relativamente maduros em que, em contraste com o lipoma, há uma variação significativa no tamanho das células que é facilmente identificável. É comum acreditar que os lipoblastos representem a marca registrada de qualquer lipossarcoma; no entanto, é importante ressaltar que a mera presença de lipoblastos não faz (nem é necessário para) um diagnóstico de lipossarcoma. A imuno-histoquímica tem um papel discreto no diagnóstico diferencial do lipossarcoma. O HMB-45 negativo é útil para o diagnóstico diferencial com angiomiolipoma que pode mimetizar o lipossarcoma. Os adipócitos geralmente expressam a proteína S-100, o que ajuda a enfatizar a presença de lipoblastos.

Rabdomiossarcoma

O rabdomiossarcoma é o sarcoma de partes moles mais comum em crianças. Sua incidência é cerca de 4,6 casos por um milhão de crianças nos Estados Unidos. A média de idade ao diagnóstico é de 5 anos, e mais de 80% dos casos em crianças ocorrem antes dos 15 anos, sendo que o local mais comum é a região da cabeça e pescoço (40-47%). Em um trabalho publicado pelo INCA em 2009, de todos os sarcomas diagnosticados na criança, o rabdomiossarcoma representou 84% dos casos. Já no adulto, por outro lado, é menos comum. Os locais mais afetados são: órbita, seios paranasais, cavidade nasal, nasofaringe e orelha média (Fig. 8). São divididos em parameníngeo (adjacentes às meninges) não parameníngeo, e da órbita. Em geral, pacientes com tumores da órbita têm melhor prognóstico, enquanto aqueles provenientes de sítios parameníngeos, incluindo a nasofaringe e seios paranasais, não evoluem tão bem graças à sua propensão para invadir o sistema nervoso central. São divididos em embrionário, alveolar e pleomórfico. As duas primeiras são mais comuns na criança, sendo

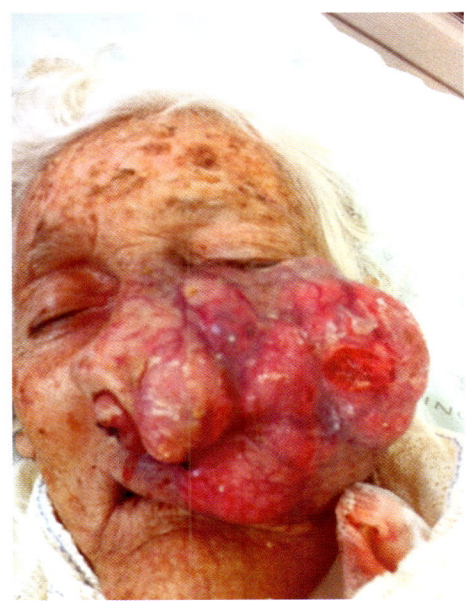

◄ **FIGURA 8.** Caso de rabdomiossarcoma pleomórfico de seio maxilar com invasão de pele e partes moles adjacentes (pode-se observar a saída da lesão pela narina contralateral e lábio superior).

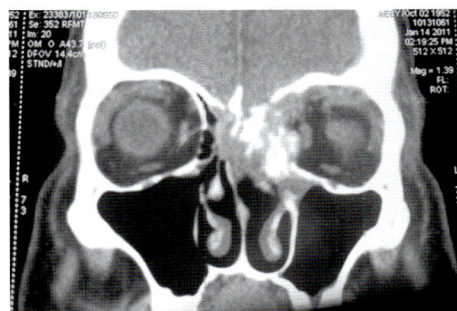

◄ **FIGURA 9.** Tomografia computadorizada onde se pode avaliar a proximidade da lesão a estruturas nobres e partes ósseas.

o tipo embrionário o mais frequente, enquanto o tipo pleomórfico é mais comum em adultos. Como a maioria das neoplasias pediátricas primitivas, o rabdomiossarcoma forma uma massa mal circunscrita, podendo ser bem circunscrita nos pleomórficos, castanho pálido, comprimindo estruturas vizinhas. Anticorpos contra MyoD1 e miogenina são altamente específicos e sensíveis para o rabdomiossarcoma e estão, atualmente, sendo utilizados como anticorpos para diagnóstico imuno-histoquímico. Análises moleculares de locos polimórficos revelaram perda alélica em regiões cromossômicas 11p15, na maioria dos rabdomiossarcomas embrionários. Em relação ao rabdomiossarcoma alveolar, a análise citogenética demonstrou translocações recorrentes que foram consistente e especificamente associadas a este subtipo. A t (2; 13) (q35; q14) foi encontrada na maioria dos casos de rabdomiossarcoma alveolar, e um t (1; 13) (p36; q14) foi observado em um subconjunto menor de casos.

INVESTIGAÇÃO DIAGNÓSTICA

A anamnese é o primeiro passo para iniciar o processo investigativo, porém a maioria dos sarcomas de cabeça e pescoço (SCP) apresenta-se com sinais e sintomas mal definidos a partir do crescimento tumoral.[2]

Grande parte dos pacientes apresenta apenas massa indolor. Sintomas, como dor (14 a 25% dos casos), neuralgias, parestesias, disfagia, distúrbios visuais, dispneia e obstrução nasal, surgem tardiamente a partir da invasão das estruturas vizinhas.

De acordo com estudo realizado no Memorial Sloan Katering Cancer Center, os sarcomas de partes moles têm apresentação de 80 a 90% nos adultos e 10 a 20% na infância.

O exame físico minucioso do paciente, associado aos fatores citados anteriormente, direciona a investigação de forma mais precisa, sendo suficiente para formar uma impressão correta da extensão do tumor e o acometimento das estruturas próximas. Métodos de estadiamento clínico e por imagem iniciais e anteriores à coleta de biópsias são fundamentais para decisões terapêuticas, permitindo a obtenção de diagnósticos diferenciais, bem como evitando alterações morfológicas prévias ao tratamento definitivo. Os estudos de imagem também são cruciais no acompanhamento da evolução do tumor após o tratamento, especialmente após a quimioterapia ou radioterapia pré-operatórias e na detecção de recidivas após ressecção cirúrgica.

Embora a radiografia possa ser útil para fornecer informações sobre os tumores ósseos primários, não é útil para avaliar tumores de partes moles. No entanto, a radiografia ou tomografia computadorizada (TC) de tórax devem ser realizadas em pacientes com SCP à procura de metástases pulmonares, principalmente no caso de tumor primário acima de 5 cm.

Quanto ao sítio primário, exames com capacidade de avaliação tridimensional fornecem dados preciosos para correta programação terapêutica. A TC pode avaliar tanto as características da massa como também a proximidade com estruturas vitais, sua ressecabilidade e morbidade trazida pela cirurgia, principalmente nas ressecções ósseas e reconstruções (Fig. 9). É a técnica de imagem preferida para avaliar invasão óssea. Além disso, pode aumentar a acurácia do diagnóstico, servindo como guia para biópsias percutâneas em massas de difícil localização ou muito volumosas com grande área de necrose.

A ressonância magnética (RM) (Fig. 10) é um excelente exame para avaliar partes moles especialmente por ser multiplanar. Ela pode delinear com precisão os grupos musculares e distinguir entre estruturas ósseas, vasculares e tumorais. Técnicas especiais, incluindo angiografia por ressonância magnética, podem ser realizadas para avaliação de estruturas vasculares adjacentes. Além disso, a RM pode ajudar a distinguir lesões benignas, como lipomas, hemangiomas, schwannomas, neurofibromas e mixoma de sarcomas. Este exame é de fundamental importância no estudo de lesões que acometem a base de crânio.

Antes do início da quimioterapia, a RM com contraste em T1 pode ser usada para determinar a extensão da necrose tumoral. Também é

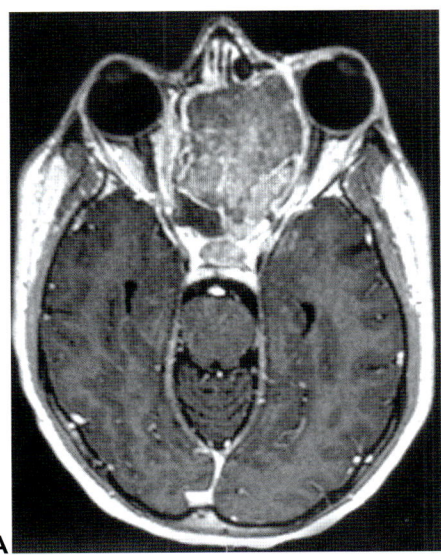
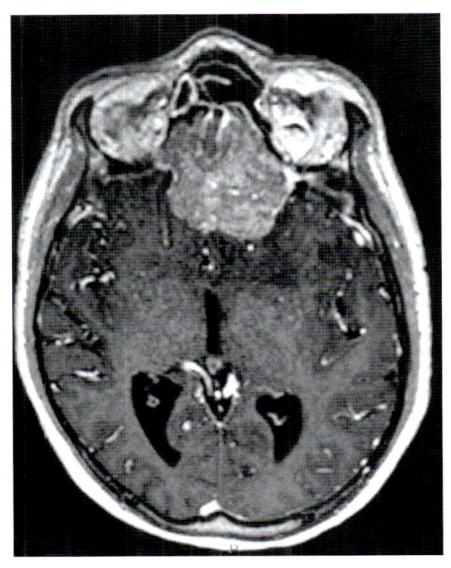

◄ **FIGURA 10** (A e B) Ressonância magnética de lesão expansiva com diagnóstico de condrossarcoma. Observa-se a relação da massa com o tecido encefálico em fossas cranianas anterior e média, relação da mesma com as estruturas do cone orbitário e com outras também nobres.

valiosa para a identificação de recidiva tumoral após cirurgia; uma imagem de referência é geralmente obtida três meses após a cirurgia. Sua desvantagem em relação à TC seria um maior custo, maior demora e mais desconfortável para o paciente, além da dificuldade de realizar cortes tão finos.

Para conseguir distinguir fibrose pós-operatória ou pós-radioterapia de recidivas, a aquisição de uma tomografia com emissão de pósitrons (PET-CT) torna-se fundamental. Estudo realizado por Roh et al., nos casos de pacientes com sarcoma, o FDG-PET é considerado de alta precisão na detecção de tumores primários e metástases cervicais, com sensibilidade e especificidade de 89 e 100%, respectivamente.

Nos sarcomas de partes moles de cabeça e pescoço a obtenção de tecido para estudo histopatológico é, sem dúvida, o método para o diagnóstico definitivo. Vários tipos de biópsia podem ser adquiridos como a punção aspirativa por agulha fina (PAAF), tru-cut, biópsias incisional e excisional, porém nem todos fornecem material adequado. O PAAF é o de mais fácil e mais rápida realização e importante para identificar a existência de neoplasia e diferenciar de tumores mais comuns de cabeça e pescoço, como o carcinoma epidermoide, mas não fornece dados para identificar o grau histológico e nem mesmo dar o diagnóstico correto nos sarcomas pela escassez de material. A utilização de tru- cut na maioria dos casos fornece quantidade adequada de tecido. Biópsia através de técnicas endoscópicas para diagnóstico de tumores da cavidade nasal e seios paranasais são importantes. As biópsias excisionais devem ser realizadas sempre que houver facilidade no acesso cirúrgico, e as biópsias incisionais no ponto mais superficial da lesão. A congelação do material verifica se o tecido obtido é adequado para o diagnóstico. Estudos imuno-histoquímicos, genéticos e moleculares poderão ser realizados dependendo da quantidade e a qualidade do material obtido. Estudos de sobrevida e critérios prognósticos têm sido realizados pelo diagnóstico histopatológico.

ESTADIAMENTO

O estadiamento dos sarcomas de partes moles de cabeça e pescoço, de acordo com classificação da UICC (União internacional contra o câncer) deve ser precedido de confirmação histológica da doença e divisão dos casos por tipo e grau histológico. As categorias apresentadas são TNM de acordo com avaliações clínica e por imagem. Em relação aos linfonodos, seu envolvimento é raro, sendo considerado N0 mesmo quando sua avaliação não pode ser realizada, e N1 na presença de metástases linfonodais. A classificação e estadiamentos clínico e por imagem de acordo com a classificação TNM estão demonstrados nos Quadros 4 e 5. É importante conhecer os diferentes sistemas de graduação histopatológica, existindo a divisão em dois, três e quatro grupos. As duas classificações mais utilizadas e mencionadas pela World Health Organization, em 2002, são o americano NCI(National Cancer Institute) e o francês FNCLCC (Fédération Nationale des Centres de Lutte Contre le Cancer) (Quadros 6 e 7). Os dois parâmetros mais importantes parecem ser o índice mitótico e a extensão da necrose tumoral para diferenciação desse grau. De acordo com o sistema antigo de dois graus TNM, o baixo grau corresponde ao grau 1 do sistema de três graus e aos graus 1 e 2 do sistema de quatro graus. O alto grau são os graus 2 e 3 do sistema de três graus, e 3 e 4 do sistema de quatro graus. Em 2010, o estadiamento TNM foi modificado pela American Joint Committee on Cancer (AJCC), acrescentando a graduação de acordo com a FNCLCC (Quadro 5).

Quadro 4. Critério TNM para tumores de partes moles

TAMANHO DO TUMOR	LINFONODOS REGIONAIS	METÁSTASE A DISTÂNCIA
Tx Não pode ser avaliado	Nx Não pode ser avaliado	Mx Não pode ser avaliado
T0 Não há evidência	N0 Não há evidência	M0 Não há evidência
T1 a –< ou = 5 cm superficial b –< ou = 5 cm profundo	N1 Metástase presente	M1 Metástase presente
T2 a – > 5 cm superficial b – > 5 cm profundo		

Obs.: O uso de pTNM com os mesmos critérios anteriores após avaliação pela anatomia patológica. (Modificado de: "TNM Classification of malignant Tumors".)

Em 1977 Russel et al. classificaram os sarcomas de partes moles de acordo com critérios clínicos e histopatológicos e, a partir daí, diversos estudos semelhantes foram desenvolvidos. Em 2008 foi publicado pelo Instituto Nacional do Câncer, no Rio de Janeiro, um estudo do impacto prognóstico do subtipo histológico na sobrevida de pacientes com sarcomas de cabeça e pescoço. Dentre os diversos tipos histológicos encontrados entre adultos e crianças de ambos os sexos, houve grande discrepância entre os tipos quanto à sobrevida. Os subtipos com a melhor sobrevida global em 5 anos foram o fibro-histiocitoma maligno, leiomiossarcoma, rabdomiossarcoma SOE e sarcoma alveolar. Por sua vez, os subtipos com os piores resultados foram o neurofibrossarcoma, sarcoma epitelioide, rabdomiossarcoma alveolar e lipossarcoma. O alto grau histopatológico foi um fator significativo de pior prognóstico. Os pacientes adultos portadores de sarcomas de alto grau apresentaram uma sobrevida global em 5 anos de 13,7%, e ninguém encontra-se vivo em 10 anos em comparação com os de baixo grau que apresentaram sobrevida de 72,2% em 5 anos e 54,1% em 10 anos (p = 0,001). Dessa forma observamos que a classificação histológica não somente nos dá graduações de malignidade, mas também sugere o prognóstico da doença. Outro indicador importante no tipo histológico é a probabilidade de

Quadro 5. Grupamento por estádios

Estádio IA	T1a	N0	M0	G1, Gx
	T1b	N0	M0	G1, Gx
Estádio IB	T2a	N0	M0	G1, Gx
	T2b	N0	M0	G1, Gx
Estádio IIA	T1a	N0	M0	G2, G3
	T1b	N0	M0	G2, G3
Estádio IIB	T2a	N0	M0	G2
	T2b			
Estádio III	T2a, 2b	N0	M0	G3
	Qualquer T	N1	M0	Qualquer G*
Estádio IV	Qualquer T	Qualquer N	M1	Qualquer G

*G = grau definido pela FNCLCC.
(Modificado de "TNM Classification of malignant Tumors" acrescido de "AJCC Cancer Staging Manual, 7th ed. 2010" publicada por Springer New York, Inc.)

Quadro 6. Sistema de graduação de sarcomas FNCLCC

	DIFERENCIAÇÃO TUMORAL	ÍNDICE MITÓTICO	NECROSE TUMORAL
Escore 0			Sem necrose
Escore 1	Semelhante a tecido mesenquimal adulto normal	0-9/10 HPF*	< 50% necrose
Escore 2	Bem diferenciado	10-19/10 HPF	50% ou + necrose
Escore 3	Embrionário, indiferenciado ou duvidoso	20 ou +/10 HPF	

*Medida high power field (HPF) 0,1734 mm².
(Modificado de Trojani et al. e de WHO).

Quadro 7. Graus histopatológicos FNCLCC

GRAU HISTOPATOLÓGICO
- Grau x: grau não pode ser acessado
- Grau 1: escore total 2, 3
- Grau 2: escore total 4, 5
- Grau 3: escore total 6, 7, 8

Modificado de Trojani et al. e de WHO.

metástases a distância decorrente do grau de diferenciação tumoral. A resposta inicial à quimioterapia tem sido relatada ser melhor em pacientes com um alto grau tumoral do que em pacientes com um baixo grau.

Ainda falando em prognóstico, este é pior se associarmos maiores lesões a um alto grau. Assim como no estudo do INCA citado anteriormente, outro relata que a sobrevida livre de doença diminui em tumores de alto grau em comparação com os de baixo grau (51% *versus* 81%) e nos pacientes com lesões maiores que 5 cm (38% *versus* 67%). Portanto, quanto mais completo o acúmulo de dados clínicos, por imagem e histopatológico, maior a precisão do diagnóstico, maior a certeza no tratamento dispensado e melhores as indicações de sobrevida. Em relação à previsão de recidiva local, o estudo histopatológico é de pouco valor, pois isto está intimamente relacionado com a qualidade das margens cirúrgicas que veremos no tópico seguinte que enfrenta a questão do tratamento.

Encontramos também outras formas de estadiamento, como, por exemplo, a realizada pelo Memorial Sloan Kettering Cancer Center para os sarcomas de partes moles de cabeça e pescoço, que divide os tumores em duas categorias: favorável e desfavorável, e os cinco estágios dependem do número de critérios desfavoráveis e pelo Swedish SIN system (tamanho do tumor, *size*, invasão vascular, *invasion* e necrose tumoral microscópica, *necrosis*).

Por último devemos falar do estadiamento peculiar associado ao prognóstico do rabdomiossarcoma. Um estudo feito pelo Intergroup Rabdomiosarcoma Group (IRSG)/Clinical Group, grupo de oncologia pediátrica, classifica em quatro estágios, com valor prognóstico relacionado com o grau de disseminação tumoral no momento do diagnóstico e o remanescente tumoral após tratamento cirúrgico. Neste estudo o grupo I caracteriza-se por tumor confinado ou não ao sítio primário (a ou b) completamente ressecado. No grupo II, aqueles com tumor localmente avançado, ampla ressecção, com doença residual microscópica (a), aqueles com tumor localmente avançado e metástase linfonodal, completamente ressecado (b), e aqueles com tumor localmente avançado, metástase linfonodal e doença residual microscópica após cirurgia (c). O grupo III é dividido em a e b, ambos com doença localmente extensa e residual, um após biópsia simples, e outro após *debulking* tumoral igual ou superior a 50%. Finalmente, o grupo IV para aqueles que independente do volume tumoral e metástase linfonodal apresenta metástase a distância.

O mesmo grupo IRSG criou uma tabela para os pacientes jovens relacionando o TNM com o "Clinical group" descrito anteriormente, idade do paciente, tipo histológico (alveolar ou embrionário), sítio primário, presença de metástase linfonodal e a distância e tratamento proposto, incluindo quimioterapia (vicristina, actinomicina C e ciclofosfamida) e/ou radioterapia. Os resultados foram prognósticos muito bons em 70 a 85% dos casos, bons em 50 a 70% e pobres em menos de 30% dos casos.

TRATAMENTO

Quando falamos de tratamento de sarcomas de partes moles de cabeça e pescoço nos dias atuais, discutimos basicamente a conduta cirúrgica, apoiada pela literatura como tratamento principal, associada ou não a terapias adjuvantes (radioterapia e/ou quimioterapia) (Fig. 11). Exceção há nos casos mais específicos, como o rabdomiossarcoma na infância, os tumores de difícil ressecabilidade ou quando há ameaça e acometimento de estruturas vitais. Nestes casos, alternativas terapêuticas devem ser estudadas. Por causa da heterogenicidade e ocorrência rara, torna-se difícil desenvolver estudos randomizados ou prospectivos que possam definir de forma incontestável o melhor tratamento para cada subtipo de SCP. O acometimento tumoral na região da cabeça e pescoço encontra-se na proximidade de estruturas diversas (vasculares, nervosas, linfáticas) e com muita intimidade entre elas, podendo causar danos graves mesmo com tamanhos não tão grandes.

Uma das principais, senão a principal responsável pela prevenção da recidiva, é a aquisição de margens cirúrgicas adequadas no primeiro momento cirúrgico. A presença de margem comprometida é o único fator de alto risco independente de recidiva. Pode-se observar nos casos de angiossarcoma uma falência terapêutica muito grande, quando as margens não são amplas, graças à comum disseminação pela derme, ao redor do tumor. Nestes casos, a sobrevida relatada em 5 anos é de 22 a 26%. Alguns sugerem a obtenção de margem cirúrgica livre de 2 cm. No dermatofibrossarcoma protuberante margens de 3 cm são preconizadas e, quando possível, a cirurgia de Mohs evita perdas de tecido sadio desnecessárias.

Em virtude das características anatômicas desta topografia, a cabeça e o pescoço, há razoável dificuldade de aquisição de margens livres e é extremamente difícil assegurar a qualidade dos tecidos ao redor do tumor. A ressecção tridimensional torna-se particularmente difícil na presença de cavidades aeradas e na proximidade com estruturas ósseas (muitas vezes delgadas) que separam compartimentos vitais importantes. Há risco de lesão do trato aerodigestivo e, quando este não pode ser poupado, traz grande morbidade. Outro ponto importante a ser citado é a exposição social, uma vez que tumores nesta região e seu tratamento podem deflagrar defeito estético importante e exclusão no convívio interpessoal. Quando o assunto é câncer, prioriza-se um melhor e mais eficiente tratamento inicial em detrimento da estética. Uma equipe multidisciplinar é fundamental em todas as etapas do tratamento, como enfermagem treinada, serviço especializado de fonoaudiologia e nutrição, psicólogos dedicados e cirurgiões oncológicos e plásticos experientes.

Quando é discutido tratamento cirúrgico de sarcoma, deve-se pensar prontamente nas possibilidades de reconstrução e, em razão das dificuldades citadas anteriormente, quando se trata de cabeça e pescoço, muitas vezes a obtenção de retalhos livres microvasculares torna-se necessária. Em

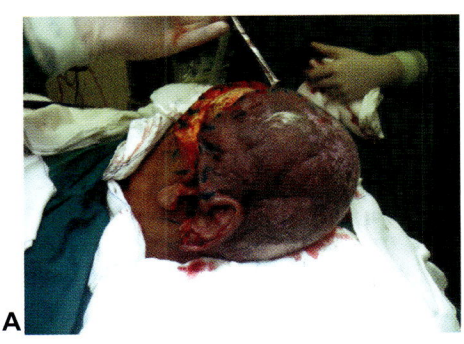
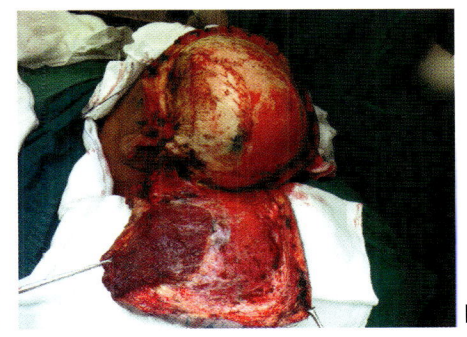
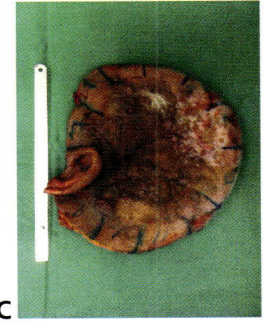
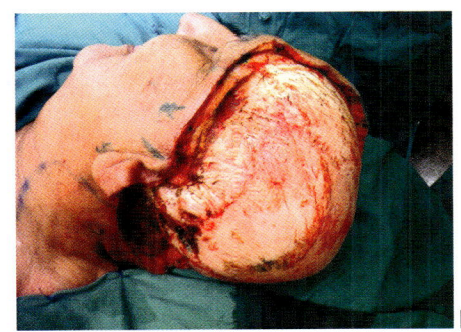

◀ **FIGURA 11. (A-D)** Ressecção cirúrgica de paciente com sarcoma de couro cabeludo. A lesão de grandes dimensões é difícil para a delimitação das margens cirúrgicas oncológicas.

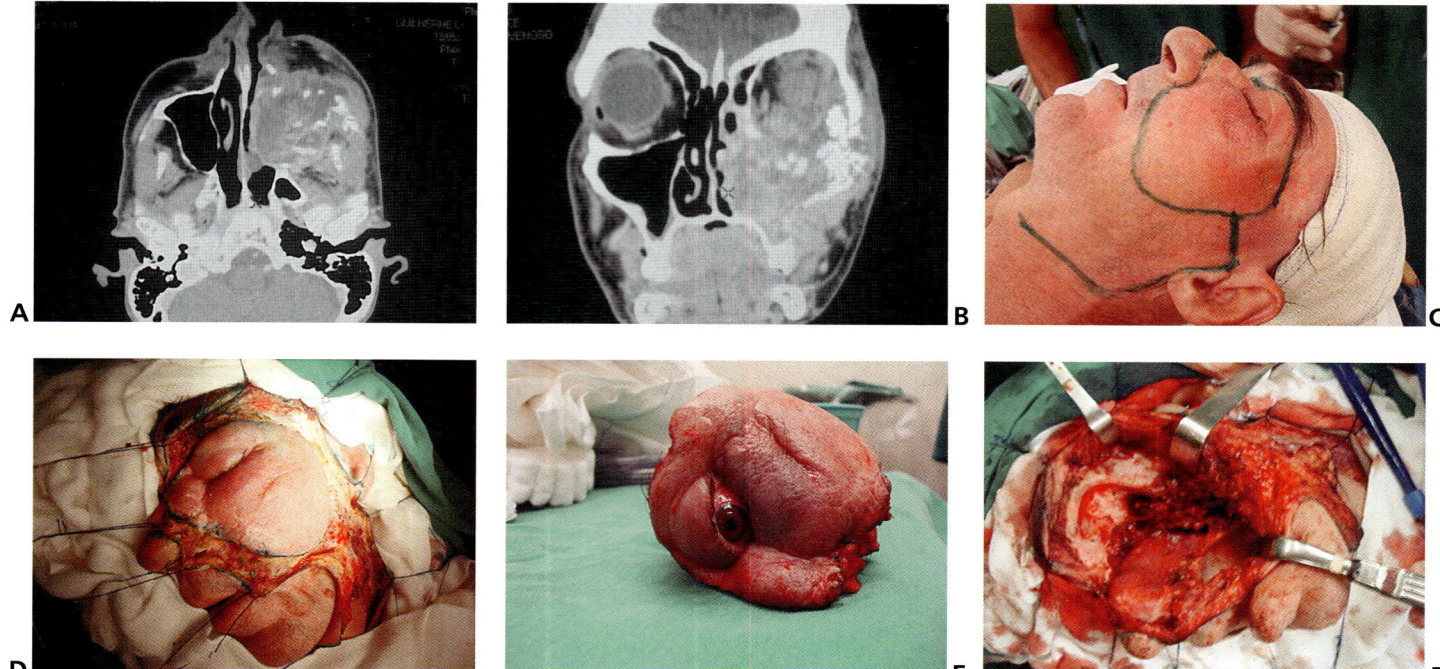

▲ **FIGURA 12. (A-F)** Sequência de fotografias demonstrando ressecção de sarcoma alveolar de seio maxilar esquerdo com envolvimento maciço de estruturas orbitárias.

trabalho publicado pelo Instituto Nacional do Câncer (INCA), no Rio de Janeiro, em 2009, foi analisada a reconstrução craniofacial a partir de retalhos livres. Neste estudo 23 pacientes foram submetidos a ressecções de tumores craniofaciais num período de quase três anos, sendo 4,5% deles sarcomas. Diversos tipos de retalhos foram utilizados, como retalho miocutâneo do músculo reto abdominal, retalho fasciocutâneo anterolateral da coxa, retalho fasciocutâneo antebraquial, retalho miocutâneo do músculo grande dorsal, retalho fasciocutâneo escapular, retalho de grande omento e retalho miocutâneo do músculo tensor da fáscia lata.

Além da ampla ressecção cirúrgica e reconstrução, é necessário pensar na indicação do esvaziamento cervical, que nestes casos deve ser feito apenas de forma terapêutica, na presença de metástases regionais, graças à baixa incidência de pescoço clínica e patologicamente acometido (Fig. 12). Alguns tipos histológicos estão associados a um maior risco de metástases linfonodais, como o rabdomiossarcoma embrionário, sarcoma epitelioide, sarcoma de células claras, sinoviossarcoma e angiossarcoma. Nestes casos, selecionados com cautela, pode-se avaliar o esvaziamento cervical seletivo, se oportuno.

Outro trabalho desenvolvido pelo INCA demonstra a efetividade do tratamento cirúrgico nos sarcomas de partes moles de cabeça e pescoço. Este foi um estudo retrospectivo uni-institucional e foram eleitos 145 casos. A maioria da população era composta de adultos, e o subtipo histológico mais encontrado nestes foi o angiossarcoma; enquanto os rabdomiossarcomas foram os mais frequentes nas crianças. Foram cinco modalidades terapêuticas adotadas, sendo a principal a cirurgia seguida de radioterapia. Outros grupos foram formados por tratamentos, como cirurgia isolada, cirurgia seguida de rádio e quimioterapia, quimioterapia e radioterapia associadas, quimioterapia isolada e cirurgia seguida de quimioterapia. O grupo que recebeu tratamento cirúrgico obteve uma sobrevida global (SG) de 107 meses, enquanto o grupo não cirúrgico apresentou uma SG de 36 meses (p < 0,001) (Quadro 8), o que não ocorreu com a população pediátrica. A SG do grupo de pacientes submetidos a esvaziamento cervical não obteve maior significância estatística quanto à sobrevida em relação ao que não foi submetido ao esvaziamento. As margens cirúrgicas foram livres de tumor em 44,7% dos adultos e em 31,8% das crianças. Os Quadros 9 e 10 mostram o impacto da necessidade de ampliação cirúrgica e do comprometimento das margens na sobrevida global dos pacientes.

O tratamento cirúrgico foi efetivo para os adultos portadores de SCP de partes moles, aumentando a sobrevida global dos pacientes nesta faixa etária. Na população pediátrica estudada, o tratamento mais empregado foi a quimio/radioterapia, ficando a cirurgia reservada, na maioria das vezes, apenas para realização de biópsias. O índice de metástases linfonodais encontrado não indica o esvaziamento cervical profilático de rotina para o tratamento cirúrgico dos SCP.

A presença de contraindicações anatômicas ao tratamento cirúrgico (como o acometimento de artéria carótida interna, da base do crânio e dos nervos da base, do endocéfalo por continuidade), ou contraindicações clínicas diversas podem levar o paciente a ser tratado com terapia neoadjuvante para posterior cirurgia ou radioterapia, ou até mesmo pensar em tratamento radical com quimioterapia e radioterapia. Nos casos de tumores irressecáveis, quimioterapias diversas têm sido estudadas.

Quadro 8. Taxas de sobrevida dos pacientes adultos com SCP tratados no INCA

CIRURGIA	SOBREVIDA GLOBAL			LOG-RANK	p
	MESES	5 ANOS (%)	10 ANOS (%)		
Sim	107	59,67	36,35	19,43	< 0,001
Não	36	19,2	19,2		

Modificado do artigo original do INCA "The efficacy of surgery in the treatment of head and neck soft tissue sarcomas".

Quadro 9. Impacto da ampliação cirúrgica das margens nas taxas de sobrevida dos pacientes com SCP tratados no INCA

AMPLIAÇÃO DE MARGENS	SOBREVIDA GLOBAL (SG)			LOG-RANK	p
	MESES	5 ANOS (%)	10 ANOS (%)		
Sim	131	57,91	57,91	0,33	0,53
Não	63	49,11	0		

Modificado do artigo original do INCA "The efficacy of surgery in the treatment of head and neck soft tissue sarcomas"

Quadro 10. Impacto do comprometimento das margens cirúrgicas nas taxas de sobrevida dos pacientes com SCP tratados no INCA

MARGENS LIVRES	SOBREVIDA GLOBAL (SG)			LOG-RANK	p
	MESES	5 ANOS (%)	10 ANOS (%)		
Sim	122	61,64	46,23	1,91	0,16
Não	55	36,29	18,14		

Modificado do artigo original do INCA "The efficacy of surgery in the treatment of head and neck soft tissue sarcomas".

Em relação à radioterapia adjuvante, esta é utilizada em alguns casos. Nos pacientes em que a ressecção cirúrgica foi incompleta e na presença de margens escassas ou positivas, em geral a radioterapia é empregada. O mau prognóstico se dá justamente pela má qualidade da ressecção. Quando a lesão é grande e de alto grau, a radioterapia tem bons resultados prognósticos em relação ao controle local da doença. A IMRT minimiza os efeitos danosos às estruturas vitais adjacentes.

A quimioterapia apresenta bons efeitos na infância, mas no adulto é de pouca utilidade. Os agentes, como doxorrubicina e ifosfamida, apesar de serem os mais utilizados, apresentam resposta inferior a 25%.

Alguns sarcomas apresentam particularidades, e seus tratamentos devem ser discutidos em separado. Como já descrito no início do tópico, o angiossarcoma tem alto índice de recorrência e metástase a distância com sobrevida baixa em 5 anos. Há necessidade de ressecção com margens amplas pela disseminação dérmica. A radioterapia e a quimioterapia pós-operatórias têm sido relatadas com aumento de sobrevida. No caso do angiossarcoma metastático, têm sido usados agentes como os taxanos, além da já conhecida ifosfamida.

O rabdomiossarcoma no adulto segue em geral os princípios adotados anteriormente com cirurgia ampla, quando possível, seguida de radioterapia, se indicado. Na criança, porém, vemos grande regressão da doença e excelente prognóstico com o uso de diversos quimioterápicos de indução e seguidos de radioterapia externa, braquiterapia ou cirurgia complementares. A excisão da lesão, mesmo na infância, deve ser sempre considerada, sem causar danos a estruturas vitais, ou defeitos estéticos inaceitáveis. Quando não for possível garantir a qualidade da ressecção ou quando a doença envolver a órbita, vários protocolos de quimioterapia de indução são adotados, de acordo com os critérios prognósticos desenvolvidos pelo Intergroup Rabdomiosarcoma Study Group (IRSG). O tratamento do rabdomiossarcoma na infância será discutido juntamente com outros tumores de cabeça e pescoço na criança em outro capítulo.

FATORES PROGNÓSTICOS

Os principais fatores prognósticos nos SPMCP, citados na literatura, são: idade, sítio anatômico, tamanho, grau histológico, cirurgia e margens cirúrgicas. Fatores de pior prognóstico são: diâmetro tumoral maior que 5 cm, alto grau histológico, extensão local para pele, osso ou estruturas neurovasculares, margens cirúrgicas comprometidas e recidiva local. Todos esses fatores estão relacionados com o aumento da recidiva local, metástase a distância e redução na sobrevida. Com relação ao tipo histológico, os de melhor prognóstico são o dermatofibrossarcoma *protuberans*, tumor desmoide, hemangiopericitoma, histiocitoma maligno fibroso; enquanto os de pior prognóstico são o fibrossarcoma, sinoviossarcoma, rabdomiossarcoma e o angiossarcoma. Tumores de alto grau apresentam maior taxa de recidiva local com diminuição de sobrevida.

Os SPMCP apresentaram pior prognóstico quando comparados a outras regiões do corpo, tendo uma sobrevida média de doença específica de 16% contra 55%, respectivamente (p < 0.001).[10] Já os tumores que acometem a cabeça apresentam maior sobrevida livre de doença em relação aos do pescoço.

Realizamos um estudo, em 2008, com 106 pacientes matriculados no Instituto Nacional do Câncer com diagnóstico de sarcoma de partes moles de cabeça e pescoço. Desses pacientes, 54% eram do gênero masculino, enquanto 46%, do feminino. A mediana da idade foi de 40 anos, sendo 34% dos pacientes abaixo dessa faixa etária e 66% acima. O paciente mais jovem tinha 18 anos, enquanto o mais velho 87 anos.

Em relação ao estadiamento, 27% eram T1 e 73%, T2. Pacientes que apresentavam linfonodo positivo (N1) correspondiam a 8%, enquanto aqueles que não tinham linfonodo positivo (N0) eram 92%. Noventa e sete por cento dos pacientes não apresentavam metástase a distância ao diagnóstico, o que ocorria em 3% dos casos.

A cirurgia fez parte do tratamento em 69% (n = 73) dos casos, enquanto nos outros 31% (n = 33) restantes nenhuma intervenção cirúrgica foi realizada, sendo tratados de forma clínica exclusiva. Uma ou mais das seguintes modalidades terapêuticas foi empregada no tratamento da população estudada: cirurgia, radioterapia (RXT) e quimioterapia (QT). Os casos foram agrupados da seguinte forma: cirurgia exclusiva (18%), cirurgia seguida de RXT adjuvante (44%), cirurgia seguida de RXT e QT (7%), RXT e QT sem cirurgia (22%) e QT exclusiva (9%). Nenhum caso foi tratado com cirurgia e QT adjuvante.

Os tumores classificados como de alto grau e baixo grau histológico correspondiam a 50% cada. Os tipos histológicos encontrados e suas respectivas frequências estão demonstrados no Quadro 11.

O local de origem dos tumores foi agrupado de acordo com o sítio anatômico e suas respectivas frequências: pescoço 20%, couro cabeludo 29%, seio maxilar 18%, cavidade oral 6%, órbita 5%, nariz 4%, face 9% e mandíbula 9%.

No estudo histopatológico das margens cirúrgicas, 45% foram livres de neoplasia, enquanto 55% das margens estavam comprometidas por neoplasia. Em 32 casos, a margem foi ampliada para obtenção de margem livre de tumor, o que não ocorreu em apenas um caso de tumor de órbita onde havia comprometimento do nervo óptico.

A recidiva tumoral ocorreu em 30% dos pacientes, sendo 23% recidiva local e 7% recidiva a distância. A sobrevida global em 5 anos no gênero masculino foi de 45%, enquanto que no feminino foi de 48% (p = 0,29). Já a sobrevida livre de doença em 5 anos foi de 43% para o primeiro e de 51% para o segundo (p = 0,39). Nas duas situações, o p não foi significativo (p > 0,05) (Quadro 12).

Nos pacientes com idade abaixo de 40 anos, a sobrevida global em 5 anos foi de 48%, e a sobrevida livre de doença em 5 anos foi de 38%, enquanto naqueles com idade superior a 40 anos foi de 44 e 54% (p 0,96 e 0,15) respectivamente (Quadro 12).

Os pacientes estadiados clinicamente, como T1, tiveram uma sobrevida livre de doença e sobrevida global em 5 anos de 63 e 35%, assim como os estadiados, como T2, apresentaram 48 e 30% de sobrevida (p 0,60 e 0,012), respectivamente; tendo essa variável impacto na curva de sobrevida global (p < 0,05) (Quadro 12). Pacientes que realizaram cirurgia para tratamento desses tumores apresentaram uma sobrevida livre de doença e sobrevida global em 5 anos de 48 e 60%, já aqueles que em nenhum momento tiveram a modalidade cirúrgica como forma de tratamento, as sobrevidas foram de 45 e 19% (p 0,01 e 0,0027), respectivamente, demonstrando que a cirurgia teve impacto significativo em ambas as curvas de sobrevida (p < 0,05).

A maioria dos pacientes foi tratada de forma combinada com cirurgia e radioterapia, com sobrevida livre de doença e global em 5 anos de 51%, contudo, os que apresentaram maior sobrevida livre de doença e global em 5 anos foram aqueles tratados exclusivamente com cirurgia; sobrevidas de 71 e 81% respectivamente, conforme demonstrado no Quadro 13.

O tipo histológico não teve impacto na sobrevida livre de doença (p = 0,15) e sobrevida global (p = 0,39) dos pacientes (p > 0,05), no entanto, deve ser relatado que os tumores mais agressivos foram os

Quadro 11. Frequência de acordo com o subtipo histológico

VARIÁVEL TIPO HISTOLÓGICO	%
Sarcoma alveolar	5
Sarcoma epitelioide	1
Fibrossarcoma	6
Lipossarcoma	6
Sinoviossarcoma	6
Dermatofibrossarcoma	14
Angiossarcoma	23
Leiomiossarcoma	4
Rabdomiossarcoma alveolar	4
Rabdomiossarcoma embrionário	2
Neurofibrossarcoma	1
Fibro-histiocitoma maligno	11
Sarcoma SOE	14
Rabdomiossarcoma SOE	3

Quadro 12. Análise univariada das variáveis estudadas, sobrevida livre de doença e sobrevida global em 5 anos nos pacientes com SPMCP tratados no INCA

VARIÁVEL	%	SLD 5 ANOS	p	SG 5 ANOS	p
IDADE < 40 ANOS					
Não	66	54	0,15	44	0,96
Sim	34	38		48	
GÊNERO					
Feminino	46	51	0,39	48	0,29
Masculino	54	43		45	
T					
1	27	63	0,6	35	0,012
2	73	48		30	
N					
0	92	86	0,86	43	0,47
1	8	48		0	
M					
0	97	49	0,67	41	0,25
1	3	0		0	
CIRURGIA					
Não	31	45	0,01	19	0,0027
Sim	69	48		60	
GRAU					
Alto	50	34	0,08	14	0,001
Baixo	50	40		72	
INVASÃO DE PELE					
Não	67	59	0,01	57	0,01
Sim	33	22		29	
INVASÃO DE MÚSCULO					
Não	66	66	0,002	63	0,0002
Sim	34	19		18	
INVASÃO DE OSSO					
Não	70	65	0,008	63	0,0002
Sim	30	9		18	
INVASÃO DE CARTILAGEM					
Não	97	47	0,75	46	0,51
Sim	3	0		0	
INVASÃO NEURAL					
Não	93	49	0,79	47	0,89
Sim	7	33		50	
INVASÃO ANGIOLINFÁTICA					
Não	97	50	0,23	47.59	0,51
Sim	3	0		50.00	
MARGENS COMPROMETIDAS					
Não	55	51	0,97	62	0,78
Sim	45	22		36	

Quadro 13. Correlação entre o tipo de tratamento, sobrevida livre de doença e sobrevida global dos pacientes com SPMCO tratados no INCA

VARIÁVEL	%	SLD 5 ANOS	p	SG 5 ANOS	p
TIPO DE TRATAMENTO					
Cirurgia	18	71	0,45	81	0,49
Cirurgia + RXT	44	51		51	
Cirurgia + RXT + QT	7	0		31	
RXT + QT	22	50		17	
QT	9	0		0	

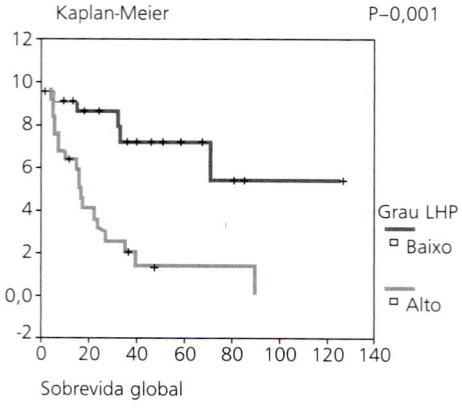

◀ **FIGURA 13.** Análise estatística Kaplan – Meier da sobrevida global dos pacientes com SPMCP, de acordo com o grau de malignidade.

sinoviossarcoma, rabdomiossarcoma alveolar e o neurofibrossarcoma, onde nenhum paciente encontra-se vivo após 5 anos de tratamento.

O grau tumoral teve impacto na sobrevida global dos pacientes. Aqueles com tumores de alto grau tiveram sobrevida global em 5 anos de 14%, e aqueles de baixo grau de 72% (p = 0,001) (Fig. 13).

Naqueles pacientes em que o tumor se localizava no pescoço a sobrevida livre de doença em 5 anos foi maior que nos demais sítios (81%). Com relação à sobrevida global em 5 anos isso ocorreu com os tumores localizados na cavidade oral (83%), todavia, o sítio anatômico não teve impacto na sobrevida dos pacientes (p > 0,05).

Com relação à invasão de estruturas adjacentes, as que tiveram impacto tanto na sobrevida livre de doença, como na sobrevida global (com seus respectivos p) foram: invasão de pele (p = 0,01 e p = 0,01), músculo (p = 0,002 e p = 0,0002) e osso (p = 0,008 e p = 0,0002).

À análise multivariada, os fatores que tiveram impacto na sobrevida global foram: estágio T inicial (p = 0,021), presença de cirurgia (p = 0,0001) e o baixo grau histopatológico (p = 0,002) (Quadro 14).

Em relação à sobrevida livre de doença, o único fator que teve impacto foi a ausência de invasão óssea (p = 0,03) (Quadro 15).

CONTROVÉRSIAS

Os SPMCPs são de difícil diagnóstico. Para sua confirmação, é preciso realizar exame histopatológico cuidadoso, com lâminas coradas com hematoxicilina e eosina e confirmação imuno-histoquímica para evitar erros. Com o advento do diagnóstico molecular, assim como o uso rotineiro da imuno-histoquímica, alguns diagnósticos histopatológicos têm sido mudados.

Quadro 14. Análise multivariada dos fatores que afetam a sobrevida global nos pacientes com SPMCP tratados no INCA[5]

VARIÁVEL	SG 5 ANOS	p
cT		
1	34,57	0,021
2	29,51	
CIRURGIA		
Não	19,20	0,0001
Sim	59,67	
GRAU		
Alto	13,74	0,002
Baixo	72,24	
INVASÃO DE PELE		
Não	56,80	0,21
Sim	29,35	
INVASÃO MUSCULAR		
Não	62,38	0,31
Sim	25,29	
INVASÃO ÓSSEA		
Não	62,73	0,32
Sim	18,27	

Quadro 15. Análise multivariada dos fatores que afetam a sobrevida global nos pacientes com SPMCP tratados no INCA[5]

VARIÁVEL	SLD 5 ANOS	p
CIRURGIA		
Não	44,77	0,27
Sim	47,79	
INVASÃO DE PELE		
Não	59,41	0,54
Sim	22,34	
INVASÃO MUSCULAR		
Não	65,71	0,14
Sim	19,21	
INVASÃO ÓSSEA		
Não	64,96	0,03
Sim	8,89	

Quadro 16. Análise multivariada dos fatores que afetam a sobrevida global nos pacientes com SPMCP tratados no INCA[5]

REFERÊNCIA	ANO	PERÍODO	NÚMERO	SLD GRAU	SLD T	SG GRAU	SG T
Bentz et al.	2004	1973-1999	111	+	+	+	+
Le et al.	1997	1961-1993	32	+	+	+	–
Kowalski e San	1994	1953-1983	128	NS	–	NS	–
Dudhat et al.	2000	1981-1995	72	NS	NS	+	+
Tran et al.	1992	1955-1988	164	NS	NS	+	+
Le Vay et al.	1994	1980-1988	52			+	+
Farhood et al.	1990	1950-1985	176	NS	NS	+	+
Weber et al.	1986	1960-1982	188	NS	NS	+	+
Greager et al.	1985	1969-1983	53	NS	NS	+	+
Wanebo et al.	1992	1982-1990	214	NS	NS	NS	–
Eeles et al.	1993	1944-1988	103	–	–	–	–
Willers et al.	1995	1972-1993	57	–	+	+	+
Dijkstra et al.	1996	1963-1993	58	NS	NS	+	+
INCA	2007	1997-2007	106	NS	NS	+	+

+ = positivo; – = negativo; NS = não estatístico.

A mediana da idade dos pacientes com SPMCP tratados no INCA foi de 40 anos, o que corroborou com outros trabalhos, onde a mediana ficou em 37 e 56 anos, assim como na literatura, em que a idade não teve impacto na sobrevida livre de doença e global dos pacientes com SPMCP.

Os gêneros feminino e masculino não influenciaram na sobrevida livre de doença e na sobrevida global que foram respectivamente de 51 e 43% (p = 0,39) e 48 e 45% (p = 0,29); assim como foi demonstrado por Bentz et al., cujas sobrevidas foram de 53 e 57% (p = 0,47) e 41 e 47% (p = 0,79), respectivamente.

O tamanho tumoral (T) teve impacto na sobrevida global (p < 0,05) tanto na análise univariada (p = 0,012), como na multivariada (p = 0,021). A sobrevida global em 5 anos no estágio T1 foi de 35% e no T2, de 30%. Já Bentz et al. mostraram que o tamanho tumoral influenciou apenas na sobrevida livre de doença na análise univariada (p < 0,001), não sendo significativo na multivariada.

Com relação à presença ou não de linfonodo positivo e metástase a distância, em concordância com a literatura, esses fatores não tiveram impacto na sobrevida dos pacientes portadores de SPMCP.

A realização de cirurgia como forma de tratamento nos pacientes com SPMCP teve impacto nas sobrevidas livre de doença e global. Em nosso estudo, 69% (n = 73) dos pacientes foram submetidos à cirurgia, enquanto 31% (n = 33) não o foram. A sobrevida livre de doença e a sobrevida global em 5 anos, nos pacientes submetidos à cirurgia, foram respectivamente de 48 (p = 0,01) e 60% (p = 0,0027). À análise multivariada, a cirurgia teve impacto apenas na sobrevida global (p = 0,0001). Penel também constatou que a ausência de cirurgia no tratamento desses pacientes causou a diminuição da sobrevida (p = 0,01). Em seu estudo, 19 pacientes foram tratados com cirurgia associada ou não à quimioterapia ou radioterapia, 9 pacientes foram tratados com quimioterapia exclusiva, e 14 pacientes com radioterapia exclusiva. No estudo do De Bree, 92% (n = 35) foram submetidos à cirurgia, enquanto 8% (n = 5) não o foram. Nesse caso, a cirurgia como forma de tratamento não teve impacto na sobrevida livre de doença e sobrevida global dos pacientes (p = 0,798 e p = 0,855, respectivamente).

O tipo de tratamento realizado não teve impacto na sobrevida dos nossos pacientes, assim como demonstraram Bentz et al. No estudo do espécime cirúrgico, a margem positiva ou negativa também não teve impacto na sobrevida, assim como demonstrado por outros sendo elevado, como nos nossos casos, o índice de margens comprometidas.

A invasão de estruturas adjacentes teve impacto nas sobrevidas livre de doença e global em nosso estudo nos casos de invasão de pele (p = 0,01 e p = 0,01), músculo (p = 0,002 e p = 0,0002) e osso (p = 0,008 e p = 0,0002); não ocorrendo no caso de invasão de cartilagem (p = 0,75 e p = 0,51), neural (p = 0,79 e p = 0,89) e angiolinfática (p = 0,23 e p = 0,51) à análise univariada. Já à análise multivariada, a única variável que teve impacto na sobrevida livre de doença foi a invasão óssea (p = 0,03). Nos demais estudos que avaliaram a invasão neural também não houve impacto na sobrevida. Assim como descrito, a invasão óssea influenciou na sobrevida livre de doença (p = 0,008), o que não ocorreu com a sobrevida global (p = 0,26).

O tipo histológico não teve impacto na sobrevida livre de doença (p = 0,15) e sobrevida global (p = 0,39), assim como o sítio anatômico (p = 0,67 e p = 0,52, respectivamente) em nosso estudo.

Porém, o grau histológico teve impacto na sobrevida global tanto à análise univariada como à multivariada (p = 0,001 e p = 0,002, respectivamente) o que não ocorreu com a sobrevida livre de doença. Entretanto, no estudo de Bentz et al., essa variável influenciou nas sobrevidas livre de doença e global tanto à análise univariada (p = 0,0003 e p = 0,003) quanto à análise multivariada (p = 0,02 e p = 0,009). Os principais fatores prognósticos nos SPMCP citados na literatura são o grau histológico, margem e o tamanho tumoral. Greager et al., através da análise univariada, acrescentaram o sítio anatômico como fator prognóstico. O Quadro 16 faz um resumo dos principais estudos de SPMCP e o impacto das variáveis de grau e tamanho nas sobrevidas livre de doença e global, comparando com o nosso estudo.

CONCLUSÃO

Sarcomas de partes moles de cabeça e pescoço representam um grupo heterogêneo de tumores com prognóstico distintos, sendo tumores agressivos, cujo tratamento cirúrgico deve fazer parte de qualquer abordagem terapêutica. As principais variáveis que têm impacto na sobrevida dos pacientes com SPMCP citadas na literatura consultada são grau histológico e tamanho tumoral.

Através da análise univariada, constatamos que os fatores que aumentam a sobrevida livre de doença dos pacientes com SPMCP são: tratamento cirúrgico (p = 0,01) e a ausência de invasão da pele (p = 0,01), músculo (p = 0,002) e osso (p = 0,008). Entretanto, à análise multivariada, apenas a ausência de invasão óssea aumentou a sobrevida livre de doença (p = 0,03).

Quando investigamos as variáveis que aumentam a sobrevida global dos pacientes com SPMCP através da análise univariada, constatamos que o estágio T1 (p = 0,012), o tratamento cirúrgico (p = 0,0027), o baixo grau histológico (p = 0,001) e a ausência de invasão de pele (p = 0,01), músculo (p = 0,0002) e osso (p = 0,0002) tiveram importância estatística. Da mesma forma, à análise multivariada apenas o estágio T1 (p = 0,021), tratamento cirúrgico (p = 0,0001) e baixo grau histológico (p = 0,002) tiveram impacto no aumento da sobrevida global dos nossos pacientes.

A quimioterapia de indução não é eficaz como observado em sarcomas de partes moles em membros, com respostas inferiores as 25%.

BIBLIOGRAFIA

Atlanta Ga. American Cancer Society. Cancer facts and figures 2010. Also available online. *Last Accessed* 2011;Apr. 29.

Barnes L, Kanbour A. Malignant fibrous histiocytoma of the head and neck: a report of 12 cases. *Arch Otolaryngol Head Neck Surg* 1988;114:119-56.

Bentz BG, Singh B, Woodruff J et al. Head and neck soft tissue sarcomas: a multivariate analysis of outcomes. *Ann Surg Oncol* 2004;11(6):619-28.

Bree R, van der Valk P, Kuik DJ et al. Prognostic factors in adult soft tissue sarcomas of the head and neck: a single-centre experience. *Oral Oncol* 2006;42(7):703-9.

Colville RJ, Charlton F, Kelly CG et al. Multidisciplinary management of head and neck sarcomas. *Head Neck* 2005;27(9):814-24.

De Farias, TF, Peryassú BC, Dias FD. Sarcomas de partes moles em cabeça e pescoço: análise de fatores prognósticos. *Rev Bras Cir Cabeça Pescoço* 2008;37(3):166-71.

DeVita Jr. VT, Hellman S, Rosenberg SA eds. Cancer: principles and practice of oncology. 6th ed. Philadelphia, PA: Lippincott Williams & Wilkins, 2001. p. 1841-89.

Dudhat SB, Mistry RC, Varughese T et al. Prognostic factors in head and neck soft tissue sarcomas. *Cancer* 2000;89(4):868-72.

Dudhat SB, Mistry RC, Varughese T et al. Prognostic factors in head and neck soft tissue sarcomas. *Cancer* 2000;89(4):868-72.

Duvall E, Small M, Al-Muhanna AH et al. Synovial sarcoma of the hypopharynx. *J Laryngol Otol* 1987;101:1203-8.

Eeles RA, Fisher C, A'Hern RP et al. Head and neck sarcomas: prognostic factors and implications for treatment. *Br J Cancer* 1993;68(1):201-7.

Enterline HT, Culberson JD, Rochlin DB et al. Liposarcoma: a clinical and pathological study of 53 cases. *Cancer* 1960;13:932-50. doi: 10.1002/1097-0142(196009/10)13:5<932::AID-CNCR2820130512>3.0.CO;2-S.

Espat NJ, Lewis JJ, Woodruff JM et al. Confirmed angiosarcoma: prognostic factors and outcome in 50 prospectively followed patients. Sarcoma 2000;4(4):173-77.

Farhood A, Hajdu S, Shiu M et al. Soft tissue sarcomas of the head and neck in adults. *Am J Surg* 1990;160:365-69.

Farhood AI, Hajdu SI, Shiu MH et al. Soft tissue sarcomas of the head and neck in adults. *Am J Surg* 1990;160(4):365-69.

Farias T, Costa RM, Dias FL et al. Sarcomas de partes moles de cabeça e pescoço na infância: análise de fatores prognósticos e epidemiológicos, preditivos de resposta ao tratamento. *Rev Bras Cir Cabeça Pescoço* 2009;38(2).

Farias TP, Camara MVM, Dias FL et al. Evolução dos angiossarcomas de cabeça e pescoço. *Rev Bras Cir Cabeça Pescoço* 2008 Abr./Maio/Jun.;37(2):104-8.

Farias TP, Peryassu BC, Dias FD et al. Sarcomas de cabeça e pescoço: analise fatores prognósticos. *Rev Bras Cir Cabeça Pescoço* 2008 Jul./Ago./Set.;37(3):166-71.

Farias TP, Rangel LG, Dias FD et al. Impacto prognóstico do subtipo histológico na sobrevida de pacientes com sarcoma de cabeça e pescoço. *Rev Bras Cir Cabeça Pescoço* 2008 Out./Nov./Dez.;37(4):224-27.

Fisher C. The value of electronmicroscopy and immunohistochemistry in thediagnosis of soft tissue sarcomas: a study of 200 cases. *Histopathology* 1990;16:441-54.

García JJ, Folpe AL. The impact of advances in molecular genetic pathology on the classification, diagnosis and treatment of selected soft tissue tumors of the head and neck. *Head Neck Pathol* 2010 Mar.;4(1):70-76. Epub 2010 Jan. 22. Review.

Greager JA, Patel MK, Briele HA et al. Soft tissue sarcomas of the adult head and neck. *Cancer* 1985;56(4):820-24.

Hardell L, Sandstron A. A case-control study: soft tissue sarcoma and exposure to phenoxyacetic acids or chlorophenols. *Br J Cancer* 1979;39:711-17.

Hieken TJ, Das Gupta TK. Mutant p53 expression: a marker of diminished survival in welldifferentiated soft tissue sarcoma. *Clin Cancer Res* 1996;2:1391-95.

Hunter BC, Devaney KO, Ferlito A et al. Alveolar soft part sarcoma of the head and neck region. *Ann Otol Rhinol Laryngol* 1998 Sept.;107(9 Pt 1):810-14.

Kim HS, Lee HK, Weon YC et al. Alveolar soft-part sarcoma of the head and neck: clinical and imaging features in five cases. *AJNR Am J Neuroradiol* 2005 June-July;26(6):1331-35.

Kotilingam D, Lev DC, Lazar AJ et al. Staging soft tissue sarcoma: evolution and change. *CA Cancer J Clin* 2006;56(5):282-91.

Kowalski LP, San CI. Prognostic factors in head and neck soft tissue sarcomas: analysis of 128 cases. *J Surg Oncol* 1994;56(2):83-88.

Kraus DH, Dubner S, Harrison LB et al. Prognostic factors for recurrence and survival in head and neck soft tissue sarcomas. *Cancer* 1994;74(2):697-702.

Latres E, Drobnjak M, Pollack D et al. Chromosome 17 abnormalities and TP53 mutations in adult soft tissue sarcomas. *Am J Pathol* 1994;145:345-55.

Le QT, Fu KK, Kroll S et al. Prognostic factors in adult soft-tissue sarcomas of the head and neck. *Int J Radiat Oncol Biol Phys* 1997;37(5):975-84.

Lee N, Shin E.Treatment outcomes for patients with synovial sarcoma of the head and neck. *Expert Rev Anticancer Ther* 2008 Mar.;8(3):371-73.

Levine EA. Prognostic factors in soft tissuesarcoma. *Semin Surg Oncol* 1999;17(1):23-32.

Littman P, Raney B, Zimmerman R et al. Soft-tissue sarcomas of the head and neck in children. *Int J Radiat Oncol Biol Phys* 1983;9(9):1367-71.

Naka N, Ohsawa M, Tomita Y et al. Angiosarcoma in Japan. A review of 99 cases. *Cancer* 1995;75(4):989-96.

Nikitakis NG, Lopez MA, Pazoki AE et al. MDM2+/CDK4+/p53+ oral liposarcoma: a case report and review of the literature. *Oral Surg Oral Med Oral Pathol Oral Radiol Endod* 2001;92:194-201.

Penel N, Van Haverbeke C, Lartigau E et al. Head and neck soft tissue sarcomas of adult: prognostic value of surgery in multimodal therapeutic approach. *Oral Oncol* 2004;40(9):890-97.

Rodrigo JP, Fernandez JA, Suarez C et al. Malignant fibrous histiocytoma of the nasal cavity and paranasal sinuses. *Am J Rhinol* 2000;14:427-31.

Simon JH, Paulino AC et al. Presentation, prognostic factors and patterns of failure in adult rhabdomyosarcoma. *Sarcoma* 2003;7:1-7.

Smith AH, Pearce NE, Fisher DO. Soft tissuesarcoma and exposure to phenoxyherbicides andchlorophenols in New Zealand. *J Nat Cancer Inst* 1984;73:1111.

Tefft M, Fernandez C, Donaldson M et al. Incidence of meningeal involvement by rhabdomyosarcoma of the head and neck in children: a report of the Intergroup Rhabdomyosarcoma Study (IRS). *Cancer* 1978;42:253-58.

Tran LM, Mark R, Meier R et al. Sarcomas of the head and neck. Prognostic factors and treatment strategies. *Cancer* 1992;70(1):169-77.

Vorburger SA, Hunt KK. Experimental Approaches. In: Pollock RE. (Ed.). *Soft tissue sarcomas*. Hamilton, Ontario: BC Decker, 2002. p. 89-109.

Weber RS, Benjamin RS, Peters LJ et al. Soft tissue sarcomas of the head and neck in adolescents and adults. *Am J Surg* 1986;152(4):386-92.

WHO. *Pathology and genetics of tumours of soft tissue and bone*. International Agency for Research on Cancer, 2002, reprinted 2006.

Willers H, Hug EB, Spiro IJ et al. Adult soft tissue sarcomas of the head and neck treated by radiation and surgery or radiation alone: patterns of failure and prognostic factors. *Int J Radiat Oncol Biol Phys* 1995;33(3):585-93.

CAPÍTULO 57

Sarcomas na Infância

Ana Carolina Pastl Pontes ▪ Terence Pires de Farias
Dênio José de Souza Bispo ▪ Maíra de Barros e Silva Botelho
Uirá Luiz de Melo Sales Marmhoud Coury ▪ José Roberto Vasconcelos Podestá

INTRODUÇÃO

Partes moles são definidas como tecidos mesenquimais não esqueléticos, não sendo considerados os sistemas reticuloendotelial, nervoso e parenquimatoso que preenchem os órgãos.

Tumores originados de partes moles são classificados de acordo com sua origem histológica e designados como sarcomas. Apesar de especular-se que a maioria dos sarcomas possui origem em uma célula mesenquimal primitiva, esta se torna inverídica quando se percebe que a maioria dos tumores possui suas manifestações fenotípicas de acordo com o tipo de mesênquima que os originou.

Os sarcomas são tumores malignos de origem mesodérmica, podendo estar associados a síndromes genéticas, exposição prévia à radiação, infecções virais ou exposição a substâncias carcinogênicas, porém, comumente são de origem pouco esclarecida.[1]

Esse tipo de neoplasia apresenta incidência em torno de 7.000 casos/ano, com mortalidade em torno de 4.000 casos/ano, ocupando o total de 1% de todos os tumores malignos e ocorrendo em apenas 5 a 15% de todos os casos na região de cabeça e pescoço (Fig. 1).[1] Aproximadamente 6.000 crianças apresentam diagnóstico de câncer nos Estados Unidos. Seis a oito por cento desses casos devem-se a sarcomas. Nessa população, um de cada três sarcomas ocorre na região supracitada.[2]

O conhecimento sobre esses tumores é restrito, por serem neoplasias raras, sendo a literatura constituída de estudos que tentam compensar o número restrito de indivíduos com um tempo de acompanhamento maior. Instituições de renome internacional não conseguem reunir um número significativamente expressivo de pacientes sem incluir outros tipos histológicos (com comportamento biológico diferente) ou adotar estudos multicêntricos.[3] Apesar de raros na cabeça e pescoço, ao atingirem estes sítios, acarretam dificuldades para tratamento efetivo por conta da anatomia nobre, não permitindo ressecções extensas, com margens amplas, que implicariam transtornos fisiológicos, funcionais e estéticos. Essa limitação pode estar associada ao pior prognóstico.[1]

Outro fator de confusão é o debate da nomenclatura e diagnósticos pelos patologistas, pois essas entidades podem ser confundidas com linfomas, melanoma, carcinoma de células gigantes e processos benignos (que são a maioria dos tumores que acometem os sítios da cabeça e pescoço).[4]

Na infância, existe uma apresentação bimodal, onde um pico apresenta-se na primeira década de vida, e o outro ocorre durante a adolescência. Crianças jovens tendem a apresentar o subtipo embrionário, enquanto adolescentes apresentam uma porcentagem maior do rabdomiossarcoma tipo alveolar (Fig. 1).[2] Em estudo realizado no INCA, pode-se observar que o tumor predomina no gênero masculino, comparado ao feminino, apresentando uma proporção em torno de 1,5:1. Não houve predominância de faixa etária.[5]

COMPORTAMENTO BIOLÓGICO

Fatores genéticos e ambientais estão associados e contribuem para o aparecimento dos sarcomas (Quadro 1). Certas alterações hereditárias estão

Quadro 1. Demonstração das aberrações mais frequentes relacionadas com os sarcomas

HISTOLOGIA	ALTERAÇÕES CROMOSSÔMICAS	GENES ENVOLVIDOS
Sarcoma alveolar	t(x;17)(p11.2;q25)	ASPL/TFE3
Histiocitoma fibroso angiomatoide	t(12;16)(q13;p11), t(2;22)(q33;q12)	FUS/ATF1, EWSR1/CREB1
Sarcomas de células claras	t(12;22)(q13;q12)	ATF1/EWS
Fibrossarcoma congênito	t(12;15)(p13;q25)	ETV-NTRK3
Dermatofibrossarcoma	t(17;22)(q22;q13)	COL1A1/PDGFB
Tumores pequenos de células redondas	t(11;22)(p13;q12)	WT1/EWS
Condrossarcoma mixoide extraesquelético	t(9;22)(q22;q12)	EWS-CHN
Hemangiopericitoma	t(12;19)(q13;q13.3) e t(13;22)(q22;q13.3)	
Tumor miofibroblástico inflamatório	t(1;2)(q23;q23), t(2;19)(q23;q13), t(2;17)(q23;q23), t(2;2)(p23;q13)	TPM3/ALK, TPM4/ALK, CLTC/ALK, RANBP2/ALK
Leiomiossarcoma	t(12;14)	
Sarcoma de baixo grau fibromixoide	t(7;16)(q33;p11)	FUS/BBF2H7
Histiocitoma fibroso maligno	19p+, ring chromosome	
Lipossarcoma mixoide	t(12;16)(q13;p11)	FUS/CHOP
Neurofibrossarcoma	Deletion 17q11.2	
Tumor rabdoide	t(1;22)(p36;q11.2)	SNF5/INI1
Sarcoma sinovial	t(x;18)(p11.2;q11.2)	SYT/SSX

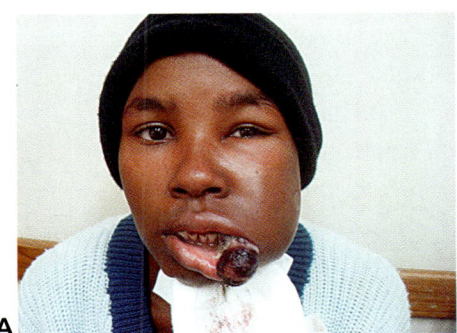
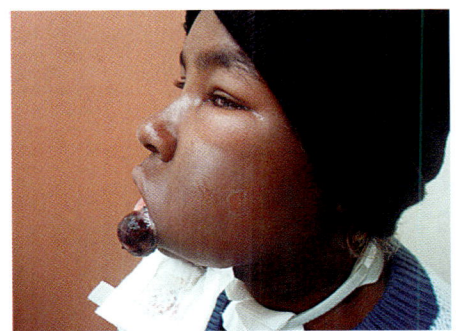
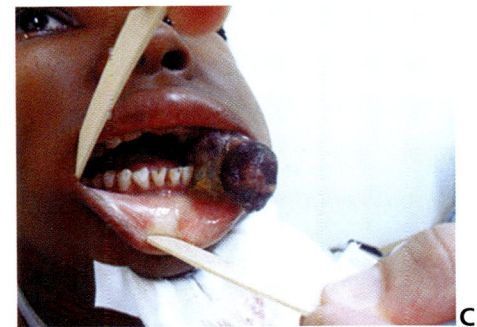

▲ **FIGURA 1. (A-C)** Criança com sarcoma de cavidade oral com invasão de seio maxilar e musculatura pterigóidea (nota-se o trismo acentuado) em estágio avançado.

associadas a maior risco de aparecimento desses tumores, como a Síndrome de Li-Fraumeni, que é uma mutação de uma região no gene supressor tumoral p53. O gene supressor tumoral Rb1 é associado a pacientes com neurofibromatose tipo I. Outras anomalias incluídas são: síndrome de Gardner, hemocromatose e síndrome de Werner.[1]

Fatores ambientais podem contribuir com a ocorrência desses tumores. Radiação ionizante parece ser o principal fator associado. Outras causas não foram muito bem definidas em razão da rara incidência desses tumores e sua difícil avaliação e acompanhamento. Incluem-se nesses casos a exposição a uretano, derivados do etileno e hidrocarbonetos aromáticos. A infecção viral é uma causa descrita, havendo associação ao HIV e EBV1.

INVESTIGAÇÃO DIAGNÓSTICA

O diagnóstico geralmente é feito em torno de 6 anos de idade. A maioria dos pacientes apresenta sinais e sintomas inespecíficos. Em 80% dos casos, manifestam-se como uma massa dolorosa. Os sintomas vão ocorrer de acordo com a localização da área afetada. Geralmente, o diagnóstico é dado antes de haver metástases a distância, especialmente em razão de essa localização ser pobre em drenagem linfática.[6]

Metástases linfáticas e hematogênicas são comuns. A incidência de metástase cervical varia de acordo com o tipo histológico e a localização. Metástase hematogênica pode ocorrer frequentemente para pulmões e ossos.[7]

Biópsia geralmente é necessária para o diagnóstico e para determinar o tipo histológico. Associa-se normalmente o estudo imuno-histoquímico e citogenético do tumor. A biópsia quando realizada por aspiração por agulha fina irá indicar a classificação geral do tumor, por isso a confirmação histológica é necessária. O laudo da biópsia deve conter informações básicas sobre a origem histogenética (osso x partes moles), tipo de tumor e grau de diferenciação. O relatório ideal deve conter os seis parâmetros mais frequentes considerados: diferenciação, celularidade, quantidade de estroma, vascularização, quantidade de necrose tumoral e número de mitoses. Ao patologista devem ser dadas informações completas do paciente e informações sobre exames de imagens, especialmente para os tumores ósseos.

Tomografia computadorizada ou ressonância magnética é indicada para avaliar melhor a extensão do acometimento da doença e sua invasão ao sistema nervoso central (Fig. 2). Estes exames com janelas para partes moles e ossos da cabeça inteira e pescoço são obtidos com foco no tumor primário (cortes de 3 ou 5 mm); devem incluir visão completa da cabeça e do pescoço para determinar a relação do tumor primário com locais adjacentes ao crânio e presença de metástases nodais ocultas clinicamente.

Radiografias de tórax deve ser realizada rotineiramente e no caso de anormalidades, o estudo deve ser complementado com tomografia computadorizada. Cintilografia óssea e tomografia de abdome devem ser realizadas também em pacientes com sarcomas de alto grau, onde os mesmos possuem grande potencial de disseminação para pulmão, fígado e ossos.

ESTADIAMENTO

O estadiamento dos tumores tipo sarcomas de partes moles obedece o sistema TNM, tendo sido este sistema desenhado pelo American Joint Committee on Cancer (Quadros 2 e 3).

O rabdomiossarcoma é o tipo histológico mais frequentemente encontrado e geralmente se localiza na região de cabeça e pescoço, a despeito de outras áreas. Outros subtipos, como osteossarcoma, fibro-histiocitoma maligno e angiossarcoma, são também descritos, sendo menos frequentes. Esses outros tipos histológicos respondem apenas por 25% do total dos sarcomas encontrados. Cerca de 20% dessas neoplasias permanecem sem classificação nessa topografia do corpo. No Instituto Nacional do Câncer, prevaleceu o rabdomiossarcoma embrionário (46%), seguido do rabdomissarcoma SOE (28%) (Fig. 3).[5,8]

O local mais comum de aparecimento foi a órbita (33%), predominando o tipo histopatológico, radomiossarcoma embrionário (46%) (Fig. 4).[5] O estudo do INCA encontra-se em acordo com os dados da literatura mundial, não havendo variação.[9]

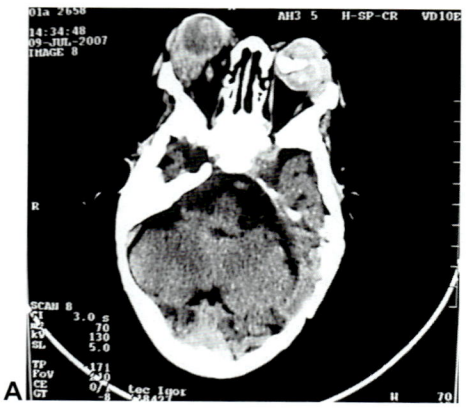 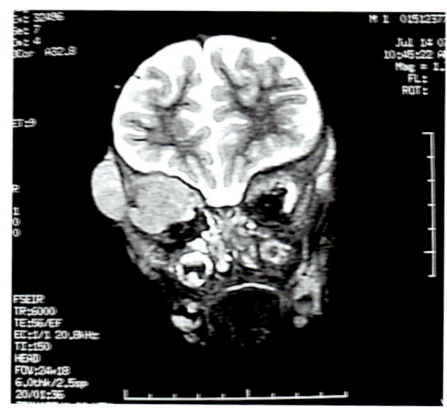

◄ **FIGURA 2.** (**A** e **B**) Tomografia computadorizada e ressonância magnética de sarcoma de cabeça e pescoço.

Quadro 2. Estadiamento dos sarcomas de partes moles (simplificado pelo American Joint Committee on Cancer [AJCC])[2]

TUMOR PRIMÁRIO (T)	LINFONODOS REGIONAIS (N)
Tx – não pode ser definido	Nx – não pode ser definido
T0 – não evidente	N0 – não palpável
T1 < 5 cm	N1 – linfonodo palpável
T1a – tumor superficial*	
T1b tumor profundo	**METÁSTASES A DISTÂNCIA (M)**
T2 > 5 cm	M0 – inexistente
T2a – superficial	M1 – presença de metástase a distância
T2b – tumor profundo	

*Superficial/profundo à fascia superficial.

Quadro 3. Estadiamento por grupos[2]

ESTÁGIO I
A) Baixo grau, < 5 cm, superficial, profundo (G1-2, T1a-b, N0M0)
B) Baixo grau, > 5 cm superficial (G1-2, T2a,N0M0)
ESTÁGIO II
A) Baixo grau, grande invasão profunda (G1-2, T2b, N0M0)
B) Alto grau, pequeno, superficial/profundo (G3-4, T1a-b, N0M0)
C) Alto grau, largo e superficial (G3-4, T2a, N0M0)
ESTÁGIO III
Alto grau, largo e profundo (G3-4, T2b, N0M0)
ESTÁGIO IV
Qualquer tipo de metástase (Gany, Tany N1M0)(Gany, Tany, Nany, M1)

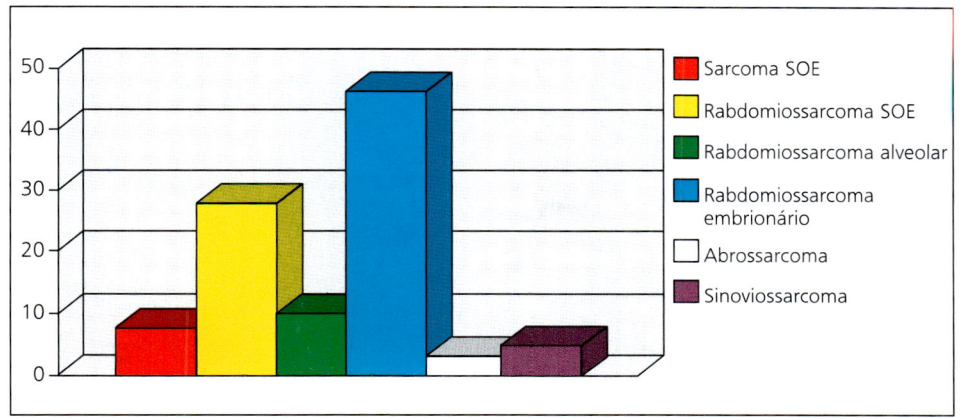

◀ **FIGURA 3**. Distribuição segundo tipos histológicos dos sarcomas de cabeça e pescoço em pacientes tratados no INCA, no período de janeiro de 1997 a janeiro de 2007, em menores de 18 anos.

TRATAMENTO

O tratamento do sarcoma é multimodal, englobando tanto a cirurgia, quanto o uso da rádio e quimioterapia, sendo essa modalidade, a quimioterapia, superior quando qualquer um desses três fatores é realizado separadamente.[10,11]

Se houver presença de metástase linfonodal, existe benefício na realização do esvaziamento cervical, com o uso da radioterapia para aquelas crianças que apresentam múltiplas metástases cervicais.[12]

Torna-se difícil comparação de todos os dados referidos anteriormente com os da literatura, em virtude de exíguas publicações. Nossa casuística é uma das poucas existentes e torna-se, graças a isso, um fator contribuinte para avaliação do melhor tratamento indicado na população pediátrica.

A ressecção cirúrgica (Fig. 5) é indicada para o controle do sarcoma primário, que seja de partes moles ou ósseo. Embora as combinações de quimio e radioterapia possam reduzir, significativamente, o tamanho tumoral, se neoadjuvantes, é essencial para remover o volume tumoral completamente e obter margens livres de doença.[9]

Em casos de grandes tumores de partes moles (Fig. 6), uma ressecção com margens oncológicas adequadas pode comprometer gravemente a anatomia. Portanto, formas de reconstrução devem ser associadas a casos como este. A associação de uma equipe de cirurgia plástica pode proporcionar uma oportunidade com soluções inovadoras a depender da região a ser abordada.

Cirurgia é indicada quando não houver excessiva morbidade e quando a ressecção do tumor primário for permitir a não realização da radioterapia pós-operatória ou reduzir sua dose. Isso é particularmente verdadeiro para tumores não orbitários e não parameníngeos. Quando somente a ressecção parcial for possível ou o tumor for orbitário, a biópsia torna-se o único procedimento realizado na maioria dos casos. A radioterapia e quimioterapia usadas nesses casos resultam em uma sobrevida ideal.[4] Se for utlizada radioterapia pré-operatória, com aproximadamente 45-50Gy, pode ser associada à quimioterapia ou não. A radioterapia pós-operatória é utilizada em sarcomas de baixo grau, quando a ressecção das margens adequadas não é possível.[5]

Tumores localizados na face, cavidade oral, espaço parafaríngeo e pele possuem os melhores índices prognósticos. Esse fato talvez se deva à facilidade de ressecção desses tumores.[5] Quando o tumor não for totalmente ressecável, a radioterapia é necessária. Ela é realizada diretamente no sítio primário, gerando um largo campo determinado pela extensão do tumor clínico e radiologicamente avaliado. Não há benefício no uso da radioterapia hiperfracionada, no intuito de reduzir os efeitos danosos da radioterapia convencional. A radioterapia adjuvante tem mostrado uma diminuição na recidiva local da doença, porém não podemos dizer o mesmo em relação ao prognóstico para óbito.[12] Quase todos os pacientes pediátricos com SCP recebem tratamento com quimioterapia sistêmica. O protocolo utilizado varia de acordo com o estágio em que o paciente se encontra.[11,13] Os esquemas de quimioterapia para sarcomas

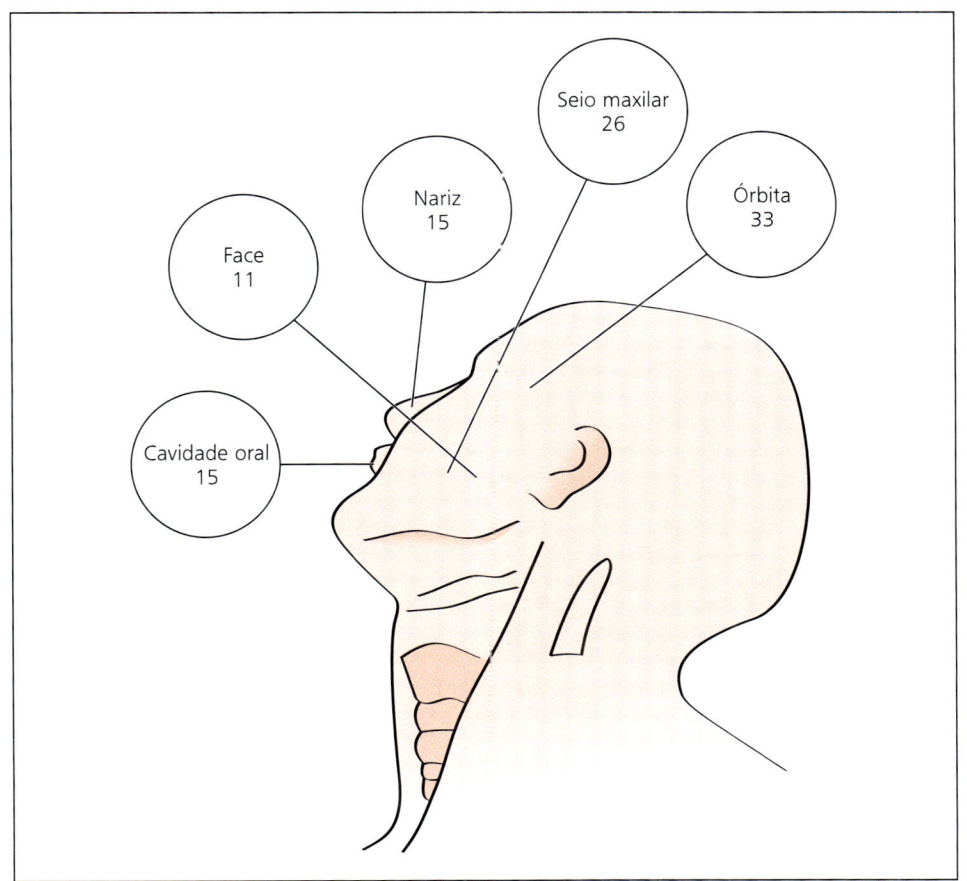

◀ **FIGURA 4**. Distribuição em porcentagem da localização dos sarcomas de cabeça e pescoço em pacientes tratados no INCA, no período de janeiro de 1997 a janeiro de 2007, em menores de 18 anos.[5]

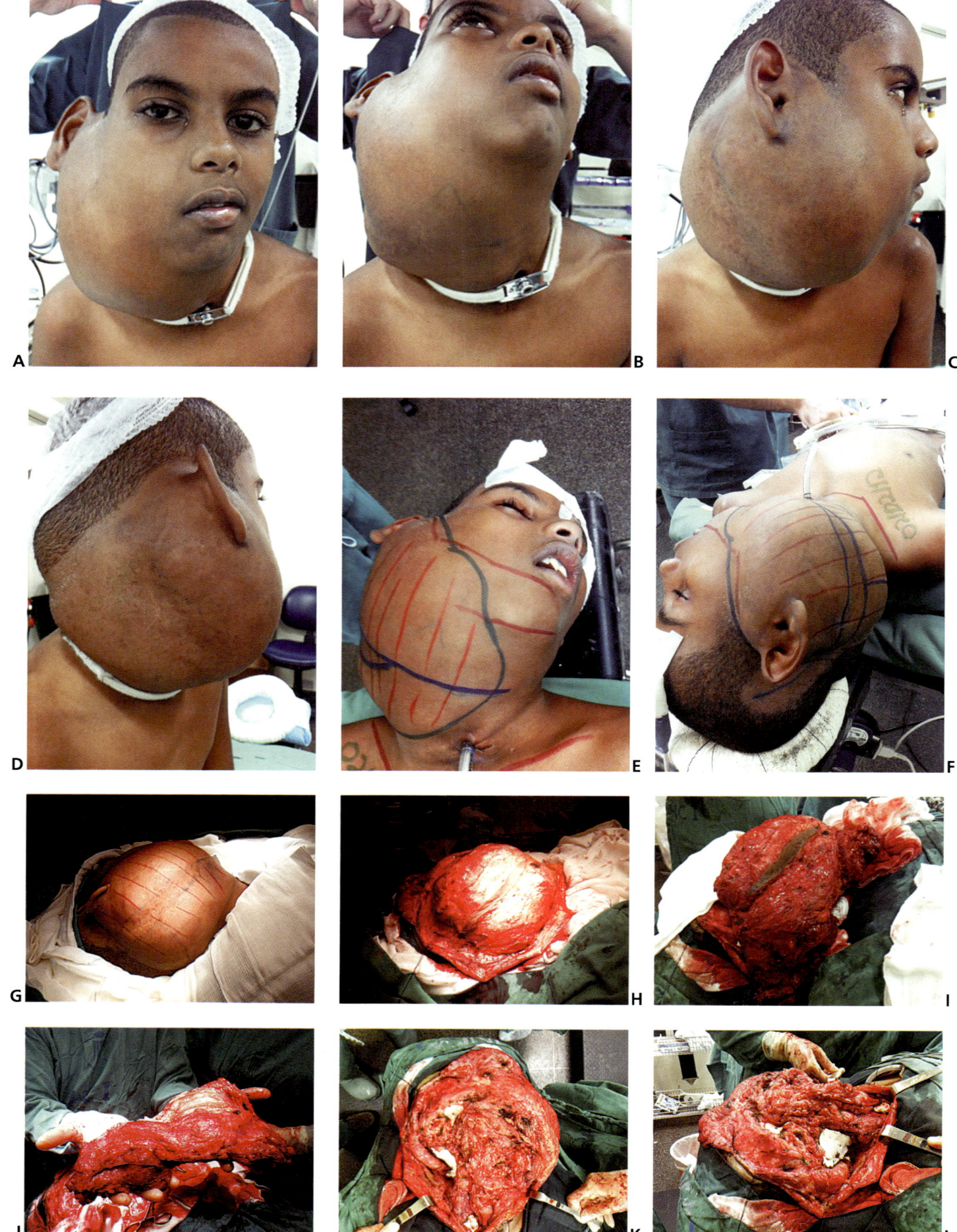

▲ **FIGURA 5.** Paciente com neurofibrossarcoma cervicofacial volumoso. (**A** e **B**) Neurofibrossarcoma cervicofacial. (**C** e **D**) Vista Lateral. (**E** e **F**) Preparo transoperatório. (**G-I**) Acesso cirúrgico. (**J-L**) Traqueostomizado por compressão da tumoração em vias aéreas. (**J**) Produto de ressecção da lesão sendo uma massa de grande volume. (**K** e **L**) Aspecto final do leito cirúrgico cervicofacial.

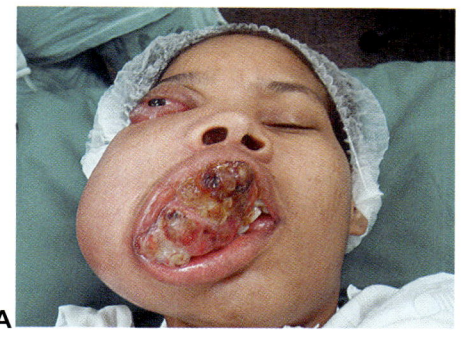 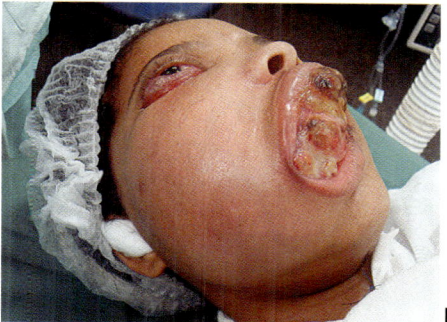 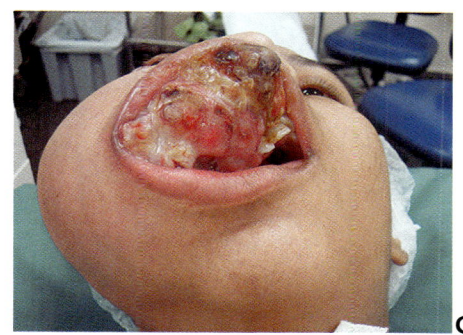

▲ **FIGURA 6.** (A-C) Lesão de seio maxilar com extensão à cavidade oral e órbita direita. A ressecção da lesão acarretara em defeito estético-funcional importante. Daí a formação de uma equipe multidisciplinar tanto no trans como no pós-operatório.

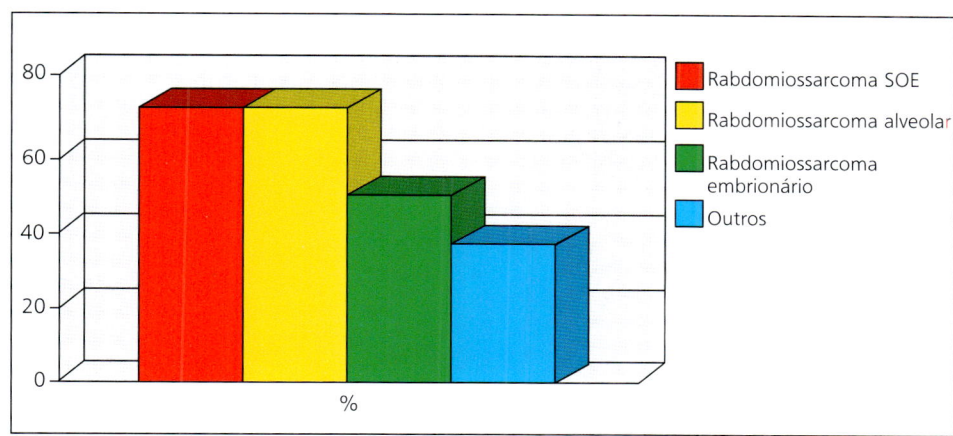

◀ **FIGURA 7.** Distribuição da sobrev da segundo tipos histológicos dos sarcomas de cabeça e pescoço em pacientes tratados no INCA, no período de janeiro de 1997 a janeiro de 2007, em menores de 18 anos.[5]

são com base na adriamicina. Quimioterapia neoadjuvante tem resposta e facilita os procedimentos cirúrgicos.[11]

A sobrevida global desses tumores gira em torno de 50 a 60%. A localização tumoral influencia na sobrevida, sendo maior quando afeta a órbita. Apresenta uma sobrevida que gira em torno de 95% em 5 anos nesses casos.[4] Segundo Farias *et al.*,[5] encontramos sobrevida de 90% em 5 anos para tumores localizados na órbita, sendo o de melhor prognóstico.[5]

A sobrevida global em estudo do INCA[5] encontra-se acima da média (70%), talvez explicado pelo tamanho tumoral (< 5 cm) (39,1%), que parece influenciar na sobrevida (Fig. 7). Tumores menores que 5 cm apresentam melhor prognóstico em virtude da possibilidade de ressecção com margens significativas, aumentando a sobrevida livre de doença. A extensão da ressecção encontra-se atrelada ao prognóstico. Quanto mais extensa, menor a probabilidade de haver lesão residual.[14]

O grau de diferenciação do tumor é o fator mais importante, sendo bem enfatizado na literatura. Quanto menor o grau, pior o prognóstico.[15] O mesmo foi visto por Farias *et al.* com sobrevida global de 25% para os pacientes que apresentavam tumores de baixo grau (Fig. 8).[5]

Os sarcomas de cabeça e pescoço raramente metastatizam para o pescoço, com uma incidência de 4%,[11] por isso, o esvaziamento cervical não é feito de rotina. Embora alguns sarcomas tenham maior propensão para metástases nodais, um esvaziamento cervical não seria justificado a menos que existam metástases linfonodais clínica ou radiologicamente positivas. A irradiação do pescoço tem considerações semelhantes. No INCA, os pacientes com linfonodo positivo foram sete (18,8% dos casos). Não há indicação de esvaziamento cervical profilático.[5]

PROGNÓSTICO

Os fatores prognósticos mais importantes na literatura têm sido o grau, o tamanho e as margens nos sarcomas de cabeça e pescoço, apesar de nosso estudo, o que teve importância significativa como fator prognóstico para o óbito foi apenas o grau histológico dentre esses supracitados. Muitos trabalhos colocam como tamanho tumoral > 5 cm e alto grau histológico, como variáveis que afetam negativamente a sobrevida global. Margens positivas também influenciam negativamente a sobrevida livre de recidiva.[5,15,16]

Sarcomas na infância são tumores raros, de difícil tratamento, apresentando sua maior prevalência no gênero masculino, tendo o rabdomiossarcoma embrionário como principal tipo histológico encontrado. Seu local preferencial de manifestação é a órbita e possui como principal forma de tratamento com resposta satisfatória a radioterapia combinada à quimioterapia. Não possui altas taxas de disseminação regional, bem como a distância, apresentando poucos casos de doença metastática. A ressecção cirúrgica é pouco indicada e realizada e, quando esta se faz presente, é difícil de obterem margens livres de doença. Possui baixa taxa de disseminação linfática, dispensando a necessidade de realização de esvaziamento cervical profilático. Os fatores prognósticos envolvidos e considerados positivamente significativos incluem o subtipo (rabdomiossarcoma alveolar possui melhor prognóstico) e grau histológico (baixo grau), bem como tipo de tratamento implementado (rádio e quimioterapia). Apesar de o tipo histológico não poder ser considerado fator determinante do tipo de tratamento, ele influencia na sobrevida livre de doença dos pacientes.[17-19]

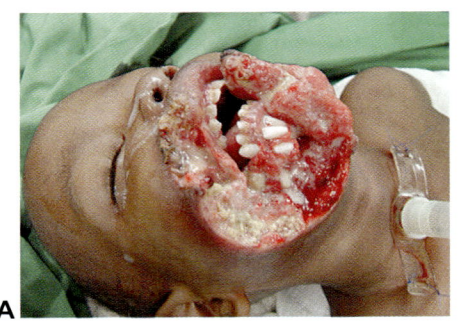
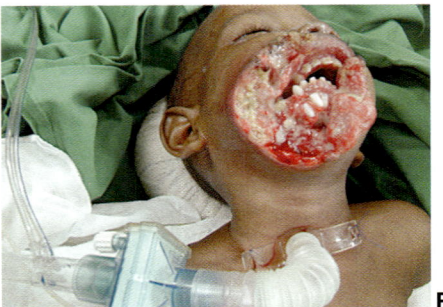
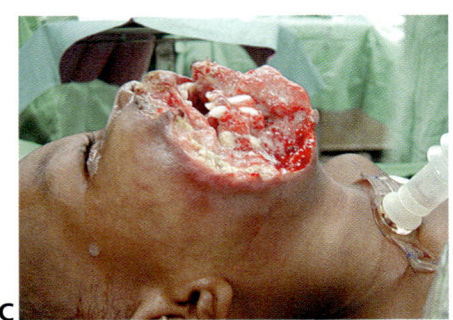
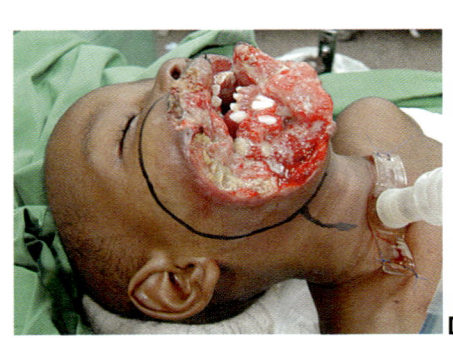
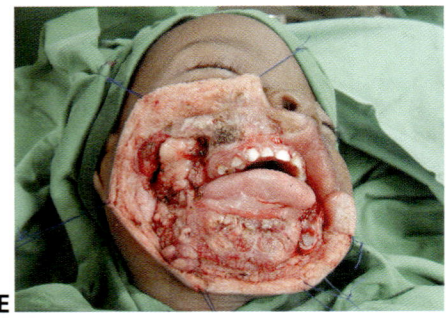
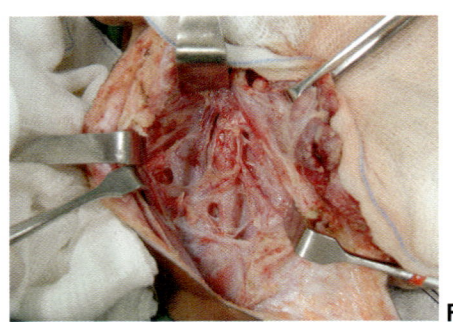
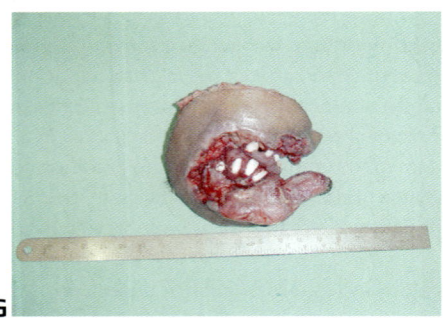
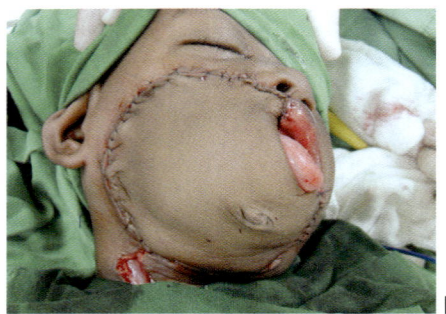

◄ **FIGURA 8.** (**A-C**) Paciente com sinoviossarcoma de alto grau de cavidade oral, submetido à ressecção extensa com remoção completa da lesão. Observar a agressividade do tumor e o preparo do pescoço para anastomose microcirúrgica. (**D**) Preparo pré-operatório. (**E** e **F**) Leito cirúrgico. (**G**) Peça cirúrgica. (**H**) Resultado final pós-reconstrução.

REFERÊNCIAS BIBLIOGRÁFICAS

1. Patel SG, Shaha AR, Shah JP. Soft tissue sarcomas of the head and neck: an update. *Am J Otolaryngol* 2001;22(1):2-18.
2. Hicks J, Flaitz C. Rhabdomyosarcoma of the head and neck in children. *Oral Oncol* 2002;38(5):450-59.
3. Figueiredo MT, Marques LA, Campos-Filho N. Soft-tissue sarcomas of the head and neck in adults and children: experience at a single institution with a review of literature. *Int J Cancer* 1988;41(2):198-200.
4. Freedman AM, Reiman HM, Woods JE. Soft-tissue sarcomas of the head and neck. *Am J Surg* 1989;158(4):367-72.
5. Farias TP *et al.* Sarcomas de partes moles de cabeça e pescoço na infância: análise de fatores prognósticos e epidemiológicos, preditivos de resposta ao tratamento *Rev Bras Cir Cabeça Pescoço* 2009 Abr./Maio/Jun.;38(2):108-12.
6. Farr HW. Soft part sarcomas of the head and neck. *Semin Oncol* 1981;8(2):185-89.
7. Huber GF, Matthews TW, Dort JC. Soft-tissue sarcomas of the head and neck: a retrospective analysis of the Alberta experience 1974 to 1999. *Laryngoscope* 2006;116(5):780-5.
8. Nasri S, Mark RJ, Sercarz JA *et al.* Pediatric sarcomas of the head and neck other than rhabdomyosarcoma. *Am J Otolaryngol* 1995;16(3):165-71.
9. Myers EN, Suen JY, Myers J *et al. Cancer of the Head and Neck.* 4th ed. Philadelphia: Saunders, 2003. p. 553-56.
10. Wharam Jr MD, Foulkes MA, Lawrence Jr W *et al.* Soft tissue sarcoma of the head and neck in childhood: nonorbital and nonparameningeal sites. A report of the Intergroup Rhabdomyosarcoma Study (IRS)-I. *Cancer* 1984;53(4):1016-19.
11. Edmonson JH. Chemotherapeutic approaches to soft tissue sarcomas. *Semin Surg Oncol* 1994;10(5):357-63.
12. Suit HD, Mankin HJ, Wood WC *et al.* Preoperative, intraoperative, and postoperative radiation in the treatment of primary soft tissue sarcoma. *Cancer* 1985;55(11):2659-67.
13. Wanebo HJ, Koness RJ, MacFarlane JK *et al.* Head and neck sarcoma: report of the head and neck sarcoma registry. Society of Head and Neck Surgeons Committee on Research. *Head Neck* 1992;14(1):1-7.
14. Tran LM, Mark R, Meier R *et al.* Sarcomas of the head and neck. Prognostic factors and treatment strategies. *Cancer* 1992;70(1):169-77.
15. Dudhat SB, Mistry RC, Varughese T *et al.* Prognostic factors in head and neck soft tissue sarcomas. *Cancer* 2000;89(4):868-72.
16. Kraus DH, Dubner S, Harrison LB *et al.* Prognostic factors for recurrence and survival in head and neck soft tissue sarcomas. *Cancer* 1994;74(2):697-702.
17. Dillon PW, Whalen TV, Azizkhan RG *et al.* Neonatal soft tissue sarcomas: the influence of pathology on treatment and survival. Children's Cancer Group Surgical Committee. *J Pediatr Surg* 1995;30(7):1038-41.
18. Kowalski LP, San CI. Prognostic factors in head and neck soft tissue sarcomas: analysis of 128 cases. *J Surg Oncol* 1994;56(2):83-88.
19. Eeles RA, Fisher C, A'Hern RP *et al.* Head and neck sarcomas: prognostic factors and implications for treatment. *Br J Cancer* 1993;68(1):201-7.

CAPÍTULO 58

Esvaziamento Cervical

Marina Azzi Quintanilha ■ Terence Pires de Farias ■ Jacob Kligerman
Fernando Luiz Dias ■ Luís Eduardo Barbalho de Mello ■ Mauro Marques Barbosa

INTRODUÇÃO

Sabe-se que o fator prognóstico mais importante em pacientes com câncer de cabeça e pescoço é a presença de linfonodo metastático. A metástase linfonodal cervical pode provocar um decréscimo de até 50% na sobrevida desses pacientes. A presença de metástase contralateral ou bilateral provoca incremento no decréscimo da sobrevida. A metástase cervical tem relação com recidiva local e metástase a distância. Também é conhecida a relação da localização e da dimensão do tumor primário com a probabilidade de metástase cervical.

A abordagem cirúrgica clássica das metástases cervicais era a remoção de todos os linfonodos cervicais e de três estruturas não linfonodais (músculo esternocleidomastóideo, veia jugular interna e nervo acessório). Posteriormente, iniciou-se o emprego de procedimentos menos radicais e igualmente efetivos para o tratamento de tumores de cabeça e pescoço, com objetivo de minimizar a morbidade imposta pelo emprego do procedimento clássico.

O emprego de técnicas menos agressivas só foi possível pelo melhor conhecimento da biologia envolvida na metástase lifonodal cervical e pelo melhor domínio das técnicas cirúrgicas. É indispensável o conhecimento do histórico e do sistema de classificação dos esvaziamentos cervicais para melhor entendimento de seu emprego.

O conhecimento do padrão de disseminação tumoral linfática de acordo com os tumores primários também é de suma importância para compreensão do emprego de procedimentos menos extensos, como os esvaziamentos seletivos, que agregam menor morbidade à sua realização.

HISTÓRICO

O procedimento cirúrgico designado como esvaziamento cervical é empregado no tratamento de metástases cervicais e foi descrito, inicialmente, em 1906 por George Washington Crile. A publicação abordava e discriminava o tratamento de tumores de cabeça e pescoço de 105 pacientes submetidos a 132 esvaziamentos cervicais, apresentando a experiência pessoal do autor que realizava o procedimento desde 1900.[1]

Crile também publicou outro trabalho com base nos 132 esvaziamentos cervicais realizados, objetivando prestar esclarecimentos a cerca do tratamento cirúrgico de cânceres de cabeça e pescoço em estágio curável. Nesta publicação, apresenta subsídios anatomofisiológicos para ratificar e validar o emprego do esvaziamento cervical no tratamento de metástases cervicais. Detalhes do manejo cirúrgico dessas metástases no ato operatório, assim como o manejo de possíveis complicações decorrentes do procedimento, como infecção e sangramento, são abordados.[2]

A técnica descrita por Crile, que compreendia ressecção dos linfonodos cervicais além do músculo esternocleidomastóideo, veia jugular interna e nervo acessório, foi denominada esvaziamento cervical radical, mas somente posteriormente foi popularizada com destaque para Hayes Martin que, em 1951, descreveu com detalhes o procedimento.[3] Oliver Beahrs da Mayo Clinic também descreveu em detalhes a técnica para realização do esvaziamento cervical radical.[4]

O esvaziamento cervical radical tornou-se técnica padrão para abordagem das metástases cervicais por mais de 20 anos e somente após longo período se propôs realização de procedimentos que minimizassem as sequelas impostas pelo primeiro. O domínio das complicações cirúrgicas e o refinamento da técnica cirúrgica proporcionaram a realização de procedimentos menos agressivos sem comprometimento do controle oncológico.

O esvaziamento cervical funcional foi descrito pela primeira vez pelo argentino Oswaldo Suárez, em 1963. Embora o procedimento tenha sido designado esvaziameno cervical radical modificado, não pode ser designado como tal já que não consiste em uma modificação do esvaziamento cervical radical consagrado por Crile, pois seus princípios anatômicos e cirúrgicos não derivam daqueles propostos por ele. O esvaziamento cervical funciolnal se fundamenta na relação anatômica entre as estruturas linfáticas e as fáscias do pescoço.[5] Nesse esvaziamento, um grupo determinado de linfonodos é ressecado e há preservação de estruturas importantes no pescoço (músculo esternocleidomastóideo, veia jugular interna e nervo acessório).

Esta técnica tornou-se popular, incialmente, na Europa pelo italiano Ettore Bocca e, posteriormente, nos Estados Unidos, por Jesse, Ballentyne e Byers do MD Anderson Cancer Institute em Houston, Texas. A partir de 1980, o procedimento se tornou muito popular em função do melhor conhecimento da biologia envolvida na metástase dos tumores de cabeça e pescoço e do padrão de metástase cervical em função do sítio primário desses tumores.

Deve-se ressaltar a importância de trabalhos publicados por Lindberg, Byers e Shah os quais permitiram conhecimento e consolidação do padrão de metástase cervical para os carcinomas epidermoides de cabeça e pescoço. Inicialmente, Lindberg avaliou clinicamente, com emprego de palpação cervical, as metástases cervicais de 2044 pacientes sem tratamento prévio e relacionou o sítio do tumor primário com os locais de acometimento de metástase cervical.[6] Posteriormente, Byers avaliou a distribuição das metástases cervicais de acordo com exame histopatológico de 428 pacientes com carcinoma epidermoide de cabeça e pescoço, submetidos a 670 esvaziamentos cervicais.[7] Shah avaliou a distribuição das metástases cervicais ao exame histopatológico em 1.081 pacientes com carcinoma epidermoide do trato aerodigestivo submetidos a 1.119 esvaziamentos cervicais.[8]

Verificou-se um incremento substancial no interesse e na realização de técnicas de esvaziamento cervical mais conservadoras, consequentemente, surgiu uma multiplicidade de termos para designar os procedimentos realizados, gerando confusão e falta de uniformidade em função da ausência de uma terminologia padronizada.

A fim de proporcionar a consolidação de uma nomenclatura adequada às técnicas de esvaziamento cervical empregadas, a Academia Americana de Otorrinolaringologia e de Cirurgia de Cabeça e Pescoço constitui um comitê em abril de 1988 com este propósito. O resultado foi a publicação, em 1991, de uma terminologia padronizada para os esvaziamentos cervicais.

Dessa forma, alguns objetivos foram definidos por esse comitê: desenvolver um sistema de terminologia padronizado para esvaziamentos cervicais, evitando o emprego de epônimos e acrônimos; definir as estruturas linfáticas e as estruturas não linfáticas removidas por cada tipo de esvaziamento descrito; padronizar a terminologia usada para descrever as estruturas linfáticas do pescoço, principalmente os grupos linfonodais; definir limites clínicos e cirúrgicos de cada grupo de linfonodos removidos nos procedimentos; restringir o número de termos para classificação dos esvaziamentos cervicais ao mínimo possível; desenvolver uma classificação com correlação com a biologia das metástases e com princípios oncológicos.[9]

Os linfonodos removidos no esvaziamento cervical foram agrupados em submentonianos e submandibulares; jugulares superior, médio e inferior; triângulo posterior. Os grupos de linfonodos também passaram a ser identificados de acordo com sistema de níveis descrito pelo Memorial Sloan-Kettering Cancer Center de Nova Iorque, apresentado a seguir:[9]

- *Nível I – submentuais:* linfonodos localizados entre os ventres anteriores do músculo digástrico e o osso hioide;
  - Submandibular: linfonodos localizados entre os ventres anterior e posterior do músculo digástrico e o corpo da mandibular superiormente, a glândula submandibular está incluída nesse nível.
- *Nível II – cadeia jugular superior:* linfonodos localizados ao longo do terço superior da veia jugular interna, adjacente ao nervo acessório desde o nível da bifurcação carotídea (referência cirúrgica) ou osso hioide (referência clínica) até a base do crânio. O limite posterior é a borda posterior do músculo esternocleidomastóideo, e o limite anterior é a porção lateral do músculo esteno-hióideo.
- *Nível III – cadeia jugular média:* linfonodos localizados ao longo do terço médio da veia jugular interna, desde a bifurcação carotídea superiormente ao músculo omo-hióideo (referência cirúrgica) ou cartilagem cricotireóidea (referência clínica) inferiormente. O limite posterior é a margem posterior do músculo esternocleidomastóideo, e o limite anterior é a porção lateral do músculo esterno-hióideo.
- *Nível IV – cadeia jugular inferior:* linfonodos localizados ao longo do terço inferior da veia jugular interna, desde o músculo omo-hióideo superiormente à clavícula inferiormente. O limite posterior é a margem posterior do músculo esternocleidomastóideo, e o limite anterior é a porção lateral do músculo esterno-hióideo.
- *Nível V – triângulo posterior:* linfonodos localizados ao longo da metade inferior do nervo acessório e da artéria cervical transversa, os linfonodos supraclaviculares estão incluídos. O limite posterior é a margem anterior do músculo trapézio, e o limite anterior é a margem posterior do músculo esterno-hióideo, o limite inferior é a clavícula.[9]

Quadro 1. Classificação dos esvaziamentos cervicais segundo os níveis esvaziados[9]

ESVAZIAMENTO CERVICAL	NÍVEIS ESVAZIADOS
Radical	I, II, III, IV, V
Radical modificado	I, II, III, IV, V
Supraomo-hióideo	I, II, III
Posterolateral	II, III, IV, V e linfonodos occipitais
Lateral	II, III, IV
Cervicofacial	I, II, III e linfonodos parotídeos
Compartimento central	VI

- *Nível VI – compartimento anterior:* linfonodos dispostos ao longo do osso hioide superiormente e a fúrcula esternal inferiormente. O limite lateral, de cada lado, é a margem medial da artéria carótida. Os linfonodos peritireoideanos, paratraqueais, ao longo do nervo laríngeo recorrente e pré-cricóideos estão compreendidos nesse nível.[9]

A classificação para esvaziamentos cervicais proposta pelo comitê foi com base em alguns conceitos como considerar o esvaziamento cervical radical como procedimento padrão; quando há preservação de estruturas não linfáticas que normalmente são ressecadas no esvaziamento cervical radical, o termo empregado é esvaziamento cervical radical modificado; quando há preservação de grupos linfonodais rotineiramente removidos pelo esvaziamento cervical radical, o termo empregado é esvaziamento cervical seletivo; quando há ressecção de estruturas linfáticas e/ou não linfáticas não compreendidas no esvaziamento cervical radical, o termo empregado é esvaziamento cervical radical estendido.

Assim, os termos propostos para designar os tipos de esvaziamento foram (Quadro 1):

- Esvaziamento cervical radical (Fig. 2).
- Esvaziamento cervical radical modificado (Fig. 3).
- Esvaziamento cervical radical estendido.
- Seletivo (esvaziamento cervical supraomo-hióideo (Fig. 4), esvaziamento cervical posterolateral, esvaziamento cervical lateral (Fig. 5), esvaziamento cervical do compartimento central.
- Esvaziamento cervicofacial (Fig. 6).

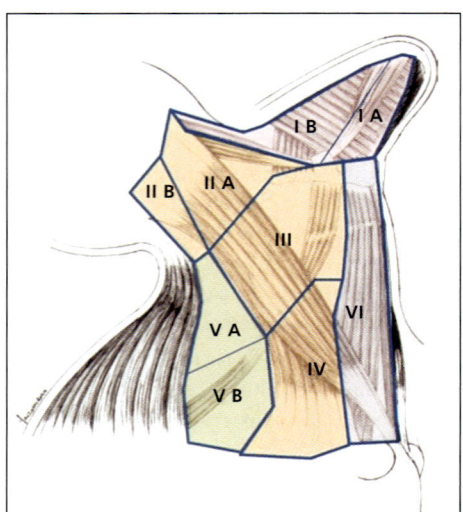

▲ **FIGURA 1.** Níveis cervicais.

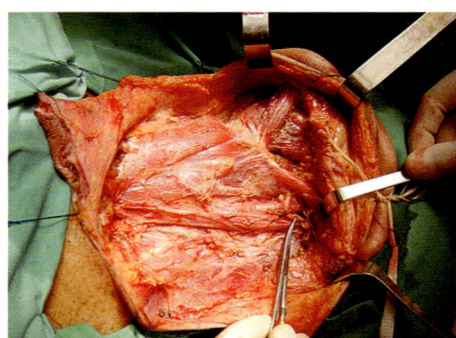

▲ **FIGURA 2.** Esvaziamento cervical radical. (Caso INCA/MS/RJ.)

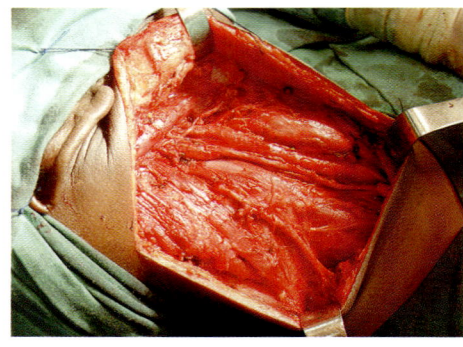

▲ **FIGURA 3.** Esvaziamento cervical radical modificado tipo I (preservação do nervo espinhal). (Caso INCA/MS/RJ.)

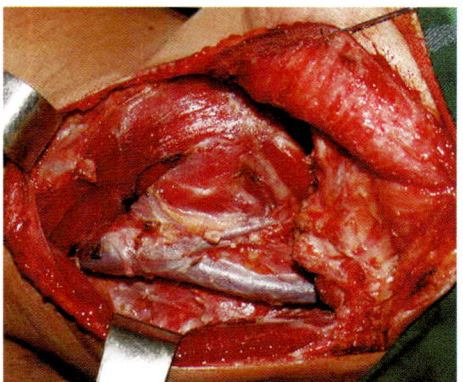

▲ **FIGURA 4.** Esvaziamento cervical supraomo-hióideo (Caso INCA/MS/RJ.)

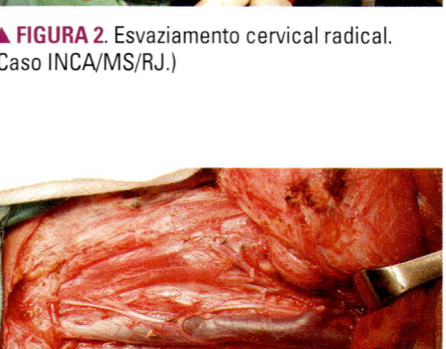

▲ **FIGURA 5.** Esvaziamento cervical lateral. (Caso INCA/MS/RJ.)

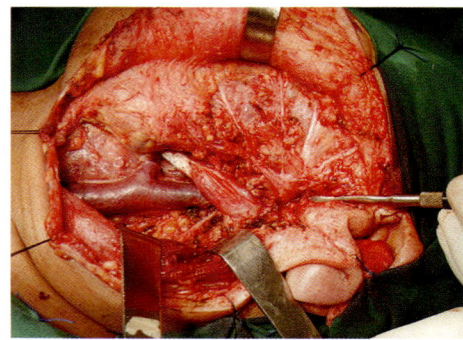

▲ **FIGURA 6.** Esvaziamento cervical cervicofacial. (Caso INCA/MS/RJ.)

Quadro 2. Classificação TNM da União Internacional de Combate ao Câncer (UICC)

Nx	linfonodos não podem ser acessados
N0	ausência de linfonodos cervicais
N1	metástase linfonodal ipsilateral ≤ 3 cm
N2a	metástase linfonodal ipsilateral > 3 cm e ≤ 6 cm
N2b	metástase linfonodal múltipla ipsilateral ≤ 6 cm
N2c	metástase linfonodal bilateral ou contralateral ≤ 6 cm
N3	metástase linfonodal > 6 cm

Em 2002, foi publicada uma classificação revisada dos esvaziamentos cervicais a qual não diferia essencialmente da publicada anteriormente.[1] As alterações mais significativas incluíam a discriminação da descrição dos esvaziamentos cervicais seletivos e o emprego de estruturas anatômicas radiológicas para definir os limites dos níveis cervicais, a fim de classificar linfonodos radiologicamente de forma precisa. Instituiu-se também a subdivisão de alguns níveis cervicais em subníveis: nível I foi subdividido em IA (linfonodos submentuais) e IB (linfonodos submandibulares); nível II foi subdividido em IIA (linfonodos subdigástricos) e IIB (linfonodos do recesso suprarretroespinhal); nível V foi subdividido em VA (linfonodos ao longo do nervo acessório) e VB (linfonodos compreendidos ao longo do vaso cervical tranverso e supraclaviculares) (Fig. 1).[1]

A descrição das metástases cervicais de uma forma padronizada é de suma importância e essa padronização foi estabelecida de acordo com a classificação prosposta pela União Internacional de Combate ao Câncer (UICC) de 1987, fornecendo informação a respeito do *status* linfonodal cervical para estadiamento (Quadro 2).

DIAGNÓSTICO

O diagnóstico das metástases cervicais pode ser realizado por meio do emprego de exames complementares, como ultrassonografia associada ou não ao Doppler, tomografia computadorizada contrastada, ressonância magnética e PET-CT.

O emprego de métodos de imagem é extremamente importante para correto e adequado estadiamento tumoral e posterior definição de estratégia terapêutica. Para diagnóstico para tumores de cabeça e pescoço é fundamental o conhecimento do histórico do paciente, com realização de boa anamnese; realização de exame físico; emprego de exames endoscópicos, como nasofibroscopia e videolaringoscopia, sendo necessária realização de panendoscopia em algumas situações. Deve-se ressaltar a importância do esclarecimento histopatológico do tumor antes da definição terapêutica.

Existem inúmeras discussões a respeito do melhor método de imagem para estadiamento linfonodal. O correto estadiamento tumoral ao diagnóstico possui grande relevância para delineamento terapêutico e determinação de prognóstico. O emprego de PET-CT possibilita avaliação de todo o paciente, fornecendo informações a respeito do tumor primário, metástase cervical, metástase a distância, avaliação da existência de outros tumores primários.

O PET-CT apresenta sensibilidade e especificidade mais elevadas que a tomografia computadorizada para o estadiamento tumoral inicial, assim como para avaliação de metástase linfonodal.[10] Com relação à detecção do tumor primário, a sensibiliade do método é comparável à da tomografia computadorizada e da ressonância nuclear magnética.[10] O emprego de PET-CT para avaliação de metástase cervical oculta tem valor limitado.

O método tem valor na pesquisa de tumor primário oculto, na avaliação de resposta após emprego de rádio e quimioterapia e na avaliação de doença residual após emprego de radioterapia, associada ou não à quimioterapia, para posterior planejamento terapêutico.

Discute-se, ainda, o emprego de PET-CT no planejamento da radioterapia e na definição do volume tumoral macroscópico (GTV), há resultados conflitantes a respeito de sua eficácia nestas situações, necessitando-se de mais estudos que ratifiquem seu emprego com essa finalidade.[10]

INCISÕES

Existem diversos tipos de incisões empregadas para realizar o esvaziamento cervical. As incisões objetivam fornecer uma exposição adequada para realização do procedimento proposto, esvaziamento cervical, com acesso adequado aos níveis desejados. É necessário planejamento da incisão a ser empregada para realização do esvaziamento cervical proposto, objetivando não somente a exposição adequada das estruturas desejadas, mas também o resultado funcional adequado com minimização de complicações pós-operatórias relacionadas com as mesmas.

Ao se planejar uma incisão, deve-se objetivar uma ampla exposição, sem comprometer a vascularização dos retalhos e provocar exposição dos vasos cervicais posteriormente, avaliar a presença de cicatrizes prévias, programar reconstrução a ser empregada, avaliar a realização de radioterapia prévia, resultado estético.

Existem diversos tipos de incisões que serão ilustradas a seguir (Fig. 7):

CONTROVÉRSIAS

Abordagem do pescoço N1

A abordagem cervical de pescoço N1 traz questionamentos a respeito do melhor tratamento a ser realizado, esvaziamento cervical seletivo ou esvaziamento cervical radical que é considerado tratamento padrão.

O emprego de esvaziamento cervical seletivo agrega menor morbidade aos pacientes, mas deve também fornecer controle regional equitativo ao esvaziamento cervical radical para ter seu emprego justificado. Condições que alterem a drenagem linfática cervical, como cirurgia prévia, radioterapia prévia, adenomegalia volumosa, extravasamento capsular, impedem a realização de procedimento seletivo.

Estudos ratificam o emprego de esvaziamento cervical seletivo para tratamento do pescoço N1, com taxas de controle semelhantes ao esvaziamento cervical radical.[11,12] O padrão de drenagem linfática para determinados níveis cervicais de acordo com tumor primário, conforme estudado por Byers,[7] ratifica o emprego do esvaziamento cervical seletivo.

Abordagem do pescoço N2c

A abordagem bilateral cervical suscita preocupações acerca do manejo bilateral da veia jugular, principalmente quando há invasão tumoral de uma delas, diagnosticada previamente ao ato operatório por meio do emprego de métodos de imagem ou ainda no próprio ato operatório. Estas situações demandam a execução de estratégia cirúrgica, sem afetar a realização do tratamento cervical. É bem conhecida a morbidade imposta pela ligadura bilateral de veia jugular interna, que inclui hipertensão intracraniana, com edema cerebral e consequente sequela neurológica, podendo levar à morte.

Muitos serviços empregam o manejo cervical bilateral de forma programada, com intervalo de duas semanas entre os dois procedimentos, optando-se por abordar inicialmente o lado cervical com menor extensão da doença ou com ausência de invasão tumoral da veia jugular interna. Dessa forma, verifica-se redução da morbidade e mortalidade associada à ligadura bilateral de veia jugular interna.

Segundo Ensari et al.,[13] o cérebro saudável pode tolerar a ligadura bilateral de veia jugular interna (Fig. 8), por meio da presença de drenagem venosa por vasos situados no espaço epidural do forame magno e na musculatura cervical.

Após ligadura unilateral da veia jugular interna, verifica-se elevação da pressão intracraniana seguida de queda próximo aos valores normais, fato este que corrobora para abordagem programada de esvaziamento cervical bilateral com ligadura de veia jugular interna.[14]

Condutas no pescoço N3

Pacientes que apresentam metástases cervicais estadiadas como N3 se enquadram como estágio IV e, portanto, apresentam prognóstico mais reservado.[15] Este fato está associado a controvérsias acerca do melhor tratamento para pacientes com carcinoma epidermoide de cabeça e pescoço. Existem algumas abordagens terapêuticas: esvaziamento cervical radical ou radical modificado seguido de radioterapia adjuvante; radioterapia exclusiva ou radioterapia e quimioterapia concomitantes seguidos de esvaziamento cervical.

Consensos a respeito da necessidade de abordagem cervical após radioterapia exclusiva ou radioterapia e quimioterapia concomitantes

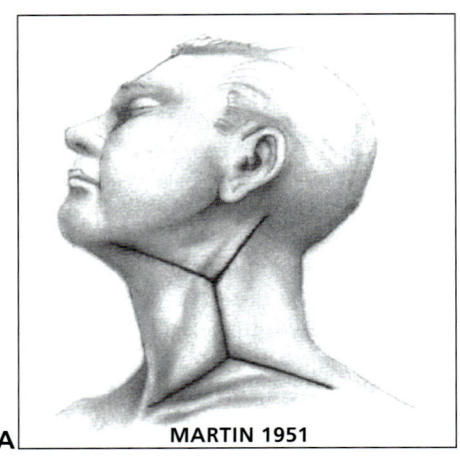
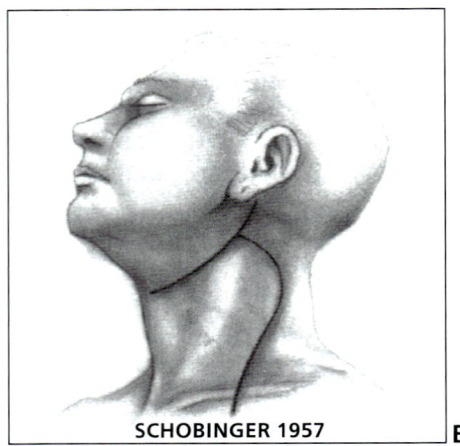
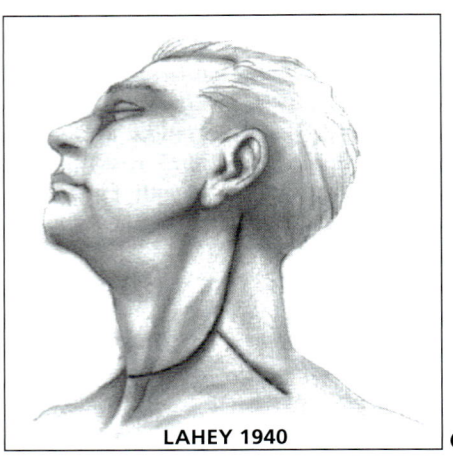
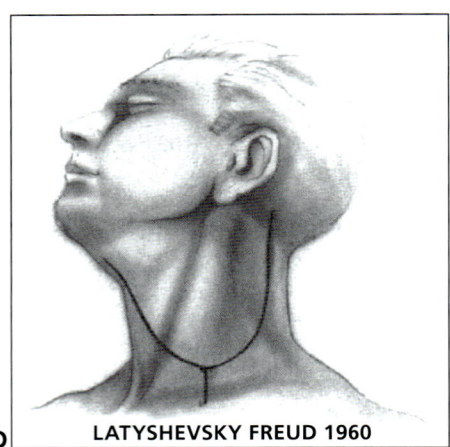
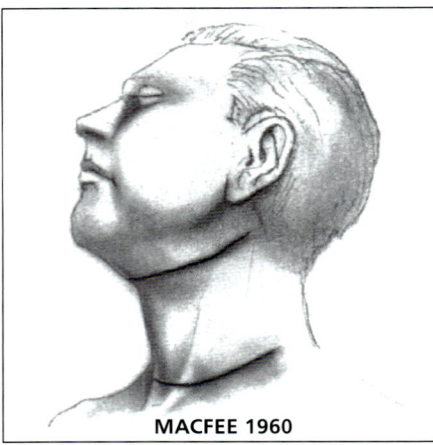
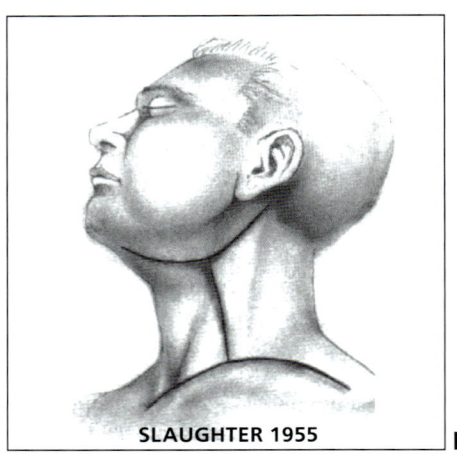

▲ FIGURA 7. (A-F) Tipos de incisões de esvaziamentos cervicais.

são difíceis de se estabelecer. A avaliação cervical após radioterapia é difícil, e o melhor momento para essa avaliação também difere de acordo com o método de imagem empregado, definindo-se comumente 4 a 6 semanas para realização de tomografia contrastada e 12 semanas para realização de PET-CT. Questionamentos existem a respeito desse tempo de espera para avaliação de resposta cervical, postergando intervenção cirúrgica futura. Estudos foram realizados com intuito de antecipar essa avaliação e de evitar os efeitos agudos e crônicos da radioterapia, mas sem homogeneidade. Além do adiamento da avaliação cervical, outro questionamento é a falha dos métodos para detectar a persistência de doença cervical.

Com base nestes argumentos, alguns serviços apregoam a realização de *planned neck dissection*, esvaziamento cervical programado após término de radioterapia ou radioterapia e quimioterapia concomitantes; geralmente 4 a 12 semanas após seu término. Este período é considerado intermediário entre os efeitos agudos e crônicos da radioterapia, com fibrose menos intensa, o que possibilita realização de procedimentos menos radicais, com preservação de estruturas nobres. Após período de 12 semanas, considera-se esvaziamento cervical de resgate.[16]

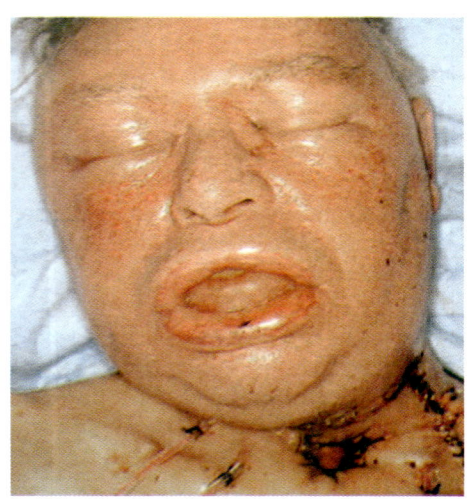

◀ FIGURA 8. Caso em que houve a ligadura bilateral de veias jugulares internas.

Tratamento de resgate em pescoço positivo

A abordagem cirúrgica do pescoço com doença residual após radioterapia ou radioterapia e quimioterapia concomitantes está indicada. Questionamentos existem a respeito da extensão do procedimento, já que o esvaziamento cervical realizado após radioterapia é comumente associado a maiores índices de complicações (deiscência, necrose, exposição de vasos, sangramento, ruptura de artéria carótida) que serão abordadas posteriormente.

A realização de procedimentos menos extensos ou seletivos objetiva minimizar essas complicações e a morbidade imposta pelo procedimento. Evidências que ratifiquem a realização de procedimentos seletivos para esses pacientes são cumulativas.[16] Baixa incidência de metástase linfonodal, nos níveis I e V, sugere que não há obrigatoriedade em sua remoção para ressecção curativa, a depender do sítio primário.

O princípio do emprego de esvaziamento cervical seletivo após radioterapia se baseia na capacidade de a radiação esterilizar metástase linfonodal oculta.[17] Estudos mostram que pacientes selecionados podem ser submetidos a esvaziamentos seletivos após radioterapia sem diminuição das taxas de controle no pescoço.[18]

A extensão do esvaziamento proposto é mais controverso quando há presença de tumoração cervical volumosa, ocupando diversos níveis cervicais antes da radioterapia.

Linfonodo sentinela

A pesquisa de linfonodo sentinela está bem estabelecida para pesquisa de metástase cervical para pacientes com melanoma. Existem pesquisas a respeito de seu emprego para pesquisa de metástase cervical oculta em pacientes com carcinoma epidermoide de cavidade oral e de orofaringe em estágio inicial.

No entanto, existem questionamentos que limitam o amplo emprego do método. Alguns desses questionamentos incluem a eficácia do emprego da pesquisa de lifonodo sentinela no controle regional cervical, quando comparado ao esvaziamento cervical seletivo; a equivalência do método quando comparado ao esvaziamento cervical seletivo e ainda se o emprego posterior de um esvaziamento cervical seletivo, quando indicado, resultaria em menor morbidade.[19]

Outro questionamento referente ao método é o número de linfonodos que devem ser avaliados. Por definição, o linfonodo sentinela é o primeiro linfonodo na cadeia de drenagem linfática tumoral, no entanto, com emprego do método se verifica captação do radiotraçador em mais de um linfonodo. Alguns estudos ratificam que linfonodos com 10% ou mais do valor de captação do sítio tumoral devem ser submetidos à avaliação histopatológica.[20] Algumas avaliações afirmam que até 39% dos resultados obtidos com a pesquisa do linfonodo sentinela seriam falso-negativas, se apenas o linfonodo com maior captação fosse avaliado.[20]

Estudos mais recentes defendem o emprego do método para avaliação de metástases cervicais em pescoços clinicamente negativos de tumores iniciais de cavidade oral (T1 e T2), obtendo-se um valor preditivo negativo de 90 a 98%.[19]

Coughlin e Resto[21,22] defendem o emprego da pesquisa de linfonodo sentinela para tumores iniciais de cavidade oral já que 70 a 80% dos pacientes submetidos ao esvaziamento cervical profilático não apresentarão metástase. Portanto, seria mandatório o emprego de um método menos invasivo e com menor morbidade. A biópsia do linfonodo sentinela seria um método promissor para a avaliação de metástase cervical oculta, conferindo menor morbidade e possibilitando a avaliação eficaz de *skip metastases* e de padrão errático de drenagem linfática.[23]

Além disso, a avaliação de micrometástase linfonodal é mais acurada por meio da análise do linfonodo isoladamente fornecido pela pesquisa do linfonodo sentinela do que por meio da análise de toda a peça, obtida com esvaziamento cervical. Pois na última, as secções são feitas de toda a peça, em monobloco, e não individualmente de cada linfonodo contido na peça, para análise por hematoxilina e eosina e por imuno-histoquímica.[23] A partir destas informações, a segunda Conferência Internacional para Biópsia de Linfonodo Sentinela para Câncer de Mucosa em Cabeça e Pescoço recomendou avaliação de todos os linfonodos sentinelas com vários cortes, hematoxilina e eosina e citoqueratina para análise de micrometástase (Fig. 9).[23]

Alkureish *et al.*[24] ratificam a eficácia da pesquisa de linfonodo sentinela para detecção de metástase cervical comparativamente ao esvaziamento cervical eletivo. Deve-se ressaltar que esse estudo identificou o assoalho da boca como local suscetível à falha com emprego do método.

Metástase cervical com primário desconhecido

O carcinoma cervical metastático com primário desconhecido responde por 2 a 9% de todos os tumores de cabeça e pescoço, sendo o carcinoma epidermoide o tipo histológico mais comum.[25] Em função dos avanços com relação aos métodos de imagem, verificou-se uma diminuição em sua incidência em função do esclarecimento dos sítios primários. O tratamento desses tumores é um desafio, já que não existem consensos e se carece de estudos prospectivos randomizados para sua abordagem.

Algumas abordagens terapêuticas são empregadas como cirurgia, radioterapia exclusiva e terapia combinada. O tratamento a ser empregado depende do tipo histológico e do estadiamento.

Nos casos de carcinoma epidermoide, o tratamento deve incluir esvaziamento cervical dos níveis I ao V, seguido de radioterapia nos casos de extravasamento capsular, biópsia incisional prévia e pescoços N2 e N3. Pode ser realizada radioterapia seguida de *planned neck dissection*. A grande maioria dos pacientes recebe radioterapia radical, incluindo ambos os lados do pescoço e sítios de provável origem do primário na cabeça. O emprego da quimioterapia deve ser avaliado em cada caso, podendo-se empregar tratamento combinado e/ou quimioterapia neoadjuvante. Advoga-se o emprego de tonsilectomia nos casos em que não há esclarecimento do tumor primário e não há evidências de lesões suspeitas, pois em até 25% dos casos o primário se encontra nesta localização.[25]

Nos casos de adenocarcinoma, o provável sítio primário pode ser uma glândula salivar, e todo esforço deve ser feito para esclarecer suas origens. Deve-se proceder com esvaziamento cervical dos níveis I ao V,

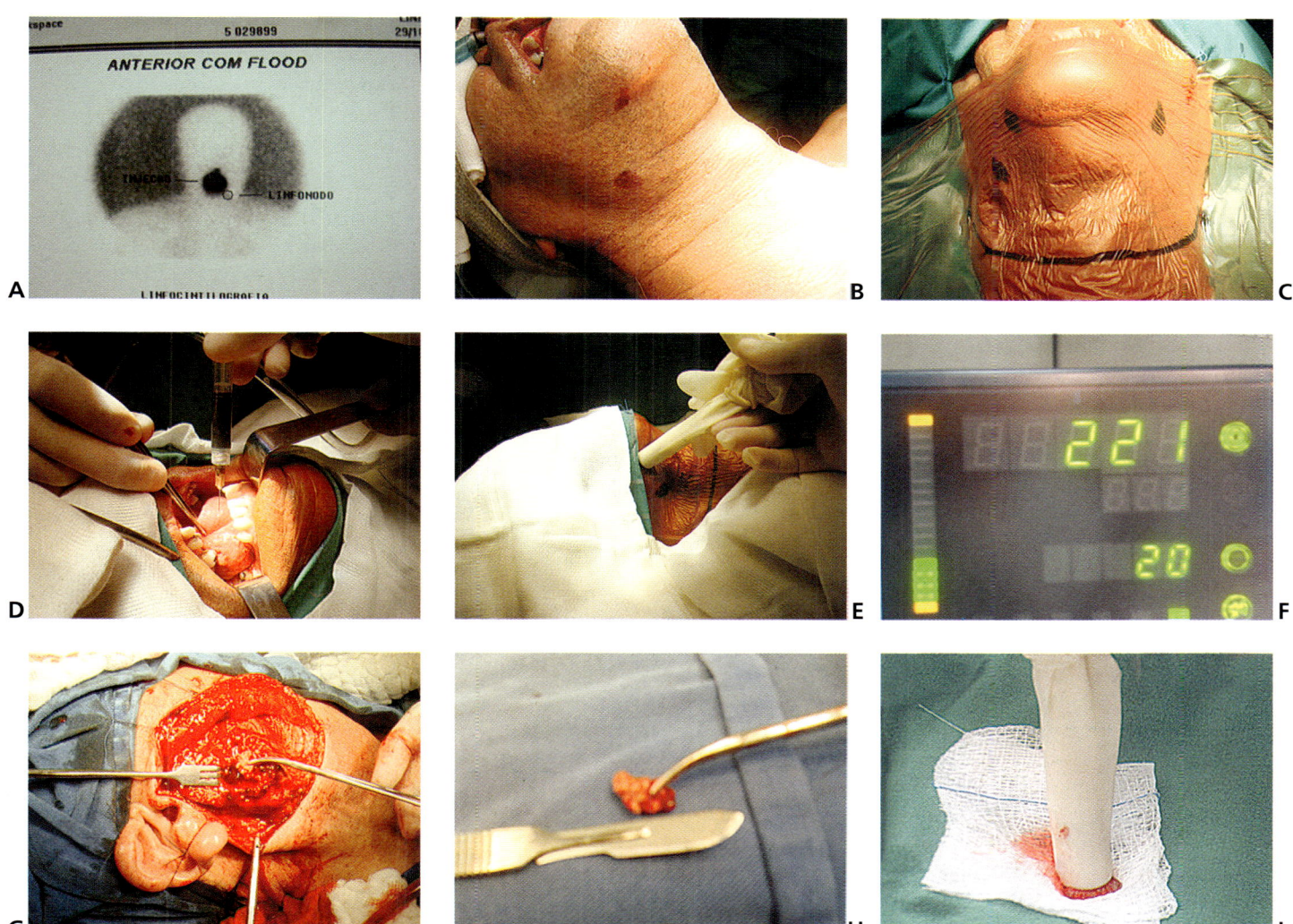

▲ **FIGURA 9. (A-I)** Uso da técnica do linfonodo sentinela em lesões iniciais em cavidade oral. (Caso INCA/MS/RJ.)

seguindo-se de radioterapia. Na impossibilidade de esclarecimento do sítio primário, o tumor pode ser considerado disseminado (M1), e a quimioterapia deve ser cuidadosamente avaliada.[25]

Nos casos de carcinoma pouco diferenciado, o sítio mais frequente do tumor primário é a nasofaringe, e o tratmento empregado é a radioterapia, incluido a nasofaringe e o anel de Waldeyer. O esvaziamento cervical é reservado para persistência de doença residual.

Braquiterapia para tumores cervicais irressecáveis

Pacientes que evoluem com recidiva regional apresentam prognóstico reservado, pois geralmente presentam extravasamento capsular, envolvimento da artéria carótida e/ou de estruturas nervosas e até mesmo doença irressecável.

O emprego da braquiterapia é conhecido como modalidade terapêutica para tumores primários ou recidivados de cavidade oral, orofaringe e nasofaringe. Sua eficácia no emprego para manejo de metástase cervical ainda é incerta.

Kupferman et al.[26] avaliam o emprego da braquiterapia como parte do tratamento de resgate de doença linfonodal cervical, que inclui esvaziamento cervical seguido de braquiterapia em pacientes já submetidos à radioterapia prévia; obtendo tempo médio de recidiva regional de 19 meses para os pacientes submetidos a tratamento de resgate, incluindo cirurgia e braquiterapia.

Bale et al.[27] estudam a realização de braquiterapia para tumores cervicais irressecáveis, apresentando dificuldades técnicas com relação à implantação de agulhas e ao planejamento do tratamento, obtendo sobrevida média de 7,3 meses.

Watchful waiting X esvaziamento cervical seletivo (tumores iniciais)

A realização de esvaziamento cervical seletivo para pescoço negativo com tumores primários iniciais, T1 e T2, já é indicada em algumas situações. No entanto, existem controvérsias a respeito do assunto, considerando-se que somente pacientes selecionados são candidatos à conduta *watchful waiting*.

Os tumores de cavidade oral devem ser avaliados não somente quanto ao estadiamento tumoral (T), mas também quanto à espessura do mesmo. Já que ambos são considerados fatores preditores de metástase cervical oculta e são utilizados para determinar realização de esvaziamento cervical. A espessura tumoral é considerada fator preditor de metástase linfonodal independente. Alguns valores foram estudados, variando de 2 mm a 8 mm, no entanto, os valores mais relevantes foram 2 mm e 5 mm.[28] Discussões persistem a respeito do valor ideal para ponto de corte que permita indicação do esvaziamento cervical eletivo. Kligerman et al.[29] recomendam a realização de esvaziamento cervical supraomo-hióideo para pacientes T2 e T1, apresentando tumores com mais de 4 mm de espessura, observando-se uma queda da taxa de recidiva de 33% para 12% em relação asos pacientes submetidos a *watchful waiting*. Dias et al.[30] ratificam a realização do esvaziamento cervical dos níveis I, II e III para pacientes com pescoço negativo em estágios I e II de língua e assoalho de cavidade oral, apresentando índice de metástase oculta de 24% para esses pacientes.

Os tumores de orofaringe apresentam como característica metastatização cervical mesmo em estágios iniciais, com estudos evidenciando índices de metástase cervical oculta em torno de 20%.[25] Com base neste dado, sugere-se tratamento eletivo do pescoço de pacientes com tumores inicias de orofaringe. Uma alternativa ao trattamento cirúrgico é a radioterapia que é preferida em muitos serviços. Ao se optar pelo esvaziamento seletivo do pescoço, questionamentos exitem a respeito dos níveis incluídos. Segundo Byers et al.,[7] o padrão de disseminação metastática para tumores de orofaringe acomete níveis II, III e IV, diferentemente de Spiro et al.[32] que advogam realização do esvaziamento dos níveis I, II e III. De acorrdo com Lim et al.[31] a presença de metástase no nível IV é pior fator prognóstico que metástase em nível I e que, portanto, deve ser realizado esvaziamento dos níveis II, III e IV.

Invasão de artéria carótida

A invasão de artéria carótida comum e/ou interna se faz presente em 5 a 10% dos casos em que há metástase linfonodal cervical.[33] A sua ressecção em bloco com o tumor permite melhor controle regional, quando comparado com outros procedimentos, como quimioradioterapia ou dissecção da mesma. No entanto, verifica-se que a sobrevida global é equivalente, quando se realizam ressecção em bloco e dissecção da mesma.[33,34]

O maior risco associado à ressecção em bloco, contendo a artéria carótida, é o acidente vascular encefálico que pode ocorrer em 30% dos casos.[35] No entanto, reconstruções adequadas podem reduzir esse risco para 3%, assim como o emprego de algumas medidas no transoperatório como instituição de anticoagulação previamente ao clampeamento do vaso, minimização do tempo de clampeamento e estabilização da pressão arterial.[35-36]

A substituição da artéria carótida invadida por prótese está em desuso, pois confere grande morbidade e mortalidade.[37] O emprego de enxerto de artéria femoral superficial parece ser um método promissor, pois apresenta calibre compatível com a artéria carótida comum, facilitando a anastomose; também é mais resistente à infecção.[36]

Abordagem do nível IIB

É sabido que uma das complicações mais comuns decorrentes do esvaziamento cervical é a queda do ombro, em virtude da manipulação ou sacrifício do nervo acessório, as quais resultam na atrofia do músculo trapézio. Portanto, o esvaziamento do nível IIB deve ser cauteloso a fim de evitar essa complicação.

Assim, surgiram questionamentos a respeito da necessidade de realização do esvaziamento, incluindo esse nível. Nos casos de pescoço positivo, seu esvaziamento deve sempre ser realizado.

Segundo Vilaret et al.,[38] os tumores de cavidade oral apresentam maior incidência de acometimento do nível IIB, chegando a 10%. Nesse estudo verificou-se acometimento do nível em questão em 56% dos casos, incluindo tumores primários de cavidade oral, orofaringe, laringe, hipofaringe, porção lateral da face, couro cabeludo, parótida, tumor primário oculto e tireoide. Verificaram-se, ainda, maiores taxas de acometimento para parótida (33%), porção lateral da face/couro cabeludo (25%), tumor primário oculto (14%) e cavidade oral (10%) com pecoço N0. Nestas situações, indica-se o esvaziamento do nível IIB.

Tumores de laringe são considerados candidatos à preservação do nível IIB, quando o pescoço for N0.

COMPLICAÇÕES

As complicações inerentes à realização dos esvaziamentos cervicais compreendem algumas inerentes a qualquer procedimento cirúrgico, assim como complicações específicas ao emprego do procedimento, e ambos os tipos serão abordados a seguir.

Infecção

Os esvaziamentos cervicais isoladamente são considerados cirurgias limpas, e a presença de infecção nestas situações decorre de emprego de técnica cirúrgica inadequada, necrose de retalhos cervicais. Em cirurgias contaminadas, quando há associação à ressecção de lesões do trato aerodigestivo superior, a presença de infecção é maior. Deve-se, portanto, empregar antibioticoprofilaxia e técnica cirúrgica adequada.

Sangramento/hematoma

Pode decorrer do emprego excessivo do eletrocautério e de hemostasia inadequada. Em algumas situações pode ser necessária reintervenção cirúrgica para controle adequado, sangramentos de pequena monta podem ser resolvidos por punção por agulha ou drenagem.

Seroma

Decorre do acúmulo de secreção proveniente de descolamento excessivo dos retalhos de pele, assim como de grande área cruenta decorrente da realização do procedimento.

Pode ser evitado com emprego de sistema de drenagem, preferencialmente fechado, com retirada do mesmo em tempo adequado, após redução do débito diário de drenagem.

Deiscência

Comum em pacientes submetidos à radioterapia prévia, em que a vascularização do retalho de pele geralmente é reduzida. Deve-se primar por técnica cirúrgica adequada com fechamento da ferida operatória por planos e minimizar a tensão excessiva. Pode ser indício da presença de fístula, com acúmulo de secreção e posterior descolamento do retalho e deiscência de ferida operatória.[39]

Necrose

Mais comumente observada em pacientes submetidos à radioterapia prévia. As alterações da pele submetida à irradiação comprometem o processo cicatricial, favorecendo surgimento de deiscência e de necrose (Fig. 10). Áreas de necrose são identificadas em locais com trifurcação da incisão ou junto à linha de sutura, principalmente quando há tração excessiva.

Deve-se proceder com desbridamento da área de necrose e emprego de retalhos para fechamento da ferida. Os retalhos empregados não devem incluir área de pele submetida à radioterapia.[39]

Fístula quilosa

Pode decorrer de lesão inadvertida de linfáticos menores ou do ducto torácico à esquerda, mais comumente. Os casos de fístula quilosa por lesão do ducto torácico podem provocar o acúmulo de linfa no pescoço e no tórax e podem provocar déficit nutricional do paciente.

A ocorrência deste tipo de fístula apresenta uma frequência de 1 a 13%, ocorrendo mais frequentemente do lado esquerdo e geralmente quando realizados esvaziamentos cervicais radicais (Fig. 11).[40]

A abordagem da fístula quilosa pode ser feita de algumas maneiras desde medidas clínicas com curativos compressivos, instituição de dieta hipolipídica, até reintervenção cirúrgica para ligadura do ducto torácico. Em casos graves, pode ser necessária a instituição de alimentação parenteral.

A prevenção da fístula deve ser a melhor medida instituída com dissecção cuidadosa junto ao terço inferior da veia jugular interna ao realizar esvaziamento do nível IV e ligadura de linfáticos da região.

Parestesia

As alterações de sensibilidade decorrentes da realização dos esvaziamentos cervicais decorrem da manipulação e secção de estruturas nervosas, como nervo auricular magno, sua secção provoca perda de sensibilidade do lobo da orelha ipsilateral, raízes do plexo cervical, cuja secção provoca parestesia de toda a porção cervical ipsilateral.

Deve-se ressaltar a necessidade de cuidado extremo ao manipular as estruturas nervosas, pois sua secção inadvertida pode provocar iatrogenias que conferem grande morbidade ao procedimento realizado. Como exemplos, podem ser citados secção do nervo frênico a qual provoca elevação da hemicúpula diafragmática ipsilateral; secção do nervo vago a qual provoca paralisia da hemilaringe ipsilateral com alterações da voz, no padrão respiratório e aspiração; secção do hipoglosso que provoca alterações na fonação e na deglutição.

Queda do ombro

A queda do ombro decorre da secção do nervo acessório, que também provoca atrofia e dor local, além da restrição motora do membro superior ipsilateral; é considerada a complicação ou sequela mais grave do esvaziamento cervical. Essa complicação pode ocorrer mesmo com a preservação do nervo, quando sua manipulação provoca desvascularização, ou mesmo em casos de tração excessiva do nervo e emprego indiscriminado do eletrocautério.

A síndrome do ombro foi descrita, em 1952, por Erwing e Martin, suas manifestações clínicas incluem dor constante, inclinação e queda do ombro, dificuldade de retração do ombro, limitação de flexão anterior e abdução ativa, escápula alada e achados eletroneuromiográficos anormais (Fig. 12).[41]

Ruptura de carótida

Essa complicação é muito grave e geralmente fatal. É mais temida quando o esvaziamento cervical é realizado em pacientes já submetidos à radioterapia. Deve sempre ser evitada por meio da dissecção cuidadosa da artéria carótida, com intenção de preservar a camada adventícia da mesma. Além disso, deve-se tentar proteger o vaso, o que pode ser realizado com pele sobrejacente ou com emprego de retalhos locorregionais, quando houver ressecção de pele concomitante.

Podem ser considerados fatores de risco para ruptura de carótida a presença de fístula salivar, infecção local, radioterapia prévia e ressecção tumoral incompleta.

Trombose de veia jugular interna

A trombose de veia jugular interna é causada por alterações de fluxo sanguíneo na veia as quais podem levar a um estado de hipercoagulabilidade. Essa complicação pode ocorrer em 11 a 25% dos casos de esvaziamento cervical.[40]

A manipulação excessiva, o emprego inadvertido do eletrocautério, ligaduras de ramos venosos muito próximos ou muito distantes da veia podem precipitar a trombose. O diagnóstico é feito com emprego de exames complementares, como tomografia computadorizada contrastada e ultrassonografia com Doppler.

BIOLOGIA MOLECULAR

Como demonstrado ao longo deste capítulo, não existe consenso definitivo a respeito do manejo do pescoço negativo com tumor primário em estágio inicial, I e II. A adoção de conduta como *watchful waiting* pode

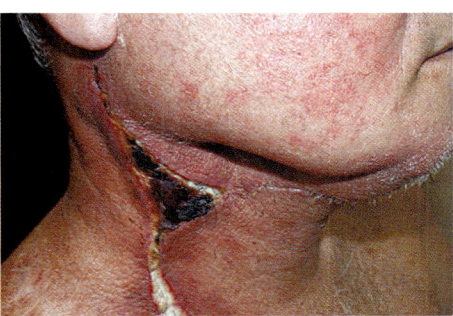

◀ **FIGURA 10.** Necrose em retalho cervical após esvaziamento cervical.

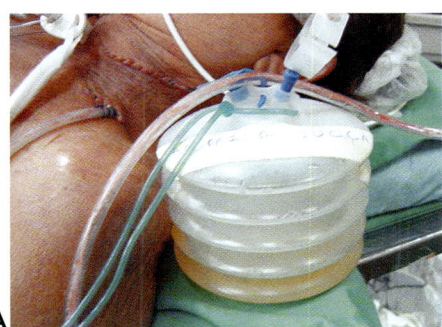
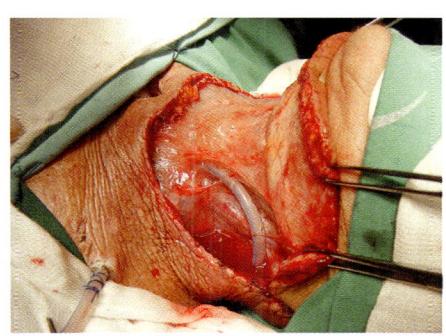

▲ **FIGURA 11. (A e B)** Fístula quilosa.

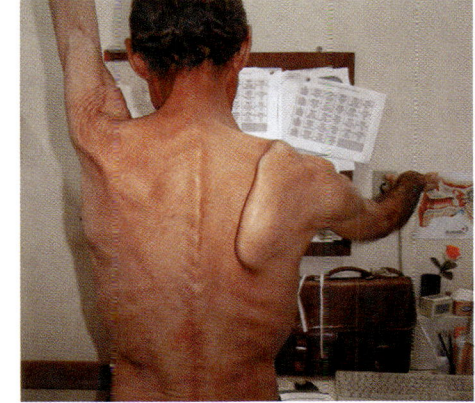

▲ **FIGURA 12.** Síndrome do ombro.

evoluir com a apresentação posterior de metástase cervical que pode apresentar características desfavoráveis, como extravasamento capsular e envolvimento de múltiplos linfonodos.

O emprego da biologia molecular para detecção de alterações moleculares, as quais possam estratificar os pacientes com tumor de cabeça e pescoço suscetíveis ou mais propensos a apresentar prognóstico desfavorável, como metástase cervical em estágios iniciais, por exemplo é promissor. No entanto, não há consenso para emprego desta ferramenta e ainda há necessidade de ratificar os biomarcadores com esta finalidade. A seguir são mostradas algumas alterações moleculares envolvidas nesses tumores.

O gene ciclina D1 (CCND1) promove a expressão de uma proteína reguladora que altera o ciclo celular de G1 para fase S. Sua superexpressão pode favorecer a propagação de danos no DNA, a acumulação de erros genéticos e vantagens seletivas para crescimento de células alteradas.[42] A amplificação e a superexpressão desse gene podem ser um marcador biológico de pior prognóstico, de agressividade tumoral e de recidiva tumoral.[43]

Segundo Myo et al.,[42] aberrações numéricas de CCND1 parecem ser valiosas na identificação de pacientes com carcinoma epidermoide de cavidade oral em estágios I e II com maior probabilidade de apresentar metástase cervical tardiamente.

O antígeno nuclear de proliferação celular (PCNA) é considerado um biomarcador de proliferação, consiste em uma proteína nuclear cuja expressão está presente nas fases G1, S e G2 do ciclo celular. Verifica-se um aumento na expressão do biomarcador nos tecidos que apresentam elevada atividade proliferativa. Sua expressão pode aumentar consideravelmente em áreas que apresentem alterações hiperplásicas, displásicas e carcinoma invasor, conforme Shin et al.[44]

REFERÊNCIAS BIBILIOGRÁFICAS

1. Ferlito A, Rinaldo A. Neck dissection: historical and current concepts. *Am J Otolaryngol Head Neck Med Surg* 2005;26:289-95.
2. Crile GW. Excision of cancer of the head and neck. *J Am Med Association* 1906;47:1780-86.
3. Shaha AR. Radical neck dissection. *Operarive Tech General Surg* 2004;6(2):72-82.
4. Shaha AR. Extended neck dissection. *Operative Tech Otolaryngol* 2004;15:184-89.
5. Gavilán J, Herranz J, Martín L. Functional neck dissection: the Latin approach. *Operative Tech Otolaryngol* 2004;15:168-75.
6. Lindberg R. Distribution of cervical lymph node metastases from squamous cell carcinoma of the upper respiratory and digestive tracts. *Cancer* 1972;29:1446-48.
7. Byers RM, Wolf PF, Ballantyne AJ. Rationale for elective modified neck dissection. *Head Neck Surg* 1998;10:160-67.
8. Shah JP. Patterns of cervical lymph nod metastasis from squamous cell carcinoma of the upper aerodigestive tract. *Am J Surg* 1990;160:405-9.
9. Robbins KT et al. Standardizing neck dissection terminology. Official repport of the Academy's committee for head and neck surgery and oncology. *Arch Otolaryngol Head Neck Surg* 1991;117:601-5.
10. Al-Ibraheem A et al. Clinical applications of FDG PET and PET/CT in head and neck cancer. *J Oncol* 2009;2009:208725. Epub 2009 Aug. 20.
11. Andersen PE et al. Results of selective neck dissection in management of the node positive neck. *Arch Otolaryngol Head Neck Surg* 2002;128:1180-84.
12. Santos ABO et al. Selective neck dissection for node-positive neck in patients with head and neck squamous cell carcinoma. *Arch Otolaryngol Head Neck Surg* 2006;132:79-81.
13. Ensari et al. Venous outflow of the brain after bilateral complete jugular ligation. *Turkish Neurosurgery* 2008;18(1):56-60.
14. Weiss KL et al. Intracranial pressure changes during bilateral neck radical neck dissections. *Head Neck* 1993;15:546-52.
15. Keir JA et al. Outcomes in squamous cell carcinoma with advanced neck disease. *Ann R Coll Sur Engl* 2007;89:703-8.
16. Lango MN, Myers JN, Garden AS. Controversies in surgical management of the node-positive neck after chemoradiation. *Semin Radiat Oncol* 2008;19:24-28.
17. Robins KT et al. Effectiveness of superselective and selective neck dissection for advanced nodal metastases after chemoradiation. *Arch Otolaryngol Head Neck Surg* 2005;131:965-69.
18. Frank DK et al. Planned neck dissection after concomitant radiochemotherapy for advanced head and neck cancer. *Laryngoscope* 2005;115:1015-20.
19. Hoft S et al. Sentinel lymph-node biopsy in head and neck cancer. *Br J Cancer* 2004;91:124-28.
20. Atula T et al. How many sentinel nodes should be harvested in oral squamous cell carcinoma? *Eur Arch Otorhinolaryngol* 2008;265:S19-23.
21. Civantos SJ et al. Sentinel lymph node biopsy accurately stages the regional lymph nodes for T1-T2 Oral Squamous Cell Carcinomas: results of a prospective multi-institutional trial. *J Clin Oncol* 2010;8:1395-400.
22. Coughlin A, Resta VA. Oral cavity squamous cell carcinoma and the clinically n0 neck: the past, present, and future of sentinel lymph node biopsy. *Curr Oncol Rep* 2010;12(2):129-35.
23. Shiefke F et al. Funtion, postoperative morbidity, and quality of life after cervical sentinel node biopsy and after selective neck dissection. *Head Neck* 2009;31:503-12.
24. Alkureishi LWT et al. *Sentinel node biopsy in oral/oropharyngeal squamous cell cancer: five year follw-up.* Presented at the Annual Meeting of the American Head and Neck Society (AHNS). San Francisco, CA, 19-23 July 2008.
25. Calabrese L et al. Diagnosis and management of neck metastases from an unknown primary. *Acta Otorhinolaryngol Ital* 2005;25:2-12.
26. Kupferman ME et al. The role of interstitial brachytherapy with salvage surgery for the management of recurrent head and neck cancers. *Am Cancer Society* 2007;109:2052-57.
27. Bale RJ et al. Head an neck tumors: fractionated frameless stereotactic interstitial brachytherapy-initial experience. *Radiology* 2000;214(2):591-95.
28. Clark JR et al. Established prognostic variables in N0 oral carcinoma. *Otolaryngology Head Neck Surg* 2006;135:748-53.
29. Kligerman J et al. Supraomohyoid neck dissection in treatment of T1/T2 squamous cell carcinoma of oral cavity. *Am J Surg* 1994;168:391-92.
30. Dias FL et al. Relevance of skip metastases for squamous cell carcinoma of the oral tongue and the floor of the mouth. *Otolaryngol Head Neck Surg* 2006;134:460-65.
31. Lim YC, Koo BS, Lee JS et al. Distributions of cervical lymph node metastases in oropharyngeal carcinoma: therapeutic implications for the n0 neck. *Laryngoscope* 2006;116:1148-52.
32. Spiro JD et al. Critical assessment of supraomohyoid neck dissection. *Am J Surg* 1998;156:286-89.
33. Németh Z et al. Ressection and replacement of the carotid artery in metastatic head and neck cancer: literature review and case report. *Int J Orol Maxillofac Surg* 2003;32(6):645-50.
34. Ozer E et al. The impact of surgery in the management of head and neck carcinoma involving the carotid artery. *Laryngoscope* 2008;118(10):1771-74.
35. Miao B et al. Carotid artery resection and reconstruction with expanded polytetrafluoroethylene for head and neck cancer. *Laryngoscope* 2008;118(12):2135-38.
36. Pons Y et al. Carotid artery resection and reconstruction with superficial femoral artery transplantation: a case report. *Head Neck Oncol* 2009;1(19):1-6.
37. Rapoport A et al. Assesment of carotid artery invasion by lymph node metastasis from squamous cell carcinoma of aero-digestive tract. *Rev Bras Otorrinolarongol* 2008;74(1):79-84.
38. Vilaret AB et al. Multicentric prospective study on the prevalence of sublevel IIB metastases in head and neck cancer. *Arch Otolaryngol Head Neck Surg* 2007;133(9):897-903.
39. Wei WI. Salvage neck dissection after radiation and/or chemotherapy. *Operarive Tech Otolaryngol* 2004;15:269-72.
40. Carvalho MB. *Tratado de cirurgia de cabeça e pescoço e otorrinolaringologia.* São Paulo: Atheneu, 2001. p. 211-17.
41. Lima LP, Amar A, Lehn CN. Spinal accessory nerve neuropaphy following neck dissection. *Braz J Otorhinolaryngol* 2011;77(2):259-62.
42. Myo K et al. Cyclin D1 numerical aberration is a predictive marker for occult cervical lymph node metastasis in TNM Stage I and II squamous cell carcinoma of the oral cavity. *Am Cancer Society* 2005;104(12):2709-16.
43. Namazie A et al. Cyclin D1 amplification and P16 (MTS1/CDK4I) deletion correlate with poor prognosis in head and neck tumors. *Laryngoscope* 2002;112:472-81.
44. Shin DM, Hittelman WN, Hong WK. Biomarkers in the upper aerodigestive tract tumorigenesis: a review. *Cancer Epidemiol Biomarkers Preview* 1994;3:697-709.

CAPÍTULO 59

Traqueostomias e Cricotireoidostomias

Klecius Leite Fernandes ▪ Fernando Luiz Dias ▪ José Roberto Soares Neto
Terence Pires de Farias ▪ Uirá Luiz de Melo Sales Marmhoud Coury
Gledson Andrade Santos ▪ Bruno Albuquerque de Sousa

HISTÓRICO

A primeira descrição de uma traqueostomia com sucesso foi relatada no ano de 1546, por Antônio Musa Brasavola.[1]

Segundo Goodall,[1] cerca de 28 traqueostomias foram realizadas no ano de 1825. Em 1833, Trosseau[1] relata que 50 das 200 crianças acometidas por difteria na França foram traqueostomizadas com sucesso.[1]

No século XX, Chevalier Jackson[2] pormenorizou a técnica cirúrgica e foi o responsável pela sistematização das indicações, com a invenção e utilização de instrumentos cirúrgicos específicos. Em 1921, após avaliar os fatores que levariam às complicações da traqueotomia, preconizou-se a incisão cervical mais baixa, diminuindo o índice de complicações pós-cirúrgicas, reduzindo a mortalidade de 25% para 1 a 2%, diminuindo a incidência de estenose, especialmente em criança.[2]

NOMENCLATURA

Bretonneau e Troussseau,[1] em 1820, passaram a definir o procedimento de traqueotomia. Traqueotomia é derivado do grego *tracheia arteria* (artéria da tosse) e tome(cortar, seccionar); contudo, traqueostomia é derivada do sufixo grego *stoma* (criar uma abertura ou boca). Heister usou, pela primeira vez, o termo traqueostomia, em 1739. Jackson sugeriu que traqueotomia é a abertura da traqueia e traqueostomia correspondia à abertura da traqueia com a confecção de uma comunicação(exteriorização) com a pele do pescoço até que haja epitelização da abertura, criando, assim, um estoma que poderá ser definitivo.[3]

Assim, sugerimos que traqueotomia é a abertura que comunica a traqueia à superfície cutânea cervical; traqueostomia ou traqueostoma, quando a traqueia está maturada à pele. Porém, está difundido em todo o Brasil o termo traqueostomia ao contrário de traqueotomia, e o termo traqueostoma designado ao estoma traqueal maturado à pele, vistos em laringectomias.

ANATOMIA DA VIA AÉREA SUPERIOR

A laringe, a traqueia e a glândula tireoide são as três maiores estruturas encontradas na região anterior do pescoço. O complexo laringotraqueal[4] apresenta mobilidade anterolateral ao exame físico, sendo a laringe formada por um esqueleto cartilaginoso rígido, suspenso pela musculatura da faringe e base da língua fixas ao osso hioide (Fig. 1). É um órgão com função de permeio das vias aéreas, além de participar ativamente da primeira e segunda fases da deglutição. As três principais cartilagens que formam o corpo da laringe são a tireoide, a cricoide e as aritenoides. As duas estruturas palpáveis abaixo da pele e tecido celular subcutâneo na região anterior do pescoço são a cartilagem tireoide e a cricoide. O espaço subglótico inicia-se abaixo das pregas vocais e se estende até a margem inferior da cartilagem cricoide. A membrana cricotireóidea faz a ligação da margem inferior da cartilagem tireoide à porção superior da cricoide. Quando medido com o paciente na posição neutra, o espaço cricotireóideo é de cerca de 9,61 mm nos homens e 7,85 mm nas mulheres.[5] Quando as duas cartilagens estão separadas anteriormente, esses espaços aumentam para 13,27 e 11,12 mm, respectivamente. A cricoide é o único anel cartilaginoso completo e é o local de menor diâmetro interno (no adulto, entre 1e 2 cm). Esses conhecimentos são de fundamental importância para escolha tanto do tubo endotraqueal quanto para confecção de uma cricotireoidostomia, além de permitir conhecer melhor as complicações relacionadas.[5]

A traqueia é um tubo cilíndrico, semirrígido que se estende da margem inferior da cartilagem cricoide até a carina, ponto de divisão da traqueia em dois brônquios- fontes principais, localizada no tórax. A parede posterior é formada a partir de uma membrana fibrosa e elástica, que está em íntimo contato com o esôfago, principalmente nos dois terços superiores. Portanto, sua estrutura é apoiada pela parede anterolateral. É constituída de 18 a 22 anéis traqueais interligados por tecido conectivo. Em adulto, o comprimento traqueal pode chegar de 10 a 18 cm com diâmetro que pode variar entre 1,5 a 2,5 cm. O homem tem uma traqueia mais larga que as mulheres. A traqueia entra no tórax ao nível do sexto anel, variando em pessoas de acordo com comprimento do pescoço. Na parede posterior encontram-se fibras de musculaturas lisa e transversa que ao se contraírem pode estreitar o lúmen traqueal. Anteriormente, está protegida pela musculatura pré-tireóidiana (músculos esterno-hióideo e esternotireóideo), além do esternocleido-occipto-mastóideo (na fossa supraesternal) e platisma. A glândula tireoide está localizada abaixo da cricoide, sobre os primeiros anéis traqueais. Cada lobo localiza-se lateralmente à traqueia. O istmo cruza a parede anterior da traqueia entre o segundo e quinto anel cartilaginoso (Fig. 2).[5]

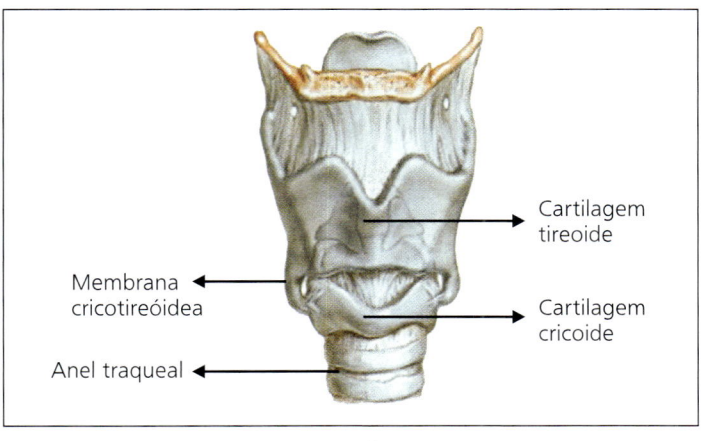

▲ **FIGURA 1.** Complexo laringotraqueal.[4]

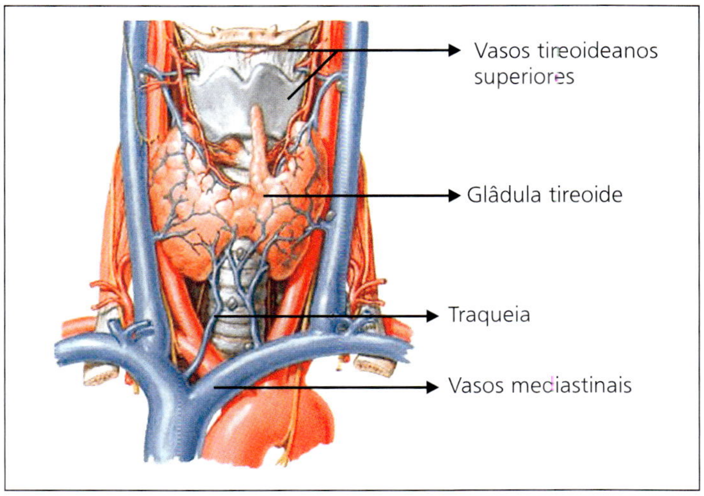

▲ **FIGURA 2.** Relações da traqueia com a glândula tireoide.[4]

O cirurgião deve ter cuidado com a glândula tireoide ao realizar uma traqueostomia, devendo-se fazer a retração superior do istmo ou ocasionalmente, fazer sua secção e ligadura, evitando assim sangramento desnecessário.

O suprimento sanguíneo da traqueia cervical é oriundo de ramos da artéria tireoidiana inferior, subclávia, braquiocefálica e brônquica. Uma extensa rede anastomótica se estende pela mucosa, comunicando todos os territórios vasculares, o que torna compreensível o porque de os anéis traqueais sofrerem dano isquêmico em decorrência da hiperinsuflação de um *cuff* endotraqueal. A drenagem venosa cervical termina no plexo venoso tireoidiano. Sua inervação é dada principalmente pelo vago, seus ramos recorrentes e pelo tronco simpático.[5]

INDICAÇÕES

A traqueostomia é indicada em situações agudas, para desobstruir a via aérea em situações de urgência, quase sempre para aliviar situações de asfixia. Sabe-se que a obstrução ventilatória espotânea total ou parcial pode provocar dano cerebral irreversível e parada cardíaca, a menos que se proceda a uma desobstrução imediata da via aérea. Inicialmente a dispneia leva à agitação psicomotora e, posteriormente, à prostração, cianose e arritmia cardíaca, sintomas esses que precedem uma parada cardiorrespiratória em curto intervalo de tempo. Cornagem, disfonia, associados à obstrução alta, tiragem da musculatura intercostal são indícios de esforço respiratório.[3]

O melhor conhecimento das vias aéreas superiores proporcionou avanços técnicos e de equipamentos atualmente disponíveis e que são utilizados para facilitar o acesso translarígeo e entubação orotraqueal. Ambientes onde existam profissionais habilitados aptos ao uso de aparelhos, como broncoscópios, que permitem entubações oro e nasotraqueais dirigidas, tornam a traqueostomia de urgência um procedimento cada vez mais restrito. De uma maneira geral, as traqueostomias estão indicadas em três grandes grupos:[6] desobstrução de via aérea (aguda ou crônica), permitir uma ventilação mecânica assistida, toalete pulmonar.

Assim, existem situações em que as traqueostomias são procedimentos amplamente realizados, como, por exemplo: unidade de tratamento intensivo (UTI), em pacientes com neoplasias de cabeça e pescoço, com doenças neurológicas, infecciosas, inflamatórias, alérgicas, cirurgias e nos grandes traumas.[6,7]

UTI

Nos pacientes que necessitam de período prolongado de suporte ventilatório, a traqueostomia deve ser realizada graças à maior segurança, conforto, melhoria na higiene oral, diminuição da sedação, melhora da via aérea (toalete brônquica), tanto durante a ventilação mecânica, quanto durante a fase de reabilitação. Geralmente, são sequelados de acidente vascular encefálico, infarto do miocárdio, doenças infecciosas que levam ao colapso pulmonar e alterações sensoriais.[7]

O suporte ventilatório prolongado apresenta uma série de complicações tardias decorrente da entubação endotraqueal prolongada, ou seja, isquemia da mucosa, estenoses glótica e subglótica, estenose da traqueia e até abscesso de cricoide.[7]

O tempo ideal de conversão eletiva de uma entubação oro ou nasotraqueal em uma traqueostomia é controverso.[7,8] O tubo orotraqueal deve ser mantido, se a extubação for prevista em um período de 7 a 10 dias. Se a extubação for improvável nos próximos 5 a 7 dias dias, a traqueostomia deve ser considerada. Naqueles em que se prevê um tempo superior a 14 dias, a traqueostomia deve ser considerada precocemente.[7]

As principais vantagens da conversão eletiva da entubação endotraqueal em traqueostomia são: alimentação pela via natural (ingestão oral), melhor higiene oral, toalete pulmonar, manuseio mais fácil pela enfermagem, menor taxa de autoextubação

Neoplasias de cabeça e pescoço

As traqueostomias estão indicadas em paciente com volumoso tumor na via aérea superior, obstruindo a passagem do ar aos pulmões, como: tumores de orofaringe, hipofaringe, laringe e traqueia, massas que comprimem a via respiratória, como os tumores de esôfago, linfoma de região cervical e que também podem provocar paralisia do vago ou nervo laríngeo recorrente, colaborando com a dispneia. Grandes tumores de tireoide (bócio volumoso, carcinomas) podem provocar compressão e fechamento glótico por paralisia do nervo laríngeo recorrente.[8]

Nessas condições, a traqueostomia torna-se um verdadeiro desafio, visto a dificuldade provocada pela distorção da anatomia ou até transtumorais (Fig. 3), e aqui vale salientar que antes deste procedimento é mandatória a realização de uma radiografia cervical para avaliar a posição da traqueia, que frequentemente está desviada.[3,8]

Os pacientes com tumores de cabeça e pescoço, como os tumores de laringe com extravasamento para pele, metástases cervicais em localização anterolateral, linfomas com envolvimento de toda região cervical e, principalmente, carcinomas anaplásicos de tireoide, comumente necessitarão de uma traqueostomia de urgência nos serviços de oncologia (Fig. 3). É uma urgência grave, tendo em vista que a grande maioria dos pacientes se encontra em franca dispneia e com agitação psicomotora. A presença do anestesista é extremamente importante, tendo em vista a necessidade do aporte de oxigênio desses pacientes, que poderá ser dado sob máscaras, catéteres e sempre a 100%. É mandatório a entubação orotraqueal pelo anestesista, fato realizado com extrema dificuldade, às vezes com auxílio do broncofibroscópio para entubação guiada. Caso não seja possível a entubação orotraqueal, a traqueostomia transtumoral com anestesia local será um procedimento dramático que geralmente culminará com o óbito do paciente.[7]

Causas inflamatórias, infecciosas e alérgicas

Antigamente, as principais causas infecciosas para indicar a traqueostomia eram a difteria e a poliomielite que assolavam a Europa.[1] Atualmente, temos as menigoencefalites que além de levar à deteriorização neurológica, pode provocar choque séptico e falência múltipla dos órgãos. Epiglotites, laringites virais e alérgicas, edema de Reike, intoxicações por drogas ou venenos, picadas de animais peçonhentos, levando a um quadro anafilactoide ou mesmo anafilático, colocando em risco a vida do paciente. O tétano é uma doença causada pelo bacilo tetânico, e sua toxina tem um tropismo pelos nervos, provocando uma contração espasmódica excessiva aos mínimos estímulos, além do trismo importante observado, impedindo a entubação orotraqueal.[7]

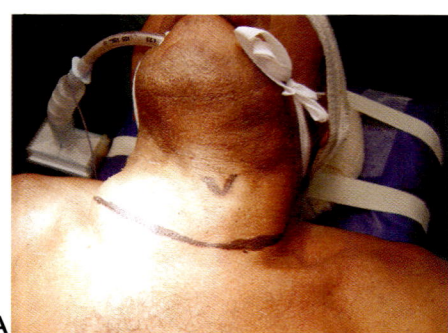
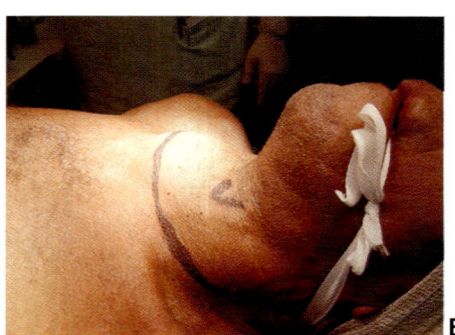
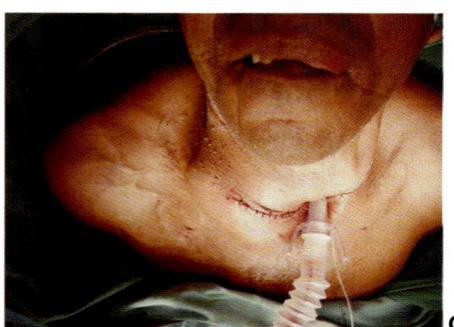

▲ **FIGURA 3. (A-C)** Sequência de uma traqueostomia transtumoral com fixação da traqueia à pele, em paciente com carcinoma indiferenciado de tireoide, tratado no INCA/MS/RJ.

Doenças neurológicas

Algumas doenças neurológicas podem levar o paciente a necessitar de traqueostomia, como a síndrome de Guillain-Barré (polirradiculoneuropatia desmielinizante inflamatória aguda) que leva à paralisia da musculatura respiratória; a miastenia grave, esclerose múltipla progressiva, distúrbios neuromusculares, esclerose múltipla progressiva, esclerose lateral amiotrófica. Tumores do sistema nervoso central (craniofaringioma, epidemoma etc.), situações que vão levar à paralisia ou descoordenação de movimentos musculares, torpor, coma, estando, assim, indicada a traqueostomia.[6,7]

Cirurgias

A traqueostomia está indicada nas grandes cirurgias da cabeça e pescoço que abrange a região bucomaxilofacial e pescoço. O grande edema que se forma no pós-operatório imediato associado ou não à queda da língua, pode obstruir as vias aéreas, levando à asfixia e morte do paciente no pós-operatório imediato. A traqueostomia vai permitir um pós-operatório tranquilo, além de impedir a broncoaspiração de secreções serossanguinolentas em cirurgias que envolvem a base da língua, faringe e laringe, protegendo as vias aéreas inferiores e dando conforto aos pacientes. É realizada também nas laringectomias totais e parciais, de uma forma permanente ou transitória, respectivamente, fazendo parte do procedimento intrínseco da cirurgia, em grandes cirurgias torácicas, abdominais e neurocirúrgicas em que o paciente vá necessitar de uma toalete brônquica.[2,6]

Trauma

Está indicada no traumatismo grave do segmento cervical, cefálico e torácico, múltiplas fraturas de arcos costais e enfisema cirúrgico grave. Nos traumas maxilofaciais com ou sem fratura. Nos traumatismo de laringe e da região cervical, podendo ocorrer um hematoma em expansão com rápida evolução e obstrução aguda das vias aéreas. Embolia gasosa ou gordurosa, principalmente nas fraturas de colo de fêmur. Nas queimaduras da região da cabeça e pescoço, levando ao edema generalizado com obstrução aguda das vias aéreas, além do quadro de intoxicação por monóxido de carbono que proporciona o rebaixamento do nível de consciência.[9,10]

TÉCNICA CIRÚRGICA

Quando o procedimento é eletivo, o que ocorre geralmente com os pacientes que estão sob ventilação mecânica, sedados e com tubo orotraqueal e que não apresentam obstrução da via aérea e têm pescoço longo, o procedimento transcorre em pouco tempo e sem intercorrência. Contudo, nos pacientes com pescoço curto, gordo e com franca dispneia, o procedimento pode tornar-se muito difícil, aumentando os fatores de risco quando esse paciente é submetido ao procedimento sob condições não adequadas. A traqueostomia deve ser realizada sob condições inerentes a qualquer procedimento cirúrgico eletivo, ou seja, no centro cirúrgico, com adequada iluminação, sob condições assépticas e antissépticas, com instrumentais adequados e auxiliares. O anestesista ou intensivista são peças fundamentais, devendo ficar ao lado do cirurgião seja aumentando oferta de oxigênio através de catéteres e máscaras de O_2 (oxigênio), seja através da monitorização de pacientes sob ventilação mecânica.[11,12]

Instrumental necessário

Caixa básica contendo pinças Halsted, Kelly, pinças de dissecção, Adson Braun e dente de rato de tamanho médio; tesoura de Metzembaum média e delicada, pinça de Allis, afastadores de Farabelf médios e delicados, cânula de traqueostomia metálica ou plástica (Portex®, Shiley®). Testar o *cuff* da cânula previamente. Pomada anestésica, cabo de bisturi, lâmina nº 15, bisturi elétrico (monopolar e o bipolar) e o aspirador devem estar à disposição, assim como o foco de luz e/ou foco frontal. Fios de algodão 2,0 e 3,0 caso haja necessidade de ligadura de vasos. Fio de prolene 2,0, mononáilon 4,0.[8]

Posição do paciente

O paciente deverá ser posicionado em decúbito dorsal com o pescoço em hiperextensão e com um coxim sob os ombros e uma rodilha sob a cabeça

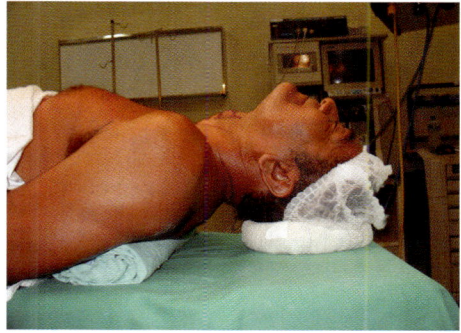

◀ **FIGURA 4.** Paciente (INCA/MS/RJ) posicionado em decúbito dorsal, com um coxim sob os ombros e o pescoço hiperestendido.

(Fig. 4). Essa manobra expõe melhor a traqueia, trazendo-a mais anterior e expondo mais seu comprimento. A rodilha ajuda a estabilizar a cabeça. O cirurgião deverá posicionar o paciente, enquanto o anestesista eleva seu mento. A área a ser demarcada terá como limite superior a mandíbula e limite inferior, a região peitoral.[8]

Caso não haja tolerância à posição supina, a traqueostomia pode ser realizada com o paciente sentado ou semissentado. Além disso, nestes casos, pode não ser segura a entubação orotraqueal.

ANESTESIA PARA O ADULTO

Xilocaina a 1% com 1:100.000 de solução de adrenalina na pele e no tecido celular subcutâneo na área em que a incisão será localizada. É importante a infiltração da musculatura (músculos esternocleido-occiptomastóideo e pré-larínegeos, evitando queixa do paciente diante da tração dos Farabelfs. Esperar aproximadamente 5 a 10 minutos para efetivar o efeito vasoconstritor e anestesia da região a ser incisada.

Após assepsia e antissepsia do campo operatório, a equipe cirúrgica se posiciona, paramentada, em torno da mesa operatória com todo o instrumental necessário; identificam-se os pontos de reparo anatômicos: margem inferior da tireoide, cartilagem cricoide e a fúrcula esternal. Uma incisão horizontal (Fig. 5) é feita de cerca 2 cm, aproximadamente acima da fúrcula esternal. Nos procedimentos de urgência, é necessária uma incisão de aproximadamente 3 a 5 cm de comprimento. A área a ser incisada será marcada previamente com azul de metileno. Incisão vertical poderá ser realizada, se o paciente já tiver uma cicatriz vertical prévia, porém, deve ser sempre evitada em decorrência do efeito estético indesejado da cicatriz.

A incisão é realizada com uma lâmina de bisturi nº 15, incluindo pele, tecido celular sucutâneo, platisma, até chegar a rafe mediana (Fig. 6). Nesse tempo, com o bisturi elétrico faz-se uma pequena incisão longitudinal entre a musculatura pré-tireoidiana e aprofunda-se em relação à rafe mediana; em seguida, com uma pinça de Halsted é feita a divulsão dos tecidos lateralmente, que será mantida pelo encaixe de Farabelf, diminuindo, assim, o risco de lesão vascular iatrogênica, expondo a fáscia pré-traqueal e parede anterior da traqueia. O istmo da tireoide pode estar localizado no segmento de traqueia a ser incisado. Nestas condições, o istmo da tireoide poderá ser descolado cranialmente por dissecção romba ou seccionado entre pinças de Kelly e suturado com vicryl 3,0 de forma contínua.[13,14]

Depois de escolhido o espaço intercartilaginoso a ser seccionado (entre o 2º e 3º ou 3º e 4º anéis traqueais), com uma seringa injeta-se na traqueia, pequena quantidade de anestésico após aspiração do ar traqueal,

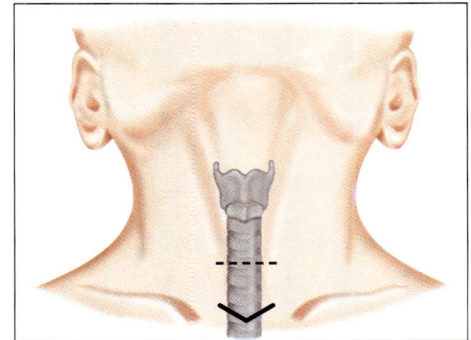

◀ **FIGURA 5.** Localização ideal da traqueostomia.[13]

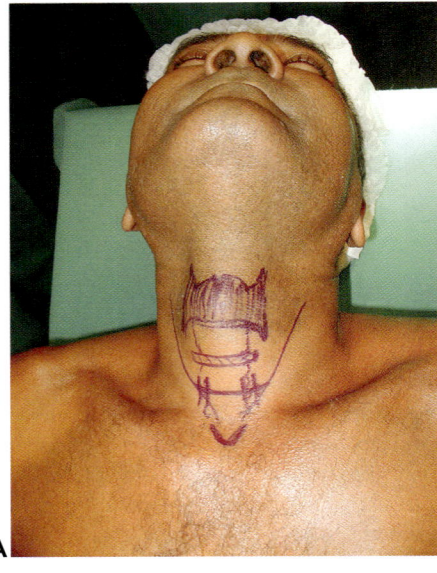
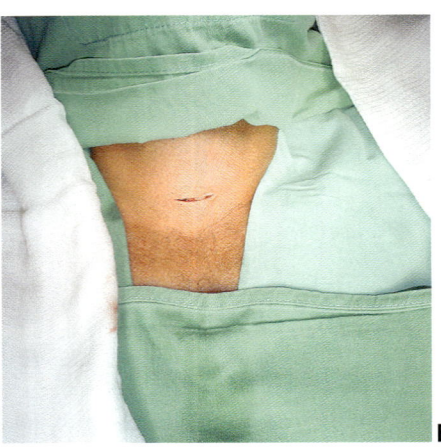
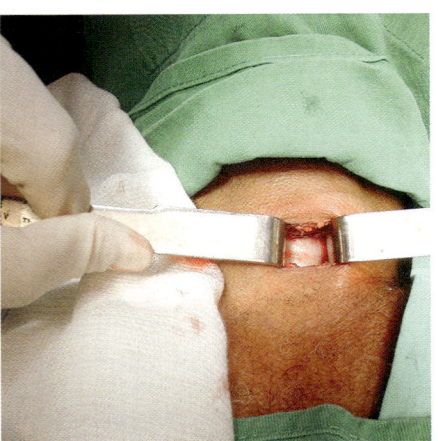

▲ **FIGURA 6. (A-C)** Técnica cirúrgica com fotos mostrando paciente INCA/MS/RJ posicionado e a incisão realizada na região cervical anterior, e a sequência de passos até a abordagem da traqueia.

manobra essa que diminui o reflexo de tosse durante a traqueostomia, como também fazer a distinção entre a carótida e a traqueia (Fig. 7).

A incisão poderá ser horizontal, vertical, em "H"(técnica de Bjork), em "T" invertido ou com ressecção da parede traqueal, formando uma janela. A abertura horizontal possibilita introdução confortável da cânula com menor chance de alteração estrutural da traqueia e possibilitando fechamento mais rápido após decanulação.[14-16]

Em crianças, a incisão deve ser vertical e não se deve proceder à ressecção de cartilagem. Esses cuidados evitam complicações (estenose) e facilitam a decanulização.[14,17-19]

Reparam-se com fio inabsorvível as margens dos anéis superior ou inferiormente, facilitando a troca da cânula nos primeiros dias (Fig. 7). A cânula deverá ser lubrificada com pomada anestésica ao ser trocada. Uma vez a cânula bem posicionada, será, então, fixada no pescoço com cadarços ou fitas de pano, fixadores de traqueostomia com velcro, separados da incisão por duas ou três gazes, ou aposicionando protetores siliconados do tipo "Allevin^R" (Figs. 8 e 9). Em pacientes muito agitados, ou com risco de entubação, ou em crianças, onde existe o risco de extubação, a cânula poderá ser fixada à pele por meio de uma sutura.[18-20]

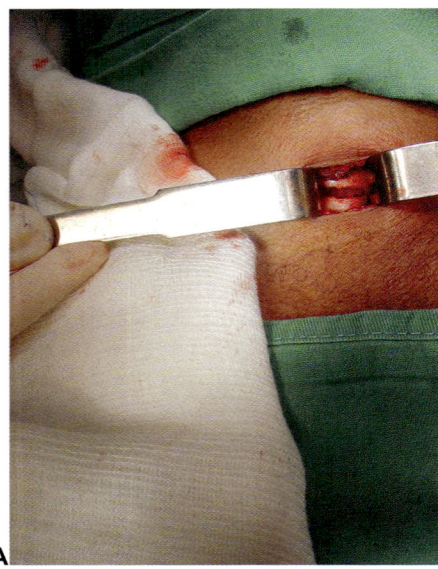
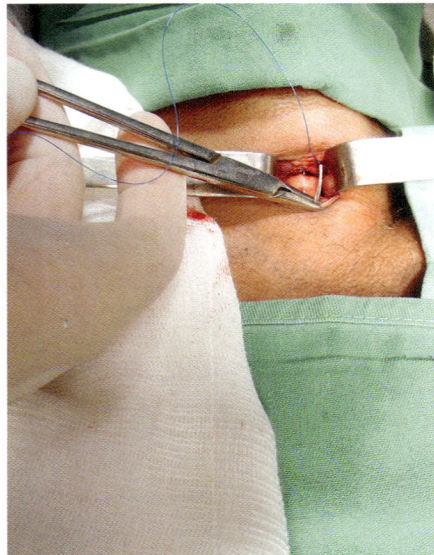
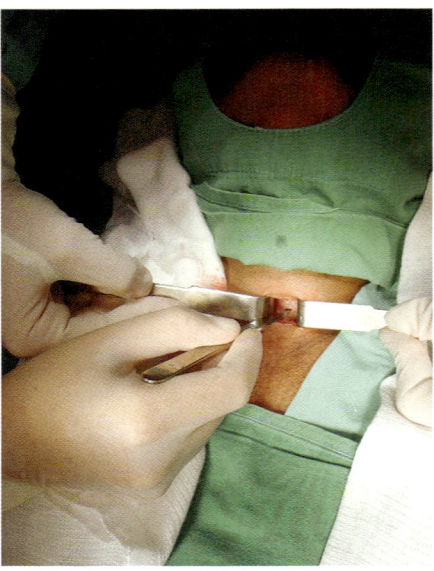

▲ **FIGURA 7. (A-C)** Incisão horizontal realizada entre os anéis traqueais (3º e 4º anéis) com reparo da margem do anel inferior, com fio inabsorvível de prolene 2.0.

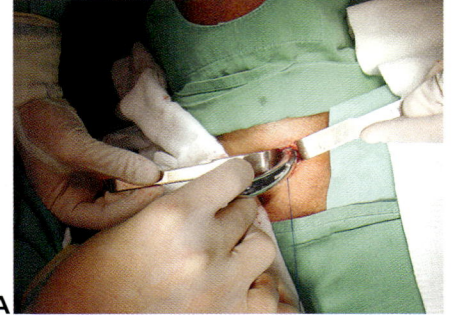
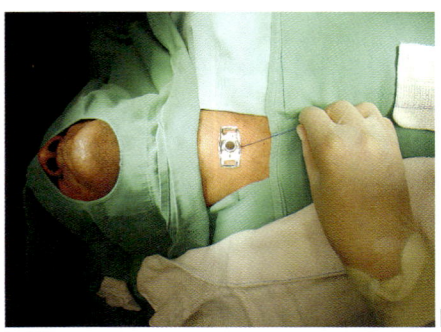
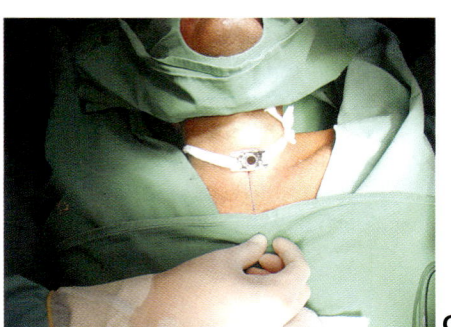

▲ **FIGURA 8. (A-C)** Etapa final da traqueostomia com a colocação de cânula metálica nº 6 e fixação com cadarço em volta do pescoço.

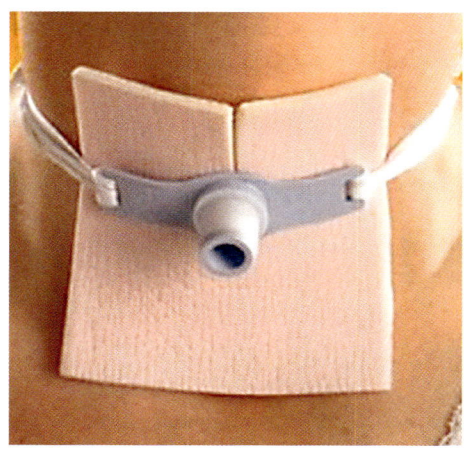

◀ **FIGURA 9.** Curativo da traqueostomia.

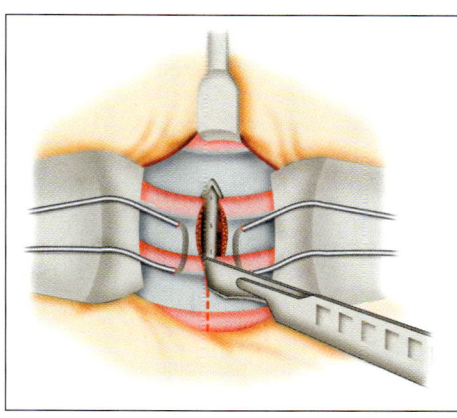

◀ **FIGURA 11.** Incisão vertical realizada em crianças sobre o 3º e 4º anéis traqueais.[13]

TRAQUEOSTOMIA NA INFÂNCIA

A traqueostomia na infância, particularmente nos pacientes prematuros, está associada a um alto índice de complicação e uma mortalidade entre 0,5 e 6%.[13] É usada quando outros métodos falham em assegurar as vias aéreas, em ventilação mecânica prolongada, ou quando se necessita de toalete pulmonar. Exemplos de tais populações incluem crianças com anormalidades craniofaciais, cromossômicas e distúrbios neuromusculares que possam vir a necessitar de tal procedimento em algum momento de suas vidas. Pacientes com displasia broncopulmonar graças à prematuridade dos pulmões necessitam de ventilação mecânica programada e, portanto, de uma traqueostomia subsequente. As crianças menores têm uma laringe flexível e podem tolerar um tubo endotraqueal por até 4 semanas, em contraste com os adultos e crianças mais velhas que não devem ser entubados por mais de 2 ou 3 semanas. Radiografia da coluna cervical é importante se houver suspeita de instabilidade cervical, como em pacientes com síndrome de Down. Exceto em condições de emergência, traqueostomia na infância deve ser realizada numa sala de cirurgia sob anestesia geral. A via aérea é primeiramente assegurada por um tubo endotraqueal ou broncoscópio rígido. Caso não seja possível, ou por uma obstrução anatômica ou suspeita de uma instabilidade cervical, uma máscara laríngea poderá ser usada.[17]

Técnica cirúrgica

Paciente é colocado em uma posição supina com um coxim sob os ombros e com o pescoço hiperextendido. A sonda nasogástrica deve ser removida para evitar falsa identificação da traqueia. A cartilagem cricoide e a fúrcula esternal são palpadas e marcadas. É realizada uma incisão na pele entre esses dois pontos de referência após infiltração com anestésico local, xilocaína com adrenalina na diluição de 1:200.000. Um tubo de traqueostomia apropriado é selecionado. Se uma cânula com *cuff* for selecionada, a integridade do *cuff* deve ser testada anteriormente. Cânulas de traqueostomia em crianças possuem diferentes diâmetros e comprimentos, e geralmente têm uma simples cânula com um obturador (mandril) (Fig. 10).

Uma incisão horizontal na pele com uma lâmina nº 15 até o plano subplastimal é realizada. A hemostasia é feita com bisturi elétrico. Dissecam-se o tecido celular subcutâneo e a fáscia superficial, atingindo-se a rafe mediana, afastando os músculos por meio de Farabeufs. Dissecção meticulosa da linha média evita lesões do nervo laríngeo recorrente, vasos jugulocarotídeos, esôfago e cúpula pleural. Uma vez a traqueia exposta, uma incisão **vertical** (menor índice de estenose traqueal) é preferida em relação à horizontal e é realizada entre o 2º e 3º, ou 3º e 4º anéis traqueais, mais alta para não atingir a pleura, ocasionando pneumotórax (Fig. 11). Se caso for necessário, para melhor adequação da passagem da cânula, uma pequena incisão horizontal inferior (em "T" invertido), poderá ser realizada. Um fio de reparo é feito de cada lado da incisão vertical, ou em uma das margens, caso seja feita uma incisão horizontal.[17,18] No momento da incisão, o anestesista é orientado a diminuir o fluxo de oxigênio para evitar explosões com o uso do eletrocautério. O tubo endotraqueal é retirado lentamente até a ponta do tubo estar acima da incisão. Neste ponto, o cirurgião introduz a cânula com o mandril. O tubo orotraqueal é retirado. O mandril, então, é retirado, e o sistema de ventilação é, então fixado à cânula. A cânula é fixada por meio de cadarço, protetores de silicone ou fixados com pontos à pele. Cuidados são realizados com relação aos pontos de reparo, uma vez que eles facilitam a troca da cânula nos casos de decanulação acidental no pós-operatório precoce.[17-20]

Pós-operatório

Uma radiografia de tórax deve ser obtida no pós-operatório imediato para avaliar a posição da cânula e excluir complicações, como pneumotórax ou pneumomediastino. O ar inspirado deve ser umidificado com frequência a fim de evitar espessamento da secreção ou obstrução por rolhas. Distúrbio da deglutição pode ocorrer com mínima aspiração e não requer tratamento, a menos que o paciente tenha um reflexo inadequado de tosse. A mudança do tubo de traqueostomia deve ser feita no 5º-7º dias pós-operatórios, geralmente ao lado do leito e é feita por um médico treinado. Se for prevista uma troca difícil, antes da retirada da cânula, pode ser introduzida, em seu interior, uma sonda plástica de aspiração, que servirá como guia para uma nova canulização.[13]

Quando a criança tem alta com traqueostomia, parentes ou cuidadores são treinados para lidar com a cânula, sendo imprescindível aparelhos de monitorização, aspiração e umidificação.[12]

O acompanhamento e exames endoscópicos são determinados de acordo com o caso. Pacientes com granuloma de traqueia necessitam ser vistos com maior frequência. Enquanto os estáveis, podem ser reavaliados a cada 6 meses.[13,18-20]

Complicações

Didaticamente, as complicações são divididas em transoperatórias, imediatas, tardias.[12,17,20-23]

Transoperatórias

Hemorragia, pneumotórax, pneumomediastino, perfuração de esôfago, lesão do nervo laríngeo recorrente, parada cardíaca, laceração tireoidiana, perfuração traqueal e trauma da cartilagem cricoide.

A hemorragia incide em 1 a 37% dos pacientes e é a complicação mais frequente. São sangramentos de pequena monta e, geralmente, associados aos erros de técnica cirúrgica.[23]

A incidência de pneumotórax por lesão direta é maior nas crianças em relação aos adultos, com uma incidência de 0 a 4% e 10 a 17% respectivamente. A explicação é ocasionada pela protrusão de a pleura na região cervical inferior ser maior nas crianças. Também pode ocorrer por ruptura de bolhas subpleurais nos casos de pacientes sob ventilação

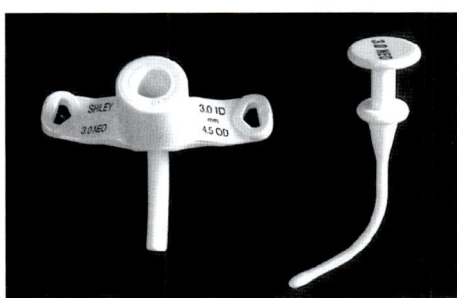

◀ **FIGURA 10.** Cânula de plástico sem *cuff* e obturador (mandril) para criança.[13]

mecânica e nos pacientes que respiram contra uma resistência das vias aéreas, gerando pressões intratorácicas positivas e consequente ruptura alveolar.[22,23] A última causa se dá ao falso trajeto da cânula de traqueostomia que se interpõe entre a parede anterior da traqueia e os tecidos moles do pescoço, causando pneumotórax. Assim, a radiografia de controle do tórax torna-se necessária no pós-operatório imediato.[22,23]

A perfuração esofágica pode ocorrer em menos de 1% dos pacientes traqueostomizados e decorre de iatrogenia cirúrgica, devendo o tratamento ser instituído de imediato, com sutura da lesão em dois planos mais derivação alimentar por sonda alimentar. Existe o risco de mediastinite e/ou pneumotórax.[21,22]

A lesão do nervo laríngeo recorrente está relacionada com aquelas traqueostomias com uma dissecção mais lateral e profunda. A lesão poderá ser temporária ou permanente, e o diagnóstico geralmente é dado após a decanulação, onde, através de exame de laringoscopia, será vista paralisia de prega vocal.[12,17,20]

A parada cardiorrespiratória pode ser decorrente de vários fatores, como: persistência da obstrução da via aérea, arritmia, estímulo vagal, pneumotórax hipertensivo, edema pulmonar pós-obstrução e administração excessiva de oxigênio em pacientes com hipercarbia crônica. O tratamento vai desde a desobstrução às manobras de ressuscitação cardíaca.[22-25]

Pós-operatórias (imediatas)

As principais complicações imediatas são: hemorragia, infecção periostomal, enfisema subcutâneo, obstrução do tubo traqueal, deslocamento do tubo traqueal, aspiração e alterações da deglutição

As principais causas de hemorragia no pós-operatório imediato são: hipertensão arterial, reflexos excessivos de tosse, perda do efeito vasoconstritor do anestésico. Sangramento após 48 horas sugere distúrbios de coagulação. O sangramento após 72 horas é fortemente suspeito de erosão da artéria inominada. É uma situação de emergência, deve-se, rapidamente, abordar a área cirúrgica e colocar o dedo contra a parede posterior do esterno, pressionar e dirigir-se ao centro cirúrgico, além de insuflação do balão da traqueostomia. Suporte hidreletrolítico, reposição volêmica e suporte de oxigênio devem ser instituídos de imediato (Fig. 12).[3]

Caso a artéria inominada seja identificada no transoperatório, um retalho do músculo esternocleidomastóideo deve ser interposto para separá-la da cânula de traqueostomia com o objetivo de prevenir a erosão do vaso.[2]

Apesar de ser um procedimento potencialmente contaminado, o índice de infecção é bastante reduzido em decorrência da oxigenação da ferida operatória, assim com estar exposta ao ar ambiente. Não se recomenda o uso de antibiótico.[18]

O enfisema subcutâneo pode ser causado por tosse crônica, ventilação assistida com pressão positiva, curativo oclusivo, incisão pequena na pele, incisão traqueal ampla ou sutura das margens da ferida, impedindo o escape de ar peritraqueostoma. O tratamento consiste na remoção da causa subjacente.[12]

Coágulos associados às secreções pulmonares podem levar à formação insidiosa de rolhas e provocar a obstrução aérea, causando desconforto respiratório. O tratamento consiste na troca da subcânula metálica, aspiração de secreções e/ou troca da cânula plástica. No CTI, a aspiração sistemática da cânula irá diminuir a incidência deste problema.[7,12,17]

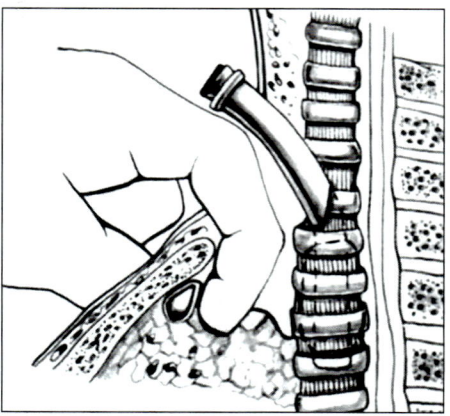

◀ **FIGURA 12.** Desenho mostrando compressão digital retroesternal da artéria inominada.[2] *Cuff* da cânula deve permanecer insuflado para evitar broncoaspiração.[4]

As principais causas de deslocamento da cânula de traqueostomia são: movimentação do paciente, má posicionamento da cânula, peso excessivo e mau posicionamento das conexões do respirador à cânula. Caso aconteça nas primeiras 72 horas após a cirurgia, ocorrerá retração do orifício traqueal, dificultando a reintrodução da cânula.[12]

A presença do traqueostoma e da cânula limita a excursão laringotraqueal no sentido craniocaudal durante a deglutição, além de causar certo grau de compressão do esôfago através da porção membranosa da traqueia, resultando numa disfagia que pode estar presente em até 87% dos pacientes.[12]

Complicações tardias

As principais complicações tardias são: granuloma traqueal, estenosetraqueal, traqueomalacia, fístula traqueocutânea, fístula traqueoesofágica e fístula traqueoinominada.

A formação de granuloma de traqueostomia é mais uma consequência da presença da cânula de traqueostomia que propriamente uma complicação do procedimento. A ferida operatória está sempre úmida, exposta a bactérias e a algum grau de irritação mecânica, como consequência da movimentação da cânula. Invariavelmente, os granulomas estão localizados na porção cefálica do estoma, embora, ocasionalmente, eles possam formar-se no sítio da traqueostomia após decanulação. Inicialmente os granulomas são formados por tecido mole e vascularizados e à medida que sofrem maturação, tornam-se fibrosos e com uma cobertura epitelial. Geralmente as crianças são mais acometidas e se eles se tornarem infectados, haverá retardo na decanulação. A avaliação diagnóstica poderá ser dada pela visualização direta após a retirada do tubo ou por meio de uma radiografia lateral do pescoço ou tomografia linear do pescoço.

Embora alguns granulomas desapareçam espontaneamente, o tratamento deve ser direcionado à remoção da massa. Se o granuloma for mole, ele pode ser ressecado endoscopicamente (cauterização e curetagem), ou vaporização a *laser* de CO_2. Quando o granuloma é fibroso e revestido por epitélio, é necessária a remoção por abordagem cirúrgica externa.[12,20,21]

A fístula traqueoesofágica ocorre raramente seguindo uma traqueostomia, em menos de 1%, porém pode ocorrer em razão de uma superinsuflação, quando o tubo é inapropriadamente provido de *cuff* ou mau posicionamento da cânula de traqueostomia que empurra a parede posterior da traqueia de encontro à sonda nasogástrica. Somado a isso, se a parede posterior da traqueia for lesada e não reparada de imediato durante a cirurgia, poderá ocorrer supuração da ferida e, consequentemente, fístula traqueoesofágica.[12]

A fístula traqueocutânea ocorre pela migração do epitélio da pele para dentro da traqueia. Geralmente ocorre em pacientes com traqueostomias de longa duração. Outros fatores que colaboram são a separação acentuada dos músculos pré-laríngeos, infecção e perda de tecido celular subcutâneo. Os pacientes com fístula traqueocutânea apresentam uma cicatriz deprimida graças à aderência da pele e tecido celular subcutâneo à traqueia.

O tratamento consiste na excisão do epitélio do trato, acesso à traqueia, com traqueorrafia, suturas das partes moles e da pele.[12,23]

A ruptura da artéria inominada pode ocorrer algumas vezes durante as três primeiras semanas após a traqueostomia e é geralmente fatal com índice de mortalidade de até 87%. Esta complicação é rara e ocorre em apenas 1% das traqueostomias.[23] Pode ocorrer em qualquer idade ou sexo e estar relacionada com uma das seguintes causas:

A) Traqueostomia muito baixa, inferior ao terceiro anel traqueal, onde a superfície côncava da cânula pode erodir a artéria.
B) Curso aberrante da artéria inominada com cruzamento da traqueia em um nível anormalmente mais elevado.
C) Uso de um tubo curvo e excessivamente longo, onde a ponta do tubo pode erodir a traqueia e os vasos profundamente à sua parede.
D) Hiperextensão exagerada durante a traqueostomia.
E) Pressão prolongada na traqueia em razão da insuflação do *cuff*.
F) Infecção traqueal.
G) Administração de esteroides.[2,25]

A estenose traqueal poderá acontecer em três pontos principais: no estoma, próximo à cânula ou ao redor do tubo de traqueostomia.

A estenose no sítio do estoma pode ser decorrente da infecção, condrite da cartilagem periostomal ou uso inadequado de cânulas largas. Esta última causa é encontrada, principalmente, nos pacientes que estão em ventilação mecânica, o qual a cânula é acoplada a esses ventiladores. A estenose da ponta é mais frequente graças ao atrito constante da ponta da cânula contra a parede anterior da traqueia. Estenose ao nível do balão é geralmente ocasionada pela interrupção do fluxo sanguíneo da mucosa traqueal pela alta pressão do *cuff*, resultando em ulceração, condrite, necrose de cartilagem e, eventualmente, cicatrização por segunda intenção com formação de cicatriz e retração. Tem diminuído graças ao uso atual de cânulas com balão de baixa pressão.[11]

A melhor maneira de evitar a estenose laringotraqueal é pelo uso de alto volume, baixa pressão do *cuff* e esvaziamento intermitente do balão a fim de evitar isquemia da mucosa traqueal. Somado a isso, a escolha do tubo ideal, bem adaptado ao sistema ventilatório, evitando assim a fricção excessiva do tubo contra a parede traqueal. A regra é que o tubo deve ter três quartos do diâmetro da traqueia.[11,12,25]

TIPOS DE CÂNULA

No passado, os *cuffs* tinham um baixo volume e alta pressão, o que aumentava o índice de estenose cicatricial da traqueia. Os atuais são projetados para grande volume e baixa pressão, confeccionados de fina membrana plástica com grande complacência, reduzindo, assim, os problemas de isquemia da traqueia. A pressão do *cuff* deve ser inferior a 20 mmH_2O, ou seja, inferior à pressão capilar da mucosa traqueal.[13,18]

Existem vários tipos de cânulas e tubos, incluindo as metálicos (Jackson), plástico (Shiley®, Portex®, Bivona®, Rusch®). Elas variam de acordo com o diâmetro interno, ângulo de curvatura, mecanismo de fechamento, *cuffs* (um ou mais), válvulas e fenestrações. Geralmente o diâmetro da cânula é definido pelo diâmetro do anel traqueal. As cânulas contêm em sua luz um mandril, de ponta romba, que é um pouco mais longo que a cânula. É um condutor que facilita o acesso à luz traqueal. As cânulas possuem asas laterais perfuradas que servem para sua fixação ao pescoço por meio de cadarços ou pontos à pele.[16]

As cânulas metálicas são fáceis de esterilizar em autoclave. Existem as de prata e as de ligas metálicas à base de cobre, zinco e níquel. Normalmente, vêm com cânula interna, que pode ser retirada e limpa separadamente. Os tipos principais são:[16]

A) Cânula de Jackson, que são as mais empregadas; têm angulação constante, sendo as mais obtusas; variam em comprimento, a saber: curta, média e longa. A cânula interna pode ser presa à externa por rotação ou por pino giratório nos tamanhos 00 a 12 (Fig. 13).

B) Cânula de Luer, que é mais curta e mais curva que a anterior. Serve para pacientes que não toleram cânulas mais longas. Fixa a cânula interna por pino giratório. Existem nos tamanhos de 00 a 10.
C) Cânula de Tucker, que apresenta angulação de 90°; tem duas cânulas internas: uma convencional e outra com válvula interna, que é usada durante o dia, permitindo ao paciente falar e tossir. A convencional é colocada à noite. Comercializada nos tamanhos de 4 a 10. A cânula valvulada pode ser adaptada à cânula de Jackson.
D) Cânula de Holinger, com angulação de 65°: fixa-se por rotação. Inicialmente projetada para crianças nos tamanhos 00, 0 e 1. Atualmente, já existe até o tamanho 8.[16]

As cânulas de plástico ou silicone podem possuir ou não balões insufláveis, assim como subcânula ou mandril e serem autoajustáveis, quanto ao seu tamanho (Figs. 14 e 15). Os *cuffs* podem ser insuflados com ar ou água estéril. Cânulas com balão impedem a fala, mas quando o balão é desinsuflado, o ar em volta do tubo permite a vocalização. Crianças pequenas geralmente têm uma cânula de traqueostomia desprovida de *cuff*, mesmo aquelas que necessitam de ventilação mecânica; estas pequenas cânulas de plásticos não têm subcânula (Fig. 10).

Nas crianças que não são ventilador-dependentes, as cânulas de traqueostomia devem permitir algum fluxo em volta do tubo, a fim de evitar dano à parede da traqueia e permitir a fala. Cânulas fenestradas têm uma abertura no tubo que permite a passagem do ar, quando a abertura externa é tamponada (Fig. 16). Cânulas fenestradas não são recomendadas para crianças pequenas, pois pode haver a formação de granuloma, obstruindo sua abertura. Esta abertura deve ser posicionada no ângulo correto para evitar problemas.[16,19]

As válvulas fonatórias (VF) de traqueostomia permitem a vocalização. Existem as válvulas de Passy-Muir, Montgomery, Olympic e Kistner, porém, a Passy-Muir apresenta melhor qualidade vocal, verificada tanto pelos ouvintes quanto pelos próprios pacientes. Como apresentam os menores índices de problemas mecânicos. As VF são unidirecionais e permitem a entrada de ar na inspiração com uma pequena pressão inspiratória. Durante a fonação, ocorrem seu fechamento e direcionamento do ar para a laringe (Fig. 16).[16,20]

DECANULAÇÃO PROGRAMADA

O tubo de traqueostomia pode ser removido quando o paciente tem uma adequada via aérea, e a laringe é capaz de proteger a árvore traqueobrônquica da aspiração. Os princípios que regem a decanulação na crian-

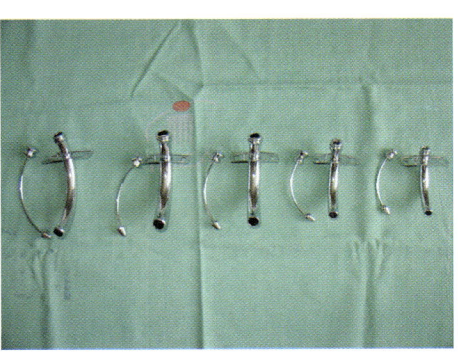

◀ FIGURA 13. Cânulas metálicas de diversos tamanhos, mostrando o mandril, a subcânula e a cânula.

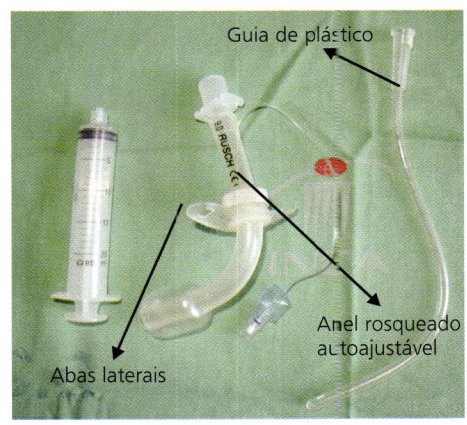

◀ FIGURA 15. Cânula de plástico autoajustável, Rusch®.

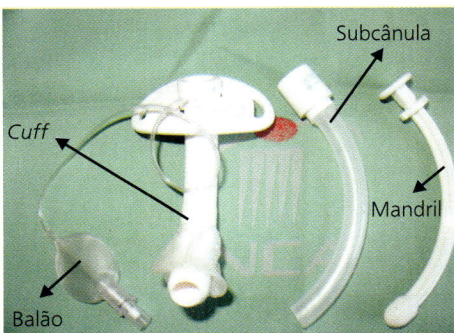

◀ FIGURA 14. Cânula Shiley® de plástico com *cuff* (balão), subcânula e mandril.

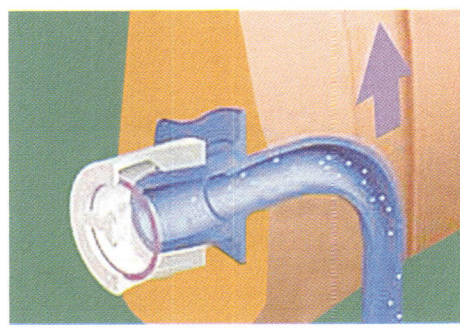

◀ FIGURA 16. Válvula fonatória mostrando a entrada do ar pela cânula e o fluxo do ar em direção às pregas vocais.[26]

ça e no adulto, em geral, são os mesmos. Caso a decanulação não seja bem tolerada, métodos específicos são utilizados para diagnosticar qualquer processo fisiopatológico subjacente, que vai variar de acordo com a idade do paciente.[18,24]

Antes de pensar em decanulação, os processos primários e/ou secundários que levaram à realização da traqueostomia devem ser afastados, ou seja, se a via for obstruída como resultado de um edema decorrente de uma epiglotite, o processo inflamatório deve estar totalmente regredido.[18,24]

Um cuidadoso exame físico deve ser realizado pelo médico para avaliar a independência respiratória do paciente. Assim, a habilidade de tossir ou respirar com o tubo de traqueostomia ocluído com um dedo ou pela flexão do pescoço é um sinal favorável. O tamanho do tubo de traqueostomia assim como a condição que a levou devem ser notados. Um tubo largo geralmente indica uma dependência maior e uma decanulação mais difícil. A ausculta do tórax não deve apresentar ruídos adventícios, como estertores, roncos, sibilos. Finalmente, secreção traqueobrônquica não deve ser espessa ou purulenta, que seria indicativo da existência de uma traqueobronquite iminente ou pneumonia.[18,24]

O exame físico determinará quando métodos específicos deverão ser realizados. Radiografia de tórax anteroposterior e lateral do pescoço e do tórax mostrarão o tamanho da coluna de ar acima e abaixo da traqueostomia. Tecido de granulação ou papiloma laríngeo podem ser detectados. Se uma criança tiver uma doença pulmonar, então uma gasometria e/ou mensuração da relação entre a PO_2/PCO_2 devem ser obtidas por monitor cutâneo ou oxímetro para identificar sinais de disfunção das trocas gasosas.[24]

Se a musculatura respiratória estiver com suspeita de exaustão, o pico inspiratório deve ser mensurado com um monitor de mão acoplado ao tubo de traqueostomia. Uma pressão negativa maior que 40 cm/H_2O é indicativa que a musculatura respiratória é forte o suficiente para uma inspiração adequada. Um dos fatores preditivos de sucesso para decanulação é um fluxo expiratório máximo via máscara facial (MIF_{FM}) maior que pela traqueostomia (MIF_T). Se esta relação for menor que 1, uma obstrução extratorácica poderá estar presente. Estes estudos são particularmente importantes, quando um significativo grau de prejuízo funcional, como traqueomalacia ou paresia de prega vocal, está presente, quando comparado a uma lesão anatômica simples.[23,24]

Virtualmete, todos os pacientes devem se submeter a uma avaliação endoscópica de toda via aérea imediatamente anterior à decanulação. A laringoscopia e a broncoscopia podem ser realizadas sob anestesia geral para uma avaliação mais pormenorizada. Avaliação da mobilidade das pregas vocais, a pesquisa de granuloma supra e infraostomal[4] e o tratamento dos mesmos são elementos essenciais para eliminar qualquer lesão residual e estabelecer uma decanulação segura. A decanulação é iniciada poucos dias depois da endoscopia em ambiente hospitalar, com profissional treinado, capaz de reintroduzir a cânula, caso seja necessário e em um ambiente adequado e preparado (unidade de cuidados intensivos, sala de recuperação ou sala de cirurgia).[18,24]

Ao contrário das crianças, apenas o exame clínico (história e exame físico) se faz necessário no adulto. Aspiração excessiva é uma contraindicação à decanulação. Geralmente não são necessários exames laboratoriais ou espirometria para proceder à decanulação. Se a traqueostomia for realizada para facilitar a higiene pulmonar e suporte ventilatório, a decanulação pode ser realizada, uma vez que a função pulmonar tenha sido restabelecida.[23]

O primeiro passo para realizar a decanulação é decidir se o processo subjacente foi resolvido. Observa-se a habilidade do paciente de proteger sua via aérea contra aspiração, enquanto o *cuff* é desinsuflado. Se uma quantidade copiosa de saliva for aspirada, a decanulação é suspensa neste momento. Quando a aspiração não é mais um problema, o próximo passo é a diminuição do diâmetro da cânula e esvaziamento do balão. Em seguida, faz-se a oclusão da cânula e observa-se a respiração pela boca e nariz. Se bem tolerada, deve-se manter a oclusão por, aproximadamente, uma semana, retirando a cânula para dormir horas anterior à decanulação. O paciente deve submeter-se à decanulação na semana seguinte. Este procedimento é ideal para pacientes que se submeteram à traqueostomia por obstrução do trato aéreo superior. Os principais problemas com a decanulação é a aspiração contínua, levando a quadros pneumônicos de repetição. Outro problema importante é uma inadequada via aérea após decanulação.[8,24]

ALTERNATIVAS À TRAQUEOSTOMIA

Cricotireoidostomia

A cricotireoidostomia tem sido advogada como a maneira mais rápida de acessar diretamente a via aérea em situações de emergência, porque a membrana cricotireóidea localiza-se justamente abaixo da pele e tecido celular subcutâneo. Conhecida como traqueotomia alta (acima do istmo da tireoide) é associada a níveis elevados de estenose subglótica. Hoje, sua maior indicação é nos pacientes politraumatizados com lesões maxilofaciais graves, onde a entubação translaríngea não foi possível ou está contraindicada. Deve ser convertida para uma traqueostomia formal dentro de 24 a 72 horas. Não deve ser utilizada no grupo pediátrico (menor que 10 anos), visto o único suporte da laringe é a cartilagem cricoide.[9]

Técnica cirúrgica

O procedimento cirúrgico é muito simples: Uma incisão é feita na pele acima da membrana cricotireóidea que é avascular e relativamente fina que une a cartilagem tireoide à cartilagem cricoide. Esta incisão pode ser alargada horizontalmente (mais ou menos 3 cm) e aprofundada verticalmente, dando acesso à região subglótica da laringe, logo abaixo das pregas vocais. A cânula de traqueostomia é, então, introduzida após dilatação do pertuito (Fig. 17).

A cricotireoidotomia é um fácil e efetivo meio de aliviar a obstrução respiratória, aguda quando circunstâncias não permitem a entubação ou traqueostomia. A grande controvérsia gira em torno da indicação como procedimento eletivo. Os defensores apontam que a cricotireoidotomia tem algumas vantagens em relação à traqueostomia: é um procedimento mais rápido e mais fácil de ser executado por não cirurgiões e evita o contato da incisão da traqueostomia com a abertura de uma esternotomia mediana. A grande maioria dos autores não indicam de rotina a cricotireoidostomia, salvo nas condições de emergência supracitadas.

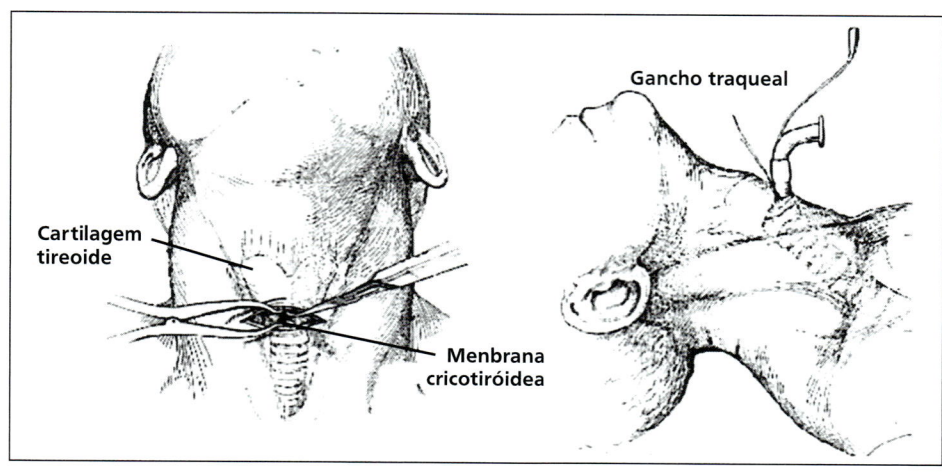

◀ **FIGURA 17.** Incisão abrindo a membrana cricotireóidea e canulação da traqueia.[27]

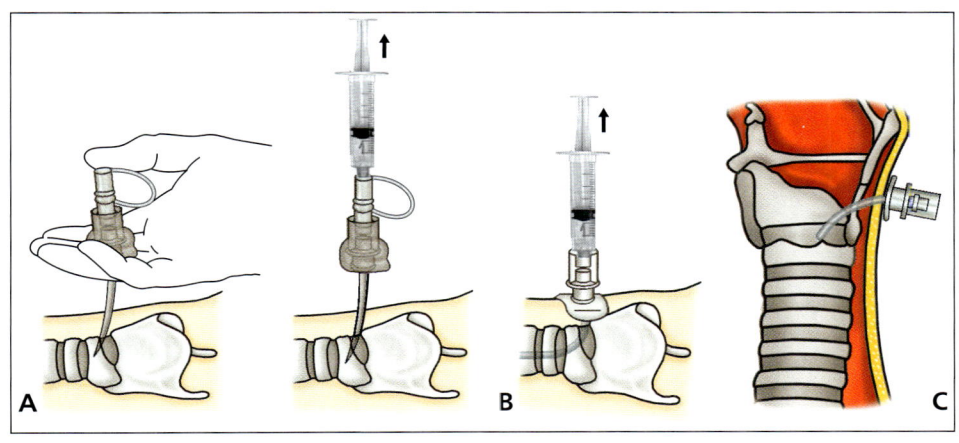

◀ **FIGURA 18.** Figura mostra a técnica de cricotireoidostomia por punção. (**A**) Introdução do guia. (**B**) Aspiração do conteúdo. (**C**) Introdução da cânula e retirada do guia.[27]

Há índice de complicação geral de 0 a 31%, estenose subglótica atinge 42% e crônica de até 6%. Disfunção vocal foi observada entre 1 e 75% dos pacientes.[8]

Contraindicações absolutas à cricotireoidotomia: idade pediátrica (< 10 anos), processos infecciosos e inflamatórios da laringe e em pacientes entubados por mais de sete dias.[8]

Cricotireoidostomia por punção

É uma técnica ainda mais fácil de ser realizada e tecnicamente mais simples que a cricotireoidostomia cirúrgica, sendo indicada principalmente no manejo de pacientes politraumatizados, com urgência de acesso à via aérea, onde os métodos translaríngeos ou a cricotireoidostomia são inviáveis ou contraindicados (exemplo, crianças abaixo de 10 anos), ou como via de aspiração e higiene traqueobrônquica em pacientes com dificuldades de eliminar secreções. Palpa-se a membrana cricotireóidea, incisa-se a pele e punciona-se a membrana diretamente com a agulha montada (jelco). A ventilação é conseguida por um alto fluxo de oxigênio *(High jet ventilation*-10 L/min). Nos casos de suspeita de corpos estranhos nas vias aéreas, a ventilação deve ser feita com baixo fluxo de O_2 (Fig. 18).[9]

Traqueostomia percutânea

Descrito inicialmente por Toye e Weinstein, em 1969, e padronizada por Ciáglia, a traqueostomia percutânea é um procedimento minimamente invasivo e que tem sua maior indicação em unidades de terapia intensiva, à beira do leito, sendo necessário *kits* especiais. É um método cirúrgico, devendo ser realizado por profissionais com treinamento cirúrgico, experiência em endoscopia respiratória, afeitos ao manejo das vias aéreas difíceis, e que sejam habilitados em converter o procedimento percutâneo a um procedimento aberto, caso seja necessário. Esse procedimento é contraindicado em pacientes com suspeita de fratura da coluna cervical, uma vez que seja necessária a hiperextensão do pescoço.[28-33]

Técnica cirúrgica

Kit *especial*

Catéter de teflon com agulha introdutora, fio-guia flexível com ponta em jota, um introdutor dilatador de teflon, um fio-guia translúcido de teflon, sete dilatadores afilados e radiopacos com tamanhos progressivos. Xilocaína a 1% com ou sem adrenalina, seringas, bandeja de traqueostomia completa, equipamento para reintubação, material para assepsia e lubrificação.

Com o paciente em decúbito dorsal e hiperextensão do pescoço, procede-se à assepsia e antissepsia do campo operatório da mandíbula à região peitoral. Identifica-se o espaço entre o 1º e 2º, ou 2º e 3º anéis traqueais, ponto onde será infiltrada com anestésico local. Incisam-se 2 cm de pele, o suficiente para passar um indicador e procede-se com dissecção por pinça hemostática até visualização do local a ser puncionado. Esvazia-se o *cuff* do tubo endotraqueal que será retirado lentamente, até que sua porção inferior alcance a região subglótica. O catéter-agulha é introduzido no 1º espaço traqueal juntamente com uma seringa com xilocaína, formando um ângulo de 45º com o segmento laringotraqueal. Retira-se a agulha, e introduz-se 5 a 10% do catéter com intuito de diminuir o reflexo de tosse. Introduz-se o fio-guia em J, via catéter, para o interior da luz traqueal, retirando-se em seguida o catéter introdutor. O pequeno dilatador de teflon é passado sobre o fio-guia em direção à traqueia com sua retirada em seguida. Passa-se o catéter-guia sobre o fio-guia, respeitando-se os limites de introdução do catéter. Promove-se a dilatação progressiva do catéter-guia até que seu diâmetro seja compatível com o diâmetro da cânula de traqueostomia que será introduzida com seu *cuff* insuflado, sendo conectado ao respirador.

As principais complicações são extubação inadvertida, com ou sem perda do posicionamento do catéter, hemorragia por lesão vascular inadvertida, fístulas traqueoesofágicas, estenose traqueal, lesões de esôfago cervical, falso trajeto (geralmente paratraqueal), infecção de ferida e pneumotórax (Fig. 19).[28-33]

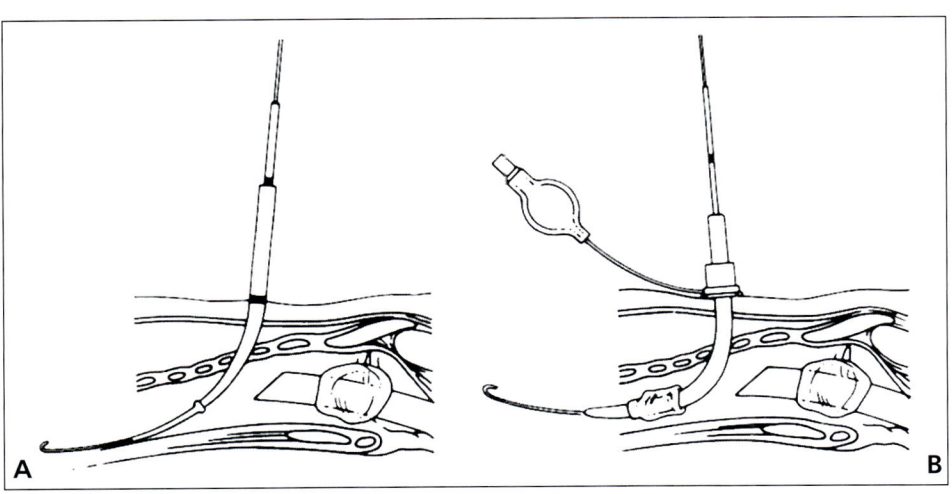

◀ **FIGURA 19. (A e B)** Método de Ciáglia com introdução do fio-guia e dilatação progressiva que permitirá a introdução da cânula.[27]

REFERÊNCIAS BIBLIOGRÁFICAS

1. Goodall EW. The story of the tracheotomy. *Br J Child Dis* 1934;31:167-253.
2. Noronha MJR, Dias FL. Câncer de laringe. In: Noronha MJR, Dias FL. *Traqueotomias – Indicações e técnicas*. Rio de Janeiro: Revinter, 1997. p. 63-75, v. 1.
3. Jackson CL. *The larynx and diseases*. Philadelphia: WB Saunders, 1937.
4. Netter FH. *Atlas de anatomia humana*. 3. ed. Porto Alegre: Artes Médicas, 1998.
5. Testu L *et al*. In: Tratado de anatomia topográfica con aplicaciones medico cirúrgicas. Tomo primeiro. 8. ed. Salvat, 1991. p. 639-41.
6. Davis HW *et al*. Decision makin in airway management of children and adults. In: Myers EN, Stool SE, Johnson JT. *Tracheostomy*. New York: Churchill Livingstone, 1985. p. 13-36.
7. Jaerge JM, Littlewood KA, Durbin Jr CG. The role of tracheostomy in Weaning of mechanical ventilation. *Resp Care* 2002;47:469-80.
8. Fernandes KL. *Traqueostomias. Monografia de conclusão da residência de cirurgia de cabeça e pescoço*. Instituto Nacional de Câncer, Ministério da Saúde-INCA, 2006. p. 26-27.
9. American College of Surgeons. Advanced trauma life support course for phisicians, Student manual, 1995. p. 42.
10. Cooper JD *et al*. Complications of tracheostomy: pathogenesis, treatment, and prevention. In: Grillo HC *et al*. Intenational trends ingeneral thoracic surgery, Maor challenges. Philadelphia: WB Saunders, 1987, v. 2.
11. Staufer JL, Olson DE. Complications and consequences of endotracheal intubation and tracheostomy. *Am J Med* 1981;70:65-76.
12. Myers EN, Stool, S.E.; Thonson, J.T. Complications of traqueostomy. In: Myers EN, Stool SE, Thonson JT. *Tracheotomy*. New York: Churchill Livingstone, p. 147-169, 1985.
13. Yoon PJ *et al*. The infant tracheostomy. *Operative Tech Otolaryngol* 2005;16:183-86.
14. Smith MM, Saunders GK, Leib MS *et al*. Evaluation of horizontal and vertical tracheotomy healing after short-duration tracheostomy in dogs. *J Oral Maxillofac Surg* 1985;53(3):289-94.
15. Calhoun KH, Weiss RL, Scott B *et al*. Management of the thyroid isthmus in tracheostomy: a prospective and retrospective study. *Otolaryngol Head Neck Surg* 1994;111(4):450-52.
16. Meirelles RC. *Traqueotomia, monografia de mestrado*. Faculdade de Medicina da Universidade Federal do Rio de Janeiro, 1987. p. 28-49.
17. Pereira KD, Macgregor AR, mitchell RB. Complications of neonatal tracheostomy: A 5-year rewiel. *Otolaryngol Head Neck Surg* 2004;131:810-13.
18. Wetmore RF. Tracheotomy. In: Buestone CD, Stool SE, Alper CM *et al*. (Eds.). *Pediatric otolaryngology*. 4th 4ed. Philadelphia, PA: Saunders, 2002. p. 1583-98.
19. Casselbrant ML, Alper CM. Tracheotomy. In: Bluestone CD, Rosenfeld RM. (Eds.). *Surgical atlas of pediatric otolaryngology*. Hamilton, ON, Canada: BC Decker, 2002. p. 585-96.
20. Kremer B, Botos-kremer AI *et al*. Indications, complications and surgical techniques for pedriatic tracheostomies- An update. *J Pediatr Surg* 2002;37:1556-62.
21. Wood DE, Mathisen DJ. Late complicatios of tracheotomy. *In*: Hefner JC. (Red.). *Clinics in chest medicine*. Philadelphia W.B. Saunders, 1991. p. 654, v. 2, n. 3.
22. Barlow DW, Weymuller EA, Wood DE. Tracheotomy and the role of postoperative chest radiography in adult patients. *Ann Otol Rhinol Laryngol* 1994;103(9):665-68.
23. Myers EN, Stool SE, Thonson JT. Complications of traqueostomy. In: Myers EN, Stool SE, Thonson JT. *Tracheotomy*. New York: Churchill Livingstone, 1985. p. 147-69.
24. Cristopher KL. Tracheostomy decannulation. *Resp Care* 2005;50:338-541.
25. Nelems B. Tracheoarterial fistula. In: Grillo HC, Eschapasse H. (Eds.). *International trends in general thoracic surgery*. Major challenges. Philadelphia: WB Saunders, 1987. p. 69-73, v. 2.
26. Tracheostomy e ventilator Swallowing and Speaking Valves http://www.tracheohttp://www.passy-muir.com/education/benefits/difference.aspxstomy.com/faq/index.htm1996. Acesso em: 21 Maio 2007.
27. http://www.viaaereadificil.com.br/crico/crico.htm. Acesso em: 21 Maio 2007.
28. Toye FJ, Weinstein JD. Clinical experience with percutaneuos tracheostomy and cricothyroidotomy in 100 patients. *J Trauma* 1986;26:1034-42.
29. Wavey MD, Berka GS *et al*. Early experience with percutaneous tracheotomy. *Laryngoscope* 1992;102:157.
30. Friedman Y *et al*. Percutâneous versus surgical tracheostomy: Procedure of choice or choice of procedure. *Crit Care Med* 1999;27:1684-85.
31. Freeman BD *et al*. A meta-analisys of prospective trials of percutaneous or surgical tracheostomy in critically ill patients. *Chest* 2000;118:1402-8.
32. Manara AR. Experience with percutaneous tracheostomy in intensive care: the technique of choice? *Br J Oral Maxillofac Surg* 1994;32(3):155-60.
33. Albertario F, Mapelli A. Considerations on 200 cases of percutaneous cricothyroidotomy (minitracheotomy). *Monaldi Arch Chest Dis* 1993;48(3):272-74.

CAPÍTULO 60

Preservação de Órgão em Câncer de Cabeça e Pescoço

Luiz Henrique de Lima Araújo ■ Ronaldo Cavalieri Varges Filho ■ Terence Pires de Farias
Fernando Luiz Dias ■ Ana Carolina Pastl Pontes ■ Luís Eduardo Barbalho de Mello

INTRODUÇÃO

Até a década de 1980, tumores malignos localmente avançados de laringe e hipofaringe eram tratados com cirurgias agressivas, principalmente a laringectomia total. Apesar de trazer controle tumoral efetivo, esta terapia sabidamente impacta a qualidade de vida dos pacientes, especialmente pela presença do traqueostoma permanente e pela perda da voz natural. Dessa forma, novas estratégias ganharam espaço a partir da década de 1990, envolvendo, principalmente, combinações de radioterapia (RT) e quimioterapia como uma alternativa à retirada definitiva do órgão. Em paralelo, avanços tecnológicos na área de RT, desenvolvimento de novos agentes sistêmicos e o melhor conhecimento dos fatores prognósticos envolvidos permitiram a melhor individualização do tratamento, de forma a garantir o controle oncológico, à custa de menor toxicidade a longo prazo. Ademais, a maior experiência cirúrgica com procedimentos menos agressivos – cirurgia poupadora de órgão – representa outra quebra de paradigma, sendo uma opção em casos selecionados. Não menos importante, a compreensão da necessidade de se abordar de forma multiprofissional o paciente com câncer localmente avançado de cabeça e pescoço levou à organização de grupos de tumores especializados, com participação de oncologistas, radioterapeutas, cirurgiões de cabeça e pescoço, dentistas, nutricionistas, psicólogos, fonoaudiólogos, fisioterapeutas entre outros. Esta estrutura permite uma discussão pormenorizada dos casos, impacta a decisão terapêutica e permite avaliações humana e holística dos pacientes. O fluxograma para o tratamento de preservação de órgãos em tumores malignos de laringe/hipofaringe é apresentado na Figura 1.

PRINCIPAIS ESTUDOS COM QUIMIORRADIOTERAPIA CONCOMITANTE

A possibilidade de se combinar quimioterapia à radioterapia traz um forte indício racional biológico e clínico. Assim, sabe-se que a quimioterapia aumenta a efetividade da radioterapia, principalmente por eliminar células hipóxicas, inibir o reparo de lesões subletais geradas pela irradiação, esterilizar a doença micrometastática fora dos campos da radioterapia e reduzir o volume tumoral, o que permite otimizar a oferta de sangue e oxigênio ao tumor.[1] Na metanálise MACH-NC[2,3] (Meta-Analysis of Chemotherapy on Head and Neck Cancer), demonstrou-se superioridade da combinação de quimioterapia e radioterapia *versus* a RT isoladamente. De nota, a maior diferença foi observada a favor do tratamento concomitante (HR 0,81; IC95% 0,78-0,86), porém, houve ganho limítrofe com o tratamento sequencial (HR 0,96; IC 95% 0,90-1,02).

No entanto, nesta metanálise, foram incluídos inicialmente estudos relativamente pequenos e sem poder individual para demonstrar o real ganho da adição da quimioterapia. Assim, um ensaio clínico randomizado[4] foi delineado para avaliar esta estratégia como uma opção para pacientes com tumores localmente avançados de cabeça e pescoço, não candidatos ao tratamento cirúrgico (irressecáveis). Foram incluídos pacientes com diagnóstico de carcinoma epidermoide ou indiferenciado de cabeça e pescoço, irressecável, em estágios III ou IV, com *performance status* 0-1, randomizados para receber RT isolada (braço A), RT concomitante à cisplatina (braço B) ou RT *split course* concomitante à cisplatina e fluorouracil (braço C). A RT foi indicada na dose total de 70 Gy em frações diárias de 2 Gy nos braços A e B. No braço C, uma avaliação de resposta estava prevista após 30 Gy de tratamento. Pacientes com resposta parcial ou irressecáveis seguiam com o tratamento, enquanto aqueles sem resposta eram encaminhados para cirurgia. A quimioterapia consistiu em cisplatina 100 mg/m², por via endovenosa, nos dias 1, 22 e 43 da radioterapia no braço B, enquanto pacientes do braço C receberam 3 ciclos de infusão contínua de fluorouracil 1.000 mg/m²/dia durante 4 dias, além de *bolus* de cisplatina a 75 mg/m² no dia 1, ambos endovenosos, a cada 4 semanas. Este estudo contou com a participação de dois grupos americanos de colaboração em pesquisa – ECOG

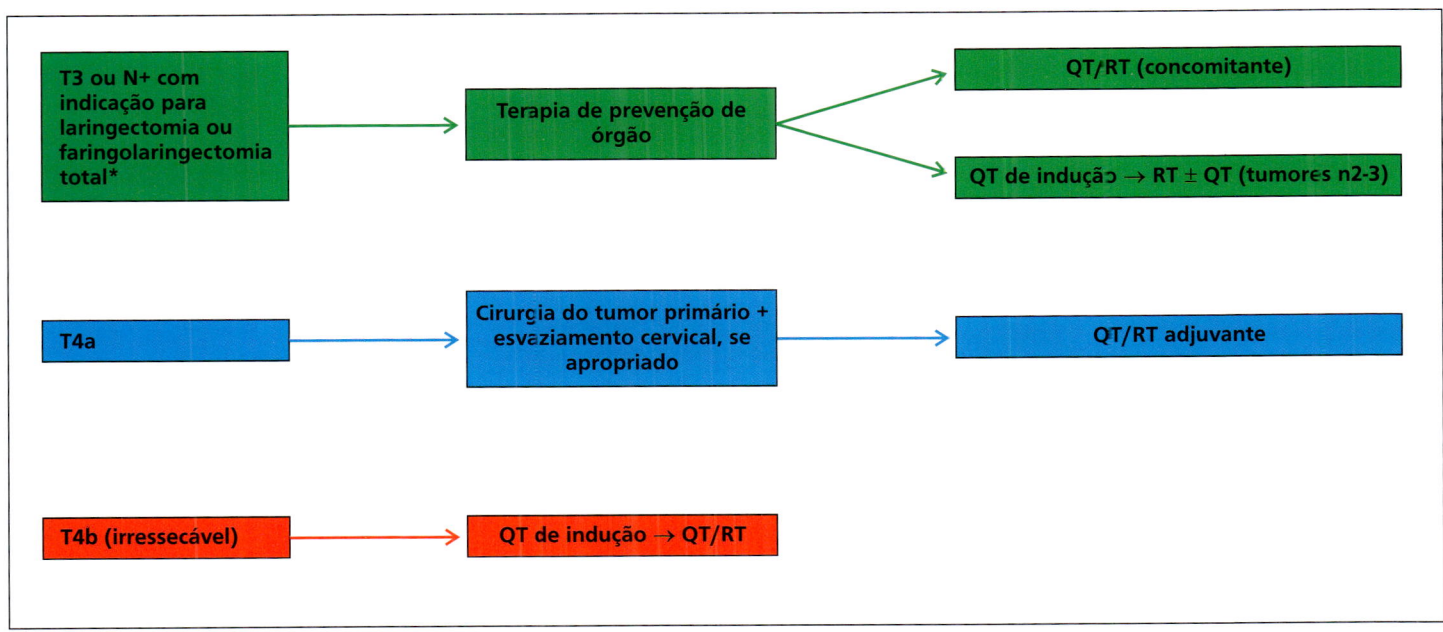

▲ **FIGURA 1.** Fluxograma do tratamento inicial de pacientes com carcinoma epidermoide, localmente avançado, de laringe ou hipofaringe. *Inclui pacientes com tumores T4a que recusam cirurgia. T = estágio tumoral; N = estágio nodal; QT = quimioterapia; RT = radioterapia.

(*Eastern Cooperative Oncology Group*) e SWOG (*Southwestern Oncology Group*) – que incluíram 295 pacientes entre 1992 e 1999. A maioria dos tumores tinha sítio primário em orofaringe (54 a 63%), seguido de hipofaringe, cavidade oral e laringe. Após tempo de acompanhamento mediano de 41 meses, os autores demonstraram maior taxa de resposta completa nos braços B e C (40,2 e 49,4%, respectivamente) em relação ao braço A (27,4%; p = 0,002). Ainda, a taxa de sobrevida global em 3 anos foi de 23% (mediana 12,6 meses) no braço A, 37% (mediana 19,1 meses; p = 0,014) no braço B e 27% (mediana 13,8 meses; não significativo) no braço C. Notadamente, foi observada maior toxicidade nos braços de terapia combinada (B e C), principalmente à custa de náuseas, vômitos, mucosite, disfagia, leucopenia, anemia e insuficiência renal. Conseguiram completar o tratamento 73% dos pacientes no braço A, 85% no braço B e 92% no braço C. Assim, os autores concluíram que a quimiorradioterapia concomitante (braço B) era relativamente bem tolerada e aumentava a sobrevida.

No entanto, o RTOG 9111 foi pivotal em demonstrar o papel da quimiorradioterapia como uma possibilidade de preservação de órgãos,[5] em pacientes candidatos à laringectomia total em um ensaio clínico de fase III. Este estudo foi conduzido em centros americanos e incluiu pacientes com carcinoma epidermoide de laringe glótica ou supraglótica, em estágios III ou IV, candidatos à laringectomia total. Os pacientes foram randomizados para o braço A (tratamento sequencial), braço B (concomitante) e braço C (RT isolada). No braço A, a quimioterapia consistiu em dois ciclos de indução com cisplatina em *bolus* de 100 mg/m² e fluorouracil 1.000 mg/m²/dia em infusão endovenosa contínua de 4 dias, com intervalo de 3 semanas entre os ciclos, seguido de RT isolada. No braço B, a cisplatina foi feita de forma concomitante à RT, em doses semelhantes ao do estudo previamente citado. A RT foi indicada com dose total de 70 Gy em frações diárias de 2 Gy, ao longo de 7 semanas de tratamento, em todos os braços. O desfecho primário foi a taxa de preservação de órgãos. Com inclusão de 547 pacientes entre 1992 e 2000 e tempo de acompanhamento mediano de 3,8 anos, a taxa de preservação da laringe foi significativamente superior entre os pacientes no braço B (84%) em relação aos do braço A (72%; p = 0,005) e C (67%; p < 0,001). Ademais, a taxa de controle locorregional e sobrevida livre de progressão também foram superiores no braço B. Dessa forma, a quimiorradioterapia concomitante passou a ser o tratamento padrão em pacientes candidatos à laringectomia total que desejam preservar a laringe. Neste caso a cirurgia ficaria reservada como terapia de resgate.

PRINCIPAIS ESTUDOS COM TERAPIA SEQUENCIAL (QUIMIOTERAPIA DE INDUÇÃO)

Apesar do ganho limítrofe de sobrevida observado com a terapia de indução na MACH-NC,[2,3] uma subanálise encontrou resultados positivos quando o esquema PF (cisplatina e fluorouracil) foi utilizado, com maior sobrevida em relação à radioterapia isolada (HR 0,90; IC 95% 0,82-0,99). Além disso, a utilização de combinações com alta taxa de resposta, especialmente de forma precoce, é um racional que favorece o uso da terapia de indução, com possibilidade de redução da taxa de recidivas a distância pelo controle de micrometástases. Logo, dois grandes ensaios clínicos utilizaram PF de indução como tratamento padrão para comparação à adição de um terceiro agente citotóxico, docetaxel. O primeiro ensaio, denominado EORTC24971/TAX323,[6] foi conduzido em centros europeus, onde foram incluídos 358 pacientes com diagnóstico de carcinoma epidermoide irressecável de cabeça e pescoço. Os pacientes foram randomizados para receber PF ou TPF (cisplatina, fluorouracil e docetaxel) por até quatro ciclos, a cada 3 semanas, como terapia de indução. A seguir, os pacientes que não apresentassem progressão de doença receberiam RT na dose de 66-70 Gy, em esquema convencional, acelerado ou hiperfracionado. Também foi prevista dissecção linfonodal antes da RT ou 3 meses após o tratamento. O desfecho primário foi a sobrevida livre de progressão. A maioria dos pacientes tinha sítio primário em orofaringe (46%), seguido de hipofaringe, cavidade oral e laringe. Com tempo de acompanhamento mediano de 32,5 meses, foi encontrada maior taxa de controle locorregional (47% *vs.* 34%), sobrevida livre de progressão (17% *vs.* 14%; p = 0,007) e sobrevida global (37% *vs.* 26%; p = 0,02) no grupo de TPF. Pacientes tratados com o esquema TPF tiveram maior taxa de neutropenia e neutropenia febril, porém a taxa de mucosite foi menor.

O estudo TAX324[7] também comparou PF a TPF como terapia de indução, porém com algumas peculiaridades. Neste ensaio de fase III, foram incluídos pacientes com tumor em estágios III ou IV considerado irressecável, localmente avançado ou pacientes candidatos à preservação de órgãos. Após a terapia de indução, os pacientes sem progressão receberam RT em concomitância à carboplatina semanal endovenosa (AUC 1,5) por até sete ciclos. Foram incluídos 539 pacientes, provenientes de centros nos Estados Unidos, Canadá, Argentina e de países europeus. A maioria tinha sítio primário em orofaringe (52%), sendo 35% irressecáveis. Com tempo de acompanhamento mediano de 42 meses, foi encontrado maior taxa de controle locorregional (70% vs 62%; p = 0,04), sobrevida livre de progressão (49% *vs.* 37%; p = 0,004) e sobrevida global (62% *vs.* 48%; p = 0,006), favorecendo o braço de TPF. Entre os pacientes com câncer de laringe e hipofaringe ressecáveis (33%), TPF foi superior à PF em sobrevida livre de laringectomia após 3 anos (52% *vs.* 32%), condizente com seu papel na preservação de órgão.

A terapia de indução seguida de quimiorradioterapia foi recentemente aavaliada em um ensaio clínico randomizado, de fase III, realizado na Espanha.[8] Neste estudo, 439 pacientes foram randomizados para quimiorradioterapia convencional, PF por três ciclos seguido de quimiorradioterapia ou TPF seguido de quimiorradioterapia. O desfecho primário foi o tempo livre de falhas, e os braços de indução foram comparados em conjunto ao braço de quimiorradioterapia isolada. A maioria dos pacientes tinha tumores de orofaringe (43%), seguido de cavidade oral, laringe e hipofaringe, sendo mais de 75% classificados como T4. Este estudo foi considerado positivo, visto que o tempo livre de falhas foi signficativamente superior nos braços de indução *versus* a quimiorradioterapia (HR 0,57; IC 95% 0,45-0,74; p < 0,0001). Os braços de indução também se mostraram superiores em termos de controle locorregional (61,5% *vs.* 44,5%; p = 0,002), porém, não houve diferença de sobrevida (HR 0,85; IC 95% 0,63-1,15). Apesar de limitações no desenho – com destaque para utilização de análise *per protocolo*, e não por intenção de tratamento – este estudo embasa a utilização de quimioterapia de indução seguido de quimiorradioterapia, sendo este um esquema ideal para pacientes com doença de alto risco, conforme discutido adiante.

Com base nestes estudos, o esquema TPF passou a ser considerado padrão como terapia de indução em pacientes com tumores localmente avançados de cabeça e pescoço – incluindo candidatos à preservação de órgão. Este tratamento é uma alternativa à quimiorradioterapia convencional concomitante. Na prática, o tratamento de indução deve ser utilizado principalmente para pacientes com bom PS, que apresentam fatores de mau prognóstico e com alto risco de recidiva a distância, tais como tumor T4 volumoso ou N2-3. Nestas situações, é comum que seja oferecida terapia de indução seguida de quimiorradioterapia.

ESTUDOS COM TERAPIA DE ALVO MOLECULAR

Entre os agentes-alvo dirigidos estudados em câncer de cabeça e pescoço, destaca-se o cetuximabe. Trata-se de um anticorpo monoclonal capaz de reconhecer e se ligar ao receptor do fator de crescimento epidérmico (EGFR). Este receptor, por sua vez, está hiperexpresso em aproximadamente 90% dos casos de câncer de cabeça e pescoço, se correlacionando com pior prognóstico, menor taxa de resposta à radioterapia e maior taxa de recidiva locorregional.[9]

Em um ensaio clínico de fase III, foi avaliado o papel da adição de cetuximabe ao tratamento naquele momento tipo como padrão, a RT isolada.[10] Foram incluídos 424 pacientes com diagnóstico de carcinoma epidermoide de orofaringe, hipofaringe ou laringe, em estágios III ou IV, entre 1999 e 2002. O tratamento envolveu RT na dose de 70-72 Gy, em diferentes regimes de fracionamento, com ou sem o anticorpo cetuximabe, aplicado por via endovenosa na dose de *bolus* de 400 mg/m² seguido de 250 mg/m² semanal, por até sete ciclos. Com tempo de acompanhamento mediano de 54 meses, os autores encontraram ganho na duração do controle locorregional (medianas 24,4 *vs.* 14,9 meses; p = 0,005) e na sobrevida global (medianas 49,0 *vs.* 29,3 meses; p = 0,03). À exceção de *rash* acneiforme e eventos infusionais, não houve diferença na incidência de eventos adversos graves. Mais adiante, os dados deste estudo foram atualizados, com tempo de acompanhamento mediano de 60 meses.[11] Esta reanálise confirmou o ganho da adição de cetuximabe na sobrevida em 5 anos (45,6% *vs.* 36,4%;

p = 0,018) e demonstrou o valor do desenvolvimento de *rash* como marcador preditivo ao cetuximabe. De fato, pacientes com *rash* proeminente tiveram sobrevida significativamente mais longa comparado àqueles com *rash* discreto (68,8 vs. 25,6 meses; p = 0,002).

Em um ensaio clínico francês,[12] de fase II, randomizado (TREMPLIN), cetuximabe foi comparado à cisplatina convencional em combinação à radioterapia após terapia de indução. Pacientes candidatos à laringectomia total ocasionada por carcinoma epidermoide de laringe ou de hipofaringe foram submetidos a três ciclos de TPF e, aqueles sem progressão da doença, foram randomizados para receber RT padrão (70 Gy) em combinação com cisplatina 100 mg/m^2 nos dias 1, 22 e 43 ou com cetuximabe nas doses de 400 mg/m^2 seguido de 250 mg/m^2 semanal, por até 7 semanas. O desfecho primário foi a taxa de preservação de laringe 3 meses após o tratamento. Entre os 58 pacientes tratados com cisplatina/RT, 43% receberam todo o tratamento previsto, ao passo que 71% dos 55 pacientes randomizados para cetuximabe completaram todo o protocolo. Além disso, a taxa de preservação da laringe foi de 92% no braço de cisplatina e de 98% no braço de cetuximabe. Estes dados são promissores com relação ao uso de cetuximabe nesta situação, porém é necessária cautela até a conclusão de estudos de fase III.

AVANÇOS NA RADIOTERAPIA

Antes de a radioterapia com intensidade modulada (IMRT) ser introduzida na prática clínica no final da década de 1990, os tumores de cabeça e pescoço eram, em geral, tratados com técnicas convencionais em duas ou três dimensões (2D e 3D, respectivamente), que consistem na combinação de campos grandes, laterais, opostos, englobando o tumor primário e as cadeias de drenagem médias e superiores, somados a um campo anterior, cobrindo a região da fossa supraclavicular. Nessas técnicas, blocos ou colimadores com múltiplas lâminas são usados para a proteção dos órgãos em risco. As doses administradas são homogêneas e cobrem os alvos de tratamento de maneira satisfatória, porém os órgãos adjacentes recebem, se não as mesmas, doses muito próximas daquelas prescritas para o volume tumoral grosseiro e para as cadeias de drenagem. Nos tratamentos dos tumores da faringe, por exemplo, as parótidas recebem doses muito semelhantes àquelas recebidas pelos alvos principais de tratamentos. Isso resulta em alta incidência de xerostomia, com um mínimo grau de recuperação do fluxo salivar ao longo do tempo após o término do tratamento.[13,14]

Nesse cenário a IMRT fez a transição dos campos de pesquisa da física para a prática clínica de forma consistente e encontrou nos tumores de cabeça e pescoço um sítio que se beneficiou de maneira significativa de sua aplicação, em decorrência da íntima relação entre os órgãos sadios e as regiões de tratamento. Com essa técnica, o conceito de campos administrando doses uniformes de radiação é substituído pela possibilidade de, pela utilização de múltiplos feixes com diferentes ângulos e com diversos segmentos (subcampos), se obterem feixes modulados, com diferentes níveis de intensidade de dose. O resultado desses fatores é uma rápida queda da dose de radiação nas margens dos alvos de tratamento. Isto viabilizou, pela primeira vez, uma redução substancial da dose nos órgãos sadios. Além disso, a cobertura do volume tumoral pode ser otimizada, principalmente quando há íntimo contato com estruturas críticas, o que limita de forma acentuada a administração da dose adequada com planejamento convencional. Nessa situação, os alvos de tratamento podem assumir formas côncavas, comuns na região do pescoço, fazendo com que a utilização dos feixes modulados seja mais apropriada pela capacidade de maior conformação ao redor do volume.[15]

O processo de planejamento e tratamento com IMRT é complexo e envolve etapas interdependentes. O planejamento é dito inverso quando os objetivos relacionados com a dose × volume em cada uma das estruturas, incluindo alvos de tratamento e órgãos em risco, além da distribuição dos campos e seus ângulos, são predeterminados, e o programa com base nessas informações vai definir de forma automatizada e independente os segmentos, suas formas e a intensidade de dose para assim tentar satisfazer aqueles objetivos definidos previamente. Quando a otimização não ocorre de forma computadorizada, o processo é chamado *forward* IMRT. Nesse caso, o procedimento para alcançar os objetivos determinados no início não é realizado de forma computadorizada, mas manualmente, em um processo de tentativa e erro até alcançar o plano final.

A primeira e uma das mais críticas etapas no tratamento dos tumores de cabeça e pescoço com IMRT, comum às duas modalidades, é a definição precisa dos volumes-alvo e das estruturas normais. O volume tumoral grosseiro (GTV) é representado pelo tumor primário e linfonodos acometidos, sendo definido com base em dados do exame físico, incluindo, o exame endoscópico completo, além dos exames de imagem ou funcionais. Imagens de ressonância magnética (RM) e PET (*positron emission tomography*) podem ser fundidas com a TC de planejamento, realizada com o paciente na posição de tratamento, para auxílio na definição desses volumes.

As regiões em risco para doença subclínica (CTV) são delineadas em dois componentes distintos. A área ao redor do GTV, sujeita à invasão por contiguidade por doença microscópica, é definida de acordo com a localização do tumor primário e suas características patológicas. Os linfonodos cervicais em risco para o mesmo acometimento são delineados em separado, e a extensão desse volume depende do risco de acometimento daquele nível linfonodal de acordo com a localização do tumor primário e sua relação com os sítios adjacentes. Diferentes grupos publicaram nos últimos anos recomendações para determinação das cadeias a serem irradiadas, tanto quando o tratamento é aplicado como modalidade principal, bem como quando a radioterapia é utilizada no pós-operatório.[16-19] Essa determinação é fundamental na medida em que envolve a possibilidade de diminuição da morbidade do tratamento, pois diferentes regiões do pescoço podem ser poupadas, com diminuição da dose em estruturas cervicais, como as glândulas submandibulares.[20,21]

O volume-alvo de planejamento (PTV) engloba o GTV, o CTV, e tem como objetivo compensar incertezas relacionadas com o tratamento, como erros de posicionamento e variações de volume e movimentação dos órgãos internos. Esse volume é definido de acordo com os acessórios de imobilização utilizados pelo departamento, além da presença ou não de técnicas de radioterapia guiada por imagem. Após a determinação dos alvos e órgãos em risco, são definidos os objetivos e as restrições de dose em cada uma dessas estruturas. Então, um processo de cálculo computadorizado é realizado em trabalho conjunto da equipe, médico e físico, para satisfazer esses objetivos. O plano final de tratamento é avaliado e aprovado em processo detalhado de controle de qualidade.

A IMRT começou a ser utilizada em tumores de cabeça e pescoço com objetivo de diminuir o volume dos tecidos normais recebendo altas doses de radiação, mantendo a cobertura do volume tumoral. Apesar de realizados em épocas diferentes, estudos retrospectivos recentes evidenciaram taxas de controle local comparáveis àquelas com técnicas convencionais.[22-24] Acredita-se que seja possível que a IMRT apresente aumento do controle locorregional ao longo do acompanhamento, já que essa técnica, mesmo quando prescritas doses semelhantes às técnicas convencionais, administre doses maiores dentro dos volumes de tratamento. É possível ainda prescrever diferentes doses em diferentes regiões do pescoço de forma simultânea, sendo esta uma característica única da técnica.[25]

Um dos mais significativos efeitos adversos da RT em cabeça e pescoço é a xerostomia.[26] Nestes pacientes, a saúde oral é prejudicada e pode haver alterações de deglutição, além do aumento de cáries relacionadas com a radioterapia e aumento da incidência de infecções.[27] Vários estudos retrospectivos já documentaram de forma extensa a capacidade da IMRT em reduzir xerostomia e melhorar a qualidade de vida dos pacientes,[28] e dois estudos prospectivos, randomizados, confirmaram esses achados.

Em 2006, Pow *et al.*[29] publicaram um ensaio clínico de fase III comparando diretamente o efeito da IMRT e RT convencional no fluxo salivar e na qualidade de vida de pacientes com tumores de nasofaringe inicial. Um ano após a radioterapia, 12 pacientes (50%) e 20 pacientes (83%) tratados com IMRT recuperaram pelo menos 25% do fluxo salivar global e parotídeo, respectivamente, comparados com um paciente (4,8%) e dois pacientes (9,5%) tratados com a técnica convencional. Boca seca e saliva espessa foram problemas comuns nos dois primeiros meses após o tratamento, porém, houve recuperação significativa durante o acompanhamento no grupo tratado com IMRT.

No ano seguinte, Kam *et al.*[30] publicaram novo ensaio de fase III, com delineamento semelhante. Sessenta pacientes com tumor de nasofaringe inicial foram avaliados em relação à xerostomia graduada pelo observador, com base nas escalas de toxicidade tardia do RTOG e EORTC. Também foram relatadas a graduação pelo paciente e a avaliação objetiva do fluxo salivar. Um ano após o tratamento, pacientes do grupo de IMRT apresentaram menor grau de xerostomia grau 2, avaliada pelo examinador (39,3% vs. 82,1%, p = 0,001), e maior taxa de fluxo salivar global (0,41 vs. 0,20, p = 0,001) e fluxo parotídeo específico (0,90 vs. 0,05, p = 0,01). Apesar da tendência, não houve diferença significativa entre os dois grupos em relação à avaliação da xerostomia realizada pelo próprio paciente. Esse dado reflete a necessidade, quando possível, da proteção das outras glândulas salivares, principalmente as submandibulares.[31]

Outras vantagens da IMRT em relação às técnicas convencionais incluem a potencial diminuição da disfagia tardia. Quando grandes volumes dos músculos constritores da faringe recebem doses maiores que 50 Gy, existe maior risco de desenvolvimento de disfagia e consequente aspiração. Em casos selecionados, em razão da localização central dessas estruturas, é possível limitar a dose nesses músculos, diminuindo a probabilidade de alterações tardias relacionadas.[32,33] IMRT é também superior na cobertura de tumores localizados na nasofaringe e seios paranasais. Nestas situações, é possível diminuir a dose nas estruturas críticas adjacentes, como as vias ópticas.

Em razão de sua capacidade de maior conformação ao redor do alvo e diminuição das doses nas estruturas críticas, IMRT tornou a reirradiação mais factível. Em estudo publicado em 2007, Lee et al. comprovaram que pacientes com recidivas em diferentes sítios da faringe e pescoço, reirradiados com IMRT, apresentaram maior sobrevida livre de doença em 2 anos em relação àqueles tratados com técnicas convencionais.[34]

Por outro lado, alguns eventos indesejáveis são frequentemente reportados em pacientes tratados com IMRT, distintos daqueles vistos com RT convencional em 2D e 3D. Mucosite anterior e alopecia posterior são exemplos e podem ocorrer ocasionados por diferente distribuição dos campos. Também há um risco potencial de aumento da taxa de segundo tumor primário, causada pelo aumento da extensão da área irradiada e do tempo de tratamento.[35,36]

FATORES PROGNÓSTICOS NA ERA DA QUIMIORRADIOTERAPIA

A seleção do paciente para terapias de preservação de órgão deve ser criteriosa, sendo este procedimento sempre uma opção a tratamentos porventura mais radicais, como a laringectomia total. Ademais, diferentes planejamentos terapêuticos podem ser previstos, de acordo com a presença de fatores de mau prognóstico. Dessa forma, foi demonstrado, em um ensaio clínico prospectivo,[37] que carga tabágica, status tumoral (fatores T e N) e performance status são fatores prognósticos significativos em tumores de cabeça e pescoço. Ademais, fatores relacionados com o trata-

Quadro 1. Fatores prognósticos relacionados com o tumor, com o paciente e com o tratamento de pacientes com carcinoma de cabeça e pescoço, tratados no ensaio clínico RTOG 0129[37]

PARÂMETROS	SG	FALHA LR	FALHA DISTÂNCIA
HPV (FISH – vs. +)	2,7 (1,90-3,92)	2,6 (1,72-3,84)	2,0 (1,19-3,49)
Tabagismo (> 10 vs. ≤ 10 pa)	1,8 (1,28-2,65)	2,0 (1,34-3,08)	1,6 (0,94-2,85)
Estádio T (T4 vs. T2-3)	1,6 (1,23-2,08)	1,4 (1,07-1,95)	1,0 (0,60-1,56)
Estádio N (N2b-3 vs. N0-2a)	1,6 (1,20-2,02)	1,3 (0,98-1,77)	2,2 (1,37-3,46)
Perfomance Status (1 vs. 0)	1,6 (1,21-2,03)	1,6 (1,20-2,17)	1,4 (0,92-2,19)
Ciclos cisplatina (1 vs. 3)	2,1 (1,35-3,32)	1,9 (1,07-3,34)	1,5 (0,67-3,41)
Semanas RT (8-9 vs. 6-7)	2,2 (1,33-3,46)	1,5 (0,89-2,34)	1,7 (0,76-3,76)

mento também trazem implicações diretas na sobrevida, como o número de ciclos de cisplatina recebidos e o atraso nas aplicações de RT. Por fim, a presença de infecção por HPV se mostrou um forte fator prognóstico, caracteristicamente em pacientes com tumores de orofaringe (Quadro 1). No entanto, apesar de sabidamente prognóstico, o valor preditivo do status de HPV permanece incerto, sendo esta uma área de pesquisa em amplo crescimento.

Farias,[38] em grande série de casos, mostrou que, para CEC de laringe e orofaringe em análise (multivariada) de 21 variáveis clínicas e 1 histopatológica, assim como a expressão das proteínas p53, Bcl2, PCNA e Ki67, através de análise imuno-histoquímica, apenas a ausência de hiperalimentação nasoenteral (p = 0,002) e a ausência de traqueostomia prévia ao tratamento (p = 0,056) foram fatores preditivos de boa resposta à radioterapia e quimioterapia.

Além disso, de uma forma isolada (análise univariada), a não expressão imuno-histoquímica do Bcl2 no tumor, na mucosa normal ou em ambos foram fatores preditivos de boa resposta à radioterapia e quimioterapia em pacientes com CEC de laringe e orofaringe, com probabilidade de resposta de 3,64, 5,29 e 7,68 vezes (respectivamente) maior quando comparado aos pacientes que expressaram positivamente o Bcl2.

CASOS ILUSTRATIVOS

Dentro do espectro de diferentes perfis de doença, destacamos a seguir dois exemplos de casos reais, tratados por nossa equipe multiprofissional. No primeiro caso, um pacientes de 58 anos, do sexo masculino, tabagista passivo, desenvolveu quadro de rouquidão com 3 meses de evolução. Em ótimo estado geral, performance status 1, ele foi submetido a uma laringoscopia, em que se identificou a presença de lesão vegetante em hemilaringe esqueda. Através da análise histopatológica, foi diagnosticado car-

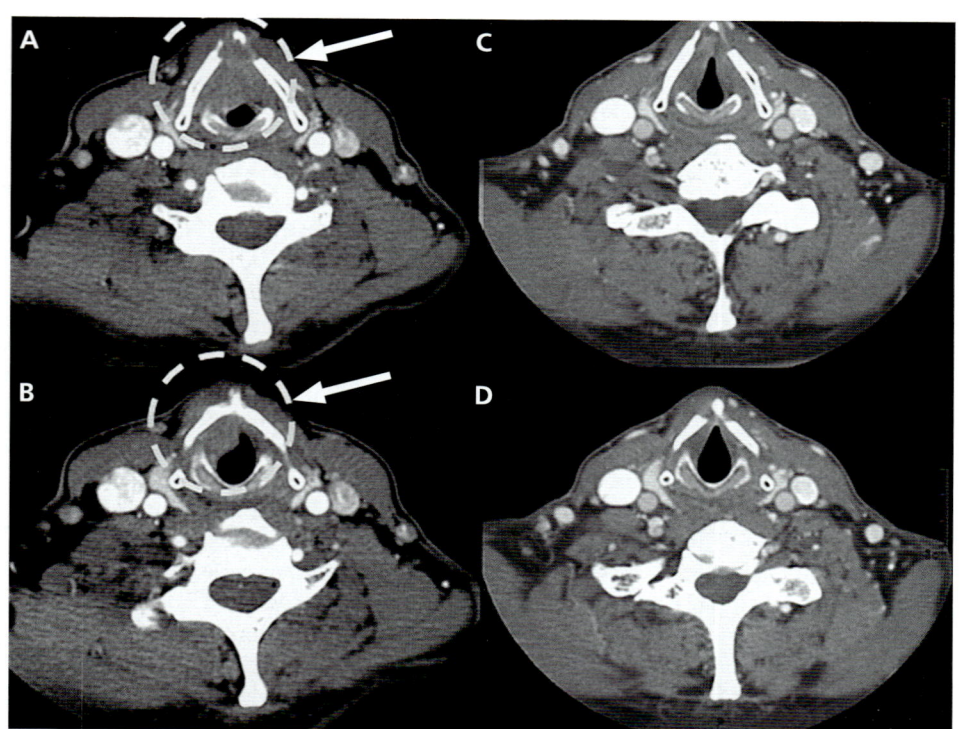

◀ **FIGURA 2. (A e B)** Tomografia computadorizada de estadiamento e **(C e D)** após 1 mês do término do tratamento. Em **A e B**, o tumor (em destaque) foi estadiado como T3N0M0 em decorrência da invasão de espaço paraglótico. Em **B** observa-se resposta completa ao tratamento, confirmada por laringoscopia.

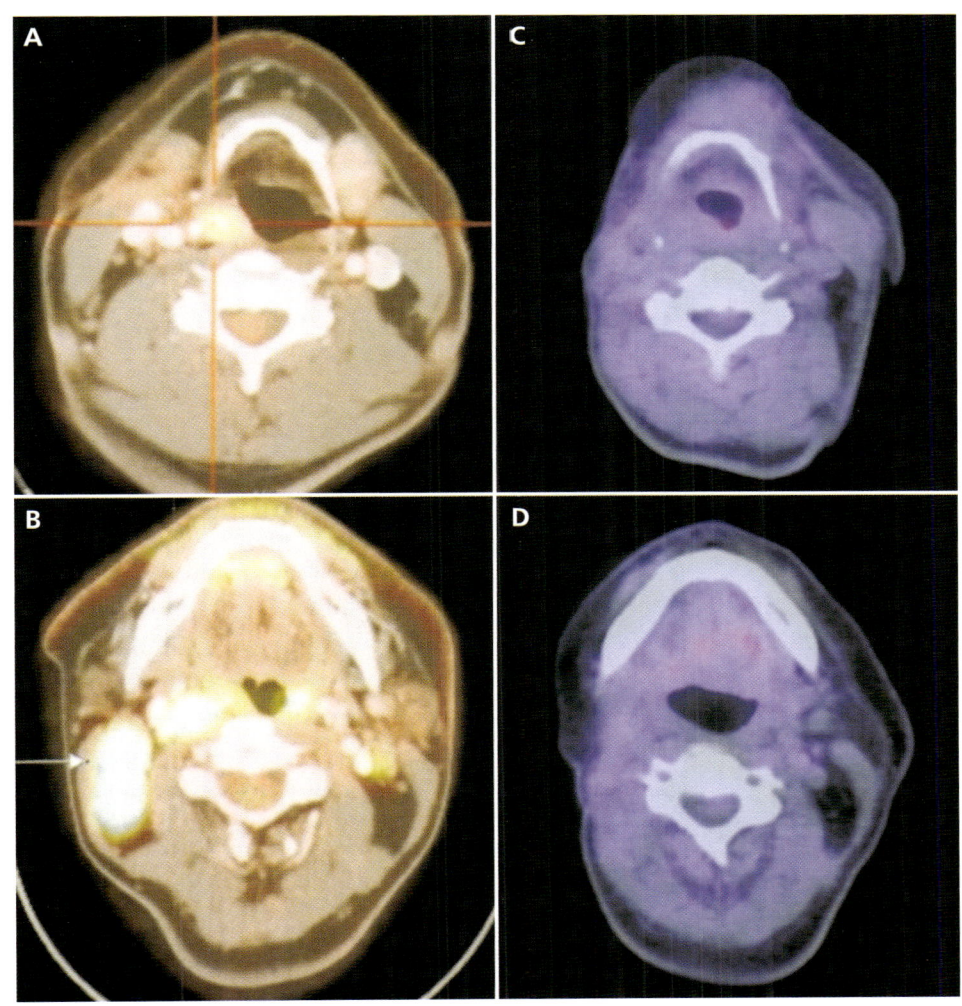

◀ **FIGURA 3.** (**A** e **B**) PET-CT realizado previamente para detecção do sítio primário (em destaque em **A** – seio piriforme) e estadiamento (T1N3M0). (**C** e **D**) PET-CT realizado 12 semanas após o término do tratamento, que confirma resposta completa.

cinoma epidermoide de laringe, estadiado como T3N0M0 por exames de imagem (Fig. 2). Avaliado pela equipe multiprofissional, foram expostas as possibilidades de tratamento, que seriam a laringectomia total ou quimiorradioterapia (terapia de preservação da laringe). Sem fatores de mau prognóstico, o paciente foi tratado com cisplatina 100 mg/m² endovenosa nos dias 1, 22 e 43 em combinação com RT, utilizando técnica de IMRT e IGRT. Durante o tratamento, recebeu suporte nutricional, psicológico, além de realizar sessões de *laserterapia* oral como profilaxia de mucosite. O tratamento foi completado sem atrasos, com mínima toxicidade (xerostomia grau 1, radioepitelite grau 2).

No segundo caso, um paciente de 51 anos se apresenta com tumoração cervical de 6 meses de evolução, com diagnóstico histológico de carcinoma epidermoide moderadamente diferenciado. Após exames de tomografia e panendoscopia, apresentava sítio primário desconhecido. O paciente foi submetido a exame de PET-CT, em que se evidenciou a lesão primária em seio piriforme, além de confirmar a captação em conglomerado linfonodal direito (Fig. 3). Foi estadiado como T1N3M0. Conforme demonstrado previamente, a disseminação linfonodal N3 é um importante fator prognóstico, associado à menor sobrevida, principalmente à custa da maior taxa de recidivas a distância. Assim, a terapia indicada para este paciente passa pela abordagem trimodal, englobando cirurgia, radioterapia e terapia sistêmica. Logo, o paciente foi inicialmente operado, sendo realizado esvaziamento cervical radical e colocação de catéter totalmente implantado. A seguir, foi iniciada terapia de preservação de órgão com TPF como terapia de indução e RT/cetuximabe como consolidação. O paciente concluiu todo o tratamento sem atrasos, tendo como toxicidades xerostomia, radioepitelite e mucosite de intensidades moderadas (grau 2). Após 12 semanas do término do tratamento, foi repetido PET-CT, que confirmou a resposta completa.

CONCLUSÕES

A terapia de preservação de órgão é uma realidade no câncer de cabeça e pescoço. Desde os primeiros estudos publicados, muito se evoluiu nos tratamentos sistêmicos, técnicas de radioterapia, exames de estadiamento e avaliação de resposta, bem como nas técnicas operatórias e conhecimento dos fatores prognósticos. À luz do conhecimento atual, é de grande importância compreender estes fatores e as diferentes possibilidades terapêuticas, que englobam a radioterapia, a quimioterapia, novas terapias-alvo dirigidas e mesmo a cirurgia. Em casos selecionados, com fatores prognósticos favoráveis, a combinação de quimioterapia e radioterapia pode ser considerada padrão, com boa taxa de controle da doença e efeitos adversos tardios aceitáveis. Por outro lado, pacientes com fatores de mau prognóstico devem ser avaliados para terapias mais complexas, envolvendo cirurgia, quimioterapia de indução, ou ambas. Por ser uma doença de decisões terapêuticas complexas e de forte impacto psicossocial, todos os pacientes devem ser acompanhados por uma equipe multiprofissional dedicada.

REFERÊNCIAS BIBLIOGRÁFICAS

1. Hennequin C, Favaudon V. Biological basis for chemo-radiotherapy interactions. *Eur J Cancer* 2002;38:223-30.
2. Pignon JP, Bourhis J, Domenge C et al. Chemotherapy added to locoregional treatment for head and neck squamous-cell carcinoma: three meta-analyses of updated individual data. *Lancet* 2000;355:949-55.
3. Pignon JP, Le Maitre A, Bourhis J et al. Meta-analyses of chemotherapy in head and neck cancer MACH-NC: an update. *Int J Radiat Oncol Bil Phys* 2004;60:1405-9.
4. Adelstein DJ, Adams GL, Wagner H et al. An intergroup phase III comparison of standard radiation therapy and two schedules of concurrent chemoradiotherapy in patients with unresectable squamous cell head and neck cancer. *J Clin Oncol* 2003;21(1):92-98.
5. Forastiere AA, Goepfert H, Maor M et al. Concurrent chemotherapy and radiotherapy for organ preservation in advanced laryngeal cancer. *N Engl J Med* 2003;349:2091-98.
6. Vermoken JB, Remenar E, van Herpen C et al. Cisplatin, fluorouraci, and docetaxel in unresectable head and neck cancer. *N Engl J Med* 2007;357:1695-704.
7. Posner MR, Hershock DM, Blajman CR et al. Cisplatin and fluorouracil alone or with docetaxel in head and neck cancer. *N Engl J Med* 2007;357:1705-15.

8. Hitt R, Grau JJ, Lopez-Pousa A et al. Final results of a randomized phase III trial comparing induction chemotherapy with cisplatin/5-FU or docetaxel/cisplatin/5-FU follow by chemoradiotherapy (CRT) versus CRT alone as first-line treatment of unresectable locally advanced head and neck cancer (LAHNC). *J Clin Oncol* 2009;27:15s(abstr 6009).
9. Ang KK, Berkey BA, Tu V et al. Impacto f epidermal growth factor receptor expression on survivial and pattern of relapse in patients with advanced head and neck carcinoma. *Cancer Res* 2002;62:7350-56.
10. Bonner JA, Harari PM, Giralt J et al. Radiotherapy plus cetuximab for squamous-cell carcinoma of the head and neck. *N Engl J Med* 2006;354:567-78.
11. Bonner JA, Harari PM, Giralt J et al. Radiotherapy plus cetuximab for locoregionally advanced head and neck cancer: 5-year survival data from a phase 3 randomised trial, and relation between cetuximab-induced rash and survival. *Lancet Oncol* 2010;11(1):21-28.
12. Lefebvre J, Pointreau Y, Rolland F et al. Sequential chemoradiotherapy (SCRT) for larynx preservation (LP): preliminary results of the randomized phase II TREMPLIN study. *J Clin Oncol* 2009;27:15s(abstr 6010).
13. Eisbruch A, Ten Haken RK, Kim HM et al. Dose, volume, and function relationships in parotid salivary glands following conformal and intensitymodulated irradiation of head and neck cancer. *Int J Radiat Oncol Biol Phys* 1999;45:577-87.
14. Braam PM, Roesink JM, Moerland MA et al. Long-term parotid gland function after radiotherapy. *Int J Radiat Oncol Biol Phys* 2005;62:659-64.
15. Hunt MA, Hsiung CY, Spirou SV et al. Evaluation of concave dose distributions created using an inverse planning system. *Int J Radiat Oncol Biol Phys* 2002;54:953-62.
16. Chao KS, Wippold FJ, Ozyigit G et al. Determination and delineation of nodal target volumes for head-and-neck cancer based on patterns of failure in patients receiving definitive and postoperative IMRT. *Int J Radiat Oncol Biol Phys* 2002;53:1174-84.
17. Grégoire V, Eisbruch A, Hamoir M et al. Proposal for the delineation of the nodal CTV in the node-positive and the post-operative neck. *Radiother Oncol* 2006;79:15-20.
18. Grégoire V, Levendag P, Ang KK et al. CT-based delineation of lymph node levels and related CTVs in the node-negative neck: DAHANCA, EORTC, GORTEC, NCIC, RTOG consensus guidelines. *Radiother Oncol* 2003;69:227-36.
19. Eisbruch A, Foote RL, O'Sullivan B et al. Intensity-modulated radiation therapy for head and neck cancer: emphasis on the selection and delineation the targets. *Semin Radiation Oncol* 2002;12:238-49.
20. Vergeer MR, Doornaert PA, Jonkman A et al. Ipsilateral irradiation for oral and oropharyngeal carcinoma treated with primary surgery and postoperative radiotherapy. *Int J Radiat Oncol Biol Phys* 2010;78(3):682-88.
21. Murdoch-Kinch C, Kim HM, Vineberg KA et al. Dose-effect relationships for the submandibular salivary glands and implications for their sparing by intensity modulated radiotherapy. *Int J Radiation Oncology Biol Phys* 2008;72(2):373-82.
22. Chao KS, Low DA, Perez CA et al. Intensity modulated radiation therapy in head and neck cancers: the Mallinckrodt experience. *Int J Cancer* 2000;90:92-103.
23. Lee N, Xia P, Quivey JM et al. Intensity-modulated radiotherapy in the treatment of nasopharyngeal carcinoma: an update of the UCSF experience. *Int J Radiat Oncol Biol Phys* 2002;53:12-22.
24. Arruda FF, Puri DR, Zhung J et al. Intensity-modulated radiation therapy for the treatment of oropharyngeal carcinoma: the Memorial Sloan-Kettering Cancer Center experience. *Int J Radiat Oncol Biol Phys* 2006;64:363-73.
25. Studer G, Huguenin PU, Davis JB et al. IMRT using simultaneously integrated boost (SIB) in head and neck cancer patients. *Radiat Oncol* 2006;1:7.
26. Eisbruch A, Kim HM, Terrell JE et al. Xerostomia and its predictors following parotid-sparing irradiation of head-and-neck cancer. *Int J Radiat Oncol Biol Phys* 2001;50:695-704.
27. Dodds MW, Johnson DA, Yeh CK. Health benefits of saliva: a review. *J Dent* 2005;33(3):223-33.
28. Lin A, Kim HM, Terrell JE et al. Quality of life after parotid-sparing IMRT for head-and-neck cancer: A prospective longitudinal study. *Int J Radiat Oncol Biol Phys* 2003;57(1):61-70.
29. Pow EH, Kwong DL, McMillan AS et al. Xerostomia and quality of life after intensity modulated radiotherapy vs conventional radiotherapy for early-stage nasopharyngeal carcinoma: Initial report on a randomized controlled clinical trial. *Int J Radiat Oncol Biol Phys* 2006;66:981-91.
30. Kam MKM, Leung S, Zee B et al. Prospective randomized study of intensity-modulated radiotherapy on salivary gland function in early stage nasopharyngeal carcinoma patients. *J Clin Oncol* 2007;25:4873-79.
31. Feng FY, Kim HM, Lyden TH et al. Intensity-modulated radiotherapy of head and neck cancer aiming to reduce dysphagia: early dose-effect relationships for the swallowing structures. *Int J Radiat Oncol Biol Phys* 2007;68(5):1289-98.
32. Peponi E, Glanzmann C, Willie B et al. Dysphagia in head and neck cancer patients following intensity modulated radiotherapy (IMRT). *Radiat Oncol* 2011;6:1.
33. Mock U, Georg D, Bogner J et al. Treatment planning comparison of conventional, 3D conformal, and intensity modulated photon (IMRT) and proton therapy for paranasal sinus carcinoma. *Int J Radiat Oncol Biol Phys* 2004;58(1):147-54.
34. Lee N, Chan K, Bekelman JE et al. Salvage re-irradiation for recurrent head and neck cancer. *Int J Radiat Oncol Biol Phys* 2007;68(3):731-40.
35. Rosenthal DI, Chambers MS, Fuller CD et al. Beam path toxicities to non –target structures during intensity-modulated radiation therapy for head and neck cancer. *Int J Radiat Oncol Biol Phys* 2008;72(3):747-55.
36. Hall EJ. Intensity-modulated radiation therapy, protons, and the risk of second cancers. *Int J Radiat Oncol Biol Phys* 2006;65 (1):1-7.
37. Ang K, Zhang Q, Wheeler RH et al. A phase III trial (RTOG 0129) of two radiation-cisplatin regimens for head and neck carcinomas (HNC): Impact of radiation and cisplatin intensity on outcome. *J Clin Oncol* 2010;28:15s(abstr 5507).
38. Farias TP, Dias FD, Fonseca TC et al. Análise de fatores clínicos, histopatológicos e moleculares (p53, Ki67, Bcl2 e PCNA) preditivos de resposta terapêutica à quimioterapia e radioterapia em pacientes com carcinoma espinocelular de laringe e orofaringe. *Rev Bras Cir Cabeça Pescoço* 2007;36(3):131-39.

CAPÍTULO 61

Reconstrução de Cabeça e Pescoço

Darlen Rodrigues Vieira ■ Larissa Silva Leitão Daroda ■ Romeu Ferreira Daroda
Mário Sergio Lomba Galvão ■ Terence Pires de Farias ■ Ana Carolina Pastl Pontes

INTRODUÇÃO

Não há dúvidas de que a reconstrução de cabeça e pescoço é um desafio ao cirurgião plástico. As margens de segurança em uma ressecção tumoral, por vezes, não podem ser dadas sem afetar estruturas nobres a sua vizinhança.[1]

Um dos mais destrutivos é o carcinoma espinocelular, mas uma variedade de tumores, como carcinomas basocelulares, melanomas e carcinomas adenoides císticos das glândulas salivares, podem resultar em significativas morbidade e mortalidade.[2]

TUMORES CUTÂNEOS

Para os carcinomas não melanomas, as localizações mais comuns em ordem decrescente são o nariz, seguido de região geniana, frontal, couro cabeludo e cervical. O que reflete a exposição à radiação ultravioleta o fator de risco mais importante para este tipo de câncer, seguidos da pele clara e imunidade celular prejudicada. O carcinoma espinocelular é mais agressivo e tem tendência maior a mestástases. O melanoma, por sua vez, é uma interface entre fatores genéticos de predisposição e exposição solar, sendo que a precisa contribuição deste último é controversa. Dez a 30% dos melanomas são da cabeça e pescoço, a densidade de melanócitos poderá estar maior nesta região pela defesa a exposição solar. Existem síndromes relacionadas com predisposição ao câncer cutâneo, como síndrome do nevo basocelular e xeroderma pigmentosa.[3] Estados de supressão imune crônica, como transplantados, também têm fator de risco aumentado, além de maior agressividade das lesões e risco de metástases.

Importante lembrar que pavilhão auricular, região periorbitária, perinasal e perioral são áreas de fusão embrionária que podem indicar penetração tumoral profunda e resultar em conduta biológica mais agressiva.[3] Sempre avaliar linfonodopatia, que, se positiva, indica tomografia computadorizada ou punção por agulha fina.

As margens de ressecção para carcinoma basocelular e epidermoide estão estipuladas em 3 a 5 mm em caso de lesões cutâneas menores que 2 cm e maiores, margens de 5 a 15 mm, dependendo se é forma de carcinoma basocelular esclerodermiforme e localização. Nestes casos, convém considerar o controle de margens por estudo de congelação ou cirurgia micrográfica de Mohs.

As margens de ressecção do melanoma são definidas pelos índices de Breslow e Clark. Nos casos de melanoma in situ, a margem de ressecção poderá ser de 0,5 cm e não será necessária a biópsia do linfonodo sentinela. Quando o índice de Breslow for inferior a 1 mm, margens de 1cm são adequadas. O linfonodo sentinela, neste caso, será realizado se ulceração presente. Quando o índice de Breslow estiver entre de 1-2 mm, a margem deverá ser entre 1 a 2 cm, quando o índice de Breslow estiver entre 2 a 4 mm, as margens deverão ser em torno de 2 cm, a mesma orientação continua válida para espessura maior que 4 mm. A partir da espessura 1 mm a biópsia do linfonodo sentinela é recomendada.[3]

OUTROS TUMORES DE CABEÇA E PESCOÇO

Os tumores da cabeça e pescoço também incluem aqueles da cavidade oral, orofaringe, nasofaringe, laringe, esses duas vezes mais frequentes em homens e relacionados com tabagismo, alcoolismo e infecção por HPV. Esses tumores são, em sua maioria, relacionados com o epitélio de revestimento, escamoso, estratificado, não queratinizado, o carcinoma epidermoide. É considerado, assim, um tumor de alto grau de malignidade, apresentando invasão local precoce e metástases linfáticas. Tumores de glândulas salivares são menos comuns, 80% deles acometem a parótida. Os tumores ósseos da região bucomaxilofacial, odontogênicos ou não, e tumores orbitários, são mais raros.[3]

A radioterapia e a quimioterapia têm sido adjuvantes ao tratamento. A radioterapia poderá ser o tratamento primário em casos de pacientes que não são candidatos a procedimento cirúrgico. As taxas de sobrevivência para algumas lesões avançadas têm sido similares em abordagens primárias com este tipo de tratamento em relação às ressecções radicais.

FORMAS DE RECONSTRUÇÃO

A história da reconstrução da cabeça e pescoço se inicia no ano 2000 a.C., em que algumas formas de reconstrução nasal foram descritas na Índia por amputação nasal causada por doença ou até mesmo adultério. Em 600 a.C. foi relatado o retalho frontal. No século XVI, Tagliocozzi realizou o primeiro retalho pediculado a distância do membro superior para a face. Em 1920, Gillies, o pai da reconstrução de cabeça e pescoço, avança em vítimas de trauma de guerra. Em 1960, foram descritos os retalhos deltopeitoral e temporal. Em 1976, Mc Craw et al. estudaram a macro e microanatomia da face, permitindo, assim, retalhos com base no suprimento sanguíneo.

A maioria dos defeitos da cabeça e pescoço tem uma reconstrução ideal, porém a reconstrução deverá ser selecionada fundamentada em fatores relacionados com defeitos anatômicos e funcionais, além de fatores relacionados com os pacientes, experiência e capacidade técnica disponível. Devemos tentar reconstruir, com base em uma escala de complexidade, de formas mais simples até as mais complexas: cicatrização por segunda intenção, síntese primária, enxertia, retalhos locais, retalhos regionais, distantes ou transferências livres de tecidos.[1]

Enxertia

A enxertia é a forma mais simples de reconstrução da cobertura cutânea superficial da cabeça e pescoço. Existem limitações quanto ao leito receptor que deverá ser capaz de irrigar uma fina camada superficial de pele. A enxertia não se aplica à superfície óssea ou superfície cartilaginosa sem suas superfícies nutridoras, o periosteo e pericôndrio, respectivamente ou áreas irradiadas e infectadas. Desde que possa ser aplicada, tem suas indicações, por exemplo, quando depararmos com tumores agressivos que haja chance de recidiva. Além de ser muito útil a algumas áreas doadoras, complementando a síntese dos tecidos.[4]

Nas reconstruções de cabeça e pescoço, pelas unidades anatômicas nobres, devemos dar preferência para enxertos de pele total em que a espessura da derme é mantida integralmente, diferente do enxerto parcial, assim teremos melhores resultados pela menor contração secundária no leito receptor, além de mais resistência e melhor aspecto em textura e coloração. O enxerto de pele total tem maior taxa de insucesso e necessita da síntese da área doadora. Ideal que a área doadora esteja próxima ao local de ressecção.[3] Áreas doadoras possíveis: pele excedente da pálpebra superior, retroauricular, pré-auricular e supraclavicular. Por vezes, em similaridade e necessidade de maior extensão, pode-se optar por enxerto de pele parcial do couro cabeludo.

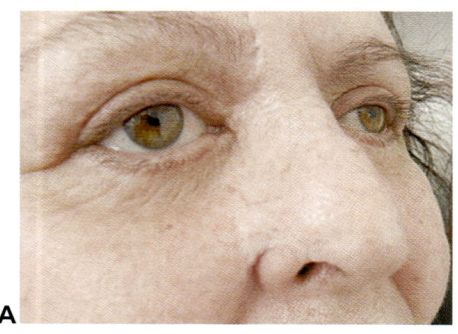
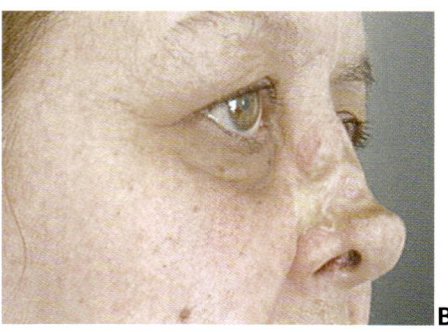

◀ **FIGURA 1. (A e B)** Demonstração da qualidade da pele de um enxerto comparada à reconstrução posterior de toda a subunidade do dorso nasal com retalho frontal mediano.

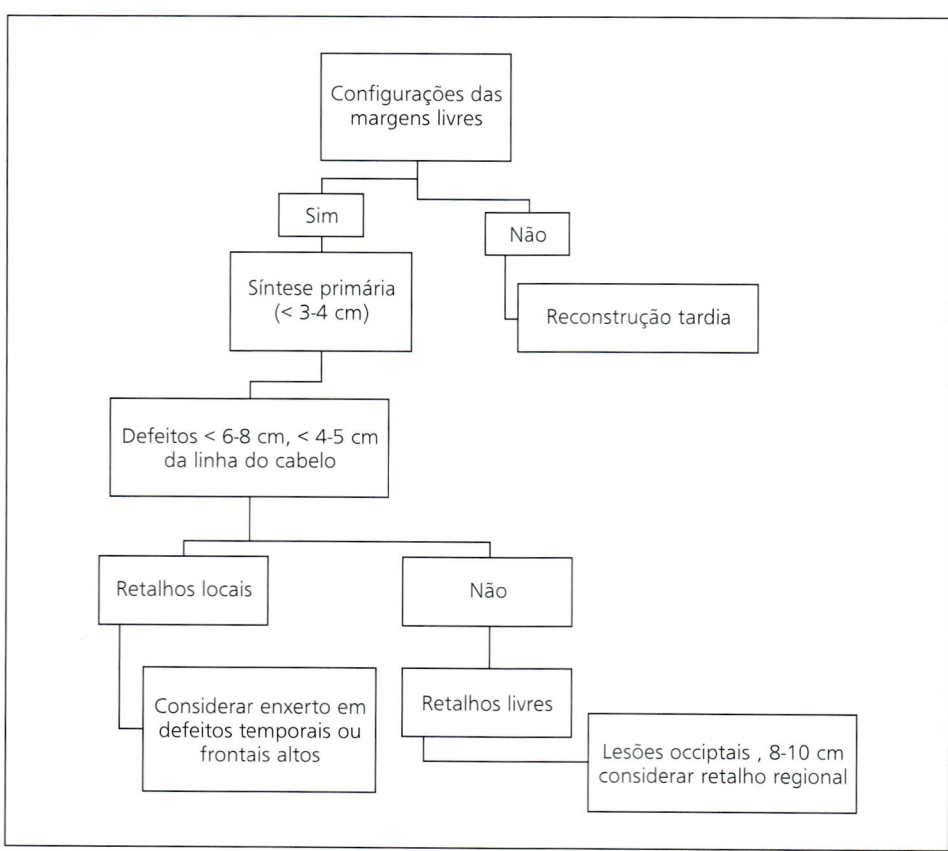

◀ **FIGURA 2.** Reconstrução oncológica dos defeitos do escalpo. (Adaptada de Iblher, N et al.).[6]

Retalhos locais e regionais

A reconstrução de defeitos cutâneos de partes anatômicas superficiais da cabeça e pescoço beneficia-se com retalhos locais pela textura e coloração semelhantes (Fig. 1).

Importante considerar a relação do defeito e chance de cura do tumor por meio de exames de congelação. Detalhes importantes são o descolamento adjacente e posicionamento de cicatrizes em áreas de dobras naturais e sombras.[5]

■ RECONSTRUÇÕES OCCIPITAL, FRONTAL E DO COURO CABELUDO

Tumores malignos primários do couro cabeludo são comuns e derivam da pele. Tumores atribuídos ao dano actínico têm mostrado constante aumento na incidência, por ser área de exposição. Também por serem expostos, na maior parte dos casos são abordados em estágios mais precoces, levando a defeitos menores e subsequentes reconstruções menos complexas. Ao contrário, pacientes não submetidos ao tratamento em tempo hábil ficam sujeitos a cirurgias que envolvem múltiplas especialidades pela possibilidade de invasão para estruturas, como a tábua óssea, podem ainda ser submetidos a vários procedimentos de ressecção tumoral por margens de segurança oncológica insuficiente (Fig. 2).[6]

A reconstrução por meio de síntese primária pode ser dificultada pela característica inelástica do couro cabeludo e convexidade do crânio.

A enxertia poderá ser realizada diretamente no pericrânio, considerando a radicalidade cirúrgica necessária. Não tem indicação diretamente na porção óssea, somente seria se a córtex óssea estivesse totalmente excisada, expondo a díploe, o que está desanconselhado por complicações frequentes.[7] Ainda existe possibilidade de enxertia na ausência do pericrânio, se a trepanação óssea for feita permitindo a granulação posterior. Embora seja uma técnica fácil de ser realizada, tem resultado cosmético insuficiente. Cicatrização por segunda intenção pode ser uma opção, principalmente para defeitos frontais, onde deixa como resultado uma placa cicatricial de resultado cosmético aceitável.

Retalhos do couro cabeludo e região frontal são muitos seguros pelo suprimento arterial abundante com base nas artérias carótidas externa (temporal superficial, auricular posterior e occipital) e interna (supratroclear e supraorbital). Para defeitos menores na região frontal, próximos à região do supercílio, temos opção de retalhos de avanço bipediculados, A-T, H ou em V-Y (Fig. 3).[8]

Os retalhos de rotação e avanço são modalidades de escolha para síntese de pequenos a moderados defeitos de couro cabeludo. Os mais usados são os retalhos romboides (Limberg), ou, quando necessário, acrescentar mais de uma dessa forma de retalho, como duplo romboide ou Tri-Limberg, e também os de rotação como Yin e Yang, popularmente conhecido como retalho em cataveneto (Figs. 4 a 6).[9]

Ao realizar incisões de relaxamento na gálea aponeurótica, poderemos adicionar comprimento ao retalho, sempre levando em conta evitar a possibilidade de incisar vasos que contribuam para a nutrição do mesmo. Expansões poderão ser usadas em reconstrução, porém, incluem a necessidade de procedimentos múltiplos, de tolerar o processo de expansão, manter o controle oncológico de lesões, além do potencial de extrusão e infecção. Os retalhos pediculados, como trapézio e grande dorsal, poderão ser utilizados em reconstrução de defeitos posterolaterais do pescoço. O retalho miocutâneo do músculo trapézio permite três

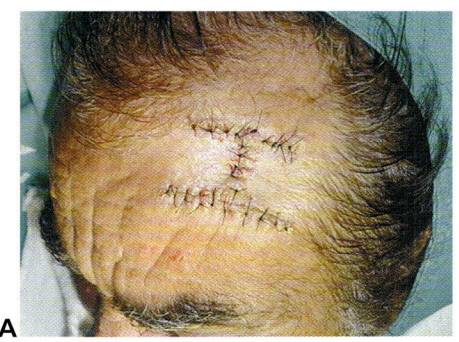
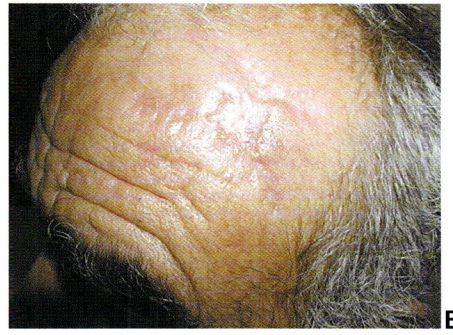

◀ **FIGURA 3.** (**A** e **B**) Sequência de um tumor cutâneo frontal excisado e reconstruído com retalhos de avanço em H.

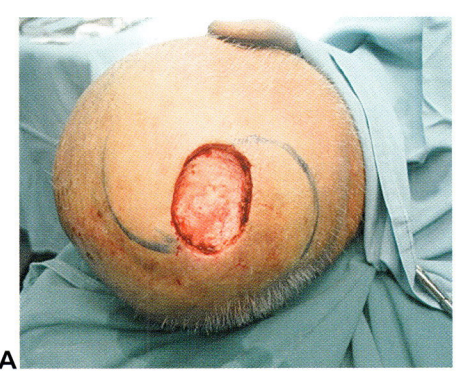
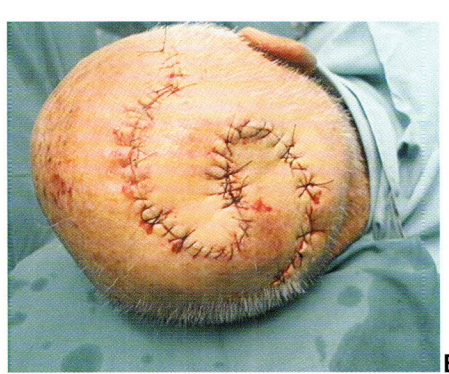

◀ **FIGURA 4.** (**A** e **B**) Após excisão de tumor cutâneo do couro cabeludo, segue a reconstrução com retalho Yin-Yang.

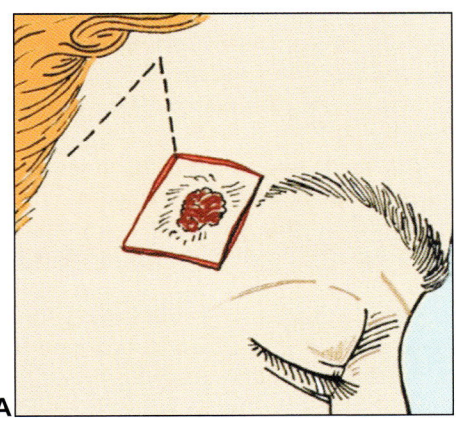
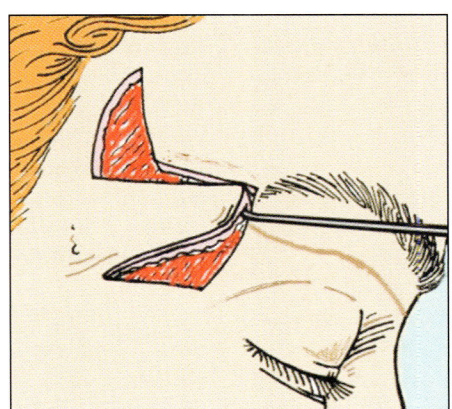
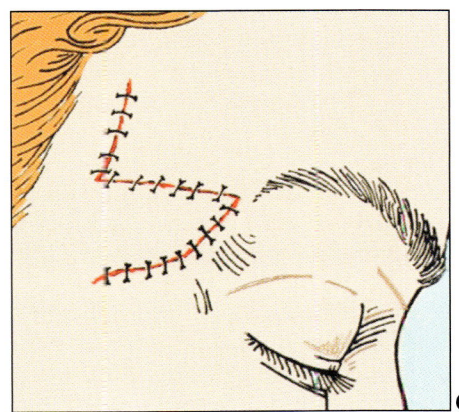

▲ **FIGURA 5.** (**A-C**) Demonstração de um retalho romboide – Limberg.

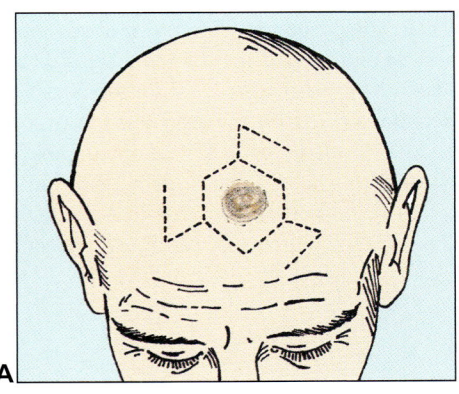
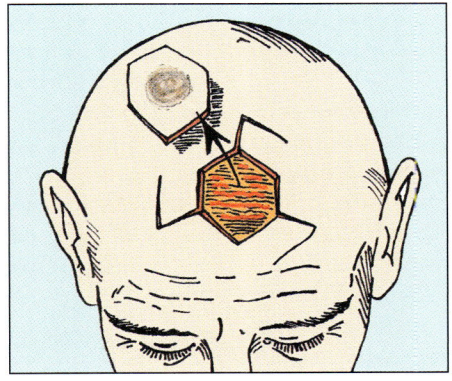
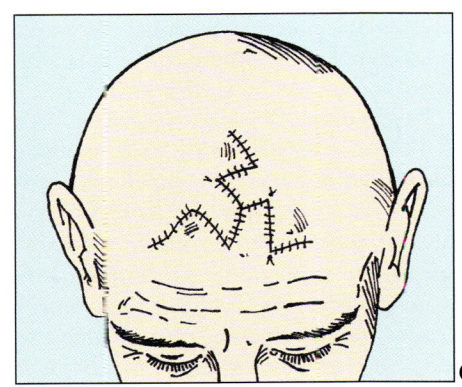

▲ **FIGURA 6.** (**A-C**) Reconstrução de defeito do couro cabeludo com retalhos romboides (Trilimberg).

tipos de retalhos, superior, lateral e inferior, sendo este último mais versátil e tem um pedículo longo. As principais desvantagens são o sacrifício do nervo acessório e possibilidade de enxertia.[10]

Reconstrução da orelha

A orelha externa é propensa a tumores cutâneos pela sua projeção e exposição. Aproximadamente 5 a 8% de todos os cânceres de pele estão localizados nessa região. Os carcinomas basocelulares perfazem 75% de todos os tumores cutâneos, enquanto os carcinomas espinocelulares ficam em torno de 20%. Há publicações, em contraste, que referem ser o carcinoma espinocelular o de maior frequência na orelha externa. Aproximadamente 45 a 55% estão localizados na hélix.[11]

A anatomia da orelha é a mais complexa para a reconstrução e felizmente não define beleza facial. Há concavidades, convexidades, súbitas curvaturas e uma pele delgada aderida a uma estrutura fina de cartilagem através de seu pericôndrio, já que tecido adiposo, ainda que exista, só faz uma camada mais espessa na face posterior. A orelha externa atinge seu tamanho de 85% da idade adulta já na infância pelos 3 a 6 anos de idade. Compõem-se de hélice, antiélice, raiz da antiélice, tragos, antitragos, sulco intertragal, fossa escafoide, fossa triangular, concha *cymba*, concha *cavum* e lóbulo. A estrutura cartilaginosa apenas forma os

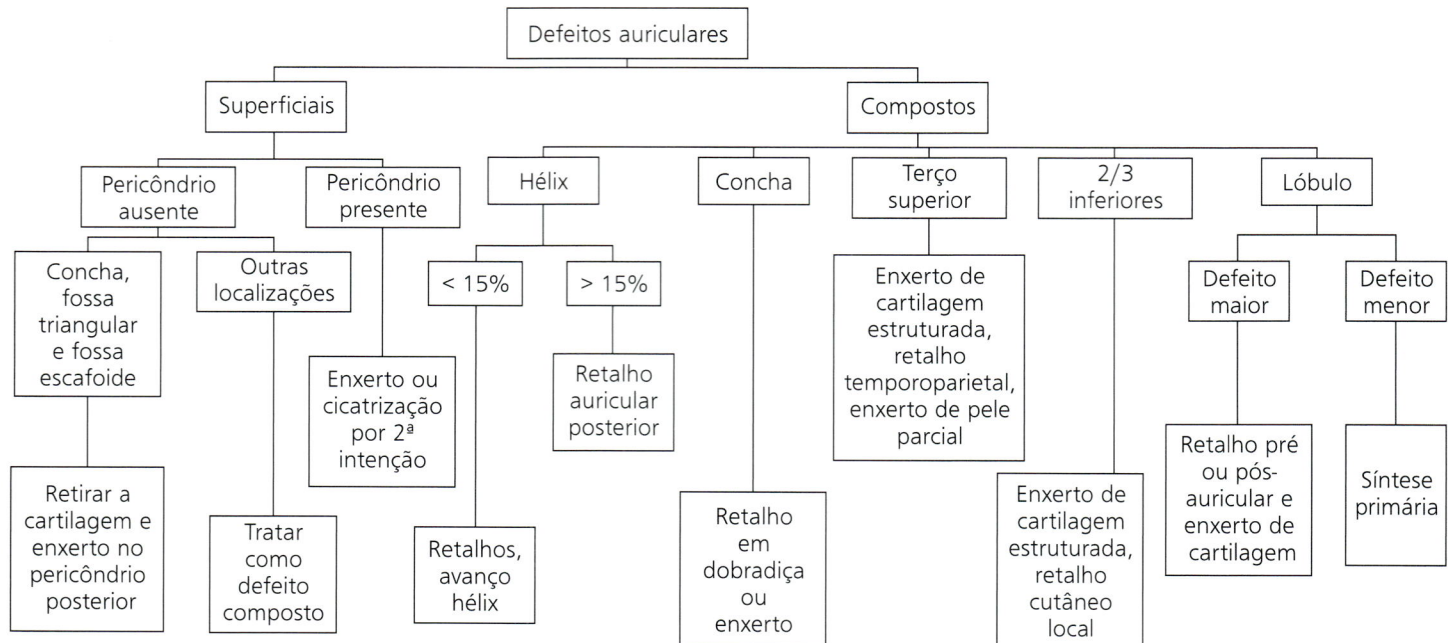

▲ **FIGURA 7.** Reconstrução auricular.

dois terços superiores da orelha. O lóbulo é formado de pele e tecido fibroadiposo. Quanto à irrigação, a artéria temporal superficial e artéria auricular posterior são as principais contribuintes da orelha externa. Ambas surgem do sistema carotídeo externo. A sensibilidade é provida por ramos dos nervos cranianos e plexo cervical. Uma anestesia em bloqueio de campo permite boa analgesia sem distorções, somente a área conchal e meato necessitam de reforço anestésico por sua inervação não ser a mesma.[11]

Quando planejar a reconstrução apropriada, o cirurgião precisa estar ciente das regiões anatômicas auriculares, pois a orelha externa é dividida em três níveis: de medial para lateral são concha, antélice e hélice incluindo o lóbulo. Esta categorização é útil, pois a perda da cartilagem a nível conchal não necessita de reposição, pois não afetará o tamanho ou forma da orelha. A perda de cartilagem nos dois níveis laterais, com exceção das fossas escafoide e triangular, pode alterar o contorno, suporte e a forma significativamente. A espessura também é algo relevante. Um defeito superficial, envolvendo apenas pele, é tratado de forma diferente a um defeito composto, envolvendo cartilagem e pericôndrio ou um defeito em plano total. Pela facilidade de progressão e acometimento de linfonodos, esses tumores podem ser de difícil tratamento. Reconstruções complexas podem mascarar uma recidiva precoce ou alterar o padrão da drenagem linfática (Fig. 7).[11]

Os defeitos superficiais requerem consideração especial. A pele anterior é firmemente aderida à cartilagem adjacente, e essa característica impede a sutura primária até mesmo com descolamentos. A cicatrização por segunda intenção seria a opção mais adequada. Fossa escafoide, fossa triangular, conchas *cymba* e *cavum* cicatrizam bem dessa forma até em prazo máximo de um mês em defeitos menores do que 1 cm. Essas feridas normalmente possuem pouca sintomatologia álgica e requerem cuidados diários mínimos. Além de que este tipo de tratamento na orelha segue com mínima contração, porque a cartilagem a impede. Os defeitos envolvendo o conduto auditivo externo se deixados para a cicatrização por segunda intenção podem evoluir para a estenose do conduto. Se somente a pele for ressecada e o pericôndrio estiver mantido, a enxertia de pele total pode ser uma boa opção. As desvantagens estão relacionadas com a morbidade da área doadora, pois diferenças na cor e textura são menos prováveis, se as áreas doadoras forem próximas, como a pele pré- ou retroauricular.[11]

Defeitos da hélice

São mais bem reconstruídos convertendo-os como defeitos em plano total. Poderão, então, ser reconstruídos por retalhos de tecidos vascularizados periauriculares. Exemplos incluem retalho bilobado da pele auricular posterior, retalho de avanço e rotação, retalho de pele retroauricular (mastoide) e retalhos de pele pré-auricular. Pode ser que este tipo de reconstrução exija algum tempo cirúrgico adicional. Síntese direta de um defeito triangular poderá ser realizada, se o defeito for menor que 15% da altura do pavilhão auricular. Nesses casos, seria adequada uma modificação em estrela, em que triângulos em espessura total são excisados na fossa escafoide para evitar protrusão lateral. Para defeitos um pouco maiores há outras opções, como retalhos de avanço da própria hélice publicados por Antia e Buck, em 1967 (Fig. 8).[12]

O procedimento tem-se mostrado adequado para defeitos menores que 20 mm, com o mínimo de encurtamento, estendendo as incisões superior e inferiormente até o lóbulo para aproximação dos retalhos. Para melhor acomodação, triângulos de Burow podem ser excisados nas extremidades. Esses métodos diminuem a altura da orelha, mas preservam o contorno. Opção a esta técnica seria o enxerto composto da orelha contralateral. A vantagem seria na simetrização, pois haveria o encurtamento da outra. O retalho composto é adequado para defeitos em torno de 25%, a porção excisada deverá ser a metade do defeito e menor do que 1,5 cm pelo risco da perda por insuficiência nutrição vascular.[13]

Para defeitos extensos de hélice maiores do que 30%, há a opção do retalho da pele retroauricular. Citado por Steffanoff, é realizada em 3 tempos com a permanência do defeito enquanto há tubulização de um retalho de pele retroauricular que, em 3 semanas, é posicionado no defeito da hélice e por mais esse período seja seccionado, sendo nesses casos o defeito da área doadora fechado de forma primária. Como opção, pode ser realizada em dois tempos, sendo o retalho diretamente posicionado no defeito, área doadora não fechada, posteriormente enxertada no mesmo tempo da secção do retalho. Enxertia posterior de cartilagem poderá ser importante para sustentação e volume, se necessária (Fig. 9).[14]

Defeitos do lóbulo

São em sua maior parte resolvidos por síntese primária por sua maleabilidade. Em caso da necessidade de reconstrução total do lóbulo, Yotsuyanagi descreveu um método em que um retalho da pele retroauricular com pedículo inferior é associado a um enxerto de cartilagem conchal no mesmo estágio. Essa forma de reconstrução não associada à cartilagem seria o retalho auriculomastóideo primeiramente descrito por Brent em 1976.[15]

Defeitos da concha

São reparados por várias formas, até por segunda intenção, desde que não esteja localizado próximo ao conduto. Uma alternativa se o pericôndrio estiver intacto é a enxertia de pele total. Até mesmo sem o pericôndrio e cartilgem subjacente poderá haver enxertia sobre o pericôndrio posterior. Excelente opção para defeitos totais da concha é o retalho em dobradiça da pele posterior em ilha, descrito por Masson.[13] Atende a dimensão de

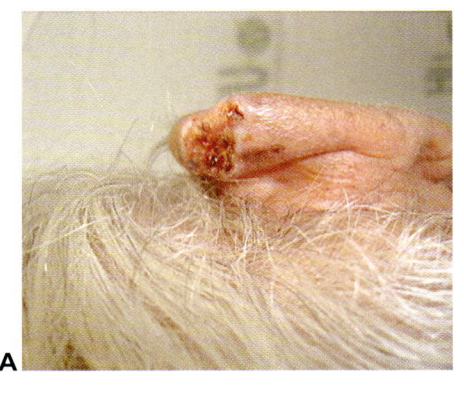
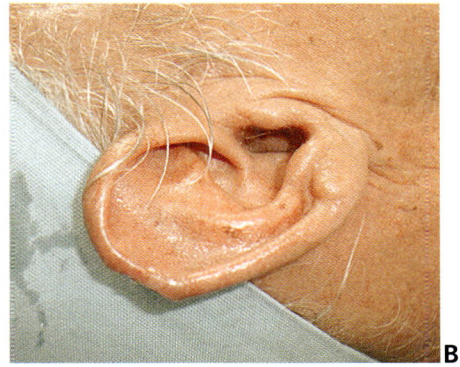
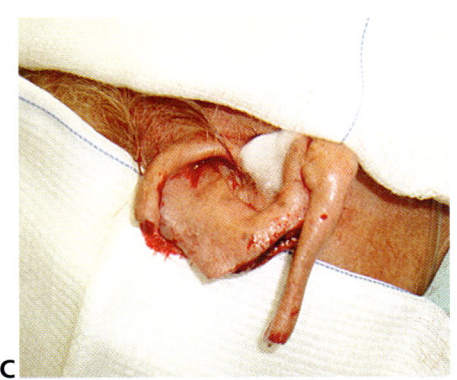
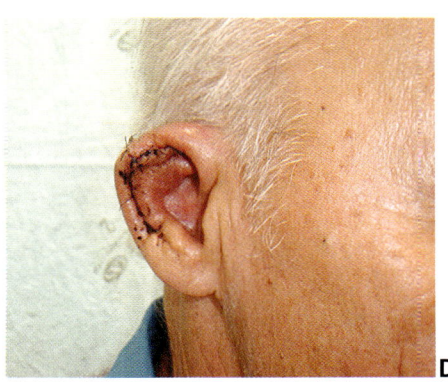

◄ **FIGURA 8. (A-D)** Reconstrução em polo superior da orelha com retalho de avanços da hélice (Antia e Buck).

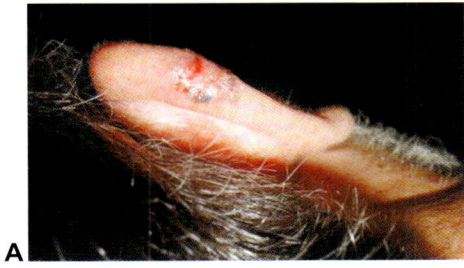
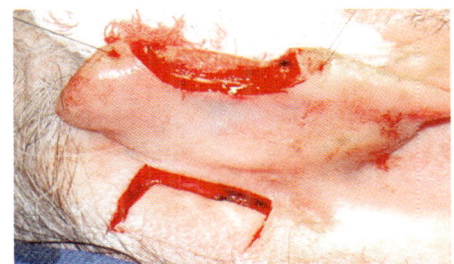
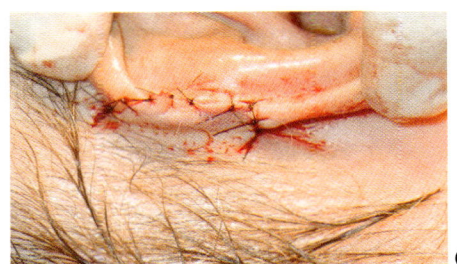
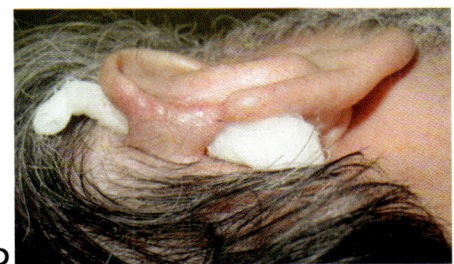
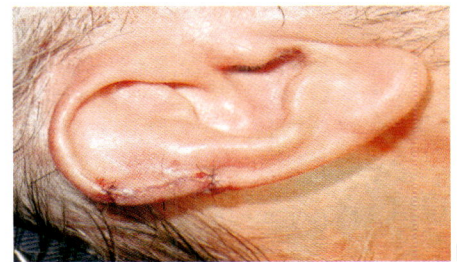

◄ **FIGURA 9. (A-E)** Etapas da reconstrução de defeito em plano total de hélice com retalho auricular posterior.

até 5×6 cm de defeito cutâneo, pode ser disponibilizado com boa confiabilidade. O pedículo é subcutâneo, com base em ramos da artéria auricular posterior (Fig. 10).

Defeitos do polo superior da orelha

Em plano total requerem nova estrutura em arcabouço cartilaginoso que poderão ser ressecadas da própria cartilagem auricular contralateral, septo nasal e cartilagem costal, sendo esta última preferencial pela disponibilidade maior em cartilagem e possibilidade de modelagem. A pele pós-auricular é ideal para refazer a superfície cutânea e não há cobertura pilosa. O retalho da fascial temporoparietal poderá complementar a reconstrução, dando cobertura à cartilagem antes da cobertura cutânea e permite inclusive enxertia. Um método alternativo para reconstrução do polo superior, descrito por Yotsuyanagi, envolve um retalho condrocutâneo da concha, onde se reconstrói o defeito da área doadora por um retalho em dobradiça e subsequente enxertia da pele auricular posterior.[16]

Defeitos de dois terços inferiores da orelha

De forma diferente ao polo superior podem ser adequadamente reconstruídos com as peles pós-auricular e cervical, também estruturados com enxertia cartilaginosa.

Defeitos auriculares completos

São raros e indicam doença avançada ou extremamente agressiva. Se o paciente ficar livre de doença e estável do ponto de vista oncológico poderá ser submetido à reconstrução total de orelha em vários estágios ou prótese auricular osteointegrada, o que diminuiria uma reconstrução em quatro tempos cirúrgicos. Os estágios de uma reconstrução total são primeiramente retirar o enxerto cartilaginoso costal, incluindo a sincondrose da sexta e sétima cartilagens costais, esculpida e colocada sob a pele da mastoide. O lóbulo será criado em um segundo estágio. Em um terceiro tempo seria a formação de um sulco pós-auricular, e o estágio final seria a confecção de um tragos.[11]

Reconstrução periorbitária

A maioria dos tumores palpebrais ocorre entre os 40 e os 60 anos. O carcinoma basocelular é o tumor maligno mais frequente seguido do carcinoma espinocelular e pelo carcinoma sebáceo.

A anatomia palpebral é constituída de estruturas delicadas e específicas. A pele palpebral é muito fina, possuindo folículos pilosos, glândulas sudoríparas e sebáceas. A derme é bastante delgada e de textura frouxa. Apresenta grande elasticidade, e o tecido subcutâneo é extremamente delgado. A rigidez e o contorno palpebral são garantidos pelas placas tarsais (tarso) que são formadas por tecido conectivo denso, medindo a

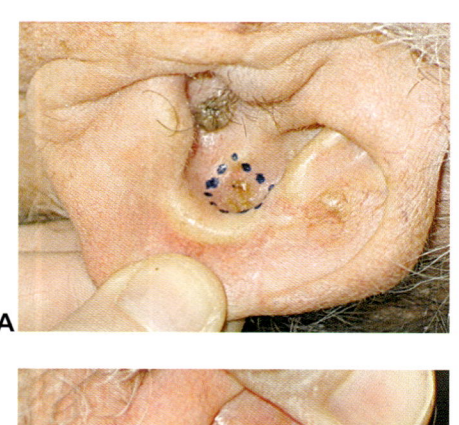
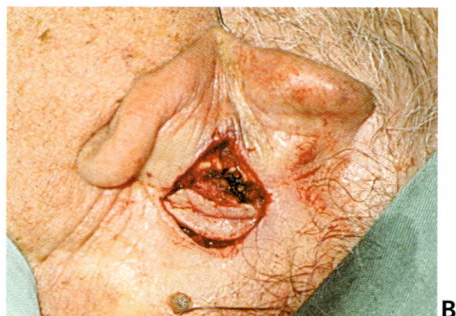
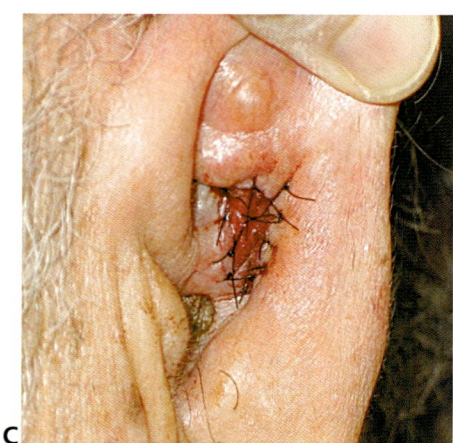
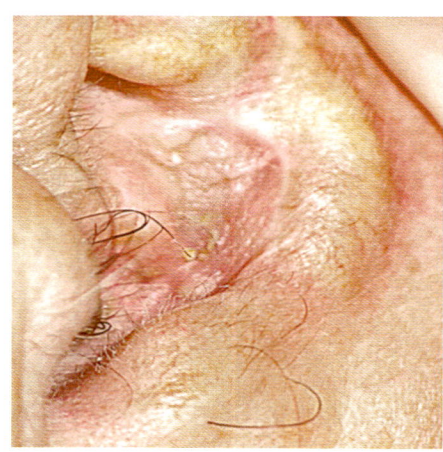

◀ **FIGURA 10. (A-D)** Reconstrução da concha auricular com retalho em dodradiça (Masson).

superior cerca de 30 mm de comprimento, 10 a 12 mm de largura e 1 mm de espessura, e a inferior apresenta mesmo comprimento e espessura com largura em torno de 5 mm. Cada pálpebra é uma estrutura bilaminar dividida pelo septo orbitário, que é uma lâmina de fáscia de espessura variada que, na pálpebra superior, funde-se com a aponeurose do músculo elevador e, na pálpebra inferior, une-se à margem inferior do tarso. Na pálpebra superior nós temos a lâmina anterior que é composta de pele e músculo orbicular ocular, e a lâmina posterior é composta de tarso, aponeurose do músculo elevador da pálpebra superior, músculo de Müller e da conjuntiva. Na pálpebra inferior a lâmina anterior é composta de pele e músculo orbicular ocular, e a lâmina posterior de tarso, fáscia capsulopalpebral e conjuntiva. O músculo orbicular é inervado pelo 7º par craniano e é responsável pelo fechamento palpebral. O músculo elevador da pálpebra superior é inervado pelo 3º par craniano e auxiliado pelo músculo de Müller, formado por fibras lisas e de inervação simpática, faz a abertura palpebral.[1]

A pálpebra é uma estrutura dinâmica, complexa e delicada que tem funções complexas, relacionadas com o olho, e a sua reconstrução deve primar pela substituição de tecidos lesados ou ausentes por tecidos com características semelhantes e recuperação da função, seja pela preservação das estruturas presentes ou criando mecanismos que possam substituí-los adequadamente além da manutenção de um equilíbrio estético.[1]

Lesões superficiais

São denominadas lesões superficiais aquelas que atinjam apenas a lâmina anterior da pálpebra e podem ser tratadas na maioria das vezes com sutura apenas. Este tipo de tratamento está indicado apenas para pequenas lesões, onde não irá haver tensão da pele. Nas lesões mais extensas há necessidade de utilizar enxertos ou retalhos.

Os enxertos de pele podem fornecer resultados satisfatórios quando a pele for retirada de local adequado, observando-se a necessidade de um enxerto de características semelhantes à da pele normal da pálpebra. A pálpebra superior é a área doadora que apresenta os melhores resultados estéticos e funcionais, mas a quantidade de material disponível nem sempre é suficiente. Outra opção são os enxertos de pele retroauriculares, pré-auriculares e supraclaviculares. Na impossibilidade de obter pele de espessura total fina pode-se usar pele de espessura parcial.[2]

Retalhos locais de rotação, transposição e avanço podem ser usados.

Os retalhos de rotação, geralmente laterais, são bastante utilizados por fornecerem quantidade suficiente de pele em defeitos grandes sem distorção palpebral e necessitarem apenas de um tempo cirúrgico.[1]

Os retalhos de transposição utilizados são Fricke e bipediculado de Tripier. O retalho de Fricke da região palpebral superior ou região frontal é unipediculado e utilizado principalmente em lesões de dimensões reduzidas e tem desvantagens como elevação do supercílio e, em alguns casos, necessidade de um segundo tempo cirúrgico para corrigir uma possível dobra de pele ("orelha") na sua base. O retalho bipediculado de Tripier é retirado da pálpebra superior e utilizado para cobertura de defeitos maiores, mas tem como desvantagem necessitar sempre de dois tempos cirúrgicos (Fig. 11).[2]

Os retalhos de avanço devem ser utilizados para lesões pequenas, mas deve-se ter atenção porque apresentam mobilidade restrita, o que

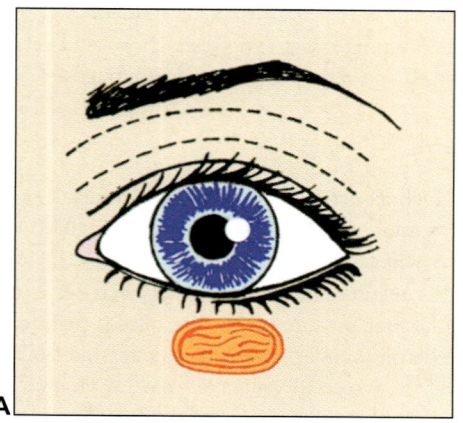
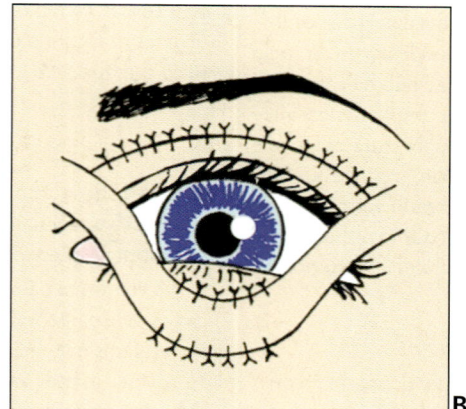
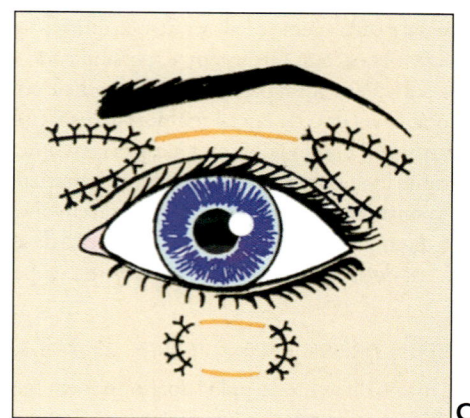

▲ **FIGURA 11. (A-C)** Etapas da reconstrução de pele superficial da pálpebra inferior com retalho bipediculado de Tripier.

pode acarretar certo grau de tensão na sutura, resultando em alteração da margem palpebral.

Após avaliação de diversos tipos de tratamento empregado por nós e outros autores, podemos afirmar que a utilização de enxerto de pele total e retalhos de rotação resultam em melhores resultados estéticos e funcionais. A escolha fica a critério do cirurgião que a fará com base nas características do defeito resultantes da retirada da lesão e no indivíduo como um todo. Na maioria dos casos utilizamos o enxerto de pele nos defeitos superficiais e menores em relação aos que indicamos os retalhos.[2]

Lesões em plano total

São denominadas lesões em plano total aquelas que atingem toda a espessura palpebral, necessitando de reconstruções mais complexas com o objetivo de repor os tecidos perdidos em todas as camadas, utilizando tecidos os mais semelhantes possíveis. A pele utilizada deverá ser semelhante em coloração, espessura e elasticidade. A conjuntiva e o tarso poderão ser substituídos por cartilagem e mucosa do septo nasal ou retalho pericôndrio-cutâneo da orelha.[1]

Pálpebra inferior

Defeitos de até 25% do seu tamanho total horizontal podem ser suturados diretamente, utilizando técnica descrita por Mustardé: a conjuntiva deve ser suturada com fio de náilon 6,0 que inicia penetrando na pele, aproxima às margens da lesão e sai na pele. Com isto o nó fica externo, evitando contato e possível lesão do globo ocular. Para o alinhamento da pálpebra se faz a sutura do bordo palpebral com ponto na linha cinzenta com fio seda 5,0. A musculatura é suturada com fio absorvível fino e a pele com náilon 5,0 sutura contínua ou pontos separados. A técnica de zetaplastia é raramente empregada.[1]

Quando a lesão for maior no sentido horizontal (entre 25 e 50% do seu tamanho total original) que vertical, podemos utilizar o retalho bipediculado de Tripier. Se a conjuntiva e o tarso não puderem ser mobilizados para fazer o forro, utilizamos enxerto pericôndrio-cutâneo. Esta cirurgia necessita de um segundo tempo para secção do pedículo que acontece após 3 semanas. Lembrar sempre que até 25% do tamanho original da pálpebra podem ser fechados diretamente e por isso deve ser desprezado para o cálculo da reconstrução. Retalhos laterais também poderão ser utilizados, avanço com rotação medial e cantotomia (Fig. 12).[1]

O retalho tarsoconjuntival da pálpebra superior é bastante empregado e baseia-se na confecção de um retalho da pálpebra superior que inclui tarso (preservando de 3 a 5 mm de sua porção inferior) e conjuntiva com músculo de Müller. A cobertura da lamela anterior poderá ser feita por enxerto (mais utilizado por nós) ou retalho cutâneo. Esta cirurgia também necessita de um segundo tempo cirúrgico para secção do pedículo que acontece após 3 semanas (Fig. 13).[17,18]

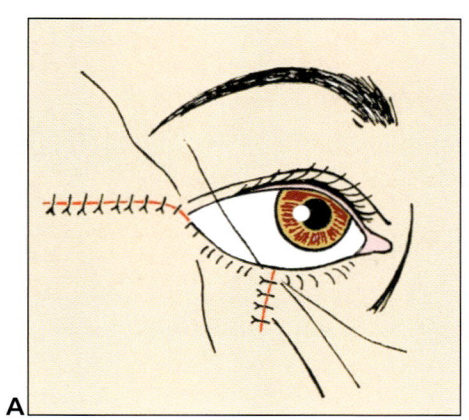
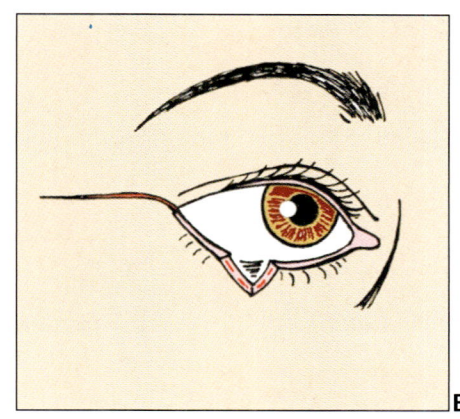

◀ **FIGURA 12.** (**A** e **B**) Avanço medial com cantotomia para defeitos palpebrais em plano total entre 25 a 30%.

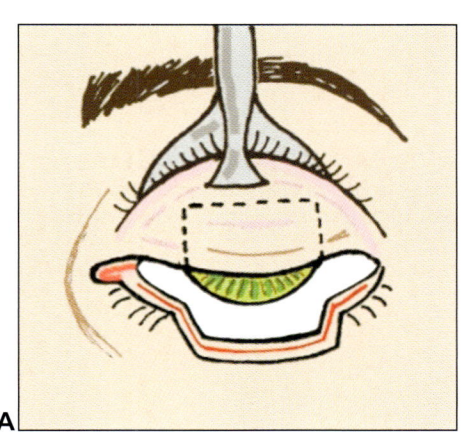
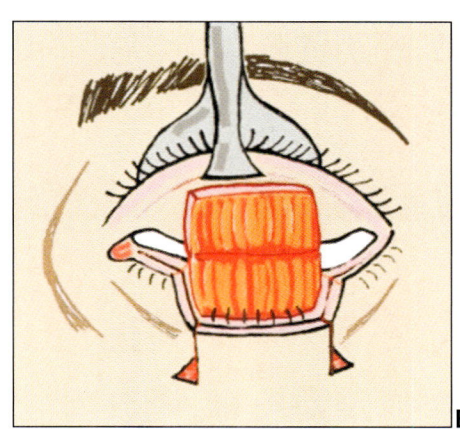
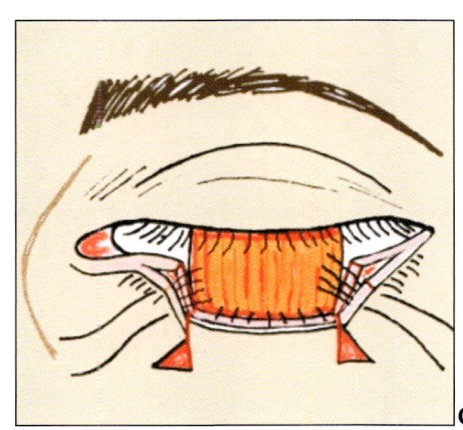
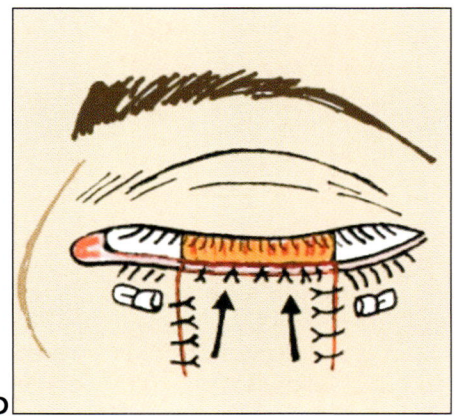
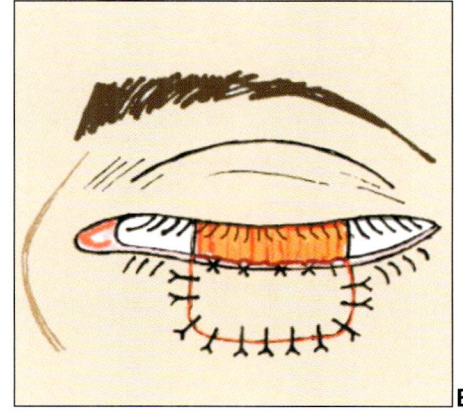

◀ **FIGURA 13.** (**A-E**) Etapas da reconstrução em plano total da pálpebra inferior com retalho tarsoconjuntival. (**D**) Avanço da pele palpebral. (**E**) Enxerto de pele. Secção do pedículo em 3 semanas.

Os defeitos maiores (entre 50% e a totalidade da extensão da pálpebra inferior) necessitam de retalhos faciais associados à reconstrução da lamela posterior, como na técnica de reconstrução descrita por Mustardé. Esta tem a vantagem sobre as outras por ser num único tempo cirúrgico e não haver nenhum tipo de trauma sobre a pálpebra superior. Esta técnica é a preferida pelos autores pois entende-se que a pálpebra superior tem uma função muito maior na proteção do globo ocular. A técnica consiste na confecção de um retalho facial que deverá ser descolado num plano mais profundo que o tradicional (ritidoplastia), tendo cuidado para superficializar no arco zigomático e, assim, evitar lesão nervosa. O retalho é mobilizado medialmente e, após reconstrução da lamela posterior com retalho composto de septo nasal ou pericôndrio-cartilaginoso da orelha, é fixado ao periósteo do rebordo orbitário medial e lateralmente para proporcionar uma boa sustentação (Fig. 14).[1]

Pálpebra superior

A pálpebra superior tem a função primordial de proteção do globo ocular e após reconstruída deverá, sempre que possível, manter a abertura e oclusão palpebrais.

Lesões até 25% do tamanho horizontal total podem ser fechadas diretamente com sutura. A zetaplastia neste caso deverá ser realizada, quando a cicatriz ultrapassar o sulco palpebral, tendo-se o cuidado para deixar a cicatriz resultante justamente no sulco.[1]

A utilização de enxertos compostos da pálpebra superior contralateral ou pálpebra inferior deve ser criteriosa, porque dimensões maiores tendem a não integrar.

O retalho de Fricke da região frontal (superciliar) pode ser utilizado, porém a diferença na espessura da pele resulta numa reconstrução pobre esteticamente. Os retalhos laterais podem ser utilizados para reconstrução de defeitos entre 25 e 50%. Nos defeitos entre 50% e a totalidade do comprimento horizontal da pálpebra superior, damos preferência à reconstrução com retalho de espessura total da pálpebra inferior. O cálculo será feito com base no defeito total menos 25%, e o retalho é incisado em toda sua espessura e transposto para cima onde será suturado por planos. Para que tenhamos abertura e fechamento palpebrais é importante a correta sutura muscular. A pálpebra inferior (doadora) será reconstruída com base na técnica descrita por Mustardé (Fig. 15).[1]

Canto lateral

Quando a lesão comprometer até 25% da extensão da pálpebra inferior ou superior no canto lateral, poderá ser aproximada com sutura, tendo-se atenção para a fixação do ligamento cantal lateral ao periósteo do rebordo orbitário. Algum defeito além da pálpebra poderá ser corrigido com enxerto ou retalho local. Nas lesões pequenas, retalhos laterais locais, como o descrito por Fricke, podem ser utilizados. Nas lesões de maior extensão, utiliza-se o retalho facial, descrito por Mustardé.[3]

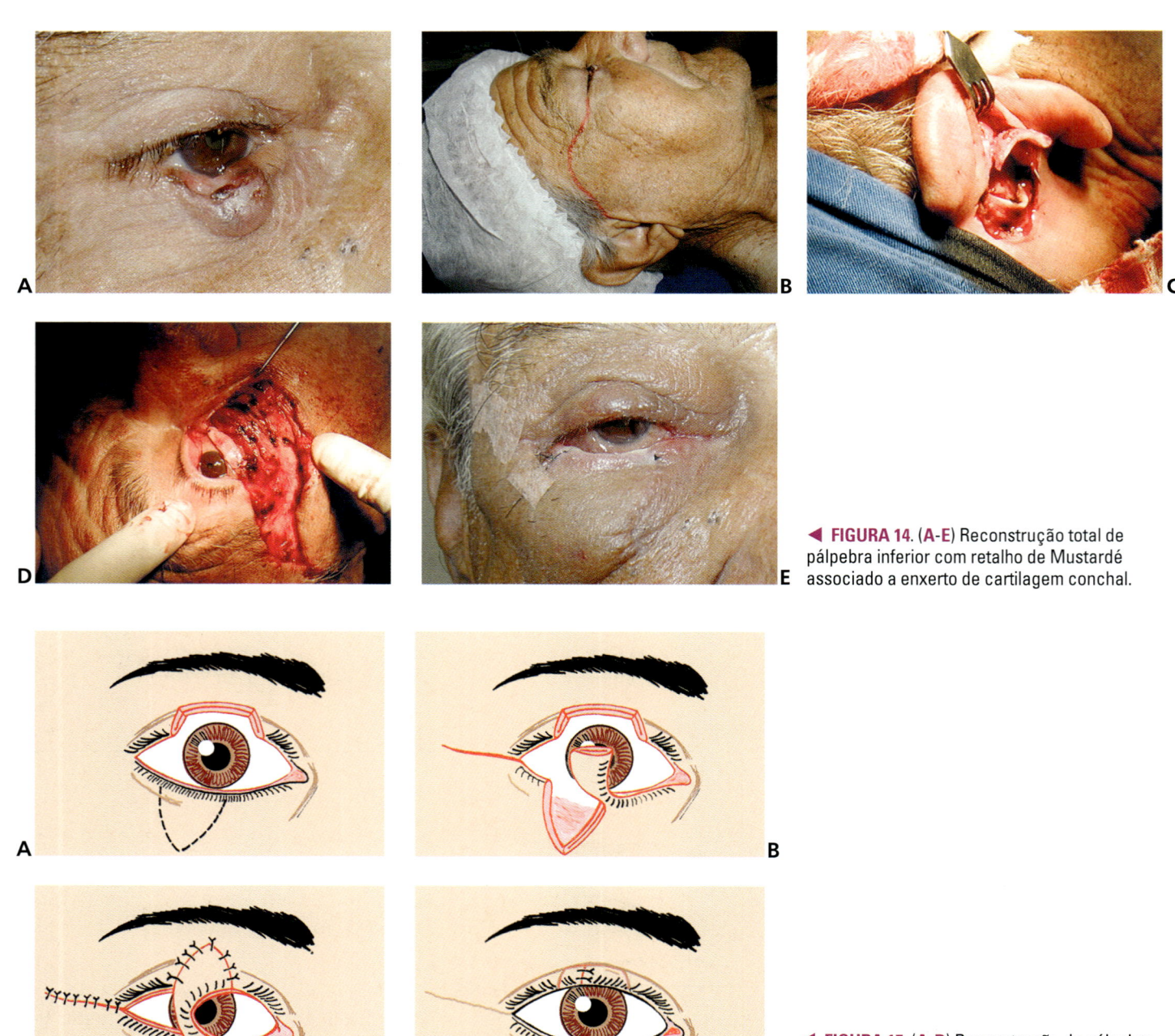

◀ **FIGURA 14. (A-E)** Reconstrução total de pálpebra inferior com retalho de Mustardé associado a enxerto de cartilagem conchal.

◀ **FIGURA 15. (A-D)** Reconstrução da pálpebra superior com retalho de transposição da pálpebra inferior, com síntese da inferior com a técnica de Mustardé.

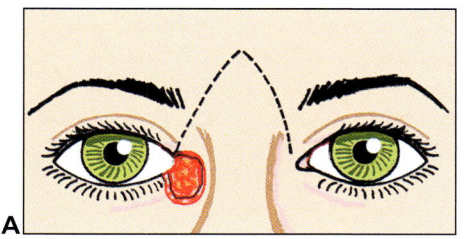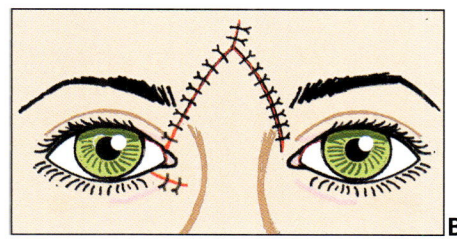

◀ **FIGURA 16. (A e B)** Reconstrução do canto medial com retalho dorsoglabelar.

Canto medial

Pequenos defeitos poderão ser aproximados com sutura direta, tendo-se o cuidado para fixar o ligamento cantal medial ao periósteo do rebordo orbitário medialmente. Lesões de tamanho médio podem ser reconstruídas com retalho V-Y dorso glabelar (Fig. 16). Nas grandes reconstruções optamos por utilizar o retalho médio frontal. Este retalho é bifurcado para seu encaixe nas pálpebras superior e inferior sem prejuízo da visão no canto medial. Deve-se ter atenção para a reconstrução da lamela posterior quando necessário, com retalho pericôndriocartilaginoso da orelha. Esta é uma reconstrução que geralmente necessita de um segundo tempo cirúrgico para melhora estética do pedículo (onde ocorre sua dobra) e sua posição no canto medial.[1]

Reconstrução nasal

A reconstrução nasal requer completo entendimento da sua complexidade tridimensional, anatomia do arcabouço arquitetural e funcionalidade. As características histológicas da pele nasal variam nas diferentes partes do nariz, determinando, assim, suas subunidades, conforme descrito previamente em Tang e Byrne.[3] As características da pele incluem espessura, quantidade de gordura subcutânea, cor, textura e presença de pelos. De espessura maior, seria, então, a porção da ponta e asas nasais por maior quantidade de glândulas sebáceas. Com base nessas informações foram postuladas ideias em que colocando incisões em linhas de transição e procurando reconstruir a totalidade da subunidade obter-se-ia melhor aspecto estético. As subunidades nasais são dorso, ponta, columela, asas nasais, paredes laterais e triângulos moles (Fig. 17).[18]

Além do conceito de subunidades nasais, quando houver o planejamento, as características da pele também devem ser consideradas. Seria preferencial utilizar retalhos com pele do sulco nasogeniano para reconstrução da asa nasal, de pele espessa, ao invés da pele do dorso, mais delgada. Quanto à cor, seria melhor reconstruir com retalhos locais em vez de um retalho frontal mediano aquele paciente com a pele nasal eritematosa ou portador de rosácea. Retalho bilobado e o de rotação do dorso nasal são muito úteis, porém, violam os princípios das subunidades e características cutâneas.[18]

Pela facilidade de progressão e acometimento de linfonodos, esses tumores podem ser de difícil tratamento. Reconstruções complexas podem mascarar uma recidiva precoce ou alterar o padrão da drenagem linfática. Para reconstruir defeitos nasais o cirurgião tem que definir os tecidos acometidos e o tamanho do defeito. Defeitos menores que 1 cm podem ser reconstruídos com opções mais básicas, como síntese primária ou enxerto de pele total. Defeitos maiores, por sua vez, necessitam de tecidos de áreas vizinhas ou reconstrução em mais estágios. Atenção também ao arcabouço arquitetural osteocartilaginoso para reposições com enxertos de cartilagem. A mucosa nasal também deve ser reconstruída quando insuficiente, pois distorções, aderências e constrições podem ocorrer em sequência.[18]

Defeitos do dorso e paredes laterais

Defeitos dessa região nasal podem ser reconstruídos com técnicas simples, reproduzindo excelentes resultados. Se os defeitos forem maiores do que 50% da subunidade, o ideal seria completar a ressecção até completar a subunidade e procurar deixar cicatrizes nas intersecções das subunidades para serem mais aceitáveis. Defeitos maiores podem necessitar de retalhos da região frontal ou geniana.[19]

As técnicas correntes são várias a serem citadas. A cicatrização por segunda intenção seria o mais simples método de reparo. Pode ser usada em pequenos defeitos menores que 5 mm, principalmente relacionado com o canto do olho. Os enxertos de pele total seriam uma opção rápida, simples, em único estágio, para pacientes com risco cirúrgico elevado e aqueles com risco aumentado de recidiva tumoral. As desvantagens seriam dificuldades em alcançar similaridade na cor, espessura e textura da pele, morbidade na área doadora, possível contratura secundária do enxerto e perda por não haver integração (Fig. 1). A síntese primária seria opção para defeitos menores ou até médios em pessoas com idade avançada portadoras de maior lassidão cutânea.[18]

Retalhos de transposição são adequados por similaridade na cor e textura nasal. O retalho bilobado é um retalho de transposição dupla, o suprimento sanguíneo é randomizado e tanto poderá ter pedículo lateral ou medial (Fig. 18). O primeiro retalho deverá ser pouco menor que o defeito, o segundo metade de seu tamanho e orientação em eixo vertical de 90-100. Retalho dorsonasal (Reiger) ou dorsoglabelar é útil em pequenas reconstruções medioproximais, inclusive do canto interno do olho. Retalhos de interpolação, como frontal paramediano, são muito versáteis, sendo que qualquer subunidade nasal poderá ser reconstruída por esta técnica, incluindo o forro nasal. O retalho paramediano frontal

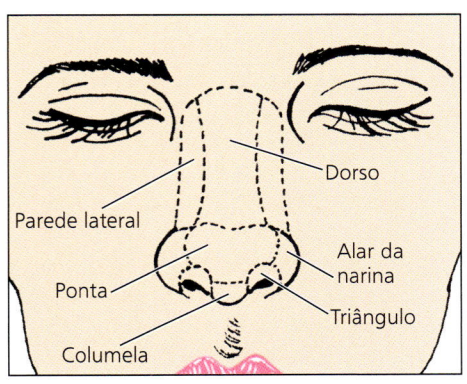

◀ **FIGURA 17.** Subunidades nasais.

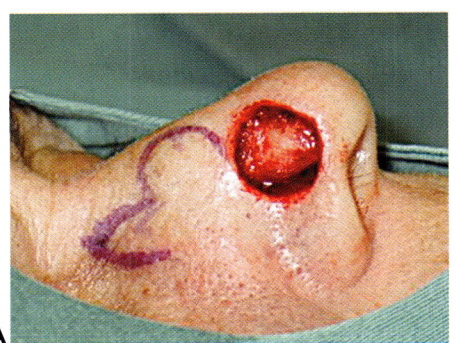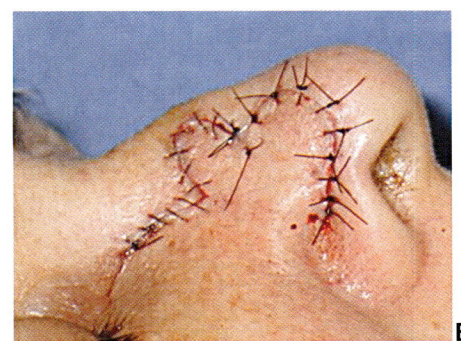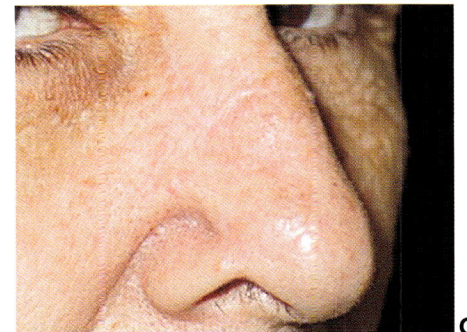

▲ **FIGURA 18. (A-C)** Reconstrução da ponta nasal com retalho de transposição bilobado.

é frequentemente realizado em dois estágios, com subsequente secção do seu pedículo dentro de 3 a 4 semanas. O suporte estrutural deverá ser, preferencialmente, por tecidos autógenos, evitando materiais aloplásticos que favoreçam infecção, extrusão e migração. Servem para enxertia, enxertos ósseos da calota craniana, arcos costais e septo nasal.[18]

Asa nasal

Reconstruções alares devem levar em conta a margem dos óstios nasais, contorno e relação com a válvula externa nasal. A pele da asa nasal é espessa, sebácea e aderente aos músculos da expressão facial, consequentemente menor mobilidade, quando comparada com a pele do dorso e paredes laterais. A perda da estrutura cartilaginosa das alares pode ser suportada por enxertos cartilaginosos no primeiro tempo cirúrgico de modo a evitar problemas funcionais, como colapso da válvula nasal externa e retrações. Atenção deverá ser dada à mucosa nasal a ser reconstruída para evitar contrações e distorções posteriores à reconstrução. O revestimento interno nasal poderá ser reconstruído por enxertos cutâneos, retalhos dobrados internamente, retalhos intranasais de mucosa bipediculados e retalhos mucopericondrais do septo.[19]

A cicatrização por segunda intenção na asa nasal pode trazer resultados estéticos favoráveis em defeitos pequenos, menores de 5 mm. Este método é ideal para defeitos localizados em depressões e sulcos faciais, seria adequado na região do sulco alar. Os enxertos de pele total, apesar de mais simples, dificilmente conseguirão alcançar proximidade de cor, textura e espessura da pele alar. Com o tempo o enxerto ainda tem a chance de ter uma aparência deprimida. São indicados para defeitos pequenos, quando os músculos subjacentes à pele estiverem intactos. A síntese primária é permitida em poucos defeitos da asa nasal. A pele é praticamente imóvel, poderá distorcer a margem alar se for realizada de forma paralela, e se de forma perpendicular poderá causar excedente interno que comprometa a margem alar e a válvula nasal externa.[18]

Os retalhos de rotação e avanço e em V-Y ilhados são opções de reconstrução em um estágio de pequenos defeitos alares e devem ser limitados à subunidade estética alar. O retalho romboide de transposição não tem indicação precisa para reconstrução alar. Como desvantagem tem a utilização de pele da parede lateral nasal e a tensão para fechar o defeito secundário, podendo desviar a válvula nasal. O retalho bilobado, por sua vez, permite que a síntese do defeito terciário proporcione menor desvio, porque o arcabouço ósseo é mais resistente que a cartilagem nasal lateral. Ideal que a rotação seja em um plano de 90 ou 100. O retalho bilobado pode ter seu pedículo com base tanto medial, quanto lateral, devendo o medial ser preferido para os defeitos alares, porque o sulco alar poderá ficar entre o primeiro e segundo lobo, evitando o seu apagamento.[18]

O retalho nasogeniano, de transposição, em tempo único, pode ser usado em defeitos alares maiores que 2,5 cm. Este tem ampla área doadora com características teciduais semelhantes. O pedículo é com base superiormente com ângulo de rotação aproximado de 30°. Se comparado com outras formas de reconstrução, essa seria a melhor opção (Fig. 19). O retalho frontal paramediano pode dar excelentes resultados para reconstruções alares, é um retalho axial, fundamentado na artéria supratroclear. Enxertos cartilaginosos da concha auricular podem ser utilizados se convenientes, e a porção distal deste retalho poderá ser dobrada para defeitos em plano total, correspondendo ao forro da asa nasal. Esse retalho é rodado de sua área doadora a 180°, que é deixada para cicatrizar por segunda intenção com bons resultados. O retalho deverá ser seccionado em 3 a 4 semanas, caracterizando reconstrução em dois tempos. Enxertos compostos podem ser utilizados para reconstrução de defeitos alares em plano total, sendo que os enxertos podem ser retirados da hélice e não devem passar de 1cm para não aumentar o risco de necrose.[19]

Ponta nasal

As opções em síntese da ponta nasal pós-ressecção tumoral são divididas em todas as modalidades desde síntese primária, enxertos de pele total e retalhos locorregionais. A síntese primária é permitida para defeitos menores que 1,5 cm desde que em linha média e arcabouço cartilaginoso íntegro. Consegue-se a síntese primária com amplo descolamento e pode estar sujeito a assimetrias. A enxertia de pele total não é uma opção de primeira escolha, mas é útil em casos de pacientes com risco cirúrgico elevado ou chance de recidiva tumoral. O retalho bilobado com pedículo lateral é uma opção superior em relação aos monolobados com resultados estéticos mais satisfatórios. Para defeitos maiores ou acometendo mais de uma subunidade o retalho frontal paramediano é a opção mais adequada, porque permite retalhos com largura de até 5 cm (Fig. 20). Os retalhos nasogenianos podem ser utilizados em dois ou mais tempos em decorrência da necessidade de refinamentos cirúrgicos para obter um resultado estético desejado.[20]

Considerações sobre o revestimento interno nasal

O revestimento nasal deve ser vascularizado para permitir boa cicatrização e evitar infecções e extrusão de enxertos cartilaginosos. Deve ser fino, mas de resistência suficiente para dar apoio aos enxertos cartilaginosos e evitar contrações cicatriciais tardias que possam distorcer a arquitetura nasal. Os retalhos intranasais são considerados como as melhores opções, tais como enxerto ou retalho de mucosa septal. A pele vestibular pode ser avançada em um retalho bipediculado. Outra opção seria o retalho paramediano frontal dobrado em sua ponta, enxertado previamente ou mantendo-se a gálea aponeurótica para envolver enxerto cartilaginoso e aguardar a epitelização mucosa por contiguidade.[21,22]

Reconstrução perioral

O tratamento dos tumores cutâneos dos lábios pode resultar em diversos defeitos. Existem, então, impacto e preocupação, porque os lábios fazem parte do centro da face. Os tumores são mais comuns no lábio inferior em relação ao superior pela exposição solar. O tabagismo e o alcoolismo são fatores de risco. Mais de 90% são carcinomas espinocelulares.[3]

As descrições a respeito da reconstrução labial datam de 3000 a.C., com relatos de Susruta. Atualmente as técnicas utilizadas na reconstrução perioral foram relatadas no século XIX. Sabattini descreveu a reconstrução com retalho de transferência labial no ano de 1837, que posteriormente foram modificados por Abbe e Estlander. Bernand e Burow descreveram a reconstrução total ou parcial, utilizando retalhos bilaterais de avanço em plano total das regiões genianas.[23]

As subunidades dos lábios se estendem do lábio superior até o inferior, porção de transições mucosa e cutânea: o vermelhão. O lábio superior consiste em uma porção média e duas laterais, delimitadas pelo filtro labial e sulcos nasogenianos. Funcionalmente, através da ação muscular profun-

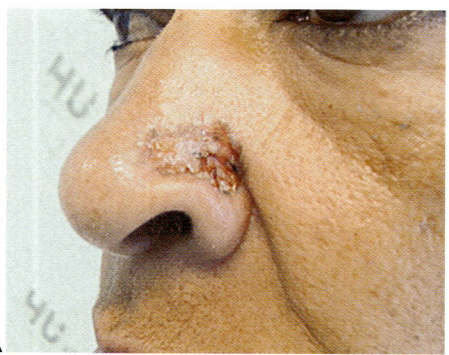 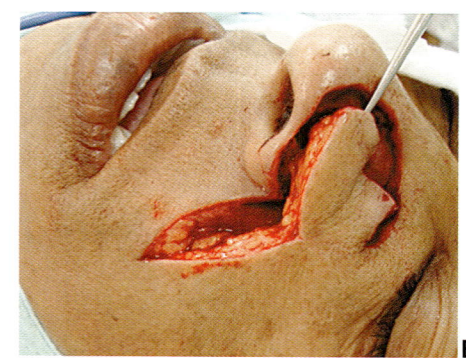 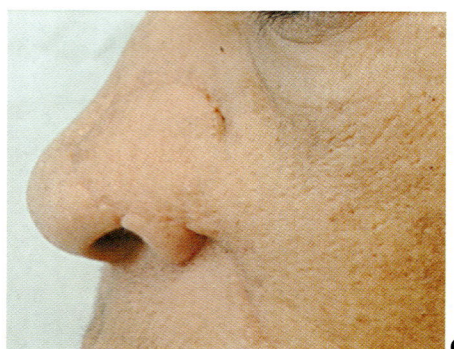

▲ **FIGURA 19. (A-C)** Reconstrução de asa nasal com retalho nasogeniano.

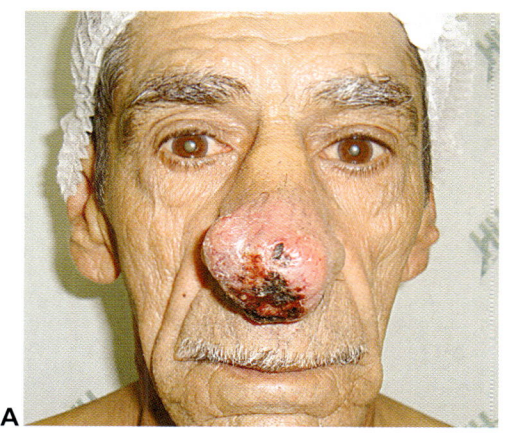
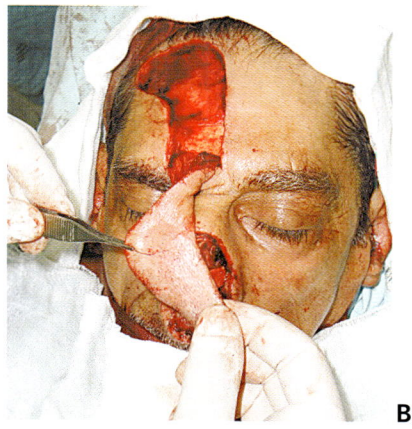
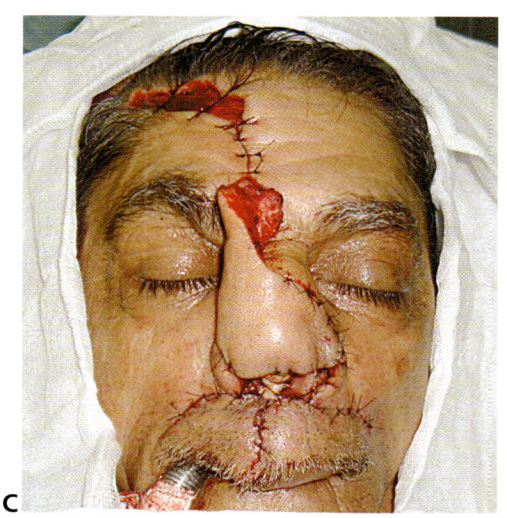
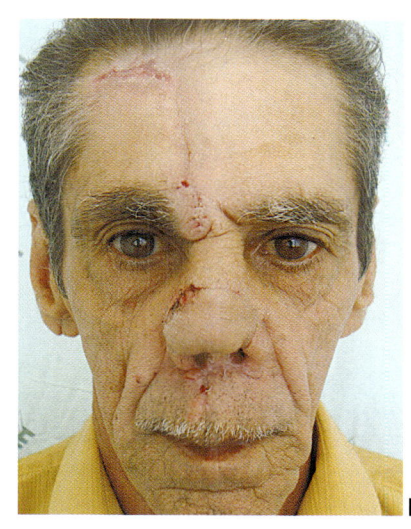

◀ **FIGURA 20. (A-D)** Sequência da reconstrução das subunidades da ponta nasal; columela com retalho mediano frontal e avanços bilaterais para lábio superior.

da à mucosa, os lábios agem como um esfíncter auxiliando na expressão facial, mastigação e fonação. Os lábios também têm funções diferentes, o lábio superior funciona como uma cortina cobrindo a dentição e o lábio inferior como uma barreira sendo responsável por conter as secreções salivares dentro da boca. A irrigação é feita por ramos da artéria facial, que são as artérias labiais superior e inferior. A inervação sensorial é feita pelo nervo trigêmeo através dos nervos infraorbitários e mentuais. O nervo facial é responsável pela inervação da musculatura.[23]

A base para a reconstrução labial é a extensão horizontal envolvida no defeito. Defeitos envolvendo mais de 60% são considerados extensos. Pesquisa dos linfonodos acometidos se faz importante para abordagem conjunta do esvaziamento cervical.[23]

Defeitos da mucosa labial

A ressecção do vermelhão é o tratamento do carcinoma *in situ* e queilite actínica. Métodos de reconstrução incluem síntese primária, retalhos de avanço da mucosa e vermelhão (V-Y), retalhos de transferência de vermelhão ou enxertos. No caso mais simples, que seria a síntese primária, as duas extremidades teriam que aproximar de forma a não distorcer o contorno.

Defeitos do lábio superior

Requerem mais atenção pela diferença da anatomia em relação ao inferior. Pequenos defeitos por excisão elíptica em sentido vertical que não distorça a arquitetura labial podem ser fechados por síntese primária. Opção para defeito de pele do lábio superior sem acometimento do vermelhão seria o retalho em crescente perialar. Próximo ao vermelhão sem tocá-lo, retalho de avanço bilateral como A-T ou nasogeniano unilateral ou até retalhos de avanço faciais ou de couro cabeludo nos casos masculinos (Fig. 21).[24] Defeitos em plano total, menores que 30%, poderão ser ressecados em V ou W. Para defeitos em plano total entre 30-60% seria adequada a transferência labial. O retalho de transferência labial, Abbe, ou Abbe-Estandler quando acomete a comissura, faz uma rotação de 180 graus, preenchendo o defeito do lado oposto. Sempre planejado medindo a metade do defeito. Cautela na dissecção já que a artéria labial nutre esse retalho. O pedículo poderá ser seccionado dentro de 14 a 21 dias. O processo de neurotização muscular por estruturas vizinha pode levar um período de até 12 meses. Nas reconstruções totais opções, como nasogeniano bilateral de pedículo inferior, poderão ser aventadas, técnica descrita por Szymanowski em Ishii e Byrne.[23]

Defeitos do lábio inferior

Defeitos menores que 30% podem ser resolvidos com síntese após excisão em V ou W e sutura por planos. Defeitos entre 30 a 60% poderão ser reconstruídos por retalho de transferência labial como Abbe reverso (Fig. 22).

A reconstrução descrita por Bernard e Burow também é válida, pois há avançamento no sentido medial dos retalhos à custa de dois triângulos de compensação nas pregas nasolabiais (Fig. 23). Nos defeitos maiores do que 60% temos opções como Gillies *fan flap*, retalho em plano total que permite a distribuição do lábio remanescente, mobiliza tecidos labial e geniano por rotação e avançamento em direção à linha média, ou retalho de Karapandzic, que foi posteriormente descrito e caracterizado por uma variação, para preservar a musculatura e inervação, de forma que a incisão na pele e mucosa foi modificada para acompanhar os sulcos nasogenianos (Fig. 24). A musculatura é liberada o quanto necessário para fechar o defeito e manter paralelas as fibras de inervação motoras. Apresentam como desvantagem a microstomia. O retalho de Meyer Abdul Fayat caracteriza-se por complementar uma reconstrução como Bernard Burow associada a uma transferência labial para evitar microstomia. A desvantagem deste tipo de reconstrução é o resultado adinâmico que fatalmente resulta em incompetência oral.[23]

Defeitos de filtro

Apenas cutâneo poderão ser solucionados com retalhos em avanço perialar em crescente bilateral, já em plano total, retalho de transferência labial, Abbe ou até mesmo Karapandzic reverso.[23]

Defeitos de comissura

Poderão ser reconstruídos por retalhos duplos romboides de mucosa e pele, ressecção de pele e avanço ou técnica por ressecção de três triângulos de Burow.

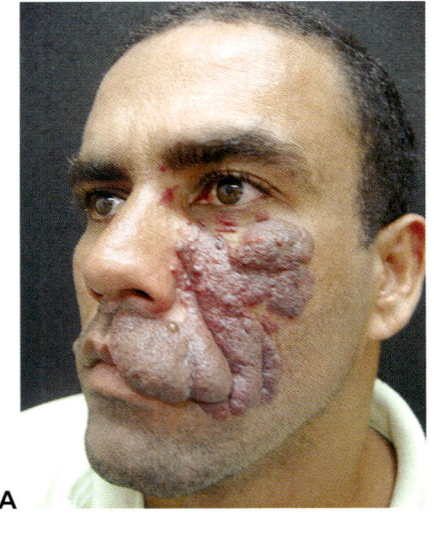
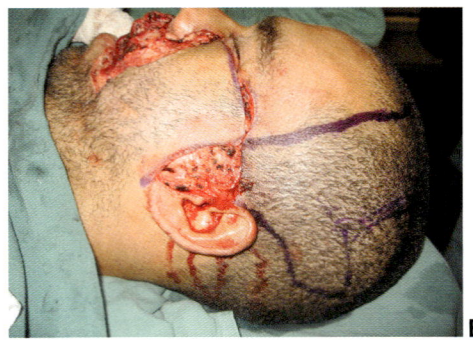
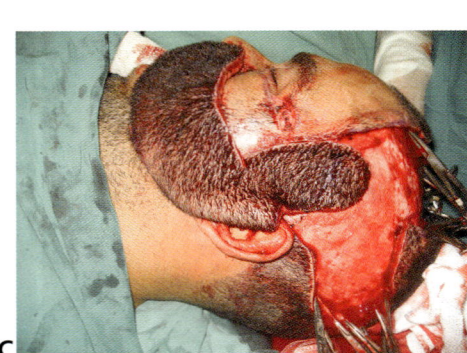
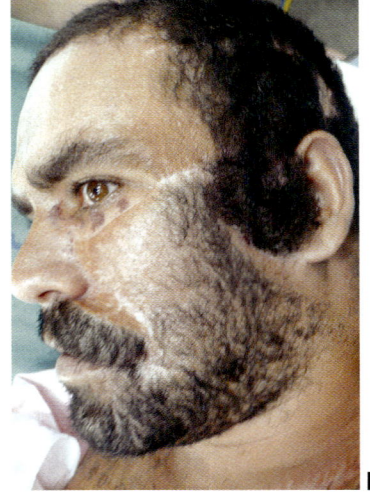

◄ **FIGURA 21.** (**A**) Hemangioma cavernoso da face. (**B**) Pré-operatório – marcações. (**C**) Retalho de face e bilobado do couro cabeludo pediculado na artéria temporal superficial para reconstrução da costeleta e bigode. (**D**) Pós-operatório tardio.

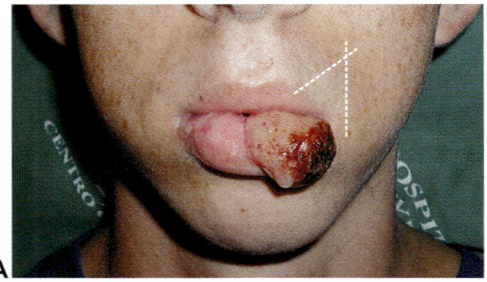
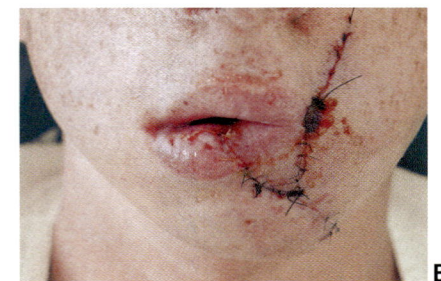

▲ **FIGURA 22.** (**A-C**) Reconstrução parcial do lábio inferior com retalho de Abbe-Standler.

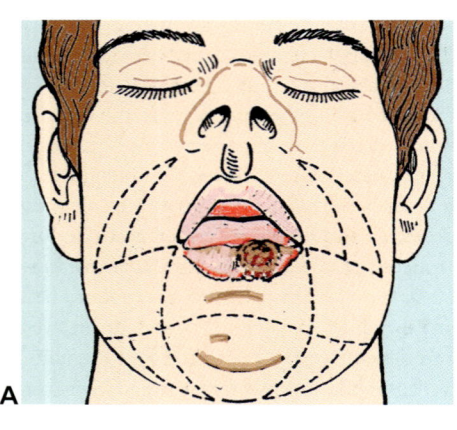
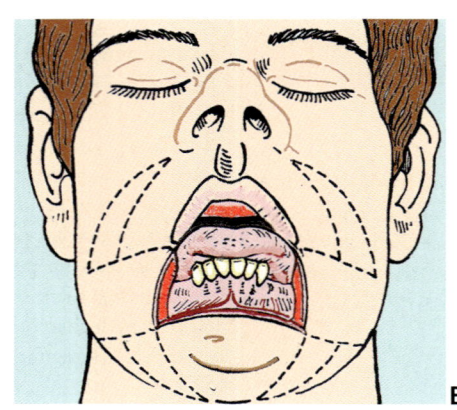
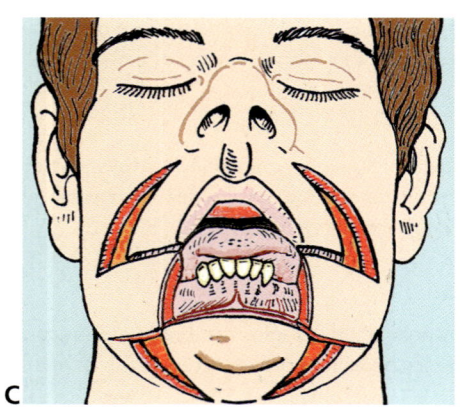
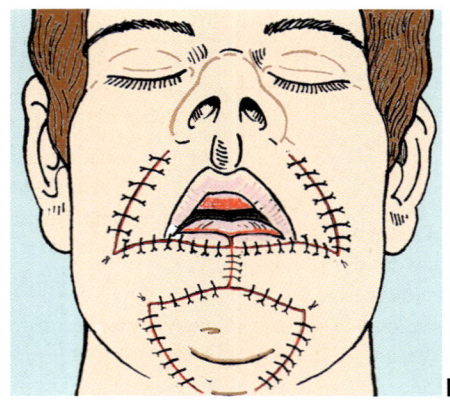

◄ **FIGURA 23.** (**A-D**) Reconstrução em plano total do lábio inferior com retalho de Bernard Burow.

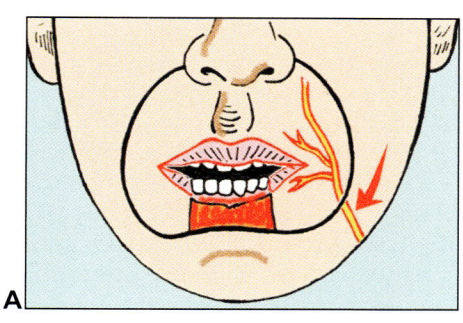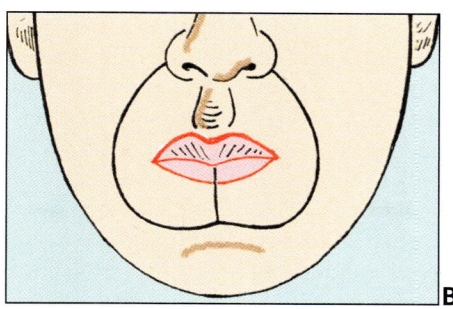

◀ **FIGURA 24. (A e B)** Reconstrução em plano total do lábio inferior com retalho de Karapandizic.

Reconstruções cervicais

O retalho deltopeitoral de Bakamjian é uma opção de retalho de pedículo axial. Pediculado na porção média do tórax, seu suprimento sanguíneo é com base nas 3 ou 4 primeiras perfurantes intercostais, ramos da artéria mamária interna. Requer enxerto cutâneo e um segundo procedimento. Há opção de estender-se à região posterolateral do deltoide. Tem importância nas coberturas do pescoço, mandíbula, fechamento de faringostomas, reparo da parede anterolateral da traqueia, reconstrução intraoral e do segmento faringoesofágico após faringolaringectomia total. Nesse último caso as margens distais do retalho são suturadas na base da língua e orofaringe, e as margens laterais são suturadas de forma a pele estar voltada para o interior, formando um tubo. Em um segundo tempo poderá ser anastomosado a porção esofagiana, e o conduto faringoesofagiano estará pérvio.

Com as mesmas indicações do retalho descrito anteriormente, o retalho do músculo peitoral maior é largamente usado em cirurgia de cabeça e pescoço. Não necessita de aparato microcirúrgico, e o tempo operatório é menor. É um retalho miocutâneo com base nos ramos arteriais da artéria toracoacromial e artéria torácica lateral. Geralmente requer síntese da área doadora e está livre de radiação. Apesar das vantagens há riscos de necrose parcial do retalho, deiscência e formação de fístulas. É factível que o retalho cutâneo tenha área pilosa. Há evidências de que reconstruções microcirúrgicas tenham menos chances de insucesso.[25]

Reconstruções microcirúrgicas

As reconstruções microcirúrgicas da cabeça e pescoço tiveram início no princípio da década de 1970. Técnica indicada para defeitos complexos, onde a confiabilidade e a utilidade da transferência livre de tecidos já estão estabelecidas. A microcirurgia necessita de treinamento especializado, microscópio e fios cirúrgicos apropriados. Portanto, fazem dela um recurso disponibilizado no nosso país apenas em alguns centros, além de não ser frequentemente adotada por diversas outras razões, como aumentado tempo cirúrgico, questionável benefício em casos avançados e pacientes com prognóstico ruim.[24]

Há muita discussão em diversos assuntos, os mais polêmicos seriam, por exemplo, discutir se a reconstrução deverá ser imediata ou tardia. Podemos dizer que a reconstrução imediata posterga o tratamento radioterápico, mas melhora a qualidade de vida. Atualmente, os exames de imagem têm definições anatômica e metabólica o que não alteraria no controle das doenças nos estados de recidiva. Outro assunto frequente é relacionado com os extremos de idade, que atualmente não são fatores de contraindicação para transferência livre de tecidos.[26]

Os avanços recentes em reconstrução de cabeça e pescoço estão na capacidade de transferir tecidos livres com sensação, reabilitação oral com implantes osteointegrados, além da transferência de tecidos funcionais.[26]

Os retalhos livres mais utilizados na reconstrução de cabeça e pescoço estarão citados adiante e dependem muito da preferência e habitualidade do cirurgião (Quadro 1).[27]

O **retalho livre escapular** poderá ser fasciocutâneo ou osteocutâneo. O seu suprimento vascular é com base na artéria escapular circunflexa. A porção óssea lateral da escápula apresenta perfurantes ósseas diretas. Poderá até ser indicado em reconstruções mandibulares de pequenos segmentos, sendo a disposição óssea inferior a da fíbula, não permite osteotomias e tampouco inserção de implantes osteointegrados. Dispõe de duas ilhas de pele que poderão servir de cobertura intraoral e porção cutânea externa. Sua indicação maior está em defeitos faciais, onde ilha cutânea fina e maleável se aplica.[28]

O **retalho livre de crista ilíaca** constitui em um segmento ósseo bicortical, musculatura abdominal e segmento cutâneo. O suprimento vascular é dado pelos vasos ilíacos circunflexos profundos. Possibilita excelente reconstrução óssea, permite reabilitação dentária, a cicatriz da área doadora fica bem posicionada, em localização pouco exposta. Nas reconstruções mandibulares tem forma natural a uma hemimandíbula. Preferencialmente utilizar a área doadora ipsilateral para aproveitar a curvatura natural. As desvantagens incluem: retalho volumoso (fazem-no pouco apropriado para o assoalho da boca, a não ser que a glossectomia tenha sido realizada), pouca mobilidade da ilha cutânea, o risco de hérnia inguinal e dor persistente no local operado.[29-31]

O **retalho livre da fíbula** é um retalho versátil e permite ser osteocutâneo com boa estabilidade óssea, boa cobertura cutânea e mínima morbidade da área doadora. Ideal para reconstruções mandibulares porque tolera múltiplas osteotomias e poderá ser utilizado para defeitos ângulo a ângulo. Por ser distante da região da cabeça e pescoço permite abordagem de duas equipes cirúrgicas simultâneas. O suprimento vascular é com base nos vasos fibulares. Requer arteriografia das extremidades inferiores para avaliar retorno venoso. Em 5% da população, a artéria fibular é o principal suprimento do pé. Complicações incluem ligadura indevida da artéria tibial posterior e instabilidade do tornozelo se não houver extensão adequada de fíbula preservada acima do maléolo lateral (8 cm). Não seria uma opção em caso de doenças vasculares periféricas severas.[32]

O **retalho livre do antebraço**, ou retalho chinês, com base na artéria radial, é um retalho fasciocutâneo ou osteofasciocutâneo fundamentado na artéria radial. Um bom retalho para a reconstrução da cabeça e pescoço pela anatomia constante, pedículo vascular longo e de bom calibre. Poderá ser incluído o nervo cutâneo lateral antebraquial para a inervação sensitiva. Teste de Allen ou doppler deverá ser realizado para assegurar o adequado suprimento da mão pela artéria ulnar. O componente ósseo deve ser limitado a 30 a 40% da circunferência para diminuir o risco de fratura patológica. Não seria adequado para múltiplas osteotomias.

Quadro 1. Opções reconstrutivas preferenciais em reconstrução da cabeça e pescoço

LOCAL DO DEFEITO	1ª OPÇÃO	ALTERNATIVAS
Cutâneo	Retalho local	Retalho livre anterolateral da coxa ou antebraquial
Trato aerodigestório		
Glossectomia parcial	Retalho livre antebraquial	Retalho livre anterolateral da coxa
Glossectomia total	Retalho livre do reto abdominal	Retalho livre tubular antebraquial ou anterolateral da coxa
Circunferencial	Retalho livre de jejuno	
Terço médio	Retalho livre do reto abdominal	Retalho livre antebraquial ou anterolateral da coxa
Mandíbula	Retalho livre fibular	Retalho livre da crista ilíaca Retalho livre escapular
Craniano	Retalho livre do músculo grande dorsal com enxerto de pele parcial	Retalho livre paraescapular

Adaptado de Hurvitz, K A et al.

Constitui a maior fonte de tecidos intraorais. Poderá ter utilidade como um tubo na reconstrução faringoesofagiana. Na reconstrução total do lábio inferior poderá ser levado com o tendão palmar longo que suturado aos modíolos bilateralmente complementa o suporte estrutural.[33,34]

O **retalho livre do músculo reto abdominal** é uma opção, poderá ser apenas muscular ou musculocutâneo. O suprimento vascular é com base na artéria epigástrica inferior. Provém grande quantidade de tecido, pedículo vascular longo e seguro é flexível. As desvantagens relatadas são a diferença de coloração e textura da pele em relação às estruturas da cabeça e pescoço e fraqueza no defeito abdominal, causando abaulamentos e eventrações.[35]

O **retalho livre fasciocutâneo lateral da coxa** é fundamentado na artéria femoral profunda. Espessura e maleabilidade adequada para contornos da face, preferencialmente solicitado, tem vantagem sobre o retalho livre radial do antebraço pela síntese primária da área doadora, além de esta ser uma região corporal de exposição menos frequente.[36]

O **retalho livre de jejuno** é usado em defeitos circunferenciais faringianos e esôfago cervical. Tem diâmetro similar, tolera bem a irradiação e possui peristalse intrínseca. As desvantagens incluem cirurgia abdominal, pedículo curto, peristalse descoordenada, alta liberação de secreções, curto tempo para a tolerância de isquemia, menor que 2 horas. O suprimento vascular é com base na arcada mesentérica superior.[37]

Reconstrução craniana

Uma vez que o diâmetro do defeito ultrapassar 8 cm no couro cabeludo ou 5 cm na linha do cabelo, as reconstruções podem requerer retalhos livres, principalmente se houver necessidade de cobrir estruturas neurológicas, material aloplástico e áreas com infecção.

Apesar de um resultado funcional favorável, o resultado estético é pobre, pois não há a possibilidade de esse retalho livre ter a semelhança quanto à distribuição de pelos, coloração e textura. Quanto mais distante o retalho, será inferior o resultado, a exemplo, o retalho anterolateral da coxa. Embora por expansões repetidas do couro cabeludo consigamos a substituição do retalho livre por tecido do próprio couro cabeludo, cabe considerar se, por controle oncológico, isso se faz possível.[6]

Os retalhos livres musculares combinados com enxertia de pele parcial ou fasciocutâneo, em especial o paraescapular (padrão em flor de lis) são boas opções para defeitos extensos de couro cabeludo. A melhor opção para pacientes calvos é o retalho muscular livre do grande dorsal com enxertia de pele parcial. Os defeitos frontais e temporais são beneficiados por um retalho livre fasciocutâneo de menor espessura. Na região frontal, o volume do retalho e cor se faz preferencial como nos casos dos fasciocutâneos. A longo prazo, a atrofia de um retalho livre muscular com enxertia leva à aparência esqueletizada da região frontal. Segundo Valton *et al.*, a solução para a melhora da coloração seria posteriormente lançar mão de enxertia de pele parcial do couro cabeludo remanescente em substituição à pele do retalho livre ou enxertia prévia. Os vasos receptores de escolha são os temporais superficiais.[38]

Os defeitos ósseos menores que 5-7 cm de diâmetro nem sempre têm a necessidade de serem reparados, a partir desse tamanho poderão ser resolvidos com enxertia parcial do próprio crânio, (o que não poderia ser adequado por razões oncológicas), ou, prefencialmente, arcos costais bipartidos. Pacientes com história recente de infecção, necrose e pacientes que serão submetidos à radioterapia no pós-operatório são excluídos da possibilidade da enxertia óssea no momento da cirurgia ablativa, isto inclui também materiais protéticos como malha de titânio, polimetilmetacrilato, polietileno poroso e cimento de hidroxapatita.[38,39]

Reconstrução do terço médio da face

A perda do suporte e estruturas do terço médio da face trata-se de um problema devastador. Não somente por ser o centro estético, mas por ser constituído de importantes estruturas, como nariz, órbita, maxila, palato e seios paranasais.[31]

Em comparação com retalhos locais e regionais, os retalhos livres têm menores chances de complicações em ressecções extensas. Principalmente pelo acometimento dos tecidos que circundam essa área, submetidos a cirurgias prévias ou radioterapia.

Reconstituir em três dimensões e manter uma barreira entre o sistema nervoso central e o trato aerodigestivo são pontos importantes no processo reconstrutivo. Eliminar o espaço morto é prioridade no terço médio da face. O retalho livre do reto abdominal provém volume adequado de tecidos moles especialmente, se maxilarectomia total e exenteração de órbita forem realizados, mantendo-se ainda ilhas cutâneas. As desvantagens seriam a falta da porção óssea, tendência ao descenso dos tecidos a longo prazo e aspecto desfavorável. Os defeitos menores podem ser bem resolvidos com retalhos fasciocutâneos radiais do antebraço ou anterolateral da coxa. Podem ser combinados com enxertos de calota craniana para suporte do assoalho orbitário. Os retalhos livres, como crista ilíaca, escápula e fíbula, podem ser usados para restabelecer o suporte ósseo. O retalho livre escapular se adequa de forma muito similar a uma maxila e tem sido a escolha preferencial de alguns autores.[8] Se houver necessidade de obter maior volume, há maior disponibilidade muscular no retalho livre da crista ilíaca. O uso de retalhos ósseos vascularizados que possam permitir implantes osteointegrados é desejado. Há possibilidade de haver um modelo protético das dimensões que possivelmente serão necessárias por estudo virtual prévio. Enxertos ósseos não vascularizados podem não ter sucesso em áreas irradiadas e podem não suportar implantes osteointegrados.[40,41]

Reconstrução da cavidade oral, nasofaringe, orofaringe, laringe

As principais funções do trato aerodigestório são servir como conduto para os alimentos, facilitar fluxo de ar e trocas gasosas e servir para amplificação da fala e comunicação. Embora opções de reconstrução mais simples sejam a opção adequada, nem sempre são possíveis, pois podem pôr em risco a deglutição e a fala. A possibilidade de haver tratamento radioterápico deverá alertar o cirurgião a diversas complicações possíveis por danos residual e crônico aos tecidos. Os tecidos irradiados, quando mobilizados por incisões e descolamentos, exibem porcentual significativo de necroses, deiscências de suturas e fístulas. Convém lembrar, ainda, que esses tecidos estão submetidos à ação enzimática de fluidos salivares. Os retalhos microcirúrgicos têm a vantagem de ser em um estágio podendo recuperar a competência funcional, e a área doadora estará livre de radioterapia.[1]

Defeitos circunferenciais faringoesofagianos são comumente reconstruídos com retalhos livres anterolaterais da coxa ou jejuno. O retalho de jejuno é considerado como uma boa escolha porque tem menor incidência de fístulas, porém o retalho livre anterolateral da coxa permite melhor coordenação da fala por menor produção de secreções e menor morbidade da área doadora.[37]

Reconstrução de língua

A língua é um órgão responsável pela fala, deglutição e proteção da via aérea. A ressecção de tumores de forma parcial ou total tem importante impacto na qualidade de vida. A radioterapia é necessária, exceto para casos precocemente diagnosticados e tratados, por esta razão os resultados funcionais estão frequentemente comprometidos. A enxertia pode ser viável, por exemplo, em cobertura da língua após glossectomia parcial, pois a síntese primária poderia fazer a constrição da massa muscular remanescente. As desvantagens deste método de reconstrução incluem a falta de volume, cicatriz e contração subsequente e, então, fazem o retalho livre radial do antebraço, método escolhido para reconstrução de defeitos parciais da língua. As glossectomias totais necessitam de atenção especial, pois além da cobertura, também se faz necessário volume para ajudar na deglutição. Então, nem sempre o retalho livre do antebraço está indicado, sendo opções o anterolateral da coxa e o reto abdominal. Apesar dos grandes avanços em microcirurgia reconstrutiva ainda não há um resultado favorável quanto à dinâmica lingual.[42]

Reconstrução do palato

Alguns defeitos da mucosa palatina podem ser deixados para cicatrizar por segunda intenção, utilizando um *splint* protetor. Para defeitos maiores poderão ser utilizados retalhos de avanço, ou em ilha. Os defeitos compostos extensos, causados por maxilarectomia podem necessitar de transferência livre de tecidos compostos, inclusive ósseos, se fizer necessário.[43]

Reconstrução do assoalho da boca

A síntese primária para defeitos menores e enxertia até mesmo para defeitos maiores são permitidas sem comprometer a mobilidade da língua. A remoção do complexo milo-hióideo necessita de reconstrução regional ou retalhos livres. Retalhos musculares com volume podem ser necessários para prevenir acúmulo de saliva e alimentos nessa região.[44]

Reconstruções mandibulares

O arco mandibular é responsável pelo contorno e aspecto estético da face, sua integridade mantém importantes funções, como mastigação, deglutição e articulação da fala.

A mandíbula é constituída de sínfise, parassínfise, corpo, ângulo, ramo ascendente e côndilo. Cada uma dessas áreas tem sua característica, por exemplo: a sínfise e a parassínfise, a região anterior, é normalmente sujeita à maior força do que as porções lateral e posterior. A perda do arco central constitui uma das sequelas de maior morbidade na cirurgia de cabeça e pescoço. Levar porção óssea vascularizada é o objetivo. Resultado superior é obtido, se houver preservação das articulações temporomandibulares, permitindo mobilidade normal da mandíbula. Segmentos de enxertia óssea para pequenos defeitos, menores que 5 cm, exclusivamente ósseos e livres de radioterapia, podem ser considerados, se houver um bom leito receptor.[35] Os retalhos livres compostos osteocutâneos são escolha para defeitos segmentares da mandíbula. O retalho livre da fíbula é o principal método de reconstrução para todos os defeitos mandibulares.[45] Também há indicação do retalho osteomiocutâneo da crista ilíaca que mimetiza bem uma hemimandíbula. Para defeitos extensos e complexos da mandíbula e tecidos moles adjacentes poderá haver combinação de diferentes retalhos livres ósseos a retalhos pediculados, por exemplo, frontal, e até, por exemplo, a outros livres, como o fasciocutâneo antebraquial.[45] Para que haja recuperação total torna-se necessário permitir condições de reabilitação com implantes dentários. Há necessidade de reforços por placas de titânio que permitem a modelagem e proporcionam estabilidade para a reparação. Algumas placas simulam o côndilo para defeitos que alcançam a fossa glenoide. Podem ser por miniplacas ou reconstrução por placa única. Mais usado sistema 2.0 a 2.7 *luer locking*. Parafusos monocorticais em relação aos bicorticais são preferíveis para evitar desvascularização. Moldes de acrílico podem ser previamente confeccionados com base em cefalometrias laterais e reconstruções tridimensionais de tomografia computadorizada, facilitando medidas e permitindo precisar osteotomias, encurtando o tempo cirúrgico (Fig. 25).[45]

MANEJO PÓS-OPERATÓRIO

Após a cirurgia reconstrutora, os pacientes são mantidos em unidades de cuidados intensivos, sedados e colocados em ventilação mecânica até o dia seguinte quando, então, será liberado, conforme tolerância. Profilaxia de *delirium tremens* pode ser necessária para pacientes alcoólatras. A alimentação por sonda é iniciada no primeiro dia do pós-operatório. Antibióticos de largo espectro são usados por 3 dias ou mais. Após 7 dias estudo radiológico contrastado por bário é realizado nos casos de reconstrução do trânsito faringoesofágico, se negativo inicia-se dieta líquida oral. A infecção é a mais comum complicação seguida de reconstrução oromandibular ou faringoesofagiana, incidência aproximada de 10%. Os fatores de risco incluem higiene oral precária por dor e trismo, exposição prolongada da ferida cirúrgica, contaminação oral durante a cirurgia,

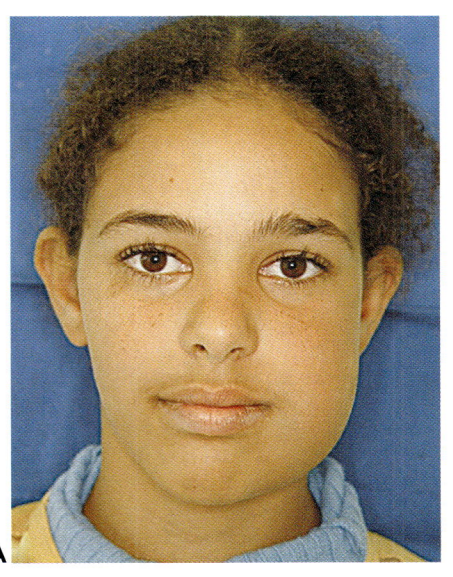
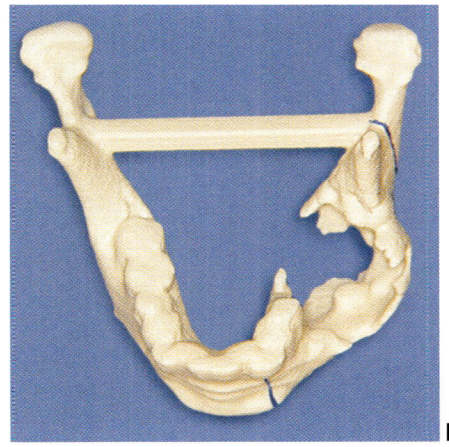
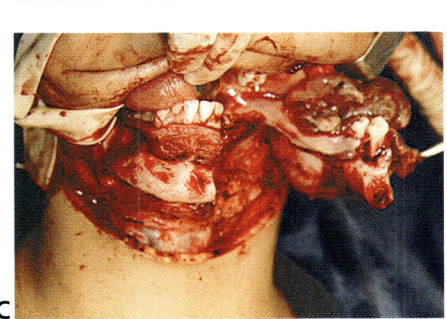
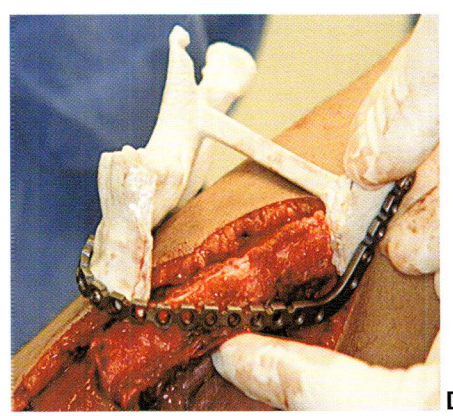
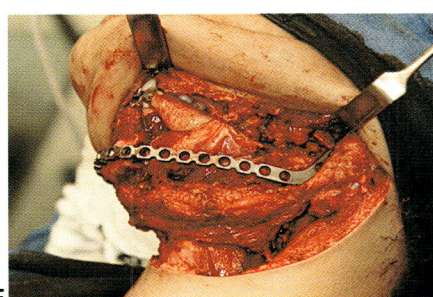
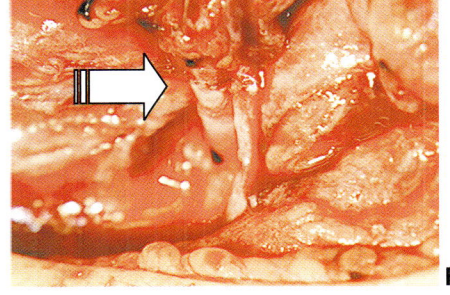

◄ **FIGURA 25.** (A-E) Reconstrução hemimandibular com retalho osteomiocutâneo microcirúrgico da fíbula, com molde prévio e possibilidade de programar o comprimento ósseo a ser ressecado. (F) Anastomose microcirúrgica demonstrada por *seta*. Posterior reabilitação com implantes osteointegrados.

quimiorradioterapia prévia e espaço morto. Radioterapia deverá iniciar-se em 4 a 6 semanas de pós-operatório. A maioria das fístulas poderá ser tratada de forma conservadora.

Profilaxia da trombose na anastomose microcirúrgica

Várias são as possibilidades de manter o fluxo viável nas anastomoses microcirúrgicas para que não haja agregação plaquetária.

Dextrana é usado para expansão de volume durante a cirurgia, pela força coloidosmótica que traz fluidos do intravascular para o intestício que teoricamente aumentaria o volume com pouca viscosidade.

A heparina liga-se à antitrombina III que previne a formação da fibrina, se administrada intravascular tem ação imediata, subcutânea tem ação em 30 minutos e a meia-vida é de uma hora e meia. A heparina de baixo peso molecular liga-se ao fator X, em menor fração com a antitrombina III. Tem igual eficácia, porém aumento da biodisponibilidade, com meia-vida de 4 horas e meia. O maior risco é a formação de hematoma. Primariamente usada para profilaxia da trombose venosa profunda e menos direcionada à manutenção do retalho.[46]

A aspirina e cetorolaco inibem a ciclo-oxigenase e previne a síntese de tromboxano A2, aspirina tem ação irreversível, enquanto o cetorolaco é reversível. Fibrinolíticos, como a estreptoquinase, são primariamente utilizados na tentativa de sobrevivência do retalho.[46]

As complicações esperadas estão em revisão da anastomose em 5 a 15% dos casos, sendo trombose arterial mais relacionada com complicação imediata, e trombose venosa a complicação mais comum após as primeiras 24 horas.[46]

CONSIDERAÇÕES FINAIS

Atualmente, no mundo, já foram realizados 18 casos de transplante facial, tanto totais, quanto segmentares. Se os avanços em imunologia dos transplantes nos permitirem, será possível não deixar sequelas tão drásticas após ressecções amplas, seguidas às reconstruções microcirúrgicas ausentes de formas faciais.[47]

Há ainda recursos para os cirurgiões cada vez mais elaborados, a exemplo, possibilidade de realizar anastomoses microcirúrgicas por meio da robótica em acessos transorais, reduzindo as incisões que seriam necessárias.[48-50]

Ainda assim, no futuro, com resultados melhores e satisfação do paciente, se a solução para a cura do câncer não nos for apresentada, estará na engenharia de tecidos. Há progressão evidente na pesquisa de células-tronco e osteossíntese. Assim diminuirá a morbidade da área doadora e melhorará o resultado estético-funcional. O objetivo da cirurgia reconstrutora é dar ao paciente o máximo de qualidade de vida. O número de técnicas disponíveis continua crescendo, e, apesar desses avanços, a cirurgia da cabeça e o pescoço continua sendo uma entidade complexa e desafiadora para aqueles que propõem a reconstituí-la.

REFERÊNCIAS BIBLIOGRÁFICAS

1. Hurvitz KA, Kobayashi M, Evans GR. Current options in head and neck reconstruction. *Plastic Recon Surg* 2006;118(5):122e-33e.
2. Antia NH, Buch VI. Chondrocutaneous advancement flap for the marginal defect of the ear. *Plast Reconstr Surg* 1967;39:472-77.
3. Tang H, Byrne PJ. Evaluation and initial management of the patient with facial skin cancer. *Facial Plast Surg Clin N Am* 2009;17(3):301-7.
4. Torio PN, Bannasch H, Elsenhardt SU et al. Surgicall treatment of a basal cell carcinoma in the upper forehead area by combination of reconstructive and aesthetic surgical techniques. *J Plast Reconstr Aesthet Surg* 2010;63:e151-52.
5. Torio PN, Bannasch H, Elsenhardt SU et al. Surgicall treatment of a basal cell carcinoma in the upper forehead area by combination of reconstructive and aesthetic surgical techniques. *J Plast Reconstr Aesthet Surg* 2010;63:e151-52.
6. Iblher, N; Ziegler, M.C; Penna, V; Eisenhardt, S.U; Stark, G.B; Bannasch, Holger. An algorithm for oncologic scalp reconstruction. *Plast Reconstr Surg.* 2010;126(2):450-459.
7. Molnar JA, DeFranzo AJ, Marks MW. Single-stage approach to skin grafting the esposed skull. *Plast Reconst Surg* 2000;105:174-77.
8. Galvão MSL, Wilson JSP. Some observations on facial reconstruction using hair bearing scalp flaps. Transactions of the Seventy International Congress of Plastic and Reconstructive Surgery. Rio de Janeiro, 1979.
9. Galvão MSL, Wilson JSP, Brough MD. The application of hair bearing flaps in head and neck surgery. *Head and Neck Surg* 1980;2:386.
10. Gurtner G, Evans GR. Advances in head and neck reconstruction. *Plast Reconstr Surg* 2000;106:672.
11. Shonka DC, Park SS. Ear defects. *Facial Plast Surg Clin N Am* 2009;17:429e-43.
12. Antia NH, Buch VI. Chondrocutaneous advancement flap for the marginal defect of the ear. *Plast Reconstr Surg* 1967;39:472-77.
13. Masson JK. A simple island flap for reconstruction of concha-helix defects. *Br J Plast Surg* 1972;25:399.
14. Steffanoff DN. Auriculomastoid tube pedicle for otoplasty. *Plast Reconstr Surg* 1948;3:352-60.
15. Brent B. Earlobe construction with an auriculomastoid flap. *Plast Reconstr Surg* 1976;57:389-91.
16. Yotsuyanagi T, Nihei Y, Sawada Y. Reconstruction of defects involving the upper one-third of the auricle. *Plast Reconstr Surg* 1998;102:988-92.
17. Leal, PR, Farias TP, Dias FL et al. P emprego do retalho tarsoconjuntival nas reconstruções em plano total das pálpebras. *Rev Bras Cabeça Pescoço* 2005;134:460-65.
18. Bloom JD, Antunes MB, Becker DG. Anatomy, physiology, and general concepts in nasal reconstruction. *Facial Plast Surg Clin N Am* 2011;19:1-11.
19. Moolenburgh SE, McLennan L, Mureau M. Nasal reconstruction after malignant tumor resection: an algorithm for treatment. *Plast Reconst Surg* 2010;126(1):97-105.
20. Sbalchiero JC, Gregório TCR, Leitão L et al. Condutas na reconstrução da ponta nasal no tratamento das neoplasias cutâneas. *Rev Bras Cir Plastica* 2005;20(1):12-16.
21. Dibbe M, Farias TP, Dias FL et al. Retalho de corverse para reconstrução total de nariz. *Rev Bras Cabeça Pescoço* 2005;34(2):9-12.
22. Burget GC, Walton RL. Optimal use of microvascular free flaps, cartilage grafts and a paramedian forehead flap for aesthetic reconstruction of the nose and adjacent facial units. *Plast Reconstr Surg* 2007;120(5):1171-207.
23. Ishii LE, Byrne PJ. Lip reconstruction. *Facial Plast Surg Clin N Am* 2009;17:451-53.
24. Galvão MSL, Cardoso MM, Kobig RN. *Microcirurgia. Tratado de Cirurgia do CBC.* Rio de Janeiro: Atheneu, 2009.
25. Vartanian JG, Carvalho AL, Carvalho SM et al. Pectoralis major and other myofascial/myocutaneous flaps in head and neck câncer reconstruction: Experience with 437 cases at a single institution. *Head Neck* 2004;26:1018.
26. Kuriakose MA, Sharma M, Iyer S. Recents advances and controversies in head and neck reconstructive surgery. *Indian J Plast Surg* 2007;40:3-12.
27. Galvão MSL. *Choosing of the appropriate reconstruction in oral cancer.* Transactions of the IX International Congress Plastic and Reconstructive Surgery. New Delhi, India, 1987.
28. Orticochea M. New three flap reconstruction technique. *Br J Plast Surg* 1971;24:184-88.
29. Cordeiro PG, Disa JJ, Hidalgo DA et al. Reconstruction of the mandibula with osseus free flaps. A 10 year experience with 150 patients. *Plast Reconstr Surg* 1999;104:1314.
30. Gabr E, Kobayashi MR, Salibian AH et al. Mandibular reconstruction: are two flaps better than one? *Ann Plast Surg* 2004;52:31.
31. Galvão MSL. Perda traumática do terço inferior da face: Reconstrução imediata tridimensional com retalho osteomiocutâneo microcirúrgico da crista ilíaca. *Trauma multidisciplinar.* 2002 Jul./Ago.
32. Galvão MSL, Sbalchiero JC. *Reconstrução mandibular. Cirurgia Plástica-Fundamentos e Arte.* Mélega: Medsi, 2002.
33. Jeng SF, Kuo YR, Wei F et al. Total lower lip reconstruction with a composite radial forearm –palmaris longus tendon flap. A clinical series. *Plast Reconst Surg* 2004;113:19.
34. Ozdemir R, Ortak T, Kocer U et al. Total lower lip reconstruction using sensate composite radial forearm flap. *J Craniofac Surg* 2003;14:293-311.
35. Foster RD, Anthony JP, Sharma A et al. Vascularized bone flaps versus nonvascularized bone grafts for mandibular reconstruction: An outcome analysis of primary bony union and endosseus implant success. *Head Neck* 1999;21:66.
36. Chana JS, Wei FC. A review of advantages of the anterolateral thigh flap in head and neck reconstruction. *Br J Plast Surg* 2004;57:603.
37. Galvão MSL. Reconstrução faringoesofágicacom retalho livre de jejuno após faringolaringoesofagectomia cervical. *Rev Col Bras Cir* 2002 Nov./Dez.;6:29.
38. van Driel AA, Mureau MAM, Goldstein DP et al. Aesthetic and oncologic outcome after microsurgical reconstruction of complex scalp and forehead defects after malignant tumor resection: an algorithm for treatment. *Plast Reconstr Surg* 2010;126(2):460-70.
39. Wang HT, Erdmann D, Olbrich KC et al. Free flap reconstruction of the scalp and calvaria of major neurosurgical resections in cancer patients:

Lessons learned closing large, difficult wounds of the dura e skull. *Plast Reconst Surg* 2007;119:865-72.
40. Galvão MSL, Sá GM, Farias T *et al.* Reconstrução tridimensional da face nos tumores avançados com invasão da fossa craniana anterior. *Rev Col Bras Cir* 2004;31(2):124-31.
41. Galvão MSL, As G. *Tridimensional facial reconstruction.* Abstrac of the Second International Conference on Head and Neck Câncer. Boston: Mass, 1988.
42. Huang CH, Chen HC, Huang YL *et al.* Comparison of the radial forearm flap and the thinned anterolateral thigh cutaneos flap for reconstruction of tongue defects: An evaluation of donor-site morbity. *Plast Reconstr Surg* 2004;114:1704.
43. Galvão MSL. *The role of reconstructive microsurgery in cancer surgery.* Abstrc. Fifth Congress of the European Section of the International Confederation for Plastic and Reconstructive Surgery, Stockholm: Swedem, 1985.
44. Galvão MSL, Braga A, Souza J. A contribuição da microcirurgia reparadora no tratamento do paciente oncológico. *Rev Bras Cancerol* 1984;30(4):24-34.
45. Hidalgo DA, Pusic AL. Free flap mandibular reconstruction: a 10 year follow up study. *Plast Reconstr Surg* 2002;110:438.
46. Kroll S *et al.* Timing of pedicle thrombosis and flap loss after free-tissue transfer. *Plastic Recon Surg* 1996 98:1230-36.
47. Galvão MSL. Transplanting pre-fabricated facial aesthetic units: 13 years experience. Transactions of the XI International Congress Plastic, Reconstructive and Aesthetic Surgery. Yokohama, Japan, 1995.
48. Galvão MSL. Facial nerve suturing and grafting. In: Smith R, Rob C. (Eds.). *Operative surgery: fundamental international techniques.* Head and Neck. London: Butteworth, 1981.
49. Galvão MSL. Reconstrução do nervo facial no trauma. *Trauma Multidisciplinar* 2002 Nov./Dez.;1(3).
50. Galvão MSL. Sutura e enxerto do nervo facial. In: Freire E. *Trauma.* São Paulo: Atheneu, 2001, v. 2, cap. 141.

Parte V

ONCOLOGIA TORÁCICA

SEÇÃO I — Câncer do Pulmão

CAPÍTULO 62 — Epidemiologia

Mauro Zamboni

INTRODUÇÃO

De doença rara no passado, o câncer do pulmão transformou-se em doença neoplásica comum e na mais mortal em todo o mundo. É, hoje em dia, a principal causa de morte entre os homens da América do Norte e da Europa, sendo que sua mortalidade vem aumentando, significativamente, entre as populações da América Latina, da Ásia e da África. Essa modificação no comportamento da doença foi observada a partir da década de 1920, quando o número de casos começou a crescer progressivamente, transformando-se em uma verdadeira epidemia mundial nesse início do século XXI.

Os índices previstos para 2012, nos Estados Unidos, relacionados com o câncer do pulmão são de 226.160 novos casos (116.470 homens e 109.690 mulheres), com coeficiente de incidência de 54,2/100.000 habitantes e 160.340 óbitos (91.110 homens e 73.660 mulheres), e coeficiente de mortalidade de 48,8/100.000 habitantes.[1] Excetuando-se o câncer da próstata, nos homens, o da mama, nas mulheres, o de pulmão é a neoplasia maligna mais frequentemente diagnosticada naquele país, representando 15% de todos esses tumores. É responsável por 30% de todas as mortes por câncer, porcentagem maior que a do câncer da mama, da próstata, do cólon e do ovário somados.[1,2]

Em 1950, os primeiros estudos controlados demonstraram que o tabagismo tinha relação com o aparecimento do câncer do pulmão. Muitos anos ainda foram necessários para que a população e os governos, influenciados pelos resultados de trabalhos prospectivos, como os de Doll e Hill,[3,4] fossem convencidos dos malefícios do tabaco na gênese do câncer do pulmão.[3,5]

MAGNITUDE DO PROBLEMA

Nos anos 1980 o câncer do pulmão foi responsável por, aproximadamente, 16% de todos os novos casos de neoplasia no mundo. Sua morbimortalidade vem crescendo progressiva e continuamente, mas, nos últimos 20 anos, observou-se uma estabilização da mortalidade entre os homens e um acréscimo da mesma entre as mulheres.[6] Esse fato deve-se à modificação do vício de fumar: os homens vêm abandonando o vício em maior número que as mulheres. A Organização Mundial da Saúde estimou que, em 1977, o câncer do pulmão era a décima causa mais comum de morte em todo o mundo, respondendo por, aproximadamente, um milhão de óbitos/ano. Calcula-se, ainda, que, em 2020, alcançará a quinta posição.[1]

No Brasil, o câncer do pulmão também se tornou um dos mais importantes problemas de saúde pública, situando-se, dentre as neoplasias malignas, como a que causa maior mortalidade entre os homens. Entre as mulheres, assim como vem acontecendo em outros países, o número de óbitos por essa neoplasia nos últimos anos duplicou.

FATORES DE RISCO

Tabagismo

A associação entre o tabagismo e o desenvolvimento do câncer do pulmão foi sugerida, pela primeira vez, na Inglaterra, em 1927. O estudo que definiu a maior incidência do câncer do pulmão entre os fumantes foi realizado por Fleckseder, em Viena, alguns anos depois.[7,8] Nesse trabalho foi verificado que 51 dos 54 pacientes que apresentavam câncer do pulmão eram fumantes, sendo que 30 deles fumavam de 20 a 90 cigarros por dia.[8]

O rápido aumento na incidência do câncer do pulmão, durante os anos 1940, foi responsável por tamanha proporção de casos que foi possível realizar numerosos trabalhos contendo expressiva casuística para investigar a associação entre câncer do pulmão e seus fatores de risco. Em 1950 o trabalho de Doll e Hill,[3] além de deixar evidente a íntima relação tabaco-câncer do pulmão, demonstrou o efeito dose-resposta entre o aparecimento da neoplasia maligna do pulmão e a quantidade de fumo consumida pelos pacientes. Foi detectado, nesse trabalho, que os pacientes com câncer do pulmão eram aqueles que haviam começado a fumar mais cedo, por mais tempo e interrompido o vício menos vezes e com menor duração que os pacientes do grupo controle.

Durante toda a década de 1950, utilizando dados de trabalhos retrospectivos, uma enorme quantidade de informação foi publicada, definindo a relação entre o câncer do pulmão e o tabagismo. Além dessa relação, verificou-se a associação do tabagismo com outras neoplasias malignas. As evidências são tão positivas que levaram o governo americano a publicar um documento oficial, denominado *Smoking and Health. Report of the Advisory Committee to the Surgeon General of the Public Health Service*,[9] no qual era ressaltada a influência do tabaco no câncer. Tal documento criou uma atemorizada reação em todo o mundo, uma vez que, pela primeira vez, um órgão governamental de tamanha importância oficializou a ameaçadora ligação entre o tabagismo e uma variedade de doenças de evolução fatal com impecável autoridade científica. Nessa publicação ficava definitivamente estabelecido que o tabagismo era o responsável pelo adoecimento dos homens pelo câncer do pulmão. Passados muitos anos, as mulheres também foram advertidas do perigo do tabagismo, uma vez que a incidência do câncer do pulmão, entre elas, tinha aumentado cinco vezes em 20 anos nos Estados Unidos.[9]

A mortalidade pelo câncer do pulmão exibe uma relação inversa com a idade de início do tabagismo. Aqueles que começaram a fumar na adolescência têm maior risco de desenvolver câncer do pulmão do que aqueles que iniciaram com mais de 25 anos de idade. Nesses últimos, o risco de adquirir câncer do pulmão é quatro a cinco vezes maior do que nos não fumantes. Os fumantes que tragam profundamente a fumaça do cigarro têm duas vezes mais chances de serem acometidos pelo câncer do pulmão do que aqueles que não a aspiram intensamente. Embora se acredite que o risco de câncer do pulmão cresça com o aumento da concentração de alcatrão e nicotina, não existe nenhuma comprovação de que os indivíduos que fumam cigarros com baixos teores adoeçam menos.[10] O trabalho de Hammond demonstrou que o número de cigarros fumados por dia é mais importante que sua concentração de alcatrão e nicotina.[11]

A publicação Tobacco Smoking (International Agency for Research on Cancer – IARC -1986)[12] estimou as proporções de mortes por câncer do pulmão atribuídas ao tabagismo em cinco países desenvolvidos (Canadá, Inglaterra, Escócia, Japão, Suécia e Estados Unidos), que variam de 83 a 92%, entre os homens, e de 57 a 80% entre as mulheres.

Em resumo, o papel esmagador do tabagismo como principal causa do câncer do pulmão vem sendo demonstrado exaustivamente nos últimos 50 anos. Mais de 90% dos tumores do pulmão podem ser evitados simplesmente abandonando o fumo. O tabagismo, atualmente, é uma epidemia mundial entre as mulheres jovens, e isso poderá ser traduzido, nos próximos anos, por aumento expressivo na incidência das doenças relacionadas com o cigarro nessa população.[13,14]

Fumante passivo

A fumaça produzida pela inalação do cigarro é dividida em corrente primária, a inalada pelo fumante, e corrente secundária, gerada pela queima dos produtos do tabaco. Esses dois tipos de fumaça diferem quimicamente na concentração de carcinógenos, sendo que a concentração de alguns é maior na corrente secundária. Muitos estudos sobre o risco de aparecimento de câncer do pulmão nos fumantes passivos utilizaram amostras de não fumantes com cônjuges fumantes. A chance dos não fumantes que vivem com fumantes desenvolverem câncer é, aproximadamente, 45% maior. Esse risco cresce com o maior número de cigarros fumados pelo cônjuge e com a duração da exposição.[13,14]

Sexo

Os estudos iniciais apontavam para um risco muito mais baixo de aparecimento do câncer do pulmão nas mulheres do que nos homens. Esse fato poderia ser resultante dos diferentes hábitos tabágicos observados entre os dois sexos, e não a consequência de uma determinação biológica: as mulheres começaram a fumar mais tarde, fumavam menos cigarros por dia e não tragavam profundamente. Sabe-se, hoje, que o risco para câncer do pulmão é o mesmo para os dois sexos, desde que a quantidade de fumo seja a mesma.[15]

Poluição atmosférica

A possível contribuição da poluição ambiental no desenvolvimento do câncer do pulmão, apesar de muitos estudos, continua controversa. O risco atribuído à sua influência na origem do câncer do pulmão varia de menos de 1 a 10%. O ar ambiente está contaminado, comumente, por diversos carcinógenos oriundos dos veículos a motor e das diferentes indústrias, sendo plausível que a poluição atmosférica tenha algum significado no risco de aparecimento do câncer do pulmão.

Uma vez que a fumaça do cigarro é responsável por mais de 90% dos casos de câncer do pulmão, é difícil concretizar estudos que comprovem a participação de outros fatores na gênese desse tumor. Um forte argumento a favor dos efeitos danosos da poluição atmosférica baseia-se no fato de que há um gradiente consistente entre o meio urbano e o rural na incidência do câncer do pulmão, que varia de 1,1 a 1,9.[14] Essa diferença sugere que o indivíduo que vive nas grandes cidades tem um risco maior de ser acometido pelo câncer do pulmão, em razão da maior exposição aos carcinógenos, como hidrocarbonetos policíclicos, e à fumaça do óleo diesel.[16]

Radônio

Desde 1954, Dooll[4] estimou que o radônio poderia ser responsável por, aproximadamente, 1% dos casos de câncer do pulmão. Os produtos resultantes da decomposição do radônio emitem partículas alfa que, ao serem inaladas, irradiam o trato respiratório e promovem a carcinogênese.

O radônio é um gás inerte e ubíquo que está presente no solo e nas rochas, principalmente nas minas e nos túneis. É liberado na atmosfera ou na água, em quantidades variáveis, dependendo da temperatura ambiente, da pressão barométrica e da umidade relativa. Suas fontes ambientais mais importantes são o material de construção civil e o solo abaixo dessas construções. Do ponto de vista da saúde ocupacional, sabe-se, há muitos anos, do alto risco de adoecimento pelo câncer do pulmão a que estão sujeitos os trabalhadores das minas de urânio, mesmo os não fumantes.[3,4]

Asbesto e outras fibras minerais

O asbesto é uma importante causa ocupacional do câncer do pulmão, situação conhecida desde 1930.[12] Quem trabalha com isolantes térmicos contendo asbesto sofre maior risco de adoecimento por câncer do pulmão.

Ainda não está perfeitamente definido se o asbesto causa câncer do pulmão em razão do intenso processo de fibrose pulmonar que provoca, ou se a neoplasia desenvolve-se independentemente da fibrose.[17,18]

Sílica

Os pacientes portadores de silicose têm alto risco de desenvolver câncer do pulmão. Estudos realizados com trabalhadores expostos à sílica – em várias indústrias, incluindo mineração e cimento, pedreiras, construção de túneis, fábrica de porcelana e de cerâmicas – demonstraram que o câncer do pulmão pode aparecer mesmo na ausência clínica da silicose (risco relativo de, aproximadamente, 1,5 X).[19]

Cromo, níquel e arsênico

Cromo e níquel são utilizados em vários processos industriais, tendo-se observado que trabalhadores que lidam com essas substâncias têm um risco relativo para o câncer do pulmão de, aproximadamente, quatro vezes.

A maioria das evidências da capacidade carcinogênica do arsênico é proveniente dos estudos com refinadores de cobre. O arsênico inorgânico está presente no minério de cobre e é removido durante sua refinação.

O risco relativo para o câncer do pulmão em trabalhadores expostos ao cobre varia de uma a oito vezes, dependendo da exposição cumulativa.[20]

Hidrocarbonetos aromáticos policíclicos

Esses compostos resultam da combustão incompleta de matéria orgânica em vários processos industriais. Os motores à diesel também os produzem. O risco relativo para o câncer do pulmão é 15 vezes maior para as pessoas expostas aos hidrocarbonetos aromáticos do que para as não expostas.[21]

Fatores relacionados com o hospedeiro

Três tipos de doença estão associados ao risco de câncer do pulmão e merecem atenção especial: tumores da cabeça e do pescoço, síndrome da imunodeficiência adquirida e algumas doenças pulmonares não malignas.

Entre os pacientes com tumores malignos da cabeça e do pescoço – doenças intimamente relacionadas com o tabagismo – o risco de ocorrência de câncer do pulmão é quatro vezes maior do que nos pacientes da mesma idade, fumantes, mas que não tenham esse tipo de neoplasia.[22]

Estudo de Mallefato et al.[23] mostrou que mais de 50% dos tumores do pulmão, diagnosticados em pacientes com tumores da cabeça e do pescoço, são primários do pulmão, e não metástases.

A infecção pelo vírus da imunodeficiência humana (HIV) está associada ao aparecimento de algumas neoplasias: sarcoma de Kaposi, linfoma não hodgkiniano e câncer do pulmão. O trabalho de Parker et al.[24] sugere que os indivíduos infectados pelo HIV têm um risco 6,54 vezes maior de desenvolver câncer do pulmão do que a população não infectada.

Algumas condições pulmonares não malignas, como enfisema e lesões cicatriciais, particularmente de tuberculose, estão relacionadas com a maior incidência de câncer do pulmão.

FATORES GENÉTICOS

Aproximadamente 90% dos pacientes que desenvolvem câncer do pulmão são fumantes. No entanto, além do fumo e de outros fatores ambientais aqui apontados, é possível que outros fatores seja responsáveis ou corresponsáveis pela doença. Existem evidências de que a hereditariedade tenha um peso nesse processo. Não há conhecimento preciso sobre marcadores genéticos envolvidos com o câncer do pulmão, mas estudos recentes o têm relacionado com uma alteração do citocroma 450 e do cromossoma 22.[25]

O CÂNCER DO PULMÃO NO BRASIL

A partir da década de 1960, as neoplasias malignas, juntamente com as doenças crônico-degenerativas, substituíram as doenças infecciosas e parasitárias e posicionaram-se como as principais causas de mortalidade no país.

Recentemente, com o crescimento das causas externas, as neoplasias passaram do segundo para o terceiro lugar no panorama da mortalidade do país. Dentre as neoplasias malignas, a de pulmão aparece como a primeira causa de morte no homem e como segunda causa, após a da mama, no sexo feminino.

O Instituto Nacional de Câncer (INCA-MS), no Rio de Janeiro, por meio da Secretaria Nacional de Assistência à Saúde do Ministério da Saúde, vem publicando, desde 2000, a monografia "Estimativas da Incidência e Mortalidade por Câncer no Brasil", iniciativa inédita e pioneira no país. Elaborada a partir de novas bases metodológicas, essa monografia propõe-se a contribuir para um melhor conhecimento da incidência e da mortalidade por câncer em cada unidade da federação e a auxiliar os profissionais da saúde na orientação e no planejamento das ações, programas e políticas públicas de controle do câncer.[26]

A análise da mortalidade pelo câncer do pulmão, entre 1979 e 2000, demonstra que as taxas apresentaram uma variação porcentual relativa de mais de 57% para os homens e mais de 134% entre as mulheres.

Em 2012, estimam-se 17.210 casos novos de câncer do pulmão em homens e 10.110 em mulheres. Esses valores correspondem a um risco estimado de 18 casos novos a cada 100 mil homens e 10 a cada 100 mil mulheres.[26]

REFERÊNCIAS BIBLIOGRÁFICAS

1. Siegel R, Naishdham D, Jemal A. Cancer satisticis, 2012. *CA Cancer J Clin* 2012;62(1):10-29.
2. Harras A, Edward BK, Blot WJ et al. (Eds.). *Cancer rates and risks*. Bethesda, Cancer Statistics Branch. National Cancer Institute, 1996. p. 32-35.
3. Doll R, Hill AB. Smoking and carcinoma of the lung. *BMJ* 1950;2:739-58.
4. Doll R, Hill AB. The mortality of doctors in relation to their smoking habits. A preliminary report. *BMJ* 1954;1:1451-55.
5. Hammond EC, Horn D. The relationship between human smoking habits and death rates: a follow-up study or 187,766 men. *JAMA* 1954;154:1316-28.
6. Parkin DM, Muir CS, Whelan SL et al. *Cancer incidence in five continents*. International Agency for Research on Cancer. Lyon: Scientific 1992. vol. VI, n. 120.
7. Tylecote FE. Cancer of the lung. *Lancet* 1927;2:256-57.
8. Fleckesedeer R. Ueber den Bronchialkrebs und einge seiner Entstehungsb e dingungen. *Munch Med Wochensncher* 1935;36:1585-93.
9. US Health Services, Smoking and Health. Report of the Advisory Committee to the Surgeon General of the Public Health Sevice. US Department of Health, Education and Welfare, Public Health Service, Center of Disease Control, DHEW Publication 1103: Washington, DC, 1964.
10. Bross IDJ, Gibson R. Risk of lung cancer in smokers who swtich to filter cigarettes. *Am J Publ Health* 1968;58:1396-403.
11. Hammond EC, Garfinkel L, Seidman H et al. Some recent findings concerning cigarette smoking. In: Hiatt HH, Watson JD, Winstein JA. (Eds.). *Origins of human cancer. Book A: incidence of cancer in humans*. New York: Cold Spring Harbor Laboratory, 1977. p. 101-12.
12. IARC (International Agency for Research on Cancer). Monographs: *the evaluation of carcinogenic risk to humans*. Tobacco smoking. Lyon: IARC, 1986. vol. 38.
13. Zamboni M. Epidemiologia do câncer do pulmão. In: Silva LCC, Menezes AMB. (Eds.). *Epidemiologia das doenças respiratórias*. Rio de Janeiro: Revinter, 2001. p. 104-11.
14. Zamboni M. Epidemiologia do câncer do pulmão. *J Pneumologia* 2002;28(1):41-47.
15. Lange P, Nyboe J, Jansen G et al. Relation of the type of tobacco and inhalation pattern to pulmonary and total mortality. *Eur Resp J* 1992;5:1111-17.
16. Hackshaw AK, Law MR, Wald NJ. Tha accumulated evidence on lung caner and environmental tobacco smoke. *BMJ* 1977;315:980-88.
17. Samet J. (Ed.). Epidemiology of lung cancer. In: Lung biology in health and disease. New York: Marcel Dekker, 1994.
18. Hughes J, Weil H. Asbestosis as a necessary precursor of asbestos related lung cancer. Results of a prospective mortality study in asbestos products manufacturing. *Br J Ind Med* 1991;48:299-33.
19. International Agency for Research on Cancer. IIARC monographs on the evaluation of the carcinogenic risk chemicals to humans: silica and some silicates. Lyon: World Health Organization, IARC, 1987, vol. 42.
20. International Agency for Research on Cancer. Chromium, nickel and welding. IARC monograph. Lyon: World Health Organization, IARC, 1987, vol. 42.
21. Xu YZ, Blot WJ, Xiao HP et al. Smoking, air pollution and the high rates of lung cancer in Shenyang, China. *J Natl Cancer Inst* 1989;81:1800-6.
22. Day GL, Blot WJ. Second primary tumors in patients with oral cancer. *Cancer* 1992;70:14-18.
23. Malefatto JP, Kasimis BS, Moran EM et al. The clinical significance of radiographically detected pulmonary neoplastic lesions in patienst with head and neck cancer. *J Clin Oncol* 1984;2:625-29.
24. Parker MS, Leveno DM, Campbell TJ et al. AIDS-related bronchogenic carcinoma: fact or fiction? *Chest* 1998;113:154-57.
25. Selleers TA, Bailey-Wilson JA, Elson RC et al. Evidence of Mendelian inheritance in the pathogenesis of lung cancer. *J Natl Cancer Inst* 1990;82:1272-79.
26. Brasil. Ministério da Saúde. Instituto Nacional de Câncer – INCA. *Estimativas da incidência e mortalidade por câncer*. Rio de Janeiro: INCA, 2012.

CAPÍTULO 63

Biologia Molecular

Carlos Gil Ferreira ■ Cinthya Sternberg ■ Luiz Henrique de Lima Araújo

INTRODUÇÃO

O câncer do pulmão é a principal causa de mortes por câncer no mundo. A elevada taxa de mortalidade dessa doença se deve, principalmente, ao fato de a maioria dos casos ser diagnosticada em estágios avançados e, consequentemente, as opções de tratamento serem paliativas. A experiência clínica com outros tumores epiteliais (como carcinoma de corpo e de colo uterino, entre outros) demonstra que, se lesões neoplásicas são detectadas e tratadas em sua fase intraepitelial, a taxa de mortalidade reduz significativamente. Dessa forma, a redução da taxa de mortalidade no câncer do pulmão provavelmente depende do desenvolvimento de novas técnicas de abordagens diagnósticas que permitam a identificação e o tratamento precoce de lesões pré-invasivas. Entretanto, o diagnóstico precoce representa um grande desafio, visto se tratar de uma neoplasia altamente complexa com possível envolvimento de múltiplos estágios pré-neoplásicos.

O câncer do pulmão compreende vários tipos histológicos, incluindo carcinoma pulmonar de células pequenas (CPCP) e os diferentes tipos de carcinoma pulmonar de células não pequenas (CPCNP), como o carcinoma de células escamosas (CCE), adenocarcinoma (incluindo o tipo de carcinoma bronquioloalveolar não invasivo) (ADE) e o carcinoma de grandes células. O câncer do pulmão pode surgir a partir dos grandes brônquios (tumores centrais) ou pequenos brônquios, bronquíolos ou alvéolos (tumores periféricos). Os subtipos CPCP e CCE em geral surgem centralmente, enquanto adenocarcinomas e carcinomas de grandes células normalmente surgem na periferia do órgão. Contudo, o tipo específico de células epiteliais respiratórias a partir da qual cada tipo de câncer do pulmão se desenvolve ainda não foi estabelecido.

Acredita-se que o câncer do pulmão surge após uma progressão de alterações patológicas, conhecidas como lesões pré-neoplásicas ou pré-malignas. Embora muitas anormalidades moleculares tenham sido descritas clinicamente como correlacionadas com o câncer do pulmão, relativamente pouco é conhecido sobre os eventos moleculares que antecedem o seu desenvolvimento. Muitas destas alterações moleculares foram detectadas na mucosa respiratória histologicamente normal dos fumantes. A população de alto risco indicada para detecção precoce é de fumantes e pacientes que sobreviveram a um câncer de vias aerodigestivas superiores. No entanto, os métodos convencionais para a identificação morfológica de lesões pré-malignas nas vias aéreas ainda apresentam limitações importantes. Assim sendo, o aprofundamento da pesquisa translacional nesta área pode fornecer novos métodos para avaliar a propensão de desenvolvimento de câncer pulmonar em fumantes, permitindo não só a detecção precoce, mas também o acompanhamento da resposta desses indivíduos a eventuais regimes quimiopreventivos.

Se, por um lado, ainda nos faltam conhecimento e estratégias para ligar a carcinogênese pulmonar a esquemas quimiopreventivos, por outro, o crescente conhecimento sobre alterações moleculares envolvidas na carcinogênese pulmonar já vem tendo impacto nas decisões terapêuticas dos pacientes com CPCNP avançado, sobretudo nos pacientes não tabagistas, como veremos adiante.

De forma contrastante, pouco se avançou no conhecimento biológico e, consequentemente, no tratamento dos pacientes com CPCP. Por essa razão, focaremos este capítulo quase exclusivamente no CPCNP. Na prática, uma pequena revolução vem acontecendo no campo da oncologia torácica exatamente nos últimos 6 anos. Talvez a mudança mais importante seja a noção de que temos duas doenças distintas dos pontos de vista molecular, epidemiológico, clínico e terapêutico: o CPCNP do paciente tabagista e o do paciente não tabagista. Por essa razão, dividiremos este capítulo em duas partes, enfocando separadamente esses dois tipos de doença.

ALTERAÇÕES MOLECULARES COMUNS EM TODOS OS TIPOS DE CÂNCER DO PULMÃO

O câncer do pulmão invasivo pode exibir diferentes alterações genéticas que vão desde mutações pontuais em genes específicos até grandes supressões de região cromossômica. Interessante notar que essas alterações podem coexistir, embora em frequências diferentes, no CPCNP dos pacientes tabagistas e não tabagistas. Dentre elas, a alteração mais prevalente é a perda de heterozigosidade (LOH) nos loci cromossômicos 3p14-23, 8q21-23, 13q, 17q, 18q e 22p.[1] No entanto, existem três alterações genéticas encontradas comumente, mas com frequência variável, em todos os subtipos de câncer do pulmão: LOH 3p, mutações em TP53 e mutações em pRb.

LOH 3p

Uma das alterações genéticas mais características durante o desenvolvimento do câncer do pulmão é a perda de heterozigozidade no cromossoma 3p (LOH 3p), que pode ser detectada em até 80% dos casos do câncer do pulmão, independentemente de seu subtipo histológico.[2] Acredita-se que esta região cromossômica seja a localização de genes supressores de tumores, como o FHIT gene, que são suscetíveis a alterações epigenéticas, incluindo hipermetilação e deacetilação das histonas.

Mutações em TP53

As mutações mais frequentes no câncer do pulmão envolvem o gene supressor de tumor *TP53*, que codifica a proteína reguladora do ciclo celular p53 e é encontrado mutado em até 50% dos casos de CPCNP e em mais de 70% dos casos de CPCP.[3] Existem fortes indícios de que em CCE e ADE mutações no gene *TP53* podem ocorrer no início do processo de transformação maligna e que a sua frequência aumenta durante a transição da formação inicial de lesões *in situ* até o câncer do pulmão infiltrante e metastático.

Mutações em pRb

A segunda mutação mais comum leva à inativação do gene retinoblastoma *RB1* localizado na região cromossômica 13q1. *RB1* é um gene supressor de tumor que codifica para a proteína pRb, que age como uma "guardiã" para a transição da fase G1 → S do ciclo celular. Curiosamente, os mecanismos pelos quais esta via específica afeta o processo de transformação maligna parecem diferir entre CPCNP e CPCP. Redução da expressão RB1 é encontrada em 8 a 10% dos tumores neuroendócrinos de alto grau (CPCP). Esses tumores mantêm níveis normais de ciclina D1 e do inibidor da quinase dependente de ciclina (CDKI) p16INK4. Em contraste, a perda de expressão da proteína pRb é muito menos frequente em CPCNP (15 a 35%), enquanto a inativação p16INK4 está presente em mais de 70% dos casos e a amplificação do gene da ciclina D pode ser detectada em 10% dos CCE.[4]

CÂNCER DO PULMÃO EM TABAGISTAS

Aproximadamente 90% de todos os casos de câncer do pulmão estão relacionados com o tabagismo. Ademais, dentro de CPCNP, ainda existe um predomínio de CCE entre pacientes tabagistas, com frequência de 53%, comparada com 19% de ADE. Essa relação está revertida entre não tabagistas, com 62% dos casos reconhecidos como ADE, contra apenas 18% de CCE.[5] Além da nicotina, aminas aromáticas e hidrocarbonetos aromáticos policíclicos, a fumaça do tabaco contém mais de 60 substâncias carcinogênicas, das quais mais de 20 estão fortemente associadas à transformação neoplásica de células pulmonares. As nitrosaminas 4-(methylnitrosamino)-1-(3-piridil)-1-butanonol e 4-(methylnitrosamino)-1-(3-piridil)-1-butanona (NNK) são formadas por nitração da nicotina e são as substâncias cancerígenas mais potentes contidas no cigarro.

Epidemiologia

O câncer do pulmão começou como uma doença rara e tornou-se a mais comum causa de mortalidade por câncer no mundo até o final do século XX. Estudos epidemiológicos da década de 1950 estabeleceram a associação causal entre o fumo e o câncer do pulmão, e tal observação foi seguida por relatórios conclusivos elaborados pelo Comitê Consultor do *Surgeon General of the Public Health Service* (Estados Unidos) e pelo *Royal College of Physicians* (Londres, Reino Unido) na década de 1960. A incidência de câncer do pulmão ocorre em paralelo com as tendências do tabagismo, mas com uma estimativa de retardo de 20 anos. Assim, observa-se um declínio nas taxas de câncer do pulmão entre os países desenvolvidos, o que reflete o incentivo à redução do hábito na década de 1980. Além da diminuição na incidência de câncer do pulmão, é verificada uma mudança na relação entre os sexos afetados pela doença (ver seção de "Câncer do pulmão em não tabagistas").

Em 2002, quase metade dos casos ocorreu nos países em desenvolvimento, uma mudança significativa que vem ocorrendo desde a década de 1980, quando a maioria dos casos ocorreu nos países desenvolvidos. O subtipo histológico também mudou de um predomínio de CCE e CPCP para o ADE a partir da segunda metade do século XX, o que é uma provável consequência da alteração da composição da fumaça de cigarro. Sem dúvida, o câncer do pulmão ocorre, principalmente, em fumantes, mas, recentemente, parece que uma parte não negligenciável de não fumantes sofre com essa doença (ver seção de "Câncer do pulmão em não tabagistas"). Assim, a epidemiologia vem lenta, mas, seguramente, mostrando sinais de mudança para uma doença que inclui mulheres não fumantes com maior incidência de ADE e que ocorre em países em desenvolvimento.

Alterações moleculares

KRAS

A família de genes *RAS*, como muitos oncogenes, foi originalmente descoberta por meio do estudo de retrovírus causadores de câncer em animais. Em 1982, vários grupos relataram a clonagem de genes capazes de transformar linhagens de células humanas. Esses genes eram os homólogos humanos do rato Harvey (*Ha-* ou *H*)-*RAS* e Kirsten (*Ki* ou *K*)-*RAS*. Hoje, sabemos que os genes *RAS* codificam uma família de proteínas ligantes de guanosina trifosfato (GTP) de 21kd, ligadas à membrana e que regulam o crescimento celular, a diferenciação e apoptose por meio da interação com efetores múltiplos, incluindo MAPK *(mitogen activated protein kinase)*, STAT (transdutor do sinal e ativador de transcrição) e PI3K (fosfatidilinositol 3-cinase).

A clonagem molecular do *HRAS* normal humano e de seu alelo oncogênico permitiu estabelecer que as diferenças funcionais entre os dois eram causadas por uma única mutação pontual, o mesmo ocorrendo para o *KRAS* e *NRAS*. Posteriormente, um estudo pioneiro em 1984 demonstrou a associação de câncer do pulmão com uma mutação ativadora de *KRAS* que não foi encontrada em tecido normal correspondente.[6] Esses dados confirmam as observações encontradas em linhagens de células humanas, e, pouco depois, investigadores encontraram uma incidência significativa de mutações somáticas pontuais no *KRAS* em câncer do pulmão.[7] Hoje sabemos que as proteínas *RAS* adquirem potencial tumorigênico quando um aminoácido na posição 12, 13 ou 61 é substituído como resultado de uma mutação pontual no gene. Essas mutações levam à ativação constitutiva de sinalização via *RAS* e são encontradas em cerca de um terço de todos os tumores humanos, sendo que mutações em *KRAS* constituem a maioria das mutações encontradas. Tais mutações são responsáveis pela ativação de vias de sinalização intracelulares que induzem a proliferação e sobrevivência de células tumorais, independentemente da presença de fatores mitógenos e fatores de crescimento. Notavelmente, 90% das mutações em *RAS* em ADE do pulmão ocorrem no *KRAS* e cerca de 97% destas envolvem os códons 12 ou 13. No entanto, mutações de *KRAS* são incomuns em CCE pulmonar.

Uma vez que as mutações de *KRAS* são comuns no CPCNP, e sabendo-se que o tabagismo é uma causa frequente desse tipo de tumor, gerou-se a hipótese de que mutações de *KRAS* estivessem diretamente relacionadas com a exposição ao tabaco. Entretanto, as análises que tentam associar a história de tabagismo à ocorrência de mutações em *KRAS* foram limitadas em decorrência da ausência de informações detalhadas do histórico de tabagismo do paciente (que inclui a intensidade do tabagismo e tempo de tabagismo), bem como pelo número relativamente pequeno de não fumantes com CPCNP. Em um estudo envolvendo 500 pacientes com ADE pulmonar, foi encontrada frequência de mutações de *KRAS* de 22%, porém apenas de 15% no subgrupo de pacientes não tabagistas (17% do total).[8] A mutação de transição de uma guanina para alanina (G/A) foi mais comum em pacientes que nunca fumaram cigarros, e as mutações de transversão (G/T ou G/C) foram mais comuns em fumantes e ex-fumantes. Esses dados sugerem que, enquanto algumas mutações no *KRAS* são associadas ao tabagismo, as mesmas podem ocorrer também em não fumantes. Assim, as mutações em *KRAS*, ao contrário das observadas no *EGFR* que ocorrem mais frequentemente em tumores de não fumantes (ver seção de "Câncer do pulmão em não tabagistas"), não são tão facilmente previstas com base apenas na história de tabagismo do paciente.

TP53

A correlação entre tabagismo e câncer do pulmão não se baseia unicamente em provas epidemiológicas: tumores de pulmão em fumantes, muitas vezes, são decorrentes de mutações típicas, embora não específicas, em todo o *locus* do gene *TP53*, provavelmente atribuída a danos no DNA pelo benzopireno, um dos componentes notoriamente mais cancerígenos da fumaça do cigarro.

P53 (também conhecida como a proteína 53 ou proteína de tumor 53) é uma proteína supressora de tumor que, nos seres humanos, é codificada pelo gene *TP53*. Essa proteína é importante em organismos multicelulares, em que regula o ciclo celular e, portanto, funciona como um supressor tumoral que está envolvido na prevenção do câncer. Como tal, a p53 tem sido descrita como "guardiã do genoma", referindo-se ao seu papel na conservação da estabilidade, evitando a ocorrência de mutações. A denominação da mesma refere-se à sua massa molecular aparente (53 kDa), mas, com base nos cálculos de seus resíduos de aminoácidos, a massa da p53 é realmente apenas 43,7 kDa. Essa diferença é em decorrência do elevado número de resíduos de prolina na proteína, que retardam a migração em géis de separação de proteínas.

A proteína p53 regula vários mecanismos antitumorais e desempenha um papel importante na indução de apoptose, estabilidade genética e inibição da angiogênese. Desta forma, p53 age por meio de diversos mecanismos: ativação de proteínas de reparo de DNA; indução de parada da proliferação, por intermédio de bloqueio do ciclo celular no ponto de regulação G1/S (uma parada no ciclo celular por tempo suficiente permite que proteínas de reparo de DNA possam reparar danos, permitindo a continuação do ciclo celular); iniciação da apoptose (tipo prevalente de morte celular programada), caso o dano de DNA seja irreparável.

Uma vez ativada, p53 liga-se ao DNA e ativa a expressão de vários genes, incluindo WAF1/CIP1 que codifica a proteína P21. P21 (WAF1) liga-se à G1-S/CDK (CDK2) e os complexos S/CDK (moléculas importantes para a transição G1/S do ciclo celular), inibindo a sua atividade. Quando a P21 é complexada com CDK2, a célula não pode prosseguir para a próxima fase da divisão celular. A p53 mutante não se liga ao DNA de uma forma eficaz e, como consequência, a proteína P21 não fica disponível para atuar como o sinal de parada para a divisão celular. Assim, as células se dividem de maneira desregulada, podendo dar origem aos tumores.

A diversidade de mutações pontuais no gene *TP53* torna esse gene informativo para identificar padrões de mutações específicas do tumor ou da exposição.[9] O banco de dados de mutação no gene *TP53* do IARC (http://www.p53.iarc.fr/index.html) foi desenvolvido para identificar e comparar esses padrões de mutação. Esse banco de dados contém mais de 1.500 mutações em tumores de pulmão primário descritas em mais de 60 publicações, incluindo mutações em pacientes com informações sobre tabagismo. O padrão de mutação em fumantes mostra um excesso de transversões em bases G (G para T: 30%), ocorrência incomum em não fumantes (13%) e nos tumores não diretamente relacionadas com o tabaco (9%). Essas transversões, muitas vezes, ocorrem nos códons 157, 158, 245, 248 e 273, que foram experimentalmente identificados como sítios de formação de adutos de benzopireno e hidrocarbonetos policíclicos aromáticos (PAH), encontrados na fumaça do tabaco. Mutações no códon 157 são detectáveis em tecido pulmonar histologicamente normal adjacente ao câncer em fumantes, bem como nos pulmões de fumantes sem câncer.

LKB1

O gene *STK11/LKB1*, que codifica uma serina/treonina quinase, regula a polaridade celular e funciona como um supressor de tumor. *LKB1* é uma quinase primária que regula a proteína quinase de adenina monofosfato ativada (AMPK), um elemento necessário no metabolismo celular crucial para manter a homeostase energética. *LKB1* exerce seus efeitos de supressão do crescimento, ativando um grupo de outras 14 quinases, que compreende AMPK e quinases relacionadas com a AMPK. A ativação da AMPK pela *LKB1* leva à supressão do crescimento e à proliferação quando a energia e os níveis de nutrientes são escassos. Por sua vez, quinases relacionadas com a AMPK, quando ativadas por *LKB1*, desempenham um papel vital na manutenção da polaridade celular e inibem a expansão inadequada de células tumorais. Acredita-se que a perda de *LKB1* leve à desorganização da polaridade celular e facilite o crescimento do tumor em condições energeticamente desfavoráveis.

Apesar de incomum na maioria dos tumores esporádicos, mutações somáticas inativadoras de *LKB1* têm sido relatadas em ADE de pulmão e em linhagens celulares tumorais. O papel de *LKB1* foi comparado com o de outros supressores de tumor em estudos utilizando um modelo roedor de câncer do pulmão induzido por mutação somática em *KRAS*. Embora a mutação em *KRAS* tenha agido em sinergia com a perda de p53 ou Ink4a/Arf (também conhecido como CDKN2A) neste sistema, a maior colaboração entre alterações genéticas foi vista com a inativação homozigota do *LKB1*. Foi demonstrado, nos tumores deficientes em *LKB1*, uma menor latência, um espectro histológico ampliado (ADE, CCE e carcinoma de grandes células), além de maior frequência de desenvolvimento de metástases com relação aos tumores deficientes em p53 ou Ink4a/Arf. Consistente com estes resultados de inativação de *LKB1*, o mesmo estudo observou perda de *LKB1* em 34 e 19% das 144 amostras humanas analisadas de ADE e CCE de pulmão, respectivamente.[10]

A relevância clínica de alterações em *LKB1* permanece uma área de investigação ativa, embora os resultados preliminares pareçam confirmar os resultados obtidos em modelos animais, incluindo a frequente ocorrência concomitante de inativação de *LKB1* e mutações ativadoras do *KRAS*. Além disso, parece haver uma associação positiva da inativação de *LKB1* tanto com tabagismo quanto com o sexo masculino. Outros relatos interessantes, incluindo prevalência de metástases cerebrais, associação com os tumores pouco diferenciados, a importância do estado de hemizigosidade de *LKB1* e aparente independência com relação à mutação em p53, necessitam ser confirmados.

Diferenças individuais na suscetibilidade aos efeitos do tabaco

Os efeitos adversos do tabaco sobre o desfecho clínico de pacientes continuam a ser controversos, apesar de ser consenso o fato de que compostos químicos derivados do tabaco modulam a função das células através da alteração de expressão gênica e alterações moleculares. Um fator importante a ser considerado em estudos clínicos sobre efeitos do tabagismo são as diferenças individuais na suscetibilidade a esses efeitos. Recentemente, polimorfismos de nucleotídeo único (SNPs) do citocromo P450 (CYP) foram correlacionados com o risco de câncer pulmonar, uma vez que tal enzima metaboliza diversas substâncias contidas no tabaco. A homozigose do alelo CYP1A1*2 está associada a um aumento do risco de câncer do pulmão em asiáticos, mas este é um polimorfismo nunca ou raramente detectado em caucasianos.

Os polimorfismos de genes de reparo de DNA também devem ser considerados. O polimorfismo de glutationa S-transferase (GST), que desempenha um papel importante na detoxificação de diversos metabólitos da fumaça de cigarro, afeta fortemente o risco de ocorrência de danos no DNA e de desenvolver câncer do pulmão em fumantes.

A oxoguanina glicosilase 1 (OGG1) está envolvida na remoção de 7,8-di-hidro-8 oxoguanina, uma guanina oxidada comumente induzida por estresse oxidativo causado pela fumaça de cigarro. Seu gene também apresenta polimorfismos funcionais, e a forma homozigota da variante S326C é encontrada em cerca 10% das pessoas, sendo responsável pela diminuição da sua atividade.

XPD (também chamado *ERCC2*) codifica uma helicase que faz parte do complexo TFIH de reparo de DNA. Vários polimorfismos, incluindo SNPs não sinônimos, têm sido descritos e são associados a uma capacidade de reparo de DNA deficiente, resultando em um aumento do risco de câncer do pulmão.

Os SNPs dos genes aqui descritos, que codificam enzimas críticas, podem contribuir para a suscetibilidade de câncer do pulmão e estar envolvidos na modulação biológica do câncer do pulmão já estabelecido em fumantes.

Aspectos terapêuticos

O tratamento do câncer do pulmão baseia-se no tipo histológico e no estágio de apresentação. Em pacientes com CPCNP, cirurgia, quimioterapia e radioterapia são consideradas os pilares, o que vai diferir em cada um dos estágios. Pacientes com doença inicial localizada são preferencialmente tratados com cirurgia seguida de quimioterapia adjuvante. Essa estratégia foi consolidada por uma série de estudos clínicos que confirmaram o papel da quimioterapia citotóxica após a ressecção completa da lesão pulmonar.[11,12] Neste papel, combinações de drogas que incluem agentes platinantes são consideradas padrões, capazes de atuar na doença micrometastática, ou seja, não detectável pelos métodos de imagem atuais. No caso de lesões consideradas localmente avançadas ou irressecáveis, de nota os tumores em estágio IIIB, o papel da cirurgia é bastante limitado. Nessas situações, uma combinação de quimiorradioterapia é a melhor estratégia, com cerca de um quinto dos pacientes atingindo sobrevida longa. Por outro lado, quimioterapia isolada é o tratamento de escolha para pacientes com doença metastática. Nesses casos, combinações com base em platina podem levar a aumento da sobrevida e melhora da qualidade de vida.

O melhor conhecimento da biologia tumoral em CPCNP permitiu a introdução de novas drogas e estratégias no arsenal terapêutico destes pacientes, principalmente no universo de doentes metastáticos. Nesse contexto, anticorpos monoclonais contra *VEGFR* e *EGFR* trouxeram uma modesta melhora na sobrevida. Bevacizumabe é um anticorpo monoclonal com alta afinidade para *VEGFR*. O estudo de fase III ECOG 4599 incluiu 878 pacientes com CPCNP subtipos não escamosos e demonstrou que a adição de bevacizumabe à quimioterapia convencional com paclitaxel e carboplatina aumentou a taxa de resposta, sobrevida livre de progressão e sobrevida global.[13]

Já no estudo FLEX, 1.125 pacientes com tumores *EGFR*-positivos por imuno-histoquímica (IHQ) foram submetidos a randomização para receber quimioterapia com ou sem adição de cetuximabe, um anticorpo monoclonal contra *EGFR*.[14] Pacientes que receberam quimioterapia e cetuximabe tiveram maior sobrevida que aqueles no grupo de quimioterapia isolada (mediana de 11,3 meses *vs* 10,1 meses). No entanto, foi recentemente demonstrado que o maior benefício ocorreu no subgrupo de pacientes com escore de expressão de *EGFR* (definido pela imuno-histoquímica) maior ou igual a 200.[15] Nesse grupo, foi encontrada redução da mortalidade na ordem de 27% (HR 0,73; IC 95% 0,58-0,93; p = 0,011). A sobrevida mediana para pacientes com escore alto foi de 9,6 meses no braço de quimioterapia isolada e de 12 meses no braço de quimioterapia mais cetuximabe. Por outro lado, pacientes com escore baixo não tiveram ganho de sobrevida (HR 0,99; IC 95% 0,84-1,16; teste de interação p = 0,044).

Fatores de crescimento de angiogênese também podem ser inibidos através de moléculas pequenas, como inibidores de tirosina quinase. Entre eles estão sorafenibe (um inibidor multiquinase que atua em VEGFR-2 e -3, PDFR, RAF, *c-kit* e FLT3) e sunitinibe (inibidor de VEGFR-1, -2, e -3, PDGFR, FLT3, *c-kit* e RET). Entretanto, um estudo de fase III de combinação de quimioterapia de primeira linha com sorafenibe em CPCNP não mostrou ganho em sobrevida. Além disso, pacientes com histologia epidermoide tiveram piores desfechos com a terapia, provavelmente decorrente de efeitos tóxicos. Já com sunitinibe, os estudos estão em fase mais precoce e foi observada taxa de resposta na ordem de 10% em pacientes politratados. Cediranibe é um pan-inibidor de VEGFR-1, -2, e -3, *c-kit* e FLT3. Um estudo de fase II randomizado mostrou aumento de taxa de resposta e tendência a benefício em sobrevida livre de progressão. Esta droga está atualmente em avaliação em um estudo de fase III (Estudo BR.29).

Outra estratégia é a inibição combinada de *EGFR* e *VEGFR*. Dados pré-clínicos sugerem efeito antitumoral aditivo e redução de resistência a inibidores de *EGFR*. Um estudo clínico inicial que comparou tratamento com erlotinibe e adição de bevacizumabe em CPCNP avançado não demonstrou benefício em sobrevida apesar de duplicar a taxa de resposta e tempo para progressão. Vandetanibe é um agente que bloqueia *VEGFR-2*, *RET* e *EGFR*. Os resultados de estudos de fase III recentemente apresentados mostram ganho em sobrevida livre de progressão com adição de vandetanibe à quimioterapia padrão de segunda linha em CPCNP, docetaxel e pemetrexede, porém sem ganho em sobrevida global. Quando comparado com a erlotinibe isolado, vandetanibe não demonstrou superioridade.

A principal conclusão de todos esses estudos é que os benefícios desses tratamentos são relativamente pequenos no contexto de estudos sem uma boa seleção molecular de pacientes. Em outras palavras, o desenvolvimento de drogas-alvo dirigidas não parece ser suficiente, a menos que se encontrem subgrupos de pacientes em que o tumor tenha uma grande dependência da via que se deseja bloquear. Ao contrário do que vem ocorrendo em pacientes não tabagistas (ver seção adiante), pouco se conseguiu até o momento em termos de identificar bloqueios realmente eficazes no contexto de pacientes tabagistas. Entre as estratégias em andamento, vale mencionar o desenvolvimento de drogas direcionadas contra vias dependentes de *KRAS*, com possível ação no subgrupo de pacientes com mutação desse gene, relacionada com o tabagismo. Entre essas drogas está o AZD-6244, em avaliação em um estudo internacional de fase II, randomizado, em associação com o docetaxel em segunda linha para pacientes com mutações de *KRAS*. Por outro lado, agentes direcionados contra *RAS*, como os inibidores de farnesiltransferase, foram ineficazes em estudos clínicos iniciais. Uma outra estratégia interessante para os pacientes tabagistas seria o bloqueio de IGFR *(insulin growth factor receptor)*, comumente hiperexpresso em tumores de histologia epidermoide. Entretanto, figitumumabe, um anticorpo monoclonal direcionado contra este receptor de membrana, mostrou-se ineficaz e relativamente tóxico em estudos de fase III tanto em primeira quanto em segunda linha.[16] Uma expectativa na identificação de alvos terapêuticos começa a surgir com resultados preliminares de um consórcio conduzido pelo TCGA *(The Cancer Genome Atlas)*, apoiado pelo NIH *(National Institute of Health)* americano.[17] Nesse projeto, um dos focos tem sido o estudo de CCE pulmonar. Assim, é conhecido que 63% desses tumores podem apresentar alterações genéticas com potencial de direcionar novas terapias. Entre esses alvos estão mutações em TP53, NF2L2, CDKN2A, LPHN3, PIK3CA, NOTCH1 e FGFR2. Também são conhecidas as amplificações de EGFR e de FGFR1. Esses alvos ainda necessitam de validação inicial em modelos pré-clínicos. Por outro lado, ensaios clínicos já estão sendo delineados ou estão em andamento para agentes direcionados especificamente contra FGFR1/2, PI3KCA e DD2.

Ao contrário do CPCNP, a introdução de drogas com alvo molecular, como inibidores de tirosina quinase e antiangiogênicos, não trouxe um impacto significativo no CPCP. O CPCP é uma doença muito sensível à quimioterapia e à radioterapia. Entretanto, sua principal marca é a tendência a se tornar resistente. Apesar de uma taxa de resposta inicial alta, incluindo muitas respostas completas, a vasta maioria dos pacientes apresenta recidiva e óbito em função da doença. Diversos novos agentes-alvo dirigidos estão sendo estudados em fase II, mas até o momento nenhum mecanismo de ação ou bloqueio específico de via molecular parece ter importância definitiva na progressão da doença e, dessa forma, os agentes não mostram mudanças significativas nos desfechos avaliados. Estudos com sorafenibe, sunitinibe e vorinostate estão em fase preliminar.

CÂNCER DO PULMÃO EM NÃO TABAGISTAS – UMA DOENÇA DISTINTA

A compreensão do câncer do pulmão esteve historicamente ligada à relação causal com o tabagismo. Entretanto, pelo menos 10% de todos os pacientes negam passado de tabagismo. Em algumas partes do mundo, como a Ásia, a proporção de pacientes não tabagistas chega a 30 a 40%.[18] Para esse subgrupo de pacientes, até a última década, pouco se investiu em melhor entender a sua biologia celular e molecular, bem como definir estratégias específicas de tratamento. Esse cenário se reverteu na última década e, na verdade, esse subgrupo passou a ser foco de interesse de vários grupos mundialmente.[19] Concorreram para essa mudança dados indicando que esse subgrupo de pacientes teria um melhor prognóstico, independentemente do estágio ou da terapia adotada. Além disso, dados clínicos iniciais com uso de drogas inibidoras do *EGFR*, erlotinibe e gefitinibe – mais bem definidas adiante – sugeriam um maior benefício em pacientes não tabagistas.

A seguir, descreveremos dados que consolidam a noção de que o câncer do pulmão em não tabagistas configura uma doença distinta dos pontos de vista epidemiológico, molecular, clínico e de tratamento. Tamanha importância recebeu este tema que o banco de dados americano (SEER) classifica hoje o câncer do pulmão em não tabagistas como uma entidade à parte. Como tal, ela ocupa o sétimo lugar em causa de óbitos por câncer no mundo, acima de outros tumores, como os de colo uterino, de pâncreas e de próstata.[20]

Definição e epidemiologia

A definição de não tabagista varia na literatura, porém há uma tendência em se denominar dessa forma os pacientes com menos de cem cigarros consumidos em toda a vida.[21] Os indivíduos que interromperam o hábito há mais de 12 meses são definidos como ex-tabagistas, enquanto os que continuam fumando ou pararam há menos de 12 meses são tabagistas ativos. Estudos epidemiológicos demonstraram maior proporção de mulheres no grupo de pacientes não tabagistas acometidos por câncer do pulmão em escala mundial. Entretanto, essa característica sofre variações geográficas, sendo a relação mais acentuada em países asiáticos. Ademais, estima-se que 15% dos homens e 53% das mulheres com câncer do pulmão sejam não tabagistas.[20]

Na ausência de passado de tabagismo, outros fatores de risco podem estar presentes. Estudos de caso-controle e de coorte demonstraram que até 25% dos casos de câncer do pulmão em não tabagistas estão associados ao tabagismo passivo. Outras causas aventadas são a predisposição genética, a exposição a poluentes ambientais, fatores hormonais e até a contaminação pelo vírus do papiloma humano (HPV).[22] Pacientes com Síndrome de Peutz-Jeghers, uma doença hereditária autossômica dominante, caracterizada pelo surgimento precoce de pólipos intestinais hamartomatosos, têm risco aumentado em cerca de 15% de desenvolver câncer do pulmão ao longo da vida. Essa doença está relacionada com mutações de *LKB1*, um gene supressor tumoral que codifica uma proteína com atividade de serina/treonina quinase, envolvida em vias de sinalização intracelular, incluindo mTOR (para mais detalhes, ver seção de "Câncer do pulmão em tabagistas").

Alterações moleculares

O câncer do pulmão em não tabagistas representa uma entidade com características moleculares distintas (Quadro 1). Além disso, este grupo é comumente mais responsivo aos tratamentos convencionais e apresenta melhor prognóstico *per se*. Na verdade, grande parte do impulso para a pesquisa neste campo se deveu à introdução de novas terapias orais, chamadas de inibidores de *EGFR*, gefitinibe e erlotinibe. Inicialmente apro-

Quadro 1. Alterações moleculares mais frequentemente encontradas em câncer do pulmão de tabagistas e de não tabagistas

ALTERAÇÕES	TABAGISTAS	NÃO TABAGISTAS
Mutação de EGFR	~15%	50%-60%
Mutação de KRAS	20%-30%	< 5%
Translocação EML4/ALK	< 5%	~15%
Mutação TP53	~70% (transversões G: C para T: A e transições A: T para G: C)	~50% (transversões G: C para A: T)

vadas para a utilização em uma população não selecionada de pacientes com CPCNP, essas drogas se mostraram especialmente eficazes em uma população de pacientes sem histórico de tabagismo. Mais adiante foi demonstrada uma correlação entre a atividade desses agentes e a presença de mutações ativadoras do *EGFR*, mais frequentes entre pacientes não tabagistas.[23]

Recentemente, um novo agente oral direcionado contra a proteína ALK, denominado crizotinibe, demonstrou taxa de benefício clínico de 87% entre pacientes com translocação dos genes *EML4* (*echinoderm microtubule-associated protein-like 4*) e *ALK* (*anaplastic lymphoma kinase*) em um estudo de fase I (primeira fase em humanos). Essa alteração ocorre principalmente entre pacientes mais jovens (média de 52 anos de idade), não tabagistas e quase exclusivamente com a histologia ADE. Embora os estudos iniciais[24] tenham sugerido uma frequência maior em homens, dados recentes[25] não confirmaram essa tendência. Diferindo dos pacientes com mutação do *EGFR*, nos quais há uma predominância de asiáticos, parece não existir diferenças substanciais na frequência da translocação *EML4-ALK* entre as etnias.[4] Vale ainda ressaltar que a mutação de *EGFR* e a translocação de *EML4-ALK* são mutuamente exclusivas. Dessa forma, a fusão pode ser encontrada em até um terço dos casos nos quais as mutações de *EGFR* estão ausentes (Fig. 1). Adiante, daremos mais detalhes sobre essas duas alterações moleculares que caracterizam a maioria dos pacientes não tabagistas com CPCNP.

O oncogene mais frequentemente mutado em carcinomas pulmonares de não tabagistas é o *EGFR*, em cerca de 50% dos casos. A atividade da via *EGFR* é normalmente deflagrada através da atuação de vários ligantes, entre eles *EGF*, TGF-α (*transforming growth factor-α*), anfirregulina e outros. O efeito observado é a ativação de cascatas de sinalização como a via de MAPK (*mitogen-activated protein kinase*), de PI3K (*fosfatidilinositol 3-quinase*) e de outros transdutores de sinais e fatores de transcrição, responsáveis por proliferação celular, invasão e metástases. No câncer de pulmão, essa via pode tornar-se constitutivamente ativa através de mutações de *EGFR*, mais frequentes em pacientes do sexo feminino, de origem asiática, com ADE e com história pobre em tabagismo.[26] A maioria das mutações específicas de *EGFR* ocorre entre os exons 18 e 21, sendo as mais características a substituição de leucina por arginina na posição 858 do exon 21 (L858R) e deleção no exon 19 (delE746-A750). Essas mutações causam ativação constitutiva da atividade de tirosina quinase de *EGFR* por desestabilizar sua conformação de autoinibição, que é normalmente mantida na ausência de estímulo por um ligante (Fig. 2).

Apesar das mutações citadas predizerem melhor resposta aos inibidores orais de *EGFR*, diferentes tipos de mutações parecem apresentar diferente impacto nessa predição.[27] Conforme demonstrado no estudo IPASS, o benefício de gefitinibe parece ser maior entre pacientes com deleções no exon 19 (com taxa de resposta de 84,8%) com relação àqueles com mutações no exon 21 (taxa de resposta de 60,9%). Além disso, alguns tumores são primariamente resistentes ao tratamento, ao passo que outros vão tornar-se resistentes ao longo da terapia. A resistência primária é geralmente causada por mutações somáticas em genes como *KRAS* – raras em não tabagistas, como descrito anteriormente –, que também têm um impacto sobre a via de sinalização de *EGFR*, ou por

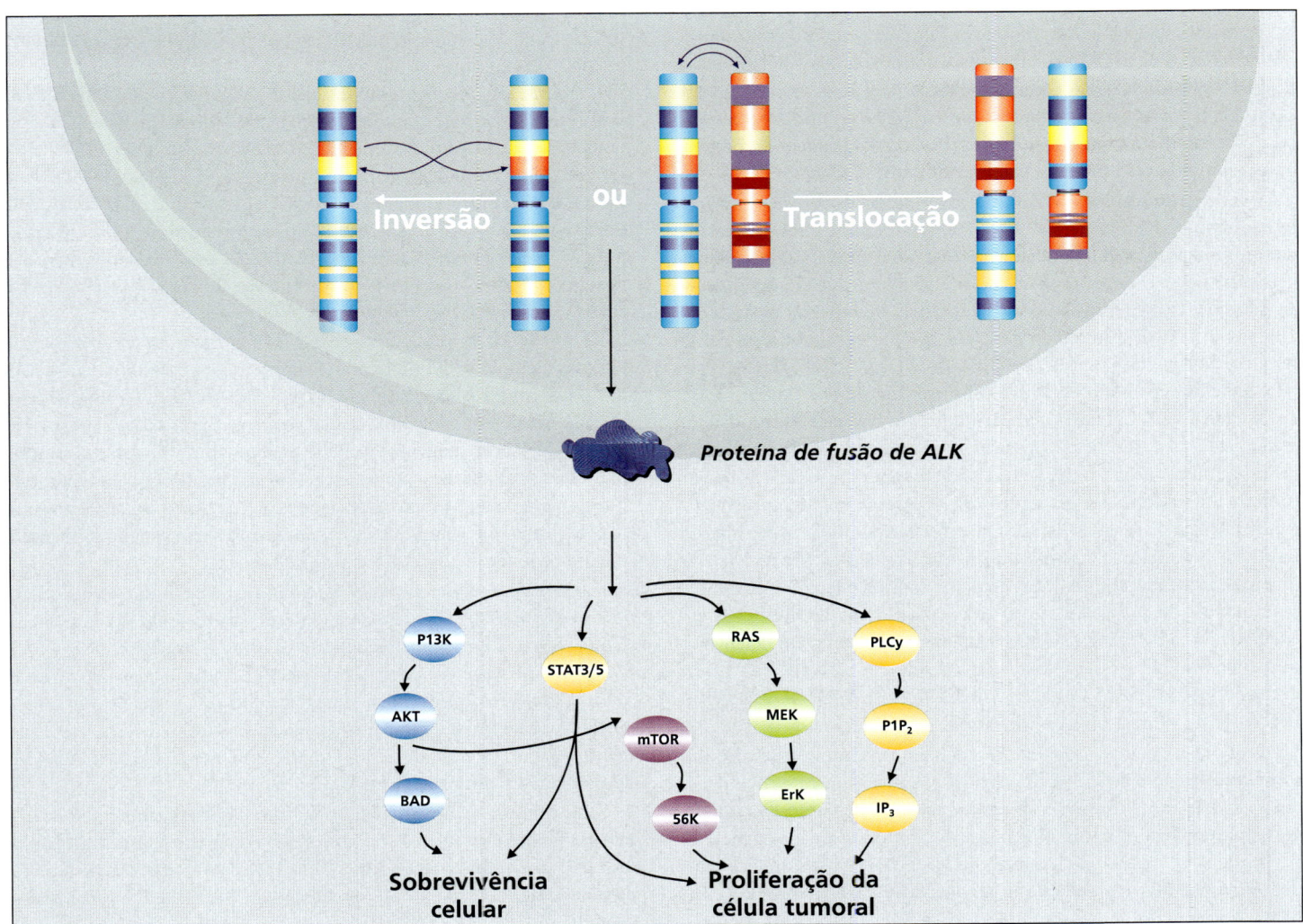

▲ **FIGURA 1.** Vias de sinalização desencadeadas pela fusão dos genes *EML4* e *ALK* em pacientes não tabagistas com câncer do pulmão. Adaptada de Chiarle *et al.*[33]

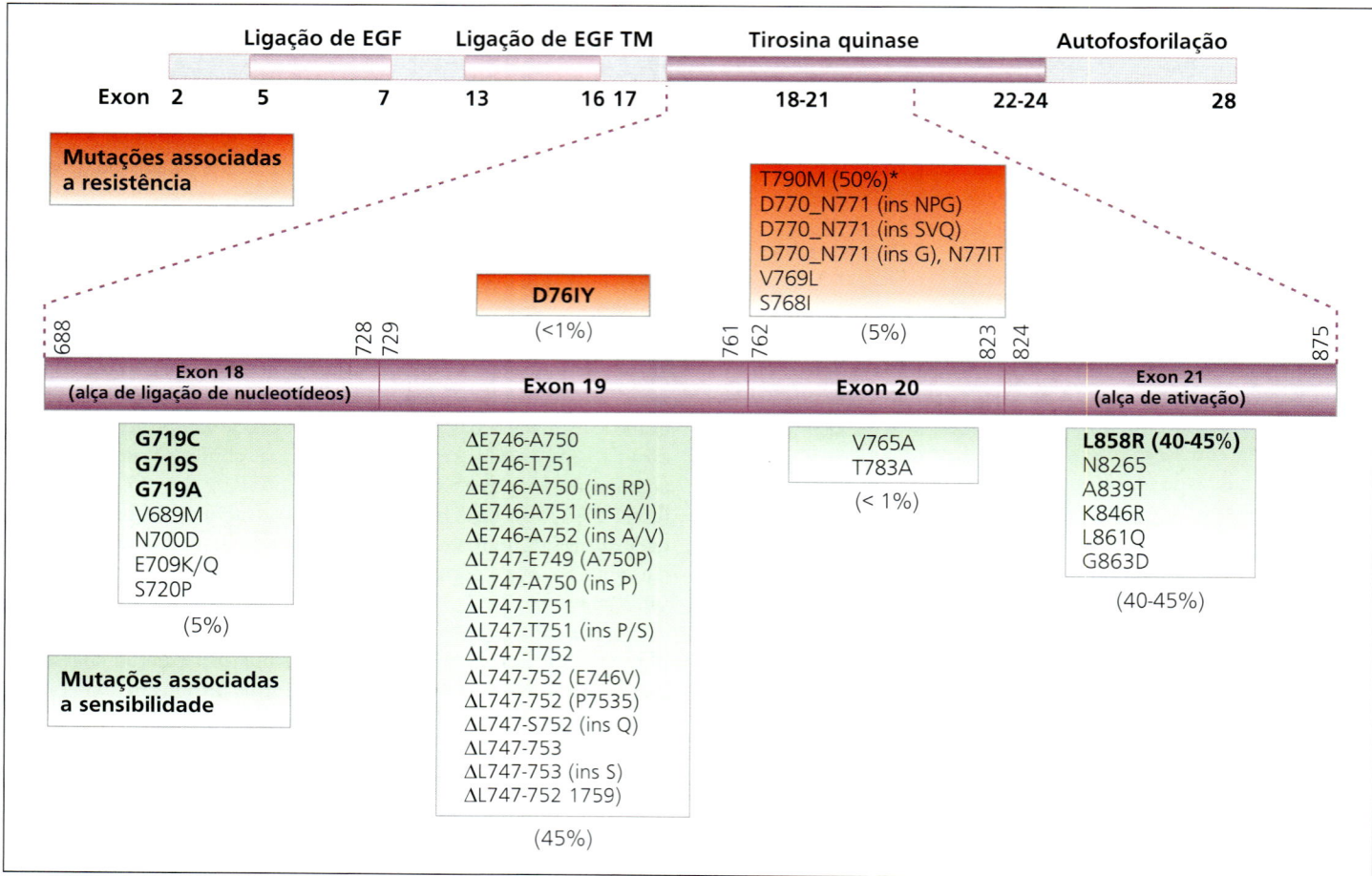

▲ **FIGURA 2.** Ilustração das mutações descritas em pacientes com câncer do pulmão. Deleções no exon 19 e mutações no exon 21 estão associadas a maior sensibilidade a agentes inibidores do domínio tirosina quinase de *EGFR*, enquanto a mutação T790M, no exon 20, está associada a resistência a esses agentes. Adaptada de Sharma et al.[34]

mutações no gene *EGFR* que não estão associadas à sensibilidade a essas drogas, como mutações de inserção no exon 20.[28] Resistência adquirida é causada por mutações adicionais no gene *EGFR* adquiridas durante o curso do tratamento que alteram a sequência de codificação da proteína ou pela amplificação de outra via de sinalização.

O mecanismo mais comumente identificado de resistência é uma mutação de *EGFR* na posição 790 (T790M), resultando em substituição de um resíduo de treonina por metionina, o que anula a capacidade de gefitinibe ou erlotinibe inibirem *EGFR*. Outra mutação adquirida no *EGFR*, que leva à substituição de alanina por treonina na posição 854 (T854A) e impede a inibição da fosforilação por erlotinibe também foi relatada. Vários inibidores irreversíveis do *EGFR*, como HKI-272 ou neratinibe (Wyeth), BIBW2992 (Boehringer Ingelheim), XL647 (Exelixis) e PF00299804 (Pfizer), têm demonstrado eficácia antitumoral em ensaios clínicos de fase I e II nos pacientes que desenvolveram resistência a gefitinibe ou erlotinibe. Esses agentes podem prevenir e superar a resistência primária e adquirida com a primeira geração de inibidores reversíveis do *EGFR*. Dados recentes indicam que o câncer também pode tornar-se resistente por meio da ativação da sinalização por vias alternativas. Por exemplo, a amplificação de *MET*, gene que codifica o receptor do fator de crescimento de hepatócitos, leva à ativação persistente das vias MAPK/ERK e PI3K/AKT. Novas terapias também estão em desenvolvimento contra esse receptor, entre elas as moléculas ARQ197 (ArQule), GSK1363089 (GlaxoSmithkline), MK2461 (Merck), PF02341066, PF04217903 (Pfizer) e XL184 (Exelixis).

Embora os dados sobre *EGFR* tenham mudado a compreensão sobre a patogênese do CPCNP em não tabagistas, em cerca de metade dos casos não se identificava a alteração molecular subjacente, responsável por ativar o processo carcinogênico. Essa história começou a mudar a partir da identificação do gene de fusão *EML4-ALK*.[29] Inicialmente descrito em 2007, representa a fusão da porção N-terminal de *EML4* com o domínio intracelular quinase de *ALK*. Diversas séries demonstraram frequência variando entre 2 e 7% em populações não selecionadas de CPCNP. Está associado a idade jovem ao diagnóstico da neoplasia e ausência de exposição ao tabaco. Mutações em *EGFR* e translocações *EML4-ALK* são mutuamente exclusivas, sugerindo que esta última tenha impacto oncogênico importante e dessa forma seja um alvo terapêutico promissor em pacientes com câncer de pulmão *EGFR* não mutado. Um estudo recente encontrou prevalência de até 13% para a fusão *EML4-ALK* em uma coorte de pacientes oriunda de centros não asiáticos, a maioria de origem caucasiana e com história pobre em tabagismo.[24] Se selecionados apenas pacientes sem passado significativo de tabagismo e que não possuam a mutação de *EGFR*, o oncogene *EML4-ALK* é encontrado em um terço dos casos.

Já mutações do proto-oncogene *KRAS* (*Kirsten rat sarcoma vírus*), descritas na seção de CPCNP em tabagistas, são raras em pacientes não tabagistas, com frequência de cerca de 4%. Na verdade, as mutações em *EGFR* e *KRAS* têm como alvo células da via aérea periférica e, portanto, fazem parte da carcinogênese de ADE pulmonar. Entretanto, a ativação de ambas é redundante, e a coexistência dessas mutações é extremamente rara. Além disso, a relação dessas alterações com o tabagismo é inversa, de modo que mutações de *KRAS* são frequentes em tabagistas, ao passo que mutações de *EGFR* o são em não tabagistas.

Assim como acontece em *KRAS*, a frequência de mutações de TP53, descrita em mais detalhes anteriormente, está fortemente ligada ao tabagismo. Além da menor frequência, o tipo de mutação em TP53 também é peculiar em tumores de pacientes não tabagistas.[30] Nesse sentido, transversões G:C para T:A e transições A:T para G:C são características de tabagistas, enquanto transversões G:C para A:T são mais frequentes em não fumantes (para mais detalhes, ver seção de "Câncer do pulmão em tabagistas").

Outros mecanismos envolvidos na carcinogênese também apresentam peculiaridades entre os pacientes não tabagistas. Nesta situação, o índice de metilação de promotores (número de genes metilados/número de genes testados) é menor que em tabagistas. Ademais, as características da metilação diferem entre fumantes e não fumantes, sendo o promotor de *P16* frequentemente acometido entre tabagistas, enquanto *hMLH1* e *hMLH2* o são em não tabagistas. Aberrações cromossômicas também podem diferir entre essas entidades. Entre elas, aumento do número de cópias de *P16* ocorre com maior frequência em não tabagistas (59%), sendo rara em pacientes com câncer do pulmão relacionado com o tabagismo (< 5%). Por outro lado, não foram identificadas, até o presente momento, alterações específicas na via de angiogênese entre pacientes não tabagistas.

Apesar dos avanços no conhecimento da biologia de tumores pulmonares de pacientes não tabagistas, cerca de um terço desses casos permanece sem uma via oncogenética bem conhecida (Fig. 3). Neste sentido, alguns grupos como o da Universidade de Vanderbilt-Ingram, nos Estados Unidos, vêm realizando coleta de material biológico de pacientes não tabagistas com câncer do pulmão para realização de genotipagem dessas amostras. Outro exemplo dessa estratégia[31] ocorre no grupo LCMC *(Lung Cancer Mutation Consortium)*. Liderado por pesquisadores da Universidade de Colorado (EUA), 14 centros americanos utilizaram espécimes tumorais de 1.000 pacientes com adenocarcinoma pulmonar para pesquisa de 10 mutações ou amplificações, todas com potencial de direcionar a terapia. As alterações testadas foram mutações em *EGFR, KRAS, BRAF, HER2, PIK3CA, AKT1, NRAS, MEK1,* translocação em *EML4/ALK* e amplificação em *MET*. Foi identificada pelo menos uma mutação em 54% dos casos, sendo mutuamente exclusiva em 97% das vezes. De grande importância, essa ampla plataforma de testagem molecular foi utilizada em tempo real para direcionar o tratamento, seja este dentro ou fora de estudos clínicos. Como exemplo, entre 121 pacientes incluídos no MSKCC *(Memorial Sloan Kettering Cancer Center)*, 60 apresentavam alguma alteração, dos quais 30 receberam terapia-alvo dirigida na primeira linha (19 erlotinibe e 16 drogas em estudos clínicos). Desta forma, espera-se em breve expandir o entendimento da biologia tumoral desta parcela de pacientes, o que vai permitir a identificação de oncogenes e o desenvolvimento de novas terapias-alvo dirigidas.

Aspectos terapêuticos

Embora o prognóstico dos pacientes não tabagistas seja melhor em cada estágio da doença, não existem até o momento recomendações específicas de tratamento para esse grupo em estágios iniciais. Por conseguinte, cirurgia, terapia adjuvante e quimiorradioterapia continuam sendo os pilares nestas situações.

No entanto, mudanças importantes começam a ocorrer no tratamento da doença metastática, sobretudo no que tange às alterações moleculares específicas, como mutação de *EGFR* e translocação *EML4-ALK*, já descritas. Na prática, as recentes descobertas de biomarcadores e alvos terapêuticos em pacientes não tabagistas se traduziram de forma impressionante em melhor seleção terapêutica e maiores benefícios para subgrupos de pacientes com história pobre em tabagismo. Exemplos desses avanços são os inibidores orais de tirosina quinase contra *EGFR*, erlotinibe e gefitinibe. Com base nos achados de estudos de fase II, em que pacientes não tabagistas, de origem não asiática e do sexo feminino tiveram maior benefício com estes agentes, Mok *et al.* propuseram o estudo IPASS.[27] Nesse estudo, os pacientes foram selecionados clinicamente (origem asiática, história pobre em tabagismo) para receber gefitinibe oral ou quimioterapia citotóxica intravenosa padrão com carboplatina e paclitaxel. O estudo atingiu o seu objetivo principal em demonstrar a não inferioridade do gefitinibe e também mostrou a sua superioridade, quando comparado com a quimioterapia, no que diz respeito à sobrevida livre de progressão (aumento de 26%). As taxas de sobrevida livre de progressão em 12 meses foram de 24,9% com gefitinibe e de 6,7% com quimioterapia. No entanto, o resultado global da população é claramente menos relevante do que o resultado em subgrupos de pacientes. Nos 261 pacientes com tumores positivos para a mutação de *EGFR*, a sobrevida livre de progressão foi significativamente maior entre aqueles que receberam gefitinibe que entre aqueles que receberam carboplatina e paclitaxel (aumento de 52%), enquanto que, no subgrupo de 176 pacientes que foram negativos para a mutação, a sobrevida livre de progressão foi significativamente maior entre aqueles que receberam quimioterapia. A taxa de resposta objetiva foi de 71,2% com gefitinibe *versus* 47,3% com a quimioterapia no subgrupo com mutação e de 1,1 *versus* 23,5%, respectivamente, na população sem mutação. Na população de doentes tratados com gefitinibe, a sobrevida livre de progressão foi de 9,5 meses para aqueles com a mutação e de apenas 1,5 meses para aqueles sem mutação. Esse estudo enfatiza a importância da seleção molecular de pacientes para tratamento de primeira linha com inibidores orais do *EGFR*.

O mesmo benefício pode, porém ocorrer em populações causasianas. O *Spanish Lung Cancer Group* triou 2.105 pacientes com CPCNP para mutações de *EGFR* na Espanha, encontrando-as em 16% dos casos.[32] As mutações (62% no exon 19 e 38% L858R) foram mais frequentes em mulheres, não fumantes e pacientes com ADE. Em 60% dos pacientes, as mutações de *EGFR* foram também detectadas no soro. Entre os pacientes com essas mutações tratados com erlotinibe, as medianas de sobrevida livre de progressão e de sobrevida global foram de 14 e 27 meses, respectivamente, e a taxa de resposta radiológica foi na ordem de 70%. Esse grupo também encontrou que o benefício do tratamento entre pacientes *EGFR* mutados é semelhante em primeira ou segunda linha, com duração de resposta de 14 e 13 meses, respectivamente.

O benefício de erlotinibe em primeira linha para pacientes caucasianos com mutações sensibilizantes foi confirmado em um estudo de fase III (EURTAC), conduzido por centros da Itália, França e Espanha.[33] Nesse estudo, 174 pacientes com mutação confirmada em *EGFR* foram submetidos a randomização para receber terapia com erlotinibe ou terapia com base em platina. De nota, mais de 70% dos pacientes eram não tabagistas. Conforme esperado, foi observado significativo aumento da taxa de resposta (15 *vs* 58% no braço de quimioterapia e de erlotinibe, respectivamente) e da sobrevida livre de progressão (medianas 5,2 *vs.* 9,7 meses), com redução de 63% na taxa de progressão (HR 0,37; IC 95% 0,25-0,54; p < 0,0001). Não foi confirmado ganho em sobrevida (HR 0,80; IC 95% 0,47-1,37; p = 0,4170), o que provavelmente refletiu a alta taxa de pacientes utilizando erlotinibe após a progressão no braço de quimioterapia (83%).

Outro estudo com dados moleculares relevantes é o SATURN,[34] que avaliou o papel de erlotinibe como terapia de segunda linha precoce. Em seu desenho, 889 pacientes com CPCNP avançado que tiveram resposta ou doença estável após quatro ciclos de quimioterapia fundamentada em platina foram submetidos a randomização para receber erlotinibe ou placebo. A sobrevida livre de progressão e global foi significativamente superior no braço com erlotinibe (aumento de 29% na sobrevida livre de progressão). Entretanto, pacientes com mutação de *EGFR* tiveram sobrevida livre de progressão mediana de 44,6 semanas com erlotinibe em comparação com 13 semanas no braço placebo (aumento de 90%), um benefício dramático para este subgrupo de pacientes. Mutação de *EGFR* foi o único biomarcador significativamente preditivo do efeito diferencial de erlotinibe.

Mais recentemente, os inibidores orais contra a proteína ALK se mostraram altamente eficazes em uma população selecionada de pacientes. A atividade clínica em estudo de fase I com inibidor oral de c-MET e ALK (PF-02341066, crizotinibe) foi impressionante nos pacientes com CPCNP e translocação *EML4-ALK*.[35] Apesar do número pequeno de pacientes, a taxa de resposta radiológica foi na ordem de 60% e se observou controle de doença em 87% dos casos. Ademais, foi demonstrado que

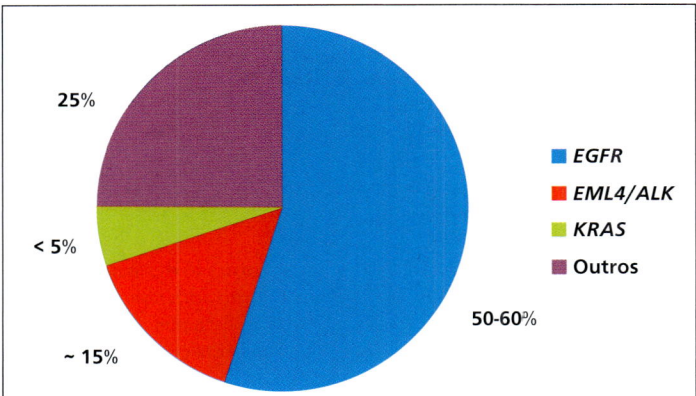

▲ **FIGURA 3.** Gráfico da frequência de mutações de genes envolvidos em vias de sinalização em pacientes não tabagistas com câncer do pulmão. Essas mutações são consideradas mutuamente exclusivas.

o uso de crizotinibe nesta população está associado a ganho significativo de sobrevida quando comparado com controles históricos, clinicamente comparáveis, que apresentavam a translocação de EML4-ALK.[36] A sobrevida em 2 anos foi de 12% e de 55% entre os pacientes tratados sem e com crizotinibe, respectivamente (HR 0,36; p = 0,004). Esses dados sugerem que o tratamento é capaz de alterar a história natural da doença. Nesse mesmo estudo, Shaw et al. demonstraram que a translocação, per se, não é um fator prognóstico em pacientes não tratados (HR 1,42; p = 0,18). Estudos de fase III estão atualmente abertos para inclusão e utilizam estratégia de seleção molecular para comparar o tratamento quimioterápico padrão de primeira ou segunda linha versus crizotinibe isolado.

PERSPECTIVAS

Esses últimos 6 anos de progressos na compreensão e no tratamento do CPCNP trouxeram o consenso entre pesquisadores e médicos de que os eventuais avanços futuros na terapia e, consequentemente, no prognóstico estarão condicionados a progressos na compreensão da biologia dos tumores de pulmão.

Nesse contexto, urge que avancemos em três áreas:

1. A compreensão dos eventos moleculares iniciais que nos permita intervir mais precocemente – como descrito na introdução deste capítulo.
2. Progredir na identificação de subtipos genotípicos específicos que possam ser tratados com terapias-alvo dirigidas.
3. Compreender os eventos biológicos do CPCP.

Progressos nessas áreas, acoplados a um sucesso crescente nas campanhas antitabagismo – sobretudo no mundo ocidental –, certamente tornarão essa doença menos devastadora nas próximas décadas.

REFERÊNCIAS BIBLIOGRÁFICAS

1. Toloza EM, Roth JA, Swisher SG. Molecular events in bronchogenic carcinoma and their implications for therapy. *Semin Surg Oncol* 2000;18:91-99.
2. Mountzios G, Fouret P, Soria JC. Mechanisms of disease: signal transduction in lung carcinogenesis – A comparison of smokers and never-smokers. *Nat Clin Pract Oncol* 2008;5:610-18.
3. Hommura F, Dosaka-Akita H, Kinoshita I et al. Predictive value of expression of p16INK4A, retinoblastoma and p53 proteins for the prognosis of non-small cell lung cancers. *Br J Cancer* 1999;81:696-701.
4. Mohamed S, Yasufuku K, Hiroshima K et al. Prognostic implications of cell cycle-related proteins in primary resectable pathologic N2 non-small cell lung cancer. *Cancer* 2007;109:2506-14.
5. Sun S, Schiller JH, Gazdar AF. Lung cancer in never smokers – A different disease. *Nat Rev Can* 2007;7:778-90.
6. Santos E, Martin-Zanca D, Reddy E et al. Malignant activation of a K-RAS oncogene in lung carcinoma but not in normal tissue of the same patient. *Science* 1984;223:661-64.
7. Rodenhuis S, van de Wetering ML, Mooi WJ et al. Mutational activation of the K-RAS oncogene: a possible pathogenetic factor in adenocarcinoma of the lung. *N Engl J Med* 1987;317:929-35.
8. Riely GJ, Kris MG, Rosenbaum D et al. Frequency and distinctive spectrum of KRAS mutations in never smokers with lung adenocarcinoma. *Clin Cancer Res* 2008;14:5731-34.
9. Husgafvel-Pursiainen K, Boffetta P, Kannio A et al. p53 mutations and exposure to environmental tobacco smoke in a multicenter study on lung cancer. *Cancer Res* 2000;60:2906-11.
10. Ji H, Ramsey MR, Hayes DN et al. LKB1 modulates lung cancer differentiation and metastasis. *Nature* 2007;448(7155):807-10.
11. Arriagada R, Dunant A, Pignon JP et al. Long-term results of the international adjuvant lung cancer trial evaluating adjuvant Cisplatin-based chemotherapy in resected lung cancer. *J Clin Oncol* 2010;28(1):35-42.
12. Butts CA, Ding K, Seymour L et al. Randomized phase III trial of vinorelbine plus cisplatin compared with observation in completely resected stage IB and II non-small-cell lung cancer: updated survival analysis of JBR-10. *J Clin Oncol* 2010;28(1):29-34.
13. Sandler A, Gray R, Perry MC et al. Paclitaxel-carboplatin alone or with bevacizumab for non-small-cell lung cancer. *N Engl J Med* 2006;355:2542-50.
14. Pirker R, Pereira JR, Szczesna A et al. Cetuximab plus chemotherapy in patients with advanced non-small-cell lung cancer (FLEX): an open-label randomised phase III trial. *Lancet* 2009;373:1525-31.
15. Pirker R, Paz Ares L, Eberhardt W et al. Epidermal growth factor receptor (EGFR) expression as a predictior of survival for first-line chemotherapy plus cetuximab in FLEX study patients with advanced non-small cell lung cancer (NSCLC). *J Thorac Oncol* 2011;6(6):S238.
16. Jassem J, Langer CJ, Karp DD et al. Randomized, open label, phase III trial of figitumumab in combination with paclitaxel and carboplatin versus paclitaxel and carboplatin in patients with non-small cell lung cancer (NSCLC). *J Clin Oncol* 2010;28:15s (suppl; abstr 7500).
17. Hammerman P, Sivachenko A, Pho N et al. Genomic characterization and targeted therapeutics in squamous cell lung cancer. *J Thorac Oncol* 2011;6(6):S39.
18. Govindan R. Lung cancer in never smokers: a new hot area of research. *Lancet Oncol* 2010;11:304-5.
19. Parkin DM, Bray F, Ferlay J et al. Global cancer statistics, 2002. *CA Cancer J Clin* 2005;55:74-108.
20. Sun S, Schiller JH, Gazdar AF. Lung cancer in never smokers – A different disease. *Nature Rev* 2007;7:778-90.
21. US Environmental Protection Agency. *Respiratory health effects of passive smoking lung cancer and other disorders*. Washington: US Government Printing Office, 1992; EPA No 600/006F.
22. Syrjanen KJ. HPV infections and lung cancer. *J Clin Pathol* 2002;55:885-91.
23. Lynch TJ, Bell DW, Sordell R et al. Activating mutations in the epidermal growth factor receptor underlying responsiveness of non-small-cell lung cancer to gefitinib. *N Engl J Med* 2004;350:2129-39.
24. Shaw AT, Yeap BY, Mino-Kenudson M et al. Clinical features and outcome of patients with non-small-cell lung cancer who harbor EML4-ALK. *J Clin Oncol* 2009;27(26):4247-53.
25. Mitsudomi T, Suda K, Tomizawa K et al. Clinico-pathologic features of lung cancer with EML4-ALK translocation. *J Clin Oncol* 2010;28:15s (suppl; abstr 10598).
26. Yun CH, Boggon TJ, Li Y et al. Structures of lung-cancer-derived EGFR mutants and inhibitors complexes: mechanism of activation and insights into differential inhibitor sensitivity. *Cancer Cell* 2007;11:217-27.
27. Mok TS, Wu YL, Thongprasert S et al. Gefitinib or paclitaxel-carboplatin in pulmonary adenocarcinoma. *N Engl J Med* 2009;361:947-57.
28. Hammerman PS, Jänne PA, Johnson E. Resistance to epidermal growth factor receptor tyrosine kinase inhibitors in non-small cell lung cancer. *Clin Cancer Res* 2009;15:7502-9.
29. Soda M, Choi YL, Enomoto M et al. Identification of the transforming EML4-ALK fusion gene in non-small-cell lung cancer. *Nature* 2007;448:561-66.
30. Le Calvez F, Mukeria A, Hunt JD et al. TP53 and KRAS mutation load and types in lung cancers in relation to tobacco smoke: distinct patterns in never, former, and current smokers. *Cancer Res* 2005;65(12):5076-83.
31. Kris MG, Johnson BE, Kwiatkowski DJ et al. Identification of driver mutations in tumor specimens from 1,000 patients with lung adenocarcinoma: the NCI's Lung Cancer Mutation Consortium (LCMC). *J Clin Oncol* 2011;29:(suppl; abstr CRA7506).
32. Rosell R, Moran T, Queralt C et al. Screening for epidermal growth factor receptor mutations in lung cancer. *N Engl J Med* 2009;361:958-67.
33. Rosell R, Gervais R, Vergnenegre A et al. Erlotinib versus chemotherapy (CT) in advanced non-small cell lung cancer (NSCLC) patients (p) with epidermal growth factor receptor (EGFR) mutations: Interim results of the European Erlotinib Versus Chemotherapy (EURTAC) phase III randomized trial. *J Clin Oncol* 2011;29:(suppl; abstr 7503).
34. Cappuzzo F, Ciuleanu T, Stelmakh L et al. Erlotinib as maintenance treatment in advanced non-small-cell lung cancer: a multicentre, randomised, placebo-controlled phase 3 study. *Lancet Oncol* 2010;11(6):521-29.
35. Bang Y, Kwak EL, Shaw AT et al. Clinical activity of the oral ALK inhibitor PF-02341066 in ALK-positive patients with non-small cell lung cancer (NSCLC). *J Clin Oncol* 2010;28:18s(suppl; abstr 3).
36. Shaw AT, Yeap BY, Solomon BJ et al. Impact of crizotinib on survival in patients with advanced, ALK-positive NSCLC compared with historical controls. *J Clin Oncol* 2011;29:(suppl; abstr 7507).

CAPÍTULO 64
Diagnóstico e Estadiamento

64-1 Quadro Clínico, Diagnóstico e Estadiamento

Mauro Zamboni ■ Deborah Cordeiro Lannes
Andreia Salarini Monteiro

INTRODUÇÃO

De doença rara no início do século passado, o câncer do pulmão transformou-se hoje em um problema de saúde pública, uma epidemia mundial. Foi descrito pela primeira vez por Paracelsus, em 1420, sob a denominação de *Bergkrankheit* – Mal das Montanhas – em mineiros de Schneeberg, nas montanhas da Saxônia. Somente 4 séculos após, em 1897, Harting e Hesse observaram seu potencial de malignidade e o classificaram erroneamente como um sarcoma. Em 1912, Adler publicou trabalho no qual relatava 374 casos de câncer do pulmão em todo o mundo.

O câncer do pulmão, atualmente, é a mais importante dentre todas as neoplasias malignas.

Em 2010, estimou-se que haveria, nos EUA, em torno de 222.520 novos casos da doença – 116.750 entre os homens e 105.770 entre as mulheres. Tanto nos homens quanto nas mulheres é a neoplasia que mais mata, sendo responsável por 32% das mortes por câncer nos indivíduos do sexo masculino e 25% entre os indivíduos do sexo feminino.

Em todo o mundo são mais de 1,20 milhões de novos casos -12,8% de todos os cânceres. A sua incidência vem aumentando em, aproximadamente, 3% a cada ano, principalmente entre as mulheres. Apesar dos avanços tecnológicos alcançados nos últimos anos, tanto no diagnóstico quanto no tratmento, a mortalidade em 5 anos dos pacientes com câncer do pulmão varia de 87 a 90%, e a sobrevida em 5 anos se mantém em torno de 14%. Os altos índices de mortalidade demonstram a agressividade da doença. A elevada mortalidade e a pequena sobrevida em 5 anos se devem principalmente ao fato de o câncer do pulmão se apresentar nas suas formas mais avançadas no momento do diagnóstico e da pouca eficácia do tratamento disponível atualmente, com respostas aceitáveis apenas em um número reduzido de pacientes. De cada 100 novos casos de câncer do pulmão, 80 são inoperáveis, e a maioria deles morre dentro de 3 anos; somente dois ou três deles estão vivos após 5 anos. Dos 20 pacientes com doença localizada, quase todos portadores de carcinoma do pulmão do tipo não pequenas células, a maioria é ressecável e 30% deles estarão vivos após 5 anos.[1]

Mais de 90% dos pacientes com câncer do pulmão são sintomáticos no momento do diagnóstico. Os sinais e os sintomas dessa neoplasia são secundários ao crescimento do tumor primário; ao comprometimento locorregional; à disseminação a distância; ou são secundários às síndromes paraneoplásicas.

SINAIS E SINTOMAS RELACIONADOS COM O CRESCIMENTO DO TUMOR PRIMÁRIO

Tosse

A tosse, seca ou produtiva, é o sintoma mais comum associado ao câncer do pulmão. A maioria dos pacientes com suspeita de câncer do pulmão é fumante de longa data e frequentemente portador de bronquite crônica. Por isso, a tosse e a expectoração, habitualmente presentes nesses pacientes, podem não ser devidamente valorizadas. Portanto, modificação no padrão da tosse existente ou alteração na quantidade de expectoração são consideradas suspeitas e merecem investigação.

A tosse pode ser causada por um pequeno tumor agindo como um corpo estranho dentro do brônquio ou pode ser secundária à ulceração da mucosa. É um sintoma comum em todo paciente com câncer do pulmão de qualquer localização, entretanto ela é mais comumente observada nos portadores de tumores centrais.[2]

Hemoptise

A hemoptise está presente em 1/3 dos casos das neoplasias pulmonares. Por isso, todo episódio de hemoptise em indivíduos com mais de 40 anos deve ser investigado com radiografia do tórax e broncofibroscopia. Aproximadamente 20% de todos os casos de hemoptise resultam do câncer do pulmão.

A quantidade de sangue expelida pela tosse pode variar desde pequenas quantidades capazes de salpicar ou raiar o escarro, até volumosas hemoptises secundárias à ruptura das veias brônquicas resultantes da invasão tumoral.

Nas metástases pulmonares oriundas de neoplasias extrapulmonares a hemoptise é rara.[2]

Dispneia, sibilo e estridor

A dispneia usualmente é causada pela obstrução de um brônquio principal ou da traqueia pelo tumor. Os tumores periféricos somente causam dispneia quando são suficientemente grandes para interferir na função pulmonar, quando associados aos derrames pleurais volumosos, ou como consequência de extensa linfangite carcinomatosa.

O sibilo é causado pelo estreitamento do brônquio, pela obstrução tumoral ou pela compressão extrínseca e tem significado quando é unilateral, localizado e de início recente.

O estridor é produzido pela obstrução quase total do brônquio principal ou da traqueia, em sua porção inferior, e geralmente é pouco valorizado pelo paciente.[2]

Febre

A febre e os calafrios podem estar presentes nos pacientes com câncer do pulmão como manifestações secundárias a pneumonite obstrutiva ou a atelectasia. Todos os pacientes, especialmente aqueles com mais de 40 anos e fumantes e que tenham pneumonias recorrentes, com a mesma localização ou de resolução prolongada, devem ser investigados com o objetivo de se afastar a possibilidade de uma neoplasia pulmonar.

O abscesso do pulmão como consequência da necrose de uma massa tumoral também pode ser o responsável pela febre e, nesses casos, a hemoptise e a expectoração purulenta e fétida são comuns.[2]

SINAIS E SINTOMAS DECORRENTES DA DISSEMINAÇÃO LOCORREGIONAL DO CÂNCER DO PULMÃO

A disseminação intratorácica do câncer do pulmão, tanto pela extensão direta quanto pela linfangite carcinomatosa, pode produzir uma variedade de sinais e de sintomas. Eles são secundários ao envolvimento de nervos (frênico e laríngeo recorrente, plexo braquial, troncos e plexos simpáticos); dos grandes vasos (veia cava superior); de vísceras (esôfago, pericárdio e coração); do diafragma e da parede torácica.

A linfoadenomegalia mediastinal raramente causa sintomas, a menos que seja volumosa e comprima o esôfago, a veia cava superior, ou cause opressão retroesternal e dor torácica.

Os locais mais comuns de encontrarmos linfonodos visíveis ou palpáveis são as fossas supraclaviculares. Elas estão envolvidas em aproximadamente 15 a 20% dos pacientes com câncer do pulmão, desde o início ou durante o curso da doença. Os linfonodos escalenos estão envolvidos menos comumente, mas com frequência estão comprometidos nos tumores dos lobos superiores. A presença desses achados contraindica o tratamento cirúrgico do paciente.

Tumor de Pancoast e síndrome de Horner

Os tumores de Pancoast localizam-se posteriormente no ápice dos lobos superiores, junto ao plexo braquial. Comumente causam sintomas e sinais relacionados com a infiltração neoplásica das raízes do oitavo nervo cervical e do primeiro e segundo nervos torácicos. São frequentes: dor, alteração na temperatura cutânea e atrofia muscular do ombro e das porções do membro superior secundária ao comprometimento nervoso e também dor e dormência na face ulnar do braço. No câncer do pulmão a incidência da síndrome e de seus sintomas é de aproximadamente 4%, e é comum o atraso no diagnóstico em até 1 ano, desde o início das queixas dos pacientes.

A maioria dos tumores de Pancoast é do tipo escamoso, de crescimento lento e raramente produz metástases a distância. O tumor pode invadir a pleura e a parede torácica, causando a destruição da primeira e da segunda costelas, causando intensa dor. Pode também invadir e destruir o corpo vertebral.

A Síndrome de Horner é comum no tumor de Pancoast. Ela é secundária ao envolvimento da cadeia simpática e do gânglio estrelado, causando enoftalmia unilateral, ptose palpebral, miose e anidrose ipsilateral da face e do membro superior.[2]

Síndrome da veia cava superior (SVCS)

A obstrução da veia cava superior é um processo subagudo, ou agudo, na maioria das vezes causada por uma neoplasia maligna intratorácica.[3] Essas podem ser, em até 90% dos casos, o câncer do pulmão, os linfomas, ou os tumores mediastinais primários ou metastáticos.[3,4] O câncer do pulmão é o responsável por 46 – 75% de todos os casos da SVCS.[5] Ela é secundária a compressão, invasão e, ocasionalmente, formação de um trombo endoluminal. Os pacientes com SVCS apresentam-se com edema e pletora faciais, do pescoço e das pálpebras; além da dilatação das veias do pescoço, do ombro, da parede anterior do tórax e dos membros superiores. A cianose dos membros superiores e da face é comum. Outros sintomas associados a ela são: cefaleia, vertigem, visão borrada, tosse, síncope, dispneia, dor torácica e disfagia. A associação da SVCS com a obstrução das vias aéreas superiores e com sinais de edema cerebral é sinal de mau prognóstico.[5,6]

Entre as neoplasias pulmonares a que mais comumente causa a SVCS é o carcinoma indiferenciado de pequenas células, em 40% das vezes seguido pelo carcinoma escamoso.[7,8]

Paralisia do nervo laríngeo recorrente e do nervo frênico

Em um paciente com câncer do pulmão, rouquidão e paralisia de um hemidiafragma são achados incomuns no momento do dignóstico – 5 e 1%, respectivamente - mas aparecem, com frequência, nas fases tardias da doença.

A rouquidão é secundária à compressão ou à invasão do nervo laríngeo recorrente pelo tumor e é encontrada associada, mais comumente, aos tumores do lobo superior do pulmão esquerdo.

A neoplasia do pulmão também pode comprometer o nervo frênico. A radiografia do tórax mostra a elevação do hemidiafragma afetado, e a fluoroscopia pode demonstrar a movimentação paradoxal do músculo durante a inspiração e a expiração. A paralisia diafragmática pode contribuir para a dispneia do paciente com tumor do pulmão.[9]

Parede torácica

A dor torácica é comum nos pacientes com neoplasias pulmonares, e mais da metade desses pacientes desenvolve esse sintoma durante o curso de sua doença. Ela geralmente é surda, intermitente, podendo durar alguns minutos ou horas e, em geral, é do mesmo lado do tumor, sem relação com a respiração ou com a tosse. Quando a dor é intensa, persistente, bem localizada, ventilatório-dependente e piora com a tosse, ela está comumente relacionada com a invasão neoplásica da pleura parietal e/ou da parede torácica, com erosão dos arcos costais.

A dor no ombro pode ser secundária ao tumor de Pancoast ou referida, em razão de um tumor do lobo inferior que invade a porção central do diafragma inervado pelo nervo frênico. A dor torácica, usualmente associada à tosse e à dispneia, pode ser associada à compressão neoplásica da artéria pulmonar.[3]

Pleura e diafragma

O derrame pleural é um achado comum nos pacientes portadores de neoplasia do pulmão em decorrência da invasão neoplásica da pleura visceral. Ele pode também ser secundário a obstrução dos linfonodos mediastinais pelo tumor, atelectasia obstrutiva com pneumonia ou, menos comumente, coexistência de outras doenças não malignas como, por exemplo, a insuficiência cardíaca congestiva, a infecção pulmonar, a tuberculose etc. Independente do seu mecanismo de formação, a presença de derrame pleural está associada a um mau prognóstico, mesmo quando sua citopatologia está negativa.

O comprometimento pleural ocorre em 8-15% dos pacientes com câncer do pulmão e é assintomático em 25% deles. Quando sintomáticos, as principais queixas são a dispneia, a dor torácica e a tosse. A dor torácica do tipo pleurítica está usualmente associada à fase inicial da invasão neoplásica da pleura e melhora com o aumento do volume do derrame. Ele é normalmente hemorrágico, mas pode ser amarelo citrino ou claro.[9]

Coração

As metástases para o coração e para o pericárdio ocorrem por migração linfática retrógrada das células tumorais. Outras vias para o implante das células neoplásicas nesses locais incluem a disseminação hematogênica e a invasão tumoral direta. O envolvimento metastático do coração ocorre em aproximadamente 15% dos pacientes com câncer do pulmão, e em 16% desses pacientes o tamponamento pericárdico está presente. Na neoplasia primária do pulmão, o pericárdio é mais frequentemente acometido do que o coração.

As duas manifestações mais comuns do envolvimento do pericárdio, nos portadores de neoplasias pulmonares, são o início súbito de arritmia cardíaca – taquicardia sinusal ou fibrilação atrial – e o aumento da área cardíaca na radiografia do tórax, com ou sem sintomas de insuficiência cardíaca direita. O tamponamento cardíaco causado pela pericardite carcinomatosa é uma complicação grave e que coloca em risco a vida do paciente. Os efeitos hemodinâmicos do acúmulo de líquido pericárdico causam aumento na pressão intrapericárdica, diminuição do enchimento diastólico e diminuição do débito cardíaco. Em alguns casos, existe uma evolução rápida para choque, parada cardíaca e óbito.[10-12]

Esôfago

A disfagia é um sintoma incomum nos pacientes com carcinoma broncogênico (2%), embora os linfonodos aumentados do mediastino posterior comumente comprimam o esôfago. Entretanto, o usual é que os linfonodos aumentados de tamanho desviem o esôfago, produzindo uma deformidade que não é capaz de comprometer sua função. Somente quando a parede do esôfago é invadida pela neoplasia é que existe a possibilidade de obstrução do órgão, e ela acontece mais frequentemente quando o tumor primário do pulmão tem origem no brônquio principal esquerdo. A presença de disfagia geralmente está relacionada com a presença de doença avançada e inoperável.

A disfagia também pode ser uma manifestação decorrente da paralisia do nervo laríngeo recorrente. Complicação das mais temidas e com alto índice de mortalidade é a presença, nos pacientes com neoplasias pulmonares, de fístula broncoesofágica.[13]

SINAIS E SINTOMAS DECORRENTES DA DISSEMINÇÃO EXTRATORÁCICA DO CÂNCER DO PULMÃO[22]

Uma vez que o diagnóstico do câncer do pulmão foi estabelecido, o conhecimento da extensão de seu comprometimento representa o próximo e mais importante passo na avaliação do nosso paciente, pois essa avaliação tem importância fundamental na escolha da estratégia terapêutica e na análise da sua sobrevida.

O grande volume de sangue que flui pelos pulmões através dos vasos pulmonares é o responsável pela precoce e frequente disseminação hematogênica do câncer do pulmão.

A frequência das metástases extratorácicas varia de acordo com o tipo celular e a diferenciação histológica do tumor: é maior no carcinoma indiferenciado de células pequenas e nos tumores pouco diferenciados. No grupo dos carcinomas pulmonares de células não pequenas, as metástases a distância predominam no adenocarcinoma, seguido pelo carcinoma indiferenciado de grandes células e pelo carcinoma escamoso.

As metástases extratorácicas do câncer do pulmão são mais frequentes para o sistema nervoso central, os ossos, o fígado e as suprarrenais, nessa ordem.[13]

Sistema nervoso central

Os compartimentos anatômicos do cérebro mais comumente envolvidos pelas metástases são: as leptomeninges e o parênquima cerebral.[14]

O câncer do pulmão é a neoplasia que mais comumente produz metástases para o cérebro, sendo o responsável por 40-60% de todas as metástases para o sistema nervoso central. Dez por cento de todos os pacientes com neoplasia pulmonar possuem metástases para esse local no momento do diagnóstico e outros 15-20% vão desenvolvê-las no curso de sua doença. Aproximadamente 80-85% das metástases para o parênquima cerebral comprometem os lobos frontais, enquanto 10-15% delas acometem o cerebelo.

Os sinais e os sintomas das metástases para o sistema nervoso central são: cefaleia, náusea, vômito, alteração mental, fraqueza, crises convulsivas e depressão. Menos comuns são: sinais neurológicos focais, hemiparesia unilateral, crises convulsivas focais, anormalidades nos pares cranianos, alteração na função cerebelar e afasia.

A cefaleia é o sintoma mais comum, está presente em 50% dos casos e, em geral, está associada a sinais e sintomas de hipertensão intracraniana: letargia, confusão mental e papiledema.

Outra complicação das metástases para o sistema nervoso central diz respeito ao acometimento da medula ao longo de seu eixo. A compressão medular ocorre em 3% dos pacientes com câncer do pulmão, sendo mais comum nos portadores do carcinoma indiferenciado de células pequenas. Seus sinais e sintomas mais comuns são: dor lombar, fraqueza, distúrbio da sensibilidade e disfunção esfincteriana.[15,16]

Ossos

Os pacientes com câncer do pulmão desenvolvem metástases ósseas em 25% dos casos e 80% delas se localizam no esqueleto axial. Os sítios mais acometidos são: a coluna, a bacia, as costelas e o fêmur. Mais raramente estão acometidos: a calota craniana, os ossos longos dos membros e a escápula. Os sinais e os sintomas mais comuns associados às metástases ósseas são: dor localizada, fraturas patológicas, hipercalcemia, déficit neurológico e imobilidade. Radiologicamente, a maioria das metástases ósseas, secundárias ao câncer do pulmão, é osteolítica. O diagnóstico pode ser estabelecido a partir do quadro clínico combinado com as alterações na fosfatase alcalina e cálcio sérico, as alterações radiológicas e a cintigrafia óssea. A tomografia computadorizada e a ressonância magnética podem detectar uma lesão lítica que ainda não tenha sido notada na radiografia convencional.[17-19]

Fígado

As metástases hepáticas ocorrem em 1-35% dos pacientes com câncer do pulmão, mais comumente nas fases avançadas da doença. Sintomas e sinais mais característicos são: anorexia, dor epigástrica e hepatomegalia multinodular. A icterícia e a ascite são incomuns.[13,22]

Suprarrenais

As glândulas suprarrenais são locais comuns de metástases do câncer do pulmão. Sua incidência varia de 1,9-21,4% e, na maioria das vezes, são assintomáticas. Por isso a importância de se incluir no estudo tomográfico do tórax a tomografia computadorizada do andar superior do abdome em todo paciente portador de câncer do pulmão. Sua sensibilidade, com esse objetivo, varia de 41-90%.[20]

Síndromes paraneoplásicas[21]

O termo *síndrome paraneoplásica* é utilizado para identificar um grupo de sinais e sintomas secundários às neoplasias que ocorrem em locais distantes do tumor primitivo e de suas metástases. Elas são causadas pela produção sistêmica pelo tumor de diversas substâncias, como polipeptídeos, hormônios, anticorpos, complexos imunes, prostaglandinas, citocinas e ocorrem em pelo menos 10% dos pacientes com câncer do pulmão. Às vezes distinguir a neoplasia verdadeira da síndrome paraneoplásica é bastante difícil. A intensidade e a gravidade dos sintomas produzidos pelas síndromes paraneoplásicas podem não estar relacionadas com o tamanho do tumor primário. Eles podem tanto preceder o diagnóstico da doença maligna bem como podem ocorrer nas fases tardias da doença. Podem, também, ser o primeiro sinal de recidiva da doença.

Síndromes endócrinas

A mais comum síndrome paraneoplásica endócrina relacionada com o câncer do pulmão é a síndrome de Cushing secundária à produção ectópica do hormônio adrenocorticotrópico (ACTH). Outras menos frequentes são: hipercalcemia não metastática secundária a fatores que aumentam a destruição óssea e a síndrome da secreção inapropriada do hormônio antidiurético.

Nos pacientes com câncer do pulmão, o ACTH é o hormônio mais comum produzido ectopicamente, embora a síndrome de Cushing seja clinicamente evidente somente em 2 a 7% dos casos. Ela está mais comumente associada ao carcinoma indiferenciado de células pequenas.

Sinais e sintomas relacionados com hipercortisolemia podem aparecer antes, ao mesmo tempo ou após o diagnóstico do câncer do pulmão. Nesses casos os achados mais comuns são: alcalose hipocalêmica, intolerância aos carboidratos, edema, fraqueza e diminuição da massa muscular.

Hipercalcemia não metastática

A hipercalcemia desenvolvida pelos pacientes com neoplasias pulmonares se deve a duas causas: a) osteólise e b) causas humorais. Ela é mais comum nos pacientes portadores de carcinomas escamosos (15%), seguido pelos portadores de carcinoma indiferenciado de grandes células.

O quadro clínico se caracteriza, principalmente, pelos sintomas neurológicos e pela desidratação. Irritabilidade, confusão, cefaleia, tonteira, letargia ou coma, geralmente, simulam metástases cerebrais. Anorexia, náusea e vômitos, constipação e dor abdominal também podem estar presentes.

A síndrome da secreção inapropriada do hormônio antidiurético (SIHAD) nos pacientes com câncer do pulmão se deve à produção exagerada do hormônio antidiurético (ADH). Ela não é frequente e está associada, especialmente, ao carcinoma indiferenciado de células pequenas. Em metade dos casos, ela é atribuída à secreção ectópica do hormônio e, na outra, à produção anormal dele. Os sintomas mais comuns associados à síndrome são: anorexia, náusea e vômitos, confusão mental, comportamento psicótico, convulsão e coma e estão diretamente relacionados com a hiponatremia.

Ocasionalmente, pacientes com câncer do pulmão desenvolvem ginecomastia dolorosa que pode estar associada a níveis elevados de gonadotrofina coriônica. Ela pode ser uni ou bilateral; quando unilateral, geralmente, é do mesmo lado do tumor. Está mais comumente associada ao adenocarcinoma ou ao carcinoma indiferenciado de células pequenas.

Síndromes neurológicas

As síndromes paraneoplásicas neurológicas são incomuns e estão presentes em menos de 5% dos pacientes com neoplasia pulmonar. Elas devem ser consideradas quando outras causas forem afastadas: metástases para o sistema nervoso, distúrbios hidreletrolíticos, doenças vasculares, efeito de drogas ou infecção.

O carcinoma indiferenciado de células pequenas é o tipo de neoplasia pulmonar mais frequentemente associado às síndromes paraneoplásicas neurológicas. As mais comuns são: neuropatia periférica sensorial subaguda, encefalomielite, neuropatia autonômica, síndrome miastênica de Lambert-Eaton e polimiosite.

Osteoartropatia hipertrófica

É caracterizada por baqueteamento digital, proliferação periosteal dos ossos longos e artrite. É uma das síndromes paraneoplásicas mais comuns associadas ao câncer do pulmão. Embora sua presença esteja associada a neoplasia pulmonar em mais de 80% dos casos, principalmente ao carcinoma escamoso e ao adenocarcinoma, ela pode ser encontrada também associada a doenças não neoplásicas, como processos pulmonares supurativos, fibrose pulmonar idiopática, tuberculose, proteinose alveolar, pneumoconioses e fibrose cística.

TÉCNICAS DE DIAGNÓSTICO

As técnicas mais comuns e utilizadas capazes de definir o tipo da neoplasia pulmonar são: exames de imagem (Radiografia, Tomografica Computadorizada, Ressonância Nuclear Magnética e o PET-CT), citologia do escarro, broncoscopia, punção transtorácica e técnicas cirúrgicas.

Diagnóstico radiológico do câncer do pulmão

- *Radiografia simples (RX):* tomografia computadorizada (TC), ultrassonografia endoesofágica (USE), ressonância nuclear magnética (RNM) e tomografia com emissão de pósitrons (PET) e PET-CT conjugados são os principais métodos de imagem não invasivos mais utilizados.
- *Sinais radiológicos comuns:* atelectasia parcial ou total; aumento de volume do hilo pulmonar ou do mediastino; consolidação segmentar ou difusa; densidade apical irregular; infiltrado parenquimatoso heterogêneo crônico; nódulo pulmonar solitário; massa central ou periférica (com ou sem escavação).
- *Radiografia simples do tórax:* é o método de investigação inicial seguido por TC de tórax e abdome superior na maioria das instituições. RNM é um método complementar à TC.
- *PET auxiliar:* o diagnóstico do nódulo pulmonar solitário e é superior aos demais métodos de imagem na detecção de metástases em linfonodos mediastinais e metástases a distância ocultas.
- *Linfonodos hilares e mediastinais:* fígado, glândulas suprarrenais, rins, cérebro, pâncreas, miocárdio, ossos e tecidos moles são os sítios metastáticos mais frequentes.

Introdução

A radiologia é uma etapa fundamental na avaliação diagnóstica do câncer do pulmão. Atualmente, decorrente dos grandes avanços das técnicas cirúrgicas e dos métodos de imagem, mais de 90% dos pacientes levados à toracotomia têm doença ressecável.

Vários métodos de imagem utilizando fenômenos físicos distintos e permitindo interpretações clínicas e fisiológicas estão disponíveis e auxiliam na identificação da doença.

Câncer pulmonar acomete mais comumente o pulmão direito, e os lobos superiores são envolvidos com maior frequência. Tumores pulmonares sincrônicos ocorrem em cerca de 7% dos casos, e 10% dos pacientes podem desenvolver um novo tumor metacrônico, com maior risco de desenvolver câncer do trato respiratório superior, cavidade oral, esôfago, bexiga e rins.

O diagnóstico diferencial inclui um largo espectro de anormalidades radiológicas.

Modalidades de imagem

A **radiografia do tórax** desempenha papel fundamental no diagnóstico do câncer do pulmão nos pacientes assintomáticos e tem uma sensibilidade maior do que a citologia do escarro.[23]

O câncer do pulmão origina-se mais comumente nos lobos superiores do que nos lobos inferiores e mais no pulmão direito do que no pulmão esquerdo. A localização mais comum das neoplasias dos pulmões é o segmento anterior do lobo superior direito. Infelizmente, por causa da superposição das imagens das clavículas e dos primeiros arcos costais, os lobos superiores são regiões de difícil avaliação radiológica.

O crescimento do tumor primário do pulmão pode ser central ou periférico, e essas formas de apresentação estão relacionadas com os diferentes sintomas apresentados pelos pacientes. Os tumores centrais se originam dos brônquios principais ou dos brônquios segmentares proximais e lobares e os sintomas mais comuns associados a essa forma de apresentação são: tosse seca e não produtiva; hemoptise; dispneia obstrutiva; sibilos localizados; febre, secundária à pneumonite obstrutiva; e dor torácica vaga, persistente e de localização imprecisa. Os tumores periféricos se localizam nas vias aéreas distais e os sintomas mais comumente a eles relacionados são: tosse, dispneia e dor torácica do tipo pleurítica e bem localizada. Os adenocarcinomas e os carcinomas indiferenciados de grandes células se apresentam mais comumente como lesões nodulares e localizadas na periferia dos pulmões. Nesses casos a linfoadenomegalia hilar ou mediastinal são raras, e ocasionalmente a manifestação inicial da doença é o derrame pleural. Os tumores que se apresentam como nódulos periféricos, geralmente, só são observados na radiografia do tórax quando seu diâmetro alcança 1 cm.[23,24]

A maioria dos carcinomas escamosos e dos carcinomas indiferenciados de células pequenas apresenta-se, ao estudo radiológico do tórax, como massas hilares. O aumento hilar é, provavelmente, o achado radiológico mais comum nos pacientes com câncer do pulmão. Esse aumento, nos pacientes com câncer do pulmão, pode ser devido ao próprio tumor, ao aumento dos linfonodos do hilo ou a ambos. Grandes massas hilares e mediastinais estão mais comumente associadas ao carcinoma indiferenciado de células pequenas. A cavitação é mais típica do carcinoma escamoso, mas também pode estar presente no carcinoma de grandes células.[25,26]

Assim, o RX de tórax é o método diagnóstico inicial para pacientes com câncer pulmonar presumido ou conhecido em razão de sua ampla disponibilidade, baixo custo e alta sensibilidade. Quando uma anormalidade é detectada, o passo seguinte é o estudo comparativo com radiografias antigas. Se estudos antigos não estiverem disponíveis ou a anormalidade for recente, TC de tórax deve ser a próxima etapa do processo de investigação diagnóstica. A importância do TC de tórax no câncer broncogênico consiste na demonstração da disseminação local do tumor e na detecção de metástase intratorácica. TC é o método de imagem mais sensível na avaliação das doenças parenquimatosas pulmonares com superior resolução de densidade, que, aliada à falta de superposição de estruturas, facilita a detecção das anormalidades com maior detalhe anatômico.[27-29]

Por vários motivos a RNM não substituiu a TC na avaliação diagnóstica do câncer broncogênico. O relativo baixo sinal dos pulmões é um fator limitante importante, dificultando o diagnóstico de nódulos ou outras alterações parenquimatosas. Outras desvantagens estão relacionadas com sua maior suscetibilidade a artefatos gerados por movimentos, tempo de exame mais prolongado e existência de contraindicações relativas e absolutas, que restringem o seu emprego de forma mais ampla.[30]

Apesar das limitações, RNM é particularmente útil no diagnóstico do câncer do pulmão em razão da sua capacidade de aquisição de imagem direta em múltiplos planos, que permite demonstrar estruturas vasculares sem a necessidade do uso de meio de contraste exógeno e caracterizar a natureza dos tecidos por suas propriedades de relaxamento magnético. Está indicada em situações específicas, em geral de forma complementar ao estudo tomográfico.[29,30]

PET com 18F-flúor-deoxi-2-glicose (FDG) dentro da medicina nuclear é a técnica de imagem emergente com maior aplicação em pacientes oncológicos; por ser um estudo funcional, não mostra detalhe anatômico, sobretudo da extensão tumoral local, porém oferece informações biológicas adicionais, por meio da exploração das diferenças no metabolismo da glicose entre as células normais e neoplásicas com excelentes resultados, principalmente na avaliação do nódulo pulmonar solitário, na detecção de envolvimento metastático linfonodal no mediastino e no diagnóstico de doença metastática a distância, com elevado valor preditivo negativo. Resultados falso-positivos são relatados com taxa aproximada de 15-20% e são observados com maior frequência onde existe alta prevalência de tuberculose.[30,31]

Classificação celular

O sistema atual de classificação histológica do câncer do pulmão mundialmente aceito foi elaborado pela Organização Mundial de Saúde (OMS).[26] O carcinoma pulmonar de células não pequenas responde por aproximadamente 80% de todos os carcinomas broncogênicos e é tipicamente classificado em tipos celulares específicos. Carcinoma de células escamosas, adenocarcinoma e carcinoma de grandes células fazem parte desse grupo.

O carcinoma tipo células pequenas *(oat cell)* representa perto de 15 a 20% dos tumores broncogênicos, representando o grupo mais agressivo de câncer do pulmão, enquanto os adenomas brônquicos, incluindo os tumores carcinoides, compreendem os 5% restantes.

Carcinoma escamoso

O carcinoma de células escamosas vem apresentando um discreto declínio em frequência em favor do adenocarcinoma. Em geral, surge nos brônquios lobares e segmentares ou adjacente a estes, mas ocasionalmente é periférico. A presença de necrose com formação de cavidade é um achado comum em grandes massas periféricas, que podem variar muito em tamanho desde de 1 até 10 cm. Lesões endobrônquicas comumente resultam em atelectasias e/ou pneumonias pós-obstrutivas. A invasão de parede torácica ou mediastino, com destruição óssea, síndrome de veia cava e paralisia do nervo laríngeo, também, são outros aspectos comuns.

Tendem a apresentar um padrão de crescimento lento com metástases hematogênicas tardias, predominantes para fígado, suprarrenais, rins e ossos.

Adenocarcinoma

Atualmente, é o tipo de carcinoma pulmonar mais comum e com formas de apresentação muito variáveis, podendo surgir inicialmente como um nódulo pulmonar periférico ou como uma massa central irregular. A presença de calcificação é rara e, quando presente, pode representar em alguns casos o englobamento de um pequeno granuloma preexistente.

O carcinoma bronquioloalveolar é um subtipo de adenocarcinoma com um padrão distinto de disseminação, que se faz através da superfície interna dos espaços aéreos terminais. Tem uma multiplicidade de formas de apresentação, incluindo lesões solitárias ou múltiplas, associadas a pseudoescavações e broncogramas aéreos, consolidação focal ou difusa, e também como uma anormalidade difusa representada por múltiplos nódulos mal definidos ou consolidações irregulares confluentes, muitas vezes envolvendo ambos os pulmões.

Carcinoma de grandes células

Em geral mostra-se como uma grande massa periférica com margens mal definidas, sendo comum o acometimento pleural com derrame. A presença de calcificação e cavitação é incomum. Crescimento rápido com metástases hematogênicas e linfáticas precoces é outro aspecto frequente.

Carcinoma do tipo células pequenas

São tumores de provável origem neuroendócrina. Geralmente são lesões centrais com extensão direta e encarceramento das estruturas do mediastino. A apresentação periférica é rara, mas com frequência associada a comprometimento linfonodal hilar. No momento do diagnóstico a maioria já mostra sinais de disseminação metastática hematogênica ou linfática, às vezes sem evidenciação do tumor primário nos estudos radiológicos.[28,32,34]

Sinais radiológicos

O diagnóstico do câncer pulmonar broncogênico geralmente começa com a identificação de uma anormalidade na radiografia do tórax. As alterações causadas por um câncer pulmonar são variáveis e dependem de sua localização e relação com os brônquios e vasos. Cada sinal radiológico pode ser encontrado como um achado isolado ou em conjunto, em um mesmo paciente.

Os sinais radiológicos indicadores de câncer pulmonar são: atelectasia, aumento do volume hilar ou mediastinal, enfisema segmentar ou lobar do tipo obstrutivo, densidade apical irregular (tumor de Pancoast), consolidação segmentar, massa parenquimatosa (com ou sem escavação) e nódulo pulmonar solitário.

O primeiro indicador de um carcinoma central pode ser uma opacidade hilar ou sinais secundários de uma lesão endobrônquica obstrutiva, geralmente causando atelectasia ou hiperaeração. A atelectasia talvez seja o sinal radiológico isolado mais comum do carcinoma broncogênico, podendo ser segmentar, lobar ou de todo o pulmão. Contudo, o pulmão distal a um brônquio obstruído nem sempre mostra-se colabado, a aeração normal pode ser substituída por secreção ou material exsudativo inflamatório com formação de pequenos abscessos e pneumonite crônica. O acúmulo de secreção endobrônquica às vezes resulta na formação de broncoceles.

A presença de uma densidade apical com ou sem destruição costovertebral indica a presença de um tumor do sulco superior (Pancoast). Um espessamento apical assimétrico maior que 8 mm pode ser um achado importante, especialmente se associado a dor torácica, plexopatia braquial, paralisia de nervo laríngeo ou destruição óssea.

Em geral, os carcinomas broncogênicos surgem na periferia do pulmão, porém no momento da apresentação podem já mostrar algum sinal de extensão hilar ou mediastinal. Inicialmente são arredondados, mas com o crescimento tendem a perder essa forma e assumem configurações mais irregulares e com limites pouco definidos. Uma forma pouco habitual de apresentação do carcinoma broncogênico é de uma massa inteiramente confinada no mediastino.

Nódulo pulmonar solitário

É definido como uma lesão arredondada ou ovalada, não escavada, menor que 3 cm e circundada por parênquima pulmonar. É um dos achados radiológicos mais comuns em pacientes assintomáticos e representa um problema diagnóstico, uma vez que pode ser uma forma de apresentação do câncer do pulmão em cerca de 10% dos casos. Outras possibilidades diagnósticas incluem tuberculose, fungos (aspergilose, coccidioidomicose e histoplasmose), nódulos reumatoides inflamatórios, granulomatose de Wegener, pneumonite focal, hamartoma e anormalidades congênitas, como cistos e malformações vasculares.[28,31,34]

O diagnóstico radiológico confiável estabelecendo a etiologia benigna do nódulo pode algumas vezes ser feito se uma lesão deste tipo apresentar certos padrões de calcificação. Padrões do tipo laminar; difuso; em "pipoca" ou central podem classificar confiavelmente uma lesão nodular como benigna. Por outro lado, calcificações do tipo excêntrica ou pontilhada, quando identificadas no interior de um nódulo pulmonar, devem ser consideradas suspeitas de malignidade.

Embora não inteiramente específicos, existem alguns achados morfológicos que podem sugerir malignidade, como: tamanho maior que 3 cm, margens irregulares e espiculadas e cavitações com paredes espessas. Lesões menores, regulares e estáveis, sugerem benignidade.

A identificação da presença de gordura no interior de um nódulo pulmonar solitário sustenta o diagnóstico de hamartoma. TC com cortes finos para avaliação densitométrica do nódulo é mais sensível que o estudo radiológico convencional na demonstração de calcificação e de distribuição de gordura.

Nos casos indeterminados, informações adicionais podem ser obtidas com TC com contraste venoso, para avaliação dinâmica do realce do nódulo, com elevado valor preditivo negativo. Um realce maior que 15UH (unidades Hounsfield) tem sido utilizado como parâmetro de distinção entre nódulos benignos e malignos.

O estudo do nódulo pulmonar solitário é uma das principais indicações de PET-FDG. O método, na grande maioria das vezes, permite definir a natureza benigna ou maligna de um nódulo com sensibilidade e especificidade elevadas, sendo superior à TC. A maior utilidade da PET na avaliação de um nódulo pulmonar está ligada ao seu valor preditivo negativo. Algumas limitações técnicas são observadas em lesões menores que 1cm, e a sua especificidade também é regionalmente dependente, sendo menor em áreas de maior incidência de doenças granulomatosas infecciosas, onde resultados falso-positivos podem ocorrer com maior frequência. Resultados falso-negativos têm sido observados na presença de hiperglicemia, em depósitos tumorais microscópicos, no tumor carcinoide, no carcinoma bronquioloalveolar e nas pequenas lesões entre 5 e 7 mm.

Disseminação pulmonar hematogênica e linfática

O carcinoma broncogênico pode apresentar disseminação hematogênica para os pulmões, estando o tumor principal associado a lesões parenquimatosas dispersas, que surgem como imagens redondas ou ovais, de tamanhos variados, geralmente menores que a lesão primária.

O crescimento do tumor no sistema linfático pulmonar é referido como linfangite carcinomatosa pulmonar. Ocorre mais comumente em pacientes com carcinomas de pulmão, mama, estômago, pâncreas, próstata, cérvice, tireoide e com adenocarcinoma metastático de tumor primário desconhecido. Usualmente resulta da disseminação hematogênica com subsequente invasão intersticial e linfática.

TC de alta resolução é o método de escolha no diagnóstico não invasivo da linfangite carcinomatosa, que é caracterizada pela presença de opacidades reticulares, algumas vezes com aparência nodular, de distribuição focal ou difusa, unilateral ou bilateral.

Os achados específicos em TC de alta resolução são: espessamento intersticial peribroncovascular e subpleural liso ou nodular, espessamento liso ou nodular dos septos interlobulares e espessamento das cissuras, mas com preservação da arquitetura do parênquima pulmonar. Envolvimento linfonodal e derrame pleural são outros achados comuns.

Diagnóstico precoce e prevenção

O prognóstico do câncer pulmonar é sem dúvida melhor quando a doença é detectada em fase inicial, quando é presumivelmente mais curável. A triagem por meio de radiografia de tórax não trouxe grande impacto no decréscimo do índice de mortalidade no câncer do pulmão, talvez por ser um método com baixa sensibilidade.

O advento da técnica usando TC helicoidal com baixa dose de radiação tem tornado possível detectar um câncer pulmonar invasivo em estágios iniciais, em pessoas consideradas de alto risco para câncer de pulmão, em estudos de rastreamento anual.

Os programas de rastreamento com base na avaliação do TC de tórax com baixa dose ainda não são definitivos, porém os resultados iniciais são promissores. Contudo, é fundamental que um maior número de triagens randomizadas sejam estudadas mais rapidamente, para permitir conclusões sobre o real valor desta técnica, baseadas em evidências. O potencial benefício será enorme se o rastreamento com TC de baixa dose realmente reduzir os índices de mortalidade e aumentar a sobrevida destes pacientes.[35,36]

A **citologia do escarro** é um método não invasivo de muita utilidade na definição diagnóstica do câncer do pulmão. Seu rendimento depende da existência de expectoração, do tamanho e da localização do tumor e experiência do citopatologista. Sua sensibilidade para os tumores proximais está em torno de 80%. Para os tumores periféricos e menores do que 3 cm, seu rendimento é menor do que 20%. O número apropriado de amostras que devem ser coletadas não está bem definido, mas o recomendado é que se colham três amostras matinais em 3 dias consecutivos.

A **broncofibroscopia** é comumente utilizada para o diagnóstico e o estadiamento do câncer do pulmão. As alterações endoscopicamente visíveis devem ser lavadas, escovadas e biopsiadas. A biópsia transbrônquica está indicada nas lesões submucosas e naquelas que causam compressão extrínseca. Nas lesões visíveis seu rendimento fica em torno de 80%. As lesões periféricas podem ser acessadas pela broncofibroscopia através da biópsia transbrônquica guiada pela fluoroscopia. O tamanho da lesão é um fator determinante do rendimento da broncofibroscopia: < 25% para as lesões menores do que 2 cm; entre 60 e 70% para as lesões > 2 cm e em torno de 80% para aquelas lesões maiores do que 4 cm. A biópsia transbrônquica também é capaz de diagnosticar a linfangite carcinomatosa. Com a finalidade do estadiamento da neoplasia pulmonar, a broncofibroscopia pode, ocasionalmente, identificar a presença de lesões sincrônicas, avaliar a extensão proximal do tumor e facilitar o acesso aos linfonodos paratraqueais, subcarinal e hilar através da punção aspirativa com agulha. Embora sua utilização continue sendo um desafio, a punção aspirativa transbrônquica por agulha tem uma sensibilidade de 50% e uma especificidade de 90% no estadiamento do mediastino nos pacientes portadores de neoplasias pulmonares.

A **punção aspirativa percutânea por agulha** é utilizada na abordagem diagnóstica das lesões pulmonares periféricas, nas lesões pleurais e nas da parede torácica. Com frequência ela é orientada pela fluoroscopia ou pela tomografia computadorizada. Sua positividade está em torno de 90%. O pneumotórax é sua principal complicação e ocorre em, aproximadamente, 30% dos casos, mas somente 15% deles necessitam de drenagem pleural. O implante tumoral no trajeto da agulha é uma complicação muito rara. A punção aspirativa por agulha, guiada pela fluoroscopia, também é útil no diagnóstico das metástases hepáticas, ósseas e suprarrenais.

A **mediastinoscopia cervical e a mediastinotomia anterior** têm sido utilizadas tradicionalmente para o diagnóstico do câncer do pulmão e principalmente para o estadiamento mediastinal. A mediastinoscopia cervical alcança os linfonodos paratraqueais à direita e os subcarinais, e através da mediastinotomia anterior podem-se biopsiar os linfonodos paratraqueais à esquerda, os supra-aórticos e os da janela aortopulmonar. A mediastinoscopia está indicada nos pacientes portadores do carcinoma do pulmão de não pequenas células, candidatos a cirurgia, nos quais a tomografia computadorizada do tórax identificou, no mediastino, linfonodos maiores do que 1 cm no seu menor diâmetro.[2,22,29,37]

ESTADIAMENTO DO CÂNCER DO PULMÃO

Estadiamento é a avaliação da extensão da doença neoplásica de um paciente, permitindo seu agrupamento com outros pacientes com extensão de doença semelhante e objetivando uniformizar os tratamentos e facilitar a análise de dados epidemiológicos.[32] O estadiamento se baseia na avaliação do tamanho, da localização e do grau de invasão do tumor primário, bem como na identificação da possível presença de doença locorregional ou metastática (Quadro 1).[33-40]

O atual sistema de estadiamento do câncer do pulmão se baseia naquele proposto por Denoix, em 1946, pelo qual se avalia o tumor (T), os linfonodos (N) e a presença ou não de metástases a distância (M) (Quadro 2 e Figs. 1 a 9).[41]

O estadiamento do câncer do pulmão segue hoje as normas do *International System for Staging Lung Cancer*, propostas em 1986 por Mountain[42] e atualizadas em 2009 (Fig. 10).[43]

Quadro 1. Estadiamento do carcinoma de células pequenas

DOENÇA LIMITADA (30%)
▪ Tumor primário limitado ao hemitórax
▪ Linfonodo hilar do mesmo lado
▪ Linfonodo supraclavicular do mesmo lado ou contralateral
▪ Linfonodo mediastinal do mesmo lado ou contralateral
DOENÇA EXTENSA (70%)
▪ Metástase para o outro pulmão
▪ Metástase a distância
▪ Derrame pleural neoplásico

Quadro 2. Estadiamento do câncer do pulmão

T – TUMOR PRIMÁRIO
Tx – Citologia positiva sem evidência de tumor
T0 – Sem evidência do tumor primário
Tis – Carcinoma *in situ*
T1 – Tumor ≤ 3 cm, sem invasão do brônquio lobar T1A – Tumor ≤ 2 cm na sua maior dimensão (Fig. 1) T1B – Tumor > 2 cm, mas < 3 cm na sua maior dimensão (Fig. 1)
T2 – Tumor ≥ 3 cm, mas < 7 cm; ou tumor com qualquer dos seguintes achados: • Invasão da pleura visceral, pneumonite obstrutiva ou atelectasia • Tumor em brônquio lobar ou a pelo menos 2 cm • Distal da carina T2A – Tumor > 3 cm mas < 5 cm na sua maior dimensão (Fig. 2) T2B – Tumor > 5 cm mas < 7 cm na sua maior dimensão (Fig. 2)
T3 – Tumor > 7 cm ou com extensão direta à parede torácica (incluindo tumor de Pancoast), ao diafragma, à pleura mediastinal ou ao pericárdio. Tumor com atelectasia ou pneumonite obstrutiva de todo o pulmão. Tumor localizado a < 2 cm da carina principal. Nódulo tumoral no mesmo lobo que o tumor primário (Fig. 3)
T4 – Tumor de qualquer tamanho, com invasão do mediastino, do coração, dos grandes vasos, da traqueia, do esôfago, de corpos vertebrais ou da carina principal; nódulo tumoral do mesmo lado e em lobo diferente do tumor primário (Fig. 4)

N – LINFONODOS
N0 – Sem metástases para linfonodos regionais (Fig. 5)
N1 – Metástases para linfonodos peribrônquicos ou hilares do mesmo lado ou ambos, incluindo extensão direta (Fig. 5)
N2 – Metástases para linfonodos mediastinais do mesmo lado e para linfonodos subcarinais (Fig. 6)
N3 – Metástases para linfonodos mediastinais contralaterais, hilares contralaterais, supraclaviculares ou pré-escalênicos do mesmo lado ou contralaterais (Fig. 7)

M – METÁSTASES A DISTÂNCIA
M0 – Sem metástases a distância (conhecidas)
M1A – Nódulo tumoral separado em lobo contralateral; tumor com nódulos pleurais ou derrames pleural ou pericárdico malignos (Fig. 8)
M1B – Metástases a distância presentes (Fig. 9)

ESTADIAMENTO POR GRUPOS
IA – T1a N0 M0   T1b N0 M0
IB – T2a N0 M0

IIA – T1a N1 M0
     T1b N1 M0
     T2a N1 M0
     T2b N0 M0

IIB – T2b N1 M0   T3 N0 M0

IIIA – T1 N2 M0
      T2 N2 M0
      T3 N1 M0
      T3 N2 M0
      T4 N0 M0
      T4 N1 M0

IIIB – T4 N2 M0   Qualquer T N3 M0

IV – M1 com qualquer T ou qualquer N
     M1a – Metástases intratorácicas
     M1b – Metástases a distancia

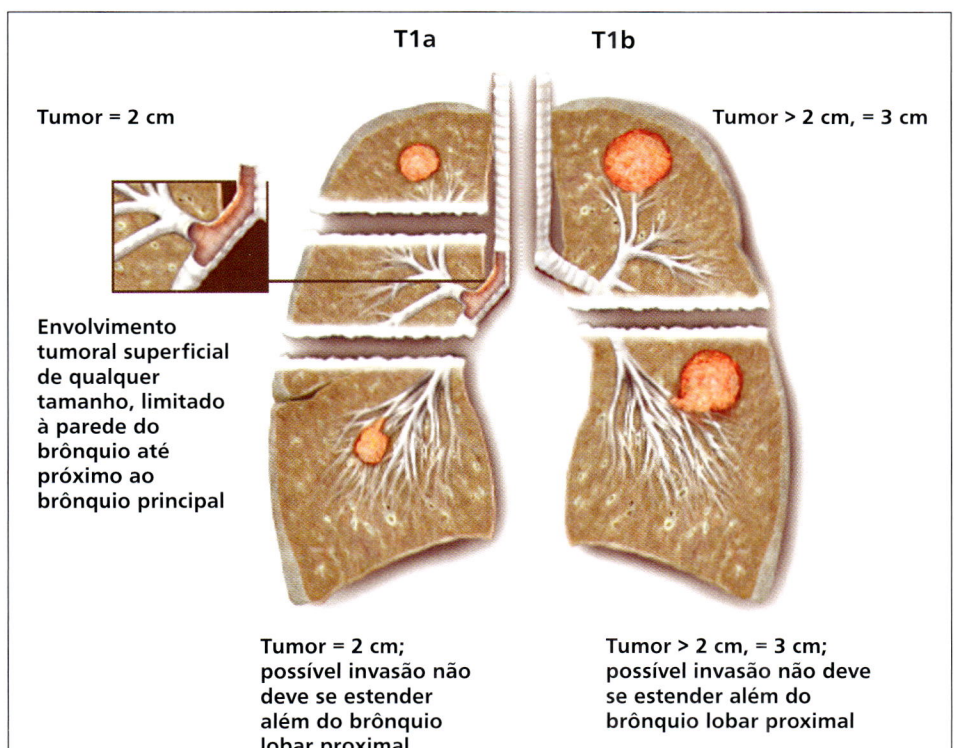

◀ **FIGURA 1.** Tumor primário – estadiamento T1a e T1b.

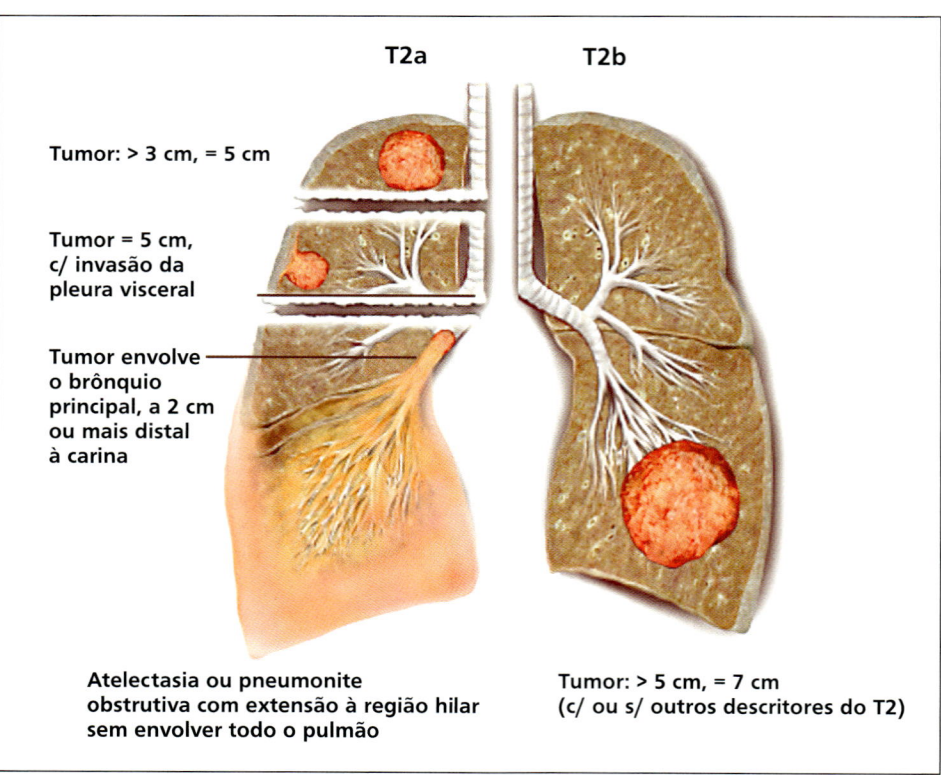

◀ **FIGURA 2.** Tumor primário – estadiamento T2a e T2b.

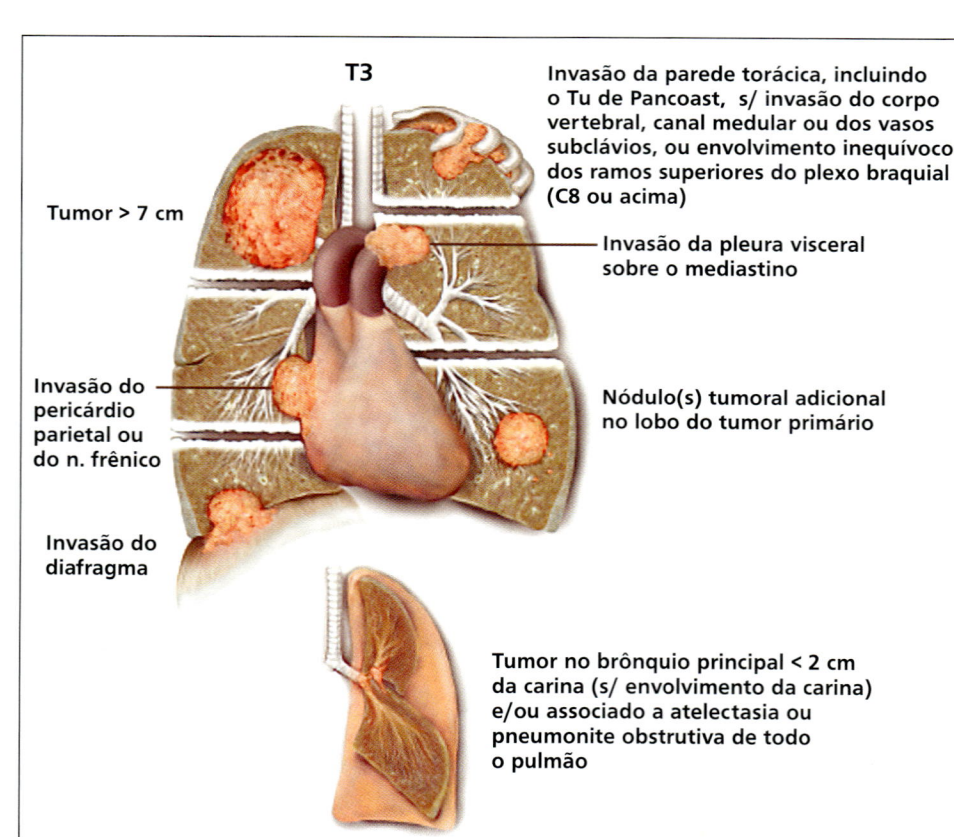

◀ **FIGURA 3.** Tumor primário – estadiamento T3.

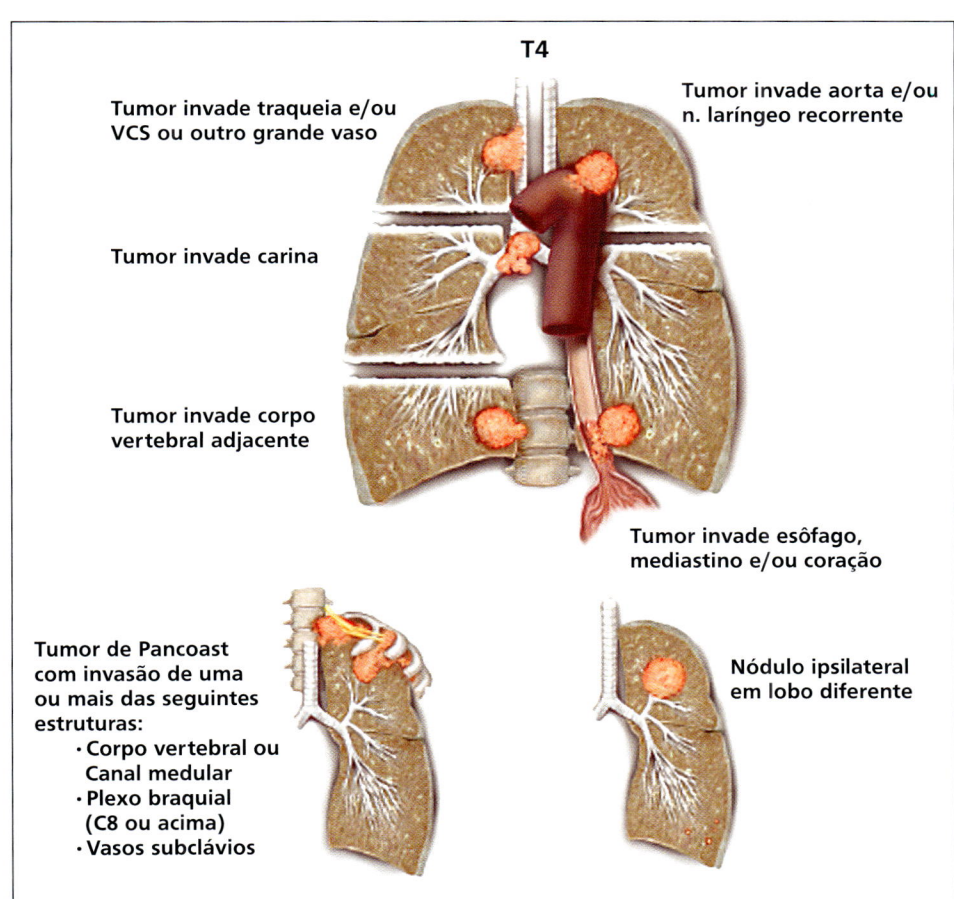

◀ **FIGURA 4.** Tumor primário – estaciamento T4.

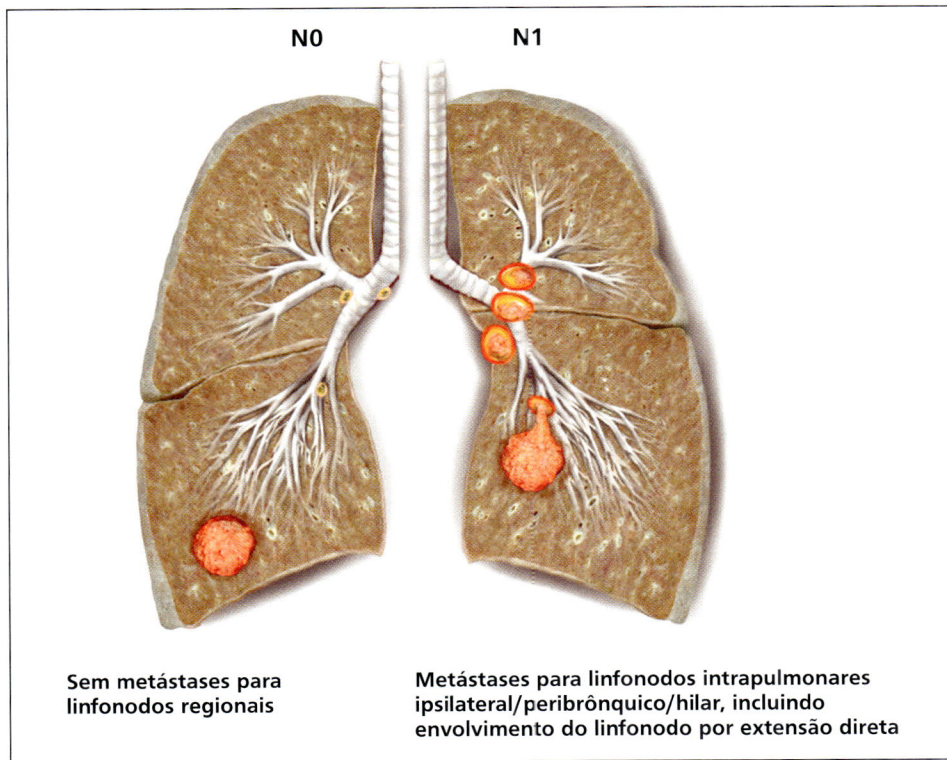

◀ **FIGURA 5.** Linfonodos – estadiamentos N0 e N1.

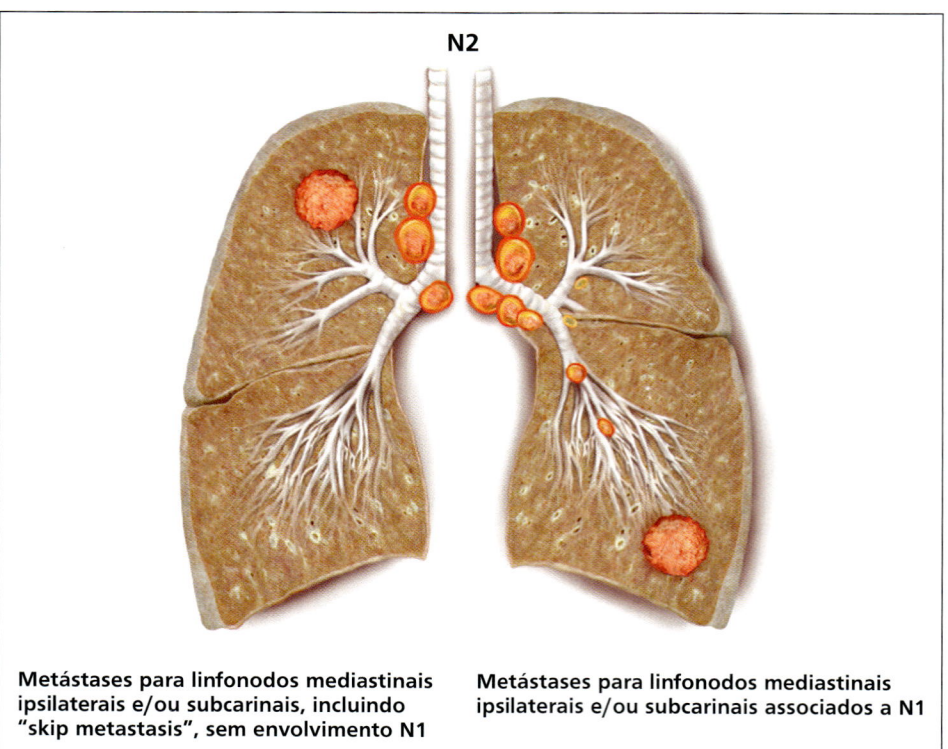

◀ **FIGURA 6.** Linfonodos – estadiamento N2.

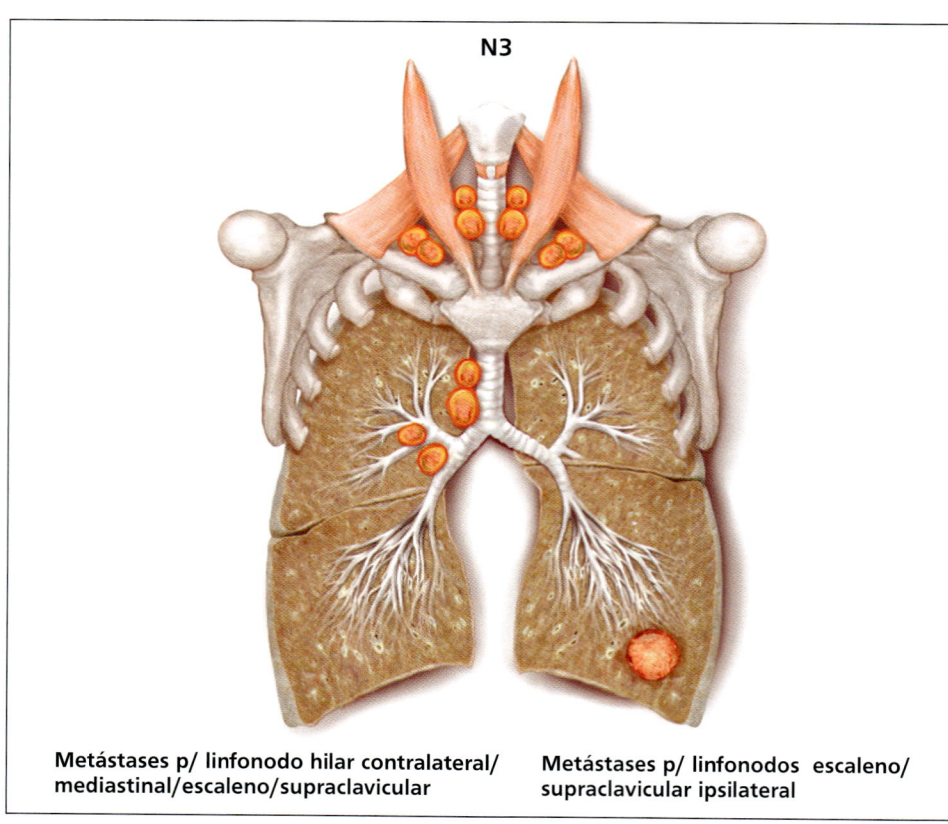

◀ **FIGURA 7.** Linfonodos – estadiamento N3.

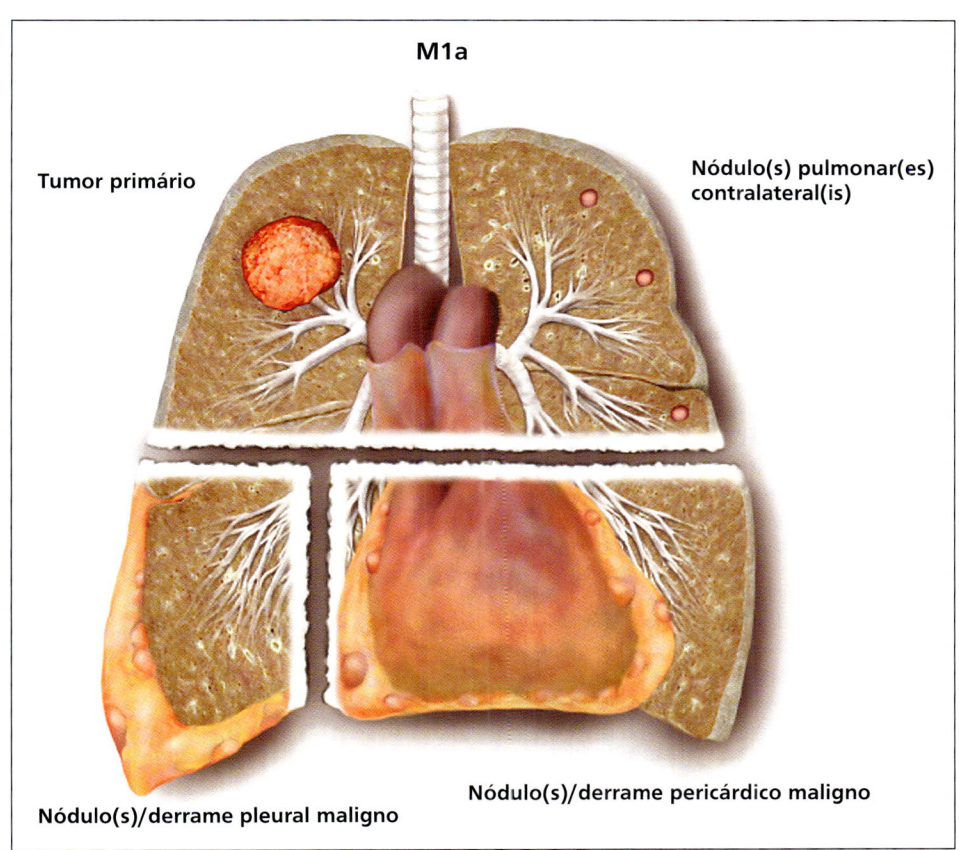

◀ **FIGURA 8.** Metástases a distância – estadiamento M1a.

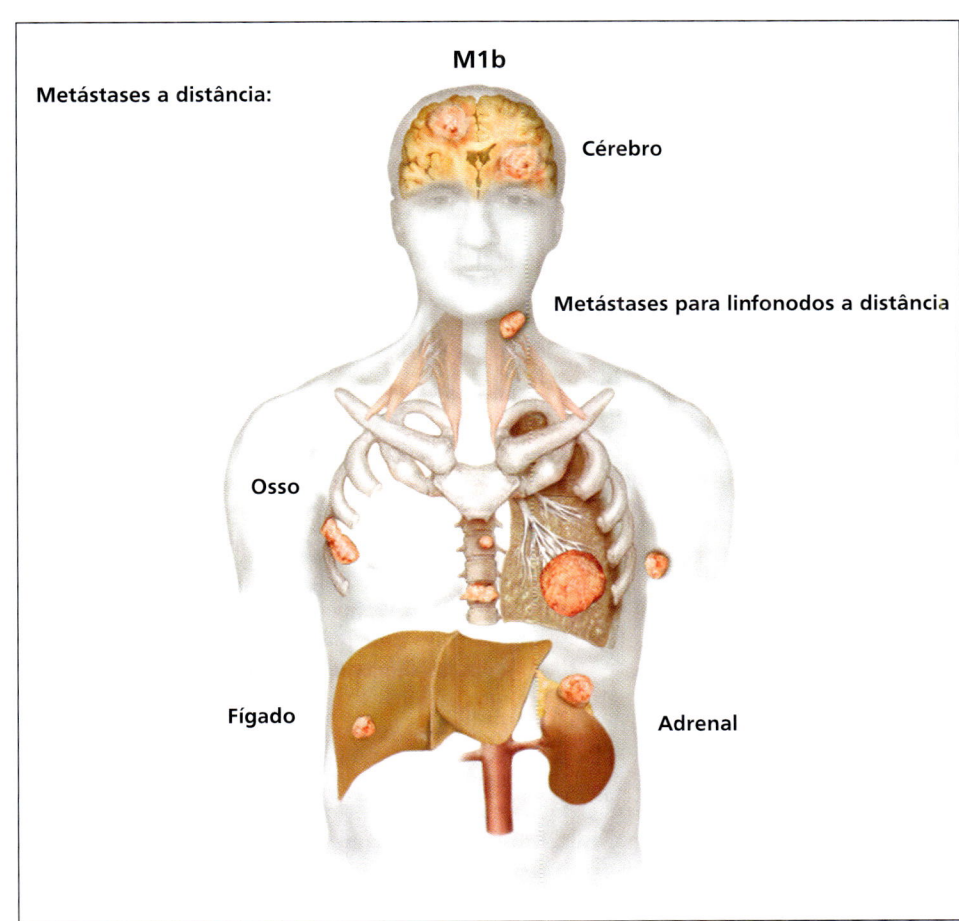

◀ **FIGURA 9.** Metástases a distância – estadiamento M1b.

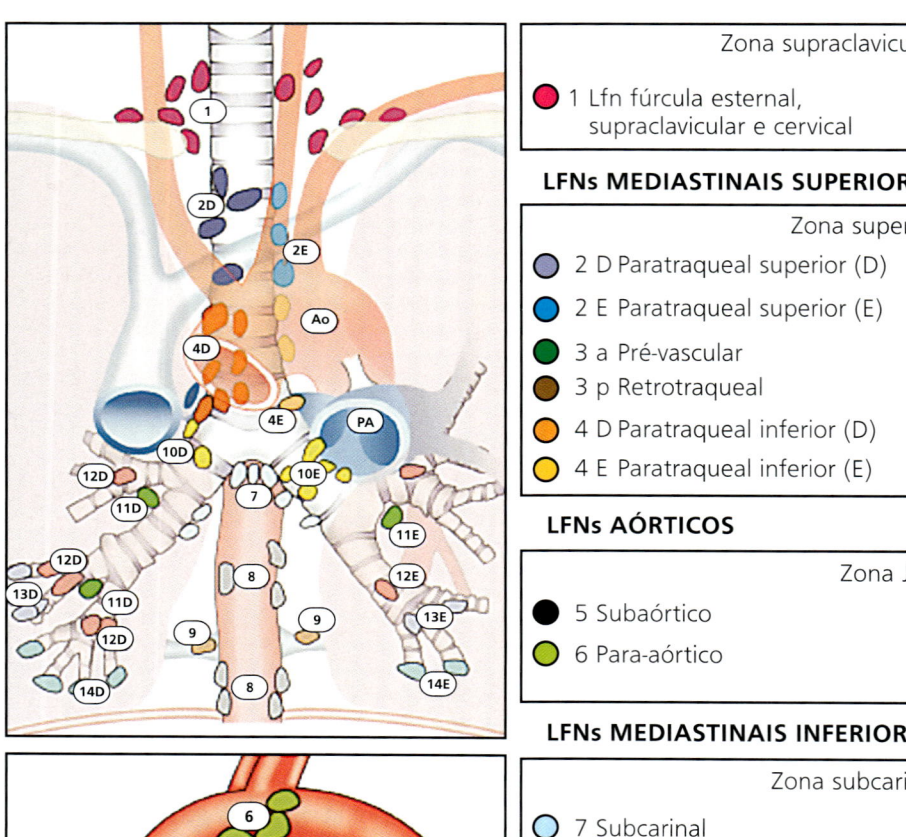
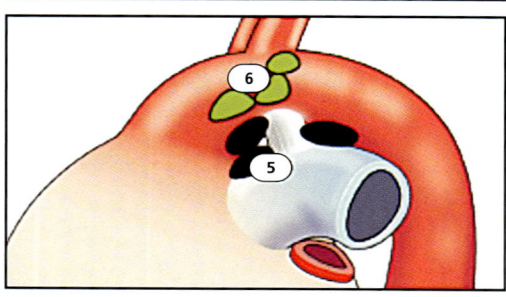
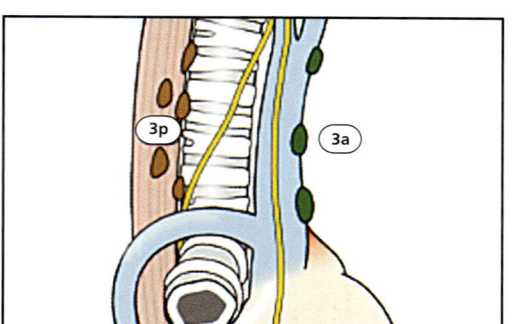

International Association for the Study of Lung Cancer Nodal Chart with Stations and Zones. Copyright © 2009 Memorial Sloan-Kettering Cancer Center

◀ **FIGURA 10.** Estadiamento do câncer do pulmão – normas atualizadas pela *International Association for the Study of Lung Cancer*.
D = direita; E = esquerda.[43]

TRATAMENTO

Tratamento do carcinoma pulmonar de células não pequenas (CPCNP)[39]

Apenas 20 a 25% dos casos de CPCNP exibem doença ressecável no momento do diagnóstico.

O tratamento de escolha para esses tumores nos estágios IA, IB, IIA e IIB é a ressecção cirúrgica. A mortalidade cirúrgica global nesses grupos é de 3,7%; a mortalidade pós-pneumectomia é de 6,2% e a pós-lobectomia é de 2,9%. As principais causas de morte no pós-operatório incluíram pneumonia, insuficiência respiratória, fístula broncopleural, empiema, infarto do miocárdio e embolia pulmonar.

A cirurgia para o câncer pulmonar deve ser precedida da mediastinoscopia com biópsia dos linfonodos mediastinais naqueles pacientes cuja tomografia computadorizada do tórax mostrou linfonodos maiores do que 1 cm no seu menor diâmetro.

A ressecção cirúrgica indicada para os pacientes nos estágios IA e IB é a lobectomia associada à linfadenctomia mediastinal. As ressecções menores – cunha ou segmentectomia – estão indicadas para aqueles pacientes com função pulmonar comprometida ou com comorbidade severa associada. Pacientes nesses estágios e sem condições para o tratamento cirúrgico devem ser tratados com radioterapia com dose radical.

Para os pacientes estadiados com IIA e IIB o tratamento recomendado é a ressecção cirúrgica acompanhada da linfadenectomia mediastinal. Os pacientes T3 por invasão de parede devem ser submetidos a mediastinoscopia prévia e, caso ela seja negativa, devem ser tratados com a ressecção do tumor mais toracectomia. Caso a toracectomia seja incompleta, a radioterapia pós-operatória está indicada. Apesar de não melhorar a sobrevivência dos pacientes, controla-se melhor a recidiva local.

Nos pacientes IIA por N1 a radioterapia não está indicada.

Para os pacientes nos estágios IIA e IIB a quimioterapia neoadjuvante assim como a associação de quimio e radioterapia adjuvantes não estão indicadas.

Os pacientes portadores de CPCNP no estágio IIIA e portadores de N2 encontrados durante o procedimento cirúrgico devem ter seu tumor ressecado associado a linfadenectomia mediastinal radical. O papel da radioterapia pós-operatória para esses pacientes não está estabelecido. Para esses pacientes a quimioterapia adjuvante ou a associação de quimio e radioterapia não demonstrou nenhum benefício. Caso o N2 seja identificado previamente à cirurgia, está indicada a quimioterapia neoadjuvante; caso a ressecção seja incompleta, complementa-se o tratamento com a radioterapia. Nos casos de N2 irressecável o tratamento a ser realizado deve ser a quimioterapia, com esquemas que incluam a platina, associada à radioterapia.

No tratamento do paciente no estágio IIIB e cujo estadiamento do tumor seja T4 – nódulo no mesmo lobo – a ressecção cirúrgica deve ser avaliada. Também o T4 por invasão da carina deve ser avaliado com vistas à ressecção cirúrgica. Para os outros casos, em pacientes sem derrame pleural com capacidade funcional maior do que 80 devemos considerar o tratamento com a associação de quimio e radioterapia.

Os pacientes no estágio IV com boa capacidade funcional e sem comorbidades devem ser avaliados com vistas ao tratamento quimioterápico com esquemas que incluam a platina.

Tratamento do câncer pulmonar de células pequenas (CPCP)

Um terço dos pacientes com CPCP apresentam doença limitada por ocasião do diagnóstico inicial. Nesse estágio consegue-se boa resposta ao tratamento, e 80 a 90% dos pacientes reduzem significativamente sua doença com a associação de quimio e radioterapia. Consegue-se a remissão clínica em 50 a 60% dos casos. Para esses pacientes a taxa de sobrevivência média varia de 15 a 18 meses; em 2 anos varia de 20 a 30% e em 5 anos de 10 a 15%.

Para os pacientes com doença extensa apesar da resposta ao tratamento quimioterápico se situar entre os 60-80%, a sobrevivência média é de 10 meses e a taxa de sobrevivência em 5 anos está em torno de 10% (Quadro 3).

Quadro 3. Sobrevivência do câncer do pulmão

ESTÁGIO	SOBREVIVÊNCIA EM 5 A
IA	73%
IB	58%
IIA	46%
IIB	36%
IIIA	24%
IIIB	9%
IV	1%

Os pacientes com CPCP que após tratamento alcançam remissão completa devem ser tratados com radioterapia profilática do sistema nervoso central.

REFERÊNCIAS BIBLIOGRÁFICAS

1. Zamboni M. Epidemiologia do câncer do pulmão. In: Zamboni M, Carvalho WR. Cancer do pulmão. São Paulo: Atheneu, 2005. p. 1-7.
2. Fossela FV. Clinical examination of patients with suspected lung cancer. In: Fossella FV, Komaki R, Putnam Jr JB. (Eds.). Lung cancer. New York: Springer-Verlag, 2003. p. 25-34.
3. Yellin A, Rosen A, Reicheert N et al. Superior vena cava syndrome: the myth, the facts. Am Rev Resp Dis 1990;141:114-18.
4. Van Houtte P, Dejager R, Lustman-Mareshal J et al. Prognostic value of the superior vena cava syndrome as the presenting sign of small-cell anaplastic carcinoma of the lung. Eur J Cancer 1980;10:442-84.
5. Ahman F. A reassessment of the clinical implications of the superior vena cava syndrome. J Clin Oncol 1984;2:961-69.
6. Nieto AF, Doty DB. Superior vena cava obstruction, clinical syndrome. Etiology and treatment. Curr Probl Surg 1988;10:442-84.
7. Lochridge SK, Kuibbe WP, Dory DB. Obstruction of the superior vena cava. Surgery 1979;85:14-24.
8. Lokich JJ, Goodman R. Superior vena cava syndrome: clinical management. J Am Med Assoc 1975;231:58-61.
9. Alexander C. Diaphragm movements and the diagnosis of diaphragmatic paralysis. Clin Radiol 1996;17:79-83.
10. Mukai K, Shinkai T, Tominaga K et al. The incidence of secondary tumours of the heart and pericardium: a 10 years study. Jpn J Clin Oncol 1988;18:195-201.
11. Onuigbo WIB. The spread of lung cancer to the heart, pericardium and great vessels. Jpn Heart J 1974;15:234-38.
12. Press OW, Livingston R. Management of malignant pericardial effusion and tamponade. J Am Med Assoc 1987;257:1088-92.
13. Hyde L, Hyde CI. Clinical manifestation of lung cancer. Chest 1974;65:299-306.
14. Simionescu MD. Metastatic tumours to the brain: a follow up of 195 patients with neurosurgical considerations. J Neurosurg 1960;17:361-73.
15. Wright DC, Delaney TF. Treatment of metastatic cancer to the brain. In: De Vita Jr VT, Hellman S, Rosenberg SA. (Eds.). Cancer, principles and practice of oncology. Philadelphia, PA: Lippincott, 1989. p. 2245-61.
16. Newman SJ, Hansen HH. Frequency, diagnosis and treatment of brain metastases in 247 consecutive patients with bronchogenic carcinoma. Cancer 1974;33:492-96.
17. Bach F, Aferfin N, Sorensen JB. Metastatic sppinal cord compression secondary to lung cancer. J Clin Oncol 1992;10:1781-87.
18. Malawer MM, Delany TF. Treatment of metastatic cancer to bone. In: De Vita Jr VT, Hellman S, Rosenberg SA. (Eds.). Cancer, principles and practice of oncology. Philadelpia, PA: Lippincot, 1989. p. 2288-317.
19. Nielsen OS, Munro AJ, Tannock IF. Bone metastases: pathophysiology and manegement policy. J Clin Oncol 1991;9:509-24.
20. Abrams HL, Spiro R, Goldstein N. Metastasis in carcinoma. Cancer 1990;3:74-85.
21. Glomset DA. The incidence of metastasis of malignant tumours to the adrenals. Am J Cancer 1988;32:57-61.
22. Engelman RM, McNamara WL. Broncogenic carcinoma. J Thoracic Surg 1954;27:227-37.
23. Bragg DG. Imaging in primary lung cancer: the role of detection, staging and follow-up. Semin Ultrasound CT MRI 1989;10:453-66.
24. Sorenson JA, Mitchell CR, Armstrong JD II. Effect of improved contrast on lung nodule detection: a clinical ROC study. Invest Radiol 1987;22:772-89.
25. Byrd RB, Carr DT, Miller WE. Radiographic abnormalities in carcinoma of the lung as related to histological cell type. Thorax 1969;24(5):573-75.
26. World Health Organization. Histological typing of lung cancer. 2nd ed. Am J Clin Pathol 1982;77:123-36.
27. Naidich DP, Zehouni EA, siegelman SS. Computed tomography and magnetic resonance or the thorax. 2nd ed. New York: Raver, 1991. p. 275-302.
28. Juhl JH, Crummy AB. Interpretação radiológica. 4. ed. Rio de Janeiro: Guanabara Koogan 1987. p. 726-46.
29. Pearlberg JL, Sandler MA, Lewis Jr JW et al. Samll-cell bronchogenic carcinoma: CT evaluation. Am J Roetgenol 1988;150:265-68.
30. Patz EF. Imaging bronchogenic carcinoma. Chest 2000;117:90S-95S.
31. Gupta NC, Frank AR, Dewan NA. Solitary pulmonary nodule: detection with PET with 2-(F-18)-fluoro-2-deoxy-d-glucose. Radiology 1992;184:441-44.
32. Webb RW, Muller NL, Naidich DP. High-resolution CT of the lung. 2nd ed. Philadelphia: Lippincott-Raven 1996.
33. Lynch DA. High-resolution CT of the lung II. Radiol Clin North Am 2002;40:123-45.
34. Swensen Sj, Viggiano RW, Midthun DE et al. Lung nodule enhancement at CT> Multicenter study. Radiology 2000;214:73-80.
35. Melamed MR. Lung cancer screening results in the National Cancer Institute New Yoik study. Cancer 2000 Suppl 89:2356-62.
36. Salvatierra A, Baamonde C, Liamas JM et al. Extrathoracic staging of bronchogenic carcinoma. Chest 1990;97:1052-58.
37. Whittlesey D. Preoperaative computed tomographic scanning in the staging of bronchogenic carcinoma. J Thorac Cardiovasc Surg 1988;95:876-82.
38. Grant D, Edwards D, Goldstraw P. Computed tomography of the brain, chest and abdomen in the preoperative assessment of non small cell lung cancer. Thorax 1988;43:883-86.
39. Silvestri GA, Lenz JE, Harper SN et al. The relationship of clinical findings to CT scan evidence of adrenal gland metastases in the staging of bronchogenic carcinoma. Chest 1992;102:1748-51.
40. Markman M. Response of paraneoplastic syndromes to antineoplastic therapy. West J Med 1986;144:580-85.
41. Denoix PF. Enquete permanent dans les centres anticancereux. Bull Inst Nat Hyg 1946;1:70-75.
42. Mountain CF. A new international staging system for lung cancer. Chest 1986;89(Suppl):225S-33.
43. Goldstraw P. Staging manual in thoracic oncology – International Association for the Study of Lung Cancer. Orange Park, FL, USA: Rx Press, 2009.

64-2 Estadiamento por Imagem do Câncer do Pulmão

Marcos Decnop Pinheiro

INTRODUÇÃO

A avaliação por imagem do tórax possui papel fundamental no estadiamento clínico do câncer do pulmão, sendo importante tanto na definição da conduta terapêutica quanto na estratificação prognóstica.

Os métodos de imagem habitualmente utilizados para esta finalidade são a radiografia convencional, a tomografia computadorizada (TC), a ressonância nuclear magnética (RNM) e a tomografia por emissão de pósitrons (PET). A sobreposição das imagens metabólicas adquiridas pelo PET às imagens tomográficas (PET-CT) é um recurso diagnóstico relativamente recente, capaz de aumentar bastante a acurácia do estadiamento não invasivo do câncer do pulmão.[1] Sabe-se, entretanto, que cada uma dessas modalidades tem suas vantagens e limitações, as quais devem ser sempre ponderadas no contexto clínico-cirúrgico individual.

Os critérios atuais para o estadiamento do câncer do pulmão baseiam-se nas recomendações da 7ª edição do sistema TNM. Nessa revisão, foram estabelecidas algumas modificações relacionadas aos fatores T, N e M. Além disso, esse sistema passou a ser também utilizado para todos os tipos histológicos, não sendo mais restrito ao carcinoma pulmonar de células não pequenas (CPCNP). Entretanto, o estadiamento do carcinoma pulmonar de células pequenas (CPCP), do tumor carcinoide e do carcinoma bronquioloalveolar pelo sistema TNM tem como objetivo primário apenas uma melhor estratificação prognóstica desses tipos de câncer. No que diz respeito ao planejamento terapêutico, o foco de aplicação do sistema TNM continua sendo o CPCNP.

FATOR T

A caracterização do tumor primário (fator T) é determinada pela avaliação de três aspectos fundamentais:

1. O maior eixo axial da lesão.
2. O envolvimento por contiguidade das estruturas adjacentes, caso presente (extensão local).
3. Presença ou ausência de nódulos satélites (no mesmo pulmão).

Os tumores considerados T1 são aqueles com até 3 cm, distais ao brônquio-fonte e que se encontram circundados por parênquima pulmonar e/ou pleura visceral. Com base em critérios prognósticos, estas lesões são ainda subdivididas em T1a e T1b. Os tumores T1a são aqueles com até 2 cm, ao passo que aqueles maiores que 2 cm e com até 3 cm são classificados como T1b.

De forma similar, a categoria T2 é fundamentada no tamanho da lesão, que deve ser superior a 3 cm e inferior ou igual a 7cm, sendo ainda subdividida em T2a (superior a 3 cm e com até 5 cm – Fig. 11A) e T2b (superior a 5 cm e com até 7 cm). Além desse critério, a presença de pelo menos um dos seguintes achados também define esta classificação:

1. Invasão da pleura visceral.
2. Envolvimento do brônquio-fonte com distanciamento da carina superior ou igual a 2 cm.
3. Atelectasia ou pneumopatia obstrutiva que não envolva todo o pulmão.

Os tumores com maior eixo axial superior a 7cm são, por sua vez, classificados como T3. Entretanto, independente do tamanho da lesão primária, esta será considerada T3 caso haja invasão por contiguidade da pleura parietal ou mediastinal, da parede torácica, do diafragma, do nervo frênico e/ou do pericárdio parietal. Além disso, extensão tumoral ao brônquio-fonte distando menos que 2 cm da carina (sem, no entanto, comprometê-la), localização no sulco superior (Pancoast) e atelectasia ou pneumopatia obstrutiva envolvendo todo o pulmão são também critérios definidores desta categoria. Por fim, a presença de nódulo(s) satélite(s) no mesmo lobo da lesão primária classifica a mesma como T3 (Fig. 12A).

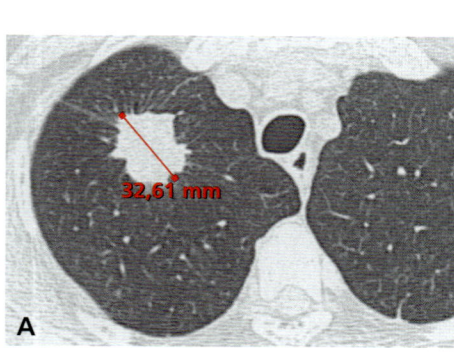
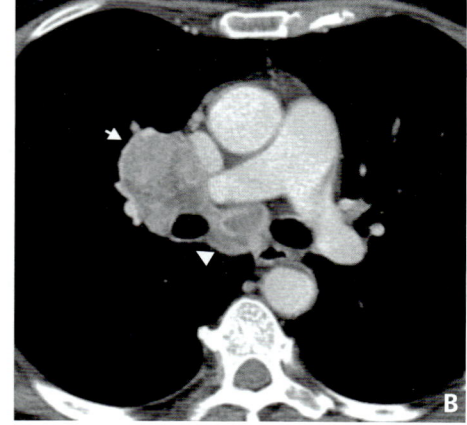

FIGURA 11. Adenocarcinoma. (**A**) TC com janela para parênquima evidencia lesão expansiva espiculada, medindo cerca de 3,2 cm no maior eixo transverso, comprometendo perifericamente o lobo pulmonar superior direito, sem evidência de invasão pleuroparietal. Estágio T2a. (**B**) TC contrastada com janela para mediastino exibe linfonodomegalias confluentes no hilo pulmonar direito (seta) e subcarinais (cabeça de seta), muitas das quais com necrose central. Estágio N2.

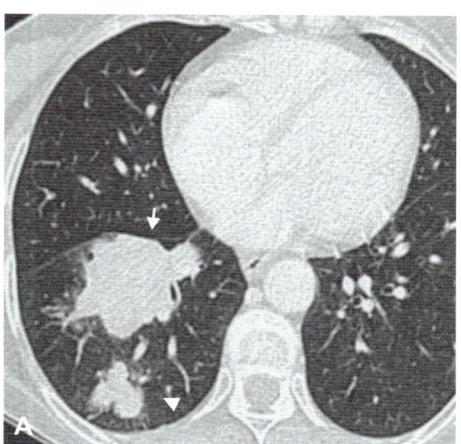
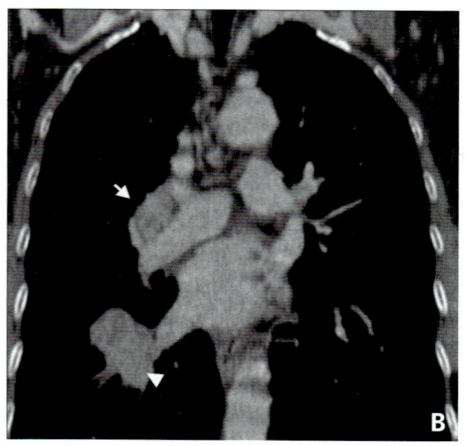

FIGURA 12. Carcinoma epidermoide. (**A**) TC com janela para parênquima evidencia lesão expansiva lobulada (seta) comprometendo o lobo inferior direito e abaulando a cissura oblíqua. Neste mesmo lobo, observa-se nódulo satélite (cabeça de seta). O estadiamento cirúrgico-patológico mostrou natureza histológica similar. Estágio T3. (**B**) TC contrastada com janela para mediastino e reconstrução no plano coronal revela linfonodomegalia hilar (seta) do mesmo lado da lesão primária (cabeça de seta). Estágio N1.

O estágio T4 é definido quando o tumor invade pelo menos um dos seguintes sítios: mediastino, coração (Fig. 13), grandes vasos, esôfago, coluna vertebral (Fig. 14), nervo laríngeo recorrente, traqueia e carina. Nódulo(s) presente(s) no mesmo pulmão em que se encontra a lesão primária, mas não no mesmo lobo, também o(s) categorizam como T4.

O estudo radiográfico do tórax, embora limitado para caracterização do fator T, pode identificar alguns achados que sugerem estadiamento mais avançado, como osteodestruição do gradil costal, elevação da hemicúpula frênica (paralisia do nervo frênico) e nódulos pulmonares satélites e/ou contralaterais.

Na maioria dos casos, a tomografia computadorizada (TC) é o principal método de imagem para avaliação do tumor primário, sendo utilizada na mensuração do mesmo, na avaliação de sua extensão local e na identificação de nódulos pulmonares satélites. Entretanto, a TC apresenta algumas limitações para essa finalidade, as quais reduzem a acurácia do método.

Alguns tumores, geralmente centrais, mostram-se em contiguidade com atelectasia ou consolidação pneumônica do parênquima adjacente, o que pode dificultar a medida do seu maior eixo axial. Além disso, a lesão primária pode encontrar-se em íntimo contato com a parede torácica ou com o mediastino, sem que haja evidência de invasão franca dessas estruturas. Nesses casos, a diferenciação entre envolvimento tumoral e proximidade apenas pode ser difícil. Embora alguns critérios tomográficos tenham sido propostos como preditores de invasão (como base de contato do tumor com o mediastino superior a 3 cm e envolvimento excedendo 90° da circunferência vascular), nenhum deles apresentou concordância cirúrgica satisfatória.[2]

A sobreposição de imagens metabólicas (PET FDG) às imagens anatômicas (TC) pode, entretanto, elucidar certas questões não respondidas pela TC isoladamente. Conforme referido, a diferenciação entre tumor primário e componente atelectásico/pneumônico associado pode ser difícil pela TC, mas PET auxilia bastante nesse sentido, pois revela uma maior atividade metabólica da lesão neoplásica.[3] Além disso, discretas áreas de invasão por contiguidade pleuroparietais, mediastinais ou diafragmáticas podem não ter expressão à tomografia, muito embora sejam evidentes caso esta seja acoplada ao PET.[4] Da mesma forma, o PET reduz a probabilidade de invasão da parede torácica quando esta não apresenta aumento da atividade metabólica, mesmo nos casos de ampla base de contato tumoral (Fig. 15).

Em 16 a 28% dos casos, o CPCNP será acompanhado de um ou mais nódulos pulmonares satélites, sendo a TC capaz de identificá-los com elevada sensibilidade. Entretanto, a definição da natureza dos mesmos é crucial para o estadiamento, uma vez que podem representar metástases, neoplasias malignas primárias sincrônicas/metacrônicas ou lesões benignas. Excetuando-se aqueles nódulos com características de densidade que definem benignidade (como os granulomas calcificados e os hamartomas típicos), a TC é limitada para essa finalidade. Sabe-se, entretanto, que a grande maioria dos nódulos satélites infracentimétricos é de etiologia benigna e isso não deve, por si só, contraindicar uma possível cirurgia.[5,6]

PET-CT, por sua vez, também tem certa limitação no que diz respeito à avaliação da natureza destes nódulos. Nódulos malignos infracentimétricos ou de determinados tipos histológicos (carcinoma bronquioloalveolar e tumor carcinoide) podem não ser identificados (resultados falso-negativos). Por outro lado, lesões inflamatórias configurando nódulos podem ter atividade metabólica aumentada (resultados falso-positivos).[1]

FATOR N

O estadiamento nodal (fator N) é fundamentado na presença ou na ausência de linfonodos torácicos com envolvimento maligno secundário, bem como na localização de tais linfonodos. É de fundamental importância na definição prognóstica do câncer do pulmão e, no caso dos CPCNP, também no estabelecimento da conduta terapêutica.

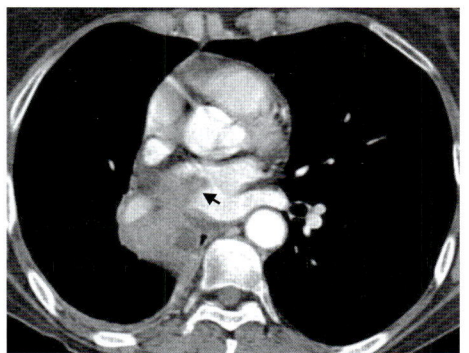

◀ FIGURA 13. Carcinoma epidermoide. TC contrastada com janela para mediastino evidencia massa lobar inferior direita invadindo o átrio esquerdo (seta). Estágio T4.

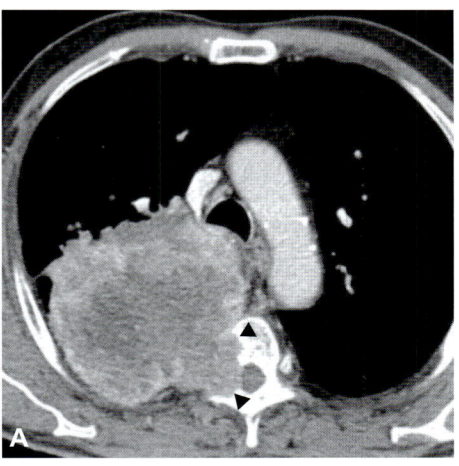
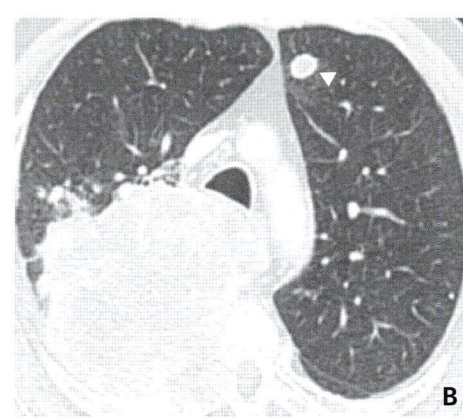

◀ FIGURA 14. Carcinoma epidermoide. (A) TC contrastada com janela para mediastino exibe volumosa lesão expansiva pulmonar direita determinando osteodestruição da coluna vertebral (cabeças de seta) e insinuando-se no canal raquiano. Estágio T4. (B) TC com janela para parênquima mostra nódulo pulmonar contralateral (cabeça de seta). Outros nódulos foram também identificados, bilateralmente. Estágio M1a.

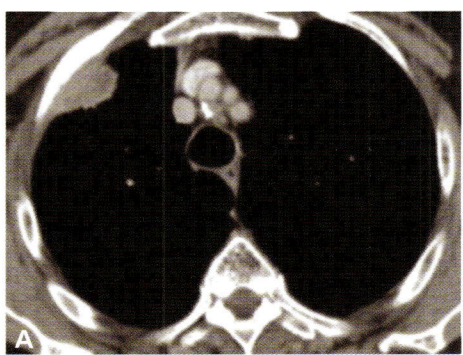
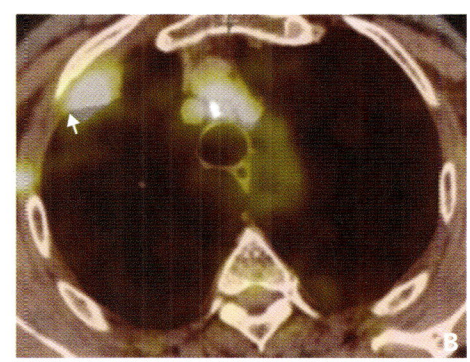

◀ FIGURA 15. Carcinoma epidermoide. TC contrastada com janela para mediastino. (A) Exibe lesão expansiva pulmonar apresentando ampla base de contato com a superfície pleuroparietal, não sendo possível definir se há ou não invasão por contiguidade. (B) Imagem de PET-CT no mesmo plano evidencia atividade metabólica aumentada apenas na lesão. A avaliação histopatológica da peça cirúrgica (ressecção em bloco da lesão e do segmento da parede torácica adjacente) não demonstrou invasão pleuroparietal, confirmando os achados da PET-CT.

Atualmente, vem sendo utilizado um sistema de mapeamento nodal torácico universal que compreende sete zonas: supraclavicular (cadeias supraclavicular e cervical inferior), mediastinal superior (cadeias paratraqueais inferiores e superiores à direita e à esquerda, pré-vascular e retrotraqueal), aórtico-pulmonar, subcarinal, mediastinal inferior (cadeias paraesofágica – abaixo da carina – e relacionada com o ligamento pulmonar), hilar-interlobar e periférica (intrapulmonar).

Na ausência de envolvimento secundário nodal, define-se o estadiamento como N0. Pacientes considerados N1 e N2 são aqueles em que os linfonodos acometidos se encontram no mesmo lado do tumor primário (excetuando-se aqueles na zona supraclavicular). No estágio N1, tais linfonodos encontram-se nas zonas periférica e/ou hilar-interlobar (Fig. 12B), enquanto, nos casos N2, localizam-se no mediastino (zonas superior, aorticopulmonar, subcarinal (Fig. 11B) e inferior). O envolvimento neoplásico de qualquer das zonas contralaterais, assim como da supraclavicular homolateral ao tumor primário, caracteriza o estágio N3 (Fig. 16).

A radiografia de tórax é extremamente limitada na avaliação do fator N, uma vez que só é capaz de evidenciar um eventual abaulamento hilar e/ou mediastinal significativo, o qual não necessariamente representa aumento linfonodal.

Embora amplamente difundida para a análise dos linfonodos torácicos no estadiamento do câncer pulmonar, sabe-se que a TC tem acurácia limitada para essa finalidade, conforme demonstrado por vários estudos (sensibilidade de 60% e especificidade de 77% para o CPCNP).[5,7] Com exceção daqueles densamente calcificados (residuais) e francamente necróticos (provavelmente malignos), utiliza-se o critério de tamanho para caracterização dos linfonodos, que serão considerados aumentados caso o menor eixo seja superior a 1,0 cm (com exceção dos linfonodos subcarinais, onde o ponto de corte é de 1,3 cm). O principal fator limitante deste método é que, com relativa frequência, o termo *linfonodomegalia* não é sinônimo de acometimento neoplásico secundário, uma vez que pode representar apenas hiperplasia reacional (resultados falso-positivos). Da mesma forma, linfonodos de tamanho normal podem estar envolvidos (resultados falso-negativos).

A mensuração da atividade metabólica pela PET, utilizando-se o radiotraçador 18F-flúor-deoxi-2-glicose (18F-FDG), tem acurácia superior à da TC no estadiamento nodal, com sensibilidade de 79% e especificidade de 91% para o CPCNP.[5,7] Decorrente da limitada resolução espacial do PET, a sobreposição do mesmo à TC permite melhor definição dos linfonodos com atividade metabólica aumentada, tanto no que diz respeito à localização quanto ao número exato dos mesmos. Desta forma, a PET-CT tem se tornado uma ferramenta de grande valor na avaliação do fator N, muito embora o método padrão ouro para esta finalidade ainda seja a mediastinoscopia.[1,8]

Os resultados falso-negativos da PET-CT estão geralmente relacionados com as reduzidas dimensões do linfonodo acometido e/ou com a pequena quantidade de células neoplásicas no mesmo, embora outros fatores possam estar envolvidos. Alterações inflamatórias (de natureza infecciosa ou não infecciosa) são responsáveis por grande parte dos casos falso-positivos, estando usualmente associadas a afecções pulmonares concomitantes (como pneumopatia obstrutiva, pneumonite intersticial e bronquiectasias).[9]

A RNM, assim como a TC, baseia-se no critério de tamanho para avaliação dos linfonodos, de forma que apresenta as mesmas limitações expostas anteriormente. Além disto, tem sensibilidade bastante reduzida na identificação de calcificações nodais (critério de benignidade), o que a torna ainda menos vantajosa que a TC.

FATOR M

A identificação de doença metastática é de fundamental importância no estadiamento do câncer pulmonar, uma vez que altera radicalmente a conduta terapêutica do mesmo.

Na ausência de implantes secundários identificáveis, o estadiamento é definido como M0. Metástases intratorácicas apenas (para o pulmão contralateral, pleura e/ou pericárdio) caracterizam o estágio M1a, enquanto a disseminação a distância é classificada como M1b.

Os sítios mais comuns de metástases são o fígado, as glândulas suprarrenais (Fig. 18), os ossos (Fig. 19), o encéfalo e o pulmão contralateral.

O estudo radiográfico pode demonstrar eventuais implantes secundários ósseos e pulmonares, mas é extremamente limitado na avaliação dos demais sítios de semeadura.

Além de ser amplamente utilizada na caracterização dos fatores T e N, a TC acaba sendo também excelente ferramenta na identificação de nódulos pulmonares, pleurais e pericárdicos metastáticos, assim como de implantes hepáticos e suprarrenais. A contiguidade anatômica do tórax e do abdome facilita o estudo tomográfico estendido para este último compartimento, permitindo uma avaliação inicial do fígado e das suprarrenais, frequentes locais de implantes secundários.

Conforme ponderado no item referente ao fator T, a TC tem valor relativamente limitado no diagnóstico diferencial dos nódulos pulmonares. Por outro lado, nódulos pleurais e pericárdicos são bastante sugestivos de implantes (Fig. 17), enquanto o simples achado de derrame pleural/pericárdico é inespecífico, pois pode ser justificado por inúmeras outras causas.[5]

Muitos dos nódulos hepáticos benignos têm padrão de impregnação pelo contraste específico no estudo dinâmico, diferenciando-os das lesões metastáticas, que são muitas vezes múltiplas e geralmente hipovasculares.

Já os implantes secundários suprarrenais precisam ser diferenciados dos adenomas, uma vez que estes são relativamente comuns na população geral. Sabe-se que cerca de 70% dos adenomas têm um conteúdo lipídico intracelular significativo (adenomas típicos), suficiente para reduzir a

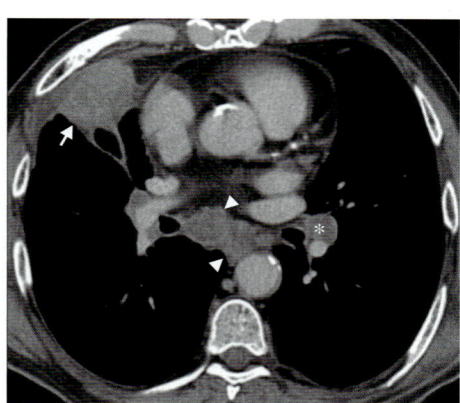

▲ **FIGURA 16.** Carcinoma epidermoide. TC contrastada com janela para mediastino mostra linfonodomegalias subcarinais (cabeças de seta) e hilar (asterisco) contralaterais à lesão pulmonar primária (seta). Estágio N3.

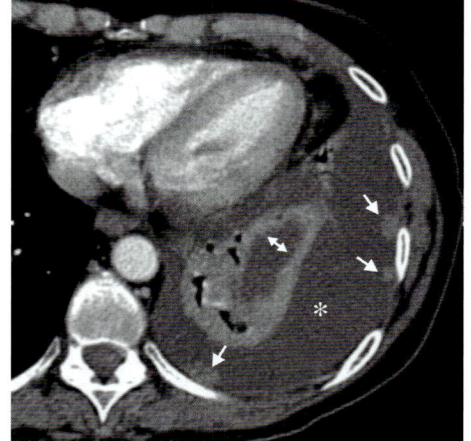

▲ **FIGURA 17.** Adenocarcinoma. TC contrastada com janela para mediastino evidencia nódulos pleurais metastáticos (setas), associados a volumoso derrame pleural (asterisco) e consequente atelectasia compressiva do parênquima pulmonar (seta bidirecional).

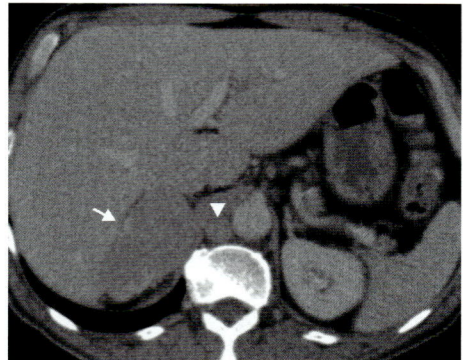

▲ **FIGURA 18.** Carcinoma epidermoide. TC contrastada com janela para mediastino demonstra massa suprarrenal metastática à direita (seta) e linfonodomegalia retrocrural (cabeça de seta).

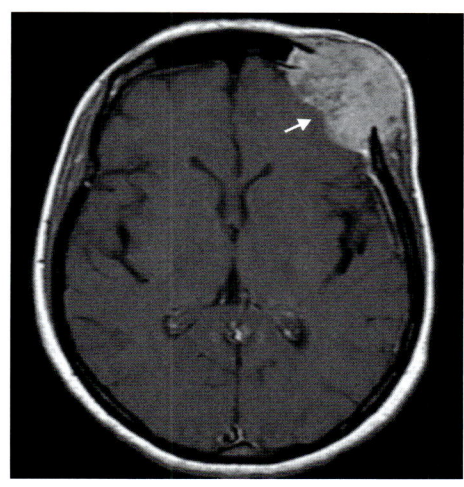

◀ **FIGURA 19.**
Carcinoma epidermoide. RM ponderada em T1 evidencia implante secundário comprometendo o osso frontal à esquerda (seta), com projeções subgaleal e intracraniana, determinando efeito compressivo sobre o lobo frontal correspondente.

densidade média dos mesmos para valores de atenuação inferiores a 10 U.H. (achado com especificidade de 98%). Desta forma, o estudo tomográfico não contrastado é fundamental nesse sentido, diagnosticando com segurança a maioria das lesões. A RNM também é capaz de identificar esse maior conteúdo lipídico dos adenomas típicos pelas sequências ponderadas em T1 *in* e *out-of-phase*, pois os mesmos exibem redução da intensidade de sinal na segunda. O percentual restante dos adenomas, embora com valores de atenuação maiores (sobrepostos aos dos nódulos metastáticos), pode ser caracterizado com base no padrão de "lavagem" do contraste. Diferentemente dos implantes secundários, que retêm o contraste endovenoso por mais tempo, os adenomas tendem a eliminá-lo com mais facilidade. Assim, são adquiridas imagens no primeiro e no décimo minuto após a injeção de contraste, utilizando-se como parâmetro uma redução de pelo menos 50% da impregnação do nódulo (mensurada em U.H.) para que este seja definido como adenoma.[10] As lesões que não apresentarem esta "lavagem" são consideradas inespecíficas, sendo necessária investigação por outros métodos (PET-CT ou biópsia).

Mesmo sendo bastante útil e mais facilmente disponível, a TC possui acurácia inferior à PET FDG (e, sobretudo, à PET-CT) na pesquisa das metástases, sobretudo pleuropericárdicas, hepáticas e ósseas. Implantes secundários hepáticos, suprarrenais e ósseos têm atividade metabólica aumentada, diferenciando-os das lesões benignas com certa segurança. Nódulos pleurais/pericárdicos identificados à TC, embora bastante característicos de implantes secundários, são relativamente raros. Já o aumento focal ou difuso do consumo de FDG pela pleura e/ou pericárdio possui maior sensibilidade no diagnóstico de doença metastática para esses locais.[11-16]

A pesquisa de implantes cerebrais, por sua vez, é mais bem avaliada por TC ou RNM, sendo esta última o método padrão ouro de investigação. Decorrente do intenso metabolismo glicolítico tanto das metástases quanto do tecido encefálico normal, a PET FDG muitas vezes não é capaz de identificar as primeiras, de forma que sua sensibilidade para essa finalidade é inferior (cerca de 60%).[5]

REFERÊNCIAS BIBLIOGRÁFICAS

1. Kligerman S, Digumarthy S. Staging of non-small cell lung cancer using integrated PET/CT. *AJR Am J Roentgenol* 2009;193(5):1203-11.
2. Munden RF, Swisher SG, Stevens CW et al. Imaging of the patient with non-small cell lung cancer. *Radiology* 2005;237:803-18.
3. De Wever W, Ceyssens S, Mortelmans L et al. Additional value of PET-CT in the staging of lung cancer: comparison with CT alone, PET alone and visual correlation of PET and CT. *Eur Radiol* 2007;17:23-32.
4. Halpern BS, Schiepers C, Weber WA et al. Presurgical staging of non–small cell lung cancer: positron emission tomography, integrated positron emission tomography/CT, and software image fusion. *Chest* 2005;128:2289-97.
5. Uybico SJ, Wu CC, Suh RD et al. Lung cancer staging essentials: the new TNM staging system and potential imaging pitfalls. *Radiographics* 2010;30(5):1163-81.
6. Kim YH, Lee KS, Primack SL et al. Small pulmonary nodules on CT accompanying surgically resectable lung cancer: likelihood of malignancy. *J Thorac Imaging* 2002;17(1):40-46.
7. Dwamena BA, Sonnad SS, Angobaldo JO et al. Metastases from non-small cell lung cancer: mediastinal staging in the 1990s—meta-analytic comparison of PET and CT. *Radiology* 1999 Nov;213(2):530-36.
8. Erasmus JJ, Macapinlac HA, Swisher SG. Positron emission tomography imaging in non-small cell lung cancer. *Cancer* 2007;110:2155-68.
9. Yang W, Fu Z, Yu J. Value of PET/CT versus enhanced CT for locoregional lymph nodes in non-small cell lung cancer. *Lung Cancer* 2008;61:35-43.
10. Mayo-Smith WW, Boland GW, Noto RB, Lee MJ. State-of-the-art adrenal imaging. *Radiographics* 2001;21:995-1012.
11. Nair A, Klusmann MJ, Jogeesvaran KH et al. Revisions to the TNM staging of non-small cell lung cancer: rationale, clinicoradiologic implications, and persistent limitations. *Radiographics* 2011;31(1):215-38.
12. Tsim S, O'Dowd CA, Milroy R et al. Staging of non-small cell lung cancer (NSCLC): a review. *Respir Med* 2010;104(12):1767-74.
13. Quint LE. Staging non-small cell lung cancer. *Cancer Imaging* 2007;7:148-59.
14. Quint LE. Lung cancer: assessing respectability. *Cancer Imaging* 2003;4(1):15-18.
15. Schneider BJ. Non-small cell lung cancer staging: proposed revisions to the TNM system. *Cancer Imaging* 2008 Sept. 30;8:181-85.
16. Marom EM, McAdams HP, Erasmus JJ et al. Staging non-small cell lung cancer with whole-body PET. *Radiology* 1999;212(3):803-9.

64-3 Avaliação Pré-Operatória para Ressecção Pulmonar

Andreia Salarini Monteiro ■ Mauro Zamboni ■ Cristina Cantarino

INTRODUÇÃO:

A cirurgia representa o melhor tratamento para o câncer do pulmão, porém apenas 20-25% desses tumores são ressecáveis ao diagnóstico. Destes pacientes com doença ressecável alguns serão considerados inoperáveis em razão das condições clínicas. Nenhum procedimento cirúrgico é completamente isento de risco, assim devemos procurar corrigir os problemas que tornam esse risco acima da média esperada. A avaliação clínica deverá identificar e tratar as condições que tornam o paciente de maior risco para complicações per e pós-operatórias. As complicações pulmonares são as mais frequentemente observadas, porém são as cardiológicas as principais causas de morbimortalidade em cirurgias eletivas.

Um programa intensivo de preparo pré-operatório reduz as complicações per e pós-operatórias e possibilita que o maior número possível de pacientes possa ser operado. A abordagem pré-operatória deve incluir: cessação do tabagismo, fisioterapia respiratória, broncodilatadores, antibioticoterapia e corticoides, estes dois últimos apenas quando necessário. A avaliação clínica para ressecção pulmonar envolve, além de identificação e controle de doenças preexistentes, a avaliação da viabilidade funcional para a cirurgia proposta.

AVALIAÇÃO INICIAL

Anamnese

A anamnese para avaliação pré-operatória deve ser completa e objetiva, incluindo o problema cirúrgico atual, as comorbidades, uso de medicamentos (atentando para os que devem ser suspensos antes da cirurgia), procedimentos cirúrgicos prévios, alergias, hemotransfusões, tabagismo, etilismo, uso de drogas ilícitas, história familiar (incluindo complicações anestésicas), gravidez, capacidade funcional (quantificada pelas atividades diárias do paciente, como: caminhar, subir escadas, correr) e emagrecimento (quando superior a 10% do peso corporal habitual aumenta a morbimortalidade cirúrgica e alerta para pesquisar doença metastática).

Exame físico

O exame clínico deve procurar sinais de doenças associadas que serão importantes no manuseio peroperatório.

Devem ser avaliados, entre outros: estado mental (especialmente em pacientes idosos), estado nutricional (peso, altura, IMC [Índice de Massa Corpórea]), presença de bócio, aparelho cardiovascular (pressão arterial, frequência e ritmo cardíaco, presença de sopro carotídeo, turgência jugular, sopros cardíacos e bulhas acessórias), aparelho respiratório (murmúrio vesicular, presença de roncos, sibilos e estertores), sistema digestório (sinais de insuficiência hepática e hipertensão porta), sinais de insuficiência venosa crônica ou trombose venosa profunda, alterações de coluna cervical ou torácica.

Exames complementares

Os exames que devem ser solicitados para avaliação cirúrgica de pacientes portadores de câncer do pulmão (excluindo os exames para estadiamento da doença) compreendem: radiografia de tórax posteroanterior e perfil, gasometria arterial, hemograma completo, coagulograma, glicose, ureia, creatinina, fosfatase alcalina, cálcio, albumina, urina (EAS), eletrocardiograma (ECG), espirometria e DLCO (difusão do monóxido de carbono). A gasometria arterial isoladamente não contraindica a cirurgia de ressecção pulmonar, embora valores de $PaCO_2$ maiores que 45 mmHg estejam relacionados a elevado risco de complicações.

Demais exames complementares deverão ser solicitados conforme necessidade, com base na anamnese e no exame físico realizados. Por exemplo, testes de função hepática para pacientes com história ou sinais clínicos sugestivos hepatopatia.

TABAGISMO

O tabagismo é um fator de risco isolado para complicações pulmonares no pós-operatório, mesmo para aqueles que não possuem doença pulmonar crônica. O risco de complicação parece reduzir a partir da oitava semana de interrupção do tabagismo. Porém, na maioria das vezes, não dispomos de todo esse tempo antes da cirurgia. Por isso esses pacientes deverão ser encaminhados para tratamento para a cessação do tabagismo no momento da avaliação inicial

AVALIAÇÃO CARDIOLÓGICA

Infarto do miocárdio é a principal causa de morte após cirurgia não cardíaca. O risco de morte por problemas cardíacos ou infarto não fatal relacionado com a ressecção pulmonar varia de 1%-5% segundo a *American College of Cardiology* (ACC) e a *American Heart Association* (AHA).

História, exame físico e ECG são pré-requisitos para avaliação de risco cardiológico conforme definido pela ACC/AHA em 2007.

Todos os pacientes portadores de insuficiência cardíaca congestiva e valvulopatia devem ser submetidos a ecocardiograma bidimensional, porém sua realização de rotina no pré-operatório não é recomendada.

Em seguida devemos identificar os pacientes que apresentam doença cardíaca definida, como: angina instável, insuficiência cardíaca descompensada, arritmias (bloqueio atrioventricular de alto grau, bloqueio atrioventricular Mobitz II, arritmia ventricular sintomática, arritmias supraventriculares com frequência maior que 100 bpm em repouso, bradicardia sintomática e taquicardia ventricular recentemente diagnosticada) e doença valvular grave. Esses pacientes devem ser encaminhados ao cardiologista para avaliação e tratamento antes da cirurgia.

Aqueles que não possuem doença cardiológica definida devem ser avaliados conforme o índice cardíaco revisado (ICR). No ICR cada item dos seguintes equivale a um ponto: cirurgia de alto risco (incluindo lobectomia e pneumectomia), doença cardíaca isquêmica (infarto do miocárdio prévio ou angina), história de insuficiência cardíaca, diabetes insulino-dependente, acidente vascular encefálico ou ataque isquêmico transitório prévio e creatinina sérica > 2,0 mg/dL. Pacientes com até dois fatores de risco e boa capacidade funcional podem ser submetidos a cirurgia sem qualquer investigação adicional. Pacientes com mais de dois fatores de risco devem ser investigados para cardiopatia isquêmica e necessitam de avaliação do cardiologista antes da cirurgia.

O uso de betabloqueadores reduz a ocorrência de infarto do miocárdio no peroperatório, porém aumenta o risco de acidente vascular encefálico, provavelmente em razão de bradicardia e hipotensão. A II Diretriz de Avaliação Peroperatória da Sociedade Brasileira de Cardiologia recomenda que pacientes candidatos a operações não vasculares, com isquemia miocárdica sintomática ou evidenciada por prova funcional devem iniciar o uso de betabloqueador, e pacientes que já recebem betabloqueador cronicamente devem manter seu uso em todo peroperatório.

AVALIAÇÃO DE RESSECABILIDADE:

A avaliação funcional pulmonar pré-operatória é fundamental não só para estimativa de mortalidade operatória, mas também para prever o impacto da ressecção na qualidade de vida destes pacientes. A ocorrência de dispneia incapacitante após este tipo de cirurgia deve ser evitada.

Cabe ao pneumologista avaliar cuidadosamente a magnitude da ressecção possível, considerando as condições cardiovasculares e pulmonares de cada indivíduo.

A espirometria deve ser realizada de rotina em todos os pacientes que irão se submeter à ressecção pulmonar. Esse exame deve ser realizado com o paciente clinicamente estável e em tratamento para a doença pulmonar obstrutiva crônica (DPOC), frequentemente presente.

A realização da difusão do monóxido de carbono (DLCO) também constitui um importante medidor de morbidade e mortalidade cirúrgica. O VEF_1 e a DLCO medem aspectos diferentes da função pulmonar sendo, portanto, complementares na avaliação pós-operatória.

Muitos estudos publicados sugerem que $VEF_1 > 2$ L é seguro para pneumectomia e um $VEF_1 > 1,5$ L é suficiente para lobectomia. Entretanto, quando adotamos como parâmetros valores absolutos de VEF_1, não levamos em consideração as diferenças de sexo, idade e altura. Por isso, a utilização dos percentuais é mais apropriada.

Para pacientes com função pulmonar comprometida no pré-operatório, é fundamental estimar qual será a reserva após a ressecção. Avaliar se existe exclusão funcional de segmentos, de um lobo ou de todo um pulmão é fundamental para calcularmos a função pulmonar após a ressecção. Embora o VEF_1 previsto pós-operatório (VEF_1 ppo) seja mais acurado em predizer o VEF_1 encontrado 3-6 meses após a cirurgia, ele subestima o VEF_1 dos primeiros dias de pós-operatório, quando a maioria das complicações ocorre.

Admitindo que cada segmento contribui igualmente para a função pulmonar, podemos calcular o VEF_1 ppo considerando a presença de 10 segmentos à direita e 9 à esquerda (total de 19 segmentos). Calculamos o número de segmentos funcionantes que serão ressecados e aplicamos a seguinte regra de três:

$$VEF_{1ppo} = \frac{VEF_{1\,pré\text{-}op.} \times n^o \text{ de segmentos funcionantes no pós-op.}}{n^o \text{ de segmentos funcionantes no pré-op.}}$$

Valores de VEF_1 ppo < 40% indicam um alto risco de morte perioperatória (16-50%). Nakahara et al. encontraram uma mortalidade de 60% quando o VEF_1ppo era < 30%. Contudo, ressecções que poupam pulmão, como as segmentectomias e as ressecções em cunha, são uma excelente alternativa para os pacientes com reserva funcional reduzida. Linden et al. submeteram 100 pacientes com $VEF_1 < 35\%$ do predito a ressecção limitada, obtendo sucesso em > 98% dos casos. O uso do VEF_1 ppo isoladamente não deve contraindicar uma cirurgia de ressecção pulmonar para tratamento de câncer do pulmão.

A DLCO é um importante parâmetro para avaliar complicações e mortalidade pós-operatória. Complicações pulmonares são mais frequentes em pacientes com DLCO baixa. Valores abaixo de 40% do previsto se correlacionam com mortalidade de até 50% no pós-operatório. Wang et al., em 2000, publicaram trabalho sobre o papel da capacidade de difusão do monóxido de carbono durante o exercício na avaliação pré-operatória. Concluíram que pacientes que não aumentaram a DLCO durante o exercício apresentaram maior incidência de complicações após ressecção pulmonar. A DLCO tem sido apontada como preditiva de qualidade de vida no pós-operatório. Recentemente, ela foi aplicada também para pacientes submetidos a quimioterapia neoadjuvante e ressecção pulmonar. A sua diminuição durante a quimioterapia está associada a aumento do risco de complicações respiratórias.

Na tentativa de se aproximar ao máximo da função encontrada no pós-operatório, algumas técnicas podem ser aplicadas. A mais utilizada é a cintilografia pulmonar perfusional. A fórmula mais usada para cálculo do VEF_1 ppo para pneumectomia é:

$$VEF_{1\,ppo} = VEF_1 \times (1 - \text{fração de perfusão do pulmão afetado})$$

Estudos têm demonstrado que as estimativas são mais precisas para pneumectomia do que para lobectomia quando utilizamos a cintilografia perfusional. A imprecisão para lobectomias ultrapassa os 15% e é maior para ressecções à esquerda do que à direita. A *British Thoracic Society* (BTS) não recomenda o uso da cintilografia de ventilação ou de perfusão para cálculo de função pós-lobectomia. A tomografia computadorizada quantitativa também pode ser utilizada para essa avaliação.

Todos os testes discutidos até o momento estimam apenas as reservas pulmonares. Apenas testes de exercício permitem avaliar as reservas cardiopulmonares. Durante o exercício, o consumo de O_2, a produção de CO_2 e o débito cardíaco aumentam, simulando o que ocorre em uma grande cirurgia. Aqueles pacientes que não são capazes de alcançar um consumo de O_2 adequado durante o exercício não responderão adequadamente ao estresse metabólico de uma cirurgia de ressecção pulmonar. Quando um indivíduo realiza exercícios com intensidade progressiva, linearmente, observa-se um aumento no consumo de O_2 (VO_2). Isso ocorre até o ponto em que esta linha ascendente atinge um platô que caracteriza o consumo máximo de oxigênio ou VO_2máx. Na prática, em indivíduos sedentários, esse achado raramente é visto, sendo a medida do VO_2 limitada pelos sintomas do paciente. A capacidade do indivíduo para a realização de exercício reflete a tolerância que o mesmo terá ao estresse metabólico da cirurgia.

A aplicação deste tipo de exame para ressecção pulmonar foi mais divulgada a partir de 1982. Nesse ano, o trabalho de Eugene et al. concluiu que VO_2máx durante o exercício limitado pelo sintoma tinha maior valor preditivo de mortalidade pós-operatória que a espirometria convencional, despertando grande interesse. Olsen, em 1989, já considerava o teste de esforço com medida de VO_2máx como de importante valor preditivo de tolerância para ressecção pulmonar. Melhor até do que o VEF_1 ppo, a partir da cintilografia pulmonar. Miller, em 1993, avalia este exame como importante complemento e não substituto da avaliação convencional do risco cirúrgico, devendo ser usado em pacientes selecionados.

Vários testes foram propostos para a avaliação da capacidade de exercício, de acordo com a demanda de esforço exigida. Esses testes podem classificar o paciente como apto para uma ressecção conforme o desempenho mínimo alcançado em um exercício (testes de desempenho mínimo) ou podem exercitá-lo até o seu limite para medida do VO_2máx (testes máximos).

Testes de desempenho mínimo

Bom desempenho ao realizar caminhada de 6 e 12 min (metros que o paciente é capaz de andar) e teste da escada (número de lances de escada que o paciente é capaz de subir) se correlacionam com melhor evolução no pós-operatório. Pate, em 1996, afirmou que a capacidade de subir três andares autorizava a lobectomia, e cinco, a pneumectomia. Reilly considera que pacientes aptos para subir três lances têm baixa morbidade e mortalidade pós-operatória em ressecção pulmonar. Todos têm como desvantagem a dificuldade de padronização e avaliação inadequada dos eventos cardíacos. Em 2001, Girish et al. salientaram que o teste de escada permite estimar a reserva cardiopulmonar em portadores de doença pulmonar obstrutiva crônica (DPOC). Consideraram um teste seguro, de baixo custo e fácil de ser executado na maioria dos hospitais. Entretanto, sugerem estudos complementares para confirmar sua acurácia. Em 2002, Brunelli et al. definiram que a capacidade de subir 14 metros qualifica o paciente a ser submetido a ressecção maior e concluíram que o teste de escada representa um método econômico, de fácil execução e capaz de detectar os pacientes com baixa capacidade aeróbica e consequente maior risco de morbidade cardiopulmonar.

No teste denominado *shuttle walk*, o paciente é orientado para caminhar entre dois pontos distantes entre si 10 metros, com a velocidade sendo aumentada por marcação sonora a cada minuto. O teste tem sido correlacionado com o VO_2. Quando o paciente atinge menos de 25 *shuttles*, indica que o VO_2máx é menor que 10 mL/kg/min. Em 2006, Win observou uma boa correlação do *shuttle walk* com o VO_2máx. Porém concluiu que os pacientes que atingiram 400 m no teste possuíam um VO_2máx maior que 15 mL/kg/min.

Testes máximos

Nestes testes o paciente se exercita até a exaustão e o consumo máximo de oxigênio é medido. Nesses casos há uma padronização e boa reprodução do exame. A realização de testes de exercício cardiopulmonar tem tornado-se parte significativa da avaliação pré-operatória. Garret, em 1994, com trabalho realizado em pacientes de alto risco para ressecção pulmonar (critérios cardíacos e pulmonares) concluiu que pacientes considerados inoperáveis por avaliação convencional podem ser selecionados para cirurgia com base no teste de exercício, tolerando bem tratamento cirúrgico aqueles com VO_2máx $\geq$ 15 mL/kg/min. Bolliger, em 1995, provou que VO_2máx era o exame de melhor valor preditivo para complicações, e quando expresso em porcentagem do previsto, era mais sensível. Em 2005, Win et al. sugeriram que valores entre 50 e 60% do VO_2máx seriam seguros para uma intervenção cirúrgica. Brunelli em 2009 observou que pacientes com VO_2 máx > 20 mL/kg/min apresentaram 3,5% de morbidade pulmonar e cardíaca e 0% de mortalidade. Por outro lado, nos pacientes com VO_2máx < 12 mL/kg/min, houve 33% de morbidade e 13% de mortalidade.

A perda funcional após pneumectomia é relativamente estável. A lobectomia acarreta perda inicial desproporcional que se recupera com o decorrer do tempo. Há consenso de que ressecções de até um lobo levam a perda permanente muito pequena, aproximadamente 10% da função pulmonar. Pneumectomia ocasiona déficit permanente maior para a função pulmonar do que para a capacidade de exercício.

Até o momento, não há consenso quanto ao melhor planejamento para avaliação dos pacientes candidatos a ressecção pulmonar. A maioria dos autores concorda que a espirometria e a DLCO devam ser vistos como testes fisiológicos complementares e que pacientes com valores maiores que 80% do previsto não necessitam de exames adicionais.

A *British Thoracic Society* (BTS), em 2001, sugeriu que pacientes com VEF_1 ppo e DLCO ppo < 40% fossem considerados de alto risco, devendo ser avaliados para ressecções menores ou radioterapia exclusiva. Aqueles com VEF_1 ppo e DLCO ppo > 40% e $SatO_2$ > 90% em ar ambiente podem ser liberados para cirurgia sem qualquer outro teste complementar. Qualquer outra combinação necessita de avaliação através de teste do exercício. Os que apresentarem pico de VO_2 > 15 mL/kg/min são considerados aptos ao procedimento cirúrgico. Nos locais em que não se dispõe de teste cardiopulmonar, poderia ser realizada uma seleção com o *shuttle walk test* (o melhor de dois valores) e apenas aqueles com resultado > 25 e dessaturação < 4% seriam encaminhados para teste cardiopulmonar.

O *American College of Chest Physicians* (ACCP) propõe, em revisão publicada em 2003, que os pacientes com VEF_1 e DLCO > 60% sejam encaminhados direto para a cirurgia. Os com valores menores devem ser submetidos a cintilografia pulmonar quantitativa e cálculo do VEF_1 ppo e DLCO ppo. Se ambos forem maiores que 40%, a cirurgia poderá ser realizada. Caso contrário, o teste do exercício com cálculo de VO_2máx deverá ser realizado, e apenas os com valores maiores que 15 mL/kg/min serão liberados.

Bolliger, em 2003, sugere que todo paciente com VEF_1 e DLCO < 80% seja submetido a teste cardiopulmonar com cálculo de VO_2máx. Porém, em 2005, ele propõe que o VO_2máx e o DLCO sejam substituídos pelo teste de escada, tornando a avaliação mais acessível aos hospitais que não dispõem desses métodos. O algoritmo atual propõe que pacientes com VEF_1 ppo > 40% sejam submetidos ao teste de escada. Os capazes de subir 12 a 17 m estariam aptos à lobectomia, e os capazes de subir mais de 17 m, à pneumectomia (valor ainda não bem estabelecido). Os pacientes que subissem menos de 12 m e os com VEF_1 ppo < 40% deveriam ser conduzidos conforme o algoritmo proposto previamente por ele, em 2003.

A Diretriz para Testes de Função Pulmonar (2002) da Sociedade Brasileira de Pneumologia e Tisiologia recomenda que todo paciente com VEF_1 e DLCO maior que 80% do previsto seja liberado para pneumectomia sem qualquer exame complementar. Aqueles com VEF_1 ou DLCO menor que 80% devem ser submetidos a teste de exercício. Se o VO_2máx é maior do que 75% do previsto ou maior do que 20 mL/kg/min, eles estão aptos à pneumectomia. Caso esse valor seja menor do 40% do previsto ou 10 mL/kg/min, qualquer ressecção está contraindicada. Os com medidas intermediárias devem ter o cálculo tanto do VEF_1 quanto a DLCO previstos no pós-operatório. Ambos abaixo de 40% contraindicam a cirurgia. Se apenas um deles for menor, deve-se calcular o VO_2máx ppo, que não pode ser menor do que 35% ou 10 mL/kg/min. Nos casos acima desses valores a ressecção é realizada até a extensão calculada.

A *British Thoracic Society* e a *Society for Cardiothoracic Surgery* em 2010 recomenda que todo paciente seja submetido a espirometria e a DLCO. Os pacientes com VEF_1 ppo e DLCO ppo > 40% são considerados de baixo risco para dispneia após tratamento. Aqueles com VEF_1 ppo ou DLCO ppo < 40% têm risco moderado a elevado e, portanto, devem ser informados do risco de dispneia e até da necessidade de oxigenioterapia por período prolongado no pós-operatório.

Em pacientes com enfisema grave, heterogêneo e com tumor localizado em área de maior comprometimento, pode-se considerar ressecção da lesão associada à cirurgia redutora de volume. Assim, os pacientes com VEF_1 e DLCO > 20% do previsto podem-se beneficiar com melhora dos sintomas da DPOC e da ressecção curativa para o câncer do pulmão.

Recentemente, alguns estudos têm sugerido a redução do limite mínimo do VEF_1 ppo e da DLCO ppo para 30%. A Diretriz da *European Respiratory Society* e da *European Society of Thoracic Surgery* publicada em 2009 recomenda que pacientes com VEF_1 ppo e DLCO ppo > 30% devam ser liberados para ressecção até o limite calculado. Puentes-Maestú *et al.* acompanharam, prospectivamente, 92 pacientes submetidos a ressecção de tumor de pulmão e com VEF_1 ppo ou DLCO ppo < 40% ou VEF_1 ppo e DLCO ppo entre 30 e 40%, porém com VO_2máx > 10 mL/kg/min. Eles concluíram que a mortalidade foi razoável (13,5% incluindo pneumectomias, lobectomias e bilobectomias), sendo a sobrevida em 2 anos duas vezes melhor comparada com a dos pacientes não operados.

CIRURGIA EM OCTOGENÁRIOS

Com o aumento da expectativa de vida e o envelhecimento da população mundial, tem sido cada vez maior a frequência de pacientes com 80 ou mais anos de idade e câncer do pulmão encaminhados ao cirurgião de tórax, visando a uma cirurgia curativa. No passado, esses pacientes não eram considerados candidatos a tratamento cirúrgico. Entretanto, diversos trabalhos têm sido publicados mostrando que, em particular, as lobectomias são ressecções seguras nessa população.

O declínio das reservas funcionais é inegável nesses pacientes. Mesmo sem doença cardiovascular grave, o débito cardíaco declina 1% ao ano a partir dos 30 anos. Da mesma maneira, ocorre um declínio de 10% no VO_2máx a cada década. As mudanças na fisiologia pulmonar também são evidentes. Observa-se diminuição da elasticidade pulmonar, atrofia da musculatura torácica e colapso precoce das pequenas vias aéreas, resultando em aprisionamento aéreo e alteração na ventilação-perfusão.

As drogas administradas durante a anestesia são eliminadas mais lentamente e o uso de medicações que possam prejudicar a função renal (anti-inflamatórios não hormonais [AINH], diuréticos, antibióticos) podem agravar o problema. Apesar de todas essas mudanças na fisiologia, a presença de comorbidades tem maior impacto na morbidade e mortalidade do que a idade propriamente.

Cerca de 15% dos pacientes com câncer do pulmão têm mais de 75 anos. Considerando que indivíduos que atingem 80 anos vivem, em média, mais 7 a 9 anos, a opção de tratamento cirúrgico não deve ser negada a esse grupo de pacientes.

BIBLIOGRAFIA

Beckles MA, Spiro SG, Colice GL *et al.* The physiologic evaluation of patients with lung cancer being considered for resectional surgery. *Chest* 2003;123(1):105S-14S.

Bolliger CT, Koegelenberg CFN, Kendal R. Preoperative assessment for lung cancer surgery. *Curr Opin Pulm Med* 2005;11:301-6.

Bolliger CT. Evaluation of operability before lung resection. *Curr Opin Pulm Med* 2003;9:321-26.

Brock MV, Kim MP, Hooker CM *et al.* Pulmonary resection in octagenarians with stage I nonsmall cell lung cancer: a 22-year experience. *Ann Thorac Surg* 2004;77:271-77.

Brunelli A, Charloux A, Bollinger CT *et al.* ERS/ESTS clinical guidelines on fitness for radical therapy in lung cancer patients (surgery and chemo-radiotherapy). *Eur Respir J* 2009;34:17-41.

BTS guidelines: guidelines on the selection of patients with lung cancer for surgery. *Thorax* 2001;56:89-108.

Charloux A. Fitness for radical treatment of lung cancer patients – Educational aims. *Breath* 2011;7(3):221-28.

Chassot PG, Delabays A, Spahn DR. Preoperative evaluation of patients with, or at risk of, coronary artery disease undergoing non-cardiac surgery. *Br J Anaesth* 2002;89:747-59.

Datta D, Lahiri B. Preoperative evaluation of patients undergoing lung resection surgery. *Chest* 2003;123(6):2096-103.

Gonçalves CMC, Novaes E. Avaliação cardiorrespiratória no paciente candidato à ressecção pulmonar. In: Zamboni M, Carvalho WR. (Eds.). *Câncer de pulmão*. São Paulo: Atheneu, 2005. p. 69-88.

Gualandro DM, Yu PC, Calderaro D *et al.* II Diretriz de avaliação perioperatória da Sociedade Brasileira de Cardiologia. *Arq Bras Cardiol* 2011;96(3 Supl 1):1-68.

Lim E, Baldwin D, Beckles M *et al.* Guidelines on the radical management of patients with lung cancer. *Thorax* 2010;65(Suppl III):iii1-iii27.

Loran DB, Zwischenberger JB. Thoracic surgery in the elderly. *J Am Coll Surg* 2004;199(5):773-84.

Puente-Maestú L, Villar F, Gonzalez-Casurran G *et al.* Early and long-term validation of an algorithm offering surgery to patients with postoperative FEV_1 and DL_{CO} less than 40%. *Chest* 2011 June;139(6):1430-38. Epub 2010;Oct. 7.

Rena O, Papalia E, Oliaro A *et al.* Supraventricular arrhythmias after resection surgery of the lung. *Eur J Cardiothorac Surg* 2001;20:688-93.

Sociedade Brasileira de Pneumologia e Tisiologia. Diretrizes para testes de função pulmonar. *J Pneumol* 2002;28(Supl 3):S1-S238.

Win T, Jackson A, Sharples L *et al.* Cardiopulmonary exercise tests and lung cancer surgical outcome. *Chest* 2005;127(4):1159-65.

CAPÍTULO 65
Tratamento

65-1 Tratamento Cirúrgico do Carcinoma Pulmonar

Fernando Vannucci

INTRODUÇÃO

O câncer do pulmão é a principal causa de morte por neoplasias em todo o mundo. Estatísticas norte-americanas do *National Cancer Institute* (NCI) apontavam, para o ano de 2012, a ocorrência de 226.160 novos casos da doença (116.470 homens e 109.690 mulheres), com 160.340 óbitos (87.750 homens e 72.590 mulheres).[1]

O principal fator de risco relacionado com o seu desenvolvimento é o tabagismo. O hábito tabágico aumenta em 20 a 30 vezes o risco de um indivíduo apresentar câncer do pulmão e está presente em cerca de 90% dos casos da doença. Dentre os demais inúmeros fatores de risco conhecidos destacam-se também o tabagismo passivo, exposição a radiação ionizante, radônio, arsênico, hidrocarbonetos aromáticos policíclicos, níquel e outros poluentes atmosféricos. Admite-se que o histórico familiar positivo constitua também um fator de risco, entretanto, há que se considerar que nesta situação pode estar presente um viés relacionado com o meio, onde normalmente o tabagismo ativo e passivo coexistem e influenciam as pessoas da mesma família, que tendem a viver no mesmo ambiente e sob as mesmas condições.

Historicamente, sabe-se que o tabagismo sempre foi (e ainda é) mais comum entre os homens, e que estes fumam em maior quantidade do que as mulheres. Entretanto, nas últimas décadas, observou-se um aumento progressivo da incidência de carcinoma pulmonar em mulheres, cuja taxa vem caminhando progressivamente para uma convergência em direção àquela observada em homens. A explicação para isso parece estar relacionada com a maior difusão do hábito tabágico proporcionalmente entre as mulheres neste período. Assim sendo, o fato da incidência do câncer do pulmão ainda ser predominante no sexo masculino não parece ser uma questão especificamente ligada ao sexo, mas sim a hábitos de vida. Dados de uma pesquisa publicada pelo Ministério da Saúde do Brasil[2] no primeiro semestre de 2012 reforçam esse conceito ao mostrar que o número absoluto de fumantes diminuiu no país nos últimos anos, mas que nesse grupo as mulheres representam atualmente uma parcela maior do que no passado. Entre 2006 e 2011, o percentual de fumantes na população brasileira caiu de 16,2 para 14,8%, sendo que uma análise mais profunda desta queda percentual reflete uma mudança de comportamento essencialmente masculina, visto que entre os homens a prevalência do tabagismo caiu de 20,2 para 18,1% no mesmo período, enquanto entre as mulheres o índice se manteve praticamente estável entre 12 e 13%. A mesma pesquisa mostra ainda que, entre os homens, o percentual de indivíduos que fumam mais de um maço por dia caiu de 6,3 para 5,4%, ao passo que entre as mulheres esse número subiu de 3,2 para 3,3%

O carcinoma pulmonar de células não pequenas apresenta comportamento biológico habitualmente agressivo e, independente do tipo histológico, apenas uma minoria dos pacientes é passível de tratamento radical com intuito curativo. Infelizmente, na maioria dos casos, ao momento do diagnóstico a doença já se apresenta em fase avançada, de modo que esses pacientes não se beneficiam da abordagem cirúrgica como forma de tratamento. A cirurgia, em linhas gerais, está indicada nos estágios iniciais da neoplasia e é a modalidade terapêutica que proporciona as melhores chances de cura aos pacientes. Excepcionalmente, em circunstâncias específicas de doença em fases mais avançadas, alguns casos bem selecionados também podem ser elegíveis ao tratamento cirúrgico, como será abordado adiante.

RESUMO HISTÓRICO

A primeira cirurgia padronizada para o tratamento do câncer do pulmão a ser considerada como bem-sucedida foi a pneumonectomia, segundo descrito por Graham e Singer, em 1933.[3] Antes disso, já havia relatos de ressecções, mas com óbito precoce dos pacientes e/ou sem padronização da técnica operatória.

Desde então, na esteira da evolução das técnicas operatórias, dos materiais cirúrgicos e dos conceitos oncológicos, as abordagens para o tratamento do carcinoma pulmonar sofreram alterações significativas, com o objetivo fundamental de aliar radicalidade oncológica à maior preservação da função pulmonar. Tais alterações levaram a aprimoramentos tanto no que se refere às vias de acesso cirúrgico ao tórax, como também na magnitude das ressecções pulmonares anatômicas em si. A primeira lobectomia com broncoplastia "em manga" de que se tem notícia surgiu exatamente da ideia de preservação da função pulmonar, evitando-se uma pneumonectomia, e foi realizada por Allison em 1952, tendo sido descrita 8 anos mais tarde por Price-Thomas.[4]

Atualmente, a indicação de ressecções anatômicas sublobares (segmentectomias) como forma de tratamento cirúrgico radical, isolado ou em conjunto com outras modalidades terapêuticas, é objeto de muitas pesquisas e grande discussão no campo da oncologia torácica moderna, mas até o presente momento, para a maioria dos autores, a lobectomia pulmonar continua a ser considerada como o nível de ressecção *standard* no tratamento cirúrgico do câncer do pulmão.

Independente da ressecção realizada, a evolução tecnológica dos materiais cirúrgicos contribuiu sobremaneira para o progresso da cirurgia em geral, e na cirurgia torácica não foi diferente. O desenvolvimento de grampeadores mecânicos, substâncias selantes hemostáticas e aerostáticas e principalmente o advento dos materiais e técnicas cirúrgicas videoendoscópicas proporcionaram o grande salto evolutivo da cirurgia torácica no fim do século XX e início do século XXI.

Nos últimos anos, a cirurgia torácica videoassistida e a cirurgia robótica ganharam espaço e evidência, configurando-se como a nova fronteira tecnológica no tratamento cirúrgico do carcinoma pulmonar. Atualmente, é cada vez maior a aceitação de que as abordagens minimamente invasivas, quando disponíveis, devem ser a primeira escolha como forma de acesso cirúrgico para tratamento do carcinoma pulmonar em seus estágios iniciais.

BREVES CONSIDERAÇÕES SOBRE O ESTADIAMENTO

No que tange à extensão da doença, a classificação uniformizada do carcinoma pulmonar pelo sistema de estadiamento TNM é de suma importância, posto que esse sistema define os estágios da neoplasia e a partir destes estará fundamentada a proposição das estratégias de tratamento para cada caso. Pode-se dizer, portanto, que o tratamento adequado depende de um estadiamento preciso e que esse binômio tem implicação direta sobre o prognóstico da doença.

O sistema TNM para a classificação do carcinoma pulmonar está atualmente em sua 7ª edição.[5] Esta mais nova edição está em vigor desde 2010 e é fruto de uma extensa revisão de dados coordenada pela *International Association for the Study of Lung Cancer* (IASLC), concluída em 2009.[6]

O estadiamento do carcinoma pulmonar, em que pese suas modalidades e técnicas, não faz parte do escopo deste capítulo. Contudo, é fundamental salientar sua importância no sentido de orientar o planejamento do tratamento para cada estágio, como será exposto adiante.

ASPECTOS CLÍNICOS E FISIOLÓGICOS DOS PACIENTES CANDIDATOS À CIRURGIA

Além do estadiamento acurado de sua patologia, todo paciente portador de neoplasia pulmonar e candidato ao tratamento cirúrgico necessita ser submetido a uma criteriosa avaliação pré-operatória com foco no risco anestésico-cirúrgico propriamente dito, assim como na avaliação da função respiratória e sua previsão estimada para o pós-operatório da ressecção pretendida.

Conforme já explanado anteriormente, a ênfase principal deste capítulo compreende os aspectos do tratamento cirúrgico do carcinoma pulmonar e, portanto, maiores detalhes acerca da avaliação pré-operatória não serão aqui abordados. Todavia, dois pontos merecem ser destacados: a idade do paciente candidato à cirurgia e a cessação do tabagismo antes do tratamento cirúrgico.

Atualmente, admite-se que apenas a idade de um paciente isoladamente não representa contraindicação a qualquer procedimento cirúrgico de maior porte. Diversos autores[7-9] sugerem que pacientes idosos (inclusive octogenários), desde que clinicamente aptos, podem ser submetidos a ressecções pulmonares anatômicas maiores com morbidade e mortalidade aceitáveis e que muito mais importante do que a idade por si só é o *status* clínico do paciente e a eventual presença de comorbidades significativas, sobretudo de natureza cardiovascular e pulmonar. A cada dia, esse conceito ganha maior aceitação, e tal mudança de paradigma é especialmente importante no atual contexto demográfico de envelhecimento progressivo da população brasileira e mundial.

Sobre a cessação do tabagismo no pré-operatório, esta é mandatória em todos os pacientes candidatos ao tratamento cirúrgico do carcinoma pulmonar, visto que o tabagismo em atividade está diretamente ligado a um risco mais elevado de complicações cirúrgicas pós-operatórias, bem como a um maior risco de complicações associadas às outras formas de tratamento oncológico e a um maior risco de morte.[10-12] O risco é de tal forma mais elevado, sobretudo para complicações pulmonares, que o tabagismo comprovadamente ainda em atividade na data da operação programada constitui, em nossa opinião, motivo para adiamento da cirurgia.

Idealmente, a abstinência deve ser de, no mínimo, 8 semanas. Entretanto, nem sempre é possível atingir essa meta, porque é comum que o paciente ainda esteja fumando no momento de descoberta da doença. Além disso, o tempo transcorrido entre a primeira consulta e o início do tratamento frequentemente é inferior a 8 semanas e, dada a natureza neoplásica do diagnóstico, esse intervalo deve, idealmente, ser o menor possível.

A questão mais importante nesta situação é ajudar o paciente a criar a real consciência de que a interrupção do tabagismo é parte integrante e primordial no tratamento da doença como um todo, com impacto direto em sua saúde e qualidade de vida.[13]

PRINCÍPIOS CIRÚRGICOS BÁSICOS NO TRATAMENTO OPERATÓRIO DO CARCINOMA PULMONAR

A escolha do tipo de ressecção cirúrgica a ser realizada deve ser feita com base em dois critérios principais: a extensão anatômica locorregional da doença (antecipada pelos exames de imagem, porém confirmada somente no momento da cirurgia, com a avaliação intraoperatória) e a função pulmonar do paciente, estudada previamente no pré-operatório (particularmente no que tange à estimativa desta função prevista para o pós-operatório).

Neste processo, de modo geral, a regra é que todos os esforços estejam concentrados no intuito de aliar a radicalidade oncológica ao sacrifício do menor volume possível de parênquima pulmonar funcionante. Na prática, portanto, a cirurgia ideal a ser realizada será a menor ressecção anatômica considerada oncologicamente adequada que permita a remoção completa da doença ao mesmo tempo em que garanta ao paciente uma função respiratória remanescente tolerável após a cirurgia.

Seja qual for a ressecção planejada, o objetivo fundamental do tratamento cirúrgico do carcinoma pulmonar é a remoção completa da doença (ressecção "R0", com margens livres de neoplasia). A ressecção incompleta deve sempre ser evitada, seja em sua modalidade chamada "R1" (com margens microscopicamente comprometidas) ou "R2" (com doença residual macroscópica), uma vez que consome tempo e recursos, acrescenta riscos, sofrimento e angústia ao paciente, sem oferecer nenhuma vantagem terapêutica ou qualquer outro benefício em contrapartida. Além de oferecer riscos injustificados, de não melhorar a sobrevida e de ter impacto negativo sobre a qualidade de vida do paciente, uma ressecção incompleta certamente vai levar a um atraso no início de outras fases complementares do tratamento adjuvante. Esse conceito reitera o princípio oncológico já sedimentado de que não deve existir espaço para a cirurgia citorredutora no câncer do pulmão.

Entende-se por ressecção completa aquela que contemple não apenas o tumor em si, mas também os linfonodos que compõem sua drenagem linfática intrapulmonar. Além disso, a ressecção pulmonar deve ser complementada pela linfadenectomia hilo-mediastinal, como será abordado adiante.

Dentro da filosofia de se buscar sempre a ressecção completa e evitar as explorações cirúrgicas desnecessárias (por doença inoperável/irressecável) ou ressecções incompletas com doença residual grosseiramente visível ("R2"), as técnicas modernas de estudo por imagem combinadas com as modalidades de estadiamento pré-operatório atualmente utilizadas tendem a reduzir a níveis muito baixos a incidência de cirurgias "não terapêuticas". Nas raras ocasiões em que os estudos de imagem pré-operatórios e os métodos de estadiamento não forem capazes de confirmar ou descartar a ressecabilidade da doença, a proposta da exploração cirúrgica é válida, mas todos os potenciais riscos e eventuais benefícios devem ser claramente expostos e amplamente discutidos junto ao paciente, o qual, acreditamos, também deve tomar parte na decisão final.

Cabe ainda reconhecer inegavelmente que, mesmo com o estadiamento pré-operatório minucioso e indicação cirúrgica criteriosa, haverá casos inevitáveis em que o estadiamento cirúrgico e patológico acabará por revelar doença em estágio mais avançado do que se supunha antes da cirurgia.

As mais conhecidas e respeitadas referências bibliográficas em cirurgia torácica[14,15] preconizam que a abordagem operatória do carcinoma pulmonar seja sistematizada em seus tempos cirúrgicos principais, que devem ser seguidos independente de qual seja a ressecção desejada. Estas três etapas, comuns a todas as cirurgias, são as seguintes:

1. **Confirmação diagnóstica e inventário da cavidade**: após o acesso ao tórax, é preciso confirmar o diagnóstico suspeito (caso ainda não haja confirmação) e realizar um amplo inventário da cavidade pleural, a fim de promover um estadiamento cirúrgico adequado, que pode influir na estratégia cirúrgica subsequente. Sobre o inventário da cavidade, esta inspeção minuciosa, em nossa opinião, independe de qualquer exame de imagem pré-operatório e é tempo obrigatório de toda e qualquer abordagem cirúrgica do tórax em todos os pacientes e deve ser sistematicamente respeitada, dado que, não raramente, outras lesões até então insuspeitas podem ser identificadas no momento desta avaliação. Além da identificação da lesão principal e de suas relações com as estruturas intratorácicas a ela adjacentes, é preciso observar e palpar com delicadeza todo o restante do parênquima pulmonar (preferencialmente desinsuflado) à procura de nódulos ou massas. As estações linfonodais mediastinais e o hilo pulmonar também devem ser inspecionados, bem como as cissu-

ras/fissuras, em busca de alterações suspeitas ali presentes. Atenção especial deve ser dedicada à superfície das pleuras parietal, mediastinal e diafragmática. A identificação de derrame pleural requer a análise citológica imediata do líquido pleural com vistas à pesquisa de células neoplásicas. Concluído o inventário da cavidade e não havendo achados que contraindiquem a continuidade da cirurgia, naqueles casos em que o diagnóstico de neoplasia maligna ainda não tiver sido atestado por nenhuma outra abordagem pré-operatória, é preciso confirmá-lo com o auxílio da anatomia patológica por congelação antes de se partir de fato para a ressecção pulmonar anatômica proposta. Habitualmente, essa confirmação se faz por meio de uma biópsia excisional intraoperatória realizada através de uma ressecção não anatômica "em cunha" da totalidade da lesão suspeita, com margens de segurança de tecido pulmonar macroscopicamente normal. Essa preocupação em se confirmar o diagnóstico de suposta neoplasia maligna deve ser perseguida sempre que possível e visa evitar a realização de lobectomias ou mesmo ressecções maiores em casos de patologias benignas de aspecto "pseudotumoral". Seja por conta das dimensões da lesão e/ou por sua localização anatômica desfavorável (profundamente no parênquima pulmonar ou em proximidade com estruturas broncovasculares maiores), há ocasiões em que não é possível obter margens de segurança adequadas para a realização desta biópsia excisional "em cunha". Nesses casos, é possível que se imponha forçosamente a necessidade da realização de uma lobectomia como passo inicial, que nestas circunstâncias excepcionais será diagnóstica e terapêutica simultaneamente. Vale ponderar que, nas vezes em que a ressecção que se mostrar necessária for maior que uma lobectomia (p. ex.: bilobectomia ou pneumonectomia), é recomendável prosseguir com a mesma somente após a confirmação do diagnóstico de doença maligna. Essa confirmação pode então ser tentada mediante uma punção aspirativa com agulha fina (PAAF) da lesão ou ainda através de uma punção-biópsia com agulha cortante do tipo *tru-cut*, com cuidado redobrado para que não haja escape de material de dentro da lesão para o campo operatório. Seguindo a mesma premissa, sempre que possível devem ser evitadas a todo custo as biópsias incisionais de lesões suspeitas, sob risco de disseminação de células tumorais no campo cirúrgico secundariamente à abertura do suposto tumor.

2. **A ressecção pulmonar propriamente dita:** uma vez confirmado o diagnóstico de neoplasia maligna, esta etapa consiste na realização da ressecção anatômica regrada (lobectomia com ou sem broncoplastia, bilobectomia, pneumonectomia, segmentectomia ou ainda variações mais complexas a partir destas ressecções), isoladas ou em bloco com outras estruturas, conforme cada caso. Essas várias ressecções serão discutidas individualmente mais à frente.

3. **A linfadenectomia:** compreende a remoção dos linfonodos locorregionais, com atenção especial àqueles localizados nas estações situadas no trajeto da drenagem linfática do lobo onde se localiza a lesão tumoral. Particularidades acerca da dissecção linfonodal também serão abordadas mais adiante neste capítulo.

Obviamente, a etapa 1 deve preceder as demais. É inquestionável que, em algumas situações (sobretudo naquelas em que o tumor seja volumoso e/ou o pulmão apresente-se hiperinsuflado), a linfadenectomia será mais bem contemplada após concluída a ressecção, com a cavidade torácica já livre da peça operatória e com maior espaço disponível para uma dissecção linfonodal mais confortável e segura. Porém, de acordo com a anatomia local ou mesmo a critério da preferência pessoal do cirurgião, é possível inverter estrategicamente a ordem das etapas 2 e 3, procedendo à linfadenectomia antes da ressecção pulmonar em si.

Normalmente, nossa preferência é pela linfadenectomia antes da ressecção pulmonar, por dois motivos: em primeiro lugar, acreditamos que a linfadenectomia, em muitos casos, adianta parcialmente a dissecção hilar e justamediastinal e também dos ligamentos pulmonares, culminando por facilitar a mobilização do pulmão e o isolamento ulterior das estruturas broncovasculares dos hilos lobares e pulmonar. Em segundo lugar, mas não menos importante, somos partidários da opinião que dissecção linfonodal auxilia e complementa o estadiamento intraoperatório e o exame anatomopatológico de linfonodos suspeitos pode alterar a estratégia cirúrgica inicialmente proposta.

Independente da tática utilizada, a técnica cirúrgica empregada no tratamento operatório do carcinoma pulmonar aplica de maneira idêntica os mesmos princípios elementares de qualquer ressecção cirúrgica de natureza oncológica com intuito curativo, os quais preconizam a não violação do tecido tumoral mesmo quando em contato com estruturas adjacentes. Isso significa dizer que, nesses casos, com vistas à manutenção da adequação oncológica da cirurgia, podem ser necessárias ressecções em bloco da lesão com outras estruturas anatômicas eventualmente acometidas por contiguidade.

A presença de um patologista durante o procedimento é imprescindível. A anatomia patológica não se presta apenas para a confirmação de um possível diagnóstico ainda incerto, conforme discutido anteriormente, mas também para que a margem de ressecção brônquica da peça operatória, assim como quaisquer outras margens de ressecção e/ou linfonodos suspeitos por acometimento tumoral (cuja possível positividade para neoplasia possa exigir uma ampliação do nível da ressecção) sejam analisadas pela técnica transoperatória de congelação. Esta colaboração da anatomia patológica durante a intervenção é crucial para um estadiamento intraoperatório mais preciso, e as informações oriundas do exame de congelação podem, no decorrer da cirurgia, mudar os rumos da ressecção inicialmente prevista.

OS TIPOS MAIS COMUNS DE RESSECÇÃO PULMONAR

As ressecções pulmonares realizadas para o tratamento cirúrgico do carcinoma pulmonar são inúmeras, e inúmeras também são as suas variações que podem ser necessárias, de acordo com cada caso. A seguir estão elencadas as ressecções mais comumente realizadas na prática cirúrgica atual.

Lobectomia

A lobectomia pulmonar é a ressecção considerada ideal pela maioria dos autores para o tratamento cirúrgico da neoplasia limitada a um lobo pulmonar. Não por acaso, é o tipo de ressecção mais realizado para o tratamento cirúrgico do carcinoma pulmonar. Sua indicação mais óbvia e corriqueira ocorre na existência de uma lesão tumoral restrita a um único lobo (sem extensão além dos limites deste), cuja posição neste lobo possibilite sua remoção completa sem a necessidade de se ampliar o nível da ressecção (Fig. 1). A retirada completa do lobo acometido pelo tumor, em conjunto com sua drenagem linfática correspondente, permite um tratamento radical da doença e é normalmente bem tolerada pelos pacientes com função respiratória normal, independente da faixa etária. A remoção de um único lobo resulta num espaço residual na cavidade pleural, que, em geral, é preenchido sem maiores dificuldades pelo restante do pulmão remanescente. Esse tipo de ressecção apresenta mortalidade em torno de 2%.

Bilobectomia

Consiste na remoção de dois lobos à direita, sendo necessariamente um deles o lobo médio. A ressecção dos lobos médio e superior direito é chamada bilobectomia superior, enquanto a ressecção dos lobos médio e inferior é conhecida como bilobectomia inferior. Não existe bilobectomia que contemple os lobos inferior e superior visando à preservação do lobo médio, por conta da desproporção entre o volume do lobo remanescente

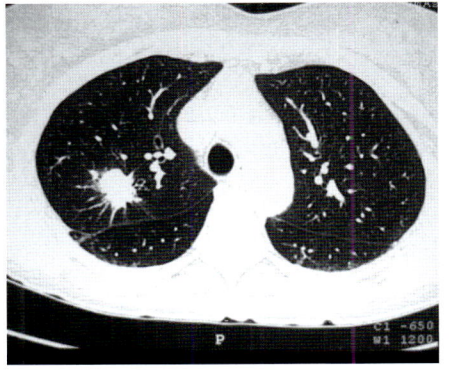

◀ **FIGURA 1.** TC mostrando tumor pulmonar limitado ao lobo superior direito, tratado com lobectomia superior direita.

e a cavidade pleural. Nos casos em que seja necessária a ressecção dos lobos superior e inferior, o lobo médio necessariamente será sacrificado, e o procedimento a ser realizado será a pneumonectomia direita.

A indicação mais óbvia e comum da bilobectomia ocorre quando o tumor apresenta invasão da cissura entre os dois lobos em questão (ou esteja muito próximo, caso ela seja incompleta), de modo que não seja possível realizar uma secção segura desta cissura com margens livres visando a uma lobectomia. Além da invasão da cissura, também se configuram como indicações de bilobectomia as lesões centrais indissociáveis das estruturas brônquicas e/ou vasculares do lobo adjacente àquele em que o tumor se origina, assim como também a identificação de um linfonodo interlobar positivo à congelação entre os dois lobos.

A morbimortalidade observada nas bilobectomias é indiscutivelmente maior do que nas lobectomias, mas é significativamente menor do que nas pneumonectomias. Em razão do fato do lobo inferior direito ser habitualmente mais volumoso do que o lobo superior direito, o espaço residual na cavidade pleural originado após uma bilobectomia inferior tende a ser maior, o que deve ser levado em consideração na prevenção e no tratamento das potenciais complicações secundárias a uma eventual câmara residual pós-ressecção.

Lobectomia com broncoplastia em manga (*Sleeve lobectomy*)

Quando o tumor alcança a origem do brônquio lobar do lobo onde se encontra, a lobectomia não é capaz de contemplar o objetivo da ressecção completa com margens de segurança, uma vez que, por mais proximal que seja a ligadura/secção deste brônquio lobar, existe uma alta probabilidade de permanência de doença residual no coto brônquico remanescente (Fig. 2A). Deste modo, a seleção de pacientes que sejam potenciais candidatos à lobectomia com broncoplastia depende fundamentalmente de uma boa avaliação broncoscópica e tomográfica no pré-operatório, além, é claro, de uma análise intraoperatória criteriosa.

A partir da conclusão de que não é possível garantir uma margem brônquica livre de neoplasia apenas com a lobectomia, uma ampliação do nível da ressecção se faz necessária e, nesse sentido, a lobectomia com broncoplastia surge como alternativa técnica de maneira a garantir a radicalidade oncológica do procedimento ao mesmo tempo em que se evita uma pneumonectomia, posto que o(s) lobo(s) remanescente(s) daquele pulmão não está(ão) acometido(s) pela doença e deve(m) ser preservado(s) o quanto possível.

A lobectomia com broncoplastia em manga consiste, portanto, na remoção do lobo acometido em bloco com um segmento circunferencial de brônquio que inclua a emergência do brônquio lobar daquele lobo e, por consequência, remova a totalidade da lesão com margens livres de neoplasia (Fig. 2B). Após a ressecção, procede-se à anastomose do brônquio proximal sadio com aquele distal, reconectando assim o pulmão remanescente à árvore respiratória (Fig. 2C). Outra indicação menos comum deste procedimento é a presença de adenopatia peribrônquica indissociável do brônquio lobar, ao nível da sua emergência.

O exemplo clássico da lobectomia com broncoplastia em manga é observado nos casos de tumores centrais do lobo superior direito, no qual o brônquio lobar é tipicamente curto (Fig. 3). A ressecção desse lobo em bloco com o segmento brônquico, que inclui a origem do brônquio lobar superior direito, proporciona a remoção completa da lesão e, uma vez retirada a peça operatória, realiza-se reconstrução através da anastomose do brônquio principal direito com o brônquio intermediário, o que garante a permanência dos lobos médio e inferior, livres de doença.

Teoricamente, qualquer lobectomia ou mesmo bilobectomia pode ser associada à broncoplastia usando-se o mesmo princípio técnico, sendo que

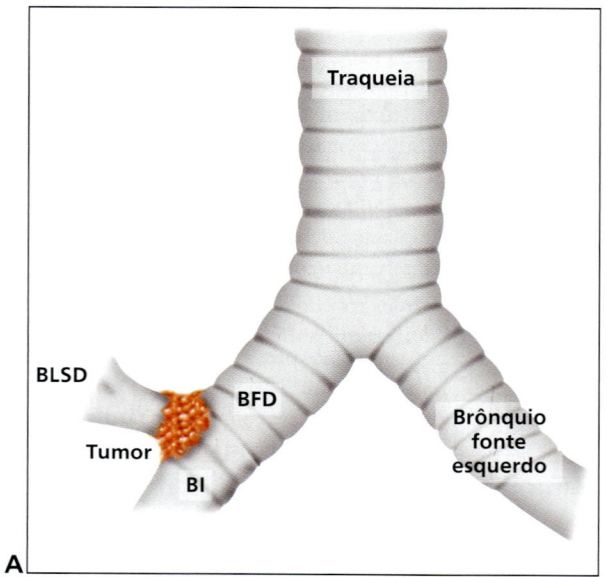
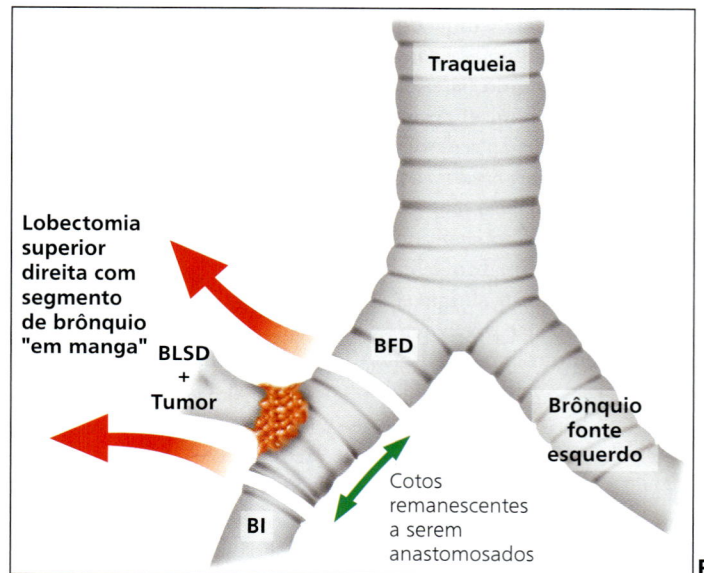
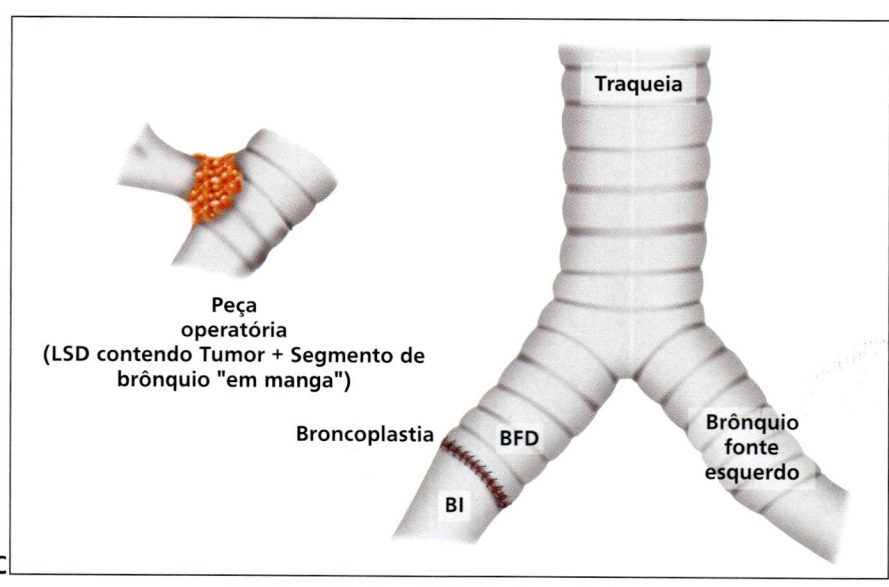

FIGURA 2. Lobectomia superior direita com broncoplastia em manga. **(A)** Antes. **(B)** Durante. **(C)** Depois da ressecção. BFD = brônquio fonte direito; BI = brônquio intermediário; BLSD = brônquio do lobo superior direito.

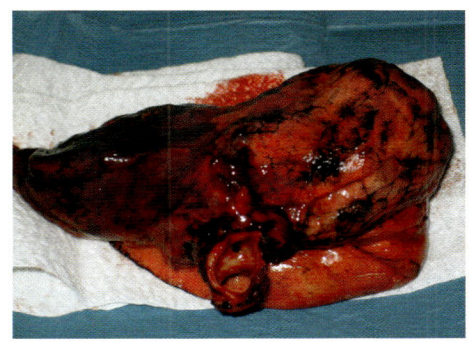

FIGURA 3.
Lobectomia superior direita em manga (peça operatória).

as mais comuns são as lobectomias superiores, nas quais o reimplante do pulmão distal remanescente é feito ao nível do brônquio fonte ipsilateral.

Após a confecção da anastomose brônquica, a mesma deve ser testada no tocante à aerostasia através da "manobra do borracheiro" para avaliação de eventuais pontos de vazamento de ar. Mesmo que não se identifique qualquer sinal de perda aérea, recomenda-se a o envolvimento da anastomose com *patch* de proteção (gordura pericárdica, retalho de músculo intercostal ou *flap* de pleura parietal). A anastomose recém-confeccionada também deve ser inspecionada endoscopicamente por broncoscopia flexível ainda na sala operatória, no intuito de se confirmar seu alinhamento e integridade, além de excluir eventuais pontos de estenose.

Por conta da anastomose brônquica, a lobectomia com broncoplastia é considerada um procedimento tecnicamente mais complexo do que a lobectomia isolada, apresentando teoricamente um risco maior de complicações. Dentre as complicações especificamente relacionadas com a broncoplastia, destacam-se estenose anastomótica, deiscência da anastomose, fístula broncopleural e fístula broncovascular, esta última, frequentemente letal, sob a forma de hemoptise maciça. Por outro lado, de acordo com vários autores,[16-23] se comparada com a pneumonectomia, a lobectomia com broncoplastia tende a apresentar taxas de complicações e de mortalidade inferiores, enquanto a sobrevida a longo prazo e a qualidade de vida pós-operatória tendem a ser superiores.

A partir dessas observações, advoga-se que nos dias atuais, em casos de tumores centrais passíveis de ressecção completa por esta técnica, a lobectomia com broncoplastia (originalmente proposta como cirurgia reservada apenas para os pacientes funcionalmente incapazes de tolerar uma pneumonectomia) seja realizada como procedimento de primeira escolha, mesmo naqueles indivíduos com função pulmonar que permita a pneumonectomia.

Uma situação menos frequente de broncoplastia é aquela em que existe um comprometimento mínimo do brônquio lobar pelo tumor, de tal modo que é possível realizar uma broncotomia com ressecção brônquica limitada a uma cunha (em bloco com o lobo acometido), seguida de broncorrafia primária, sem a necessidade de remoção de um segmento circunferencial do brônquio.

Ainda mais rara é a situação na qual o tumor acomete apenas o brônquio de forma limitada, permitindo a realização de uma broncoplastia nas condições técnicas já descritas, sem a necessidade de ressecção pulmonar. Esse tipo de situação é extremamente incomum no carcinoma pulmonar, mas é descrita com maior frequência na ocorrência de tumores carcinoides.

Independentemente da técnica de broncoplastia empregada, é mandatório que a negatividade das margens da ressecção brônquica para neoplasia seja confirmada pela análise intraoperatória por congelação.

Pneumonectomia

Está indicada somente para os pacientes nos quais nenhuma outra cirurgia menor seja capaz de alcançar a ressecção completa, desde que estes pacientes possuam reserva cardiopulmonar funcional que permita a remoção completa de um pulmão.

Costuma-se dizer que a pneumonectomia em si também constitui uma "doença", em razão das possíveis limitações funcionais dela decorrentes, com impacto determinante sobre a saúde e a qualidade de vida dos pacientes.[23,24] A nosso ver, não há exagero nessa afirmação.

Além disso, a pneumonectomia está associada a índices de morbidade e mortalidade operatória mais altos do que as ressecções menores (38,3% de complicações cardiopulmonares e 7% de óbitos, em série de 639 pacientes publicada por Pairolero *et al.*[25]), de tal forma que, com base no estudos pré-operatórios, nas condições clínicas do paciente e no estadiamento preciso da neoplasia, é preciso ponderar com atenção o risco-benefício da escolha por essa ressecção.

Comparando-se os dois lados, a pneumonectomia direita apresenta maior possibilidade de complicações e maior mortalidade do que a pneumonectomia esquerda. Isso se explica principalmente pelo risco mais elevado de fístula broncopleural desse lado, particularmente por conta de dois fatores:

1. À direita, o coto brônquico pós-pneumonectomia assume posição mais exposta e vulnerável à fistulização, enquanto à esquerda o coto ideal (presumidamente curto, junto à carina) tende a se retrair para dentro do mediastino, estando assim mais "protegido" e, portanto, menos propenso ao surgimento de fístula.
2. À direita, a dissecção paratraqueal necessária para a realização da linfadenectomia mediastinal é mais extensa do que à esquerda, o que pode contribuir para desvascularização da traqueia distal e do coto brônquico desse lado, aumentando o risco de fístula. Por esse motivo, muitos cirurgiões preconizam a cobertura do coto brônquico com *patch* de proteção (gordura pericárdica, retalho de músculo intercostal ou *flap* de pleura parietal), sobretudo nas situações de imunossupressão, terapia neoadjuvante pré-operatória, perspectiva de radioterapia pós-operatória e/ou presença de doença pulmonar supurativa concomitante.

As indicações da pneumonectomia no tratamento do carcinoma pulmonar se dão principalmente por conta de comprometimento neoplásico do hilo pulmonar (brônquio principal e/ou artéria pulmonar proximal), invasão da carina ou ainda quando o tumor ultrapassa a cissura, acometendo os vasos interlobares e/ou o parênquima dos lobos inferior e superior simultaneamente (Fig. 4).

A indicação de pneumonectomia na presença de tumor confinado a um único lobo associado a metástase para linfonodo interlobar entre os lobos inferior e superior ainda não é consensual entre os autores.[26,27] Alguns são partidários da pneumonectomia sempre que for detectado um linfonodo N1 interlobar positivo entre os lobos inferior e superior (da mesma forma que se indica uma bilobectomia quando existe um linfonodo interlobar positivo entre o lobo médio e o lobo adjacente em questão), ao passo que outros autores sustentam a indicação da pneumonectomia apenas quando o tumor for proveniente do lobo inferior, sob o argumento de que a drenagem linfática a partir desse lobo é ascendente, e a ressecção completa deve incluir também o lobo superior.

Também ainda é motivo de controvérsia e discussão a indicação da pneumonectomia na presença de metástase linfonodal hilar (N1-hilar): alguns autores acreditam que este grupo específico de pacientes N1 positivo tende a apresentar menor sobrevida a longo prazo (sobretudo quando há mais de uma estação linfonodal acometida – "N1 múltiplo"), de maneira que uma ressecção radical e mutilante como a pneumonectomia poderia não ser justificada. A nosso ver, a presença de N1 hilar positivo não se configura como uma indicação específica de pneumonectomia, nem tampouco contraindica isoladamente esta ressecção, desde que não haja acometimento linfonodal mediastinal (N2) concomitante.

A pneumonectomia de complementação é a cirurgia realizada para a remoção do pulmão remanescente após uma ressecção pulmonar prévia do mesmo lado, geralmente uma lobectomia. Sua indicação no carcinoma pulmonar não é frequente e a recidiva local ressecável é a principal delas.

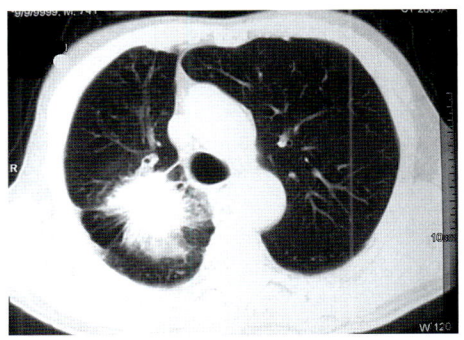

FIGURA 4.
Tomografia mostrando tumor com extensão à cissura oblíqua, exigindo a realização de pneumonectomia direita.

De modo geral, é uma cirurgia tecnicamente complexa em virtude das aderências intracavitárias e da distorção da anatomia local resultantes da intervenção anterior, com particular dificuldade no que concerne à dissecção da artéria pulmonar. As taxas de morbimortalidade pós-operatórias tendem a ser mais altas, se comparadas à pneumonectomia comum. A abordagem intrapericárdica das estruturas hilares pode ser útil e é uma estratégia a ser usada sempre que possível, na tentativa de se proporcionar a dissecção dessas estruturas em uma área livre de aderências e com menor distorção anatômica.

Variações da pneumonectomia eventualmente podem ser realizadas em alguns casos em que a lesão tumoral pulmonar estenda-se a outras estruturas mais proximais ressecáveis. Estas ressecções, genericamente denominadas "pneumonectomias estendidas", serão descritas com mais detalhes no final deste capítulo ("Particularidades sobre algumas ressecções alargadas").

Segmentectomia

Entende-se por segmentectomia a ressecção anatômica regrada de um segmento pulmonar. Em teoria, qualquer segmento de qualquer lobo pulmonar pode ser ressecado individualmente, mas a segmentectomia é mais comumente empregada nos segmentos dos lobos superiores, no segmento superior dos lobos inferiores e nos segmentos lingulares. Consiste na identificação, ligadura e secção do brônquio, da artéria e das veias segmentares, associadas à secção e à sutura do parênquima pulmonar ao nível do plano intersegmentar.

A realização correta de uma segmentectomia requer um profundo conhecimento da anatomia da segmentação broncovascular pulmonar e de suas variações anatômicas mais comuns. Por esse motivo, do ponto de vista técnico, considera-se a segmentectomia uma cirurgia mais difícil do que a lobectomia, sobretudo no que se refere à dissecção do plano intersegmentar, cuja referência anatômica a ser seguida é o trajeto da veia intersegmentar, a qual deve ser preservada.

Na identificação correta do plano intersegmentar, também pode ser muito útil a insuflação pulmonar seletiva, com a oclusão do brônquio do segmento a ser ressecado, de modo a que este tenda a permanecer relativamente colapsado, enquanto o restante do pulmão se expande. A dissecção do plano intersegmentar e secção do pulmão a esse nível foram enormemente facilitadas com o advento dos dispositivos de sutura mecânica hoje disponíveis.

A segmentectomia possui a óbvia vantagem de sacrificar menos parênquima do que as ressecções maiores, contribuindo, por consequência, para uma maior preservação da função respiratória após a ressecção pulmonar. Da mesma forma, a realização de uma segmentectomia resulta em um espaço pleural residual menor e mais facilmente preenchido, se comparada com as ressecções maiores, levando a um menor risco de complicações relacionadas com a persistência de espaços residuais pós-operatórios.

Compreensivelmente, a complicação mais comum da segmentectomia é a fuga aérea prolongada no pós-operatório.

À parte as considerações técnicas, toda a celeuma que envolve a segmentectomia como opção de tratamento cirúrgico do carcinoma pulmonar está relacionada com a radicalidade oncológica desta forma de ressecção.

A razão de se propor uma ressecção anatômica poupadora de parênquima pulmonar é interessante, especialmente nos pacientes com função respiratória marginal, funcionalmente incapazes de tolerar a realização de uma lobectomia.

Entretanto, quando comparada com a lobectomia como ressecção padrão para o carcinoma pulmonar, do ponto de vista estritamente oncológico, em que circunstâncias e até que ponto a segmentectomia pode ser considerada uma cirurgia radical, potencialmente curativa? Essa pergunta permanece sem uma resposta definitiva e ainda é foco de muita controvérsia e discussão dentro do campo da cirurgia torácica oncológica.

Em 1995, em um ensaio clínico multicêntrico, prospectivo e randomizado, até hoje muito citado, Ginsberg *et al.*[28] afirmaram que, em comparação com a lobectomia, as ressecções sublobares apresentavam risco significativamente maior de recidiva local, além de não contribuírem para melhora na sobrevida a longo prazo, sugerindo assim a manutenção da lobectomia como ressecção padrão para o tratamento cirúrgico radical do carcinoma pulmonar.

Todavia, esse estudo é passível de alguns questionamentos metodológicos e não pode ser tomado como base de comparação entre lobectomia e segmentectomia, visto que o grupo de pacientes tratados com ressecção sublobar não incluiu somente segmentectomias, mas também ressecções em cunha, não anatômicas e, portanto, não regradas.

O fato é que, ainda hoje, a lobectomia é considerada a ressecção *standard* no tratamento do câncer do pulmão, com respaldo inclusive no *Guideline* do *American College of Chest Physicians* (ACCP), publicado no ano de 2007 em sua mais recente edição,[29] a qual preconiza a realização de lobectomia (ou ressecção maior, se necessário) em detrimento de qualquer ressecção sublobar como procedimento de escolha nos pacientes elegíveis ao tratamento cirúrgico convencional, mesmo com doença periférica em estágio inicial I ou II (grau de recomendação 1A).

Mesmo assim, nos últimos anos, muito tem sido estudado e publicado[30-32] acerca da aplicabilidade da segmentectomia como alternativa cirúrgica viável no tratamento do carcinoma pulmonar em fase inicial, com taxas de recidiva e sobrevida comparáveis com a lobectomia.

Desta forma, permanecem abertas à discussão e à controvérsia, de tal modo que a realização de ensaios clínicos multicêntricos, prospectivos e randomizados é importante para que se possa tentar chegar a um consenso. Nestes moldes, foi concebido pelo *Cancer and Leukemia Group B* (CALGB) um estudo denominado CALGB 140503. Trata-se de um estudo Fase III que tem por finalidade estabelecer uma comparação entre a lobectomia e as ressecções sublobares (segmentectomia e ressecção em cunha) no tratamento cirúrgico do carcinoma pulmonar de células não pequenas em estágio inicial (= ou < 2 cm). O objetivo primário do ensaio é comparar a sobrevida livre de doença entre os dois grupos. Os objetivos secundários são analisar e comparar as taxas de sobrevida global, recidiva local e a distância e os impactos na função pulmonar aos 6 meses de pós-operatório em cada um dos braços do estudo. O protocolo original do CALGB 140503 prevê uma fase de recrutamento de pacientes de aproximadamente 5 anos (iniciada em 2007 e ainda em andamento) e um período mínimo de 3 anos de seguimento pós-tratamento. Com isso, será necessário mais algum tempo de espera para que os resultados definitivos desse trabalho estejam disponíveis.

Entre os estudos retrospectivos já publicados, alguns autores[33-35] sugerem que as ressecções sublobares (segmentectomia e ressecção em cunha) podem ser propostas como forma de tratamento cirúrgico em situações específicas de doença inicial (estágio Ia), sem prejuízo nas taxas de recidiva local e na sobrevida a longo prazo, sobretudo em tipos histológicos sabidamente mais indolentes,[36] como o adenocarcinoma *in situ* de padrão lepídico (anteriormente denominado bronquioloalveolar puro) e o tumor carcinoide típico.

Essa óptica de que alternativas cirúrgicas "mais poupadoras" de parênquima pulmonar podem ter lugar em situações particularmente específicas de neoplasia em fase inicial (assim como as técnicas de cirurgia minimamente invasivas) ganha uma perspectiva interessante e atraente com a possibilidade da adoção de um programa de rastreamento do câncer do pulmão, com vistas ao diagnóstico precoce da doença. A ideia do *screening* do carcinoma pulmonar em fase inicial por meio da tomografia computadorizada de baixa dose em populações de risco é uma proposta há muito discutida, mas até então nunca formalmente aceita como eficaz, e que voltou a ser considerada após a divulgação dos dados finais do *National Lung Screening Trial* (NLSC), cujos resultados indicaram diminuição da mortalidade por câncer do pulmão na população submetida ao rastreamento.[37,38]

Até o momento, os critérios atualmente mais aceitos para indicação da ressecção sublobar no tratamento do carcinoma pulmonar aplicáveis à segmentectomia foram muito bem resumidos por Rami-Porta e Tsuboi[36] e são os seguintes: pacientes idosos, funcionalmente inaptos para lobectomia, com tumores periféricos iniciais (idealmente medindo no máximo 2 centímetros, ou seja, definido como T1a pela nova classificação TNM), cujas margens de segurança da ressecção sejam superiores a 1 centímetro e sem comprometimento linfonodal aparente (N0).

Ressecção em cunha (*Wedge resection*)

Trata-se da ressecção não anatômica da lesão, com o propósito básico de remoção completa da mesma com margens mínimas de segurança, sacrificando o menor volume possível de parênquima pulmonar e resultando em um espaço residual habitualmente ínfimo, facilmente preenchido pelo parênquima remanescente. A ressecção em cunha é uma cirurgia de execução técnica relativamente simples e está associada a menor morbimortalidade operatória do que as demais formas de ressecção pulmonar maiores. Entretanto, como já foi frisado, também está associada a um maior risco de recidiva local e, tendencialmente, a uma menor sobrevida.

Assim sendo, no tratamento do carcinoma pulmonar, a ressecção em cunha é um procedimento de exceção, como já sugerido por Landreneau et al.,[39] sendo reservada aos pacientes habitualmente idosos (> 71 anos[36]), com função respiratória comprometida (incapazes de tolerar ressecções anatômicas) e que apresentem tumores iniciais (idealmente < 2 centímetros – T1a) passíveis de ressecção por esta técnica, com margens livres de 1 centímetro (no mínimo) e sem metástases linfonodais (N0)

Vale ressaltar ainda a possível aplicabilidade das ressecções sublobares nos casos de tumores pulmonares sincrônicos[40] ou metacrônicos,[41] em pacientes que não podem ser submetidos a ressecções pulmonares maiores.

Nos últimos anos, alguns trabalhos retrospectivos[42,43] sugerem que o maior risco de recidiva local observado nas ressecções sublobares (segmentectomias e ressecções em cunha) praticadas em pacientes funcionalmente marginais pode ser diminuído de forma significativa e segura por meio da complementação dessas cirurgias com braquiterapia intraoperatória à base de Iodo. A publicação de Santos et al.[42] indica uma queda na taxa de recidiva local de 18,6% (nas ressecções sublobares isoladas) para 2% (nas ressecções sublobares complementadas com braquiterapia). A partir desses resultados promissores, o *American College of Surgeons Oncology Group* (ACOSOG) conduziu um ensaio clínico multicêntrico, prospectivo e randomizado (ACOSOG Z4032) com a participação de 226 pacientes, comparando ressecções sublobares com ressecções sublobares + braquiterapia intraoperatória. Contudo, a fase de recrutamento de pacientes foi finalizada em 2010 e os resultados desse trabalho não foram divulgados até o momento, visto que a recidiva local é o desfecho primário a ser observado, e o período de seguimento desde o fechamento do estudo ainda não foi concluído.

RESSECÇÃO DOS LINFONODOS MEDIASTINAIS

A avaliação dos linfonodos intrapulmonares, hilares e mediastinais é sabidamente de importância fundamental no estadiamento e tratamento adequados do carcinoma pulmonar de não pequenas células. Apesar dessa convicção, durante décadas, a falta de uniformidade nos conceitos e definições sobre vários aspectos pertinentes aos linfonodos, em que pesem os esquemas de distribuição anatômica ("mapas linfonodais") utilizados em diferentes países e as diferentes técnicas cirúrgicas de dissecção/ressecção destes linfonodos, dificultou (e ainda dificulta) a interpretação precisa das informações referentes ao descritor N do sistema TNM para o carcinoma pulmonar.

Na sua mais recente atualização pela *International Association for the Study of Lung Cancer* (IASLC), em vigor desde 2010, a classificação TNM não sofreu alterações no terreno do descritor N. Todavia, a partir dessa atualização, no intuito de eliminar as discrepâncias existentes entre os diferentes mapas linfonodais e assim uniformizar em nível mundial a disposição anatômica de cada estação ganglionar mediastinal e seus respectivos limites anatômicos, um novo mapa linfonodal foi proposto[44] e, a partir de agora, deverá ser adotado como referência (ver capítulo 3).

A respeito da atenção intraoperatória dedicada aos linfonodos mediastinais, diferentes técnicas cirúrgicas são utilizadas em todo o mundo, variando desde apenas a simples inspeção visual do mediastino até a linfadenectomia estendida bilateral. Como se não bastasse a heterogeneidade na abordagem, para essas diferentes técnicas, diferentes nomenclaturas são adotadas. Na intenção de padronizar os termos utilizados e uniformizar os procedimentos, a *European Society of Thoracic Surgeons* (ESTS) publicou em 2007 um *Guideline* para orientar os cirurgiões no estadiamento intraoperatório dos linfonodos mediastinais.[45] Neste sentido, a partir dessa publicação, foram definidos alguns conceitos importantes no que se refere à forma de abordagem desses linfonodos. Estes cinco conceitos estão expostos a seguir:

1. **Biópsia seletiva de linfonodos** (*Selected Lymph Node Biopsy*): apenas linfonodos suspeitos são biopsiados (um ou mais). Este tipo de ressecção está justificado apenas para a comprovação da metástase linfonodal em situações em que a ressecção completa da neoplasia revelou-se como impossível no intraoperatório (toracotomia exploradora).

2. **Amostragem linfonodal** (*Sampling*): é a ressecção de um ou mais linfonodos (individualmente) guiada por achados pré ou intraoperatórios que indiquem que o material seja representativo, independente de ser considerado suspeito. A Amostragem sistemática (*Systematic Sampling*) é a seleção predeterminada pelo cirurgião das estações mediastinais a serem biopsiadas por amostragem linfonodal. É um tipo de ressecção linfonodal frequentemente realizado, mas não é considerado ideal.

3. **Dissecção linfonodal sistemática ou linfadenectomia mediastinal sistemática** (*Systematic Nodal Dissection*): todo o tecido mediastinal/adiposo onde residem os linfonodos é dissecado e ressecado (idealmente em bloco), respeitados os limites anatômicos de cada estação linfonodal. Os linfonodos hilares e intrapulmonares também são ressecados. Todas as estações devem ser identificadas e submetidas à análise anatomopatológica separadamente. É o tipo de ressecção que deve ser difundido com padrão, sendo recomendado em praticamente todos os casos de carcinoma pulmonar tratados cirurgicamente.

4. **Dissecção linfonodal lobo-específica** (*Lobe-Specific Systematic Node Dissection*): de acordo com o lobo em que se localiza o tumor, apenas as estações linfonodais específicas relacionadas com a drenagem linfática daquele lobo são abordadas. O tecido mediastinal/adiposo na área de localização dessas estações é dissecado e ressecado em bloco, conforme seus limites anatômicos. Pode ser utilizada como ressecção linfonodal de escolha em situações específicas (ver texto adiante).

5. **Dissecção linfonodal estendida** (*Extended Lymph Node Dissection*): dissecção dos linfonodos mediastinais e cervicais bilateralmente, por meio de esternotomia e cervicotomia (conforme originalmente proposto por Hata et al.[46,47]).

Estabelecidas as definições necessárias, cabe dizer que a determinação precisa do acometimento linfonodal mediastinal é o principal fator prognóstico no carcinoma pulmonar de células não pequenas, contribuindo para o estadiamento definitivo da neoplasia e influenciando, por consequência, as estimativas de sobrevida a longo prazo e as estratégias de tratamento da doença.

Esta determinação do *status* linfonodal se inicia ainda no pré-operatório, com a análise dos exames de imagem (TC e PET-CT), e continua, quando indicado, com as técnicas complementares de estadiamento prévias à cirurgia (mediastinoscopia cervical/estendida, mediastinotomia, biópsia guiada por ultrassom esofágico [EUS] e/ou endobrônquico [EBUS] e videotoracoscopia).[48] Na última década, foram descritas novas técnicas de estadiamento pré-operatório que, em sua essência, são modificações derivadas da mediastinoscopia cervical: a linfadenectomia mediastinoscópica videoassistida (VAMLA)[49] e a linfadenectomia mediastinal estendida transcervical (TEMLA).[50] Ambas ainda são pouco difundidas em nível mundial e foram originalmente concebidas como formas de estadiamento mediastinal pré-operatório (anterior ao tratamento cirúrgico da neoplasia em si). Porém, segundo seus criadores,[51] a TEMLA, em virtude de sua presumida radicalidade oncológica (como uma espécie de versão minimamente invasiva da dissecção linfonodal estendida de Hata), reivindica para si um possível potencial terapêutico, ainda por ser devidamente estudado e comprovado.

Quando da ressecção cirúrgica da neoplasia pulmonar, o estadiamento cirúrgico do mediastino é mandatório e, de acordo com inúmeras publicações,[45,52-54] a dissecção linfonodal sistemática (linfadenectomia mediastinal sistemática) conforme descrita anteriormente é recomendada como a forma mais acurada de realizar este estadiamento mediastinal. Entretanto, independente de promover um melhor controle local de eventuais focos metastáticos para os linfonodos mediastinais e teoricamente evitar que metástases "em salto" (*skip metastasis*) possam passar despercebidas, o seu real valor terapêutico no sentido de melhorar a sobrevida a longo prazo até hoje não foi comprovado por nenhum ensaio clínico prospectivo e randomizado.

Em março de 2011, foram publicados os resultados finais do ACOSOG Z0030, estudo que gerou muita expectativa nos últimos anos e teve como objetivo primário analisar até que ponto a linfadenectomia mediastinal sistemática poderia resultar em melhor sobrevida quando comparada com a amostragem sistemática nos pacientes portadores de carcinoma pulmonar de não pequenas células em estágio inicial (T1-T2 e N0-N1 não hilar).[55]

Da população final de 1.023 pacientes elegíveis, todos foram submetidos à amostragem mediastinal sistemática (estações 2R, 4R, 7 e 10R para tumores à direita e estações 5, 6, 7, 10L para tumores à esquerda, além de qualquer outro linfonodo suspeito, caso estivesse presente). Aqueles pacientes nos quais todos os linfonodos ressecados na amostragem sistemática revelaram-se como negativos à congelação foram, então, submetidos à uma randomização intraoperatória para o complemento de toda a linfadenectomia mediastinal (grupo da "dissecção linfonodal sistemática" = 525 pacientes) ou para o prosseguimento da cirurgia sem remoção adicional de outros linfonodos mediastinais (grupo da "amostragem" = 498 pacientes). A análise final dos dados concluiu que, se a amostragem sistemática nos moldes em que foi proposta for negativa, a adição de uma dissecção linfonodal sistemática ("completa") não aumenta a sobrevida nos pacientes com carcinoma pulmonar em estágios iniciais e que nessa população também não há diferenças nas taxas de recidiva local e a distância entre os dois grupos. Entretanto, os autores alertam que tais conclusões não devem ser generalizadas para pacientes com tumores mais avançados (T3/T4) ou para aqueles com doença N1 hilar ou N2 previamente sabidas. E, por fim, concluem preconizando que, mesmo sem melhorar a sobrevida ou diminuir as taxas de recidiva, a dissecção linfonodal sistemática deve ser realizada em todos os pacientes com carcinoma pulmonar de células não pequenas, sob os argumentos de que esta linfadenectomia mediastinal sistemática, quando comparada com a amostragem, não aumenta a morbimortalidade da cirurgia e representa o método mais acurado de estadiamento, oferecendo a melhor sensibilidade na identificação das metástases mediastinais ocultas e, consequentemente, melhor seleção dos pacientes adequados à terapia adjuvante pós-operatória.

Dessa forma, como regra geral e com base nos dados disponíveis na literatura, a linfadenectomia mediastinal sistemática deve ser a mais ampla possível. Idealmente, a remoção das estações deve ser feita em bloco, com todo o tecido adiposo mediastinal que contém os linfonodos (acredita-se que a remoção em bloco tende a preservar a integridade dos linfonodos e previne a possível extensão extracapsular das metástases). Recomenda-se que, dentre todos os linfonodos mediastinais removidos, aquele de localização mais alta a ser ressecado seja especificamente identificado. À direita, as estações a serem ressecadas são 2R, 4R, 3 (se identificada), 7, 8 e 9. À esquerda, deverão ser removidas as estações 2L (se identificada), 4L, 5, 6, 7, 8 e 9. Também são ressecados os linfonodos hilares e interlobares identificados no hemitórax em questão (estações 10 e 11). A seguir, um resumo da anatomia e da técnica cirúrgica para a realização da dissecção linfonodal sistemática em cada hemitórax.

Linfadenectomia mediastinal à direita

As estações paratraqueais (2R e 4R) são removidas em tempo único (Fig. 5), com a abertura da pleura mediastinal dentro dos seguintes limites do campo de ressecção: anteriormente, a veia cava superior; posteriormente, o esôfago; superiormente, o tronco braquicefálico e, inferiormente, o brônquio fonte esquerdo e a artéria pulmonar, profundamente à veia ázigos. Medialmente, na profundidade do plano de dissecção, o limite é

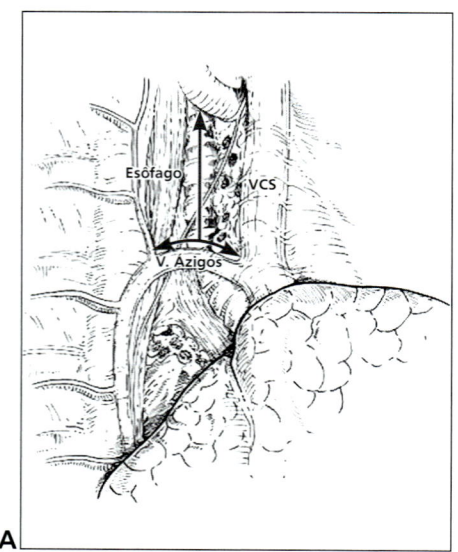
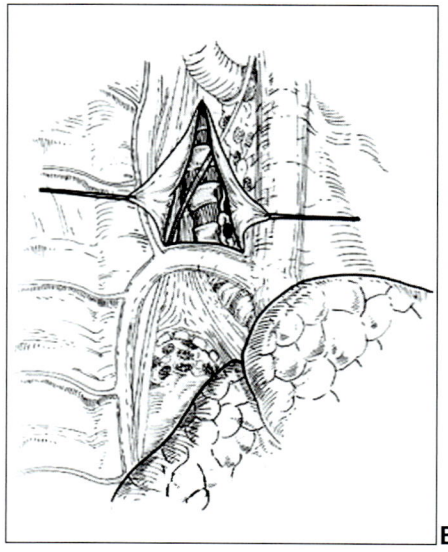
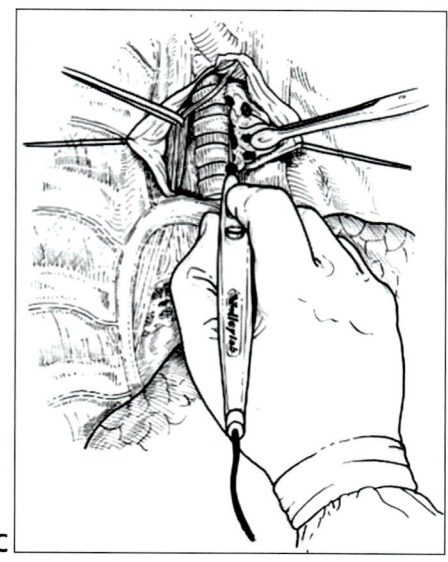
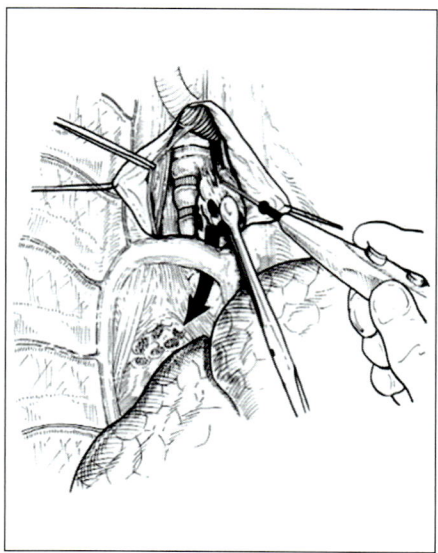

◀ **FIGURA 5. (A-D)** Linfadenectomia mediastinal à direita. Dissecção das cadeias paratraqueais (2R e 4R). VCS = Veia Cava Superior. (Cortesia: Dr. Hisao Asamura – *National Cancer Center, Tóquio, Japão*.)

dado pela aorta ascendente e pelo arco aórtico. Em ambos os hemitórax a fronteira entre as estações 2 e 4 é delimitada por uma linha horizontal imaginária tangencial à margem superior do arco aórtico. Pelo novo mapa linfonodal da IASLC,[44] passam a ser considerados paratraqueais direitos os linfonodos que se estendam até borda anterior-esquerda da traqueia. Os linfonodos visíveis anteriores à veia cava (estação 3a) e/ou posteriores à traqueia (estação 3p) também deverão ser removidos.

Ainda à direita, mais abaixo, com acesso a partir da abertura da pleura mediastinal anteriormente ao esôfago e tracionando-se o pulmão anteriormente, deverão ser removidas (também em bloco com o tecido gorduroso perilinfonodal) as estações subcarinal (estação 7 – linfonodos situados em uma área entre a carina e a face medial dos brônquios principais – Fig. 6) e paraesofágica (estação 8 – linfonodos ao longo da parede do esôfago, exceto aqueles subcarinais). A dissecção do ligamento pulmonar leva ao isolamento da estação 9 que, ao longo da extensão deste ligamento, alberga os linfonodos compreendidos entre o recesso costofrênico e a veia pulmonar inferior.

Linfadenectomia mediastinal à esquerda

O acesso às estações subaórtica (estação 5) e para-aórtica (estação 6) se dá pela abertura da pleura horizontalmente ao nível da janela aortopulmonar e verticalmente em sentido cranial, de modo a expor o arco aórtico e também a região paratraqueal esquerda, onde se localizam as estações de mesmo nome (Fig. 7).

Para melhor acesso às estações paratraqueais superior e inferior (estações 2L e 4L, respectivamente), pode ser útil a secção do ligamento arterioso, que permite melhor mobilização do arco aórtico. Esse ligamento, inclusive, define o limite entre as estações 4L e 5: os linfonodos localizados medialmente ao ligamento arterioso são considerados paratraqueais inferiores esquerdos (estação 4L), enquanto os localizados lateralmente a ele são descritos como subaórticos (estação 5). A abordagem pela esquerda dos linfonodos subcarinais (estação 7) é semelhante à realizada do lado direito, porém se altera a referência anatômica. Nesse lado, em vez do esôfago, a abertura da pleura mediastinal se dá anterior e paralelamente à aorta descendente e os linfonodos subcarinais estarão entre a carina e a face medial dos brônquios principais (Fig. 8). As estações 8 e 9 são acessadas pelo lado esquerdo da mesma forma que à direita, sendo que à esquerda os linfonodos paraesofágicos (estação 8) são de localização mais baixa do que à direita, por conta da posição anatômica do esôfago.

Durante uma cirurgia presumivelmente curativa em um paciente com carcinoma pulmonar de células não pequenas que tenha sido adequadamente estadiado, o achado de uma metástase linfonodal mediastinal até então insuspeita (configurando o chamado "N2 incidental"), em geral, não contraindica a continuação da ressecção planejada. A evidência de linfonodomegalia grosseira ao nível mediastinal (adenopatia *bulky*) tende a ser identificada no estadiamento pré-operatório, configurando o chamado "N2 clínico", no qual a cirurgia normalmente está contraindicada. Esses detalhes serão mais bem discutidos adiante, ainda neste capítulo.

Algumas situações particulares podem tornar prescindível a dissecção linfonodal sistemática. Da mesma forma, a extensão da linfadenectomia pode ser minimizada em pacientes de alto risco submetidos a ressecções sublobares minimamente invasivas. Também é possível não realizar nenhuma dissecção linfonodal nos casos de adenocarcinoma *in situ* de padrão lepídico (classificado anteriormente como adenocarcinoma bronquioloalveolar puro), considerados completamente ressecados, mesmo quando tratados com ressecção sublobar.[36]

Admite-se ainda que seja permitido dispensar a dissecção linfonodal sistemática nos raros pacientes portadores de tumores escamosos < 3 cm (T1), em que a possibilidade de N2 oculto é inferior a 5%.[56,57] Nessas situações, seria aceitável substituir a dissecção linfonodal sistemática pela dissecção linfonodal lobo-específica, desde que sejam confirmados (por congelação) como livres de doença os linfonodos hilares e interlobares (estações 10 e 11, respectivamente). A dissecção lobo-específica é definida da seguinte forma: estações 2R, 4R e 7 (para lobectomia superior direita ou lobectomia média); estações 4R, 7, 8 e 9 (para lobectomia inferior direita); estações 5, 6 e 7 (para lobectomia superior esquerda) e estações 7, 8 e 9 (para lobectomia inferior esquerda). Vale frisar que devem ser ressecados ao todo, no mínimo, seis linfonodos.

Notoriamente entre autores japoneses,[58,59] é possível encontrar referências sobre o uso do mapeamento linfonodal e do linfonodo sentinela no câncer do pulmão. Entretanto, ao contrário do que ocorreu no melanoma e no câncer da mama, a aplicação desta tecnologia não ganhou popularidade no tratamento cirúrgico do carcinoma pulmonar, tendo sua aplicabilidade e benefício questionados possivelmente por conta do já sedimentado conceito de metástases "em salto" (*skip metastasis*) e da pouca morbidade relacionada com a dissecção linfonodal sistemática, além de questões ligadas à frequente complexidade do emprego dessas técnicas.

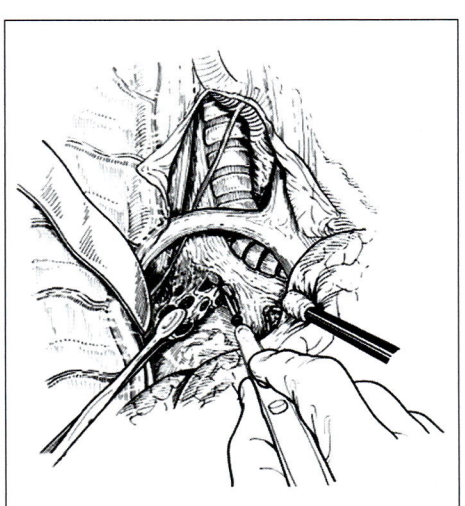

◀ **FIGURA 6.** Linfadenectomia mediastinal à direita. Dissecção da cadeia subcarinal (7). (Cortesia: Dr. Hisao Asamura – *National Cancer Center, Tóquio, Japão.*)

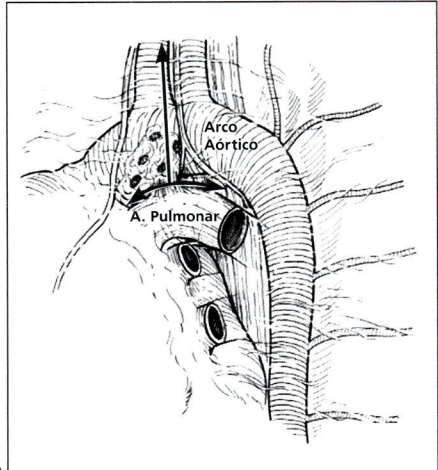
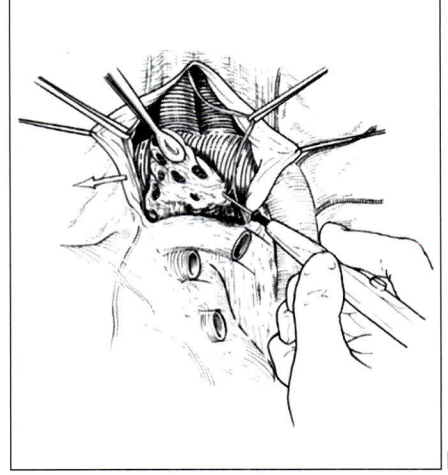
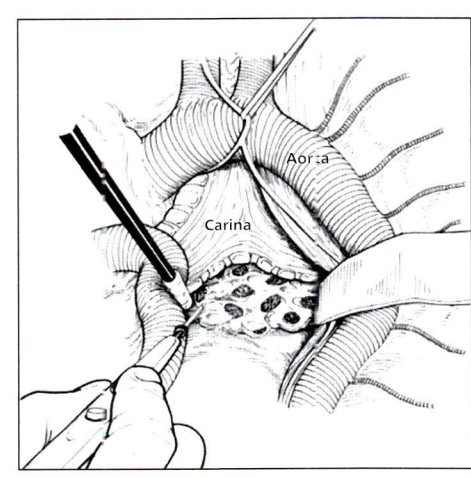

▲ **FIGURA 7.** (**A** e **B**) Linfadenectomia mediastinal à esquerda. Dissecção das cadeias subaórtica (5) e para-aórtica (6). (Cortesia: Dr. Hisao Asamura – *National Cancer Center, Tóquio, Japão.*)

▲ **FIGURA 8.** Linfadenectomia mediastinal à esquerda. Dissecção da cadeia subcarinal (7). (Cortesia Dr. Hisao Asamura – *National Cancer Center, Tóquio, Japão.*)

ABORDAGENS CIRÚRGICAS "MINIMAMENTE INVASIVAS" – VIDEOTORACOSCOPIA, CIRURGIA TORÁCICA VIDEOASSISTIDA E CIRURGIA ROBÓTICA

Nas duas últimas décadas do século XX, a comunidade médica mundial testemunhou um grande avanço tecnológico no campo da cirurgia em todas as suas especialidades. Nesse período, surgiu o conceito de "cirurgia minimamente invasiva" como alternativa às abordagens tradicionais, até então soberanas. Já no século XXI, os primeiros anos do novo milênio não apenas confirmaram esta tendência de um novo paradigma em cirurgia, mas também foram o cenário ideal para o crescimento, o refinamento e a consolidação das técnicas minimamente invasivas como uma realidade factível, reprodutível, segura e eficaz.

Na área da cirurgia torácica, o progresso da cirurgia minimamente invasiva foi impulsionado principalmente pela melhora na qualidade dos sistemas ópticos utilizados e pelo aperfeiçoamento do instrumental cirúrgico em si, sobretudo no que tange à qualidade dos grampeadores endoscópicos. Hoje, é possível contar com sistemas ópticos que geram imagens em vídeo de alta definição ou mesmo em 3D, assim como dispor de grampeadores cirúrgicos versáteis e confiáveis. Além disso, outras inovações tecnológicas foram incorporadas ao dia a dia dos cirurgiões e prontamente assimiladas para uso nos procedimentos cirúrgicos torácicos endoscópicos. Dispositivos como os bisturis ultrassônicos, os sistemas de selagem/secção de vasos sanguíneos, os vários tipos de clipes cirúrgicos e a grande variedade de compostos selantes hemostáticos/aerostáticos são apenas alguns exemplos desta verdadeira revolução que contribuiu sobremaneira para o recente salto de desenvolvimento da cirurgia torácica minimamente invasiva observado nos últimos anos.

Videotoracoscopia/cirurgia torácica videoassistida

Ao contrário da toracoscopia direta, introduzida por Jacobeus[60] no início do século XX e muito utilizada desde então, os conceitos de videotoracoscopia e cirurgia torácica videoassistida/CTVA (tradução literal do inglês *video-assisted thoracic surgery/VATS*) são mais recentes e estão fundamentados nos avanços tecnológicos supracitados.

Cabe aqui salientar que a definição exata de cirurgia torácica videoassistida frequentemente se confunde com o próprio conceito de videotoracoscopia e ainda carece de padronização, posto que esta é uma modalidade cirúrgica relativamente nova e que foi desenvolvida quase que simultaneamente em vários centros ao redor do mundo, gerando desta forma uma grande diversificação de termos e técnicas que têm uma base comum, mas variam entre si em alguns detalhes.

Para as ressecções pulmonares anatômicas, de modo simplista, pode-se dizer que a abordagem minimamente invasiva videoassistida é definida como o procedimento que compreende a realização de uma pequena incisão de acesso (ou de trabalho) de aproximadamente 4 a 5 centímetros de extensão (sendo tolerável até 8-10 centímetros, no máximo), podendo ou não estar associada ao emprego de um ou mais acessos endoscópicos complementares, por onde a óptica será introduzida e utilizada como principal forma de visualização, pelo monitor de vídeo. Hoje em dia, existe uma forte tendência em admitir que o conceito de ressecção pulmonar anatômica minimamente invasiva videoassistida em sua melhor definição não seja tão dependente do tamanho da incisão de acesso e nem do número de portais endoscópicos utilizados, mas sim que deva necessariamente contemplar dois fatores indispensáveis: o não afastamento das costelas e o uso do monitor como forma principal de visualização (em vez da visualização direta pela incisão cirúrgica). Abordagens que fujam a esses dois princípios, mesmo que se utilizem de toracotomias menores e do equipamento de vídeo, a rigor, não devem ser conceitualmente consideradas como sendo videoassistidas minimamente invasivas, ainda que sejam menos agressivas do que a toracotomia "clássica".

Desde seu surgimento, a proposta de emprego das técnicas cirúrgicas endoscópicas no auxílio ao diagnóstico e ao estadiamento do câncer do pulmão teve rápida aceitação, e hoje são consideradas ferramentas importantes neste processo. Entretanto, a ideia do uso das técnicas minimamente invasivas para realização de ressecções anatômicas no tratamento cirúrgico do carcinoma pulmonar sofreu grande resistência inicial, mesmo nos centros onde se dispunha de irrestrito acesso a essa técnica.

Especificamente sobre a lobectomia pulmonar videoassistida, uma pesquisa[61] realizada nos EUA em 1995 e publicada em 1997 com 195 cirurgiões torácicos (dos quais 51,5% afirmavam ter mais de 16 anos de prática cirúrgica) demonstrou que, dentre esses cirurgiões, 77 consideraram o procedimento como "inaceitável" e 80 consideraram a mesma cirurgia como um procedimento justificável apenas em caráter "investigacional", ou seja, somente em nível de protocolos de investigação científica, não sendo aplicável à prática clínica diária. Apenas 29 cirurgiões consideraram a lobectomia por vídeo "aceitável" e somente oito a elegeram como procedimento "preferencial" para o tratamento cirúrgico do câncer do pulmão inicial.

Naquele momento, ainda havia muitas incertezas sobre a segurança e eficácia do método, questionamentos relativos ao custo de uma tecnologia ainda algo incipiente, bem como um forte ceticismo a respeito da radicalidade oncológica da técnica.

Em 2010, passados 13 anos da publicação e 15 da pesquisa, a publicação do banco de dados da *Society of Thoracic Surgeons* (STS)[62] revelou uma realidade bastante diferente no mesmo país, com percentual histórico progressivamente maior de lobectomias por vídeo com relação ao total de lobectomias realizadas entre 2002 e 2007 nos hospitais participantes desse banco de dados, como pode ser observado na Figura 9.

A análise do banco de dados da STS leva também à óbvia conclusão de que, nos últimos anos, a lobectomia pulmonar videoassistida vem ganhando aceitação ampla e progressiva entre os cirurgiões torácicos norte-americanos, o que também tem sido observado em vários países, de todos os continentes. Graças à difusão da técnica (ainda que não padronizada) e ao ganho de experiência com ela, vários grupos cirúrgicos têm publicado casuísticas robustas e resultados animadores,[63-70] evidenciando inúmeras vantagens da lobectomia por vídeo sobre a cirurgia "aberta" (por toracotomia).

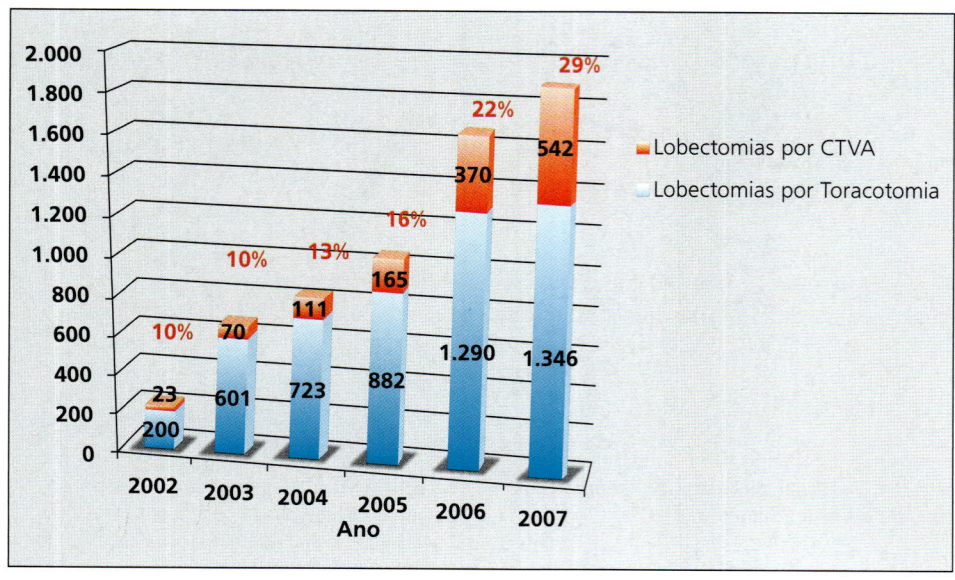

◀ **FIGURA 9.** Gráfico de Lobectomias por vídeo e por toracotomia entre os anos de 2002 e 2007, segundo o banco de dados da STS.[62]

Dentre as principais vantagens sugeridas na literatura destacam-se: indiscutível melhor resultado estético, menor intensidade da dor no pós-operatório imediato/mediato,[69] menor incidência de dor crônica no pós-operatório tardio[69] (com consequente menor necessidade de uso de analgésicos[71]), menor comprometimento da função pulmonar,[72] menor incidência de disfunção do ombro no lado operado,[73] menor tempo de internação hospitalar,[66] menor tempo de permanência do(s) dreno(s) torácico(s) no pós-operatório,[74] retorno mais rápido do paciente às atividades habituais,[75] melhor (e mais precoce) aderência à terapia adjuvante eventualmente indicada,[75] melhor qualidade de vida pós-cirurgia[76] e menor impacto sobre a imunidade celular e humoral no pós-operatório.[77]

Se considerarmos o fato hipotético de que as defesas imunológicas no pós-operatório podem influenciar de alguma forma a progressão da neoplasia maligna, é de se supor que uma maior imunossupressão causada por uma cirurgia mais invasiva poderia ser um fator de maior risco para a progressão neoplásica e/ou recidiva tumoral. Entretanto, apesar de ser inquestionável o fato de a cirurgia minimamente invasiva deflagrar menor liberação de mediadores inflamatórios e imunológicos,[77] o real impacto desse efeito no controle do câncer ainda permanece por ser mais bem investigado.

A despeito de sua menor interferência no sistema imune, a lobectomia por vídeo no tratamento do câncer do pulmão em estágio precoce tem sido celebrada por várias publicações[63,78-81] como um procedimento oncologicamente equivalente à cirurgia por toracotomia, apresentando curvas de sobrevida a longo prazo superponíveis[63,78,81] ou até melhores – de acordo com alguns autores[79,80] – se comparadas com a abordagem convencional.

À parte os vieses de seleção sempre possíveis nos estudos retrospectivos, os dados atualmente disponíveis na literatura são consistentes ao apontar a factibilidade, a segurança, a eficácia e os benefícios da lobectomia pulmonar por vídeo. Essa impressão foi substancialmente reforçada em 2007 com a publicação dos resultados do CALGB 39802, o primeiro ensaio clínico prospectivo em nível multicêntrico conduzido no intuito de analisar o papel dessa técnica no tratamento do carcinoma pulmonar em fases iniciais.[82]

Por todos os fatores até aqui expostos, inúmeros centros de excelência em cirurgia torácica já adotaram a corrente (cada vez mais forte) que atualmente preconiza a lobectomia por vídeo como procedimento de escolha no tratamento cirúrgico do carcinoma pulmonar em estágio inicial, visto que à custa de uma menor morbidade,[63,81,82-84] esta abordagem proporciona resultados no mínimo comparáveis (e possivelmente até superiores) com os obtidos com a cirurgia aberta em termos de mortalidade, radicalidade oncológica, sobrevida a longo prazo e qualidade de vida pós-operatória.[63,81,82] Pelos mesmos motivos, a lobectomia videoassistida tem sido cada vez mais adotada como primeira opção cirúrgica no tratamento das doenças benignas que exijam a ressecção do lobo pulmonar como conduta terapêutica.

A suposta desvantagem da cirurgia minimamente invasiva por vídeo no que diz respeito ao seu elevado custo atualmente é uma afirmação discutível e não necessariamente verdadeira. Se levado em conta o uso dos grampeadores cortantes endoscópicos, de fato há um custo adicional a ser contabilizado em comparação com a cirurgia aberta realizada sem esse material. Entretanto, a menor morbidade, o menor tempo de permanência em unidade fechada (UTI/CTI), o menor tempo de permanência do dreno e principalmente a tendência a um menor tempo de internação hospitalar são vantagens da abordagem videoassistida com relação à toracotomia convencional que inegavelmente promovem grande economia de recursos, de tal sorte que a diferença de custo entre os dois métodos tende a ser neutralizada, ou até mesmo invertida. Em 2008, Park e Flores publicaram uma análise que comparou os custos hospitalares da lobectomia pulmonar por toracotomia, por videotoracoscopia e por cirurgia robótica em um único centro oncológico norte-americano.[85] A conclusão do trabalho indica que, na realidade, o custo total médio da lobectomia por vídeo foi surpreendentemente menor do que o registrado para a mesma cirurgia por toracotomia, sobretudo por conta do menor tempo de internação hospitalar observado na abordagem minimamente invasiva videoassistida.

Além disso, hoje em dia, o equipamento de cirurgia videoendoscópica deixou de ser um fator limitante, sendo item amplamente disponível na maioria das unidades de saúde terciárias e quaternárias dos grandes centros urbanos. Da mesma forma, o instrumental utilizado na lobectomia por vídeo não é necessariamente complexo, sendo em grande parte composto por instrumentos cirúrgicos convencionais longos (pinças, tesouras, *clamps* e prolongadores de eletrocautério), especificamente selecionados para o procedimento em questão. Esta prática de se recorrer a instrumentos já conhecidos por todos os cirurgiões, aliás, tende a tornar menos árdua a adaptação destes à técnica minimamente invasiva.

Contudo, como real limitação da técnica, é preciso frisar que a cirurgia videoassistida restringe significativamente a possibilidade de palpação de quaisquer lesões intratorácicas suspeitas. Dependendo da localização das lesões e do tamanho da incisão de acesso, até pode ser possível algum grau de exploração digital ou bidigital, mas a exploração manual ampla do hemitórax é inviável. A "palpação indireta" por meio do instrumental cirúrgico utilizado é uma habilidade que pode ser desenvolvida, mas que requer grande sensibilidade e experiência por parte do cirurgião e certamente não tem a mesma precisão da palpação manual direta. Portanto, admite-se que a sensação tátil das lesões-alvos na abordagem por vídeo é indubitavelmente inferior àquela proporcionada por uma toracotomia.

Lesões pulmonares sólidas e mais próximas à pleura visceral tendem a ser mais facilmente identificadas na superfície do pulmão quando do colapso do órgão por conta da ventilação monopulmonar durante a cirurgia, tornando mais simples a execução da cirurgia por vídeo. Uma vez identificada a lesão-alvo, deve-se evitar a sua manipulação excessiva com o instrumental cirúrgico, sob risco de esmagamento do tecido, o que torna mais difícil uma nova visualização ou palpação da lesão, caso seja necessário.

Já as lesões pulmonares mais profundas e/ou muito pequenas tendem a ser invisíveis à inspeção videotoracoscópica, sendo também frequentemente impalpáveis à exploração digital ou com auxílio do instrumental cirúrgico. Da mesma forma, as lesões "em vidro fosco" (por sua consistência) tendem a ser impalpáveis e invisíveis na superfície pulmonar. Em tais situações, ocasionalmente pode ser necessária a marcação prévia da lesão por radiologia intervencionista para sua melhor identificação intraoperatória. As técnicas de marcação mais conhecidas são o uso da punção da lesão com fio-guia tipo *hook*, a injeção pré-operatória de azul de metileno na lesão ou ainda a injeção intralesional de solução marcada com radiotraçador (Tecnécio 99), técnica empregada desde que se disponha dos recursos complementares adequados (sonda *gamma-probe* utilizada durante a cirurgia, com capacidade de captar a radiação emitida pelo traçador, habitualmente injetado na véspera ou na manhã da cirurgia).

Conforme já exposto no início deste capítulo, nas situações em que ainda não se disponha do diagnóstico de neoplasia pulmonar, a primeira etapa da cirurgia consiste na ressecção em cunha da lesão suspeita com margens de segurança, a qual será analisada por congelação intraoperatória. Uma vez confirmada sua natureza neoplásica, deve-se proceder à lobectomia.

Acerca de suas indicações e contraindicações no âmbito do tratamento cirúrgico do carcinoma pulmonar em pacientes clinicamente elegíveis à cirurgia, a lobectomia pulmonar videoassistida pode ser indicada geralmente nos casos de doença em fase inicial (estágios Ia, Ib ou até mesmo IIa, desde que com tumor menor que 5 cm e sem linfadenopatia importante). A realização associada de broncoplastia[86] ou toracectomia[87] já se mostrou tecnicamente factível, e atualmente essas situações não podem ser consideradas como contraindicações absolutas, podendo ser realizadas na dependência da experiência da equipe cirúrgica. Outra contraindicação outrora considerada absoluta, mas atualmente vista como relativa para alguns, é a prévia realização de terapia neoadjuvante. Já a presença de evidente adenopatia adjacente aos vasos pulmonares constitui uma contraindicação absoluta na opinião de muitos cirurgiões, dado o alto risco de lesão vascular durante a manipulação linfonodal. O fato é que, com o crescente ganho de experiência com a técnica, casos cada vez mais complexos têm sido operados por vídeo, com resultados animadores.

Nas ressecções videoassistidas, o posicionamento do paciente em decúbito lateral é semelhante ao adotado para a toracotomia, com o cuidado adicional de se promover na mesa cirúrgica uma elevação do hemitórax concomitante a um leve rebaixamento do quadril do paciente no lado a ser operado (em torno de aproximadamente 30 graus), a fim de se evitar o conflito da crista ilíaca com os instrumentais endoscópicos a serem utilizados, além de promover uma abertura adicional nos espaços intercostais. O mesmo cuidado deve ser observado com relação à posição do membro superior do mesmo lado, o qual deve ser posicionado flexionado a 90 graus, na mesma altura da cabeça do paciente. O cirurgião posiciona-se anteriormente ao paciente, enquanto o aparelho de vídeo é colocado posteriormente ao paciente, de frente para o cirurgião.

O acesso endoscópico para a câmera é o primeiro a ser realizado, habitualmente no 7º ou 8º espaço intercostal (10 a 15 mm), ao nível da linha axilar posterior ou ligeiramente posterior a uma linha imaginária que passe pelo ápice da crista ilíaca. A posição deste acesso pode variar conforme o biotipo do paciente (indivíduos obesos e/ou brevilíneos tendem a ter a hemicúpula diafragmática mais elevada) e a lobectomia a ser realizada (preferência pelo espaço mais alto nas lobectomias superiores e média). Habitualmente, o orifício desse acesso é aproveitado para a colocação do dreno torácico ao final da cirurgia. Uma vez inspecionada a cavidade pleural com a óptica de 30 graus e não havendo contraindicação à progressão da cirurgia, a incisão de trabalho é realizada, normalmente no 5º espaço intercostal (4 a 5 cm), ao nível da linha axilar anterior ou levemente anterior a esta. A posição desta incisão de acesso pode ser sutilmente variável e sua exata localização é guiada pela visualização da anatomia intratorácica. O seu posicionamento nesta região mais anterior aborda o espaço intercostal numa situação em que ele costuma ser mais amplo e garante acesso mais direto ao hilo pulmonar e à fissura interlobar, além de permitir a conversão para uma toracotomia lateral por simples extensão da incisão em caso de necessidade. Os demais acessos endoscópicos eventualmente necessários serão posicionados conforme cada caso, a critério do cirurgião. A técnica com apenas um acesso endoscópico e uma incisão de trabalho foi idealizada na *Duke University*, por D'Amico et al. (Fig. 10).[88] Muitos cirurgiões utilizam rotineiramente dois (ou mesmo três) acessos endoscópicos, além da incisão de trabalho. Há ainda autores como Gonzalez-Rivas et al.[89] que propõem a realização das ressecções pulmonares por meio de acesso videoassistido uniportal (on "single-port"), que pode ser proposta atraente no contexto das abordagens cirúrgicas minimamente invasivas.

Em qualquer tempo durante a cirurgia, para que seja mantido o princípio conceitual da cirurgia videoassistida, é mandatório que não sejam utilizados afastadores costais, uma vez que grande parte dos benefícios da abordagem minimamente invasiva decorre justamente do não afastamento costal e da consequente menor agressão à parede torácica.

Do ponto de vista técnico, a rigor, qualquer ressecção pulmonar anatômica videoassistida é fundamentalmente a mesma que se realiza por toracotomia. É importantíssima a percepção de que a abordagem minimamente invasiva não é outra cirurgia, mas sim tão somente uma diferente forma de acesso. A dissecção anatômica e individual dos elementos hilares (artérias, veias e brônquios) deve ser realizada sob os mesmos preceitos técnicos que regem a cirurgia aberta. Em respeito aos princípios oncológicos fundamentais atualmente vigentes, a ligadura e secção simultânea "em massa" das estruturas do hilo lobar com disparo de carga única de grampeador linear cortante endoscópico é prática absolutamente proscrita nas cirurgias para ressecção de lesões pulmonares neoplásicas, ainda que tolerável em algumas situações bastante específicas de lobectomias em contexto de doenças pulmonares benignas.

Qualquer ressecção pulmonar anatômica feita por toracotomia pode ser reproduzida por videotoracoscopia e, para efeitos práticos, a ênfase deste texto será dada à lobectomia. Ressalte-se também que não é o propósito deste capítulo esmiuçar os pormenores técnicos da abordagem cirúrgica videoassistida.

Contudo, alguns detalhes merecem menção: vale salientar que nas lobectomias videotoracoscópicas, habitualmente, a dissecção se inicia com a liberação do ligamento pulmonar e da reflexão pleural até a parte superior do hilo. Após essa liberação, é de grande valia a abordagem posterior ao nível da divisão do brônquio fonte (independentemente de qual lobectomia se pretenda fazer) por meio de dissecção romba que individualize com clareza essa divisão e os brônquios lobares, posto que próximo àquela região se define um importante ponto de passagem para o grampeador endoscópico, tanto no momento de grampeamento do brônquio, quanto no momento de secção da fissura. Aliás, é consenso entre os especialistas que a abordagem da fissura, mesmo que incompleta ou inexistente, não deve ser uma preocupação inicial. Com as abordagens anterior e posterior do hilo e seus elementos, a definição do plano correto de secção da fissura tende a ocorrer naturalmente no decorrer do procedimento. A ordem da abordagem dos elementos do hilo pulmonar pode variar, sendo que normalmente a veia lobar é o primeiro elemento a ser ligado.

Finalizada a lobectomia, a peça operatória deve ser retirada pela incisão de trabalho protegida no interior de uma bolsa plástica, a fim de se evitar o implante de células neoplásicas no trajeto da incisão, de ocorrência rara, porém possível. O mesmo cuidado deve ser aplicado à peça oriunda da ressecção em cunha diagnóstica, caso tenha sido feita no início da cirurgia.

A abordagem dos linfonodos mediastinais também deve ser feita nos mesmos moldes e segundo a mesma técnica operatória preconizada na cirurgia aberta.[90] Algumas publicações já comprovam que a linfadenectomia por vídeo não é inferior àquela realizada por toracotomia.[91-93] Entretanto, ainda existe certa controvérsia e grande discussão acerca da necessidade ou não de se converter a cirurgia videoassistida para toracotomia aberta nos casos de pacientes sem evidências pré-operatórias de comprometimento linfonodal (considerados clinicamente "N0") nos quais a presença de doença linfonodal mediastinal (N2) é surpreendida no intraoperatório por meio da anatomia patológica por congelação. Alguns cirurgiões são favoráveis à conversão para que se proceda a uma linfadenectomia mediastinal radical por toracotomia aberta, mesmo após um estudo japonês[94] ter concluído que nestes pacientes portadores de doença N2 microscópica, a sobrevida livre de recidiva não foi comprometida pelo acesso minimamente invasivo, nem foi melhorada pela realização da linfadenectomia por toracotomia.

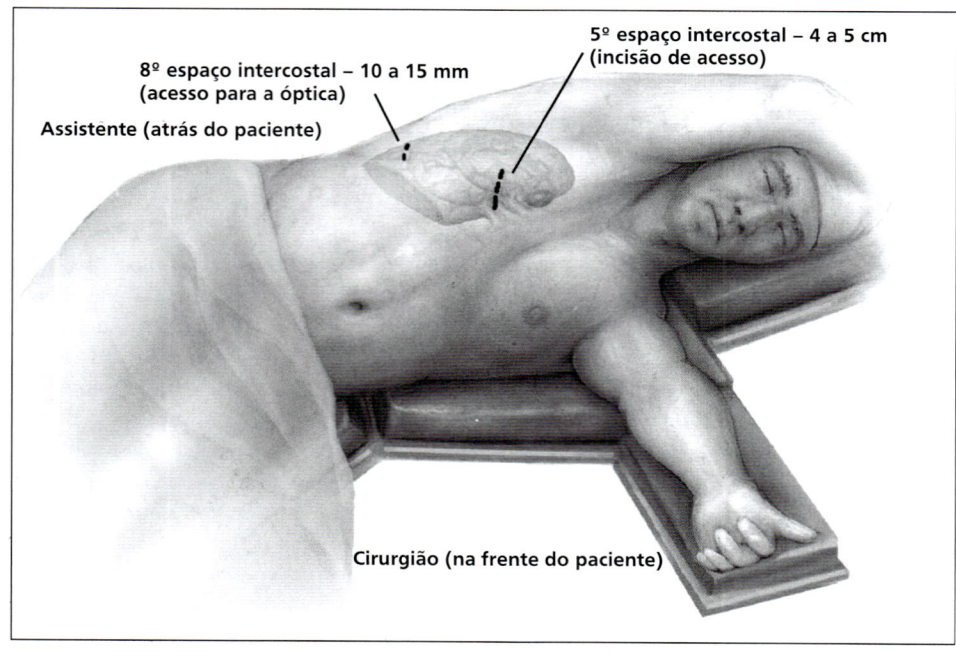

◀ **FIGURA 10.** Posicionamento do paciente e das incisões para a lobectomia videotoracoscópica, conforme proposto por D'Amico et al.[88]

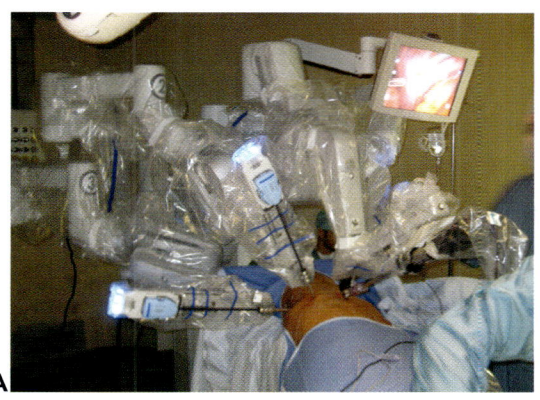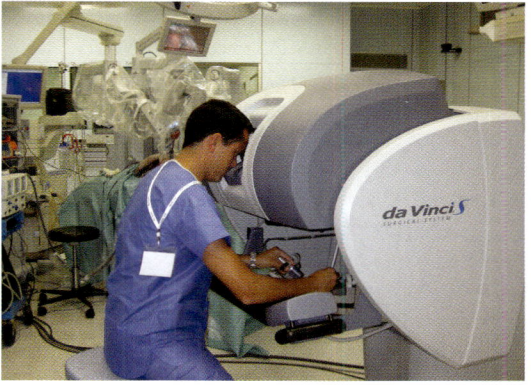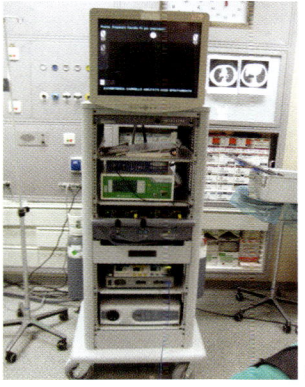

▲ **FIGURA 11.** O sistema robótico Da Vinci®: **(A)** Unidade "escrava" com braços robóticos. **(B)** Console de controle. **(C)** Unidade intermediária.

As perspectivas futuras são promissoras no campo do tratamento cirúrgico do carcinoma pulmonar por videotoracoscopia, ao menos no que concerne a sua difusão e aplicabilidade. Acredita-se que, com o implemento e maior aceitação dos programas de rastreamento em populações de risco, a tendência é que o número de casos da doença diagnosticados precocemente deve aumentar. Admite-se, também, que a crescente experiência com o método possibilite que o mesmo possa ganhar espaço na abordagem de pacientes de maior risco e com doença mais avançada.

Cirurgia robótica

Dentre todos os sistemas robóticos já desenvolvidos para aplicação na prática cirúrgica, até o momento aquele que se revelou como sendo o mais viável foi o sistema Da Vinci®(*Intuitive Surgical Inc.*, Mountain View, Califórnia/EUA). Não por acaso, nos dias atuais, quando se fala em cirurgia robótica, é ao sistema Da Vinci® que se faz referência. Esse sistema é composto basicamente por três componentes, demonstrados na Figura 11: a) o "robô" em si, que consiste em uma unidade "escrava" formada por uma base móvel da qual emergem os braços robóticos mecânicos multiarticulados (três ou quatro, dependendo do modelo) aos quais são acoplados o sistema óptico (videocâmera + óptica) e os instrumentos cirúrgicos intercambiáveis a serem utilizados durante a cirurgia; b) o console de controle, por meio do qual o cirurgião tem acesso às imagens captadas pelo sistema óptico e controla todos os movimentos dos braços e dos instrumentos a eles acoplados e; c) a unidade intermediária que promove a geração das imagens (fonte de luz + processador da videocâmera) e dá suporte a eventuais periféricos (eletrocautério e bisturi ultrassônico, por exemplo), além de estabelecer a comunicação entre o console de controle e o robô propriamente dito.

Em comparação com a videotoracoscopia (na qual a visão pelo monitor é bidimensional, o tremor manual do cirurgião é integralmente transmitido ao instrumental e a amplitude de movimentação do instrumental é limitada tanto por sua conformação intrínseca quanto pela restrição imposta pelo acesso), a vantagem da abordagem cirúrgica minimamente invasiva robótica se revela em três de suas principais características:

1. A excepcional qualidade da imagem (que no sistema robótico é oferecida ao cirurgião que ocupa o console de controle por meio de uma visão binocular tridimensional, absolutamente estática e sem tremores, uma vez que a óptica no campo cirúrgico é sustentada pelo braço robótico e só se movimenta quando comandada pelo cirurgião).
2. A ausência de tremores no instrumental utilizado (graças a um "filtro de movimento" que impede que o tremor involuntário das mãos do cirurgião seja transmitido até a extremidade dos instrumentos).
3. A grande amplitude de movimentos das pinças cirúrgicas (proporcionada pela tecnologia EndoWrist® – Fig. 12), inspirada no arco de movimentos do punho e da mão humana). Além disso, uma vantagem pouco citada, mas muito importante, da cirurgia robótica é que os trocartes endoscópicos usados no sistema Da Vinci® são desenhados de modo que a porção que fica em contato com a parte osteomuscular da parede torácica é a que menos se move durante a manipulação cirúrgica. Em tese, este chamado "ponto fixo" do trocarte tende a causar menor trauma na parede torácica e, consequentemente, menor dor no pós-operatório.

Esses diferenciais fazem da cirurgia robótica uma atraente forma de abordagem no tratamento cirúrgico do carcinoma pulmonar, aliando todos os benefícios da cirurgia minimamente invasiva videotoracoscópica a uma melhor qualidade de imagem e a um grau inigualável de conforto e ergonomia para o cirurgião, determinando assim uma dissecção mais delicada e precisa, bem como uma curva de aprendizado para a lobectomia mais rápida do que a observada na videotoracoscopia. Várias publicações sugerem que a curva de aprendizado para a lobectomia videoassistida requer em torno de 50 cirurgias para a familiarização do cirurgião com o método,[84] enquanto outros estudos acerca da lobectomia robótica sugerem que após 20 ressecções o cirurgião já se apresenta confortável diante da tecnologia.[95]

A crescente experiência de alguns centros com a cirurgia robótica tem proposto esta técnica como uma via segura e factível para o tratamento do carcinoma pulmonar, com resultados promissores indicando baixa morbidade e mortalidade, taxas de sobrevida a longo prazo comparáveis com as de outras técnicas (toracotomia e videotoracoscopia) e índices de qualidade de vida superiores (sobretudo em comparação com a toracotomia).[95,96]

Atualmente, admite-se que as indicações e contraindicações da lobectomia robótica sejam as mesmas que as da lobectomia videotoracoscópica e que a escolha da abordagem se dê basicamente em função da disponibilidade do método e da experiência da equipe cirúrgica com o mesmo.

Do ponto de vista técnico, a ressecção pulmonar anatômica por via robótica também não difere das técnicas cirúrgicas já descritas, ou seja, a dissecção anatômica e o tratamento individual dos elementos vasculares e brônquicos são mandatórios, bem como a realização da dissecção linfonodal hilo-mediastinal. O posicionamento do paciente na mesa cirúrgica é idêntico ao adotado na cirurgia por videotoracoscopia. O auxiliar que permanece no campo operatório deve estar familiarizado com a manipulação do instru-

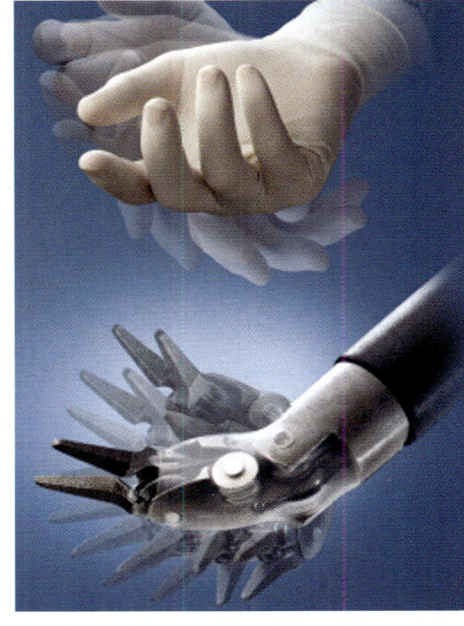

◄ **FIGURA 12.** Tecnologia EndoWrist® (Cortesia: *Intuitive Surgical Inc., Mountain View, Califórnia, EUA.*)

mental e ter experiência com abordagens minimamente invasivas e com o sistema robótico em si, bem como também o instrumentador e toda a equipe de enfermagem envolvida com a dinâmica da sala operatória.

Além do instrumental, os detalhes específicos da abordagem robótica incluem o correto posicionamento do robô, que se situa posteriormente ao paciente, em um ângulo de aproximação de 45 graus com relação à mesa. Pode ser necessário um leve deslocamento do aparato da equipe de anestesia para a aproximação do robô. O adequado posicionamento do robô e seus braços é crucial para um *docking* bem-sucedido. Entende-se por *docking* o processo de acoplagem pelo qual as pinças são conectadas aos braços robóticos e introduzidas na cavidade pleural através dos trocartes (Fig. 13). Na dependência do modelo de robô utilizado, três ou quatro braços podem estar disponíveis (os modelos mais modernos contam com quatro braços). A localização das incisões está esquematizada na Figura 14. A escolha correta da posição das incisões/trocartes e um *docking* bem feito são etapas críticas no início do procedimento que impedem o conflito/colisão entre os braços robóticos e destes com o corpo do paciente, tornando a cirurgia menos sujeita a dificuldades técnicas intraoperatórias. A rapidez e a qualidade do *docking* tendem a ser diretamente proporcionais à familiaridade da equipe com o sistema robótico.

As perspectivas futuras acerca da cirurgia robótica são imensas, e a velocidade das inovações impressiona. O desenvolvimento de novos instrumentais manipuláveis por via robótica é um campo em franca evolução. Hoje já existem instrumentos robóticos adaptáveis a bisturis ultrassônicos, eletrocautério bipolar, aplicadores de clipes e até mesmo trocartes com tecnologia *single-port*. Grampeadores robóticos provavelmente estarão disponíveis em um futuro próximo. Também existem tecnologias em desenvolvimento no intuito de promover uma maior integração da imagem do campo operatório observada pelo cirurgião no visor do console com as imagens dos exames radiológicos do paciente (que passarão a ser acessíveis no próprio visor do console). Por outro lado, entusiasmos à parte, é fundamental que seja feita uma análise crítica da tecnologia hoje disponível e de seu potencial no futuro: é inegável que ainda resta definir com maior precisão qual é (e qual será) o real papel da cirurgia robótica no tratamento do carcinoma pulmonar e se de fato ela é justificável, particularmente no que tange à relação custo-benefício quando comparada com a videotoracoscopia. Até o momento, o acesso ainda restrito ao método, a falta de padronização da técnica robótica e a carência de estudos prospectivos impedem que se chegue a conclusões mais sólidas sobre essas questões.

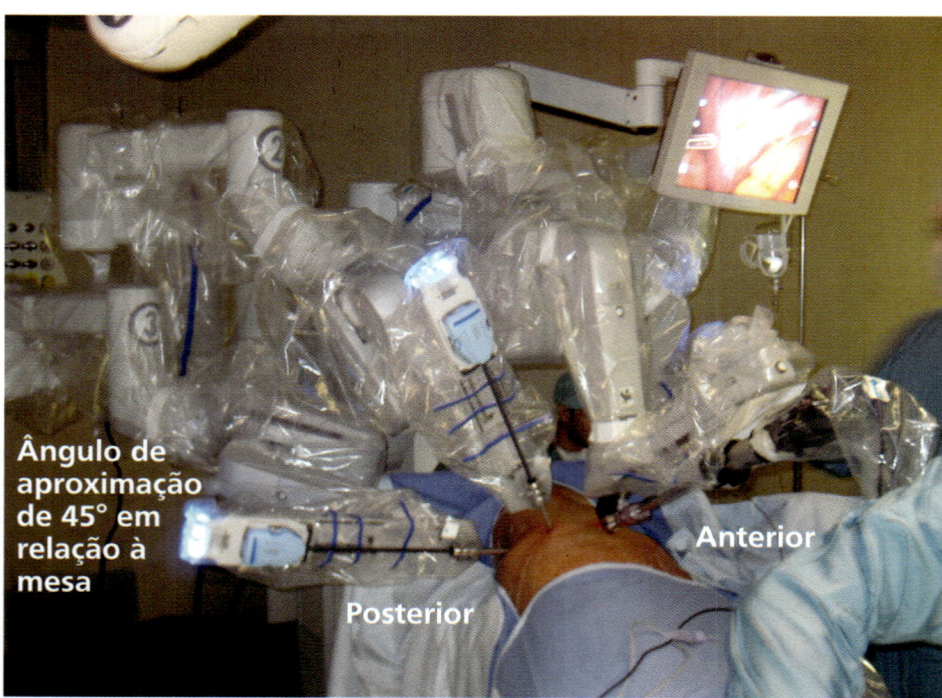

◀ **FIGURA 13.** *Docking* para a lobectomia robótica.

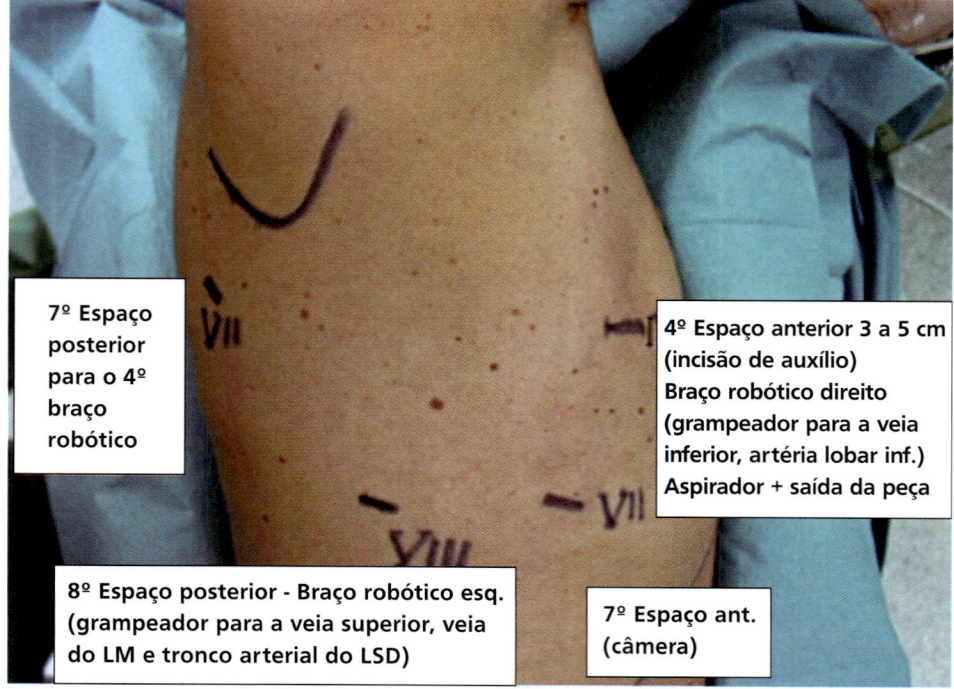

◀ **FIGURA 14.** Posicionamento e uso das incisões na lobectomia robótica.

A ABORDAGEM CIRÚRGICA, SEGUNDO O ESTADIAMENTO

Esta seção descreve as abordagens operatórias mais comuns para cada estágio da doença. Visando uma compreensão mais simples e específica dos aspectos operatórios, as questões referentes aos possíveis tratamentos neoadjuvantes e/ou adjuvantes para cada estágio serão mencionadas apenas superficialmente.

Estágio Ia (T1a/1b N0M0)

Nos pacientes clinicamente elegíveis à cirurgia e com função pulmonar que permita a retirada do lobo pulmonar acometido, o tratamento de escolha é cirúrgico, e o nível de ressecção considerado padrão ainda é a lobectomia.[29] Em situações específicas, como discutido anteriormente, é razoável a indicação de ressecções sublobares (segmentectomia).[30-36] Excepcionalmente, em pacientes mais idosos, funcionalmente inaptos a ressecções maiores e com alto risco cirúrgico, é permitida a ressecção em cunha como alternativa cirúrgica, ainda que para esses casos a proposta de terapias ablativas não cirúrgicas (radioterapia estereotáxica, radiofrequência ou micro-ondas) possa ser uma opção mais atraente e de menor risco. Não há evidências que suportem a indicação de tratamento adjuvante pós-operatório para os pacientes portadores de doença no estágio Ia.

Estágio Ib (T2aN0M0)

Pelo tamanho e/ou pela posição da lesão classificada como T2a, na maioria dos pacientes compreendidos neste estágio, a ressecção adequada será a lobectomia. Na dependência da extensão e localização da lesão (invasão da fissura), excepcionalmente poderão ser necessárias ressecções maiores (bilobectomia ou pneumonectomia). Neste estágio, parece haver benefício da quimioterapia adjuvante, com melhora da sobrevida a longo prazo.[97,98] Não há indicação de radioterapia pós-operatória.

Infelizmente, a manifestação da neoplasia pulmonar como doença inicial (estágios Ia e Ib) responde por menos de 25% dos casos de carcinoma pulmonar de pequenas não células, sendo que a maior parte das lesões neste estágio é descoberta casualmente, como achados em exames de imagem de pacientes assintomáticos. Com a evolução e sedimentação do conceito de rastreamento radiológico para populações de maior risco, espera-se que esse percentual seja maior no futuro. A sobrevida em 5 anos para os pacientes operados com doença inicial gira em torno de 50 a 75%.

Estágio IIa (T1a/1b/2a N1M0 e T2bN0M0)

Correspondem a cerca de 10% dos casos de câncer do pulmão ressecados. A lobectomia será o procedimento de escolha na maior parte dos pacientes. Ocasionalmente, por conta da extensão tumoral (T2b) algumas situações poderão requerer ressecções maiores (lobectomia com broncoplastia, bilobectomia ou pneumonectomia). Os pacientes neste estágio submetidos à ressecção cirúrgica completa e em boas condições clínicas são candidatos à quimioterapia adjuvante. A radioterapia pós-operatória parece diminuir a recidiva local, mas nenhum estudo foi capaz de comprovar seu impacto na sobrevida, de modo que seu uso habitualmente não é recomendado.

Estágio IIb (T2bN1M0 e T3N0M0)

Neste estágio, pela grande variabilidade no que se refere à apresentação da doença, a abordagem cirúrgica deve ser analisada de forma individualizada, caso a caso.

Nos casos T2bN1M0 o nível da ressecção deve ser decidido conforme a extensão do tumor e a(s) cadeia(s) linfonodal(ais) acometida(s). O acometimento em nível N1 da cadeia interlobar pode requerer a realização de bilobectomia ou pneumonectomia, como já exposto anteriormente.

Para os casos T3N0M0 é importante ressaltar que os tumores T3 constituem na realidade um grupo heterogêneo de lesões, a saber: tumores maiores que 7 cm, tumores que invadem a parede torácica, o diafragma, o nervo frênico, a pleura mediastinal e/ou o pericárdio, tumores no brônquio fonte a menos de 2 cm da carina, tumores causando atelectasia obstrutiva de todo o pulmão e, por fim, tumores com presença de nódulos satélites tumorais no mesmo lobo. Nas situações de invasão por contiguidade, vale o princípio oncológico de que a ressecção cirúrgica deve contemplar as estruturas adjacentes envolvidas pela doença em bloco com a lesão tumoral em si e o lobo acometido. Entretanto, merecem menção específica algumas situações particulares de invasão da parede torácica.

A presença de um T3 por invasão da parede torácica usualmente requer a realização de toracectomia em bloco com a ressecção pulmonar (Fig. 15). É recomendável que a ressecção da parede torácica deva almejar margens de segurança de um arco costal acima e um arco costal abaixo além da extremidade da invasão tumoral. Os limites anterior e posterior da toracectomia também devem ser observados, com margem de segurança de 4 cm (considerada ideal, porém empírica e frequentemente impossível de se contemplar na prática).

O uso da ressecção extrapleural sem toracectomia propriamente dita deve ser considerado com cautela, somente em casos nos quais o descolamento extrapleural seja alcançado sem dificuldades, sendo mandatório que a invasão tumoral não ultrapasse o plano da pleura parietal e que margens negativas sejam confirmadas pela anatomia patológica de congelação. Alternativamente à toracectomia clássica, em casos selecionados sem invasão costal, é possível ainda recorrer à ressecção extramusculoperiostal em "gaiola" com preservação do arcabouço ósseo da caixa torácica, conforme idealizado por Ribeiro Netto em 1988.[99]

Após a realização de uma toracectomia, a reconstrução da parede torácica com material protético pode ser dispensável em alguns casos, nos quais o defeito resultante seja pequeno (uma ou duas costelas), notadamente na parte posterior da parede torácica, onde a escápula confere proteção natural ao conteúdo intratorácico. Em raras ocasiões pode ser conveniente a ressecção da ponta da escápula no intuito de se evitar que a mesma se projete para dentro do tórax.

Nas situações em que o defeito resultante da toracectomia seja mais anterior e/ou sua extensão seja maior, bem como nos casos de toracectomias posteriores em que o limite inferior da ressecção se estenda ao quinto arco costal ou mais abaixo deste, será recomendado o uso de material sintético para reconstrução da parede torácica. Dentre as várias opções de materiais disponíveis, os mais comumente utilizados são: a tela de polipropileno, tela de *Goretex*® (Fig. 16A) ou a combinação de duas telas de polipropileno moldadas por uma camada de metil-metacrilato (cimento ortopédico) interposta entre as telas (técnica conhecida como "sanduíche", em que o cimento interposto entre as duas telas confere molde e rigidez à reconstrução – Fig. 16B). Menos frequentemente, nos casos de amplas toracectomias com grande perda de partes moles, pode-se recorrer a retalhos miocutâneos para complementação da reconstrução (Fig. 16C e D).

Os T3 de lobos superiores com invasão da parede torácica apical (denominados tumores do sulco superior ou tumores de Pancoast, após sua descrição original em 1932 por Henry Pancoast[100]), em decorrência de sua localização peculiar, podem estender-se além da parede torácica e acometer estruturas anatômicas do estreito torácico superior, incluindo os vasos subclávios, a parte inferior do plexo braquial e/ou a coluna vertebral (Fig. 17A).

Para essas lesões, a abordagem diagnóstica, o processo de estadiamento e o planejamento terapêuticos devem ser especialmente minuciosos (incluindo mediastinoscopia cervical de rotina) e, em se comprovando a ausência de contraindicações ao tratamento cirúrgico, este deve ser precedido por quimio e radioterapia neoadjuvantes. Em torno de 4 a 6 semanas após concluída a terapia de indução, deve-se proceder a um processo igualmente minucioso de reestadiamento e, desde que não haja contraindicações (doença N2/N3 ou invasão grosseira/irressecável ao nível vascular do plexo braquial e/ou vertebral), a ressecção pode ser realizada. Vale frisar que, nestes casos de tumores de Pancoast, os linfonodos supraclaviculares/escalenos ipsilaterais à lesão assu-

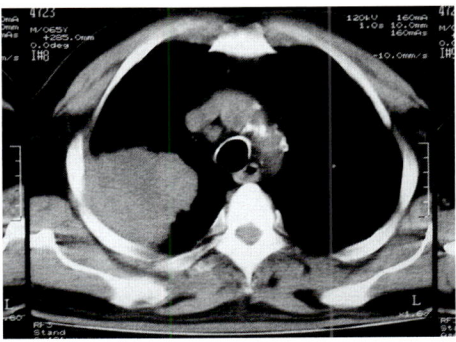

◀ **FIGURA 15.** Imagem de TC mostrando tumor T3 com invasão de parede torácica.

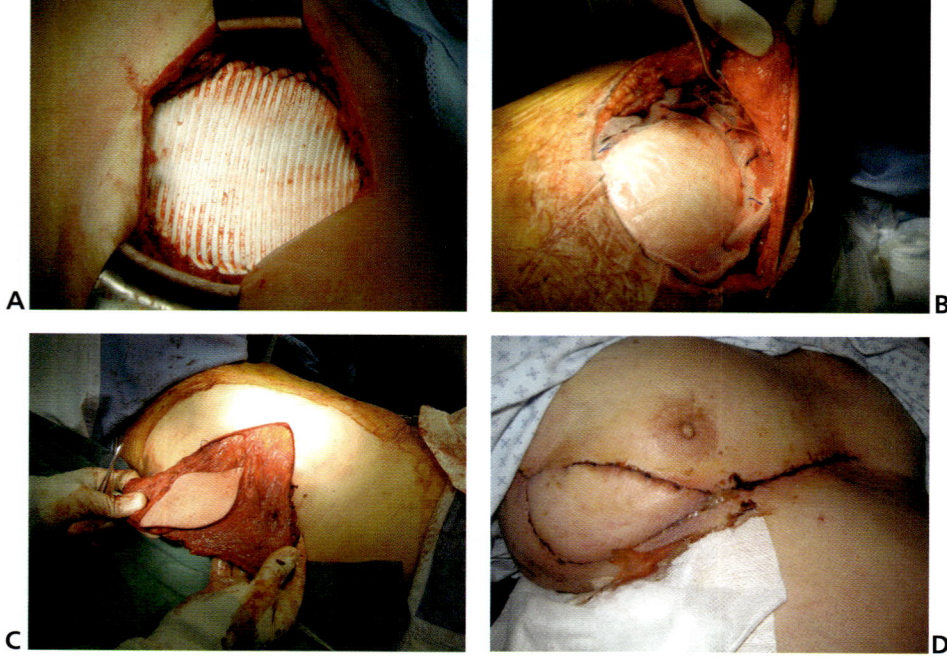

◀ **FIGURA 16.** Reconstrução da parede torácica: (**A**) Com tela de Goretex®. (**B**) Técnica "sanduíche". (**C**) Preparo do retalho miocutâneo de músculo grande dorsal. (**D**) Retalho miocutâneo (pós-operatório de 7 dias.)

mem um caráter locorregional aceito pela maioria dos autores, deixando de ter a implicância prognóstica clássica de um N3. Também é importante ressaltar que, uma vez excluídas as contraindicações, mesmo na aparente ausência de resposta radiológica nos exames de imagem feitos à época do reestadiamento, a proposta de ressecção cirúrgica deve ser considerada, posto que a resposta patológica ao nível da lesão costuma ser significativa, podendo inclusive ser completa (ausência de doença residual ou doença residual microscópica mínima) em 56% dos casos, como sugeriu um importante ensaio prospectivo multicêntrico conduzido pelo *Southwest Oncology Group* (SWOG).[101] Essas ressecções costumam associar a lobectomia a uma toracectomia apical de tamanho variável (Fig. 17B e C) e, quando indicado, combinadas com a ressecção em bloco das estruturas eventualmente acometidas por contiguidade pela doença, incluindo vasos subclávios, plexo braquial e coluna vertebral. A ressecção combinada dessas estruturas já foi descrita como tecnicamente possível[102] e, em casos bem selecionados, pode ser oncologicamente justificável. Entretanto, a cirurgia torna-se substancialmente mais complexa e arriscada. A abordagem cirúrgica das lesões com invasão da coluna vertebral será discutida mais adiante na seção sobre "Particularidades sobre algumas ressecções alargadas", ainda neste capítulo.

A via de acesso depende da posição do tumor, podendo ser posterior (abordagem clássica proposta por Shaw e Paulson[103]), anterior (conforme originalmente descrito por Dartevelle[104] e posteriormente modificado por Grunenwald[105] e Spaggiari[106]) ou ainda por meio de uma esternotoracotomia anterolateral (incisão tipo hemiclamshell).

Os pacientes T3N0M0 com invasão da parede torácica (incluindo tumores de Pancoast) que forem clinicamente aptos à terapia adjuvante serão candidatos à complementação do tratamento oncológico com quimioterapia após a cirurgia. A radioterapia pós-operatória não melhora a sobrevida, mas pode ser indicada em algumas situações específicas para melhor controle local da doença (margens cirúrgicas exíguas ou ressecção incompleta com doença residual microscópica – ressecção "R1"). Os pacientes T3N0M0 com invasão da pleura mediastinal e/ou pericárdio também apresentam melhor controle local da doença com a radioterapia adjuvante

Estágio IIIa (T3N1M0, T1a/1b/2a/2b/3 N2M0 e T4 N0 ou 1 M0)

Corresponde à maioria dos casos de neoplasia pulmonar e é representado por um conjunto extremamente heterogêneo de apresentações possíveis da doença, nas quais, em muitos casos, a indicação cirúrgica é controversa. De mesma maneira, neste estágio, o tratamento tende a ser realizado de forma multimodal, e a cirurgia não pode ser considerada como ferramenta terapêutica isoladamente. Assim sendo, a estratégia cirúrgica deve ser analisada individualmente e o tipo de ressecção empregada pode variar muito, de acordo com a apresentação do tumor, em que pesem sua dimensão, localização e extensão locorregional.

De modo geral, os pacientes T3N1M0 têm sua abordagem operatória definida nos mesmos moldes do que é preconizado para os pacientes T3N0M0 expostos anteriormente (ver Estágio IIb).

Naquilo que se refere ao planejamento terapêutico, os pacientes N2 são o subgrupo mais complexo dentro do estágio IIIa, e a forma ideal de tratamento desses pacientes parece ainda não estar definida, visto que o próprio contexto de doença linfonodal mediastinal ipsilateral (N2) contempla uma grande variedade de possíveis apresentações. Idealmente, a informação mais precisa possível sobre o *status* linfonodal mediastinal deve sempre ser buscada durante o processo de estadiamento clínico da neoplasia pulmonar (incluídas as possíveis modalidades de estadiamento invasivo do mediastino – mediastinoscopia cervical, mediastinoscopia paraesternal, VAMLA, TEMLA ou videotoracoscopia).

A existência do acometimento N2 pode-se revelar para o cirurgião de formas diferentes, o que exigirá, por consequência, um manejo específico para cada situação. Um resumo desses possíveis cenários para o N2 é descrito em quatro etapas a seguir:

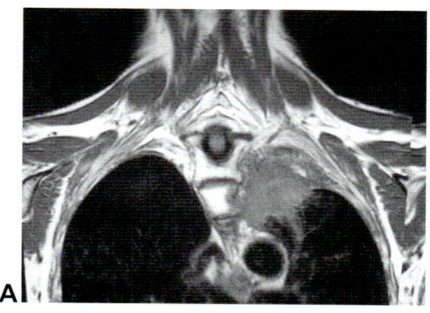
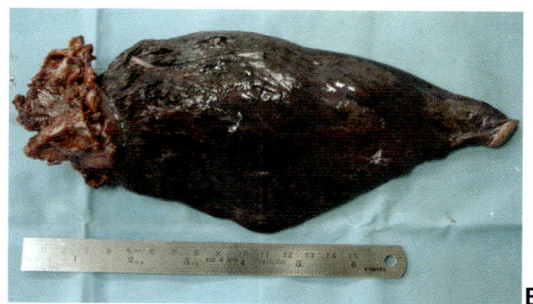
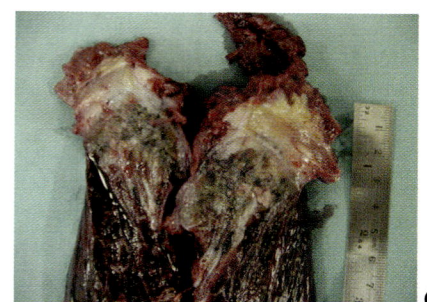

▲ **FIGURA 17.** Exemplo de tumor de Pancoast: (**A**) Imagem de rnm. (**B**) Peça operatória. (**C**) Detalhe da peça operatória (lobectomia superior esquerda em bloco com segmento de parede torácica).

1. **Metástase linfonodal N2 encontrada no exame anatomopatológico definitivo das peças operatórias após ressecção cirúrgica considerada completa ("R0"), com mediastinoscopia prévia negativa:** neste caso, em que a cirurgia já foi realizada e o N2 é descoberto tardiamente, o tratamento em geral é complementado com quimio e radioterapia adjuvantes, desde que as condições clínicas permitam.

2. **Metástase linfonodal N2 encontrada durante a exploração cirúrgica após mediastinoscopia prévia negativa:** esta situação constitui o chamado "N2 incidental". Nestes casos em que o N2 é descoberto no exame intraoperatório de congelação, a maioria dos cirurgiões é partidária de que a ressecção completa deve prosseguir conforme o planejado,[107] desde que não haja outros achados que contraindiquem a mesma, visto que a essa altura o paciente já está irreversivelmente submetido à morbidade da intervenção cirúrgica. Salvo contraindicações clínicas, este grupo de pacientes é candidato à complementação com quimioterapia e radioterapia pós-operatórias.

3. **Metástase linfonodal N2 comprovada ainda no pré-operatório por qualquer método de estadiamento mediastinal invasivo em paciente com doença potencialmente ressecável:** de maneira geral, nesta situação a indicação cirúrgica como tratamento isolado mostrou resultados desanimadores no tocante à sobrevida. A presença de metástases pode ser identificada em uma ou mais estações linfonodais e, assim como o número de cadeias acometidas, a sua posição também parece ter implicação prognóstica, de modo que o acometimento de múltiplas estações e/ou de cadeias linfonodais mais altas confere um pior prognóstico. Nos pacientes em bom estado geral, com doença admitida como ressecável e acometimento mediastinal limitado, os casos em que o N2 é descoberto durante o estadiamento devem ser considerados para terapia de indução neoadjuvante. Após dois a três ciclos de quimioterapia neoadjuvante, propõe-se o reestadiamento completo. Para aqueles que apresentarem boa resposta à terapia neoadjuvante com *downstaging* ao nível mediastinal, a indicação cirúrgica poderá, então, ser considerada, sendo idealmente realizada entre 4 e 6 semanas após a conclusão da terapia de indução, desde que mantidas as boas condições clínicas do paciente e que a ressecção completa continue sendo antecipada como possível. Para os pacientes que apresentarem progressão evidente de doença por ocasião do reestadiamento, o prognóstico é ruim e a cirurgia deve ser contraindicada, sendo o tratamento definitivo baseado em quimio e radioterapia. Por fim, para os pacientes com doença radiologicamente estável após a terapia de indução, a indicação cirúrgica é controversa e dependerá fundamentalmente da avaliação do *status* linfonodal mediastinal proporcionada pelo reestadiamento minucioso. Se comprovada a esterilização do mediastino, pode ser considerada a indicação cirúrgica. Se detectada a persistência de doença nos linfonodos mediastinais, não se indica a cirurgia, e o tratamento deverá ser complementado com quimio e radioterapia, com prognóstico reservado. É muito importante frisar que a neoadjuvância ainda não é consenso no campo da oncologia torácica[108-112] e a controvérsia ainda persiste no que se refere a sua forma ideal (quimioterapia isolada *versus* quimioterapia associada a radioterapia) e aos seus potenciais benefícios e complicações, particularmente em situações sabidamente de maior risco, como, por exemplo, nos pacientes tratados com terapia de indução que posteriormente serão submetidos a possível pneumonectomia direita.[113]

4. **Metástase linfonodal N2 "grosseira":** estas situações apontam para a existência de doença mediastinal avançada e são muito facilmente identificadas na tomografia computadorizada, frequentemente com o acometimento de múltiplas cadeias linfonodais, extensão extracapsular e invasão por contiguidade de outras estruturas mediastinais adjacentes. Constitui a categoria de N2 com o pior prognóstico, o dito "N2 clínico", posto que a extensão mediastinal da doença é significativa o suficiente para determinar manifestações clínicas. As principais formas de apresentação clínica são a síndrome de veia cava superior (doença à direita), disfonia e paralisia de prega vocal por invasão do nervo frênico (doença à esquerda), além da possibilidade de comprometimento da via aérea por compressão e/ou invasão direta. Também pode haver apenas manifestação tomográfica, em que é evidenciado habitualmente um conglomerado ganglionar que caracteriza a doença mediastinal *bulky* e justifica, em alguns casos, o uso do termo "mediastino congelado". Todas essas apresentações sugerem fortemente critérios inquestionáveis de irressecabilidade, e o tratamento desses pacientes não deve contemplar nenhuma forma de ressecção cirúrgica, dada a completa impossibilidade de erradicação da doença e o consequente mau prognóstico associado. Ressalte-se, no entanto, que mesmo nestas situações de acometimento mediastinal grosseiro é importante e altamente recomendável que a comprovação histopatológica da doença seja obtida, a fim de se evitar situações de falso-positivos, infrequentes porém possíveis.

Por fim, ainda dentro do estágio IIIa, o último subgrupo a ser analisado é o T4. A definição de T4 abrange os tumores pulmonares de qualquer tamanho com invasão cardíaca, dos grandes vasos, traqueia, carina, corpo vertebral, nervo laríngeo recorrente e/ou esôfago. Também são considerados T4 os casos com nódulos satélites tumorais em outro lobo do mesmo lado da lesão tumoral principal. A partir dessa conceituação, admite-se que o subgrupo T4 do estágio IIIa (T4N0M0 e T4N1M0) é representado por uma rara combinação de lesões tumorais complexas sem a presença de acometimento linfonodal mediastinal. A maioria dos pacientes neste estágio apresenta doença inelegível ao tratamento operatório. Todavia, alguns pacientes altamente selecionados desta população específica podem se beneficiar do tratamento cirúrgico com melhora de sobrevida, desde que um detalhado processo de estadiamento antecipe a possibilidade de ressecção completa da doença e exclua de fato a existência de acometimento metastático mediastinal e sistêmico. A indicação cirúrgica é excepcional e, de certa forma, pouco difundida, estando ainda restrita a poucos centros com particular interesse e experiência em ressecções alargadas. Por esse motivo, as séries disponíveis são poucas e com casuísticas relativamente pequenas, mas os estudos sobre tumores T4 operados convergem na afirmação de que os fatores prognósticos com impacto determinante na sobrevida são a ressecção completa "R0" e o *status* linfonodal mediastinal negativo.

É razoável pensar que a terapia neoadjuvante pode ter um papel nestas situações, contribuindo para a diminuição da massa tumoral e tendendo a melhorar a ressecabilidade total da doença, conforme sugerido por alguns autores.[114] Entretanto, o papel da terapia de indução nestes casos ainda permanece por ser mais bem definido.

Aspectos técnicos do tratamento cirúrgico envolvendo alguns tumores classificados como T4 serão abordados mais adiante ainda neste capítulo (ver "Particularidades sobre algumas ressecções alargadas").

Estágio IIIb (qualquer T, N3M0 e T4N2M0)

Para efeitos de prática clínica diária, o tratamento do carcinoma pulmonar neste estágio não inclui cirurgia, baseando-se somente em quimioterapia e radioterapia. Este estágio apresenta prognóstico muito ruim e taxas de sobrevida a longo prazo tendem a se aproximar das observadas na doença metastática (estágio IV), de maneira que o tratamento operatório normalmente não se justifica. Na atualidade, a proposta de abordagem cirúrgica no estágio IIIb se restringe a protocolos de pesquisa, e os ensaios clínicos até hoje conduzidos não foram capazes de validar a cirurgia como ferramenta terapêutica nesta fase da doença.

Estágio IV (qualquer T, qualquer N, M1)

No carcinoma pulmonar, as metástases são classificadas como intratorácicas (M1a – nódulo pulmonar tumoral no pulmão contralateral, metástase pleural e derrame pleural neoplásico) ou extratorácicas (M1b – metástases a distância). O tratamento cirúrgico para estes pacientes é absolutamente excepcional e restrito aos pacientes com metástases isoladas, sem acometimento mediastinal e com doença pulmonar completamente ressecável. Para que os pacientes sejam selecionados corretamente, é fundamental um processo de estadiamento minucioso cujo objetivo fundamental é excluir de uma possível cirurgia os pacientes que tenderão a não se beneficiar dela. Este "ultraestadiamento" deve contemplar o melhor armamentário disponível, incluindo PET-CT, ressonância magnética de crânio e, é claro, a abordagem invasiva do mediastino, na qual a mediastinoscopia cervical ainda é aceita como padrão ouro. A presença de acometimento de linfonodos mediastinais (N2) associada à metástase contraindica o tratamento cirúrgico, posto que indica doença disseminada.

Metástases extratorácicas solitárias são raríssimas. Nestas situações incomuns, estudos sugerem que pode haver melhora na sobrevida de alguns pacientes com metástases cerebrais ou suprarrenais isoladas (sincrônicas ou metacrônicas) tratados cirurgicamente. Segundo estes trabalhos,[115-117] desde que o *status* N2/N3 seja descartado no processo de estadiamento e que a neoplasia pulmonar primária seja potencialmente ressecável, é razoável indicar também a ressecção do foco metastático com intuito curativo. Os melhores resultados de sobrevida parecem estar associados à doença N0 e a ressecção completa do foco primário pulmonar. De acordo com esses mesmos trabalhos, a sobrevida em 5 anos nestes casos selecionados pode aproximar-se de surpreendentes 20%.

No caso de metástase cerebral, além da neurocirurgia convencional, o tratamento por radiocirurgia, se aplicável ao caso, é uma opção. O uso de radioterapia craniana após a ressecção da metástase é possível, mas não é consensual. No caso das metástases sincrônicas, não está definido qual deve ser a primeira lesão a ser abordada, mas a tendência é que o tratamento se inicie com a metastasectomia. Habitualmente indica-se quimioterapia adjuvante após as ressecções.

No que tange às lesões suprarrenais suspeitas, quando existentes, devem ser investigadas quanto a sua natureza, uma vez que a possibilidade de adenoma benigno não pode ser negligenciada. Na maior parte dos casos, esta investigação pode ser realizada por meio de punção aspirativa com agulha fina (PAAF) guiada por tomografia computadorizada. Tal conduta ganha particular importância nas lesões suprarrenais menores que 1 centímetro, que podem ser negativas na PET-CT, mesmo quando neoplásicas. Quando indicada a adrenalectomia, o momento da cirurgia ainda é motivo de controvérsia. Principalmente quando realizada por videolaparoscopia, por sua menor agressividade, a tendência é que a cirurgia da metástase preceda a abordagem cirúrgica do tórax. Nos casos de metástase adrenal sincrônica ipsilateral (especialmente à esquerda), existe ainda a possibilidade técnica de ambas as ressecções serem realizadas no mesmo tempo cirúrgico pelo tórax por meio da abertura do diafragma para acesso à glândula suprarrenal. Apesar da experiência limitada com a abordagem cirúrgica do carcinoma pulmonar metastático para suprarrenal, Mercer *et al.*[118] sugerem que a cirurgia para tratamento da metástase suprarrenal metacrônica isolada apresenta melhores resultados de sobrevida, se o intervalo livre de doença for superior a 6 meses.

Os pacientes portadores de carcinoma pulmonar com nódulo supostamente tumoral no pulmão contralateral podem se beneficiar do tratamento cirúrgico em alguns casos específicos. Nestas situações, uma questão importante se impõe: em sendo de fato tumoral, este nódulo contralateral seria verdadeiramente uma metástase ou seria um segundo tumor primário sincrônico?

Independente da natureza do segundo nódulo (metástase ou segundo tumor primário), estas situações também requerem um processo de estadiamento detalhado e completo, a fim de se descartar a presença de doença metastática a distância e comprometimento linfonodal mediastinal, bem como antecipar a ressecabilidade completa das lesões pulmonares. Esse estadiamento deve ser completo e incluir a mediastinoscopia cervical, além dos exames de imagem não invasivos. Após a confirmação de que não existe doença N2/N3, de que não há focos metastáticos e de que as lesões são completamente ressecáveis, usualmente a abordagem cirúrgica dos focos pulmonares pode ser indicada, sabendo-se de antemão que o prognóstico na doença realmente metastática é pior se comparado com a existência de dois tumores primários sincrônicos.

Na evidência de que as duas lesões pulmonares são dois tumores primários sincrônicos distintos, ambas devem ser tratadas como tal e conforme o estadiamento definido para cada uma delas, desde que o paciente apresente condições clínicas e função pulmonar para suportar as ressecções propostas. Nesses casos, a função pulmonar deve ser avaliada de forma criteriosa, antevendo a possibilidade real de duas ressecções pulmonares bilateralmente. Não há consenso quanto ao intervalo a ser respeitado entre as duas ressecções. Há, no entanto, uma tendência a se operar primeiro o lado onde o sacrifício de parênquima pulmonar seja menor, de modo a garantir uma melhor reserva funcional pulmonar no momento da segunda cirurgia, especialmente se considerarmos a hipótese de ventilação monopulmonar durante os procedimentos cirúrgicos.

Para tumores primários metacrônicos, vários estudos já demonstraram ser possível proceder ao tratamento cirúrgico da segunda lesão com intuito curativo com ressecções sublobares em casos selecionados de doença inicial sem comprometimento mediastinal, mesmo em pacientes previamente submetidos a ressecções pulmonares contralaterais extensas, incluindo pneumonectomia.[119,120]

Por fim, finalizando o estágio 4, está o subgrupo com M1a por acometimento pleural. Para estes pacientes, não há lugar para o tratamento cirúrgico radical, e o prognóstico é péssimo. A cirurgia pode contribuir para o tratamento destes pacientes apenas de forma paliativa em alguns casos, por meio da indicação de pleurodese para o controle do derrame pleural neoplásico recidivante.

CIRURGIA PALIATIVA NA DOENÇA IRRESSECÁVEL

No carcinoma pulmonar avançado, em geral, a melhor paliação não é cirúrgica. Os sintomas da doença incurável são mais bem controlados na maioria dos pacientes com quimioterapia, radioterapia, braquiterapia, broncoscopia, medicamentos de outras classes (analgésicos, broncodilatadores etc.) e demais modalidades de tratamento menos invasivas que a cirurgia.[121] Contudo, em raras situações específicas, na ausência de outras opções, a abordagem cirúrgica surge como uma escolha aceitável para o controle do quadro clínico, sem nenhum impacto na sobrevida desta população.

Por esse motivo, a indicação de qualquer procedimento operatório nestes pacientes requer julgamento criterioso e uma considerável dose de bom senso. Em qualquer uma dessas situações, a ideia é que o tratamento cirúrgico indicado seja o menos extenso possível dentro do contexto de apresentação da doença, tendo caráter meramente higiênico.

Abscesso pulmonar

A presença de abscesso pulmonar de localização distal a um brônquio obstruído por doença tumoral e refratário às tentativas de drenagem por via endoscópica e/ou percutânea pode demandar sua ressecção cirúrgica.

Hemoptise maciça

Sangramento brônquico em pacientes com carcinoma pulmonar avançado é um evento pouco comum e habitualmente controlado com medidas não cirúrgicas, como a coagulação de lesões centrais por broncoscopia e/ou embolização percutânea da vascularização arterial brônquica. Nos casos não responsivos, a cirurgia, ainda que de alto risco, pode ser indicada. A ressecção cirúrgica da lesão sangrante pode ser contemplada se tecnicamente factível. Em casos que a ressecção não seja viável, pode-se recorrer à desvascularização/ligadura das artérias brônquicas. Felizmente, a necessidade de cirurgia em casos dramáticos assim é extremamente infrequente.

Síndrome de compressão medular

A indicação de cirurgia paliativa nos casos de compressão medular iminente deve idealmente ser avaliada em conjunto com neurocirurgião especializado na abordagem cirúrgica da coluna vertebral. As razão para esta indicação cirúrgica de exceção seriam promover a ressecção da lesão tumoral (primária ou metastática), impedir a compressão medular e garantir a estabilização da coluna. Essas manobras visam minimizar a exposição da medula à radioterapia e, em última instância, evitar a paraplegia. A radioterapia adjuvante complementar tem papel preponderante nestes casos.

Síndrome de veia cava superior

A abordagem cirúrgica endovascular com dilatação e colocação de *stent* pode ser uma alternativa de paliação nos casos de obstrução da veia cava superior em pacientes com neoplasia pulmonar avançada irresponsivos à radioterapia e à quimioterapia previamente empregadas.

PARTICULARIDADES SOBRE ALGUMAS RESSECÇÕES ALARGADAS

Anteriormente neste capítulo foram analisadas os tipos de ressecções pulmonares mais frequentemente utilizadas no tratamento cirúrgico das neoplasias pulmonares. Nesta seção, que agora trata das ressecções pulmonares alargadas, serão descritas outras intervenções cirúrgicas mais complexas que podem ser empregadas para o tratamento operatório do carcinoma pulmonar localmente avançado.

O papel da terapia neoadjuvante nas ressecções alargadas em geral não está claramente definido e ainda merece ser mais bem estudado. Existe, todavia, uma forte lógica que favorece a ideia do seu emprego. Teoricamente, a neoadjuvância poderia ser justificada pela possibilidade de selecionar mais pacientes para o tratamento cirúrgico (beneficiados pelo *downstaging*), além de permitir ressecções menos extensas e mais propensas a margens cirúrgicas livres por diminuir o volume da doença tumoral. De fato, a despeito da falta de consenso, muitas instituições já têm protocolos de neoadjuvância estabelecidos para os casos de ressecções alargadas. Entretanto, em prol do enfoque técnico, nesta seção não serão abordadas questões específicas referentes às terapias neoadjuvantes e adjuvantes.

Pneumonectomia intrapericárdica

A chamada pneumonectomia intrapericárdica se impõe quando o tumor alcança a porção mais proximal dos vasos pulmonares, impedindo sua abordagem junto ao hilo pulmonar e exigindo a abertura longitudinal do saco pericárdico para que o acesso intrapericárdico a esses vasos permita um isolamento e a ligadura dos mesmos de maneira mais confortável e segura. A abertura longitudinal do pericárdio parietal deve ser anterior ao nervo frênico, garantindo-se assim a preservação dessa estrutura. Se, em uma pneumonectomia, todos os vasos do hilo forem ligados por via intrapericárdica, a abertura pericárdica deve ser fechada a fim de se evitar a ocorrência de uma herniação do coração. Esse fechamento é mandatório principalmente à direita, onde o risco desta herniação é maior. Caso tenha sido necessário ressecar parte do pericárdio em bloco com a peça operatória, o fechamento do defeito pericárdico pode ser complementado com uso de material protético e não deve jamais ser feito de maneira hermética, sob o risco de tamponamento cardíaco no pós-operatório. Pequenos orifícios feitos pelo cirurgião na prótese eventualmente utilizada para a reconstrução pericárdica são suficientes para promover uma drenagem do espaço intrapericárdico. Vale ressaltar ainda que, na hipótese de pelo menos um dos vasos ter sido ligado e seccionado em posição extrapericárdica, o fechamento de qualquer brecha pericárdica é dispensável, porque a herniação do coração não ocorrerá. Isso é explicado pelo fato de o coração permanecer ancorado ao saco pericárdico pelo vaso cuja ligadura se deu de forma extrapericárdica, preservando seu eixo e sendo, portanto, incapaz de sofrer qualquer movimento de rotação, torção ou herniação. Pelo mesmo princípio, é desnecessário proceder ao fechamento das pericardiotomias/pericardiectomias realizadas em concomitância com ressecções pulmonares menores que a pneumonectomia.

Pneumonectomia alargada ao átrio esquerdo

A pneumonectomia intrapericárdica pode, se necessário, ser alargada ao átrio esquerdo, cuja ressecção parcial pode ser contemplada em alguns casos mesmo sem a necessidade de circulação extracorpórea, conforme descrito por Spaggiari *et al.*.[122] Segundo essa publicação, durante uma pneumonectomia à direita, a abordagem do átrio esquerdo pode demandar a dissecção do sulco interatrial pela manobra de Sondergaard, que pode alongar a margem de clampeamento do átrio esquerdo por esta via em até 2 cm (Fig. 18A-C).

Carinectomias

As cirurgias sobre a carina são tecnicamente desafiadoras e podem ser realizadas isoladamente (tumores confinados à traqueia distal/carina) ou associadas em bloco a uma ressecção pulmonar (pneumonectomia ou lobectomia superior).

A ressecção carinal mais comum é a pneumonectomia direita com carinectomia e ressecção traqueal em manga (*tracheal sleeve pneumonectomy*). Trata-se de um procedimento de exceção, cuja indicação se dá em situações de tumores T4 envolvendo o brônquio principal e a carina (Fig. 19A). Consiste na pneumonectomia com ressecção em bloco da carina e da traqueia distal, seguida de reconstrução com anastomose terminoterminal da traqueia remanescente com o brônquio fonte contralateral (Fig. 19B e C).

Imediatamente antes da secção da traqueia, o tubo traqueal deve ser recuado cranialmente pelo anestesista para a traqueia proximal e, até a confecção da anastomose de reconstrução, a ventilação do pulmão contralateral deve ser feita a partir da entubação do brônquio fonte esquerdo pelo campo cirúrgico. Uma vez concluída a anastomose, a ventilação pulmonar volta a ser feita pelo tubo orotraqueal.

Esta cirurgia é realizada quase que exclusivamente à direita, e os relatos deste tipo de pneumonectomia à esquerda são raríssimos. A explicação para isso é simples e está fundamentada na anatomia: um tumor do pulmão esquerdo que atinja desde o brônquio fonte desse lado até a cari-

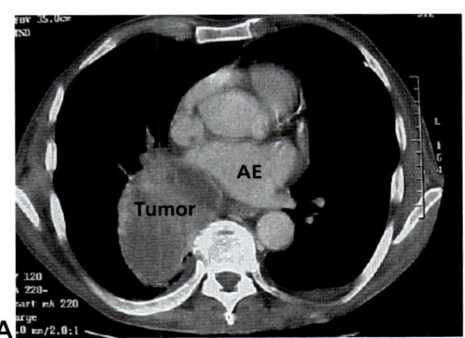
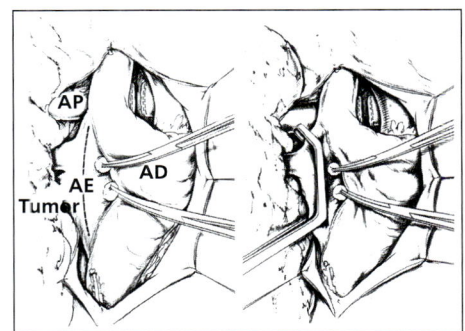
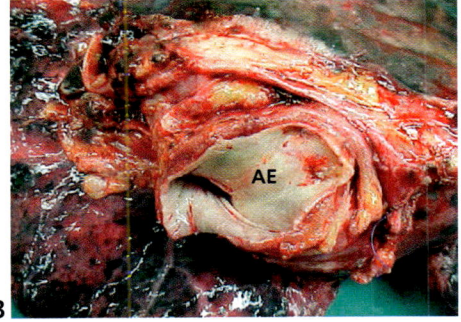

▲ **FIGURA 18.** Pneumonectomia alargada com ressecção parcial do átrio esquerdo sem circulação extracorpórea: (**A**) Imagem de TC (**B**) Ilustração exemplificando a manobra de Sondergaard e a ressecção. (**C**) Detalhe da peça cirúrgica. (AE = átrio esquerdo; AD = átrio direito; AP = artéria pulmonar direita.)[121]

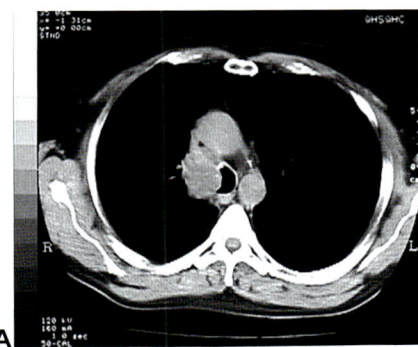
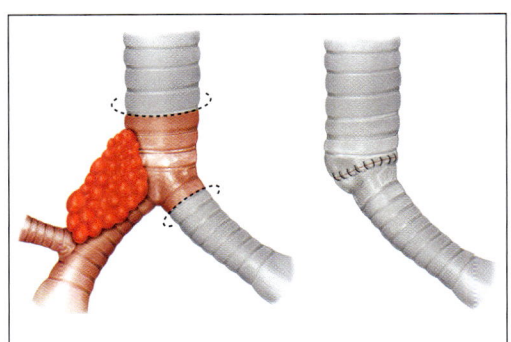
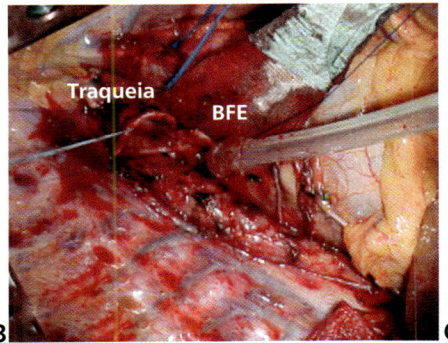

▲ **FIGURA 19.** Pneumonectomia direita com carinectomia: (**A**) TC. (**B**) Proposta de reconstrução. (**C**) Campo operatório. (**D**) Peça operatória. BFE = brônquio fonte esquerdo. (Cortesia: Dr. Lorenzo Spaggiari – Instituto Europeu de Oncologia/IEO – Milão, Itália.)

na, no seu trajeto de invasão em sentido medial, quase obrigatoriamente terá que acometer também o arco aórtico e o tronco da artéria pulmonar; e o acometimento simultâneo dessas quatro estruturas é considerado um critério praticamente inquestionável de irressecabilidade. De Perrot, Dartevelle et al.,[123] em artigo de revisão com casuística composta por 103 pneumonectomias com carinectomia e ressecção traqueal entre 1981 e 2004, relatam 96 cirurgias à direita e apenas sete à esquerda.

Por conta da anatomia local, com o arco aórtico e a artéria pulmonar em posições que dificultam o acesso à carina, a pneumonectomia com carinectomia à esquerda é tecnicamente difícil de ser realizada por toracotomia esquerda. Alternativamente, pode ser realizada em tempo único por esternotomia com acesso transpericárdico à traqueia distal/carina ou com toracotomia esquerda para a pneumonectomia seguida de esternotomia para a complementação da carinectomia.

A pneumonectomia com carinectomia contempla índices de complicações e mortalidade operatórias maiores do que a pneumonectomia simples (7,6% de óbitos em 30 dias, na série de Dartevelle[123]). A sobrevida pós-operatória a longo prazo é determinada principalmente pelo fator relacionado com metástases para os linfonodos mediastinais. Nessa mesma publicação, a sobrevida em 5 anos foi de 53% para pacientes N0 e apenas 15% nos pacientes N2-N3. Outras séries corroboram essa conclusão, com números semelhantes.[124-126] Dessa forma, a indicação de um procedimento de tal envergadura, com todos os seus riscos e morbimortalidade importantes, deve estar muito bem fundamentada, e esses pacientes são merecedores de um processo de "ultraestadiamento". Esse processo inclui, além de todo o armamentário de exames de imagem pré-operatórios, a realização rotineira de mediastinoscopia cervical para estadiamento do mediastino. Tal preocupação tem por objetivo selecionar os indivíduos sem doença linfonodal mediastinal e/ou metastática, que podem, de fato, beneficiar-se da cirurgia em termos de sobrevida e justificar sua indicação. De modo geral, o mesmo raciocínio tende a ser aplicado sempre que a possibilidade de uma ressecção dita "alargada" for cogitada.

A ressecção carinal em bloco com lobectomia superior direita pode ser uma opção nos casos de tumores do lobo superior direito que se estendam até a carina, mas poupem o brônquio intermediário. Nessa cirurgia, as estruturas vasculares do hilo lobar superior são ligadas e seccionadas como em uma lobectomia comum. A fissura é dissecada, e a secção do brônquio lobar superior direito é feita em manga, incluindo o brônquio fonte direito e a carina. Os cotos remanescentes a serem anastomosados são a traqueia distal e o brônquio fonte esquerdo (anastomose terminoterminal) e, por fim, o brônquio intermediário, que será reimplantado por anastomose terminolateral na parede lateral da traqueia distal ou do brônquio fonte esquerdo, conforme as condições de tensão local na região desta anastomose.

As carinectomias sem ressecção pulmonar são realizadas na ocorrência de tumores restritos à região carinal, com pouca ou nenhuma invasão dos brônquios fontes. A via de acesso preferencial é a esternotomia mediana com abordagem transpericárdica da traqueia distal. Na dependência da localização e da extensão da lesão, a ressecção será maior ou menor e isso acaba por influenciar na escolha das várias formas de reconstrução esquematizadas na Figura 20.

Importantíssimo salientar que, em todas as cirurgias que envolvam ressecção carinal, é essencial que sejam feitas as manobras necessárias para melhor mobilização da traqueia distal e dos cotos brônquicos remanescentes, de modo a diminuir a tensão nas anastomoses de reconstrução da via aérea. Estas manobras de liberação (*release maneuvers*), tão fundamentais quanto simples, são aqui descritas:

1. Para a melhor mobilização da traqueia distal é importante que o espaço da fáscia pré-traqueal seja dissecado e liberado o quanto possível em sentido cranial.
2. O ligamento pulmonar deve ser seccionado para diminuir a tensão e permitir a elevação do hilo pulmonar.
3. Uma incisão em "U" no pericárdio ao redor do hilo pulmonar também permite uma significativa mobilização superior e sem tensão das estruturas hilares. As manobras 2 e 3 podem (e devem) ser realizadas bilateralmente quando da via de acesso transpericárdica por esternotomia mediana.

Após qualquer cirurgia com ressecção carinal, todas as anastomoses realizadas para a reconstrução da via aérea devem ser inspecionadas por broncoscopia flexível, e o paciente deverá ser extubado o quanto antes no pós-operatório imediato, de preferência ainda na sala de cirurgia.

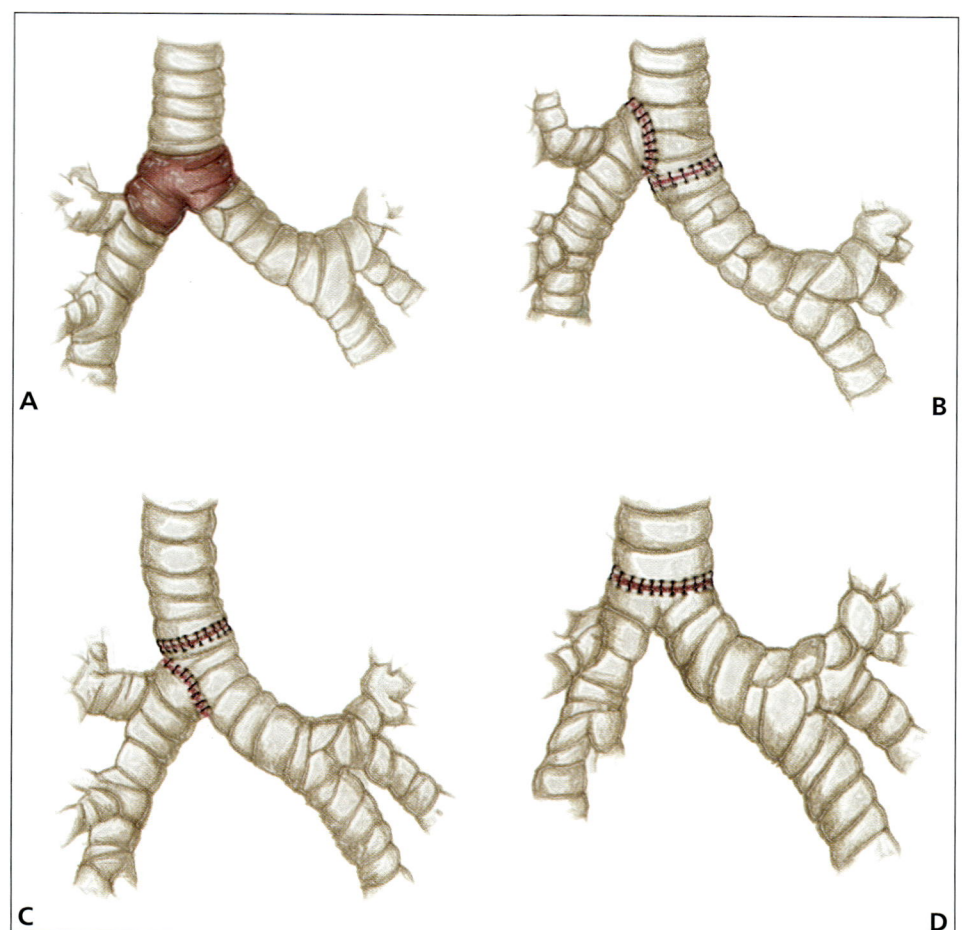

◄ **FIGURA 20.** Tipos de reconstrução pós-carinectomia: **(A)** Anatomia normal. **(B)** Reimplante do brônquio fonte direito na traqueia. **(C)** Reimplante do brônquio fonte direito no brônquio fonte esquerdo. **(D)** Confecção de "neocarina". (Cortesia: Dr. Lorenzo Spaggiari – Instituto Europeu de Oncologia/IEO – Milão, Itália.)

Arterioplastia pulmonar

Sempre no intuito de se evitar uma pneumonectomia quando possível, o mesmo princípio da broncoplastia já descrito anteriormente (ver tópico "Lobectomia com broncoplastia em manga") pode ser aplicado à artéria pulmonar em alguns casos selecionados, quando do envolvimento dessa estrutura pela doença tumoral. A chamada "arterioplastia em manga" (*Vascular Sleeve*) pode ser empregada nas situações em que a artéria pulmonar esteja localmente invadida pelo tumor (Fig. 21A).[127,128] Esta técnica é mais frequentemente utilizada em casos de tumores do lobo superior esquerdo (lado onde a artéria pulmonar é mais longa), de modo que um segmento deste vaso seja ressecado em bloco com a peça operatória (lobo superior esquerdo, neste exemplo) e a reconstrução seja feita por meio de anastomose terminoterminal dos cotos vasculares remanescentes, de maneira a preservar o lobo inferior esquerdo. Se o segmento de artéria ressecado for longo demais, uma anastomose sem tensão será inviável e a alternativa de reconstrução pode demandar a interposição de uma prótese, habitualmente de politetrafluoretileno (PTFE). Quando o tumor acometer menos de 50% da circunferência da artéria, é possível ainda lançar mão da arterioplastia tangencial, com ressecção de uma "pastilha" da parede arterial em bloco com a peça cirúrgica, seguida de arteriorrafia primária ou arterioplastia com auxílio de *patch* de pericárdio autólogo (Fig. 21B e C), na dependência do tamanho do defeito resultante da ressecção arterial. Seja qual for a forma de reconstrução arterial, recomenda-se o reforço local com *patch* de proteção a partir de tecido vascularizado adjacente. O *patch* cumpre a função de proteger a artéria recém-construída na cavidade, isolando-a do coto brônquico da ressecção pulmonar realizada. Cabe ainda frisar a necessidade da anticoagulação intraoperatória com 1.500 a 2.400UI de heparina venosa antes do clampeamento proximal da artéria pulmonar. Para alguns autores,[127] essa anticoagulação deve ser mantida no pós-operatório com 6.000UI diárias de heparina por 7 a 10 dias, enquanto outros advogam apenas a anticoagulação intraoperatória.[128]

Em casos de tumores que acometam simultaneamente estruturas além da artéria pulmonar, se necessário, a arterioplastia pode ser realizada em concomitância com outras ressecções complexas, como broncoplastias e/ou ressecções de outras estruturas (veia cava superior, por exemplo).[129]

A ressecção ao nível do tronco principal da artéria pulmonar, de indicação absolutamente excepcional, requer o emprego de circulação extracorpórea.

Ressecção da veia cava superior

O acometimento da veia cava superior (VCS) pela neoplasia pulmonar na maioria dos pacientes configura doença irressecável. O envolvimento da VCS pode ser encontrado de duas formas bem distintas: invasão tumoral direta (T4) ou invasão/compressão por linfonodomegalia mediastinal paratraqueal direita (N2). Admite-se que, para esta última, a ideia de uma ressecção cirúrgica radical normalmente não deve ser considerada, dada a alta probabilidade de disseminação sistêmica da neoplasia, caracterizada pela doença mediastinal N2 grosseira.

Entretanto, em algumas poucas situações em que o acometimento da VCS se dá por invasão tumoral direta (T4), o cenário pode indicar doença localmente avançada, mas sem disseminação a distância. Nestes casos selecionados, desde que preenchidos os critérios fundamentais para a identificação dos pacientes adequados, a indicação cirúrgica pode ser uma opção justificada pela possibilidade de sobrevida maior do que a observada com tratamento não cirúrgico, conforme sugerido por Spaggiari et al.[130] em estudo com 70 pacientes submetidos à ressecção de VCS, sendo 52 por câncer do pulmão e 18 por tumores mediastinais, nos quais a sobrevida em 5 anos foi de 31 e 45%, respectivamente. Ressalte-se que, no grupo de pacientes com câncer do pulmão, 77% haviam sido submetidos à quimioterapia neoadjuvante. Ainda sobre os pacientes com câncer do pulmão, as taxas de morbidade (23%) e mortalidade (7,7%) observadas foram consideradas aceitáveis, dada a complexidade dos procedimentos.

As ressecções pulmonares normalmente associadas à ressecção da VCS são a lobectomia superior direita e a pneumonectomia direita. Não raro, a remoção em bloco de outras estruturas simultaneamente acometidas pode ser realizada (broncoplastia, arterioplastia, carinectomia).

A via de acesso deve ser definida com base na análise dos exames radiológicos de imagem. Usualmente, a toracotomia direita, a esternotomia mediana ou a incisão hemiclamshell direita podem ser utilizadas.

Quando a invasão da VCS não contempla toda a sua circunferência, a ressecção do vaso pode ser parcial. Nos casos mais simples, uma ressecção tangencial com venorrafia primária pode ser suficiente (Fig. 22A) e tem a vantagem de promover o clampeamento apenas parcial da VCS durante a sua manipulação. Naqueles casos em que o defeito resultante seja maior, é prudente que a reconstrução seja feita com o clampeamento transverso completo do vaso, com a aplicação de um *patch* pericárdico (Fig. 22B).

Quando o envolvimento da VCS pela doença tumoral for circunferencial, é necessário ressecar completamente o segmento acometido, de modo que a reconstrução vascular seja realizada com material protético. Os materiais mais frequentemente utilizados são o PTFE (Fig. 22C) e o pericárdio bovino purificado confeccionado em forma tubular (Fig. 22D), que pode dispensar a anticoagulação de longo prazo no pós-operatório e parece diminuir o risco de trombose do enxerto.[131]

Habitualmente não é necessário o uso de circulação extracorpórea, mas o tempo de clampeamento transverso completo deve ser o menor possível, posto que na prática este clampeamento desencadeia uma "síndrome de veia cava superior aguda".

Nesse sentido, medidas intraoperatórias pela equipe de anestesiologia devem ser tomadas a fim de se minimizar as consequências hemodinâmicas e neurológicas do clampeamento. Hipotensão arterial por diminuição do retorno venoso e do edema cerebral por aumento da pressão venosa são as principais manifestações a serem combatidas.

Invasão da aorta

A experiência com o acometimento aórtico pelos tumores pulmonares é pequena em todo o mundo. A maioria dos tumores com invasão da aorta apresenta-se como lesões irressecáveis. Uma questão importante reside no fato de que no pré-operatório nem sempre é possível detectar a invasão da aorta. Na tomografia computadorizada, a ausência de plano de clivagem entre o tumor e a artéria pode aumentar essa suspeita (Fig. 23A). O ecocardiograma transesofágico também pode trazer informações que sugiram a invasão aórtica pela neoplasia pulmonar. Mesmo assim, inde-

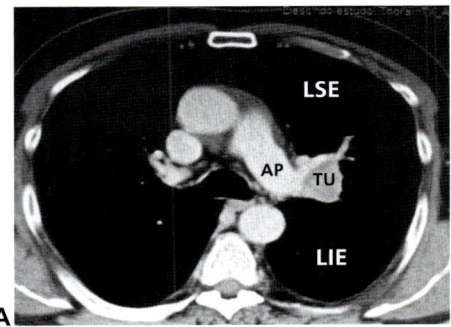
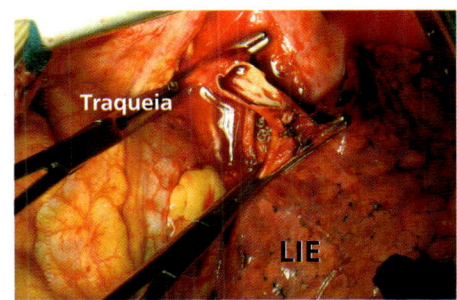
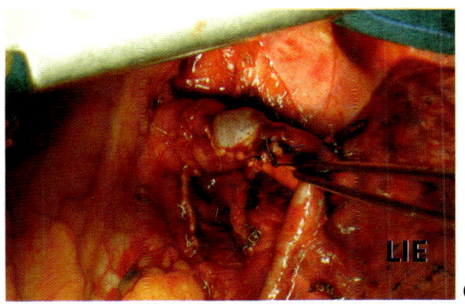

▲ **FIGURA 21.** Exemplos de arterioplastia pulmonar: (**A**) Imagem de tomografia computadorizada mostrando tumor de lobo superior esquerdo em contato com a artéria pulmonar. (**B**) Artéria pulmonar após a lobectomia e antes da reconstrução. (**C**) Artéria pulmonar após a reconstrução com *patch* de pericárdio autólogo. (LSE = lobo superior esquerdo; LIE = lobo inferior esquerdo; AP = artéria pulmonar; TU = tumor.)

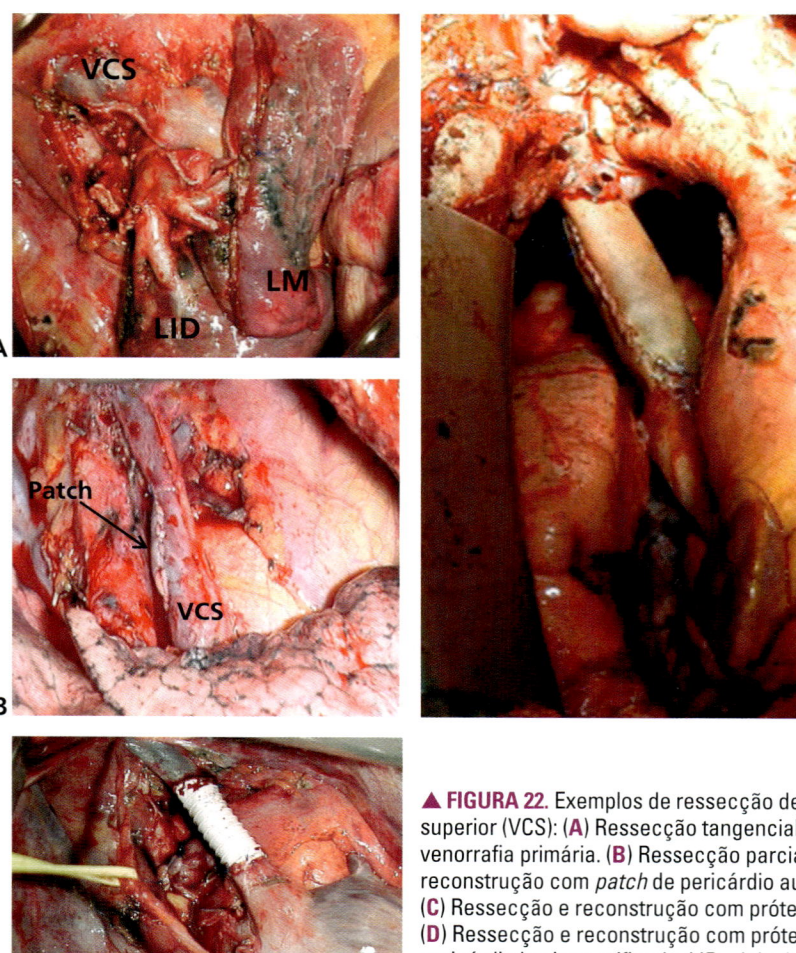

▲ **FIGURA 22.** Exemplos de ressecção de veia cava superior (VCS): **(A)** Ressecção tangencial com venorrafia primária. **(B)** Ressecção parcial e reconstrução com *patch* de pericárdio autólogo. **(C)** Ressecção e reconstrução com prótese de PTFE. **(D)** Ressecção e reconstrução com prótese de pericárdio bovino purificado. LID = lobo inferior direito; LM = lobo médio. (Cortesia: Dr. lorenzo Spaggiari – Instituto Europeu de Oncologia/IEO – Milão, Itália.)

pendentemente do exame utilizado, em muitos casos, o estadiamento clínico acaba por revelar-se particularmente sujeito a falhas, e a avaliação intraoperatória é que determina, de fato, a existência ou não da invasão.

Por ocasião da exploração cirúrgica, os casos em que se constate a invasão da aorta apenas superficialmente poderão ser conduzidos com uma dissecção ao nível subadventicial na qual a artéria é "descascada", com a adventícia na área em contato com o tumor sendo ressecada em bloco junto com a doença pulmonar, ainda que sob risco de ressecção incompleta "R1" (Fig. 23B).

Quando a invasão da aorta acomete toda a espessura de sua parede, em geral a ressecção cirúrgica é contraindicada. Apesar de já ter sido demonstrada como tecnicamente viável, a ressecção de segmento de aorta em bloco com a neoplasia (seguida de reconstrução da artéria com prótese de PTFE – Fig. 23C) é oncologicamente questionável, em virtude do alto risco do procedimento e da ausência de impacto na sobrevida dos pacientes.

Mesmo assim, há autores que defendem a cirurgia radical, em casos específicos. Em 2005, Ohta *et al.*[132] publicaram uma série com 16 pacientes na qual concluem que, para casos bem selecionados (N0/N1 – sem doença linfonodal mediastinal), a ressecção da aorta em bloco com a neoplasia pulmonar seguida de reconstrução vascular com prótese alcançou taxa de sobrevida em 5 anos de impressionantes 70%. A mesma publicação informa ainda que a sobrevida no mesmo período para pacientes N2/N3 submetidos à ressecção foi de 16,7%, o que também não deixa de ser surpreendente. A verdade é que, em vista da pouca experiência com esta situação incomum, os dados apresentados nessa série devem ser interpretados com muita cautela e parcimônia.

Invasão da coluna vertebral

A invasão da coluna vertebral por tumores pulmonares (T4) ocorre mais frequentemente nas porções superiores da coluna vertebral, acima de T5, como observado nos tumores de Pancoast, já citados anteriormente. Entretanto, tumores mais baixos podem acometer porções mais inferiores da coluna. Os métodos mais utilizados para o estudo da invasão da coluna pela neoplasia pulmonar são a tomografia computadorizada e a ressonância nuclear magnética.

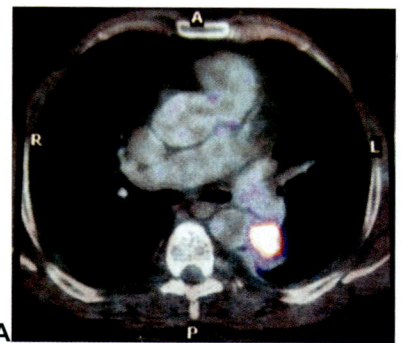 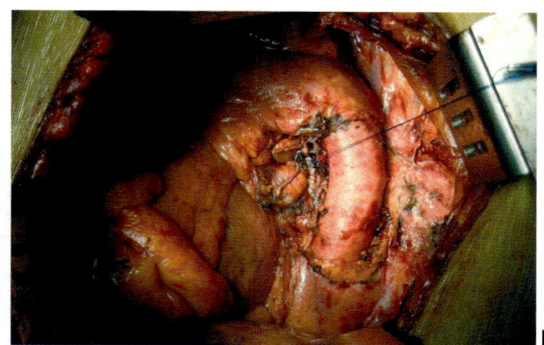 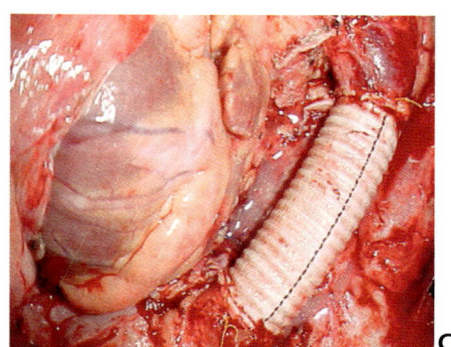

▲ **FIGURA 23.** Exemplos de acometimento da aorta: **(A)** Imagem de PET-CT mostrando tumor do lobo superior esquerdo em íntimo contato com a aorta. **(B)** Acometimento superficial – ressecção no plano "subadventicial" em bloco com pneumonectomia. **(C)** Acometimento de toda a espessura da parede da aorta – ressecção de segmento de aorta em bloco com pneumonectomia e reconstrução com prótese de PTFE. (Figura C – Cortesia: Dr. Lorenzo Spaggiari – Instituto Europeu de Oncologia/IEO – Milão/Itália.)

O tratamento cirúrgico dos tumores pulmonares envolvendo a coluna vertebral não é rotineiro, posto que esses casos frequentemente apresentam outras contraindicações à cirurgia, seja por extensão da doença, seja por condições clínicas ligadas ao paciente. Todos esses fatores reforçam a premissa de que a adequada seleção dos pacientes é crucial para um melhor resultado da cirurgia. Além de preencher os critérios clínicos para a indicação cirúrgica no que tange à função pulmonar e à *performance status*, o paciente ideal deve ter descartada a possibilidade de doença mediastinal (N2/N3) e metástases a distância (M1a/b).

No que tange ao acometimento da coluna pela lesão tumoral (T4), uma contraindicação absoluta à operação é a invasão do canal medular por doença neoplásica. Vale citar a afirmação de Dartevelle,[102] na qual o autor indica que um dos limites da ressecção radical é a possibilidade de acometimento tumoral ao longo da bainha das raízes nervosas para dentro dos forames intervertebrais, sobretudo nos tumores com extensão posterior, e que nesses casos o forame pode ser incluído na ressecção em bloco, proporcionando a ligadura e secção da raiz nervosa já ao nível do canal medular, mas sem que a doença tumoral estenda-se para o interior do canal propriamente dito.

Do ponto de vista técnico, vários são os tipos de ressecção já descritos,[133-136] bem como as formas e os materiais usados para reconstruir o corpo vertebral e fixar/estabilizar a coluna. Independente da técnica utilizada, os autores são uníssonos ao salientar que a ressecção completa é mandatória para que o impacto na sobrevida positivo. Outro ponto de concordância é que a presença de um cirurgião especialista em coluna (neurocirurgião ou ortopedista) é imprescindível para a melhor avaliação e condução desses casos.

A invasão mais superficial e anterior do corpo vertebral permite uma instrumentação menos agressiva da coluna por meio de ressecção tangencial limitada do corpo vertebral com osteótomo simples (*shaving* do corpo vertebral), que pode ser oncologicamente suficiente e dispensar a abordagem complementar por via posterior, bem como qualquer forma de reconstrução/fixação da coluna. Infelizmente, dentro do universo dos tumores pulmonares que invadem a coluna vertebral, esses casos são a exceção à regra.

Invasões mais extensas e profundas do corpo vertebral exigem instrumentações mais invasivas e complexas da coluna, com realização de hemivertebrectomia ou vertebrectomia total, não raramente em mais de um nível, demandando consequente reconstrução e fixação/estabilização da coluna.

CONCLUSÃO

O carcinoma pulmonar é uma doença de comportamento e apresentação extremamente variáveis. Por essa razão, também são várias as modalidades de tratamento. E especificamente no que se refere ao tratamento cirúrgico, as opções terapêuticas e as abordagens operatórias compõem um vasto elenco de técnicas, que cresce a cada dia. Este capítulo tentou apresentar de maneira resumida, porém abrangente, as principais intervenções cirúrgicas atualmente utilizadas no manejo desta tão complexa patologia.

REFERÊNCIAS BIBLIOGRÁFICAS

1. National Cancer Institute. *Estimated new cancer cases and deaths for 2012.* Acesso em: 30 Abr. 2012. Disponível em: http://seer.cancer.gov/csr/1975_2009_pops09/results_single/sect_01_table.01.pdf
2. Brasil. Ministério da Saúde. *Brasil avança no combate ao tabagismo.* Acesso em: 30 Abr. 2012. Disponível em: http://portalsaude.saude.gov.br/portalsaude/noticia/4819/785/numero-de-fumantes-segue-em-queda-no-brasil.html
3. Graham EA, Singer JJ. Successful removal of the entire lung for carcinoma of the bronchus. *JAMA* 1933;101:1371.
4. Price-Thomas C. Lobectomy with sleeve resection. *Thorax* 1960;15:9.
5. Detterbeck FC, Boffa DJ, Tanoue LT. The new lung cancer staging system. *Chest* 2009 July;136(1):260-71.
6. Goldstraw P. *International Association for the Study of Lung Cancer Staging Manual in Thoracic Oncology.* Orange Park: Rx Press, 2009.
7. Brock MV, Kim MP, Hooker CM et al. Pulmonary Resection in Octogenarians With Stage I Non-Small Cell Lung Cancer: A 22-Year Experience. *Ann Thorac Surg* 2004 Jan.;77(1):271-77.
8. Weinmann M, Jeremic B, Toomes H et al. Treatment of lung cancer in the elderly. Part I: non-small cell lung cancer. *Lung Cancer* 2003 Mar.;39(3):233-53.
9. Rivera C, Dahan M, Bernard A et al. Surgical treatment of lung cancer in the octogenarians: results of a nationwide audit. *Eur J Cardiothorac Surg* 2011 June;39(6):981-86.
10. Mason DP, Subramanian S, Nowicki ER et al. Impact of smoking cessation before resection of lung cancer: a Society of thoracic surgeons general thoracic surgery database study. *Ann Thorac Surg* 2009 Aug.;88(2):362-70; discussion 370-71.
11. Erhunmwunsee L, Onaitis MW. Smoking cessation and the success of lung cancer surgery. *Curr Oncol Rep* 2009 July;11(4):269-74.
12. Sardari Nia P, Weyler J, Colpaert C et al. Prognostic value of smoking status in operated non-small cell lung cancer. *Lung Cancer* 2005 Mar.;47(3):351-59.
13. Cataldo JK, Dubey S, Prochaska JJ. Smoking cessation: an integral part of lung cancer treatment. *Oncology* 2010 Sept.;78(5-6):289-301.
14. Kozower BD, Patterson GA. Surgical management of non-small cell lung cancer. In: Pearson FG et al. *Pearson's thoracic and esophageal surgery.* 3rd ed. Philadelphia: Churchill Livingstone Elsevier; 2008. p. 765-80.
15. Locicero III J. Surgical treatment of non-small-cell lung cancer. In: Shields TW, LoCicero J, Reed CE, Feins RH. General thoracic surgery, 7th Ed. Philadelphia: Lippincott Williams & Wilkins; 2009. p. 1387-425.
16. Deslauriers J, Gregóire J, Jacques LF et al. Sleeve lobectomy versus pneumonectomy for lung cancer: a comparative analysis of survival and sites or recurrences. *Ann Thorac Surg* 2004 Apr.;77(4):1152-56.
17. Ferguson MK, Lehman AG. Sleeve lobectomy or pneumonectomy: optimal management strategy using decision analysis techniques. *Ann Thorac Surg* 2003 Dec.;76(6):1782-88.
18. Predina JD, Kankala M, Aliperti LA et al. Sleeve Lobectomy: current indications and future directions. *Ann Thorac Cardiovasc Surg* 2010 Oct.;16(5):310-18.
19. De Leyn P, Rots W, Deneffe G et al. Sleeve lobectomy for non-small cell lung cancer. Acta Chir Belg 2003 Nov.-Dec.;103(6):570-76.
20. Ma Z, Dong A, Fan J et al. Does sleeve lobectomy concomitant with or without pulmonary artery reconstruction (double sleeve) have favorable results for non-small cell lung cancer compared with pneumonectomy? A meta-analysis. *Eur J Cardiothorac Surg* 2007 July;32(1):20-28.
21. Stallard J, Loberg A, Dunning J et al. Is a sleeve lobectomy significantly better than a pneumonectomy? *Interact CardioVasc Thorac Surg* 2010 Nov.;11(5):660-66.
22. Merritt RE, Mathisen DJ, Wain JC et al. Long-term results of sleeve lobectomy in the management of non–small cell lung carcinoma and low-grade neoplasms. ann thorac surg 2009 Nov.;88(5):1574-82.
23. Balduyck B, Hendriks J, Lauwers P et al. Quality of Life after Lung Cancer Surgery: A Prospective Pilot Study comparing Bronchial Sleeve Lobectomy with Pneumonectomy. *J Thorac Oncol* 2008 June;3(6):604-8.
24. Leo F, Scanagatta P, Vannucci F et al. Impaired quality of life after pneumonectomy: Who is at risk? *J Thorac Cardiovasc Surg* 2010 Jan.;139(1):49-52.
25. Bernard A, Deschamps C, Allen MS et al. Pneumonectomy for malignant disease: factors affecting early morbidity and mortality. *J Thorac Cardiovasc Surg* 2001 June;121(6):1076-82.
26. Aydogmus U, Cansever L, Sonmezoglu Y et al. The impact of the type of resection on survival in patients with N1 non-small-cell lung cancers. *Eur J Cardiothorac Surg* 2010 Feb.;37(2):446-50.
27. Demir A, Turna A, Kocaturk C et al. Prognostic Significance of Surgical-Pathologic N1 Lymph Node Involvement in Non-Small Cell Lung Cancer. *Ann Thorac Surg* 2009 Apr.;87(4):1014-22.
28. Ginsberg RJ et al. Randomized trial of lobectomy versus limited resection for T1N0 non-small cell lung cancer. Lung Study Group. *Ann Thorac Surg* 1995 Sept.;60(3):615-22.
29. Scott WJ, Howington J, Feigenberg S et al. Treatment of non-small cell lung cancer stage I and stage II - ACCP evidence-based clinical practice guidelines. 2nd ed. *Chest* 2007 Sept.;132(3 Suppl):234S-42.
30. Okada M, Yoshikawa K, Hatta T et al. Is segmentectomy with lymph node assessment an alternative to lobectomy in non small cell lung cancer of 2 cm or smaller? *Ann Thorac Surg* 2001 Mar.;71(3):956-60.
31. Sagawa M, Koike T, Sato M et al. Segmentectomy for roentgenographically occult bronchogenic squamous carcinoma. *Ann Thorac Surg* 2001 Apr.;71(4):1100-4.
32. Schuchert MJ, Pettiford BL, Keeley S et al. Anatomic segmentectomy in the treatment of stage I non-small cell lung cancer. *Ann Thorac Surg* 2007 Sept.;84(3):926-33.
33. El-Sherif A, Gooding WE, Santos R et al. Outcomes of sublobar resection versus lobectomy for stage I non–small cell lung cancer: a 13-year analysis. *Ann Thorac Surg* 2006 Aug.;82(2):408-16.
34. Schuchert MJ, Abbas G, Pennathur A et al. Sublobar resection for early-stage lung cancer. *Semin Thorac Cardiovasc Surg* 2010 Spring;22(1):22-31.

35. Narsule CK, Ebright MI, Fernando HC. Sublobar versus lobar resection: current status. *Cancer J* 2011 Jan.-Feb.;17(1):23-27.
36. Rami-Porta R, Tsuboi M. Sublobar resection for lung cancer. *Eur Respir J* 2009 Feb.;33(2):426-35.
37. National lung screening trial research team. The national lung screening trial: overview and study design. *Radiology* 2011 Jan.;258(1):243-53.
38. National lung screening trial research team. reduced lung-cancer mortality with low-dose computed tomographic screening. *N Engl J Med* 2011 Aug.;365(5):395-409.
39. Landreneau RJ, Sugarbaker DJ, Mack MJ et al. Wedge resection versus lobectomy for stage I (T1 N0 M0) non-small-cell lung cancer. *J Thorac Cardiovasc Surg* 1997 Apr.;113(4):691-700.
40. Mun M, Kohno T. Single-stage surgical treatment of synchronous bilateral multiple lung cancers. *Ann Thorac Surg* 2007 Mar.;83(3):1146-51.
41. Spaggiari L, Grunenwald D, Girard P et al. Cancer resection on the residual lung after pneumonectomy for bronchogenic carcinoma. *Ann Thor Surg* 1996 Dec.;62(6):1598-602.
42. Santos R, Colonias A, Parda D et al. Comparison between sublobar resection and ^{125}Iodine brachytherapy after sublobar resection in high-risk patients with Stage I non–small-cell lung cancer. *Surgery* 2003 Oct.;134(4):691-97.
43. Odell DD, Kent MS, Fernando HC. Sublobar resection with brachytherapy mesh for stage I non-small cell lung cancer. *Semin Thoracic Surg* 2010 Spring;22(1):32-37.
44. Rusch VW, Asamura H, Watanabe H et al. The IASLC lung cancer staging project – A proposal for a new international lymph node map in the forthcoming seventh edition of the TNM classification for lung cancer. *J Thorac Oncol* 2009 May;4(5):569-77.
45. Lardinois D, De Leyn P, Van Schil P et al. ESTS guidelines for intraoperative lymph node staging in non-small cell lung cancer. *Eur J Cardiothorac Surg* 2006 Nov.;30(5):787-92.
46. Hata E, Miyamoto H, Tanaka M et al. Superradical operation for lung cancer: Bilateral mediastinal dissection (BMD) with or without cervical dissection (CD). *Lung Cancer* 1994 June;11(Suppl 2):41-42.
47. Hata E, Hayakawa K, Miyamoto H et al. Rationale for extended lymphadenectomy for lung cancer. *Theor Surg* 1990;5(1-2):19-25.
48. Schipper P, Schoolfield M. Minimally invasive staging of N2 Disease: endobronchial ultrasound/transesophageal endoscopic ultrasound, mediastinoscopy, and thoracoscopy. *Thorac Surg Clin* 2008 Nov.;18(4):363-79.
49. Hürtgen M, Friedel G, Toomes H et al. Radical video-assisted mediastinoscopic lymphadenectomy (VAMLA) – technique and first results. *Eur J Cardiothorac Surg* 2002 Feb.;21(2):348-51.
50. Kuzdzal J, Zieliñski M, Papla B et al. Transcervical extended mediastinal lymphadenectomy—the new operative technique and early results in lung cancer staging. *Eur J Cardiothorac Su*rg 2005 Mar.;27(3):384-90; discussion 390.
51. Zieliñski M. Transcervical extended mediastinal lymphadenectomy: results of staging in two hundred fifty-six patients with non-small cell lung cancer. *J Thorac Oncol* 2007 Apr.;2(4):370-72.
52. Massard G, Ducrocq X, Kochetkova EA et al. Sampling or node dissection for intraoperative staging of lung cancer: a multicentric cross-sectional study. *Eur J Cardiothorac Surg* 2006 July;30(1):164-67.
53. Lardinois D, Suter H, Hakki H et al. Morbidity, survival, and site of recurrence after mediastinal lymph-node dissection versus systematic sampling after complete resection for non-small cell lung cancer. *Ann Thorac Surg* 2005 July;80(1):268-75.
54. Allen MS, Darling GE, Pechet TTV et al. Morbidity and mortality of major pulmonary resections in patients with early-stage lung cancer: initial results of the randomized, prospective ACOSOG Z0030 trial. *Ann Thorac Surg* 2006 Mar.;81(3):1013-20.
55. Darling GE, Allen MS, Decker PA et al. Randomized trial of mediastinal lymph node sampling versus complete lymphadenectomy during pulmonary resection in the patient with N0 or N1 (less than hilar) non–small cell carcinoma: results of the American College of Surgery Oncology Group Z0030 trial. *J Thorac Cardiovasc Surg* 2011 Mar.;141(3):662-70.
56. De Leyn P, Vansteenkiste J, Cuypers P et al. Role of cervical mediastinoscopy in staging of non-small cell lung cancer without enlarged mediastinal lymph nodes on CT-scan. *Eur J Cardiothorac Surg* 1997 Nov.;12(5):706-12.
57. Verhagen A, Bootsma G, Tjan-Heijnen V et al. FDG-PET in staging lung cancer. How does it change the algorithm? *Lung Cancer* 2004 May;44(2):175-81.
58. Sugi K, Kobayashi S, Yagi R et al. Usefulness of sentinel lymph node biopsy for the detection of lymph node micrometastasis in early lung cancer. *Interact Cardiovasc Thorac Surg* 2008 Oct.;7(5):913-15.
59. Minamiya Y, Ogawa J. Benefit of sentinel lymph node mapping in non-small cell lung cancer. *Ann Thorac Cardiovasc Surg* 2006 Dec.;12(6):381-82.
60. Jacobaeus HC. Ueber die Möglichkeit die Zystoskopie bei Untersuchung seröser Höhlungen anzuwenden. *München Med Wchenschr* 1910;57:2090-92.
61. Mack MJ, Scruggs GR, Kelly KM et al. Video-assisted thoracic surgery: has technology found its place? *Ann Thorac Surg* 1997 July;64(1):211-15.
62. Paul S, Altorki KM, Sheng S et al. Thoracoscopic lobectomy is associated with lower morbidity than open lobectomy: a propensity-matched analysis from the STS database. *J Thorac Cardiovasc Surg* 2010 Feb.;139(2):366-78.
63. McKenna Jr RJ, Houck W, Fuller CB. Video-assisted thoracic surgery lobectomy: experience with 1,100 cases. *Ann Thorac Surg* 2006 Feb.;81(2):421-26.
64. Kim K, Kim HK, Park JS et al. Video-assisted thoracic surgery lobectomy: single institutional experience with 704 cases. *Ann Thorac Surg* 2010 June;89(6):S2118-22.
65. Walker WS, Codispoti M, Soon SY et al. Long-term outcomes following VATS lobectomy for non-small cell bronchogenic carcinoma. *Eur J Cardiothorac Surg* 2003 Mar.;23(3):397-402.
66. Flores RM, Park BJ, Dycoco J et al. Lobectomy by video- assisted thoracic surgery (VATS) versus thoracotomy for lung cancer. *J Thorac Cardiovasc Surg* 2009 July;138(1):11-18.
67. Roviaro G, Varoli F, Vergani C et al. Long-term survival after videothoracoscopic lobectomy for stage I lung cancer. *Chest* 2004 Sept.;126(3):725-32.
68. Yamamoto K, Ohsumi A, Kojima F et al. Long-term survival after video-assisted thoracic surgery lobectomy for primary lung cancer. *Ann Thorac Surg* 2010 Feb.;89(2):353-59.
69. Walker WS. Video-assisted thoracic surgery (VATS) lobectomy: the Edinburgh experience. *Semin Thorac Cardiovasc Surg* 1998 Oct.;10(4):291-99.
70. Onaitis MW, Petersen RP, Balderson SS et al. Thoracoscopic lobectomy is a safe and versatile procedure - experience with 500 consecutive patients. *Ann Surg* 2006 Sept.;244(3):420-25.
71. Walker WS, Pugh GC, Craig SR et al. Continued experience with thoracoscopic major pulmonary resection. *Int Surg* 1996 July-Sept.;81(3):255-58.
72. Nakata M, Saeki H, Yokoyama N et al. Pulmonary function after lobectomy: video-assisted thoracic surgery versus thoracotomy. *Ann Thorac Surg* 2000 Sept.;70(3):938-41.
73. Li WW, Lee RL, Lee TW et al. The impact of thoracic surgical access on early shoulder function: video-assisted thoracic surgery versus posterolateral thoracotomy. *Eur J Card Thorac Surg* 2003;23:390-96.
74. Göttgens KW, Siebenga J, Belgers EH et al. Early removal of the chest tube after complete video-assisted thoracoscopic lobectomies. *Eur J Cardiothorac Surg* 2011 Apr.;39(4):575-78.
75. Petersen RP, Pham D, Burfeind WR et al. Thoracoscopic lobectomy facilitates the delivery of chemotherapy after resection for lung cancer. *Ann Thorac Surg* 2007 Apr.;83(4):1245-49; discussion 1250.
76. Demmy TL, Nwogu C. Is video-assisted thoracic surgery lobectomy better? Quality of life considerations. *Ann Thorac Surg* 2008 Feb.;85(2):S719-28.
77. Walker WS, Leaver HA. Immunologic and stress responses following video-assisted thoracic surgery and open pulmonary lobectomy in early stage lung cancer. *Thorac Surg Clin* 2007 May;17(2):241-49.
78. West D, Rashida S, Dunning J. Does video-assisted thoracoscopic lobectomy produce equal cancer clearance compared to open lobectomy for non-small cell carcinoma of the lung? *Interact Cardiovasc Thorac Surg* 2007 Feb.;6(1):110-16.
79. Whitson BA, Groth SS, Duval SJ et al. Surgery for early-stage non-small cell lung cancer: a systematic review of the video-assisted thoracoscopic surgery versus thoracotomy approaches to lobectomy. *Ann Thorac Surg* 2008;86:2008-16.
80. Yan TD, Black D, Bannon PG et al. Systematic review and meta-analysis of randomized and nonrandomized trials on safety and efficacy of video-assisted thoracic surgery lobectomy for early-stage non-small-cell lung cancer. *J Clin Oncol* 2009 May 20;27(15):2553-62.
81. Rueth NM, Andrade RS. Is VATS lobectomy better: perioperatively, biologically and oncologically? *Ann Thorac Surg* 2010 June;89(6):S2107-11.
82. Swanson SJ, Herndon JE 2nd, D'Amico TA et al. Video- assisted thoracic surgery lobectomy: report of CALGB 39802-A prospective, multi-institution feasibility study. *J Clin Oncol* 2007 Nov. 1;25(31):4993-97.
83. Villamizar NR, Darrabie MD, Burfeind WR et al. Thoracoscopic lobectomy is associated with lower morbidity compared with thoracotomy. *J Thorac Cardiovasc Surg* 2009 Aug.;138(2):419-25.
84. McKenna Jr RJ. Complications and learning curves for video-assisted thoracic surgery lobectomy. *Thorac Surg Clin* 2008 Aug.;18(3):275-80.
85. Park BJ, Flores RM. Cost comparison of robotic, video-assisted thoracic surgery and thoracotomy approaches to pulmonary lobectomy. *Thorac Surg Clin* 2008 Aug.;18(3):297-300.

86. Predina JD, Kunkala M, Aliperti LA et al. Sleeve lobectomy: current indications and future directions. Ann Thorac Cardiovasc Surg 2010 Oct.;16(5):310-18.
87. Berry MF, Onaitis MW, Tong BC et al. Feasibility of hybrid thoracoscopic lobectomy and en-bloc chest wall resection. Eur J Cardiothorac Surg 2012 Apr.;41(4):888-92.
88. Burfeind WR, D'Amico TA. Thoracoscopic lobectomy. Op Tech Thorac Cardiovasc Surg 2004;9(2 Summer):98-114.
89. Gonzalez-Rivas D, Paradela M, Fieira e et al. Single-incision video-assisted thoracoscopic lobectomy: initial results. J Thorac Cardiovasc Surg 2012 Mar.;143(3):745-47.
90. D'Amico TA. Videothoracoscopic mediastinal lymphadenectomy. Thorac Surg Clin 2010 May;20(2):207-13.
91. Watanabe A, Koyanagi T, Ohsawa H et al. Systematic node dissection by VATS is not inferior to that through an open thoracotomy: a comparative clinicopathologic retrospective study. Surgery 2005 Sept.;138(3):510-17.
92. Kondo T, Sagawa M, Tanita T et al. Is complete systematic nodal dissection by thoracoscopic surgery possible? A prospective trial of video-assisted lobectomy for cancer of the right lung. J Thorac Cardiovasc Surg 1998 Oct.;116(4):651-52.
93. Sugi K, Kaneda Y, Esato K. Video-assisted thoracoscopic lobectomy achieves a satisfactory long-term prognosis in patients with clinical stage IA lung cancer. World J Surg 2000 Jan.;24(1):27-30; discussion 30-31.
94. Watanabe A, Mishina T, Ohori S et al. Is video-assisted thoracoscopic surgery a feasible approach for clinical N0 and postoperatively pathological N2 non-small cell lung cancer? Eur J Cardiothorac Surg 2008 May;33(5):812-18.
95. Veronesi G, Galetta D, Maisonneuve P et al. Four-arm robotic lobectomy for the treatment of early-stage lung cancer. J Thorac Cardiovasc Surg. 2010 July;140(1):19-25.
96. Park BJ, Melfi F, Mussi A et al. Robotic lobectomy for non-small cell lung cancer (NSCLC): long-term oncologic results. J Thorac Cardiovasc Surg 2012 Feb.;143(2):383-89.
97. Arriagada R, Bergman B, Dunant A et al. International Adjuvant Lung Cancer Trial Collaborative Group. Cisplatin-based adjuvant chemotherapy in patients with completely resected non-small-cell lung cancer. N Engl J Med 2004 Jan. 22;350(4):351-60.
98. Winton T, Livingston R, Johnson D et al. National Cancer Institute of the United States Intergroup JBR.10 Trial Investigators. Vinorelbine plus cisplatin vs. observation in resected non-small-cell lung cancer. N Engl J Med 2005 June 23;352(25):2589-97.
99. Ribeiro Netto A. A ressecção extramusculoperiostal "em gaiola de passarinho" (procedimento de Ribeiro Netto) dos tumores pulmonares malignos invasores da face costal da parede torácica, dos tumores primários ou secundários da parede torácica, do pulmão patológico e dos empiemas pleurais crônicos. Rio de Janeiro. Tese de [livre docência] – Faculdade de Ciências Médicas da Universidade Estadual do Rio de Janeiro.
100. Pancoast HK. Superior pulmonary sulcus tumour: tumour characterized by pain, Horner's syndrome, destruction of bone and atrophy of hand muscles. JAMA 1932;99:1391-96.
101. Rusch VW, Giroux DJ, Kraut MJ et al. Induction chemoradiation and surgical resection for superior sulcus non-small cell lung carcinomas: long-term results of Southwest Oncology Group Trial 9416 (Intergroup Trial 0160). J Clin Oncol 2007 Jan. 20;25(3):313-18.
102. Dartevelle PG. Herbert Sloan Lecture. Extended operations for the treatment of lung cancer. Ann Thorac Surg 1997 Jan.;63(1):12-19.
103. Shaw RR, Paulson DL, Kee JL. Treatment of the superior sulcus tumour by irradiation followed by resection. Ann Surg 1961 July;154(1):29-40.
104. Dartevelle PG, Chapelier AR, Macchiarini P et al. Anterior transcervical-thoracic approach for radical resection of lung tumors invading the thoracic inlet. J Thorac Cardiovasc Surg 1993 June;105(6):1025-34.
105. Grunenwald D, Spaggiari L. Transmanubrial osteomuscular sparing approach for apical chest tumors. Ann Thorac Surg 1997 Fev.;63(2):563-66.
106. Spaggiari L, Pastorino U. Anterior approach to the superior sulcus tumors: the transmanubrial osteomuscular sparing approach. J Thorac Cardiovasc Surg 1999 May;117(5):1042-44.
107. Detterbeck F. What to do with "Surprise" N2?: intraoperative management of patients with non-small cell lung cancer. J Thorac Oncol 2008 Mar.;3(3):289-302.
108. Van Meerbeeck JP, De Pauw R, Tournoy K. What is the optimal treatment of stage IIIA-N2 non-small-cell lung cancer after EORTC 08941? Expert Rev Anticancer Ther 2008 Feb.;8(2):199-206.
109. Detterbeck F, Sukumar MS. Management algorithms for stage IIIA non-small cell lung cancer with N2 node involvement. Thorac Surg Clin 2008 Nov.;18(4):437-41.
110. Albain KS, Swann RS, Rusch VW et al. Radiotherapy plus chemotherapy with or without surgical resection for stage III non-small-cell lung cancer: a phase III randomised controlled trial. Lancet 2009 Aug. 1;374(9687):379-86.
111. Van Meerbeeck JP, Kramer GW, Van Schil PE et al. European Organisation for Research and Treatment of Cancer-Lung Cancer Group. Randomized controlled trial of resection versus radiotherapy after induction chemotherapy in stage IIIA-N2 non-small-cell lung cancer. J Natl Cancer Inst 2007 Mar. 21;99(6):442-50.
112. Lim E, Baldwin D, Beckles M et al. British Thoracic Society; Society for Cardiothoracic Surgery in Great Britain and Ireland. Guidelines on the radical management of patients with lung cancer. Thorax 2010 Oct.;65(Suppl 3):iii1-27.
113. Martin J, Ginsberg RJ, Abolhoda A et al. Morbidity and mortality after neoadjuvant therapy for lung cancer: the risks of right pneumonectomy. Ann Thorac Surg 2001 Oct.;72(4):1149-54.
114. Rendina EA, Venuta F, De Giacomo T et al. Induction chemotherapy for T4 centrally located non-small cell lung cancer. J Thorac Cardiovasc Surg 1999 Feb.;117(2):225-33.
115. Shen KR, Meyers BF, Larner JM, Jones DR; American College of Chest Physicians. Special treatment issues in lung cancer: ACCP evidence-based clinical practice guidelines (2nd edition). Chest. 2007 Sept.;132(3 Suppl):290S-305S.
116. Iwasaki A, Shirakusa T, Yoshinaga Y, Enatsu S, Yamamoto M. Evaluation of the treatment of non-small cell lung cancer with brain metastasis and the role of risk score as a survival predictor. Eur J Cardiothorac Surg. 2004 Sept.;26(3):483-93.
117. Porte H, Siat J, Guibert B et al. Resection of adrenal metastases from non-small cell lung cancer: a multicenter study. Ann Thorac Surg 2001 Mar.;71(3):981-85.
118. Mercier O, Fadel E, de Perrot M et al. Surgical treatment of solitary adrenal metastasis from non-small cell lung cancer. J Thorac Cardiovasc Surg 2005 July;130(1):136-40.
119. Donington JS, Miller DL, Rowland CC et al. Subsequent pulmonary resection for bronchogenic carcinoma after pneumonectomy. Ann Thorac Surg 2002 July;74(1):154-58; discussion 158-59.
120. Spaggiari L, Grunenwald D, Girard P et al. Cancer resection on the residual lung after pneumonectomy for bronchogenic carcinoma. Ann Thorac Surg 1996 Dec.; 62(6):1598-602.
121. Kvale PA, Selecky PA, Prakash UB. American College of Chest Physicians. Palliative care in lung cancer: ACCP evidence-based clinical practice guidelines (2nd edition). Chest 2007 Sept.;132(3 Suppl):368S-403.
122. Spaggiari L, D'Aiuto M, Veronesi G et al. Extended pneumonectomy with partial resection of the left atrium, without cardiopulmonary bypass, for lung cancer. Ann Thorac Surg 2005 Jan.;79(1):234-40.
123. De Perrot M, Fadel E, Mercier O et al. Long-term results after carinal resection for carcinoma: Does the benefit warrant the risk? J Thorac Cardiovasc Surg 2006 Jan.;131(1):81-89.
124. Regnard JF, Perrotin C, Giovannetti R et al. Resection for tumors with carinal involvement: technical aspects, results, and prognostic factors. Ann Thorac Surg 2005 Nov.;80(5):1841-46.
125. Mitchell JD, Mathisen DJ, Wright CD et al. Resection for bronchogenic carcinoma involving the carina: long-term results and effect of nodal status on outcome. J Thorac Cardiovasc Surg 2001 Mar.;121(3):465-71.
126. Porhanov VA, Poliakov IS, Selvaschuk AP et al. Indications and results of sleeve carinal resection. Eur J Cardiothorac Surg 2002 Nov.;22(5):685-94.
127. Rendina E, Venuta F. Reconstruction of pulmonary artery. In: Pearson FG et al. Pearson's thoracic and esophageal surgery. 3rd ed. Philadelphia: Churchill Livingstone Elsevier, 2008. p. 909-22.
128. Cerfolio RJ, Bryant AE. Surgical techniques and results for partial or circumferential sleeve resection of the pulmonary artery for patients with non-small cell lung cancer. Ann Thorac Surg 2007 June;83(6):1971-77.
129. Solli P, Spaggiari L, Grassob F et al. Double prosthetic replacement of pulmonary artery and superior vena cava and sleeve lobectomy for lung cancer. Eur J Cardiothorac Surg 2001 Nov.;20(5):1045-48.
130. Spaggiari L, Leo F, Veronesi G et al. Superior vena cava resection for lung and mediastinal malignancies: a single-center experience with 70 cases. Ann Thorac Surg 2007 Jan.;83(1):223-29; discussion 229-30.
131. Spaggiari L, Veronesi G, D'Aiuto M et al. Superior vena cava reconstruction using heterologous pericardial tube after extended resection for lung cancer. Eur J Cardiothorac Surg 2004 Sept.;26(3):649-51.
132. Ohta M, Hirabayasi H, Shiono H et al. Surgical resection for lung cancer with infiltration of the thoracic aorta. J Thorac Cardiovasc Surg 2005 Apr.;129(4):804-8.
133. Grunenwald D, Mazel C, Girard P et al. Total vertebrectomy for en bloc resection of lung cancer invading the spine. Ann Thorac Surg 1996 Feb.;61(2):723-25; discussion 725-26.
134. Grunenwald D, Mazel C, Baldeyrou P et al. En bloc resection of lung cancer invading the spine. Ann Thorac Surg 1996 June;61(6):1878-79.
135. DeMeester TR, Albertucci M, Dawson PJ et al. Management of tumor adherent to the vertebral column. J Thorac Cardiovasc Surg 1989 Mar.;97(3):373-78.
136. Martin LW, Walsh GL. Vertebral body resection. Thorac Surg Clin 2004 May;14(2):241-54.

65-2 Quimioterapia no Câncer do Pulmão

Clarissa Seródio da Rocha Baldotto ■ Mauro Zukin

INTRODUÇÃO

Para o ano de 2030 estão previstas 8,3 milhões de mortes no mundo por doenças relacionadas com o tabaco. O câncer do pulmão, por sua vez, será a causa de 3,1% de todas as mortes.[1] Atualmente, o câncer do pulmão, segundo dados da Organização Mundial de Saúde (OMS), foi a neoplasia mais frequente e mais letal em homens e a segunda neoplasia mais letal em mulheres do mundo todo, no ano de 2008.[2] No Brasil, o número de casos novos estimados para 2010 foi de 17.800 entre homens e de 9.830 entre mulheres, o que corresponde a um risco estimado de 18 casos novos a cada 100 mil homens e de 10 para cada 100 mil mulheres. É a segunda neoplasia mais incidente no sexo masculino e a quarta no sexo feminino.[3] Representa a principal causa de morte por câncer entre homens e a segunda principal entre mulheres.[4]

Outro dado importante são as mudanças observadas, ao longo dos anos, no que diz respeito à distribuição dos diferentes tipos histológicos. Assistimos ao decréscimo progressivo da incidência de carcinoma escamoso e do câncer pulmonar de células pequenas, em paralelo ao aumento do número de casos de adenocarcinoma. Fatores como o tipo de fumo, o uso de filtros, a suscetibilidade genética, dentre outros, já foram relacionados com essas alterações.[5] De forma interessante, também observamos diferenças epidemiológicas, como o predomínio de adenocarcinoma em mulheres asiáticas não fumantes, que culminaram com a identificação de subtipos moleculares de câncer pulmonar de células não pequenas (CPCNP).[6]

Os dados epidemiológicos reafirmam a importância da doença no contexto socioeconômico mundial. Por isso, dentre todas as neoplasias, o câncer do pulmão talvez seja a que tenha passado pelas maiores mudanças no diagnóstico e no tratamento, nas últimas décadas. Essas mudanças culminaram com o advento da chamada terapia-alvo, mas também podem ser vistas na evolução do tratamento quimioterápico, que será discutido neste capítulo.

QUIMIOTERAPIA ADJUVANTE

A alta letalidade do CPCNP pode ser demonstrada pelo fato de que 20-50% dos pacientes diagnosticados com estágio IB vão morrer em 5 anos com doença metastática. Dessa constatação advém o racional para o emprego de quimioterapia adjuvante, como forma de eliminar micrometástases. Em 1995, uma grande metanálise foi publicada, envolvendo 14 estudos clínicos de adjuvância e 4.357 pacientes.[7] Foi demonstrado que o uso da combinação de quimioterapia, com base em cisplatina, foi capaz de melhorar em 5% a sobrevida livre de progressão (SLP) e em 13% a sobrevida global (SG) em 5 anos. O ganho absoluto na sobrevida foi de 5% (95% IC 1-10, $p = 0,08$). Embora estatisticamente não significativo, esse resultado motivou o desenho de uma série de estudos investigando essa questão. O Quadro 1 mostra alguns dos principais estudos publicados sobre quimioterapia adjuvante em CPCNP.

O International Adjuvant Lung Cancer Trial (IALT) avaliou a eficácia de 3 ou 4 ciclos de cisplatina (80-120 mg/m^2) adjuvante, em combinação com outra droga, em pacientes com CPCNP estágios I a III (36% estágio I; 25% estágio II, 39% estágio III) operados. Um total de 1.867 pacientes foram incluídos e um benefício absoluto de 4,1% na SG em 5 anos foi observado ($p = 0,03$).[8] Em 7,7 anos este benefício de SG deixou de existir, principalmente em razão de um aumento de mortalidade não relacionada com o CPCNP, no braço que recebeu quimioterapia.[9] Uma análise secundária interessante desse estudo foi a pesquisa de expressão da enzima de reparo de DNA ERCC1 (*excision repair cross-complementation group 1*), nas amostras dos pacientes. Embora retrospectiva, foi demonstrado que pacientes que não expressavam ERCC1 tiveram maior benefício da quimioterapia adjuvante, com cisplatina (HR = 0,67; $p < 0,006$). Enquanto pacientes com alta expressão da enzima, não obtiveram nenhum benefício com o tratamento.[10] Esse dado foi mantido na análise com seguimento mais longo. Outros marcadores vêm sendo identificados com o mesmo propósito. Essas informações são interessantes e promissoras, mas carecem de validação e ainda não são, portanto, utilizadas na prática clínica.

O estudo canadense JBR-10 incluiu apenas pacientes com estágio IB-II e o estudo ANITA incluiu os estágios IB-IIIA. Foram estudos mais homogêneos, que permitiram apenas um esquema de quimioterapia (cisplatina e vinorelbina).[11,12] Conforme mostrado no Quadro 1, ambos foram positivos, com ganho de SG. Entretanto, em nenhum dos três estudos citados houve benefício para o subgrupo de pacientes com estágio I. Neste sentido, o estudo do CALGB incluiu apenas pacientes com estágio IB, para tratamento adjuvante com carboplatina e paclitaxel. Embora os primeiros resultados tenham sido promissores, não foram confirmados em um seguimento mediano mais longo.[13] Retrospectivamente, pacientes com tumores > 4 cm apresentaram benefício. Esta análise retrospectiva do tamanho tumoral foi repetida em outros estudos, com resultados semelhantes.

Finalmente, uma nova metanálise, de dados individuais, envolvendo 4.584 pacientes dos cinco principais estudos, foi publicada. Com um seguimento mediano de 5,1 anos, detectou um benefício absoluto significativo na SG, de 4,2%, para os pacientes que receberam quimioterapia adjuvante. Mais uma vez esse ganho não foi detectado em pacientes com estágios IA e IB.[14] Em resumo, os resultados obtidos mostram que há benefício no tratamento com quimioterapia à base de cisplatina, em pacientes com CPCNP de estágios II e III, após ressecção cirúrgica completa. Pacientes com estágio IB e tumores maiores de 4 cm (atual IIA no novo estadiamento) merecem uma discussão individualizada, já que também podem beneficiar-se. Mais estudos que avaliem biomarcadores preditivos para o tratamento adjuvante são esperados.

QUIMIOTERAPIA NEOADJUVANTE

A terapia neoadjuvante ou de indução, para o CPCNP, teoricamente teria inúmeros benefícios, como: redução do volume tumoral, facilitando a cirurgia, tratamento precoce de micrometástases, melhor tolerância, se comparado com a terapia pós-operatória. Entretanto, esse benefício nunca foi tão bem estabelecido, como ocorreu com o tratamento adjuvante. Inúmeros estudos fase II, e pelo menos oito estudos randomizados, investigaram essa abordagem. O Quadro 2 resume alguns dos principais estudos.[15-23] Um dos fatores que limitaram conclusões definitivas,

Quadro 1. Principais estudos de quimioterapia adjuvante em CPCNP, publicados após a metanálise de 1995

ESTUDO	ESTÁGIO	Nº PACIENTES	QT	RXT	DIFERENÇA SOBREVIDA	HR	GANHO ABSOLUTO
ALPI	I-IIIA	1.209	MVdP	43%	Não	0,96	—
IALT	I-IIIA	1.867	PE, PVin PVd	27%	Sim	0,86	4,1%
JBR10	IB-II	482	PVin	0	Sim	0,7	15%
ANITA	IB-IIIA	840	PVin	28%	Sim	0,8	8,6%
CALGB	IB	343	CT	0	Não	0,8	—

M = mitomicina; Vd = vindesina; P = cisplatina; E = etoposide; Vin = vinorelbina; C = carboplatina; T = paclitaxel; QT = quimioterapia; RXT = radioterapia.

Quadro 2. Principais estudos de quimioterapia neoadjuvante em CPCNP

ESTUDO	ESTÁGIO	N	QT	RXT	SOBREVIDA EM 2-3 ANOS	p-VALOR
Rosell et al.	IIIA (clínico)	60	MIP	Pós-op. nos 2 braços	0 × 30%	< 0,05
Roth et al.	IIIA (clínico)	60	CfEP pré e pós-op.	Somente se não F0	15 × 56%	< 0,05
Pass et al.	IIIA (biópsia)	28	EP pré e pós-op.	Braço sem QT	21 × 46%	0,12
Yoneda et al.	IIIA +B (clínico)	83	VdP	Concomitante	37 × 40%	NS
Mattson et al.	IIIAN2	116	Docetaxel	Se irressecável	Sob med 17,8 × 14,4 m	NS
Depierre et al.	IB-IIIA (clínico)	355	MIP pré e pós-op.	T3 ou N2	41 × 52%	0,09
Pisters et al. SWOG 9900 trial	IB-II	354	CT	–	Sob med 41 m × 62 m	0,11
Scagliotti et al. trial	IB-IIIA (sem N2)	270	P Gencitabina	Não	60 × 67%	0,053
Felip et al. NATCH	I,II, III	624	CT (neo × adj.)	Não	38,3 e 36,6% × 34,1%	0,92 0,74

M = mitomicina; I = ifosfamida; Vd = vindesina; P = cisplatina; E = etoposide; Cf = ciclofosfamida; C = carboplatina; T = paclitaxel; QT = quimioterapia; RXT = radioterapia.

sobre a indicação de terapia neoadjuvante, foi a heterogeneidade dos estudos, que muitas vezes incluíam radioterapia, esquemas diversos de quimioterapia e apresentavam variações na seleção de pacientes. Além disso, quase sempre foi registrada uma taxa baixa e lenta de inclusão de pacientes, principalmente após os resultados positivos do tratamento adjuvante, lembrando também que as decisões acerca da terapia neoadjuvante são sempre feitas com base no estadiamento clínico, enquanto na adjuvância se baseiam no estadiamento patológico.

De uma forma geral, concluímos que o tratamento neoadjuvante, com ou sem radioterapia, é factível antes da cirurgia, provavelmente com maior tolerância e possibilidade de maior intensidade de dose. A taxa de resposta completa ou parcial pode chegar a 60-80%, e não há aumento da mortalidade perioperatória. O benefício clínico parece assemelhar-se ao da terapia adjuvante, conforme demonstrado em uma recente metanálise publicada.[24] Entretanto, a ausência de conclusões definitivas, a partir de estudos de fase III randomizados, torna esta abordagem ainda experimental.

QUIMIOTERAPIA PALIATIVA

A quimioterapia paliativa melhora a sobrevida, os sintomas e a qualidade de vida de pacientes com CPCNP com doença avançada. Em 1995, foi publicada uma importante metanálise, que demonstrou benefício de sobrevida para os pacientes tratados com combinações de quimioterápicos, baseados em platina.[7] Desde então, múltiplos agentes e combinações foram estudados e, atualmente, temos três linhas de tratamento aprovadas para uso clínico.

Tratamento de primeira linha

Após a publicação da metanálise supracitada, novas drogas foram desenvolvidas e se mostraram ativas para o tratamento paliativo do CPCNP. Pairava a dúvida sobre a superioridade de alguma combinação, em detrimento das outras. Neste sentido, foi publicado um importante estudo, que comparou os quatro principais esquemas de quimioterapia, em primeira linha, para pacientes com CPCNP metastático: carboplatina e paclitaxel, cisplatina e paclitaxel, cisplatina e docetaxel e cisplatina e gencitabina. Com algumas diferenças no perfil de toxicidade e taxa de resposta, não houve diferença entre o tempo para progressão de doença e a SG mediana entre os grupos.[25] Desde essa publicação, a escolha da combinação a ser usada passou a ser uma escolha do médico e do paciente.

Uma mudança ocorreu com a apresentação dos dados do estudo JMDB, que investigou, em 1.700 pacientes, a não inferioridade do novo esquema de cisplatina e pemetrexede comparado com cisplatina e gencitabina. Para a população global, o estudo foi positivo, ou seja, a sobrevida foi equivalente entre os grupos. Entretanto, o dado mais importante foi uma análise pré-planejada de subgrupos. Os pacientes foram divididos por tipo histológico: carcinoma escamoso versus não escamoso. O grupo com histologia não escamosa (adenocarcinoma e carcinoma de grandes células) apresentou sobrevida global significativamente melhor, quando tratado com pemetrexede e cisplatina. Esse número foi ainda maior quando considerados apenas os adenocarcinomas (12,6 m versus 10,9 m; $p = 0,033$). O contrário foi observado nos pacientes com carcinoma escamoso.[26] Esse estudo marcou a utilização do tipo histológico para seleção de pacientes.

Com o surgimento de novas drogas, como os antiangiogênicos e inibidores de tirosina quinase, uma estratégia óbvia seria tentar combiná-las com quimioterapia. O bevacizumabe, anticorpo monoclonal contra o VEGF (vascular endothelial growth factor), que possui ação antiangiogênica, foi uma das medicações mais estudadas. Com base, principalmente, em dois estudos randomizados, de fase III, seu uso foi aprovado em combinação com quimioterapia, para terapia de primeira linha, em pacientes portadores de CPCNP avançado. O estudo ECOG 4.599 adicionou o bevacizumabe (na dose de 15 mg/kg IV a cada 23 semanas) à carboplatina e paclitaxel, tendo randomizado 878 pacientes. Foram incluídos somente pacientes portadores de carcinoma não escamoso de pulmão, como forma de reduzir a toxicidade. A sobrevida mediana para o grupo experimental foi de 12,3 meses, comparada com 10,3 meses no grupo-controle (HR 0,79; 95% IC 0,67-0,92; $p = 0,003$).[27] No estudo AVAIL, a combinação foi feita com cisplatina e gencitabina, com critérios de seleção de pacientes semelhantes. Houve aumento significativo de sobrevida livre de progressão, com a dose de 7,5 mg/kg IV (HR 0,75; 95% IC 0,62-0,91; $p = 0,003$), que não se traduziu em aumento de SG.[28] Embora o uso de três drogas acarrete mais toxicidade, esse efeito não foi significativo em estudo fase IV posteriormente publicado.[29] Estudos em andamento investigam combinações de pemetrexede com bevacizumabe.

Tratamento de segunda linha

A maior parte dos pacientes apresenta progressão de doença durante, ou logo após, o tratamento de primeira linha. Entretanto, boa parte desses pacientes ainda apresenta bom PS no momento da progressão, sendo candidatos a uma terapia de segunda linha. Atualmente quatro drogas são aprovadas para esta indicação, sendo dois quimioterápicos (docetaxel e pemetrexede) e duas drogas de alvo molecular (erlotinibe e gefitinibe). Com base em estudo de fase III, randomizado, comparado com o melhor suporte clínico, o docetaxel (75 mg/m^2 IV a cada 3 semanas) foi capaz de aumentar a SG e melhorar sintomas (7,5 m vs. 4,6 m; $p = 0,01$).[30] O pemetrexede (500 mg/m^2) foi aprovado a partir da publicação do estudo JMEI, um fase III de não inferioridade, que o comparou ao docetaxel. O pemetrexede foi igualmente efetivo, mas com um melhor perfil de toxicidade.[31] Posteriormente, uma análise retrospectiva mostrou que, da mesma forma que no estudo de primeira linha, pacientes com carcinoma escamoso, tratados com pemetrexede, obtiveram uma sobrevida inferior aos tratados com docetaxel (HR 1,563; 95% IC 1,079-2,264). O contrário foi observado em pacientes com carcinoma não escamoso.[32]

Tratamento de manutenção

O conceito de terapia de manutenção se confunde, muitas vezes, com a ideia de segunda linha precoce. De uma forma geral, trata-se de prolongar o tratamento, com esquemas menos tóxicos, geralmente de droga isolada, após a terapia de primeira linha. Até o momento, duas medicações possuem estudos positivos, publicados, que corroboram essa estratégia, sendo apenas um quimioterápico. Um grande estudo de fase III randomizado (JMEN) investigou o papel do pemetrexede, como terapia de manutenção, em pacientes que não progredissem após quatro ciclos de tratamento, com uma combinação com base em cisplatina. O pemetrexede não estava incluído nos possíveis protocolos de primeira linha, assim como na segunda linha. Em pacientes com histologia não escamosa, o uso da manutenção determinou uma redução de 40% do risco de progressão de doença e aumento de sobrevida global (15,5 m *vs.* 10,3 m; *p = 0,050*).[33]

Um estudo prévio, que não mostrou benefício de sobrevida, havia estudado o docetaxel, com a mesma indicação. Neste último, estava previsto para o braço-controle o tratamento com docetaxel como segunda linha. Surgiram, então, alguns questionamentos: o importante é a manutenção, ou tratar o paciente, em algum momento, com uma segunda linha? Expor o paciente ao pemetrexede, como primeira linha, reduziria o benefício da manutenção? O estudo PARAMOUNT, ainda não publicado, contribuiu para responder algumas dessas perguntas. Os pacientes foram tratados com cisplatina e pemetrexede em primeira linha e randomizados para terapia de manutenção com pemetrexede *versus* placebo. Dados recém-apresentados mostram um aumento significativo de sobrevida livre de progressão (HR = 0,62; 95% CI: 0,49-0,79; *p < 0,0001*) e uma redução significativa de 22% do risco de morte (HR = 0,78) para os pacientes do braço experimental. A proporção de pacientes tratados após a progressão foi semelhante entre os braços. Atualmente há portanto um consenso de que a terapia de manutenção deve ser considerada em pacientes selecionados.[34,35]

Em resumo, nos últimos anos houve uma inegável evolução do papel da quimioterapia no tratamento do CPCNP, com novas indicações e medicamentos. Entretanto, exceto pelo tipo histológico, o uso de biomarcadores preditivos ainda é incipiente e provavelmente será o próximo passo nesta evolução.

REFERÊNCIAS BIBLIOGRÁFICAS

1. Mathers CD, Loncar D. Projections of global mortality and burden of disease from 2002 to 2030. *PLOS Medicine* 2006;3(11):2011-30.
2. Jemal A, Bray F, Center MM et al. Global cancer Statistics. *Ca Cancer J Clin* 2011;61:69-90.
3. Brasil. Ministério da Saúde. Instituto Nacional de Câncer. *Estimativa 2010: incidência de câncer no Brasil.* Rio de Janeiro: INCA. Acesso em: 24/07/2011. Disponível em: <http://www.inca.gov.br>
4. Brasil. Ministério da Saúde. Instituto Nacional de Câncer. *Estimativa da incidência e mortalidade por câncer no Brasil 2003.* Rio de Janeiro: INCA. Acesso em: 24 Jul. 2011. Disponível em: <http://www.inca.gov.br>
5. Lubin JH, Blot WJ. Assessment of lung cancer risk factors by histologic category. *JNCI* 1985;73:383-89.
6. Subramanian J, Govindan R. Lung cancer in never smokers: a review. *J Clin Oncol* 2007;25(5):561-70.
7. Chemotherapy in non-small cell lung cancer: a meta-analysis using updated data on individual patients from 52 randomised clinical trials. Non-Small Cell Lung Cancer Collaborative Group. *Br Med Journal* 1995;311:899-909.
8. Arriagada R, Bergman B, Dunant A et al. Cisplatin-based adjuvant chemotherapy in patients with completely resected non-small-cell lung cancer. *N Engl J Med* 2004;350:351-60.
9. Le Chevalier T, Dunant A, Arriagada R et al. Long-term results of the International Adjuvant Lung Cancer Trial (IALT) evaluating adjuvant cisplatin-based chemotherapy in resected non small cell lung cancer. *J Clin Oncol* 2006;26:A7507.
10. Olausen KA, Dunant A, Fouret P et al. DNA repair by ERCC1 in non-small cell lung cancer and cisplatin-based adjuvant chemotherapy. *N Engl J Med* 2006;355:983-91.
11. Winton T, Livingston R, Johnson D et al. Vinorelbine plus cisplatin vs. observation in resected non-small-cell lung cancer. *N Engl J Med* 2005;352:2589-97.
12. Douillard JY, Rosell R, De Lena M et al. Adjuvant vinorelbine plus cisplatin versus observation in patients with completely resected stage IB-IIIA non-small-cell lung cancer (Adjuvant Navelbine International Trialist Association [ANITA]): a randomized controlled trial. *Lancet Oncol* 2006;7:719-27.
13. Strauss GM, Herndon J, Maddaus MA et al. Randomized clinical trial of adjuvant chemotherapy with paclitaxel and carboplatin following resection in stage IB non-small cell lung cancer (NSCLC): report of Cancer and Leukemia Group B (CALGB) Protocol 9633. *J Clin Oncol* 2004;22(Suppl 14):621S-7019.
14. Pignon JP, Tribodet H, Scagliotti GV et al. Lung adjuvant cisplatin evaluation: a pooled analysis by the LACE Collaborative Group. *J Clin Oncol* 2008;26:3552-59.
15. Pass HI, Pogrebniak HW, Steinberg SM et al. Randomized trial of neoadjuvant therapy for lung cancer: interim analysis. *Ann Thorac Surg* 1992;53:992-98.
16. Roth JA, Fossella F, Komaki R et al. A randomized trial comparing perioperative chemotherapy and surgery with surgery alone in resectable stage IIIA non-small-cell lung cancer. *J Natl Cancer Inst* 1994;86:673-80.
17. Rosell R, Gomez-Codina J, Camps C et al. A randomized trial comparing preoperative chemotherapy plus surgery with surgery alone in patients with non-small-cell lung cancer. *N Engl J Med* 1994;330:153-58.
18. Yoneda S, Hibino S, Gotoh I et al. A comparative trial on induction chemoradiotherapy followed by surgery. *Proc Am Soc Clin Oncol* 1995;14:367.
19. Mattson KV, Abratt RP, ten Velde G et al. Docetaxel as neoadjuvant therapy for radically treatable stage III non-small-cell lung cancer: a multinational randomised phase III study. *Ann Oncol* 2003;14:116-22.
20. Depierre A, Milleron B, Moro-Sibilot D et al. Preoperative chemotherapy followed by surgery compared with primary surgery in resectable stage I (except T1N0), II, and IIIA non-small cell lung cancer. *J Clin Oncol* 2002;20:247-53.
21. Pisters KM, Vallières R, Crowley JJ et al. Surgery with or without preoperative paclitaxel and carboplatin in early-stage non-small-cell lung cancer: Southwest Oncology Group Trial S9900, an intergroup, randomized, phase III trial. *J Clin Oncol* 2010;28(11):1843.
22. Scagliotti GV, Pastorino U, Vansteenkiste JF et al. A phase III randomized study of surgery alone or surgery plus preoperative gemcitabine-cisplatin in early-stage non-small cell lung cancer (NSCLC): follo-up data of CHEST. *J Clin Oncol* 2008;26:A7508.
23. Felip E, Rosell R, Maestre JA. Preoperative chemotherapy plus surgery versus surgery plus adjuvant chemotherapy versus surgery alone in early-stage non-small-cell lung cancer. *Clin Oncol* 2010;8(19):3138.
24. Song WA, Zhou NK, Wang W et al. Survival benefit of neoadjuvant chemotherapy in non-small cell lung cancer: an updated meta-analysis of 13 randomized control trials. *J Thorac Oncol* 2010;5:510-16.
25. Schiller JH, Harrington D, Belani CP et al. Comparison of four chemotherapy regimens for advanced non–small-cell lung cancer. *N Engl J Med* 2002;346:92-98.
26. Scagliotti GV, Parikh P, von Pawel J et al. Phase III study comparing cisplatin plus gemcitabine with cisplatin plus pemetrexed in chemotherapy-naive patients with advanced-stage non-small-cell lung cancer. *J Clin Oncol* 2008;26:3543-51.
27. Sandler A, Gray R, Perry MC et al. Paclitaxel-carboplatin alone or with bevacizumab for non-small-cell lung cancer. *N Engl J Med* 2006;355:2542-50.
28. Reck M, von Pawel J, Zatloukal P et al. Phase III trial of cisplatin plus gemcitabine with either placebo or bevacizumab as first-line therapy for nonsquamous non-small-cell lung cancer: AVAIL. *J ClinOncol* 2009;27:1227-34.
29. Crinò L, Dansin E, Garrido P et al. Safety and efficacy of first-line bevacizumab-based therapy in advanced non-squamous non-small-cell lung cancer (SAiL, MO19390): a phase 4 study. *Lancet Oncol* 2010;11(8):733-40.
30. Shepherd FA, Dancey J, Ramlau R et al. Prospective randomized trial of docetaxel versus best supportive care in patients with non–small-cell lung cancer previously treated with platinum-based chemotherapy. *J Clin Oncol* 2000;18:2095-103.
31. Hanna N, Shepherd FA, Fossella FV et al. Randomized phase III trial of pemetrexed versus docetaxel in patients with non-small cell lung cancer previously treated with chemotherapy. *J Clin Oncol* 2004;22:1589-97.
32. Scagliotti G, Hanna N, Fossella F et al. The differential efficacy of pemetrexed according to NSCLC histology: a review of two phase III studies. *Oncologist* 2009;14:253-63.
33. Ciuleanu T, Brodowicz T, Zielinski C et al. Maintenance pemetrexed plus best supportive care versus placebo plus best supportive care for non-small cell lung cancer: a randomised, double-blind, phase 3 study. *Lancet* 2009;374:1432-40.
34. Fidias PM, Dakhil SR, Lyss AP et al. Phase III study of immediate compared with delayed docetaxel after front-line therapy with gemcitabine plus carboplatin in advanced non–small-cell lung cancer. *J Clin Oncol* 2009;27:591-98.
35. Paz Ares L, De marinis F, Dediu M et al. PARAMOUNT: Final overall survival (OS) results of the phase III study of maintenance pemetrexed (pem) plus best supportive care (BSC) versus placebo (plb) plus BSC immediately following induction treatment with pem plus cisplatin (cis) for advanced nonsquamous (NS) non-small cell lung cancer (NSCLC). *J Clin Oncol* 2012;30:(suppl; abstr LBA7507).

65-3 Câncer do Pulmão – Radioterapia

Célia Maria Pais Viégas ■ Heloisa de Andrade Carvalho
Lílian d'Antonino Faroni ■ Renan Serrano Ramos ■ Carlos Manoel Mendonça de Araújo

INTRODUÇÃO

Foram estimados para o ano de 2012, nos Estados Unidos, cerca de 226.000 novos casos de câncer do pulmão (todas as histologias) e aproximadamente 160.000 óbitos.[1] Para o mesmo período, o Ministério da Saúde no Brasil projeta números de aproximadamente 27.000 casos novos e 21.000 óbitos[2] e é o tipo tumoral líder em mortalidade no país.[3] O câncer do pulmão permanece como uma doença altamente letal. A sobrevida média cumulativa total em 5 anos varia entre 13 e 21% em países desenvolvidos e entre 7 e 10% nos países em desenvolvimento.[2]

CARCINOMA PULMONAR DE CÉLULAS NÃO PEQUENAS

São classificados como carcinomas pulmonares de células não pequenas (CPCNP): o carcinoma de células escamosas, o adenocarcinoma e o carcinoma de grandes células. Cirurgia e radioterapia ainda são os tratamentos curativos primários para esses pacientes. Entretanto, o câncer do pulmão é uma doença com elevado potencial de disseminação, mesmo quando localizado, tornando necessária a abordagem sistêmica. Os avanços da quimioterapia fizeram com que esteja indicada na combinação terapêutica na maioria dos casos com intenção curativa e no tratamento paliativo da doença disseminada, com discreta melhora da sobrevida.

Fatores para decisão terapêutica

O estadiamento (TNM – UICC) é o principal fator prognóstico, seguido do estado de *performance* e emagrecimento maior ou igual a 10% do peso inicial nos últimos 6 meses.

Apesar de diferenças na epidemiologia, no comportamento biológico e na resposta ao tratamento, o tipo histológico ainda não foi estabelecido como critério com valor prognóstico na decisão terapêutica, razão pela qual os carcinomas pulmonares de células não pequenas ainda são classificados em um único grupo. Entretanto, os adenocarcinomas, seguidos dos carcinomas indiferenciados, parecem ter maior potencial de disseminação hematogênica com relação aos carcinomas espinocelulares, o que poderia estar relacionado com um pior prognóstico.

Além disso, a histologia "não escamosa" tem o potencial de responder melhor a drogas alvo-moleculares, como inibidores do EGFR (*Epidermal Growth Factor Receptor*), podendo, nessas situações, apresentar prognóstico mais favorável.

O estadiamento mais utilizado é o TNM da UICC. Em 2010 entrou em vigor a 7ª edição desse estadiamento, reformulada a partir da 6ª edição de 1998.[4]

Tratamentos recomendados

O tratamento dos CPCNP é baseado fundamentalmente no estadiamento. Os demais fatores prognósticos devem ser considerados na opção para a melhor combinação terapêutica em cada caso. Interrupções de tratamento por mais de 1 semana devem ser evitadas, pois podem levar à diminuição tanto do controle local quanto da sobrevida.[5]

Doença inicial (Estágios I e II)

Estágios IA e IB (T1,2 N0)

- *1ª opção:* cirurgia exclusiva.
- *2ª opção:* pacientes sem condições clínicas para cirurgia ou recusa. RT exclusiva no tumor.

Em tumores centrais, a critério clínico, incluir a 1ª drenagem no CTV.

Pacientes com doença ressecável podem ser curados com cirurgia[6-8] (nível 1A) ou cirurgia e quimioterapia adjuvante para os estágios II[6-9] (nível 1B). Pacientes sem condições clínicas ou que recusam cirurgia, ou idosos, também podem ser curados com radioterapia, apesar de resultados um pouco inferiores aos da cirurgia (40% *vs.* 70-80% sobrevida em 5 anos)[10] (nível 1B). Protocolos de estudo utilizando técnicas com doses elevadas em campos restritos, envolvendo radioterapia com feixe com intensidade modulada (IMRT) e radioterapia guiada por imagem (IGRT), vêm apresentando sobrevida satisfatória,[11,12] principalmente quando selecionados pacientes idosos.[13] Pelos ótimos resultados obtidos com relação ao controle local (80 a 100%), a tendência é que a radioterapia estereotática corporal (*Stereotactic Body Radiotherapy* – SBRT) ou radioterapia estereotática ablativa (*Stereotactic Ablative Radiotherapy* – SABR) venha a ser considerada padrão para esses casos, desde que se tenha disponibilidade técnica para tal. Atualmente, pacientes inoperáveis, com tumores periféricos, < 3 cm são os mais indicados para tratamento com essa técnica. Tumores maiores apresentam menor controle local e tumores centrais apresentam maiores chances de complicações graves.[14]

A radioterapia adjuvante à cirurgia não aumenta a sobrevida, mas está indicada nas situações em que pode contribuir para o controle local: margens comprometidas, não passíveis de ampliação, ou ainda quando for detectado comprometimento de linfonodos mediastinais (N2) na peça cirúrgica.[15-18] Pode ser realizada com quimioterapia concomitante. A indicação de radioterapia pós-operatória em pacientes N0 ou N1 não demonstrou ter influência nem na sobrevida, nem no controle local, tendo apresentado, inclusive, um efeito deletério para esses pacientes (nível 1B).[15,16] Entretanto, decorrente das diversas falhas inerentes aos estudos incluídos nessas metanálises, em especial à tecnologia utilizada, essa indicação deve ser mais bem avaliada em estudos que utilizem técnicas conformadas de radioterapia.

A radioterapia pré-operatória está indicada apenas em pacientes com tumores do sulco superior (T3N0M0) com ressecabilidade limítrofe, em doses para doença subclínica (45 a 50 Gy), associada à quimioterapia concomitante. Esta abordagem permite uma sobrevida em 2 anos que varia entre 50-70% (nível 1B).[19-22] Se ainda assim o tumor não for ressecável, deve-se completar a dose de radiação (mais 10 a 15 Gy).

Doença localmente avançada (Estágio III)

O tratamento-padrão para esses pacientes é a associação de radio e quimioterapia com esquemas baseados em cisplatina ou derivados, que apresenta um benefício absoluto de cerca de 5% com relação à radioterapia exclusiva, aumentando a chance de sobrevida em 5 anos de 8 a 10% para cerca de 15% (nível 1A).[23,24] Entretanto, nos casos em que a quimioterapia estiver contraindicada, a radioterapia exclusiva ainda é a única opção terapêutica curativa para este grupo de pacientes.

Os melhores resultados foram observados com quimioterapia concomitante à irradiação: ganho médio de 1,8 meses na sobrevida mediana (14,1 *vs.* 15,9 meses) e 4,7% na sobrevida global (14,6% *vs.* 19,3%). Entretanto, o principal benefício foi observado para os pacientes com bom estado de desempenho e que completaram o tratamento proposto e a toxicidade graus 3 e 4 foi bem maior, acima de 20% *versus* 3 a 4% com radioterapia exclusiva (nível 1B).[25-27] Além disso, as melhores respostas obtidas com quimioterapia de maneira geral estão ao redor de 40%. Por esses motivos, de acordo com a condição clínica do paciente, volume tumoral (incluindo doença N3) e drogas a serem utilizadas, pode ser feita quimioterapia neoadjuvante, para avaliação da resposta, diminuição de volume tumoral e melhora clínica, seguida de radioterapia com doses radicais, se possível.

Muitos pacientes com doença localmente avançada são candidatos a um tratamento paliativo apenas, visando à melhora de sintomas e da qualidade de vida.[28-30] O melhor esquema terapêutico, entretanto, ainda não foi estabelecido: as doses descritas variam de 31,2 Gy/4 frações, 30 Gy/10 frações até 10 Gy em dose única. Entretanto, realizando correções para doses biologicamente efetivas, demonstrou-se que esquemas com doses iguais ou superiores a 35 Gy_{10} resultam em melhor sobrevida em 1 ano, com vantagem estatisticamente significativa. A adoção de esquemas mais protraídos, entretanto, deverá considerar a expectativa de vida dos pacientes e maior toxicidade esofágica (nível 2 C).[31]

Quimioterapia de consolidação ou manutenção vem sendo estudada, com alguns resultados favoráveis à sua indicação (nível 1B).[32]

Doença metastática (Estágio IV)

O tratamento primário para os pacientes em bom estado geral e de desempenho é a quimioterapia (nível 1A).[33] Decorrente do prognóstico altamente reservado desses pacientes, com sobrevida média de cerca de 6 meses, a radioterapia como tratamento primário radical não está indicada. Na presença de sintomas não controlados com a quimioterapia, tanto decorrentes do tumor primário (tosse, dispneia, dor, sangramento, por exemplo) quanto por metástases (ósseas, cerebrais ou outras), a radioterapia paliativa pode ser utilizada com grande eficácia, melhorando a sobrevida e a qualidade de vida (nível 2C).[34]

Irradiação cerebral como profilaxia de metástases

Após tratamento potencialmente radical para CPCNP, encéfalo é o primeiro sítio de falha em até 30% dos casos.[35] Há aumento desse risco com subtipos histológicos adenocarcinoma e grandes células e estágio III.[36,37]

Entretanto, apesar de alguns estudos relatarem diminuição significativa do risco de metástases cerebrais com a irradiação profilática do crânio, não há impacto na sobrevida ou considerações sobre o impacto na qualidade de vida e toxicidade (nível 1A).[38] Portanto, contrariamente ao adotado para tumores de pulmão de células pequenas,[39] não há indicação estabelecida de irradiação profilática cerebral em CPCNP.

Fracionamentos alterados

Na tentativa de se obter melhores respostas e aumento de sobrevida em pacientes com CPCNP, alguns autores avaliaram a alteração do fracionamento convencional da radioterapia (uma aplicação por dia). Tanto o hiperfracionamento (mais que uma fração por dia com dose total maior no mesmo tempo de tratamento) quanto o hiperfracionamento acelerado (mais que uma fração por dia com dose total administrada em menos tempo de tratamento, também equivalendo a uma dose final maior) foram estudados. Destaca-se o chamado CHART – *Continuous, hyperfractionated, accelerated radiotherapy*,[40] – 3 aplicações por dia em 12 dias consecutivos – que demonstrou um benefício de cerca de 10% de ganho em sobrevida quando comparado ao fracionamento convencional.

Apesar dos resultados favoráveis à utilização do CHART – *Continuous, hyperfractionated, accelerated radiotherapy*,[40] esse esquema não se consagrou em decorrência da dificuldade do retorno compulsório do paciente 3 vezes ao dia para o seu tratamento. Além disso, a associação com quimioterapia dificulta ainda mais sua utilização na prática clínica.

Como já dito anteriormente, hipofracionamento com técnicas utilizando IGRT parece ser mais promissor, em especial para os casos iniciais.

Técnicas de radioterapia recomendadas

Com as combinações terapêuticas indicadas na maioria dos casos, a tendência atual é restringir ao máximo os volumes de tratamento, a fim de se possibilitar a administração de doses mais elevadas ao volume tumoral propriamente dito, sem aumento da toxicidade. Planejamento tridimensional é mandatório, com consequente avaliação dos histogramas dose-volume, para avaliação do risco de toxicidades (pneumonite, esofagite, entre outras).[41,42] Irradiação eletiva linfonodal não é compulsória,[43,44] principalmente em caso de avaliação prévia por tomografia por emissão de pósitrons (PET)[45-47] ou mediastinoscopia negativa.[48] Além disso, recidivas em linfonodos não incluídos no volume-alvo são muito pouco frequentes, ao redor de 6%.[44] Esses fatos em especial justificam a recomendação de se incluir apenas a doença macroscópica na definição do volume a ser irradiado nos CPCNP (nível 2C).[49]

Imobilização

Decúbito dorsal preferencial, com os braços estendidos acima da cabeça. Em casos de tumores de lobo superior ou que necessitam de irradiação da fossa supraclavicular, a critério clínico, podem-se manter os braços ao longo do corpo. Acessórios para imobilização como moldes a vácuo, apoios para pés e braços, suportes de cabeça etc. devem ser utilizados, pois auxiliam na reprodutibilidade do tratamento.

Campos

- A radioterapia deve englobar os volumes de tumor macroscópico com margens.
- Linfonodos hilares ou mediastinais devem ser incluídos se comprometidos ou apresentarem menor diâmetro > 1 cm. Nesses casos, pode ser incluído todo o nível linfonodal correspondente.
- A inclusão de outras áreas de drenagem linfática para irradiação eletiva ficará a critério clínico e deve ser individualizada.

Volumes de tratamento

- GTV = volume de tumor macroscópico (*gross tumor volume*).
- CTV = volume alvo clínico (*clinical target volume*).
- PTV = volume alvo de planejamento (*planning target volume*).
- GTV = tumor e linfonodos maiores ou iguais a 1,0 (ou 1,5) cm no menor diâmetro.
- CTV = GTV + margens de 0,5 a 0,8 cm no tumor primário e, se houver indicação de irradiação linfonodal eletiva, as áreas de drenagem linfática regional correspondentes.

As margens para PTV devem ser individualizadas para cada instituição. Pode-se optar por diminuir as margens de PTV depois de completada a dose necessária para controle de doença subclínica, acarretando na criação de 2 PTVs. Sempre que possível recomendamos a realização de três tomografias: respiração normal, inspiração e expiração profundas, para avaliação da movimentação tumoral e diminuição das margens do PTV, com base no ITV gerado. Como sugestão:

- PTV 1 = CTV + margens de 1,0 a 1,5 cm no plano axial e 1,5 a 2,0 cm no craniocaudal.
- PTV 2 = GTV + margens de 1 a 1,5 cm no plano axial e 1,5 a 2,0 cm no craniocaudal.

Órgãos em risco

Devem ser delineados e avaliados os seguintes órgãos: pulmões, coração, medula espinhal, esôfago e fígado, este principalmente nos casos de tumores de lobos inferiores.

Doses

A dose para doença microscópica ou subclínica é de 40 a 50 Gy e para doença macroscópica, 60 a 66 Gy, com dose/dia de 1,8 a 2 Gy. As doses de tolerância dos tecidos normais adjacentes (50) como: medula espinhal, esôfago, coração, pulmões e fígado devem ser respeitadas.

- *Dose para doença microscópica ou subclínica (CTV)*: 40 a 50 Gy.
- *Dose para doença macroscópica (GTV)*: 60 a 66 Gy. Avaliar possibilidade de maior dose, de acordo com o histograma dose-volume.
- *Dose/dia*: 2 Gy ou 1,8 Gy (se quimioterapia concomitante).
- *Tratamentos paliativos*: 10 × 3 Gy; 3 × 5 Gy; 2 × 5 a 8Gy (1 vez/semana).

Doses de tolerância (fracionamentos de 1,8 a 2 Gy/dia)[50]

- Medula espinhal: 46 Gy (qualquer volume).
- PRV*[1] medula espinhal: 50 Gy (qualquer volume).
- Esôfago:
  - 55 Gy órgão inteiro.
  - 58 Gy em 2/3 do volume.
  - 60 Gy em 1/3 do volume.
- Coração:
  - 30 a 35 Gy órgão inteiro.
  - 45 Gy em 2/3 do volume.
  - 60 Gy em 1/3 do volume.
- Pulmões:
  - 15 a 20 Gy órgão inteiro.
  - 30 Gy em 2/3 do volume.
  - 45 Gy em 1/3 do volume.
  - V20#[2] ≤ 30 a 35% (% volume de pulmão que recebe 20 Gy).[51]
  - Dose média ≤ 20 a 23 Gy.[51]
- Fígado:
  - 15 a 20 Gy órgão inteiro.
  - 30 Gy em 2/3 do volume, ou < 40%.
  - 45 Gy em 1/3 do volume.

De acordo com a técnica empregada, a utilização de um maior número de campos pode melhorar a conformação da dose no volume-alvo. Entretanto, apesar dos pulmões serem considerados órgãos em "parale-

---

*[1] Em decorrência da movimentação inerente à caixa torácica, para maior segurança na avaliação das doses em medula espinal, recomendamos também a definição de um PRV (*planning organ at risk volume*) da medula, correspondendo ao acréscimo de margens de 0,5 cm ao contorno da medula.

#[2] Os valores de V20 podem variar de acordo com a associação de tratamentos, sendo mais flexíveis (até 38 a 40%) para radioterapia exclusiva e menos (20%), quando é realizada quimiorradioterapia neoadjuvante à cirurgia.

lo", apresentam alta sensibilidade à radiação. Assim, mesmo mantendo os volumes irradiados dentro dos limites de tolerância, recomendamos a avaliação dos volumes de baixas doses pelo histograma dose-volume e avaliação da dose média nos pulmões. Deve-se subtrair o PTV do volume de pulmão a ser analisado.

- *Técnicas minimamente recomendadas*: a técnica conformada tridimensional é a técnica de escolha para radioterapia do câncer do pulmão.[52] Os pacientes com câncer de pulmão, em geral apresentam alguma comorbidade pulmonar associada e, independente do tamanho e localização do tumor, existe um benefício importante com a utilização da técnica conformada quando comparada à bidimensional, principalmente na preservação dos volumes pulmonares.[53]
- *Técnicas desejadas*: desestimula-se o uso de tratamentos convencionais (Fig. 24). Além da radioterapia conformada tridimensional, (Fig. 25) a radioterapia com modulação da intensidade do feixe (IMRT) pode ser utilizada, particularmente em situações em que há proximidade do tumor com a medula espinhal, (Fig. 26) além de radioterapia guiada por imagem (IGRT).

Por permitir a localização do volume-alvo em tempo real, a IGRT é atualmente a técnica mais promissora para a irradiação dos tumores de pulmão, em especial pela movimentação inerente à própria respiração. Se disponível, deve ser considerada para casos selecionados, com chances de cura, principalmente tumores pequenos e localizados, sem comprometimento linfonodal. Protocolos de escalonamento de dose e de hipofracionamento vêm sendo desenvolvidos, utilizando IGRT com suas variações, com resultados satisfatórios.[1,12] Entre eles, destacamos a utilização da radioterapia estereotáctica corporal (*Sterotactic Body Radiotherapy* - SBRT), uma derivação da técnica tridimensional, com ou sem o uso de IMRT, em que é mandatório o controle por imagem (IGRT) em cada aplicação, em razão da alta precisão necessária. Os esquemas de dose mais utilizados são 3×15 Gy ou 20 a 22 Gy, 4×10 ou 12 Gy e 5×10 a 12 Gy, uma a duas frações/semana. Para melhores resultados de controle local, recomendam-se doses equivalentes a pelo menos 100 Gy no isocentro e 80 Gy na periferia do volume alvo ($BED_{iso} \geq 100Gy_{10}$ e $BED_{periferia} \geq 80 Gy_{10}$, respectivamente).[14]

Braquiterapia endobrônquica de alta taxa de dose

É um método bem estabelecido na paliação de sintomas em razão da doença endobrônquica obstrutiva e, em casos selecionados, pode ser utilizado com intenção curativa, associado ou não a outras modalidades de tratamento (Fig. 27).

Indicações

- Lesões vegetantes na luz brônquica e preferencialmente onde o componente endobrônquico predomina com relação ao componente extrínseco.
- Curativa:
  - Exclusiva: tumores endobrônquicos submucosos (nível 2C).[54,55]

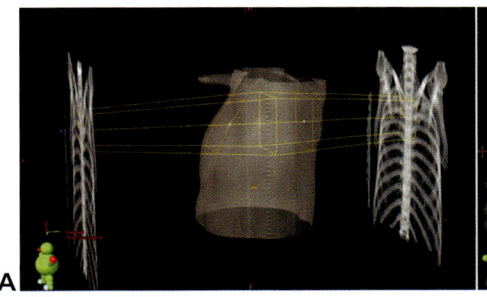
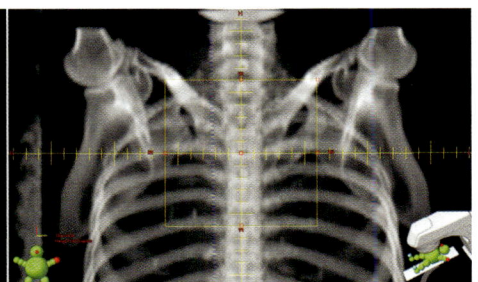
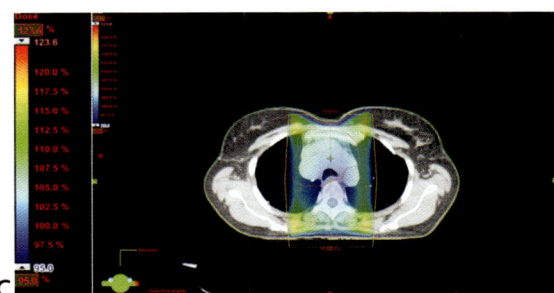

◀ **FIGURA 24.** Técnica de paralelos opostos, um tipo de técnica simples, em que há um corredor de dose de radioterapia, com mínima proteção de tecidos sadios circunjacentes. Esta técnica promove toxicidade maior de tratamento quando adotada e não se estimula o seu uso. Em sentido horário, iniciando acima à esquerda: (**A**) Esquema tridimensional representando a disposição anteroposterior dos campos.
(**B**) O filme de verificação com as projeções ósseas dos campos.
(**C**) As curvas de isodose representadas pela disposição em aquarela das cores. Observar o corredor de dose, sem intensificação ou conformidade de curvas.

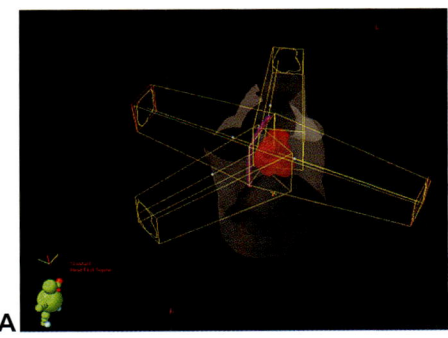
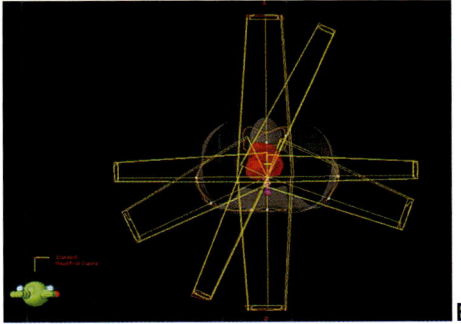
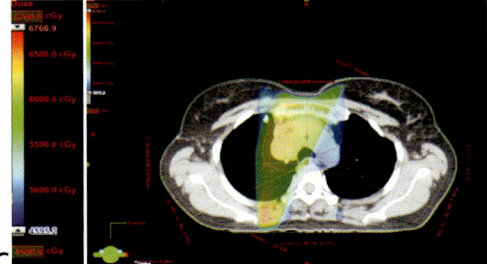
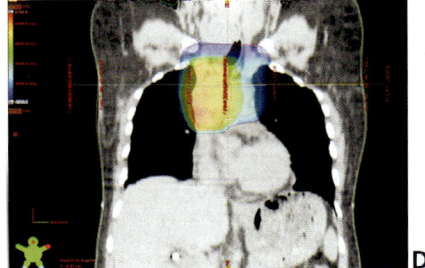

◀ **FIGURA 25.** Técnica conformacional. Nesta técnica há maior refinamento dos campos, aumentando o número disponível e direcionando o tratamento à área de interesse, de acordo com a forma desejada (daí o nome conformacional). Em sentido horário, iniciando acima e à esquerda.
(**A**) Distribuição de quatro campos conformacionais na primeira fase de tratamento.
(**B**) Distribuição com oito campos conformacionais na segunda fase de tratamento (reforço).
(**C**) Distribuição de isodoses em corte transversal e
(**D**) distribuição de isodoses em corte coronal.
Observar em **C** e **D** como já há uma conformação de doses, ajustando-as às áreas de interesse e se inicia redução de doses em medula, estrutura que apresenta baixa tolerância às doses elevadas necessárias à irradiação de tumores de pulmão.

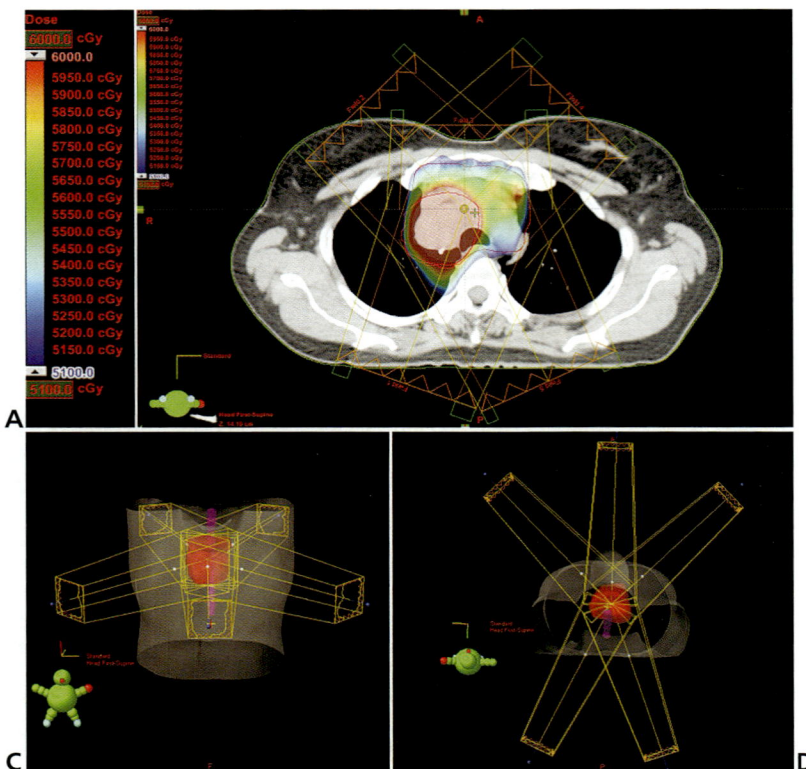
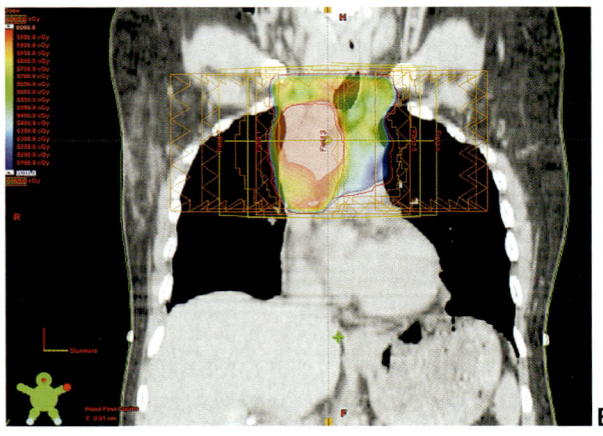

◄ **FIGURA 26.** Técnica de modulação de intensidade do feixe de tratamento (IMRT), com cinco campos e reforço integrado. Em sentido horário, iniciando acima e à esquerda. (**A**) Representação esquemática da distribuição de campos, vista frontal. (**B**) Corte transverso, vista cefálica. (**C**) Distribuição de isodoses em corte transverso. (**D**) Distribuição de isodoses em corte coronal. Observar que com esta técnica, além da conformidade dos campos, há modulação do feixe, intensificando-o nas áreas de interesse e poupando com grande intensidade estruturas de risco, como a medula.

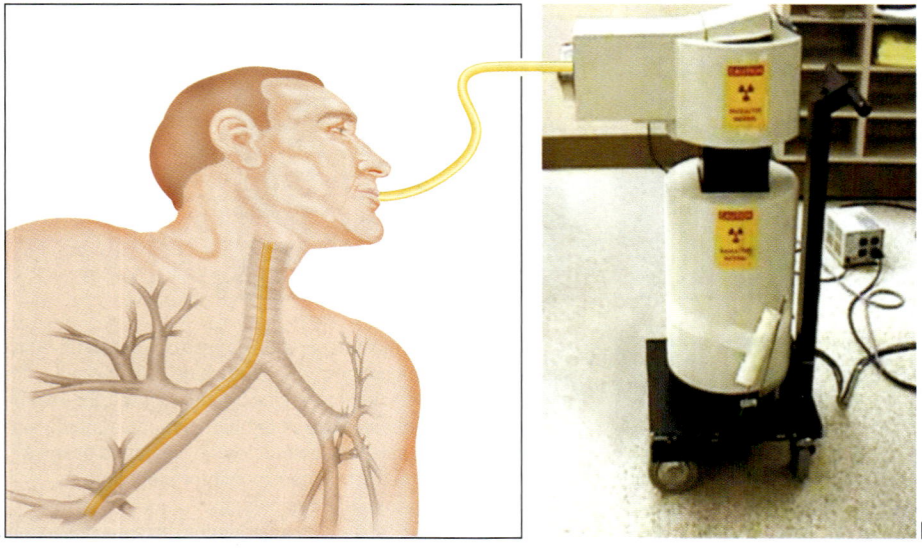

◄ **FIGURA 27.** Braquiterapia intraluminal de pulmão, paliativa. Em sentido horário, iniciando acima, à esquerda: (**A**) Representação esquemática do catéter posicionado endoscopicamente, próximo ao tumor. (**B**) Aparelho conectado ao catéter. (**C**) Momento do posicionamento, via endoscópica, do catéter de braquiterapia. (**D**) Radiografia de verificação de posicionamento, no primeiro dia de tratamento (observe a grande atelectasia de lobo superior esquerdo). (**E**) Radiografia de simulação na segunda fração de tratamento, com intervalo de 15 dias após D. Observar a resolução da atelectasia.

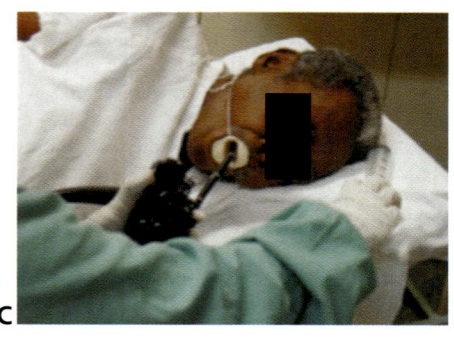
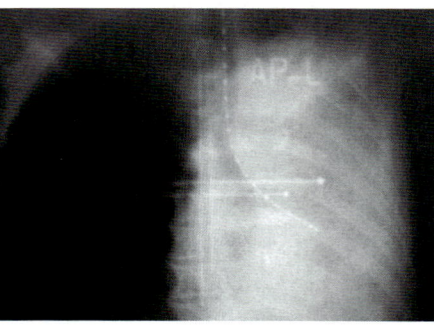
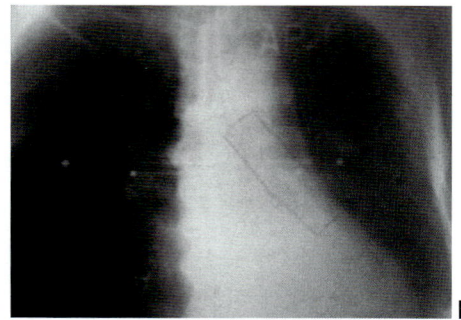

- Adjuvante à cirurgia (margem comprometida), com ou sem RT externa (nível 2C).[56]
- Reforço de dose de RT externa (nível 2C).[55]

■ Paliativa:

- Uma metanálise recente sobre o uso de braquiterapia endobrônquica com intenção paliativa não mostrou resultados conclusivos que evidenciem que sua associação com a teleterapia seja superior à teleterapia exclusiva como primeiro tratamento. Esse estudo confirmou a ausência de impacto na sobrevida mesmo se associada à quimioterapia ou laserterapia (nível 3A).[57] Entretanto, pode ser indicada em tumores disseminados, ou recidivas após radioterapia ou cirurgia, que apresentam sintomas decorrentes de obstrução brônquica: dispneia, tosse, infecções de repetição, hemoptise, associada ou não a outras modalidades de tratamentos para desobstrução brônquica.[58-60]

Doses

- *Doença subclínica ou com relação íntima com os grandes vasos da base do coração:* 3 a 4 × 5 Gy.
- *Reforço de dose com doença presente, tratamento paliativo:* 3 × 7,5 Gy. Pacientes com estado de *performance* baixo podem se beneficiar de fração única de 7,5 ou 8 Gy.
- *Intervalo mínimo de 6 h entre as frações:* em geral uma vez por semana ou a cada 15 dias.

- *Cálculo a 1 cm do eixo da fonte para tumores centrais*: a profundidade de cálculo pode variar de 5 a 7 mm de acordo com a localização da lesão na árvore brônquica, entretanto a dose a 1 cm deve ser relatada.

Resumo

- De maneira geral, as doses recomendadas para doença subclínica são de 40 a 50 Gy (1,8 a 2 Gy/dia) e para doença macroscópica 60 a 66 Gy. De acordo com as doses de tolerância dos órgãos em risco, pode-se elevar a dose para até 70 Gy. Entretanto, nessas situações, técnicas precisas de localização e tratamento devem ser utilizadas. Nos tratamentos paliativos, esquemas de hipofracionamento são recomendados: 10 × 3 Gy (frações diárias); 3 × 5 Gy (frações diárias); 2 × 5 a 8Gy (1 fração/semana).

Associação com quimioterapia

- Tratamento concomitante: cisplatina semanal ou cisplatina e etoposide (dois ciclos). A concomitância com gencitabina não é recomendada (nível 1A).
- Tratamento sequencial: quimioterapia prévia à radioterapia. Os esquemas são baseados em cisplatina ou derivado (quatro ciclos), com avaliação da resposta após o segundo ciclo. São opções de segunda droga o etoposide, vinorelbina, taxanos (em geral, associados a carboplatina) e gencitabina (nível 1A).
- Tratamento de indução seguido de quimioradioterapia concomitantes: em geral, são utilizados esquemas com a combinação de duas drogas por dois a quatro ciclos seguidos de irradiação com platina semanal concomitante (nível 1A).

CARCINOMA PULMONAR DE CÉLULAS PEQUENAS (CPCP)

São classificados como carcinomas de células pequenas propriamente ditas (com componentes celulares exclusivos desta expressão) e tumores mistos, em que há presença de elementos escamosos ou glandulares associados.[61] Estes tipos histológicos correspondem a aproximadamente 15-20% de todos os casos de tumores malignos de pulmão e tendem a se comportar agressivamente: sem terapêutica, a sobrevida é inferior a 4 meses, e têm grande comportamento de disseminação ao diagnóstico.[61,62] Entretanto, a mortalidade associada a esse câncer vem diminuindo nos EUA, possivelmente relacionada com os avanços terapêuticos: cirurgia tem papel em doença inicial, com pequeno volume e apresenta boa resposta à radioterapia e à quimioterapia.[62] Há frequente associação com síndromes paraneoplásicas neurológicas (Síndrome de Eaton-Lambert e degeneração cerebelar subaguda) e endócrinas (Síndrome de Cushing e de secreção inapropriada de hormônio antidiurético).[63] Há relatos que uso de 3,4-diaminopiridina melhorou sintomatologia em até uma semana da instituição da medicação em pacientes com Síndrome de Eaton-Lambert.[64]

De 2000 a 2007 foram atendidos 86 pacientes no INCA[66] com CPCP (Fig. 28), apresentando pico de idade entre 60-69 anos.

Fatores para decisão terapêutica

O estadiamento de acordo com *Veterans' Affairs Lung Study Group*[65] é o principal fator prognóstico (Quadro 3), seguido do estado de *performance*, sexo feminino e níveis séricos normais de desidrogenase lática. Outros fatores que são inconsistentemente relatados como tendo impacto nos fatores prognósticos são: poucos sítios de doença metastática, idade inferior a 40 anos, concentrações séricas habituais de sódio, função hepática normal e ausência de sinais de efusão pleural, metástases cerebrais e hepáticas.[66,67]

A tomografia por emissão de pósitrons (PET-CT) vem se mostrando ferramenta de grande valor tanto na avaliação de extensão de doença, quanto no auxílio ao planejamento de radioterapia: a PET tem alta sensibilidade para CPCP e valor para tratamento e planejamento dos pacientes com doença limitada.[68]

Cirurgia

O papel da cirurgia no CPCP em estágio inicial é controverso:[69-72] embora tenha potenciais vantagens sobre os demais tratamentos (QT e RT), por não afetar a medula óssea e não interferir com a mucosa esofágica, além de poder promover estadiamento cirúrgico mais acurado. Estudos sobre cirurgia apenas, cirurgia associada a QT ou RT adjuvantes ou, ainda, QT seguida de cirurgia obtiveram sobrevida que variou de 10-50%, mas apresentam os vieses de serem estudos com amostra pequena e não serem randomizados.

Ela está indicada para poucos tumores classificados como T1-2 N0 M0 periféricos, bem avaliados e estadiados, devendo incluir mediastinoscopia pré-operatória obrigatoriamente. A cirurgia padrão deverá ser lobectomia com dissecção linfonodal. Neste caso, a adjuvância com quimioterapia está sempre recomendada e também haverá indicação de irradiação cerebral profilática.

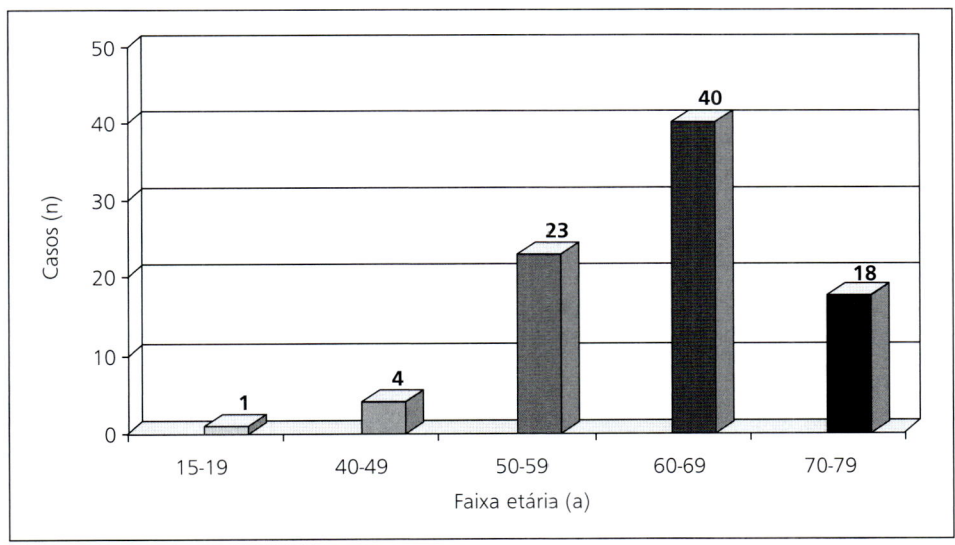

◀ **FIGURA 28.** Carcinoma pulmonar de células pequenas, perfil etário de atendimento no INCA, no período compreendido entre 2000-2007. Fonte: Registro Hospitalar de Câncer.[64]

Quadro 3. Classificação de extensão de doença (estadiamento) de acordo com o *Veterans' Affairs Lung Study Group*[66]

Doença limitada (30-40% pacientes)	Doença extensa (60-70% pacientes)
Confinada a um hemitórax com linfonodos (LN) regionais (mediastinal, hilar contralateral e supraclaviculares ipsilaterais) que podem ser envolvidos em um só campo de RXT	Inclui derrame pleural, LN hilares e supraclaviculares contralaterais. Metástase a distância
Sobrevida mediana: 12-20 meses[7]	Sobrevida mediana: 7-11 meses[7]
Intuito de tratamento: curativo	Intuito de tratamento: paliativo

Radioterapia

Radioterapia está indicada em todos os casos de doença limitada, com melhora significativa de controle local e de sobrevida em 2 anos.[73-81] Estudos de metanálise[74,75] mostram o papel de consolidação da radioterapia em pacientes submetidos à quimioterapia: há redução significativa de 14% de mortalidade (principalmente em pacientes com idade inferior a 55 anos) e melhora de sobrevida de 5% em 3 anos com a irradiação torácica de pacientes com doença localizada, além de melhora inquestionável no controle local. Entretanto, o tratamento combinado traz maior toxicidade relacionada com a mucosite esofágica e hematológica, situações que podem limitar o tratamento, retardando seu curso.

Entretanto, vários fatores devem ser contemplados durante a irradiação torácica: o tipo e o momento da associação da rádio e da quimioterapia, o volume de campos de irradiação, a dose empregada e o tipo de fracionamento aplicado.

Vários estudos randomizados tentaram responder a essas dúvidas.

O estudo japonês[76] mostrou, após randomização de 231 pacientes para RT concomitante *versus* sequencial à quimioterapia com etoposide e platina, que os resultados favoreceram a primeira abordagem no que diz respeito a sobrevida mediana (19,7 × 27,2 meses), sobrevida global em 2, 3 e 5 anos (35,1, 20,2 e 18,3%, respectivamente, *versus* 54,4, 29,8 e 23,7%). Porém, houve maiores índices de toxicidade hematológica no tratamento combinado, sem que houvesse diferenças em termos de esofagite nos dois braços do estudo.

O estudo canadense[77] procurou avaliar se radioterapia iniciada precocemente (durante o segundo ciclo) ou tardiamente (durante o sexto ciclo de quimioterapia) era mais vantajosa, em uma randomização com 308 pacientes. Os resultados foram favoráveis ao início precoce, seja em termos de controle local $(p = 0,036)$, sobrevida global $(p = 0,008)$ e risco de progressão cerebral $(p = 0,006)$.

Esses resultados foram confirmados em metanálises posteriores que evidenciaram primeiro haver pequeno benefício significativo quando a radioterapia é aplicada precocemente e de forma concomitante à radioterapia[78] e que radioterapia iniciada precocemente durante a quimioterapia, em regimes contendo derivados de platina, aumenta a sobrevida global em 2 e 5 anos, se o tempo total de radioterapia torácica for inferior a 30 dias.[79]

O tipo de fracionamento empregado também foi testado: um estudo do RTOG[80] comparou 417 pacientes tratados com uma aplicação diária de 1,8 Gy *versus* duas aplicações diárias de 1,5 Gy, concomitantemente à QT contendo etoposide e cisplatina. Ambas abordagens de radioterapia contemplavam doses finais torácicas de 45 Gy, porém o primeiro esquema utilizava 25 frações distribuídas em 5 semanas de tratamento, enquanto o segundo utilizou 30 frações distribuídas em 3 semanas (hiperfracionamento). Houve melhores resultados no grupo em que se utilizou hiperfracionamento no que diz respeito à sobrevida mediana (23 × 19 meses) e global em 5 anos (26 × 16%), à custa de piores índices de esofagite (27 × 11%). Do ponto de vista de equivalência radiobiológica entre os esquemas, há grande diferença entre os esquemas, apesar da aparente similaridade de doses finais: o esquema hiperfracionado é muito mais agressivo (corresponderia a valores de doses de 60-70 Gy em fracionamentos com doses de 1,8-2 Gy/dia) do que o esquema com fracionamento convencional, e novos estudos se encontram em andamento para avaliar se doses de 45 Gy hiperfracionadas corresponderiam ou não a 60-70 Gy aplicados uma vez ao dia.

Outro tipo de estratégia em fracionamentos alterados foi a comparação randomizada ente 50,4 Gy aplicados diariamente em 5 semanas e meia *versus* radioterapia com doses de 48 Gy aplicada duas vezes ao dia e com intervalo de descanso (*split-course*).[81] Não houve diferenças de resultados de sobrevida e controle, porém o esquema com *split-course*, do ponto de vista radiobiológico, apresenta a expectativa de ser menos eficaz, em razão da possibilidade de repopulação durante o período de repouso, durante o intervalo.

De modo geral, os pacientes com doença limitada e com estado geral satisfatório (PS = 0-1) são bons candidatos para receber radioterapia concomitante à quimioterapia, precocemente, devendo a mesma ser iniciada no primeiro ou segundo ciclo de QT e poderá haver a opção por um dos dois esquemas de radioterapia: 45 Gy em duas frações diárias de 1,5 Gy, aplicadas diariamente ou 60-70 Gy com doses de 2 Gy/dia, em única aplicação.

Técnicas minimamente recomendadas

A técnica conformada tridimensional é a técnica de escolha para radioterapia do câncer do pulmão.[82] Os pacientes com câncer do pulmão, em

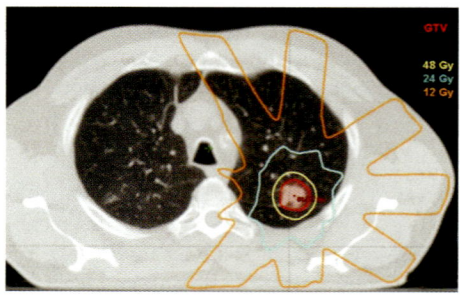

▲ **FIGURA 29.** Distribuição de dose em uma paciente idosa, com 81 anos e CPCP de 2,5 cm, com risco cirúrgico inoperável e PS que contraindicou quimioterapia, restando apenas radioterapia como alternativa de tratamento. Ela recebeu 48 Gy em 3 frações de 16 Gy, com 7 campos através de técnica de radioterapia estereotática corporal. Trata-se, entretanto, de caso com apresentação e abordagem não usuais, mais frequentemente utilizada em tumores de células não pequenas.

geral, apresentam alguma comorbidade pulmonar associada e, independente do tamanho e da localização do tumor, existe um benefício importante com a utilização da técnica conformada quando comparada com a bidimensional, principalmente na preservação dos volumes pulmonares.[83] Se possível um PET-CT deverá ser realizado previamente à simulação da radioterapia para delimitação dos volumes de interesse, mas devem-se contemplar os linfonodos positivos a um PET-CT prévio ao início da QT.

Técnicas desejadas

Da mesma forma que para os CPCNP, técnica tridimensional, ou suas derivações, são recomendadas para a irradiação desses tumores, incluindo a radioterapia com modulação da intensidade do feixe (IMRT), particularmente em situações em que há proximidade do tumor com a medula espinhal, além de radioterapia guiada por imagem (IGRT – Fig. 29). Essas abordagens, entretanto, deverão ser restritas a situações em que é possível controlar e acompanhar a mobilidade torácica e a instituições que tenham experiência com esta abordagem, para minimizar riscos de perda geográfica e inadequações de tratamentos.

Irradiação craniana profilática

É indicada em pacientes com doença limitada ou extensa que tenham atingido resposta completa ou parcial (Fig. 30).

Os resultados de metanálises[84-86] mostram uma redução de 25% de surgimento de metástases em 3 anos (58,6 × 33,3%) quando esta abordagem é adotada, sugerindo que ela de fato previne, e não apenas posterga, o surgimento de metástases cerebrais. Some-se a isso o fato de que há um aumento de 5,4% na sobrevida dos pacientes irradiados com radioterapia profilática encefálica.

As doses devem ser restritas a 25 Gy em 10 frações ou 30 Gy em 15 frações, dirigidas a todo encéfalo (Fig. 30) e sob risco de aumento de mortalidade. Deve-se evitar a concomitância com quimioterapia decorrente do incremento de toxicidades neurológicas.[87,88]

Irradiação craniana profilática não deve ser utilizada em pacientes com queda de estado geral e comprometimento neurológico prévio.[89,90]

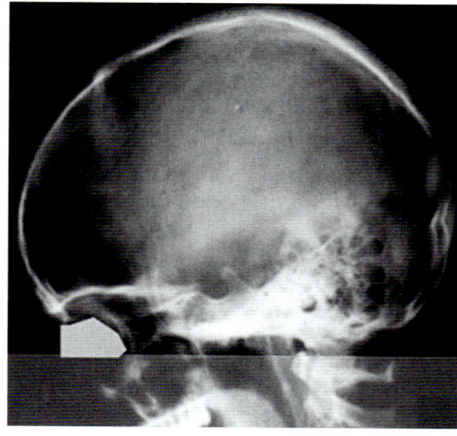

◄ **FIGURA 30.** Portal de localização de tratamento de irradiação profilática cerebral. Observar a proteção de órbita, para evitar desnecessária irradiação dessa estrutura.

REFERÊNCIAS BIBLIOGRÁFICAS

1. American Cancer Society: Cancer Facts and Figures 2011. Atlanta, Ga: American Cancer Society, 2012. Also available online. Last accessed march 27, 2012.
2. Brasil. Ministério da Saúde. Instituto Nacional do Câncer. *Câncer de pulmão*, 2012. Disponível em: <http://www2.inca.gov.br/wps/wcm/connect/tiposdecancer/site/home/pulmao/definicao>
3. Brasil. Ministério da Saúde. Instituto Nacional do Câncer. Atlas de mortalidade por câncer 1995-1999. Disponível em: <http://www.inca.gov.br/atlas>
4. Goldstraw P, Crowley J, Chansky K et al. The IASLC lung cancer staging project: proposals for the revision of the TNM stage groupings in the forthcoming (seventh) edition of the TNM classification of malignant tumours. *J Thor Oncol* 2007;2:706-14.
5. Bese NS, Hendry J, Jeremic B. Effects of prolongation of overall treatment time due to unplanned interruptions during radiotherapy of different tumor sites and practical methods for compensation. *Int J Radiat Oncol Biol Phys* 2007;68:654-61.
6. Wright G, Manser RL, Byrnes G et al. Surgery for non-small cell lung cancer: systematic review and meta-analysis of randomised controlled trials. *Thorax* 2006;61:597-603.
7. Ginsberg RJ, Rubinstein LV. Randomized trial of lobectomy versus limited resection for T1 N0 non-small cell lung cancer. Lung Cancer Study Group. *Ann Thorac Surg* 1995;60:615-22.
8. Manser R, Wright G, Hart D et al. Surgery for early stage non-small cell lung cancer. *Cochrane Database Syst Rev* 2005;(1):CD004699.
9. Alam N, Darling G, Evans WK et al. Adjuvant chemotherapy for completely resected non-small cell lung cancer: a systematic review. *Crit Rev Oncol Hematol* 2006;58:146-55.
10. Qiao X, Tullgren O, Lax I et al. The role of radiotherapy in treatment of stage I non-small cell lung cancer. *Lung Cancer* 2003;41:1-11.
11. Onishi H, Araki T, Shirato H et al. Stereotactic hypofractionated high-dose irradiation for stage I nonsmall cell lung carcinoma: clinical outcomes in 245 subjects in a Japanese multiinstitutional study. *Cancer* 2004;101:1623-31.
12. Salazar OM, Sandhu TS, Lattin PB et al. Once-weekly, high-dose stereotactic body radiotherapy for lung cancer: 6-year analysis of 60 early-stage, 42 locally advanced, and 7 metastatic lung cancers. *Int J Radiat Oncol Biol Phys* 2008;72:707-15.
13. Yu HM, Liu YF, Yu JM et al. Involved-field radiotherapy is effective for patients 70 years old or more with early stage non-small cell lung cancer. *Radiother Oncol* 2008;87:29-34.
14. Chi A, Liao Z, Nguyen NP et al. Systemic review of the patterns of failure following stereotactic body radiation therapy in early-stage non-small-cell lung cancer: clinical implications. *Radiother Oncol* 2010;94:1-11.
15. Postoperative radiotherapy in non-small- cell lung cancer: systematic review and meta-analysis of individual patient data from nine randomized controlled trials. PORT Meta-analysis Trialists Group. *Lancet* 1998;352:257-63.
16. Burdett S, Stewart L; on behalf of the PORT Meta-analysis Group. Postoperative radiotherapy in non-small-cell lung cancer: update of an individual patient data meta-analysis. *Lung Cancer* 2005;47:81-83.
17. Lally BE, Zelterman D, Colasanto JM et al. Postoperative radiotherapy for stage II or III non-small-cell lung cancer using the surveillance, epidemiology, and end results database. *J Clin Oncol* 2006;24:2998-3006.
18. Trodella L, Granone P, Valente S et al. Adjuvant radiotherapy in non-small cell lung cancer with pathological stage I: definitive results of a phase III randomized trial. *Radiother Oncol* 2002,62:11-19.
19. Rusch VW, Giroux DJ, Kraut MJ et al. Induction chemoradiation and surgical resection for non-small cell lung carcinomas of the superior sulcus: initial results of Southwest Oncology Group Trial 9416 (Intergroup Trial 0160). *J Thorac Cardiovasc Surg* 2001 121:472-83.
20. Barnes JB, Johnson SB, Dahiya RS et al. Concomitant weekly cisplatin and thoracic radiotherapy for Pancoast tumors of the lung: pilot experience of the San Antonio Cancer Institute. *Am J Clin Oncol* 2002;25:90-92.
21. Rusch VW, Kraut MJ, Crowley J et al. Induction chemoradiotherapy and surgical resection for non-small cell lung carcinomas of the superior sulcus (pancoast tumors): Mature results of Southwest Oncology Group trial 9416 (Intergroup trial 0160). *J Clin Oncol (Meeting Abstracts)* 2003;22:634.
22. Kwong KF, Edelman MJ, Suntharalingam M et al. High-dose radiotherapy in trimodality treatment of Pancoast tumors results in high pathologic complete response rates and excellent long-term survival. *J Thorac Cardiovasc Surg* 2005;129:1250-57.
23. Marino P, Preatoni A, Cantoni A. Randomized trials of radiotherapy alone versus combined chemotherapy and radiotherapy in stages IIIa and IIIb nonsmall cell lung cancer. A meta-analysis. *Cancer* 1995;76:593-601.
24. Non-small Cell Lung Cancer Collaborative Group. Chemotherapy in non-small cell lung cancer: a meta-analysis using updated data on individual patients from 52 randomized clinical trials. *BMJ* 1995;311:899-909.
25. Furuse K, Fukuoka M, Kawahara M et al. Phase III study of concurrent versus sequential thoracic radiotherapy in combination with mitomycin, vindesine, and cisplatin in unresectable stage III non-small-cell lung cancer. *J Clin Oncol* 1999;17:2692-99.
26. Curran W, Scott C, Langer C et al. Long term benefit is observed in a phase III comparison of sequential vs concurrent chemo-radiation for patients with unresectable NSCLC:RTOG 9410. *Proc Am Soc Clin Oncol* 2003;22:621.
27. Fournel P, Robinet G, Thomas P et al. Randomized phase III trial of sequential chemoradiotherapy compared with concurrent chemoradiotherapy in locally advanced non-small-cell lung cancer: Groupe Lyon-Saint-Etienne d'Oncologie Thoracique-Groupe Français de Pneumo-Cancérologie NPC 95-01 Study. *J Clin Oncol* 2005;23:5910-17.
28. Sirzén F, Kjellen E, Sorenson S et al. A systematic overview of radiation therapy effects in non-smallcell lung cancer. *Acta Oncol* 2003;2:493-515.
29. Hoegler D. Radiotherapy for palliation of symptoms in incurable cancer. *Curr Probl Cancer* 1997;21:129-83.
30. Coia LR, Hanks GE, Martz K et al. Practice patterns of palliative care for the United States, 1984-1985. *Int J Radiat Oncol Biol Phys* 1988;14:1261-69.
31. Fairchild A, Harris K, Barnes E et al. Palliative thoracic radiotherapy for lung cancer: a systematic review. *J Clin Oncol* 2008;26:4001-11.
32. Laurie G, Chansky J, Albain K et al. Consolidation docetaxel following concurrent chemoradiotherapy in pathologic stage IIIB non-samll cell lung cancer (NSCLC) (SWOG9504): patterns of failure and updated survival. *Proc Am Soc Clin Oncol* 2001;20:1225.
33. Socinski MA, Morris DE, Masters GA et al. American College of Chest Physicians. Chemotherapeutic management of stage IV non-small cell lung cancer. *Chest* 2003;123(1 Suppl):226S-43.
34. Sundstrom S, Bremnes R, Brunsvig P et al. Immediate or delayed radiotherapy in advanced non-small cell lung cancer (NSCLC)? Data from a prospective randomised study *Radiother Oncol* 2005;75:141-48.
35. Stuschke W, Eberhardt W, Pottgen C et al. Prophylactic cranial irradiation in localy advanced non-small-cell lung cancer after multimodality treatment: Long term follow-up and investigations of late neuropsychologic effects. *J Clin Oncol* 1999;17:2700-9.
36. Figlin RA, Piantadosi S, Field R. Intracranial recurrence of carcinoma after complete surgical resection of stage I, II and III non-small cell lung cancer. *N Engl J Med* 1988;318:1300-5.
37. Perez CA, Pajak TF, Rubin P et al. Long term observations of the patterns of failure in patients with unresectable non-oat cell carcinoma of the lung treated with definitive radiotherapy. *Cancer* 1987;59:1874-81.
38. Lester JF, MacBeth FR, Coles B. Prophylactic cranial irradiation for preventing brain metastases in patients undergoing radical treatment for non-small-cell lung cancer: a Cochrane Review. *Int J Radiat Oncol Biol Phys* 2005;63:690-94.
39. Auperin A, Arriagada R, Pignon JP et al. Prophylactic cranial irradiation for patients with small cell lung cancer in complete remission. Prophylactic Cranial Irradiation Overview Collaborative Group. *N Engl J Med* 1999;341:476-84.
40. Saunders M, Dische S, Barrett A et al. Continuous, hyperfractionated, accelerated radiotherapy (CHART) versus conventional radiotherapy in non-small cell lung cancer: mature data from the randomised multicentre trial. CHART Steering committee. *Radiother Oncol* 1999;52:137-48.
41. Kong FM, Hayman JA, Griffith KA et al. Final toxicity results of a radiation-dose escalation study in patients with non-small-cell lung cancer (NSCLC): predictors for radiation pneumonitis and fibrosis. *Int J Radiat Oncol Biol Phys* 2006;65:1075-86.
42. Tsujino K, Hirota S, Endo M et al. Predictive value of dose-volume histogram parameters for predicting radiation pneumonitis after concurrent chemoradiation for lung cancer. *Int J Radiat Oncol Biol Phys* 2003;55:110-15.
43. Chen M, Hayman JA, Ten Haken RK et al. Long-term results of high-dose conformal radiotherapy for patients with medically inoperable T1-3N0 non-small-cell lung cancer: is low incidence of regional failure due to incidental nodal irradiation? *Int J Radiat Oncol Biol Phys* 2006;64:120-26.
44. Leibel SA, Armstrong JG, Kutcher GJ et al. 3-D conformal radiation therapy for non-small cell lung carcinoma. Clinical experience at the

memorial sloan-kettering cancer center. *Front Radiat Ther Oncol* 1996;29:199-206.
45. Pieterman RM, van Putten JW, Meuzelaar JJ et al. Preoperative staging of non-small-cell lung cancer with positron-emission tomography. *N Engl J Med* 2000;343:254-61.
46. Manente P, Vicario G, Piazza F et al. Does PET/CT modify the therapeutic approach in medical oncology [abstract]? *J Clin Oncol* 2008;26:17525.
47. Maziak D, Darling GE, Inculet RI et al. A randomized controlled trial (RCT) of 18F-fluorodeoxyglucose (FDG) positron emission tomography (PET) versus conventional imaging (CI) in staging potentially resectable non-small cell lung cancer (NSCLC) [abstract]. *JClin Oncol* 2008;26:7502.
48. Dillemans B, Deneffe G, Verschakelen J et al. Value of computed tomography and mediastinoscopy in preoperative evaluation of mediastinal nodes in non small cell lung cancer. A study of 569 patients. *Eur J Cardiothorac Surg* 1994;8:37-42.
49. Armstrong JG. Target volume definition for three-dimensional conformal radiation therapy of lung cancer. *Br J Radiol* 1998;71:587-94.
50. Emami B, Lyman J, Brown A et al. Tolerance of normal tissue to therapeutic irradiation. *Int J Radiat Oncol Biol Phys* 1991;21:109-22.
51. Marks LB, Bentzen SM, Deasy JO et al. Radiation dose-volume effects in the lung. *Int J Radiat Oncol Biol Phys* 2010;76:S70-76.
52. Armstrong J, McGibney C. The impact of three-dimensional radiation on the treatment of non-small cell lung cancer. *Radiother Oncol* 2000;56:157-67.
53. Carvalho HA, Sales CP, Stuart SR et al. Comparação entre os volumes pulmonares irradiados com técnica bidimensional e tridimensional conformada na radioterapia de pacientes com tumores de pulmão localmente avançados. *Radiol Bras* 2009;42:303-8.
54. Marsiglia H, Baldeyrou P, Lartigau E et al. High-dose-rate brachytherapy as sole modality forearly-stage endobronchial carcinoma. *Int J Radiat Oncol Biol Phys.* 2000;47:665-72.
55. Lorchel F, Spaeth D, Scheid P et al. High dose rate brachytherapy: a potentially curative treatment for small invasive T1N0 endobronchial carcinoma and carcinoma in situ. *Rev Mal Respir* 2003;20:515-20.
56. Hennequin C, Bleichner O, Trédaniel J et al. Long-term results of endobronchial brachytherapy: A curative treatment? *Int J Radiat Oncol Biol Phys* 2007;67:425-30.
57. Cardona AF, Reveiz L, Ospina EG et al. Palliative endobronchial brachytherapy for non-small cell lung cancer. *Cochrane Database Syst Rev* 2008 Apr. 16;(2):CD004284.
58. Carvalho HA, Esteves SCB, Chavantes MC et al. Tratamento radioterápico endobrônquico de neoplasias com braquiterapia de alta taxa de dose. *J Pneumol* 1992;18:87-92.
59. Fogaroli RC. *Braquiterapia de alta taxa de dose no tratamento de neoplasias malignas endotraqueais e endobrônquicas* [dissertação] São Paulo: Fundação Antonio Prudente, 2003.
60. Gorayeb MMA. *Resultados e complicações da braquiterapia de alta taxa de dose endobrônquica e traqueal* [tese]. São Paulo: Faculdade de Medicina. Universidade de São Paulo, 2005.
61. Brasil. MS.INCA. Câncer de pulmão, 2012. Disponível em: <http://www2.inca.gov.br/wps/wcm/connect/tiposdecancer/site/home/pulmao/diagnostico1>
62. Govindan R, Page N, Morgensztern D et al. Changing epidemiology of small-cell lung cancer in the United States over the last 30 years: analysis of the surveillance, epidemiologic, and end results database. *J Clin Oncol* 2006;24(28):4539-44.
63. Kazarian M, Laird-Offringa A. Small-cell lung cancer-associated autoantibodies: potential applications to cancer diagnosis, early detection, and therapy. *Mol Cancer* 2011 Mar. 30;10:33.
64. Keogh M, Sedehizadeh S, Maddison P. Treatment for Lambert-Eaton myasthenic syndrome. *Cochrane Database Syst Rev* 2011 Feb. 16;(2):CD003279.
65. Brasil. Ministério da Saúde. Instituto Nacional de Câncer. Câncer de pulmão de células pequenas, Dados obtidos no Registro Hospitalar de Câncer no período de 2000-2007.
66. Stahel R, Ginsberg R, Havemann K et al.: Staging and prognostic factors in small cell lung cancer: a consensus report. *Lung Cancer* 1989;5(4-6):119-26.
67. Van Meerbeeck JP, Fennell DA, De Ruysscher DK. Small-cell lung cancer. *Lancet* 2011 Nov. 12;378(9804):1741-55.
68. Bradley JD, Dehdashti F, Mintun MA et al. Positron emission tomography in limited-stage small-cell lung cancer: a prospective study. *J Clin Oncol* 2004 Aug. 15;22(16):3248-54.
69. Rosti G, Bevilacqua G, Bidoli P et al. Small cell lung cancer. *Ann Oncol* 2006;17(S2):ii5-ii10.
70. Waddell TK et al. Should aggressive surgery ever be part of the management of small cell lung cancer? *Thorac Surg Clin* 2004;14(2):271-81.
71. Kurup A, Hanna NH. Treatment of small cell lung cancer. *Crit Rev Oncol Hematol* 2004;52:117-26.
72. Leo F et al. Surgery in small-cell lung carcinoma. Where is the rationale? *Semin Surg Oncol* 2003;21:176-81.
73. Osterlind K. Chemotherapy in small cell lung cancer. *Eur Respir J* 2001;18:1026-43.
74. Warde P, Payne D. Does thoracic irradiation improve survival and local control in limited-stage small-cell carcinoma of the lung? A meta-analysis. *J Clin Oncol* 1992;10(11):1819-1820.
75. Pignon JP, Arriagada R et al. A meta-analysis of thoracic radiotherapy for small-cell lung cancer. *N Engl J Med* 1992;327(23):1618-24.
76. Takada M, Fukuoka M, Kawahara M et al. Phase III study of concurrent versus sequential thoracic radiotherapy in combination with cisplatin and etoposide for limited-stage small-cell lung cancer: results of the Japan Clinical Oncology Group Study 9104. *J Clin Oncol* 2002 July 15;20(14):3054-60.
77. Murray N, Coy P, Pater JL et al. Importance of timing for thoracic irradiation in the combined modality treatment of limited-stage small-cell lung cancer. The National Cancer Institute of Canada Clinical Trials Group. *J Clin Oncol* 1993 Feb.;11(2):336-44.
78. Fried DB, Morris DE, Poole C et al. Systematic review evaluating the timing of thoracic radiation therapy in combined modality therapy for limited-stage small-cell lung cancer. *J Clin Oncol* 2004 Dec. 1;22(23):4837-45.
79. Pijls-Johannesma M, De Ruysscher D, Vansteenkiste J et al. Timing of chest radiotherapy in patients with limited stage small cell lung cancer: a systematic review and meta-analysis of randomised controlled trials. *Cancer Treat Rev* 2007 Aug.;33(5):461-73. Epub 2007 May 21. Review.
80. Turrisi AT 3rd, Kim K, Blum R et al. Twice-daily compared with once-daily thoracic radiotherapy in limited small-cell lung cancer treated concurrently with cisplatin and etoposide. *N Engl J Med* 1999 Jan. 28;340(4):265-71.
81. Schild SE, Bonner JA, Shanahan TG et al. Long-term results of a phase III trial comparing once-daily radiotherapy with twice-daily radiotherapy in limited-stage small-cell lung cancer. *Int J Radiat Oncol Biol Phys* 2004 July 15;59(4):943-51.
82. Armstrong J, McGibney C. The impact of three-dimensional radiation on the treatment of non-small cell lung cancer. *Radiother Oncol* 2000;56:157-67.
83. Carvalho HA, Sales CP, Stuart SR et al. Comparação entre os volumes pulmonares irradiados com técnica bidimensional e tridimensional conformada na radioterapia de pacientes com tumores de pulmão localmente avançados. *Radiol Bras* 2009;42:303-8.
84. Aupérin A, Arriagada R, Pignon JP et al. Prophylactic cranial irradiation for patients with small-cell lung cancer in complete remission. Prophylactic Cranial Irradiation Overview Collaborative Group. *N Engl J Med* 1999 Aug. 12;341(7):476-84.
85. Prophylactic Cranial Irradiation Overview Collaborative Group. Cranial irradiation for preventing brain metastases of small cell lung cancer in patients in complete remission. *Cochrane Database Syst Rev* 2000;(4):CD002805. Review.
86. Meert AP, Paesmans M, Berghmans T et al.Prophylactic cranial irradiation in small cell lung cancer: a systematic review of the literature with meta-analysis. *BMC Cancer* 2001;1:5. Epub 2001 Jun 19. Review.
87. Le Péchoux C, Dunant A, Senan S et al. Standard-dose versus higher-dose prophylactic cranial irradiation (PCI) in patients with limited-stage small-cell lung cancer in complete remission after chemotherapy and thoracic radiotherapy (PCI 99-01, EORTC 22003-08004, RTOG 0212, and IFCT 99-01): a randomised clinical trial. *Lancet Oncol* 2009 May;10(5):467-74. Epub 2009 Apr. 20.
88. Le Péchoux C, Laplanche A, Faivre-Finn C et al. Clinical neurological outcome and quality of life among patients with limited small-cell cancer treated with two different doses of prophylactic cranial irradiation in the intergroup phase III trial (PCI99-01, EORTC 22003-08004, RTOG 0212 and IFCT 99-01). *Ann Oncol* 2011 May;22(5):1154-63. Epub 2010 Dec. 7.
89. Slotman BJ, Mauer ME, Bottomley A et al.Prophylactic cranial irradiation in extensive disease small-cell lung cancer: short-term health-related quality of life and patient reported symptoms: results of an international Phase III randomized controlled trial by the EORTC Radiation Oncology and Lung Cancer Groups. *J Clin Oncol* 2009 Jan. 1;27(1):78-84.
90. Slotman B, Faivre-Finn C, Kramer G. Prophylactic cranial irradiation in extensive mall-cell lung cancer. *N Engl J Med* 2007 Aug. 16;357(7):664-72.

CAPÍTULO 66

Condições Especiais

66-1 Tumor de Pancoast

Marcus da Matta Abreu ■ João Paulo Vieira

INTRODUÇÃO

Os tumores de Pancoast, também conhecidos como tumores do sulco superior do pulmão, representam uma classe particular de neoplasias pulmonares. Foram descritos pela primeira vez por Edwin Hare, em 1838.[1] Em 1924, Henry Pancoast, médico-radiologista, professor da Universidade da Pensilvânia, fez a descrição dos achados clínico-radiológicos de sete pacientes portadores deste tipo de doença.[2] Inicialmente, acreditava-se que esse tumor seria proveniente de células embrionárias residuais do quinto arco branquial.[3] No mesmo ano, o argentino Tobias definiu a origem deste tipo de tumor como sendo um carcinoma broncogênico.[4]

Um tumor de Pancoast verdadeiro usualmente é um carcinoma pulmonar de células não pequenas que, em razão de suas relações anatômicas com as estruturas do estreito torácico superior, pode invadir o tronco inferior do plexo braquial, o tronco simpático, incluindo o gânglio estrelado, os arcos costais superiores, bem como vértebras torácicas e vasos subclávios.[5]

Os tumores de Pancoast representam menos de 5% dos carcinomas pulmonares de células não pequenas, e o seu comportamento biológico não difere das demais neoplasias deste tipo.[6]

A síndrome de Pancoast é caracterizada por uma apresentação clínica que inclui dor no ombro e irradiação para o membro superior, podendo vir acompanhada de perda de força e de atrofia muscular na mão decorrente da invasão do ramo inferior do plexo braquial, síndrome de Claude Bernard Horner, que inclui ptose palpebral, miose, enoftalmia e anidrose facial em decorrência do acometimento do gânglio estrelado e, radiologicamente, a evidência de destruição dos primeiros arcos costais ou vértebras torácicas.

Apesar de ter como principal causa o carcinoma pulmonar de células não pequenas, pode também ser causada por diversas doenças neoplásicas, inflamatórias ou infecciosas.[6]

DIAGNÓSTICO E ESTADIAMENTO

Apresentação clínica

A sintomatologia relacionada com o crescimento de um tumor do sulco superior pulmonar estará relacionada com a invasão das estruturas anatômicas do estreito torácico superior.

O estreito torácico superior pode ser dividido em três compartimentos, com base nas inserções dos músculos escaleno anterior, médio e posterior.

Os tumores que se desenvolvem entre o músculo escaleno anterior e o esterno (compartimento anterior) podem invadir estruturas como os músculos esternocleidomastóideo e omo-hióideo, as veias jugular interna e subclávia e artéria subclávia; a sintomatologia predominante será a dor irradiada para a parede anterior do tórax e sinais relacionados com o déficit perfusional ou de retorno venoso para o membro superior. Como veremos adiante, esses achados têm importância clínica na programação da terapêutica cirúrgica, através da escolha de via de acesso que possibilite o manejo vascular seguro.[3,6,7]

Os tumores do compartimento médio são aqueles que se desenvolvem entre o músculo escaleno anterior e a borda posterior do músculo escaleno médio, podendo acometer a artéria subclávia, o tronco inferior do plexo braquial e o nervo frênico. Nesses casos, a sintomatologia predominante é a dor no ombro, que pode se irradiar pelo membro superior, principalmente pelo território de inervação do nervo ulnar, podendo ainda causar parestesia e atrofia muscular e, caso haja comprometimento do nervo frênico, levar à paralisia diafragmática (a sintomatologia pode variar entre ausência de queixas respiratórias a dispneia e fadiga). Em decorrência da dor no ombro e no membro superior, habitualmente os pacientes procuram inicialmente tratamento ortopédico, o que atrasa o diagnóstico.[3,6,7]

Finalmente, os tumores que se desenvolvem posteriormente ao músculo escaleno médio, ocupando o compartimento posterior, podem causar invasão da porção proximal dos arcos costais superiores, dos nervos torácicos longo ou acessório, de C7 ou vértebras torácicas superiores e do tronco simpático e seu gânglio estrelado. A sintomatologia pode variar desde dor na região interescapulovertebral, incapacidade funcional de graus variados por acometimento medular até a clássica síndrome de Claude Bernard Horner, por acometimento do gânglio estrelado da cadeia simpática, com ptose, miose, anidrose e enoftalmia.[3,6,7]

Estes compartimentos do estreito torácico superior não são estanques e, na prática clínica, a sintomatologia pode ser bastante variada, dependendo da extensão da lesão.

Sintomas clássicos de tosse, dispneia e hemoptise são incomuns por se tratar de neoplasia periférica.[3]

Exames complementares

A diversidade na apresentação clínica dos pacientes portadores de tumores do sulco superior pulmonar, associado a uma falta de sintomatologia respiratória, faz com que os pacientes procurem atendimento não especializado, levando a um retardo importante no diagnóstico. No ambulatório de Cirurgia Torácica do Hospital Universitário da Universidade Federal de Juiz de Fora, pudemos identificar que o tempo médio entre o início dos sintomas e a chegada ao nosso serviço esteve em torno de 10 meses.

A radiografia de tórax nas incidências em PA (posteroanterior) e perfil por vezes revela apenas uma discreta imagem de hipotransparência junto ao ápice do tórax, podendo passar despercebida, ou serem confundidas com imagens de espessamento pleural ou sequela de processo inflamatório prévio. O aspecto radiológico de um tumor de Pancoast pode ser visto na Figura 1.

A realização da radiografia na incidência apicolordótica permite melhor visibilização do ápice torácico, permitindo a identificação de lesões menores.[3]

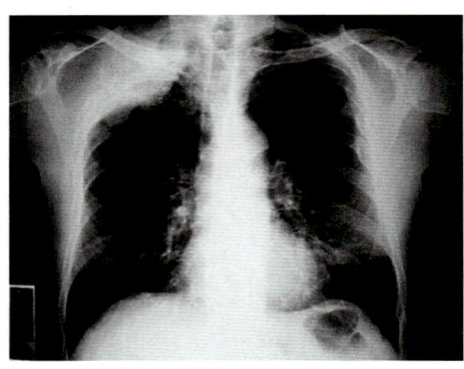

◀ **FIGURA 1.**
Radiografia de tórax em PA (posteroanterior) mostrando opacidade junto ao estreito torácico superior acompanhado de destruição de arcos costais.

A tomografia computadorizada do tórax leva ao diagnóstico correto, embora falhe em determinar a extensão da invasão a estruturas adjacentes.[7] Adicionalmente, permitirá a avaliação do restante do parênquima pulmonar, à procura de outras alterações; além disso, quando realizada com contraste venoso, permite uma avaliação inicial do *status* linfonodal hilar e mediastinal. Adiante, na Figura 2, paciente portador de tumor de Pancoast em estudo por tomografia computadorizada do tórax, mostrando extenso comprometimento vertebral.

Em nosso serviço, rotineiramente empregamos a ressonância nuclear magnética do tórax para a melhor avaliação quanto ao grau de comprometimento das estruturas vasculares e nervosas. Detterbeck sugere ainda a utilização da angioressonância.[7] A Figura 3 representa o estudo do tórax com ressonância nuclear magnética em que se evidencia a invasão parietal.

A broncofibroscopia tem baixo valor no diagnóstico do tumor do sulco superior do pulmão, variando na literatura entre 10 e 40%.[7] Isso se deve à localização periférica das lesões, o que torna seu rendimento baixo, porém permanece como exame recomendável para o estudo da árvore brônquica em paciente com suspeita de câncer do pulmão, pela possibilidade de identificarmos um tumor sincrônico. O uso da radiocopia pode melhorar o rendimento diagnóstico.[2,8] Ultrassom broncoscópico pode ser empregado para a punção linfonodal mediastinal, porém seu uso no Brasil ainda está restrito a poucos centros de referência.

Para o diagnóstico histológico, o método de escolha é a punção guiada por tomografia computadorizada, com uma positividade em torno de 90%, em decorrência de natureza periférica das lesões.[3,4,7]

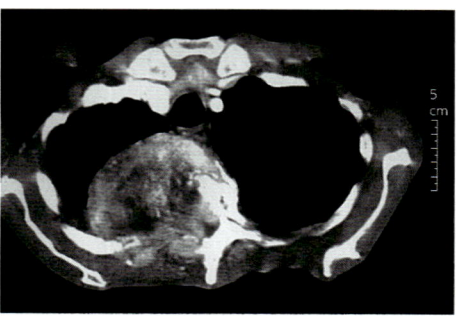

◀ **FIGURA 2.**
Tomografia computadorizada do tórax mostrando tumor de Pancoast à direita com extenso comprometimento vertebral.

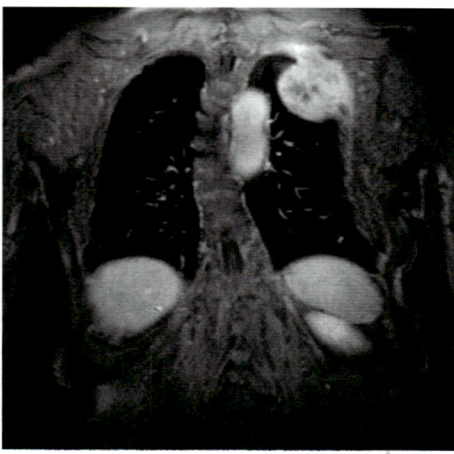

◀ **FIGURA 3.**
Ressonância nuclear magnética de paciente com tumor de Pancoast à esquerda associado à invasão parietal.

O estadiamento dos tumores de Pancoast é realizado de forma habitual, como para outros carcinomas pulmonares de células não pequenas,[9] já que o principal tipo histológico desses tumores é o adenocarcinoma, seguido pelo carcinoma de células escamosas e o carcinoma indiferenciado de grandes células, tendo o carcinoma pulmonar indiferenciado de células pequenas uma frequência menor.

Em razão do comprometimento das estruturas vizinhas, esses tumores são classificados como T3 quando apresentam invasão de arcos costais ou T4 quando invadem vértebras, vasos subclávios e nervos.

De acordo com a literatura, a chance de cura após ressecção em pacientes N2 é muito baixa, o que, em nossa opinião, assim como na de outros autores, tornam obrigatórios o estadiamento mediastinal e a distância de rotina. Acreditamos que somente a tomografia computadorizada não é suficiente para determinar o *status* nodal, tornando obrigatória a realização da mediastinoscopia cervical e, quando possível, da PET-CT. Todas as lesões positivas à PET-CT devem ter sua natureza confirmada por meio de biópsia.

A investigação de metástases a distância deve ser feita como para outros tumores de células não pequenas, incluindo a tomografia computadorizada do abdome superior para a pesquisa de metástases em fígado e suprarrenal. Decorrente da complexidade do tratamento desses casos e das possíveis sequelas causadas pelo tratamento cirúrgico, realizamos sistematicamente o estudo do encéfalo com tomografia computadorizada ou, preferivelmente, com ressonância nuclear magnética. Para os pacientes em que não é possível a realização da PET-CT, realizamos também a cintilografia óssea para a pesquisa de metástases, independente da presença de sintomas ou achados laboratoriais.

Diversas técnicas de estadiamento, incluindo a ultrassonografia transesofágica e transbroncoscópica, assim como o VAMLA e o TEMLA, parecem promissoras, porém, até o presente momento, apresentam limitação ao seu emprego em nosso meio.

Ressaltamos o papel da videotoracoscopia para o estadiamento destes pacientes. Em nosso serviço, mesmo após a realização do estadiamento conforme citado anteriormente, empregamos a videotoracoscopia como passo inicial do ato operatório para os pacientes que são candidatos ao tratamento cirúrgico. Nesse momento, realizamos inspeção da cavidade pleural à procura de implantes pleurais ou pericárdicos ou presença de derrame pleural, reavaliamos o mediastino para a possível identificação de lesões insuspeitas anteriormente ou que porventura foram negativas durante a mediastinoscopia, bem como reavaliamos o grau de invasão local determinado pelo tumor para que possamos descartar qualquer condição que inviabilize o tratamento cirúrgico. Lesões insuspeitas que são encontradas durante este tempo cirúrgico são biopsiadas e enviadas para estudo por congelação.

A presença de adenomegalia supraclavicular merece atenção especial. De acordo com o trabalho de Ginsberg,[10] 14% dos pacientes de sua série portadores de linfonodos supraclaviculares positivos obtiveram sobrevida livre de doença em 5 anos, enquanto entre os pacientes N2 a sobrevida foi zero. Apesar de o estadiamento do câncer do pulmão categorizar a presença de doença em linfonodos supraclaviculares como N3, de acordo com outros autores, optamos por prosseguir com o tratamento com intenção curativa como fazemos com os pacientes N1.[6,7,11-13]

TRATAMENTO

Histórico

De acordo com Tamura *et al.*,[11] as evoluções no tratamento dos pacientes portadores de tumores de Pancoast nos últimos 85 anos podem ser divididas em quatro etapas: até os anos 1950, esses tumores eram considerados irressecáveis e os pacientes, incuráveis, sendo a radioterapia paliativa a base do tratamento. Em 1956, dois trabalhos modificaram os rumos do tratamento dos pacientes portadores de tumores do sulco superior por passarem a incluir a cirurgia como alternativa terapêutica. Chardack e Mac Callum[14] fizeram o relato da primeira cirurgia de ressecção de um tumor de Pancoast em 1956 e trataram o paciente com radioterapia adjuvante, conseguindo sobrevida livre de doença após cinco anos. No mesmo ano, Shaw[15] realizou a ressecção cirúrgica em um paciente portador de neoplasia inicialmente tratada com radioterapia paliativa, que foi considerado para tratamento operatório decorrente da melhora sintomática e redução das dimensões do tumor. Graças aos bons resultados obtidos a partir desta estratégia empregada em uma série de pacientes pelo mesmo autor, a radioterapia neoadjuvante tornou-se uma opção terapêutica até os anos 1980. Como a abordagem operatória proposta por Shaw era realizada por via posterior, o tratamento cirúrgico das lesões que acometiam os vasos subclávios não era possível. A partir da publicação de Dartevelle et al.[16] em 1993, foi proposta uma abordagem anterior para a ressecção dos tumores do sulco superior que levassem à infiltração vascular. Como os resultados em termos de sobrevida ainda eram insatisfatórios, a partir da metade dos anos 1990, uma série de trabalhos foi publicada com a proposta de uma terapia multimodal, envolvendo associação de quimioterapia e radioterapia, seguida por ressecção cirúrgica, padrão que é adotado até os dias atuais.

Terapêutica atual

A abordagem atual dos pacientes portadores de tumores de Pancoast inclui um rigoroso estadiamento para correta definição da possibilidade de inclusão em protocolo com intenções curativas. Por se tratar de terapêutica multimodal, envolvendo cirurgias de grande porte, com ressecção de parênquima pulmonar, parede torácica, eventualmente substituição vascular e ressecção de nervos e corpos vertebrais, os pacientes devem passar por avaliação clínica rigorosa, com testes que determinem sua aptidão ao procedimento. Em nossa opinião, esta terapêutica deve ser reservada a centros com experiência na abordagem deste tipo de pacientes e deve sempre envolver equipe multidisciplinar, que atuará em todas as fases do tratamento.[17]

O estudo clínico que mais influenciou os diversos grupos que tratam pacientes com tumores de Pancoast foi o SWOG 9416.[18] Trata-se de estudo de fase II, multicêntrico, publicado em 2001, conduzido pelo *South Western Oncology Group*, em que 110 pacientes com carcinomas pulmonares do tipo Pancoast foram submetidos a tratamento que envolvia quimioterapia e radioterapia neoadjuvantes, seguido de ressecção cirúrgica em um período entre 3 e 5 semanas após completada a radioterapia. O esquema quimioterápico envolvia duas drogas, a cisplatina e o etoposide, e o esquema radioterápico envolvia dose total de 45 Gy divididas em frações de 180 cGy. Todos os pacientes foram submetidos à mediastinoscopia, e os pacientes N2 foram excluídos. Pacientes estadiados como T3 ou T4 foram igualmente incluídos para a proposta de tratamento. Dos 110 pacientes, 92% concluíram o tratamento de indução. Os autores relataram ressecção R0 em 94% dos pacientes com tumores T3 e 96% para os pacientes T4. Não houve diferença entre a sobrevida dos pacientes T3 e T4 em um seguimento de 82 meses, e a sobrevida mediana dos pacientes que tiveram ressecção R0 foi de 94 meses.[18]

A partir de então, diversos são os trabalhos da literatura que propõem diferentes esquemas terapêuticos, com diferentes doses de radioterapia em diferentes fracionamentos. Os esquemas quimioterápicos seguem a mesma tendência para tratamento dos demais tipos de câncer do pulmão, sendo que o tratamento baseado em platina ainda é o mais utilizado conforme demonstrado no Quadro 1.

As perspectivas de tratamento para os pacientes portadores de tumor do sulco superior do pulmão envolvem a adição de agentes quimioterápicos e biológicos, como os inibidores da tirosina quinase ou os inibidores da angiogênese,[6] a utilização de técnicas de radioterapia mais modernas, permitindo maiores doses de irradiação com menores efeitos colaterais.

Tratamento cirúrgico

Os pacientes portadores de tumores de Pancoast devem ser corretamente estadiados; aqueles que não possuem metástases a distância ou comprometimento nodal mediastinal devem ser avaliados com vista a tratamento curativo. No Serviço de Cirurgia Torácica do Instituto Nacional de Câncer (INCA - Ministério da Saúde), bem como em nosso serviço (HU-UFJF), empregamos o protocolo proposto pelo SWOG e descrito anteriormente. A cirurgia consta de lobectomia pulmonar, dissecção linfonodal mediastinal sistemática e ressecção parietal em bloco. Diversas são as vias de acesso descritas para o tratamento dos tumores de Pancoast pela literatura. Classicamente, para os pacientes portadores de tumores do compartimento posterior, em que é necessária a ressecção de arcos costais e, eventualmente, corpos vertebrais, o acesso mais utilizado é o clássico descrito por Shaw,[15] com secção da musculatura posterior do tórax, liberando a escápula e expondo as articulações costovertebrais. Quando as vértebras são acometidas, é conveniente a avaliação conjunta com a equipe de neurocirurgia, com o objetivo de manutenção da estabilidade da coluna. Para os pacientes com comprometimento do compartimento anterior, o acesso descrito por Dartevelle et al.[16] permite acesso mais fácil aos vasos subclávios, permitindo, inclusive, sua substituição.

Em nossa opinião, assim como na de Fernandez et al.,[3] é fundamental que a escolha da via de acesso seja feita por cirurgiões experientes, e de caráter individualizado, sempre visando alcançar a ressecção completa com margens livres.

Prognóstico

O grupo de pacientes portadores de tumores de Pancoast é bastante heterogêneo, e diversos fatores influenciam no prognóstico dos mesmos, não diferindo de pacientes portadores de outros tipos de carcinoma pulmonar de células não pequenas. Desta forma, ressecção cirúrgica incompleta e presença de doença nodal mediastinal e metástase a distância pioram o prognóstico. O SWOG 9416[18] demonstrou que, desde que haja ressecção R0, pacientes portadores de T4 não possuem pior prognóstico com relação aos T3.

Segundo o trabalho de Rusch et al.,[22] conduzido no Memorial Sloan Kettering Cancer Center em Nova Iorque, a taxa de recidiva local foi de 23% após tratamento radical. As metástases cerebrais podem estar presentes em 40 a 80% dos pacientes submetidos ao tratamento dos tumores do sulco superior. Essa mudança no padrão de recidiva da doença pode ser explicada pela agressividade do tratamento local. Dessa forma, o papel da irradiação craniana profilática passa a merecer especial atenção. Na série de Stuschke et al.,[23] os autores encontraram uma diminuição na incidência de metástases cerebrais após irradiação profilática de 54 para 13% (p<0,0001).

CONSIDERAÇÕES FINAIS

Os tumores de Pancoast representam uma classe especial de carcinomas pulmonares de células não pequenas. A sua localização anatômica junto ao estreito torácico superior representa um desafio terapêutico decorrente das complexas relações anatômicas vasculares e nervosas da região. Pacientes com *performance status* satisfatória e com ausência de evidência de doença avançada devem ser considerados para tratamento com intenções curativas, envolvendo equipe multidisciplinar, constando de neoadju-

Quadro 1. Os tipos e resultados dos diferentes esquemas para o tratamento dos tumores de Pancoast[18-21]

AUTOR	NÚMERO DE PACIENTES	ESQUEMA RADIOTERAPIA	ESQUEMA QUIMIOTERAPIA	ADJUVÂNCIA	SOBREVIDA EM 5 ANOS (%)	COMENTÁRIOS
Kwong, 2005[21]	36	56,9 Gy média (30-70,2)	Platina + paclitaxel ou etoposide ou vinorelbina	–	2 anos – 59%	Não excluiu pacientes N2; R0 em 97.3%
Fischer, 2008[20]	44	45 Gy	Cisplatina + etoposide	–	5 anos – 59%	R0: 89%
Kappers, 2009[19]	64 (39 iniciaram tratamento e 21 pacientes foram operados)	66 Gy	Cisplatina	–	2 anos – 70%; 5 anos – 37%	Cirurgia somente para os pacientes que apresentaram resposta à neoadjuvância; R0: 100%
SWOG, 2001[18]	95	45 Gy	Cisplatina + etoposide	Dois ciclos adicionais de QT	2 anos – 55%; 70% quando R0	Somente pacientes N0 ou N1 após mediastinoscopia

vância e cirurgias complexas, sempre objetivando a ressecção completa das lesões. Mais uma vez este tratamento deve ser realizado em centros com experiência no tratamento oncológico para que os resultados possam ser satisfatórios.

REFERÊNCIAS BIBLIOGRÁFICAS

1. Hare E. Tumor envolving certain nerves. *Lond Med Gaz* 1838;1:16-18.
2. Pancoast HK. Superior pulmonary sulcus tumors. *JAMA*. 1932; 99:1391-6.
3. Fernandez A, Terra RM, Schmerling RA. Tumor de pancoast. In: Younes R, Buzaid AC, Katz A. *Câncer de pulmão – Tratamento multidisciplinary*. São Paulo: Dendrix, 2008. p. 157-65.
4. Tobias JW. Sindrome apico-costovertebral dolorosa por tumor apexicano. Su valor diagnostico en el cancer primitivo pulmonar. *Rev Med Lat Am* 1932;19:1552-56.
5. Shamji F, Ginsberg RJ, Urschel Jr HC. Superior sulcus tumor. In: Pearson FG, Cooper JD, Deslauriers J et al. Thoracic surgery. 2nd ed. Philadelphia: Churchill Livingstone; 2002:1027-36.
6. Pitz CCM, Rivière AB, Swieten HAV et al. Surgical treatment of pancoast tumors. *Eur J CardioThorac Surg* 2004;26:202-8.
7. Detterbeck FC. Changes in the treatment of pancoast tumor. *Ann Thorac Surg* 2003;75:1990-97.
8. Zamboni M. Broncoscopia no estadiamento do câncer de pulmão. In: Pedreira Jr WL, Jacomelli M. *Broncoscopia diagnóstica e terapêutica*. São Paulo: Atheneu, 2005. p. 251-60.
9. Rami-Porta R, Crowley JJ, Goldstraw P. The revised TNM staging for lung cancer. *Ann Thorac Cardiovasc Surg* 2009;15(1):4-9.
10. Ginsberg RJ, Martini M, Zaman M et al. Superior sulcus tumors. CT and RMI imaging. *Radiology* 1989;17:637-41.
11. Tamura M, Hoda MA, Klepetko W. Current treatment paradigms of superior sulcus tumor. *Eur J CardioThorac Surg* 2009;36:747-53.
12. Detterbeck FC. Pancoast (superior sulcus) tumors. *Ann Thorac Surg* 1997;63:1810-18.
13. Hilaris BS, Martini N, Wong GY et al. Treatment of superior sulcus tumor (Pancoast Tumor). *Surg Clin North Am* 1987;67:965-77.
14. Chardack WM, Mac Callum JD. Pancoast tumor: five year survival without recurrences or metastasis following radica resection and postoperative irradiation. *J Thorac Surg* 1956;31(5):535-42.
15. Shaw RR. Pancoast tumor. *Ann Thorac Surg* 1984;37(4):343-45.
16. Dartevelle P, Chapelier AR, Macchiarini P et al. Anterior transcervical-Thoracic approach for radical resection of lung tumors invading the Thoracic outlet. *J Thorac Cardiovasc Surg* 1993;105:1025-34.
17. Macedo A, Dartevelle P. Abordagem anterior transcervical aos tumors do ápice torácico. In: Saad Jr R, Carvalho WR, Netto MX et al. *Cirurgia torácica geral*. São Paulo: Atheneu, 2005. p. 599-608.
18. Rusch VW, Giroux DJ, Kraut MJ et al. Induction chemoradiation and surgical resection for non–small cell lung carcinomas of the superior sulcus: Initial results of Southwest Oncology Group Trial 9416 (Intergroup Trial 0160). *J Thorac Cardiovasc Surg* 2001;121:472-83.
19. Kappers I, Sandick JW, Burgers JA et al. Results of combined modality treatment in patients with non-small cell lung cancer of the superior sulcus and the rationale of surgical resection. *Eur J CardioThorac Surg* 2009;36:741-46.
20. Fischer S, Darling G, Pierre AF et al. Induction chemoradiation therapy followed by surgical resection for non-small cell lung cancer (NSCLC) invading the Thoracic inlet. *Eur J CardioThorac Surg* 2008;33:1129-34.
21. Kwong KF, Edelman MJ, Suntharalingan M et al. High-dose radiotherapy in trimodality treatment in Pancoast tumors results in high pathologic complete response rates and excellent long-term survival. *J Thorac Cardiovasc Surg* 2005;129:1250-57.
22. Rusch VW, Parekh KR, Leon L et al. Factors determining outcome after surgical resection of T3 and T4 lung cancers of the superior sulcus. *J Thorac Cardiovasc Surg* 2000;119:1147-53.
23. Stuschke M, Eberhardt W, Pottgen C et al. Prophylactic cranial irradiation in locally advanced non-small cell lung cancer after multimodality treatment: long-term follow-up and investigatons of late neuropsychologic effect. *J Clin Oncol* 1999;17:2700-9.

66-2 Síndrome de Compressão da Veia Cava Superior

Samuel de Biasi Cordeiro ■ Jorge Soares Lyra

INTRODUÇÃO

O conhecimento desta síndrome, obstrução ao fluxo venoso dentro do sistema da veia cava superior, é de importância fundamental para todos que lidam com cancerologia, uma vez que a determinação do método correto para estabelecer diagnóstico etiológico e a abordagem terapêutica do paciente são fatores que podem lograr aumento da sobrevida e melhora da qualidade de vida destes que, em sua maioria, são portadores de doenças malignas avançadas.

ETIOPATOGENIA

Em decorrência da proximidade entre o lobo superior do pulmão direito e a veia cava superior, também pelo fato de o câncer do pulmão ser a primeira causa de morte por doença maligna, esta é a principal causa da síndrome, correspondendo a 69% dos casos. Entre todos os casos desta doença, o carcinoma pulmonar de células não pequenas corresponde a 50% dos casos, seguido pelo carcinoma de células pequenas que engloba 25%.[1]

As doenças malignas correspondem hoje a 90%[2-5] dos casos de síndrome de veia cava superior (SVCS). Os casos de linfoma não Hodgkin alcançam 10%[4-7] deles. Os tumores mediastinais malignos, incluindo os primitivos do timo, os tumores de células germinativas, os mesoteliomas malignos e também as metástases em linfonodos, incluindo aquelas do câncer da mama, são outras causas de SVCS e respondem por 16% do total de doenças malignas (Fig. 4).

Na era pré-antibiótica, os aneurismas sifilíticos da aorta torácica e as complicações de doenças infecciosas não tratadas ocupavam as primeiras posições entre as causas da síndrome.[8]

A mediastinite fibrosante idiopática, os catéteres venosos centrais de longa permanência e os marca-passos cardíacos respondem por uma minoria de casos.[2,9,10] A fibrose mediastinal após irradiação deve ser diferenciada daquela causada pela própria doença subjacente, observando-se o início dos sintomas da SVCS.[11]

A mediastinite fibrosante pode corresponder a uma resposta vascular exacerbada a infecções pelo bacilo da tuberculose, Histoplasma *capsulatum*, nocardiose, actinomicose, aspergilose, blastomicose ou filariose.

FISIOPATOLOGIA

A obstrução da veia cava superior pode ser causada pela obstrução da passagem do sangue pela luz do vaso ou por compressão de suas paredes. Processos patológicos envolvendo o pulmão direito, os linfonodos mediastinais, a glândula tímica, as estruturas mediastinais ou também as tromboses dentro do sistema da veia podem ser a causa (Figs. 5 e 6).

À medida que a obstrução se instala, o fluxo de sangue procura um caminho alternativo para retorno ao átrio direito, este ocorre por meio do desenvolvimento de colaterais que se iniciam no sistema da veia ázigos, veias torácicas internas, veias torácicas laterais, veias paraespinhais e também veias do sistema esofágico. Este desenvolvimento de colaterais leva semanas para se estabelecer. Como consequência, a pressão dentro do sistema que drena para a VCS se eleva inicialmente para depois diminuir. A pressão venosa sempre é elevada e responsável pelo edema das porções superiores do corpo, principalmente cérebro, membros superiores e pescoço. O edema resultante pode diminuir a luz das passagens das vias aéreas superiores envolvendo a laringe e causar dificuldade respiratória. Tosse, respiração com estridor e rouquidão são consequências disso. O edema cerebral pode ocorrer e levar a isquemia cerebral, herniação intracraniana e óbito. Uma das manifestações do edema cerebral é a tosse síncope, que corresponde à queda súbita de própria altura que o paciente sofre durante a tosse, neste caso as pressões dos capilares arteriais e venosas dentro do cérebro se igualam em decorrência do aumento da pressão intratorácica que ocorre na tosse, o sangue não passa da artéria para a substância cerebral e a isquemia leva a perda transitória da consciência. O aparecimento de sintomas súbitos decorrentes da obstrução da VCS depende da velocidade do recruta-

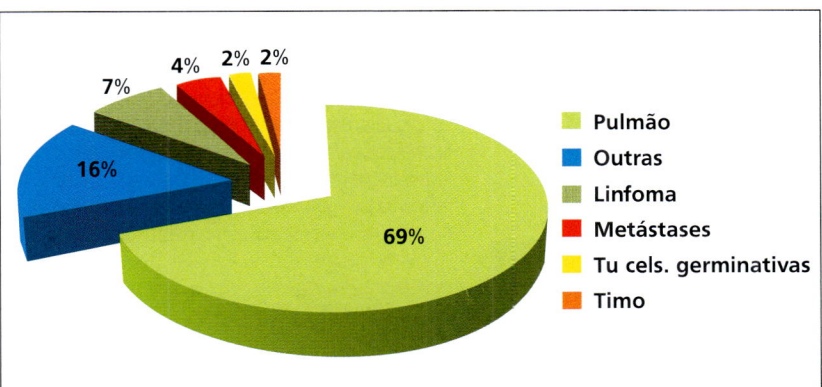

◄ **FIGURA 4.** Distribuição percentual das doenças malignas, causas de SVCS.[1]

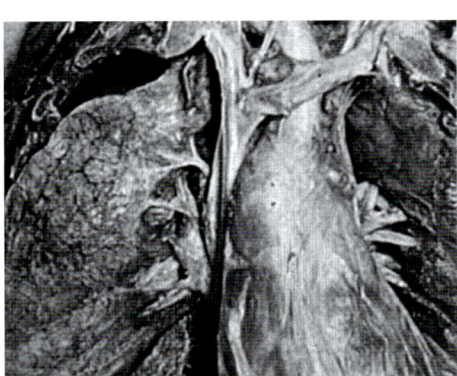

◄ **FIGURA 5.** Peça anatômica, veia cava superior, hilo pulmonar e mediastino.

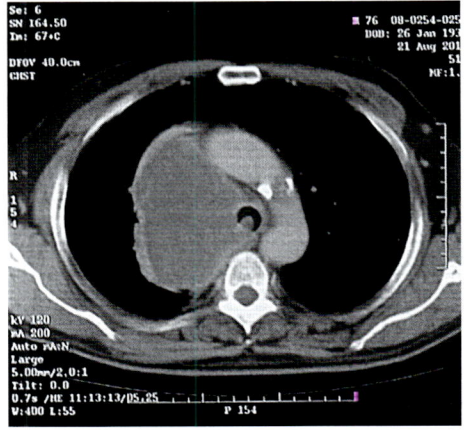

◄ **FIGURA 6.** Paciente de 76 anos com massa linfonodal mediastinal com compressão da VCS.

mento de capilares colaterais ao sistema cava. Doenças malignas de crescimento rápido podem manifestar SVCS em semanas, porque não há tempo hábil para desenvolvimento das colaterais. As doenças inflamatórias ou fibrosantes como as mediastinites por histoplasmose levam anos para se tornarem sintomáticas, o paciente tem tempo para se adaptar e seus sintomas são menos intensos.[2,3,6,12]

MANIFESTAÇÕES CLÍNICAS E DIAGNÓSTICO

O diagnóstico é fundamentado nas características clínicas e nos sinais que o paciente apresenta. Dispneia é o sintoma mais comum seguido por cefaleia e rubor facial.[7,13] O edema cervicofacial matutino é queixa frequente entre estes doentes, ocorre piora quando se inclinam para frente ou se deitam. O edema de membros superiores também é muito frequente (Fig. 7).

Confusão e até coma podem ocorrer durante edema cerebral. Tosse síncope, pletora facial e cianose dos membros superiores podem ser encontrados com menor frequência. Ao exame físico, as veias do pescoço são túrgidas, e os membros superiores e a face são edemaciados. A circulação colateral pode ocorrer em forma de pequenos vasos subcutâneos e até grandes veias na parede torácica, o fluxo nessas colaterais se faz da porção alta do corpo para o coração (Fig. 8).

DIAGNÓSTICO DE IMAGEM

O método mais indicado para estudo da SVCS é a tomografia computadorizada contrastada.[14-18] Este exame deve indicar o nível e a extensão da obstrução dentro da veia cava. As colaterais são desenhadas e tumores presentes são mostrados em sua extensão e localização (Fig. 9).

A venografia ou a cavografia ainda que superior à tomografia com contraste para identificação e estudo da obstrução deixou de ser utilizada em função da abrangência das tomografias que revelam detalhes dos tumores, detalhes estes que podem acrescentar dados ao diagnóstico final (Fig. 10).[19-21]

A ressonância nuclear magnética com venografia concomitante pode ser alternativa à tomografia quando o paciente é alérgico ao meio de contraste.[17,22,23]

A radiografia simples de tórax é o método mais comum para apontar alterações que, nos casos de SVCS, indicam complementação por TC. Alargamento mediastinal ou massas além de derrame pleural podem ser vistos e orientam o médico na conduta subsequente (Fig. 11).[12]

DIAGNÓSTICO HISTOPATOLÓGICO

Diagnóstico histopatológico com material suficiente para estudo imunohistoquímico é pré-requisito para início de tratamento dos pacientes com esta síndrome decorrente de doenças malignas. Hoje não se justifica iniciar quimio ou radioterapia em pacientes sem a citologia ou biópsia tecidual. A história clínica e a tomografia devem fazer a diferenciação entre doenças malignas e benignas.

Alguns métodos minimamente invasivos podem oferecer material para definição histopatológica. Entre eles a citologia de escarro, citologia de líquido pleural e as biópsias de linfonodos periféricos.[6] Biópsia de medula óssea para casos suspeitos de linfomas ou carcinoma pulmonar de células pequenas. Nos casos de carcinoma pulmonar, punção aspirativa com agulha fina realizada sob visão na radioscopia ou na tomografia computadorizada, realizada através da região paraesternal direita. A punção orientada por imagem utilizando agulha cortante oferece diagnóstico das massas mediastinais anteriores permitindo a obtenção de tecido (Fig. 12).

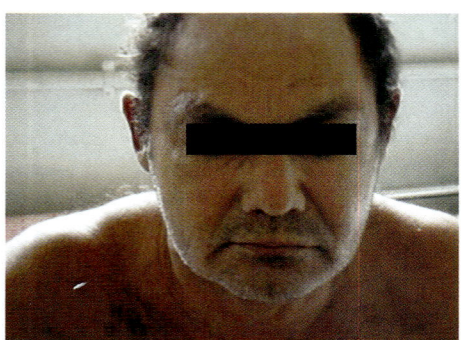

▲ FIGURA 7. Paciente de 55 anos de idade, portador de SVCS secundário a câncer do pulmão, LSD. Notar edema cervicofacial e circulação colateral em parede anterior do tórax.

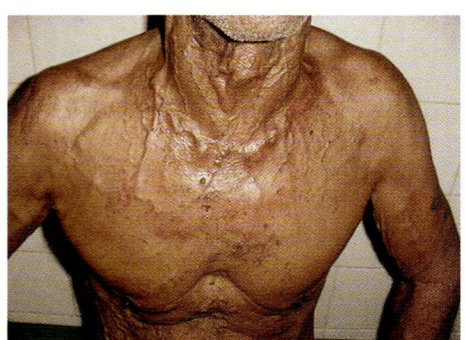

▲ FIGURA 8. Paciente de 67 anos de idade, grande fumante, portador de circulação colateral exuberante em razão da SVCS, carcinoma pulmonar hilar direito.

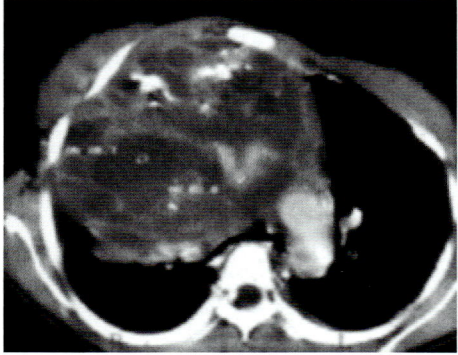

▲ FIGURA 9. Tomografia computadorizada de paciente de 11 anos de idade, portadora de SVCS e compressão de via aérea. Notar na TC áreas de densidades diferentes (82,8 e 28,7 UH) e também elementos calcificados. Na ressecção através de toracotomia bilateral a Clamshell foi evidenciado teratoma benigno. Recuperação da função ventilatória no 5º dia pós-operatório, quando foi extubada.

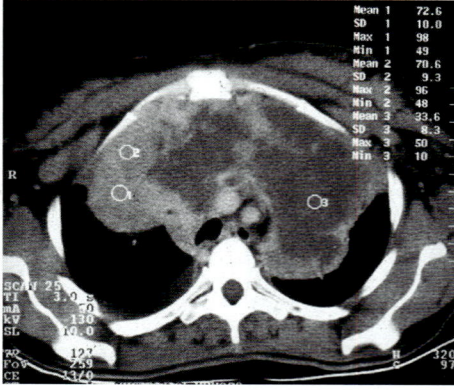

▲ FIGURA 10. Paciente de 15 anos de idade, portadora de volumosa massa mediastinal e SVCS. Notar na TC densidades diferentes, variando de 8,3 até 72,6 UH, compressão com deformidade da traqueia. Ocupação mediastinal extensa. Submetida a biópsia da massa pela técnica de Chamberlain (mediastinotomia paraesternal), revelado diagnóstico de linfoma de Hodgkin.

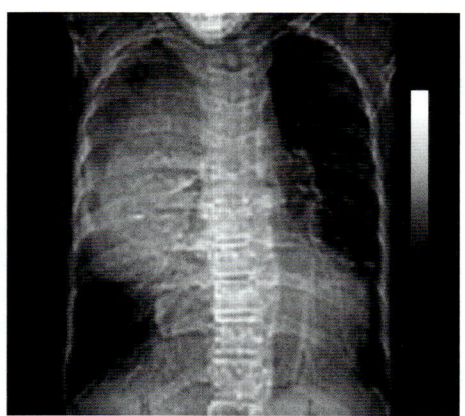

▲ FIGURA 11. Radiografia de tórax em PA. Paciente de 11 anos de idade, portadora de teratoma e SVCS.

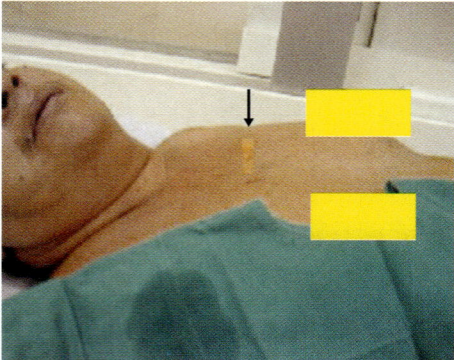

▲ FIGURA 12. Paciente portadora de SVCS e massa mediastinal e hilar direita. Procedimento diagnóstico por meio de PAAF via paraesternal direita. O diagnóstico foi de adenocarcinoma pulmonar.

Métodos invasivos como broncoscopia, broncoscopia orientada por ultrassonografia (EBUS), mediastinoscopia, mediastinotomia paraesternal, toracoscopia videoassistida ou a toracotomia aberta podem ser necessários para diagnóstico histológico.[24-28] O diagnóstico definitivo deve ser obtido em todos os pacientes utilizando esses métodos. As complicações hemorrágicas estão abaixo de 3% quando se conhece a SVCS e sua circulação colateral.[29]

As biópsias guiadas por ultrassom, a ecoendoscopia, por meio de broncoscopia ou endoscopia digestiva, podem oferecer material suficiente para o diagnóstico.[30]

TRATAMENTO

O objetivo do tratamento é aliviar os sintomas e principalmente tratar a doença subjacente. A sobrevida média de pacientes portadores de SVCS decorrente de doenças malignas é de 6 meses,[2,6,31-33] no entanto, dependendo da doença, pode haver uma sobrevida bem maior ou até cura como em alguns casos de linfoma. Doenças quimiossensíveis podem responder satisfatoriamente e o paciente obter sobrevida longa.

A abordagem inicial do paciente portador de SVCS inclui cuidados com a posição do leito, que deve permanecer com a cabeceira elevada a 45 graus, o que permite melhor drenagem gravitacional a partir do tronco e membros superiores, cabeça e pescoço e consequente conforto respiratório. A venóclise, quando necessária, deve ser estabelecida em membros inferiores e nunca em membros superiores em razão do fluxo lento e hipertensão venosa. A infusão de soluções em veias dos membros superiores piora o edema cerebral, podendo levar ao coma.

As punções para colheita de sangue devem ser evitadas em membros superiores, porque sangram e provocam hematomas (Fig. 13).

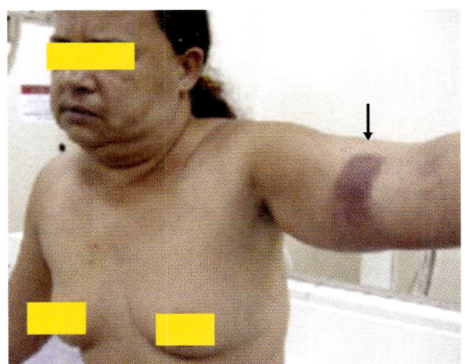

◀ **FIGURA 13.** Paciente portadora de SVCS, câncer do pulmão. Notar venóclise indevidamente realizada em membro superior esquerdo, edemaciado e com hematoma secundário.

Os pacientes melhoram com a administração de diuréticos, e na presença de sintomas neurológicos é indicado o início de corticosteroides.[34] Pode ser necessário enriquecer o ar inspirado com oxigênio adicional.

O tratamento da doença maligna subjacente deve começar depois de realizada a biópsia ou punção. A radioterapia pode mascarar o diagnóstico dos linfomas decorrentes das alterações celulares que provocam e dificultam a interpretação correta do tecido depois de irradiado.

A entubação traqueal para realização de cirurgia pode deflagrar piora do edema peritraqueal e tornar a extubação difícil, a utilização de máscara laríngea oferece a alternativa de ventilação eficaz, evitando o edema e a piora da SVCS. A interação entre anestesiologista e equipe cirúrgica, a adição de anestesia local e máscara laríngea permitem reduzir as complicações do procedimento cirúrgico.

A indicação de cirurgia em casos de SVCS em razão de doenças malignas fica restrita aos acessos para biópsia quando não se estabelece diagnóstico pelos métodos minimamente invasivos. As tentativas de estabelecer fluxo no sistema da cava superior devem-se restringir à instalação de endopróteses vasculares, os *stents*, com suas indicações específicas, ou seja, aqueles pacientes cuja doença subjacente possa ser tratada por radio ou quimioterapia e que não estejam em estado terminal. As fibroses mediastinais e tromboses por catéteres assim como doenças benignas com SVCS são indicações de dilatação e inserção de *stents*, uma vez que esses pacientes sobrevivem longo tempo (Fig. 14).

Os resultados da angioplastia e colocação de *stents* para o tratamento da SVCS vêm sendo avaliados em diversos estudos. A completa resolução da síndrome é relatada em 68 a 100% dos casos. O sucesso técnico inicial do tratamento endovascular varia de 90 a 100% (Fig. 15).[33,35-39]

A anticoagulação após a recanalização venosa não é um consenso. A maioria dos autores segue um protocolo de anticoagular os pacientes com heparina durante o procedimento e por 24-72 h, mantendo-os antiagregados (AAS, 75 a 250 mg/dia) por 1 a 3 meses no período pós-operatório.[40,41]

CONCLUSÃO

Ainda que as doenças malignas sejam as causas mais frequentes da SVCS, o tratamento depende do diagnóstico da doença subjacente e a resposta terapêutica está relacionada com o diagnóstico histopatológico e imuno-histoquímica em alguns casos. Nos dias atuais não cabe negligenciar diagnóstico e iniciar irradiação ou quimioterapia, as quais podem obscurecer o quadro histológico, dificultando o diagnóstico final. O tratamento correto

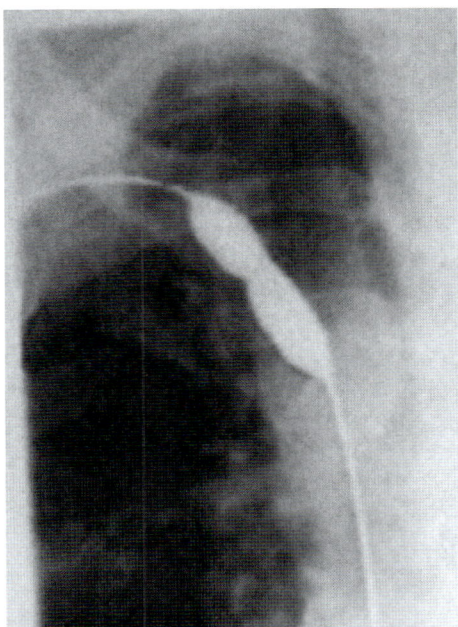
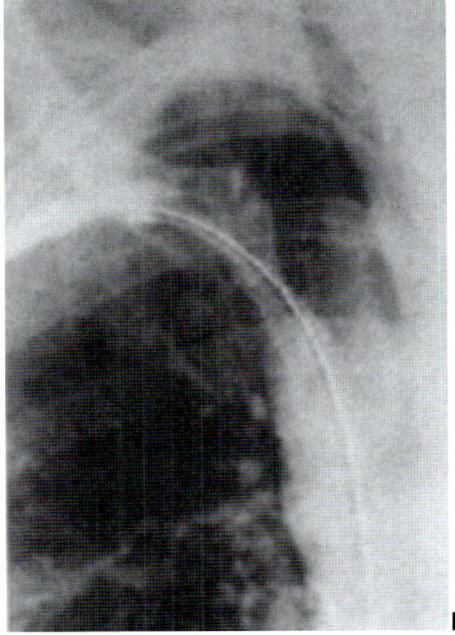

▲ **FIGURA 14. (A e B)** SVCS decorrente de trombose de tronco braquiocefálico direito, junto à veia cava superior, consequente a catéter de longa permanência para quimioterapia em paciente portadora de CDI da mama. Na Figura **A** é mostrado o balão dilatador dentro da VCS.

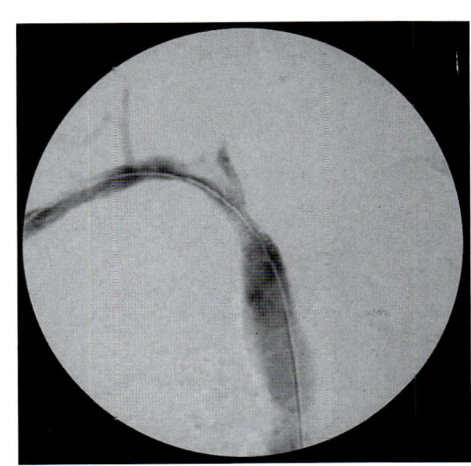

▲ **FIGURA 15.** Flebografia de controle após instalação de *stent* em VCS, junção do tronco braquiocefálico com a VCS. Observar o fluxo venoso em toda extensão da veia.

desde a abordagem inicial considerando a possibilidade de doença responsiva e a utilização de próteses endovasculares pode melhorar sobrevida e qualidade de vida em pacientes que, de outra maneira, teriam sobrevida curta.

REFERÊNCIAS BIBLIOGRÁFICAS

1. Greskovich Jr JF, Kinsella TJ. Superior vena cava syndrome: clinical features, diagnosis, and treatment. In: Shields TW. *General thoracic surgery*. 6ª ed. Philadelphia, PA, USA, Lippincott Williams & Wilkins; 2005. p. 2545-77, v. 2.
2. Yellin A, Rosen A, Reichert N et al. Superior vena cava syndrome. The myth—the facts. *Am Rev Respir Dis* 1990 May;141(5 Pt 1):1114-18.
3. Rice TW, Rodriguez RM, Light RW. The superior vena cava syndrome: clinical characteristics and evolving etiology. *Medicine* (Baltimore) 2006 Jan.;85(1):37-42.
4. Wan JF, Bezjak A. Superior vena cava syndrome. *Emerg Med Clin North Am* 2009 May;27(2):243-55.
5. Lepper PM, Ott SR, Hoppe H et al. Superior vena cava syndrome in thoracic malignancies. *Respir Care* 2011 May;56(5):653-66.
6. Schraufnagel DE, Hill R, Leech JA et al. Superior vena caval obstruction. Is it a medical emergency? *Am J Med* 1981 June;70(6):1169-74.
7. Markman M. Diagnosis and management of superior vena cava syndrome. *Cleve Clin J Med* 1999 Jan.;66(1):59-61.
8. Wilson LD, Detterbeck FC, Yahalom J. Clinical practice. Superior vena cava syndrome with malignant causes. *N Engl J Med* 2007 May 3;356(18):1862-69.
9. Rozmus G, Daubert JP, Huang DT et al. Venous thrombosis and stenosis after implantation of pacemakers and defibrillators. *J Interv Card Electrophysiol* 2005 June;13(1):9-19.
10. Chee CE, Bjarnason H, Prasad A. Superior vena cava syndrome: an increasingly frequent complication of cardiac procedures. *Nat Clin Pract Cardiovasc Med* 2007 Apr.;4(4):226-30.
11. Van Putten JW, Schlosser NJ, Vujaskovic Z et al. Superior vena cava obstruction caused by radiation induced venous fibrosis. *Thorax* 2000 Mar.;55(3):245-46.
12. Parish JM, Marschke Jr RF, Dines DE et al. Etiologic considerations in superior vena cava syndrome. *Mayo Clin Proc* 1981 July;56(7):407-13.
13. Bell DR, Woods RL, Levi JA. Superior vena caval obstruction: a 10-year experience. *Med J Aust* 1986 Dec. 1-15;145(11-12):566-68.
14. Bechtold RE, Wolfman NT, Karstaedt N et al. Superior vena caval obstruction: detection using CT. *Radiology* 1985 Nov.;157(2):485-87.
15. Kim HJ, Kim HS, Chung SH. CT diagnosis of superior vena cava syndrome: importance of collateral vessels. *AJR Am J Roentgenol* 1993 Sept.;161(3):539-42.
16. Eren S, Karaman A, Okur A. The superior vena cava syndrome caused by malignant disease. Imaging with multi-detector row CT. *Eur J Radiol* 2006 July;59(1):93-103.
17. Grimaldi A, Cammalleri V, Maisano F et al. A conventional multimodality imaging cascade to detect a superior vena cava obstruction. *Eur J Echocardiogr* 2011 Mar.;12(3):E21.
18. Sheth S, Ebert MD, Fisherman EK. Superior vena cava obstruction evaluation with MDCT. *AJR Am J Roentgenol* 2010 Apr.;194(4):W336-46.
19. Podoloff DA, Kim EE. Evaluation of sensitivity and specificity of upper extremity radionuclide venography in cancer patients with indwelling central venous catheters. *Clin Nucl Med* 1992 June;17(6):457-62.
20. Conte FA, Orzel JA. Superior vena cava syndrome and bilateral subclavian vein thrombosis. CT and radionuclide venography correlation. *Clin Nucl Med* 1986 Oct.;11(10):698-700.
21. Qanadli SD, El Hajjam M, Bruckert F et al. Helical CT phlebography of the superior vena cava: diagnosis and evaluation of venous obstruction. *AJR Am J Roentgenol* 1999 May;172(5):1327-33.
22. Lin J, Zhou KR, Chen ZW et al. Vena cava 3D contrast-enhanced MR venography: a pictorial review. *Cardiovasc Intervent Radiol* 2005 Nov.-Dec.;28(6):795-805.
23. Thornton MJ, Ryan R, Varghese JC et al. A three-dimensional gadolinium-enhanced MR venography technique for imaging central veins. *AJR Am J Roentgenol* 1999 Oct.;173(4):999-1003.
24. Dosios T, Theakos N, Chatziantoniou C. Cervical mediastinoscopy and anterior mediastinotomy in superior vena cava obstruction. *Chest* 2005 Sept.;128(3):1551-56.
25. Mineo TC, Ambrogi V, Nofroni I et al. Mediastinoscopy in superior vena cava obstruction: analysis of 80 consecutive patients. *Ann Thorac Surg* 1999 July;68(1):223-26.
26. Porte H, Metois D, Finzi L et al. Superior vena cava syndrome of malignant origin. Which surgical procedure for which diagnosis? *Eur J Cardiothorac Surg* 2000 Apr.;17(4):384-88.
27. Andrade RS. Relevance of endobronchial ultrasonography to thoracic surgeons. *Semin Thorac Cardiovasc Surg*. 2010 Summer;22(2):150-54.
28. Medford AR. Endobronchial ultrasound-guided transbronchial needle aspiration. *Pol Arch Med Wewn* 2010 Nov.;120(11):459-66.
29. Ahmann FR. A reassessment of the clinical implications of the superior vena caval syndrome. *J Clin Oncol* 1984 Aug.;2(8):961-69.
30. Cosmo L, Haponik EF, Darlak JJ et al. Neoplastic superior vena caval obstruction: diagnosis with percutaneous needle aspiration. *Am J Med Sci* 1987 Fev.;293(2):99-102.
31. Greillier L, Barlési F, Doddoli C et al. Vascular stenting for palliation of superior vena cava obstruction in non-small-cell lung cancer patients: a future 'standard' procedure? *Respiration* 2004 Mar.-Apr.;71(2):178-83.
32. Marcy PY, Magné N, Bentolila F et al. Superior vena cava obstruction: is stenting necessary? *Support Care Cancer* 2001 Mar.;9(2):103-7.
33. Nagata T, Makutani S, Uchida H et al. Follow-up results of 71 patients undergoing metallic stent placement for the treatment of a malignant obstruction of the superior vena cava. *Cardiovasc Intervent Radiol* 2007 Sept.-Octt.;30(5):959-67.
34. Rowell NP, Gleeson FV. Steroids, radiotherapy, chemotherapy and stents for superior vena caval obstruction in carcinoma of the bronchus: a systematic review. *Clin Oncol* (R Coll Radiol) 2002 Oct.;14(5):338-51.
35. Uberoi R. Quality assurance guidelines for superior vena cava stenting in malignant disease. *Cardiovasc Intervent Radiol* 2006 May-June;29(3):319-22.
36. Baltayiannis N, Magoulas D, Anagnostopoulos D et al. Percutaneous stent placement in malignant cases of superior vena cava syndrome. *J BUON* 2005 July-Sept.;10(3):377-80.
37. Smayra T, Otal P, Chabbert V et al. Long-term results of endovascular stent placement in the superior caval venous system. *Cardiovasc Intervent Radiol* 2001 Nov.-Dec.;24(6):388-94.
38. Cho TH, Janho K, Mohan IV. The role of stenting the superior vena cava syndrome in patients with malignant disease. *Angiology*. 2011 Apr.; 62(3):248-52.
39. Canales JF, Cardenas JC, Dougherty K et al. Single center experience with percutaneous endovascular repair of superior cava syndrome. *Catheter Cardiovasc Interv*. 2011 Apr. 1;77(5):733-39.
40. Lanciego C, Chacón JL, Julián A et al. Stenting as first option for endovascular treatment of malignant superior vena cava syndrome. *AJR Am J Roentgenol* 2001 Sept;177(3):585-93.
41. Gross CM, Krämer J, Waigand J et al. Stent implantation in patients with superior vena cava syndrome. *AJR Am J Roentgenol* 1997 Aug.;169(2):429-32.

66-3 Câncer Pulmonar de Células Não Pequenas Oligometastático

Aureliano Sousa

INTRODUÇÃO

Dos pacientes que desenvolvem câncer pulmonar de células não pequenas, 20 a 50% se apresentam com doença metastática e geralmente são tidos como portadores de doença incurável. Aproximadamente 7% destes pacientes metastáticos se apresentam com metástase isolada, sincrônica ou metacrônica – é a doença oligometastática, e nesses casos a ressecção cirúrgica tem demonstrado benefício na sobrevida.[1] A maioria dos estudos relata pacientes com metástase cerebral ou suprarrenal, no entanto há alguns relatos de ressecção cirúrgica de metástases isoladas para outros órgãos, como intestino, baço, músculo esquelético e osso.

A indicação para cirurgia deve ser fundamentada nos critérios gerais para a cirurgia de metástase: tumor primário controlado ou controlável, sem evidência de outra lesão metastática, doença metastática passível de ressecção completa e boa *performance status* do paciente.

A tomografia com emissão de pósitrons associada à tomografia computadorizada (PET-CT) atualmente é um exame de grande importância no estadiamento do câncer do pulmão. Estudos têm demonstrado que o uso da PET-CT detectou metástases ocultas em 6 a 17% de pacientes, para os quais métodos convencionais falharam em identificar tais metástases. Portanto, juntamente com a ressonância magnética do crânio, a PET-CT deve ser feita na avaliação do paciente com câncer do pulmão e doença oligometastática que está em avaliação para ressecção cirúrgica. A ecobroncoscopia e a mediastinoscopia também são procedimentos importantes na avaliação pré-operatória destes pacientes.

Uma análise retrospectiva do *Memorial Sloan-Kettering Cancer Center* (MSKCC) feita por Martin e Ginsberg[2] em 2002 de todos os pacientes tratados com quimioterapia de indução e cirurgia, durante o período de 1993 a 1999, identificou 43 pacientes com metástase solitária. Os locais das metástases foram: 16 no cérebro, 9 no pulmão, 7 nas suprarrenais, 7 em ossos e 1 em cada uma dos seguintes órgãos: cólon, linfonodo inguinal, baço e tecido subcutâneo. A sobrevida desses pacientes foi de 18,8 meses.

METÁSTASE PULMONAR

Paciente com câncer do pulmão que tem outra lesão no mesmo lobo é, de acordo com a 7ª edição do IASLC, considerado como doença T3; se a lesão localiza-se em outro lobo, porém do mesmo lado, é doença T4. No entanto, se a lesão for no pulmão contralateral, é considerada M1a. Para diferenciar se estas lesões são metastáticas ou um segundo tumor primário, ainda são aceitos os critérios definidos por Martini e Melamed, em 1975.[3] Avanços nos estudos de histologia e molecular parecem classificar melhor esta situação de múltiplos tumores.

Os resultados favoráveis para doença pulmonar oligometastática no estudo da IASLC justificam agressivas estratégias terapêuticas. Nos casos de doença bilateral, a toracotomia bilateral sequencial é a melhor abordagem. Segmentectomia ou ressecção em cunha da metástase contralateral deve ser realizada primeiro se o tratamento do tumor primário requerer uma lobectomia ou bilobectomia. A mortalidade para metastasectomia pulmonar de tumor primário extrapulmonar é de 0 a 2,5%; então podemos esperar que a abordagem sequencial para câncer pulmonar e doença oligometastática possa ser realizada com a taxa de mortalidade comparativamente baixa.

Voltolini et al.[4] analisaram a taxa de sobrevida após ressecção cirúrgica completa de tumor pulmonar múltiplo e sincrônico ipsilateral (n = 27) e contralateral (n = 28). A sobrevida em 5 anos não foi significativamente diferente nos dois grupos, 27 e 43%, respectivamente. Metástase linfonodal é um importante fator prognóstico. Também, Leyn et al.[5] analisaram 66 pacientes após ressecção completa de tumor pulmonar sincrônico bilateral por um período de 17 anos e verificaram uma sobrevida em 5 anos de 38%.

Diante desses achados, mesmo os pacientes com oligometástases contralateral devem ser considerados para ressecção cirúrgica, desde que não haja doença linfonodal ou outra doença metastática a distância. Com esta abordagem, tem-se uma sobrevida muito maior do que se considerados estágio IV e tratados com quimioterapia paliativa.

O papel da quimioterapia na estratégia terapêutica da doença oligometastática, pré ou pós-ressecção cirúrgica, permanece indefinido.

METÁSTASE CEREBRAL

A metástase cerebral geralmente é um evento fatal na história do câncer do pulmão não pequenas células, com uma sobrevida de 1-2 meses se não tratada. Em um estudo prospectivo (Quint LE et al.)[6] com 348 pacientes, metástase cerebral foi achada em aproximadamente 10% dos pacientes no diagnóstico do câncer do pulmão, e um terço dos pacientes tinha doença oligometastática no cérebro. O câncer do pulmão é responsável por mais da metade de todas as metástases cerebrais; a maioria dos pacientes tem três ou menos metástases, e um terço tem metástase extracranial no momento do diagnóstico da metástase cerebral.

Tradicionalmente a radioterapia isolada (*whole brain*) é o tratamento de escolha para a metástase cerebral; oferece bons resultados, com redução dos sintomas neurológicos em mais de 75% dos pacientes. No entanto, esse benefício é por um período curto, e a sobrevida media é de 3-6 meses. Além disso, há risco de morbidade neurológica com alta dose de radioterapia. Por isso, avanços nas técnicas cirúrgicas tornaram a ressecção de metástase cerebral solitária o tratamento padrão, com baixa morbimortalidade.

Burt et al.,[7] em 1992, publicaram uma análise retrospectiva da experiência do MSKCC com metastasectomia cerebral, com sobrevida de 27 meses se a doença torácica houvesse sido ressecada e 11 meses se não houvesse ressecção do tumor pulmonar primário. Esse estudo não separou os casos de doença sincrônica dos de doença metacrônica. As metástases cerebrais metacrônicas também têm benefício com a ressecção cirúrgica, como demonstrou a atualização deste estudo do MSKCC em 1995,[8] com 231 pacientes com metástase cerebral ressecada; um subgrupo de 126 pacientes com metástase única e tumor primário do pulmão ressecado foi analisado: 38 pacientes com metástase sincrônica e 88 com metacrônica tiveram, respectivamente, sobrevida de 12,4 e 19,2 meses.

Em 1996, Mussi et al.[9] em um estudo com 19 pacientes com metástase cerebral isolada sincrônica relataram uma sobrevida em 5 anos de 6%; e em 33 pacientes com metástase metacrônica de 19%. Depois, a Clínica Mayo relatou, em 2001,[10] que a sobrevida de 28 pacientes submetidos à metastasectomia cerebral sincrônica era de 64, 54 e 21% em 1, 2 e 5 anos, respectivamente.

Uma alternativa à ressecção cirúrgica é a radiocirurgia estereotáxica, com uma dose alta única focada em uma área específica do cérebro, minimizando os efeitos da radioterapia nos tecidos normais adjacentes à metástase. A combinação da radioterapia com a radiocirurgia parece ter benefício em pacientes com metástase cerebral isolada, diminuindo o risco de desenvolvimento de uma nova metástase. A radiocirurgia após a ressecção pode minimizar os efeitos nocivos da radioterapia *whole brain* e tem o benefício do controle local da radioterapia

Estudos randomizados demonstraram significante aumento na sobrevida de pacientes com metástase cerebral que receberam cirurgia e radioterapia *whole brain* comparados com pacientes que receberam apenas radioterapia (9,2 a 10 meses contra 3,5 a 6 meses, respectivamente). Ao contrário, Mintz et al.,[11] em um estudo multicêntrico randomizado, não evidenciaram diferença na sobrevida desses dois grupos. Recomenda-se, então, a ressecção cirúrgica para lesão isolada e acessível seguida de radioterapia ou de radiocirurgia para reduzir o risco de recidiva (Fig. 16).

Dois importantes fatores são associados a um aumento da sobrevida após a ressecção cirúrgica da metástase cerebral: ausência de doença extracerebral e metástase cerebral isolada. Um intervalo livre de doença maior que 1 ano entre a cirurgia do tumor primário e o diagnóstico da metástase cerebral e ausência de doença linfonodal mediastinal N1 ou N2 também são fatores de bom prognóstico.

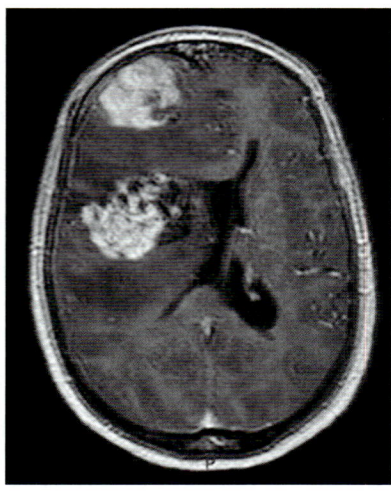
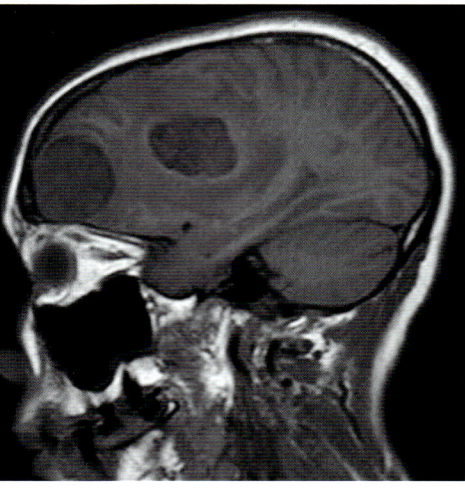

◀ **FIGURA 16.** Ressonância nuclear magnética do crânio mostrando duas lesões frontais à direita que foram ressecadas por craniotomia em 2009, 3 anos após a ressecção do tumor primário de pulmão (pneumectomia direita). Até abril de 2012, viva e sem sinais de recidiva. (Serviço de Cirurgia Torácica – INCA/MS/RJ.)

Bonnette et al.[12] publicaram, em 2001, uma das maiores séries de metastasectomia cerebral, com 103 pacientes e uma sobrevida de 12,4 meses e uma taxa de sobrevida em 5 anos de 11%. Apesar da ressecção completa do tumor primário não ter tido significância nesse estudo, outros estudos demonstram que a sobrevida é maior quando ambos os tumores são ressecados, a metástase e o tumor primário.

Recomenda-se, então, que pacientes com boa *performance status* e doença oligometastática no cérebro sejam submetidos a craniotomia e ressecção da metástase antes da ressecção do tumor primário. A radiocirurgia é recomendada para múltiplas metástases, para lesões inacessíveis por cirurgia ou para pacientes sem condições clínicas para cirurgia.

METÁSTASE SUPRARRENAL

A glândula suprarrenal é o local mais frequente de metástase de CPCNP, com envolvimento de 18 a 42% em séries de autópsia. A incidência de metástase solitária da suprarrenal é de 1,62 a 3,5%. Metástase para suprarrenal geralmente indica doença sistêmica e incurável, porém um pequeno subgrupo desses pacientes tem sobrevida longa após a ressecção cirúrgica. A confirmação histopatológica é sempre necessária, uma vez que a incidência de lesão benigna, adenoma, é alta na população (2 a 9%). O diagnóstico pode ser feito com punção aspirativa guiada ou por laparoscopia, esta com a vantagem de já poder fazer a ressecção (Fig. 17).

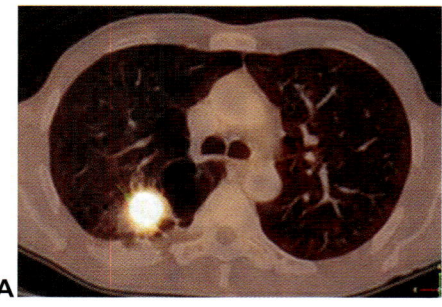
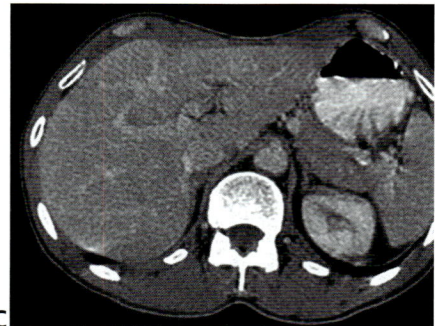
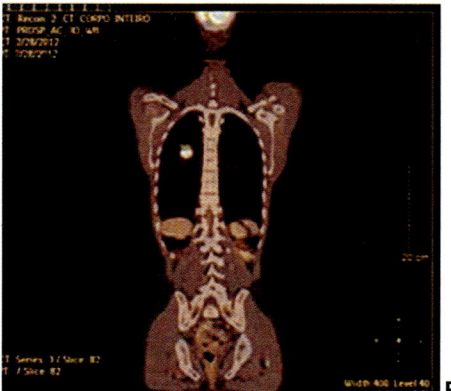
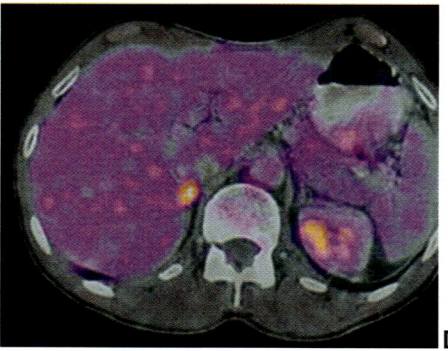
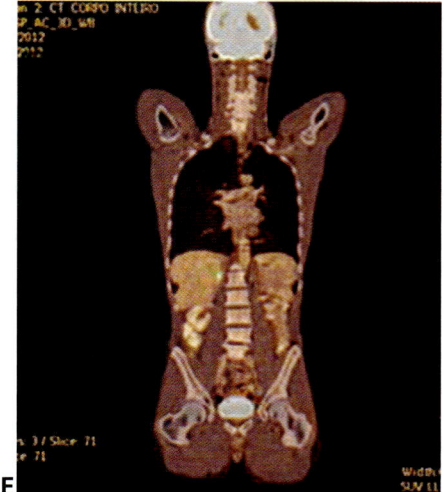

◀ **FIGURA 17.** Adenocarcinoma de pulmão em paciente com lesão em suprarrenal direita com captação no PET-CT. (**A** e **B**) Lesão pulmonar. (**C-E**) Lesão suprarrenal. Submetido a videolaparoscopia com adrenalectomia direita (adenocarcinoma metastático). Fez a toracotomia com lobectomia superior no mesmo ato anestésico – T2N0M1. (Serviço de Cirurgia Torácica – INCA/MS/RJ.)

Resultados do MSKCC (1996)[13] demonstraram uma sobrevida média de 31 meses após cirurgia e quimioterapia (n = 8) comparada com 8,5 meses no grupo só com quimioterapia (n = 6). Outro estudo do MSKCC, prospectivo e randomizado, comparando tratamento multimodal para doença metastática de câncer do pulmão, não mostrou benefício claro com a associação de quimioterapia à cirurgia.

Uma revisão feita por Beitler et al.[14] com um total de 32 pacientes mostrou que a metástase suprarrenal era sincrônica em 59% e que o estágio locorregional do tumor primário era estágio I em 22%, estágio II em 16%, estágio III em 43% e não especificado em 18%; foi encontrada uma sobrevida média de 24 meses, e aproximadamente um terço destes pacientes estava vivo após 5 anos. Em outra revisão feita por Tanvetyanon et al.[15] com 114 pacientes, 48 com doença sincrônica e 66 com doença metacrônica, a sobrevida média foi menor nos pacientes com doença sincrônica (12 versus 31 meses), no entanto a sobrevida em 5 anos foi equivalente, 26 e 25%, respectivamente.

Um estudo francês (Mercier O.)[16] com 26 pacientes submetidos à ressecção completa de metástase suprarrenal isolada, após ter feito ressecção cirúrgica do tumor primário de pulmão, demonstrou uma sobrevida global em 5 anos de 31%. Todos os pacientes com intervalo livre de doença menor que 6 meses da ressecção pulmonar morreram em 2 anos, e os com intervalo livre de doença maior que 6 meses tiveram sobrevida em 5 anos de 49%, demonstrando que o intervalo livre de doença maior que 6 meses é um fator preditivo independente e significativo de aumento de sobrevida.

OUTRAS METÁSTASES EXTRATORÁCICAS

São poucos os estudos sobre doença oligometastática de câncer do pulmão extratorácico, não cerebral e não suprarrenal; normalmente são retrospectivos e com pequeno número de pacientes. Há relato de metastasectomia de parede torácica, estômago, pele, linfonodo abdominal, osso, fígado, pâncreas e músculo peitoral.

Importante para a seleção desses pacientes é que o tumor primário tenha sido completamente ressecado, a metástase seja metacrônica e uma avaliação rigorosa para excluir doença metastática disseminada. Portanto, a presença de metástase solitária não deve ser considerada como fator de exclusão para tratamento cirúrgico de câncer pulmonar de células não pequenas, uma vez que em pacientes selecionados há ganho de sobrevida com a ressecção do tumor primário e da metástase (estudo italiano de Ambrogi et al.[17] relata sobrevida em 5 anos de 55,6%).

REFERÊNCIAS BIBLIOGRÁFICAS

1. Pfannschmidt J, Dienemann H. Surgical treatment of oligometastatic non-small cell lung cancer. *Lung Cancer* 2010;69:251-58.
2. Martin J, Ginsberg RJ, Venkatraman ES et al. Long-term resultas of combined-modality therapy in ressectable non-small cell lung cancer. *J Clin Oncol* 2002;20:1989-95.
3. Martini N, Melamed MR. Multiple primary lung cancers. *J Thorac Cardiovasc Surg* 1975;70:606-12
4. Voltolini L et al. Surgical treatment of synchronous múltiple lung cancer located in a different lobe or lung: high survival in nodo-negative subgroup. *Eur J Cardio-Thoracic Surg* 2010;37:1198-204.
5. De Leyn P, Moons J, Vansteenkiste J et al. Survival after resection of synchronous bilateral lung cancer. *Eur J Cardiothorac Surg* 2008;34(6):1215-22.
6. Quint LE, Tummala S, Brisson LJ et al. Distribution of distant metástases from newly diagnosed non-small cell lung cancer. *Ann Thorac Surg* 1996;62(1):246-50.
7. Burt ME, Wronski M, Arbit E et al. Resection of brain metastases from non-small-cell lung carcinoma. Results of therapy. Memorial sloan-kettering cancer center thoracic surgical staff. *J Thoracic Cardiovasc Surg* 1992;103:399-410.
8. Wronski M, Arbit E, Burt M et al. Survival after surgical treatment of brain metastases from lung cancer; a follow up study of 231 patients treated between 1976 and 1991. *J Neurosurg* 1995;83:605-16.
9. Mussi A, Pistolesi M, Lucchi M et al. Resection of single brain metastasis in non-small-cell lung cancer: prognostic factors. *J Thoracic Cardiovasc Surg* 1996;112:146-53.
10. Billing PS, Miller DL, Alen MS et al. Surgical treatment of primary lung cancer with synchronous brain metastases. *J Thoracic Cardiovasc Surg* 2001;122:158-553.
11. Mintz AH, Kestle J, Rathbone MP et al. A randomized trial to assess the efficacy of surgery in addition to radiotherapy in patient with a single cerebral metastases. *Cancer* 1996 78(7):1470-76.
12. Bonnette P, Puyo P, Gabriel C et al. surgical management of non-small cell lung cancer with synchronous brain metastases. *Chest* 2001;119(5):1469-75.
13. Luketich JD, Burt ME. Does resection of adrenal metastases from non-smal cell lung cancer improve survival? *Ann Thorac Surg* 1996;62:1614-16.
14. Beitler AL, Urschell JD, Velagapudi SR et al. Surgical management of adrenal metastases from lung cancer. *J Surg Oncol* 1998;69:54-57.
15. Tanvetyanon T, Robinson LA, Schell MJ et al. Outcomes of adrenalectomy for isolated synchronous versus metachronous adrenal metastases in non-small cell lung cancer: a systematic review and pooled analysis. *J Clin Oncol* 2008 Mar. 1;26(7):1142-47.
16. Mercier O, Fadel E, de Perrot M et al. Surgical treatment of solitary adrenal metástases from non-small cell lung cancer. *J Thorac Cardiovasc Surg* 2005 July;130(1):136-40.
17. Ambrogi V, Tonini G, Mineo TC. Prolonged survival after extracranial metastasectomy from synchronous resectable lung cancer. *Ann Surg Oncol* 2001 Sept.;8(8):663-66.

CAPÍTULO 67

Câncer Pulmonar de Células Pequenas

Luiz Henrique de Lima Araújo ■ Rodrigo Dienstmann

INTRODUÇÃO

O câncer pulmonar de células pequenas (CPCP) representa cerca de 15% dos casos de câncer do pulmão mundialmente.[1] Diversas peculiaridades marcam esta doença, como a elevada associação com o tabagismo (aproximadamente 95% dos casos), sua patogênese singular, a fascinante resposta inicial à radioterapia e à quimioterapia, porém guarda prognóstico extremamente reservado.

Histologicamente, esta neoplasia se apresenta com células pequenas, arredondadas a ovoides, com citoplasma escasso.[2] A contagem mitótica é elevada, com células crescendo em grupamentos, porém sem semelhança com estruturas glandulares ou escamosas. À imuno-histoquímica, são comumente positivos para queratina, TTF-1 (*thyroid transcription factor 1*) e EMA (*epithelial membrane antigen*). Ainda, marcadores de diferenciação neural e neuroendócrina estão presentes em aproximadamente 75% dos casos, como dopa decarboxilase, calcitonina, enolase específica de neurônios, cromogranina A, CD56, peptídeo liberador de gastrina (GRP) e fator de crescimento insulina-*like* tipo I (IGF-I).

O CPCP tende a ter localização central, com crescimento rápido, gerando sintomas como dispneia, tosse persistente e hemoptise. Com frequência, leva a pneumonia pós-obstrutiva e a síndrome de veia cava superior. Na maior parte das vezes, a doença está avançada ao diagnóstico, sendo os ossos, fígado, linfonodos e sistema nervoso central os focos mais comuns de metástases. Esta neoplasia também é característica por sua correlação com síndromes paraneoplásicas, como caquexia, síndrome de secreção inapropriada do hormônio antidiurético (SIADH), Cushing, entre outros. O estadiamento é feito por anamnese, exame físico, exames laboratoriais completos (com função renal, hepática, LDH e hemograma), tomografias computadorizadas de tórax, abdome e pelve, ressonância nuclear magnética de crânio, além de cintilografia óssea. Em casos selecionados, pode ser necessária biópsia de medula óssea. Mais recentemente, o PET-CT tem sido o exame de preferência em muitos centros mundialmente.

Uma forma simplificada de estadiamento foi proposta pelo *Veterans Admnistration Lung Cancer Study Group* (VALCSG). Assim, define-se como doença limitada aquela confinada a um hemitórax, que possa ser englobada de forma tolerável em um campo de radioterapia. Por outro lado, a presença de derrame pleural maligno ou doença fora do campo de radioterapia define a doença extensa. Conforme será discutido adiante, essa classificação é um divisor de águas na definição do tratamento (Fig. 1).

Apesar do entusiasmo inicial com a elevada taxa de resposta desta doença com a quimioterapia e a radioterapia, o prognóstico é extremamente ruim, mesmo em pacientes com doença limitada.[3] Para estes, a sobrevida mediana é de 15 a 20 meses, com cerca de 20 a 40% vivendo por mais de 2 anos. Na doença extensa, a sobrevida mediana é de apenas 8 a 13 meses, sendo a sobrevida em 2 anos inferior a 5%. Além do estágio tumoral, o número de órgãos envolvidos por metástases, a presença de doença em sistema nervoso central e em medula óssea são conhecidos fatores adversos.

Ao longo das décadas, três marcas foram alcançadas no tratamento do CPCP:

1. A adição da radioterapia à quimioterapia.
2. A demonstração de que o início precoce da radioterapia é superior ao uso tardio.
3. A radioterapia profilática do crânio (PCI) aumenta a sobrevida.[4]

Cada uma dessas inovações contribuiu para a melhora da sobrevida em 5 anos na doença limitada (DL). Ao contrário da DL os avanços na doença extensa (DE) foram modestos. Entretanto, recentemente foi demonstrado que PCI também tem benefício no tratamento da DE. Neste capítulo, revisamos as estratégias atuais de tratamento do CPCP e futuras direções.[5]

TRATAMENTO DA DOENÇA LIMITADA

Panorama

O tratamento padrão da DL é a combinação, que consiste de quatro a seis ciclos de quimioterapia associada à radioterapia torácica e à profilaxia do crânio nos pacientes que obtiveram resposta. A combinação de etoposide e cisplatina (EP) associada à radioterapia é a mais utilizada, observando-se uma sobrevida mediana de 18 a 24 meses. Em geral, resposta objetiva de 70-90% e resposta completa de 45-75% são alcançadas. Sobrevida global (SG) em 5 anos de 20% pode ser alcançada em pacientes de melhor prognóstico.[6] Em pacientes com contraindicação ao uso de cisplatina, o uso de carboplatina pode ser considerado.

A irradiação craniana profilática (PCI) é utilizada nos pacientes que atingem resposta completa ou quase completa, reduzindo o risco de metástase cerebral em 2 a 3 anos em 50%. Além disso, há uma melhora considerável da sobrevida livre de progressão e global, sem que haja uma piora na função neurocognitiva, quando comparado com os pacientes que não fizeram PCI.[4] A radioterapia torácica reduz significativamente a taxa de falha intratorácica e aumenta a SG. Tradicionalmente uma dose

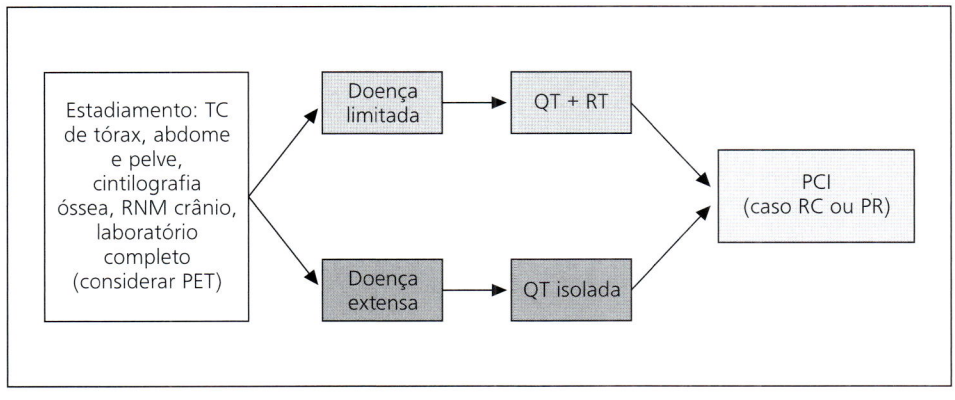

◀ **FIGURA 1.** Panorama atual do tratamento de pacientes com câncer pulmonar de células pequenas e com boa *performance status*.
TC = tomografia computadorizada;
RNM = ressonância nuclear magnética;
PET = tomografia com emissão de pósitrons; QT, quimioterapia; RT = radioterapia;
PCI = radioterapia de crânio profilática;
RC = resposta completa; RP resposta parcial.

baixa de radioterapia (45-50Gy) é utilizada uma vez que a sensibilidade é alta. Um estudo importante utilizou radioterapia acelerada encontrou resultados mais positivos, mas, em razão da complexidade desta técnica, esta estratégia não vem sendo utilizada.

Estudos atuais de radioterapia e quimioterapia

Uma recente revisão de seis grandes estudos randomizados que analisaram a combinação de platina com radioterapia concluiu que o início precoce da radioterapia, até 30 dias do início da quimioterapia, é um fator prognóstico importante para aumento da sobrevida, obtendo-se SG em 5 anos de mais 20%. Entretanto, o início precoce da radioterapia aumenta a toxicidade esofagiana. O controle local não parece ser influenciado pela precocidade do tratamento radioterápico.[7]

Cirurgia na doença limitada

O papel da cirurgia após a quimioterapia foi avaliado em um estudo com 23 pacientes com DL. A taxa de recidiva local foi de 17% e, a distância, de 52%, com sobrevida mediana de 24 meses. Os pacientes com resposta patológica completa tiveram uma melhor sobrevida.[8] A ressecção cirúrgica é uma opção em pacientes selecionados que apresentem uma doença limitada bem definida (nódulo solitário), sem tipo histológico conhecido, enquanto apresenta um papel limitado quando há doença mediastinal.

TRATAMENTO DA DOENÇA EXTENSA

Panorama

O tratamento do CPCP-DE é basicamente paliativo. Com o tratamento quimioterápico atualmente disponível as taxas de resposta ficam na ordem de 40 a 80%, sendo completa em 30% dos casos. Contudo, a sobrevida média é de apenas 7 a 11 meses e menos de 5% dos pacientes estão vivos em 2 anos. Pacientes que se apresentam com baixa *performance status* (PS), com comorbidades significativas, com metástases em sítios como fígado e sistema nervoso central, além de elevação da desidrogenase lática sérica, possuem pior prognóstico.[9]

O regime de tratamento *standard* inclui a combinação EP. Habitualmente se prefere o uso de carboplatina para os pacientes com comorbidades significativas e cisplatina para aqueles com boa PS. Estudos comparando essas drogas sugerem eficácia similar, mas efeitos colaterais menores com carboplatina.[10] Contudo, outros regimes de tratamento mais antigos mostraram desfechos comparáveis com EP em termos de sobrevida no CPCP-DE, entre eles ciclofosfamida, doxorrubicina e vincristina (CAV), ifosfamida, carboplatina e etoposide (ICE) e ciclofosfamida, doxorrubicina e etoposide (CAE).[9]

Quimioterapia é frequentemente administrada por quatro a seis ciclos. Apesar de não ser estabelecida a duração ideal do tratamento, a administração por tempo superior a 6 meses não aumentou a sobrevida.[11] Estudos que avaliaram a manutenção de quimioterápico em monoterapia após resposta ao tratamento inicial com EP, entre eles topotecan, não mostram vantagem em SG.[12] Além disso, o uso de regimes alternados ou sequenciais com drogas sem resistência cruzada também não melhora significativamente os resultados do tratamento.[9]

Não há evidência de diferença em taxa de resposta ou em SG para pacientes idosos quando comparados com jovens. Contudo, os esquemas tradicionais apresentam maior toxicidade, necessidade de redução de dose e descontinuação do tratamento. Habitualmente, não se justifica mudança no regime quimioterápico em idosos com boa PS, o que comprovadamente piora a sobrevida. Deve-se ficar atento para complicações infecciosas neste subgrupo de pacientes.[9]

Estudos atuais de inibidores de topoisomerase

Um estudo frequentemente citado, desenvolvido pelo *Japanese Cooperative Oncology Group* em 2002, figura como uma exceção na longa lista de estudos negativos em quimioterapia para CPCP-DE.[13] Este estudo foi interrompido precocemente (com 154 dos 230 pacientes planejados) por análise interina que demonstrou vantagem significativa com a combinação de irinotecano e cisplatina (IP) sobre EP (SG mediana de 12,8 *vs.* 9,4 meses; sobrevida em 2 anos de 19,5 *vs.* 5,9%).[13] Em função do pequeno número de pacientes randomizados e de características distintas de biologia tumoral e farmacogenética entre asiáticos e ocidentais, os resultados tiveram que ser comprovados em estudos subsequentes. Pelo menos quatro desses estudos compararam regimes diversos contendo IP *versus* EP e não encontraram diferença significativa nos desfechos de resposta ou sobrevida (Quadro 1).[14-17] Alguns estudos demonstram aumento significativo em taxa de resposta completa com o uso de irinotecano (15 *vs.* < 7%).[14,16] Esses regimes apresentam menor mielotoxicidade e maior toxicidade gastrointestinal e são atualmente considerados alternativas eficazes ao *standard* EP.[13,15,17]

Outro regime com inibidor de topoisomerase I, topotecano oral e cisplatina (TC) foi comparado com EP. Também não se encontraram diferenças significativas em resposta ou sobrevida (Quadro 1).[18]

Estudos recentes

A utilização de agentes quimioterápicos habitualmente utilizados em câncer pulmonar de células não pequenas, como gencitabina ou pemetrexede, em combinação com platina, não melhorou significativamente os resultados do tratamento.[19,20] Ademais, a inclusão de um terceiro

Quadro 1. Estudos randomizados que comparam esquemas com inibidores de topoisomerase I e platina com etoposide e platina em primeira linha de câncer pulmonar de pequenas células em doença extensa

AUTOR PACIENTES	QUIMIOTERAPIA		SOBREVIDA MEDIANA		TAXA DE RESPOSTA	
	INIB TOPO I	ETOPOSIDE	INIB TOPO I	ETOPOSIDE	INIB TOPO I	ETOPOSIDE
Noda et al. 154 pacientes Fase III	I 60 D1/D8/D15 Cis 60 D1 4/4 sem	E 100 D1-3 Cis 80 D1 3/3 sem	SG 12,8 meses	9,4 meses*	RG 84%	68%
Schmittel et al. 70 pacientes Fase II	I 50 D1/D8/D15 Carbo AUC5 4/4 sem	E 140 D1-3 Carbo AUC5 3/3 sem	SLP 9 meses	6 meses	RG 67%	59%
Hanna et al. 331 pacientes Fase III	I 65 D1/D8 Cis 30 D1/D8 3/3 sem	E 120 D1-3 Cis 60 D1 3/3 sem	SG 9,3 meses	10,2 meses	RG 44%	48%
Hermes et al. 209 pacientes Fase III	I 175 D1 Carbo AUC4 3/3 sem	E(o) 120 D1-5 Carbo AUC4 3/3 sem	SG 8,5 meses	7,1 meses	RC 17%	7%
Natale et al. 645 pacientes Fase III	I 60 D1/D8/D15 Cis 60 D1 4/4 sem	E 100 D1-3 Cis 80 D1 3/3 sem	SG 9,7 meses	8,9 meses	RG 59%	55%
Eckardt et al. 784 pacientes Fase III	T(o) 1,7 D1-5 Cis 60 D1 3/3 sem	E 100 D1-3 Cis 80 D1 3/3 sem	SG 9 meses	9,3 meses	RG 63%	69%

Carbo = carboplatina; Cis = cisplatina; D = dia; E = etoposide; I = irinitecano; Inib Topo I = inibdores de topoisomerase; (o) = oral; RC = resposta completa; RG = resposta global; sem = semanas; SG = sobrevida global; SLP = sobrevida livre de progressão; T = topotecano.
*$P < 0,05$.

agente ao esquema clássico EP foi avaliada em estudo de fase III avaliando etoposide e cisplatina com ou sem paclitaxel. Além de aumento significativo de toxicidade renal e neurológica, o número de mortes tóxicas triplicou (6,5 vs. 2,4%).[21] Contudo, estudo que avaliou a adição de paclitaxel a etoposide e carboplatina quando comparado com a vincristina, etoposide e carboplatina observou aumento significativo na SG (12,5 vs. 11,7 meses, p = 0,03). Esses resultados devem ser comprovados em estudos subsequentes.[22]

Amrubicina é uma antraciclina sintética com atividade de inibição de topoisomerase II. Estudos de fase II mostram taxa de resposta de 50 a 76% e sobrevida mediana na ordem de 11 meses.[23] Em segunda linha há eficácia comparável com topotecano e estudos de fase III já estão em andamento.[24] Mielossupressão e anorexia parecem ser os efeitos tóxicos mais significativos. Outra droga em avaliação é picoplatina, uma platina desenhada racionalmente para reverter resistência a outras platinas. Estudos preliminares mostram taxas de resposta na ordem de 10% e estabilização de doença em até 50% dos pacientes com doença refratária à primeira linha com EP.[25] Temozolomida, um agente alquilante oral não clássico com penetração em sistema nervoso central, alcançou respostas anedóticas em pacientes com CPCP avançado.[26]

O uso de agentes antiangiogênicos em CPCP vem sendo explorado recentemente. Até o momento, o único estudo de fase III concluído que avalia esses agentes, especificamente talidomida associada à quimioterapia *standard*, não demonstrou aumento significativo na taxa de resposta ou na sobrevida.[27] Estudos de fase II que avaliam a adição de bevacizumabe (anticorpo monoclonal contra fator de crescimento do endotélio vascular – VEGF) à quimioterapia também não mostram resultados promissores.[28]

Outra estratégia investigada foi a adição de oblimersen, um inibidor da proteína antiapoptótica bcl-2, ao tratamento com EP. Bcl-2 está expressa em até 90% dos CPCP e parece estar relacionado com a resistência à quimioterapia. Contudo, estudo de fase II mostrou inferioridade dessa combinação com relação à terapia-padrão.[29]

Estudos importantes em andamento incluem comparação de amrubinica e platina e também topotecano endovenoso e platina *versus* terapia *standard* (EP). Diversos novos agentes com alvo molecular estão sendo estudados em fase II, mas até o momento nenhum mecanismo de ação ou bloqueio específico de via molecular parece ter importância definitiva na progressão da doença e, dessa forma, os agentes não mostram mudanças significativas nos desfechos avaliados. Estudos com sorafenibe, sunitinibe e vorinostat estão em fase preliminar.

Radioterapia craniana profilática

Estudo recente de fase III contribuiu para a mudança no tratamento dos pacientes com CPCP-DE que não apresentam progressão de doença com tratamento quimioterápico de primeira linha. Foram randomizados 286 pacientes para PCI (com doses biologicamente equivalentes variando de 25 a 39 Gy) ou observação. Houve redução significativa na taxa de progressão em sistema nervoso central em 1 ano (40 vs. 15%) e aumento na SG de 5,4 meses para 6,7 meses. Não houve diferença significativa entre os grupos no que tange ao funcionamento cognitivo ou emocional durante o seguimento.[4]

Com relação ao uso de PCI em pacientes com CPCP doença limitada e resposta completa ao tratamento padrão, metanálise de sete estudos randomizados comprova redução significativa de incidência de metástases cerebrais em 3 anos (de 59 para 33%) e aumento absoluto de 5% na sobrevida em 3 anos (de 15 para 20%).[30] A questão da dose da radioterapia foi avaliada em estudo de fase III com 720 pacientes com CPCP-DL. Nesse estudo, a dose de 25 Gy foi associada a maior sobrevida e menor risco de recidiva pulmonar quando comparada com dose maior, de 36Gy. Não há explicação óbvia para esses achados.[31]

TRATAMENTO DA RECAÍDA

Panorama

Aproximadamente 80% dos pacientes com DL e virtualmente todos os pacientes com DE vão eventualmente apresentar recidiva. Nesta situação, a doença é comumente caracterizada como sensível à quimioterapia, quando a progressão de doença ocorreu após 3 ou mais meses do término do tratamento primário; como resistente à quimioterapia, se a progressão ocorreu até 3 meses; ou como refratária, se houve progressão em vigência do tratamento inicial. Uma vez recidivada a doença, a SG mediana é de apenas 2 a 3 meses sem tratamento específico, porém pode ultrapassar 6 meses com linhas subsequentes de quimioterapia. Melhor PS, doença inicial limitada e boa resposta ao tratamento inicial são fatores de melhor prognóstico.

ESTUDOS ATUAIS

Em geral, para pacientes que receberam CAV na primeira linha, o tratamento de resgate é a combinação de etoposide e carboplatina, com taxas de resposta objetiva de 30 a 40%. Entretanto, atualmente a maioria dos pacientes recebe combinação EP na primeira linha. Neste caso, o tratamento de segunda linha com CAV tem taxa de resposta de apenas 15%.[32]

Um estudo de fase III comparou esquema de CAV *versus* topotecano intravenoso, na dose de 1,5 mg/m² durante 5 dias em ciclos a cada 21 dias. Foram incluídas 211 pacientes que falharam pelo menos 60 dias após término da primeira linha e que tinham PS ≤ 2. A taxa de resposta foi de 24,3 versus 18,3% (p = 0,28), o tempo livre de progressão foi de 13,3 semanas versus 12,3 semanas (p = 0,552) e a SG foi de 25 semanas versus 24,7 semanas (p = 0,795) para topotecano e CAV, respectivamente. A taxa de benefício clínico foi maior para o grupo que recebeu topotecano (p < 0,05). O tratamento com topotecano foi mais bem tolerado, com taxa de neutropenia grau IV de 37,8 versus 51,4% com CAV.[33] Esses resultados levaram à aprovação de topotecano intravenoso pelo FDA (*Food and Drug Administration*), quando passou a ser considerado o tratamento-padrão em segunda linha para pacientes previamente tratados com esquema baseado em platina. O esquema semanal de topotecano venoso (4 mg/m²) foi avaliado em estudos de fase II e aparentemente está associado a menor taxa de mielotoxicidade.[34]

A formulação oral de topotecano está disponível em centros americanos e se mostrou superior ao melhor tratamento de suporte.[35] Cento e quarenta e um pacientes considerados inelegíveis para o tratamento intravenoso foram submetidos à randomização em um estudo de fase III para receber topotecano oral, na dose de 2,3 mg/m²/dia durante 5 dias a cada 3 semanas ou tratamento de suporte. Nesse estudo, a SG mediana foi de 25,9 semanas e 13,9 semanas com topotecano oral e tratamento de suporte, respectivamente (p = 0,01). Os pacientes tratados com topotecano tiveram taxa de resposta de 7% e taxa de doença estável de 44%.[36] Um outro estudo de fase III comparou a formulação oral e intravenosa de topotecano em 304 pacientes com CPCP recidivado.[37] Os braços foram semelhantes em termos de eficácia e de toxicidade. A taxa de resposta foi de 18 versus 22% e a SG mediana foi de 33 versus 35 semanas para o tratamento oral e intravenoso, respectivamente.

Pacientes com doença sensível à quimioterapia têm maior chance de responder ao tratamento de segunda linha, com taxas de resposta de até 25%. No subgrupo de pacientes com intervalo livre de progressão de 6 meses ou mais após a primeira linha, o retratamento com as mesmas drogas pode levar a taxas de resposta de 50 a 67%.[38]

Outras opções plausíveis são irinotecano, gencitabina, taxanos (paclitaxel e docetaxel), etoposide oral, amrubicina e vinorelbina, que demonstraram taxa de resposta variando entre 23 e 52% como monoterapia em estudos de fase II. Um análogo de platina conhecido como picoplatina, desenvolvido por meio da construção de nanocápsulas, está em avaliação atualmente em estudo de fase III em CPCP avançado. Em um estudo de fase II, foi demonstrada taxa de resposta de 4%, sobrevida livre de progressão de 2,2 meses e sobrevida global de 6,7 meses em pacientes sabidamente refratários a platina. A principal toxicidade documentada foi hematológica, sem neuro ou nefrotoxicidades significativas.[38] Apesar do tratamento com droga única ser o padrão, combinações como irinotecano e cisplatina ou carboplatina e paclitaxel são também embasadas por estudos de fase II.

CONSIDERAÇÕES FINAIS

Apesar da expectativa inicial com relação à excepcional resposta do CPCP com a radioterapia e quimioterapia, não foi observado de fato um progresso no tratamento desta neoplasia nas últimas décadas. A classificação em doença limitada e extensa permite delinear a estratégia terapêutica, porém o prognóstico permanence muito ruim em ambas as situações. Na verdade, as únicas estratégias que trouxeram algum ganho na sobrevida, ainda que discreto, foram aquelas envolvendo avanços na utilização da radioterapia. Assim, foi demonstrado que a utilização precoce da irradiação torácica na doença limitada está associada a maior sobrevida. Da mesma forma, a irradiação profilática do crânio traz benefício aos pacientes com resposta completa ou parcial ao tratamento primário, tanto na doença limitada quanto na doença extensa. Entretanto, muitos estudos estão em andamento, avaliando as novas terapias de alvo molecular e, esperamos, trarão novo alento aos pacientes.

REFERÊNCIAS BIBLIOGRÁFICAS

1. Navada S, Lai P, Schwartz AG et al. Temporal trends in small cell lung cancer: analysis of the national Surveillance, Epidemiology, and End-Results (SEER) database [abstract 7082]. *J Clin Oncol* 2006;24(18S Suppl):384S.
2. Sher T, Dy GK, Adjei AA. Small cell lung cancer. *Mayo Clin Proc* 2008;83(3):355-67.
3. Lally BE, Urbanic JJ, Blackstock AW et al. Small cell lung cancer: have we made any progress over the last 25 years? *Oncologist* 2007;12:1096-104.
4. Slotman B, Faivre-Finn C, Kramer G et al. Prophylactic cranial irradiation in extensive small-cell lung cancer. *N Engl J Med* 2007;357:664-72.
5. Murray N, Turrisi AT. A review of first-line treatment for small-cell lung cancer 3rd. *J Thorac Oncol* 2006;1:270-78.
6. Ciombor KK, Rocha Lima CM. Management of small cell lung cancer. *Curr Treat Options Oncol* 2006;7:59-68.
7. De Ruysscher D, Pijls-Johannesma M, Vansteenkiste J et al. Systematic review and meta-analysis of randomised, controlled trials of the timing of chest radiotherapy in patients with limited-stage, small-cell lung cancer. *Ann Oncol* 2006;17:543-52.
8. Veronesi G, Scanagatta P, Leo F et al. Adjuvant surgery after carboplatin and VP 16 in respectable small cell lung cancer. *J Thorac Oncol* 2007;2:131-34.
9. Langer SW, Sorensen M. Treatment of small cell lung cancer. In: Hansen HH. Lung cancer therapy annual 6. Informa Healthcare USA, New York, 2009:91-113.
10. Skarlos DV, Samantas E, Kosmidis P et al. Randomized comparison of etoposide-cisplatin vs. etoposide-carboplatin and irradiation in small-cell lung cancer. A Hellenic Co-operative Oncology Group study. *Ann Oncol* 1994;5:601-7.
11. Hanna NH, Sandier AB, Loehrer PJ et al. Maintenance daily oral etoposide versus no further therapy following induction chemotherapy with etoposide plus ifosfamide plus cisplatin in extensive small-cell lung cancer: a Hoosier Oncology Group randomized study. *Ann Oncol* 2002;13:95-102.
12. Schiller JH, Adak S, Cella D et al. Topotecan versus observation after cisplatin plus etoposide in extensive-stage small-cell lung cancer: E7593 – a phase III trial of the Eastern Cooperative Oncology Group. *J Clin Oncol* 2001;19:2114-22.
13. Noda K, Nishiwaki Y, Kawahara M et al. Irinotecan plus cisplatin aompared with etoposide plus cisplatin for extensive small-cell lung cancer. *N Engl J Med* 2002;346:85-91.
14. Schmittel A, Fisher von WL, Sebastian M et al. A randomized phase II trial of irinotecan plus carboplatin versus etoposide plus carboplatin treatment in patients with extended disease small cell lung cancer. *Ann Oncol* 2006;17:663-67.
15. Hanna N, Bunn Jr PA, Langer C et al. Randomized phase III trial comparing irinotecan/cisplatin with etoposide/cisplatin in patients with previously untreated extensive-stage disease small-cell lung cancer. *J Clin Oncol* 2006;24:2038-43.
16. Hermes A, Bergman B, Bremmes R et al. Irinotecan plus carboplatin versus oral etoposide plus carboplatin in patients with small cell lung cancer: a randomized phase III trial (SCLC-ED): IRIS study. *J Clin Oncol* 2008 Sept. 10;26(26):4261-67.
17. Natale RB, Lara PN, Chansky K et al. A randomized phase III trial comparing irinotecan/cisplatin (IP) with etoposide/cisplatin (EP) in patients with previously untreated extensive stage small cell lung cancer (E-SCLC). *J Clin Oncol* 2008;26:abstract 7512.
18. Eckardt JR, von Pawel J, Papai Z et al. Open-label, multicenter, randomized, phase III study comparing oral topotecan/cisplatin versus irinotecan/cisplatin as treatment for chemotherapy-naïve patients with extensive-disease small-cell lung cancer. *J Clin Oncol* 2006;24:2044-51.
19. Socinski MA, Weissman C, Hart LL et al. Randomized phase II trial of pemetrexed combined with either cisplatin or carboplatin in untreated extensive-stage small-cell lung cancer. *J Clin Oncol* 2006;24:4840-47.
20. Hesketh PJ, Chansky K, Israel V et al. Phase II study of gemcitabine and cisplatin in patients with previously untreated extensive stage small cell lung cancer: Southwest Oncology Group Study 9718. *J Thorac Oncol* 2007;2:440-44.
21. Niel HB, Herndon JE, Miller AA et al. Randomized phase III intergroup trial of etoposide and cisplatin with or without paclitaxel and granulocyte colony-stimulating factor in patients with extensive-stage small-cell ling cancer: Cancer and Leukemia Group B Trial 9732. *J Clin Oncol* 2005;23:3752-59.
22. Reck M, von Pawel J, macha HN et al. Randomized phase III trial of paclitaxel, etoposide, and carboplatin versus carboplatin, etoposide, and vincristine in patients with small-cell lung cancer. *J Natl Cancer Inst* 2003;95:1118-27.
23. Yana T, Negoro S, Takada M et al. Phase II study of amrubicin in previously untreated patients with extensive-disease small cell lung cancer: West Japan Thoracic Oncology Group (WJTOG) study. *Invest New Drugs* 2007;25:253-58.
24. Inoue A, Sugawara S, Yamazaki K et al. Randomized phase II trial comparing amrubicin with topotecan in patients with previously treated small-cell lung cancer: North Japan Lung Cancer Study Group Trial 0402. *J Clin Oncol* 2008;26:5401-6.
25. Karlin DA, Breitz H, Baker G. A phase 2 study of picoplatin monotherapy for patients with small cell lung cancer (SCLC) who have resistant or refractory disease or have relapsed within 180 days of completing first-line, platinum-containing chemotherapy. *J Thorac Oncol* 2007;2:S424-25.
26. Kouvaris JR, Miliadou A, Kouloulias VE et al. Phase II study of temozolomide and concomitant whole-brain radiotherapy in patients with brain metastases from solid tumors. *Onkologie* 2007;30:361-66.
27. Pujol JL, Breton JL, Gervais R et al. Phase III double-blind, placebo-controlled study of thalidomide in extensive-disease small-cell lung cancer after response to chemotherapy: An intergroup study FNCLCC cleo04 IFCT 00-01. *J Clin Oncol* 2007;25:3945-51.
28. Sandler A, Szwaric S, Dowlati A et al. A phase II study of cisplatin plus etoposide plus bevacizumab for previously untreated extensive stage small cell lung cancer (E3501): a trial of the Eastern Cooperative Oncology Group. *J Clin Oncol* 2007;25:abstract 7564.
29. Rudin CM, Salgia R, Wang X et al. Randomized phase II Study of carboplatin and etoposide with or without the bcl-2 antisense oligonucleotide oblimersen for extensive-stage small-cell lung cancer: CALGB 30103. *J Clin Oncol* 2008;26:870-76.
30. Prophylactic Cranial Irradiation Overview Collaborative Group. Cranial irradiation for preventing brain metastases of small cell lung cancer in patients in complete remission. *Cochrane Database Syst Rev* 2000;(4):CD002805.
31. Le Péchoux C, Dunant A, Senan S et al. Standard-dose versus higher-dose prophylactic cranial irradiation (PCI) in patients with limited-stage small-cell lung cancer in complete remission after chemotherapy and thoracic radiotherapy (PCI 99-01, EORTC 22003-08004, RTOG 0212, and IFCT 99-01): a randomised clinical trial. *Lancet Oncol* 2009;10:467-74.
32. Prophylactic Cranial Irradiation Overview Collaborative Group. Cranial irradiation for preventing brain metastases of small cell lung cancer in patients in complete remission. *Cochrane Database Syst Rev* 2000;(4):CD002805.
33. Roth BJ, Johnson DH, Einhorn LH et al. Randomized study of cyclophosphamide, doxorubicin, and vincristine versus etoposide and cisplatin versus alternation of these two regimens in extensive small-cell lung cancer: a phase III trial of the Southeastern Cancer Study Group. *J Clin Oncol* 1992;10:282-91.
34. Von Pawel J, Schiller JH, Shepherd FA et al. Topotecan versus cyclophosphamide, doxorubicin, and vincristine for the treatment of recurrent small-cell lung cancer. *J Clin Oncol* 1999;17:658-67.
35. Shipley DL, Hainsworth JD, Spiegel DR et al. Topotecan: weekly intravenous (IV) schedule similar to standard 5-day IV schedule as second-line therapy for relapsed small cell lung cancer (SCLC) – A Minnie Pearl Cancer Research Network phase II trial. *J Clin Oncol* 2006;24:abstract 7083.
36. O'Brien ME, Ciuleanu TE, Tsekov H et al. Phase III trial comparing supportive care alone with supportive care with oral topotecan in patients with relapsed small-cell lung cancer. *J Clin Oncol* 2006;24:5441-47.
37. Eckardt JR, Von Pawel J, Pujol JL et al. Phase III study of oral compared with intravenous topotecan as second-line therapy in small-cell lung cancer. *J Clin Oncol* 2007;25:2086-92.
38. Vincent M, Evans B, Smith I. First-line chemotherapy rechallenge after relapse in small cell lung cancer. *Cancer Chemother Pharmacol* 1988;21:45-48.

SEÇÃO II
Neoplasias do Mediastino

CAPÍTULO 68
Neoplasias do Timo

Heron Andrade ■ Gustavo Lucas Loureiro

INTRODUÇÃO

Dentre todas os tumores tímicos os timomas são os mais comuns. Embora relativamente raros, são os tumores mais frequentes do mediastino, acometendo principalmente o compartimento anterior.[1] Acometem principalmente adultos e independem do gênero. A faixa etária varia entre 35 e 70 anos, podendo ser raramente encontrados em crianças (< 16 anos).[2] Alguns autores têm descrito essas lesões em outros locais como: pescoço, pulmão, mediastino médio e goteira paravertebral.[3]

O tumores tímicos são alvos de diversas dicussões acerca de sua classificação, estadiamento e abordagem terapêutica, de maneira que vários autores têm reportado classificações distintas baseando-se em critérios clínicos, histopatológicos, histogenéticos e morfológicos. Não há, portanto, uma classificação única e universalmente aceita.

Por isso os tumores podem ser classificados em quatro grupos: os tumores epiteliais (timomas e carcinoma tímico), tumores neuroendócrinos, timolipoma e um grupo de tumores mais raros (neuroblastoma, ganglioneuroblastoma etc.).

Este capítulo aborda principalmente os tumores de origem epitelial visto sua importância e frequência e dá menos ênfase aos outros grupos de neoplasias.

TUMORES DE ORIGEM EPITELIAL

Timomas

Timomas são os tumores epiteliais mais frequentes, ocorrendo em 95% das vezes no mediastino anterior.[4] Eventualmente, são encontrados no mediastino médio, região pleuropulmonar e até no pescoço.[3] Os timomas apresentam um desafio em seu estudo anatomopatológico e histogenético de modo que ainda não há um sistema de classificação que universalize esses aspectos. Alguns modelos de classificação têm sido propostos observando-se os aspectos histológicos, anatômicos e de comportamento invasivo.

Classificação histológica

Os timomas são neoplasias que têm atraído a atenção de muitos Serviços de Patologia em decorrência de sua variabilidade de apresentação histopatológica. Por essa razão, há muitas controvérsias e discussões acerca da classificação histológica dos timomas e se esta teria algum impacto na sobrevida a longo prazo.

Até o momento, apesar de diversos estudos tentarem correlacionar a histologia com a sobrevida, o tipo histológico ainda não mostrou ter valor prognóstico independente.

Dentre as classificações sugeridas, a de Müller-Hermelink[5] baseou-se em estudos imuno-histoquímicos para identificar a origem das células epiteliais tímicas causadoras dos timomas. Utilizaram marcadores como a citoqueratina, timosina, Leu-7 visando subdividir os timomas em derivados de células epiteliais corticais e medulares. Eles classificaram em:

■ Medular.
■ Misto.
■ Organoide.
■ Epidermoide, carcinoma tímico bem diferenciado.

Outra classificação, proposta em 1999, por Suster e Moran,[6] utilizava padrões de diferenciação e atipia celular:

A) *Timoma:* neoplasia bem diferenciada com pouca ou nenhuma atipia celular e mantendo a arquitetura tímica desenvolvida (timo infantil) ou involuída do adulto.
B) *Timoma atípico:* neoplasia moderadamente diferenciada com moderado grau de atipia mantendo algum padrão arquitetural tímico.
C) *Carcinoma tímico:* neoplasia pouco diferenciada com traços de malignidade e perda da estruturação tímica.

A classificação da Organização Mundial da Saúde (OMS) é uma das mais utilizadas e mescla alguns tópicos de classificações anteriores. Sua divisão seria:

■ Tipo A (medular).
■ Tipo AB (misto).
■ Tipo B:
  • B1 (organoide).
  • B2 (cortical).
  • B3 (epitelial).
■ Tipo C (carcinoma tímico).

O Quadro 1 mostra as principais classificações histológicas comparadas. Apesar de serem utilizadas, essas classificações encontram dificuldade na sua aplicabilidade clínica em termos prognósticos, de sobrevida global e de intervalo livre de doença. Novas classificações estão sendo pesquisadas e novas atualizações da classificação da OMS estão sendo propostas, como a separação do Tipo C em um grupo próprio em razão de seu prognóstico e sobrevida serem nitidamente piores (Fig. 1).

Quadro 1. Comparação entre as classificações histológicas

MULLER-HERMELINK	SUSTER E MORAN	OMS
Medular	Timoma (bem dferenciado)	Tipo A (timoma) Tipo AB (timoma)
Misto	Timoma atípico (moderadamente diferenciado)	Tipo B1 (timoma) B2 (timoma) B3 (timoma)
ORGANOIDE		
Epidermoide-carcinoma Bem diferenciado	Carcinoma tímico (pouco diferenciado)	Tipo C (carcinoma tímico)

Fonte: Shields TW. Thymic tumors. In: General Thoracic Surgery, 7th. Philadelphia: Lippincott Willianms and Wilkins, 2010. p. 2323-2362.

Estadiamento dos timomas

O sistema de estadiamento dos timomas também é alvo de controvérsia. Os autores utilizam diversos critérios como invasividade do tumor, tamanho, invasão da cápsula, ressecabilidade completa ou incompleta, presença ou ausência de linfonodos mediastinais, metástases locais e a distância. Nenhum dos esquemas propostos é completo, nem universalmente utilizado. Esses critérios tentam se correlacionar com sobrevida global e recidiva da doença. De todos os fatores apresentados os que mais têm impacto na sobrevida são: a invasão da cápsula pelo tumor e a ressecabilidade completa. Os outros fatores apresentam dados conflitantes na literatura (Quadro 2).

Bergh et al.[7] propuseram a classificação do timomas em:

- *Estágio I:* timoma não invasivo.
- *Estágio II:* timoma invade gordura mediastinal.
- *Estágio III:* timoma invade órgãos mediastinais e/ou apresenta metástases.

Masaoka publicou em 1981[8] o sistema de estadiamento mais utilizado na prática clínica até hoje. Ele criou sua classificação baseando-se na invasividade capsular tumoral e na disseminação a distância:

- I – Tumor encapsulado sem invasão capsular microscópica.
- IIa – Invasão macroscópica até gordura mediastinal ou pleura mediastinal.
- IIb – Invasão microscópica da cápsula.
- III – Invasão macroscópica de órgãos vizinhos.
- IVa – Metástase pleural ou pericárdica.
- IVb – Metástases hematogênicas ou linfáticas.

O estadiamento denominado GETT (*Gruppe dÈtude dês Tumeurs Thymiques*) foi proposto em 1982 por um grupo francês e publicado em 1991,[9] sendo muito semelhante ao de Masaoka.

O Sistema TNM baseia-se no tamanho tumoral, na presença de linfonodos mediastinais acometidos e na presença de metástases. Embora amplamente utilizado em outras neoplasias, sua validade nos timomas é questionável (Quadro 3).

Apresentação clínica

Os timomas são tumores tipicamente de adultos, embora possam ser diagnosticados em crianças. Um estudo da Clínica Mayo[10] avaliou 105 crianças portadoras de massa mediastinal e não encontrou esse tipo de tumor. No entanto, alguns autores têm reportado a presença de timomas em crianças menores que 16 anos.[11,12] Outros estudos mais antigos não ofereciam dados histopatológicos suficientes para classificação desses tumores em crianças.

Normalmente essas neoplasias têm seu pico de incidência entre a 4ª e 6ª décadas, mas podem ocorrer em pessoas mais jovens ou bem mais idosas. Não apresentam preferência por gênero, cor ou sexo.

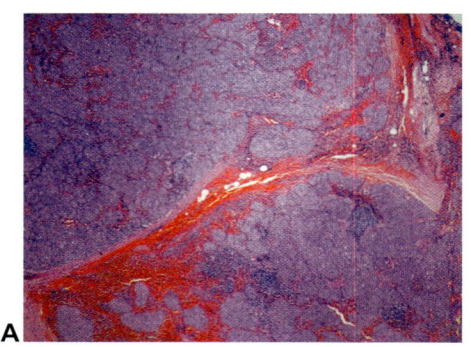 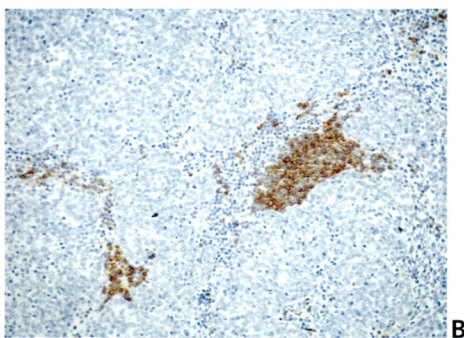

◄ **FIGURA 1.** Exemplos da histopatologia dos timomas. (**A**) Timoma Tipo B (fotomicroscopia óptica: coloração H&E 200×). (**B**) Timoma Tipo B positivo para marcador CD20 (fotomicroscopia óptica: coloração H&E 200×). [(Cortesia do Serviço de Patologia do Hospital Universitário Antonio Pedro (UERJ).]

Quadro 2. Estadiamento dos timomas

ESTÁGIO	BERG	MASAOKA	GETT
I	Timoma não invasivo	Tumor encapsulado	Ia – Encapsulado, não invasivo Ressecção total
		Sem invasão microscópica da cápsula	Ib – Invasão local mediastinal Ressecção total
II	Invasão pericapsular até gordura mediastinal	IIa – Invasão macroscópica até IIb – Invasão microscópica da cápsula	IIa – Invasão de órgãos vizinhos Ressecção total
III	Invasão de órgãos vizinhos e/ou metástases intratorácicas	Invasão macroscópica até órgãos vizinhos	IIIa – Invasão órgãos vizinhos Ressecção incompleta IIIb – Invasão órgãos vizinhos Biópsia do tumor
IV		IVa – Metástase pleural ou pericárdica IVb – Metástase hematogênica ou linfática	IVa – Metástase supraclavicular ou implante pleural a distância IVb – Metástases a distância

Fonte: Shields TW. Thymic tumors. In: General Thoracic Surgery, 7th ed. Philadelphia: Lippincott Willianms and Wilkins, 2010. p. 2323-2362.

Quadro 3. Classificação TNM dos timomas

- T1: Tumor macroscopicamente encapsulado sem invasão microscópica da cápsula
- T2: Aderência macroscópica à cápsula ou invasão da gordura ou pleura ou invasão microscópica da cápsula
- T3: Invasão de órgãos vizinhos (p. ex.: grandes vasos, pulmão e pericárdio
- T4: Disseminação pleural ou pericárdica
- N0: Sem metástases linfonodais
- N1: Metástases para linfonodos mediastinais anteriores
- N2: Metástases para linfonodos intratorácicos (diferentes dos linfonodos anteriores)
- N3: Metástases para linfonodos extratorácicos
- M0: Sem metástases a distância
- M1: Metástase hematogênica

Fonte: Yamakawa, Masaoka A, Hashimoo T, *et al*. A tentative tumor-node-metastasis classification of thymoma. Cancer 1991;68:1984-1987.

A maioria dos timomas tem crescimento muito lento, de forma que estes podem ter sintomas inespecíficos. O Quadro 4 aponta as principais manifestações clínicas. Estima-se que cerca de 30 a 50% dos tumores são assintomáticos. Algumas vezes são diagnosticados de forma incidental durante exames radiográficos admissionais ou no pré-operatório para outras patologias. Outras vezes, em virtude de seu tamanho, vão apresentar sintomas compressivos como tosse, dor torácica, sensação de "peso" retroesternal ou dispneia leve. Podem também apresentar-se de forma mais agressiva com comprometimento dos grandes vasos (veia inominada e veia cava superior), levando à síndrome da veia cava. Esta cursa com turgência jugular, edema facial e de membros superiores e circulação colateral ao nível torácico. Caso invadam o nervo frênico, podem cursar com dispneia importante assim como rouquidão no caso de acometimento do nervo laríngeo inferior. A dispneia pode ser decorrente, também, da invasão da pleura com produção de derrame. Esse fato torna difícil o diagnóstico clínico diferencial com a *miastenia gravis* (MG). Esta pode estar presente em um terço dos casos de timomas. A presença de sinais e sintomas mais exuberantes pode denotar mau prognóstico, em razão da presença de lesões de comportamento muito agressivo, como no caso dos carcinomas tímicos pouco diferenciados ou timomas no estágio III. Derrame pericárdico, perda de peso e caquexia também apontam gravidade do caso, sobretudo se metastático.

Doenças associadas (síndrome paratímicas)

Diversas doenças são associadas aos timomas. São chamadas síndromes paratímicas e a *miastenia gravis* é a mais comum, estando presente em cerca de 30% dos casos (variação de 10 a 67% segundo Detterbeck e Parsons). No entanto, apenas 10 a 15% dos casos de MG apresentam timomas.

A MG é uma condição autoimune em que autoanticorpos reagem com os receptores de acetilcolina da placa neuromuscular na fenda pós-sináptica. Caracteriza-se por fraqueza muscular, que pode ser generalizada ou localizada, levando a ptose, disfagia e dispneia. O diagnóstico baseia-se na eletroneuromiografia, que apresenta padrão específico de diminuição do potencial evocado; e na dosagem de anticorpos específicos, que podem estar presentes em até 90% dos casos.

O paciente com timoma e MG tende a ser mais idoso que o portador de hiperplasia tímica sem tumor; e mais jovem que o portador de timoma sem MG.[3] A MG pode estar presente em todos os subtipos histológicos, sendo menos frequente no tipo A e nos carcinomas tímicos. Frequentemente a MG cursa simultaneamente com a neoplasia. Pode porém, eventualmente, ser diagnosticada posteriormente. Inclusive surge, em alguns casos, após a ressecção cirúrgica. Esse fato, assim como a relação causal entre timoma e MG, ainda não está totalmente esclarecido.

O tratamento inclui a ressecção cirúrgica, além do uso de corticoides em altas doses no pré, per e pós-operatório, anticolinesterásicos (p. ex.: prostigmine) e da plasmaferese nos casos selecionados. Esse tratamento medicamentoso foi responsável pela diminuição da morbimortalidade e na redução da incidência da crise miastênica pós-ressecção.

Diversas séries[13-15] demonstraram que a presença da MG não tem influência significativa no prognóstico da doença. Outros trabalhos[16-17] apontam que casos de timomas sem MG tendem a ter pior prognóstico que aqueles portadores das duas patologias. Esses fatos carecem de maiores esclarecimentos.

Outra condição associada aos timomas é a aplasia de células vermelhas. Embora em 50% dos casos desta aplasia estejam associadas à timomas, apenas 5% dessas neoplasias têm a síndrome. Tem sido descrito mais frequentemente em mulheres e é mais comum nos timomas do tipo A (de células fusiformes). A associação entre as duas patologias é bem estabelecida, mas a verdadeira fisiopatologia ainda não é totalmente definida. Supõe-se que o mecanismo seja autoimune, com a produção de anticorpos que inibiriam a produção de eritroblastos, sem afetar grandemente as outras linhagens celulares da medula óssea. O prognóstico desses pacientes é invariavelmente pior que o dos não portadores da aplasia.

Murakawa *et al.*[18] em uma revisão encontraram 3,6% de pacientes com aplasia de células vermelhas e 36,7% de MG.

A hipogamaglobulinemia é outra patologia associada aos timomas. Cerca de 10% dos portadores de hipogamaglobulinemias têm tumor tímico associado. Ocorrem em pacientes mais velhos, e o prognóstico também é pior.

Diversas outras patologias têm sido descritas em associação com os timomas, como lúpus eritematoso sistêmico, colite ulcerativa, líquen plano e outra desordens neurológicas que confundem, atrasam o diagnóstico e o tratamento da MG. Algumas síndromes reumatológicas podem ter relação de forma coincidente com tumores tímicos.

Soaudjian *et al.*[19] fizeram uma revisão de 598 pacientes e suas síndromes paratímicas na Clínica Mayo. As incidências são ilustradas no Quadro 5.

Diagnóstico

Os timomas normalmente surgem no mediastino anterior. Por isso a telerradiografia de tórax em PA e perfil pode sugerir o diagnóstico em muitos casos. A incidência em PA mostra um alargamento mediastinal, lobulado ou não, que pode se estender para qualquer lado do hemitórax ou ambos. Pode projetar-se ou se projetar sobre a área cardíaca, arco aórtico ou pulmões. Dificilmente obstruem a traqueia, a não ser que seja uma forma extremamente agressiva. O perfil revela uma massa mediastinal anterior ou contígua à área cardíaca e/ou aos vasos da base. Os tumores de localização atípica não sugerem o diagnóstico (Fig. 2).

Como já dito, muitas vezes a doença é assintomática, e na ausência de síndromes paratímicas, são diagnosticados de modo incidental.

Quadro 4. Timomas: manifestações clínicas

- Assintomático
- Dor torácica
- Tosse
- Dispneia
- Sensação de peso retroesternal
- Síndrome de veia cava superior
- Rouquidão
- Perda de peso
- Derrame pleural
- Derrame pericárdico
- Febre
- Síndromes paratímicas

Quadro 5. Síndromes paratímicas

SÍNDROMES	INCIDÊNCIA (%)
Miastenia Gravis	31
Citopenias	15
Hipogamaglobulinemias	4,5
Polimiosite	3,3
Lúpus Eritematoso	1,2
Artrite Reumatoide	0,8
Tireoidite	0,8
Colite Ulcerativa	0,3
Anemia Perniciosa	0,2
Doença de Raynaud	0,2
Enterite Regional	0,2
Dermatomiosite	0,2
Esclerodermia	0,2
Síndrome de Takayasu	0,2
D. Cushing	2
Hipertireoidismo	0,8
D. Addison	0,2
Macrogenitossomia	0,2
Hipopituitarismo	0,2

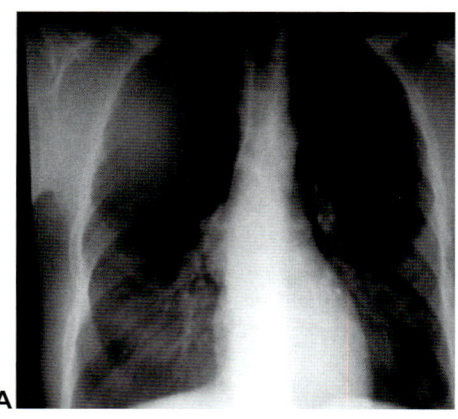
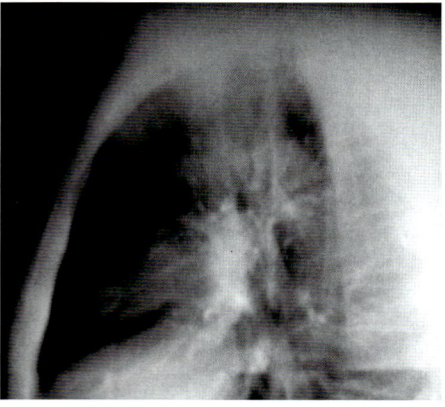

◀ **FIGURA 2.** RX de tórax em PA (**A**) e perfil (**B**) com massa mediastinal. O diagnóstico foi timoma.

A tomografia computadorizada (TC) de tórax com contraste é o método mais utilizado na investigação dessas massas, pois oferece uma melhor visualização das características do tumor, das estruturas vizinhas, da relação com os vasos e indica presença de implantes pleuropulmonares ou pericárdicos. Todo paciente com alargamento mediastinal ao RX de tórax deve ser submetido a uma TC de tórax para melhor esclarecimento. O exame pode ser complementado com contraste venoso e estendendo-se ao andar superior do abdome (Fig. 3).

A ressonância nuclear magnética (RNM) oferece pouco benefício com relação à TC na propedêutica dos tumores tímicos, tendo seu uso indicado nos casos de dúvida quanto à invasão vascular ou neural (Fig. 4).

A PET-CT (tomografia computadorizada com emissão de pósitrons) vem ganhando espaço cada vez maior na investigação das patologias torácicas. No entanto, seu uso nos tumores tímicos carece de mais estudos. Sabe-se que apresentam padrão de captação de glicose nos timomas e, sobretudo, nas variantes mais agressivas. Todavia, ainda não tem papel definido no diagnóstico dos tumores tímicos. É mais utilizada no rastreamento de metástases. Alguns autores preconizam o uso da PET-CT na diferenciação entre hiperplasia tímica e neoplasias.[20,21]

Outros exames que fazem parte do arsenal diagnóstico das massas mediastinais são as dosagens de marcadores tumorais como alfafetoproteína, β-HCG e LDH. Paciente jovem, do sexo masculino com massa mediastinal deve, geralmente, ter a dosagem desses marcadores com vistas ao diagnóstico diferencial dos tumores germinativos e linfomas.

Biópsia cirúrgica

De modo geral, as massas mediastinais anteriores pequenas, sem sinais de invasão por contiguidade e assintomáticas não necessitam de biópsia diagnóstica. A indicação seria a ressecção total da mesma. Desta forma, preserva-se a integridade capsular, o que diminuiria a incidência de recidiva local ou, no caso de lesões malignas, implante no trajeto da biópsia.

No entanto, alguns casos necessitam de confirmação diagnóstica para melhor abordagem terapêutica. É o caso de lesões maiores, em estágio mais avançado (Masaoka III) e que podem necessitar de tratamento neoadjuvante com quimioterapia para posterior ressecção cirúrgica. Nesse caso a biópsia pode se tornar mandatória para obter-se o tipo histológico da lesão e, sobretudo, para o diagnóstico diferencial com outros tumores mediastinais (p. ex.: linfomas e tumores de células germinativas) ou metástases.

O procedimento pode ser feito por punção aspirativa por agulha fina com bom rendimento nos serviços que dispõem de boa citologia e imunocitoquímica. Também pode ser feita com agulha do tipo *tru-cut*; ou por cirurgia aberta através da mediastinotomia (técnica de Chamberlain), toracotomia ou videotoracoscopia, dependendo da localização da lesão.

Tratamento

O tratamento dos timomas mantém alguns pontos de controvérsia. No entanto, sabe-se que o tratamento cirúrgico é o que oferece real chance de cura, de maneira que sempre deve ser tentado.

Cirurgia

A cirurgia para tratamento dos timomas visa à ressecção total da lesão. Esse tem sido o tratamento preferido nos casos de tumores nos estágios I, II e III. O tratamento cirúrgico oncologicamente correto deve incluir a ressecção em bloco do timo e dos órgãos acometidos, se possível. Um estudo multicêntrico realizado por Kondo e Monden[22] avaliando mais de 1.300 pacientes demonstrou a importância da ressecção completa dos timomas no prognóstico da doença. A taxa de sobrevida em 5 anos dos timomas estágios III e IV de Masaoka foi de 92,9%. Nos pacientes que não foram submetidos à ressecção completa, ela foi de 64,4%, e nos inoperáveis foi 35,6%.

A taxa de ressecabilidade do timomas varia de acordo com seu estadiamento. Normalmente, atinge valores próximos a 100% nos estágios I e II, cerca de 50% no estágio III e 25% no estágio IV.[50] Portanto, todo paciente portador dessa doença, à exceção dos casos de doença francamente agressiva e inoperável ou portadores de metástases a distância, deve ser submetido ao tratamento cirúrgico. Em casos selecionados de tumores estágios III e nos IVa utiliza-se a quimioterapia (QT) neoadjuvante. Alguns autores preconizam o uso de QT em lesões superiores a 5-6cm, independente do estadiamento, com o objetivo de diminuir o tamanho da massa e facilitar as condições cirúrgicas (Fig. 5).

A via de acesso mais utilizada é a esternotomia mediana (total ou parcial), sendo por isso a mais recomendada. Nos tumores mais agressivos recomenda-se a toracotomia bilateral com esternotomia (*Clam Shell*). Outras vias de acessos, como a toracotomia posterolateral, podem

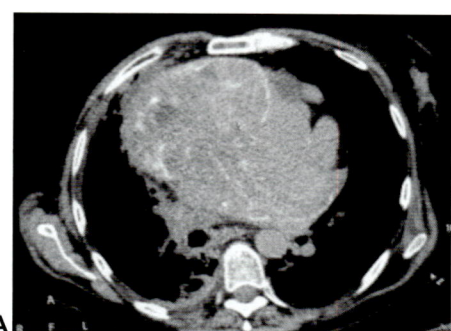
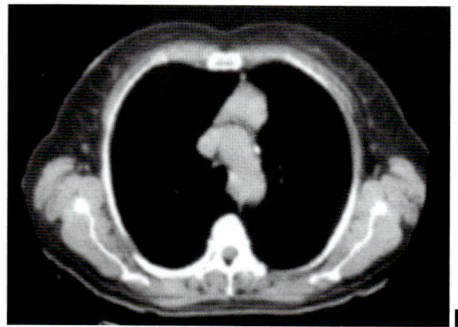
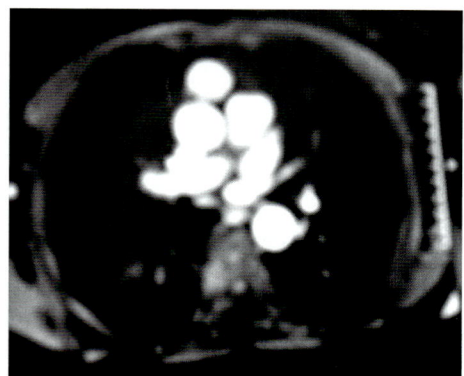

▲ **FIGURA 3.** TC de tórax. (**A**) Carcinoma tímico com invasão do mediastino visceral. (**B**) Massa mediastinal anterior. Laudo de timoma.

▲ **FIGURA 4.** RNM com contraste, evidenciando tumoração mediastinal anterior em topografia de timo.

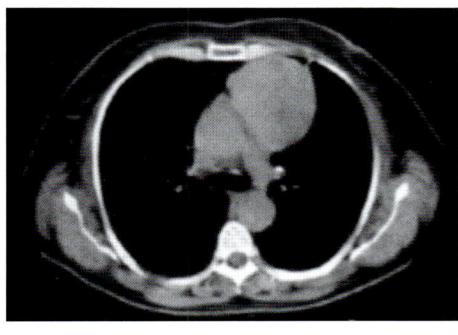

◀ **FIGURA 5.** Volumoso timoma > 6 cm. Paciente submetida à QT neoadjuvante e ressecção posterior.

ser utilizadas em casos de tumores que atinjam os seios cardiofrênicos ou costofrênicos. A cirurgia por videotoracoscopia ou videoassistida (VATS) tem sido preconizada por alguns autores como Landreneau.[23] Porém, a recomendação é para que esse método seja utilizado em tumores pequenos e encapsulados de até 2 cm. Outros estudos utilizando a VATS no tumores tímicos estão em andamento. A cervicotomia, embora seja utilizada nos casos de hiperplasia tímica, não é recomendada para as neoplasias. Atualmente, a utilização da cirurgia robótica vem ganhando espaço em alguns centros com resultados satisfatórios.

Os princípios da cirurgia curativa visam à ressecção completa da lesão e das estruturas acometidas (Figs. 6 e 7). Deve-se ter uma boa exposição da cavidade pleural objetivando a identificação de implantes pleurais, pulmonares ou diafragmáticos, assim como identificação de possíveis implantes pericárdicos ou derrames. A simples enucleação do tumor é contraindicada, pois tem sido relatado o aumento da recidiva local.[24,25] Além do mais, pode ocorrer de a cápsula estar invadida (no exame histopatológico definitivo), o que comprometeria o tratamento cirúrgico adequado.

A cirurgia para casos mais agressivos pode estender-se a órgão vizinho. Ressecções incluindo pleura mediastinal e/ou pulmonar, pericárdio, segmentos pulmonares ou mesmo lobectomias podem ser necessárias (Figs. 8 e 9). Caso se encontrem implantes pulmonares pericárdicos ou diafragmáticos, estes devem, na medida do possível, ser removidos. Ginsberg[26] preconizou a ressecção do diafragma e a reconstrução com tela sintética para manter os princípios da ressecção R0. A invasão do nervo frênico oferece outro desafio. Quando apenas um deles é acometido, este pode ser ressecado, caso as condições clínicas permitam, no intuito de se conseguir uma ressecção completa. Se há invasão bilateral, normalmente faz-se uma cirurgia citorredutora (*debulking*) com preservação dos nervos e utiliza-se tratamento complementar com quimio e radioterapia.

Tratamentos cirúrgicos mais extensos têm sido utilizados nos estágios III e, eventualmente, nos estágios IVa. Realizam-se ressecções mais amplas, envolvendo veia cava superior e veia inominada e reconstruções vasculares. Alguns autores como Dartevelle[27] e Nakahara[28] publicaram bons resultados com o uso de PTFE nas grandes reconstruções venosas. Sobretudo, quando não há invasão cardíaca nem obstrução venosa com síndrome da veia cava superior.

A presença de invasão cardíaca, arco da aorta, tronco da artéria pulmonar e outras estruturas nobres denota inoperabilidade, sendo por vezes necessário apenas a biópsia da lesão ou a cirurgia de *debulking*.

A mortalidade operatória é baixa, variando na literatura de 0 a 21%.[7,13,29] Alguns autores relacionam o aumento dessa mortalidade com as complicações respiratórias da MG. As condições preexistentes como as cardiopatias e coronariopatias também contribuem no aumento da morbimortalidade.

Radioterapia

O uso da radioterapia (RXT) adjuvante ainda gera muita controvérsia e seu papel ainda não está claramente definido. Diversos estudos foram publicados e seus resultados são conflitantes, de modo que não permitem uma conclusão definitiva sobre o seu uso e em que casos seria mais benéfico.

Alguns autores como Monden[7] preconizam a radioterapia em todos os casos de timomas no estágio I mesmo que totalmente ressecados, pois defendem a opinião de que o índice de recidiva local é menor, próximo a 0%, comparado com a taxa de 12% quando não se utiliza a RXT pós-operatória. No entanto, outros autores questionam essa abordagem, visto a taxa de recidiva nesses casos ser pequena e não justificar o uso de altas doses de radiação, o que aumentaria, inclusive, o índice de complicações. De maneira geral, a literatura não recomenda o uso de RXT nos tumores estágio I quando a doença for totalmente estirpada.

No caso das patologias em estágios mais avançados, as dificuldades são ainda maiores, pois os resultados das pesquisas são muito mais variáveis. Nos tumores classificados com estágio II, o papel da radioterapia adjuvante é incerto. Embora estudos de Masaoka, Monden, Hug entre

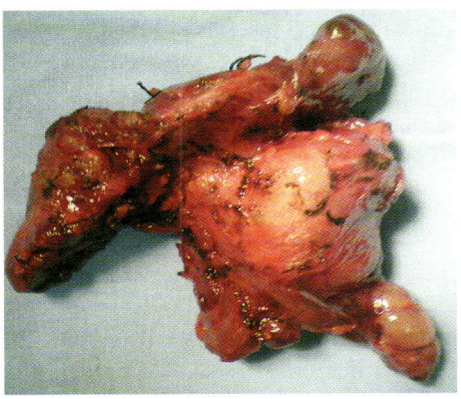

◀ **FIGURA 6.** Ressecção de timoma com gordura peritímica.

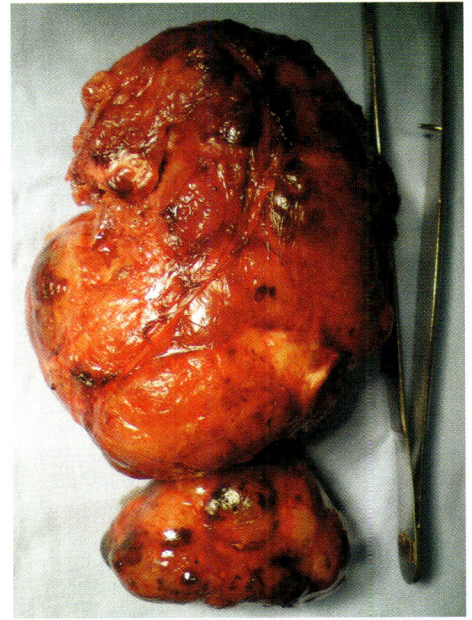

◀ **FIGURA 8.** Peça cirúrgica de volumoso tumor tímico.

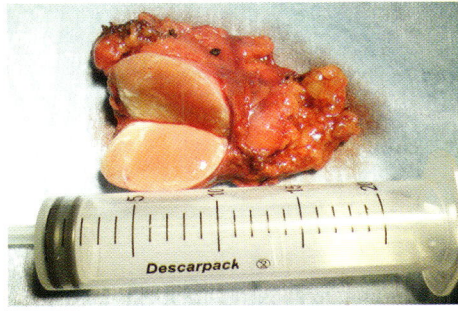

◀ **FIGURA 7.** Ressecção de timoma encapsulado estágio I (ressecção por videotoracoscopia).

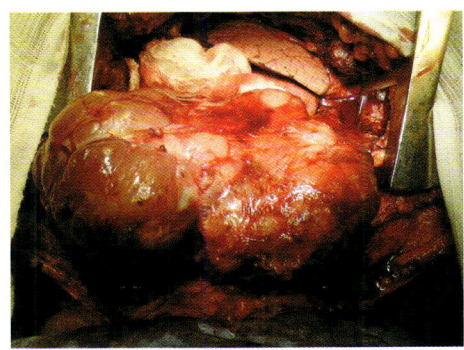

◀ **FIGURA 9.** Visão peroperatória de volumosa tumoração tímica. Laudo histopatológico mostrou timoma com invasão da cápsula.

outros apontem para o uso dessa modalidade de terapia em todos os casos (totalmente ressecados ou não), outros autores não encontraram benefício estatisticamente significativo na melhora na sobrevida ou na diminuição da recidiva local a longo prazo com a RXT. Um número grande de trabalhos foi publicado confirmando esses fatos.[30-33] Portanto, a maioria dos autores concorda que não há benefício na utilização de RXT pós-operatória nos tumores estágio II.

Quanto aos tumores nos estágios III e IVa, a RXT tem tido mais aceitação. Embora Ginsberg[26] não tivesse encontrado benefício em sua utilização nos casos de estágio III totalmente ressecados, algumas outras publicações demonstraram o contrário. Urguesi et al. estudaram 33 pacientes portadores de timomas grau III totalmente ressecados e submetidos a RXT e não encontraram recidiva local, embora houvesse casos de metástases a distância.[34] Arakawa também utilizou esse tratamento pós-operatório (timomas III e IV) e publicou sobrevida a longo prazo significativa.[35] Nakahara encontrou uma sobrevida em 15 anos de 95% nos pacientes portadores de tumores grau III submetidos à RXT pós-ressecção. Já Ogawa demonstrou a relação entre invasividade pleural, recidiva posterior e disseminação pleural. Na presença de invasão, houve disseminação pleural em 56% dos casos. Na ausência desta, não houve recidiva.[36] Miojin et al., em um estudo retrospectivo, demonstraram menor índice de recidiva local nos pacientes submetidos à RXT pré-operatória.[37] As doses de radiação preconizadas variaram de 30 a 60 Gy, em frações de 1,8-2,0 Gy. Estuda-se também a possibilidade de irradiação em altas doses de todo o mediastino, mas os resultados ainda são incertos. Alguns preconizam associar RXT à quimioterapia em casos mais avançados.

Finalizando, embora alguns estudos apresentem alguns vieses e outros contenham casuística reduzida, parece que a RXT neoadjuvante nos casos de timomas grau III diminui a incidência de recidiva local, além de tornar possível a ressecção em casos selecionados. E nos casos de ressecção, o uso desta terapia pós-operatória torna-se quase obrigatória.

Quimioterapia

A quimioterapia (QT) parece ser a alternativa de tratamento para tumores irressecáveis e metastáticos. Alguns esquemas são utilizados, sendo a base do tratamento a cisplatina, que pode ser associada a corticoides, bleomicina, vincristina e ciclofosfamida. Embora não haja grandes estudos multicêntricos, os estudos publicados demonstram resposta ao tratamento quimioterápico em sua maioria. As taxas de resposta variam de 24 a 100%.[38] Apesar disso, ainda não se conseguiu comprovar a melhora na sobrevida global com o uso da QT.

QT neoadjuvante

O tratamento neoadjuvante com QT com base em cisplatina tem sido utilizado nos casos de timoma grau III e em casos específicos de IVa. As séries publicadas reportam, em geral, um pequeno número de pacientes e muitas ainda têm seguimento inferior a 10 anos. Porém demonstram resultados promissores, tornando ressecáveis casos inicialmente fora de proposta cirúrgica e apresentam valores de sobrevida que atingem 75%.

Highley publicou, em 1999, a boa resposta com uso de um único quimioterápico: a ionofosfamida.[39] Já Forniasiero et al. trataram 37 pacientes estágios III e IV com esquema múltiplo envolvendo cisplatina, vincristina, ciclofosfamida e doxorrubicina, obtendo 91% de resposta, sendo 43% resposta completa.[40]

Mais recentemente, tem-se empregado a terapia multimodal que inclui: QT neoadjuvante seguida de ressecção cirúrgica e tratamento com RXT pós-operatória. Venute et al. publicaram estudo de pacientes portadores de timomas mistos e corticais, encontrando sobrevida global em 5 anos de 75% utilizando esse tipo de tratamento.[41] Em 2007, Huang reportou uma série de 18 pacientes do *Memorial Sloan Kettering Center Cancer* submetidos à terapia multimodal e a tratamento cirúrgico agressivo que incluía ressecção tímica associada a pleuropneumectomia, lobectomia, ressecção de parede torácica e pleurectomia. Os pacientes eram estágio IVa, e a QT era cisplatina. A sobrevida global em 5 e 10 anos foi de 78 e 65%, respectivamente.[42]

Esses fatos sugerem que o uso de QT neoadjuvante pode ter grande benefício no aumento da taxa de ressecabilidade e no aumento da sobrevida dos tumores III avançados e IVa. Porém o resultado efetivo dos casos nos quais não se conseguiu a ressecção R0 ainda é incerto. O tratamento com QT das doenças metastáticas e não cirúrgicas ainda encontra-se em andamento e, *étrials em fase II.*

Tratamentos alternativos

Algumas outras modalidades de tratamento estão sendo testadas, e todas elas são para doença avançada. São estudos de casuística reduzida, e a maioria encontra-se em fase II. Entre essas modalidades incluem-se:

- *Termoquimioterapia:* após a ressecção tumoral, infunde-se solução aquecida (40 a 43°C) de QT intrapleural.
- *Análogo de somatostatina:* na recidiva tumoral e/ou baixa resposta à QT pode-se utilizar o octreotide, nos tumores que tenham receptores de somatostatina cuja identificação é feita com octreotide marcado com Índio 111-DTPA na cintilografia. Alguns autores associam a prednisona e relataram bons resultados.
- *Glicocorticoides:* reservado a pacientes não cirúrgicos com o objetivo paliativo de diminuição tumoral e melhora dos sintomas.

Tratamento da doença recidivada e metastática

A recidiva no estágio I, embora rara, pode ocorrer. Mais frequentemente, ocorre nos estágios mais avançados. Ruffini reportou uma taxa de recidiva global de 11,2% na avaliação de 266 timomas totalmente ressecados:[43] sendo 10% no grau II, 30% no grau III e 33% no grau IVa. Já Kornstein et al. encontraram 33% de recidiva pós-ressecção de doença grau II.[44] Existem resultados conflitantes na literatura se a RXT pós-operatória diminui a incidência de recidiva local nos casos de tumores II e III. Por isso, ela não é universalmente recomendada.

Cerca de 2/3 das recidivas são possíveis de ressecar. De fato, a nova cirurgia deve ser tentada sempre que possível tanto para as recidivas locais como na ressecção de implantes pleurais, pericárdicos ou pulmonares. Regnard et al., em uma série de 28 pacientes, conseguiram a ressecção total em 19 deles e uma sobrevida em 5 anos de 65%.[45] Outros cirurgiões também relataram sucesso na ressecção da doença recidivada, porém em séries menores. A maioria concorda que o melhor prognóstico está associado à retirada completa da lesão. O tratamento com QT deve ser reservado para doenças irressecáveis e IVb.

Prognóstico e sobrevida

Os timomas devem ser acompanhados por longo tempo visto a recidiva poder ocorrer muito tempo depois. Vários fatores prognósticos têm sido associados ao aumento da sobrevida a longo prazo. Dentre todas as variáveis estudadas, as que demonstram maior impacto, como fator isolado, na sobrevida são: o estadiamento de Masaoka e a ressecção completa do tumor. Outras variáveis como tamanho, classificação OMS, tipo histológico, idade e síndrome paratímica também são apontadas como importantes no prognóstico, embora com peso menor. A presença de MG não parece ter influência negativa na sobrevida conforme concluíram Lewis[13] e Monden.[16] Detterbeck e Parsons[46] fizeram uma metanálise de vários estudos: todas as séries tinham mais de 100 pacientes e reportaram as sobrevidas com 5 e 10 anos em todos os estágios de Masaoka; todos os pacientes submeteram-se à ressecção. A análise incluía o uso ou não de terapia adjuvante (Quadro 6).

Dango et al.[47] publicaram recentemente um estudo retrospectivo de 20 anos de acompanhamento em que avaliaram diversos fatores prognósticos. Concordando com a maioria dos autores, o estadiamento de Masaoka foi mais importante que a classificação WHO na análise univariável de fator prognóstico assim como o *status* da ressecção.

Quadro 6. Sobrevida global dos timomas conforme estadiamento

ESTÁGIO (MASAOKA)	% SOBREVIDA 5 ANOS	% SOBREVIDA 10 ANOS
I	92	88
II	82	70
III	68	57
IV	61	38

Fonte: Adaptado de Detterbeck e Parsons. Thymic tumours. *Ann Thorac Surg* 2004.

A presença de MG não parece interferir na mortalidade.[16,48,49] Inclusive, em alguns estudos, como o de Chen e Wang,[49] o prognóstico parece ser melhor nos pacientes portadores da síndrome.

Outras doenças associadas, como hipogamaglobulinemia e aplasia de células vermelhas, interferem negativamente na sobrevida, tendo portanto fator de impacto negativo, independente do estadiamento.

Carcinoma tímico

Os carcinomas tímicos são um grupo de tumores cujas características são: padrão de malignidade tecidual com anarquia celular e ausência do padrão arquitetural tímico, que é típico do timomas. Os tipos mais representativos são: o carcinoma escamoso tímico e o carcinoma linfoepitelioma símile. Este tem aspecto semelhante ao tipo encontrado na rinofaringe. O primeiro corresponde a cerca de 42%, e o segundo, a 32%.[50] Existem alguns outros tipos descritos, como tumores anaplásicos, de células claras, basaloide, entre outros (Quadro 7 e Fig. 10).

Uma forma de classificação simples é aquela que separa os carcinomas de acordo com o grau de malignidade. Isso é importante, sobretudo, quanto à sobrevida, porque os carcinomas classificados como de baixo grau de malignidade possuem um prognóstico muito melhor que os de alto grau. Infelizmente, mais de 50% dos casos são qualificados como de alto grau, tendo uma taxa de mortalidade de até 85%.[3] É de suma importância identificar a origem do carcinoma tímico visto seu aspecto, por vezes, confundir-se com tumores de outros sítios, como os carcinomas pulmonares. Por isso a imuno-histoquímica tem sido muito utilizada (Fig. 11). Marcadores como o CD5, CD 117, ki, CD205 e Foxn I são de grande valia, pois são negativos nos carcinomas pulmonares assim como nos carcinomas tímicos de pequenas células.[51]

Os carcinomas tímicos, ao contrário dos timomas, quase nunca cursam com a MG e são sintomáticos na sua maioria. Os sintomas principais são: dor torácica, dispneia, síndrome de veia cava superior e perda de peso. Ocorrem com uma frequência pouco maior no sexo masculinos e seu pico de apresentação é em torno da 5ª e 6ª décadas de vida.

O tratamento deve incluir, quando possível, a completa ressecção cirúrgica. Todavia, esses tumores (principalmente os de alto grau de malignidade) apresentam agressividade extrema, com comprometimento mediastinal importante e metástases a distância, dificultando o tratamento cirúrgico curativo.

Não existe protocolo definido de tratamento adjuvante com quimioterapia ou radioterapia. Pode-se tentar esquema com QT neoadjuvante seguido de ressecção e posterior medicação adjuvante. O prognóstico, em geral, é ruim, com sobrevida mediana de 24 meses e a longo prazo inferior a 40%. O tipo linfoepitelioma apresenta os piores índices de sobrevida quando comparado com o carcinoma escamoso.

Quadro 7. Principais tipos histológicos de carcinomas tímicos

BAIXO GRAU
- Carcinoma escamoso bem diferenciado
- Carcinoma basaloide
- Carcinoma mucoepiderme
- Carcinoma de grandes células com dç de Castleman
ALTO GRAU
- Linfoepitelioma símile
- Carcinoma escamoso pouco diferenciado
- Carcinoma adenoescamoso
- Carcinoma de células claras
- Adenocarcinoma papilar
- Adenocarcinoma mucinoso
- Carcinoma sarcomatoide
- Carcinoma pouco diferenciado
- Carcinoma hepatoide
- Anaplásico

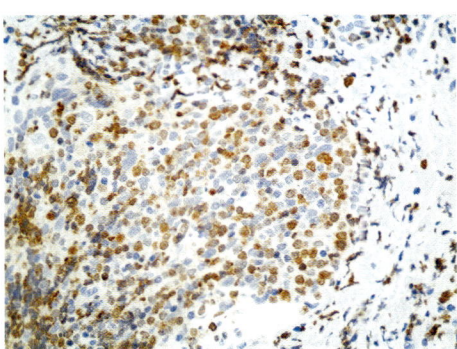

◀ FIGURA 11. Imuno-histoquímica com marcador Ki67. Diagnóstico: carcinoma tímico (fotomicroscopia óptica: × 200). [Cortesia do Serviço de Patologia do Hospital Universitário Pedro Ernesto (UERJ).]

TUMORES NEUROENDÓCRINOS

Os tumores de células neuroendócrinas são patologias cujas células são de origem histológica incerta. Suspeita-se, pela presença de grânulos celulares, que suas células sejam derivadas de células argirófilas localizadas no próprio timo. Todavia, existe a hipótese de que essas neoplasias possam originar-se das células de Kulchitsky, provenientes da crista neural. Existe outra corrente de pensamento que sugere a relação com o sistema celular APUD (*amine precursor uptake and descarboxylation cells*) originário do endoderma do sistema digestório primitivo. O fato é que se trata de tumores bastante raros e de evolução desfavorável na maioria das vezes.

Os tumores neuroendócrinos são divididos em três tipos:

1. Carcinoide típico.
2. Carcinoide atípico.
3. Carcinoma de pequenas células (*oat-cell*).

Utilizando critérios anatomopatológicos, podemos classificá-los como de baixo grau, grau intermediário ou alto grau. O Quadro 8 apresenta as classificações mais utilizadas.

Muitas vezes o carcinoma neuroendócrino apresenta dificuldade de diferenciação com o carcinoma *oat-cell* do pulmão, não sendo possível diagnosticá-los sem imuno-histoquímica.

A imuno-histoquímica normalmente é positiva para citoqueratinas de baixo peso molecular, cromogranina A, enolase neuroespecífica, sinaptofisina e outros marcadores.

Quanto ao estadiamento, pode-se usar o sistema TNM ou o sistema de diferenciação celular semelhante ao utilizado para os tumores pulmonares de células pequenas. Este último é o mais utilizado.

TUMORES CARCINOIDES

Clinicamente, os tumores carcinoides do timo são mais frequentes no sexo masculino. Surgem em torno da 5ª década de vida, e a maioria é sintomática. Cerca de 60% dos pacientes apresentam sintomas decorrentes da invasão de estruturas vizinhas cursando com dor, dispneia e síndrome de veia cava superior. Sintomas constitucionais como fadiga, emagrecimento e febre também são frequentes. A síndrome carcinoide é extremamente rara, assim como outras síndromes paratímicas (p. ex.: MG). To-

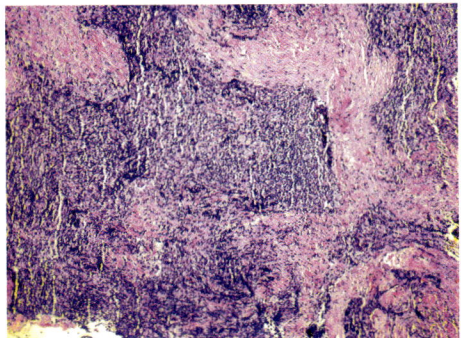

◀ FIGURA 10. Exemplo da histopatologia de um carcinoma tímico pouco diferenciado (fotomicroscopia óptica: coloração H&E × 200). [(Cortesia do Serviço de Patologia do Hospital Universitário Pedro Ernesto (UERJ).]

Quadro 8. Classificação dos tumores neuroendócrinos tímicos

Baixo grau	Bem diferenciado	Carcinoide típico
Intermediário	Moderadamente diferenciado	Carcinoide atípico
Alto grau	Pouco diferenciado	Células pequenas

Fonte: Moran CA, Suster S. Neuroendocrine carcinomas (carcinoid tumor) of the thymus. A clinicopathologic analysis of 30 cases. *Am J Clin Pathol* 2000;114:100-110.

davia, a síndrome de Cushing pode estar presente em um terço dos casos.⁵⁰ Ela é decorrente da produção ectópica do ACTH. Na presença dessa síndrome, os tumores hipofisários e da suprarrenal devem ser excluídos antes de se prosseguir em uma investigação de outros sítios. Somente após isso, o tórax passa a ser o foco de pesquisa, na procura de tumores de origem pulmonar ou tímica.

A investigação inicial deve incluir a radiografia simples de tórax, embora tumores pequenos passem despercebidos. A tomografia computadorizada de tórax demonstra lesões menores e avalia grau de invasão às estruturas mediastinais. A cintilografia com octreotide marcado com 111 DTPA também ajuda na identificação de tumores carcinoides tímicos. A cintilografia óssea é importante na investigação, pois as metástases para o esqueleto são comuns.

Cerca de 10 a 20% dos pacientes podem ser portadores da neoplasia endócrina múltipla (MEN). A grande maioria é composta de homens, e a MEN do tipo1(síndrome de Werner ou adenomatose endócrina múltipla do tipo 1) é a que predomina. Pode vir acompanhada ou não da síndrome de Cushing. Dentre os distúrbios endócrinos podem ser encontrados: tumores da hipófise, adenomas da paratireoide, tumores de ilhotas pancreáticas, tumores da suprarrenal e lipomatoses.

O tratamento cirúrgico, com a retirada completa da lesão e das estruturas adjacentes é o único meio de tentar curar a doença. Quando não é possível a ressecção completa, a cirurgia citorredutora (*debulking*) parece ter importância na melhora dos sintomas compressivos. A QT não oferece grandes benefícios, e RXT, embora preconizada por alguns autores, não melhora a sobrevida.

O prognóstico comumente é ruim, bem pior do que a forma carcinoide pulmonar. A presença de doença linfonodal piora a sobrevida (N3 < N2 < N1).⁵⁵ As metástases são comuns para ossos, linfonodos cervicomediastinais e órgãos intratorácicos. Fígado, cérebro e outros são muito menos acometidos.

A taxa de sobrevida em 10 anos é pobre, não chegando a 10% segundo Moran e Suster.⁵²

CARCINOMA DE CÉLULAS PEQUENAS DO TIMO (*OAT CEL*)

Variante neuroendócrina extremamente rara, esses tumores têm características histológicas semelhantes as de outros tipos de células pequenas, com a presença de grânulos secretores à microscopia eletrônica. São lesões extremamente agressivas e cursam precocemente com metástases. A associação com a síndrome MEN tipo1 é comum. O tratamento inclui a QT associada ou não à RXT. O tratamento multimodal com cirurgia, quimioterapia e radioterapia pode ser uma alternativa nos casos iniciais. Porém a sobrevida, geralmente, é ruim.

OUTROS TUMORES RAROS DO TIMO

Timolipoma

São tumores raros, que correspondem de 2 a 9% de todos os tumores tímicos.⁵³ São tumores benignos, de crescimento lento e podem atingir grandes proporções. Ocorrem de maneira igual entre homens e mulheres e a idade varia desde a infância até após 6ª década.⁵⁴

Sua origem é desconhecida, mas suspeita-se que seja decorrente de substituição progressiva do tecido tímico maduro por tecido adiposo.

Clinicamente, muitos são assintomáticos, sendo descobertos incidentalmente na radiografia de tórax. No entanto, podem cursar com sintomas compressivos (tosse, dispneia) ou arritmias cardíacas quando atingem tamanho considerável. Sua relação com a MG é incerta, embora alguns casos tenham sido publicados.

O RX de tórax mostra alargamento mediastinal, que pode ser lobulado e muitas vezes indistinguível da área cardíaca, simulando cardiomegalia. Ao perfil, apresenta-se como hipotransparência no mediastino anterior. O melhor método de imagem para o estudo é a TC de tórax. Ela revela massa com densidade de gordura. Muitas vezes, são de forma lobulada, porém com densidade que pode ser superior à gordura do tecido adiposo do lipoma. É importante salientar que os timolipomas não podem ser diagnosticados apenas por TC. Deve-se excluir a hipótese de lipossarcomas. Por isso torna-se mandatória a biópsia e/ou ressecção para confirmação histológica. A RNM, embora útil, não é necessária em todos os casos.

O tratamento é cirúrgico. A via de acesso mais utilizada é a esternotomia, e a ressecção é curativa. O prognóstico do timolipoma é muito bom.

Timolipossarcoma

São tumores malignos de origem mesenquimal que podem atingir grandes tamanhos. Embora seja o tumor de origem sarcomatoide mais comum do adulto, no mediastino é infrequente. Há poucos casos descritos na literatura.

Pode comportar-se como massa encapsulada (neoplasia bem diferenciada), o que dificulta o diagnóstico de malignidade. Pode ser necessária a imuno-histoquímica, que será positiva para proteína S-100 e negativa para citoqueratinas, CD15, CD30 e antígeno linfocítico comum.³

Clinicamente cursam com tosse, dispneia, perda de peso e febre, mas podem ser assintomáticos.

O tratamento que pode oferecer cura é a remoção total do tumor. Neste caso o prognóstico é bom. Pode ocorrer recidiva bastante tardia, o que justifica o acompanhamento a longo prazo desses pacientes. Quanto ao tratamento adjuvante, não há consenso, de modo que nenhum esquema é universalmente preconizado.

Alguns outros tumores raros do timo foram descritos, porém com casuística reduzida, sendo restritos a relatos de caso. São eles: hemangioma, neuroblastoma, ganglioneuroblastoma, melanoma, tumor mioide do timo e alguns tipos de linfoma. Os linfomas de Hodgkin e não Hodgkin são comuns no mediastino anterior. Seu manejo independe de o timo estar ou não acometido.

REFERÊNCIAS BIBLIOGRÁFICAS

1. Cowen D, Richaud P, Mornex F et al. Thymoma: results of a multicentric retrospective series of 149 non-metastatic irradiated patients and review of the literature. FNCLCC trialists. Fédération Nationale des Centres de Lutte Contrele. *Canc Radiother Oncol* 1995;34:9-16.
2. Rafaely Y et al. Resection and perfusion thermochemotherapy: a new approach for treatmentof thymic malignancies whith pleural spread. *Ann Thorac Surg* 2001;72:366.
3. Shields TW. Thymic tumors. In: Shields TW. *General thoracic surgery*. 7th ed. Philadelfia: Lippincott Wiliams and Wilkins, 2009. p. 2323-62.
4. Markevski AM, Kaneko M. *Surgical pthology of mediastinum*. 2nd ed. New York: Raven, 1992.
5. Müller Hermelink HK et al. Immunohistological evidence of cortical and medullary differentiation in thymoma. *Virchows Arch A Pathol Anat Histopathol* 1985;408(2-3):143-61.
6. Suster S, Moran CA. Thymoma, atypical thymoma and thymic carcinoma. A novel conceptual approach to the classification of thymic epithelial neoplasms. *Am J Clin Pathol* 1999;111:826.
7. Bergh NP et al. Thumours of the thymus and thymic region. Clinicopathological studies on thymomas. *Ann Thorac Surg* 1978;25:91.
8. Masaoka A et al. Follow-up studyof thymomas with special referenceto their clinical stages. *Cancer* 1981;48:2485.
9. Gamondès JP et al. Seventeen years of surgical treatment of thymomas: factors influencing survival. *Eur J Cardiothorac Surg* 1991;5:124.
10. Wittaker Jr LD, Lynn HB. Mediastinal tumors and cysts in the pediatric patient. *Surg Clin North Am* 1973;53:893.
11. Ramon y Cajal S, Suster S. Primary thymic epithelial neoplasms in children. *Am J Surg Pathol* 1991;15:466.
12. Pescarmona E et al. Thymima in childhood:a clinicopathological study of 5 cases. *Histopathology* 1992;21:65.
13. Lewis JE et al. Thymoma: a clinicopathologic review. *Cancer* 1987;60:2727.
14. Okumura M et al. Clinical and funcional significanceof WHO classification on human thymic epithelial neoplasms: a study of 146 consecutive tumors. *Am J Surg Pathol* 2001;25:103.
15. Kondo K, Monden Y. Thymoma and myasthenia gravis:a clinical study of 1089 patients from Japan. *Ann Thorac Surg* 2005;79:219.
16. Monden Y et al. Myasthenia gravis with thymoma: analysis of and postoperative prognosis for 65 patients with thymomatous myasthenia gravis. *Ann Thorac Surg* 1984;38:46.
17. Monden Y et al.Recurrence of thymoma: clinicopathological features,therapy, and prognosis. *Ann Thorac Surg* 1985;39:165.

18. Murakawa T et al. Thymoma associated with pure red-cell aplasia: clinical features and prognosis. *Asian Cardiovasc Thorac Ann* 2002;10:150.
19. Souadjian JV et al. The spectrum diseases associated with thymoma. Coincidence or syndrome? *Arch Intern Med* 1974;134:374.
20. Liu RS et al. Use of fluorine-18 fluorodeoxyglucose positron emission tomography in the detection of thymoma: a preliminary report. *Eur J Nucl Med* 1995;22:1402.
21. El-Bawab H et al. Role of fluorine-18 fluorodeoxyglucose positron emission tomography in thymic pathology. *Eur J Cardiothorac Surg* 2007;31:731.
22. Kondo K, Monden Y. Therapy for thymic epithelial tumors: a clinical study of 1,320 patients from Japan. *Ann Thorac Surg* 2003;76:878-84. [PubMed: 12963221].
23. Landreneau RJ et al. Thoracoscopic resection of an anterior mediastinal tumor. *Ann Thorac Surg* 1992;54:142.
24. Kirschner PA. Reoperation for thymoma: report of 23 cases. *Ann Thorac Surg* 1990;49:550-55.
25. Bernatz PE, Harrison CG, Clagett OT. Thymoma: a clinicopathologic study. *J Thorac Cardiovasc Surg* 1961;42:424-44.
26. Port JL, Ginsberg RJ. Surgery of thymoma. *Chest Surg Clin North Am* 2001;11:421.
27. Dartevelle PG et al. Long-term follow-up after prosthetic replacement of the superior vena cava combined with resection of mediastinal-pulmonary malignant tumors. *J Thorac Cardiovasc Surg* 1991;102:259.
28. Nakahara K et al. Thymoma: results with complete resection and adjuvant postoperative irradiation in 141 consecutive patients. *J Thorac Cardiovasc Surg* 1988;95:1041.
29. Shamji F et al. Results of surgical treatment for thymoma. *J Thorac Cardiovac Surg* 1984;87:43.
30. Haniuda M et al. Adjuvant radiotherapy after complete resection of thymoma. *Ann Thorac Surg* 1992;54:311.
31. Haniuda M et al. Is postoperative radiotherapy for thymoma effective? *Ann Thorac Surg* 1996;224:219.
32. Mangi AA et al. Adjuvant radiation therapy for stage II thymoma. *Ann Thorac Surg* 2002;74:1033.
33. Regnadr JF et al. Prognostic factors and long-term results after thymoma resection: a series of 307 patients. *J Thorac Cardiovasc Surg* 1996;112:376.
34. Urgesi A, Monettie U, Rossi G et al. Role of radiation therapy in locally advanced thymoma. *Radiother Oncol* 1990;19:273-80.
35. Arakawa A, Yasunaga T, Saitoh Y et al. Radiation therapy of invasive thymoma. *Int J Radiat Oncol Biol Phys* 1990;18:529-34.
36. Ogawa K, Toita T, Kakinohana Y et al. Postoperative radiation therapy for completely resected invasive thymoma: prognostic value of pleural invasion for intrathoracic control. *Jpn J Clin Oncol* 1999;29:474-78.
37. Myojin M, Choi NC, Wright CD et al. Stage III thymoma: pattern of failure after surgery and postoperative radiotherapy and its implication for future study. *Int J Radiat Oncol Biol Phys* 2000;46:927-33.
38. Hejna M, Haberl I, Raderer M. Nonsurgical management of malignant thymoma. *Cancer* 1999;85:1871-34.
39. Highley MS, Underhill CR, Parnis FX et al. Treatment of invasive thymoma with single-agent ifosfamide. *J Clin Oncol* 1999;17:2737-44.
40. Forniasiero A, Daniele O, Ghiotto C et al. Chemotherapy for invasive thymoma: a 13 year experience. *Cancer* 1991;68:30-33.
41. Venuta F et al. Long-term outcome after multimodality treatment for stage III thymic tumors. *Ann Thorac Surg* 2003;76:1866.
42. Huang J et al. Feasibility of multimodality therapy including extended resections in stage IVa thymoma. *J Thorac Cardiovasc Surg* 2007;134:1477.
43. Ruffini E et al. Recurrence of thymoma: analysis of clinicopathologic features, treatment and outcome. *J Thorac Cardiovasc Surg* 1997;113:55.
44. Kornstein MJ. *Pathology of thymus or mediastinum*. Philadelphia: Sanders, 1995.
45. Regnard JF et al. Results of re-resection for recurrent thymomas. *Ann Thorac Surg* 1997;64:1953.
46. Detterbeck FC, Parsons AM. Thymic tumors. *Ann Thorac Surg* 2004;77:1860-69.
47. Dango S, Passlick B, Thiemann U et al. The role of a pseudocapsula in thymic epithelial tumors: outcome and correlation with established prognostic parameters. Results of a 20-year single centre retrospective analysis. *J Cardiothoracic Surg* 2009;4:33 doi:10.1186/1749-8090-4-33.
48. Verley JM, Hollmann KH. Thymoma. A comparative study of clinical stages, histologic features, and survivel in 200 cases. *Cancer* 1985;55:1074.
49. Chen J, Wang P. Assessment of multimodality therapy for thymoma. *Chin Med J* 2010;123(10):1295-93.
50. Detterbeck FC, Parsons AM. Thymic tumors. In: *Pearson's thoracic and esophageal surgery*. 3rd ed. Philadelphia: Churchill Livingstone Elsevier, 2008. p. 1590-614.
51. Nonaka D et al. Diagnostic utility of thymic epithelial markers CD205(CED205) and Foxn I. *Am J Surg Pathol* 2007;31:1330.
52. Moran CA, Suster S. Neuroendocrine carcinomas (carcinoid tumors) of the tymus. A clinicopathologic analysis of 80 cases. *Am Clin Pathol* 2000;113:345.
53. Halkos ME, Symbas JD, Symbas PN. Acute respiratory distress caused by massive thymolipoma. *South Med J* 2004;97(11):1123-25.
54. Moran CA, Rosado-de-Christenson M, Suster S. Thymolipoma: clinicopathologic review of 33 cases. *Mod Pathol* 1995;8:741.
55. Kondo K, Monden Y. Lynphogenous and erematogenais metastasis of thymic epithelial tumors. *Ann Thorac Surg* 2003;76:1859.

CAPÍTULO 69

Neoplasias de Células Germinativas do Mediastino

Leandro Gonçalves Oliveira ■ Fábio Affonso Peixoto

INTRODUÇÃO

Neoplasias de células germinativas (NCG) surgem predominantemente nos testículos ou ovários, porém em 2-5% dos casos a origem é extragonadal.[1] Em adultos, o mediastino é o sítio extragonadal mais comum (50-70%), seguido em ordem de frequência por retroperitônio, glândula pineal e regiões suprasselares. Em crianças e adultos jovens, as regiões sacrococcígea e intracraniana são as mais comuns.[2]

Caracteristicamente as NCG surgem no mediastino anterior e representam 10-15% dos tumores do mediastino no adulto e 6% nas crianças.[3] São mais incidentes em indivíduos entre 20-40 anos, com igual distribuição entre os sexos nas crianças e nos adultos com tumores benignos; no entanto, naqueles com tumores malignos, 90% são homens. Apesar de compartilhar características histológicas, sorológicas e citogenéticas com as NCG primárias das gônadas, diferenças no comportamento clínico sugerem que NCG gonadais e extragonadais sejam biologicamente distintas.[4]

ETIOLOGIA

A origem das NCG mediastinais ainda é desconhecida. Uma hipótese seria a transformação maligna de células germinativas primordiais que migraram de forma anormal para estruturas da linha mediana durante o desenvolvimento embrionário.[5] Outra hipótese seria a migração reversa de células germinativas transformadas nas gônadas para o mediastino.[6] Em raros casos, pode existir associação entre a Síndrome de Klinefelter (cariótipo 46-XXY) e NCG mediastinal do tipo não seminoma.[7]

CLASSIFICAÇÃO

NCG mediastinais são inicialmente classificadas como benignas ou malignas. Tumores benignos incluem os teratomas maduros e os teratomas imaturos com um componente imaturo menor que 50%. Tumores malignos são classificados como seminomas (ou disgerminomas em mulheres e germinomas em crianças) e não seminomas (ou não disgerminomas/não germinomas). Os não seminomas são subdivididos em carcinoma embrionário, coriocarcinoma, tumores do saco vitelino (ou seio endodérmico), teratomas imaturos e tumores mistos.[8] As NCG do mediastino também podem ser classificadas conforme as características histopatológicas em lesões teratomatosas, lesões teratomatosas com componentes malignos adicionais e lesões não teratomatosas (Quadro 1).[9]

DIAGNÓSTICO

Para ser estabelecido o diagnóstico de NCG extragonadal, um tumor primário nos testículos ou ovários deve inicialmente ser excluído por ultrassonografia ou tomografia.[10] A maioria das NCG mediastinais pode ser detectada por radiografia de tórax convencional (95% dos casos), sendo quase a totalidade dos tumores localizada no mediastino anterior. A presença de NCG no mediastino médio ou posterior é pouco frequente e levanta a suspeita para tumor metastático com primário nas gônadas, sobretudo quando há envolvimento retroperitoneal concomitante.[11] Tomografia computadorizada (TC) ou ressonância nuclear magnética (RNM) de tórax são importantes na avaliação da extensão da doença, assim como suas características e planos de clivagem com estruturas vizinhas. TC de abdome e pelve são úteis para excluir metástases hepáticas e acometimento retroperitoneal. Caso existam suspeitas de metástases ósseas ou cerebrais, cintilografia óssea e RNM de encéfalo devem ser consideradas, respectivamente. A realização de punção aspirativa percutânea por agulha fina (PAAF) guiada por imagem frequentemente estabelece o diagnóstico de NCG, porém a obtenção de tecido para diagnóstico definitivo é recomendado. Em situações especiais e altamente sugestivas de NCG, como, por exemplo, paciente jovem, com massa no mediastino anterior, marcadores elevados e em precárias condições clínicas para submeter-se à intervenção cirúrgica diagnóstica, o tratamento pode ser iniciado com quimioterapia sem biópsia definitiva naquele momento. A realização de orquiectomia ou ooforectomia não é recomendada em pacientes com ultrassonografia das gônadas normais.[12] A determinação de marcadores tumorais séricos é de fundamental importância para o diagnóstico, classificação e seguimento das NCG. Elevações de alfafetoproteína (AFP) e da subunidade beta da gonodotrofina coriônica humana (β-HCG) são tipicamente encontradas nas NCG não seminomatosas, estando um ou ambos elevados em 85% dos casos (AFP elevada em 60-80% e β-HCG em 30-50%).[13] Pacientes com teratomas possuem marcadores normais; aqueles com seminomas puros podem ter β-HCG discretamente aumentada em até 50% dos casos, com AFP caracteristicamente normal.[14] Embora não seja um achado patognomônico, análise citogenética de amostras de NCG gonadais ou extragonadais frequentemente revela a presença de um isocromossomo do braço curto do cromossoma 12 (i(12p)).[15] A presença dessa anormalidade é particularmente útil no diagnóstico diferencial de neoplasias pouco diferenciadas com sítio primário oculto. Cerca de 90-100% dos pacientes com NCG malignas e 50% daqueles com NCG benignas do mediastino apresentam sinais e sintomas da doença ao diagnóstico. Os mais comuns são: dispneia (25%), dor torácica (23%), tosse (17%), febre (13%), emagrecimento (11%), síndrome da veia cava superior (6%) e fadiga (6%).[11,13,16]

Quadro 1. Classificação histopatológica dos tumores de células germinativas do mediastino

TUMORES TERATOMATOSOS
■ Teratomas maduros compostos de elementos maduros, bem diferenciados
■ Teratomas imaturos com a presença de tecidos mesenquimal ou neuropitelial imaturos

TERATOMAS COM COMPONENTES MALIGNOS ADICIONAIS
■ Tipo I: com outro tumor de células germinativas (seminoma, carcinoma embrionário, tumor de saco vitelino etc.)
■ Tipo II: com componente epitelial não germinativo (carcinoma epidermoide, adenocarcinoma etc.)
■ Tipo III: com componente maligno mesenquimal (rabdomiossarcoma, condrossarcoma etc.)
■ Tipo IV: com qualquer combinação dos citados acima

TUMORES NÃO TERATOMATOSOS
■ Seminomas
■ Tumores de saco vitelino
■ Carcinomas embrionános
■ Coriocarcinomas
■ Tumores não teratomatosos combinados (qualquer combinação dos citados acima)

Fonte: Moran CA sisters. Primary germ cell tumors of the medastinum I – Analysis of 322 cases witt special emphass on teracmatous lesaras and proposal for histopathologic classification and clinical stagng. *Career* 1997;80:681-90.

TERATOMAS MADUROS

Conceitos gerais

Teratomas maduros representam cerca de 70% das NCG mediastinais nas crianças e 60% dos adultos, são mais comuns na faixa etária de 20-40 anos, sem predileção por gênero. Tipicamente contêm elementos maduros derivados das três linhagens germinativas: ectoderme, mesoderme e endoderme. Na maioria dos casos há predomínio de componentes ectodérmicos como pele, cabelos, dentes, glândulas sebáceas e sudoríparas. Podem ser sólidos ou císticos e são, frequentemente, referidos como cistos dermoides quando uniloculares.[4]

Diagnóstico

Em geral possuem curso benigno e crescimento lento, não sendo portanto incomum o seu diagnóstico de forma incidental. Os sintomas, quando ocorrem, são principalmente secundários à obstrução ou à compressão de estruturas adjacentes. Os mais comuns são dor torácica, tosse e dispneia, mas sintomas raros como a expectoração de pelos (tricoptise), material sebáceo ou mesmo a formação de fístula mediastino-cutânea são descritos.[4] A radiografia de tórax mostra tipicamente uma massa no mediastino anterior, com calcificação presente em cerca de 26% dos casos, às vezes na forma de dentes ou ossos bem formados.[17] TC ou RNM de tórax permitem melhor caracterização da lesão, como densidades, localização e relação com estruturas vizinhas.

Tratamento

O tratamento consiste na excisão cirúrgica com excelentes taxas de cura a longo prazo. Ressecção completa deve ser o objetivo primário, porém mesmo a excisão subtotal pode trazer alívio de sintomas obstrutivos em casos irressecáveis. Como tumores benignos, são relativamente insensíveis tanto à radioterapia (RT) quanto à quimioterapia (QT). Tumores contendo uma mistura de elementos de teratoma maduro e outras NCG, sobretudo na presença de marcadores elevados, devem ser classificados e tratados como NCG não seminomas.[4]

TERATOMAS IMATUROS

Conceitos gerais

Teratomas imaturos são tumores raros caracterizados pela presença de elementos maduros das três linhagens germinativas em meio a tecidos imaturos. Frequentemente formam massas císticas com áreas de necrose e hemorragia. O prognóstico e o manejo variam de acordo com sítio anatômico do tumor, percentual de elementos imaturos e idade do paciente. Tumores em que a porção imatura seja maior que 50% e/ou possuam elementos de outras NCG e/ou apresentem-se com marcadores elevados, são classificados e tratados como NCG não seminomas.[4]

Tratamento

Teratomas imaturos em crianças e jovens com menos de 15 anos comportam-se similarmente aos teratomas benignos e devem ser completamente excisados. Em adultos, geralmente possuem comportamento mais agressivo e prognóstico pior. Apesar disso, elevadas taxas de sobrevida a longo prazo vêm sendo alcançadas com a realização de QT pré-operatória nos pacientes com marcadores elevados, seguida de ressecção cirúrgica agressiva. Os esquemas quimioterápicos recomendados são BEP (bleomicina, etoposide e cisplatina) ou VIP (vimblastina, ifosfamida e cisplatina), por quatro ciclos de tratamento em intervalos de 21 dias.[4] NCG constituídas de elementos teratomatosos podem sofrer degeneração maligna em neoplasias não germinativas como sarcomas, adenocarcinomas e tumores neuroectodérmicos. Tais malignidades comportam-se como os equivalentes dos sítios usuais, e o tratamento deve, se possível, ser direcionado à histologia transformada.[18]

SEMINOMAS

Conceitos gerais

Seminomas mediastinais constituem 2-4% das massas do mediastino do adulto e aproximadamente um terço das NCG malignas.[18] Ocorrem principalmente em homens na terceira década de vida, sem predileção por raça. Apresentam crescimento lento, podem formar grandes massas infiltrativas (*bulky*) e geralmente metastatizam mais tardiamente que as NCG não seminomas.

Diagnóstico

Ao diagnóstico, cerca de 75% dos pacientes são sintomáticos, e em 60% dos casos já existem metástases a distância.[4] Uma série de 52 pacientes com seminoma mediastinal revelou que os sintomas mais comuns à apresentação foram dor torácica (39%), dispneia (29%), tosse (22%) e perda de peso (19%). Síndrome da veia cava superior e febre estavam presentes em 12 e 6%, respectivamente. Linfonodos foram o sítio principal de metástases seguidos por pulmão, ossos e fígado.[14,19] Pacientes com seminoma poder ter níveis de β-HCG elevados em até 50% dos casos. Elevação dos níveis séricos de AFP é inconsistente com o diagnóstico e indica que elementos não seminomatosos estão presentes.[4]

Tratamento

Seminomas são tumores caracteristicamente radio e quimiossensíveis, independente da localização. Conforme o *International Staging System for Germ Cell Tumors* (ISSGCT), pacientes com seminoma mediastinal sem metástases viscerais não pulmonares são classificados como categoria de risco baixo e atingem taxa de sobrevida em 5 anos maior que 90% (Quadro 2).[20] As recomendações de tratamento são, na sua maioria, fundamentadas em estudos retrospectivos, séries de casos e extrapolações de estudos em seminomas testiculares e consistem basicamente no emprego de RT e QT. Em geral, não há papel para cirurgia como tratamento definitivo nem mesmo como tentativa de *debulking*. Se eventualmente realizada para tumores pequenos e localizados, deve ser seguida por QT adjuvante.[14] Por muitos anos RT mediastinal foi usada como terapia inicial com sobrevida a longo prazo de 60-80%.[21] RT primária ainda permanece como alternativa aceitável para pacientes com doença mediastinal mínima ou para aqueles não candidatos à QT baseada em platina. As doses de RT mais utilizadas variam entre 35 e 50 Gy, e o campo deve incluir o mediastino e as fossas supraclaviculares bilaterais.[4] Planejamento cuidadoso é essencial para evitar toxicidade excessiva para pulmões, coração e tecidos adjacentes. Pacientes com tumores *bulky*, por exigirem grandes campos para tratamento radioterápico, devem ser tratados inicialmente com QT seguida ou não de RT supradiafragmática.[22] Aqueles com metástases a distância devem receber QT isolada como tratamento inicial. Embora a maioria dos pacientes tratados com RT primária fique curada, a taxa de recidiva em 5 anos atinge 33-40% comparada com 10-15% entre os tratados com QT.[14] Os regimes de QT recomendados para pacientes sem metástases viscerais não pulmonares consistem em três ciclos de BEP ou quatro ciclos de EP (etoposide e cisplatina). Pacientes com metástases para fígado, ossos ou outras vísceras não pulmonares devem ser tratados com quatro ciclos de BEP. Toxicidade pulmonar à bleomicina é aumentada sobretudo entre pacientes tratados com RT prévia no tórax ou mediastino e/ou tabagistas.[23] Quatro ciclos de VIP é um regime livre de bleomicina e, em virtude da probabilidade de necessidade de cirurgia torácica para a ressecção de doença residual após a QT, pode ser considerado mesmo na ausência de contraindicações específicas à bleomicina. A análise histopatológica da massa residual pós-quimioterapia mostra necrose, cirrose ou reação desmoplásica em 85-90% dos casos e seu manejo é tema controverso. A princípio, massas residuais não devem ser tratadas com QT ou RT na ausência de comprovação histológica de tumor viável. Estudos têm mostrado que massas residuais de diâmetro maior ou igual a 3 cm contêm malignidade em até 30% dos casos. Embora nem todos os estudos tenham confirmado um relacionamento entre tamanho da massa e probabilidade de doença viável, massas maiores ou iguais a 3 cm são frequentemente ressecadas enquanto massas menores que 3 cm são acompanhadas com TC de tórax periódicas.[24] O uso da tomografia com emissão de pósitrons com 18-flúor-deoxi-2-glicose (PET-FDG) tem se mostrado um preditor clínico útil da presença de tumor viável em massas residuais de seminomas puros, mas ainda é motivo de discussão.[25] Se utilizado, o PET-*scan* deve ser realizado cerca de 2 meses após a quimioterapia. A obtenção de um PET-*scan* positivo isoladamente não é evidência suficiente para justificar tratamento adicional em razão da taxa elevada de falso-positivos (FP); ressecção completa ou mesmo múltiplas biópsias não necessárias para confirmação da presença de tumor viável. Por outro lado, a

Quadro 2. Classificação do Consenso Internacional de Células Germinativas

GRUPO DE RISCO	SEMINOMA	NÃO SEMINOMA
Risco Baixo (Bom prognóstico)	Qualquer sítio primário e Ausência de metástases viscerais não pulmonares e AFP Normal Qualquer valor de β-HCG Qualquer valor de LDH	Tumor primário no testículo ou retroperitoneal e Ausência de metástases viscerais não pulmonares e Marcadores (todos incluídos): AFP < 1.000 ng/mL β-HCG < 5.000 mIU/mL LDH < 1,5x limite normal
Risco Intermediário (Prognóstico intermediário)	Qualquer sítio primário e Presença de metástases viscerais não pulmonares e AFP Normal Qualquer valor de β-HCG Qualquer valor de LDH	Tumor primário no testículo ou retroperitoneal e Ausência de metástases viscerais não pulmonares e AFP entre 1.000 e 10.000 ng/mL ou β-HCG entre 5.000 e 50.000 mIU/mL ou LDH entre 1,5× e 10× o limite normal
Risco Alto (Prognóstico ruim)	Nenhum paciente é classificado com alto risco	Tumor primário do mediastino ou Presença de metástases viscerais não pulmonares ou AFP > 10.000 ng/mL ou β-HCG > 50.000 IU/L (10.000 ng/mL) ou LDH > 10× limite normal

Fonte: International Germ Cell Consensus Classification: a prognostic factor-based staging system for metastatic germ cell cancers. International Germ Cell Cancer Collaborative Group. *J Clin Oncol* 1997;15:594.

taxa de falso-negativo (FN) reportada em pacientes com massas maiores que 3 cm é praticamente zero, o que justificaria a opção de acompanhamento com TC periódicas, sem cirurgia, para pacientes com PET negativa.[25,26] A presença de malignidade viável encontrada na massa residual ressecada ou o desenvolvimento de progressão tumoral são indicações de QT de resgate, porém RT pode ser uma alternativa para casos selecionados. Os regimes de QT de salvamento usados no tratamento dos seminomas mediastinais seguem os mesmos padrões dos seminomas testiculares persistentes ou recorrentes (Quadro 2).[4]

NÃO SEMINOMAS

Conceitos gerais

NCG não seminomas incluem coriocarcinoma, carcinoma embrionário, teratoma imaturo e tumores do saco vitelino (ou do seio endodérmico) e podem ser encontrados nas suas formas puras (um terço dos casos) ou mistas. Representam, no adulto, aproximadamente 15% dos tumores do mediastino anterior e 5% das NCG mediastinais.[27,28] Acometem principalmente homens (85-90%), na sua maioria entre 20-40 anos, com igual distribuição entre as raças. Podem, em alguns casos, estar associados à Síndrome de Klinefelter ou a certas malignidades hematológicas, como leucemia megacariocítica aguda, leucemia mieloide, mielodisplasia e histiocitose maligna.[11,29]

Diagnóstico

NCG não seminoma do mediastino são frequentemente tumores invasivos e à TC de tórax aparecem como massas heterogêneas contendo áreas de necrose e hemorragia (Fig. 1).[4] Quase 90% dos pacientes apresentam-se com sinais e sintomas da doença ao diagnóstico, como dor torácica, febre, perda de peso, dispneia e ginecomastia.[30] Em cerca de 85-90% dos casos já existem metástases ao diagnóstico, sobretudo em pulmão, pleura, linfonodos e fígado. Níveis séricos de AFP e/ou β-HCG encontram-se tipicamente elevados em cerca de 85% dos casos. NCG não seminomas do mediastino são mais prováveis de causar elevações de AFP e menos comumente de β-HCG que não seminomas gonadais e retroperitoneais. Série contendo 635 pacientes com NCG extragonadais mostrou AFP elevada em 74% das NCG não seminomas mediastinais e 51% das retroperitoneais com medianas de valores de AFP nos tumores mediastinais e retroperitoneais 2.548 ng/mL e 25ng/mL, respectivamente.[14]

Tratamento

NCG não seminoma do mediastino são tumores agressivos, radiorresistentes e sempre categorizados como doença de risco alto pela IGCCCG independente de qualquer outra variável (Quadro 2).[31] São tratados inicialmente com QT seguida por cirurgia para ressecção de qualquer doença residual desde que tecnicamente possível. Os regimes de QT mais utilizados consistem em quatro ciclos de BEP, à semelhança do tratamento dos tumores testiculares avançados, ou quatro ciclos de VIP, preferido por alguns por ser um esquema livre de bleomicina.[8,13,16,28] Estudo multicêntrico com 287 pacientes, dos quais 97% (278 pacientes) receberam QT como tratamento inicial, mostrou resposta completa em 19%, marcadores normais ao final do tratamento em 45% e taxas de sobrevida livre de progressão e sobrevida global de 44 e 45%, respectivamente.[14]

A avaliação radiológica ao término da QT revela a presença de massa residual na maioria dos pacientes. Ressecção radical dessas massas é recomendada já que podem conter tumor viável em uma parcela significativa de casos. Além disso, podem crescer causando sintomas compressivos ou mesmo sofrer transformação secundária em tumores não germinativos, particularmente no caso de tumores contendo elementos de teratoma (Figs. 1 a 3).

A presença de marcadores elevados é usualmente considerada contraindicação à cirurgia de ressecção, porém esta vem sendo realizada em alguns serviços em decorrência dos pobres resultados com os esquemas de QT de salvamento para doença persistente.[32,33] Pacientes refratários ou recidivados possuem prognóstico sombrio, com sobrevida livre de doença a longo prazo com regimes-padrão inferiores a 8%, comparado com cerca de 30% naqueles com primário retroperitoneal.[34,35] Análise

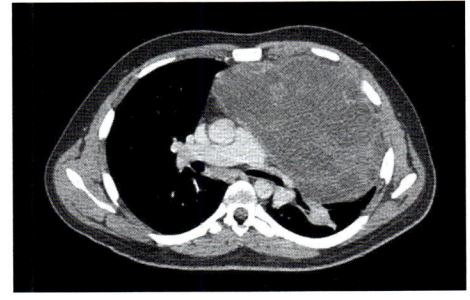

◄ **FIGURA 1.** Massa mediastino anterior. Biópsia com agulha cortante: tumor germinativo não seminomatoso, com componente teratomatoso.

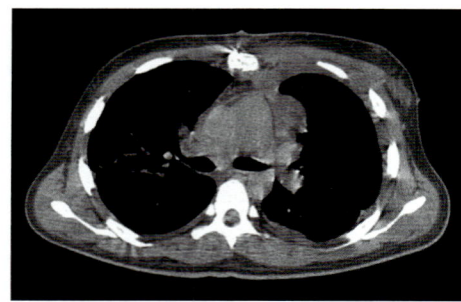

◄ **FIGURA 2.**
Pós-quimioterapia – Lesão residual.

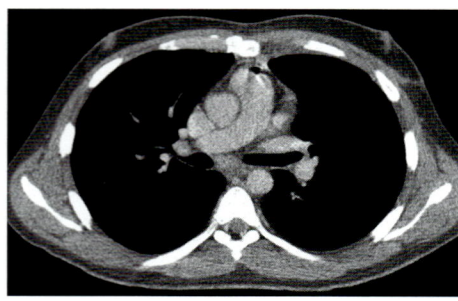

◄ **FIGURA 3.**
Pós-esternotomia mediana e ressecção de lesão residual (teratoma maduro).

retrospectiva de 35 pacientes com marcadores elevados no momento da ressecção de doença residual, mostrou presença de NCG viável em 24 (69%), teratoma em 8 (22%) e necrose em três pacientes (9%). Do total, 77% normalizaram os marcadores no pós-operatório. Com o seguimento mediano de 64 meses, nove (25%) estavam vivos, sendo sete (20%) sem evidência de doença.[32] A ressecção cirúrgica, portanto, na presença de marcadores em elevação, não seria um impeditivo para a obtenção de bons resultados a longo prazo e vem sendo adotada com sucesso na Universidade de Indiana, um dos serviços com maior experiência no manejo de NCG no mundo. Nenhuma terapia complementar é necessária se a massa residual contiver somente teratoma ou necrose. Se malignidade viável for identificada, dois ciclos adicionais de QT podem ser considerados.[33]

SEGUIMENTO

Existem informações limitadas sobre estratégias ideais de seguimento. De uma forma geral, o *follow-up* consiste em exame clínico regular, incluindo palpação dos testículos, determinação de marcadores séricos (AFP e β-HCG) e exames de imagem. A periodicidade da investigação é controversa e deve levar em consideração disponibilidade de recursos, risco de recidiva, fatores individuais e grau de exposição à radiação gerada pelos exames radiológicos.[36] Os pacientes devem ainda ser acompanhados quanto às potenciais complicações relacionadas com o tratamento, como malignidades secundárias e infertilidade, e ser orientados a manter um estilo de vida saudável.

REFERÊNCIAS BIBLIOGRÁFICAS

1. Collins DH, Pugh RCB. Classification and frequency of testicular cancer. *Br J Urol* 1964;36(Suppl 1):1-11.
2. Nichols CR, Fox EP. Extra-gonadal and pediatric germ cell tumors. *Hematol Oncol Clin North Am* 1991;5:1189.
3. Davis RD, Oldham HN, Sabiston DC. Primary cysts and neoplasms of the mediastinum: recent changes in clinical presentation, methods of diagnosis, management, and results. *Ann Thorac Surg* 1987;44:229.
4. DeVita VT, Lawrence TS, Rosenberg SA. (Eds.). *DeVita, Hellman, and Rosenberg's Cancer: principles and practice of oncology*. 8th ed. Philadelphia, Pa: Lippincott Williams & Wilkins, 2008. p. 981-83.
5. Glenn OA, Barkovich AJ. Intracranial germ cell tumors: a comprehensive review of proposed embryologic derivation. *Pediatr Neurosurg* 1996;24:242.
6. Chaganti RS, Houldsworth J. Genetics and biology of adult human male germ cell tumors. *Cancer Res* 2000;60:1475.
7. Aguirre D, Nieto K, Lazos M et al. Extragonadal germ cell tumors are often associated with Klinefelter syndrome. *Hum Pathol* 2006;37:477.
8. Dulmet EM, Macchiarini P, Suc B et al. Germ cell tumors of the mediastinum: a 30 year experience. *Cancer* 1993;72:1994.
9. Moran CA, Suster S. Primary germ cell tumors of the mediastinum: I. Analysis of 322 cases with special emphasis on teratomatous lesions and a proposal for histopathologic classification and clinical staging. *Cancer* 1997;80:681-90.
10. Droz JP, Horwich A. Extragonadal germ cell tumors. In: Vogelzang NJ, Scardino PT, Shipley WU et al. (Eds.). *Comprehensive textbook of genitourinary oncology*. 2nd ed. New York: Lippincott Williams and Wilkins, 2000.
11. Luna M, Valenzuela-Tamaritz J. Germ cell tumors of the mediastinum: postmortem findings. *Am J Clin Pathol* 1976;65:450.
12. Hartmann JT, Fossa SD, Nichols CR et al. Incidence of metachronous testicular cancer in patients with extragonadal germ cell tumours. *J Natl Cancer Inst* 2001;93:1733-38.
13. Lemarie E, Assouline PS, Diot P et al. Primary mediastinal germ cell tumors: results of a French retrospective study. *Chest* 1992;102:1477.
14. Bokemeyer C, Nichols CR, Droz JP et al. Extragonadal germ cell tumors of the mediastinum and retroperitoneum: results from an international analysis. *J Clin Oncol* 2002;20:1864.
15. Bosl GJ, Ilson DH, Rodriguez E et al. Clinical relevance of the i(12p) marker chromosome in germ cell tumors. *J Natl Cancer Inst* 1994;86:349.
16. Bokemeyer C, Nichols CR, Droz JP et al. Extragonadal germ cell tumors of the mediastinum and retroperitoneum: results from an international analysis. *J Clin Oncol* 2002;20:1864.
17. Lewis BD, Hurt RD, Payne WS et al. Benign teratomas of the mediastinum. *J Thorac Cardiovasc Surg* 1983;86:727.
18. Donadio AC, Motzer RJ, Bajorin DF et al. Chemotherapy for teratoma with malignant transformation. *J Clin Oncol* 2003;21:4285.
19. Moran CA, Suster S, Przygodzki RM et al. Primary germ cell tumors of the mediastinum: II. Mediastinal seminomas—a clinicopathologic and immunohistochemical study of 120 cases. *Cancer* 1997;80:691.
20. Bokemeyer C, Droz JP, Horwich A et al. Extragonadal seminoma: an international multicenter analysis of prognostic factors and long term treatment outcome. *Cancer* 2001;91:1394.
21. Ginsberg RJ. Mediastinal germ cell tumors: the role of surgery. *Semin Thorac Cardiovasc Surg* 1992;4:51.
22. Cameron RB, Loehrer PJ, Thomas CR. DeVita VT, Hellman S, Rosenber SA. (Eds.). Neoplasms of the mediastinum. In: *Cancer: principles and practice of oncology*. New York: Lippincott Williams & Wilkins, 2001.
23. Samuels ML, Johnson DE, Holoye PY et al. Large-dose bleomycin therapy and pulmonary toxicity. A possible role of prior radiotherapy. *JAMA* 1976;235:1117.
24. Schultz SM, Einhorn LH, Conces Jr DJ et al. Management of postchemotherapy residual mass in patients with advanced seminoma: Indiana University experience. *J Clin Oncol* 1989;7:1497.
25. De Santis M, Bokemeyer C, Becherer A et al. Predictive impact of 2-18fluoro-2-deoxy-D-glucose positron emission tomography for residual postchemotherapy masses in patients with bulky seminoma. *J Clin Oncol* 2001;19:3740.
26. Hinz S, Schrader M, Kempkensteffen C et al. The role of positron emission tomography in the evaluation of residual masses after chemotherapy for advanced stage seminoma. *J Urol* 2008;179:936.
27. Mullen B, Richardson JD. Primary anterior mediastinal tumors in children and adults. *Ann Thorac Surg* 1986;42:338-45.
28. Hainsworth JD, Greco FA. Extragonadal germ cell tumors and unrecognizaed germ cell tumors. *Semin Oncol* 1992;19:119-27.
29. Hartmann JT, Nichols CR, Droz JP et al. Hematologic disorders associated with primary mediastinal nonseminomatous germ cell tumors. *J Natl Cancer Inst* 2000;92:54.
30. Moran CA, Suster S, Koss MN. Primary germ cell tumors of the mediastinum: III. Yolk sac tumor, embryonal carcinoma, choriocarcinoma, and combined nonteratomatous germ cell tumors of the mediastinum—a clinicopathologic and immunohistochemical study of 64 cases. *Cancer* 1997;80:699.
31. International Germ Cell Consensus Classification: a prognostic factor-based staging system for metastatic germ cell cancers. International Germ Cell Cancer Collaborative Group. *J Clin Oncol* 1997;15:594.
32. Radaideh SM, Cook VC, Kesler KA et al. Outcome following resection for patients with primary mediastinal nonseminomatous germ-cell tumors and rising serum tumor markers post-chemotherapy. *Ann Oncol* 2010;21:804.
33. Ganjoo KN, Rieger KM, Kesler KA et al. Results of modern therapy for patients with mediastinal nonseminomatous germ cell tumors. *Cancer* 2000;88:1051.
34. Saxman SB, Nichols CR, Einhorn LH. Salvage chemotherapy in patients with extragonadal nonseminomatous germ cell tumors: the Indiana University experience. *J Clin Oncol* 1994;12:1390-93.
35. Hartmann JT, Einhorn L, Nichols CR et al. Second-line chemotherapy in patients with relapsed extragonadal nonseminomatous germ cell tumors: results of an international multicenter analysis. *J Clin Oncol* 2001;19:1641.
36. Schmoll HJ, Souchon R, Krege S et al. European consensus on diagnosis and treatment of germ cell cancer: a report of the European Germ Cell Cancer Consensus Group (EGCCCG). *Ann Oncol* 2004;15:1377.

CAPÍTULO 70

Tumores Neurogênicos

João Paulo Vieira ■ Marcus da Matta Abreu

INTRODUÇÃO

O compartimento posterior do mediastino abriga uma variedade de tumores e cistos, além de lesões inflamatórias e congênitas.[1,2] Os tumores neurogênicos podem-se originar das várias estruturas nervosas mediastinais e intratorácicas, sendo os schwannomas e neurofibromas originados de bainhas nervosas, ganglioneuromas e neurobastomas de gânglios autônomos e paragangliomas e feocromocitomas de paragânglios.[3]

Juntamente com os timomas, são os tumores mais comuns do mediastino, variando sua incidência entre 12 e 25% na grande maioria dos trabalhos da literatura, sendo o mais frequente no mediastino posterior.[3,4,5] Em nossa casuística, os tumores neurogênicos perfazem 21% dos tumores do mediastino.[2]

A grande maioria dos tumores neurogênicos do mediastino em adultos é benigna, aproximadamente 90 a 95% dos casos,[3,4] ao contrário das crianças, em que encontramos uma elevada incidência de tumores malignos variando de 40 a 60% dos casos.[6]

Aproximadamente 10% dos tumores neurogênicos localizados no mediastino posterior têm extensão para o canal medular através dos forames intervertebrais, sendo os chamados tumores em halteres ou em ampulheta, podendo acarretar compressão medular, dificultando o tratamento cirúrgico; destes, 90% são benignos.[4,7,8]

TIPOS MAIS COMUNS

Os tumores neurogênicos mais comuns são classificados por sua origem e incidência.

Schwannoma ou neurilemoma

É o mais comum dos tumores neurogênicos observados em adultos, sendo raro em crianças. Origina-se das células de Schwann da bainha nervosa. São tumores encapsulados e geralmente solitários, de consistência sólida, podendo conter áreas císticas em seu interior. Em cerca de 10% dos casos pode haver o comprometimento do canal medular, caracterizando o tumor em halteres ou ampulheta; raramente evoluem com malignização.[4,9-12]

Neurofibromas

Representam 25% dos tumores neurogênicos em adultos; são também originados da bainha de células nervosas. Benignos, geralmente capsulados, únicos ou múltiplos, sendo estes principalmente associados à doença de Von-Recklinghausen, situação em que aumenta a possibilidade de malignidade.[5,12-15]

Neuroblastoma

É a variedade maligna mais agressiva dos tumores do mediastino posterior, normalmente originado de um gânglio simpático. É o tumor sólido, maligno, extracranial, mais comum em crianças, ocorrendo predominantemente em idade inferior a 2 anos ou em adolescentes; a maioria ocorre no abdome, sendo sua incidência no tórax de aproximadamente 20% dos casos, com melhor prognóstico que os tumores abdominais.[6,16,17]

Ganglioneuromas e ganglioneuroblastomas

São tumores bastante comuns na infância, representando o tumor mediastinal benigno (ganglioneuroma) mais encontrado nessa faixa etária, podendo também ocorrer em adultos. Os ganglioneuroblastomas são tumores com focos de doença benigna e maligna. São encontrados ao longo da cadeia simpática e suprarrenais.[18]

SINTOMATOLOGIA

Normalmente os tumores neurogênicos são assintomáticos na grande maioria dos pacientes (44 a 76% dos casos). Os sintomas, quando existentes, estão relacionados com o aparelho respiratório, mais comumente tosse e dispneia, ou sintomas neurológicos como dor pela compressão em costelas ou do forame intervertebral.[5,12,19,20] Em casuística do Serviço de Cirurgia Torácica dos hospitais HU-UFJF, Monte Sinai-JF e Ascomcer-JF, 66% dos tumores neurogênicos foram assintomáticos, diagnosticados por achado radiológico.[2]

Segundo Fraga et al., em crianças, os sintomas mais comuns são os relacionados com o sistema respiratório em 51% dos casos, seguidos de sintomas neurológicos, sendo assintomáticos somente em 14% dos casos.[6]

DIAGNÓSTICO

Como a maioria dos pacientes é assintomática, observa-se o achado incidental de alargamento mediastinal em exames radiológicos de rotina. Para um melhor estudo, a solicitação de adequada rotina radiológica do tórax em PA e perfil do lado da lesão visa localizar topograficamente o achado encontrado[3,4] conforme demonstrado na Figura 1.

A tomografia computadorizada do tórax deve ser solicitada de rotina, objetivando o estudo da lesão, se sólida ou cística, presença ou não de calcificação, sua contiguidade com as estruturas vizinhas, bem como sua real localização. É de grande importância a observância da existência do alargamento do forame intervertebral, o que chama a atenção para a possibilidade da existência de lesão em halteres. O exame traz ainda informações a respeito da anatomia torácica, presença ou não de adenopatia e doenças associadas, de acordo com o descrito na Figura 2.

A solicitação de rotina da tomografia computadorizada do abdome para estudo do retroperitônio é ainda controversa. Porém, em crianças, pela maior incidência de lesões malignas e pela possível coexistência de lesões simultâneas, deve ser realizada rotineiramente.[4,6,20]

A ressonância nuclear magnética está indicada na suspeita de lesões em halteres para melhor estudo do forame intervertebral e da medula espinhal, bem como em tumores do estreito torácico superior. Mostra de maneira mais clara a relação com as grandes estruturas vasculares e nervosas da região. Alguns autores solicitam de rotina este exame em todos os casos de tumores neurogênicos da goteira vertebral e do estreito superior do tórax.[4,6,20,21]

Nos casos de tumores neurogênicos localizados nas porções inferiores do mediastino, a solicitação de arteriografia para a avaliação da artéria espinhal (artéria de Adamkiewicz) pode ser necessária, principalmente em casos de infiltração da aorta, possibilitando, assim, uma melhor programação cirúrgica. Esta tem origem normalmente à esquerda (75%) entre T9 e L1.[21,22,23]

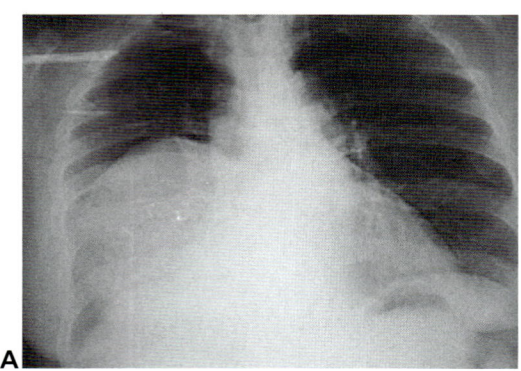
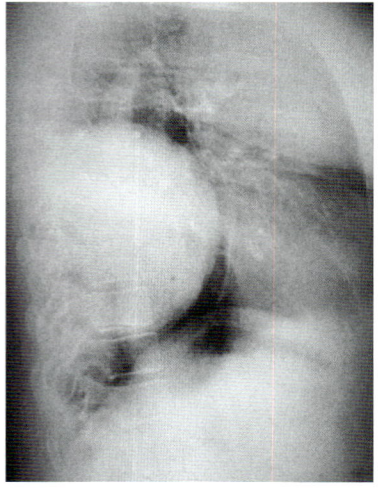

◀ **FIGURA 1.** (**A**) Radiografia de tórax em PA (posteroanterior). (**B**) Perfil direito mostrando massa mediastinal posterior.

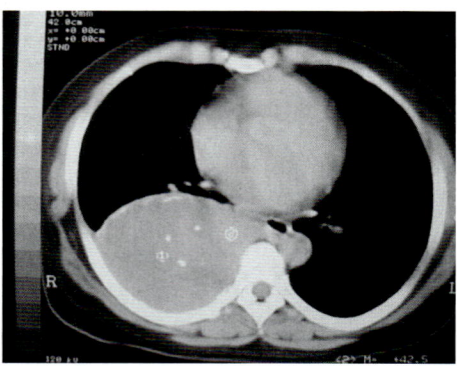

◀ **FIGURA 2.** TC do tórax mostrando volumosa massa mediastinal posterior sem alargamento do forame intervertebral.

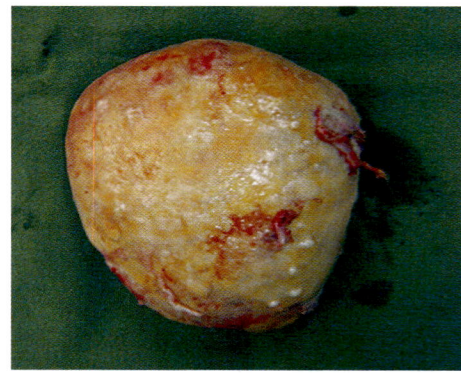

◀ **FIGURA 3.** Tumor neurogênico (neurilemoma) de grandes dimensões representando contraindicação relativa para a ressecção por videocirurgia.

A punção transtorácica com agulha guiada por tomografia é solicitada na suspeita de malignidade ou quando há critérios de irressecabilidade da lesão, embora seja um procedimento arriscado pela proximidade com grandes estruturas vasculares e nervosas.[19,21]

Em crianças com tumores neurogênicos do mediastino devemos solicitar a dosagem do ácido vanilmandélico na urina, em razão da elevada atividade hormonal dos tumores, principalmente do ganglioneuroma, possibilitando seu diagnóstico inicial.[6,16]

TRATAMENTO

O tratamento dos tumores neurogênicos do mediastino é prioritariamente cirúrgico. Os tumores benignos têm indicação cirúrgica em todos os casos. Na presença de malignidade, a indicação cirúrgica restringe-se aos estágios iniciais da doença.[4,6]

Até o final da década de 1980, a toracotomia era a única maneira de abordagem cirúrgica dos tumores mediastinais. Com a publicação inicial de Landreneau *et al.*,[24] a cirurgia torácica videoassistida passou gradativamente a se tornar o padrão ouro no tratamento dos tumores neurogênicos benignos do mediastino.

A menor agressão ao paciente, sua mais rápida recuperação, menor período de hospitalização, menor morbimortalidade, menor índice de dor e melhores efeitos estéticos são as potenciais vantagens da via toracoscópica.[3,4,6]

As contraindicações para a cirurgia torácica videoassistida abrangem: lesões maiores que 6 cm de diâmetro (Fig. 3), tumores com extensão medular, lesões com envolvimento da artéria espinhal, tumores localizados no ápice da cavidade torácica acima do nível de T2 ou de localização cardiodiafragmática e lesões em que se observa infiltração da aorta.[3,12,19]

Nos casos de tumores em halteres ou ampulheta, a abordagem combinada multidisciplinar realizada por neurocirurgiões com laminectomia e por cirurgiões torácicos com a cirurgia torácica videoassistida tem-se mostrado a opção de eleição pelos menores riscos ao paciente.[4,7,20,25,26]

Em decorrência da maior incidência de tumores neurogênicos malignos do mediastino em crianças, o uso de videocirurgia é ainda controverso.[6]

Em casos avançados de lesões neoplásicas, principalmente em crianças, é possível a tentativa de terapia de resgate com quimioterapia e posterior reavaliação visando cirurgia. A terapia multimodal pode ser necessária, porém a ressecção cirúrgica completa é crucial para a perspectiva de cura.[4,6]

Novas tecnologias, agregadas ao desenvolvimento da medicina, têm sido empregadas sempre visando a menor risco cirúrgico e menores danos ao paciente, como o bisturi harmônico e o uso da cirurgia robótica, mas pelo elevado custo e difícil acesso não são universalmente utilizadas.[22,27]

CONSIDERAÇÕES FINAIS

Os tumores neurogênicos são as neoplasias, juntamente com os timomas, mais frequentemente encontradas no mediastino, sendo comumente localizados no mediastino posterior. A ausência de sinais e sintomas específicos faz com que geralmente sejam diagnosticados como achados radiológicos. O tratamento cirúrgico, sempre que possível, é o tratamento de eleição, mesmo nas doenças benignas, em razão do potencial de crescimento que esses tumores apresentam, podendo causar sintomas respiratórios ou nervosos por compressão.

REFERÊNCIAS BIBLIOGRÁFICAS

1. Felicetti JC, Cardoso PFGC. Tumores neurogênicos. In: Saad Jr R, Carvalho WR, Ximenes Netto M *et al. Cirurgia torácica geral.* São Paulo: Atheneu, 2005:906-16.
2. Montessi J, Barral SM, Abreu MM *et al.* Massa do mediastino: Uma análise clínica, propedêutica, topográfica e terapêutica. *HU Rev* 1999/2000;25(3) e 26(1):156-60.
3. Cardillo G, Carleo F, Khalil MW *et al.* Surgical treatment of benign neurogenic tumours of the mediastinum: a single institution report. *Eur J Cardiothorac Surg* 2008;34:1210-14.
4. Takeda S, Miyoshi S, Minami M *et al.* Intrathoracic neurogenictumors – 50years experiense in a Japanese Instituition. *Eur J Cardiothorac Surg* 2004;26:807-12.
5. Ribet ME, CardotGR. Neurogenic tumors of the thorax. *Ann Thorac Surg* 1994;58:1091-95.
6. Fraga JC, Aydogdu B, Aufieri R *et al.* Surgical treatment for pediatric mediastinal neurogenic tumors. *Ann Thorac Surg* 2010;90:413-18.

7. Akawari OE, Payne WS, Onofrio BM et al. Dumbbell neurogenic tumors of the mediastinum: diagnosis and management. *Mayo Clin Proc* 1978;53:353-58.
8. Heuer GJ. The so-called hour-glass tumors of the spine. *Arch Surg* 1929;18:935-81.
9. Chen F, Nakayama E, Okubo K et al. Tmtra thoracic Multiple Schwannomas of a single intercostal nerve. *Ann Thorac Surg* 2008;86:660-61.
10. Weiss S, Goldblum J. Schwannoma (neurilemoma). In: *Enzinger and Weis's soft tissue tumors*. St Louis, MO: Mosby, 2001. p. 1146-67.
11. Odell DD, Macke Ra, O'Sheea MA. Clamshell thoracotomy: a unique approach to a massive intrathoracic schwannoma. *Ann Thorac Surg* 2011;91:298-301.
12. Endo S, Murayama F, Otani S et al. Alternative surgical approaches for apical neurinomas: a thoracoscopic approach. *Ann Thorac Surg* 2005;80:295-84.
13. Singer RL. Thoracoscopic excision of a malignant Schwannoma of the intrathoracic vagus nerve. *Ann Thorac Surg* 1995;59:1586-87.
14. Strollo DC, Rosando-de-Christenson ML, Jett JR. Primary mediastinal tumors: part II. Tumors of the middle and posterior mediastinum. *Chest* 1997;112:1344-57.
15. Ducatman BS, Scheithauer BW, Piepgras DG et al. Malignant peripheral nerve sheath tumors: a clinico-pathologic study of 120 cases. *Cancer* 1986;57:2006-21.
16. Grosfeld J. Neuroblastoma: a 1990 overview. *Pediatr Surg Int* 1991;6:9-13.
17. Horiuchi A, Muraji T, Tsugawa C. Thoracic neuroblastoma:outcome of incomplete resection. *Pediatr Surg Int* 2004;20:714-18.
18. Westphal FL. Tumores neurogênicos do mediastino. In: Camargo JJ, Pinto Filho DR. *Tópicos de atualização em cirurgia torácica*. São Paulo: Comunicação e Marketing, 2011. p. 226-25.
19. Riquet M, Mouroux J, Pons F et al. Videothoracoscopic excision of thoracic neurogenic tumors. *Ann Thorac Surg* 1995;60:943-46.
20. Shadmehr MB, Gaissert HA, Wain JC et al. The surgical approach to "dumbbell tumors" of the mediastinum. *Ann Thorac Surg* 2003;76:1650-54.
21. Ryzman W, Skokowski J, Wilimski R et al. One step removal of dumbbell tumors by postero-lateral thoracotomy and extended foraminectomy. *Eur J Cardiothorac Surg* 2004;25:509-14.
22. Pons F, Lang-Lazdunski L, Bonnet PM et al. Videothoracoscopic resection of neurogenic tumors of the superior sulcus using the harmonic scapel. *Ann Thorac Surg* 2003;75:602-4.
23. Lazorthes G, Gouaze A, Zadeh JC et al. Arterial vascularization of the spinal cord. Recent studies of the anastomotic substitution pathways. *J Neuro Surg* 1971;35:253-62.
24. Landreneau RJ, Dowling RD, Ferson PF. Thoracoscopic resection of a posterior mediastinal neurogenic tumor. *Chest* 1992;102:1288-90.
25. Vallières E, Findlay JM, Fraser RE. Combined microneurosurgical and thoracoscopic removal of neurogenic dumbbell tumors. *Ann Thorac Surg* 1995;59:469-72.
26. Suemitsu R, Matsuzawa H, Yamaguchi M et al. Dumbbell-shaped mediastinal neurogenic tumor forming a string-of-beads structure. *J Thorac Cardiovasc Surg* 2008;136:522-23.
27. Bodner J, Wykypiel H, Greiner A et al. Early experience with robot-assisted surgery for mediastinal masses. *Ann Thorac Surg* 2004;78:259-66.

SEÇÃO III — Neoplasias da Parede Torácica

CAPÍTULO 71 — Tumores de Parede Torácica

Felipe Braga ■ Bernardo Giuseppe Agoglia

INTRODUÇÃO

Os tumores de parede torácica constituem cerca de 1% de todos os tumores. Podem-se originar em qualquer dos elementos da parede torácica (músculos, nervos, ossos, cartilagens e tecidos conectivos) e podem ser divididos em dois grandes grupos: tumores ósseos e tumores de partes moles. Esses tumores podem ser primários, metastáticos ou então tumores que invadem a parede torácica.

Em virtude da ocorrência incomum dos tumores primários de parede torácica, há relativamente poucas séries de pacientes relatadas na literatura. Além disso, a maioria dos relatos inclui apenas pacientes com tumores ósseos. Quando se combinam os resultados das séries que estudam tanto os tumores de partes moles quanto os tumores ósseos, chegamos a uma incidência de malignidade entre 50 e 80%, com os tumores de partes moles representando cerca de 50% da totalidade dos tumores tratados cirurgicamente.[1]

ASPECTOS CLÍNICOS

Os tumores de parede torácica geralmente se apresentam como tumores de crescimento lento. A maioria é assintomática no início, mas, com o crescimento contínuo, o quadro de dor torácica invariavelmente se instala. Essas massas podem ser grandes e estar presentes por longos períodos até o diagnóstico. O tamanho desses tumores pode ser a causa da procura de atendimento médico pelo paciente.

A dor é mais comum em tumores malignos, porém não pode ser usada para excluir o diagnóstico de benignidade, pois um terço dos pacientes com neoplasias benignas de parede torácica apresenta dor associada. Alguns dos sintomas menos comuns incluem perda ponderal, linfadenopatia e neuropatia do plexo braquial.

A idade média de apresentação de um paciente com tumor benigno de parede torácica é de aproximadamente 15 anos a menos que aqueles com tumores primários malignos. A idade média para lesões benignas é de 26 anos de idade, enquanto para os tumores malignos é de 40 anos de idade. A proporção entre os sexos é de 2:1 (homens × mulheres), com exceção dos tumores desmoides, que têm uma proporção inversa de 1:2 (homens × mulheres).[1]

DIAGNÓSTICO

A avaliação de pacientes com tumoração de parede torácica suspeita deve incluir uma anamnese criteriosa, exame físico e testes laboratoriais, seguidos de avaliação por imagem por meio de radiografia de tórax (RX) e tomografia computadorizada (TC).

A avaliação radiológica constitui um capítulo importante na avaliação desses tumores, principalmente na determinação de limites anatômicos e extensão, resposta à terapia e taxa de recidiva[2] por intermédio do emprego dos diversos métodos existentes.

Radiografias antigas podem ser úteis na tentativa de determinar a taxa de crescimento do tumor. O exame radiológico convencional oferece informações valiosas: localização da lesão, comprometimento ósseo, presença de nódulos pulmonares (prováveis metástases) e derrame pleural (possível comprometimento pleural). O aspecto radiológico pode ser fortemente sugestivo de um tumor osteocartilaginoso ou de um plasmocitoma.

A tomografia computadorizada (TC) do tórax é de grande valor na avaliação da extensão local, das relações da massa com as estruturas adjacentes intra e extratorácicas e é parte integrante na avaliação dos tumores da parede torácica. É importante obter janelas para osso, pulmão e mediastino, com a finalidade de pesquisa de metástases e para planejar a ressecção do tumor (Fig. 1). Esse exame permite melhor avaliação dos limites do tumor, sua relação com as estruturas contíguas (escápula, diafragma, pulmões, pescoço e axilas) e o comprometimento da musculatura de parede torácica, de modo a poder prever o tipo de retalho muscular a ser utilizado para reconstrução. A presença de diferentes densidades dentro do tumor pode indicar necrose focal do mesmo. A TC também permite mensuração da tumoração, útil para avaliação objetiva da resposta a tratamentos neoadjuvantes.

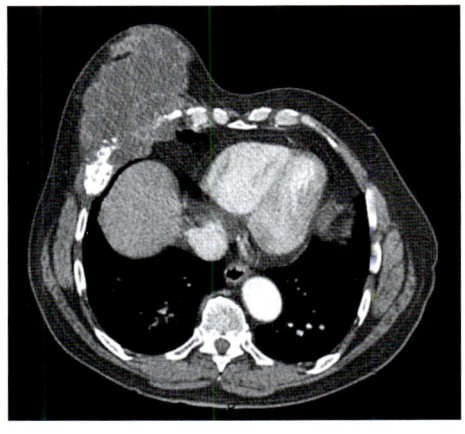

◀ **FIGURA 1.** TC de tórax mostrando comprometimento de todas as camadas da parede torácica.

A ressonância nuclear magnética (RNM) é atualmente a modalidade preferencial na avaliação dos tumores de parede torácica. Esse método possui uma capacidade superior de resolução espacial com a administração de contraste, possibilitando geralmente a caracterização exata do tecido tumoral e de sua extensão, podendo permitir a diferenciação de áreas de inflamação adjacentes. Para tanto, faz-se necessária uma atenção especial à técnica empregada. Sequências de *spin-echo* e *fast spin-echo* são satisfatórias na maioria dos casos, porém o uso de janela cardíaca periférica e compensação respiratória podem reduzir os artefatos de movimento que geralmente distorcem as imagens da RNM do tórax. O posicionamento do paciente em decúbito pronado pode minimizar a ocorrência de artefatos respiratórios nas imagens para tumores da parede anterior. Espirais de superfície são úteis para obtenção de imagens detalhadas de lesões superficiais, ao passo que espirais dedicadas ao tronco devem ser usadas para otimizar a qualidade das imagens de tumores com grande componente intratorácico.[3]

A cintilografia óssea pode ser útil para diagnosticar metástases a distância ou uma segunda lesão primária e deve ser sempre realizada nesta fase de investigação.

A maioria dos tumores primários de parede torácica, quando menores que 4 cm, é diagnosticada por uma biópsia excisional. As razões para obtenção de uma biópsia excisional são:

- Remover o tumor na sua totalidade.
- Obtenção de amostras adequadas para estabelecer o tipo histológico do tumor.
- Administração precoce de terapia adjuvante, se necessário.

Em tumores maiores de 4 cm de diâmetro, realiza-se uma biópsia incisional em área que possa ser ressecada em uma futura cirurgia; a finalidade desta biópsia é evitar uma cirurgia mais ampla para lesões benignas e possibilitar o diagnóstico de um tumor maligno, cujo tratamento inicial seja a quimioterapia, com complementação posterior com radioterapia ou cirurgia. As biópsias incisionais devem ser realizadas de modo a não interferir com a cirurgia subsequente. Deve-se planejar a incisão de forma que a cicatriz possa ser completamente ressecada na cirurgia definitiva e ter cuidado para evitar dissecção extensa, hematomas ou utilização de drenos, porque essas circunstâncias podem retardar o tratamento cirúrgico definitivo ou propiciar a disseminação nos tumores malignos. A quantidade de material ressecado deve ser suficiente para exames de histopatologia, imuno-histoquímica e exames bacteriológicos, quando houver suspeita de doença infecciosa na parede torácica; o fragmento deve medir, no mínimo, 1cm² e evitar áreas com necrose.

Quando observamos uma massa na parede de tórax em paciente portador de tumor primário conhecido, de outro órgão, a punção aspirativa com agulha fina (PAAF) ou biópsia com agulha cortante (BAC) podem ser suficientes para estabelecer definitivamente que essa lesão é uma metástase. A probabilidade de acerto é de 64% com PAAF, 96% com BAC e 100% com biópsia incisional.[4] Para lesões primitivas da parede torácica, a biópsia obtida com agulha cortante bem como a punção aspirativa com agulha fina podem, eventualmente, fornecer o diagnóstico de malignidade, mas quase sempre será necessário mais material para a classificação histológica do tumor.

CLASSIFICAÇÃO

A raridade e o amplo espectro de diagnósticos diferenciais dos tumores de parede torácica tornam sua classificação um verdadeiro desafio. Visto que a maioria das fontes se baseia em séries de casos isolados, e que esses tumores representam um grupo bastante heterogêneo de doenças, não há uniformidade na classificação, assim como nos dados de prevalência. De maneira geral, tais tumores compreendem: tumores primários benignos ou malignos; extensão local de tumores adjacentes de pulmão, mediastino, pleura ou mama; metástases; condições inflamatórias ou infecciosas não neoplásicas; ou manifestações tumorais locais de doenças sistêmicas.[5,6] Daremos ênfase, no presente texto, às neoplasias primárias, às manifestações de doenças sistêmicas e às metástases.

Os tumores primários são mais bem divididos em *ósseos* e *de partes moles* e subsequentemente divididos em benignos ou malignos.[4] A classificação dos principais tumores de parede torácica está exposta no Quadro 1.

Tumores primários ósseos

Benignos

Displasia fibrosa

Consiste na substituição de tecido ósseo normal em tecido fibroso ou osso imaturo. Corresponde a mais de 30% de todos os tumores benignos de parede torácica.[7] Tipicamente se apresenta na 3ª ou 4ª décadas de vida, sem predileção por gênero, como uma massa inicialmente assintomática na porção lateral ou posterior da costela. Em mais de 70% dos casos, uma única costela é acometida,[8] e se houver acometimento de múltiplas costelas, deve-se suspeitar da Síndrome de McCune-Albright, principalmente se houver associação com puberdade precoce ou pigmentação cutânea em café com leite.[9] O crescimento é lento e pode surgir dor no caso de fraturas ou efeito de massa em tecidos adjacentes. O RX simples mostra uma expansão costal fusiforme, com área central fibrótica e córtex fina, com frequente aspecto lítico. Pode haver aspecto em vidro fosco após maturação da lesão. A TC de tórax revela calcificações irregulares ou amorfas.[8] A ressecção está indicada somente se houver dor ou dúvida diagnóstica.

Osteocondroma

É o tumor ósseo benigno mais comum. Acomete principalmente as costelas, especialmente na junção costocondral, correspondendo a quase 50% dos tumores benignos de costela. Apresenta-se na 2ª década de vida, mais frequentemente em homens (3:1).[5,6] São massas arredondadas, inicialmente indolores, podendo chegar a até 9 cm. Os exames de imagem são geralmente suficientes para o diagnóstico, revelando calcificações pontilhadas ou enoveladas revestidas por uma cápsula de cartilagem hialina mineralizada, mais bem visualizada na tomografia. A córtex e a medula se misturam com o osso subjacente, o que dá o diagnóstico definitivo na TC ou RNM.[8] Alguns casos são passíveis de observação, mas, em geral, recomenda-se ressecção em todos os pacientes que já passaram pela puberdade – antes da mesma, a ressecção é feita somente se houver dor ou aumento de volume.[5] Um espessamento da cápsula cartilagínea > 2 cm em adultos ou 3 cm em crianças é suspeito para degeneração maligna (condrossarcoma ou osteossarcoma), devendo portanto ser tratada com ressecção ampla.[5]

Quadro 1. Classificação dos principais tumores de parede torácica

TUMORES PRIMÁRIOS ÓSSEOS
- Benignos
  - Displasia fibrosa
  - Osteocondroma
  - Condroma
  - Cisto ósseo aneurismático
  - Osteoma osteoide
  - Osteoblastoma
  - Tumor de células gigantes
- Malignos
  - Condrossarcoma
  - Osteossarcoma
  - Sarcoma de Ewing/PPNET de parede torácica (Tumor de Askin)

TUMORES PRIMÁRIOS DE PARTES MOLES
- Benignos
  - Lipomas/Lipoblastomas
  - Fibromas (Tumores desmoides)
  - Hemangiomas
  - Hamartomas mesenquimais (mesenquimomas)
- Malignos
  - Sarcomas (histiocitoma fibroso maligno, lipossarcoma, fibrossarcoma, rabdomiossarcoma)

MANIFESTAÇÕES DE DOENÇAS SISTÊMICAS
- Benignos
  - Granuloma eosinofílico/Histiocitose de células de Langerhans
- Malignos
  - Plasmocitoma solitário
  - Linfoma
  - Leucemia

Condroma

São tumores cartilaginosos benignos que correspondem a 15 a 20% das lesões benignas de parede torácica. Apresentam-se na 2ª ou 3ª décadas, geralmente na junção costocondral, são geralmente indolores e de crescimento lento.[10] Quando originado na medula óssea, denomina-se *encondroma*. O RX simples revela lesão osteolítica com margem esclerótica. Calcificações em pontilhado e bocelamento da cortical podem ser vistos à TC ou à RNM. Os condromas apresentam aspectos radiológicos e histológicos difíceis de serem distinguidos daqueles do condrossarcoma, o que faz com que todos os condromas sejam considerados malignos até que se prove o contrário, o que inclui a ressecção ampla como tratamento.[5,6,10]

Cisto ósseo aneurismático

Constituem-se em um emaranhado de múltiplos cistos contendo sangue, revestidos por fibroblastos e células gigantes osteoclásticas,[6] originando lesões líticas e expansivas, benignas porém localmente agressivas, situadas nos elementos posteriores da coluna ou nas porções posteriores ou laterais das costelas.[11] São lesões raras (aproximadamente 5% das lesões primárias de costela), de origem desconhecida (provável malformação arteriovenosa), acometendo pacientes com menos de 20 anos em 75% dos casos.[4] Os cistos ósseos aneurismáticos podem coexistir com outras lesões benignas costais. Os exames de imagem demonstram uma lesão lítica bem definida, inicialmente confinada ao córtex, mas que pode invadir a medula ou tecidos moles adjacentes, tornando difícil a diferenciação com sarcomas.[5] A confirmação diagnóstica se dá por biópsia aberta (e não por punção), e, quando presente, o tratamento consiste na ressecção completa. Se houver dúvida diagnóstica, é recomendada a ressecção ampla.

Os demais tumores ósseos primários benignos – osteoma osteoide, osteoblastoma e tumor de células gigantes – possuem acometimento torácico muito raro.

Malignos

Condrossarcoma

O condrossarcoma é o tumor ósseo maligno mais comum da parede torácica.[11,12] Ele geralmente surge na 3ª ou 4ª décadas, é mais frequente em homens e pode-se originar de tecido cartilaginoso normal ou ser resultado de degeneração de condromas ou osteocondromas – são, portanto, tipicamente encontrados na porção anterior das costelas ou no esterno (Fig. 2).[6] Radiologicamente, há destruição óssea, contornos irregulares e graus variáveis de calcificação. Lesões precoces revelam um córtex espessado enquanto lesões mais avançadas geralmente mostram destruição cortical completa e invasão de partes moles.[13] Metástases pulmonares podem ocorrer em até 10% dos casos.[14] Histologicamente, a diferenciação com condromas é difícil, já que os condrossarcomas são geralmente bem diferenciados. A ressecção ampla (pelo menos 4 cm de margem) geralmente é curativa em 90% dos casos (Fig. 2). A quimioterapia é completamente ineficaz, e a radioterapia fica reservada aos casos inoperáveis ou com margens positivas após ressecção. O tamanho e a localização não têm valor prognóstico, ao contrário de metástases ou margem comprometida. A sobrevida em 5 anos varia de 64 a 92%.[6]

Osteossarcoma

O osteossarcoma é, em geral, o tumor maligno ósseo mais comum, mas na parede torácica ele perde em incidência para o condrossarcoma.[5] Ele ocorre entre os 10 e 25 anos de idade e após 40 anos, podendo estar associado a irradiação prévia (aproximadamente 10 anos antes), doença de Paget e quimioterapia.[1] Frequentemente se apresenta como massa dolorosa localizada na metáfise de ossos longos. À TC e à RNM, mostram-se como grandes lesões osteoblásticas heterogêneas em razão da hemorragia ou da necrose, com padrão de mineralização central.[15] Muitos pacientes possuem metástases à apresentação inicial, tornando necessário rastreio pulmonar, hepático e ósseo. As metástases ocorrem em aproximadamente 70% dos casos, principalmente no pulmão, com correspondente sobrevida em 5 anos de 0%. Ao contrário do condrossarcoma, o osteossarcoma responde bem à quimioterapia, e a terapia neoadjuvante tem sido indicada previamente à ressecção ampla. A sobrevida global em 5 anos varia de 15 a 20%, elevando-se a 50% se considerados casos não metastáticos.[6,14]

Sarcoma de Ewing/PPNET de parede torácica (Tumor de Askin)

A *Família de Tumores de Ewing* compreende um espectro de neoplasias de células neuroectodérmicas primitivas, que são células embrionárias que migram da crista neural.[16] São tumores de células pequenas e arredondadas, que compartilham a mesma translocação genética (t11;22)(q24;q12).[5] Dependendo do grau de diferenciação neural, são denomi-

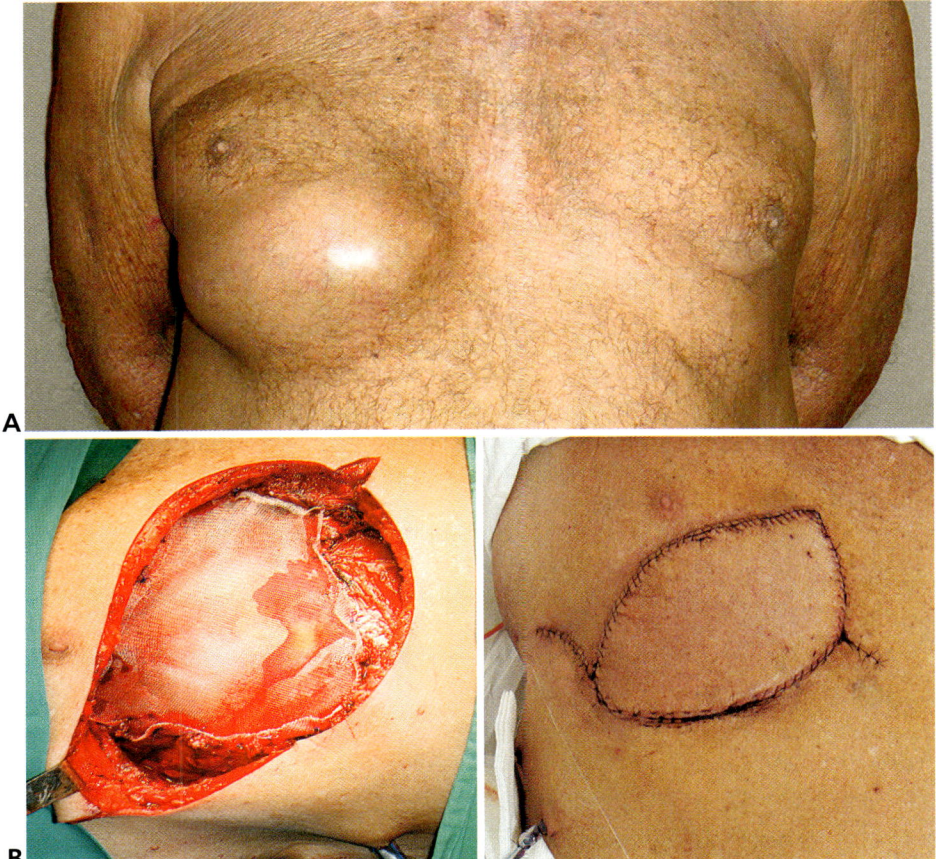

◀ **FIGURA 2.** (**A**) Condrossarcoma de parede torácica anterior. (**B**) Reconstrução com Marlex. (**C**) Rotação de retalho miocutâneo.

nados *Sarcoma de Ewing*, quando é um tumor indiferenciado, ou *Tumor Neuroectodérmico Primitivo Periférico (pPNET)*, quando apresenta características de diferenciação neural. pPNET na parede torácica é referido como *Tumor de Askin*. A grande maioria dos tumores desta família se origina nos ossos, mas também podem surgir em partes moles, seguindo a seguinte distribuição: Sarcoma de Ewing do osso (87%), Sarcoma de Ewing extraósseo (8%), PPNET ósseo e extraósseo (5%).[16] Aproximadamente 15% dos sarcomas de Ewing e 50% dos pPNETS são de parede torácica.[4] Essa família consiste no tumor maligno de parede torácica mais comum em crianças e adolescentes, frequentemente ocorrendo na 2ª década. Homens (65%) e brancos (55%) são mais afetados.[6] Os pacientes se apresentam com massa dolorosa e sintomas sistêmicos como febre e mal-estar geral. Pode haver derrame pleural. Assim como no osteossarcoma, metástases são comuns na apresentação, frequentemente para pulmões ou ossos. Exames de imagem mostram aspecto "em casca de cebola", causado pela formação óssea subperiosteal, além de destruição óssea com lesões blásticas e líticas e elevação periosteal. O diagnóstico deve ser feito com biópsia incisional. O tratamento inclui quimioterapia neoadjuvante seguida de cirurgia caso o tumor possa ser ressecado com amplas margens. A quimioterapia diminui o volume do tumor, mas a ressecção deve considerar o tamanho inicial. Após a quimioterapia, a sobrevida em 5 anos chega a 60%.[5] Radioterapia fica reservada para margens positivas após cirurgia ou tumor irressecável após quimioterapia.[6]

Tumores primários de partes moles

Benignos

Lipomas/lipoblastomas

Massas adiposas bem circunscritas, com maior incidência entre os 50 e 70 anos, podendo ocorrer em qualquer idade. Acometem geralmente pacientes obesos. Os lipomas da parede torácica são geralmente maiores e mais profundos do que os do restante do corpo. O diagnóstico muitas vezes é possível apenas com exame clínico e de imagem (TC ou RNM), mas deve-se estar atento já que o aspecto radiológico de tecido gorduroso maduro é de difícil diferenciação para com os do lipossarcomas de baixo grau. Os *lipoblastomas*, por sua vez, são tumores originários da gordura fetal e se apresentam em crianças como massas assintomáticas, com o potencial de invasão de musculatura intercostal. Em ambos os casos, é recomendada a ressecção com margens negativas.[5]

Fibromas (tumores desmoides)

Os fibromas, também denominados *tumores desmoides*, apesar de sua aparência histológica benigna e ausência de metástases, podem causar infiltração local agressiva e compressão de estruturas adjacentes, atuando como um fibrossarcoma de baixo grau. Eles estão associados à síndrome de Gardner (um terço dos pacientes com a síndrome possui tumor desmoide, enquanto o contrário ocorre em apenas 2% dos casos[1]) e podem surgir em sítios de trauma, cicatriz ou irradiação prévios.[17] Ocorrem principalmente na 3ª ou 4ª décadas de vida e possuem uma predominância feminina (2:1). Não há achados radiológicos característicos, e o diagnóstico é feito através de biópsia excisional. O tratamento de escolha consiste na ressecção com margens amplas (ao menos 4 cm). Em pacientes com limitações técnicas ou anatômicas, recidiva ou doença residual grosseira, a radioterapia é efetiva para controle local. Não há indicação de quimioterapia no tratamento do tumor desmoide. As taxas de recidiva local variam de 4 a 50%, estando diretamente associadas à margem cirúrgica.[1] Pairolero et al., em uma série de 53 casos,[18] encontraram 37,5% de probabilidade de recidiva em 5 anos. Tais recidivas ocorreram em 89% dos pacientes com margem positiva e 18% dos pacientes com margem negativa.

Hemangiomas

Hemangiomas de parede torácica são entidades extremamente raras, com poucos relatos de casos na literatura. Eles podem originar-se de tecido subcutâneo, músculos, costelas, vertebras ou esterno. Apresentam-se como massas de crescimento lento, geralmente assintomáticas, em pacientes jovens (de até 30 anos). A TC mostra massa heterogênea com consistência de partes moles, contendo elementos vasculares, gordurosos e fibrosos. USG com Doppler e RNM podem auxiliar no diagnóstico diferencial.[19,20]

Hamartomas mesenquimais (mesenquimomas)

São tumores da infância, geralmente grandes, podendo acarretar deformidade torácica ou dispneia. Podem ser solitários ou multifocais e são parcialmente calcificados nos exames de imagem. A ressecção ampla é recomendada se houver distúrbio ventilatório.[5]

Sarcomas de partes moles

Os sarcomas de partes moles de parede torácica representam aproximadamente 45% dos tumores malignos primários de parede torácica e aproximadamente 6% dos sarcomas de partes moles em geral.[14] Os mais frequentes neste sítio são o *histiocitoma fibroso maligno*, o *lipossarcoma*, o *fibrossarcoma* e o *rabdomiossarcoma*. Fatores predisponentes incluem irradiação prévia, neurofibromatose, síndrome de Gardner e síndrome de Werner.[1] O índice de metástases pode variar de 10 a 50%, dependendo do grau de diferenciação do tumor. A sobrevida geral em 5 anos varia de 63 a 89%, sendo maior do que a da maioria dos outros tumores malignos primários da parede. O tratamento consiste na ressecção ampla (mínimo de 5 cm).[6] Os dados sobre quimioterapia são conflitantes.

Uma série de casos nacionais,[21] incluindo 55 casos de sarcomas de parede torácica tratados cirurgicamente, encontrou o fibrossarcoma como principal tipo histológico. O grau de diferenciação do tumor foi o único fator prognóstico independente encontrado na análise univariada (maior risco de morte), enquanto tumores < 5 cm e tumores de baixo grau determinaram melhor prognóstico na análise multivariada. As taxas de sobrevida geral em 5 e 10 anos foram de 87,3 e 79,3%, respectivamente. O índice de metástase foi de 18%, e o de recidiva local, de 11%.

O *histiocitoma fibroso maligno* é o principal tumor de partes moles nos adultos, é o mais relacionado com irradiação prévia e possui distribuição bimodal (picos na 3ª e 6ª décadas). O tratamento é multimodal (quimioterapia neoadjuvante + cirurgia com margens amplas + quimioterapia adjuvante).[5]

O *rabdomiossarcoma* é o segundo tumor maligno de parede torácica mais comum em crianças. O tratamento envolve quimio e radioterapia neoadjuvantes e cirurgia com margens amplas, depois quimio e radioterapia adjuvantes. Fatores prognósticos negativos incluem o subtipo alveolar (comparado com o subtipo embrionário), tumores invasivos maiores que 10 cm e ressecção com limite microscópico comprometido (R1).[5]

Os *fibrossarcomas* ocorrem em adultos como massas heterogêneas à TC e à RNM, em decorrência da necrose e hemorragia. O tratamento inclui quimioterapia neoadjuvante seguida de ressecção. São comuns a recidiva local e as metástases. O *neurofibrossarcoma*, também conhecido como schwannoma maligno ou tumor da bainha de nervo periférico, muitas vezes se origina de neurofibromas de raízes nervosas da coluna vertebral ou nervos intercostais ou no plexo braquial. Cerca de um terço (29%) de pacientes com neurofibromatose desenvolve neurofibrossarcomas.[5]

Manifestações de doenças sistêmicas

Granuloma eosinofílico/histiocitose de células de Langerhans

Uma das três variantes clínicas da *histiocitose de células de Langerhans*, o granuloma eosinofílico é uma doença do sistema linforreticular, e não um tumor ósseo verdadeiro.[1,22] Caracteriza-se por lesão óssea lítica, única ou múltipla, com ou sem expansão e destruição óssea, formada pela proliferação idiopática de histiócitos, podendo acometer vários ossos. As costelas são acometidas em aproximadamente 10% dos casos de granuloma eosinofílico solitário.[5] Os pacientes geralmente se apresentam com febre, leucocitose e dor local. O diagnóstico é feito através de *core*-biópsia ou biópsia aberta. O tratamento é controverso, podendo incluir biópsia excisional (lesão solitária), corticoide sistêmico ou intralesional ou radioterapia com baixas doses. Há relato de tratamento bem-sucedido com ablação por radiofrequência.[23]

Plasmocitoma solitário

Apesar de o plasmocitoma solitário ser frequentemente tido na literatura como o tumor ósseo maligno mais comum da parede torácica, ele representa de fato uma manifestação local de doença sistêmica (mieloma múltiplo), e não propriamente uma lesão primária de parede torácica.[5] Ele consiste em um dos poucos tumores em que o tratamento principal não é cirúrgico, mas radioterápico. Os pacientes geralmente são homens idosos e tipicamente apresentam dor sem a presença de massa. Exames de imagem mostram uma lesão lítica com adelgaçamento da cortical. O diagnóstico envolve punção de medula óssea (osso normal) e biópsia incisional da lesão. A sobrevida em 5 anos varia de 40 a 60%, e o mieloma múltiplo sistêmico pode desenvolver-se em 45 a 75% dos casos, o que justifica a necessidade de um acompanhamento a longo prazo.

Linfoma

O linfoma pode se apresentar na parede torácica como primário de osso, linfoma multifocal (nodal), ou ambos. Parece haver associação com empiema tuberculoso crônico e vírus Epstein-Barr.[24-26] À biópsia, as células de Reed-Sternberg estarão presentes no linfoma de Hodgkin, enquanto a citometria e a imuno-histoquímica são necessárias para se determinar a linhagem celular no linfoma não Hodgkin. O tratamento é sistêmico (quimioterapia), e a ressecção é indicada apenas em casos selecionados.

Leucemia

O *sarcoma granulocítico*, também conhecido como *mieloblastoma extramedular* ou *cloroma*, é um tumor sólido raro, que pode ser o primeiro sinal ou se apresentar durante o curso da leucemia mielogênica (aguda ou crônica). Ele pode acometer qualquer parte do corpo, geralmente é múltiplo, assintomático, e o diagnóstico diferencial com linfoma pode ser difícil. Há boa resposta à radio e à quimioterapia. O acometimento torácico está descrito em pouquíssimos relatos.[27-29]

METÁSTASES

Poucos artigos versam sobre os resultados da ressecção e os fatores prognósticos de metástases hematogênicas para a parede torácica. A maioria das séries é pequena, estende-se sobre muitas décadas de observação, com modalidades terapêuticas muito variadas e algumas incluem câncer da mama e tumores primários de parede, os quais diferem muito das metástases hematogênicas "puras". Recentemente, um levantamento unicêntrico do instituto MD Anderson (Texas, EUA)[30] incluiu apenas metástases hematogênicas em um período de 17 anos de observação, nas quais o tratamento foi a ressecção. Dos 79 pacientes incluídos, 36 tinham tumor primário no tronco (principalmente rim [17] e útero [6]) 31 em membros e 12 em cabeça ou pescoço. Com relação a tipos histológicos, houve 41 sarcomas, 34 carcinomas e 4 melanomas. Os fatores prognósticos identificados foram tipo histológico, margens de ressecção e tabagismo (> 20 maços-ano). A sobrevida em 5 anos foi de 40% e a mortalidade operatória de 1,1%. Vale ressaltar que os princípios utilizados para a metastasectomia de parede (Fig. 3) são os mesmos daqueles utilizados para metástases pulmonares.

TRATAMENTO

O primeiro relato de ressecções de parede torácica foi feito por Claggett da Clínica Mayo, em 1957.[31] Inicialmente a experiência na estabilização da parede se deu durante a Guerra do Vietnã, com o tratamento dos traumas de parede e do tórax instável. Já a experiência com os tumores envolvendo a parede torácica se deu inicialmente com pacientes portadores de câncer do pulmão e da mama com invasão direta de parede, ou pacientes com lesões metastáticas, conforme o relato de Martini do *Memorial Sloan-Kettering* em Nova Iorque.[32] Ao longo dos anos, Pairolero e Arnold, também da Clínica Mayo, definiram os padrões de ressecção cirúrgica e reconstrução da parede torácica bem como para os resultados oncológico e funcional a longo prazo.[33,34]

A ressecção da parede torácica constitui um importante capítulo da cirurgia torácica oncológica. Compreende uma das indicações de tratamento cirúrgico para o câncer do pulmão e é, na maioria das vezes, a

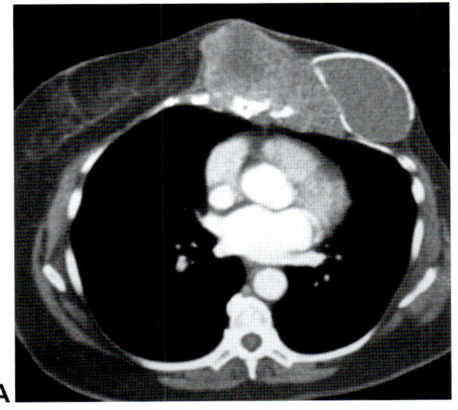
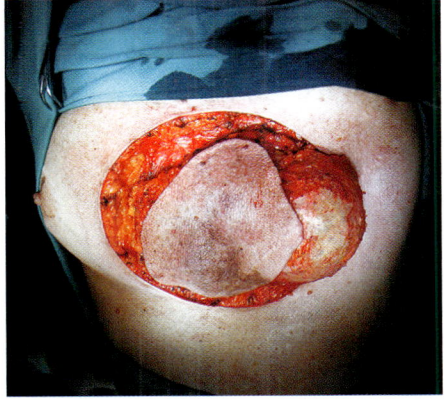
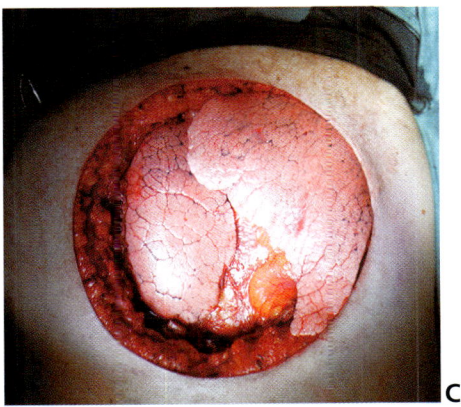
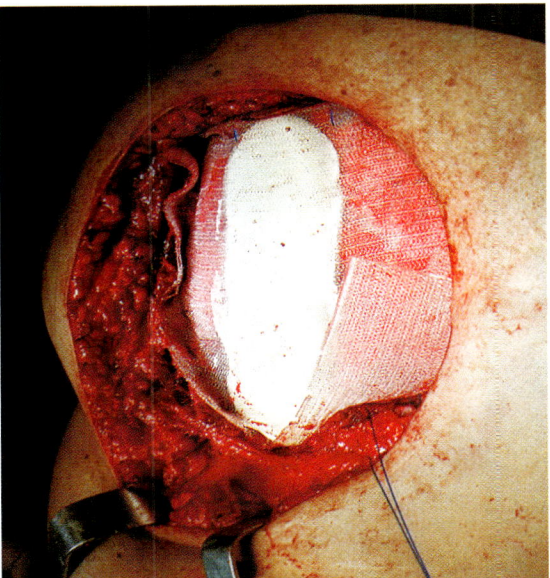
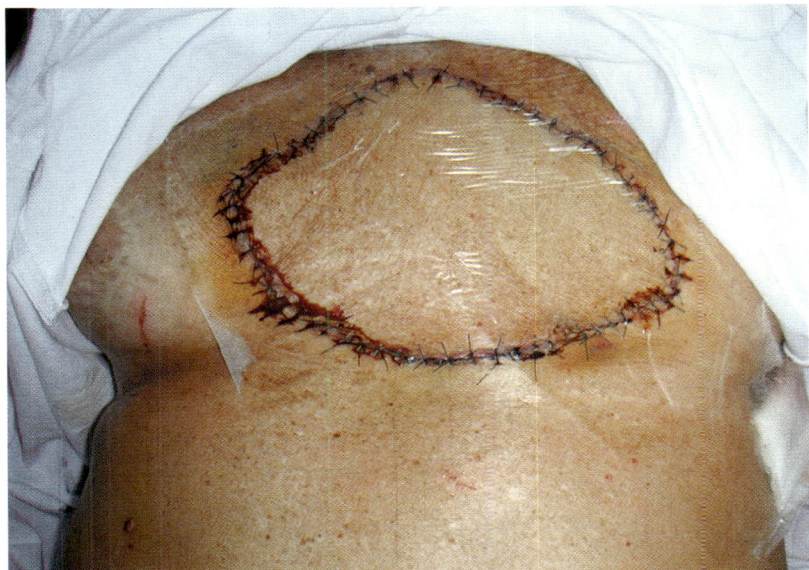

▲ **FIGURA 3.** (**A** e **B**) Tu mucinoso da mama recidivado, junto à prótese mamária, envolvendo esterno. (**C**) Ressecção com esternectomia. (**D**) Reconstrução com técnica de "sanduíche". (**E**) Enxerto cutâneo.

melhor e/ou a única opção terapêutica possível para os tumores primários ou metastáticos da parede torácica. Geralmente, os tumores de pulmão que invadem a parede torácica impõem um grau de dificuldade menor ao fechamento dos defeitos de parede resultantes de sua ressecção, necessitando, no entanto, de ressecções mais extensas de parênquima pulmonar. Inversamente, os tumores originários da parede torácica tendem a infiltrar todas as camadas da parede, podendo estender-se para a periferia do parênquima pulmonar. Após a ressecção desses tumores se faz necessária, em geral, uma reconstrução mais extensa/complexa da parede.

A ressecção completa e alargada da parede torácica (toracectomia) é essencial para conseguir sobrevida longa e possibilidade de cura. O único fator limitante para uma ressecção completa do tumor é o envolvimento em profundidade de estruturas vitais. O cirurgião só deve se propor a realizar a ressecção de parede torácica se estiver certo de que não fará uma ressecção econômica por não poder reparar o defeito na parede.

A evolução do conhecimento da anatomia funcional e do suprimento sanguíneo dos músculos do tronco levou ao refinamento das técnicas de transposição muscular ou miocutânea, o que, associado ao surgimento de próteses sintéticas de excelente qualidade, permite ao cirurgião torácico realizar ressecções bastante extensas da parede do tórax, com a consequente diminuição do índice de recidiva local e da melhora dos resultados em termos de tempo de sobrevida livre de doença e de qualidade de vida. A cirurgia deve ser planejada e realizada com a integração do cirurgião torácico e do cirurgião plástico, sempre que houver previsão de necessidade de utilização de técnicas que utilizem retalhos miocutâneos para reconstrução da parede (Fig. 4).

O conceito de ressecção alargada varia entre os autores, mas a grande maioria concorda que a ressecção de tumores em arcos costais deve sempre incluir um arco normal acima do limite superior e abaixo do limite inferior da lesão. A margem de segurança no arco costal e nas partes moles deve ser de 4 cm anterior e posteriormente, quando possível. King,[35] avaliando o impacto da margem de segurança dos limites da ressecção da parede torácica, demonstrou que a sobrevida em 5 anos foi de 56%, quando essa margem media 4 ou mais centímetros, e de 29% quando media 2 cm. Para muitos cirurgiões, uma margem de 2 cm pode ser considerada adequada. Entretanto, essa margem só poderia ser considerada adequada para metástases de parede torácica, tumores benignos e algumas neoplasias malignas de baixo grau, tais quais os condrossarcomas. Uma margem de ressecção de 2 cm é inadequada para neoplasias mais agressivas, como sarcoma osteogênico e histiocitoma fibroso maligno, que têm o potencial de se disseminar pela medula ou por outros planos teciduais, como o periósteo ou a pleura parietal. Consequentemente, todas as neoplasias primárias malignas inicialmente diagnosticadas por biópsia excisional que são submetidas a posterior ressecção devem incluir ao menos uma margem de 4 cm de tecido são em todas as direções.[1]

Quando o tumor compromete o esterno, indica-se a ressecção parcial ou total do osso, incluindo as porções anteriores dos arcos costais, bilateralmente (Fig. 5). Nos osteossarcomas, recomenda-se a ressecção de todo o arco costal que apresenta o tumor. Nos tumores da mama ulcerados ou recidivados na parede torácica, a indicação cirúrgica é controvertida, mas em casos de ulceração ou hemorragia importante o tratamento cirúrgico tem a finalidade de oferecer ao paciente a cicatrização da ferida; não há aumento de sobrevida, mas há melhora da qualidade de vida da paciente. Nas lesões que comprometem as últimas costelas pode ser necessária a ressecção parcial do diafragma. Todas as estruturas fortemente aderidas ao tumor devem ser ressecadas — pele, músculos, mama, pulmão, diafragma, clavículas, pericárdio; nódulos pulmonares sincrônicos também devem ser ressecados.

Em série publicada em 2006, Rusch et al.[36] concluíram que as complicações respiratórias continuam sendo a maior causa de morbidade nas ressecções de parede torácica, enfatizando que, assim como já havia sido demonstrado por Lardinois,[37] a utilização de próteses rígidas utilizando telas de Marlex e metacrilato na reconstrução da parede em pacientes submetidos a ressecções alargadas, anteriores ou laterais, que poderia causar instabilidade de parede, reduz o risco dessas complicações, quando comparadas com outras séries que se utilizaram de outras técnicas.

O panorama atual no que tange à reconstrução da parede torácica parece estar mudando, na medida em que novos materiais vêm sendo testados com bons resultados, permitindo ressecções mais amplas e

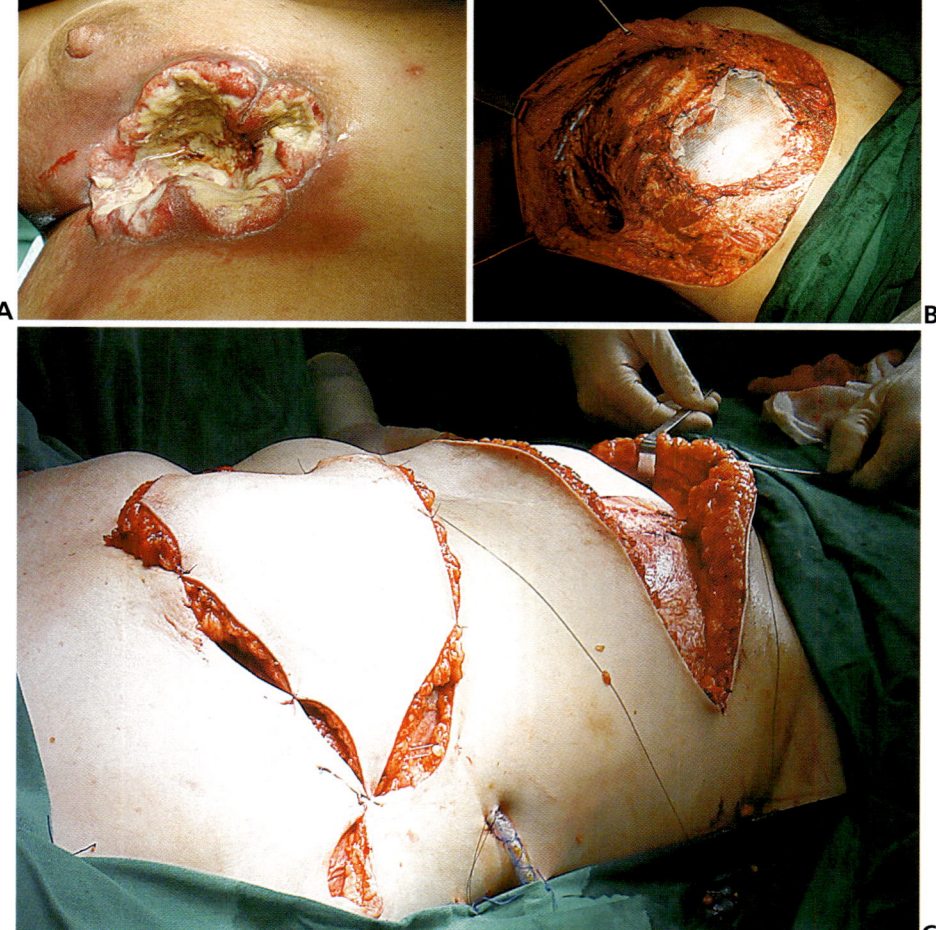

◀ **FIGURA 4. (A-C)** Utilização de retalho miocutâneo (de parede abdominal) para a reconstrução de parede torácica anterior em paciente com tumor da mama recidivado.

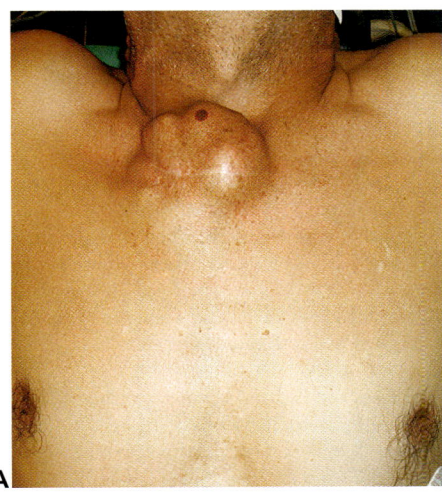
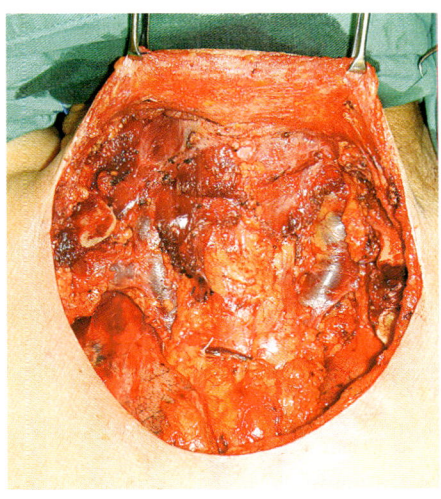

◀ **FIGURA 5.** (**A**) Condrossarcoma comprometendo porção superior do esterno. (**B**) Aspecto pós-ressecção.

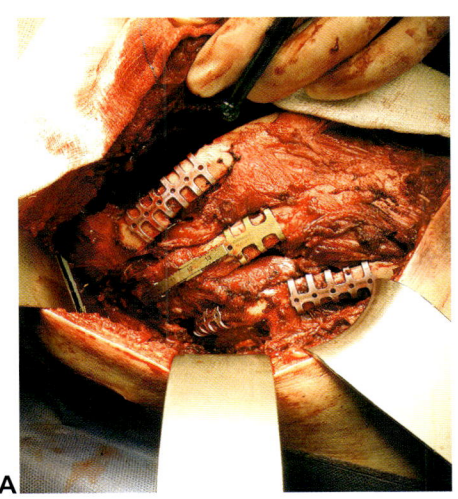
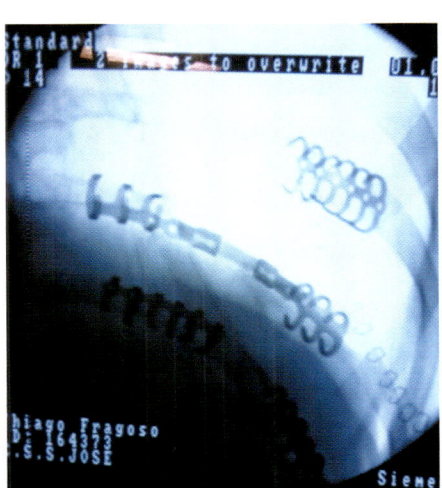

◀ **FIGURA 6.** (**A** e **B**) Utilização de próteses de titânio para reconstrução de gradil costal.

preservando a mecânica respiratória de maneira mais efetiva. Nesse quadro podemos citar dois tipos de próteses que vêm tendo resultados bastante convincentes: o primeiro se utiliza de placas de titânio ajustáveis e moldáveis (Fig. 6), que em geral são utilizadas com próteses flexíveis para a proteção da parte visceral, podendo ser utilizadas tanto na reconstrução de defeitos laterais e anteriores da parece torácica; encontram-se também à disposição próteses de cerâmica, com base de hidroxiapatita, que podem ser moldáveis e individualizadas e teriam como vantagens maior integração com o paciente, visto que são individualizadas, e menor propensão a infecção, porém o custo dessa prótese ainda limita o seu uso.[38-43]

REFERÊNCIAS BIBLIOGRÁFICAS

1. Pairolero PC, Graeber GM, Jones DR. Neoplasms os the chest wall. In: Pearson FG, Patterson A, Cooper J et al. *Pearson's thoracic and esophageal surgery.* 3rd ed. New York: Churchill Livingston, 2008. p. 1291-302, cap. 105.
2. Jeung MY, Gangi A, Gasser B et al. Imaging of chest wall disorders. *RadioGraphics* 1999;19:617-37.
3. Moriyama N, Tateishi U, Gladish GW et al. Chest wall tumors: Radiologic findings and pathologic correlations. *RadioGraphics* 2003;23:1477-90.
4. Carvalho WR, Torquato EB, Toscano E. Tumores de parede torácica. In: Saad Jr R, Carvalho WR, Ximenes Netto M et al. (Eds.). *Cirurgia torácica geral.* São Paulo: Atheneu, 2005. p. 807-14.
5. Smith SE, Keshavjee S. Primary chest wall tumors. *Thorac Surg Clin* 2010 Nov.;20(4):495-507.
6. Shah AA, D'Amico TA. Primary chest wall tumors. *J Am Coll Surg* 2010 Mar.;210(3):360-66. Epub 2009 Dec. 22.
7. Lukanich JM, Sugarbaker DJ. Chest wall and pleura. In: Townsend CM, Beauchamp RD, Evers BM et al. *Sabiston textbook of surgery: the biological basis of modern surgical practice.* 17a. ed. Filadélfia: Elsevier Saunders, 2004. p. 1715-17.
8. Tateishi U, Gladish GW, Kusumoto M et al. Chest wall tumors: radiologic findings and pathologic correlation: part 1. Benign tumors. *Radiographics* 2003;23(6):1477-90.
9. Levesque J, Marx R, Bell RS et al. *A clinical guide to primary bone tumors.* Baltimore (MD): Williams & Williams, 1998.
10. Somers J, Faber LP. Chondroma and chondrosarcoma. *Semin Thorac Cardiovasc Surg* 1999;11:270-77.
11. Hughes EK, James SL, Butt S et al. Benign primary tumours of the ribs. *Clin Radiol* 2006;61(4):314-22.
12. Liptay MJ, Fry WA. Malignant bone tumors of the chest wall. *Semin Thorac Cardiovasc Surg* 1999;11(3):278-84.
13. Abbas AE, Deschamps C, Cassivi SD et al. Chest-wall desmoid tumors: results of surgical intervention. *Ann Thorac Surg* 2004;78:1219-23.
14. Burt M. Primary malignant tumors of the chest wall. The Memorial Sloan-Kettering Cancer Center experience. *Chest Surg Clin N Am* 1994;4:137-54.
15. Tateishi U, Gladish GW, Kusumoto M et al. Chest wall tumors: radiologic findings and pathologic correlation: part 2. Malignant tumors. *Radiographics* 2003;23(6):1491-508.
16. Site do instituto Nacional do Câncer (INCA). Disponível em: <www.inca.gov.br/wps/wcm/connect/tiposdecancer/site/home/tumores_ewing>
17. Bölke E, Krasniqi H, Lammering G et al. Chest wall and intrathoracic desmoid tumors: surgical experience and review of the literature. *Eur J Med Res* 2009 June 18;14(6):240-43.
18. Abbas AE, Deschamps C, Pairolero PC et al. Chest-wall desmoid tumors: results of surgical intervention. *Ann Thorac Surg* 2004 Oct.;78(4):1219-23; discussion 1219-23.
19. Huang TW, Lee SC, Chen JC et al. Cavernous hemangioma of the sternum. *Thorac Cardiovasc Surg* 2008 Dec.;56(8):500-1. Epub 2008 Nov. 14.
20. Abrão FC, Tamagno M, Jatene FB et al. Hemangioma of the rib. *Ann Thorac Surg* 2011 Feb.;91(2):595-96.
21. Gross JL, Younes RN, Haddad FJ et al. Soft-tissue sarcomas of the chest wall: prognostic factors. *Chest* 2005;127:902-8.
22. Hoover KB, Rosenthal DI, Mankin H. Langerhans cell histiocytosis. *Skeletal Radiol* 2007;36:95-104.

23. Corby RR, Stacy GS, Peabody TD et al. *Radiofrequency ablation of solitary eosinophilic granuloma of bone.* AJR Am J Roentgenol 2008 June;190(6):1492-94.
24. Saito N, Koyama S, Hosokawa N et al. Three cases of malignant lymphoma that developed from the chest wall. [Article in Japanese] *Nihon Kyobu Shikkan Gakkai Zasshi* 1997 Mar.;35(3):311-16.
25. Fujimoto M, Haga H, Okamoto M et al. *EBV-associated diffuse large B-cell lymphoma arising in the chest wall with surgical mesh implant.* Pathol Int 2008 Oct.;58(10):668-71.
26. Santini M, Fiorello A, Vicidomini G et al. *A surgical case of pyothorax-associated lymphoma of T-cell origin arising from the chest wall in chronic empyema.* Ann Thorac Surg 2009 Aug.;88(2):642-45.
27. Ariad S, Pizov G, Koretz M. Granulocytic sarcoma of the chest wall at site of Hickman catheter tract. *Leuk Lymphoma* 1996 Oct.;23(3-4):401-3.
28. Ostlere L, Harris D, Scott F et al. Granulocytic sarcoma (chloroma) of chest wall at site of Hickman line. *Int J Dermatol* 1993 Apr.;32(4):299-300.
29. Raman BK, Janakiraman N, Raju UR et al. Osteomyelosclerosis with granulocytic sarcoma of chest wall. Morphological, ultrastructural, immunologic, and cytogenetic study. *Arch Pathol Lab Med* 1990 Apr.;114(4):426-29.
30. Hemmati SH, Correa AM, Walsh GL et al. The prognostic factors of chest wall metastasis resection. *Eur J Cardiothorac Surg* 2011 Aug.;40(2):328-33. Epub 2011 Apr. 3.
31. Pascuzzi CA, Dahlia DC, Clagget OT. Primary tumors of the ribs and sternum. *Surg Gynecol Obstet* 1957;104:390.
32. Martini N, McCormack PM, Bains MS. Chest wall tumors: clinical results of treatment. Major challenges. In: Grillo HC, Eschapasse H. (Eds.). *International trends in general thoracic surgery.* Philadelphia: Saunders, 1987. p. 285, vol. 2.
33. Pairolero PC, Arnold PG. Chest wall tumors: experience with 100 consecutive patients. *J Thorac Cardiovasc Surg* 1985;90:367.
34. Arnold PG, Pairolero PC. Chest wall reconstruction: an account of 500 consecutive patients. *Plast Re-constrSurg* 1996;98:804.
35. King RM, Pairolero PC, Trastek VF et al. Primary Chest wall tumors: factors affecting survival. *Ann Thorac Surg* 1986;41:597-601.
36. RuschVW, Weyant MJ, BainsMS et al. Results of Chest Wall Resection and Reconstruction With and Without Rigid Prosthesis. *Ann Thorac Surg* 2006;81:279-85.
37. Lardinois D, Müller M, Furrer M et al. *Functional assessment of chest wall integrity after methylmethacrylate reconstruction.* Ann Thorac Surg 2000;69:919-23.
38. Rocco G. Overview on Current and Future Materials for Chest Wall Reconstruction. *Thorac Surg Clin* 2010;20:559-62.
39. Coonar AS, Qureshi N, Smith I et al. A novel titanium rib bridge system for chest wall reconstruction. *Ann Thorac Surg* 2009;87:e46-48.
40. Marulli G, Hamad AM, Cogliati E et al. Allograft sternochondral replacement after resection of large sternal chondrosarcoma. *J Thorac Cardiovasc Surg* 2010;139:e69-70.
41. Pompili C, Brunelli A, Xiume' F et al. Chest wall reconstruction with a titanium rib bridge for post-traumatic parietal hernia. *Eur J Cardiothorac Surg* 2010;37:737.
42. Voss B, Bauernschmitt R, Will A et al. Sternal reconstruction with titanium plates in complicated sternal dehiscence. *Eur J Cardiothorac Surg* 2008;34:139-45.
43. Hamad AM, Marulli G, Bulf R et al. Titanium plates support for chest wall reconstruction with Gore-Tex dual mesh after sternochondral resection. *Eur J Cardiothorac Surg* 2009;36:779-80.

SEÇÃO IV
Neoplasias Pleurais e Pericárdicas

CAPÍTULO 72
Mesotelioma Pleural Maligno

Anderson Fontes ■ Andersen Charles Daros

INTRODUÇÃO

Mesotelioma pleural maligno (MPM) é uma neoplasia maligna rara, que se origina do tecido mesotelial (mesoderma), envolvendo as superfícies serosas das pleuras parietal e visceral (podendo acometer outras serosas como peritônio e pericárdio). Descrito primariamente em 1870 por E. Wagner e posteriormente relacionado com a exposição ocupacional ao amianto ou asbesto, em 1960, por J. C. Wagner. Amianto é uma fibra mineral natural sedosa que, por suas propriedades físico-químicas e abundância na natureza, tem sido largamente utilizada na indústria, sendo extraído de rochas compostas de silicatos hidratados de magnésio, e apenas 5 a 10% encontram-se em sua forma fibrosa de interesse comercial.

Os nomes latino e grego, respectivamente, amianto e asbesto, têm relação com suas principais características físico-químicas, incorruptível e incombustível. O nome asbesto, de origem grega, significando incombustível, foi referido por Plutarco no século 70 a.C. ao pavio das lâmpadas mantidas permanentemente acesas pelas virgens *vestais* e ao qual se denominava *asbesta* ou não destrutível pelo fogo. Já amianto, palavra de origem latina (*amianthus*), significa sem mácula ou incorruptível. Está presente em abundância na natureza sob duas formas: serpentinas (amianto branco = crisotila) e anfibólios (amiantos marrom, azul e outros = actinolita, amosita, antofilita, crocidolita e tremolita), sendo que a primeira corresponde a mais de 95% de todas as manifestações geológicas no planeta. O Brasil está entre os cinco maiores produtores de amianto do mundo e é também um grande consumidor, sendo utilizado em diversos setores e produtos industriais, como: telhas, caixas d'água de cimento-amianto e em guarnições de freio (lonas e pastilhas), juntas, revestimentos de discos de embreagem, tecidos, vestimentas especiais, pisos, tintas e etc.

Entre as doenças relacionadas com o amianto estão a asbestose (doença crônica pulmonar de origem ocupacional), cânceres do pulmão e do trato gastrointestinal e o mesotelioma, tumor maligno raro, de prognóstico sombrio, que tem um período de latência em torno de 20 a 40 anos (Quadro 1). Dessas doenças, poucas foram caracterizadas como ocasionadas pela exposição ao amianto no Brasil. Menos de uma centena de casos estão citados em toda a literatura médica nacional do século XX, sendo este um dos mecanismos que tornam essas patologias invisíveis aos olhos da sociedade, fazendo-a crer que a situação brasileira é diferente da de outros países, levando com isso a um protelamento de decisões políticas, entre as quais o seu banimento ou proibição.

Quadro 1. Latência em 191 casos de mesotelioma maligno nos EUA

LATÊNCIA (ANOS)	HOMENS	%	MULHERES	%	TOTAL	%
15-20	1	0,6	0	0	1	0,5
21-30	3	1,7	1	5,3	4	2,1
31-40	31	18,0	2	10,5	33	17,3
41-50	75	43,6	2	10,5	77	40,3
51-60	48	27,9	9	47,4	57	29,8
> 60	4	8,2	5	26,3	13	10,0

Baseado em casos com data de início de exposição e de diagnóstico.
Modificado de Haber *et al.*

EPIDEMIOLOGIA

No Brasil há poucos dados epidemiológicos referentes a doenças oriundas da exposição ao amianto, em decorrência da dificuldade de correlação entre a exposição e a doença, sendo o diagnóstico de mesotelioma pleural maligno de exclusão e muitas vezes difícil, por demandar uso de novas e caras tecnologias (imuno-histoquímica, microscopia eletrônica etc.). É normalmente diagnosticado entre a 5ª e 7ª décadas de vida, geralmente havendo relato de exposição ocupacional direta entre os homens e indireta entre as mulheres e acometendo-os em uma proporção de 4:1.

Nos Estados Unidos da América esperam-se cerca de 2.500 novos casos de mesotelioma pleural maligno por ano, sendo 2.000 homens e 500 mulheres, 80% relacionados com a exposição ocupacional ao asbesto.

Na Europa sua incidência é também elevada, com relato de 5.000 mortes em 1998, com uma expectativa de cerca de 9.000 mortes em 2018, em razão da grande exposição ao asbesto na década de 1940, pelo seu uso na indústria bélica durante a Segunda Guerra Mundial, sendo esperado um pico de incidência entre 2015 e 2020, com cerca de 250.000 casos previstos para os próximos 40 anos; e figura em primeiro lugar entre as substâncias causadoras de câncer por exposição ocupacional no Reino Unido.

Sua incidência no mundo ocidental é de 1-20/milhão de habitantes (média = 1-2/milhão), havendo relatos de até 365/milhão em regiões do sudoeste da China. Globalmente, para cada quatro a cinco casos de mesotelioma relatados, um caso não foi relatado. Essas estimativas confirmam a necessidade de contramedidas em níveis nacional, regional e internacional, para adequar os diagnósticos e registros de câncer, possibilitando adoção de medidas de controle, como uso de equipamentos individuais

Quadro 2. Mortalidade cumulativa por mesotelioma em 15 anos durante 1994-2008 em países/entidades com dados para mortalidade por mesotelioma e uso de asbesto – "Reportada e extrapolada"

PAÍS	USO CUMULATIVO DE ASBESTOS (TONELADAS) 1920-1970	ANOS COM DADOS AVALIÁVEIS (N)	MORTALIDADE CUMULATIVA RELATADA (CASOS)	MÉDIA ANUAL DE MORTALIDADE RELATADA (CASOS)	MORTALIDADE CUMULATIVA EXTRAPOLADA EM 15 ANOS (CASOS)
1 – EUA	21.840.583	7	17.062	2.437	36.561
2 – Reino Unido	4.829.517	7	13.239	1.891	28.369
3 – Alemanha	4.144.825	9	9.569	1.063	15.948
4 – Japão	3.210.349	14	11.212	801	12.013
5 – França	2.352.646	8	6.608	826	12.390
6 – Canadá	1.955.347	5	1.603	321	4.809
7 – Itália	1.934.558	3	3.706	1.235	18.530
8 – Austrália	1.152.776	8	3.747	468	7.026
9 – Bélgica	1.110.214	3	467	156	2.335
10 – Espanha	701.565	7	1.840	263	3.943
11 – Polônia	581.013	10	957	96	1.436
12 – Brasil	577.333	10	955	96	1.433

Modificado de Park *et al.*

de proteção, controle de exposição e até proibição de seu uso e exploração, como já realizado em alguns países (Reino Unido, França etc.).

Em recente trabalho, Park *et al.* analisaram a relação entre a quantidade utilizada de amianto e o número de casos relatados de óbitos por MPM, obtendo uma média anual de casos e projetando uma mortalidade esperada para um período de 15 anos. O Brasil ficou em 12º lugar em expectativa de mortalidade para MPM, havendo uma perspectiva global de cerca de 175.000 casos no mesmo período (Quadro 2).

No Brasil, o limite de tolerância (LT) de exposição ao amianto, estabelecido pelo Ministério do Trabalho e Emprego, em 1991 é de 2 fibras/cm^3 e proíbe o uso de fibras de anfibólios (crocidolita, amosita, antofilita, tremolita). A OMS (Organização Mundial de Saúde) e a OIT (Organização Internacional do Trabalho) recomendam que o uso do amianto seja substituído, sempre que possível, e classifica o amianto como definitivamente carcinogênico para os humanos, não havendo nenhum limite seguro de exposição, que nos EUA é de 0,1fibra/cm^3.

PATOLOGIA

Causado principalmente pelo amianto do tipo anfibólio, apresenta grande período de latência de 48,7 anos (variando de 14 a 72 anos), de acordo com o tipo de fibra e a intensidade de exposição (Quadro 3). Cerca de 80% dos pacientes com mesotelioma têm história de exposição ocupacional, mas apenas cerca de 10% dos expostos desenvolvem a doença, sugerindo associação com outros fatores no seu desenvolvimento, como exposição ao vírus símio 40 ou SV-40 (encontrado como contaminante de vacinas contra poliomielite no Reino Unido nas decadas de 1950 e 1960 e desde então sugerido como fator causal), anormalidades cromossomiais/sucetibilidade genética e exposição à radiação. Em certas áreas, como em uma pequena vila da região de Anatólia (Turquia), há uma incidência epidêmica não explicada de mesotelioma (exposição à erionite?) causando 50% de todas as mortes, sugerindo ligação a um grupamento familiar com uma forma autossômica de herança com penetrância incompleta.

Estudos sugerem que as fibras longas e finas do amianto (anfibólios/crocidolita) sejam as responsáveis pela maioria dos casos de mesotelioma, particularmente as com comprimento ≥ 8 μm e espessura ≤ 0,25 μm, uma vez que seu comprimento impediria a sua adequada fagocitose pelos macrófagos pleurais, gerando inflamação local persistente e possivelmente o mesotelioma.

Há três tipos principais de MPM: epitelial, sarcomatoso e misto ou bifásico; a maioria, cerca de 60%, é do tipo epitelial.

MPM tipo epitelial consiste de grandes células esféricas dispostas em massas e colunas que se formam principalmente no sistema linfático. Essas células podem também formar estruturas glandulares que se assemelham ao adenocarcinoma. As células epiteliais contêm um grande número de desmossomas, tonofilamentos e microvilosidades ramificadas longas e delgadas que podem ter contato com o colágeno extracelular, pois a membrana basal é incompleta.

O MPM tipo sarcomatoso origina-se da camada profunda do tecido conectivo mesotelial. Esses tumores são caracterizados por células ovoides a fusiformes, semelhantes às células vistas em fibrossarcomas.

Mesotelioma epitelial é o tipo mais prevalente, seguido da forma mista ou bifásica, sarcomatosa e, raramente, do tipo desmoplásico. Em um grande estudo, o tipo epitelial foi observado em 61,5% das amostras (n = 930), seguido pelo bifásico em 22% (n = 334) e sarcomatoso em 16,4% (n = 247). Subtipos adicionais de histologia epitélial incluem: tubular, papilar, sólido, célula grande gigante, de células pequenas, células claras, células de sinete, glândular, microcístico, mixoide e adenoide cístico.

Genes supressores de tumor (TSG) desempenham um papel fundamental na regulação do ciclo celular em resposta a danos no DNA e outros fatores estressantes. A perda de função dos TSG é um dos eventos fundamentais na tumorigênese. Perda de heterozigosidade (LOH) parece ser uma característica constante dos MPM, que comumente leva à perda e/ou inativação de múltiplos TSG.

Uma observação interessante na pesquisa do mesotelioma é a falta de mutações frequentes nos dois TSG mais notórios: p53 e pRb. Entretanto as mutações no gene p53 são ocasionalmente encontradas em linhagens de células MPM (principalmente por LOH), sendo importante a sua desregulação, pois (p53) é essencial para a parada do ciclo celular em resposta a danos no DNA e na instabilidade genômica. O mecanismo mais conhecido é a inativação de p53 com perda do p14ARF do montante regulador. Com isso a célula perde sua capacidade de inibir a MDM2, o que permite que MDM2 pare de inibir p53, que já não pode induzir parada do ciclo celular e a apoptose.

A perda de função do pRb ocorre de forma semelhante ao p53, permitindo uma entrada descontrolada em fase S, relatada em 70% dos mesoteliomas malignos, e tem sido associada a mau prognóstico. A grande proteína antígeno tumoral (SV40Tag) do vírus SV40 pode ligar-se e inativar tanto o p53 quanto o pRb, como veremos posteriormente.

Quadro 3. Duração da exposição ao asbesto em 203 casos de MPM

DURAÇÃO (ANOS)	HOMENS	%	MULHERES	%	TOTAL	%
1-5	6	3,3	1	5,3	7	3,4
6-10	9	4,9	2	10,5	11	5,4
11-20	18	9,8	5	26,3	23	11,3
21-30	28	15,2	3	15,8	31	15,3
31-40	92	50,0	7	36,8	99	48,8
>40	31	16,8	1	5,3	32	15,8

Modificado de Haber *et al.*

Os fatores de crescimento também têm papel na carcinogênese, como no caso da ativação da via MAPK (proteinoquinase mitogênica ativada) por EGF. Os fatores de crescimento podem estimular vias proliferativas por meio do seu contato com receptores de membrana. Eles podem também desempenhar um papel no processo de invasão tumoral e metástase, que tem sido demonstrado por sua capacidade de estimular quimiotáticos e/ou a motilidade em linhagens de células de mesotelioma. Além disso, eles podem agir sobre as células do estroma, a fim de proporcionar um ambiente favorável ao crescimento do tumor. Por exemplo, as células endoteliais proliferam durante o processo de angiogênese, que abastece o crescimento do tumor com oxigênio e nutrientes necessários.

Outra importante família de genes é a das metaloproteases de matriz (MMP), que ajudam a degradar a matriz extracelular que circunda o tumor. Esse processo também é importante na angiogênese, bem como na migração e invasão tumoral. Aqui, também, vale mencionar que a expressão da ciclo-oxigenase 2 (COX-2) tem sido reconhecida como fator prognóstico em MPM, como revisado por outros estudos. É possível que a COX-2 possa desempenhar um papel na angiogênese e/ou resistência à apoptose.

Os fatores de crescimento podem vir de uma variedade de fontes durante o curso da patogênese do MPM, como o parênquima pulmonar circundante, os macrófagos e a partir das próprias células mesoteliais, em resposta a uma série de estímulos inflamatórios, incluindo citocinas, amianto e infecção SV40. Alguns desses estímulos também podem provocar sinalização ectópica através de receptores do fator de crescimento sem a necessidade de estimulação do ligante, e/ou mutações de ativação desses receptores podem resultar em sinalização.

O VEGF (fator de crescimento de endotélio vascular) é um peptídeo angiogênico, que é um fator prognóstico independente no MPM. Altos níveis de VEGF foram encontrados no derrame pleural de pacientes com MPM, com relação ao seu nível nos derrames de pacientes com doença pleural não maligna. Um mecanismo que pode aumentar a produção de VEGF no MPM é a infecção pelo SV40. A produção e liberação de VEGF foi maior nas células SV40Tag (ligadas ao grande antígeno tumoral) positivo do MPM do que nas células de MPM, que não mostram evidências de infecção SV40. Parece que esse efeito é mediado através de mais do que apenas SV40Tag, uma vez que as células mesoteliais transfectadas com a extensão completa da cadeia de DNA do SV40 produziram níveis mais altos de VEGF, em comparação com as células transfectadas com SV40Tag apenas.

O HGF (fator de crescimento do hepatócito) tem muitos papéis possíveis na patogênese do MPM. Pode estimular mudanças morfológicas, promover o crescimento celular e a migração e induzir a angiogênese por si ou por meio de um aumento na produção do VEGF. O HGF é produzido em resposta a sinais de infecção SV40 através de mecanismos autócrinos e parácrinos, mas também pode vir de tecido pulmonar vizinho que tenha sido danificado pela exposição ao amianto e inflamação.

TNF-α pode ajudar a explicar a sobrevivência das células mesoteliais após a exposição ao amianto, pela estimulação da via NF-κB, permitindo que as células mesoteliais com DNA lesado pelo amianto, em vez de morrer, se dividam, possibilitando que o dano genético específico se acumule e eventualmente evolua para MPM.

A apoptose ocorre frequentemente em resposta a sinais provenientes do exterior da célula. Células de MPM podem também ser protegidas da apoptose pela expressão ectópica de telomerase, e a infecção pelo vírus SV40 pode ser uma maneira das células neoplásicas ativarem essa proteína. Na ausência da telomerase, os telômeros localizados nos segmentos terminais dos cromossomas encurtam a cada divisão celular. Quando os telômeros tornam-se muito curtos, ocorre a apoptose. A ativação da telomerase permite que as células de MPM possam escapar deste mecanismo de morte celular e perpetuar as mutações que poderiam ter sido descartadas no processo normal de "envelhecimento celular". Esse mecanismo provavelmente está ligado à expressão exacerbada de genes da família bcl-2, no entanto novos estudos são ainda necessários para definir seu papel no desenvolvimento dos MPM.

As fibras de amianto foram estratificadas em dois grupos principais: fibras de serpentina (principalmente crisotila) e fibras de anfibólio (composto de crocidolita, actinolita, antofilita, tremolita e amosita) (Quadro 4). Cerca de 95% do amianto crisotila é utilizado internacionalmente, e apenas 5% é anfibólio (amosita, crocidolita etc.), embora esses grupos de fibras sejam comumente encontrados misturados. Novos membros da família do amianto e das fibras novas foram encontrados como tendo potencial carcinogenético (erionite). A exposição a essas fibras pode ajudar a explicar o motivo de algumas comunidades serem vítimas de uma alta incidência de MPM, sem qualquer evidência conhecida de exposição ao amianto.

Anfibólios aparentam ser 15 vezes mais potentes que crisotila no desenvolvimento do MPM, quando dados de estudos de autópsias são usados. A forma mista de fibra de asbesto é estimada como sendo 5 vezes mais perigosa do que a crisotila pura.

Há duas teorias diferentes sobre a carcinogenicidade das fibras de amianto, são elas: a hipótese anfibólio e a teoria de Stanton. A hipótese anfibólio alega que apenas as fibras de anfibólio podem causar câncer, já que as fibras de crisotila são facilmente quebradas e eliminadas rápido demais para promover carcinogênese. Isso está em contraste com as fibras de anfibólios, que permanecem no organismo por um longo período de tempo como resultado de sua durabilidade e biopersistência. A teoria Stanton sugere que as fibras longas e finas (≥ 8 micrômetros de comprimento e $\leq 0,25$ mícron de largura) são fortemente cancerígenas independentemente da sua natureza físico-química, uma vez que elas poderiam penetrar mais profundamente na pleura. Há dados que tanto apoiam quanto se opõem a essas teorias. No entanto, o consenso geral afirma que fibras mais longas e fibras de anfibólio têm maior potencial cancerígeno do que as mais curtas de crisotila com relação ao MPM.

A contribuição do amianto para a patogênese do MPM é multifacetada, com efeitos que vão desde ação direta, indireta e até a genética molecular. O amianto provoca mutações nas células mesoteliais. O mecanismo de lesão mais direta inclui a deposição de fibras de amianto na pleura. Fibras mais longas podem penetrar profundamente na pleura parietal e ter uma alta probabilidade de causar câncer. As fibras de amianto também podem danificar o aparelho mitótico das células e, assim, interromper a mitose, resultando em aneuploidias e danos ao DNA. De forma menos direta, o amianto pode levar à formação de espécies reativas de oxigênio (ROS) e de nitrgênio (RNS), levando a dano celular.

Mesotelioma maligno pós-radiação tem sido relatado após radioterapia para câncer da mama, doença de Hodgkin, câncer de colo uterino, tumor de Wilms e seminoma. A radiação parece contribuir para o desenvolvimento do MPM em uma pequena porcentagem de pacientes após a radioterapia. Essa baixa incidência pode ser explicada por uma causa multifatorial das neoplasias malignas secundárias. Além da radiação, exposição à quimioterapia, predisposição genética, carcinógenos ambientais e outros fatores podem ser necessários para o seu desenvolvimento. À medida que o uso frequente da radioterapia tem levantado preocupações sobre futuros aumentos na incidência dessas neoplasias secundárias, a investigação futura para reconhecer esses fatores de risco adicionais pode ser útil para identificar e modificar o tratamento de pacientes que são propensos a desenvolver esses cânceres secundários.

SV40 é um poliomavírus de macacos, com dupla cadeia circular de DNA. Pode atuar de diversas formas no MPM, como através de SV40Tag que pode ligar-se a TSGs e inibir o p53 e pRb, e SV40tag foi

Quadro 4. Classificação das fibras de asbesto

TIPO	SUBTIPO
Serpentina	
	Crisotila
Anfibólio	
	Crocidolita
	Tremolita
	Antofilita
	Amosita
Actinolita	
Fluoroedenite	
Erionite	
Zeolite	

demonstrado inibindo PP2A, que pode levar à ativação de ERK Wnt e vias de sinalização. A infecção pelo SV40 também pode aumentar a sinalização autócrina e parácrina por meio de uma variedade de caminhos do fator de crescimento e induzir a expressão da telomerase. Outro possível papel do SV40 no MPM é que a infecção pelo SV40 pode aumentar a transcrição e a ativação da Notch-1, que pode ter um papel importante na transformação e na proliferação de células neoplásicas. Por último, foi levantada a hipótese de o SV40 trabalhar como cocarcinógeno com o amianto. Depois de ajudar células mesoteliais a sobreviver à exposição ao amianto, o SV40 também pode trabalhar com o amianto para causar danos ao DNA e para transformar células. No entanto, vários estudos revisando dados moleculares, patológicos e clínicos de pacientes com MPM concluíram que não há dados significativos para apoiar um papel para a infecção por SV40. Talvez a padronização das técnicas de detecção SV40 e estudos mais completos possam determinar se o SV40 será um alvo interessante para medidas preventivas no futuro.

A etiologia do MPM requer associação de múltiplos fatores (amianto, radiações ionizantes, vírus, fatores genéticos e até mesmo dieta) que podem agir isoladamente ou em conjunto para ativar os processos moleculares que são necessários para a carcinogênese. No entanto, descobrir a temporalidade dessas etapas tem sido difícil. Embora muitas técnicas experimentais tenham sido utilizadas, o estudo do MPM é complicado por seu diagnóstico em uma fase tardia e por sua raridade. Não está claro se o intervalo de tempo entre a exposição ao amianto e o diagnóstico reflete um tumor de crescimento lento após o início de mutações genéticas, ou se o acúmulo de alterações genéticas atinge um limiar de transformação maligna. A própria latência entre a exposição ao amianto e o diagnóstico do MPM exemplifica esses problemas. Além disso, a longa latência e a raridade fazem do MPM asbesto-induzido uma entidade pobre para estudos de coorte completa. Somente por meio da aplicação de modelos animais inovadores, estudos *in vitro* e da epidemiologia poderemos ser capazes de obter uma melhor compreensão de quais fatores de risco e alvos moleculares são os mais importantes para futuras medidas preventivas e terapêuticas.

DIAGNÓSTICO

O diagnóstico de MPM é difícil, devendo observar sempre a história clínica do paciente, achados radiológicos e história de exposição ao asbesto, além de anatomia patológica condizente, que inclui colorações por hematoxilina e eosina (HE), colorações especiais e imuno-histoquímica para diagnóstico diferencial e ainda sendo necessária uma segunda avaliação com um patologista mais experiente, para os casos mais complexos.

- Os achados clínicos são geralmente inespecíficos, com dispneia progressiva decorrente do derrame pleural, muitas vezes volumoso e dor torácica, nos casos de comprometimento da parede torácica (casos avançados). Podemos encontrar ao exame físico todos os sinais de um quadro de derrame pleural como redução da expansibilidade torácica do lado acometido, murmúrio vesicular reduzido ou abolido, frêmito toracovocal ausente e macicez à percussão. Tosse, febre e astenia podem estar presentes. Em razão de sua evolução lenta, a perda ponderal muitas vezes não é pronunciada, sendo um histórico de exposição ocupacional, grande contribuição para o diagnóstico diferencial.

Dentre os exames de imagem podemos utilizar:

- *Radiografia simples de tórax:* (posteroanterior, perfil e H. Laurell do lado da lesão), orientam quanto a um derrame pleural livre ou loculado.
- *Ultrassonografia:* pode acrescentar detalhes da viscosidade do líquido, irregularidades pleurais e orientar o melhor ponto para punção.
- *Tomografia computadorizada:* é fundamental para definição de conduta, devendo sempre ser realizada a fase contrastada, que possibilita avaliar a presença de linfonodomegalias mediastinais, invasão de estruturas mediastinais, da parede torácica e pode demonstrar imagem típica de "moldura" ao redor do parênquima pulmonar, além da extensão real da doença; contribuindo para o estadiamento e a avaliação de sua ressecabilidade.
- *Ressonância nuclear magnética:* é util para avaliar e determinar presença de invasão vascular (aorta e grandes vasos), além de auxiliar na avaliação da extenção da doença com relação aos planos musculares, quando usada com gadolínio.
- *PET-CT:* tomografia computadorizada com emissão de pósitrons - tem auxiliado no diagnóstico e estadiamento de alguns pacientes; há estudos que definem sua utilidade como exame de rotina e para acompanhamento de resposta ao tratamento, de evolução da doença e até para definição de prognóstico. No entanto, esses estudos apresentam número reduzido de pacientes, necessitando de validação em séries maiores.

O diagnóstico histopatológico de MPM é obtido por meio de amostras de tecido tumoral coletadas por procedimentos cirurgicos como:

- *Toracocentese:* a coleta de líquido pleural para exame citopatológico é fundamental, pois pode fornecer diagnóstico de malignidade e orientar a necessidade de complementação com biópsias pleurais e imuno-histoquímica.
- *Biópsias pleurais:* quando por agulha de Cope ou de Abrhams podem não fornecer material suficiente para diagnóstico conclusivo, sendo necessária a videotoracoscopia com biópsia sob visão direta (Fig. 1) ou até mesmo uma toracotomia, para obtenção de material.

O material obtido através de biópsia por agulha de Cope ou cortante, ou por biópsia aberta, é então submetido a exames anatomopatológicos, incluindo obrigatoriamente hematoxilina e eosina (HE) e ao menos um painel de imuno-histoquímica, que serve para definir presença de proliferação celular mesotelial benigna ou maligna. Uma vez que haja dúvidas com relação ao diagnóstico, outros métodos podem ser usados: colorações histoquímicas, microscopia eletrônica, marcadores moleculares e painéis de anticorpos, de acordo com o caso em questão. Em um caso típico em que há concordância entre HE (Fig. 2) e imuno-histoquímica, ao menos dois marcadores para mesotelioma e dois para carcinoma devem ser usados (Figs. 2 e 3). Nos casos em que há discordância ou em que pairem dúvidas, outros painéis adicionais devem ser realizados. Outras técnicas para diagnóstico de MPM têm sido testadas, como metilação de DNA de amostras de tecidos tumorais, tornando necessário o conhecimento do genoma das células do MPM.

Os marcadores tumorais indicativos de diagnóstico de mesotelioma são calretinina, D2-40, WT1, citoqueratina 5/6 e podolanina, enquanto antígeno de membrana epitelial (EMA), antígeno carcinoembrionário (CEA) e fator 1 de transcrição tireoideano (TTF1-1) são indicativos de adenocarcinoma, sendo o último específico para adenocarcinoma de origem pulmonar. De acordo com o diagnóstico diferencial considerado, outros marcadores e/ou métodos devem ser realizados.

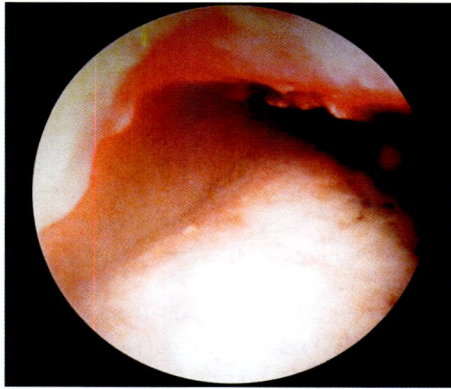

◄ **FIGURA 1.** Videotoracoscopia para avaliação diagnóstica e de pleurodese em paciente com MPM difuso.

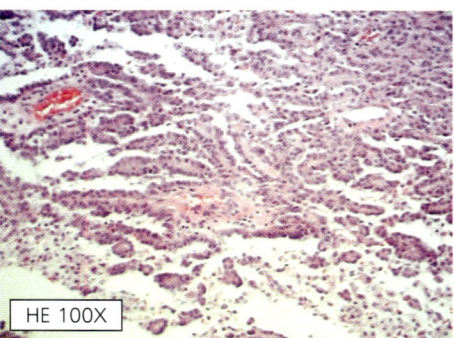

◄ **FIGURA 2.** Lâmina HE: neoplasia exibindo padrão sólido e papilar.

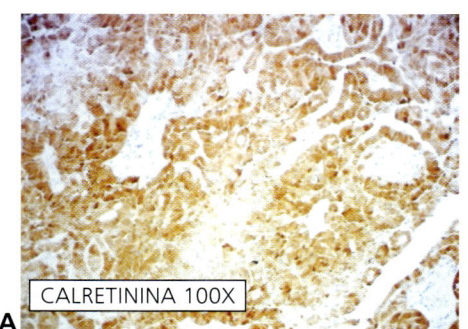
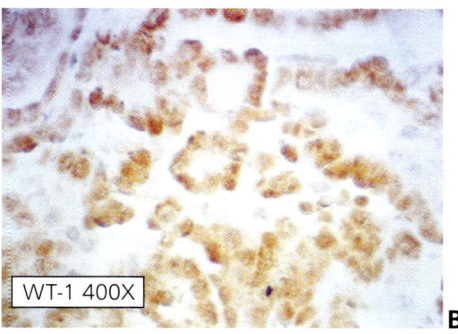

◄ **FIGURA 3. (A e B)** Lâmina de imuno: as células neoplásicas são positivas para calretinina e WT-1.

ESTADIAMENTO

Vários sistemas de estadiamento foram sugeridos com o objetivo de identificar os pacientes que melhor se beneficiariam de tratamentos mais ou menos agressivos, orientando a indicação de terapia radical, multimodal ou cuidados paliativos, minimizando morbidade e mortalidade relacionadas com o tratamento, assegurando ao paciente qualidade de vida. Dentre os grupos que apresentaram sistemas de estadiamento para o MPM, estão os de Butchart (Quadro 5), Mattson, Sugarbaker (Quadro 6), entre outros.

Os sistemas de estadiamento anteriormente citados não são aceitos por todos e não são uniformes; isso determinou a necessidade de elaboração de um sistema de estadiamento que uniformizasse as informações, proporcionando análise adequada dos dados coletados e melhor avaliação e comparação dos resultados entre os grupos de estudo. Em 1994, o Grupo Internacional de Interesse em Mesotelioma-IMIG, composto por integrantes dos diversos grupos de estudo de mesotelioma, propôs um sistema de estadiamento com base no TNM, de forma viabilizar as comparações de grupos semelhantes de pacientes e os resultados de tratamentos, determinando prognósticos similares e comparáveis (Quadros 7 e 8).

O estadiamento com base no TNM permite adequado agrupamento de pacientes, assim como a correlação de dados obtidos por exames de imagem e por anatomia patológica, possibilitando adequada programação terapêutica. A tomografia computadorizada é o método de imagem indispensável ao adequado estadiamento dos MPM na atualidade. Recentemente, a tomografia computadorizada com emissão de pósitrons (PET-CT) tem auxiliado no diagnóstico e no estadiamento de alguns pacientes. No entanto ainda prevalecem os achados do estadiamento cirúrgico, apesar da inserção de novas tecnologias como estadiamento linfonodal por biópsia orientada por ultrassonografia endoscópica – EBUS, substituindo a mediastinoscopia cervical. Vários estudos têm se dedicado à avaliação do estadiamento dos pacientes. Em um estudo com 118 pacientes que foram submetidos a estadiamento estendido cirúrgico com mediastinoscopia cervical, laparoscopia e lavado pe-

Quadro 5. Sistema de estadiamento de Butchart

- Estágio I – Tumor confinado a cápsula da pleura parietal, i.e. envolvendo somente a pleura ipsolateral, o pulmão, o diafragma e a superfície externa de pericárdio com a reflexão pleural
- Estágio II – Tumor invadindo parede torácica, tecidos ou estruturas mediastinais, p. ex., esôfago, traqueia, grandes vasos
  - Envolvimento linfonodal dentro do tórax
- Estágio III – Tumor penetrando o diafragma e envolvendo peritônio ou o espaço retroperitoneal. Tumor penetrando o pericárdio com envolvimento da sua superfície interna ou do coração
  - Envolvimento da pleura contralateral
  - Envolvimento linfonodal fora do tórax
- Estágio IV – Metástases hematogênicas a distância

Adaptado de Butchart et al.

Quadro 6. Proposta de sistema de estadiamento para MPM com base em sobrevida de 52 pacientes

ESTÁGIO	DESCRIÇÃO
Estágio I	Doença confinada a uma cavidade pleural, com cápsula de pleura parietal: pleura ipsilateral, pulmão, pericárdio, diafragma, ou limitada à parede torácica em sítios prévios de biópsia
Estágio II	Estágio I com linfonodo intratorácico positivo (N1 ou N2)
Estágio III	Extensão local da doença para parede torácica, mediastino, coração, ou através do diafragma (peritônio), com ou sem envolvimento linfonodal extratorácico ou contralateral (N3)
Estágio IV	Doença metastática a distância

Adaptado de Sugarbaker et al.

Quadro 7. Estadiamento TNM para mesotelioma pleural maligno conforme IMIG/UICC

DEFINIÇÃO DE TNM
T – TUMOR PRIMÁRIO
T1
T1a Tumor limitado à pleura parietal ipsilateral, com ou sem envolvimento mediastinal ou da pleura diafragmática Sem envolvimento da pleura visceral
T1b Tumor que envolve a pleura parietal ipsilateral, com ou sem envolvimento mediastinal ou da pleura diafragmática Tumor envolvendo a pleura visceral
T2 Tumor envolvendo cada uma das superfícies ipsilaterais pleurais (parietal, mediastinal, diafragmática e visceral da pleura) com pelo menos uma das seguintes características: ■ envolvimento do músculo diafragma ■ extensão do tumor da pleura visceral para o parênquima pulmonar subjacente
* T3 Tumor envolvendo todas as superfícies ipsilaterais pleurais (parietal, mediastinal, diafragmática e visceral da pleura) com pelo menos uma das seguintes características: ■ envolvimento da fáscia endotorácica ■ extensão para a gordura mediastinal ■ foco, completamente solitário e ressecável do tumor, estendendo-se para os tecidos moles da parede torácica ■ envolvimento não transmural do pericárdio
# T4 Tumor envolvendo todas as superfícies ipsilaterais pleurais (parietal, mediastinal, diafragmática e da pleura visceral), com pelo menos uma das seguintes características: ■ extensão difusa ou multifocal de massas tumorais à parede torácica, com ou sem destruição das costelas associadas ■ extensão direta do tumor transdiafragmático para o peritônio ■ extensão direta do tumor à pleura contralateral ■ extensão direta do tumor para os órgãos do mediastino ■ extensão direta do tumor à espinha ■ tumor estendendo-se até a superfície interna do pericárdio com ou sem derrame pericárdico, ou tumor envolvendo o miocárdio
N – LINFONODOS REGIONAIS
NX Os linfonodos regionais não podem ser avaliados
N0 Sem metástases em linfonodos regionais
N1 Metástases nos gânglios linfáticos ipsilaterais broncopulmonar ou hilar
N2 Metástases na cadeia subcarinal ou linfonodos mediastinais ipsolaterais incluindo a mamária interna ipsilateral e peridiafragmática
N3 Metástases no mediastino contralateral, mamária interna contralateral, linfonodos supraclaviculares ipsilaterais ou contralaterais
M – METÁSTASE A DISTÂNCIA
M0 Sem metástases a distância
M1 Apresentar metástase a distância

* T3 descreve tumor localmente avançado, mas potencialmente ressecável.
# T4 descreve tumor localmente avançado, tecnicamente irressecável.

Quadro 8. Estadiamento para MPM segundo UICC

Estágio	
Estágio I	T1 N0 M0
Estágio IA	T1a N0 M0
Estágio IB	T1b N0 M0
Estágio II	T2 N0 M0
Estágio III	T1, T2 N1 M0
	T1, T2 N2 M0
	T3, N0, N1, N2 M0
Estágio IV	T4 Qualquer N M0
	Qualquer T N3 M0
	Qualquer T, Qualquer N, M1

Quadro 10. Fatores de risco para complicações graves

FATOR DE RISCO	ANÁLISE UNIVARIADA	ANÁLISE MULTIVARIADA	
	Valor p	Valor p	IC 95%
Sexo masc.	0,5	0,7	0,3-6,1
Idade > 60 anos	0,2	0,5	0.5-4.3
Tumor em hemitórax direito	0,007	0,01	1,4-13,1
Transfusão > 4 UI (CH)	0,02	0,01	1,3-13,9
Quimioterapia de indução	0,5	0,5	0,5-5,1
Doença estágios I e II	0,6	0,5	0,4-5,7

IC = intervalo de confiança; CH = conc. de hemácias.
Modificado de De Perrot et al.

ritoneal, pré-pneumonectomia extrapleural, foram identificados 13,6% de pacientes com doença mais avançada do que os métodos de imagem sugeriam e que, portanto, não se beneficiariam de tratamento agressivo.

PROGNÓSTICO

O estágio da doença é apenas um dos fatores que influencia na sobrevida do paciente com MPM. Vários fatores como idade, estágio, *performance status* (PS), tipo histológico, entre outros, têm sido avaliados na tentativa de determinar aqueles que identificariam os pacientes com maior resposta a tratamentos mais agressivos, com intenção curativa e aqueles em que tal tentativa determinaria piora na qualidade de vida, devendo então serem direcionados a novas modalidades terapêuticas, ou ao controle clínico e cuidados paliativos.

Dois grandes grupos encontraram fatores prognósticos independentes conforme mostra o Quadro 9.

O estudo desenvolvido pelo Grupo B de Estudos de Câncer e Leucemia (CALGB) com avaliação de 337 pacientes encontrou resultados que evidenciam que os pacientes com melhor prognóstico e sobrevida mediana de 13,9 meses eram os que apresentavam: PS 0 e idade inferior a 49 anos, ou 49 anos ou mais com PS 0 e hemoglobina sérica > 14,6/µL. Já os pacientes com PS 1 ou 2 e contagem de glóbulos brancos > 15,6/µL apresentavam o pior prognóstico, com sobrevida média de 1,4 meses quando da análise multivariada. No entanto, muitos foram os fatores considerados significantes, em análise uni e, às vezes, multivariada, como: PS ("ECOG"), idade, estágio, histologia epitelial (já avaliados em outros estudos), dor torácica, perda de peso, contagem de plaquetas, invasão pleural, concentração sérica de hemoglobina e de leucócitos e dosagem de desidrogenase láctica (LDH). Concluindo que: invasão pleural, LDH > 500 UI/L, PS ruim, dor torácica, contagem de plaquetas > 400.000/µL, histologia não epitelial e idade superior a 75 anos seriam fatores preditivos independentes de pior prognóstico e pequena sobrevida.

PET-CT com FDG tem sido relatada como eficaz na avaliação prognóstica de pacientes com indicação de cirurgia ou de quimioterapia paliativa, podendo ser usada, também, com metionina marcada com carbono 11.

Em um estudo para avaliação de fatores de risco para complicações pós-operatórias, os autores revisaram prontuários de 62 pacientes submetidos à pneumonectomia extrapleural por MPM, sendo que 44 pacientes receberam quimioterapia de indução com cisplatina e concluíram que pneumonectomia direita (54% e 21% esquerda) e politransfusão (> 4 concentrados de hemácias) seriam os dois fatores estatisticamente significantes como preditivos de complicações maiores no pós-operatório imediato, sendo a mais frequente a fibrilação atrial (Quadro 10).

De um total de 22 pacientes (35%) que apresentaram complicações pós-operatórias graves, 4 (6,5%) morreram. As causas de morte foram fístula broncopleural com empiema (n = 1), arritmia cardíaca (n = 1), herniação cardíaca (n = 1) e pneumonia aspirativa (n = 1); todas após pneumectomia extrapleural direita. A mortalidade operatória foi de 14% (4 de 28) após pneumonectomia extrapleural direita e 0% após pneumectomia extrapleural esquerda (p = 0,02). Oito pacientes necessitaram de reoperação para tratamento de hemotórax (n = 1), quilotórax (n = 1), hérnia cardíaca por deiscência de retalho pericárdico (n = 1), herniação abdominal por deiscência de retalho diafragmático (n = 2), perfuração esofágica (n = 1) e empiema, necessitando de janela de Clagett (n = 1).

Outros marcadores de prognóstico têm sido pesquisados, como os marcadores moleculares. Entre eles o fator de crescimento placentário (PIGF), que apresentou elevação importante nos pacientes com MPM, sendo esse dado inversamente proporcional à sobrevida dos pacientes, além daqueles já citados na abordagem da patologia.

TRATAMENTO

Definir qual o paciente em cada estágio de doença se beneficia deste ou daquele tratamento ainda é difícil. Em nossa visão essa escolha deve ser compartilhada com uma equipe multidisciplinar e também com o paciente e sua família, uma vez que, até o momento, não há nenhum tratamento base ou totalmente eficaz para esta doença, e o tratamento cirúrgico é agressivo. O tratamento para MPM tem incluído quimioterapia, cirurgia, radioterapia, terapia genética, hipertermia, imunoterapia, terapia fotodinâmica e cuidados paliativos.

Quimioterapia (QT)

Vários quimioterápicos têm sido empregados no tratamento dos MPM, não se conseguindo, até o momento, determinar um consenso para a base do tratamento. Análogos da platina, doxorrubicina e vários antimetabólitos (methotrexate, etatrexate, raltitrexed e pemetrexed) têm demonstrado modesta atividade quando usados isoladamente. O melhor resultado até o momento, com redução dos sintomas, tem sido obtido com associação de gemcitabine com cisplatina, (SWOG 9810), com pequeno ganho de sobrevida e toxicidade aceitável.

A combinação de pemetrexed e cisplatina tem melhorado a qualidade de vida e a sobrevida, em comparação com cisplatina sozinha em um estudo randomizado, indicando um resultado similar para os mesoteliomas malignos extrapleurais, tendo confirmado sua eficiência em revisão sistemática Cochrane.

QT neoadjuvante baseada em cisplatina e gemcitabina com três ciclos de indução e pneumonectomia extrapleural e RT pós-operatória demonstraram melhora na operabilidade, na qualidade de vida e na sobrevida dos pacientes, com sobrevida média de 19,8 meses [intervalo de confiança 95% (CI) 14,6-24,5], para todos os pacientes e 23 meses (95% CI 16,6-32,9) para aqueles pacientes que conseguiram completar o protocolo de tratamento, em estudo em que foram incluídos pacientes com estágios variados de doença e histologias diferentes.

Quadro 9. Fatores prognósticos independentes

CALGB	EORTC
Performance status baixa	*Performance status* baixa
Dor torácica	Leucocitose
Plaquetas > 400.000	Sexo masculino
Perda ponderal	Tipo histológico sarcomatoide
LDH > 500 IU/L	Diagnóstico de MPM
Envolvimento pleural	
Idade > 75 anos	
Tipo histológico não epitelial	

Quimioterapia baseada em platina (cisplatina, carboplatina) tem sido a base da QT no MPM, sendo ainda necessários novos estudos para definição de um tratamento padrão.

Cirurgia

Pleurodese

Tratamento cirúrgico mais empregado, visando ao tratamento do derrame pleural (paliação), com evacuação da cavidade pleural, impedindo seu reacúmulo por meio de sínfise entre pleuras parietal e visceral. Para tanto, a expansão pulmonar total é fator condicionante. Pode ser realizada através de dreno tubular torácico à beira do leito pela infusão de agentes esclerosantes através do dreno ou de videotoracoscopia com aspersão de talco na cavidade pleural.

Em estudo recente, oxitetraciclina e *Corinebacteryum parvum* tiveram bons resultados em pleurodese para tratamento de MPM. No entanto, em recente revisão sistemática demonstrou-se que o talco em aspersão na cavidade pleural por videotoracoscopia tem melhor resultado que a suspensão de talco em solução salina administrada pelo dreno de tórax e que os outros esclerosantes testados (bleomicina, tetraciclina e mustina). Não foi avaliado o uso de nitrato de prata.

Pleurectomia/Decorticação

Procedimento citorredutor que visa ao controle local da doença, através da ressecção de toda pleura parietal, visceral e mediastinal, sendo destinado aos pacientes que não apresentam condições (PS) ou não aceitem procedimento mais agressivo. Apresenta menor morbidade, no entanto, dificilmente se consegue retirar toda pleura, e a presença do pulmão limita o campo e a dose de radioterapia pós-operatória, fazendo com que as taxas de recidiva local sejam altas.

Pneumonectomia extrapleural

Considerado tratamento cirúrgico radical com ressecção em bloco de pleuras, pulmão, diafragma e pericárdio, tem o potencial de remover completamente o tumor (Fig. 4). Esta abordagem geralmente é combinada com quimioterapia e/ou radioterapia e deve ser realizada por cirurgiões experientes em grupo de oncologia torácica, por demandar uma extensa curva de aprendizado.

A pneumonectomia extrapleural é o tratamento reservado aos pacientes em estágio I e alguns selecionados com estágio II. Quimioterapia neoadjuvante com pemetrexede e cisplatina + cirurgia + radioterapia aparece com resultados promissores com aumento significativo na sobrevida em alguns estudos. No entanto, os melhores resultados obtidos até o momento não foram reproduzidos, pois se utilizaram de pacientes diferentes (diferentes formas de estadiamento) e diferentes terapias associadas (QT/RT). Baldyck *et al.*, em estudo prospectivo englobando 312 pacientes com MPM, encontraram resultados animadores para cirurgia nos pacientes com MPM epitelioide, considerando que aqueles com MPM sarcomatoide deveriam ser excluídos de protocolos para terapias radicais por não apresentarem benefícios em sobrevida, estando ainda indefinido o papel da cirurgia nos MPM mistos ou bifásicos.

O papel da cirurgia permanece em aberto no tratamento do MPM, apresentando, até o momento, benefícios no controle local da doença, porém em alguns casos comparáveis com terapia com quimioterápicos, radioterapia e até com cuidados paliativos. Devemos, portanto, selecionar adequadamente os pacientes para cirurgia de acordo com tipo histológico, boa condição clínica (PS) e estadiamento, esclarecendo e dividindo essa escolha com o paciente e seus familiares em virtude de sua grande morbidade e possível mortalidade, dando preferência à ressecção completa ao *debulking*, melhorando o controle local e retardando a progressão da doença.

Radioterapia (RT)

O uso de radioterapia convencional com doses entre 40 e 60 Gy tem sido limitado, em decorrência da necessidade de evitar altas doses de irradiação sobre o pulmão subjacente e outras nobres estruturas no campo de irradiação (coração, fígado, rim, medula etc.). Doses convencionais podem ser empregadas em uma tentativa de tratamento paliativo. Por meio de técnicas de radioterapia moderna, como radioterapia modulada por imagem (IMRT) e radioterapia guiada por imagem (IGRT), podemos empregar altas doses de radioterapia com intenção curativa de forma adjuvante ao tratamento cirúrgico, sem os riscos de efeitos colaterais e toxicidade; há inclusive a possibilidade de programação guiada por PET-CT. Radioterapia profilática tem demonstrado reduzir a incidência de metástases em sítios de portes cirúrgicos, mas ainda necessita de validação por novos estudos.

Em recente revisão sistemática para Cochrane®, verificou-se que não há elementos para validar a RT como eficaz no tratamento do MPM, uma vez que não foram encontrados estudos comparativos entre esta, QT, cirurgia e cuidados paliativos, separadamente ou mesmo combinados, em grupos de pacientes semelhantes, sendo necessários estudos multicêntricos controlados randomizados para determinar a função da RT no tratamento do MPM.

Tratamento multimodal

Em decorrência dos fracos resultados de formas terapêuticas isoladas (cirurgia ou QT ou RT) na melhora de sobrevida do MPM, foram iniciados estudos com associação de drogas, e associação de formas terapêuticas como cirurgia + QT + RT, cirurgia – QT, QT neoadjuvante + cirurgia + RT, entre outras, com o objetivo de obter melhor controle local e sistêmico da doença, com efetiva melhora na qualidade de vida e na sobrevida destes pacientes. Outros procedimentos foram incluídos em estudos com pacientes selecionados, como terapia fotodinâmica e hipertérmica.

Tratamento multimodal é indicado para um grupo selecionado de pacientes, que tem estadiamento I ou II, com doença em um espaço pleural, sem invasão mediastinal ou invasão transdiafragmática. Esse grupo tem demonstrado benefício e segurança ao receber terapia com cirurgia (pleurectomia/decorticação ou pleuropneumonectomia) + QT + RT adjuvante (Quadro 11).

Cirurgia e radioterapia

Em estudo utilizando pleurectomia/decorticação e radioterapia (braquiterapia intraoperatória ou RT adjuvante), não houve melhora na sobrevida, no entanto, quando foi utilizada pneumonectomia extrapleural e RT externa adjuvante, houve bons resultados com baixa toxicidade.

Terapia molecular

Instilação intrapleural de interferon α, interferon γ, interleucina-2, entre outros, tem sido utilizada em pequenos estudos, sendo referida pequena melhora na qualidade de vida e na sobrevida de alguns pacientes. Interferon α tem sido reportado como estabilizador de doença em estágios iniciais através de supressão de TGF-β mRNA, importante para o crescimento do tumor. IL-2 tem sido usada com boa taxa de resposta (55%) nos estágios I e II, principalmente nos MPM tipo epitelial, alcançando sobrevida de 28 meses para os que respondem e 8 meses para os que não respondem. Interferon γ tem sido empregado como ativador de defesas (linfócitos T citotóxicos e macrófagos) que combateriam as células tumorais. Estes necessitando, ainda, de estudos complementares para sua validação.

Com o avanço do conhecimento genético e molecular tumoral, é provável que futuramente tenhamos efetivas novidades na terapia alvo para os MPM.

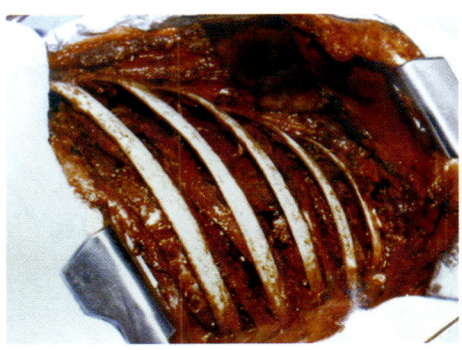

◀ **FIGURA 4.**
Ressecção em "gaiola para MPM": pleuropneumonectomia extrapleural com ressecção de musculatura intercostal, diafragma e pericárdio. (Tese de Livre docência do Prof. Dr. Antonio Ribeiro Netto. UERJ 1988.)

Quadro 11. Dados da literatura sobre terapia cirúrgica no tratamento multimodal para MPM

AUTOR (ANO DE PUBLICAÇÃO)	N	TRATAMENTO[a]	MORTALIDADE PÓS-OPERATÓRIA (%)	SOBREVIDA MÉDIA
Davalle (1996)	17	EPP + CT + RT	9	18
Sugarbaker (1999)	183	EPP + RT + CT	4	19[b]
Rusch (2001)	62	EPP + RT (87%)[c]	11	17
Aziz (2002)	64	EPP + CT (80%)	9	13
Lee (2002)	26	P/D + RT (92%)[d] + CT (46%)	7	18[b]
Stewart (2004)	53	EPP + Rt[e]	8	16
Richards (2006)	44	P/D + HITHOC	11	13[f]
Pagan (2006)	44	EPP + RT + CT (73%)	5	20
De Perrot (2007)	50	iCT (70%) + EPP + RT (60%)	8	11
Sandick (2008)	15	EPP + RT (80%)	0	29
	20	P/D or EPP + HITHOC	10	11

EPP = pneumonectomia extrapleural; RT = radioterapia adjuvante do hemitórax afetado; CT = quimioterapia adjuvante; P/D = pleurectomia/decorticação; HITHOC = quimioterapia hipertérmica intratorácica; iCT = quimioterapia de indução.
[a]Valores entre parênteses representam proporções de pacientes atualmente em terapia adjuvante.
[b]Mortes no pós-operatório não incluídas na sobrevida.
[c]Quimioterapia intrapleural e quimioterapia sistêmica pós-operatória.
[d]Radioterapia intraoperatória e radioterapia externa adjuvante.
[e]Radioterapia adjuvante somente para cicatriz cirúrgica.
[f]Sobrevida média para pacientes expostos a baixas (50-150 mg/m^2; n = 9) *versus* altas (175-250 mg/m^2; n = 35) doses de cisplatina hipertérmica foi de 6 *versus* 18 meses.
Modificado de Van Sandick *et al.*

Terapia fotodinâmica

Realizada por meio da injeção endovenosa de um fotossensibilizador, dias antes da cirurgia. Utiliza derivados de porfirinas e mais recentemente a metatetrahidroxifeniclorina (mTHPC), com posterior ativação no pós-operatório por meio de um feixe de luz de frequência específica, demonstrando controle da doença em metade dos pacientes tratados, porém com toxicidade muito elevada e também com relatos de mortalidade elevada (até 28,6%). Necessita, ainda, de novos estudos controlados para definição de seu papel no tratamento do MPM, pós-ressecção cirúrgica, pois não obteve melhora na sobrevida.

Cuidados paliativos

Destinados aos pacientes sem condições clínicas para procedimentos mais agressivos com estágio avançado (estágios III e IV), e os cuidados paliativos desempenham importante papel no controle dos sintomas, principalmente da dor e da dispneia, geralmente causados por infiltração da parede torácica e pelo derrame pleural recidivante. Analgesia com derivados opioides fortes, radioterapia e até cordotomia têm sido utilizados no controle da dor relacionada com o MPM.

Derrames pleurais de repetição podem gerar grande desconforto respiratório, sendo indicado, nos casos em que ocorra expansão pulmonar total, o emprego de pleurodese. Nos casos em que a pleurodese não for uma opção, podemos utilizar pequenos drenos, como catéteres tipo *pig-tail* acoplados a bolsa coletora externa, que são abertos no momento do desconforto respiratório, evacuando o líquido pleural. Há relatos de eficácia de imunoterapia, QT e RT, levando à melhora da expansão pulmonar e possibilitando a pleurodese, no entanto, em casos avançados, a própria evolução do tumor elimina espaços para formação de derrames pleurais e/ou da expansão pulmonar.

No futuro, esperamos que estudos cooperativos multicêntricos envolvendo clínicos, cirurgiões, oncologistas e cientistas possam ser realizados e alcancem bons resultados, otimizando o tratamento do mesotelioma pleural maligno.

BIBLIOGRAFIA

Adams RF *et al.* Percutaneous image-guided cutting needle biopsy of the pleura in the diagnosis of malignant mesothelioma. *Chest* 2001;120:1798-802.

Adusumilli PS *et al.* Imaging and therapy of malignant pleural mesothelioma using replication-competent herpes simplex viruses. *J Gene Med* 2006 May;8(5):603-15.

Baas P *et al.* Malignant pleural mesothelioma – Review. *Ann Oncol* 1998;9:139-49.

Balduyck B *et al.* Therapeutic surgery for nonepithelioid malignant pleural mesothelioma: is it really worthwhile? *Ann Thorac Surg* 2010;89:907-11.

Benard F *et al.* Metabolic imaging of malignant pleural mesothelioma with fluorodeoxyglucose positron emission tomography. *Chest* 1998;114:713-22.

Bianchi C, Bianchi T. Malignant pleural mesothelioma in Italy Indian. *J Occup Environ Med* 2009 Aug.;13(2):80-83.

Bishay A, Raoof S, Esan A *et al.* Update on pleural diseases. *Ann Thorac Med* 2007 July-Sept.;2(3):128-42.

Bottomley A, Coens C, Efficace F *et al.* Symptoms and patient-reported well-being: do they predict survival in malignant pleural mesothelioma? A prognostic factor analysis of EORTC-NCIC 08983: randomized Phase III Study of Cisplatin with or without raltitrexed in patients with malignant pleural mesothelioma. *J Clin Oncol* 2007;25:5770-5776.

British Thoracic Society Standards of Care Committee. BTS statement on malignant mesothelioma in the UK. *Thorax* 2007;62(Suppl II):ii1-ii19.

Buduhan G *et al.* Trimodality therapy for malignant pleural mesothelioma. *Ann Thorac Surg* 2009;88:870-76.

Bueno R. Making the case for molecular staging of MPM. *Semin Thorac Cardiovasc Surg* 2009;21(2):188-193.

Butchart EG. Contemporary management of malignant pleural mesothelioma. *Oncologist* 1999;4:488-500.

Byrne MJ, Nowak AK. Modified RECIST criteria for assessment of response in malignant pleural mesothelioma. *Ann Oncol* 2004;15:257-60.

Campbell DB. Malignant mesothelioma. *Ann Thorac Surg* 1997;63:1503-5.

Ceresoli GL *et al.* Malignant pleural mesothelioma. *Ann Oncol* 2006;17(Suppl 2):ii13-16.

Ceresoli GL, Chiti A, Santoro A. C-Labeled methionine and evaluation of malignant pleural mesothelioma. *NEJM* 1982-1984;357:19.

Ceresoli GL, Gridelli C, Santoro A. Multidisciplinary treatment of malignant pleural mesothelioma. *Oncologist* 2007;12:850-63.

Chailleux E *et al.* Prognostic factors in diffuse malignant pleural mesothelioma: a study of 167 patients. *Chest* 1988;93:159-62.

Chapman E, Berenstein EG, Diéguez M *et al.* Radioterapia para el mesotelioma pleural maligno (Revisión Cochrane traducida). En: La Biblioteca Cochrane Plus, 2008 Número 2.

Cherrie JW. Reducing occupational exposure to chemical carcinogens. *Occup Med* 2009;59:96-100.

Christensen BC *et al.* Differentiation of lung adenocarcinoma, pleural mesothelioma, and non-malignant pulmonary tissues using DNA methylation profiles. *Cancer Res* 2009 Aug. 1;69(15):6315-21.

Creaney J *et al.* Combined CA125 and mesothelin levels for the diagnosis of malignant mesothelioma. *Chest* 2007;132:1239-46.

Creaney J *et al.* Soluble mesothelin in effusions: a useful tool for the diagnosis of malignant mesothelioma. *Thorax* 2007;62:569-76.

David J. Sugarbaker and Jose P. Garcia. Pleural mesothelioma multimodality therapy for malignant. *Chest* 1997;112:272S-75S.

Donaldson K *et al.* Asbestos, carbon nanotubes and the pleural mesothelium: a review of the hypothesis regarding the role of long fibre retention in the parietal pleura, inflammation and mesothelioma. *Part Fibre Toxicol* 2010;7:5.

Eisenstadt HB. Malignant mesothelioma of the pleura. *Dis Chest* 1956;30:549-56.

Fasola G *et al.* Low-dose computed tomography screening for lung cancer and pleural mesothelioma in an asbestos-exposed population: baseline results of a prospective, nonrandomized feasibility trial—An Alpe-Adria Thoracic Oncology Multidisciplinary Group Study (ATOM 002). *Oncologist* 2007;12:1215-24.

Giaccone G. Pleural mesothelioma: combined modality treatments. *Ann Oncol* 2002;13(Suppl 4):217-25.

Goldberg M *et al.* the french national mesothelioma surveillance program. *Occup Environ Med* 2006;63:390-95.

Granville L *et al.* Uncommon primary pleural tumors. *Arch Pathol Lab Med* 2005;129:1428-43.

Green J, Dundar Y, Dodd S *et al.* Pemetrexed disódico en combinación con cisplatino versus otros agentes citotóxicos o atención de apoyo para el tratamiento del mesotelioma pleural maligno (Revisión Cochrane traducida). En: *La Biblioteca Cochrane Plus* 2008 Número 2.

Grégoire M. What's the place of immunotherapy in malignant mesothelioma treatments? *Cell Adh Migr* 2010 Jan.-Mar.;4(1):153-61.

Grondin SC, Sugarbaker DJ. Pleuropneumonectomy in the treatment of malignant pleural mesothelioma. *Chest* 1999;116:450S-54.

Haber SE, Haber JM. Malignant mesothelioma: a Clinical Study of 238 cases. *Industrial Health* 2011;49:166-72.

Herndon II JE *et al.* Factors predictive of survival among 337 patients with mesothelioma treated between 1984 and 1994 by the Cancer and Leukemia Group B*. *Chest* 1998;113:723-31.

Husain AN *et al.* Guidelines for pathologic diagnosis of malignant mesothelioma a consensus statement from the International Mesothelioma Interest Group. *Arch Pathol Lab Med* 2009;133:1317-31.

Kalmadi SR *et al.* Gemcitabine and cisplatin in unresectable malignant mesothelioma of pleura: a Phase II Study of the Southwest Oncology Group (SWOG 9810). *Lung Cancer* 2008 May;60(2):259-63.

Kindler HL. Systemic treatments for mesothelioma: standard and novel. *Curr Treat Options Oncol* 2008;9:171-79.

Krug LM *et al.* Multicenter phase II trial of neoadjuvant pemetrexed plus cisplatin followed by extrapleural pneumonectomy and radiation for malignant pleural mesothelioma. *J Clin Oncol* 2009;27:3007-13.

Lee AY *et al.* Update on the molecular biology of malignant mesothelioma. *Cancer* 2007;109:1454-61.

Lee HY, Hyun SH, Lee KS *et al.* Volume-based parameter of 18)F-FDG PET/CT in malignant pleural mesothelioma: prediction of therapeutic response and prognostic implications. *Ann Surg Oncol* 2010;17:2787-94.

Maasilta P, Vehmas T, Kivisaari L *et al.* Correlations between findings at computed tomography (CT) and at thoracoscopy/thoracotomy/autopsy in pleural mesothelioma. *Eur Respir J* 1991 Sept.;4(8):952-54.

Miles SE *et al.* Clinical consequences of asbestos-related diffuse pleural thickening: a review. *J Occup Med Toxicol* 2008;3:20.

Mineo TC *et al.* The value of occult disease in resection margin and lymph node after extrapleural pneumonectomy for malignant mesothelioma. *Ann Thorac Surg* 2008;85:1740-46.

Moore AJ, Parker RJ, Wiggins J. Malignant mesothelioma. *Orphanet J Rare Dis* 2008;3:34.

Nakano T. Current therapies for malignant pleural mesothelioma. *Environ Health Prev Med* 2008;13:75-83.

Nishikawa K *et al.* Recent mortality from pleural mesothelioma, historical patterns of asbestos use, and adoption of bans: a global assessment. *Environ Health Perspect* 2008;116:1675-80.

Park E, Cheng T, Sorahan T *et al.* Global magnitude of reported and unreported mesothelioma. *Environ Health Perspect* 2011;119:514-18.

Pehlivan B. *et al.* Comparison of CT and integrated PET-CT based radiation therapy planning in patients with malignant pleural mesothelioma. *Radiation Oncol* 2009;4:35.

Perrot M *et al.* Risk factors for major complications after extrapleural pneumonectomy for malignant pleural mesothelioma. *Ann Thorac Surg* 2008;85:1206-10.

Perrot M *et al.* Trimodality therapy with induction chemotherapy followed by extrapleural pneumonectomy and adjuvant high-dose hemithoracic radiation for malignant pleural mesothelioma. *J Clin Oncol* 2009;27:1413-18.

Pistolesi M, Rusthoven J. Malignant pleural mesothelioma – Update, Current management, and newer therapeutic strategies. *Chest* 2004;126:1318-29.

Politi L, Borzellino G. Ann second surgery for recurrence of malignant pleural mesothelioma after extrapleural pneumonectomy. *Ann Thorac Surg* 2010;89:207-10.

Pompeo E *et al.* Placenta growth factor expression has prognostic value in malignant pleural mesothelioma. *Ann Thorac Surg* 2009;88:426-31.

Price MJ *et al.* Simian virus 40 and mesothelioma in Great Britain. *Occup Med* 2007;57:564-68.

Rahman AM *et al.* Prevalence and pattern of lymph node metastasis in malignant pleural mesothelioma. *Ann Thorac Surg* 2008;86:391-95.

Rao S. Malignant pleural mesothelioma. *Lung India* 2009 Apr.;26(2):53-54.

Renshaw AA *et al.* The role of cytologic evaluation of pleural fluid in the diagnosis of malignant mesothelioma. *Chest* 1997;111:106-9.

Rice DC *et al.* Endoscopic ultrasound-guided fine needle aspiration for staging of malignant pleural mesothelioma. *Ann Thorac Surg* 2009;88:862-69.

Rice DC *et al.* Extended surgical staging for potentially resectable malignant pleural mesothelioma. *Ann Thorac Surg* 2005;80:1988-93.

Roberts JR. Pleural mesothelioma innovative therapies for malignant. *Chest* 1997;112:269S-71.

Roberts JR. Surgical treatment of mesothelioma: pleurectomy. *Chest* 1999;116:446S-49.

Røe OD *et al.* Genome-wide profile of pleural mesothelioma versus parietal and visceral pleura: the emerging gene portrait of the mesothelioma phenotype. *PLoS ONE* 2009;4(8):e6554.

Ruch VW *et al.* A proposed new international TNM staging system for malignant pleural mesothelioma (IMIG). *Chest* 1995;108:1122-28.

Rusch VW, Venkatraman ES. Important prognostic factors in patients with malignant pleural mesothelioma, managed surgically. *Ann Thorac Surg* 1999;68:1799-804.

Rusch VW. Pleurectomy/decortication and adjuvant therapy for malignant mesothelioma. *Chest* 1993;103:382S-84.

Rusch VW. Trials in malignant mesothelioma - LCSG 851 and 882. *Chest* 1994;106:359S-62.

Sandeck *et al.* Re-evaluation of histological diagnoses of malignant mesothelioma by immunohistochemistry. *Diagn Pathol* 2010;5:47.

Schipper PH. Malignant pleural mesothelioma: surgical management in 285 patients. *Ann Thorac Surg* 2008;85:257-64.

Schouwink H *et al.* Intraoperative photodynamic therapy after leuropneumonectomy in patients with malignant pleural mesothelioma dose finding and toxicity results. *Chest* 2001;120:1167-74.

Semb G. Diffuse malignant pleural mesothelioma: clinicopathological study of ten cases. *Acta Chir Scand* 1963 July-Aug;126:78.

Senyiğcit A *et al.* Comparison of the effectiveness of some pleural sclerosing agents used for control of effusions in malignant pleural mesothelioma: a review of 117 cases. *Respiration* 2000;67:623-29.

Shaw PHS, Agarwal R. Pleurodesis for malignant pleural effusions. *Cochrane Database Syst Rev* 2004;(1):CD002916.

Stahel RA, Weder W, Lievens Y *et al.* Practice guidelines for diagnosis, treatment and Follow-up. Ann Oncol 2010;21(Suppl 5):126-28.

Stahel R.A. Weder W. Lievens Y., Felip E. Malignant pleural mesothelioma: ESMO Clinical Practice guidelines for diagnosis, treatment and follow-up. Annals of Oncology 21 (supplement 5): V126-V128, 2010.

Steele JPC, Klabatsa A. Chemotherapy options and new advances in malignant pleural mesothelioma. *Ann Oncol* 2005;16:345-51.

Steele JPC, Klabatsa A. Chemotherapy options and new advances in malignant pleural mesothelioma. *Ann Oncol* 2005;16:345-51.

Sterman DH *et al.* Advances in the treatment of malignant pleural mesothelioma. *Chest* 1999;116:504-20.

Stewart DJ *et al.* The effect of extent of local resection on patterns of disease progression in malignant pleural mesothelioma. *Ann Thorac Surg* 2004;78:245-52.

Strickler HD, Goedert JJ, Devesa SS *et al.* Trends in US pleural mesothelioma incidence rates following simian virus 40 contamination of early poliovirus vaccines. *J Natl Cancer Inst* 2003;95:38-45.

Sugarbaker DJ *et al.* Extrapleural pneumonectomy in the setting of a multimodality approach to malignant mesothelioma. *Chest* 1993;103:377S-81.

Sugarbaker DJ *et al.* Mesothelioma and radical multimodality therapy: who benefits? *Chest* 1995;107:345S-50.

Sugarbaker DJ, Norberto JJ. Multimodality management of malignant pleural mesothelioma. *Chest* 1998;113:61S-55.

Tan D, Zander DS. Immunohistochemistry for assessment of pulmonary and pleural neoplasms: a review and Update. *Int J Clin Exp Pathol* 2008;1:19-31.

Teh E *et al.* A systematic review of lungsparing extirpative surgery for pleural mesothelioma. *J R Soc Med* 2010;104:69-80.

Van Ruth S *et al.* Surgical treatment of malignant pleural mesothelioma. A Review. *Chest* 2003;123:551-61.

Van Sandick JW *et al*. Surgical treatment in the management of malignant pleural mesothelioma: a single institution's experience. *Ann Surg Oncol* 2008;15(6):1757-64.

Veera Machaneni NK. and Battafarano, R.J. 2006. Malignant pleural mesothelioma. TNM online.

Vorobiof DA *et al*. malignant pleural mesothelioma: a phase II trial with docetaxel. *Ann Oncol* 2002;13:412-15.

Weder W *et al*. Multicenter trial of neo-adjuvant chemotherapy followed by extrapleural pneumonectomy in malignant pleural mesothelioma. *Ann Oncol* 2007;18:1196-202.

Weder W. Mesothelioma. *Ann Oncol* 2010;21(Suppl 7):vii326-33.

Weder W. Neoadjuvant chemotherapy followed by extrapleural pneumonectomy in malignant pleural mesothelioma. *J Clin Oncol* 2004;22:3451-57.

Weiner SJ, Neragi-Miandob S. Pathogenesis of malignant pleural mesothelioma and the role of environmental and genetic factors. *J Carcinog* 2008;7:3.

Whitehead RE. Mesothelioma of the Pleura. *Dis Chest* 1950;17:569-77.

Yan TD *et al*. Prognostic features of long-term survivors after surgical management of malignant pleural mesothelioma. *Ann Thorac Surg* 2009;87:1552-56.

Yang H, Testa JR, Carbone M. Mesothelioma epidemiology, carcinogenesis and pathogenesis. *Curr Treat Options Oncol* 2008 June;9(2-3):147-57.

CAPÍTULO 73
Derrame Pleural Neoplásico

Anderson Fontes

INTRODUÇÃO

Derrame pleural neoplásico (DPN) ou metastático é caracterizado pela presença de células neoplásicas no líquido ou tecido pleural. Algumas vezes os derrames pleurais podem estar associados ou causados pela presença de uma neoplasia, mas pode não haver células neoplásicas à citopatologia ou histopatologia, por não existir invasão pleural, sendo então chamados derrames paraneoplásicos e estão relacionados aos efeitos locais do tumor, manifestações sistêmicas ou de seu tratamento.

Todas as neoplasias podem evoluir com derrame pleural metastático; o pulmão é o sítio primário mais comumente envolvido, pela proximidade com a superfície pleural, seguido por: neoplasia de mama, linfomas, tumores do trato gastrointestinal, de ovário e de sítio primário desconhecido. Os linfomas representam cerca de 10% das causas dos derrames pleurais metastáticos, sendo importante causa de quilotórax e estão associados a mecanismos diferentes na doença de Hodgkin (comprometimento da drenagem linfática do espaço pleural por obstrução) e nos linfomas não Hodgkin (envolvimento pleural direto) (Quadro 1).

PATOGÊNESE

O comprometimento da drenagem linfática do espaço pleural é provavelmente o mais importante mecanismo envolvido na formação de grandes derrames pleurais malignos, podendo ser o sistema linfático bloqueado em qualquer ponto desde a pleura parietal até os linfonodos mediastinais e paraesternais (mamários). Em seguida, temos o aumento do fluxo de líquido para o espaço pleural, seja por:

A) Aumento da pressão hidrostática na microcirculação sistêmica.
B) Diminuição da pressão oncótica plasmática.
C) Aumento da permeabilidade capilar pleural.
D) Diminuição da pressão no espaço pleural.

Estudos de autópsia têm demonstrado associação de envolvimento de linfonodos mediastinais com a presença de derrames pleurais (Meyer, 1966 e Chernow e Sahn, 1977), além de demonstrar presença de envolvimento pleural pelo tumor na ausência de derrame pleural, dando suporte a esse mecanismo (Quadro 2).

DIAGNÓSTICO

Apresentação clínica

Ao exame clínico o paciente geralmente refere dispneia evolutiva aos esforços, dor torácica tipo pleurítica e tosse, sendo encontrados à ausculta murmúrio vesicular diminuído ou ausente no hemitórax acometido, macicez à percussão e frêmito toracovocal abolido.

Grande parte dos pacientes é assintomática ao diagnóstico de derrame pleural em radiografias de tórax de rotina, sendo que a maioria dos que apresentam sintomas previamente refere dispneia de esforço e, às vezes, dor torácica tipo pleurítica. Como a presença de derrame pleural denota doença avançada, estes pacientes geralmente têm seu estado geral comprometido, com perda ponderal e queda do estado geral, e cerca de 50% dos pacientes com neoplasias malignas têm derrame pleural desde o diagnóstico inicial (Chernow e Sahn, 1977), podendo apresentar ainda linfonodomegalias periféricas e caquexia.

O envolvimento da pleura parietal por carcinomas pode gerar dor torácica tipo pleurítica de forte intensidade, podendo haver comprometimento de costelas ou da parede torácica. A dor relacionada com o mesotelioma pleural maligno geralmente é mais comum e intensa, porém não pleurítica, e muitas vezes referida no andar superior do abdome ou no ombro.

Exames de imagem

A radiografia de tórax é suficiente para a confirmação diagnóstica de derrame pleural na maioria dos casos, orientando a propedêutica. Quando da suspeita de derrame pleural, solicitamos a incidência de Hjelm Laurell

Quadro 1. Causas de derrames pleurais malignos*

TUMOR	N	%
Pulmão	641	36
Mama	449	25
Linfoma	187	10
Ovário	88	5
Estômago	42	2
Primário desconhecido	129	7
Outras causas	247	14

*: n = 1.783. Dados combinados de nove séries.
Modificado de S.A. Sahn.

Quadro 2. Causas de derrame pleural neoplásico e paraneoplásico

CAUSA	MECANISMO
EFEITOS LOCAIS DO TUMOR	
Obstrução linfática	Mecanismo predominante para acúmulo de líquido pleural
Obstrução brônquica com pneumonia	Derrame parapneumônico, não exclui cirurgia no câncer do pulmão
Obstrução brônquica com atelectasia	Transudato; não exclui cirurgia no câncer do pulmão
Pulmão encarcerado	Transudato; em razão de tumor extenso envolvendo a pleura visceral
Quilotórax	Ruptura de ducto torácico; linfoma é a causa mais comum
Síndrome de veia cava superior	Transudato; em razão de aumento na pressão venosa sistêmica
EFEITOS SISTÊMICOS DO TUMOR	
Embolia pulmonar	Estado de hipercoagulabilidade
Hipoalbuminemia	Albumina sérica < 1,5 g/dL; associada a anasarca
COMPLICAÇÕES DE TERAPIAS	
Radioterapia	
Precoce	Pleurite – 6 semanas a 6 meses após completada RXT
Tardia	Fibrose do mediastino
	Pericardite constritiva
	Obstrução de veia cava
Quimioterapia	
Metotrexate	Pleurite ou derrame; com ou sem eosinofilia sanguínea
Procarbazina	Eosinofilia sanguínea; febre e calafrios
Ciclofosfamida	Pleuropericardite
Mitomicina/bleomicina	Em associação com doença intersticial

Modificado de V.B. Antony et al.

(decúbito lateral do lado suspeitado), além das habituais incidências posteroanterior (PA) e perfil do lado acometido (Figs. 1 e 2). Podemos identificar imagens de hipotransparência homogênea na base do hemitórax, obliterando o seio costofrênico e determinando uma parábola, descrita por Damoiseau, desfeita na incidência de H.Laurell, quando o derrame pleural é livre e se desloca dentro da cavidade pleural conforme a mudança de decúbito. Em alguns casos isso não ocorre, podendo a imagem corresponder a condensações basais, derrames loculados ou espessamentos pleurais relacionados com a doença inflamatória prévia, muito comum em nosso meio.

A ultrassonografia de tórax pode auxiliar na diferenciação de derrames e espessamentos pleurais, além de orientar o sítio adequado de punção no momento de derrames loculados, através da marcação prévia do local ou de sua orientação direta.

A tomografia computadorizada (TC) de tórax também pode ser usada na investigação de derrames pleurais, devendo, no entanto, ser reservada para os casos complicados ou realizada posteriormente à toracocentese evacuadora, quando a redução ou a ausência do líquido pleural associada à expansão pulmonar poderá contribuir de forma mais efetiva para a elucidação do diagnóstico da doença de base (Fig. 3).

Ressonância nuclear magnética (RNM) e tomografia por emissão de pósitrons (PET-CT) têm papel secundário na abordagem dos derrames pleurais, sendo exames caros e contribuindo pouco para programação terapêutica dos derrames pleurais, mas muitas vezes necessários para adequado estadiamento e programação terapêutica da doença primária.

Procedimentos e características do líquido

A toracocentese sob anestesia local permanece como procedimento de eleição para o diagnóstico etiológico dos derrames pleurais, devendo sempre que possível estar associada à biópsia pleural, através de agulhas de Cope ou de Abrams (Figs. 4 a 6). São recomendadas ao menos duas tentativas de diagnóstico por toracocentese para posterior tentativa através de método mais invasivo ou com anestesia geral. Alguns serviços têm utilizado toracoscopia sob anestesia local como forma de aumentar o ganho no diagnóstico por meio da biópsia orientada sob visão direta, pouco comum em nosso meio. Nos casos em que o líquido e os fragmentos pleurais coletados não possibilitam diagnóstico, podemos optar por toracoscopia direta ou videotoracoscopia, obtendo elementos teciduais mais adequados em áreas de nítida lesão.

Amostras de líquido pleural devem sempre ser encaminhadas aos seguintes exames:

- *Microbiologia:* em frasco estéril sem adição de conservantes ou estabilizantes e solicitados: bacterioscopia (gram), cultura para germes inespecíficos, teste de sensibilidade a antibióticos (TSA), pesquisa de BAAR (bacilo álcool-acidorresistente), cultura para bacilo de Koch (BK) – em caso de suspeição clínica de tuberculose, teste de resistência a tuberculostáticos (TR) e pesquisa direta para fungos.
- *Bioquímica:* em frasco contendo anticoagulantes (heparina ou EDTA) e solicitados: pH, densidade, glicose, proteínas totais e frações, desidrogenase lática (LDH), fosfatase alcalina (FA), citometria global e específica, amilase e adenosina deaminase (ADA) quando da possibilidade de diagnóstico diferencial com tuberculose. Alguns estudos têm demonstrado eficácia na dosagem de marcadores tumorais no líquido pleural (CEA, CA 15-3, CYFRA21-1), a dosagem desses marcadores necessita ainda de estudos controlados e com avaliação de custos para sua validação.

Aproximadamente um terço dos derrames neoplásicos tem pH < 7,3 e muitas vezes está associado a níveis baixos de glicose (< 60 mg/dL). Baixos níveis de pH e glicose parecem ser marcadores de doença avançada no espaço pleural, podendo estar associados a menor sobrevida e a uma pior resposta à pleurodese. As dosagens de LDH e proteínas nos referem aos critérios de Light, para diferenciação de transudatos e exsudatos. LDH maior que 200UI ou relação LDH pleura/plasma > 0,6 e proteínas totais > 2,5 g/dL ou relação proteínas pleurais/plasmáticas > 0,5 caracterizam os exsudatos (maioria dos derrames pleurais neoplásicos) enquanto níveis abaixo, os transudatos (geralmente derrames paraneoplásicos).

- *Citopatologia:* em frasco contendo conservante (álcool a 90 ou 70%) e solicitada pesquisa de células neoplásicas. Nos casos em que se realizam biópsias pleurais encaminhamos dois frascos contendo:

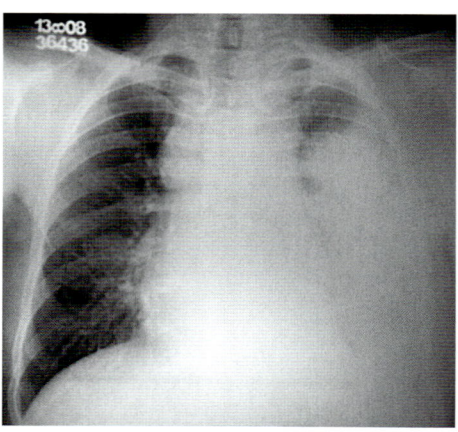

▲ **FIGURA 1.** Carcinoma pulmonar com derrame pleural metastático ipsilateral.

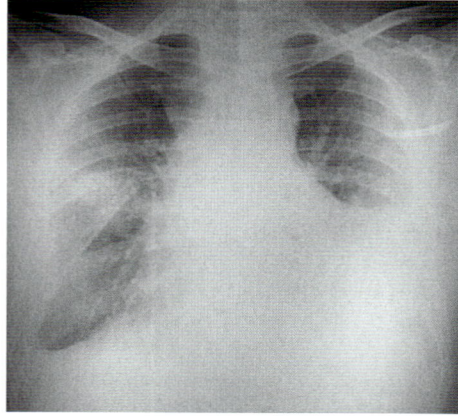

▲ **FIGURA 2.** Derrame pleural bilateral por síndrome de veia cava superior em paciente com adenocarcinoma gástrico.

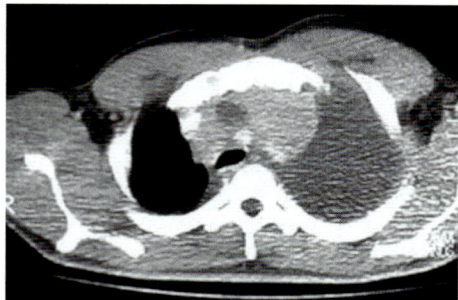

▲ **FIGURA 3.** Tomografia computadorizada demonstrando grande massa tumoral mediastinal (LNH), com derrame pleural total à esquerda.

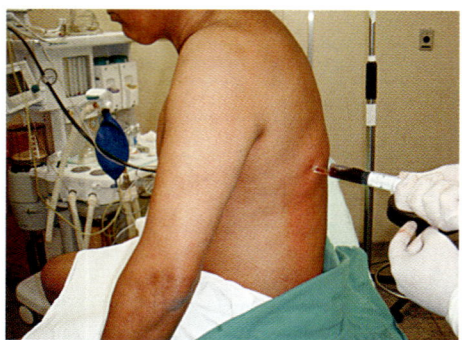

▲ **FIGURA 4.** Toracocentese diagnóstica com agulha.

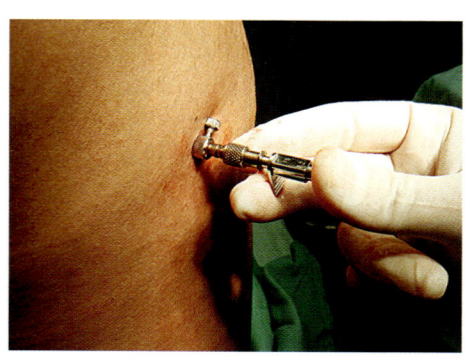

▲ **FIGURA 5.** Conjunto introduzido para biópsia pleural.

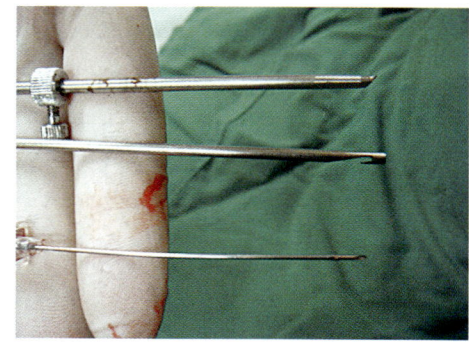

▲ **FIGURA 6.** Agulhas para toracocentese (trocarte e agulha de Cope).

1. Fragmentos pleurais em solução salina fisiológica a 0,9% (SF 0,9%) para culturas (germes inespecíficos e TSA + cultura para BK e TR).
2. Fragmentos pleurais em formol a 10% para histopatologia.

As contraindicações para toracocentese são discrasia sanguínea, uso de anticoagulantes, incapacidade de cooperação do paciente, infecção da parede torácica.

TRATAMENTO

A escolha do tratamento está diretamente relacionada com a expectativa de sobrevida do paciente e seu diagnóstico primário, podendo ser a simples observação clínica nos derrames pequenos e assintomáticos até procedimentos cirúrgicos maiores, como toracotomia com pleurectomia, passando pela toracocentese, drenagem torácica tubular fechada, pleurodese, quimio e/ou radioterapia, de acordo com a extensão e o sítio tumoral primário (Fig. 7).

Toracocentese

Punção realizada com agulha fina, jelco ou trocarte para introdução de agulha especial para biópsia pleural (Cope, Abrams, Raja) é o procedimento mais empregado na condução dos derrames pleurais, em razão de sua "simplicidade". Tem por objetivo a coleta de líquido para análise laboratorial (bioquímica e culturas) e citopatológica – diagnóstica; evacuação de derrames volumosos para amenizar sintomas – evacuadora ou de alívio; e pode ou não ser associada a biópsias pleurais. Suas principais complicações são: pneumotórax, hemotórax, edema agudo pulmonar de reexpansão, arritmias e, até mesmo, óbito em decorrência destas complicações e de outras complicações associadas.

A biópsia pleural é realizada com objetivo diagnóstico.

Drenagem torácica tubular fechada

A toracostomia com drenagem tubular fechada é procedimento que deve ser realizado em centro cirúrgico e serve para introdução de catéter/dreno tubular na cavidade pleural com objetivo de evacuar totalmente coleções pleurais existentes, não sendo recomendada isoladamente para controle definitivo do derrame pleural neoplásico, uma vez que a recidiva do derrame após drenagem, quando não é realizado um procedimento concomitante de pleurodese, é elevada.

Pleurodese

Procedimento que tem por objetivo a promoção de aderência entre os folhetos pleurais (parietal e visceral), de forma a eliminar o espaço virtual entre estes, impedindo reacúmulo de coleções. Dentre os pré-requisitos para realização de pleurodese nos pacientes com derrame pleural neoplásico, temos: confirmação cito ou histopatológica de malignidade intrapleural, reexpansão pulmonar (clínica e radiológica) após evacuação da cavidade pleural por toracocentese prévia ou drenagem tubular, condição clínica adequada do paciente (expectativa de sobrevida, estado geral, melhora clínica após toracocentese de alívio) (Figs. 8 a 10).

Normalmente, utilizamos nitrato de prata (10 mL) em solução aquosa a 2%, havendo estudos demonstrando eficácia deste agente em concentrações que variam de 0,5 a 2%. Há várias substâncias utilizadas: antibióticos – Tetraciclina (2 g), cuja dose varia de 500 mg a 20 mg/kg; doxiciclina (500 mg); quimioterápicos-bleomicina, *Corynebacterium parvum*, cola de fibrina e talco estéril, entre outros.

O agente esclerosante de maior uso e com maior número de estudos é o talco. Usado em aerossol (por polvilhamento da cavidade pleural através de toracoscopia, videotoracoscopia ou cirurgia) e suspensão (diluído em solução fisiológica de cloreto de sódio a 0,9% e injetado através de dreno torácico), podendo-se empregar entre 2,5 e 10 g (± 5 g) de talco. Em recente revisão sistemática, houve tendência para o talco como agente esclerosante de escolha, além de evidência de melhor resultado com o polvilhamento por videotoracoscopia (VATS), não havendo diferenças estatísticas significativas entre eficácia, segurança e qualidade de vida entre ambos procedimentos. Após infusão do esclerosante o tubo de drenagem deve ser clampeado por, pelo menos, 1 hora e retirado assim que a drenagem seja inferior a 150 mL/24h. Dentre os resultados mais efetivos deste procedimento encontrados na literatura, temos o nitrato de prata com índice de sucesso de ± 95%, o talco de ± 90%, seguido por *C. parvum* ± 76% e pelos quimioterápicos ± 44%.

A aderência entre os folhetos pleurais é obtida através da irritação e da intensa inflamação das superfícies pleurais, gerando muitas vezes dor de forte intensidade, sendo, portanto, a analgesia extremamente importante com analgésicos comuns, anti-inflamatórios e derivados de opioides para adequado controle álgico. O segundo efeito colateral mais prevalente é a febre, que ocorre nas primeiras 24-48 horas, sendo tratada com antitérmicos.

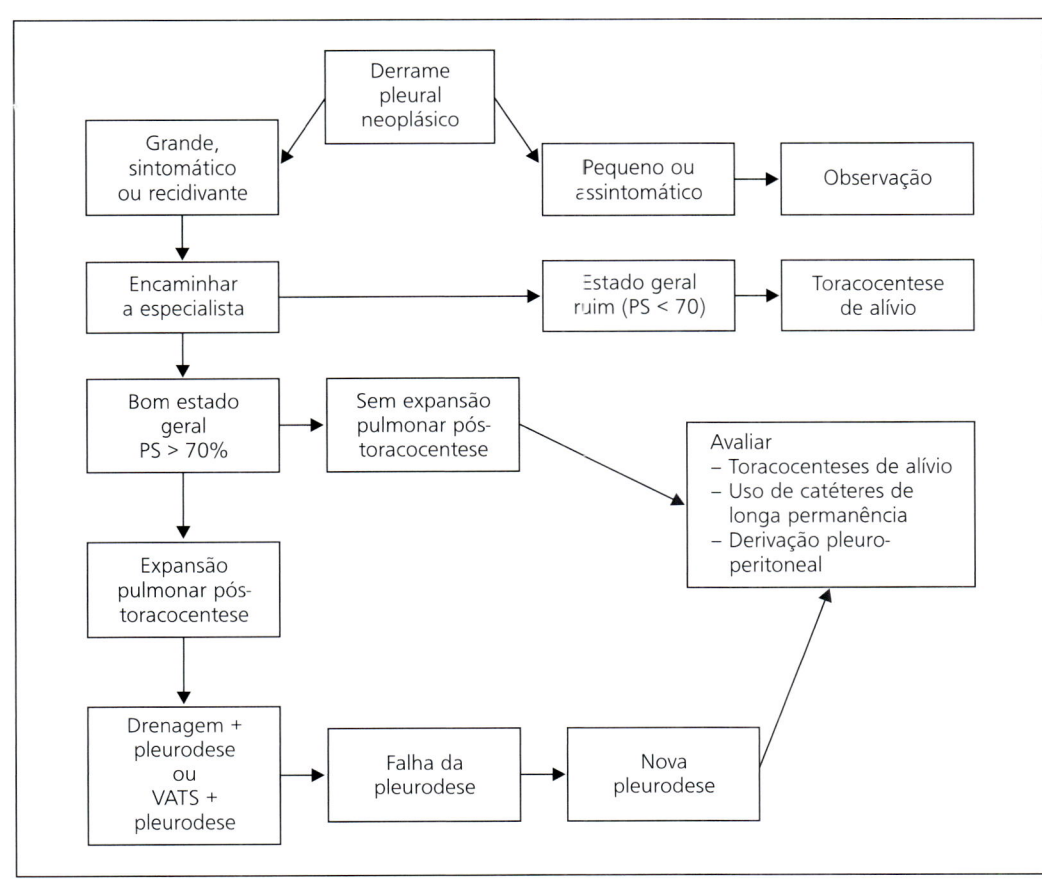

◄ **FIGURA 7.** Fluxograma para tomada de decisão.

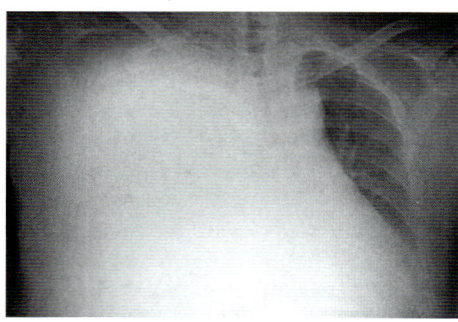

◀ **FIGURA 8.** Derrame pleural total à direita.

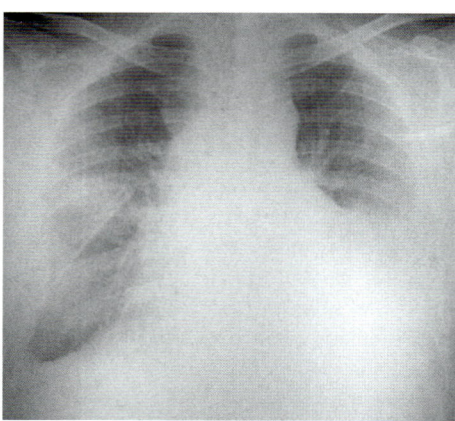

◀ **FIGURA 9.** Pulmão expandido submetido a pleurodese por solução de nitrato de prata 2% – 10 mL à direita.

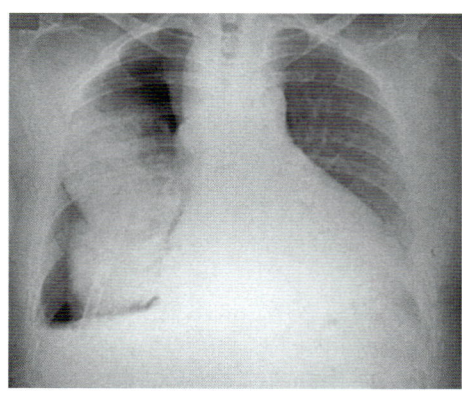

◀ **FIGURA 10.** Pulmão parcialmente expandido pós-drenagem. Contraindicação para pleurodese. Candidato a procedimentos paliativos para controle de derrame pleural recidivante (Toracocenteses de alívio, Pleurex® etc.).

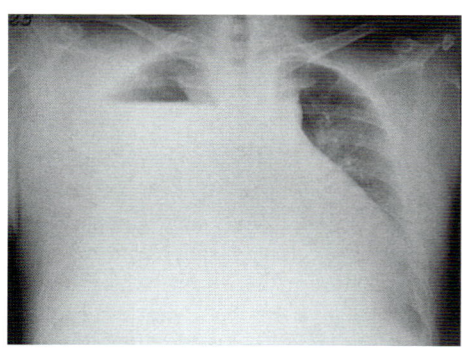

◀ **FIGURA 11.** Pneumotórax de admissão pós-toracocentese à direita.

Em caso de falha da pleurodese, podemos optar por nova tentativa de pleurodese com esclerosante por nova drenagem tubular ou por toracoscopia. Toracocentese de repetição é o procedimento de escolha nos pacientes com *performance status* baixa (< 70%) ou com doença terminal (perspectiva de sobrevida em torno de 3 meses). A instalação de catéteres percutâneos (tipo Pleurex® ou tipo *pig-tail*) para drenagem intermitente prolongada demonstrou bons resultados, sendo uma alternativa ainda cara em nosso meio e dependente da capacidade de cuidados, do paciente e ou da equipe de cuidadores, podendo ser necessária assistência domiciliar. A instalação da derivação pleuroperitoneal, instilação de quimioterápicos e ou citoquinas, intrapleurais e até pleurectomia são usadas em casos específicos e bem selecionados.

Pleurectomia

Procedimento de exceção com grande morbidade, deve ser reservado a pacientes bem selecionados, jovens, com boa capacidade de desempenho e com expectativa de vida maior de 6 meses, que apresentam encarceramento pulmonar ou nos quais a pleurodese falhou, ou ainda naqueles casos em que o derrame pleural neoplásico é um achado durante uma toracotomia.

Tratamento sistêmico

Com resposta limitada a tumores que apresentem sensibilidade a quimioterapia e/ou radioterapia, como os tumores de mama, linfomas, carcinoma pulmonar de células pequenas, além de tumores de próstata, ovário e células germinativas que também podem responder. Em caso de falência da terapia sistêmica, a pleurodese é recomendada.

COMPLICAÇÕES

As principais complicações dos DPN são infecção (empiema pleural), decorrente de múltiplas abordagens para toracocenteses diagnósticas e de alívio e também após tentativa de pleurodese; insuficiência respiratória em razão de derrames pleurais volumosos e até de pequenos volumes em pacientes com pequena reserva funcional; pneumotórax é menos frequente, estando relacionado com a técnica e a capacidade de cooperação do paciente durante toracocentese, podendo ser admissional (entrada de ar do meio através do conjunto para punção pleural) ou por lesão do parênquima pulmonar, seja por erosão tumoral ou por iatrogenia; hemotórax pós-punção quando há lesão vascular no trajeto da punção ou por discrasia, reflexo vasovagal quando da retirada de grande volume ou ainda edema agudo de reexpansão pulmonar. Há ainda possibilidade de lesões de vísceras abdominais nos casos em que a punção é realizada em nível muito baixo ou em que há atelectasia pulmonar ou comprometimento de nervo frênico com elevação de cúpula diafragmática.

Portanto é fundamental um adequado controle pós-procedimento com avaliação clínica e radiografia de tórax, pois deterioração clínica durante ou logo após o procedimento pode estar associada a complicações que devem ser imediatamente tratadas. (Fig. 11).

PROGNÓSTICO

A presença de derrame pleural é um fator prognóstico importante, pois pode definir a possibilidade de indicação de terapia curativa ou paliativa, de acordo com a presença ou não de células neoplásicas e do sítio primário da doença. Cerca de 5% dos pacientes com neoplasia conhecida que apresentam derrame pleural têm outra causa que não a neoplasia, porém aqueles que apresentam derrame pleural neoplásico em sua maioria têm pobre prognóstico caracterizando doença avançada, como nos cânceres do pulmão, estômago e ovário, diferentemente das neoplasias de mama e dos linfomas, que podem ter boa sobrevida de acordo com a resposta ao tratamento específico. Good e Sahn demonstraram em estudo de 1988 que presença de ph baixo (< 7,3) e glicose baixa (< 60 mg/dL) são fatores prognósticos independentes, identificando pacientes com pequena expectativa de sobrevida (poucos meses), ao contrário dos que têm ph e glicose normais, o que ajudaria na tomada de decisão com relação à programação terapêutica.

BIBLIOGRAFIA

Antonangelo L, Rosa AG, Corá AP *et al*. Derrame pleural incomum: metástase pleuro-pulmonar de tumor neuroectodérmico primitivo. *J Bras Pneumol* 2009;35(6):606-9.

Antony VB, Loddenkemper R, Astoul P *et al*. Management of Malignant Pleural Effusions. *Am J Respir Crit Care Med* 2000;162:1987-2001.

Antony VB, Loddenkemper R, Astoul P *et al*. Management of malignant pleural effusions. *Eur Respir J* 2001;18:402-19.

Antunes G, Neville E, Duffy J *et al*. On behalf of the BTS Pleural Disease Group, a subgroup of the BTS Standards of Care Committee. BTS guidelines for the management of malignant pleural effusions. *Thorax* 2003;58(Suppl II):ii29-38.

Astoul P. Pleurodesis for recurrent malignant pleural effusions: the quest for the Holy Grail. *Eur J Cardiothorac Surg* 2011;40:277-79.

Aydogmus U, Ozdemir S, Cansever L *et al*. Bedside talc pleurodesis for malignant pleural effusion: factors affecting success. *Ann Surg Oncol* 2008;16(3):745-50.

Bazerbashi S, Villaquiran J, Awan MY et al. Ambulatory intercostal drainage for the management of malignant pleural effusion: a single center experience. *Ann Oncol Surg* 2009 Dec.;16(12):3482-87.

Bilacchi A, Rosinha SRPO. Derrame pleural maligno. In: Neto MX, Saad Jr R. *Cirurgia torácica – Clínica Brasileira de Cirurgia*. São Paulo: Atheneu, 1997. p. 69-80.

Bishay A, Raoof S, Esan A et al. Update on pleural diseases. *Ann Thorac Med* 2007 July-Sept.;2(3):128-42.

Burgers JA, Kunst PWA, Koolen MGJ et al. Pleural drainage and pleurodesis: implementation of guidelines in four hospitals. *Eur Respir J* 2008;32:1321-27.

Caglayan B, Torun E, Turan M et al. Efficacy of iodopovidone pleurodesis and comparison of small-bore catheter versus large-bore chest tube. *Ann Sug Oncol* 2008 Sept.;15(9):2594-99.

Cataneo AJM. *Derrames pleurais malignos e benignos – Cirurgia torácica geral*. São Paulo: Atheneu, 2005. 667-80, cap. 41, vol. 1.

Couto WJ, Naime FF, Costa CM et al. O uso da pleurodese no tratamento nos derrames pleurais neoplásicos. *Rev P Medicina – Diagn Tratamento* 2006;11(4):206-8.

Diacon AH, Wyser C, Bolliger CT e al. Prospective randomized comparison of thoracoscopic talc poudrage under local anesthesia versus bleomycin instillation for pleurodesis in malignant pleural effusions. *Am J Respir Crit Care Med* 2000;162:1445-49.

Fry WA, Khandekar JD. Parietal pleurectomy for malignant pleural effusion. *Ann Surg Oncol* 1995;2(2):160-64.

Goldman CA, Skinnider LF, Maksymiuk AW. Interferon instillation for malignant pleural effusions. *Ann Oncol* 1993;4(2):141-45.

Gözübüyük A, Özpolat B, Çiçek AF et al. Comparison of side effects of oxytetracycline and talc pleurodesis: an experimental study. *J Cardiothorac Surg* 2010;5:128.

Gravino E, Griffo S, Gentile M et al. Comparison of two protocols of conscious analgosedation in video-assisted talc pleurodesis. *Minerva Anestesiol* 2005;71:157-65.

Haas AR, Sterman DH, Musani AI. Management options with consideration of coding, billing and a decision approach. *Chest* 2007;132:1036-41.

Jatene FB et al. Is silver nitrate pleurodesis for patients with malignant pleural effusion feasible and safe when performed in an outpatient setting? *Ann Surg Oncol* 2011;18:1145-50.

Lerza R, Vannozzi MO, Tolino G et al. Carboplatin and cisplatin pharmacokinetics after intrapleural combination treatment in patients with malignant pleural effusion. *Ann Oncol* 1997;8:385-91.

Liang QL, Shi HZ, Qin XJ et al. Diagnostic accuracy of tumour markers for malignant pleural effusion: a meta-analysis. *Thorax* 2008;63:35-41.

Loddenkemper R. Thoracoscopy – State of the art. *Eur Resp J* 1998;11:213-21.

Martínez-Moragón E, Aparício J, Rogado MC et al. Pleurodesis in malignant pleural effusions: a randomized study of tetracycline versus bleomycin. *Eur Respir J* 1997;10:2380-83.

Maskell NA, Butland RJA. On behalf of the british thoracic society pleural disease group, a subgroup of the british thoracic society standards of care committee. BTS guidelines for the investigation of a unilateral pleural effusion in adults. *Thorax* 2003;58(Suppl II):ii8-17.

McAlpine LG, Hulks G, Thomson NC. Management of recurrent malignant pleural effusion in the United Kingdom: survey of clinical practice. *Thorax* 1990;45:699-701.

McLeod DT, Millar JW, Calverley PM et al. Further experience of corynebacterium parvum in malignant pleural effusion. *Thorax* 1985;40:515-18.

Ogirala RG, Agarwal V, Vizioli LD et al. Comparison of the Raja and the Abrams Pleural Biopsy Needles in Patients with Pleural Effusion. *Am Rev Respir Dis* 1993 May;147(5):1291-94.

Panadero FR, Antony VB. Pleurodesis: state of the art. *Eur Respir J* 1997;10:1648-54.

Panadero FR, Janssen JP, Astoul P. Thoracoscopy: general overview and place in the diagnosis and management of pleural effusion. *Eur Respir J* 2006;28:409-21.

Panadero FR, Mejías JL. Low glucose and pH Levels in malignant pleural effusions: diagnostic significance and prognostic value in respect to pleurodesis. *Am Rev Respir Dis* 1989 Mar.;139(3):663-67.

Pollak JS, Burdge CM, Rosenblatt M et al. Treatment of malignant pleural effusions with tunneled long-term drainage catheters. *J Vasc Interventional Radiol* 2001;12:201-8.

Rusch VW, Figlin R, Godwin D et al. Intrapleural cisplatin and cytarabine in the management of malignant pleural effusions: a Lung Cancer Study Group trial. *J Clin Oncol* 1991 Feb.;9(2):313-19.

Sahn SA. Malignant pleural effusions. *Respir Crit Care Med* 2001;22(6):607-17.

Sahn SA. Pleural diseases related to metastatic malignancies. *Eur Respir J* 1997;10:1907-13.

Sartori S, Tassinari D, Ceccotti P et al. Prospective randomized trial of intrapleural bleomycin versus interferon alfa-2b via ultrasound-guided small-bore chest tube in the palliative treatment of malignant pleural effusions. *J Clin Oncol* 2004;22:1228-33.

Shaw P, Agarwal R. Pleurodesis para los derrames pleurales malignos. *La Biblioteca Cochrane Plus* 2008, Número 2.

Silva GA. Derrames pleurais – Fisiopatologia e diagnóstico. Rev Med, FMRP/USP 1998 Abr./June.;31:208-15.

Tan C, Sedrakyan A, Browne J et al. The evidence on the effectiveness of management for malignant pleural effusion: a systematic review. *Eur J Cardiothorac Surg* 2006;29:829-38.

Tassi GF, Cardillo G, Marchetti GP et al. Diagnostic and therapeutical management of malignant pleural effusion. *Ann Oncol* 2006;17(Suppl 2):ii11-12.

Teixeira LR, Pinto JAF, Marchi E. Derrame pleural neoplásico. *J Bras Pneumol* 2006;32(Supl 4):S182-89.

Terra RM, Junqueira JJ, Teixeira LR et al. Quality-of-life, efficacy and radiological features in talc pleurodesis by videothoracoscopy or small bore chest tube. *Chest* 2008;134:65-69.

Tremblay A, Mason C, Michaud G. Use of tunnelled catheters for malignant pleural effusions in patients fit for pleurodesis. *Eur Respir J* 2007;30:759-62.

Tsang V, Fernando HC, Goldstraw P. Pleuroperitoneal shunt for recurrent malignant pleural effusions. *Thorax* 1990;45:369-72.

Wagner IC, Guimarães MJB, Silva LKN et al. Avaliação dos valores sérico e pleural dos marcadores tumorais CEA, CYFRA21-1 e CA 15-3 em portadores de derrame pleural. *J Bras Pneumol* 2007;33(2):185-91.

Walker-Renard PB, Vaughan LM, Sahn SA. Chemical pleurodesis for malignant pleural effusions. *Ann Internal Med* 1994;120(1):56-64.

Westaby S. Principles and practice of thoracic drainage, Oxford textbook of surgery; Oxford Medical, 1994. p. 1947-49, vol. II, cap. 35.11.

Yildirim E, Dural K, Yazkan R et al. Rapid pleurodesis in symptomatic malignant pleural effusion. *Eur J Cardiothorac Surg* 2005;27:19-22.

Zahida I, Routledgeb T, Billèb A et al. What is the best treatment for malignant pleural effusions? *Interact Cardiovascular Thorac Surg* 2011;12:818-23.

CAPÍTULO 74

Derrame Pericárdico Maligno

Emanuel Bastos Torquato ■ Jorge Soares Lyra

INTRODUÇÃO

O derrame pericárdico é conhecido há bastante tempo. Galen, por volta de 160 a.C., descreveu casos de pericardites e derrame pericárdico em animais. O primeiro relato de um caso de tamponamento cardíaco somente surgiu bastante tempo depois, quando em 1669 um caso foi descrito por Lower.[1]

O derrame pericárdico é uma entidade relativamente comum, porém muito negligenciada, acometendo 2,7% da população em uma grande série de autópsias. Entretanto somente uma minoria de pacientes irá apresentar sintomatologia, com a grande maioria dos portadores dessa alteração passando assintomático por toda a sua vida. A sua incidência aumenta quando consideramos somente os pacientes com câncer. Nessa mesma série, 8,1% das autópsias em pacientes com neoplasia comprovada apresentavam efusão pericárdica.[2]

Apesar dessa complicação da doença maligna ser relativamente conhecida, não há um consenso na forma de manejo dela. Porém, com a evolução da oncologia e com um maior conhecimento do comportamento biológico dos diferentes tipos de câncer, é cada vez mais claro que o derrame pericárdico maligno não deve ser tratado de igual forma para todos os pacientes, e sim deve ser individualizado, em cada caso levando-se em conta a *performance status* do enfermo e o comportamento da sua neoplasia, entre outras características clínicas.

Neste capítulo tentaremos esclarecer e ajudar o médico engajado na oncologia a tratar essa entidade nosológica relativamente comum, porém deixada "de lado" por grande parte deles.

CARACTERÍSTICAS CLÍNICAS

Existem várias séries de casos e de autópsias sobre a efusão pericárdica maligna. E sua incidência apresenta grandes variações entre elas, oscilando desde irrisórios 1 até 20% da população com câncer.[3-5] Contudo, esses artigos, em sua grande maioria, são consensuais com relação às principais etiologias: câncer do pulmão, câncer da mama e linfoma, em ordem decrescente.[6-9] Outra etiologia frequente nos trabalhos da era pré-retroviral é o Sarcoma de Kaposi, que apresentou uma queda drástica no número de casos após o desenvolvimento da terapia contra a AIDS.[10,11] Outro fator que influencia no aumento dos casos do derrame pericárdico maligno (DPM) foi a melhora nos métodos diagnósticos. Nota-se com grande frequência os casos de derrame idiopático, que, em considerável parte dos casos, eram erroneamente subdiagnosticados.

Como citado na introdução deste capítulo, grande parte desses pacientes pode passar simplesmente assintomática. O volume normal de líquido nesse compartimento é de 10-50 mL, e em 2/3 da população esse volume pode aumentar até valores 20 vezes da normalidade para apresentar início dos sintomas,[12] obviamente dependendo da velocidade de enchimento dessa cavidade. O sintoma mais comum associado a essa patologia é a dispneia,[12,13] entretanto não necessariamente ele é o primeiro a aparecer. O quadro clínico pode começar semelhante ao de uma pericardite, com uma dor precordial, porém com piora em posição supina, em alguns casos irradiando-se para o dorso ou para o ombro. Pode vir acompanhado também de atrito pericárdico à ausculta cardíaca e supra de ST ao eletrocardiograma, porém em várias derivações diferentes, não se enquadrando ao padrão de irrigação de nenhum vaso coronariano.[14-16]

O quadro mais dramático associado a essa síndrome é o de tamponamento cardíaco. Ele é caracterizado pelo abafamento das bulhas cardíacas, turgência jugular patológica (Fig. 1) e hipotensão (tríade de Beck). Entretanto, o tamponamento no DPM não costuma ser tão dramático quanto no trauma cardíaco. Isso se deve pela velocidade de enchimento da cavidade pericárdica, sendo muito insidiosa na forma maligna, dando tempo para acomodação e compensação dos efeitos deletérios que o acúmulo de líquido nessa cavidade leva à hemodinâmica do enfermo.

Outros sinais que apresentam frequência bastante elevada nos livros e concursos, porém não tão corriqueiros na prática clínica, são o pulso paradoxal de Kussmaul e o sinal de Kussmaul. O primeiro sinal ocorre quando há uma queda em mais de 10 mmHg no pulso do paciente à inspiração profunda provocado pelo tamponamento, representando uma exacerbação de um fenômeno fisiológico. O segundo sinal ocorre quando, novamente em uma inspiração profunda, há um aumento na turgência jugular do paciente, representando clinicamente o mesmo fenômeno descrito anteriormente.

AVALIAÇÃO DIAGNÓSTICA

Métodos de imagem

Radiografia de tórax

Apesar de ser o método mais antigo na avaliação na área cardíaca, ele é considerado muito pouco sensível. Grande parte dos pacientes com doença assintomática apresentará uma radiografia de tórax normal. Entretanto Gross *et al.* demonstraram em sua casuística que, entre os enfermos sintomáticos, 87% apresentavam radiografias anormais,[17] levando a crer que nesses pacientes esse exame complementar possa ser um bom exame para avaliação inicial (Fig. 2).

Ecocardiograma

Esse método é provavelmente o mais específico e mais sensível no diagnóstico de derrame pericárdico.[18] Ele consegue acusar efusões mínimas e ainda possui a vantagem de avaliar a função cardíaca. Outra grande utilidade da ecocardiografia é a sua utilização para poder guiar a punção pericárdica, evitando assim iatrogenias. Mas, como qualquer exame complementar, ele apresenta suas limitações. Primeiro não demonstra todo o pericárdio, impedindo assim uma quantificação exata do volume de líquido. Outro fator importante é o de não demonstrar outros órgãos adjacentes, dando pistas da etiologia do derrame, como surgimento de recidivas pleuropulmonares, ou de linfonodomegalias mediastinais.

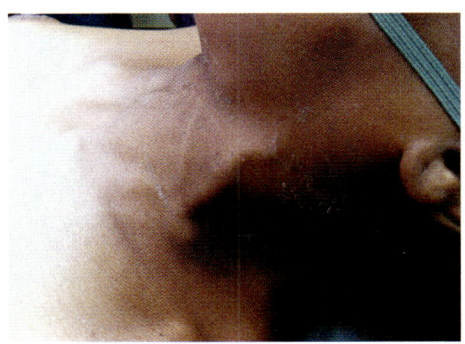

◀ **FIGURA 1.** Turgência jugular patológica (paciente a 30°).

Tomografia computadorizada de tórax

Este é o principal método diagnóstico do DPM. Isso se deve não só pela sua alta sensibilidade e especificidade,[19,20] próximo as do ecocardiograma, mas também decorrente de sua capacidade em poder distinguir a densidade do líquido pericárdico, da espessura e/ou a presença de irregularidades no pericárdio e na sua possibilidade em olhar o tórax como um todo para avaliar se há sinais de doença maligna em outros locais,[21] pois é conhecida a sua associação com metástases em outros sítios, principalmente a pleura (aproximadamente 50% dos casos de DPM).[22]

Apesar de o derrame pleural ser o sinal mais comum associado ao DPM, Sun *et al.*[23] demonstraram em seu estudo que o principal achado tomográfico indicativo de malignidade foi o espessamento irregular do pericárdio, seguido por linfonodomegalia mediastinal. Esses achados foram encontrados, em menores proporções, em pacientes com efusão pericárdica em razão de tuberculose, sendo um importante diagnóstico diferencial em áreas endêmicas e em indivíduos com AIDS.

Outro dado importante demonstrado por esse trabalho foi a espessura pericárdica considerada patológica. Ele demonstrou uma especificidade, valor preditivo positivo e preditivo negativo de 91,3, 75,0 e 72,4%, respectivamente, para pericárdios com espessura maior do que 3-4 mm (Fig. 3).

Diagnóstico citológico e histopatológico

Pericardiocentese

É o primeiro método que deve ser usado para conseguir material para avaliação citológica decorrente de sua fácil execução. Sua sensibilidade oscila entre 67 e 92%,[7,24,25] dependendo da experiência do citopatologista e do tipo de tumor primário (mesoteliomas e linfomas possuem um baixo percentual de citologias positivas).

Essa técnica pode ser realizada ecoguiada, sendo mais segura, ou pela técnica às cegas. Independentemente da forma de punção, um cuidado é importantíssimo: a monitorização do paciente. Esse procedimento deve ser realizado em um ambiente de terapia intensiva ou de centro cirúrgico com monitorização cardíaca e hemodinâmica básica.

A técnica às cegas, também conhecida com pericardiocentese à Marfan, é realizada da seguinte forma:

- Punciona-se o paciente no ângulo de Charpy, em direção ao ombro esquerdo, em um ângulo de 45° com a derme (Fig. 4A e B).
- Entra-se aspirando com a agulha até acertar a câmara pericárdica (Fig. 4C).
- Introduz o fio-guia do catéter pericárdico percutâneo, seguido de dilatação do trajeto com o dilatador que acompanha o catéter (Fig. 4D e E).
- Um catéter monolúmen de 7 Fr para pericárdio ou até mesmo um de acesso venoso central é introduzido na cavidade pericárdica por meio do fio-guia. Esses catéteres são ideais nesses casos, pois, além de permitirem a coleta de material para citologia, também permitem o esvaziamento e a monitorização do débito diário por esse dreno (Fig. 4F).

Outro fato importante de ser lembrado nesse procedimento é o aspecto do líquido pericárdico. O DPM em grande parte das vezes é hemorrágico, podendo confundir o executor entre um procedimento bem-sucedido ou uma punção inadvertida do miocárdio. Duas pistas

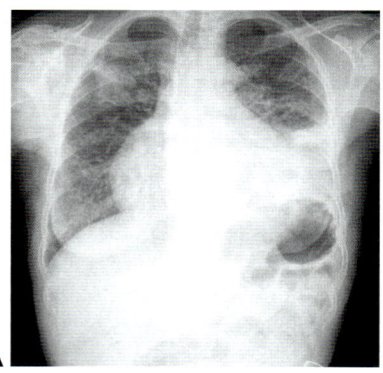
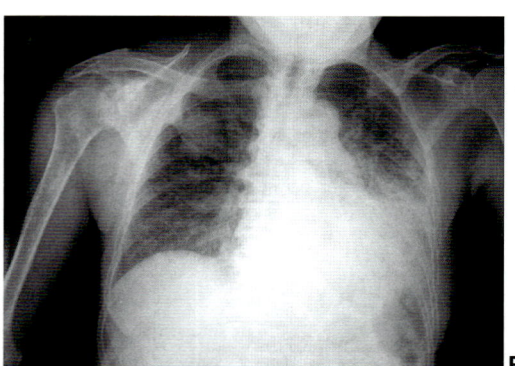
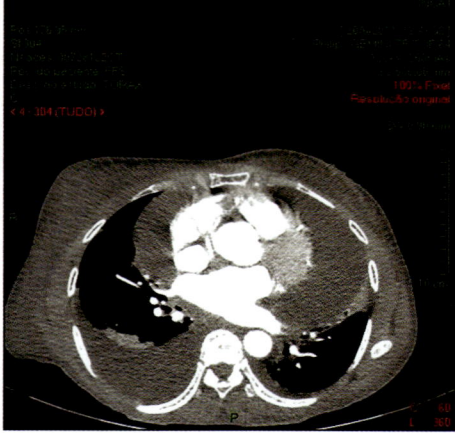

▲ **FIGURA 2.** (**A**) Paciente com adenocarcinoma de pulmão metastático com derrame pericárdico volumoso e dispneia aos mínimos esforços. (**B**) Aspecto após drenagem pericárdica com catéter monolúmen.

▲ **FIGURA 3.** Paciente de 46 anos, com mieloma múltiplo, apresentando derrame pleural bilateral e pericárdico volumoso.

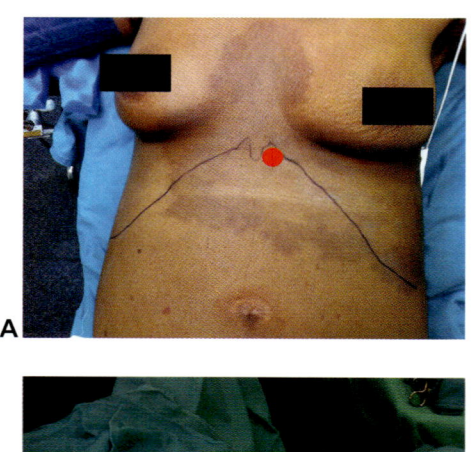
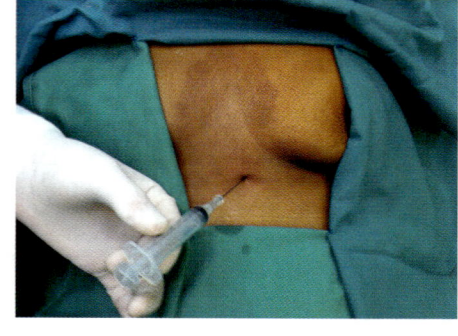
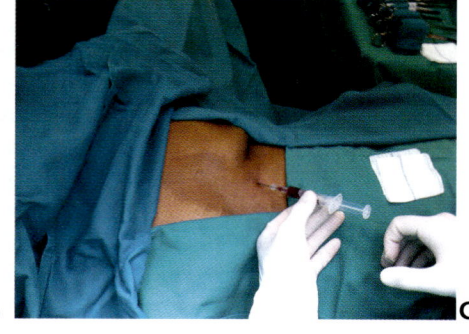
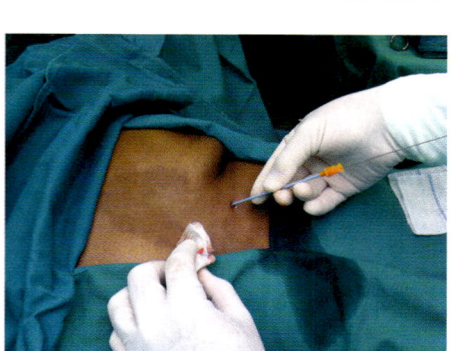
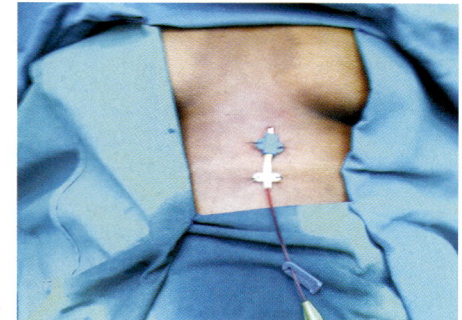

▲ **FIGURA 4.** Pericardiocentese à Marfan. (**A** e **B**) Localização da sítio de punção. (**C**) Pericardiocentese com efusão pericárdica francamente hemorrágica. (**D** e **E**) Introdução do fio-guia seguido de dilatação do trajeto. (**F**) Catéter pericárdico implantado.

ajudam a elucidar essa dúvida: primeiro, o derrame pericárdico não coagula; a segunda é que irão ser notadas alterações eletrocardiográficas no monitor caso ocorra uma punção miocárdica.[26] Outra característica desses derrames que pode tranquilizar o médico menos experiente, que irá realizar esse procedimento, é que eles, em decorrência da sua evolução insidiosa, são geralmente volumosos, dificultando um acidente de punção.

Biópsia pericárdica

É o método padrão ouro no diagnóstico de doença pericárdica, entretanto existem várias formas de aquisição de material para estudo patológico, e cada um desses métodos possui suas peculiaridades.

Pericardioscopia

É realizado com um pericardioscópio, sendo considerada a forma padrão ouro de aquisição de tecido, pois se pode realizar a biópsia sob visualização direta da lesão de forma minimamente invasiva, com sensibilidade chegando até 97% em alguns estudos.[27-29] Entretanto, apesar da melhor sensibilidade e especificidade desse exame, o custo elevado para a aquisição e a manutenção do aparelho, além da existência de poucos profissionais com experiência prática com esse método, são fatores limitadores desse exame complementar.

Esse método é realizado em centro cirúrgico, porém com sedação e monitorização cardíaca, não sendo obrigatória a anestesia geral. Após a passagem de um introdutor com uma bainha de 16 Fr através de técnica de Seldinger, é utilizado um endoscópio flexível por meio dessa bainha para se ter acesso à cavidade pericárdica e, com isso, conseguir realizar a pericardioscopia.

Janela pericárdica

É um procedimento cirúrgico propriamente dito. Apesar de haver relatos de realização desse procedimento sob sedação, é de nossa preferência realizar esse método sob anestesia geral, dando comodidade e tranquilidade tanto para o cirurgião quanto para o paciente. A janela pericárdica possui a vantagem de ser tanto terapêutica quanto diagnóstica e, apesar de ser uma biópsia cirúrgica, é pouco invasiva e de fácil realização. Ele possui como desvantagem o fato de não permitir acesso a todo o pericárdio, apesar de ser factível a aquisição de grandes áreas de pericárdio por esse acesso, permitindo a amostragem satisfatória de tecido para a patologia e a cultura.[30,31]

Ele é realizado da seguinte forma:

- Com o paciente em decúbito dorsal a 0 ou 30°, realiza-se uma pequena incisão mediana de aproximadamente 5 cm ao nível do apêndice xifoide e um pouco abaixo.
- Dissecção com eletrocautério do subcutâneo até a aponeurose dos oblíquos, incisando a mesma na linha Alba, entretanto sem abertura da gordura pré-peritoneal e do peritônio.
- Dissecção do apêndice xifoide com eletrocautério e ressecção do mesmo com uma tesoura forte ou um costótomo.
- Dissecção ascendente do espaço pré-peritoneal, por detrás do esterno até o saco pericárdio.
- Incisão do pericárdio fibroso entre duas pinças (*longueti*) com uma tesoura de Metzbaun, acessando a cavidade pericárdica.
- Realiza-se a ressecção de porção do pericárdio que o cirurgião ache necessário para o diagnóstico etiológico da efusão pericárdica.

Biópsia pericárdica por toracotomia ou toracoscopia

Também é um método tanto diagnóstico quanto terapêutico. Apesar de ser bem mais invasiva que a janela pericárdica, com o advento dos procedimentos por toracoscopias, mais conhecidos como VATS *(Video Assisted Thoracic Surgery)*, tornou-se uma ótima opção no diagnóstico e no tratamento do DPM. A biópsia cirúrgica por toracotomia ou por toracoscopia possui melhor sensibilidade e especificidade que a janela pericárdica, além do fato que a janela pleuropericárdica possui um tempo de patência muito maior que a janela pericárdica simples e, com isso, uma taxa de recidiva do derrame muito inferior.[32,33]

Ela é realizada preferencialmente por acesso pelo hemitórax esquerdo, permitindo acesso a uma área maior de pericárdio. Um cuidado técnico importante na realização desse procedimento é o de primeiramente localizar o nervo frênico, para evitar uma lesão iatrogênica do mesmo.

Estudo do líquido pericárdico

O estudo do líquido pericárdico é, talvez, a propedêutica mais importante na avaliação do derrame pericárdico, pois permite diferenciar entre várias etiologias. Além do estudo citopatológico, é importante a avaliação bioquímica com a aferição do pH, proteínas totais, glicose, lactato desidrogenase – LDH, ureia e densidade específica do líquido, além da citometria total e diferencial. Com essa avaliação bioquímica é possível diferenciar a efusão pericárdica entre exsudato e transudato, podendo afastar causas comuns de transudato, como o derrame induzido por radioterapia. Esse tipo de derrame associado à radioterapia ocorre quando a radiação sobre o pericárdio excede 30 Gy, sendo mais corriqueiramente visto no tratamento do câncer do pulmão, esofágico ou câncer de mama.[12] Outra característica importante no estudo bioquímico do DP é que tanto o DPM quanto o infeccioso irão apresentar LDH características de exsudato. Entretanto, o derrame maligno geralmente é sero-hemático, com LDH bastante elevado (com valores até maior que 1.000 U/l) e com glicose dentro da normalidade ou ligeiramente reduzida. A efusão pericárdica de etiologia infecciosa raramente apresenta glicose com valores muito reduzidos, pois a sua principal etiologia é a tuberculosa seguida pela viral (Quadro 1).[34]

Também é importante na avaliação desses pacientes com derrame pericárdico a solicitação de culturas desse líquido, principalmente para micobactérias, pois a pericardite associada à tuberculose pode apresentar incidências altíssimas em pacientes imunossuprimidos que residem em áreas endêmicas dessa enfermidade.

Outro exame importantíssimo que deve ser incluído na avaliação de todo derrame pericárdico, principalmente naqueles casos em que a neoplasia primária é sabidamente alguma forma de carcinoma, é a dosagem de marcadores tumorais.

O principal marcador tumoral a ser solicitado é o antígeno carcinoembrionário (CEA- *CarcinoEmbrionic Antigen)*, seguido pela citoqueratina 19 (CYFRA *21-1*), e CA 19-9.[8] Os valores de normalidade não são precisamente conhecidos, entretanto Huang *et al.* demonstraram que valores do CEA superiores a 6 ng/mL e da CYFRA 21-1 superiores a 60 ng/mL resultaram em uma sensibilidade de 97,6% e em uma especificidade de 91,4%. Uma crítica sobre a avaliação desses marcadores é que a maioria dos trabalhos sobre esse tema incluiu derrame pleural na amostragem, podendo causar um viés de seleção. Apesar disso os valores de sensibilidade e especificidade são altíssimos, variando entre 79-97,6% e 90-100%, respectivamente.[35]

Quadro 1. Características do derrame pericárdico

	DPM	TUBERCULOSO	IDIOPÁTICO/RADIOGÊNICO
Aspecto	Sero-hemático	Seroso	Seroso
pH	Normal	Normal ou levemente ácido	Normal
Glicose	Glicose normal ou discretamente reduzida	Reduzida	Normal
LDH	Elevada (podendo passar de 1.000 U/l)	Elevada	Normal ou discretamente reduzida
Proteínas	Proteínas elevadas (> 3 g/dL)	Proteínas elevadas (< 3 g/dL)	Proteínas baixas (Ptn derrame/Ptn sérica < 0,5)
Citologia	Predomínio de polimorfonucleares	Predomínio linfoplasmocitário	Predomínio mononucleares
Marcadores	CEA elevado (em tumores de linhagem epitelial)	BAAR ou ADA positivo	Sem marcadores específicos

Finalmente, se possível, é de boa prática, porém não necessariamente imprescindível, a análise do líquido com reação de polimerase em cadeia na tentativa de identificar vírus cardiotrópicos, como o Influenza A/B, citomegalovírus – CMV, enterovírus, adenovírus, herpes vírus humano – HPV tipo 6, vírus Ebstein-Barr e parvovírus B19.[5]

TRATAMENTO

O tratamento do DPM evoluiu muito nos últimos anos e necessita ser feito por um cirurgião com experiência em oncologia. A escolha da forma de tratamento do paciente deve levar em conta se o paciente encontra-se ou não em uma urgência (tamponamento cardíaco), a neoplasia maligna de base e sua quimiossensibilidade e *performance status* – PS do mesmo. Os pacientes que se encontram dispneicos, ou até mesmo em franco tamponamento cardíaco, necessitam ser abordados de uma maneira rápida e eficiente em alívio dos sintomas. Seguindo essa linha de pensamento, a melhor forma de abordagem do tamponamento é a pericardiocentese,[36] pois é facilmente reprodutível pelo clínico ou por um cirurgião, e pode-se implantar um catéter que irá servir como ponte para outras formas terapêuticas, como a esclerose pericárdica ou a quimioterapia intrapericárdica.

Também de suma importância na avaliação terapêutica dos enfermos com DPM é a neoplasia de base. Apesar do DPM denotar uma sobrevida ruim nos pacientes com câncer do pulmão (em torno de 6 meses para o adenocarcinoma e 2 meses nos casos de carcinoma espinocelular), em DPM relacionados com o câncer da mama ou o linfoma podem apresentar sobrevida global que varia entre 16,5-30 meses e 17-20 meses respectivamente.[5,8,9] Com base nessas informações podemos mudar a forma de abordagem dessa patologia. Por exemplo, uma paciente com câncer da mama pode se beneficiar de uma janela pleuropericárdica, enquanto em um paciente com um câncer pulmonar de células pequenas pode se empregar apenas uma pericardiodese ou uma janela pericárdica, que possuem taxas de recoleta elevadas do líquido pericárdico.

A quimiossensibilidade é outra forte influência no tratamento do DPM. Sabemos que o linfoma é altamente quimiossensível e que o DP associado a essa neoplasia é altamente responsivo ao tratamento quimioterápico, sendo a terapêutica direta sobre o pericárdio resguardada para caso de falha terapêutica. Outra aplicabilidade sobre a quimiossensibilidade das neoplasias é quanto à quimioterapia intrapericárdica. Apesar de ainda ser considerado um método experimental por muitos oncologistas, já existem vários serviços considerando-a como uma alternativa no arsenal terapêutico contra o DPM.

E por último, porém não menos importante, é avaliação da *performance status*. Em um paciente com PS entre 0-1 (escala de Zubrod) pode-se investir totalmente nesse paciente. Em um paciente com PS entre 3-4 é prudente aplicar o método menos intervencionista possível, pois esses pacientes apresentam uma sobrevida relativamente curta, por exemplo uma drenagem pericárdica com catéter por tempo prolongado, ou uma pericardiodese. Naqueles enfermos com PS 2 devemos levar em conta outras informações clínicas, como as já citadas anteriormente, para a escolha da melhor opção terapêutica.

Apesar da divisão meramente didática para a formulação deste capítulo, a maioria dos métodos diagnósticos é também terapêutica. Por isso, iremos tecer um breve comentário sobre as formas terapêuticas tentando não ser redundantes, e ao final, apesar de não haver um consenso na literatura, iremos apresentar um algorítimo que acreditamos ser facilmente reproduzível.

Esclerose pericárdica

A esclerose pericárdica, também conhecida como pericardiodese, é realizada por meio de um catéter pericárdico previamente instalado na cavidade pericárdica por meio de uma pericardiocentese. Ela baseia-se no princípio de que instilar uma substância irritativa na cavidade pericárdica irá induzir uma resposta inflamatória no pericárdio e no epicárdio, provocando uma aderência entre essas camadas, extinguindo assim a cavidade pericárdica e eliminando o espaço para o acúmulo de fluidos. Vários tipos de agentes irritativos podem ser usados para proceder à pericardiodese, como o talco, a bleomicina e a tetraciclina, não havendo um consenso na literatura. Entretanto Cordeiro[37], em seu estudo, comparou a efetividade entre esses agentes, instilando uma solução de cada um desses agentes em cachorros e posteriormente sacrificando esses animais em períodos diferentes pós-pericardiodese e estudando esses pericárdios. Com esse estudo o autor demonstrou uma taxa superior de efetividade em esclerose a favor do talco. A tetraciclina geralmente demonstrou uma necessidade de aplicações maiores de solução para provocar efetividade.

A esclerose pericárdica possui como ponto negativo a dor precordial, em alguns casos muita severa, sendo pior com o emprego da tetraciclina, que necessita de uma maior quantidade de aplicações, provocando consequentemente mais dor ao portador do DPM.[8,38-40] Não existe um consenso quanto ao método mais efetivo, porém há trabalhos demonstrando uma taxa de recidiva um pouco maior nos casos de pericardiodese em comparação com as outras formas de tratamento (com exceção da janela pericárdica).[30,31,41] Contudo, são necessários *trials* com um nível de evidência maior para se tirar conclusões definitivas. Uma complicação menos frequente, porém possível de acontecer, é a pericardite constritiva,[42] que, apesar de não ser corriqueira, pode levar a um decréscimo na qualidade de vida do paciente pior do que a provocada pelo derrame pericárdico, e, literalmente, trocando uma doença por outra.

Na seção de Cirurgia Torácica do Instituto Nacional de Câncer – INCA/MS, o agente de escolha é o talco, e a pericardiodese é realizada da seguinte forma:

- Dilui-se 5 g de talco estéril em 50 mL SF 0,9%.
- Essa solução é instilada no pericárdio através do catéter previamente instalado.
- São instilados mais 10 mL SF0,9% apenas para lavar o catéter, não deixando solução com talco em seu interior para tentar evitar obstrução do catéter.
- O catéter é mantido fechado por pelo menos 1h, orientando-se o paciente se possível para mudar de decúbito algumas vezes durante esse período.
- Após esse período o catéter é aberto para um sistema coletor fechado e o seu débito diário é observado por pelo menos 48-72h. É prudente lavar esse catéter diariamente com 10 mL de SF 0,9%, pois eles obstruem facilmente com essa solução com talco. É importante lembrar de descontar esse valor do débito diário do catéter pericárdico.
- Se após esse período o débito do catéter for inferior a 50 mL/24h, retirar o mesmo. Se o débito diário apresentar valores superiores a esse, repetir todo o processo (Fig. 5).

Não há uma regra geral quanto à quantidade de vezes que esse procedimento pode ser repetido, entretanto é nossa rotina no INCA realizar esse procedimento apenas 2 vezes. Caso após a segunda tentativa o débito permaneça elevado, consideramos a tentativa de pericardiodese ineficaz e optamos por outras opções terapêuticas, que serão escolhidas individualmente para cada caso.

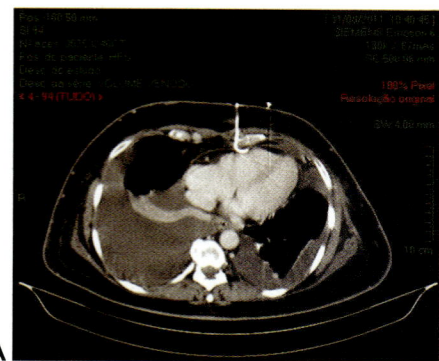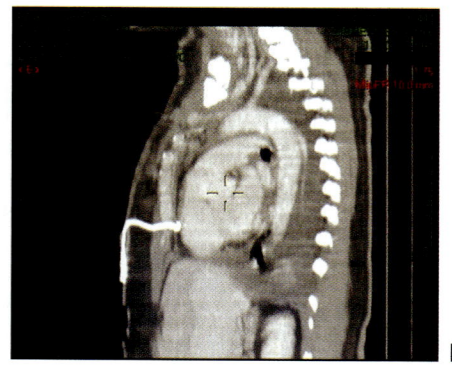

◀ **FIGURA 5. (A e B)** TC de tórax 3 dias após a realização de pleurodese com talco em paciente de 57 anos com câncer da mama (carcinoma ductal infiltrante).

Descompressão cirúrgica do pericárdio

Esse tema já foi abordado na parte de diagnóstico, porém iremos tecer pequeno comentário sobre a descompressão cirúrgica do pericárdio.

A abordagem terapêutica do paciente com DPM geralmente se dá em um cenário de emergência médica, pois grande parte dos mesmos irão se apresentar já em estado de tamponamento cardíaco, pelos motivos já detalhados anteriormente neste capítulo. Por isso quase todos eles serão realizados após a pericardiocentese, de forma eletiva, apesar de a janela pericárdica por acesso subxifoide também ser considerada por muitos como uma boa opção nos quadros de urgências.[9,17,30,31,35] Quanto a sua eficácia, sabe-se que a janela pleuropericárdica é a que possui o maior tempo de patência e a menor incidência de recidiva dos quadros de tamponamento. Entretanto, tanto a pericardiocentese (sem a pericardiodese) quanto a janela possuem um taxa de recidiva do derrame pericárdico muito semelhante, oscilando entre 20 – 30% em 3 meses e 16-52% em 1 ano.[8,9,31,43] A grande diferença entre esses dois últimos métodos não é a sua capacidade em tratar essa patologia, mas sim a sua acurácia diagnóstica, pois na janela subxifoide conseguimos também uma amostra de tecido pericárdico considerável.

Quimioterapia intrapericárdica

A quimioterapia intrapericárdica, apesar de ainda ser considerada terapia experimental por grande parte dos serviços em solo brasileiro, é adotada como terapia padrão ouro para neoplasias de base quimiossensíveis, em pacientes com boa PS por grupos de oncologia com maior experiência nessa forma de tratamento.[41,44-46] Contudo, um estudo com evidências científicas altas, que sustente o uso de quimioterápicos, será de difícil execução em razão da escassez de serviços com um volume suficiente de DPM para tal feito. Por isso mesmo, a maior parte dos trabalhos sobre QT intrapericárdica é constituída por relatos de série de casos, ou estudos retrospectivos não randomizados, do tipo "caso-controle".

Lestuzzi et al.[41] publicaram recentemente um estudo que analisou 119 pacientes com DPM, tratando-os de quatro formas diferentes – drenagem prolongada/escleroterapia *versus* quimioterapia sistêmica *versus* quimioterapia intrapericárdica *versus* quimioterapia combinada (local + sistêmica). O que essa pesquisadora demonstrou é que o emprego da QT combinada demonstrou uma taxa melhor de sobrevida global (23% em 1 ano; $p < 0,001$) e uma taxa de resposta completa de 69,8% ($p < 0,001$), com os piores resultados sendo demonstrados pela drenagem prolongada/escleroterapia. Contudo, um importante viés tem que ser ressaltado nesse estudo: ele não foi randomizado, sendo que os pacientes com as piores condições clínicas que não suportavam um tratamento quimioterápico foram os elegidos para o tratamento com drenagem prolongada/pericardiodese.

Maisch B. et al.[5], em seu estudo, direcionaram qual agente seria instilado dentro do pericárdico de acordo com a etiologia do derrame. Um total de 357 casos de pacientes com efusão pericárdica foram estudados e subdivididos em quatro grupos: DPM; derrame radiogênico; derrame autoimune e derrame de etiologia viral. Para os casos de DPM foi usada uma solução preparada com cisplatina 30 mg/m^2 dissolvida em 100 mL de solução salina a 0,9% e a mesma foi injetada através de um catéter intrapericárdico. Esse catéter foi mantido fechado por 24h e, então, aberto, aspirado o restante de solução, e o mesmo foi imediatamente retirado. Uma solução de acetato de triancinolona com uma posologia de 500 mg/m^2 foi utilizada nos casos de derrame autoimune ou induzidos por radioterapia. E por último a pericardiodese foi resguardada apenas aos pacientes com pericardite viral. Com essa terapia direcionada de acordo com a etiologia o autor conseguiu taxa de sucesso no tratamento do derrame pericárdico de aproximadamente 85% em 3 meses (Fig. 6).

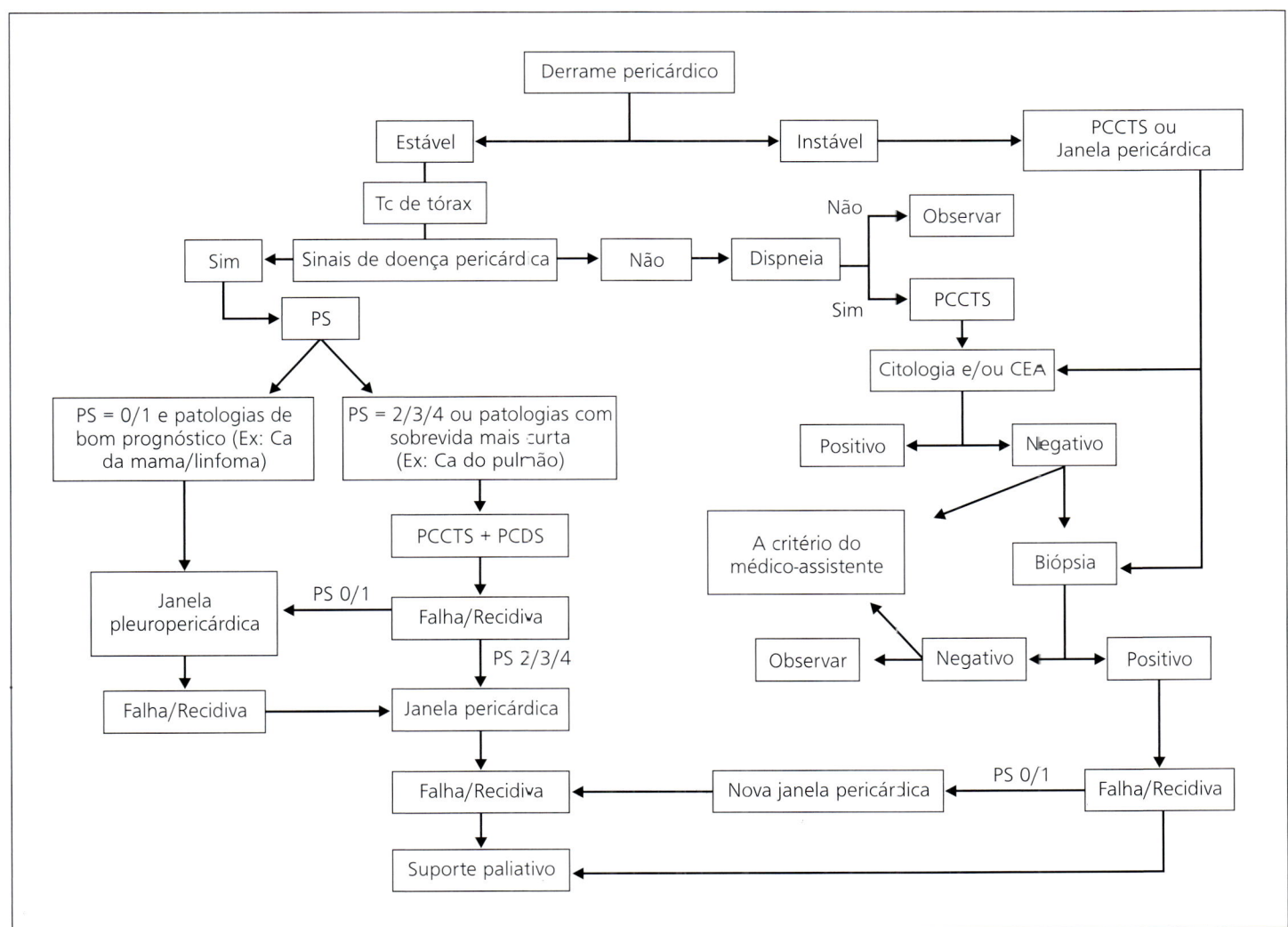

▲ **FIGURA 6.** Algoritmo do tratamento do derrame pericárdico maligno. PCCTS = pericardiocentese; PS = *performance Status*; PCDS = pericardiodese. Pode-se optar por realizar a pericardiodese sem a confirmação de doença maligna se outras etiologias forem descartadas (p. ex.: infecciosas) e se for desejo do médico-assistente.
De acordo com a forma de tratamento escolhida anteriormente (PCCTS => citologia e janela pericárdica => biópsia).

CONCLUSÃO

A efusão pericárdica maligna é um desafio ao oncologista e aos médicos engajados no tratamento do paciente oncológico. Apesar de não haver um consenso em sua forma de tratamento, decorrente da escassez de estudos de alta evidência científica, cada vez mais surgem diferentes formas terapêuticas, cada vez mais individualizadas para cada tipo de paciente. É então nesse tipo de paciente que se sobressai ainda mais o médico com experiência e prática em oncologia, conhecedor das nuances de cada doença e de cada doente, podendo individualizar ainda mais o seu tratamento, melhorando a qualidade de vida do paciente.

REFERÊNCIAS BIBLIOGRÁFICAS

1. Lower R. *Tractatus de corde*. London, 1669. p. 104.
2. Klatt EC, Heitz DR. Cardiac metastases. *Cancer* 1990 Mar.;65(6):1456-59.
3. Sampat K, Rossi A, Garcia-Gutierrez V et al. Characteristics of pericardial effusions in patients with leukemia. *Cancer* 2010 May;116(10):2366-71.
4. Theologides A. Neoplastic cardiac tamponade. *Semin Oncol* 1978 June;5(2):181-92.
5. Maisch B, Ristic A, Pankuweit S. Evaluation and management of pericardial effusion in patients with neoplastic disease. *Prog Cardiovasc Dis* 2010 Sept.-Oct.;53(2):157-63.
6. Abraham KP, Reddy V, Gattuso P. Neoplasms metastatic to the heart: review of 3314 consecutive autopsies. *Am J Cardiovasc Pathol* 1990;3(3):195-98.
7. Wilkes JD, Fidias P, Vaickus L et al. Malignancy-related pericardial effusion. 127 cases from the Roswell Park Cancer Institute. *Cancer* 1995 Oct.;76(8):1377-87.
8. Lestuzzi C. Neoplastic pericardial disease: Old and current strategies for diagnosis and management. *World J Cardiol* 2010 Sept.;2(9):270-79.
9. Kim SH, Kwak MH, Park S et al. Clinical characteristics of malignant pericardial effusion associated with recurrence and survival. *Cancer Res Treat* 2010 Dec.;42(4):210-16.
10. Chen Y, Brennessel D, Walters J et al. Human immunodeficiency virus-associated pericardial effusion: report of 40 cases and review of the literature. *Am Heart J* 1999 Mar.;137(3):516-21.
11. Gouny P, Lancelin C, Girard PM et al. Pericardial effusion and AIDS: benefits of surgical drainage. *Eur J Cardiothorac Surg* 1998 Feb.;13(2):165-69.
12. Mentzer SJ. Surgical palliative care in thoracic disease. *Surg Clin North Am* 2005 Apr.;85(2):315-28.
13. Warren WH. Malignancies involving the pericardium. *Semin Thorac Cardiovasc Surg* 2000 Apr.;12(2):119-29.
14. Permanyer-Miralda G, Sagristá-Sauleda J, Soler-Soler J. Primary acute pericardial disease: a prospective series of 231 consecutive patients. *Am J Cardiol* 1985 Oct.;56(10):623-30.
15. Zayas R, Anguita M, Torres F et al. Incidence of specific etiology and role of methods for specific etiologic diagnosis of primary acute pericarditis. *Am J Cardiol* 1995 Feb.;75(5):378-82.
16. Imazio M, Cecchi E, Demichelis B et al. Indicators of poor prognosis of acute pericarditis. *Circulation* 2007 May; 115(21):2739-44.
17. Gross JL, Younes RN, Deheinzelin D et al. Surgical management of symptomatic pericardial effusion in patients with solid malignancies. *Ann Surg Oncol* 2006 Dec.;13(12):1732-38.
18. Rienmüller R, Gröll R, Lipton MJ. CT and MR imaging of pericardial disease. *Radiol Clin North Am* 2004 May;42(3):587-601.
19. Silverman PM, Harell GS, Korobkin M. Computed tomography of the abnormal pericardium. *AJR* 1983 June;140(6):1125-29.
20. Wang ZJ, Reddy GP, Gotway MB et al. CT and MR imaging of pericardial disease. *Radiographics* 2003 Oct.;23 Spec No:S167-80.
21. Bellon RJ, Wright WH, Unger EC. CT-guided pericardial drainage catheter placement with subsequent pericardial sclerosis. *J Comput Assist Tomogr* 1995 July-Aug.;19(4):672-73.
22. DeCamp Jr MM, Mentzer SJ, Swanson SJ et al. Malignant effusive disease of the pleura and pericardium. *Chest* 1997 Oct.;112(4 Suppl):291S-95.
23. Sun JS, Park KJ, Kang DK. CT findings in patients with pericardial effusion: Differentiation of malignant and benign disease. *AJR Am J Roentgenol* 2010 June;194(6):W489-94.
24. Wiener HG, Kristensen IB, Haubek A et al. The diagnostic value of pericardial cytology. An analysis of 95 cases. *Acta Cytol* 1991 Mar.-Apr.;35(2):149-53.
25. Meyers DG, Meyers RE, Prendergast TW. The usefulness of diagnostic tests on pericardial fluid. *Chest* 1997 May;111(5):1213-21.
26. Atar S, Chiu J, Forrester JS et al. Bloody pericardial effusion in patients with cardiac tamponade: is the cause cancerous, tuberculous, or iatrogenic in the 1990s? *Chest* 1999 Dec.;116(6):1564-69.
27. Porte HL, Janecki-Delebecq TJ, Finzi L et al. Pericardoscopy for primary management of pericardial effusion in cancer patients. *Eur J Cardiothorac Surg* 1999 Sept.;16(3):287-91.
28. Maisch B, Pankuweit S, Brilla C et al. Intrapericardial treatment of inflammatory and neoplastic pericarditis guided by pericardioscopy and epicardial biopsy—results from a pilot study. *Clin Cardiol* 1999 Jan.;22(1 Suppl 1):I17-22.
29. Nugue O, Millaire A, Porte H et al. Pericardioscopy in the etiologic diagnosis of pericardial effusion in 141 consecutive patients. *Circulation* 1996 Oct.;94(7):1635-41.
30. McDonald JM, Meyers BF, Guthrie TJ et al. Comparison of open subxiphoid pericardial drainage with percutaneous catheter drainage for symptomatic pericardial effusion. *Ann Thorac Surg* 2003 Sept.;76(3):811-15.
31. Allen KB, Faber LP, Warren WH et al. Pericardial effusion: subxiphoid pericardiostomy *versus* percutaneous catheter drainage. *Ann Thorac Surg* 1999 Feb.;67(2):437-40.
32. Park JS, Rentschler R, Wilbur D. Surgical management of pericardial effusion in patients with malignancies. Comparison of subxiphoid window *versus* pericardiectomy. *Cancer* 1991 Jan.;67(1):76-80.
33. Neragi-Miandoab S, Linden PA, Ducko CT et al. VATS pericardiotomy for patients with known malignancy and pericardial effusion: survival and prognosis of positive cytology and metastatic involvement of the pericardium: a case control study. *Int J Surg* 2008 Apr.;6(2):110-14.
34. Maher EA, Shepherd FA, Todd TJ. Pericardial sclerosis as the primary management of malignant pericardial effusion and cardiac tamponade. *J Thorac Cardiovasc Surg* 1996 Sept.;112(3):637-43.
35. Huang WW, Tsao SM, Lai CL et al. Diagnostic value of Her-2/neu, Cyfra 21-1, and carcinoembryonic antigen levels in malignant pleural effusions of lung adenocarcinoma. *Pathology* 2010 Apr.;42(3):224-28.
36. Moores DW, Allen KB, Faber LP et al. Subxiphoid pericardial drainage for pericardial tamponade. *J Thorac Cardiovasc Surg* 1995 Mar.;109(3):546-51.
37. Cordeiro SZB. *Alterações morfológicas decorrentes da pericardiodese: estudo experimental em cães*. (Doutorado em Medicina). Faculdade de Medicina, UFRJ, Rio de Janeiro, 1997. 62p. Tese.
38. Liu G, Crump M, Goss PE et al: Prospective comparison of the sclerosing agents doxycycline and bleomycin for the primary management of malignant pericardial effusion and cardiac tamponade. *J Clin Oncol* 1996 Dec.;14(12):3141-47.
39. Lashevsky I, Ben Yosef R, Rinkevich D et al. Intrapericardial minocycline sclerosis for malignant pericardial effusion. *Chest* 1996 June;109(6):1452-54.
40. Markiewicz W, Lashevsky I, Rinkevich D et al. The acute effect of minocycline on the pericardium: experimental and clinical findings. *Chest* 1998 Apr.;113(4):861-66.
41. Lestuzzi C, Bearz A, Lafaras C et al. Neoplastic pericardial disease in lung cancer: Impact on outcomes of different treatment strategies. A multicenter Study. *Lung Cancer* 2011 June;72(3):340-47.
42. Lin MT, Yang PC, Luh KT. Constrictive pericarditis after sclerosing therapy with mitomycin C for malignant pericardial effusion: report of a case. *J Formos Med Assoc* 1994 Mar.;93(3):250-52.
43. Van Trigt P, Douglas J, Smith PK et al. A prospective trial of subxiphoid pericardiotomy in the diagnosis and treatment of large pericardial effusion. A follow-up report. *Ann Surg* 1993 Dec.;218(6):777-82.
44. Martinoni A, Cipolla CM, Cardinale D et al. Long-term results of intrapericardial chemotherapeutic treatment of malignant pericardial effusions with thiotepa. *Chest* 2004 Nov.;126(5):1412-16.
45. Tomkowski WZ, Wiœniewska J, Szturmowicz M et al. Evaluation of intrapericardial cisplatin administration in cases with recurrent malignant pericardial effusion and cardiac tamponade. *Support Care Cancer* 2004 Jan.;12(1):53-57.
46. Maisch B, Ristiæ AD, Pankuweit S et al. Neoplastic pericardial effusion. Efficacy and safety of intrapericardial treatment with cisplatin. *Eur Heart J* 2002 Oct.;23(20):1625-31.

SEÇÃO V
Metástase Pulmonar

CAPÍTULO 75
Tratamento Cirúrgico das Metástases Pulmonares

Fernando Vannucci

INTRODUÇÃO

Historicamente, a presença de metástases pulmonares em pacientes portadores de neoplasias malignas a qualquer tempo do curso de sua doença se relaciona com os conceitos de "disseminação sistêmica", "doença avançada" e, frequentemente, "doença terminal". Em termos terapêuticos, pouco se podia oferecer a esses pacientes. Nesses casos, invariavelmente o prognóstico era tido como reservado, e essa realidade era aplicada a todos os pacientes, de forma generalizada.

De fato, intuitivamente, a proposta de ressecção de doença neoplásica metastática pode não soar sensata a princípio, visto que propõe um tratamento local para uma situação de doença sistêmica. Contudo, à luz dos conhecimentos atuais, sabe-se que em circunstâncias específicas a terapêutica cirúrgica não só é razoável como se constitui no tratamento de escolha, com melhora na sobrevida dos pacientes. Seguindo essa ótica, as indicações e os resultados do tratamento cirúrgico das metástases pulmonares compõem o escopo do presente capítulo.

De acordo com a literatura médica mundial, o tratamento operatório para as metástases pulmonares surgiu de modo acidental na segunda metade do século XIX e desenvolveu-se no decorrer do século XX. Desde Weinlechmer,[1] em 1882, até a atualidade muitos conceitos evoluíram, e hoje a cirurgia das metástases é uma realidade com impacto na sobrevida dos portadores de vários tipos de neoplasias malignas.

Essa evolução se deveu, entre outras causas, a um maior conhecimento acerca do potencial específico de alguns tumores em determinar metástases preferencialmente pulmonares, poupando assim as demais regiões do organismo, o que, em tese, poderia lhes conferir um comportamento biológico mais favorável e, por consequência, justificar a ressecção dessas lesões. Diferentes publicações[2,3] citam dados de necropsia de pacientes vitimados por neoplasias malignas metastáticas nas quais 20 a 29% dos casos não apresentavam metástases em nenhum outro órgão além dos pulmões, denotando assim quadro de doença metastática confinada a estes. Posteriormente foi possível concluir que essas observações são particularmente verdadeiras em determinados tipos histológicos de tumores primários extrapulmonares, como será abordado adiante.

A partir das observações de que em muitos casos a manifestação de metástases era restrita aos pulmões, surgiu a proposta de que a sua ressecção poderia ter impacto na sobrevida desses pacientes. O maior conhecimento acerca da biologia desses tumores e do papel fisiopatológico dos pulmões no surgimento das metástases, aliado à evolução das técnicas anestésicas e cirúrgicas possibilitou grande avanço nos critérios e nos preceitos que hoje regem os princípios da cirurgia das metástases pulmonares. Hoje em dia, em casos bem selecionados, a indicação da metastasectomia pulmonar é rotineira e amplamente aceita em todos os centros que praticam a oncologia torácica moderna.

Entretanto, ainda que a metastasectomia pulmonar seja prática cirúrgica corriqueira em praticamente todo o mundo, os níveis de evidência científica que a suportam ainda são baixos, principalmente por serem integralmente baseados em dados oriundos de estudos retrospectivos. Questionamentos sobre possíveis fatores de confundimento intrinsecamente embutidos nos estudos retrospectivos e a reconhecida falta de ensaios clínicos prospectivos, controlados e randomizados sobre o tema abrem margem a algumas críticas por alguns autores.[4-6] Todavia, os inúmeros dados disponíveis na literatura definitivamente não podem ser desacreditados por completo, ainda que até o momento tenham sido produzidos apenas de maneira retrospectiva e sujeitos aos vieses típicos deste tipo de análise.

ASPECTOS FISIOPATOLÓGICOS DAS METÁSTASES PULMONARES

Tumores malignos frequentemente cursam com metástases, a despeito de terem sido adequadamente tratados quando de seu diagnóstico inicial. A evolução da doença maligna que determina uma metástase implica geralmente na disseminação de células neoplásicas por via hematogênica, linfática, por meio de outros fluidos corporais ou por contiguidade/invasão direta a partir da lesão tumoral

O comportamento usual da neoplasia no tocante à capacidade de invasão, velocidade, localização e modo de disseminação metastática é determinado em última instância por fatores inerentes ao tipo de tumor primário e seu grau de diferenciação celular. Questões relacionadas com o hospedeiro e sua imunidade também influenciam o espectro final deste comportamento.

Nos pulmões, as metástases são majoritariamente originadas a partir das vias hematogênica (sobretudo em tumores mesenquimais/sarcomas) e linfática (tumores epiteliais, usualmente). As características da circulação pulmonar, com seu vasto leito capilar, fazem com que os pulmões sejam um foco potencial de metástases hematogênicas. Sua extensa rede de drenagem linfática, bastante proximal no sentido do fluxo linfático do organismo e repleta de intercomunicações contribui, por sua vez, para o surgimento de metástases linfáticas.

A metástase pulmonar tende a se comportar biologicamente de maneira semelhante ao tumor que a originou, podendo, portanto, gerar novas metástases. Dependendo do tipo do tumor primário, isto pode ter implicações em sua abordagem terapêutica, no que concerne às metástases linfonodais para gânglios intrapulmonares, hilares e mediastinais.

Tendo em vista sua origem a partir de uma célula desprendida do tumor primário, as metástases hematogênicas tendem a se localizar perifericamente no parênquima pulmonar, ao nível da ramificação terminal da vasculatura. Pela sua maior vascularização, os lobos inferiores são os mais frequentemente acometidos por este tipo de metástase. Não há lado predominante, e estima-se que os casos de lesões unilaterais sejam ligeiramente mais frequentes do que os que apresentam lesões em ambos os pulmões. Na existência unilateral de mais de uma lesão, a possibilidade de metástases no pulmão contralateral é consideravelmente maior, ainda que em alguns tipos histológicos (sarcomas) nem sempre seja possível visualizar todas as lesões pelos métodos de imagem.

APRESENTAÇÃO CLÍNICA

As metástases pulmonares são, na maioria das vezes, assintomáticas. Em termos estatísticos, as publicações citam pacientes assintomáticos em 80[7] a 94%[8] dos casos. Habitualmente, a suspeita diagnóstica advém a partir de alterações observadas nos exames radiológicos de pacientes com histórico de neoplasia maligna.

Quando presentes, os sintomas podem mimetizar doença pulmonar primária. As principais manifestações observadas são as seguintes: dispneia, dor torácica, tosse, hemoptise e broncoespasmo em graus variados, na dependência de maior ou menor comprometimento do parênquima pulmonar, da pleura parietal e da árvore traqueobrônquica. Ainda mais excepcional é a ocorrência de pneumotórax por conta de ruptura da pleura visceral secundária à isquemia deflagrada pela presença de metástases subpleurais superficiais, tipicamente sarcomatosas. Nesses casos, o pneumotórax costuma ser refratário às medidas terapêuticas mais conservadoras e de mais difícil resolução.

A ocorrência de síndromes paraneoplásicas causadas por metástases pulmonares é incomum, e sua ocorrência deve levantar a suspeita de que a doença primária esteja em atividade e fora de controle.

DIAGNÓSTICO

Na maioria dos casos, o diagnóstico é fundamentalmente radiológico e amparado pelo contexto de uma neoplasia maligna pré ou coexistente.

Frente a um paciente com exames radiológicos pulmonares alterados e histórico pessoal de câncer, o diagnóstico da metástase pulmonar pode ser, ao menos em tese, relativamente simples em alguns casos, sobretudo quando a apresentação radiológica das alterações for típica, como costuma ser quando se observa a existência de múltiplos nódulos pulmonares. Nessas situações, o diagnóstico é presuntivo e ainda sim suficiente para que, uma vez preenchidos os critérios de indicação de metastasectomia (que serão abordados adiante), a cirurgia seja proposta mesmo sem confirmação prévia por anatomia patológica, tornando a abordagem simultaneamente diagnóstica e terapêutica.

Todavia, em que pese a possibilidade de outros diagnósticos, os pacientes com relato de doença neoplásica maligna que portam lesão pulmonar única ao exame radiológico merecem ser estudados de forma mais detalhada, por meio de métodos mais invasivos que serão discutidos adiante (broncoscopia para lesões centrais, punção transtorácica aspirativa com agulha fina para lesões periféricas e/ou biópsia cirúrgica quando necessário).

Sabe-se que a forma mais comum de apresentação da metástase pulmonar é sob o signo do nódulo pulmonar solitário (NPS). Nos casos de pacientes que referem história patológica atual ou pregressa de câncer e que apresentam NPS, de modo geral, três possibilidades se impõem perante este nódulo:[9] 1) metástase, 2) segundo tumor maligno primário, 3) lesão benigna (tumoral ou não tumoral) – situação esta última que tem importância epidemiológica especial nas localidades com alta prevalência de doenças granulomatosas infecciosas, como, por exemplo, tuberculose e histoplasmose.

No tocante às lesões malignas, com base nos conhecimentos sobre a biologia dos tumores e seus fatores de risco, admite-se sob uma ótica prática as seguintes condições:[10]

A) *Paciente com NPS e história pessoal positiva para sarcoma ou melanoma:* estatisticamente a lesão pulmonar muito provavelmente será uma metástase, em uma proporção próxima a 10:1.

B) *Paciente com NPS e história pessoal de neoplasia epitelial de cabeça e pescoço e/ou pulmão:* a lesão pulmonar suspeita provavelmente será um segundo tumor primário (proporção em torno de 2:1 no caso de tumores de cabeça e pescoço).

C) *Paciente com NPS e história pessoal que remeta a um tumor maligno intestinal ou de rim (exceto tumor de Wilms):* a lesão pulmonar tem possibilidades estatísticas praticamente equivalentes de ser metastática ou primária (proporção aproximada de 1:1).

Inicialmente, o primeiro exame na investigação diagnóstica das metástases pulmonares é a radiografia simples de tórax em incidências de PA e perfil (Fig. 1). Esta modalidade de estudo tem por vantagem sua simplicidade de execução e fácil acesso, mas tem a desvantagem de ser pouco sensível, principalmente para a detecção de lesões diminutas.

Com o advento da tomografia computadorizada (Fig. 2), este método tornou-se a pedra angular na abordagem diagnóstica do paciente com suspeita de doença metastática pulmonar, partindo-se ou não de uma radiografia simples alterada. A TC de tórax é uma importante ferramenta na avaliação do número, do tamanho e da localização das lesões suspeitas e suas relações anatômicas com as estruturas intratorácicas. O grande aprimoramento tecnológico dos aparelhos de TC helicoidais e *multislice* atuais permite a realização de protocolos de exames em alta resolução com cortes finos, bem como a reconstrução multiplanar do tórax. Esses recursos favorecem a detecção e a localização precisa de nódulos pulmonares muito pequenos (a partir de 1-3 milímetros), inaparentes à radiografia simples de tórax. Tal capacidade resulta em maior sensibilidade do método, mas por outro lado compromete sua especificidade, por aumentar o número de falso-positivos, principalmente nas populações de localidades com alta prevalência de lesões granulomatosas.

Da mesma forma, cabe salientar que mesmo hoje, com tomógrafos computadorizados de sofisticada tecnologia, o método ainda pode apresentar falhas de acurácia, e o número de lesões observadas ao exame pode subestimar o número real de metástases pulmonares de fato encontradas em uma exploração cirúrgica. Por essa razão, postula-se que o método mais sensível para a identificação do número exato de metástases pulmonares ainda é a palpação intraoperatória meticulosa do parênquima pulmonar pelo cirurgião torácico. Esta manobra cirúrgica não deve ser substituída, sob nenhuma hipótese, por nenhum exame radiológico, mas sim ser o último e mais importante passo deste processo diagnóstico.[11,12]

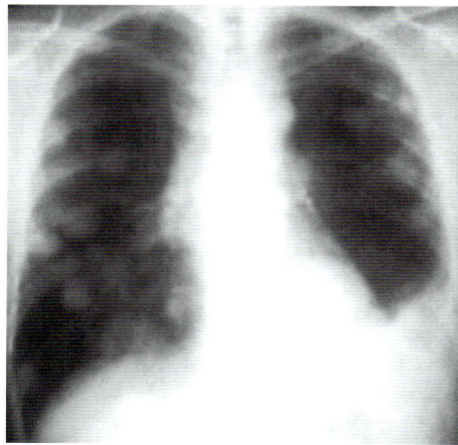

◀ **FIGURA 1.** Exemplo de radiografia do tórax em PA com múltiplas metástases pulmonares.

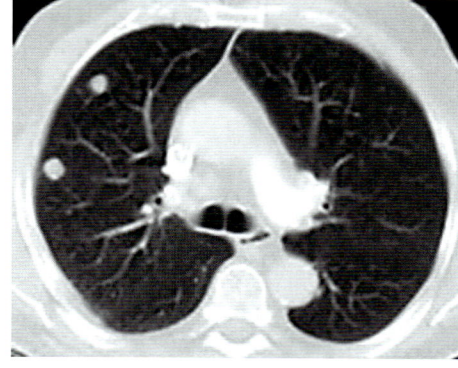

◀ **FIGURA 2.** Exemplo de tomografia computadorizada de tórax com múltiplas metástases pulmonares.

A TC, enquanto método de imagem, obviamente não é capaz de afirmar o caráter metastático de uma lesão, mas, ao definir suas características radiológicas, pode fornecer informações que sugiram essa natureza. A partir dessa premissa, é fundamental salientar que a interpretação de todo exame radiológico deve sempre estar calcada no contexto clínico-epidemiológico específico de cada caso, e isso é particularmente crucial quando a lesão em questão é uma suspeita metástase pulmonar.

Habitualmente, as metástases pulmonares tendem a se apresentar radiologicamente como lesões arredondadas, de margens regulares e limites usualmente bem delimitados. Conforme o tipo histológico do tumor primário, a metástase pode ou não ser captante de contraste venoso ou até mesmo mostrar-se calcificada, como pode ocorrer nas metástases de osteossarcomas, e em menor frequência, nos condrossarcomas. A cavitação da lesão é uma apresentação pouco frequente e relacionada com alguns casos de carcinomas escamosos, que eventualmente evoluem com necrose central.

Não há evidências que sustentem a impressão de que a ressonância nuclear magnética (RNM) seja superior à TC no diagnóstico das metástases pulmonares, mas esse exame pode ser utilizado de forma complementar em casos selecionados, quando se deseja estudar melhor estruturas como o mediastino posterior, a parede do tórax e a transição cervicotorácica.

A tomografia computadorizada conjugada com a tomografia por emissão de pósitrons (PET-CT) também se revela um instrumento diagnóstico valioso no estudo das lesões nodulares pulmonares em geral, assim como na avaliação da doença metastática pulmonar, mediastinal e extratorácica. Seu real papel ainda é objeto de estudos[12,13] e alguma controvérsia, mas é possível afirmar que a técnica agrega informações importantes, principalmente na avaliação de possíveis focos metastáticos mediastinais e extratorácicos, desde que consideradas as limitações deste exame (sobretudo nos casos de nódulos diminutos menores que 10 milímetros e na avaliação do cérebro como possível foco de doença). No que tange especificamente à análise dos nódulos pulmonares já identificados em TC prévia ou na procura por lesões pulmonares adicionais, o uso de PET-CT não parece acrescentar dados relevantes à investigação diagnóstica.[12]

Em termos de incidência, a doença pulmonar metastática se apresenta mais frequentemente como nódulo único, seguida da forma caracterizada por múltiplos nódulos. Menos comuns, e não menos importantes, são as manifestações sob a forma de linfangite (Fig. 3), relacionada com tumores primários de pulmão, mama, próstata, estômago, pâncreas, fígado e colo uterino; e as metástases endobrônquicas (tumores de mama, cólon, rim, reto, próstata, tireoide, melanoma e sarcomas).

Radiologicamente, a linfangite apresenta-se como infiltrado pulmonar associado ou não à linfonodomegalia regional. Essa forma de apresentação está relacionada com o acometimento mais difuso do pulmão e, portanto, com pior prognóstico, sendo habitualmente contraindicada a metastasectomia nesses casos.

As metástases endobrônquicas, de maneira geral, não costumam ter expressões radiológicas, a não ser quando causam atelectasias obstrutivas, cuja presença não é específica da doença metastática.

Essas lesões devem ser sistematicamente estudadas por meio de broncoscopia e, não raro serem vegetantes, permitem fácil coleta de material para confirmação diagnóstica (por biópsia tumoral, escovado brônquico e/ou lavado brônquico). O mesmo raciocínio pode ser aplicado às lesões circunscritas centrais, especialmente quando se dispõe da fluoroscopia para melhor localização da lesão a ser abordada. Nos casos de nódulos periféricos, o rendimento diagnóstico da broncoscopia é virtualmente nulo, mesmo com o auxílio fluoroscópico. Já nas lesões compatíveis com linfangite, o rendimento da broncoscopia por meio da biópsia transbrônquica realizada por endoscopista experiente é superior a 70%.

A punção aspirativa com agulha fina (PAAF) transtorácica é um método pouco utilizado na avaliação diagnóstica das metástases pulmonares porque, uma vez preenchidos os critérios de indicação para metastasectomia, a cirurgia será realizada de qualquer forma; a indicação de uma PAAF pré-operatória perde o sentido e a funcionalidade, já que seu resultado não vai interferir na conduta definitiva a ser abordada. Por outro lado, esta modalidade pode ganhar importância diagnóstica nos casos em que o paciente rejeitar a proposta operatória e/ou apresentar risco cirúrgico proibitivo, assim como naquelas situações em que eventualmente um outro tratamento oncológico possa estar indicado antes da metastasectomia (quimioterapia neoadjuvante) ou em substituição a esta (terapias ablativas – ver adiante no texto).

Por fim, o diagnóstico pode ainda ser confirmado por meio de biópsia cirúrgica, habitualmente excisional. Na atualidade, uma das modalidades cirúrgicas mais utilizadas para a investigação diagnóstica é a videotoracoscopia, que possibilita a obtenção do espécime para análise histopatológica de forma minimamente invasiva. Entretanto, a toracotomia em todas as suas variantes também merece menção.

O rol dos diagnósticos diferenciais das metástases pulmonares é vasto e poderá variar conforme a apresentação clínica/radiológica da doença e nesse momento, mais uma vez, o contexto epidemiológico e a história pregressa do paciente serão de suma importância para a condução de cada caso.

A confirmação da natureza metastática de um nódulo pulmonar suspeito deve ser sempre buscada, no intuito de diferenciar a lesão de um possível tumor pulmonar primário, que exigirá abordagem terapêutica específica. Para essa diferenciação, além do contexto clínico e epidemiológico, as características anatomopatológicas da lesão deverão ser consideradas. Infelizmente, neste sentido, apenas a análise histopatológica convencional nem sempre será suficiente. Em muitos casos, análises imuno-histoquímicas, moleculares e de DNA ou mesmo estudos por microscopia eletrônica poderão ser necessários para a definição da real origem da lesão pulmonar em questão.

TRATAMENTO DAS METÁSTASES PULMONARES

Considerações sobre o tratamento não cirúrgico

Infelizmente, é inegável que, de todos os portadores de doença neoplásica metastática para os pulmões, apenas uma pequena parcela destes será candidata ao tratamento operatório. Na maioria dos casos, os pacientes não podem ser incluídos em programação cirúrgica por motivos que vão desde a irressecabilidade completa da lesão (ou das lesões, caso sejam múltiplas) até evidências de disseminação extratorácica da neoplasia. Nessas circunstâncias, apesar de haver relatos do uso de quimioterapia, radioterapia e, até mesmo, outras formas de tratamento como imunoterapia e hormonoterapia, o prognóstico costuma ser reservado, e as taxas de sobrevida, ruins.

No que tange à terapêutica das metástases pulmonares após o tratamento da neoplasia, a importância da quimioterapia varia conforme a origem do tumor primário. Para alguns tipos histológicos específicos, caso do osteossarcoma, as drogas quimioterápicas podem realmente ser eficazes ao reduzir o volume e o número das lesões pulmonares secundárias, favorecendo uma metastasectomia possivelmente menos extensa ou até mesmo tornar a cirurgia desnecessária em alguns pacientes, quando houver erradicação de todos os focos visíveis de metástases após a conclusão do tratamento quimioterápico. Entretanto, é proposto por alguns autores[14] que, mesmo nestes casos em que as lesões metastáticas "desaparecem" à TC realizada após o fim da quimioterapia, a exploração cirúrgica deve ser realizada para a inspeção direta dos pulmões, com a palpação meticulosa de todo o parênquima pulmonar. Sustenta essa proposta o argumento de que algumas metástases pulmonares de sarcomas podem ser radiologicamente invisíveis ou podem tornar-se tomograficamente imperceptíveis após o tratamento, devendo a remissão patológica ser

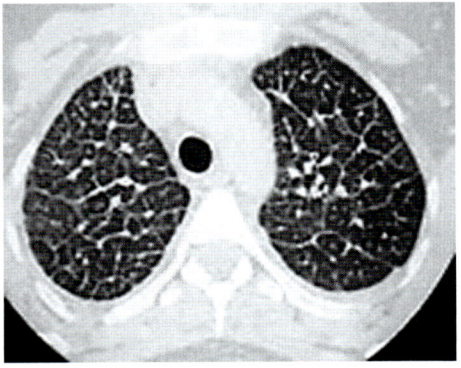

◀ **FIGURA 3.** Exemplo de tomografia computadorizada de tórax evidenciando linfangite carcinomatosa secundária à neoplasia maligna da mama.

confirmada cirurgicamente, pelo método aceito como sendo o mais sensível disponível, que é a palpação cuidadosa do parênquima pulmonar pelo cirurgião torácico, como anteriormente destacado.

Outra situação específica na qual a quimioterapia tem papel primordial é nos tumores testiculares de células germinativas (não seminomas) metastáticos. A história natural destes tumores, rapidamente letais no passado, foi radicalmente alterada pela evolução das drogas antineoplásicas. Na atualidade, o tratamento quimioterápico direcionado para esta patologia é altamente eficaz, inclusive sobre as metástases pulmonares, obtendo-se remissão completa da doença na maioria dos pacientes, dispensando, com frequência, a necessidade de uma metastasectomia pulmonar. Após a conclusão da quimioterapia e a normalização dos marcadores tumorais sorológicos, caso persistam imagens pulmonares à TC compatíveis com implantes secundários, indica-se a ressecção cirúrgica destas lesões residuais e sua análise histopatológica, que costuma revelar, na maioria das vezes, a presença de teratomas maduros, caracterizando uma "involução" da agressividade da neoplasia. A persistência de focos de tumor maligno viável nestas lesões é da ordem de 20 a 25%.

Já para as metástases pulmonares oriundas da maioria dos tumores de linhagem epitelial, assim como para aquelas secundárias aos sarcomas de partes moles, a quimioterapia pré-operatória tem se mostrado pouco eficaz até o momento.

A radioterapia tem papel ainda mais restrito no tratamento das metástases pulmonares. Poucas são as publicações que citam a radioterapia como proposta de tratamento das metástases pulmonares. São estudos que devem ser analisados com parcimônia, tendo em vista apresentarem um número restrito de pacientes e um período muito curto de seguimento pós-tratamento. Do ponto de vista da prática clínica usual, o emprego da radioterapia nas metástases pulmonares é incomum e seu benefício restringe-se à paliação de sintomas na doença avançada, como obstrução e sangramento ou, em casos excepcionais, à adjuvância pós-ressecções incompletas de grandes lesões adjacentes à parede torácica ou ao mediastino, desde que a neoplasia em questão seja radiossensível.

Os conceitos terapêuticos de radioterapia estereotáxica e de radiocirurgia não são propriamente novos, mas seu uso em patologias pulmonares é mais recente, e a experiência com os métodos ainda é limitada, com indicação restrita quase exclusivamente aos casos de tumores pulmonares primários iniciais potencialmente curáveis em pacientes que sejam clinicamente inoperáveis.[15] Entretanto, conceitualmente, é viável considerar seu uso em algumas situações específicas de doença pulmonar metastática, e nesse âmbito alguns estudos têm sido publicados nos últimos anos.[16] Em síntese, radioterapia estereotáxica/radiocirurgia têm por princípio fundamental a administração mais precisa e seletiva de altas doses de radiação ionizante sobre o tumor previamente localizado. Tal capacidade é fruto de recursos tecnológicos que proporcionam uma localização mais exata da lesão e corrigem sua variação dinâmica de posição espacial durante o ciclo respiratório do paciente. Esta integração permite que doses mais elevadas de radiação possam ser empregadas em regimes menos fracionados, ao mesmo tempo em que uma extensão menor de tecido sadio peritumoral é sacrificada. O resultado prático final é uma radioterapia mais potente e precisa, que por consequência é mais eficaz e segura. No campo de estudo sobre as metástases pulmonares, a aplicação desta modalidade de tratamento é ainda esporádica e excepcional, mas pode ser considerada em casos selecionados em que haja motivos suficientes para se evitar uma ressecção cirúrgica, como, por exemplo, em pacientes de alto risco cirúrgico que apresentem poucas lesões (uma ou duas).

Outra categoria de tratamento não cirúrgico que merece menção são os métodos ablativos percutâneos. Atualmente, estão disponíveis três tipos de terapia ablativa:

1. Ablação por radiofrequência.
2. Ablação por micro-ondas.
3. Crioablação.

Destes, o mais difundido é a ablação por radiofrequência. Baseia-se conceitualmente na indução da necrose tecidual do foco tumoral a ser tratado por energia térmica, transmitida a partir de um pequeno eletrodo introduzido diretamente no centro da lesão e ligado a um gerador externo que emite uma corrente elétrica alternada de alta frequência. O princípio consiste em que o calor resultante da energia elétrica gerada e convertida em térmica promova a necrose do tecido tumoral ao redor do eletrodo, a partir do centro da lesão até a sua periferia. Originalmente, a termoablação por radiofrequência é um método minimamente invasivo e sua aplicação é habitualmente percutânea, guiada *in loco* por exames de imagem. Neste sentido, a técnica pode ser indicada como opção terapêutica para os pacientes portadores de metástases pulmonares ressecáveis, mas que não possam ser submetidos à ressecção das mesmas por conta de um risco cirúrgico elevado, ou então para aqueles que recusem a proposta cirúrgica. A complicação mais comum da técnica percutânea é a ocorrência de pneumotórax. Alternativamente, a aplicação da termoablação por radiofrequência pode ser feita cirurgicamente "a céu aberto", de maneira complementar à abordagem cirúrgica das lesões por toracotomia. Nesses casos, a estratégia se foca na tentativa de preservar o máximo possível de parênquima pulmonar sadio e, desta forma, consistiria na ressecção cirúrgica das lesões superficiais e na ablação daquelas que, por sua posição anatômica, exigiriam uma ressecção pulmonar de maior volume. Na avaliação da relação risco-benefício do método (por qualquer via de acesso – percutânea ou cirúrgica), deve-se levar em conta a possibilidade das complicações nas situações de ablação de lesões muito próximas aos brônquios e vasos de maior calibre. A maioria dos autores concorda que os melhores resultados no emprego do método estão relacionados com os casos de metástases menores que 3 cm,[17,18] a ponto de lesões acima desse limite constituírem uma contraindicação relativa à termoablação por radiofrequência. Isso se explica em razão da baixa probabilidade de ablação completa do tecido neoplásico nas lesões maiores que 3 cm, posto que a zona efetiva de ablação é restrita a poucos milímetros de distância do eletrodo, sendo a ablação do restante da lesão (em sua periferia) fruto apenas da condução do calor. Desta forma, quanto maior a lesão, maior o risco de uma ablação incompleta.

A ablação por micro-ondas tem princípios técnicos semelhantes aos da ablação por radiofrequência. A diferença entre os métodos reside na fonte da energia ablativa: ao contrário da radiofrequência, na ablação por micro-ondas a energia térmica que induz a necrose tumoral provém de ondas eletromagnéticas e não envolve corrente elétrica. Isso, além de dispensar o aterramento elétrico do paciente durante o procedimento, confere uma significativa vantagem ao método, posto que, em virtude de suas propriedades físicas, as micro-ondas proporcionam uma zona efetiva de ablação maior e mais confiável do que na ablação por radiofrequência, com menor risco de ablação incompleta.[19]

A crioablação (ou crioterapia), como método ablativo percutâneo guiado por imagem, utiliza o congelamento a baixíssimas temperaturas como forma de indução da necrose da lesão tumoral.

Todas as terapias ablativas devem ser consideradas como alternativas terapêuticas somente em situações específicas nas quais o tratamento cirúrgico esteja clinicamente contraindicado ou seja recusado pelo paciente.

Uma grande desvantagem comum a todas as técnicas ablativas não operatórias (incluindo também a radioterapia estereotáxica/radiocirurgia) é que, por não contemplarem a ressecção da doença tumoral, nenhuma delas permite a análise histopatológica de suas margens limítrofes, de modo que a resposta patológica completa ao método não pode ser documentada nem confirmada.

Tratamento cirúrgico – linhas gerais

A indicação da ressecção cirúrgica na doença pulmonar metastática é direcionada para um seleto grupo de pacientes, a partir de critérios bem definidos. Quando respeitados tais critérios, e ao contemplar a remoção de todos os focos existentes da doença, a cirurgia tem impacto positivo na sobrevida destes indivíduos.

A cirurgia das metástases pulmonares, por natureza, não tem caráter citorredutor, mas sim curativo. O respeito a esse princípio, comum a qualquer modalidade de cirurgia de resgate, é crítico para a obtenção do resultado almejado, que em última análise é a melhora nas curvas de sobrevida deste grupo bem selecionado.

O implemento de qualquer forma de cirurgia paliativa só deve ser tolerado em situações extremas, caso das complicações decorrentes da doença metastática (sangramento, pneumotórax, obstrução), e mesmo assim como última opção, quando não houver outra forma mais adequada de tratamento disponível.

Critérios de seleção dos pacientes e avaliação pré-operatória

Os critérios para indicação de metastasectomia pulmonar foram inicialmente propostos com a finalidade de otimizar a seleção dos pacientes potencialmente beneficiários do método e excluir aqueles em que a cirurgia não se justifica por não aumentar a sobrevida.

Desde a sua proposição inicial,[20] esses pré-requisitos sofreram algumas modificações, fruto do maior conhecimento sobre os tumores e da modernização da terapêutica oncológica. É de se esperar que esse processo continue em constante evolução no futuro.

Os critérios atualmente aceitos e preconizados para seleção dos pacientes candidatos à metastasectomia pulmonar estão dispostos no Quadro 1 e serão individualmente discutidos ao longo do texto.

Sob a ótica do intuito curativo a que se propõe o tratamento cirúrgico das metástases pulmonares, um critério de significado inquestionável é a presunção da ressecabilidade completa das lesões radiologicamente visíveis. Ainda no período pré-operatório, caso a avaliação criteriosa da tomografia computadorizada não julgue ser possível ressecar todas as lesões suspeitas encontradas no exame de imagem, o paciente não deverá ser considerado elegível para a cirurgia. Esta definição é fundamental para que somente os indivíduos com metástases passíveis de ressecção completa sejam operados, e a cirurgia ofereça realmente a maior chance de cura e a melhor sobrevida ao paciente.

A garantia de ressecabilidade completa das lesões com margens cirúrgicas livres é um critério mais relevante e, a rigor, com maior valor prognóstico do que o número de metástases em si. Ressecções incompletas, independente do número inicial de lesões existentes, estão relacionadas com uma menor taxa de sobrevida a longo prazo quando comparadas com as ressecções completas. As curvas de sobrevida dos pacientes submetidos à ressecção incompleta se assemelham às daqueles não submetidos a ressecção alguma.

Os casos nos quais as metástases se apresentam de forma "difusa" (incontáveis micronódulos de aspecto "miliar", linfangite metastática, implantes pleurais, carcinomatose pleural e derrame pleural neoplásico) são, geralmente, impossíveis de serem submetidos à ressecção completa com margens livres e, por isso, inelegíveis à terapêutica cirúrgica.

As metástases pulmonares nodulares (ou mesmo "massas"), independente de seu tamanho, número e lateralidade (uni ou bilaterais), desde que individualmente identificadas à tomografia computadorizada e julgadas como passíveis de ressecção completa com margens livres sem comprometimento proibitivo da função pulmonar ulterior à cirurgia, devem ser consideradas aptas à metastasectomia.

Neste sentido, outro critério imprescindível é que o paciente tenha uma função pulmonar que suporte o pós-operatório da ressecção planejada. Portanto, é de fundamental importância a avaliação funcional pulmonar no pré-operatório de todos os pacientes candidatos à metastasectomia. A realização da espirometria é mandatória e alguns outros exames, como gasometria arterial, teste de difusão do monóxido de carbono (DLCO), testes de esforço com consumo de oxigênio e cintilografia pulmonar de perfusão, podem eventualmente ser indicados. Cabe frisar que esses pacientes muitas vezes foram submetidos a tratamentos prévios com múltiplas drogas, não raro potencialmente lesivas aos pulmões.[21]

O critério que exige que o tumor primário esteja controlado (ou seja potencialmente controlável) é de simples compreensão, uma vez que este tumor é, por definição, a origem da doença metastática. É coerente afirmar que, para a eliminação de toda a extensão conhecida da patologia e consequente obtenção de melhores resultados em termos de sobrevida, os pacientes submetidos ao tratamento cirúrgico de metástases pulmonares tenham sua neoplasia de base adequadamente tratada antes da metastasectomia. No caso de doença metastática sincrônica ao tumor primário, a exigência é que este seja passível de tratamento oncológico adequado. A certificação deste critério é assegurada por meio da avaliação clínica do paciente (anamnese, exame físico e histórico da doença primária) e de exames complementares (de imagem, endoscópicos e/ou laboratoriais), conforme o tipo histológico do tumor primário e sua localização inicial.

A mesma filosofia justifica o critério de que não devem existir metástases extrapulmonares no momento da cirurgia. Por conta desse critério, os pacientes candidatos a metastasectomia pulmonar devem ser submetidos a um estadiamento criterioso de sua doença primária. Na maioria dos centros de excelência, em um processo típico de "ultraestadiamento", a prospecção de metástases deve ser realizada sistematicamente (independente da presença de sintomas sugestivos) e inclui, além da avaliação clínica completa, a realização de TC de abdome e de pelve e/ou ultrassonografia abdominal, cintilografia óssea e RNM de crânio. Quando disponível, o PET-CT é um exame valioso que pode sozinho ser capaz de substituir a TC de abdome/pelve e a cintilografia óssea, segundo Detterbeck.[22] É preciso, entretanto, considerar as limitações deste exame na avaliação de eventuais metástases do sistema nervoso central e na identificação de lesões menores que 10 mm. Exames laboratoriais e endoscópicos específicos, quando pertinentes, também podem ser realizados. Em razão dos elevados custos que este processo pode demandar, alguns outros centros efetuam a prospecção de metástases a distância de forma mais seletiva, orientada a partir da avaliação clínica do paciente.

Ainda com relação ao critério de não dever existir metástase extrapulmonar, cabe uma exceção: alguns casos de adenocarcinoma de cólon sincronicamente metastáticos para fígado e pulmão apresentam comportamento bastante peculiar, determinando metástases apenas para esses órgãos e nenhum outro. Nessas situações, em que o tumor primário parece ter um comportamento biológico favorável, pode ser excepcionalmente indicada a abordagem cirúrgica de ambas as metástases desde que o os demais critérios sejam preenchidos.

O preparo pré-operatório dos pacientes selecionados para metastasectomia pulmonar deve seguir a norma preconizada para as intervenções torácicas de grande porte. A saber: além dos exames de imagem recentes, da broncoscopia, da avaliação funcional pulmonar já citada e da dosagem sérica de marcadores tumorais pertinentes (quando for o caso), devem ser realizados também os exames laboratoriais de rotina, o eletrocardiograma e o risco cirúrgico cardiológico. Outros exames serão necessários de acordo com o histórico do paciente e sua avaliação clínica pré-operatória. De acordo com um *Guideline* publicado em 2010, a recomendação ideal preconizada pela *European Society of Thoracic Surgeons* (ESTS)[12] é de que, caso a TC de tórax disponível tenha sido realizada há mais de 4 semanas da data prevista para a cirurgia, esse exame deve ser repetido a fim de estar o mais atualizado possível com relação ao que se espera encontrar na exploração cirúrgica.

Do ponto de vista anestésico, esses pacientes são habitualmente conduzidos como a maioria dos pacientes candidatos à ressecção pulmonar, o que significa anestesia geral e entubação traqueal seletiva. Nos últimos anos, entretanto, há publicações que sugerem ser viável a metastasectomia pulmonar com uso da anestesia peridural torácica, sem necessidade de entubação do paciente.[23]

Abordagem cirúrgica – aspectos técnicos

Tecnicamente, a cirurgia das metástases pulmonares é balizada por dois princípios fundamentais que, compulsoriamente, devem coexistir:

1. As metástases devem ser totalmente ressecadas com margens cirúrgicas livres de doença.
2. A ressecção do parênquima pulmonar sempre deve ser a mais econômica possível.

Os fundamentos que justificam o primeiro princípio já foram amplamente discutidos anteriormente.

O segundo princípio é justificado pelo fato de que pacientes submetidos à metastasectomia pulmonar apresentam risco real de novas metás-

---

Quadro 1. Critérios de seleção de pacientes para tratamento cirúrgico das metástases pulmonares

1. Presumir a ressecabilidade completa de todas as metástases
2. A função pulmonar do paciente deve permitir a ressecção planejada
3. O tumor primário estar controlado (ou ser controlável)
4. Não haver metástases extrapulmonares (salvo exceções – ver texto)
5. Não haver outra forma de tratamento mais eficaz que a cirurgia

tases pulmonares no futuro, o que os torna candidatos potenciais a outras ressecções pulmonares subsequentes, já que a maioria dos autores concorda que as "re-metastasectomias" estão justificadas desde que não haja indícios de disseminação extratorácica da doença e que o controle local da doença intratorácica seja admitido como possível.

Também reforça esta necessidade de economia do parênquima durante a cirurgia o argumento de que esses pacientes apresentam maior probabilidade estatística de desenvolver um segundo tumor primário, que pode ser pulmonar.

Como as metástases pulmonares costumam ser, em sua maioria, nódulos periféricos e superficiais, na maior parte das vezes a ressecção em cunha é o tipo de ressecção predominante considerada oncologicamente adequada.[14] De acordo com o tamanho e a localização das lesões, e conforme os recursos técnicos disponíveis, essas ressecções podem ser contempladas de várias formas, podendo ser utilizados excisão e sutura manuais, grampeadores/dispositivos de sutura mecânica, sistemas de selagem tecidual (Ligasure®), bisturi harmônico ultrassônico ou *laser* Nd:YAG de 1318-nm.[19]

Para lesões nodulares mais profundas no parênquima pulmonar, inadequadas à ressecção em cunha, a chamada "ressecção de precisão" de Perelman é uma alternativa técnica viável, desde que garantidas as margens cirúrgicas de segurança. A ressecção de precisão, originalmente descrita pelo cirurgião russo Michael Perelman[24] conforme ilustrado na Figura 4, é uma ressecção "em forma de cone" cuja base está voltada para a superfície pleural, com 5 a 10 mm de margem de tecido sadio envolvendo todo o nódulo. Também pode ser efetuada com eletrocautério, Ligasure®, bisturi ultrassônico harmônico ou *laser* Nd:YAG de 1318-nm.[19] A ferida pulmonar resultante deve ser suturada adequadamente após revisão da hemostasia, com atenção para que não haja espaço morto abaixo da linha de sutura, sob o risco de formação de hematoma intrapulmonar.

As ressecções com uso de *laser* tem a vantagem de permitir a retirada de metástases profundas em proximidade com estruturas broncovasculares com maior precisão e menor risco de lesão dessas estruturas, além de poupar mais tecido pulmonar sadio e determinar menor deformidade do parênquima após concluída a ressecção.[19] Entretanto, os custos da tecnologia, o maior tempo cirúrgico exigido para o seu uso e a necessidade de treinamento específico dos cirurgiões com uma técnica ainda não amplamente disponível permanecem como entraves à difusão deste método em larga escala em nível mundial.

Sabe-se que as metastasectomias habituais, à primeira vista limitadas (ressecções em cunha com margem de segurança entre 5 e 10 mm), têm potencial curativo, de modo que as ressecções anatômicas maiores podem e devem ser evitadas a todo custo, sempre que possível.

As segmentectomias e lobectomias são menos comuns, mas podem vir a ser inescapavelmente necessárias em casos de lesões mais volumosas e/ou de localização parenquimatosa mais central, impróprias para ressecções pulmonares mais econômicas. Pneumonectomias e ressecções alargadas combinadas em bloco envolvendo estruturas como segmentos da parede torácica, diafragma, pleura, veia cava superior e outras adjacentes às metástases são extremamente raras e devem ser indicadas com parcimônia em casos bem selecionados de metástases anatomicamente complexas. Uma vez que a cirurgia tem intenção curativa e pode ser a única opção de tratamento eficaz nesses casos, essas ressecções alargadas não devem ser negadas ao paciente desde que sua indicação seja precisa e que os critérios básicos de seleção para a metastasectomia não sejam desrespeitados.

A pronta disponibilidade da anatomia patológica de congelação é altamente recomendável, tanto para a confirmação diagnóstica da natureza metastática das lesões como para a certificação das margens cirúrgicas livres de doença nas peças operatórias, quando houver dúvidas.

No que concerne aos acessos cirúrgicos para a ressecção das metástases pulmonares, são várias as alternativas disponíveis, cada uma delas com suas indicações, contraindicações, vantagens e desvantagens. A escolha da incisão a ser empregada dependerá do número, da localização e da lateralidade (uni ou bilaterais) das lesões suspeitas, do relato de abordagens prévias e, por que não dizer, da experiência e da preferência do cirurgião. É válido ratificar que, independentemente da incisão adotada, o objetivo da ressecção completa de todas as metástases permanece inabalável. Desde que os critérios já discutidos sejam respeitados, a escolha da via de acesso não tem impacto na sobrevida dos pacientes operados.

A existência de metástases restritas a um pulmão, sobretudo quando de origem não sarcomatosa, deve evidentemente ser abordada por acesso unilateral.

A toracotomia posterolateral é a incisão mais clássica da cirurgia torácica. Essa incisão é motivo de dor e de desconforto significativos no pós-operatório, particularmente por conta da secção do músculo grande dorsal. Esta é sua maior desvantagem, além do fato de oferecer acesso apenas a um hemitórax por vez, o que requer uma segunda cirurgia em caso de lesões bilaterais. Por outro lado, essa incisão proporciona a vantagem de um amplo acesso ao hemitórax abordado, com conforto e segurança para o cirurgião, permitindo palpação e manipulação de todos os lobos e cissuras pulmonares, das estruturas hilares e do mediastino. A toracotomia posterolateral possibilita a realização de todos os tipos de ressecção pulmonar com a economia apropriada do parênquima para cada uma delas.

Igualmente restritas à abordagem de um único hemitórax para cada tempo cirúrgico, as variações miopreservadoras da toracotomia são, hoje, bastante difundidas por não implicarem secção muscular e, em muitas instituições, são o padrão de toracotomia utilizado. Essas incisões são uma alternativa interessante para o acesso unilateral, no intuito de

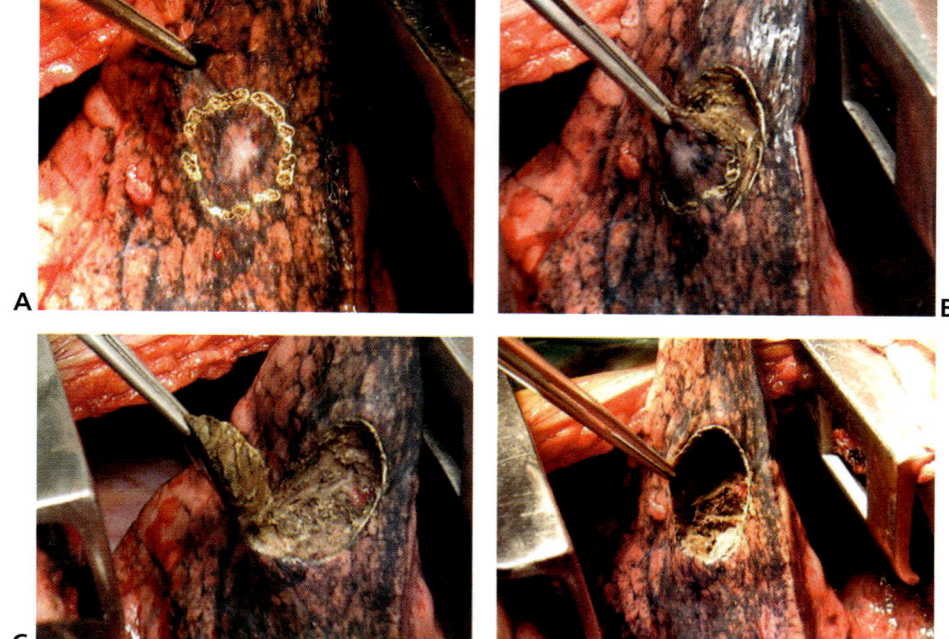

◀ **FIGURA 4.** Ressecção de precisão de Perelman. (**A**) Base da ressecção cônica na superfície pleural. (**B**) Início da ressecção do nódulo com margem de segurança. (**C**) Fim da ressecção. (**D**) Aspecto final, antes da sutura da ferida pulmonar. (Cortesia do Dr. Ramón Rami-Porta – Hospital Universitário Mutua Terrassa, Barcelona, Espanha.)

minimizar o desconforto pós-operatório e acelerar a recuperação funcional após a cirurgia. Essa ideia é particularmente atraente em pacientes amputados usuários de muletas e naqueles que necessitarão de uma segunda cirurgia em breve para a ressecção de lesões contralaterais (a abordagem por toracotomia bilateral sequencial será discutida adiante no texto).

As toracotomias miopreservadoras oferecem uma boa exposição do hemitórax e, em tese, permitem qualquer ressecção pulmonar; mas, quando comparadas com a toracotomia posterolateral clássica, proporcionam um acesso relativamente menos amplo e menos confortável para o cirurgião, podendo tornar tecnicamente mais laboriosas as abordagens de lesões mais profundas. Por conta da experiência acumulada com o seu uso, somos da opinião que, no que concerne ao campo operatório oferecido, a toracotomia lateral com preservação muscular é totalmente equivalente à posterolateral e contempla qualquer tipo de ressecção pulmonar, sendo portanto nossa toracotomia de escolha para o acesso unilateral ao tórax.

A esternotomia mediana é uma incisão que permite acesso simultâneo aos dois hemitórax e, por isso, pode ser indicada nos casos de metástases bilaterais. Além do fato de ser um acesso bilateral, suas principais vantagens são melhor tolerância pelo paciente no tocante à dor e ao desconforto pós-operatórios em comparação com a toracotomia posterolateral convencional e a menor formação de aderências, o que pode ter importância em eventuais reoperações que porventura futuramente se imponham. As maiores desvantagens da esternotomia mediana são a dificuldade de acesso ao lobo inferior esquerdo (pela interposição do coração no campo operatório), aos hilos, ao mediastino posterior e às lesões pulmonares localizadas mais posteriormente. Essa incisão se presta melhor para a cirurgia das lesões bilaterais mais anteriores e superficiais, mas não deve ser uma opção em caso de reoperações, por conta da dificuldade em se desfazer aderências pleurais por essa via. Apesar de menos dolorosa que a toracotomia posterolateral, a abertura do esterno requer no pós-operatório um retorno mais parcimonioso às atividades habituais, como dirigir, por exemplo. O risco de complicações esternais pós-cirúrgicas não deve ser negligenciado.

A toracotomia anterior bilateral com secção esternal transversa em decúbito dorsal (Clamshell) também acessa simultaneamente ambos os hemitórax. Expõe de forma excelente o campo operatório, permitindo qualquer ressecção. Ao prover acesso bastante amplo a todos os lobos, cissuras, hilos e ao mediastino, essa abordagem favorece a ressecção de lesões bilaterais, mesmo quando localizadas mais profunda e posteriormente no parênquima pulmonar. Como desvantagem, destaca-se o fato da incisão de Clamshell ser mais extensa e dolorosa que a esternotomia mediana. Outro ponto negativo (frequentemente ignorado por muitos) dessa via de acesso é o inevitável sacrifício das artérias torácicas internas quando da secção esternal transversa. Tal aspecto deve ser levado em consideração diante de pacientes mais jovens e com boa perspectiva de sobrevida a longo prazo, que no futuro possam vir a ser candidatos à cirurgia de revascularização miocárdica. Alternativamente, pode-se lançar mão da toracotomia anterior bilateral simultânea sem a secção transversa do esterno e com preservação dos vasos mamários internos.

O papel da videotoracoscopia no tratamento das metástases pulmonares ainda é motivo de ceticismo por parte de muitos cirurgiões e, portanto, não é consensual entre os autores.[25] Enquanto modalidade de acesso cirúrgico à cavidade pleural, a abordagem por vídeo é, indiscutivelmente, um excelente método. Concede ampla exposição das estruturas intratorácicas à custa de uma agressão cirúrgica muito menor, deflagrando, por consequência, uma menor resposta endócrino-metabólica ao trauma, além de menor dor e desconforto pós-operatórios. Com isso, a recuperação funcional é rápida e sem igual, quando comparada com o pós-operatório da toracotomia posterolateral. Entretanto, em se falando de metastasectomias pulmonares, a videotoracoscopia peca ao não possibilitar plenamente a palpação manual detalhada do parênquima pulmonar pelo cirurgião torácico, manobra esta de valor e de sensibilidade insubstituíveis neste tipo de cirurgia. Como já foi citado, por meio da inspeção e da palpação do parênquima é frequente que, durante o ato operatório, se surpreendam mais lesões suspeitas do que inicialmente os exames de imagem supunham existir. Estas metástases "radiologicamente ocultas" costumam ser identificadas somente quando o parênquima pulmonar é avaliado por meio da palpação, fato elegantemente sugerido por McCormack[26] em estudo prospectivo no qual os pacientes selecionados eram submetidos à metastasectomia por videotoracoscopia e em seguida eram levados à toracotomia para complementação da exploração por meio da palpação do pulmão. A cirurgia aberta encontrou metástases adicionais que não foram identificadas pela abordagem videoendoscópica em 56% dos casos analisados. Sabendo dessa realidade e considerando que a ressecção completa das lesões identificadas é um princípio fundamental a ser respeitado, a recomendação mais aceita atualmente e respaldada pelo *Guideline* de 2010 da *European Society of Thoracic Surgeons (ESTS)* ainda é a de que a videotoracoscopia não deve ser entendida como modalidade padrão de metastasectomia pulmonar.[27]

Mesmo assim, o emprego da videotoracoscopia no estudo das metástases pulmonares é plenamente aceito na complementação da investigação diagnóstica de algumas situações particularmente limítrofes, por permitir avaliar de forma minimamente invasiva a real extensão da doença metastática intratorácica antes de uma eventual toracotomia. Nos casos em que essa avaliação revelar a presença de doença irressecável, uma cirurgia maior e oncologicamente desnecessária poderá então ser evitada.

Na esteira da constante evolução das técnicas cirúrgicas, nos últimos anos, um número crescente de autores tem relatado o uso da videotoracoscopia e da cirurgia torácica videoassistida como forma de abordagem das metástases pulmonares, em nível não somente diagnóstico, mas também terapêutico.[28-31] Isso mostra que ainda há perguntas a serem respondidas sobre o tema e que, em um futuro próximo, as recomendações talvez possam dar mais espaço ao papel da cirurgia minimamente invasiva na metastasectomia pulmonar em situações específicas, sobretudo se levarmos em consideração a qualidade crescente dos exames de imagem pré-operatórios (TC), o progressivo ganho de experiência com o método e a possibilidade de palpação digital do parênquima pulmonar por meio de minitoracotomias auxiliares, que dispensam o uso de afastadores costais.

Ao idealizarem técnicas originais de acesso videoassistido para a ressecção das metástases pulmonares, alguns cirurgiões mantêm a discussão ainda mais viva e interessante, a exemplo de Ambrogi[32] e Mineo,[33] que propuseram um modelo de acesso transxifóideo por vídeo que, além de permitir a abordagem de ambos os hemitórax pela mesma via, também possibilita a palpação pulmonar manual pelo cirurgião, agregando uma alternativa de acesso bilateral simultâneo menos invasivo, com melhor tolerância pelos pacientes e, segundo os dados dos estudos, sem prejuízo à sobrevida da população analisada.

O Quadro 2 sintetiza as principais vantagens e desvantagens das vias de acesso mais usadas na realização das metastasectomias pulmonares.

Com relação ao planejamento operatório, nas lesões bilaterais a intervenção pode ser realizada em um único tempo cirúrgico ou em duas cirurgias separadas, com a abordagem de um pulmão de cada vez. Em geral, a existência de metástases bilateralmente deve alertar o cirurgião para a possibilidade de lesões adicionais radiologicamente inaparentes serem surpreendidas à exploração cirúrgica. Em função disso, a metastasectomia torna-se frequentemente mais extensa do que inicialmente previsto, o que se reflete numa maior manipulação tecidual, em um maior tempo operatório e, ao menos em tese, em um risco mais elevado de complicações pulmonares pós-operatórias e insuficiência respiratória. Partindo dessa afirmação, recomenda-se que as metástases pulmonares, quando estas forem poucas, possam ser ressecadas com segurança em um único procedimento que aborde simultaneamente os dois pulmões (esternotomia mediana ou Clamshell). Por outro lado, quando muito numerosas, recomenda-se que as lesões sejam preferencialmente abordadas em dois tempos cirúrgicos separados, constituindo o conceito de toracotomia sequencial. Admite-se como razoável um intervalo de 10 a 30 dias entre as duas toracotomias. Dentre os cirurgiões europeus, existe uma tendência recente bem definida pela abordagem sequencial em dois tempos, segundo pesquisa realizada junto aos cirurgiões membros da *European Society of Thoracic Surgeons* (ESTS) e publicada em 2008.[34] Essa tendência foi endossada pelo *Guideline* publicado pela mesma sociedade 2 anos depois.[27] No que se refere a que lado deve ser abordado inicialmente, o mesmo *Guideline* sugere que a abordagem inicial deve ser pelo lado mais acometido,[27] que supostamente vai exigir uma ressecção mais complexa, pois se esta não for considerada completa, a segunda cirurgia passaria a ser

Quadro 2. Vias de acesso mais utilizadas para metastasectomia pulmonar, com suas principais vantagens e desvantagens

VIA DE ACESSO	VANTAGENS	DESVANTAGENS
Toracotomia posterolateral "clássica"	<ul><li>Ótima exposição do hemitórax</li><li>Amplo acesso a todo o pulmão, hilo e mediastino (maior conforto e segurança para o cirurgião)</li><li>Permite qualquer ressecção</li></ul>	<ul><li>Maior dor pós-operatória</li><li>Recuperação funcional pós-operatória mais lenta</li><li>Acesso a apenas um hemitórax por vez</li></ul>
Toracotomias miopreservadoras	<ul><li>Boa exposição do hemitórax</li><li>Menor dor pós-operatória</li><li>Recuperação funcional mais rápida</li></ul>	<ul><li>Acesso a apenas um hemitórax por vez</li><li>Menor exposição do campo, se comparada com toracotomia posterolateral</li></ul>
Esternotomia mediana	<ul><li>Acesso bilateral simultâneo</li><li>Menor dor/desconforto que a toracotomia posterolateral e que a incisão de Clamshell</li><li>Determina menos aderências pós-operatórias</li></ul>	<ul><li>Difícil acesso ao LIE, hilo, mediastino e lesões posteriores</li><li>Risco de complicações esternais</li><li>Dificuldade em reoperações por conta de dificuldade em se desfazer eventuais aderências</li></ul>
Toracotomia anterior bilateral com esternotomia transversa (Clamshell)	<ul><li>Acesso bilateral simultâneo</li><li>Ótima exposição dos pulmões</li><li>Permite qualquer ressecção</li></ul>	<ul><li>Incisão muito ampla, com abertura do esterno</li><li>Mais desconfortável que a esternotomia mediana</li><li>Sacrifício das artérias torácicas internas</li><li>Fixação do esterno mais difícil</li></ul>
Cirurgia torácica videoassistida (CTVA) Videotoracoscopia	<ul><li>Ótima exposição do campo operatório, inclusive pleuras e mediastino</li><li>Acesso "minimamente invasivo"</li><li>Rápida recuperação funcional</li><li>Determina menos aderências pós-operatórias</li></ul>	<ul><li>Não permite a palpação do pulmão</li><li>Acesso unilateral</li><li>Risco de implantes na parede torácica (no trajeto dos portais)</li><li>Custo mais alto, se levado em conta o uso da sutura mecânica</li></ul>

vista como oncologicamente fútil e, portanto, abortada. No entanto, outros autores advogam que a abordagem inicial mais coerente seria pelo lado menos acometido a fim de que menor volume de parênquima pulmonar seja sacrificado no primeiro procedimento e o paciente apresente-se com a melhor função pulmonar possível na ocasião da segunda cirurgia, quando o pulmão previamente operado será aquele a ser ventilado durante a anestesia.

Em se tratando de metástases pulmonares unilaterais secundárias a sarcomas, estudos revelam que, na verdade, 38 a 60% dos pacientes apresentam lesões contralaterais que não são visíveis à TC de tórax pré-operatória.[35] Em função disso, alguns centros preconizam que a abordagem das metástases pulmonares sarcomatosas seja sistematicamente bilateral, a fim de que a palpação manual minuciosa de ambos os pulmões seja realizada para localizar lesões até então insuspeitas e garantir de fato a ressecção completa de toda a doença metastática.

No que tange aos linfonodos pulmonares, hilares e mediastinais, ainda há muita discordância e menos debate do que o tema merece. Parece bem difundida a premissa de que pacientes com metástases pulmonares associadas à linfonodomegalia mediastinal suspeita identificada à TC devem ser submetidos à exploração diagnóstica por mediastinoscopia cervical ou outro método menos invasivo equivalente (punção guiada por ultrassonografia endobrônquica – EBUS,[36] por exemplo), com o objetivo de se avaliar o status mediastinal da neoplasia. De acordo com pesquisa feita pela *European Society of Thoracic Surgeons* (ESTS),[34] a realização sistemática desta investigação mediastinal mostrou-se como prática incomum, visto que apenas 1,4% dos cirurgiões participantes da pesquisa afirmaram realizar a mediastinoscopia de forma rotineira para todos os casos. Também é sedimentado o conceito de que, caso esta exploração confirme a existência de metástases ganglionares no mediastino, a metastasectomia pulmonar deve ser contraindicada, em função da impossibilidade de erradicação completa da doença metastática e da menor sobrevida relacionada com a presença das metástases linfonodais mediastinais.[35,36]

Com relação à indicação da linfadenectomia mediastinal sistemática complementar à metastasectomia pulmonar, a discussão é bem menos consensual e as condutas ainda divergem.[37] Teoricamente, metástases pulmonares podem gerar novas metástases. Os estudos divergem quanto à real incidência do acometimento ganglionar hilar e mediastinal secundariamente às metástases pulmonares, mas é inquestionável o fato de que a drenagem linfática pulmonar constitui-se como uma possível via de disseminação destas lesões. Aparentemente, esse potencial varia de acordo com o tipo histológico do tumor primário, ocorrendo com maior frequência a partir de tumores de linhagem epitelial, ao passo que a via preferencial de disseminação dos tumores mesenquimais é principalmente hematogênica, sendo ainda mais incomum esses tumores causarem metástases linfonodais. Exceções a essa regra seriam o angiossarcoma, o sarcoma sinovial e o rabdomiossarcoma embrionário.[38] Pfannschmidt, em série histórica[39] de 245 pacientes submetidos a metastasectomias pulmonares em 6 anos, encontrou metástases ganglionares torácicas em 20,3% dos casos em que o tumor primário era sarcomatoso. Kamiyoshihara,[40] em outra série retrospectiva envolvendo 28 lobectomias radicais para ressecção de metástases pulmonares, sugere que a realização rotineira da linfadenectomia mediastinal regrada durante as metastasectomias está relacionada com melhores taxas de sobrevida em longo prazo. Veronesi,[41] em série também retrospectiva, corrobora os indícios de que a existência de metástases para os linfonodos mediastinais tem valor como fator prognóstico, com impacto negativo na sobrevida dos pacientes operados por metástases pulmonares (sobrevida em 5 anos: 60% para os pacientes N0, 17% para os pacientes N1 e 0% para os pacientes N2). Esses dados indicam claramente que os pacientes com linfonodos hilares e/ou mediastinais comprometidos apresentam uma sobrevida pior do que os pacientes sem doença hilo-mediastinal.

Apesar dos resultados apresentados em todas essas séries, a abordagem dos linfonodos mediastinais quando da metastasectomia pulmonar (seja por linfadenectomia mediastinal sistemática ou mesmo apenas por amostragem) ainda não é realizada rotineiramente por muitos cirurgiões torácicos. A conduta na maioria dos centros de excelência é realizá-la de maneira seletiva, especialmente quando o tipo histológico do tumor primário for epitelial.[42]

Até que ponto a linfadenectomia mediastinal complementar à metastasectomia pulmonar tem papel terapêutico ao exercer influência na sobrevida ou se seria apenas mais um fator prognóstico ao balizar a adoção de terapias adjuvantes ainda é uma questão que está por ser respondida e permanece sob investigação.

FATORES PROGNÓSTICOS

Vários indicadores prognósticos são reconhecidos por influenciar a sobrevida dos pacientes portadores de metástases pulmonares, a partir de vários tipos histológicos de tumor primário.

O Registro Internacional de Metástases Pulmonares (*International Registry of Lung Metastases* – IRLM), série retrospectiva com dados coletados em 18 instituições na Europa e na América do Norte, compilou informações de 5.206 pacientes submetidos a metastasectomias pulmonares oriundas de diferentes tipo de tumores primários.[43] Nesse estudo, a análise dos dados levou à identificação de alguns fatores prognósticos com significância estatística e, partir desses fatores, foi proposta a subsequente organização dos pacientes em grupos prognósticos que terminam por sugerir quais indivíduos seriam os melhores candidatos à metastasectomia pulmonar, com base nos resultados de sobrevida em longo prazo. Dentre todas as variáveis independentes testadas, quatro fatores prognósticos foram confirmados como estatisticamente significativos:

1. Ressecabilidade (completa *vs.* incompleta).
2. Intervalo livre de doença, definido como o tempo transcorrido entre o tratamento do tumor primário e o diagnóstico das metástases pulmonares (0-11 meses, 12-35 meses e 36 meses ou mais).
3. O número de metástases (lesão única, 2 a 3 lesões, mais de 4 lesões).
4. Tipo histológico do tumor primário (células germinativas, carcinomas, sarcomas e melanomas).

Os resultados do IRLM mostram que a metastasectomia completa (ressecabilidade total) apresentou sobrevida atuarial de 36 e 26% aos 5 e 10 anos, respectivamente, contra sobrevida de 13 e 7% nos mesmos períodos quando as ressecções foram incompletas. Isso ratifica o valor do critério atualmente vigente para seleção dos pacientes cirúrgicos que exige a presunção da ressecabilidade completa das lesões através da análise de exames de imagem ainda no pré-operatório.

O intervalo livre de doença (ILD) maior que 36 meses foi relacionado com os melhores índices de sobrevida, ao passo que o ILD inferior a 11 meses se relacionou com piores resultados de sobrevida. Esse fator pode ser extrapolado para as reoperações de metastasectomias subsequentes, em que o ILD seria redefinido como o intervalo entre a primeira metastasectomia completa e o diagnóstico do(s) novo(s) foco(s) de metástase pulmonar.

Quanto ao número de lesões ressecadas, o estudo sugere que os melhores resultados de sobrevida são obtidos quando foi encontrada uma única metástase. Presume-se que, na medida em que aumenta o número de lesões pulmonares, aumenta também a possibilidade de doença microscopicamente disseminada, e com isso existe uma tendência de piora das curvas de sobrevida. Vários estudos reforçam essa premissa, e o número de lesões pulmonares pode ser considerado um "medidor da agressividade tumoral".[44] Porém, mesmo não havendo dúvidas de que o número de metástases seja um fator prognóstico importante, ele não deve ser considerado como um critério de exclusão de pacientes para o tratamento cirúrgico, desde que as lesões sejam admitidas como completamente ressecáveis, independentemente de quantas existam.

Com relação ao tipo histológico, no IRLM o melanoma apresentou a menor sobrevida, refletindo maior agressividade. No extremo oposto, os melhores resultados de sobrevida foram vistos nas metástases de tumores de células germinativas, com carcinomas e sarcomas mostrando resultados intermediários.

A partir dessas conclusões, o IRLM propõe a divisão dos pacientes em grupos prognósticos aplicáveis a todos os tipos histológicos (exceto tumores de Wilms e tumores de células germinativas, excluídos por suas peculiaridades terapêuticas no tocante à quimiossensibilidade e ao papel particularmente diferenciado da metastasectomia). Quatro grupos de prognóstico e sobrevida claramente distintos foram formados levando-se em conta simultaneamente os seguintes fatores prognósticos: ILD, número de lesões encontradas e ressecabilidade. O Quadro 3 mostra essa divisão e a Figura 5 descreve as curvas de sobrevida atuarial estratificada por grupo prognóstico.

Quadro 3. Grupos prognósticos propostos pelo IRLM[43]

- Grupo I: Doença ressecável, sem fatores de risco (ILD > 36 meses E metástase única)
- Grupo II: Doença ressecável, com um fator de risco (ILD < 36 meses OU metástases múltiplas)
- Grupo III: Doença ressecável, com dois fatores de risco (ILD < 36 meses E metástases múltiplas)
- Grupo IV: Doença metastática irressecável (ressecabilidade completa assumida como impossível)

A sobrevida mediana foi de 61 meses para o grupo I, 34 para o grupo II, 24 para grupo III e 14 meses para o grupo IV.

Outra publicação[45] cita como fator prognóstico o tempo de dobra tumoral (TDT), cujo conceito está ligado ao crescimento do tumor por unidade de tempo. De difícil aplicação prática, esse fator se relaciona com maior sobrevida pós-metastasectomia pulmonar de lesões secundárias a tumores com TDT superior a 40 dias.

Todos esses fatores expostos têm sua relevância enquanto variáveis prognósticas, mas não devem ser considerados isoladamente. Quando são extrapolados para a prática clínica no pré-operatório da metastasectomia, eles não têm, em termos absolutos, o poder de contraindicar a cirurgia, exceto pela ressecabilidade completa, que por si só já é um critério de seleção operatória. No entanto, quando analisados em conjunto e de forma contextualizada, os fatores prognósticos auxiliam na escolha do paciente correto para a abordagem ideal. Esse raciocínio é importante sobretudo em situações limítrofes, como, por exemplo, ao se propor uma pneumonectomia em uma metastasectomia pulmonar, em que a maioria dos fatores prognósticos, senão todos, deverá ser favorável para que o procedimento se justifique.

Por fim, há de se ressaltar também que o peso de cada fator prognóstico pode variar na dependência do tipo histológico do tumor primário.

SEGUIMENTO RADIOLÓGICO DOS PACIENTES APÓS A METASTASECTOMIA PULMONAR

Não há estudos que proponham formalmente um protocolo de *follow-up* radiológico ideal para os pacientes submetidos à metastasectomia pulmonar. No entanto, é inquestionável o fato de que muitos desses pacientes apresentarão recidiva após a cirurgia e que por esse motivo serão merecedores de um acompanhamento radiológico no pós-operatório.

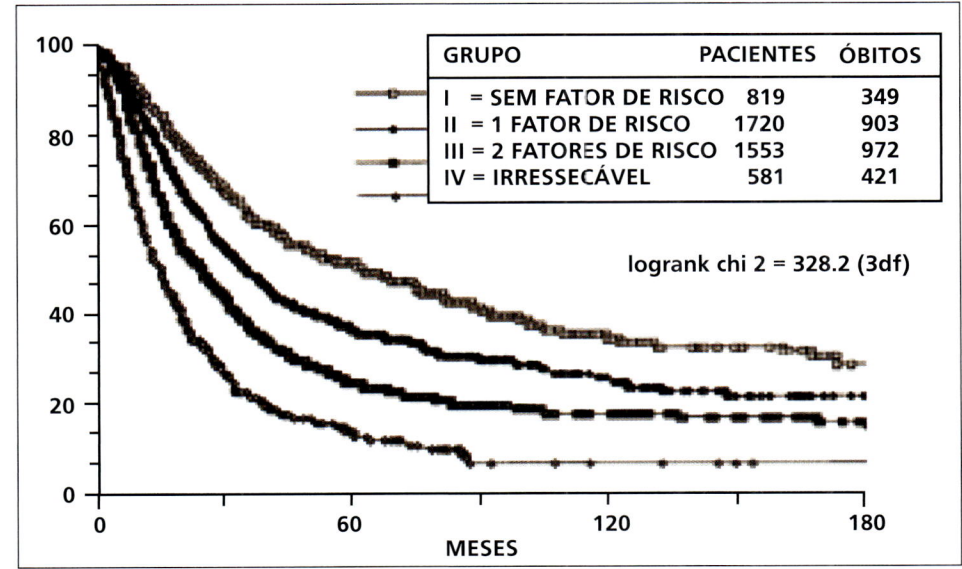

◀ **FIGURA 5.** Curvas de sobrevida por grupo prognóstico do IRLM[43] (Reproduzida a partir de Pastorino U, Buyse M, Friedal *et al.* for The International Registry of Lung Metastases: Long-term results of lung metastasectomy. Prognostic analysis based on 5,206 cases. *J Thorac Cardiovasc Surg;* 1997 Jan;113(1):37-49.)

O risco de recidiva em qualquer neoplasia maligna tratada é influenciado por vários fatores, inclusive pelo tipo histológico do tumor primário e seu grau de diferenciação celular. Esse risco é mais significativo nas neoplasias de comportamento biológico agressivo, sendo maior nos melanomas e sarcomas (64%) e menor nos tumores de origem epitelial (46%), de acordo com o IRLM.[43] Ainda segundo a mesma publicação, o local de recidiva também é dependente do tipo do tumor original e seu potencial metastático, tendo sido observado que 66% dos sarcomas recidivaram em nível pulmonar, enquanto 73% dos melanomas apresentaram recidiva extratorácica.

Do ponto de vista prático, no que tange especificamente ao seguimento dos pulmões, parece razoável que se proponha uma tomografia computadorizada de tórax pós-metastasectomia em um momento do pós-operatório em que os artefatos da manipulação cirúrgica já não mais estejam presentes a ponto de confundir a interpretação dos achados radiológicos revelados pelo exame. A nosso ver, a primeira TC de tórax pode ser realizada em torno de 4 meses após a metastasectomia (de 3 a 6 meses, em média), desde que o pós-operatório tenha transcorrido sem maiores complicações pulmonares.

O intervalo entre as reavaliações radiológicas subsequentes também não é consenso entre os autores e, na dependência do tipo histológico do tumor primário, pode ser orientado pela dosagem de marcadores tumorais específicos. De modo geral, indica-se repetir a TC de tórax semestralmente nos primeiros 2 anos e depois anualmente, por pelo menos 5 anos. Em situações especiais em que o paciente tenha sido submetido à cirurgia por videotoracoscopia (sem a palpação plena do parênquima pulmonar), admite-se que esse protocolo pode ser diferenciado, com TC de tórax a cada 3 meses no primeiro ano pós-operatório. Cabe aqui salientar que essas propostas são fundamentadas muito mais na experiência prática do que em evidências científicas.

CONSIDERAÇÕES POR TIPO HISTOLÓGICO

Em tese, qualquer tumor maligno, independente de sua linhagem ou órgão de origem, pode determinar o aparecimento de metástases pulmonares. Serão abordados a seguir aqueles que o fazem com maior frequência.

Osteossarcoma (ou sarcoma osteogênico)

É um tumor maligno que tem os pulmões como sítio preferencial de disseminação (85% das metástases de osteossarcoma são pulmonares[46]), sendo muitas vezes o único. Os óbitos dos pacientes portadores desta neoplasia advêm principalmente da evolução não controlada da doença metastática pulmonar.[46] Mesmo as metástases sincrônicas (identificadas na mesma ocasião do diagnóstico do tumor primário) também podem ser consideradas elegíveis para a cirurgia, desde que preenchidos os critérios universais de seleção de pacientes para metastasectomia. Como já foi dito, algumas dessas metástases podem não ser visíveis aos exames de imagem (característica dos sarcomas, em geral) e o número de focos metastáticos encontrados à exploração cirúrgica frequentemente ultrapassa o de lesões identificadas no pré-operatório pela TC. Essa observação fez com que a abordagem cirúrgica das metástases de osteossarcoma passasse a ser rotineiramente bilateral em muitas instituições, com evidências de maior sobrevida no longo prazo a partir dessa conduta.[47] Os osteossarcomas são tumores primários com boa resposta ao tratamento quimioterápico atualmente empregado e isto favorece a seleção de um número razoável de pacientes para metastasectomia, em um planejamento terapêutico combinado envolvendo neoadjuvância e cirurgia. A tendência é pela indicação cirúrgica de resgate após quimioterapia na maioria dos casos.

Sarcomas de partes moles

Trata-se na realidade de um grande e heterogêneo grupo de neoplasias malignas de origem mesenquimal, com mais de 50 tipos histológicos. Suas metástases também têm predileção pelo acometimento pulmonar,[48] ainda que sua incidência seja comparativamente menor que a do osteossarcoma. Geralmente, o uso de quimioterapia após o tratamento cirúrgico do tumor primário tem pouca eficácia e não parece ser capaz de melhorar a sobrevida nos vários tipos de sarcomas não osteogênicos. Assim sendo, para suas metástases pulmonares, poucas são as alternativas que não a cirurgia. Em casos selecionados, a conduta pela metastasectomia é a tônica, podendo esta ser associada a quimioterapia neoadjuvante e/ou adjuvante segundo alguns trabalhos,[49-51] sendo que a neoadjuvância deve ser especialmente considerada na hipótese das metástases serem múltiplas. A ressecção completa e o ILD são os principais fatores prognósticos e as "re-metastasectomias" devem ser realizadas sempre que indicado.[52-54]

Tumores testiculares de células germinativas (não seminomatosos)

São tumores com ótima resposta aos atuais regimes quimioterápicos baseados em cisplatina, com altas taxas de remissão da doença primária e das metástases pulmonares, em grande parte dos casos. Em muitos destes, a cirurgia passa a não ser mais necessária, dada a remissão radiológica completa das lesões metastáticas. A ressecção cirúrgica se indica nos casos de progressão das lesões pulmonares a despeito da quimioterapia e em todas as lesões residuais pós-quimioterapia com normalização da dosagem dos marcadores tumorais sorológicos (β-HCG e alfafetoproteína), tendo em vista até o momento ainda não ser possível confirmar a remissão patológica de outra forma. Como já destacado anteriormente, muitas vezes a análise histopatológica das lesões pulmonares que persistiram após a conclusão do tratamento quimioterápico revela algum grau de involução da doença, marcada pela presença de tumores benignos (teratoma maduro) ou mesmo apenas necrose/fibrose. No entanto, a persistência de tumor maligno viável ainda se observa em cerca de 20 a 25% dos pacientes (podendo chegar a 44%, segundo Liu[55]). Marcadores tumorais sorológicos mantidos elevados antes da metastasectomia, múltiplas metástases e a confirmação da persistência de doença maligna residual viável são indicadores de pior prognóstico e podem apontar a necessidade de quimioterapia adjuvante de segunda linha.

Carcinoma de cólon/reto

São dois os principais argumentos que pesam desfavoravelmente ao tratamento cirúrgico das metástases pulmonares secundárias aos carcinomas colorretais:[56]

1. Raramente esses tumores cursam com metástases apenas nos pulmões.
2. A forma de recidiva habitual desta doença é locorregional.

    Esses argumentos sugerem que, na presença de metástases pulmonares, é importante investigar o eventual envolvimento concomitante de outros órgãos (sobretudo o fígado), além do sítio primário do tumor. Diante disso, a indicação da metastasectomia pulmonar requer julgamento criterioso. A existência de doença metastática limitada aos pulmões pode refletir comportamento biológico tumoral favorável e nesses casos a cirurgia é bem indicada, levando a melhor sobrevida do que o tratamento clínico. Hoje em dia, em casos bem selecionados de metástases pulmonares e hepáticas sincrônicas, admite-se o tratamento cirúrgico de ambas, habitualmente feito de forma sequencial, mas que excepcionalmente pode ser realizado na mesma intervenção (com abordagem da lesão hepática por via transtorácica).[57]

A dosagem sérica do antígeno carcinoembrionário (CEA) é utilizada como indicador de recidiva em pacientes tratados e parece ter valor prognóstico, mas seu valor quantitativo não guarda relação linear com a extensão da doença e, portanto, não deve ser usada como critério de exclusão para o tratamento cirúrgico.[58-60]

Carcinoma de mama

O papel da metastasectomia pulmonar na doença maligna da mama é incerto. Geralmente, os tumores de mama não acometem apenas os pulmões como local exclusivo de metástases. Na maioria das vezes, a detecção de doença pulmonar metastática é acompanhada por metástases concorrentes em outros órgãos (ossos, fígado, cérebro e/ou pleura) e para linfonodos das cadeias mamárias internas e mediastinais.[61] Portanto, para esta neoplasia, a indicação cirúrgica nas metástases pulmonares é excepcional e tem lugar nos poucos casos de pacientes com histórico de neoplasia mamária que apresentam lesão pulmonar nodular única, que não raramente pode se revelar como sendo, na verdade, um segundo tumor primário de origem pulmonar.[62] A indicação de metastasectomia na existência de múltiplos nódulos usualmente não se justifica, posto que a sobrevida a longo prazo tende a ser inversamente proporcional ao número de lesões metastáticas existentes.[63] Um estudo conduzido por Welter et al.[64] não encontrou diferença de sobrevida entre os pacientes submetidos à ressecção completa ("R0") e aqueles submetidos à ressecção incompleta ("R1") das lesões múltiplas, o que fatalmente levanta questionamentos sobre o real benefício da cirurgia pulmonar nestes pacientes. O mesmo estudo investigou ainda o perfil hormonal das metástases pulmonares secundárias a tumores mamários e os resultados sugerem que a positividade para receptores estrogênicos confere impacto positivo na sobrevida.

Carcinoma de células renais (hipernefroma)

Estima-se que 50% dos pacientes tratados para este tipo de tumor primário desenvolverão metástases, sendo pulmonar a forma mais comum de recidiva.[65] Sabe-se também que o tratamento quimioterápico convencional para o hipernefroma metastático não é eficaz, com taxas de resposta inferiores a 10%.[46] Dada a falta de opções terapêuticas, a cirurgia para as metástases pulmonares do carcinoma renal é a tendência e determina impacto positivo nas taxas de sobrevida a longo prazo, desde que sejam preenchidos os critérios já conhecidos para a seleção dos candidatos à metastasectomia. Uma revisão publicada em 2011 por Hornbech et al.[66] sugere que a ressecabilidade completa, o maior intervalo livre de doença, o número e o tamanho das metástases são os fatores com maior relevância prognóstica.

Tumores epiteliais malignos de cabeça e pescoço

Na evidência de uma lesão pulmonar solitária em um paciente com história prévia de neoplasia epitelial de cabeça e pescoço (carcinoma epidermoide/escamoso), é muito difícil distinguir se a lesão é verdadeiramente metastática ou se é um segundo tumor primário do pulmão. Isso se justifica principalmente pelo fato dessas duas patologias apresentarem os mesmos fatores de risco. Na dúvida que não possa ser esclarecida, a lesão solitária deve ser considerada como um segundo tumor primário e ser tratada como tal, com lobectomia e linfadenectomia mediastinal. Quanto ao papel da ressecção cirúrgica das lesões nos casos de metástases múltiplas, ainda não se tem consenso a respeito do seu real benefício. Os estudos disponíveis são inconsistentes e, não raramente, conflitantes entre si.[67-70] Mesmo assim, existe uma tendência pela indicação da metastasectomia pulmonar, desde que preenchidos os critérios gerais de seleção de pacientes.[71] A sobrevida parece depender do tipo histológico, sendo pior no carcinoma epidermoide.

Melanoma

O comportamento habitual desta neoplasia maligna é agressivo, de modo que a doença metastática costuma ser multiorgânica e pouco responsiva às modalidades de tratamento disponíveis.[72] A doença metastática pulmonar isolada é incomum, fazendo da indicação cirúrgica uma rara exceção, aplicável somente a casos bem selecionados nos quais a prospecção de metástases a distância deve ser minuciosa e capaz de confirmar o pulmão como foco exclusivo de doença. O IRLM sugere que a metastasectomia pode influenciar positivamente a sobrevida daqueles pacientes operados que tenham menos de dois fatores de risco (grupos I e II), mas os resultados são os piores dentre todos os outros tipos histológicos analisados pelo estudo,[43] conclusão consoante com a maioria das publicações relativas ao tema,[71,73,74] nas quais o intervalo livre de doença e o número de metástases foram considerados fatores prognósticos importantes.

Neoplasias ginecológicas

Quando a doença metastática for exclusivamente pulmonar, a ressecção cirúrgica das lesões é o tratamento de escolha para as pacientes com histórico de carcinoma de colo uterino. A metastasectomia pode levar à remissão completa da patologia em 30 a 40% dos casos.[75] Da mesma maneira, para as neoplasias malignas do corpo uterino (carcinoma de endométrio, coriocarcinoma e leiomiossarcoma), a metastasectomia pulmonar estará indicada como tratamento preferencial desde que preenchidos os critérios de seleção já mencionados. Em termos de sobrevida global, o ILD maior que 12 meses é destacado por inúmeros estudos como fator de melhor prognóstico.[76-78]

PERSPECTIVAS FUTURAS

O progresso no tratamento das metástases pulmonares é evidente nas últimas décadas e, ao que tudo indica, deverá continuar no futuro.

Novas fronteiras de pesquisa em biologia molecular e terapia gênica têm originado agentes antineoplásicos cada vez mais poderosos e seletivos, otimizando ainda mais a eficácia da terapia sistêmica (quimioterapia, imunoterapia e hormonoterapia) e redefinindo assim o papel da cirurgia na condução de vários tipos de tumores malignos e suas eventuais metástases pulmonares.

Ressalte-se ainda o constante aperfeiçoamento tecnológico das técnicas de imagem, representado sobretudo pela consolidação da PET-CT como exame mais acessível e pela evolução dos tomógrafos computadorizados, cada vez mais sensíveis e acurados. Da mesma forma, essa evolução determinará necessariamente uma redefinição de conceitos dentro do vasto campo de estudo sobre as metástases pulmonares, como, por exemplo, a questão sobre o uso da cirurgia minimamente invasiva (videotoracoscopia e cirurgia robótica) no tratamento destas lesões.[79-81]

São também promissores os avanços no que tange ao uso das terapias ablativas[17-19] e radiocirurgia/radioterapia estereotáxica,[15,16] sendo possível antever até mesmo a possibilidade de que futuramente talvez haja espaço para o uso combinado/complementar dessas duas modalidades de tratamento.

O uso de terapias inalatórias, caracterizadas pela administração de drogas preparadas sob a forma de aerossol (quimioterápicos, imunoterápicos ou interleucina 2), como alternativa para o tratamento de metástases pulmonares também tem sido relatado na literatura em caráter experimental, mas até então sem grandes repercussões na prática clínica diária, posto que os estudos disponíveis são esporádicos e de fase I.[82,83]

Por fim, algumas considerações sobre terapias locorregionais, mais especificamente acerca do conceito de "perfusão pulmonar isolada": trata-se de uma técnica de abordagem das metástases pulmonares que tem por princípio oferecer doses elevadas de drogas antineoplásicas somente aos pulmões, sem o inconveniente dos efeitos colaterais sistêmicos desses agentes, cuja toxicidade extrapulmonar limita a dose máxima de medicação que pode ser administrada a um paciente.[84-87] A infusão de drogas diretamente nas artérias pulmonares e sua drenagem ao nível das veias pulmonares é uma proposta tecnicamente viável já testada em modelos experimentais e em humanos, como sugerido em alguns estudos prospectivos de fase I.[88] Uma revisão recente sobre o tema[89] relatou a experiência de alguns centros com a técnica, utilizando diferentes substâncias antineoplásicas (doxorrubicina, cisplatina, interferon-gama, TNF-alfa e melfalan). Independente da substância usada, a perfusão pulmonar isolada requer uma intervenção cirúrgica para acesso aos vasos pulmonares a serem canulizados, e um desafio a ser vencido pelo método é a criação de modelos menos invasivos, que sejam reprodutíveis e que permitam aplicações repetidas.[90,91]

Do ponto de vista prático e à luz dos conhecimentos atuais, ainda que não possa ser considerado apenas uma quimera, o tratamento locorregional das metástases pulmonares permanece sendo considerado como experimental. Até o presente momento, apenas estudos fase I foram conduzidos, sendo estes pouco numerosos e limitados a centros com especial interesse e *expertise* na área.

A história da metastasectomia pulmonar mostra que este tema é um "alvo em movimento", e as indicações do procedimento estão em constante evolução.[92] Ao longo dos anos, o papel da cirurgia no tratamento das metástases pulmonares tem sido moldado de forma dinâmica pelo progresso tecnológico no campo diagnóstico e terapêutico das neoplasias malignas em geral, com especial atenção à qualidade dos exames de imagem e à eficácia de novos agentes quimioterápicos.

Em um futuro próximo, a expectativa é que estudos prospectivos[93] possam contribuir ainda mais para uma melhor definição deste papel, posto que muitas controvérsias ainda mantêm aberta a discussão sobre o tema.[94] Neste sentido, foi concebido no Reino Unido o *PulMiCC Trial*,[95-97] que pretende analisar prospectivamente a evolução de pacientes com metástases pulmonares de neoplasias malignas colorretais. Esse ensaio clínico multicêntrico foi iniciado em março de 2010, e a randomização dos pacientes incluídos deu origem aos dois braços do estudo ("acompanhamento/tratamento clínico sem cirurgia" *vs* "metastasectomia pulmonar completa + acompanhamento/tratamento clínico subsequente"), que serão posteriormente comparados e avaliados no que tange a sobrevida, sobrevida livre de doença, função pulmonar, qualidade de vida e impacto econômico. A previsão é que, após concluída a fase de recrutamento, o seguimento dos pacientes seja feito por 60 meses, o que faz com que ainda seja preciso aguardar alguns anos até que sejam divulgadas as primeiras conclusões do estudo.

REFERÊNCIAS BIBLIOGRÁFICAS

1. Weinlechner JD. Tumoren an der brustwand und deren behand-lung (Resektion der rippen, eroffnung der brusthohle, partielle entfernun der lunge). *Wiener Med Wschr* 1882;20:589-91.
2. Farrel JT. Pulmonary metastasis: a pathologic, clinical roentgenologic study based in 78 cases seen at autopsy. *Radiology* 1935;24:444-49.
3. Weiss L, Gilbert HA (Eds.): *Pulmonary metastasis*. Boston: GK Hall, 1978. p. 142-67.
4. Treasure T. Pulmonary metastasectomy: a common practice based on a weak evidence. *Ann R Coll Surg Engl* 2007 Nov.;89(8):744-48.
5. Treasure T, Internullo E, Utley M. Resection of pulmonary metastasis: a growth industry. *Cancer Imaging* 2008 Apr.,22;8:121-24 Review.
6. Treasure T. Pulmonary metastasectomy for colorectal cancer: weak evidence and no randomised trials. *Eur J Cardiothorac Surg* 2008 Feb.;33(2):300-2.
7. Toscano E. *Tratamento cirúrgico das metástases nodulares do pulmão*. [Tese de Mestrado]. Rio de Janeiro. Universidade Federal Fluminense, 1991.
8. Younes RN. Ressecção cirúrgica de metástases pulmonares. In: Ximenes Netto M, Saad Jr R. *Cirurgia torácica*. Clínica brasileira de cirurgia. Colégio brasileiro de cirurgiões. Rio de Janeiro: Atheneu, 1997. p. 197-220, ano III, vol. II.
9. Haddad R, Diniz Ferreira T. Cirurgia das metástases pulmonares. In: Vinhaes JC. *Clínica e terapêutica cirúrgicas*. 2. ed. Rio de Janeiro: Guanabara Koogan, 2003. p. 1281-84.
10. Ponn RB. Solitary pulmonary nodule. In: Shields TW, LoCicero III J, Ponn RB. *General thoracic surgery*. 5th ed. Philadelphia: Lippincott Williams & Wilkins, 2000. p. 1129-50.
11. Parsons AM, Ennis EK, Yankaskas BC et al. Helical computed tomography inaccuracy in the detection of pulmonary metastases: can it be improved? *Ann Thorac Surg* 2007 Dec.;84(6):1830-36.
12. Detterbeck FC, Grodzki T, Gleeson F et al. Imaging requirements in the practice of pulmonary metastasectomy – ESTS metastasectomy supplement. *J Thorac Oncol* 2010 June;5(6 Suppl 2):S134-39.
13. Detterbeck FC, Falen S, Rivera PM et al. Seeking a home for a PET – Part 1 – Defining the appropriate place for positron emission tomography in the diagnosis of pulmonary nodules and masses. *Chest* 2004 June;125(6):2294-99.
14. Pastorino U, Grunenwald D. Surgical resection of pulmonary metastases. In: Patterson GA, Cooper JD, Deslauriers J et al. *Pearson's thoracic & esophageal surgery*. 3rd ed. Philadelphia: Churchill Livingstone Elsevier, 2008. p. 851-63.
15. Cesaretti JA, Pennathur A, Rosenstein BS et al. Stereotatic radiosurgery for thoracic malignancies. *Ann Thor Surg* 2008 Feb.;85(2):S785-91.
16. Norihisa Y, Nagata Y, Takayama K et al. Stereotatic body radiotherapy for oligometastatic tumors. *Int J Radiat Oncol Biol Phys* 2008 Oct. 1;72(2):398-403.
17. Fernando HC. Radiofrequency ablation to treat non-small cell lung cancer and pulmonary metastases. *Ann Thorac Surg* 2008 Feb.;85(2):S780-84.
18. Lencioni R, Crocetti L, Cioni R et al. Response to radiofrequency ablation of pulmonary tumors: a prospective, intention-to-treat, multicentre clinical trial (the RAPTURE study). *Lancet Oncol* 2008 July;9(7):621-28.
19. Venuta F, Rolle A, Anile M et al. Techniques used in lung metastasectomy – ESTS metastasectomy supplement. *J Thorac Oncol* 2010 June;5(6 Suppl 2):S145-50.
20. Ehrenhaft JL. Pulmonary resections for metastatic lesions. *Arch Surg* 1951;63(3):326-36.
21. Figueiredo Pinto JAL, Leite AG, Rios JO. Tratamento cirúrgico das metástases pulmonares. In: Pinto Filho DR, Cardoso PFG, Figueiredo Pinto JAL et al. *Manual de cirurgia torácica*. Rio de Janeiro: Revinter, 2001. p. 285-300.
22. Detterbeck FC, Falen S, Rivera PM et al. Seeking a home for a PET – Part 2 – Defining the appropriate place for positron emission tomography in the staging of patients with suspected lung cancer. *Chest* 2004 June;125(6):2300-8.
23. Pompeo E, Mineo TC. Awake pulmonary metastasectomy. *J Thorac Cardiovasc Surg* 2007 Apr.;133(4):960-66.
24. Cooper JD, Perelman M, Todd TR et al. Precision cautery excision of pulmonary lesions. *Ann Thorac Surg* 1986 Jan.;41(1):51-53.
25. Kondo H, Okumura T, Ohde Y et al. Surgical treatment for metastatic malignancies – Pulmonary metastasis: Indications and outcomes. *Int J Clin Oncol* 2005 Apr.;10(2):81-85.
26. McCormack PM, Bains MS, Begg CB. The role of video-assisted thoracic surgery in the treatment of pulmonary metastases: Results of a prospective trial. *Ann Thorac Surg* 1996 July;62(1):213-17.
27. Molnar TF, Gebitekin C, Turna A. What are the considerations in the surgical approach in pulmonary metastasectomy – ESTS metastasectomy supplement. *J Thorac Oncol* 2010 June;5(6 Suppl 2):S140-44.
28. Pompeo E, Mineo TC. Awake operative videothoracoscopic pulmonary resections. *Thorac Surg Clin* 2008 Aug.;18(3):311-20.
29. Nakajima J, Murakawa T, Fukami T et al. Is finger palpation at operation indispensable for pulmonary metastasectomy in colorectal cancer? *Ann Thorac Surg* 2007 Nov.;84(5):1680-84.
30. Lin JC, Landreneau RJ. The role of video-assisted thoracic surgery for pulmonary metastasectomy. *Clin Lung Cancer* 2001 May;2(4):291-96.
31. Gossot D, Radu C, Girard P et al. Resection of pulmonary metastases from sarcoma: can some patients benefit from a less invasive approach? *Ann Thorac Surg* 2009 Jan.;87(1):238-43.
32. Ambrogi V, Paci M, Pompeo E et al. Transxyphoid video-assisted pulmonary metastasectomy: Relevance of helical computed tomography in occult lesions. *Ann Thorac Surg* 2000 Dec.;70(6):1847-52.
33. Mineo TC, Ambrogi V, Mineo D et al. Transxyphoid hand-assisted videothoracoscopic surgery. *Ann Thorac Surg* 2007 June;83(6):1978-84.
34. Internullo E, Cassivi SD, Van Raemdonck D et al. ESTS Pulmonary Metastasectomy Working Group. Pulmonary metastasectomy: a survey of current practice amongst members of the European Society of Thoracic Surgeons. *J Thorac Oncol* 2008 Nov.;3(11):1257-66.
35. Rusch VW. Pulmonary metastasectomy. Current indications. *Chest* 1995 June;107(6 Suppl):322S-31, review.
36. Nakajima T, Yasufuku K, Iyoda A et al. The evaluation of lymph node metastasis by endobronchial ultrasound-guided transbronchial needle aspiration: crucial for selection of surgical candidates with metastatic lung tumors. *J Thorac Cardiovasc Surg* 2007 Dec.;134(6):1485-90.
37. Domínguez-Ventura A, Nichols FC 3rd. Lymphadenectomy in metastasectomy. *Thorac Surg Clin* 2006 May;16(2):139-43.
38. Fong Y, Coit DG, Woodruff JM et al. Lymph node metastasis from soft tissue sarcoma in adults. Analysis of data from a prospective database of 1772 sarcoma patients. *Ann Surg* 1993 Jan.;217(1):72-77.
39. Pfannschmidt J, Klode J, Muley T et al. Nodal involvement at the time of pulmonary metastasectomy: Experiences in 245 patients. *Ann Thorac Surg* 2006 Feb.;81(2):448-54.
40. Kamiyoshihara M, Hirai T, Kawashima O. The surgical treatment of metastatic tumors: Is lobectomy with mediastinal lymph node dissection suitable treatment? *Oncol Rep* 1998 Mar.-Apr.;5(2):453-57.
41. Veronesi G, Petrella F, Leo F et al. Prognostic role of lymph node involvement in lung metastasectomy. *J Thorac Cardiovasc Surg* 2007 Apr.;133(4):967-72.
42. Ercan S, Nichols FC 3rd, Trastek VF et al. Prognostic significance of lymph node metastasis found during pulmonary metastasectomy for extrapulmonary carcinoma. *Ann Thorac Surg* 2004 May;77(5):1786-91.
43. Pastorino U, Buyse M, Friedal G et al. for The international registry of lung metastases: long-term results of lung metastasectomy: prognostic analysis based on 5,206 cases. *J Thorac Cardiovasc Surg* 1997 Jan.;113(1):37-49.
44. García-Yuste M, Cassivi S, Paleru C. The number of pulmonary metastases – Influence on practice and outcome – ESTS metastasectomy supplement. *J Thorac Oncol* 2010 June;5(6 Suppl 2):S161-63.
45. Joseph WL, Morton DL, Adkins PC. Prognostic significance of tumor doubling time in evaluating operability in pulmonary metastatic disease. *J Thorac Cardiovasc Surg* 1971 Jan.;61(1):23-32.
46. Davisdon RS, Nwogu CE, Brentjens MJ et al. The surgical management of pulmonary metastasis: current concepts. *Surg Oncol* 2001 July-Aug.;10(1):35-42.

47. Pastorino U, Valente M, Gasparim M et al. Median sternotomy and multiple lung resections for metastatic sarcomas. Eur J Cardiothorac Surg 1990;4(9):477-81.
48. Billingsley KG, Burt ME, Jara E et al. Pulmonary metastases from soft tissue sarcoma – Analysis of patterns of disease and postmetastasis survival. Ann Surg 1999 May;229(5):602-12.
49. Elias A, Ryan L, Sulkes A et al. Response to mesna, doxorubicin, ifosfamide, and dacarbazine in 108 patients with metastatic or unresectable sarcoma and no prior chemotherapy. J Clin Oncol 1989 Sept.;7(9):1208-16.
50. Weh HJ, Zugel M, Wingberg D et al. Chemotherapy of metastatic soft tissue sarcoma with a combination of adriamycin and DTIC or adriamycin and ifosfamide. Onkologie 1990 Dec.;13(6):448-52.
51. Rosen G, Holmes EC, Forscher CA et al. Thoracotomy in the management of metastatic soft tissue sarcoma in adults. Chest Surg Clin N Am 1994 Feb.;4(1):67-74.
52. Smith R, Pak Y, Kraybill W et al. Factors associated with actual long-term survival following soft tissue sarcoma pulmonary metastasectomy. Eur J Surg Oncol 2009 Apr.;35(4):356-61.
53. Chen F, Fujinaga KS, Sonobe M et al. Significance of tumor recurrence before pulmonary metastasis in pulmonary metastasectomy for soft tissue sarcoma. Eur J Surg Oncol 2009 June;35(6):660-65.
54. Liebl LS, Elson F, Quaas A et al. Value of repeat resection for survival in pulmonary metastases from soft tissue sarcoma. Anticancer Res 2007 July-Aug.;27(4C):2897-902.
55. Liu D, Abolhoda A, Burt ME et al. Pulmonary metastasectomy for metastatic testicular germ cell tumors: a 28-year experience. Ann Thorac Surg 1998 Nov.;66(5):1709-14.
56. Toscano E. Metástases pulmonares. In: Saad Jr R, Roriz de Carvalho W, Ximenes Netto M, et al. Cirurgia torácica geral. São Paulo: Atheneu, 2005. p. 487-98.
57. Delis SG, Madariaga J, Bakoyiannis A et al. Combined liver and lung metastasectomy through an exclusive transthoracic approach. J Surg Oncol 2007 Aug.;96(2):178-82.
58. Pfannschmidt J, Dienemann H, Hoffmann H. Surgical resection of pulmonary metastases from colorectal cancer: a systematic review of published series. Ann Thorac Surg 2007 July;84(1):324-38. Review.
59. Rama N, Monteiro A, Bernardo JE et al. Lung metastases from colorectal cancer: surgical resection and prognostic factors. Eur J Cardiothorac Surg 2009 Mar.;35(3):444-49.
60. Regnard JF, Grunenwald D, Spaggiari L et al. Surgical treatment of hepatic and pulmonary metastases from colorectal cancers. Ann Thorac Surg 1998 July;66(1):214-19.
61. Allen MS, Putnam Jr JB. Secondary tumors of the lung. In: Shields TW, LoCicero III J, Reed CE et al. General thoracic surgery. 7th ed. Philadelphia: Lippincott Williams & Wilkins, 2009. 1619-46.
62. Rena O, Papalia E, Ruffini E et al. The role of surgery in the management of solitary nodule in breast cancer patients. Eur J Surg Oncol 2007 June;33(5):546-50.
63. Friedel G, Linder A, Toomes H. The significance of prognostic factors for the resection of pulmonary metastases of breast cancer. Thorac Cardiovasc Surg 1994 Apr.;42(2):71-75.
64. Welter S, Jacobs J, Krbek T et al. Pulmonary metastases of breast cancer. When is resection indicated? Eur J Cardiothorac Surg 2008 Dec.;34(6):1228-34.
65. Shiono S, Yoshida J, Nishimura M et al. Late pulmonary metastasis of renal cell carcinoma resected 25 years after nephrectomy. Jpn J Clin Oncol 2004 Jan.;34(1):46-49.
66. Hornbech K, Ravn J, Steinbrüchel DA. Current status of pulmonary metastasectomy. Eur J Cardiothorac Surg 2011 June;39(6):955-62.
67. Lui D, Labow DM, Dang N et al. Pulmonary metastasectomy for head and neck cancers. Ann Surg Oncol 1999 Sept.;6(6):572-78.
68. Wedman J, Balm AJM, Hart AAM et al. Value of resection of pulmonary metastases in head and neck cancer patients. Head & Neck 1996 July-Aug.;18(4):311-16.
69. Chen F, Sonobe M, Sato K et al. Pulmonary resection for metastatic head and neck cancer. World J Surg 2008 Aug.;32(8):1657-62.
70. Bobbio A, Copelli C, Ampollini L et al. Lung metastasis resection of adenoid cystic carcinoma of salivary glands. Eur J Cardiothorac Surg 2008 May;33(5):790-93.
71. Winter H, Meimarakis G, Hoffmann G et al. Does surgical resection of pulmonary metastases of head and neck cancer improve survival? Ann Surg Oncol 2008 Oct.;15(10):2915-26.
72. Conill C, Gimferrer JM, Marruecos J et al. Clinical Outcome after surgical resection of lung metastases from melanoma. Clin Transl Oncol 2007 Jan.;9(1):48-52.
73. Neuman HB, Patel A, Hanlon C et al. Stage-IV melanoma and pulmonary metastases: factors predictive of survival. Ann Surg Oncol 2007 Oct.;14(10):2847-53.
74. Oliaro A, Filosso PL, Bruna MC et al. Pulmonary metastasectomy for melanoma – ESTS metastasectomy supplement. J Thorac Oncol 2010 June;5(6 Suppl 2):S187-91.
75. Panek G, Gawrychowski K, Sobiczewsk P et al. Results of chemotherapy for pulmonary metastases of carcinoma of the cervix in patients after primary surgical and radiotherapeutic management. Int J Gynecol Cancer 2007 Sept.-Oct.;17(5):1056-61.
76. Anraku M, Yokoi K, Nakagawa K et al. Pulmonary metastases from uterine malignancies: results of surgical resection in 133 patients. J Thorac Cardiovasc Surg 2004 Apr.;127(4):1107-12.
77. Clavero JM, Deschamps C, Cassivi SD et al. Gynecologic cancers: factors affecting survival after pulmonary metastasectomy. Ann Thorac Surg 2006 June;81(6):2004-7.
78. Leitao MM, Brennan MF, Hensley M et al. Surgical resection of pulmonary and extrapulmonary recurrences of uterine leiomyosarcoma. Gynecol Oncol 2002 Dec.;87(3):287-94.
79. Klippenstein DL, Lamonica DM. Preoperative imaging for metastasectomy. Surg Oncol Clin N Am 2007 July;16(3):471-92
80. Sternberg DI, Sonett JR. Surgical therapy of lung metastases. Semin Oncol 2007 June;34(3):186-96.
81. Nakajima J, Murakawa T, Fukami T et al. Is thoracoscopic surgery justified to treat pulmonary metastasis from colorectal cancer? Interact Cardiovasc Thorac Surg 2008 Apr.;7(2):212-16; discussion 216-17.
82. Otterson GA, Villalona-Calero MA, Sharma S et al. Phase I study of inhaled doxorubicin for patients with metastatic tumors to the lungs. Clin Cancer Res 2007 Feb. 15;13(4):1246-52.
83. Skubitz KM, Anderson PM. Inhalational interleukin-2 liposomes for pulmonary metastases: a phase I clinical trial. Anticancer Drugs 2000 Aug.;11(7):555-63.
84. Pass HI, Mew DJY, Kranda KC et al. Isolated lung perfusion with tumor necrosis factor for pulmonary metastases. Ann Thorac Surg 1996 June;61(6):1609-17.
85. Burt ME, Liu D, Abolhoda A et al. Isolated lung perfusion for patients unresectable metastases from sarcoma: a phase I trial. Ann Thorac Surg 2000 May;69(5):1542-49.
86. Ratto GB, Toma S, Civalleri D et al. Isolated lung perfusion with platinum in the treatment of pulmonary metastases from soft-tissue sarcoma. J Thorac Cardiovasc Surg 1996 Sept.;112(3):614-22.
87. Putnam JB. New and evolving treatment methods for pulmonary metastases. Semin Thorac Cardiovasc Surg 2002 Jan.;14(1):49-56.
88. Grootenboers MJ, Hendriks JM, van Boven WJ et al. Pharmacokinetics of Isolated lung perfusion with melphalan for resetable pulmonary metastases, a phase i and extension trial. J Surg Oncol 2007 Dec. 1;96(7):583-89.
89. Van Schil PE, Furrer M, Friedel G. Loregional therapy – ESTS metastasectomy supplement. J Thorac Oncol 2010 June;5(6 Suppl 2):S151-54.
90. Putnam Jr JB. Pulmonary metastases. In: Franco KL, Putnam Jr JB. Advanced therapy in thoracic surgery. Hamilton: BC Decker, 1998. p. 17-26.
91. Van Putte BP, Hendricks JMH, Romijn S et al. Isolated lung perfusion for the treatment of pulmonary metastases: mini-review of work in progress. Surg Oncol 2003 Nov.;12(3):187-93.
92. Rusch VW. Pulmonary metastasectomy – A moving target – ESTS metastasectomy supplement. J Thorac Oncol 2010 June;5(6 Suppl 2):S130-31.
93. Treasure T, Fallowfield L, Farewell V et al. Pulmonary metastasectomy in colorectal cancer: time for a trial. Eur J Surg Oncol 2009 July;35(7):686-89.
94. Patel AN, Lamb J, Patel N et al. Clinical trials for pulmonary metastasectomy. Semin Thorac Cardiovasc Surg 2003 Oct.;15(4):457-63.
95. Treasure T, Fallowfield L, Lees B. Pulmonary metastasectomy in colorectal cancer: the pulMiCC trial – ESTS metastasectomy supplement. J Thorac Oncol 2010 June;5(6 Suppl 2):S203-6.
96. Treasure T, Fallowfield L, Lees B et al. Pulmonary metastasectomy in colorectal cancer: the PulMiCC trial. Thorax 2012 Feb.;67(2):185-87.
97. Royal Brompton, Harefield NHS. Foundation trust. Pulmonary metastasectomy in colorectal cancer (PulMiCC) trial. Acesso em: 21 Mai 2012. Disponível em: <http://www.rbht.nhs.uk/PulMiCC/>

SEÇÃO VI
Tumores da Traqueia

CAPÍTULO 76
Tumores da Traqueia

Marcus da Matta Abreu ■ Juliana Dias Nascimento Ferreira

INTRODUÇÃO

Tumores primários de traqueia são extremamente raros, com uma incidência de 0,2 para cada 100.000 pessoas,[1] representando apenas 0,3% de todos os tumores.[2] Alguns autores acreditam que essa raridade deve-se ao fluxo de ar que turbilhona na traqueia, que exerce um efeito protetor da mucosa contra o depósito de agentes carcinogênicos inalatórios.[3]

Os tumores malignos são responsáveis por 80% dos casos,[2] sendo mais frequentes em indivíduos adultos.[4] Esta neoplasia representa apenas 0,1% das mortes por câncer.[5] As lesões benignas correspondem a maior parte dos tumores traqueais em crianças (90%). Em adultos, ocorrem principalmente em homens, com pico de incidência na 5ª e 6ª décadas de vida.[6]

TIPOS HISTOLÓGICOS

Os tumores primários benignos correspondem a 10-20% das neoplasias traqueais. São geralmente pediculados[7] e acometem o terço inferior em metade dos casos. Incidem principalmente em homens, entre a 5ª e a 6ª décadas de vida. Os mais frequentes são o pólipo, o papiloma escamoso e o condroma. Outros tipos de tumores benignos citados são: adenoma pleomórfico, angiofibroma, condroblastoma, fibroma, hemangioma, histiocitoma, leiomioma, mioblastoma, neurofibroma, lipoma, neurilemoma, paraganglioma, dentre outros.

Os tumores malignos (Quadro 1) acometem principalmente o terço inferior da traqueia (44%), seguido do terço superior (33%) e do médio (23%).[3] Os mais frequentes são o carcinoma epidermoide, o carcinoma adenoide cístico e o carcinoide.

O carcinoma epidermoide é o tipo histológico mais comum e representa cerca de metade das neoplasias malignas da traqueia. Tem associação com o tabagismo e incide duas vezes mais no sexo masculino. Acomete preferencialmente a face membranosa e as paredes laterais, tendo um crescimento exofítico e com ulceração da mucosa. Este tumor geralmente infiltra os tecidos peritraqueais e em 1/3 dos casos já apresenta metástases no momento do diagnóstico.[8] A disseminação ocorre primeiro para linfonodos regionais, mas pode haver metastatização para pulmão, fígado e ossos. Na análise histopatológica pode ser de difícil diferenciação com o papiloma escamoso, que é benigno.[8]

O carcinoma adenoide cístico, antes conhecido como cilindroma, é o segundo tumor mais comum (20%). Tem origem nas glândulas produtoras de muco da traqueia. Seu crescimento é lento e tende a infiltrar a submucosa, sendo, portanto, mais extenso do que parece na broncoscopia. Por outro lado, não costuma infiltrar os tecidos peritraqueais como o epidermoide. As metástases são tardias, de crescimento lento e

Quadro 1. Tumores malignos primários da traqueia

ORIGEM	TUMOR
Epitelial	■ Carcinoma epidermoide
	■ Adenocarcinoma
	■ Carcinoide
	■ Carcinoma de células pequenas
	■ Melanoma
	■ Carcinoma adenoide cístico
	■ Carcinoma mucoepidermoide
	■ Carcinoma de células acinares
Mesenquimal	■ Linfomas
	■ Sarcomas
	■ Plasmocitoma
	■ Tumor fibroso invasivo

ocorrem principalmente nos pulmões, linfonodos peritraqueais, fígado, ossos e cérebro.

Os tumores carcinoides apresentam crescimento e invasão local lenta, principalmente na sua forma típica. Nesta forma, a porção tumoral intraluminal é menor do que a externa, tem aspecto vinhoso e sangra facilmente. O carcinoide atípico tem coloração mais clara, sangra menos ao toque e tem maior poder de disseminação.

O tipo histológico tem importante fator prognóstico. O carcinoma mucoepidermoide e o carcinoma adenoide cístico têm melhor prognóstico que os outros tipos de câncer de traqueia. Outros tipos de tumor com maior sobrevida são o linfoma e o carcinoma de células pequenas.

Os tumores secundários podem ser metastáticos ou decorrentes da infiltração local. Os metastáticos são raros e principalmente oriundos do rim e da mama. A infiltração neoplásica da traqueia é mais frequente e pode ocorrer por tumores de órgãos adjacentes, como esôfago, laringe, timo e brônquios.

Algumas doenças podem causar lesões traqueais com aspecto macroscópico e quadro clínico semelhante ao das neoplasias e são chamadas de pseudotumores. São elas: granulomatose de Wegener, tumor amiloidótico, xantoma, traqueopatia osteoplástica e tireoide intratraqueal.[8]

DIAGNÓSTICO

Por serem raros, os tumores traqueais são facilmente confundidos com outras doenças, o que gera um atraso no diagnóstico. Os sinais e os sintomas podem ser semelhantes aos das doenças pulmonares obstrutivas, e os pacientes são erroneamente tratados como portadores de asma ou de doença pulmonar obstrutiva crônica. Algumas situações especiais podem ser causas de confusão: 1) piora da dispneia na posição supina em tumores pediculados da parede anterior, simulando asma noturna; 2) hiperinsuflação pulmonar na radiografia de tórax em tumores que exercem efeito de válvula; e 3) melhora clínica de curta duração após uso de corticosteroides orais, em razão da redução do edema ao redor do tumor.[2] Devemos suspeitar de tumor de traqueia principalmente nos pacientes tabagistas, com início tardio dos sintomas, resposta inadequada ao tratamento e que apresentem hemoptise.

Chiado é o sinal mais comum da doença, ocorrendo em aproximadamente 56% dos casos.[9] Só está presente quando há obstrução de mais de 25% da luz traqueal. Geralmente, no momento do diagnóstico, a obstrução é maior que 50%.

Tosse é comum e hemoptise pode ocorrer em cerca de 30% dos casos, podendo representar risco de vida para o paciente. Se houver envolvimento do nervo laríngeo recorrente, haverá paralisia de prega vocal, com rouquidão. Pneumonia pode ocorrer secundariamente, em decorrência do acúmulo de secreções retidas pelo tumor. Linfadenite e síndrome de veia cava superior também podem estar presentes.

O exame físico pode revelar sinais de obstrução de via aérea e de falência respiratória, como taquipneia e uso de musculatura acessória. Tumores cervicais podem ser palpados, dependendo do seu tamanho. Adenomegalias cervicais também devem ser procuradas.

No que diz respeito aos exames complementares, a radiografia de tórax deve ser o primeiro exame a ser realizado, mas raramente aponta para o diagnóstico. Como alterações, podemos observar um alargamento mediastinal pelo tumor, hiperinsuflação pulmonar em caso de efeito de válvula pela lesão ou ainda a presença de metástases pulmonares.

As tomografias computadorizadas cervical e torácica com reconstrução traqueal é um excelente exame de imagem, pois mostra com detalhes a porção intratraqueal da lesão, assim como sua relação com as estruturas adjacentes, permitindo melhor planejamento terapêutico. Possibilita também a visualização de metástases pulmonares, quando presentes. A ressonância nuclear magnética é útil para avaliar a invasão de estruturas vasculares.

A broncoscopia continua sendo o exame padrão ouro. Por meio dela é possível identificar a lesão, biopsiá-la e, muitas vezes, realizar algum tipo de procedimento terapêutico, como veremos a seguir.

A espirometria permite presumir o local da obstrução, se intra ou extratorácica, por meio do estudo da morfologia da curva fluxo-volume. Pode ainda fornecer uma avaliação sobre a gravidade da obstrução.

TRATAMENTO

O tratamento de escolha para os pacientes com neoplasia maligna de traqueia é a ressecção cirúrgica. Como a maioria dos tumores são diagnosticados em fases avançadas, a cirurgia nem sempre é factível.[10]

O objetivo da terapêutica cirúrgica é a obtenção de margens livres de doença e reconstrução primária por meio de anastomose terminoterminal. Para que essa anastomose seja feita sem tensão excessiva, deve-se evitar ressecções com extensão superior a 50% do comprimento longitudinal do órgão. Em nosso serviço, utilizamos a biópsia por congelação das margens cirúrgicas durante o ato operatório e, quando positivas, procuramos realizar sua ampliação até conseguirmos ressecção com margens livres. Em casos de pacientes portadores de carcinomas adenoides císticos, mesmo com comprometimento microscópico das margens, pode-se atingir uma sobrevida satisfatória a longo prazo decorrente do comportamento biológico pouco agressivo da doença.

A abordagem cervical é a ideal para o tratamento dos tumores traqueais proximais, tendo como vantagem adicional a possibilidade de ampliação da via de acesso por meio de uma cervicoesternotomia. Quando os tumores estão localizados no terço inferior, com ou sem envolvimento da carina, a via de escolha é a toracotomia posterolateral direita, que permite inclusive a realização da carinectomia.

Durante o ato operatório, alguns detalhes técnicos devem ser levados em consideração para que se obtenha um bom resultado cirúrgico. Deve-se evitar a dissecção excessiva no sentido longitudinal da traqueia, principalmente nas regiões onde não haverá ressecção, em razão do risco de desvascularização do órgão e isquemia, o que contribuirá para o surgimento de complicações da anastomose; realizar cuidadosa dissecção da região posterior do órgão, evitando a lesão dos nervos laríngeos recorrentes, que passam entre a traqueia e o esôfago; Dissecção do tronco arterial inominado, o qual deve ser sempre mantido afastado da região da anastomose. Realizamos rotineiramente a proteção da sutura com retalho da musculatura infra-hióidea com a intenção de prevenir o contato do vaso com a região operada; ampla liberação da face anterior da traqueia e, sempre que necessário, manobras adicionais que permitam uma anastomose livre de tensão, como rebaixamento laríngeo e liberação do ligamento pulmonar; evitar o uso do eletrocautério nas bordas da traqueia, as quais serão suturadas, prevenindo, assim, as complicações isquêmicas.

As principais complicações locais relacionadas com o tratamento cirúrgico das neoplasias de traqueia são deiscência da anastomose, estenose, paralisia do nervo laríngeo recorrente, broncoaspiração, formação de granulomas, fístula traqueoesofágica e traqueoinominada, geralmente relacionadas com a inobservância dos detalhes anteriormente citados, variando entre 5 e 40%.[1]

A terapêutica adjuvante é recomendada uma vez que o carcinoma adenoide cístico e o carcinoma epidermoide são tumores radiossensíveis; uma dosagem de 50 Gy ou superior é recomendada. Por se tratar de tumores raros e geralmente pacientes não candidatos ao tratamento curativo no momento do diagnóstico, as evidências científicas que norteiam o tratamento são pobres e baseadas em pequenas experiências de alguns grupos.[1]

A terapêutica paliativa merece atenção especial para este grupo de pacientes. Diversas opções podem ser oferecidas, escolhidas de acordo com a apresentação clínica dos pacientes e a disponibilidade de recursos locais.

A ressecção endoscópica, que pode ser realizada por meio de broncoscopia rígida, com pinças de biópsia ou alças de eletrocautério, tem a finalidade de aliviar os quadros de insuficiência ventilatória obstrutiva. O *laser* também pode ser utilizado com essa finalidade, porém trata-se de recurso indisponível na maioria dos serviços.

Um método mais simples e que pode trazer alívio temporário aos sintomas de obstrução é a realização de traqueostomia, desde que seja possível mantê-la distal à obstrução, tornando o método inviável nos tumores de terço inferior ou muito extensos no sentido longitudinal. A grande vantagem do método é a sua disponibilidade quase universal, porém deve preferencialmente ser realizada após avaliação endoscópica, para que se conheça a posição da obstrução e o grau de estreitamento luminal, permitindo um planejamento seguro do procedimento.

A braquiterapia pode ser útil no tratamento de lesões obstrutivas e sintomáticas. O método envolve o implante ou contato direto de material radioativo com a lesão, evitando assim irradiação desnecessária de grandes volumes de tecidos normais. Adicionalmente, apresenta o potencial de propiciar melhor controle tumoral decorrente da alta dose de radiação que pode sem administrada ao tumor com irradiação mínima dos tecidos adjacentes.[11] Para sua realização, é necessário planejamento através de avaliação endoscópica prévia e seleção dos casos em que é possível empregar o método. Até o presente momento, temos indicado o método para os pacientes com resposta insatisfatória à radioterapia externa.

As próteses traqueais podem ser utilizadas para garantir uma via aérea pérvia nos pacientes em que não é possível outra forma de tratamento. Podem ser utilizadas próteses de silicone ou próteses metálicas autoexpansíveis revestidas, sendo as não revestidas contraindicadas em razão do crescimento do tumor através da prótese.[10] As próteses metálicas possuem como benefícios a sua fácil inserção acompanhada de um diâmetro interno mais satisfatório. Suas desvantagens são a dificuldade ou impossibilidade de remoção e o alto custo. Em decorrência da facilidade de inserção e remoção e baixo custo, o tubo "T" de silicone é uma alternativa interessante no tratamento paliativo dos pacientes com tumores traqueais.

Algumas perspectivas futuras para o tratamento dos pacientes com neoplasias traqueais envolvem os transplantes traqueais e as terapias com células-tronco, disponíveis atualmente em caráter experimental.

REFERÊNCIAS BIBLIOGRÁFICAS

1. Keshavjee S, De Perrot M, Cardoso P *et al.* Upper airway tumors. In: Pearson FG, Cooper JD, Deslauriers J *et al.* (Eds.). *Thoracic surgery.* 2nd ed. Philadelphia: Churchill Livingstone, 2002. p. 347-62.
2. Caiado A, Sá JM. Revisão dos tumores da traqueia: A propósito de um caso clínico de tumor adenóide cístico. *Rev Port Pneumol* 2008;14(4):527-34.
3. Gibson GJ, Geddes DM, Costabel U *et al. Respiratory medicine.* 3rd ed. London: Saunders, 2003:1603-20, vol. 2.
4. Nadrous HF, Krouka MJ, Myers JL *et al.* Tracheal mixoma: a rare benign tracheal tumor. *Mayo Clin Proc* 2004;79(7):931-33.
5. Pearson FG, Cardoso P, Keshavjee S. *Primary tumors of the upper airway. Thoracic surgery.* New York: Churchill Livingstone,; 1995. p. 285-99.
6. Grillo H, Mathisen DJ. Primary tracheal tumos: treatment and results. *Ann Thorac Surg* 1990;49:69-77.
7. Mota VT, Maia JGS, Barbosa ATF *et al.* Tracheal lipoma mimicking obstructive lung disease. *J Bras Pneumol* 2010;36(1):152-55.
8. Saad Jr R, Carvalho WR, Ximenes Netto M *et al.* Cirurgia torácica geral. São Paulo: Attheneu, 2005. p. 165-87.
9. Dessai DP, Holinger LD, Gonzalez-Crussi F. Tracheal neoplasms in children. *Ann Otol Rhinol Laryngol* 1998;107(9 Pt 1):790-96.
10. Minamoto H, Terra F.M. Traquéia: estenoses pós-intubação, tumores e próteses de traquéia. In: Andrade Filho LO. *Cirurgia torácica diagnóstico e tatamento.* Rio de Janeiro. Cultura Médica, 2007. p. 473-502.
11. Carvalho HA, Pedreira Jr WL. Braquiterapia endobrônquica. In: Pedreira Jr WL, Jacomelli M. Broncoscopia diagnóstica e terapêutica. São Paulo: Atheneu, 2005. p. 329-36.

Parte VI

SISTEMA DIGESTÓRIO E RETROPERITÔNIO

CAPÍTULO 77

Câncer do Esôfago

Carlos Eduardo Pinto ■ Daniel Fernandes ■ Antonio Carlos Accetta
Herbert Ives Barretto Almeida ■ Renato Morato Zanatto

INTRODUÇÃO

O câncer de esôfago, descrito pela primeira vez no início do século XIX, continua sendo uma doença de alta letalidade e prognóstico ruim, por todo o mundo. Atualmente sabemos que os tipos histológicos carcinomas escamoso, epidermoide ou espinocelular (CEC) e adenocarcinoma (AC) compreendem dois tipos diferentes de doença.

O CEC já foi o tipo histológico mais prevalente, responsável por 90% dos cânceres de esôfago no mundo. Hoje essa proporção mudou principalmente nos EUA e países da Europa Ocidental. Nos Estados Unidos o AC corresponde a, aproximadamente, 60% dos diagnósticos, sendo o CEC responsável por 35%. Este fato é decorrente do aumento da incidência da obesidade e da doença do refluxo gastroesofágico (DRGE), que leva à sequência: metaplasia –> displasia –> adenocarcinoma.

No mundo, é a sétima causa de morte por câncer, com cerca de 391 mil novos casos por ano, com incidência duas vezes maior em homens, raramente antes dos 40 anos e com padrão geográfico de grande variabilidade (mais que qualquer outro câncer). A região com maior incidência é a Ásia, com taxa igual a 200/100.000, principalmente numa área que vai do norte do Irã ou norte da China, conhecida como "cinturão do câncer esofágico", onde o CEC é mais prevalente. A incidência deste carcinoma, mesmo no cinturão, tem diminuído ou se mantido constante. Elevadas também são as incidências observadas no sudeste e leste africanos, América do Sul (Brasil, Uruguai, Paraguai e norte da Argentina) e alguns países da Europa Ocidental (França e Suíça).

Nos Estados Unidos, a Sociedade Americana de Câncer estimou 16.640 novos casos e 14.500 mortes para 2010. Segundo o INCA, no Brasil o câncer de esôfago figura entre os dez mais incidentes, sendo o 6º entre os homens e o 9º entre as mulheres. O tipo mais frequente é o CEC, responsável por 96% dos casos, com crescimento importante na incidência do adenocarcinoma. Em 2010 estimou-se que seriam 10.630 novos casos, sendo 7.890 homens e 2.740 mulheres. As regiões sudeste e sul são as com maior incidência.

ETIOLOGIA

O desenvolvimento do câncer de esôfago tem sido associado a mutações do p53. A proteína normal apresenta uma meia-vida curta (apenas 6 minutos no baço). Alterações no gene levam à produção de uma proteína mais estável, que tende ao acúmulo. Essas mudanças apresentam-se precocemente na carcinogênese. O acúmulo da proteína p53 é encontrado em 55,6% dos pacientes com CEC e 53% dos adenocarcinomas originários de esôfago de Barrett, além de 45% das displasias de alto grau neste epitélio. A aplicabilidade clínica dessas informações vem sendo estudada. Agentes infecciosos, como HPV (Papilomavírus Humano), particularmente os subtipos 16 e 18, vêm sendo relacionados com maior incidência do CEC. Por outro lado a pangastrite por *H. pylori*, especialmente aqueles positivos para proteína Cag A, determina a queda da produção ácida e minimiza o refluxo gastresofágico, diminuindo o risco de adenocarcinoma. Esta teoria aguarda suporte científico.

Outras alterações genéticas descritas incluem mutação do p53, deleção de Rb, amplificação de ciclina D1 e c-myc, perdas cromossômicas (4q, 5q, 9p e 18q), alterações da Cox 2, BC1 2 p16, p27, ErbB2, E-caderina, a-catenina e b-catenina.

A única síndrome genética com associação comprovada a câncer de esôfago é a tilose (hiperceratose palmoplantar), tratando-se de enfermidade autossômica dominante com alteração no cromossoma 17q25. Seus portadores apresentam 95% de risco de câncer aos 70 anos de idade.

Como descrito por Hanahan e Weinberg, a combinação de seis fatores é necessária para a carcinogênese: crescimento autônomo, resistência aos sinais de antiproliferação, perda da apoptose, replicação irregular, angiogênsese e predisposição à disseminação/invasão local e a distância.

Tradicionalmente, o câncer de esôfago tem histologia do tipo CEC para pacientes com fatores de risco para qualquer carcinoma do trato aerodigestório, sendo a taxa de tumores sincrônicos de 9 a 14%. Slaughter, em 1953, foi o primeiro a reportar tal relação, introduzindo o conceito de "Campo de Cancerização" (sítios com maior risco de desenvolvimento de neoplasias sincrônicas quando expostos aos mesmos fatores etiológicos). Esta ocorrência usual de sincronismo sugere o envolvimento de fatores etiológicos comuns, entre estes o tabagismo e o consumo importante de álcool, os quais mostram sinergismo e efeito da dose relacionados.

Relata-se aumento do risco relativo para câncer esofágico de 2,3 entre fumantes com carga tabágica elevada, e 2,4 com consumo diário elevado de álcool, chegando a aumento do risco tão elevado quanto 25 vezes para etilistas (dependendo da concentração de álcool da bebida), 10 vezes para fumantes e 20 vezes na exposição concomitante (fumo e álcool), dessa forma podemos atribuir cerca de 45% dos casos novos em homens e 11% dos casos novos em mulheres ao fumo.

Fatores dietéticos são sugeridos, como ingestão de nitrosaminas, alimentos contaminados com fungos que reduzam nitratos a nitritos e alimentos quentes. Higiene oral precária, cáries dentárias, deficiência de ácido fólico, vitaminas A e C, riboflavina, molibdênio, zinco, selênio e magnésio também são implicados.

São ainda fatores de risco: lesões cáusticas, refluxo gastroesofágico e desenvolvimento de esôfago de Barrett (para adenocarcinoma), esofagite pós-radioterapia, síndrome de Plummer-Vinson, leucoplasia, divertículo esofágico, mucosa gástrica ectópica, além de acalasia (por irritação crônica), cirurgia gástrica prévia e obesidade (que favorece o refluxo).

A carcinogênese do esôfago de Barrett pode envolver a ativação de proto-oncogenes, disfunção de genes de supressão tumoral, ou ambos. Estudos moleculares têm demonstrado que alterações genômicas do esôfago de Barrett resultam em perda da heterozigose em uma variedade de genes de supressão tumoral, incluindo 17P (codificando p53), 5Q (APC, MCQ), 18Q (DCC) e 13Q (RBl). Os genes de supressão tumoral (p53, p56), oncogenes (c-ErbB2, H-ros, K-ras, Ciclina D1 e src) e os fatores ou receptores de crescimento (fator de crescimento transformador, fator de crescimento epidérmico) estão relacionados na transformação maligna do esôfago de Barrett e poderão, em breve, servir de indicadores prognósticos.

A displasia verdadeira no esôfago de Barrett é uma alteração neoplásica do epitélio colunar e é imputada como a precursora da doença maligna invasiva. Infelizmente, a displasia não é o biomarcador ideal para o potencial maligno do epitélio de Barrett por sua interpretação histológica de grande subjetividade.

A displasia da mucosa de Barrett frequentemente é indistinguível da mucosa não displásica, e um pequeno foco de displasia pode ser facilmente perdido. Apesar das limitações, a displasia permanece como o melhor biomarcador para avaliar a malignidade no esôfago de Barrett. Aproximadamente um terço dos pacientes com displasia de alto grau no esôfago de Barrett apresenta ou irá apresentar câncer invasivo ao longo dos anos. A prevalência de adenocarcinoma no momento do diagnóstico de esôfago de Barrett é de, aproximadamente, 8%. A alta incidência de adenocarcinoma esofágico tem levado à recomendação de que todos os pacientes com esôfago de Barrett devem submeter-se a rastreamento para o desenvolvimento de displasia e carcinoma.

ANATOMIA E PATOLOGIA

O esôfago é um órgão tubular que tem como função conduzir o alimento da faringe até o estômago. Possui cerca de 25 cm de comprimento desde sua origem que é ao nível de vértebra C6, até a junção esofagogástrica que está localizada ao nível de vértebra T11. Sendo classicamente dividido nas seguintes regiões anatômicas: esôfago cervical (Ec), esôfago torácico (Et) e esôfago abdominal (Ea), ver figura a seguir (Fig. 1). Esôfago cervical (Ec), que se estende do músculo cricofaríngeo à fúrcula esternal; esôfago torácico (Et), da fúrcula esternal até a margem superior do hiato esofágico no diafragma, divido em três porções: Et superior, da fúrcula esternal à carina; Et médio, da carina até o ponto médio da distância entre a carina e a junção esofagogástrica (JEEG); Et inferior, do ponto médio da distância entre a carina e a JEEG até a própria junção. Esôfago abdominal (Ea), da margem superior do hiato esofágico a JEEG.

Seu 1/3 proximal é derivado dos arcos branquiais, constituído por musculatura estriada, que justifica o potencial de desenvolvimento de rabdomiomas ou rabdomiossarcomas. Em seus terços restantes, a musculatura lisa predomina, com associação aos tipos histológicos comumente referentes á esta histologia.

A falta de serosa do esôfago tende a favorecer a extensão local do tumor. Tumores dos terços superior e médio podem infiltrar a árvore traqueobrônquica, aorta e nervo laríngeo recorrente esquerdo, quando este circunda o arco aórtico. Os tumores do terço inferior podem invadir o diafragma, pericárdio e o estômago.

A extensa drenagem linfática mediastinal, que se comunica com os vasos colaterais cervicais e abdominais, é responsável pelo achado de metástases nos linfonodos mediastinais, supraclaviculares ou do tronco celíaco (Fig. 2) em, pelo menos, 75% dos pacientes com carcinoma esofágico. Cânceres do esôfago cervical drenam para os linfonodos cervicais profundos, paraesofágicos, mediastinais posteriores e traqueobrônquicos. Os tumores do terço inferior disseminam para os linfonodos paraesofágicos, celíacos e do hilo esplênico. A disseminação a distância para fígado e pulmões é comum.

Os tipos mais comuns são o CEC (principalmente nos terços superior e médio), seguido pelo adenocarcinoma (comum no esôfago inferior e associado ao epitélio de Barrett). Outros tumores, a exemplo de tumores carcinoides, carcinoma de células claras e linfomas, ocorrem em cerca de 1 a 7% dos casos, com sobrevida comparável às variantes comuns.

APRESENTAÇÃO CLÍNICA

A apresentação clínica é insidiosa, já que em seus estágios iniciais o câncer do esôfago é assintomático, sendo o aparecimento de sintomas um evento tardio. Tumores em fases iniciais são assintomáticos e, geralmente, identificados durante realização de exames complementares (endoscopia digestiva alta ou seriografia esôfago-estômago-duodeno) para avaliação de sintomas digestórios altos (pirose, epigastralgia). O sintoma mais pre-

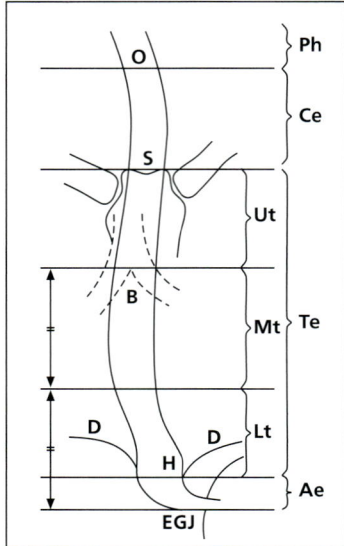

◀ **FIGURA 1.** Divisões anatômicas do esôfago.

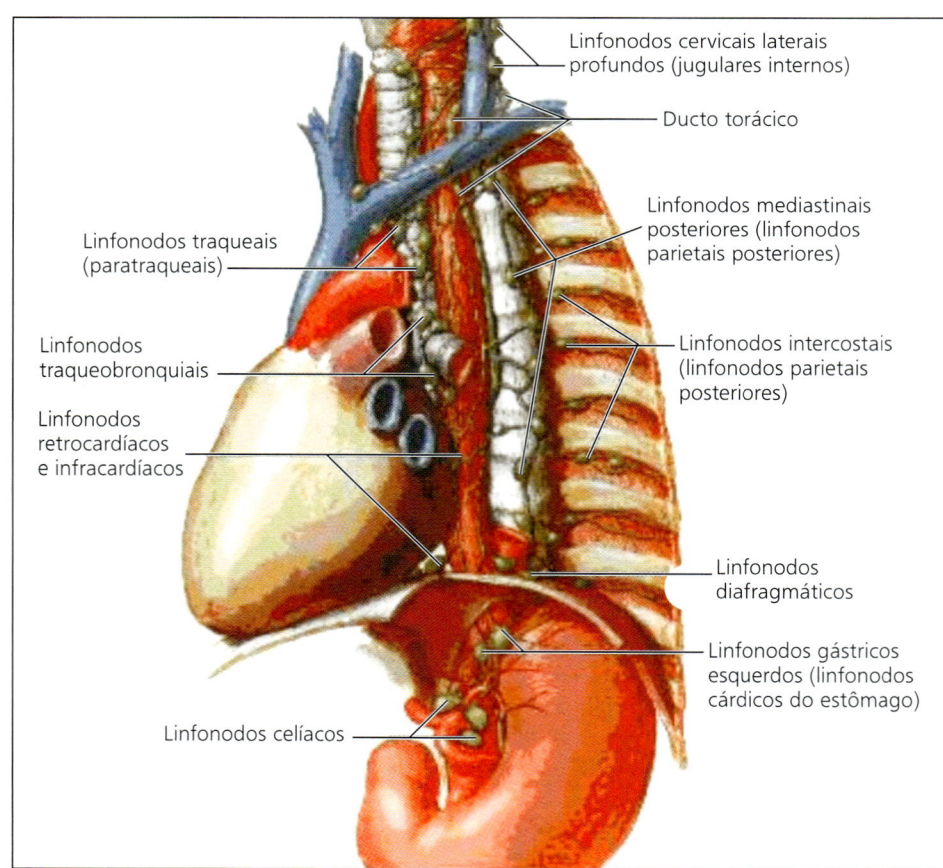

◀ **FIGURA 2.** Drenagem linfática e relações anatômicas do esôfago.

valente é a disfagia progressiva, presente em 80 a 90% dos casos. Por ser um órgão distensível, apenas após a obstrução de 50 a 75% de sua luz ocorre disfagia clinicamente significativa, o que leva a retardo no diagnóstico. Associada à disfagia podem ser encontradas odinofagia, presente em até 20% dos casos, e perda ponderal significativa.

Nos casos de tumores localmente avançados ocorrem sintomas associados à invasão de estruturas contíguas, como dor retroesternal, em decorrência de invasão de tecidos mediastinais retroesternais; rouquidão, tosse ou cornagem por comprometimento do nervo laríngeo recorrente, seja por extensão direta ou linfonodomegalia mediastinal; pneumonia por broncoaspiração secundária à fístula traqueo ou broncoesofágica; e hemorragia digestiva alta, que pode variar desde sangramento oligossintomático decorrente de necrose tumoral até hemorragias exanguinantes, causadas por fístulas esofagoaórticas, felizmente evento raro.

DIAGNÓSTICO

O diagnóstico clínico de neoplasia maligna de esôfago deve ser suspeitado em todo o caso de disfagia de inicio recente, principalmente quando apresenta caráter progressivo e está associada à perda ponderal significativa (≥ 10% peso). Deve identificar-se a presença de fatores de risco conhecidos, como etilismo e tabagismo, além da presença de história familiar de neoplasia.

O exame físico deve ser detalhado, na busca de sinais clínicos de doença avançada, como linfonodomegalia na cadeia supraclavicular, que devem ser confirmados com punção aspirativa por agulha fina (PAAF).

A investigação complementar se inicia com endoscopia digestiva alta (EDA) e esofagografia, que são utilizadas de forma complementar.

A EDA possibilita a biópsia da lesão, com identificação da sua natureza maligna e tipo histológico, além de identificar pequenas lesões satélites, às vezes planas e não detectáveis no exame contrastado.

A esofagografia permite a localização anatômica precisa, a possibilidade de identificação de fístulas traqueoesofágicas e a avaliação do eixo do esôfago. Normalmente o esôfago apresenta trajeto retilíneo abaixo da croça da aorta. A presença de tumor com extravasamento, além de sua parede, leva à infiltração dos tecidos mediastinais adjacentes, com distorção da coluna de bário na esofagografia e desvio do seu eixo. Akiyama *et al.* demonstraram que na presença de desvio de eixo, 74% dos tumores apresentavam invasão, além da parede esofágica, o que os caracteriza como tumores localmente avançados (T3/T4).

No caso de tumores estenosantes que obviamente impeçam a ingestão adequada ou em pacientes com perda ponderal significativa, deve aproveitar-se a oportunidade da EDA para posicionamento de cateter nasoenteral para suporte nutricional.

No caso de tumores localizados no esôfago torácico (1/3 médio), acima da carina, está indicada a realização de broncoscopia para afastar a possibilidade de invasão da árvore traqueobrônquica, o que contraindica a realização de tratamento cirúrgico ou quimiorradioterápico (para evitar fístula traqueoesofágica).

ESTADIAMENTO

O correto estadiamento é fundamental em qualquer neoplasia do trato digestório, já que permite adequada condução terapêutica e avaliação prognóstica mais precisa. No caso do câncer do esôfago, o estadiamento se reveste de maior importância, já que o tratamento cirúrgico está associado à morbimortalidade considerável, sendo primordial a identificação prévia de pacientes que não se beneficiarão do tratamento cirúrgico.

No final de 2009 a *American Joint Committee on Cancer* (AJCC) publicou a 7ª edição do sistema de estadiamento TNM, para câncer de esôfago e junção esofagogástrica. A nova classificação foi com base em evidências e harmonizada com o TNM do câncer gástrico (Quadro 1).

As alterações podem ser classificadas em anatômicas e não anatômicas. O Tis é agora definido como displasia de alto grau e inclui todos os epitélios neoplásicos não invasivos antigamente classificados como carcinoma *in situ*. Tumores T4 foram subdivididos em T4a – invadindo estruturas ressecáveis, como pleura, pericárdio e diafragma, e T4b – invadindo estruturas irressecáveis, como aorta, coluna vertebral e traqueia.

O acometimento nodal foi redefinido, incluindo todos os gânglios paraesofágicos desde a região cervical ao tronco celíaco, de acordo com o número de linfonodos acometidos. N0 (nenhum), N1 (1-2), N2 (3-6) e N3 (≥ 7), em semelhança ao câncer gástrico.

As subclassificações M1a e M1b foram eliminadas, assim como Mx. As metástases a distância serão classificadas como M0, quando inexistentes, e M1 quando presentes, independente do sítio.

As inclusões não anatômicas são o tipo histológico, grau de diferenciação e localização do tumor.

Tomografia computadorizada (TC)

A TC é o exame complementar mais utilizado no estadiamento do câncer de esôfago. Na avaliação do tumor primário (T), a TC não oferece resolução para identificação do nível de penetração na parede do esôfago e assim permitir a diferenciação entre T1, T2 e T3. No exame, a parede do esôfago normal apresenta espessura de até 3 mm. O achado de espessura igual ou maior do que 5 mm é considerado sugestivo de processo expansivo, sendo o achado de espessamento assimétrico o principal indicativo de neoplasia esofágica. A identificação de doença T4 (invasão de estruturas contíguas) através do borramento do plano gorduroso periesofágico apresenta sensibilidade de 25% e especificidade de 94%. A invasão da aorta pode ser suspeitada pela área de interface entre o tumor e a aorta. Uma área de contato menor que 45° exclui esta possibilidade, maior que 90° sugere invasão. Valores entre 45° e 90° são considerados indeterminados. A sensibilidade e a especificidade desta avaliação são de 100 e 86% respectivamente. O estudo do acometimento nodal (N) pela TC apresenta sensibilidade, variando 34 a 61% para linfonodos mediastinais, e 50 a 76% para linfonodos abdominais.

No exame tomográfico são considerados suspeitos linfonodos mediastinais com seu menor eixo superior a 1,0 cm. No entanto, pode ocorrer linfonodomegalia desta monta por conta de processos inflamatórios e também linfonodos metastáticos com diâmetro menor que 1,0 cm. Assim, a TC é considerada pouco específica para, isoladamente, definir o *status* nodal no câncer de esôfago.

O principal emprego da TC é na identificação de doença metastática (M), onde alcança sensibilidade de até 70-80% para implantes hepáticos maiores que 2,0 cm, com estimativa de falha na identificação de doença metastática de apenas 15 a 20%. A sensibilidade na identificação de lesões menores que 1,0 cm é baixa, sendo responsável por seu índice de falso-negativo.

Apesar de infrequente, no momento do diagnóstico, a presença de nódulos pulmonares também é diagnosticada de forma eficaz pela TC. Vale a ressalva que a presença de nódulo solitário de pulmão deve ter sua natureza confirmada por biópsia, uma vez que já foi mostrado que, não raramente, trata-se de segundo primário pulmonar ou doença benigna.

Em resumo, pode-se concluir que a TC é um bom exame para avaliação inicial, pois pode identificar com razoável acurácia os pacientes que não são candidatos a tratamento radical, porém, não informa adequadamente sobre o grau de penetração na parede (T) e a presença de doença nodal (N).

Ultrassonografia endoscópica (EUS)

Ecoendoscopia ou ultrassonografia endoscópica (EUS) é um método de imagem que associa a endoscopia digestiva à ultrassonografia, permitindo o estudo detalhado da parede do esôfago, além dos órgãos e estruturas adjacentes, como linfonodos, brônquios e aorta.

Na EUS a parede do esôfago é vista como 5 camadas de ecogenicidade característica, o que permite a precisa identificação do grau de penetração do tumor. A quarta camada, que representa a muscular própria, é de importância capital, já que permite a diferenciação de lesões T1-T2/T2-T3. A EUS permite ainda a subdivisão de T1 em T1m, com acometimento exclusivo da mucosa, e T1sm onde ocorre invasão da submucosa, com implicações na indicação de ressecção endoscópica. A acurácia no estadiamento do tumor primário é de 63 a 84%. A sensibilidade e a especificidade são diretamente proporcionais ao T, atingindo 88-100% nos tumores T4.

A avaliação de doença nodal locorregional também é possível com a EUS, sendo o exame mais sensível e específico na detecção de linfono-

Quadro 1. Ficha de Estadiamento do câncer de esôfago

FORMULÁRIO DE ESTADIAMENTO DE ESÔFAGO

CLÍNICO Extensão da doença antes de qualquer tratamento	DEFINIÇÕES DAS CATEGORIAS DE ESTÁDIOS		PATOLÓGICO Extensão da doença através do completamento da cirurgia definitiva
☐ y clínico – estadiamento b completado depois de terapia neoadjuvante, mas antes de cirurgia subsequente	TAMANHO DO TUMOR _____	LATERALIDADE ☐ Esq. ☐ Dir. ☐ Bilat.	☐ y patológico – estadiamento completado depois de terapia neoadjuvante E cirurgia subsequente
☐ TX ☐ T0 ☐ Tis ☐ T1 ☐ T1a ☐ T1b ☐ T2 ☐ T3 ☐ T4 ☐ T4a ☐ T4b	TUMOR PRIMÁRIO (T) Tumor primário não pode ser avaliado Ausência de evidência de tumor primário Displasia de alto grau Tumor invade lâmina própria, *muscularis mucosae* ou submucosa. Tumor invade lâmina própria ou *muscularis mucosae* Tumor invade submucosa Tumor invade muscularis própria Tumor invade adventitia Tumor invade estruturas adjacentes Tumor operável invadindo pleura, pericárdio ou diafragma Tumor inoperável invadindo outras estruturas adjacentes, como aorta, corpo vertebral, traqueia etc. Displasia de alto grau inclui todo epitélio neoplástico não invasivo que era antes chamado carcinoma *in situ*, um diagnóstico que não é mais usado para mucosas colunares em qualquer lugar no trato gastrointestinal		☐ TX ☐ T0 ☐ Tis ☐ T1 ☐ T1a ☐ T1b ☐ T2 ☐ T3 ☐ T4 ☐ T4a ☐ T4b
☐ NX ☐ N0 ☐ N1 ☐ N2 ☐ N3	LINFONODOS REGIONAIS (N) Linfonodos regionais não podem ser avaliados Ausência de metástase em linfonodo regional Metástases em linfonodos regionais comprometendo 1 a 2 nodos Metástases em linfonodos regionais comprometendo 3 a 6 nodos Metástases em linfonodos regionais comprometendo 7 ou mais nodos		☐ NX ☐ N0 ☐ N1 ☐ N2 ☐ N3
☐ M0 ☐ M1	METÁSTASE DISTANTE (M) Ausência de metástase distante (ausência de M0 patológica, usar M clínica para completar grupo do estádio) Metástase distante		☐ M1

ESTÁDIO ANATÔMICO • GRUPOS PROGNÓSTICOS

CLÍNICOS

Carcinoma de Células Escamosas*

GRUPO	T	N	M	Grau	Localização do tumor**
☐ 0	Tis (HGD)	N0	M0	1	Qualquer
☐ IA	T1	N0	M0	1, X	Qualquer
☐ IB	T1	N0	M0	2-3	Qualquer
	T2-3	N0	M0	1, X	Qualquer
☐ IIA	T2-3	N0	M0	1, X	Inferior, X
	T2-3	N0	M0	2-3	Superior, médio
☐ IIB	T2-3	N0	M0	2-3	Inferior, X
	T1-2	N1	M0	Qualquer	Superior, médio
☐ IIIA	T1-2	N2	M0	Qualquer	Qualquer
	T3	N1	M0	Qualquer	Qualquer
	T4a	N0	M0	Qualquer	Qualquer
☐ IIIB	T3	N2	M0	Qualquer	Qualquer
☐ IIIC	T4a	N1-2	M0	Qualquer	Qualquer
	T4b	Qualquer	M0	Qualquer	Qualquer
	Qualquer	N3	M0	Qualquer	Qualquer
☐ IV	Qualquer	Qualquer	M1	Qualquer	Qualquer

*ou histologia mista incluindo um componente escamoso ou NOS
**Localização do local do câncer primário é definida pela posição do tumor superior (proximal) no esôfago

Adenocarcinoma

GRUPO	T	N	M	Grau
☐ 0	Tis (HGD)	N0	M0	1, X
☐ IA	T1	N0	M0	1-2, X
☐ IB	T1	N0	M0	3
	T2	N0	M0	1-2, X
☐ IIA	T2	N0	M0	3
☐ IIB	T3	N0	M0	Qualquer
	T1-2	N1	M0	Qualquer
☐ IIIA	T1-2	N2	M0	Qualquer
	T3	N1	M0	Qualquer
	T4a	N0	M0	Qualquer
☐ IIIB	T3	N2	M0	Qualquer
☐ IIIC	T4a	N1-2	M0	Qualquer
	T4b	Qualquer	M0	Qualquer
	Qualquer	N3	M0	Qualquer
☐ IV	Qualquer	Qualquer	M1	Qualquer

☐ Estádio desconhecido

PATOLÓGICOS

Carcinoma de Células Escamosas*

GRUPO	T	N	M	Grau	Localização do tumor**
☐ 0	Tis (HGD)	N0	M0	1	Qualquer
☐ IA	T1	N0	M0	1, X	Qualquer
☐ IB	T1	N0	M0	2-3	Qualquer
	T2-3	N0	M0	1, X	Qualquer
☐ IIA	T2-3	N0	M0	1, X	Inferior, X
	T2-3	N0	M0	2-3	Superior, médio
☐ IIB	T2-3	N0	M0	2-3	Inferior, X
	T1-2	N1	M0	Qualquer	Superior, médio
☐ IIIA	T1-2	N2	M0	Qualquer	Qualquer
	T3	N1	M0	Qualquer	Qualquer
	T4a	N0	M0	Qualquer	Qualquer
☐ IIIB	T3	N2	M0	Qualquer	Qualquer
☐ IIIC	T4a	N1-2	M0	Qualquer	Qualquer
	T4b	Qualquer	M0	Qualquer	Qualquer
	Qualquer	N3	M0	Qualquer	Qualquer
☐ IV	Qualquer	Qualquer	M1	Qualquer	Qualquer

*ou histologia mista incluindo um componente escamoso ou NOS
**Localização do local do câncer primário é definida pela posição do tumor superior (proximal) no esôfago

Adenocarcinoma

GRUPO	T	N	M	Grau
☐ 0	Tis (HGD)	N0	M0	1, X
☐ IA	T1	N0	M0	1-2, X
☐ IB	T1	N0	M0	3
	T2	N0	M0	1-2, X
☐ IIA	T2	N0	M0	3
☐ IIB	T3	N0	M0	Qualquer
	T1-2	N1	M0	Qualquer
☐ IIIA	T1-2	N2	M0	Qualquer
	T3	N1	M0	Qualquer
	T4a	N0	M0	Qualquer
☐ IIIB	T3	N2	M0	Qualquer
☐ IIIC	T4a	N1-2	M0	Qualquer
	T4b	Qualquer	M0	Qualquer
	Qualquer	N3	M0	Qualquer
☐ IV	Qualquer	Qualquer	M1	Qualquer

☐ Estádio desconhecido

Grau Histológico (G) (também conhecido como grau global)

Sistema de Graduação	Grau
☐ Sistema com 2 graus	☐ Grau I ou 1
☐ Sistema com 3 graus	☐ Grau II ou 2
☐ Sistema com 4 graus	☐ Grau III ou 3
☐ Sistema com 2, 3 ou 4 graus é disponível	☐ Grau IV ou 4

domegalia periesofágica, mediastinal e celíaca. Há evidências de maior sensibilidade na detecção de doença nodal celíaca que intratorácica. As características avaliadas no estudo dos linfonodos são: tamanho, formato, contorno e ecogenicidade central. Linfonodos maiores que 1,0 cm, arredondados, com limites bem delimitados, de ecogenicidade heterogênea e com centro hipoecoico são considerados suspeitos. Quando estas quatro características estão presentes, a sensibilidade é de 89%, a especificidade de 75%, e a acurácia de 84%. Infelizmente estas características encontram-se reunidas em apenas 25% dos linfonodos examinados.

As principais limitações da EUS são os tumores estenosantes, maiores do que 5 cm e localizados na JEG, além de sua dependência em função da experiência do examinador. Os tumores estenosantes não permitem o contato direto do transdutor com a lesão, diminuindo sua acurácia. É relatado índice significativo de perfurações na tentativa de dilatação para realização de exame completo.

A punção por agulha fina guiada pela EUS (EUS-PAAF) possibilita grande aumento na acurácia em predizer o envolvimento nodal, atingindo sensibilidade de 98% e especificidade de 100%.

Tomografia por emissão de pósitrons (PET-CT)

A PET-CT é recomendada com vistas ao estadiamento, assim como no planejamento terapêutico e avaliação de resposta. Baseia-se na injeção intravenosa de radiofármaco, na maioria dos casos molécula de glicose marcada com flúor – 18F-fluordeoxiglicose (FDG). A distribuição do radiofármaco é proporcional à atividade meta-bólica (consumo de glicose no caso do FDG), podendo, assim, identificar tecidos de alto catabolismo, característica do tecido neoplásico. O seu emprego no estadiamento do câncer de esôfago é recente, porém vários estudos mostraram que a PET é sensível (78-95%) na detecção do tumor primário, mas não apresenta resolução para determinar o grau de penetração (T). Na detecção de doença nodal regional, a PET também não apresenta resolução satisfatória, já que a captação do tumor primário impede a captação de pequenos focos em linfonodos metastáticos próximos, sendo a sensibilidade relatada de 28 a 45%. O principal emprego da PET é na detecção de doença metastática, alcançando sensibilidade de 74% e especificidade de 90%. Quando comparada com TC, a PET foi capaz de detectar até 20% de metástases ocultas (falso-negativos do exame tomográfico), evitando, assim, a exploração cirúrgica desnecessária e suas consequências nesta parcela de pacientes. Na evidência de doença metastática perdem o valor para estadiamento tanto a EUS, quanto a PET-CT.

Toracoscopia/laparoscopia

Apesar do grande avanço conquistado com uso da EUS e PET no estadiamento, ainda há falha na detecção de doença metastática abaixo de 1,0 cm. Na tentativa de responder a esta lacuna foram iniciados vários estudos avaliando a cirurgia minimamente invasiva – toracoscopia/laparoscopia (TS/LS) – no estadiamento do câncer do esôfago Vários estudos mostraram resultados encorajadores: acurácia de 94%; mudança de estágio *(upstaging)* em até 32% dos casos, por detecção de doença nodal não identificada na TC e EUS; e na detecção de doença peritoneal, com sensibilidade de 96%, onde a TC e a PET são sabidamente falhas. Estudo prospectivo (CALGB 9380) mostrou que a TS/LS é técnica exequível (considerada completa em 73% dos pacientes), sem nenhum caso de mortalidade ou complicação grave, e, quando comparada a TC e EUS, mostrou doença nodal ou metastática não identificada em 50 e 30% dos casos, respectivamente. Atualmente a laparoscopia é recomendada nos adenocarcinomas localmente avançados de esôfago distal e JEEG. Quando associada à ultrassonografia, a acurácia para T e N é comparável à EUS. Para a avaliação de metástases intraperitoneais a ultrassonografia laparoscópica demonstrou superioridade, quando comparada a laparoscopia ou TC (89, 44 e 64%, respectivamente).

Avaliação após neoadjuvância

Com a introdução dos protocolos de RQT (quimiorradioterapia) neoadjuvantes surgiu um novo desafio: a avaliação de resposta pós-neoadjuvância. Vários estudos mostraram que a TC e a EUS são falhas na detecção de resposta à neoadjuvância. Em um estudo com 17 pacientes submetidos à RQT, a acurácia da EUS em predizer resposta patológica completa foi de apenas 17%, ou seja três pacientes. O emprego do EUS-PAAF se mostrou também um inadequado preditor de avaliação de resposta pós-RQT. O emprego da PET mostrou, em estudos iniciais, resultados promissores, já que a reposta avaliada na PET parece ter correlação com o prognóstico. Estudos reportam detecção de metástases em, aproximadamente, 8% dos pacientes submetidos à RQT neoadjuvante. A recomendação é que a PET-CT seja realizada não antes que 4 semanas após término da RQT. A EUS-PAAF é outro método que permite avaliar a resposta pós-neoadjuvância, principalmente o *status* nodal.

TRATAMENTO

A base do tratamento continua sendo a ressecção cirúrgica, devendo ser indicada a todos os pacientes com bom PS, reserva fisiológica (para tolerar uma cirurgia de grande porte) e que apresentem doença em estágio inicial.

Tratamento endoscópico

O tratamento endoscópico surge como opção terapêutica interessante. As indicações para tratamento endoscópico no câncer se resumem a tumores bem diferenciados, com invasão da lâmina própria, sem comprometimento da muscular da mucosa (m1 ou m2), e comprometimento de menos da metade da circunferência luminar esofágica.

Relatos japoneses mostram 4% de envolvimento nodal nos tumores que invadem até a lâmina própria, e 35% de comprometimento quando há invasão da submucosa. Mesmo com esta alta taxa, a ressecção endoscópica pode ser utilizada nos casos de recusa ao tratamento cirúrgico convencional ou falta de condições clínicas para o mesmo.

As técnicas para ressecção endoscópica se dividem em mucosectomia e dissecção submucosa, sendo a aplicação de cada uma delas feita de acordo com o tamanho da lesão a ser extirpada. Para lesões de até 1,5 cm a mucosectomia é bem aplicada e permite a ressecção da lesão em bloco, com uma menor taxa de complicações. Para lesões entre 1,5 a 3,0 cm torna-se mais apropriado o emprego da técnica de dissecção submucosa, que, apesar da maior complexidade para execução e taxa de complicações, permite a retirada em bloco da lesão em vez da fragmentação promovida pela mucosectomia para lesões deste tamanho. Lesões maiores que 3,0 a 4,0 cm, comumente em invasão profunda, não foram candidatas a tratamento endoscópico.

Tratamento cirúrgico

Historicamente, em 1877, Czerny realizou a ressecção de um câncer de esôfago cervical, com esofagostomia distal sem reconstrução. A primeira ressecção bem-sucedida de um tumor do 1/3 distal foi realizada por Voelcker, em 1908. Torek, em 1913, realizou a primeira ressecção transtorácica. Denk, em 1913, e Turner, em 1933, descreveram a esofagectomia trans-hiatal, que foi popularizada, em 1978, por Orringer e Sloan. Em 1938, Adams e Phemister realizaram a primeira esofagectomia transtorácica com reconstrução imediata, o que foi seguido por Sweet, em 1945, com sua abordagem toracoabdominal esquerda. Lewis, em 1946, introduziu a abordagem via toracotomia direita combinada à laparotomia e, em 1972, McKeown descreveu o primeiro acesso abdominotoracocervical para esofagectomias.

Outros acessos minimamente invasivos encontram-se em investigação, como toracoscopia e laparoscopia, que parecem diminuir a morbidade cirúrgica relacionada, principalmente, ao trato respiratório. Porém, estudos prospectivos com respostas quanto à segurança e radicalidade destas vias estão sendo aguardados.

Atualmente a morbimortalidade das esofagectomias vem mostrando padrões de queda vertiginosa. Mortalidade tão grande quanto 72% em 1940, hoje, não ultrapassa 5% em centros de excelência. A curva de aprendizado da equipe e do cirurgião especificamente (*"cirurgião como fator prognóstico"*) vem sendo implicada na melhora dos resultados juntamente com a implementação de novas técnicas de anestesia e terapia intensiva. Sem dúvida, centros com maior volume e especialização registram baixas taxas de complicação (10 a 41%) e mortalidade (5 a 10%). Na literatura, dois pontos de controvérsia despontam: a abordagem cirúrgica apropriada (transtorácica *versus* trans-hiatal) a extensão da linfadenectomia. As duas abordagens mais comuns para esofagectomia são a trans-hiatal (ETH) e a transtorácica (ETT). A escolha entre as duas permanece ainda discutível. Aqueles que defendem a ETH com anastomose cervical argumentam que, evitando a toracotomia (com sua morbidade respiratória associada), há diminuição do tempo operatório, e a fístula da anastomose cervical traria menor risco. Alguns poucos ainda acreditam que a linfadenectomia não tem relação com prognóstico, sendo apenas ferramenta para estadiamento. A linfadenectomia radical infracarinal pode ser procedida com ampla exposição trans-hiatal, incluindo ressecção de diafragma, e é aceitável em tumores de 1/3 inferior de esôfago. Tal abordagem pode resultar em sobrevida e morbimortalidade semelhantes à ETT. Os defensores da ETT acreditam que a "visão direta" do esôfago torácico permite um estadiamento mais refinado com ressecção *en bloc* do esôfago, tecidos vizinhos (pericárdio, pleura, veia ázigo, ducto torácico e tecido perivertebral) além de sua drenagem linfática, o que seria indicado principalmente para os tumores dos terços médio e superior. Além disso, o aumento da morbimortalidade com a toracotomia não foi comprovado. Em vista da discussão sobre a melhor via de acesso para realização da esofagectomia e da ausência de ensaios clínicos com resultados conclusivos, Hulscher *et al.* conduziram uma metanálise que envolveu estudos de 1990 a 1999. Notou-se que a ETH associou-se à menor taxa de complicações respiratórias, fístula quilosa e infecção de ferida operatória. Por outro lado, a ETT mostrou desfecho favorável em relação à taxa de complicações cardíacas, paralisia de prega vocal e fístula anastomótica. De maneira global, o grupo ETH apresentou menor tempo de internação em UTI e hospitalar, bem como menor mortalidade intra-hospitalar. Em termos de sobrevida a longo prazo (3 e 5 anos), entretanto, não houve diferença entre os grupos.

O mesmo grupo realizou, então, um ensaio clínico envolvendo pacientes com adenocarcinoma de esôfago distal e cárdia, que foram randomicamente alocados para ETH ou ETT. Não houve diferença significativa em termos de mortalidade intra-hospitalar ou sobrevida a longo prazo, em uma mediana de acompanhamento de 4,7 anos. Uma reavaliação da mesma coorte de pacientes após um período maior de acompanhamento, realizada por Omloo *et al.*, evidenciou mais uma vez ausência de diferença de sobrevida a longo prazo. Uma análise de subgrupo, contudo, mostrou que em pacientes com mais de 8 linfonodos comprometidos o grupo ETT teve uma melhor sobrevida em 5 anos do que o grupo ETH. Independente da via de acesso, a cirurgia R0 (sem tumor residual) deve ser perseguida, sendo este fator determinante para a sobrevida.

A extensão das margens cirúrgicas é outro fator que merece atenção. Dados apontam que, no mínimo, 10 cm de margem proximal e 5 cm de margem distal devem ser incluídos no espécime cirúrgico. Cuidado com a margem radial deve ser tomado, incluindo ressecção do diafragma, se necessário.

Em decorrência da rica drenagem linfática do esôfago, 80% dos pacientes apresentam linfonodos positivos no momento da cirurgia, sendo este o fator prognóstico isolado mais importante. A ressecção em monobloco de linfonodos cervicais, mediastinais (incluindo o grupo superior), do tronco celíaco, da artéria hepática e da artéria esplênica (linfadenectomia em três campos) tem sido citada por alguns como capaz de reduzir o risco de recidiva locorregional e minimizar erros de estadiamento, através de maior amostragem nodal, em até 30% e maior índice de ressecções R0. Seus defensores se fundamentam no achado de até 30% de metástases cervicais.

O ônus da linfadenectomia em três campos é o aumento da morbidade e do tempo cirúrgico, com reflexo na qualidade de vida a longo prazo, particularmente com lesão do nervo laríngeo recorrente, durante a linfadenectomia do mediastino superior. Apesar do exposto, estudos em contrário estão disponíveis abundantemente, principalmente da escola japonesa.

Opções para reconstrução são várias. A mais comum é o tubo gástrico que, graças à vagotomia, pode apresentar gastroparesia. Sendo assim, a piloroplastia deve ser considerada, apesar de estudos sugerirem que tal procedimento não é indispensável. Em caso de impossibilidade de confecção de tubo gástrico, a interposição colônica pode ser uma opção, dando-se preferência ao cólon transverso. Estudo pré-operatório da vascularização (arteriografia) e colonoscopia para estudo da mucosa devem ser realizados. A microcirurgia com utilização de segmento jejunal é outro procedimento possível, porém com maior morbidade.

Os pré-requisitos para os pacientes serem submetidos à cirurgia são: *Performance Status (PS) ≤ 1*, tumor restrito ao esôfago sem invasão de estruturas adjacentes (≤ T3), ausência de metástases (M0) e de contraindicações clínicas para a cirurgia proposta (PS, prova de função respiratória, ecocardiograma, comorbidades e estado nutricional). Realizamos a esofagectomia transtorácica para os tumores dos terços superior e médio, e a esofagectomia trans-hiatal para os tumores do terço inferior. Sempre associadas à linfadenectomia, no mínimo, em dois campos (mediastinal e abdominal, andar supramesocólico), e em casos selecionados à linfadenectomia da região cervical (três campos).

Complicações pós-operatórias das esofagectomias

As complicações mais comuns após uma esofagectomia são **clínicas:** arritmias atriais (23%), pneumonia (17%), insuficiência respiratória (12%), pneumonia aspirativa (3%), insuficiência cardíaca congestiva (1,7%), insuficiência renal (1,1%), insuficiência hepática (0,8%); **cirúrgicas:** fístulas anastomóticas (3,5%), gastroparesia (3%), hemorragia (2,2%), fístulas não anastomóticas (2,1%), quilotórax (1,7%), necrose do tubo (0,8%), sepse abdominal (0,4%).

Com o aprimoramento técnico e especialização das equipes de saúde, o declínio das complicações se tornou evidente. Novas vias de alimentação, cuidados de terapia intensiva e controle da dor são implicados por alguns na melhoria dos resultados de morbimortalidade. Dentre as complicações clínicas, as respiratórias são as maiores responsáveis pela mortalidade hospitalar pós-operatória (até 45,5%). Fazem parte das estratégias para minimização destas o controle da dor (anestesia epidural), broncoscopia com evacuação agressiva de secreções e interrupção do tabagismo, que se mostrou capaz, inclusive, de reduzir a mortalidade pós-operatória. As fístulas são as complicações cirúrgicas mais comumente relacionadas com óbito (8,9%). Estão relacionadas com a falha técnica, quando surgem precocemente (primeiras 72 horas), porém, a maior incidência é de fístulas tardias, que ocorrem até duas semanas e provavelmente refletem isquemia, edema, tensão ou infecção local. Tratamento clínico com drenagem e antibioticoterapia adequadas, além de suporte nutricional enteral são, na maioria dos casos, suficientes. Nos casos de fístula anastomótica torácica, a evolução na tecnologia dos *stents* esofágicos recobertos permite atualmente o seu uso no tratamento desta complicação. Séries na literatura relatam taxa de sucesso superior a 90% em pacientes selecionados, ou seja, hemodinamicamente estáveis, com ausência de necrose de tubo gástrico e deiscência inferior a 1/3 da circunferência da anastomose. Apesar da ausência de estudos randomizados, parece razoável considerar este tipo de manejo em vista da alta taxa de sucesso relatada, evitando em pacientes frágeis, com este tipo de fístula, a morbidade de uma reoperação.

Quilotórax é uma complicação específica que apresenta incidência menor que 1,5%. Débito inferior a 1.000 mL/dia deve ser tratado conservadoramente. Débito maior que 1.000 mL ou 10 mL/kg/dia, ou nos casos em que o tratamento conservador falhou, inclusive após instituição de nutrição parenteral total, a ligadura do ducto torácico deve ser indicada. Sangramento é outra causa de reoperação, via de regra denunciado pelo dreno torácico, ocorrendo, em média, nas primeiras 48-72 horas.

Tratamento adjuvante

Após o tratamento cirúrgico, a falha locorregional pode variar de 12-31% nas cirurgias com ressecção R0, porém pode chegar a 61% quando é avaliado o total de casos.

Várias estratégias de terapia adjuvante, incluindo radioterapia (RXT), braquiterapia, quimioterapia (QT) e tratamento combinado (quimiorradioterapia = RQT), vêm sendo desenvolvidas na tentativa de melhorar o controle locorregional, porém sem nenhum protocolo estabelecido até hoje.

Radioterapia

A RXT pós-operatória foi avaliada em diversos estudos, porém não resultou em melhora da sobrevida. Sendo assim, a RXT adjuvante não é recomendação de rotina nos casos de ressecção cirúrgica R0, uma vez que não há evidência de benefício, além de agregar morbidade. Devendo seu uso ser restrito aos casos de margens comprometidas e doença residual.

Quimioterapia

Ainda na tentativa de melhorar o resultado do tratamento cirúrgico, foram desenvolvidos protocolos de quimioterapia adjuvante. Vários agentes, como 5FU, cisplatina, etoposide, metotrexato, doxorrubicina e paclitaxel, isolados ou associados, foram testados. Porém, a QT adjuvante não mostrou resultados satisfatórios. Logo, não deve ser recomendada nos casos de câncer de esôfago completamente ressecados. Nos casos de doença residual ou de margens de ressecção comprometidas, a opção deve ser pela RXT ou tratamento combinado.

Tratamento neoadjuvante

A abordagem neoadjuvante apresenta as vantagens teóricas de diminuir o volume tumoral *(downsizing)*, facilitando sua ressecção e até mesmo permitindo tratamento cirúrgico de tumores antes irressecáveis, além de erradicar ou controlar focos de micrometástases nodais ou viscerais que ainda não tenham se manifestado no momento da ressecção.

O uso de RQT em caráter neoadjuvante (de indução) foi avaliado em seis estudos randomizados. Em nenhum estudo houve melhora significativa da sobrevida, sendo observada apenas melhora do controle local em um trabalho. Devemos levar em consideração que são estudos heterogêneos, com variações na dose total da RXT (20-40 Gy), nos tipos de quimioterápicos, nas técnicas empregadas, diferentes tipos histológicos, técnica cirúrgica e de avaliação pré-operatória, o que dificulta ainda mais a correta avaliação dos seus resultados.

Sendo assim, não há, atualmente, evidência sólida indicando que a RQT neoadjuvante apresente vantagem no tratamento curativo, mantendo o tratamento cirúrgico radical como o padrão de excelência na abordagem do câncer de esôfago. Devendo a neoadjuvância ser utilizada em regime de protocolos.

Quimiorradioterapia radical exclusiva

Atualmente, o tratamento dos pacientes que não são candidatos à ressecção cirúrgica (tumores avançados T3 ou T4, *PS* ruim ou contraindicação clínica) é realizado com a RQT radical exclusiva, com base no estudo RTOG 85-01. O protocolo empregado neste estudo consiste em quimioterapia com Cisplatina (CDDP): 75 mg/m² (1º dia das semanas 1, 5, 8 e 11) e 5-Fluoruracil: 1.000 mg/m² (infusão contínua nos 4 primeiros dias de cada ciclo de cisplatina) e radioterapia (30 Gy – 15 frações em 3 semanas com reforço de 20 Gy – 10 frações em 2 semanas). Os benefícios da RQT sobre a radioterapia isolada estão documentados em estudos clínicos randomizados e controlados. Tem sido relatada, na literatura, sobrevida média de 12 a 18 meses e sobrevida em 5 anos de 15%. Séries comparativas não randomizadas sugerem que a RQT é equivalente, se não superior, à ressecção cirúrgica isolada em termos de sobrevida a longo prazo para os tumores avançados. A RQT radical exclusiva proporciona uma sobrevida em 5 anos de 10 a 30%. Entretanto, o controle locorregional é pobre com taxas de recidiva local, relatada na literatura, de 40 a 60%. Pode-se concluir que os pacientes com doença locorregional, que não sejam candidatos à cirurgia e que possam tolerar um maior índice de toxicidade aguda, devem ser tratados com RQT radical exclusiva, uma vez que foi a única intervenção não cirúrgica associada a aumento de sobrevida.

Esofagectomia de resgate

A esofagectomia de resgate fornece a única possibilidade de cura para pacientes selecionados com recidiva tumoral ou persistência de doença após a RQT radical exclusiva, apresentando taxas de sobrevida em 5 anos de, aproximadamente, 25%. Do ponto de vista teórico, a cirurgia de resgate é dotada de maior dificuldade técnica e morbimortalidade operatória, graças à alta dose de radiação aplicada no leito tumoral e ao maior intervalo de tempo entre o término do tratamento combinado e a cirurgia (determinando maior grau de fibrose entre as estruturas periesofagianas). Tal fato, associado ao ceticismo em relação à cura do câncer de esôfago, explica a relutância de muitos cirurgiões em realizar tal operação. Recentemente o Grupo de Esôfago da Seção de Cirurgia Abdominopélvica do INCA publicou um trabalho, no qual foram avaliados retrospectivamente 15 pacientes, no período de 1999 a 2006, submetidos à esofagectomia de resgate. Os principais parâmetros analisados no estudo foram: morbidade operatória, mortalidade operatória, tempo de internação hospitalar, sobrevida global média, acesso cirúrgico entre outros. O intervalo médio entre o término da QRT radical exclusiva, e a cirurgia de resgate foi de 9,73 meses (2 a 35 meses). A via cirúrgica transtorácica foi realizada em 13 pacientes e trans-hiatal em dois pacientes. CEC foi o tipo histológico predominante, observado em 12 pacientes. O tempo médio de internação foi de 16,8 dias. A morbidade operatória foi de 71%, sendo as complicações mais frequentes: pneumonia (33,3%), sepse (26,7%) e fístula cervical (13,3%). A mortalidade operatória foi zero. A sobrevida global média foi de 16,4 meses. Sendo assim, podemos concluir que a esofagectomia de resgate é tecnicamente factível, apesar da alta morbidade operatória. Representando, atualmente, o único tratamento eficaz para falha locorregional pós-QRT radical exclusiva. Porém, deve ser realizada em grandes centros por cirurgião oncológico experiente e familiarizado em esofagectomias.

Tratamento paliativo

No momento do diagnóstico, metade dos pacientes já apresenta doença metastática. Neste instante, a paliação com controle da disfagia torna-se o objetivo principal da terapêutica.

Referida por alguns como o melhor tratamento paliativo para doença localmente avançada, a cirurgia se reveste de morbimortalidade não desprezível, com um longo período de recuperação, o que foge aos princípios de paliação. Deve-se lembrar que estado geral comprometido e queda do *PS* estão comumente associados à enfermidade em questão e ao estilo de vida destes pacientes (etilismo e tabagismo).

Métodos menos invasivos constituem os alicerces da paliação no câncer esofágico. Radioterapia associada ou não à quimioterapia pode ser considerada, mas a duração do tratamento e sua relação com até 30% de estenose devem ser avaliadas. A braquiterapia é uma modalidade de radioterapia com duração de tratamento curto e taxa de resposta de até 90%, com duração desta em torno de 6 meses. Terapia endoscópica com dilatação e colocação de *stents*, *laser*, terapia fotodinâmica e eletrocoagulação mostram valor no controle da disfagia.

Fístulas esôfago-respiratórias representam complicação séria com risco de morte, que pode ser piorada pela radioterapia. Os sintomas mais comuns são tosse (56%), aspiração (37%) e febre (25%), frequentemente associados à infecção respiratória. A traqueia está envolvida em mais da metade dos casos. O uso de *stents* metálicos expansíveis vem alterando o tratamento desta enfermidade, que historicamente teve o *bypass* gástrico como tentativa de restaurar a capacidade de deglutição sem broncoaspiração. Tais próteses metálicas expansíveis recobertas mostraram-se superiores aos seus correlatos plásticos, porém o procedimento não é isento de morbimortalidade. Complicações precoces ocorrem em 30% dos pacientes e incluem migração (4,3%), obstrução (6,1%), pneumonia aspirativa (4,9%), sangramento (4,3%), perfuração (1,8%) e dor (15,9%). Complicações tardias contabilizam 28% dos pacientes, incluindo migração (2,6%), obstrução (9,6%), pneumonia (2,6%), sangramento (7%), perfuração e dor (12,2%).

Acompanhamento

O acompanhamento intensivo do paciente com câncer esofágico tratado não mostrou benefício, pois a detecção precoce não teve impacto na sobrevida, já que não há opções de resgate adequadas. Assim, a solicitação de exames complementares é empírica, sendo sugerida a realização de endoscopia digestiva anual e radiografia simples de tórax semestral. No caso de queixas digestivas altas é indicada investigação mais minuciosa, utilizando TC de tórax e abdome superior. Sempre deve ser afastada a possibilidade de complicações relacionadas com o tratamento (estenose anastomótica, fibrose actínica, por exemplo) já que os sintomas podem ser semelhantes aos da recidiva. Caso seja confirmada a recidiva, as opções terapêuticas são limitadas, uma vez que a quimioterapia é ineficaz, o uso prévio de radioterapia pode impossibilitar o seu emprego, e muitos dos pacientes com recidiva não apresentam condição de serem submetidos a cirurgias de grande porte.

CONSIDERAÇÕES FINAIS

Diversos estudos chamam atenção para o ***cirurgião como fator prognóstico***, sendo o seu interesse e treinamento específico na cirurgia do câncer de esôfago um dos grandes responsáveis por esta melhora nos resultados.

Acrescente-se também a adequada avaliação pré-operatória com estadiamento oncológico minucioso, seleção rigorosa dos pacientes cirúrgicos e o manejo pós-operatório multidisciplinar como importantes coadjuvantes na melhoria global dos resultados obtidos na cirurgia do câncer de esôfago.

BIBLIOGAFIA

Al-Kasspooles MF, Hill HC, Nava HR et al. High-grade dysplasia within barrett's esophagus: controversies regarding clinical opinions and approaches. *Ann Surg* 2002;9(3):222-27.

Allun WH, Griffin SM, Watson A et al. Guidelines for the management of oesophageal and gastric cancer. *Gut* 2002;50(Suppl V)v1-23.

Al-Sarraf M, Martz K, Herskovic A et al. Progress report of combined chemoradiotherapy versus radiotherapy alone in patients with esophageal câncer: an intergroup study. *J Clin Oncol* 1997;15:277.

Altorki N, Skinner D. Should en bloc esophagectomy be the standard of care for esophageal carcinoma? *Ann Surg* 2001;234(5):581-87.

Altorki NK. Three-field lymphadenectomy for esophageal cancer. *Chest Surg Clin N Am* 2000;10:441-50.

Ando N, Iizuka T, Kakegawa T et al. A randomized trial comparing surgery to surgery plus postoperative chemotherapy for localized squamous carcinoma of the thoracic esophagus: the Japan clinical oncology study group (JCOG) study. *Proc Am Soc Oncol* 1998;17:282a.

Ando N, Iizuka T, Kakegawa T et al. A randomized trial of surgery with and without chemotherapy for localized squamous carcinoma of the thoracic esophagus: the Japan clinical oncology group study. *J Thorac Cardiovasc Surg* 1997;114:205.

Ando N, Ozawa S, Kitagawa Y et al. Improvement in the results of surgical treatment of advanced squamous esophageal carcinoma during 15 consecutive years. *Ann Surg* 2000;232(2):225-32.

Arnott SJ, Duncan W, Kerr GR et al. Low dose preoperative radiotherapy for carcinoma of the oesophagus: results of a randomized clinical trial. *Radiother Oncol* 1993;24:108.

Barreto JC, Posner MC. Transhiatal versus transthoracic esophagectomy for esophageal cancer. *World J Gastroenterol* 2010 Aug. 14;16(30):3804-10. doi: 10.3748/wjg.v16.i30.3804.

Bartelsman JF, Bruno MJ, Jensema AJ. Paliation of patients with esophagogastric neoplasms by insertion of a covered expandable modified Gianturco-Z endoprosthesis:experiences in 153 patients. *Gastrointest Endosc* 2000;51:134-38.

Brasil. Ministério da Saúde. Instituto nacional do câncer. *Estimativas de incidência e mortalidade no Brasi1, 2010.* Rio de Janeiro: INCA, 2010.

Campbell NP, Villaflor VM. Neoadjuvant treatment of esophageal cancer. *World J Gastroenterol* 2010 Aug. 14;16(30):3793-803. doi:10.3748/wjg.v16.i30.3793.

Catalano MF, Sivak MV, Rice T et al. Endosonographic features predictive of lymph node metastasis. *Gastrointest Endosc* 1994;40:442-46.

Colvin H, Dunning J, Khan OA. Transthoracic versus transhiatal esophagectomy for distal esophageal cancer: which is superior? *Interact CardioVasc Thorac Surg* 2011;12:265-69; originally published online Nov. 3, 2010; DOI: 10.1510/icvts.2010.252148

Courrech Staal EF, Aleman BM, Boot HE et al. Systematic review of the bene?ts and risks of neoadjuvant chemoradiation for oesophageal cancer. *Br J Surg* 2010;97:1482-96.

D'Amico TA, Harpole Jr DH. Molecular biology of esophageal cancer. *Chest Surg Clin N Am* 2000;10:441-50.

Downey RJ, Akhust T, Ilson D et al. Whole body 18-FDG-PET and the response pf esophageal cancer to induction theraphy: results of a prospective trial. *J Clin Oncol* 2003;21:428.

Eloubeidi MA, Wallace MB, Reed CE et al. The utility of endoscopic ultrasound and EUS-guided fine needle aspiration in detecting celiac lymph node metastasis in patients with esophageal cancer: a large center experience. *Gastrointest Endosc* 2001;54:714-19.

Enzinger PC, Mayer RJ. Esophageal cancer. *N Engl J Med* 2003;349:2241-52.

Ferguson MK. Neoplasms of the esophagus. In: Bast Jr RC, Kufe DW, Pollock RE et al. (Eds.). *Câncer medicine*. 5. ed. Hamilton, London: BC Decker, 2000.

Flamen P, Lerut E, Van Cutsem W et al. Utility for positron emission tomography for the staging of patients with potentially operable esophageal carcinoma. *J Clin Oncol* 2000;18:3202.

Flamen P, Van Cutsem E, Lerut JP. Positron emission tomography for assessment of the response to induction radiochemotherapy in locally advanced oesopahgeal cancer. *Ann Oncol* 2002;13:361.

Fok M, Sham JS, Choy D et al. Postoperative radiotherapy for carcinoma of the esophagus: a prospective randomized controlled study. *Surgery* 1993;113:118.

Gamliel Z. Incidence, epidemiology and, etiology of esophageal cancer. *Chest Surg Clin N Am* 2000;10:441-50.

Gan S, Watson DI. New endoscopic and surgical treatment options for early esophageal adenocarcinoma. *J Gastroenterol Hepatol* 2010;50:1478-84.

Gan S, Watson DI. New endoscopic and surgical treatment options for early esophageal adenocarcinoma. *J Gastroenterol Hepatol* 2010;50:1478-84.

Geh JI, Crellin Am, Glynne-Jones R. Preoperative (neoadjuvant) chemoradiotherapy in oesophageal cancer: a review. *Br J Surg* 2001;88:338-56.

Gignoux M, Roussel A, Pallid B. The value of preoperative radiotherapy in esophageal cancer: results of a study of the E.O.R.T.C. *World J Surg* 1987;11:426.

Groei R, Lamers RJ, Engelshove HA et al. Computed tomography staging of esophageal carcinoma: a study of interobserver variation and correlation with pathological findings *Eur J Radiol* 1992;15:40-44.

Hsu PK, Wu YC, Chou TY et al. Comparison of the 6th and 7th editions of the American Joint Committee on Cancer tumor-node-metastasis staging system in patients with resected esophageal carcinoma. *Ann Thorac Surg* 2010 Apr.;89(4):1024-31.

Inoue H, Fumaki N, Yoshida T et al. Endoscopic mucosal resection for esophageal and gastric cancers. *J Gastroenterol Hepatol* 2002;17:382-88.

Japanese Esophageal Oncology Group. A comparison of chemotherapy and radiotherapy as adjuvant treatment to surgery for esophageal carcinoma. *Chest* 1993;104:203.

Kato H, Kuwano H, Nakajima M et al. Comparison between positron emission tomography and computed tomography in the use of the assessment of esophageal carcinoma. *Cancer* 2002;94:921.

Kelsen DP, Ginsberg R, Pajak TF et al. Chemotherapy followed by surgery compared with surgery alone for localized esophageal cancer. *N Engl J Med* 1998;339:1979.

Kelsen DP, Ginsberg R, Polak TF et al. Chemotherapy followed by surgery compared with surgery alone for localized esophageal cancer. *N Engl J Med* 1998;339:1979.

Klaase JM, Hulscher JB, Offerhaus GJ et al. Surgery for unusual histopatologic variants of esophageal neoplasms: areport of 23 cases with emphasis on histopathologic characteristics. *Ann Sum Oncol* 2003;10(3):261-67.

KokTC, Lanschot JV, Siersema PD et al. Neoadjuvant chemotherapy in operable esophageal squamous cell cancer: final report of a phase III multicenter randomized trial. *Proc Am Soo Clin Oncol* 1997;16:277.

Kole AC, Plukker JT, Nieweg OE et al. Positron emission tomography for staging of oesophageal and gastroesophageal malignancy. *Br J Cancer* 1998;78:521.

Krasna MJ, Flowers JL, Attar S et al. Combined thoracoscopy/laparoscopic staging of esophageal cancer. *J Thorac Cardiovasc Surg* 1996;111:800-7.

Krasna MJ, Reed CE, Nedzwiecki D et al. A prospective trial of the feasibility of thoracoscopy/laparoscopy in staging esophageal cancer. *Ann Thorac Surg* 2001;71:1073-79.

Launois B, Delarue D, Campion JP et al. Preoperative radiotherapy for carcinoma of the esophagus. *Surg Gynecol Obstet* 1981;153:690.

Law S, Wong J. Esophageal cancer. *Curr Opin Gastroenterol* 2001;17(4)393-99.

Law S, Wong J. Therapeutic options for esophageal cancer. *J Gastroenterol Hepatol* 2004;19:4-12.

Lerut T. The surgeon as a prognostic factor. *Ann Surg* 2000;232(6):729-32.

Lieberman MD, Franceschi D, Marsan B et al. Esophageal carcinoma the unusual variant. *J Thorac Cardiovasc Surg* 1994;108:1138-46.

Liu JF, Wang QZ, Hou J. Surgical treatment for cancer of the oesophagus and gastric cardia in Hebei, China. *Br J Surg* 2004;91:90-98.

Luketich JD, Meehen M, Schauer PR et al. Minimally invasive surgical staging for esophageal cancer. *Surg Endosc* 2000;14:700-2.

Macho M, Whyte RI. The current role of transhiatal esophagectomy. *Chest Surg Clin N Am* 2000;10:441-50.

Margolis ML, Howlett P, Bubanj R. Pulmonary nodules in patients with esophageal carcinoma. *J Clin Gastroenterol* 1998;26:245-48.

Mei W, Xian-Zhi G, Weibo Y et al. Randomized clinical trial on the combination of preoperative irradiation and surgery in the treatment of esophageal carcinoma: report on 206 patients. *Int J Radiat Oncol Biol Phys* 1989;16:325.

Miyazaki M, Ohno S, Futatsugi M et al. The relation of alchool consumption and cigarette smoking to the multiple occurrence of esophageal dysplasia and squamous cell carcinoma. *Surgery* 2002;131(1):S7-13.

Morita M, Saeki H, Mori M et al. Risk factors for esophageal cancer and the multiple occurrence of carcinoma in upper aerodigestive tract. *Surgery* 2002;131(1):S1-S6.

Nakamura T, Hayashi K, Ota M et al. Salvage esophagectomy after definitive chemotherapy and radiotherapy for advanced esophageal cancer. *Am J Surg* 2004 Sept.;188(3):261-66.

Nygaard K, Hagen S, Hansen HS et al. Pre-operative radiotherapy prolongs survival in operable esophageal carcinoma: a randomized, multicenter study of pre- operative radiotherapy and chemotherapy. The second Scandinavian trial in esophageal cancer. *World J Surg* 1992;16:1104.

Overhagen HV, Becker CD. Diagnosis and staging of carcinoma of the esophagus and gastroesophageal junction and detection of postoperative recurrence by computed tomography. In: Meyers MA. Ed. *Neoplasms of the digestive tract. imaging, staging and management*. Philadelphia: Lippincont-Raven, 1998. p. 31-48.

Penman ID, Williams DB, Sahai AV et al. Ability of EUS with fine-needle aspiration to document nodal staging and response to neoadjuvant chemoradiotheraphy in locally advanced esophageal cancer: a case report. *Gastrointest Endosc* 1999;49:783-86.

Picus D, Balfe DM, Kochler RE et al. Computed tomography in the staging of esophageal carcinoma. *Radiology* 1983;146:433-38.

Pinto CE, Fernandes DS, Moura Sá EA et al. Salvage esophagectomy after exclusive chemoradiotherapy: results at the Brazilian National Cancer Institute (INCA). *Dis Esophagus* 2009;22:682-86. DOI: 10.1111/j.1442-2050.2009.00955.x

Pinto CE, Pinheiro RN, Kesley R et al. Morbidity and mortality after esophagectomy for cancer in The Brazilian National Cancer Institute. *Dis Esophagus* 2004;17(Suppl 1):A149.

Quint LE, Hepburn LM, Francis IR et al. Incidence and distribuition of distant metastases in newly dianosed esophageal carcinoma. *Cancer* 1995;76:1120-25.

Rasanen JV, Sihvo EL, Knuuti MJ et al. Prospective analysis of accuracy of positron emission tomography, computed tomography and endoscopic ultrasonography in staging of adenocarcinoma of the esophagus and esophagogastric junction. *Ann Surg Oncol* 2003;10:954.

Rasanen JV, Sihvo ET, Knuuti J et al. Prospective analysis of accuracy of positron emission tomogrphy, computed tomography and endoscopic ultrasonography in staging of adenocarcinoma of esophagus and esophagogastric junction. *Ann Surg Oncol* 2003;10:954-60.

Recette AL, Miller RT. Esophageal carcinoma: matching patients with treatment methods. *JAAPA* 2011 Jan.;24(1):30-31.

Rice TW, Blackstone EH, Rusch VW. AJCC cancer staging manual: esophagus and esophagogastric junction. 7th ed. *Ann Surg Oncol* 2010;17(7):1721-24.

Romagnuolo J, Scott J, Hawes BJ et al. Helical CT versus EUD with fine needle aspiration for celiac node assessment in patients with esophageal cancer. *Gastrointest Endosc* 2002;55:648.

Rosch T. Endosonographic staging of esophageal cancer: review of literature results. *Gastrintest Endosc Clin N Am* 1995;5:537-47.

Roth JA, Pass HI, Flanagan MM et al. Randomized clinical trial of preoperative and postoperative adjuvant chemotherapy with cisplatin, vindesine, and bleomycin for carcinoma of the esophagus. *J Thorac Cardiovasc Surg* 1988;96:242.

Sakai P, Chaves DM, Kuga R. Estado atual da terapia endocopica dos carcinomas iniciais do esôfago em do estômago. In: Castro LP, Savassi-Rocha PR, Rodrigues MAG et al. (Eds.). *Tópicos em gastroenterologia*. Rio de Janeiro: Medsi, 2002. p. 125-40, vol. 12.

Sauders HS, Wolfman NT, Kochler RE et al. Esophageal cancer. Radiologic staging. *Radiol Clin N Am* 1997;35:281-94.

Schoder H, Larson SM, Yeung HW. PET/CT in oncology: integration into clinical management of lymphoma, melanoma and gastrointestinal malignancies. *J Nucl Med* 2004;45:72S-81S.

Sgourakis G, Gockel I, Radtke A et al. Minimally invasive versus open esophagectomy: meta-analysis of outcomes. *Dig Dis Sci* 2010;55:3031-40.

Sgourakis G, Gockel I, Radtke A et al. The use of self-expanding stents in esophageal and gastroesophageal junction cancer palliation: a meta-analysis and meta-regression analysis of outcomes. *Dig Dis Sci* 2010;55:3018-30. DOI 10.1007/s10620-010-1250-1.

Shahbaz Sarwar CM, Luketich JD, Landreneau RJ et al. Esophageal cancer: An update. *Int J Surg* 2010;8(6):417-22.

Slaughter DP, Southwick HW, Smejlcal W. Field câncerization in oral epithelium. *Cancer* 1953;6:963-8. Apud Morita M, Saeki H, Mori M et al. Risk factors for esophageal cancer and the multiple occurrence of carcinoma in upper aerodigestiv tract. *Surgery* 2002;131(1):S1-6.

Sonett JR. Esophagectomy. *Chest Surg Clin N Am* 2000;10:519-29.

Stahl M, Budach W, Meyer HJ et al. ESMO Guidelines Working Group, esophageal cancer: clinical practice guidelines for diagnosis, treatment and follow-up. *Ann Oncol* 2010 May;21(Suppl 5):v46-49.

Surveillance Epidemiology and End Results (SEER) - National Câncer Institute – seer.cancer.gov

Swisher SG, DeFord L, Merriman KW et al. Effect of operative volume on morbidity, mortality, and hospital use after esophagectomy for cancer. *J Thorac Cardiovac Surg* 2000;119(6):1126-35.

Tachibana M, Kinugasa S, Yoshimura H et al. Extended esophagectomy with 3-field lymph node dissection for esophageal cancer. *Arch Surg* 2003;138:1383-89.

Tak VM, Naunheim KS. Current status of multimodality therapy for esophageal carcinoma. *J Surg Res* 2004;117:22-29.

Takashima S, Takeuchi N, Shiozaki H et al. Carcinoma of the esophagus: CT vs MRI imaging in determining resecability. *AJR Am J Roentgenol* 1991;156:297-302.

Teniere P, Hay JM, Fingerhut A et al. Postoperative irradiation therapy does not increase survival after curative resection for squamous cell carcinoma of the middle and lower esophagus as shown by a multicentercontrolled trial. *Surg Gynecol Obstet* 1991;173:123.

Thomas NG, Michael PV. Advances in the surgical treatment of esophageal cancer. *J Surg Oncol* 2010;101:725-29.

Urschel JD, Vasan H. A meta analysis of randomized controlled trials that compared neoadjuvant chemoradiation an surgery to surgery alone for respectable esophageal cancer. *Am J Surg* 2003;185:538-43.

Van Lanschot JJB, Aleman B, Richel D. Esophageal carcinoma: surgery, radioterapy, and chemotherapy. *Curr Opin Gastroenterol* 2002;18(4):490-95.

Van Lanschot JJB, Hulscher JBF, Buskens CJ et al. Hospital volume and hospital mortality for esophagectomy. *Cancer* 2001;91(8):1574-78.

Von Randen BHA, Stein HJ. Therapy of advanced esophageal malignancy. *CUR Opin Gastroenterol* 2004;20(4):391-96.

Wallace MB, Nietert PJ, Earle C et al. an analysis of multiple staging management strategies for carcinoma of the esophagus: computed tomography, endoscopic ultrasound, positron emission tomography and thoracoscopy/laparoscopy. *Ann Thorac Surg* 2002;74:1026-32.

Walsh TN, Noonan N, Hollywood D et al. A comparison of multimodal therapy and surgery for esophageal adenocarcinoma. *N Engl J Med* 1996;335:462-67.

Wang KK, Prasad G, Tian J. Endoscopic mucosal resection and endoscopic submucosal dissection in esophageal and gastric cancers. *Curr Opin Gastroenterol* 2010;26:453-58.

Warren WH. Palliation of dysphagia. *Chest Surg Clin N Am* 2000;10:441-50.

Weiss ES, Meneshian A, Brock MV. The biology of epithelial esophageal cancer. In: Blair AJ, Charles Jr RT, Hunter JG. (Eds.). *Esophageal cancer: principles and practice*. Demos Medical. Philadelphia: Sauders, 2009. p. 27-45.

Welther B, Johansson J, Johnsson F et al. Cervical or thoracic anastomosis after esophageal resection and gastric tube reconstruction. A prospective randomized trial comparing sutured neck anastomosis with stapled intrathoracic anastomosis. *Ann Surg* 2003;238(6):803-14.

Whooley BP, Law S, Murthy SC et al. Analysis of reduced death and complication rates after esophageal resection. *Ann Surg* 2000;233(3)238-344.

Wu PC, Posner MC. The role of surgery in the management of oesophageal cancer. *Lancet Oncol* 2003;4:481-88.

Zieren HU, Muller JM, Jaccbi CA et al. Adjuvant postoperative radiation therapy after curative resection of squamous cell carcinoma of the thoracic esophagus: a prospective randomized trial. *World J Surg* 1993;19:444.

CAPÍTULO 78
Adenocarcinoma da Junção Esofagogástrica

Carlos Eduardo Pinto ■ Antonio Carlos Accetta ■ Daniel Fernandes
Roberto de Almeida Gil ■ Rafael José Mesquita Drumond Lopes

INTRODUÇÃO

Segundo dados do Instituto Nacional de Câncer, no ano de 2010, foram registrados 21.500 novos casos de câncer gástrico e 10.630 novos casos de câncer de esôfago. Não existe na literatura uma estimativa precisa de novos casos para o adenocarcinoma da junção esofagogástrica (AJEG).[1]

O câncer gástrico e do esôfago estão entre as principais causas de morte relacionadas com o câncer em todo o mundo. Apesar de a prevalência do câncer gástrico estar em declínio, a incidência e a prevalência do adenocarcinoma da junção esofagogástrica (AJEG) estão crescendo dramaticamente nos países desenvolvidos.[2-5] A incidência do câncer gástrico está em declínio gradual nos Estados Unidos desde a década de 1930, enquanto que a incidência do AJEG está em ascensão rápida desde a década de 1970. Além disso, em muitos destes países, a incidência deste tumor está crescendo mais rapidamente do que qualquer outro tipo de neoplasia, com exceção do melanoma e do câncer de pulmão.[2]

O aumento da incidência deste tumor está associado à metaplasia intestinal. O fator de risco mais importante parece ser a doença do refluxo gastroesofágico crônico (DRGE) e sua evolução para esôfago de Barrett.[2,6-8]

Uma análise retrospectiva demonstrou que mais de 80% dos AJEG nos países ocidentais são encontrados em estágios avançados, sendo o prognóstico reservado, com taxas de sobrevida em 5 anos inferiores a 30%. Logo, é necessário estabelecer uma estratégia de tratamento adequada para esta doença no mundo ocidental.[2,9] Por outro lado, vários trabalhos, do mundo oriental, demonstram que a incidência do AJEG é notavelmente diferente dos países ocidentais.[2]

A cirurgia continua sendo o padrão ouro para o tratamento do AJEG. A quimioterapia e a radioterapia são efetivas como tratamento neoadjuvante ou adjuvante, melhorando o prognóstico e a sobrevida destes pacientes. Entretanto, as taxas de sobrevida em 5 anos permanecem baixas, entre 15 e 30%, principalmente pela dificuldade no diagnóstico precoce, associado ao comportamento agressivo desta neoplasia.[7]

Existem algumas discrepâncias nas séries publicadas sobre as causas, classificação e tratamentos desses tumores. Primeiro, a localização deste tumor, entre o epitélio do esôfago e do estômago, gera algumas confusões na classificação e conduta. Segundo, estudos bem estabelecidos são direcionados para os cânceres gástrico e esofágico, e existem poucos estudos randomizados assumindo o AJEG como uma entidade nosológica distinta. Terceiro, os AJEG têm comportamentos e tratamentos diferentes, dependendo da sua localização topográfica em relação à JEG, de acordo com a classificação de Siewert.[3,10]

CLASSIFICAÇÃO DE SIEWERT

Em 1996, Siewert e Stein propuseram uma nova classificação para o AJEG, com base nos critérios anatômicos e topográficos,[8] classificação esta aceita em todo o mundo. Estes autores definiram o AJEG como tumores, cujo centro da lesão esteja 5 cm proximal ou distal da verdadeira cárdia. Essa classificação divide os AJEG em três subtipos com características peculiares que influenciam na estratégia cirúrgica do tratamento (Fig. 1 e Quadro 1).[2,10]

Esta classificação foi aprovada pelas Associação Internacional do Câncer Gástrico (IGCA) e Sociedade Internacional de Doenças do Esôfago (ISDE), sendo aceita e reconhecida em todo o mundo.[2,11] O subtipo pode ser determinado prospectivamente, com base nos achados de exames complementares (endoscopia digestiva, exames contrastados e TC).

EPIDEMIOLOGIA E FATORES DE RISCO

Nas últimas décadas tem sido visto um aumento progressivo mundial do número de novos casos de AJEG. Principalmente em pessoas na 5ª e 6ª décadas de vida, do sexo masculino e raça branca.[2,3]

Entre todos os fatores de risco para o desenvolvimento do AJEG, a DRGE aparece como o fator mais importante. A maior parte dos adenocarcinomas de esôfago distal e AJEG estão relacionados com a DRGE crônica e sua evolução final para o esôfago de Barrett, aumentando o risco em até 40 vezes. Fatores de risco específicos incluem a infecção pelo *Helicobacter pylori* (no tipo III), predisposição genética, condições hipossecretoras e fatores dietéticos. O consumo excessivo de alimentos gordurosos e defumados, obesidade, tabagismo e baixa condição socioeconômica são outros fatores associados.[2,7,12]

PATOLOGIA

O tipo I se origina do epitélio glandular esofágico ou em áreas de metaplasia intestinal (esôfago de Barrett). A presença de metaplasia de Barrett está intimamente relacionada com o desenvolvimento do AJEG. A prevalência do esôfago de Barrett no subtipo I é maior que nos II e III, tanto nos países ocidentais quanto orientais.[2,8]

Os tumores do tipo II são os verdadeiros AJEG, se originando da área de junção epitelial, entretanto, podem ter a mesma origem do tipo I ou III. Alguns estudos demonstraram que as características do tipo II são

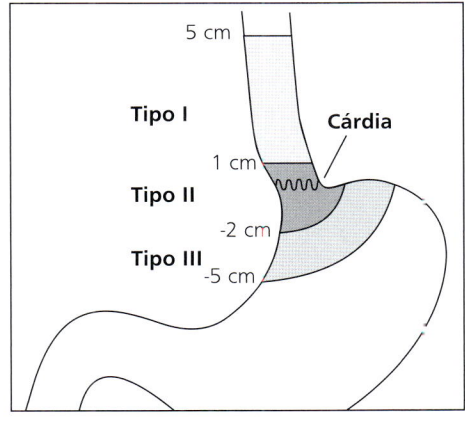

◀ **FIGURA 1.**
Classificação dos AJEG, segundo Siewert.[10]

Quadro 1. Classificação de Siewert

Tipo I	Tumores onde o centro da lesão está localizado de 1 a 5 cm acima da JEG, independente da invasão da JEG	Adenocarcinoma de esôfago distal
Tipo II	Tumores que invadem a JEG, onde o centro da lesão está localizado entre 1 cm acima e 2 cm abaixo da JEG	Adenocarcinoma de cárdia verdadeiro
Tipo III	Tumores que invadem a JEG, onde o centro da lesão está localizado entre 2 e 5 cm abaixo da JEG	Adenocarcinoma subcárdico

mais parecidas com o tipo III, do que comparado ao tipo I, sendo assim, indicando que a origem dos tipos II e III são similares.[2,11,13]

Tumores do tipo III se originam da mucosa gástrica, tendo importante associação ao *Helicobacter pylori* e gastrite atrófica crônica.[2,13,14]

Tumores cujo centro esteja localizado entre 2 a 5 cm abaixo da JEG são classificados como não AJEG ou tumores gástricos verdadeiros, quando não invadem a JEG. A classificação muda para tipo III, quando eles invadem a JEG por progressão horizontal. Portanto, adenocarcinomas gástricos subcárdicos são classificados como tipo III, quando estão espraiados.

Portanto, o AJEG pode conter duas origens distintas.[14] Sendo frequentemente difícil determinar sua origem em alguns casos, especialmente em tumores localmente avançados. Exames com marcadores biológicos podem fornecer dados para aumentar a acurácia da origem.[15,16]

CARACTERÍSTICAS CLINICOPATOLÓGICAS

A frequência dos três subtipos do AJEG difere entre os países ocidentais e orientais. Os tumores do tipo I são menos frequentes nos países orientais do que nos ocidentais.

A média da idade dos pacientes foi de 60 anos, similar nos três grupos. Todos os tipos demonstraram predominância no sexo masculino. Tumores bem diferenciados (tipo intestinal) foram mais frequentemente observados no tipo I, enquanto que os tumores pouco diferenciados e indiferenciados (tipo difuso) são encontrados no tipo III. Tipo II apresenta características intermediárias entre tipos I e III. A presença de metaplasia intestinal de Barrett no esôfago distal é mais comumente observada no tipo I. Siewert e Stein reportaram a proporção de portadores de esôfago de Barrett: 79,5% no tipo I; 5,6% no tipo II; e 0,8% no tipo III, [2,6] achados estes semelhantes aos resultados dos trabalhos chineses.[8] Tipo III parece ter caráter mais progressivo que os tipos I e II, além de possuir comportamento semelhante tanto nos países ocidentais quanto orientais. Os achados de tumores tipo III serem mais progressivos que os outros subtipos não é uma surpresa, já que este tipo representa a progressão de um adenocarcinoma gástrico subcárdico, e o tamanho do tumor tende a ser maior do que o tipo II.[17]

As características clinicopatológicas dos AJEG são semelhantes nos países orientais e ocidentais, exceto pela prevalência dos tumores tipo I, a maior parte destes se originando do epitélio de Barrett. Entre os principais fatores de risco, bem estabelecidos, para a carcinogênese, encontramos o esôfago de Barrett, DRGE e obesidade, enquanto a infecção pelo *Helicobacter pylori* parece reduzir o risco para o desenvolvimento deste tipo.[12] A diferença na prevalência dos tumores tipo I, entre países orientais e ocidentais, pode ser explicada pela diferença de proporção da obesidade e diferenças na prevalência da infecção pelo *Helicobacter pylori*.[2]

ESTADIAMENTO

AJCC 2010 (7ª edição) – TNM (Quadro 2)

A classificação de 2010 promoveu algumas mudanças em relação à classificação de 2002. A principal mudança na classificação destes tumores reside no fato de os tumores da cárdia até 5 cm da JEG (Siewert III) agora serem estagiados como de esôfago, ao invés de câncer gástrico.[18]

Não existe nenhum sistema de estadiamento, na literatura atual, exclusivo para os tumores da JEG. Sendo assim, o consenso, na maioria dos grandes centros, é a utilização do sistema TNM do AJCC (2010) para tumores gástricos e esofágicos.

A avaliação pré-operatória não difere da que é realizada para pacientes com câncer de esôfago, sendo recomendado em todos os pacientes com suspeita de AJEG: anamnese e exame físico, avaliando *Performance Status* e comorbidades, endoscopia digestiva alta com biópsia, TC de abdome superior e tórax, prova de função respiratória, PET-CT, USG endoscópica e exames laboratoriais.[7]

Ultrassonografia endoscópica, TC de abdome superior e tórax são úteis na avaliação da topografia, relação com estruturas vizinhas, ressecabilidade, *status* linfonodal e doença metastática.[7]

Quadro 2. Estadiamento TNM – AICC, 2010

T – TUMOR PRIMÁRIO	
Tx	Tumor primário não pode ser avaliado
T0	Sem evidência de tumor primário
Tis	Displasia de alto grau (Carcinoma *in situ*)
T1	Tumor invade lâmina própria, muscular da mucosa ou submucosa
T1a	Tumor invade lâmina própria ou muscular da mucosa
T1b	Tumor invade submucosa
T2	Tumor invade muscular própria
T3	Tumor invade adventícia
T4	Tumor invade estruturas adjacentes
T4a	Tumor ressecável invadindo pleura, pericárdio ou diafragma
T4b	Tumor irressecável invadindo outras estruturas adjacentes, como aorta, corpo vertebral e traqueia
N – LINFONODOS	
Nx	Linfonodos regionais não podem ser avaliados
N0	Ausência de metástase linfonodal
N1	Metástase de 1-2 linfonodos
N2	Metástase de 3-6 linfonodos
N3	Metástase em 7 ou mais linfonodos
M – METÁSTASE	
M0	Ausência de mestástase a distância
M1	Mestástase a distância

Estágio	T	N	M	G
0	Tis	N0	M0	1, X
IA	T1	N0	M0	1-2, X
IB	T1	N0	M0	3
	T2	N0	M0	1-2, X
IIA	T2	N0	M0	3
IIB	T3	N0	M0	Qualquer
	T1-2	N1	M0	
IIIA	T1-2	N2	M0	Qualquer
	T3	N1	M0	
	T4a	N0	M0	
IIIB	T3	N2	M0	Qualquer
IIIC	T4a	N1-2	M0	Qualquer
	T4b	Qualquer	M0	
	Qualquer T	N3	M0	
IV	Qualquer T	Qualquer N	M1	Qualquer

TRATAMENTO ENDOSCÓPICO

Recentes melhorias na terapia endoscópica aumentaram o interesse na sua aplicação para o tratamento do AJEG precoce. Tumores T1 e sem linfonodos positivos estão associados a uma taxa de sobrevida em 5 anos superior a 90% após o tratamento cirúrgico.[3,19] A terapia endoscópica deve ser encarada como o tratamento de escolha na maioria dos pacientes com neoplasia intraepitelial de alto grau e AJEG restrito à mucosa, já que tem o potencial curativo semelhante ao tratamento cirúrgico, podendo resultar em ausência de doença residual e na erradicação de condições pré-malignas (esôfago de Barrett). Entre os benefícios desta modalidade terapêutica encontramos as baixas morbidade e mortalidade.[3] O problema é que dificilmente encontramos pacientes com doença precoce que sejam passíveis deste tipo de tratamento.

Técnicas de ablação têm vantagens e desvantagens. A terapia fotodinâmica permite a ablação com sucesso do epitélio de Barrett e de adenocarcinoma precoce, mas não obtém espécime histopatológico para análise (destruição tecidual), tem variável grau de lesão tecidual (em profundidade), não realiza o tratamento linfonodal e está associada a um risco substancial para persistência de doença e recidiva, por complicações do tratamento, como estenoses.[3,20]

A ressecção endoscópica da mucosa parece ser apropriada tanto pela ressecção eficaz quanto pela produção de espécime para avaliação histopatológica.

Um estudo fase III avaliou a radioablação endoscópica na erradicação do esôfago de Barrett e obteve resultados promissores, com uma taxa de erradicação alta e baixa progressão de doença, além de pouca estenose esofágica (6%).[21]

Algumas séries atribuem a probabilidade de metástase linfonodal, em AJEG precoce, ao tamanho do tumor, invasão angiolinfática e de submucosa e baixo grau de diferenciação celular.[22,23]

Achados sugerem 0% de envolvimento linfonodal em casos de adenocarcinoma *in itu* superficial T1 m1 ou m2 (invasão da superfície ou terço médio da mucosa) pequenos e bem diferenciados; próximo de 0% em m3; e de 1-3% em tumores T1 sm1 (acometimento superficial da muscular da mucosa), mas de 10-30% para lesões sm^2 e sm^3.[3,22,23]

Assim, a ressecção endoscópica é adequada em tumores T1 m1 – sm^1, bem diferenciados, não deprimidos, e menores do que 2 cm. Em lesões invasivas diagnósticas, em produtos de ressecções endoscópicas, sm^2 ou sm^3, a cirurgia curativa é mandatória pelo alto risco de acometimento linfonodal.[3]

TRATAMENTO CIRÚRGICO

A cirurgia é considerada o pilar principal no tratamento do AJEG, oferecendo os melhores resultados de sobrevida. A técnica cirúrgica padrão é fundamentada na topografia do tumor, de acordo com a classificação de Siewert, tendo por objetivo a ressecção completa da lesão e da cadeia linfática de drenagem.[2,3,7,10]

O câncer de cárdia Siewert I requer o tratamento semelhante às lesões do esôfago distal. Os tumores Siewert III necessitam de tratamento cirúrgico igual ao câncer gástrico proximal. Enquanto que os tumores Siewert II apresentam uma relação controversa quanto ao tratamento. Porém, escolha da técnica cirúrgica ainda é motivo de controvérsia, não havendo um consenso sobre a extensão da ressecção gastroesofágica, assim como a linfadenectomia adequada.[3] No INCA, preconizamos a esofagectomia com gastrectomia proximal, como cirurgia padrão, no tipo II de Siewert.

Diversos estudos demonstraram que a ressecção R0 parece ser um fator preditivo independente associado à sobrevida, assim como o estadiamento TNM. Siewert *et al.* demonstraram que uma ressecção R0 é um forte fator prognóstico em pacientes com AJEG. Portanto, como ponto inicial no tratamento cirúrgico, devemos garantir a ressecção completa do tumor primário e dos linfonodos adjacentes. A sobrevida em 5 anos após ressecção R0 está entre 43-49%, na ressecção R1 de 0-11%, e na ressecção R2 de 0-4%. A ressecção R0 está associada a melhores taxas de sobrevida quando comparada às cirurgias R1 e R2 e constitui o principal fator prognóstico independente na análise de vários estudos.[3,24-26]

A abordagem transtorácica permite melhor avaliação local, melhorando o estadiamento, além de promover uma melhor dissecção linfonodal. A via trans-hiatal parece reduzir as complicações respiratórias, a morbidade e mortalidade geral e associadas a fístulas e ao tempo cirúrgico. Finalmente, a abordagem por toracofrenolaparotomia esquerda oferece um bom campo operatório, porém a confecção de uma anastomose sob o arco aórtico provoca uma alta taxa de refluxo e uma margem proximal exígua.[3,27]

Dois estudos retrospectivos com mais de 1.000 pacientes demonstram um consenso na estratégia cirúrgica dos tumores tipo I (esofagectomia + gastrectomia proximal via transtorácica) e tipo III (gastrectomia total), porém, diferentes estratégias têm sido utilizadas nos tumores tipo II. Para tumores tipo II, Siewert *et al.* propuseram a gastrectomia total com esofagectomia parcial distal, usando a abordagem trans-hiatal, fato este justificado pela disseminação linfonodal essencialmente abdominal nos tumores tipo II e associado ao fato de que não existe nenhum benefício, em termos de sobrevida, com o acesso transtorácico. Esofagogastrectomia superior (polar) via abordagem trans-hiatal somente é realizada quando a ressecção R0 não é factível por via abdominal isolada, ou seja, sendo realizada como cirurgia paliativa.[3,26,28]

Um estudo randomizado com 220 pacientes, que foram submetidos à cirurgia para o AJEG, comparou a esofagectomia trans-hiatal *en bloc* com linfadenectomia em dois campos com a esofagectomia transtorácica com linfadenectomia em três campos. A taxa de ressecção R0 foi de 72% no grupo trans-hiatal comparado a 71% no grupo transtorácico (p = 0,28), com uma média de linfonodos ressecados de 16 no grupo transhiatal *versus* 31 no grupo transtorácico (p < 0,001). A mortalidade perioperatória foi semelhante nos 2 grupos (2% *vs.* 4%; p = 0,45), enquanto que a morbidade respiratória foi significativamente maior no grupo transtorácico (57% *vs.* 27%; p < 0,001). Incidência de fístula não foi muito diferente nos dois grupos (14% *vs.* 16%; p = 0,85), assim como disfunção do nervo recorrente (13% *vs.* 21%; p = 0,15). Foi encontrada uma taxa de sobrevida em 5 anos maior no grupo transtorácico (39% *vs.* 29%), e intervalo livre de doença (39% *vs.* 27%). Análise de subgrupos demonstrou um ganho de sobrevida em 5 anos de 17% no grupo transtorácico em tumores tipo I, comparado com apenas 1% para os tumores tipo II. As taxas de sobrevida em 5 anos foram de 34% no grupo trans-hiatal *vs.* 36% no grupo transtorácico (p = 0,69), e um ganho de 14% na sobrevida em tumores tipo I.[29,30]

Um ensaio randomizado com tumores tipos II e III comparou gastrectomia + esofagectomia parcial por via abdominal à toracofrenolaparotomia esquerda. As taxas de ressecções R0 foram semelhantes nos dois grupos (76% no grupo com acesso abdominal *vs.* 75% no grupo do acesso torácico), e sobrevida em 5 anos de 52,3% *vs.* 37,9%, respectivamente. Houve um aumento da morbidade perioperatória (principalmente respiratória) no grupo da toracofrenolaparotomia (49% *vs.* 34%; p = 0,06). Portanto, a ressecção por toracofrenolaparotomia não é recomendada.[3,31]

No Quadro 3 encontra-se o tratamento atual recomendado.[3]

A ocorrência de metástase linfonodal mediastinal do AJEG é de 7,1 a 40,8%. A necessidade de linfadenectomia mediastinal "profilática" permanece controversa.[32-34] Os dois maiores estudos no mundo, *Dutch Trial e Japanese*, tentaram elucidar este paradigma.

O primeiro e maior dos estudos (fase III) realizados foi o *Dutch Trial*,[29] realizado na Holanda (Amsterdã e Rotterdã) entre 1994 e 2000. Este estudo tentou idealizar a melhor abordagem cirúrgica e a extensão da linfadenectomia em AJEG tipos I e II. O estudo avaliou a superioridade da esofagectomia transtorácica associada a uma linfadenectomia *en bloc* estendida, via toracotomia direita (RTA), sobre a esofagectomia trans-hiatal (TH). No grupo TH, a esofagectomia foi realizada sob visão direta por exposição do hiato diafragmático até a veia pulmonar inferior. Tubo gástrico foi confeccionado, e esofagogastroanastomose cervical, associada a uma linfadenectomia regional e ligadura de artéria gástrica esquerda. Não foi realizada linfadenectomia cervical ou mediastinal. O tronco celíaco foi esvaziado somente quando havia linfonodos clinicamente suspeitos.

Quadro 3. Tratamento cirúrgico do AJEG

Tipo I – Ressecção: esofagectomia subtotal + gastrectomia proximal via transtorácica. Em caso de contraindicação à toracotomia ou alto risco cirúrgico, a abordagem trans-hiatal é uma alternativa
Linfadenectomia: em caso de acesso transtorácico, a linfadenectomia em dois campos (abdominal e torácica) deve ser realizada. Se a abordagem trans-hiatal for realizada, deve-se realizar, também, a linfadenectomia em dois campos por uma abertura do hiato diafragmático
Tipo II – Ressecção: duas técnicas são aceitáveis, esofagectoma subtotal + gastrectomia proximal (via trans-torácica ou trans-hiatal) ou esofagectomia distal + gastrectomia total (via abdominal). Acesso torácico esquerdo não é recomendado
Linfadenectomia: em caso de acesso transtorácico, a linfadenectomia em dois campos (abdominal e torácico) deve ser realizada. Se a abordagem trans-hiatal for realizada, deve-se realizar, também, a linfadenectomia em dois campos por uma abertura do hiato diafragmático
Tipo III – Ressecção segue as regras do tratamento do câncer gástrico. Gastrectomia total e, se necessário, ressecção multiorgânica, para obter-se uma cirurgia R0. Acesso torácico esquerdo não é recomendado
Linfadenectomia: similar à dissecção para o câncer gástrico (dois com preservação esplenopancreática)

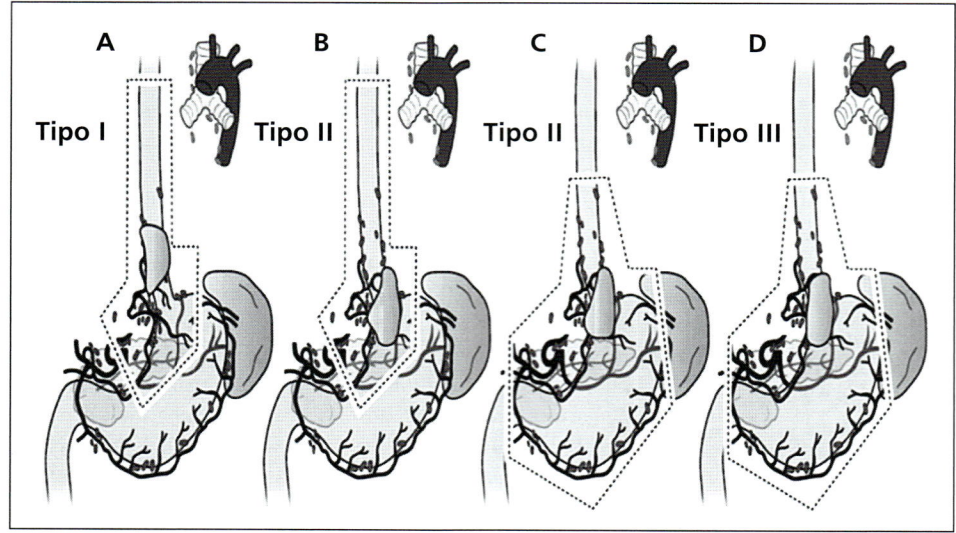

◀ **FIGURA 2. (A)** Esofagectomia subtotal + gastrectomia polar superior. **(B)** Esofagectomia subtotal + gastrectomia polar superior. **(C)** Gastrectomia total + esofagectomia distal. **(D)** Gastrectomia total.

Nos pacientes do grupo RTA, foi realizada uma linfadenectomia mediastinal, assim como linfadenectomia abdominal (paracárdicos, pequena curvatura, artéria gástrica esquerda, tronco celíaco, artérias hepáticas comum e esplênica). A sobrevida em 5 anos foi melhor no grupo RTA quando comparado ao grupo TH (39% vs. 29%). Entretanto, a taxa de complicação pulmonar e de fístula quilosa foi maior no grupo RTA (57% vs. 27%; p < 0,001 e 10% vs. 2%; p = 0,002). Houve um aumento de 14% na sobrevida em 5 anos no grupo RTA, com tumores tipo I (51% vs. 37%; p = 0,33).

A ressecção transtorácica demonstrou ser uma cirurgia com maior morbidade comparada à ressecção trans-hiatal, entretanto, a mortalidade não foi diferente entre os dois grupos. Ressecção transtorácica estendida deve ser recomendada no Siewert I, contudo não deve ser recomendada em Siewert II, segundo este estudo.[2]

Um ensaio japonês (fase III)[31] foi realizado para comparar a toracofrenolaparotomia esquerda (LTA) em tumores II/III à abordagem trans-hiatal (TH). Pacientes do grupo da TH foram submetidos à gastrectomia D2 (com esplenectomia) + linfadenectomia para-aórtica. Pacientes do grupo LTA foram submetidos à linfadenectomia mediastinal abaixo da veia pulmonar inferior esquerda, associado ao procedimento abdominal descrito anteriormente. Em um grupo de 165 pacientes, foi estimada uma sobrevida em 5 anos para 53,4% no grupo TH e 38,9% no grupo LTA (p = 0,93). Taxas de morbidade e mortalidade perioperatórias foram mais elevadas no grupo LTA. Esses resultados sugerem que a LTA para tumores tipos II/III não promove melhora na sobrevida, além de aumentar a morbidade, portanto, não sendo recomendado.

Há um consenso geral de que a gastrectomia total com esofagectomia abdominal associada à linfadenectomia D2 deve ser o tratamento padrão para tumores Siewert III e adenocarcinomas gástricos. A linfadenectomia alargada (para-aórtica) aumenta a morbidade, não acrescentando melhora na sobrevida.[3,35,36]

Martin et al.[36] demonstraram o benefício de ressecções alargadas (en bloc) para tumores Siewert II e III localmente avançados. Este estudo comparou 865 gastrectomias não estendidas com 268 gastrectomias estendidas. Não houve diferença nas taxas de mortalidade perioperatória, com uma sobrevida média melhor nas ressecções "não alargadas" (63 meses vs. 32 meses, p < 0,01). Entretanto, a taxa de sobrevida em 5 anos foi notavelmente melhor no grupo das ressecções estendidas (32%).[37]

As taxas de sobrevida em 5 anos, após o tratamento cirúrgico adequado, são de 37% para tumores pT3-T4, 38% para pN+, 56% para estágio II, 46% para estágio III, e 11,6% para estágio IIIB e IV.[3,38]

Após uma ressecção R0, os dois principais fatores preditivos de recidiva são: envolvimento linfonodal e invasão tumoral além da muscular da mucosa. As taxas de sobrevida em 5 anos aplicadas à classificação de Siewert são: 40% para tumores tipo I, 30% para tumores tipo II, e 25% para tumores tipo III.[3,25,28,30] Um último fator, porém de alta relevância, é a experiência do cirurgião. Uma vez que já foi demonstrado em diversos trabalhos que o cirurgião oncológico é fator de prognóstico no tratamento do câncer (Figs. 2 e 3).[39]

TRATAMENTOS ADJUVANTE E NEOADJUVANTE

A maioria dos pacientes com doença potencialmente ressecável carrega um alto risco de recidiva, seja local, seja sistêmica, fazendo destes tumores doenças altamente fatais, com taxa de sobrevida em 5 anos menores que 20%. Indicação de tratamento complementar quer de forma adjuvante (pós-operatória), quer de forma neoadjuvante (pré-operatória), com radioterapia associada à quimioterapia ou com quimioterapia isolada, é racionalmente recomendada.[40]

A abordagem adjuvante teoricamente tem a vantagem do melhor estadiamento da doença e de não retardar a cirurgia. O início do tratamento deve ser o mais precoce possível após a cirurgia, pois a retirada do tumor primário potencialmente aumenta o crescimento das micrometástases por diminuição de produção de fatores antiangiogênicos e aumento de liberação de substâncias (citocinas) promotoras de proliferação celular.[41]

A estratégia neoadjuvante também tem, teoricamente, vantagens, incluindo a possibilidade de induzir a resposta terapêutica e diminuição do tumor (*downstaging*) e aumentar a possibilidade de ressecção R0.

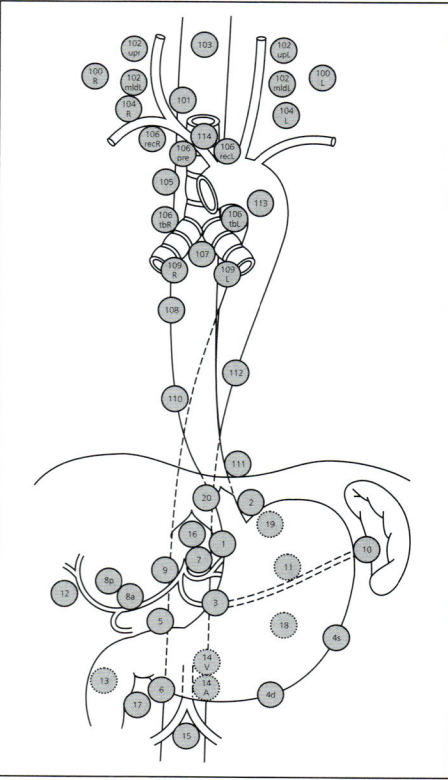

◀ **FIGURA 3.** Estações nodais relacionadas com o câncer da cárdia na visão frontal e lateral. No caso especial da cárdia interessa de sobremaneira o compartimento abdominal superior e mediastinal inferior até bifurcação da traqueia. O mediastino superior apresenta-se controverso sobre a influência na sobrevida.

Permite, também, tratamento precoce das micrometástases. Além disso, garante melhor tolerância ao tratamento.

Hoje é impossível saber qual a melhor abordagem para os AJEG. Em geral existe maior aceitação ao tratamento trimodal, isto é, quimiorradioterapia neoadjuvante seguida por cirurgia em pacientes com AJEG tipo I de Siewert. Nos tumores dos tipos II e III as controvérsias são muitas, tanto na utilização da quimiorradioterapia como da quimioterapia isolada, tanto em caráter adjuvante como em caráter neoadjuvante.

Quimioterapia adjuvante (quimioterapia isolada *versus* cirurgia)

Nas últimas três décadas vários estudos de fase III comparando cirurgia isolada e quimioterapia sistêmica adjuvante para tratamento de adenocarcinoma gástrico, incluindo tumores da JEG, têm produzido resultados conflitantes. Em geral os resultados positivos são modestos com aumento absoluto de sobrevida em 5 anos de 3 a 5% após o uso da quimioterapia adjuvante. Devemos ressaltar que muitos destes estudos têm grandes problemas metodológicos e utilizaram esquemas considerados inadequados.

Na tentativa de elucidar a questão algumas metanálises foram publicadas, mas as dificuldades interpretativas permaneceram. Em 2002 *Janunger et al.*,[42] publicaram metanálise em que o uso de quimioterapia adjuvante no tratamento do câncer gástrico revelou redução no risco de recidiva de 10 a 28%, e redução significativa do risco de morte (HR: 0, 84, 95% IC: 0,74-0,96). Entretanto, quando os estudos com população asiática, tradicionalmente melhores respondedores à quimioterapia, são separados daqueles com população ocidental, o benefício, nestes últimos, não é mais identificado.

Recentemente, outra metanálise, sugestivamente chamada de Gastric (Global Advanced/Adjuvant Stomach Tumor Research International Collaboration),[43] incluiu 3.838 pacientes de 17 estudos randomizados. A análise foi individual, e o tempo de acompanhamento mediano de 7 anos, mostrando benefício para o uso da quimioterapia adjuvante em termos de sobrevida global (HR: 0,82: 95% CI: 0,75-0,90 p < 0,001).

Nenhuma das metanálises avaliou separadamente pacientes com tumores de junção esofagogástrica, mas em muitos estudos eles representavam proporção significativa de pacientes incluídos.

Uma questão sempre levantada é a do benefício quanto à utilização de tratamento complementar em pacientes submetidos a linfadenectomias ampliadas. *Sakuramoto et al.* examinaram o benefício da utilização de S1 (agente que combina Tegafor, pró-droga conversível em 5-FU, Gimeracil, agente inibidor de DPD e Oteracil, que inibe a metabolização do 5-FU no TGI) após cirurgia comparada à cirurgia isolada em 1.059 pacientes com adenocarcinomas gástricos estágios II e III, submetidos à gastrectomia e linfadenectomia D2.[44] Após 3 anos de acompanhamento houve aumento significativo de sobrevida global (80,1% *vs.* 70,1% p = 0,003). Este estudo demonstrou o benefício da quimioterapia em pacientes submetidos à linfadenectomia D2. É importante ressaltar, todavia, que sua utilização em pacientes ocidentais é questionável. O estudo Flags[45] que usou S1 em população ocidental com câncer gástrico metastático teve resultado desapontador e não reproduziu os resultados obtidos com a medicação na população asiática. Diferenças farmacogenéticas podem refletir diferenças metabólicas que modificam a efetividade da droga em populações diferentes. S1 não foi comercializado em países do ocidente.

No Congresso da ASCO em 2011 foram apresentados os resultados do estudo Classic[46] que comparou em 1.035 pacientes estágios II e III, submetidos à gastrectomia D2, o uso de 8 ciclos de Capecetabina e Oxaliplatina, com cirurgia isolada e observação. A redução do risco de recidiva foi de 46% (HR: 0,56 95% CI: 0,44-0,72, p < 0,0001), refletindo uma sobrevida livre de progressão em 3 anos de 74% *vs.* 60% a favor do grupo tratado com QT. O tempo de acompanhamento curto ainda não permitiu avaliação do impacto do tratamento na sobrevida global. Os efeitos colaterais foram manejáveis.

Quimiorradioterapia adjuvante

Pacientes com adenocarcinomas gástricos, incluindo carcinomas juncionais, têm alta chance de recidiva local. Estratégias avaliando tratamento adicional com rádio e quimioterapia vêm sendo investigadas.

O estudo americano INT-0116,[47] de fase III, incluiu 556 pacientes com câncer gástrico, 20% deles com adenocarcinomas juncionais, estágios IB-IV(M0). A maioria apresentava doença de alto risco (69% T3-T4 e 85% N+). Os pacientes foram aleatorizados em dois braços. Um braço controle de observação, e outro braço com tratamento complementar. Neste último os pacientes recebiam cinco ciclos mensais com 5-FU *bolus* e ácido folínico (esquema da "Mayo Clinic") associado à radioterapia 4,5Gy. Os resultados mostraram benefício do tratamento combinado, com aumento significativo da sobrevida mediana: 36 meses *versus* 27 meses. Atualização do resultado após 10 anos de acompanhamento mostrou que as diferenças eram mantidas em termos de sobrevida global (HR: 1,32 p = 0,004) e sobrevida livre de doença (HR: 1,51 p < 0,001).[48] Importante frisar que a toxicidade foi alta (graus 3 e 4: 41%), mas mortalidade foi incomum (< 1%) (Fig. 4).

Este estudo tornou a quimiorradioterapia referência nos Estados Unidos e em muitos países do mundo. Críticas ao estudo foram feitas em função da inclusão de pacientes subtratados cirurgicamente, já que a maioria (54%) fez ressecção linfonodal inadequada (D0), e só 10% foram submetidos à linfadenectomia D2. Análise de subgrupo mostrou que o benefício da radioterapia era limitado aos pacientes com linfadenectomia D0 e D1. Outra crítica se referia à utilização de esquema de quimioterapia considerado não ideal.

Evidência indireta de benefício com esta estratégia veio do estudo observacional coreano,[49] que analisou, retrospectivamente, 540 pacientes submetidos a tratamento cirúrgico ideal (gastrectomia e linfadenectomia D2) e que foram tratados de forma complementar idêntica ao INT.0116 e comparados com 446 pacientes, também idealmente operados, que fizeram apenas acompanhamento sem tratamento complementar. Para todos os es-

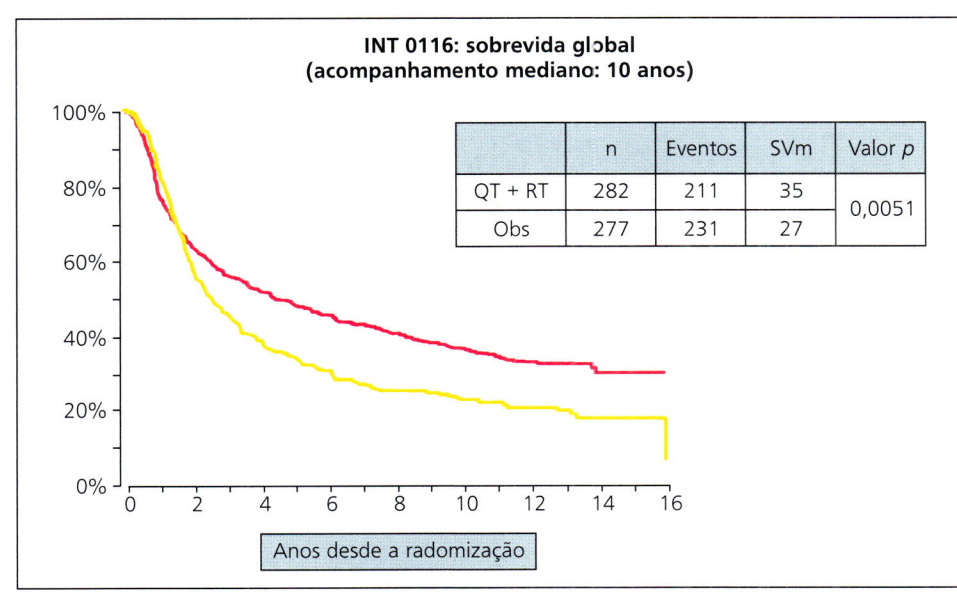

◀ **FIGURA 4.** INT 0116: sobrevida global.

tágios, a sobrevida livre de progressão e a sobrevida global em 5 anos favoreceram ao grupo que recebeu tratamento quimiorradioterápico adjuvante.

Na tentativa de melhorar os resultados do INT.0116, o CALGB[50] realizou estudo em que comparava um braço em que os pacientes eram tratados com esquema nos moldes de INT.0116 *versus* um esquema de quimioterapia teoricamente mais efetivo, isto é, ECF (Epirrubicina, Cisplatina e Fluorouracil) que era administrado antes e após o esquema associado de rádio e quimioterapia. Contrariando as expectativas, não houve diferença estatisticamente significativa entre os dois braços, tanto na sobrevida livre de progressão, como na sobrevida global.

Quimioterapia neoadjuvante

Quatro grandes estudos foram realizados, incluindo um grande número de pacientes com tumores de junção esofagogástrica, comparando o uso de quimioterapia neoadjuvante à cirurgia isolada. Apenas em um deles os resultados foram negativos. No quadro resumido (Quadro 4), apresentam-se os resultados dos estudos.

O estudo Americano, Intergroup 0113, publicado em 1998,[51] incluiu 440 pacientes, 54% deles com adenocarcinomas da cárdia e avaliava em um braço a cirurgia isolada, e, em outro três ciclos de quimioterapia com 5-FU e cisplatina seguidos por cirurgia. Dois ciclos adicionais pós-operatórios com o mesmo esquema eram administrados. No grupo tratado com quimioterapia, 20% dos pacientes não fizeram ressecção de doença primária, enquanto no grupo de cirurgia apenas 4% não foram operados. Após acompanhamento de 55 meses, não houve diferença de sobrevida nos dois braços.

Já nos outros três estudos houve claro benefício na associação de quimioterapia neoadjuvante no tratamento dos adenocarcinomas de JEG. O estudo desenvolvido pelo "*UK Medical Research Council*"[52] investigou o uso neoadjuvante de cisplatina e 5-FU (em doses mais baixas que o estudo INT.0113) e comparou com cirurgia isolada, mostrando benefícios com redução absoluta de 6% na mortalidade em 5 anos no grupo tratado com QT pré-operatória. Foram incluídos 802 pacientes, e 66% tinham doença na JEG. A taxa de ressecção R0 e R1 foi significativamente maior no grupo de tratamento combinado (60% *vs.* 54% p < 0,001). A sobrevida mediana foi de 16,8 meses contra 13,6 meses favoráveis ao tratamento combinado.

Os resultados de dois estudos, MAGIC TRIAL[53] e ACCORD 07,[54] demonstraram benefícios com esta estratégia. No primeiro 503 pacientes com adenocarcinoma gástrico potencialmente ressecável (estágios II a IV M0) foram alocados em um braço com cirurgia exclusiva ou em um de tratamento pré-operatório com três ciclos de ECF (Epirrubicina, Cisplatina e 5-FU infusional), seguidos de cirurgia e após três ciclos pós-operatórios com o mesmo esquema. O braço combinado mostrou-se superior com ganho de SLP (HR: 0,66, 95% CI: 0,53-0,81, p < 0,001) e de sobrevida global (HR: 0,75, 95% CI: 0,60-0,93, p = 0,009). A sobrevida global aos 5 anos foi de 36% *vs.* 23%. A toxicidade graus 3 e 4 foi significativa, tanto hematológica como a não hematológica (náuseas e vômitos), com um número significativo de pacientes (35% aproximadamente) não recebendo o tratamento pós-operatório. Importante assinalar que não houve diferença na morbidade cirúrgica entre os dois braços (45,7 *vs.* 45,3%).[53] Críticas foram feitas em função da realização de cirurgias não padronizadas e estadiamento pré-operatório inadequado, em razão da ausência de laparoscopia, gerando, assim, um braço controle com desempenho muito pobre.[55]

Recentemente, pesquisadores franceses apresentaram os resultados do ACCORD 07 – FFCD 9703 com resultados semelhantes ao estudo Magic. Os pacientes tratados com dois a três ciclos de QT pré-operatórios, com Cisplatina e 5-FU infusional, seguidos de cirurgia e após três ou quatro ciclos do mesmo esquema de QT, tiveram um aumento de 14% na sobrevida em 5 anos (38% *vs.* 24%, HR: 0,69 95% CI 0,5 a 0,95 p = 0,02) e SLP de 34% *vs.* 19% (HR: 0,65 95% CI, 0,48-0,89, p = 0,003) sobre os pacientes tratados com cirurgia exclusiva (Quadro 4).[54]

Quimiorradioterapia neoadjuvante:

Quando procuramos analisar os estudos randomizados que utilizavam a quimiorradioterapia como estratégias neoadjuvantes, deparávamo-nos com uma série de dificuldades metodológicas que dificultam a nossa interpretação dos dados. A radioterapia é ativa contra o câncer de esôfago, e sua utilização pode aumentar o controle local da doença. A combinação de quimioterapia e radioterapia em regime pré-operatório poderia aumentar os controles local e sistêmico da doença, permitindo ganho de sobrevida. Seu uso pré-operatório teria ainda como benefícios teóricos permitir a melhor definição dos campos de tratamento pela erradicarão em função da presença do tumor primário e exclusão da cirurgia de pacientes que rapidamente evoluem com doença metastática. Entretanto inúmeros estudos randomizados, que comparavam cirurgia isolada com tratamento neoadjuvante de rádio e quimioterapia associados, apresentavam resultados contraditórios. Contribui para isso o fato de muitos estudos incluírem número pequeno de pacientes e de permitir inclusão de pacientes com tumores malignos de esôfago, tanto com carcinoma epidermoide como com adenocarcinomas.

Estudos randomizados comparavam de forma aleatória o uso de quimiorradioterapia neoadjuvante com a cirurgia isolada, com resultados contraditórios. Eles incluíram principalmente adenocarcinomas gástricos e AJEG, do tipo I.

Wash et al[56] publicaram estudo com 56 pacientes com adenocarcinomas tratados com 5-FU e Cisplatina associado à radioterapia (40Gy) e mostraram aumento de sobrevida de 32% *vs.* 6% p=0,001) no braço de tratamento combinado trimodal. Este estudo estabeleceu o tratamento combinado como padrão nos EUA, mas foi muito criticado em função da sobrevida extremamente pobre no braço cirúrgico isolado (apenas 6%). Além disso, os pacientes eram pobremente estagiados e não havia clara definição de ressecabilidade. O estudo mostrou ainda aumento da mortalidade operatória (3,6% *vs.* 8,6%) no tratamento trimodal (Quadro 5).

Suzan Urba *et al.*[57] publicaram em 2001, os resultados do estudo comparativo entre cirurgia isolada e precedida por tratamento associado

Quadro 4. Quadro sumarizado dos resultados dos estudos randomizados com o uso de quimioterápicos adjuvantes

ESTUDO	N	BRAÇOS COMPARADOS	ACOMPANHAMENTO	RESULTADOS SLD E SG	OBS
[14] INT 0113 (EUA)	440 54% JEG	A) Cirurgia *vs.* B) QT (5FU/CDDP) x 3 pré + cirurgia + 2 QT após	55 meses	NS	R0: 4% *vs.* 20% Favor cirurgia
[15] UK MRC	802 66% JEG	A) Cirurgia *vs.* B) QT (5FU + CDDP) x 2 pré + cirurgia	6,1 anos	SVm: 13,3 m *vs.* 16,8 m p = -0,003	R0: 54% *vs.* 60% p < 0,001 Favor QT
[16] MAGIC TRIAL (UK)	503 26% JEG	A) Cirurgia *vs.* B) QT (ECF) x 3 pré + Cirurgia + 3 QT pós	49 meses	SLD: 7% *vs.* 30% p < 0,001 SG 23% *vs.* 36% p = 0,009	R0: 69% *vs.* 79% p = 0,018 Favor QT
[17] ACCORD 07 (França)	224 75% JEG	A) Cirurgia *vs.* B) QT (5FU + CDDP) x 2 a 3 pré-cirurgia + 1 a 4 QT pós	5,7 anos	SG: 24% *vs.* 38% p = 0,021 SLD 34% *vs.* 19% p = 0,003	R0: 74% *vs.* 87% p = 0,04 Favor QT

Quadro 5. Principais estudos apresentados

ESTUDO (AUTOR)	REGIME DE TRATAMENTO	CARACTERÍSTICAS N, HISTOLOGIA, ESTÁDIO	PCR	MORTALIDADE CIRÚRGICA	SVM	SG 3 ANOS	OBS
Wash et al.[56] (1996) Irish	A) 5FU + CDDP ×2 pré + RXT (40 Gy) + cirurgia B) Cirurgia isolada	AI = 58 pts Adenocarcinoma Estádios I, II e III	2,5% NA	8,62 3,62	16 m P = 0,001 11 m	32% P = 0,001 6%	Sobrevida muito ruim do braço com cirurgia isolada
Urba SG et al.[57] (2001) EUA	A) 5FU(IC) + CDDP + Vimblastina + RXT (45Gy) + cirurgia B) Cirurgia	N = 100 PTS (50x50) SCC: 2.5% Adenoca: 7.5% Estádios I, II e III	26% NA	12,3% P = 0,012 3,6%	18,6 m 16,9 m	~37% P = 0.15 30%.	Projeção de resultados altos impedindo significância estatística
Burmeister et al. (2005) Austrália	A) CDDP + 5FU IC 1 ciclo pré + RXT (35Gy) + cirurgia B) Cirurgia	N = 128 pts em cada braço SCC: 39% Adenoca: 61%	NA	4,6% 4,6%	21,7 m NS 18,5 m	NA NA	PFS melhor em pacientes com carcinoma epidermoide
Tepper et al.[58] (2008) CALGB 9781 (EUA)	A) CDDP + 5FU(IC) + RXT (50.4Gy) + cirurgia B) Cirurgia Isolada	N = 30 SCC: 39% Adeno: 75% N: 26	40% NA	0% P = 0,02 7,7%	4,5 anos 1,8 ano	39% (5 anos) 16% (5 anos)	Fechamento precoce do estudo por dificuldade de inclusão de pacientes
Gaast et al.[55] (2010) Cross Study Group Holanda	A) Paclitaxel + carboplatina semanal x 5 sem + RXT (41.4Gy) + cirurgia B) Cirurgia	N = 175 PTS Adeno: 273 SCC: 86 N = 188 pts	32,6% NA	3,7% P = 0,011 3,8%	49 meses 26 meses	59% P = 0.01 46%	Considerado como tratamento padrão para esôfago e JEG tipo I
Mariette et al.[59] (2010) FFCD 9901 França	A) CDDP + 5FU (IC) × 2 ciclos + RXT (45 Gy) + Cirurgia B) Cirurgia	N = 98 Estádios I e II N = 97	NA NA	7,3% P = 0,054 1,1%	31,8 m 43,8 m	NA NA	Inclusão apenas de pacientes com estádios iniciais

de RXT (45Gy) e QT (FU, CDDP e Vimblastina). Foram incluídos 50 pacientes em cada braço, sendo 75% portadores de adenocarcinomas. Dos pacientes submetidos ao tratamento associado, 28% apresentaram resposta completa patológica. Não houve aumento da mortalidade cirúrgica (2% vs. 4%). Não houve, entretanto, aumento na sobrevida mediana global (16,9 vs. 17,6 meses para cirurgia isolada). Análise de sobrevida aos 3 anos mostrou diferença absoluta a favor do tratamento trimodal (30% vs. 16%), mas em função de o benefício estipulado para o tratamento combinado ter sido projetado para valores muito altos, não houve significância estatística (p = 0,15) (Quadro 5).

Recentemente Tepper et al.[58] publicaram os resultados do estudo CALGB 9781. O estudo projetado para incluir 500 pacientes divididos em dois braços, um com cirurgia isolada e outro com QT (5FU e CDDP) associado à radioterapia 50 Gy, seguida de cirurgia. O estudo teve ineficaz entrada de pacientes, e só 56 pacientes foram incluídos (75% com adenocarcinomas de JEG estádios I a III). Após 6 anos de acompanhamento houve benefício de sobrevida no braço combinado de 6,5% (24,7% vs. 18,2%). A taxa de ressecção completa (R0) também foi maior no grupo tratado de forma pré-operatória ([HR] 0,56 95% CI 0,42-0,74, p<0,001), e não houve aumento da mortalidade operatória (Quadro 5).

Dois estudos recentes, de fase III, foram apresentados apenas na forma resumida. O Cross Trial[55], apresentado na ASCO em 2010, mostrou benefício de sobrevida em pacientes tratados com QT associada à radioterapia; 363 pacientes (75,2% com AJEG) com tumores ressecáveis, localmente avançados (T2-3 No -1 M0). Foram incluídos 188 pacientes randomizados para cirurgia isolada, e 175 pacientes receberam tratamento semanal com paclitaxel 50 mg/m² e carboplatina AUC2 (5 semanas) e radioterapia concomitante (41,4Gy) seguida de cirurgia. A taxa de resposta patológica completa foi de 32,6% com RXT e QT. Não houve diferença de mortalidade operatória (3,7% vs. 3,8%). Não houve diferença estatística no número de pacientes que fizeram ressecção com 162 dos 188 pacientes randomizados para cirurgia, sendo efetivamente operados (86%), e 158 dos 175 dos pacientes agrupados no tratamento trimodal (90%). A taxa de ressecção R0 foi significativamente maior no braço do tratamento combinado (92,3% vs. 64,9 p = 0,001). Após acompanhamento de 32 meses os pacientes do braço de tratamento combinado tiveram ganho de sobrevida significativo (p = 0,011, [HR] 0,67, 95 CI 0,50 -0,92). Sobrevida mediana foi de 49 meses vs. 26 meses a favor do tratamento combinado. Sobrevida em 1, 2 e 3 anos de 82, 67 e 59% respectivamente, para braço combinado versus 70, 52 e 48%. A tolerância foi excelente com 7% de toxicidade hematológica graus 3 e 4 e menos de 5% de toxicidade não hematológica (Quadro 5).

No mesmo Congresso da ASCO, em 2010, o grupo francês liderado pelo Dr. C. Mariette, apresentou os resultados do Estudo FFCD 9901[59] que randomizou 195 pacientes entre 2000 e 2009 em um braço com cirurgia isolada e outro braço com quimioterapia (CDDP 75 mg/m² D1 e IC de 5FU 800 mg/m² por 4 dias) por dois ciclos associados à RXT (45Gy) e seguidos de cirurgia. Após acompanhamento maior que 5 anos os resultados não mostraram benefício para tratamento combinado (31,8 meses vs. 43,8 meses para cirurgia) e aumento importante da mortalidade operatória: 7,3% vs. 1,1% p = 0,054) (Quadro 5).

Quimiorradioterapia neoadjuvante vs. quimioterapia neoadjuvante

Os estudos anteriormente apresentados mostravam evidências claras de benefícios tanto com a utilização de quimioterapia isolada como da quimiorradioterapia neoadjuvante. Na tentativa de esclarecer qual a melhor escolha, o grupo germânico liderado por Michael Stahl[60] realizou estudo randomizado comparando as duas estratégias de tratamento. Em um braço os pacientes eram tratados com quimioterapia sistêmica, com 15 semanas, utilizando o esquema PFL (cisplatina 50 mg/m² de 2 × 2 semanas, Flucrouracil 2 g/m² infusão de 24 horas semanal e acidofolínico 500 mg/m² semanal) seguidos 3 a 4 semanas após cirurgia. No outro braço a mesma quimioterapia era empregada por 12 semanas, 2 semanas após o término do PFL os pacientes faziam tratamento combinado de radioterapia (30G) associado à quimioterapia (Cisplatina 50 mg/m² dia e Etoposide 80 mg/m² D3 e D5) por dois ciclos. Cirurgia era realizada 3 a 4 semanas após o término da quimiorradioterapia. No estudo foram incluídos apenas pacientes com adenocarcinoma de junção esofagogástrica tipos I, II e III de Siewert e com doença localmente avançada (T3-T4, Nx) mas sem evidências de doença metastática (IVA). Os pacientes eram avaliados com ultrassonografia endoscópica, tomografia computadorizada e laparoscopia. Projetaram-se 354 pacientes para inclusão visando a garantir diferenças estatísticas de 10% entre os dois braços. Infelizmente, apesar da colaboração de 16 centros germânicos, apenas 119 pacientes foram incluídos durante 5 anos (2000 a 2005), comprometendo as análises e interpretações dos resultados. Entretanto, questões interessantes merecem consideração. A taxa de ressecção R0 foi idêntica nos dois braços. Após acompanhamento mediano de 45,6 meses os resultados favoreceram o braço do tratamento com radioquimioterapia e mostraram aumento de resposta patológica completa

(10,2% *vs.* 2% p = 0,03) e redução de taxa de recidiva local, com a sobrevida em 3 anos sem progressão local do tumor de 59% *vs.* 76,5% (p = 0,06). Essas taxas podem ser superiores as encontradas em outros estudos que utilizaram radioquimioterapia. Isto pode ser explicado em consequência da utilização de doses baixas de radiação (30 Gy). Apesar disso ela representa um aumento de 18% do controle local com radioquimioterapia comparada à quimioterapia isolada. Análise de sobrevida favoreceu o grupo tratado com radioquimioterapia (sobrevida mediana de 33,1 meses *vs.* 21,1 meses). A sobrevida em 3 anos também foi melhor neste braço 47,4% *vs.* 27,7% mas sem atingir significância estatística (p = 0,07) em função do número pequeno de pacientes incluídos. Importante afirmar que a adição de radioterapia aumentou a toxicidade e a mortalidade operatória (10,2% *vs.* 3,8%).

Sendo assim, podemos dizer que quimiorradioterapia é excelente opção para pacientes com tumores malignos da JEG, particularmente tipos I e II de Siewert, principalmente para pacientes selecionados, com bom estado geral, com doença localmente avançada e em centros com capacidade técnica para sua realização, pois os bons resultados são obtidos à custa de aumento de toxicidade. Não está definido qual o melhor esquema terapêutico a ser utilizado. Novos estudos validando esta estratégia são aguardados.

TRATAMENTO PALIATIVO

A terapia paliativa é utilizada no AJEG com o intuito de melhorar a qualidade de vida dos pacientes com doença irressecável ou localmente avançada, que não responderam às terapias neoadjuvantes e sem reserva funcional (PS ou condições clínicas) para cirurgia. Estes pacientes apresentam sobrevida que varia de 4 a 6 meses apesar da terapia paliativa. A paliação objetiva pode melhorar a disfagia, sintoma mais debilitante, tanto como perda de qualidade de vida, como no aspecto nutricional.

O segundo sintoma que necessita de paliação é a aspiração de saliva por disfagia completa. E em terceiro a dor, fundamental para melhorar a qualidade de vida do paciente.

O *bypass* utilizado em lesões irressecáveis como tratamento exclusivo apresenta sobrevida que varia de 3,5 a 6 meses e mortalidade que excede a 20%. Por esta razão, a melhor paliação é a menos invasiva. Segundo Yonemura *et al.*,[34] o tratamento paliativo para disfagia e fístula traqueoesofágica, através do *bypass* com tubo gástrico isoperistáltico retroesternal, constitui uma opção terapêutica com baixa morbidade em pacientes com idade inferior a 41,8 anos e número de linfócitos acima de 1.500 mm^3.

A entubação do esôfago é um método atrativo e efetivo quando realizado por endoscopista experiente. É utilizado para paliação da disfagia severa ou prevenção da aspiração de fístula traqueoesofágica. As próteses autoexpansivas são facilmente colocadas, com mínima ou sem necessidade de dilatação e baixa taxa de complicação. A taxa de migração do *stent* e o crescimento tumoral dependem do tipo da prótese e se está cobrindo totalmente ou parcialmente o tumor. As próteses autoexpansivas representam uma condição definitiva no manejo e melhora da disfagia, tornando a cirurgia desnecessária. Porém, em casos onde a prótese não consegue ser posicionada por estenose tumoral ou dificuldade técnica, devemos proporcionar ao paciente uma via alimentar. Podendo esta ser através de SNE (sonda nasoentérica), GTT (gastrostomia) ou JTT (jejunostomia). A escolha do melhor método vai depender sempre do PS do paciente e da experiência do cirurgião oncológico.

Na doença irressecável, seja localmente avançada ou metastática, não existe nenhum esquema de tratamento quimioterápico que possa ser considerado como o padrão de escolha. Recentemente novas drogas foram incorporadas ao arsenal de tratamento paliativo dessas neoplasias malignas, mas ainda é grande o ceticismo sobre seus benefícios. Efetivamente, ainda não obtivemos nesta doença os benefícios obtidos no tratamento do câncer colorretal metastático, mas inegavelmente progressos aconteceram. Na doença metastática o tratamento sistêmico conseguiu pequenos avanços com sobrevida mediana de, aproximadamente, 8 ou 10 meses, à custa de considerável toxicidade. A associação de esquemas de quimioterapia a agentes biológicos, as chamadas terapias-alvo são objeto de intensas pesquisas e caminho natural do desenvolvimento oncológico. Esperamos em futuro breve poder melhorar nossos resultados.

REFERÊNCIAS BIBLIOGRÁFICAS

1. Instituto Nacional de Câncer. *Estimativa de novos casos 2010*. Disponível em: <www.inca.gov.br>
2. Hasegawa S, Yoshikawa T. Adenocarcinoma of the esophagogastric junction: incidence, characteristics, and treatment strategies. *Gastric Cancer* 2010;13:63-73.
3. Mariette C, Piessen G, Briez N et al. Oesophagogastric junction adenocarcinoma: which therapeutic approach? *Lancet Oncology* 2011;12:296-305.
4. Devesa SS, Blot WJ, Fraumeni Jr JF. Changing patterns in the incidence of esophageal and gastric carcinoma in the United States. *Cancer* 1998;83:2049-53.
5. Bollschweiler E, Wolfgarten E, Gutschow C et al. Demographic variations in the rising incidence of esophageal adenocarcinoma in white males. *Cancer* 2001;92:549-55.
6. Siewert JR, Stein HJ, Feith M. Adenocarcinoma of the esophagogastric junction. *Scand J Surg* 2006;95:260-69.
7. Castro LS, Corrêa JHS. *Tratamento cirúrgico do câncer gastrointestinal*. Rio de Janeiro: Leonaldson dos Santos Castro, 2005.
8. Bai JG, Lv Y, Dang CX. Adenocarcinoma of the esophagogastric junction in China according to Siewert's classification. *Jpn J Clin Oncol* 2006;36:364-67.
9. Siewert JR, Feith M, Stein HJ. Biologic and clinical variations of adenocarcinoma at the esophago-gastric junction: relevance of a topographic-anatomic subclassification. *J Surg Oncol* 2005;90: 139-46.
10. Siewert JR, Stein HJ. Carcinoma of the cardia: carcinoma of the gastroesophageal junction—classification, pathology and extent of resection. *Dis Esophagus* 1996;9:173-82.
11. Siewert JR, Stein HJ. Classification of adenocarcinoma of the oesophagogastric junction. *Br J Surg* 1998;85:1457-59.
12. Lagergren J. Adenocarcinoma of oesophagus: what exactly is the size of the problem and who is at risk? *Gut* 2005;54(Suppl 1):i1-5.
13. Stein HJ, Feith M, Siewert JR. Cancer of the esophagogastric junction. *Surg Oncol* 2000;9:35-41.
14. Hansen S, Vollset SE, Derakhshan MH et al. Two distinct aetiologies of cardia cancer; evidence from premorbid serological markers of gastric atrophy and Helicobacter pylori status. *Gut* 2007;56:918-25.
15. van Dekken H, Geelen E, Dinjens WN et al. Comparative genomic hybridization of cancer of the gastroesophageal junction: deletion of 14Q31–32.1 discriminates between esophageal (Barrett's) and gastric cardia adenocarcinomas. *Cancer Res* 1999;59:748-52.
16. Sarbia M, Borchard F, Hengels KJ. Histogenetical investigations on adenocarcinomas of the esophagogastric junction. An immunohistochemical study. *Pathol Res Pract* 1993;189:530-35.
17. Hasegawa S, Yoshikawa T, Cho H et al. Is adenocarcinoma of the esophagogastric junction different between Japan and western countries? The incidence and clinicopathological features at a Japanese high-volume cancer center. *World J Surg* 2009;33:95-103.
18. Edge SB, Byrd DR, Compton CC et al. (Eds). AJCC (American Joint Committee on Cancer). *Cancer staging manual*. 7th ed. New York: Springer, 2010.
19. Pech O, Behrens A, May A et al. Long-term results and risk factor analysis for recurrence after curative endoscopic therapy in 349 patients with high-grade intraepithelial neoplasia and mucosal adenocarcinoma in Barrett's oesophagus. *Gut* 2008;57:1200-6.
20. DeMeester SR. Adenocarcinoma of the esophagus and cardia: a review of the disease and its treatment. *Ann Surg Oncol* 2006;13:12-30.
21. Shaheen NJ, Sharma P, Overholt BF et al. Radiofrequency ablation in Barrett's esophagus with dysplasia. *N Engl J Med* 2009;360:2277-88.
22. Pouw RE, Bergman JJ. Endoscopic resection of early oesophageal and gastric neoplasia. *Best Pract Res Clin Gastroenterol* 2008;22:929-43.
23. Hölscher AH, Drebber U, Mönig SP et al. Early gastric cancer: lymph node metastasis starts with deep mucosal infiltration. *Ann Surg* 2009;250:791-97.
24. Peracchia A, Bonavina L. Outcome of surgical treatment. In: Perrachia A, Bonavina L. (Eds.). *Adenocarcinoma of the esophagogastric junction*. Milan: EDRA, 2000. p. 151-69.
25. Sauvanet A, Mariette C, Triboulet JP. *Cancer du cardia*. Rapport de l'AFC 2003. Paris: Arnette, 2003. p. 73-109.
26. Feith M, Stein HJ, Siewert JR. Adenocarcinoma of the esophagogastric junction: surgical therapy based on 1602 consecutive resected patients. *Surg Oncol Clin N Am* 2006;15:751-64.
27. Wu PC, Posner MC. The role of surgery in the management of oesophageal cancer. *Lancet Oncol* 2003;4:481-88.
28. Siewert JR, Feith M, Werner M et al. Adenocarcinoma of the esophagogastric junction: results of surgical therapy based on anatomical/topographic classification in 1002 consecutive patients. *Ann Surg* 2000;232:353-61.

29. Hulscher JB, van Sandick JW, de Boer AG et al. Extended transthoracic resection compared with limited transhiatal resection for adenocarcinoma of the esophagus. N Engl J Med 2002;347:1662-69.
30. Omloo JM, Lagarde SM, Hulscher JB et al. Extended transthoracic resection compared with limited transhiatal resection for adenocarcinoma of the mid/distal esophagus: five-year survival of a randomized clinical trial. Ann Surg 2007;246:992-1000.
31. Sasako M, Sano T, Yamamoto S et al. Left thoracoabdominal approach versus abdominal transhiatal approach for gastric cancer of the cardia or subcardia; a randomized controlled trial. Lancet Oncol 2006;7:644-51.
32. Dresner SM, Lamb PJ, Bennett MK et al. The pattern of metastatic lymph node dissemination from adenocarcinoma of the esophagogastric junction. Surgery 2001;129:103-9.
33. Maruyama K, Sasako M, Kinoshita T et al. Surgical treatment for gastric cancer: the Japanese approach. Semin Oncol 1996;23:360-63.
34. Yonemura Y, Tsugawa K, Fonseca L et al. Lymph node metastasis and surgical management of gastric cancer invading the esophagus. Hepatogastroenterology 1995;42:37-42.
35. Sasako M, Sano T, Yamamoto S et al. D2 lymphadenectomy alone or with para-aortic nodal dissection for gastric cancer. N Engl J Med 2008;359:453-62.
36. Martin RC 2nd, Jaques DP, Brennan MF et al. Extended local resection for advanced gastric cancer: increased survival versus increased morbidity. Ann Surg 2002;236:159-65.
37. Mariette C, Castel B, Toursel H et al. Surgical management of and long-term survival after adenocarcinoma of the cardia. Br J Surg 2002;89:1156-63.
38. Bozzetti F, Marubini E, Bonfanti G et al. Subtotal versus total gastrectomy for gastric cancer: five-year survival rates in a multicenter randomized Italian trial. Italian Gastrointestinal Tumor Study Group. Ann Surg 1999;230:170-78.
39. Lerut T. The surgeon as a prognostic factor. Ann Surg 2000;232:729-32.
40. Hartgrink HH, Jansen EP et al. Gastric cancer. Lancet 2009;37(9688):477.
41. Itzhak Avital, Peter WT et al. Câncer of stomach in cancer, principles and practice of oncology. 9th ed. DeVita, Hellman and Rosenberg: 2011. p. 924.
42. Janunger KG, Hafstrom L, Glimelius B. Chemotherapy in gastric cancer: a review and updated meta-analysis. Eur J Surg 2002;168:597.
43. Paoletti X, Oba K, Burzykowski T et al. Benefit of adjuvant chemotherapy for resectable gastric cancer: a meta-analysis. JAMA 2010;303:1729.
44. Sakuramoto S, Sasako M, Yamaguchi T et al. Adjuvant chemotherapy for gastric cancer with S-1, an oral fluoropyrimidine. N Engl J Med 2007;357:1810.
45. Ajani JA, Rodriguez W, Bodoky G et al. Multicenter phase III comparison of cisplatin/S1 with cisplatin/infusional fluorouracil in advanced gastric or gastroesophageal adenocarcinoma study: the flags trial. J Clin Oncol 2010;28(9):1547.
46. Bang YJ, Kim Y, Yang H et al. Adjuvant capecitabine and oxaliplatin for gastric cancer: results of the phase III CLASSIC trial. LBA 4002. J Clin Oncol 2011;29:4387-93.
47. Macdonald JS, Smalley SR, Benedetti J et al. Chemoradiotherapy after surgery compared with surgery alone for adenocarcinoma of the stomach or gastroesophageal junction. N Engl J Med 2001;345:725-30.
48. Macdonald JS, Benedetti J, Smalley S et al. Chemoradiotherapy of resected gastric cancer: A 10 years follow-up of the phase III trial INT 0116 (SWOG 9008). J Clin Oncol 2009 27:4515.
49. Kim S, Lim DH, Lee J et al. An observational study suggesting clinical benefit for adjuvant postoperative chemoradiation in a population of over 500 cases after gastric resection with D2 Nodal dissection for adenocarcinoma of stomach. Int J Radiation Oncology Biol Phys 2005;63(5):1279-85.
50. Fuchs CS, Tepper JE, Niedzwiecki D et al. Postoperative adjuvant chemoradiation for gastric or gastroesophageal junction (GEJ) adenocarcinoma using epirubicin, cisplatin, and infusional (CI) 5-FU (ECF) before and after CI 5-FU and radiotherapy (CRT) compared with bolus 5-FU/LV before and after CRT: Intergroup trial CALGB 80101. J Clin Oncol 2011;29(15):abst 4003.
51. Kelsen DP, Ginsberg R et al. Chemotherapy followed by surgery compared with surgery alone for localized esophageal cancer. N England J Med 1998;339:1979.
52. Medical Research Council Oesophageal Cancer Working Group. Surgical resection with or without preoperative chemotherapy in oesophageal cancer: A randomized controlled trial. Lancet 2002;359:1727.
53. Cunningham D, Allum WH, Stenning SP et al. Perioperative chemotherapy versus surgery alone for resectable gastroesophageal cancer. N Engl J Med 2006;355:11-20.
54. Ychou M, Boige V, Pignon JP et al. Perioperative Chemotherapy compare with surgery alone for ressetable gastroesophageal adenocarcinoma: At FNCLCC and FFCD Multicenter phase III trial. J Clin Oncol 2011;29:1715.
55. Gaast AV, Van Hagen P et al. Effect of preoperative concurrent chemoradiotherapy on survival of patients with respectable esophageal or esophagogastric junction cancer: results from a multicenter randomized phase III study. Proc Am Soc Clin Oncol 2010;28:Abst 4004.
56. Walsh TN, Noonaw N et al. A comparison of multimodal therapy and surgery for esophageal adenocarcinoma. N Engl J Med 1996;335:462.
57. Urba SG, Orringer MB, Terrise A. Randomized trial of preoperative chemoradiation versus surgery alone in patients with locoregional esophageal carcinoma. J Clin Oncol 2001;19(2):305-13.
58. Tepper J, Krasna MJ et al. Phase III trial of trimodality therapy with cisplatina, fluorouracil, radiotherapy and surgery combined compared with surgery alone for esophageal cancer CALGB 9781. J Clin Oncol 2008;26:1086.
59. Mariette C, Seitz JF et al. Surgery alone versus chemo-radiotherapy followed by surgery for localized esophageal cancer: anaçysis of a randomized controlled phase III trial FFCD 9901. J Clin Oncol 2010;28(Suppl):abstr 4005.
60. Sthal M, Walz MK. Phase III comparison of preoperative chemotherapy compared with chemoradiation in patients with locally advanced adenocarcinoma of the esophagogastric junction. J Clin Oncol 2007;326:1593.

CAPÍTULO 79
Câncer do Estômago

Antonio Carlos Accetta ■ Fernando Meton de Alencar Camara Vieira
Carlos Eduardo Pinto ■ Sérgio Bertolace de Magalhães

INTRODUÇÃO

No mundo, estima-se que anualmente ocorram 988.000 novos casos de câncer de estômago, o que o classifica como o quarto tumor maligno em incidência, atrás apenas dos cânceres de pulmão, mama e colorretal. Mais de 70% dos casos ocorrem nos países em desenvolvimento, sendo que a metade de todos os casos está concentrada na Ásia Oriental. O câncer gástrico (CG) é a segunda causa de óbito por câncer no mundo, em ambos os sexos, suplantado apenas pelo câncer de pulmão.[1]

No Brasil, segundo dados do Instituto Nacional de Câncer (INCA), a estimativa do número de novos casos, em 2010, foi da ordem de 13.820 entre homens e de 7.680 nas mulheres, sendo o sexto tumor maligno em incidência. Esses valores correspondem a um risco estimado de 14 casos novos a cada 100 mil homens e de 8 para cada 100 mil mulheres.[2]

A diminuição na incidência de câncer de estômago tem sido observada em vários países nas últimas décadas e pode ser explicada por redução nas taxas de prevalência de fatores de risco, como mudanças nos hábitos alimentares, fatores ambientais e a infecção pelo *Helicobacter pylori*, que continua sendo o maior fator de risco para o desenvolvimento do CG.

A ressecção permanece como a única forma de tratamento curativo no adenocarcinoma gástrico (AG), ainda que grande parte desses pacientes venha a desenvolver recidiva locorregional ou a distância. Com isso, tem sido grande o interesse no desenvolvimento de estratégias neoadjuvantes e adjuvantes, para prevenir recidivas e melhorar a sobrevida global dos pacientes com esta doença.[3-5]

EPIDEMIOLOGIA E FATORES DE RISCO

Apesar da queda da incidência, o número absoluto de novos casos de CG vem aumentando a cada ano, principalmente pelo envelhecimento da população mundial, de forma que este tumor continuará representando uma importante causa de câncer e de mortalidade nos próximos anos.

A sua incidência aumenta com a idade e tem seu pico na 7ª década de vida, sendo mais comum no sexo masculino tanto nos países desenvolvidos como nos subdesenvolvidos. Estudos sobre a mobilidade de populações mostram que os imigrantes adquirem, com a adoção de um novo estilo de vida, as mesmas taxas de incidência do país no qual passam a viver, especialmente suas segunda e terceira gerações. Isso sugere fortemente que os fatores ambientais desempenham um importante papel na etiologia do CG.[6]

A classificação de Lauren[7] apresenta dois tipos histológicos de adenocarcinoma, intestinal e difuso, que são duas entidades biológicas diferentes com relação à epidemiologia, etiologia, patogênese e comportamento. O tipo intestinal surge de lesões precursoras, como gastrite crônica atrófica, metaplasia intestinal e displasia,[8] sendo mais comum no sexo masculino, em pessoas idosas e representa o tipo predominante nas regiões onde o CG é endêmico, sugerindo uma etiologia predominantemente ligada a fatores ambientais. Já o tipo difuso, que não surge de lesões pré-malignas reconhecíveis, tem incidência semelhante em ambos os sexos, é mais comum em pacientes jovens e associa-se a um pior prognóstico. O padrão histológico do CG vem mudando com o maior declínio mundial na incidência do tipo intestinal comparado com o tipo difuso,[9] cuja diminuição vem ocorrendo de forma mais gradual.

Apesar do declínio global nas últimas décadas, principalmente pela redução nas taxas dos tumores distais, observa-se, concomitantemente, um aumento na incidência do adenocarcinoma da cárdia,[10] que tem pior prognóstico, quando comparados às demais localizações no estômago.[11] Embora as causas de tal fenômeno sejam incertas, a obesidade, o refluxo gastroesofágico e o tabagismo parecem estar associados ao aumento do risco de desenvolvimento do câncer proximal.[12]

A infecção pelo *H. pylori* representa o principal fator de risco para o desenvolvimento do AG, principalmente aqueles localizados no corpo e antro, onde diversos estudos mostram um risco duas a seis vezes maior nas populações infectadas.[13-16] Apesar dessa clara associação, somente uma minoria desses indivíduos desenvolve CG,[16] o que mostra que a carcinogênese não pode ser justificada pela infecção do *H. pylori* isoladamente. Diversas hipóteses tentam explicar o papel do *H. pylori* no surgimento do CG, apesar de o mecanismo preciso ainda não estar claro.[17]

A etiologia do adenocarcinoma gástrico é multifatorial, podendo ser dividida em dois grandes grupos de fatores de risco: adquiridos (ou ambientais) e os genéticos (ou relacionados com o hospedeiro), conforme o Quadro 1.

Quanto ao tipo de dieta vemos que há aumento no risco com grandes ingestas de sal, nitratos e água não potável. Alimentos conservados em sal ou armazenados de maneira inadequada, principalmente em ambientes não refrigerados, também são fatores de risco. Por outro lado, há forte evidência de que frutas e vegetais são fatores protetores contra o câncer gástrico.[18,19]

A realização de gastrectomia parcial com reconstrução a Billroth II representa fator de risco para desenvolvimento de câncer do coto gástrico, a partir de 15 a 20 anos da operação, em função da gastrite alcalina ocasionada pelo refluxo do suco biliopancreático.[20]

De modo geral as estratégias para a sua prevenção incluem melhorias no saneamento básico, mudanças no estilo de vida da população, modificação do consumo alimentar (aumento da ingestão de frutas, legumes e verduras, redução do uso de sal, melhores métodos de conservação alimentar), bem como atitudes individuais, como não fumar, manutenção do peso corporal e prática regular de atividade física.

PATOLOGIA

Aproximadamente 95% de todas as neoplasias gástricas malignas são adenocarcinomas. Os linfomas gástricos primários, GIST, tumor carci-

Quadro 1. Fatores de risco para adenocarcinoma gástrico

FATORES ADQUIRIDOS
■ Nutricionais
• Grande ingesta de sal
• Consumo elevado de nitratos
• Preparo inadequado dos alimentos (conservados em sal)
• Água não potável
• Alimentos armazenados de maneira inadequada (falta de refrigeração)
■ Tabagismo
■ Obesidade
■ *H. pylori*
■ Cirurgia gástrica prévia
FATORES GENÉTICOS
■ Sangue tipo A
■ Anemia perniciosa
■ História familiar

noide e carcinoma de células escamosas respondem pelos 5% restantes. Vale ressaltar que o estômago é o sítio mais comum dos linfomas do trato gastrointestinal. A diferenciação entre adenocarcinoma e linfoma algumas vezes pode ser difícil, mas é essencial, pois o estadiamento, tratamento e prognóstico são diferentes para cada doença. Este capítulo terá como único enfoque o AG.

Classificação macroscópica

O carcinoma gástrico é dividido em precoce (superficial) ou avançado, de acordo com a profundidade de invasão do tumor. O precoce é definido como aquele que infiltra, no máximo, até a camada submucosa (T1), independentemente da presença de metástases linfonodais. Já o carcinoma avançado é aquele que infiltra a partir da camada muscular própria, ou seja, um tumor ≥ T2.

A classificação do CG avançado proposta por Borrmann,[21] em 1926, agrupa-o em quatro tipos de acordo com o seu aspecto macroscópico, e é amplamente utilizada por cirurgiões, patologistas e endoscopistas em todo o mundo. O tipo I representa uma lesão vegetante ou polipoide; o tipo II caracteriza uma lesão ulcerada; o tipo III é uma lesão úlcero-infiltrante, e o tipo IV um tumor infiltrativo (Fig. 1). O tipo V é uma lesão que não se enquadra em nenhum dos tipos anteriores. O CG infiltrativo que ocupa todo o estômago é denominado *linitis plastica*.

A classificação macroscópica do CG precoce foi formulada em 1962, pela Sociedade Japonesa de Endoscopia, de acordo com os achados endoscópicos das lesões, sendo denominada de tipo 0 e apresentando cinco subtipos,[22] conforme a Figura 2.

Classificação microscópica

Existem diversas classificações microscópicas, sendo a de Lauren,[7] descrita em 1965, a que divide os AG nos tipos intestinal e difuso, a mais importante e usada no mundo. O tipo intestinal recebe este nome por ser formado por células tumorais que se aderem entre si, constituindo formações glandulares semelhante aos adenocarcinomas provenientes de outras regiões do trato intestinal. O tipo difuso caracteriza-se pela presença de mínima coesão entre suas células pouco diferenciadas, não formam glândulas e podem apresentar grande quantidade de mucina no seu citoplasma, que empurra o núcleo para a sua periferia, dando aspecto conhecido como anel de sinete.

A classificação de Broders divide o carcinoma gástrico conforme o seu grau de diferenciação celular, podendo ser bem difereciado (grau 1), moderadamente diferenciado (grau 2), pouco diferenciado (grau 3) ou indiferenciado (grau 4).[23] Na proposta por Ming[24] vemos os tipos expansivo e infiltrativo, este associado a um pior prognóstico. Já a classificação da Organização Mundial de Saúde (OMS) subdivide o AG em tipo papilífero, tubular, mucinoso e tipo de célula em anel de sinete, sendo com base no componente predominante em cada tumor.

APRESENTAÇÃO CLÍNICA E DIAGNÓSTICO

Sinais e sintomas

O CG caracteriza-se em um estágio inicial pela ausência de sintomatologia ou pela presença de sintomas vagos e inespecíficos, o que contribui para o seu diagnóstico em estágios avançados, muitas vezes já com metástases a distância (M1). Com a evolução da doença vemos o aparecimento de diversos sintomas, sendo a perda de peso e a dor abdominal os mais comuns.[25] Quando presente, a dor tende a ser epigástrica, vaga e de leve intensidade no início, porém, mais severa e constante com a progressão da doença.

Alguns sintomas podem sugerir a localização do tumor. A presença de disfagia indica um tumor localizado no terço proximal, infiltrando a JEG, enquanto vômitos persistentes e associados à plenitude pós-pran-

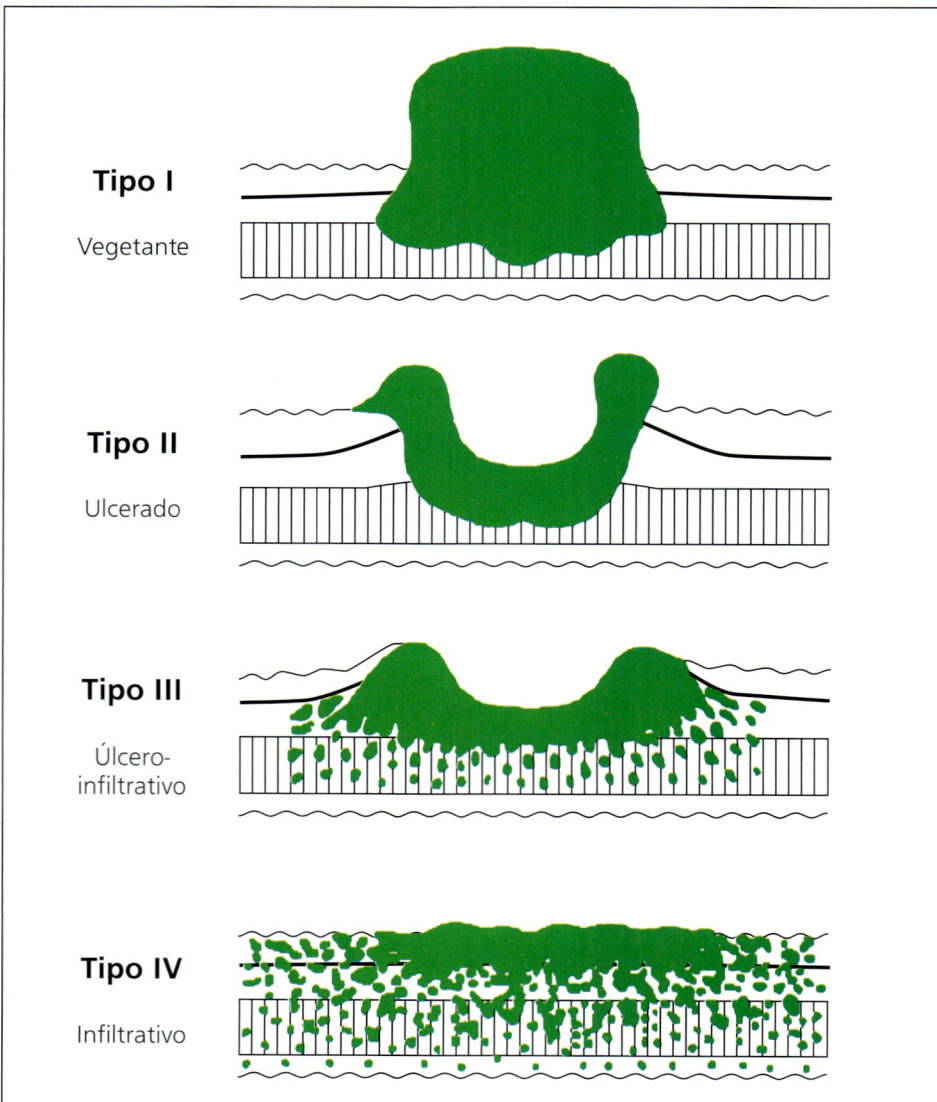

◀ **FIGURA 1.** Classificação de Borrmann para o câncer gástrico avançado.

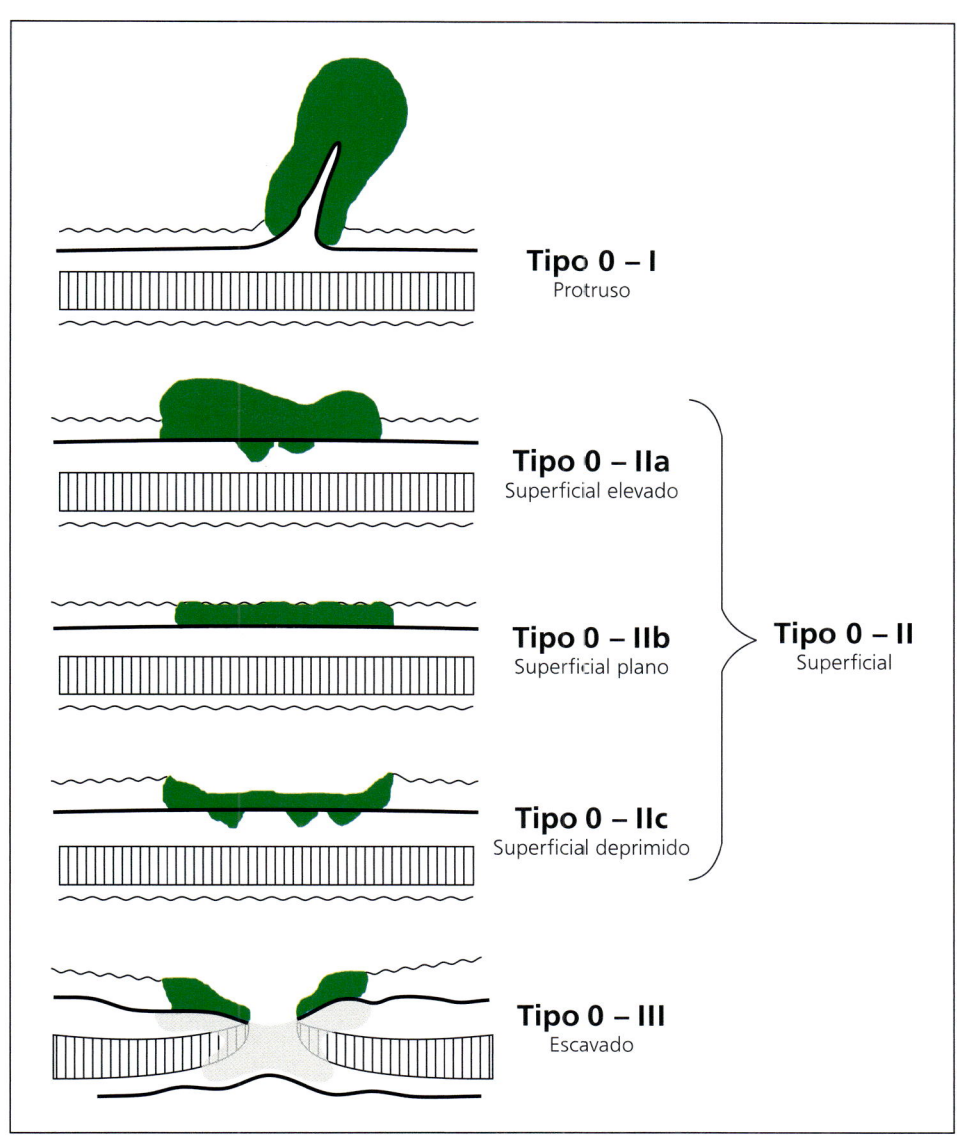

◀ **FIGURA 2.** Classificação japonesa para o câncer gástrico precoce.

dial sugerem um tumor distal com invasão do piloro. O envolvimento de toda a extensão do estômago (*linitis plastica*) leva à perda da distensibilidade do mesmo, ocasionando queixas de náuseas e saciedade precoce. Sangramento oculto não é incomum, pois 40% dos pacientes apresentam anemia, ainda que hematêmese ou melena sejam observados em apenas 15% dos casos.[26]

O principal objetivo da anamnese e exame físico é afastar doença metastática. Os sítios mais comuns de doença M1 são fígado, peritônio e os linfonodos não regionais; outros menos comuns são ovários, pulmões, ossos, sistema nervoso central e partes moles. A presença de massa epigástrica palpável é o sinal mais comum ao exame físico e indica doença localmente avançada.[25]

Durante a avaliação sempre se devem pesquisar sinais patognomônicos de doença metastática, que incluem: linfonodomegalias supraclavicular esquerda (nódulo de Virchow), axilar esquerda (nódulo de Irish) ou periumbilical (nódulo da irmã Maria José). A presença de ascite, implantes em peritônio pélvico pelo toque retal (prateleira de Blummer) ou massa ovariana palpável (tumor de Krukenberg) são sinais de carcinomatose peritoneal. Hepatomegalia pode indicar metástase hepática, frequentemente multifocal, e o aparecimento de icterícia ou insuficiência hepática denota evolução terminal da doença metastática.[27]

Diagnóstico

Quando a anamnese e exame físico levam à suspeita de CG, deve ser realizada uma endoscopia digestiva alta (EDA) com biópsia para obtenção do diagnóstico histológico, que é considerada o método diagnóstico padrão de excelência. Quando múltiplas biópsias (7 ou mais) são realizadas, o método apresenta uma acurácia diagnóstica acima de 98%.[28] Adicionalmente, a EDA deve definir o tamanho, tipo macroscópico, localização e a distância proximal do tumor em relação à JEG. Quando a EDA mostrar um estômago com pouca distensibilidade, cuja biópsia foi negativa para malignidade, deve-se pensar em *linitis plastica*. Nesses casos, deve ser solicitado exame contrastado do estômago e repetir o exame endoscópico, sendo mandatória a realização de biópsias múltiplas e profundas que alcancem camada submucosa.

AVALIAÇÃO PRÉ-TRATAMENTO

A avaliação pré-operatória do CG é fundamental para predizer o prognóstico e determinar a melhor estratégia terapêutica a ser desenvolvida, podendo-se separar os pacientes em dois grandes grupos: doença locorregional (estágios I ao III) e sistêmica (estágio IV).

Tomografia computadorizada (TC) de abdome e pelve

É um exame amplamente disponível e não invasivo, devendo ser realizado de rotina na avaliação pré-operatória, sempre com contrastes oral e venoso, em todos os pacientes. Este exame possibilita uma boa avaliação quanto à ressecabilidade da lesão ao mostrar invasão por contiguidade das estruturas adjacentes (baço, pâncreas, lobo esquerdo do fígado e grandes vasos) e linfonodomegalias regionais. O exame também é importante na pesquisa de doença metastática, como implantes em fígado, carcinomatose peritoneal (ascite ou massas anexiais) ou linfonodomegalias não regionais. A TC de abdome e pelve, sugerindo doença M1, pode contraindicar uma laparotomia, entretanto recomendamos confirmação histológica ou citológica em razão do risco de achados falso-positivos do exame. Vale ressaltar que a presença de metástases hepáticas e implantes em peritônio ≤ 5 mm não costuma ser detectada.

Com o advento da TC *multslice* houve um aumento da acurácia na avaliação quanto à profundidade de invasão do tumor na parede gástrica (estágio T) e dos linfonodos (estágio N), sendo superior à TC convencional e demonstrando resultados semelhantes aos da ultrassonografia endoscópica (USE).[29] A ressonância magnética (RM) é uma opção à TC nos pacientes com história de alergia a iodo, que não podem receber contraste venoso.

Imagem do tórax

A radiografia de tórax deve ser feita na avaliação pré-tratamento de todos os pacientes com CG e, caso demonstre alguma alteração, será complementada pela TC de tórax. Para os tumores da cárdia, a TC de tórax deve ser indicada de rotina.

Laparoscopia estadiadora (LE)

Apesar de ser um método invasivo, permite a visualização direta da superfície do fígado e outras vísceras, peritônio e linfonodos regionais. A LE pode ser realizada como procedimento isolado antes do planejamento do tratamento definitivo ou imediatamente antes da laparotomia com vistas à gastrectomia. Ela é capaz de detectar metástases a distância em aproximadamente 30% dos pacientes com doença considerada localizada na TC de abdome e pelve, evitando, assim, uma laparotomia desnecessária e, consequentemente, menor morbidade e tempo de internação.[30,31]

O lavado peritoneal (LP) deve ser colhido de rotina quando a LE não demonstrar doença macroscópica em peritônio. Citologia positiva do LP está associada a um prognóstico ruim com elevado risco de recidiva e menor taxa de sobrevida mesmo em ressecções com intenção curativa.[32] Os pacientes com citologia positiva sem doença macroscópica em peritônio devem ser considerados como tendo doença M1 pelo National Comprehensive Cancer Network (NCCN).[33] Entretanto, recente relato sugere que a negativação da citologia após quimioterapia se associa a aumento na sobrevida.[34]

As indicações da LE variam entre as mais diversas instituições. O NCCN[33] a recomenda nos tumores ≥ T3 ou cN+ e sem evidência de doença metastática pelos exames de imagem. Sarela *et al.*[30] a preconizam nos pacientes com doença locorregional (M0) que apresentem uma das seguintes situações: lesões da JEG, tumores ocupando todo o estômago ou cN+. Além das indicações defendidas por Sarela, também recomendamos a LE nos adenocarcinomas Borrmann tipo IV, visto que apenas 40% dos pacientes costumam ser candidatos à ressecção com intenção curativa.[35]

Ultrassonografia endoscópica (USE)

A USE é o exame que apresenta a maior acurácia (variando de 80 a 90%) na determinação da profundidade de invasão do tumor (cT),[36,37] sendo superior à TC convencional.[38] Quanto à avaliação dos linfonodos regionais (cN), vemos uma acurácia de, aproximadamente, 75%,[36,38] sendo discretamente superior em relação à TC convencional.[38,39] Também pode demonstrar sinais de doença a distância, como lesões no lobo esquerdo do fígado e ascite, porém apresenta um campo de visão limitado na avaliação de doença a distância. Apresenta como desvantagens o fato de ser um exame de alto custo, ainda pouco disponível, e cuja acurácia depende da experiência do endoscopista.

Consideramos que não deve ser solicitado de rotina no estadiamento pré-operatório, visto que os seus achados raramente alteram o plano de tratamento cirúrgico. Entretanto, em duas situações, desempenha um papel importante:

1. Nos pacientes em protocolo de tratamento neoadjuvante, visto que aqueles que forem diagnosticados como doença T1 são excluídos desta modalidade de tratamento.
2. Nos pacientes com câncer gástrico precoce, com o objetivo de avaliar se há invasão da camada submucosa, com vistas à mucosectomia da lesão.

Tomografia computadorizada por emissão de pósitrons (PET-CT)

O PET-*scan* apresenta sensibilidade inferior à TC no diagnóstico de acometimento linfonodal, entretanto, ganha em especificidade.[40] O grande benefício do PET-scan é na avaliação de metástases a distância, onde mostrou ser bem mais sensível, quando comparado à TC.[40,41]

A associação do PET-scan com a TC em um único exame, denominado PET-CT, demonstrou a sua superioridade sobre o PET-scan realizado de forma isolada, resultando em maior acurácia do estadiamento pré-operatório.[42]

O PET-CT não mostra captação (falso negativo) em, aproximadamente, 30% dos AG, e a taxa de detecção é ainda menor nos tumores do tipo difuso (células em anel de sinete) e naqueles que possuem mucina, em função de a maioria possuir uma atividade metabólica bastante reduzida, ou seja, não são ávidos pelo traçador 18-FDG (flúor-desoxiglicose).[43] Somando-se o fato de o PET-CT mostrar uma baixa sensibilidade (aproximadamente 50%) no diagnóstico de carcinomatose peritoneal,[44] não deve ser solicitado na rotina do estadiamento.

Marcadores tumorais

Os níveis séricos de marcadores tumorais, como o antígeno carcinoembriogênico (CEA), CA 125, CA 19-9 e CA 72-4, podem estar aumentados à apresentação inicial do CG,[45] sendo a elevação do CA 125 um forte preditor de carcinomatose peritoneal.[46] Entretanto, carecem de sensibilidade e especificidade suficiente para o diagnóstico. Não devemos contraindicar uma cirurgia com base em resultados de marcadores tumorais e, segundo as diretrizes do NCCN, não devem ser solicitados na avaliação pré-operatória.[33] Os marcadores podem ser utilizados no acompanhamento de resposta clínica à quimioterapia paliativa no adenocarcinoma metastático.

ESTADIAMENTO E CLASSIFICAÇÃO

Atualmente, o estadiamento do CG é fundamentado em duas grandes classificações: uma é a 7ª edição do sistema TNM (Quadro 2),[47] desenvolvido em conjunto pela *American Joint Committee on Cancer* (AJCC) e *International Union Against Cancer* (UICC), sendo o sistema de estadiamento mais utilizado no mundo; a outra é a Classificação Japonesa,[22] ambas revisadas em 2010.

Em todos os pacientes submetidos à gastrectomia, será classificado o tipo de ressecção realizada de acordo com a presença ou ausência de doença residual, sendo denominado de Classificação do Tumor Residual e descrito pelo símbolo R.[48]

Sistema TNM

A classificação da AJCC/UICC define dois tipos de estadiamento: o clínico, designado cTNM, que é a classificação clínica pré-tratamento com base no exame físico, endoscopia, biópsia e exames de imagem; e o patológico, denominado pTNM, tem por base as evidências antes do tratamento, complementadas ou modificadas pela evidência adicional conseguida pela cirurgia e do exame histopatológico.

A edição de 2010 (7ª edição) apresenta inúmeras mudanças em relação à classificação de 2002 (6ª edição), sendo as mais importantes:

- Tumores localizados na JEG ou surgindo a 5 cm da JEG na região subcárdica que invadem a mesma (Siewert III) passam a ser estadiados pelo TNM de câncer de esôfago, em vez de estômago.
- Na avaliação da profundidade da lesão (T), a invasão da serosa passa a ser T4a, em vez de T3.
- Na avaliação do número de linfonodos comprometidos (N), temos o N1 sendo 1 a 2 linfonodos regionais positivos (em vez de 1 a 6); N2 com 3 a 6 (em vez de 7 a 15) e N3 com 7 ou mais linfonodos regionais comprometidos (em vez de mais de 15 linfonodos positivos).
- Alteração no grupamento por estágios, sendo o IV definido única e exclusivamente por doença M1.
- A presença de citologia peritoneal positiva passa a ser classificado como doença M1.

Classificação japonesa

A classificação japonesa é um sistema de estadiamento bem mais detalhado em relação ao TNM da AJCC/UICC. A publicação de sua 3ª edição, em 2010, mostrou uma grande modificação em relação à categoria N, sendo considerada a maior alteração em toda a história da classificação japonesa. Tradicionalmente as estações linfonodais do estômago eram classificadas em três níveis de drenagem, dependendo da posição anatômica da estação em relação à localização do tumor primário, e esses números eram também usados para expressar o nível de drenagem que apresentava a metástase linfonodal (N1/N2/N3) e a extensão da linfadenectomia realizada (D1/D2/D3). Assim, um tumor com metástases em linfonodos pertencentes ao nível 2 de drenagem era denominado como N2, e a linfadenectomia completa das estações deste nível era definida como D2. Nesta nova versão o agrupamento das estações linfonodais por níveis de drenagem foi abandonado e com isso a categoria N passou a significar unicamente o número de metástases linfonodais, de forma semelhante à 7ª edição TNM da AJCC/UICC. Consequentemente passa-se a adotar uma nova definição no que tange à extensão da linfadenectomia, que abordaremos mais adiante.

Cada estação linfonodal do estômago recebe uma denominação e um número de acordo com a sua localização (Fig. 3 e Quadro 3). As estações N°s 1 a 12 e 14v são definidas como linfonodos regionais; metástases em quaisquer outros linfonodos são classificadas como M1. Nos tumores do estômago que invadem o esôfago, as estações N°s 19, 20, 110 e 111 são consideradas como linfonodos regionais.

A nova classificação japonesa passa a adotar as mesmas definições em relação às categorias T/N/M e grupamento por estágios da 7ª edição do estadiamento da AJCC/UICC, porém discorda quanto à definição dos tumores da JEG.[49] A *Japanese Gastric Cancer Association* (JGCA) considera os adenocarcinomas da região subcárdica (Siewert III) como câncer do estômago e acredita que os mesmos devam ser estadiados pelo TNM do câncer gástrico, em vez daquele do câncer do esôfago, conforme preconizado na 7ª edição do estadiamento da AJCC/UICC. A classificação japonesa adota a definição da área da junção esofagogástrica (JEG) proposta pela Sociedade Japonesa de Esôfago,[50] ou seja, a área que se estende 2 cm para cima e 2 cm para baixo da JEG. Os tumores que tiverem seu epicentro nessa área serão denominados carcinomas da JEG.

Quadro 2. Estadiamento AJCC do Adenocarcioma Gástrico, 2010 (7ª ed)

T – TUMOR PRIMÁRIO	
Tx	O tumor primário não pode ser avaliado
T0	Não há evidência de tumor primário
Tis	Carcinoma *in situ:* tumor intraepitelial sem invasão da lâmina própria
T1	Tumor que invade a lâmina própria, muscular da mucosa ou a submucosa
T1a	Tumor que invade a lâmina própria ou muscular da mucosa
T1b	Tumor que invade a submucosa
T2	Tumor que invade muscular própria
T3	Tumor penetra a subserosa
T4	Tumor que invade a serosa (peritônio visceral) ou estruturas adjacentes
T4a	Tumor invade a serosa
T4b	Tumor invade estruturas adjacentes
N – LINFONODOS REGIONAIS	
Nx	Os linfonodos regionais não podem ser avaliados
N0	Ausência de metástases em linfonodos regionais
N1	Metástases em 1-2 linfonodos regionais
N2	Metástases em 3-6 linfonodos regionais
N3	Metástases em 7 ou mais linfonodos regionais
N3a	Metástases em 7-15 linfonodos regionais
N3b	Metástases em 16 ou mais linfonodos regionais
M – METÁSTASE A DISTÂNCIA	
M0	Ausência de metástase a distância
M1	Metástase a distância

GRUPAMENTO POR ESTÁGIOS			
Estágio 0	Tis	N0	M0
Estágio IA	T1	N0	M0
Estágio IB	T1	N1	M0
	T2	N0	M0
Estágio IIA	T1	N2	M0
	T2	N1	M0
	T3	N0	M0
Estágio IIB	T1	N3	M0
	T2	N2	M0
	T3	N1	M0
Estágio IIIA	T4a	N0	M0
	T2	N3	M0
	T3	N2	M0
	T4a	N1	M0
Estágio IIIB	T3	N3	M0
	T4a	N2	M0
	T4b	N0, N1	M0
Estágio IIIC	T4a	N3	M0
	T4b	N2, N3	M0
Estágio IV	Qualquer T	Qualquer N	M1

Quadro 3. Classificação das estações linfonodais do estômago

Nº	ESTAÇÕES LINFONODAIS
1	Linfonodos (LNs) paracárdicos direitos
2	LNs paracárdicos esquerdos
3	LNs da pequena curvatura
4sa	LNs da grande curvatura (vasos gástricos curtos)
4sb	LNs da grande curvatura (artéria gastroepiploica esquerda)
4d	LNs da grande curvatura (artéria gastroepiploica direita)
5	LNs suprapilóricos
6	LNs infrapilóricos
7	LNs da artéria gástrica esquerda
8a	LNs anterossuperiores da artéria hepática comum
8p	LNs posteriores da artéria hepática comum
9	LNs do tronco celíaco
10	LNs do hilo esplênico
11p	LNs da porção proximal da artéria esplênica
11d	LNs da porção distal da artéria esplênica
12a	LNs do ligamento hepatoduodenal (artéria hepática própria)
12b	LNs do ligamento hepatoduodenal (ducto biliar comum)
12p	LNs do ligamento hepatoduodenal (veia porta)
13	LNs da face posterior da cabeça do pâncreas
14a	LNs da artéria mesentérica superior
14v	LNs da veia mesentérica superior
15	LNs dos vasos cólicos médios
16a1	LNs paraórticos (nível do hiato aórtico)
16a2	LNs paraórticos (entre tronco celíaco e margem inferior da v. renal esquerda)
16b1	LNs para-aórticos (entre margem inferior da v. renal esquerda e art. mesentérica inferior)
16b2	LNs para-aórticos (entre art. mesentérica inferior e bifurcação das ilíacas)
19	LNs infradiafragmáticos ao longo da artéria frênica inferior
20	LNs do hiato esofágico do diafragma
110	LNs paraesofágicos do tórax inferior
111	LNs do mediastino posterior

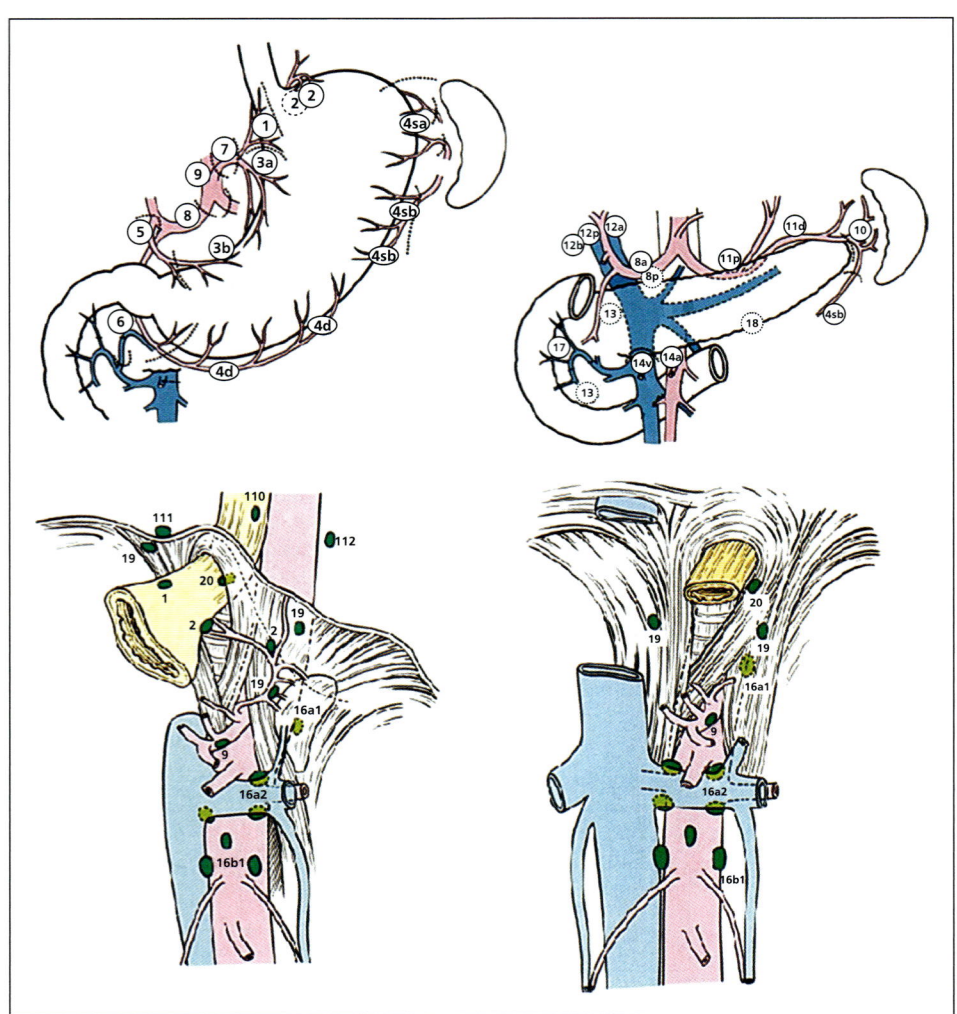

◀ **FIGURA 3.** Localização das estações linfonodais de acordo com a Associação Japonesa de Câncer Gástrico.[22]

Classificação do tumor residual (R)

A classificação do R indica a quantidade de doença residual após a ressecção do tumor, sendo designada somente após a avaliação patológica das margens de ressecção. A R0 indica ausência de doença residual macroscópica ou microscópica; R1 significa doença residual microscópica, ou seja, toda a doença macroscópica foi ressecada, porém as margens microscópicas mostram-se positivas para tumor; R2 define doença residual macroscópica. Sobrevida a longo prazo pode ser esperada somente nos pacientes com AG submetidos a uma ressecção R0, evitando ressecções R1 e R2.

■ TRATAMENTO CIRÚRGICO

Princípios da cirurgia

A ressecção cirúrgica permanece como o pilar principal no tratamento dos pacientes com CG, sendo recomendada nos estágios I, II e III. O objetivo principal do tratamento cirúrgico é a ressecção completa do tumor junto a seus linfonodos regionais e margens cirúrgicas livres adequadas, ou seja, uma ressecção R0.[48]

Antes de indicar o tratamento cirúrgico, sempre devemos considerar a condição clínica do paciente, levando-se em consideração dois fatores: *performance status* (PS) e a presença de comorbidades associadas. A cirurgia com intenção curativa padrão é a gastrectomia com linfadenectomia D2[51-53] e deve ser realizada de rotina nos pacientes que apresentam condições clínicas satisfatórias, ou seja, PS 0 ou 1(Quadro 4) e comorbidades controladas.

São considerados pacientes incuráveis aqueles com doença M1 ou M0 irressecável. Doença M1 será caracterizada por metástase de origem hematogênica, implantes em peritônio, citologia peritoneal positiva ou linfonodos não regionais comprometidos. Doença M0 irressecável será caracterizada pela invasão de estruturas vasculares principais (aorta, tronco celíaco ou artéria hepática comum) ou órgãos adjacentes em pacientes sem condições clínicas de suportar uma ressecção em bloco das estruturas envolvidas.

Extensão da ressecção

O tipo de ressecção vai depender da localização do tumor no estômago. Nos tumores do terço proximal a ressecção padrão é a gastrectomia total (GT). A gastrectomia subtotal proximal, também, pode ser realizada nestes casos, porém, ocasiona uma esofagite alcalina de refluxo severa em até 1/3 dos pacientes,[54] que, além de piorar a qualidade de vida, pode falhar na retirada completa dos linfonodos da pequena curvatura, o sítio mais comum de metástases linfonodais.

Ensaios prospectivos randomizados demonstraram resultados de sobrevida e complicações cirúrgicas semelhantes quando comparadas a GT e gastrectomia subtotal (GST) aos tumores do antro,[55,56] no entanto à GST proporciona uma qualidade de vida superior em relação à GT.[57] Por isso, a GST é a cirurgia de escolha nas lesões do terço distal.

Nos tumores do terço médio realizaremos a GT quando a lesão situar-se no corpo superior do estômago e nas lesões do corpo inferior, poderemos indicar GT quando essas apresentarem grau pouco diferenciado. Em casos de tumores bem (G1) ou moderadamente diferenciados (G2), a GST poderá ser realizada, se houver margem cirúrgica segura. As margens devem ser avaliadas por exame histopatológico de congelação no intraoperatório. A JGCA recomenda uma margem de 2 cm nos tumores T1, 3 cm nos tumores T2 a T4 com padrão de crescimento expansivo (Borrmann 1 e 2), e uma margem de 5 cm nas lesões com padrão de crescimento infiltrativo (Borrmann 3 e 4).[53]

Nos tumores T4b será realizada a ressecção em bloco das estruturas adjacentes envolvidas diretamente pela neoplasia. Nestes casos, esplenec-

Quadro 4. *Performance Status* (PS) – Zubrod

PS 0	Paciente assintomático
PS 1	Sintomas da doença, porém realiza suas atividades diárias
PS 2	Fora do leito > 50% do tempo
PS 3	No leito > 50% do tempo, necessitando de cuidados especiais
PS 4	Paciente não sai do leito

tomia, pancreatectomia, colectomia segmentar do transverso ou ressecção do lobo esquerdo do fígado, quando realizadas em monobloco, estão associadas a uma maior morbidade, porém com ganho de sobrevida.[58] Existe consenso de que a esplenectomia deve ser realizada somente em casos de tumores proximais com invasão direta do baço ou da sua vascularização, não devendo ser indicada de rotina na GT com linfadenectomia D2. Mesmo difícil, uma linfadenectomia adequada do hilo esplênico não requer esplenectomia,[59] além desta se associar a uma maior perda sanguínea e morbidade, apesar de não aumentar a mortalidade.[60,61]

Nos carcinomas com extravasamento seroso da parede posterior do estômago, a bursectomia pode ser realizada com o objetivo de remover os depósitos microscópicos de tumor na bolsa omental. Não existe evidência suficiente de que ela diminui a recidiva peritoneal ou local, devendo ser evitada nos tumores T1/T2, prevenindo-se lesões ao pâncreas e vasos sanguíneos ao redor. Recentemente, um estudo randomizado de pequena escala sugeriu um aumento na sobrevida dos pacientes com tumores T3/T4a submetidos à bursectomia.[62] Para tentar responder se a bursectomia demonstra benefício clínico, foi iniciado um grande estudo prospectivo randomizado japonês, denominado JCOG 1001.

Extensão da linfadenectomia

A cirurgia com intenção curativa padrão é a gastrectomia com linfadenectomia D2, realizada de rotina nos grandes centros de tratamento de CG dos países do Oriente e Ocidente. A sua execução determina aumento significativo da morbimortalidade em mãos de cirurgiões com pouca experiência com a técnica ou quando realizada em pacientes não selecionados.[63,64] A curva de aprendizado da linfadenectomia D2 é de, aproximadamente, 15 a 25 cirurgias, devendo este treinamento ser realizado em centro especializado e com adequada supervisão, promovendo uma diminuição das suas complicações com o tempo e a experiência do cirurgião.[65]

O número de linfonodos examinados influencia na acurácia do estadiamento,[66] e a recomendação da AJCC e JGCA é que, pelo menos, 16 sejam retirados.[22,47] Além do seu papel terapêutico, a linfadenectomia D2 permite melhor avaliação dos linfonodos, diminuindo a chance de migração de estágio, denominado, fenômeno de Will Rogers,[67] citado, como uma causa potencial das diferenças nos resultados entre os pacientes do Japão e do oeste.[68] Como mais linfonodos são retirados na D2, há uma maior chance de estes serem positivos comparados a uma gastrectomia D1. Com isso, os mesmos pacientes, numa dissecção D2, serão, então, alocados num estágio de pior prognóstico em relação aos submetidos a uma dissecção D1. Isto melhorará os resultados de sobrevida em todos os estágios, puramente pela realocação dos pacientes com metástases linfonodais nos estágios mais altos.[69]

No Japão, não é possível realizar estudos randomizados que comparem gastrectomia com linfadenectomia D2 *versus* D1 no CG, porque este confronto é antiético, tal é a superioridade demonstrada na D2 no que tange à maior sobrevida e uma modesta morbidade. Talvez a maior crítica aos relatos japoneses e outros países asiáticos seja a natureza retrospectiva destes dados.[70] Tais resultados têm sido considerados suspeitos por muitos cirurgiões do oeste, não só pela falta de estudos prospectivos randomizados, mas, também, por não se conseguir reproduzir tal *performance* nos estudos ocidentais.

Na Europa foram realizados dois grandes estudos prospectivos randomizados para avaliar a extensão da linfadenectomia no CG, ambos comparando D2 e D1: o *Dutch trial* conduzido por Bonenkamp *et al.*,[71] na Holanda, que randomizou 711 pacientes, e o *Medical Research Council trial*, no Reino Unido, conduzido por Cuschieri *et al.*, com 400 pacientes.[72] Ambos os ensaios mostraram maior mortalidade e morbidade operatória decorrentes da linfadenectomia D2 em relação a D1 e taxas de sobrevida em 5 anos semelhantes, o que não justificaria o emprego da D2. Entretanto, análises mais precisas desses ensaios[73] mostraram tendências diversas, tais como a realização rotineira de esplenopancreatectomia nos pacientes com tumores proximais submetidos à D2 e a participação de inúmeros hospitais gerais com pouca experiência neste procedimento, justificando maiores taxas de morbimortalidade operatórias da D2, anulando qualquer benefício de sobrevida da linfadenectomia estendida.

Após 15 anos de acompanhamento, o maior ensaio randomizado prospectivo ocidental (Dutch Trial) mostrou que a linfadenectomia D2 associou-se à menor recidiva locorregional e a menores taxas de morte relacionadas ao CG em comparação à D1, recomendando a D2 como linfadenectomia padrão de tratamento.[52]

Em 2008, foram publicados os resultados finais do JCOG 9501,[74] primeiro ensaio prospectivo japonês no que tange à linfadenectomia, que randomizou 523 pacientes submetidos a gastrectomias curativas com linfadenectomia D2 *versus* D2 associada à dissecção para-aórtica (D2 *plus*). Não houve diferença significativa quanto à morbidade e mortalidade operatória (taxa de óbito de 0,8% em cada grupo). Na D2 *plus*, o tempo operatório foi mais prolongado, e a perda sanguínea maior, não obstante as taxas de sobrevida em 5 anos terem sido semelhantes. Com isso, concluiu que a dissecção D2 *plus*, por não implicar no aumento da sobrevida, não deve ser recomendada, permanecendo a gastrectomia com linfadenectomia D2 como tratamento padrão do câncer gástrico.

A extensão da linfadenectomia passa a ser definida de acordo com o tipo de gastrectomia (total *vs.* subtotal), independente da localização do tumor, sendo denominadas D1, D1+ e D2 (Quadro 5).[53] A JCGA recomenda a linfadenectomia D2 para todos os carcinomas gástricos cT2-T4 ou cN+. A D1 ou D1+ são indicadas para tumores precoces (T1) ou nos casos dos pacientes com condições clínicas ruins ou quando a D2 não pode ser feita de maneira segura. Os linfonodos da artéria gástrica esquerda (nº 7), que costumavam ser classificados como N2 para os tumores em qualquer localização, são agora incluídos na D1 para qualquer tipo de gastrectomia. Em função dos resultados negativos do JCOG 9501,[74] a D3 deixou de ser classificada como um dos padrões aceitáveis de linfadenectomia. Essa nova classificação mais simples no que tange à linfadenectomia ajudará cirurgiões do mundo inteiro a padronizar a gastrectomia e obter os melhores resultados cirúrgicos.

Pesquisa do linfonodo sentinela

Ao contrário do câncer de mama e melanoma, a drenagem linfática do estômago é complexa e assim existe um risco *skip metastasis* (metástases saltadoras) em mais de 15% dos casos, ou seja, o primeiro linfonodo de drenagem do tumor não estaria nas cadeias perigástricas, mas sim em estações mais distantes. É um método factível de ser realizado com uma taxa de identificação variando de 90 a 100%, apesar de o número médio de linfonodos sentinelas variar de 3 a 6 por paciente.[75,76] Como desvantagem vemos taxas de falso-negativos altas, podendo chegar a 30% mesmo nos tumores precoces[77,78] e o fato de haver um número ainda pequeno de pacientes com CG estudados em comparação ao câncer de mama e melanoma. Assim permanece como uma modalidade investigacional no câncer gástrico, não devendo, portanto, ser empregado fora de protocolos de pesquisa.

Gastrectomia videolaparoscópica

A gastrectomia D2 laparoscópica vem sendo cada vez mais empregada nos países do Oriente, principalmente nos tumores T1. Apesar de tecnicamente difícil e necessitar de uma curva de aprendizado grande, pode ser realizada com segurança, sem aumento da morbimortalidade operatória, levando à menor perda sanguínea, apesar de requerer um maior tempo cirúrgico.[79-83] A quantidade de linfonodos retirados[80,83,84] e a sobrevida a curto prazo são equivalentes à gastrectomia convencional.[85] Entretanto, os seus resultados a longo prazo permanecem em aberto, sendo, por isso, classificados pela JGCA como um tratamento ainda investigacional, elegível somente para os tumores estágios IA e IB, devendo ser mais bem avaliado em protocolos de pesquisa clínica.[53]

Ressecção endoscópica

A ressecção endoscópica da mucosa (REM), denominada mucosectomia, e a dissecção endoscópica da submucosa (DES) são métodos que

Quadro 5. Extensão da linfadenectomia

	GT	GST
D1	Nos 1-7	Nos 1, 3, 4sb, 4d, 5, 6, 7
D1+	D1 + nos 8a, 9, 11p	D1 + nos 8a, 9
D2	D1+ nos 8a, 9, 10, 11p, 11d, 12a	D1 + nos 8a, 9, 11p, 12a

Nos tumores invadindo o esôfago, D1+ inclui nº 110, e D2 inclui nos 19, 20, 110 e 111
D0: linfadenectomia < D1.

vêm sendo utilizados como alternativa ao tratamento cirúrgico nos pacientes com CG precoce (CGP). A aplicabilidade da ressecção endoscópica (RE) nos países do ocidente é limitada em função da baixa incidência do câncer precoce, ao passo que, no Japão, programas de *screening* são responsáveis pela detecção do CGP em mais de 50% de todos os pacientes com neoplasia maligna do estômago.

A DES tem mostrado ser mais efetiva que a REM na cura do CGP, no entanto necessita de maiores habilidades técnicas do endoscopista e instrumental sofisticado para ser efetuada, associando-se a maiores taxas de complicações, como sangramento e perfuração.[86]

A JGCA considera a RE como indicação absoluta no tratamento do AG do tipo bem ou moderadamente diferenciado, clinicamente restrito à mucosa (cT1a), sem sinais de ulceração e com um diâmetro ≤ 2 cm. A ressecção é considerada como curativa quando todas das seguintes condições são preenchidas: ressecção em bloco, tamanho do tumor ≤ 2 cm, tipo histológico diferenciado(G1-G2), pT1a, margens profunda e lateral negativas e ausência de invasões linfática e venosa.[53] Com isso toda RE que *a priori* é diagnóstica, pode tornar-se terapêutica. O *Helicobacter pylori* sempre deve ser pesquisado após uma RE, e, se positivo, ser erradicado. Esta medida reduz as taxas de recidiva de CG metacrônicos.[87]

Na outra corrente, diretrizes do *National Comprehensive Cancer Network* (NCCN), pela falta de estudos randomizados na literatura comparando a RE com a cirurgia, não a recomendam fora de ensaios clínicos, devendo limitar-se a centros médicos com grande experiência no método.[33]

Câncer gástrico difuso hereditário

O câncer gástrico difuso hereditário (CGDH) é uma forma adquirida de câncer do tipo difuso de Lauren causado pela mutação do gene CDH1, o qual codifica a proteína E-caderina, responsável pela adesão celular. A penetrância desta mutação é alta, tendo seus portadores um risco maior que 80% de desenvolver câncer gástrico do tipo difuso (CGD) ao longo de sua vida, com uma idade média de 40 anos à época do diagnóstico; já as mulheres, também, possuem um risco elevado de desenvolver câncer de mama do tipo lobular. O câncer gástrico do tipo intestinal não está associado a esta síndrome.

A taxa de detecção de mutação do CDH1 é de, aproximadamente, 30% quando temos os seguintes critérios clínicos:[88]

- Família com 2 ou mais casos de CGD em parentes de primeiro ou segundo graus, com pelo menos um deles com diagnóstico antes dos 50 anos, ou
- 3 ou mais casos de CGD em parentes de primeiro ou segundo graus em qualquer idade.

Vale ressaltar que menos de 5% dos pacientes com CGD abaixo dos 50 anos de idade e sem história familiar de câncer gástrico ou de mama carrega mutação no CDH1.[89]

O risco de câncer aos 20 anos é < 1%, mas há um consenso que o teste genético deve ser oferecido entre 16-18 anos de idade,[90] visto que mesmo raros, casos de CGD foram relatados em famílias afetadas antes dos 18 anos.[91] A todos os portadores de mutação do gene CDH1 deve ser recomendada a gastrectomia total profilática, a partir dos 20 anos de idade,[90] apesar de que outros considerem sua realização em pessoas numa idade 5 anos mais nova em relação ao membro mais jovem da família que desenvolveu CG.[92] É essencial assegurar a ressecção completa de toda a mucosa gástrica, devendo ser realizado exame de congelação intraoperatório das margens proximal e distal do estômago. Não há necessidade de linfadenectomia radical na gastrectomia profilática.[93] No histopatológico da GT profilática costuma-se detectar CGDH em estágio precoce, caracterizado pela presença de múltiplos focos de carcinoma com células em anel de sinete confinados à lâmina própria.

Há necessidade de vigilância endoscópica nos portadores da mutação que recusaram a cirurgia profilática e naqueles mais jovens em relação à idade em que a cirurgia profilática é recomendada, devendo ser realizada anualmente.[93] Por sua natureza focal as lesões são muito difíceis de serem detectadas pela endoscopia no estágio inicial. Em função do risco aumentado de câncer de mama lobular, recomenda-se mamografia anual a partir dos 35 anos nas mulheres.[93]

TRATAMENTO ADJUVANTE

A ressecção permanece como o único tratamento curativo no CG ainda que grande parte dos pacientes com doença estágio IB-IIIC, submetidos a uma ressecção curativa, venha a desenvolver recidiva locorregional ou a distância. Para esses pacientes devemos recomendar terapia complementar adjuvante ou neoadjuvante. Com isso tem sido de grande interesse o desenvolvimento de estratégias para prevenir recidivas e melhorar a sobrevida global (SG).

Quimiorradioterapia adjuvante

A avaliação do papel da radioterapia (RT) adjuvante a partir da década de 1980, em função das altas taxas de recidiva local, não demonstrou qualquer aumento da sobrevida. Dessa forma, com o intuito de potencializar os efeitos da RT, alguns quimioterápicos foram associados à mesma com objetivo de radiossensibilização, com destaque para as fluoropirimidinas, as drogas mais estudadas no cenário da quimiorradiação adjuvante. Dentro deste contexto, o estudo *Intergroup* INT- 0116 passou a ser referência nessa estratégia combinada.

Intergroup INT-0116[3]

Estudo fase III com 556 pacientes com AG(80%) ou da JEG(20%) submetidos à ressecção R0, onde foram randomizados para observação ou tratamento adjuvante com QT e RT. Vale ressaltar que 70% dos pacientes possuíam doença avançada (T3/T4), e 85% apresentavam acometimento linfonodal.

O esquema de tratamento consistiu em um ciclo de 5-Fluorouracil (5-FU) em *bolus* e ácido folínico (Leucovorin) durante 5 dias, seguido de RT na dose de 45 Gy (1,8 Gy/dia) concomitante com 5-FU e ácido folínico nos dias 1 a 4, e nos últimos três dias da RT. Após o término da RT, mais dois ciclos de 5-FU e ácido folínico por 5 dias, com intervalo de um mês, foram realizados.

A SG (50 *vs.* 41%), sobrevida mediana (36 *vs.* 27 meses) e sobrevida livre de doença(SLD) (48% *vs.* 31%) foram melhores para o grupo submetido a tratamento combinado, quando comparado ao grupo de observação, todos com diferença estatística significativa. Dados de atualização de 10 anos de acompanhamento mostraram manutenção do benefício nos desfechos citados anteriormente.[94]

O grupo submetido à terapia combinada apresentou alta taxa de efeitos adversos, denotando a agressividade da mesma; os efeitos hematológicos (54%) seguidos pelos gastrointestinais (33%) foram os mais comuns. Três pacientes faleceram em decorrência do tratamento adjuvante, correspondendo a 1% dos casos. Apesar dessa elevada toxicidade, a quimiorradioterapia (RTQT) adjuvante passou a ser o tratamento padrão nos Estados Unidos. Críticas a este estudo referem-se à extensão da linfadenectomia, onde apenas 10% dos pacientes tiveram uma dissecção D2, e 54% não apresentavam linfonodos na peça operatória.

Outros estudos

O papel da RTQT nos pacientes submetidos à gastrectomia D2 é foco de grande discussão, sem um consenso na literatura. Em estudo retrospectivo coreano, Kim *et al.*[95] avaliaram o papel da RTQT (esquema idêntico ao INT-0116) *versus* observação em pacientes submetidos à linfadenectomia D2, demonstrando que a SG mediana foi maior no grupo tratado de forma combinada (95,3 *vs.* 62,6 meses; p = 0,02). O estudo prospectivo fase III ARTIST[96] está avaliando o papel da RTQT adjuvante em pacientes submetidos à ressecção D2, onde a combinação de capecitabina com cisplatina é comparada ao mesmo esquema associado à RT adjuvante, sendo aguardado os seus resultados.

Quimioterapia adjuvante

Quanto ao impacto da QT adjuvante após a cirurgia, existem várias metanálises que dão suporte ao seu uso (Quadro 6), merecendo destaque o estudo de Paoletti *et al.*,[100] que incluiu 17 ensaios clínicos randomizados com 3.838 pacientes, demonstrando ganho em SG e redução do risco de morte de 18% em favor do braço da QT adjuvante com base em fluoropirimidinas.

Quadro 6. Estudos de metanálise com a avaliação da estratégia de quimioterapia adjuvante em pacientes com adenocarcinoma gástrico

REFERÊNCIA	POPULAÇÃO	DESFECHO	RESULTADOS
Mari et al.[97]	3.658 pacientes 20 ECR	Mortalidade QTA vs. cirurgia	HR 0,82 IC 95% 0,75-0,89
Oba et al.[98]	1.330 pacientes 4 ECR Realizado no Japão	Mortalidade QTA vs. cirurgia	HR 0,73 IC 95% 0,60-0,89
Sun et al.[99]	3.809 pacientes 4 ECR	Sobrevida global QTA vs. cirurgia	HR 0,78 IC 95% 0,71-0,85
Paoletti et al.[100]	3.838 pacientes 17 ECR	Sobrevida global QTA vs. cirurgia	HR: 0,82 IC 95% 0,75-0,90

ECR = ensaio clínico randomizado; QTA = quimioterapia adjuvante.

Em grande estudo fase III japonês,[5] pacientes com AG estágios II e III, submetidos à gastrectomia D2, foram randomizados para receber QT adjuvante oral com S-1 durante 1 ano (530 pacientes) ou observação (529 pacientes). O grupo que recebeu S-1 apresentou uma SG em 3 anos de 81% contra 71% dos que foram apenas observados (p = 0,002).

Já o estudo fase III CLASSIC *trial*,[101] avaliou a QT adjuvante com base em capecitabina associado à oxaliplatina (XELOX) por 8 ciclos *versus* observação em 1.035 pacientes com AG estágios II e III submetidos a uma ressecção D2. Os resultados favoreceram o braço do tratamento adjuvante, com redução do risco de recidiva de 46% e SLD em 3 anos de 74 *vs.* 60%.

Quimioterapia neoadjuvante

A estratégia neoadjuvante tem como vantagens o tratamento precoce das micrometástases, avaliação *in vivo* da quimiossensibilidade tumoral e diminuição do volume tumoral (*downstaging*), aumentando a possibilidade de uma ressecção R0. Dois estudos se destacam na avaliação da estratégia neoadjuvante: MAGIC *trial* e French FNLCC/FFCD *trial*.

MAGIC *trial*[A]

Esse estudo randomizou 503 pacientes com AG (74%), JEG (15%) e esôfago distal (11%) estágios II-IVM0 potencialmente ressecáveis em um braço com cirurgia exclusiva *versus* cirurgia com QT perioperatória com esquema ECF (epirrubicina, cisplatina e 5-FU infusional), sendo três ciclos antes e mais três após a ressecção.

Houve maior número de ressecções R0 (79 *vs.* 70%, p = 0,003) e de tumores T1 e T2 (52 *vs.* 37%, p = 0,002) no grupo que recebeu QT, não sendo observada diferença na morbidade cirúrgica entre os dois braços. Com um acompanhamento mediano de 4 anos, observou-se um aumento da SG (HR = 0,75, IC de 95%: 0,6-0,93, p = 0,009) e da sobrevida livre de progressão (SLP) (HR = 0,66, IC de 95%: 0,53-0,81, p < 0,001) a favor do braço com QT. A toxicidade ocasionada pelo tratamento foi significativa, visto que somente 42% dos pacientes conseguiram receber a QT pós-operatória planejada. Uma crítica pertinente ao estudo foi a não utilização da videolaparoscopia estadiadora, estando relacionado com um estadiamento pré-operatório inadequado.

French FNLCC/FFCD *trial*[102]

Esse estudo apresentou resultados semelhantes ao Magic *trial*. Um braço do estudo foi randomizado para receber 2 ou 3 ciclos de QT pré-operatória com cisplatina associada a 5-FU infusional, seguido de cirurgia e mais 3 ou 4 ciclos desse mesmo esquema de QT *versus* cirurgia exclusiva. Os pacientes que receberam QT neoadjuvante apresentaram um aumento de 14% na SG em 5 anos (38 *vs.* 24%, HR = 0,69, IC de 95%: 0,50-0,95, p = 0,02) e na SLP (34 *vs.* 19%, HR = 0,65, IC de 95%: 0,48-0,89, p = 0,003) quando comparados ao grupo com tratamento cirúrgico exclusivo. Este estudo levanta a discussão sobre a real necessidade de se acrescentarem antraciclinas ao esquema de QT para CG.

TRATAMENTO DO CÂNCER GÁSTRICO ESTÁGIO IV

Aproximadamente 25% dos pacientes apresentarão doença estágio IV ao diagnóstico inicial, e 30% daqueles com doença considerada localizada à TC de abdome possuirão implantes em peritônio ou metástases hepáticas ocultas durante a VE ou laparotomia, demonstrando que mais da metade dos pacientes com CG não são candidatos ao tratamento curativo. Com isso o tratamento paliativo (TP) torna-se um componente essencial, assumindo grande importância no manejo desses pacientes.

O TP tem como objetivo principal aliviar ou diminuir os sintomas causados pela doença em estágio avançado, proporcionando melhor qualidade de vida aos pacientes e aos seus familiares com o mínimo de complicações. É um tratamento multimodal interdisciplinar, onde determinadas intervenções, como controle de sangramento e resolução de quadros obstrutivos, podem resultar no aumento de sobrevida.

As principais indicações do TP são os pacientes com doença M1, M0 irressecável decorrente da invasão de estruturas vasculares adjacentes, os pacientes com PS ruim para suportar uma ressecção mais alargada e nos que apresentarem recidiva ao longo do seu acompanhamento. Os principiais sintomas a serem tratados são a dor, obstrução, hemorragia digestiva, náuseas, disfagia e, mais raramente, perfuração.

Quanto às modalidades de tratamento, temos o TP local representado pela cirurgia paliativa, radioterapia, métodos endoscópicos ou radiologia intervencionista, enquanto o TP sistêmico consiste na quimioterapia paliativa (QP).

Cirurgia paliativa

Os pacientes com doença M1 assintomáticos a princípio não são candidatos ao tratamento cirúrgico. Nos casos de sangramento ou obstrução, a GT ou GST paliativa deve ser considerada visto que os pacientes não poderão iniciar o seu tratamento sistêmico (QT paliativa) até a resolução de tais sintomas. A linfadenectomia não deve ser realizada, e uma margem de ressecção positiva é aceitável dentro deste contexto.

Quando comparamos ressecção *versus* a não ressecção (gastroenteroanastomose ou laparotomia exploradora), a maioria dos estudos da literatura demonstra que os pacientes submetidos à ressecção apresentam sobrevida superior. Entretanto, nessa análise é necessária grande cautela, visto que todos os estudos eram retrospectivos e os pacientes submetidos à ressecção apresentavam melhor PS, ausência de invasão de órgãos adjacentes e um único sítio de metástase em relação ao grupo não ressecado. Com isso, o cirurgião gera dois grupos com características diferentes, sendo este viés de seleção o principal fator para essa diferença de sobrevida. Vale ressaltar que tais estudos medem a efetividade da cirurgia paliativa apenas pelas diferenças de sobrevida, em vez da melhor qualidade de vida, que seria o objetivo principal do TP.

Diversos estudos definem a gastrectomia paliativa de maneira incorreta, classificando como paliativa em função da extensão da doença ao final da cirurgia, ou seja, se o *status* da ressecção for R1 ou R2, a mesma é caracterizada como paliativa, independente da sintomatologia do paciente.[103-108]

De maneira semelhante à Miner *et al.*,[109] defendemos que a ressecção não curativa deva ser dividida em dois grandes grupos:

- *Gastrectomia paliativa:* pacientes com doença M1 com sintomas graves da doença (obstrução ou sangramento) submetidos à ressecção.
- *Gastrectomia não paliativa:* pacientes sem sintomas da doença submetidos à ressecção R2 ou uma ressecção a princípio R0, cujo histopatológico mostrou margem microscópica comprometida, ou seja, R1.

A gastrectomia não paliativa no CG estágio IV tem como objetivo prolongar a sobrevida ou retardar o início dos sintomas e complicações, através da redução do volume tumoral. Estudos retrospectivos mostraram que a ressecção não paliativa seguida de QT apresentou aumento de sobrevida, porém a ressecção sem QT demonstrou uma sobrevida inferior em relação ao tratamento com QT paliativa isolada.[104,105] Segundo os *guidelines* da JGCA,[53] no momento não há evidência demonstrando benefício da ressecção não paliativa no CG estágio IV, devendo ser considerada somente em protocolos de pesquisa clínica.

Para definir o real papel da ressecção não paliativa, foi iniciado o JCOG 0705/KGCA 01, estudos randomizados controlados multicêntricos japonês e coreano, que alocaram os pacientes com CG estádio IV com um único sítio metastático em dois grupos: gastrectomia seguido de QT *vs.* grupo submetido apenas à QT isolada, tendo como objetivo principal a análise da sobrevida global.[110]

Métodos endoscópicos

Os pacientes com hemorragia aguda importante (hematêmese ou melena) devem ser submetidos à imediata avaliação endoscópica para controle do sítio de sangramento. Nos tumores da JEG pode ser necessária a colocação de um *stent* esofágico para melhora da disfagia, enquanto nos tumores obstrutivos do terço distal, o *stent* gastroduodenal é uma boa opção na paliação.

Quando se compara o *stent* gastroduodenal *versus* gastroenteroanastomose, nota-se que o *stent* demonstra vantagens por ser método menos invasivo, associado a uma menor morbidade, mortalidade, menor tempo de internação hospitalar e custo, com a mesma eficácia no alívio dos sintomas.[111] Uma desvantagem é maior taxa na recidiva dos sintomas, necessitando de reintervenção mais frequentemente do que os pacientes submetidos à gastroenteroanastomose.

Radioterapia paliativa

Quando a endoscopia digestiva falha no controle do sangramento proveniente do tumor primário, a radioterapia pode ser indicada como próxima etapa no cenário do TP. Também pode ser importante no controle da dor em virtude de metástases ósseas e nos casos de dor refratária ocasionada pela invasão tumoral das estruturas adjacentes.

Quimioterapia paliativa

Os mais diversos esquemas de QT foram avaliados no CG metastático ou localmente avançado e irressecável, não existindo, até o presente momento, esquema que possa ser considerado como o de escolha.

Tratamento de primeira linha

No estudo V325[112] de fase III, 445 pacientes com AG avançado foram alocados para receber DCF (docetaxel, cisplatina e 5-FU infusional) ou CF (cisplatina e 5-FU infusional). Os resultados favoreceram ao uso de DCF, no que se refere à taxa de resposta global (37 *vs.* 25%, p = 0,01), tempo livre de progressão (5,6 *vs.* 3,7 meses, p < 0,001) e SG mediana (9,2 *vs.* 8,6 meses, p = 0,02) quando comparado ao esquema CF. Entretanto, DCF é um esquema que envolve alta toxicidade, sendo mais frequente casos de neutropenia complicada. O uso de profilaxia secundária do fator estimulante de crescimento de colônias de granulócitos(G-CSF) reduziu o número de pacientes com neutropenia febril no braço tratado com DCF (27 *vs.* 12%), devendo ser estimulado o seu uso. A escolha dos pacientes para receber o regime DCF deve ser criteriosa, dando-se preferência a pacientes com bom PS, funções renal e hematológica adequadas.

Na tentativa de diminuir a toxicidade e tornar o esquema DCF mais tolerável, trabalhos com redução de doses de docetaxel, do 5-FU, diminuição no tempo de infusão e da dose de cisplatina ou sua substituição por oxaliplatina foram publicados, demonstrando que tais modificações diminuíram a toxicidade sem reduzir a eficácia do esquema.[113]

O estudo fase III REAL-2[114] randomizou 1.002 pacientes com diagnóstico de CG, JEG e esôfago estágio IV ou localmente avançado irressecável para receber quatro regimes de QT. A partir do esquema padrão ECF, as substituições de 5-FU por capecitabina e de cisplatina por oxaliplatina foram avaliadas (Quadro 7). As taxas de resposta foram semelhantes nos quatro braços, porém o regime EOX mostrou maior taxa de sobrevida em 1 ano (46,8 *vs.* 37,7%, p = 0,02) e SG mediana superior (11,2 *vs.* 9,9 meses, p = 0,02) quando comparado ao regime ECF (Quadro 8).

No Congresso da Sociedade Americana de Oncologia (ASCO), em 2010, foi apresentado o estudo AVAGAST,[115] que avaliou o papel da adição de bevacizumabe ao esquema de cisplatina e capecitabina. Neste estudo fase III, 774 pacientes com CG localmente avançado irressecável ou metastático foram alocados para receber XP (capecitabina e cisplatina) ou XPB (capecitabina, cisplatina e bevacizumabe). Os resultados não demonstraram benefício em SG, que era o objetivo primário do estudo, com um aumento não significativo da SG mediana de 10,1 para 12,1 meses (p = 0,1) no braço do bevacizumabe. Entretanto, os objetivos secundários foram alcançados, com um aumento da taxa de resposta (37 *vs.* 46%, p = 0,0315) e SLP (5,3 *vs.* 6,7 meses, p = 0,0037), favorecendo o braço XPB.

Quadro 7. Esquemas de quimioterapias utilizadas no estudo REAL-2

ECF (n = 249)		ECX (n = 241)	
Epirrubicina	50 mg/m² IV a cada 3 semanas	Epirrubicina	50 mg/m² IV a cada 3 semanas
Cisplatina	60 mg/m² IV a cada 3 semanas	Cisplatina	60 mg/m² IV a cada 3 semanas
5-FU	200 mg/m²/dia IV continuamente	Capecitabina	625 mg/m² 2x/dia VO continuamente
EOF (n = 235)		EOX (n = 239)	
Epirrubicina	50 mg/m² IV a cada 3 semanas	Epirrubicina	50 mg/m² IV a cada 3 semanas
Oxaliplatina	130 mg/m² IV a cada 3 semanas	Oxaliplatina	130 mg/m² IV a cada 3 semanas
5-FU	200 mg/m²/dia IV continuamente	Capecitabina	625 mg/m² 2x/dia VO continuamente

Quadro 8. Eficácia entre os grupos de tratamento

DESFECHOS	ECF (n = 263)	ECX (n = 250)	EOF (n = 245)	EOX (n = 244)
TR (%)	40,7	46,4	42,4	47,9
SLP mediana, meses	6,2	6,7	6,5	7,0
SG mediana, meses	9,9	9,9	9,3	11,2
SG 1 ano (%)	37,7	40,8	40,4	46,8

TR = taxa de resposta global; SLP = sobrevida livre de progressão; SG = sobrevida global.

Na análise de subgrupos, observou-se que os pacientes do continente americano apresentaram um grande benefício em SG (11,5 *vs.* 6,8 meses; HR 0,63) e em SLP (5,9 *vs.* 4,4 meses, HR 0,65). Tais pacientes possuíam maior frequência de tumores da JEG e uma maior proporção de casos com metástase hepática, quando comparados ao subgrupo de pacientes asiáticos. Outra questão importante, para justificar essa diferença em SG no subgrupo americano, além das diferenças genéticas, foi o fato de que apenas 21% destes foram tratados em segunda linha, quando comparado aos 66% dos pacientes asiáticos.

O estudo ToGA[116] avaliou o papel do trastuzumabe associado à QT no CG avançado HER-2 positivo. Nesse ensaio clínico, 594 pacientes de 3.807 avaliados tiveram positividade de 3+ na imuno-histoquímica ou amplificação por FISH para HER-2 e foram randomizados para QT com base em cisplatina combinada a uma fluoropirimidina (5-FU ou capecitabina) associada ou não ao trastuzumabe. Com um acompanhamento mediano de 18,6 meses para o grupo de trastuzumabe associado à QT e 17,1 meses para o braço de quimioterapia isolada, observou-se um aumento na taxa de resposta objetiva (47 *vs.* 35%, p = 0,0017), assim como na SG em favor do braço com trastuzumabe (13,8 *vs.* 11,1 meses, p = 0,0046). Com isso, este estudo estabeleceu o uso de trastuzumabe em combinação com QT (cisplatina e fluoropirimidina) como um novo padrão de tratamento em pacientes com tumor HER-2 positivo.

Tratamento de segunda linha

O aumento da sobrevida com QT de segunda linha foi demonstrado recentemente em um pequeno estudo fase III, que foi fechado precocemente graças ao baixo recrutamento de pacientes. Foram randomizados 40 pacientes para o tratamento com irinotecano em monoterapia ou suporte clínico exclusivo. A sobrevida mediana com o irinotecano foi de 123 dias, contra 72,5 dias para o tratamento suporte (HR = 2,85, p = 0,0027). Também houve melhora dos sintomas associados ao tumor em 44% dos pacientes tratados com irinotecano comparado a 4% dos pacientes em suporte clínico exclusivo.[117]

A escolha por uma segunda ou mesmo terceira linha de tratamento nos pacientes que progridem durante ou após tratamento de primeira linha deve sempre ser individualizada e fundamentada na seleção cuidadosa dos casos, levando em consideração o PS, resposta à primeira linha, histórico de drogas utilizadas e volume de doença metastática. Pacientes com doença pouco responsiva à primeira linha, PS ruim e maior volume de doença metastática têm baixa chance de obter benefício e podem apresentar toxicidade cumulativa dos tratamentos.

Quadro 9. Potências, biomarcadores e suas respectivas frequências em câncer gástrico

BIOMARCADOR	FREQUÊNCIA
Mutação KRAS	5-10%
Mutação BRAF	< 5%
Superexpressão de EGFR	50-80%
Mutação de EGFR	Muito baixa
Superexpressão de HER-2	10-25%

Perspectivas futuras

Dentre os potenciais biomarcadores que poderiam ser avaliados como alvos-moleculares, a superexpressão de EGFR e de HER-2 parece ser mais viável de serem explorados, em razão de sua maior frequência no CG (Quadro 9).

Dessa forma, estudos explorando o bloqueio combinado das duas vias iniciadas pelos receptores epidérmicos encontram-se em andamento. Dentre os estudos, destacamos o estudo LOGIC, em que pacientes com AG, da JEG ou de esôfago, com superexpressão de HER-2 estão sendo recrutados para receberem tratamento com quimioterapia (capecitabina e oxaliplatina) associado ao lapatinibe, que possui ação nos receptores de EGFR e HER-2.

Aguardamos a avaliação da terapia de manutenção após primeira linha paliativa com anti-HER-2, bem como o aparecimento de novas drogas com ação antiangiogênica, anti-EGFR e anti-HER-2, com seleção por região continental, em virtude das diferenças encontradas entre os pacientes americanos, europeus e asiáticos.

REFERÊNCIAS BIBLIOGRÁFICAS

1. International Agency for Research on Cancer (IARC). http://www.dep.iarc.fr/globocan.html.2008.
2. Brasil. Ministério da Saúde. Instituto Nacional de Câncer. *Estimativa 2010: incidência de câncer no Brasil*. Rio de Janeiro: INCA, 2009.
3. MacDonald JS, Smalley SR, Benedetti J et al. Chemoradiotherapy after surgery compared with surgery alone for adenocarcinoma of the stomach or gastroesophageal junction. *N Engl J Med* 2001 Sept. 6;345(10):725-30.
4. Cunninghham D, Allum WH, Stenning SP et al. Perioperative chemotherapy versus surgery alone for resectable gastroesophageal cancer. *N Engl J Med* 2006 July 6;355(1):11-20.
5. Sakuramoto S, Sasako M, Yamaguchi T et al. Adjuvant chemotherapy for gastric cancer with s-1, an oral fluoropyrimidine. *N Engl J Med* 2007 Nov. 1;357(18):1810-20.
6. Murakami R, Tsukuma H, Ubukata T et al. Estimation of validity of mass screening program for gastric cancer in Osaka, Japan. *Cancer* 1990 Mar. 1;65(5):1255-60.
7. Lauren P. The two histological main types of gastric carcinoma: diffuse and so-called intestinal type carcinoma. *Acta Pathol Micrbiol Scand* 1965;64:31-49.
8. Correa P. A human model of gastric carcinogenesis. *Cancer Res* 1988 July 1;48(13):3554-60.
9. Ikeda Y, Mori M, Kamakura T et al. Improvements in diagnosis have changed the incidence of histological types in advanced gastric cancer. *Br J Surg* 1995 Aug.; 72(2):424-26.
10. Powell J, McConkey CC. Increasing incidence of adenocarcinoma of the gastric cardia and adjacent sites. *Br J Cancer* 1990 Sept.; 62(3):440-43.
11. Harrison LE, Karpeh MS, Brennan MF. Proximal gastric cancers resecte via trans-abdominal only approach. Results and comparisons to distal adenocarcinoma of the stomach. *Ann Surg* 1997 June;225(6):678-85.
12. Kubo A, Corley DA. Body mass índex and adenocarcinomas of the esophagus or gastric cardia: a systematic review and meta-analysis. *Cancer Epidemiol Biomarkers Prev* 2006 May;15(5):872-78.
13. Huang JQ, Sridhar S, Chen Y et al. Meta-analysis of the relationship between Helicobacter pylori seropositivity and gastric cancer. *Gastroenterology* 1998 June;114(6):1169.
14. Eslick GD, Lim LL, Byles JE et al. Association of Helicobacter pylori infection with gastric carcinoma: a meta-analysis. *Am J Gastroenterol* 1999 Sept.;94(9):2373-79.
15. An international association between Helicobacter pylori infection and gastric cancer. The EUROGAST Study Group. *Lancet* 1993 May; 341:1359-62.
16. Uemura N, Okamoto S, Yamamoto S et al. Helicobacter pylori infection and the development of gastric cancer. *N Engl J Med* 2001 Sept. 13;345(11):784-89.
17. Crowe SE. Helicobacter infection, chronic inflammation, and the development of malignancy. *Curr Opin Gastroenterol* 2005 Jan.;21(1):32-38.
18. Tsugane S, Sasazuki S. Diet and the risk of gastric cancer: review of epidemiological evidence. *Gastric Cancer* 2007;10(2):75-83.
19. Lunet N, Valbuena C, Vieira AL et al. Fruit and vegetable consumption and gastric cancer by location and histological type: case-control and meta-analysis. *Eur J Cancer Prev* 2007 Aug.;16(4):312-27.
20. Tersmette AC, Offerhaus GJ, Tersmette KW et al. Meta-analysis of the risk of gastric stump cancer: detection of high risk patient subsets for stomach cancer after remote partial gastrectomy for benign conditions. *Cancer Res* 1990 Oct. 15;50(20):6486-89.
21. Borrmann R. Geschwulste des margens. In: Henke F, Lubarsch O. *Handbuch spez pathol anat und histo*. Berlim: Springer-Verlag, 1926. p. 864-71.
22. Japanese Gastric Cancer Association. Japanese classification of gastric carcinoma. 3rd ed. *Gastric Cancer* 2011 June;14(2):101-12.
23. Broders AC. The microscopic grading of cancer. *S Clin North Am* 1941;21:947.
24. Ming SC. Gastric carcinoma. A pathological classification. *Cancer* 1977;39:2475-85.
25. Wanebo HJ, Kennedy BJ, Chmiel J et al. cancer of the stomach A patient care study by the American College of Surgeons. *Ann Surg* 1993 Nov.;218(5):583-92.
26. Mercer DW, Robinson EK. Stomach. In: Townsend CM, Beauchamp RD, Evers BM et al. (Eds.). *Sabiston textbook of surgery: the biological basis of modern surgical practice*. 18th ed. Philadelphia: Saunders Elsevier; 2008. p. 1223-77.
27. Fuchs CS, Mayer RJ. Gastric carcinoma. *N Engl J Med* 1995 July 6;333(1):32-41.
28. Graham DY, Schwartz JT, Cain GD et al. Prospective evaluation of biopsy number in the diagnosis of esophageal and gastric carcinoma. *Gastroenterology* 1982 Feb.;82(2):228-31.
29. Hwang SW, Lee DH, Lee SH et al. Preoperative staging of gastric cancer by endoscopic ultrasonography and multidetector-row computed tomography. *Gastroenterol Hepatol* 2010 Mar.;25(3):512-18.
30. Sarela AI, Lefkowitz R, Brennan MF et al. Selection of patients with gastric adenocarcinoma for laparoscopic staging. *Am J Surg* 2006 Jan.;191(1):134-38.
31. Lowy AM, Mansfield PF, Leach SD et al. Laparoscopic staging for gastric cancer. *Surgery* 1996 June;119(6):611-14.
32. Bentrem D, Wilton A, Mazumdar M et al. The value of peritoneal cytology as a preoperative predictor in patients with gastric carcinoma undergoing a curative resection. *Ann Surg Oncol* 2005 May;12(5):347-53.
33. National Comprehensive Cancer Network. *NCCN Guidelines[TM] Version 2.2011 Gastric Cancer*. Acesso em: 19 de July 2011. Disponível em:< http://www.nccn.org >
34. Mezhir JJ, Shah MA, Jacks LM et al. Positive peritoneal cytology in patients with gastric cancer: natural history and outcome of 291 patients. *Ann Surg Oncol* 2010 Dec.;17(12):3173-80.
35. Accetta AC. *Adenocarcinoma gástrico Borrmann tipo IV: análise dos resultados da ressecção curativa*. Rio de Janeiro: INCA, 2009.
36. Ganpathi IS, So JB, Ho KY. Endoscopic ultrasonography for gastric cancer: does it influence treatment? *Surg Endosc* 2006 Apr.; 20(4):559-62.
37. Xi WD, Zhao C, Ren GS. Endoscopic ultrasonography in preoperative staging of gastric cancer: determination of tumor invasion depth, nodal involvement and surgical respectability. *World J Gastroenterol* 2003 Feb.;9(2):254-57.
38. Willis S, Truong S, Gribnitz S et al. Endoscopic ultrasonography in the preoperative staging of gastric cancer; accuracy and impact on surgical therapy. *Surg Endosc* 2000 Oct.;14(10):951-54.
39. Tsendsuren T, Jun SM, Mian XH. Usefulness of endoscopic ultrasonography in preoperative TNM staging of gastric cancer. *World J Gastroenterol* 2006 Jan.; 12(1):43-47.
40. Chen J, Cheong JH, Yun MJ et al. Improvement in preoperative staging of gastric adenocarcinoma with positron emission tomography. *Cancer* 2005 June;103(11):2383-90.
41. Kinkel K, Lu Y, Both M et al. Detection of hepatic metastases from cancers of the gastrointestinal tract by using noninvasive methods (US, CT, MR imaging, PET): a meta-analysis. *Radiology* 2002 Sept.;224(3):748-56.
42. Rosenbaum SJ, Stergar H, Antoch G et al. Staging and follow-up of gastrointestinal tumors with PET/CT. *Abdom Imaging* 2006 Jan.;31(1):25-35.

43. Stahl A, Ott K, Weber WA et al. FDG PET imaging of locally advanced gastric carcinomas: correlation with endoscopic and histopathological findings. *Eur J Nucl Med Mol Imaging* 2003 Feb.;30(2):288-95.
44. Yoshioka T, Yamaguchi K, Kubota K et al. Evaluation of 18-FDG PET in patients with advanced, metastatic or recurrent gastric cancer. *J Nucl Med* 2003 May;44(5):690-99.
45. Lai IR, Lee WJ, Huang MT et al. Comparison of serum CA72.4, CEA, TPA, CA19.9 and CA125 levels in gastric cancer patients and correlation with recurrence. *Hepatogastroenterology* 2002 July;49(46):1157-60.
46. Nakata B, HiraKawa YS, Kato Y et al. Serum CA 125 level as a predictor of peritoneal dissemination in patients with gastric carcinoma. *Cancer* 1998 Dec.;83(12):2488-92.
47. Edge SB, Byrd DR, Compton CC et al. (Eds.). *AJCC cancer staging manual*. 7th ed. New York, USA: Springer, 2010.
48. Hermanek P, Wittekind C. Residual tumor (R) classification and prognosis. *Semin Surg Oncol* 1994;10(1):12-20.
49. Sano T, Aiko T. New Japanese classifications and treatment guidelines for gastric cancer: revision concepts and major revised points. *Gastric Cancer* 2011 June;14(2):97-100.
50. Japan Esophageal Society. Japanese classification of esophageal cancer. 10th ed. parts II and III. *Esophagus* 2009;6:71-94.
51. Schwarz RE, Smith DD. Clinical impact of lymphadenectomy extent in resectable gastric cancer of advanced stage. *Ann Surg Oncol* 2007;14(2):317-28.
52. Songun I, Putter H, Kranenbarg EM et al. Surgical treatment of gastric cancer: 15-year follow up results of the randomized nationwide Dutch D1D2 trial. *Lancet Oncol* 2010;11:439-49.
53. Japanese Gastric Cancer Association. Japanese gastric cancer treatment guidelines 2010 (ver.3). *Gastric Cancer* 2011 June;14(2):113-23.
54. Buhl K, Schlag P, Herfarth C. Quality of life and functional results following different types of resection for gastric carcinoma. *Eur J Surg Oncol* 1990 Aug.;16(4):404-9.
55. Gouzi JL, Huguier M, Fagniez PL et al. Total versus subtotal gastrectomy for adenocarcinoma of the gastric antrum. A French prospective controlled study. *Ann Surg* 1989;209:162-66.
56. Bozzetti F, Marubini E, Bonfanti G et al. Subtotal versus total gastrectomy for gastric cancer: five-year survival rates in a multicenter randomized Italian trial. Italian Gastrointestinal Tumor Study Group. *Ann Surg* 1999;230(2):170-78.
57. Wu CW, Chiou JM, Ko FS et al. Quality of life of curative gastrectomy for gastric cancer in a randomized controlled trial. *Br J Cancer* 2008 Jan.;98(1):54-59.
58. Martin RCG, Jaques DP, Brennan MF et al. Extended local resection for advanced gastric cancer: increased survival vs increased morbidity. *Ann Surg* 2002 Aug.;236(2):159-65.
59. Schwarz RE. Spleen-preserving splenic hilar lymphadenectomy at the time of gastrectomy for cancer: feasibility and early results. *J Surg Oncol* 2002;79(1):73-76.
60. Kodera Y, Sassako M, Yamamoto S et al. Identification of risk factors for the development complications following extended and superextended lymphadenectomies for gastric cancer. *Br J Surg* 2005;92(9):1103-9.
61. Yu W, Choi GS, Chung HY. Randomized clinical trial of splenectomy versus splenic preservation in patients with proximal gastric cancer. *Br J Surg* 2006;93(5):559-63.
62. Fujita J, Kurokawa Y, Sugimoto T et al. Survival benefit of bursectomy in patients with resectable gastric cancer: interim analysis results of a randomized controlled trial. *Gastric Cancer* 2012 Jan.;15(1):42-48.
63. Hartgrink HH, van de Velde CJH, Putter H et al. Extended lymph node dissection for gastric cancer: who may benefit? Final results of the randomized Dutch gastric cancer group trial. *J Clin Oncol* 2004;22:2069-77.
64. Cuschieri A, Weeden S, Fielding J et al. Patient survival after D1 and D2 ressections for gastric cancer: long-term results of the MRC randomized surgical trial. Surgical Cooperative Group. *Br J Cancer* 1999;79:1522-30.
65. Parikh D, Johson M, Chagla L et al. D2 gastrectomy: Lessons from a prospective audit of the learning curve. *Br J Surg* 1996;83:1595-99.
66. Bouvier AM, Haas O, Piard F et al. How many nodes must be examined to accurately stage gastric carcinomas? Results from a population based study. *Cancer* 2002;94(11):2862-66.
67. Feinstein AR, Sosin DM, Wells CK. The Will Rogers phenomenon. Stage migration and new diagnostic techniques as a source of misleading stastistics for survival in cancer. *N Engl J Med* 1985;312:1604-8.
68. Davis P, Sano T. The difference in gastric cancer between Japan, USA and Europe: what are the facts? What are the suggestions? *Crit Rev Oncol Hematol* 2001;40:77-94.
69. Bunt AM, Hermans J, Smit VT et al. Surgical/pathologic-stage migration confounds comparisons of gastric cancer survival rates between Japan and Western countries. *J Clin Oncol* 1995;13:19-25.
70. Mansfield PF. Lymphadenectomy for gastric cancer. *J Clin Oncol* 2004;22(14):2759-61.
71. Bonenkamp JJ, Hermans J, Sasako M et al. Extended lymph-node dissection for gastric cancer. Dutch Gastric Cancer Group. *N Engl J Med* 1999 Mar. 25;340(12):908-14.
72. Cuschieri A, Weeden S, Fielding J et al. Patient survival after D1 and D2 ressections for gastric cancer: long-term results of the MRC randomized surgical trial. Surgical Cooperative Group. *Br J Cancer* 1999;79:1522-30.
73. Kodera Y, Schwarz RE, Nakao A. Extendend lymph node dissection in gastric carcinoma: where do we stand after the Dutch and British randomized trials? *J Am Coll Surg* 2002;195:855-864.
74. Sasako M, Sano T, Yamamoto S et al. D2 lymphadenectomy alone or with para-aortic nodal dissection for gastric cancer. *New Engl J Med* 2008 July 31;359(5):453-62.
75. Miwa K, Kinami S, Taniguchi K et al. Mapping sentinel nodes in patients with early-stage gastric carcinoma. *Br J Surg* 2003 Feb.;90(2):178-82.
76. Hayashi H, Ochiai T, Mori M et al. Sentinel lymph node mapping for gastric cancer using a dual procedure with dye and gamma probe-guided techiniques. *J Am Coll Surg* 2003 Jan;196(1):68-74.
77. Isozaki H, Kimura T, Tanaka K et al. An assessment of the feasibility of sentinel lymph node-guided surgery for gastric cancer. *Gastric Cancer* 2004;7(3):149-53.
78. Becher RD, Shen P, Stewart JH et al. Sentinel lymph node mapping for gastric adenocarcinoma. *Am Surg* 2009 Aug.;75(8):710-14.
79. Tanimura S, Higashino M, Fukunaga Y et al. Laparoscopic gastrectomy for gastric cancer: experience with more than 600 cases. *Surg Endosc* 2008;22:1161-64.
80. Kawamura H, Homma S, Yokota R et al. Inspection of safety and accuracy of D2 lymph node dissection in laparoscopy-assisted distal gastrectomy. *World J Surg* 2008;32:2366-70.
81. Song K, Kim S, Park C. Laparoscopy-assisted distal gastrectomy with D2 lymph node dissection for gastric cancer: technical and oncologic aspects. *Surg Endosc* 2008;22:655-59.
82. Lee J, Kim Y, Ryu K et al. A phase-II clinical trial of laparoscopic-assisted distal gastrectomy with D2 lymph node dissection for gastric cancer patients. *Ann Surg Oncol* 2007;14:3148-53.
83. Hwang SI, Kim HO, Yoo CH et al. Laparoscopy-assisted distal gastrectomy versus open distal gastrectomy for advanced gastric cancer. *Surg Endosc* 2008;23:1252-58.
84. Huscher CG, Mingoli A, SgarziniG et al. Laparoscopic versus open subtotal gastrectomyfor distal gastric cancer: five-year results of a randomized prospective trial. *Ann Surg* 2005;241:232-37.
85. Kim H, Hyung W, Cho G et al. Morbidity and mortality of laparoscopic gastrectomy versus open gastrectomy for gastric cancer: an interim report - a phase III multicenter, prospective, randomized trial (KLASS Trial). *Ann Surg* 2010;251:417-20.
86. Yahagi N, Fujishiro M, Kakushima N et al. Endoscopic submucosal dissection for early gastric cancer using the tip of an electrosurgical snare (thin type). *Dig Endosc* 2004;16:34-38.
87. Kukase K, Kato M, Kikuchi M et al. Effect of eradication of *Helicobacter pylori* on incidence of metachronous gastric carcinoma after endoscopic resection of early gastric cancer: an open-label, randomized controlled trial. *Lancet* 2008;372:392-97.
88. Caldas C, Carneiro F, Lynch HT et al. Familial gastric cancer: overview and guidelines for management. *J Med Genet* 1999;36:873-80.
89. Suriano G, Yew S, Ferreira P et al. Characterization of a recurrent germ line mutationof the E-cadherin gene: implications for genetic testing and clinical management. *Clin Cancer Res* 2005;11:5401-9.
90. Blair V, Martin I, Shaw D et al. Hereditary diffuse gastric cancer: diagnosis and management. *Clin Gastroenterol Hepatol* 2006;4(3):262-75.
91. Kaurah P, MacMillan A, Boyd N et al. Founder and recurrent CDH1 mutations in families with hereditary diffuse gastric cancer. *JAMA* 2007;297(21):2360-72.
82. Cisco RM, Ford JM, Norton JA et al. Hereditary diffuse gastric cancer: implications of genetic testing for screening and prophylactic surgery. *Cancer* 2008;113:1850-56.
93. Fitzgerald RC, Hardwick R, Huntsman D et al. Hereditary diffuse gastric cancer: Updated consensus guidelines for clinical management and directions for future research. *J Med Genet* 2010;47:436-44.
94. Macdonald JS, Benedetti J, Smalley S et al. Chemoradiotherapy of resected gastric cancer: A 10 years follow-up of the phase III trial INT 0116 (SWOG 9008). *J Clin Oncol* 2009;27(15 Suppl):4515.

95. Kim S, Lim DH, Lee J et al. An observational study suggesting clinical benefit for adjuvant postoperative chemoradiation in a population of over 500 cases after gastric resection with D2 nodal dissection for adenocarcinoma of stomach. *Int J Radiation Oncology Biol Phys* 2005;63(5):1279-85.
96. Lee J, Kang W, Lim D et al. Phase III trial of adjuvant capecitabine/cisplatin (XP) versus capecitabine/cisplatin/RT (XPRT) in resected gastric cancer with D2 nodal dissection (ARTIST trial): Safety analysis. *J Clin Oncol* 2009;27:15s, (suppl; abstr 4537).
97. Mari E, Floriani I, Tinazzi A et al. Efficacy of adjuvant chemotherapy after curative resection for gastric cancer: a meta-analysis of published randomized trials. A study of the GISCAD (Gruppo Italiano per lo Studio dei Carcinomi dell'Apparato Digerente). *Ann Oncol* 2000;11:837-43.
98. Oba K, Morita S, Tsuburaya A et al. Efficacy of adjuvant chemotherapy using oral fluorinated pyrimidines for curatively resected gastric cancer: A meta-analysis of centrally randomized controlled clinical trials in Japan. *J Chemother* 2006;18:311-18.
99. Sun P, Xiang JB, Chen ZY et al. Meta-analysis of adjuvant chemotherapy after radical surgery for advanced gastric cancer. *Br J Surg* 2009;96:26-33.
100. Paoletti X, Oba K, Burzykowski T et al. Benefit of adjuvant chemotherapy for resectable gastric cancer: a meta-analysis. *JAMA* 2010;303:1729-37.
101. Bang YJ, Kim Y, Yang H et al. Adjuvant capecitabine and oxaliplatin for gastric cancer: results of the phase III CLASSIC trial. *J Clin Oncol* 2011;29:LBA 4002.
102. Ychou M, Boige V, Pignon JP et al. Perioperative Chemotherapy compare with surgery alone for ressetable gastroesophageal adenocarcinoma: At FNCLCC and FFCD Multicenter phase III trial. *J Clin Oncol* 2011;29(13):1715-21.
103. Huang KH, Wu CW, Fang WL et al. Palliative resection in noncurative gastric cancer patients. *World J Surg* 2010;34:1015-21.
104. Park AH, Kim JH, Park JM et al. Value of nonpalliative resection as a therapeutic and pre-emptive operation for metastatic gastric cancer. *World J Surg* 2009;33:303-11.
105. Saidi RF, ReMine SG, Dudrick PS et al. Is there a role for palliative gastrectomy in patients with stage IV gastric cancer? *World J Surg* 2006;30:21-27.
106. Hartgrink HH, Putter H, Klein E et al. Value of palliative resection in gastric cancer. *Br J Surg* 2002;89:1438-43.
107. McCarter MD, Fong Y. Role for surgical cytoreduction in multimodality treatments for cancer. *Ann Surg Oncol* 2001;8:38-43.
108. Ouchi K, Sugawara T, Ono H et al. Therapeutic significance of palliative operations for gastric cancer for survival and quality of life. *J Surg Oncol* 1998;69:41-44.
109. Miner TJ, Jaques DP, Karpeh MS et al. Defining palliative surgery in patients receiving noncurative resections for gastric cancer. *J Am Coll Surg* 2004;198(6):1013-21.
110. Fujitani K, Yang HK, Kurokawa Y et al. Randomized controlled trial comparing gastrectomy plus chemotherapy with chemotherapy alone in advanced gastric cancer with a single non-curable factor: Japan Clinical Oncology Group Study JCOG 0705 and Korea Gastric Cancer Association Study KGCA01. *Jpn J Clin Oncol* 2008;38(7):504-6.
111. Jeurnik SM, van Eijck CH, Steyerberg EW et al. Stent versus gastrojejunostomy for the palliation of gastric outlet obstruction: a systematic review. *BMC Gastroenterol* 2007;7:18-27.
112. Van Cutsem E, Moiseyenko VM, Tjulandin S et al. Phase III study of docetaxel and cisplatin plus fluorouracil as first-line therapy for advanced gastric cancer: a report of the V325 Study Group. *J Clin Oncol* 2006;24(31):4991-97.
113. Shah MA, Stoller R, Shibatha S et al. Random assignment multicenter phase II study of modified docetaxel, cisplatin, fluorouracil (DCF) vc DCF with groups factor support (GCSF) in metastatic gastroesophageal adenocarcinoma (GE). Poster Sessions A cancers of esophagus and stomach. Abstracts: *J Clin Oncol Abs* 2010;46.
114. Cunningham D, Okines AF, Ashley S et al. Capecitabine and oxaliplatin for advanced esophagogastric cancer. *N Engl J Med* 2008;358(1):36-46.
115. Wang Y, Ohtsu A, Van Cutsem E et al. AVAGAST: a randomized double blind placebo control phase III study of capecitabine and cisplatin plus bevacizumabe or placebo in patients with advanced gastric cancer. *J Clin Oncol* 2010;28(18s), part II 950, Abst LBA 4007.
116. Bang YJ, Cutsem EV, Feyereislova A et al. Trastuzumab in combination with chemotherapy versus chemotherapy alone for treatment of HER2-positive advanced gastric or gastro-esophageal junction cancer (TOGA): a phase 3, open-label, randomized controlled trial. *Lancet* 2010;376:687-97.
117. Thuss-Patience PC, Kretzchmar A, Deist T et al. Irinotecan versus best suportive care (BSC) as second line in gastric cancer: A randomized phase III study of the Arbeitsgemeinschaft Internistische Oncologie (AIO). *J Clin Oncol* 2009;27(15S), abst 4540.

CAPÍTULO 80

GIST – *Gastrointestinal Stromal Tumor*

Marcus Valadão ▪ Eduardo Linhares ▪ Rinaldo Gonçalves

INTRODUÇÃO

Até há 20 anos atrás acreditava-se que a maioria dos tumores mesenquimais gastrointestinais era proveniente da musculatura lisa, sendo denominados de "leiomioma" e "leiomiossarcoma".[1] Porém, a utilização da microscopia eletrônica e da imuno-histoquímica evidenciou que apenas alguns desses tumores apresentavam características de diferenciação de músculo liso, contribuindo para adoção do termo mais genérico (tumor estromal) proposto por Mazur e Clark,[2] em 1983. Posteriormente, alguns autores demonstraram que esses tumores também apresentavam características de diferenciação neuronal, designando-os de "plexossarcomas" e "tumor gastrointestinal do nervo autonômico".[3,4]

Só recentemente foi esclarecido que essa neoplasia constitui uma entidade bem definida designada GIST (sigla em inglês para *gastrointestinal stromal tumor*) pelas descobertas de sua origem a partir das células intersticiais de Cajal[5] e da expressão da proteína *c-kit*.[6]

As células intersticiais de Cajal[7,8] são responsáveis pela motilidade intestinal, apresentam características imunofenotípicas e ultraestruturais, tanto de músculo liso, quanto de diferenciação neural, e expressam o receptor Kit (CD117) semelhante ao tumor estromal gastrointestinal (GIST). O Kit é um receptor tirosinaquinase transmembrana, responsável por várias funções celulares, dentre as quais proliferação, adesão, apoptose e diferenciação celular.[9] No GIST, a mutação no gene Kit é responsável pela ativação constitutiva na proteína Kit, causando estímulo sem oposição para proliferação celular, estando implicada na sua gênese.[6]

EPIDEMIOLOGIA

Embora relativamente raro, o GIST representa 80% dos tumores mesenquimais do trato digestório e constitui 5% de todos os sarcomas. Ocorre, predominantemente, em indivíduos de meia-idade (média em torno de 60 anos), sendo infrequente a ocorrência em idades extremas. Pode ter origem em todo trato gastrointestinal, sendo mais comum no estômago (70%), seguido pelo intestino delgado (20 a 30%), intestino grosso (10%) e outros locais da cavidade abdominal (5%).[10]

DIAGNÓSTICO

O consenso atual é que o diagnóstico de GIST é feito quando existirem quadro clínico, características morfológicas celulares típicas e imuno-histoquímica positiva para *c-kit* (CD117).[11,12] Porém, alguns tumores (em torno de 4%) apresentam características clínicas e patológicas compatíveis com GIST, mas não expressam a proteína Kit. Heinrich *et al.*[13] demonstraram que este grupo (GIST *c-kit* negativo) apresenta mutação em outro receptor tirosinaquinase com atividades semelhantes ao Kit (Receptor do Fator de Crescimento Ativado Plaquetário-PDGFRα), representando uma via alternativa na patogênese desta neoplasia. Mas recentemente foi introduzido ao painel um novo antígeno que, quando positivo, é altamente específico, o DOG1 (*Diagnosis On Gist*).[14]

PATOLOGIA

A predição do comportamento biológico do GIST é problemática,[15] pois apesar da identificação na literatura de inúmeras variáveis capazes de predizer sua evolução, os achados são conflitantes, não havendo consenso. Diante disto, tem-se evitado o termo "benigno" e classificado o GIST de acordo com o potencial de malignidade com base nos dois fatores prognósticos mais relevantes reconhecidos na literatura (Quadro 1).[16-18]

O Quadro 1 de Fletcher[18] foi considerado padrão para estimativa de risco até recentemente, quando Miettienen[19] publicou nova tabela para estimativa de risco e mostrou que a localização é importante fator prognóstico. Os GISTs gástricos comportam-se mais favoravelmente quando comparados aos mais distais, por exemplo, colorretais (Quadro 2).

Os recentes avanços no tratamento dos tumores estromais gastrointestinais (GIST) foram responsáveis pela mudança da história natural da doença. O melhor conhecimento dos mecanismos moleculares foi fundamental para o desenvolvimento de droga alvo-molecular dirigida capaz de obter resultados, até então, não alcançado sem nenhum tratamento de tumor sólido. A introdução do imatinibe na prática clínica modificou não só a sobrevida dos portadores de GIST metastático, mas também significou quebras de paradigmas bem estabelecidos. Porém, apesar dos avanços obtidos e dos resultados animadores com a utilização do imatinibe, o cirurgião continua tendo papel fundamental no manejo dessa neoplasia, tanto na abordagem da lesão primária quanto na doença metastática.[20,21]

TRATAMENTO DA DOENÇA NÃO METASTÁTICA

Abordagem da lesão primária

A ressecção cirúrgica completa ainda se constitui no tratamento padrão para o GIST não metastático, pois é a única modalidade capaz de proporcionar cura. A ressecção R0 (ausência de doença residual) representa uma das influências mais importantes para o resultado do tratamento (intervalo livre de doença e sobrevida), sendo alcançada em torno de 40 a 60% de todos os casos de GIST e em mais de 70% nos casos de doença não metastática. O objetivo primordial da cirurgia é a ressecção completa do tumor, estando o tipo de ressecção a ser empregada na dependência da localização e do tamanho do tumor. As lesões com suspeita de invasão de órgãos adjacentes devem ser tratadas por cirurgia radical através da ressecção em monobloco dos órgãos acometidos. É mandatório que a ressecção obtenha margens negativas checadas por exame de congelação intraoperatória, pois a presença de doença residual influencia negativamente a sobrevida. Não se estabeleceu qual a extensão ideal da margem cirúrgica, porém há consenso de que não é necessário margem ampla para ressecção completa da lesão. Dessa forma, a depender da localização e do tamanho tumoral, a ressecção segmentar (Fig. 1) do órgão de origem da lesão pode ser empregada (geralmente factível no trata-

Quadro 1. Estimativa do potencial de malignidade[18]

RISCO DE MALIGNIDADE	TAMANHO (cm)	ÍNDICE MITÓTICO (50 CGA)
Muito baixo	< 2	< 5
Baixo	2-5	< 5
Intermediário	< 5	6-10
	5-10	< 5
Alto	> 5	> 5
	> 10	QUALQUER ÍNDICE
	QUALQUER TAMANHO	> 10

Quadro 2. Avaliação de risco conforme topografia[19]

PARÂMETROS DO TUMOR		RISCO DE COMPORTAMENTO AGRESSIVO EM GIST CRITÉRIOS DE MIETTINEN E LOSOTA			
		CARACTERIZAÇÃO DO RISCO DE METÁSTASES			
TAMANHO	CONTAGEM MITÓTICA	ESTÔMAGO	DUODENO	JEJUNO/ÍLEO	RETO
≤ 2 cm	≤ 5 por 50 CGA**	Indisponível	Indisponível	Indisponível	Indisponível
> 2 ≤ 5 cm		Muito baixo	Baixo	Baixo	Baixo
> 5 ≤ 10 cm		Baixo	Alto	Moderado	Alto
> 10 cm		Moderado		Alto	
≤ 2 cm	> 5 por 50 CGA**	*	*	*	Alto
> 2 ≤ 5 cm		Moderado	Alto	Alto	Alto
> 5 ≤ 10 cm		Alto	Alto	Alto	Alto
> 10 cm		Alto		Alto	

*Casos raros.
**Campos de grande aumento.
Miettinen M, Lasota J. Semin Diagn Pathol. 2006 May;23(2):70-83.

mento das lesões de origem gástrica) desde que seja respeitada a premissa da margem negativa. É necessária uma técnica cirúrgica meticulosa visando a prevenir a ruptura tumoral durante o ato cirúrgico, pois a cápsula do tumor se rompe com facilidade, podendo resultar em disseminação neoplásica, o que implicaria em aumento da chance de recidiva e redução da sobrevida.

Linfadenectomia

A metástase linfonodal é um evento infrequente, sendo descrita incidência entre 4 e 10%.[22] Apesar das limitações referentes a esse tema (subnotificação da metástase nodal graças à não realização de linfanectomia de rotina; trabalhos com casuística pequena), a presença de metástase linfonodal não tem sido reconhecida como fator prognóstico,[22] não havendo subsídio na literatura que corrobore a realização de linfadenectomia de rotina. Dessa forma, a linfadenectomia deve ser realizada quando houver suspeita macroscópica de comprometimento nodal.

Laparoscopia

A ressecção laparoscópica tem sido empregada no tratamento do GIST, sendo descritas pequenas séries de casos no manejo de lesões pequenas (até 5 cm), conferindo vantagens como mínima manipulação tumoral e eficácia no diagnóstico e tratamento das lesões incidentais e naquelas que se apresentam com hemorragia digestiva sem foco identificado.[23,24] Apesar da descrição de sucesso oncológico com ressecções laparoscópicas,[25,26] há necessidade de estudos com maior número de casos e acompanhamento a longo prazo para se definir o real papel da laparoscopia no tratamento desta neoplasia. A recomendação atual[27] é que a laparoscopia deva ser restrita ao tratamento de lesões pequenas (de até 5 cm) (Fig. 2) em decorrência da possibilidade de ruptura tumoral com a manipulação de lesões maiores.

Abordagem dos tumores gástricos menores que 2 cm

Tem sido cada vez mais frequente o diagnóstico de tumores submucosos do estômago em função da maior disponibilidade do uso da endoscopia (Fig. 3). O manejo dessas lesões representa um dilema na prática clínica pois, dentro desse espectro, fazem parte diagnósticos diversos (GIST, pâncreas ectópico, tumores neuroendócrinos). Por não existirem estudos epidemiológicos a respeito e não ser conhecida a frequência real que cada uma dessas patologias representam, o diagnóstico de GIST deve ser sempre pesquisado pois, todo o GIST é potencialmente maligno. Apesar da existência de fatores prognósticos que estratificam o GIST de acordo com o comportamento biológico,[16,17,19,20,22] há descrições de desenvolvimento de metástases mesmo em lesões de baixo risco (lesões entre 2 e 5 cm com menos de 5 mitoses/50 campos de grande aumento),[28,29] demonstrando que, até o presente momento, não dispomos de fatores prognósticos totalmente confiáveis.

A biópsia endoscópica da lesão pode ajudar, porém nem sempre é possível se obter o diagnóstico devido, a quantidade reduzida das amostras. Iwahashi *et al.*[30] demonstraram que a utilização da ultrassonografia endoscópica foi capaz de aumentar a acurácia do diagnóstico de GIST e da predição de comportamento biológico por meio da biópsia dirigida por agulha fina, além de parâmetros, como tamanho, presença de ulceração e heterogeneidade da lesão. Porém, essa predição não foi satisfatória nas lesões menores que 3 cm. A explicação é que para a avaliação correta do índice mitótico, deve ser estudada toda lesão graças ao baixo número de mitoses do GIST, havendo a necessidade de se avaliarem 50 campos de grande aumento. Isso significa que, diante da possibilidade do diagnóstico de GIST, a lesão deve ser ressecada completamente para

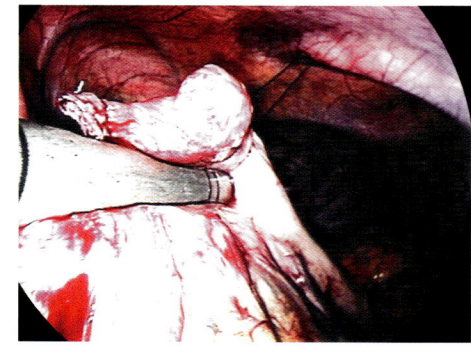

◀ **FIGURA 2.** Ressecção laparoscópica de GIST gástrico de 2 cm.

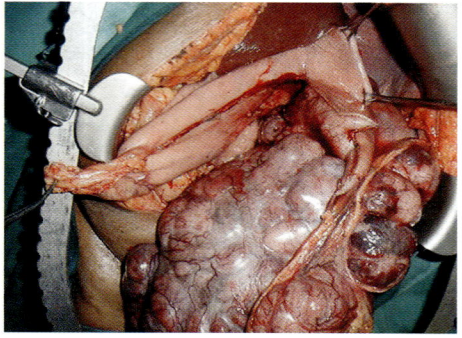

◀ **FIGURA 1.** Lesão proveniente da grande curvatura gástrica com invasão de cólon transverso e baço, sendo possível ressecção gástrica segmentar com margens adequadas associada à colectomia e esplenectomia em bloco.

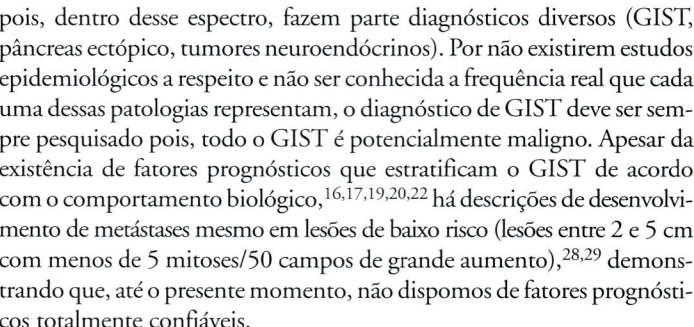

◀ **FIGURA 3.** Aspecto endoscópico GIST gástrico.

que seja possível a estratificação de risco e se evite a chance de desenvolvimento de metástase ou crescimento tumoral, mesmo em se tratando de lesões pequenas. O tipo que ressecção (se endoscópica ou laparoscópica) vai depender não só do tamanho e localização da lesão, como também da experiência do endoscopista e dos recursos tecnológicos dsiponíveis. As duas formas terapêuticas são equivalentes, desde que sejam respeitadas as premissas utilizadas no tratamento do GIST (ressecção completa da lesão com margens negativas, evitando ruptura da lesão durante a manipulação).

TRATAMENTO DA DOENÇA METASTÁTICA

Até 2001, a ressecção cirúrgica se constituía no único tratamento efetivo do GIST, alcançando taxa de sobrevida em 5 anos em torno de 50%.[28] Porém, 50% dos pacientes submetidos ao tratamento cirúrgico desenvolviam doença metastática,[28] cursando com sobrevida mediana de 15 meses. Pouco se podia oferecer, visto que a quimioterapia convencional e a radioterapia eram ineficazes. A introdução do imatinibe na prática clínica em 2002 foi responsável pela mudança da história natural do GIST, sendo atingidos resultados bastante animadores (81% de benefício clínico com a utilização do imatinibe na doença metastática, além de ganho considerável de sobrevida).[31] Tais resultados relegaram a cirurgia a um papel secundário no tratamento da doença metastática, ficando restrita à paliação. Embora o imatinibe seja efetivo para a maioria dos pacientes com GIST metastático, o desenvolvimento de resistência à droga tem-se tornado um problema crescente.[32] Estudos clínicos fase II/III demonstraram que dois terços dos pacientes com doença metastática em uso de imatinibe evoluirão com progressão, sendo a sobrevida livre de progressão (mediana) em torno de 20 a 24 meses.[33,34] Alguns mecanismos moleculares parecem estar envolvidos com desenvolvimento de resistência secundária, destacando-se a aquisição de mutações secundárias e crescimento de clones resistentes.[32]

Diante desse cenário, o impacto do resgate cirúrgico na doença metastática passou a ser investigado. O racional para sua utilização seria: redução do volume tumoral, prevenção do desenvolvimento de mutações secundárias, incremento da sobrevida livre de progressão e aumento do número de pacientes com resposta duradoura. Com base nesse racional, três estudos demonstraram ganho de sobrevida livre de progressão e sobrevida global com a realização do resgate cirúrgico em portadores de GIST metastático em uso de imatinibe.

Raut et al.[35] analisaram 69 portadores de GIST metastático em uso de inibidores de tirosinoquinase (imatinibe ou sunitinibe) submetidos a resgate cirúrgico. Os pacientes eram classificados de acordo com o tipo de resposta ao tratamento sistêmico (avaliada por tomografia computadorizada) em doença estabilizada (presença de resposta parcial ou ausência de progressão de doença), progressão limitada (progressão de doença em poucos sítios) e progressão generalizada (progressão de doença em vários sítios). Após acompanhamento mediano de 14,6 meses, observou-se correlação direta entre o tipo de resposta e a sobrevida (sobrevida livre de progressão em 1 ano de 80, 33 e 0%, respectivamente para doença estabilizada, progressão limitada e progressão generalizada; sobrevida global em 1 ano de 95, 86 e 0%, respectivamente para doença estabilizada, progressão limitada e progressão generalizada), ou seja, apenas os pacientes que apresentavam doença estabilizada e progressão limitada tiveram benefício clínico (aumento de sobrevida livre de doença e sobrevida global) com o resgate cirúrgico, o mesmo não ocorrendo com o grupo que cursava com progressão generalizada.

DeMatteo et al.[36] analisaram os resultados de 40 casos de portadores de GIST metastático em uso de inibidores de tirosinoquinase submetidos a resgate cirúrgico (acompanhamento mediano de 15 meses). Da mesma forma que Raut et al.,[35] esses autores evidenciaram benefício do resgate cirúrgico apenas nos subgrupos que apresentavam doença estabilizada e progressão limitada (mediana da sobrevida livre de progressão: não atingida, 12 meses e 3 meses, respectivamente para doença estabilizada, progressão limitada e progressão generalizada; sobrevida global em 1 ano de 100, 48 e 36%, respectivamente para doença estabilizada, progressão limitada e progressão generalizada).

Gronchi et al.[37] analisaram 38 pacientes com doença metastática submetidos a resgate cirúrgico (acompanhamento mediano de 29 meses). Os pacientes foram classificados em dois grupos: respondedores (incluía presença de resposta parcial, resposta completa ou doença estabilizada) e nos que apresentavam progressão (definido como qualquer evidência de progressão avaliada por tomografia computadorizada). Os resultados encontrados demonstraram o benefício da ressecção cirúrgica apenas no grupo dos respondedores (sobrevida livre de progressão em 2 anos de 69 e 0%, respectivamente para respondedores e progressão de doença; sobrevida global em 2 anos de 100 e 60%, respectivamente para respondedores e progressão de doença).

Mais recentemente, levantou-se a questão de que não só a ressecção completa da doença metastática poderia ser benéfica, mas que a citorredução também poderia desempenhar algum papel. O estudo de Blanke et al.[38] evidenciou que o volume tumoral teve influência na evolução dos pacientes com doença metastática em uso de imatinibe, ou seja, havia relação direta entre volume tumoral e sobrevida. Os pacientes foram divididos em 4 quartis de acordo com a área tumoral (1º quartil: < 39,1 cm²; 2º quartil: 39,1 a 102,15 cm²; 3º quartil: 102,16 a 262,5 cm²; 4º quartil: > 262,5 cm²), sendo constatada diferença estatisticamente significativa entre as curvas de sobrevida livre de progressão e sobrevida global entre os referidos quartis. Apesar de ser considerada uma evidência indireta do possível benefício da cirurgia no tratamento da doença metastática, o racional teórico para sua utilização é bastante interessante se pensarmos que o resgate cirúrgico seria capaz de reduzir o volume tumoral e migrar o paciente para um quartil menor, aumentando sua sobrevida. Essa abordagem teria como analogia o que ocorre no tratamento do câncer de ovário, em que a citorredução está relacionada com a melhor chance de resposta à quimioterapia.

Não há consenso quanto ao tempo ideal de utilização do imatinibe pré-resgate cirúrgico. O racional é que a ressecção cirúrgica seja empregada tão logo a doença seja considerada ressecável, não devendo ser aguardada a "melhor resposta" para se indicar a intervenção. Esse racional é com base no fato de que o desenvolvimento da resistência secundária ocorre na maioria dos casos de progressão de doença, e o tempo necessário para sua ocorrência não é sabido. Dessa forma, a resposta inicial pode ser seguida de progressão de doença, o que piora o prognóstico, como demonstrado nos estudos citados. Esse questionamento foi aventado por Andtbacka et al.,[39] em que 46 portadores de GIST metastático em uso de imatinibe foram submetidos a resgate cirúrgico. Esses autores evidenciaram que dos pacientes que apresentavam resposta ao imatinibe, 94% tiveram ressecção completa (R0), enquanto que no grupo dos pacientes que apresentavam progressão, apenas 4% puderam ter cirurgia R0. Diante disso, foram analisados os pacientes que tiveram cirurgia incompleta, sendo evidenciado que desses 24 pacientes, 18 tiveram resposta inicial seguido de progressão de doença. Além disso, os pacientes submetidos à ressecção completa e que apresentavam resposta no momento da cirurgia tinham utilizado imatinibe por um período de tempo inferior ao grupo que tinha sido submetido à ressecção incompleta e que apresentara resposta inicial seguida de progressão de doença (mediana 10 meses versus mediana de 18 meses, $p = 0,04$). Ou seja, é possível que alguns pacientes pudessem ter tido cirurgia R0 se tivessem sido operados no momento em que estavam respondendo ao imatinibe.

Apesar de não existirem estudos com alto nível de evidência na atualidade e de se reconhecer a necessidade de estudos metodologicamente adequados para responder essa questão (estudos prospectivos, randomizados, com casuística maior), os indícios atuais sugerem possível benefício clínico (ganho de sobrevida) com a utilização do resgate cirúrgico no tratamento do GIST metastático, levando-se em conta que a seleção desses pacientes deva ser bem criteriosa. Apesar de termos que aguardar evidência científica mais contundente que responda definitivamente essa questão, o racional para sua utilização é bastante atrativo, à medida que se fundamenta em mecanismos moleculares de desenvolvimento de resistência ao imatinibe. Essa nova estratégia deve ser entendida como um novo conceito no tratamento do GIST metastático, em que a base do tratamento se alicerça na utilização do imatinibe e que a cirurgia é empregada de forma "adjuvante", contribuindo para otimização do resultado final.

TRATAMENTO DA RECIDIVA

Em razão do comportamento idêntico ao da doença metastática, a recidiva tumoral deve ser tratada de forma semelhante, ou seja, a associação de imatinibe e cirurgia representa os pilares do tratamento. A cirurgia, isoladamente, não é eficaz no tratamento da recidiva, pois a ressecção completa só é alcançada em menos de 50% das recidivas peritoneais, além disso, a recidiva pós-ressecção da recidiva é tida como regra e não exceção. Dessa forma, a associação cirurgia/imatinibe deve ser sempre empregada nesse.

REFERÊNCIAS BIBLIOGRÁFICAS

1. Martin JF, Bazin P, Feroldi J et al. Tumeurs myoides intra-murales de l'estomac; consideration microscopiques a propos de 6 cas. *Ann Anat Path* 1960;5:484-97.
2. Mazur MT, Clark HB. Gastric stromal tumors: reappraisal of histogenesis. *Am J Surg* Pathol 1983;7:507-19.
3. Herrera GA, Cerezo L, Jones JE. Malignant small bowel neoplasm of enteric plexus derivation (plexosarcoma). Light and election microscopic study confirming the origin of the neoplasm. *Dig Dis Sci* 1984;29:275-84.
4. Lauwers GY, Erlandson RA, Casper ES et al. Gastrointestinal autonomic nerve tumors: A clinicopathological, immunohistochemical and ultrastructural study of 12 cases. *Am J Surg Pathol* 1993;17:887-97.
5. Kindblom LG, Remotti HE, Aldenborg F et al. Gastrointestinal pacemaker cell tumor (GIPACT): gastrointestinal stromal tumors show phenotypic characteristics of the intestinal cells of Cajal. *Am J Pathol* 1998;152:1259-69.
6. Hirota S, Isozaki K, Moriyama Y et al. Gain-of-function mutations of c-Kit in human gastrointestinal stromal tumors. *Science* 1998;279:577-80.
7. Isozaki K, Hirota S, Nakama A. Disturbed intestinal movement, bile reflux to the stomach, and deficiency of c-Kit expressing cells in Ws/Ws mutant rats. *Gastroenterology* 1995;109:456-64.
8. Huizinga JD, Thuneberg L, Kluppel M et al. W/Kit gene required for intestinal cells of Cajal and for intestinal pacemaker activity. *Nature* 1995;373:347-49.
9. Fletcher CD, Bermen JJ, Corless C et al. Diagnosis of gastrointestinal stromal tumors: a consensus approach. *Hum Pathol* 2002;33:459-65.
10. Goettsch WG, Bos SD, Breekveldt-Postma N et al. Incidence of gastrointestinal stromal tumors is understimeted: results of a nation-wide study. *Eur J Cancer* 2005;41(18):2868-72.
11. Liegl B, Hornick JL, Lazar AJF. Contemporary pathology of gastrointestinal stromal tumors. *Hematol Oncol Clin N Am* 2009;23:49-68.
12. Scarpa M, Bertin M, Ruffolo C et al. A systematic review on the clinical diagnosis of gastrointestinal stromal tumors. *J Surg Oncol* 2008;98(5):384-92.
13. Heinrich MC, Corless CL, Duesing A et al. PDGFRA activating mutations in gastrointestinal stromal tumors. *Science* 2003;299:708-10.
14. Espinosa I, Lee CH, Kim MK. A novel monoclonal antibody against DOG1 is a sensitive and specific marker for gastrointestinal stromal tumors. *Am J Surg Pathol* 2008;32:21-218.
15. Linhares E, Valadão M. Atualização no tratamento do GIST. *Rev Col Brás Cir* 2006;33(1):51-54.
16. Valadão M, Lourenço LG, Linhares E, Romano S, Kesley R, Siqueira D. Fatores Prognósticos Clinico e Anatomopatologicos do Tumores gastrointestinais de Origem Gástrica. *Rev Col Bras Cir* 2006;33(5):298-304.
17. Linhares E, Herchenhorn D, Ferreira CG et al. Colorectal GISTs: from presentation to survival. An analysis of 13 cases. *Hepato Gastroenterol* 2010;57:755-59.
18. Fletcher CD, Bermen JJ, Corless C et al. Diagnosis of gastrointestinal stromal tumors: a consensus approach. *Hum Pathol* 2002;33:459-65.
19. Miettinen M, Lasota J. Gastrointestinal stromal tumors pathology and prognosis at different sites. *Semin Diagnos Pathol* 2006;23(2):70-83.
20. Hassan I, You N, Shyan R et al. Surgically managed gastrointestinal stromal tumors: a comparative and prognostic analysis. *Ann Surg Oncol* 2008;15(1):52-59.
21. Valadão M, Linhares E. O papel atual do cirurgião no tratamento do GIST. *Rev Col Bras Cir* 2009;36:261-65.
22. Valadão M, Linhares E, Lourenço L et al. What is prognostic significance of metastatic lymphonode in GIST? *Hepatogastroenterology* 2008;55:471-74.
23. Rothlin M, Schob O. Laparoscopic wedge resection for benign gastric tumors. *Surg Endosc* 2001;15:893-95.
24. Cueto J, Vazquez-Frias JA, Castaneda-Leeder P et al. Laparoscopic-assisted resection of a bleeding gastrointestinal stromal tumor. *JSLS* 1999;3:225-28.
25. Otani Y, Ohgami M, Igarashi N et al. Laparoscopic wedge resection of gastric submucosal tumors. *Surg Laparosc Endosc Percutan Tech* 2000;10:19-23.
26. Catena F, Battista M, Fusaroli P et al. Laparoscopic treatment of gastric GIST: report of 21 cases and literature's review. *J Gastrointestin Surg* 2008;12:561-68.
27. Guitierrez J, Oliveira L, Perez E et al. Optimizing diagnosis,staging, and management of gastrointestinal stromal tumors. *J Am Coll Surg* 2007;205(3):479-91.
28. De Matteo RP, Lewis JJ, Leung D et al. Two hundred gastrointestinal stromal tumors: recurrence patterns and prognostic factors for survival. *Ann Surg* 2000;231:51-58.
29. Oliveira RPB, Pannain VL, Portari Filho PE et al. Tumor estromal gastrointestinal: análise de fatores relacionados ao prognóstico. *Rev Col Bras Cir* 2007;34(6):374-80.
30. Iwahashi M, Takifuji K, Ojima T et al. Surgical management of small gastrointestinal stromal tumors of the stomach. *World J Surg* 2006;30:28-35.
31. Demetri GD, von Mehren M, Blanke CD et al. Efficacy and safety of imatinib mesylate in advanced gastrointestinal stromal tumors. *N Engl J Med* 2002;347:472-80.
32. Heinrich MC. Molecular basis for treatment of gastrointestinal stromal tumor. *Eur J Cancer* 2006;4(Suppl 1):S10-18.
33. Verweij J, Casali PG, Zalcberg J et al. Progression-free survival in gastrointestinal stromal tumours with high-dose imatinib: randomised trial. *Lancet* 2004;364:1127-34.
34. Rakin C, Von Mehren M, Blanke C et al. Dose effect of imatinib in patients with metastatic GIST-Phase III Sarcoma Group Study S0033. *Proc Am Soc Clin Oncol* 2004;23:815. [Abstract.].
35. Raut C, Posner M, Desai J et al. Surgical management of advanced gastrointestinal stromal tumors after treatment with targeted systemic therapy using kinase inhibitors. *J Clin Oncol* 2006;24:2325-31.
36. DeMatteo R, Maki R, Singer S et al. Results of kinase inhibitors therapy followed by surgical resection for metastatic gastrointestinal stromal tumor. *Ann Surg* 2007;245(3):347-52.
37. Gronchi A, Fiore M, Miselli F et al., Surgery of residual disease following molecular-targeted therapy with imatinib mesylate in advanced/metastatic GIST. *Ann Surg* 2007;245(3):341-46.
38. Blanke C, Demetri GD, Mehren M et al. Efficacy of imatinib mesylate in advanced gastrointestinal stromal tumor (GIST) patients (pts) according to tumor bulk. *ASCO Annual Meeting* 2007, abstract 21.
39. Andtbacka RI, Ng CS, Scaife CL et al. Surgical resection of gastrointestinal stromal tumors after. Treatment with imatinib. *Ann Surg Oncol* 2007;14(1):14-24.

CAPÍTULO 81

Tumores do Intestino Delgado

Rodrigo Nascimento Pinheiro ▪ Renato Costa Sousa
Daniel Damas de Matos ▪ Leonardo de Sousa Santos

INTRODUÇÃO

As lesões benignas no intestino delgado são raras, respondendo por 5% das neoplasias do trato digestório, porem ainda são a causa mais frequente de sangramentos ocultos do TGI (trato gastrointestinal), representando uma classe de lesões de difícil identificação e papel crescente após o desenvolvimento das técnicas de enteroscopia após a década de 1980.

Apresentando uma sintomatologia pobre e diagnóstico tardio, uma vez que em decorrência da natureza líquida que predomina nas secreções entéricas e do trânsito intestinal rápido, quadros de semioclusão graças ao crescimento dessas lesões podem apresentar-se de forma intermitente por vezes sendo diagnosticado durante o ato operatório, lesões pediculadas podem tornar-se pontos de invaginação intestinal. Sangramentos oriundos de lesões de origem vascular ou a partir de necrose ou degeneração dessas lesões podem ser responsáveis por quadros de sangramento insidioso ou mesmo casos de hemorragia maciça, sendo os principais sintomas relacionados com as neoplasias benignas do trato gastrointestinal.

Obstrução, volvo, dor abdominal, sangramento, emagrecimento, distúrbios hidreletrolíticos

Exames radiológicos com radiografia simples de abdome apresentam baixa acurácia no diagnóstico destas lesões, exames baritados, clisteres sofrem pela baixa pressão de contraste no interior da alça intestinal e pelo não diagnóstico de lesões pequenas, a tomografia de abdome e ressonância magnética podem ajudar a diagnosticar massas e lesões extraintestinais, porém, para visualizar lesões intraluminares são necessários meios de contraste próprios e catéteres posicionados próximos às lesões, o que muitas vezes tornam o exame impraticável. Cintilografia e angiografia podem diagnosticar o sangramento gastrointestinal e propor um possível sítio de sangramento, entretanto, não identificam, especificamente, o tipo de lesão nem detalhes a respeito de suas características.

Foi apenas após início das técnicas de enteroscopica por sonda, *push* endoscopia e, posteriormente, da cápsula endoscópica, que essas lesões puderam ser identificadas com maior acurácia, permitindo que se realizassem biópsias, ressecções e terapêutica endoscópicas.

A enteroscopia de sonda foi possível a partir do desenvolvimento de enteroscópio de diâmetro fino que pudesse ser propelido pelo peristaltismo intestinal até porções distais do íleo e até mesmo cólon, tendo como inconveniente o tempo prolongado de exame, que podia durar horas até a migração completa da sonda e a limitação na visualização da lesão, uma vez que o enteroscópio não apresenta capacidade de deflexão de ponta e um ângulo de visualização de 120 graus e a ausência de canal de biópsia, o que impossibilitaria o diagnóstico patológico e intervenções terapêuticas, caso necessárias na presença de sangramento ou obstrução.

Através da técnica de *push* enteroscopia, com uso de overtubos e enteroscópios com balão e técnicas de avanço e recuo endoscópico, tornou-se possível o exame endoscópico com leve sedação, com passagem através do ângulo de Treitz, diagnóstico dessas lesões e uso de terapêuticas endoscópicas, inclusive ressecção de pólipos e biópsias. Infelizmente mesmo com a tubagem adequada pelo ângulo de Treitz o exame torna-se limitado para visualização de todo o intestino delgado, impossibilitando por vezes o diagnóstico de lesões distais jejunoileais.

A cápsula endoscópica tornou a enteroscopia viável, com imagens de boa qualidade, custo razoável e pouco incômodo para o paciente. Com esta modalidade de diagnóstico o estudo dos casos de sangramento intestinal oculto alcançou outro patamar, com aumento de diagnósticos e descrições de lesões, acometendo o delgado. Ainda apresenta como limitação o tempo de bateria (que dura em torno de 8 h) e a necessidade de um preparo intestinal razoável, o que dificulta a avaliação de lesões ocultas em meio a resíduos entéricos.

DENTRE AS LINHAGENS BENIGNAS DESTACAM-SE

Leiomiomas

Neoplasias advindas da musculatura lisa do TGI são suas lesões benignas mais comuns, representando uma causa frequente de sangramento a partir de um foco de necrose central de sua mucosa, podendo este, por vezes, ser profuso. Por endoscopia não se prediz a extensão do componente extramucoso.

Adenomas

Adenomas e adenocarcinomas são mais frequentes no interior do delgado proximal, presentes em até 90% nos pacientes portadores de polipose adenomatosa familiar, têm grande importância no acompanhamento destes pacientes, devendo ser ressecadas por seu importante potencial de malignização (sequência de adenoma-adenocarcinoma bem estabelecida). Pacientes portadores de doença celíaca também apresentam uma maior porcentagem de lesões polipoides em delgado e um risco 80 vezes maior de adenocarcinoma que a população em geral. Os adenomas vilosos, por suas características sésseis, são lesões que apresentam uma dificuldade técnica importante para o endoscopista durante sua ressecção, e, por vezes, a ressecção intestinal segmentar é preferível (Fig. 1).

Hemangiomas

São aglomerados neoplásicos de vasos sanguíneos, podem ser capilares, cavernosos ou mistos e responsáveis por uma parcela importante de sangramentos gastrointestinais, resultando em casos de anemia crônica ou quadros de hemorragia maciça.

Lipomas

São neoplasias do tecido gorduroso da submucosa, representando umas das principais causas de invaginação intestinal no adulto. Apresentam-se como lesões submucosas com tom amarelado depressíveis ao toque da pinça de biópsia (sinal do travesseiro), não devendo ser ressecadas de rotina em razão do risco de perfuração por se situarem em camadas mais profundas da parede intestinal. São lesões de localização distal e, em geral, assintomáticas.

Pólipos inflamatórios

Tendem a ser pediculados, podem ocorrer por si só ou associados a síndromes polipoides (como exemplo, síndrome Peutz-Jeghers). Tanto estes quanto os tumores anteriormente descritos constituem diagnóstico diferencial importante com lesões malignas, sendo seu estudo conjunto fundamental para o apropriado entendimento destas enfermidades.

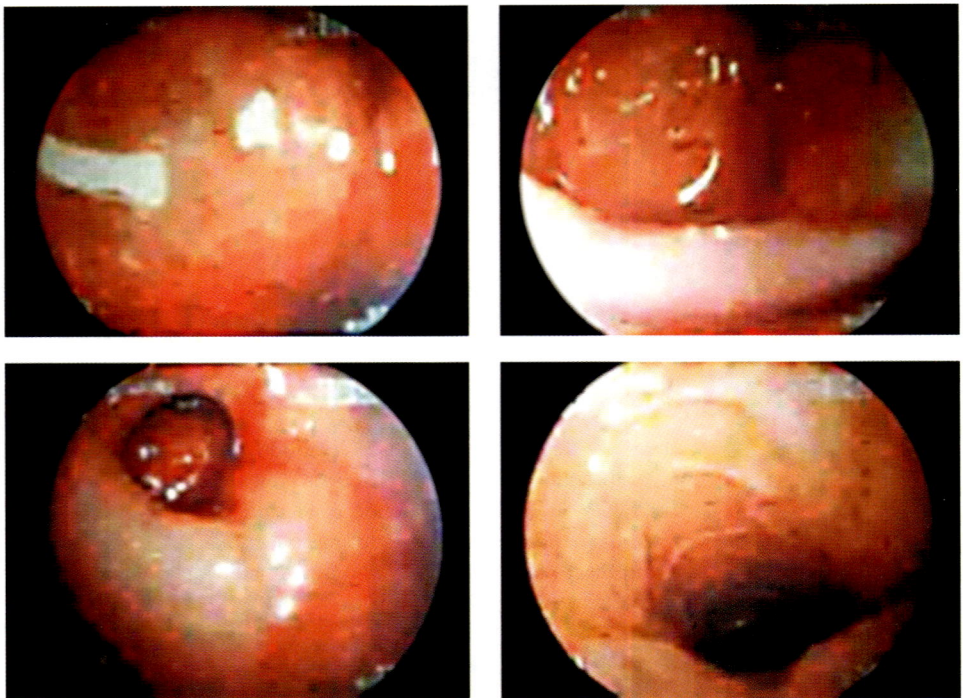

◀ **FIGURA 1.** Endoscopia de adenoma de duodeno (Dr. Rodrigo Pinheiro).

CÂNCER DO INTESTINO DELGADO

Sendo responsável por cerca de 6.900 novos casos e 1.100 mortes nos EUA em 2010, o câncer de delgado constitui rara entidade, responsável por cerca de 1 a 2% das neoplasias malignas gastrointestinais. Adenocarcinoma, sarcoma, GIST (Tumores Estromais Gastrointestinais), linfoma, e tumores carcinoides são responsáveis pela maioria dos casos, com o predomínio da cirurgia como modalidade de tratamento principal, sendo a ressecção radical a única opção de cura. Taxas globais de sobrevida em 5 anos variam de 20 (para o adenocarcinoma) a 50% (para tumores mesenquimais ressecáveis).

Cerca de 25 a 50% dos tumores malignos primários do delgado são adenocarcinomas, a maioria no duodeno (63%), podendo estes ocorrer sincrônica ou metacronicamente em vários locais do órgão. Os tumores mesenquimais (10 a 20% dos tumores de delgado) ocorrem com maior frequência no íleo. Cerca de 20-35% das lesões malignas do intestino delgado são tumores carcinoides, que ocorrem com maior frequência no íleo que no duodeno e jejuno e podem ser múltiplos. O linfoma é raro (7-18%), podendo ser encontrado como uma pequena lesão solitária no intestino.

De sintomatologia inespecífica, predominância na quinta e sexta décadas de idade e com métodos diagnósticos por vezes deficientes, os tumores de delgado se mostram como desafios da prática oncológica, sendo descritos cerca de 35 tipos histológicos (benignos e malignos), que acometem todos os tecidos do órgão.

Fatores protetores e de risco

É notória a resistência à carcinogênese do intestino delgado, isto se deve à velocidade do trânsito e conteúdo líquido que reduzem a irritação e contato com carcinógenos, ao pH alcalino protetor, à presença de enzimas protetoras (Diamino-oxidase e Benzopirene-hidroxilase), microbiótica reduzida com menor concentração de metabólitos, à elevada concentração de tecidos linfoide e imunológico, à capacidade de alta absorção de nutrientes citoprotetores, à rápida reparação tecidual (*turn over* celular rápido), à redução da expressão de BCL2 (aumentando a apoptose e proteção contra oncogênese).

Os fatores de risco estão relacionados com condições inflamatórias crônicas (Doença Inflamatória Intestinal principalmente Crohn, que pode aumentar de 6 a 320 vezes o risco), condições genéticas como Polipose Adenomatosa Familiar – FAP (5 a10% desenvolvem câncer de TGI superior), HNPCC e Síndrome de Peutz-Jeghers, fibrose cística, síndrome de von Recklinghausen, doença celíaca, gastrinoma, síndrome endócrina múltipla tipo II, além de condições ambientais, como dieta rica em gordura, carne vermelha, defumados e salgados, bem como o tabagismo e o etilismo, colecistectomia e doença ulcerosa péptica.

Estadiamento

Com base na sétima edição (2010) da American Joint Committee on Cancer AJCC Cancer Staging Manual.

Utilizando o sistema TNM, tumor, estado linfonodal e presença de metástases (Quadro 1).

Quadro 1. Estadiamento de TNM

DEFINIÇÃO DO TUMOR (T)	
TX	Tumor primário não pode ser avaliado
T0	Não há evidência de tumor primário
Tis	Carcinoma *in situ*
T1a	Tumor invade a lâmina própria
T1b	Tumor que invade submucosa
T2	Tumor que invade muscular própria
T3	Tumor que invade a muscular própria até a subserosa ou tecidos não peritonizados perimusculares (mesentério ou retroperitônio) com extensão ≤ 2 cm
T4	Tumor que perfura o peritônio visceral ou invade diretamente outros órgãos ou estruturas (inclusive outras alças de delgado, mesentério, retroperitônio em mais de 2 cm, parede abdominal através da serosa e, só para duodeno, a invasão do pâncreas ou vias biliares)
DEFINIÇÕES DE ESTADO LINFONODAL REGIONAL (N)	
NX	Os linfonodos regionais não podem ser avaliados
N0	Ausência de metástases em linfonodos regionais
N1	Metástase em 1-3 linfonodos regionais
N2	Metástases em ≥ 4 linfonodos regionais
DEFINIÇÕES DE METÁSTASES A DISTÂNCIA (M)	
M0	Ausência de metástases a distância
M1	Metástases a distância
AGRUPANDO OS DADOS ANTERIORES EM ESTÁGIOS OU ESTÁDIOS TEMOS	
Estágio 0	Tis N0 M0
Estágio I	T1 N0 M0 ou T2 N0 M0
Estágio IIA	T3 N0 M0
Estágio IIB	T4 N0 M0
Estágio IIIA	Qualquer T N1 M0
Estágio IIIB	Qualquer T N2 M0
Estágio IV	Qualquer T qualquer N M1

Adenocarcinoma do intestino delgado

Esta rara e desafiante neoplasia é o mais comum câncer do delgado, sendo encontrada, em cerca de 50% dos casos, na sexta e sétima décadas de vida, mas pode ser encontrada na infância, associada a síndromes genéticas já descritas.

Sua morfologia é variável de acordo com localização, sendo 70% polipoides, 20% ulcerados e 10% infiltrativos no duodeno, enquanto no jejuno e íleo as lesões se mostram estenosantes, anulares e ulceradas.

Clinicamente a doença se manifesta de forma inespecífica, com sinais de obstrução em cerca de 40% dos pacientes, dor em 67% e sangramento em 24%. Outros sinais/sintomas são icterícia, anemia, perda ponderal entre outros, dependendo do segmento afetado.

A confirmação diagnóstica com exames complementares muitas vezes é impossível, sendo necessárias cirurgias exploradoras, como recurso final (em cerca de 30% dos casos).

No procedimento cirúrgico, como esperado, o mais comum é a doença avançada (74% estágios III e IV), com o fígado figurando como sítio de metástases mais comum (59% dos casos), seguido pela carcinomatose (em 25%). Cerca de apenas 23% dos pacientes se apresentam com linfonodos negativos, sendo estes importantes na determinação do prognóstico.

Histologicamente, cerca de 37% se apresentam como adenocarcinoma pouco diferenciado e os subtipos papilar, viloso e pequenas células são a exceção, contabilizando menos de 2% dos casos.

O tratamento principal deste e de todos os outros tumores do delgado é a cirurgia que deve ser radical (R0) sempre que factível e realizada por equipe treinada em Oncologia. Pode variar desde gastroduodenopancreatectomia (tumores de duodeno) à ressecção local, sendo a extensão da cirurgia ainda controversa, mas o conceito a ser guardado é o de margens livres e de linfadenectomia regional. A videolaparoscopia permanece em investigação para este e todos os outros tumores do delgado, e a ressecção endoscópica está indicada para pólipos duodenais de até 5 cm.

A melhor paliação também é a cirurgia, que pode ser a ressecção do tumor ou o desvio de trânsito por *bypass* ou estomas.

O papel da radioterapia permanece incerto, e a adjuvância ou paliação com esquemas quimioterápicos com base em 5-fluorouracil podem ser efetivadas. A combinação com outros agentes tem sido descrita, e o uso de novas drogas aos moldes do tratamento da doença colorretal (irinotecan ou oxaliplatina) vem mostrando resultado.

Os fatores prognósticos são relacionados com a doença ou com o tratamento, e dizem respeito ao estadiamento (tamanho tumoral, linfonodos positivos e metástases) ou se relacionam com a capacidade de ressecção com margens livres e linfadenectomia adequada, o que exige equipes experientes e treinadas (Fig. 2).

O padrão mais comum de recidiva é a carcinomatose, e o valor da ressecção de metástases permanece incerto.

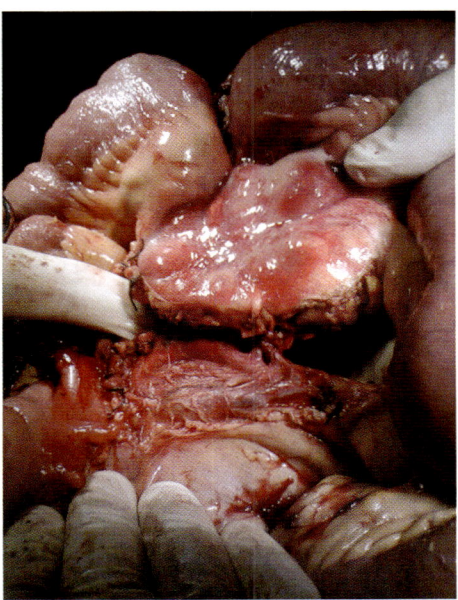

◄ **FIGURA 2**
Adenocarcinoma de delgado com acometimento dos vasos mesentéricos superiores e metástases linfonodais (Dr. Rodrigo Pinheiro).

Tumores carcinoides

Os carcinoides são tumores de crescimento lento que podem, em sua maioria, ser tratados ainda em estágios iniciais. A ocorrência de metástase está relacionada com o tamanho do primário, sendo rara em lesões de 1 cm ou menos e frequentes em tumores de 2 cm ou mais. Eles são tumores neuroendócrinos, a maioria originada em TGI (85-90%) e pulmões, sendo o Apêndice o sítio mais comum, seguido pelo delgado e reto. Raramente, podem ser uma parte da síndrome de neoplasias endócrinas múltiplas tipo 1 e apresentam pico de incidência na sexta década de vida. Não há nenhuma diferença histológica entre carcinoides provenientes de vários locais ou entre metástases e primários. A imuno-histoquímica revela a presença de enolase neuroespecífica (NSE) e cromogranina. A microscopia eletrônica mostra grânulos neurossecretórios. Características morfológicas sugestivas de malignidade (pleomorfismo celular, núcleos hipercromáticos, necrose, atividade mitótica elevada) podem ser vistas ocasionalmente, e tais casos são designados tumores carcinoides atípicos, tendo geralmente um curso clínico agressivo.

Os sintomas podem ser crônicos, sugerindo obstrução ou suboclusão. Podem produzir uma variedade de substâncias endócrinas, as mais frequentes são a serotonina (5-hidroxitriptamina) e calicreína (um ativador da liberação de bradicinina). O diagnóstico da síndrome carcinoide (síndrome presente em 10% dos casos e associada a diarreia, rubor, broncoconstrição, lesões valvares cardíacas e telangiectasia) é auxiliado pela demonstração da elevação de ácido 5-hidroxi-indolacético urinário em 24 horas (5-HIAA), sendo este o método de escolha para o diagnóstico da síndrome. Este teste não é útil no diagnóstico de tumores carcinoides iniciais (em uma fase curável), exceto em alguns raros casos em que o tumor surge fora do trato gastrointestinal, tais como o pulmão. A análise de Cromogranina A também pode ser um instrumento útil, embora não específica para confirmação de tumor carcinoide ou tumores neuroendócrinos. Métodos de medicina nuclear, como a cintilografia com MIBG e com marcadores com afinidade para receptores, como os da somatostatina, podem mudar a conduta em até 40% dos casos. Carcinoides primários do cólon extrapélvico são incomuns, geralmente se apresentam com doença metastática e têm um prognóstico ruim. Os tumores carcinoides podem ser sincrônicos ou metacrônicos com o segundo sítio primário mais comumente localizado em trato gastrointestinal. A síndrome carcinoide é efeito da liberação de substâncias bioativas, mas os mecanismos farmacológicos precisos ainda não estão claros. Por causa do metabolismo hepático eficiente de aminas vasoativas, a síndrome carcinoide raramente ocorre na ausência de metástases hepáticas. As exceções são as circunstâncias em que o sangue venoso de drenagem de tumores entra diretamente na circulação sistêmica (p. ex: primários pulmonares, de ovário e envolvimento pélvico ou retroperitoneal por metástases).

Quanto à localização embriológica, os carcinoides podem ser classificados em originários do intestino anterior (Brônquio, estômago, 1ª porção duodenal e pâncreas), intestino médio (2ª porção duodenal, jejuno, íleo, cólon direito) ou intestino posterior (cólon transverso, cólon esquerdo e reto), cada um com suas características clínicas e bioquímicas peculiares.

Carcinoides do intestino anterior apresentam clínica atípica, pela pouca produção de serotonina e pela secreção de hormônios, como ACTH, gastrina e GH, que conferem amplitude de sintomas que variam de síndrome carcinoide a Zollinger-Ellison ou Cushing. Carcinoides do intestino médio produzem grande quantidade de serotonina, mas geralmente só produzem síndrome carcinoide na presença de metástases, sendo responsáveis por cerca de 60 a 87% dos casos. Já aqueles originários do intestino posterior são geralmente assintomáticos até a repercussão clínica da doença avançada.

A ressecção cirúrgica é a modalidade curativa de tratamento, devendo ser R0 (sem resíduos de doença) sempre que possível. Se o tumor primário for localizado e ressecável, as taxas de sobrevida de 5 anos são excelentes (70-90%). Mesmo em pacientes com metástase a distância, a doença é geralmente muito indolente, com sobrevida média de 2 anos ou mais. Todo o intestino deve ser cuidadosamente avaliado, pois a multicentricidade está presente em até 40% dos casos. Para pacientes com tumores do intestino delgado menores que 1 cm de diâmetro, a ressecção conservadora local é suficiente. Para tumores maiores que 1 cm de diâmetro, a excisão de uma cunha de mesentério contendo linfonodos regionais está indicada. Os tumores maiores que 1,5 a 2 cm apresentam risco de recidiva, entretanto, um programa de vigilância adequado não foi estabelecido. Uma busca por múltiplas lesões primárias deve ser levada a êxito em todos os pacientes com carcinoides de delgado.

Quando a paliação é necessária, pode ser obtida por cirurgia de citorredução de metástases hepáticas grandes que podem produzir a síndrome carcinoide. A radioterapia tem um papel menor nos pacientes com doença irressecável e pode aliviar a dor de metástases ósseas. Os pacientes com síndrome carcinoide geralmente podem ser eficazmente paliados por injeções de análogo de somatostatina, 2-3 vezes ao dia. Um análogo de somatostatina de longa duração que pode ser aplicado como uma injeção uma vez por mês, com eficácia equivalente. A quimioterapia ocasionalmente pode ser utilizada com resultados desanimadores. Em pacientes com síndrome carcinoide, a paliação, às vezes, é obtida com agentes farmacológicos que inibem a produção ou bloqueiam a ação de aminas vasoativas, particularmente, um análogo da somatostatina. Alguns pacientes se beneficiam do uso do interferon-alfa, mas os efeitos tóxicos associados ao tratamento frequentemente ultrapassam os ganhos terapêuticos em alguns, mas tais efeitos são reversíveis após o término de seu uso e, geralmente, não ocorrem com doses menores. Relatos indicam que alguns pacientes podem responder ao octreotide combinado com interferon-alfa.

Tumores carcinoides metastáticos gastrointestinais

Como são frequentemente indolentes e assintomáticos, nem todos os pacientes requerem um tratamento de doença metastática no momento do diagnóstico. Um período de observação pode permitir uma melhor tomada de decisão a respeito do cuidado de suporte ideal ou tratamentos antitumorais.

O tratamento cirúrgico pode, muitas vezes, fornecer uma paliação efetiva (mesmo na presença de metástases a distância conhecida, com ou sem síndrome carcinoide). Tentativas heroicas de *debulking* cirúrgico não são indicadas, exceto para a ressecção hepática em pacientes com síndrome carcinoide.

Quanto à quimioterapia, embora a atividade com uma variedade de agentes isolados e combinados tem sido relatada (fluorouracil, doxorrubicina, dacarbazina, ciclofosfamida, estreptozocina + fluorouracil, cisplatina + etoposide), a resposta raramente é superior a 30%. A resposta completa é incomum, e a duração desta é geralmente curta, apesar de ocasionais remissões durarem um ano ou mais. Há pouca evidência de que a quimioterapia contribua para a sobrevida, devendo ser usada apenas para tratamento paliativo em pacientes sintomáticos. A quimioembolização hepática combinada à embolização da artéria hepática com fibras de colágeno ou outro material (gelfoam, lipiodol, ou polivinil álcool) tem sido relatada, com diminuição do volume do tumoral em 50 a 60% dos pacientes. Este tratamento se mostra eficaz e pode ser repetido na recidiva dos sintomas.

O papel da radioterapia em tumores carcinoides com metástases a distância é restrito à paliação e analgesia. Doses terapêuticas de iodo 131 metaiodobenzilguanidina podem reduzir sintomas. Baixas doses de interferon-alfa e octreotide, isoladamente ou em combinação, têm sido relatadas como ativos.

Tumores estromais gastrointestinais do intestino delgado

Embora compreendam menos de 1% de todos os tumores gastrointestinais, os tumores estromais gastrointestinais (GIST) são as lesões mesenquimais mais comuns do trato gastrointestinal. Estima-se que existam 3.300 a 6.000 casos novos por GIST ano nos Estados Unidos. Esses tumores são igualmente distribuídos por todos os grupos geográficos e étnicos, homens e mulheres são igualmente afetados. A maioria dos pacientes apresenta idades compreendidas entre os 50 e 80. Em sua grande maioria são esporádicos, mas existem raras formas familiares associadas a mutações características hereditárias no gene Kit ou, raramente, nos genes succinato desidrogenase na síndrome de Carney-Stratakis (paragangliomas e tumores estromais), estes podem apresentar-se como múltiplos tumores primários.

Podem ocorrer em qualquer parte do trato gastrointestinal, mas na maioria das vezes são encontradas no estômago ou no intestino delgado (estômago em 60%, intestino delgado 30%, reto 3%, Cólon 1-2%, esôfago < 1%, omento/mesentério-raro). Menos frequentemente, GIST podem surgir na vesícula biliar, apêndice, pâncreas, retroperitônio e tecidos paravaginal e periprostático. Cerca de 20 a 25% dos GIST gástricos e 40 a 50% dos GIST do delgado são clinicamente agressivos. Aproximadamente 10 a 25% dos pacientes apresentam doença metastática.

O quadro clínico dos pacientes com GIST varia com a localização, tamanho e agressividade do tumor. A apresentação mais comum é a hemorragia digestiva, que pode ser aguda (melena ou hematêmese) ou crônica (anemia). Outros sinais e sintomas são abdome agudo por perfuração tumoral, obstrução, simulação de apendicite, fadiga, disfagia, saciedade precoce. As lesões menores podem ser achados incidentais durante a cirurgia, exames radiológicos ou endoscopia. A história natural destes tumores incidentais e da frequência de progressão para doença sintomática é pouco conhecida. Pode haver um número substancial de tumores pequenos que não progridem para as fases sintomáticas.

A disseminação abdominal é o padrão, sendo as metástases linfonodais e extra-abdominais pouco usuais. Os GIST devem ser incluídos no diagnóstico diferencial de qualquer neoplasia intra-abdominal. A investigação inclui tomografia computadorizada, ressonância magnética, endoscopia, 18 FDG-PET – TC (18 Fluorodesoxiglicose tomografia por emissão de pósitrons) ou punção aspirativa no trato gastrointestinal superior, pois a maioria dos tumores surge na submucosa ou de forma endofítica.

Normalmente surgem dentro da parede do trato gastrointestinal (células de Cajal), com tamanho de 1 cm a mais de 40 cm, com um tamanho médio de, aproximadamente, 5 cm, quando diagnosticado clinicamente, podem ser sólidos, subserosos, intramurais, ou, menos frequentemente, massas polipoides intraluminais. Os grandes tumores tendem a formar massas exofíticas ligadas à parede do tubo digestório. Com morfologia bastante variada, apresentam características patológicas de células fusiformes (70%), células epitelioides (20%) e mistas, fusiformes e epitelioides (10%). Podem abranger uma grande gama de padrões histológicos, variando de baixa atividade mitótica (muitas vezes antigamente designado de leiomiomas) a tumores muito agressivos (frequentemente confundidos com leiomiossarcomas). Eles podem ser originários de células intersticiais de Cajal, ou suas precursoras, e seu marcador mais comumente utilizado é o antígeno CD117 (aproximadamente 95% dos GIST são positivos), no entanto, a imuno-histoquímica para CD117 não é específica para GIST, ocorrendo fraca reatividade com outras neoplasias mesenquimais, que torna indispensável o exame morfológico e o uso de outros marcadores em casos difíceis.

Pelo amplo espectro morfológico, o diagnóstico diferencial de GIST inclui várias neoplasias mesenquimais, neurais e neuroendócrinas, incluindo leiomioma, leiomiossarcoma, Schwannoma, tumor maligno da bainha do nervo periférico, fibromatose, sarcoma sinovial, tumores neuroendócrinos, mesotelioma maligno, angiossarcoma.

Aproximadamente 85% dos GIST contêm mutações oncogênicas em um dos dois receptores tirosinoquinases: Kit ou PDGFRA (receptor do fator de crescimento derivado das plaquetas alfa). A ativação de qualquer um desses desempenha um papel central na patogênese de GIST. Tumores do tipo selvagem, com nenhuma mutações Kit ou PDGFRA detectável são responsáveis por 12 a 15% de todos os GIST. Menos de 5% de os GIST ocorrerem em síndromes, como neurofibromatose tipo 1 (NF1), síndrome da tríade de Carney e outras.

No momento do diagnóstico, as recomendações atuais para avaliar o risco de progressão de um GIST dependem de três parâmetros: índice mitótico (mitoses por 50 campos de grande aumento), tamanho tumoral, localização do tumor. A sobrevida, quando comparada a de outros sarcomas, é animadora, chegando a 63% em 5 anos para pacientes submetidos à cirurgia radical (R0).

Em cerca de 7% dos casos temos recidiva local e em 47% metástases. O local de recaída normalmente é intra-abdominal, envolvendo o peritônio, no fígado, ou ambos. Recidivas locais são raras e normalmente há recidiva intraperitoneal generalizada que não pode ser detectada por técnicas de imagem. A média de sobrevida para doença metastática é de 19 meses. O tempo médio de recidiva para pacientes com o uso de imatinibe é de 2 anos.

Linfoma

Mais frequente no íleo por seus agregados linfoides, é a terceira neoplasia do delgado em frequência. Pode ser de baixo, médio ou alto grau, geralmente do tipo B, esporádico e relacionado com populações imunodeprimidas ou com síndromes malabsortivas crônicas. A apresentação clínica é inespecífica, e comumente o tumor se mostra como massa maior que 5 cm (em 70% dos casos). A ressecção cirúrgica com margens livres pode ou não se seguir de quimioterapia, dependendo do grau histológico.

Tumores metastáticos para o intestino delgado

Também de tratamento cirúrgico quando sintomáticos, com impacto certo na qualidade de vida, mas não definido em sobrevida ou história natural da doença primária, a ressecção de tumores metastáticos deve ser encorajada por sua baixa morbidade e efetividade. Vários tipos histológicos podem ser identificados, mas o melanoma chama atenção pela predisposição a metástases para trato gastrointestinal, envolvido em cerca de 44 a 71% dos casos.

BIBLIOGRAFIA

Agaimy A, Pelz AF, Corless CL et al. Epithelioid gastric stromal tumours of the antrum in young females with the Carney triad: a report of three new cases with mutational analysis and comparative genomic hybridization. *Oncol Rep* 2007;18(1):9-15.

Agrawal S, Yao TJ, Coit DG. Surgery for melanoma metastatic to the gastrointestinal tract. *Ann Surg Oncol* 1999;6(4):336-44.

American Cancer Society. *Cancer facts and figures 2010.* Atlanta, GA: American Cancer Society, 2010.

Andersson J, Sihto H, Meis-Kindblom JM et al. NF1-associated gastrointestinal stromal tumors have unique clinical, phenotypic, and genotypic characteristics. *Am J Surg Pathol* 2005;29(9):1170-76.

Antonescu CR. Targeted therapy of cancer: new roles for pathologists in identifying GISTs and other sarcomas. *Mod Pathol* 2008;21(Suppl 2):S31-36.

Ashley SW, Wells Jr SA. Tumors of the small intestine. *Semin Oncol* 1988 Apr.;15(2):116-28.

Barkay O, Moshkowitz M, Fireman Z et al. Initial experience of videocapsule endoscopy for diagnosing small-bowel tumors in patients with GI polyposis syndromes. *Gastrointest Endosc* Sept. 2005;62(3):448-52.

Blanchard DK, Budde JM, Hatch GF 3rd et al. Tumors of the small intestine. *World J Surg* Apr. 2000;24(4):421-29.

Braasch JW, Denbo HE. Tumors of the small intestine. *Surg Clin North Am* 1964 June;44:791-809.

Carney JA. Gastric stromal sarcoma, pulmonary chondroma, and extra-adrenal paraganglioma (Carney Triad): natural history, adrenocortical component, and possible familial occurrence. *Mayo Clin Proc* 1999;74(6):543-52.

Casali PG, Jost L, Reichardt P et al. Gastrointestinal stromal tumors: ESMO clinical recommendations for diagnosis, treatment and follow-up. *Ann Oncol* 2008;19(Suppl 2):ii35-38.

Chow JS, Chen CC, Ahsan H et al. A population-based study of the incidence of malignant small bowel tumours: SEER, 1973-1990. *Int J Epidemiol* 1996;25(4):722-28.

Corless CL, Fletcher JA, Heinrich MC. Biology of gastrointestinal stromal tumors. *J Clin Oncol* 2004;22(18):3813-25.

Corless CL, Heinrich MC. Molecular pathobiology of gastrointestinal stromal sarcomas. *Annu Rev Pathol* 2008;3:557-86.

Dabaja BS, Suki D, Pro B et al. Adenocarcinoma of the Small Bowel. *Cancer* 2004;101(3):518-26.

Delcore R, Friesen SR. Gastrointestinal neuroendocrine tumors. *J Am Coll Surg* 1994;178(2):187-211.

DeMatteo RP, Lewis JJ, Leung D et al. Two hundred gastrointestinal stromal tumors: recurrence patterns and prognostic factors for survival. *Ann Surg* 2000;231(1):51-8.

Demetri G. Gastrointestinal stromal tumors. In: DeVita Jr VT, Hellman S, Rosenberg SA. (Eds.). *Cancer: principles and practice of oncology.* 8th ed. Philadelphia, PA: Lippincott Williams & Wilkins, 2008. p. 1204-18, vols. 1 e 2.

Demetri GD, Benjamin RS, Blanke CD et al. NCCN Task Force report: management of patients with gastrointestinal stromal tumor (GIST)—update of the NCCN clinical practice guidelines. *J Natl Compr Canc Netw* 2007;5(Suppl 2):S1-29; quiz S30.

Diaco DS, Hajarizadeh H, Mueller CR et al. Treatment of metastatic carcinoid tumors using multimodality therapy of octreotide acetate, intra-arterial chemotherapy, and hepatic arterial chemoembolization. *Am J Surg* 1995;169(5):523-28.

Frank M, Klose KJ, Wied M et al. Combination therapy with octreotide and alpha-interferon: effect on tumor growth in metastatic endocrine gastroenteropancreatic tumors. *Am J Gastroenterol* 1999;94(5):1381-37.

Gastrointestinal stromal tumor. In: Edge SB, Byrd DR, Compton CC et al. (Eds.). *AJCC Cancer Staging Manual.* 7th ed. New York, NY: Springer, 2010. p. 175-80.

Gerstle JT, Kauffman Jr GL, Koltun WA. The incidence, management, and outcome of patients with gastrointestinal carcinoids and second primary malignancies. *J Am Coll Surg* 1995;180(4):427-32.

Gold JS, van der Zwan SM, Gönen M et al. Outcome of metastatic GIST in the era before tyrosine kinase inhibitors. *Ann Surg Oncol* 2007;14(1):134-42.

Gorden P, Comi RJ, Maton PN et al. NIH conference. Somatostatin and somatostatin analogue (SMS 201-995) in treatment of hormone-secreting tumors of the pituitary and gastrointestinal tract and non-neoplastic diseases of the gut. *Ann Intern Med* 1989;110(1):35-50.

Heinrich MC, Corless CL, Duensing A et al. PDGFRA activating mutations in gastrointestinal stromal tumors. *Science* 2003;299(5607):708-10.

Hirota S, Isozaki K, Moriyama Y et al. Gain-of-function mutations of c-kit in human gastrointestinal stromal tumors. *Science* 1998;279(5350):577-80.

Joensuu H. Gastrointestinal stromal tumor (GIST). *Ann Oncol* 2006;17(Suppl 10):x280-86.

Judson I, Demetri G. Advances in the treatment of gastrointestinal stromal tumours. *Ann Oncol* 2007;18(Suppl 10):x20-24.

Kim YS, Chun HJ, Jeen YT et al. Small bowel capillary hemangioma. *Gastrointest Endosc* 2004 Oct.;60(4):599.

Kindblom LG, Remotti HE, Aldenborg F et al. Gastrointestinal pacemaker cell tumor (GIPACT): gastrointestinal stromal tumors show phenotypic characteristics of the interstitial cells of Cajal. *Am J Pathol* 1998;152(5):1259-69.

Kulke MH, Mayer RJ. Carcinoid tumors. *N Engl J Med* 1999;340(11):858-68.

Liederman E, Cola CB, Sabino FD et al. Tumores do intestino delgado e tumores carcinóides. In: Castro LS, Corrêa JHS. (Eds.). *Tratamento cirúrgico do câncer gastrointestinal.* Rio de Janeiro: Leonaldson dos Santos Castro 2005. p. 163-84.

Ludwig DJ, Traverso LW. Gut stromal tumors and their clinical behavior. *Am J Surg* 1997 May;173(5):390-94.

Mani S, Modlin IM, Ballantyne G et al. Carcinoids of the rectum. *J Am Coll Surg* 1994;179(2):231-48.

Martin Jr JK, Moertel CG, Adson MA et al. Surgical treatment of functioning metastatic carcinoid tumors. *Arch Surg* 1983;118(5):537-42.

Matsuo S, Eto T, Tsunoda T et al. Small bowel tumors: an analysis of tumor-like lesions, benign and malignant neoplasms. *Eur J Surg Oncol* 1994;20(1):47-51.

McGarrity TJ, Kulin HE, Zaino RJ. Peutz-Jeghers syndrome. *Am J Gastroenterol* 2000 Mar.;95(3):596-604.

Merine D, Jones B, Ghahremani GG et al. Hyperplasia of Brunner glands: the spectrum of its radiographic manifestations. *Gastrointest Radiol Spring* 1991;16(2):10.

Metzger PP, Slappy AL, Chua HK. Ileal lipoma. *Surg Rounds* 2005;28(2):84-86.

Miettinen M, Furlong M, Sarlomo-Rikala M et al. Gastrointestinal stromal tumors, intramural leiomyomas, and leiomyosarcomas in the rectum and anus: a clinicopathologic, immunohistochemical, and molecular genetic study of 144 cases. *Am J Surg Pathol* 2001;25(9):1121-33.

Miettinen M, Kopczynski J, Makhlouf HR et al. Gastrointestinal stromal tumors, intramural leiomyomas, and leiomyosarcomas in the duodenum: a clinicopathologic, immunohistochemical, and molecular genetic study of 167 cases. *Am J Surg Pathol* 2003;27(5):625-41.

Miettinen M, Lasota J. Gastrointestinal stromal tumors: review on morphology, molecular pathology, prognosis, and differential diagnosis. *Arch Pathol Lab Med* 2006;130(10):1466-78.

Miettinen M, Makhlouf H, Sobin LH et al. Gastrointestinal stromal tumors of the jejunum and ileum: a clinicopathologic, immunohistochemical, and molecular genetic study of 906 cases before imatinib with long-term follow-up. *Am J Surg Pathol* 2006;30(4):477-89.

Miettinen M, Sobin LH, Lasota J. Gastrointestinal stromal tumors of the stomach: a clinicopathologic, immunohistochemical, and molecular genetic study of 1765 cases with long-term follow-up. *Am J Surg Pathol* 2005;29(1):52-68.

Minardi Jr AJ, Zibari GB, Aultman DF et al. Small-bowel tumors. *J Am Coll Surg* 1998 June;186(6):664-68.

Modlin IM, Sandor A. An analysis of 8305 cases of carcinoid tumors. *Cancer* 1997;79(4):813-29.

Moertel CG, Kvols LK, O'Connell MJ et al. Treatment of neuroendocrine carcinomas with combined etoposide and cisplatin. Evidence of major therapeutic activity in the anaplastic variants of these neoplasms. *Cancer* 1991;68(2):227-32.

Moertel CG, Weiland LH, Nagorney DM *et al.* Carcinoid tumor of the appendix: treatment and prognosis. *N Engl J Med* 1987;317(27):1699-701.

Moertel CG. Karnofsky memorial lecture. An odyssey in the land of small tumors. *J Clin Oncol* 1987;5(10):1502-22.

Moertel CG. Treatment of the carcinoid tumor and the malignant carcinoid syndrome. *J Clin Oncol* 1983;1(11):727-40.

Morgan BK, Compton C, Talbert M *et al.* Benign smooth muscle tumors of the gastrointestinal tract. A 24-year experience. *Ann Surg* 1990 Jan.;211(1):63-66.

National Cancer Institute: PDQ Small Intestine Cancer Treatment. Bethesda MD: National Cancer Institute. Atualizada em: 25 Mar. 2011. Acesso em: 29 Maio 2011. Disponível em: <http://www.cancer.gov/cancertopics/pdq/treatment/smallintestine/HealthProfessional>

Nickl NJ. Gastrointestinal stromal tumors: new progress, new questions. *Curr Opin Gastroenterol* 2004;20(5):482-87.

Nincheri Kunz M, Evaristi L, Spadoni R *et al.* Lipoma of the small intestine as a rare cause of intestinal occlusion. *Minerva Chir* Sept. 1994;49(9):859-65.

North JH, Pack MS. Malignant tumors of the small intestine: a review of 144 cases. *Am Surg* 2000;66(1):46-51.

Nowain A, Bhakta H, Pais S *et al.* Gastrointestinal stromal tumors: clinical profile, pathogenesis, treatment strategies and prognosis. *J Gastroenterol Hepatol* 2005;20(6):818-24.

Oberg K. Advances in chemotherapy and biotherapy of endocrine tumors. *Curr Opin Oncol* 1998;10(1):58-65.

Öberg K. Carcinoid tumors: current concepts in diagnosis and treatment. *Oncologist* 1998;3(5):339-45.

Ramanujam PS, Venkatesh KS, Bettinger L *et al.* Hemangioma of the small intestine: case report and literature review. *Am J Gastroenterol* 1995 Nov.;90(11):2063-64.

ReMine WH, Brown Jr PW, Gomes MM *et al.* Polypoid hamartomas of Brunner's glands. Report of six surgical cases. *Arch Surg* 1970 Mar.;100(3):313-16.

Roberts LJ, Anthony LB, Oates JA. Disorders of vasodilator hormones: carcinoid syndrome and mastocytosis. In: Wilson JD, Foster DW, Kronenberg HM *et al.* (Eds.). *Williams Textbook of Endocrinology.* 9th ed. Philadelphia, PA: WB Saunders, 1998. p. 1711-31.

Rose DM, Hochwald SN, Klimstra DS *et al.* Primary duodenal adenocarcinoma: a ten-year experience with 79 patients. *J Am Coll Surg* 1996;183(2):89-96.

Rubin J, Ajani J, Schirmer W *et al.* Octreotide acetate long-acting formulation versus open-label subcutaneous octreotide acetate in malignant carcinoid syndrome. *J Clin Oncol* 1999;17(2):600-6.

Schupak KD, Wallner KE. The role of radiation therapy in the treatment of locally unresectable or metastatic carcinoid tumors. *Int J Radiat Oncol Biol Phys* 1991;20(3):489-95.

Serour F, Dona G, Birkenfeld S *et al.* Primary neoplasms of the small bowel. *J Surg Oncol* 1992;49(1):29-34.

Small intestine. In: Edge SB, Byrd DR, Compton CC *et al.* (Eds.). *AJCC cancer staging manual.* 7th ed. New York, NY: Springer, 2010. p. 127-30.

Spread C, Berkel H, Jewell L *et al.* Colon carcinoid tumors. A population-based study. *Dis Colon Rectum* 1994;37(5):482-91.

Taal BG, Hoefnagel CA, Valdes Olmos RA *et al.* Palliative effect of metaiodobenzylguanidine in metastatic carcinoid tumors. *J Clin Oncol* 1996;14(6):1829-38.

Tang SJ, Zanati S, Dubcenco E *et al.* Capsule endoscopy regional transit abnormality: a sign of underlying small bowel pathology. *Gastrointest Endosc* Oct. 2003;58(4):598-602.

Vander Noot MR 3rd, Eloubeidi MA, Chen VK *et al.* Diagnosis of gastrointestinal tract lesions by endoscopic ultrasound-guided fine-needle aspiration biopsy. *Cancer* 2004;102(3):157-63.

Zeh HJ III, Federle M. Cancer of the small intestine. In: DeVita Jr VT, Hellman S, Rosenberg SA. (Eds.). *Cancer: principles and practice of oncology.* 8th ed. Philadelphia, PA: Lippincott Williams & Wilkins, 2008. p. 1186-204, vols. 1 e 2.

Ziegler KM, Flamm CR, Aronson N. Wireless capsule endoscopy in patients with obscure small-intestinal bleeding. *J Am Coll Radiol* Oct. 2005;2(10):818-20.

Zollinger Jr RM. Primary neoplasms of the small intestine. *Am J Surg* 1986 June;151(6):654-58.

CAPÍTULO 82

Câncer de Cólon

Pedro Basilio ■ Thiago Brito ■ Ilana Grosman
Daniel Henchenhorn ■ Cristiano Guedes Duque

INTRODUÇÃO

Historicamente, o câncer de cólon sempre se configurou em um diagnóstico bastante temido por pacientes e médicos, visto que frequentemente se definia em estágio avançado. Seja com sintomatologia hemorrágica, ou mesmo abrindo o quadro com obstrução intestinal. Com o advento da colonoscopia, sua inclusão nos programas de prevenção de câncer e crescente evolução tecnológica de imagem, métodos de preparo e sedação o câncer de cólon passou a ser diagnosticado em estágios mais precoces e em maior quantidade.

Nos últimos anos a incidência do câncer colorretal vem aumentando, principalmente em razão do envelhecimento e das mudanças do estilo de vida da população, com tendência ao sedentarismo e dietas de má qualidade. É uma doença com progressão lenta que apresenta uma evolução bem definida a partir de defeitos genéticos que originam a sequência adenoma–carcinoma. Os métodos diagnósticos são eficazes e capazes de diagnosticar e tratar as lesões precursoras do câncer colorretal.

EPIDEMIOLOGIA

O câncer colorretal (CCR) é o terceiro câncer mais comum em homens (663.000 casos, 10,0% do total) e o segundo em mulheres (571.000 casos, 9,4% do total) em todo o mundo. Cerca de 60% dos casos ocorrem em regiões desenvolvidas. As maiores taxas de incidência ocorrem na Austrália/Nova Zelândia e Europa Ocidental, e as mais baixas na África (exceto África do Sul) e Centro-Sul da Ásia, e são intermediárias na América Latina. O CCR é mais frequente nos homens que nas mulheres (razão de sexo global da ASRs 1,4:1). Cerca de 608.000 mortes por câncer colorretal são estimadas em todo o mundo, respondendo por 8% das mortes por câncer, tornando-o a quarta causa mais comum de morte por câncer. Na estatística mundial a mortalidade é menor no grupo feminino.[1]

No Brasil, o CCR é a quarta causa de morte por câncer nos homens e a terceira nas mulheres (Quadro 1). No ano de 2008 a taxa de mortalidade específica foi de 6,5/100.000 habs. correspondendo a 12.471 mortes, das quais 7.643 foram por câncer de cólon (61%). As regiões sudeste e sul concentram o maior número de casos. Estima-se que em 2012 serão diagnosticados no Brasil 30.140 novos casos (homens 14.180/mulheres 15.960).[2]

CAUSAS E FATORES DE RISCO (QUADRO 2)

Podemos dividir didaticamente os fatores de risco em:

- *Variáveis:* adquiridos e passíveis de modificação.
- *Permanentes:* constitucionais, cujas modificações são pouco prováveis.

É importante ter o conhecimento que o CCR tem sua incidência e mortalidade elevada de forma exponencial com a idade e se torna de extrema importância o conhecimento dos seus determinantes, visto que certos hábitos alimentares, estilo de vida e história familiar estão diretamente relacionados com seu surgimento. A Figura 1 mostra a relação da idade e sexo com a localização do tumor colorretal. Observamos que a idade avançada na população ocidental branca se correlaciona com um maior número de casos de tumores proximais em ambos os sexos.[3]

GENÉTICA

O desenvolvimento do CCR pode ser herdado por oncogenes surgidos por herança genética ou por mutações originadas em instabilidade de microssatélites (5q, 8p, 17p, 18q), amplificação e translocação cromossômica, deflagrando a sequência adenoma – carcinoma.[3] A instabilidade de microssatélites é caracterizada por alterações nas pequenas sequências repetidas de DNA (microssatélites) e deficiência no reparo dos erros do DNA. Já a instabilidade cromossômica é caracterizada pela aneuploidia/poliploidia e mutações nos genes APC k-ras, p53 e DCC, e, ocasionalmente, nos genes SMAD2 e SMAD4.[4] As síndromes genéticas mais frequentes na nossa população são a polipose adenomatosa familiar (FAP) e a câncer colorretal hereditário sem polipose (HNPCC).

Bactérias

As bactérias da flora intestinal produzem carcinógenos a partir dos ácidos biliares e esteroides da dieta. Biópsias de mucosa colônica de pacientes com adenoma e carcinomas evidenciaram *Escherichia Coli* intraepitelial. Estudo prospectivo realizado em 125 pacientes submetidos à coloroscopia para investigação ou estadiamento de câncer colorretal mostrou na biópsia a presença de bactérias em 3% dos pacientes assintomáticos (grupo controle), 31% dos sintomáticos (grupo controle), 93% dos pacientes com pólipo e 90% dos pacientes com câncer.[5]

Dieta

A ingestão de pouca fibra, excesso de gordura saturada, carnes vermelhas, carnes industrializadas, doces e sobremesas e cereais refinados aumentam o risco de câncer colorretal. Já a alimentação com maior consumo de frutas, verduras, legumes, peixes, aves e grãos integrais são ricas em pectina e lisina que são constituintes fibrosos com propriedades potencialmente

Quadro 1. Taxa de mortalidade específica por sexo (por 100.000 habitantes)

HOMEM		MULHER	
Pulmão	14,1	Pulmão	8
Próstata	13,1	Mama	12,3
Estômago	9	Estômago	4,4
Cólon	6,2	Cólon	6,8

Fonte: Ministério da Saúde. Secretaria de Vigilância em Saúde. Departamento de Análise da Situação de Saúde. Sistema de Informações sobre Mortalidade (SIM).

Quadro 2. Fatores de risco do câncer de cólon

VARIÁVEIS	PERMANENTES
■ Idade	■ Sexo
■ Vida sedentária	■ Síndrome do câncer colorretal hereditário (polipose familiar)
■ Hábitos alimentares	
■ Peso corporal	■ Síndrome do câncer familiar não associado à polipose (HNPCC) – Síndrome de Lynch I
■ Tabagismo	
■ Alcoolismo	■ Síndrome do câncer familiar (HFCC) – câncer dos cólons não associados à polipose, mas relacionados com outros tipos de cânceres - (síndrome de Lynch II)
	■ Doenças intestinais inflamatórias (doença de Crohn e retocolite ulcerativa)

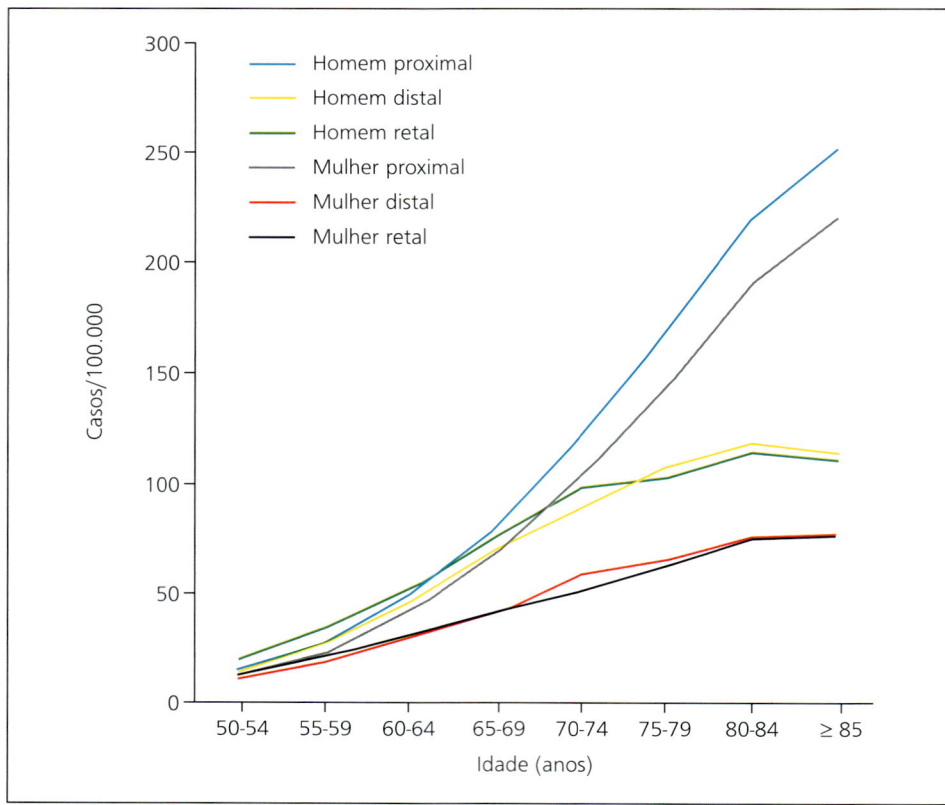

FIGURA 1. Incidência de câncer colorretal por sítio tumoral para homens e mulheres brancos não hispânicos. (Fonte: SEER 1992-2002. IARC Câncer Base.)

anticarcinogênicas. Mesmo com essas substâncias, esse tipo de dieta não foi responsável por uma importante diminuição do risco de câncer de cólon. No entanto trabalhos mostram que a dieta rica em fibras pode reduzir a incidência de câncer de cólon através do butirato, que induz a expressão do p21, um gene supressor tumoral.[6-8]

A alimentação, que está incluída nos fatores ambientais, é um fator determinante na incidência da neoplasia de cólon. Isso foi demonstrado por um estudo em decendentes de italianos na cidade de São Paulo, Brasil, que apresentaram uma incidência menor de CCR quando comparados aos seus parentes que permaneceram na Itália.[9]

Obesidade e resistência à insulina

A obesidade aumenta em 1,88 vez o risco de câncer colorretal em homens e mulheres. O IMC elevado está relacionado com um aumento do risco de câncer de cólon entre 50-66 anos, mas não tem relação com câncer de reto. Essa relação pode ser explicada pela resistência periférica desses pacientes à insulina, levando à hiperinsulinemia que é fator de risco para câncer de cólon.[10,11]

A obesidade não é apenas um fator de risco para a incidência do câncer de cólon, mas pode também aumentar a mortalidade de mulheres na pós-menopausa após o diagnóstico de câncer de cólon. Além disso, a obesidade abdominal é mais preditiva de mortalidade em razão do câncer de cólon do que a obesidade em geral.[12]

Estilo de vida

Sedentarismo e obesidade são fatores de risco independentes para câncer de cólon nos homens. A atividade física tem influência inversamente proporcional ao nível sérico de insulina, diminuindo a incidência de pólipos e câncer colorretal.[13] Diversos mecanismos biológicos são responsáveis pela queda na incidência de pólipos e CCR, incluindo a diminuição da inflamação, redução dos níveis de insulina e resistência à insulina, diminuição dos fatores de crescimento insulina-*like*, elevação dos níveis de vitamina D e melhora da resposta imune. A atividade física tem participação positiva em todas as fases da carcinogênese, sendo importante na prevenção do CCR.[14]

Determinadas atividades profissionais estão associadas a aumento do risco de câncer colorretal, principalmente aquelas relacionadas com o sedentarismo, como, por exemplo, cargos de administração, gestão de pessoas e contabilidade. Mecânicos e trabalhadores da construção civil com exposição ao amianto, motoristas com exposição à exaustão e emissões do motor a diesel, trabalhadores de fábricas de cerveja e refrigerantes em decorrência do amoníaco que é potencialmente tóxico para as células de vários tecidos, incluindo o íleo e o cólon.[15]

Medicamentos

Os anti-inflamatórios não hormonais (ibuprofeno, naproxeno, celecoxib e aspirina), assim como o estrogênio utilizado na Terapia de Reposição Hormonal (TRH) diminuem a incidência do CCR. John Born *et al.* realizaram o estudo CAPP2 (Colorectal Adenoma/Carcinoma Prevention Programme), com 937 participantes por 55,7 meses, em média, divididos em grupo-controle e grupo-placebo. Teve como objetivo investigar os efeitos antineoplásicos da aspirina em portadores de síndrome de Lynch, a principal forma de câncer colorretal hereditário. Os autores relataram que 40 pacientes desenvolveram câncer colorretal após o início do estudo (sendo 13 dos 342 no grupo da aspirina e 27 dos 329 do grupo-placebo). A evidência de proteção contra esta neoplasia está relacionada com o tempo de uso da aspirina: hazard ratio (HR) de 0,63 (Intervalo de confiança [IC] 95%, 0,35-1,13, p = 0,12 e HR de 0,41 (IC 95%, 0,19-0,86, p = 0,02), nos dois primeiros anos de estudo e após esse período, respectivamente. Nesse estudo foi demonstrado que o uso de 600 mg/dia de aspirina por um período de 25 meses reduziu a incidência de câncer em portadores da síndrome de Lynch.[16,17]

Tabagismo

O hábito de fumar cigaros representa um fator de risco independente para câncer de cólon. Em uma recente metanálise, Botteri *et al.* (15) estimaram que fumantes de longa data eram 18% mais propensos a desenvolver câncer colorretal do que os não fumantes. A metanálise considerou os dados de 106 estudos observacionais com 39.779 pacientes que apresentavam o diagnóstico recente de câncer colorretal (risco relativo [RR] = 1,18, 95% intervalo de confiança [IC] = 1,11-1,25). Os tumores proximais foram mais frequentes do que os distais, levando a especulações de que a exposição ao tabaco pode ter efeitos diferenciados nas vias heterogêneas de carcinogênese colorretal.[18,19]

Etilismo

A associação entre consumo de álcool e CRC tem sido muito debatida nos últimos anos. Embora o álcool propriamente dito não seja cancerígeno, o primeiro metabólito do álcool, acetaldeído, é capaz de desencadear mutações em supressores de tumor e em oncogenes, e interferir com o reparo do DNA. Uma quantidade de álcool superior a 30 g/dia está associada a um aumento do risco de câncer de cólon. O consumo de cerveja, vinho e licor, independente de seu teor alcoólico, não estão associados ao risco de CCR.[4]

História familiar de câncer de cólon

Os riscos de adquirir câncer de cólon variam ao longo do tempo, principalmente pelo padrão de história familiar e da idade do indivíduo. A presença de familiares com diagnóstico de câncer de cólon é um fator de risco importante que deve ser levado em consideração na prevenção desta doença.[20] Uma metanálise publicada em 2001 mostrou que parentes de 1º grau (pai, mãe e irmãos) com o diagnóstico de câncer de cólon teve 2,42 RR (IC = 95%, 2,20 – 2,65) de chance de desenvolver esta doença ao longo da vida, quando comparado ao indivíduo sem história familiar. Quando existe mais de um parente de 1º grau RR = 4,25 (IC 95% = 3,01-6,08); ou parente jovem (menor que 45 anos) RR = 3,87 (IC 95% = 2,40-6,22) o risco de desenvolver câncer de cólon aumenta bastante. Além disso, familiares com história de adenoma RR = 1,99 (IC 95% = 1,55-2,55) também têm influência na triagem da neoplasia de cólon.[21] A população, de um modo geral, apresenta risco de 1,8% para uma idade de 50 anos, aumentando para 3,4% (IC 95% = 2,8-4,0) quando existe pelo menos um parente e 6,9% (IC 95% = 4,5-10,4) com dois ou mais familiares doentes.[22]

PREVENÇÃO

Entende-se como prevenção um conjunto de medidas tomadas para diminuir a chance de adquirir uma doença ou condição. No caso do câncer de cólon, a prevenção inclui diminuir os fatores de risco (tabagismo, obesidade, má alimentação e sedentarismo), aumentar os fatores de proteção (atividade física regular, peso saudável e dieta saudável) e se submeter aos exames de triagem na época correta.

Podemos dividir a população para prevenção do CCR em dois grupos: risco moderado e risco elevado. O primeiro é composto por adultos maiores de 50 anos assintomáticos que não apresentam história pessoal nem familiar de adenoma ou carcinoma de cólon. Já o grupo de risco elevado é composto por indivíduo de qualquer idade que esteja sintomático ou que apresente antecedente pessoal ou familiar de adenoma ou câncer do intestino, mama, ovário, endométrio e tireoide, ou que tenha antecedente de doença inflamatória intestinal (retocolite ulcerativa/doença de Crohn).[23] Diversas sociedades ao redor do mundo (American Society for Gastrointestinal Endoscopy, the American Cancer Society, the US Multi-Society Task Force on Colorectal Cancer, the American College of Radiology, the American College of Gastroenterology, and the Asia Pacific Working Group on Colorectal Câncer) recomendam a investigação de CCR a todos os adultos, de risco moderado, entre os 50 e 75 anos de idade. Entretanto, os protocolos adotados por cada sociedade ainda geram discussão.[24]

A Força Tarefa do serviço de prevenção de CCR *(U.S. Preventive Services Task Force -USPSTF)* dos Estados Unidos da América recomenda que todos os adultos de risco moderado para CCR iniciem o rastreamento com pesquisa de sangue oculto fecal de alta sensibilidade, retossigmoidoscopia flexível ou colonoscopia após os 50 anos de vida e continue até os 75 anos. Entre 76 e 85 anos os benefícios são pequenos. Não há recomendação para triagem. E após os 85 anos os benefícios da triagem não superam as possíveis complicações decorrentes dos exames. Sendo, então, contraindicada a triagem após esta idade.[25]

Pacientes sintomáticos, história pessoal ou familiar positiva para adenoma ou carcinoma, doença inflamatória intestinal (DII), síndrome de Lynch ou polipose adenomatosa familiar (PAF) devem ser encaixados num programa de triagem de risco elevado.[24,25]

Segundo a força tarefa americana *(USPSTF)* a triagem para o grupo de risco moderado pode ser realizada pela pesquisa de sangue oculto nas fezes de alta sensibilidade anualmente, retossigmoidoscopia flexível a cada 5 anos combinada com PSOF de alta sensibilidade a cada 3 anos ou colonoscopia em intervalos de 10 anos.[23] Já a Sociedade Brasileira de Coloproctologia recomenda que todos os adultos de risco moderado (normal) para CCR, com mais de 50 anos, sejam submetidos à pesquisa de sangue oculto nas fezes anualmente e retossigmoidoscopia anual ou bianual. A colonoscopia estará indicada para as triagens positivas.[23]

O rastreamento do CCR reduz a mortalidade através da detecção e tratamento do câncer nos estágios iniciais, assim como dos pólipos adenomatosos. A colonoscopia é um exame necessário em qualquer programa de triagem.[25]

MANIFESTAÇÕES CLÍNICAS

O câncer colorretal (CRC) é uma doença multifatorial, refletindo a interação de fatores hereditários e ambientais. Os sintomas do câncer de cólon são geralmente tardios e ocorrem principalmente graças ao crescimento do tumor para luz intestinal ou por invasão das estruturas adjacentes ao cólon. Hematoquezia ou melena, dor abdominal, anemia ferropriva e/ou mudança nos hábitos intestinais, podendo haver alternância entre diarreia e constipação, são as principais queixas dos pacientes com neoplasia de cólon.[24]

DIAGNÓSTICO

Os exames de triagem podem ser divididos em duas categorias: direta e indireta. Os testes fecais (sangue oculto e DNA) permitem diagnosticar indiretamente os grandes adenomas e carcinomas através da detecção de seus subprodutos (sangue e DNA) nas fezes. Já a retossigmoidoscopia flexível, colonoscopia e colonoscopia virtual permitem visualizar a lesão-alvo de forma direta, seja ela adenoma ou carcinoma. Os métodos diretos têm impacto na incidência e mortalidade por CCR. Outros métodos mais recentes, como cápsula endoscópica e marcadores sorológicos, necessitam de estudos com grupos populacionais maiores para validar sua eficácia na prevenção de câncer de cólon.[24]

Pesquisa de sangue oculto nas fezes (PSOF) (sensibilidade de 70%//Especificidade de 90%. *USPSTF*)

A pesquisa de sangue oculto nas fezes parte do princípio que os pólipos e os carcinomas sangram. Como o sangramento pode ser intermitente, esse método de investigação deve ser repetido anualmente quando utilizado isoladamente para rastreio de CCR. É mais simples, menos invasivo e envolve um custo menor quando comparado aos demais exames. A pesquisa de sangue oculto consiste na identificação de hemoglobina nas fezes, podendo ser realizado pelos métodos: teste da o-toluidina ou guaiaco e o teste imunológico, que detectam especificamente a hemoglobina humana.

A utilização de certos alimentos, drogas vitaminas e outras substâncias antes e durante o período de coleta da amostra alteram o resultado, podendo fornecer resultado falso positivo ou falso negativo, necessitando que o paciente faça dieta específica por 3 a 4 dias antes de realizar o teste. Para reduzir o número de resultados falso-negativos, aconselha-se a realização de seis esfregaços de Haemoccult de cada indivíduo, representado por duas porções separadas de três defecações consecutivas.[25,26]

Levi *et al.* fizeram um estudo comparando a pesquisa feita com guaiaco e com a imunoquímica. A sensibilidade do guaiaco e imunoquímica foi de 75%. A especificidade do teste feito com o guaiaco foi de 34%, e a com a imunoquímica foi de 94%. O valor preditivo positivo do guaiaco foi de 12% contra 60% para imunoquímica. Isso mostra a importância do exame fecal específico, para hemoglobina humana, na detecção precoce de adenomas e neoplasias do cólon.[27,28]

Teste DNA fecal

O teste de DNA fecal é um novo método para investigação de adenomas avançados e câncer de cólon. Baseia-se na avaliação de marcadores presentes no DNA humano encontrado nas células liberadas pelas neoplasias no lume intestinal através do processo de esfoliação. Acredita-se que a boa sensibilidade do exame seja decorrente também, de essa esfoliação acontecer de forma contínua. Ao contrário do que é visto na PSOF, em que a hemoglobina secretada de forma intermitente é responsável pelos casos falsos-negativos.

Face à grande heterogeneidade molecular do câncer nenhum marcador isoladamente foi responsável por aumentar a sensibilidade do exame. É reconhecidamente um exame promissor para triagem do CCR, porém, necessita de pesquisa com grupos populacionais maiores.[29,30]

Retossigmoidoscopia flexível (RF)

A retossigmoidoscopia flexível, que pode alcançar até 60 cm da margem anal, continua sendo, de forma isolada ou associada à PSOF, um bom exame para triagem de adenoma e carcinoma de cólon, principalmente nos países que realizam um programa de prevenção com baixo custo. Quando comparada à colonoscopia apresenta um preparo de cólon mais simples, mas se limita a avaliar a metade inferior do cólon. É possível a realização de biópsias e polipectomias durante o procedimento.

Um estudo randomizado recente com mais de 110.000 indivíduos mostrou que a RF realizada entre 55 e 64 anos de idade levou a uma redução de 23 e 31% na incidência e na mortalidade por CCR em comparação ao grupo que não foi examinado.[25,31]

A retossigmoidoscopia flexível tem uma sensibilidade de, aproximadamente, 83% para carcinomas avançados e 58-75% para CCR em todos os estágios.[24]

Colonoscopia

A colonoscopia é considerada o exame padrão ouro para o diagnóstico de câncer colorretal. É o único procedimento diagnóstico e terapêutico, pois é capaz de detectar e remover lesões pré-malignas. Por se tratar de um procedimento examinador dependente, sua sensibilidade para diagnóstico na prática é de difícil mensuração, visto que o resultado encontrado na maioria das pesquisas é influenciado pelo nível de *expertise* do examinador.[25]

As complicações da colonoscopia mais sérias, que, inclusive, podem levar à morte ou à internação hospitalar incluem: perfuração intestinal, sangramento maciço, diverticulite, dor abdominal intensa e eventos cardiovasculares. Essas complicações podem ocorrer em até 25 de cada 10.000 exames realizados.[32]

Colonografia por tomografia computadorizada (colonoscopia virtual)

A técnica é realizada por delgados cortes de tomografia computadorizada do abdome e pelve com reconstrução tridimensional das imagens colônicas através de um *software* específico com a finalidade de examinar a mucosa do cólon. Diferente da colonoscopia, esse exame não é invasivo e não precisa de sedação, porém é necessário um preparo rigoroso dos cólons visto que se torna difícil diferenciar conteúdo fecal de pólipos ou tumores. Outra grande vantagem é a possibilidade de avaliar lesões extracolônicas.

Durante o exame, o paciente pode reclamar de desconforto abdominal em razão da distensão gasosa dos cólons, ocasionada pela insuflação de ar através de uma sonda retal. A insuflação gasosa pode levar à perfuração intestinal em até 0,6% dos exames realizados em pacientes sintomáticos. Outras desvantagens, relacionadas com a colonografia por tomografia computadoriza (CTC), consistem na impossibilidade de realizar biópsias e/ou polipectomias, necessidade de contraste e exposição à radiação (Fig. 2).[22,33]

A colonoscopia virtual tem sensibilidade de 93% para adenomas maiores que 6 mm e de 95% para lesões superiores a 10 mm em paciente com sangue oculto positivo.[24] Uma recente metanálise chegou à conclusão que a sensibilidade da CTC foi de 96% contra 95% da colonoscopia para detecção de CCR.[34] Entretanto, ainda não é recomendada como exame inicial para triagem, ficando restrita para os pacientes com indicação para colonoscopia que não querem ou que não podem ser submetidos a esse exame ou que tiverem este exame realizado de forma incompleta. Mas, se for utilizada para triagem e não mostrar lesões pré-malignas, deverá ser repetida a cada 5 anos.[24,35]

Enema baritado com duplo contraste

Exame de imagem que consiste na introdução de ar e bário no cólon através de uma sonda retal. Recentemente um grupo coreano realizou um estudo comparando colonografia por TC e enema baritado com duplo contraste (EBDC) em pacientes com insuficiência renal. Foi demonstrado nesse estudo que o EBDC tem uma baixa sensibilidade para pólipos superiores a 6 mm quando comparado a CTC. Porém, não houve diferença para pólipos maiores que 10 mm e tumores.[36] Atualmente o EBDC tem-se tornado um exame de pouca utilidade, sendo reservado para os pacientes que não podem submeter-se à colonoscopia ou que este exame foi incompleto (Fig. 3).

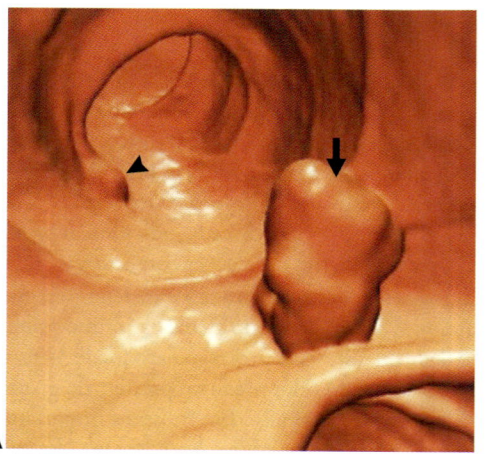
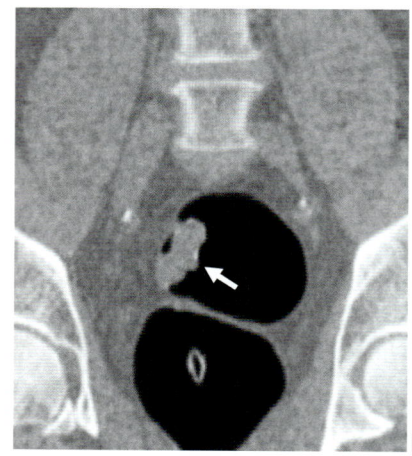
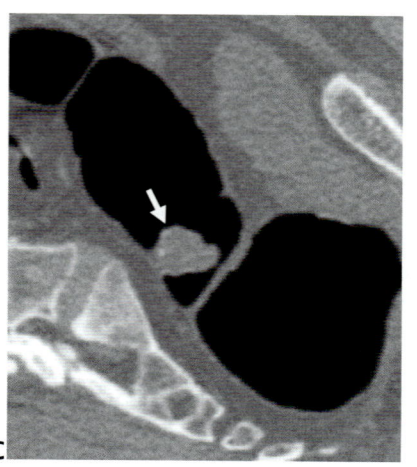
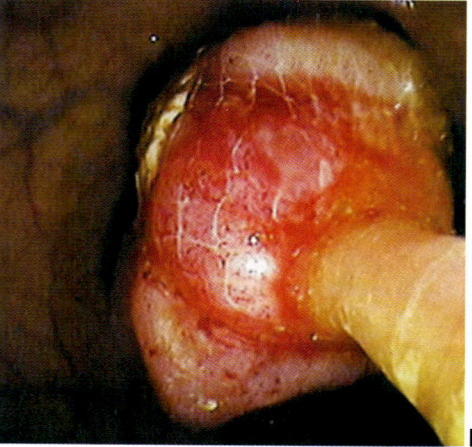

◀ **FIGURA 2. (A)** Imagem endoluminal tridimensional CTC mostra um pólipo retal de 33 mm lobulado (seta), bem como um pólipo de 13 mm (ponta de seta) próximo à junção retossigmoide. TC com corte coronal bidimensional (**B**) e sagital (**C**). (**D**) Imagem da colonoscopia confirmando a presença do pólipo de 33 mm. (Imagens retiradas de Kim *et al.*[33])

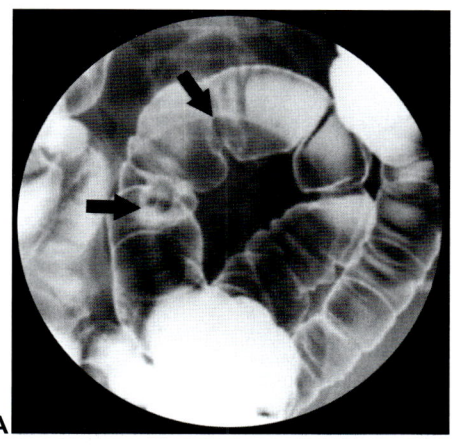 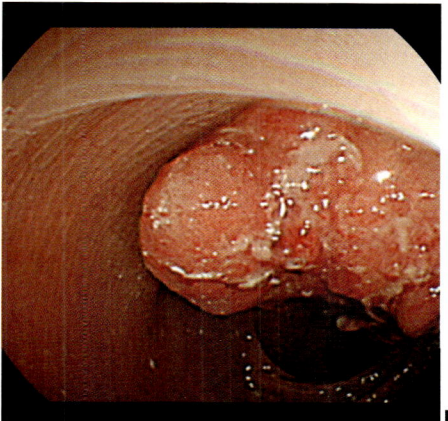 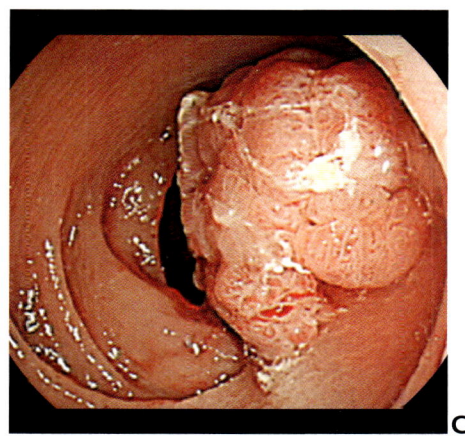

▲ **FIGURA 3.** (**A**) EBDC mostra dois pólipos no cólon sigmoide (seta). (**B e C**) Colonoscopia confirmando a presença de pólipo de 25 mm no cólon sigmoide (B) e outro pólipo de 20 mm localizado mais proximalmente (**C**). EBDC = enema baritado com duplo contraste. (Retirada do artigo de Chung et al.[36])

ESTADIAMENTO

O estadiamento é um dos principais passos a serem dados no tratamento do câncer colorretal, uma vez que é através deste que o tratamento mais eficaz será escolhido, à luz das informações disponíveis de estudos de grande impacto na prática oncológica.

O mais importante fator prognóstico é o estágio do tumor no momento do diagnóstico, e a presença de linfonodos comprometidos nestes pacientes diminui a sobrevida em 5 anos em, aproximadamente, 20 a 30%. Infelizmente dos 50% de pacientes que são diagnosticados em estágio inicial (ausência de metástase linfonodal, estágio I ou II da AJCC (American Joint Comittee on Cancer) 20 a 30% morrerão em 5 anos em consequência de metástases a distância ou recidiva locorregional.[5]

O estadiamento da AJCC prevê a classificação T, relativa à penetração da lesão na parede do órgão. A classificação N que se reporta à quantidade de linfonodos comprometidos e a classificação M que diz respeito à presença ou ausência de metástase a distância (Quadro 3).

Os procedimentos para avaliação das categorias T, N e M são os seguintes:

- Categorias T – Exame físico, diagnóstico por imagem, endoscopia e/ou exploração cirúrgica.
- Categorias N – Exame físico, diagnóstico por imagem e/ou exploração cirúrgica.
- Categorias M – Exame físico, diagnóstico por imagem e/ou exploração cirúrgica.

Para cada localização específica, um diferente grupamento linfonodal terá sua própria expressão prognóstica, conforme a seguir:

- *Apêndice:* ileocólico.
- *Ceco:* ileocólico, cólico direito.
- *Cólon ascendente:* ileocólico, cólico direito, cólico médio.
- *Ângulo hepático:* cólicos médios, cólicos direitos.
- *Cólon transverso:* cólico direito, cólico médio, cólico esquerdo, mesentérico inferior.
- *Ângulo esplênico:* cólico médio, cólico esquerdo, mesentérico inferior.
- *Cólon descendente:* cólico esquerdo, mesentérico inferior.
- *Cólon sigmoide:* cólico esquerdo, retal superior (hemorroidal), mesentérico inferior e retossigmoide.

Quadro 3. Estadiamento TNM

TUMOR PRIMÁRIO (T)	LINFONODOS REGIONAIS (N)	METÁSTASES A DISTÂNCIA (M)
(TX) Tumor primário inacessível	(NX) Linfonodos regionais inacessíveis	(MX) Presença de metástases a distância não pode ser observada
(T0) Sem evidência do tumor primário	(N0) Sem evidência de linfonodos regionais	(M0) Sem metástases a distância
(Tis) CA *in situ* intraepitelial ou invasão da lâmina própria		
(T1) Tumor invadindo submucosa	(N1) Metástases em 1 até 3 linfonodos pericólicos ou perirretais	(M1) Metástases a distância
(T2) Tumor invadindo a muscular própria	(N2) Metástases em 4 ou mais linfonodos pericólicos ou perirretais	
(T3) Tumor invadindo através da muscular própria até subserosa ou nos tecidos pericólicos não peritonizados ou perirretais	(N3) Metástases em qualquer linfonodo ao longo da cadeia vascular principal e/ou metástase no linfonodo apical desta cadeia	
(T4) Tumor invadindo diretamente outros órgãos ou estruturas e/ou perfurando vísceras peritoneais		

ESTÁGIO AJCC/UICC	TUMOR PRIMÁRIO	LINFONODOS REGIONAIS	METÁSTASES A DISTÂNCIA	DUKES	ASTLER COLLER
Estágio 0	Tis	N0	M0		
Estágio I	T1	N0	M0	A	A
	T2	N0	M0	A	B1
Estágio II	T3	N0	M0	B	B2
	T4	N0	M0	B	B3
Estágio III	Qualquer T	N1	M0	C	C1
	Qualquer T	N2	M0	C	C2
	Qualquer T	N3	M0	C	C3
Estágio IV	Qualquer T	Qualquer N	Mi	C	D

Fonte: Classificação *TNM Classification of Malign Tumours* UICC/AJCC – 6th ed. 2002.

Metástases em linfonodos diferentes dos listados anteriormente são classificadas como metástases a distância.

Os prognósticos e sobrevida serão avaliados conforme o estágio de doença definido pelos critérios enumerados anteriormente.

TRATAMENTO CIRÚRGICO

Preparo pré-operatório

Os pacientes que serão submetidos à cirurgia eletiva de cólon recebem cuidados clínicos de acordo com seu estado de saúde, seu *performance status* e a magnitude da cirurgia proposta.

Atualmente na maioria das instituições de ponta estas cirurgias são realizadas pela via videolaparoscópica, que implica em um menor trauma cirúrgico e, consequentemente, em uma recuperação pós-operatória mais precoce e menos dolorosa.

O preparo do cólon é um tema controverso, porém a despeito de um enorme número de estudos mostrar que não tem impacto na segurança da cirurgia ou nas taxas de fístula anastomótica, a maioria dos centros ainda o realiza de alguma forma.

Na maior parte dos casos o preparo é realizado no domicílio do paciente e somente se justifica ser realizado com o paciente internado nos casos em que as condições clínicas, como nas doenças cardíacas, hepáticas ou renais, estiverem presentes. Alguns estudos mostram que os resultados do preparo do paciente internado ou na residência são comparáveis no que tange a complicações cirúrgicas.[37-39]

Preparo mecânico

O preparo intestinal inicia-se no dia anterior à cirurgia com dieta líquida clara e o mecânico na tarde da véspera da cirurgia. Existem diversos laxativos no mercado, e a escolha depende da experiência pessoal do serviço ou grupo cirúrgico. Dentre eles destacamos: o manitol 10%, fosfato de sódio e o polietilenoglicol (PEG).

A tolerância do paciente e a presença de desconforto ou contraindicações ao preparo também são fatores importantes na escolha. Estudos randomizados mostraram que o fosfato de sódio e o PEG são igualmente seguros e efetivos, apesar de o último ter melhor tolerância pelos pacientes.[40,41]

Deve-se atentar aos riscos do uso de fosfato de sódio nos pacientes com disfunção renal e nos idosos pelos efeitos colaterais de hipocalcemia, hiperfosfatemia e hipocalemia.

Atualmente, questionamentos quanto às vantagens do preparo de cólon estão sendo discutidos. Diversos estudos concluíram que o preparo mecânico não confere nenhuma vantagem em reduzir as taxas de deiscência de anastomose ou infecções de ferida.[42,43] Burke *et al.* também concluíram que a taxa de morbidade é similar nos grupos com ou sem preparo mecânico.[44]

O preparo nas cirurgias laparoscópicas ainda é vantajoso porque reduz o volume fecal, facilitando a manipulação dos instrumentos e reduzindo o tamanho da incisão para extração da peça.

Antibióticos

O uso de antibiótico sistêmico profilático está indicado na cirurgia eletiva de cólon, e seus níveis sanguíneos devem estar circulando 1 hora ou menos antes da incisão. Dentre as drogas mais frequentemente utilizadas na cirurgia colorretal não complicada estão os antibióticos específicos para germes Gram-negativos e anaeróbios.

O uso da profilaxia com antibioticoterapia oral parece ter caído em desuso.

Técnicas operatórias

Princípios gerais

Determinados princípios de cirurgia oncológica são comuns às diferentes ressecções de segmentos colônicos. A não manipulação vigorosa do tumor, com base na *no touch technique* de Turnbul, publicada em 1975,[45] ainda goza de prestígio entre os cirurgiões oncológicos.

O início da cirurgia pela ligadura venosa proximal, a fim de evitar disseminação linfática e vascular durante a cirurgia, também é valorizado na busca da excelência nos resultados, não é à toa que, atualmente, o cirurgião se tornou fator isolado de prognóstico e sobrevida no câncer colorretal.

A exploração abdominal global é sempre o primeiro passo cirúrgico e se presta a avaliar a presença de doença metastática e de lesões incidentais. A topografia onde se encontra o tumor deve ser examinada por último, quanto à ressecabilidade, presença de infecção, perfuração, invasão de órgãos adjacentes e implante peritoneal.

A cirurgia minimamente invasiva resultou no retorno mais rápido da função intestinal, alimentação precoce, menos dor e redução do tempo de internação hospitalar. Assim, alguns cirurgiões se desenvolveram no sentido de realizar, por videolaparoscopia, ressecções comparáveis às realizadas por laparotomia, e de fato, os resultados se mostraram comparáveis após acompanhamento a longo prazo. Atualmente a ressecção laparoscópica é o melhor método para tratamento do câncer de cólon.

O objetivo da cirurgia se baseia em remover toda a área dos tecidos que compõem a lesão com margem adequada associada aos vasos linfáticos com atenção especial a irrigação sanguínea e a realização de anastomose hermética e sem tensão.[46]

Acredita-se que 5 cm de margem proximal e distal são suficientes para ressecar a disseminação intramural tumoral. Recentemente, estudos mostram que raramente ocorre migração mural maior que 2 cm proximal ou distal à lesão macroscópica.

Breves comentários técnicos serão tecidos a seguir, apenas contemplando os aspectos de cirurgia oncológica, nas diferentes ressecções de cólon para o tratamento do câncer.

Hemicolectomia direita

As lesões do ceco, cólon ascendente e flexura hepática são tratadas por hemicolectomia direita, já que a irrigação sanguínea provém das artérias ileobicecoapendicocólicas e cólica direita. A ressecabilidade do tumor é avaliada com mínimo de manipulação. Especial atenção é dada à invasão retroperitoneal do duodeno e da cabeça do pâncreas. Não obstante estas ressecções serem factíveis, o porte da cirurgia associada à duodenopancreatectomia torna-se significativamente maior, e só devem ser feitas na certeza de ausência de metástase a distância, peritoneal e por cirurgião com experiência neste tipo de ressecção (Fig. 4).

Muito cuidado ligam os vasos cólicos direito e o ramos direito da cólica média como manobra inicial. A fixação do tumor pode ocorrer no duodeno ou pâncreas, indicando a avaliação de ressecção em bloco nesses casos (Fig. 5).[47]

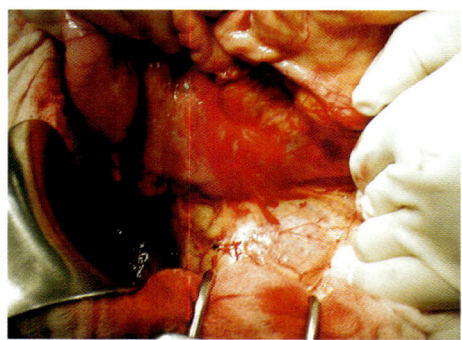

◄ **FIGURA 4.** Manobra de Kocher interessando duodeno e pâncreas livres de comprometimento. (Clínica Pedro Basílio.)

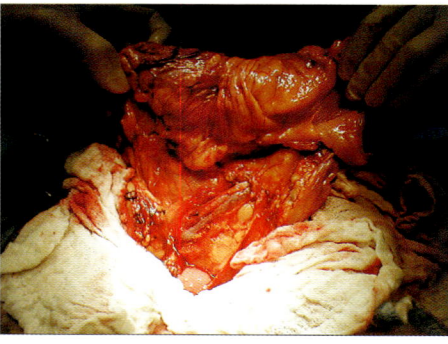

◄ **FIGURA 5.** Isolamento de artéria e veia mesentéricas superior para linfadenectomia D3. (Clínica Pedro Basílio.)

Cirurgia para o carcinoma de cólon transverso

O suprimento sanguíneo dessa região deriva da artéria cólica média e dos vasos cólicos direito e esquerdo. A flexura esplênica tem maior risco de comprometimento da vascularização, em decorrência de seu arco vascular ser mais tênue e com maior comprimento, dificultando a irrigação.

A localização da lesão indica disseminação para os linfáticos regionais da cólica média, cólica direita e ramos da cólica esquerda. Em geral, na lesão proximal indica-se a hemicolectomia direita estendida e no transverso distal a hemicolectomia esquerda estendida.

Na lesão da porção média do cólon transverso, realiza-se a colectomia do transverso limitada. Os tumores da flexura esplênica localmente invasivos frequentemente não são suscetíveis à ressecção.

Hemicolectomia esquerda ou colectomia parcial esquerda

Constitui-se na ressecção de escolha nas lesões do cólon transverso distal, flexura esplênica e cólon descendente. O ramo direito da artéria cólica média é preservado, e é realizada a ligadura da artéria cólica esquerda.

Sigmoidectomia e ressecção anterior alta

A ligadura da artéria mesentérica inferior na origem em relação à ligadura de ramos sigmoideanos é o princípio a ser seguido para as lesões no cólon sigmoide (Fig. 6).[48] Atenção deve ser dada ao detalhe de se deixar remanescente cerca de 1 cm de coto de artéria mesentérica inferior, a fim de não comprometer a preservação simpática dos nervos esplâncnicos pélvicos.

Uso de drenos

Não há diferença nos resultados dos estudos que comparam o uso ou não dos drenos como rotina nas cirurgias eletivas para câncer colônico.[49]

Colectomia subtotal ou total

É uma operação mais extensa com a característica de contar com uma anastomose tecnicamente mais simples.

- *Indicações:* tumores sincrônicos nos cólons direito e esquerdo, tumores múltiplos, no caso de reoperação para ressecção de cólon, obstrução do cólon distal e por dificuldade técnica que impeça uma ressecção mais conservadora.[50]

Cirurgia videolaparoscópica

Atualmente, não há questionamento quanto à sua radicalidade oncológica. Diversos estudos já mostraram que se trata de método efetivo, tão seguro como nas cirurgias abertas e aplicáveis na maioria dos casos de cânceres de cólon e reto. O resultado oncológico é comparável ao obtido com cirurgia convencional, através das margens negativas, ligadura alta dos vasos sanguíneos e retirada de grande número de linfonodos.

Estudos consagrados, como COST e COLOR, não mostraram aumento do implante tumoral no local dos portais e sua disseminação peritoneal. Não resta dúvida quanto à redução do período de hospitalização, melhor qualidade de vida, tolerância precoce à dieta, benefício estético e menor dor em relação à laparotomia.

Situações especiais de tratamento

Obstrução do cólon direito

A ressecção do cólon proximal com anastomose primária sem estomas protetores pode ser realizada na maioria dos casos. Esta conduta se consagra, atualmente, na maioria dos serviços, desde que não se observe sofrimento vascular ao segmento acometido.

Obstrução do cólon esquerdo

A obstrução colônica distal à flexura esplênica corresponde a 90% dos casos, e são diversas as técnicas que podem ser utilizadas.

Em pacientes com câncer de cólon avançado, como cuidados paliativos ou como ponte para a cirurgia definitiva, pode ser usada a prótese autoexpansiva por endoscopia, podendo aliviar a obstrução em 95% dos pacientes. Neste caso o *stent* é posicionado, o paciente recebe preparo intestinal, é equilibrado clinicamente e então segue para ressecção radical curativa, sem necessidade de estoma temporário. As desvantagens são a migração do *stent* e a obstrução recorrente (Fig. 7).[51-53]

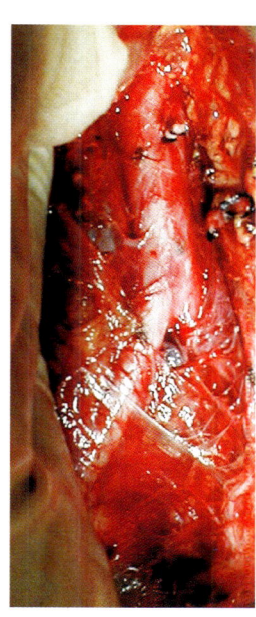

◀ **FIGURA 6.** Demonstra a ligadura da AMI na sua origem com preservação simpática. (Clínica Pedro Basílio.)

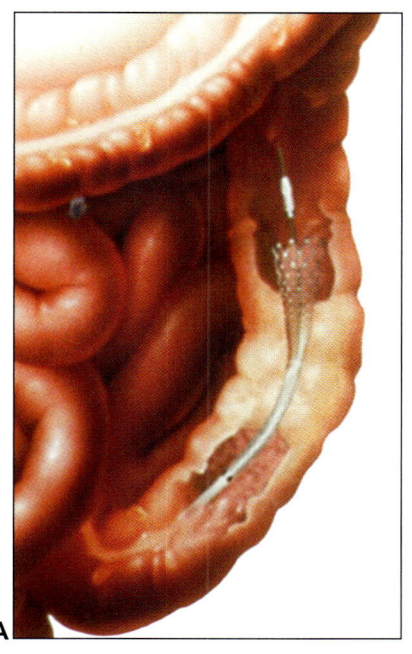

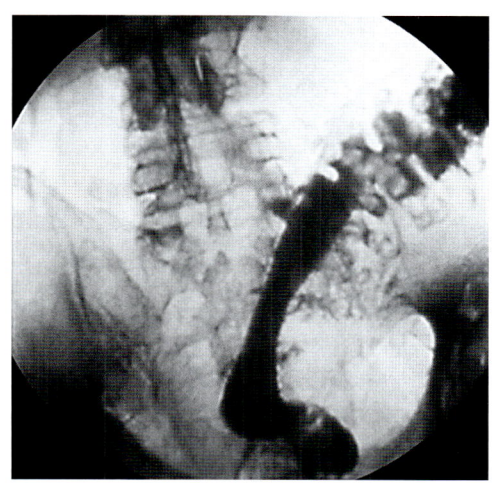

◀ **FIGURA 7. (A e B)** *Stent* de cólon para alívio de obstrução. (Cortesia Steven Wexner – Cleveland Clinic Florida.)

A colostomia temporária ou definitiva quando contraindicação à anastomose é uma alternativa segura e aceitável.[54]

A ressecção primária quando possível é sempre a melhor escolha nos pacientes com condições de suportar este porte cirúrgico. Nestes casos, opta-se por anastomose baixa e estoma proximal temporário ou ressecção com colostomia e fístula mucosa. A anastomose primária sem proteção na ausência de preparo de cólon e distensão pode levar à deiscência em até 18% das circunstâncias.[55]

A colectomia subtotal ou total pode ser utilizada nos casos de perfuração e tem como vantagem adicional a remoção de lesões sincrônicas, com taxas de mortalidade e morbidade que podem ser melhores do que as de ressecções cirúrgicas em múltiplos tempos.[56]

Ressecção de múltiplos órgãos

Os tumores apresentam diferentes naturezas biológicas e, muitas vezes, podem comprometer localmente órgãos adjacentes sem, no entanto, causar metástases a distância. Dessa forma, visando ao tratamento curativo ou à melhor qualidade de vida, as ressecções multiviscerais devem ser realizadas.

Entretanto, outras situações extremas podem ser encontradas e nestas situações discutir-se-á a possibilidade de ressecções atípicas, tais como, ressecção extensa da parede abdominal, hemicorporectomia, hemipelvectomia e exanteração pélvica total.

As taxas de mortalidade e morbidade associadas são altas, e a possibilidade de boa qualidade de vida dos pacientes é pequena. Tais fatores devem ser levados em conta pelo cirurgião antes de tentar uma ressecção como estas.[57,58]

Mortalidade e recidiva após ressecção

Geralmente, o benefício da cirurgia e a sobrevida a longo prazo após ressecção curativa do câncer de cólon são comparáveis entre o estadiamento TNM e Dukes (A1 acima de 90%, B2 entre 65-90% e C3 entre 45-75%).

As taxas de sobrevida também se correlacionam com o número, topografia e a extensão do comprometimento dos linfonodos. O número de linfonodos positivos na peça é tão importante quanto o nível dos gânglios atingidos pelo tumor.

Alguns estudos mostraram que a localização, invasão vascular, profundidade da penetração tumoral e metástase, além do número de linfonodos envolvidos pelo tumor têm grande impacto prognóstico.[59,60]

Taxas de sobrevida em 5 anos, tão discrepantes como 45 e 17%, foram descritas para pacientes com comprometimento de linfonodos apicais, respectivamente, e 44 e 6% com quatro ou menos linfonodos comprometidos *versus* mais de quatro linfonodos comprometidos, respectivamente.

Estudos ainda mostraram que a identificação do linfonodo sentinela no câncer de cólon ajuda a identificar um subgrupo de pacientes que na realidade são N1 ao invés de N0, pois, à luz dos métodos convencionais de estudo histopatológico, não teriam sua micrometástase linfonodal diagnosticada.

Estes pacientes, ao terem seu linfonodo sentinela identificado e multifatiado para estudo, inclusive com imuno-histoquímica, podem ter o diagnóstico de micrometástase e, dessa forma, ser indicados para tratamento adjuvante com potencial para obterem um aumento de sobrevida, da ordem de 33%.[61]

Um grupo de cirurgiões da Cleveland Clinic Ohio observou que a localização do tumor não afeta a recidiva local, e sim a fixação tumoral em outra víscera, perfuração ou fistulização, estágio avançado da doença e diferenciação tumoral.[62]

A associação entre transfusão sanguínea e o prognóstico no câncer colorretal ocorre, principalmente, por circunstâncias clínicas que exigiram a transfusão do que pelo potencial de imunossupressão na recidiva tumoral.[63]

Carcinoma em jovens

O câncer colorretal em jovens está associado a mau prognóstico. Apenas pequena porcentagem tem um fator predisponente, como na polipose familiar.

A taxa de sobrevida ruim ocorre pela dificuldade de interpretação dos sintomas na apresentação, demora no diagnóstico e tratamento. Mesmo para estágios iguais de lesão, os jovens têm uma evolução pior do que indivíduos mais velhos, isto ocorre pela alta incidência de lesões com baixo grau de diferenciação.[64,65]

Carcinoma no idoso

De um modo geral, nenhuma diferença é vista na apresentação, localização, estadiamento e prognóstico, em comparação aos jovens. Entretanto, cirurgias de emergência estão associadas à alta morbidade e mortalidade neste grupo etário.

Ressecção paliativa

O tumor de cólon tem normalmente um crescimento lento, portanto a cirurgia paliativa deve ser sempre considerada com objetivo de aumentar a sobrevida e melhorar a qualidade de vida. A terapia adjuvante com novas drogas quimioterápicas na doença metastática contribuiu para esse processo.

Estudos mostraram que pacientes com câncer colorretal assintomáticos no estágio IV, submetidos à cirurgia, têm sobrevida no pós-operatório significativamente melhor do aqueles não operados.[66] A decisão cirúrgica deve ser bem avaliada, já que as condições clínicas no momento do diagnóstico e o estágio da doença podem contraindicar a ressecção, juntamente com a presença de ascite, disseminação peritoneal maciça, icterícia ou debilitação grave.

Avaliação de acompanhamento

O acompanhamento dos pacientes operados por tumor de cólon constitui-se num assunto que merece discussão. São poucos os casos de pacientes resgatados após desenvolvimento da recidiva tumoral. Entretanto, há um grupo em que a cura pode ser possível, ou pelo menos o estilo de vida pode ser melhor ou a sobrevida a longo prazo aumentada. Caso a recidiva seja reconhecida precocemente, através de um acompanhamento amiúde. Esses casos são tipicamente aqueles com longo intervalo livre de doença, com margens de ressecção negativas e tamanho pequeno do tumor recidivado.[67]

TRATAMENTO ADJUVANTE (PACIENTE COM TUMORES LOCALIZADOS OPERADOS E DE ALTO RISCO)

Estágio III

Na década de 1990, foram publicados os primeiros estudos a demonstrarem que o tratamento sistêmico, inicialmente com base em 5-fluorouracil (5-FU), foi capaz de reduzir a mortalidade em pacientes com câncer de cólon ressecado estágio III, em 33%, quando comparado ao tratamento cirúrgico isolado.[68] Os esquemas com 5-FU e ácido folínico (AF), durante 6 meses, tornaram-se, então, o padrão.[69-71] Alguns anos depois, como alternativa, a capecitabina, uma fluoropirimidina oral, apresentou eficácia semelhante a 5-FU/AF, sendo uma opção à terapia endovenosa.[72]

O próximo grande avanço no tratamento adjuvante ocorreu em 2004, com a publicação do trabalho MOSAIC, com 2.246 pacientes.[73,74] Este comparou FOLFOX4 (5-FU infusional, AF e oxaliplatina) com 5-FU/AF. Após 6 anos de acompanhamento, houve uma redução de 23% no risco de recidiva e de 20% no risco de morte para o subgrupo de pacientes estágio III. Em outro ensaio clínico randomizado, com 2.407 pacientes, o esquema FLOX, quando comparado a 5-FU/AF, reduziu em 18% o risco relativo de um evento na sobrevida livre de doença (SLD). Após acompanhamento mediano de 8 anos, houve aumento estatisticamente significativo para sobrevida global em análise exploratória no subgrupo de pacientes com menos de 70 anos.[75] Por fim, a combinação de capecitabina e oxaliplatina, no estudo NO16968, também mostrou superioridade a 5-FU/AF, com aumento da SLD em 3 anos, de 66,5% para 70,9% e também da SG em 7 anos.[76,77]

Ao considerar-se o tratamento com oxaliplatina, é importante lembrar que o ganho na sobrevida ocorreu ao custo de neuropatia sensoriomotora grau 3 em 12,4% no estudo MOSAIC.[74] Apesar de haver melhora gradual, cerca de 15% ainda terão algum grau de neuropatia após 4 anos.[78]

Quadro 4. Quimioterapia adjuvante: esquemas sugeridos[1,2]

FOLFOX6	Ox 85 mg/m² EV em 2 h no D1; AF 400 mg/m² EV em 2 h no D1; 5FU 400 mg/m² EV bolus no D1; seguido de 5FU 2.400 mg/m² IC por 46 h, a cada 2 semanas, por 12 ciclos
XELOX	Ox 130 mg/m² EV em 2 h no D1; Capecitabina 2.000 mg/m²/dia VO D1-D14 a cada 3 semanas por 8 ciclos
FLOX[3]	Semanas 1, 3 e 5: Ox 85 mg/m² EV em 2 h; Semanas 1-6: 5FU 500 mg/m² EV bolus com AF 500 mg/m²; repetir a cada 8 semanas, por 3 ciclos
Roswell Park[3]	5FU 500 mg/m² EV bolus; AF 500 mg/m²; repetir a cada 8 semanas, por 3 ciclos
LV5FU2	AF 400 mg/m² EV em 2 h no D1; 5FU 400 mg/m² EV bolus no D1; seguido de 5FU 2.400 mg/m² IC por 46 h, a cada 2 semanas, por 12 ciclos
QUASAR	5FU 370 mg/m² EV; AF 50 mg (dose fixa) IV; semanal por 30 semanas
Capecitabina	Capecitabina 2.000 mg VO/dia D1-14, a cada 3 semanas, por 8 ciclos

[1]Esquemas com oxaliplatina: preferencialmente pacientes estágio III e até 75 anos.
[2]Doses de AF para forma d-leucovorin.
[3]Opcionalmente, reduzir dose de AF para 20 mg/m².
Ox = oxaliplatina; AF = ácido folínico; 5FU = fluorouracil.

Quadro 6. Estágio II: fatores de alto risco na quimioterapia adjuvante

- T4
- Grau histológico alto (G3 ou G4)
- Obstrução intestinal
- Perfuração intestinal
- Invasão angiolinfática ou perineural
- Amostra de linfonodos insuficiente (menor que 12)

Embora o câncer de cólon acometa cada vez mais a população mais idosa, este grupo não é representado de forma expressiva em estudos randomizados. Da mesma forma, na prática clínica, idosos recebem quimioterapia adjuvante menos frequentemente e, quando o fazem, costumam usar esquemas em que a oxaliplatina é preterida.[79] Análises de ensaios randomizados e de resultados de tratamento na comunidade sugerem que idade maior que 70 ou 80 anos não tem impacto negativo sobre o benefício do tratamento adjuvante com 5FU.[80-82] Em relação à oxaliplatina, análises de subgrupos de estudos randomizados obtiveram resultados contraditórios, enquanto os resultados de grandes coortes retrospectivas mostram que sua adição é benéfica, seja em pacientes com menos de 75 ou de 80 anos.[83-86]

A adição do irinotecano a 5-FU/AF não mostrou benefício, comparado ao braço controle, em quatro estudos fase III.[87-90] Da mesma forma, a adição de antiangiogênicos, como bevacizumabe, a esquemas com oxaliplatina também não trouxe aumento de SLD ou sobrevida global.[91,92] Por fim, o ensaio clínico fase III NCCTG Intergroup N0147 avaliou a adição de cetuximabe a FOLFOX no tratamento adjuvante.[93] Esta combinação, além de ter maior toxicidade, não mostrou benefício, mesmo em pacientes com KRAS selvagem. Para o grupo com KRAS mutado, houve ainda piora da SLD.

Dessa forma, para pacientes com tumor estágio III, há claro benefício com o uso de esquemas com base em oxaliplatina. Apesar de apenas os estudos com FOLFOX4 e com a combinação de capecitabina com oxaliplatina terem demonstrado aumento estatisticamente significativo de sobrevida global, o FLOX também é considerado padrão. Embora o estudo MOSAIC tenha sido realizado com FOLFOX4, vários especialistas recomendam o regime mFOLFOX6, que também é utilizado como braço controle de tratamento adjuvante em ensaios clínicos recentes ou em andamento.[94] Em pacientes com mais de 75 anos, são preferíveis esquemas de monoterapia, com 5-FU/AF ou capecitabina. Não cabe o uso de irinotecano, bevacizumabe ou cetuximabe na terapia adjuvante. No Quadro 4 estão descritos os principais regimes de quimioterapia adjuvante.

Estágio II

Ao contrário do benefício estabelecido em pacientes com estágio III, o tratamento de pacientes em estágio II permanece controverso. Isto ocorre, principalmente, pelo melhor prognóstico deste subgrupo e pela ausência de estudos com poder estatístico suficiente.[95] As conclusões de metanálises, revisões sistemáticas, estudos randomizados e resultados de grandes coortes retrospectivas são conflitantes (Quadro 5).

Ao considerar-se quimioterapia adjuvante em estágio II, pode-se distinguir um subgrupo de pacientes de alto risco, com base em fatores clinicopatológicos (Quadro 6).[101,102] Estes, graças ao maior risco de recidiva, poderiam apresentar maior benefício com a adição de tratamento sistêmico, como ocorre no estágio III. Tal raciocínio pode, todavia, não corresponder à realidade, uma vez que, no desenvolvimento do câncer de cólon, assim como em outros modelos tumorais, os eventos genéticos e epigenéticos ocorrem de forma progressiva.[103] Há cada vez mais evidências de que os tumores estágios II e III possuem diferenças moleculares, com implicações não apenas para o prognóstico, como também para a resposta à quimioterapia adjuvante.[104]

Ao se proceder à avaliação de risco em pacientes estágio II, um dos elementos a ser apreciado é a presença de instabilidade de microssatélites, que serve como um marcador da eficiência do reparo de erros de pareamento do DNA (*mismatch repair* – MMR).[105] Pacientes com tumores com alta frequência de instabilidade de microssatélites (MSI-H) possuem prognóstico melhor.[106-110] Alguns estudos também mostraram que estes

Quadro 5. Resultados de quimioterapia adjuvante em pacientes estágio II

ESTUDO	Nº PACIENTES ESTÁGIO II	RESULTADOS	OBSERVAÇÃO
Gil et al.[96] Análise combinada	1.140	Sem benefício SG 5 anos SLD 5 anos 72% x 76% p: 0,049	
NSABP C01 a C04[97] Análise combinada	1.565	30% de redução do risco de morte (independente da presença de obstrução, perfuração ou invasão de outros órgãos)	Comparação de subgrupos de melhor e pior desfecho, independente do tratamento
IMPACT B2[98] Metanálise	1.016	Sem benefício de SG em 5,7 anos	
Figueredo et al.[99] Revisão sistemática	20.317	Sem benefício de SG	Incluiu 37 estudos
QUASAR[100] Estudo randomizado	2.963 Cólon 71% Reto 29%	Aumento absoluto de SG em 5 anos: 3,6% (1,0-6,0)	Apenas 38% dos tumores com bloco de parafina disponível tiveram 12 ou mais linfonodos examinados
MOSAIC[74] Estudo randomizado	899	Sem benefício de SLD em 6 anos (com aumento sem significância estatística para pacientes de alto risco)	Comparação: FOLFOX4 x 5FU/AF
O'Connor et al.[101] Coorte retrospectiva (MEDICARE)	24.847	Sem benefício de SG em 5 anos	Pacientes com mais de 65 anos; 75% com pelo menos um fator de mau prognóstico

SG = sobrevida global; SLD = sobrevida livre de doença.

não se beneficiam do tratamento com 5FU adjuvante, apesar de haver controvérsias quanto ao valor preditivo deste marcador.[107,108,111-114]

Mais recentemente, foram desenvolvidos e validados escores de recidiva com base na expressão gênica em tumores estágio II, armazenados em parafina, com valor prognóstico independente de outros fatores conhecidos.[115-117] Contudo, a utilização destes na prática clínica não está, ainda, estabelecida. Isto se deve à sua restrita disponibilidade e à ausência de poder preditivo do benefício do tratamento adjuvante com quimioterapia.

Dessa forma, pacientes com tumores estágio II e MSI-H podem ser apenas acompanhados. Caso não existam fatores de risco clinicopatológicos, mas sejam tumores com estabilidade de microssatélites (MSS) ou baixa instabilidade (MSI-L), pode ser considerado tratamento adjuvante com fluoropirimidina isolada. Para os que possuem características clinicopatológicas adversas, ou seja, de alto risco, deve-se dar preferência a esquemas sem oxaliplatina, uma vez que ainda não foi demonstrado de forma clara o benefício da adição desta droga.[74,118]

TRATAMENTO DO CÂNCER DE CÓLON METASTÁTICO

Foi grande o avanço do tratamento do câncer de cólon metastático nas últimas décadas. Desde a utilização de 5FU como agente único, passando pelos esquemas de quimioterapia de combinação, até a inclusão dos anticorpos monoclonais, a sobrevida mediana dos pacientes ultrapassou 2 anos, e a sobrevida global em 5 anos é possivelmente superior a 10%.[119,120] Estes avanços também podem ser creditados às melhorias nos exames diagnósticos, como uso de PET-CT, e à redução da morbimortalidade associada a procedimentos de ressecção de metástases, como as hepatectomias com técnicas minimamente invasivas e a tratamentos locorregionais.[121]

Quimioterapia "tradicional"

As fluoropirimidinas, como o 5FU e capecitabina, ainda são a matriz dos esquemas de quimioterapia. Análise combinada de estudos fase III sugere que o uso destas drogas isoladamente, na primeira linha de tratamento, não implicam pior sobrevida, comparado aos esquemas de combinação, desde que os pacientes também usem oxaliplatina e irinotecano posteriormente.[122] Porém, pacientes que recebem esquemas de combinação na primeira linha têm mais chances de serem tratados com os três quimioterápicos, além de terem um aumento da taxa de resposta e de tempo livre de progressão.[123-129]

Os principais protocolos estão descritos no Quadro 7.

Via de regra, o 5FU administrado por infusão contínua possui maior eficácia e menor toxicidade, quando comparado à administração em *bolus*. A escolha de FOLFOX ou FOLFIRI como esquema inicial não implica em diferença de eficácia, sendo que na decisão devem ser considerados fatores individuais de cada paciente e potenciais toxicidades.[130,131] O tempo de tratamento na primeira linha é motivo de debate.[132,133] A estratégia de interromper a oxaliplatina após 6 ciclos, continuando com 5FU/AF, não implica aumento de sobrevida quando comparada à pausa completa da quimioterapia após 6 meses.[132]

Anticorpos monoclonais

O bevacizumabe, um anticorpo monoclonal anti-VEGF, quando acrescentado aos esquemas IFL ou FOLFIRI, levou a um aumento importante de sobrevida em dois estudos.[127,134] Já a comparação de FOLFOX ou CapeOx mais placebo ou bevacizumabe como primeira linha de tratamento no estudo NO16966, com 1.401 pacientes, mostrou um aumento da sobrevida livre de progressão de 1,4 mês, contudo sem diferença nas taxas de resposta e sem aumento estatisticamente significativo da sobrevida global.[135] Para pacientes previamente tratados com 5FU e irinotecano, a adição de bevacizumabe a FOLFOX levou a um aumento da sobrevida no estudo fase III E2300.[136] Uma metanálise que incluiu 5 ensaios mostrou que a adição de bevacizumabe à quimioterapia, seja na primeira ou na segunda linha, está associada a uma redução de 21% no risco relativo de mortalidade.[137] Os efeitos adversos mais comuns com esta droga foram proteinúria, hipertensão arterial, trombose arterial e sangramento, sendo perfuração gastrointestinal e atraso na cicatrização também observados, embora com menor frequência. Como alerta, recomenda-se que o bevacizumabe seja interrompido por, no mínimo, 6 semanas antes de cirurgia eletiva, em decorrência de riscos relacionados com sangramento e problemas de cicatrização. Não há evidências de estudos randomizados embasando a continuação do bevacizumabe após a progressão de doença.

Cetuximabe e panitumumabe são anticorpos monoclonais que se ligam ao domínio extracelular do EGFR. Estes, ao contrário do bevacizumabe, possuem um marcador preditivo de eficácia: pacientes com tumores com mutação no códon 12 ou no códon 13 do gene KRAS (cerca de 40% dos que têm câncer de cólon e reto metastático) não se beneficiam destas drogas.[138,139] Na análise retrospectiva do estudo randomizado fase III CRYSTAL, a adição de cetuximabe a FOLFIRI levou a aumento estatisticamente significativo da taxa de resposta, sobrevida livre de progressão e sobrevida global na população com KRAS selvagem.[139] Em relação ao uso desta droga com esquemas com oxaliplatina na primeira linha, dois estudos fase III (NORDIC VII e MRC COIN) não mostraram benefício de sobrevida global.[140,141] Já o panitumumabe levou a um aumento da sobrevida livre de progressão em pacientes com KRAS selvagem, quando adicionado a FOLFOX, no estudo PRIME.[142,143]

O uso de cetuximabe ou panitumumabe juntamente com bevacizumabe não é recomendado, graças à maior toxicidade e eficácia inferior.[144,145] O uso de cetuximabe com capecitabina e oxaliplatina deve ser evitado uma vez que está associado a uma alta incidência de diarreia grave.[141]

Em estudo randomizado fase III, apresentado na ASCO GI em 2012, o regorafenib, um inibidor multiquinase, levou a um aumento da sobrevida global em pacientes que já em progressão após todas as terapias-padrão, quando comparado a placebo.[146]

Quadro 7. Quimioterapia paliativa: esquemas sugeridos[1,2,3]

FOLFOX6	Ox 85 mg/m² EV em 2 h no D1; AF 400 mg/m² EV em 2 h no D1; 5FU 400 mg/m² EV *bolus* no D1; seguido de 5FU 2.400 mg/m² IC por 46 h, a cada 2 semanas, por 12 ciclos
+Bevacizumabe	Acrescentar bevacizumabe 5 mg/kg IV D1, a cada 2 semanas
+Cetuximabe	Acrescentar cetuximabe 500 mg/m² IV D1, a cada 2 semanas
+Panitumumabe	Acrescentar panitumumabe 6 mg/kg IV D1, a cada 2 semanas
XELOX	Ox 130 mg/m² EV em 2 h no D1; Capecitabina 1.700-2.000 mg/m²/dia VO D1-D14 a cada 3 semanas por 8 ciclos
+Bevacizumabe	Acrescentar bevacizumabe 7,5 mg/kg IV D1
FLOX Nórdico	D1: Ox 85 mg/m² EV; D1 e D2: 5FU 500 mg/m² EV *bolus* com AF 60 mg/m²; repetir a cada 2 semanas
FOLFIRI	Iri 180 mg/m² EV em 90 min no D1; AF 400 mg/m² EV em 2 h no D1; 5FU 400 mg/m² EV *bolus* no D1; seguido de 5FU 2.400 mg/m² IC por 46 h, a cada 2 semanas, por 12 ciclos
+Bevacizumabe	Acrescentar bevacizumabe 5 mg/kg IV D1, a cada 2 semanas
+Cetuximabe	Acrescentar cetuximabe 500 mg/m² IV D1, a cada 2 semanas
+Panitumumabe	Acrescentar panitumumabe 6 mg/kg IV D1, a cada 2 semanas

[1] Doses de AF para forma d-leucovorin.
[2] Para regimes de monoterapia Roswell Park, sLV5FU e Capecitabina: ver Quadro 4.
[3] Cetuximabe, panitumumabe e Bevacizumabe não devem nunca ser combinados no mesmo esquema.
Ox = oxaliplatina; AF = ácido folínico; 5FU = fluorouracil; Iri = irinotecano.

TRATAMENTO RADICAL DE PACIENTES COM DOENÇA METASTÁTICA

A sobrevida em 5 anos de pacientes com metástases hepáticas ressecadas pode chegar a 51%.[121] Em situações de doença metastática operável ou potencialmente operável, uma equipe multidisciplinar com cirurgiões, oncologistas e radiologistas deve decidir quais as melhores opões terapêuticas, assim como a sequência e duração de cada uma. Recomenda-se nestes casos a realização de dosagem de CEA, pesquisa de mutação no gene KRAS, tomografias computadorizadas (TC) de tórax, abdome e pelve com contrastes endovenoso, ressonância magnética com contraste (RM) – para casos selecionados – e colonoscopia completa se tumor sincrônico. Em caso de doença metastática ressecável ou potencialmente ressecável, o PET-CT pode ter notável impacto na conduta em mais de um terço dos casos, mediante definição como doença inoperável lesões de natureza indeterminada após TC/RM, detecção de metástases não identificadas previamente, identificação de segundo tumor primário e caracterização de lesões até então altamente suspeitas como não metastáticas (down-staging).[147] A avaliação com escores clínicos de risco de recidiva é útil para predizer o prognóstico de pacientes com metástases hepáticas exclusivas ressecadas, apesar de, por si só, não serem suficientes para contraindicarem este tratamento.[148-151]

Uma vez que a doença metastática possa ser ressecada cirurgicamente, incluindo a doença extra-hepática, e o fígado residual seja suficiente para o paciente viver, enquanto o restante do parênquima se regenera, a cirurgia é o tratamento mais indicado. Embora tais critérios sejam motivos de debate, há algum consenso de que, após a ressecção, o paciente deva ter pelo menos dois segmentos hepáticos remanescentes e em continuidade. Estes devem ser supridos por uma veia portal e uma artéria hepática, sendo que deve haver um ducto biliar que esteja ou seja colocado em contato com o intestino. Além disto, uma das três veias hepáticas principais deve permanecer. A partir de exames de imagens pré-operatórias, deve ser calculada a quantidade de fígado remanescente, que deve ser de, pelo menos, 20-25% do volume total funcional, desde que não haja cirrose, esteatose e, cada vez mais encontrada, a esteato-hepatite associada à quimioterapia.[152,153] Caso este fígado residual seja insuficiente, pode-se proceder à ressecção em etapas ou à embolização prévia da veia hepática.[152]

Em caso de metástase hepática operável, a estratégia de tratamento com quimioterapia neoadjuvante por 2 a 3 meses, sem a utilização de anticorpos monoclonais, pode testar a sensibilidade do tumor e ser seguida de quimioterapia pós-operatória, com um total de 6 meses de terapia sistêmica. Porém, em alguns casos com lesão única de uma recidiva tardia ou com lesões muito pequenas, pode ser feita a cirurgia de imediato, seguida de quimioterapia durante 6 meses, com 5FU e oxaliplatina.

A doença potencialmente ressecável pode ser definida pela presença de metástases não operáveis inicialmente, em geral por envolverem estruturas críticas, mas que, após o tratamento com quimioterapia pré-operatória, sejam passíveis de cirurgia com intenção curativa. Este "tratamento de conversão", com a utilização de quimioterapia, com ou sem anticorpos monoclonais, poder levar a taxas de resposta de até 70% e cirurgia R0 em até 38% dos pacientes.[154-156] A quimioterapia, nestas situações, deve idealmente ser feita por 2 a 3 meses, sendo que o prolongamento de sua duração aumenta a taxa de toxicidade hepática, sem impacto positivo na resposta patológica completa.[157] O desaparecimento das lesões hepáticas após a quimioterapia de conversão está associado à doença residual ou recidiva precoce na grande maioria dos pacientes e pode dificultar a abordagem cirúrgica.[158] A cirurgia R0 após progressão de doença durante o tratamento com quimioterapia ou após uma quimioterapia de segunda linha ainda pode levar a uma sobrevida em 5 anos de 22 a 28%.[159,160] Em caso de resposta à quimioterapia de conversão, a terapia sistêmica deve ser continuada após a cirurgia, com 5FU e oxaliplatina, por um total de 6 meses.

REFERÊNCIAS BIBLIOGRÁFICAS

1. Ferlay J, Shin HR, Bray F et al. GLOBOCAN 2008 v1.2, cancer incidence and mortality worldwide: IARC Cancer Base, n. 10. Lyon: International agency for research on cancer; 2010. [Citado em: 30 Sept. 2011].. Disponível em: <http://globocan.iarc.fr>
2. Brasil. Ministério da Saúde. Secretaria de Vigilância em Saúde. Departamento de Análise da Situação de Saúde. Sistema de Informações sobre Mortalidade (SIM). Disponível em <http://www.datasus.gov.br>
3. Freedman AN, Slattery ML, Ballard-Barbash R et al. Physical activity and risk of colon adenoma: a meta-analysis. British Journal of Canc. Colorectal Cancer Risk Prediction Tool for White Men and Women Without Known Susceptibility. J Clin Oncol 2009;27(5):686-93
4. Bongaerts BW, de Goeij AF, de Vogel S et al. Alcohol consumption and distinct molecular pathways to colorectal cancer. Br J Nutrit 2007;97:430-43.
5. Swidsinski A, Khilkin M, Kerjaschki D et al. Association between intraepithelial Escherichia coli and colorectal cancer. Gastroenterology 1998;115(2):281-86.
6. Giovannucci E, Stampfer MJ, Colditz G et al. Relationship of diet to risk of colorectal adenoma in men. J Natl Cancer Inst 1992;84(2):91-98.
7. Norat T, Bingham S, Ferrari P et al. Meat, fish, and colorectal cancer risk: the European Prospective Investigation into cancer and nutrition. J Natl Cancer Inst 2005;97(12):906-16.
8. Fung T, Hu FB, Fuchs C et al. Major Dietary Patterns and the Risk of Colorectal Cancer in Women. Arch Intern Med 2003;163:309-14.
9. Bouchardy C, Khlat M, Mirra AP et al. Cancer risks among European migrants in São Paulo, Brazil. Eur J Cancer 1993;29(10):1418-23.
10. Larsson SC, Wolk A. Obesity and colon and rectal cancer risk: a meta-analysis of prospective studies. Am J Clin Nutrit 2007;86(3):556-65.
11. Adams KF, Leitzmann MF, Albanes D et al. Body mass and colorectal cancer risk in the NIH–AARP Cohort. Am J Epidemiol 2007;166(1):36-45.
12. Prizment AE, Flood A, Anderson KE et al. Survival of women with colon cancer in relation to precancer anthropometric characteristics: the Iowa Women's Health Study. Cancer Epidemiol Biomarkers Prev 2010;19:2229-37.
13. Giovannucci E, Ascherio A, Rimm EB et al. Physical Activity, Obesity, and Risk for Colon Cancer and Adenoma in Men. Ann Internal Med 1997;122(5):327-34.
14. Wolin KY, Yan Y, Colditz GA et al. Physical activity and risk of colon adenoma: a meta-analysis. Br J Cancer 2011;104:882-85.
15. Fang R, Le N, Band P. Identification of occupational cancer risks in British Columbia, Canada: a population-Based Case-Control Study of 1,155 cases of colon cancer. Int J Environ Res Public Health 2011;8:3821-43.
16. Burn J, Gerdes AM, Macrae F et al. Long-term effect of aspirin on cancer risk in carriers of hereditary colorectal cancer: an analysis from the CAPP2 randomised controlled trial. Lancet 2011;378:2081-87.
17. Smalley W, Ray WA, Daugherty J et al. Use of nonsteroidal anti-inflammatory drugs and incidence of colorectal cancer. Arch Intern Med 1999;159:161-66.
18. Botteri E, Iodice S, Bagnardi V et al. Smoking and colorectal cancer: a meta-analysis. JAMA 2008;300(23):2765-78.
19. Limsui D, Vierkant RA, Tillmans LS et al. Cigarette smoking and colorectal cancer risk by molecularly defined subtypes. J Natl Cancer Inst 2010;102(14):1012-22.
20. Colorectal Cancer Prevention. What's the prevention? Acesso em 29 Jun. 2012. Disponível em: <http://www.cancer.gov/cancertopics/pdq/prevention/colorectal/Patient/page1>
21. Johns LE, Houlston RS. A systematic review and meta-analysis of familial colorectal cancer risk. Am J Gastroenterol 2001;96(10):2992-3003.
22. Butterworth AS, Higgins JP, Pharoah P. Relative and absolute risk of colorectal cancer for individuals with a family history: a meta-analysis. Eur J Cancer 2006;42(2):216-27.
23. Sociedade Brasileira de Coloproctologia. Acesso em: 29 Abr. 2012. Disponível em: <http://sbcp.org.br/geral/?PrevencaoRastreamento>
24. De Haan MC, Halligan S, Stoker J. Does CT colonography have a role for population-based colorectal câncer screening? Eur Radiol 2012 July;22(7):1495-503.
25. US Preventive Services Task Force. Screening for Colorectal Cancer: Recommendation Statement. Ann Internal Med 2008;149(9):627-38.
26. Jatobá MP, Candelaria PAP, Klug WA et al. Pesquisa de sangue oculto nas fezes e achado colonoscópico em 60 pacientes. Rev Bras Coloproct 2008;28(4):425-30.
27. Levi Z, Hazazi R, Rozen P et al. A quantitative immunochemical faecal occult test is more efficient for detecting significant colorectal neoplasia than a sensitive guaiac test. Aliment Pharmacol Ther 2006;23(9):1359-64.
28. Altenburg FL, Biondo-Simoes MLP, Santiago A. Pesquisa de sangue oculto nas fezes e correlação com alterações nas colonoscopias. Rev Bras Ccolo-Pproctol 2007;27(3):304-9.

29. Osborn NK, Ahlquist DA. Stool screening for colorectal cancer: molecular approaches. *Gastroenterology* 2005;128(1):192-206.
30. Ahlquist DA, Sargent DJ, Loprinzi CL et al. Stool DNA and occult blood testing for screen detection of colorectal neoplasia. *Ann Intern Med* 2008;149(7):441-50.
31. Atkin WS, Edwards R, Kralj-Hans I et al. UK flexible sigmoidoscopy trial investigators. Once-only flexible sigmoidoscopy screening in prevention of colorectal cancer: a multicentre randomised controlled trial. *Lancet* 2010;375(9726):1624-33.
32. Speights VO, Johnson MW, Stoltenberg PH et al. Colorectal cancer: current trends in initial clinical manifestations. *South Med J* 1991;84:575.
33. Kim DH, Pickhardt PJ, Taylor AJ et al. CT colonography versus colonoscopy for the detection of advanced neoplasia. *N Engl J Med* 2007;357:1403-12.
34. Pickhardt PJ, Hassan C, Halligan S et al. Colorectal cancer: CT colonography and colonoscopy for detection–systematic review and meta-analysis. *Radiology* 2011 May;259:393-405.
35. Martín-López JE, Carlos-Gil AM, Luque-Romero L et al. Efficacy of CT colonography versus colonoscopy in screening for colorectal cancer. *Radiologia* 2011;53:355-63.
36. Chung SY. Park SH, Lee SS et al. Comparison between CT colonography and double-contrast barium enema for colonic evaluation in patients with renal insufficiency. *Korean J Radiol* 2012;13(3):290-99.
37. Frazee RC, Roberts J, Symmonds R et al. Prospective randomized trial of inpatient versus outpatient bowel preparation for elective colorectal surgery. *Dis Colon Rectum* 1992;35:223.
38. Lee EC, Roberts PL, Taranto R et al. Inpatient vs outpatient bowel preparation for elective colorectal surgery. *Dis Colon Rectum* 1996;39:369-73.
39. Holte K, Nielsen KG, Madsen JL et al. Physiologic effects of bowel preparation. *Dis Colon Rectum* 2004 Aug.;47(8):1397-402.
40. Oliveira L, Wexner SD, Daniel N et al. Mechanical bowel preparation for elective colorectal surgery. A prospective, randomized, surgeon-blinded trial comparing sodium phosphate and polyethylene glycol-based oral lavage solutions. *Dis Colon Rectum* 1997 May;40(5):585-91.
41. Van Geldare D, Fa-Si-Oen P, Noach LA et al. Complications after colorectal surgery without mechanical bowel preparation. *J Am Coll Surg* 2002;194:40-47.
42. Gravante G, Caruso R, Andreani SM et al. Mechanical bowel preparation for colorectal surgery: a meta-analysis on abdominal and systemic complications on almost 5,000 patients. *Int J Colorectal Dis* 2008 Dec.;23(12):1145-50.
43. Miettinen RP, Laitinen ST, Mäkelä JT et al. Bowel preparation with oral polyethylene glycol electrolyte solution vs. no preparation in elective open colorectal surgery: Prospective, randomized study E. *Dis Colon Rectum* 2000 May;43(5):669-75.
44. Burke P, Mealy K, Gillen P et al. Requirement for bowel preparation in colorectal surgery. *Br J Surg* 1994 June;81(6):907-10.
45. Turnbull Jr RB. The no-touch isolation technique of resection. *JAMA* 1975;231(11):1181-82.
46. Hida J, Okuno K, Yasutomi M et al. Optimal ligation level of the primary feeding artery and bowel resection margin in colon cancer surgery: the influence of the site of the primary feeding artery. *Dis Colon Rectum* 2005 Dec.;48(12):2232-37.
47. Kapoor S, Das B, Pal S et al. En bloc resection of right-sided colonic adenocarcinoma with adjacent organ invasion. *Int J Colorectal Dis* 2006 Apr.;21(3):265-68. Epub 2005 June 7.
48. Grinnel RS. Results of ligation of inferior mesenteric artery at the aorta in resections of carcinoma of the descending and sigmoid colon and rectum. *Surg Gynecol Obstet* 1965 May;120:1031-36.
49. Johnson CD, Lamont PM, Orr N et al. Is a drain necessary after colonic anastomosis? *J R Soc Med* 1989;82:661-64.
50. Parry S, Win AK, Parry B et al. Metachronous colorectal cancer risk for mismatch repair gene mutation carriers: the advantage of more extensive colon surgery. *Gut* 2011 July;60(7):950-57. Epub 2010 Dec. 30.
51. Trompetas V. Emergency management of malignant acute left-sided colonic obstruction. *Ann R Coll Surg Engl* 2008 Apr.;90(3):181-86.
52. Targownik LE, Spiegel BM, Sack J et al. Colonic stent vs. emergency surgery for management of acute left-sided malignant colonic obstruction: a decision analysis. *Gastrointest Endosc* 2004 Dec.;60(6):865-74.
53. Martinez-Santos C, Lobato RF, Fradejas JM et al. Self-expandable stent before elective surgery vs. Emergency surgery for the treatment of malignant colorectal obstructions: comparison of primary anastomosis and morbidity rates. *Dis Colon Rectum* 2002 Mar.;45(3):401-6.
54. Ansaloni L, Andersson RE, Bazzoli F et al. Guidelenines in the management of obstructing cancer of the left colon: consensus conference of the world society of emergency surgery (WSES) and peritoneum and surgery (PnS) society. *World J Emerg Surg* 2010 Dec. 28;5:29.
55. Phillips RKS, Hittinger R, Fry JS et al. Malignant large bowel obstruction. *Br J Surg* 1985;72:296-302.
56. Arnaud JP, Bergamaschi R. Emergency subtotal/total colectomy with anastomosis for acutely obstructed carcinoma of the left colon. *Dis Colon Rectum* 1994 July;37(7):685-88.
57. Luna-Perez P, Rodriguez-Ramirez SE, De la Barrera MG et al. Multivisceral resection for colon cancer. *J Surg Oncol* 2002;80:100-4.
58. Poeze M, Houbiers JGA, Velde CJH. Radical resection of locally advanced colorectal cancer. *Br J Surg* 1995;82:1386-90.
59. Shida H, Ban K, Matsumoto M et al. Prognostic significance of location of lymph node metastases in colorectal cancer. *Dis Colon Rectum* 1992 Nov.;35(11):1046-50.
60. Bilimoria KY, Palis B, Stewart AK et al. Impact of tumor location on nodal evaluation for colon cancer. *Dis Colon Rectum* 2008 Feb.;51(2):154-61.
61. Basilio P, Fonseca LMB. Detecção de linfonodo sentinela no câncer colorretal – Importância, técnica e resultados. *Arq Gastroenterol* 2006 July/Sept.;43(3):163-67.
62. Harris GJC, Church JM, Senagore AJ et al. Factors affecting local recurrence of colonic adenocarcinoma. *Dis Colon Rectum* 2002 Aug.;45(8):1029-34.
63. Gervaz P, Bouzourene H, Cerottini JP et al. Dukes B colorectal cancer: distinct genetic categories and clinical outcome based on proximal or distal tumor location. *Dis Colon Rectum* 2001 Mar.;44(3):364-72.
64. Dharma-Wardene MW, de Gara C, Au HJ et al. Hatcher gender differences in long-term survival of patients with colorectal cancer. *Br J Surg* 2001;88:1092-98.
65. Kanemitsu Y, Kato T, Hirai T et al. Survival after curative resection for mucinous adenocarcinoma of the colorectum. *Dis Colon Rectum* 2003 Feb.;46(2):160-67.
66. Ruo L, Gougoutas C, Paty PB et al. Elective bowel resection for incurable stage IV colorectal cancer: prognostic variables for asymptomatic patients. *J Am Coll Surg* 2003;196:722-28.
67. Shibata D, Paty PB, Guillem JG et al. Surgical management of isolated retroperitoneal recurrences of colorectal carcinoma. Dis Colon Rectum 2002 June;45(6):795-801.
68. Moertel CG, Fleming TR, Macdonald JS et al. Levamisole and fluorouracil for adjuvant therapy of resected colon carcinoma. *N Engl J Med* 1990;322:352-58.
69. International Multicentre Pooled Analysis of Colorectal Cancer Trials (IMPACT). Efficacy of adjuvant fluorouracil and folinic acid in colon cancer. *Lancet* 1995;345:939-44.
70. Wolmark N, Rockette H, Mamounas E et al. Clinical trial to assess the relative efficacy of fluorouracil and leucovorin, fluorouracil and levamisole, and fluorouracil, leucovorin, and levamisole in patients with Dukes' B and C carcinoma of the colon: results from National Surgical Adjuvant Breast and Bowel Project C-04. *J Clin Oncol* 1999;17:3553-59.
71. Haller DG, Catalano PJ, Macdonald JS et al. Phase III study of fluorouracil, leucovorin, and levamisole in highrisk stage II and III colon cancer: final report of Intergroup 0089. *J Clin Oncol* 2005;23:8671-78.
72. Twelves C, Wong A, Nowacki MP et al. Capecitabine as adjuvant treatment for stage III colon cancer. *N Engl J Med* 2005;352:2696-704.
73. André T, Boni C, Mounedji-Boudiaf L et al. Oxaliplatin, fluorouracil, and leucovorin as adjuvant treatment for colon cancer. *N Engl J Med* 2004;350:2343-51.
74. André T, Boni C, Navarro M et al. Improved overall survival with oxaliplatin, fluorouracil, and leucovorin as adjuvant treatment in stage II or III colon cancer in the MOSAIC trial. *J Clin Oncol* 2009;27:3109-16.
75. Yothers G, O'Connell MJ, Allegra CJ et al. Oxaliplatin as adjuvant therapy for colon cancer: updated results of NSABP C-07 trial, including survival and subset analyses. *J Clin Oncol* 2011;29(28):3768-74.
76. Haller DG, Tabernero J, Maroun J et al. Capecitabine plus oxaliplatin compared with fluorouracil and folinic acid as adjuvant therapy for stage III colon cancer. *J Clin Oncol* 2011;29:1465-71.
77. Schmoll HJ, Tabernero J, Maroun JA et al. Capecitabine plus oxaliplatin (XELOX) versus bolus 5-fluorouracil/leucovorin (5-FU/LV) as adjuvant therapy for stage III colon cancer: Survival follow-up of study NO16968 (XELOXA) [abstract]. *J Clin Oncol* 2012;30;4s:388. Disponível em: <http://www.asco.org/ASCOv2/Meetings/Abstracts?&vmview=abst_detail_view&confID=115&abstractID=88795>
78. Khan KL, Adams JL, Weeks JC et al. Adjuvant chemotherapy use and adverse events among older patients with stage III colon cancer. *JAMA* 2010;303(11):1037-45.

79. Sanoff KH, Carpenter WR, Martin CF et al. Comparative effectiveness of oxaliplatin vs non–oxaliplatin-containing adjuvant chemotherapy for stage III colon cancer. *J Natl Cancer Inst* 2012;104:211-27.
80. Sargent DJ, Goldberg RM, Jacobson SD et al. A pooled analysis of adjuvant chemotherapy for resected colon cancer in elderly patients. *N Engl J Med* 2001;345:1091-97.
81. Sundararajan V, Mitra N, Jacobson JS et al. Survival associated with 5-fluorouracil-based adjuvant chemotherapy among elderly patients with node-positive colon cancer. *Ann Intern Med* 2002;136:349-57.
82. Jessup JM, Steward A, Greene FL et al. Adjuvant chemotherapy for stage III colon cancer: Implications of race/ethnicity, age, and differentiation. *JAMA* 2005;294:2703-11.
83. Haller D, Cassidy J, Tabernero J et al. Efficacy findings from a randomized phase III trial of capecitabine plus oxaliplatin verus bolus 5-FU/LV for stage III colon cancer (NO16968): impact of age on disease-free survival. *J Clin Oncol* 2010;28s:3521s. Disponível em: <http://www.asco.org/ASCOv2/Meetings/Abstracts?&vmview=abst_detail_view&confID=74&abstractID=51516>
84. McCleary NAJ, Meyerhardt J, Green E et al. Impact of older age on the efficacy of newer adjuvant therapies in > 12,500 patients (pts) with stage II/III colon cancer: Findings from the ACCENT Database. *J Clin Oncol* 2009;27:15s, (abstr 4010). Disponível em: <http://www.asco.org/ASCOv2/Meetings/Abstracts?&vmview=abst_detail_view&confID=65&abstractID=34878>
85. Goldberg RM, Tabah-Fisch I, Bleiberg H et al. Pooled analysis of safety and efficacy of oxaliplatin plus fluorouracil/leucovorin administered bimonthly in elderly patients with colorectal cancer. *J Clin Oncol* 2006;24:4085-91.
86. Hsiao F, Mullins CD, Onukwugha E et al. Comparative effectiveness of different chemotherapeutic regimens on survival of people aged 66 and older with stage III colon cancer: a "real world" analysis using surveillance, epidemiology, and end results–medicare data. *J Am Geriatr Soc* 2011;59(9):1717-23.
87. Saltz LB, Niedzwiecki D, Hollis D et al. Irinotecan fluorouracil plus leucovorin is not superior to fluorouracil plus leucovorin alone as adjuvant treatment for stage III colon cancer: results of CALGB 89803. *J Clin Oncol* 2007;25:3456-61.
88. Van Cutsem E, Labianca R, Bodoky G et al. Randomized phase III trial comparing biweekly infusional fluorouracil/leucovorin alone or with irinotecan in the adjuvant treatment of stage III colon cancer: PETACC-3. *J Clin Oncol* 2009;27:3117-25.
89. Ychou M, Raoul JL, Douillard JY et al. A phase III randomised trial of LV5FU2 + irinotecan versus LV5FU2 alone in adjuvant high-risk colon cancer (FNCLCC Accord02/FFCD9802). *Ann Oncol* 2009;20:674-80.
90. Papadimitriou CA, Papakostas P, Karina M et al. A randomized phase III trial of adjuvant chemotherapy with irinotecan, leucovorin and fluorouracil versus leucovorin and fluorouracil for stage II and III colon cancer: a Hellenic Cooperative Oncology Group study. *BMC Med* 2011;9:10.
91. de Gramont A, Cutsem EV, Tabernero J et al. AVANT: results from a randomized, three-arm multinational phase III study to investigate bevacizumab with either XELOX or FOLFOX4 versus FOLFOX4 alone as adjuvant treatment for colon cancer [abstract]. *J Clin Oncol* 2011;29(4 Suppl):362. Disponível em: <http://www.asco.org/ASCOv2/Meetings/Abstracts?&vmview=abst_detail_view&confID=103&abstractID=71344>
92. Allegra CJ, Yothers G, O'Connell MJ. Phase III trial assessing bevacizumab in stages II and III carcinoma of the colon: results of NSABP Protocol C-08. *J Clin Oncol* 2011;29:11-16.
93. Alberts SR, Sargent DJ, Nair S. Effect of oxaliplatin, fluorouracil, and leucovorin with or without cetuximab on survival among patients with resected stage III colon cancer. *JAMA* 2012;307(13):1383-93.
94. National Comprehensive Cancer Network. NCCN Clinical Practice Guidelines in Oncologh (NCCN Guidelines) Colon Cancer. V.3.2012. Disponível em: <http://www.nccn.org/professionals/physician_gls/pdf/colon.pdf>
95. Buyse M, Piedbois P. Should Dukes' B patients receive adjuvant therapy? A statistical perspective. *Sem Oncol* 2001;28(1 Suppl):20-44.
96. Gill S, Loprinzi CL, Sargent DJ et al. Pooled analysis of fluorouracil-based adjuvant therapy for stage II colon cancer: who benefits and by how much? *J Clin Oncol* 2004;22:1797-806.
97. Mamounas E, Wieand S, Wolmark N et al. Comparative efficacy of adjuvant chemotherapy in patients with Dukes' B versus Dukes' C coloncancer: results from four National Surgical Adjuvant Breast and Bowel Project adjuvant studies (C-01, C-02, C-03, and C-04). *J Clin Oncol* 1999 May;17(5):1349-55.
98. Efficacy of adjuvant fluorouracil and folinic acid in B2 colon cancer. International multicentre pooled analysis of B2 coloncancer trials (IMPACT B2) Investigators. *J Clin Oncol* 1999;17:1356-63.
99. Figueredo A, Charette ML, Maroun J et al. Adjuvant therapy for stage II colon cancer: a systematic review from the cancer care ontaric program in evidence-based care's Gastrointestinal Cancer Disease Site Group. *J Clin Oncol* 2004;22:3395-407.
100. QUASAR Collaborative Group. Adjuvant chemotherapy versus observation in patients with colorectal cancer: a randomised study. *Lancet* 2007;370:2020-29.
101. O'Connor ES, Greenblatt DY, LoConte NK. Adjuvant Chemotherapy for Stage II Colon Cancer With Poor Prognostic Features. *J Clin Oncol* 2011;29:3381-88.
102. Benson III AB, Schrag D, Somerfield MR et al. American Society of clinical oncology recommendations on adjuvant chemotherapy for stage II colon cancer. *J Clin Oncol* 2004;22:3408-19.
103. Markowitz SD, Bertagnolli MM. Molecular basis of colorectal cancer. *N Engl J Med* 2009;361:2449-60.
104. Roth AD, Tejpar S, Yan P et al. Stage-specific prognostic value of molecular markers in colon cancer: Results of the translational study on the PETACC 3-EORTC 40993-SAKK 60-00 trial. *J Clin Oncol* 2009;27:15s(suppl; abstr 4002).
105. de la Chapelle A, Hampel H. Clinical relevance of microsatellite instability in colorectal cancer. *J Clin Oncol* 2010;28:3380-87.
106. Gryfe R, Kim H, Hsieh ET et al. Tumor microsatellite instability and clinical outcome in young patients with colorectal cancer. *N Engl J Med* 2000;342:69-77.
107. Ribic CM, Sargent DJ, Moore MJ et al. Tumor microsatellite-instability status as a predictor of benefit from fluorouracil-based adjuvant chemotherapy for colon cancer. *N Engl J Med* 2003;349:247-57.
108. Popat S, Hubner R, Houlston RS. Systematic review of microsatellite instability and colorectal cancer prognosis. *J Clin Oncol* 2005;23:609-18.
109. Tejpar S, Bosman F, Delorenzi M et al. Microsatellite instability (MSI) in stage II and III colon cancer treated with 5FU-LV or 5FU-LV and irinotecan (PETACC 3-EORTC 40993-SAKK 60/00 trial) [abstract 4001]. *J Clin Oncol* 2009;27:15s.
110. Roth AD, Tejpar S, Yan P et al. Stage-specific prognostic value of molecular markers in colon cancer: results of the translational study on the PETACC 3-EORTC 40993-SAKK 60–00 trial [abstract 4002]. *J Clin Oncol* 2009;27:15s.
111. Meyers M, Wagner MW, Hwang HS et al. Role of the hMLH1 DNA mismatch repair protein in fluoropyrimidine-mediated cell death and cell cycle responses. *Cancer Res* 2001;61:5193-201.
112. Carethers JM, Chauhan DP, Fink D et al. Mismatch repair proficiency and in vitro response to 5-fluorouracil. *Gastroenterology* 1999;117:123-31.
113. Kim GP, Colangelo LH, Wieand HS et al. Prognostic and predictive roles of high-degree microsatellite instability in colon cancer: a National Cancer Institute-National Surgical Adjuvant Breast and Bowel Project collaborative study. *J Clin Oncol* 2007;25:767-72.
114. Sargent D, Marsoni S, Monges G et al. Defective mismatch repair as a predictive marker for lack of efficacy of fluorouracil-based adjuvant therapy in colon cancer. *J Clin Oncol* 2010;28:3219-26.
115. Kennedy RD, Bylesjo M, Kerr P et al. Development and independent validation of a prognostic assay for stage II colon cancer using formalin-fixed paraffin-embedded tissue. *J Clin Oncol* 2011;29:4520-26.
116. Gray RG, Quirke P, Handley K et al. Validation study of a quantitative multigene reverse transcriptase–polymerase chain reaction assay for assessment of recurrence risk in patients with stage II colon cancer. *J Clin Oncol* 2011;29:4611-18.
117. O'Connel MJ, Lavery I, Yothers G et al. Relationship between tumor gene expression and recurrence in four independent studies in patients with stage II/III colon cancer treated with surgery alone or surgery plus adjuvant fluorouracil plus leucovorin. *J Clin Oncol* 2010;28:3937-44.
118. Yothers GA, Allegra CJ, O'Connell MJ. The efficacy of oxaliplatin (Ox) when added to 5-fluorouracil/leucovorin (FU/L) in stage II colon cancer. *J Clin Oncol* 2011;29(Suppl, abstr 3507).
119. Grothey A, Sugrue MM, Purdie DM et al. Bevacizumab beyond first progression is associated with prolonged overall survival in metastaticcolorectal cancer: results from a large observational cohort study (BRiTE). *J Clin Oncol* 2008;Nov. 20;26(33):5326-34.
120. Sanoff HK, Sargent DJ, Campbell ME et al. Five-year data and prognostic factor analysis of oxaliplatin and irinotecan combinations for advanced colorectal cancer: N9741. *J Clin Oncol* 2008;26:5721-27.
121. House MG, Ito H, Gönen M et al. Survival after hepatic resection for metastatic colorectal cancer: trends in outcomes for 1,600 patients during two decades at a single institution. *J Am Coll Surg* 2010 May;210(5):744-52, 752-55.
122. Grothey A, Sargent D. Overall survival of patients with advanced colorectal cancer correlates with availability of fluorouracil, irinotecan, and oxaliplatin regardless of whether doublet or single-agent therapy is used first line. *J Clin Oncol* 2005;23:9441-42.

123. Saltz LB, Cox JV, Lanke CB. Irinotecan plus fluorouracil and leucovorin for metastatic colorectal cancer. *N Engl J Med* 2000;343:905-14.
124. Douillard JY, Cunningham D, Roth AD et al. Irinotecan combined with fluorouracil compared with fluorouracil alone as first-line treatment for metastatic colorectal cancer: a multicentre randomised trial. *Lancet* 2000;355:1041-47.
125. de Gramont A, Figer A, Seymour M et al. Leucovorin and fluorouracil with or without oxaliplatin as first-line treatment in advanced colorectal cancer. *J Clin Oncol* 2000;18:2938-47.
126. Fuchs CS, Marshall J, Mitchell E et al. Randomized, controlled trial of irinotecan plus infusional, bolus, or oral fluoropyrimidines in first-line treatment of metastatic colorectal cancer: Results from the BICC-C study. *J Clin Oncol* 2007;25:4779-86.
127. Fuchs CS, Marshall J, Barrueco J. Randomized, controlled trial of irinotecan plus infusional, bolus, or oral fluoropyrimidines in first-line treatment of metastatic colorectal cancer: updated results from the BICC-C Study. *J Clin Oncol* 2008;26:689-90.
128. Goldberg RM, Sargent DJ, Morton RF et al. Randomized controlled trial of reduced-dose bolus fluorouracil plus leucovorin and irinotecan or infused fluorouracil plus leucovorin and oxaliplatin in patients with previously untreated metastatic colorectal cancer: a North American Intergroup Trial. *J Clin Oncol* 2006;24:3347-53.
129. Goldberg RM, Sargent DJ, Morton RF et al. A randomized controlled trial of fluorouracil plus leucovorin, irinotecan, and oxaliplatin combinations in patients with previously untreated metastatic colorectal cancer. *J Clin Oncol* 2004;22:23-30.
130. Colucci G, Gebbia V, Paoletti G et al. Phase III randomized trial of FOLFIRI versus FOLFOX4 in the treatment of advanced colorectal cancer: a multicenter study of the Gruppo Oncologico Dell'Italia Meridionale. *J Clin Oncol* 2005;23:4866-75.
131. Tournigand C, Andre T, Achille E et al. FOLFIRI followed by FOLFOX6 or the reverse sequence in advanced colorectal cancer: a randomized GERCOR study. *J Clin Oncol* 2004;22:229-37.
132. Chibaudel B, Maindrault-Goebel F, Lledo G et al. Can chemotherapy be discontinued in unresectable metastatic colorectal cancer? The Gercor Optimox2 Study. *J Clin Oncol* 2009;27:5727-33.
133. Adams RA, Meade AM, Seymour MT et al. On behalf of the MRC COIN Trial Investigators. Intermittent versus continuous oxaliplatin and fluoropyrimidine combination chemotherapy for first-line treatment of advanced colorectal cancer: results of the randomised phase 3 MRC COIN trial. *Lancet Oncol* 2011;12:642-53.
134. Hurwitz H, Fehrenbacher L, Novotny W et al. Bevacizumab plus irinotecan, fluorouracil, and leucovorin for metastatic colorectal cancer. *N Engl J Med* 2004;350:2335-42.
135. Saltz LB, Clarke S, Díaz-Rubio E et al. Bevacizumab in combination with oxaliplatin-based chemotherapy as first-line therapy in metastatic colorectal cancer: a randomized phase III study. *J Clin Oncol* 2008;26(12):2013-19.
136. Giantonio BJ, Catalano PJ, Meropol NJ et al. Bevacizumab in combination with oxaliplatin, fluorouracil, and leucovorin (FOLFOX4) for previously treated metastatic colorectal cancer: results from the Eastern Cooperative Oncology Group Study E3200. *J Clin Oncol* 2007;25:1539-44.
137. Welch S, Spithoff K, Rumble RB et al. Bevacizumab combined with chemotherapy for patients with advanced colorectal cancer: a systematic review. *Ann Oncol* 2010;21:1152-62.
138. Bokemeyer C, Bondarenko I, Hartmann JT et al. Efficacy according to biomarker status of cetuximab plus FOLFOX-4 as first-line treatment for metastatic colorectal cancer: the OPUS study. *Ann of Oncol* 2011;22:1535-46.
139. Van Cutsem E, Köhne CH, Láng I et al. Cetuximab plus irinotecan, fluorouracil, and leucovorin as first-line treatment for metastatic colorectal cancer: Updated analysis of overall survival according to tumor KRAS and BRAF mutation status. *J Clin Oncol* 2011;29:2011-19.
140. Tveit K, Guren T, Glimelius B et al. Randomized phase III study of 5-fluorouracil/folinate/oxaliplatin given continuously or intermittently with or without cetuximab, as first-line treatment of metastatic colorectal cancer: The NORDIC VII study (NCT00145314), by the Nordic Colorectal Cancer Biomodulation Group. *J Clin Oncol* 2011;29:4s; (abstr 365).
141. Maughan TS, Adams, RA, Smith CG et al. Identification of potentially responsive subsets when cetuximab is added to oxaliplatin-fluoropyrimidine chemotherapy (CT) in first-line advanced colorectal cancer (aCRC): Mature results of the MRC COIN trial. *J Clin Oncol* 2010;28:abst 3502.
142. Douillard JY, Siena S, Cassidy J et al. Randomized, phase III trial of panitumumab with infusional fluorouracil, leucovorin, and oxaliplatin (FOLFOX4) versus FOLFOX4 alone as first-line treatment in patients with previously untreated metastatic colorectal cancer: the PRIME study. *J Clin Oncol* 2010 Nov. 1;28(31):4697-705.
143. Douillard JY, Siena S, Cassidy J et al. Final results from PRIME: randomized phase III study of panitumumab (pmab) with FOLFOX4 for first-line metastatic colorectal cancer (mCRC). *J Clin Oncol* 2011;29:(Suppl; abstr 3510).
144. Hecht JR, Mitchell E, Chidiac T et al. A randomized phase IIIB trial of chemotherapy, bevacizumab, and panitumumab compared with chemotherapy and bevacizumab alone for metastatic colorectal cancer. *J Clin Oncol* 2009;27:672-80.
145. Tol J, Koopman M, Cats A et al. Chemotherapy, bevacizumab, and cetuximab in metastatic colorectal cancer. *N Engl J Med* 2009;360:563-72.
146. Grothey A, Sobrero AF, Siena S et al. Results of a phase III randomized, double-blind, placebo-controlled, multicenter trial (CORRECT) of regorafenib plus best supportive care (BSC) versus placebo plus BSC in patients (pts) with metastatic colorectal cancer (mCRC) who have progressed after standard therapies. *J Clin Oncol* 2012;30:4s; abstr LBA385.
147. Briggs RH, Chowdhury FU, Lodge JP et al. Clinical impact of FDG PET-CT in patients with potentially operable metastatic colorectal cancer. *Clin Radiol* 2011 Dec.;66(12):1167-74.
148. Nordlinger B, Guiguet M, Vaillant JC et al. Surgical resection of colorectal carcinoma metastases to the liver. A prognostic scoring system to improve case selection, based on 1568 patients. Association Francaise de Chirurgie. *Cancer* 1996;77:1254-62.
149. Fong Y, Fortner J, Sun RL et al. Clinical score for predicting recurrence after hepatic resection for metastatic colorectal cancer: analysis of 1001 consecutive cases. *Ann Surg* 1999;230:309-18.
150. Nagashima I, Takada T, Matsuda K et al. A new scoring system to classify patients with colorectal liver metastases: proposal of criteria to select candidates for hepatic resection. *J Hepatobiliary Pancreat Surg* 2004;11:79-83.
151. Konopke R, Kersting S, Distler M et al. Prognostic factors and evaluation of a clinical score for predicting survival after resection of colorectal liver metastases. *Liver Int* 2009;29:89-102.
152. Hemming AW, Reed AI, Howard RJ et al.Preoperative portal vein embolization for extended hepatectomy. *Ann Surg* 2003;237:686-91.
153. Fong Y, Bentrem DJ. CASH (chemotherapy-associated steatohepatitis) costs. *Ann Surg* 2006;243:8-9.
154. Folprecht G, Gruenberger T, Bechstein WO et al. Tumour response and secondary resectability of colorectal liver metastases following neoadjuvant chemotherapy with cetuximab: the CELIM randomised phase 2 trial. *Lancet Oncol* 2010;11:38-47.
155. Van Cutsem E, Rivera F, Berry S et al. Safety and efficacy of first-line bevacizumab with FOLFOX, XELOX, FOLFIRI and fluoropyrimidines in metastatic colorectal cancer: the BEAT study. *Ann Oncol* 2009;20(11):1842-47.
156. Falcone A, Ricci S, Brunetti I et al. Phase III trial of infusional fluorouracil, leucovorin, oxaliplatin, and irinotecan (FOLFOXIRI) compared with infusional fluorouracil, leucovorin, and irinotecan (FOLFIRI) as first-line treatment for metastatic colorectal cancer: the Gruppo Oncologico Nord Ovest. *J Clin Oncol* 2007;25:1670-76.
157. Kishi Y, Zorzi D, Contreras CM. Extended preoperative chemotherapy does not improve pathologic response and increases postoperative liver insufficiency after hepatic resection for colorectal liver metastases. *Ann Surg Oncol* 2010;17(11):2870-76.
158. Benoist S, Brouquet A, Penna C et al. Complete response of colorectal liver metastases after chemotherapy: does it mean cure? *J Clin Oncol* 2006 Aug. 20;24(24):3939-45.
159. Adam R, Pascal G, Castaing D et al. Tumor progression while on chemotherapy: a contraindication to liver resection for multiplecolorectal metastases? *Ann Surg* 2004 Dec.;240(6):1052-61.
160. Brouquet A, Overman MJ, Kopetz S et al. Is resection of colorectal liver metastases after a second-line chemotherapy regimen justified? *Cancer* 2011 Oct. 1;117(19):4484-92.

CAPÍTULO 83
Câncer do Reto

Marciano Anghinoni ■ Ricardo Sebold Branco ■ Bruno Azevedo ■ Henrique Balloni

INTRODUÇÃO

Os últimos anos testemunharam um progresso acentuado no entendimento e tratamento da neoplasia maligna do reto. Novos conceitos surgiram, novas opções de tratamento foram propostas e novos padrões estabelecidos. O câncer retal é uma das neoplasias malignas mais prevalentes do mundo, sendo que as diferentes interações entre fatores ambientais e dietéticos, associados ao caráter genético dessa doença, são responsáveis pelas diferentes incidências observadas em regiões distintas do globo. De forma geral, as análises epidemiológicas mostram dificuldade em separar as considerações referentes ao câncer retal da neoplasia colônica, sendo que, na maioria das vezes, esses dados remetem de forma conjunta à neoplasia colorretal. Quase um milhão de pacientes é diagnosticado com câncer colorretal anualmente no mundo, estimando-se o risco de desenvolvimento dessa patologia durante a vida em, aproximadamente, 5%.

Dados atuais revelam que o câncer colorretal é a terceira forma mais comum de câncer na população mundial, sendo a segunda causa mais comum de morte por câncer. Nos Estados Unidos, estima-se que em 2010 tenham ocorrido 39.670 novos casos de câncer de reto, sendo que a taxa de mortalidade entre homens e mulheres é próxima de 1,7% por ano.

As estimativas nacionais publicadas pelo Instituto Nacional do Câncer (INCA – Brasil) revelam, para o ano de 2012, 14.180 casos novos de câncer do cólon e reto em homens e 15.960 em mulheres. Esses valores correspondem a um risco estimado de 15 casos novos a cada 100 mil homens e 16 a cada 100 mil mulheres.

DEFINIÇÃO

Na literatura, as definições de neoplasia maligna primária do cólon e reto variam. De acordo com o Sistema Internacional de Documentação do Câncer Colorretal (IDSCRC) os carcinomas que possuem a sua margem inferior a 16 cm ou menos da margem anal (avaliado através de retossigmoidoscópio rígido) são classificados como carcinomas retais. Com base nessa definição, em áreas de alta incidência, aproximadamente 40% de todos os casos de neoplasia maligna colorretal estão localizados no reto e 25% no sigmoide.

No entanto, a definição cirúrgica do reto difere da definição anatômica. Cirurgiões definem o reto como começando no nível do promontório sacral, enquanto anatomistas afirmam que reto se inicia ao nível da segunda ou terceira vértebra sacral. Portanto, o comprimento do reto varia de 12 cm a 16 cm. Diretrizes do NCCN (National Comprehensive Cancer Network), levando em conta aspectos de biologia tumoral, definem o câncer retal como o câncer localizado dentro de 12 cm da margem anal por proctoscopia rígida. Esta definição foi fundamentada em um estudo alemão que constatou não haver benefício com radioterapia neoadjuvante em pacientes com tumores entre 10,1 e 15 cm da margem anal.

Nas últimas 2 décadas os progressos das técnicas diagnósticas, o melhor entendimento da biologia tumoral da neoplasia retal e, principalmente, a fundamentação da estratégia terapêutica multimodal naturalmente separaram o câncer retal do câncer colônico em termos de abordagem. De acordo com critérios oncológicos, trataremos neste capítulo da abordagem do câncer do reto extraperitoneal, pois consideramos que o câncer do reto intraperitoneal tem sua abordagem similar à da neoplasia colônica. E, por representar 95% de todas as lesões malignas do reto, abordaremos aqui, exclusivamente, os adenocarcinomas.

MORFOLOGIA E CLASSIFICAÇÃO HISTOLÓGICA

Os carcinomas invasores de reto possuem classificação macroscópica semelhante à classificação de Bormann para câncer gástrico. São elas: polipoide (protuberante); ulcerado, com margens definidas; ulcerado, sem definição das margens e, ainda, infiltração difusa. A forma ulcerada com bordos definidos é de longe a forma de apresentação mais comum.

Na avaliação histológica, as formas adenocarcinoma e adenocarcinoma mucinoso representam 90-95% de todos os carcinomas; sendo todas as outras formas pouco comuns. Atualmente, conforme discutido adiante, aceita-se que a maioria dos adenocarcinomas surge a partir de adenomas, sendo que essa progressão resulta do acúmulo de sucessivas mudanças genéticas. Cabe ainda ressaltar que nem todos os adenomas evoluem para câncer; de fato, o potencial de malignidade dos adenomas tem sido relacionado com o tamanho, histopatologia e grau de displasia dos mesmos.

A graduação histológica tenta prover indicação de agressividade, que pode ser relacionada com prognóstico e opção terapêutica mais adequada. O sistema tradicional de graduação distingue 4 graus, com base na diferenciação celular e no número de mitoses. O primeiro refere-se à maior ou menor semelhança das células tumorais com as do tecido normal que se supõe ter-lhe dado origem. Para tanto, há 4 graus descritivos de diferenciação: bem diferenciado (G1), moderadamente diferenciado (G2), pouco diferenciado (G3) e anaplásico (G4). Parâmetros histológicos adicionais considerados de importância são: padrão de invasão nos bordos; inflamação peritumoral; presença de agregado linfoide peritumoral; desmoplasia; invasão angiolinfática e invasão perineural.

CARCINOGÊNESE

A maioria dos cânceres colorretais, entre 65 e 90%, desenvolve-se a partir de pólipos adenomatosos na parede intestinal, sendo que as lesões que progridem a maiores dimensões, de aspecto viloso ou displasias, possuem maior probabilidade de evoluir a câncer.

Vários são os passos da carcinogênese colorretal entendidos e estudados até hoje, tornando-se essa doença o melhor modelo molecular de progressão tumoral. Volgestein, no agora clássico estudo da década de 1980, correlacionou as mudanças histológicas da progressão de adenoma-carcinoma a quatro mudanças cromossômicas observadas, sendo que o modelo corrente de alterações genéticas associadas à carcinogênese colorretal envolve, em 85% das vezes, alterações sequenciais nos genes APC, K-RAS, DCC/CMAD4/JVB18 e p53.

Atualmente sabe-se que um número muito maior de genes está envolvido, além de cascatas complexas que envolvem divisão e organização celular tumoral, angiogênese e mecanismos de disseminação.

De acordo com estudos de prevalência de adenomas em necropsias acredita-se que apenas 5% dos adenomas de fato evoluem para CCR. Adenomas com risco aumentado são os subtipos grandes, vilosos e que apresentam alto grau de displasia.

A maioria dos adenomas parece crescer lentamente. Adenomas com menos de 1 cm e, particularmente, aqueles que medem 5 mm ou menos podem permanecer com o mesmo tamanho durante anos. O risco cumulativo para o desenvolvimento de um câncer nos pólipos (principalmente adenomas) maiores que 1 cm foi estimado em 3% em 5 anos, 8% em 10 anos e 24% em 20 anos.

FATORES DE RISCO

A história natural e o papel de vários fatores de risco tornaram-se mais claramente entendidos, e os eventos genéticos envolvidos na suscetibilidade ao câncer colorretal estão sendo descritos com frequência cada vez maior. Poucos fatores de risco especificamente não dietéticos foram propostos na carcinogênese colorretal. Doença inflamatória do cólon e síndromes familiares de polipose induzem a alto risco de câncer colorretal, entretanto, na sua totalidade representam apenas uma pequena proporção de toda a incidência dessa malignidade.

Idade

Nos estudos epidemiológicos, observa-se aumento da incidência da neoplasia maligna colorretal após os 50 anos, sendo que essa tendência mantém-se a cada década subsequente. Nos pacientes com histórico de câncer colorretal, o risco de desenvolvimento de lesão metacrônica está aumentado quando comparado à população normal. A incidência de neoplasia maligna metacrônica nesses pacientes é de, aproximadamente, 6%.

Fatores dietéticos

São várias as publicações que apontam a relação entre a doença maligna colorretal e hábitos dietéticos (consumo aumentado de gorduras e carne vermelha, e baixa ingestão de frutas e vegetais) na população ocidental.

Entre os fatores dietéticos protetores, a hipótese original do efeito das fibras na dieta foi com base na observação clinicopatológica de que a ingestão aumentada de fibras aumentaria o bolo fecal e diminuiria o tempo do trânsito intestinal, entretanto, estudos mais recentes sugerem que esse mecanismo talvez não seja assim tão relevante na carcinogênese colorretal como previamente pensado. A maioria dos estudos em humanos não mostrou efeito protetor da ingestão de fibras provenientes de cereais, mas encontrou evidências consistentes de proteção através do consumo de fibras de vegetais e frutas, além disso, demonstrou-se que a diversidade dietética possui importante papel nesse efeito protetor.

Quando avaliou-se a questão obesidade, o aumento na incidência de câncer colorretal esteve associado a homens com alto índice de massa corpórea, no entanto, na população feminina, esses resultados são conflitantes. Ainda, relacionou-se a ingesta diária de gorduras como fator importante na carcinogênese colorretal, onde a gordura animal saturada possui um risco maior do que o total de gordura diária consumida. Por outro lado, o consumo de produtos ricos em gordura poli-insaturada, como óleo de peixe, possui efeito protetor. Em um estudo tipo coorte, o consumo prolongado de carne vermelha e processada esteve intimamente relacionado, em particular, ao câncer de reto e sigmoide.

Álcool e tabaco

Dados atuais mostram evidências consistentes de que o estilo de vida altera o risco de malignidade colorretal.

O consumo diário de álcool aumenta o risco de câncer colorretal, sendo que tal risco esteve relacionado mais com a quantidade do que com o tipo de bebida consumida. Em relação ao tabagismo, as evidências atuais são consistentes e deixam claro que esse hábito atua como fator de risco independente para o câncer colorretal.

Atividade física

No que concerne à rotina de atividade física, evidências fortes mostram que homens com atividade física elevada parecem possuir risco menor de câncer colorretal. Várias hipóteses são postuladas para explicar o efeito protetor da atividade física. Estas incluem a redução da secreção de ácido biliar; a estimulação do trânsito intestinal; as alterações imunológicas e hormonais; e redução nos níveis de fator de crescimento semelhante à insulina. Além disso, a atividade física parece modificar a associação entre fatores dietéticos e cânceres de cólon e reto.

CÂNCER COLORRETAL HEREDITÁRIO

A maioria dos casos de câncer colorretal hereditário é representada por duas síndromes: câncer colorretal hereditário não polipose (HNPCC) e polipose adenomatosa familiar (FAP). Em ambas, a predisposição à doença consiste em mutação gênica transmitida de forma autossômica dominante. Ainda que as duas síndromes compartilhem alguns aspectos, diferenças na expressão fenotípica entre elas exigem abordagem diferente, incluindo a idade da abordagem e a extensão da mesma. No manejo da polipose adenomatosa familiar, o papel da cirurgia profilática está claramente definido, ainda que a modalidade cirúrgica executada dependa de inúmeros fatores inerentes ao paciente. No manejo da HNPCC, as indicações do procedimento profilático não estão totalmente estabelecidas.

Duas síndromes de polipose menos comuns, a síndrome de Peutz-Jeghers (PJS) e síndrome de polipose juvenil (JPS), são também de caráter hereditário com apresentação autossômica dominante e possuem risco significativo de câncer colorretal. Pacientes portadores dessas síndromes cuidadosamente selecionados podem beneficiar-se de cirurgias profiláticas. Os dados e evidências atuais mostram o papel fundamental da cirurgia profilática na forma polipoide juvenil.

Finalmente, existem outras poucas e incomuns síndromes associadas a pólipos hamartomatosos, como doença de Cowden e síndrome de Ruvalcabe-Myhre-Smith. Até agora, essas síndromes parecem estar associadas a risco extremamente baixo de câncer colorretal; sendo assim, não possuem indicação de cirurgia profilática.

Polipose adenomatosa familiar

A polipose adenomatosa familiar (FAP) é uma doença genética causada por uma mutação dominante no gene APC ("polipose adenomatosa coli"), que predispõe o desenvolvimento de numerosos pólipos adenomatosos colorretais. De acordo com dados de registros nacionais americanos, essa condição representa menos de 1% dos casos de câncer colorretal e afeta, igualmente, ambos os sexos. Durante os primeiros anos de vida, os sintomas clínicos são leves ou até mesmo ausentes. O diagnóstico de FAP clássica é com base na detecção de mais de 100 pólipos adenomatosos colorretais durante a puberdade.

A natureza e os pólipos adenomatosos em grande número são responsáveis pelo risco de malignidade em pacientes não tratados, com a possibilidade de desenvolvimento de câncer colorretal entre 10 e 15 anos após o aparecimento dos pólipos e risco de mortalidade nos primeiros anos da quarta década de vida. Por esta razão, os pacientes são submetidos à colectomia profilática para evitar o desenvolvimento de CCR, que é a principal causa de morte nesse grupo.

A decisão de como e quando operar pode ser especialmente difícil nos pacientes jovens que devem ser convencidos a submeter-se à colectomia profilática. A escolha do procedimento cirúrgico deve ser fundamentada principalmente na gravidade da doença. Portanto, a maioria dos pacientes com poucos adenomas retais, um fenótipo leve no cólon, sem câncer colorretal, história familiar de fenótipo leve e aqueles com formas leves responde bem a uma colectomia total com preservação do reto e anastomose ileorretal, mas os pacientes com polipose acentuada necessitarão de proctocolectomia.

Ainda, a decisão deve ser personalizada e levar em conta a idade, estado de saúde e preferências pessoais. Mesmo nos casos com polipose grave, a anastomose ileorretal é uma boa opção para as mulheres jovens que desejam engravidar no futuro, embora deva ser enfatizada a necessidade de um acompanhamento atento e, eventualmente, necessidade de nova intervenção cirúrgica.

Quando disponível, uma consultoria genética pode ajudar na decisão final.

Câncer colorretal hereditário não polipose (HNPCC)

A HNPCC, que responde por 5 a 7% dos casos de CCR, resulta de mutação em um dos genes de reparo do DNA (MLH1, MSH2, MSH6, PMS1, PMS2, MLH3 e MSH3). No entanto, apenas 50 a 70% dos pacientes com critérios clínicos para HNPCC têm uma mutação germinativa identificável, o que sugere que um ou mais genes não identificados podem estar envolvidos. Quanto à apresentação clínica, a HNPCC é caracterizada pelo início precoce de CCR, com predominância de lesões proximais à flexura esplênica (60 a 70% dos casos), tumores benignos e malignos extracolônicos. O risco de CRC em pacientes HNPCC é de, aproximadamente, 80% durante a vida.

Estabelecer um diagnóstico clínico de HNPCC é muito mais desafiador do que estabelecer um diagnóstico clínico de FAP, à medida que exige uma história familiar cuidadosa e detalhada. O diagnóstico exige que haja três parentes (dos quais um deve ser um parente de primeiro grau dos outros dois), com um câncer relacionados com HNPCC (cólon, endométrio, intestino delgado, ureter ou pelve renal), que duas ou mais gerações sucessivas estejam envolvidas, e que pelo menos um parente tenha CCR diagnosticado antes dos 47 anos. Finalmente, síndromes FAP devem ser excluídas. Recentemente, com a difusão dos testes moleculares, é recomendável um estudo genético antes da tomada de decisão terapêutica.

Um estudo utilizando um modelo de decisão-análise sugeriu que a colectomia total profilática abdominal aos 25 anos de idade pode oferecer um benefício de sobrevida de apenas 1,8 ano, quando comparada à vigilância através da colonoscopia. O benefício da colectomia profilática diminuiu com o adiamento da cirurgia até idade mais avançada, tornando-se insignificante quando realizada no momento do câncer já instalado. Com base nessas evidências, alguns cirurgiões recomendam que a colectomia profilática deva ser realizada somente em situações altamente selecionadas (p. ex.: quando a vigilância através da colonoscopia não é tecnicamente possível, ou quando um paciente recusar-se à vigilância regular). Assim, a decisão entre a cirurgia profilática e vigilância para pacientes geneticamente afetados é com base em vários fatores, incluindo a penetrância da doença na família, a idade de início de câncer em familiares, qualidade de vida e probabilidade de adesão do paciente à vigilância.

RASTREAMENTO DO CÂNCER RETAL

O grande número de casos incidentes e a longa duração da manifestação da doença associados à alta mortalidade fazem do câncer colorretal um modelo de doença excelente para aplicação de métodos de rastreamento. Além disso, o rastreamento para CCR é eficaz pela simplicidade dos métodos utilizados para a detecção e pela disponibilidade de opções de tratamento, uma vez que a doença seja identificada. De grande importância, cabe ressaltar que o rastreamento para CCR não apenas detecta o câncer mais cedo, mas também permite ao médico intervir e interromper o caminho bem entendido da lesão polipoide benigna ao câncer.

Dada a importância colocada sobre o rastreio do CCR, vários testes sensíveis e confiáveis estão disponíveis. Infelizmente, pela existência de vários métodos para rastreamento de CCR, existe também considerável confusão sobre qual método é o melhor e o melhor momento para aplicação dos mesmos. Esta confusão pode levar muitos médicos a não dar a real importância ao rastreamento do CCR, além disso, também leva à confusão o próprio paciente, reduzindo assim o número daqueles que acabam por fazer os exames. Dados do Instituto Nacional do Câncer dos Estados Unidos revelam que mais de 42% dos pacientes não tinham conhecimento de opções potenciais de rastreio para detectar CCR.

As novas diretrizes da Força-Tarefa da Sociedade Americana de Câncer Colorretal recomendam que o rastreamento deva começar aos 50 anos (a menos que o paciente tenha uma síndrome específica herdada ou outra condição de alto risco). Ainda, considera-se a interrupção dos exames de rotina aos 75 anos, quando o paciente teve adequada triagem antes desse tempo. As diversas recomendações e modalidades têm ajudado a estabelecer a base de rastreamento para CCR. Nenhum dos métodos é perfeito, cada um tem riscos e benefícios. Uma discussão aprofundada com o paciente sobre os potenciais benefícios e riscos é fundamental antes de iniciar-se qualquer programa de rastreamento.

Rastreamento em populações de risco médio

As pessoas com risco médio para o desenvolvimento de CCR são aquelas com idade acima de 50 anos, independente de sinais e/ou sintomas e/ou de história familiar.

Pesquisa de sangue oculto nas fezes

Essa modalidade é o único teste com fezes em que estudos randomizados e controlados mostraram redução de mortalidade por CCR. Ao considerar-se a utilidade de qualquer teste de rastreio, o fator mais importante é a aderência ao teste. A pesquisa de sangue oculto nas fezes é simples e de baixo custo, mas taxas de abandono elevadas reduzem a eficácia deste método de triagem. Com relação a outros testes de exame fecal, a literatura é constantemente atualizada com novos testes, analisando painéis múltiplos de DNA, glicoproteínas, citocinas e proteínas. Embora esses testes mais recentes ofereçam maior sensibilidade com baixa especificidade, mais estudos são necessários antes do endosso desses novos métodos.

Uma revisão da base de dados da Cochrane envolvendo mais de 300.000 participantes nos Estados Unidos, Dinamarca, Suécia e Inglaterra revelou uma redução de mortalidade de 16% no CCR com o rastreamento, quando comparado à ausência dessa política (Hewitson P et al., 2008). Estes ensaios também revelaram uma taxa de 80% de falso-positivos, levando a estresse psicológico dos pacientes e aumento dos custos. Em última análise, a precisão da pesquisa de sangue oculto nas fezes para a detecção de CCR é determinada pela aderência ao método, com taxa de abandono variando entre 33 a 46%, o que pode mudar, significativamente, os benefícios de redução da mortalidade através desse método.

Ensaios com DNA fecal

O princípio da utilização de testes de DNA nas fezes é com base no fato de as células (colonócitos normais, células adenomatosas e células cancerosas) serem constantemente eliminadas da mucosa do cólon nas fezes. Essas células contêm mutações no DNA podendo ser usadas como marcadores biológicos para a detecção do CCR. Infelizmente, os estudos de acompanhamento não conseguiram mostrar acurácia adequada deste método, com uma sensibilidade média entre 50 a 60% para os cânceres e 40% para adenomas. Neste momento, não existem estudos controlados prospectivos investigando ensaios com DNA nas fezes.

Exames endocópicos

Tanto a fibrocolonoscopia quanto a fibrossigmoidoscopia têm a vantagem de, além de detectarem pólipos e o próprio câncer colorretal, serem métodos terapêuticos efetivos (polipectomia). A colonoscopia é considerada o teste de excelência, sendo o exame de escolha quando outras modalidades de triagem são positivas. Em estudos que avaliaram a pesquisa de sangue oculto nas fezes ou colonoscopia, alguns atribuíram a redução do CCR para o acompanhamento com colonoscopia e realização de polipectomia. A desvantagem da colonoscopia é o uso de sedação, preparo intestinal agressivo e eventuais riscos processuais.

Na análise de estudos combinados, eventos adversos clinicamente significativos foram observados em 2,9 a cada 1.000 indivíduos assintomáticos examinados. A sigmoidoscopia apresentou menor taxa de eventos adversos significativos em comparação à colonoscopia. As taxas de falso-negativos na colonoscopia são de 3,4% para CRC e 2,1% para adenomas grandes.

A colonoscopia virtual ou tomocolonografia tem sido considerada como método com menos efeitos adversos do que a colonoscopia, mais sensível do que o enema opaco e parece ser mais aceitável para os pacientes que qualquer um dos outros testes. O procedimento pode ser realizado por técnicos radiologistas, poupando assim tempo. A tomocolonografia é a melhor imagem radiológica para avaliação do cólon e reto e, ao mesmo tempo, identifica doença linfonodal e metástases a distância. A desvantagem do método é a necessidade de confirmação do achado de neoplasia com colonoscopia.

Rastreamento em populações de alto risco

Estão incluídos nesse grupo os pacientes com:

- História pessoal de pólipos adenomatosos.
- História pessoal de neoplasia colorretal, de mama, endométrio e ovários.

- História pessoal de doença inflamatória intestinal (RCUI e doença de Crohn), após 8 anos de diagnóstico da doença em pacientes com pancolite, ou após 15 anos, em colite esquerda.
- História familiar de câncer colorretal.
- História familiar de pólipos adenomatosos.

Rastreamento após ressecção de pólipos neoplásicos

O intervalo para uma colonoscopia de controle após ressecção de lesões neoplásicas depende da histologia, tamanho e número dos adenomas. Para lesões neoplásicas de baixo risco, ou seja, adenomas menores que 1 cm, com histologia favorável e em número menor que três, recomenda-se colonoscopia, após ressecção completa em exame inicial, preferencialmente em 5 anos ou até 10 anos. Para pacientes com adenoma avançado ou de maior risco (presença de mais de 3 adenomas) com ressecção completa em exame inicial, recomenda-se intervalo de 3 anos para colonoscopia de controle. Para lesões sésseis ressecadas em fatias ou pólipo maligno ou com displasia de alto grau, recomenda-se controle em 3 a 6 meses.

Pacientes com história de CCR

A Colonoscopia é obrigatória antes da ressecção do CCR ou, quando o exame inicial for incompleto ou não for possível, deve ser realizada 3 a 6 meses após, para afastar lesões sincrônicas.

Acompanhamento anual não melhora a sobrevida. O acompanhamento por colonoscopia 3 anos após ressecção curativa foi considerado pouco seguro, sendo recomendado o primeiro controle em 1 ano, com maior chance para ressecção curativa em doença recorrente e, se normal, em 3 anos e posteriormente a cada 5 anos.

Pacientes com história pessoal de câncer de mama, endométrio ou ovário

Pacientes com câncer de endométrio ou de ovário sincrônico ou metacrônico com CCR devem ser encaminhados para investigação de síndrome de Lynch.

Em relação ao rastreamento específico para essa população, não existem evidências para qualquer diferenciação de rastreamento em relação às pessoas de risco médio.

Pacientes com doença inflamatória intestinal

A colite crônica na doença inflamatória intestinal aumenta o risco do CCR e existem evidências indiretas de que o rastreamento por colonoscopia com biópsias múltiplas reduz a mortalidade por CCR em pacientes com doença inflamatória intestinal. O rastreamento por colonoscopia deve ser realizado a cada 1 a 2 anos e iniciado após 7 a 8 anos da colite ulcerativa ou imediatamente na colangite esclerosante ou após 15 anos na colite esquerda ou a cada 1 a 2 anos após 8 a10 anos na colite de Crohn. Se displasia de baixo ou alto grau for encontrada em adenoma, polipectomia poderá ser realizada, com acompanhamento mais precoce, e se encontrada em pólipo não ressecável ou displasia de alto grau em mucosa plana, a proctocolectomia está indicada. A cromoscopia está indicada para melhor detecção de lesões planas ou deprimidas.

História familiar de CCR ou de adenoma colorretal, considerados de alto risco

Parentes de primeiro grau de indivíduos com CCR ou adenoma apresentam risco aumentado de CCR e devem ser seguidos por colonoscopia a cada 5 anos a partir dos 40 anos de idade ou 10 anos abaixo da idade do diagnóstico do CCR em seu familiar mais jovem. O risco é ainda maior se mais de um parente de primeiro grau acometido com CCR ou se diagnosticado antes dos 45 anos de idade.

Condições especiais

Rastreamento na polipose adenomatosa familiar

A Sociedade Americana de Endoscopia Gastrointestinal (ASGE) recomenda sigmoidoscopia anual de triagem em todos os pacientes com uma mutação positiva do gene APC, a partir de idades entre 10 e 12 anos até 40 anos de idade. Se não forem detectados pólipos neste período, o paciente pode ser submetido ao rastreamento a cada 3 a 5 anos. A colonoscopia deve ser realizada anualmente em pacientes com a forma atenuada da FAP graças a um alto risco de lesões proximais e adenomas múltiplos.

Rastreamento na síndrome hereditária de câncer colorretal não polipose (HNPCC)

A ASGE recomenda colonoscopia a cada 1-2 anos, com início em idades entre 20 e 25 ou 10 antes da idade de diagnóstico do caso mais jovem da família.

A partir dos 40 anos, recomenda-se colonoscopia anual.

Manejo dos pólipos epiteliais

O termo pólipo não é sinônimo de adenoma. Os pólipos mais comuns são os adenomas e os pólipos hiperplásicos. Embora esses tendem a coexistir, apenas os adenomas ocorrem em todo o intestino, enquanto os pólipos hiperplásicos são mais frequentes no cólon distal e reto. Os adenomas são classificados de acordo com a arquitetura histológica em tubular, tubuloviloso e viloso. Eles podem ser diminutos (1-4 mm de diâmetro), pequenos (5-9 mm) ou grandes (10 mm ou mais). Eles também são classificados de acordo com o grau de displasia epitelial, como leve, moderado e grave; ou, alternativamente, como displasia de baixo e alto graus. Os termos displasia "grave" ou de "alto grau" são termos usados em preferência a "carcinoma *in situ*".

Os pólipos diminutos podem ser numerosos demais para serem ressecados na sua totalidade. Em indivíduos com múltiplos pequenos pólipos, uma amostra de, pelo menos, três deve ser ressecada para análise histológica.

Os pólipos devem ser sempre removidos. Pólipos sésseis podem exigir uma remoção do tipo *piecemeal*, mas isso pode dificultar a avaliação histopatológica.

O manejo de pólipos malignos está bem estabelecido, mas deve-se levar em conta os aspectos histopatológicos antes de se considerar o procedimento como curativo, por exemplo, lesões pouco diferenciadas devem ter uma abordagem complementar pelo risco de metástases. Os fatores relacionados com um bom prognóstico na polipectomia para lesões malignas são: margens livres, subtipo histológico bem ou moderadamente diferenciado, ausência de invasão linfática ou venosa e relato endoscópico de pólipo totalmente excisado.

O Estudo Nacional Americano de Pólipo defende um intervalo de três anos para a reendoscopia, considerando que as taxas de recidiva do adenoma não foram maiores em intervalos de 3 anos quando comparadas a intervalos de um ano. No entanto, deve-se levar em conta a conduta de acordo com a estratificação de risco para o desenvolvimento de CCR (ver tópico "Rastreamento do Câncer Colorretal").

QUIMIOPREVENÇÃO

A quimioprevenção consiste no uso de agentes farmacológicos para prevenir ou inibir o desenvolvimento da carcinogênese. Essa intervenção pode dar-se em quaisquer dos níveis que envolvam a carcinogênese, desde as anormalidades moleculares que ocorrem nas células epiteliais morfologicamente normais até o estágio de carcinoma invasivo. Entretanto, em contraste com o tratamento quimioterápico, o objetivo não é a cura de um tumor já desenvolvido. A quimioprevenção também pode ser usada, secundariamente, para reduzir o risco de recidiva ou formação de novos tumores em pacientes já tratados por câncer retal. Na prevenção primária ou secundária, a eficácia e baixa toxicidade do agente utilizado precisam ser demonstradas antes de sua administração a uma população. Atualmente, não há evidências suficientes para que qualquer agente seja utilizado na prática clínica diária com esse intuito. Os estudos duplo-cegos, randomizados e controlados em andamento, de vários candidatos a esse papel na quimioprevenção do câncer colorretal, contribuirão para confirmação da eficácia dessas drogas.

Aspirina e outros anti-inflamatórios não esteroidais

São inúmeras as evidências experimentais e epidemiológicas que mostram a eficácia na quimioprevenção do câncer colorretal dessa classe de medicamentos. Vários estudos tipo caso-controle e coorte investigaram a relação entre o consumo de aspirina ou outros anti-inflamatórios não esteroidais e câncer colorretal ou pólipos. Ainda, vários outros foram conduzidos em pacientes com artrite reumatoide que regularmente consomem anti-inflamatórios não esteroidais e aspirina. Os dados da maioria dos estudos de caso-controle e coorte, incluindo mais de 20.000 casos de câncer colorretal e mais de 2.000 casos de pólipos colorretais, mostram que o consumo de aspirina e/ou anti-inflamatórios não esteroidais está associado à redução na incidência de pólipos colorretais e câncer. Entretanto, a natureza causal dessa associação não pode ser positivamente assegurada. O primeiro estudo a mostrar que o consumo regular de aspirina atuava de forma significativa na proteção (40% proteção) contra o CCR foi o estudo australiano Melbourne de Câncer Colorretal, que analisou 715 pacientes e 727 controles (Kune G *et al.*, 1998). A partir desse relatório, inúmeros estudos do tipo caso-controle e estudos de coorte têm apoiado essa associação. O estudo randomizado controlado americano, Dartmouth, comparou o uso de aspirina na dose 80 mg/dia *versus* placebo e mostrou uma redução de 19% na incidência de adenoma colorretal. Em um estudo paralelo em pacientes tratados por CCR, a aspirina na dose de 325 mg/dia foi eficaz na redução da incidência metacrônica de adenomas durante o acompanhamento. Os inibidores específicos da ciclo-oxigenase-2 (COX-2) foram desenvolvidos para minimizar os efeitos colaterais da aspirina e dos AINEs. Estudos recentes têm mostrado que essa classe de medicamento diminui o número de pólipos duodenais e retais em pacientes com FAP. Estudos com rofecoxib foram bem-sucedidos na tentativa de cumprir seu principal objetivo de reduzir a proporção de pacientes com adenomas de "alto risco". No entanto, dois dos maiores estudos internacionais com inibidores de COX-2 foram abortados por risco aumentado de infarto do miocárdio e acidente vascular encefálico após 18 meses de tratamento.

Atualmente, em populações de risco para câncer colorretal e, no contexto do uso regular do rastreamento com colonoscopia, a quimioprevenção não é custo-efetivo pelos altos gastos aliados aos efeitos colaterais potenciais.

Vitaminas

Inúmeras propriedades sugerem que antioxidantes e carotenoides possuem valor como agentes quimioprotetores. No estudo americano CPS II, o histórico pessoal de uso de polivitamínicos esteve associado à redução do risco de câncer colorretal. No clássico estudo Nurses' Health Study, o menor risco de CCR foi encontrado nos indivíduos com suplementação de vitaminas nos últimos 15 anos. Nestas pessoas, o câncer colorretal esteve reduzido em 75%. Ainda, demonstrou-se que o uso de polivitamínicos contendo folato por um período maior que 5 anos reduziu o risco de câncer CCR em, aproximadamente, 50%, sendo que dietas ricas em folato estão associadas a baixo risco de câncer colorretal e pólipos adenomatosos. A suplementação dietética com ácido fólico reduziu a incidência de câncer colorretal induzido em modelos animais. A avaliação do papel do folato na carcinogênese colorretal ainda é motivo de pesquisa em estudos fase III americanos, entretanto, a suplementação sistemática com folato em cereais, farinha e arroz já é realizada nos Estados Unidos. Por outro lado, vários estudos avaliaram o papel do betacaroteno e da vitamina C ou E na quimioprevenção do câncer colorretal. Os resultados mostraram que a suplementação dietética com 25 mg de betacaroteno, 1 g de vitamina C e 400 mg de vitamina E é inefetiva na tentativa de diminuir a recidiva de pólipos adenomatosos.

Outras substâncias

Recentemente, um número grande de substâncias tem sido alvo de estudos. A terapia de reposição hormonal na menopausa foi inicialmente apontada como tendo possível efeito protetor, mas atualmente não é indicada na quimioprevenção do câncer colorretal, face ao aumento do risco de outros cânceres, como o de mama. As estatinas têm sido apontadas como possíveis substâncias protetoras, mas o nível de evidência do real benefício a longo prazo é incerto, contrapondo com seu efeito tóxico no uso prolongado. O ácido ursodeoxicólico, vitamina D, extrato de soja, extrato de chá verde são substâncias em estudo, mas sem evidências que validem seu uso.

A mensagem para prevenção do câncer colorretal na população em geral deve permanecer como sendo a manutenção de dieta balanceada, ingestão de diferentes grupos alimentares e atividade física moderada de rotina.

APRESENTAÇÃO CLÍNICA

Infelizmente, a maioria dos pacientes com câncer colorretal é diagnosticada por sinais e sintomas que denotam doença em um estágio não inicial. A hemorragia é o sintoma mais comum no câncer do reto, ocorrendo em 60% dos pacientes. O sangramento geralmente é atribuído a outras causas (p. ex.: hemorroidas), especialmente se o paciente tiver uma história de outras patologias retais. Sangramento abundante e anemia são raros. O sangramento pode ser acompanhado pela eliminação de muco e ajudar na suspeita diagnóstica.

Mudança no hábito intestinal está presente em 43% dos pacientes, mas na maioria dos casos as alterações não são evidentes em razão das características retais de reservatório, mascarando a presença de pequenas lesões. Quando a alteração ocorre muitas vezes é na forma de diarreia, particularmente se o tumor tiver um grande componente viloso. Estes pacientes podem ter hipocalemia, como mostrado em estudos laboratoriais. Alguns pacientes podem experimentar uma mudança no calibre das fezes (fezes em fita). Tumores localizados no reto baixo podem causar uma sensação de evacuação incompleta e tenesmo. Outros sintomas inespecíficos, como náuseas, vômitos, constipação e perda ponderal, podem estar presentes. A obstrução e perfuração não são incomuns na apresentação do câncer de reto. Ambas as situações denotam pior prognóstico. De maneira geral, a seguinte distribuição de sintomas é encontrada: dor abdominal – 44%; alteração do hábito intestinal – 43%; hematoquezia ou melena – 20%; anemia exclusiva – 11% e perda ponderal – 6%.

DIAGNÓSTICO E ESTADIAMENTO

A impressão geral da situação individual de cada paciente é de significância extrema na decisão terapêutica a ser adotada, principalmente no que concerne a decisões intraoperatórias, opção por terapia neoadjuvante e limite da radicalidade adotada. Nem todos os pacientes serão candidatos à cirurgia. Por exemplo, pacientes com doença metastática irressecável e com tumores primários assintomáticos beneficiam-se de terapia não cirúrgica. A anamnese completa, incluindo história familiar detalhada e o exame físico completo, deve ser realizada. Faz-se necessário durante a anamnese, incluir o aspecto referente à defecação e continência fecal.

No exame físico é mandatório inspeção da região anal e exame digital. O câncer retal é tocável em 40-80% dos casos, sendo que o toque retal ajuda na avaliação da dimensão tumoral, localização, distância tumoral da margem anal e fixação tumoral. Isso é de particular importância na decisão individual de cirurgia preservadora de continência ou ressecção interesfincteriana. De forma corrente, várias modalidades de exames existem para a avaliação e estadiamento do câncer de reto. Uma combinação de modalidades, envolvendo tomografia computadorizada (TC), ressonância magnética (RM) e ecografia endorretal, é utilizada para avaliar a extensão da neoplasia em questão. Entretanto, a escolha dos métodos empregados é influenciada pela experiência profissional, *guidelines* e disponibilidade dos métodos. Os métodos de imagem na avaliação do câncer retal possuem papel crucial na otimização, por exemplo, do uso da radioterapia.

Nos pacientes com câncer de reto, devem ser realizados, como protocolo mínimo, de forma rotineira na abordagem pré-operatória, os seguintes exames: hemograma completo, coagulograma, eletrólitos e enzimas hepáticas, marcadores tumorais, parcial de urina, eletrocardiograma, radiografia de tórax, tomografia de abdome superior e pelve, ecografia endorretal e colonoscopia.

Marcadores tumorais

Na abordagem inicial do paciente, o antígeno carcinoembrionário (CEA) e, possivelmente também, o CA 19-9 devem ser determinados. O objetivo principal da avaliação do valor inicial desses marcadores é compará-los aos resultados pós-operatórios. Consequências terapêuticas imediatas podem surgir, se o valor inicial do CEA é muito alto. Valores acima de 25 ug/L levam à suspeição de doença metastática, e valores acima de 50 ug/L podem ser considerados como prova de doença metastática.

Colonoscopia

O exame completo do reto e do cólon inteiro até o ceco deve ser realizado. O exame endoscópico é a medida mais importante para localização do tumor e exclusão de adenomas sincrônicos (frequência de 25-50%) bem como carcinomas sincrônicos (frequência de, aproximadamente, 4%). Se a realização da colonoscopia completa no pré-operatório for impossível pela estenose tumoral, ela deve ser realizada no pós-operatório ou, ainda, pode-se realizar a colonoscopia virtual. Na determinação do limite inferior da lesão retal, é recomendável que, associado à colonoscopia, o próprio cirurgião execute a endoscopia do paciente com retoscópio rígido. Isso diminui a chance de que a distância da lesão até a margem anal seja superestimada nas medidas tomadas com o instrumento flexível.

Ecografia

A ecografia de abdome é utilizada para avaliação quanto a metástases hepáticas, ascite, adenopatia e comprometimento do omento (*omental cake*). A taxa de falso negativo reportado está em torno de 8%. A técnica, ainda que de baixo custo e amplamente disponível, é operador-dependente. A ecografia intraoperatória é raramente utilizada, à exceção quando a ressecção de metástases hepáticas sincrônicas é planejada. O rápido avanço nas técnicas de imagem fez com que a ecografia perdesse um pouco seu valor, em detrimento de exames de melhor acurácia.

Radiografia de tórax

Deve ser tomada em dois planos. A radiografia torácica é geralmente suficiente para excluir metástases pulmonares. Não há dúvidas de que a tomografia computadorizada de tórax (TC) possui sensibilidade maior. Entretanto, considerando a pequena dimensão das lesões não observadas à radiografia de tórax simples, a sua especificidade é muito baixa. Além disso, o diagnóstico de pequenas lesões intrapulmonares dificilmente será contraindicação à remoção da lesão primária.

Ecografia endorretal

A ecografia endorretal possui maior sensibilidade para os tumores precoces do reto T1 e T2 com acurácia de 69 a 97% sendo ainda útil no acompanhamento do paciente submetido à cirurgia transanal. Essa técnica de avaliação possui limitações na distinção entre as lesões T2 e T3. Em metanálise com 11 estudos, demonstrou-se que a sensibilidade para tumores superficiais foi maior do que nas lesões avançadas. Outra metanálise com 84 estudos mostrou que a ecografia endorretal é algo superior na avaliação do envolvimento locorregional, como linfonodos, entretanto, não houve diferença estatística significativa quando comparado a outras técnicas de imagem, como a ressonância magnética. A avaliação linfonodal com a ecografia endorrretal tridimensional possui acurácia próxima a 75%; sendo que, na avaliação locorregional do tumor retal, mostrou-se superior à tomografia e à ecografia bidimensional.

Tomografia computadorizada

A tomografia de tórax, abdome e pelve é utilizada para detecção de doença metastática. Entretanto, não é considerada como opção inicial de escolha, quando o objetivo é a avaliação da infiltração tumoral na parede do reto. A acurácia da tomografia na avaliação de pacientes com doença locorregional avançada oscila entre 80 a 95%. Essa acurácia, por outro lado, cai a 63% quando considerado um espectro maior de lesões. A sensibilidade no estudo do comprometimento linfonodal varia de 55 a 70%. Em metanálise englobando 5.000 pacientes, a tomografia mostrou uma acurácia de 73% na avaliação do T e de 22 a 73% na avaliação nodal.

Ressonância magnética

A ressonância magnética é utilizada de forma rotineira no estadiamento pré-operatório do câncer de reto, fornecendo avaliação adequada do tumor e da fáscia mesorretal adjacente. Essa técnica identifica pacientes de risco para recidiva local e aqueles que se beneficiam da terapia neoadjuvante. Quando comparada à tomografia e à ecografia, a RM possui maior capacidade de avaliação da extensão local da doença, planejamento da radioterapia, avaliação de alterações pós-operatórias e recidiva pélvica. A avaliação da doença linfonodal permanece um desafio com a RM. A acurácia na avaliação linfonodal mostrou-se variável, ainda que o uso de partículas de óxido de ferro mostre-se promissor nessa questão, como observado em estudos em cânceres de cabeça e pescoço. A ressonância magnética mostrou-se útil na avaliação da doença locorregional avançada provendo definição clara do mesorreto e da fáscia mesorretal. Com o advento da bobina endorretal, a acurácia no estadiamento do T está entre 70 e 90%.

O monitoramento de resposta terapêutica e recidiva pós-operatória são questões de grande importância no que se refere ao uso dessa modalidade de exame complementar. A ressonância magnética por difusão e perfusão (dRM) é uma nova técnica de imagem que incide sobre as propriedades microscópicas do tecido tumoral, em vez de sua extensão macroscópica. A técnica da ressonância por difusão baseia-se no movimento de translação das moléculas de água, que está intimamente relacionado com alterações dos tecidos biológicos. Alterações características no coeficiente de difusão aparente (ADC) têm sido relatadas para o tecido normal, tumoral, fibrose e necrose. Assim, um modelo cinético é utilizado para calcular os parâmetros de perfusão do tumor, como o fluxo sanguíneo, volume, permeabilidade capilar e tempo de trânsito do contraste. Os estudos atuais mostram que a ressonância magnética por difusão possui maior acurácia diagnóstica que o uso de RM convencional na avaliação do câncer retal tratado com terapia neoadjuvante e nos casos de suspeita de recidiva. No uso da dRM, a avaliação de resposta após o tratamento neoadjuvante também tem-se mostrado promissor.

Tomografia com emissão de pósitron

A imagem funcional, que fornece dados sobre o comportamento biológico do tumor, tem potencial para aumentar a informação obtida a partir de estudos transversais. Por exemplo, a tomografia por emissão de pósitrons (PET) pode identificar as células malignas através do aumento da concentração de fluorodesoxiglicose (FDG). Isso pode ajudar a identificar a doença residual ou recorrente, bem como prever a resposta do tumor à terapia adjuvante. No entanto, a resolução espacial do PET é baixa, falso-positivos podem ocorrer com inflamação pós-cirúrgica e modificações teciduais resultantes da radioterapia.

A fluorodesoxiglicose é o traçador mais comumente utilizado no PET. O FDG/PET é principalmente utilizado na avaliação da recidiva local e da doença metastática, quando técnicas convencionais não são esclarecedoras. Nesses casos, a sensibilidade e a especificidade são de 96 e 93% respectivamente.

Apesar de estudo recente, conduzido por Geahart com 37 pacientes, ter mostrado que a conduta inicial foi alterada com a utilização do PET-CT em 27% dos casos nas lesões de reto baixo, essa modalidade de exame não é utilizada como técnica inicial de estadiamento do câncer retal.

Outra abordagem funcional é imunocintilografia, que utiliza anticorpos monoclonais radiomarcados, tendo o CEA como alvo. Em decorrência de sua alta especificidade, mas baixa sensibilidade/precisão, é usado como um teste de segunda linha na detecção de recidiva local. A combinação de medicina nuclear e estudos radiológicos, como PET-RM, efetivamente, irá unir os melhores aspectos das imagens metabólicas e anatômicas e aumentar a acurácia do estadiamento e diagnóstico da recidiva.

ESTADIAMENTO TNM

O sistema de estadiamento TNM proposto pela AJCC/UICC é o sistema atualmente utilizado no estadiamento do câncer colorretal. O antigo sistema modificado da classificação de Dukes, proposto por Astler-Coller, não é mais utilizado. A seguir, transcrevemos a classificação TNM em sua sexta edição (Quadro 1).

Quadro 1. Estadiamento TNM

T – TUMOR	
T0	Não há evidência de tumor primário
Tis	Carcinoma *in situ*: intraepitelial ou invasão da lâmina própria[1]
T1	Tumor que invade a submucosa
T2	Tumor que invade a muscular própria
T3	Tumor que invade além da muscular própria, alcançando a subserosa ou os tecidos pericólicos ou perirretais, não peritonizados
T4	Tumor que invade diretamente outros órgãos ou estruturas e/ou que perfura o peritônio visceral[2,3]
N – LINFONODOS REGIONAIS	
NX	Os linfonodos regionais não podem ser avaliados
N0	Ausência de metástase em linfonodos regionais
N1	Metástase em 1 a 3 linfonodos regionais
N2	Metástase em 4 ou mais linfonodos regionais
M – METÁSTASE A DISTÂNCIA	
MX	A presença de metástase a distância não pode ser avaliada
M0	Ausência de metástase a distância
M1	Metástase a distância
PTNM – CLASSIFICAÇÃO PATOLÓGICA	
As categorias pT, pN e pM correspondem às categorias T, N e M	
pN0	O exame histológico do espécime de uma linfadenectomia regional incluirá, geralmente, 12 ou mais linfonodos. Se os linfonodos forem negativos, mesmo que o número geralmente examinado seja não encontrado, classifica-se como pN0
GRUPAMENTO POR ESTÁGIOS	
Estágio 0	Tis N0 M0
Estágio I	T1, T2 N0 M0
IIA	T3 N0 M0
IIB	T4 N0 M0
Estágio IIIA	T1, T2 N1 M0
IIIB	T3, T4 N1 M0
IIIC	Qualquer T N2 M0
Estágio IV	Qualquer T Qualquer N M1

Notas:
1. Tis inclui as células neoplásicas confinadas à membrana basal glandular (intraepitelial) ou à lâmina própria (intramucoso), sem extensão pela muscular da mucosa e sem alcançar a submucosa.
2. No T4, a invasão direta inclui a invasão de outros segmentos do cólon e reto através da serosa, p. ex.: invasão do cólon sigmoide por um carcinoma do ceco.
3. O tumor que é aderido a outros órgãos ou estruturas, macroscopicamente, é classificado como T4. Entretanto, quando não existe tumor na superfície de aderência, microscópica a classificação deve ser pT3.

Nota: Um nódulo tumoral localizado no tecido adiposo perirretal ou pericólico, sem evidência histológica de linfonodo residual no nódulo, é classificado na categoria pN como metástase em linfonodo regional se o nódulo tiver a forma e o contorno liso de um linfonodo. Se o nódulo tiver um contorno irregular, ele deve ser classificado na categoria T e também codificado como V1 (invasão venosa microscópica) ou V2, se ele for macroscopicamente evidente, pois existe uma forte probabilidade que represente uma invasão venosa.

TRATAMENTO CIRÚRGICO

Planejamento cirúrgico: o papel do cirurgião na definição da estratégia

O manejo do câncer retal evoluiu nas últimas décadas. Uma vez que o câncer de reto seja diagnosticado, a avaliação pré-operatória deve obrigatoriamente ser realizada de forma a garantir a melhor conduta terapêutica. A avaliação pré-operatória dos pacientes é a base da abordagem cirúrgica, cujos resultados, ainda hoje, constituem a variável que melhor se relaciona ao prognóstico destes pacientes. Ao longo das últimas três décadas, a melhora das curvas de sobrevida acompanha o aumento das taxas de ressecção cirúrgica R0, sendo que a cirurgia tradicional para o câncer retal está associada a altas taxas de recidiva local, que varia de 5 a 20%. O papel do cirurgião consiste em obter êxito na ressecção do espécime tumoral com margens livres (R0). Entretanto, com a combinação de cirurgia de alta qualidade, utilizando a excisão total do mesorreto, terapia neoadjuvante e tratamento adjuvante, houve significativa redução nos índices de recidiva e melhora da nas taxas de sobrevida.

Em geral, o cirurgião é responsável por decidir qual será a intenção da cirurgia (curativa ou paliativa) e qual o tratamento ou tratamentos serão empregados. Para tomar essas decisões, ele deve considerar, cuidadosamente, as informações do estadiamento clínico contrapondo, com o plano operatório, os possíveis desafios técnicos e os possíveis prejuízos funcionais.

A história do tratamento de um câncer anterior pode influenciar na escolha da terapia, seja pela presença de lesões sincrônicas ou doença metastática irressecável ou histopatologia desfavorável. Não raro, o tratamento ideal não é viável, quer graças a fatores de risco do paciente e comorbidades, ou porque o paciente se recusa a aceitar o tratamento proposto e sua morbidade associada (p. ex.: uma colostomia permanente) e, eventualmente, o tratamento escolhido representa um compromisso. O cirurgião experiente pode aconselhar o paciente sobre as opções terapêuticas, expectativas realistas e prognóstico provável e obter o consentimento informado para prosseguir com um protocolo de tratamento que é individualizado para as especificidades de um determinado caso.

Os pacientes com doença metastática sincrônica devem ter uma abordagem individualizada. Compete, ainda, ao cirurgião, determinar se a doença como um todo (sítio primário e metastático) é passível de ressecção cirúrgica, seja em um ou mais tempos, ou ainda se a doença metastática inicialmente irressecável é passível de ressecção após terapia de conversão, como veremos adiante. Na doença metastática sincrônica avançada, definida pelo cirurgião como irressecável, ou seja, sem indicação de quimioterapia "de conversão", visando à ressecção, não há indicação de tratamento local com intuito neoadjuvante, a não ser com objetivo de controle dos sintomas locais, já que o tratamento da doença local não impactará na sobrevida.

Quando se almeja a ressecção da doença metastática, o tratamento local deve seguir os mesmos princípios da abordagem multimodal com radioterapia neoadjuvante visando a melhor controle local, controle dos sintomas e aumento das taxas de preservação esfincteriana.

A prática moderna do tratamento do câncer retal avançado exige a abordagem cirúrgica por cirurgião especialista e experiente, onde cirurgião, oncologista clínico e radioterapeuta devem discutir conjuntamente a estratégia combinada antes do início do tratamento. Nesse cenário, o papel do cirurgião especialista, no sentido de classificar a doença como ressecável, potencialmente ressecável ou irressecável, é fundamental para o sucesso terapêutico.

Preparo pré-operatório

Estoma

Na avaliação pré-operatória da cirurgia retal devemos considerar que qualquer paciente é potencial candidato a estoma, sendo assim, todos eles devem ser alertados sobre essa possibilidade pelo cirurgião. A diferença entre o estoma temporário e as condições permanentes deve ser claramente explicada. Ainda, se há uma chance razoável de um estoma, o paciente deve, sempre que possível, ser visto no pré-operatório com o objetivo de programação da mesma.

Essa abordagem pré-operatória serve a vários propósitos, entre eles a escolha do local do estoma, a identificação do papel da enfermeira estomaterapeuta, a avaliação de fatores físicos, sociais, psicológicos e culturais, e o início do ensino ao paciente em relação aos cuidados com o estoma, e seleção do local para confecção do estoma.

Preparo do cólon

Em pacientes submetidos à cirurgia eletiva para câncer colorretal, que não tenham uma obstrução intestinal, o preparo intestinal mecânico é geralmente administrado. Um estudo retrospectivo comparando o preparo ambulatorial e aquele realizado na internação demonstrou que a preparação ambulatorial é segura e eficaz, exceto naqueles pacientes com múltiplas comorbidades associadas.

Existe uma grande variedade de artifícios empregados na preparação mecânica do intestino. Mais frequentemente observa-se o uso de preparações com base em polietiloglicol e fosfato de sódio. Ambos costumam ter resultado satisfatório, com vários ensaios clínicos randomizados, demonstrando sua efetividade. Em decorrência da espoliação hidreletrolítica, o uso de fosfato de sódio não é recomendado nos idosos.

Na literatura, considerando-se estudos prospectivos e retrospectivos, encontramos resultados conflitantes em relação ao papel e importância do preparo mecânico do cólon. Quatro estudos randomizados compararam preparação mecânica à ausência de preparo. Não houve diferença nas taxas de fístula (4 vs. 2%); taxas de infecção (6 vs. 5%) ou recuperação da função colônica entre os grupos. Ainda, uma revisão sistemática da base de dados da Cochrane, com 1.159 pacientes em seis estudos randomizados controlados, mostrou que o preparo colônico profilático não oferece benefício.

Assim, consideramos que o preparo mecânico intestinal na cirurgia colorretal eletiva não é necessário, mas pode ser considerado na presença de situações técnicas previsíveis, onde o conteúdo fecal não é desejado, como, por exemplo, nas anastomoses do reto baixo.

Transfusão sanguínea

Aproximadamente 50% dos pacientes submetidos à cirurgia para o câncer colorretal são transfundidos no período perioperatório. Não está claro se existe um risco aumentado de recidiva do câncer colorretal relacionado com os pacientes transfundidos. Enquanto alguns estudos prospectivos e retrospectivos têm mostrado aumento da incidência de recidiva, outros não mostram essa relação.

Profilaxia de tromboembolia

Todos os pacientes submetidos à cirurgia para câncer colorretal devem receber profilaxia para a doença tromboembólica. O uso de heparina não fracionada, heparina de baixo peso molecular e compressão intermitente da panturrilha são eficazes na redução da incidência de eventos tromboembólicos.

Antibioticoprofilaxia

Todos os pacientes tratados cirurgicamente por neoplasia maligna do reto requerem o uso de antibiótico profilático. Uma única dose intravenosa pré-operatória de cefalosporina e metronidazol constitui regime eficaz, mas outros esquemas de monoterapia também são igualmente eficazes.

Song et al., em uma análise sistemática recente, e outra metanálise de estudos randomizados do uso de antimicrobianos profiláticos na cirurgia colorretal, não encontraram nenhuma diferença significativa nas taxas de infecção comparando regimes de dose única a esquemas de doses múltiplas de antimicrobianos.

A redução da dosagem de antibióticos reduz o custo, os potenciais riscos de toxicidade e efeitos colaterais adversos e o risco de desenvolvimento de resistência bacteriana.

Anatomia cirúrgica do reto

Anatomicamente, o reto tem seus limites bem definidos, mas cirurgicamente existe controvérsia em relação ao seu limite superior (ver tópico Definição). Atualmente considera-se que o reto é dividido em uma porção intraperitoneal e outra extraperitoneal, abaixo da reflexão peritoneal. Embora conceitualmente o reto seja desprovido de um mesorreto peritonizado, o tecido conectivo areolar que reveste o reto extraperitoneal é chamado de mesorreto e envolto por uma fáscia mesorretal, constituindo uma estrutura única, do ponto de vista cirúrgico. Em sua porção anterior a fáscia apresenta íntimo contato com o aparelho urogenital, constituindo um elemento retovaginal nas mulheres e retoprostático (fáscia de Denonvilliers) nos homens. Posteriormente, a fáscia mesorretal constitui-se em importante plano de dissecção com os elementos vasculares e nervosos que encontram-se à frente do sacro, envoltos pela fáscia parietal pré-sacral. A mobilização retal oncológica contempla a dissecção extramesorretal, mantendo a fáscia mesorretal íntegra, com preservação dos plexos nervosos pré-sacrais.

O reto é irrigado por três pedículos amplamente comunicados, o pedículo retal superior, ramo da mesentérica superior; o pedículo retal médio, ramo da artéria hipogástrica, e o pedículo retal inferior, ramo da artéria pudenda interna. A drenagem venosa acompanha a irrigação arterial com a particularidade da formação do sistema hemorroidário venoso ao nível do canal anal.

Na prática da cirurgia retal os três pedículos devem ser ligados. O pedículo superior é tratado com a ligadura da artéria mesentérica inferior, o pedículo médio é ligado durante a dissecção mesorretal lateral, e o pedículo inferior não tem tanta importância cirúrgica em razão do pequeno calibre dos vasos, cuja dissecção elétrica geralmente é suficiente para a hemostasia.

O sistema linfático acompanha os vasos sanguíneos, com a mesma divisão em superior, médio e inferior. A principal cadeia de drenagem faz-se pela via superior para os linfáticos mesentéricos inferiores. O reto extraperitoneal é drenado pelos linfáticos superiores e laterais, sendo que esses drenam para as fossas obturadoras. As porções mais distais do reto são drenadas tanto pelos linfáticos médios, quanto por cadeias distais que por sua vez drenam para linfondos inguinais. Existem dois tipos de inervação do reto e canal anal: um sistema nervoso vegetativo, constituído por fibras simpáticas e parassimpáticas, e um sistema nervoso somático, responsável por uma parte da inervação sensitiva e inervação dos músculos estriados da continência (elevadores do ânus). A inervação simpática é constituída por um plexo com origem na altura da artéria mesentérica inferior (que pode ser dissecado e preservado na manobra da ligadura da artéria), constituindo o plexo hipogástrico superior, que divide-se em nervos hipogástricos direito e esquerdo ao nível da bifurcação da aorta. Esses nervos percorrem a parede pélvica em situação posterolateral, unindo-se aos nervos parassimpáticos aos níveis S2, S3 e S4 e constituindo o plexo hipogástrico inferior. A individualização do plexo hipogástrico inferior é mais difícil de ser realizada em razão de o mesmo formar uma fina trama medial aos vasos ilíacos. O conhecimento dessa anatomia nervosa é crucial na realização da cirurgia neuropreservadora, seja durante a mobilização do reto, seja nas dissecções linfonodais.

Princípios técnicos

Margens de ressecção

O estado das margens de ressecção, particularmente das margens distal e radial, é um determinante crítico da taxa de falha local.

- *Margem distal:* a margem de ressecção distal ideal para tratamento cirúrgico do câncer retal permanece controversa. Embora a primeira linha de propagação do câncer retal seja acima dos vasos linfáticos, tumores do reto intraperitoneal tem uma disseminação peculiar, por via distal intramural e pela rede linfática extramural do mesorreto. Em uma revisão retrospectiva de 627 pacientes tratados com intenção curativa com uma ressecção anterior baixa, a margem distal exígua, como uma variável contínua, foi um fator de risco significativo para a recidiva local em menos de 2 anos (5 vs. 2%) em comparação a uma margem livre ampla.

A indicação da ressecção abdominoperineal (RAP) para o câncer retal tem sido tradicionalmente fundamentada na necessidade de uma margem de 5 cm distal de tecido normal. No entanto, em estudos retrospectivos, margens de apenas 1 cm não foram associados a um risco aumentado de recidiva local. Disseminação intramural distal normalmente é limitada a 2 cm do tumor, a menos que a lesão seja de tipo histológico pouco diferenciado. Em uma série, em apenas 12 de 50 amostras de espécimes de RAP com margens distais maiores que 5 cm, a doença havia se disseminado além da margem da lesão em apenas três pacientes (6%) que apresentavam disseminação além de 2 cm. Os autores concluíram que uma margem "fresca" (ou pré-fixação) de 2,5 cm foi adequada em 94% dos casos. Além disso, todos os cinco pacientes com disseminação do tumor além de uma margem de pré-fixação de 1,5 cm apresentavam tumores pouco diferenciados, ou com linfonodos comprometidos, e a mortalidade foi atribuída à recidiva a distância em vez de recidiva local. Não houve diferença na sobrevivência ou nas taxas de recidiva entre os pacientes com uma margem de ressecção distal de maiores ou igual a 5 cm ou menores que 5 cm. Dados de um outro estudo prospectivo randomizado do NSABP não demonstrou diferenças significativas na sobrevivência ou recidiva local quando se compararam as margens distais de ressecção entre: menores de 2 cm, 2 - 2,9 cm, e maiores que 3 cm. Como resultado, uma margem de 2 cm distal tornou-se aceitável, enquanto uma margem proximal de 5 cm ainda é recomendada.

- *Margem radial:* a importância da obtenção de margens radiais adequadas, em adição aos esforços de se obter a margem distal ideal, só foi elucidada mais recentemente. Tal conceito foi estabelecido após o conhecimento da propagação tumoral através do mesorreto. A margem positiva circunferencial é um preditor independente de recidiva local e de sobrevida, e é a variável patológica mais importante em pacientes submetidos à quimiorradioterapia neoadjuvante. Em tumores que se disseminam além da fáscia mesorretal, ressecções alargadas, incluindo-se ressecções multiviscerais, exenterações ou ressecções ósseas, devem ser realizadas no sentido de obter margens de ressecção livres. Diversos autores consideram, como margem comprometida, uma distância menor que 1 mm do tumor à fáscia visceral mesorretal. Para o estudo das margens radiais, recomenda-se que o processamento do espécime seja realizado com essa finalidade, como propôs Quircke *et al.* (Quadro 2). Nessa metodologia, o espécime é corado, com objetivo da marcação da fáscia mesorretal, e a seguir é seccionado em secções transversais (axiais), possibilitando um melhor estudo da margem radial (Fig. 1). Heald *et al.* recomendam a metodologia proposta por Quircke sugerindo que, além de permitir uma correta auditoria do espécime, possibilita ao cirurgião monitorar seus próprios resultados e refinar sua técnica.

Na maioria dos casos a excisão mesorretal total satisfaz os critérios de margem radial, em tumores restritos ao compartimento mesorretal, como veremos a seguir.

Excisão mesorretal total (EMT)

O conceito de EMT é com base no padrão de recidiva locorregional do carcinoma retal. Tal princípio segue o padrão intuitivo histórico de que a ressecção do "mesentério retal", incluindo o aporte vascular e sua drenagem linfática, minimiza a chance de recidiva local. A clássica experiência inicial de Heald documentou uma taxa de recidiva local de 0% em 2 anos, sem o benefício da radioterapia adjuvante, em sua série de 100 casos. Uma análise independente, prospectiva, demonstrou uma taxa de recidiva atuarial de 4% em pacientes que tiveram ressecção curativa em 5 anos. Dessa maneira, Heald propôs que a EMT com precisão técnica pode oferecer resultados superiores mesmo em pacientes que receberam terapia adjuvante combinadas com a cirurgia inadequada.

Historicamente, a cirurgia convencional viola a circunferência mesorretal durante a dissecção romba, deixando mesorreto residual na pelve. Falhas locais são, na maioria das vezes, o resultado da depuração cirúrgica inadequada da margem radial. Com a cirurgia convencional, a incidência de falha local varia de 14 a 30%, (média de 25%), com ou sem radioterapia pós-operatória (RT) ou quimiorradioterapia.

A EMT em conjunto com RAR ou RAP envolve a dissecção precisa na fáscia visceral mesorretal, ressecando-se o reto e mesorreto como uma unidade intacta (Fig. 2). Ao contrário de dissecção romba convencional, o mesentério retal é dissecado sob visão direta, associando-se à preservação nervosa autonômica com hemostasia rigorosa, e evitando a violação do envelope mesorretal.

Usando esta técnica, vários grupos relataram taxas de falha local, entre 4 e 7%. Os excelentes resultados vistos na maioria, mas não em todas as séries, com EMT, podem ser atribuídos à melhor depuração lateral com a remoção de depósitos de tumor no mesentério e diminuição do risco de contaminação tumoral de um mesorreto violado.

A baixa taxa de recidiva local com EMT, mesmo em casos onde a terapia adjuvante não é realizada, levou alguns cirurgiões a questionar a necessidade rotineira de tratamento neoadjuvante com quimiorradioterapia (RQT). No entanto, o benefício da radioterapia neste cenário foi demonstrado no estudo holandês de Kapiteijn *et al.*, que randomizou 1.861 pacientes com câncer retal ressecáveis para EMT sem RQT ou EMT em um curso curto de radioterapia pré-operatória (5 Gy por dia durante cinco dias, no "estilo sueco"). Após dois anos a taxa de recidiva local foi significativamente menor no grupo irradiado (2,4 *versus* 8,2%).

Um segundo benefício da EMT é a probabilidade reduzida de disfunção geniturinária. A cirurgia retal convencional é associada a uma incidência significativa de impotência, ejaculação retrógrada e incontinência urinária, provavelmente graças à lesão dos nervos pélvicos autonômicos por dissecção romba. Disfunção erétil, ejaculação retrógrada ou ambos são observados em 25 a 75% dos pacientes tratados convencionalmente, em comparação a apenas 10 a 29% dos casos após EMT.

Essas vantagens têm levado à recomendação da EMT como abordagem obrigatória. No entanto, a realização meticulosa da EMT está associada a maior tempo operatório e maiores taxas de fístula anastomótica. Em particular, anastomoses baixas, de 3 a 6 cm da margem anal, estão associadas a taxas de fístula de até 17%. Em relação a tumores altos, fundamentando-se em estudos de disseminação tumoral, para o câncer retal intraperitoneal, a EMT só precisa abranger uma extensão de 4 a 5 cm.

É surpreendente que, apesar da ampla aceitação da EMT como um método padrão ouro da terapia cirúrgica do câncer do reto, nenhum estudo randomizado, controlado, foi realizado para cimentar o benefício da EMT. Grande parte da literatura é composta de séries retrospectivas que comparam os dados de recidiva local obtidos com a EMT com os

Quadro 2. Tipos de excisão mesorretal (modificado de Quirke)

CLASSIFICAÇÃO	CARACTERÍSTICAS
Incompleta ou grau 1	Mesorreto grosseiramente violado com exposição da muscular própria e/ou superfície da margem de ressecção muito irregular
Parcialmente completa ou grau 2	Irregularidades na fáscia mesorretal, com formação moderada de cone no espécime, mas sem exposição da muscular própria
Completa ou grau 3	Mesorreto íntegro ou com pequenas irregularidades. Fáscia mesorretal lisa, nenhum defeito com profundidade maior que 5 mm e não há formação de cone

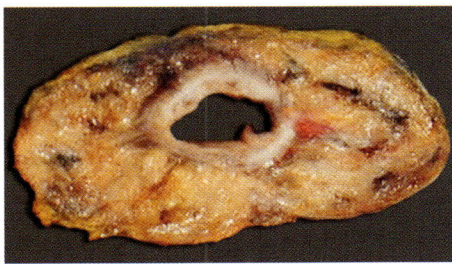

◀ **FIGURA 1.** Secção radial de espécime de proctectomia (como proposto por Quirke) com seu mesorreto intacto, revelando a margem circunferencial ideal constituída pela fáscia mesorretal.

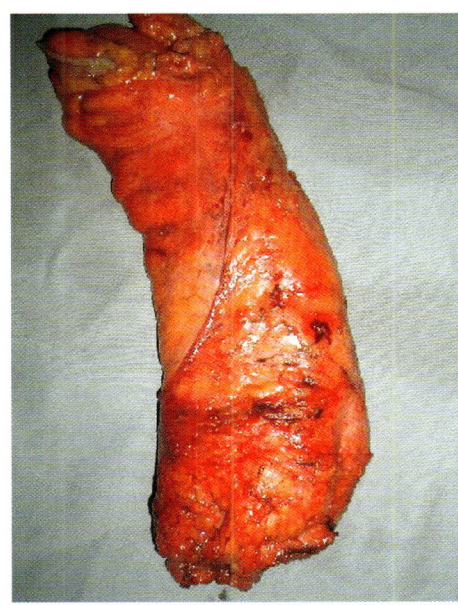

◀ **FIGURA 2.** Espécime de proctectomia com excisão mesorretal total. Notar a reflexão peritoneal e a integridade da fáscia visceral mesorretal.

resultados históricos de recidiva local de até 40%. Assim, os proponentes da EMT sugerem que estudos randomizados e controlados são desnecessários e até antiéticos, dadas as taxas consistentemente inferiores de recidiva local quando a EMT é utilizada. Dessa maneira, é improvável que tal julgamento seja realizado, dada a relativa reprodutibilidade dos dados atuais, apesar das críticas sobre sua falta de natureza robusta. Portanto, nossa opinião é que a EMT é considerada o padrão ouro na cirurgia retal atual e, a despeito de algumas críticas, não há espaço na prática cirúrgica moderna para a preferência pessoal em detrimento da excelência técnica oncológica.

Cirurgião como fator prognóstico

A ressecção cirúrgica desempenha um papel crucial no tratamento do câncer primário ou recidivado. A técnica cirúrgica bem executada, dentro de princípios bem estabelecidos, bem como a experiência e volume do cirurgião e da instituição são preditores de resultados para as taxas de recidiva local, e as taxas de cura após a cirurgia do câncer retal.

O impacto do volume cirúrgico hospitalar sobre as taxas de colostomia, a mortalidade pós-operatória e a sobrevida foram mostrados em uma série de 7.257 pacientes diagnosticados com estágios I a III do câncer retal entre 1994 e 1997. Quando os hospitais com o maior volume cirúrgico (mais de 20 procedimentos por ano) foram comparados àqueles com volumes menores (menos de sete procedimentos por ano), houve diferenças estatisticamente significativas nas taxas de colostomia (29,5 contra 36,6%), mortalidade pós-operatória (1,6 *versus* 4,8%), e na sobrevida de 2 anos (83,7 contra 76,6%). Outro estudo, o Intergroup 0114 avaliou 1.330 pacientes com câncer retal em estágios II e III. As taxas de RAP foram significativamente maiores em hospitais de baixo volume (46 *versus* 32%) comparando-se a hospitais de alto volume cirúrgico.

Linfadenectomia

A drenagem linfática do reto é dividida em três vias: a drenagem cranial, através do mesocólon até a artéria mesentérica inferior, a drenagem lateral, na topografia das fossas obturadoras, e a drenagem inferior para os linfonodos inguinais. Moriya classificou a extensão da dissecção linfonodal em quatro territórios aos quais denominou N1 a N4 (Quadro 3).

Os princípios gerais da extensão da ressecção linfonodal foram estabelecidos há algumas décadas e incluem a ligadura do pedículo vascular em sua origem com a ressecção dos linfonodos do mesentério e a excisão mesorretal total. Dessa maneira, ressecam-se as cadeias N1 e N2 da classificação de Moriya. A ligadura "alta" (na origem) ou "baixa" (após a emergência da artéria cólica esquerda) permanece um ponto controverso na literatura, já que não existe evidência de que a ligadura alta promova maior ganho de sobrevida.

Um recente estudo de metanálise analisou 23 artigos que comparavam a ligadura alta (*high ligation*) com ligadura baixa (*low ligation*), sendo 14 deles com avaliação de sobrevida. A conclusão do estudo foi a de que não há evidência suficiente para validar a ligadura alta como prática rotineira ou técnica de escolha. Além disso, a ligadura alta está associada a aumento na morbidade, em razão da diminuição da perfusão distal do coto colônico e maior risco de lesão do plexo hipogástrico superior. O estudo ainda concluiu que a ligadura baixa deveria ser o método de escolha.

Cirurgiões que realizam a ligadura alta utilizam o argumento bem validado de que o número de linfonodos na origem da artéria mesentérica inferior (cadeia N3) pode chegar a 10 linfonodos, no entanto o próprio significado prognóstico do comprometimento linfonodal da cadeia N3 permanece obscuro. Outro estudo recente avaliou o impacto dos linfonodos positivos na cadeia N3 em relação à sobrevida. Os autores analisam 229 pacientes consecutivos, onde a ligadura alta havia sido executada. Trinta e um pacientes (13,5%) apresentavam metástases no nível da origem da artéria mesentérica inferior. A análise multivariada revelou que a presença de metástase linfonodal na origem da artéria mesentérica inferior não foi associada a pior prognóstico. No entanto uma crítica ao estudo faz-se em razão do critério de inclusão de pacientes submetidos somente à ligadura alta, não comparando pacientes submetidos à ligadura baixa. De qualquer forma, o objetivo final era avaliar o impacto prognóstico do comprometimento linfonodal ao nível da emergência da artéria mesentérica inferior. Em somatório às controvérsias acerca da extensão da ressecção, permanece também a dúvida em relação ao número de linfonodos necessários para o correto estadiamento, ou seja para se definir estágio II e o impacto na sobrevida. Embora alguns autores sugiram até 30 linfonodos como o número ideal, consideramos que um mínimo de 12 linfonodos deve ser dissecado do espécime para se obter o correto estadiamento N.

Linfadenectomia lateral

O comprometimento das cadeias linfáticas laterais é frequente nos pacientes com tumores do reto distal, com relatos mostrando taxas de 10-25%. Atualmente, a grande maioria dos centros concentra-se no uso de quimiorradiação para se obter um melhor controle local, dispensando a realização da linfadenectomia lateral. As indicações para a dissecção lateral, que contempla as cadeias ao longo dos vasos ilíacos comuns e internos, têm gerado controvérsias no Japão desde os anos 1980, quando o procedimento foi relatado. Uma das questões mais importantes neste contexto é a de que um diagnóstico preciso pré-operatório do envolvimento nodal lateral continua difícil, e a dissecção profilática lateral deve produzir morbidade, incluindo disfunções urinária e sexual, com taxas de 20 a 50%. Alguns fatores de risco do envolvimento lateral, relacionados com a agressividade do tumor, como o *status* dos linfonodos do mesorreto e o grau de diferenciação tumoral têm sido relatados e são muitas vezes considerados como critérios de indicação da dissecção lateral. No entanto, existem poucos relatos sobre a adequação da dissecção lateral para o tratamento de tumores mais agressivos. Uma metanálise envolvendo 2.401 pacientes revelou que a linfadenectomia lateral não diminui a taxa de recidiva local, nem aumenta a sobrevida. Em razão desse e de outros relatos, consideramos que a linfadenectomia lateral pode ter um papel terapêutico nos pacientes com evidência clínica de comprometimento nodal lateral, e pode ser realizada mesmo após a quimiorradioterapia neoadjuvante, com o objetivo de mellhor "controle pélvico", embora, mesmo nesse cenário, sua realização é passível de questionamento em razão da falta de estudos randomizados.

Linfadenectomia estendida

A linfadenectomia estendida foi desenvolvida na década de 1950 com o objetivo de melhorar os resultados do tratamento cirúrgico do câncer retal. A dissecção contempla as cadeias linfáticas laterais e retroperitoneais. Embora a técnica tenha evoluído com o refinamento da dissecção no sentido da neuropreservação, a sua utilização tem sido motivo de amplas discussões entre autores ocidentais e japoneses.

Os cirurgiões japoneses defendem a excisão mesorretal total (EMT) combinada à linfadenectomia pélvica lateral radical e retroperitoneal alargada, também chamada linfadenectomia estendida (LE), como procedimento cirúrgico padrão, indicado em pacientes com câncer retal baixo com tumores T3/T4, onde existe um maior risco de metástase para as cadeias pélvica e retroperitoneal. Esses mesmos autores restrigem a utilização da radioterapia tanto no contexto neoadjuvante quanto adjuvante.

Embora a linfadenectomia estendida tenha sido inicialmente realizada no ocidente, atualmente a maioria dos cirurgiões ocidentais defende a excisão mesorretal total (EMT), combinada com a quimiorradioterapia, em pacientes com tumores T3/T4 ou metástase linfática. As razões que fizeram os cirurgiões ocidentais a abandonar a LE estão relacionadas com a alta morbidade do procedimento, além do conceito de que metástases para essas cadeias nodais podem representar doença sistêmica, não passíveis de cura cirúrgica, e, por último a baixa incidência de metástases nessas cadeias.

Quadro 3. Classificação das cadeias linfonodais de acordo com critérios de disseminação (Modificado de Moriya)

ESTAÇÃO LINFONODAL	DISSEMINAÇÃO SUPERIOR	DISSEMINAÇÃO LATERAL
N1	Mesorreto	Mesorreto
N2	Trajeto da artéria mesentérica inferior	Trajeto da artéria ilíaca interna
N3	Origem da artéria mesentérica inferior	Fossa obturadora
N4	Espaço para-aórtico	Trajeto das artérias ilíacas comum e externa

Apesar das divergências em torno da melhor opção terapêutica para o tratamento dos pacientes T3/T4 ou com linfonodos comprometidos, os trabalhos recentes revelam resultados de recidiva pélvica e sobrevida semelhantes às duas modalidades. Os melhores resultados obtidos no ocidente revelam uma taxa de recidiva pélvica em 5 anos de 6% e de sobrevivência de 76%, enquanto no Japão os melhores resultados para o tratamento de pacientes com adenocarcinoma retal T3/T4 com EMT mais LE revelam uma recidiva pélvica de 8,3% e uma sobrevida de 77% em 5 anos.

Embora no Japão muitos autores tenham abreviado a extensão da ressecção, abandonando a dissecção retroperitoneal e realizando apenas a linfadenectomia lateral (descrita no tópico anterior), recentemente, mesmo trabalhos japoneses têm questionado o valor da LE ou mesmo da linfadenectomia apenas lateral. Dois estudos importantes do Japão investigaram os resultados oncológicos e cirúrgicos do LE para o câncer retal. Nagawa *et al.* randomizaram 45 pacientes entre LE apenas, e quimiorradioterapia neoadjuvante seguido de cirurgia padrão com EMT e não verificaram nenhuma diferença na sobrevida ou recidiva local, mas verificaram uma maior taxa de disfunções sexual e urinária nos pacientes submetidos à LE (65 *vs.* 27%, p = 0,02 e 92% *vs.* 45%, p = 0,02, respectivamente). Outro estudo realizado por Watanabe *et al.* comparou, retrospectivamente, os resultados da quimiorradioterapia neoadjuvante sem LE *versus* LE sem neoadjuvância. Este estudo não revelou diferença significativa na sobrevida ou recidiva local entre os dois grupos. Os autores concluíram que a quimiorradioterapia neoadjuvante pode ser uma terapia alternativa no lugar da LE para pacientes com câncer retal inferior. Embora existam limitações, como o pequeno número de casos, esses dois estudos são importantes à medida que foram realizadas pelos cirurgiões japoneses que têm experiência com LE. Ambos os estudos sugerem que a LE seria desnecessária no contexto da neoadjuvância.

Mais recentemente, uma metanálise de 20 estudos comparou os resultados perioperatórios, sobrevida e recidiva entre 2.577 pacientes submetidos à LE e 2.925 pacientes submetidos à cirurgia convencional sem LE. No grupo LE houve maior tempo operatório e maior perda sanguínea intraoperatória. Não houve diferença na sobrevida em 5 anos, sobrevida livre de doença e recidiva local ou a distância. Em relação à morbidade, dados de três estudos, incluindo 139 pacientes, revelaram maior prevalência de disfunções urinária e sexual no grupo LE. Os autores concluíram que a LE pode oferecer benefício oncológico, mas parece estar associada a aumento de disfunções urinárias e sexuais.

Ainda existe uma grande controvérsia em relação ao benefício oncológico da LE. No entanto, como sugerido por *Kusters et al.*, a LE realizada por cirurgiões experientes proporciona melhor controle local do que a EMT isolada. Além disso, quase 45% de sobrevida é obtida pela LE, na presença de linfonodos metastáticos, mesmo sem radioterapia ou quimiorradioterapia. À luz destes resultados, a LE, definitivamente, contribui para diminuir a recidiva local no câncer do reto inferior. Por outro lado, é verdade que a LE está associada a altas taxas de disfunções sexual e urinária. Sobre este ponto, a RQT pré-operatória, sem LE, é a melhor alternativa para reduzir a recidiva local em pacientes sem linfonodos metastáticos evidentes.

Em razão dos dados expostos, uma conclusão acerca da melhor opção torna-se difícil. No ocidente, a quimiorradioterapia neoadjuvante consagrou-se como rotina, até pelo fato do aumento da possibilidade de preservação esfincteriana (ver tópico Neoadjuvância). Ainda deve-se levar em conta o fato de que a LE aumenta o tempo cirúrgico e está associada à maior morbidade. Talvez por isso a quimiorradioterapia neoadjuvante associada à EMT seja a abordagem realizada na grande maioria dos serviços ocidentais. Como visão de futuro, a LE poderia ser realizada, mesmo após quimiorradioterapia neoadjuvante, apenas nos pacientes com linfonodos sabidamente metastáticos, evidenciados por métodos diagnósticos mais avançados.

Linfonodo sentinela e linfocintilografia

Embora a técnica de pesquisa do linfonodo sentinela (LS) permaneça sob investigação no câncer colorretal, o seu potencial para melhorar a precisão do estadiamento merece um esforço conjunto no sentido de padronizar seus aspectos cirúrgicos e patológicos. É bem possível que o uso generalizado de um procedimento padronizado para a biópsia do LS no câncer colorretal acabará por melhorar a classificação prognóstica dos pacientes com doença em estágio II e micrometástases.

Novos estudos sobre o LS terão que considerar questões como a utilização da laparoscopia na ressecção colorretal (agregando as dificuldades técnicas na identificação de LS), o risco de superestadiamento da doença, bem como a necessidade de se excluir tumores T4 e, provavelmente, o próprio câncer retal, restringindo a aplicabilidade apenas ao câncer colônico.

Por enquanto, podemos dizer que a linfadenectomia é parte integrante da cirurgia colorretal, e os cirurgiões devem realizá-la corretamente para melhorar seus resultados. No entanto, para o futuro, um novo "sistema de estadiamento" talvez seja necessário, levando em conta os aspectos biológicos do tumor.

Neuropreservação autonômica pélvica

A despeito da evolução da técnica cirúrgica, o tratamento cirúrgico do câncer retal representa um grande desafio para o cirurgião no seu anseio em atingir um alto percentual de cura e ao mesmo tempo proporcionar ao paciente uma qualidade de vida máxima.

A radicalidade da dissecção linfática, principalmente na dissecção pélvica lateral, tem sido relacionada com elevadas taxas de distúrbios sexuais e urinários, em razão da lesão dos nervos pélvicos autonômicos.

Durante uma linfadenectomia pélvica, a lesão nervosa pélvica neurovegetativa do plexo pode ocorrer nos seguintes tempos cirúrgicos:

1. Ao nível da origem da artéria mesentérica inferior, onde a ligadura da mesma em sua origem pode lesar o plexo pré-aórtico simpático.
2. Ao nível pré-sacral, durante a dissecção mesorretal posterior, com lesão dos ramos simpáticos pré-sacrais.
3. Durante a dissecção lateral do mesorreto com lesão do nervo hipogástrico e das fibras dos plexos simpático e parassimpático.
4. Durante a dissecção dos ligamentos laterais, junto à parede pélvica, causando lesão dos nervos erigentes.
5. Durante a dissecção perineal anterior que danifica os nervos erigentes, situados na cápsula da próstata e ao redor das vesículas seminais.

A preservação do plexo hipogástrico superior é crucial na manutenção da função ejaculatória, enquanto que a preservação do plexo pélvico é importante na preservação da função erétil (Fig. 3). É quase impossível executar uma EMT com linfadenectomia pélvica e preservar integral-

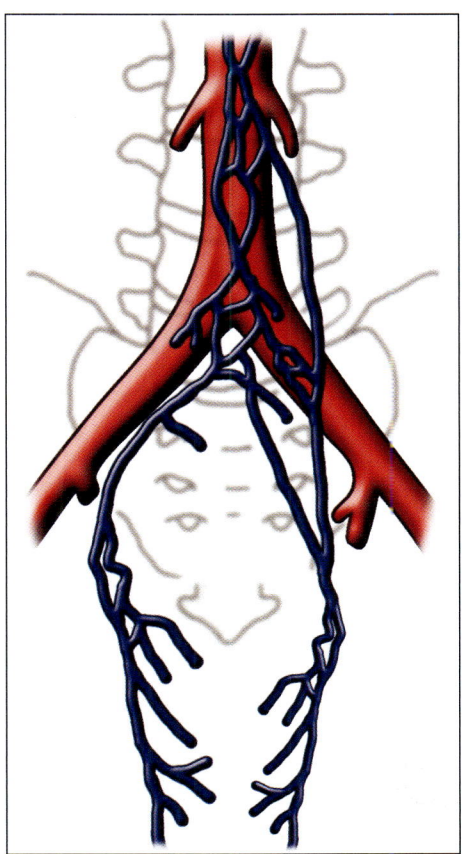

◀ **FIGURA 3** Plexo hipogástrico superior.

mente todos os ramos neurais do plexo. Em excisões mesorretais sem linfadenectomia a possibilidade de preservação é maior e no caso de um câncer retal localmente avançado, é possível preservar as funções urinária e sexual até um certo nível por meio da preservação seletiva do nervo pélvico S4. Nas dissecções convencionais sem linfadenectomia ilíaca e em tumores não localmente avançados, o tronco do plexo hipogástrico superior deve ser identificado e preservado. De fato, com dissecção minuciosa, apesar da lesão de pequenos ramos do plexo, taxas baixas de prejuízo da função genitourinária têm sido relatadas com técnica regrada de EMT sem linfadenectomia. Portanto, consideramos que a EMT com neuropreservação deve constituir-se como rotina na prática atual da cirurgia oncológica retal.

Técnica *no touch* e proteção da parede abdominal

As evidências suportam o fato de que não há benefício oncológico com abordagens *no-touch*. Da mesma maneira, não há benefício com a instalação de compressas, campos ou outros dispositivos na parede abdominal no sentido de prevenir implantes secundários.

Ooforectomia profilática

A incidência de metástases ovarianas sincrônicas varia de 2 a 8%. Blamery *et al.* reportaram que apenas 1,4% das pacientes requerem reoperação por recidiva ovariana após cirurgia colorretal.

Portanto, se existe suspeita de comprometimento neoplásico de um ou ambos os ovários, a ooforectomia deve ser realizada. A ooforectomia profilática na ausência de lesão ovariana, no entanto, não agrega qualquer benefício oncológico e não necessita ser realizada.

Técnicas de ressecção

Procedimentos locais

Os benefícios dos procedimentos locais para o tratamento de câncer retal incluem mínima morbidade e mortalidade e rápida recuperação pós-operatória. Tais procedimentos permitem a preservação da função genitourinária e um mínimo de perturbação da continência anal. Em alguns casos, a terapia local é a única alternativa para colostomia permanente. A principal desvantagem dos procedimentos é que a indicação inadequada resultará em altas taxas de recidiva local. Os procedimentos locais podem ser usados com intenção curativa ou como terapia opcional, embora não ideal, em pacientes que não toleram um procedimento radical, ou que se recusam a ressecção radical recomendada (geralmente em razão do potencial para uma colostomia permanente). A terapia local pode também ser utilizada em casos selecionados para a paliação de sintomas. A terapia local com intenção curativa é, normalmente, restrita ao tratamento do câncer retal de bom prognóstico, estágios T1 e T2, de fácil abordagem, que não invade o esfíncter anal, esteja confinado à parede retal, e que seja pequeno o suficiente para ser totalmente removido. Qualquer risco de comprometimento linfático ou doença a distância constitui-se em contraindicação para a terapia curativa.

Há uma década, a terapia local ganhou popularidade em todo o mundo. No entanto, as críticas residiam na taxa de comprometimento linfonodal de até 12% em pacientes com câncer T1 e 22% naqueles com câncer T2. Os cirurgiões que criticam tal abordagem argumentam que os estudos de imagem não têm acurácia suficiente para o correto estadiamento nodal em pacientes T1 e T2 e que o tratamento de todos os cânceres T1 e T2 com terapia local resultaria em um aumento dramático nas taxas de recidiva local, diminuindo de maneira inaceitável nas taxas de sobrevida. Alguns serviços de referência afirmam que a terapia local com intenção curativa deva ser empregada apenas em conjunto com a terapia multimodal, mesmo para lesões T1 favoráveis.

Proponentes de terapêutica local com intenção curativa sugerem que é possível restringir tal terapia a pacientes com cânceres T1 e T2 que não têm metástases linfáticas associadas. Sabe-se que a incidência de metástases linfonodais está correlacionada mais estreitamente com a profundidade da invasão da parede retal e é especialmente alta, se o câncer se estende pela parede. Esses defensores argumentam que o estadiamento pré-operatório com ecografia transretal (ETR) ou ressonância magnética pode diferenciar uma lesão T1-2 de uma lesão T3 com um alto grau de acurácia e pode distinguir a maioria dos cânceres T1 e T2, em que metástases linfonodais estão presentes. Além disso, eles argumentam que tumores pouco diferenciados têm uma taxa de recidiva três vezes maior do que tumores bem diferenciados ou moderadamente diferenciados e que metástases linfonodais são mais comuns se histologia pré-operatória revela diferenciação pobre, invasão linfática ou produção de mucina. Assim, recomenda-se evitar terapêutica local com intenção curativa, se qualquer uma dessas características desfavoráveis estiver presentes, se os estudos de imagem sugerem o envolvimento de gânglios linfáticos, ou se o câncer é transmural. Além disso, os defensores da terapia local com intenção curativa sugerem que, após o tratamento, o paciente deve ser rigorosamente acompanhado visando à detecção precoce de uma possível recidiva a tempo de um tratamento de resgate efetivo.

Esperava-se que usando estes critérios rigorosos de indicação da terapia local curativa a pacientes T1-2 N0 M0 os resultados seriam favoráveis. Infelizmente, essa esperança não se confirmou. Os maus resultados relatados após excisão local levaram vários centros (incluindo o nosso) a limitar o uso da terapia local restringindo-a a tumores T1 bem estadiados e com fatores histológicos favoráveis. Alguns cirurgiões recomendam subdividir as lesões T1 com base na invasão de submucosa e empregar a terapia local apenas para as lesões que se estendem até o terço superficial ou o terço médio da submucosa. Idealmente, a terapia local deveria manter suas vantagens (morbidade baixa, por exemplo), minimizando as desvantagens (altas taxas de recidiva local), mas são necessários mais estudos para determinar se esta será uma estratégia eficaz. Claramente, a chave para a utilização adequada de terapia local é a evolução dos métodos diagnósticos no sentido de se prever com melhor acurácia o estágio TNM e comportamento biológico dos cânceres de reto antes do início da terapia.

Polipectomia

A polipectomia em alça é realizada mais comumente durante o exame colonoscópico de todo o cólon com o pressuposto de que o pólipo retal é benigno. Pólipos maiores que 1,0 cm, adenomas vilosos polipoides e pólipos com áreas ulceradas são mais propensos a abrigar um câncer invasivo. O objetivo é remover o pólipo em uma única peça e fornecer ao patologista condições de correta análise. Se o endoscopista tiver qualquer suspeita de que o pólipo pode estar associado a um tumor maligno, o sítio da polipectomia deve ser marcado por meio de injeção submucosa e ao nível exato da lesão deve ser informado no laudo do exame.

Os pólipos sésseis do reto que apresentam-se com características benignas são mais bem ressecados em bloco, por meio de excisão transanal em vez da fragmentação que pode ocorrer durante a tentativa de ressecção endoscópica. Esta abordagem proporciona ao patologista um único espécime e uma melhor condição na análise da profundidade da invasão, principalmente se uma lesão maligna invasora for encontrada no espécime.

A polipectomia por si só é adequada para tratamento do câncer associado a um pólipo retal, se a lesão for não invasiva (ou seja, confinada à mucosa) ou se um câncer invasivo for confinado à cabeça do pólipo, e as margens são claramente livres. Se o tumor estiver presente dentro de 2 mm da margem ou se o câncer se estender até a submucosa de um pólipo pediculado ou séssil, terapia adicional é geralmente indicada, seja uma excisão transanal da parede retal, juntamente com a base do pólipo (para determinação precisa do estágio de T), quimiorradioterapia, ou ressecção radical. Os fatores que determinam se a terapia local é suficiente para cânceres provenientes de um pólipo ou se a ressecção radical ou terapia adjuvante é indicada são abordados a seguir.

Excisão local transanal

A excisão local, graças à sua relativa simplicidade e excelente histórico de segurança, é o procedimento local mais comumente realizado. O preparo intestinal mecânico completo é recomendado. O procedimento pode ser realizado com o paciente tanto em litotomia ou a posição de canivete. A posição de canivete tem a vantagem de proporcionar um acesso mais fácil para o cirurgião assistente e de ser adequada para o câncer retal em qualquer quadrante, e a posição de litotomia é mais adequada para tumores posteriores distais.

A dissecção pode ser facilitada pela injeção de soro fisiológico ou um anestésico local com solução de adrenalina na parede do reto, perto da lesão. Às vezes é útil uma sutura de tração 2 cm distal à lesão para facilitar o prolapso da parede retal antes da ressecção. Hemostasia rigorosa e boa exposição são princípios obrigatórios. Técnicas inovadoras fazendo uso de grampeadores laparoscópicos e convencionais também foram desenvolvidas e têm proporcionado bons resultados.

Uma vez que a amostra tenha sido ressecada, deve ser inspecionada para confirmar que margens adequadas tenham sido obtidas. A área da ressecção, que nesse caso é extraperitoneal, pode ser suturada ou não, visando-se a fechamento cruento por segunda intenção. Cuidados devem ser tomados para evitar desenvolvimento de estenoses. Esta é uma preocupação especialmente crítica se as lesões são grandes ou circunferenciais. Uma vez que o defeito esteja fechado, o cirurgião deve realizar uma proctoscopia para garantir que o lume retal não foi comprometido.

Seleção de pacientes. Os critérios habitualmente utilizados para determinar a adequação potencialmente curativa para a excisão local estão descritos no Quadro 4.

Microcirurgia endoscópica transanal (TEM)

A abordagem tradicional para excisão local transanal é limitada a lesões do reto médio e distal que acometam até o limite de 10 cm da margem anal. Técnicas endoscópicas minimamente invasivas, como microcirurgia endoscópica transanal, têm-se expandido a possibilidade de excisão transanal a lesões inacessíveis com a técnica convencional, mas que estão dentro do alcance do endoscópio (até 18 cm da linha pectínea).

Na maioria das séries, mas não em todas, os resultados oncológicos são comparáveis aos obtidos com excisão transanal de tumores distais ou ressecção anterior do reto (RAR), embora a seleção dos pacientes seja fundamental. A TEM é mais adequada para pacientes com tumores de baixo risco T1. A ressecção de tumores T2 tem sido associada a altas taxas de recidivas locais. O benefício da radioterapia (RT) adjuvante em pacientes com tumores T2 submetidos à TEM não tem sido amplamente estudado. Em uma série de 59 pacientes com lesões pT2 tratados com RT pré-operatória e TEM, a taxa de sobrevida livre de doença foi de apenas 81%. Resultados mais favoráveis foram relatados em uma série com lesões T2 (n = 54) menores que 3 cm, estadiadas por ecografia endoanal ou T3 (n = 46), tratados com RT pré-operatória e submetidos à TEM. Em um acompanhamento médio de 50 meses, a taxa de recidiva local foi de 5% e a sobrevida foi de 89%.

A morbidade relacionada com o tratamento pode ser comparada à ressecção anterior, embora a TEM esteja associada, a um prejuízo da função esfincteriana a curto prazo. Em razão do maior risco de perfuração, a TEM é mais aplicável em lesões abaixo da reflexão peritoneal. No entanto, em decorrência da configuração do equipamento, a TEM geralmente não é útil para lesões muito distais.

A dificuldade técnica do procedimento e o alto custo do equipamento são dois fatores que limitam a utilização generalizada deste procedimento alternativo.

Terapia adjuvante após ressecção local

Para pacientes com pequenos tumores T1, a excisão local como abordagem única parece ser adequada, a menos que as margens sejam comprometidas ou o tumor apresente características histológicas de mau prognóstico (p. ex.: histologia pouco diferenciada ou invasão linfática/venosa). Resultados de vários centros mostram excelentes resultados com a excisão local sem qualquer outra terapia para esses pacientes, com taxas de controle local variando de 82-97%, e de sobrevida de 90% ou mais.

A seleção de pacientes parece ser fundamental para o sucesso desta abordagem. Os resultados são mais favoráveis para os pacientes com lesões T1, particularmente com histologia favorável, do que para aqueles com tumores mais avançados. Para pacientes com tumores T2 ou características histológicas de pior prognóstico, o risco de metástases perirretal nodal é maior, e as taxas de falha local são significativamente maiores (pelo menos 20%, na maioria dos casos) após excisão local exclusiva. Para esses pacientes, a radioterapia pós-operatória associada a 5-fluorouracil pode melhorar os resultados (Jessup et al., 1998).

No entanto, definir o verdadeiro impacto da quimiorradioterapia (RQT) adjuvante no controle local, na ausência de dados randomizados, é difícil. Embora a terapia adjuvante possa beneficiar alguns pacientes de alto risco T1 ou tumores T2, a falha local ainda representa o principal sítio de recidiva da doença mesmo com o uso de RQT adjuvante. Como exemplo, em um estudo multicêntrico prospectivo realizado pelo Grupo de Câncer e Leucemia B (CALGB), 10 dos 51 pacientes (20%) com câncer retal T2 submetidos à excisão local e RQT adjuvante apresentaram recidiva, sendo 7 localmente avançada.

A questão acerca da comparação desses resultados com os da cirurgia radical em pacientes com estágio I (T1-2) é difícil e controversa. Embora a cirurgia de resgate seja possível em aproximadamente 50% dos pacientes no momento da recidiva inicial, a sobrevida a longo prazo, após cirurgia de resgate varia de 22 a 59%.

Outros métodos de abordagem local

Variantes cirúrgicas

A abordagem posterior para realização da excisão local pode ser transesfincteriana com o paciente na posição de canivete. O procedimento de Kraske propõe uma abordagem trans-sacral e é realizado por uma incisão na linha média do sacro para expor o reto posterior pela excisão do cóccix e das duas últimas vértebras sacrais. O procedimento de York-Mason é uma abordagem transesfincteriana para expor o reto posterior sem a ressecção do sacro. Em vez disso, os músculos do assoalho pélvico são divididos no plano posterior. Infelizmente, a morbidade é relativamente elevada, com uma incidência de fístula fecal de até 20% após ambos os procedimentos.

Radiação endocavitária (técnica de Papillon)

A radiação endocavitária envolve radioterapia de alta dose de contato (superficial) com o uso de um proctoscópio especialmente projetado. A dose de radiação total de 9-15 Gy é realizada em várias sessões, geralmente durante um período de 60 dias. Esta modalidade é apropriada para pequenas lesões não circunferenciais localizadas até 10 cm da margem anal. A taxa de sobrevida de 5 anos relatada é de 76%, com uma taxa de recidiva local de 8,3% e uma mortalidade de 7,7%. Não existem trabalhos randomizados que comparem essa técnica às técnicas de ressecção convencional, e seu uso é muito restrito em razão da necessidade de equipamento específico.

Ressecções radicais

Ressecção anterior baixa ou ressecção anterior do reto (RAR)

Os procedimentos "poupadores de esfíncter" têm evoluído ao longo de duas linhas. Para tumores invasivos do reto distal T3 ou T4, a quimiorradioterapia (RQT) pré-operatória ou neoadjuvante pode facilitar a conversão de uma ressecção esfincteriana RAP planejada para uma RAR, através do benefício de *down-stanging* da lesão (ver "Tratamento Neoadjuvante" neste capítulo). Para lesões pequenas e T1 de bom prognóstico, confinadas à parede retal, as técnicas de excisão local, quando muito bem indicadas, podem oferecer controle local com taxas de sobrevida que são comparáveis à RAP, preservando a função esfincteriana.

A maioria dos cânceres invasivos que acometem o terço superior do reto pode ser adequadamente tratada por uma RAR, preservando-se o esfíncter anal. Mesmo para pacientes com tumores do reto médio e distal, a RAR concretizou-se como opção ideal, à medida que sua segurança e eficácia foram estabelecidas. Fatores que determinam a factibilidade de uma RAR incluem o estadiamento local, a adequação do esfíncter anal e adequação da margem distal. Enquanto o cirurgião pode obter uma margem distal livre (ver "Princípios cirúrgicos para o tratamento de

Quadro 4. Critérios de indicação para excisão local transanal

Tamanho da lesão	Menor que 4 cm
Extensão da lesão	Envolve menos de um terço da circunferência
Localização	A menos de 8 cm da margem anal
Morfologia	Tumor móvel, não ulcerado
Histologia	Bem ou moderadamente diferenciado
Estádio T	Idealmente T1
Estádio N	Sem qualquer suspeita de linfonodos

câncer retal", seção "Margens de ressecção"), uma anastomose pode ser considerada adequada, se for tecnicamente viável.

A RAR, também chamada ressecção anterior baixa, envolve a dissecção e anastomose abaixo da reflexão peritoneal, respeitando-se os princípios de ligadura vascular e de dissecção mesorretal já abordados. A evolução dos dispositivos mecânicos e a técnica de "duplo grampeamento" (grampeamento e secção do reto distal por dispositivo específico seguido de anastomose mecânica por grampeador intraluminal) permitiu anastomoses conceitualmente "ultrabaixas", aumentando as taxas de preservação esfincteriana (Fig. 4).

Anastomose coloanal

A anastomose coloanal possibilita a preservação esfincteriana em pacientes com câncer retal distal, em que a margem distal está no nível minimamente aceitável, mas adequado para a ressecção do câncer. Essa técnica é reservada para pacientes que têm câncer de reto distal que não invade a musculatura do esfíncter e no qual um padrão estendido de RAR não é tecnicamente possível. Após a constatação de uma margem distal adequada, o reto é seccionado ao nível da musculatura do assoalho pélvico. A mucosa anal residual pode ser "ressecada", e uma anastomose primária entre o cólon e o ânus é realizada por via perineal. O procedimento geralmente requer mobilização total da flexura esplênica, para que o suprimento vascular do cólon esquerdo, que é anastomosado ao ânus, possa alcançar a pelve distal. Para qualquer anastomose extraperitoneal, sempre que existe tratamento com RQT prévia, recomendamos a realização de estoma derivativo protetor, sendo tanto a ileostomia quanto a colostomia igualmente efetivas.

Na abordagem dos tumores do reto distal, os resultados oncológicos da RAR com anastomose coloanal são semelhantes aos da RAP. Em vários relatos, as taxas de recidiva local e a distância são de aproximadamente 8 e 25%, respectivamente. No entanto, como mencionado anteriormente, anastomoses baixas estão relacionadas com prejuízo da função esfincteriana, mas com qualidade de vida satisfatória a longo prazo. Em um trabalho que avaliou os resultados funcionais a longo prazo em 81 pacientes após RAR com anastomose coloanal, a função geral foi excelente em 28%, bom em 28%, regular em 32%, e pobres em 12%.

Anastomose coloanal com bolsa colônica em "J"

Os resultados funcionais ruins em pacientes com anastomose colonal têm sido atribuídos, em parte, à falta de um reservatório adequado. Em razão da bolsa em bolsa-J constituir-se num reservatório neorretal, ela pode fornecer resultados superiores em relação à anastomose simples. A bolsa colônica em "J" é confeccionada, dobrando-se a extremidade distal do cólon sobre si mesmo por cerca de 8-10 cm e, em seguida, criando-se um canal comum para o ânus (Fig. 5). A anastomose com o ânus é, então, feita a partir do ápice do "J". Contraindicações para o procedimento incluem incontinência fecal prévia, invasão tumoral da musculatura do

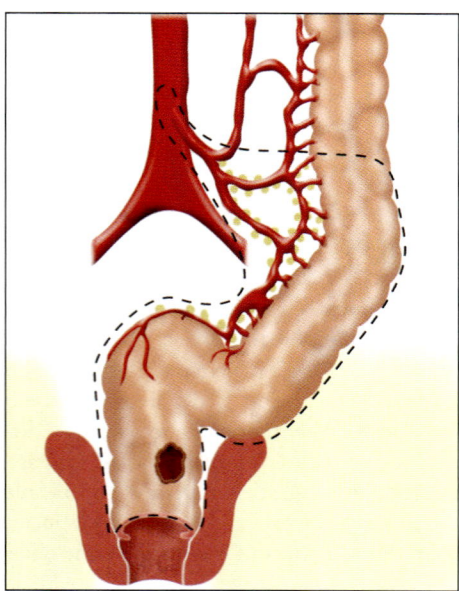

FIGURA 4. Diagrama representativo de uma RAR com ligadura dos vasos mesentéricos inferiores na origem (linfadenectomia níveis I, II e III de Moriya).

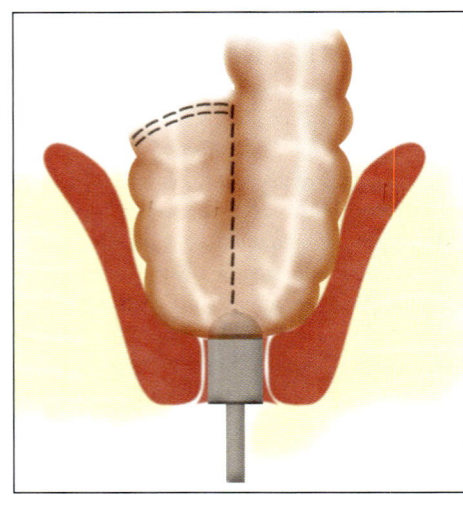

FIGURA 5. Bolsa colônica em J.

esfíncter anal ou septo retovaginal, e fatores técnicos, tais como obesidade mórbida.

Os resultados oncológicos com RAR com anastomose coloanal em J são aceitáveis, com a recidiva locorregional isolada em menos de 7%. No período pós-operatório imediato há uma vantagem funcional para a bolsa colônica em J especialmente com relação à frequência de evacuações. No entanto, parece haver pouco ou nenhum benefício funcional tardio (após dois anos) em comparação com uma anastomose coloanal sem bolsa colônica.

Coloplastia

Eventualmente a bolsa colônica em "J" pode ser de difícil confecção em razão do comprimento do cólon insuficiente, incapacidade de alocação da bolsa em uma pelve estreita. Além disso existem problemas relacionados com o hábito evacuatório, como constipação e fragmentação das fezes, exigindo que o paciente retorne ao ato evacuatório minutos após a primeira evacuação. A técnica de coloplastia foi idealizada com o objetivo de superar alguns desses problemas. Neste procedimento, o cólon distal que é anastomosado ao ânus é aberto longitudinalmente por uma extensão de 10 cm, mas fechado transversalmente, formando assim uma pequena bolsa (Fig. 6).

Pelo menos quatro estudos compararam diretamente a coloplastia a uma bolsa colônica em J com um deles sugerindo maiores taxas de fístula anastomótica com a coloplastia, e três sugerindo resultados funcionais semelhantes.

Ressecção abdominoperineal (RAP)

Uma RAP requer abordagens conjugadas abdominal e perineal. Ela implica na remoção do tumor primário, juntamente com uma proctectomia completa, resultando na necessidade de uma colostomia permanente.

A RAP tem sido considerada o padrão ouro para o tratamento cirúrgico do câncer retal distal com invasão do canal anal, e esta deve ser a sua principal indicação. Dados do *National Cancer Data Base* sugerem um declínio na taxa de realização de RAP para o tratamento cirúrgico do câncer retal, com um aumento correspondente no uso de procedimentos de preservação esfincteriana.

Os resultados oncológicos após RAR não são significativamente diferentes daqueles após RAP. Em razão disso, não há justificativa oncológica para a indicação de uma RAP, quando uma RAR com preservação esfincteriana possa ser adequadamente executada. Em comparação à RAR, a RAP está associada à maior morbidade relacionada com o procedimento, maior mortalidade e uma qualidade de vida inferior, principalmente relacionados com a depressão e mudanças na imagem corporal.

A técnica cirúrgica é fundamental para um resultado favorável, particularmente em razão dos aspectos técnicos da excisão mesorretal total (EMT). A gordura mesorretal é muito delgada nos 5 cm distais do reto, e esse detalhe anatômico pode levar a taxas mais altas de positividade da margem circunferencial, se atenção não for dada à técnica (ver "Princípios cirúrgicos para o tratamento de câncer retal", tópico "Excisão mesorretal total").

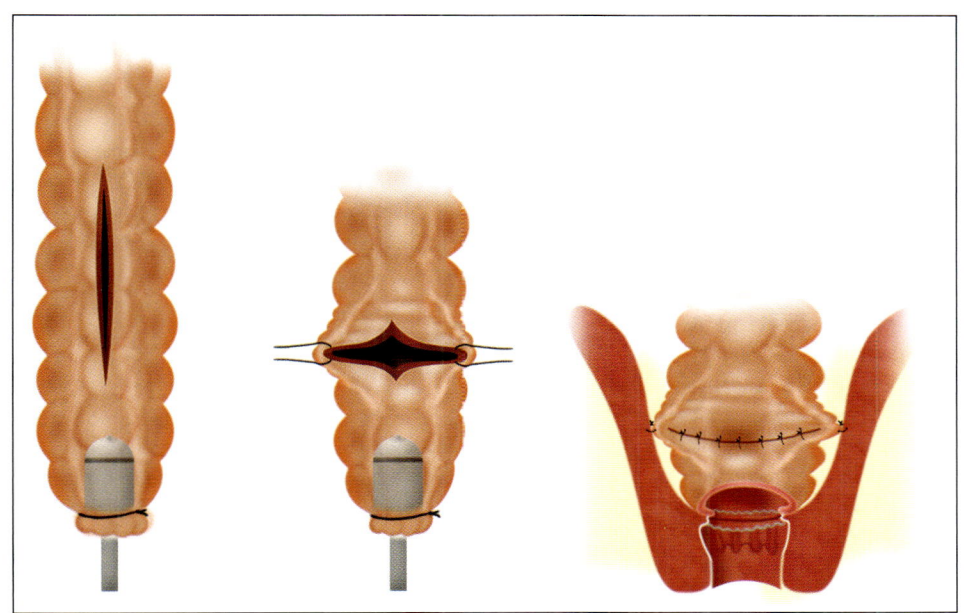

◀ **FIGURA 6.** Coloplastia.

A importância da técnica cirúrgica foi demonstrada em uma análise dos achados histológicos e os resultados entre os pacientes tratados com EMT. Pacientes submetidos à RAP por câncer de reto baixo tiveram uma taxa significativamente maior na margem positiva do que aqueles submetidos à RAR (30 vs. 11%), uma maior taxa de perfuração (14 vs. 2,5%) e taxa de recidiva local, e de sobrevida de cinco anos inferior (39 vs. 58%). Os autores atribuíram esses resultados ao fato de que em cerca de um terço dos casos, o plano de ressecção perineal não englobou todo o aparelho esfincteriano.

No intuito de melhorar os resultados da RAP, alguns autores propuseram uma mudança na técnica cirúrgica. Na abordagem "cilíndrica", os tempos abdominal e perineal da cirurgia são realizados sequencialmente em vez da forma síncrona tradicional. Nessa técnica, o sigmoide e reto são mobilizados com o paciente em decúbito dorsal habitual sem litotomia. A dissecção é realizada até o assoalho pélvico, utilizando-se os princípios da EMT. O cólon é seccionado, a colostomia é confeccionada e o abdome é fechado. O paciente é, então, submetido à mudança de decúbito, para a posição prona, em canivete, para a abordagem perineal. Esta modificação pode resultar em uma melhor exposição, margens mais amplas, uma menor taxa de margens positivas circunferenciais e, praticamente, sem perfuração da peça cirúrgica, em comparação à RAP tradicional, sem um aumento nos tempos operatórios.

Outros procedimentos radicais

Cirurgia de Hartmann

O procedimento de Hartmann é uma opção raramente usada, desempenhando apenas um papel limitado no tratamento do câncer retal. Pode ser uma boa opção se a probabilidade de recidiva local for alta (como com um câncer perfurado em uma cirurgia de urgência) ou se o paciente for portador de disfunção esfincteriana prévia. Nestas situações, a dissecção perineal sujeita o paciente à morbidade desnecessária. Nessa técnica, o reto distal ou canal anal é grampeado ou suturado, e uma colostomia terminal é confeccionada.

Ressecções alargadas – exenteração pélvica e sacrectomia

Quando se vislumbra a possibilidade de cura do câncer retal, a cirurgia desempenha papel fundamental mesmo para os tumores localmente avançados. Conceitualmente, ressecção alargada no tratamento do câncer retal é o procedimento que engloba outras estruturas, além do reto com seu estojo mesorretal e drenagem linfática.

Numerosos trabalhos têm descrito as vantagens das ressecções em bloco, no que diz respeito à diminuição das taxas de morbidade e aumento das taxas de sobrevida. Quando necessária, a realização de exenteração pélvica oferece maior sobrevida, apesar de envolver morbidade e mortalidade importantes. Na presença de acometimento ganglionar, há autores que acreditam que o procedimento não traz benefícios reais quanto à sobrevida.

Desde a descrição da exenteração pélvica em 1948 por Brunschwig para câncer avançado do colo do útero, o procedimento tem evoluído. Tradicionalmente, a ressecção multivisceral na pelve (ou exenteração pélvica total) envolve a extirpação total de vísceras (bexiga, útero na mulher e reto) com colostomia permanente e derivação urinária. Este procedimento tem sido modificado ao longo dos anos para dar lugar à exenteração pélvica posterior (reto, útero e parede posterior da vagina) e à exenteração pélvica anterior (bexiga e útero). Outro avanço técnico diz respeito à possibilidade de preservação esfincteriana, dividindo as exenterações em supraelevadoras ou infraelevadoras, de acordo com a indicação de ressecção do aparelho esfincteriano. Modificações posteriores visaram a estabelecer a continuidade intestinal de maneira a se evitar a colostomia na exenteração pélvica total e na exenteração pélvica posterior. De fato, com o refinamento técnico é possível a realização de exenteração pélvica total com anastomose coloanal e confecção de uma neobexiga ortotópica. Além disso, para casos de doença com infiltração do sacro, a ressecção pode estender-se para uma sacrectomia em monobloco.

O objetivo da exenteração pélvica é a ressecção do tumor com margens livres (R0). Tumores retais que invadam órgãos vizinhos (T4) devem ser tratados com alguma forma de exenteração pélvica, embora a radioterapia e a quimioterapia em neoadjuvância possam contribuir para aumento da ressecabilidade e diminuição da recidiva.

Um estudo pré-operatório e intraoperatório detalhado é essencial para verificar a presença de doença ressecável antes de prosseguir com exenteração. Se houver evidência de carcinomatose, metástases hepáticas, invasão da parede lateral pélvica, obstrução ureteral bilateral, ou metástases para-aórticas, a exenteração curativa não pode ser realizada. O acometimento da vértebra sacral S1 pode ser considerada uma contraindicação para sacrectomia, porque, neste cenário, o procedimento resulta em morbidade elevada e sequelas funcionais. Na definição de doença avançada, o cirurgião deve considerar a possibilidade de cuidados clínicos paliativos ou terapia adjuvante adicionais antes de realizar exenteração paliativa. Outras modalidades de tratamento (p. ex.: a radioterapia intraoperatória, braquiterapia e quimioirradiação) podem ser úteis nesse grupo de pacientes.

Emergências cirúrgicas

Cerca de 10% dos cânceres do reto apresentam-se como emergência cirúrgica. A maioria destes (80%) como obstrução intestinal e os outros (20%) como perfuração intestinal ou sangramento.

Levando-se em conta os pacientes com CCR tratados na emergência, estes tendem a ser mais idosos e com mais comorbidades. A duração da internação tende a ser mais longa e há uma maior incidência de uma confecção de estomas definitivos. A morbidade perioperatória (19% vs. 8%) é maior, e a sobrevida menor (29% vs. 39% em 5 anos), em comparação a pacientes submetidos à cirurgia eletiva.

A mortalidade operatória relacionada com a cirurgia de urgência/emergência para o câncer colorretal foi consistentemente menor de

20% em relatos de grandes centros. Análise de subgrupos, no entanto, revelou uma maior mortalidade (35% *vs.* 15%) após a cirurgia para o CCR perfurado, comparando-se à obstrução, especialmente em presença de sepse. A perfuração com sepse é fator prognóstico independente, tanto para mortalidade pós-operatória, quanto para sobrevida.

Tratamento da obstrução tumoral

A menos que a perfuração seja aberta (evidenciada por gás livre em estudos de imagem) ou iminente (evidenciada por uma distensão importante do ceco), uma cirurgia de obstrução do intestino grosso pode ser considerada como uma urgência e não um procedimento de emergência. Se não houver sepse, instabilidade hemodinâmica ou, raramente, hemorragia grave, a cirurgia de urgência é realizada após a otimização das condições clínicas do paciente. Deve-se iniciar tratamento com antibioticoterapia e medidas de prevenção da trombose venosa profunda, controle do débito urinário e demais medidas que sejam necessárias para melhorar a condição clínica antes da cirurgia e diminuir a chance de complicações pós-operatórias. Ainda devem-se considerar medidas de suporte em unidade de terapia intensiva. Recomenda-se que a intervenção cirúrgica seja realizada por cirurgião experiente no tratamento do câncer retal. Exames de imagem que avaliem a extensão tumoral devem ser realizados, preferencialmente tomografia computadorizada ou ressonância magnética, se as condições do paciente permitirem ou se não houver conhecimento prévio do caso.

A necessidade de uma derivação fecal temporária ou definitiva deve ser considerada, discutida e programada no pré-operatório, preferencialmente em conjunto com um enfermeiro estomatoterapeuta.

O preparo intestinal mecânico geralmente não é usado. No entanto, em pacientes com quadro suboclusivo leve, o preparo com enema retal pode ser utilizado. Se possível, todos os pacientes devem ser submetidos a um exame retal e sigmoidoscopia (de preferência flexível).

Opções terapêuticas

A escolha da melhor estratégia face ao quadro de obstrução neoplásica leva em conta a condição clínica do paciente, a topografia da lesão e o estadiamento local do tumor. Em pacientes com tumores do reto alto (intraperitoneal) limitados à parede do reto (T3) e alguns T4, pode-se realizar ressecção radical com anastomose primária, com ou sem estoma de proteção, desde que as condições clínicas do paciente permitam. Outra opção é a realização do procedimento de Hatmann. Nossa experiência mostra que, desde que as condições do cólon permitam, o melhor momento para realização da anastomose é na primeira cirurgia, no ato da ressecção tumoral, onde um estoma de proteção (ileostomia ou colostomia deve ser realizada sempre que há história de RQT neoadjuvante ou quando há dúvida sobre a condição técnica da anastomose. Reconstruções intestinais após procedimentos de Hartmann frequentemente tornam-se desafios, principalmente em cotos retais curtos em pelves masculinas. Em tumores avançados, sabidamente T4 ou T3 do reto extraperitoneal, a melhor abordagem é um estoma derivativo, que pode ser uma colostomia em alça do cólon sigmoide ou do transverso. Nesses pacientes, especialmente nas lesões extraperitoneais distais, a RQT neoadjuvante possibilitará melhores condições de ressecção, aumento nas taxas de preservação esfincteriana e menor morbimortalidade pós-operatória do que a tentativa de ressecção primária da lesão.

Sempre que se optar pela ressecção como medida primária, em pacientes com tumores do reto intraperitoneal ou do reto extraperitoneal, já submetidos à RQT neoadjuvante, a mesma só é justificado e só deve ser realizada se o cirurgião encontrar condições técnicas de satisfazer os critérios oncológicos mínimos (ver Princípios técnicos). Se o cirurgião de emergência não estiver habituado com a cirurgia retal, a melhor opção é uma colostomia derivativa em alça e a solicitação de uma avaliação especializada.

Opções não cirúrgicas

Stents metálicos autoexpansíveis podem ser usados para aliviar a obstrução do reto por um câncer. Estes podem, então, permitir um preparo intestinal mecânico e ressecção com anastomose eletiva. Ainda, em alguns casos com doença metastática avançada ou comorbidades importantes, ele pode constituir-se como tratamento definitivo. Dados de equipes especializadas no implante de *stent* reportam uma taxa de sucesso em 64 a 100% dos casos, no entanto, há uma incidência de 5% de perfuração. Outras complicações incluem a migração de *stent* (10%), sangramento (5%), dor (5%) e reobstrução (10%).

Outros meios de aliviar a obstrução no pré-operatório para permitir uma preparação intestinal adequada e ressecção eletiva têm sido relatados, incluindo a ablação por *laser* endoscópico. A experiência com essas modalidades é limitada, e a abordagem cirúrgica ainda constitui-se como opção preferida.

Tratamento da perfuração tumoral

Os princípios de uma cirurgia de câncer retal com perfuração devem seguir os mesmos princípios iniciais do paciente com obstrução, no que se refere à otimização clínica. Como a maior extensão do reto encontra-se no compartimento extraperitoneal, a perfuração tumoral retal com repercussão clínica, quando ocorre, é sempre intraperitoneal ou na reflexão peritoneal. Nesse caso o tratamento é similar ao da perfuração colônica. A ressecção deve ser sempre tentada, e quando possível respeitando-se os princípios de radicalidade oncológica. A particularidade no tratamento da perfuração é que as anastomoses devem ser evitadas na presença de peritonite ou sepse. Na impossibilidade de ressecção, em tumores localmente avançados inoperáveis ou em pacientes moribundos, um estoma derivativo associado ao tratamento da peritonite e drenagem pélvica acaba sendo a única opção e está associado a altas taxas de mortalidade.

Tratamento do sangramento tumoral

Raramente um tumor retal apresenta-se com hemorragia maciça que necessita de abordagem cirúrgica imediata. Quando isso ocorre, o tratamento é o mesmo da obstrução tumoral.

Videolaparoscopia no câncer retal

O papel da abordagem terapêutica laparoscópica está bem estabelecido no tratamento do câncer do cólon. Vários estudos randomizados de colectomia laparoscópica *versus* aberta para câncer colônico sugerem resultados equivalentes a longo prazo. No entanto, a maioria destes estudos não incluiu pacientes com câncer retal ou incluiu pacientes com câncer colorretal. Para pacientes com câncer retal, a ressecção anterior baixa (RAR) e a ressecção perineal abdominal (RAP) laparoscópicas podem estar associadas a menor íleo adinâmico, menor dor pós-operatória e menor tempo de permanência hospitalar. Estas vantagens, porém, são contrapostas ao maior tempo operatório, maior custo total, e complicações potenciais que são específicas para as técnicas laparoscópicas (p. ex.: hérnias dos portais). O estudo CLASSIC apontou alguns pontos negativos com a abordagem, como a tendência de aumento das taxas de margens positivas e disfunção geniturinária.

Em mãos experientes, os objetivos da cirurgia oncológica retal ideal (p. ex.: linfadenectomia adequada com neuropreservação e margens de ressecção negativas) podem ser satisfeitos, e os resultados a curto prazo parecem comparáveis à cirurgia aberta. É imperativo assegurar adequada margem circunferencial durante a ressecção do câncer retal. Isso é alcançado por dissecção meticulosa da fáscia mesorretal, sob bom campo de visão e sabendo-se do estadiamento pré-operatório de doença limitada ao mesorreto. A aquisição de habilidades avançadas de laparoscopia e a imprescindível familiaridade com a ressecção do câncer retal são os maiores fatores na determinação do sucesso técnico. Pacientes do sexo masculino têm uma pelve estreita, e a dissecção do reto distal na técnica aberta ainda é um desafio. Cirurgicamente, o acesso e a visibilidade do reto distal na profundidade da pelve são superiores no acesso laparoscópico. Pacientes obesos frequentemente requerem a utilização de instrumentos especiais, e o adequado pneumoperitônio pode exigir altas pressões de insuflação. Uma equipe de assistentes treinadas e o uso de materiais ópticos de alta qualidade, além de instrumentos de dissecção de alta energia são também fundamentais para um bom resultado técnico. A falta de articulação adequada de grampeadores endoscópicos pode ser um problema na realização da transecção retal ao nível do anel anorretal e pode resultar em uma linha de secção oblíqua, especialmente na presença de um tumor volumoso ou em pelves masculinas. Tais situações exigem, em alguns pacientes, uma incisão suprapúbica e a utilização de técnicas combinadas, como o grampeamento convencional por acesso suprapúbico ou anastomoses coloanais manuais. Ainda, diversos ensaios randomizados têm revelado que a excisão mesorretal total laparoscópica é tecnicamente viável na grande maioria dos pacientes com câncer retal restrito ao mesorreto, independentemente de terem sido submetidos à RQT neoadjuvante.

Além dos estudos retrospectivos, alguns estudos randomizados confrontaram os resultados a curto e longo prazos da ressecção laparoscópica, não revelando diferenciais em taxas de complicações, recidiva e sobrevida.

Dados a curto prazo da RAR laparoscópica e aberta foram comparados em um estudo randomizado de 340 pacientes com cânceres retal médio e baixo que foram tratados com quimiorradioterapia (RQT) neoadjuvante. Os resultados com a ressecção laparoscópica foram significativamente melhores em relação ao tempo de retorno da função intestinal (38 *vs.* 60 horas), tempo para retomar uma dieta normal (85 *vs.* 93 horas) e tempo para a defecação (96 *vs.* 123 horas). Em relação à morbidade perioperatória, não houve diferença significativa entre os dois grupos no que diz respeito ao envolvimento da margem de ressecção circunferencial, qualidade macroscópica do espécime da excisão total mesorretal, número de linfonodos ressecados e morbidade perioperatória. Estes resultados a curto prazo mostram que a RAR laparoscópica é uma terapia segura em pacientes submetidos à RQT neoadjuvante, e a qualidade da ressecção oncológica é equivalente à da ressecção clássica. Não houve diferença significativa na sobrevida livre de doença ou global de cinco anos para pacientes submetidos à ressecção laparoscópica de câncer retal em comparação à ressecção aberta. Um estudo com 54 pacientes tratados com ressecção laparoscópica revelou uma sobrevida global similar (90,8 *vs.* 88,5%) assim como sobrevida livre de doença (80,8 *vs.* 75,8%) em comparação a 108 pacientes submetidos a uma ressecção aberta. Também não houve diferença nas taxas de complicação perioperatória com a ressecção laparoscópica (22,2 *vs.* 32,4%) ou taxa de recidiva local (2,0 *vs.* 4,2%).

Em última instância, o veredito sobre a técnica laparoscópica vai depender do resultado a longo prazo de pelo menos um estudo multicêntrico de grande porte, randomizado e controlado que está atualmente selecionando cirurgiões experientes na técnica para avaliar o papel da ressecção laparoscópica para o câncer retal. Trata-se do ensaio clínico de fase III do American College of Surgeons Oncology Group (ACOSOG) Z6051 que está recrutando pacientes com estágios IIA, IIIA e IIIB. Este ensaio foi concebido para randomizar 480 pacientes, entre uma laparotomia aberta ou uma ressecção laparoscópica retal. A avaliação primária inclui estudo das margens de ressecção e a integralidade da excisão mesorretal total. O objetivo secundário é comparar a sobrevida livre de doença, as taxas de recidiva pélvica, a sobrevida global, a qualidade de vida e as funções sexual e esfincteriana.

Cirurgia robótica

Como já abordado nesse capítulo, a via laparoscópica tem proporcionado uma revolução na área de cirurgia geral. Enquanto isso, a tecnologia robótica tem gradualmente evoluído, permitindo maior agilidade, melhor campo operatório e melhor ergonomia.

Um artigo de revisão recentemente publicado analisou os resultados de 39 séries não randomizadas, empregando a cirurgia robótica na cirurgia colorretal. Apesar dos resultados favoráveis, em termos de execução, baixa taxa de conversão e baixa taxa de complicação pós-operatória, a maioria das séries refere-se ao tratamento de patologias diversas colorretais, não especificamente o câncer retal.

Entusiastas da técnica argumentam que, na cirurgia laparoscópica convencional, existem limitações técnicas como restrição do ângulo visual, pouca amplitude de movimentos, duas dimensões visuais sem noção de profundidade e a necessidade de cirurgião auxiliar com conhecimentos da técnica e coordenado aos movimentos do cirurgião. Segundo esses autores, a cirurgia robótica supera essas limitações pois oferece visão tridimensional e maior amplitude de movimentos, proporcionando maior precisão, controle, destreza e ergonomia. Além disso, na cirurgia robótica o cirurgião está no controle direto da tração e visualização, eliminando a dependência de movimentos coordenados de um assistente.

Apesar de vários estudos mostrarem que o tempo e o resultado a curto prazo são semelhantes à técnica laparoscópica, devemos considerar o fato de que trata-se de técnica muito recente no campo da ressecção oncológica. Na área da oncologia, a validação de uma técnica depende de resultados a longo prazo, embora conceitualmente a cirurgia robótica possa ser considerada uma técnica não laparotômica minimamente invasiva de cirurgia assistida, o que em tese pode proporcionar os mesmos resultados da laparoscopia.

A recomendação dessa nova modalidade ainda pode levar algum tempo, na dependência de mais estudos comparando os resultados oncológicos e perioperatórios de técnicas de robótica, laparoscópica e aberta. Por fim, não podemos desconsiderar a equação efetividade/custo, pois, pelo menos em nosso cenário nacional, com nosso modelo e políticas de saúde, a disponibilização do equipamento robótico está longe de ser viável na maioria dos centros de tratamento.

TRATAMENTO NEOADJUVANTE

O papel da radioterapia (RT) no tratamento do câncer retal é fonte de diversas discussões. Na década de 1970 e 1980, as elevadas taxas de falha local (FL) após ressecção cirúrgica radical do câncer colorretal estimularam vários estudos randomizados multi-institucionais a avaliar o potencial benefício da adição da RQT (quimiorradioterapia) adjuvante no tratamento do câncer de reto. O Grupo de Estudo Gastrointestinal 7.175 randomizou 227 pacientes estágios clínicos II e III submetidos à cirurgia curativa entre nenhum tratamento adjuvante, quimioterapia adjuvante, radioterapia adjuvante ou quimiorradioterapia adjuvante. Esse estudo foi interrompido precocemente em função do grande benefício do grupo da RQT. Outro grupo confirmou o benefício adicional da RQT pós-operatória frente à radioterapia isolada, demonstrando redução do risco relativo em 29% da sobrevida global (SG). Com base nesses dois estudos, em 1990 o *National Institutes for Health Consensus Statement* (NIHCS) recomendou o tratamento adjuvante pós-operatório com RQT para os pacientes com câncer colorretal estágios clínicos II ou III.

Nas últimas 2 décadas o tratamento com RQT neoadjuvante foi ganhando espaço em detrimento da utilização da RT no contexto adjuvante, principalmente pela possibilidade de *down-stanging* da lesão e consequentemente aumento da chance de preservação esfincteriana nos pacientes com grandes tumores dos retos médio e distal.

Após a padronização da EMT diversos grupos de estudos questionaram o papel da terapêutica neoadjuvante em alguns grupos de pacientes com tumores de reto. Tentando responder essa questão o grupo holandês (Dutch Colorretal Cancer Group) avaliou através de estudo randomizado o benefício da radioterapia *short-course* nos pacientes submetidos à EMT. Com acompanhamento médio de 6 anos, o grupo que recebeu radioterapia neoadjuvante apresentou menor taxa de recidiva local em relação ao grupo da cirurgia exclusiva. (CL 5 anos: 5,6% × 10,9%, P < 0,001), porém sem diferença na sobrevida global. Mais recentemente, um grupo alemão estabeleceu a superioridade do tratamento RQT neoadjuvante (fracionamento convencional) frente ao tratamento adjuvante (pós-operatório) em relação às taxas de CL, toxicidades aguda e tardia, taxa de preservação esfincteriana e SLD nos pacientes Ec T3/T4 ou com linfonodo positivo. O grupo alemão randomizou 823 pacientes estágio clínico T3/T4 ou linfonodo positivo entre RQT pré-operatória e RQT pós-operatória após-EMT. As taxas de recidiva local foram de 13% × 6% com diminuição da toxicidade tardia graus 3 e 4 de 24% para 14% com a RQT pré-operatória. Além disso, no grupo pré-operatório 30% dos linfonodos positivos apresentaram-se negativos pós-EMT. Posteriormente, o *National Surgical Adjuvant Breast and Bowel Project* (NASBP) confirmou o benefício da terapêutica neoadjuvante com RQT comparada ao tratamento adjuvante mostrando melhora da sobrevida livre de doença. Esses estudos estabeleceram um novo paradigma no tratamento dos tumores retais localmente avançados: RQT pré-operatória com fracionamento convencional com dose total de 50,4 Gy seguido de EMT após 4 a 8 semanas e QT adjuvante com base em 5-FU por 4 a 6 meses.

Apesar dessas evidências, alguns autores questionam a seleção heterogênea dos pacientes, principalmente os T3N0, que apresentam prognósticos favoráveis quando comparados aos T4 ou linfonodo positivo. Uma análise subsequente desses pacientes do estudo holandês não mostrou melhora significativa no controle local. Em decorrência da perda da informação prognóstica do *status* linfonodal da peça cirúrgica dos pacientes submetidos a tratamento com RQT neoadjuvante, recomenda-se que todos os pacientes independente do *status* anatomopatológico da cirurgia devam ser submetidos à QT adjuvante. No estudo alemão 18% dos pacientes randomizados para RQT pós-operatória eram estágio I na peça cirúrgica, levantando a hipótese que o uso de rotina da RQT para os pacientes estágio T3 pode resultar em *overtreatment*.

Seleção dos pacientes para radioterapia neoadjuvante

Atualmente a RQT neoadjuvante é recomendada para os pacientes T3/T4, e para os T1 e T2 com linfonodos positivos em exames de imagem (Fig. 7). A realização de RQT para tumores do reto distal, independente do estágio, visando a aumentar a chance de uma anastomose colorretal ou coloanal, tem sido também uma das indicações em alguns serviços. Entretanto é muito difícil quantificar quando um paciente é ou não candidato a uma ressecção abominoperineal e, portanto, torna-se também difícil quantificar o real benefício da RQT nessa indicação.

Antes da confirmação do benefício da RQT neoadjuvante para tumores de reto localmente avançados, o tratamento adjuvante pós-operatório era recomendado para todos os pacientes com anatomopatológico T3/T4 ou linfonodo positivo. No entanto, pós-introdução da EMT, questionou-se o benefício do tratamento adjuvante com RQT para pacientes T3N0 fundamentado em diversas séries retrospectivas com baixa taxa de RL 2,8 a 9,0% e SG 75 a 87% com tratamento cirúrgico exclusivo. Outros trabalhos também falharam em demonstrar a melhora do controle local com a adição de radioterapia pós-operatória, levantando a hipótese que alguns pacientes poderiam ser excluídos no tratamento com RQT.

Várias séries retrospectivas identificaram características histopatológicas como extensão de invasão da gordura mesorretal, invasão angiolinfática, diferenciação tumoral e margem de ressecção como preditores de mau prognóstico entre os pacientes T3N0. Resultado de subanálise de estudos randomizados identificou pacientes T3N0 que apresentavam tumor localizado em reto baixo e margem circunferencial positiva (tumor até 1 mm da margem radial), como preditores para pior prognóstico. O grau de invasão da gordura perirretal foi fator prognóstico em pacientes T3N0 tratados no Massachusetts General Hospital entre 1968-1985. Embora a maioria dos pacientes não tenha sido submetida à EMT, esse período foi escolhido porque precedeu a terapêutica de RQT de rotina.

Após a indicação rotineira de EMT para tumores de reto, estudos recentes sugerem que o prognóstico da invasão da extensão da gordura perirretal é questionável. Mais recentemente, a maior série publicada, Norwegian Rectal Cancer Group, avaliou prospectivamente 1.676 pacientes com câncer colorretal estágio clínico T3 tratado com EMT sem radioterapia neoadjuvante. Na análise multivariada, *status* de margem circunferencial e *status* linfonodal foram preditores independentes para recidiva local, metástases a distância e mortalidade (Ericsen *et al.*, 2007).

Os resultados dos estudos descritos previamente sugerem que o tratamento radioterápico adjuvante para todos os pacientes com câncer de reto T3N0 pode não ser necessário em reduzir o risco de RL, especialmente nos pacientes sem fatores de risco. Apesar de os fatores prognósticos serem controversos na literatura, grande invasão de gordura perirretal, tumor indiferenciado, presença de invasão angiolinfática, elevado níveis de CEA pré-tratamento (> 5 ng/mL), presença de envolvimento de margem circunferencial e tumor de reto baixo podem predizer subgrupos de pacientes de mau prognóstico e elevada taxa de recidiva local que se beneficiariam da adição de radioterapia adjuvante. É importante notar que todos os pacientes mencionados nos estudos prévios foram estadiados cirurgicamente e avaliados seus fatores adversos. Atualmente no uso rotineiro de RQT neoadjuvante, a decisão da conduta de tratamento de RQT fundamenta-se em exames de imagem sem levar em consideração a peça cirúrgica.

Evidências que suportam a radioterapia pré-operatória para pacientes em estágio clínico T3N0

O MRC CR07/NCIC-CTG C016 é um estudo multi-institucional randomizado controlado comparando a radioterapia pré-operatória à RQT pós-operatória seletiva. Entre 1998 e 2005, este estudo envolveu 1.350 pacientes com adenocarcinoma clinicamente operável com tumor de reto a menos de 15 cm da margem anal. Esses pacientes foram randomizados para receber radioterapia *short course* pré-operatória (25 Gy em cinco frações) (n: 674) ou RQT pós-operatória com fracionamento padrão da dose total de 45 Gy em 25 frações concomitante a 5-FU para o pacientes com margens circunferenciais positivas (definido como 1 mm de margem) (n: 676).(24). A recidiva local em 5 anos foi significativamente menor com a radioterapia pré-operatória (5% × 17%, p < 0,001) em comparação com a radiotearpia pós-operatória seletiva. Além disso, no grupo da radioterapia pré-operatória houve melhora na sobrevida livre de doença de 24% (HR 0,76; 95% CI, 0,62-0,94; p < 0,013), porém sem diferença na SG.

Embora séries retrospectivas de pacientes tratados na era da RQT pós-operatória identificaram subgrupos de pacientes pT3N0 com baixas taxas de recidiva após EMT exclusiva, é difícil extrapolar estes resultados para a era da moderna RQT pré-operatória. Mais notavelmente, o uso de RQT pré-operatória é altamente dependente da acurácia do estadiamento pré-operatório na capacidade de selecionar ou excluir os pacientes do tratamento neoadjuvante. Vários estudos recentes têm tentado minimizar as taxas de "subestadiamento" clínico, determinando a frequência de envolvimento de linfonodos regionais após RQT pré-operatória entre pacientes com estádio clínico T3N0. A taxa

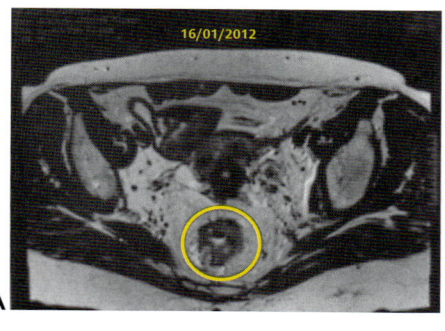
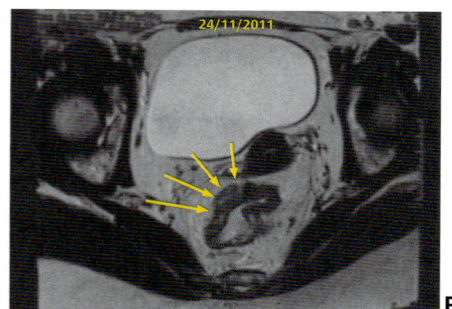
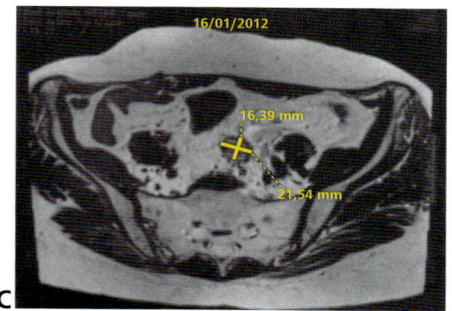
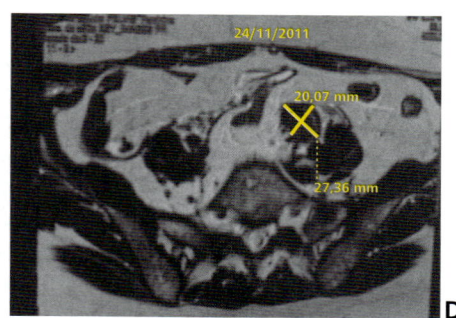

◀ **FIGURA 7. (A-D)** Imagens de RM para controle pré e pós-tratamento neoadjuvante (Qt associada à RXT IMRT) em paciente com tumor de reto localmente avançado. Notar a diminuição das dimensões da lesão neoplásica e da massa linfonodal em topografia de mesocólon.

de pacientes "linfonodo positivo" no momento da cirurgia representa o percentual de pacientes "subestadiados" que seriam subtratados na omissão de RQT neoadjuvante.

Apesar do estadiamento clínico com técnicas modernas, incluindo ecografia endorretal, PET-CT e RM, metástases linfonodais são identificadas em 28% dos pacientes no momento da cirurgia.

Dadas as limitações atuais dos métodos de imagem pré-tratamento e uma taxa de *underderstaging* de pelo menos 20%, é racional que os pacientes com estágio clínico T3N0 devam continuar a receber RQT pré-operatória.

Radioterapia pré-operatória *short course*

Duas estratégias de tratamento pré-operatório de curta duração, RT (5 Gy em 5 frações) e QT neoadjuvante isolada, têm sido recentemente sugeridas como possível abordagem para pacientes com câncer colorretal Ec T3N0. Com relação à RT pré-operatória de curta duração (5 frações 500 cGy), os dados que emergem do estudo polonês e do estudo TROG 01.04 sugerem que a RT pré-operatória *short course* e RQT com fracionamento convencional são equivalentes em relação ao controle local, preservação do esfíncter e sobrevida global. No entanto, em contraste com o tratamento com fracionamento convencional padrão, a radioterapia pré-operatória *short course* geralmente é seguida por ressecção cirúrgica curativa dentro de uma semana após a conclusão do tratamento e, portanto, não está associada a *downstaging* tumoral ou linfonodal. Como resultado, a avaliação anatomopatológica tumoral e linfonodal no momento da cirurgia seria mais precisa, aumentando as recomendações de quimioterapia adjuvante. Até o momento, existe relutância com a indicação da radioterapia pré-operatória *short course* na prática, dado às preocupações de maior potencial de toxicidade a longo prazo.

Tratamento conservador após neoadjuvância

Recentemente alguns autores têm considerado a possibilidade de tratamento expectante em pacientes com aparente resposta clínica completa. Nesse contexto devemos considerar que a resposta clínica completa não consegue predizer a resposta patológica completa, que pode ocorrer em até 30% dos pacientes decorrente do avanço das terapêuticas atuais. Apesar de o tratamento expectante ser uma opção aos pacientes que recusam a possibilidade de um estoma definitivo nos casos de tumores com apresentação inicial ao nível do esfíncter, os métodos atuais de imagem não conseguem fornecer a condição de resposta patológica completa no reestadiamento após a neoadjuvância. Consideramos que o tratamento conservador após a RQT deve ser reservado apenas para o cenário de pesquisa, e a cirurgia radical deve ser a opção de tratamento para todos os pacientes que foram submetidos ao tratamento neoadjuvante. Levando em consideração as taxas de resposta patológica completa em espécimes ressecados, acreditamos que, no futuro, marcadores moleculares poderão predizer quais subgrupos de pacientes apresentam maior probabilidade de responderem completamente ao tratamento clínico.

Tratamento radioterápico adjuvante

A radioterapia pós-operatória é atualmente realizada após o correto estadiamento patológico bem como após a seleção de pacientes com características de alto risco, evitando em alguns casos o *overtreatment*. A consideração para tratamento adjuvante é reservada para os pacientes que por algum motivo não foram submetidos à RQT neoadjuvante. As desvantagem referem-se à hipóxia do leito tumoral, e possível presença de maior volume de intestino delgado em cavidade pélvica. Como demonstrado em estudos randomizados descritos anteriormente, existe aumento da toxicidade gastrointestinal aguda e tardia, quando comparado ao tratamento neoadjuvante.

Existem cinco estudos randomizados que reportaram o benefício da radioterapia pós-operatória em pacientes com câncer de reto estágios patológicos pT3 e/ou N1-2 que não foram submetidos à quimiorradioterapia neoadjuvante. Nenhum estudo mostrou benefício em ganho de sobrevida global, mas dois estudos revelaram diminuição da falha local: NSABP R-01 (16 × 25%, p = 0,06) e o estudo do Medical Research Council (21 × 34%, p = 0,001)

Como já exposto, o tratamento combinado neoadjuvante, quando comparado à radioterapia adjuvante, apresenta melhores taxas de controle local e menor toxicidade e é considerado, hoje, o tratamento padrão nos pacientes com estágio acima de II.

Considerações técnicas sobre o tratamento radioterápico

A radioterapia pélvica tem como principal objetivo a irradiação do tumor primário ou leito tumoral, envolvendo a cadeia linfonodal correspondente. A falha local ocorre graças à doença microscópica residual ou linfonodal na pelve. O comprometimento linfonodal da cadeia ilíaca interna é comum nos tumores de reto baixo, porém o envolvimento da cadeia ilíaca externa só ocorre nas lesões que invadem o esfíncter ou canal anal. A extensão dos campos de radioterapia para drenagem para-aórtica não está indicada. O limite proximal da isodose de tratamento deve estender-se até o promontório (limite do reto extraperitoneal)

Os limites de tratamento distais são mais complexos. Geralmente os tumores de reto disseminam-se distalmente pela gordura perirretal e linfonodos mesorretais, e a isodose de tratamento deve envolver até o nível da linha pectínea para os tumores de reto baixo. No entanto, grande parte da toxicidade do tratamento retal está associada à irradiação do esfíncter anal. É de fundamental importância a definição da linha pectínea por meio de contraste endorretal e tomografia computadorizada, visto que não tem relação com limites anatômicos ósseos.

Classicamente o tratamento é realizado em duas fases, sendo a primeira fase com campos de radiação em cadeia linfonodal com dose 45 Gy em 25 frações e segunda fase com *boost* (complemento) em leito tumoral ou tumor com dose 5,4 Gy a 9 Gy em 3-5 frações.

Técnicas de radioterapia 3D/IMRT/IGFT

Os avanços das técnicas de imagem de tomografia computadorizada, ressonância magnética e PET-CT permitiram a utilização de novas tecnologias em radioterapia, como a radioterapia conformacional, que possibilitou a localização tridimensional (3D) tumoral, bem como dos tecidos normais adjacentes. O planejamento conformacional permite delineamento volumétrico do mesorreto e drenagem linfonodal, bem como a definição anatômica não óssea dos limites dos campos de irradiação. A avaliação espacial da distribuição de dose no tumor e órgãos de risco (intestino delgado, bexiga, fêmures, bulbo peniano, genitais e medula óssea) permite distribuição homogênea da dose e em alguns casos diminuição de dose em intestino delgado, fêmur e genitais. Para a realização do tratamento todos os pacientes devem ser submetidos obrigatoriamente à tomografia computadorizada de planejamento na posição de tratamento, preferencialmente em decúbito ventral. A literatura é escassa em trabalhos comparativos com técnicas mais antigas convencionais (2D) por indisponibilidade de equipamentos convencionais nos países desenvolvidos e questionamento ético de inclusão de pacientes em estudo comparativo com técnica conformacional (3D).

O IMRT (radioterapia de intensidade modulada) consiste em um avanço da técnica de radioterapia 3D que permite principalmente poupar tecidos normais adjacentes ao redor do tumor, diminuindo toxicidade aguda e tardia através da obtenção por tomografia computadorizada de múltiplos campos dinâmicos (Fig. 8).

Estudos clínicos, avaliando a dose recebida nos órgãos de risco adjacentes ao tumor (osso pélvico, bexiga, intestino delgado, fêmures), bem como toxicidade aguda gastrointestinal e medula óssea, demonstraram superioridade da técnica IMRT *versus* 3D.

Mais recentemente, o acoplamento de sistemas de imagem nos aceleradores lineares possibilitou a localização e correção do posicionamento dos pacientes, em tempo real, durante irradiação, melhorando a precisão do tratamento. Esse sistema denomina-se IGRT (radioterapia guiada por imagem) e proporciona maior precisão no tratamento e escalonamento das doses, o que pode aumentar as taxas de controle local.

Radioterapia intraoperatória

A radioterapia pode ser utilizada durante cirurgia no local de maior risco de falha local (leito tumoral). Pode ser realizada pelo acelerador linear com elétrons ou braquiterapia (radioterapia com fonte radioativa). Di-

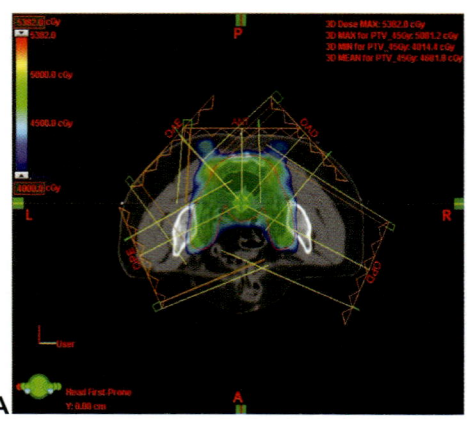
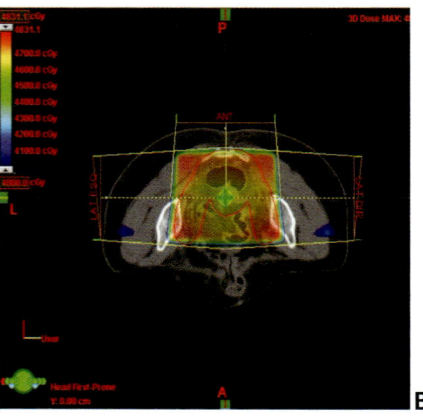

◀ **FIGURA 8.** Cortes axiais tomográficos de planejamento radioterápico com IMRT (**A**) e 3D (**B**), demonstrando diferenças entre as técnicas, na distribuição de dose de prescrição *color wash* de 45 Gy envolvendo drenagem linfonodal e mesorreto.

versos estudos avaliaram essa modalidade de tratamento no resgate pós-falha local, principalmente nos pacientes já submetidos à radioterapia pélvica prévia. Sua aplicação pode diminuir o risco de recidiva local, mas sua limitação técnica e alto custo restringem sua aplicabilidade a poucos centros especializados.

TRATAMENTO QUIMIOTERÁPICO ADJUVANTE

Para os pacientes que foram submetidos a uma ressecção potencialmente curativa, a recidiva da doença poderá ser decorrente de micrometástases clinicamente ocultas que estavam presentes no momento da cirurgia. O objetivo do tratamento adjuvante é erradicar estas micrometástases, aumentando, assim, os índices de cura.

Quando o paciente é diagnosticado como portador de um tumor T3, T4 ou N+ e não foi submetido à terapia prévia com RQT como atualmente preconizado, esta se faz necessária neste momento para um melhor controle local, pois, diferente do câncer de cólon, onde o padrão de recidiva é predominante a distância, os locais de recidiva nos pacientes com câncer retal são igualmente distribuídos entre recidiva local (pelve) e a distância (fígado e pulmões).

Deve-se esclarecer que o tratamento com RQT no escopo pós-operatório está associado a maior índice de toxicidade e menor efetividade no controle local, como já exposto.

Atualmente discute-se sobre qual o melhor intervalo após a ressecção cirúrgica para se iniciar o tratamento adjuvante. Metanálise publicada recentemente no JAMA e que incluiu 15.410 pacientes concluiu que o início do tratamento adjuvante após oito semanas está diretamente relacionado com aumento na mortalidade e maiores taxas de recidiva. Portanto, consideramos como período ideal para iniciar o tratamento adjuvante, o intervalo de até 8 semanas após ressecção cirúrgica.

O estágio clínico irá identificar os pacientes que se beneficiarão com o tratamento. A sobrevida média em 5 anos para os pacientes com estágio clínico I varia entre 80 e 90%, enquanto que para pacientes com estágios II e III fica abaixo de 70%.

Se o paciente já foi submetido à terapia prévia com RQT, a indicação para a inclusão de tratamento quimioterápico adjuvante deve ser com base no estadiamento patológico após o tratamento combinado. Vale ressaltar que não há dados de estudos prospectivos e randomizados que avaliaram o papel da QT adjuvante após tratamento neoadjuvante com RQT. Os dados disponíveis para o tratamento quimioterápico adjuvante do câncer de reto são, em sua maioria, extrapolações dos estudos realizados para câncer de cólon. Este seria por quatro meses, totalizando seis meses de tratamento (combinado com RQT prévia).

Vários estudos com QT adjuvante com base em fluoropirimidinas avaliaram pacientes com doença estágios II e III, sendo que na maioria destes estudos houve um ganho na sobrevida global e livre de progressão em favor do tratamento adjuvante. Porém em quase todos os casos, tal benefício era clínica e estatisticamente significativo apenas para pacientes estágio clínico III.

O estudo QUASAR avaliou 3.239 pacientes (91% estágio II), para terapia adjuvante com 5-FU e leucovorin por 6 meses *versus* observação. Neste estudo houve um ganho na sobrevida (pequeno, porém significativo) para os pacientes estágio II tratados com quimioterapia adjuvante. Uma metanálise publicada no JCO em 2004 reuniu 3.302 pacientes de sete estudos que foram submetidos a tratamento com QT adjuvante (levamisol ou leucovorin + 5-FU) *versus* cirurgia apenas. Para os pacientes estágio II houve um benefício estatisticamente significativo na sobrevida livre de progressão em 5 anos (76 *vs.* 72%), porém a diferença na sobrevida global não foi estatisticamente significativa (81 *vs.* 76%). Tais achados, isto é, ganho de sobrevida livre de progressão, porém sem ganho na sobrevida global, foram corroborados em outra metanálise. Com base nestes dados, a magnitude do benefício do tratamento adjuvante para estágios II parece ser pequena. Porém vários estudos demonstram que existe um benefício, ao menos na sobrevida livre de progressão.

Avaliações subsequentes vieram, através de análises de características clinicopatológicas e moleculares, na tentativa de identificar os pacientes com doença estágio II e que possuíam fatores de risco para recidiva do câncer. Estas características incluem: tumores T4, pouco diferenciados, CEA pré-operatório > 5, invasões angiolinfática e perineural, amostragem linfonodal inadequada (< 12), obstrução intestinal ou perfuração, margens limítrofes ou positivas. Mesmo não havendo dados de estudos randomizados para avaliar o real benefício de oferecer quimioterapia adjuvante para os pacientes com tais fatores de risco, há um consenso entre diferentes protocolos em propor, para pacientes saudáveis e que apresentem algum destes fatores, QT adjuvante com base em fluoropirimidina.

Quando são avaliados fatores moleculares prognósticos ou preditivos, estudos demonstraram que pacientes com altos níveis de instabilidade de microssatélite (IMS) parecem ter um melhor prognóstico em comparação aos que possuem estabilidade de microssatélite (EMS). No entanto, os mesmos pacientes com IMS parecem apresentar uma resistência ao tratamento com 5-FU. Atualmente, há uma tendência em recomendar o teste para avaliação de IMS quando estamos diante de um paciente com doença estágio II em que se considera tratamento com 5-FU apenas.

A adição da oxaliplatina no tratamento dos pacientes estágio II não proporciona um ganho que justifique o seu uso. O estudo MOSAIC que estabeleceu o uso do esquema FOLFOX para o tratamento no estágio III (e que será discutido melhor adiante) não proporcionou um ganho de sobrevida para pacientes estágio II e apenas uma tendência (não significativa) para melhor sobrevida livre de progressão.

Concluindo, ainda há controvérsias quanto ao tratamento quimioterápico adjuvante para estágio II. Atualmente, a recomendação é avaliar os fatores de risco e condição clínica do paciente. Se ainda houver dúvida, poderá ser realizada a avaliação da instabilidade de microssatélite.

Quando houver indicação de tratamento, este deve ser realizado pelo período de 4 meses (completando um total de 6 meses somado à terapia prévia) e baseado em 5-FU, não havendo benefício na adição de oxaliplatina neste estágio.

Quando avaliamos os pacientes com estágio clínico III (linfonodos comprometidos independente do tamanho tumoral), há uma indicação clara para tratamento complementar quimioterápico. Como citado previamente, diversos estudos clínicos, principalmente nos anos 1990, demonstraram um benefício no tratamento adjuvante com fluoropirimidinas neste grupo de pacientes.

O estudo IMPACT, de 1995, avaliou um grupo de 1.526 pacientes estágios II e III que foram submetidos a tratamento quimioterápico adjuvante com 5-FU 400 mg-m^2 e leucovorin 200 mg durante 5 dias com ciclos mensais e evidenciou uma redução de 22% no risco de morte. Benefício este, praticamente, restrito a pacientes com linfonodo positivo.

A utilização da capecitabina também foi avaliada em um estudo para pacientes estágio III. Um total de 1.987 pacientes do estudo X-ACT foram randomizados para tratamento com capecitabina (2.500 mg/m^2 VO D1 a D14 a cada 21 dias) *versus* o esquema da Clínica Mayo (D1 a D5 a cada 28 dias). Como resultado, houve uma leve superioridade para o grupo da capecitabina em sobrevida livre de progressão, porém sem diferença em relação à sobrevida global. Após estes dados, a capecitabina tornou-se uma opção efetiva ao tratamento com 5-FU no cenário adjuvante.

Quando avaliamos o uso da oxaliplatina no tratamento adjuvante, o estudo MOSAIC, publicado no NEJM em 2004, com 2.246 pacientes estágios II (40%) e III comparou o esquema FOLFOX4 *versus* 5-FU/leucovorin (infusional em 48 h). Houve aumento na sobrevida livre de progressão em 5 anos de 73 *vs.* 67% e da sobrevida global em 6 anos de 79 *vs.* 76% com um p = 0,046 no grupo total e nos pacientes estágio III de 73 *vs.* 69% com p = 0,023. Não houve benefício de sobrevida nos pacientes estágio clínico II. Este estudo foi o responsável pela aprovação da oxaliplatina no tratamento adjuvante graças a resultados obtidos. Outro estudo, este de 2007, também avaliou o uso da oxaliplatina no tratamento adjuvante. Nele 2.407 pacientes estágios II e III foram randomizados para tratamento com 5-FU/leucovorin no esquema de *bolus* 500 mg/m^2 ambas as drogas, semanal, por 6 semanas a cada 8 semanas (esquema Roswell-Park) ou este mesmo esquema acrescido de oxaliplatina 85 mg/m^2 nas semanas 1, 3, 5. Novamente houve um ganho de sobrevida livre de progressão para o braço da oxaliplatina e uma tendência a ganho em sobrevida global, este sem significância estatística. No entanto, houve uma maior toxicidade referente a este tratamento com 51% dos pacientes no grupo FLOX, necessitando hospitalização decorrente de diarreia e desidratação *vs.* 28% do grupo-controle.

Atualmente, há um consenso para o tratamento adjuvante no paciente estágio clínico III que seria uma associação entre fluoropirimidina e oxaliplatina, preferencialmente para o esquema FOLFOX, podendo utilizar-se, também, o esquema FLOX. Em casos específicos, a monoterapia com capecitabina ou 5-FU também se apresentam como opções sólidas.

O uso do irinotecano, que já mostrou seu benefício isoladamente ou em combinação na doença metastática, também foi avaliado no cenário adjuvante.

Um estudo do CALGB com 1.264 pacientes avaliou 5-FU/leucovorin em *bolus versus* este mesmo tratamento associado a irinotecano (esquema IFL). Não houve ganho de sobrevida livre de progressão nem de sobrevida global para o braço do irinotecano, havendo ainda maior toxicidade hematológica e número de mortes relacionadas com o tratamento no braço de estudo.

Após evidências de ser melhor o esquema FOLFIRI (5-FU em infusão contínua) quando comparado ao esquema IFL (5-FU em *bolus*), aquele esquema também foi avaliado no cenário adjuvante. O estudo PETACC-3 avaliou 3.278 pacientes entre estágios II (29%) e III para 5-FU/leucovorin (infusão contínua) *versus* esquema FOLFIRI. Novamente a adição do irinotecano não trouxe benefício estatístico para sobrevida livre de progressão (57 *vs.* 54%) ou sobrevida global (74 *vs.* 71%). Como conclusão, até o presente momento não há indicação do uso de irinotecano para o tratamento adjuvante, independente do estágio clínico.

Os anticorpos monoclonais bevacizumabe e cetuximabe, ambos eficazes no tratamento da doença metastática, foram avaliados no tratamento adjuvante.

O estudo NSABP-08 avaliou a adição de bevacizumabe associado ao esquema FOLFOX por 6 meses e após 6 meses de manutenção apenas com bevacizumabe *vs.* FOLFOX por 6 meses. Como resultado não houve diferença em sobrevida livre de progressão ou sobrevida global. Outro estudo, o AVANT, que teve seus dados preliminares apresentados em 2011, comparou FOLFOX *vs.* FOLFOX ou XELOX associados a bevacizumabe. Novamente não houve ganho com a associação de bevacizumabe ao esquema quimioterápico corrente. O anticorpo monoclonal cetuximabe foi avaliado no estudo N0147 associado ao esquema FOLFOX (1.760 pacientes com K-RAS selvagem). Este trabalho foi fechado prematuramente graças à falta de benefícios no braço com cetuximabe em uma análise interina. Após avaliados estes estudos, atualmente também não há dados que indiquem o uso de qualquer anticorpo monoclonal no tratamento adjuvante do câncer retal.

Um outro tópico cada vez mais presente na prática clínica diária refere-se ao tratamento quimioterápico adjuvante no paciente acima de 70 anos. Sabe-se que a idade é o maior fator de risco para o câncer colorretal. Dados norte-americanos mostram que a média de idade ao diagnóstico é de 71 anos, e, aproximadamente, 70% dos casos se desenvolverão após os 65 anos. Devemos ainda considerar este um grupo especial de pacientes, pois habitualmente já possuem alguma comorbidade, mais comuns nesta faixa etária, e ainda um limiar de tolerabilidade à QT menor que pessoas mais jovens. Além disso, análises de estudos de adjuvância sugerem que esquemas quimioterápicos contendo oxaliplatina não melhoram as taxas de sobrevida nesta faixa etária. Uma análise do estudo MOSAIC, previamente citado, constatou um menor benefício do esquema FOLFOX para os pacientes acima de 70 anos. Outro estudo, o ACCENT, analisou 10.499 pacientes em 6 diferentes estudos de adjuvância fase III e concluiu que não houve benefício com o uso da oxaliplatina nos pacientes nesta faixa etária para sobrevida global ou sobrevida livre de progressão. Após análise destes dados, a decisão do tratamento quimioterápico adjuvante no paciente idoso deve ser fundamentada não só no laudo histopatológico ou na idade cronológica, mas também em outras variáveis, como comorbidades associadas e *performance status*.

Nas últimas décadas houve uma melhora progressiva na condução do tratamento curativo no paciente com câncer retal. Isso deveu-se ao aperfeiçoamento das técnicas cirúrgicas, com redução expressiva nos índices de recidiva local, o mesmo ocorrendo com o advento do tratamento prévio com RQT. Mesmo assim, o tratamento quimioterápico adjuvante nos casos de maior risco ainda se faz necessário na tentativa de erradicar as micrometástases que possam estar circulantes.

TRATAMENTO DA RECIDIVA LOCAL

A recidiva do câncer retal após o tratamento pode ser classificada como local (se ela surge na anastomose ou na pelve) ou sistêmica (se desenvolve-se em locais distantes). Uma série de necropsia de pacientes com câncer retal encontrou recidiva local em um quarto dos pacientes, metástases distantes em outros 25%, e recidiva local e a distância em 50%. Pacientes com recidiva sistêmica geralmente não são candidatos a procedimentos cirúrgicos extensos. Em vez disso, eles devem ser avaliados por uma equipe multidisciplinar. Uma abordagem multimodal, que inclui a quimioterapia, radioterapia e cirurgia, é individualizada em função do perfil clínico, padrão de disseminação da doença e necessidades de cada paciente. A taxa de sobrevida em 5 anos para pacientes tratados com abordagens multimodais agressivas varia de 12 a 27%.

Recidiva após ressecção local

As taxas de recidiva após ressecção local variam, dependendo da extensão da doença primária. Margens positivas, invasão da parede intestinal transmural e invasão linfática estão associadas a um risco aumentado de recidiva local. Um quarto dos pacientes com doença recorrente após excisão local apresenta doença que pode ser tratada com procedimentos de ressecção. A recidiva local em pacientes que têm doença metastática ou comorbidades que aumentam o risco para cirurgias de grande porte é mais bem conduzida com procedimentos paliativos. Bons candidatos à cirurgia são mais bem tratados com uma combinação de cirurgia radical e terapia adjuvante. Nesse caso, deve-se individualizar a opção terapêutica no sentido de manter a intenção inicial de preservação esfincteriana. Se a radioterapia ainda não tiver sido empregada, ela pode ser indicada no contexto adjuvante. A repetição dos procedimentos locais raramente é recomendada para esses pacientes. A quimiorradioterapia isolada sem cirurgia não deve ser considerada uma opção em pacientes com doença ressecável.

Recidiva após ressecção radical

No passado, as taxas de recidiva local após proctectomia radical atingiam 30 a 40%. Atualmente, com o refinamento técnico principalmente com a sistematização da EMT, as taxas de recidiva local podem ser tão baixas quanto 3 a 5%. As taxas de recidiva são principalmente um reflexo do estágio da doença no momento do tratamento inicial. Cerca de 7 a 20% dos pacientes com recidivas locais podem ser submetidos a novas ressecções. As recidivas após RAR apresentam uma chance maior de nova abordagem em comparação às recidivas pós-RAP. A recidiva em sítios de anastomoses altas pode possibilitar novas ressecções com anastomoses ultrabaixas ou RAP. As opções cirúrgicas disponíveis para o tratamento de recidiva após RAP são normalmente limitadas a exenterações e sacrectomias (ver tópico Técnicas de ressecção). Antes da realização de qualquer procedimento de re-ressecção os pacientes devem ser reestadiados com técnicas de grande acurácia, como a RM e TC, ou preferencialmente PET para se excluir sítios de recidiva extrapélvica. Alternativamente, no cenário paliativo, o controle local pode ser obtido com RQT, fulguração ou técnicas de ressecção local.

TRATAMENTO DA DOENÇA AVANÇADA

As decisões referentes ao tratamento neste grupo de pacientes podem ser muito complexas, e frequentemente a proposta terapêutica precisa ser individualizada de acordo com a extensão da doença, o tipo e a gravidade dos sintomas, o *performance status* e os desejos do paciente. Os esforços coordenados de uma equipe de profissionais podem fazer a diferença na abordagem desses pacientes, onde o cirurgião, o oncologista clínico e o radioterapeuta devem decidir conjuntamente a melhor estratégia de tratamento.

Dividiremos os pacientes com doença avançada em cinco grupos:

- Câncer retal localmente avançado e potencialmente ressecável.
- Câncer retal localmente avançado e irressecável.
- Carcinomatose peritoneal.
- Doença metastática sincrônica ressecável ou potencialmente ressecável.
- Doença metástatica sincrônica irressecável ou metacrônica irressecável.

Câncer retal localmente avançado e potencialmente ressecável

Na avaliação de um paciente com doença localmente avançada T4, é fundamental que o cirurgião defina se um tratamento radioterápico ou quimiorradioterápico pode proporcionar diminuição do tamanho da lesão e possibilitar uma ressecção R 0. Tal abordagem tem por objetivo aumentar o controle local, melhorar a qualidade de vida e proporcionar ganho de sobrevida. Nesse caso, cabe ao cirurgião definir os critérios de ressecabilidade, e a discussão conjunta com o radioterapeuta pode otimizar a resposta ao tratamento neoadjuvante com a utilização de técnicas específicas, como já exposto.

Em pacientes com sintomas obstrutivos importantes, a realização de uma colostomia derivativa em alça pode proporcionar melhor adesão ao tratamento neoadjuvante. Estudos randomizados têm demonstrado benefício com o tratamento neoadjuvante nesses casos. Aliás, já está totalmente fundamentada a utilização da neoadjuvância quando se vislumbra a possibilidade de ressecção em qualquer lesão no estágio T4.

Para os pacientes que tiveram uma ressecção completa, a quimioterapia adjuvante é recomendada, conforme as diretrizes de terapia adjuvante para câncer retal de alto risco.

Em tumores avançados onde as margens de ressecção são exíguas ou a cirurgia é R1, a radioterapia intraoperatória pode complementar a abordagem cirúrgica. Seu papel, no entanto, precisa ser validado em estudos prospectivos. Recentemente a utilização do PET-CT tem proporcionado melhor abordagem à medida que auxilia na tomada de decisão por fornecer informações adicionais acerca do estadiamento.

Câncer retal localmente avançado e irressecável

Em pacientes com tumores localmente avançados considerados como irressecáveis, a radioterapia pode oferecer excelente opção de paliação e controle local a longo prazo em 10% dos pacientes. A combinação de quimioterapia com radioterapia parece melhorar as taxas de resposta e controle local, embora o seu impacto na sobrevida seja incerto.

É importante tratar esses pacientes com doses relativamente altas de radioterapia, visando à maior chance de obtenção de controle local, pois nesses pacientes a doença local não controlada, mesmo na presença de metástases, está associada à alta morbidade e prejuízo importante na qualidade de vida. Os sintomas incluem dor, obstrução, incontinência urinária, sangramento, secreção anal, comprometimento neural e edema periférico. A doença pélvica não controlada pode levar a tenesmo e sangramento de difícil controle. Significativo alívio dos sintomas pode ser obtido com terapia de radiação em 50-90% dos pacientes com sangramento retal ou dor.

A ablação a *laser* com intuito paliativo e/ou a colocação de *stents* retais associados à radioterapia podem postergar a necessidade de uma colostomia. O uso da braquiterapia no câncer retal localmente avançado pode contribuir para melhorar o controle local e proporcionar alívio dos sintomas em pacientes que não são candidatos à cirurgia. A mesma pode ser utilizada como *boost* em complemento à radioterapia externa.

O advento dos esquemas quimioterápicos associados a terapias-alvo com anticorpos monoclonais possibilitou melhor controle da doença e ganho de sobrevida, como veremos adiante.

Carcinomatose peritoneal

A carcinomatose peritoneal de origem colorretal é uma condição comum. Estima-se que até 25% dos pacientes morrem de carcinomatose peritoneal, mesmo quando não há outros locais de metástases.

Tradicionalmente, os estudos preconizam a ressecção do tumor primário e quimioterapia sistêmica nesses casos. Esta filosofia surgiu por causa do prognóstico geralmente ruim de pacientes com carcinomatose peritoneal, com a maioria dos estudos, muitas vezes, citando sobrevida média de 6 meses.

Um estudo randomizado controlado comparou a cirurgia com quimioterapia intraperitoneal hipertérmica (QIH) e quimioterapia sistêmica. Com 50 pacientes em cada braço, a sobrevida mediana foi de 12,6 meses no braço quimioterapia sistêmica e 22,3 meses no grupo QIH (p = 0,032). No entanto, este estudo foi criticado por usar quimioterápicos de "geração antiga". Um estudo multi-institucional com 506 pacientes de 28 instituições revelou uma sobrevida global mediana de 19,2 meses, com morbidade e taxas de mortalidade de 23 e 4% respectivamente para pacientes submetidos à cirurgia com QIH.

Críticos da citorredução com quimioterapia hipertérmica (QIH) têm dois argumentos contrários principais. O primeiro é que a combinação de quimioterapia sistêmica com fluorouracil mais leucovorin, irinotecano e oxaliplatina no tratamento do câncer colorretal avançado pode produzir taxas de sobrevida mediana de 20 meses. No entanto, essa sobrevida é de estudos de pacientes que tinham metástases hepáticas sem carcinomatose peritoneal, e os melhores resultados neste grupo de pacientes seriam previsíveis. O segundo é a alta taxa de mortalidade operatória, de até 8% em 30 dias. Entusiastas do método, no entanto, argumentam que esta foi a taxa de mortalidade relatada durante a fase inicial ou "curva de aprendizado". A maioria das mortes foi decorrente de complicações intraperitoneais da quimioterapia durante os ensaios de fase II. Atualmente a maioria dos centros especializados está relatando taxas de mortalidade de 4%, em 30 dias.

Nos últimos 5 anos diversos estudos relataram melhora da sobrevida com essa abordagem. Entretanto, os questionamentos persistem principalmente à medida que tratamentos sistêmicos emergem com novas terapias-alvo combinadas. Acreditamos que a citorredução com QIH no câncer colorretal tem um papel ainda a ser estabelecido e só deve ser realizada em centros especializados dentro de protocolos científicos.

Doença metastática sincrônica ressecável

A abordagem dos pacientes com doença sincrônica local e a distância constitui-se muitas vezes em desafio terapêutico, principalmente em casos de pacientes com doença localmente avançada. Nesses casos, o tratamento é multimodal e precisa ser individualizado. Deve-se investir em exames de imagem que proporcionem o melhor estadiamento do paciente no sentido de uma avaliação para a possibilidade de ressecção de ambos os sítios, com ou sem quimioterapia de conversão. O PET-TC se disponível, deve ser considerado antes de uma abordagem cirúrgica radical, pois pode mudar a conduta inicialmente proposta. Em casos de mestástases hepáticas múltiplas, um cirurgião com experiência em cirurgia hepática deve avaliar a doença secundária e definir a necessidade ou não de quimioterapia de conversão (ver tópico específico a seguir). Nesses casos, a ressecção da doença primária geralmente tem prioridade, embora em certos casos, os pacientes podem ser considerados para ressecção sincrônica de suas doenças primárias e hepáticas secundárias. Mesmo que se obtenha ressecção completa dos sítios primários e secundários, deve-se considerar quimioterapia adjuvante. Em pacientes com doença metastática irressecável, o tratamento agressivo da doença primária pode muitas vezes ser adequado para proporcionar melhor qualidade de vida ao paciente, como exposto anteriormente

Tratamento quimioterápico neoadjuvante ou "terapia de conversão"

Desde a década de 1990 existem estudos clínicos avaliando o tratamento quimioterápico com o objetivo de redução das lesões tumorais e posterior ressecção das mesmas.

Atualmente, vislumbramos outro cenário cirúrgico no tratamento destes pacientes, onde os critérios para determinar se um paciente tem indicação para ressecção curativa estão evoluindo, com ênfase em se obter uma ressecção completa das lesões, com margens negativas enquanto se mantém uma função hepática adequada em vez de apenas o critério do tamanho e número das lesões. No campo do tratamento sistêmico, a melhora dos resultados com o uso de novas drogas, além de novos esquemas terapêuticos com melhores taxas de resposta (passando de menos de 20% para cerca 50%), está tornando pacientes com lesões inicialmente irressecáveis em ressecáveis, e transformando tratamentos inicialmente paliativos em curativos. Os ganhos de sobrevida global em 5 anos estão entre 30 e 35%, resultados substancialmente melhores que os observados no tratamento quimioterápico exclusivo que variam de 4 a 9% mesmo com os melhores esquemas terapêuticos disponíveis. Da mesma forma, a presença de outros sítios de metástases extra-hepática limitada (particularmente de pulmão) não deve ser considerada uma contraindicação à ressecção, desde que a doença extra-hepática também seja passível de ressecção completa. No entanto, os resultados deste grupo não são tão favoráveis, especialmente quando há múltiplas metástases hepáticas e vários sítios de doença extra-hepática.

Face à complexidade de avaliações e decisões terapêuticas que devem ser tomadas, consolidou-se cada vez mais importância de um tratamento multidisciplinar com contatos frequentes entre a equipe médica, ou seja, o oncologista clínico, cirurgião, radiologista e o paciente com o objetivo de otimizar a exposição ao tratamento prévio e planejar o melhor tempo para a cirurgia.

O estadiamento clínico para avaliar a ressecabilidade das metástases hepáticas deve ser realizado por métodos de imagem, como a tomografia computadorizada, ressonância magnética ou PET-CT para avaliação de doença hepática e extra-hepática, e definir o benefício do tratamento e sua viabilidade cirúrgica. Dito isto, a avaliação da condição de ressecção deve ser feita por cirurgião experiente em cirurgia hepática e deve levar em conta, acima de qualquer outro critério, volume do fígado viável residual. Para os pacientes com doença limitada ao fígado e inicialmente irressecável, mas que pode ser ressecada, caso haja diminuição de seu volume (definida por doença potencialmente ressecável), o tratamento com quimioterapia pré-operatória está bem estabelecido na prática clínica com o objetivo de conceber uma redução nas dimensões das lesões, tornando-as passíveis de ressecção (terapia de conversão). Porém, o tratamento quimioterápico pré-operatório também pode ser aplicado em doenças inicialmente classificadas como ressecáveis (terapia neoadjuvante). Como vantagens para esta abordagem terapêutica temos o tratamento precoce das micrometástases, avaliar a efetividade do esquema proposto, que pode inclusive ajudar na decisão do tratamento adjuvante e ainda evitar tratamento local em pacientes que progridem precocemente. Como desvantagens temos o dano hepático induzido pela quimioterapia, perda da oportunidade de ressecção cirúrgica pela ausência de resposta à quimioterapia e à resposta clínica completa, dificultando a avaliação das áreas para ressecção. Nestes pacientes, em que não há mais evidência de doença ao exame de imagem, estudos indicam uma grande chance de haver doença residual viável nos locais das lesões prévias, com taxas de apenas 17% de resposta patológica completa.

Um risco associado à quimioterapia pré-operatória inclui o potencial desenvolvimento de esteatose hepática ou esteato-hepatite dependendo do regime terapêutico utilizado. O uso da oxaliplatina está associado à dilatação sinusional, irinotecano está associado à esteato-hepatite, e fluorouracil está associado à esteatose hepática. Em decorrência deste possível dano hepático, torna-se importante não realizar um número alto de ciclos pré-operatórios, pois está relacionado diretamente com o aumento da toxicidade hepática e complicações pós-operatórias.

Todos os pacientes submetidos à ressecção hepática curativa devem se considerados de alto risco para recidiva, e deve ser avaliada a possibilidade de um tratamento quimioterápico complementar.

Atualmente não há consenso sobre qual esquema propor como tratamento após a ressecção cirúrgica realizada nem quando ou se houver uma recidiva da doença. A escolha do tratamento pode basear-se em alguns fatores como característica da intensidade, duração da resposta e tempo sem exposição ao regime anterior, toxicidade ao tratamento anterior, drogas ainda não utilizadas, *status* mutacional do gene K-RAS.

Não há limites para novas ressecções, os índices das re-hepatectomias são semelhantes aos de primeira ressecção. Como citado anteriormente, o limite será a quantidade de tecido hepático viável que será deixado. Tratamentos quimioterápicos de resgate, quando possível, são indicados, porém, os índices de resposta objetiva em terapias de resgate utilizando-se quimioterapia convencional são baixos, com melhora quando associados a agentes biológicos.

Detalhes sobre as estratégias de quimioterapia e estratégias multimodais, como a embolização portal e hepatectomias em mais de um tempo, são abordados em capítulo específico nesse livro.

Doença metástatica sincrônica irressecável ou metacrônica irressecável

Os pacientes com doença avançada irressecável ou com recidiva sistêmica não passível de terapia de conversão visando à ressecção têm apenas duas possibilidades de tratamento. O tratamento clínico paliativo pode oferecer ganho de sobrevida e manter a doença controlada em alguns pacientes, como será exposto no tópico a seguir. Em outros, no entanto, a terapia suportiva clínica torna-se a medida terminal.

TRATAMENTO QUIMIOTERÁPICO PALIATIVO

Estudos recentes demonstraram que para os pacientes com doença metastática irressecável, com doença avançada e assintomáticos, a indução de resposta objetiva pelo tratamento não se mostrou tão importante quanto o controle da doença e o 'atraso' na sua progressão pelo maior tempo possível.

Atualmente está estabelecido que os pacientes com CCR metastático se beneficiam quando são expostos a todos os agentes quimioterápicos efetivos para o tratamento desta patologia, em suas associações disponíveis, com um incremento importante na sobrevida global, ocorrendo, assim, uma exposição cada vez maior a tratamentos quimioterápicos em linhas subsequentes. Como consequência, a forma de avaliar resultados destes estudos clínicos tem mudado, devendo avaliar-se os resultados pela sobrevida livre de progressão, sendo que um incremento desta tem forte correlação com ganho de sobrevida global.

Existem atualmente cinco classes de medicamentos com atividade antitumoral efetiva no tratamento do CCR:

- Fluoropirimidinas (5-Fluorouracil e Capecitabina).
- Oxaliplatina.
- Irinotecano.
- Cetuximabe e Panitumumabe.
- Bevacizumabe.

Ainda não há consenso sobre a melhor combinação entre as atuais drogas disponíveis, sequenciamento das mesmas, duração do tratamento, terapia contínua ou períodos de intervalo e sobre como alcançar o melhor benefício para o paciente.

Vários estudos clínicos demonstraram benefícios de tratamentos (geralmente combinações de drogas) no CCR. Abordaremos aqui os principais, sempre devendo considerar o tratamento individualizado do paciente e a estratégia utilizada, com o objetivo de exposição a todos os agentes terapêuticos em diferentes momentos de sua enfermidade. Estudo conduzido por Saltz, em 2000, avaliou o esquema combinado com irinotecano, 5-FU e leucovorin no esquema de administração em *bolus* (IFL) *versus* o tratamento padrão 5-FU e leucovorin *vs.* irinotecano isolado. Como resultados, o esquema IFL obteve ganho em sobrevida livre de progressão e sobrevida global, além de melhor resposta objetiva quando comparado aos outros dois esquemas que obtiveram respostas similares. No mesmo ano, De Gramount, em artigo publicado no JCO, estudou a adição de oxaliplatina ao esquema de 5-FU/leucovorin este já administrado no esquema de *bolus* + infusão contínua. Como resultado, houve um ganho de sobrevida livre de progressão e melhor resposta objetiva, com uma tendência à melhor sobrevida global, porém não significativa. Nesta mesma linha e no mesmo ano, estudo de Douillard *et al.* avaliou a inclusão de irinotecano ao tratamento com 5-FU infusional *versus* esta última droga apenas. Como resultado, houve ganho em sobrevida livre de progressão e sobrevida global, com os autores concluindo que tal esquema deveria ser considerado padrão a partir de então.

Após estas etapas, iniciaram-se estudos para avaliar qual combinação seria mais efetiva dentre as novas drogas (irinotecano, oxaliplatina). Estudo conduzido por Goldberg avaliou três combinações quimioterápicas, FOLFOX4, IFL, IROX e que mostrou um incremento nas taxas de resposta, tempo livre de progressão e sobrevida global para o esquema FOLFOX4 em comparação a esquema IFL, mas após uma análise retrospectiva, viu-se que tal ganho foi em razão da diferença nas formas de administração do 5-FU, infusão contínua no esquema FOLFOX4 e *bolus* no esquema IFL, e não uma superioridade da oxaliplatina em relação ao irinotecano. Em 2004 o estudo GERCOR, conduzido por Tournigand, avaliou esquemas com 5-FU infusional e leucovorin associado a irinotecano (FOLFIRI) ou oxaliplatina (FOLFOX6) e inversão dos mesmos após progressão (FOLFIRI > FOLFOX6 ou FOLFOX6 > FOLFIRI). Observaram-se, neste estudo, semelhantes taxas de resposta objetiva, sobrevida livre de progressão e sobrevida global, independente de qual sequência tenha sido utilizada primeiro, confirmando que ambas as combinações são igualmente ativas. Importante ressaltar que houve intenso *crossover* entre os braços de tratamento, dando mais suporte ao conceito originado por Grothey, que afirma haver um ganho de sobrevida quando o paciente é exposto a todas as drogas possíveis.

Quando consideramos o tratamento paliativo, em que o foco é o ganho de sobrevida com a manutenção da qualidade de vida, outro ponto de interesse diz respeito a como iniciá-lo, se com tratamento combinado ou agentes únicos, pelo fato de que a terapia combinada geralmente agrega toxicidade maior. Dois estudos publicados em 2007 avaliaram este tema. O estudo CAIRO avaliou 820 pacientes com doença metastática e sem tratamento prévio que foram alocados em dois grupos. Um com capecitabina na primeira linha, irinotecano na segunda linha e capecitabina + oxaliplatina como terceira linha. O outro grupo consistia em capecitabina + irinotecano na primeira linha e capecitabina + oxaliplatina na segunda linha. A análise demonstrou não haver diferença na sobrevida global, porém com maior sobrevida livre de progressão no braço da combinação. O segundo estudo FOCUS, avaliou 2.135 pacientes com doença metastática e sem tratamento prévio que foram alocados em três grupos assim dispostos. O primeiro com 5-FU-leucovorin e após, irinotecano até a progressão. O segundo com 5-FU-leucovorin e após, combinação de 5-FU com irinotecano ou oxaliplatina (conforme preferência do médico-assistente), e o terceiro com tratamento combinado desde o início com FOLFOX ou FOLFIRI. Novamente os resultados de sobrevida global não diferiram entre os braços do estudo, porém com uma melhor taxa de resposta para a terapia combinada. Uma análise feita posteriormente observou que a probabilidade de o paciente receber todos os agentes efetivos para a doença (o que é sabido interferir na sobrevida global) foi maior no grupo exposto à terapia combinada. Estes dados apoiam a ideia de que os pacientes tratados com regime de combinação na primeira linha terão mais condições para serem submetidos ao tratamento com os três agentes ativos no curso de sua enfermidade (FOLFIRI seguido de FOLFOX ou inverso, como o estudo de Tourningand *et al.*) do que aqueles que iniciam o tratamento com monoterapia.

Outro ponto de interesse abordado, sobre a equivalência na resposta clínica entre as pricipais fluoropirimidinas, 5-FU e capecitabina. Esta droga torna-se ainda mais atrativa em virtude do fato de que o uso diário em suas doses adequadas poderia mimetizar uma exposição sustentada à droga sem a necessidade de um acesso venoso central ou uma bomba de infusão ambulatorial.

Estudo publicado no JCO, em 2001, avaliou o uso de 5-FU com leucovorin (esquema Clínica Mayo) *versus* capecitabina 1.250 mg/m^2 2x/dia por 14 dias, concluiu que o tratamento com capecitabina alcançou pelo menos eficácia equivalente ao tratamento com 5-FU e leucovorin, com perfil de toxicidade seguro e vantagens de administração como agente oral. Outro estudo, conduzido por Cassidy, avaliou a combinação de capecitabina com oxaliplatina (XELOX) *versus* FOLFOX4. Após análise de resultados dos 2.034 pacientes incluídos, observou-se uma não inferioridade entre os braços dos estudos quando avaliadas sobrevida livre de progressão e sobrevida global, porém com perfis de toxicidade distintos com maior neutropenia febril para o braço FOLFOX e maior diarreia GIII e síndrome mão-pé para o braço XELOX. Tais dados demonstraram a equivalência quando compararam esquemas à base de 5-FU infusional ou capecitabina quando utilizada de forma isolada ou em associação à oxaliplatina. A associação de capecitabina a irinotecano (XELIRI ou CAPIRI) foi avaliada em estudo fase III BICC-C, porém, graças a toxicidades importantes e benefício clínico inferior ao esquema FOLFIRI não é rotineiramente recomendada.

Uma dúvida frequente é se o tratamento quimioterápico contínuo é mais eficaz ou se podemos atribuir aos pacientes intervalos sem quimioterapia sem prejuízo para o mesmo. Atualmente, à luz de diversos estudos, como o OPTIMOX1 e OPTIMOX2, optamos quando possível, manter um tratamento que não associe muita toxicidade e que mantenha a doença controlada.

Uma outra classe de medicamentos, a dos anticorpos monoclonais, ganhou grande relevância no tratamento do CCR metastático na última década. O bevacizumabe é um anticorpo monoclonal humanizado (quando a maior parte da sequência de aminoácidos é de origem humana e uma pequena parte, menos de 5%, é de origem murina). O estudo clínico que ocasionou a aprovação do bevacizumabe no CCR metastático foi conduzido por Hurwitz onde foi avaliado o papel desta droga associado ao esquema IFL *vs.* IFL com placebo. Foram avaliados 813 pacientes com CCR metastático e sem tratamento prévio. No grupo experimental, houve uma sobrevida média de 20,3 meses, aproximadamente 5 meses mais longa que o grupo controle, também houve ganho nas taxas de resposta (44,8 *vs.* 34,8%, p = 0,004) e na sobrevida livre de progressão (10,6 meses *versus* 6,2 meses, p = 0,001). Após este estudo, bevacizumabe foi aprovado para tratamento do CCR metastático associado à QT. No entanto, quando estes resultados foram publicados, IFL não era mais considerado o esquema quimioterápico padrão, e bevacizumabe foi incorporado a outros esquemas terapêuticos.

Outros estudos avaliaram, após, bevacizumabe associado a diferentes esquemas quimioterápicos e linhas de tratamento. Giantonio *et al.* avaliaram o uso de bevacizumabe na segunda linha junto com esquema FOLFOX4, após tratamento prévio com esquemas à base de irinotecano, no estudo E3200 que mostrou ganho de sobrevida livre de progressão e global para o braço em que foi utilizado o anticorpo monoclonal. Em 2009 foi publicado o estudo BEAT com 1.914 pacientes que tinha como objetivo primário avaliar a segurança do medicamento onde bevacizumabe foi associado a diferentes esquemas de quimioterapia (FOLFOX, XELOX, FOLFIRI, 5-FU isolado) e que atingiu média de sobrevida livre de progressão de 10,8 meses e sobrevida global de 22,7 meses, mostrando o benefício destas associações e consistente com o observado em outros trabalhos.

Outro grupo de anticorpo monoclonal ativo no CCR é o do inibidor do EGFR. Nesta classe, temos dois agentes ativos no tratamento do CCR, o cetuximabe (que trata-se de um anticorpo quimérico) e o panitumumabe (que é um anticorpo humano). Desde o início tentou-se identificar quais pacientes responderiam a este medicamento. Inicialmente, não estava estabelecido o conceito de mutação do gene K-RAS, e os pacientes eram avaliados referentes à hiperexpressão do EGFR em teste de imuno-histoquímica o qual não se mostrou um marcador efetivo de resposta para os antiEGFR. Posteriormente viu-se que algumas mutações no gene K-RAS, que eram encontradas em aproximadamente 40% dos pacientes com CCR conferiam resistência ao tratamento com antiEGFR iniciando o conceito de que apenas os pacientes com o

K-RAS sem mutação (selvagem) responderiam ao tratamento com antiEGFR. Recentemente estuda-se o papel de mutações específicas como a códon 13 que pode estar relacionada com diferente prognóstico e padrão de resposta ao Cetuximabe. Outra mutação que age, também, na cadeia de sinalização intracelular do EGFR é a mutação B-RAF (que é um componente da cadeia de sinalização RAS-RAF-MAPK). Ela ocorre em aproximadamente 10 a 12% dos pacientes e está relacionada como fator de mau prognóstico e não como fator de resistência ao tratamento com cetuximabe.

O cetuximabe teve sua aprovação no CCR metastático com base em um estudo publicado no NEJM que o comparou como monoterapia *vs.* suporte clínico em 572 pacientes que falharam a tratamentos anteriores com 5-FU, irinotecano, oxaliplatina ou tais tratamentos eram contraindicados. Como resultado, houve um ganho de sobrevida global (6,1 *vs.* 4,6 meses, p = 0,005) além de melhores taxas de resposta, sobrevida livre de progressão e melhor qualidade de vida. Em uma análise posterior, observou-se que os benefícios obtidos neste estudo foram apenas para os pacientes sem mutação no K-RAS, confirmando dados anteriores. Vários estudos abordaram a utilização do cetuximabe em linhas mais precoces e diferentes combinações. O estudo mais comentado e que trouxe o cetuximabe para o tratamento na primeira linha do CCR metastático foi o CRYSTAL. Nele, 1.198 pacientes sem tratamento prévio foram avaliados para tratamento com esquema FOLFIRI associado ou não a cetuximabe. Houve um ganho modesto, porém significativo em sobrevida livre de progressão para o braço da combinação (8,9 *vs.* 8,0 meses) e também na taxa de resposta (47 *vs.* 39%), porém, não houve impacto na sobrevida global, quando avaliados os pacientes com K-RAS selvagem. No entanto, em uma análise tardia publicada, em 2011, nos pacientes com K-RAS selvagem, as taxas de resposta para a terapia combinada foram significativamente maiores (57,3 *vs.* 39,7%) assim como sobrevida livre de progressão (9,9 *vs.* 8,4 meses) e sobrevida global (23,5 *vs.* 20 meses). Mas outro estudo obteve resultados diferentes. O estudo COIN avaliou 729 pacientes com K-RAS selvagem que foram randomizados para tratamento com fluoropirimidina (5-FU ou capecitabina) + oxaliplatina com ou sem cetuximabe. Não houve ganho de sobrevida global ou livre de progressão em quem fez uso de cetuximabe, apenas aumento da toxicidade cutânea e gastrointestinal contrapondo os dados previamente apresentados. Pesquisadores estão avaliando motivos para falta de resposta evidenciada neste estudo.

O panitumumabe demonstrou benefício, assim como o cetuximabe, inicialmente como monoterapia em um estudo multicêntrico em que 463 pacientes previamente tratados com 5-FU, irinotecano e oxaliplatina eram expostos ao panitumumabe ou apenas tratamento suportivo (neste estudo tais pacientes eram selecionados conforme positividade do EGFR na membrana celular e não pelo *status* do K-RAS). Este estudo demonstrou um ganho em sobrevida livre de progressão e resposta objetiva (10 *vs.* 0%), mas não foi observado benefício em sobrevida global, provavelmente graças ao fato de que para 76% dos pacientes no braço de tratamento suportivo foi oferecido tratamento com a droga após definida progressão. Em uma análise tardia deste estudo observou-se que o benefício ocorreu nos pacientes com K-RAS selvagem. Atualmente existem alguns estudos avaliando a associação desta droga a outros esquemas e linhas de tratamento.

Quanto à associação dos anticorpos monoclonais, atualmente não é recomendado seu uso em decorrência de estudos realizados com este objetivo terem sido negativos, inclusive com piora na sobrevida global no grupo em que foram associados tais medicamentos.

ACOMPANHAMENTO CLÍNICO

O acompanhamento após cirurgia curativa nos pacientes com CCR não metastático deve ser realizado para avaliar possíveis complicações cirúrgicas, descobrir recidivas potencialmente ressecáveis e até detectar outras neoplasias em estágios iniciais ou pré-malignos, como os pólipos.

Duas metanálises publicadas, em 2002 e 2007, nos quais foi avaliado um total de 13 trabalhos, também chegaram a conclusões semelhantes, onde o acompanhamento mais intensivo do paciente submetido à ressecção cirúrgica curativa do CCR leva a um ganho de sobrevida para o paciente, pela detecção mais precoce da recidiva e abordagem da mesma em uma etapa inicial. Porém em ambos os estudos, graças principalmente à grande variedade dos protocolos de acompanhamento utilizados, não foi possível estabelecer a melhor combinação entre consultas clínicas, exames laboratoriais, radiológicos e endoscópicos nem o intervalo entre eles.

Tais controvérsias ainda permanecem no que diz respeito à melhor estratégia de acompanhamento e exames nestes pacientes após ressecção cirúrgica potencialmente curativa do CCR.

Atualmente existem várias diretrizes sobre o melhor acompanhamento e acompanhamento dos pacientes operados com estágios I, II e III. Apresentaremos aqui uma diretriz que é amplamente utilizada e que segue as orientações do NCCN (National Comprehensive Câncer Network) na sua versão mais recente. Este consenso sugere o seguinte acompanhamento: consulta e exame físico a cada 3 meses por 2 anos e após a cada 6 meses até completar 5 anos. Dosagem de CEA inicial e a cada 3 meses nos 2 primeiros anos e semestral até completar 5 anos, se o paciente for um candidato à ressecção em decorrência de metástases isoladas. Colonoscopia é recomendada após 1 ano da ressecção cirúrgica (ou 3 a 6 meses após cirurgia se exame prévio não foi realizado ocasionado por obstrução) e após, a cada 3 anos se exames normais, ou anuais se houver alterações, como pólipos vilosos, maiores que 1 cm ou displasias de alto grau. Proctoscopia deve ser considerada a cada 6 meses por 5 anos para avaliar recidiva local na anastomose retal. TC de tórax, abdome e pelve deve ser realizada anualmente por 3 anos em pacientes com estágios II e III (considerados com risco maior de recidiva), com o objetivo de detectar a presença de lesões metastáticas potencialmente ressecáveis, principalmente no fígado e pulmões. PET-CT não é rotineiramente empregado para acompanhamento de pacientes com CCR ressecado.

Outras recomendações importantes incluem o monitoramento de sequelas tardias do câncer de reto referente ao seu tratamento, como diarreia crônica ou incontinência, neuropatia persistente (efeito colateral conhecido do tratamento com oxaliplatina, dor pélvica e disfunções urogenitais após ressecção e/ou irradiação pélvica.)

BIBLIOGRAFIA

Adam R, Delvart V, Pascal G *et al.* Rescue surgery for unresectable colorectal liver metastases downstaged by chemotherapy: a model to predict long-term survival. *Ann Surg* 2004;240:644-57; discussion 57-58

Al-Sukhni W, Aronson M, Gallinger S. Hereditary colorectal cancer syndromes: familial adenomatous polyposis and lynch syndrome. *Surg Clin North Am* 2008;88:819-44.

American College of Surgeons Oncology Group. Laparoscopic-assisted resection or open resection in treating patients with Stage IIA, Stage IIIA, or Stage IIIB rectal cancer. Identifier NCT00726622. clinicaltrials.gov/ct2/show/NCT00726622. *Surg Endosc* 2011 Aug. 20. Epub ahead of print.

Baik SH, Gincherman M, Mutch MG *et al.* Laparoscopic vs open resection for patients with rectal cancer: comparison of perioperative outcomes and long-term survival. *Dis Colon Rectum* 2011;54:6-14.

Balslev I, Pedersen M, Teglbjaerg PS *et al.* Postoperative radiotherapy in Dukes'B and C carcinoma of the rectum and rectosigmiod: a randomized multicentre study. *Cancer* 1986;58:22-28.

Bhardwaj R, Parker MC. Palliative therapy of colorectal carcinoma: stent or surgery? *Colorectal Dis* 2003;5:518-21.

Biagi JJ, Raphael MJ, Mackillop WJ *et al.* Association between time to initiation of adjuvant chemotherapy and survival in colorectal cancer: a systematic review and meta-analysis. *JAMA* 2011;305(22):2335.

Blamey SL, McDermott FT, Pihl E *et al.* Resected ovarian recurrence from colorectal adenocarcinoma: a study of 13 cases. *Dis Colon Rectum* 1981;24:272-75.

Brownson P, Jenkins S, Nott D *et al.* Mechanical bowel preparation before colorectal sugery: results of a prospective randomised trial. *Br J Surg* 1992;79:461-62.

Cassidy J, Clarke S, Díaz-Rubio E *et al.* Randomized Phase III Study of capecitabine plus oxaliplatin compared with fluorouracil/folinic acid plus oxaliplatin as first-line therapy for metastatic colorectal cancer. *JCO* 2008 Apr. 20;26(12):2006-12.

Cawthorn SJ, Parums DV, Gibbs NM *et al.* Extent of mesorectal spread and involvement of lateral resection margin as prognostic factors after surgery for rectal cancer. *Lancet* 1990;335:1055.

Chen HS, Sheen-Chen SM. Total pelvic exenteration for primary local advanced colorectal cancer. *World J Surg* 2001;25:1546-49.

Church J, Simmang C. Practice parameters for the treatment of patients with dominantly inherited colorectal cancer (familial adenomatous polyposis and hereditary nonpolyposis colorectal cancer). *Dis Colon Rectum* 2003;46:1001.

Costa SRP, Antunes RCP, Paula RP et al. A exenteração pélvica no tratamento do câncer de reto estádio T4: experiência de 15 casos operados. *Arq Gastroenterol* 2007;44:284-88.

Cutsem EV, Twelves C, Cassidy J et al. Oral capecitabine compared with intravenous fluorouracil plus leucovorin in patients with metastatic colorectal cancer: results of a large phase III Study. *JCO* 2001 Nov. 1;19(21):4097-106.

De Gramont A, Figer A, Seymour M et al. Leucovorin and fluorouracil with or without oxaliplatin as first-line treatment in advanced colorectal cancer. Journal of *Clin Oncol* 2000 Aug.;18(16):2938-47.

De Gramont A, van Cutsem E, Tabernero J et al. *AVANT: results from a randomized, three-arm multinational phase III study to investigate bevacizumab with either XELOX or FOLFOX4 versus FOLFOX4 alone as adjuvant treatment for colon cancer* (abstract). Data presented at the 2011 ASCO GI Cancers Symposium, San Francisco, CA, 2011 Jan. 20-22.

Desai TK, Barkel D. Syndromic colon cancer: lynch syndrome and familial adenomatous polyposis. *Gastroenterol Clin North Am* 2008;37:47-72.

Douillard JY, Cunningham D, Roth AD et al. Irinotecan combined with fluorouracil compared with fluorouracil alone as first-line treatment for metastatic colorectal cancer: a multicentre randomised trial. *Lancet* 2000 Mar. 25;355(9209):1041-47.

Dukes CE. The surgical pathology of rectal cancer: president's address. *Proc R Soc Med* 1944;37:131.

Efficacy of adjuvant fluorouracil and folinic acid in colon cancer. International Multicentre Pooled Analysis of Colon Cancer Trials (IMPACT) investigators. *Lancet* 1995;345(8955):939.

Enker WE, Thaler HT, Cranor ML et al. Total mesorectal excision in the operative treatment of carcinoma of the rectum. *J Am Coll Surg* 1995;181:335.

Eriksen MT, Wibe A, Haffner J et al. Prognostic groups in 1,676 pa- tients with T3 rectal cancer treated without preoperative radiotherapy. *Dis Colon Rectum* 2007;50:156-67.

Fearon ER, Vogelstein B. A genetic model for colorectal tumorigenesis. *Cell* 1990;61:759-67.

Figueredo A, Charette ML, Maroun J et al. Adjuvant therapy for stage II colon cancer: a systematic review from the Cancer Care Ontario Program in evidence-based care's gastrointestinal cancer disease site group. *J Clin Oncol* 2004;22(16):3395.

Friel CM, Cromwell JW, Marra C et al. Salvage radical surgery after failed local excision for early rectal cancer. *Dis Colon Rectum* 2002;45:875.

Gamagami RA, Liagre A, Chiotasso P et al. Coloanal anastomosis for distal third rectal cancer: prospective study of oncologic results. *Dis Colon Rectum* 1999;42:1272.

Gastrointestinal Tumor Study Group. Prolongation of the diase- free interval in surgically treaed rectal carcinoma. *N Engl J Med* 1985;312:1465-72.

Gastrointestinal Tumor Study Group. Radiation therapy and fluorouracil with or without semustine for the treatment of patients with surgical adjuvant adenocarcinoma of the rectum. *J Clin Oncol* 1992;10:549-57.

Georgiou P, Tan E, Gouvas N et al. Extended lymphadenectomy versus conventional surgery for rectal cancer: a meta-analysis. *Lancet Oncol* 2009;10:1053-62.

Giantonio BJ, Catalano PJ, Meropol NJ et al. Bevacizumab in combination with oxaliplatin, fluorouracil, and leucovorin (FOLFOX4) for previously treated metastatic colorectal cancer: results from the Eastern Cooperative Oncology Group Study E3200. *J Clin Oncol* 2007 Apr. 20;25(12):1539-44.

Glehen O, Cotte E, Schreiber V et al. Intraperitoneal chemohyperthermia and attempted cytoreductive surgery in patients with peritoneal carcinomatosis of colorectal origin. *Br J Surg* 2004;91:747-54.

Goldberg RM, Sargent DJ, Morton RF et al. A randomized controlled trial of fluorouracil plus leucovorin, irinotecan, and oxaliplatin combinations in patients with previously untreated metastatic colorectal cancer. *J Clin Oncol* 2004;22:23-30.

Guillem JG. Ultra-low anterior resection and coloanal pouch reconstruction for carcinoma of the distal rectum. *World J Surg* 1997;21:721.

Guillou PJ, Quirke P, Thorpe H et al. Short-term endpoints of conventional versus laparoscopic-assisted surgery in patients with colorectal cancer (MRC CLASICC trial): multicentre, randomised controlled trial. *Lancet* 2005;365:1718.

Haggitt RC, Glotzbach RE, Soffer EE et al. Prognostic factors in colorectal carcinomas arising in adenomas: implications for lesions removed by endoscopic polypectomy. *Gastroenterology* 1985;89:328-36.

Hallböök O, Påhlman L, Krog M et al. Randomized comparison of straight and colonic J pouch anastomosis after low anterior resection. *Ann Surg* 1996;224:58.

Heald RJ, Husband EM, Ryall RD. The mesorectum in rectal cancer surgery—the clue to pelvic recurrence? *Br J Surg* 1982;69:613-16.

Hermanek P, Sobin LH. Colorectal carcinoma. In: Hermanek P, Gospodarowicz MK, Henson DE et al. (Eds.). *Prognostic factors in cancer.* Berlin: Springer-Verlag, 1995.

Hewitson P, Glasziou P, Watson E et al. Cochrane systematic review of colorectal cancer screening using the fecal occult blood test (hemoccult): an update. *Am J Gastroenterol* 2008;103(6):1541-49.

Hida J, Yasutomi M, Maruyama T et al. Lymph node metastases detected in the mesorectum distal to carcinoma of the rectum by the clearing method: justification of total mesorectal excision. *J Am Coll Surg* 1997;184:584.

Hodgson DC, Zhang W, Zaslavsky AM et al. Relation of hospital volume to colostomy rates and survival for patients with rectal cancer. *J Natl Cancer Inst* 2003;95:708.

Hosein PJ, Rocha-Lima CM. Role of combined-modality therapy in the management of locally advanced rectal cancer. *Clin Colorectal Cancer* 2008 Nov.;7(6):369-75.

Hurwitz H, Fehrenbacher L, Novotny W et al. Bevacizumab plus irinotecan, fluorouracil, and leucovorin for metastatic colorectal cancer. *N Engl J Med* 2004;350:2335-42.

Intensity-modulated radiation therapy (IMRT) vs. 3D conformal radiotherapy (3DCRT) in locally advanced rectal cancer (LARC): dosimetric comparison and clinical implications. *Radiat Oncol* 2010 Feb. 26;5:17.

Jackson McCleary NA, Meyerhardt J, Green E et al. Impact of older age on the efficacy of newer adjuvant therapies in > 12,500 patients (pts) with stage II/III colon cancer: findings from the ACCENT Database. *J Clin Oncol* 2009;27:15s, (suppl; abstr 4010).

Jessup JM, Stewart AK, Menck HR. The national cancer data base report on patterns of care for adenocarcinoma of the rectum, 1985-95. *Cancer* 1998;83:2408.

Kachnic LA, Hong TS, Ryan DP. Rectal cancer at the crossroads: The dilemma of clinically staged T3, N0, M0 disease. *J Clin Oncol* 2008;26:350-51.

Kapiteijn E, Marijnen CA, Nagtegaal ID et al. Preoperative radiotherapy combined with total mesorectal excision for resectable rectal cancer. *N Engl J Med* 2001 Aug. 30;345(9):638-46.

Kim SH, Lee JM, Hong SH et al. Locally advanced rectal cancer: added value of diffusion-weighted MR imaging in the evaluation of tumor response to neoadjuvant chemo- and radiation therapy. *Radiol* 2009;253:116-25.

Koopman M, Antonini NF, Douma J et al. Sequential versus combination chemotherapy with capecitabine, irinotecan, and oxaliplatin in advanced colorectal cancer (CAIRO): a phase III randomised controlled trial. *Lancet* 2007;370:135-42.

Kronborg O. Acute obstruction from tumour in the left colon without spread. A randomized trial of emergency colostomy versus resection. *Int J Colorectal Dis* 1995;10:1-5.

Krook JE, Moertel CG, Gunderson LL et al. Effective surgical adjuvant therapy for high-risk rectal carcinoma. *N Engl J Med* 1991;324:709.

Kune GA, Kune S, Watson LF. Colorectal cancer risk, chronic illnesses, operations, and medications: case control results from the Melbourne Colorectal Cancer Study. *Cancer Res* 1988;48:4399-404.

Kwok H, Bissett IP, Hill GL. Preoperative staging of rectal cancer. *Int J Colorectal Dis* 2000;15:9-20.

Lahaye MJ, Engelen SM, Nelemans PJ et al. Imaging for predicting the risk factors—the circumferential resection margin and nodal disease—of local recurrence in rectal cancer: a meta-analysis. *Semin Ultrasound CT MR* 2005;26:259-68.

Laiyemo AO, Murphy G, Albert PS et al. Postpolypectomy colonoscopy surveillance guidelines: predictive accuracy for advanced adenoma at 4 years. *Ann Intern Med* 2008 Mar. 18;148(6):419-26.

Lange MM, Buunen M, van de Velde CJ et al. Level of arterial ligation in rectal cancer surgery: low tie preferred over high tie. A review. *Dis Colon Rectum* 2008 July;51(7):1139-45.

Law WL, Poon JT, Fan JK et al. Comparison of outcome of open and laparoscopic resection for stage II and stage III rectal cancer. *Ann Surg Oncol* 2009;16:1488.

Lee EC, Roberts PL, Taranto R et al. Inpatient vs. outpatientbowel preparation for elective colorectal surgery. *Dis Colon Rectum* 1996;39:369-73.

Lezoche E, Guerrieri M, Paganini AM et al. Long-term results in patients with T2-3 N0 distal rectal cancer undergoing radiotherapy before transanal endoscopic microsurgery. *Br J Surg* 2005;92:1546.

Lombardi R, Cuicchi D, Pinto C et al. Clinically staged T3N0 rectal cancer: Is preoperative chemoradiotherapy the optimal treatment? *Ann Surg Oncol* 2010;17:838-45.

Machado M, Nygren J, Goldman S et al. Similar outcome after colonic pouch and side-to-end anastomosis in low anterior resection for rectal cancer: a prospective randomized trial. *Ann Surg* 2003;238:214.

Mandava N, Kumar S, Pizzi WF et al. Perforated colorectal carcinomas. *Am J Surg* 1996;172:236-38.

Mantyh CR, Hull TL, Fazio VW. Coloplasty in low colorectal anastomosis: manometric and functional comparison with straight and colonic J-pouch anastomosis. *Dis Colon Rectum* 2001;44:37.

Medical research concil rectal cancer working party: randomized trial of surgery alone versus surgery followed by postoperative radiotherapy for mobile cancer of the rectum. *Lancet* 1996;348:1610-15.

Meyerhardt JA, Tepper JE, Niedzwiecki D et al. Impact of hospital procedure volume on surgical operation and long-term outcomes in high-risk curatively resected rectal cancer: findings from the Intergroup 0114 Study. *J Clin Oncol* 2004;22:166.

Moriya y. Importance of lymphatic spread. In: Soreide O, Norstein J. (Eds.). Rectal surgery: optimization, standardization, documentation. Berlim: Springer-Verag, 1997. p. 153-64.

Morson BC, Dawson IMP, Day DW et al. *Morson and Dawson's gastrointestinal pathology.* Oxford: Blackwell Scientific, 1990.

Muntean V. The surgical anatomy of the fasciae and the fascial spaces related to the rectum. *Surg Radiol Anat* 1999;21(5):319-24.

Nagawa H, Muto T, Sunouchi K et al. Randomized, controlled trial of lateral node dissection vs. nerve-preserving resection in patients with rectal cancer after preoperative radiotherapy. *Dis Colon Rectum* 2001;44:1274-80.

Nagtegaal ID, Quirke P. What is the role for the circumferential margin in the modern treatment of rectal cancer? *J Clin Oncol* 2008;26:303.

Nagtegaal ID, van de Velde CJ, Marijnen CA et al. Low rectal cancer: a call for a change of approach in abdominoperineal resection. *J Clin Oncol* 2005;23:9257.

Ng SS, Leung KL, Lee JF et al. Long-term morbidity and oncologic outcomes of laparoscopic-assisted anterior resection for upper rectal cancer: ten-year results of a prospective, randomized trial. *Dis Colon Rectum* 2009;52:558.

Ohman U. Prognosis in patients with obstructing colorectal carcinoma. *Am J Surg* 1982;143:742-47.

Papillon J, Berard P. Endocavitary irradiation in the conservative treatment of adenocarcinoma of the low rectum. *World J Surg* 1992;16:451.

Park IJ, Kim HC, Yu CS et al. Effect of adjuvant radiotherapy on local recurrence in stage II rectal cancer. *Ann Surg Oncol* 2008;15:519-25.

Paty PB, Enker WE, Cohen AM et al. Long-term functional results of coloanal anastomosis for rectal cancer. *Am J Surg* 1994;167:90.

Pozzo C, Basso M, Cassano A et al. Neoadjuvant treatment of unresectable liver disease with irinotecan and 5-fluorouracil plus folinic acid in colorectal cancer patients. *Ann Oncol* 2004;15:933-39.

Quasar Collaborative Group. Gray R, Barnwell J, McConkey C et al. Adjuvant chemotherapy versus observation in patients with colorectal cancer: a randomised study. *Lancet* 2007;370(9604):2020.

Quirke P, Durdey P, Dixon MF et al. Local recurrence of rectal adenocarcinoma due to inadequate surgical resection. Histopathological study of lateral tumour spread and surgical excision. *Lancet* 1986;2(8514):996-99.

Quirke P, Steele R, Monson J et al. Effect of the plane of surgery achieved on local recurrence in patients with operable rectal cancer: a prospective study using data from the MRC CR07 and NCIC-CTG CO16 randomised clinical trial. *Lancet* 2009;373:821.

Rastreamento e vigilância no Câncer Colo-retal. Prevenção secundária e detecção precoce. Disponível em: <http://www.sobed.org.br/web/arquivos_antigos/pdf/diretrizes/Screening.pdf>

Repse S, Calic M, Zakelj B et al. Emergency colorectal surgery: our results and complications. *Ann Ital Chir* 1996;67:205-9.

Sakorafas GH, Zouros E, Peros G. Applied vascular anatomy of the colon and rectum: clinical implications for the surgical oncologist. *Surg Oncol* 2006 Dec.;15(4):243-55.

Saltz LB, Niedzwiecki D, Hollis D et al. Irinotecan fluorouracil plus leucovorin is not superior to fluorouracil plus leucovorin alone as adjuvant treatment for stage III colon cancer: results of CALGB 89803. *J Clin Oncol* 2007;25(23):3456.

Sandler RS, Halabi S, Baron JA et al. A randomized trial of aspirin to prevent colorectal adenomas in patients with previous colorectal cancer. *N Engl J Med* 2003;348:883-90.

Scoggins CR, Meszoely IM, Blanke CD et al. Nonoperative management of primary coloretal cancer in patients with stage IV disease. *Ann Surg Oncol* 1999;6:651-57.

Scott N, Jackson P, Al-Jaberi T et al. Total mesorectal excision and local recurrence: a study of tumour spread in the mesorectum distal to rectal cancer. *Br J Surg* 1995;82:1031.

Sebag-Montefiore D, Stephens RJ, Steele R, et al. Preoperative radio-therapy versus selective postoperative chemoradiotherapy in patients with rectal cancer (MRC CR07 and NCIC-CTG C016): a multicentre, randomised trial. *Lancet* 2009;373:811-20.

Seymour MT, Maughan TS, Ledermann JA et al. Different strategies of sequential and combination chemotherapy for patients with poor prognosis advanced colorectal cancer (MRC FOCUS): a randomised controlled trial. *Lancet* 2007;370:143-52.

Smalley SR, Benedetti J, Williamson S el al. Intergroup 0144 A phase III rectal surgical adjuvante study of the pelvic radiation (XRT) plus 5-FU based chemotherapy (volus 5-FU before and after PVI + XRT versus PVI before, during, and after XRT versus biochemically modulated bolus 5-FU and XRT): mature outcome results and pelvic falure analysis. *Int J Radiat Oncol Biol Phys* 2004;60:s137-38.

Solomon MJ, McLeod RS. Endoluminal transrectal ultrasonography: accuracy, reliability, and validity. *Dis Colon Rectum* 1993;36:200-5.

Song F, Glenny AM. Antimicrobial prophylaxis in colorectal surgery: a systematic review of randomized controlled trials. *Br J Surg* 1998;85:1232-41.

Steele Jr GD, Herndon JE, Bleday R et al. Sphincter-sparing treatment for distal rectal adenocarcinoma. *Ann Surg Oncol* 1999;6:433.

Tournigand C, Thierry A, Achille E et al. FOLFIRI Followed by FOLFOX6 or the Reverse Sequence in Advanced Colorectal Cancer: a randomized GERCOR Study. *JCO* 2004 Jan. 15;22:229-37.

UICC – Classificação TNM – Disponível em: <http://www.uicc.org/>

Van Cutsem E, Köhne CH, Hitre E et al. Cetuximab and chemotherapy as initial treatment for metastatic colorectal cancer. *N Engl J Med* 2009;360(14):1408.

Van Cutsem E, Labianca R, Bodoky G et al. Randomized phase III trial comparing biweekly infusional fluorouracil/leucovorin alone or with irinotecan in the adjuvant treatment of stage III colon cancer: PETACC-3. *J Clin Oncol* 2009;27(19):3117.

Vasen HF, Wijnen JT, Menko FH et al. Cancer risk in families with hereditary nonpolyposis colorectal cancer diagnosed by mutation analysis. *Gastroenterology* 1996;110:1020.

Verwaal VJ, van Ruth S, de Bree E et al. Randomized trial of cytoreduction and hyperthermic intraperitoneal chemotherapy versus systemic chemotherapy and palliative surgery in patients with peritoneal carcinomatosis of colorectal cancer. *J Clin Oncol* 2003;21:3737-43.

Watanabe T, Tsurita G, Muto T et al. Extended lymphadenectomy and preoperative radiotherapy for lower rectal cancers. *Surgery* 2002;132:27-33.

West NP, Finan PJ, Anderin C et al. Evidence of the oncologic superiority of cylindrical abdominoperineal excision for low rectal cancer. *J Clin Oncol* 2008;26:3517.

Whiteford MH, Whiteford HM, Yee LF et al. Usefulness of FDG-PET scan in the assessment of suspected metastatic or recurrent adenocarcinoma of the colon and rectum. *Dis Colon Rectum* 2000;43:759-67.

Willett CG, Tepper JE, Donnelly S et al. Patterns of failure following local excision and local excision and postoperative radiation therapy for invasive rectal adenocarcinoma. *J Clin Oncol* 1989;7:1003.

Williams NS, Dixon MF, Johnston D. Reappraisal of the 5 centimetre rule of distal excision for carcinoma of the rectum: a study of distal intramural spread and of patients' survival. *Br J Surg* 1983;70:150.

Winawer SJ, Zauber AG, O'Brien MJ et al. Randomized comparison of surveillance intervals after colonoscopic removal of newly diagnosed adenomatous polyps. The National Polyp Study Workgroup. *N Engl J Med* 1993;328:901-6.

Wolmark N, Fisher B. An analysis of survival and treatment failure following abdominoperineal and sphincter-saving resection in Dukes' B and C rectal carcinoma. A report of the NSABP clinical trials. National Surgical Adjuvant Breast and Bowel Project. *Ann Surg* 1986 Oct.;204(4):480-89.

Yi JW, Lee TG, Lee HS et al. Apical-node metastasis in sigmoid colon or rectal cancer: is it a factor that indicates a poor prognosis after high ligation? *Int J Colorectal Dis* 2012 Jan.;27(1):81-87.

You YN, Baxter NN, Stewart A et al. Is the increasing rate of local excision for stage I rectal cancer in the United States justified?: a nationwide cohort study from the National Cancer Database. *Ann Surg* 2007;245:726.

CAPÍTULO 84
Estomaterapia em Oncologia

Alcione A. Linhares

"A ciência precisa reduzir o real a modelos formais de compreensão e medida, pois tem o objetivo de construir noções e leis universais em algum grau – válidas em um universo considerado. Precisa valer-se de um plano de referência que simplifica a natureza complexa dos objetos particulares estudados, para poder, justamente, ser estendida para outros particulares que não foram objeto do estudo."

Deleuze e Garri, 1991, apud Abrale, 2009.[2]

TRAJETÓRIA DA ESTOMATERAPIA NO MUNDO

A década de 1950 constituiu um marco no desenvolvimento da área de estomias não só em cirurgia, mas também em equipamentos. Assim, até esta data, os acontecimentos estavam muito mais relacionados com a evolução da cirurgia do estoma do que, propriamente, aos seus cuidados, embora a literatura seja muito clara na informação reiterada de que a baixa frequência, na confecção de estomias até então, muito se devia às precárias condições, especialmente para os ileostomizados, e marcadamente pela deficiência de sistemas coletores adequados.

Desse modo, até os anos 1950 a enfermagem utilizava mais o método empírico para o cuidado, com escassas publicações científicas na área. Porém, a visão de que o estomizado necessitava muito mais do que uma boa e efetiva técnica cirúrgica para a reabilitação, como empatia, informação e educação em saúde com informações personalizadas no autocuidado, levou Rupert Turnbull* a convidar uma de suas pacientes, Norma Gill, para auxiliá-lo nessa atividade, na Cleveland Clinic Foundation. Nascia, então, oficialmente, a posteriormente chamada Estomaterapia (Enterostomal Therapy).

Já nos anos 1960 Cleveland tornou-se um centro de treinamento, quando foi aberto o primeiro curso oficial no mundo, enquanto evoluíam ideias organizacionais no sentido de constituir-se a primeira organização de estomaterapeutas.[45]

Assim, cada vez mais o interesse pela estomaterapia extrapolava os limites dos grandes países, como EUA, Canadá, Inglaterra e França, surgindo, então, a criação de um órgão representativo em nível internacional: World Council of Enterostomal Therapists: an association of nurses (WCET). Então, a partir de 1980, fica estabelecido que

a estomaterapia é uma especialidade para a enfermagem, cujo especialista é denominado estomaterapeuta (ET). [...] é aquele preparado no nível de uma enfermagem generalista e autorizado a praticar como um especialista, com avançado domínio em um raro campo da enfermagem. A prática na especialidade inclui papéis de ensino, clínico, administrativo, de pesquisa e consultoria. A educação pós-básica para a prática especializada é um programa de estudo reconhecido formalmente, construído com base na educação generalista para o enfermeiro, promove o conteúdo e a experiência para garantir competência na prática especializada (Internacional Council of Nurses, apud Santos e Cesaretti, 2000, p. 7.[45])

AS BASES LEGAIS DA ESTOMATERAPIA NO BRASIL

No Brasil, desde 1980, a estomaterapia é especialidade exclusiva da enfermagem, e sua regulamentação no Brasil deu-se pela Resolução COFEN 290, no ano de 2004.[15] Tal preocupação legal remete a Associação Brasileira de Estomaterapia (SOBEST), vinculada à Academia Brasileira de Especialistas em Enfermagem (ABESE), em acordo com a Lei do Exercício da Enfermagem 7.498/86,[12] que dispõe no artigo 11 as competências privativas do enfermeiro: "a consulta de enfermagem e a prescrição da assistência de enfermagem; cuidados diretos de enfermagem a pacientes graves com risco de vida; cuidados de enfermagem de maior complexidade técnica e que exijam conhecimentos de base científica e capacidade de tomar decisões imediatas; como integrante da equipe multidisciplinar de saúde, na participação no planejamento, execução e avaliação da programação de saúde, participação na elaboração, execução e avaliação dos planos assistenciais de saúde, prescrição de medicamentos estabelecidos em programas de saúde pública e em rotina aprovada pela instituição de saúde, dentre outros".[12]

Igualmente relevante para a qualidade da assistência é a Resolução COFEN 272/02,[13] que cria a obrigatoriedade da implementação da Sistematização da Assistência de Enfermagem (SAE) nas instituições de saúde brasileiras. A SAE também favorece consolidar o papel fundamental do enfermeiro em atuações competentes envolvendo raciocínio clínico para a tomada de decisões com base em evidências e o alcance dos melhores resultados,[14] como "uma melhor qualidade dos cuidados prestados, humaniza o atendimento, define o papel do enfermeiro, confere autonomia à profissão, direciona a equipe de enfermagem e facilita a mensuração dos custos hospitalares".[51]

Porém, recentemente, o Secretário de Atenção à Saúde, no uso de suas atribuições resolve

Considerando a Portaria SAS/MS nº 511, de 29 de dezembro de 2000, que institui o Cadastro Nacional de Estabelecimentos de Saúde (CNES); Considerando a necessidade de adequar a Tabela de Classificação Brasileira de Ocupações utilizada no Sistema de Cadastro Nacional de Estabelecimentos de Saúde (SCNES) com a Tabela de Classificação Brasileira de Ocupações (CBO 2002), publicada por meio da Portaria nº 397, de 09 de outubro de 2002, do Ministério do Trabalho e Emprego; e considerando a necessidade de identificar nos sistemas de informação em saúde do SUS os CBO da área de saúde ainda não contemplados na Tabela de CBO2002, resolve:
Art. 1º - Incluir, na Tabela de Classificação Brasileira de Ocupações utilizada no SCNES, as CBO 2231-G1 – MÉDICO CARDIOLOGISTA INTERVENCIONISTA,
3222-E3 – TÉCNICO PERFUSIONISTA e 2235-C3 – ENFERMEIRO ESTOMATERAPEUTA
§3º - Entende-se por Enfermeiro Estomaterapeuta o enfermeiro com especialização (pós-graduação lato sensu) na área, cujos cursos sejam reconhecidos pela Sociedade Brasileira de Estomaterapia (SOBEST) e/ou pelo World Council of Enterostomal Therapists (WCET). Estes enfermeiros prestam assistência às pessoas com estomias, fístulas, tubos, catéteres e drenos, feridas agudas e crônicas e incontinências anal e urinária, nos aspectos preventivos, terapêuticos e de reabilitação em busca da melhoria da qualidade de vida.
Art. 2º - Utilizar, provisoriamente, os códigos de CBO instituídos no art. 1º desta Portaria, até a inclusão dos mesmos pelo Ministério do Trabalho e Emprego.
Art. 3º - Definir que cabe à Secretaria de Atenção à Saúde (SAS), por meio da Coordenação Geral dos Sistemas de Informação do

---

*Cirurgião estadunidense (Cleveland) pioneiro na proposta cirúrgica de eversão total da mucosa ileal, simultaneamente a outro cirurgião inglês, Brooke.

Departamento de Regulação, Avaliação e Controle de Sistemas (CGSI/DRAC), adotar as providências necessárias junto ao Departamento de Informática do SUS (DATASUS/SE), para o cumprimento do disposto nesta Portaria.

Art. 4º - Esta Portaria entra em vigor na data de sua publicação (PORTARIA N. 620, DE 12 DE NOVEMBRO DE 2010).

ESTOMATERAPIA EM ONCOLOGIA

Conhecer conceitos multidisciplinares e reconhecer sua importância no campo da saúde é hoje expressão de qualidade de serviços oferecidos, já que esta não é uma área que se define de forma simples. As múltiplas dimensões que o compõem refletem diversos níveis de realidade, que remetem ao conceito de complexidade. Segundo Morín (apud Abrale, 2009, p. 31[2]): "*complexus* é o que é tecido em conjunto, obtido a partir de fios diferentes e que se transformaram num só. Tudo isso se cruza e volta a se cruzar, se tece e volta a tecer, para formar a unidade da complexidade; mas a unidade do *complexus* não destrói a variedade nem a diversidade das complexidades que a teceram".

Nasce, então, dessa concepção, a transdisciplinaridade, preconcebida por Piaget, em 1970, quando afirmava que: "há uma necessidade do diálogo entre os saberes científicos" e, ainda, por Boff, 1997, quando critica o crescimento dos saberes particulares ricos em detalhes das especialidades médicas em detrimento da totalidade.[2]

Nesse contexto, considera-se a especialidade oncológica como disciplina do campo da saúde que trata de uma das doenças mais temidas pela humanidade: o câncer. O termo oncologia faz menção aos profissionais que se dedicam ao estudo e tratamento nesta área.[6]

O câncer é, hoje, a segunda maior causa de mortes na população brasileira, superada apenas pelas doenças cardiovasculares e com uma incidência crescente, assumindo característica de problema de saúde pública.[8]

Aqui, é importante destacar que a expressão *sobrevida*, comumente utilizada no mundo da oncologia para estabelecer o sucesso de um plano terapêutico sem considerar a qualidade de vida do "sobrevivente", designa, segundo Michaellis, 2011:[33] "prolongamento da existência além da morte; estado do que sobrevive; escapar de".

Assim, podemos afirmar que o diagnóstico de câncer ainda é recebido como uma sentença de morte, um rompimento na existência. Por isso, no sentido de promover uma nova cultura de atendimento à saúde no Brasil, desde 1998, o Ministério da Saúde (MS) operou um grande marco na política de controle do câncer, com definição das unidades hospitalares que prestavam atendimento ao paciente oncológico, através da publicação da Portaria nº 3.535,[34] que objetivou garantir um atendimento integral através de uma rede hierarquizada dos Centros de Alta Complexidade em Oncologia (CACON), conveniado ao SUS, atualizando os critérios mínimos para o cadastramento destas, classificadas em três níveis: I, II e III.[23]

A PNHAH, também se estendeu à rede de atenção oncológica em 2005, através da Portaria nº 2.439/2005, que instituiu a Política Nacional de Atenção Oncológica (PNAO), contemplando a Promoção, Prevenção, Diagnóstico, Tratamento, Reabilitação e Cuidados Paliativos, a ser implantada em todas as unidades federais, respeitadas as competências da três esferas de gestão.

Dessa forma, a unidade cadastrada pelo Ministério da Saúde como CACON III inclui serviços de reabilitação ao paciente assistido, contemplando, dessa forma, atividades em Fisioterapia e Estomaterapia.[36]

Da mesma forma, mais recentemente, instituído o Centro Especializado de Reabilitação,[38] integra o serviço de atenção às pessoas estomizadas, que deve dispor inclusive de uma equipe multiprofissional devidamente qualificada e capacitada para uma assistência especializada para pessoas estomizadas, conforme estabelecido na Portaria SAS/MS nº 400, 2009.[37,49]

Então, conforme consulta ao SIGTAP - Sistema de Gerenciamento da Tabela de Procedimentos, Medicamentos e OPM do SUS o procedimento nº 03.03.19.001-9 (Tratamento em Reabilitação) defere faturamento para procedimentos e materiais específicos em estomaterapia.

Assim, no cenário especial da área de saúde em oncologia, é comum a ocorrência de complexas situações de enfrentamento com pacientes, familiares e profissionais que nela atuam, pois os reflexos biopsicossociais da doença oncológica envolvem questões como a finitude, mutilações e agressividade terapêutica. Então, considerar a complexidade dessa situação é de caráter significativo para que sejam definidos o diagnóstico, estadiamento e planejamento terapêutico da pessoa com câncer. Para tal, pode ser necessário desde um simples procedimento ambulatorial e exames não invasivos, até cirurgias exploradoras de grande porte.

Dessa forma, surgem questões que perpassam pelos mais profundos valores éticos, técnicos e pessoais de todos os envolvidos no processo doença-tratamento.

Ainda enfocando a situação dos pacientes com afecções oncológicas, ocorre que grande número destes é acometido por feridas de diversos tipos e gravidade, como, por exemplo, feridas operatórias complicadas, lesões tumorais, radiodermites, úlceras por pressão, úlceras vasculogênicas, dentre outras, o que comprometem diretamente seu estado clínico. A ocorrência dessas feridas modifica o plano terapêutico que envolve procedimentos de alta complexidade para assistência global destes pacientes, os quais se configuram de fundamental importância para o controle e a cura do câncer.[25]

Este plano terapêutico pode envolver sessões de radioterapia, quimioterapia, cirurgias especiais com confecção de estomas de diversos tipos, com complicações diversas como processos infecciosos, fístulas de difícil manejo entre outros. A título de exemplificação, cita-se o caso da radiodermite, que, conforme sua gravidade, pode incorrer na interrupção das sessões de radioterapia para que estas lesões sejam tratadas e, então, retomado o plano radioterápico. Além desse exemplo, é possível aludir ao surgimento de úlceras por pressão, que, em estágio avançado, proporcionam porta de entrada para patógenos de alta virulência e até multirresistentes. Dessa forma, há a grande possibilidade de comprometimento do resultado do plano terapêutico.

Assim, o aparecimento de feridas no paciente com afecções oncológicas ou a inadequação do manejo destas, de estomias, fístulas e de outras complicações caracteriza-se em prolongamento de seu tratamento, com ameaça de perda parcial ou total da capacidade funcional deste paciente e impactando negativamente nas dimensões emocional e social do mesmo e de seus familiares, bem como a mobilização do alto custo que a suporta e em bases legais.[31]

Faz-se relevante enfatizar que a doença oncológica impõe ao seu portador transtornos de caráter químico muito peculiar, que modificam a previsibilidade das respostas humanas. Então, consciente desta alteração, é necessário agregar vários tipos de saberes, articulá-los e dimensioná-los adequadamente nas ações, de forma a viabilizar e/ou assegurar a continuidade do plano terapêutico.

Dessa forma, entende-se que alcançar resultados efetivos no tratamento deste tipo de paciente implica na participação eficaz de toda equipe multidisciplinar envolvida. A enfermagem, neste contexto, desempenha diversas atividades, dentre elas os cuidados especializados em estomaterapia em suas diversas áreas de abrangência. Este capítulo reserva especial atenção às ações destinadas aos cuidados com a pele (prevenção e tratamento de feridas), fístulas de difícil manejo, de estomias (desde a fase da definição do plano terapêutico a ser utilizado até a completa reabilitação do paciente oncológico no sentido da autonomia para o autocuidado e adaptação completa ao estoma com a seleção personalizada de coletores e acessórios, aquisição destes em polos distribuidores da rede pública de saúde e atenção à prática do método de controle intestinal - autoirrigação e sistema oclusor) e acompanhamento para incontinências anal e urinária.[16]

A TECNOLOGIA NO DESEMPENHO DA EXPERTISE

Decidir a melhor terapêutica de enfermagem não pode ser fruto de um raciocínio do tipo "ensaio-erro", em que a abordagem restringe-se a uma sucessão de tentativas até que uma que funciona seja encontrada. Conforme afirmam Lee *et al.*:[29] "o processo de tomada de decisão na enfermagem adquire contornos intelectuais que instrumentalizam a construção do raciocínio clínico e julgamento clínico, de forma a envolver um número de etapas e certos tipos de habilidades cognitivas".

Considera-se, ainda, a extrema importância da disponibilidade de material específico para o desempenho desses especialistas em sua *expertise*. Hoje, tanto no que se relaciona com o manejo de feridas, estomias, fístulas e incontinências anal e urinária, o desenvolvimento tecnológico cumpre papel definitivo para a efetividade do plano terapêutico global oncológico. Como exemplo, citamos uma infinidade de coberturas para feridas, com requintadas propriedades regenerativas. Tais propriedades podem ser de apresentação diversificada, como pomada, gel, óleo, loção e outras, além de serem classificadas em primária ou secundária, conforme a ordem de aplicação. Assim, a primeira caracteriza-se, quando a cobertura entra em contato direto com o leito da lesão; enquanto a segunda se identifica, quando cobre a primeira com função de proteção mecânica, seletiva para entrada de microrganismos, retentora de umidade e isolamento térmico. As coberturas podem, ainda, ser classificadas conforme indicação e mecanismos de ação: epitelizantes, granulativas, desbridantes, antissépticas.[48]

Essa mesma consideração também remonta a situações de assistência à pessoa estomizada, com ou sem complicações, na presença de fístulas e de distúrbios no controle excretório (incontinências). Como exemplo, podemos citar inúmeros modelos de equipamentos coletores (bolsas de uma peça, duas peças, tipo convexa ou linear, transparente, opaca, aberta, fechada de diversos tamanhos, coletores especiais para fístulas etc.), bem como grande variedade de materiais chamados adjuntos, os quais figuram como acessórios importantes na correção de complicações, como retração, dermatites, mucosa plana, desnivelamentos periestomais e outros que dificultam ou inviabilizam o acoplamento do coletor (pó em resina, pasta em resina, placas protetoras de pele, cremes e *sprays* protetores cutâneos, *strip paste,* cinto abdominal para bolsa de colostomia/urostomia, desodorizador, grânulos solidificantes de efluente líquido etc.).

Da mesma forma, dispõe o especialista de materiais e equipamentos para o manejo do paciente incontinente, como manometria anorretal, eletromiografia, teste de sensibilidade anal, *plug* anal, urodinâmica e procedimentos especiais do tipo *biofeedback* e diário miccional.

Todo esse avanço tecnológico relativo aos acometimentos citados desencadeou uma revolução na aquisição de competências teórica e prática por parte dos profissionais de enfermagem, no sentido de desenvolverem uma avaliação crítica apurada de tais métodos, articulando-os às características clínicas, sociais, psicológicas e econômicas do sujeito acometido. Nessa perspectiva, verifica-se um grau de complexidade que implica uma abordagem com base em evidências.[32]

Assim, conforme apontam Santos e Cesaretti,[45] sobre as bases do cuidar em estomaterapia assentado em bases históricas, éticas, filosóficas e legais, técnicas e científicas, metodológicas, humanitárias e incluindo saberes de bases políticas e sociais, este capítulo refere-se às principais ações especializadas em estomaterapia, frente a situações no cuidado ao paciente oncológico (Figs. 1 a 10).

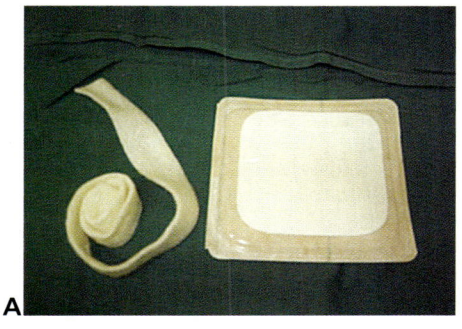
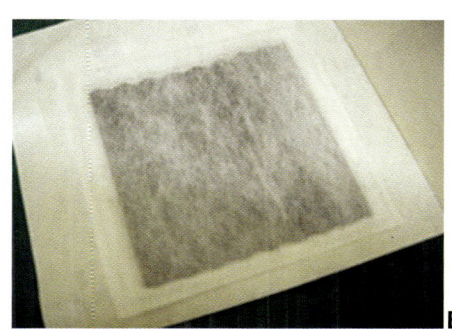

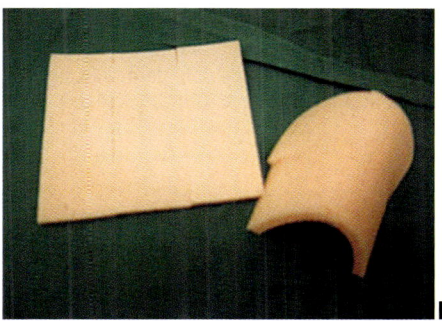

◀ **FIGURA 1.** Coberturas para o manejo de feridas. (**A**) Alginato de Ca e Na. (**B**) Carvão ativado argentado. (**C**) Placa em colágeno. (**D**) Hidropolímero.

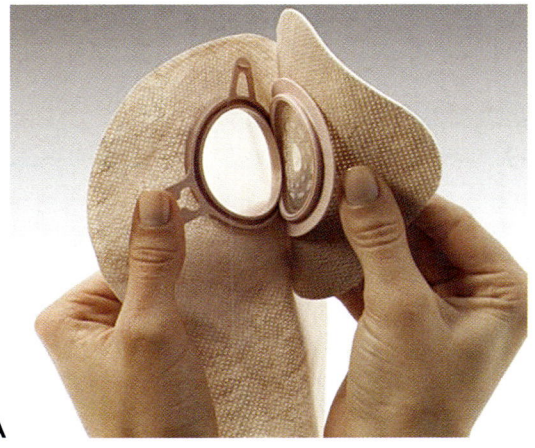
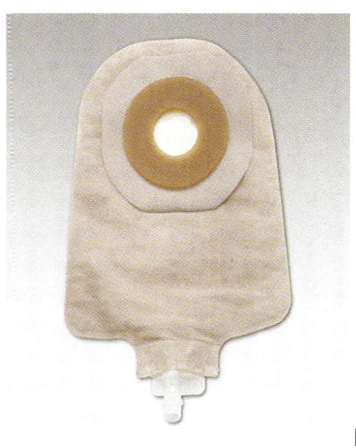

◀ **FIGURA 2.** Equipamentos coletores para estomas. (**A**) Modelo de duas peças. (**B**) Modelo de uma peça para urostomia. Fonte: HOLLISTER DO BRASIL.

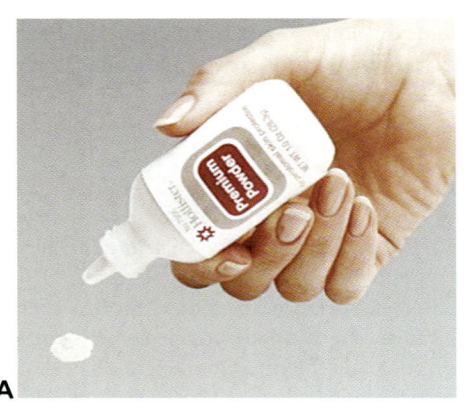
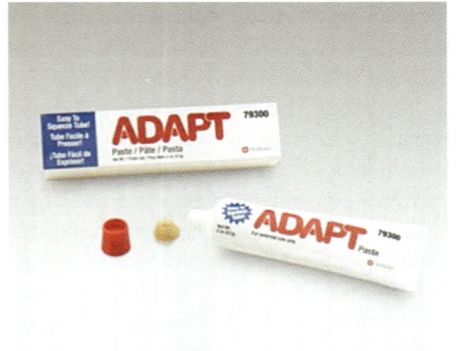
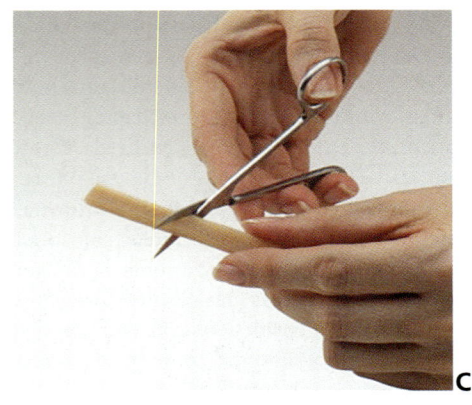
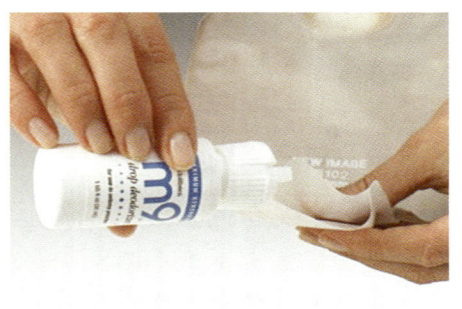
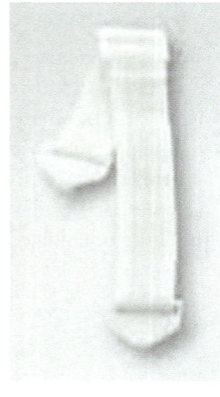

◄ **FIGURA 3.** Material adjunto para o manejo de estomas. (**A**) Pó em resina sintética. (**B**) Pasta em resina sintética, (**C**) *Strip paste*. (**D**) Gel desodorizador. (**E**) Cinto abdominal para coletor. Fonte: HOLLISTER DO BRASIL.

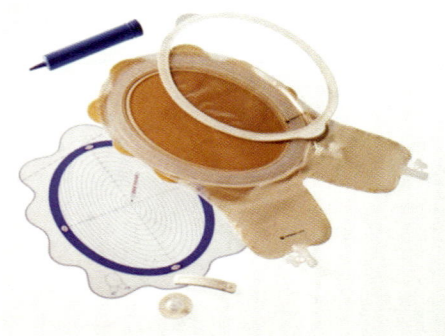

▲ **FIGURA 4.** Equipamento coletor para fístula.

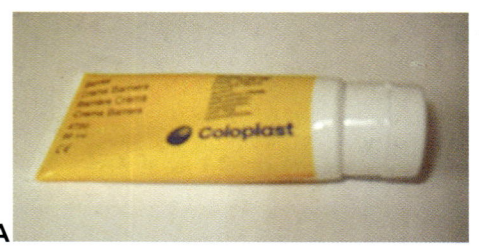

▲ **FIGURA 5.** Proteção de pele periferida, periestomal e perifistular. (**A**) Creme de barreira. (**B**) Placa em resina sintética. Fonte: COLOPLAST S/A.

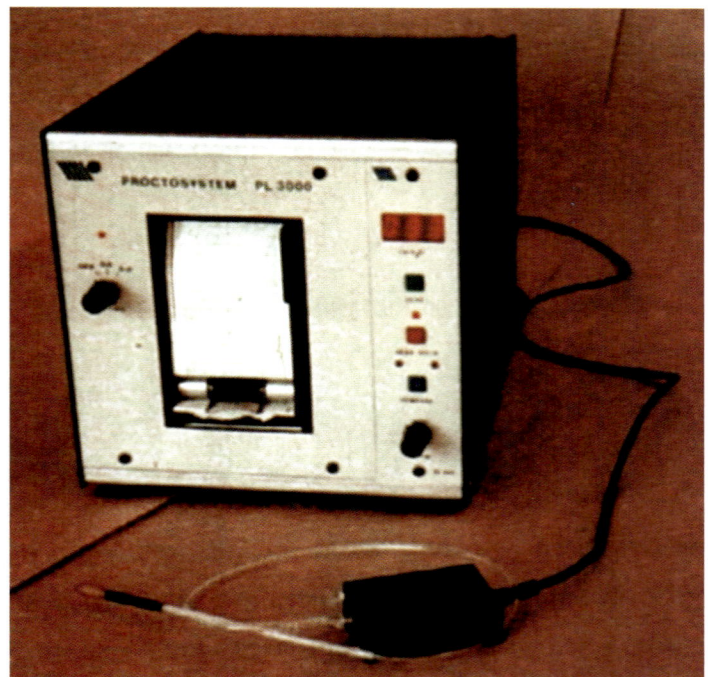

▲ **FIGURA 6.** Equipamento para realização de manometria anorretal.

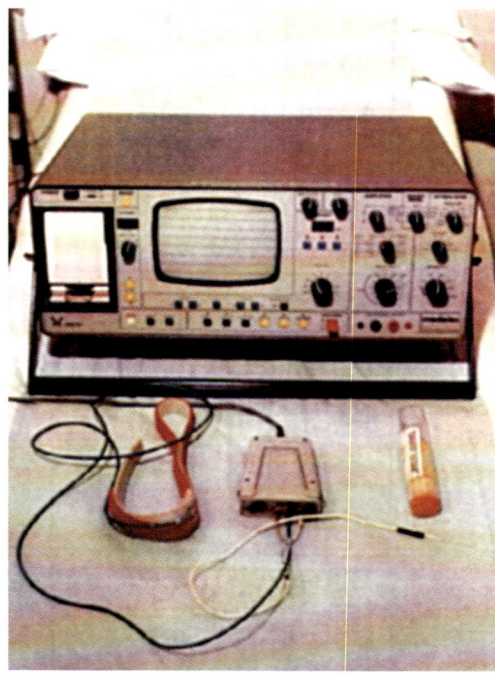

◄ **FIGURA 7.** Equipamento para realização de eletromiografia.

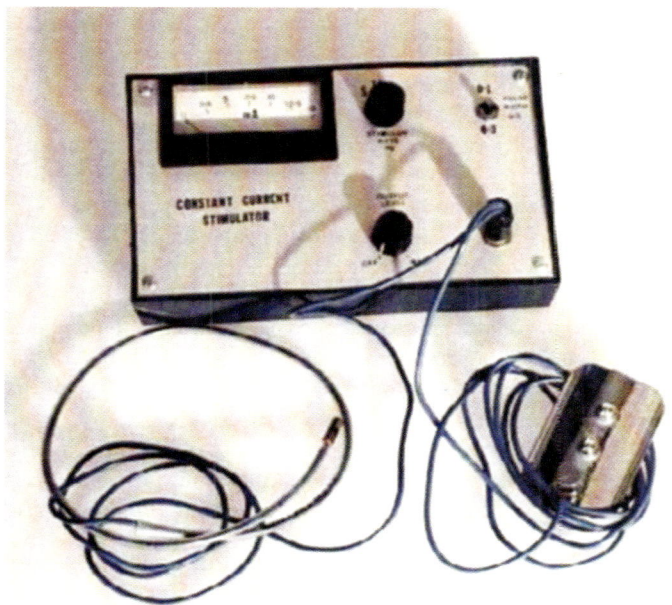

▲ **FIGURA 8.** Equipamento para mensuração de sensibilidade anal.

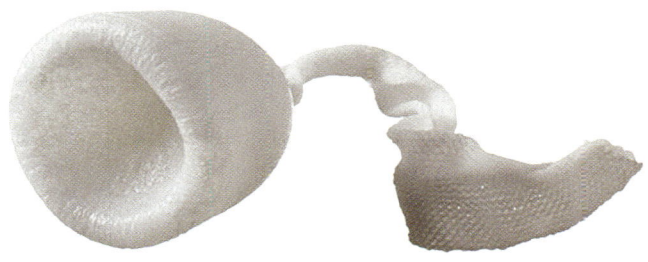

▲ **FIGURA 9.** *Plug* anal. Fonte: COLOPLAST S/A.

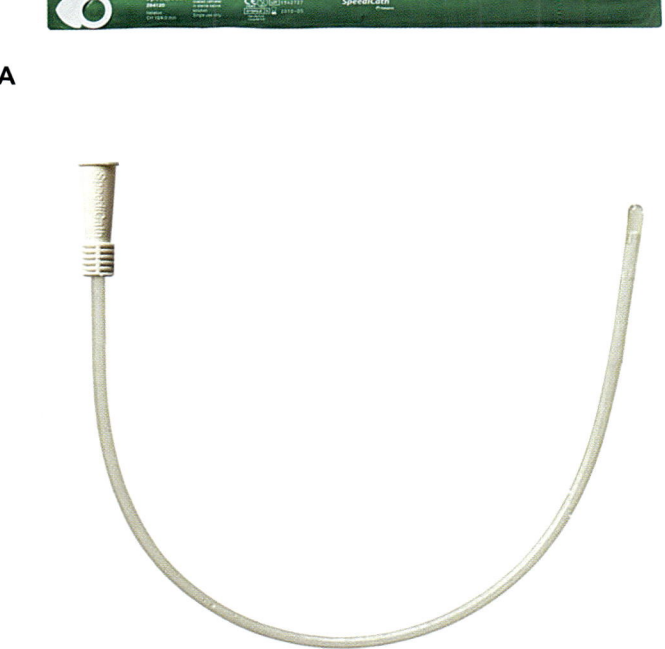

▲ **FIGURA 10.** Catéteres para cateterismo intermitente limpo. Fonte: COLOPLAST S/A.

AS AÇÕES EM ESTOMATERAPIA EM PACIENTES ONCOLÓGICOS

Pacientes com lesões

A autonomia traduz a oportunização do paciente em fazer escolhas acerca das ações a serem implementadas, aludindo ao respeito a suas individualidades e particularidades. Tais escolhas poderão ser realizadas a partir da oferta do maior número de informações possível por parte do sujeito do cuidado e através do consentimento informado.[20]

Dessa forma, é legítimo afirmar que o enfermeiro mobiliza todos estes saberes anteriormente mencionados, no sentido de conduzir o raciocínio clínico para programar ações com base no julgamento clínico e alcançar resultados nos cuidados ao paciente com afecção oncológica e acometido por feridas.

Assim, contemplados os aspectos técnicos, éticos e legais apresenta-se o enfermeiro como principal responsável pelo cuidado ao ser humano fragilizado, com dores, odores e secreções, muitas vezes, com a autoestima gravemente afetada, ou seja, a pessoa com ferida.

O paciente acometido por lesão de pele tem suas energias mobilizadas para um evento que pode durar dias, anos ou até uma vida inteira, até que se processe totalmente o reparo tecidual, conforme a persistência e/ou intensidade dos estímulos desencadeantes da lesão.[48]

O enfermeiro, diante desse paciente, precisa mobilizar o conhecimento avançado, raciocinando clinicamente a fim de fazer um julgamento clínico preciso, planejando ações que busquem o bem-estar e a qualidade de vida. Este conhecimento provém do saber científico que permeia a prática de enfermagem e dos princípios científicos que se articula com as disciplinas das áreas biomédicas, como a oncologia. Essas disciplinas possibilitam entender os eventos bioquímicos e fisiopatológicos que envolvem o processo de reparo tecidual da ferida, bem como implementar ações de resultado.

A análise de cada fase e do evento como um todo propicia uma lógica de organização da assistência de enfermagem frente à necessidade do reparo tecidual. Dessa forma, oito pontos importantes devem ser considerados para o alcance do resultado: limpeza da ferida, remoção de tecido inviável, monitoramento de exsudato, eliminação de espaço morto, controle do odor, prevenção de infecção, isolamento térmico e cuidado com as margens e pele periférica.

O cuidado tópico atualmente refere mais de quatro mil itens no mercado, desde a mais simples cobertura, soluções de higienização, até os mais complexos recursos, como a cultura de tecidos (queratinócitos), engenharia de tecidos (cultura de fibroblastos humanos), fatores de crescimento e outras com propriedades chamadas "inteligentes"*.[46]

O critério de seleção do cuidado tópico a ser adotado envolve considerações de várias origens, em especial a observação da validade legal do produto, sua adequação à fase vigente da ferida, capacidade de resposta do paciente e disponibilidade da cobertura ideal.

As coberturas apresentam propriedades básicas: absorção, limpeza através de remoção de tecido desvitalizado e oferta de meio úmido. As propriedades adicionais são, em muitos casos, consideradas fundamentais, como aplicações e retiradas atraumáticas da cobertura (ressecções alargadas, crianças, lesões friáveis), controle do odor (lesões tumorais), conforto (feridas localizadas em regiões de suporte ou de pressão) e controle bacteriano local (lesões infectadas drenantes).

Outra seleção importante a ser realizada na tomada de decisão é o tipo de técnica procedimental para renovação de cobertura, ou seja, se há demanda de aparato estéril ou limpo. A utilização de técnica estéril

---

*Curativos com propriedades inteligentes são definidos pela FDA (Food and Drug Administration) como coberturas que prometem desencadear efeitos terapêuticos antagônicos aos transtornos identificados na ocorrência da lesão, através de interações químicas desencadeadas pelo próprio produto aplicado na interface da lesão.

implica no uso de material estéril e campo com o menor número de microrganismos. A técnica limpa envolve o emprego de métodos e material que não proporcionam proliferação de microrganismos no sítio da lesão.[28] Apesar de ser alvo de muitos estudos e debates de cunho comparativo entre a eficiência dessas duas técnicas, ainda não existe um consenso de opinião.

O principal objetivo, quando são implementadas ações de enfermagem para o paciente portador de feridas, é tentar gerenciar o processo de reparo tecidual, que é fisiológico. Este "gerenciamento" visa a otimizar o momento da vida do paciente, buscando diminuir o tempo desde a lesão até a regeneração e o custo que o suporta. O custo da utilização não racionalizada das coberturas, o uso de recursos de proteção individual para realização dos procedimentos e o descarte de todo material utilizado envolvem não somente o âmbito econômico imediato, mas o ônus tardio de um tratamento não comprometido com o resultado efetivo, com a integridade do sujeito do cuidado e com o meio ambiente. Este fato remete, mais uma vez, à importância da competência do enfermeiro no cuidado ao paciente acometido por ferida.

Assim, a perícia na avaliação e a tomada de decisão demandam do profissional de enfermagem conhecimentos semântico e clínico avançados, pois além de trabalhar com dados do saber da área da biomédica, deverá também realizar o agrupamento de dados que inclui não somente os de etiologia clínica, mas os coletados por entrevista com o próprio paciente e familiares. Esse agrupamento exige interação de cunho informativo entre o profissional-paciente-familiar, que, segundo Benner (p 67)[7] infere, "a prática da abordagem interpretativa deve conferir significado às informações de formas analítica e contextualizada". Assim através dessas habilidades, poderá o enfermeiro elaborar mentalmente hipóteses, com aplicação de padrões que podem confirmá-las ou não. Ainda neste corpo de saber, é fundamental o domínio do especialista nos estudos do desenvolvimento humano, que, segundo Papalia e Olds,[42] "define-se como o estudo científico de como as pessoas se modificam e ficam parecidas desde a concepção até a morte, relevadas as mudanças quantitativas (como peso etc.) e qualitativas (memória, pensamento etc.)". Assim, para cuidar da pele em todo o ciclo vital, é importante compreender esse processo de desenvolvimento humano, da criança ao idoso, enfatizando o binômio desenvolvimento-características da pele.[43]

Dessa forma, conforme as evidências identificadas, o enfermeiro já é capaz de elaborar um julgamento clínico sobre o paciente assistido e a ferida que o acomete. Neste momento, ele é considerado competente para selecionar o melhor método tópico e planejar as ações de enfermagem pertinentes. Este profissional pode imprimir velocidade e a necessária flexibilidade na operacionalização de seu raciocínio clínico para avaliação, julgamento, intervenção e resultados, o que lhe confere a característica de proficiência. Esta capacidade é adquirida quando se aliam conhecimentos semântico e clínico ao conhecimento procedimental, o que lhe confere percepção de situações em globalidade.[7]

Esse é o estado de competência ideal para o sujeito do cuidado à paciente acometido por ferida, sendo capaz de deliberar ações que visam a contemplar a efetividade.

Em muitos domínios dos cuidados de enfermagem, as enfermeiras tratam as feridas de seus pacientes e têm à sua disposição todo um leque de produtos e de pensos (...). É nesse domínio que se exige uma grande competência, e que a avaliação seja crítica (Benner, p. 154[7]).

A sustentabilidade de suas intervenções e a qualidade dos resultados alcançados sugerem eficácia das ações de enfermagem, pois não se concentram essas ações apenas na escolha das melhores coberturas disponíveis e respectivo avanço no processo reparador tópico (eficiência), mas nas respostas manifestadas durante o tratamento. Assim, a avaliação do paciente acometido por feridas é realizada de forma sistemática, relevada a qualidade dinâmica do processo reparador, as variações orgânicas impostas pela doença de base, possíveis iatrogenias e os fatores ligados às dimensões social, psicológica, espiritual, educacional e de expressão sexual do paciente.

A frequência de reavaliação e acompanhamento é determinada pelo enfermeiro após o julgamento clínico e elaboração do plano de cuidados individualizado. Este acompanhamento envolve a dinâmica das respostas do paciente às intervenções selecionadas. Para tal, deverão ser realizados registros descritivos, fotográficos e mensuração do diâmetro da ferida.

Esta dinâmica acompanhada permite ao profissional observar as respostas do paciente, monitorar os resultados e, principalmente, manter o exercício de flexibilidade para possíveis mudanças de conduta mediante as diversificadas situações experenciadas pelo paciente no decorrer do tratamento. Tais mudanças podem ser expressas por novas características definidoras, manifestas por sinais e sintomas observáveis ao avaliar a ferida sistematicamente.*

Consideradas as abordagens anteriores, contextualizamos, então, o paciente acometido por feridas com doença de base neoplásica.

O diagnóstico diferencial que sugere alterações no processo de reparo tecidual de um paciente com afecção oncológica e acometido por ferida, reside nas alterações surgidas da fisiopatologia da doença, de suas complicações paraneoplásicas e/ou de adversidades infringidas pelo plano terapêutico para cura ou controle da doença neoplásica. A identificação preditiva do fator ou fatores de alteração desse processo de reparo é de fundamental importância na condução do raciocínio clínico elaborado pelo enfermeiro sujeito do cuidado. Este fato modificará em definitivo o julgamento clínico da situação e, por conseguinte, implicará na efetividade dos resultados das ações de enfermagem a serem implementadas.

Estas alterações são de grande intensidade e podem alterar todo o processo de reparo tecidual, especialmente na primeira fase, podendo adquirir características de complicações infecciosas locais e sistêmicas e em tempo prolongado. Porém, essas alterações não se restringem à primeira fase do reparo tecidual, pois a resposta inflamatória também mobiliza a proteína fibronectina, responsável pela formação de microêmbolos que provocarão má perfusão tecidual.[52] Este fato sugere a possibilidade de alterações também na segunda fase do processo de reparo tecidual.

A doença oncológica também tem complicações de várias etiologias que poderão alterar a qualidade, o tempo e o custo do processo de reparo tecidual. As alterações mais comuns são: metabólicas, como a hipercalcemia e a hiponatremia; síndromes paraneoplásicas, como a caquexia, febre; distúrbios hematológicos com alterações das hemácias, plaquetas e leucócitos e distúrbios da hemostasia.[6] Estes eventos podem gerar transtornos que irão alterar até mesmo a última fase do reparo tecidual, que é a remodelação.

É relevante compreender a importância desses eventos para garantir um raciocínio clínico adequado quando avalia-se o paciente com afecção oncológica acometido por feridas. Assim, nesta perspectiva, é possível reconhecer padrões de resposta inflamatória específicos do paciente em questão, bem como a predição de intensidade desta resposta através do conhecimento da relação estadiamento da doença e *performance status* (PS) do paciente.**

A partir desta construção teórica, entende-se que a premissa básica para o planejamento de cuidados com o paciente com afecções oncológicas é destacar que o câncer é doença crônica que propõe julgamentos clínicos sobre uma maior vulnerabilidade para desenvolver problemas de saúde em potencial, ou seja, fator de risco.[40] Assim, o câncer pode ser considerado como fator de risco para determinados tipos de feridas, como, por exemplo, complicações em feridas operatórias. Mas, pode também ser considerada a doença neoplásica como fator relacionado[6] com problemas de saúde atuais, tais como as feridas do tipo mucosite, radiodermite, feridas por extravasamento de quimioterápico, lesões malignas (Figs. 11 a 14).***

Nesta perspectiva, considera-se que o raciocínio clínico em oncologia, voltado para o reparo tecidual, envolve abordagens específicas. Conforme asseguram Carnevalli e Thomas[9] há fatores que influenciarão no julgamento clínico e na tomada de decisão, os quais envolvem conhecer a fisiopatologia neoplásica, considerar as relações físico-químicas da terapêutica antineoplásica com o hospedeiro, identificar os padrões de resposta individual do hospedeiro relativo às morbidades paraneoplásicas para, assim, ter competência para cuidar deste paciente (Figs. 15 a 24).

---

* Características definidoras são pistas/inferências observáveis que se agrupam como manifestações de um diagnóstico de enfermagem real ou de bem-estar.[40]
** Este termo refere-se a uma escala desenvolvida pelo médico oncologista Karnofsky, utilizada para classificar a capacidade funcional do paciente, e, por conseguinte, sua probabilidade de resposta terapêutica.[17]
*** O termo fator relacionado refere-se a fatores que parecem mostrar algum tipo de relacionamento padronizado com o diagnóstico de enfermagem. Tais fatores podem ser descritos como antecedentes a, associados a, relacionados com, contribuintes para, ou estimuladores.[40]

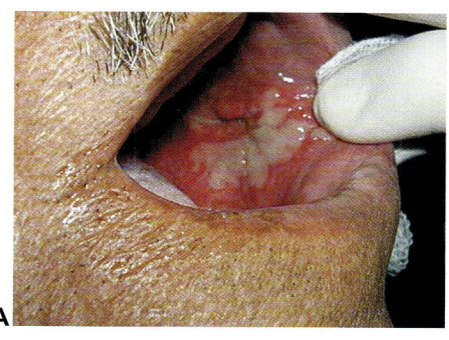
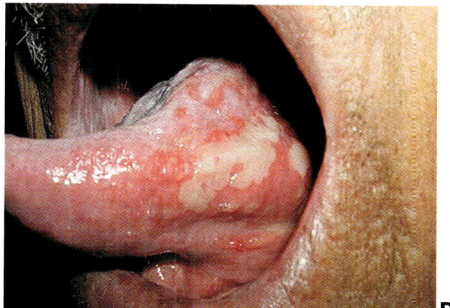

◀ **FIGURA 11. (A e B)** Mucosite oral.

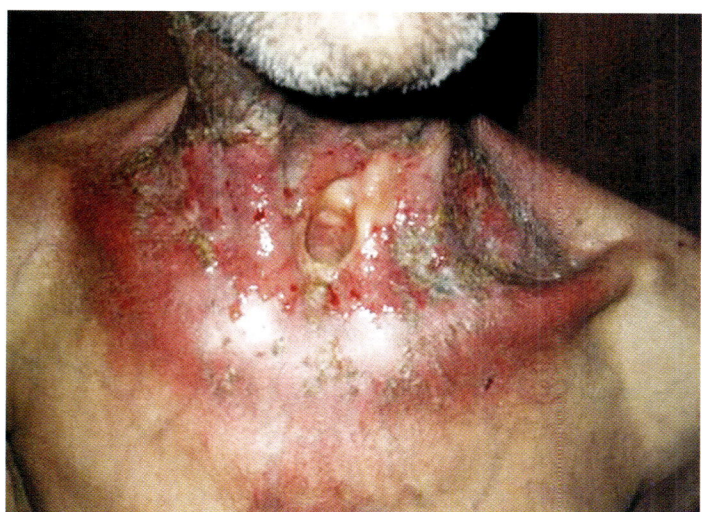

▲ **FIGURA 12.** Radiodermite por teleterapia.

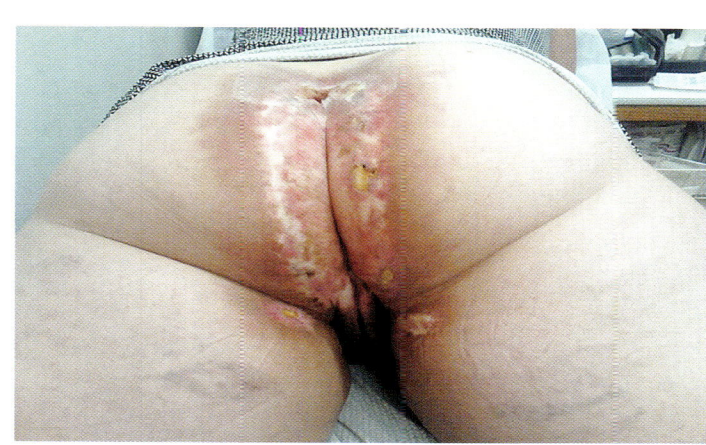

▲ **FIGURA 13.** Radiodermite por braquiterapia.

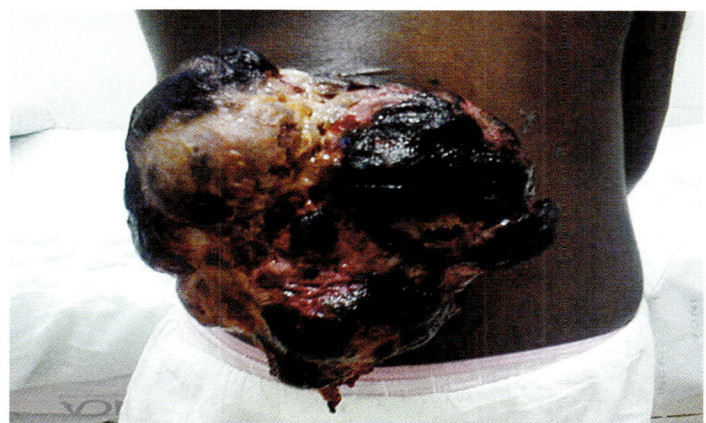

▲ **FIGURA 14.** Lesão maligna do tipo PNET em dorso.

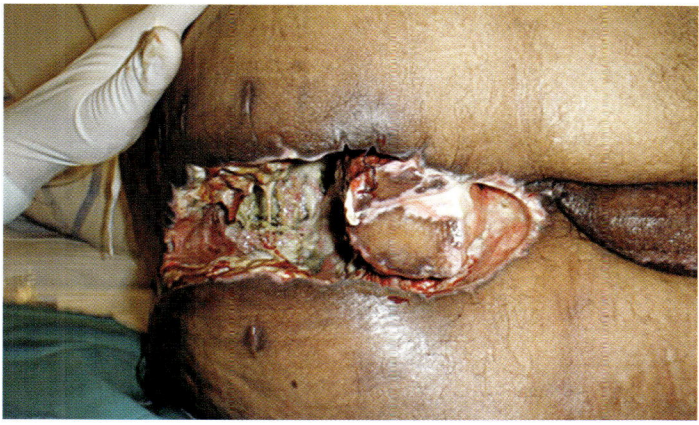

▲ **FIGURA 15.** Ferida operatória (FO) perineal deiscente com infecção.

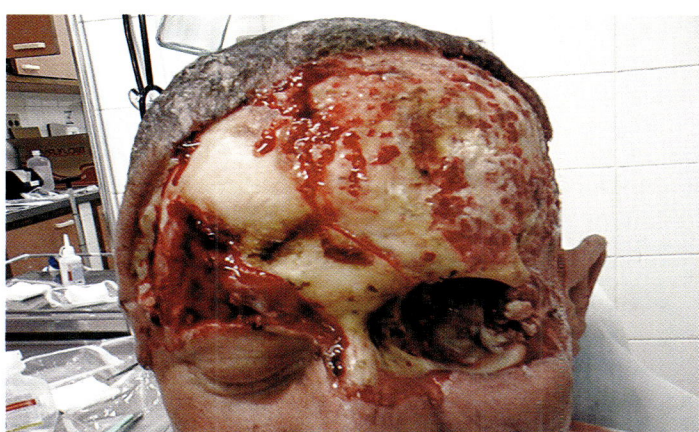

▲ **FIGURA 16.** Ferida operatória reconstrutiva em couro cabeludo, com rejeição de enxertia.

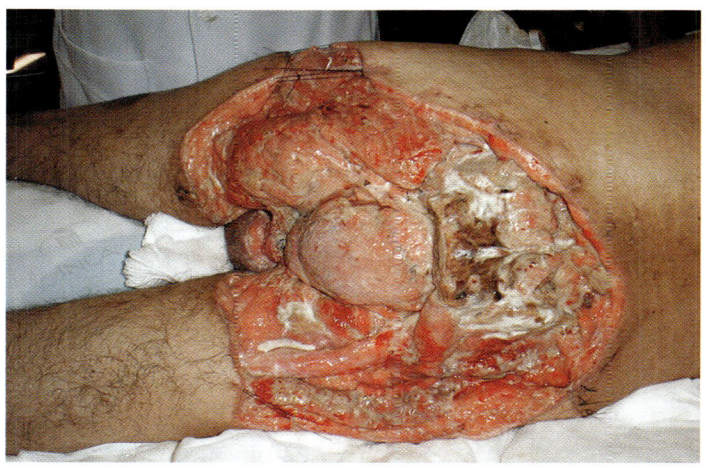

▲ **FIGURA 17.** Ferida operatória com ressecção tumoral alargada em glúteo.

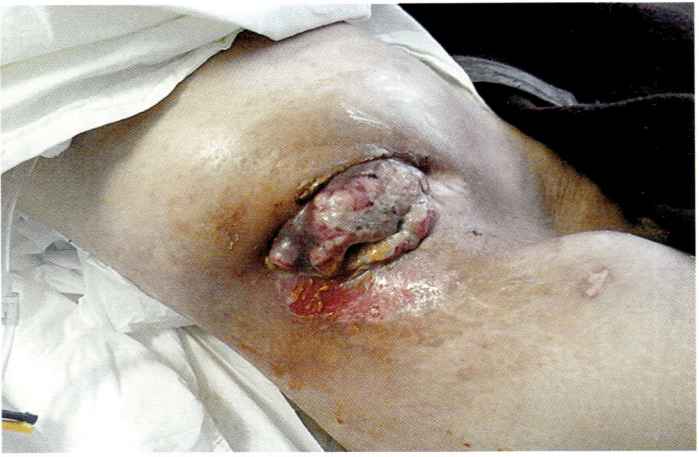

▲ **FIGURA 18.** Fístula enterocutânea transtumoral em flanco E.

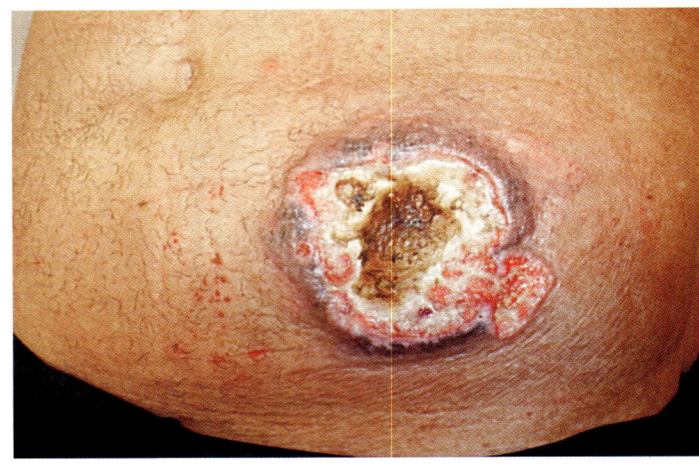

▲ **FIGURA 19.** Lesão maligna do tipo linfoma não Hodgkin em abdome.

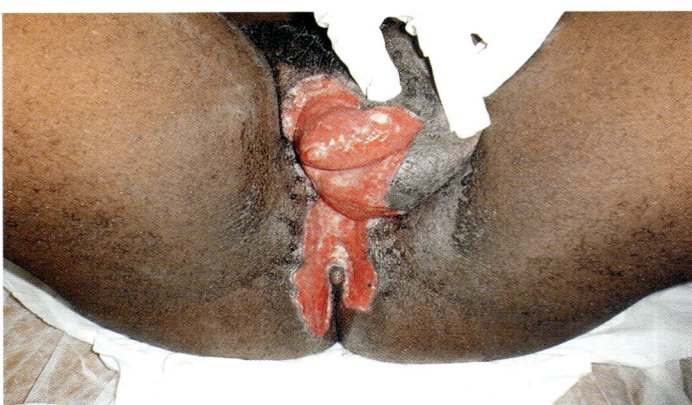

▲ **FIGURA 20.** Lesão tipo Fournier.

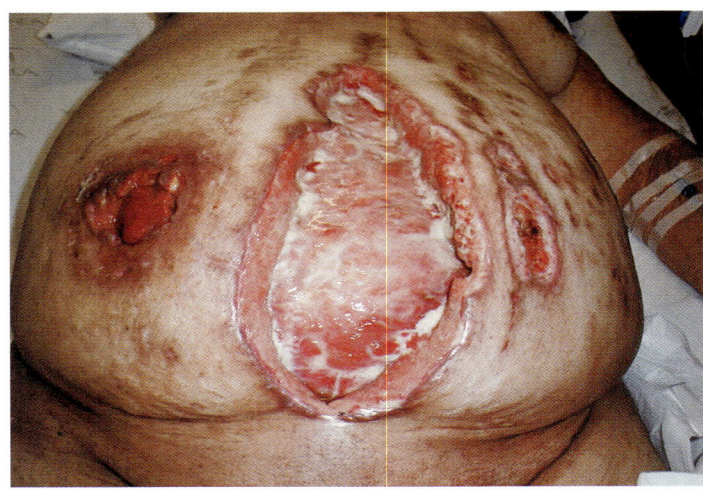

▲ **FIGURA 21.** Lesão deiscente tipo peritoniostomia/colostomia D complicada.

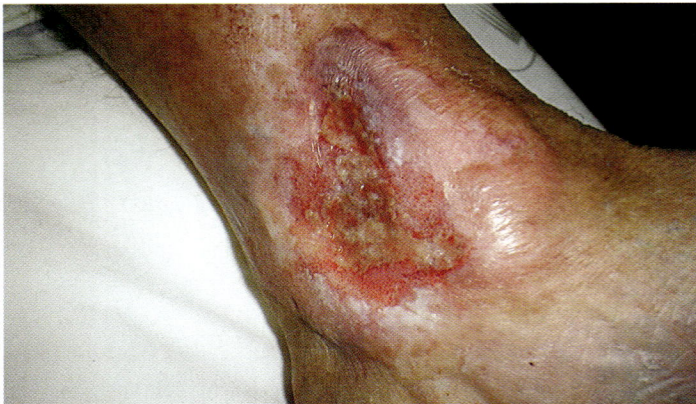

▲ **FIGURA 22.** Úlcera vasculogênica tipo venosa em região maleolar.

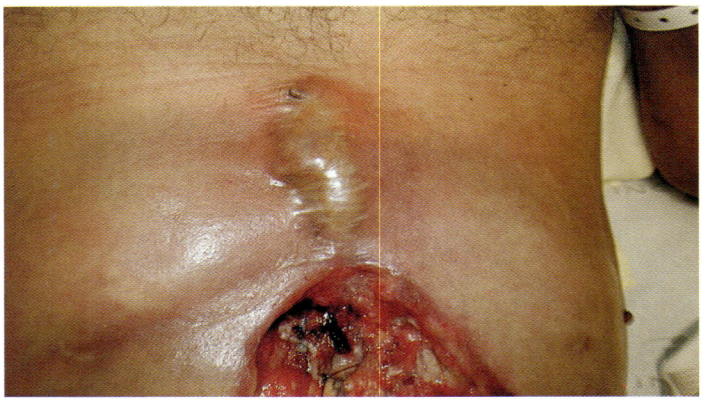

▲ **FIGURA 23.** Úlcera tipo Marjolin/fístula enterocutânea em leito de FO.

Pacientes com estomias

Hoje, é relevante a magnitude da ocorrência de casos de câncer de intestino no gênero feminino em relação ao gênero masculino.[24] As neoplasias colorretais têm, como padrão ouro para o plano terapêutico oncológico, a combinação de radioterapia e quimioterapia neoadjuvantes[1] e cirurgia. Tal abordagem terapêutica pode envolver a confecção de derivações intestinais com o objetivo de exoneração de material fecal e gases de forma incontinente através de um estoma localizado na parede abdominal anterior (enterostomias), podendo ter caráter provisório ou definitivo.[45]

Há ainda, em menor número, a ocorrência de casos em que a abordagem terapêutica envolve a confecção de estomas urológicos, como no caso de reconstruções de bexiga através da urostomia à Bricker ou ureteroileocutaneostomia; abordagens cirúrgicas para tratamento de neoplasias de Cabeça e Pescoço, como a esofagostomia e a faringostomia; abordagens para suporte alimentar, como a jejunostomia e a gastrostomia cirúrgica ou endoscópica; abordagens para suporte ventilatório, como a traqueostomia; e, por fim, estomas de drenagem percutânea, como a nefrostomia e a drenagem biliar.[41]

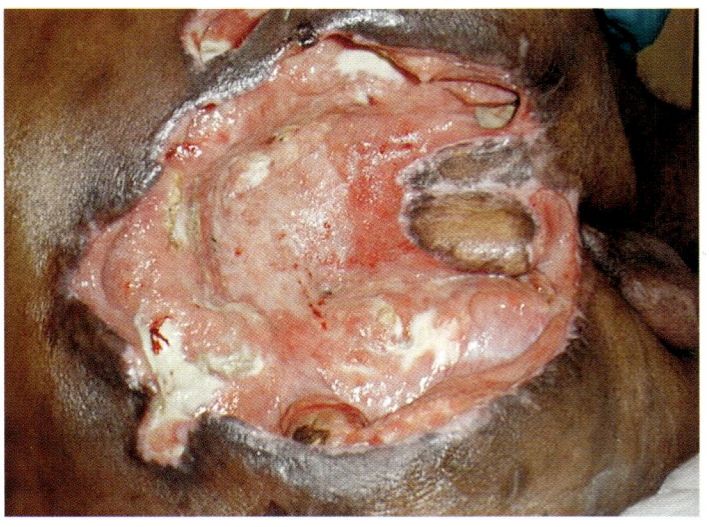

▲ **FIGURA 24.** Úlcera por pressão em região sacrococcígea.

Em todos esses casos, inserem-se as ações especializadas em estomaterapia, no sentido do cuidar como prática fundamental à enfermagem, demonstrado e praticado de modo interpessoal para atingir resultados que aceitam uma pessoa como ela é, assim como ela virá a ser, promovendo o desenvolvimento do potencial da pessoa e ao mesmo tempo em que permite escolher a melhor ação para si em um tempo dado, voltado mais para a saúde do que para a cura (Watson, 1985, apud Santos e Cesaretti[45]).

As ações especializadas voltadas para a pessoa estomizada podem ser fundamentadas por teorias de cuidado, dentre elas as concepções das enfermeiras que abordam o processo de cuidar sob a ótica da transpessoalidade, transculturalidade e autonomia para o autocuidado, respectivamente.

Em todos os casos, o paciente submetido à cirurgia geradora de estoma, apresenta-se com imagem corporal modificada pela mutilação do segmento ressecado, pelo acréscimo da estomia e presença do equipamento coletor. Essa nova condição da imagem corporal, somada à demanda de manejo do equipamento coletor e ao aparecimento de possíveis complicações estomais, pode levar a pessoa estomizada a desenvolver transtornos que dificultarão seu processo reabilitatório.

A reabilitação deve acontecer desde a fase pré-operatória, quando o paciente é internado, até a fase de reinserção social, quando se busca que ele desenvolva as atividades de vida diária. Dessa forma, o processo de reabilitação deve iniciar-se o mais breve possível a fim de que o paciente possa ter tempo considerável para captar as informações, moldá-las em conformidade com suas características socioeconômicas e culturais, de forma a adaptar-se a sua nova condição de vida.[50]

No período pré-operatório, o estomaterapeuta procede à coleta de dados, utilizando-se da leitura do prontuário, realizando exame físico, entrevista e observação direta. Neste momento está presente a atividade de demarcação abdominal, a qual se refere ao planejamento do local onde deverá ser confeccionada a estomia em questão (Figs. 25 a 27).

Assim, durante a realização de entrevista com o paciente, o enfermeiro especialista levanta informações relevantes que influenciarão na escolha do local ideal para demarcação. Dados, como conformidade anatômica, hábitos de vestuário, atividade laborativa e hábitos de vida cotidianos, devem ser investigados. As condições de moradia com saneamento básico e banheiro para manuseio de equipamento coletor também são fatores sociais importantes para o planejamento do cuidado, com vistas à reabilitação do paciente estomizado.

Ainda na fase pré-operatória, deve acontecer a apresentação do equipamento coletor e outros dispositivos que o paciente poderá utilizar. Também acontece, nessa fase, o teste de sensibilidade cutânea ao equipamento, bem como esclarecimentos sobre a programação cirúrgica e orientações para o preparo de cólon para a intervenção cirúrgica programada. Enfatiza-se que a participação do familiar nessas etapas tem significado fundamental no planejamento da alta e educação do paciente.[44]

O paciente deve ser notificado dos direitos do estomizado, inclusive quanto à aquisição gratuita legal dos equipamentos. Este fato é de relevância, pois gera extrema ansiedade no paciente que irá depender deste material especial de custo elevado e pouca disponibilidade no mercado comum.

O enfermeiro deve possuir habilidades cognitivas, afetivas e técnicas que suportem a administração desta fase perioperatória, pois a segurança por meio da educação e informação adquire valor fundamental para que o paciente aceite a situação e conquiste autonomia a partir do processo educativo iniciado em busca do autocuidado.[44]

No entanto, há de se destacar que este processo também requer do educador habilidades de interação humana, no que diz respeito aos profissionais integrantes da equipe multidisciplinar que executa o plano terapêutico do paciente estomizado. Conforme assegura Acioli (p. 120):[3] "o planejamento coletivo é um momento fundamental na construção de alianças e fortalecimento de vínculos entre os participantes". Ainda de acordo com a mesma autora, "a proposta educativa pressupõe a troca de experiências, que só ocorre quando há convivência e vínculos de confiança estabelecidos entre os participantes".

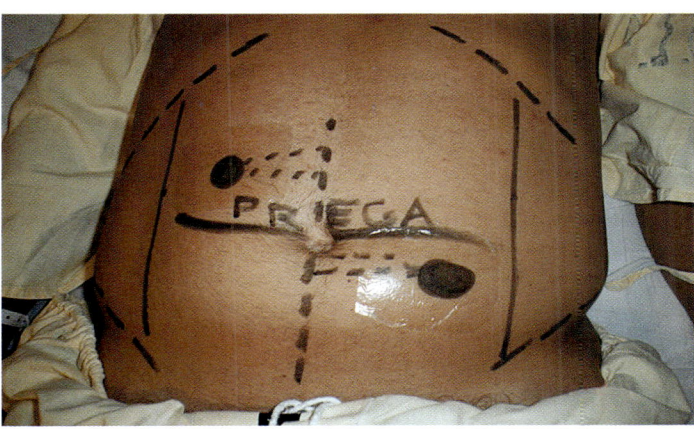

▲ **FIGURA 25.** Demarcação abdominal para colostomia.

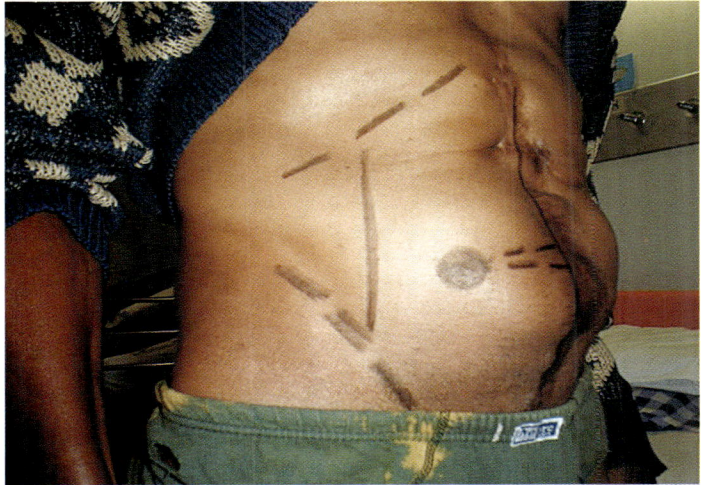

▲ **FIGURA 26.** Demarcação abdominal para urostomia à Bricker.

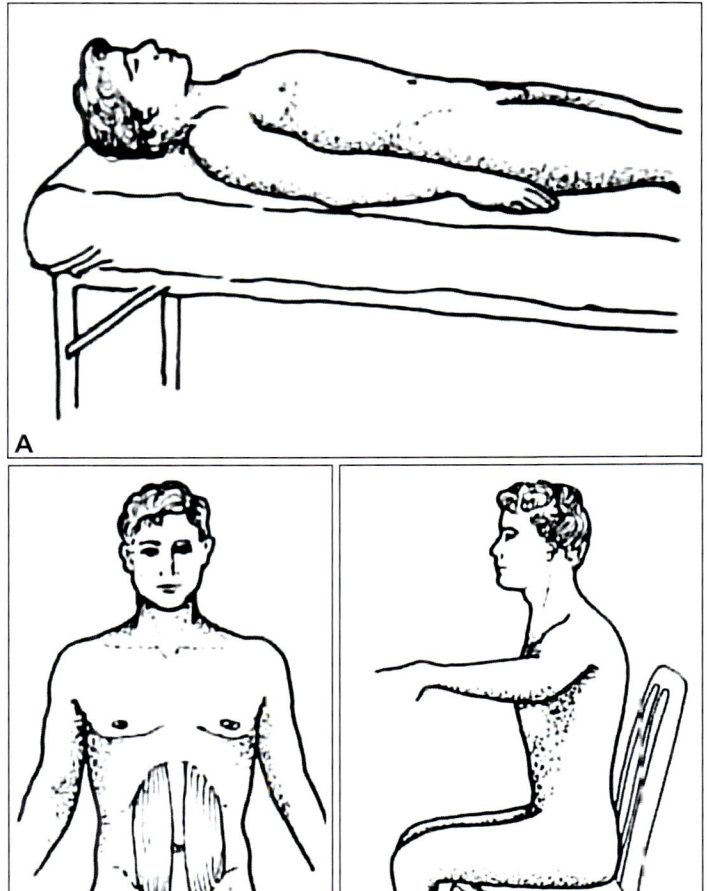

▲ **FIGURA 27. (A-C)** Posições para realização da demarcação abdominal.

Na fase pós-operatória, o enfermeiro especialista em estomaterapia acompanha o paciente desde o momento imediato até o tardio. Nas fases, imediata e mediata, o objetivo é monitorar o período de morbidade do estoma, seu funcionamento, integridade da pele periestomal, cuidados com catéteres e drenos e com a ferida operatória.[45]

Já na fase pós-operatória tardia, por volta do 12º e 15º de PO, o estomaterapeuta retira seguramente o bastão, que é um artefato utilizado em técnica cirúrgica para construção de colostomias em alça, cuja função é manter o cólon na posição, cicatrização e exclusão da boca eferente (Fig. 28). Retirado entre o 12º e 15º de PO, devendo medir até seis cm de extensão. O mesmo ocorre no caso das urostomias à Bricker, nas quais são utilizados *stents* urinários, que são dois artefatos introduzidos na luz dos ureteres renais, cuja função é manter suas permeabilidades, evitando estenose e deiscência de anastomose dos implantes no segmento ileal (Fig. 29).

No momento da alta hospitalar, o paciente deverá apresentar-se ciente das necessidades do autocuidado, das condutas e práticas que devem ser seguidas para manejo do estoma e informado sobre sinais e sintomas adversos (Fig. 30).

Dessa forma, esse processo ensino-aprendizagem confere autonomia da pessoa estomizada, inclusive no reconhecimento das principais complicações em estomias. Nesse momento, o enfermeiro especialista em estomaterapia deverá apresentar-se acessível, para que seja mantido o acompanhamento, pelo próprio ou referendado pelo mesmo. Essa acessibilidade significa referência de segurança para o paciente em caso de complicações e suporte emocional.[50] Tais complicações podem diminuir significativamente a qualidade de vida do estomizado, caso não aconteça a intervenção imediata do estomaterapeuta no sentido de diagnosticar o problema com acurácia e promover ações de tratamento.

As complicações mais comuns referem-se à dermatite periestomal, deiscência de maturação do estoma, retração da mucosa, má localização do estoma, prolapso, hérnia paracolostomal e necrose em eversão de alça, sendo estes três últimos problemas considerados colaborativos, em que o especialista em estomaterapia analisa a situação no sentido de avaliar a necessidade de intervenção do cirurgião (Figs. 31 a 36).

Todavia, todas as ações devem ser planejadas e executadas conforme avaliação das condições de saúde do paciente para favorecer o aprendizado, pois segundo Rothrock (p. 274):[44] "ensinar tem a ver com o fato de o paciente estar pronto para aprender, o que exige experiência na observação, habilidade de comunicação e visão de cuidado colaborativo".

Nesta contextualização acerca do cuidado ao paciente estomizado e a relevância do processo educativo para sua reabilitação, destacam-se os sete princípios preconizados, conforme preconizam Santos e Cesaretti:[45]

- O cuidado permeado pela *processualidade*: foco na contextualização passada, presente e futura do paciente. As etapas que foram e estão sendo experenciadas pelo paciente são eventos que compõem sua história de vida, bem como suas expectativas futuras. Estas informações facilitam a compreensão de muitos aspectos e norteiam um planejamento efetivo de cuidados.

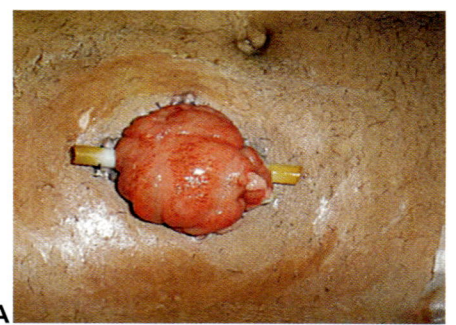
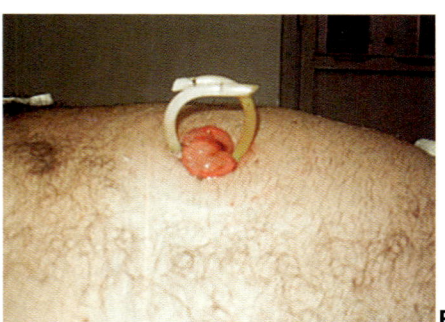
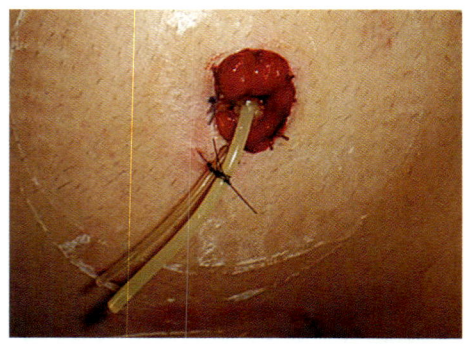

▲ FIGURA 28. (A e B) Bastão ou arco em colostomia em alça.

▲ FIGURA 29. *Stents* ureterais em urostomia à Bricker.

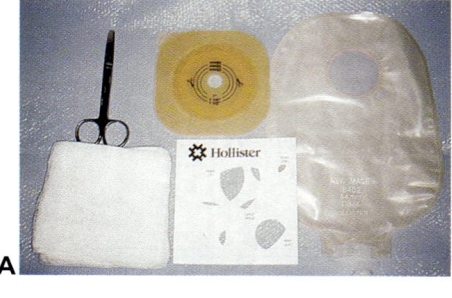
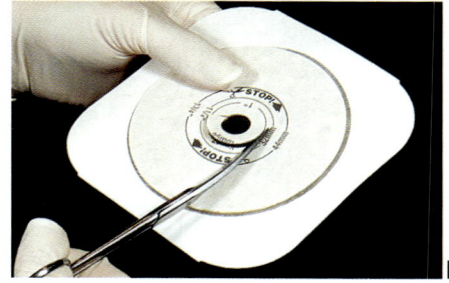
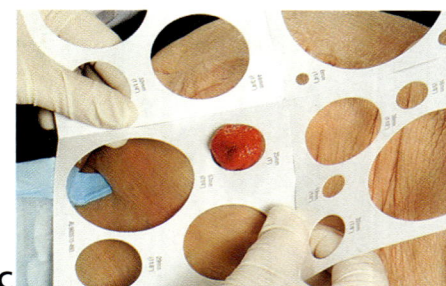
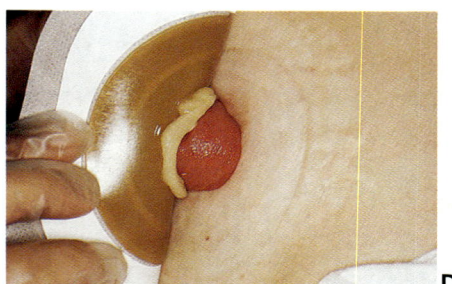
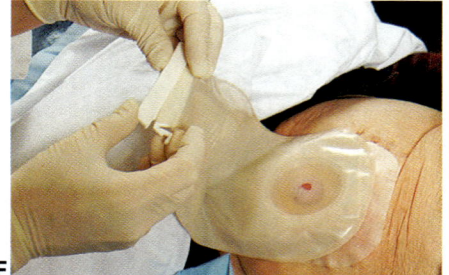

◀ FIGURA 30. (A-E) Orientações para a troca de coletor.

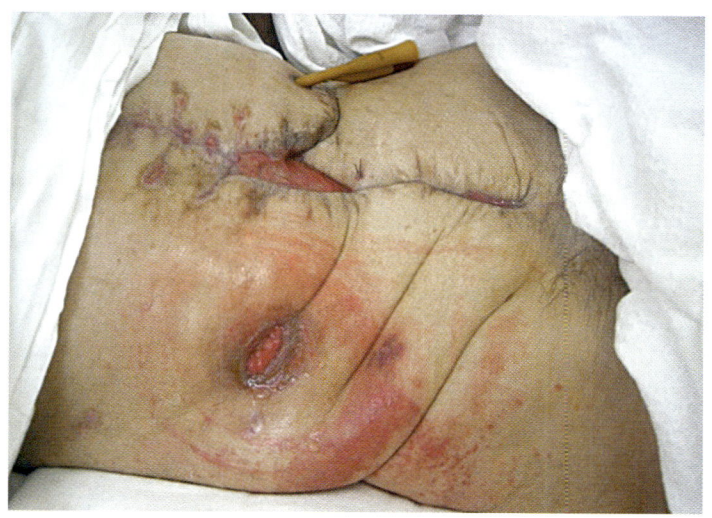

▲ **FIGURA 31.** Complicação periestomal por dermatite corrosiva.

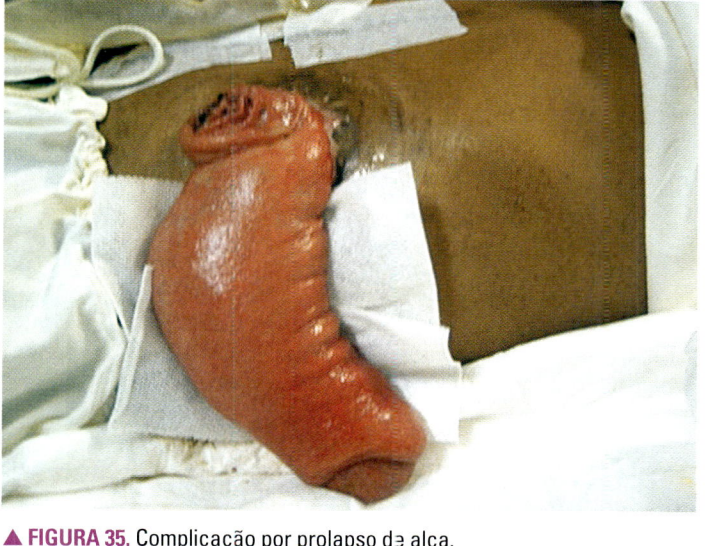

▲ **FIGURA 35.** Complicação por prolapso de alça.

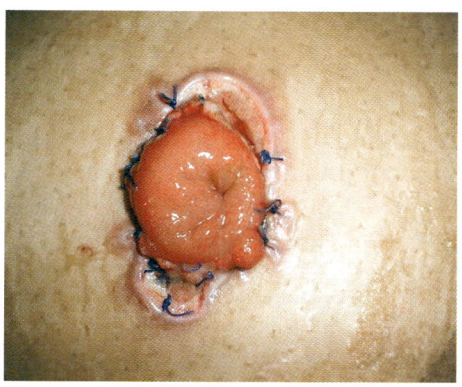

◀ **FIGURA 32.** Complicação por deiscência de maturação da mucosa na parede abdominal.

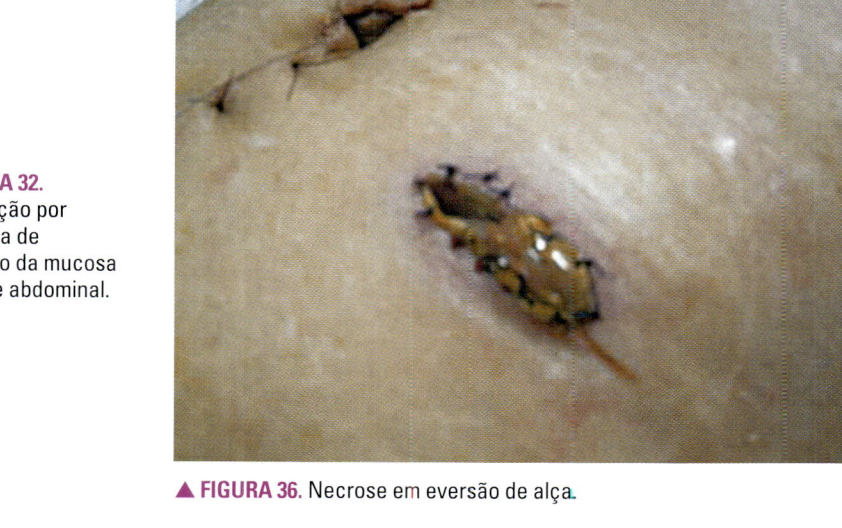

▲ **FIGURA 36.** Necrose em eversão de alça.

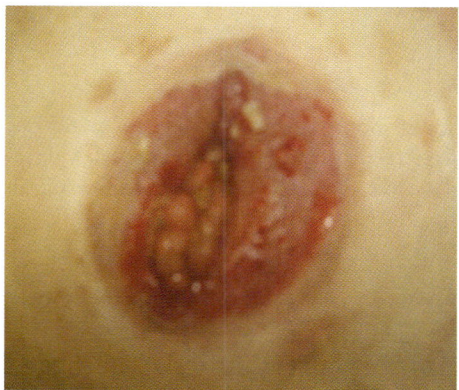

◀ **FIGURA 33.** Complicação por retração da mucosa intestinal.

- O respeito pela *individualidade* do paciente: informações sobre seus hábitos de vida, círculos sociais e crenças religiosas, vestuário, atividades físicas e esportivas, laborativas, de lazer e sexuais. Este princípio traduz-se na adequação do plano de cuidados à demanda de cada paciente, incluindo escolha de modelos de equipamentos coletores e adjuntos, alternativas para realização do autocuidado entre outros.
- Adequação às *fases de desencadeamento*: o enfrentamento do paciente mediante cada fase experienciada, considerando-se desde a fase do recebimento do diagnóstico da doença, apresentação do plano terapêutico, bloco cirúrgico e fase de pós-alta hospitalar para reabilitação e reinserção ativa. Este princípio releva a capacidade de resposta do paciente às ações planejadas.
- Enfoque *biopsicossocial*: a pessoa é uma totalidade, considerados corpo, mente e espírito. Neste princípio encontram-se os suportes teórico e filosófico do profissional que irá desempenhar as ações.
- A *competência profissional*: a presença de habilidades técnicas específicas do enfermeiro para o desempenho de ações adequadas.
- O enfoque na *complementaridade*: a importância da qualidade gregária do ser humano, fazendo incluir no plano de cuidados a presença de familiares, grupos de ajuda e outros profissionais envolvidos. Esta inclusão não se refere necessariamente a formas diretas do cuidar, mas considerar a participação destes na vida do estomizado.
- A *prática educativa* em si: validada como instrumento primordial para fundamentação da efetividade da prática do cuidado à pessoa estomizada.

Assim, concluímos que observar as etapas do processo de reinserções social, laborativa, familiar e sexual é fundamental para que o estomizado adapte-se da melhor forma às mudanças ocorridas em seu corpo e mente especialmente aqueles que atravessam o curso da doença oncológica.[18]

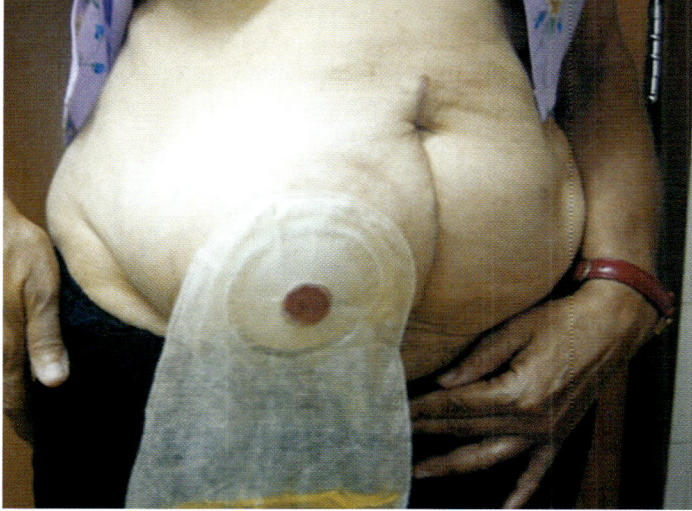

▲ **FIGURA 34.** Má localização do estoma.

Conforme aponta Paulo Freire, 2000:[19] "é através do compartilhamento do cuidado, da prática dialógica, da utilização da linguagem interativa, na consciência dos fatos, na disposição do enfrentamento e na humanização das ações que o indivíduo conseguirá a transformação e, então, alcançará a libertação".

PROCESSO REABILITATÓRIO ATRAVÉS DO MÉTODO DE CONTROLE INTESTINAL EM ESTOMIZADOS: AUTOIRRIGAÇÃO E SISTEMA OCLUSOR

A estomaterapia tem, como principal meta, a reabilitação da pessoa estomizada, cujo conceito refere-se ao processo criativo conjunto de toda equipe multidisciplinar, visando a desenvolver potencialidades mentais, físicas, sociais e vocacionais da pessoa deficiente para a preservação da capacidade de viver feliz e produtivamente.

Neste enfoque, são pesquisados vários métodos para tornar os estomas "continentes" ou mesmo eliminar ou reduzir a necessidade de construí-los, no sentido de minimizar as transformações da imagem corporal e de autoconceito.[45]

Assim, trata-se da colostomia de um método mecânico para o controle das exonerações intestinais. Consiste num enema via estomal, procedido a cada 24, 48 ou 72 horas, em que o paciente é treinado a utilizar um equipamento próprio de custo relativamente baixo e nenhuma invasividade. Este método tem como finalidades básicas estabelecer um hábito intestinal regular em colostomizados, reduzir gases e odor, diminuindo, dessa forma, a frequência na utilização de equipamentos coletores. Pode-se definir a autoirrigação, como uma "evacuação programada".

O método inclui a descrição do processo de treinamento, aquisição do conjunto de peças para a irrigação e os dispositivos oclusores, cuja indicação é sempre médica e o treinamento a cargo do estomaterapeuta, para pacientes com colostomias de cólon descendente, terminais e, preferencialmente definitivas, isentos de afecções inflamatórias intestinais, cardiopatias ou renais. Também tem como critério de eleição o estoma cm diâmetro externo de 20 a 45 mm e protrusão de até 25 mm, com eliminação de fezes moldadas até 3 vezes ao dia, sem complicações do tipo prolapso, retração, hérnia e enterites actínicas.[45]

O procedimento técnico é dividido em três fases, a saber:

- Primeira fase ou infusão do fluido, com duração de 5 a 10 minutos variável, conforme o volume infundido e as reações do paciente. Nesta fase, é utilizado um irrigador para infusão de 750 a 1.500 mL de água morna em velocidade constante, posicionado à frente do paciente, e a 20 cm acima da cabeça de seus ombros. Esta infusão é direcionada para a boca do estoma através de um cone que compõe o conjunto (Fig. 37). Terminado o volume infundido, aguarda-se de 10 a 20 minutos.
- Segunda fase ou de drenagem ou descarga, com duração de 10 a 20 minutos, onde o fluido infundido será exonerado com o conteúdo intestinal. Nesta fase, será utilizada uma peça do conjunto chamada "manga", que irá direcionar o conteúdo a ser exonerado para o reservatório coletor (vaso sanitário ou similar).
- Terceira fase ou de drenagem residual, com duração de 30 a 45 minutos. Nesta fase, após a saída da maior parte do conteúdo pela manga, o paciente desacopla essa peça e desenvolve atividades que favoreçam a drenagem residual (andar, movimentar-se).

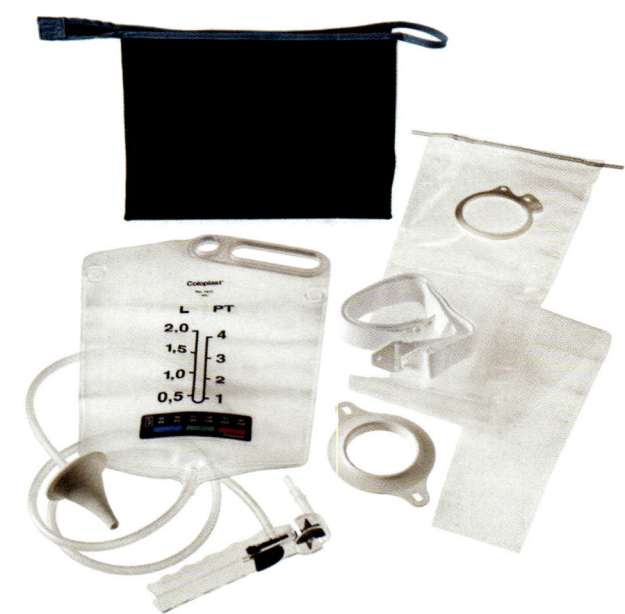

▲ **FIGURA 37**. Conjunto para autoirrigação. Fonte: COLOPLAST S/A.

Terminadas as fases de exoneração, o paciente estomizado poderá utilizar o equipamento coletor habitual ou utilizar o sistema oclusor, que consiste no acoplamento de um dispositivo tipo tampão que é descartável, flexível e em apresentação em uma ou duas peças (Fig. 38).

Assim, conforme aponta Cesaretti,[11] em sua Tese de Doutorado acerca da qualidade de vida de pessoas estomizadas: "existem diferenças estatisticamente significativas entre a qualidade de vida das pessoas colostomizadas que fazem uso de Métodos de Controle Intestinal (MCI) em relação àquelas que não os utilizam. Além disso, a regressão logística confirmou o uso do MCI como fator de predição de melhor qualidade de vida na amostra estudada".

DECLARAÇÃO DOS DIREITOS DOS OSTOMIZADOS

É objetivo principal da "International Ostomy Association" (IOA) que todas as pessoas estomizadas tenham direito a uma qualidade de vida satisfatória após suas cirurgias e que esta Declaração seja reconhecida em todos os países do mundo.

1. Receber orientação pré-operatória, a fim de garantir um total conhecimento dos benefícios da operação e os fatos essenciais a respeito de viver com uma estomia.
2. Ter um estoma bem feito, em local apropriado, proporcionando atendimento integral e conveniente para o conforto do paciente.
3. Receber apoio médico experiente e profissional, cuidados de enfermagem especializada no período pré e pós-operatório, tanto no hospital como em suas próprias comunidades.
4. Ter acesso a informações completas e imparciais sobre o fornecimento de produtos adequados disponíveis em seu país.
5. Ter a oportunidade de escolha entre os diversos equipamentos disponíveis para estomias, sem preconceito ou constrangimento.

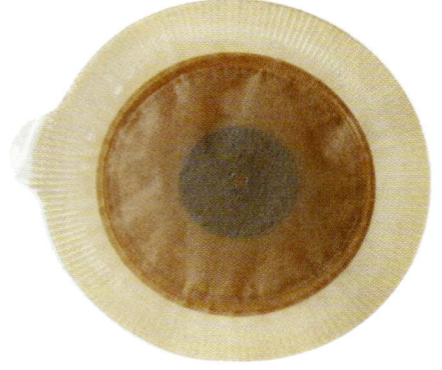
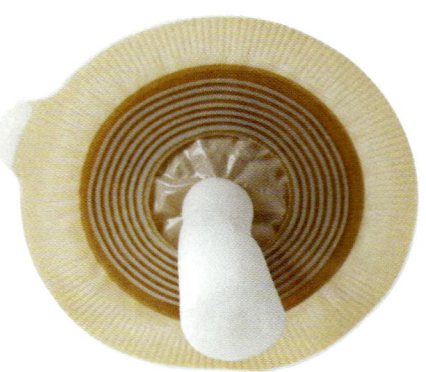

◄ **FIGURA 38**. Sistema oclusor. Fonte: COLOPLAST S/A.

6. Ter acesso a dados acerca de sua Associação Nacional de Estomizados e dos serviços de apoio que podem ser oferecidos.
7. Receber apoio e informação para benefício da família, dos cuidados pessoais e dos amigos a fim de aumentar o entendimento sobre as condições e adaptações necessárias para alcançar um padrão de vida satisfatório para viver com a estomia.
8. Assegurar que os dados pessoais a respeito da cirurgia de estomia serão tratados com discrição e confiabilidade, a fim de manter privacidade.

(*Comitê Executivo da IOA – Associação Internacional dos Estomizados – junho/1993 – revisão em junho/1997 – Canadá*).

Pacientes com incontinências anal e urinária

O conceito de qualidade de vida (QV) vem sendo introduzido na literatura internacional como uma nova dimensão a ser considerada nas políticas sociais e de saúde, assim como na avaliação dos resultados de programas e tratamentos específicos, ao lado de parâmetros tradicionalmente utilizados como os índices de morbimortalidade, a expectativa de vida e o controle dos sintomas.[27]

Para a Organização Mundial de Saúde (OMS) a QV é definida como a percepção do indivíduo acerca de sua posição na vida, no contexto da cultura e dos sistemas de valores nos quais vive e em relação aos seus objetivos, expectativas, padrões e preocupações.[53]

Do ponto de vista psicossocial, as incontinências acarretam inúmeras mudanças nos hábitos de vida das pessoas, como as restrições nas atividades sexuais, esportivas e recreativas e as dificuldades em estabelecer novos relacionamentos e manter adequadamente os antigos, condições que impõem, muitas vezes, o isolamento social que provoca ou agrava sentimentos de depressão, frustração, marginalização, ansiedade, aborrecimento, perda da autoestima e, enfim, a piora da QV.

Quando se visualiza uma pessoa com incontinências que comprometem, em última instância, a sua autonomia para viver plenamente nos planos individual e social vem à tona conceitos como deficiência.[4,5]

A história da assistência de enfermagem nas incontinências iniciou-se nos anos 1970, com uma visão positivista por parte da Continence Foundation, no Reino Unido, onde foram estabelecidas as primeiras diretrizes que norteariam a sua futura atuação e que abriram caminho para a formação, nos anos 1980, das primeiras enfermeiras urodinamicistas.[4,5] Porém, ainda hoje, conforme concluiu Linhares et al.,[30] num estudo sobre o conteúdo de domínio de enfermeiros acerca da relação cuidados com a pele - incontinência anal: "enfermeiras não reconhecem a incontinência anal como um fato importante, bem como suas causas e tratamento, mas identificam que o material fecal, em contato frequente com a pele, pode provocar complicações que demandarão intervenções de enfermagem específicas".

Dessa forma, observada a direta relação entre a atual proposta do plano terapêutico oncológico de vida e seu caráter multi e transdisciplinar e qualidade de vida, este capítulo se propõe a apresentar, de forma sintética, a imprescindibilidade da abordagem do assunto incontinência, comumente observado em pacientes submetidos ao tratamento oncológico global.

Abordagem

A Incontinência Urinária (IU) é definida hoje, segundo Abrahams et al.:[1] "como uma queixa de qualquer perda involuntária de urina", caracterizando uma condição que gera grandes transtornos para a vida das pessoas e que apresenta aspectos fisiopatológicos, sociais, psicológicos e econômicos que devem ser sempre avaliados em seu conjunto.

Durante o desenvolvimento das pesquisas relacionadas com a etiopatogenia e com o tratamento da IU, vários foram os termos utilizados para caracterizar os diversos quadros clínicos possíveis envolvendo a perda involuntária de urina, sendo que a mais recente revisão na classificação sintomática da IU, proposta por um Comitê da Urodynamic Society, aceita pela American Urologic Association e referendada pela International Continence Society, explicita os vários usos para o termo incontinência, tanto para descrever um sintoma, um sinal ou uma condição. Esta revisão contempla, ainda, a terminologia padronizada para os maiores grupos: incontinência urinária de esforço, urge-incontinência, incontinência urinária mista, incontinência urinária contínua e enurese noturna.

As principais causas da IU são:

- Perda de suporte pélvico anatômico subsequente a partos complicados, hipoestrogenismo, condições genéticas.
- Doenças ou lesões neurológicas (lesão medular, anomalias congênitas do tubo neural, processos infecciosos, doenças degenerativas, diabetes).
- Traumas de períneo ou denervações pós-cirúrgicas (cesarianas, prostatectomia radical, cirurgias ginecológicas ou proctológicas).
- Tumores na região pélvica.
- Doenças diversas (cistites, doenças do trato urinário e próstata, obesidade, constipação intestinal, problemas pulmonares).
- Radioterapia.
- Incompetência do esfíncter.

As alternativas de tratamento da IU envolvem o uso de medicamentos diversos, procedimentos cirúrgicos ou abordagens conservadoras, denominadas reabilitação do trato urinário inferior. Como exemplo da alternativa mais comumente utilizada em pacientes acometidos por afecções oncológicas e incontinentes urinários, cita-se o cateterismo vesical intermitente limpo, realizado na maior parte pelo próprio paciente ou cuidador no próprio domicílio. Um dos objetivos de ensinar ao indivíduo a realização de seu próprio cateterismo vesical intermitente é devolver-lhe a autonomia que lhe foi subtraída quando perdeu o controle voluntário de sua micção.[47]

Esse método foi introduzido a partir da constatação de Lapides, 1972, quando divulgou seus estudos nos quais revelava que o desenvolvimento da infecção urinária na bexiga neurogênica era causado pela hiperdistensão vesical (que causa isquemia no músculo detrusor) e pela presença do volume urinário residual.

Para tal, é necessária a indicação médica deste método, que será apresentado pelo estomaterapeuta ao paciente, e o treinará para realização do procedimento com técnica limpa, acompanhando-o sistematicamente.

Já a incontinência anal ou fecal (IA) é definida, segundo Keighley e Williams,[26] como: "um sintoma que possui inúmeras causas, e não um diagnóstico. Também pode ser mencionada como uma "alteração da capacidade de retenção de gases e fezes, assim como sua eliminação em momento e local adequado".[4,5] A classificação da IA foi definida no Consenso de Roma I, como:

- *Leve:* perda de gases ou *soiling*.
- *Intermediária:* perda de fezes pastosas ou líquidas até 3 vezes por semana.
- *Grave:* incontinência total com perda de 3 ou mais vezes por semana.

Os itens a serem considerados nesta classificação são: frequência, consistência, necessidade de proteção diária, urgência evacuatória e alteração da qualidade de vida, em uma escala de pontuação que varia de 0 a 20, conhecida como Índice de Incontinência.

No tocante a IA, alguns conceitos, estabelecidos no Consenso de Roma II, merecem destaque:

- *Diarreia:* três ou mais evacuações ao dia, com fezes líquidas ou semilíquidas.
- *Constipação:* número de evacuações menor que 3 vezes por semana e/ou necessidade de fazer esforço por mais de 25% do tempo de defecação.
- *Urgência para evacuar:* necessidade imperiosa e incontrolável de eliminar o conteúdo intestinal após a percepção consciente (não relacionada com a consistência das fezes).
- *Evacuação incompleta:* necessidade de exonerar o conteúdo intestinal, uma ou mais vezes, logo após a primeira defecação.

As principais causas da IA são:

- Lesões no parto que comprometam músculos e/ou nervos do esfíncter anal.
- Lesões de esfíncter anal subsequentes a cirurgias de correção de fístulas, fissuras ou hemorroidas.
- Lesões de esfíncter anal resultantes de acidentes ou processos infecciosos.
- Neuropatia do nervo pudendo.
- Prolapso retal.
- Anomalias congênitas do intestino ou esfíncter anal (ânus imperfurado, por exemplo).
- Constipação intestinal crônica severa.
- Outras causas neuropáticas, como diabetes, lesões medulares, esclerose múltipla, demências.

O tratamento conservador da IA envolve o uso de terapêutica farmacológica, reabilitação da musculatura do assoalho pélvico, reeducação alimentar, utilização de dispositivos, como o plugue anal, procedimentos específicos da fisiologia anorretal ou, ainda, procedimentos cirúrgicos.[4,5]

O primeiro passo na assistência de enfermagem especializada a pacientes incontinentes deve ser a entrevista, onde se devem conhecer os hábitos anteriores e atuais de micção e evacuação, a história da incontinência urinária (IU) e/ou anal (IA), as medicações utilizadas, os exames laboratoriais, os diagnósticos médicos, bem como a motivação do paciente para o tratamento, as habilidades física e manual, a cognição, as noções gerais de higiene, o estilo de vida, a mobilidade, as atividades física e sexual e os aspectos emocionais.

A anamnese deve considerar os aspectos relativos a hábitos alimentares e à ingestão hídrica, a sensibilidade e os controles vesical e anal, o tempo de perda de urina ou fezes, a frequência e quantidade das perdas, o uso de recursos (fraldas, absorventes, catéteres) e sua frequência, os sintomas percebidos, as manobras de esvaziamentos vesical e intestinal, as características da urina e das fezes, a presença de dores e a classificação da incontinência.

CONCLUSÃO

A inovação está cada vez mais presente na rotina dos profissionais e usuários da saúde, em especial no campo da oncologia, onde os avanços tecnológicos de insumos, maquinário e recursos humanos conduzem à evolução do tratamento do paciente acometido com melhores resultados acerca da morbidade, colateralidade, sobrevida e oferta de dados para pesquisa.

A enfermagem configura nesse cenário como sendo a profissão que se destina a efetuar "o diagnóstico e tratamento das respostas humanas aos problemas de saúde, reais ou potenciais" (Carpenito-Moyet, p. 22).[10] Ressalta-se que, para realizar o diagnóstico de enfermagem, é preciso a construção de um raciocínio clínico para que seja definido o julgamento clínico e, assim, efetuar-se o referido diagnóstico. Este processo é executado por uma sucessão de etapas mentais que envolvem a apropiação de dados coletados pelo enfermeiro, a geração de hipóteses, a elaboração de um plano de atuação, que articulará a tomada de decisão e a implementação dos cuidados.

Dessa forma, faz-se relevante citar Gordon (1994, p. 147),[21] quando infere que: "o pensamento dos especialistas em oncologia é rápido e ocorre em memória do tipo avançada, o que lhes confere considerar um problema de enfermagem num nível mais profundo, utilizando a observação e a realização de inferências para compreendê-lo. Nessa sequência de elaboração mental, são capazes de construir julgamentos a partir de hipóteses por mecanismos analíticos de indução e dedução e por meios não analíticos, como a intuição." Entendendo-se que, segundo Guimarães (p. 319):[22] "A intuição não é um sexto sentido mágico, mas um tipo de raciocínio sofisticado, com base na organização de informações dentro de padrões, e que ultrapassa a separação dos passos analíticos. Essa habilidade de recolher informações desenvolve-se a partir da experiência."

Assim, considera-se que, são as conexões mentais, as redes de todos os tipos que impulsionam toda a engrenagem tecnológica, num plexo, mencionado por Paulo Motta, (p. 60),[39] como "equipes de saúde em áreas altamente especializadas", já que estas requerem habilidades superiores na arte de juntar pessoas, e que "Especialistas conscientes de seus talentos demandam motivação contínua para participarem do sistema social comum, de modo a engrenar construções sistemáticas do cooperativo. Além do reconhecimento individual, é necessário motivá-los para o progresso coletivo e a ação em equipe (polivalência funcional).

REFERÊNCIAS BIBLIOGRÁFICAS

1. Abrahms P et al. Padronização da terminología da função do trato urinário inferior: relato do Subcomitê de Padronização da Sociedade Internacional de Continência. *Urodinâmica & Uroginecologia* 2003 Abr./Jun.;6(2):29-41.
2. ABRALE. *Transdisciplinaridade em oncologia: caminhos para um atendimento integrado. Associação Brasileira de Linfoma e Leucemia.* São Paulo: HR Gráfica e Editora, 2009.
3. Acioli S. A prática educativa como expressão do cuidado em Saúde Pública. *Rev Bras Enferm,* Brasília 2008 Jan.-Fev.;61(1).
4. Azevedo GR. Incontinências anal e urinária. *Rev Enf Atual* Rio de Janeiro 2004 Mar./Abr.;4(20):40-45.
5. Azevedo GR. Incontinências anal e urinária. *Rev Enf Atual* Rio de Janeiro 2004 Jan./Fev.;4(19):40-41.
6. Baracat FF, Fernandes Jr HJ, Silva MJ. *Cancerologia atual: um enfoque multidisciplinar.* São Paulo: Rocca, 2000.
7. Benner P. *From novice to expert: excellence and power in clinical nursing practice.* (Commemorative Edition) 5st ed by Patricia Benner, All Rights Reserved. Quarteto, Coimbra, 2001.
8. Brentani MM, Coelho FRG, Kowalski LP. *Bases da oncologia.* 2. ed. São Paulo: Marina e Tecmed, 2003.
9. Carnevali DL. Thomas MD. *Diagnostic reasoning and treatment decision making in nursing – The foundation for understanding the process of clinical judgment and critical thinking.* Philadelphia, Pensilvania: JB Lippincott, 1993.
10. Carpenito-Moyet LJ. *Diagnósticos de enfermagem: aplicação à prática clínica.* 10. ed. Porto Alegre: Artmed, 2005.
11. Cesaretti IUR. Qualidade de vida de pessoas colostomizadas, com e sem o uso de métodos de controle intestinal. *Rev Estima,* SP 2008 Jul./Ago./Set.;6(3):46.
12. COFEN 7498/86, Portal do Conselho Federal de Enfermagem. Acesso em: 1 Jan. 2009. Disponível em: <http://www.portalcofen.gov.br//>
13. COFEN 240/2000, Portal do Conselho Federal de Enfermagem. Acesso em: 1 Jan. 2009. Disponível em: <http://www.portalcofen.gov.br//>
14. COFEN 1372/2002, Portal do Conselho Federal de Enfermagem. Acesso em: 1 Jan. 2009. Disponível em: <http://www.portalcofen.gov.br//>
15. COFEN 290/2004, Portal do Conselho Federal de Enfermagem. Acesso em: 1 Jan. 2009. Disponível em: <http://www.portalcofen.gov.br//>
16. Dealey C. *Cuidando de feridas: um guia para enfermeiras.* 2. ed. São Paulo: Atheneu, 2001.
17. ECOG. Eastern Cooperative Oncology Group – Glossary. Acesso em: 1 Jan. 2009. Disponível em: <http://ecog.dfci.harvard.edu//>
18. Freire PR. *Pedagogia da autonomia: saberes necessários à pratica educativa.* 15. ed. São Paulo (SP): Paz e Terra, 2000.
19. Freire PR. *Pedagogia do oprimido.* 29. ed. São Paulo: Paz e Terra, 2000.
20. Gallagher S. The Human element of advanced technology. *Ostomy/Wound and Management,* USA 2003 Apr.;49(4):24-28.
21. Gordon M et al. Clinical judgment: an integrated model. *Adv Nurs. Sci* 1994;16:55-70, apud Brandão MAG. Uma visão metacognitiva das estratégias diagnósticas de enfermagem. 1999. 191p. Dissertação [Mestrado em Enfermagem] – Escola de Enfermagem Anna Nery, Universidade Federal do Rio de Janeiro, Rio de Janeiro, 1999.
22. Guimarães MBL. Intuição, pensamento e ação na clínica. *Interface-Comunic, Saúde, Educ* 2005 Mar./Ago.;9(17):317-32.
23. Brasil. Instituto Nacional de Câncer. *Ações de enfermagem para o controle do câncer: uma proposta integração ensino-serviço/INCA.* 3. ed. Rev Atual Ampl. Rio de Janeiro: INCA, 2008.
24. Brasil. Instituto Nacional de Câncer. Informe INCA. Acesso em: 15 Dez. 2009. Disponível em: <http//www.inca.gov.br/>
25. Jorge AS, Dantas SRPE. *Abordagem multiprofissional no tratamento de feridas.* São Paulo: Atheneu, 2003.
26. Keighley MRB, Williams NS. *Cirurgia do ânus, reto e colo.* São Paulo: Manole, 1998.
27. Kimura M. Tradução para o português e validação do "Quality of Life Index" – Ferrans e Powers. (Tese): Escola de Enfermagem da USP. São Paulo, 1999.
28. Lawson C, Lynn J, Ratliff CR. Does sterile or non-sterile technique make a difference in wounds healing by secondary intention? *Ostomy/Wound and Management,* USA 2003 Apr.;49(4):56-60.
29. Lee J, Chan ACM, Phillips DR. Diagnostic practice in nursing: a critical review of the literature. *Nursing and Health Ciences,* Hong kong 2006 Mar.;8(1):57-65.
30. Linhares AA et al. The content of domain of nurses on a public hospital in the city of Rio de Janeiro related to skin care of Anal Incontinence costumers. Oral Communication on 15th Biennal Congress of the World Council of Enterostomal Therapists. Brazil, 2004.
31. Linhares AA. O raciocínio clínico do enfermeiro na avaliação de feridas em clientes com afecções oncológicas. Dissertação: Mestrado em enfermagem. Universidade Estadual do Rio de Janeiro. 2010. 114p.
32. Linhares AA, Souza NVDO, Penna LHG et al. Autonomia e liberdade no autocuidado e o cliente estomizado e educação em saúde. *Rev Estima,* SP 2010 Out./Nov./Dez.;8(4):42-49.
33. Michaellis. Dicionário da língua portuguesa, 2011.
34. Ministério da Saúde, Portal da Saúde, MS/GM nº 3535/1998. Acesso em: 3 Dez. 2012. Disponível em: <http://portal.saude.gov.br/>
35. Ministério da Saúde, Portal da Saúde, MS/SAS nº 113/1999. Acesso em: 3 Dez. 2012. Disponível em: <http://portal.saude.gov.br/>

36. Ministério da Saúde, Portal da Saúde, MS GM nº 1289/2002. Acesso em: 3 Dez. 2012. Disponível em: <http//portal.saude.gov.br/>
37. Ministério da Saúde, Portal da Saúde, MS/SAS nº 400/2009. Acesso em: 3 Dez. 2012. Disponível em: <http//portal.saude.gov.br/>
38. Ministério da Saúde, Portal da Saúde, MS/SAS nº 793/2012. Acesso em: 3 Dez. 2012. Disponível em: <http//portal.saude.gov.br/>
39. Motta PR. *Desempenho em equipes de saúde*. Manual. Rio de Janeiro: FGV, 2001.
40. NANDA. *Diagnósticos de enfermagem da NANDA: definições e classificação 2007-2008*. Porto Alegre, RS: Artmed, 2007.
41. Ortiz H, Matir Rague J, Foulkes B. *Indicaciones y cuidados de los estomas*. Barcelona: JIMS, 1994.
42. Papalia DE, Olds W. *Desenvolvimento humano*. 7. ed. Porto Alegre: Artmed, 1998.
43. Paranhos RFB. Orientações sobre o cuidado com a pele no ciclo vital. *Rev Estima*, SP 2005 Out./Nov./Dez.;3(4):35-389.
44. Rothrock JC. *Cuidados de enfermagem ao paciente cirúrgico*. 13. ed. São Paulo: Elsevier, 2008.
45. Santos VLCG, Cesaretti IUR. *Assistência em estomaterapia: cuidando do ostomizado*. São Paulo: Atheneu, 2000.
46. Sibbald MD *et al*. Intact skin – An integrity not to be lost. *Ostomy/Wound and Management*, USA 2003 June;49(6):27-41.
47. Silva MB, Oliveira LFT *et al*. Cateterismo vesical intermitente: análise epidemiológica. *Rev Estima*, SP 2005 Jan./Fev./Mar.;3(1):15-19.
48. Silva RCL, Figueiredo NMA, Meireles IB. *Feridas: fundamentos e atualizações em enfermagem*. São Caetano do Sul, SP: Yendis, 2007.
49. SOBEST, Sociedade Brasileira de Estomaterapia. Acesso em: 1 Nov. 2012. Disponível em: <http//www.sobest.org.br//>
50. Souza NVDO, Silva MF, Marquês GS *et al*. Evaluating the orientations of nursing in perioperatory care - a descriptive study. *Online Brazilian Journal of Nursing* 2006;5(1):1676-4285 (online). Disponível em: <http://www.uff.br/objnursing>
51. Tannure MC, Gonçalves AM. *SAE, Sistematização da Assistência de Enfermagem*. Rio de Janeiro: Koogan, 2008.
52. Vinháes JC. *Clínica e terapêutica cirúrgicas*. Rio de Janeiro: Guanabara Koogan, 1997.
53. WHOQOL Group The World Health Organization of Life Assessment: position paper form World Health Organization. Special Issue "Quality of Life" in Social. *Science and Medicine* 1995;10:1403-9.

CAPÍTULO 85

Câncer de Canal Anal

Fabio Kanomata ■ Carmencita Sanches Lang
José Humberto Simões Correa ■ Carlos Henrique Marques dos Santos

INTRODUÇÃO

O câncer primário de canal anal é incomum, representando menos de 2% dos tumores do trato digestório inferior e menos de 4% dos tumores anorretais, sendo muito mais comum a invasão do canal anal pela neoplasia primária de reto. O carcinoma epidermoide é o tipo histológico mais comum e com maior importância clínica, muito embora outros tipos mais raros ocorram (adenocarcinoma, carcinoma de pequenas células, linfomas, melanomas entre outros). Apresenta características bastante distintas dos tumores colorretais em sua evolução natural, tratamento e prognóstico.[1]

ANATOMIA

O conhecimento anatômico do canal anal é extremamente importante, suas relações, vascularização e drenagem linfática peculiares influenciam sobremaneira a evolução natural da doença.

O canal anal é a parte terminal do trato digestório, onde ocorre um estreitamento da luz distal ao reto, medindo em torno de 4 cm no adulto. É circundado pelos esfíncteres externo e interno, com trajeto caudal e posterior entre o ligamento anococcigeo e o corpo perineal, sendo também circundado pelos músculos elevadores do ânus.[2]

A luz do canal anal em sua metade superior é caracterizada por pregas em forma de colunas, cujo epitélio de revestimento é colunar e que contém ramos arteriais e venosos retais superiores, onde ocorre a comunicação entre os sistemas venosos porta e cava inferior. Essas colunas confluem caudalmente, unindo-se e formando as válvulas anais, cujo limite inferior forma a linha pectínea que divide a porção inferior da luz do canal anal recoberta por epitélio escamoso estratificado que, ao nível do ânus, torna-se pele pilificada na margem anal, limite inferior do canal anal. A transição do epitélio colunar para escamoso é gradual, havendo uma área de transição de aproximadamente 1 cm e que contém epitélio colunar, cuboidal, escamoso e transicional.[2]

O canal anal recebe suprimento sanguíneo arterial da artéria retal superior, ramo terminal da artéria mesentérica inferior e da artéria retal inferior, bem como de anastomoses provenientes das retais médias. A drenagem venosa ocorre em dois sentidos a partir da linha pectínea, superiormente para as veias retais superiores que drenam para a veia mesentérica inferior, inferiormente para as veias retais inferiores em direção à margem anal. Da mesma maneira a drenagem linfática acima da linha pectínea é em direção cranial para cadeia ilíaca interna; abaixo da linha pectínea em direção a linfonodos inguinais.[2]

A compreensão exata da anatomia é essencial para distinguir os carcinomas de canal anal e de margem anal, distintos entre si em termos de comportamento e consequente tratamento.[3] As lesões da margem anal têm comportamento mais próximo às lesões de pele. Muito embora alguns autores tenham considerado a linha pectínea como limite anatômico entre elas, atualmente é consenso que tal limite ocorre entre o limite do epitélio estratificado queratinizado úmido do canal anal abaixo da linha pectínea e a pele seca e pilificada perianal.

HISTÓRIA NATURAL DA DOENÇA

As peculiaridades anatômicas, descritas anteriormente, bem como aspectos biológicos próprios dos carcinomas determinam a evolução natural do câncer de canal anal.

A invasão local é comum mesmo em lesões pequenas, principalmente para musculatura esfincteriana em íntimo contato com o canal anal. O crescimento lateral ocorre em direção ao reto e pele da margem anal, podendo ocorrer dificuldade em delimitar a origem topográfica da lesão em casos mais avançados. Em mulheres ocorre a invasão vaginal, evoluindo para as invasões uretral e vesical, enquanto no homem a invasão seminal, prostática e uretral é menos comum pela presença da fáscia de Denonvillier, que funciona como barreira.

Os carcinomas epidermoides, em geral, apresentam disseminação linfática mais frequente que a hematogênica, no canal anal este padrão é mantido, com peculiaridades anatômicas e biológicas. A situação anatômica permite disseminação para cadeias inguinais, pélvica e mesentérica em decorrência da drenagem linfática diferente acima e abaixo da linha pectínea. A metástase linfonodal também ocorre precocemente, sendo relatada em até 60% dos casos recém-diagnosticados. A invasão visceral pélvica pode ser secundária à formação de grandes massas nodais.

Muito embora menos frequente, a disseminação hematogênica ocorre principalmente em lesões na linha pectínea e canal anal superior, onde ocorre drenagem venosa para o sistema porta e metástase hepática, em torno de 5% dos casos, e mais raramente pulmonar e óssea.[1]

A presença ou não de queratina no carcinoma de canal anal parece não influenciar na evolução natural e prognóstico, muito embora haja uma clara subdivisão histológica em carcinoma epidermoide, basaloide, cloacogênico e basoescamoso. A evolução natural é a mesma, sendo o tratamento dependente muito mais do estadiamento que do subtipo histológico.[1]

EPIDEMIOLOGIA

Aproximadamente 40.000 novos casos de câncer de canal anal surgem a cada ano. Estima-se que nos Estados Unidos a incidência seja de 4.000 por ano e no Brasil em torno de 1.000 novos casos a cada ano. Talvez graças aos fatores etiológicos, a incidência é maior em mulheres do que homens (aproximadamente 2:1).

Como em outros tipos de tumores, o câncer anal tem etiologia multifatorial, resultante de interações de fatores ambientais, genéticos e imunológicos. Entretanto, tem maior importância a infecção pelo HPV (*human papillomavirus*), de maneira semelhante ao que ocorre no câncer de colo de útero. Doenças sexualmente transmissíveis de maneira geral estão relacionadas com este tipo de tumor, bem com a prática de sexo anal sem uso de preservativos. Situações como estas, quando associadas à imunossupressão como no caso do HIV ou uso de drogas imunossupressoras, têm maior probabilidade de evoluírem para o surgimento do câncer de canal anal. Tabagismo e câncer de vulva ou vagina estão também relacionados com a maior incidência desta neoplasia.

O carcinoma espinocelular é o principal tipo de câncer desta região, mas outros tipos celulares podem também desenvolver-se como melanoma, carcinoma de glândula anal, doença de Bowen, doença de Paget e condiloma *acuminatum*, dentre outros.

O Sarcoma de Kaposi tem incidência muito maior em indivíduos homossexuais e bissexuais do que em heterosexuais, podendo ser a primeira manifestação da AIDS em 30% dos casos. Tipicamente aparece como lesões cutâneas, embora possa haver envolvimento mucoso e linfonodal. Apresenta-se geralmente na forma de lesões hiperpigmentadas e de consistência fibrosa na pele perianal. É mais comum que haja múltiplas lesões, embora possa haver lesão única. Quando existem até cinco lesões, a ressecção cirúrgica está indicada. Quando o número excede este valor ou há envolvimento linfonodal, indica-se a quimioterapia.

AGENTES VIRAIS E FATORES DE RISCO

Até o momento foram identificados mais de 100 tipos de papilomavírus humano (HPV), sendo que cerca de 40 deles podem infectar a região anogenital. Os tipos que mais frequentemente causam câncer de canal anal, ou seja, os que têm maior potencial oncogênico são 16, 18, 31 e 45. Esses vírus podem ser isolados em até 87% dos casos de carcinoma espinocelular do canal anal HPV positivo.[4] Deve-se salientar, no entanto, que em indivíduos HIV-positivos tanto os tipos oncogênicos como os não oncogênicos podem estar associados à neoplasia intraepitelial de alto grau.[5]

Diante das várias semelhanças entre a etiologia e patogênese do carcinoma espinocelular de colo uterino e o do canal anal, e frente ao sucesso dos programas de rastreamento e prevenção do primeiro, pesquisadores e especialistas passaram a propor estratégias de rastreamento para pessoas com risco de desenvolver o tumor do canal anal.

O grupo de maior risco é sem dúvida o de homens e mulheres HIV positivos e de homens que fazem sexo com homens. Nesses últimos, a incidência do CEC do canal anal é de 37/100.000, similar ao do colo uterino antes da instituição dos programas de prevenção.[6]

Apesar destes conhecimentos, pouca atenção vem sendo destinada aos heterossexuais, provavelmente porque nestes a incidência do câncer de canal anal é menor e não há evidências científicas que demonstrem realmente a prevalência de HPV nestes indivíduos. Entretanto, recentemente, um estudo multicêntrico avaliou a prevalência do HPV anal em 902 homens que fazem sexo com mulheres. Foram realizadas coletas de células do canal anal para captura híbrida e PCR, e os indivíduos respondiam a questionário eletrônico sobre suas preferências e práticas sexuais sem se identificarem, de modo a não mascarar o resultado. A prevalência de HPV anal foi de 12%, e os tipos oncogênicos apareceram em 7%.[7]

Além do HPV, outras condições são também associadas ao câncer de canal anal como coito anal, história de doenças sexualmente transmissíveis, mais de 10 parceiros sexuais, história de câncer cervical, vulvar ou vaginal, imunossupressão após transplante de órgãos, uso prolongado de corticoides e tabagismo.[8]

Tamanha é a correlação entre o vírus HPV e o câncer de canal anal que alguns autores têm recomendado que se faça citologia anal como método de triagem em pacientes que compõem o chamado grupo de risco. A literatura médica mostra uma sensibilidade que varia de 42 a 98% e especificidade entre 61 a 98%, de modo que as diferenças quanto ao método de coleta provavelmente explicam esta grande variação de resultados.[9] Independente deste fato devemos considerar que por ser um método de baixo custo, sua aplicação deve ser utilizada principalmente nos serviços de referência no atendimento de pacientes com doenças sexualmente transmissíveis e portadores de HIV.

A maneira mais simples e de menor custo é a chamada coleta seca, em que se introduz uma escova apropriada para coleta no canal anal de modo a atingir até quatro centímetros acima da margem anal e faz-se movimentos de rotação, tomando cuidado para não tocar em eventuais verrugas da margem anal para evitar contaminação. Esfrega-se a escova sobre uma lâmina de vidro que é posteriormente acomodada em recipiente plástico apropriado com álcool etílico a 70% para fixação.[6]

Além da citologia anal, um método de melhor acurácia e que vem ganhando espaço na propedêutica dos pacientes de alto risco para desenvolvimento de câncer de canal anal é a anuscopia (ou colposcopia) de alta resolução. Este método foi sem dúvida inspirado na grande experiência dos ginecologistas na prevenção do câncer de colo uterino. Para tal procedimento utiliza-se um colposcópio convencional. Inicialmente avaliam-se o períneo e a pele perianal à procura de lesões e, em seguida, aplica-se gaze embebida em ácido acético a 5% durante dois e três minutos e procura-se por áreas acetobrancas. Para diferenciar de alterações cicatriciais pode-se pincelar a região com azul de toluidina a 1%, que cora os pontos suspeitos. A seguir, introduz-se o anuscópio descartável e coloca-se gaze umedecida em ácido acético a 2% no canal anal. Após três minutos, recoloca-se o anuscópio, retira-se a gaze e examina-se o canal anal, utilizando o corante azul quando necessário. Pode-se aproveitar para cauterizar ou biopsiar as lesões suspeitas neste momento.[9]

Na experiência de Nadal et al.[9] a presença de lesões subclínicas do vírus HPV no canal anal é identificada pela colposcopia de alta resolução em um quarto dos pacientes, demonstrando a sensibilidade do método e a importância de sua aplicação, principalmente nos indivíduos com alto risco.

QUADRO CLÍNICO DIAGNÓSTICO E ESTADIAMENTO

As principais manifestações clínicas são a dor anal, sangramento, presença de nódulo anal, incontinência fecal e fístula anal ou retovaginal. Normalmente o diagnóstico é feito já em fases avançadas, muitas vezes porque a cultura popular de que as alterações do canal anal são devidas à doença hemorroidária acaba por retardar a avaliação médica e, consequentemente, o diagnóstico. Destas possíveis manifestações clínicas, o sangramento é a mais frequente e ocorre em mais de 90% dos casos, seguida por afilamento das fezes (54%) e perda ponderal (45%).[10]

Eventualmente o tumor anal é assintomático e pode ser um achado incidental de peças cirúrgicas de hemorroidectomias ou exérese de plicomas anais. Pode ainda ser encontrado precocemente quando se estabelece um programa de rastreamento em pacientes que compõem o grupo de risco para esta neoplasia, principalmente indivíduos que têm verrugas anais por HPV, ou principalmente os que têm HPV de alto grau, que podem causar câncer sem apresentar verrugas.

No exame clínico do paciente podem-se observar alterações secundárias ao tumor como a perda ponderal. Deve-se valorizar a palpação das cadeias linfonodais que recebem a drenagem da região anoperineal, principalmente os linfonodos inguinais.

No exame proctológico a presença de lesão ulcerada, área endurecida ou massa é quase sempre observada. Deve-se observar e registrar a posição da lesão e sua extensão na margem anal. O toque retal pode dar informações importantes quanto à extensão cranial da lesão, mobilidade, além da avaliação do tônus do aparelho esfincteriano, que pode estar comprometido, quando tumores anais crescem em profundidade através dos esfíncteres. A anuscopia permite uma melhor visibilização da lesão, sua relação com a linha pectínea e o tamanho do tumor. Em alguns pacientes é possível realizar-se a biópsia da lesão neste momento, mas, dependendo da sensibilidade do paciente e da dificuldade do exame, esta deverá ser feita sob sedação em ambiente adequado para tal. Em mulheres deve-se realizar também o exame ginecológico, principalmente se o tumor estiver localizado na parede anterior.

A retosigmoidoscopia, ou, preferencialmente, a colonoscopia devem ser realizadas em busca de outras alterações e tumores sincrônicos que, embora de origem e tratamento diferentes, poderiam alterar a abordagem terapêutica. Devemos salientar, entretanto, que a associação de adenocarcinoma colorretal e carcinoma de canal anal é extremamente rara.[11]

Uma vez encontrada a lesão suspeita o estudo histopatológico é fundamental para a definição diagnóstica. O estadiamento deve, então, ser realizado seguindo o sistema TNM de acordo com as recomendações do *Union for International Cancer Control* (UICC) (Quadro 1). Para a avaliação do tumor (T) deve-se realizar a ultrassonografia endoanal (USE), tomografia computadorizada (TC) ou ressonância magnética (RM) de pelve. A RM tem-se mostrado superior à TC no estadiamento locorregional, mas é equivalente à USE para esta finalidade. A avaliação dos linfonodos locorregionais pode ser realizada por um destes métodos. No estadiamento sistêmico pode utilizar-se TC ou RM para detecção de metástases hepáticas e radiografia ou TC de tórax para as pulmonares, dando-se preferência para este último método.

O PET-CT tem também seu papel nesta avaliação, mas não se iguala à RM ou USE. Sua indicação tem mais respaldo no acompanhamento pós-tratamento para a avaliação de recidiva locorregional ou a distância.

Não há consenso na avaliação dos linfonodos inguinais. Alguns autores sugerem que a biópsia deva ser realizada apenas quando estes são palpáveis ao exame físico, enquanto outros indicam este procedimento mesmo quando a detecção é feita por exame de imagem por acreditar que a biópsia de linfonodo sentinela torna o estadiamento mais preciso. Geralmente pacientes que apresentam tumores anais lateralizados, quando cursam com metástases para linfonodos inguinais, este acometimento costuma ser ipsilateral.

Quadro 1. Estadiamento do câncer do canal anal, de acordo com o UICC

	T1	T2	T3	T4
N0	Estágio I	Estágio II	Estágio II	Estágio IIIb
N1	Estágio IIIa	Estágio IIIa	Estágio IIIa	Estágio IIIb
N2	Estágio IIIb	Estágio IIIb	Estágio IIIb	Estágio IIIb
N3	Estágio IIIb	Estágio IIIb	Estágio IIIb	Estágio IIIb
M1	Estágio IV	Estágio IV	Estágio IV	Estágio IV

T1: Até 2 cm na maior extensão.

T2: Entre 2 e 5 cm na maior extensão

T3: Mais de 5 cm na maior extensão

T4: Invade estruturas vizinhas (vagina, uretra e bexiga)

N0: Ausência de metástases em linfonodos regionais

N1: Metástases em linfonodos perirretais

N2: Metástases acometendo unilateralmente linfonodos ilíacos internos ou inguinais

N3: Metástases em linfonodos perirretais e inguinais e/ou bilaterais em linfonodos ilíacos internos e/ou inguinais

M0: Ausência de metástases a distância

M1: Presença de metástases a distância

TRATAMENTO

Grande avanço no tratamento do câncer do canal ocorreu a partir de 1974 com a proposição de Nigro de se realizar quimioterapia e radioterapia, observando altos índices de regressão tumoral completa.[12] Até esta data, o tratamento consistia em ressecção cirúrgica, podendo-se optar pela amputação abdominoperineal do reto (AAPR), com melhores resultados oncológicos, ou pela ressecção local do tumor, acompanhadas ou não pela linfadenectomia inguinal.

A radioterapia já era realizada naquela época, principalmente na Europa, com boa resposta em relação à regressão tumoral, mas com altos índices de disfunção anal e de estomas. Com a proposição de Nigro e após alguns ajustes na terapêutica, pode-se obter taxa de sobrevida acima de 90% em 5 anos, sem estoma e incontinência.

O papel da linfadenectomia inguinal nunca ficou muito claro, já que não há na literatura trabalhos consistentes demonstrando sua vantagem, talvez porque poucos serviços a realizavam de forma sistemática. Por outro lado, seus efeitos nocivos são bem documentados, podendo haver edema de membros inferiores incapacitantes. Acredita-se que menos de 10% dos pacientes sejam beneficiados por este tratamento, que pode ser feito em conjunto com a AAPR ou 4 a 6 semanas após.

Como a maior parte dos casos de recidivas era local, cerca de 50-70%, a AAPR era a primeira opção de tratamento e muitas vezes era acompanhada de vaginectomia em mulheres com câncer anal de parede anterior.

EXCISÃO LOCAL

A excisão local é apropriada para casos de tumores pequenos, menores que dois centímetros e sem envolvimento esfincteriano, já que nesta situação a chance de comprometimento linfonodal é muito baixa. Dessa forma, este tratamento pode ser curativo e realizado com baixa morbidade. Os tumores maiores que três centímetros e crescimento até a camada muscular têm maior chance de metástase linfonodal e não devem a princípio ser tratados por excisão local. Aqueles maiores que quatro centímetros geralmente desenvolvem acometimento a distância.

A sobrevida em 5 anos de pacientes com tumores menores que dois centímetros tratados por excisão local varia de 60 a 70%, resultados comparáveis aos da cirurgia radical. Entretanto, de 8 a 11% dos pacientes com tumores menores de dois centímetros e de crescimento limitado à camada submucosa podem apresentar comprometimento linfático, o que leva alguns autores a indicarem a quimioterapia e radioterapia mesmo nestes casos.

A ressecção local pode ainda ser indicada como opção terapêutica em pacientes com elevado risco para procedimentos de maior porte.

RADIOTERAPIA E QUIMIOTERAPIA

O carcinoma de canal anal é quimiorradiossensível, apresentando taxas de cura entre 65 a 75% dos casos com conservação da função esfincteriana anal.

O tratamento das lesões intraepiteliais segue a abordagem da doença do colo uterino, seguindo o raciocínio da origem ser por infecção pelo HPV. Pode-se utilizar de tratamento local com quimioterápicos, coagulação ou ablação.

O tratamento cirúrgico que até pouco mais de 20 anos atrás era a primeira opção, atualmente está indicado somente nos tumores bem iniciais (carcinoma *in situ* e estágio I) visando à manutenção do esfíncter anal e no resgate das doenças recidivadas após tratamento quimiorradioterápico através da amputação abdominoperineal.

A amputação abdominoperineal tem como resultado a colostomia permanente e perda da função sexual da maioria dos pacientes. A taxa de sobrevida em 5 anos é de cerca de 50% nos casos de cirurgias com finalidade curativa, podendo chegar a 55 a 71% nos mais recentes estudos. A recidiva local é a principal forma de falha no tratamento, em cerca de 80% dos casos. Em razão da alta morbidade associada à dissecção profilática dos linfonodos inguinais, trazendo poucos benefícios ao tratamento, este procedimento não é recomendado.

Em 1974, Nigro *et al.* utilizaram a quimioterapia com finalidade pré-operatória com a Mitomicina C na dose de 15 mg/m² em *bolus* EV ao Fluorouracil 1.000 mg/m² em infusão contínua por 4 dias associado à radioterapia com 30 Gy em 15 frações no tumor primário e cadeias pélvicas num total de 6 semanas. Observaram que o grupo que realizou o tratamento associado à ressecção cirúrgica apresentava 82% de resposta completa patológica, e no grupo que não realizou o tratamento cirúrgico, a resposta foi de 79%. A taxa de óbitos foi de 6% nos casos de tumores menores de 4 cm e de 26% nos casos de tumores maiores. Este esquema ficou conhecido como o protocolo de Wayne Stade.[12]

Em decorrência dos promissores resultados iniciais, sugeriu-se que a cirurgia poderia ser desnecessária. Realizaram um estudo não randomizado prospectivo sequencial no *Princess Margaret Hospital*, no Canadá, avaliando o uso de radioterapia isolada, radioterapia associada a fluorouracil e radioterapia associada à Fluorouracil e Mitomicina C, sendo que os melhores resultados foram obtidos com a última associação.[13]

Dois estudos randomizados posteriores corroboraram com o uso concomitante de quimioterapia e radioterapia. O primeiro, do UKCCCR (United Kingdom Coordinating Committee on Cancer Research), avaliou 585 pacientes que realizaram radioterapia isolada e radioterapia associada a Fluorouracil 1.000 mg/m² em infusão contínua por 4 dias ou 750 mg/m² por 5 dias e Mitomicina C 12 mg/m² na primeira e na última semana de tratamento.[14] O segundo, do EORTC com 110 pacientes com esquema semelhante, porém utilizando Mitomicina C na dose de 15 mg/m², demonstrou sobrevida global semelhante entre os braços, com melhora no controle local através da redução de taxa de recidiva local e melhora na sobrevida livre de colostomia nos braços com quimioterapia.[15]

O tratamento preconizado pelo NCCN (National Comprehensive Cancer Network) é o esquema de Nigro modificado, associando quimioterapia concomitante à redução da dose da Mitomicina C para 10 mg/m² a radioterapia sendo considerada o tratamento padrão para todos os tumores que não podem ser ressecados inicialmente com a conservação do esfíncter anal.[16]

Os pacientes muito idosos podem receber doses de Fluorouracil de 600 mg/m² em infusão contínua por 4 dias concomitante à radioterapia com taxas de sobrevida em 16 meses de 86%, específica para a doença.

Pacientes portadores de HIV com dosagem CD4 menor de 200 deverão receber dose individualizada de tratamento graças a aumento de toxicidade observada nestes pacientes.

O estudo do RTOG (Radiation Therapy Oncology Group) 98-11 avaliou 644 pacientes submetidos a tratamento radioterápico associando, aleatoriamente, o uso concomitante do Esquema de Nigro modificado (com dose de Mitocina C 10 mg/m²) ou quimioterapia com Cisplatina 75 mg/m² em D1 e fluorouracil 1.000 mg/m² em infusão contínua em D1 a D4, 2 ciclos concomitantes e 2 ciclos após a radioterapia. Na comparação observaram-se taxas de respostas semelhantes com redução de colostomias (10 × 19%) e maior toxicidade hematológica (p < 0,001) no uso da Mitocina C.[17]

O estudo ACT II não mostrou diferenças significativas na eficácia e toxicidade entre os dois tratamentos.[18]

Nos casos de doença localmente avançada – alto risco, o tratamento padrão é o mesmo das diretrizes de doença de baixo risco.

Existe um estudo de Fase II do CALGB (Cancer and Leukemia Group B) em que se faz a indução com dois ciclos de Cisplatina 100 mg/m² em D1 e D29 associado a fluorouracil 1.000 mg/m² em infusão contínua em D1 a D4 e D29 a D32, seguido do Esquema de Nigro modificado. Na 17ª a 18ª semana de tratamento eram reestadiados e em caso de doença residual clínica ou patológica ou com N2 volumosos ou N3 inicialmente, realizariam um novo ciclo de Cisplatina 100 mg/m² e Fluorouracil 800 mg/m² em infusão contínua de D1 a D5. Mostrou-se uma taxa de resposta completa de 82, e 50% dos casos permaneceram sem colostomia.[19]

Já, outro estudo do RTOC 98-11 (citado anteriormente) demonstrou que o braço com indução com Cisplatina e Fluorouracil apresentou um intervalo livre de colostomia menor e na atualização apresentada no ASCO 2011, o Esquema de Nigro é superior nas taxas de sobrevida livre de doença e sobrevida global (67,7 *vs.* 57,6% em 5 anos).[17]

A avaliação de resposta é realizada após 6 a 8 semanas da conclusão do tratamento, podendo ser realizada por avaliação clínica e biópsias, se necessário. Pode ocorrer regressão de lesão num período de 3 a 12 meses após o término do tratamento, devendo, portanto, manter os exames a cada 6 semanas. Toda a lesão suspeita deve ser biopsiada. A recidiva após tratamento quimiorradioterápico pode ser feita por tratamento cirúrgico, assim como os casos inicialmente tratados com cirurgia podem ser tratados com quimiorradioterapia.

O tratamento da doença metastática é realizado por quimioterapia paliativa exclusiva, podendo-se utilizar tanto o esquema de fluorouracil e mitocina C como o de fluorouracil e cisplatina

No estudo do RTOG 87 – 04, foi avaliada em um grupo de pacientes com doença persistente a utilização de cisplatina 100 mg/m² e fluorouracil 1.000 mg/m² em infusão continua de D1 a D4 concomitante a radioterapia (com mais de 9 Gy). Observou-se que 50% destes pacientes não necessitaram de tratamento cirúrgico de resgate após 3 anos.[20]

Caso ocorra progressão de doença, recomenda-se a ressecção abdominoperineal com linfadenectomia.[21]

Nos casos de apresentação de metástase inguinal metacrônica isolada, pode-se realizar a dissecção dos linfonodos inguinais seguida de radioterapia combinada à quimioterapia, conforme orientação para doença recorrencial.

CIRURGIA DE RESGATE

Atualmente, o tratamento inicial para o câncer de canal anal é a quimiorradioterapia (QRT). Entretanto, há indicação para o tratamento cirúrgico para os casos em que não há resposta completa, a chamada cirurgia de resgate. Tem grande relevância nesta avaliação da resposta o intervalo entre o término do tratamento neoadjuvante e a avaliação clínica da resposta. Acredita-se que sejam necessários em torno de 8 semanas para se alcançar a melhor resposta e, então, decidir-se pela terapêutica cirúrgica ou observação. A resposta completa ao esquema preconizado por Nigro é atualmente entre 70 a 90% e pode-se evitar a colostomia em mais de 75% dos casos.[22]

Daqueles que não têm resposta completa à QRT, aproximadamente metade pode ser considerada como tendo doença persistente, ou seja, resposta parcial ou sem resposta, e a outra metade é formada por indivíduos que apresentaram recidiva.[23]

Quando há recidiva ou resposta incompleta, indica-se o tratamento cirúrgico, geralmente amputação abominoperineal do reto (AAPR), proporcionando sobrevida entre 20 e 50%. Pacientes com resposta inicial à QRT, mas que depois apresentam recidiva, têm melhor prognóstico quando submetidos à AAPR do que aqueles que não apresentam boa resposta à QRT. Este fato deve ser levado em consideração ao se decidir pelo tratamento cirúrgico a ser realizado, devendo-se poupar de operações de grande porte aqueles que têm menor chance de beneficiar-se com esta terapêutica.

A AAPR também pode ser considerada quando ocorrem complicações induzidas pela radioterapia, incluindo estenose, úlcera perineal crônica ou incontinência.

Recentemente tem sido discutido sobre eventuais diferenças quanto à realização da AAPR com o paciente em posição de litotomia e decúbito ventral. Vários estudos têm demonstrado que a peça cirúrgica oriunda de uma AAPR apresenta inúmeras perfurações do plano de dissecção do reto, em torno de 14 a 15%, em comparação a peças de retossigmoidectomias anteriores onde se observam índices de 3 a 4%. Estas peças apresentam uma forma de ampulheta e não um formato cilíndrico que demonstraria que o plano de dissecção se manteve o mesmo entre a porção final do reto e o canal anal. Isto pode comprometer a qualidade da ressecção oncológica.

Com base neste fato, alguns autores têm defendido que se realize o tempo perineal da AAPR com o paciente em decúbito ventral e membros inferiores afastados, a chamada posição de canivete, a mesma utilizada para muitos procedimentos cirúrgicos proctológicos, porém, com a diferença do afastamento dos membros inferiores para que o cirurgião se posicione entre as pernas do paciente. Acredita-se que com esta abordagem seja mais fácil tecnicamente a ressecção do reto e canal anal com aparelho esfincteriano, tanto pela melhor adequação e conforto da equipe cirúrgica quanto pela melhor exposição do campo a ser operado, o que influenciaria positivamente na execução da cirurgia. Por esta via de acesso, os músculos elevadores são deixados junto ao espécime e são removidos em bloco, com objetivo de reduzir o risco de perfurações e a margem circunferencial.

A descrição desta técnica chamada AAPR extraelevadora (AAPREL) foi publicada em 2010 e demonstrou que o comprometimento da margem circunferencial foi reduzido de 49,6%, com a técnica convencional, para 20,3% quando se utilizou a AAPREL. O índice de perfuração intestinal também caiu de 28,2 para 8,2%.[24]

Apesar dos excelentes resultados da AAPREL, vêm surgindo estudos que se opõem e mostram não haver benefício ao se alterar o decúbito do paciente,[25] de modo que é necessário tempo e estudos com maior evidência científica para se chegar a uma conclusão. Além disso, os estudos que debatem este tema referem-se geralmente ao câncer de reto baixo, alguns incluindo os casos de câncer de canal anal, mas, dessa forma, não nos permitem avaliar se também haveria diferenças na sobrevida de pacientes com câncer de canal anal operados por AAPR ou AAPREL.

REFERÊNCIAS BIBLIOGRÁFICAS

1. Devita VT, Hellman S, Rosenberg SA. *Cancer. Principles & practice of oncology.* Philadelphia: Lippincott Williams & Wilkins, 2008.
2. Moore KL. Anatomia Orientada para a Clínica. 3. ed. Rio de Janeiro: Guanabara Koogan, 1994; 3:216-262.
3. Castro LS, Corrêa JHS. *Tratamento cirúrgico do câncer gastrointestinal.* Rio de Janeiro: Leonaldson dos Santos Castro, 2005.
4. Marianelli R, Nadal SR. Utilidade da citologia anal no rastreamento dos homens heterosexuais portadores do HPV genital. *Rev Bras Coloproct* 2010;30(3):365-67.
5. Nadal SR, Manzione CR. Papilomavirus humano e o câncer anal. *Rev Bras Coloproct* 2006;26(2):204-7.
6. Nadal SR, Manzione CR. Rastreamento e seguimento dos portadores das lesões anais induzidas pelo papilomavírus humano como prevenção do carcinoma anal. *Rev Bras Coloproct* 2009;29(2):250-53.
7. Nyitray AG, Smith D, Villa L *et al.* Prevalence of and risk factors for anal human papillomavirus infection in men who have sex with women: a cross-national study. *J Infect Dis* 2010;201(10):1498-508.
8. Santos Jr JCM. Câncer ano-reto-cólico – Aspectos atuais: I – Câncer anal. *Rev Bras Coloproct* 2007;27(2):219-23.
9. Nadal SR, Manzione CR. Uso do colposcópio para avaliar a região perianal e o canal anal – padronização técnica da nomenclatura e indicações. Rev Bras Coloproct 2004;24(4):379-81.
10. Habr-Gama A, Souza AHS, Nadalin W *et al.* Epidermoid carcinoma of the canal anal. *Rev Bras Coloproct* 1989;32:773-77.
11. Santos CHM, Silva CN, Miiji LNO. Adenocarcinoma de colon e carcinoma espinocelular de canal anal concomitantes. Relato de caso e revisão da literatura. *Rev Bras Coloproct* 2005;25(2):162-64.
12. Nigro ND, Vaitkevicius VK, Considine Jr B. Combined therapy for cancer of the anal canal: a preliminary report. *Dis Colon Rectum* 1974;17(3):354-56.

13. Cummings BJ, Keane TJ, O'Sullivan B et al. Epidermoid anal cancer: treatment by radiation alone or by radiation and 5-fluorouracil with and without mitomycin C. *Int J Radiat Oncol Biol Phys* 1991;21:1115-25.
14. UKCCCR – United Kingdom Coordinating Committee on Cancer Research. Epidermoid anal cancer: results from the UKCCCR randomised trial of radiotherapy alone versus radiotherapy, 5-fluorouracil, and mitomycin. UKCCCR Anal Cancer Trial Working Party. UK Co-ordinating Committee on Cancer Research. *Lancet* 1996 Oct. 19;348(9034):1049-54.
15. Bartelink H, Roelofsen F, Eschwege F et al. Concomitant radiotherapy and chemotherapy is superior to radiotherapy alone in treatment of locally advanced anal carcinoma: results of a phase III randomized trial of the European Organisation for Research and Treatment of Cancer Radiotherapy and Gastrointestinal Cooperative Groups. *J Clin Oncol* 1997 May;15(5):2040-49.
16. Disponível em: <http://www.nccn.org/professionals/physician_gls/f_guidelines.asp#site>
17. Ajani JA, Winter KA, Gunderson MA et al. Fluorouracil, mitomycin, and radiotherapy vs fluorouracil, cisplatin, and radiotherapy for carcinoma of the anal canal a randomized controlled trial. *JAMA* 2008;299(16):1914-21. doi:10.1001/jama.299.16.1914. http://jama.jamanetwork.com/article.aspx?articleid=1028636
18. James R, Wan S, Glynne-Jones R et al. A randomized trial of chemoradiation using mitomycin or cisplatin, with or without maintenance cisplatin/5FU in squamous cell carcinoma of the anus (ACT II). *J Clin Oncol* 2009;27:18s, (Suppl; abstr LBA4009).
19. Meropol NJ, Niedzwiecki D, Shank B et al. Induction therapy for poor-prognosis anal canal carcinoma: a phase II study of the cancer and Leukemia Group B (CALGB 9281). *J Clin Oncol* 2008 July 1;26(19):3229-34, epub 2008 May 19.
20. Fleshner PR, Chalasani S, Chang GJ et al. Practice parameters for anal squamous neoplasms. *Dis Colon Rectum.* 2008;51:2-9.
21. West NP, Anderin C, Smith KJ et al. Multicentre experience with extralevator abdominoperineal excision for low rectal cancer. *Br J Surg* 2010;97:588-99.
22. John M, Pajak T, Flam M et al. Dose escalation in chemoradiation for anal cancer: preliminary results of RTOG 92-08. *Cancer J Sci Am* 1996 July-Aug.;2(4):205-11.
23. Fleshner PR, Chalasani S, Chang GJ et al. Practice parameters for anal squamous neoplasms. *Dis Colon Rectum* 2008;51:2-9.
24. West NP, Anderin C, Smith KJ et al. Multicentre experience with extralevatorabdominoperineal excision for low rectal cancer. *Br J Surg* 2010;97:588-99.
25. Campos-Lobato LF, Stocchi L, Dietz DW et al. Prone or lithotomy positioning during an abdominoperineal resection for rectal cancer results in comparable oncologic outcomes. *Dis Colon Rectum* 2011;54(8):939-46.

CAPÍTULO 86

Carcinoma Hepatocelular

Denise Bandeira Rodrigues ■ Gilberto Almeida Silva Junior
Daniel Fernandes ■ Carlos Eduardo Rodrigues Santos
Mauro Monteiro Correia ■ Valdilene Simões Cardoso

INTRODUÇÃO

O carcinoma hepatocelular (CHC) é uma neoplasia cuja incidência está aumentando ao redor do mundo e que apresenta uma alta mortalidade. Ele é o quinto tumor sólido mais frequente em todo o mundo, com mais de 500.000 mortes por ano.[1] As áreas de maior incidência são o sudeste asiático e a África central. No Brasil, esse tumor não consta entre os dez mais comuns, todavia já é o oitavo na distribuição absoluta e proporcional de óbitos por câncer.[2] O CHC acomete pacientes do sexo masculino em maior proporção, com aumento na relação homem/mulher nas áreas de maior incidência. Sua incidência aumenta com a idade. Em uma coorte realizada com dados do Instituto Nacional de Câncer (INCA),[3] encontrou-se uma média de idade de 53,6 anos, semelhante à observada em Hong Kong (cerca de 53,0 anos) e aquém daquela observada nos EUA e Inglaterra (6ª e 7ª décadas). Os pacientes portadores de hepatite B costumam apresentar CHC em idade mais jovem (5ª década) que os portadores de hepatite C (6ª década).[4] A vacinação universal contra o HBV reduz a incidência do CHC (nível 1) e uma vez que se produz a lesão hepática com o desenvolvimento da cirrose a eliminação do vírus diminui, mas não elimina, o risco de aparição de um CHC (nível 2).[5]

ETIOLOGIA

Independente de sua etiologia, a inflamação crônica levando à cirrose hepática é o principal fator de risco associado ao CHC. As principais causas da cirrose são o vírus da hepatite C, da hepatite B, o álcool, as aflatoxinas, a hemocromatose, doença de Wilson, porfiria cutânea tarda, tirosinemia, deficiência de alfa-1-antitripsina, exposição ao cloreto de vinila, uso crônico de metiltestosterona e a esteatose hepática. Dentre os cirróticos, aqueles com alta ingesta alcoólica e os infectados pelos vírus das hepatites B (VHB) e C (VHC) possuem maior risco de desenvolvimento do CHC. Um estudo em Taiwan, em 1975, mostrou que o risco de desenvolvimento de CHC em portadores do HBV é 200 vezes maior.[6]

As alterações genéticas mais citadas na carcinogênese hepatocelular foram instabilidade cromossomal e estabilidade cromossomal com perda de heterozigose. Os estudos sobre carcinogênese molecular sugerem que as chances de transformação maligna aumentam com a intensificação das mitoses dos hepatócitos, como ocorre na fase crônica da hepatite infecciosa. Os mecanismos possivelmente envolvidos no fígado cirrótico são encurtamento do telômero cromossomal, proliferação alterada de hepatócitos e das células progenitoras hepáticas (stem cells), ativação de citocinas (p. ex, IL-6) e de proteínas que neutralizam a atividade supressora tumoral promovida pelo p53 e sistema NF-kappa B. O vírus B tem a capacidade de se integrar ao genoma do hospedeiro, mas o C não a tem por ser um vírus RNA. Isso pode explicar em parte o surgimento de CHC em fígados sem cirrose, em pacientes com HBV.[7]

A Figura 1 mostra os principais componentes das duas vias conhecidas de patogênese do CHC. Na da direita está a cascata da insulina/IGF-1; a ativação desta via está associada à proliferação dos hepatócitos e aumento da sobrevida celular. Na da esquerda está a cascata da Wnt/Betacatenina; esta via é ativada precocemente no processo de transformação dos hepatócitos displásicos em CHC. A ativação desta via produz aumento da proliferação celular e migração. Componentes das duas vias interagem com proteínas dos vírus B e C e parecem exercer um papel importante na oncogênese hepática.[7]

ASPECTOS PATOLÓGICOS

O aspecto do CHC é o de uma massa marrom-clara, de consistência amolecida, ora com manchas amarelas e áreas hemorrágicas, consequentes da alta vascularização e necrose (Fig. 2).[6] A forma de classificação macroscópica do CHC baseia-se tanto em seus tamanho e forma[8] quanto em seu modo de crescimento.[9] Assim sendo, utilizam-se os termos nodular, para descrever tumores que formam uma massa com cápsula que infiltra o órgão, ou difuso, para descrever múltiplos pequenos nódulos esparsos. No sistema de Okuda a classificação baseia-se na forma de crescimento e disseminação, utilizando-se os termos expansor, disseminador, multifocal ou indeterminado.[10] Quanto aos aspectos microscópicos, Edmonson e Steiner (1954)[11] classificaram o CHC em quatro graus de diferenciação (I a IV). Estes graus guardam correlação com o prognóstico:

- *Grau 1:* bem diferenciado; pode ser confundido com um adenoma.
- *Grau 2:* células atípicas, trabeculares ou acinosas.
- *Grau 3:* células atípicas, com organização macrotrabecular.
- *Grau 4:* pouco diferenciado, com células atípicas dispostas sem nenhum padrão de organização.[11,12]

A Organização Mundial de Saúde utiliza uma classificação com base nos arranjos celulares do CHC, classificando-o nos subtipos trabecular e pseudoglandular ou acinar.[13] A OMS ainda adicionou dois tipos: o de padrão compacto e o de padrão cirroso. Existem variantes do CHC. A de células claras corresponde a menos de 10% dos casos.[14] O curioso a respeito desta variante é que mortes por hipoglicemia têm sido descritas.[15] Há ainda as variantes pleomórfica ou de células gigantes; o tipo escleroso; o tipo sarcomatoso; o tipo pelioide; o tipo combinado CHC + colangiocarcinoma e o fibrolamelar (0,85% dos casos),[16,17] dentre outras. Este último predomina em jovens e, ao contrário do que se supunha no passado, ele não está relacionado com melhor prognóstico.[18] O CHC tem a capacidade de invadir os ramos da veia porta, e isso é frequentemente constatado ao se verificar a presença de pequenos nódulos satélites ao redor do nódulo principal. O CHC é um tumor hipervascular, produto da angiogênese induzida pelos VEGF, angiopoietinas 1 e 2, tromboespondina-1 e endostatina.[19,20] Tumores hipovascularizados são exceção e podem confundir o radiologista na análise diagnóstica. Como a disseminação do CHC está intimamente relacionada com a mudança do padrão da angioarquitetura que ocorre no fígado doente, da angiogênese e da antiangiogênese, os estudos futuros nesta área poderão contribuir significativamente para o entendimento do comportamento tumoral e influir nas estratégias de tratamento.

DIAGNÓSTICO

O CHC é identificado geralmente em três situações:
1. Como doença precoce no rastreamento seriado em hepatopatas.
2. Como doença avançada em hepatopatas.
3. Como doença avançada em pacientes com fígado não cirrótico.

No primeiro caso, a descoberta é fruto da vigilância secundária. Em decorrência de suas altas taxas de mortalidade e a impossibilidade de cura em estágios mais avançados, programas de vigilância, em pacientes de alto risco para o desenvolvimento de CHC, foram propostos (Quadro 1). Esta estratégia é capaz de reduzir a mortalidade em 37%.[21] A Sociedade Americana de Estudos de Doenças do Fígado recomenda que:

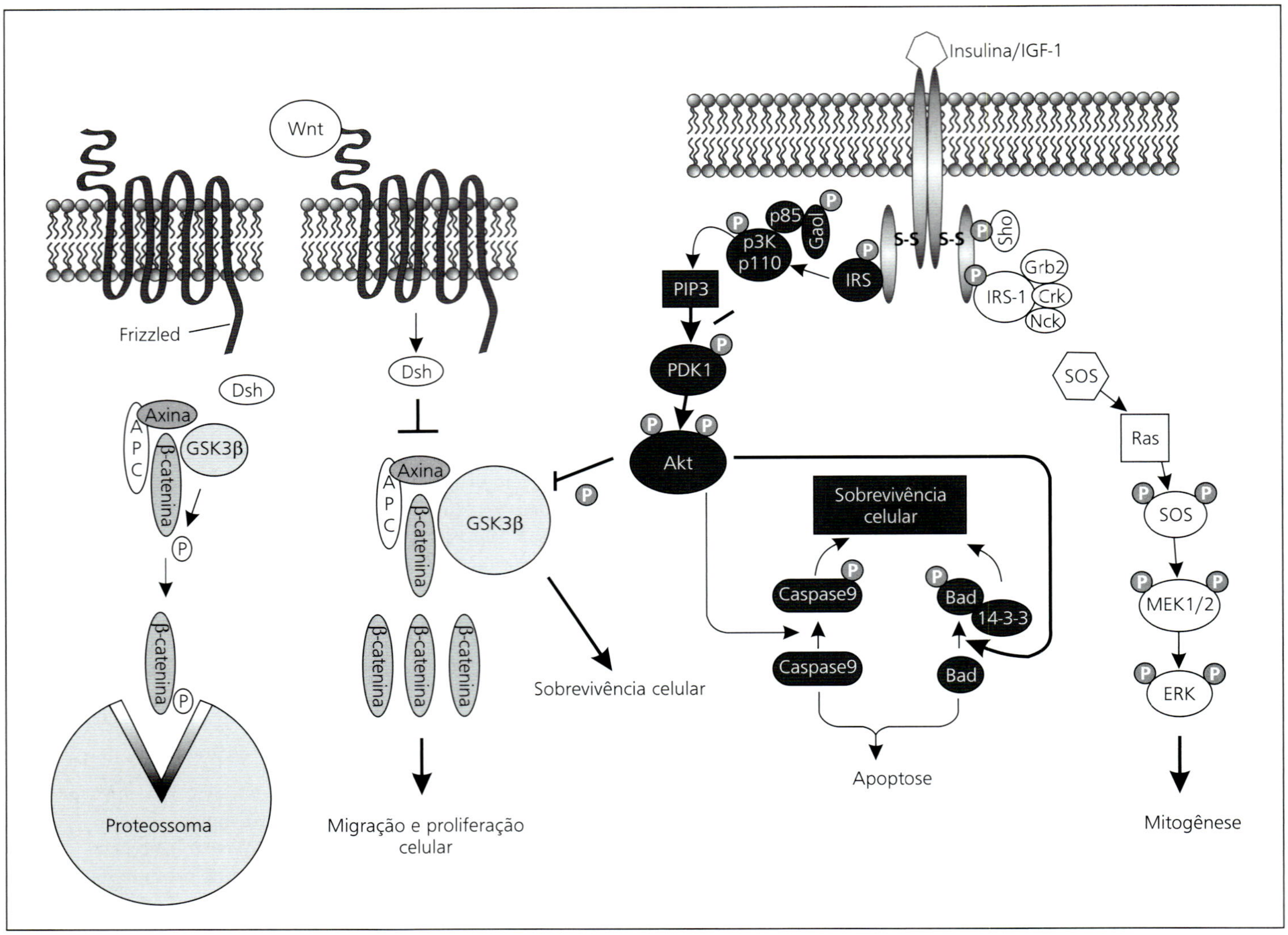

▲ **FIGURA 1.** Vias da carcinogênese hepática.

- O teste utilizado para a vigilância deve ser a ultrassonografia.
- O intervalo entre o teste deve ser de 6 meses.

Já na segunda e terceira situações, graças ao tempo de evolução relativamente curto do CHC, o momento do diagnóstico geralmente se dá em uma fase avançada da doença. Dor abdominal, distensão, mal-estar, icterícia e ascite podem estar presentes. A presença de massa abdominal ao exame físico pode indicar doença avançada e impossibilidade de cura. Em pacientes sabidamente hepatopatas crônicos ou cirróticos onde ocorra o surgimento de aumentos bruscos da bilirrubina, fosfatase alcalina e/ou surgimento ou piora da ascite devemos sempre afastar a presença do CHC, realizando exames de imagem. Os testes úteis no diagnóstico são a ultrassonografia com Doppler, a tomografia computadorizada helicoidal trifásica e a ressonância nuclear com estudo dinâmico do fígado. A biópsia só deve ser feita quando houver dúvida diagnóstica nos exames de imagem e se a situação clínica e laboratorial do paciente assim o permitir. Atualmente, a dosagem sérica da alfafetoproteína não possui valor nos programas de vigilância nem no diagnóstico do CHC. A associação da dosagem de alfafetoproteína ao exame de ultrassonografia aumenta as taxas de falso positivo e os custos. Todavia alfafetoproteína contribui para a detecção de recidiva, quando inicialmente elevada e continua sendo utilizada neste contexto. A Figura 3 mostra a conduta atualmente recomendada para o diagnóstico do CHC na investigação de nódulos encontrados nos programas de vigilância.

Os critérios para o diagnóstico do CHC são (a) os cito/histológicos e (b) os não invasivos. Em geral a cito/histopatologia é obtida por punção por agulha guiada por tomografia ou por videolaparoscopia, mas também pode ser obtida por ecoendoscopia. Dentre os métodos não invasivos, em pacientes cirróticos, considera-se como compatível com CHC uma lesão focal 1-2 cm com hipervascularização arterial e lavagem rápida venosa em dois estudos de imagem ou lesão com mais de 2 cm com um único estudo com as mesmas características descritas. Os estudos aceitos são a ultrassonografia com contraste, a TC (Figs. 4 e 5) e a RM (Figs. 6 e 7) com estudo dinâmico.[22]

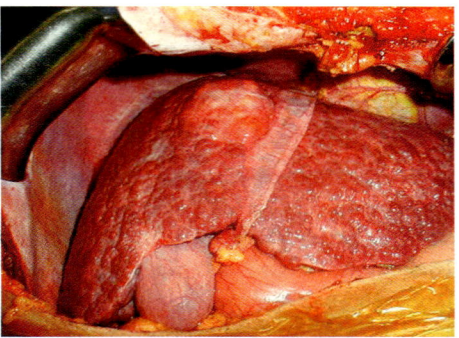

◄ **FIGURA 2.** Aspecto cirúrgico de um CHC em fígado cirrótico. (Imagem cedida pelos Drs Joaquim Rodrigues e Eduardo Fernandes – UFRJ).

Quadro 1. Grupos de risco para o desenvolvimento do CHC.

GRUPOS POPULACIONAIS NOS QUAIS A VIGILÂNCIA É RECOMENDADA
- Homens asiáticos portadores do VHB com idade superior a 40 anos
- Mulheres asiáticas portadoras do VHB com idade superior a 50 anos
- Portadores do VHB com história familiar de CHC
- Negros com hepatite B
- Cirróticos portadores do VHB
- Cirróticos pelo VHC
- Cirrose biliar primária estágio 4
- Hemocromatose genética e cirrose
- Deficiência de alfa 1 antitripsina e cirrose
- Cirrose por outras causas

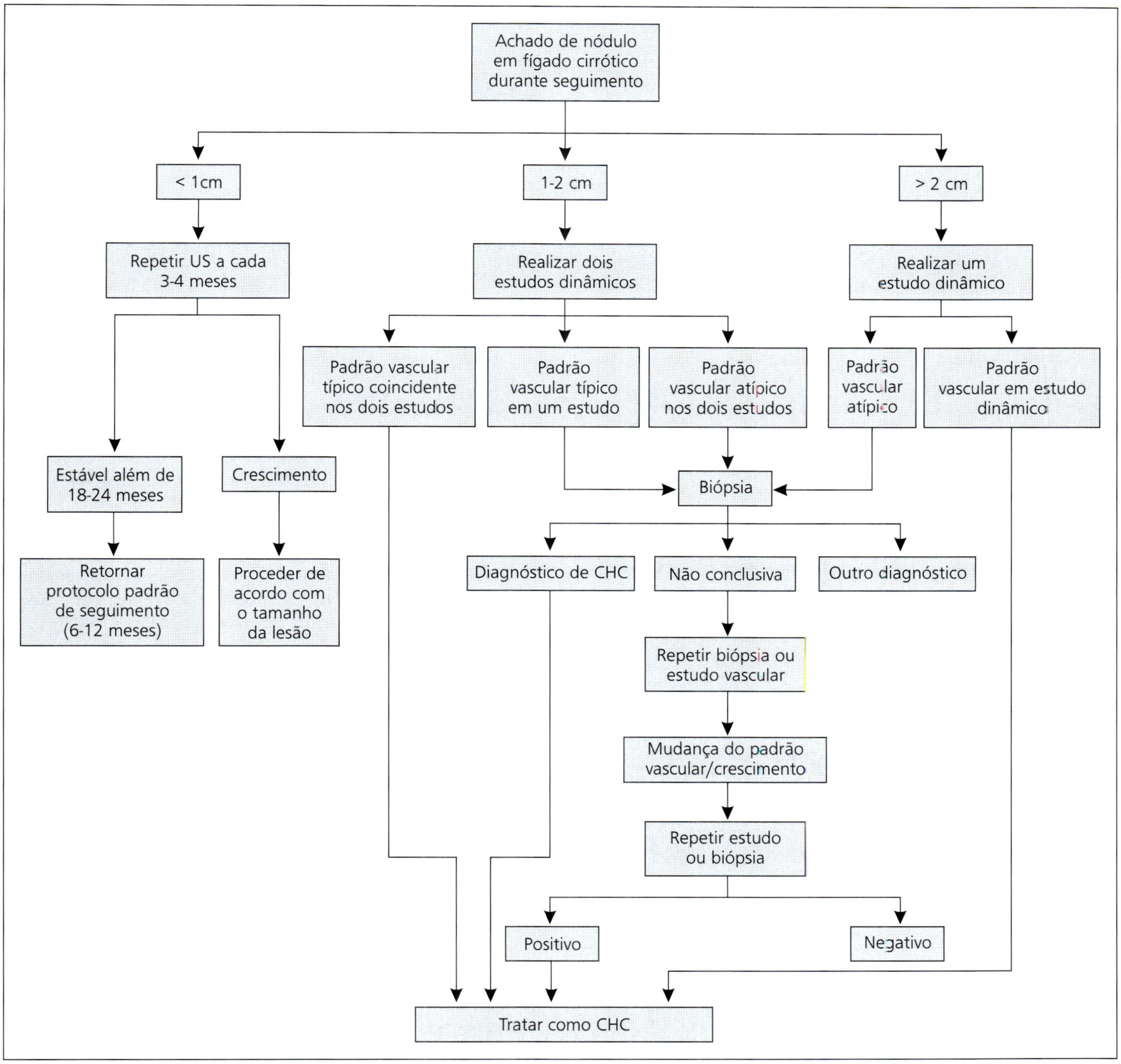

▲ **FIGURA 3.** Abordagem de rastreamento como proposto pelo AASLD Practice Guidelines.[22]

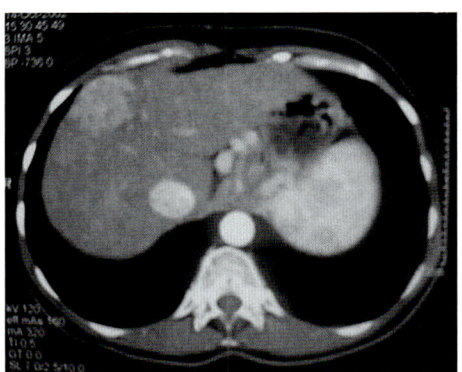

◀ **FIGURA 4.** Tomografia computadorizada de paciente com CHC demonstrando massa hipercaptante entre os segmentos IV e VIII do fígado. (Arquivo pessoal.)

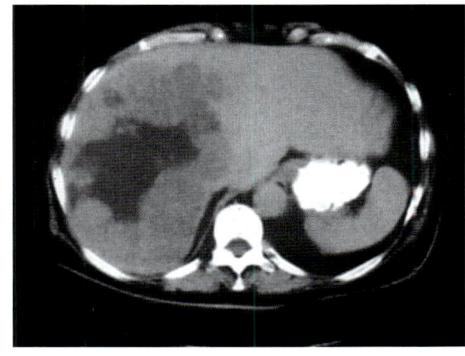

◀ **FIGURA 5.** Tomografia computadorizada de volumoso CHC em fígado não cirrótico. (Arquivo pessoal.)

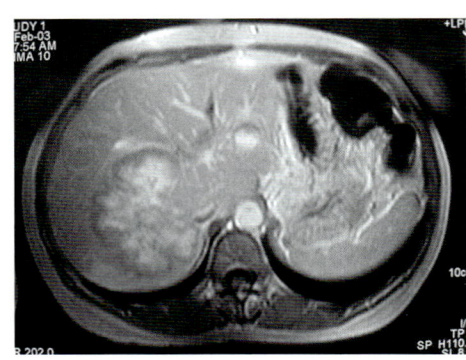

▲ **FIGURA 6.** RM de volumoso CHC em fígado não cirrótico comprometendo parcialmente a VCI. (Arquivo pessoal.)

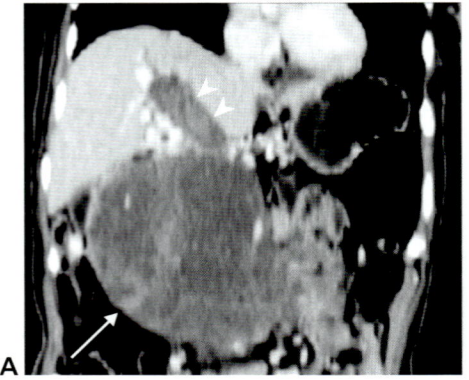
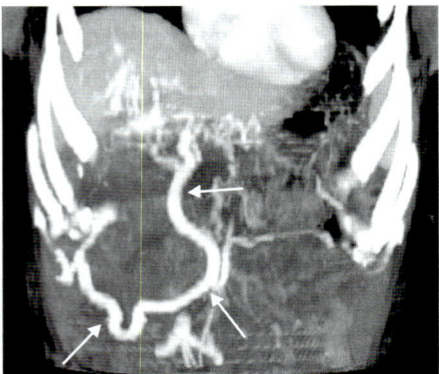

▲ **FIGURA 7. (A e B)** Ressonância magnética de CHC visto como massa hipervascularizada, tipo nodular exofítico. (Cedido por Blumgart L.)

ESTADIAMENTO

O estadiamento tem por objetivo estratificar os pacientes em subgrupos prognósticos. Estes sistemas devem levar em consideração fatores prognósticos relacionados com o paciente, com o estado anatomofuncional hepático e com o tumor, uma vez que a escolha do tratamento e a expectativa de sobrevida dependem intrinsecamente de todos estes fatores. Já foram feitas diversas tentativas de estadiamento do CHC, e nenhuma é unânime.[23] Cada um destes sistemas tem vantagens e desvantagens. Os mais citados são: o TNM, o Child-Pugh, o sistema de Okuda, o CLIP e o BCLC dentre outros.[24] O Sistema de Okuda baseia-se no tamanho tumoral e função hepática (ascite, albumina e bilirrubina) e tem por principal vantagem identificar pacientes terminais (estágio III). Pontuam pacientes com tumor > 50% do fígado (1 ponto); ascíticos (1 ponto); com albumina < 3 (1 ponto) e com bilirrubina maior ou igual a 3 mg (1 ponto). O paciente acumula pontos e é classificado em 3 estágios: I com 0 ponto; II com 1 ou 2 pontos e III com 3 ou 4 pontos.[25] O estadiamento do CHC segundo os critérios de Barcelona (BCLC) está mais bem estabelecido no meio científico. Esse sistema leva em consideração o tamanho (Okuda) e número de tumores e o grau de invasão (invasão vascular), a função hepática (Child-Pugh; hipertensão porta) e, finalmente, o estado físico do paciente (*performance status*). Pode-se, ainda, ligar o estadiamento com as modalidades terapêuticas e com a expectativa de vida.[26]

São cinco estágios:

1. **Estágio muito inicial (O):** lesão única, menor que 2 cm, sem invasão microvascular ou disseminação, pressão porta e valores de bilirrubina normais, pacientes Child A ou B.
2. **Estágio inicial (A):** nódulo único ou até 3 nódulos menores ou iguais a 3 cm, Child A ou B.
3. **Estágio intermediário (B):** nódulos grandes ou doença multinodular, sem sintomas relacionados com o câncer, sem invasão microvascular ou disseminação extra-hepática, Child A ou B.
4. **Estágio avançado (C):** sintomas relacionados com o câncer e/ou com invasão vascular ou disseminação extra-hepática.
5. **Estágio final (D):** tumor extenso, levando à deterioração do estado físico (*performance status* > 2 – mais de 50% do tempo acamado) e/ou com disfunção hepática avançada (Child C).

TRATAMENTO

Os pacientes nos estágios O e A são candidatos ao tratamento curativo através da ressecção tumoral, transplante hepático ou ablação por radiofrequência. Estágios B e C são candidatos ao tratamento paliativo com quimioembolização transarterial e sorafenibe, respectivamente. Pacientes ditos terminais devem receber tratamento sintomático.[24] A Figura 8 mostra o sistema de estadiamento segundo os critérios de Barcelona e a alocação dos pacientes para tratamento.

Ressecção

A ressecção tumoral está indicada para tumor único ou múltiplo no mesmo lado, principalmente em pacientes não cirróticos. No caso de suspeita de hipertensão porta a verificação do gradiente de pressão porto/cava deve ser realizada. Na Europa e nos EUA, a seleção dos pacientes considera a presença de hipertensão porta clinicamente ou através da medida

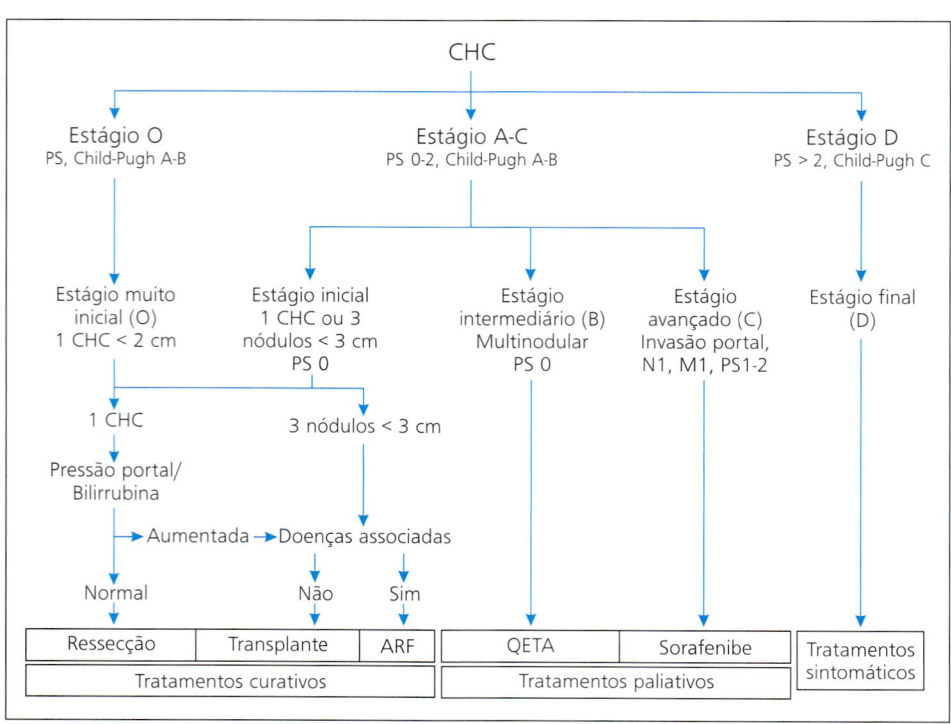

◀ **FIGURA 8.** Sistema de estadiamento e tratamento segundo os critérios BCLC. ARF = radioablação; QETA = quimioembolização.

de gradiente de pressão pelo cateterismo da veia hepática. Estudos mostraram que níveis normais de bilirrubina e ausência de hipertensão porta (gradiente de pressão < 10 mmHg) são os melhores fatores preditivos de excelente resultado pós-operatório.[27] Em geral, 50% de parênquima hepático precisa ser preservado para uma função hepática adequada no pós-operatório de pacientes cirróticos. Devemos também considerar os critérios MELD e a extensão da hepatectomia. A escala MELD ou *Model for End-Stage Liver Disease* desenvolvido pela Clínica Mayo é um sistema de pontuação para avaliar a gravidade da doença hepática crônica.[28] Ela utiliza os valores do paciente de bilirrubina sérica, creatinina sérica e índice internacional normalizado (INR) para predizer sobrevida. Este sistema também é utilizado para priorizar a alocação dos pacientes para transplantes hepáticos no Brasil desde julho de 2006[29] corrigida a pontuação para CHC (ver adiante no tópico transplante hepático) e é calculado de acordo com a seguinte fórmula:

$$MELD = 3{,}78[\text{Ln bilirrubina sérica (mg/dL)}] + 11{,}2\,[\text{Ln INR}] + 9{,}57[\text{Ln creatinina sérica (mg/dL)}] + 6{,}43$$

Ln = Logaritmo natural.

Na interpretação da escala MELD em pacientes hospitalizados, a mortalidade em 3 meses é:

- *40 ou mais:* 100% de mortalidade.
- *30-39:* 83% de mortalidade.
- *20-29:* 76% de mortalidade.
- *10-19:* 27% de mortalidade.
- *< 10:* 4% de mortalidade.

Igualmente, o tamanho tumoral, invasão de ramos da veia porta, dos ductos biliares ou da veia cava também não devem ser considerados fatores que excluam a indicação da ressecção.

Não há evidência de benefício comprovado na realização de quimioembolização tumoral ou embolização da veia porta do lobo que contém o tumor, antes da ressecção tumoral.[30] Os argumentos contra estes procedimentos são o risco de crescimento tumoral acelerado pelo estímulo proliferativo dos hepatócitos e aumento da pressão portal por obstrução da veia porta. Ensaios randomizados controlados ainda são necessários para definir os riscos e benefícios destes procedimentos.

Pacientes cirróticos – Child A ou B, PS0, com bilirrubinas e pressão porta normais podem beneficiar-se da ressecção tumoral, principalmente no caso de lesões pequenas. Pacientes não cirróticos correspondem a somente 5% de todos os pacientes nos países ocidentais e 40% nos países asiáticos e pouco se entende sobre a etiopatogenia e fatores prognósticos deste grupo de pacientes.[31]

Vários grupos japoneses utilizam o teste de retenção do contraste verde indocianina para avaliar a indicação e a extensão da ressecção hepática, mas este teste não é disponível no Brasil.[27] A utilização de ultrassonografia intraoperatória permite localização e estadiamento precisos do tumor e deve ser utilizada rotineiramente. A disponibilização de um equipamento de ablação deve ocorrer pela possibilidade de novos achados intraoperatórios.

A taxa de mortalidade deve ser menor que 1-3%. A expectativa de sobrevida pode chegar a 50% em 5 anos,[32,33] todavia, o risco de recidiva tumoral após ressecção excede 70% em 5 anos, incluindo disseminação e novos tumores hepáticos. A ressecção pode ser realizada sem aparente prejuízo do paciente que será futuramente transplantado.[34]

Transplante hepático

O transplante hepático (TH) apresenta os melhores resultados no tratamento do CHC inicial, conforme verificado por Bismuth e Mazzaferro.[35,36]

Ficaram conhecidos como os Critérios de Milão para indicação do TH: doença limitada ao fígado; ausência de invasão vascular; nódulo único até 5 cm ou até três nódulos menores que 3 cm. Diversas publicações demonstraram resultados bons com a expansão dos critérios desde Milão, mas no Brasil, em razão da insuficiência de doadores, ainda não se pode recomendar expansão dos critérios de inclusão na lista de espera.[37] No Brasil, pacientes portadores de CHC pontuam no escore MELD – na lista de espera de transplante hepático, a saber: T1 não recebem pontuação adicional, e tumores T2 recebem 22 pontos no momento da inclusão, e um acréscimo trimestral de uma pontuação que confira probabilidade de exclusão de LE de 10%.[38] Um recente consenso norte-americano estipulou que as novas recomendações para o transplante devem levar em conta os seguintes aspectos:

- Candidatos com CHC que preenchem os critérios de Milão devem ter prioridade.
- Um escore calculado contínuo do CHC deve ser criado para incorporar o MELD calculado, alfafetoproteína (AFP), tamanho do tumor e sua taxa de crescimento. Somente candidatos com tumores em estágio T2 ou mais receberão pontos adicionais.
- O candidato deve preencher os critérios de Milão por um mínimo de 3 meses, antes que pontos adicionais no escore de prioridade sejam atribuídos.
- O tempo é calculado a partir da data do primeiro estudo de imagem indicando que os critérios de Milão foram preenchidos, caso o tumor hepático preencha os critérios de imagem classe 5A.
- Pacientes com um diagnóstico de CHC que preenche os critérios de Milão e que têm um escore MELD calculado inferior a 15 irão iniciar com um escore de prioridade MELD/CHC de 15 por 3 meses, até que tenham um diagnóstico de CHC, após o qual eles receberão um escore de prioridade MELD/CHC calculado.
- Pacientes com um escore MELD calculado superior a 15 irão receber um escore MELD calculado nos primeiros 3 meses após o diagnóstico de CHC quando preencherem os critérios de Milão, após o qual eles receberão um escore de prioridade MELD/CHC calculado.
- O escore de prioridade MELD/CHC será recalculado a cada 3 meses e pode aumentar ou diminuir de acordo com modificações nas características do tumor, escore MELD subjacente e tempo em que os critérios de Milão foram preenchidos.
- Os pontos de alocação serão com base no escore MELD calculado do paciente, e nos seguintes fatores: nível de AFP inferior a 500 ng/mL (nenhum ponto será adicionado, se a AFP for superior a 500 ng/mL); tamanho tumoral dentro dos critérios de Milão e tempo dentro desses critérios; incluindo pacientes que tiveram um subestadiamento e entraram nos critérios de Milão.
- Pacientes com níveis elevados de AFT e sem evidência de tumor nos exames de imagem não receberão pontos adicionais no MELD.[39]

Em pacientes com tempo de espera > 6 meses, os procedimentos de ablação de nódulos pequenos com radioablação ou injeção percutânea de etanol podem ser efetivos. A maioria dos grupos de transplante realiza quimioembolização transarterial em pacientes na lista de espera, para reduzir a carga tumoral e retardar a progressão da doença, porém, em pacientes com doença descompensada, este procedimento pode causar insuficiência hepática e óbito.[40]

Radioablação e injeção percutânea de etanol

Na radioablação os eletrodos introduzidos no parênquima hepático produzem calor na região tumoral através da radiofrequência. Outras formas de ablação utilizam micro-ondas e eletroporação. A eficácia da radioablação em tumores < 2 cm é igual a da injeção de etanol, enquanto que, em lesões > 2 cm, a eficácia da radioablação é maior. Há uma proporção significativa de falhas com a radioablação em lesões maiores que 2 cm se comparada à ressecção. A ablação de tumores com localização subcapsular ou pouco diferenciados foi associada à disseminação peritoneal.[41]

O efeito da injeção percutânea de etanol é menos previsível que o da radioablação em tumores maiores e necessita de injeções repetidas, raramente conseguindo necrose completa em tumores > 3 cm.

Quimioembolização transarterial

O CHC apresenta intensa atividade neoangiogênica durante a sua progressão. Em estágios muito precoces, o tumor não é muito vascularizado, e seu suprimento sanguíneo origina-se da veia porta. À medida que o tumor cresce, o suprimento sanguíneo torna-se progressivamente arterializado e depende, principalmente, da artéria hepática.[42]

A quimioembolização transarterial (QETA) é um procedimento combinado em que agentes quimioterápicos, geralmente misturados com lipiodol, são injetados na artéria hepática e, em seguida, realiza-se a embolização da mesma. O material mais utilizado para embolização da artéria hepática é o Gelfoam preparado em cubos de 1 mm, porém, outros agentes, como o álcool polivinil, álcool, microsferas de amido, molas metálicas e coágulos autólogos, também têm sido utilizados.[12] O Gelfoam em pó pode causar lesão biliar. Lipiodol é um contraste com componente lipídico, utilizado em linfografia, que fica retido seletivamente no tumor e aumenta a exposição das células neoplásicas ao quimioterápico. Os agentes quimioterápicos mais usados são adriamicina e cisplatina. A quimioembolização é indicada para pacientes com CHC não cirúrgico e inelegível para ablação, desde que não haja disseminação extra-hepática. Pacientes com doença hepática avançada (Child C e alguns casos de Child B) e/ou sintomas de câncer terminal não devem ser considerados para este tratamento graças ao risco alto de o paciente desenvolver insuficiência hepática e óbito.[43]

A principal contraindicação à quimioembolização é a falta de fluxo portal, como na trombose de veia porta, anastomose portossistêmica ou fluxo hepatofugal. Pacientes com invasão de veia porta têm um risco maior de necrose de fígado viável, insuficiência hepática e óbito. Os efeitos colaterais da injeção intra-arterial são: náuseas, vômitos, depressão de medula óssea, alopecia e insuficiência renal. A embolização da artéria hepática com isquemia aguda do CHC está associada à síndrome pós-embolização. Isto ocorre em mais de 50% dos pacientes e consiste em febre, dor abdominal e íleo moderado. Uma minoria dos pacientes pode desenvolver infecção grave, como abscesso hepático ou colecistite. Menos que 2% dos pacientes tratados atingem resposta completa. A resposta ao tratamento está associada à melhora significativa da sobrevida. Durante o acompanhamento, nichos residuais de tumor recuperam seu suprimento sanguíneo e o tumor continua a crescer.

Tratamento medicamentoso

Durante décadas foram realizadas tentativas de tratamento clínico do CHC sem sucesso. Foram utilizados Adriamicina (com taxa de resposta de 19%; alta toxicidade e morte em 10% dos casos); Interferon alfa em associação à doxorrubicina ou cisplatina (com taxa de resposta de 26%); tamoxifeno; imunoterapia com IL2, OK-432 e vacinas autólogas e homólogas sem resultados animadores. Esta quimiorresistência se deve em parte à hiperexpressão do gene MDR e da P-glicoproteína (Forner et al., 2009). Em 2008 foi publicado o resultado de um estudo fase III, randomizado, duplo-cego, controlado, multicêntrico que pela primeira vez comprovou ganho de sobrevida em pacientes com CHC avançado, utilizando-se o Sorafenibe.[44] O Sorafenibe é um inibidor multiquinase com atividade contra Raf-1, B-Raf, VEGFR 2, PDGFR, c-kit entre outros receptores tirosinoquinase e serina treonina quinase. É indicado para pacientes, com PS1-2, que falharam ao tratamento de quimioembolização arterial ou que se apresentam com CHC mais avançado (p.ex, com trombose da veia porta) e apresentam função hepática preservada Child A, e casos selecionados de Child B. O grupo tratado teve um aumento significativo da sobrevida mediana (10,7 meses versus 7,9 meses; HR = 0,69; p < 0,001). Todavia, os efeitos adversos mais frequentes são diarreia, fadiga, perda de peso e síndrome pé-mão.

Cuidados paliativos

O tratamento sintomático é indicado para os pacientes com PS > 2 e/ou Child C (ver Parte XIII – Cuidados Paliativos).

PROGNÓSTICO

Pacientes no estágio O possuem uma sobrevida de 100% em 5 anos quando tratados. Para o estágio A, essa taxa varia de 50 a 75%. No estágio B, a sobrevida é de 50% em 3 anos, quando não tratados, caindo para 50% em 1 ano no estágio C. Já no estágio D, a sobrevida média é de 3 meses.[45]

Numa coorte de pacientes com CHC no INCA-Rio de Janeiro a sobrevida de 1 ano e 5 anos foi de 30,5% e 3,4%, respectivamente, com mediana de 4,6 meses, demonstrando a agressividade do tumor e/ou o diagnóstico tardio do carcinoma hepatocelular. Pela análise univariada, os pacientes com melhor sobrevida foram aqueles que conseguiram ser submetidos a algum tratamento (quimioembolização ou cirurgia); com menos de 55 anos; com 1-3 nódulos menores que 10 cm e com nível de alfafetoproteína < 500 ng/mL. Suas sobrevidas em um ano foram de 44,9, 36,7, 46,5 e 44,3%, respectivamente.[4]

REFERÊNCIAS BIBLIOGRÁFICAS

1. Parkin DM et al. Estimating the world câncer burden: GLOBOCAN 2000. Int J Cancer 2001 Oct. 15;94(2):153-56.
2. Disponível em: <http://www.inca.gov.br/estimativa/2012>
3. Brasil. Ministério da Saúde. Instituto Nacional do Cancer. Estimativas da incidência e mortalidade por câncer. Rio de Janeiro. INCA, 2001.
4. Dias MBK. Carcinoma hepatocelular: história natural e sobrevida em amostra hospitalar no Rio de Janeiro. Maria Beatriz Kneipp Dias. Rio de Janeiro, 2003.
5. Forner A et al. Diagnóstico y tratamiento del carcinoma hepatocelular. Med Clin (Barc) 2009;132(7):272-87.
6. Obiekwe S, Blumgart L. Carcinoma hepatocelular primário. In: Correia MM, Mello ELR, Santos ERS. Cirurgia do câncer hepatobiliar. Rio de Janeiro: Revinter, 2003. p. 85-104, cap. 10.
7. Kelly CR, Wands JR. Molecular biology of liver carcinogenesis and hepatitis. In: Blumgart LH. Surgery of the Liver, Biliary Tract and Pancreas. 4th ed. Philadelphia: Saunders-Elsevier, 2006. p. 153-63, cap. 12.
8. Eggel H. Ueber das primare carcinom des leber. Beitrage zur pathologischen anatomie und allgemeinen pathologie 30:1901. p. 506-604.
9. Nakashima T, Kojiro K. Hepatocelular carcinoma: an atlas of its pathology. Tokyo: Springer-Verlag, 1987.
10. Okuda K et al. Gross anatomic features of hepatocellular carcinoma from three disparate geographic areas: proposal of a new classification. Cancer 1984;54:2165-73.
11. Edmonson HA, Steiner PE. Primary carcinoma of the liver. Cancer 1954;7:463-503.
12. Bismuth H, Vibert E. Cotta FP. Carcinoma hepatocelular – Do diagnóstico ao tratamento. In: Santos CER, Mello ELR. Manual de cirurgia oncológica. São Paulo: Tecmed, 2006. p. 417-35, cap. 24.
13. Gibson JB, Sobin LH. International histological classification of tumours. Histological typing of tumours of the liver, biliary tract and pancreas. Geneva: World Health Organization, 1978.
14. Liu JH et al. Clear cel and non-clear cell hepatocellular carcinoma: a case report and literature review. Kaohsiung: 2004. p. 78-82.
15. Ross JS, Kurian S. Clear cell hepatocellular carcinoma: sudden death from severe hypoglycemia. Am J Gastroenterol 1985;80: 188-194.
16. Hood DL et al. Hepatic giant cell carcinoma: an ultrastructural and immunohistochemical study. Am J Clin Pathol 1990;93:111-16.
17. El-Serag HB, Davila JA. Is fibrolamellar carcinoma different from hepatocellular carcinoma? A US population-based study. Hepatology 2004;39:798-803.
18. Katzenstein HM et al. Fibrolamellar hepatocellular carcinoma in children and adolescents. Cancer 2003;97:2006-12.
19. Kawahara N et al. Enhanced expression of thrombospondin-1 and hypovascularity in human cholangioncarcinoma. Hepatology 1998;28:1512-17.
20. Sun HC, Tang ZY. Angiogenesis in hepatocellular carcinoma: the retrospectives and perspectives. J Cancer Res Clin Oncol 2004;130:307-19.
21. Bruix J, Sherman M. Management of hepatocellular carcinoma: an update. Hepatology 2010;53(3):1021-22.
22. Bruix J, Sherman M. Management of hepatocellular carcinoma. Hepatology 2005;42:1208-36.
23. Dohmen K. Many staging systems for hepatocellular carcinoma: evolution from child-pugh, okuda to slide. J Gastroenterol Hepatol 2004;19:805-11.
24. Bruix J, Sala M, Llovet JM. Hepatocellular carcinoma. In: Blumgart LH. (Ed.). Surgery of the LIVER, biliary tract and pancreas. 4th ed. Philadelphia: Elsevier-Saunders, 2007. p. 1152-58, cap. 71.
25. Okuda K, Ohtsuki T, Obata H et al. Natural history of hepatocellular carcinoma and prognosis in relation to treatment. Study of 850 patients. Cancer 1985;56:918-28.
26. Llovet JM et al. Hepatocellular carcinoma. Lancer 2003;362:1907-17.
27. Hemming AW, Scudamore CH, Shackleton CR et al. Indocyaninegreen clearance as a predictor of successful hepatic resection in cirrhotic patients. Am J Surg 1992 May;163(5,):515-18.
28. Kamath et al. A model to predict survival in patients with end-stage liver disease. Hepatology 2001;33:464-70.

29. Brasil. República Federativa do Brasil. Portaria do Ministério da Saúde nº 1.160, de 29 de Maio de 2006. Diário Oficial da União de 31 de Maio de 2006.
30. Yamasaki S, Hasegawa H, Kinoshita H et al. A prospective randomized trial of the preventive effect of preoperative transcatheter arterial embolization against reccurence of hepatocellular carcinoma. *JPN J Cancer Res* 1996;87:206-11.
31. Edeline J, Raoul JL, Vauleon E et al. Systemic chemotherapy of hepatocellular carcinoma in non-cirrhotic liver: a retrospective study. *World J Gastroenterol* 2009 Feb. 14;15(6):713-16.
32. Fong Y, Sun RL, Jarnagin W et al. An analysis of 412 cases of hepatocellular carcinoma at a Western center. *Ann Surg* 1999;229:790-99; discussion 799-800.
33. Ishizawa T, Hasegawa K, Aoki T et al. Neither multiple tumors nor ortal hypertension are surgical contraindications for hepatocellular carcinoma. *Gastroenterology* 2008;134:1908-16.
34. Belghiti J, Cortes A, Abdalla E et al. Resection prior to liver transplantation for hepatocellular carcinoma. *Ann Surg* 2003 Dec.;238(6):885-93.
35. Mazzaferro V, Ragalia E, Doci R et al. Liver transplantation for the treatment of small hepatocellular carcinomas in patients with cirrhosis. *N Engl J Med* 1996;334(11):693-99.
36. Bismuth H, Chiche L, Adam R et al. Liver resection versus transplantation for hepatocellular carcinoma in cirrhotic patients. *Ann Surg* 1993;218(2):145-51.
37. Moray G, Karakayali F, Yilmaz U et al. Expanded criteria for hepatocellular carcinoma and liver transplantation. Transplantation proceedings 2007;39:1171-74.
38. Silva MF. O impacto do MELD para o carcinoma hepatocelular na realidade do Brasil. *GED Gastroenterol Endosc Dig* 2011;30(Supl 3):10-72.
39. Pomfret EA, Washburn K, Wald C et al. Report of a national conference on liver allocation in patients with hepatocellular carcinoma in the United States. *Liver Transpl* 2010 Mar.;16(3):262-78.
40. Lo CM, Ngan H, Tso WK et al. Randomized controlled trial of transarterial lipiodol chemoembolization for unresectable hepatocellular carcinoma. *Hepatology* 2002 May;35(5):1164-71.
41. Liu SYW, Lee KF, Lai BS. Needle track seeding: a real hazard after percutaneous radiofrequency ablation for colorectal liver metastasis. *World J Gastroenterol* 2009 Apr. 7;15(13):1653-55.
42. Nakashima Y, Nakashima O, Hsia CC et al. Vascularization of small hepatocellular carcinomas: correlation with differentiation. *Liver* 1999;19:(1):12-18.
43. Llovet JM, Bruix J. Systematic review of randomized trials for unresectable hepatocellular carcinoma: Chemoembolization improves survival. *Hepatology* 2003;37:429-42.
44. Llovet JM, Ricci S, MazzaferroV et al. Sorafenib in advanced hepatocellular carcinoma. *N Engl J Med* 2008;359(4):378-90.
45. Llovet JM, Bru C, Bruix J. Prognosis of hepatocellular carcinoma: the BCLC staging classification. *Semin Liver Dis* 1999;19(3):329-38.

CAPÍTULO 87

Tratamento das Metástases Hepáticas de Origem Colorretal

Rodrigo Otavio de Castro Araújo ■ Carlos Eduardo Rodrigues Santos
Mauro Monteiro Correia ■ José Paulo de Jesus

INTRODUÇÃO

O fígado é o órgão mais comum de acometimento de metástases colorretais, sendo que aproximadamente 50% dos pacientes com câncer colorretal desenvolverão metástases hepáticas em algum período de sua doença.

Em 15-25% dos pacientes com doença colorretal, a doença metastática hepática é descoberta na mesma época do tratamento da doença primária (lesão sincrônica). Em 25-50% dos casos, a doença metastática irá desenvolver-se durante o acompanhamento do paciente, após o tratamento da doença primária (lesão metacrônica). As lesões metacrônicas estão associadas ao estágio III (TNM) da doença primária em 60% dos casos, e o intervalo livre de doença geralmente é menor do que dois anos.

Atualmente a ressecção hepática é considerada o padrão ouro no tratamento das metástases hepáticas do câncer colorretal. Em centros de referência, a mortalidade cirúrgica deve ser menor que 5%, incluindo-se grandes ressecções hepáticas, com índices de sobrevida em 5 anos de 25-58%, sobrevida média de 30-40 meses e provável cura em alguns pacientes, resultados de sobrevida superiores aos obtidos com o tratamento cirúrgico de outros tumores não metastáticos do trato gastrointestinal, tais como de estômago 36% em 5 anos e de pâncreas 24%. Apesar dos bons resultados, até recentemente só era oferecido cirurgia a 15% dos pacientes com CCR metastático.[1] A utilização de regimes de quimioterapia com altas taxas de resposta, um melhor conhecimento da regeneração hepática e, principalmente, a formulação de estratégias, combinando diferentes modalidades de tratamento numa cronologia precisa, expandiram as indicações de ressecção.

DIAGNÓSTICO

Atualmente os exames de imagens são os métodos mais sensíveis de detecção das metástases hepáticas. Todo o paciente com diagnóstico de câncer colorretal deve realizar estadiamento com tomografia contrastada de abdome e pelve ou ressonância magnética, em decorrência de alta incidência de metástases hepáticas sincrônicas. Também estão indicados nos pacientes com alterações dos exames laboratoriais de acompanhamento (CEA, CA 19-9), para confirmação diagnóstica das lesões hepáticas vistas por outro exame de imagem (US), achado intraoperatório ou em acompanhamento pós-operatório de rotina.

Qualquer paciente com um aumento dos níveis séricos de CEA deve ser submetido a uma avaliação diagnóstica que inclui uma tomografia de tórax, uma TC contrastada de abdome e pelve e colonoscopia, para localizar o possível sítio de recidiva tumoral. Caso estes exames sejam normais, um PET-CT deve ser considerado. Geralmente um aumento lento dos níveis séricos do CEA indica recidiva local ou regional, enquanto um aumento abrupto sugere metástase hepática. A presença de sintomas específicos, como dor, emagrecimento, queda do estado geral, ascite ou alteração de função hepática (TAP, bilirrubinas), geralmente corresponde à doença hepática avançada e irressecável.

Na Seção de Cirurgia Abdominopélvica do INCA, pacientes submetidos à ressecção de tumores colorretais são acompanhados ambulatorialmente com dosagem de CEA a cada 3 meses durante os 2 primeiros anos e a cada 6 meses até completar 5 anos. Exames de imagem (US e TC alternadamente) são realizados a cada 6 meses ou em caso de detecção de aumento dos níveis do CEA.

AVALIAÇÃO PRÉ-OPERATÓRIA

Após o diagnóstico de metástase hepática, realizado pelos exames iniciais, o paciente deve ser submetido a uma rigorosa avaliação pré-operatória com o objetivo de avaliar o sítio do tumor primário, a extensão do acometimento hepático e a eventual doença metastática extra-hepática. Esta avaliação pré-operatória é fundamental para evitar explorações cirúrgicas desnecessárias e escolher o tratamento adequado (Fig. 1).

Os exames indispensáveis durante a avaliação pré-operatória são:
- Radiografia de tórax (TC de tórax é indispensável nos casos de alterações na radiografia).
- TC helicoidal de alta definição de abdome e pelve com contraste venoso dinâmico. É o exame de imagem de eleição em nosso serviço, pois evidencia as lesões, sua localização e dimensão, e a relação com os vasos e segmentos hepáticos, possibilitando o planejamento da estratégia cirúrgica, sendo mais sensível do que a TC convencional.
- Dosagem sérica do CEA.

Exames adicionais podem incluir:
- Ressonância magnética: pode demonstrar a relação entre o tumor e os vasos sanguíneos principais e ajudar a definir nódulos hepáticos de aspecto benigno ou duvidoso. Também é uma opção em casos de alergia ao contraste iodado. Em algumas situações, a RM também pode ajudar a diferenciar lesões inicialmente inespecíficas à TC por suas pequenas dimensões, como cistos e hemangiomas.
- PET scans ou PET-CT: utilizado para identificar metástases em pacientes com suspeita de carcinoma colorretal recorrente, que possuem níveis séricos de CEA elevados e TC normal ou duvidosa. O grupo da Universidade de Washington, nos EUA, mostrou que os pacientes estadiados com PET-CT no pré-operatório e identificados como possuidores de doença hepática exclusiva obtiveram uma sobrevida de 58% em 5 anos, o que poderá alterar a importância prognóstica deste exame nos pacientes candidatos à hepatectomia por metástases hepáticas colorretais. O PET-CT foi capaz de modificar a conduta em 29% dos pacientes estudados.

Após a realização dos exames de avaliação pré-operatórios das metástases hepáticas de origem colorretal, deve-se, em última instância, considerar a possibilidade de realizar a ressecção R0, ou seja, erradicar toda a doença macro e microscópica. Tendo isto em foco, os pacientes serão divididos em três grupos após a realização dos exames de estadiamento, de acordo com o *European Colorectal Metastasis Treatment Group* (2007):[2]

1. **M1a**: pacientes com metástases hepáticas consideradas inicialmente ressecáveis, com cálculo do volume do fígado remanescente suficiente (mínimo de 30% de parênquima com irrigação e drenagem adequada, ou 40% em caso de quimioterapia prévia ou hepatopatia crônica). Este grupo é candidato à ressecção hepática *per prima*.
2. **M1b**: pacientes com doença hepática inicialmente irressecável graças à predição de volume de fígado residual insuficiente, mas que podem ser potencialmente ressecáveis, utilizando alguma estratégia multimodal ou de conversão: embolização portal, quimioterapia de conversão, hepatectomia em dois tempos, ablação por radiofrequência ou combinação destas.
3. **M1c**: pacientes cuja ressecção hepática R0 é improvável mesmo com estratégias de conversão. Estes pacientes são candidatos à quimioterapia efetiva para doença metastática.

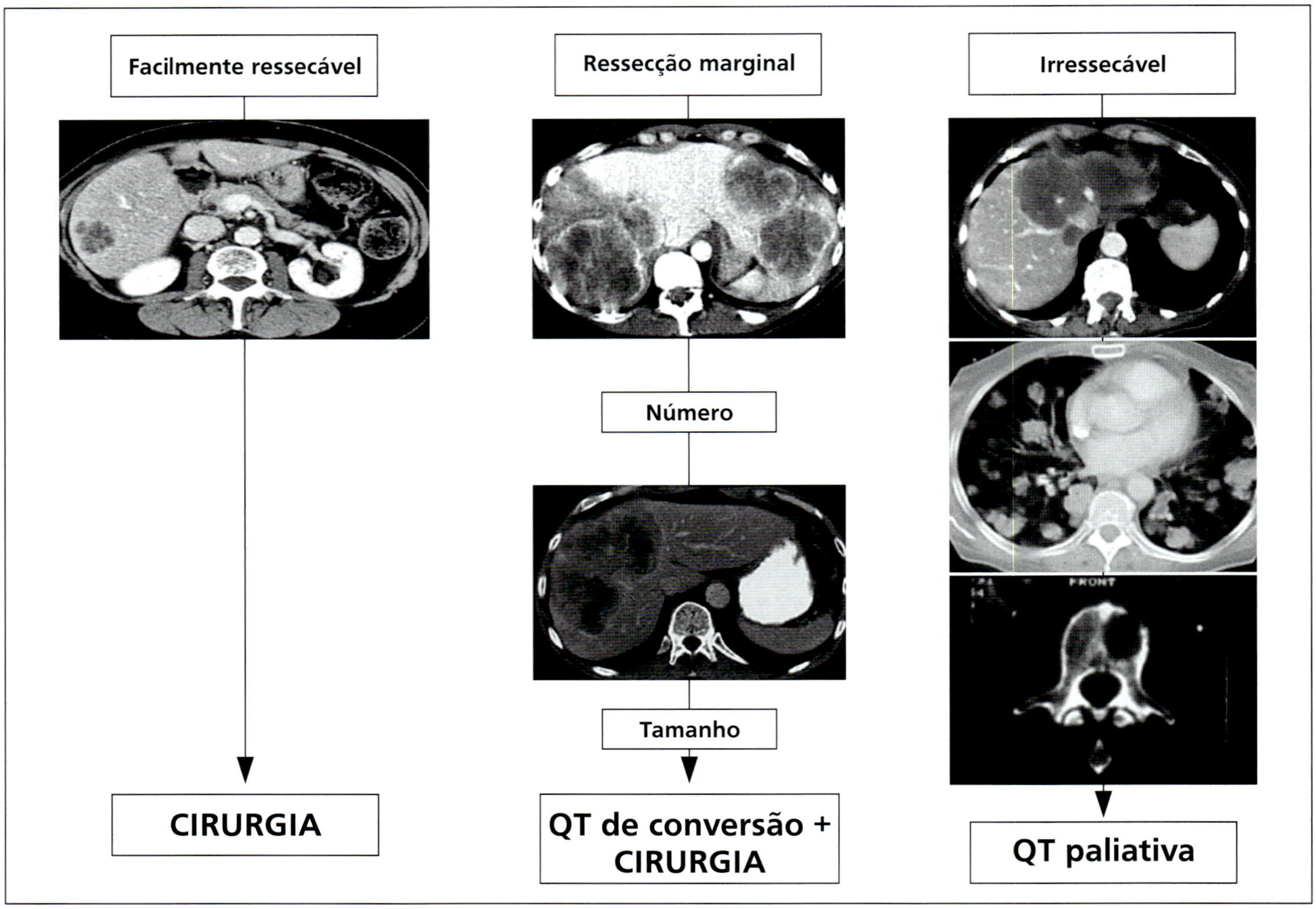

FIGURA 1. Classificação de ressecabilidade e indicação de tratamento.

INDICAÇÕES PARA RESSECÇÃO

A importância da ressecção hepática como tratamento para metástases hepáticas de câncer colorretal foi solidificada em 1988 pela análise de registros de metástases hepáticas de várias instituições. Esta revisão retrospectiva de 24 instituições identificou 859 pacientes que foram submetidos à ressecção de metástases hepáticas de câncer colorretal entre 1948 e 1985, com índices de sobrevida em 5 anos de 33% e de sobrevida livre de doença de 21%. Em 2005, Pawlick et al. demonstraram sobrevida de 58% em 5 anos em pacientes submetidos à hepatectomia para metástases colorretais.[3]

Contraindicações absolutas à ressecção hepática:

- *Performance status* ruim.
- Presença de metástases extra-hepáticas irressecáveis.
- Impossibilidade de realizar ressecção R0 mesmo, considerando estratégias atuais de conversão (QT neoadjuvante, embolização portal, ablação por radiofrequência ou hepatectomia em 2 tempos).

Como demonstrado pelo GITSG (Gastrointestinal Study Group), ressecções não curativas (margens cirúrgicas positivas e/ou doença extra-hepática residual) não trazem benefício nenhum para pacientes assintomáticos, com índices de sobrevida equivalentes ao de pacientes com tumores não ressecados.

TRATAMENTO CIRÚRGICO

Inventário cirúrgico e ultrassonografia intraoperatória

Nesta fase da avaliação, a ultrassonografia intraoperatória (UIO) tem importância fundamental, levando-se em conta que a completa exploração intra-abdominal associada à UIO revela que cerca de metade dos pacientes anteriormente elegíveis para tratamento cirúrgico possui doença irressecável, além de melhorar a segurança, radicalidade e o planejamento cirúrgico intraoperatório (Fig. 2). Correia e Santos, em um estudo de 51 pacientes submetidos à cirurgia oncológica abdominal, no período de 1998 a 2002 no INCA, avaliaram a eficácia da UIO em relação à USG transcutânea, à TC e à inspeção e palpação intraoperatória. Foram identificadas lesões hepáticas insuspeitas em 62% dos casos, superando a USG transcutânea em 65%, a TC em 53% e a inspeção intra-operatória em 41% dos casos, modificando a conduta cirúrgica em 35% dos pacientes com metástases hepáticas. Em outro estudo, Correia e Santos avaliaram o impacto da UIO nos pacientes operados com vistas à hepatectomia, no período de 1998 a 2003, tendo sido identificadas lesões hepáticas insuspeitas em 30% dos casos, modificando a conduta cirúrgica em 16% dos pacientes.[4]

Também deve ser avaliada presença de doença linfonodal no andar superior do abdome. Todo o linfonodo suspeito no pedículo hepático, tronco celíaco ou periaórtico deve ser examinado por exame de congelação. Atualmente, a presença de linfonodo metastático no pedículo hepático não é contraindicação à hepatectomia, embora estejam associadas a um pior prognóstico, especialmente se o paciente tiver feito quimioterapia neoadjuvante. Já a presença de metástases linfonodais no tronco celíaco leva a uma sobrevida semelhante aos pacientes não operados, conforme Adam et al. A presença de carcinomatose peritoneal também é considerada contraindicação, embora alguns centros tratem agressivamente estes pacientes com citorredução e hipertermoquimioterapia.[5]

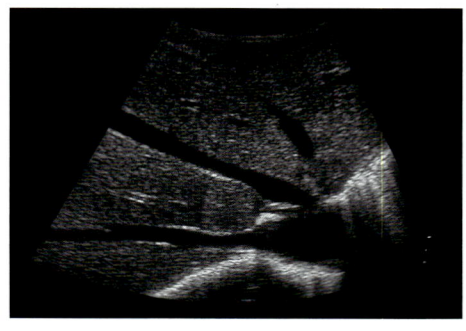

FIGURA 2. Achado de nódulos hepáticos através da ultrassonografia intraoperatória.

É evidente que a extensão do envolvimento hepático e extra-hepático pela doença metastática é determinante na sobrevida do paciente e, por isso, um estadiamento acurado da doença é essencial para o sucesso da intervenção cirúrgica. Apesar de vários sistemas de estadiamento para a doença hepática metastática colorretal terem sido propostos, ainda não existe nenhum sistema de estadiamento universalmente aceito para esta doença.

Extensão da ressecção

Melhorias na seleção de pacientes, incluindo a determinação da reserva hepática funcional pós-operatória em pacientes com doença hepática crônica, ou não, e nas técnicas cirúrgicas têm resultado em índices de mortalidade operatória de até 3% nas ressecções realizadas em centros com boa experiência em cirurgia hepatobiliar. A baixa taxa de mortalidade operatória associada aos índices de sobrevida descritos anteriormente tem aumentado o investimento dos cirurgiões na ressecção hepática para o tratamento de metástase hepática colorretal.

O tipo de ressecção que será realizada irá depender do tamanho, número e localização das lesões. Diferente do carcinoma hepatocelular, atualmente as ressecções hepáticas não anatômicas são aceitas principalmente em caso de doença multilobar, com objetivo de preservação de parênquima. Muitas vezes será necessária a combinação de ressecções anatômicas (segmentectomias, bissegmentectomias, trissegmentectomias, ressecções setoriais, hepatectomias direita ou esquerda) e não anatômicas. O número de lesões ou multilobularidade por si só não contraindica ressecção, embora a presença de um número acima de seis ou sete metástases hepáticas esteja associada a pior prognóstico.

Algumas lesões localizadas profundamente no lobo direito ou em segmentos centrais podem requerer ressecções extensas em razão de sua localização e/ou relação com vasos principais. Nestas situações, métodos de ablação, como radiofrequência, crioterapia ou micro-ondas, podem ser considerados alternativos a uma ressecção de grande porte (*major*) para lesões pequenas e de localização anatômica desfavorável.

Devemos sempre poupar o máximo de parênquima hepático sadio possível, porque cerca de 50% dos pacientes irão novamente recidivar no fígado, muitas vezes de maneira exclusiva e dessa maneira terão chance maior de rerressecção, que, quando R0, confere uma sobrevida semelhante à da primeira ressecção.

Margens cirúrgicas

Idealmente consideramos segura uma margem de 1 cm. Porém já se aceitam margens inferiores a 1 cm, contanto que livres (R0), possibilitando o tratamento cirúrgico para um maior número de pacientes, pois isso permite a preservação de estruturas vasculares próximas aos tumores, preservando maior quantidade segmentos e parênquima. Segundo Fong *et al.*,[6] define-se por margem livre a ausência de células tumorais na linha de transecção ou de tumor exposto macroscopicamente na linha de transecção. Na série de Figueras *et al.*, margem inferior a 1cm não foi variável independente para recidiva, embora estivesse associada a um aumento de recidiva hepática em 5 anos (54 *vs.* 41%, p = 0,0123).[7] A análise do GAST *Study Group* da Alemanha encontrou diminuição da sobrevida livre de recidiva hepática e de SLD, quando a margem foi de 1-2 mm ou 0 mm, recomendando uma margem mínima de 3-5 mm, quando possível.[8] Finalmente, a série de Pawlik com 557 pacientes não encontrou diferença na taxa de recidiva entre margens de 1-4 mm, 5-9 mm ou > 1 cm.[3] Margens positivas foram associadas à maior recidiva (p = 0,003).[1]

Volume hepático remanescente

A principal limitação atual é o futuro volume de fígado remanescente após uma ressecção. Um mínimo de dois segmentos contíguos remanescentes, com afluxo sanguíneo e drenagem vascular adequados, é um pré-requisito. Deve ser previsto um volume residual mínimo de 20% em pacientes sem doença hepática de base e sem quimioterapia intensa, 30% após quimioterapia intensa e 40% em pacientes com doença hepática subjacente, quantificação obtida com a TC com programas que calculam o volume de determinados segmentos em relação ao volume total do fígado (volumetria). Pacientes acima de 70 anos têm menor capacidade de adaptação à perda de volume hepático, devendo-se ser mais conservador em relação ao volume residual de, aproximadamente, 40%.

Em casos em que o volume hepático remanescente é incompatível com a sobrevivência, a cirurgia de ressecção está contraindicada, podendo-se, entretanto, lançar mão de algum recurso para aumentar o volume remanescente (embolização portal, QT de conversão ou hepatectomia em dois tempos) (Fig. 3).

Metástases extra-hepáticas concomitantes

No início do tratamento cirúrgico das metástases hepáticas dos tumores colorretais a presença de doença extra-hepática foi considerada contraindicação absoluta. Esta regra foi estabelecida em decorrência de vários trabalhos publicados entre 1970 e 1990 que revelavam um prognóstico muito desfavorável nestes pacientes. Esta contraindicação também era com base no conceito de que metástases hepáticas colorretais representavam doença regional com um melhor prognóstico, quando comparado a metástases extra-hepáticas, que eram consideradas doenças sistêmicas. Entretanto, este conceito é inconsistente em relatos recentes de estudos sobre a fisiopatologia das metástases.

Em um estudo recente Dominique Elias *et al.* não observaram diferença estatisticamente significativa na sobrevida em 5 anos entre 75 pacientes com metástases hepáticas associadas a doenças extra-hepáticas, submetidos à ressecção R0, e 219 pacientes sem doença extra-hepática (28 e 33%, respectivamente).[9]

Outro estudo, publicado em 2011, por Adam *et al.* do Centro Hepatobiliar Paul Brousse, França, identificou 186 pacientes com doença metastática extra-hepática ressecável, submetidos à hepatectomia por metástese colorretal. Este grupo obteve sobrevida em 5 anos de 22%, *vs.* 55% nos pacientes com metástases hepáticas apenas (p < 0,001). Naquele grupo foram identificados cinco fatores de mau prognóstico: metástases extrapulmonares; doença extra-hepática concomitante à recidiva de doença hepática; CEA > 10 ng/mL; seis ou mais metástases hepáticas; e tumor primário no cólon direito. Na presença de três destes fatores, a sobrevida em 5 anos foi igual a zero, o que torna questionável a ressecção sequencial nesta situação. Pacientes com doença extra-hepática recidivada ressecada tiveram sobrevida superior aos tratados com QT isolada (38 *vs.* 21%, p = 0,05).[10]

Estes resultados corroboram o conceito de que, com tratamento agressivo da doença macroscópica ressecável, podemos atingir sobrevida

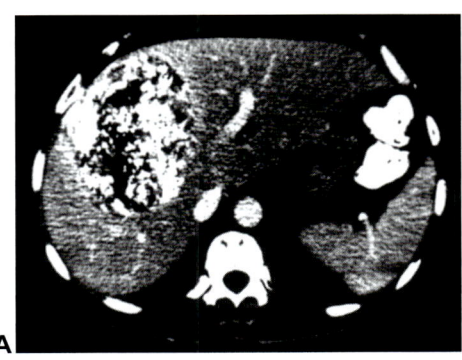
Pré-embolização

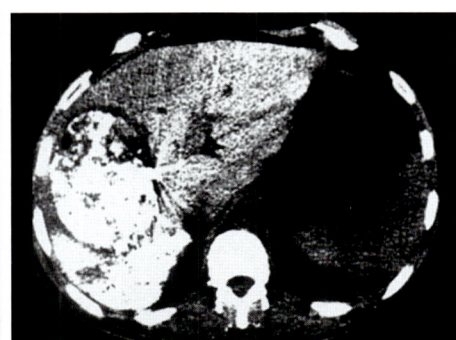
1 mês pós-embolização

◀ **FIGURA 3. (A e B)** Efeito vicariante da embolização portal.

em 5 anos em, aproximadamente, um terço destes pacientes, resultado muito superior ao da quimioterapia isolada.

Fatores de mau prognóstico após ressecção hepática:

- Relacionados com o tumor primário:
  - Grau de diferenciação tumoral (tumor indiferenciado).
  - Carcinoma mucinoso.
  - Profundidade de invasão tumoral.
  - Acometimento linfonodal.[9]
  - Metástases sincrônicas.
- Relacionados com o tumor hepático:
  - Margens de ressecção menores do que 1 cm.
  - Número de nódulos hepáticos ressecados (três ou mais metástases).
  - Níveis séricos elevados do CEA no pré-operatório.
  - Presença de nódulos satélites.

Fong et al. publicaram um escore clínico com valor preditivo, validado e amplamente utilizado que classifica os pacientes em seis grupos de risco, com sobrevida variando entre 60 e 14% para cinco anos (Fig. 4). Todavia este escore tem pouco valor na indicação do tipo de tratamento.

Estes fatores prognósticos não devem ser considerados como contraindicações ao procedimento cirúrgico, pois, quando estes pacientes são submetidos a um procedimento cirúrgico radical de ressecção tumoral, irão apresentar melhores índices de sobrevida do que pacientes não tratados cirurgicamente.

Experiência do INCA

Na série histórica do INCA revista por Correia e Santos, foram analisados 80 pacientes de 1950 a 2004. Destes, 59 foram operados gerando 63 cirurgias (21 hepatectomias maiores), com uma mediana de idade de 55 anos, o tumor primário mais comum foi o reto (39%), o CEA estava elevado em 61,2% dos pacientes (9,34 em média), a maioria das metástases foi metacrônica (61,4%), e metade dos pacientes com lesões sincrônicas teve a ressecção intestinal associada à hepatectomia. A média de nódulos ressecados por paciente foi de 1,55, e 32,8% deles receberam hemotransfusão. A morbidade foi de 11%, e a mortalidade de 7%, com uma sobrevida global mediana de 19 meses e estimada em 5 anos de 30%, para os pacientes com ressecção radical.[4] Atualmente um estudo protocolado dos resultados de tratamento (quimioterapia e cirurgia) de 1.000 pacientes com o diagnóstico de metástases hepáticas colorretais está em curso.

Ressecção de metástases hepáticas sincrônicas

Metástases sincrônicas são encontradas em, aproximadamente, 25% dos pacientes durante o diagnóstico do câncer colorretal, sendo que em 10-25% das vezes estas metástases são inicialmente potencialmente ressecáveis.

O melhor momento para ressecar uma metástase hepática sincrônica ainda não está bem definido. Muitos trabalhos sobre o assunto recomendam o tratamento da doença colorretal e posterior abordagem da doença hepática metastática 2 a 3 meses após o primeiro tratamento. Este tratamento se baseia na diminuição do trauma cirúrgico e consequente diminuição da resposta endócrino-metabólica ao trauma e na prova do tempo, que avaliaria uma eventual progressão tumoral rápida neste paciente com doença sistêmica, evitando assim uma hepatectomia desnecessária. Em um estudo de De Haas et al. publicado em 2010, as ressecções sincrônicas aumentam a morbidade e podem reduzir a sobrevida livre de doença.[11]

Uma conduta razoável seria a ressecção não anatômica simultânea de lesões hepáticas solitárias, pequenas e periféricas em pacientes com boas condições clínicas e hemodinamicamente estáveis. Lesões maiores ou aquelas que necessitariam uma ressecção hepática maior (mais de 3 segmentos) seriam abordadas durante uma segunda operação após nova avaliação e estadiamento da doença.

Recentemente foi proposta uma abordagem reversa em pacientes apresentando tumores colorretais sincrônicos a metástases hepáticas. Mentha et al., em 2008, publicaram resultados da estratégia de realizar inicialmente 2 ou 3 ciclos de quimioterapia efetiva para as metástases hepáticas, seguidas de hepatectomia e posteriormente o tratamento do tumor primário, incluindo radioterapia nos tumores pélvicos. Os pacientes, cuja ressecção foi possível, obtiveram sobrevida em 3 anos de 89%.[12] Esta estratégia é recomendada para pacientes com tumores não obstrutivos e com bom estado geral para quimioterapia e hepatectomia e tem como racional que o que provoca a maioria dos óbitos é a metástase hepática, e que os pacientes que realizam tratamento colorretal inicialmente, muitas vezes têm sua hepatectomia retardada por complicações da cirurgia colorretal e da rádio e quimioterapia adjuvante, que é diferente, quando o foco é a doença hepática.

Ressecção hepática em pacientes com metástases pulmonares

O pulmão está entre os três principais sítios de doença metastática colorretal. É estimado que metástases pulmonares irão desenvolver-se em 10% dos pacientes com câncer colorretal em algum momento durante o curso da doença. Estudos, sobre ressecção de metástases pulmonares iso-

Escore Preditivo de Fong

Desfechos de sobrevida após ressecção de metástases hepáticas do câncer colorretal com base no escore clínico de risco[†]

Escore clínico de risco*	1 ano	2 anos	5 anos	Sobrevida mediana em meses
0	93	79	60	74
1	91	76	44	51
2	89	73	40	47
3	86	67	20	33
4	70	45	25	20
5	71	45	14	22

*Derivado da presença de tumor primário N + intervalo < 12 meses entre o primário e a metástase, metástases múltiplas, CEA > 200 no 1º mês P.O. e maior tumor > 5 cm

[†]From: Fong, Y, et al. Ann Surg 1999;230:309.

◄ **FIGURA 4.** Escore preditivo de Fong para metástases hepáticas do câncer colorretal.

ladas, têm demonstrado uma sobrevida de 20-43% em 5 anos e 20% em 10 anos.

É sabido que apenas um grupo muito seleto de pacientes com metástases colorretal no fígado e pulmão deve ser considerado como apto para tratamento cirúrgico visando à cura. Com base em informações recentes, os critérios específicos para a seleção de pacientes candidatos à ressecção cirúrgica são:

- Função pulmonar adequada.
- Ausência de outros sítios de metástase a distância.
- Ausência clínica de fatores de mau prognóstico.

Fatores de mau prognóstico:

- Lesões sincrônicas.
- Intervalo livre de doença curto ou inexistente.
- Níveis de CEA elevados.
- Mais de quatro lesões.
- Baixa probabilidade de ressecção radical.

Ressecção hepática para metástases recorrentes

A principal causa de morte após uma ressecção hepática para metástase colorretal é a recidiva tumoral. Aproximadamente 55 a 80% dos pacientes que se submeteram a uma ressecção hepática para tratamento de metástase hepática colorretal irão desenvolver recidiva tumoral, destes 20 a 40% irão ter envolvimento hepático isolado. Nova ressecção hepática tem sido realizada neste grupo de pacientes com índices de sobrevida em 5 anos comparáveis aos de pacientes submetidos à primeira ressecção.

Apesar de os índices de mortalidade e morbidade dos pacientes submetidos à nova ressecção hepática indicarem ser um procedimento seguro e os índices de sobrevida serem comparáveis com os dos pacientes submetidos à primeira ressecção hepática, deve ser enfatizado que todos os estudos que demonstram estes achados são estudos retrospectivos que contêm populações de pacientes muito selecionadas.

Os critérios de seleção dos pacientes que devem ser submetidos a novo procedimento de ressecção hepática, para tratamento de metástase hepática recorrente, devem ser os mesmos utilizados para a ressecção inicial. Ou seja: condição clínica satisfatória, ausência de doença extra-hepática e a possibilidade de se conseguir uma ressecção radical com margens negativas.

Embolização portal

Foi observado que a invasão tumoral direta do tronco portal com trombose leva à atrofia dos segmentos ipsilaterais e hipertrofia do fígado contralateral. O desenvolvimento da hipertrofia compensatória do lobo contralateral após oclusão tumoral levou ao planejamento da embolização pré-operatória da veia porta ipsilateral, objetivando induzir a hipertrofia compensatória dos segmentos que irão permanecer após a ressecção, separando, assim, a hepatectomia funcional da anatômica, quando o futuro fígado remanescente estimado é muito pequeno (geralmente o lobo esquerdo). É realizada a embolização percutânea dos ramos portais irrigando os segmentos acometidos, com intuito de induzir uma hipertrofia dos segmentos livres que serão preservados. Foi descrita uma hipertrofia de 30 a 80% do fígado não embolizado após 3 a 4 semanas.[13] A ausência de hipertrofia (<5%) no fígado remanescente é um sinal de baixa capacidade regenerativa e contraindica grandes ressecções.[14] A embolização portal não interfere no crescimento tumoral ipsilateral, nem trata este tumor e pode provocar um crescimento metastático, caso haja lesões contralaterais ao lado embolizado. Nestes casos estas lesões devem ser tratadas por hepatectomia em dois tempos ou radiofrequência, sendo removidas as metástases dos segmentos que vão ser preservados, realiza-se a embolização portal dos segmentos que serão ressecados, e por fim é realizada a hepatectomia dos segmentos embolizados.[15] Complicações são infrequentes (0-10%) e os relatos de morte após a embolização são raros, quase sempre relacionados com oclusões arteriais homolaterais despercebidas, que são contraindicação do método. Aumentando, assim, o número de pacientes que serão submetidos a uma ressecção hepática bem-sucedida e segura.

Nem todo o paciente submetido à embolização da veia porta será submetido à cirurgia de ressecção, pois alguns pacientes falham em desenvolver hipertrofia suficiente ou irão desenvolver progressão da doença intra ou extra-hepática durante o intervalo entre a embolização e a ressecção.

QUIMIOTERAPIA SISTÊMICA

Durante vários anos, a quimioterapia sistêmica com base em 5-fluorouracil (5-FU) e leucovorin foi o tratamento padrão das metástases hepáticas colorretais irressecáveis, sendo que os índices de resposta variavam de 12-40% com uma sobrevida média de 10-17 meses. A introdução de duas novas drogas, irinotecan, oxaliplatina e a capecitabina, foi capaz de modificar o impacto do tratamento sistêmico nas metástases colorretais, com índices promissores de resposta de até 80%, quando associadas ao 5-FU. A adição destas drogas em diferentes esquemas estimulou a utilização da quimioterapia sistêmica, como terapia neoadjuvante, visando à redução tumoral para viabilizar a ressecção hepática, o que é chamada de quimioterapia de conversão.

Dentre os argumentos favoráveis à QT neoadjuvante podemos citar: metástases colorretais são consideradas doença sistêmica;[16] uma resposta objetiva ocorre em 70-80% dos pacientes com as drogas atuais;[17] progressão tumoral em vigência de QT pode ser contraindicação à cirurgia; a presença de resposta histológica à QT se correlaciona a aumento na sobrevida.

A avaliação continuada dos pacientes inicialmente irressecáveis em curso de quimioterapia deve ser cuidadosa, frequente e em estreita cooperação entre o cirurgião hepatobiliar e o oncologista clínico, pois cerca de 16% destes pacientes tornar-se-ão ressecáveis em algum momento, devendo, então, ser imediatamente operados sem aguardar o desaparecimento das lesões, pois mesmo invisíveis aos exames de imagem somente uma pequena parte é histologicamente negativa e como não se pode achá-las à UIO, sua ressecção fica muito difícil. Quando se atinge uma cirurgia radical estes pacientes pós-QT terão a mesma expectativa de sobrevida daqueles que puderam ser ressecados sem quimioterapia neoadjuvante. Somente este tipo de atitude possibilitou, junto ao aumento da eficácia da quimioterapia, dobrar o número de pacientes ressecados em vários serviços.

Quimioterapia sistêmica também tem sido utilizada como tratamento adjuvante em pacientes submetidos à ressecção hepática, sendo que ainda nenhum benefício na sobrevida foi demonstrado em estudos comparando ressecção isolada e ressecção com quimioterapia sistêmica adjuvante.

EFEITO DA QUIMIOTERAPIA SOBRE O FÍGADO

Os benefícios da quimioterapia sistêmica em pacientes candidatos à ressecção de CCR metastático já foram demonstrados: incremento de 9% na sobrevida em 3 anos nos pacientes ressecados;[18] a possível exclusão de pacientes com doença progressiva em curso de QT, em que a cirurgia traria pouco benefício;[19] e na redução (*downsizing*) da doença hepática, permitindo melhora das margens, preservação de parênquima hepático e conversão de casos inicialmente irressecáveis. Frequentemente são utilizados esquemas com oxaliplatina ou irinotecano, associados a 5-fluorouracil ou capecitabina. O uso de oxaliplatina mostrou associação à lesão sinusoidal em 19 a 52%,[20,21] causando nos casos mais graves a síndrome de obstrução sinusoidal (*blue liver*).[22] Nas séries do EORTC 40983 e do MD Anderson foi evidenciado um aumento significativo da incidência de lesões sinusoidais em pacientes operados que receberam oxaliplatina (48 *vs.* 11%, p = 0,003 e 19 *vs.* 2%, p < 0,001, respectivamente), entretanto sem corresponder a um aumento na morbimortalidade. Diferentemente, a série de Nakano *et al.* teve um significativo aumento de complicações (40 *vs.* 6,3%, p = 0,026) nos pacientes que apresentaram lesão sinusoidal após quimioterapia pré-operatória (média de nove ciclos).[23] A adição de bevacizumabe ao regime com oxaliplatina parece reduzir a incidência de obstrução sinusoidal.[24]

Existe associação positiva entre o uso de irinitecano e o achado de esteato-hepatite (*yellow liver*), cuja base molecular ainda não foi bem elucidada. Parece que este efeito é proporcional ao índice de massa corpórea, variando de 12% em pacientes com IMC < 25 kg/m^2 a 25% em pacientes com IMC ≥ 25 kg/m^2. Ao contrário da esteatose simples, a esteato-hepatite é uma contraindicação à hepatectomia extensa, com mortalidade de 15% em 90 dias comparado a 2% no grupo sem este tipo de lesão (p = 0,001),[7] portanto evitando-se o uso de irinotecano em pacientes com esteatose candidatos à hepatectomia. A TC sem contraste[25] e a RM[26] são capazes de identificar esteatose moderada à severa, mas não a diferenciam da esteato-hepatite. Já a lesão sinusoidal não é identificada por exames de imagem, requerendo, assim como a esteato-hepatite, biópsia. Atualmente se recomenda um máximo de 6 ciclos de QT antes de uma hepatectomia maior, com uma duração máxima de 4 meses, após a qual não parece haver maior redução tumoral,[27] mas gerando aumento de morbimortalidade cirúrgica.[5]

INTERVALO ENTRE A QUIMIOTERAPIA E A CIRURGIA

Existe redução da incidência de morbidade cirúrgica com aumento do intervalo entre o término da quimioterapia e a cirurgia, o que deve ser pesado contra o risco de progressão de doença neste período. Vários estudos demonstraram aumento de complicações, de incidência de esteato-hepatite e de mortalidade, quando este intervalo é inferior a quatro semanas. O estudo de Welsh et al. demonstrou diferença na incidência de complicações cirúrgicas entre pacientes operados até quatro semanas (11%), cinco a oito semanas (6%), nove a doze semanas (3%) e acima de doze semanas (3%), p = 0,009. Em pacientes que fizeram uso de bevacizumabe, este intervalo mínimo deve ser de cinco[28] a oito[29] semanas.

QUIMIOTERAPIA INTRA-ARTERIAL

A quimioterapia regional (Floxuridine) administrada via artéria hepática é indicada em pacientes com doença metastática irressecável, confinada ao fígado sem evidência de doença extra-hepática. O propósito da infusão hepática intra-arterial é atingir altos índices das drogas na área de acometimento tumoral com baixos efeitos sistêmicos.

Muitos trabalhos prospectivos randomizados, sobre a QT intra-arterial, demonstraram aumento dos índices de resposta tumoral significativos quando comparados à quimioterapia sistêmica, apesar de ainda ser questionável a melhora na sobrevida.

QUIMIOEMBOLIZAÇÃO

A quimioembolização arterial das metástases colorretais não teve sua eficácia demonstrada, não sendo, portanto, indicada.

TÉCNICAS DE ABLAÇÃO INTERSTICIAL

A técnica de ablação intersticial mais utilizada e a ablação por radiofrequência, mostrando resultados promissores no tratamento de metástases hepáticas irressecáveis, ou em associação à cirurgia.

Ablação por radiofrequência é a utilização do calor (temperaturas entre 60-100°C) para destruição celular, através de necrose tecidual por coagulação. Temperaturas maiores do que 105°C resultam em vaporização e carbonização do tecido, prejudicando a destruição tecidual ideal graças à resultante queda na transmissão de energia e aumento na impedância tecidual.

Para destruir adequadamente a lesão todo o tumor deve ser exposto à temperatura citotóxica e ter preferencialmente até 3 cm.

Indicações

Pacientes sem doença extra-hepática irressecável que possuem metástases hepáticas irressecáveis graças a múltiplos nódulos ou doença profunda com pouco parênquima residual, em adjuvância à hepatectomia e em pacientes sem doenças extra-hepática, cuja ressecção hepática é contraindicada em decorrência da cirrose hepática e risco de insuficiência hepática pós-operatória ou comorbidades significativas. A única área do fígado onde deve ser evitada a radiofrequência é o hilo hepático, para prevenir lesões nos ductos biliares.

Complicações

É um procedimento bem tolerado, com relatos de índice de complicação de 3-7% em muitas séries de radiofrequência, sendo que as principais complicações relatadas são o abscesso, a fístula biliar e a hemorragia. Para minimizar estas complicações deve ser evitado o tratamento de lesões próximas aos principais vasos hepáticos e a ductos biliares calibrosos. A incidência de complicações é proporcional à quantidade de tecido que sofreu a termocoagulação.

Resultados

Vários trabalhos têm relatado resultados de termoablação por radiofrequência para tratamento de metástases hepáticas de tumores colorretais. Solbiati et al. encontraram uma sobrevida de 100, 94 e 89% em 6, 12 e 18 meses, respectivamente, em uma série de 29 pacientes com 44 metástases de diferentes origens. Os índices de sobrevida livre de doença foram de 50% em 12 meses.

Uma resposta completa (comprovada por TC de abdome em 30 dias após o tratamento) após termoablação por radiofrequência tem sido atingida em 52 a 95% das lesões com um índice de recidiva local de 4 a 33%. A habilidade de ser conseguir uma resposta completa está correlacionada com o tamanho tumoral e a distância dos grandes vasos, pois o fluxo deste tem um efeito refrigerante e por consequência protetor às células tumorais perivasculares. Outro fator que também tem sido correlacionado com o sucesso da radiofrequência é o baixo grau de infiltração tumoral.

Técnicas de termoablação tem a vantagem de preservar mais tecido hepático funcional do que a ressecção, entretanto o diagnóstico histopatológico e o estudo das margens só podem ser realizados por biópsias prévias e controle das margens por ultrassonografia intraoperatória.

Tratamento de grandes metástases é difícil de ser realizado apenas com métodos de termodestruição, sendo nestes casos a ressecção ou a associação entre cirurgia de ressecção e termocoagulação o mais apropriado.

Técnicas menos invasivas têm sido desenvolvidas, usando laparoscopia ou abordagem percutânea, sendo que o entusiasmo com estes procedimentos devem ser analisados quanto à necessidade de um acesso adequado à lesão hepática e os riscos de uma hemorragia incontrolável, além da consideração da falha frequente dos exames de imagem convencionais na detecção de lesões extra-hepáticas pequenas ou outras lesões hepáticas insuspeitas, como dito anteriormente, o que tornaria ineficaz ou incompleta a terapêutica.

ACOMPANHAMENTO APÓS O TRATAMENTO:

O objetivo da detecção precoce da recidiva tumoral incide no fato de que seu reconhecimento e tratamento podem prolongar a sobrevida.

A maioria das recidivas ocorre durante os dois primeiros anos após o término da terapêutica. Sendo assim, os pacientes podem ser acompanhados com uma história clínica e um exame físico completo com toque retal a cada 3 meses e uma radiografia de tórax, dosagem do CEA e TC de abdome e pelve alternados com USG de abdome e pelve de 6 em 6 meses e colonoscopia anual, durante esse período de risco. Caso a radiografia de tórax revele um nódulo suspeito, uma tomografia computadorizada (TC) de tórax deve ser solicitada para uma avaliação adicional. Do 3º ao 10º ano o intervalo de solicitação de exames de imagem (radiografia de tórax e TC de abdome e pelve) e CEA passa a ser anual. O PET-CT pode ser utilizado neste acompanhamento, especialmente nos casos onde há o aumento sérico do CEA sem diagnóstico de recidiva à TC.

O LIVERMETSURVEY

O Livermetsurvey (http://www.livermetsurvey.org/) é o maior banco de dados mundial de metástases hepáticas colorretais. Ele recebe dados de 368 centros de 63 países e cresce continuamente. Compilou até o segundo semestre de 2011 um total de 18.359 hepatectomias. Como um dos membros participantes, colaboramos regularmente com casos há pelo menos 4 anos. Compartilharemos a seguir alguns dados das estatísticas semestrais recebidas por meio relatório eletrônico.

O principal fator prognóstico reconhecido é a ressecção, e a sobrevida em 5 anos dos pacientes ressecados está em 42% contra 9% dos não ressecados (Fig. 5).

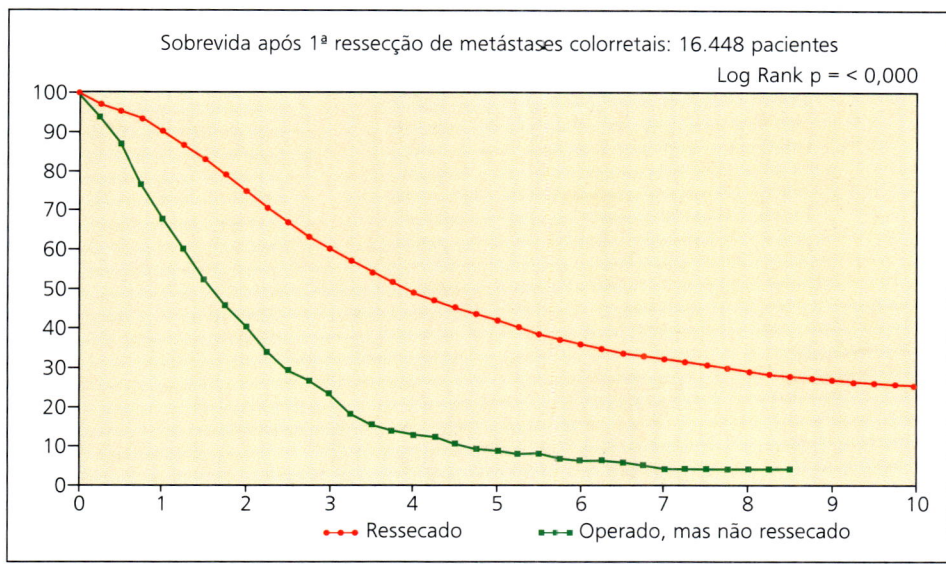

◀ **FIGURA 5.** Sobrevida comparativa de ressecção vs. não ressecção.

A sobrevida do grupo com mais de três metástases é inferior à daqueles com menos de três metástases, porém bastante aceitável (46 *versus* 30%) (Fig. 6).

Mesmo hepatectomias com resíduo R1 e R2 podem levar à sobrevida em 5 anos de até 20% (Fig. 7).

Pacientes que conseguem ser submetidos a várias hepatectomias em razão de recidivas apresentam sobrevidas razoáveis (Fig. 8).

A sobrevida das metástases ressecadas guarda uma correlação direta com a resposta à quimioterapia (Fig. 9).

Atualmente a radioablação, a embolização portal e a cirurgia estadiada são os principais métodos utilizados em combinação (no mesmo momento) com a cirurgia (6,4, 5,2 e 2,2% respectivamente). A ressecção em dois estágios apresenta sobrevida significativamente inferior (29 *versus* 45% em 5 anos; p > 0,001).

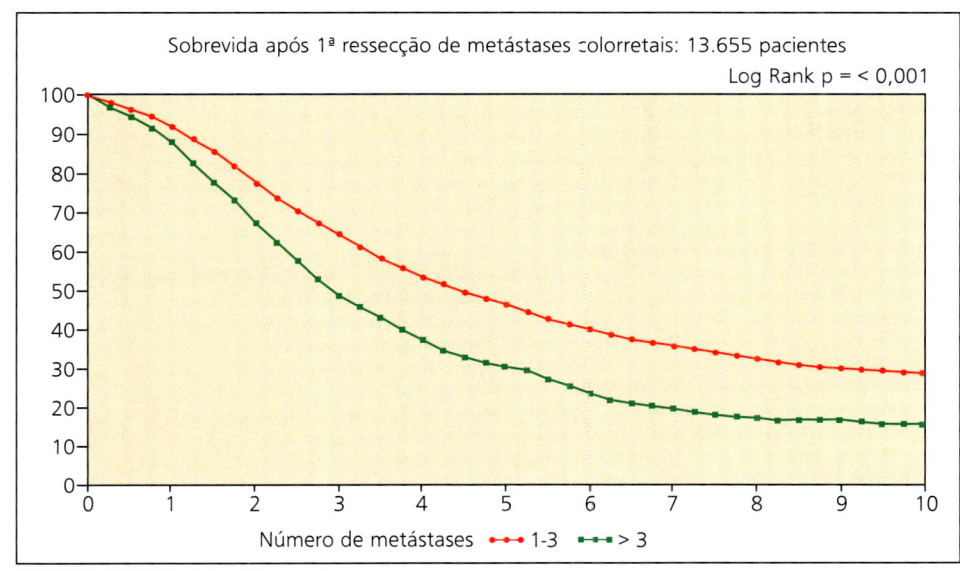

◀ **FIGURA 6.** Sobrevida comparativa de > 3 com < 3 metástases.

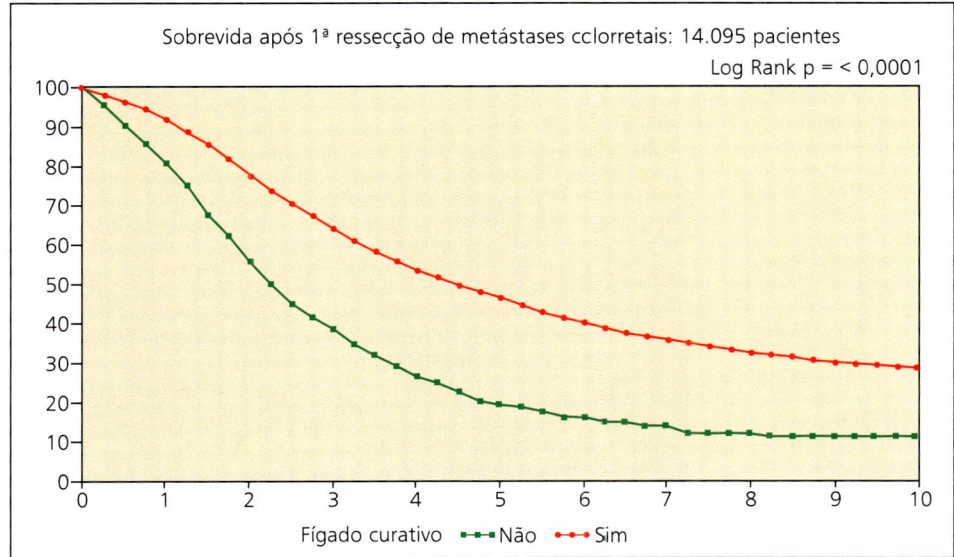

◀ **FIGURA 7.** Sobrevida comparativa de R0 R1-R2.

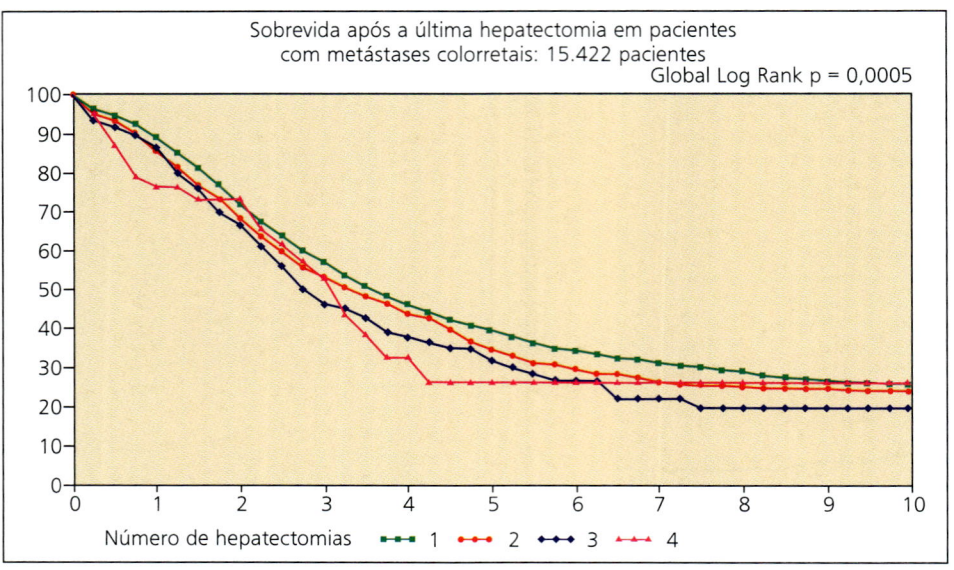

◀ **FIGURA 8.** Sobrevida conforme o número de hepatectomias.

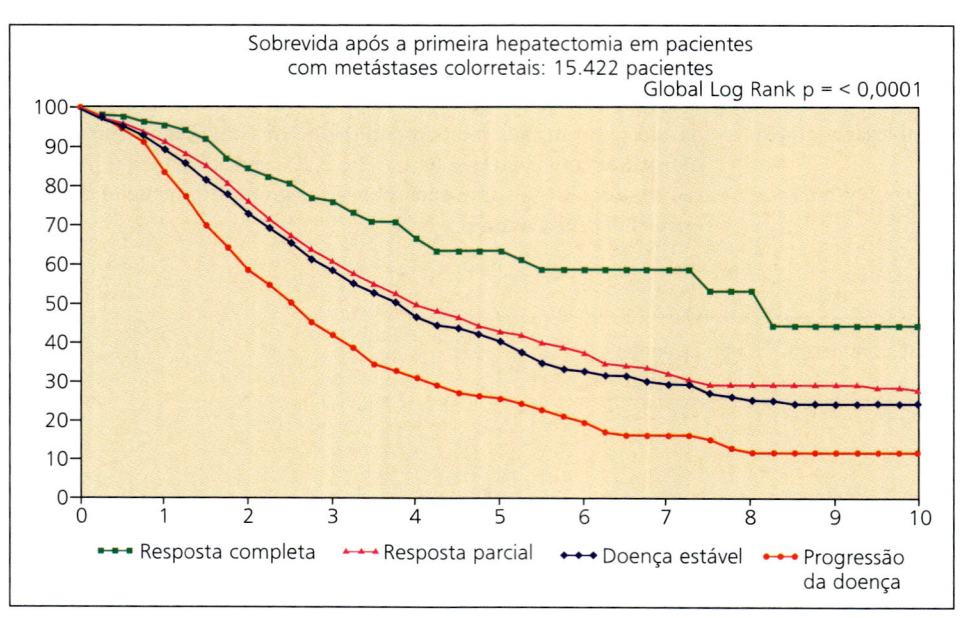

◀ **FIGURA 9.** Sobrevida pós-ressecção conforme resposta à quimioterapia.

REFERÊNCIAS BIBLIOGRÁFICAS

Geral

1. Correia M, Linhares E, Santos CER. (Eds.). *Cirurgia do câncer hepatobiliar.* Rio de Janeiro: Revinter, 2003.
2. Schwartz S. *Liver, in principles of surgery.* 7th ed. New York: McGraw-Hill, 1999.
3. Ahmed AS, Abdalla EK, Spitz FR et al. Hepatobiliary cancers. In: Feig BW, Berger DH, Furhman GM. *The MD Anderson surgical oncology handbook.* 3th ed. Philadelphia: Lippincott Williams & Wilkins.

Metástases colorretais

4. Thomas R. (Ed.). *NHMRC Guidelines for the prevention, early detection and management of colorectal cancer.* Commonwealth Department of Human Services and Health. Canberra: Australian Government Publishing Services, 1999.
5. Fong Y. Surgical therapy of hepatic colorectal metastasis. *CA Cancer J Clin* 1999;49:231-55.
6. Seymour K, Charnley RM, Rose J et al. Extending the indications for curative liver resection by portal vein embolization. *Br J Surg* 2000;87:362-73.

Diagnóstico

7. Sugarbaker PH. Surgical decision making for large bowel cancer metastatic to the liver. *Radiology* 1990;174:621-26.
8. Charnley R et al. Detection of colorectal liver metastases using intraoperative ultrasonography. *Br J Surg* 1991;78:45.
9. Vitola J et al. Positron emission tomography to stage suspected metastatic colorectal carcinoma to liver. *Am J Surg* 1996;171:21.

Estadiamento

10. TNM: *classification of malignant tumours.* 6th ed. New York: Wiley, 2002.

Tratamento

11. Fong Y, Cohen AM, Fortner JG et al. Liver resection for colorectal metastases. *J Clin Oncol* 1997;15:928-46.
12. Hughes KS, Simon R, Songhorabodi S et al. Resection of the liver for colorectal carcinoma metastases: a multi-institutional study of indications for resection. *Surgery* 1988;103:278-88.
13. Elias D et al. Results of R0 resection for colorectal liver metastases associated with extrahepatic disease. *Ann Surg Oncol* 2004 Mar.;11(3):274-80.
14. Fong Y, Fortner J, Sun RL et al. Clinical score for predicting recurrence after hepatic resection for metastatic colorectal cancer. *Ann Surg* 1999;230:309-21.
15. Minagawa M, Makuuchi M, Torzilli G et al. Extension of the frontiers of surgical indications in the treatment of liver metastases from colorectal cancer: long-term results. *Ann Surg* 2000;231:487-99.
16. Wanebo HJ, Chu QD, Vezeridis MP et al. Patients selection for hepatic resection of colorectal metastases. *Arch Surg* 1996;131:322-29.
17. Nordlinger B, Guiguet M, Vaillant JC et al. Surgical resection of colorectal carcinoma metastases to liver. A prognostic scoring system to improv case selection, based on 1568 patients. Association Francaise de chirurgie. *Câncer* 1996;77:1254-62.
18. Jaeck D, Bachellier P, Weber JC. Surgical treatment of synchronous hepatic metastases of colorectal cancers. Simultaneous or delayed resection? *Ann Chir* 1996;50:507-12.
19. Elias D, Detroz B, Lasser P et al. Is simultaneous hepatectomy and intestinal anastomosis safe? *Am J Surg* 1995;169:254-60.
20. Fong Y et al. Resection is safe and effective for hepatic colorectal metastases: An analysis of 456 consecutive cases. *J Clin Oncol* 1997;15:938.

Embolização da veia porta

21. Vauthey JN *et al.* Standardized measurement of the future liver remnant prior to extended liver resection: methodology and clinical associations. *Surgery* 2000;127:512-19.
22. Azoulay D *et al.* Resection of nonresectable liver metastases from colorectal cancer after percutaneous portal vein embolization. *Ann Surg* 2000;231:480-86.
23. Elias D *et al.* Resultats carcinologiques a long terme des hepatectomies realisee apres embolisation portal selective. *Ann Chi* 1999;53:559-64.
24. Abdalla EK *et al.* Portal vein embolization: rationale, technique and future prospects. *BR J Surg* 2001;88:165-75.

Quimioterapia

25. Rivadeneira DE, Daly JM. Hepatic metastases. In: Bland KI, Daly JM, Karakousis CP (eds). *Surgical oncology contemporary principles & practice*. New York: McGraw-Hill, 2001.

Técnicas de termocoagulação intersticial

26. Adam R, Akpinar E, Johann M *et al.* Place of cryosurgery in the treatment of malignant liver tumors. *Ann Surg* 1997;225:39-50.
27. Goldberg SN, Gazelle GS, Mueller PR. Thermal ablation therapy for focal malignancy: a unified approach to underlying principles, techniques, and diagnostic imaging guidance. *AJR Am J Roentgenol* 2000;174:323-31.
28. Shimada S, Hirota M, Beppu T *et al.* Complications and management of microwave coagulation therapy and metastatic liver tumors. *Surg Today* 1998;28:1130-37.
29. Amin Z, Donald JJ, Masters A *et al.* Hepatic metastases: interstitial laser photocoagulation with real-time US monitoring and dynamic CT evaluation of treatment. *Radiology* 1993;187:339-47.

CAPÍTULO 88
Metástases Hepáticas de Origem Não Colorretal

Cibele de Aquino Barbosa ■ Mauro Monteiro Correia

INTRODUÇÃO

O fígado é um local comum de metástases para vários tipos de neoplasias. A neoplasia secundária acomete 20 vezes mais o fígado que a neoplasia primária. A sobrevida a longo prazo é variável, principalmente por conta da heterogeneidade do grupo.

Disseminação para o fígado pode ocorrer por via hematogênica – sistêmica ou portal – bem como por via linfática – menos comum. No momento do diagnóstico é frequente o comprometimento metastático de outros sítios.

Desse modo, o tratamento cirúrgico ainda é controverso e fica reservado aos pacientes selecionados com bom *performance status* e doença extra-hepática controlada.[1,2]

AVALIAÇÃO

A apresentação clínica é variável desde um paciente assintomático, até perda ponderal, astenia, hiporexia, dor no hipocôndrio direito. Febre sem quadro infeccioso associado pode ser detectada. No exame físico podemos encontrar hepatomegalia dolorosa ou não, ascite, icterícia. Nos casos de tumor neuroendócrino pode haver surgimento de síndrome carcinoide.

Laboratorialmente o paciente pode apresentar elevação dos marcadores tumorais específicos da sua doença, aumento das enzimas caniculares e dos níveis de bilirrubinas. Como expressão de doença crônica, pode haver queda do hematócrito.

Com o aprimoramento dos métodos de imagem nas últimas décadas, a detecção precoce de metástases hepáticas, bem como a avaliação de sua ressecabilidade, se tornou possível. Foi possível, também, a identificação de doença metastática extra-hepática que, na maioria das vezes, depõe contra a indicação e realização de tratamentos mais agressivos para a doença hepática secundária.

A detecção de metástases hepáticas através da Ultrassonografia inclui entre seus benefícios a ausência de radiação ionizante e a ampla disponibilidade do método. Entretanto, constitui exame de baixa sensibilidade e especificidade para ser usado rotineiramente na caracterização de metástases hepáticas. Depende da combinação de alguns fatores: do tamanho da lesão, da sua localização, do efeito de massa que exerce, bem como da sua ecogenicidade. As lesões menores e mais ecogênicas são mais facilmente reconhecidas, quando comparadas às lesões volumosas e isoecogênicas. Estas últimas são mais difíceis de identificar. Entretanto, ocasionam maior efeito de massa junto às estruturas intraparenquimatosas adjacentes. O Doppler é um instrumento a mais para melhor caracterização das lesões hepáticas na ultrassonografia, bem como o contraste. É examinador dependente e, assim, depende da experiência do radiologista.[1]

A tomografia computadorizada com contraste e estudo trifásico permite a identificação e caracterização do tumor hepático de acordo com sua vascularização nas fases arterial e venosa portal. Soma-se a isto as reconstruções de imagem, que permitem um estudo detalhado das estruturas nobres sem a necessidade da realização de arteriografia adicional. Com a tomografia computadorizada podem-se definir a localização das metástases, seu número, relação com estruturas adjacentes e presença de doença extra-hepática. O aspecto da metástase hepática na tomografia computadorizada vai ser determinado pela vascularização, histologia e tamanho. E, ainda, pela presença de necrose, fibrose, calcificação ou sangramento.[1,2]

A Ressonância Magnética exerce papel semelhante ao da tomografia, com a vantagem de não utilizar radiação ionizante. Com contraste, aumenta a diferença entre o parênquima hepático normal e a doença metastática, fornecendo imagens superiores à tomografia para diagnóstico das lesões hepáticas. Em alguns casos é utilizada para "esclarecer" a dúvida gerada por exame de imagem anterior.[1,2]

PET-CT tem sido utilizado para avaliar presença de doença neoplásica metabolicamente ativa. Quando associado aos exames habituais pode identificar novas lesões, não visualizadas previamente em até 25% dos casos. Tem papel limitado na identificação de lesões menores que um centímetro e não é o melhor método para o planejamento da ressecção hepática.[2]

Para tumores neuroendócrinos o Octreoscan é preditor de resposta terapêutica ao Octreotide e análogos, caso positivo. Tem a vantagem do estudo do corpo inteiro e é altamente sensível e específico. Quando negativo, não exclui a presença de tumor neuroendócrino, principalmente gastrinoma, insulinoma ou carcinoma medular de tireoide.[3]

GIST

Atualmente, aos pacientes com GIST e doença metastática, é recomendado tratamento com Imatinibe. A resposta clínica ao tratamento medicamentoso é favorável, com melhora do *performance status*, tanto para os pacientes que evoluem com resposta parcial, como para aqueles em que a doença permanece estável.[4] Alguns estudos apontam para remissão completa em até 5% dos casos.[5] Por outro lado, outras séries demonstraram que dois terços dos pacientes com doença metastática em uso desta droga evoluirão com progressão de doença.[4]

Através do bloqueio do receptor KIT, um receptor tirosinoquinase, a droga acarreta morte celular na maioria das células tumorais, determinando doença estável ou regressão.

Entretanto, as células tumorais quiescentes podem desenvolver mutações novas no gene KIT, alterando o sítio em que o Imatinibe se liga ao receptor tirosinoquinase, o que tornaria o tratamento medicamentoso inefetivo ao longo do tempo. Este evento pode acarretar progressão de doença e, geralmente, se desenvolve após 18 a 24 meses de tratamento com Imatinibe. Nestes casos estratégias clínicas de tratamento ainda podem ser adotadas como aumento da dose da medicação ou utilização de medicamentos de segunda linha.[6]

Neste contexto, a cirurgia desempenha um papel complementar no tratamento. Raut *et al.* analisaram 69 pacientes com GIST metastático em uso de inibidores de tirosinoquinase, submetidos à cirurgia. Os pacientes foram divididos em três grupos, de acordo com o tipo de resposta ao tratamento medicamentoso: doença estabilizada (presença de resposta parcial ou ausência de progressão de doença), progressão limitada (progressão de doença em poucos sítios) e progressão generalizada (progressão de doença em vários sítios). Após acompanhamento mediano de 14,6 meses, observou-se correlação direta entre o tipo de resposta e a sobrevida (sobrevida livre de progressão em um ano de 80, 33 e 0%, respectivamente para doença estabilizada, progressão limitada e progressão generalizada, com sobrevida global em um ano de 95, 86 e 0%, respectivamente). O que sugere que apenas os pacientes que apresentavam doença estabilizada e progressão limitada obtiveram benefício clínico com o resgate cirúrgico. O mesmo não ocorreu com o grupo que apresentou progressão generalizada.[7]

Gronchi et al. analisaram 38 pacientes com doença metastática submetidos a resgate cirúrgico. Os pacientes foram classificados em dois grupos: com resposta (incluindo pacientes com resposta parcial, resposta completa ou doença estabilizada) e em progressão (pacientes com qualquer evidência de progressão avaliada por tomografia computadorizada). Os resultados encontrados demonstraram o benefício da ressecção cirúrgica apenas no grupo dos respondedores: sobrevida livre de progressão em 2 anos de 69 e 0%, respectivamente para pacientes com resposta e em progressão de doença, além de sobrevida global em 2 anos de 100 e 60%, respectivamente.[8]

Assim, a cirurgia pode ser indicada com intenção R0 ou ainda como citorredutora, com intuito de remover os clones celulares resistentes à droga, aumentando a sobrevida.

A ablação com radiofrequência também pode ser indicada para controle de doença em casos selecionados.

MELANOMA

A disseminação do melanoma cutâneo se faz por via hematogênica e linfática. No melanoma uveal, a disseminação ocorre apenas pela primeira via, já que o trato uveal é desprovido de linfáticos. Enquanto o fígado é o terceiro órgão mais acometido no melanoma cutâneo, atrás dos linfonodos e pulmões; no melanoma ocular o fígado é o primeiro órgão a ser acometido por implantes secundários.[2]

As metástases hepáticas comumente se apresentam como doença bilobar, com múltiplas lesões. Pawlik et al. descrevem que enquanto o melanoma uveal se apresenta com metástases hepáticas isoladas, o melanoma cutâneo comumente se apresenta com metástases hepáticas associadas à doença extra-hepática.[10]

Sobrevida global em 5 anos para doença avançada é estimada em aproximadamente 9%.[11] A quimioterapia paliativa sistêmica é tratamento de escolha para ambas as formas da doença avançada. Entretanto, o tratamento cirúrgico pode ser considerado em casos selecionados, quando a doença for passível de ressecção com margens negativas.[2]

São critérios prognósticos para sobrevida global: realização de cirurgia R0, doença metastática confinada ao fígado, tempo prolongado entre o diagnóstico do tumor primário e o da metástase hepática, tumor hepático menor que 5 cm.[2]

Alguns guidelines recomendam que, uma vez identificado um único sítio de metástase visceral aparentemente ressecável, o paciente seja acompanhado por um período curto de tempo com exames de imagem, em curso ou não de terapia sistêmica, para avaliar se este não é o primeiro de outros sítios metastáticos e, assim, selecionar melhor os candidatos à cirurgia.[12]

Rose et al. compararam 24 pacientes submetidos à ressecção hepática para melanoma metastático com dez pacientes que foram à laparotomia, mas não ressecados. No grupo dos pacientes ressecados a mediana de sobrevida foi de 28 meses, com sobrevida global em 5 anos de 29%. Já no grupo dos pacientes não ressecados, a mediana de sobrevida foi de apenas 4 meses, com zero de sobrevida em 5 anos.[13]

Pawlik et al. também mostraram que a localização do tumor primário influencia na recidiva e sobrevida após ressecção de metástase hepática. Num grupo de 40 pacientes submetidos à hepatectomia, 24 apresentavam melanoma cutâneo, e 16 melanoma uveal. A taxa de recidiva foi maior no grupo do melanoma ocular – 53,3% em comparação ao grupo do melanoma cutâneo – 17,4%. Além disso, a sobrevida em 5 anos foi de 20,5% no grupo de melanoma uveal, e 0% no grupo de melanoma cutâneo.[10]

As ablações podem ser utilizadas com terapêutica única, assim como a quimioembolização arterial.

Quando da abordagem cirúrgica, a ultrassonografia intraoperatória é mandatória com a intenção de detectar metástases não identificadas nos exames de imagem prévios.

A doença metastática disseminada pode ser tratada com ipilimumabe, vemurafenibe caso haja documentação de mutação BRAF, dacarbazina, temozolomida, interleucina 2, dentre outros quimioterápicos.[12]

CÂNCER DE MAMA

O fígado é o terceiro órgão em frequência a ser acometido por metástase no câncer de mama, ficando atrás de ossos e pulmões. Comprometimento hepático está presente em mais da metade dos pacientes com câncer de mama metastático. Frequentemente representa evento tardio, associado à doença disseminada, com prognóstico reservado.[2]

Metástases hepáticas isoladas são raras, ocorrendo em aproximadamente 5 a 12% dos casos de doença metastática.[14] O tratamento sistêmico com quimioterápicos, bem como o tratamento hormonal, pode ser proposto com intenção paliativa e oferece sobrevida entre 3 e 15 meses.

São fatores prognósticos que falam a favor da cirurgia hepática: o surgimento de metástase hepática após 48 meses livre de doença desde o diagnóstico e inicial, a presença de receptores hormonais – não está definido se no tumor primário ou secundário, possibilidade de ressecção R0, resposta hepática ao tratamento quimioterápico antes da cirurgia e ausência de doença extra-hepática.[2]

Doença hepática bilobar e comprometimento hilar são considerados contraindicações à ressecção.

A exploração laparoscópica inicial pode evitar a morbidade de uma laparotomia, já que em mais da metade das pacientes candidatas à ressecção se encontra doença hepática disseminada ou carcinomatose peritoneal quando da cirurgia.

Adam et al. avaliaram 454 pacientes com câncer de mama, incluídas em um estudo sobre metástase hepática não colorretal/não neuroendócrina. A maioria das pacientes recebeu quimioterapia adjuvante, e poucas apresentaram resposta ao tratamento neoadjuvante com quimioterapia. Apenas 8% das pacientes não foram submetidas à ressecção. Na maioria dos casos foram realizadas ressecções anatômicas (77%), margens negativas foram obtidas em 82%, e a mortalidade operatória foi de 0,2%. Com mediana de acompanhamento de 31 meses, a sobrevida global foi de 41 e 22% em 5 e 10 anos respectivamente; sobrevida livre de doença de 14 e 10%, também em 5 e 10 anos. O prognóstico reservado foi associado à doença extra-hepática, progressão de doença em vigência de quimioterapia e ressecção incompleta.[15]

Num segundo estudo, Adam et al. propuseram tratamento cirúrgico para pacientes com doença hepática e extra-hepática controlada ou também ressecável.[16]

Na maioria das séries os resultados são variáveis em decorrência da heterogeneidade dos grupos, mas parecem favoráveis quando comparados a 0% de sobrevida global dos pacientes com metástases hepáticas que não são tratados com cirurgia.[17-19]

Neste contexto, a ressecção é ponderada em casos selecionados.

Terapias locais também podem ser utilizadas. A radioablação pode ser utilizada isoladamente ou em associação à cirurgia. É mais eficaz em lesões isoladas e com diâmetro inferior a 3 cm. Experiência com quimioembolização arterial em pacientes com câncer de mama ainda é limitada. Existem disponíveis ainda radioterapia interna seletiva com microsferas, crioablação, alcoolização, radioterapia por estereotaxia e terapia intersticial com laser.

TUMOR NEUROENDÓCRINO

Os tumores neuroendócrinos frequentemente são metastáticos para o fígado no momento do diagnóstico e serão detectados graças aos sintomas locais ocasionados pela tumoração, como massa palpável, sensação de plenitude ou dor. Habitualmente, a lesão apresenta crescimento lento e vai ser diagnosticada após adquirir maiores volumes.

Do ponto de vista clínico, os pacientes com metástase hepática por tumores neuroendócrinos podem apresentar-se de forma assintomática. Mas, a maioria, costuma apresentar síndrome carcinoide. Aproximadamente 95% dos pacientes com síndrome carcinoide possuem metástases hepáticas. Estas são as principais responsáveis pela morbidade e mortalidade da doença, sendo a sobrevida média do paciente com doença hepática secundária, estimada em 2 anos.

O tratamento sistêmico com análogo da somatostatina octreotide oferece um bom controle de sintomas, e a resposta sintomática está diretamente relacionada com a positividade do Octreoscan.[20]

A ressecção hepática curativa tem seu papel quando houver poucas lesões, preferencialmente localizadas em um lobo, passíveis de cirurgia R0. Além disso, como os sintomas da síndrome carcinoide estão diretamente relacionados com o volume tumoral – liberação de peptídeo ativo pela massa tumoral – a ressecção hepática com objetivo de *debulking* pode ajudar na paliação dos sintomas. Mesmo com cirurgia R2 há relato de paliação de sintoma por até 5 anos.[20]

No caso de doença irressecável em pacientes sintomáticos, está indicada a terapia local hepática.

A quimioembolização arterial é geralmente indicada para pacientes sintomáticos, com tumores de crescimento rápido e, graças à vascularização intensa das lesões, tem taxa de resposta em torno de 70 a 90%. Os principais efeitos colaterais incluem febre, calafrios, alteração das enzimas canaliculares, insuficiência hepática e abscesso hepático.[20,21]

Radioembolização com análogos de somatostatina radiomarcados – como 90Ytrio ou 177Lutecio – ocasiona melhora sintomática em pacientes com tumores neuroendócrinos avançados, bem como acarreta regressão tumoral. A resposta ao tratamento também se relaciona com a positividade do Octreoscan e com a extensão da doença hepática. Os principais efeitos colaterais são náuseas, vômitos, dor abdominal, disfunção renal.[21]

Já a radioablação é reservada para lesões menores ou como tratamento adjunto à ressecção. Outras terapias locais, como a crioablação e a alcoolização também podem ser utilizadas, embora se tenha menor experiência publicada.

Na ausência de terapias locais está indicado o tratamento com quimioterapia sistêmica como Interferon, Temozolomida, Dacarbazina, 5FU, Capecitabina, embora nenhum tratamento quimioterápico tenha demonstrado benefício de sobrevida global ou livre de progressão.

A droga Everolimus, inibidor da mTOR, quando associada ao Octreotide de liberação lenta, aparenta ter bom efeito antitumoral e boa tolerabilidade em estudos de fase III; aumenta a sobrevida livre de progressão (12 meses com Octreotide com Everolimus × 8 meses Octreotide apenas).[21]

O transplante hepático pode ser indicado para tratamento dos pacientes com metástases restritas ao fígado.

Neste contexto, a abordagem pela equipe multidisciplinar – cirurgia, oncologia clínica, radiologia intervencionista, medicina nuclear – é fundamental à determinação do melhor tratamento, individualizado em cada caso.

CARCINOMA DE CÉLULAS RENAIS

A ocorrência de metástase em pacientes com carcinoma de células renais é evento tardio. Aproximadamente 50% dos pacientes desenvolverão metástases pulmonares, enquanto 20% apresentarão doença hepática. Neste último grupo, o mais comum é a presença de doença metastática disseminada e sobrevida em 1 ano próxima de 10%, configurando prognóstico desfavorável. Um número restrito de pacientes apresenta doença hepática isolada, passível de ressecção.[2]

Os estudos referentes à hepatectomia para tratamento de metástase são retrospectivos e com pequeno número de pacientes.[2] Adam *et al.* têm a maior série da casos, com 85 pacientes operados entre 1983 e 2004. A mediana de sobrevida relatada foi de 36 meses, com sobrevida global em 5 anos de 38%.[15]

Aloia *et al.* relataram os resultados de 19 ressecções hepáticas para metástases de carcinomas de células renais no período de 1982 a 2005. O período médio livre de doença entre a nefrectomia e o diagnóstico de metástases hepáticas foi de 53 meses. A mediana de sobrevida livre de doença foi de 13 meses, e a sobrevida livre de doença em 5 anos de 25%. A sobrevida global em 5 anos foi de 26%, com mediana de 36 meses. Os critérios prognósticos positivos foram: sexo masculino, idade entre 30 e 36 anos, tumor menor que 5 cm de diâmetro, período sem evidência de doença entre a nefrectomia e o diagnóstico de metástase hepática superior a 24 meses.[22]

Alguns pacientes apresentam comprometimento hepático por invasão direta do fígado na apresentação da doença. A ressecção agressiva da doença localmente avançada não está bem estabelecida em razão dos resultados ruins, conforme estudo do Memorial Sloan Kettering Cancer Center. Neste contexto, estudos recentes apontam para a utilização do Sunitinibe como tratamento de primeira linha para pacientes com doença localmente avançada.[23]

Estudos recentes com Sunutinibe também demonstraram benefício no tratamento de pacientes com doença metastática. Um estudo de fase III randomizou 670 pacientes com metástases de carcinoma de células renais para receber tratamento com Sunitinibe e Interferon α. Aproximadamente um terço daqueles que receberam Sunitinibe obteve resposta objetiva, em comparação a 6% dos tratados com Interferon. A sobrevida livre de doença foi de 11 meses no primeiro grupo e 5 meses no segundo. Ainda não existem relatos de ressecção hepática associada ao uso deste inibidor tirosinaquinase.[24]

Dessa forma, a ressecção hepática pode ser indicada para casos selecionados, e o papel do Sunitinibe neste contexto ainda está para ser definido.

SARCOMA

Pacientes com metástases hepáticas provenientes de sarcoma de partes moles apresentam prognóstico reservado, sendo considerados incuráveis. A terapêutica mais oferecida é a sistêmica com objetivo de paliação de sintomas e retardo na progressão de doença.

Contudo, na ausência de terapias alternativas, a ressecção do fígado deve ser realizada, em casos selecionados. Doença restrita ao fígado ou extra-hepática controlável, associada ao bom *performance status*, e ressecção com excisão completa da lesão secundária são fatores importantes para indicação de cirurgia.[2]

Em uma série de 56 pacientes submetidos à ressecção hepática entre 1982 e 2000 por metástases de sarcoma, DeMatteo *et al.* apresentaram a sobrevida em 1, 3 e 5 anos de 88, 50 e 30% respectivamente, com mediana de 39 meses. Em contrapartida, a sobrevida em 5 anos para os pacientes não ressecados de forma R0 foi de apenas 4%. O tipo de ressecção hepática também exerceu impacto na sobrevida: pacientes com reseeções maiores (> um lobo) apresentaram mediana de sobrevida de 59 meses em comparação a 31 meses dos pacientes submetidos a ressecções menores. Em análise multivariada, o tempo entre o tratamento do tumor primário e o diagnóstico da metástase hepática superior a 2 anos foi associado a melhor prognóstico.[25]

Quando a condição clínica contraindica cirurgia, podem utilizar-se radioablação, crioablação, radioterapia local guiada por imagem, embolização arterial com ou sem quimioterapia. Estas técnicas pretendem controlar o foco de doença em progressão, mas não aumentam a sobrevida.[26,27]

CÂNCER GÁSTRICO

Pacientes com câncer gástrico e metástases hepáticas têm prognóstico reservado. Quando não tratados a expectativa de vida é inferior a 1 ano, ficando em torno de 5 meses.[14] Embora a ressecção hepática de metástases neste contexto seja controversa, alguns artigos sugerem tal tratamento em casos altamente selecionados.

No Ocidente apenas três séries descrevem mais de 10 pacientes ressecados e, por isso, apresentam valor prognóstico limitado. O dado mais significativo foi o tempo decorrido entre tratamento do tumor primário e o surgimento de metástase hepática isolada.[1] Pacientes com tumores sincrônicos apresentam pior prognóstico quando comparados aos pacientes com metástases metacrônicas.[28,29]

No Oriente existem mais séries sobre metastasectomia hepática no câncer gástrico. Um grupo de cinco artigos descreve mais de 122 pacientes que, na maioria das vezes, receberam tratamento quimioterápico antes e/ou após a cirurgia hepática. Os fatores prognósticos favoráveis encontrados foram: doença metacrônica, tamanho e número das metástases, margens negativas. A sobrevida em 5 anos variou entre 18 e 38%, com taxa de recidiva entre 75 e 84%.[30-34]

Ainda, de acordo com a escola japonesa, no caso de doença sincrônica em relação ao tumor primário, quando não há comprometimento da serosa gástrica, o ideal é a ressecção no mesmo tempo cirúrgico, já que a realização da hepatectomia após gastrectomia D2 é tecnicamente difícil. A ressecção da metástase hepática metacrônica poderá ser indicada para pacientes, cujo tumor primário não apresenta invasão serosa ou invasão vascular angiolinfática, associados à doença limitada no fígado.[35]

No INCA RJ os resultados de sobrevida não foram satisfatórios, já que a maior parte dos pacientes é matriculada com tumores avançados T3 ou T4, com linfonodos positivos.[35]

CONCLUSÃO

Com a diminuição da morbidade e da mortalidade associadas à hepatectomia através dos anos, a indicação deste tipo de cirurgia, principalmente em centros de referência, se tornou mais rotineira.

Mesmo num contexto de doença metastática, com o auxílio dos métodos propedêuticos disponíveis, é possível selecionar casos em que a ressecção hepática é indicada com aumento de sobrevida e melhora clínica nos pacientes sintomáticos.

O suporte da equipe multidisciplinar – cirurgião oncológico, oncologista clínico, radiologista intervencionista, especialista em medicina nuclear – é fundamental para condução dos pacientes e definição do melhor momento para emprego das diversas terapêuticas disponíveis.

REFERÊNCIAS BIBLIOGRÁFICAS

1. Vauthey JN, Hoff PMG, Audisio RA *et al. Liver metastases.* London: Springer, 2009.
2. Brodt P. Liver metastasis: biology and clinical management. London: Spinger, 2011.
3. Tamm EP *et al.* Imaging of neuroendocrine tumors. *Hematol Oncol Clin N Am* 2007;21:409-32.
4. Valadão M *et al.* Cirurgia adjuvante no tratamento do tumor estromal gastrointestinal metastático: um novo conceito. *Rev Bras Cancerol* 2009;55(3):297-301.
5. Verweij J *et al.* Progression free survival in gastrointestinal stromal tumor with high dose imatinib: randomized trial. *Lancet* 2004;364(9440):1127.
6. De Vita VT, Lawrence TS, Rosenberg SA. *Cancer: principles and practice of oncology.* 9th ed. International edition. Philadelphia: Lippincott Williams and Wilkins, 2011.
7. Raut C *et al.* Surgical management of advanced gastrointestinal stromal tumors after treatment with targeted systemic therapy using kinase inhibitors. *J Clin Oncol* 2006;24:2325-31.
8. Gronchi A, Fiore M, Miselli F *et al.* Surgery of residual disease following molecular targeted therapy with imatinib mesylate in advanced/metastatic GIST. *Ann Surg* 2007;245(3):341-46.
9. De Matteo R, Maki R, Singer S *et al.* Results of kinase inhibitors therapy followed by surgical resection for metastatic gastrointestinal stromal tumor. *Ann Surg* 2007;245(3):347-52.
10. Pawlik TM, Zorzi D, Abdalla EK *et al.* Hepatic resection for metastatic melanoma: distinct patterns of recurrence and prognosis for ocular versus cutaneous disease. *Ann Surg Oncol* 2006;13(5):712-20.
11. Balch CM *et al.* Final version of the American Joint Committee on Cancer staging system for cutaneous melanoma. *J Clin Oncol* 2001;19:3635-48.
12. Disponível em: <http://www.nccn.org/professionals/physician_gls/pdf/melanoma.pdf>
13. Rose DM, Essner R, Hughes TM *et al.* Surgical resection for metastatic melanoma to the liver: the John Wayne Cancer Institute and Sydney Melanoma Unit experience. *Arch Surg* 2001;136:950-55.
14. Clavien PA *et al. Malignant liver tumors: current and emerging therapies.* 3rd ed. Oxford: Wiley-Blackwell, 2010.
15. Adam R, Chiche L, Aloia T *et al.* Hepatic resection for noncolorectal nonendocrine liver metastases: analysis of 1,454 patients and development of a prognostic model. *Ann Surg* 2006;244:524-35.
16. Adam R, Aloia T, Krissat J *et al.* Is liver resection justified for patients with hepatic metastases from breast cancer? *Ann Surg* 2006;244:897-907.
17. Hoe AL, Royle GT, Taylor IJ. Breast liver metastases—incidence, diagnosis and outcome. *J R Soc Med* 1991;84(12):714.
18. Atalay G *et al.* Clinical outcome of breast cancer patients with liver metastases alone in the anthracycline-taxane era: a retrospective analysis of two prospective, randomised metastatic breast cancer trials, EORTC Breast Cancer and Early Clinical Studies Groups. *Eur J Cancer* 2003;39(17):2439.
19. Li XP, Meng ZQ, Guo WJ *et al.* Treatment for liver metastases from breast cancer: results and prognostic factors. *World J Gastroenterol* 2005;11(24):3782.
20. Garrot C, Stuart K. Liver-directed therapies for metastatic neuroendocrine tumors. *Hematol Oncol Clin N Am* 2007;21:545-60.
21. Yao JC, Hoff PM. Molecular targeted therapy for neuroendocrine tumors. *Hematol Oncol Clin N Am* 2007;21:575-81.
22. Aloia TA *et al.* Outcome following hepatic resection of metastatic renal tumors: the Paul Brousse Hospital experience. *HPB* (Oxford) 2006;8:100-5.
23. Karellas ME *et al.* Advanced-stage renal cell carcinoma treated by radical nephrectomy and adjacent organ or structure resection. *BJU Int* 2009;103:160-64.
24. Motzer RJ *et al.* Sunitinib versus interferon alfa in metastatic renal-cell carcinoma. *N Engl J Med* 2007;356:115-24.
25. De Matteo RP *et al.* Results of hepatic resection for sarcoma metastatic to liver. *Ann Surg* 2001;234(4):540-48.
26. Berber E, Ari E, Herceg N *et al.* Laparoscopic radiofrequency thermal ablation for unusual hepatic tumors: operative indications and outcomes. *Surg Endosc* 2005;19(12):1613.
27. Pawlik TM, Vauthey JN, Abdalla EK *et al.* Results of a single-center experience with resection and ablation for sarcoma metastatic to the liver. *Arch Surg* 2006;141(6):537.
28. Laurent C, Rullier E, Feyler A *et al.* Resection of noncolorectal and nonneuroendocrine liver metastases: late metastases are the only chance of cure. *World J Surg* 2001;25(12):1532-36.
29. Zibari GB, Riche A, Zizzi HC *et al.* Surgical and nonsurgical management of primary and metastatic liver tumors. *Am Surg* 1998;64(3):211-20; discussion 20-21.
30. Shirabe K, Shimada M, Matsumata T *et al.* Analysis of the prognostic factors for liver metastasis of gastric cancer after hepatic resection: a multi-institutional study of the indications for resection. *Hepatogastroenterology* 2003;50(53):1560-63.
31. Okano K, Maeba T, Ishimura K *et al.* Hepatic resection for metastatic tumors from gastric cancer. *Ann Surg* 2002;235(1):86-91.
32. Sakamoto Y, Ohyama S, Yamamoto J *et al.* Surgical resection of liver metastases of gastric cancer: an analysis of a 17-year experience with 22 patients. *Surgery* 2003;133(5):507-11.
33. Saiura A, Umekita N, Inoue S *et al.* Clinicopathological features and outcome of hepatic resection for liver metastasis from gastric cancer. *Hepatogastroenterology* 2002;49(46):1062-65.
34. Ambiru S, Miyazaki M, Ito H *et al.* Benefits and limits of hepatic resection for gastric metastases. *Am J Surg* 2001;181(3):279-83.
35. Linhares E, Lourenço L, Sano T. *Atualização em câncer gástrico.* São Paulo: Tecmedd, 2005.

CAPÍTULO 89

Câncer da Vesícula Biliar

Rodrigo Baretta ■ Mauro Monteiro Correia ■ Carlos Eduardo Rodrigues Santos
José Paulo de Jesus ■ Paulo Henrique de Sousa Fernandes

EPIDEMIOLOGIA

O câncer de vesícula biliar faz parte de um grupo de tumores que se originam nos ductos biliares, assim como os colangiocarcinomas. Trata-se de uma doença rara e altamente letal. Nos Estados Unidos são diagnosticados aproximadamente 5.000 novos casos por ano.[1-5]

A frequência do câncer de vesícula biliar é mais alta em alguns países da América do Sul, como: Chile, Bolívia, Equador e em regiões da Índia, Japão, Coreia e Paquistão.[6-14]

A incidência da doença aumenta com a idade, apresentando pico após os 50 e 60 anos de idade. As mulheres são mais afetadas que os homens, numa proporção de duas a seis vezes maior. A raça branca também é mais acometida que a negra.[15-17]

FATORES DE RISCO

A etiologia exata do câncer de vesícula não é conhecida, porém algumas condições são bem estudadas e correlacionam-se com o desenvolvimento da doença. Os fatores de risco têm em comum a inflamação crônica da vesícula como ponto-chave.[18-22]

A colelitíase está presente em, aproximadamente, 70 a 90% dos pacientes, sendo considerado o fator de risco mais importante. A presença de colelitíase sintomática pode aumentar em até 34 vezes o risco de desenvolver câncer de vesícula biliar, como sugerido por um estudo de caso-controle chinês. Mesmo assim a incidência da doença em pacientes com colelitíase varia de 0,5 a 3%. O tamanho dos cálculos também exerce influência, particularmente nos maiores que 3 cm. O tempo de duração da doença litiásica apresenta relevância, notadamente após 40 anos.[23-28]

A vesícula em porcelana, decorrente da calcificação intramural pela colecistopatia crônica, é um fator de risco para o desenvolvimento do câncer de vesícula biliar. Somente os polipos adenomatosos têm potencial de malignização. A incidência da doença em pacientes com vesícula em porcelana pode variar de 12,5 a 60%. Mesmo sendo considerado um clássico fator de risco, Towfigh não encontrou causalidade entre essa condição e o câncer de vesícula em seu estudo.[29-32]

Os pólipos de vesícula biliar são projeções da mucosa e são representados por pólipos de colesterol (colesterolose), adenomiomas, pólipos inflamatórios e adenomas. A colesterolose representa 60% dos pólipos benignos. O risco de câncer está relacionado com o tamanho dos pólipos. Nos maiores de 2 cm a incidência é próxima de 100% e nos pólipos entre 1 e 2 cm pode variar de 43 a 77%. As características que sugerem malignidade são pólipos sésseis, únicos, largos e hipoecogênicos. A colecistectomia está indicada nos pólipos maiores que 1 cm, assim como nos pólipos sintomáticos de qualquer tamanho, nos associados à colelitíase e nos pacientes com mais de 60 anos.[33-37]

A infecção crônica por *Salmonella* também está relacionada com o surgimento de câncer de vesícula biliar. Acredita-se que a presença de cálculos pode representar um nicho potencial para a infecção. A colonização do epitélio biliar por *Helicobacter* também tem sido relatada em pacientes com câncer de vesícula, porém com uma relação que requer maiores estudos.[38-43]

As condições representadas por fístulas enterobiliares, bem como a síndrome de Mirizzi, também podem ter papel no aparecimento do câncer de vesícula biliar.[44]

A presença de cistos biliares está relacionada com um aumento no risco de câncer, particularmente colangiocarcinomas. Uma rara variação anatômica da junção biliopancreática que proporciona um ducto comum longo (maior que 2 cm) e normalmente com pressão aumentada do esfíncter de Oddi, mais prevalente entre asiáticos, está associada ao risco aumentado de câncer. Relatos sugerem que o câncer de vesícula biliar é a doença maligna mais frequente em pacientes portadores dessa anomalia. A patogênese relaciona-se com o aumento do nível de amilase na bile, com a ativação de enzimas proteolíticas, com alterações na composição da bile, com a inflamação e distensão ductal. A colecistectomia profilática está indicada nesses pacientes.[43,45-52]

Drogas, como a metildopa, contraceptivos orais e isoniazida, têm sido relacionadas com o câncer de vesícula biliar, bem como pacientes obesos, diabéticos, tabagistas e trabalhadores de indústria de óleos, celulose, sapatos, têxtil e mineiros expostos ao radônio.[53-62]

PATOGÊNESE

O principal mecanismo no desenvolvimento do câncer de vesícula biliar é a irritação crônica da mucosa ao longo de anos, que pode ocasionar transformação maligna, vista em pacientes portadores de colelitíase e colecistite. Há sugestão de que a bile desses pacientes seja mais mutagênica.[63]

O outro mecanismo envolve a anomalia do ducto biliopancreático. Nesse caso a doença é vista em pacientes mais jovens, sem preferência por sexo e com uma menor incidência de colelitíase associada. Observa-se, também, uma mutação precoce no gene K-ras e tardio no gene p-53, ao contrário do que é observado no mecanismo relacionado com a colelitíase.[64-66]

As alterações moleculares que caracterizam as mudanças sequenciais do tipo displasia/carcinoma *in situ*/carcinoma invasivo também podem ser observadas nos portadores de câncer de vesícula biliar. A transformação de adenoma em adenocarcinoma é mais rara nesse contexto.[67-69]

MANIFESTAÇÕES CLÍNICAS

O câncer de vesícula biliar, como a maioria dos tumores malignos, é normalmente diagnosticado em estágios avançados, o que dificulta o tratamento com intuito curativo e determina um prognóstico desfavorável.[44]

Os pacientes com carcinoma *in situ* ou carcinoma invasivo inicial apresentam-se assintomáticos ou com poucos sintomas.[70-73]

O sintoma mais comum é a dor no hipocôndrio direito ou epigástrica e também náuseas, vômitos e anorexia, que podem simular colecistite aguda ou mesmo colecistopatia crônica. Outros sintomas, que denotam uma doença mais avançada, incluem perda ponderal, adinamia, caquexia, icterícia, tumoração palpável, hemorragia digestiva, obstrução intestinal e ascite.[70-73]

HISTOLOGIA

Aproximadamente 90% dos tumores malignos de vesícula são adenocarcinomas, podendo ser representados por subtipos mucinoso e papilar, este com melhor prognóstico. Outros tipos mais raros também podem ocorrer: carcinoma adenoescamoso, carcinoma de células escamosas, tumor neuroendócrino de pequenas células, linfoma e sarcoma.[73-77]

DIAGNÓSTICO

O diagnóstico do câncer de vesícula biliar é realizado em quatro situações distintas: por suspeita clínica decorrente dos sintomas apresentados pelo paciente, por achados em exames de imagem solicitados por outros motivos, no transoperatório de colecistectomia por suposta doença benigna e pelo exame anatomopatológico do espécime de colecistectomia realizada em pacientes sem a suspeita de câncer. Os dois últimos são mais frequentes.[78]

Com relação aos exames de imagem temos a ultrassonografia que normalmente é o primeiro exame a ser solicitado e pode sugerir alguns dados para o diagnóstico: tumoração heterogênea substituindo a luz da vesícula, vesícula com parede irregular, espessamento focal da parede, massa polipoide, projetando-se para a luz. Esse método é limitado na avaliação da extensão local e a distância da doença.[79-82]

A tomografia computadorizada consegue definir a extensão local da doença, a presença de linfonodos aumentados, a invasão de órgãos adjacentes e a presença de metástases a distância. A tomografia tem limitação em distinguir pólipos benignos de malignos (Fig. 1).[82-86]

A ressonância magnética é mais útil na diferenciação de pólipos benignos e malignos, caracteriza a extensão da doença, particularmente a invasão do ligamento hepatoduodenal, a invasão da veia porta e da artéria hepática. A colangiorressonância é útil em avaliar a anatomia de toda a árvore biliar.[87-89]

A tomografia com emissão de pósitrons, apesar de ainda merecer melhores estudos, pode ser útil na determinação de doença metastática oculta em pacientes que possuem proposta de terapêutica cirúrgica.[90-92]

Outra ferramenta disponível bastante interessante é a ultrassonografia endoscópica que tem a capacidade de determinar a extensão da doença na parede da vesícula e a presença de linfonodos regionais, possibilitando a obtenção de material para exame citopatológico da massa tumoral, dos linfonodos regionais e da bile.[93-97]

ESTADIAMENTO

O estadiamento do câncer de vesícula biliar deve incluir história e exame físico, tomografia computadorizada ou, preferencialmente, ressonância magnética, ultrassonografia endoscópica e tomografia com emissão de pósitrons, se disponíveis. São importantes ainda tomografia computadorizada de tórax, provas de função hepática, dosagem de CEA e CA 19-9. A dosagem do CA 125, do CA 15-3 e do CA 242 também pode ser usada. Este parece ter uma promissora utilidade no câncer de vesícula biliar, com uma sensibilidade de 64%, especificidade de 83%, valor preditivo positivo de 88% e valor preditivo negativo de 53%. A laparoscopia pré-operatória deve ser considerada graças à grande incidência de doença peritoneal e pelo fato de esse método ser capaz de prevenir laparotomia desnecessária em até 55% dos pacientes.[98-103]

O estadiamento TNM da AJCC 2010 é mostrado no Quadro 1.

As principais mudanças em relação à classificação anterior são que os linfonodos N2 são considerados doença a distância, estágio IVB. O tumor T4 passou a ser considerado como estágio IVA. Os linfonodos N1 caracterizam doença em estágio, no mínimo IIIB. Houve reformulação dos estágios, adequando-se ao prognóstico.[104]

TRATAMENTO

A cirurgia é o único tratamento com potencial de cura que pode ser oferecido no câncer de vesícula biliar.[105-112] A cirurgia considerada padrão é a colecistectomia radical que deve incluir, minimamente, a ressecção da vesícula biliar junto a seu leito hepático (no mínimo, 2 cm) e a linfadenectomia regional do hilo hepático, ao longo da segunda porção duodenal, cabeça do pâncreas e tronco celíaco. A ressecção de rotina da via biliar principal e a lobectomia hepática, apesar de defendida por alguns autores, não é consenso geral. A congelação transoperatória, se disponível, deve avaliar a margem do ducto cístico, que, se positiva, obriga a ressecção do ducto colédoco (Fig. 2). A presença de doença peritoneal, ascite, doença linfonodal além do ligamento hepatoduodenal, envolvimento da veia porta principal ou artéria hepática comum são considerados contraindicação ao tratamento cirúrgico, o qual deve ser abortado nessas situações, porque estão claramente associados e curta sobrevida. A invasão direta de outros órgãos não é considerada critério de irressecabilidade, e a ressecção alargada deve ser realizada, principalmente em pacientes com linfonodos negativos (Figs. 3 e 4). Cirurgias tão extensas, como a hepatogastroduodenopancreatectomia, podem ser necessárias para que seja efetuada uma ressecção R0 e pode ser realizada em pacientes selecionados e em centros de referência com expe-

Quadro 1. Estadiamento TNM

TUMOR PRIMÁRIO (T)	
Tx	Tumor primário não pode ser avaliado
T0	Sem evidência de tumor primário
Tis	Carcinoma *in situ*
T1	Tumor invade a lâmina própria (T1a) ou a camada muscular (T1b)
T2	Tumor invade o tecido conectivo perimuscular, sem extensão além da serosa ou para o fígado
T3	Tumor perfura a serosa (peritônio visceral) e/ou invade diretamente o fígado e/ou um órgão ou estrutura adjacente, como o estômago, duodeno, cólon, pâncreas, omento ou via biliar extra-hepática
T4	Tumor invade a veia porta principal ou a artéria hepática ou invade dois ou mais órgãos ou estruturas extra-hepáticas
LINFONODOS REGIONAIS (N)	
Nx	Linfonodos regionais não podem ser avaliados
N0	Sem metástase em linfonodos regionais
N1	Metástase para linfonodos ao longo do ducto cístico, colédoco, artéria hepática e/ou veia porta
N2	Metástase para linfonodos periaórticos, pericavais, da artéria mesentérica superior e/ou do tronco celíaco
METÁSTASE A DISTÂNCIA	
M0	Ausência de metástase a distância
M1	Metástase a distância
DISTRIBUIÇÃO POR ESTÁDIOS	
0	Tis N0 M0
I	T1 N0 M0
II	T2 N0 M0
IIIA	T3 N0 M0
IIIB	T1-3 N1 M0
IVA	T4 N0-1 M0
IVB	Qualquer T N2 M0 Qualquer T qualquer N M1

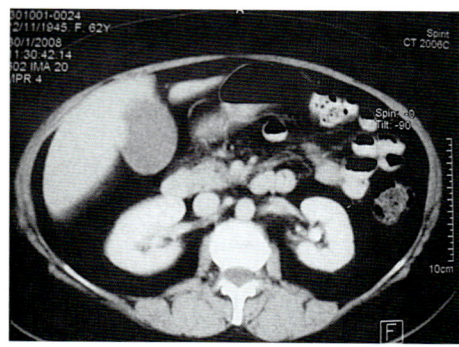

◀ **FIGURA 1.** Tomografia com vegetação na parede da vesícula biliar.

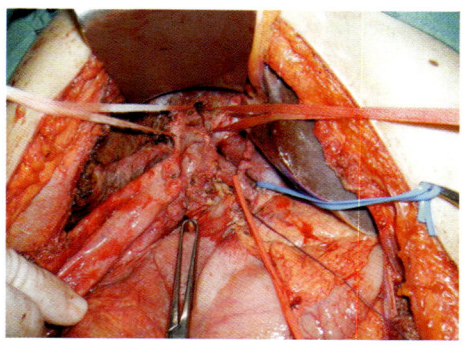

◀ **FIGURA 2.** Câncer de vesícula invadindo a via biliar principal.

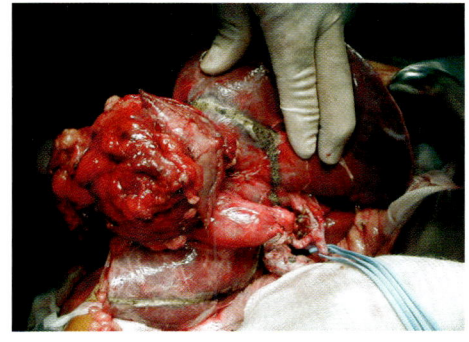 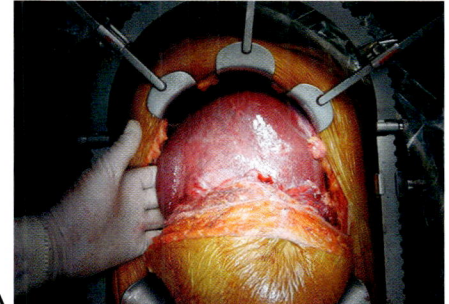 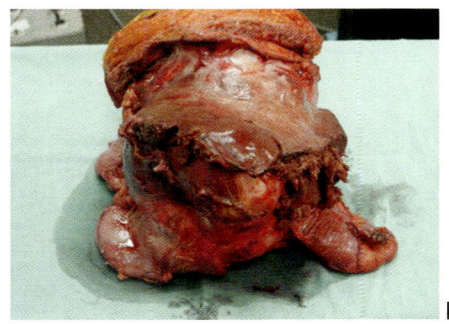

▲ **FIGURA 3.** Câncer de vesícula invadindo parte do estômago (em monobloco).

▲ **FIGURA 4. (A e B)** Câncer de vesícula invadindo cólon, estômago e parede abdominal.

riência. A laparoscopia, como procedimento inicial, deve ser encorajada para evitar laparotomias desnecessárias, já que podem detectar situações não diagnosticadas no pré-operatório e que contraindicam o tratamento cirúrgico, como os implantes peritoneais. A colecistectomia radical laparoscópica é factível em mãos experientes e já aceita para tumores T2, porém a recomendação ainda é a cirurgia aberta pela possibilidade de implantes nos portais. A morbidade e mortalidade cirúrgicas podem variar de 5 a 54% e 0 a 21%, respectivamente. Estão relacionadas com a experiência e com a extensão da cirurgia realizada.[44,103,113-125]

A colecistectomia simples é suficiente para tratar pacientes com tumores *in situ* (Tis) e tumores restritos à lâmina própria (T1a), portanto, o câncer de vesícula incidental nesse estágio, descoberto após colecistectomia, é considerado tratado. Alguns autores sugerem que a colecistectomia radical melhora a sobrevida desses pacientes, porém a maioria recomenda somente a colecistectomia simples.[126-130]

Os tumores que invadem além da lâmina própria (≥ T1b) têm um maior potencial de envolvimento linfonodal (15 × 2,5%, comparado com o T1a) e infiltração do parênquima hepático. Nesses casos a colecistectomia radical é o tratamento cirúrgico recomendado. Com base nesses dados deve-se recomendar reexploração cirúrgica e complementação da cirurgia nos pacientes que recebem diagnóstico incidental após colecistectomia por outro motivo. Essa reabordagem cirúrgica mostra doença residual microscópica em até 76% dos pacientes com doença maior que T2.[131-140] A extensão da linfadenectomia e do volume de parênquima a ser ressecado são dois tópicos onde não há um consenso. O estudo de Araida *et al.* intitulado *Hepatic resection in 485 R0 pT2 and pT3 cases of advanced carcinoma of the gallbladder: results of a Japanese Society of Biliary Surgery survey – a multicenter study.* J Hepatobiliary Pancreat Surg 2009 foi realizado em 112 centros e 485 ressecções R0, somente com casos T2 e T3 e não demonstrou recidiva significativa nos segmentos centrais (IV e VIII), nem qualquer diferença entre a simples ressecção do leito, em comparação à ressecção conjunta dos segmentos IV e V ou mesmo hepatectomias maiores. Consideramos a cirurgia alargada um PRINCÍPIO nos casos de T1b, T2; uma NECESSIDADE nos casos de T3, T4, N1, N2 e uma INUTILIDADE nos casos de N3, M1.

Morbimortalidade e qualidade de vida

A doença localmente avançada, considerada tecnicamente irressecável, deve ser manejada por abordagem não cirúrgica. A cirurgia só deve ser realizada, caso esse tratamento ofereça ressecção completa.[131-140]

Por outro lado a cirurgia pode ter valor paliativo em situações de obstrução biliar, através de hepático-jejunostomia e em situações de obstrução intestinal, através de desvio do trânsito intestinal. Com relação às icterícias obstrutivas sintomáticas, a preferência, se factível, é pela drenagem endoscópica ou percutânea com colocação de prótese, ou mesmo drenagem biliar percutânea externa. Essas intervenções têm a vantagem de serem menos invasivas em comparação à drenagem cirúrgica.[141-144]

A recidiva local é a principal manifestação da recidiva de doença, apesar da recidiva a distância ser mais frequente e precoce do que no colangiocarcinoma, por exemplo. Por esse motivo o tratamento complementar pós-operatório com quimiorradioterapia está indicado em todos os pacientes, exceto naqueles em estágio I, ou seja, T1N0.[103,145-148]

Um único estudo randomizado japonês mostra melhora da sobrevida em pacientes submetidos à quimioterapia adjuvante com 5-FU e mitomicina, comparado a pacientes tratados com cirurgia exclusiva. Os outros trabalhos disponíveis na literatura, que sugerem benefício do tratamento adjuvante, são retrospectivos. Os agentes quimioterápicos mais usados são o 5-fluorouracil (5-FU), a gencitabina e a cisplatina.[103,148-155]

A quimioterapia deve ser associada ao tratamento radioterápico, porém a melhor forma de integração entre essas duas terapias ainda está por ser estabelecida. A radioterapia intraoperatória pode ser considerada uma alternativa à teleterapia em centros que dispõem dessa tecnologia. Essa forma de radioterapia tem como benefícios o fato de melhor delimitar o campo de tratamento e evitar toxicidade nos órgãos adjacentes, inerentes a outra técnica. Da mesma forma a radioterapia com intensidade modulada (IMRT) tem a vantagem de melhor definição do volume-alvo, maior preservação dos tecidos normais adjacentes e escalonamento da dose final, que resulta em melhor controle local e menos morbidade.[103,148,155-161]

O tratamento da doença localmente avançada irressecável e da doença metastática é paliativo, pois, como mencionado anteriormente, o único tratamento que tem objetivo de cura é a cirurgia.

Existem poucos trabalhos na literatura avaliando a quimiorradioterapia para o tratamento do câncer de vesícula biliar localmente avançado. A maioria das séries são retrospectivas, pequenas e muitas delas incluem pacientes com tumores de vesícula, colangiocarcinoma, câncer de pâncreas e até hepatocarcinomas.[162,163]

Mesmo assim, a radioterapia pode ser considerada como tratamento paliativo em pacientes com carcinoma de vesícula biliar localmente avançado e irressecável, principalmente quando o paciente apresenta sintomas. Caso a cirurgia tenha sido previamente indicada e, no transoperatório, a doença seja considerada irressecável, é importante a marcação dos limites do tumor com clipes radiopacos, para um melhor planejamento radioterápico posterior. A radioterapia isolada tem pouco valor, e o uso de quimioterapia concomitante, principalmente com drogas radiossensibilizantes, é recomendado. O principal agente usado nessa situação é o 5-FU.[164,165]

A quimioterapia isolada é reservada aos pacientes com doença a distância e também àqueles com doença locorregional irressecável, porém nessa situação a quimiorradioterapia é preferível. Não existe uma recomendação padrão, em razão dos poucos trabalhos relacionados. O tratamento deve ser individualizado, levando-se em conta o *performance status* do paciente, a expectativa de vida e a presença de sintomas. A taxa de resposta objetiva pode chegar a 50 ou 60%%.[103,155]

Um estudo randomizado em 81 pacientes com câncer de vesícula avançado comparou gencitabina e oxaliplatina; gencitabina, 5-FU e leucovorin e cuidados de suporte paliativo. A média de sobrevida foi de 9,5, 4,6 e 4,5 meses, respectivamente.[166]

Os esquemas quimioterápicos paliativos podem ser com base em 5-FU isolado ou em combinação com leucovorin, ou com cisplatina, ou com epirrubicina e cisplatina (esquema ECF). Podem ainda ser fundamentados em capecitabina, usada isoladamente ou em combinação com cisplatina ou com oxaliplatina. Outra opção é a gencitabina que também pode ser usada como droga única ou combinada com 5-FU e leucovorin; com capecitabina; com cisplatina; com oxaliplatina (esquema GEMOX); com carboplatina ou com oxaliplatina e 5-FU.[55]

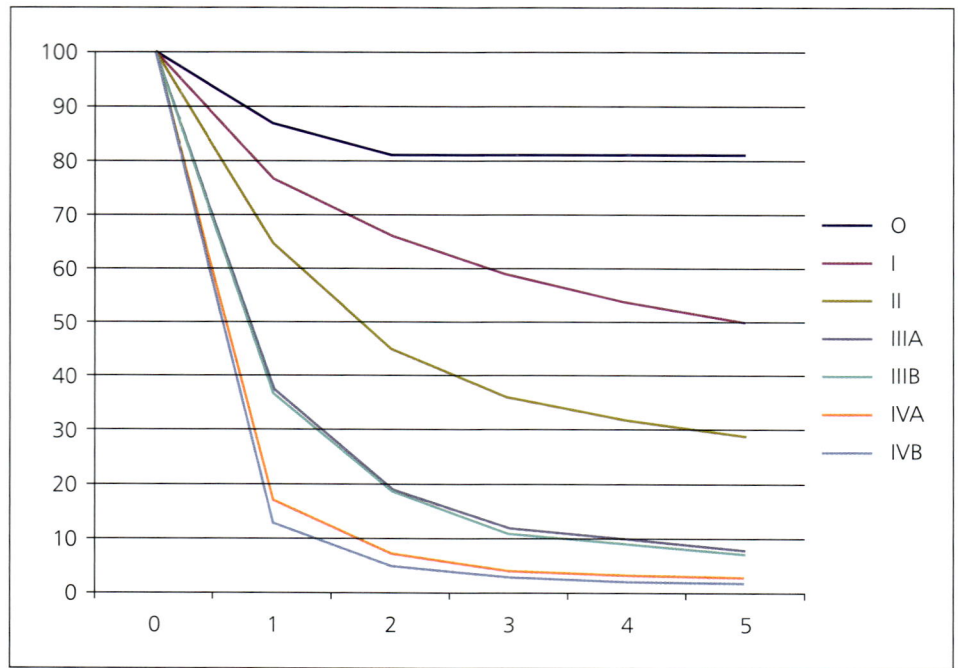

◀ **FIGURA 5.** Taxa de sobrevida em 5 anos observada em 10.705 pacientes com câncer de vesícula biliar. Dados do National Cancer Data Base diagnosticados entre 1989-1996. Fonte: UpToDate.

Além dos quimioterápicos relacionados anteriormente, há relatos do uso de agentes moleculares isolados ou combinados com outros quimioterápicos. As opções são: erlotinibe, erlotinibe e bevacizumabe, GEMOX e bevacizumabe, lapatinibe.[155]

Entre todas as drogas descritas previamente, as principais opções e esquemas de tratamento são a gencitabina, 1.000 mg/m² e cisplatina, 25 mg/m² endovenosos nos D1 e D8, a cada 21 dias; gencitabina, 1.000 mg/m² endovenoso no D1 e oxaliplatina, 100 mg/m² endovenoso no D2, a cada 2 semanas (GEMOX); gencitabina, 1.000 mg/m² endovenoso, nos D1 e D8 e capecitabina, 650 mg/m² oral, 2×/dia, do D1 ao D14, a cada 3 semanas (GemCap); gencitabina associada a 5-FU e leucovorin; oxaliplatina, 130 mg/m² endovenoso, no D1 e capecitabina, 1.000 mg/m² oral, 2×/dia, do D1 ao D14, a cada 3 semanas (CAPOX ou XELOX).[148,155]

Acompanhamento e sobrevida

Não existe recomendação padrão para o acompanhamento de pacientes tratados, devendo haver uma discussão entre o médico e o paciente, mas uma opção aceitável é a realização de exames de imagem a cada seis meses por dois anos. A solicitação de marcadores seriados, como o CEA e CA 19-9, se aumentados previamente, também pode ser uma opção.[103,148]

A sobrevida do câncer de vesícula é pobre e está relacionada com o estadiamento e com o tratamento realizado. A realização da cirurgia radical padrão, comparada à colecistectomia simples, tem a vantagem de oferecer uma diferença na média de sobrevida de até 3 anos em tumores T1b. Em tumores T2, a taxa de sobrevida em 5 anos pode variar de 24 a 40% com a colecistectomia simples, e de 80 a 100% com a colecistectomia radical. Nos pacientes com doença T3 e T4 a cirurgia agressiva é capaz de proporcionar sobrevida longa de 15 a 63% e de 7 a 25%, respectivamente. Por outro lado nos casos de doença N1 a sobrevida em 5 anos pode variar de 28 a 60% com a cirurgia radical. Com relação ao tratamento adjuvante, vários trabalhos retrospectivos mostraram diferença estatisticamente significativa, favorecendo o seu uso, porém, não dispomos de estudos randomizados de fase III. Na Figura 5 mostramos a sobrevida distribuída, conforme os estágios, adaptados à nova classificação da AJCC 2010. Esses dados são referentes a 10.705 pacientes tratados em diferentes instituições.[148,167]

REFERÊNCIAS BIBLIOGRÁFICAS

1. Jemal A, Siegel R, Xu J et al. Cancer statistics, 2010. *CA Cancer J Clin* 2010;60:277.
2. Eslick GD. Epidemiology of gallbladder cancer. *Gastroenterol Clin North Am* 2010 June;39(2):307-30, ix.
3. Wood R, Fraser LA, Brewster DH et al. Epidemiology of gallbladder cancer and trends in cholecystectomy rates in Scotland, 1968-1998. *Eur J Cancer* 2003 Sept.;39(14):2080-86.
4. Lowenfels AB, Maisonneuve P, Boyle P et al. Epidemiology of gallbladder cancer. *Hepatogastroenterology* 1999 May-June;46(27):1529-32.
5. Moerman CJ, Bueno-de-Mesquita HB. The epidemiology of gallbladder cancer: lifestyle related risk factors and limited surgical possibilities for prevention. *Hepatogastroenterology* 1999 May-June;46(27):1533-9.
6. Randi G, Malvezzi M, Levi F et al. Epidemiology of biliary tract cancers: an update. *Ann Oncol* 2009;20:146.
7. Lazcano-Ponce EC, Miquel JF et al. Epidemiology and molecular pathology of gallbladder cancer. *CA Cancer J Clin* 2001;51:349.
8. Randi G, Franceschi S, La Vecchia C. Gallbladder cancer worldwide: geographical distribution and risk factors. *Int J Cancer* 2006;118:1591.
9. Wistuba II, Gazdar AF. Gallbladder cancer: lessons from a rare tumour. *Nat Rev Cancer* 2004;4:695.
10. Rios-Dalenz J, Takabayashi A, Henson DE et al. Cancer of the gallbladder in Bolivia: suggestions concerning etiology. *Am J Gastroenterol* 1985 May;80(5):371-75.
11. Bertran E, Heise K, Andia ME et al. Gallbladder cancer: incidence and survival in a high-risk area of Chile. *Int J Cancer* 2010 Nov. 15;127(10):2446-54.
12. Kapoor VK, McMichael AJ. Gallbladder cancer: an 'Indian' disease. *Natl Med J India* 2003 July-Aug.;16(4):209-13.
13. Andia KM, Gederlini GA, Ferreccio RC. Gallbladder cancer: trend and risk distribution in Chile. *Rev Med Chil* 2006 May;134(5):565-74.
14. Sharieff W. Gall bladder cancer risk factors and genetic mutations in Pakistani women. *Trop Doct* 2002 Apr.;32(2):122.
15. Chow WH, Johansen C, Gridley G et al. Gallstones, cholecystectomy and risk of cancers of the liver, biliary tract and pancreas. *Br J Cancer* 1999;79:640.
16. Misra S, Chaturvedi A, Misra NC et al. Carcinoma of the gallbladder. *Lancet Oncol* 2003;4:167.
17. Ghadirian P, Simard A, Baillargeon J. A population-based case-control study of cancer of the bile ducts and gallbladder in Quebec, Canada. *Rev Epidemiol Sante Publique* 1993;41:107.
18. Srivastava K, Srivastava A, Kumar A et al. Gallbladder cancer predisposition: a multigenic approach to DNA-repair, apoptotic and inflammatory pathway genes. *PLoS One* 2011 Jan. 21;6(1):e16449.
19. Duffy A, Capanu M, Abou-Alfa GK et al. Gallbladder cancer (GBC): 10-year experience at Memorial Sloan-Kettering Cancer Centre (MSKCC). *J Surg Oncol* 2008;98:485.
20. Serra I, Calvo A, Báez S et al. Risk factors for gallbladder cancer. An international collaborative case-control study. *Cancer* 1996;78:1515.
21. Strom BL, Soloway RD, Rios-Dalenz JL et al. Risk factors for gallbladder cancer. An international collaborative case-control study. *Cancer* 1995;76:1747.
22. Chow WH, Johansen C, Gridley G et al. Gallstones, cholecystectomy and risk of cancers of the liver, biliary tract and pancreas. *Br J Cancer* 1999;79:640.
23. Shrikhande SV, Barreto SG, Singh S et al. Cholelithiasis in gallbladder cancer: coincidence, cofactor, or cause! *Eur J Surg Oncol* 2010 June;36(6):514-19.

24. Sheth S, Bedford A, Chopra S. Primary gallbladder cancer: recognition of risk factors and the role of prophylactic cholecystectomy. *Am J Gastroenterol* 2000 June;95(6):1402-10.
25. Vitetta L, Sali A, Little P et al. Gallstones and gall bladder carcinoma. *Aust N Z J Surg* 2000 Sept.;70(9):667-73.
26. Lowenfels AB, Walker AM, Althaus DP et al. Gallstone growth, size, and risk of gallbladder cancer: an interracial study. *Int J Epidemiol* 1989 Mar.;18(1):50-54.
27. Tewari MJ. Contribution of silent gallstones in gallbladder cancer. *Surg Oncol* 2006 June 15;93(8):629-32.
28. Hsing AW, Gao YT, Han TQ et al. Gallstones and the risk of biliary tract cancer: a population-based study in China. *Br J Cancer* 2007;97:1577.
29. Yun EJ, Yoon DY, Choi CS et al. Calcified carcinoma of the gallbladder with calcified nodal metastasis presenting as a porcelain gallbladder: a case report. *Cancer Res Treat* 2011 Mar.;43(1):71-74.
30. Sen KK, Upadhyaya A, Pimpalwar Y et al. Cancer in porcelain gallbladder—rare imaging trait. *Indian J Cancer* 2011 Jan.-Mar.;48(1):132-34.
31. Palermo M, Núñez M, Duza GE et al. Porcelain gallbladder: a clinical case and a review of the literature. *Cir Esp* 2011 Apr.;89(4):213-17.
32. Towfigh S, McFadden DW, Cortina GR et al. Porcelain gallbladder is not associated with gallbladder carcinoma. *Am Surg* 2001 Jan.;67(1):7-10.
33. Wistuba II, Miquel JF, Gazdar AF et al. Gallbladder adenomas have molecular abnormalities different from those present in gallbladder carcinomas. *Hum Pathol* 1999;30:21.
34. Okamoto M, Okamoto H, Kitahara F et al. Ultrasonographic evidence of association of polyps and stones with gallbladder cancer. *Am J Gastroenterol* 1999;94:446.
35. Matos AS, Baptista HN, Pinheiro C et al. Management of gallbladder polyps. *Rev Assoc Med Bras* 2010 May-June;56(3):318-21.
36. Kwon W, Jang JY, Lee SE et al. Clinicopathologic features of polypoid lesions of the gallbladder and risk factors of gallbladder cancer. *J Korean Med Sci* 2009 June;24(3):481-87.
37. Terzi C, Sökmen S, Seçkin S et al. Polypoid lesions of the gallbladder: report of 100 cases with special reference to operative indications. *Surgery* 2000 June;127(6):622-27.
38. Dutta U, Garg PK, Kumar R et al. Typhoid carriers among patients with gallstones are at increased risk for carcinoma of the gallbladder. *Am J Gastroenterol* 2000;95:784.
39. Shukla VK, Singh H, Pandey M et al. Carcinoma of the gallbladder—is it a sequel of typhoid? *Dig Dis Sci* 2000;45:900.
40. Helicobacter pylori and pathogenesis of gallbladder cancer. Mishra RR, Tewari M, Shukla HS. Helicobacter pylori and pathogenesis of gallbladder cancer. *J Gastroenterol Hepatol* 2011 Feb.;26(2):260-66.
41. Tewari M, Mishra RR, Shukla HS. Salmonella typhi and gallbladder cancer: report from an endemic region. *Hepatobiliary Pancreat Dis Int* 2010 Oct.;9(5):524-30.
42. Mishra RR, Tewari M, Shukla HS. Helicobacter species and pathogenesis of gallbladder cancer. *Hepatobiliary Pancreat Dis Int* 2010 Apr.;9(2):129-34.
43. Kianmanesh R, Scaringi S, Castel B et al. Precancerous lesions of the gallbladder. *J Chir* (Paris) 2007 July-Aug.;144(4):278-86.
44. Feig BW, Berger DH, Fuhrman GM. The M. D. Anderson Surgical Oncology Handbook. 4th ed. Philadelphia: Lippincott & Wilkins, 2006.
45. Voyles CR, Smadja C, Shands WC et al. Carcinoma in choledochal cysts. Age-related incidence. *Arch Surg* 1983;118:986.
46. Song HK, Kim MH, Myung SJ et al. Choledochal cyst associated the with anomalous union of pancreaticobiliary duct (AUPBD) has a more grave clinical course than choledochal cyst alone. *Korean J Intern Med* 1999;14:1.
47. Chijiiwa K, Kimura H, Tanaka M. Malignant potential of the gallbladder in patients with anomalous pancreaticobiliary ductal junction. The difference in risk between patients with and without choledochal cyst. *Int Surg* 1995;80:61.
48. Hasumi A, Matsui H, Sugioka A et al. Precancerous conditions of biliary tract cancer in patients with pancreaticobiliary maljunction: reappraisal of nationwide survey in Japan. *J Hepatobiliary Pancreat Surg* 2000;7:551.
49. Hu B, Gong B, Zhou DY. Association of anomalous pancreaticobiliary ductal junction with gallbladder carcinoma in Chinese patients: an ERCP study. *Gastrointest Endosc* 2003;57:541.
50. Elnemr A, Ohta T, Kayahara M et al. Anomalous pancreaticobiliary ductal junction without bile duct dilatation in gallbladder cancer. *Hepatogastroenterology* 2001;48:382.
51. Funabiki T, Matsubara T, Miyakawa S et al. Pancreaticobiliary maljunction and carcinogenesis to biliary and pancreatic malignancy. *Langenbecks Arch Surg* 2009 Jan.;394(1):159-69.
52. Roukounakis N, Manolakopoulos S, Tzourmakliotis D et al. Biliary tract malignancy and abnormal pancreaticobiliary junction in a Western population. *J Gastroenterol Hepatol* 2007 Nov.;22(11):1949-52.
53. Brodén G, Bengtsson L. Biliary carcinoma associated with methyldopa therapy. *Acta Chir Scand Suppl* 1980;500:7.
54. Lowenfels AB, Norman J. Isoniazid and bile duct cancer. *JAMA* 1978;240:434.
55. Milne R, Vessey M. The association of oral contraception with kidney cancer, colon cancer, gallbladder cancer (including extrahepatic bile duct cancer) and pituitary tumours. *Contraception* 1991;43:667.
56. Combined oral contraceptives and gall bladder cancer. The WHO Collaborative Study of Neoplasia and Steroid Contraceptives. *Int J Epidemiol* 1989;18:309.
57. Darby SC, Whitley E, Howe GR et al. Radon and cancers other than lung cancer in underground miners: a collaborative analysis of 11 studies. *J Natl Cancer Inst* 1995;87:378.
58. Yagyu K, Kikuchi S, Obata Y et al. Cigarette smoking, alcohol drinking and the risk of gallbladder cancer death: a prospective cohort study in Japan. *Int J Cancer* 2008;122:924.
59. Engeland A, Tretli S, Austad G eet al. Height and body mass index in relation to colorectal and gallbladder cancer in two million Norwegian men and women. *Cancer Causes Control* 2005;16:987.
60. Hsing AW, Sakoda LC, Rashid A et al. Body size and the risk of biliary tract cancer: a population-based study in China. *Br J Cancer* 2008;99:811.
61. Shebl FM, Andreotti G, Rashid A et al. Diabetes in relation to biliary tract cancer and stones: a population-based study in Shanghai, China. *Br J Cancer* 2010;103:115.
62. Welzel TM, Graubard BI, El-Serag HB et al. Risk factors for intrahepatic and extrahepatic cholangiocarcinoma in the United States: a population-based case-control study. *Clin Gastroenterol Hepatol* 2007;5:1221.
63. Mano H, Roa I, Araya JC et al. Comparison of mutagenic activity of bile between Chilean and Japanese female patients having cholelithasis. *Mutat Res* 1996;371:73.
64. Sasatomi E, Tokunaga O, Miyazaki K. Precancerous conditions of gallbladder carcinoma: overview of histopathologic characteristics and molecular genetic findings. *J Hepatobiliary Pancreat Surg* 2000;7:556.
65. Hidaka E, Yanagisawa A, Seki M et al. High frequency of K-ras mutations in biliary duct carcinomas of cases with a long common channel in the papilla of Vater. *Cancer Res* 2000;60:522.
66. Masuhara S, Kasuya K, Aoki T et al. Relation between K-ras codon 12 mutation and p53 protein overexpression in gallbladder cancer and biliary ductal epithelia in patients with pancreaticobiliary maljunction. *J Hepatobiliary Pancreat Surg* 2000;7:198.
67. Roa I, de Aretxabala X, Araya JC et al. Preneoplastic lesions in gallbladder cancer. *J Surg Oncol* 2006;93:615.
68. Tanno S, Obara T, Fujii T et al. Epithelial hyperplasia of the gallbladder in children with anomalous pancreaticobiliary ductal union. *Hepatogastroenterology* 1999;46:3068.
69. Meirelles-Costa AL, Bresciani CJ, Perez RO et al. Are histological alterations observed in the gallbladder precancerous lesions? *Clinics* (Sao Paulo) 2010 Feb.;65(2):143-50.
70. Biswas PK. Carcinoma gallbladder. *Mymensingh Med J.* 2010 July;19(3):477-81.
71. Dawes LG. Gallbladder cancer. *Cancer Treat Res* 2001;109:145-55.
72. Bartlett DL. Gallbladder cancer. *Semin Surg Oncol* 2000 Sept.-Oct.;19(2):145-55.
73. Townsend CM, Beauchamp RD, Evers BM et al. Sabiston, textbook of surgery: the biological basis of modern surgical practice. 18th ed. New York: McGraw-Hill, 2009.
74. Henson DE, Albores-Saavedra J, Corle D. Carcinoma of the gallbladder. Histologic types, stage of disease, grade, and survival rates. *Cancer* 1992;70:1493.
75. Shah KG, Molmenti EP, Idrovo JP et al. Primary gallbladder lymphoma. *Am Surg* 2011 Mar.;77(3):360-61.
76. Lee JM, Hwang S, Lee SG et al. Neuroendocrine tumors of the gallbladder: twelve cases in a single institution. *Hepatogastroenterology* 2010 Sept.-Oct.;57(102-103):1064-68.
77. Kim WS, Jang KT, Choi DW et al. Clinicopathologic analysis of adenosquamous/squamous cell carcinoma of the gallbladder. *J Surg Oncol* 2011 Mar. 1;103(3):239-42.
78. Mehrotra B, Tanabe KK, Willett CG et al. Gallbladder cancer: epidemiology, risck factors, clinical features and diagnosis. 2011 Jan.; version 19.1.
79. Wibbenmeyer LA, Sharafuddin MJ, Welverson MK et al. Sonographic diagnosis of unsuspected gallbladder cancer: imaging findings in comparison with benign gallbladder conditions. *AJR Am J Roentgenol* 1995;165:1169.

80. Pandey M, Sood BP, Shukla RC et al. Carcinoma of the gallbladder: role of sonography in diagnosis and staging. *J Clin Ultrasound* 2000;28:227.
81. Vialle R, Velasco S, Milin S et al. Imaging in the diagnosis and the staging of gallbladder tumors. *Gastroenterol Clin Biol* 2008 Nov.;32(11):931-41.
82. Lee TY, Ko SF, Huang CC et al. Intraluminal versus infiltrating gallbladder carcinoma: clinical presentation, ultrasound and computed tomography. *World J Gastroenterol* 2009 Dec. 7;15(45):5662-68.
83. Kumar A, Aggarwal S. Carcinoma of the gallbladder: CT findings in 50 cases. *Abdom Imaging* 1994;19:304.
84. Ohtani T, Shirai Y, Tsukada K et al. Spread of gallbladder carcinoma: CT evaluation with pathologic correlation. *Abdom Imaging* 1996;21:195.
85. Magnano San Lio V, Milone P, Coppola G et al. CT in the staging of neoplasms of the gallbladder. *Radiol Med* 1990 Oct.;80(4):451-54.
86. Kim BS, Ha HK, Lee IJ et al. Accuracy of CT in local staging of gallbladder carcinoma. *Acta Radiol* 2002 Jan.;43(1):71-76.
87. Yoshimitsu K, Honda H, Kaneko K et al. Dynamic MRI of the gallbladder lesions: differentiation of benign from malignant. *J Magn Reson Imaging* 1997;7:696.
88. Schwartz LH, Black J, Fong Y et al. Gallbladder carcinoma: findings at MR imaging with MR cholangiopancreatography. *J Comput Assist Tomogr* 2002;26:405.
89. Irie H, Kamochi N, Nojiri J et al. High b-value diffusion-weighted MRI in differentiation between benign and malignant polypoid gallbladder lesions. *Acta Radiol* 2011 Apr. 1;52(3):236-40.
90. Butte JM, Redondo F, Waugh E et al. The role of PET-CT in patients with incidental gallbladder cancer. *HPB* (Oxford) 2009 Nov.;11(7):585-91.
91. Shukla PJ, Barreto SG, Arya S et al. Does PET-CT scan have a role prior to radical re-resection for incidental gallbladder cancer? *HPB* (Oxford) 2008;10(6):439-45.
92. Corvera CU, Blumgart LH, Akhurst T et al. 18F-fluorodeoxyglucose positron emission tomography influences management decisions in patients with biliary cancer. *J Am Coll Surg* 2008 Jan.;206(1):57-65.
93. Sadamoto Y, Kubo H, Harada N et al. Preoperative diagnosis and staging of gallbladder carcinoma by EUS. *Gastrointest Endosc* 2003 Oct.;58(4):536-41.
94. Varadarajulu S, Eloubeidi MA. Endoscopic ultrasound-guided fine-needle aspiration in the evaluation of gallbladder masses. *Endoscopy*. 2005 Aug.;37(8):751-4.
95. Sugiyama M, Atomi Y, Yamato T. Endoscopic ultrasonography for differential diagnosis of polypoid gall bladder lesions: analysis in surgical and follow up series. *Gut* 2000;46:250.
96. Azuma T, Yoshikawa T, Araida T et al. Differential diagnosis of polypoid lesions of the gallbladder by endoscopic ultrasonography. *Am J Surg* 2001;181:65.
97. Fujita N, Noda Y, Kobayashi G et al. Diagnosis of the depth of invasion of gallbladder carcinoma by EUS. *Gastrointest Endosc* 1999;50:659.
98. Strom BL, Maislin G, West SL et al. Serum CEA and CA 19-9: potential future diagnostic or screening tests for gallbladder cancer? *Int J Cancer* 1990;45:821.
99. Ritts Jr RE, Nagorney DM, Jacobsen DJ et al. Comparison of preoperative serum CA19-9 levels with results of diagnostic imaging modalities in patients undergoing laparotomy for suspected pancreatic or gallbladder disease. *Pancreas* 1994;9:707.
100. Rana S, Dutta U, Kochhar R et al. Evaluation of CA 242 as a tumor marker in gallbladder cancer. *J Gastrointest Cancer* 2012 Jun.;43(2):267-71.
101. Chaube A, Tewari M, Singh U et al. CA 125: a potential tumor marker for gallbladder cancer. *J Surg Oncol* 2006 June 15;93(8):665-69.
102. Shukla VK, Gurubachan, Sharma D et al. Diagnostic value of serum CA242, CA 19-9, CA 15-3 and CA 125 in patients with carcinoma of the gallbladder. *Trop Gastroenterol* 2006 Oct.-Dec.;27(4):160-65.
103. National Comprehensive Cancer Network (NCCN). Acesso em: 14 Abr. 2011. Guidelines disponível em: <www.nccn.org>
104. Edge SB, Byrd DR, Compton CC et al. (Eds.). AJCC (American Joint Committee on Cancer). *Cancer staging manual*. 7th ed. New York: Springer, 2010. p. 211.
105. Harada K, Ochiai T, Inoue K et al. Optimal surgical treatment for patients with pT2 gallbladder cancer. *Hepatogastroenterology* 2011 Jan.-Feb.;58(105):14-19.
106. Shukla PJ, Barreto SG. Systematic review: should routine resection of the extra-hepatic bile duct be performed in gallbladder cancer? *Saudi J Gastroenterol* 2010 July-Sept.;16(3):161-67.
107. Mastoraki A, Papanikolaou IS, Konstandiadou I et al. Facing the challenge of treating gallbladder carcinoma. Review of the literature. *Hepatogastroenterology* 2010 Mar.-Apr.;57(98):215-19.
108. Shrikhande SV, Barreto SG. Surgery for gallbladder cancer: The need to generate greater evidence. *World J Gastrointest Surg* 2009 Nov. 30;1(1):26-29.
109. Abramson MA, Pandharipande P, Ruan D et al. Radical resection for T1b gallbladder cancer: a decision analysis. *HPB* (Oxford) 2009 Dec.;11(8):656-63.
110. Gumbs AA, Hoffman JP. Laparoscopic completion radical cholecystectomy for T2 gallbladder cancer. *Surg Endosc* 2010 Dec.;24(12):3221-23.
111. Liang JW, Dong SX, Zhou ZX et al. Surgical management for carcinoma of the gallbladder: a single-institution experience in 25 years. *Chin Med J* (Engl) 2008 Oct. 5;121(19):1900-5.
112. Miyazaki K, Tsutsumi N, Kitahara K et al. Hepatopancreatoduodenectomy for squamous and adenosquamous carcinoma of the gallbladder. *Hepatogastroenterology* 1995 Feb.;42(1):47-50.
113. Rückert JC, Rückert RI, Gellert K et al. Surgery for carcinoma of the gallbladder. *Hepatogastroenterology* 1996;43:527.
114. Cubertafond P, Mathonnet M, Gainant A et al. Radical surgery for gallbladder cancer. Results of the French Surgical Association Survey. *Hepatogastroenterology* 1999;46:1567.
115. Chan SY, Poon RT, Lo CM et al. Management of carcinoma of the gallbladder: a single-institution experience in 16 years. *J Surg Oncol* 2008 Feb. 1;97(2):156-64.
116. Shimizu H, Kimura F, Yoshidome H et al. Aggressive surgical approach for stage IV gallbladder carcinoma based on Japanese Society of Biliary Surgery classification. *J Hepatobiliary Pancreat Surg* 2007;14(4):358-65.
117. Sikora SS, Singh RK. Surgical strategies in patients with gallbladder cancer: nihilism to optimism. *J Surg Oncol* 2006 June 15;93(8):670-81.
118. Muratore A, Polastri R, Capussotti L. Radical surgery for gallbladder cancer: current options. *Eur J Surg Oncol* 2000 Aug.;26(5):438-43.
119. Shirai Y, Wakai T, Hatakeyama K. Radical lymph node dissection for gallbladder cancer: indications and limitations. *Surg Oncol Clin N Am* 2007 Jan.;16(1):221-32.
120. Orth K, Beger HG. Gallbladder carcinoma and surgical treatment. *Langenbecks Arch Surg* 2000 Dec.;385(8):501-8.
121. Maluenda F, Díaz JC, Aretxabala X et al. Strategies for the surgical treatment of gallbladder câncer. *Rev Med Chil* 2005 June;133(6):723-28.
122. D'Angelica M, Dalal KM, DeMatteo RP et al. Analysis of the extent of resection for adenocarcinoma of the gallbladder. *Ann Surg Oncol* 2009;16:806.
123. Gumbs AA, Hoffman JP. Laparoscopic completion radical cholecystectomy for T2 gallbladder cancer. *Surg Endosc* 2010 Dec.;24(12):3221-23.
124. Whalen GF, Bird I, Tanski W et al. Laparoscopic cholecystectomy does not demonstrably decrease survival of patients with serendipitously treated gallbladder cancer. *J Am Coll Surg* 2001;192:189.
125. Lundberg O, Kristoffersson A. Port site metastases from gallbladder cancer after laparoscopic cholecystectomy. Results of a Swedish survey and review of published reports. *Eur J Surg* 1999;165:215.
126. Sun CD, Zhang BY, Wu LQ et al. Laparoscopic cholecystectomy for treatment of unexpected early-stage gallbladder cancer. *J Surg Oncol* 2005;91:253.
127. Wakai T, Shirai Y, Yokoyama N et al. Early gallbladder carcinoma does not warrant radical resection. *Br J Surg* 2001;88:675.
128. Jin K, Lan H, Zhu T et al. Gallbladder carcinoma incidentally encountered during laparoscopic cholecystectomy: how to deal with it. *Clin Transl Oncol* 2011 Jan.;13(1):25-33.
129. Kwon AH, Imamura A, Kitade H et al. Unsuspected gallbladder cancer diagnosed during or after laparoscopic cholecystectomy. *J Surg Oncol* 2008 Mar. 1;97(3):241-45.
130. Misra MC, Guleria S. Management of cancer gallbladder found as a surprise on a resected gallbladder specimen. *J Surg Oncol* 2006 June 15;93(8):690-98.
131. Abramson MA, Pandharipande P, Ruan D et al. Radical resection for T1b gallbladder cancer: a decision analysis. *HPB* (Oxford) 2009;11:656.
132. Yokomizo H, Yamane T, Hirata T et al. Surgical treatment of pT2 gallbladder carcinoma: a reevaluation of the therapeutic effect of hepatectomy and extrahepatic bile duct resection based on the long-term outcome. *Ann Surg Oncol* 2007;14:1366.
133. Toyonaga T, Chijiiwa K, Nakano K et al. Completion radical surgery after cholecystectomy for accidentally undiagnosed gallbladder carcinoma. *World J Surg* 2003;27:266.
134. Goetze TO, Paolucci V. Benefits of reoperation of T2 and more advanced incidental gallbladder carcinoma: analysis of the German registry. *Ann Surg* 2008;247:104.
135. Bloechle C, Izbicki JR, Passlick B et al. Is radical surgery in locally advanced gallbladder carcinoma justified? *Am J Gastroenterol* 1995;90:2195.

136. Shirai Y, Yoshida K, Tsukada K et al. Inapparent carcinoma of the gallbladder. An appraisal of a radical second operation after simple cholecystectomy. *Ann Surg* 1992;215:326.
137. Chijiiwa K, Nakano K, Ueda J et al. Surgical treatment of patients with T2 gallbladder carcinoma invading the subserosal layer. *J Am Coll Surg* 2001 May;192(5):600-7.
138. Shibata K, Uchida H, Iwaki K et al. Lymphatic invasion: an important prognostic factor for stages T1b-T3 gallbladder cancer and an indication for additional radical resection of incidental gallbladder cancer. *World J Surg* 2009 May;33(5):1035-41.
139. Isambert M, Leux C, Métairie S et al. Incidentally-discovered gallbladder cancer: When, why and which reoperation? *J Visc Surg* 2011 Apr.;148(2):e77-84.
140. Abramson MA, Pandharipande P, Ruan D et al. Radical resection for T1b gallbladder cancer: a decision analysis. *HPB* (Oxford) 2009;11:656.
141. Kapoor VK, Pradeep R, Haribhakti SP et al. Intrahepatic segment III cholangiojejunostomy in advanced carcinoma of the gallbladder. *Br J Surg* 1996;83:1709.
142. Saluja SS, Gulati M, Garg PK et al. Endoscopic or percutaneous biliary drainage for gallbladder cancer: a randomized trial and quality of life assessment. *Clin Gastroenterol Hepatol* 2008;6:944.
143. Piñol V, Castells A, Bordas JM et al. Percutaneous self-expanding metal stents versus endoscopic polyethylene endoprostheses for treating malignant biliary obstruction: randomized clinical trial. *Radiology* 2002;225:27.
144. Speer AG, Cotton PB, Russell RC et al. Randomised trial of endoscopic versus percutaneous stent insertion in malignant obstructive jaundice. *Lancet* 1987;2:57.
145. Jarnagin WR, Ruo L, Little SA et al. Patterns of initial disease recurrence after resection of gallbladder carcinoma and hilar cholangiocarcinoma: implications for adjuvant therapeutic strategies. *Cancer* 2003;98:1689.
146. Abahssain H, Afchain P, Melas N et al. Chemotherapy in gallbladder carcinoma. *Presse Med* 2010 Dec.;39(12):1238-45.
147. de Aretxabala X, Roa I, Berrios M et al. Chemoradiotherapy in gallbladder cancer. *J Surg Oncol* 2006 June 15;93(8):699-704.
148. Buzaid AC, Hoff PM. *Manual de oncologia clínica do Brasil*. São Paulo: Dentrix, 2010.
149. Takada T, Amano H, Yasuda H et al. Is postoperative adjuvant chemotherapy useful for gallbladder carcinoma? A phase III multicenter prospective randomized controlled trial in patients with resected pancreaticobiliary carcinoma. *Cancer* 2002;95:1685.
150. Park HS, Lim JY, Yoon DS et al. Outcome of adjuvant therapy for gallbladder cancer. *Oncology* 2010;79(3-4):168-73.
151. Abahssain H, Afchain P, Melas N et al. Chemotherapy in gallbladder carcinoma. *Presse Med* 2010 Dec.;39(12):1238-45.
152. Duffy A, Capanu M, Abou-Alfa GK et al. Gallbladder cancer (GBC): 10-year experience at Memorial Sloan-Kettering Cancer Centre (MSKCC). *J Surg Oncol* 2008 Dec. 1;98(7):485-89.
153. André T, Tournigand C, Rosmorduc O et al. Gemcitabine combined with oxaliplatin (GEMOX) in advanced biliary tract adenocarcinoma: a GERCOR study. *Ann Oncol* 2004;15:1339.
154. Gold DG, Miller RC, Haddock MG et al. Adjuvant therapy for gallbladder carcinoma: the Mayo Clinic Experience. *Int J Radiat Oncol Biol Phys* 2009;75:150.
155. Mehrotra B, Goldberg RM, Savarese DMF. Treatment of advanced, unresectable gallbladder cancer. 2011 Jan.; version 19.1.
156. Sun XN, Wang Q, Gu BX et al. Adjuvant radiotherapy for gallbladder cancer: a dosimetric comparison of conformal radiotherapy and intensity-modulated radiotherapy. *World J Gastroenterol* 2011 Jan. 21;17(3):397-402.
157. Cho SY, Kim SH, Park SJ et al. Adjuvant chemoradiation therapy in gallbladder cancer. *J Surg Oncol* 2010 July 1;102(1):87-93.
158. Mojica P, Smith D, Ellenhorn J. Adjuvant radiation therapy is associated with improved survival for gallbladder carcinoma with regional metastatic disease. *J Surg Oncol* 2007;96:8.
159. Kresl JJ, Schild SE, Henning GT et al. Adjuvant external beam radiation therapy with concurrent chemotherapy in the management of gallbladder carcinoma. *Int J Radiat Oncol Biol Phys* 2002;52:167.
160. Czito BG, Hurwitz HI, Clough RW et al. Adjuvant external-beam radiotherapy with concurrent chemotherapy after resection of primary gallbladder carcinoma: a 23-year experience. *Int J Radiat Oncol Biol Phys* 2005;62:1030.
161. Kresl JJ, Schild SE, Henning GT et al. Adjuvant external beam radiation therapy with concurrent chemotherapy in the management of gallbladder carcinoma. *Int J Radiat Oncol Biol Phys* 2002 Jan. 1;52(1):167-75.
162. Patt YZ, Hassan MM, Aguayo A et al. Oral capecitabine for the treatment of hepatocellular carcinoma, cholangiocarcinoma, and gallbladder carcinoma. *Cancer* 2004;101:578.
163. Gallardo J, Rubio B, Villanueva L et al. Gallbladder cancer, a different disease that needs individual trials. *J Clin Oncol* 2005;23:7753.
164. Sasson AR, Hoffman JP, Ross E et al. Trimodality therapy for advanced gallbladder cancer. *Am Surg* 2001;67:277.
165. Uno T, Itami J, Aruga M et al. Primary carcinoma of the gallbladder: role of external beam radiation therapy in patients with locally advanced tumor. *Strahlenther Onkol* 1996;172:496.
166. Sharma A, Dwary AD, Mohanti BK et al. Best supportive care compared with chemotherapy for unresectable gall bladder cancer: a randomized controlled study. *J Clin Oncol* 2010;28:4581.
167. Mehrota B, Tanabe KK, Savarese DMF. Gallbladder câncer: treatment of localized, potentially resectable diasease. 2011 Jan.; version 19.1.

CAPÍTULO 90

Colangiocarcinoma

Valter Alvarenga ▪ Mauro Monteiro Correia
Carlos Eduardo Rodrigues Santos ▪ José Paulo de Jesus

INTRODUÇÃO

O colangiocarcinoma (CC), ou carcinoma de vias biliares, é um tumor maligno derivado do epitélio biliar e foi primeiramente descrito, em 1840, por Durand-Fardel. Em 1889, Musser descreveu 18 casos de câncer das vias biliares extra-hepáticas. Em 1936, Stewart *et al.* publicaram uma revisão de 306 casos de tumores primários das vias biliares extra-hepáticas descritos até então na literatura mundial. No entanto os tumores de vias biliares intra-hepáticas e peri-hilares foram descritos mais recentemente. Altemeier *et al.* descreveram três casos de adenocarcinomas primários dos ductos biliares intra-hepáticos em 1957 e, em 1965, Klatskin descreveu 13 casos de pacientes que apresentavam câncer na confluência dos ductos hepáticos.[1,2]

EPIDEMIOLOGIA

É um tumor raro, representa apenas 2% de todos os tipos de câncer e 5 a 30% dos carcinomas hepáticos.[3] O diagnóstico tem sido mais frequente nas últimas décadas, e o pico de incidência ocorre na sétima década de vida, com cerca de dois terços dos pacientes com idade entre 50 e 70 anos. Entretanto, os pacientes com colangite esclerosante primária (CEP) e aqueles com cistos de colédoco apresentam o CC, em média, duas décadas antes.[4,5]

Nos EUA são diagnosticados, aproximadamente, 3.000 novos casos ao ano, com incidência de 1 para cada 100.000 pessoas por ano.[4] No Japão ocorre em 5,5 para cada 100.000 pessoas, e em Israel em 7,3 para cada 100.000 pessoas e por ano. A incidência em uma série de necrópsias variou de 0,01 a 0,46%. Os asiáticos são pelo menos duas vezes mais afetados do que os brancos e negros.[5] É observado um discreto predomínio em homens, com relação de 1,3:1,0 e acredita-se que seja decorrente da maior predominância de CEP.[6]

APRESENTAÇÃO CLÍNICA

A icterícia é a sua apresentação clínica mais frequente (90%). Podem ocorrer também prurido (66%), dor abdominal (30 a 50%), perda de peso (30 a 50%) e febre (até 20%).

Quando o tumor está localizado acima da confluência dos ductos hepáticos ou quando apenas os ductos intra-hepáticos (menos de 10%) estão acometidos, geralmente ocorre menos icterícia, porém, são mais observados dor no hipocôndrio, aumento unilobular do fígado e perda de peso acentuada.

A colangite não é comumente vista na apresentação inicial da doença e parece estar mais associada à manipulação das vias biliares após procedimento endoscópico. A vesícula biliar pode ser palpável (sinal de Courvoisier) nas lesões distais ao ducto cístico, quando a obstrução é completa. A presença de ascite e de hepatoesplenomegalia (25 a 40%) significa invasão da veia porta e implica em um mau prognóstico.[7-11]

ETIOLOGIA E FATORES DE RISCO

Sua etiologia permanece desconhecida, mas alguns fatores estão associados a um aumento de risco. Nos EUA e na Europa, os mais importantes são a CEP e os cistos coledocianos.[12]

Há uma forte associação entre a CEP e RCU, sendo que 60 a 80% de todos os pacientes com CC apresentam ambas as doenças, e há reação cruzada de anticorpos contra ductos biliares em 60% deles. Achados de necropsias de pacientes com CEP mostraram a presença de CC não previamente diagnosticados em cerca de 40% dos casos. Nestes pacientes o tabagismo, a displasia biliar, os níveis séricos elevados do CA 19-9, a estenose dominante de alto grau e o espessamento do segmento periductal parecem ser fatores predisponentes.[13] Geralmente o tumor se desenvolve precocemente nestes pacientes (entre 30 e 50 anos), e também é muito difícil o diagnóstico decorrente da anormalidade difusa da árvore biliar.[14,15] Mais de um terço dos casos tem seu diagnóstico nos dois primeiros anos de desenvolvimento da CEP, e o risco parece estar relacionado com o tempo de duração da doença.[16]

A presença de cisto coledociano, de fibrose hepática congênita ou de doença de Caroli, uma doença congênita caracterizada por múltiplos cistos biliares e renais,[12] aumenta o risco de CC em 15 a 28%. Embora o mecanismo de carcinogênese seja desconhecido, alguns autores o relacionam com a estase biliar, com a inflamação crônica decorrente do refluxo do suco pancreático ou com anormalidades nas proteínas transportadoras de sais biliares, o que resulta na instabilização do conteúdo biliar ou na desconjugação de carcinógenos previamente metabolizados pelo fígado.[17-20]

A colelitíase é observada em mais de um terço dos pacientes com CC, o que não é muito diferente do que se espera encontrar em populações idosas. Entretanto, a hepatolitíase é considerada um fator de risco bem definido para o seu desenvolvimento e acomete cerca de 4 a 7% dos casos.[21] Esta associação é creditada à irritação crônica pelos cálculos intra-hepáticos, estase biliar e infecção bacteriana.[22] Além disso, a colangite proliferativa crônica, observada em pacientes com hepatolitíase, pode evoluir para hiperplasia epitelial atípica e possivelmente para o CC.[23] É extremamente rara no Ocidente, mas é endêmica em certas partes do Sudoeste da Ásia. Em Taiwan, 50 a 70 dos pacientes submetidos a tratamento por CC têm hepatolitíase associada,[24] enquanto no Japão a incidência é de 6 a 18%.[25]

Infestações trematódeas hepáticas também estão implicadas em sua patogênese, com grande associação das espécies *Ophisthorchis viverrini* e *Clonorchis sinensis*. Em Hong-Kong, a infestação pelo *Clonorchis sinensis* ocorre em 90% dos casos.[26]

Outras possíveis associações descritas são o tifo fecal, o uso de pílulas anticoncepcionais, o Thorotrast (dióxido de Tório, usado como radiocontraste), a metildopa, a isoniazida, bifenil policlorados e asbesto, além das dioxinas, conhecidas como "agente laranja". Também foi observado um aumento relativo da incidência de CC em pacientes trabalhadores de indústrias automobilística, de borracha, química, madeira e de acabamento.[14,26,27]

Os resultados dos estudos sobre tabagismo, etilismo e risco de CC são conflitantes.[28,29]

Pelo menos duas doenças genéticas estão associadas a um risco de CC: a síndrome de Lynch e papilomatose múltipla biliar (PMB), uma doença hereditária rara, caracterizada por pólipos adenomatosos múltiplos nas vias biliares e episódios repetidos de dor abdominal, icterícia e colangite aguda. A PMB deve ser considerada uma condição pré-maligna, já que grande parte dessas lesões (83%) pode sofrer transformação maligna.[30-32]

A associação entre a infecção por hepatite C viral (HCV) e o CC foi inicialmente sugerida em 1991. Desde então, vários relatos mostraram uma incidência maior de CC em pacientes com cirrose por vírus C, embora o risco seja muito menor que para o carcinoma hepatocelular (CHC).[28,33,34]

A associação entre a infecção por hepatite B viral (HBV) e o CC também foi sugerida, embora os dados são menos convincentes do que para HCV.[35]

Assim como para o CHC, a doença hepática crônica de etiologia não viral também parece estar associada ao CC intra-hepático.[28,33,34] Fatores de risco foram significativamente mais prevalentes entre os pacientes com CC intra-hepático, incluindo cirrose inespecífica (OR ajustada 27,2) e doença hepática alcoólica (OR ajustado 7,4). Pessoas com cirrose por qualquer causa podem ter até 10 vezes mais CC intra-hepático do que na população em geral.[34,36]

A associação com o diabetes melito foi sugerida em diversos estudos. O risco foi aumentado em, aproximadamente, duas vezes. A obesidade foi ligada ao CC extra-hepático.[28] Mas se o diabetes em si ou outras condições associadas (p. ex.: obesidade, hiperlipidemia) são fatores de risco para CC ainda não está claro.[36]

A infecção pelo HIV foi um fator de risco independente para CC intra-hepático. A obesidade foi ligada ao CC extra-hepático.[36] No entanto, a associação é incerta, dado o número relativamente pequeno de casos que foram identificados e a possibilidade de alguns dos pacientes infectados pelo HIV também tivessem outros fatores de risco não diagnosticados (como a infecção pelo HCV).

PATOLOGIA

Ao exame histopatológico mais de 95% dos carcinomas de vias biliares são adenocarcinomas. Os outros 5% incluem carcinomas escamosos, leiomiossarcomas, tumores mucoepidermoides, tumores carcinoides, cistoadenocarcinomas, rabdomiossarcomas e carcinomas de células granulares.[37]

Os adenocarcinomas ainda podem ser subclassificados de três maneiras distintas: nodular, papilar e difuso (esclerosante). Este último, mais comum, está frequentemente associado à retocolite ulcerativa (RCU) e à CEP, tem crescimento parietal e é o que produz maior reação desmoblástica. Deve ser ressecado, não só por sua característica de crescimento local, com baixa ressecabilidade e taxa de cura, mas porque o envolvimento macroscópico não significa, necessariamente, neoplasia e sim reação fibrosa peritumoral.[38,39]

O tipo nodular se apresenta como lesão anular estenosante e é um tumor altamente invasivo. A maioria dos pacientes apresenta doença avançada ao diagnóstico. As taxas de ressecabilidade e cura são bastante baixas. O tipo papilar é a forma mais rara de CC. Geralmente se apresentam como massas tumorais no lume do ducto biliar comum e causam obstrução precoce no desenvolvimento da doença. Por esta razão apresentam as maiores taxas de ressecabilidade e cura.[40,41]

As localizações mais comuns dos tumores de vias biliares são: colédoco (33-40%), ducto hepático comum (30-32%), confluência dos ductos biliares hepáticos e ducto cístico. Os tumores difusos ou aqueles que não puderam ser classificados anatomicamente correspondem a 5-7% do total.[42,43]

Outra forma de classificação é dividir em tumores de vias biliares superiores (55%), médias (15%) e inferiores (20%). O terço superior inclui os carcinomas entre a superfície inferior do fígado e o ducto cístico. O terço médio inclui as lesões entre o ducto cístico e a margem superior do pâncreas. O terço inferior envolve as lesões localizadas entre a margem superior do pâncreas e a papila.

Necropsias feitas em pacientes com diagnóstico de CC indicaram a presença de metástases em 75 a 80% dos pacientes. Cerca de metade dos pacientes apresentava disseminação linfonodal, metástases hepáticas e peritoneais igualmente comuns. Lesões pulmonares foram encontradas em 10 a 15% dos casos, ósseas em 10% e renais e neurológicas em 2 a 3% dos casos.[14]

Parece haver uma diferença do acometimento linfonodal de acordo com a topografia do tumor primário. No grupo dos carcinomas de vias biliares de terço superior, as metástases linfonodais ao longo da artéria hepática predominam sobre as metástases retropancreáticas. No grupo de tumores de terço médio, as metástases linfonodais se distribuem de forma mais difusa e acometem nódulos próximos à artéria mesentérica superior ou da região para-aórtica. Já nos tumores de terço inferior as metástases linfonodais encontram-se predominantemente ao redor da cabeça do pâncreas.[44]

PATOGÊNESE MOLECULAR

Há dois precursores do CC: a neoplasia intraepitelial biliar (NIEB) e a neoplasia papilar intraductal (NPID) do ducto biliar. A NIEB é muito mais comum e é classificada de acordo com a extensão da atipia celular.[45] A NPID do ducto biliar é uma lesão macroscópica semelhante à sua homóloga pancreática.[46]

A conversão do epitélio biliar normal para epitélio biliar maligno através de uma dessas lesões precursoras provavelmente requer uma acumulação gradual de sucessivas anomalias genéticas. No entanto, o nível de compreensão da patogênese molecular do CC é significativamente menor do que a de outros tipos de câncer gastrointestinal.[47]

Uma variedade de defeitos moleculares envolvendo os oncogenes (K-ras, c-ErbB2, BRAF, receptor do fator de crescimento epidérmico [EGFR] PIK3CA, betacatenina [CTNNB1]) e os genes supressores de tumor (p53, SMAD4, CDKN2A) foram descritos em amostras de tumores invasivos do trato biliar. Cerca de um terço dos tumores superexpressam o gene p53 (o que implica a presença de mutações nesse gene supressor de tumor), enquanto a expressão anormal de K-ras é encontrada em 45 a 54% dos CC intra-hepáticos e 10 a 15% dos extra-hepáticos. Estas alterações genéticas parecem estar associadas a um fenótipo tumoral mais agressivo.[47,48]

A contribuição destas mudanças genéticas para a gênese do CC e sua relação com a inflamação crônica, a origem étnica e a exposição cancerígena permanecem incertas. Entretanto, alguns dados sugerem que o ponto de mutações promotor p16INK4a contribui para a iniciação e a progressão do CC em pacientes com CEP.[49]

Alguns autores têm proposto que os CC intra-hepáticos compartilham etapas comuns em sua carcinogênese com o CHC, como a perda de heterozigosidade de cromossomas 4q e 6q e a inativação de genes supressores de tumor no cromossoma 1p. Entretanto, a impressionante semelhança entre as lesões precursoras do sistema ductal pancreático e das vias biliares mostra uma possível patogênese molecular compartilhada.[50]

DIAGNÓSTICO

A tríade colestase, dor abdominal e perda de peso é sugestiva tanto de tumor hepatobiliar, quanto de pancreático. Entretanto, o diagnóstico diferencial também se faz com doenças benignas ou outras doenças neoplásicas, que podem ser a causa da síndrome em até um terço dos pacientes.[51]

A colestase é observada pelos achados do exame físico (icterícia) e pelos exames de rotina para avaliação do perfil hepático (fosfatase alcalina, gamaglutariltransferase, TGO, TGP e bilirrubinas).

Embora não sejam específicos para o colangiocarcinoma, a presença de marcadores séricos ou biliares pode apresentar valor diagnóstico.

Os níveis do antígeno carcinoembrionário (CEA) e do CA 19-9 estão geralmente elevados, embora sua utilidade diagnóstica seja limitada graças à sua ocorrência em doenças benignas e à baixa sensibilidade em pacientes com doença em estágio inicial.[21]

O CEA não é sensível, nem específico o suficiente ao diagnóstico de CC. Um estudo feito com pacientes com CEP, o nível sérico acima de 5,2 ng/mL apresentou sensibilidade de 68% e especificidade de 82% para CC. Os níveis biliares acima de 5 vezes dos valores de pacientes com estenose biliar benigna também foram sugestivos de malignidade.[52]

Os níveis séricos do CA 19-9 também apresentam especificidade limitada. Ele está frequentemente elevado em pacientes com várias doenças pancreatobiliares benignas e outras neoplasias, inclusive o câncer de pâncreas. O valor de 129 mg/dL apresenta 79% de sensibilidade e 99% de especificidade para o diagnóstico de CC em pacientes com CEP, mas seu valor preditivo positivo (probabilidade de um paciente com CEP e CA 19-9 maior que 129 apresentar um CC) é de apenas 57%. A presença de colangite e colestase pode influenciar os valores de referência e nestes pacientes a dosagem do CA 19-9 deve ser refeita após a sua recuperação. Utiliza-se o valor de 400 UI/mL, como referência para se suspeitar de CC em pacientes com CEP. Os níveis de CA 19-9 também podem ser úteis para avaliar a resposta ao tratamento e para se detectar recidiva da doença.[52]

A utilização de um índice sérico (CA 19-9 + [CEA × 40]) em uma série de casos identificou dez pacientes entre 15 com CC, inclusive 6 de 11 com doença não identificada radiograficamente. Não houve falso-positivos. Valores de CEA maiores que 5,2ng/dl e CA 19-9 maiores que 180UI/mL obtiveram sensibilidade e especificidade de 100 e 78% respectivamente.[53]

Além do CEA e do CA 19-9, muitos tumores também cursam com elevação de CA 50.[21]

Um estudo piloto concluiu que pacientes com níveis elevados do fator de crescimento biliar semelhante à insulina – as células do CC secretam um fator de crescimento semelhante à insulina –, apresentaram alta acurácia para discriminar o CC extra-hepático do câncer de pâncreas e de anormalidades biliares benignas.[54]

Os estudos radiográficos são essenciais para se estabelecer a causa da icterícia, identificar se as estenoses biliares são benignas ou malignas e planejar o tratamento dos pacientes com suspeita de colangiocarcinoma.

A colangiografia pode ser executada por via endoscópica retrógrada (CPER) ou por uma abordagem percutânea (CTPH). Colangiografia pré-operatória pode ser indicada tanto para diagnóstico ou terapêutica para pacientes com obstrução biliar. Muitos cirurgiões ainda confiam em imagens de CPER ou CTPH, ao invés da colangiorressonância para se determinar a ressecabilidade da doença. A CPER é preferida em pacientes em que o estreitamento da árvore biliar intra-hepática torna a abordagem percutânea difícil. Por outro lado, a CTPH geralmente é preferida para a avaliação do sistema biliar proximal, se houver obstrução completa da árvore biliar distal e ainda por representar um risco menor para a contaminação da árvore biliar.

A angiografia documenta com precisão a árvore vascular e aponta para possível trombose da veia porta ou da artéria hepática. No entanto, com o aperfeiçoamento das técnicas de TC e CRNM, raramente tem sido utilizada.

Atualmente, os métodos de imagem mais frequentemente usados são a ultrassonografia (USG), a tomografia computadorizada (TC) e a colangiorressonância magnética (CRM).

A USG é capaz de demonstrar a obstrução ductal em 89% dos casos e tem alta sensibilidade para localizar o local da obstrução (94%). As suspeitas são lesões nodulares, mas tumores peri-hilares e extra-hepáticos podem não ser detectados, especialmente se forem pequenos. Sinais indiretos (dilatação ductal nos segmentos hepáticos obstruídos) podem apontar para o diagnóstico. Uma lesão obstrutiva é sugerida pela dilatação ductal maior que 6 mm em adultos normais e na ausência de litíase. A USG com *doppler* tem papel importante na avaliação de envolvimento vascular (isto é, compressão, trombose da veia porta ou oclusão da artéria hepática).

A TC é útil para a detecção de tumores intra-hepáticos, do nível de obstrução biliar e da presença de atrofia hepática. A dilatação ductal em ambos os lobos hepáticos, com vesícula contraída ou não união dos ductos hepáticos direito e esquerdo, com ou sem espessamento de parede, sugere um tumor de Klatskin. Ao contrário, uma vesícula biliar distendida, sem dilatação ductal, sugere litíase ou tumor de ducto cístico. A vesícula biliar distendida com dilatação de ductos intra e extra-hepáticos é mais comum nos tumores que envolvem o ducto biliar comum, a ampola de Vater ou câncer de pâncreas. A dilatação de ductos dentro de um lobo hepático, associada a um lobo contralateral hipertrófico, é sugestiva de invasão da veia porta. A TC apresenta sensibilidade limitada para a doença extranodal, (ou seja, metástases para os linfonodos periaórticos, pericavais ou da artéria celíaca.[55,56]

A CRM é uma uma excelente ferramenta na avaliação pré-operatória do câncer do trato biliar. Ao contrário do colangiografia convencional, a CRM não necessita de material de contraste a ser administrado no sistema ductal. Além das imagens do parênquima hepático e das lesões hepáticas, pode criar-se uma imagem tridimensional da árvore biliar (permitindo a avaliação das vias biliares acima e abaixo de uma estenose) e das estruturas vasculares.

A CRM fornece informações sobre a extensão da doença e a ressecabilidade potencial, pelo menos comparável às obtidas com a TC, a colangiografia e a angiografia. É superior à colangiografia na definição da extensão anatômica do tumor e da causa da icterícia. No entanto, uma das desvantagens da CRM é que não é possível qualquer intervenção como extração de cálculos, inserção de *stents* ou biópsia. Além disso, em cerca de 20% dos casos, ocorre o subestadiamento da extensão da doença.[57,58]

Para lesões distais do ducto biliar, a ultrassonografia endoscópica (EUS) pode visualizar a extensão local do tumor primário, o *status* dos linfonodos regionais e ainda ser utilizada para realização de biópsias.[59]

A tomografia por emissão de pósitrons (PET Scan) permite a visualização de pequenas lesões, mas tem seu principal papel na identificação de metástases ocultas e na triagem de pacientes com CEP para a presença de CC.[60,61]

O diagnóstico histopatológico pode ser obtido por uma variedade de meios, mas é muitas vezes difícil de ser obtido. Além disso, não é essencial para o planejamento da cirurgia em pacientes com achados característicos de obstrução biliar maligna e pode não ser necessário para o planejamento de terapia paliativa, como a drenagem das vias biliares, nos casos irressecáveis. Entretanto, tem importância na avaliação de estenose de origem indeterminada (p. ex.: em pacientes com história de cirurgia das vias biliares, coledocolitíase ou CEP) e antes de quimioterapia ou radioterapia. Nesses casos, podemos utilizar a biópsia de aspiração percutânea por agulha fina, o escovado por catéteres trans-hepáticos e a citologia da bile obtida por punção percutânea ou endoscópica.[62]

A videolaparoscopia diagnóstica pode identificar a maioria dos pacientes com CC hilar e distal inoperável, reduzindo, assim, o numero de laparotomias desnecessárias. No entanto, ressecabilidade verdadeira muitas vezes pode ser determinada somente após uma exploração abdominal completa.[63]

ESTADIAMENTO

Os tumores de vias biliares foram tradicionalmente divididos em tumores de vesícula biliar, dos ductos extra-hepáticos e da ampola de Vater, enquanto os tumores intra-hepáticos foram classificados como tumores primários do fígado. Atualmente, o CC é utilizado para se referir aos tumores dos ductos biliares intra-hepáticos, peri-hilares ou extra-hepáticos (distais), excluindo-se os tumores da vesícula biliar ou da ampola de Vater. Os CC intra-hepáticos originam-se de pequenos ductos (denominados CC periféricos) ou de grandes ductos intra-hepáticos proximais à bifurcação dos ductos hepáticos direito e esquerdo. Os ductos biliares extra-hepáticos são divididos em peri-hilares (incluindo a confluência em si) ou distais, com a transição no ponto em que o ducto biliar comum está posterior ao duodeno.[64]

Os CC que acometem as vias biliares superiores foram estudados e classificados por Bismuth e Corlette, em 1975, e estão descritos na Figura 1.[65]

Atualmente o estadiamento tumoral é feito pelo TNM (Quadros 1 a 3). Assim como a classificação de Bismuth-Corlette, o TNM é com base, principalmente, na extensão ductal da doença. Desde a sua última revisão feita em 2010, os CC intra-hepáticos, hilares e distais tiveram sua classificação separada e ampliada. Os CC intra-hepáticos foram separados do CHC, e o hepatocolangiocarcinoma (um tumor misto raro) foi incluído no primeiro. Além disso, em resposta às críticas de que a classificação anterior não predizia ressecabilidade, nem sobrevida, foi feito um sistema de estadiamento em separado para os tumores ductais peri-hilares e distais, no qual se diferem em suas definições de estadiamentos tumoral (T) e grupal. Estas mudanças na classificação melhoraram a estratificação prognóstica do TNM. Entretanto, têm implicações na interpretação e na comparação com os resultados de estudos e séries retrospectivas que usaram a classificação de 2002.[65-68]

TRATAMENTO

A conduta terapêutica envolve tanto condições relacionadas com o paciente quanto com o tumor. A ressecção cirúrgica curativa ainda é o melhor tratamento. Cerca de 75% dos pacientes são considerados operáveis ao estadiamento pré-operatório inicial, e a possibilidade de ressecção varia de 10 a 85%. Em uma série, as taxas de ressecabilidade para as lesões

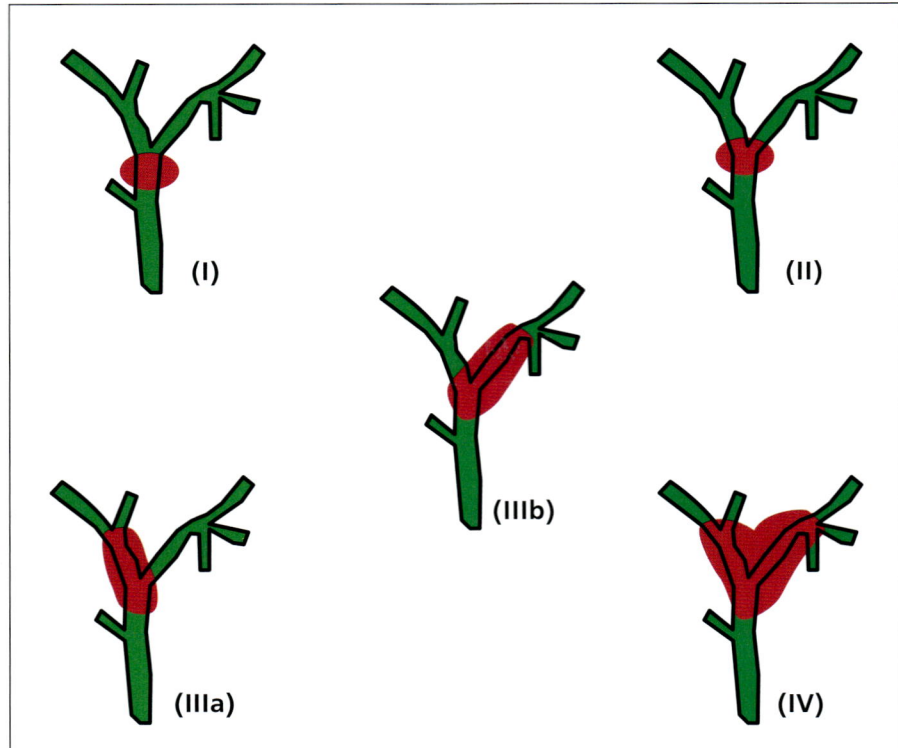

◄ **FIGURA 1.** Classificação de Bismuth e Corlette para o tumor de Klatskin. **Tipo I:** tumor abaixo da confluência com livre fluxo entre os canais esquerdo e direito. **Tipo II:** tumor obstrui a confluência e não há acometimento superior dos ramos principais. **Tipo IIIa:** tumor obstrui a confluência e o ramo principal direito. **Tipo IIIb:** tumor obstrui a confluência e o ramo principal esquerdo. **Tipo IV:** acometimento de ambos os ramos principais e os secundários, ou tumores multicêntricos.

distais, intra-hepáticas e peri-hilares foram de 91, 60 e 56%, respectivamente. A menos que a avaliação pré-operatória revele condições clínicas gerais incapacitantes ou disseminação da neoplasia que contraindiquem a cirurgia, a exploração cirúrgica deve ser indicada, tanto para realização do diagnóstico histopatológico (se não houver outro método), quanto pela possibilidade da execução de um procedimento paliativo nos casos em que a cirurgia curativa não for factível.[14,39,69]

Quadro 1. Estadiamento TNM para o colangiocarcinoma intra-hepático

	TUMOR PRIMÁRIO (T)		
Tx	Tumor primário não pode ser avaliado		
T0	Sem evidência de tumor primário		
Tis	Carcinoma *in situ* (tumor intraductal)		
T1	Tumor único, sem invasão vascular		
T2a	Tumor único, com invasão vascular		
T2b	Tumores múltiplos, com ou sem invasão vascular		
T3	Tumor perfurante para o peritônio visceral ou envolvendo estruturas extra-hepáticas por invasão direta		
T4	Tumor com invasão periductal		
	LINFONODOS REGIONAIS (N)		
Nx	Linfonodos regionais não podem ser avaliados		
N0	Linfonodos regionais sem metástases		
N1	Metástases para linfonodos regionais		
	METÁSTASES A DISTÂNCIA		
Mx	Metástase a distância não pode ser avaliada		
M0	Sem metástases a distância		
M1	Metástases a distância		
	ESTADIAMENTO ANATÔMICO/GRUPOS PROGNÓSTICOS		
Estágio 0	Tis	N0	M0
Estágio I	T1	N0	M0
Estágio II	T2	N0	M0
Estágio III	T3	N0	M0
Estágio IVA	T4	N0	M0
	T1-4	N1	M0
Estágio IVB	T1-4	N0-1	M1

Quadro 2. Estadiamento TNM para o colangiocarcinoma peri-hilar

	TUMOR PRIMÁRIO (T)		
Tx	Tumor primário não pode ser avaliado		
T0	Sem evidência de tumor primário		
Tis	Carcinoma *in situ* (tumor intraductal)		
T1	Tumor confinado ao ducto biliar, com extensão à camada muscular ou ao tecido fibroso		
T2a	Tumor invade além da parede do ducto biliar até o tecido adiposo subjacente		
T2b	Tumor invade o parênquima hepático subjacente		
T3	Tumor invade um ramo unilateral da veia porta ou da artéria hepática		
T4	Tumor invade a veia porta principal ou seus ramos bilateralmente ou a artéria hepatica comum ou ductos biliares de segunda ordem bilateralmente ou ramos biliares de segunda ordem unilateralmente com envolvimento da veia porta ou da artéria hepática		
	LINFONODOS REGIONAIS (N)		
Nx	Linfonodos regionais não podem ser avaliados		
N0	Linfonodos regionais sem metástases		
N1	Metástases para linfonodos regionais (inclusive linfonodos dos ductos cístico, biliar comum, da artéria hepática e da veia porta)		
N2	Metástases para linfonodos periaórticos, pericavais, da artéria mesentérica superior e do tronco celíaco		
	METÁSTASES A DISTÂNCIA		
Mx	Metástase a distância não pode ser avaliada		
M0	Sem metástases a distância		
M1	Metástases a distância		
	ESTADIAMENTO ANATÔMICO/GRUPOS PROGNÓSTICOS		
Estágio 0	Tis	N0	M0
Estágio I	T1	N0	M0
Estágio II	T2a-b	N0	M0
Estágio IIIA	T3	N0	M0
Estágio IIIB	T1-3	N1	M0
Estágio IVA	T4	N0-1	M0
Estágio IVB	T1-4	N2	M0
	T1-4	N0-2	M1

Quadro 3. Estadiamento TNM para o colangiocarcinoma cistal

TUMOR PRIMÁRIO (T)	
Tx	Tumor primário não pode ser avaliado
T0	Sem evidência de tumor primário
0Tis	Carcinoma *in situ* (tumor intraductal)
T1	Tumor confinado ao ducto biliar
T2	Tumor invade além da parede do ducto biliar
T3	Tumor invade a vesícula biliar, o pâncreas, o duodeno ou outros órgãos adjacentes sem envolvimento do tronco celíaco ou da artéria mesentérica superior
T4	Tumor envolve o tronco celíaco ou a artéria mesentérica superior
LINFONODOS REGIONAIS (N)	
Nx	Linfonodos regionais não podem ser avaliados
N0	Linfonodos regionais sem metástases
N1	Metástases para linfonodos regionais
METÁSTASES A DISTÂNCIA	
Mx	Metástase a distância não pode ser avaliada
M0	Sem metástases a distância
M1	Metástases a distância

ESTADIAMENTO ANATÔMICO/GRUPOS PROGNÓSTICOS			
Estádio 0	Tis	N0	M0
Estádio IA	T1	N0	M0
Estádio IB	T2	N0	M0
Estádio IIA	T3	N0	M0
Estádio IIB	T1-3	N1	M0
Estádio III	T4	N0-1	M0
Estádio IV	T1-4	N0-1	M1

Critérios de ressecabilidade

A avaliação pré-operatória deve ser direcionada para a avaliação de quatro fatores principais que podem limitar a ressecção cirúrgica: lesão metastática, invasão vascular, extensão anatômica e atrofia hepática.

Os critérios aceitos para a não ressecção incluem:[1]

- Extensão biliar do tumor no interior do parênquima hepático.
- Extensão ductal intra-hepática bilateral para canalículos biliares secundários ou bilaterais.
- Extensão ductal segmentar unilateral com envolvimento contralateral vascular.
- Atrofia lobar com envolvimento contralateral da veia porta ou da artéria hepática.
- Atrofia lobar com envolvimento contralateral dos canalículos biliares secundários.

- Envolvimento de linfonodos externamente ao pedículo hepático.
- Metástases a distância.
- Envolvimento ou oclusão da veia porta proximal à sua bifurcação (deve ser avaliada a possibilidade de ressecção vascular).

Tratamento cirúrgico

A ressecção completa do tumor com margens negativas (considera-se um mínimo de 5 mm – avaliadas por congelação), associada ao restabelecimento do fluxo biliar e à preservação funcional do fígado remanescente, é o objetivo a ser alcançado. Pode-se praticar a ressecção local acompanhada ou não da ressecção hepática (Fig. 2).[70]

O CC intra-hepático é tratado como o carcinoma hepatocelular, com a ressecção hepática e a excisão do ducto hepático envolvido. Existem poucos dados na literatura que demonstram o benefício da linfadenectomia nestes casos, entretanto, está claro que o envolvimento linfonodal é um importante fator prognóstico. O benefício de se realizar a linfadenectomia portal de rotina deve ser confrontado com o risco da desvascularização do ducto hepático comum. Para tumores periféricos não se indica a linfadenectomia de rotina. Para tumores centrais, em que a ressecção biliar extra-hepática é necessária para ampliação da margem lateral, é recomendada a linfadenectomia em bloco.[71]

O controle cirúrgico do CC extra-hepático depende da localização anatômica e da extensão local do tumor.[72]

Lesões ressecáveis no terço inferior do canal biliar são mais bem tratadas por duodenopancreatectomia (cirurgia de Whipple).

Lesões no terço médio do canal biliar são tratadas com excisão local e linfadenectomia regional, desde que não haja invasão vascular local.

Nos tumores tipo Bismuth I e II indica-se a ressecção local dos ductos hepáticos direito e esquerdo, do ducto hepático comum, do colédoco e da vesícula, linfadenectomia regional e hepaticojejunostomia em Y de Roux. A ressecção local é realizada com índices de mortalidade em torno de 5%. Nos casos em que é associada à hepatectomia, há aumento da morbimortalidade, embora a sobrevida permaneça inalterada. O racional é que a ressecção hepática seja indicada para os pacientes de bom prognóstico.[68,73,74]

Em séries selecionadas, as taxas de sobrevida de 5 anos estão entre 20 e 50%. Em parte, este sucesso tem sido atribuído à hepatectomia associada. Nestes casos a margem negativa nas ressecções é maior que 75%. No entanto, essa melhora tem sido acompanhada por maiores taxas de mortalidade cirúrgica (7 a 10%, *versus* 2 a 4%) na maioria das séries.[75-78]

Nos casos em que o CC se estende para os ductos hepáticos direito (Bismuth IIIa) ou esquerdo (Bismuth IIIb) indica-se de rotina a hepatectomia associada. Nestes tumores, a ressecção do parênquima, além de permitir melhor acesso para a anastomose coledocojejunal, facilita a radicalidade da linfadenectomia. Para os tumores tipo IIIa, deve ser realizada a hepatectomia direita estendida (segmentos IV a VIII e mais segmento I). O trajeto extra-hepático relativamente longo do canal hepático esquerdo pode ser utilizado para a reconstrução. A hepatecto-

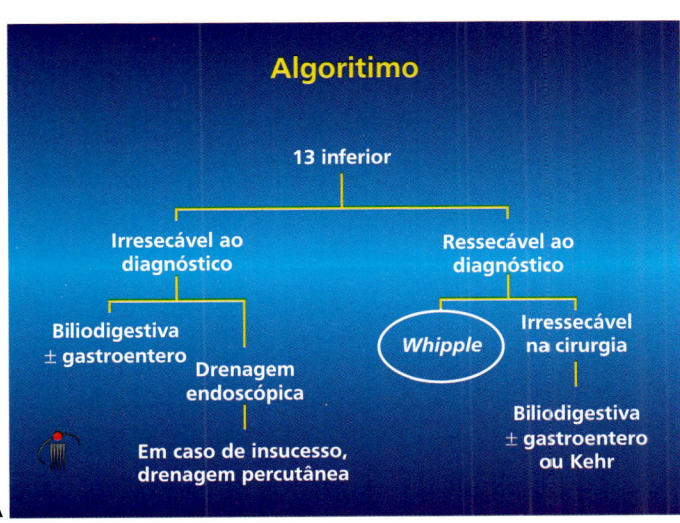

▲ **FIGURA 2. (A e B)** Algoritmos de tratamento do colangiocarcinoma.

mia esquerda (segmentos II a IV e mais segmento I) deve ser realizada para os tumores do tipo IIIb.[39,69]

Nos casos de ressecção hepática em pacientes portadores de icterícia, a isquemia (exclusão vascular) é contraindicada porque o fígado, nestas condições, tolera mal o clampeamento vascular.

Controvérsias

Em razão da alta morbimortalidade, a hepatectomia tem sido motivo de discussão. A ressecção do segmento I em bloco com o canal biliar tem revelado bons resultados e baseia-se na evidência da invasão deste segmento pelos tumores situados na confluência dos ductos hepáticos direito e esquerdo nas lesões de estágio I e II. Além disso, o segmento I é local de frequente recidiva tumoral após tratamento cirúrgico. Todavia outros autores não advogam sua ressecção sistemática, mas seletivamente, com base na localização e na extensão tumoral. Alguns trabalhos não mostraram ganho de sobrevida média e ainda aumentaram a mortalidade operatória. Ao se realizar a hepatectomia esquerda para tumores do tipo IIIb, o lóbulo de Spiegel (porção esquerda do segmento I) também deve ser removido.[69,74,79]

A drenagem biliar pré-operatória deve ser realizada nos pacientes com sinais de colangite, sepse ou prurido significativo, quando a cirurgia não puder ser realizada dentro de um curto espaço de tempo. Além disso, a drenagem pré-operatória do fígado remanescente pode levar a um aumento da função hepática e, assim, reduzir o risco de insuficiência hepática no pós-operatório. Entretanto, a manipulação biliar e a colocação de drenos levam a um aumento na incidência de bacteriobilia e infecções pós-operatórias.

Para alguns tumores de estágio IV pode ser possível a realização de procedimento paliativo, ressecção hepática ampliada no lado correspondente ou transplante hepático.[80]

O transplante hepático tem sido proposto para o tratamento do CC intra-hepático e peri-hilar, com resultados mistos. Na maioria dos casos, os pacientes foram transplantados em razão do CEP e foi indicado CC incidental no fígado nativo. Alguns trabalhos mostram sobrevida após 5 anos de até 65%. Mas os resultados obtidos mais recentemente foram desanimadores, com recidivas precoce e disseminada. Menos de 10% dos pacientes submetidos ao transplante hepático sobreviveram sem doença por mais de 2 anos e houve mais de 50% de recidiva. Todavia, nos casos em que não ocorreram metástases linfonodais, não houve diferença entre a ressecção e o transplante. No momento, as evidências permitem que o transplante hepático seja reservado para pacientes com doença intra-hepática irressecável, após boa resposta neoadjuvante e deve ser realizado somente no contexto de um protocolo clínico.[81,82]

A ressecção da veia porta pode ser realizada, se preciso, para obtenção de margens negativas, embora este procedimento não possa ser recomendado como rotina, dado o aumento da morbidade associada, sem um claro benefício em termos de sobrevida (Fig. 3).

A embolização da veia porta é sugerida para se induzir a hipertrofia lobar antes da ressecção hepática em pacientes com um volume remanescente pós-operatório previsto de menos de 25%. Concluindo, recomendamos as oito seguintes medidas no tratamento do colangiocarcinoma:

1. Faça uma boa TC/RM com colangio/angio.
2. Drene o lado que vai ficar, vai demorar.
3. Embolize a porta, se necessário (III).
4. Não recue diante da invasão vascular, se o paciente tiver bom OS e bom fígado residual.
5. Chame um cirurgião vascular nos primeiros casos.
6. Faça VLP e UIO.
7. Garanta margem livre e faça linfadenectomia D2.
8. Culture a bile e faça antibiótico com intuito terapêutico.

Tratamento radioterápico

A radioterapia, com ou sem quimioterapia concomitante, pode ser aplicada aos pacientes que apresentam doença residual macro ou microscópica após ressecção, bem como àqueles com doença irressecável ou recorrente. Existem inúmeros estudos com grande número de pacientes, com a utilização de vários métodos, como radioterapia externa, radioterapia intraoperatória, radioterapia interna, radioimunoterapia e radiação com partículas carregadas.

Com a braquiterapia, *stents* de Ir_{192} ou Co_{60} são introduzidos nos ductos biliares por via percutânea ou por via endoscópica e distribuem uma alta dose de radiação para o tumor, mas muito baixa para o tecido circundante.

Entretanto, os dados obtidos na literatura sugerem que a radioterapia, isoladamente, não modifica o prognóstico dos pacientes.

O tratamento combinado com quimioterápicos é mais utilizado, com melhores resultados e geralmente é feito com uma fluoropirimidina, 5-FU (225 mg/m² por dia durante cinco semanas) ou capecitabina (825 mg/m² duas vezes ao dia durante as cinco semanas da radioterapia).[83]

Tratamento quimioterápico

Quimioterapia adjuvante

Após a ressecção cirúrgica completa, o padrão de recidiva mais comum é o local, com subsequente obstrução do ducto biliar, insuficiência hepática e sepse recorrente. Metástases a distância ou recidiva peritoneal são menos comuns que no câncer de vesícula biliar, mas não são raros. Em uma série, a recidiva a distância ocorreu em 41% dos pacientes com CC hilar (em comparação com 85% de pacientes com câncer de vesícula).[84] Outros relatos mostram até 60% de metástases a distância após ressecção completa (R0) para CC hilar.[85] Estes dados fornecem justificativa para se propor terapia adjuvante.

A quimioterapia adjuvante apresenta pequeno impacto após ressecção cirúrgica do CC. No entanto, é frequentemente utilizada, principalmente associada à radioterapia em pacientes com margens microscopicamente positivas e nos casos de CC hepáticos com linfonodos positivos.

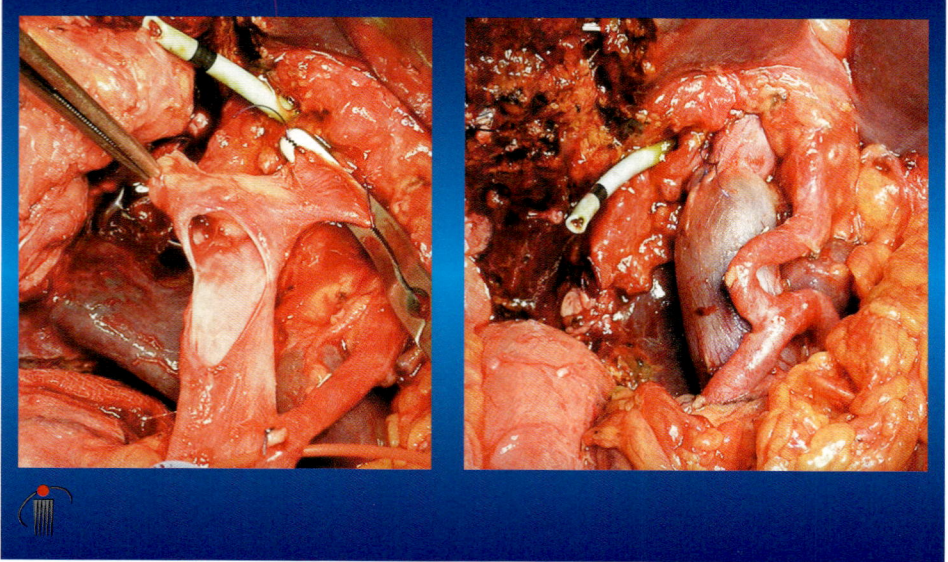

◀ **FIGURA 3.** Ressecção de colangiocarcinoma associada à reconstrução vascular. (Fotografia: Dr. Eduardo Fernandes.)

A maioria dos estudos utiliza o 5-fluorouracil, associado ou não a outras drogas, como gencitabina, cisplatina ou doxorrubicina. As taxas de resposta são pobres, em torno de 10 a 20% nos melhores resultados.

De acordo com as diretrizes da NCCN – *National Comprehensive Cancer Network*,[86] no pós-operatório de pacientes CC extra-hepático ressecado, com margens negativas e linfonodos negativos, aceita-se observação, o uso de fluoropirimidinas ou o tratamento combinado com rádio e quimioterapia. Já para os pacientes com linfonodos regionais positivos, carcinoma *in situ* nas margens ou margens positivas com doença invasiva, as fluoropirimidinas ou tratamento combinado com rádio e quimioterapia com base em 5-FU deve ser considerado. Para o CC intra-hepático, mesmo com doença residual local, nenhuma recomendação terapêutica adjuvante é feita. Para pacientes com margens positivas, as opções incluem a ablação, a rerressecção, fluoropirimidina ou tratamento combinado com rádio e quimioterapia com base em gencitabina.

Pelas diretrizes da ESMO – *European Society of Medical Oncology*, qualquer CC intra ou extra-hepático merece cuidados de suporte ou paliativos, radioterapia após a ressecção não curativa e consideração sobre possível tratamento combinado com rádio e quimioterapia adjuvante após a ressecção cirúrgica completa.[87]

Com base no exposto, apesar da falta de estudos controlados comprovando benefício, sugerimos terapia adjuvante pós-operatória para todos os pacientes com CC que apresentam margens microscópicas ou linfonodos positivos.

Quimioterapia neoadjuvante

A neoadjuvância geralmente não é uma opção para pacientes com CC, visto muitos apresentarem icterícia e mau estado funcional na apresentação clínica inicial da doença.

No entanto, o potencial benefício dessa abordagem para pacientes selecionados tem sido sugerido por alguns estudos. Em uma série inicial de nove (de um total de 91) pacientes com CC extra-hepáticos submetidos a tratamento combinado com rádio e quimioterapia pré-operatório, três tiveram uma resposta patológica completa, enquanto o restante mostrou diferentes graus de resposta histológica ao tratamento. Margens negativas das ressecções foram possíveis em todos os nove pacientes, em comparação a apenas metade dos que não receberam terapia neoadjuvante.[88]

O benefício para este tratamento também foi sugerido em outro estudo de 45 pacientes com CC extra-hepático, dos quais 12 foram tratados com neoadjuvância.[89] Três tiveram resposta patológica completa, e 11 foram capazes de passar por uma ressecção (R0) completa. Apesar de ter doença mais avançada na apresentação, os pacientes que receberam tratamento combinado com rádio e quimioterapia neoadjuvante tiveram maior sobrevida em 5 anos (53 *versus* 23%), e as taxas de morbidade foram mais elevadas (16 *versus* 33%) que os tratados por adjuvância. Embora estes resultados sejam promissores e apoiem a necessidade de estudos randomizados que avaliem esta estratégia, o tratamento combinado com rádio e quimioterapia pré-operatório ainda não pode ser considerado uma abordagem padrão.

Tratamento paliativo

Apesar de alguns autores obterem bons resultados com a cirurgia de ressecção, o tratamento cirúrgico definitivo só pode ser praticado em menos de 20% de pacientes portadores de lesões localizadas.[2,90]

Além disso, sabe-se que a obstrução biliar prolongada pode resultar em disfunção hepatocelular, desnutrição progressiva, coagulopatia, prurido intenso, disfunção renal e ainda colangite.

O tratamento paliativo é destinado àqueles pacientes cujas condições clínicas são de risco e que englobam um grupo heterogêneo, como os com doença residual micro ou macroscópica após ressecção cirúrgica, os com doença localmente avançada, inoperáveis à apresentação inicial e os com doença local recorrente após tratamento potencialmente curativo, além dos que apresentam metástases a distância. Esses pacientes apresentam baixa sobrevida.

Os primeiros objetivos do tratamento paliativo são promover a drenagem biliar, com a preservação do funcionamento hepático e prevenir a colangite. As opções incluem drenagem, próteses, derivação cirúrgica e suporte clínico.

Paliação não cirúrgica

A terapia fotodinâmica, quando disponível, é uma opção paliativa importante para pacientes com colangiocarcinoma irressecável ou recorrente, associada à drenagem biliar.

Métodos não cirúrgicos de ablação de tumor que pode fornecer paliação local incluem a ablação por radiofrequência, injeção percutânea de etanol, a ablação térmica, crioablação, a embolização transarterial e a radioembolização.

Para paliação de icterícia em pacientes que têm colangiocarcinoma irressecável, recomenda-se a colocação de *stents* por via endoscópica ou por via percutânea (Fig. 4).

Entretanto, para os tumores irressecáveis, abordados durante uma laparotomia exploradora, recomenda-se a derivação biliodigestiva em vez da cateterização endoscópica para aliviar a icterícia.

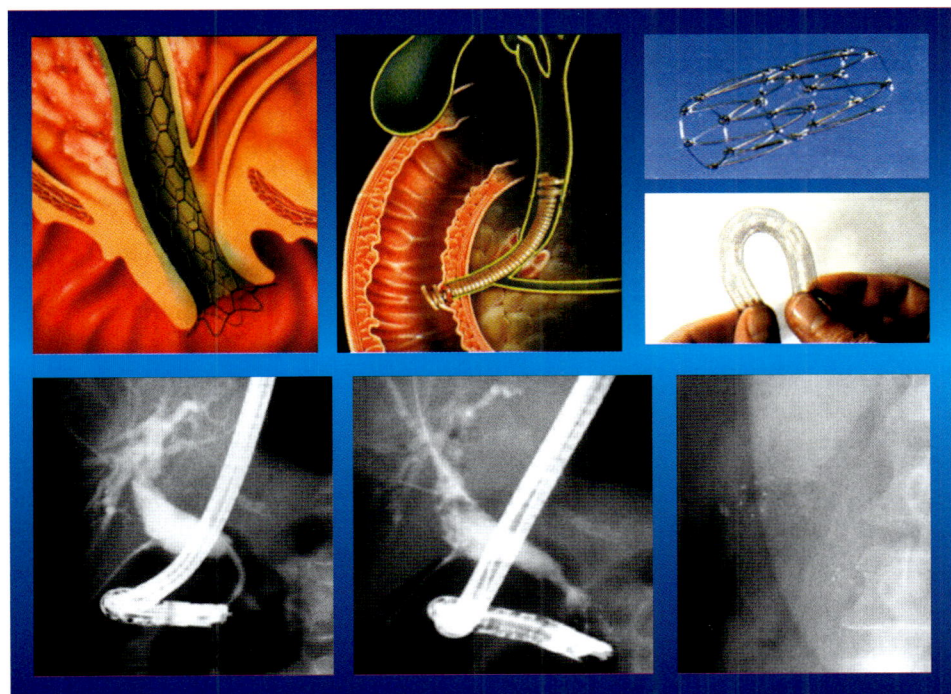

◄ **FIGURA 4.** Obstrução biliar maciça – tratamento com próteses endoscópicas metálicas (Dr. Eduardo de Oliveira Sá).

Paliação cirúrgica

Aproximadamente metade dos pacientes que são submetidos à laparotomia apresenta tumores intraperitoneais disseminados ou acometendo a veia porta, o que contraindica um procedimento mais extenso.

As cirurgias paliativas com o intuito de derivar a via biliar são definidas de acordo com o segmento acometido. Quando há acometimento do terço distal da via biliar pode-se realizar uma coledocojejunostomia ou uma hepaticojejunostomia em Y de Roux, de forma habitual. Para o CC hilar, as opções cirúrgicas incluem a colangiojejunostomia em Y de Roux no ducto biliar do segmento III a fim de descomprimir o lobo hepático esquerdo e a ressecção paliativa com hepaticojejunostomia direita ou esquerda. A drenagem cirúrgica simples com um tubo T (Kher) é também uma opção válida para os tumores irressecáveis.

Com o intuito de paliar os quadros álgicos que podem surgir nos casos de tumores irressecáveis das vias biliares, pode-se realizar a alcoolização esplâncnica com álcool absoluto durante a cirurgia. Com isso melhora-se a dor, e reduz-se a necessidade de narcóticos.[91]

Quimioterapia paliativa

O papel da quimioterapia sistêmica tem evoluído em pacientes com CC avançado. Entretanto, nenhum agente quimioterápico simples ou em regime de associação conduz, consistentemente, à redução objetiva do tumor ou previne obstrução.

Apesar na associação da gencitabina com cisplatina ter demonstrado ser superior à gencitabina sozinha, este regime não foi comparado a outras combinações com base em gencitabina.

O 5-FU ou a gencitabina como agentes únicos são opções razoáveis para pacientes com *performance status* (PS) *borderline*. Em pacientes que mantêm um *status* de desempenho adequado, esquemas de segunda linha incluem gencitabina e capecitabina ou erlotinib associados ao bevacizumabe.[92]

PROGNÓSTICO

Alguns fatores têm sido responsabilizados como índices preditivos de sobrevida: nível de fosfatase alcalina, dor abdominal, icterícia, concentração de bilirrubina (> 10 mg/dL), ressecção curativa, margens cirúrgicas livres, acometimento da margem proximal de ressecção, invasão peninsular, invasão hepática, profundidade da invasão hepática, estadiamento tumoral, tipo e grau histológicos do tumor, comprometimento linfonodal e metástases a distância.[93]

Outros fatores também parecem influenciar o resultado após a ressecção. Em um estudo com 65 pacientes submetidos à ressecção de colangiocarcinoma hilar, as variáveis que afetaram significativamente a sobrevida foram extensão transmural para a vesícula biliar, tipo histológico (papilar melhor do que adenoescamoso) e sexo (feminino melhor do que do sexo masculino).[13]

A invasão da vesícula biliar, bem como a invasão perineural e dos vasos maiores da região são fatores que empobrecem o prognóstico da cirurgia. A sobrevida em 5 anos, nos casos de invasão perineural, é de 32%, enquanto nos casos sem invasão a sobrevida é de 67%.[94]

Dentre os fatores descritos, três deles mostraram-se mais significativos na avaliação do prognóstico dos pacientes: bilirrubina total maior que 10 mg/dL, a realização de cirurgia curativa e o tipo histológico. Os pacientes que apresentam níveis de bilirrubina pós-operatórios menores que 10 mg/dL têm sobrevida de 24,1% em 5 anos, enquanto aqueles com níveis acima desse valor apresentam-se sem sobrevida em 5 anos.[95] Uma ressecção tida como curativa dos CC dá uma sobrevida média de 22 meses. O percentual de pacientes vivos após 1, 3 e 5 anos é de, respectivamente, 61, 28 e 17%.[96]

O tratamento cirúrgico do CC peri-hilar apresentou uma evolução substancial nos últimos anos. Em séries selecionadas, as taxas de sobrevida de 5 anos estão entre 20 e 50%. Pelo menos parte desse avanço tem sido atribuída ao uso rotineiro de hepatectomia parcial. A taxa de margem negativa nas ressecções é maior que 75%, quando a hepatectomia foi associada à ressecção do ducto biliar. Esta abordagem mais agressiva resultou em taxas de sobrevida de 5 anos em torno de 50% ou mais em algumas séries. Entretanto a taxa de mortalidade cirúrgica também subiu (7 a 10% *versus* 2 a 4%), na maioria dos estudos.[75,76,78,85]

Para outros autores, o estado nutricional e a ausência de infecção também têm participação importante na sobrevida.[51] Entretanto, é atribuído um papel importante da evolução dos cuidados pré-, per e pós-operatórios na melhora da sobrevida nos dias atuais. Mesmo assim, a ressecção cirúrgica ampla continua sendo o melhor tratamento existente.

O prognóstico dos pacientes com CC não tratados é muito ruim. A sobrevida, nesses casos, está em torno de 3 meses.[81] A maior parte dos pacientes morre das complicações do processo obstrutivo, como colangite recorrente, sepse e insuficiência hepática.

Não existem dados estratificando os resultados de acordo com os novos critérios de estadiamento da AJCC de 2010.[61]

O CC, apesar de pouco frequente, deve sempre ser lembrado no diagnóstico diferencial de lesão hepática e icterícia obstrutiva, a fim de que se possam realizar o diagnóstico e o tratamento precoces, com maior chance de cura.

A evolução dos métodos diagnósticos de imagem e a utilização de marcadores tumorais, como o CA 19-9, permitem o estabelecimento diagnóstico precoce e seu acompanhamento pós-operatório.

Novas soluções devem vir da utilização do tratamento rádio e quimioterápico, bem como da imunoterapia, da radioimunoterapia e da biologia molecular, com o incremento dos conhecimentos no campo dos fatores ambientais e genéticos.

REFERÊNCIAS BIBLIOGRÁFICAS

1. Vauthey JN, Zorzi D, Mullen JT. Colangiocarcinoma e tumor de klatskin. In: Santos CER, Mello ELR. (Eds.). *Manual de cirurgia oncológica*. São Paulo. Tecmedd, 2006. 1180p.
2. Klatskin G. Adenocarcinoma of the hepatic duct at its bifurcation within the porta hepatis. An unusual tumor with distintive clinical and pathological features. *Am J Med* 1965;38:241-56.
3. Chitwood WR, Meyers WC, Heaston DK et al. Diagnosis and treatment of primary entrahepatic bile duct tumors. *Am J Surg* 1982;143:99.
4. Vauthey JN, Blumgart LH. Recent advances in the management of cholangiocarcinomas. *Semin Liver Dis* 1994;14:109.
5. Broomé U, Olsson R, Lööf L et al. Natural history and prognostic factors in 305 Swedish patients with primary sclerosing cholangitis. *Gut* 1996;38:610.
6. Henson DE, Albores-Saavedra J, Corle D. Carcinoma of the extrahepatic bile ducts. Histologic types, stage of disease, grade, and survival rates. *Cancer* 1992;70:1498.
7. de Groen PC, Gores GJ, LaRusso NF et al. Biliary tract cancers. *N Engl J Med* 1999;341:1368.
8. Vauthey JN, Blumgart LH. Recent advances in the management of cholangiocarcinomas. *Semin Liver Dis* 1994;14:109.
9. Bismuth H, Nakache R, Diamond T. Management strategies in resection for hilar cholangiocarcinoma. *Ann Surg* 1992;215:31.
10. Nakeeb A, Pitt HA, Sohn TA et al. Cholangiocarcinoma. A spectrum of intrahepatic, perihilar, and distal tumors. *Ann Surg* 1996;224:463.
11. Nagorney DM, Donohue JH, Farnell MB et al. Outcomes after curative resections of cholangiocarcinoma. *Arch Surg* 1993;128:871.
12. Tung BY, Brentnall T, Kowdley KV et al. Diagnosis and prevalence of ulcerative colitis in patients with primary sclerosing cholangitis (abstract). *Hepatology* 1996;24:169A.
13. Bergquist A, Ekbom A, Olsson R et al. Hepatic and extrahepatic malignancies in primary sclerosing cholangitis. *J Hepatol* 2002;36:321.
14. Yeo CJ, Pitt HA, Cameron JL. Cholangiocarcinoma. *Surg Clin N Am* 1990 Dec. 70(6):1429-47.
15. LaRusso NF, Wiesner RH, Ludwig J et al. Current concepts. Primary sclerosing cholangitis. *N Engl J Med* 1984;310:899.
16. Rosen CB, Nagorney DM, Wiesner RH et al. Cholangiocarcinoma complicating primary sclerosing cholangitis. *Ann Surg* 1991;213:21.
17. Khan SA, Thomas HC, Davidson BR et al. Cholangiocarcinoma. *Lancet* 2005;366:1303.
18. Scott J, Shousha S, Thomas HC et al. Bile duct carcinoma: a late complication of congenital hepatic fibrosis. Case report and review of literature. *Am J Gastroenterol* 1980;73:113.
19. Lipsett PA, Pitt HA, Colombani PM et al. Choledochal cyst disease. A changing pattern of presentation. *Ann Surg* 1994;220:644.
20. Dayton MT, Longmire Jr WP, Tompkins RK. Caroli's disease: a premalignant condition? *Am J Surg* 1983;145:41.

21. Haglund C, Lindgren J, Robert PJ et al. Difference in tissue expression of tumor markers CA19-9 and CA50 in hepatocellular carcinoma and cholangiocarcinoma. *Br J Cancer* 1991;63:386-89.
22. Sanes S, Maccallum JD. Primary carcinoma of the liver. Cholangiocarcinoma in hepatolitiasis. *Am J Gastroenterol* 1976;66:57-61.
23. Nakamura Y, Terada T, Tanaka Y et al. Are hepatolithiasis and cholangiocarcinoma aetiologically related? *Virchow Arch (A)* 1985;406:45-58.
24. Su CH, Shyr YM, Lui WY et al. Hepatolithiasis associated with cholangiocarcinoma. *Br J Surg* 1997;84:969.
25. Okuda K, Kubo Y, Okazaki N et al. Clinical aspects of intrahepatic bile duct carcinoma including hilar carcinoma: a study of 57 autopsy-proven cases. *Cancer* 1977;39:232.
26. Belmaric J. Malignant tumors in Chinese. *Int J Cancer* 1979;4:560.
27. El-Zayadi A, Choneim M, Kabil SM et al. Bile duct carcinoma in Egypt: possible ethiological factors. *Hepatogastroenterology* 1991;38:337-40.
28. Welzel TM, Graubard BI, El-Serag HB et al. Risk factors for intrahepatic and extrahepatic cholangiocarcinoma in the United States: a population-based case-control study. *Clin Gastroenterol Hepatol* 2007;5:1221.
29. Zhou YM, Yin ZF, Yang JM et al. Risk factors for intrahepatic cholangiocarcinoma: a case-control study in China. *World J Gastroenterol* 2008;14:632.
30. Mecklin JP, Järvinen HJ, Virolainen M. The association between cholangiocarcinoma and hereditary nonpolyposis colorectal carcinoma. *Cancer* 1992;69:1112.
31. Lee SS, Kim MH, Lee SK et al. Clinicopathologic review of 58 patients with biliary papillomatosis. *Cancer* 2004;100:783.
32. Taguchi J, Yasunaga M, Kojiro M et al. Intrahepatic and extrahepatic biliary papillomatosis. *Arch Pathol Lab Med* 1993;117:944.
33. Kobayashi M, Ikeda K, Saitoh S et al. Incidence of primary cholangiocellular carcinoma of the liver in japanese patients with hepatitis C virus-related cirrhosis. *Cancer* 2000;88:2471.
34. Sorensen HT, Friis S, Olsen JH et al. Risk of liver and other types of cancer in patients with cirrhosis: a nationwide cohort study in Denmark. *Hepatology* 1998;28:921.
35. Lee CH, Chang CJ, Lin YJ et al. Viral hepatitis-associated intrahepatic cholangiocarcinoma shares common disease processes with hepatocellular carcinoma. *Br J Cancer* 2009;100:1765.
36. Shaib YH, El-Serag HB, Davila JA et al. Risk factors of intrahepatic cholangiocarcinoma in the United States: a case-control study. *Gastroenterology* 2005;128:620.
37. Sako S, Seitzinger GL, Garside E. Carcinoma of the extra-hepatic bile ducts: review of the literature and report of six cases. *Surgery* 1957;41:416-22.
38. Weinbren K, Mutum SS. Pathological aspects of colangiocarcinoma. *J Pathol* 1983;139:217-25.
39. Nakeeb A, Pitt HA, Sohn TA et al. Cholangiocarcinoma. A spectrum of intrahepatic, perihilar, and distal tumors. *Ann Surg* 1996;224:463.
40. Jarnagin WR, Bowne W, Klimstra DS et al. Papillary phenotype confers improved survival after resection of hilar cholangiocarcinoma. *Ann Surg* 2005;241:703.
41. Martin RC, Klimstra DS, Schwartz L et al. Hepatic intraductal oncocytic papillary carcinoma. *Cancer* 2002;95:2180.
42. Broe PJ, Cameron JL. The management of proximal biliary tract tumors. *Adv Surg* 1981;15:47.
43. Sons HU, Borchard F. Carcinoma of the extrahepatic bile ducts: a postmorten study of 65 cases and review of the literature. *J Surg Oncol* 1987;34:6-12.
44. Kurosaki I, Tsukada K et al. the mode of lymphatic spread in carcinoma of the bile duct. *Am J Surg* 1996 Sept.;172(3)239-43.
45. Zen Y, Adsay NV, Bardadin K et al. Biliary intraepithelial neoplasia: an international interobserver agreement study and proposal for diagnostic criteria. *Mod Pathol* 2007;20:701.
46. Klöppel G, Kosmahl M. Is the intraductal papillary mucinous neoplasia of the biliary tract a counterpart of pancreatic papillary mucinous neoplasm? *J Hepatol* 2006;44:249.
47. Hezel AF, Deshpande V, Zhu AX. Genetics of biliary tract cancers and emerging targeted therapies. *J Clin Oncol* 2010;28:3531.
48. Isa T, Tomita S, Nakachi A et al. Analysis of microsatellite instability, K-ras gene mutation and p53 protein overexpression in intrahepatic cholangiocarcinoma. *Hepatogastroenterology* 2002;49:604
49. Taniai M, Higuchi H, Burgart LJ et al. p16INK4a promoter mutations are frequent in primary sclerosing cholangitis (PSC) and PSC-associated cholangiocarcinoma. *Gastroenterology* 2002;123:1090.
50. Momoi H, Okabe H, Kamikawa T et al. Comprehensive allelotyping of human intrahepatic cholangiocarcinoma. *Clin Cancer Res* 2001;7:2648.
51. Verbeek PC, van Leeuwen DJ, de Wit LT et al. Benign fibrosing disease at the hepatic confluence mimicking Klatskin tumors. *Surgery* 1992;112:866.
52. Siqueira E, Schoen RE, Silverman W et al. Detecting cholangiocarcinoma in patients with primary sclerosing cholangitis. *Gastrointest Endosc* 2002;56:40.
53. Ramage JK, Donaghy A, Farrant JM et al. Serum tumor markers for the diagnosis of cholangiocarcinoma in primary sclerosing cholangitis. *Gastroenterology* 1995;108:865.
54. Alvaro D, Macarri G, Mancino MG et al. Serum and biliary insulin-like growth factor I and vascular endothelial growth factor in determining the cause of obstructive cholestasis. *Ann Intern Med* 2007;147:451.
55. Hann LE, Getrajdman GI, Brown KT et al. Hepatic lobar atrophy: association with ipsilateral portal vein obstruction. *AJR Am J Roentgenol* 1996;167:1017.
56. Lee HY, Kim SH, Lee JM et al. Preoperative assessment of resectability of hepatic hilar cholangiocarcinoma: combined CT and cholangiography with revised criteria. *Radiology* 2006;239:113.
57. Lee MG, Park KB, Shin YM et al. Preoperative evaluation of hilar cholangiocarcinoma with contrast-enhanced three-dimensional fast imaging with steady-state precession magnetic resonance angiography: comparison with intraarterial digital subtraction angiography. *World J Surg* 2003;27:278.
58. Park HS, Lee JM, Choi JY et al. Preoperative evaluation of bile duct cancer: MRI combined with MR cholangiopancreatography versus MDCT with direct cholangiography. *AJR Am J Roentgenol* 2008;190:396.
59. Fritscher-Ravens A, Broering DC, Knoefel WT et al. EUS-guided fine-needle aspiration of suspected hilar cholangiocarcinoma in potentially operable patients with negative brush cytology. *Am J Gastroenterol* 2004;99:45.
60. Li J, Kuehl H, Grabellus F et al. Preoperative assessment of hilar cholangiocarcinoma by dual-modality PET/CT. *J Surg Oncol* 2008;98:438.
61. Prytz H, Keiding S, Björnsson E et al. Dynamic FDG-PET is useful for detection of cholangiocarcinoma in patients with PSC listed for liver transplantation. *Hepatology* 2006;44:1572.
62. Pelsang RE, Johlin FC. A percutaneous biopsy technique for patients with suspected biliary or pancreatic cancer without a radiographic mass. *Abdom Imaging* 1997;22:307.
63. Weber SM, DeMatteo RP, Fong Y et al. Staging laparoscopy in patients with extrahepatic biliary carcinoma. Analysis of 100 patients. *Ann Surg* 2002;235:392.
64. de Groen PC, Gores GJ, LaRusso NF et al. Biliary tract cancers. *N Engl J Med* 1999;341:1368.
65. Bismuth H, Corlette MB. Intra-hepatic cholangioenteric anastomosis in carcinoma of the hilus of the liver. *Surg Gynecol Obstet* 1975;140:170-78.
66. Edge SB, Byrd DR, Compton CC et al. (Eds). AJCC (American Joint Committee on Cancer) *Cancer staging manual*. 7th ed. New York: Springer, 2010.
67. Zervos EE, Osborne D, Goldin SB et al. Stage does not predict survival after resection of hilar cholangiocarcinomas promoting an aggressive operative approach. *Am J Surg* 2005;190:810.
68. Hong SM, Pawlik TM, Cho H et al. Depth of tumor invasion better predicts prognosis than the current American Joint Committee on Cancer T classification for distal bile duct carcinoma. *Surgery* 2009;146:250.
69. Baer HU, Stain SL, Dennison AR et al. Improvements in survival by agressive ressection of hilar cholangiocarcinoma. *Ann Surg* 1993;217:20-27.
70. Sakamoto E, Nimura Y, Hayakawa N et al. The pattern of infiltration at the proximal border of hilar bile duct carcinoma: a histologic analysis of 62 resected cases. *Ann Surg* 1998;227:405.
71. Kosuge T, Yamamoto J, Shimada K et al. Improved surgical results for hilar cholangiocarcinoma with procedures including major hepatic resection. *Ann Surg* 1999;230:663-71.
72. Washburn WK, Lewis D, Jenkins RI. Agressive surgical resection for cholangiocarcinoma. *Arch Surg* 1995;130:271-76.
73. Fortner JG, Vitelli CE, Mac Lean BJ. Proximal extrahepatic bile duct tumors: analysis of a serie of 52 consecutive patients treated over a period of 13 years. *Arch Surg* 1989;124:1275-79.
74. Boerma EJ. Research into the results of ressection of hilar bile duct cancer. *Surgery* 1990;108:572-80.
75. Burke EC, Jarnagin WR, Hochwald SN et al. Hilar Cholangiocarcinoma: patterns of spread, the importance of hepatic resection for curative operation, and a presurgical clinical staging system. *Ann Surg* 1998;228:385.

76. Tsao JI, Nimura Y, Kamiya J *et al.* Management of hilar cholangiocarcinoma: comparison of an American and a Japanese experience. *Ann Surg* 2000;232:166.
77. Rea DJ, Munoz-Juarez M, Farnell MB *et al.* Major hepatic resection for hilar cholangiocarcinoma: analysis of 46 patients. *Arch Surg* 2004;139:514.
78. Nakeeb A, Tran KQ, Black MJ *et al.* Improved survival in resected biliary malignancies. *Surgery* 2002;132:555.
79. Nagorney D. Choledochal cysts in adult life. In: Blumgart LH. (Ed.). Liver and biliary tract. Edinburgh: Churchill Livigstone 1988. p. 1003-12.
80. Cherqui D, Alon R, Piedbois P *et al.* Combined liver transplantation and pancreatoduodenectomy for irresectable hilar bile duct carcinoma. *Br J Surg* 1995;82:397-98.
81. Blumgart LH, Bemjamin IS, Hadis NS *et al.* Surgical aproches to cholangiocarcinoma at confluence of hepatic ducts. *Lancet* 1984 Jan.14;1(8368):66-70.
82. Robles R, Marín C, Pastor P *et al.* Liver transplantation for Klatskin's tumor: contraindicated, palliative, or indicated? *Transplant Proc* 2007;39:2293.
83. Cameron JL, Pitt HA, Zinner MJ. Management of proximal cholangiocarcinoma by surgical ressection and radiotherapy. *Am J Surg* 1990;159:91.
84. Jarnagin WR, Ruo L, Little SA *et al.* Patterns of initial disease recurrence after resection of gallbladder carcinoma and hilar cholangiocarcinoma: implications for adjuvant therapeutic strategies. *Cancer* 2003;98:1689.
85. Hasegawa S, Ikai I, Fujii H *et al.* Surgical resection of hilar cholangiocarcinoma: analysis of survival and postoperative complications. *World J Surg* 2007;31:1256.
86. National Comprehensive Cancer Network (NCCN) Guidelines. Acesso em: Maio 2011. Disponível em: <www.nccn.org>
87. Eckel F, Jelic S, ESMO Guidelines Working Group. Biliary cancer: ESMO clinical recommendation for diagnosis, treatment and follow-up. *Ann Oncol* 2009;20(Suppl 4):46.
88. McMasters KM, Tuttle TM, Leach SD *et al.* Neoadjuvant chemoradiation for extrahepatic cholangiocarcinoma. *Am J Surg* 1997;174:605.
89. Nelson JW, Ghafoori AP, Willett CG *et al.* Concurrent chemoradiotherapy in resected extrahepatic cholangiocarcinoma. *Int J Radiat Oncol Biol Phys* 2009;73:148.
90. Guthrie CM, Haddock G, De Beaux AC. Changing trends in the management of extrahepatic cholangiocarcinoma. *Br J Surg* 1993;80:1434-39.
91. Lillemoe KD, Pitt HA, Kaufman SL *et al.* Chemical splancnectomy. In: Patients with unresectable pancreátic cancer: a prospective randomized trial. *Ann Surg* 1993:447-457. In: Maingot's Abdominal Operations, p. 1846.
92. Valle JW, Wasan H, Johnson P *et al.* Gemcitabine alone or in combination with cisplatin in patients with advanced or metastatic cholangiocarcinomas or other biliary tract tumours: a multicentre randomised phase II study – The UK ABC-01 Study. *Br J Cancer* 2009;101:621.
93. Launois, B. Cancer proximal des voies biliares: attitudes therapeutiques. *Ann Chir* 1993;47:221-28.
94. Mukhlesur Rahman Bhuiya MBBS, Nimura Y, Kamiya J *et al.* Clinicopathologic studies on perineural invasion of bile duct carcinoma. *Ann Surg* 1992;215:344-49.
95. SU, CH; TSAY, SH; WU, CC & COLS. Factors Influencing Postoperative Morbidity, Mortality, and survival After Resection for Hilar Cholangiocarcinoma. *Ann Surg* 1996;223(4):384-94.
96. Hayes Jr JK, Sapozink MD, Miller FJ. Definitive radiation therapy in bile duct carcinoma. *Int J Radiat Oncol Biol Phys* 1988;15:735-40.

CAPÍTULO 91

Hepatectomia Videolaparoscópica

Marcio Baracat ■ Mauro Monteiro Correia ■ Jônatas Teixeira Santos

INTRODUÇÃO

As técnicas de ressecção, o entendimento das patologias cirúrgicas e os cuidados pós-operatórios da cirurgia hepatobiliar têm experimentado um avanço extraordinário nas últimas décadas. Dispositivos, como exames de imagens mais sofisticados, ultrassonografia intraoperatória e instrumentos de dissecção mais eficazes, têm permitido cirurgias mais seguras e efetivas. Ainda restam muitos desafios relacionados com a cirurgia hepática que vão desde aprimoramento de técnicas minimamente invasivas à implementação e disseminação do uso da realidade virtual.

A primeira hepatectomia foi realizada, em 1886, por Lius, mas, infelizmente, o paciente sangrou até morrer 6 horas após. A primeira hepatectomia bem-sucedida teve lugar em 1888, por Langenbuch. Mas infelizmente também este caso requereu reoperação por sangramento. Em 1899 Keen realizou a primeira sectorectomia lateral esquerda e em 1943 Cattell fez a primeira ressecção de metástase hepática de câncer colorretal na Lahey Clinic. Lotart-Jacob realizou a primeira hepatectomia direita regrada em 1952. Muitos avanços ocorreram na cirurgia hepática desde o controle vascular descrito por Lortat-Jacob e os estudos anatômicos de Claude Couinaud. Em 1953, Quattlebaum relatou hepatectomias direitas utilizando uma técnica de dissecção com o cabo do bisturi e, em 1958, Lin descreveu a digitoclasia. Em 1963, Startzl realizou o primeiro transplante hepático e desde então avanços tecnológicos, maior conhecimento da anatomia segmentar hepática e o conhecimento da capacidade de regeneração hepática melhoraram os resultados das cirurgias do fígado.

Dentre os avanços tecnológicos, a cirurgia hepática videolaparoscópica surgiu no início de 1990, quando Reich *et al.* e Gagner *et al.* relataram os primeiros casos de ressecções hepáticas laparoscópicas. Desde então, varias publicações confirmaram que esse procedimento é factível e seguro. No início, os procedimentos laparoscópicos ficaram restritos a biópsias, estadiamento de tumores e cistos. Recentemente, ressecções hepáticas maiores vêm sendo realizadas. A primeira hepatectomia regrada realizada no Brasil ocorreu em 1998 e foi feita por Antonio Nocchi Kalil *et al.*, para uma lesão cística benigna, e a primeira trissegmentectomia no Brasil foi feita por Marcel Machado.

A cirurgia laparoscópica vem apresentando maior tempo operatório, menor taxa de transfusões, menos complicações no pós-operatório e diminuição do tempo hospitalar quando comparado à cirurgia aberta.

DEFINIÇÕES

A hepatectomia videolaparoscópica é aquela realizada total ou parcialmente pela utilização do acesso laparoscópico (Fig. 1.) Os procedimentos em cirurgia hepática laparoscópicos podem ser divididos em: laparoscópica pura, laparoscópica mão-assistida (*hand-assisted*) ou híbrida. Na técnica laparoscópica pura, toda ressecção do fígado é realizada pelos portos laparoscópicos. Uma pequena incisão pode ser realizada para retirada do fígado ressecado, mas essa não é realizada para ajudar na ressecção.

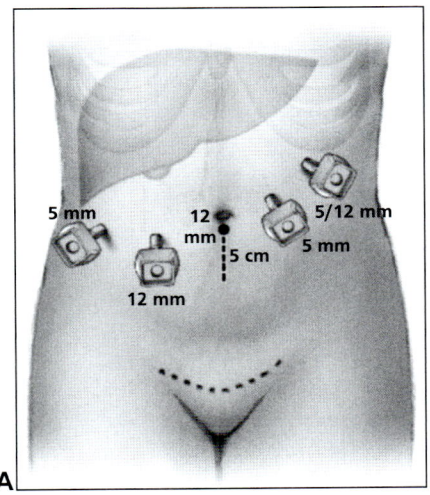
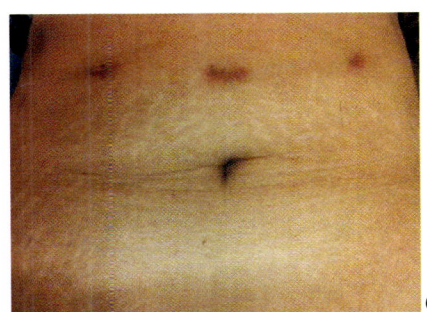
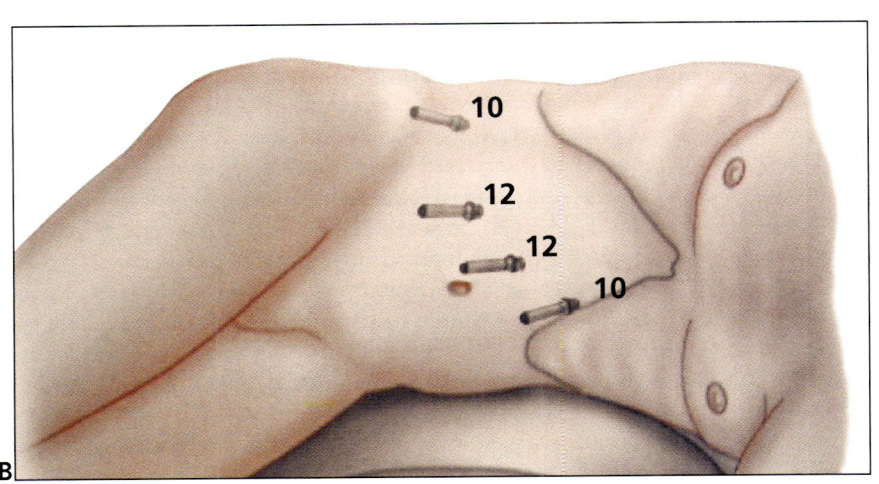

◄ **FIGURA 1. (A e B)** Posicionamento dos Portos. **(C)** Resultado estético da hepatectomia videolaparoscópica.

Cirurgia *hand-assisted* como vantagem para conversão

A ressecção hepática assistida com a mão é definida quando é realizado um acesso para a mão do cirurgião para facilitar o procedimento. Se esse acesso for realizado graças a uma complicação do procedimento como hemorragia, é considerada laparoscópica pura convertida para mão-assistida. Por fim, existe a técnica híbrida que começa como laparoscópica pura ou mão-assistida, mas a ressecção é realizada por uma minilaparotomia.

Manobras para controle vascular

Em decorrência da complexa rede vascular, o fígado é um órgão muito vascularizado onde as ressecções hepáticas estão relacionados com sangramento vultoso no intraoperatório. Isso torna o controle vascular de grande importância. Várias manobras de controle do influxo sanguíneo foram descritos para diminuir hemorragias nas ressecções hepáticas laparoscópicas, entre elas a manobra de Pringle e o acesso glissoniano.

A manobra de Pringle consiste no pinçamento total do hilo hepático sendo descrita em 1908 para o controle de hemorragias no trauma hepático, sendo posteriormente utilizado nas ressecções do fígado eletivas. Essa é a técnica mais simples de controle vascular.

Apesar de permitir uma diminuição do sangramento, a manobra de Pringe tem como efeito colateral alterações hemodinâmicas sistêmicas. Com a oclusão do hilo hepático irá ocorrer aumento da pressão arterial, aumento da resistência vascular periférica, diminuição do índice cardíaco, lesão induzida por isquemia-reperfusão com consequentes alterações inflamatórias sistêmicas e alteração da função hepática no pós-operatório imediato.

A manobra de Pringle pode ser realizada de forma total contínua, não devendo ultrapassar 60 minutos; intermitente, onde é realizada reperfusão do fígado durante a manobra de Pringle. Nessa técnica, o pinçamento é realizado por 15 minutos, alternando com reperfusão de 5 minutos. O pré-condicionamento é quando se prepara o fígado para melhor tolerar os efeitos colaterais da isquemia-reperfusão. Aplica-se o pinçamento total por 10 minutos seguido de 10 minutos de reperfusao e finalmente oclusão total do pedículo por tempo prolongado. O pré-condicionamento mostrou benefícios em hepatopatas crônicos (esteatose ou cirrose) ou quando o tempo de isquemia foi maior que 60 minutos.

Em 1987, Makuuchi *et al.* descreveram a técnica do pinçamento parcial do hilo hepático, ocluindo ou hemifigado esquerdo ou direito (hemipringle). Não é realizada a dissecção de estruturas do hilo hepático.

Os princípios anatômicos do acesso dos pedículos glissonianos intra-hepáticos foram descritos em 1989 por Galperin e Karagiulian, sendo reclassificados no ano seguinte por TaKasaki. Em 1992 foi descrita a abordagem intra-hepática da tríade portal à direita para as segmentectomias, setorectomias e hemi-hepatectomia. Machado *et al.* publicaram uma técnica simplificada com pequenas incisões ao redor da placa hilar para o acesso dos pedículos glissonianos intra-hepáticos sem dissecção hilar ou parequimatosa.

A oclusão do influxo e efluxo, também conhecido como exclusão vascular total hepática, requer o isolamento da veia cava infra-hepática suprarrenal e da veia cava supra-hepática, além da manobra de Pringle. Graças à complexidade dessa abordagem, não há descrição na literatura desse controle vascular laparoscópico.

INDICAÇÃO

As ressecções hepáticas laparoscópicas podem ser divididas em categorias, conforme sua complexidade e dificuldade. As de realização mais simples incluem biópsias hepáticas e ressecções em cunha. As hepatectomias dos segmentos lateral esquerdo (S II e S III) ou dos segmentos anteriores (S IVB, V e VI) são consideradas de média complexidade, enquanto as hemi-hepatectomias, trissegmentectomias e ressecção dos segmentos posteriores (IVA, VII e VIII) são consideradas de altas complexidades.

Desde os primeiros relatos de casos, vários centros especializados em cirurgia hepática já relataram todos os tipos de hepatectomias, inclusive a ressecção do lobo direito utilizado no transplante hepático.

Atualmente, um dos assuntos de maior interesse e mais controversos na cirurgia hepática tem sido as hepatectomias para doadores vivos. A mortalidade para este procedimento varia de 0,5 a 1,0%, dependendo do centro e do tipo de ressecção hepática. A experiência inicial começou com ressecções do setor lateral esquerdo para transplantes pediátricos. Com a evolução contínua da cirurgia hepática minimamente invasiva a técnica começou a ser aplicada em doadores adultos. No entanto mais dados são necessários para confirmar os resultados da cirurgia minimamente invasiva no transplante de fígado.

A indicação mais aceita hoje para a realização são lesões solitárias de até 5 cm, periféricas, nos segmentos de SII a SVI. A hepatectomia lateral esquerda, as ressecções em cunha e as ressecções dos segmentos anteriores são hoje as mais difundidas e realizadas.

As hepatectomias maiores (hepatectomia direita ou esquerda) são possíveis de serem realizadas por laparoscopia, mas graças à sua dificuldade, devem ser reservadas a centros de referência em cirurgia hepática, assim como tumores maiores que 5 cm, central, múltiplos, lesões nos dois lobos ou com invasão das veias hepáticas ou veia cava inferior.

Apesar de as ressecções hepáticas poderem ser realizadas por laparoscopias, as ressecções mais complexas devem ficar restritas a centros de referência e limitadas à experiência do cirurgião.

ASPECTOS TÉCNICOS

A hepatectomia videolaparoscópica é um procedimento complexo e laborioso se comparado às realizadas por técnica aberta, exigindo uma longa curva de aprendizado por parte dos cirurgiões. É necessário que os cirurgiões passem por um treinamento avançado em videolaparoscopia avançado e ultrassonografia intraoperatórias para realizarem cirurgias mais precisas do ponto de vista oncológico. Essas cirurgias necessitam de instrumental cirúrgico próprio para seccionar o parênquima hepático, como ligasure, bisturi harmônico, eletrocautério, bisturi harmônico e bisturi bipolar além de uso de grampeadores especiais e de portos especiais como o Gel Port.

As ressecções hepáticas podem ser realizadas simultaneamente com as ressecções de cólon em um mesmo procedimento. Primeiro resseca-se o cólon e depois se faz a hepatectomia. Poucos trabalhos foram escritos sobre essa abordagem em razão da dificuldade da ressecção hepática e necessita de mais estudos para comprovar totalmente sua eficácia como nova técnica a compor o arsenal terapêutico do cirurgião hepático.

Ressecções maiores do fígado, como as trissegmentectomias, necessitam de medidas pré-operatórias específicas. Antes de realizar procedimento cirúrgico é fundamental fazer um estudo da volumetria do fígado através de ressonância magnética e tomografia computadorizada. Caso o volume remanescente do fígado seja menor que 30% do volume total hepático, deve-se fazer uma embolização do ramo direito da veia porta para gerar uma hipertrofia compensatória do fígado que permanecerá no paciente.

A ressecção do lobo caudado (segmento l) por via laparoscópica já foi descrita e desmonstrou ser factível apesar da dificuldade. Graças à sua localização contígua à veia cava, a ressecção desse lobo é um desafio à cirurgia minimamente invasiva e só deve ser praticada em centros de grande experiência.

Uma das perdas da cirurgia hepática por videolaparoscopia é a perda da sensação tátil do cirurgião em palpar a lesão a ser ressecada. Então se faz necessário o uso de ultrassonografia intraoperatória que deve ser usada de rotina, o que permite determinar a localização precisa de transsecção hepática em relação à margem do tumor. E os estudos demontraram uma incidência menor de margem cirúrgica insuficiente nos grupos onde a ultrassonografia intraoperatória foi realizada. A preservação de margens cirúrgicas adequadas é essencial para o sucesso de uma cirurgia oncológica, portanto esse método de imagem é uma adição estratégica no tratamento de pacientes com doenças malignas do fígado.

Outra possibilidade de cirurgia hepática minimamente invasiva é o uso de laparoscopia mão-assistida (*hand assisted*), que possibilita a percepção tátil do tumor pelo cirurgião que não está presente na cirurgia laparoscópica pura. Também apresenta a vantagem de se fazer uma incisão menor do que a cirurgia por laparotomia. O uso dessa técnica pode beneficiar principalmente pacientes selecionados portadores de lesões da porção posterior do lobo direito do fígado que não necessitariam de uma incisão tão extensa. Assim estes indivíduos com lesões pequenas se beneficiariam com esta técnica e evitariam complicações, como infecção de ferida, decorrente de grandes incisões.

RESULTADOS

As hepatectomias apresentaram muitos avanços nas últimas décadas, entre elas o uso da videolaparoscopia. Esta apresenta vantagens em relação à cirurgia aberta que inclui desde tempo de retorno precoce às atividades laborais, menor sangramento intraoperatório, menos dor no pós-operatório até menor tempo de hospitalização com menor custo e menor taxa de infecção de ferida operatória.

Realizado estudo comparativo entre a cirurgia aberta e a laparoscópica, Morino et al. observaram que a cirurgia laparoscópica apresentou os mesmos índices de morbimortalidade, sendo que na cirurgia laparoscópica houve uma diminuição da perda sanguínea e menor tempo de internação. Vanounou et al. mostraram que, além dessas vantagens, houve também redução de custo em relação à cirurgia aberta.

Nguyen et al. realizaram uma metanálise com 127 publicações com 2.804 pacientes. Em 50% dos casos os pacientes foram submetidos à hepatectomia por lesão maligna. A maioria das hepatectomias foi setorectomias ou hepatectomia lateral esquerda, mas em trono de 9% foram realizadas hepatectomias direitas. A taxa de conversão foi de 4,8%, enquato a morbidade foi de 10,5% e a mortalidade de 0,3%. Margens negativas foram observadas em 82% dos casos. Não houve diferenças entre a sobrevida global e a sobrevida livre de doenças em relação à cirurgia aberta.

Os benefícios da hepatectomia laparoscópica se aplicam tanto à ressecção de metástases, quanto à ressecção de hepatocarcinomas. Nos casos dos hepatocarcinomas, a cirurgia laparoscópica pode ser realizada para diagnóstico, estadiamento e tratamento. A recidiva varia de 40 a 90%, devendo, esses pacientes, ser acompanhados para um possível resgate ou transplante.

As hepatectomias mais realizadas são as biópsias e ressecções não anatômicas. As hepatectomias dos segmentos lateral esquerdo e segmentectomias dos segmentos II a VI são factíveis e seguras. Já as hepatectomias dos segmentos IVA, VII e VIII, as hemi-hepatectomias e as trissegmentectomias devem ser reservadas aos centros de referência em cirurgia hepática.

PERSPECTIVAS

A recente evolução da cirurgia minimamente invasiva é representada pela cirurgia robótica, que está sendo cada vez mais difundida e utilizada para procedimentos mais complexos, expandindo suas indicações. As experiências relatadas mostram que as hepatectomias robóticas são mais viáveis e seguras do que hepatectomias abertas. A cirurgia robótica representa um dos desenvolvimentos mais avançados no campo da cirurgia minimamente invasiva, podendo ser empregada nas hepatectomias extensas com reconstrução das vias biliares de formas efetiva e segura.

Um estudo comparou durante o período de um ano pacientes submetidos à hepatectomia robótica a pacientes que realizaram hapatectomia videolaparoscópica convencional. O tempo operatório foi 259 ± 28 minutos na cirurgia robótica versus 234 ± 17 minutos no grupo laparoscópico. Não houve diferença entre os grupos em relação à perda de sangue estimada e status da margem de ressecção. A conversão para cirurgia aberta só foi necessária em um paciente do grupo da robótica. Complicações foram observadas em um paciente do grupo da robótica e em quatro da laparoscopia. Os pacientes foram acompanhados por uma média de 14 meses, e a sobrevida livre de doença foi semelhante nos dois grupos.

A introdução recente da realidade virtual tem sido utilizada para realização de ablações e procedimentos experimentais (Figs. 2 e 3).

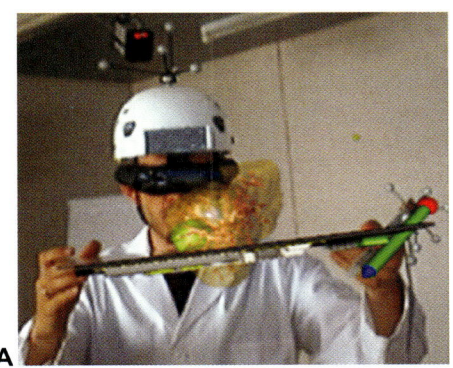 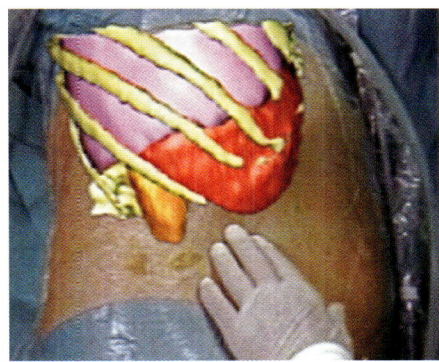

◀ **FIGURA 2.** (**A**) Instumento para hepatonavegação intraoperatória. (**B**) Visualização virtual do fígado em tempo real intraoperatório. (Extraída de www.pathsurg.com).

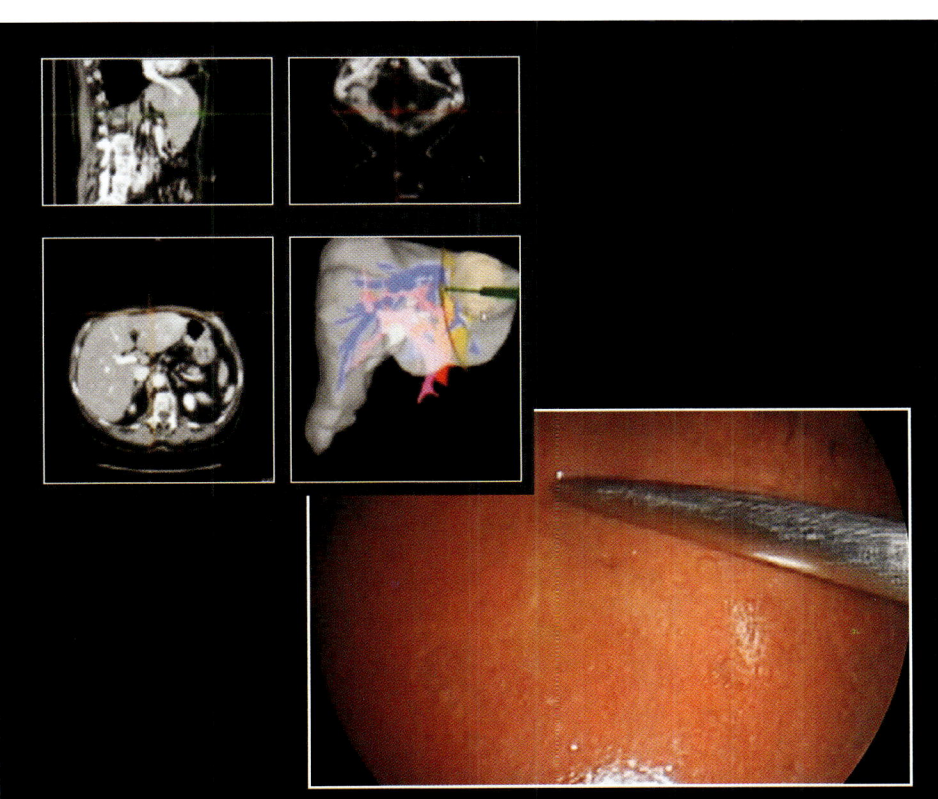

◀ **FIGURA 3.** Superposição de imagens tomográficas, reconstrução tridimensional do fígado e imagem laparoscópica com navegação em tempo real.

Alternativa da cirurgia hepática minimamente invasiva é o uso de NOTES (natural orifice transluminal endoscopy surgery). Neste tipo de cirurgia ocorre a combinação de endoscopia e minilaparoscopia. É feita uma incisão transvaginal por onde se insere um endoscópio, e também se inserem dois portos de minilaparoscopia no abdome. A peça cirúrgica é retirada em uma bolsa coletora. Os resultados estéticos desse método foram relatados como superiores aos do método laparoscópico padrão, porém não há muitos estudos sobre esta técnica.

O uso de Single Port em hepatectomias é uma técnica nova e poderá ser utilizada cada vez mais tendo em vista que é menos invasiva quando comparado à laparoscopia padrão. Representa, portanto uma das opções terapêuticas que poderá ser incorporada na prática dos cirurgiões hepáticos.

CONCLUSÃO

As ressecções hepáticas laparoscópicas são seguras e factíveis de serem realizadas, com menor custo, menores complicações operatórias e mesma sobrevidas livre de doença e global que a cirurgia aberta.

Desde que realizadas por equipes de cirurgiões experientes em laparoscopia e em cirurgia hepática, esse tipo de procedimento pode ser realizado rotineiramente em pacientes selecionados, mesmo em ressecções hepáticas maiores. Também estão indicadas para ressecções hepáticas de metástases, tendo em vista taxas de recidiva comparáveis às da cirurgia por laparotomia.

Com o advento de novas tecnologias e instrumentais cirúrgicos, a hepatectomia videolaparoscópica tende a ser cada vez mais utilizada no tratamento de lesões malignas e benignas de forma rotineira, e não como uma cirurgia experimental e impraticável.

BIBLIOGRAFIA

Aldrighetti L, Guzzetti E, Ferla G. Laparoscopic hepatic left lateral sectionectomy using the laparo endoscopic single site approach: evolution of minimally invasive liver surgery. *J Hepatobiliary Pancreat Sci* 2011 Jan.;18(1):103-5.

Azagra JS, Gowergen M, Gilbert E et al. Laparoscopic anatomical left lateral segmentectomy-technical aspects. *Surg Endosc* 1996;10:758-61.

Baker TB, Jay CL, Ladner DP et al. Laparoscopy-assisted and open living donor right hepatectomy: a comparative study of outcomes. *Surgery* 2009;146:817-23.

Belghiti J, Marty J, Farges O. Techniques, hemodynamic monitoring, and indications for vascular clamping during liver resections. *J Hepatobiliary Pancreatic Surg* 1998;5:69-76.

Belli G, Fantini C, D'Agostino A et al. Laparoscopic left lateral hepatic lobectomy: a safer and faster technique. *J Hepato-Biliary-Pancreatic Surg* 2006;13(2):149-54.

Berber E, Akyildiz HY, Aucejo F et al. Robotic versus laparoscopic resection of liver tumours. *HPB* 2010 Oct.;12(8):583-86.

Buell JF, Thomas MT, Rudich S et al. Experience with more than 500 minimally invasive hepatic procedures. *Ann Surg* 2008;248:475-86.

Campos M, Offerman S, Trussler A et al. Laparoscopic management of benign solid and cystic lesions of the liver. *Ann Surg* 1999 Apr.;229(4):460-66.

Castro-Pérez R, Dopico-Reyes E, Acosta-González LR. Minilaparoscopic-assisted transvaginal approach in benign liver lesions. *Rev Esp Enferm Dig* 2010 June;102(6):357-64.

Cho JY, Han HS, Yoon YS et al. Feasibility of laparoscopic liver resection for tumors located in the posterosuperior segments of the liver, with a special reference to overcoming current limitations on tumor location. *Surgery* 2008;144:32-38.

Descottes B, Glineur D, Lachachi F et al. Laparoscopic liver resection of benign liver tumors. *Surg Endoscopy* 2003;17(1):23-30.

Descottes B, Glineur D, Lachachi F et al. Laparoscopic liver resection of benign liver tumors. *Surg Endosc* 2003;17:23-30.

Descottes B, Lachachi F, Sodji M et al. Early experience with laparoscopic approach for solid liver tumors: initial 16 cases. *Ann Sur* 2000;232:641-45.

Dulucq JL, Wintringer P, Stabilini C et al. Laparoscopic liver resections: a single center experience. *Surg Endoscopy* 2005;19(7):886-91.

Dulucq, Jean-Louis M; Wintringer, Pascal MD; Stabilini, Cesare MD; Mahajna, Ahmad MD. Isolated Laparoscopic Resection of the Hepatic Caudate Lobe: Surgical Technique and a Report of 2 Cases. *Surg Laparosc Endosc Percutan Tech* 2006 Feb.;16(1):32-35.

Elias D, Cavalcanti A, Sabourin JC et al. Results of 136 curative hepatectomies with a safety margin of less than 10 mm for colorectal metastases. *J Surg Oncol* 1998;69:88-93.

Felekouras ES, Kaparelos DC, Papalambros E. The history of liver surgery, hepatectomy and haemostasis. *Hellenic J Surg* 2010;82(5):280-96.

Figueredo EJ, Yeung RS. Laparoscopic liver resection. *Medscape J Med* 2008;10(3):68.

Fong Y, Jarnagin W, Conlon KC et al. Hand-assisted laparoscopic liver resection: lessons from an initial experience. *Arch Surg* 2000 July;135(7):854-59.

Galperin EI, Karagiulian SR. A new simplified method of selective exposure of hepatic pedicles for controlled hepatectomies. *HPB Surg* 1989;1(2):119-30.

Gamblin TC, Holloway SE, Heckman JT et al. Laparoscopic resection of benign hepatic cysts: a new standard. *J Am Coll Surg* 2008;207:731-36.

Gaujoux S, Kingham TP, Jarnagin WR et al. Single-incision laparoscopic liver resection. *Surg Endosc* 2011 May;25(5):1489-94.

Giulianotti PC, Sbrana F, Bianco FM et al. Robot-assisted laparoscopic extended right hepatectomy with biliary reconstruction. *J Laparoendosc Adv Surg Tech* 2010 Mar.;20(2):159-63.

Huang MT, Lee WJ, Wang W et al. Hand-assisted laparoscopic hepatectomy for solid tumor in the posterior portion of the right lobeinitial experience. *Ann Surg* 2003 Nov.;238(5):674-79.

Huang MT, Lee WJ, Wang W et al. Hand-assisted laparoscopic hepatectomy for solid tumor in the posterior portion of the right lobe. *Ann Surg* 2003 Nov.;238(5):674-79.

Ji WB, Wang HG, Zhao ZM et al. Robotic-assisted laparoscopic anatomic hepatectomy in China: initial experience. *Ann Surg* 2011 Feb.;253(2):342-48.

John TG, Greig JD, Crosbie JL et al. Superior staging of liver tumors with laparoscopy and laparoscopic ultrasound. *Ann Surg* 1994 Dec.;220(6):711-19.

Kalil AN et al. Hepatectomia regrada por videolaparoscopia *Rev Col Brar Cir* 1998;Ago;254:287-89.

Kazaryan AM, Marangos IP, Rosseland AR et al. Laparoscopic liver resection for malignat and benign lesions. *Arch Surg* 2010;145(1):34-40.

Koffron AJ, Auffenberg G, Kung R et al. Evaluation of 300 minimally invasive liver resections at a single institution less is more. *Ann Surg* 2007 Sept.;246(3):385-94.

Koffron AJ, Auffenberg G, Kung R et al. Evaluation of 300 minimally invasive liver resections at a single institution: less is more. *Ann Surg* 2007;246:385-92.

Koffron AJ, Kung R, Baker T et al. Laparoscopic-assisted right lobe donor hepatectomy. *Am J Transplant* 2006 Oct.;6(10):2522-25.

Koffron AJ, Kung RD, Auffenberg GB et al. Laparoscopic liver surgery for everyone: the hybrid method. *Surgery* 2007 Oct.;142(4):463-68.e2.

Küss R, Bourget P. El hígado, el páncreas y el intestino. In: Küss R, Bourget P. (Eds.). *Una historia ilustrada del trasplante de órganos*. Rueil-Malmaison: Sandoz, 1992. p. 76-90.

Lupinacci RM, Machado MA, Lupinacci RA et al. Hepatectomia regrada e colectomia esquerda simultâneas realizadas por acesso laparoscópico. Rev Col Bras Cir 2011 Apr.;38(2):139-41.

Machado MA, Makdissi FF, Galvão FH et al. Intrahepatic glissonian approach for laparoscopic right segmental liver resections. *Am J Surg* 2008 Oct.;196(4):e38-e42.

Machado MA, Makdissi FF, Surjan RC et al. Trissegmentectomia hepática direita por videolaparoscopia. *Rev Col Bras Cir* 2008;35(5):348-41.

Man K, Fan ST, Ng IO et al. Prospective evaluation of Pringle maneuver in hepatectomy for liver tumors by a randomized study. *Ann Surg* 1997 Dec.;226(6):704-13.

Miyagawa S, Makuuchi M, Kawasaki S et al. Changes in serum amylase level following hepatic resection in chronic liver disease. *Arch Surg* 1994;129(6):634-38.

Morino M, Morra I, Rosso E et al. Laparoscopic vs open hepatic resection: a comparative study. *Surg Endosc* 2003;17:1914-18.

Morino M, Morra I, Rosso E et al. Laparoscopic vs open hepatic resection: a comparative study. *Surg Endosc* 2003;17:1914-18.

Morino M, Morra I, Rosso E et al. Laparoscopic vs open hepatic resection: a comparative study. *Surg Endosc* 2003;17:1914-18.

Nguyen KT, Gamblin TC, Geller DA. World review of laparoscopic liver resection-2,804 patients. *Ann Surg* 2009;250:831-41.

Rahusen FD, Cuesta MA, Borgstein PJ et al. Selection of patients for resection of colorectal metastases to the liver using diagnostic laparoscopy and laparoscopic ultrasonography. *Ann Surg* 1999 July;230(1):31-37.

Santambrogio R, Opocher E, Ceretti AP et al. Impact of intraoperative ultrassonography in laparoscopic liver surgery. *Surg Endosc* 2007;21(2):181-88.

Soubrane O, Cherqui D, Scatton O et al. Laparoscopic left lateral sectionectomy in living donors: safety and reproducibility of the technique in a single center. *Ann Surg* 2006;244:815-20.

Strickler JG, Donohue JH, Porter LE, Habermann TM. Laparoscopic biopsy for suspected abdominal lymphoma. *Mod Pathol* 1998;11:831-36.

Szabó LS, Takács I, Arkosy P et al. Laparoscopic treatment of nonparasitic hepatic cysts. *Surg Endosc* 2006;20(4):595-97. Epub 2006 Jan. 25.

Takasaki K, Kobayashi S, Tanaka S et al. Highly anatomically systematized hepatic resection with Glissonean sheath cord transection at the hepatic hilus. *Int Surg* 1990;75:73-77.

Troisi R, Montalti R, Smeets P et al. The value of laparoscopic liver surgery for solid benign hepatic tumors. *Surg Endosc* 2008;22:38-44.

Van den Broek MA, Bloemen JG, Dello SA et al. Randomized controlled trial analyzing the effect of 15 or 30 minutes intermittent Pringle manoeuvre on hepatocellular damage during liver surgery. *J Hepatol* 2011;55:337-45.

Vanounou T, Steel JL, Nguyen KT et al. Comparing the clinical and economic impact of laparoscopic versus open liver resection. *Ann Surg Oncol* 2010;17(4):998-1009.

Vibert E, Kouider A, Gayet B. Laparoscopic anatomic liver resection. *HPB* 2004;6:222-29.

Vigano L, Tayar C, Laurent A et al. Laparoscopic liver resection: a systematic review. *J Hepatobiliary Pancret Surg* 2009;16:410-21.

White SA, Satchidanand RY, Manas DM. Laparoscopic Liver Surgery. *Updated Topics in Minimally Invasive Abdominal Surgery*, 2011.

CAPÍTULO 92

Adenocarcinoma Pancreático

Rafael Oliveira Albagli ■ Julia Rosas
Audrey Tieko Tsunoda ■ Gustavo Santos Stoduto de Carvalho

INTRODUÇÃO

O adenocarcinoma do pâncreas é a neoplasia maligna originada das células que revestem os ductos pancreáticos, e é o tipo histológico que corresponde a 85% dos diagnósticos de câncer pancreático, sendo a décima primeira causa de morte por câncer no Brasil. Em dados publicados pelo Ministério da Saúde, em 2010, o tumor de pâncreas não se encontra discriminado entre as dez neoplasias mais incidentes no país, no entanto, de acordo com dados de 2009 do mesmo órgão, os tumores de pâncreas foram responsáveis por 2% (9.320 casos novos) das neoplasias diagnosticadas e 4% do total de mortes por câncer neste ano. Em 2008 ocorreram 6.715 mortes, sendo 3.336 em homens e 3.379 em mulheres. Sua incidência é crescente no Brasil e no mundo durante as últimas cinco décadas, provavelmente graças ao aumento na expectativa de vida e ao tabagismo. Segundo a Organização Mundial de Saúde, o câncer pancreático é a décima terceira causa de morte por neoplasia maligna no mundo, correspondendo à média de 196.000 óbitos/ano (2,8% do total). Segundo a estatística, 42.470 novos casos de câncer pancreático são diagnosticados anualmente nos Estados Unidos, mantendo-se como a quarta causa de morte por neoplasia maligna no país para ambos os sexos. É um câncer raro antes de 45 anos, e sua incidência aumenta consideravelmente a partir desta idade, sendo mais comum em homens (1.3:1) e negros.

O câncer pancreático possui prognóstico pobre e tende a ter um curso clínico de grande morbidade. Cerca de 80 a 85% dos pacientes apresentam-se com doença avançada no momento do diagnóstico, sem que haja possibilidade de tratamento com intuito curativo. Quase todos os pacientes diagnosticados morrerão da doença.

Nos pacientes submetidos à duodenopancreatectomia, a sobrevida em 5 anos para doença livre de comprometimento linfonodal é de 25 a 30%, e apenas 10% se houver linfonodos positivos.

Muitos avanços têm sido alcançados, principalmente no que tange ao entendimento de sua carcinogênese, opções terapêuticas, tecnologia em cirurgia e cuidados intensivos com redução da morbimortalidade. No entanto, poucos têm sido os resultados efetivos no controle da agressividade da lesão e, por conseguinte, na sobrevida desses pacientes.

FATORES DE RISCO

Vários fatores de risco para o câncer pancreático foram objeto de estudos (Quadro 1), porém, os únicos consistentemente relacionados foram a idade e o tabagismo. A idade é o maior fator preditivo positivo. Cerca de 80% dos tumores de pâncreas são diagnosticados em adultos entre 60 e 80 anos, sendo raros antes dos 30 anos. Os indivíduos na oitava década de vida têm até 40 vezes mais risco que aos 40 anos, sendo que a incidência idade-específica aumenta continuamente até mesmo em pacientes após os 85 anos de idade. O risco relativo de desenvolver câncer de pâncreas é pelo menos 1,5 vez maior no tabagista, e corresponde ao principal fator etiológico na atualidade, sendo diretamente relacionado com o número de cigarros utilizados durante a vida. O risco decresce com o tempo de abstenção, caindo 48% em 2 anos, chegando a atingir chances comparáveis a indivíduos não tabagistas em 10 a 15 anos.

Diversos estudos foram realizados considerando o pâncreas relacionado com o metabolismo nutricional. Entretanto, nenhum fator dietético está comprovadamente relacionado com a etiopatogênese do câncer pancreático. As dietas ricas em frutas e vegetais parecem ter um efeito protetor, enquanto a obesidade e a dieta rica em gorduras e/ou carnes,

Quadro 1. Fatores de risco para câncer pancreático estudados em diversos trabalhos

FATORES DEMOGRÁFICOS
■ Idade avançada (o preditor mais importante)
■ Sexo (mais comum em homens que em mulheres)
■ Origem étnica (a mortalidade é maior em negros)

FATORES GENÉTICOS E CONDIÇÕES MÉDICAS
■ História familiar e agregação familiar (judeus Ashekanazi-BRCA)
■ Pancreatite hereditária
■ Câncer colorretal sem polipose/FAP
■ Ataxia-telangiectasia
■ ABO (A, AB, e B)
■ Síndrome de Peutz-Jeghers (PRSS1 e STK11)
■ Câncer de mama familiar (BRCA 1 e 2)
■ Melanoma múltiplo atípico familiar (CDKN2A)
■ Pancreatite crônica
■ Diabetes melito
■ Gastrectomia
■ Deficiência no metabolismo carcinogênico e no reparo do DNA

FATORES AMBIENTAIS E HÁBITOS DE VIDA
■ Tabagismo
■ Exposição ocupacional
■ Dieta
■ Obesidade/sedentarismo
■ H. pylori-Hipercloridria (CagA)
■ Hepatite B (necessários mais dados)
■ AINES (14 ou mais comprimidos por semana por 4 ou mais anos)

especialmente defumadas ou processadas, tendem a correlacionar-se com maior incidência da doença. Esta correlação, porém, não é observada em todos os estudos. Metformina em ratos alimentados com dieta rica em proteínas e gordura parece reduzir o risco de adenocarcinoma de pâncreas, porém são necessários maiores estudos. Níveis séricos reduzidos de selênio e licopeno parecem ter associação à doença. A obesidade e o sedentarismo também têm-se mostrado um fator de risco, sendo maior a incidência em indivíduos com IMC > 30. Tem sido sugerido que pessoas obesas ou com sobrepeso sobrevidas mais curtas após o diagnóstico. Os efeitos do café e do álcool foram exaustivamente estudados, e alguns estudos sugerem risco aumentado. A relação entre o uso de álcool e câncer de pâncreas tem o cigarro como importante viés de confundimento. Pacientes portadores de diabetes melito, pancreatite crônica ou com história de gastrectomia parcial também apresentam maior tendência ao desenvolvimento de adenocarcinoma de pâncreas. O diabetes pode ser uma manifestação precoce do câncer de pâncreas, ou tratar-se de um fator predisponente ainda não comprovado. Em uma análise de diversas publicações, evidenciou-se que o risco parece ser máximo nos primeiros dois anos do diagnóstico de diabetes, notavelmente no tipo II (diabetes não insulino-dependente). Um fator que corrobora o dado citado foi observado após a duodenopancreatectomia, onde grande parte dos casos de DM de início recente (mais de 50%) foi resolvida, enquanto as de longa data permaneceram inalteradas. A resistência insulínica também tem sido associada ao câncer de pâncreas. Uma explicação possível é a de que o tumor pode gerar resistência insulínica ao produzir um peptídeo amiloide insular com esta característica. Alguns autores têm sugerido *screen-*

ning com TC em casos de diabetes melito de início recente em adultos jovens e magros, visando a diagnóstico precoce e, consequentemente, aumentar a taxa de ressecabilidade. Porém, esta conduta não está estabelecida. Inicialmente, a pancreatite crônica foi correlacionada com o câncer pancreático, porém, a concomitância com outros fatores de risco, como o etilismo crônico e/ou as doenças biliares, dificulta a análise desta variável. Como o aumento no risco de desenvolver câncer é observado principalmente em pacientes com menos de 10 anos de diagnóstico de pancreatite crônica, há a sugestão de que ambos podem ter fatores etiológicos similares, ou mesmo algumas formas de pancreatite serem sintomas iniciais ou predisponentes de câncer. Os pacientes submetidos à gastrectomia têm o risco 2 a 5 vezes maior de desenvolverem câncer pancreático 15 a 20 anos após a cirurgia. A colecistectomia também parece elevar o risco da doença, apesar de haver dados discordantes. O possível mecanismo causal seria a redução no metabolismo de agentes cancerígenos, maior produção bacteriana de componentes nitrosos, ou aumento dos níveis circulantes de colecistocinina, já que a colecistocinina exógena é capaz de promover crescimento de linhas celulares de adenocarcinoma pancreático humano transplantáveis.

BIOLOGIA MOLECULAR NO CÂNCER DE PÂNCREAS

Os avanços na área da biologia molecular têm elucidado muitos aspectos da patogênese do adenocarcinoma de pâncreas. Sabe-se que, como em muitas outras neoplasias malignas, o carcinoma ductal pancreático resulta do acúmulo de mutações adquiridas, sugerindo tratar-se de um processo multissequência1 que pode ser dividido em três categorias principais:

Ativação mutacional de oncogenes

K-ras é o gene mais frequentemente mutado (90% dos tumores pancreáticos) e ocorre no início da carcinogênese, como pode ser observado em precursores não invasivos (IPMN, MCN, e Pan-IN-neoplasia pancreática intraepitelial). A prevalência da mutação aumenta com o grau de displasia. O exposto torna o K-ras interessante para desenvolvimento de um possível teste de *screening*.

Inativação de genes supressores tumorais

Esta alteração está presente em mais de 50% dos tumores pancreáticos.
A) *P16/CDKN2A*: inativado em 95%, levando à desregulação do ciclo celular. Também tem associação à síndrome FAMAMM (a síndrome aumenta em 48% o risco de neoplasia de pâncreas).
B) *Tp53*: é o gene mais envolvido com o câncer. Está inativado em 75 a 85% das neoplasias pancreáticas. A inativação levará à desregulação da proliferação celular e apoptose.
C) *SMAD4 – (DPC4)*: inativado em 60% dos tumores pancreáticos. Cromossoma 18 q. Envolvido na transmissão de sinal intracelular (TGF b). Pacientes com esta inativação possuem pior prognóstico e maior incidência de metástases. Sua expressão pode ser utilizada futuramente como diagnóstico em biópsias de difícil interpretação ou em tumores metastáticos com sítio primário indefinido, onde a presença da inativação marcaria a origem tumoral.
D) *BRCA 2*: inativado em < de 10% dos tumores pancreáticos. Associado à síndrome de câncer de ovário e mama com risco aumentado para tumores de pâncreas é uma das principais causas de agregação familiar no câncer de pâncreas (17%). Sua função é o reparo de DNA *cross-linking*, por esta razão tem sido estudada a possibilidade de maior suscetibilidade a drogas que atuam neste nível, como mitomicina e cisplatina.
E) *PALB 2*: presente no cromossoma 16 q, codifica uma proteína carreadora do BRCA 2. Aumenta sabidamente o risco de tumores de mama, e parece estar associado a 3% dos tumores de pâncreas de origem familiar.
F) *STK11*: cromossoma 19q funciona como um supressor tumoral. Está associado à síndrome de Peutz – Jeghers, que predispõe a uma série de neoplasias gastrointestinais com risco de desenvolver um tumor de pâncreas de 36% durante a vida. Também tem sido observada a mutação em 4% dos tumores esporádicos, em particular aqueles que surgem em associação a IPMN. A mutação parece ter papel tanto em tumores familiares, quanto esporádicos.

Inativação de genes de reparo de pareamento

Mutações no hMLH1 e hMSH2 geram instabilidades microssatélites (IMS) conhecidas na patogênese dos tumores colorretais, especialmente na HNPCC, e também possuem relação com neoplasias pancreáticas, presente em 4%. Na HNPCC há aumento de risco de diversos tumores gastrointestinais, inclusive neoplasias pancreáticos. Assim, é importante observar a IMS, pois pacientes com tumores de pâncreas com esta alteração podem apresentar HNPCC, necessitando acompanhamento individual e familiar adequados. Além disso a presença de IMS confere melhor prognóstico em relação aos demais adenocarcinomas ductais, e pior resposta a agentes quimioterápicos, como o 5-FU.

A combinação de mutações é encontrada em 83% das vezes. As mais características são a ativação do oncogene K-ras e inativação dos genes de supressão tumoral p16 e p53.

MODELO DA PROGRESSÃO GÊNICA

Em 1999, um modelo de progressão genética do carcinoma ductal de pâncreas foi proposto com o intuito de unificar a nomenclatura utilizada para as lesões precursoras (Fig. 1). Observou-se que as mutações mais precoces ocorrem em K-ras, enquanto as alterações intermediárias são identificadas em p16 e, tardiamente na progressão tumoral, ocorrem em p53, DPC4 e BRCA2. As mutações no K-ras são as primeiras a serem identificadas, ocorrendo nos graus mais baixos da PanIN (neoplasia intraductal pancreática – lesões precursoras ou não invasivas), chamada PanIN grau 1A (plana), 1B (papilar). As mutações no p16/CDKN2A, aparecem a partir do PanIN 2 (papilar atípica), e as inativações no p53 e SMAD4 só serão observadas nas lesões PanIN 3 (severamente atípica).

A importância destas observações está na possibilidade de abordar estas lesões em formas ainda não invasivas aumentando, assim, as chances de cura.

SÍNDROMES HEREDITÁRIAS

Os fatores genéticos hereditários são responsáveis por 3 a 16% dos casos de adenocarcinoma pancreático. Muitos devem ser os casos subnotificados, diferentemente de outras síndromes (*i. e.* polipose adenomatosa familiar),

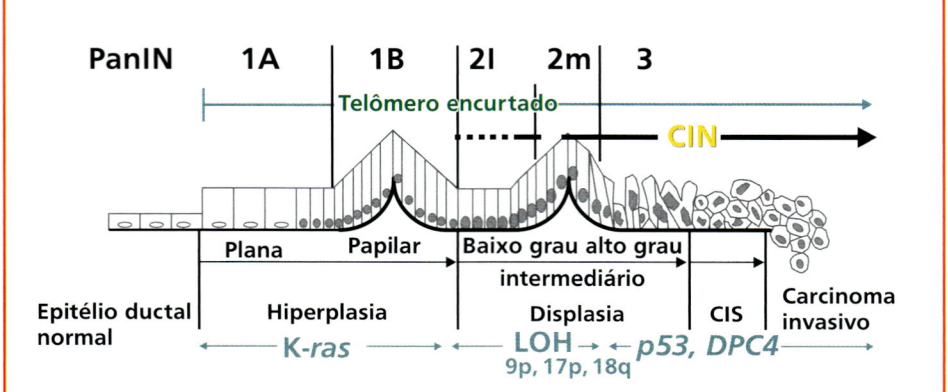

◀ **FIGURA 1.** Modelo de progressão genética.

pois em câncer pancreático familiar nem sempre a sintomatologia se apresenta com um padrão definido. Ademais, nenhum outro câncer da população adulta apresenta um espectro de suscetibilidade hereditária tão variado, com tamanha evidência genética identificada. A pancreatite hereditária (PH) é uma desordem inflamatória idiopática crônica, autossômica dominante, com 80% de penetrância e expressividade variada. Clinicamente é manifestada pela história de dor abdominal episódica e pancreatite aguda de início em geral antes de 20 anos, eventualmente antes dos 5 anos de idade, com o desenvolvimento de pseudocistos pancreáticos e outras complicações decorrentes das crises de pancreatite. O risco de desenvolver câncer pancreático aumenta progressivamente com a idade, sendo ainda mais importante, se o tabagismo e/ou diabetes estiverem associados. As recomendações do Registro Europeu de Doenças Pancreáticas Hereditárias e da Associação Internacional de Pancreatologia incluem rastreamento radiológico para os pacientes com o fenótipo de PH a partir de 40 anos, em intervalos de cerca de 1 ano. Em caso de ressecção cirúrgica, nos pacientes com intenção de tratamento curativo para adenocarcinoma de pâncreas, é sugerido realizar a pancreatectomia total, uma vez que se pressupõe que todo o tecido pancreático tenha tendência à degeneração carcinomatosa. As demais opções de tratamento (adjuvância, neoadjuvância e terapia paliativa) têm indicações semelhantes ao câncer esporádico.

O câncer de cólon hereditário sem polipose (HNPCC), variante Lynch II, é uma síndrome caracterizada pelo desenvolvimento de adenocarcinoma de cólon associado a adenocarcinoma de outros órgãos, principalmente mama, endométrio e ovário e, em menor frequência, pâncreas. A síndrome FAMMM (*familial atypical multiple mole* melanoma/melanoma múltiplo atípico familiar) é caracterizada pela presença de múltiplos nevos, nevos atípicos e melanomas. O risco relativo (RR) de câncer pancreático em portadores da síndrome é de 2, porém com maior incidência nos pacientes com melanoma diagnosticado antes dos 50 anos de idade. A maioria das famílias com predisposição a câncer de mama e/ou ovário tem demonstrado mutações dos genes BRCA1 ou BRCA2. Além de predispor ao câncer de mama e ovário, as mutações do BRCA2 conferem tendência a câncer em orofaringe, estômago, próstata, fígado e pâncreas (RR de 3,51). A síndrome ataxia-telangectasia (A-T) é uma alteração autossômica recessiva caracterizada pela disfunção neuromotora progressiva, que inclui a atrofia cortical cerebelar e deficiência imunológica. A mutação do gene ATM (gene mutado na A-T) aumenta o risco de desenvolver câncer de mama, ovário, trato biliar, estômago e pâncreas nos portadores da A-T, porém não tem papel definido na etiopatogênese do câncer esporádico. A síndrome de *Peutz-Jeghers* (PJS) é autossômica dominante, caracterizada por pólipos hamartomatosos do trato gastrointestinal e deposição mucocutânea de melanina, associada a um risco 18 vezes maior de desenvolvimento de câncer pancreático, de pior prognóstico que os cânceres esporádicos. As mutações no gene de supressão tumoral *STK11/LKB1* foram identificadas em 12 famílias portadoras de PJS e em 6% dos espécimes de carcinoma pancreático esporádico. A polipose familiar adenomatosa (FAP) é caracterizada por centenas a milhares de pólipos adenomatosos colorretais que progridem para adenocarcinoma. Cerca de 90% dos pacientes apresentam pólipos adenomatosos em duodeno e hiperplásicos em estômago. Em 5% desses pacientes, há desenvolvimento de carcinoma da região periampular e de adenocarcinoma pancreático (RR = 4,46).

PATOLOGIA

Mais de 80 a 85% dos cânceres primários de pâncreas são adenocarcinomas que se originam do epitélio ductal. Existem vários subtipos com prognóstico ruim, com exceção do carcinoma coloide que possui um prognóstico melhor. Trata-se de uma neoplasia sólida, não endócrina, que surge na cabeça do pâncreas (60%), no corpo e cauda (20%) ou difusamente na glândula (20%). Macroscopicamente, são amarelados ou acinzentados, de consistência endurecida, mal delimitados, e podem secretar mucina e apresentar estroma fibroso. Microscopicamente, o aspecto é de adenocarcinoma pouco a moderadamente diferenciado, os tumores bem diferenciados são uma exceção. Há fibrose densa do estroma, com tendência à invasão perineural dentro e além do pâncreas. O grau histológico é dado de acordo com o grau de diferenciação, e prevalência de células mitóticas (G1 bem diferenciados, G2 moderadamente, G3 pouco diferenciados). Podem originar-se nos ductos principais, porém o mais comum é que ocorram a partir de ductos menores. Cerca de 10% dos tumores apresentam padrão adenoescamoso (tendência a pior prognóstico), anaplásicos (células gigantes) ou sarcomatoide.

Classificação das neoplasias pancreáticas malignas:

- Adenocarcinomas ductais – 85%
  - Carcinoma de células em anel de sinete – 4%.
  - Carcinoma adenoescamoso.
  - Anaplásico.
  - Mucinoso não cístico (coloide) – 2%.
- Carcinoma intraductal papilar mucinoso – 2 a 3%
  - Invasivo.
  - Não invasivo.
- Cistadenocarcinoma mucinoso – 1%
  - Invasivo.
  - Não invasivo.
- Carcinoma pseudopapilar < 1%.
- Carcinoma de células acinares < 1%.
- Pancreatoblastoma < 1%.
- Cistadenocarcinoma seroso < 1%.

DIAGNÓSTICO CLÍNICO

Os sintomas do câncer pancreático podem variar desde desconforto abdominal vago até perda ponderal, dor abdominal, prurido, adinamia, esteatorreia, saciedade precoce, alterações do hábito intestinal, anorexia e icterícia. Os sintomas variam conforme a localização do tumor, resultantes da progressão local da doença e da síndrome consumptiva associada. Tumores localizados na cabeça do pâncreas podem gerar sintomas relacionados com a icterícia obstrutiva ou pancreatite, alertando a suspeita clínica, enquanto os tumores do corpo e da cauda tendem a passar despercebidos até que se tornem volumosas massas abdominais. A icterícia de caráter progressivo ocorre em até 75% das lesões de cabeça de pâncreas, enquanto as lesões de corpo e cauda tendem a ser pouco sintomáticas. A dor é extremamente frequente, e a anorexia associada à perda ponderal pode estar presente mesmo nas lesões de menor tamanho. Cerca de 10% dos pacientes apresentam pancreatite aguda ou diabetes como o primeiro sintoma clínico. Ao exame clínico, 25% dos pacientes apresentam o sinal de Courvoisier, caracterizado pela palpação da vesícula biliar aumentada de volume e indolor, na presença de obstrução biliar de etiologia maligna. A hepatomegalia, associada à palpação de nodulações na superfície hepática, pode corresponder a implantes secundários. Mesmo em casos de doença inicial há evidências de perda ponderal, com tendência à evolução para caquexia neoplásica debilitante nos estágios mais avançados com a disseminação da doença, podem-se observar ascite, adenomegalia supraclavicular (nódulo de Virchow ou sinal de Troisier), massa periumbilical (nódulo de Irmã Maria José) e nodulações palpáveis no espaço retovaginal ou retovesical (prateleira de Blummer). A tromboflebite migratória (sinal de Trousseau) pode estar presente em qualquer câncer avançado, inclusive em adenocarcinoma pancreático. Pode haver raramente áreas de necrose em tecido adiposo, conhecidas como paniculite pancreática.

> **Importante:**
> A suspeita deve suscitar a investigação em pacientes acima de 40 anos, com histórico de tabagismo, que apresentem: icterícia obstrutiva, perda ponderal recente maior que 70% do peso corporal, dor abdominal alta ou lombar inexplicável, dispepsia inexplicável, início súbito de diabetes melito sem fatores predisponentes (como histórico familiar ou obesidade), uma ou mais crises de pancreatite "idiopática" ou esteatorreia inexplicável.

MARCADORES TUMORAIS

O marcador tumoral mais utilizado no adenocarcinoma de pâncreas é o antígeno carboidratado 19.9 (CA 19-9), cujo limite superior da normalidade é de 37U/mL. Quando o intervalo de referência é ampliado para > 90 U/mL ou > 200 U/mL, a especificidade para câncer pancreático em paciente com suspeita clínica atinge 85 e 95%, respectivamente. No entanto, alguns fatores influenciam o valor do CA 19-9. Na vigência de insuficiência hepática, a metabolização e a degradação do CA 19-9 estão prejudicadas, resultando em valores falso-positivos. Outras circunstâncias que cursam com aumento de CA 19-9 incluem administração de interferon, pancreatite severa e câncer de ovário ou pulmão. Este marcador é associado ao grupo sanguíneo Lewis, logo os 5% da população Lewis negativo não são capazes de produzir o CA 19-9. A combinação de CA 19-9 e TC helicoidal em pacientes não ictéricos apresenta valor preditivo positivo de 99% a 100%, quando o valor de referência utilizado é de 100 U/mL. O CA 19-9 constitui ferramenta útil no diagnóstico de recorrência, sendo importante principalmente no acompanhamento dos pacientes tratados com intenção de cura. Apesar de estar elevado em uma grande porcentagem de neoplasias, o CEA pode ter valor, principalmente, quando associado às dosagens de CA 19-9, aumentando a especificidade e a sensibilidade. É importante ressaltar que a icterícia eleva CA 19-9 mesmo em doenças benignas.

DIAGNÓSTICO POR IMAGEM

Existem diversos recursos de imagem para a investigação do câncer pancreático. O pâncreas é o órgão abdominal que exige do operador a maior habilidade e treinamento da anatomia ultrassonográfica graças à sua proximidade com o estômago e o cólon. Em carcinoma de pâncreas, o achado ultrassonográfico mais comumente encontrado é o de massa sólida hipoecoica, homogênea ou heterogênea, de contornos imprecisos, em topografia pancreática. A massa é mais bem visualizada quando há aumento difuso da ecogenicidade pancreática em pacientes com substituição gordurosa do parênquima. Atualmente, o exame de eleição a ser solicitado em suspeita de massas pancreáticas é a tomografia computadorizada (TC) helicoidal. As técnicas de captação de imagens em alta resolução, grande velocidade e com planos de torres mais finos permitem o rastreamento de doença, inclusive metastática. Em exames adequadamente realizados, o adenocarcinoma de pâncreas é evidenciado como uma massa focal e hipodensa (em 75 a 90%), de contornos pouco definidos, como um alargamento pancreático. Em pequenos tumores que não produzem deformidade do contorno pancreático, é crucial a obtenção das imagens na fase de maior captação do contraste, pois cerca de 40% das lesões não se distinguem do parênquima normal na fase tardia. Além de ser útil para a localização do tumor primário, a TC também vem sendo usada para avaliar invasão e/ou trombose dos grandes vasos próximos ao pâncreas, metástases hepáticas, linfonodos peripancreáticos ou estruturas retroperitoneais adjacentes. Evans et al. estabeleceram critérios fundamentados em TC, capazes de predizer ressecabilidade em até 80 a 85%. Envolvimento vascular tipo A ocorre quando há plano de gordura, e o tipo B quando há parênquima pancreático normal, separando o tumor dos vasos adjacentes. Nestes casos, a ressecabilidade é de 95%. No tipo C, no tumor não há plano de clivagem com as estruturas vasculares, porém há pontos de contato formando uma convexidade contra o vaso, sem que se possa prever se a lesão está realmente aderida à sua parede. O tipo D se caracteriza por tumor que envolve parcialmente os vasos, encontrando-se fixo à parede, demandando ressecção vascular para a completa remoção tumoral. Em todos os casos de tipo E, onde o tumor envolve toda a circunferência vascular, ou tipo F, quando há oclusão do vaso, os tumores não são passíveis de ressecção com margens negativas. O estadiamento clinicorradiológico do câncer pancreático encontra-se no Quadro 2.

Quadro 2. Estadiamento clínico e radiológico do câncer pancreático, segundo Evans et al.

ESTÁDIO	CRITÉRIO CLÍNICO/RADIOLÓGICO
I	Ressecável (T1-2, T3 selecionados, NX, M0)
	Sem encarceramento do tronco celíaco ou da artéria mesentérica superior
	Veia mesentérica superior e veia porta patentes
	Sem doença extrapancreática
II	Doença localmente avançada
	Encarceramento arterial (tronco celíaco ou mesentérico superior)
	Oclusão venosa
	Sem doença extrapancreática
III	Metastático (qualquer T, qualquer N, M1)
	Hepática, peritoneal, ocasionalmente pulmões

Para que se atinjam margens negativas, é necessário que se identifiquem as vias de disseminação tumoral, principalmente quando o tumor se estende além dos limites da duodenopancreatectomia ou quando se localiza no retroperitônio, posteriormente à artéria mesentérica superior. Os tumores localizados no tecido pancreático adjacente ao duodeno tendem a infiltrar a arcada pancreatoduodenal anterior, pela artéria gastroduodenal posterior ao piloro, artéria hepática e o ligamento hepatoduodenal. Posteriormente, a infiltração ocorre na veia pancreatoduodenal posterior, pela face inferior da veia porta. Os tumores próximos ao colo do pâncreas podem infiltrar a artéria hepática superiormente, mesentério do cólon transverso e ao longo da veia mesentérica superior, inferiormente. Já os tumores do processo uncinado podem infiltrar ao longo da arcada pancreatoduodenal inferior, posterior à artéria mesentérica superior, ou pelo mesentério jejunal.

A ressonância magnética (RM), em especial as novas técnicas ultrarrápidas, parece mais sensível do que a TC, porém a TC realizada segundo os padrões previamente descritos apresenta melhor relação custo-benefício, associada ao menor consumo de tempo. Recomenda-se realizar colangiorressonância para avaliar a presença de colangiocarcinoma em pacientes com TC sem tumor de pâncreas e CPRE sem lesão de duodeno ou papila duodenal. A ultrassonografia intraoperatória tem sido útil na identificação das lesões hepáticas metastáticas não identificadas nos exames pré-operatórios, bem como na determinação dos planos de clivagem entre as estruturas vasculares adjacentes. A colangiopancreatografia retrógrada endoscópica (CPRE) evidencia as imagens do ducto pancreático, principal sítio de origem de grande parte dos tumores pancreáticos. Com a sofisticação da TC helicoidal e da colangiorressonância, a utilização da CPRE para o diagnóstico de câncer pancreático tornou-se infrequente.

> **Importante:**
> A CPRE deve ser reservada para os casos de persistência de dúvida diagnóstica, como, por exemplo, em pacientes com suspeição clínica de câncer pancreático, sem evidências de massas visíveis na TC (tumor de papila ou duodenal; pacientes sintomáticos, não ictéricos e sem tumoração pancreática óbvia; na indicação da terapia paliativa (colocação de prótese biliar para tumor irressecável; ou em pacientes com pancreatite crônica em que o diagnóstico de câncer pancreático é suspeitado com base na piora clínica progressiva do paciente.

A obtenção de imagens do pâncreas é possível, com muito boa definição, à ultrassonografia endoscópica (EUS), em janelas acústicas através da parede do estômago e do duodeno. Ainda que este método, de maneira isolada, não forneça o diagnóstico histopatológico, o desenvolvimento da punção aspirativa por agulha fina (PAAF) guiada por EUS tornou a aquisição de amostras teciduais possível. Embora não existam dados consistentes na literatura, alguns estudos sugerem que a EUS é superior à combinação TC e CPRE no diagnóstico de pequenas lesões. No entanto, apesar de a EUS ser particularmente útil no dimensionamento da extensão dos tumores primários (estágio T), ainda apresenta grandes limitações na documentação de metástases hepáticas e de linfonodos a distância. A biópsia percutânea ou endoscópica tem utilidade na evidência, de doença localmente avançada ou metastática. As possíveis complicações associadas ao procedimento são: hemorragia, pancreatite, fístula, abscessos, perfurações e óbito. Não há benefícios em se realizar biópsia em pacientes portadores de tumores pancreáticos ressecáveis que apresentem bom *performance status* e grande suspeita clínica de malignidade. Nesses casos, o resultado negativo não exclui a indicação cirúrgica.

> **Importante:**
> A biópsia pancreática está indicada apenas nos tumores sabidamente irressecáveis que necessitam de comprovação histológica para tratamento quimiorradioterápico e nos casos de tumorações pancreáticas com suspeita de não serem adenocarcinomas.

Alguns estudos têm sugerido que a tomografia com emissão de pósitrons (PET-CT) é mais sensível e específica do que a TC helicoidal na detecção de pequenos tumores primários do pâncreas, metástases hepáticas e metástases a distância, sendo responsável por mudar a indicação terapêutica em até 11% dos pacientes previamente considerados ressecáveis. Quando disponível, recomenda-se o PET-TC também na avaliação da resposta ao tratamento neoadjuvante.

LAPAROSCOPIA

Muito embora alguns serviços empreguem a laparoscopia para todos os pacientes com imagem tomográfica suspeita de carcinoma pancreático, a tendência atual é reservá-la aos casos com dúvida no estadiamento tomográfico. Traria benefício em 20 a 40% dos casos de tumores de cabeça de pâncreas e em até 50% das lesões de corpo e cauda que apresentam pequenas metástases peritoneais ou hepáticas que não foram evidenciadas à TC, evitando-se a agressão cirúrgica da via laparotômica estadiadora. Como em outros procedimentos que requerem experiência, a videolaparoscopia fornece a quantidade de informações proporcional à boa técnica da equipe cirúrgica. Inclui, de modo sistemático, a avaliação macroscópica das superfícies peritoneais, além do parênquima e do pedículo hepático, bem como dos vasos mesentéricos e celíacos, através da ultrassonografia laparoscópica, sem a qual estaria deveras comprometida a aplicabilidade do método.

ESTADIAMENTO

Os dois sistemas de estadiamento do câncer pancreático mais utilizados são os padronizados pela *American Joint Committee on Cancer* (AJCC) e pela *Japanese Pancreas Society (JPS)* (Quadros 3 e 4).

Quadro 3. Estadiamento TNM-AJCC 2009 para câncer pancreático

TNM – CLASSIFICAÇÃO CLÍNICA	
TX	O tumor primário não pode ser avaliado
T – TUMOR PRIMÁRIO	
T0	Não há evidência de tumor primário
Tis	Carcinoma *in situ**
T1	Tumor limitado ao pâncreas, com 2 cm ou menos em sua maior dimensão
T2	Tumor limitado ao pâncreas, com mais de 2 cm em sua maior dimensão
T3	Tumor que se estende além do pâncreas, porém sem envolvimento do tronco celíaco ou da artéria mesentérica superior
T4	Tumor que envolve o tronco celíaco ou a artéria mesentérica superior (tumor primário irressecável)

*Inclui a classificação PanIN III

N – LINFONODOS REGIONAIS	
NX	Os linfonodos regionais não podem ser avaliados
N0	Ausência de metástase em linfonodos regionais
N1	Metástase em linfonodos regionais

M – METÁSTASE A DISTÂNCIA	
MX	A presença de metástase a distância não pode ser avaliada
M0	Ausência de metástase a distância
M1	Metástase a distância

GRUPAMENTO POR ESTÁGIOS			
Estágio 0	Tis	N0	M0
Estágio IA	T1	N0	M0
Estágio IB	T2	N0	M0
Estágio IIA	T3	N0	M0
Estágio IIB	T1	N1	M0
	T2	N1	M0
	T3	N1	M0
Estágio III	T4	Qualquer N	M0
Estágio IV	Qualquer T	Qualquer M1	M1

Não houve mudança na definição do TNM, estadiamento anatômico, e grupos prognósticos da sétima edição (2009) do AJCC em relação à prévia (sexta) para neoplasias exócrinas do pâncreas.

Quadro 4. Classificação da JPS para câncer pancreático

	M0				M1
	N0	N1	N2	N3	
Tis	0	–	–		
T1	I	II	III	IVb	IVb
T2	II	III	III	IVb	IVb
T3	III	III	IVA	IVb	IVb
T4	IVa	IVa	IVb		

AJCC

Segundo a AJCC, o estadiamento dos cânceres exócrinos do pâncreas depende do tamanho e da extensão do tumor primário, sendo com base tanto em critérios clinicorradiológicos, quanto anatomopatológicos (Quadro 3).

A extensão da ressecção (R0, ressecção completa com margens micro e macroscópicas livres; R1, macroscópica negativa e microscópica positiva; R2, ambas positivas) não faz parte do sistema TNM, porém, tem grande significância prognóstica.

Para a adequada avaliação histopatológica, todos os linfonodos ressecados devem ser adequadamente avaliados, em um número superior a 10, incluindo as estações peripancreática, da artéria hepática, do tronco celíaco, pilórica e esplênica. Esta divisão anatômica não é necessária, mas todas as estações linfonodais ressecadas devem ser adequadamente referidas ao patologista e, até mesmo, enviadas separadamente.

Definição da localização da lesão

Os tumores localizados na cabeça do pâncreas estão situados à direita da confluência mesentérico-portal, incluindo o processo uncinado. As lesões do corpo pancreático estão entre a confluência mesentericoportal e a aorta, e entre esta e o hilo esplênico estão localizados os tumores de cauda de pâncreas.

Estadiamento clinicorradiológico

O estadiamento clínico do câncer de pâncreas inclui exame físico e TC helicoidal de alta resolução, em fases arterial e portal (com técnica adequada, previamente descrita neste capítulo). Através das radiografias de tórax e das imagens da TC helicoidal é possível a avaliação da ressecabilidade da lesão, classificando-a em localizada e ressecável (estágios I e II), localmente avançada (III) ou metastática (IV), conforme referido no Quadro 3.

Estadiamento cirúrgico

O estadiamento cirúrgico é realizado, utilizando-se o produto das ressecções pancreáticas, incluindo os linfonodos regionais.

> **Importante:**
> A orientação do AJCC é a realização de checagem metódica, macro e microscópica, das seguintes margens: ducto biliar comum, colo pancreático, margem retroperitoneal, outras margens de tecidos conectivos (como a margem pancreática posterior, duodeno e estômago).

Em 1999 foi publicada uma proposta de estadiamento patológico com base em um *check list* de fatores que contemplam essas margens, bem como as características da lesão. Dentre estas, a margem crítica é a retroperitoneal (referida como mesentérica ou uncinada), pois a maioria das recidivas locais ocorre no leito pancreático. Esta margem deve ser marcada com tinta permanente para avaliação macroscópica da peça e para guiar as secções transversais realizadas para estudo microscópico. A margem pancreática posterior é o tecido conectivo entre a face posterior da cabeça do pâncreas e a parede anterior da cava inferior. A menor distância entre o tumor e as margens deve ser anotada e referida no laudo anatomopatológico. Qualquer evidência de disseminação peritoneal, seja macro ou microscópica, é interpretada como M1.

Tipo histopatológico

O TNM é aplicado somente aos carcinomas exócrinos do pâncreas excluindo-se os tumores endócrinos, os carcinoides ou outras lesões. Os carcinomas exócrinos do pâncreas compreendem mais de 95% das neoplasias malignas pancreáticas, incluindo: displasia ductal severa (PanIn III, neoplasia pancreática intraepitelial), adenocarcinoma ductal, carcinoma mucinoso não cístico, carcinoma de células em anel de sinete, carcinoma adenoescamoso, carcinoma indiferenciado, carcinoma misto ductal-endócrino, tumor de células gigantes osteoclasto-símile, cistoadenocarcinoma mucinoso, carcinoma mucinoso papilar intraductal com ou sem invasão (IPMN), carcinoma acinar dentre outros. O grau histológico é classificado como: não pode ser acessado (GX), bem diferenciado (G1), moderadamente diferenciado (G2), pouco diferenciado (G3) e indiferenciado (G4).

JPS

A quinta edição da classificação da Sociedade Japonesa de Carcinoma Pancreático (2ª edição em inglês) baseou-se na quinta edição do TNM da UICC *(International Union Against Cancer)* e nos registros do Registro Nacional de Câncer Pancreático da Sociedade Japonesa de Pâncreas que inclui a analise de 18.629 casos de carcinoma de pâncreas (1981-1996). Trata-se de uma nomenclatura mais complexa e detalhada, padronizada em todo o território japonês, informatizada em um programa disponível on *line* (http://www.kojin.or.jp/shizou/index.htm1).

TUMOR PRIMÁRIO

Considera a localização do tumor, o número e o tamanho, o tipo macroscópico e a categoria T. Quanto à localização, classifica-se em: cabeça (Ph), processo uncinado (Up), corpo (Pb) e cauda (Pt). Quanto ao tamanho, o maior eixo é medido em centímetros e deve ser registrado como TS (*tumor size*): TS1 – apresenta tamanho menor ou igual a 2 cm; TS2 – entre 2,0 e 4,0 cm inclusive; TS3 – entre 4,0 e 6,0 cm inclusive; TS4 – maior que 6,0 cm. O tipo macroscópico pode ser: mascarado (sem tumor macroscópico), nodular, infiltrativo, cístico, de ductos dilatados, tipos misto e inclassificável1. O T se refere à extensão local: ducto biliar (CH), duodeno (DU), serosa (S), tecido retropancreático (RP), veia porta (PV), aorta (A), plexo nervoso extrapancreático (PL) ou outro orgão (OO). Cada item é classificado em presente (+) ou ausente (-), ou não acessível (X). A categoria T está representada no Quadro 5.

METÁSTASES

As metástases para linfonodos regionais configuram o comprometimento do grupo 1, enquanto no grupo 3 é considerada metástase a distância (Ml). O nível de metástase nodal, bem como os linfonodos correspondentes a cada estação, consta no Quadro 6.

Quadro 5. Categoria T de invasão do pâncreas e estruturas adjacentes

CATEGORIA T	GRAU DE INVASÃO LOCAL DO TUMOR
Tis	Não invasivo
T1	Limitado ao pâncreas, menor ou igual a 2 cm no maior eixo
T2	Limitado ao pâncreas, maior de 2 cm
T3	Estende-se a um dos seguintes: CH, DU, S, RP
T4	Estende-se a um dos seguintes: PV, A, PL, OO
TX	Invasão local não pode ser acessada

Quadro 6. Classificação dos linfonodos e das metástases linfonodais conforme grupos nodais

METÁSTASE NODAL	GRUPO NODAL	CABEÇA	CORPO E CAUDA
N1	1	13a, 13b, 17a, 17b	8a, 8p, 10, 119, 11d, 18
N2	2	6, 8a, 8p, 12a, 12b, 12p, 14p, 14d	7, 9, 14p, 14d, 15
N3	3	1, 2, 3, 4, 5, 6, 7, 9, 10, 11p, 11d, 15, 16a2, 16b1, 18	5, 6, 12a, 12b, 12p, 13a, 13b, 17a, 17b, 16a2, 16b1

Sem evidência de metástase = N0.
Metástase linfonodal que não pode ser acessada = NX.

As metástases a distância são avaliadas como: ausentes (MO), presentes (Ml) ou não pode ser acessada (MX). Para Ml, os códigos utilizados são: fígado (HEP), peritônio (PER), linfonodos (LYM), pulmão (PUL), pleura (PLE), ossos (OSS), medula óssea (MAR), cérebro (BRA), pele (SKIN), glândula suprarrenal (ADR), outras (OTH).

ESTÁGIO

O estadiamento final esta representado no Quadro 6. Os achados no momento do diagnóstico são clínicos (c), cirúrgicos (s), patológicos (p) e finais (f), sendo que este último pode ser omitido. Por exemplo, pT3, pNl, sMO, Estágio III (ou Estágio III).

FATORES PROGNÓSTICOS DO CÂNCER PANCREÁTICO

Fatores pré-operatórios

Pacientes com dorsalgia persistente e severa têm pior prognóstico, pois este sintoma traduz a presença de invasão dos plexos nervosos nas adjacências do tronco celíaco e dos vasos mesentéricos, indicando critério de irressecabilidade.

A icterícia intensa e prolongada e perda ponderal significativa, bem como sinais de doença disseminada, são fatores de mau prognóstico. Níveis excessivamente elevados de CA 19-9 são preditores de doença irressecável ou disseminada. Os pacientes com tumor de corpo e cauda tendem a apresentar pior sobrevida porque geralmente são diagnósticados tardiamente, no entanto, quando tratados precocemente, apresentam prognóstico semelhante ao carcinoma de cabeça pancreática.

Fatores operatórios

Os pacientes submetidos à cirurgia com intenção de cura em doença localizada apresentam sobrevida média de 12 a 20 meses, ou 20% em 5 anos. Em doença localmente avançada, não metastática, a sobrevida média é de 6 a 10 meses, enquanto que, na presença de metástases, a sobrevida é curta, média de 3 meses, na dependência do *performance status* do paciente. O fator prognóstico mais importante para a sobrevida dos pacientes tratados com cirurgia com intenção curativa é a ressecção completa, fato que reforça a necessidade de uma avaliação adequada e padronizada das margens. Margens macroscopicamente positivas não conferem vantagem prognóstica quando comparadas aos pacientes tratados sem cirurgia. Outros fatores determinantes de sobrevida são: doença metastática para linfonodos regionais, grau de diferenciação histológica e volume do tumor primário.

TRATAMENTO DO CÂNCER PANCREÁTICO

O único tratamento com intenção curativa é a ressecção cirúrgica. Cerca de 20% dos cânceres de cabeça de pâncreas são ressecáveis, porém em contrapartida, raramente é possível tratamento com intenção curativa para os tumores de corpo e cauda de pâncreas, graças à identificação de doença avançada no diagnóstico. O tratamento é proposto de acordo com a extensão observada no estadiamento pré-operatório, com base em exames de imagem (TC, e USE, CPRE e CPRM quando necessários), classificando a doença em ressecável (potencialmente curável), *borderline* (não claramente ressecável), localmente avançada, e metastática.

Doença clinicamente ressecável (T1-3 N0-1 M0)

Define-se como doença ressecável aquela em que não há evidência de metástases a distância, em que as veias mesentérica superior e porta estão patentes, e há um plano gorduroso bem definido em torno do tronco celíaco, artéria mesentérica superior (AMS) e artéria hepática próxima à origem da artéria gastroduodenal (AGD). Em casos onde há o envolvimento isolado da veia mesentérica superior, da veia porta ou da artéria hepática, há a opção de tratamento com intuito curativo com ressecção vascular, inclusive quando é necessária a ressecção em bloco da confluência venosa porta-mesentérica superior, com morbidade e sobrevida semelhantes a dos pacientes com tumores sem comprometimento vascular. O procedimento de escolha para lesões ressecáveis de cabeça de pâncreas é a gastroduodenopancreatectomia (procedimento de Kausch-Whipple), que envolve a ressecção do ducto hepático, vesícula, duodeno e cabeça pancreática (com limite definido pelos vasos mesentéricos), associada à linfadenectomia padrão. Quando o procedimento é realizado por cirurgiões experientes, a mortalidade é menor que 5%, podendo atingir 20-30% em equipes com menor número de casos operados por ano. Os óbitos pós-operatórios estão relacionados com complicações, como fístula biliar ou pancreática, hemorragia (que pode ocorrer inclusive no pós-operatório tardio por erosão do coto da AGD) e infecção.

Dada a alta taxa de recidiva local (até 70%), muitos são os esquemas propostos na literatura para tratamento adjuvante nestes casos, com ganho de sobrevida.

O uso de radioterapia (RXT) adjuvante, combinada à quimioterapia (QT), baseia-se num estudo randomizado com apenas 43 pacientes, que sugeriu que a RT combinada ao **5-FU** leva a um aumento do controle local e da SG dos pacientes submetidos à ressecção completa, principalmente nos tumores T1N0. Entretanto, um estudo randomizado do *European Organisation for Research and Treatment of Cancer* (EORTC), com 114 pacientes, mostrou um aumento não significativo de sobrevida global (SG) (p = 0,099), e a análise do estudo do ESPAC-1, com 541 pacientes, sugeriu uma redução da sobrevida dos pacientes que receberam RXT. Como este estudo foi passível de críticas metodológicas, Neoptolemos et al. tentaram corrigir algumas dessas limitações e analisaram 289 pacientes que foram submetidos à randomização e acompanhamento de 47 meses e sobrevida livre de doença de 21% em 5 anos com a quimioterapia isolada, 10% com quimiorradioterapia e de 8% sem adjuvância. Atualmente, muitos serviços não aplicam RXT de rotina, reservando-a para situações de risco alto de recidiva local, como comprometimento de linfonodos e margens comprometidas. Os regimes com **gencitabina** combinada à RXT são muito tóxicos e caíram em desuso. O uso de RXT com intensidade modulada de feixe (IMRT) combinada à **capecitabina**, 1.600 mg/m²/dia, de segunda à sexta-feira, durante a RXT, parece ser efetivo e menos tóxico (7% de toxicidade G3/4). O papel da RXT intraoperatória é incerto, embora seja praticada rotineiramente por alguns centros que dispõem do equipamento.

Quanto ao papel da QT adjuvante, os estudos mais recentes, o ESPAC-1 e o estudo alemão CONKO 001, demonstraram aumento de sobrevida para os pacientes com tumores de pâncreas ressecados que se submeteram à QT adjuvante com **5-FU/leucovorin** ou **gencitabina**, respectivamente, em comparação à observação. Na ASCO 2009, foram apresentados os dados do ESPAC-3, estudo que randomizou 1.088 pacientes entre 6 meses de **gencitabina** ou **5-FU/leucovorin** (5-FU, 425 mg/m², e **leucovorin**, 20 mg/m² EV, no D1-5) adjuvante. A análise dos resultados não demonstrou diferença estatisticamente significativa quanto à SG (23 versus 23,6 meses para **5-FU/leucovorin** e **gencitabina**, respectivamente, p = 0,56). **No momento ambas as terapias (5-FU ou gencitabina)** têm sido admitidas pelo **National Comprehensive Cancer Network** (NCCN 2009), embora o uso de **gencitabina** é preferida em decorrência do perfil de toxicidade mais favorável, em comparação ao **5-FU**.

Neoadjuvância

Outra opção adotada por alguns grupos é o tratamento neoadjuvante, este possui alguns benefícios teórico-práticos, principalmente tumores *borderlines*. Primeiro objetivo seria induzir uma resposta parcial aumentando a chance de uma ressecção com margens livres, segundo, a exposição a agentes quimioterápicos antes da ressecção permite avaliar a sensibilidade do tumor a estes. Terceiro, tratamentos intensivos multimodais (QT + RXT) podem ser mais bem tolerados antes da cirurgia. Quarto, perfusão adequada do leito tumoral pode permitir adequada oxigenação e quimioterapia radiossensibilizante. Consideramos *borderline* as lesões de cabeça e corpo que apresentam extensão local importante, comprometendo estruturas nobres, porém ainda passíveis de abordagem cirúrgica com necessidade de procedimentos complexos, como ressecções vasculares e ressecções pouco usuais, ou seja, que apresentam contato cincunferencial com a veia mesentérica superior, veia porta ou artéria mesentérica superior ≤ 180° e por um pequeno segmento (em torno de 1,5 cm), permitindo ressecção e reconstrução vascular. O envolvimento de ambos os sistemas arterial e venoso é considerado irressecável. Nesses casos, o esquema utilizado é semelhante àquele usado em tratamento adjuvante. Em estudos prospectivos e retrospectivos, o tratamento neoadjuvante parece estar associado a ganho na ressecabilidade. O grupo do *MD Anderson Cancer Center* (MDACC) propõe o uso de esquemas mais curtos de RXT (3.000 cGy durante 2 semanas) na neoadjuvância, com menor toxicidade e igual eficácia. Nos pacientes tratados de forma neoadjuvante, a colocação de *stents* biliares por via endoscópica é segura.

Doença localmente avançada (T3-4N0-1M0)

Estima-se que 45% dos pacientes apresentam doença localmente avançada (tumores irressecáveis, sem evidência de metástases) no momento do diagnóstico. Os esquemas de QT com ou sem RXT sugerem controle local e álgico, com relativo aumento na sobrevida média, porém com raros casos de pacientes com sobrevida a longo prazo. A publicação da Mayo *Clinic* e as subsequentes do GITSG, na década de 1980, demonstraram que a radioterapia externa combinada com 5-FU foi superior a RXT ou a QT isoladas. Porém um estudo francês com 119 pacientes comparou **gencitabina**, como agente único, com a combinação de 5-FU, cisplatina e RT. O estudo foi suspenso precocemente, pois se identificou uma diferença substancial na sobrevida mediana a favor do grupo tratado apenas com QT (13 versus 8,6 meses, p = 0,03). O grupo francês *Groupe d'Etude et de Recherche Clinique en Oncologie et Radiothérapie* (GERCOR) fez uma análise retrospectiva de 181 pacientes incluídos em estudos prospectivos de fases II e III e concluiu que a estratégia de tratamento quimioterápico inicial, seguido de RXT combinada à QT de consolidação, pode aumentar a sobrevida de pacientes que não apresentaram progressão ao tratamento quimioterápico. Os dados da literatura são escassos e conflitantes, mas alguns estudos sugerem que a combinação de QT + RXT na doença localmente avançada pode ser benéfica.

Estágio IV

Cerca de metade dos pacientes com câncer pancreático tem metástases a distância no momento do diagnóstico, sendo seu tratamento eminentemente paliativo. Para os pacientes com bom *performance status*, é recomendada quimioterapia sistêmica, cujo regime de escolha é gencitabina na dose de 10 mg/m²/min, total de 1.000 mg/m²/semana EV em 100 minutos, por 3 semanas, a cada 4. Este esquema oferece benefício sintomático em cerca de 24% dos pacientes e resposta objetiva menor que 10%, associados à sobrevida de 18% em um ano. Combinações de gencitabina com 5-FU em *bolus* em um estudo de fase III tiveram resultados piores. A adição da **capecitabina** à **gencitabina** foi avaliada em estudo randomizado de fase III com 533 pacientes com doença avançada que comparou **gencitabina** isolada ou combinada à **capecitabina** (GemCap). Os pacientes no grupo combinado tiveram taxas significativamente maiores de resposta objetiva (19,1 versus 12,4%; p = 0,034), de sobrevida livre de progressão (HR = 0,78, IC de 95%: 0,66-0,93; p = 0,004) e uma tendência para aumento de SG (HR = 0,86, IC de 95%: 0,72-1,02; p = 0,08), com apenas discreto aumento da toxicidade grau 3 ou 4. A adição de agentes biológicos à **gencitabina** (**bevacizumabe**, **cetuximabe**, **tipifarnibe**, **marimastate**) não resultou em benefício em SG em comparação à **gencitabina** somente. Exceção foi o estudo de fase III apresentado pelo *National Cancer Institute* (NCI) canadense, com 569 pacientes portadores de adenocarcinoma avançado de pâncreas, que comparou **gencitabina**, 1.000 mg/m² EV, semanalmente (por 3 semanas, a cada 4 semanas), combinada com **erlotinibe**, 100 mg VO/dia, ou com placebo. O braço de **gencitabina** e **erlotinibe** demonstrou superioridade em termos de SG (mediana de 6,24 versus 5,91 meses; HR = 0,82, IC de 95%: 0,69-0,99; p = 0,038) e sobrevida livre de progressão (mediana de 3,75 versus 3,55 meses; HR = 0,77, IC de 95%: 0,64-0,92; p = 0,004). A taxa de resposta foi de 8,6% para os pacientes tratados com **gencitabina** e **erlotinibe** versus 8,0% para os tratados com **gencitabina** isolada. Com base nestes dados, o **erlotinibe** foi aprovado no tratamento do câncer de pâncreas metastático.

A paliação da icterícia obstrutiva pode ser realizada por procedimento cirúrgico, endoscópico ou percutâneo. A colocação de prótese biliar endoscópica tornou-se o tratamento paliativo de escolha para as obstruções por câncer pancreático, uma vez que é um método menos invasivo que o procedimento cirúrgico e mais fisiológico que a drenagem biliar externa. A taxa de sucesso com o procedimento endoscópico varia de 80 a 95%. As complicações relacionadas com a colocação das próteses biliares endoscópicas incluem: pancreatite (1 a 10%), colangite (0,6 a 0,8%), perfuração e sangramento. As complicações tardias incluem migração e obstrução da prótese (21% em 5 meses). A mortalidade relacionada com o procedimento varia de 2 a 10%. O tratamento paliativo da obstrução duodenal tem sido realizado, preferencialmente, pela utilização de prótese duodenal endoscópica. O estudo descrito por Carre-Locke, envolvendo 20 pacientes com obstrução gástrica tratados com prótese, refere sucesso em 17 deles. Os três pacientes em que não foi possível recuperar o trânsito tinham múltiplas estenoses, impedindo o procedimento. Quando não há disponibilidade para colocação de próteses endoscópicas, a derivação biliodigestiva associada à anastomose gastrojejunal continua sendo a alternativa mais empregada. Machado *et al.* descreveram uma modificação da técnica tradicional, tornando-a mais elaborada, porém com relato de menores complicações do esvaziamento gástrico.

O tratamento da dor ocasionada pelo câncer pancreático deve ser individualizado, podendo incluir farmacoterapia, quimioterapia, radioterapia, infusão de medicamentos intratecal ou epidural e bloqueios neurolíticos. É valido diferenciar o tipo de dor apresentada pelo paciente (se somática, visceral, neuropática ou síndrome mista), bem como as comorbidades associadas à progressão da doença pancreática. O tratamento inicial inclui opioides, na dependência da severidade da dor, podendo associar-se a anti-inflamatórios não esteroidais e antidepressivos tricíclicos ou anticonvulsivantes, nos casos de dor neuropática, controlando-se os efeitos colaterais com sintomáticos. Quando os efeitos colaterais são muito intensos, considera-se o emprego de esteroides, bloqueio do plexo celíaco ou bloqueio nervoso esplânico, se o tumor não estiver distorcendo a anatomia local. Na ausência de resposta, em casos de síndromes dolorosas mistas, recomendam-se opioides epidurais ou intratecais, passíveis de associação a anestésicos locais.

TRATAMENTO CIRÚRGICO DO CÂNCER PANCREÁTICO: PROCEDIMENTO DE WHIPPLE

A primeira ressecção da cabeça do pâncreas e do duodeno por tumor ampular é atribuída a Codivilla, no início do século passado. Em 1912, Kausch, cirurgião alemão, realizou a primeira pancreatoduodenectomia com reconstrução em dois tempos. Em 1935, Whipple e equipe descreveram a cirurgia tradicional de ressecção de tumores periampulares, inicialmente em dois tempos, e cerca de 5 anos após, em tempo único. Desde então, várias modificações da técnica original foram desenvolvidas, com o intuito de reduzir a morbimortalidade do procedimento que chegou a ser proibitiva em meados dos anos 1970. Atualmente, os resultados do tratamento desta neoplasia em centros especializados têm demonstrado redução importante da morbimortalidade relacionada com o procedimento. Um exemplo disso é a publicação da *Johns Hopkins Medical Institutions, Trabalho do Cameron* relatando 190 duodenopancreatectomias entre 1990 e 1996, sem óbito hospitalar.

A técnica cirúrgica utilizada pelo Grupo de Pâncreas do Instituto Nacional do Câncer (INCA) – Brasil consiste nos seguintes passos:

A) Paciente em decúbito dorsal, com coxim transverso na altura da 11ª vértebra torácica.
B) Incisão preferencial subcostal bilateral (chevron).
C) Mantidos os critérios de ressecabilidade, abre-se o ligamento gastrocólico, evitando-se lesões da arcada gastroepiploica.
D) Segue-se manobra de Kocher estendida, incisando-se lateralmente a fáscia de Gerota, com mobilização da cabeça do pâncreas e do duodeno até sua 3ª porção, separando-os do rim direito, visualizando-se adequadamente a aorta e veia cava inferior. Desse modo, abre-se o forame de Winslow, permitindo melhor avaliação da cabeça do pâncreas. Incisada a porção avascular do ligamento hepatogástrico, disseca-se o pedículo hepático, identificando e reparando o colédoco, isolando a artéria hepática, prosseguindo-se até a identificação da artéria gastroduodenal, que é ligada.
E) Secção do ligamento de Treitz com liberação da 4ª porção duodenal e identificação da veia mesentérica superior.
F) Através da incisão do peritônio sobre a veia mesentérica superior, adentra-se a regido retropancreática, liberando-se gentilmente a veia da cabeça do pâncreas. Neste momento é possível a avaliação da necessidade de ressecção vascular e a possibilidade de ressecção em bloco da junção porta-mesentérica superior.
G) Identificação com dissecção e ligadura da artéria gástrica direita em sua origem.
H) Mobiliza-se a artéria hepática reparada cranial e medialmente, com dissecção profunda, identificando-se a parede anterior da veia porta, que é liberada do colo do pâncreas.
I) Ascendendo a dissecção, segue-se o colédoco reparado e procede-se à separação da vesícula biliar a partir de seu leito hepático. Transsecção do ducto hepático mantendo-se o ramo proximal clampeado com bulldog, e o distal é suturado. Os linfonodos hepatodudenais são dissecados e a vesícula com o tecido pericoledociano, periportal e peri-hepático circunferencial é completamente excisada, esqueletizando-se a artéria hepática até o tronco celíaco, com ressecção dos respectivos linfonodos.
J) É realizada a secção gástrica na transição antro-corpo caso, se opte pela duodenopancreatectomia clássica (preferência INCA) ou secção da primeira porção duodenal (2 cm distal ao piloro), caso seja optado pela preservação pilórica. Se paciente jovem, com história de úlcera péptica e hipercloridria, o procedimento de antrectomia é associado à vagotomia troncular.
K) O colo e o corpo do pâncreas são liberados da veia esplênica, ligando-se os pequenos ramos venosos do pâncreas para a mesma. Realiza-se, então, o reparo dos bordos pancreáticos e a secção do pâncreas à esquerda dos vasos mesentéricos superiores.
L) A cerca de 20 cm do Treitz, o mesentério é incisado, e a alça jejunal é seccionada.
M) Ligadura e secção dos vasos tributários que drenam a cabeça do pâncreas diretamente à veia porta-mesentérica superior. Caso este segmento vascular esteja comprometido por tumor, procede-se à ressecção tangencial ou circunferencial. Neste caso, é realizada a heparinização endovenosa em dose única de 5.000 UI, são reparadas e clampeadas a veia mesentérica superior, a porta e, se necessário, a esplênica. A reconstrução vascular venosa pode ser realizada com um *patch* tangencial de veia safena, com anastomose terminoterminal, ou mesmo com a interposição de um enxerto de veia jugular interna, renal esquerda ou enxerto vascular sintético. Após a linfadenectomia local, a mobilidade da veia mesentérica superior e da veia porta aumenta, de modo a ser possível reconstruir falhas de até 3 a 5 cm sem a necessidade de interposição de enxertos.
N) Quando as tributárias da cabeça do pâncreas para o sistema porta-mesentérica superior são ligadas, há a exposição da artéria mesentérica superior desde os primeiros ramos jejunais até sua origem diretamente da aorta. Desse modo, o processo uncinado é liberado da porção posterior dos vasos mesentéricos, e o espécime é removido. Completam-se a linfadenectomia e a ressecção dos tecidos frouxos da parede anterior da aorta e da veia cava inferior, do tronco celíaco à origem da artéria mesentérica.
O) As margens cirúrgicas são congeladas: ducto biliar, duodeno, parênquima pancreático e, com especial atenção, margem retropancreática.
P) Depois de retirada da peça, o remanescente pancreático é adequadamente exposto quando mobilizado do retroperitônio e da veia esplênica, cerca de 3 cm ventralmente. O ducto pancreático principal é cateterizado e moldado com pequeno *stent* (sonda de nelaton com calibre apropriado ao do ducto).
Q) A reconstrução é realizada em alça única (Child).
R) A anastomose pancreática pode ser realizada por uma incisão no mesocólon transverso, em área avascular, trazendo a alça jejunal seccionada (cerca de 20 a 30cm), sem tensão quando se pretende a confecção de anastomose pancreato-jejunal. A mesma será realizada em dois planos, terminolateral, ducto-mucosa, com pontos separados de fio monofilamentar de polipropileno 5-0, pode-se utilizar um *stent* moldando o ducto pancreático, seguido do segundo plano jejuno-pancreático seromuscular com pontos simples de fio multifilamentar absorvível 3-0 (poligalactina). Para anastomoses de risco (pâncreas mole e *wirsung* menor de 3 mm) é utilizada a pancreaticogastrostomia por via aberta.
S) A anastomose jejunocoledociana é realizada com sutura única de pontos separados de fio absorvível, com o cuidado de se alinhar a

alga jejunal ao ducto biliar, evitando-se tensão na linha de sutura. Não utilizamos *stent* para esta anastomose.

T) A anastomose gastrojejunal anisoperistáltica terminolateral em plano clínico de fio absorvível, seromuscular. A distância desta anastomose da biliodigestiva deve permitir uma anastomose sem tensão (cerca de 20 a 30 cm).

U) Passagem de sonda nasoenteral tipo Dobb-Hoff pós-gastroenteroanastomose e sonda nasogástrica 18 ou 20E.

A linfadenectomia tradicional empregada de rotina pelo Grupo de Pâncreas do INCA inclui os linfonodos pancreáticos duodenais posteriores (13a, 13b) e anteriores (17a, 17b), ao longo dos vasos mesentéricos (14a, 14b), pericavais, ao longo da veia renal direita, linfonodos inferiores do ligamento hepatoduodenal (12b1, 12b2, 12c), ao longo da artéria hepática (8a) e para-aórtico (16a2, 16b1).

Quando necessário, realiza-se a ressecção de veia mesentérica ou, se houver comprometimento sem encarceramento completo e extenso da confluência da mesentérica superior e da porta, procede-se à ressecção da lesão com reconstrução primária ou com auxílio de *patch* de veia jugular interna.

Cuidados pós-operatórios

A rotina pós-operatória imediata é feita em regime de terapia intensiva por 12 a 48 horas. É solicitado controle laboratorial diário, que inclui: hemograma completo, amilase, bioquímica hepática, proteínas totais e frações, coagulograma, eletrólitos, glicose, proteína C reativa, ureia e creatinina. A profilaxia antitrombótica inclui heparina de baixo peso molecular, fisioterapia e deambulação precoce. A analgesia é realizada pelo catéter peridural que permanece, no mínimo, por 3 a 4 dias.

A drenagem da cavidade abdominal é realizada rotineiramente com dois drenos tubulares, o primeiro em goteira parietocólica direita, drenando o forame de Winslow, e a anastomose pancreatojejunal, saindo por contraincisão em flanco direito. O outro é posicionado anterior à gastroenteroanastomose, com saída pela goteira parietocólica esquerda, por contraincisão em flanco esquerdo. O débito destes drenos é rigorosamente avaliado a cada 12 horas. No quinto dia de pós-operatório, dosa-se a amilase da secreção dos drenos. Se elevada (maior que três vezes o nível sérico), repete-se diariamente até queda para níveis normais. Com a normalização dos níveis de amilase na secreção e com o débito inferior a 50 mL/dia, retira-se o dreno.

Iniciamos a dieta via sonda de Dobb-Hoff assim que surgem sinais de peristalse no pós-operatório. A dieta via oral é incluída, assim que retirada a sonda gástrica, na ausência de sinais de gastroparesia. No acompanhamento, são mantidos os cuidados de suporte nutricional, com controle laboratorial da albumina sérica e avaliação cuidadosa de sinais de mal absorção intestinal por insuficiência de enzimas pancreáticas.

Acompanhamento

Durante o primeiro semestre de pós-operatório, o retorno ambulatorial é agendado com intervalos de 6 a 8 semanas. Nos dois anos subsequentes, as consultas ocorrem a cada trimestre, para depois passarem a semestrais, continuadamente. O paciente é reavaliado com anamnese e exame físico completo. São solicitados os exames laboratoriais de controle (como função hepática e CA 19-9), ultrassonografia de abdome e radiografia de tórax. Caso o paciente apresente sintomas sugestivos de complicações ou recidiva, solicita-se TC de abdome e pelve.

Prognóstico após cirurgia curativa

A sobrevida média após cirurgia paliativa é de 7 meses, enquanto que após cirurgia curativa, é de 18 meses. Os fatores associados à recidiva tumoral e à menor sobrevida incluem envolvimento linfonodal, tumor > 2,5 cm de diâmetro, invasão da parede vascular, quantidade de sangue transfundido e margens cirúrgicas comprometidas. Se as margens forem livres, a sobrevida atinge 20% em 5 anos. No entanto, dentre estes pacientes em acompanhamento, menos de 60% estão comprovadamente livres de tumor.

No Instituto Nacional do Câncer, com a formação do Grupo de Cirurgia Pancreática em meados de 2000, a mortalidade pós-operatória das cirurgias com intenção curativa passou a 6,25%, com sobrevida média de 26% em 2 anos e, estimada, de 18% em 5 anos.

CONTROVÉRSIAS SOBRE DUODENOPANCREATECTOMIA NO CÂNCER PANCREÁTICO

Preservação pilórica

A pancreatectomia com preservação pilórica descrita por Traverse e Longmire da UCLA (1977), indicada para pancreatite crônica, surgiu como tentativa de evitar as síndromes pós-gastrectomia, principalmente úlcera de boca anastomótica, cuja incidência atinge 20% pós-procedimento de Whipple. Atualmente tem indicação para pacientes com tumores de menor volume, sem envolvimento da primeira ou da segunda porção duodenal. Difere do procedimento de Whipple clássico apenas pela secção do bulbo duodenal a 2 ou 3 cm distal do piloro, com preservação da arcada gastroepiploica após a ligadura dos vasos gástricos direitos na sua origem. Em alguns casos, pode-se até mesmo preservar a artéria gástrica direita, com o intuito de manter a vascularização do duodeno proximal. Ao realizar a preservação pilórica há uma teórica melhoria na qualidade de vida do paciente a longo prazo, com aumento do ganho ponderal e, mais efetivamente, redução das queixas relacionadas com as síndromes pós-gastrectomia. O maior inconveniente desta técnica é o esvaziamento gástrico retardado (61% dos casos), caracterizado pela impossibilidade de ingestão alimentar por via oral por mais de 14 dias de pós-operatório.

Ressecção vascular

Cerca de 50% dos pacientes submetidos à exploração cirúrgica não são submetidos à ressecção tumoral com intenção de cura em razão do comprometimento vascular ou pela presença de doença extrapancreática, determinados pelo cirurgião durante a laparotomia. Os adenocarcinomas de pâncreas geralmente se localizam na cabeça e no processo uncinado, anatomicamente próximos de estruturas vasculares que podem ser envolvidas pela doença. O vaso mais frequentemente envolvido é a veia mesentérica superior, com ou sem comprometimento da veia porta. As opções de ressecção baseiam-se na extensão da aderência do tumor à parede vascular. Se houver envolvimento de até um terço da circunferência, a lesão é passível de ressecção tangencial com síntese primária ou reconstrução com *patch* de safena reversa. Se a lesão comprometer maior segmento, demanda ressecção e reconstrução com enxerto autólogo interposto de veia jugular interna ou veia renal esquerda. Furhrman *et al.* descreveram a experiência do *MD Anderson Câncer Center*, incluindo 59 pacientes submetidos à duodenopancreatectomia, 36 sem necessidade de ressecção venosa e 23 com ressecção em bloco da junção mesentérico-portal. Como resultado, não houve diferença entre tempo de internação, morbidade e mortalidade entre os dois grupos. Como os tumores com envolvimento da junção mesentérico-portal não apresentaram parâmetros histológicos de pior prognóstico (positividade das margens, conteúdo aneuploide de DNA e percentual de linfonodos comprometidos), estes resultados sugerem que o envolvimento vascular parece estar mais relacionado com a localização do tumor do que a agressividade biológica do mesmo. Desse modo, a ressecção da confluência mesentérico-portal em bloco, com o objetivo de ressecção R0, estaria justificada quando a margem retroperitoneal encontra-se comprometida apenas no plano com estas estruturas venosas, sem que haja envelopamento das mesmas.

Desde 1981, Nakao *et al.* realizam cirurgias alargadas, através do uso de um catéter antitrombogênico de *bypass* da veia porta, possibilitando ressecção de vasos maiores (incluindo veia porta e artérias, se necessário), excisão do plexo nervoso pancreático, retirada de todo o tecido conectivo retroperitoneal, incluindo os linfonodos para-aórticos. A casuística dessa equipe inclui 250 pacientes submetidos à cirurgia por adenocarcinoma de pâncreas, com mortalidade operatória de 4,4%. A taxa de ressecção dessa equipe foi de 60%, sendo que houve necessidade de ressecção venosa em 68,4% e arterial em 4,4% dos pacientes.

Linfadenectomia

A sequência do comprometimento linfonodal nos tumores da cabeça do pâncreas ocorre principalmente por duas vias. A primeira segue via linfonodos retropancreáticos, ligamento hepatoduodenal, artéria mesentérica superior e para-aórticos. Na segunda, a disseminação atinge o grupo nodal da mesentérica superior após comprometer, sequencialmente, os linfonodos pancreaticoduodenais anteriores e do ligamento hepatoduodenal.

O impacto da radicalidade das linfadenectomias extensas na sobrevida dos pacientes submetidos à cirurgia com intenção curativa em câncer pancreático permanece controverso. A definição de linfadenectomia *standard*, radical e radical estendida foi estabelecida por um grupo de pancreatologistas no Encontro Veneto-Castelfranco (*Workshop* Internacional de Procedimentos Cirúrgicos em Câncer Pancreático), em 1999. As etapas de uma pancreatoduodenectomia padrão em adenocarcinoma de cabeça de pâncreas incluem colecistectomia com secção do ducto hepático comum, associadas à secção do colo do pâncreas com margem maior que 1 cm do tumor, sobre a porção média da junção mesentérico-portal para o procedimento *standard*, e à sua esquerda no radical e no radical estendido. A técnica de preservação pilórica é tão adequada quanto o procedimento de Kausch-Whipple, exceto para tumores localizados na porção dorsal da cabeça do pâncreas, quando a antrectomia torna-se necessária para que se obtenham margens adequadas. Nos procedimentos radicais, a ressecção da fáscia de Gerota é mandatória. As diferenças entre os três procedimentos estão enumeradas no Quadro 7. Ishikawa *et al.*, inicialmente, advogaram a importância da linfadenectomia radical para o tratamento do adenocarcinoma pancreático. Seguiram-se vários estudos retrospectivos, principalmente de origem japonesa, confirmando sobrevida extremamente alta após ressecções radicais (RO). São três as razões que favorecem a linfadenectomia estendida:

1. Alta incidência de metástase linfonodal – cerca de 75% nos adenocarcinomas da cabeça e 46% nos localizados no colo e na cauda do pâncreas. Mesmo em pacientes com pequenos tumores (menores de 2,5 cm), até 42% apresentam metástase linfonodal;
2. Alta incidência de invasão neural extrapancreática (65%). Mesmo em tumores de pequeno tamanho (T1), a principal causa de margens comprometidas em produto de ressecção é a invasão neural;
3. A invasão unilateral superior da junção mesentérico-portal nem sempre traduz pior prognóstico. Este fato justifica uma abordagem mais agressiva, com ressecção em bloco.

Em 1998, Pedrazzoli *et al.* publicaram um trabalho prospectivo, randomizado, comparando a linfadenectomia *standard* e a estendida para adenocarcinoma de cabeça de pâncreas. Este estudo redesenhou o protocolo de Ishikawa *et al.*, estratificando-se os pacientes a partir do tamanho tumoral com randomização para linfadenectomia *standard* ou radical estendida, sem adjuvância. Foram incluídos 81 pacientes, sendo que a linfadenectomia radical estendida adicionou uma média de 20 a 30 minutos no tempo operatório (p < 0,05), sem outras diferenças significativas na morbimortalidade peroperatória entre os dois grupos. Os pacientes com linfonodos negativos tiveram sobrevida semelhante entre os dois grupos. Na análise multivariada, os pacientes com linfonodos positivos submetidos à linfadenectomia estendida tiveram sobrevida semelhante aos pacientes com linfonodos livres. A despeito de sugerir que a linfadenectomia estendida pudesse prolongar a sobrevida, este dado não foi confirmado como um fator prognóstico independente neste estudo. Um modelo matemático descrito por Pisters *et al.* tenta explicar a impossibilidade de a cirurgia radical (que inclui a linfadenectomia estendida) modificar a sobrevida nos pacientes tratados com intenção de cura para adenocarcinoma de pâncreas. Segundo esses autores, considerando que os benefícios em sobrevida dependem da ressecção R0, que os linfonodos N2 estão afetados em 10% dos pacientes com doença ressecável e que apenas estes estariam beneficiados pela linfadenectomia radical, e que a taxa de pacientes com linfonodos positivos e sem metástase a distância é de 5%, foi calculado que apenas 0,4% ($0,8 \times 0,1 \times 0,05 \times 100\%$) dos pacientes submetidos à ressecção estendida seriam verdadeiramente beneficiados em termos de sobrevida. Foram desconsideradas variáveis como as diferentes formas de tratamento adjuvante e os prováveis benefícios que uma ressecção mais radical teria nos resultados da adjuvância, porém este modelo reforçou a necessidade de maiores estudos relacionados com a biologia tumoral e menor apreço com detalhes de técnica cirúrgica.

Em 2002, Yeo *et al.* (*Johns Hopkins Medical Institutions*) publicaram os resultados finais de um estudo iniciado em 1996, compreendendo um total de 294 pacientes randomizados entre pancreaticoduodenectomia com ou sem gastrectomia distal e linfadenectomia retroperitoneal para adenocarcinoma periampular. Nas cirurgias consideradas *standard*, foram isolados cerca de 17 linfonodos, enquanto na cirurgia radical a média foi de 28. Neste foi incluída gastrectomia subtotal, e a retirada da pega foi em dois blocos. O tempo operatório foi ampliado em cerca de 30 minutos para a dissecção linfonodal radical, sendo que a mortalidade peroperatória permaneceu semelhante entre os dois grupos (4% na cirurgia *standard* e 2% na radical, p = *NS*). As complicações foram mais frequentes no grupo da cirurgia radical, incluindo fístula pancreática (13 *vs.* 6%; p = 0,05), esvaziamento gástrico retardado (16 *vs.* 6%; p = 0,006) e infecção de ferida operatória (11 *vs.* 5%; p = 0,06). Os motivos da maior morbidade parecem estar mais relacionados com a não preservação pilórica do que a radicalidade per *se*, segundo referem os próprios autores. A qualidade de vida foi semelhante entre os dois grupos, conforme avaliado por um FACT-Hep (*Functional Assessment of Cancer Therapy — Hepatobiliary*) padronizado. Neste estudo, cálculos iniciais acerca da sobrevida dos pacientes submetidos à cirurgia radical indicavam melhores resultados em 5 anos (25 *vs.* 10%), porém as curvas de sobrevida até 31,5 meses de acompanhamento médio foram semelhantes entre os dois grupos. Conforme o exposto, este estudo demonstrou um relativo aumento na morbidade peroperatória da cirurgia radical, sem melhora significativa na sobrevida. Em 2005, foi publicada a terceira parte deste estudo com resultados semelhantes. Até o momento, não há estudos prospectivos que demonstrem o benefício da linfadenectomia radical.

Pancreatectomia total

Alguns trabalhos defendem a pancreatectomia total para tratamento do câncer de cabeça de pâncreas em decorrência de sua possível multicentricidade. No entanto, apenas 10% desses tumores são multicêntricos, o que não justificaria a morbidade permanente ocasionada pelo diabetes insulinodependente. A principal recomendação de pancreatectomia total estaria reservada a pacientes com fenótipo de pancreatite hereditária com evidência de carcinoma de pâncreas, pelos motivos já descritos.

TRATAMENTO DO ADENOCARCINOMA DO CORPO E DA CAUDA DO PÂNCREAS

O adenocarcinoma ductal de corpo e cauda de pâncreas é menos frequente (22%) que o localizado na cabeça do órgão (78%), sendo que a maior parte dos pacientes apresenta-se com doença avançada (75%) e ir-

Quadro 7. Pancreatoduodenectomia segundo a radicalidade da linfadenectomia

PANCREATODUODENECTOMIA	PANCREATODUODENECTOMIA	PANCREATODUODENECTOMIA
Standard	Radical	Radical estendida
Linfadenectomia regional ao redor do duodeno e do pâncreas	Linfadenectomia regional + esqueletização das artérias hepáticas, SMA entre aorta e pancreadicoduodenal inferior, tronco celíaco, dissecção anterolateral da aorta e da cava, incluindo fáscia de Gerota	Linfadenectomia radical + dissecção da aorta entre o diafragma e o hiato (ao redor do tronco celíaco) e a origem das artérias ilíacas comuns
12b1, 12b2, 12c	Linfadenectomia *standard* +	Linfadenectomia radical +
13a, 13b	Todos os 6	Todos os 16
14a, 14b	9	
17a, 17b	Todos os 12	
	Todos os 14	
	16a2, 16b21	

ressecável (88 a 90%) no momento do diagnóstico. O diagnóstico mais tardio ocorre pela falta de sintomas mais específicos nos estágios iniciais da doença, diferentemente da icterícia colestática precoce, ocasionada pelo tumor periampular ou da cabeça do pâncreas. De modo geral, o paciente apresenta queixa de cerca de 6 meses de evolução, incluindo dor abdominal vaga e difusa, dor lombar, perda ponderal, plenitude pós-prandial e alteração de trânsito intestinal. Menos de 25% dos pacientes apresentam sinais clínicos, como massa palpável ou ascite. A amilase sérica geralmente se encontra em valores normais. Níveis muito elevados de CA 19-9 (> 500) são altamente sugestivos de carcinoma ductal. Os exames de imagem são semelhantes aos utilizados na investigação do adenocarcinoma da cabeça do pâncreas, sendo a TC helicoidal com contraste e cortes finos, o exame de escolha para o estadiamento pré-operatório. Em pacientes sem envolvimento das artérias maiores e com tumores localizados, indica-se a pancreatectomia corpo-caudal com esplenectomia. A preservação esplênica, apesar de viável tecnicamente, pode comprometer a radicalidade do procedimento, podendo ser indicada para outras linhagens tumorais, como tumores neuroendócrinos. Na cirurgia, a artéria esplênica é ligada próxima à sua origem do tronco celíaco, inicialmente. Segue-se a dissecção da grande curvatura gástrica, com ligadura dos vasos gástricos curtos. Realiza-se a luxação do baço, trazendo-se todo o corpo-cauda do pâncreas, que é liberado com os tecidos areolares adjacentes e dissecado do retroperitônio, na tentativa de obterem-se margens negativas. Posterior secção do pâncreas sobre a veia porta e com ligadura da veia esplênica em sua confluência com a porta é realizada. Para tumores que envolvem o colo do pâncreas, a ressecção tende a ser alargada, com secção do órgão à direita da veia porta, deixando um pequeno segmento de tecido pancreático ao longo do duodeno e preservando-se o processo uncinado. As complicações pós-pancreatectomia distal são pequenas, incluindo hemorragia (6%), fístula pancreática (3%), diabetes tardio (11%) e esteatorreia (5%), com mortalidade próxima a zero. O tratamento adjuvante para adenocarcinoma de corpo e cauda de pâncreas pode ser extrapolado da experiência com tumores periampulares. A sobrevida média dos pacientes com doença irressecável é de seis meses, enquanto que o tempo livre de doença em pacientes tratados cirurgicamente é de um ano. A sobrevida em 5 anos dos casos submetidos à ressecção completa é de cerca de 10% em todas as séries descritas. Têm sido descritos casos de ressecção de tronco celíaco com pancreatectomia total e gastrectomia total (cirurgia de Appleby) em pacientes com tumores centrais localmente avançados, com invasão de tronco celíaco, antes considerados irressecáveis. Hoje é possível a ressecção modificada, com preservação gástrica. O procedimento se justifica em pacientes com PS e condições clínicas adequadas, sem doença a distância. A cirurgia é considerada curativa com aumento da sobrevida, se obtido margens negativas.

DUODENOPANCREATECTOMIA PARA TRATAMENTO DE TUMORES NÃO PERIAMPULARES

A duodenopancreatectomia tem indicação bem definida para o tratamento dos tumores periampulares, ou seja, localizados na cabeça do pâncreas, no duodeno, no colédoco e na papila de Vater. Este fato se deve ao impacto da cirurgia na sobrevida dos pacientes quando comparados aos procedimentos paliativos. Estudos de casos descrevem benefícios ainda maiores na sobrevida, quando se realiza duodenopancreatectomia com ressecção em bloco para pacientes com doença primária não periampular localmente avançada ou metástase única para a região periampular. Os tumores não periampulares (NPAP) que mais comumente envolvem esta região são primárias de cólon, estômago, rim, pulmão, bexiga e pele (melanoma). Entre os anos de 1992 e 2003, treze pacientes foram submetidos à duodenopancreatectomia por NPAP pelo Grupo de Pâncreas do INCA. Pela ordem de frequência, a histopatologia primária foi de cólon, estômago, jejuno e células renais. Não houve mortalidade hospitalar durante o período de internação (média de 15 dias). O acompanhamento médio foi realizado por 23 meses, com sobrevida de 69,2%, sendo que 7 (53,8%) estão livres de doença até o momento, e 2 (15,4%) têm doença metastática. Quatro pacientes faleceram por doença metastática entre 8 e 73 meses de acompanhamento. Com estes resultados, confirma-se a indicação de tratamento cirúrgico para lesões NPAP em casos de metástase única ou doença localmente avançada.

BIBLIOGRAFIA

American Joint Committee on Cancer. Pâncreas. In: Greene FL, Page DL, Fleming ID et al. (Eds.). *AJCC Cancer staging handbook-from the AJCC Cancer Staging Manual*. 6th ed. Chicago, IL: Springer-Verlag, 2002. p. 179-88.

Amoletti JP, Hoffman JP, Ross EA et al. Preoperative chemoradiation in the management of adenocarcinoma of the body of the pâncreas. *Am Surg* 2002;68:330-35.

Anonymous. Radiation therapy combined with adriamycin or 5FU for the treatment of locally respectable pancreatic carcinoma. *Cancer* 1985;56:2563-68.

Anonymous. Treatment of locally unresectable carcinoma of the pâncreas: comparison of combined modality therapy (chemotherapy plus radiotherapy) to cheMotherapy alone. Gastrointestinal Tumor Study Group. *J Natl Cancer Oncol* 1988;80:751-55.

Ben-Josef E, Shields AF, Vaishampayan U et al. Intensity-modulated radiotherapy (IMRT) and concurrent capecitabine for pancreatic cancer. *Int J Radiat Oncol Biol Phys* 2004 June 1;59(2):454-59.

Berger DH, Fisher WE. Inherited pancreatic cancer syndromes. In: Evans DB, Pisters PWT, Abbruzzese JL. (Eds.). *Pancreatic cancer*. New York: Springer-Verlag, 2002. p. 73-81.

Bouvet M, Binmoeller KF, Moossa AR. Diagnosis of adenocarcinoma of the pâncreas. In: Cameron JL. *Atlas of clinical oncology – Pancreatic surgery*. Ontario: BC Decker, 2001. p. 67-86.

Bramhall SR, Schulz J, Nemunaitis J et al. A double-blind placebo-controlled, randomised study comparing gemcitabine and marimastat with gemcitabine and placebo as first line therapy in patients with advanced pancreatic cancer. *Br J Cancer* 2002;87:161-67.

Brasil. Ministério da Saúde. Secretaria Nacional de Assistência a Saúde. Instituto Nacional do Câncer. Coordenação de Prevenção e Vigilância. *Atlas de mortalidade por câncer no Brasil 1979-1999*. Rio de Janeiro: INCA, 2002.

Brennan MF, Moccia RD, Klimstra D. Management of adenocarcinoma of the body and tail of the pâncreas. *Ann Surg* 1996;233:506-12.

Brennan MF. Surgical treatment of periampulary and pancreatic cancer. *Acta Chir Austr* 2002;34:25-26.

Breslin TM, Hess KR, Harbison DB et al. Neoadjuvant chemoradiotherapy for adenocarcinoma of the pâncreas: treatment variables and survival duration. *Ann Surg Oncol* 2001;8:123-32.

Burris HA 3rd, Moore MJ, Andersen J et al. Improvements in survival and clinical benefit with gemcitabine as first-line therapy for patients with advanced pancreas cancer: a randomized trial. *J Clin Oncol* 1997;15:2403-13.

Care-Locke DL. Role of endoscopic stenting in the duodenum. *Ann Oncol* 1999;10:5261-64.

Chauffert B, Mornex F, Bonnetain F et al. Phase III trial comparing intensive induction chemoradiotherapy (60 Gy, infusional 5-FU and intermittent cisplatin) followed by maintenance gemcitabine with gemcitabine alone for locally advanced unresectable pancreatic cancer. Definitive results of the 2000-01 FFCD/SFRO study. *Ann Oncol* 2008;19:1592-99.

Conlon KC, Brennan MF. Management of adenocarcinoma of the body and tail of the pâncreas. In: Cameron JL. *Atlas of clinical oncology – Pancreatic surgery*. Ontario: BC Decker, 2001. p. 255-63.

Costa F, Saad ED. Pâncreas exocrino. In: Buzaid AC. (Ed.). *Manual de oncologia clínica*. Hospital Sirio Libanes, 2004.

Crawford JM, Cotran RS. Pancreas. In: Cotran RS, Kumar VK, Collins T. *Pathologic basis of disease*. 6th ed. Philadelphia: WB Saunders, 1999. p. 809-33.

Crippa S, Tamburrino D, Partelli S et al. Total pancreatectomy: Indications, different timing, and perioperative and long-term outcomes. *Surgery J* 2011 Jan.;149(1):79-86.

Cunningham D, Chau I, Stocken DD et al. Phase III randomized comparison of gemcitabine versus gemcitabine plus capecitabine in patients with advanced pancreatic cancer. *J Clin Oncol* 2009;27:5513-18.

DowS'ett JF, Vaira D, Polydorou A et al. Interventional endoscopy in the pancreatobiliary tree. *Am J Gastroenterol* 1998;83:1328-36.

Eskelinen MJ, Haglund UH. Prognosis of human pancreatic adenocarcinoma: review of clinical and histopathological variables and possible uses of new molecular methods. *Eur J Surg* 1999;165:292-306.

ESPAC-3(v-2) phase III adjuvant trial in pancreatic cancer comparing 5FU and D-L-folic acid vs. gemcitabine. *National cancer research network trials portfolio*. Acesso em: 9 Sept. 2004. Disponível em: <at http://www.nm.org.uk/portfolio>

Evans DB, Abbruzzese JL, Rich TA. Cancer of the pâncreas. In: DeVita Jr VT, Hellman S, Rosenberg SA. (Eds.). *Cancer: principles and practice of oncology*. 6th ed. Philadelphia: Lippincott-Raven, 2001.

Everhart J, Wright D. Diabetes mellitus as a risk factor for pancreatic cancer: A meta-analysis. *JAMA* 1995;273:1605-9.

Fabre JM, Houry S, Manderscheid JC. Surgery for left-sided pancreatic cancer. *Br J Surg* 1996;83:1065-70.

Femandez-Cruz L, Johnson C, Dervenis C. Locoregional dissemination and extended lymphadenectomy in pancreatic cancer. *Dig Surg* 1999;16:313-19.

Fischer JE. *Mastery of surgery*. 5th ed. Philadelphia: Lippincott Williams & Wilkins, 2007.

Fleming JB. Cell signaling pathways in pancreatic cancer. In: Evans DB, Pisters PWT, Abbruzzese JL. (Eds.). *Pancreatic cancer*. New York: Springer-Verlag, 2002. p. 47-61.

Franscisco Neto MJ, Machado MM, Oliveira IR et al. Pancreas. In: Cerri GG, Oliveira IRS. (Eds.). *Ultrassonografia abdominal*. Rio de Janeiro: Revinter, 2002. p. 261-94.

Furhman GM, Leach SD, Staley CA et al. Rationale en bloc vein resection in the treatment of pancreatic adenocarcinoma adherentto the superior mesentéric-portal vein confluence. *Ann Surg* 1996;233:154-62.

Furhman GM, Leach SD, Staley CA et al. Rationale for en bloc vein resection in the treatment of pancreatic adenocarcinoma adherent to the superior mesentéric-portal vein confluence. *Ann Surg* 1996;223:154-62.

Gagandeep S, Artinyan A, Jabbour N et al. Extended pancreatectomy with resection of the celiac axis: the modified Appleby operation. *Am J Surg* 2006 Sept.;192(3):330-35.

Germon C, Mauron J, Moore M et al. Gastro-Intestinal Cancer Disease Site Group. Use of Gemcitabine in the treatment of advanced pancreatic adenocarcinoma – Practice guideline report. Program in evidence-based care – Cancer Care Ontario & the Ontario Ministry of Health and Long-term Care. Acesso em: 24 June 2003. Disponível em: lattp://www cancercare.on ca/ncess PFBC. htm.

Gress FG, Hawes RH, Savides TJ et al. Endoscópic ultrasound-guided fine-needle aspiration biopsy using linear array and radial scanning endosonography. *Gastrointest Endosc* 1997;45:243-50.

Harrison LE, Merchant N, Cohen AM et al. Pancreáticoduodenectomy for nonperiampullary primary tumors. *Am J Surg* 1997;174:393-95.

Howe GR. Epidemiology of cancer of the pancreas. In: Cameron JL. *Atlas of clínical oncology – Pancreatic surgery*. Ontario: BC Decker, 2001. p. 1-11.

Hruban RH, Yeo CJ, Kerm SE. Pancreatic câncer. In: Volgenstein B, Kinzler KW. (Eds.). *The genetic basis of human câncer*. New York: McGraw Hill, 1998.

Huguet F, Andre T, Hammel P et al. Impact of chemoradiotherapy after disease control with chemotherapy in locally advanced pancreatic adenocarcinoma in GERCOR phase II and III studies. *J Clin Oncol* 2007;25:326-31.

Huibregtse K, Katon RM, Coene PP et al. Endoscópic palliative treatment in pancreatic cancer. *Gastrointest Endosc* 1986;32:334-38.

Ishikawa O, Ohigashi H, Sasaki Y et al. Practical usefulness of lymphatic and connective tissue clearance for the carcinoma of the pâncreas head. *Ann Surg* 1988;208:215-20.

Japan Pâncreas Society. *Classification of pancreatic carcinoma*. 2nd ed. Tokyo: Kanehara, 2003. p. 1-12.

Jean ME, Lowy AM, Chiao PJ et al. The molecular biology of pancreatic cancer. In: Evans DB, Pisters PWT, Abbruzzese JL. (Eds.). *Pancreatic cancer*. New York: Springer Verlag, 2002. p. 15-28.

Jemal A, Siegel R, Ward E et al. Cancer statistics, 2009. *CA Cancer J Clin* 2009 July-Aug.;59(4):225-49.

Jimenez RE, Warshaw AL, Rattner DW et al. Impact of laparoscopic staging in the treatment of pancreatic cancer. *Arch Surg* 2000;135:409-15.

Kaiser MH, Ellenberg SS. pancreatic cancer: adjuvant combined radiation and chemotherapy following curative resection. *Arch Surg* 1985;120:899-903.

Kalser MH, Ellenberg SS. Pancreatic cancer: adjuvant combine radiation and chemotherapy following curative resection. *Arch Surg* 1985;120:899-903.

Kauch W. Das carcinom der papilla duodeni und seine radikale/entfeinung. *Beitr Z Clin Chir* 1912;78:439-86.

Kaur H, Loyer EM, Lano EA et al. Pancreatic cancer: radiológic staging. In: Evans DB, Pisters PWT, Abbruzzese JL. (Eds.). *Pancreatic cancer*. New York: Springer Verlag, 2002. p. 85-95.

Kennedy EP, Yeo CJ. Pancreaticoduodenectomy with extended retroperitoneal lymphadenectomy for periampullary adenocarcinoma. *Surg Oncol Clin N Am* 2007 Jan.;16(1):157-76.

Klaassen DJ, MacIntyre JM, Cotton GE et al. Treatment of locally unresectable cancer of the stomach and pâncreas: a randomized comparison of 5FU alone with radiation plus concurrent and maintenance 5FU - An Eastem Cooperative Oncology Group Study. *J Clin Oncol* 1985;3:373-78.

Klinkenbijl JH, Jeekel J, Sahmoud T. Adjuvant radiotherapy and 5-fluorouracil aftercurative resection of cancer of the pâncreas and periampullary region: phase III trial of the EORTC Gastrointestinal Tract Cancer Cooperative Group. *Ann Surg* 1999;230:276.

Korc M. Role of growth factors in pancreatic cancer. *Surg Oncol Clin N Am* 1998;7:25-41.

Li D, Xie K, Wolf R et al. Pancreatic cancer. *Lancet* 2004;363:1049-57.

Lüttges J, Zamboni G, Kloppel G. Recommendation for the examination of pancreaticoduodenectomy specimens removed from patients with carcinoma of the exocrine pâncreas. *Dig Surg* 1999;16:291-96.

Machado MMC, Cunha JEM, Penteado S et al. A new technique for gastrostomy for palliative treatment of pancreatic head carcinoma. *Hepato-Gastroenterol* 2000;47:1741-43.

Maehara Y, Oiwa H, Tomisaki S et al. Prognosis and surgical treatment of gástric cancer invading the pâncreas. *Oncology* 2000;59:1-9.

Matsuno S, Egawa S, Fukuyama S et al. Pancreatic cancer registry in Japan: 20 years of experience. *Pâncreas* 2004;28:219-30.

Moertel CG, Childs Jr DS, Reitmeier RJ et al. Combined 5FU and supervoltage radiation therapy of locally unresectable gastrointestinal cancer. *Lancet* 1968:2:865-67.

Moertel CG, FrytakS, Hahn RG et al. Therapy of locally unresectable pancreatic carcinoma: a randomized comparison of high dose (6000rads) radiation alone, moderate dose radiation (4000rads + 5FU) and high dose radiation + 5FU. The Gastrointestinal Tumor Study Group. *Cancer* 1981;48:1705-10.

Moore MJ, Goldstein D, Hamm J et al. Erlotinib plus gemcitabine compared with gemcitabine alone in patients with advanced pancreatic cancer: a phase III trial of the National Cancer Institute of Canada Clinical Trials Group. *J Clin Oncol* 2007;25:1960-66.

Nakao A, Takeda S, Sakai M et al. Extended radical resection versus standard resection for pancreatic cancer. the rationale for extended radical resection. *Pâncreas* 2004;28:289-92.

Neoleptolemos JP, Stocken DD, Friess H et al. A randomized trial of chemoradiotherapy and chemotherapy after resection of pancreatic cancer- European Study Group for pancreatic cancer. *N Engl J Med* 2004;350:1200-10.

Neoptolemos JP, Stocken DD, Friess H et al. European Study Group for Pancreatic Cancer. A randomized trial of chemoradiotherapy and chemotherapy after resection of pancreatic cancer. *N Engl J Med* 2004 Mar. 18;350(12):1200-10.

Nguyen TC, Sohn TA, Cameron JL et al. Standard versus radical pancreáticoduodenectomy for periampullary adenocarcinoma: a prospecfive, randomized trial evaluating quality of life in pancreáticoduodenectomy survivors. *J Gastrointest Surg* 2003;7:1-11.

Pedrazzoli S, Beger HG, Obertop H et al. A surgical and pathological based classification of resective treatment of pancreatic cancer. *Dig Surg* 1999;16:337-45.

Pedrazzoli S, DiCarlo V, Renzo D et al. Standard versus extended lymphadenectomy associated with pancreatoduodenectomy in the surgical treatment of adenocarcinoma of the head of the pâncreas: a multicenter, prospective, randomized study. *Ann Surg* 1998;228:508-17.

Pertsemlidis D, Edye M. Diagnóstic and interventional laparoscopy and intraoperative ultrasonographyin the managementof pancreatic disease. *Surg Clin North Am* 2001;81:363-77.

Philip PA, Benedetti J, Fenoglio-Preiser C et al. Phase III study of gemcitabine plus cetuximab versus gemcitabine in patients with locally advanced or metastatic pancreatic adenocarcinoma: SWOG S0205 study. *J Clin Oncol* (Meeting Abstracts) 2007;25:LBA4509.

Pingpank JF, Hoffman JP, Sigurdson ER et al. pancreatic resection for locally advanced primary and metastatic nonpancreátic neoplasms. *Am Surg* 2002;68:337-41.

Pisters PW, Abbruzzese JL, Janjan NA et al. Rapid-fractionation preoperative chemoradiation, pancreáticoduodenectomy, and intraoperative radiation therapy forresectable pancreatic adenocarcinoma. *J Clin Oncol* 1998;16:3843-50.

Pisters PWT, Evans DB, Leung DHY et al. Letter to the editor. *World J Surg* 2001;25:523-34.

Radiation Therapy Oncology Group. RTOG 97-04. Acesso em: 9 Sept. 2004. Disponível em: <at http://rtog.org/members/protocols/97-04/97-04.pdf>

Reddy SK, Zhou LL. Celíac plexus blockversus systemic opioid medication in the management of pancreatic cancer pain. In: Evans DB, Pisters PWT, Abbiuzzese JL (Eds.). *Pancreatic cancer*. New York: Springer-Verlag, 2002. p. 213-22.

Rose DM, Delbek D, Beauchamp RD et al. Fluorodeoxyglucose-positron emission tomography in the management of patients with suspected pancreatic cancer. *Ann Surg* 1998;229:729-38.

Sauve L. Des pancreatectomies et specialement de la pancreatectomie cephalique. *Rev Chir* 1908;37:335-85.

Schwarz RE, Harrison LE, Conlon KC. The impact of splenectomy on outcomes after resection of pancreatic adenocarcinoma. *J Am Coll Surg* 1999;188:516-21.

Sener SF, Fremgen A, Menck HR et al. Pancreatic cancer: a report of treatment and survival trends for 100,313 patients diagnosed from 1985-1995; using the National Cancer Database. *J Am Coll Surg* 1999;189:1-7.

Sohn TA, Yeo CJ. The molecular genétics of pancreatic ductal carcinoma: a review. *Surg Oncol* 2000;9:95-101.

Spom JR. Practical recommendations for the management of adenocarcinoma of the pâncreas. *Drugs* 1999;57:69-79.

Todd KE, Reber HA. Prognostic considerations in pancreatic cancer. In: Evans DB, Pisters PWT, AbbruzzeseJL. (Eds.). *Pancreatic cancer*. New York: Springer-Verlag, 2002. p. 247-54.

Todd KE, Reber HA. Pylorus preservation versus standard pancreaticoduodenectomy: oncologic controversies. In: Evans DB, Pisters PWT, Abbruzzese JL (Eds.). *Pancreatic Cancer*. New York: Springer-Verlag, 2002. p. 153-60.

Traverso LW, Longmire Jr WP. Preservation of the pylorus in pancreáticoduodenectomy. *Surg Gyn Obstet* 1978;146:959-62.

Ulrich CD. Pancreatic cancer in hereditary pancreátitis: consensus guidelines for prevention, screening and treatment. *Pancreatology* 2001;1:416-22.

Van Cutsem E, van de Velde H, Karasek P *et al*. Phase III trial of gemcitabine plus tipifarnib compared with gemcitabine plus placebo in advanced pancreatic cancer. *J Clin Oncol* 2004;22:1430-38.

Whipple AO, Parson WB, Mullins CR. Treatment of carcinoma of the ampulla of Vater. *Ann Surg* 1935;102:763-79.

Willett CG, Clarck JW. Update on combined-modality treatment options for pancreatic cancer. *Oncology* 2003;17:29-35.

World Health Organization. *The world health report*. Geneva: WHO, 1997.

Yeo CJ, Abrams RA, Grochow LB *et al*. Pancreáticoduodenectomy for pancreatic adenocarcinoma: postoperative adjuvant chemoradiation improves survival: a prospective, single institution experience. *Ann Surg* 1997;225:621-36.

Yeo CJ, Cameron JL, Lillemoe KD *et al*. Pancreáticoduodenectomy with or without gastrectomy and extended retroperitoneal lymphadenectomy for periampullary adenocarcinoma, part 2. Randomized controlled trial evaluating survival, morbidity and mortality. *Ann Surg* 2002;236:355-68.

Yeo CJ, Cameron JL, Shon TA. Six hundred fifty consecutive pancreáticoduodenectomies in 1990s. *Ann Surg* 1997;226:248-60

CAPÍTULO 93

Tumores Periampulares

Mauro Monteiro Correia ■ Bruno de Ávila Vidigal
Sérgio Alexandre de Almeida dos Reis ■ Marco Orsini

INTRODUÇÃO

Os tumores periampulares são considerados raros, correspondendo a cerca de 1 a 2% dos tumores do trato digestório. Encontram-se localizados em uma região anatômica comum, nas proximidades da papila de Vater, porquanto, geram sintomas semelhantes e exigem tratamento cirúrgico similar. Estatisticamente, cerca de 85 a 90% dos tumores periampulares são originados da cabeça do pâncreas, 5 a 10% na papila e outros 5% são derivados do colédoco distal e duodeno. Desses, o de melhor prognóstico é o tumor de papila, com maior taxa de ressecabilidade e cura, enquanto o de pior prognóstico é o tumor da cabeça do pâncreas. Ressaltamos que o tumor de pâncreas e o colangiocarcinoma serão tratados em capítulo próprio. Assim, abordaremos os tumores do duodeno, o colangiocarcinoma distal e os tumores da papila de Vater.

TUMORES DO DUODENO

As doenças malignas que envolvem o duodeno são raras. Embora o intestino delgado represente cerca de 75% do comprimento e mais de 90% da superfície do sistema digestório, seu acometimento por doenças malignas representam apenas 2% de todos os tumores gastrointestinais. Vários tumores podem surgir no duodeno, sejam eles malignos ou benignos.

Epidemiologia

A idade média ao diagnóstico de neoplasia de duodeno é de 65 anos (entre 60 e 70 anos), com o sarcoma e o linfoma se apresentando em uma idade mais jovem (entre 60 e 62 anos) do que o adenocarcinoma e o carcinoide (entre 67 e 68 anos). Existe uma ligeira predominância do sexo masculino 1,5:1, e uma incidência maior em negros. Pacientes com adenocarcinoma no duodeno têm uma maior incidência de neoplasias malignas secundárias envolvendo o cólon, reto, papila, endométrio, e ovário.

Fatores de risco

Acredita-se que a agressão da mucosa duodenal produzida pelo suco gástrico, biliar e pancreático tenha um papel importante no desenvolvimento neoplásico. A maioria dos adenocarcinomas de duodeno surgem de adenomas, e os dados disponíveis sugerem uma sequência adenoma-carcinoma semelhante à descrita para o câncer colorretal. O aumento do tamanho dos adenomas e as características das vilosidades são fatores de risco relacionados ao surgimento de carcinoma invasor em um adenoma. Existe risco aumentado de adenocarcinoma nos pacientes portadores de câncer hereditário, ligados comumente a anomalias genéticas herdadas e outras patologias como o câncer colorretal hereditário sem polipose (HNPCC), a síndrome de Peutz-Jeghers, a polipose adenomatosa familiar (FAP) e a doença de Crohn.

Existe um risco aumentado de câncer de duodeno relacionado à ingestão de álcool, açúcar refinado, carnes vermelhas e alimentos defumados.

PATOGÊNESE

Lesões benignas

As lesões benignas que podem ocorrer no duodeno incluem adenomas, leiomiomas, fibromas, hamartomas, hemangiomas e lipomas (Fig. 1).

Tumores malignos

Dados do Instituto Nacional de Câncer Americano revelaram que a maioria das lesões malignas do duodeno são os adenocarcinomas, correspondendo a 64% dos casos, seguido pelo carcinoide, 21%, o linfoma, 10%, e o sarcoma contabilizando 4%.

Adenocarcinoma

O adenocarcinoma duodenal foi descrito inicialmente por Hamburg, em 1746. Considerada uma neoplasia rara, corresponde a 0,34% dos tumores malignos digestivos e cerca de 40% dos tumores malignos do intestino delgado. Apresenta as seguintes formas de distribuição: 15% na primeira porção, 40% na segunda e 45% na 3ª e 4ª porções. Representa cerca de 65% dos cânceres de duodeno. Geralmente se apresentam entre as idades de 60 a 70 anos, e há uma ligeira predominância do sexo masculino. Tende a ser mais precoce nos pacientes com condições predisponentes, como a doença de Crohn. O risco de adenocarcinoma é maior em pacientes que tiveram câncer colorretal, sugerindo mecanismos oncogenéticos comuns. Além disso, síndromes hereditárias tais como a HNPCC ou a FAP, são responsáveis por cerca de 10% dos casos. Pacientes com HNPCC possuem risco aumentado para adenocarcinoma na totalidade do intestino delgado, enquanto FAP aumenta o risco para ambos os adenomas e adenocarcinomas do duodeno (Fig. 2).

Apresentação clínica

O sintoma mais comum de apresentação é a dor abdominal tipo "cólica", presente em 45 a 90% dos pacientes. O emagrecimento ocorre em 24 a 44%, náuseas e vômitos em 17% e sangramento gastrointestinal em 23 a 41%. A obstrução intestinal é mais comum que a perfuração, ocorrendo em 26% contra 9%, respectivamente. Os pacientes podem ainda apresentar anorexia, anemia, esvaziamento gástrico lento ou incompleto (dependendo do tamanho do tumor) e icterícia obstrutiva, em caso de comprometimento da papila. A natureza, por vezes vaga e inespecífica dos sintomas dificulta o diagnóstico precoce. O diagnóstico diferencial é amplo, devido à natureza dos sintomas e incluem bridas, encarceramento de hérnias da parede abdominal, doença inflamatória intestinal, endometriose, apendicite e diverticulite.

Tumores neuroendócrinos

Estes tumores têm uma aparência singular e morfologicamente se caracterizam pela produção de aminas biologicamente ativas. A maioria é bem diferenciada, com características histológicas de tumor carcinoide. Outros tumores neuroendócrinos são raros quando comparados aos tumores carcinoides, sendo o mais comum o gastrinoma duodenal. Embora a maioria dos gastrinomas, 85%, se localizem no pâncreas, cerca de 15% situam-se no duodeno.

Tumores carcinoides

São tumores neuroendócrinos bem diferenciados, caracterizando-se por curso indolente. Acometem pacientes de 20 a 80 anos, com maior incidência entre 50 e 60 anos. Macroscopicamente, aparecem como nódulos submucosos, com uma superfície de corte amarelo devido ao seu alto teor lipídico. Tendem a se infiltrar na parede do duodeno e podem se estender através da serosa, causando encurtamento e espessamento do me-

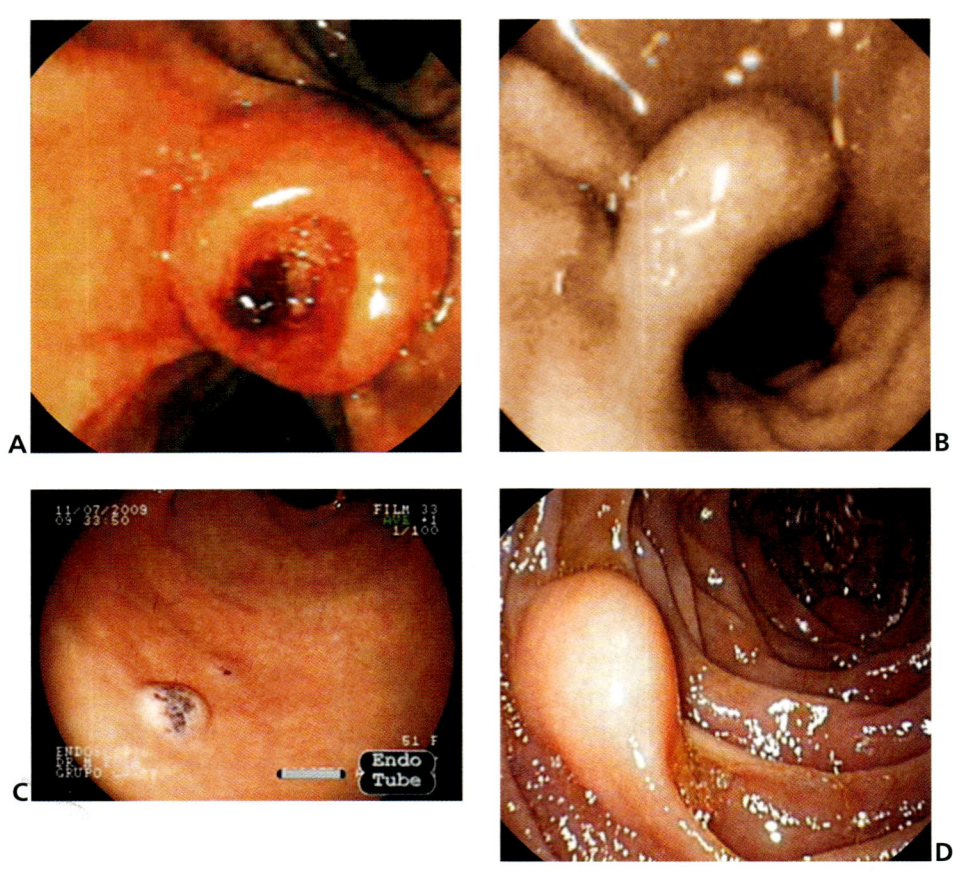

◀ **FIGURA 1.** Lesões benignas. (**A**) Leiomioma; (**B**) hamartoma; (**C**) hemangioma; (**D**) lipoma.

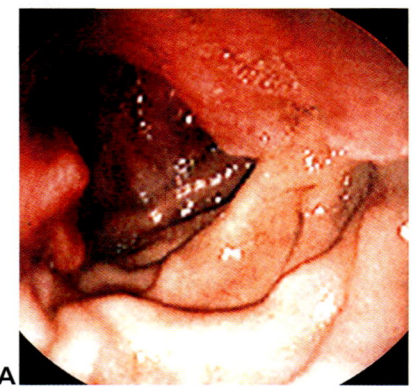 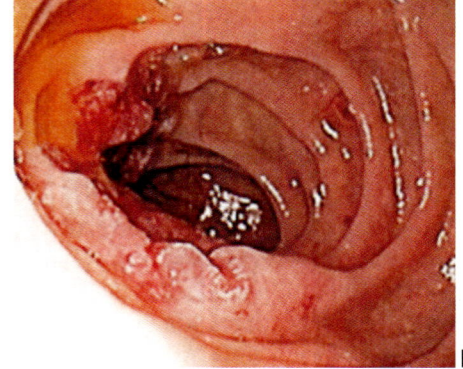 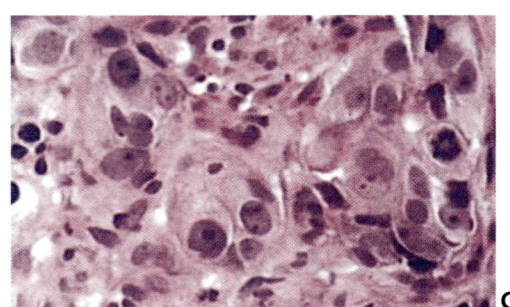

▲ **FIGURA 2. (A-C)** Adenocarcinoma.

sentério devido a uma reação desmoplásica intensa. Microscopicamente, "ninhos" sólidos de pequenas células uniformes com núcleos ovais estão presentes com uma intensa reação desmoplásica. Estes tumores demonstram pouco pleomorfismo celular, hipercromasia, e atividade mitótica. São comumente encontradas no íleo e, geralmente, assintomáticos no momento da apresentação. Os sintomas se relacionam com efeitos de massa do tumor primário, metastático ou pela produção de aminas bioativas (síndrome carcinoide). Em pacientes sintomáticos, a dor abdominal é o sintoma inicial mais comum, ocorrendo em cerca de 40%, obstrução intermitente ocorre em 25% dos pacientes podendo ser causada por tumor intraluminal, mas muitas vezes resultando da torção mesentérica e distorção provocada pela invasão do tumor e uma resposta secundária desmoplásica. Este último produz uma anomalia característica radiográfica: a combinação de angulação abrupta com um defeito de enchimento no intestino delgado. A dor também pode surgir a partir de comprometimento vascular secundário à volumosa metástase nodal mesentérica, invasão vascular mesentérica e/ou metástase microvascular. Contribui para o processo isquêmico o efeito vasoconstritor da serotonina produzida pelo tumor. Doença metastática, que está presente em 90% dos pacientes sintomáticos, correlaciona-se não só com a profundidade de invasão e de localização, mas também com o tamanho da lesão primária. Para carcinoides < 1 cm, o risco de metástases a distância é de 15-18%. Em tumores carcinoides > 2 cm, 47% terá metástase para o fígado ou, em menor grau, pulmões e ossos (Fig. 3).

Síndrome carcinoide

A síndrome carcinoide ocorre em 10% dos tumores, geralmente em um estágio avançado metastático. Os sintomas geralmente ocorrem quando produtos de secreção desses tumores atingem diretamente a circulação sistêmica, evitando o metabolismo no fígado. Os sintomas associados à síndrome carcinoide são diarreia aquosa, rubor facial, sudorese, taquidispneia, dor abdominal, hipotensão arterial e/ou insuficiência cardíaca direita e edema facial. O flush é muitas vezes dramático e se manifesta como uma cor púrpura intensa na parte superior do corpo e braços, que pode ser precipitada pela ingestão do álcool, queijo, chocolate, vinho tinto, ou com o exercício físico. Ataques repetidos podem levar ao desenvolvimento de telangiectasias e descoloração da pele em caráter permanente.

Linfoma

O linfoma pode surgir como uma neoplasia primária do trato intestinal ou como componente de uma doença sistêmica com envolvimento gas-

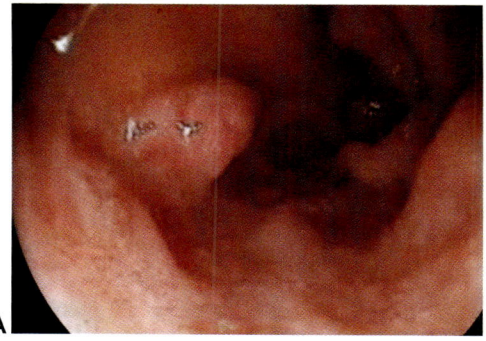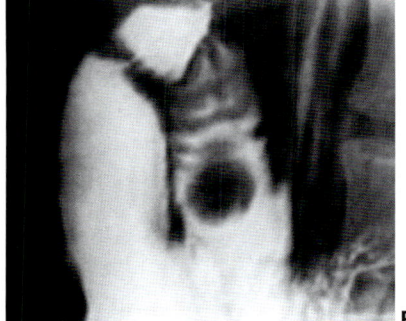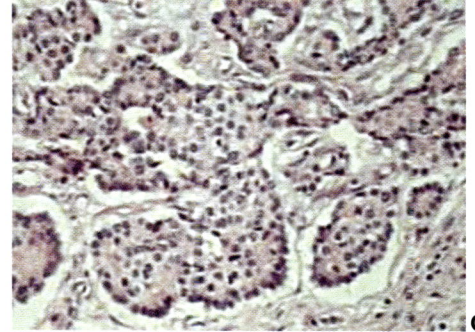

▲ **FIGURA 3. (A-C)** Tumor carcinoide.

trointestinal. O diagnóstico de um linfoma primário gastrointestinal requer: Ausência de linfoadenopatia periférica ou mediastinal, contagem normal de leucócitos envolvimento tumoral predominante no trato GI, ausência de envolvimento do fígado ou baço. O linfoma primário do trato GI é a forma mais comum de linfoma extranodal, sendo que o estômago e o intestino delgado são os locais mais comuns de envolvimento. Em um estudo multicêntrico composto por 371 pacientes selecionados para o tratamento de linfomas do GI, os locais de envolvimento foram, respectivamente, o estômago (75%), o intestino delgado (incluindo duodeno) (9%), a região ileocecal (7%), mais do que um local GI (6%), reto (2%) e envolvimento difuso do cólon (1%).

Sarcoma

Representam aproximadamente 4% das neoplasias malignas do duodeno. O tipo mais comum é o tumor estromal gastrointestinais (GIST), sendo responsável por 83-86% dos casos. Sintomas de apresentação clínica incluem dor, emagrecimento, sangramento, perfuração, ou massa palpável. Pela tendência de se ampliar extraluminalmente, a obstrução é rara e normalmente um sintoma tardio (Fig. 4).

Investigação diagnóstica

O diagnóstico é muitas vezes difícil, não somente pela raridade das lesões, como também pela natureza inespecífica e variável dos sinais e sintomas. Assim, o atraso no diagnóstico resulta em diagnóstico tardio, marcado por doença avançada, opções terapêuticas escassas e prognóstico sombrio.

As características clínicas das neoplasias do duodeno podem incluir um ou mais dos seguintes achados: dor, obstrução, sangramento, anorexia, perda de peso, perfuração ou icterícia. Os tumores malignos são mais sintomáticos, em comparação com lesões benignas. Como o prognóstico está intimamente associado à extensão da doença, a detecção precoce e o tratamento podem contribuir para um desfecho favorável.

Pela imprecisão e inespecificidade dos sintomas, um elevado índice de suspeição é fundamental para o diagnóstico precoce e tratamento. Os pacientes devem ser submetidos a uma anamnese e exame físico completos, análise de sangue oculto nas fezes, hemograma, bioquímica, testes de função hepática e exames de imagem radiográficos ou endoscópicos.

As **radiografias simples de abdome** são de pequeno valor e têm sensibilidade de aproximadamente 50 a 60% para a detecção de tumores avançados. Estudos com seriografia podem mostrar massas ou intussuscepção (Fig. 5).

A **tomografia computadorizada (TC)** é capaz de detectar anormalidades em cerca de 70-80% dos pacientes com tumores do duodeno. Além de demonstrar o tumor primário, tem importância para a avaliação de metástases e do envolvimento dos linfonodos regionais (Fig. 6).

Angiografia e cintilografia – Em pacientes com sangramento ativo, a angiografia ou cintilografia com tecnécio (^{99m}Tc) marcado pode ajudar

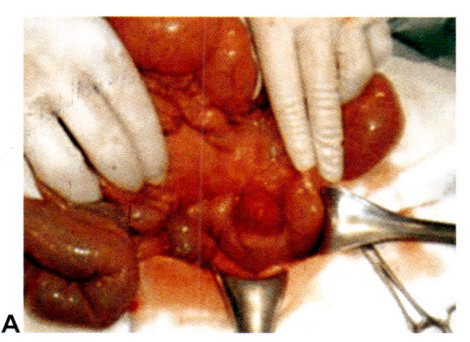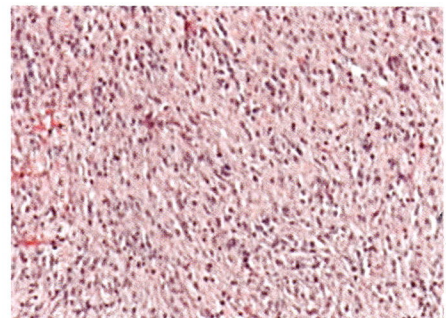

◀ **FIGURA 4. (A e B)** GIST de duodeno.

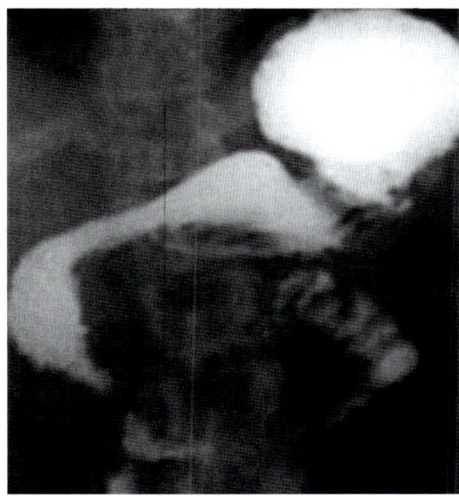

◀ **FIGURA 5.** SEED com efeito de massa causando intussuscepção.

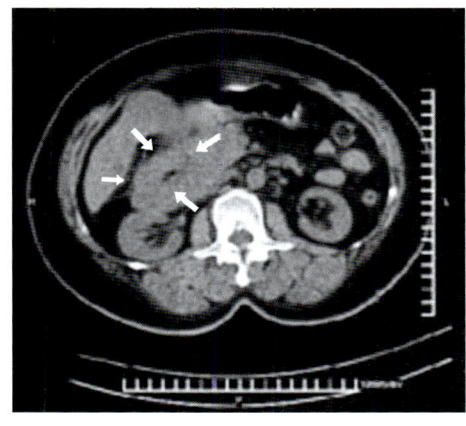

◀ **FIGURA 6.** TC na investigação das neoplasias do duodeno.

a localizar o local do sangramento. No entanto, estes testes são raramente indicadas para o estabelecimento do diagnóstico inicial.

O **enteroclisma** – uso de um estudo radiográfico com duplo contraste — é superior a SEED para detectar tumores malignos do duodeno com uma sensibilidade de 90%. Um problema potencial é que o enteroclisma geralmente não consegue detectar lesões planas infiltrativas. Técnicas mais recentes que são realizadas em conjunto com a TC e/ou RNM combinam os benefícios da varredura transversal e os estudos de contraste de bário. A técnica envolve a injeção de contraste de corante através de um tubo nasogástrico, enquanto se faz a obtenção de imagens pela TC ou RNM.

Técnicas endoscópicas

- *Endoscopia digestiva alta:* é capaz de atingir o duodeno proximal e permite a realização de biópsia.
- *Cápsula vídeo endoscópica (CVE):* é um meio não invasivo de visualização do trato gastrointestinal. A principal desvantagem é que não permite a amostragem de tecido. Não deve ser realizada em pacientes com suspeita de obstrução, já que a cápsula pode se alojar proximal à obstrução, exigindo laparotomia para retirada.
- *USG endoscópico/ecoendoscopia:* útil no estadiamento local e na realização de biópsias guiadas de linfonodos suspeitos.

Exames laboratoriais

- Marcadores tumorais: a maioria dos adenocarcinomas são positivos para o antígeno carcinoembrionário (CEA) por imuno-histoquímica. No entanto, o CEA não é sensível ou específico para ser utilizado para fins de diagnóstico.
- Medição do ácido 5-hidroxindolacetico urinário (5-HIAA) ou cromogranina A (CGA) se houver uma forte suspeita clínica de carcinoide.
- A excreção urinária de 5-HIAA (produto final do metabolismo da serotonina) é o teste inicial mais útil de diagnóstico em pacientes com suspeita de síndrome carcinoide. Possui sensibilidade de 75% e especificidade de até 100%, entretanto está sujeita a erros que podem ser induzidos pela ingestão de certas drogas e alimentos.
- Níveis séricos de cromogranina acima de 32 unidades/L têm uma sensibilidade de 75 e 84% de especificidade para a detecção de tumores neuroendócrinos.

Octreoscan

Localização do tumor por cintilografia com octreotide (octreoscan) é uma técnica útil para a localização de carcinoides porque as células do tumor quase sempre contêm receptores de somatostatina (Fig. 7).

Exploração cirúrgica

Em pacientes com alta suspeita de malignidade duodenal, nos quais a investigação foi inconclusiva, a laparotomia exploradora/laparoscopia podem ser úteis para estabelecer o diagnóstico de malignidade e obtenção de amostras de tecido.

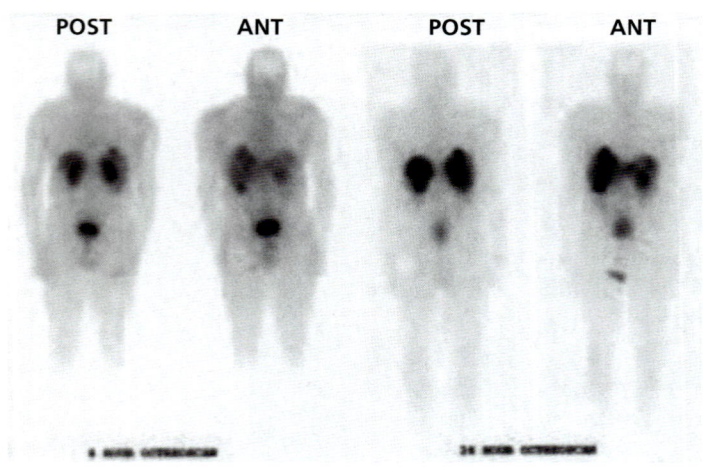

▲ **FIGURA 7.** Cintilografia com octreotide (osteocan).

Estadiamento (Quadro 1)

Quadro 1. TNM – Sistema de estágio do tumor do duodeno

TNM – CLASSIFICAÇÃO CLÍNICA	
T – TUMOR PRIMÁRIO	
TX	O tumor primário não pode ser avaliado
T0	Não há evidência de tumor primário
Tis	Carcinoma *in situ*
T1	Tumor que invade a lâmina própria ou a submucosa
T2	Tumor que invade a muscular própria
T3	Tumor que invade desde a muscular própria até a subserosa ou os tecidos perimusculares não peritonizados (mesentério ou retroperitônio*), com extensão de até 2 cm
T4	Tumor que perfura o peritônio visceral ou que invade diretamente outros órgãos ou estruturas (inclusive outras alças do intestino delgado, o mesentério, ou o retroperitônio em mais de 2 cm, e parede abdominal por meio da serosa; e unicamente para o duodeno, a invasão do pâncreas)

*Nota: O tecido perimuscular não peritonizado é, para o jejuno e íleo, parte do mesentério; e, para o duodeno, nas áreas em que a serosa está ausente, parte do retroperitônio.

N – LINFONODOS REGIONAIS	
NX	Os linfonodos regionais não podem ser avaliados
N0	Ausência de metástase em linfonodos regionais
N1	Metástase em linfonodos regionais
M – METÁSTASE A DISTÂNCIA	
MX	A presença de metástase a distância não pode ser avaliada
M0	Ausência de metástase a distância
M1	Metástase a distância

Nota: Mudanças no TNM ocorridas na Sétima Edição: Tumor de Duodeno AJCC CANCER STAGING MANUAL SUMMARY OF CHANGES FROM THE SIXTH EDITION TO THE SEVENTH

Small intestine*	SUMMARY OF CHANGES
	T1 lesions have been divided into T1a (invasion of lamina propria) and T1b (invasion of submucosa) to facilitate comparison with tumors of other gastrointestinal sites Stage II has been subdivided into Stage IIA and Stage IIB. The N1 category has been changed to N1 (1-3 positive lymph nodes) and N2 (four or more positive lymph nodes), leading to the division of Stage III into Stage IIIA and Stage IIIB *(Lymphomas, carcinoide tumors, and visceral sarcomas are not included)

Tratamento de neoplasias do duodeno

Adenocarcinoma

O tratamento padrão ouro é a ressecção cirúrgica associada à linfadenectomia regional respeitando-se os princípios da anatomia e oncologia cirúrgicas. A GDP é o tratamento de escolha principalmente para as neoplasias localizadas na região periampular. Pode-se tentar para as neoplasias localizadas nas regiões infra ou suprapapilares, a realização de cirurgia segmentar em casos selecionados ou em pacientes sem condições clinicas para GDP. Os fatores prognósticos mais importantes para o adenocarcinoma duodenal são o comprometimento de estruturas adjacentes e linfonodal, invasão vascular, perineural, grau de diferenciação, margem cirúrgica e ressecabilidade. Uma sobrevida de 5 anos varia de 30 a 50% em pacientes submetidos a cirurgia curativa. Ressecção cirúrgica ampla do tumor primário e linfadenectomia radical são importantes para o estadiamento e fornecem informações adicionais que ajudarão na decisão da necessidade de terapia adjuvante. A duodenopancreatectomia é necessária aos tumores que envolvem a primeira e segunda porções do duodeno. A extensão dos adenocarcinomas duodenais para os tecidos adjacentes é normalmente baixa, e margens de ressecção livre de tumor podem ser obtidas sem a ressecção de órgãos adjacentes. A margem negativa é fundamental para a cura, devendo o estado das margens do espécime ressecado ser confirmado por congelação.

A maior série da Mayo Clinic, analisou 68 pacientes com adenocarcinoma duodenal. Destes, 50 foram submetidos à cirurgia radical (duodenopancreatectomia), enquanto 18 realizaram ressecção duodenal segmentar ou excisão transduodenal). Não houve diferença significativa entre os dois grupos em termos de 5 anos de sobrevida global (52% contra 61%), bem como em termos de taxas de ressecção completa (R0) e de recidiva local.

Estas observações suportam a ideia de que a ressecção segmentar fornece benefícios de sobrevida equivalente à de ressecções mais amplas para as lesões da terceira ou quarta porção do duodeno, satisfazendo o princípio da ressecção em bloco, sem a morbimortalidade de uma duodenopancreatectomia. Se uma ressecção com margens negativas pode ser obtida, a ressecção segmentar é preferível para os tumores que surgem na terceira e quarta porção do duodeno, localizados à esquerda da artéria mesentérica superior.

Resultados

No momento do diagnóstico, 70% dos pacientes com adenocarcinoma do duodeno não apresentam metástases distantes e são potencialmente ressecáveis. Entretanto, cerca de metade destes têm envolvimento nodal regional. O envolvimento nodal é um dos mais fortes preditores de sobrevida a longo prazo, sendo a sobrevida média em 5 anos para o adenocarcinoma do duodeno linfonodo positivo entre 12 e 35%.

A sobrevida em 5 anos varia por estágio: estágio I (65%), estagio II (48%), estágio III (35%), estágio IV (4%). A sobrevida global em 5 anos para o adenocarcinoma ressecável é de apenas 20% e para o leiomiossarcoma é de aproximadamente 50%.

Fatores de prognóstico reservado incluem a presença de metástases linfonodais e à distância, margens de ressecção positivas, envolvimento linfovascular, tumor T4 e pouco diferenciado à histologia. Margens de ressecção positivas aumentam a taxa de falha local, enquanto o acometimento linfonodal e invasão transmural da parede do intestino correlacionam-se com metástases distantes.

Terapêutica adjuvante

A justificativa para o uso da terapia adjuvante sistêmica é baseada nos padrões conhecidos de recidiva para esta doença que chegam a taxa de 50% e por uma extrapolação de dados que demonstram um benefício de sobrevida em pacientes com câncer de cólon com linfonodo positivo tratados com adjuvância. Não há estudos prospectivos que testaram uma estratégia terapêutica adjuvante em adenocarcinoma duodeno, e os poucos estudos retrospectivos que abordaram a questão não conseguiram sugerir qualquer benefício na sobrevida dos pacientes. Quimioterapia adjuvante pode ser oferecida para pacientes com linfonodos positivos, submetidos a cirurgia R0, extrapolando os dados publicados para câncer do cólon ressecado com linfonodo positivo, onde o uso de quimioterapia adjuvante melhora significativamente a sobrevida. Utiliza-se um regime à base de oxaliplatina: Oxaliplatina + 5-FU e leucovorin (FOLFOX) geralmente é a opção escolhida.

Dado o maior risco de falha local em pacientes com adenocarcinoma duodenal e com margem de ressecção positiva, pode-se utilizar quimiorradioterapia com base no 5-FU, bem como pode-se tentar a terapia neoadjuvante em casos tidos como inicialmente irressecáveis, embora a casuística seja pequena e os resultados variados.

No maior relato com 32 pacientes com adenocarcinoma duodenal localizado, dois dos 11 pacientes tratados com radioterapia pré-operatória e quimioterapia concomitante com 5-FU apresentaram uma resposta patológica completa Nenhum dos 11 apresentaram linfonodos comprometidos no momento da ressecção.

Não há critérios universalmente aceitos para a seleção dos pacientes para uma abordagem neoadjuvante. Consideramos o uso principalmente em pacientes com doença volumosa ou localmente avançada. Em pacientes com doença inoperável ou metastática deve ser considerada a realização de derivações gastrointestinais e bilidigestivas, quando indicado, associando-se à quimioterapia paliativa. Na ausência de ensaios clínicos randomizados, séries retrospectivas sugerem que os pacientes com carcinoma localmente avançado ou adenocarcinoma irressecáveis que recebem quimioterapia vivem mais tempo do que aqueles que não receberam quimioterapia. Resultados animadores foram observados com o regime CAPOX (capecitabina e oxaliplatin) em um estudo envolvendo 31 pacientes com adenocarcinoma de duodeno avançado ou metastático realizado no MD Anderson Cancer Center. Do total de 25 pacientes com doença metastática, a taxa de resposta foi de 52% (com três respostas completas) e a sobrevida global mediana foi de 15,5 meses. A taxa de resposta no subgrupo de 18 pacientes com adenocarcinoma do intestino delgado foi de 61% *versus* 33% com adenocarcinoma ampular. Gemcitabina e irinotecano também são agentes ativos, mesmo no cenário de segunda linha, após o fracasso de um regime de fluoropirimidina e platina. Na série de 44 pacientes submetidos a tratamento paliativo para a doença avançada descrito acima, cinco dos 12 pacientes que receberam terapia baseadas em irinotecan apresentaram uma resposta parcial 42%.

Podemos concluir que na ausência de ensaios clínicos randomizados, comparando diferentes regimes de quimioterapia, não há uma abordagem padrão da quimioterapia de primeira linha para pacientes com adenocarcinoma do duodeno avançado.

No tratamento do tumor primário, a radioterapia pode fornecer o controle local para pacientes que não podem ser submetidos à cirurgia e que possuam obstrução duodenal. Um *stent* duodenal endoscópico pode também ser colocado.

Cirurgia citorredutora e quimioterapia intraperitoneal. A sobrevida a longo prazo tem sido relatada após a cirurgia agressiva associada citorredução e quimioterapia intraperitoneal hipertérmica em um pequeno grupo de pacientes altamente selecionados com carcinomatose peritoneal de um adenocarcinoma do duodeno.

COLANGIOCARCINOMA DISTAL

O colangiocarcinoma, descrito por Duran Fardel em 1840, é um tumor maligno das vias biliares, surgindo a partir das células epiteliais dos ductos biliares intra e extra-hepáticos. É raro, correspondendo a 2% de todas as neoplasias, porém, altamente letal, pois os pacientes já se encontram com doença localmente avançada na apresentação. Pode ser encontrado na via biliar intra-hepática, peri-hilar ou extra-hepática (Figs. 8 a 10).

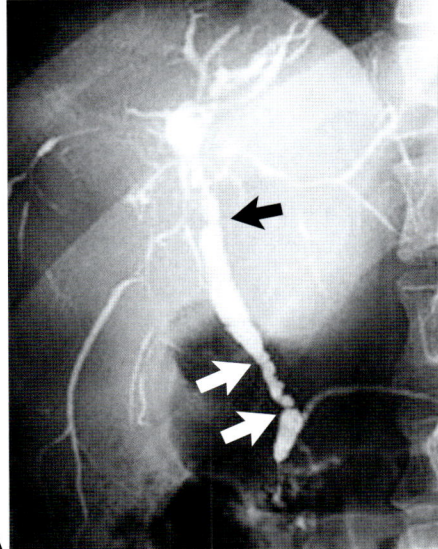
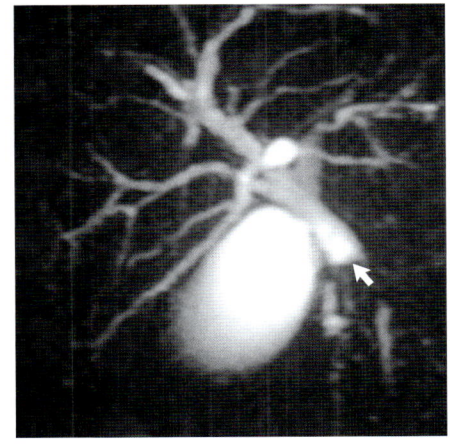

◀ **FIGURA 8.** (**A** e **B**) Colangiocarcinoma.

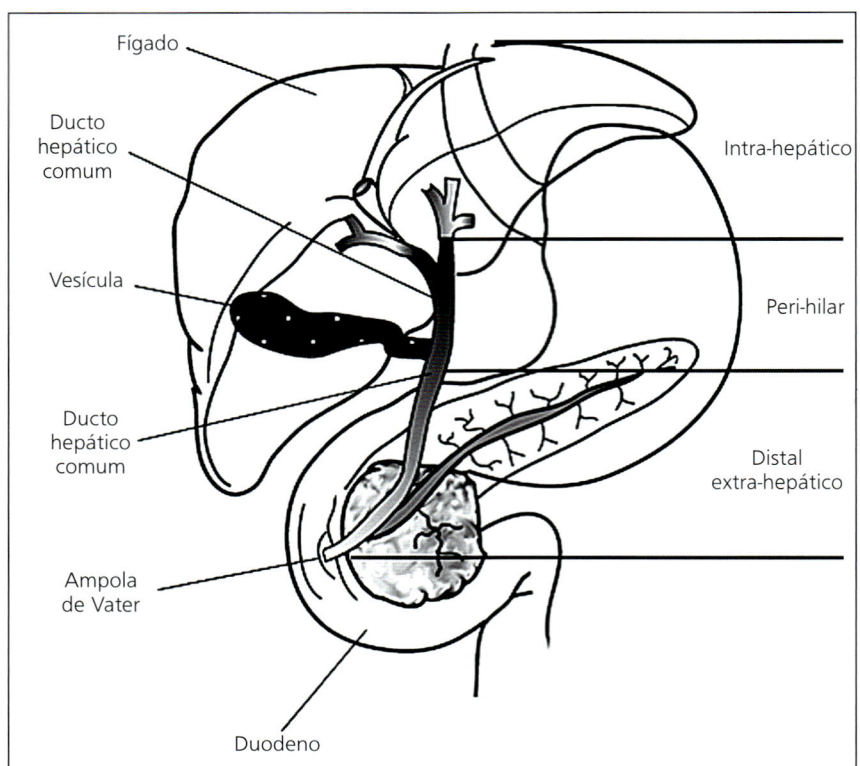

◀ **FIGURA 9.** Classificação dos tumores da árvore biliar.

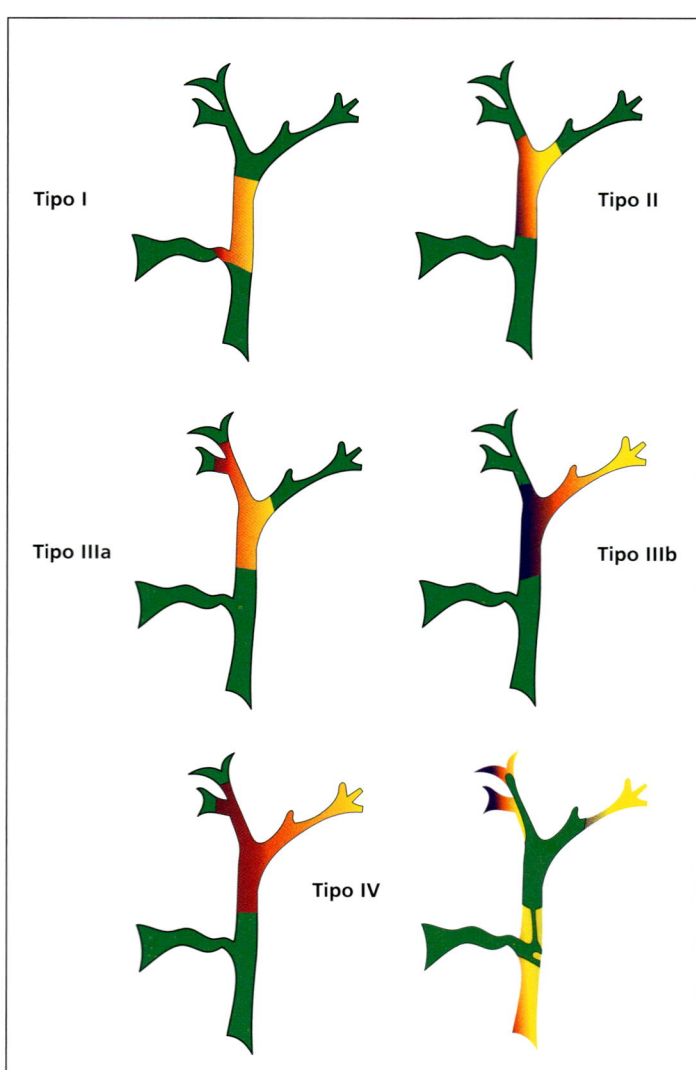

◀ **FIGURA 10. Classificação Bismuth-Corlette:**
Tumores abaixo da confluência da esquerda e da direita dos ductos hepáticos (Tipo I).
Tumores atingindo a confluência (Tipo II).
Tumores obstruindo o ducto hepático comum e ramos secundários direito (IIIa) ou esquerdo (IIIb), respectivamente.
Tumores multicêntricos ou que envolvam a confluência, e tanto o direito ou ducto hepático esquerdo (Tipo IV).
Tumores das vias biliares que envolvem a bifurcação do ducto hepático comum são denominados tumores de Klatskin, independentemente de surgir a partir da porção intra ou extra-hepática das vias biliares.

Estadiamento

Classificação TNM (AJCC) baseia-se principalmente sobre o grau de envolvimento ductal pelo tumor. A partir da revisão de 2010, os sistemas de classificação TNM para colangiocarcinomas intra-hilares e distais foram separados e expandidos da seguinte forma (Quadro 2).

Quadro 2. TNM – Sistema de estágio do colangiocarcinoma distal

TNM – CLASSIFICAÇÃO CLÍNICA	
T – TUMOR PRIMÁRIO	
TX	O tumor primário não pode ser avaliado
T0	Não há evidência de tumor primário
Tis	Carcinoma *in situ*
T1	Tumor confinado ao ducto biliar
T2	Tumor que invade além da parede do ducto biliar
T3	Tumor que invade o fígado, a vesícula biliar, o pâncreas e/ou, unilateralmente, as tributárias da veia porta (direita ou esquerda), ou da artéria hepática (direita ou esquerda)
T4	Tumor que invade qualquer uma das seguintes estruturas: veia porta principal ou suas tributárias bilateralmente, arteria hepática comum, ou outras estruturas adjacentes, p. ex.: cólon, estômago, duodeno, parede abdominal
N – LINFONODOS REGIONAIS	
NX	Os linfonodos regionais não podem ser avaliados
N0	Ausência de metástase em linfonodos regionais
N1	Metástase em linfonodos regionais
M – METÁSTASE A DISTÂNCIA	
MX	A presença de metástase a distância não pode ser avaliada
M0	Ausência de metástase a distância
M1	Metástase a distância
PTNM – CLASSIFICAÇÃO PATOLÓGICA	
As categorias pT, pN e pM correspondem às categorias T, N e M. pN0 O exame histológico do espécime de uma linfadenectomia regional incluirá, geralmente, 3 ou mais linfonodos. Se os linfonodos são negativos, mesmo que o número usualmente examinado seja não encontrado, classifica-se como pN0	
GRADUAÇÃO HISTOPATOLÓGICA	
GX	O grau de diferenciação não pode ser avaliado
G1	Bem diferenciado
G2	Moderadamente diferenciado
G3	Pouco diferenciado
G4	Indiferenciado
CLASSIFICAÇÃO R	

GRUPAMENTO POR ESTÁGIOS			
Estágio 0	Tis	N0	M0
Estágio IA	T1	N0	M0
Estágio IB	T2	N0	M0
Estágio IIA	T3	N0	M0
Estágio IIB	T1	N1	M0
	T2	N1	M0
	T3	N1	M0
Estágio III	T4	Qualquer N	M0
Estágio IV	Qualquer T	Qualquer N	M1

Nota: Mudanças no TNM ocorridas na Sétima Edição: Tumor de Duodeno AJCC CANCER STAGING MANUAL SUMMARY OF CHANGES FROM THE SIXTH EDITION TO THE SEVENTH

Distal Bile Duct*	SUMMARY OF CHANGES
	Extrahepatic bile duct was a single chapter in the Sixth Edition; this chapter has been divided into two chapters for the Seventh Edition (Perihilar Bile Ducts [see Chapter 2] and Distal Bile Duct). Two site-specific prognostic factors, preoperative or pretreatment serum carcinoembryonic antigen and CA 19-9, are recommended for collection. *(Sarcoma and carcinoide tumors are not included)

Epidemiologia

O colangiocarcinoma distal corresponde a cerca de 20% dos colangiocarcinomas e representa cerca de 0,05% de todas as malignidades gastrointestinais. A incidência é ligeiramente maior nos homens e aumenta com a idade (50 e 70 anos). Entretanto, pacientes com colangite esclerosante primária (CEP) e aqueles com cistos de colédoco podem apresentar diagnóstico precedido em duas décadas.

Fatores de risco

- Colangite esclerosante primária: CEP é uma doença inflamatória das vias biliares que leva à fibrose e estenose das vias biliares.
- Doença hepática fibropolicística: anormalidades congênitas da árvore biliar carregam um risco aproximado de 15% em transformação maligna na idade adulta.
- Colelitíase e hepatolitíase: exposição ao agente de contraste radiológico Thorotrast (proibida na década de 1960 devido às suas propriedades cancerígenas); A malignidade se desenvolve normalmente 30-35 anos após exposição.
- Síndrome de Lynch e papilomatose biliar: grande parte dessas lesões (83% em um estudo) podem a sofrer uma transformação maligna.
- Doença crônica do fígado; vírus da hepatite B (HBV); vírus da hepatite C (HCV) cirrose hepática; diabetes; obesidade; infecção pelo HIV.

Patologia

A maioria dos colangiocarcinomas (> 90%) são adenocarcinomas, sendo o carcinoma epidermoide responsável pela maior parte dos casos restantes. Eles estão classificados como bem, moderadamente ou pouco diferenciados. Possuem crescimento lento, alta taxa de invasão local, produção de muco, e tendência para invadir as bainhas perineurais. Em contraste, as metástases a distância são incomuns.

Clínica e diagnóstico dos colangiocarcinomas

Clínica

Geralmente tornam-se sintomáticos quando o tumor obstrui a drenagem das vias biliares, causando icterícia indolor. Os sintomas mais comuns incluem prurido (66%), dor abdominal contínua no quadrante superior direito (3-50%), emagrecimento (30-50%) e febre (até 20%) dentre acolia e colúria. Os sinais físicos incluem icterícia (90%) e a vesícula biliar palpável causada por obstrução distal (sinal de Courvoisier) que raramente ocorre. O laboratório sugere tipicamente obstrução biliar, com elevação da bilirrubina total (geralmente acima de 10 mg/dL) e bilirrubina direta, fosfatase alcalina, 5'-nucleotidase e gama-gt. Os dois últimos resultados confirmam a origem hepatobiliar da fosfatase alcalina em excesso. Níveis de transaminases (AST) e (ALT) podem ser inicialmente normais.

Diagnóstico

A tríade da colestase, dor abdominal e perda de peso é sugestivo de malignidade hepatobiliar ou pancreática. No entanto, o diagnóstico diferencial também inclui coledocolitíase, estenoses benignas, colangite esclerosante, ou a compressão do colédoco por pancreatite crônica ou câncer de pâncreas. Um achado clínico útil é a presença de colangiocarcinoma associado com icterícia intermitente.

Marcadores tumorais

Embora não sejam específicos, a presença de alguns marcadores tumorais no soro ou bile de pacientes com colangiocarcinoma pode ser de valor diagnóstico.

- *CEA:* não são suficientemente sensíveis ou específicos para diagnosticar colangiocarcinoma. O CEA maior que 5,0 ng/mL apresenta sensibilidade e especificidade de 68% e 82%, respectivamente.
- *CA 19-9:* apresentou sensibilidade de 67% e especificidade de 98%. Os níveis séricos de CA 19-9 também podem ser úteis para o acompanhamento do efeito do tratamento e detectar a recidiva da doença. Estudos radiográficos são essenciais para estabelecer a causa da icterícia, a presença de estenoses benignas ou malignas além do planejamento e gestão em pacientes com suspeita de colangiocarcinoma.

- *Ultrassom:* confirma a dilatação ductal biliar, localiza o local da obstrução e exclui cálculo. Este exame possui alta sensibilidade para verificação da dilatação biliar (89%) e para localizar a obstrução (94%). O colangiocarcinoma distal pode não ser detectado, especialmente se for pequeno, mas sinais indiretos podem apontar para o diagnóstico.

Uma lesão obstrutiva é sugerida pela dilatação ductal (> 6 mm em adultos normais) na ausência de cálculos. Lesões distais causam dilatação dos ductos intra- e extra-hepaticos. A localização exata do tumor pode ser sugerida se não houver uma mudança abrupta no diâmetro ductal. Tumores papilares aparecem como massas polipoides intraluminais. Um complemento importante é a capacidade de avaliar o envolvimento vascular (compressão, ou trombose da veia porta ou oclusão da artéria hepática), utilizando ultrassom (Doppler colorido). A invasão da veia porta ou da artéria hepática é um importante indicador de irresecabilidade.

- *Tomografia computadorizada (TC):* é útil na detecção do grau de obstrução biliar. O sitio da dilatação ductal muitas vezes é sugestivo da localização da lesão obstrutiva. A vesícula biliar distendida com ductos intra e extra-hepática dilatados é mais típico de tumores envolvendo o ducto biliar comum, a papila de Vater, ou câncer de pâncreas (Fig. 11).
- *Colangiopancreatografia por ressonância magnética (CPRM):* é uma técnica não invasiva que surge como uma excelente ferramenta para a avaliação pré-operatória. Ao contrário do CPRE, a CPRM não necessita de material de contraste (Fig. 12).

CPRM tem vantagens sobre a TC também. Pode criar uma imagem tridimensional da árvore biliar (permitindo a avaliação das vias biliares acima e abaixo de uma estenose), e estruturas vasculares. MRCP fornece informações sobre a extensão da doença e ressecabilidade potencial que é pelo menos comparável à obtida com TC, colangiografia e angiografia. No entanto, uma das desvantagens é a impossibilidade de intervenção como a extração de cálculos, a inserção de *stent* ou biópsia. Além disso, em cerca de 20% dos casos, MRCP subestadia a extensão da doença e requer uma equipe com elevado nível de perícia técnica. Se possível, a MRCP deve ser realizada antes da drenagem das vias biliares, uma vez que a avaliação de patologia biliar é praticamente impossível se a árvore biliar é recolhida a partir de uma drenagem biliar anterior.

Colangiografia pré-operatória pode ser indicada tanto para diagnóstico ou terapêutica para pacientes com obstrução biliar. Embora a colangiografia seja importante para visualizar o local e a extensão da obstrução biliar, outros estudos menos invasivos e igualmente precisos como MRCP estão emergindo na prática clínica Se necessário, a CPRE pode ser usada para obter amostras de bile diagnóstico ou citologia (Fig. 13).

A amostragem de bile só irá resultar em citologia positiva em cerca de 30% dos casos de colangiocarcinoma. O rendimento diagnóstico é aumentado se forem feitos a biópsia ou as escovações que são tomadas a partir do ducto para exame citológico. Infelizmente a citologia endoscópica em pacientes que têm tratamento clínico e/ou achados radiológicos

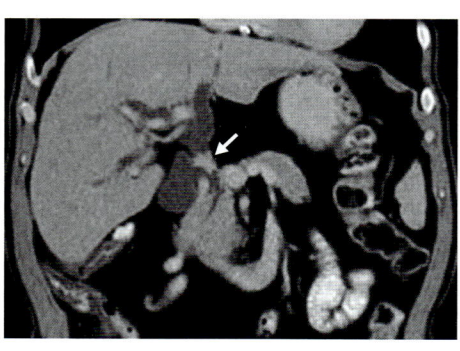

◀ **FIGURA 11.** Dilatação das vias biliares por colangiocarcinoma no colédoco.

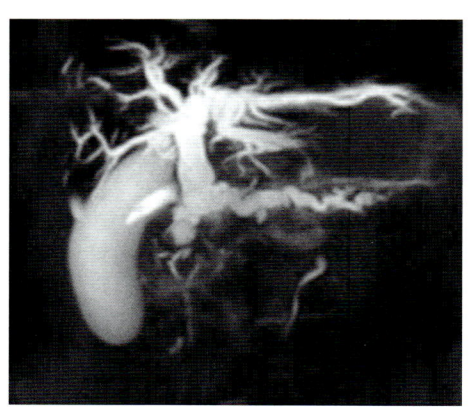

◀ **FIGURA 12.** Colangiorressonância com obstrução tumoral distal.

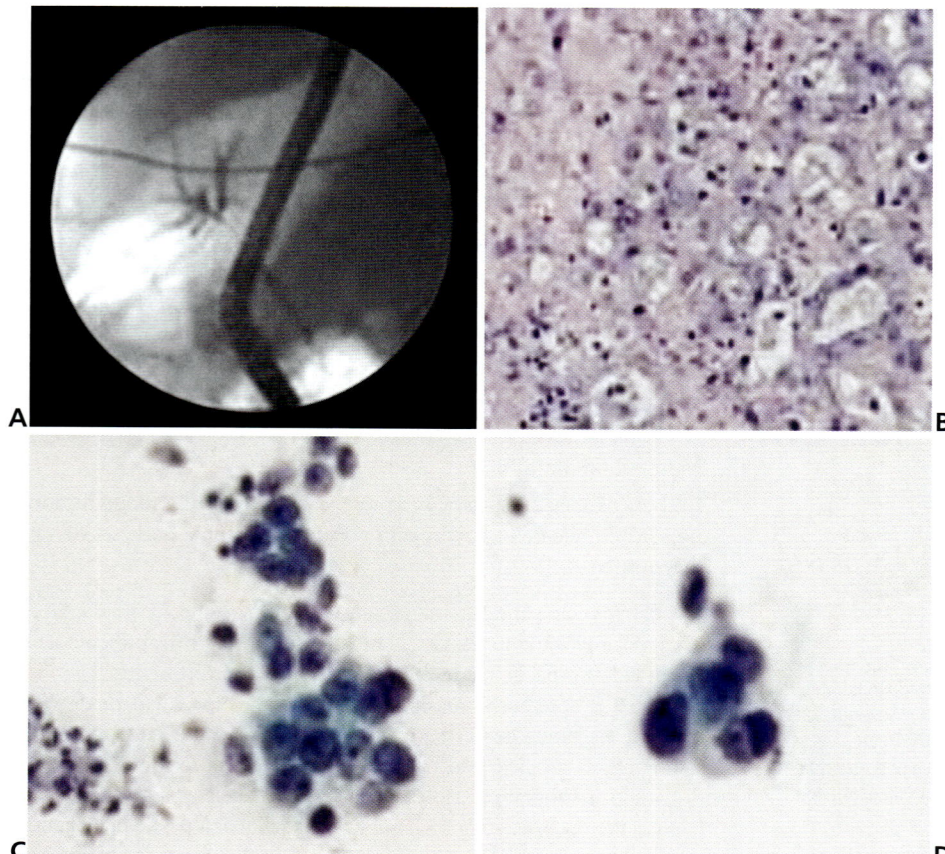

◀ **FIGURA 13. (A-D)** CPRE e citologia.

sugestivos de malignidade tem uma sensibilidade limitada (35 a 69%) e a adição de biópsia endoscópica das estenoses malignas aumenta esse valor entre 43 e 88%. Estes testes podem ser úteis na avaliação diagnóstica em caso de positividade, entretanto resultados negativos não podem excluir malignidade.

Associando resultados da citologia com a avaliação de marcadores tumorais pode-se ter maior acurácia diagnóstica. A combinação de citologia positiva com um CA 19-9 anormal apresenta sensibilidade e especificidade de 88% (95% CI 50-99%) e 97% (95% CI 86-100%), respectivamente. Uma vez que a instrumentação da via biliar for realizada, uma endoprótese pode ser colocada para fornecer a drenagem das vias biliares, reduzindo assim o risco de infecção e colangite.

- *Ultrassonografia endoscópica:* pode visualizar a extensão local do tumor primário e o *status* dos linfonodos regionais. A biópsia por agulha fina guiada de tumores e linfonodos aumentados também podem ser realizados. EUS com PAAF tem maior sensibilidade para a detecção de malignidade em tumores distais do que a CPRE com escovações, evitando também a contaminação da árvore biliar, que pode ocorrer com a CPRE.
- *PET:* permite a visualização de colangiocarcinomas em decorrência da captação de glicose do epitélio tumoral do ducto biliar. O PET-CT pode detectar colangiocarcinomas menores que hum centímetro, entretanto é menos útil para tumores infiltrantes. Talvez o papel mais importante do PET-CT seja a identificação de metástases ocultas (Fig. 14).
- *Angiografia:* a angiografia pode documentar o envolvimento vascular ou trombose da veia porta e da artéria hepática. No entanto, com o advento do TC multifásicos e CPRM, raramente é necessário antes da cirurgia.
- *Biópsia pré-operatória:* a necessidade de estabelecer uma biópsia do tecido antes da cirurgia é dependente da situação clínica do paciente. Não é crítica para o planejamento da cirurgia em pacientes com achados característicos de obstrução maligna biliar, não sendo necessária para o planejamento da terapia paliativa, como a drenagem das vias biliares, nos casos irressecáveis. A biópsia tecidual é mais importante nas seguintes circunstâncias: 1) estenose de origem indeterminada; 2) situações onde o médico ou o paciente não estariam dispostos a avançar com a cirurgia, sem uma biópsia do tecido, ou se o paciente ou a aceitação da família para o tratamento seria facilitada por ter um diagnóstico definitivo; 3) pré-quimioterapia ou radioterapia, principalmente se o paciente for inscrito em um ensaio clínico terapêutico.
- *Laparoscopia:* apesar da maior capacidade de diagnóstico de novos estudos radiológicos como MRCP e TC dinâmico e a menos que haja clara evidência de doença metastática, a ressecabilidade só pode ser determinada pela avaliação operatória. A laparoscopia pode identificar a maioria dos pacientes com colangiocarcinoma distal inoperável, reduzindo assim o número de laparotomias desnecessárias. No entanto a ressecabilidade muitas vezes só pode ser determinada após completa exploração abdominal.

Síntese e recomendações

Conduzir um diagnóstico definitivo pré-operatório pode ser difícil, uma vez que até um terço dos pacientes com sintomas sugestivos de uma malignidade biliar poderão ter uma doença benigna fibrosante ou outra doença maligna com metástases que obstruem os ductos biliares. A avaliação pré-operatória inclui ultrassom, tomografia computadorizada, CPRM e/ou CPRE/com biópsia e escovação. Marcadores tumorais como o CA 19-9 podem ser úteis em conjunto com biópsia ou escovações para confirmar o diagnóstico. Se uma biópsia convencional não puder ser confirmada, a biópsia percutânea guiada por ultrassonografia ou TC deve ser considerada. Mesmo depois de extensa pesquisa diagnóstica, muitos pacientes ainda requerem exploração cirúrgica para confirma-lo.

Quando um diagnóstico de colangiocarcinoma é firmado na biópsia ou pode ser provável devido aos dados clínicos, laboratoriais, e radiológicos, atenção deve ser dada ao potencial de ressecabilidade da lesão, pois a cirurgia é o único meio para o alcance da cura. A aparência radiográfica da estenose biliar maligna é útil para determinar a viabilidade da ressecção operatória e no planejamento da cirurgia.

Tratamento de colangiocarcinoma localizado

Tratamento cirúrgico curativo

Em geral, os colangiocarcinomas têm um prognóstico extremamente pobre, com uma taxa média de sobrevivência de 5 anos de 5 a 10%. A cirurgia oferece a única possibilidade de cura. Colangiocarcinomas distais possuem as maiores taxas de ressecabilidade. Em uma grande série, as taxas de ressecabilidade das lesões distais, intra e peri-hilares foram 91, 60 e 56%, respectivamente. Mesmo em pacientes submetidos à ressecção potencialmente curativa, margens livres podem ser obtidas em apenas 50% dos tumores distais. Taxas de ressecabilidade dos colangiocarcinomas têm aumentado ao longo do tempo em parte por estratégias operatórias mais agressivas.

Critérios para a ressecabilidade

1. Ausência de metástases à distância ou envolvimento retropancreático e paracelíaco.
2. Ausência de invasão da veia porta ou artéria hepática principal (apesar de alguns centros realizarem a ressecção em bloco com reconstrução vascular).
3. Ausência de invasão de órgãos adjacentes extra-hepáticos.
4. Ausência de doença disseminada.
5. Descompressão biliar pré-operatória (é controverso).

Comumente opta-se por evitar *stents*, pois a capacidade de realizar as imagens necessárias para avaliar a irressecabilidade ficam limitadas quando se coloca um stent. Além disso, muitos cirurgiões acham que a presença de uma endoprótese biliar é um obstáculo à determinação da extensão proximal tumor intraoperatório. Por outro lado, colestase, disfunção hepática e cirrose biliar podem se desenvolver rapidamente com obstrução não tratada. O grau de disfunção hepática é um dos principais fatores que aumentam a morbidade e a mortalidade pós-operatória após ressecção cirúrgica.

Estudos clínicos demonstram um benefício variável da descompressão biliar pré operatória em termos de morbidade e mortalidade. Outra questão ainda não resolvida é a escolha do melhor método pelo qual a drenagem biliar pré-operatória deve ser realizada.

Como uma questão prática, *stents* endoscópicos são muitas vezes colocados para aliviar a icterícia. Se um *stent* endoscópico não pode ser colocado por qualquer motivo, uma drenagem percutânea geralmente é tentada.

Nossa abordagem é a drenagem biliar seletiva em pacientes com um nível de bilirrubina sérica acima de 10 mg/dL, adiando a intervenção definitiva até que os níveis de bilirrubina sejam menos de 2 mg/dL. Optamos por utilizar a drenagem externa percutânea guiada por TC, pois esta técnica tem a vantagem de diminuir os níveis de bilirrubina sem interferir na área cirúrgica. Vale ressaltar que a drenagem é mantida no pós-operatório e retirada no ambulatório.

Se a doença extra-hepática ou tumor irressecável são encontrados, deve-se optar pela colocação do *stent*, pois palia a icterícia sem a necessidade de submeter o paciente a uma derivação biliar cirúrgica.

Fatores prognósticos

Entre os pacientes que se submetem à ressecção potencialmente curativa para colangiocarcinoma os resultados a longo prazo variam de acordo com a topografia e estágio da lesão primária, extensão da cirurgia, comorbidades

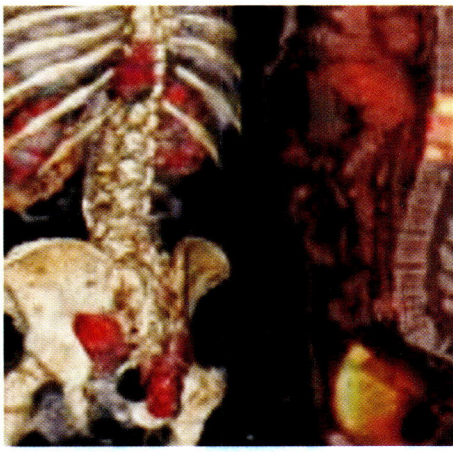

◄ **FIGURA 14.**
Hipercaptação na coluna vertebral em PET-CT.

associadas e complicações relacionadas ao tratamento. A profundidade de invasão do tumor é um importante indicador de prognóstico. Os principais fatores prognósticos histológicos são: *status* da margem e comprometimento dos linfonodos. As taxas de sobrevida em 5 anos são substancialmente melhores nos casos de margens livres e linfonodos negativos.

Tratamento cirúrgico e resultados

Colangiocarcinoma distal

As lesões distais geralmente são tratadas com a duodenopancreatectomia (procedimento de Whipple). As taxas de sobrevida em 5 anos é em média, 15 a 25%.

Terapêutica adjuvante

Após a ressecção cirúrgica completa, o padrão mais comum de recidiva é a local, com obstrução do ducto biliar, insuficiência hepática e sepse recorrente. Uma estratégia que visa otimizar o controle local com radioterapia pós-operatória isolada ou em combinação com a quimioterapia pode, teoricamente, fornecer algum benefício. Radioterapia adjuvante, geralmente associada com quimioterapia, muitas vezes é oferecida após a ressecção incompleta de um colangiocarcinoma. O benefício da radioterapia adjuvante não foi estabelecido nos pacientes com doença completamente ressecada.

Quimioterapia: Dados sugerem um efeito sinérgico da quimioterapia e da radiação sobre as células do colangiocarcinoma, fornecendo a justificativa para o tratamento combinado. O benefício da terapia adjuvante para pacientes com colangiocarcinoma ressecados permanece não comprovado. No entanto, é frequentemente utilizada em pacientes com margens cirúrgicas positivas microscopicamente.

Terapêutica neoadjuvante

Normalmente não é uma opção para pacientes com colangiocarcinoma. No entanto, os benefícios potenciais desta abordagem para casos selecionados tem sido sugerida. Em uma série inicial nove (de um total de 91) pacientes com colangiocarcinoma que se submeteram à quimiorradioterapia pré-operatórios para a exploração, três tiveram uma resposta patológica completa, enquanto o restante mostrou diferentes graus de resposta histológica ao tratamento. Ressecções com margem negativas foram possíveis em todos os nove pacientes, em comparação com apenas metade do grupo que não recebeu a terapia neoadjuvante.

Síntese e recomendações

Os pacientes com colangiocarcinoma exigem um cuidado individualizado. Recomendamos a exploração cirúrgica para todos os pacientes com suspeita de colangiocarcinoma a menos que tenham invasão de órgãos adjacentes, sejam irressecáveis ou que tenham metástases disseminadas. O achado de metástases linfonodais além do ligamento hepatoduodenal (ou seja, linfonodos celíacos ou para-aórticos) não impede a ressecção. Sugerimos não explorar os pacientes que tenham evidências radiográficas da invasão da veia porta ou da artéria hepática. As opções de tratamento para colangiocarcinoma localmente avançado variam de acordo com os pacientes os quais se encaixam nas seguintes categorias: 1) doença residual microscópica ou macroscópica após a ressecção; 2) doença localmente recorrente após tratamento potencialmente curativo; 3) a terapia com quimioterapia e radioterapia pode ser considerada no sentido de aumentar a taxa de cura da cirurgia; 4) doença irressecável ou recidivada: 50 a 90% dos pacientes com colangiocarcinoma apresentam doença irressecável.

O prognóstico para pacientes com doença irressecável ou recidivada é normalmente medido em meses, e suas vidas são caracterizadas por um rápido declínio, com sintomas de obstrução biliar progressiva. Os objetivos do tratamento paliativo são o alívio dos sintomas (prurido, dor, icterícia) e melhoria da qualidade de vida.

A terapia fotodinâmica (PDT) envolve a injeção de uma droga fotossensibilizadora intravenosa, seguida da aplicação endoscópica de luz (comprimento de onda específico) para o leito do tumor. A interação entre a luz e o fotoagente provoca a morte de células tumorais, provavelmente pela geração de radicais livres de oxigênio.

Além de facilitar a descompressão biliar em pacientes com doença localmente avançada, a sobrevida pode ser melhorada em pacientes submetidos à PDT. A principal complicação do PDT é colangite e abscesso hepático.

A maioria dos pacientes serão tratados com objetivos paliativos por quimioterapia, embora a melhor abordagem para pacientes com colangiocarcinoma inoperável ou recorrente ainda permanece incerta.

Para a maioria dos pacientes é sugerida a utilização de quimiorradioterapia baseada no 5-FU com fracionamento convencional de radioterapia externa do feixe. Para colangiocarcinoma irressecável, as opções incluem a terapia fotodinâmica (com quimioterapia, se uma grande massa é visível radiograficamente), quimioterapia paliativa ou quimiorradioterapia.

A paliação de icterícia obstrutiva pode ser realizada por derivação biliodigestiva operatório ou por via endoscópica. Desvio cirúrgico paliativo é normalmente realizado apenas durante a tentativa frustrada de ressecção. Com relação ao Stent, a abordagem endoscópica é geralmente preferida para efeito paliativo a longo prazo, uma vez que está associada a taxas semelhantes de sucesso e sobrevida, porém com uma menor morbidade em relação à abordagem cirúrgica. A implantação bem-sucedida endoscópica de um *stent* é possível em cerca de 70 a 100% dos pacientes.

Com relação entre *stents* de plástico e metal, esses estão associados com taxas mais altas de permeabilidade (cerca de 8-12 × 2-4,8 meses) reduzindo os custos associados com a oclusão do stent e a necessidade de substituição. Nenhum tipo *stent* ofereceu uma maior sobrevida. Como resultado, a decisão de qual usar deve ser guiada pela duração prevista de sobrevida, qualidade de vida, custos e experiência do endoscopista. Embora os *stents* metálicos sejam os preferidos para efeito paliativo a longo prazo, na maioria das vezes eles não podem ser removidos ou manipulados, exceto no momento da cirurgia.

Assim, o diagnóstico de doença maligna deve ser firmemente estabelecido antes de um *stent* de metal ser implantado. Outro problema com esses *stents* é o crescimento tumoral dentro da malha do stent com oclusão posterior. *Stents* cobertos podem reduzir a oclusão tumoral em comparação com os *stents* de metal descoberto.

Stents plásticos frequentemente são utilizados para realizar a drenagem, enquanto a investigação está em andamento ou quando um stent de metal não pode ser inserido, por razões técnicas. A taxa de oclusão alta do material plástico (polietileno) é em média de 42%, podendo ser reduzida mudando-o a cada 3/6 meses. Uma abordagem alternativa é esperar por uma complicação antes de mudar o *stent* já que muitos pacientes vão morrer de sua doença antes que tais equipamentos fiquem obstruídos.

Pode ocorrer o risco de desenvolver colangite quando o *stent* fica obstruído. A abordagem preferida para os pacientes que vivem além de alguns meses é substituir a prótese de plástico por uma de metal com a maior brevidade possível.

TUMORES DE PAPILA

O tumor de papila é uma doença relativamente rara. Anualmente são diagnosticados cerca de 3.000 casos nos Estados Unidos, correspondendo a 1 a 2% de todos os tumores do trato gastrointestinal e a cerca de 15 a 20% de todos os tumores peri-papilares, perdendo em frequência para o tumor de cabeça de pâncreas. Podem ser detectados em aproximadamente 0,05% das autópsias. É necessário, antes de tudo, conceituarmos adequadamente tumores de papila e contextualizá-los dentre os tumores peri- papilares, uma vez que esses tumores apresentam particularidades histológicas e anatômicas que tomam o seu tratamento cirúrgico distinto.

Os tumores de papila correspondem exclusivamente aos tumores que tem origem na papila duodenal maior (papila de Vater), uma entidade descrita em 1720 por Abraham Vater e que se refere à projeção da mucosa correspondente a confluência dos ductos biliar e pancreático junto ao duodeno.

Já os tumores peripapilares compreendem além dos tumores de papila, os tumores de cabeça e processo uncinado do pâncreas, do duodeno e do colédoco distal. A complexidade anatômica e funcional dessa região pode ser explicada em decorrência da presença de três epitélios distintos, um proveniente da via biliar, outro do ducto pancreático e outro da mucosa duodenal. O tumor de papila incide em pacientes de 50 a 70 anos principalmente e dentre os tumores periampulares são aqueles com o melhor prognóstico, com uma sobrevida em 5 anos de 34 a 67,7% (Fig. 15).

Patologia

Tumores benignos

Os tumores benignos da papila de Vater são lesões raras e incluem os seguintes tipos histológicos: adenomas, lipomas, linfangiomas, hemangiomas, leiomiofibromas e tumores neurogênicos. Dentre os vários tipos, o adenoma é clinicamente o mais importante por ser uma lesão pré-maligna.

Adenoma

A prevalência de adenomas papilar foi estimada em 0,04-0,12% em séries de autópsias. Podem ocorrer de forma esporádica ou como parte das síndromes de polipose familiar, tais como polipose adenomatosa familiar (FAP). Cada vez são mais reconhecidos devido a ampla disponibilidade de endoscopia flexível e uma aplicação generalizada de triagem e vigilância para pacientes de alto risco, tais como aqueles com FAP. O adenoma é o tumor benigno mais comum da papila de Vater. Pode ser classificado histologicamente como tubular, viloso ou tubuloviloso de acordo com a arquitetura microscópica (Fig. 16). O subtipo viloso apresenta o maior potencial de transformação maligna, com risco de desenvolver câncer de 25-50% em algumas séries, com 40% deste montante de carcinoma *in situ*.

Os sintomas são inespecíficos, refletindo a obstrução (biliar ou pancreática) resultante do efeito de massa. A apresentação mais comum é a icterícia, presente em 50-75% dos pacientes. É geralmente indolor ou acompanhada de uma dor vaga no epigástrio. Outros sintomas podem incluir cólicas biliares, náuseas, vômitos e perda ponderal. Pode ser difícil distinguir um adenoma de um carcinoma sem ressecção completa já que um foco de carcinoma pode ser encontrado dentro de um adenoma. Este fato é ratificado pelo achado de tecido adenomatoso em neoplasias que são predominantemente adenocarcinomas, o que é consistente com a sequência adenoma-carcinoma similar a observada nos adenomas colorretais.

São vários os métodos disponíveis para diagnóstico tais como ultrassonografia abdominal e TC, colangiografia, CRNM, CPRE e Ultrassonografia endoscópica. Pacientes com diagnóstico de adenoma papilar têm três opções para a gerência definitiva: A duodenopancreatectomia, a excisão cirúrgica local, ou ampulectomia endoscópica. Os pacientes, após orientação adequada, têm a opção de optar pela não excisão e submeter-se a vigilância endoscópica rigorosa.

Tumores malignos

Assim, como nas neoplasias colônicas, cerca de 25% dos tumores da papila se originam a partir de adenomas com displasia de alto grau. Na maior parte dos casos, os tumores de papila são moderadamente diferenciados, sendo relativamente infrequentes os tumores pouco diferenciados. São responsáveis por 20% de todas as obstruções malignas do colédoco distal. Sua incidência tem aumentado ao longo dos últimos 30 anos. Pode ocorrer esporadicamente ou associado à síndromes genéticas. A incidência de tumor papilar é aumentada de 200 a 300 vezes em pacientes com síndromes de polipose hereditária, tais como a FAP e o câncer colorretal hereditário sem polipose (HNPCC), em comparação com a população em geral, a idade média no diagnóstico de carcinomas esporádicos é de 60 a 70 anos.

Mutações do K-ras acontecem de forma precoce na carcinogênese papilar, com uma incidência de até 37%. Perfis de expressão da ciclooxigenase-2 (COX-2) por carcinomas papilar são mais consistentes com uma neoplasia de origem intestinal quando comparadas à origem pancreaticobiliar. Alta expressão da COX-2 foi detectada em 78% dos carcinomas papilares. Dos carcinomas papilares classificados como tendo uma origem intestinal, 95% tiveram alta expressão de COX-2, enquanto apenas 5% das lesões com origem biliopancreática demonstraram alta expressão de COX-2

Durante a caracterização histológica desses pacientes, é fundamental definir sua origem, se tumores de papila ou se tumores de outras localizações que porventura invadam a papila.

Em um estudo histoquímico, Dawson *et al.*, dividiram as mucinas ácidas produzidas por esses tecidos em sulfomucinas e sialomucinas, demonstrando que tumores peripapilares que secretam sialomucinas tinham prognóstico melhor (100% *vs* 27% sobrevida em 5 anos). No geral, tumores papilares secretam principalmente sialomucinas, enquanto os demais tumores peripapilares secretam sulfomucinas. Vários estudos imuno-histoquímicos foram realizados para demonstrar se os tumores de papila são reativos para CEA, CA 19-9, Ki-67 e p53, buscando também descobrir se algum desses marcadores apresenta significado prognóstico.

Outros tipos histológicos de tumores malignos de papila incluem os tumores neuroendócrinos, carcinoides de papila (que parecem apresentar forte relação com a doença de Von Recklinghausen), linfomas e carcinomas escamosos. Todos esses tumores são ainda mais raros que os adenocarcinomas de papila.

Manifestações clínicas

A principal manifestação clinica dos pacientes com tumor de papila é a icterícia obstrutiva, presente em até 80% dos casos, sendo causada pela compressão da via biliar distal pelo tumor e geralmente precoce quando comparada a outros tumores peripapilares.

Como nesses tumores é relativamente frequente a presença de necrose tumoral melhorando a permeabilidade ao fluxo biliar, a icterícia pode ser intermitente ou subclínica. Todavia, muitos pacientes costumam apresentar sintomas gastrointestinais inespecíficos, tais como dor abdominal vaga, mal-estar, esteatorreia, náuseas, vômitos, anemia, fadiga, anorexia e perda ponderal leve – antes do surgimento da icterícia.

Os tumores de papila também podem apresentar-se com dor abdominal associada a episódios repetidos de pancreatite. Dificilmente esses pacientes apresentam episódios de colangite, a menos que sejam submetidos à instrumentação da via biliar por ocasião de uma colangiopancreatografia retrógrada endoscópica. Ao exame físico podem ser observados o sinal de Courvoisier-Terrier (icterícia, vesicular biliar palpável e indolor) e escarificações cutâneas decorrentes do prurido intenso ou presença de hepatomegalia. Devem ser pesquisados linfonodos supraclaviculares e axilares além da presença de massa periumbilical (sinal da irmã Maria José) ou nodulações no espaço retrorrenal ou vaginal (prateleira de Blummer), os quais caracterizam doença avançada.

Avaliação pré-operatória

Exames laboratoriais pré-operatórios devem ser focados na avaliação do perfil hepático e da coagulação que podem estar alterados em decorrência da obstrução biliar. Para o diagnóstico radiológico de tumores de papila,

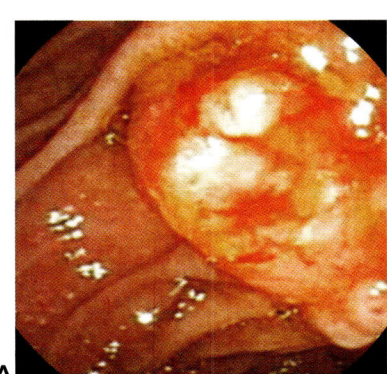
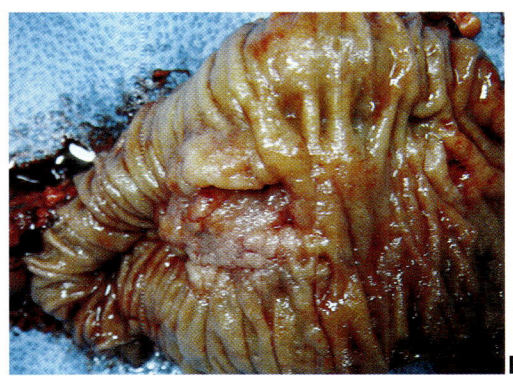

▲ **FIGURA 15.** (**A** e **B**) Tumor de papila.

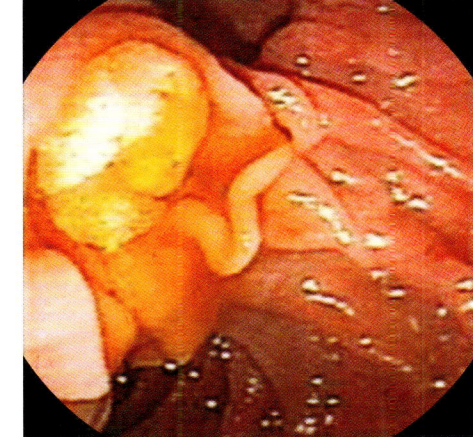

▲ **FIGURA 16.** Adenoma de papila.

podemos lançar mão de vários tipos de exames de imagem, incluindo ultrassonografia de abdome, tomografia computadorizada de abdome, colangiorressonância, ultrassonografia endoscópica, ou a CPRE.

A ultrassonografia deve ser solicitada como método inicial de investigação de pacientes portadores de icterícia obstrutiva e avalia a presença de dilatação das vias biliares e cálculos. Apresenta a vantagem de ser rápida, de baixa complexidade, barata e não invasiva. Todavia, é pouco específica e pouco sensível, além de ser operador-dependente, sendo frequentemente prejudicada pelo meteorismo intestinal.

A tomografia computadorizada de abdome é o principal exame a ser solicitado na avaliação dos tumores de papila. Apresenta boa sensibilidade e especificidade, além de predizer com boa exatidão a ressecabilidade do tumor. Existem critérios bem definidos para a avaliação da ressecabilidade de tumores peripapilares: 1) ausência da invasão da artéria mesentérica superior; 2) ausência de doença a distância e 3) ausência de invasão da confluência da veia portamesentérica superior. É mais sensível que o USG para avaliar a região peripapilar, podendo detectar massas obstruindo o colédoco distal. A sua sensibilidade em geral não permite a visualização de pequenas neoplasias papilares dentro do lúmen duodenal. É o estudo mais útil para avaliar a presença de metástase a distância que mais frequentemente envolve o fígado, peritônio, pulmões e ossos.

A ressonância nuclear magnética é um método excelente para avaliar a região peripapilar, com alta sensibilidade e especificidade, quase tão boa quanto à da ultrassonografia endoscópica, e praticamente equivalente a TC com cortes ultrafinos. Apresenta o inconveniente de ser menos disponível, mais dispendiosa, mas pode ser muito útil naqueles pacientes em que a CPRE e a TC são inconclusivos. Não permite a visualização direta da luz da papila nem o acesso para biópsia. O carcinoma papilar aparece como massa (defeito de enchimento) que projeta-se no lúmen duodenal, com realce tardio característico. A acurácia do diagnóstico é de 76%.

A CPRE (colangiopancreatografia retrógrada endoscópica) é um método útil no diagnóstico dos pacientes que apresentam apenas abaulamento de mucosa ou tumores intraductais sem expressão mucosa, além de poder afastar outros diagnósticos diferenciais como, cálculos impactados na papila ou coledococele. É o método com melhor custo benefício, permite a visualização direta da papila e a realização de biópsia; permite a visualização endoscópica simultânea da papila, colangiografia dos ductos pancreáticos e biliares, a aquisição de tecido suspeito para análise histopatológica e colocação de um *stent* para a descompressão biliar, se necessário e tecnicamente viável. A precisão do diagnóstico à CPRE é de 88%. Todavia, apresenta o inconveniente de ser um exame invasivo com morbimortalidade considerável.

O PET-SCAN é uma tecnologia recente, mas pouco estudada em pacientes com tumor de papila. Certamente poderá vir a trazer novas informações na avaliação pré-operatória dos pacientes com tumores de papila.

Ultrassonografia endoscópica é o método que apresenta melhor acurácia no estadiamento dos tumores de papila. É mais precisa no diagnostico das lesões, na diferenciação entre tumores benignos e malignos e, apresenta melhor definição que a tomografia computadorizada na avaliação do acometimento da confluência da veia mesentérica superior-porta. Apresenta, entretanto, pior acurácia na avaliação de invasão da artéria mesentérica superior, que é de fundamental importância na definição da ressecabilidade de tumores peripapilares.

Embora não possa excluir a presença de um foco maligno dentro de um adenoma, a punção aspirativa por agulha fina da papila e de estruturas mais profundas, incluindo linfonodos locais, podem ser obtidas durante o procedimento, contudo não pode avaliar a presença de carcinoma *in situ* ou carcinoma invasivo em adenomas sem ressecção completa, portanto, um diagnóstico histológico, sem evidências de carcinoma na biópsia endoscópica devem ser tomados com precaução.

Em um relatório, a acurácia da biópsia EUS-guiada com agulha fina de aspiração (PAAF) para massas primárias da região papilar foi de 89% com uma sensibilidade de 82% e especificidade de 100%. EUS também é capaz de obter imagens dos ductos biliares e pancreáticos distais, permitindo a avaliação da extensão local do tumor intraductal. Além disso, demonstra com precisão a profundidade de penetração do tumor no duodeno, demonstrando a interface entre o tumor e a muscular própria do duodeno (uma característica que relega o tumor para T2).

A extensão do tumor no pâncreas é avaliada pela profundidade de invasão (< 2 cm significando T3, e > 2 cm ou disseminação contígua aos órgãos adjacentes, significando T4 doença). EUS é a modalidade mais precisa disponível para avaliar o estágio T o que é fundamental para o planejamento de intervenção cirúrgica com precisão de 70 a 90%; A EUS é menos precisa para *status* nodal (N), porém a punção EUS-guiado de linfonodos suspeitos pode aumentar sua precisão.

Estadiamento (Quadro 3)

Quadro 3. TNM – Sistema de estágio do carcinoma ampular

TNM – CLASSIFICAÇÃO CLÍNICA	
T – TUMOR PRIMÁRIO	
TX	O tumor primário não pode ser avaliado
T0	Não há evidência de tumor primário
Tis	Carcinoma *in situ*
T1	Tumor limitado à ampola de Vater ou ao esfíncter de Oddi
T2	Tumor que invade a parede duodenal
T3	Tumor que invade pâncreas
T4	Tumor que invade partes moles peripancreáticas, ou outros órgãos ou estruturas adjacentes
N – LINFONODOS REGIONAIS	
NX	Os linfonodos regionais não podem ser avaliados
N0	Ausência de metástase em linfonodos regionais
N1	Metástase em linfonodos regionais
M – METÁSTASE A DISTÂNCIA	
MX	A presença de metástase a distância não pode ser avaliada
M0	Ausência de metástase a distância
M1	Metástase a distância
PTNM – CLASSIFICAÇÃO PATOLÓGICA	
As categorias pT, pN e pM correspondem às categorias T, N e M. pN0 O exame histológico do espécime de uma linfadenectomia regional incluirá, geralmente, 10 ou mais linfonodos. Se os linfonodos são negativos, mesmo que o número usualmente examinado seja não encontrado, classifica-se como pN0	
GRADUAÇÃO HISTOPATOLÓGICA	
GX	O grau de diferenciação não pode ser avaliado
G1	Bem diferenciado
G2	Moderadamente diferenciado
G3	Pouco diferenciado
G4	Indiferenciado
CLASSIFICAÇÃO R	

GRUPAMENTO POR ESTÁGIOS

Estágio 0	Tis	N0	M0
Estágio IA	T1	N0	M0
Estágio IB	T2	N0	M0
Estágio IIA	T3	N0	M0
Estágio IIB	T1	NI	M0
	T2	NI	M0
	T3	NI	M0
Estágio III	T4	Qualquer N	M0
Estágio IV	Qualquer T	Qualquer N	M1

Note: cTNM is the clinical classification, pTNM is the pathologic classification. Used with the permission of the American Joint Committee on Cancer (AJCC), Chicago, Illinois. The original source for this material is the AJCC Cancer Staging Manual, Seventh Edition (2010) published by Springer New York, Inc.
Nota: Não ocorreram mudanças no TNM do Carcinoma da Ampola de Vater na 7ª Edição.
AJCC CANCER STAGING MANUAL SUMMARY OF CHANGES FROM THE SIXTH EDITION TO THE SEVENTH

Ampulla of Vater	SUMMARY OF CHANGES
	The definitions of TNM and the stage grouping for this chapter have not changed from the Sixth Edition.

Tratamento

A ressecção local está associada com menor morbidade do que a duodenopancreatectomia, de maiores taxas de recidiva e sobrevida inferior, pelo menos na definição de doença invasiva. Em contraste com a duodenopancreatectomia, na ampulectomia não realizamos a linfadenectomia. Devido à baixa taxa de metástases (menos de 4%), alguns têm sugerido que a ressecção local é uma abordagem razoável para tumores pequenos bem-diferenciada (<6 mm) e tumores que não penetram através da muscular (i. e., Tis, T1).

Uma abordagem cirúrgica mais agressiva é a preferida pela maioria dos cirurgiões para tumores invasivos, inclusive para os T1 bem diferenciado se o paciente for um bom candidato para a duodenopancreatectomia. Em nossa opinião, a ressecção local é uma alternativa razoável para pacientes selecionados com tumores não invasivos e a duodenopancreatectomia é o tratamento preferido para os tumores invasivos.

Ressecção endoscópica (papilectomia) é um meio eficaz de tratar os adenomas papilares iniciais. A ablação paliativa por laser oferece o potencial para o controle do crescimento tumoral em pacientes que são impróprios para uma terapia mais agressiva.

Comparado com ablação a laser, terapia fotodinâmica (TFD) erradica localmente o tumor, com menor destruição do tecido circundante. A TFD usa uma substância fotossensibilizante que é retida pelo tecido maligno, após administração intravenosa. A irradiação com luz visível através de um catéter de luz colocado através de um endoscópio e orientados para o tumor energiza a molécula fotossensível dentro do tumor e catalisa a geração de radicais livres de oxigênio, levando à morte celular. O principal efeito colateral do PDT é prolongado fotossensibilidade cutânea após o procedimento, exigindo do paciente evitar a luz solar e usar roupas adequadas para proteger a pele durante várias semanas após o tratamento.

Prognóstico

Sobrevida 5 anos após duodenopancreatectomia varia de 64-80% para pacientes sem doença linfonodal, e 17-50% para o linfonodos-positivos. 5 anos de sobrevida global em uma série única instituição retrospectiva, estratificada de acordo com a fase cirúrgica foi a seguinte:

- *Fase I:* 84%.
- *Fase II:* 70%.
- *Fase III:* 27%.
- *Fase IV:* de 0%

Cerca de 2/3 dos pacientes sobrevivem 5 anos após duodenopancreatectomia para carcinoma papilar também estão vivos em 10 anos.

Tumores benignos

É consenso que adenomas de papila devem ser ressecados, apesar das divergências quanto ao método ideal de excisão. Independente do tipo de procedimento, a remoção completa da lesão mandatória. O tratamento pode ser cirúrgico ou endoscópico. As opções cirúrgicas incluem excisão local transduodenal e duodenopancreatectomia. Papilectomia (ampulectomia) e métodos de abrasão térmica, constituem os métodos endoscópicos.

A excisão local apresenta baixa morbimortalidade, entretanto esta associada ao maior índice de recidiva. A duodenopancreatectomia acarreta maior índice de complicações e morte, porém pequena probabilidade de recidiva.

Alguns autores têm utilizado a ressecção endoscópica como tratamento padrão para os adenomas de papila devido à aquisição de novos recursos tecnológicos e ao acúmulo de experiência com o método. Binmoeller *et al.* utilizam-se dos seguintes parâmetros para indicar papilectomia endoscópica: 1) tumores menores que 4 cm; 2) ausência de achados endoscópicos sugestivos de malignidade; 3) achados histológicos benignos e 4) ausência de envolvimento intraductal demonstrado pela CPRE. As principais complicações deste método são: sangramento, perfuração da parede duodenal, estenose biliar e pancreatite. Entretanto, em casos de adenomas vilosos, devido ao elevado índice de resultados falso negativos e ao estadiamento inadequado destas lesões, alguns autores, recomendam a duodenopancreatectomia. Métodos de ablação térmica apresentam o risco do tratamento incompleto de adenomas que podem abrigar carcinoma, além de não permitir a avaliação histopatológica completa destas lesões, sendo atualmente indicados como métodos complementares a papilectomia (nos casos em que esta e mal sucedida ou realizada de forma incompleta). O seguimento dos pacientes submetidos à ressecção endoscópica deve ser rigoroso, sendo usualmente realizadas endoscopias em 1, 6 e 12 meses após o procedimento.

A polipose adenomatosa familiar (FAP) é uma doença autossômica dominante caracterizada pelo desenvolvimento de múltiplos adenomas gastrointestinais, com desenvolvimento de câncer colorretal em todos os pacientes não tratados. Duodeno e região peripapilar constituem os principais sítios extracolônico de malignidade nestes pacientes.

> **Importante:**
> Pacientes portadores de FAP devem realizar avaliação endoscópica (EDA) regularmente, sendo mandatór a a ressecção dos adenomas devido ao seu comportamento pré-maligno.

Tumores malignos

Tratamento cirúrgico

- **Doença localizada.** O único tratamento potencialmente curativo para o carcinoma papilar é a ressecção cirúrgica total do tumor com margens negativas (ressecção R0)

Uma controvérsia atual é o tipo de ressecção adequada para cada tumor e cada paciente. Alternativas incluem a ressecção radical (duodenopancreatectomia), ressecção local (ampulectomia transduodenal ou endoscópica), a ablação, a ressecção e a combinação de ablação e procedimentos paliativos (*bypass*, *stent*).

A duodenopancreatectomia (operação de Whipple) é considerada a abordagem padrão para o câncer papilar. Isso pode ser feito como um procedimento de preservação do piloro ou como uma duodenopancreatectomia convencional, que inclui uma antrectomia.

As taxas de ressecção potencialmente curativa têm aumentado de aproximadamente 80 para mais de 90%. A sobrevivência a longo prazo é possível após a duodenopancreatectomia, mesmo para pacientes com metástases linfonodais ou invasão além da parede duodenal (doença T3) (Quadro 1).

Alguns dados sugerem que a cirurgia paliativa deve ser considerada mesmo para pacientes com doença localmente avançada, que não são susceptíveis de cura. A recidiva local pode ocorrer no final do curso da doença e a duodenopancreatectomia oferece melhor qualidade de vida e maior sobrevida em comparação com a derivação cirúrgica ou endoscópica. A decisão de prosseguir a cirurgia paliativa é mais difícil em pacientes que já têm metástases a distância

Entre suas vantagens estão o baixo risco de recidiva e nenhuma necessidade para vigilância endoscópica. No entanto, tem maior morbidade e mortalidade em relação à ressecção local, com uma mortalidade de 10% e 25-65% de morbidade.

Foi Halsted, que em 1899 realizou a primeira ampulectomia, É útil em casos selecionados onde a margem de ressecção é de 1 cm de adenocarcinomas e um pouco menor em adenomas vilosos. Ele consiste na mobilização do duodeno, uma duodenostomia longitudinal, ressecção simples do tumor papilar ou ressecção alargada, incluindo o bulbo duodenal e o tecido circundante ou ductal. Face à alta de recidiva (11-33%), elas são recomendadas para ressecção de tumores benignos pequenos ou para pacientes de alto risco. Fatores descritos que afetam a sobrevivência e a recidiva são a presença de metástase para os linfonodos, invasão perineural e invasão linfovascular. Os critérios para ressecção curativa incluem pT1, grau histológico moderadamente ou bem diferenciado (G1 ou G2), sem disseminação linfática e completa ressecção endoscópica; as vantagens desta técnica são a menor taxa de morbidade (0% a 25%), a mortalidade inferior a 1% e hospitalização breve. As desvantagens são descritas de recidiva mais (5% a 30%) e à necessidade de controlar endoscópico. Somente em casos selecionados é a principal indicação, como pacientes de alto risco cirúrgico, aqueles que se recusam a cirurgia ou o tratamento paliativo. As vantagens da ressecção local sobre a cirurgia radical são a baixa mortalidade (0 a 1%), baixa morbidade (12%) e ausência de laparotomia e anestesia geral. As desvantagens referem-se à necessidade de procedimentos múltiplos (1 ou 2), maior índice de recidivas (30%) e a necessidade de vigilância endoscópica contínua. As complicações desta técnica podem ser precoces ou tardias, mais notavelmente a pancreatite (8-15%), que é normalmente autolimitada e pode ser evitada com de stent profilático; sangramento (2-13%), perfuração (0-4%), colangite (0-2%) e as complicações da sedação ou anestesia.

As complicações tardias incluem estenose pancreática ou biliar (0-8%) e sangrado. La tendência atual admitiu que a ampulectomia endoscópica iguais ou melhores resultados globais duodenopancreatectomia em adenomas vilosos e adenocarcinomas pT1. As complicações mais frequentes relacionadas ao tratamento de duodenopancreatectomia são as fístulas pancreáticas. Outras complicações incluem retardo no esvaziamento gástrico, hemorragia, sepse, vazamentos biliares, diabetes e pós-operatório, como resultado de ressecção pancreática.

Drenagem biliar pré-operatória. O sintoma mais comum na apresentação de carcinoma papilar é icterícia obstrutiva (80%), causada pela compressão da via biliar distal do tumor. O papel da drenagem biliar pré-operatória em pacientes com tumores peripapilar, é controversa. Como a icterícia obstrutiva pode prejudicar função hepática, renal e imunológica, esperava-se que a redução pré-operatória de icterícia corrigir esses defeitos e redução da morbidade e mortalidade no pós-operatório de duodenopancreatectomia. No entanto, dados disponíveis de ensaios clínicos randomizados de drenagem pré-operatória *versus* não drenagem são conflitantes. Para aqueles que não são *stented*, nossa preferência é para prosseguir com a CPRE e colocação de *stent* apenas quando existe alto grau de icterícia (> 15 mg/dL de bilirrubina) ea cirurgia não vai ter lugar na semana seguinte

A duodenopancreatectomia se constitui no tratamento padrão dos tumores de papila. Todavia, em virtude das particularidades embriológicas da papila de Vater, a linfadenectomia deve ser um pouco diferente daquela realizada para tumores de cabeça de pâncreas. Os locais onde há maior concentração de metástases linfonodais e que, portanto, devem ser incluídas na dissecção linfonodal de pacientes com tumores de papila são: arcada pancreatoduodenal posterior, artéria pancreatoduodenal posteroinferior, arcada pancreatoduodenal anterior, tronco da artéria mesentérica superior, região pericoledocociana e retroportais. Dissecção da artéria hepática, ducto cístico, região perigástrica, artéria cólica direita e região paracaval são, desnecessárias na linfadenectomia radical, dada a baixa incidência de metástases linfonodais para essas áreas. Como o acometimento de linfonodos perigástricos isolados e muito baixo (em torno de 1,8%), pode-se, como opção terapêutica segura, executar duodenopancreatectomia com preservação do piloro, sem prejuízo aos princípios oncológicos.

A realização da linfadenectomia radical no tratamento dos tumores peripapilares e motivo de discussão, pois não há evidências na literatura que suportem que este procedimento traga benefícios quanto à sobrevida. No tocante aos demais aspectos técnicos, a duodenopancreatectomia é similar àquela realizada para tumores de cabeça de pâncreas, sendo devidamente descrita no capítulo correspondente.

O uso da laparoscopia para estadiamento de tumores de papila é realizado correntemente em alguns centros, e estima-se que até 36% dos pacientes com tumores irressecáveis podem ser poupados de laparotomia não terapêutica.

Alguns autores propõem a realização de ampulectomia para pacientes que apresentem tumores T1 e T2 com até 3 cm de diâmetro. Todavia, ate 16% dos pacientes com tumores T1 apresentam recidiva local após este procedimento, tornando esta abordagem reservada para casos bem selecionados.

A ampulectomia seria realizada da seguinte maneira: 1) ressecção da junção biliopancreática e algum tecido da cabeça do pâncreas e 2) reinversão do ducto colédoco e do ducto de Wirsung na parede duodenal. Em pacientes com adenomas contendo displasia grave ou tumor T1 de baixo risco, é realizada dissecção linfonodal adicional, incluindo os linfonodos anteriores e posteriores da cabeça do pâncreas e os linfonodos supraduodenais ao longo do forame de Winslow.

Recentemente, foi o tratamento endoscópico dos tumores de papila. Para que essa modalidade possa ser realizada, deve ser demonstrado que não haja envolvimento da submucosa duodenal (pela possibilidade de metástases linfonodais) e ausência de extensão intraductal da lesão. Para tanto, lança-se mão da ultrassonografia endoscópica e, caso seja disponível, ultrassonografia infradutal. Caso ambos sejam negativos, pode se realizar com segurança a ressecção endoscópica de tumores de papila. Todavia, ainda não há estudos demonstrando sobrevida a longo prazo desses pacientes submetidos a terapia endoscópica exclusiva.

Tratamento complementar

O uso de quimioterapia ou radioterapia adjuvante para pacientes com tumores de papila ainda não esta bem estabelecido. Ainda não foi possível encontrar esquema quimioterápico eficaz na melhoria de sobrevida destes doentes. Em trabalho publicado pelo EORTC1, que compara o uso de 5-FU + radioterapia (40 Gy), houve aumento muito pequeno na sobrevida em 2 anos no grupo tratado (64% × 70%) e menor ainda em 5 anos (38% × 36%). Todavia, para tumores de perfil "desfavorável" (especialmente pacientes com tumores T3 e pacientes com linfonodos positivos), pode ser empregada quimiorradiação adjuvante, mas sem benefício amplamente documentado.

O uso de radioterapia intraoperatória (IORT) em pacientes submetidos a ressecção curativa, também não traz melhora estatisticamente significante na sobrevida desses pacientes (60% × 50%), devendo ser indicada apenas em pacientes que participem de protocolos experimentais.

Tratamento paliativo

O alívio da icterícia e do prurido constituem as principais metas do tratamento paliativo do tumor de papila avançado. Pacientes que apresentam doença irressecável à laparotomia, devem ser considerados candidatos a paliação cirúrgica por meio de derivação biliodigestiva. No Instituto Nacional de Câncer, a derivação biliodigestiva e realizada em y de Roux, com gastroenteroanastomose associada, uma vez que boa parte desses pacientes apresenta, a curto prazo, dificuldade no esvaziamento gástrico, com náuseas e vômitos de difícil controle, o que acarreta importante perda na qualidade de vida.

Os pacientes que não apresentam condições clínicas de serem submetidos à duodenopancreatectomia ou que apresentam doença francamente metastática à sua apresentação devem, sempre que possível, ser submetidos a drenagem biliar por via endoscópica para paliação dos sintomas. Naqueles pacientes em que não há expectativa de sobrevida superior a 3 meses, advoga-se o uso de prótese plástica. Naqueles em que se espera sobrevida maior, preconiza-se o uso de prótese metálica autoexpansível. Não há diferença estatística na sobrevida dos pacientes submetidos a paliação endoscópica ou cirúrgica. Todavia, a CPRE neste grupo de pacientes portadores de tumor de papila apresenta índices de complicações maior do que nos pacientes portadores de litíase biliar.

Seguimento

Como trata-se de uma doença relativamente rara, não existem normas de seguimento bem estabelecidas Se há falha no tratamento da doença, usualmente ela ocorre nos primeiros 5 anos. Caso ocorra falha, não existem terapias de resgate bem estabelecidas, nem cirúrgicas, nem quimioterápicas. Drogas quimioterápicas paliativas existem, mas os esquemas mais adequados são desconhecidos. É recomendável solicitar no seguimento desses pacientes exames de sangue incluindo CA 19-9 e CEA, radiografia de tórax, e tomografia computadorizada de abdome e pelve a cada 6 meses.

Prognóstico

A sobrevida média dos pacientes com tumores de papila submetidos a ressecção curativa gira em torno de 39% em 5 anos, com sobrevida mediana de 49 meses. Os fatores prognósticos mais importantes que interferem na sobrevida são a presença de margens cirúrgicas positivas, presença de invasão perineural, grau de diferenciação do tumor, perda sanguínea peroperatória e estágio T. Pacientes que apresentam linfonodos negativos apresentam tendência a ter sobrevida melhor em 5 anos, mas sem significância estatística, como evidenciado pelo grupo do Johns Hopkins.

Outros trabalhos demonstram diferença estatisticamente significante na sobrevida em pacientes com linfonodos negativos. Scarpa *et al.*, realizaram estudo no cromossomo 17 e concluíram que pacientes que têm perda do alelo p no cromossomo 17 apresentam prognóstico pior quando comparado a pacientes com estadiamento semelhante sem a perda do mesmo alelo. Provavelmente no futuro, parte dos fatores prognósticos, assim como a indicação de tratamento complementar poderá advir de marcadores cromossômicos e enzimáticos.

Apesar do prognóstico dos portadores com câncer de papila ser melhor que o câncer de pâncreas, grande parte dos pacientes evoluir para o óbito. Como as terapias complementares são pouco estudadas e pouco estabelecidas, deve-se encorajar pacientes com tumor de papila a se candidatarem a participar de protocolos experimentais quando possível.

BIBLIOGRAFIA

Bettschart V, Rhman MQ, Engelken FJF, Madhavan KK, Parks RW, Garden OJ. Presentation, treatment and outcome in patients with ampullary tumors. *Br J Surg* 2004;91:1600-7.

Čečka F, Jon B, Dvořák J *et al.* Palliative surgical treatment of tumors of pancreas and periampullary region. *Klin Onkol* 2012;25(2):117-23.

Dawson PJ, Connolly MM. Influence of site of origin and mucin production on survival in ampullary carcinoma. *Ann Surg* 1989 Aug.;210(2):173-79.

Deichler V, Fernanda, Fuentes A, Mónica, Carcamo I, Carlos *et al.* Tumores periampulares: Hallazgos y resultados en 21 casos consecutivos resecados. *Cuad Cir* (Valdivia) 2006;20(1):21-27.

Jayant M, Punia R, Kaushik R *et al.* Neuroendocrine tumors of the ampulla of vater: presentation, pathology and prognosis. *JOP* 2012 May 10;13(3):263-67.

Kim SH, Hwang HK, Kang CM *et al.* Pancreatoduodenectomy in patients with periampullary cancer after radical subtotal gastrectomy for gastric cancer. *Am Surg* 2012 Mar.;78(3):164-67.

Kimura W, Futakawa N, Zhao B. Neoplastic diseases of the papilla of Vater. *J Hepatobiliary Pancreat Surg* 2004;(11):223-31.

Koch P, del Valle F, Berdel WE. Primary gastrointestinal non-Hodgkin's lymphoma: I. Anatomic and histologic distribution, clinical features, and survival data of 371 patients registered in the German Multicenter Study GIT NHL 01/92. *Clin Oncol* 2001 Sept. 15;19(18):3861-73.

Kotwall CA, Maxwell JG, Brinker CC *et al.* National estimates of mortality rates for radical pancreaticoduodenectomy in 25,000 patients. *Ann Surg Oncol*. 2002 Nov-Dec.;9(9):847-54.

Nakase A, Matsumoto Y, Uchida K *et al.* Surgical treatment of cancer of the pâncreas and the periampullary region: cumulative results in 57 institutions in Japan. *Ann Surg* 1987;185:52-57.

Norero E, Viñuela E, Báez S *et al.* Results of pancreaticoduodenectomy in the treatment of periampullary tumors. *Rev Med Chil* 2011 Aug.;139(8):1015-24.

Onkendi EO, Boostrom SY, Sarr MG *et al.* 15-year experience with surgical treatment of duodenal carcinoma: a comparison of periampullary and extra-ampullary duodenal carcinomas. *J Gastrointest Surg* 2012 Apr.;16(4):682-91.

Sabater L, Calvete J, Aparisi L *et al.* Neoplasias de páncreas y periampulares: morbimortalidad, resultados funcionales y supervivencia a largo plazo. *Cir Esp* 2009;86(3):159-66.

Slaar A, Eshuis WJ, van der Gaag NA *et al.* Predicting distant metastasis in patients with suspected pancreatic and periampullary tumors for selective use of staging laparoscopy. *World J Surg*. 2011 Nov.;35(11):2528-34.

Somani A, Jain AK, Dixit VK. Periampullary carcinoid: an uncommon tumor at an unusual site. *Indian J Cancer* 2011 Oct.-Dec.;48(4):496-99

Talamini MA, Moesinger RC, Pitt HA *et al.* Adenocarcinoma of the ampulla of Vater. A 28-year experience. *Ann Surg* 1997;225:590-99.

Torres OJM, Neto AS, Gonçalves MJC *et al.* Duodenopancreatectomia por adenocarcinoma de duodeno em paciente acima de 80 anos. *RBM Rev Bras Med* 1996 Ago.;53(98).

Villa-Gomez Roig G, Loza Campaigns E, Ibarguen B., Moira. Tumores periampulares. In: Villa Gomez Roig Guido. *Actualización y guías de manejo de las enfermedadesdigestivas II*. La Paz: CEIGBJ, 2004. p. 307-22, ilus.

Yazawa N, Imaizumi T, Furukawa D *et al.* An annular pancreas associated with carcinoma of the papilla of Vater: report of a case. *Surg Today* 2012 May;42(5):497-501.

Yeo CJ, Cameron JL, Sohn TA *et al.* Six hundred fifty consecutive pancreaticoduodenectomies in the 1990s. *Ann Surg* 1997;226:248-60.

CAPÍTULO 94

Tumores Neuroendócrinos do Trato Gastroenteropancreático

Eduardo Linhares ■ Marcus Valadão ■ Rinaldo Gonçalves
Arnaldo Marques ■ Leonardo Sardou ■ Daniel Cesar

INTRODUÇÃO E EPIDEMIOLOGIA

Tumores neuroendócrinos (TNE) constituem um grupo raro e heterogêneo de tumores originados de células secretórias neuroendócrinas distribuídas pelo corpo. Descritos inicialmente por Langhans em 1867, foi em 1907 que Oberndofer cunhou o termo carcinoide (similar ao carcinoma), ainda utilizado, por vezes inadequadamente, até os dias atuais. Desde então muita confusão ainda ocorre no que diz respeito à nomenclatura, biologia e manejo destes tumores. Localizados em sua maioria no trato gastrointestinal e no pulmão, estes tumores apresentam uma ampla variedade de apresentações clínicas, podendo apresentar-se com crescimento lento e sem sintomas ("não funcionantes"), assim como apresentar-se altamente agressivo e metastático ou apresentar sintomas relacionados com a produção e liberação de hormônios ("funcionantes"). De acordo com dados do Surveillance, Epidemiology, and End Results (SEER), a incidência dos TNEs está aumentando, o que pode ser explicado pelo maior reconhecimento desta patologia, como também pela maior utilização de métodos diagnósticos, como endoscopia e tomografia. Segundo o SEER, em 2004 a incidência de TNE nos Estados Unidos da América foi de 5,25 novos casos por 100.000 pessoas, comparados a 1,09 caso por 100.000 pessoas em 1973. Neste estudo populacional foi observado que entre os 35.618 pacientes, 52% eram mulheres, 48%, homens. Oitenta e um por cento eram brancos, e 12%, afro-americanos. A mediana de idade foi de 62 anos, com desvio-padrão de 15 anos. De acordo com a classificação segundo o sítio de origem embriológica, 41% foram originados no intestino anterior, 26% originados no intestino médio e 19% originados no intestino posterior, com 13% dos pacientes sem informações acessíveis quanto ao sítio de origem. Quanto ao sítio de origem os sítios mais frequentes foram o pulmão, jejuno/íleo e reto. Neste estudo foi observado ainda que TNEs retais foram menos frequentes em brancos(12%) quando comparados a asiáticos(41%), e afro-americanos (26%). Quarenta e sete por cento dos homens apresentaram doença localizada (52% em mulheres), 24% doença com disseminação regional (23% em mulheres) e 29% apresentaram-se com doença a distância (25% em mulheres). Grau histológico foi fortemente associado à extensão da doença. Nos pacientes com tumores G1 e G2 a incidência de metástases sincrônicas foi de 21 e 30%, respectivamente, enquanto que em tumores G3 e G4 esse números alcançaram 50%.

No Brasil não há registro confiável da real incidência de TNEs, mas extrapolando-se os dados do SEER para o Brasil seriam esperados 9.975 casos ano.

APRESENTAÇÃO CLÍNICA

Em razão da grande variedade de localizações anatômicas e diversidade de comportamentos biológicos possíveis, os tumores neuroendócrinos podem ocasionar diferentes apresentações clínicas. Em sua maioria são assintomáticos, descobertos incidentalmente durante a realização de exames, como endoscopia, colonoscopia e tomografias computadorizadas. Quando sintomáticos, geralmente se apresentam com doença avançada, onde os sintomas podem ser relacionados com problemas mecânicos determinados pelo tumor ou fibrose mesentérica associada, resultando em distensão abdominal, vômitos, dor e sangramento, ou os sintomas podem estar associados à liberação de hormônios. De especial importância tem-se a síndrome carcinoide, caracterizada por *flushing*, diarreia, taquicardia, sudorese, broncospasmo e lesão de valvas cardíacas. Geralmente esta síndrome está relacionada com a liberação de produtos bioativos pelo tumor, como serotonina, bradicinina, prostaglandinas, histamina e o polipeptídeo vasoativo intestinal, sendo observada em pacientes com tumores retroperitoneais (ou localizados fora do trato gastrointestinal) e naqueles com doença metastática hepática. Tumores neuroendócrinos pancreáticos podem apresentar sintomas diferentes, determinados pelo tipo de substâncias liberadas. Insulinomas podem determinar quadros de hipoglicemia severa, caracterizados pela tríade de Whipple (sintomas de hipoglicemia, glicose sérica < 50 mg/dL, alívio dos sintomas após a administração de glicose). Gastrinomas podem cursar com sintomas dispépticos severos, dor abdominal, sangramento e diarreia aquosa profusa (síndrome de Zollinger-Ellison). Glucagonomas podem apresentar-se com sintomas de intolerância à glicose, trombose venosa e eritema necrolítico migratório. VIPomas podem apresentar-se com a síndrome de Verner-Morrison (diarreia aquosa, hipocalemia e hipo ou acloridria). Somastotinomas podem cursar com diabetes e colelitiase. Outros tumores neuroendócrinos pancreáticos podem apresentar-se com sintomas de massa, não relacionados com a liberação de hormônios, sendo chamados de "não funcionantes".

DIAGNÓSTICO

Os tumores neuroendócrinos são neoplasias raras, e o seu diagnóstico muitas vezes apresenta-se como um desafio clínico, resultando em retardo no diagnóstico definitivo de 5 a 7 anos a partir do início dos sintomas. Este atraso faz com que boa parte dos casos seja diagnosticada já em fases avançadas, com tumores irressecáveis ou metástases a distância. Não existem marcadores tumorais específicos para o diagnóstico deste tipo de tumores. A cromogranina A, uma glicoproteína secretória contida em grânulos cromafins dos TNEs, pode ser dosada no plasma, estando aumentada em 60 a 80% de ambos os tumores, funcionantes ou não funcionantes. O seu valor se relaciona com o volume tumoral, e a sua diminuição em resposta ao tratamento se correlaciona com melhores taxas de sobrevida livre de doença. Níveis elevados estão presentes também em pacientes com gastrite crônica atrófica, naqueles em uso de inibidores de bomba de prótons e em pacientes com insuficiência renal. Gonadotrofina coriônica humana pode também estar aumentada em pacientes com TNEs, estando relacionado com fenótipos mais malignos. O ácido 5-hidróxindolacético (5HIAA) é um produto da degradação da serotonina e pode ser medido na urina de 24 h. Apresenta sensibilidade de 73% e especificidade de 100% em pacientes com TNEs de intestino médio. Tumores neuroendócrinos pancreáticos funcionantes podem produzir hormônios, como gastrina, glucagon, insulina e o peptídeo vasoativo intestinal (VIP).

A avaliação da localização do tumor primário e o estadiamento da doença são partes fundamentais no manejo de pacientes com TNEs. Os métodos mais utilizados são a endoscopia/colonoscopia, ultrassonografia transabdominal e endoscópica, tomografia computadorizada, ressonância magnética, cintilografia para receptores de somastostatina e o PET-CT.

Endoscopia/colonoscopia

Carcinoides gástricos tipo 1 geralmente se apresentam como múltiplos pequenos pólipos limitados à mucosa e submucosa, localizados em fundo e corpo gástricos. Tipo 2, apresentam-se igualmente como múltiplos pequenos pólipos localizados principalmente em fundo gástrico. Carcinoides gástricos Tipo 3, ao contrário dos tipos anteriores, se apresentam como lesões únicas, maiores, localizados predominantemente em antro ou fundo gástrico. Em pacientes com carcinoides gástricos é essencial a realização de biópsias da mucosa adjacente ao tumor e da pequena e grande curvatura para a avaliação da presença de microcarcinoides e do *status* da mucosa subjacente. TNES colônicos geralmente se apresentam como massas tumorais volumosas, com doença metastática em boa parte dos casos. A colonoscopia se impõe na obtenção de material para estudo histopatológico. Tumores neuroendócrinos retais geralmente se apresentam como lesões pequenas (1-2 cm), móveis, únicas, sésseis ou polipoides, geralmente encontradas incidentalmente durante colonoscopias realizadas por outras causas. Lesões com depressões centrais ou ulcerações apresentam maior potencial metastático e, portanto, pior prognóstico.

Ultrassonografia

A ultrassonografia transabdominal tem pouco papel no estudo dos TNEs, apresentando taxas de detecção de metástases hepáticas de apenas 14 a 63% e de detecção de tumores primários ainda menores, como, por exemplo, TNEs pancreáticos, onde apresenta taxas de detecção variando de 13 a 27%. Desenvolvimentos técnicos e o uso de contraste intravenoso têm melhorado estas taxas, aumentando o poder de detcção de lesões hepáticas de até 2-3 mm. Em um estudo com 48 pacientes com TNEs e suspeita de metástases hepáticas a sensibilidade para detecção destas metástases aumentou para 82%, quando foi utilizada a ultrassonografia com injeção de contraste venoso. Ultrassonografia endoscópica (USE) tem sido cada vez mais utilizada no diagnóstico e manejo de pacientes com TNEs, sobretudo gástricos, duodenopancreáticos e colorretais. Em carcinoides gástricos as lesões podem ser identificadas em qualquer uma das três camadas ultrassonográficas, como lesões hipoecoicas e homogêneas. Este método tem importância capital na avaliação da profundidade de penetração da lesão na parede e na decisão de se a lesão pode ser ressecada seguramente por endoscopia ou se deverá ser levada à ressecção cirúrgica. Nos TNEs colorretais a ultrassonografia desempenha papel semelhante ao desempenhado nos TNEs gástricos, ou seja, avaliação do tamanho, profundidade de penetração na parede e adequação ou não do tratamento endoscópico. A sensibilidade deste método em avaliar a profundidade em lesões retais precoces tem sido relatada entre 87 e 93%. Papel igualmente importante é desempenhado pela USE nas lesões pancreáticas e duodenais. USE consiste no método diagnóstico mais sensível em tumores localizados no pâncreas, com taxas de detecção de 90% (77-100%). Metástases linfonodais e tumores localizados em duodeno apresentam taxas de detecção de 63% com a utilização deste método.

Tomografia computadorizada

A tomografia computadorizada (TC) tem sido usada na detecção e estadiamento dos TNEs. Nos tumores neuroendócrinos pancreáticos a sensibilidade na detecção do tumor primário tem sido descrita como de 73% (62-82%), com especificidade de 96%(83-100). Na detecção de metástases hepáticas alcança sensibilidade de 82% (78-100%) e especificidade de 92% (83-100%). Na detecção de metástases não ósseas extra-hepáticas apresenta sensibilidade de 75% (63-90%) e especificidade de 99% (98-100%). Nos pequenos carcinoides gástricos tipos 1 e 2, não há indicação da realização de TC, sendo reservada para tumores maiores que 2 cm ou com características invasivas à USE e ainda nos carcinoides tipo 3. TNEs pancreáticos funcionais geralmente se apresentam como lesões pequenas e bem delimitadas, podendo ser múltiplas em caso de NEM 1. Lesões pancreáticas não funcionais geralmente são maiores, por vezes apresentando áreas de necrose e/ou calcificações. TNEs de delgado são mais frequentes em íleo, quando comparados ao jejuno. No geral pequenos são de difícil identificação pela TC (sensibilidade 50%, especificidade 25%). Alguns desses tumores podem apresentar-se com intensa reação desmoplásica mesentérica, levando a quadros de obstrução intestinal e/ou encarceramento vascular. Esta reação desmoplásica pode ser identificada à TC como massas em mesentério com áreas de calcificação e estrias descritas como aros de uma roda (*spokes in a wheel*). Metástases hepáticas de TNEs são bem identificadas à TC, porém não são diferenciáveis de metástases de outras neoplasias. Geralmente são bem vascularizadas, porém lesões pouco vascularizadas também podem ser encontradas. Assim como as metástases hepáticas, as metástases linfonodais dos TNEs não apresentam características que as distingam das de outras neoplasias. No entanto, algumas localizações atípicas podem ser encontradas como na parte inferior do tórax junto à parede torácica ou ao coração e na região retrocrural.

Ressonância magnética

A ressonância magnética (RM) apresenta taxas de sensibilidade e especificidade semelhantes à TC. Em uma população de 192 pacientes com TNEs pancreáticos reunidos em cinco estudos, a taxa de sensibilidade foi de 73% (50-94%). Taxas de sensibilidade variando de 80 a 85% foram encontradas para a detecção de metástases hepáticas e de 89% para metástases extra-hepáticas. A RM apresenta superioridade quando comparada à TC na detecção e caracterização de metástases ósseas e cerebrais e na avaliação de TNEs retais.

Cintilografia com receptores de somatostatina (CRS)

A cintilografia com receptores de somatostatina tem sido utilizada nos TNEs para a detecção e localização do tumor primário e das metástases, na seleção de pacientes para tratamento com radionuclídeos, na avaliação de resposta aos tratamentos empregados e no acompanhamento pós-tratamento. Gastrinomas, tumores pancreáticos não funcionantes, TNEs pancreáticos funcionantes, exceto o insulinoma (que apresenta sensibilidade ao método de 40 a 75%) e tumores neuroendócrinos bem e moderadamente diferenciados apresentam alta sensibilidade ao método, com taxas de detecção superiores a 75%. Resultados falso-positivos podem ser encontrados em situações como pneumonite por radiação, infecções respiratórias, pneumonias bacterianas, cicatrizes cirúrgicas, doença granulomatosa entre outras. Pacientes em uso de análogos de somatostatina devem ter a medicação suspensa antes da realização do exame.

PET–TC

A tomografia por emissão de pósitrons com 18-F-*fluoro-2-deoxy*-D *glucose* não tem sua utilidade provada junto aos tumores neuroendócrinos. Estando seu papel reservado apenas nos tumores altamente agressivos. PET precursores de aminas, como 5-hidroxitriptofano (5-HTP) e L-DOPA marcados com 11-C e 18-F têm sido usados no estudo do TNEs. 18-F-DOPA-PET apresenta resultados superiores que CRS em pacientes com tumores carcinoides, e 11-C-5-HTP-PET apresenta resultados superiores que a TC e a CRS.

TRATAMENTO

O tratamento dos tumores neuroendócrinos deve ser altamente individualizado para cada paciente. Esta individualização do tratamento deve levar em conta a localização anatômica e o comportamento biológico do tumor, o volume tumoral e a possibilidade de ressecção radical, a presença de doença metastática ou não. A cirurgia é parte essencial do manuseio dos TNEs em diferentes fases da doença. Naqueles com doença limitada permanece como o único método terapêutico que possibilita a cura. Nos casos de doença avançada, a cirurgia pode conseguir alívio de sintomas, como, por exemplo, obstrução intestinal por tumoração ou fibrose mesentérica. Outras modalidades terapêuticas, como análogos da somatostatina, interferon-α, quimioembolização, quimioterapia e terapia com radionuclídeos, podem ser empregadas de maneira isolada ou em associação no intuito de se conseguir controle do crescimento tumoral e a inibição da sintomatologia relacionada com a liberação de aminas vasoativas.

Tratamento dos TNEs gástricos

Os TNEs gástricos são classificados em três subtipos distintos, tendo como base os diferentes mecanismos fisiopatológicos e, consequentemente, diferentes apresentações clínicas (Quadro 1). Dessa forma, o tratamento é moldado para cada subtipo. Dois tipos são associados a estados de hipergastrinemia. O tipo 1 é a apresentação mais frequente (70-80%), sendo encontrado predominantemente em mulheres, com uma média de idade à apresentação de 63 anos. Está relacionado com a gastrite crônica atrófica tipo A, anemia perniciosa autoimune e a perda de células parietais. A perda destas células parietais resulta em elevação da gastrina sérica, que por sua vez estimula a proliferação das células enterocromafin-*like*, ocasionando o desenvolvimento do tumor. Tipicamente há baixa produção de ácido clorídrico associado à elevação da gastrina. Geralmente, apresentam-se como lesões polipoides múltiplas, de pequeno tamanho (<1-2 cm), restritas à mucosa e submucosa, localizados em

Quadro 1. Classificação de TNEs gástrico

	TIPO 1	TIPO 2	TIPO 3
Frequência (%)	70-80	5-8	15-20
Tamanho	< 1-2cm	< 1-2cm	> 2 cm
Número	Múltiplo	Múltiplo	Único
Forma	Polipoide	Polipoide	Ulcerado
Clínica	Gastrite crônica atrófica	Gastrinoma/NEM 1	Nenhuma
Gastrina	Elevada	Elevada	Normal
Metástase (%)	2-10	10-30	24-50%
Morte relacionada com o tumor (%)	0	<10	25-30

Características gerais relacionadas com os TNEs gástricos.

fundo e corpo gástricos. Cursam com a evolução mais benigna entre os três tipos, com apenas 5 a 10% dos tumores apresentando metástases linfonodais e menos de 5% metástases a distância. Taxas de sobrevida em 5 anos de 96% são esperadas. Os carcinoides gástricos tipo 2 são os menos frequentes entre os três tipos (5-8%), ocorrendo em idades mais precoces (50 anos) que o tipo 1, e não havendo predileção entre os sexos. Também há elevação da gastrina, neste caso decorrente da hipergastrinemia relacionada com a neoplasia das células G, presente na síndrome de Zollinger-Ellison ou na Neoplasia Endócrina Múltipla tipo 1 (NEM 1). Também tem apresentação como lesões polipoides múltiplas, de pequeno tamanho (< 1-2 cm), restritas à mucosa e submucosa, igualmente localizadas em corpo e fundo gástricos. Apresentam taxa de metástases linfonodais em torno de 30% e a distância em torno de 10%. O curso clínico e prognóstico está mais relacionado com o gastrinoma em si, que com as lesões gástricas. O tipo 3 (15-20%) corresponde à forma esporádica, que ocorre sem hipergastrinemia e apresenta-se como lesões grandes, únicas, sendo mais frequentes em homens (74%), com idade média de incidência de 55 anos. Apresenta comportamento mais agressivo, com metástases linfonodais e a distância em 55 e 24% dos casos respectivamente.

Segundo o consenso da European Neuro Endocrine Tumor Society (ENETS) de 2007, os portadores de TNEs gástricos tipos 1 e 2 com tumores < 1 cm devem ser acompanhados anualmente por endoscopia, uma vez que esses pacientes apresentam evolução benigna e raramente morrerão em decorrência desses tumores. Lesões > 1 cm devem ser ressecadas por endoscopia (até 6 pólipos), desde que não haja invasão da camada muscular (a invasão da camada muscular aumenta consideravelmente a chance de desenvolvimento de metástase linfonodal, sendo mandatória a ressecção cirúrgica associada à linfadenectomia). É obrigatória a avaliação da profundidade da lesão na parede gástrica por ecoendoscopia pré-tratamento. O tratamento cirúrgico é indicado nas demais situações (invasão da camada muscular, presença de metástase linfonodal, mais de 6 pólipos > 1cm). A ressecção da lesão associada à antrectomia é uma opção para os casos do tipo 1, por reduzir o nível de gastrina e diminuir a chance de desenvolvimento de novos TNEs gástricos.

O carcinoide gástrico tipo 3, em decorrência de seu comportamento mais agressivo, deve ser tratado por gastrectomia associada à linfadenectomia regional.

Tratamento dos TNEs do intestino delgado

São os TNEs mais frequentes, correspondendo a, aproximadamente, 25-30% dos TNEs do trato gastrointestinal. De uma forma geral são bem diferenciados e indolentes, o que os levam a determinarem poucos sintomas e consequentemente a um diagnóstico tardio. Na cirurgia, devemos ter em mente que 26-30% destas lesões são multicêntricas e 15-29% associadas a outras neoplasias. A proposta de TNM leva em consideração o tamanho do tumor, a invasão de estruturas adjacentes, a presença de metástases linfonodais e metástases a distância. O estágio I foi definido como lesões com menos de 1 cm, sem metástases; o estágio II como tumores maiores que 1 cm sem metástases; o IIIA quando T invade estruturas adjacentes; IIIB quando há metástases linfonodais regionais e IV com metástases a distância. O tratamento cirúrgico pode ser dividido em curativo e paliativo. O curativo, para a doença locorregional, envolve a ressecção entérica com linfadenectomia ampla e preservação da vascularização das alças intestinais remanescentes. Pacientes com doença metastática hepática podem alcançar taxas de sobrevida livre de doença em 5 anos de até 60%, quando a ressecção de toda a doença hepática é alcançada, comparado à sobrevidas em 5 anos de 30% com o tratamento não cirúrgico. A ultrassonografia intraoperatória é mandatória, e o tipo de ressecção deve ser adequado ao tamanho e localização das metástases, podendo variar de enucleação à lobectomia anatômica. Outras formas de tratamento das lesões hepáticas podem ser empregadas, isoladamente ou associadas, como a quimioembolização ou a radioablação. A ressecção incompleta (R1 ou R2) das metástases hepáticas pode ainda trazer alívio sintomático, quando mais de 90% das lesões são ressecadas, devendo ser considerada quando possível. O tumor primário sempre deve ter a sua ressecção considerada, mesmo no cenário de doença metastática a distância. Estes tumores geram reação desmoplásica importante secundária à produção de serotonina que termina por obstruir o lume intestinal e/ou gerar síndrome de encapsulamento peritoneal com obstrução e isquemia mesentérica.

Tratamento dos TNEs do apêndice

Diferentemente de outros tumores do intestino médio, como os jejuno ileais, o tumor neuroendócrino apendicular raramente é secretante e tem bom prognóstico. É o tumor mais frequente do apêndice, e a faixa etária mais atingida se encontra entre 40 e 50 anos. A apresentação clínica mais frequente é dor em fossa ilíaca direita simulando ou não um apêndice. Estima-se que cerca de 7% das peças de apendicectomia por apendicite terão o diagnóstico de TNE. No apêndice a localização mais frequente é a extremidade distal, onde raramente determina apendicite por obliteração luminal. Os principais fatores prognósticos são: tamanho, metástases linfonodais e a distância. Outros fatores prognósticos, como invasão do mesoapêndice, comprometimento da base apendicular, tipo histológico de células caliciformes, grau de diferenciação, índice de mitose e proliferação através da análise imonoistoquímica do K 67, invasão linfovascular, profundidade de invasão e perfuração apendicular também influenciam o prognóstico e a decisão cirúrgica. A apresentação mais comum é o tipo bem diferenciado, pequeno (menor que 2 cm), situado na ponta, com baixo índice proliferativo o que explicaria o bom prognóstico (Fig. 1). O estadiamento leva em consideração o tamanho (T) e o subdivide em: T1 menor que 2 cm, T2 > 2 cm e > 3 cm, T3 > ou = 3 cm. O N representa a presença de linfonodos regionais, havendo N0 e N1, quando comprometidos. A vigência de metástases significaria M1. Após análise de 900 casos, encontrou-se correlação com sobrevida, sugerindo-se a eficácia do estadiamento. Os tumores T2 ou mais e/ou N1 têm indicação de colectomia. A existência de um sistema de estadiamento é muito importante, pois tende a unificar a linguagem de apresentação, assim como propõe a terapêutica em função dos estágios e mostra-se eficaz quanto à diferenciação do prognóstico. Contudo, nos TNEs apendiculares a opção entre apendicectomia e colectomia levará em consideração outros fatores prognósticos de grande impacto além de T, N e M. Dentre os fatores anteriormente citados como de mau prognóstico, os "*guidelines*" da ENETS sugerem que levemos em consideração para indicar colectomia os chamados fatores de gravidade, a saber: a localização na base com margens cecais comprometidas, um elevado Ki 67 (> 10%), invasão do mesoapêndice, invasão angiolinfática. O tipo de células caliciformes (*globet cells*) é tratado, como adenocarcinoma, face ao pior prognóstico. Na vigência de metástases, o tratamento obedecerá às linhas do tratamento para TNEs metastáticos. A sobrevida em 5 anos dos casos sem metástases gira em torno de 98%. Quando há metástases geralmente são para linfonodos e raramente apresentam metástases a distância. A sobrevida dos casos ressecados com metástases linfonodais gira em torno de 70%, e o tratamento multidisciplinar pode proporcionar taxas de 40% mesmo na vigência de metástases.

Tratamento dos TNEs colorretais

Os TNEs colônicos são raros. Geralmente apresentam-se como doença avançada, com metástases linfonodais, hepáticas, mesentéricas e peritoneais. Tem pior prognóstico quando comparado ao retal. O retal, por sua vez, vem se tornando mais incidente não só pelo uso mais frequente de colonoscopia, como provavelmente aumento real de incidência.

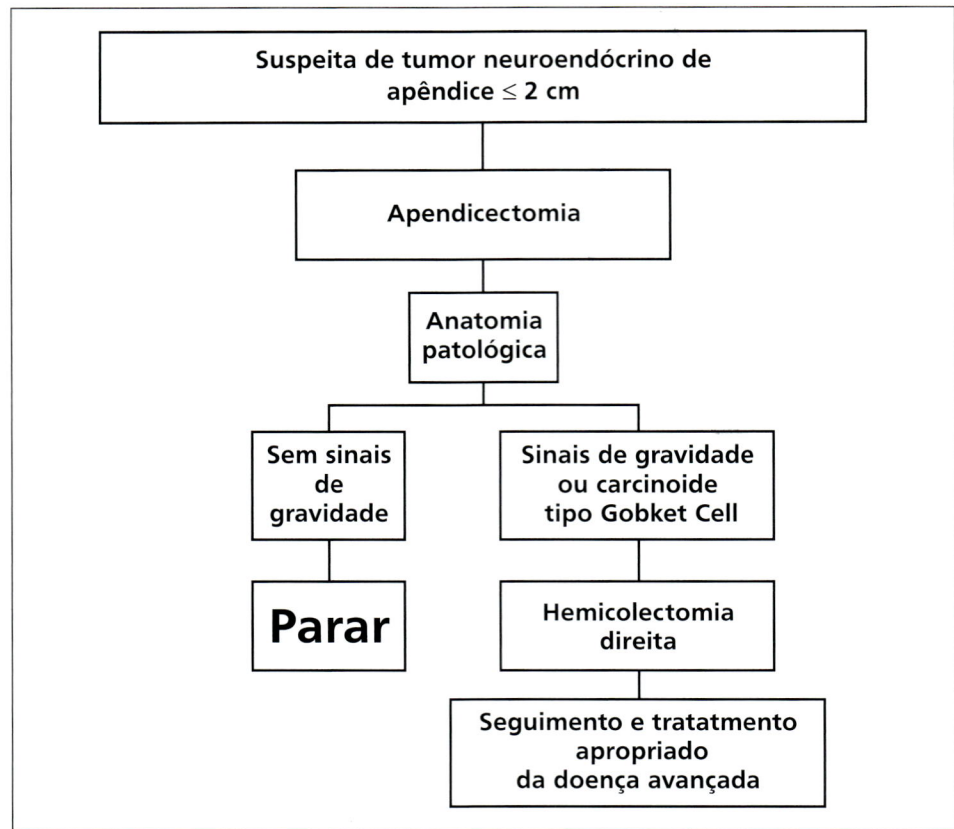

◀ **FIGURA 1.** TNEs do apêndice – fatores prognósticos.

TNE colônico

O tratamento cirúrgico dos tumores neuroendócrinos do cólon tem por base a cirurgia realizada para os adenocarcinomas. A imensa maioria dos casos são neoplasias com invasão da muscular própria e maiores que 2 cm. Apresentam alto percentual de metástases linfáticas, exigindo uma colectomia padrão com linfadenectomia. Na doença localizada, a colectomia com ampla linfadenectomia é o tratamento padrão ouro. Na vigência de metástases ainda assim deve realizar-se a ressecção do primário, para evitar futura obstrução ou sangramento.

TNE retal

A ressecção completa da lesão é a única opção terapêutica para fins curativos. O melhor parâmetro para definir conduta é o tamanho, embora outros fatores prognósticos devam ser levados em consideração. A atipia, o grau de diferenciação, a contagem mitótica, o Ki 67, invasão da muscular própria, invasão linfovascular podem levar a uma individualização da conduta associada ao tamanho. As lesões menores que 1 cm têm um risco estimado de metástases menor que 3%. Estas lesões devem ser tratadas por formas locais de terapia desde a polipectomia endoscópica até a excisão endoanal, mas sempre seguidas posteriormente. As lesões maiores que 2 cm frequentemente invadem a muscular própria e têm risco de metástases regionais, estimado em 60-80%, justificando, portanto, uma cirurgia mais agressiva com ressecção retal total ou parcial, associada à excisão mesorretal total (TME). A situação é menos clara quando o tamanho tumoral situa-se entre 1-2 cm. A chance de metástases situa-se entre 10-15%. Nestes casos sugere-se uma avaliação dos outros fatores supracitados. Tumores de alta agressividade tendem a ser tratados por cirurgia alargada, enquanto lesões que não invadam a muscular própria e índices proliferativos baixos tendem a indicar formas locais de tratamento. Nossa rotina encontra-se no diagrama representado pela Figura 2.

TUMORES NEUROENDÓCRINOS DO PÂNCREAS

Os TNEs pancreáticos são classificados clinicamente em funcionantes, que apresentam uma síndrome clínica secundária à hipersecreção, e não funcionante. Esta classificação é simples e prática e permite direcionar a investigação no primeiro caso. Os principais tumores secretantes estão associados a síndromes clínicas frequentemente bem definidas, ver Quadro 2.

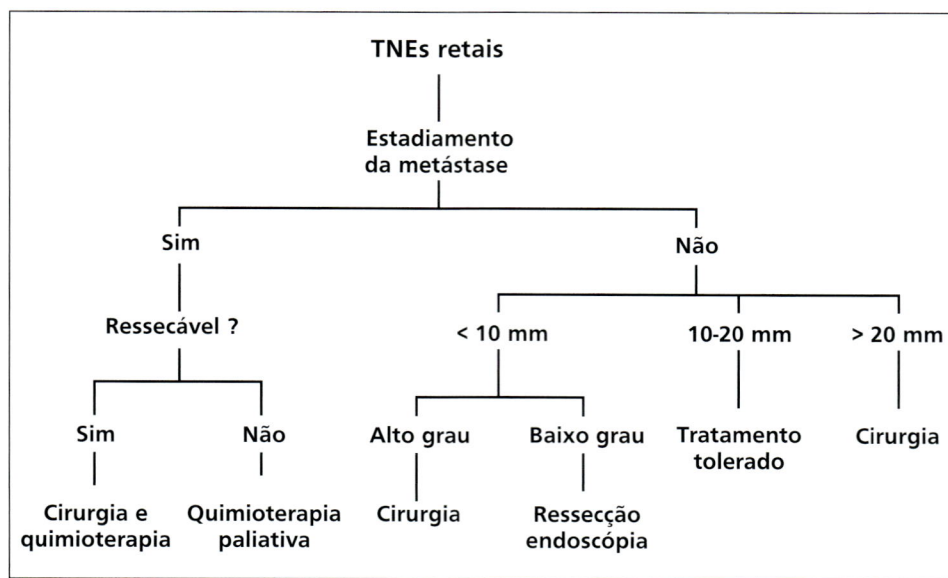

◀ **FIGURA 2.** Rotina para TNEs retais.

Quadro 2. Classificação clínica dos TNEs pancreáticos

TUMOR	SÍNDROME	HORMÔNIO
Insulinoma	Insulinoma	Insulina
Gastrinoma	Zollinger-Ellison	Gastrina
Vipoma	Verner-Morrison	VIP
Glucagonoma	Glucagonoma	Glucagon
Somastotinoma	Somastotinoma	Somatostatina
ACTHoma	*Cushing* ectópico	ACTH
PTHrPoma	Hiperparatireoidismo	PTH *related protein*
Neurotensinoma	?	Neutotensina
Calcitonimoma	?	Calcitonina
GHRHoma	Acromegalia	GHRH

Do ponto de vista histológico e prognóstico, a OMS classifica estes tumores em três grupos principais:

1. Tumores Endócrinos bem diferenciados: tumores benignos ou de comportamento incerto no momento do diagnóstico.
2. Carcinomas endócrinos bem diferenciados com comportamento maligno de baixo grau.
3. Carcinomas endócrinos pouco diferenciados com comportamento maligno de alto grau.

O patologista ao classificar estes tumores leva em consideração o tamanho, presença de necrose, presença de metástases, arquitetura tumoral, grau de atipia e índice de proliferação celular medido pelo percentual de células coradas com o antígeno imuno-histoquímico Ki 67. Isto gera uma tabela final de classificação do TNE pancreático, representada no Quadro 3.

Apresentação clínica

Geralmente acometem faixa etária mais precoce quando comparado ao adenocarcinoma, principalmente entre 40 e 60 anos. Aproximadamente metade é funcionante, e estes pacientes exibem a síndrome clínica relacionada com o tipo de hormônio secretado (Quadro 2), podendo inclusive apresentar síndrome clínica mista, secundária à produção de mais de um hormônio. Por apresentarem sintomatologia estes tumores são tipicamente diagnosticados com tamanho menor se comparado aos não funcionantes. Estes apresentam sintomas vagos, como dor epigástrica, anorexia e, eventualmente, icterícia em função de comprimir o ducto colédoco. Atualmente, um número cada vez maior de tumores não funcionantes é diagnosticado incidentalmente (incidentaloma pancreático), quando da realização de exames por outros motivos.

Diagnóstico

O diagnóstico envolve exames bioquímicos e de imagem.

Exames bioquímicos

O principal marcador tumoral inespecífico dos TNEs é a cromogranina A (CgA) sérica. É secretada globalmente por estes tumores em mais de 50% dos casos, independentemente de outra secreção hormonal. Sua dosagem guarda relação com o volume de doença e serve como acompanhamento pós-operatório. Falso-positivos podem acontecer na presença de carcinoma medular de tireoide; carcinomas pancreáticos; hipertensão arterial hepática não tratada, insuficiências renal e hepática; atrofia gástrica, tratamento com inibidores de bomba de próton principalmente. Outros marcadores séricos inespecíficos são a enolase neurônio-específica; a fração alfa do HCG; o polipeptídio pancreático e a grelina. Outro exame inespecífico com alta especificidade (> 80%) é a dosagem urinária em 24 horas do ácido 5-hidroxi-indolacético que representa a dosagem do metabólito de excreção da serotonina, mais frequentemente aumentada nos tumores do intestino médio, principalmente quando existe síndrome carcinoide. Outras dosagens devem ser realizadas, quando o quadro clínico envolve uma síndrome específica. Assim, diante desta suspeita o hormônio específico deve ser avaliado (Quadro 2)

Exames de imagem

Dentre os exames de imagem, embora todos tenham seu valor (ultrassonografia com transdutor externo; ecoendoscopia; ultrassonografia intraoperatória), três grupos de exames são considerados mais importantes: a tomografia computadorizada (TC) e ressonância magnética (RM); as cintilografias e os PETs.

TC/RM

São considerados padrão ouro para diagnóstico, avaliação de extensão de doença e resposta ao tratamento. Os estudos globalmente não mostram maiores diferenças entre os dois exames, perdendo ambos em especificidade para o Octreoscan. Na avaliação puramente do pâncreas, os autores mostram melhor visualização com a RM. São tumores tipicamente hipervasculares e se expressam na TC por avidez pelo meio de contraste (Fig. 3) e na RM como hipointensos em T1 e hiperintensos em T2, aumentando o sinal após injeção do gadolínio (Fig. 4).

Cintilografia

As cintilografias baseiam-se na capacidade destas células em captarem precursores de aminas e expressarem receptores de somatostatina.

Octreoscan

A cintilografia com análogo da somatostatina (octreotide) marcado pelo Índio 111 é considerado no momento o exame mais sensível para detec-

Quadro 3. Classificação do TNE pancreático

COMPORTAMENTO	METÁSTASES	INVASÃO	GRAU	TAMANHO (CM)	INVASÃO VASCULAR	KI 67 (%)	SÍNDROME HORMONAL
Benigno	–	–	Bem diferenciado	<= 1	–	< 2	–/+
Benigno incerto	–	–	Bem diferenciado	> 2	–/+	< 2	–/+
Maligno baixo grau	+	+	Bem diferenciado	> 4	+	2-20	+
Maligno alto grau	+	+	Pouco diferenciado	Qualquer	+	> 30	–

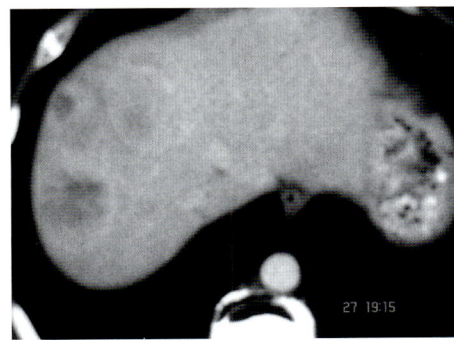

◀ **FIGURA 3.** TC após injeção venosa do meio de contraste: múltiplas lesões captantes de contraste na face precoce do estudo dinâmico, compatíveis com metástases hepáticas hipervasculares.

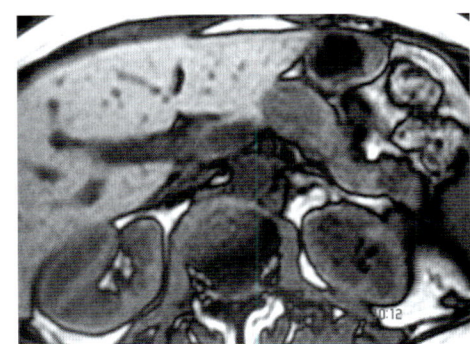

◀ **FIGURA 4.** RM ponderada em T1 "fora de fase": Lesão nodular pancreática hipointensa.

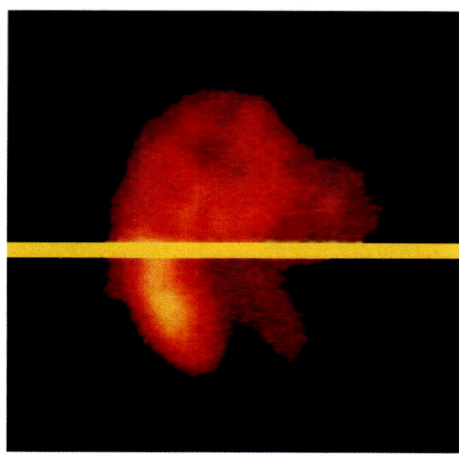

FIGURA 5. Octreoscan positivo para metástase hepática.

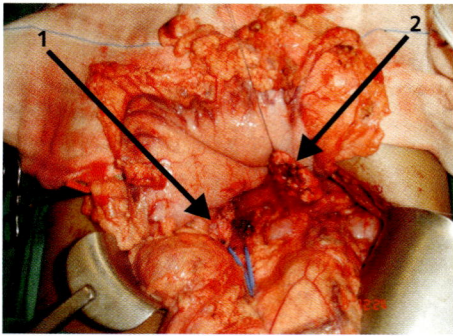

FIGURA 6. Aspecto final da mesopancreatectomia, observando-se a cabeça pancreática e duodeno (seta 1), e coto de corpo-cauda (seta 2).

ção de TNEs e de suas metástases (Fig. 5), além de predizer a capacidade de resposta ao análogo da somatostatina e de carrear partículas de radioterapia como forma de tratamento. Esta sensibilidade depende principalmente de a capacidade do tumor expressar o receptor subtipo SST2 de somatostatina, e por isso é pouco útil nos insulinomas que não têm esta capacidade.

Metaiodobenzilguanidina (MIBG)

Baseia-se na capacidade de captação de aminas pelas células, sendo muito útil nos feocromocitomas, paragangliomas e carcinoma medular de tireoide. Nos TNEs podem ser úteis nos carcinoides com sensibilidade em torno de 70%, porém raramente são positivos nos tumores pancreáticos.

Positron Emission Tomography (PET)

O PET-CT na sua forma mais comum, isto é, com 18 fluorodesoxiglicose é pouco útil nestes tumores, salvo tumores indiferenciados com alta taxa metabólica. Mais recentemente, estudos têm mostrado benefício com outros tipos de marcadores, como L-DOPA, encontrando-se ainda em fase experimental.

Tratamento

Estes tumores, pela multiplicidade de apresentações com diferentes síndromes e oportunidades tão diversas de terapia, representam o modelo ideal de atuação para uma equipe multidisciplinar. Além da presença do cirurgião oncologista e do oncologista clínico, a atuação de outros especialistas, como endocrinologistas (tratamento das síndromes endócrinas), cardiologistas (avaliação de valvulopatias), gastroenterologistas, radioterapeutas, radiologistas e outros é atualmente considerada fundamental para o tratamento adequado destas neoplasias.

Doença localizada

O tratamento é eminentemente cirúrgico e pode variar de enucleação tumoral com amostragem linfonodal a cirurgias alargadas em função do tamanho e da posição do tumor no pâncreas.

Tumores grandes, multicêntricos, com a proximidade ao ducto pancreático principal não se prestam para enucleação e serão preferencialmente tratados por pancreatectomia.

Em função do segmento pancreático acometido, a cirurgia pode ser a duodenopancreatectomia, quando comprometem a cabeça do pâncreas, ou pancreatectomia corpo-caudal quando comprometem corpo e cauda. Menos frequentemente estes tumores se situam no meio do pâncreas. Para evitar uma cirurgia maior nestes casos, uma opção preservadora é a mesopancreatectomia (ressecção do corpo médio e preservação de cabeça e parte do corpo e cauda), pois tende a evitar o diabetes e a síndrome disabsortiva, frequentes após a pancreatectomia maior (Fig. 6).

Muito raramente e sempre por necessidade, podemos realizar a pancreatectomia total quando nos deparamos com tumores que comprometem todo o pâncreas ou são multicêntricos. Os resultados de sobrevida para TNEs pancreáticos restritos ao pâncreas oscilam entre 50-70%.

Gastrinomas

Os gastrinomas são geralmente pequenos, de difícil detecção intraoperatória e estão mais frequentemente situados no duodeno. Em mais de 75% dos casos estão localizados no triângulo dos gastrinomas. Têm alto percentual de malignidade (40-70%) e melhor prognóstico, quando associados a NEM tipo 1. A cirurgia deve incluir sempre a linfadenectomia peripancreática. A chance de sobrevida em 10 anos é muito alta (>90%) apesar do percentual de malignidade.

Insulinomas

Estes tumores frequentemente se apresentam como nódulos duros, e o uso da ultrassonografia intraoperatória eleva a capacidade de detecção da lesão a quase 100%. Em menos de 10% são malignos, e estes casos têm prognóstico muito ruim, com sobrevida em 5 anos menor que 30%.

Glucagonomas

São geralmente tumores grandes e distais, malignos em > 80% casos e normalmente já se apresentam com metástases linfonodais e/ou hepáticas. A cirurgia deve incluir sempre a linfadenectomia.

Doença avançada

Compatível com cirurgia R0

A cirurgia R0 é definida como aquela em que o cirurgião consegue ressecar toda a doença macroscópica. Assim, mesmo na presença de metástases, ainda está indicada a cirurgia para retirada do tumor e de suas metástases. As cirurgias de metástases hepáticas únicas, recidivas isoladas, ou múltiplas recidivas que podem levar o cirurgião a ressecar ou proceder à ablação hepática de múltiplos nódulos têm alcançado níveis de sobrevida de 60-75%. Estes níveis são superiores aos alcançados com tratamento paliativo (20-40%) justificando, portanto, esta abordagem.

Compatível com cirurgia R2

Diferentemente da imensa maioria dos outros tumores, mesmo quando o cirurgião deixará doença residual macroscópica (definição de cirurgia R2), a citorredução tumoral com retirada de mais de 90% da massa neoplásica é considerada positiva para aumento de sobrevida e alívio de sintomas de hipersecreção.

Tratamento não cirúrgico da metástase hepática

Para fins paliativos a embolização arterial hepática e a radioterapia com análogos de somatostatina marcados com Lutécio 177 devem ser consideradas terapias de alta eficácia.

A radioterapia com análogos de somatostatina marcados com Lutécio 177 baseia-se na presença abundante de receptores de somatostatina nestes tumores detectados previamente por octreoscan. Os resultados foram significativos em remissão parcial (30%), e o intervalo de tempo médio para progressão foi de 36 meses.

A embolização hepática baseia-se no fato de as células destes tumores receberem nutrição por via arterial hepática e, portanto, sua embolização leva à isquemia/necrose destas células associada à menor secreção hormonal. O método é realizado por via percutânea e não há benefício demonstrado em associar quimioterapia à embolização. O método pode ser repetido várias vezes, obtendo-se taxas de diminuição tumoral em torno de 50% e melhora sintomática em 80%.

Tratamento sistêmico

Apesar dos bons resultados com a cirurgia no tratamento das metástases, ela só se mostra possível em pequeno percentual de casos. Para os demais, a pedra angular do tratamento sistêmico é o uso de análogos da somatostatina. A somatostatina endógena, ao ligar-se a estes receptores (SST 1-5), inibe a secreção de vários hormônios e inibe o crescimento celular. Contudo, a somatostina endógena tem meia-vida curta. Por isso sintetizaram-se análogos da somatostatina com meia-vida mais longa (p. ex.: octreotide). Por serem ricos nestes receptores, a taxa de resposta é alta. As principais indicações para seu uso são o bloqueio de secreção hormonal em pacientes sintomáticos, a profilaxia da síndrome carcinoide e efeito antiproliferativo em pacientes com progressão de doença. Este tratamento pode ser associado a outras drogas como interferon, bloqueadores de angiogênese e outros quimioterápicos para fins investigativos.

BIBLIOGRAFIA

Annibale B, Azzoni C, Corleto VD et al. Atrophic body gastritis patients with enterochromaffin-like cell dysplasia are at increased risk for the development of type I gastric carcinoid. *Eur J Gastroenterol Hepatol* 2001;13:1449-56.

Borch K, Ahren B, Ahlman H et al. Gastric carcinoids: biologic behavior and prognosis after differentiated treatment in relation to type. *Ann Surg* 2005;242:64-73.

Borch K, Ahrén B, Ahlman H et al. Gastric carcinoids: biologic behavior and prognosis after differentiated treatment in relation to type. *Ann Surg* 2005;242:64-73.

Borch K, Renvall H, Liedberg G. Gastric endocrine cell hyperplasia and carcinoid tumors in pernicious anemia. *Gastroenterology* 1985;88:638-48.

Bordi C, Yu JY, Baggi MT et al. Gastric carcinoids and their precursor lesions. A histologic and immunohistochemical study of 23 cases. *Cancer* 1991;67:663-72.

Burkitt MD, Pritchard DM. Review article: pathogenesis and management of gastric carcinoid tumours. *Aliment Pharmacol Ther* 2006 Nov.;24:1305-20.

Dallal HJ, Ravindran R, King PM et al. Gastric carcinoid tumour as a cause of severe upper gastrointestinal haemorrhage. *Endoscopy* 2003;35:716.

Der Herder W, O'Toole D, Rindi G et al. ENETS Consensus for the diagnosis and treatment of neuroendocrine gastrointestinal tumors. Part 2 – Midgut and hindgut tumors. *Neuroendocrinology* 2008;87(1):1-64.

Enets Consensus Guidelines 2011. *Neuro Endocrinology* 2012;95(2):67-178.

Enets Consensus Guidelines I. *Neuro Endocrinology* 2006;84(3) 151-206.

Enets Consensus Guidelines II. *Neuro Endocrinology* 2008;87(1):1-64.

European Neuro Endocrine Tumor Society (ENETS) Guidelines. Disponível em: <www.enets.org>

Gibril F, Schumann M, Pace A et al. Multiple endocrine neoplasia type 1 and Zollinger–Ellison syndrome: a prospective study of 107 cases and comparison with 1009 cases from the literature. *Medicine* (Baltimore) 2004;83:43-83.

Hodgson N, Koniaris LG, Livingstone AS et al. Gastric carcinoids: a temporal increase with proton pump introduction. *Surg Endosc* 2005;19:1610-12.

Kulke MH, Raut CP. *Neuro endocrine tumors of the gastrointestinal tract in principles and practice of gastrointestinal oncology*. 2nd ed. Philadelphia: Lippincott, 2008, cap. 48.

Lamberts SW, Bakker WH, Reubi JC et al. Somatostatin receptor imaging in vivo localization of tumorswith a radiolabeled somatostatin analog. *J Steroid Biochem Mol Biol* 1990;37:1079-82.

Lamberts SW, Bakker WH, Reubi JC et al. Somatostatin-receptor imaging in the localization of endocrine tumors. *N Engl J Med* 1990;323:1246-49.

Landry CS, Brock G, Scoggins CR et al. A proposed staging system for gastric carcinoid tumors based on an analysis of 1,543 patients. *Ann Surg Oncol* 2009;16:51-60.

Landry CS, Wooddall C, Scoggins CR et al. Analysis of 900 appendiceal carcinóide tumors for a proposed predictive staging system. *Arch Surg* 2008;143(7):664-70.

Massironi S, Sciola V, Spampatti MP et al. Gastric carcinoids: between underestimation and overtreatment. *World J Gastroenterol* 2009 May 14;15(18):2177-83.

Meko JB, Norton JA. Management of patients with Zollinger-Ellison syndrome. *Ann Rev Med* 1995;46:395-411.

Modlin IM, Kidd M, Latich I et al. Current status of gastrointestinal carcinoids. *Gastroenterology* 2005;128:1717-51.

Modlin IM, Kidd M, Lye KD. Biology and management of gastric carcinoid tumours: a review. *Eur J Surg* 2002;168:669-83.

Modlin IM, Lye KD, Kidd M. A 50-year analysis of 562 gastric carcinoids: small tumor or larger problem? *Am J Gastroenterol* 2004;99:23-32.

Modlin IM, Lye KD, Kidd M. A 5-decade analysis of 13,715 carcinoid tumors. *Cancer* 2003;97:934-59.

Modlin IM, Lye KD, Kidd M. Carcinoid tumors of the stomach. *Surg Oncol* 2003;12:153-72.

Modlin IM, Oberg K, Chung DC et al. Gastroenteropancreatic neuroendocrine tumours. *Lancet Oncol* 2008;9:61-72.

Modlin IM, Öberg K. *A century of advances in neuro endocrine tumor biology and treatment*. Sweden: Felsenstein, 2009.

Mulkeen A, Cha C. Gastric carcinoid. *Curr Opin Oncol* 2005;17:1-6

Nakakura EK, Bergsland EK. Islet Cell carcinoma: neuroendocrine tumors of the pancreas and periampullary region. *Hematol Oncol Clin North Am* 2007;21:457-73.

NCCN. *Clinical pratice guidelines in oncology neuroendocrine tumors* 2010, vol. I.

Ploeckinger U, Kloeppel G, Wiedenmann B et al. The German NET-registry: an audit on the diagnosis and therapy of neuroendocrine tumors. *Neuroendocrinology* 2009;90:349-63.

Poston GP, Jones LE. *Carcinoid tumors: primary disease in gastrointstinal oncology. Evidence and analysis*. New York: Informa, 2007, cap. 27.

Rappel S, Altendorf-Hofmann A, Stolte M. Prognosis of gastric carcinoid tumours. *Digestion* 1995;56:455-62.

Reubi JC, Krenning E, Lamberts SW et al. Somatostatin receptors in malignant tissues. *J Steroid Biochem Mol Biol* 1990;37:1073-77.

Rindi G, Klöppel G, Alhman H et al. TNM staging of foregut (neuro)endocrine tumors: a consensus proposal including a grading system. *Virchows Arch* 2006;449:395-401.

Rindi G, Luinetti O, Cornaggia M et al. Three subtypes of gastric argyrophil carcinoid and the gastric neuroendocrine carcinoma: a clinicopathologic study. *Gastroenterology* 1993;104:994-1006.

Roncoroni L, Costi R, Canavese G et al. Carcinoid tumor associated with vascular malformation as a cause of massive gastric bleeding. *Am J Gastroenterol* 1997;92:2119-21.

Ruszniewski P, Delle Fave G, Cadiot G. Well-differentiated gastric tumors/carcinomas. *Neuroendocrinology* 2006;84:158-64.

Santos CE, Mello ELR. *Manual de cirurgia oncológica* 2. ed. São Paulo: TechMedd, 2008.

Solcia E, Fiocca R, Villani L et al. Hyperplastic, dysplastic, and neoplastic enterochromaffin-like cell proliferations of the gastric mucosa. Classification and histogenesis. *Am J Surg Pathol* 1995;19(Suppl 1):S1-S7.

Solcia E, Klöppel G, Sobin LH, in collaboration with 9 pathologists from 4 countries. *Histological typing of endocrine tumours*. 2nd ed. WHO International histological classification of tumors. Berlin: Springer, 2000.

Solcia E, Klöppel G, Sobin LH. *Histological typing of endocrine tumours. In: Collaboration with 9 pathologists from 4 countries*. Berlin, New York: Springer, 1999.

Stockbrugger RW, Menon GG, Beilby JO et al. Gastroscopic screening in 80 patients with pernicious anaemia. *Gut* 1983;24:1141-47.

Thomas RM, Baybick JH, Elsayed AM et al. Gastric carcinoids. An immunohistochemical and clinicopathologic study of 104 patients. *Cancer* 1994;73:2053-58.

CAPÍTULO 95
Sarcomas Primários do Retroperitônio

Carlos Eduardo Rodrigues Santos ■ Mauro Monteiro Correia

EPIDEMIOLOGIA

Sarcomas de partes moles são tumores raros que representam 1-2% de todos os tumores malignos sólidos. Somente 10-20% destes tumores estão localizados no retroperitônio, e a incidência é de 0,3-0,4 casos por 100.000 nos EUA.

Os sarcomas de retroperitônio têm pico de incidência da quinta à sexta década de vida, apesar de ocorrer em qualquer idade.

Não há dados específicos sobre os sarcomas primários do retroperitônio no registro de tumores brasileiro e nos Estados Unidos 1.000 casos novos de sarcoma de retroperitônio são diagnosticados anualmente.

No Instituto Nacional de Câncer, de 2000 a 2010, foram tratados cerca de 1.530 pacientes portadores de sarcomas, dos pacientes que são portadores de sarcomas do retroperitônio, somente cerca de 8 a 10 são operados anualmente na seção de cirurgia abdominopélvica.

Na nossa casuística avaliamos 91 pacientes, onde obtivemos os seguintes dados: 51 mulheres (56,1%), 64 brancos (70,3%), 27 afrodescendentes (29,7%); idade mediana de 52 anos; e a história familiar de câncer estando presente em 32 casos (35,2%).

PATOLOGIA

Em grandes séries de pacientes com neoplasia de retroperitônio mais de 50% mostraram ser de origem mesenquimal. A biologia destes tumores é semelhante à de outros sarcomas e com grande diferença para os cânceres do trato gastrointestinal. Metástases para linfonodos são muito raras, e somente Zorig descreveu esse achado em 20% dos casos.

Metástases a distância (pulmão e fígado) são também infrequentes e ocorrem mais em tumores de alto grau, após um longo tempo de crescimento do tumor primário.

Em decorrência da biologia desses tumores e sua localização anatômica, manifestam-se tardiamente e frequentemente com invasão de estruturas retroperitoneais contíguas. Esses fatores podem tornar a ressecção cirúrgica difícil ou até mesmo impossível.

Em adultos as variedades histológicas mais frequentes são: lipossarcoma e leiomiossarcoma, seguido de fibrossarcoma, Schwannoma e histiocitoma fibroso maligno entre outros. Esses dois últimos tipos estão sendo diagnosticados com maior frequência nos dias atuais. Atualmente, as maiores séries de sarcomas de retroperitônio têm mostrado uma maior incidência de lipossarcomas. Os sarcomas do retroperitônio menos comuns incluem: rabdomiossarcoma, hemangiopericitoma, ganglioneuroblastoma, sarcoma sinovial e outros tumores não classificados. O grau tumoral é com base na atipia celular, número de mitoses e presença de necrose, como em todos os sarcomas. Os graus de diferenciação são: g1 (bem diferenciado), g2 (moderadamente diferenciado), g3 (pouco diferenciado) e g4 (indiferenciado).

No Instituto Nacional de Câncer (INCA) os lipossarcomas e os leiomiossarcomas foram os mais incidentes, juntos representando 63% do total de pacientes. O grau de diferenciação tumoral mais frequente foi o G3 (41,8%) e o diâmetro tumoral médio de 21,3 cm, sendo 33% de sarcomas gigantes com mais de 25 cm.

DIAGNÓSTICO

Aproximadamente 55% dos tumores retroperitoneais são sarcomas, 40% são linfomas, e o restante, tumores urogenitais, benignos e metástases. Em razão da localização e pobreza dos sintomas, os tumores do retroperitônio normalmente se apresentam como grandes massas. O sintoma mais frequente é dor abdominal, desconforto ou massa palpável indolor. Sinais neurológicos, ascite ou sintomas gastrointestinais são pouco comuns. Em alguns pacientes, febre moderada e discreta leucocitose ocorrem graças à necrose central de grandes tumores (Quadro 1).

No INCA as queixas mais comuns foram dor abdominal (62,6% dos pacientes) e massa abdominal (51,7% dos pacientes).

A maior parte dos sarcomas de retroperitônio é descoberta no exame físico. Com o aumento da disponibilidade e difusão dos exames de imagem, os sarcomas de retroperitônio estão sendo descobertos como achados incidentais na TC, RM ou USG. A maioria dos pacientes que apresenta massa retroperitoneal tem diagnóstico diferencial relativamente limitado. Neoplasias de outros órgãos retroperitoneais (incluindo o duodeno, suprarrenal e rim) normalmente são fáceis de distinguir das massas de partes moles extraviscerais aos exames de imagem. Ocasionalmente, o grande tamanho das lesões retroperitoneais desloca os órgãos de suas localizações anatômicas, fazendo com que fique difícil sua localização de origem. A maioria das massas primárias únicas, extraviscerais do retroperitônio é sarcoma. Raramente um tumor primário de célula germinativa, linfoma ou câncer testicular matastático pode ter uma apresentação de massa primária do retroperitônio. A TC de abdome e pelve normalmente fornece uma imagem satisfatória do tumor (RM ocasionalmente é usada). Estudos radiográficos adicionais, como arteriografia ou cavografia, são raramente indicados, sendo utilizados em alguns casos para melhor planejamento do tratamento cirúrgico.

Observa-se atualmente interesse no uso do PET-CT (*positron emission tomography*) para acompanhamento de pacientes com sarcomas de retroperitônio, particularmente para recidiva local e doença metastática ou identificação de diferenciação maligna em pacientes com neurofibromatose e múltiplas massas retroperitoneais. Embora estudos preliminares tenham encorajado seu uso, o custo elevado e a disponibilidade limitada dos PET *scanners* têm restringido seu uso quando disponível.

O papel do diagnóstico histológico antes do tratamento é controverso. Em instituições onde a abordagem cirúrgica é diagnóstica e terapêutica, a avaliação tumoral e a da ressecabilidade são feitas pelos exames de imagem. Entretanto, para pacientes com doença localmente avançada, lesões irressecáveis, ou em instituições em que o manejo clínico é utilizado como tratamento pré-operatório, o diagnóstico histológico pré-operatório pode ser considerado.

Quadro 1. Sinais e sintomas em pacientes com sarcoma de retroperitônio e sua frequência

SINAL/SINTOMA	FREQUÊNCIA
Tumor abdominal	40-70%
Aumento do volume abdominal	40%
Desconforto abdominal	40%
Alteração neurológica	30%
Ascite	15%
Alterações gastrointestinais	10%
Febre/leucocitose	Raro
Hemorragia digestiva	Raro
Hipoglicemia	Raro

ESTADIAMENTO

O AJCC/TNM possui um valor limitado na avaliação prognóstica em pacientes com sarcoma retroperitoneal, pois excluindo o grau de diferenciação tumoral e as metástases, todos os outros fatores nesta classificação demostram um papel menos importante em predizer a sobrevida (Quadro 2). Isto ocorre, em grande parte, graças à maioria de os sarcomas de retroperitônio, na hora do diagnóstico inicial, possuírem um grande volume e uma localização profunda. Nos casos operados no INCA somente um paciente tinha tumor inferior a 5 cm. Van Dalen *et al.* propõem no seu estudo uma nova classificação pós-operatória para pacientes com sarcoma primário de retroperitônio (I, baixo-grau/ressecção completa/ausência de metástases; II, alto grau/ressecção completa/ausência de metástases; III, qualquer grau/ressecção incompleta/ausência de metástases e IV, qualquer grau/qualquer ressecção/metástases a distância). O valor prognóstico deste sistema de classificação foi analisado em um grupo de pacientes multicêntricos (GPM) com sarcoma de partes moles primário do retroperitônio (n = 124) e em uma coorte de pacientes tratados em um único centro de referência terciária (GCU; n = 107). Foram obtidos neste estudo os seguintes resultados: no GCU, as taxas de sobrevida específica em 5 anos foram de 89, 40, 26 e 17% para classes I, II, III, e IV, respectivamente (P < 0,001), em comparação com 68, 46, 24 e 0% no GPM (P < 0,001). Van Dalen *et al.* concluíram em seu estudo que a classificação com base em grau, ressecção completa e metástases a distância oferece uma avaliação prognóstica reproduzível e que pode ser utilizada para avaliar as estratégias de tratamento em pacientes com sarcoma de partes moles primário do retroperitônio.

Quadro 2. Estadiamento TNM de sarcomas de partes moles (UICC - 2010)

T – TUMOR PRIMÁRIO	
T0	Sem evidência de tumor primário
T1	Tumor ≤ 5 cm
T1a	Tumor superficial*
T1b	Tumor profundo**
T2	Tumor > 5 cm
T2a	Tumor superficial*
T2b	Tumor profundo**
N – LINFONODOS REGIONAIS	
N0	Ausência de linfonodos regionais comprometidos
N1	Metástase para linfonodos regionais
M – METÁSTASE A DISTÂNCIA	
M0	Ausência de metástase a distância
M1	Metástase a distância

G – GRAU HISTOPATOLÓGICO

TNM 2010 – com três graduações	Sistema com quatro graduações
Grau 1	Grau 1
Grau 2	Grau 2
Grau 3	Grau 3
	Grau 4

ESTADIAMENTO POR GRUPO

I	T1 ou 2 N0 M0 G1
IIA	T1a ou b N0 M0 G2 ou 3
IIB	T2a,b N0 M0 G2
III	T2 a ou b N0 M0 G3 Qualquer T N1 M0 Qualquer G
IV	Qualquer T Qualquer N M1 Qualquer G

*O tumor superficial é localizado, exclusivamente, acima da fáscia superficial, sem invasão desta.
**O tumor profundo é localizado abaixo ou superficialmente à fascia, com invasão desta. Os sarcomas de retroperitônio, mediastinais e pélvicos são classificados como tumores profundos.

TRATAMENTO

Cirurgia

Todos os pacientes com sarcoma de retroperitônio com possibilidade de ressecção devem ser submetidos à laparotomia. Uma ampla incisão mediana ou transversa com o paciente em posição supina é a abordagem mais utilizada para ressecção tumoral. Para sarcomas em quadrantes superiores uma incisão toracoabdominal oferece uma excelente abordagem e exposição do tumor. Outras abordagens menores no flanco (lombar ou retroperitoneal posterior) podem ser usadas em sarcomas pequenos e localizados.

O planejamento cirúrgico deve ser a completa ressecção do tumor, órgãos e estruturas adjacentes infiltradas.

Em sarcomas do retroperitônio muito grandes com componente cístico importante, uma descompressão intraoperatória usando aspiração pode reduzir o tamanho do tumor e facilitar a dissecação, devendo-se estar atento para a não contaminação tumoral da cavidade neste procedimento. Se o aparelho de ultrassonografia intraoperatória (UIO) estiver disponível na sala de cirurgia será de grande ajuda não somente para avaliar a relação entre o tumor e estruturas adjacentes, mas para diagnosticar a presença de metástases hepáticas. A aplicação da UIO é particularmente importante nas relações anatômicas (especialmente na localização dos vasos) que sofrem uma mudança considerável em sua anatomia habitual em razão do volume tumoral. A abordagem cirúrgica apropriada é a ressecção em bloco dos **órgãos invadidos** pelo tumor (estômago, intestino, pâncreas, fígado, baço etc.). Quando houver infiltração da veia cava, esta poderá ser ressecada sem necessidade de reconstrução, caso seja abaixo das veias renais, e a invasão vascular pelo tumor tenha resultado no desenvolvimento de uma rede externa de veias colaterais. O conceito básico chamado de ressecção local alargada com uma margem de tecido normal (cirurgia compartimental) é difícil de ser atingido no espaço retroperitoneal, especialmente em grandes tumores infiltrantes e, portanto deve ser utilizado com cautela. Rerressecções para recidiva tumoral podem ser realizadas várias vezes, por anos, com bons resultados a longo prazo e aumento na sobrevida. Em ressecções incompletas ou parciais, rerressecções são fortemente recomendadas quando possíveis e com intuito radical (R0). Alguns autores sugerem que as ressecções para sarcomas de crescimento rápido g3 (especialmente na recidiva) possuem alto risco intraoperatório de disseminação tumoral e maior probabilidade de produzir metástases a distância.

A ressecabilidade não mudou significativamente nos últimos 20 anos, e os melhores resultados de ressecabilidade da última década estão entre 50-90% comparado a taxas de 38-73% na década de 1980. Nas últimas 3 décadas as taxas de radicalidade variaram de 32 a 80% (Quadro 3).

Quadro 3. Séries de sarcomas de partes moles do retroperitônio comparando ressecção completa e sobrevida em 5 anos

AUTOR	ANO	NÚMERO DE PACIENTES	RESSECÇÃO COMPLETA	SOBREVIDA EM 5 ANOS	LOCALIDADE
Kinne	1973	34	32	41	US, MH
Cody	1981	158	49	40	US, MSKCC
McGrath	1984	47	38	70	US, MCV
Karakousis	1985	68	27	64	US, RPC
Kinsella	1988	35	60	40	US, NCI
Jaques	1990	114	69	74	US, MSKCC
Zoring	1992	51	59	35	Alemanha
Karakousis	1995	88	95	66	US, RPC
Kilkenny	1996	63	78	56	US, UF
Lewis	1998	500	80	70	US, MSKCC
Santos	2010	91	42	50	Brasil, INCA
Herman	1999	70	67	40	Polônia

Localidade: MH = Memorial Hospital, New York; MSKCC = Memorial Sloan Kettering Cancer Center, New York; MCV = Medical College of Virginia; RPC = Roswell Park Center, Buffalo; NCI = National Cancer Institute; UF = University of Florida College of Medicine, Gainsville.

Em nossa casuística a taxa de ressecabilidade foi de 83,5%, e radicalidade entre os ressecados de 55,3%, com 72,4% dos pacientes ressecados com ressecções de órgãos associados, totalizando 124 órgãos ressecados em associação, mas somente 33,9% destes órgãos estavam realmente invadidos na análise histopatológica, o que não impactou, em nossa série, na sobrevida, nos sugerindo que devemos deixar a ressecção dos órgãos adjacentes em grandes massas para os casos onde há grande suspeita de invasão tumoral direta. Nosso tempo médio de cirurgia foi 4 horas e 56 minutos. Em 38,5% das ressecções houve hemotransfusão (mediana de 900 mL), e a mortalidade de 6,6%, e morbidade de 30,8%.

Quimioterapia

Os resultados com a quimioterapia são desanimadores. Na década de 1980 alguns autores publicaram suas experiências com quimioterapia neoadjuvante e adjuvante. Nenhum benefício na sobrevida foi relatado. Dados mais recentes não permitiram mudanças neste ponto de vista. Tucci descreveu dois casos de remissão completa com o uso de adriamicina e ciclofosfamida com um acompanhamento prolongado. Sugarbaker relatou que adriamicina intraperitoneal pode aumentar a sobrevida e diminuir a recidiva dos sarcomas retroperitoneais. Outros autores têm sugerido uma influência negativa na sobrevida em regimes quimioterápicos.

Pacientes que recebem quimioterapia pré ou pós-operatória tiveram um risco aumentado de morte de 3 a 4,6 vezes, quando comparados a pacientes sem um tratamento semelhante.

Não foram encontrados na literatura estudos clínicos randomizados com um número de pacientes razoável que avaliem o papel da quimioterapia neoadjuvante ou adjuvante para sarcomas de retroperitônio, sendo necessários estudos clínicos futuros, preferencialmente de fase III e multicêntricos, para definir seu real papel. Com exceção do rabdomiossarcoma e do GIST de retroperitônio, onde a quimioterapia tem algum resultado.

Radioterapia

Pisters e O'Sullivan relatam que a radioterapia pré-operatória possui algumas vantagens quando comparada à pós-operatória por algumas razões:

- A margem tumoral é mais bem definida, sendo possível um melhor planejamento terapêutico,
- O tumor desloca as alças intestinais para fora do campo terapêutico minimizando a exposição visceral a doses tóxicas,
- Com base nos princípios tradicionais em radioterapia para sarcomas, a dose de radiação necessária para ser biologicamente efetiva é menor quando usado no pré-operatório, além disso, o tumor é tratado *in situ* antes da possível contaminação neoplásica da cavidade abdominal, que pode ocorrer durante a cirurgia.

Existem alguns relatos na literatura de ressecção combinada com radioterapia. Diferentemente do que ocorre com os sarcomas de extremidades, a radioterapia externa pós-operatória nos casos de sarcomas retroperitoneais não tem mostrado impacto significativo na sobrevida ou na taxa de recidiva em análises retrospectivas. Isso pode ser graças às baixas doses de radiação utilizadas, limitadas pela toxicidade gastrointestinal. Semelhantemente, estudos randomizados recentes com radioterapia intraoperatória, combinada com radioterapia externa pós-operatória com doses superiores a 60 GY, não demonstraram benefícios para os pacientes.

Radioterapia intraoperatória é uma técnica que a maioria dos radioterapeutas acredita ser adequada ao retroperitônio, pois uma única fração de alta dose (maior que 25 Gy) pode ser feita diretamente em uma região específica após o posicionamento das vísceras adjacentes fora do campo terapêutico.

Provavelmente, doses superiores a 55 GY seriam essenciais para atingir o controle local. Em muitos centros a braquiterapia intraoperatória, associada à radioterapia externa pós-operatória, utilizando um mecanismo de exclusão intestinal para reduzir a toxicidade intestinal, é recomendada, entretanto, a morbidade relacionada com a radioterapia foi relativamente alta.

ACOMPANHAMENTO

O objetivo da detecção precoce da recidiva tumoral incide no fato de que seu reconhecimento e tratamento (local ou a distância) podem prolongar a sobrevida. Pacientes com sarcomas de retroperitônio possuem uma tendência à recidiva local tão frequente quanto a metástases a distância.

No INCA dos 42 pacientes que tiveram ressecção radical (R0), 25 recidivaram (59,5%). Esta recidiva seguiu o padrão peritoneal em 18 casos; hematogênico em sete casos (fígado, pulmão, mama e pele); local em dois casos e linfonodal em três casos; sendo que sete pacientes apresentaram recidiva em dois padrões distintos e concomitantes. Destes 25 pacientes recidivados 19 foram rerressecados (76,0%), sendo possível nove operações radicais (R0) (47,4%).

A maioria das recidivas dos sarcomas de retroperitônio ocorre durante os dois primeiros anos após o término da terapêutica. Sendo assim, os pacientes podem ser acompanhados com uma história clínica e um exame físico completo a cada 3 meses e uma radiografia de tórax e TC de abdome e pelve de 6 em 6 meses durante esse período de risco. Caso a radiografia de tórax revele um nódulo suspeito, uma tomografia computadorizada (TC) de tórax deve ser solicitada para uma avaliação adicional. O intervalo de acompanhamento pode ser prolongado para cada 6 meses, com a solicitação de exames de imagem (radiografia de tórax e TC de abdome) anualmente do 3° ao 10° ano de acompanhamento.

PROGNÓSTICO

A sobrevida global em 5 anos varia segundo a série descrita (Quadro 4), mas gira em torno de 40-50%. Taxas de recidiva local chegam até 68% naqueles pacientes acompanhados por mais de 10 anos, dependendo de serem tumores primários ou recorrentes na apresentação inicial. A diferença mostrada provavelmente relaciona-se com o período em que os pacientes foram operados, já que, em séries recentes, as taxas de sobrevida têm aumentado, assim como as de ressecabilidade. Em um estudo com 500 pacientes do MSKCC a média de sobrevida foi de 72 meses para pacientes com apresentação primária da doença, 28 meses para pacientes com recidiva local e 10 meses para pacientes com doença metastática.

O fator que interfere de forma dominante no resultado é a habilidade e a possibilidade de ressecar o tumor completamente. Apesar de os sarcomas do retroperitônio possuírem, geralmente, um prognóstico ruim, sobrevida a longo prazo é alcançada em mais da metade dos pacientes após a ressecção completa do tumor. Dados coletados por Storm que avaliou séries acumuladas (N = 204), em que a incidência de recidiva local após ressecção completa foi de 40% após 2 anos, 72% após 5 anos e 91% após 10 anos. A disseminação hematogênica do sarcoma do retroperitônio não é muito frequente, onde somente 1/3 dos pacientes desenvolve metástases a distância (sendo a maioria para o pulmão e fígado).

Uma vez realizada a ressecção completa, o grau histológico passa a ser o determinante de recidiva e sobrevida. O tipo histológico não tem sido considerado como fator prognóstico independente com relação à sobrevida ou recidiva, assim como a idade, sexo e quadro clínico. A análise multivariada da sobrevida específica da doença no MSKCC em 278 pacientes com sarcoma primário de retroperitônio mostrou que alto grau histológico (RR = 3,2, p = 0,001), tumores com mais de 10 cm (RR = 1,7, p = 0,02), tumores irressecáveis (RR = 4,7, p = 0.001) e ressecção incompleta (RR = 4,0, p = 0,001) foram fatores prognósticos independentes para morte específica da doença.

Quadro 4. Sobrevida global em pacientes com sarcomas de retroperitônio ressecados

AUTOR	N° DE PACIENTES	SOBREVIDA EM 5 ANOS	SOBREVIDA EM 10 ANOS
Storm (1981)	54	33%	10%
McGrath (1984)	47	33%	—
Karakousis (1985)	68	34%	—
Dalton (1989)	116	40%	22%
Bevilaqcua (1990)	80	53%	—
Nakagawa (1993)	75	47%	—
Santos (2010)	91	32,4% (ressecados)	30,1 (R0)
Karakousis (1995)	90	63%	46%

Quadro 5. Grau de diferenciação tumoral e sobrevida em estudos de sarcomas do retroperitônio

AUTOR/ANO	NÚMERO DE PACIENTES	5 ANOS DE SOBREVIDA GRAU 1	5 ANOS DE SOBREVIDA GRAUS 2, 3
Zorig 1992	51	69%	16%
Singer 1995	83	92%	46%
Karacousis 1996	87	88%	48%
Santos 2010	87	84%	39%
Herman 1998	70	62%	30%

Recidiva local é a causa mais frequente de falha terapêutica. Até que o tratamento sistêmico ofereça maior benefício para esses pacientes, a ressecção de metástases a distância e das recidivas locais continua sendo a melhor forma de prolongar a sobrevida.

Alguns dados indicam sobrevida após 3 anos de acompanhamento após segunda ressecção do tumor. A sobrevida global e a sobrevida livre de doença dependem do grau de diferenciação tumoral. Alto grau ou grau intermediário está associado a um aumento independente do risco de morte de 3-6 vezes comparado a baixo grau histológico (Quadro 5). Alguns autores mostram que doença macroscópica residual e margens comprometidas têm um valor independente significativo. Zorig demonstrou a presença de metástases para linfonodos como fator prognóstico independente.

Outros fatores têm sido estudados como fatores prognósticos nos últimos anos, mas não especificamente para sarcomas de retroperitônio. Wurl et al. correlacionaram, em 198 pacientes (incluindo pacientes com sarcomas de retroperitônio), cinco anticorpos para pesquisa imuno-histoquímica de p53 e concluíram que em três deles havia relação com sobrevida. Além do p53, existem estudos mostrando que a fração da fase-S do ciclo celular, determinada por citometria de fluxo de DNA, também se correlaciona com a sobrevida, sendo menor quando esta se encontra acima de 4%. A por proliferação celular determinada por Ki-67 e Ki-S1 provavelmente será um fator adicional para determinação do prognóstico, considerando-se de pior prognóstico aqueles tumores com altos índices proliferativos.

Apesar da identificação dos fatores prognósticos as sobrevidas livre de doença e global só serão melhoradas após o desenvolvimento de novas abordagens terapêuticas que complementem o tratamento cirúrgico. Sendo assim, esses fatores prognósticos poderão servir para selecionar quais pacientes se beneficiarão com essas novas abordagens.

No nosso estudo em análise univariada, não demonstraram significância estatística, quanto à sobrevida global, a presença de história familiar positiva para câncer, os sintomas iniciais serem dor ou massa, idade maior ou menor que a mediana (52 anos), sexo, raça branca ou não, realização de tratamento adjuvante (radioterapia e/ou quimioterapia), o tipo histológico e a ressecção associada de outros órgãos e diâmetro do tumor (> ou < = 12 cm). Já o grau de diferenciação tumoral ([G1 + G2] X [G3 + G4]), ressecção radical (R0) ou paliativa (R1 + R2), a hemotranfusão no ato operatório e a re-ressecção, mesmo que paliativa, nos casos de recidiva ou persistência de doença, foram significativos (p = 0,001, < 0,001, < 0,0001, 0,02 e < 0,001, respectivamente). Na análise multivariada a hemotrasfusão e o grau de diferenciação foram significativos com p de 0,003 e 0,02 respectivamente.

CONCLUSÃO

Conforme estudo de 91 pacientes operados no INCA, não houve aumento de sobrevida ou diminuição da taxa de recidiva na cirurgia compartimental com ressecção de órgãos adjacentes em associação.

A cirurgia compartimental tanto positiva como negativa, ou seja, com ou sem os órgãos contíguos invadidos não melhorou o controle tumoral e aumentou a morbidade, piorando a sobrevida nestes casos.

O conceito de cirurgia compartimental não pode ser transportado dos sarcomas de extremidade ao retroperitônio, pois não há espaços compartimentais reais nesta localização. Presumivelmente, em grandes massas, esta deva ser realizada somente **por necessidade e não por princípio**.

No momento, somente a ressecção completa de pequenos tumores, de baixo grau, evitando hemotransfusões intraoperatórias desnecessárias e realizando a re-ressecção em caso de recidiva ou persistência de doença, poder-se-á garantir melhor sobrevida a longo prazo, devendo estes parâmetros ser perseguidos sempre que for possível.

BIBLIOGRAFIA

Arlen M, Marcove RC. Retroperitoneal sarcomas. In: Arlen M, Marcove RC. (Eds.). *Surgical management of soft tissue sarcomas.* Philadelphia: WB Saunders, 1987. p. 220.

Bonvalot S, Miceli R, Berselli M et al. Aggressive surgery in retroperitoneal soft tissue sarcoma carried out at high-volume centers is safe and is associated with improved local control. *Ann Surg Oncol* 2010 June;17(6):1507-14.

Bonvalot S, Rivoire M, Castaing M et al. Primary retroperitoneal sarcomas: a multivariate analysis of surgical factors associated with local control. *J Clin Oncol* 2009 Jan. 1;27(1):31-37.

Braasch JW, Mon AB. Primary retroperitoneal tumors. *Surg Clin North Am* 1967;47:663-78.

Corrêa JHS, Farina R, Santos CER et al. Analise de morbi-mortalidade em um serviço de cirurgia oncológica. XXIV Congresso Brasileiro de Cirurgia, São Paulo. *Revista Colégio Brasileiro de Cirurgiões* 2001 Jul.;28(447 Supl):320.

Doglietto GB et al. Giant retroperitonial sarcomas: a single institution experience. *World J Surg* 2007;31(5):1047-54.

Feig BW. Retroperitoneal sarcomas. *Surg Oncol Clin N Am* 2003;12:369-37.

Heslin MJ, Lewis JJ, Nadler E et al. Prognostic factors associated With long-term survival for retroperitoneal sarcoma: implications for management. *J Clin Oncol* 1997;15:2832-39.

Johnson LFP, Lopes A. Sarcomas de retroperitônio. In: Lopes A. *Sarcomas de partes moles.* Rio de Janeiro: Medsi, 1999. p. 345-52.

Karakousis CP, Velez AF, Gerstenbluth R et al. Resectability and survival in retroperitoneal sarcomas. *Ann Surg Oncol* 1996;3:150-58.

Kole AC, Nieweg OE, Van Ginkel RJ et al. Detection of local recurrence of soft tissue sarcoma with positron emission tomography using fluorodeoxyglucose. *Ann Surg Oncol* 1997;4:57-63.

Lewis JJ, Leung D, Woodruff JM et al. Retroperitoneal soft-tissue sarcoma: analysis of 500 patients treated and followed at a single institution. *Ann Surg* 1998 Sept.;228(3):355-65. Review.

Nakagawa WT, Lopes A, Rossi BM et al. Sarcoma de retroperitônio: análise de 75 casos. Tema livre apresentado no I congresso Brasileiro de Tumores Ósseos e de partes Moles, 1993.

Pisters PWT, O'Sullivan B. Retroperitoneal sarcomas: combined modality treatment approaches. *Curr Opin Oncol* 2002 July;14(4):400-5. Review.

Rymer E, Santos CER et al. Sarcomas do retroperitônio. In: *Cirurgia do câncer gastrointestinal.* Rio de Janeiro: Imprinta Express, 2005. p. 461-77.

Santos CER et al. Estudo da morbimortalidade cirúrgica, da sobrevida e dos fatores prognósticos dos pacientes portadores de sarcomas primários do retroperitônio. *Revista do Colégio Brasileiro de Cirurgiões* 2005;32:251-55.

Santos CER et al. Sarcomas primários do retroperitônio. In: *Manual de cirurgia oncológica.* Ribeirão Preto: Tecmedd, 2006. p. 507-24, v. 1.

Santos CER et al. Sarcomas Primários do Retroperitônio. *Revista Brasileira de Cancerologia* 2007;53(4):443-52.

Santos CER, Correia MM, Thuler LCS et al. Compartment surgery in treatment strategies for retroperitoneal sarcomas: a single-center experience. *World J Surg* 2010;34(11):2773-81.

Santos CER. *Estudo da morbimortalidade cirúrgica, da sobrevida e dos fatores prognósticos dos pacientes portadores de sarcomas primários do retroperitônio.* Rio de Janeiro: Dissertação de Mestrado, UFRJ, 2004.

Santos CER. Tumor retroperitonial associado à síndrome de compressão medular. *JBM* 1998;75:45-52.

Sobin LH, Wittekind C. (Eds.). *TNM classification of malignant tumours.* 6th ed. New York: Wiley, 2002.

Stoeckle E, Coindre JM, Bonvalot S et al. Prognostic factors in retroperitoneal sarcoma: a multivariate analysis of a series of 165 patients of the French Cancer Center Federation Sarcoma Group. *Cancer* 2001 July 15;92(2):359-68.

Sugarbaker PH. Early postoperative intraperitoneal Adriamycin as an adjuvant treatment for visceral and retroperitoneal sarcoma. *Cancer Treat Res* 1996;81:7-14.

Van Dalen T, Hennipman A, Van Coevorden F et al. Evaluation of a clinically applicable post-surgical classification system for primary retroperitoneal soft-tissue sarcoma. *Ann Surg Oncol* 2004 May;11(5):483-90.

Wurl P, Taubert H, Meye A et al. Prognostic Value of immunohistochemistry for p53 in primary soft tissue sarcomas: a multivariate analysis of five antibodies. *J Cancer Res Clin Oncol* 1997;123:502-8.

Zorig C, Weh HJ, Krull A et al. Retroperitoneal sarcoma in a series of 51 adults. *Eur J Surg Oncol* 1992 Oct.;18(5):475-80.

CAPÍTULO 96
Neoplasias da Glândula Suprarrenal

Janina Ferreira Loureiro Huguenin ■ José Paulo de Jesus

INTRODUÇÃO

Com a modernização e disseminação dos métodos de imagem, principalmente a tomografia computadorizada (TC), tornou-se mais frequente o diagnóstico e tratamento dos tumores das glândulas suprarrenais.

As glândulas suprarrenais adultas pesam de 4 a 8 g, medem cerca de 4×3×1cm e, em média, são maiores nas mulheres do que nos homens. São compostas de dois tecidos endócrinos diferentes e altamente especializados, o córtex e a medula, os quais diferem do ponto de vista embriológico, anatômico, bioquímico e patológico. O córtex é a maior porção, sendo de 8 a 10 vezes o volume da medula, sendo composto por três zonas:

– Glomerular externa, zona central fasciculada e pelas camadas reticulares da zona interna. A proporção aproximada do córtex ocupada por cada zona é de 15, 78 e 7%, respectivamente.

Embora uma grande variedade de moléculas esteroides seja produzida no córtex, apenas poucos hormônios são secretados e biologicamente ativos. A aldosterona, o principal mineralocorticoide, é produzida na zona glomerulosa. A zona fasciculada produz o principal glicocorticoide, o cortisol e, também, pequena quantidade de corticosteroide e desidroepiandrosterona (DHEA). O principal hormônio produzido pela zona reticular é a DHEA, porém pequenas quantidades de glicocorticoide e estrogênio também são secretadas.

A medula da suprarrenal desenvolve-se em conjunto com o Sistema Nervoso Autônomo, sendo composto por células cromafins, as quais sintetizam dopamina, adrenalina e noradrenalina.

A seguir detalharemos as principais neoplasias associadas às glândulas suprarrenais.

INCIDENTALOMA DE SUPRARRENAL

Define-se incidentaloma de suprarrenal como qualquer aumento com mais de 1 cm de diâmetro, descoberto acidentalmente por exames de imagem, na topografia da glândula suprarrenal. O número de diagnóstico destas lesões vem aumentando graças ao avanço dos exames de imagem, como a Tomografia Computadorizada (TC) e a Ressonância Magnética (RM) do abdome.

Estudos mostram que 0,4% dos pacientes que realizam TC ou RM do abdome por outras razões apresentam tumoração maior que 1cm nas glândulas suprarrenais, das quais 10 a 15% são bilaterais.

Quadro 1. Patologias associadas aos incidentalomas

TUMORES PRIMÁRIOS BENIGNOS	ADENOMAS ADRENOCORTICAIS (CÓRTEX)
Tumores primários malignos	Carcinoma adrenocortical (córtex) Feocromocitoma (medula)
Tumores metastáticos	Linfoma, carcinoma broncogênico de não pequenas células, melanoma tumores colorretais, mama e estômago
Doenças não neoplásicas	Hiperplasia suprarrenal congênita, hemorragia intraglandular, infecção (tuberculose, fungo), amiloidose, doença infiltrativa da suprarrenal, Cushing dependente de ACTH e hiperplasia suprarrenal macronodular bilateral

Avaliação quanto à natureza do aumento da glândula suprarrenal

As possíveis causas de incidentaloma se resumem no Quadro 1. É importante destacar que, aproximadamente, 94% dos incidentalomas são benignos, dos quais a sua grande maioria são do tipo não funcionantes.

As características radiológicas de cada lesão são fundamentais para a abordagem dos incidentalomas (Quadro 2). Quanto maior a lesão, maior o risco de se tratar um tumor maligno (90% dos carcinomas diagnosticados são maiores de 4 cm).

Punção aspirativa por agulha fina (PAAF)

A PAAF é capaz de distinguir se uma lesão da suprarrenal é benigna ou maligna.

> **Importante:**
> A PAAF no incidentaloma somente deve ser realizada após a exclusão bioquímica de Feocromocitoma em decorrência do risco de suscitar crise hipertensiva.

Avaliação quanto à secreção hormona

Testes laboratoriais devem ser realizados se o paciente apresentar sintomas de aumento da função suprarrenal (Quadro 3). Entretanto, a Síndrome de *Cushing* Subclínico e o feocromocitoma são suficientemente comuns para que todos os pacientes sejam investigados para essas doenças.

Quadro 2. Características radiológicas das principais causas de incidentaloma

Adenoma	Densidade homogênea, margem lisa e bem delimitada; Diâmetro menor que 4 cm unilateral Rápida eliminação do meio de contraste Isointensividade com o fígado nas sequências T1 e T2 na RM
Feocromocitoma	Massa bem vascularizada, tamanho variado e pode ser bilateral Atenuação aumentada na TC (> 20) e eliminação lenta de contraste Características císticas e hemorrágicas Sinal hiperintenso em T1 na RM
Carcinoma Adrenocortical	Forma irregular com densidade não homogênea (áreas de necrose) Diâmetro maior que 4 cm, unilateral com calcificação tumoral Atenuação aumentada na TC (> 20) e eliminação lenta de contraste Evidência de invasão local ou metástase Hipointenso em relação ao fígado em T1 e alta a moderada em T2 (RM) Alto valor de captação na FDG-PET-CT
Metástases	Forma irregular, heterogêneo Tendência à bilateralidade Atenuação aumentada na TC (> 20) e eliminação lenta de contraste Isointenso em relação ao fígado em T1 e hiperintenso em T2 (RM)

Quadro 3. Avaliação dos pacientes com incidentaloma

DIAGNÓSTICO	CLÍNICA SUGESTIVA	EXAMES LABORATORIAIS
Feocromocitoma	Hipertensão Sintomas paroxísticos (palpitação, diaforese, cefaleia, tremor)	Urina 24 horas • Metanefrinas fracionadas • Catecolaminas fracionadas Sangue • Metanefrinas fracionadas
Síndrome de Cushing (SC)	Obesidade central, hipotrofia muscular, pele fina, pletora facial	Pacientes com sintomas de SC • Urina 24 h • Dosagem de cortisol livre Pacientes assintomáticos • Teste de supressão com dexametasona
Aldosteronismo primário	Hipertensão, hipocalemia	Dosagem plasmática de aldosterona e renina
Carcinoma adrenocortical	Efeito de massa, sintomas relacionados com o excesso de glico e mineralocorticoide, androgênio e estrogênio	• Dosagem sérica de desidroepiandrosterona • Dosagem de esteroides indicados clinicamente

Tratamento dos incidentalomas

O tratamento dos incidentalomas varia conforma a patologia em questão. De uma forma geral, a ressecção cirúrgica é indicada em todas as lesões maiores de 4 cm ou em lesões que cresçam mais de 1cm em um ano de acompanhamento. A abordagem cirúrgica pode ser realizada por via convencional (laparotomia) ou por videolaparoscópica. A videolaproscopia está indicada nos tumores menores de 8 cm.

Acompanhamento

Não há ainda um consenso quanto ao acompanhamento dos pacientes portadores de incidentaloma menores que 4 cm. A realização de novos exames de imagem em 6 a 12 meses é sugerida.

Em casos de imagem suspeita, deve-se repetir o exame de imagem em 3 meses, uma vez que, em se tratando de doença maligna, ocorrerá um aumento da lesão.

ADENOMA ADRENOCORTICAL

São tumores benignos das células adrenocorticais e podem secretar esteroides independentemente do ACTH ou do sistema renina-angiotensina. Alguns são assintomáticos, e outros apresentam sintomas relacionados com o excesso de hormônio.

A hipersecreção de cortisol é a anormalidade hormonal encontrada com maior frequência nos adenomas suprarrenais unilaterais funcionantes. Essa hipersecreção pode ser autonômica ou estimulada pela expressão aberrante e ativação de receptores não ACTH no tecido adrenocortical. Dentre esses receptores, podemos citar: polipeptídeo inibidor gástrico (GIP), agonistas beta-adrenérgicos, receptores de serotonina (5-HT-4), receptores de vasopressina (V1) e HCG.

A grande maioria dos adenomas é não funcionante (80%). Os funcionantes podem causar:

- *Síndrome de Cushing:* síndrome resultante do hipercortisolismo crônico. A sua descrição clássica inclui ganho de peso, geralmente de distribuição centrípeta, associado à atrofia muscular periférica e deposição de gordura na cabeça e no tronco. Estão associados fragilidade de pele, hipertensão arterial, impotência, virilização nas mulheres, astenia e depressão. Apenas 10% dos pacientes com síndrome de Cushing são portadores de adenoma suprarrenal. Outras causas desta síndrome incluem: microadenoma de hipófise (também chamada de Doença de Cushing, corresponde a 80% das causas ACTH dependente); produção ectópica de ACTH (tumores malignos como pequenas células de pulmão, tumores carcinoides) e administração exógena de cortisol.
- *Síndorme de Cushing subclínico:* resultante de um hipercortisolismo leve, a Síndrome de Cushing subclínico cursa com hipertensão, intolerância à glicose, diabetes tipo II e aterosclerose.
- *Aldosteronismo primário:* apresenta como sintomas clínicos hipertensão e hipocalemia, embora os níveis de potássio possam ser normais.
- *Tumores secretores de androgênio:* normalmente esses tumores são malignos, porém, lesões benignas são também descritas em mulheres. Não ocorre aumento importante dos androgênios a ponto de causar sintomas.

Tratamento

A adrenalectomia unilateral é o tratamento de escolha para os pacientes com adenomas suprarrenais unilaterais funcionantes. Já os tumores não funcionantes menores de 4 cm, sugere-se o acompanhamento dos pacientes com exames de imagem.

Em pacientes com síndrome de Cushing, lembrar que mesmo após a realização de adrenalectomia unilateral a reposição de glicocorticoide é mandatória. Utiliza-se a Hidrocortisona 200 mg em infusão contínua nas 24 horas a partir da indução anestésica. As doses vão diminuindo diariamente para 100 mg, 75 mg e 50 mg até introdução de medicação oral (20 mg hidrocortisona).

Os pacientes com síndrome de Cushing subclínico podem ter uma reposição inicial de 20 mg de hidrocortisona pós-adrenalectomia unilateral.

A ressecção de aldosteronoma raramente cursa com hipercalemia ou hiponatremias severas. Estes pacientes devem ter uma dieta rica em sal com ou sem a reposição de mineralocorticoide (Fludrocortisona 0,05 a 0,1 mg/dia).

CARCINOMA ADRENOCORTICAL

O carcinoma adrenocortical (CA) é uma doença rara, cuja incidência é de, aproximadamente, um caso por milhão de habitantes/ano. Entretanto, a incidência é 10 vezes maior em crianças do Sul do Brasil, onde fatores de risco genéticos e ambientais foram devidamente identificados.

A sua distribuição etária é bimodal com o primeiro pico antes dos 5 anos de idade, e o segundo pico entre 40 e 50 anos. Em geral o prognóstico das crianças é melhor.

Patogênese

Síndromes genéticas

Alguns casos são descritos como componentes de síndromes hereditárias, como:

- *Síndrome de Li-Fraumeni:* tumor de mama, sarcoma de partes moles e ósseo, tumores do SNC e CA. Associados à mutação do gene supressor p53 no cromossoma 17p.
- *Síndrome de Beckwith-Wiedemann:* tumor de Wilms, neuroblastoma, hepatoblastoma e AC. Associados a anormalidades no cromossomo 11p15.
- *Neoplasia endócrina múltipla (NEM) Tipo 1:* tumor de paratireoide, hipofisária, neuroendócrino do pâncreas e CA ou adenoma de suprarrenal. Associados à inativação do gene NEM 1 no cromossomo 11q.
- *Síndrome SBLA:* sarcoma de mama, pulmão e CA.

Carcinoma adrenocortical esporádico

A patogênese molecular do CA esporádico ainda é desconhecida. Porém, um modelo de progressão tumoral similar ao do carcinoma colorretal é proposto. A mutação do gene p53 é identificada em apenas 1/3 dos pacientes com CA, o que mostra a presença de um outro gene ainda não identificado no desenvolvimento da doença.

No sul do Brasil, cerca de 90% das crianças com CA apresentam a supressão do p53, explicando em parte a grande frequência desta patologia nesta região.

Quadro clínico

Cerca de 60% dos CA são funcionantes. Frequentemente estes pacientes se apresentam com Síndrome de Cushing ou Síndrome Virilizante associado à Síndrome de Cushing. Menos de 10% apresentam apenas virilização, porém, a presença de virilização associada à lesão de suprarrenal sugere fortemente o diagnóstico de CA. As crianças apresentam virilização em 84% dos casos.

Pacientes com tumores não funcionantes apresentam queixas relacionadas com o crescimento tumoral, como dor abdominal e/ou lombar, ou são descobertos acidentalmente. Esses tumores acometem mais comumente idosos e tendem a progredir mais rapidamente quando comparados aos tumores funcionantes.

Avaliação hormonal

Sugere-se que em pacientes assintomáticos, os seguintes testes sejam realizados para determinar a capacidade secretória do tumor: glicose sérica, potássio sérico, dosagem de cortisol urinário em 24 horas, teste supressor com 1 mg de dexametasona, dosagem sérica de estradiol, estrona e andrógenos. Em alguns casos dosam-se metanefrinas plasmáticas ou catecolaminas e metanefrina urinárias em 24 horas para se excluir feocromocitoma, e a dosagem de aldosterona e renina séricas para excluir hiperaldosteronismo.

Estudos radiológicos

A TC normalmente é capaz de distinguir o adenoma do carcinoma suprarrenal, e a RM é complementar por definir melhor o envolvimento da veia cava. O PET-*Scan* com fluorodesoxiglicose só tem valor em lesões altamente suspeitas de malignidade, melhorando a *performance* do PET por diferenciar melhor os adenomas das lesões não adenomatosas.

Os locais mais comuns de metástases do CA são: fígado, pulmão, ossos e linfonodos. Por essa razão, a TC de tórax e abdome superior, assim como a Cintilografia Óssea são incluídos no estadiamento do CA.

A distinção entre tumor adrenocortical maligno e benigno é bastante difícil e pode ser sugerida pelos critérios microscópicos de Weiss.

> **Importante:**
> O único critério diagnóstico definitivo de malignidade dos tumores adrenocorticais é a presença de metástase a distância ou invasão local.

Estadiamento

Abaixo segue o estadiamento TNM para o Carcinoma Adrenocortical (Quadro 4). Como definido nesta classificação, o EC IV inclui pacientes com doença localmente avançada (mesmo que ressecável) e metástase a distância.

A sobrevida em 5 anos conforme o estágio é a seguinte:

- *EC I:* 82%.
- *EC II:* 58%.
- *EC II:* 55%.
- *EC IV:* 18%.

Tratamento

Tratamento cirúrgico

A cirurgia consiste no único tratamento curativo; entretanto, apesar do tratamento agressivo, 70 a 85% dos pacientes evoluem com recidiva local ou metástase, resultando em uma sobrevida em 5 anos de 16 a 35% nos pacientes com ressecção completa e menos de 1 ano para os pacientes com ressecção incompleta.

> **Importante:**
> O melhor preditor de sobrevida em 5 anos após a cirurgia é a ressecção radical (R0).

Abordagem laparotômica

De uma forma geral, o acesso utilizado é o anterior, embora a abordagem das glândulas suprarrenais possa ser realizada pelos acessos posterior, extraperitoneal posterolateral, toracoabdominal e toracolombar transdiafragmático. Em nosso serviço, a incisão mais utilizada é a subcostal ampliada (Chevron), de forma que se evite a ruptura da cápsula tumoral, permita o acesso e exposição dos órgãos adjacentes e possibilite a ressecção de linfonodos regionais possivelmente comprometidos. A abordagem anterior da adrenalectomia deve ser preferida, quando a doença suprarrenal é bilateral (10% dos pacientes), quando o tumor é maior que 10 cm, ou quando o tumor suprarrenal está invadindo as estruturas adjacentes. Nestes casos de doença avançada, a ressecção radical em bloco, englobando estruturas acometidas, é o único tratamento eficaz para esse tipo de patologia.

A extensão intracaval ou a presença de trombos tumorais não contraindicam a cirurgia. Quando o tumor não pode ser removido completamente, muitos serviços realizam a retirada do máximo de tecido neoplásico (*debulking*) com o objetivo de aumentar a sobrevida.

Abordagem laparoscópica

Nossa técnica padrão é a via transabdominal, indicada para pacientes com tumores de até 8 cm. O paciente é colocado em decúbito lateral oposto ao lado a ser operado. São utilizados quatro trocartes de 10 mm localizados na margem costal na seguinte ordem: mediano, linha mami-

Quadro 4. Sistema de estadiamento TNM para câncer de glândula suprarrenal (7ª Edição)

TUMOR PRIMÁRIO (T)			
TX	Tumor primário não pode ser avaliado		
T0	Sem evidência de tumor primário		
T1	Tumor de 5 cm ou menos na maior dimensão, sem invasão extrassuprarrenal		
T2	Tumor maior que 5 cm, sem invasão extrassuprarrenal		
T3	Tumor de qualquer tamanho com invasão local, sem invadir órgãos adjacentes*		
T4	Tumor de qualquer tamanho com invasão de órgão adjacentes*		
LINFONODOS REGIONAIS (N)			
NX	Linfonodos regionais não podem ser avaliados		
N0	Ausência de metástase linfonodal		
N1	Metástases em linfonodos regionais		
METÁSTASE A DISTÂNCIA (M)			
M0	Ausência de metástase a distância		
M1	Metástase a distância		
ESTADIAMENTO CLÍNICO (EC)			
EC I	T1	N0	M0
EC II	T2	N0	M0
EC III	T1	N1	M0
	T2	N1	M0
	T3	N0	M0
EC IV	T3	N1	M0
	T4	N0	M0
	T4	N1	M0
	Qualquer T	Qualquer N	M1

*Órgãos adjacentes incluem: rim, diafragma, grandes vasos, pâncreas, baço e fígado.

lar, linha axilar anterior e linha axilar posterior (este colocado apenas após o descolamento do cólon do lado operado). O cirurgião utiliza o 2º e 4º trocartes e o auxiliar manipula o 1º. Após a colocação dos três primeiros trocartes, rebatem-se o cólon esquerdo, ângulo esplênico e baço à esquerda, ou o ângulo hepático do cólon e o duodeno à direita, até expor a veia cava inferior. Após essas manobras, introduz-se o 4º trocarte.

Com o uso de afastador "tipo leque" expõe-se a suprarrenal, identificada pela sua coloração amarelo ouro. As suprarrenais possuem três pedículos arteriais: artéria suprarrenal superior, média e inferior, ramos respectivos da artéria frênica, aorta e artéria renal. E geralmente apresentam um tronco venoso principal, sendo esse curto e calibroso à direita (desembocando na veia cava inferior) e longo à esquerda (desembocando na veia renal esquerda junto à veia frênica inferior e a veia gonadal esquerda). Os ramos arteriais podem ser coagulados por eletrocoagulação bipolar ou monopolar ou bisturi ultrassônico, enquanto o tronco venoso deve ser dissecado e ligado com clipes de titânio. Nos tumores funcionantes, realizar primeiramente a ligadura venosa para evitar descarga hormonal com a manipulação da glândula. A dissecção da glândula começa da sua face lateral, menos vascularizada, em direção medial. Após a ligadura de seus pedículos vasculares e completa mobilização da glândula e gordura perirrenal adjacente, a peça deve ser retirada envolta por bolsa plástica laparoscópica.

Tratamento sistêmico

O Mitotano é uma droga adrenocorticolítica que tem eficácia no tratamento dos sintomas dos pacientes com CA, seja como terapia primária, adjuvante ou no controle da recidiva.

Nos pacientes em estágios I e II completamente ressecados, recomendamos mitotano adjuvante por 2 a 5 anos. Nos pacientes em estágios III e IV completamente ressecados, recomendamos mitotano adjuvante indefinidamente. Na doença metastática inoperável, o uso do mitotano também está indicado.

A eficácia do mitotano deve ser avaliada pela observação de tumor pelo PET-*Scan*, TC ou RM, dosagem do cortisol urinário e/ou androgênios.

A quimioterapia pode ser usada de forma paliativa, isoladamente ou em associação ao Mitotano. Sugere-se o esquema de doxorrubicina, cisplatina e etoposídeo.

Raditoterapia

Seu uso é ainda controverso no tratamento do CA, porém a radioterapia adjuvante pode ser realizada em pacientes com EC III com doença ressecável e todos os pacientes com margem positiva ou quando uma cirurgia adicional não é factível. É importante enfatizar a importância de se incluir no campo da radiação a área portal e da cadeia linfática ipsilateral (a maioria das recidivas se dá na região intercava-aórtica).

Em pacientes com sintomas locais de doença avançada ou sintomas relacionados com metástase a distância, utiliza-se a radioterapia com fins paliativos.

FEOCROMOCITOMA

Tumores secretores de catecolaminas que surgem das células cromafins da medula suprarrenal ou do plexo paragangliônico simpático são chamados de feocromocitoma e paragangliomas secretores de catecolamina, respectivamente. A distinção entre essas entidades é importante por implicar em diferentes neoplasias associadas e risco de malignização.

As síndromes genéticas mais associadas ao feocromocitoma são: neoplasia endócrina múltipla tipo 2A e 2B (NEM), doença de von Hippel-Lindau (VHL), neurofibromatose, esclerose tuberosa e síndrome de Sturge-Weber.

Como o tecido cromafim faz parte do sistema neuroendócrino difuso (Amine Precursor Uptake and Carboxilation – APUD), estes tumores podem surgir em quaisquer locais onde existam células cromafins no organismo. Os sítios extrassuprarrenais mais comuns são: órgão de Zuckerkandl, localizado entre a artéria mesentérica inferior e a bifurcação da aorta, (75%); bexiga (10%): tórax (10%): vagina, mediastino, pescoço e crânio (3%).

Quadro clínico

A tríade clássica do feocromocitoma inclui cefaleia, taquicardia e sudorese. A hipertensão, sustentada ou paroxística, é o sinal mais comum de feocromocitoma, embora 15% dos pacientes apresentem-se normotensos. A cefaleia está presente em 90% dos pacientes sintomáticos, e a sudorese ocorre em 60 a 70%. Outros sintomas menos comuns incluem hipotensão ortostática, borramento visual, papiledema, perda de peso, dislipidemia e hiperglicemia.

Os sintomas do Feocromocitoma são causados pela hipersecreção tumoral de norepinefrina, dopamina e epinefrina, embora uma hiperatividade simpática central também ocorra.

Diagnóstico diferencial: Síndrome do Pânico, uso de drogas simpaticomiméticas (cocaína, anfetamina, iMAO), disfunções autonômicas (pós-trauma raquimedular, síndrome de Guillan-Barré).

Características tumorais

Noventa e cinco por cento dos tumores secretores de catecolamina estão localizados no abdome. Cerca de 85-90% destes são intrassuprarrenais (feocromocitoma) e 5 a 10% são múltiplos.

Aproximadamente 10% de todos os tumores secretores de catecolamina são malignos. Os tumores benignos e malignos são idênticos histológica e bioquimicamente, definindo-se a malignidade quando ocorre invasão local ou metástase a distância.

Diagnóstico

O diagnóstico é confirmado pelas dosagens de metanefrinas e catecolaminas séricas e urinárias (Fig. 1).

> **Importante:**
> O diagnóstico de Feocromocitoma deve ser feito por testes bioquímicos e não por exames de imagem.

Dosagem de catecolaminas e metanefrinas urinárias de 24 horas

Apresentam sensibilidade e especificidade de 98%. Normalmente utilizado quando a suspeita clínica é pequena (alta especificidade), como, por exemplo, nas investigações de incidentalomas (3 a 10% são feocromocitomas) ou pacientes hipertensos.

Dosagem de metanefrina plasmática

Alguns grupos utilizam a dosagem plasmática como primeiro exame para o diagnóstico de Feocromocitoma. Apresenta sensibilidade de 97-100% e especificidade de 85-90%, com valor preditivo negativo extremamente alto. É mais utilizada em pacientes com alta suspeita clínica, como história familiar e síndromes genéticas.

Outros testes

Teste de supressão de Clonidina, tem o objetivo de distinguir o feocromocitoma de falsas elevações plasmáticas de catecolaminas e metanefrinas. A Clonidina é um alfa-agonista de ação central que suprime a liberação de catecolaminas dos neurônios, mas não afeta a produção tumoral.

Lembrar que algumas medicações devem ser suspensas pelo menos 15 dias antes dos exames: antidepressivos tricíclicos, levodopa, buspirona, anfetamina, descongestionantes nasais que contenham agonista alfa-adrenérgicos, reserpina, etanol e acetaminofeno.

Testes radiológicos

Os testes laboratoriais são seguidos por exames de imagem para localização do tumor. A TC e a RM são os principais exames utilizados para visualização das lesões. Apresentam alta sensibilidade (98-100%) e baixa especificidade (70%) por causa da grande incidência de incidentaloma.

A TC apresenta melhor resolução espacial, porém expõe o paciente a doses de radiação e ao uso de contraste. A RM é mais cara, mas não utiliza contraste ou radiação. Qualquer um destes exames pode ser utilizado unicamente.

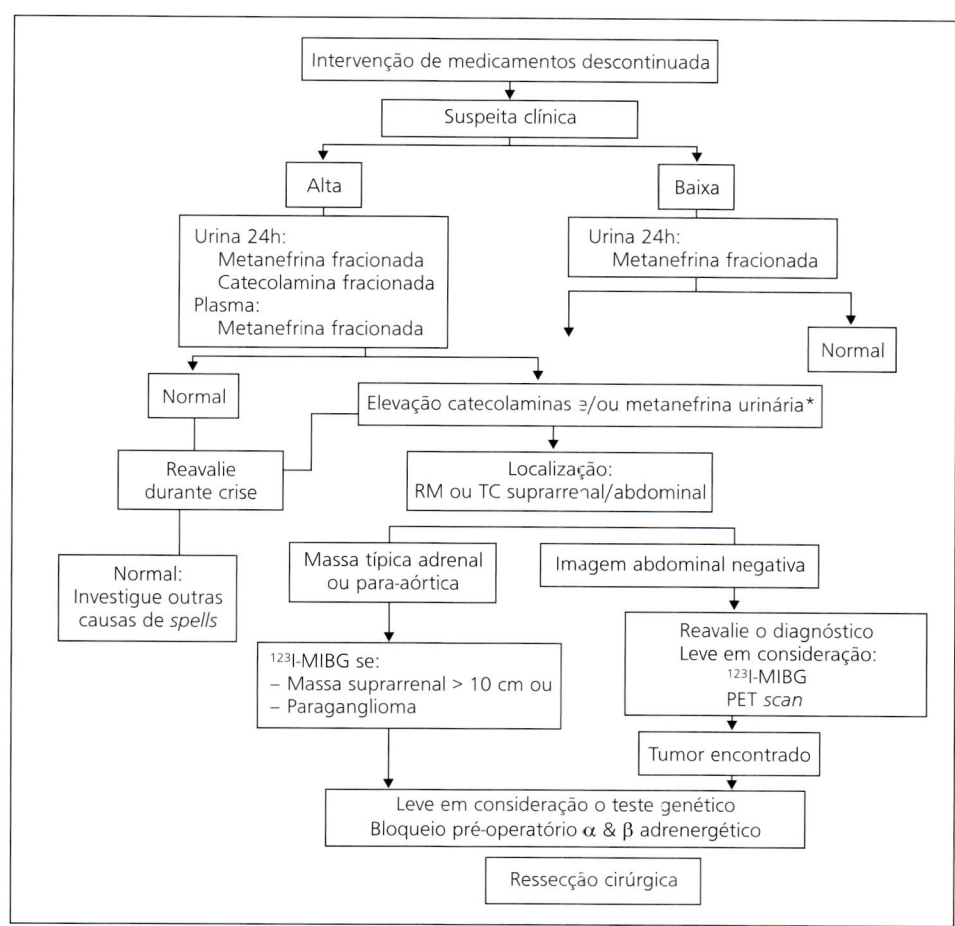

◄ **FIGURA 1.** Avaliação e tratamento dos tumores produtores de catecolamina.
*Elevação 2 vezes maior que o limite da normalidade e/ou N-Metanefrina > 900 μg ou Metanefrina > 400 μg.

A metaiodobenzilguanina (^{131}I-MIBG) tem o seu papel quando não se encontram imagens em pacientes diagnosticados laboratorialmente, como portadores de feocromocitoma. O ^{131}I-MIBG é um composto semelhante à norepinefrina e é captado pelos tecidos adrenérgicos. Também demonstra a existência de tumores múltiplos.

Tratamento

De uma maneira geral, o tratamento do feocromocitoma é cirúrgico, porém uma preparação clínica benfeita é essencial para o sucesso da cirurgia. A ressecção de um feocromocitoma é um procedimento de alto risco, sendo fundamental uma equipe experiente de anestesistas e cirurgiões.

Tratamento cirúrgico

Cuidados pré-operatórios

Os cuidados pré-operatórios visam ao controle da hipertensão e expansão volêmica. A combinação de bloqueadores alfa e beta-adrenérgicos é a mais utilizada no pré-operatório.

- *Alfabloqueadores – Fenoxibenzamina:* iniciado 7 a 10 dias antes da cirurgia. Os níveis de pressão a serem alcançados são menores que 120x80 mmHg. Inicia-se com dose de 10 a 20 mg ao dia, divididos em 2 ou 3 tomadas, até o máximo de 100 mg/dia, se necessário.
- *Betabloqueadores (Propranolol):* após um bloqueio alfa adequado, inicia-se o betabloqueador em baixas doses (10 mg de 6 em 6 horas). A dose pode ser aumentada até o controle ideal da frequência cardíaca (60 a 80 bpm). O betabloqueador nunca deve anteceder o alfa.
- *Outras drogas:* bloqueadores de canal de cálcio, metirosina (inibidores da síntese de catecolaminas).

Adrenalectomia

Se a lesão estiver localizada na glândula suprarrenal, a adrenalectomia se faz necessária. A abordagem laparotômica é indicada para paragangliomas.

Pacientes com síndromes familiares (NEM 2, VHL) têm elevada incidência de doença bilateral. Quando isso ocorre, a adrenalectomia parcial bilateral pode ser efetuada com a finalidade de se evitar a deficiência permanente de glicocorticoide.

Se uma adrenalectomia bilateral for planejada, a cobertura de glicocorticoide deve ser iniciada no pré-operatório.

O tratamento do feocromocitoma maligno não se diferencia dos tumores benignos. A adrenalectomia é a terapia primária e se mostra bastante eficaz na redução dos sintomas e aumento da sobrevida. A recidiva da doença pode ocorrer até 20 anos após a ressecção primária. Lesões metastáticas devem ser ressecadas, quando possível.

Tratamento sistêmico

Recomenda-se o ^{131}I-MIBG, que pode ser repetido a cada 3 meses, ou quimioterapia com ciclofosfamida, vincristina e dacarbazina ou com temozolomida e talidomida. Consideram-se também o sunitinibe, cisplatina e 5-FU ou cisplatina e paclitaxel.

Radioterapia

Lesões ósseas metastáticas podem ser tratadas paliativamente com radioterapia.

Prognóstico

A ressecção cirúrgica nem sempre leva ao controle da HAS e à cura do paciente. A recidiva da doença ocorre com maior frequência em pacientes com síndromes familiares, tumores localizados à direita e extrassuprarrenais. A monitorização pós-operatória deve ser realizada por longos períodos, através de exames laboratoriais anuais, mesmo em pacientes aparentemente curados.

METÁSTASES SUPRARRENAIS

Neoplasias malignas de diferentes sítios primários podem enviar metástases para a glândula suprarrenal, como pulmão, cólon, reto, mama, melanoma, rim, estômago etc.

Uma vez que o sítio tumoral primário esteja controlado e a suprarrenal seja o único local de metástase ativa, a adrenalectomia está indicada.

A via laparoscópica é o procedimento padrão, desde que se consiga realizar uma cirurgia radical, sem violação tumoral e com margens livres.

A principal indicação da ressecção de metástase suprarrenal é o carcinoma pulmonar de não pequenas células, seguido de melanoma, tumores colorretais e mama.

BIBLIOGRAFIA

Bovio S, Cataldi A, Reimondo G *et al.* Prevalence of adrenal incidentaloma in a contemporary computerized tomography series. *J Endocrinol Invest* 2006;29:298.

Guerrero MA, Schreinemakers JM, Vriens MR *et al.* Clinical spectrum of pheochromocytoma. *J Am Coll Surg* 2009;209:727.

Herrera MF, Grant CS, van Heerden JA *et al.* Incidentally discovered adrenal tumors: an institutional perspective. *Surgery* 1991;110:1014.

Lenders JW, Pacak K, Walther MM *et al.* Biochemical diagnosis of pheochromocytoma: which test is best? *JAMA* 2002;287:1427.

Pederson LC, Lee JE. Pheochromocytoma. *Curr Treat Options Oncol* 2003;4:329-37.

Pena CS, Boland GW, Hahn PF *et al.* Characterization of indeterminate (lipid-poor) adrenal masses: use of washout characteristics at contrast-enhanced CT. *Radiology* 2000;217:798.

Veytsman I, Nieman L, Foio. Management of endocrine manifestations and the use of mitotane as a chemotherapeutic agent for adrenocortical carcinoma. *J Clin Oncol* 2009 Sept. 20;27(27):4619-29.

Young Jr WF. Clinical practice. The incidentally discovered adrenal mass. *N Engl J Med* 2007;356:601.

CAPÍTULO 97
Transplante Hepático em Oncologia

Agnaldo Soares Lima ■ Leandro Ricardo de Navarro Amado ■ Luciana Costa Silva

INTRODUÇÃO

Nos primórdios dos transplantes de fígado, pacientes com neoplasia hepática eram transplantados apenas por falta de outras opções terapêuticas. Os resultados obtidos foram tão desanimadores, com aparecimento precoce de metástases de evolução fulminante, que a indicação foi proscrita. Foi a melhor seleção de pacientes para o transplante que induziu aos excelentes resultados hoje obtidos e recuperou a neoplasia hepática como uma boa indicação ao transplante de fígado.

O carcinoma hepatocelular (CHC) é o tumor primário mais frequente no fígado e constitui a principal indicação de transplante de fígado, entre todas as indicações de ordem tumoral ordinariamente aceitas atualmente. Podem também constituir indicação ao transplante hepático as metástases de tumor neuroendócrino, o hepatoblastoma, o carcinoma hepatocelular variante fibrolamelar, hemangioendotelioma epitelioide e o colangiocarcinoma.

DOENÇA HEPÁTICA CRÔNICA E TUMORIGÊNESE

Algumas doenças hepáticas representam fatores predisponentes para o aparecimento de neoplasias. A associação entre o carcinoma hepatocelular e a cirrose hepática é ainda mais intensa quando a etiologia da cirrose é de natureza viral, B ou C.

O colangiocarcinoma também tem predileção por vias biliares cronicamente doentes, como é o caso da colangite esclerosante primária, da doença de Caroli e dos cistos de colédoco.[1] Para hepatoblastoma, CHC fibrolamelar e hemangioendotelioma epitelioide não foram associados fatores predisponentes.

Conhecendo-se o mecanismo de formação dos tumores ou, pelo menos, detectando-se fatores de risco envolvidos no aparecimento das neoplasias, justifica-se a política de rastreamento para as neoplasias associadas às populações de risco. Nos tumores hepáticos, pacientes cirróticos, especialmente das cirroses causadas por infecção crônica pelos vírus B e C, devem ser seguidos em acompanhamento clínico e com exames complementares. O intervalo entre exames de rastreamento deve variar entre 4 e 6 meses, especialmente os pacientes com hepatite crônica B ou C que acumulam risco de neoplasia da ordem de 2,5 a 7% por ano.[2] Nos pacientes com doenças biliares crônicas, notadamente a colangite esclerosante primária, o cisto de colédoco, litíase intra-hepática e a doença de Caroli, a associação a colangiocarcinoma é bem conhecida, muito embora a frequência da doença seja baixa e os métodos de rastreamento pouco eficazes na detecção precoce do tumor.[3]

CARCINOMA HEPATOCELULAR

Diagnóstico do tumor no hepatopata em acompanhamento clínico

A ultrassonografia abdominal é o exame de imagem mais solicitado no rastreamento do carcinoma hepatocelular do paciente cirrótico. Considerando-se a acurácia do método no seu "estado da arte", a ultrassonografia detecta nódulos de carcinoma ainda em estágios iniciais, especialmente quando o mesmo examinador faz o acompanhamento do paciente. Dificultado pela natural presença de nódulos de regeneração, o aparecimento de um nódulo novo, ou com crescimento destacado, aumenta a suspeita de CHC. Entretanto, a prática clínica mais frequente é de achados inconsistentes com os melhores resultados obtidos na literatura, em exames de baixa qualidade, seja pela dependência da qualidade do equipamento, seja pela dependência da experiência do examinador. A suspeita diagnóstica, a dúvida em se tratar de CHC ou a elevação de marcadores tumorais requerem avaliação mais precisa, por método de imagem contrastado, ressonância magnética ou tomografia.[4]

A alfafetoproteína é o marcador tumoral mais associado à presença de CHC no fígado. Entretanto, a positividade do exame é da ordem de 70% nos pacientes com tumor diagnosticado. Dessa forma, recomenda-se mais o uso da alfafetoproteína no acompanhamento de pacientes tratados de CHC, quando o tumor mostrava-se secretor antes da ressecção. Apesar da limitação do método, a maioria dos serviços ainda mantém a dosagem regular de alfafetoproteína como parte do rastreamento do CHC em cirróticos, em associação à ultrassonografia, provavelmente pela baixa acurácia deste último.[5]

Com relação aos exames de imagem, o diagnóstico do CHC repousa, basicamente, sobre a presença de nódulo com rápido enchimento heterogêneo pelo meio de contraste, na fase arterial, seguido de lavagem do contraste (*wash-out*) na fase portal ou na fase de equilíbrio (Fig. 1). Os métodos de imagem mais seguros para tal diagnóstico são a ressonância magnética e a tomografia computadorizada.[4] Na ressonância, o estudo da restrição à difusão de água pode ser de grande auxílio na elucidação da natureza de determinado nódulo hepático, especialmente em doenças onde existe formação de nódulos em grande quantidade e no diagnóstico diferencial com nódulos de regeneração.[6] Biópsia do nódulo, em cirrótico, tem indicação apenas quando o padrão de contrastação da lesão não for típico suficiente para sua caracterização como tumor.

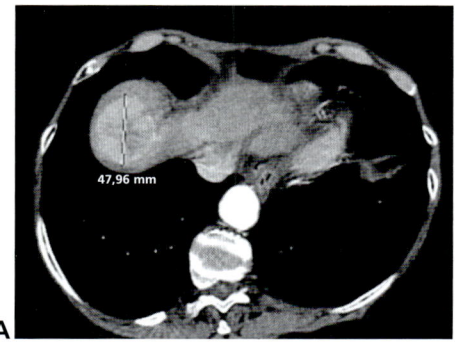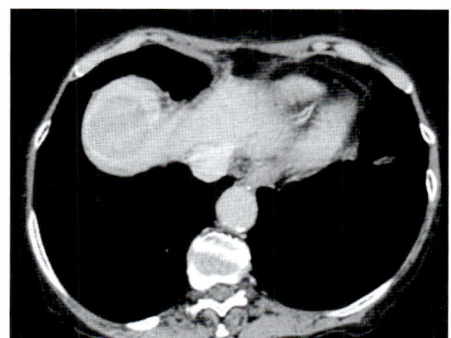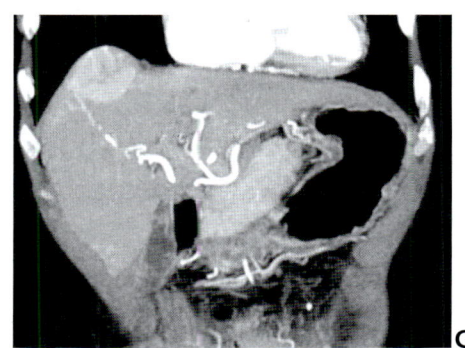

▲ **FIGURA 1.** (**A-C**) Tomografia computadorizada multidetectores – evidenciado nódulo em fígado cirrótico com captação na fase arterial do contraste (**A**) e *wash-out* na fase portal (**B**).

Estadiamento

Para o estadiamento inicial do CHC são necessários exames de imagem do fígado e do pulmão. Metástases do CHC também podem ser encontradas no pedículo hepático, peritônio, nos ossos e, menos frequentemente, no sistema nervoso central. A classificação TNM determina os estágios da doença.

Indicação ao transplante

A troca do fígado é um tratamento radical e adequado para a cura do CHC. Entretanto, a retirada do fígado inteiro não é capaz de controlar doença fora do sítio primário, quando implantada à distância. As recidivas do CHC podem apresentar curso evolutivo rápido, uma vez que os tratamentos disponíveis são ainda pouco eficazes. Dessa forma, é primordial que a indicação ao transplante possa oferecer razoável segurança quanto à ausência de metástases. Na falta de marcador específico da metastatização, são utilizados marcadores indiretos. O tamanho e o número de nódulos de tumor no fígado foram identificados como fator prognóstico, mas seu real valor, provavelmente, está ligado à correlação com a diferenciação tumoral e à presença de microinvasão vascular. Por isso, enquanto vários marcadores séricos de metastatização são investigados, tamanho e número de nódulos de tumor ainda persistem como os melhores indicativos de prognóstico da recidiva pós-transplante.[4]

A investigação de fígados cirróticos explantados revela variável incidência de tumores de pequeno tamanho, não diagnosticados previamente ao transplante, em torno de 10 a 20%.[7,8] É provável que a frequência de achados de tumor no período pré-transplante tenha relação com a qualidade dos métodos diagnósticos disponíveis e depende, portanto, da época e dos recursos da instituição. Tumores menores são mais dificilmente diagnosticados. No entanto, o prognóstico de pacientes com pequenos nódulos foi semelhante ao de outros pacientes transplantados por doenças não tumorais[8]. Em 1993, Bismuth *et al.* avaliaram a evolução de pacientes transplantados por CHC, em comparação a pacientes submetidos à ressecção. Foram registradas maior sobrevida e menor incidência de recidiva, em pacientes submetidos a transplante com neoplasia menor que 3 cm.[9] Em 1996, Mazzaferro *et al.*, revisando a evolução de 48 pacientes transplantados por CHC, determinaram que o *cut-off* para bom prognóstico pós-transplante corresponde ao estágio T2: 1 nódulo ente 2 e 5 cm, ou 3 nódulos, entre 2 e 3 cm cada.[10] Esta faixa para indicação ao transplante, no CHC, ficou conhecida como "Critério de Milão" e é um dos parâmetros mais utilizados na seleção de candidatos a receptores.

O "Critério de Milão" estima a agressividade do tumor pela via indireta da associação do tamanho a fatores pejorativos para metastatização. No entanto, casos de insucesso após o transplante, em pacientes com nódulos pequenos, e casos de sucesso no transplante de pacientes com grandes tumores levaram vários grupos a questionar a utilização do critério de Mazzaferro, que tem caráter extremamente restritivo. Surgiram, então, vários outros critérios defendidos por importantes grupos de transplante, tais como o a Universidade de San Francisco (Califórnia),[11] o critério Up-to-seven[12] entre outros.

Outro conceito importante na indicação ao transplante hepático em pacientes com CHC é o da redução do estadiamento. Consagrado pelo termo anglicano "*downstaging*", a técnica consiste em utilizar meios para reduzir o tamanho de um tumor que excede o estágio T2, retornando-o à situação em que o transplante é indicado, dentro dos Critérios de Milão.[13] O racional para empreender *downstaging* de um tumor, entretanto, não se baseia apenas na redução volumétrica. A resposta ao tratamento, especialmente à quimioembolização arterial, parece ser determinante na seleção de tumores de natureza menos agressiva, com menor chance de metastatização.[14] Além disso, o tempo de observação do paciente, do momento em que é submetido ao tratamento redutor até a indicação ao transplante, constitui um período a mais de rastreamento sistêmico para aumentar a convicção de ausência de metástases a distância. Dentro do raciocínio descrito anteriormente, o conceito de *downstaging* compreende mais que a reentrada no estágio T2, mas também um teste da agressividade tumoral.

Os meios de tratamento utilizados como *downstaging* são a quimioembolização arterial, a ablação por radiofrequência, a ressecção cirúrgica e a administração de sorafenibe.

A indicação ao transplante, como tratamento do CHC, envolve discussão em dois extremos:

1. No paciente hepatopata crônico, que ainda mantém boa função hepática e desenvolve nódulo de CHC.
2. No paciente hepatopata crônico, com tumor de grande tamanho, com impedimento do tratamento por ressecção.

Quando o paciente hepatopata, com pequeno CHC periférico, tem ainda boa função hepática, a discussão recai sobre a possibilidade de tratá-lo por meio da ressecção do tumor. Em favor do transplante, pesam o tratamento da cirrose, com consequente prevenção de novos nódulos e a prevenção de descompensações hemorrágicas, ascíticas ou encefalopáticas. Em favor da ressecção, é evidente a melhor taxa de sobrevida inicial do procedimento, ao contrário do transplante, cujos resultados exibem, pelo menos, 10% de mortalidade precoce. A ressecção de CHC poupa enxertos para outros pacientes com hepatopatia descompensada e não impede, em caso de novo tumor ou em caso de descompensação hepática, que um transplante de resgate seja realizado.[15] A ressecção laparoscópica de CHC em cirróticos pode contribuir com redução da morbidade pós-operatória pela ausência de grande incisão cirúrgica e menor interrupção de colaterais, menor volume de hemotransfusão, embora com a mesma taxa de mortalidade.[16]

Por outro lado, no paciente hepatopata tumores de grande tamanho ou, mesmo, um tumor pequeno, mas de localização central no fígado (*mal placée*), não se prestam à ressecção. Paradoxalmente, um tumor volumoso, mas exofítico, pode ser ressecado sem grande prejuízo para o volume de fígado remanescente. Uma opção para os grandes tumores intraparenquimatosos é o tratamento intermediário por quimioembolização. Se regredirem para o estágio T2, o transplante deve ser considerado.

Particularidades do transplante no paciente com CHC

O transplante de fígado em pacientes com CHC pode requerer algumas modificações técnicas, especialmente em casos de nódulos em contato com a veia cava retro-hepática. Nesta situação, a técnica clássica do transplante, com ressecção cava e substituição por um enxerto e seu segmento de cava retro-hepática pode ser necessária, em contraposição à técnica do Piggy-Back, frequentemente utilizada nos dias atuais. Uma outra tática específica do transplante diz respeito a ter um segundo candidato a transplante em sobreaviso, para o caso de o tumor se apresentar em estágio superior ao diagnosticado, especialmente em se tratando de nódulos extra-hepáticos ou carcinomatose peritoneal.

O resultado do transplante no paciente com CHC depende de algumas variáveis. Como já mencionado anteriormente, as características do tumor relacionam-se com a possibilidade de recidiva pós-transplante e, consequentemente, influenciam a sobrevida e a sobrevida livre de doença. Neste mesmo parâmetro, incluem-se as manobras realizadas para controle da neoplasia, como uso de quimioembolização arterial, ablação por radiofrequência ou antiangiogênico no período pré-transplante (Fig. 2). Entretanto, o estágio da doença hepática subjacente também influencia nos resultados. Pacientes com hepatopatia inicial e neoplasia evoluem, em geral, com altas taxas de sobrevidas iniciais, graças à melhor condição clínica.

A melhor análise de resultado no transplante hepático por CHC, no entanto, deve envolver a intenção de tratar. Sapisochin *et al.* avaliaram a evolução de 217 pacientes cirróticos, com possibilidade de tratamento por ressecção ou por transplante, com os candidatos à ressecção divididos em tumores muito precoces ($\leq$ 2 cm) e precoces (> 2 cm). Houve maior taxa de recidiva do tumor entre os pacientes ressecados (72% *vs.* 16%). Aqueles com tumor inicial muito precoce puderam ser reinscritos em lista de espera (*salvage transplantation*) com maior frequência que os tratados de tumor precoce. A sobrevida atuarial para 10 anos foi de 33% para tratamento por ressecção e 49% por transplante (p = 0,002), mas não houve diferença de sobrevida entre os pacientes com tumores muito precoces ressecados e os pacientes transplantados.[17]

No Hospital das Clínicas da UFMG, em 750 transplantes realizados entre setembro de 1994 e julho de 2012, foram encontrados nódulos de CHC em 132 explantes. Nesta casuística, houve predominância de indivíduos do sexo masculino (105 *vs.* 27), e a mediana de idade foi de 56

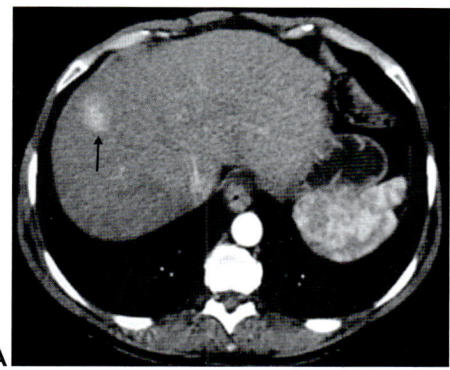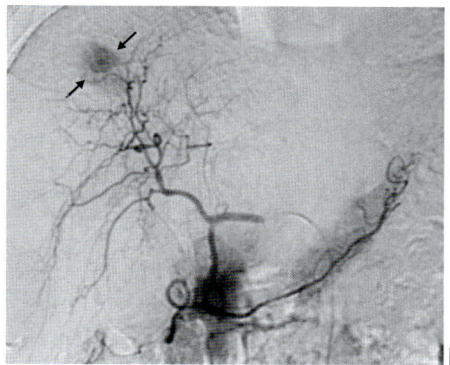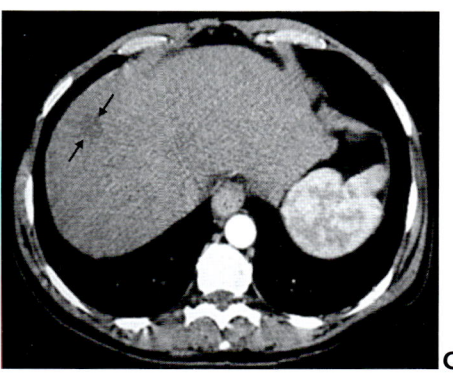

▲ **FIGURA 2. (A-C)** Quimioembolização arterial em nódulo de carcinoma hepatocelular. O procedimento pode ser utilizado para controle paliativo da evolução da doença ou para redução do volume tumoral (*downstaging*) com vistas ao tratamento curativo pelo transplante hepático.

anos. A doença hepática crônica subjacente era de origem viral em 79 pacientes (59,8%) e produzia escore de gravidade (MELD) de 13 pontos. Houve recidiva da neoplasia em 10 pacientes (7,6%).

METÁSTASES HEPÁTICAS DE TUMOR NEUROENDÓCRINO

O transplante de fígado está inserido no rol de modalidades de tratamento dos tumores neuroendócrinos. A modalidade terapêutica se aplica, com intuito curativo, aos tumores com sítio primário controlado e com metástases hepáticas múltiplas, difusas e irressecáveis, mas restritas ao fígado (Fig. 3).[18] O transplante pode, também, ser utilizado como tratamento paliativo, nos pacientes com metástases hepáticas produtoras de substâncias ativas, tendo em vista a evolução habitualmente lenta de progressão desta neoplasia mesmo quando recidiva após o transplante. Alguns fatores relacionados com o tumor, seu sítio de origem ou com características biomoleculares foram estudados para prognóstico ou para aprimorar a indicação ao transplante. Dessa forma, o sítio primário no pulmão relaciona-se com evolução mais favorável, e os tumores neuroendócrinos primários gastrointestinais têm melhor evolução que os pancreáticos, após o transplante. Baixos níveis de E-caderina e Ki67 nas células tumorais (< 2%) foram relacionados com uma melhor evolução pós-transplante. No entanto, a experiência limitada de cada equipe e resultados não concordantes ainda não permitiram consenso sobre o assunto.[19] A sobrevida estimada para o transplante em metástases de tumores neuroendócrinos está em torno de 87% (1 ano) com 77% dos pacientes livres de doença.[18]

HEPATOBLASTOMA

Tumor mais frequente em crianças, seu tratamento mais adequado é a completa ressecção, seja por meio da exérese dos nódulos tumorais, seja pela completa remoção do fígado e transplante. Tratamento quimioterápico deve ser realizado antes do procedimento cirúrgico, especialmente nos pacientes com graus mais avançados da doença na classificação PRETEX,[20] tendo a cisplatina como o principal agente entre os esquemas multidrogas preconizados.[21] As taxas de sobrevida e sobrevida livre de doença são variáveis entre serviços, mas a terapêutica por ressecção completa e por transplante hepático como primeiro tratamento produz resultado superior ao do transplante indicado na recidiva pós-ressecção.[21] O tratamento quimioterápico pós-transplante também produz

efeito positivo na sobrevida, que alcançou 100% entre os tratados em comparação a 56% nos que não receberam, na modesta experiência de Browne *et al.*[22] Os fatores identificados como favoráveis à sobrevida foram o subtipo epitelial-fetal e o tipo misto epitelial e mesenquimal, como padrão histológico e a boa resposta ao tratamento quimioterápico. Por outro lado, tumores indiferenciados de pequenas células, tumores de células hepáticas transicionais, alfafetoproteína acima de 1.000.000 UI/mL ou abaixo de 100 UI/mL, metástases pulmonares e recidiva local após ressecção são considerados fatores prognósticos negativos.[23]

Taxas de sobrevida pós-transplante da ordem de 100, 83,3 e 83,3%, respectivamente, em 1, 5 e 10 anos, foram relatadas por mais de um serviço, utilizando o protocolo de tratamento sugerido pelo International Childhood Liver Tumor Strategy Group (SIOPEL). Doadores vivos relacionados foram utilizados em algumas séries, com resultados comparáveis ao do transplante com doador falecido.[24,25]

CARCINOMA HEPATOCELULAR VARIANTE FIBROLAMELAR

Carcinoma fibrolamelar é tumor hepático primário raro, que se apresenta mais frequentemente no adulto jovem, geralmente em fígado não cirrótico. Ressecção hepática ou transplante oferecem chance de cura para a doença. Ao carcinoma fibrolamelar é relacionado um prognóstico melhor que o do CHC, mas dados sobre tratamento e prognóstico são escassos na literatura. A possibilidade de realizar ressecções extensas em fígados não cirróticos direciona o tratamento cirúrgico para essa modalidade terapêutica e reserva o transplante hepático para situações de doença localmente mais avançada. Uma revisão sistemática da literatura, que compilou dados de 575 pacientes, confirmou a igual distribuição da doença por sexo (52% em mulheres), a baixa relação com a secreção de alfafetoproteína (elevada em 10% dos casos) e com a cirrose (3% dos casos). Neste conjunto de publicações, o transplante foi o método de tratamento em 23% dos casos.[18,19,26]

El-Gazzaz *et al.* revisaram 20 casos de carcinoma fibrolamelar tratados entre 1985 e 1998, por cirurgia de ressecção (n = 11) ou, se não ressecável, por transplante (n = 9). A sobrevida global em 1, 3 e 5 anos foi, respectivamente, de 89,5, 75 e 50%. O tratamento por ressecção resultou em melhor sobrevida que o transplante em 3 anos (100 *vs.* 76%, p < 0,025), mas é provável que um viés de seleção tenha ocorrido em decorrência da indicação do transplante nos casos mais avançados.[27]

HEMANGIOENDOTELIOMA EPITELIOIDE

O hemangioendotelioma é tumor de origem vascular, raro, com potencial maligno imprevisível. A distinção histológica com angiossarcoma é difícil, mas pode ser auxiliar com marcadores imuno-histoquímicos para citoqueratina e endoteliais (CD31, CD34, fator VIII e podoplanina).[19,28]

Cerca de 90% dos hemangioendoteliomas se apresentam como doença bilobar ou multifocal, com acometimento extra-hepático em 37% (Fig. 4). Por isso, menos de 10% dos pacientes são candidatos à ressecção hepática. O transplante de fígado, portanto, tem importante papel no tratamento da doença, sendo indicado em 45% dos casos em algumas casuísticas. Em revisão de 434 casos da literatura, Mehrabi *et al.* descreveram sobrevida pós-transplante de 96 e 54,5%, respectivamente, para 1 e 5 anos, e a sobrevida para a ressecção de 100 e 75%. O transplante, no entanto, foi reserva-

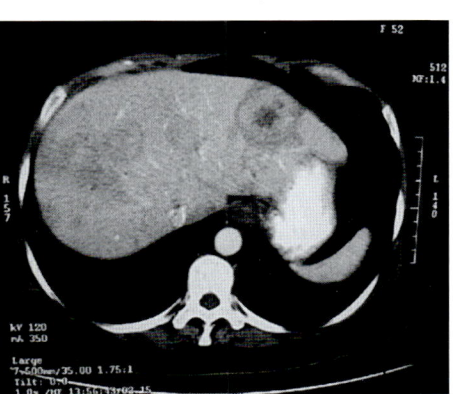

◀ **FIGURA 3.** Tomografia computadorizada multidetectores – pré-operatório de paciente portadora de metástases difusas no fígado de tumor neuroendócrino, submetida ao transplante hepático.

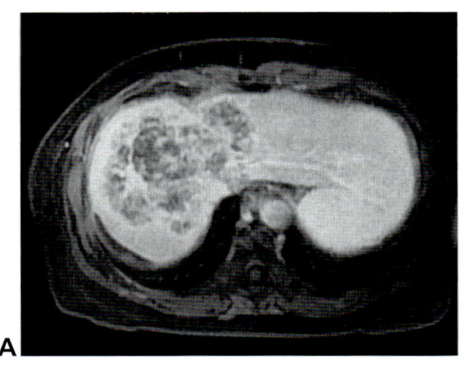
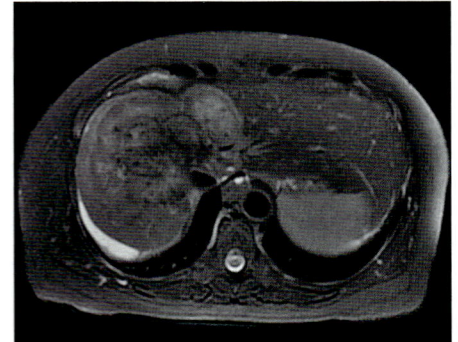
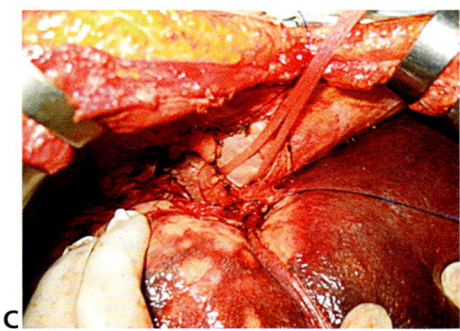
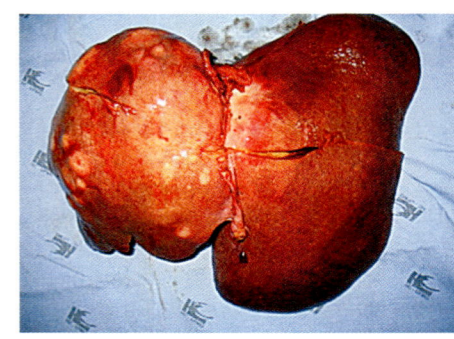
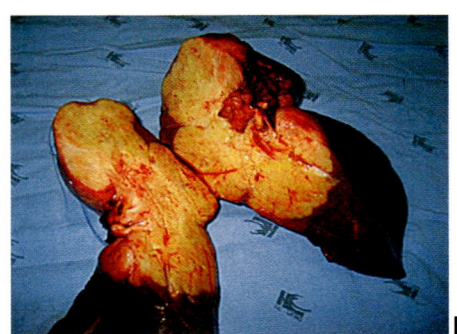

FIGURA 4. (A-E) Transplante hepático no tratamento de hemangioendotelioma epitelioide. (**A** e **B**) Grande lesão no fígado, acometendo as três veias hepáticas. (**C**) Durante o transplante, foi removida a veia cava retro-hepática e realizado implante da veia cava do enxerto junto ao átrio direito.

do para casos mais avançados.[29] Os dados da ELITA–ELTR, apresentados por Bonaccorsi-Riani & Lerut, também indicam bons resultados em termos de sobrevida pós-transplante, no tratamento do hemangioendotelioma: 83 e 74% para 5 e 10 anos pós-transplante. Os autores ressaltaram que a invasão linfonodal regional e a presença de limitada doença extra-hepática não influenciaram a sobrevida. Ao contrário, a invasão micro e macrovascular associada foi o único parâmetro com influência negativa sobre a evolução pós-transplante.[30]

COLANGIOCARCINOMA

A experiência inicial com transplante hepático para tratamento do colangiocarcinoma foi seguida de resultado desastroso, marcado por baixas taxas de sobrevida e altas taxas de recidiva. A ressecção do tumor sem transplante, no entanto, não produz resultados nitidamente superiores. Entre os poucos casos adequadamente ressecados, a taxa de recidiva não é desprezível. Terapêutica inovadora foi trazida pela Universidade de Nebraska e, posteriormente, pela Clínica Mayo Rochester com a utilização de quimiorradioterapia neoadjuvante ao transplante. Os resultados são animadores, embora a seleção de pacientes ainda seja extremamente restritiva, o que não resultou, portanto, na expansão do número de pacientes com a doença que recebem tratamento com intenção curativa.[31]

Um dos fatores que contribuem para o prognóstico desfavorável observado, de maneira geral, no tratamento do colangiocarcinoma é a dificuldade no diagnóstico precoce, mesmo em pacientes com risco mais elevado para a neoplasia. Por esse motivo, para Rosen *et al.* o diagnóstico histológico pré-operatório, embora desejável, não é considerado essencial para empreender o tratamento. A insistência em se obter prova histológica pode, inclusive, se relacionar com um pior prognóstico. Apenas 52% dos pacientes com colangite esclerosante primária tiveram confirmação histológica da neoplasia antes do transplante e, nestes pacientes, o resultado do tratamento foi pior.[3]

Schüle *et al.* detectaram a presença de linfonodos hilares acometidos por metástases como o principal fator prognóstico para evolução desfavorável pós-transplante, no colangiocarcinoma. Os autores recomendam laparotomia para linfadenectomia ao longo da artéria hepática comum como método de seleção para o transplante.[32] Murad *et al.* identificaram preditores de recaída do tumor em pacientes tratados com quimiorradioterapia neoadjuvante. Estudando 62 pacientes com recaída entre 199 tratados, foram fatores prognósticos CA 19-9 ≥ 500 U/mL, nódulo ≥ 3 cm, identificação do tumor à biópsia ou *brushing* e escore MELD > 20.[33]

Resultados obtidos com o protocolo de tratamento neoadjuvante, seguido de transplante, foram publicados por diversas equipes. Sobrevida atuarial de 90, 70 e 63%, respectivamente, para 1, 2 e 3 anos se contrapõe fortemente à série histórica de 0 a 26% de sobrevida no tratamento cirúrgico do colangiocarcinoma.[31,34] Outros autores, enfatizando a necessidade de uma pré-seleção rigorosa de candidatos a transplante, apresentam resultados menos imponentes, obtidos de 12 centros, onde foi considerada a intenção de tratar e não apenas relacionados com os submetidos a transplante. Com 11,5% de recaída em 3 meses entre os que iniciaram o tratamento, a sobrevida por intenção de tratar foi de 68 e 53% para 2 e 5 anos após início da terapia. Nestes sobreviventes, a sobrevida livre de doença foi de 78% em 2 anos.[35]

LEGISLAÇÃO BRASILEIRA E O TRANSPLANTE EM PACIENTES ONCOLÓGICOS

A regulamentação da atividade de transplante de fígado no Brasil é feita por legislação específica sobre o assunto, que se encontra em permanente atualização. Atualmente, tem valor a Portaria nº 2.600, de 2009, que inclui, entre as indicações possíveis para transplante de fígado, os tumores primários do fígado e as metástases de tumor neuroendócrino (com tumor primário já retirado ou indetectável e sem doença extra-hepática detectável).

A partir de 2006, o Sistema Nacional de Transplantes fez opção pelo processo de alocação de enxertos hepáticos de acordo com a gravidade do receptor. O modelo escolhido para avaliar a gravidade foi o MELD/PELD, que considera valores objetivos de exames laboratoriais, em uma fórmula logarítmica que produz escores. Nos pacientes com neoplasia, entretanto, a gravidade que requer transplante nem sempre está associada à alteração dos exames laboratoriais utilizados no escore MELD/PELD. Dessa forma, foram criadas as chamadas "situações especiais", para as quais são atribuídas elevadas pontuações, de modo a permitir que o transplante ocorra rapidamente.

- Para as crianças abaixo de 12 anos, as situações especiais relacionadas com a neoplasia são citadas no artigo 88:
  - I – tumor neuroendócrino metastático, irressecável, com tumor primário já retirado e sem doença extra-hepática detectável;
  - II – hepatocarcinoma maior ou igual a 2 cm de diâmetro, dentro dos critérios de Milão, com diagnóstico com base nos critérios de Barcelona e sem indicação de ressecção;
  - III – hepatoblastoma;
  - V – hemangioma gigante, hemangiomatose e doença policística com síndrome compartimental;
  - VI – carcinoma fibrolamelar irressecável e sem doença extra-hepática;
  - VII – hemangioendotelioma epitelioide primário de fígado irressecável e sem doença extra-hepática;
  - VIII – adenomatose múltipla, bilobar, extensa e irressecável.

- Para as crianças com 12 anos ou mais e adultos, as situações especiais relacionadas com neoplasias são citadas no artigo 89:
  - I – tumor neuroendócrino metastático, irressecável, com tumor primário já retirado, e sem doença extra-hepática detectável;
  - II – hepatocarcinoma maior ou igual a 2 cm de diâmetro, dentro dos critérios de Milão, com diagnóstico com base nos critérios de Barcelona e sem indicação de ressecção;
  - V – hemangioma gigante irressecável, hemangiomatose ou doença policística, com síndrome compartimental;
  - VI – carcinoma fibrolamelar irressecável e sem doença extra-hepática;
  - VII – hemangioendotelioma epitelioide primário de fígado irressecável e sem doença extra-hepática;
  - VIII – adenomatose múltipla, bilobar, extensa e irressecável.

A legislação brasileira ainda não prevê o transplante de fígado como tratamento do colangiocarcinoma.

REFERÊNCIAS BIBLIOGRÁFICAS

1. Valero V, Cosgrove D, Herman JM et al. Management of perihilar cholangiocarcinoma in the era of multimodal therapy. *Expert Rev Gastroenterol Hepatol* 2012 Aug.;6(4):481-95.
2. Montalto G, Cervello M, Giannitrapani L et al. Epidemiology, risk factors, and natural history of hepatocellular carcinoma. *Ann N Y Acad Sci* 2002 June;963:13-20.
3. Rosen CB, Murad SD, Heimbach JK et al. Neoadjuvant therapy and liver transplantation for hilar cholangiocarcinoma: is pretreatment pathological confirmation of diagnosis necessary? *J Am Coll Surg* 2012 July;215(1):31-8; discussion 8-40.
4. de Lope CR, Tremosini S, Forner A et al. Management of HCC. *J Hepatol* 2012;56(Suppl 1):S75-87.
5. Bertino G, Ardiri A, Malaguarnera M et al. Hepatocellualar carcinoma serum markers. *Semin Oncol* 2012 Aug.;39(4):410-33.
6. Piana G, Trinquart L, Meskine N et al. New MR imaging criteria with a diffusion-weighted sequence for the diagnosis of hepatocellular carcinoma in chronic liver diseases. *J Hepatol* 2011 July;55(1):126-32.
7. Caroli-Bottino A, Nascimento CM, Basto S et al. Hepatocellular carcinoma: incidental finding in cirrhotic explanted livers. *Transplant Proc* 2005 July-Aug.;37(6):2791-92.
8. Choi SH, Lee HH, Lee DS et al. Clinicopathological features of incidental hepatocellular carcinoma in liver transplantation. *Transplant Proc* 2004 Oct.;36(8):2293-94.
9. Bismuth H, Chiche L, Adam R et al. Liver resection versus transplantation for hepatocellular carcinoma in cirrhotic patients. *Ann Surg* 1993 Aug.;218(2):145-51.
10. Mazzaferro V, Regalia E, Doci R et al. Liver transplantation for the treatment of small hepatocellular carcinomas in patients with cirrhosis. *N Engl J Med* 1996 Mar.;334(11):693-99.
11. Yao FY. Expanded criteria for liver transplantation in patients with hepatocellular carcinoma. *Hepatol Res* 2007 Sept.;37(Suppl. 2):S267-74.
12. Mazzaferro V, Llovet JM, Miceli R et al. Predicting survival after liver transplantation in patients with hepatocellular carcinoma beyond the Milan criteria: a retrospective, exploratory analysis. *Lancet Oncol* 2009 Jan.;10(1):35-43.
13. Yao FY, Kerlan RK, Hirose R et al. Excellent outcome following down-staging of hepatocellular carcinoma prior to liver transplantation: an intention-to-treat analysis. *Hepatology* 2008 Sept.;48(3) 819-27.
14. Jang JW, You CR, Kim CW et al. Benefit of downsizing hepatocellular carcinoma in a liver transplant population. *Aliment Pharmacol Ther* 2010 Feb.;31(3):415-23.
15. Belghiti J, Cortes A, Abdalla EK et al. Resection prior to liver transplantation for hepatocellular carcinoma. *Ann Surg* 2003 Dec.;238(6):885-92; discussion 92-93.
16. Zhou YM, Shao WY, Zhao YF et al. Meta-analysis of laparoscopic versus open resection for hepatocellular carcinoma. *Dig Dis Sci* 2011 July;56(7):1937-43.
17. Sapisochin G, Castells L, Dopazo C et al. Single HCC in cirrhotic patients: liver resection or liver transplantation? Long-term outcome according to an intention-to-treat basis. *Ann Surg Oncol* 2012 Sept.
18. van Vilsteren FG, Baskin-Bey ES, Nagorney DM et al. Liver transplantation for gastroenteropancreatic neuroendocrine cancers: Defining selection criteria to improve survival. *Liver Transpl* 2006 Mar.;12(3):448-56.
19. Grossman EJ, Millis JM. Liver transplantation for non-hepatocellular carcinoma malignancy: Indications, limitations, and analysis of the current literature. *Liver Transpl* 2010 Aug.;16(8):930-42.
20. Roebuck DJ, Aronson D, Clapuyt P et al. 2005 PRETEXT: a revised staging system for primary malignant liver tumours of childhood developed by the SIOPEL group. *Pediatr Radiol* 2007 Feb.;37(2):123-32; quiz 249-50.
21. Agarwala S. Primary malignant liver tumors in children. *Indian J Pediatr* 2012 June;79(6):793-800.
22. Browne M, Sher D, Grant D et al. Survival after liver transplantation for hepatoblastoma: a 2-center experience. *J Pediatr Surg* 2008 Nov.;43(11):1973-81.
23. Ismail H, Broniszczak D, Kaliciński P et al. Changing treatment and outcome of children with hepatoblastoma: analysis of a single center experience over the last 20 years. *J Pediatr Surg* 2012 July;47(7) 1331-39.
24. Héry G, Franchi-Abella S, Habes D et al. Initial liver transplantation for unresectable hepatoblastoma after chemotherapy. *Pediatr Blood Cancer* 2011 Dec.;57(7):1270-75.
25. Faraj W, Dar F, Marangoni G et al. Liver transplantation for hepatoblastoma. *Liver Transpl* 2008 Nov.;14(11):1614-19.
26. Mavros MN, Mayo SC, Hyder O et al. A systematic review: treatment and prognosis of patients with fibrolamellar hepatocellular carcinoma. *J Am Coll Surg* 2012 Dec.;215(6):820-30.
27. El-Gazzaz G, Wong W, El-Hadary MK et al. Outcome of liver resection and transplantation for fibrolamellar hepatocellular carcinoma. *Transpl Int* 2000;13(Suppl 1):S406-9.
28. Agrawal N, Parajuli S, Zhao P et al. Liver transplantation in the management of hepatic epithelioid hemangioendothelioma: a single-center experience and review of the literature. *Transplant Proc* 2011 Sept.;43(7):2647-50.
29. Mehrabi A, Kashfi A, Fonouni H et al. Primary malignant hepatic epithelioid hemangioendothelioma: a comprehensive review of the literature with emphasis on the surgical therapy. *Cancer* 2006 Nov.;107(9):2108-21.
30. Bonaccorsi-Riani E, Lerut JP. Liver transplantation and vascular tumours. *Transpl Int* 2010 July;23(7):686-91.
31. Panjala C, Nguyen JH, Al-Hajjaj AN et al. Impact of neoadjuvant chemoradiation on the tumor burden before liver transplantation for unresectable cholangiocarcinoma. *Liver Transpl* 2012 May;18(5):594-601.
32. Schüle S, Altendorf-Hofmann A, Uteß F et al. Liver transplantation for hilar cholangiocarcinoma-a single-centre experience. *Langenbecks Arch Surg* 2013 Jan.;398(1):71-7.
33. Murad SD, Kim WR, Therneau T et al. Predictors of pretransplant dropout and posttransplant recurrence in patients with perihilar cholangiocarcinoma. *Hepatology* 2012 Sept.;56(3):972-81.
34. Kelley RK, Hirose R, Venook AP. Can we cure cholangiocarcinoma with neoadjuvant chemoradiation and liver transplantation? Time for a multicenter trial. *Liver Transpl* 2012 May;18(5):509-13.
35. Darwish Murad S, Kim WR, Harnois DM et al. Efficacy of neoadjuvant chemoradiation, followed by liver transplantation, for perihilar cholangiocarcinoma at 12 US centers. *Gastroenterology* 2012 July;143(1):88-98.e3; quiz e14.

Índice Remissivo

Entradas acompanhadas por um f ou q em itálico indicam figuras e quadros respectivamente.

5-FU (5-Fluorouracil), 331

A

AAPR (Amputação Abominoperineal do Reto), 879, 880
AAPREL (Amputação Abominoperineal do Reto Extraelevadora), 880
Ablação
　intersticial, 896
　　técnicas de, 896
　　　complicações, 896
　　　indicações, 896
　　　resultados, 896
　percutânea, 315f, 316f
　tumoral, 315
　　na metástase hepática, 315, 316
　　　dos tumores, 315, 316
　　　　de cólon e reto, 315
　　　　neuroendócrinos, 316
　　no hepatocarcinoma, 315
Abordagem
　das lesões mamárias, 1095-1113
　　Core biópsia, 1105, 1106
　　　por mamografia, 1105, 1106
　　　por US, 1105, 1106
　　mamotomia, 1105, 1106
　　　por mamografia, 1105, 1106
　　　por US, 1105, 1106
　　PAAF, 1105, 1106
　　　por mamografia, 1105, 1106
　　　por US, 1105, 1106
　　palpáveis, 1095-1102
　　　avaliação, 1097, 1098
　　　　diagnóstica, 1100
　　　　do tecido, 1099
　　　　inicial, 1097
　　　　por imagem, 1098
　　　etiologia, 1095
　　　teste triplo, 1100
　　procedimentos invasivos, 1107-1112
　　　guiados por RM, 1107-1112
Abscesso
　perianal, 233f
　pulmonar, 672
Acesso(s)
　fronto-orbitotemporal, 534
　transcranial, 534
　vasculares, 165
　　na cirurgia oncológica, 165
　venoso, 1715-1717
　　biocompatibilidade, 1715
　　catéter venoso, 1715
　　　de longa permanência, 1715
　　catéter venoso central, 1717
　　　de inserção periférica, 1717
　　complicação, 1717
　　histórico dos catéteres, 1715

ACG (Atipias de Células Glandulares), 1322
　colpocitologia de, 1324f
　　conduta para mulheres com, 1324f
ACI (Artéria Carótida Interna), 541
Acidose
　láctica, 236
ACIP (Comitê de Aconselhamento em Práticas de Imunização)
　do CDC, 270
ACR (*American College of Radiology*), 1035
　BI-RADS®, 280, 1063
　　committee, 1063
ACRIN (*The National CT Colonography Trial of the American College of Radiology Imaging Network*), 288
Acrometástase
　de tumor, 388f
　　do pulmão, 388f
ACS (Sociedade Americana de Câncer), 287
ACTH (Hormônio Adrenocorticotrófico), 84
ADC (Coeficiente Aparente de Difusão), 296
ADE (Adenocarcinoma), 110f, 486, 625, 646f
　com células em anel de sinete, 123f
　de parótida, 482f, 491f
　　direita, 491f
　　　volumoso, 491f
　　esquerda, 482f
　de próstata, 158f, 159f
　　IMRT por, 159f
　　　com irradiação pélvica, 159f
　de pulmão, 307f
　　em estadiamento, 307f
　do intestino delgado, 815
　do processo uncinado, 125f
　intramucoso, 96f
　　sequência de RE de, 96f
　invascr, 1322
　metastático, 127f
　pancreático, 929-939
　　biologia molecular no, 930
　　da cauda do pâncreas, 938
　　　tratamento do, 938
　　diagnóstico, 931, 932
　　　clínico, 931
　　　por imagem, 932
　　do corpo do pâncreas, 938
　　　tratamento do, 938
　　duodenopancreatectomia no, 937, 939
　　　controvérsias, 937
　　　de tumores não periampulares, 939
　　estadiamento, 933
　　　AJCC, 933
　　estágio, 934
　　fatores de risco, 929
　　fatores prognósticos, 934
　　JPS, 934
　　laparoscopia, 933
　　marcadores tumorais, 931
　　metástases, 934
　　patologia, 931
　　progressão gênica, 930
　　　modelo da, 930
　　síndromes hereditárias, 930
　　tratamento, 934
　　　cirúrgico, 936
　　　　procedimento de Whipple, 936
　　tumor primário, 934
Adenoma
　adrenocortical, 972
　　tratamento, 972
Adenose
　na mama, 1050
ADH (Hormônio Antidiurético), 84
AFP (Alfafetoproteína), 162
　uso clínico, 78
AFX (Fibroxantoma Atípico), 341
AG (Adenocarcinoma Gástrico), 744f, 795
　estadiamento do, 799q
　　AJCC, 799q
　fatores de risco, 795q
Agente(s)
　alquilantes, 151, 243
　antimicrotúbulos, 152, 153q
　quimioterápicos 1518, 222q
　　e efeitos adversos relevantes, 222q
　　ao período peroperatório, 222q
　　usados em câncer ginecológico, 1518
　　　alcaloides da vinca, 1520
　　　alquilantes, 1518
　　　antibióticos, 1520
　　　antimetabólicos, 1519
　　　antraciclinas, 1520
　　　compostos platínicos, 1518
　　　taxanos, 1521
AIDS (Síndrome da Imunodeficiência Humana), 122, 355, 363, 1903
　linfoma de SNC em, 1879
　　primário, 1879
AIH (Autorização de Internação Hospitalar), 18
AINE (Anti-Inflamatória Não Esteroide), 331
AIS (Adenocarcinoma *in situ*), 1318, 1322
AJCC (*American JointCommittee on Cancer*), 60, 357
　estadiamento, 358q
　sistema do, 380q
　　de estadiamento, 380q
　　dos tumores ósseos malignos, 380q
AJEG (Adenocarcinoma da Junção Esofagogástrica), 785-792
　características clinicopatológicas, 786
　classificação de Siewert, 785
　epidemiologia, 785
　estadiamento, 786
　　TNM, 786q
　fatores de risco, 785
　patologia, 785
　tratamento, 786, 787
　　adjuvante, 788

I-1

cirúrgico, 787
endoscópico, 786
neoadjuvante, 788
paliativo, 792
QT, 789
adjuvante, 789
isolada, 789
versus cirurgia, 789
neoadjuvante, 790
RQT, 789, 790
adjuvante, 789
neoadjuvante, 790, 791
versus QN, 791
Albinismo, 333
Aloenxerto
de banco de ossos, 380*f*
reconstrução com, 380*f*
associado a autoenxerto fibular, 380*f*
resultado radiográfico da, 380*f*
ALT (Retalho Livre Anterolateral da Coxa), 210
marcação do, 210*f*
Alta Complexidade
em oncologia, 17*q*
no SUS, 17*q*
evolução da, 17*q*
na rede de atenção oncológica, 17*q*
Alteração(ões)
borderline, 1051
na mama, 1051
cicatriz radiada, 1051
HDA, 1051
LIN, 1051
papiloma, 1051
das mamas, 1038
funcionais, 1038
benignas, 1038
epigenéticas, 47
genéticas, 47
nas células neoplásicas, 47
moleculares comuns, 625
em câncer de pulmão, 625
em pRb, 625
em TP53, 625
LOH 3p, 625
Ameloblastoma, 446
aspecto tomográfico de, 451*f*
de células granulares, 448*f*
de mandíbula, 452*f*, 453*f*, 454*f*
de ramo ascendente, 453*f*
gigante, 452*f*
de maxilar direito, 450*f*
com invasão da órbita, 450*f*
de seio maxilar, 477*f*, 448*f*
direito, 448*f*
esquerdo, 447*f*
em ângulo, 448*f*
da mandíbula, 448*f*
maligno, 447
multiloculado, 448*f*
em côndilo, 448*f*
da mandíbula, 448*f*
em processo coronoide, 448*f*
da mandíbula, 448*f*
recidivado, 447*f*
ressecção de, 446*f*, 451*f*
aspecto tomográfico após, 451*f*
com adelgaçamento e perfuração, 446*f*
das camadas ósseas, 446*f*
tratamento, 449*f*
aspecto cirúrgico de, 449*f*
AML (Actina de Músculo Liso), 361
Ampliação
na mamografia, 1028
compressão e, 1028
associação entre, 1028

AMS (Assembleia Mundial da Saúde), 37
Analgesia
na doença avançada, 1568
de colo uterino, 1568
peroperatória, 1702
Análogo(s)
da platina, 151
Anastomose(s)
clampes de, 208*f*
coloanal, 846
com bolsa colônica, 846
em J, 846
terminolateral, 208*f*
da veia renal, 208*f*
na veia cava inferior do rato, 208*f*
ANCA (Anticorpos Contra o Citoplasma de Neutrófilos), 88
Anemia
em cuidados paliativos, 2033-2036
abordagem terapêutica, 2034
definição, 2033
diagnóstico, 2034
em câncer avançado, 2035
fisiopatologia, 2033
sintomatologia, 2033
tratamento da, 2035
Anestesia
em oncologia, 215-219
avaliação pré-anestésica, 215
considerações gerais, 215
especialidades cirúrgicas, 216
abdominal, 216
cabeça e pescoço, 217
neurocirurgia, 218
pediátrica, 218
pélvica, 216
procedimentos, 216
ambulatoriais, 216
fora do centro cirúrgico, 216
para adulto, 587
na traqueostomia, 587
pediátrica, 1701-1703
para cirurgia abdominal de grande porte, 1701-1703
protocolos de conduta na rotina de, 1701-1703
Anexo(s) Cutâneo(s)
tumores malignos dos, 338
cânceres das glândulas, 338
apócrinas, 338
écrinas, 338
sebáceas, 338
carcinomas do pelo, 339
Angioendotelioma
papilar, 363
intralinfático, 363
Angiogênese, 48
etapas da, 48*f*
proteínas relacionadas à, 48
Angiossarcoma, 377, 561
de couro cabeludo, 561*f*
de partes moles, 363
ANS (Agência Nacional de Saúde), 249
Ansiedade
transtorno de, 253
diagnóstico de, 253
intervenção psicológica, 255
resultados da, 255
tratamento da, 254, 255*q*
drogas usadas no, 255*q*
Antibioticoterapia
profilática, 1701
terapêutica, 1701
Anticorpo(s)
contra antígenos tumorais, 50

identificação através de, 50
de proteínas específicas, 50
monoclonais, 154
Antígeno(s)
tumorais, 50
anticorpos contra, 50
Antimetabólicos, 151
Antimetabólitos, 243
ANVISA (Agência Nacional de Vigilância Sanitária), 37
Aorta
abdominal, 207*f*
de rato *Winstar*, 207*f*
microanastomose da, 207*f*
secção da, 207*f*
do rato, 208*f*
seccionada, 208*f*
com clampes de anastomose, 208*f*
invasão da, 675
APAC (Autorização de Procedimentos de Alta Complexidade), 18
APBI (Irradiação Acelerada Parcial da Mama)
indicação de, 1279
cuidados, 1279
modalidade ideal de, 1275
pacientes adequadas para, 1277*q*
com precauções, 1277*q*
pacientes não adequadas para, 1278*q*
potenciais vantagens da, 1276
APC (Polipose Adenomatosa Coli), 834
APS (Atenção Primária à Saúde), 40
AR (Artrite Reumatoide), 88, 243, 244
Área(s)
de baixa atenuação de permeio, 280*f*
no lobo superior do pulmão, 280*f*
direito, 280*f*
de consolidação, 280*f*
com broncogramas aéreos, 280*f*
Arquitetura
da mama, 1033
distorção focal da, 1033
Arsênico
e câncer de pulmão, 622
Artéria
carótida, 582
invasão da, 582
no esvaziamento cervical, 582
esplênica, 125*f*
lesão sem interface nítida com a, 125*f*
de corpo pancreático, 125*f*
Artrite
paraneoplásica, 89*q*
diagnóstico de, 89*q*
fatores associados ao, 89*q*
Artropatia(s), 88
Asbesto
câncer de pulmão e, 622
exposição ao, 734*q*
duração da, 734*q*
fibras de, 735*q*
classificação das, 735*q*
ASC (Células Escamosas Atípicas), 1321
ASC-H (Células Escamosas Atípicas em que Não se Pode Excluir Lesão de Alto Grau)
colpocitologia de, 1323*f*
conduta para mulheres com, 1323*f*
manejo de mulheres com, 1322
Ascite
maligna, 1990-1992
diagnóstico, 1990
etiologia, 1990
fisiopatologia, 1990
tratamento, 1991
na doença avançada, 1573
de ovário, 1573
ASCO (Sociedade Americana de Oncologia Clínica), 53, 283

ASC-US (Células Escamosas Atípicas de Significado Indeterminado), 1321
   colpocitologia de, 1323f
      conduta para mulheres com, 1323f
      manejo de mulheres com, 1322
Askin
   tumor de, 727
Aspecto(s) Controverso(s)
   na cirurgia oncológica, 166
      TVP, 166
      opioides, 167
      proteção da ferida operatória, 167
      transfusão de sangue, 167
Aspecto(s) Ético(s)
   da prática oncológica, 21-26
      código de ética médica 2010, 24
         principais pontos do, 24
      consentimento, 25
         esclarecido, 25
         livre, 25
      cuidados paliativos, 26
         ética em, 26
      médicos, 22
         deveres dos, 22
         direitos dos, 22
      paciente oncológico, 23
         direitos do, 23
      princípios fundamentais, 21
         bioética, 21
         deontologia, 21
         diceologia, 21
         ética, 21
            e oncologia, 22
         médica, 21
         moral, 21
      sigilo médico, 24
         prontuário médico, 24
Aspirado
   cístico, 130f
      avaliação da viscosidade do, 130f
Asplenia
   funcional, 270
Assimetria
   da mama, 1033
      difusa, 1033
      focal, 1033
Aster e Coller
   classificação de, 164
      carcinoma de cólon e reto, 164
Astrocitoma
   apresentação clínica, 1833
   cerebelar, 1833
   complicações, 1835
   de alto grau, 1869-1874
      tratamento sistêmico de primeira linha dos, 1869-1874
         no idoso, 1873
         pseudoprogressão, 1873
         RQT com base em temozolamida, 1870
         fatores prognósticos em, 1871
   investigação diagnóstica, 1833
   patologia, 1833
   prognóstico, 1835
   tratamento, 1834
Atipia
   epitelial, 1017
      plana, 1017
ATM (Articulação Temporomandibular), 541
ATM (*Ataxia-Telangectasia Mutated*), 157
ATP (Trifosfato de Adenosina), 152
Autoenxerto
   fibular, 380f
      reconstrução com, 380f
         associado a aloenxerto, 380f
AVE (Acidente Vascular Encefálico), 552
Azul de Toluidina
   fragmento de pele corado com, 71f, 74f
   cortado por congelação, 71f, 74f

B

β-HCG (Gonadotrofina Coriônica Humana)
   uso clínico, 78
Bactéria(s)
   e câncer de cólon, 819
Baixa Atenuação
   de permeio, 280f
      no lobo superior do pulmão, 280f
         direito, 280f
Balanço
   hídrico, 2013
Balanite
   ceratótica, 1605
   xerótica, 1605
      obliterante, 1605
Banco de Osso(s)
   aloenxerto de, 380f
Barreira(s)
   mucosas, 270
   lesão de, 270
Base do Crânio
   tumores da, 549-556
      anatomia, 549
      complicações, 555
         fatores que implicam nas, 556q
         incidência de, 556q
         locais, 556q
         pós-operatórias, 556q
      fatores prognósticos, 555
      histologia, 549
      modalidade de tratamento, 550
Base(s) Biomolecular(es)
   aplicadas à ginecologia oncológica, 1353-1366
      câncer ginecológico, 1353-1355, 1357, 1358
         biologia molecular do, 1353-1355
         genética no, 1357-1358
      marcadores tumorais, 1363-1365
         em ginecologia, 1363-1365
      tumores ginecológicos, 1359-1361
         fatores prognósticos em, 1359-1361
BCLC (*Barcelona Clinic Liver Cancer*), 315
bEGF (Fator de Crescimento Fibroblástico Básico), 48
Bevacizumabe, 1253, 1521
   e CEO, 1541
Bexiga
   câncer de, 178, 1673-1680
      acompanhamento clínico, 1680
      carcinoma urotelial musculoinvasor, 1676
         tratamento no, 1676
      classificação, 1674
      diagnóstico, 1673
      epidemiologia, 1673
      estadiamento TNM, 1674q
      estratificação de risco, 1674
      etiologia, 1673
      fatores de risco, 1673
      metastático, 1680
      quadro clínico, 1673
      tratamento dos tumores, 1675
         T1, 1675
         TA, 1675
         TIS, 1675
      tratamento paliativo, 1680
      tumor musculoinvasivo, 1680
         tratamentos conservadores, 1680
      VC no, 178
Bilobectomia, 657
Bioética, 21
Biologia Molecular
   em oncologia, 43-51
      ácidos nucleicos, 49
         detecção de sequências específicas de, 49
         hibridação, 49
      alterações epigenéticas, 47
      angiogênese, 48
         etapas da, 48f
         proteínas relacionadas à, 48
      aplicações da, 51
         para prevenção, 51
         para tratamento, 51
      câncer, 44, 47
         causas do, 44
         origem do, 47
      células neoplásicas, 44, 47
         alterações genéticas nas, 47
         propriedades das, 44
      genes supressores de tumor, 50
         marcadores que expressam os, 50
      genética do tumor, 44
      marcadores tumorais, 48, 49
         detecção de, 49
      mutações epigenéticas, 47
      oncogene, 46, 50
         marcadores que expressam os, 50
      progressão tumoral, 45
      proteínas específicas, 50
         identificação através de anticorpos de, 50
      TSG, 46
         selecionados, 46q
Biomarcador(es), 155
Biópsia(s)
   com *punch*, 330
   de congelação, 484
      do câncer, 484
         de glândula salivar, 484
   de nódulo pulmonar, 314f
   de SPM, 367-370
      estadiamento, 368
      exames de imagem, 367
      fatores prognósticos, 370
      incisional, 367
      PET, 368
      PET-CT, 368
      por agulha grossa, 367
      por PAAF, 367
   excisional, 330
   guiada por RMM, 1059
   incisional, 330
   percutâneas, 313, 314f
   pericárdica, 751
      por toracoscopia, 751
      por toracotomia, 751
   pleural, 744f
   saucerização, 330
   shave, 330
   transjugulares, 313, 314f
BI-RADS® (*Breast Image Reporting and Data System*), 1035
   classificação, 1047q, 1063-1085
      em mamografia, 1063-1085
         capítulo guia, 1065
         categorias, 1063, 1066
            de avaliação, 1066
            para avaliação, 1063
         organização do laudo, 1066
         termos de exame, 1065
      em RM, 1063-1085
         captação não massa, 1081q
         categorias BI-RADS®, 1084
         léxico, 1079
         localização das lesões, 1083q
         partes do BI-RADS®, 1079
      em US, 1063-1085
         achados ultrassonográficos, 1070
         classificação em categorias, 1075
         descrição do léxico, 1069
   do ACR, 280
Bloqueador
   neuromuscular, 1703
   e antagonismo, 1703
BLS (Biópsia do Linfonodo Sentinela), 1199-1203
   e análise histopatológica, 1200
   em determinados contextos clínicos, 1201
      CMM, 1201

em CDIS, 1202
em cirurgia prévia, 1202
axilar, 1202
em LMI, 1202
mamária, 1202
em doença multicêntrica, 1202
em gestantes, 1202
em QN, 1201
grandes tumores, 1201
da mama, 1201
na cirurgia, 1199
do câncer de mama, 1199
papel na, 1200
da IHQ, 1200
no CLI, 1201
da RT-PCR, 1200
pós-QN, 1207-1209
pré-QN, 1207-1209
Boca
anastomótica, 102
recidiva em, 102
câncer de, 429-443
avanços tecnológicos, 442
diagnóstico/terapia, 442
biologia molecular, 431
características clínicas, 431
quadro clínico, 431
regiões anatômicas, 431
comportamento biológico, 431
controvérsias, 441
manejo da mandíbula, 442
manejo do pescoço, 441
diagnóstico, 432
epidemiologia, 429
estadiamento, 433
etiologia, 430
fatores preditivos prognósticos, 433
histórico, 429
prognóstico, 442
tratamento por estágios, 434
aspectos transoperatórios, 437
considerações gerais, 434
do andar inferior, 436
do andar superior, 435
reconstrução, 438
tumores recidivados, 437
Bócio
multinodular, 417f
de tireoide, 417f
Bormann
classificação de, 796f
para CG avançado, 796f
Breslow
classificação de, 398q
Broncograma(s)
aéreos, 280f
área de consolidação com, 280f
Broncoplastia
em manga, 658
lobectomia com, 658
BT (Braquiterapia)
3D, 1556
de HDR, 159
de LDR, 159
de SPM, 375
elegibilidade para, 1278
critérios de, 1278
no retinoblastoma, 1729
para tumores cervicais, 582
irressecáveis, 582
BTA (Antígeno Tumoral da Bexiga), 162
Butchart
sistema de, 737q
de estadiamento, 737q
BV-RMM (Biópsia a Vácuo Guiada pela Ressonância Magnética de Mama), 1060

C

CA
de reto, 231f
metástases pulmonares de, 231f
múltiplas, 231f
CA (Carcinoma Adrenocortical)
avaliação hormonal, 973
estadiamento, 973
estudos radiológicos, 973
patogênese, 972
esporádico, 973
síndromes genéticas, 972
quadro clínico, 973
tratamento, 973
cirúrgico, 973
sistêmico, 974
CA (Ceratose Actínica), 337
CA 125 (Antígeno do Câncer 125), 162
uso clínico, 79
CA 15-3 (Antígeno do Câncer 15-3), 162
uso clínico, 79
CA 19-9 (Antígeno do Câncer 19-9), 163
uso clínico, 79
CA 27-29
uso clínico, 79
CAB (Carcinoma Bronquioloalveolar), 306
Cabeça
câncer de, 143, 595-599
preservação de órgão em, 595-599
alvo molecular, 596
estudo com terapia de, 596
avanços na RXT, 597
casos ilustrativos, 598
era da quimiorradioterapia, 598
fatores prognósticos na, 598
principais estudos, 595, 596
com quimiorradioterapia concomitante, 595
com terapia sequencial, 596
QT de indução, 596
terapia nutricional em indivíduos com, 143
submetidos ao tratamento cirúrgico, 143
exame geral da, 503
melanoma da, 349
primário, 349
neoplasias de, 62, 586
traqueostomia na, 586
pancreática, 127f, 129f
lesão da, 127f, 129f
císticas, 129f
neoplásica, 127f
reconstrução de, 601-616
craniana, 614
da cavidade oral, 614
da nasofaringe, 614
da orelha, 602
da orofaringe, 614
do couro cabeludo, 602
do terço médio da face, 614
formas de, 601
enxertia, 601
retalhos, 602
frontal, 602
mandibulares, 615
manejo pós-operatório, 615
microcirúrgicas, 613
nasal, 609
occipital, 602
opções reconstrutivas em, 613q
preferenciais, 613f
perioral, 610
periorbitária, 605
tumores, 601
cutâneos, 601
outros, 601
tumores de, 141, 765
epiteliais malignos, 765

CACON (Centro de Assistência de Alta Complexidade em Oncologia), 16
CAE (Conduto Auditivo Externo), 539
ressecção local do, 543
Calcificação(ões), 1065
descrição das, 1073
Calcineurina
inibidores da, 243
Calcitonina, 163
CAM (Cistoadenoma Mucinoso), 127, 129
Canal Anal
câncer de, 877-880
agentes virais, 878
anatomia, 877
cirurgia de resgate, 880
epidemiologia, 877
estadiamento, 878
do UICC, 879q
excisão local, 879
fatores de risco, 878
história natural da doença, 877
QT, 879
quadro clínico, 878
diagnóstico, 878
RXT, 879
tratamento, 879
Canal Secundário
neoplasia de, 132f
intraductal, 132f
Câncer(es)
abdominal, 144
terapia nutricional em indivíduos com, 144
submetidos ao tratamento cirúrgico, 144
causas do, 44
como sequela da infecção, 1347
por HPV, 1347
corpo uterino, 1407-1420
de endométrio, 1047-1414
fatores, 1407, 1409
de risco, 1407
prognóstico, 1409
rastreamento, 1408
manifestações clínicas, 1408
diagnóstico, 1408
carcinogênese do, 1408
tratamento cirúrgico, 1411
preservação da fertilidade, 1412
RXT adjuvante, 1412
QT adjuvante, 1413
doença recidivada, 1414
seguimento, 1414
de linhagens diversas, 1417-1420
epidemiologia, 1417
fatores de risco, 1417
histologia, 1417
manifestações clínicas, 1418
diagnóstico, 1418
avaliação pré-cirúrgica, 1419
estadiamento, 1419
tratamento cirúrgico primário, 1419
terapia adjuvante, 1419
recidiva, 1420
doença metastática, 1420
seguimento, 1420
da orelha, 539-547
características clínicas, 539
complicações, 545
intraoperatórias, 545
pós-operatórias, 545
diagnóstico, 540
discussão, 542
epidemiologia, 539
estadiamento clínico, 541
da Universidade de Pittsburgh, 541q
etiologia, 539
prognósticos, 546
quimioterapia, 546

resultados, 546, 547
RXT, 546
tratamento, 541
  cirúrgico, 542
  do pescoço, 545
das glândulas, 338, 973q
  apócrinas, 338
  écrinas, 338
  sebáceas, 338
  suprarrenal, 973q
    estadiamento TNM para, 973q
de bexiga, 178, 1673-1680
  carcinoma urotelial musculoinvasor, 1676
    tratamento no, 1676
  classificação, 1674
  diagnóstico, 1673
  epidemiologia, 1673
  estadiamento TNM, 1674q
  estratificação de risco, 1674
  etiologia, 1673
  fatores de risco, 1673
  quadro clínico, 1673
  tratamento dos tumores, 1675
    TIS, 1675
    TA, 1675
    T1, 1675
  tumor musculoinvasivo, 1680
    acompanhamento clínico, 1680
    metastático, 1680
    tratamento paliativo, 1680
    tratamentos conservadores, 1680
  VC no, 178
de boca, 429-443
  avanços tecnológicos, 442
    diagnóstico/terapia, 442
  biologia molecular, 431
  características clínicas, 431
    quadro clínico, 431
    regiões anatômicas, 431
  comportamento biológico, 431
  controvérsias, 441
    manejo da mandíbula, 442
    manejo do pescoço, 441
  diagnóstico, 432
  epidemiologia, 429
  estadiamento, 433
  etiologia, 430
  fatores preditivos prognósticos, 433
  histórico, 429
  prognóstico, 442
  tratamento por estágios, 434
    aspectos transoperatórios, 437
    considerações gerais, 434
    do andar inferior, 436
    do andar superior, 435
    reconstrução, 438
    tumores recidivados, 437
de cabeça e pescoço, 143, 595-599
  alvo molecular, 596
    estudo com terapia de, 596
  avanços na RXT, 597
  casos ilustrativos, 598
  era da quimiorradioterapia, 598
    fatores prognósticos na, 598
  principais estudos, 595, 596
    com quimiorradioterapia concomitante, 595
    com terapia sequencial, 596
    quimioterapia de indução, 596
  terapia nutricional em indivíduos com, 143
    submetidos ao tratamento cirúrgico, 143
de canal anal, 877-880
  agentes virais, 878
  anatomia, 877
  cirurgia de resgate, 880
  epidemiologia, 877
  estadiamento, 878
    do UICC, 879q

excisão local, 879
fatores de risco, 878
história natural da doença, 877
QT, 879
quadro clínico, 878
  diagnóstico, 878
RXT, 879
tratamento, 879
de cólon, 45f, 94, 146, 150f, 173, 302f, 819-829
  causas, 819
  diagnóstico, 821
    colonoscopia, 822
    CTC, 822
    EBDC, 822
    PSOF, 821
    RF, 822
    teste DNA fecal, 821
  doença metastática, 829
    tratamento radical de, 829
  epidemiologia, 819
    taxa de mortalidade, 819q
  estadiamento, 823
    TNM, 823q
  estágios na evolução do, 45f
  fatores de risco, 819
  genética, 819
    bactérias, 819
    dieta, 819
    estilo de vida, 820
    etilismo, 820
    história familiar, 821
    medicamentos, 820
    obesidade, 820
    resistência à insulina, 820
    tabagismo, 820
  manifestações clínicas, 821
  metástase de, 302f
  metastático, 828
    tratamento do, 828
  prevenção, 821
  sequência na evolução do, 150f
    de mutações genéticas, 150f
  tratamento adjuvante, 826
  tratamento cirúrgico, 824
    avaliação de acompanhamento, 826
    mortalidade após ressecção, 826
    preparo pré-operatório, 824
    recidiva após ressecção, 826
    ressecção de múltiplos órgãos, 826
    situações especiais, 825
    técnicas operatórias, 824
  tratamento endoscópico no, 94
    análise histopatológica, 97
    indicações de RE, 95
    métodos de ressecção, 95
    tratamento cirúrgico, 98
    vigilância pós-ressecção, 98
  VC no, 173
de endométrio, 175, 1390, 1481, 1509-1515, 1531-1537
  apresentação clínica, 1532
  CMI, 1481
  diagnóstico, 1532
  epidemiologia, 1531
  estadiamento, 1532
  estadiamento do, 1390q, 1391q
    sistema FIGO, 1390q
    sistema TNM, 1391q
  estratificação de risco, 1533
  fatores de risco, 1531
  metastático, 1535
  na doença, 1531-1537
    recidivada, 1531-1537
    metastática, 1531-1537
  patologia, 1531
  prognóstico, 1532, 1537
  rastreamento, 1532

  recidivado, 1535
  seguimento, 1537
  tratamento adjuvante, 1531-1537
  tratamento cirúrgico, 1532
  valor da linfadenectomia no, 1509-1515
    não realização da, 1510
    realização seletivamente da, 1511
    de rotina, 1513
  VC no, 175
de esôfago, 120f, 145, 169, 775-782
  anatomia, 776
  apresentação clínica, 776
  diagnóstico, 777
  estadiamento, 777
    ficha de, 778q
  etiologia, 775
  ilustrações ecoendoscópicas de, 120f
  patologia, 776
  tratamento, 779
    acompanhamento, 781
    adjuvante, 780
    cirúrgico, 779
    complicações das esofagectomias, 780
    endoscópico, 779
    esofagectomia de resgate, 781
    neoadjuvante, 781
    paliativo, 781
    QT, 781
    RQT radical exclusiva, 781
    RXT, 780
  VC no, 169
de glândula salivar, 479-491
  biologia molecular, 482
  características clínicas, 482
  casuística do INCA, 487
  comportamento biológico, 482
  estadiamento, 487
  fatores preditivos prognósticos, 487
  frequência de tumores malignos menores de, 482q
    por sítios anatômicos, 482q
    por tipo histológico, 482q
  investigação diagnóstica, 483
  malignidade, 485q
    graus histológicos de, 485q
  marcadores tumorais, 483
  principais tipos de tumores de, 481q
    classificação histológica dos, 481q
  prognóstico, 491
  tipos histológicos, 485
  tratamento por estágios, 487
de hipofaringe, 511-518
  anatomia, 511
  biologia molecular, 512
  características clínicas, 511
  comportamento biológico, 512
  controvérsia, 517
  diagnóstico precoce, 518
  estadiamento, 512, 513q
    do pescoço, 513q
    e metástases a distância, 513q
    sistema TNM, 513q
  estágios do, 513q
    sistema TNM, 513q
  etiologia, 511
  fatores preditivos prognósticos, 512
  investigação diagnóstica, 512
  prevenção, 518
  prognóstico, 518
  quimioterapia, 517
  RXT, 517
  tratamento, 513
de laringe, 499-509
  anatomia, 500
  biologia molecular, 503
  características clínicas, 503
  comportamento biológico, 503
  em idosos, 509

epidemiologia, 499
estadiamento, 504
   classificação de TNM, 505q
estágio I, 504
   TI N0 M0, 504
estágio II, 504
   TII N0 M0, 504
estágio III, 506
   TIII N0 M0, 506
estágio IV, 508
   TIV N0 M0, 508
etiologia, 500
extensão da doença, 504
investigação diagnóstica, 503
opções terapêuticas, 504
recidivado, 509
taxa de mortalidade do, 499f, 500f
   bruta, 499f, 500f
de mama, 289, 902, 986, 989-993, 1001-1002, 1005-1007, 1009-1013, 1015-1057, 1091-1093, 1141-1169, 1171-1197, 1199, 1251-1273, 1275-1299
controvérsias no, 937
associado à gravidez, 1163-1165
   amamentação, 1164
   apresentação, 1163
      anatomopatológica, 1163
      clínica, 1163
   conduta obstétrica, 1164
   contracepção, 1164
   fertilidade, 1165
   métodos diagnósticos, 1163
   prognóstico, 1165
   tratamento, 1164
biologia molecular do, 989-993
   adesão celular, 992
   angiogênese, 991
   aplicações clínicas, 993
   apoptose reduzida, 990
   ciclo celular, 989
   classificação de Sorlie, 992
   fatores de crescimento, 991
      e receptores, 991
   genes de supressão tumoral, 990
   oncogenes, 990
   proteinases, 992
   receptores esteroídicos, 991
   regulação do crescimento celular, 989
   replicação do DNA, 989
cirurgia do, 1199
   BLS na, 1199
detecção precoce de, 1045f
   RMM na, 1045f
em idosas, 1151-1159
   fatores, 1152
      histopatológicos, 1152
      prognósticos, 1152
   manifestações, 1151
      clínicas, 1151
      radiológicas, 1151
   planejamento terapêutico, 1153
   prognóstico, 1152
   tratamento, 1154, 1157
      locorregional, 1154
      sistêmico, 1157
em jovens, 1141-1149
   biologia molecular, 1143
   definição, 1141
   diagnóstico, 1143
   epidemiologia, 1141
   prognóstico, 1146
   qualidade de vida, 1147
   rastreamento, 1141
   tratamento, 1144
estadiamento do, 1009-1013
   avaliação, 1009-1012
      de metástases, 1013
      do tumor primário, 1011
      linfonodos regionais, 1012
      sistêmica, 1010
   linfonodos, 1009
   revisões no, 1011
   UJCC, 1012q
genética e, 1001-1002
   alterações epigenéticas descritas no, 1002
   alterações genéticas, 1001
      relacionadas com a transmissão hereditária, 1001
      somáticas, 1001
   expressão gênica descritas no, 1002
      alterações de níveis de, 1002
lesões precursoras do, 1015-1017
   atipia epitelial plana, 1017
   de células colunares atípicas, 1017
   proliferativas, 1015, 1016
      ductais, 1016
      intralobulares, 1016
      sem atipias, 1015
metástase hepática de, 902
multicentricidade no, 1167-1169
   abordagem axilar, 1168
   prognóstico, 1169
   teorias do desenvolvimento, 1167
multifocalidade no, 1167-1169
   abordagem axilar, 1168
   prognóstico, 1169
   teorias do desenvolvimento, 1167
rastreamento do, 289
   mamografia, 290
   RM, 291
   ultrassonografia, 290
tratamento cirúrgico do, 1171-1197
   após terapia neoadjuvante, 1185-1191
   CMLA, 1181-1183
   conservador, 1171-1176
   radical, 1179-1180
   recidiva local, 1195-1196
      após cirurgia conservadora, 1195-1196
tratamento radioterápico no, 1275-1299
   intraoperatória, 1275-1282
   no carcinoma *in situ*, 1285
   pós-cirurgia conservadora, 1287-1291
   pós-mastectomia, 1293-1298
tratamento sistêmico do, 1251-1273
   hormonal adjuvante, 1271-1272
   metastático, 1267-1269
   QN, 1263-1264
   QT adjuvante, 1259-1262
   terapia-alvo, 1251-1254
valor da cintilografia no, 1091-1093
   avaliação de doença a distância, 1092
   cirurgia radioguiada para diagnóstico, 1092
      de lesões subclínicas, 1092
   diagnóstico, 1091
   pesquisa do LNS, 1091
valores dos marcadores tumorais no, 1005-1007
   marcadores tumorais, 1007
      circulantes, 1007
      séricos, 1007
   testes de avaliação molecular tecidual, 1005
de nasofaringe, 521-526
   biologia molecular, 522
   características clínicas, 521
   comportamento biológico, 522
   controvérsia, 525
   estadiamento, 523
      classificação TNM, 523q
   investigação diagnóstica, 523
   prognóstico, 525
   tratamento, 523
de orofaringe, 493-497
   biologia molecular, 494
   características clínicas, 494
   diagnóstico, 494
   epidemiologia, 493
   estadiamento, 494
      classificação de TNM, 495q
   etiologia, 493
   prognóstico, 495
   tratamento, 495
de ovário, 175, 1353, 1357, 1391, 1392q, 1435-1458, 1482, 1505-1508, 1541-1542
   CMI, 1482
   biologia molecular do, 1353
   estadiamento do, 1391q, 1392q
      sistema FIGO, 1391q
      sistema TNM, 1392q
   não epitelial, 1455-1458
      células germinativas, 1455
         tumores malignos de, 1455
      cordão sexual, 1457
         tumores derivados do, 1457
      estroma, 1457
   prática clínica do, 1357
   tumores ovarianos, 1435-1439
   terapia-alvo no, 1541-1542
      bases moleculares do, 1541
      CEO, 1541
         bevacizumabe e, 1541
      QTIP no, 1505-1508
         complicações secundárias a, 1506
         controvérsias no uso da, 1507
         definição, 1505
         justificativa para uso da, 1506
         manuseio clinico, 1505
   VC no, 175
      avaliação, 175
         do cisto, 175
         da massa anexial, 175
      tumores, 175
         borderline, 175
         de baixo potencial de malignidade, 1435-1439
         em estágio precoce, 175
         em estágio avançado, 176
de pâncreas, 145, 172, 930
   biologia molecular no, 930
   VC no, 172
de pele não melanoma, 329-342
   abordagem geral do, 330
      criocirurgia, 331
      curetagem, 330
      eletrocauterização, 330
      ressecção cirúrgica, 330
      RXT, 332
      terapias, 331
         fotodinâmica, 331
         tópicas, 331
   CBC, 333
   CEC, 336
   diagnóstico, 329
      biópsia, 330
      dermatoscopia, 329
      exame clínico, 329
   lesões pré-malignas, 332
      albinismo, 333
      ceratose, 332
         arsênica, 332
         crônica cicatricial, 332
         de radiação crônica, 332
         térmica, 332
      corno cutâneo, 332
      EV, 332
      XP, 332
   outros, 339
      doença metastática cutânea, 342
   tumores malignos, 3380
      dos anexos cutâneos, 338
de pênis, 1605-1614, 1617-1622
   aspectos moleculares do, 1617-1622
      alteração da proteína p53, 1621

alterações citogenéticas, 1617
atividade da telomerase, 1621
IHQ em, 1620
papel do vírus, 1620
proteínas da apoptose BAX e BCL-2, 1621
cirurgia paliativa, 1613
higiênica, 1613
diagnóstico, 1607
epidemiologia, 1606
estadiamento, 1608
sistema de classificação, 1608q
estratificação do, 1608q
por risco de metástases regionais, 1608q
por tipo histológico, 1608q
etiologia, 1606
forma de apresentação, 1608
histologia, 1608
história natural, 1606
lesões cutâneas, 1605
pré-malignas, 1605
linfadenectomia, 1612
por via aberta, 1612
linfonodos inguinais, 1610
abordagem dos, 1610
QT, 1614
tratamento, 1609
do tumor primário, 1609
VEIL, 1612
de pulmão, 31, 176, 285, 306, 619-702
biologia molecular, 625-632
alterações moleculares comuns, 625
em não tabagistas, 628, 629q
em tabagistas, 626, 629q
perspectivas, 632
condições especiais, 691-701
CPCNP oligometastático, 699-701
síndrome de compressão da VCS, 695-698
tumor de Pancoast, 691-694
CPCP, 703-706
estudos atuais, 705
tratamento da doença, 703
limitada, 703
extensa, 704
tratamento da recaída, 705
diagnóstico, 633-652
quadro clínico, 633-644
ressecção pulmonar, 650-652
de pulmão, 31, 176, 285, 306, 619-702
avaliação pré-operatória para, 650-652
epidemiologia, 621-623
fatores de risco, 621
arsênico, 622
asbesto, 622
cromo, 622
fumante passivo, 622
hidrocarbonetos aromáticos
policíclicos, 622
níquel, 622
outras fibras minerais, 622
poluição atmosférica, 622
radônio, 622
relacionados com o hospedeiro, 622
sexo, 622
sílica, 622
tabagismo, 621
fatores genéticos, 623
estadiamento, 633-652
por imagem, 646-649
quadro clínico, 633-644
ressecção pulmonar, 650-652
avaliação pré-operatória para, 650-652
magnitude do problema, 621
no Brasil, 623
PET/TC em, 306
rastreamento do, 285
avaliação do, 286q

tratamento, 655-688
cirúrgico, 655-677
quimioterapia no, 680-682
RXT, 683-688
VC no, 176
de reto, 6, 7, 94, 146, 174, 833-857
acompanhamento clínico, 857
apresentação clínica, 837
carcinogênese, 833
CCR hereditário, 834
classificação histológica, 833
definição, 833
diagnóstico, 837
estadiamento, 837
TNM, 838, 839q
fatores de risco, 834
morfologia, 833
no Brasil, 6, 7
quimioprevenção, 836
rastreamento, 835
tratamento endoscópico no, 94
análise histopatológica, 97
indicações de RE, 95
métodos de ressecção, 95
tratamento cirúrgico, 98, 174
vigilância pós-ressecção, 98
tratamento, 839, 849
cirúrgico, 839
da doença avançada, 854
da recidiva local, 853
neoadjuvante, 849
quimioterápico, 852, 855
adjuvante, 852
paliativo, 855
VC no, 174
de rim, 177, 1661-1663
aspectos moleculares do, 1661-1663
descoberta de novos marcadores, 1662
genética dos CCR, 1661
perfil imuno-histoquímico, 1663
VC no, 177
de tireoide, 417-427
complicações, 425
do tratamento cirúrgico, 425
controvérsias no, 426
esvaziamento de cadeia lateral no CBDT, 426
extensão do tratamento cirúrgico dos CBDT, 426
iodoterapia complementar para CBDT, 426
melhor abordagem cirúrgica, 427
PAAF de neoplasia folicular, 426
diagnóstico, 417
categorias diagnósticas, 419
estadiamento clínico, 419
grupamento por estágios clínicos, 420
linfonodos regionais, 419
pTNM, 419
regras para classificação, 419
tipos histológicos, 419
prognóstico, 425
tratamento, 420
carcinoma indiferenciado/anaplásico, 424
CBDT, 420
CCH, 421
CMT, 424
estratificação de risco, 421
fatores moleculares do CBDT, 423
de tuba uterina, 1391, 1392q
estadiamento do, 1392q
sistema FIGO e TNM, 1392q
de uretra, 1625-1626
patologia, 1625, 1626
no homem, 1625
na mulher, 1626
estadiamento TNM, 1625q
de vagina, 1303-1307
doenças precursoras do, 1303-1307
NIVA, 1306

doenças precursoras do, 1303-1307
diagnóstico, 1431
histologia do, 1431q
prognóstico, 1432
tratamento, 1432
NIVA, 1432
grupamento por estágio, 1432q
estadiamento do, 1394q, 1431
sistema FIGO/TNM, 1394q
de vesícula biliar, 905-908
diagnóstico, 906
epidemiologia, 905
estadiamento, 906
fatores de risco, 905
histologia, 905
manifestações clínicas, 905
patogênese, 905
tratamento, 906
de vulva, 1303-1307
doenças precursoras do, 1303-1307
NIV, 1303
inicial, 1421-1424
doença, 1425-1428
localmente avançada, 1425-1428
metastática, 1425-1428
recidivada, 1425-1428
estadiamento do, 1393q
sistema FIGO, 1393q
sistema TNM, 1393q
desenvolvimento do, 53f, 1357q
risco de, 53f, 1357q
por mutação específica, 1357q
desnutrição e, 142
do colo do útero, 1389, 1395-1404
inicial, 1395-1398
tratamento do, 1395-1398
cervical, 1400-1404
localmente avançada, 1400-1404
do estômago, 6, 93, 795-805
apresentação clínica, 796
avaliação pré-tratamento, 797
classificação, 798
diagnóstico, 796, 797
epidemiologia, 795
estadiamento, 798
fatores de risco, 795
no Brasil, 6
patologia, 795
tratamento, 800
adjuvante, 802
cirúrgico, 800
do estágio IV, 803
tratamento endoscópico no, 93
avaliação pós-ressecção, 94
da úlcera actínica, 94
indicações, 93
vigilância, 94
do intestino delgado, 814
ADE, 815
estadiamento, 814
de TNM, 814q
fatores, 814
de risco, 814
protetores, 814
GIST, 816
linfoma, 817
tumores carcinoides, 815, 816
metastáticos gastrointestinais, 816
tumores metastáticos, 817
do osso temporal, 539-547
características clínicas, 539
complicações, 545
intraoperatórias, 545
pós-operatórias, 545
diagnóstico, 540
discussão, 542
epidemiologia, 539

estadiamento clínico, 541
  da Universidade de Pittsburgh, 541q
etiologia, 539
prognósticos, 546
quimioterapia, 546
resultados, 546, 547
RXT, 546
tratamento, 541
  cirúrgico, 542
  do pescoço, 545
do sistema digestório, 31
  de esôfago, 31
  gástrico, 31
em homens, 32
  de próstata, 32
em mulheres, 32
  de colo uterino, 34
  de endométrio, 32
  de mama, 33
epidemiologia do, 3-11, 141
  abordagens da pesquisa, 7
    erros em estudos epidemiológicos, 11
    estudos, 8, 9
      ecológicos, 9
      experimentais, 9
      observacionais, 8
      metanálise, 10
      revisão sistemática, 10
      tipos de estudos, 7
  medidas da magnitude do, 3
    determinantes, 3q
    incidência, 5
    mortalidade, 3
    sobrevida, 6
  ocorrência no Brasil, 3
    incidência, 5
    mortalidade, 3
    sobrevida, 6
evolução do, 44f
  estágios na, 44f
ginecológico, 1353-1355, 1357, 1358, 1459-1461, 1463-1465, 1501-1516, 1517-1585
  biologia molecular do, 1353-1355
    de colo uterino, 1354
    de endométrio, 1353
    de ovário, 1353
    perspectivas, 1355
  conservação da fertilidade em, 1463-1465
  controvérsias no manuseio do, 1501-1516
  gravidez e, 1459-1461
    de colo uterino, 1459
    de endométrio, 1460
    de ovário, 1461
    sarcomas uterinos, 1461
    tecnologias de reprodução assistida, 1461
  genética no, 1357, 1358
    prática clínica do câncer, 1357, 1358
      de ovário, 1357
      de endométrio, 1358
  laparotomia de intervalo no CEO avançado, 1501-1503
  oncossexologia no tratamento do, 1579-1585
  câncer de endométrio, 1531-1537
    drogas usadas em ginecologia oncológica, 1517-1521
    linfadenectomia no câncer de endométrio, 1509-1515
    nas NEO, 1523-1528
    princípios básicos da, 1517-1521
    QTIP no câncer de ovário, 1505-1508
    sequelas no, 1579-1585
    terapia-alvo no câncer de ovário, 1541-1542
  QT em, 1517-1543
  RXT no, 1545-1557
    avanços recentes da, 1555-1557
    princípios da RXT pélvica, 1545-1552

tratamento paliativo no, 1559-1577
  dor e paliação, 1559-1565
  qualidade de vida, 1575-1577
  paliação em doença avançada, 1567-1570, 1573-1574
    de colo uterino, 1567-1570
    de ovário, 1573-1574
  sobrevida em, 1575-1577
hereditário, 54
  síndromes de, 54
    principais, 54q
infantojuvenil, 1705, 1706
  intervenção do serviço social, 1705, 1706
  reflexões acerca da, 1705, 1706
manifestações cutâneas do, 85
no Brasil, 6, 7
  incidência de, 6
  sobrevida, 7
origem do, 47
pancreático, 929qm 933q, 934
  classificação para, 933q
    da JPS, 933q
  controvérsias no, 937
    sobre duodenopancreatectomia, 937
  fatores para, 929q, 934
    de risco, 929q
  prognóstico, 934
  tratamento do, 934
    cirúrgico, 934
    procedimento de Whipple, 934
particularidades do paciente com, 221
  sistema, 221
    cardiovascular, 221
    endócrino, 222
    hematológico, 221
    neurológico, 222
    neuromuscular, 22
    respiratório, 221
    urinário, 222
patologia no, 57-65
  IHQ, 57-65
    das células do microambiente tumoral, 65
      das neoplasias, 65
    das células tumorais, 62, 64
      das neoplasias hematológicas, 64
      dos tumores sólidos, 62
    diagnosticando o EBV, 61
    diagnóstico das neoplasias, 57
    no LNS, 60
por HPV, 1347f
prevenção de, 51
  biologia molecular para, 51
    aplicações da, 51
pulmonar, 699-701
  de células não pequenas, 699-701
  oligometastático, 699-701
rastreamento do, 285-291
  através dos métodos de imagem, 285-291
    de mama, 289
    de pulmão, 285
    do CCR, 287
renal, 1651-1659
  características, 1651
    clínicas, 1651
    patológicas, 1651
  classificação, 1652
    das lesões, 1652q
    de Bosniak, 1653q
  diagnóstico, 1651
  epidemiologia, 1651
  estadiamento, 1653
  exame físico, 1651
  fatores de risco, 1651
  massas renais, 1653
    sólidas, 1653
  sintomatologia, 1651

tipos histológicos, 1653
  principais, 1653
tratamento, 1655
  alternativo, 1658
  cirúrgico, 1655
  do CCR, 1658
  metastático, 1658
    tratamento do, 1658
  terapia para, 1659
    adjuvante, 1659
    neoadjuvante, 1659
  tumor de Wilms, 1659
    tratamento sistêmico do, 1659
retal, 848, 854
  localmente avançado, 854
    e irressecável, 854
    e potencialmente ressecável, 854
  videolaparoscopia no, 848
suscetibilidade ao, 53
  polimorfismo genético e, 53
tratamento de, 51
  biologia molecular para, 51
    aplicações da, 51
trombose na criança com, 1695-1697
  impacto da trombose, 1695
    no câncer, 1695
  fatores de risco, 1695
  manejo clínico, 1696
  tratamento, 1696
Candidíase
  hepatoesplênica, 273
  oral, 2007
    achados clínicos, 2007
    diagnóstico, 2007
    tratamento, 2007
Cânula
  tipos de, 591
CAP (Complexo Areolopapilar)
  reconstrução, 1221
Caquexia
  neoplásica, 89
Carcinogênese, 149
  HPV e, 1335-1340
    estrutura do, 1335
    fatores de risco, 1337
    infecção pelo, 1336
      resposta do hospedeiro à, 1336
    vacina contra, 1337
      mecanismo de ação das, 1337
      princípio das, 1337
      recomendações atuais, 1338
      vacinação profilática, 1339
  mamária, 985-987
    câncer de mama, 986
    como distúrbio hormonal, 986
    fatores de risco, 986
  mutações, 53
    herdadas, 53
    somáticas, 53
Carcinoma(s)
  adenoide cístico, 209f, 483f, 486
    de glândula salivar, 483f
      menor, 483f
    de seio maxilar esquerdo, 209f
      maxilarectomia total em, 209f
  ameloblástico, 449, 454f
  basocelular, 210f
    avançado, 210f
    de couro cabeludo, 210f
  cervical, 1398
    invasivo, 1398
  cutâneos, 330q
  de células, 414, 482f
    acinares, 482f, 486
    de polo inferior de parótida direita, 482f
    sebáceas, 414

de cólon, 825
    em jovens, 826
    no idoso, 826
    transverso, 825
        cirurgia para, 825
de cólon/reto, 764
de coto cervical, 1398
    remanescente, 1398
de cúpula vaginal, 1398
    pós-histerectomia inadequada, 1398
de glândula salivares, 486*q*
    classificação TNM dos, 486*f*
de grandes células, 637
de mama, 386*f*, 764, 1054, 1127-1170, 1285
    CIM, 1054
    in situ, 1285
        RXT no, 1285
    invasivo, 1127-1170
        CLI, 1131-1132
        câncer de mama, 1141-1169
            associado à gravidez, 1163-1165
            em idosas, 1151-1159
            em jovens, 1141-1149
            multicentricidade no, 1167-1169
            multifocalidade no, 1167-1169
        CIM, 1137-1139
        doença de Paget, 1133-1135
    medular, 1054
    metástase de, 386*f*
    mucinoso, 1054
    tubular, 1054
do pelo, 339
do timo, 714
    de células pequenas, 714
do tipo células pequenas, 637, 638*q*
    estadiamento do, 638*q*
ductal, 1042*f*
epidermoide, 158*f*, 211*f*, 212*f*, 407*f*, 408*f*, 430*f*, 431*f*, 438*f*, 460*f*, 493*f*, 512*f*-514*f*, 530*f*, 531*f*, 595*f*, 646*f*
    cutâneo, 408*f*
    da conjuntiva bulbar, 531*f*
    de assoalho da cavidade oral, 212*f*
        e língua, 212*f*
    de borda lateral direita, 430*f*
        de língua, 430*f*
    de cavidade oral, 431*f*
    de face, 407*f*
    de hipofaringe, 512*f*
        metástase cervical de, 512*f*
    de lábio inferior, 431*f*
    de loja tonsiliana, 493*f*
    de pálpebra inferior, 530*f*
    de parede do seio piriforme, 514*f*
        lateral, 514*f*
        medial, 514*f*
    de parede posterior, 513*f*
        de hipofaringe, 513*f*
    de região ulnar, 211*f*
        ressecado, 211*f*
    do colo uterino, 158*f*
    do seio piriforme, 514*f*
        organograma de tratamento do, 514*f*
    primário, 460*f*
        de mandíbula, 460*f*
    tratamento inicial de, 595*f*
        fluxograma do, 595*f*
escamocelular, 540*f*
    do CAE, 540*f*
escamoso, 637
hepatocelular, 280*f*
indiferenciado/anaplásico, 424
    em mulher, 425*f*
        lâmina de, 425*f*
lobular, 291*f*
    infiltrante, 291*f*
medular, 424*f*
    lâmina de, 424*f*

mucoepidermoide, 484*f*, 486
    de glândula parótida esquerda, 484*f*
        de baixo grau, 484*f*
neuroendócrino, 319*f*
odontogênico, 459
    de células claras, 459
        aspecto clínico, 459*f*
papilífero, 422*f*
    carcinogênese do, 423*f*
    de tireoide, 422*f*
        adolescente com, 422*f*
    primário, 459, 460*f*
        intraósseo, 459, 460*f*
            de células escamosas, 459, 460*f*
pulmonar, 655-677, 744
    com derrame pleural, 744*f*
    metastático ipsilateral, 744*f*
    tratamento cirúrgico do, 655-677
        abordagem cirúrgica, 669
        abordagens minimamente invasivas, 663
        aspectos clínicos e fisiológicos dos candidatos, 656
        cirurgia paliativa na doença irressecável, 672
        cirurgia robótica, 663
        considerações sobre o estadiamento, 655
        CTVA, 663
        princípios cirúrgicos básicos, 656
        ressecção dos linfonodos mediastinais, 661
        ressecções alargadas, 672
        resumo histórico, 655
        tipos de ressecção pulmonar, 657
        videotoracoscopia, 663
sebáceo, 414*f*
    em pálpebra inferior, 414*f*
tímico, 713
    tipos histológicos, 713*q*
        principais, 713*q*
urotelial, 1665-1669
    do trato urinário alto, 1665-1669
        apresentação clínica, 1666
        classificação, 1667
        diagnóstico, 1666
        epidemiologia, 1665
        estadiamento TNM, 1667*q*
        fatores, 1665, 1667
            de risco, 1665
            prognósticos, 1667
        fisiopatologia, 1665
        noções histológicas, 1665
        tratamento, 1667
verrucoso, 430*f*
    de mucosa jugal, 430*f*
Carcinomatose
    peritoneal, 231*f*, 854
Cardiopatia
    e cirurgia oncológica, 222
        não cardíaca, 223
            de baixo risco, 223
            de risco moderado, 223
                ou alto, 223
            não emergencial, 223
Carinectomia(s), 673
Carótida
    ruptura de, 583
        no esvaziamento cervical, 583
CAS (Cistoadenoma Seroso), 127, 128*f*
Categoria(s)
    de avaliação, 1066
    BI-RADS, 1066
Catéter(es)
    implante de, 324
        duplo J, 324
        venoso profundo, 324
            por acesso periférico, 324
    infecções relacionadas com, 274
    Pig Tail, 233*f*
        em drenagem biliar externa, 233*f*

Cavidade
    laríngea, 502*f*
        interna, 502*f*
    oral, 571*f*
        sarcoma da, 571*f*
            criança com, 571*f*
CBC (Carcinoma Basocelular), 329, 405, 407*f*, 529, 539, 551
    aspectos clínicos, 334
        esclerodermiforme, 334
        infiltrativo, 334
        micronodular, 334
        nodular, 334
        superficial, 335
    considerações terapêuticas, 335
    da concha da orelha, 540*f*
        esquerda, 540*f*
    em pálpebra inferior, 530*f*
    etiologia, 333
    fisiopatologia, 334
        no dorso, 334*f*
    nodular, 334*f*, 408*f*
        em região nasal, 408*f*
    pigmentado, 335*f*
    primário, 409*f*
    prognóstico, 335
    seguimento, 336
    superficial, 335*f*
    tipo esclerodermiforme, 408*f*
        recidivado, 408*f*
            em pálpebras, 408*f*
CBDT (Carcinoma Bem Diferenciado de Tireoide)
    esvaziamento no, 426
        de cadeia lateral, 426
    fatores moleculares, 423
    iodoterapia complementar para, 426
    tratamento, 420, 426
        cirúrgico, 426
            extensão do, 426
        em idosos, 423
        estratificação de risco, 421
        na adolescência, 422
        na infância, 422
CC (Câncer de Colo Uterino), 34
    biologia molecular do, 1354
    gravidez e, 1459
    LNS no, 1467-1472
        definição, 1467
        detecção do, 1468
            fatores que influenciam a, 1468
        drenagem linfática do, 1467
        técnicas de identificação do, 1468
    VC no, 174
CC (Colangiocarcinoma), 133, 913-920
    apresentação clínica, 913
    diagnóstico, 914
    distal, 917*q*, 947
        clínica, 949
        diagnóstico, 949
        epidemiologia, 949
        estadiamento, 917*q*, 949
            TNM, 917*q*
        fatores de risco, 949
        marcadores tumorais, 949
        tratamento, 951
    epidemiologia, 913
    estadiamento, 915
    etiologia, 913
    fatores de risco, 913
    imagem ecoendoscópica de, 134*f*
    intra-hepático, 916*q*
        estadiamento TNM, 916*q*
    patogênese molecular, 914
    patologia, 914
    peri-hilar, 916*q*
        estadiamento TNM, 916*q*

prognóstico, 920
TH em, 980
tratamento, 915
   algoritmos de, 917f
   cirúrgico, 917
   controvérsias, 918
   paliativo, 919
   quimioterápico, 918
   radioterápico, 918
   ressecabilidade, 917
      critérios de, 917
CC (Craniocaudal)
   incidência, 1026, 1027f
   na mamografia, 1026, 1027f
CCE (Carcinoma de Células Escamosas), 625
CCGT (Câncer de Células Germinativas do Testículo)
   alterações no, 1601
      citogenéticas, 1602}
      genéticas, 1601
      geniturinárias, 1601
         associação das, 1601
      moleculares, 1601
   epigenética e o, 1602
   hereditariedade nos, 1601
CCH (Carcinoma de Células de Hürthle)
   tratamento, 421
CCM (Carcinoma de Células de Merkel), 339
   cirurgia, 413
   prognóstico, 413
   RXT, 413
   TNM, 339q
CCM (Cirurgia Conservadora da Mama), 1187, 1221
   recidiva local após, 1195-1196
      diagnóstico, 1195
      fatores de risco, 1195
      tratamento, 1196
   RXT após, 1287-1291
      aspectos técnicos, 1289
      cadeias linfáticas, 1289
         abordagem de, 1289
      estudos comparativos, 1287
      fatores prognósticos, 1288
      sequelas de tratamento, 1291
      situações especiais, 1290
CCR (Câncer Colorretal), 819
   hereditário, 834
   incidência de, 820f
CCR (Câncer de Cólon e Reto), 142, 146
   PET/TC de, 307
CCR (Carcinoma Colorretal)
   rastreamento do, 287
      CTC, 287
      EO, 287
      com duplo contraste, 287
CCR (Carcinoma de Células Renais), 486, 765
   metástase hepática de, 902
      metatático, 1658
         tratamento do, 1658
      terapia para, 1659
         adjuvante, 1659
         neoadjuvante, 1659
CCR (Citorredução Cirúrgica), 190
   padrão de, 191q
CDC (Centro de Prevenção e Controle de Doenças)
   ACIP do, 270
CDI (Carcinoma Ductal Infiltrante), 386f, 1127-1129
   fatores prognósticos, 1128
   histologia, 1127
   história natural, 1127
CDI (Carcinoma Ductal Invasivo), 1053, 1127
CDIS (Carcinoma Ductal in situ), 1016, 1019, 1020f, 1115-1121
   BLS em, 1202

   classificação, 1115
   diagnóstico, 1118
   fatores prognósticos, 1117
   LNS no, 1205-1206
      epidemiologia, 1205
      PLS e, 1205
   patologia, 1115
   tratamento, 1118
      cirúrgico, 1118
      complementar, 1118
      sistêmico, 1119
CDT (Carcinoma Diferenciado da Tireoide), 309
   acompanhamento de, 309f
CEA (Antígeno Carcinoembrionário), 163
   uso clínico, 79
CEC (Carcinoma Espinocelular), 406, 486, 499, 529, 539, 775
   aspectos clínicos, 336
      recidivas, 37
      risco de metástases, 337
   considerações terapêuticas, 337
   de couro cabeludo, 410f
      recidivado, 410f
      metástase de, 410f
   de pele, 202f, 410f
      da região cervical, 410f
   de região nasal, 409f
   em área de cicatriz de queimadura, 332f
      no dorso, 332f
   em pele, 550f
      da região nasofronto-orbitária, 550f
   etiologia, 336
   fisiopatologia, 336
   in situ, 337
      CA, 337
      DB, 337
   invasivo, 337
   prognóstico, 337
   seguimento, 338
   TNM, 330q
CECCP (Carcinomas Espinocelulares em Cabeça e Pescoço), 522
Célula(s)
   cancerosas, 44
   colunares, 1017
      atípicas, 1017
         lesões de, 1017
   do microambiente tumoral, 65
      das neoplasias, 65
         estudo imuno-histoquímico das, 65
   em anel de sinete, 123f
      ADE com, 123f
   germinativas, 719q, 764, 1455
      classificação de, 719q
         do consenso internacional, 719q
      do ovário, 1455
         tumores malignos de, 1455
      tumores de, 764
         testiculares, 764
   neoplásicas, 44, 47
      alterações genéticas nas, 47
      propriedades das, 44
   pequenas e redondas, 61f
      neoplasia de, 61f
         estudo imuno-histoquímico de, 61f
   principais linfomas de, 60q
      imunofenótipo dos, 60q
      B maduras, 60q
      NK, 60q
      T maduras, 60q
   renais, 903
      carcinoma de, 903
      metástase hepática de, 903
   tumorais, 62, 64, 1517
      estudo imuno-histoquímico das, 62, 64
         das neoplasias hematológicas, 64
         dos tumores sólidos, 62

      volume de, 1517
         importância na QT do, 1517
Cemento-Ossificante
   fibroma, 473
Centro Oncológico
   importância do, 166
   nos resultados oncológicos, 166
CEO (Câncer Epitelial de Ovário), 1442-1453
   avaliação, 1443, 1447
      pré-operatória, 1443
      pré-tratamento, 1447
   avançado, 1501-1503
      laparotomia de intervalo no, 1501-1503
         contraindicações, 1503
         definição, 1501
         histórico, 1501
         indicações, 1503
         novo estudo conduzido pela EORTC, 1502
         revisão sistemática da *Cochrane Library*, 1502
   bevacizumabe e, 1541
   cirurgia, 1443
   diagnóstico, 1443
   estadiamento, 1449
   estágio avançado, 1447-1453
   estágio inicial, 1442-1445
   fatores, 1442, 1443
      de proteção, 1443
      de risco, 1442
   patogênese, 1442
   sintomas, 1443
   tratamento, 1444, 1449
      adjuvante, 1444
   vias de disseminação, 1449
Ceratoacantoma, 339
Ceratose
   arsênica, 332
   crônica cicatricial, 332
   de radiação crônica, 332
   térmica, 332
C-erbB-2, 163
CES (Câncer de Esôfago), 31
   no Brasil, 6
   tratamento do, 93, 100-104
      endoscópico, 93
         como tratamento exclusivo, 93
         indicações de REM, 93
      próteses autoexpensíveis no, 100-104
         contraindicações, 100
         em situações especiais, 102
         indicações, 100
         resultados, 103
         técnicas de introdução, 100
CFD (Células Foliculares Dendríticas), 60
CFM (Conselho Federal de Medicina), 26
CG (Câncer Gástrico), 144, 171, 792
   avançado, 796f
      classificação de Bormann, 796f
   biomarcadores em, 805q
   estágio IV, 803
      tratamento do, 803
         cirurgia paliativa, 803
         de primeira linha, 804
         de segunda linha, 804
         métodos endoscópicos, 804
         perspectivas futuras, 805
         QP, 804
         RXT paliativa, 804
   metástase hepática de, 903
   potências em, 805q
   precoce, 797f
      classificação japonesa, 797f
CGD (Câncer Gástrico Difuso), 802
CGDH (Câncer Gástrico Difuso Hereditário), 802
CGIS (Câncer Gastrointestinal Superficial)
   tratamento endoscópico do, 91-98
      colo, 91-98
      esôfago, 91-98

estômago, 91-98
  RE, 91
    métodos, 91
    reto, 91-98
CGP (Câncer Gástrico Precoce), 802
CGS (Câncer Gastrointestinal)
  tratamento endoscópico do, 91-108
    CGIS, 91-98
      cólon e reto, 94
      esôfago, 93
      estômago, 93
      RE, 91
Ch (Colina), 298
  aumento do nível de, 298f
CHC (Carcinoma Hepatocelular), 883-888
  aspectos patológicos, 883
  desenvolvimento do, 884q
    grupos de risco para, 884q
  diagnóstico, 883
  embolização, 316
  estadiamento, 886
  etiologia, 883
  prognóstico, 888
  quimioembolização, 316
  TH em, 977
    estadiamento, 978
    indicação ao transplante, 978
    particularidades, 978
    variante fibrolamelar, 979
  tratamento do, 318, 886
    cuidados paliativos, 888
    injeção percutânea, 887
      de etanol, 887
    medicamentoso, 888
    novas tecnologias no, 318
    QETA, 887
    radioablação, 887
    ressecção, 886
    TH, 887
Choi
  critérios de, 303
Ciáglia
  método de, 593f
    com introdução do fio-guia, 593f
    e dilatação progressiva, 593f
Cicatriz
  de queimadura, 332f
    no dorso, 332f
      CEC em área de, 332f
  radiada, 1051
    na mama, 1051
  radial, 1016
CID (Código Internacional de Doenças), 24
CIM (Carcinoma Inflamatório da Mama), 1054, 1137-1139, 1187
  biologia molecular, 1138
  características clinicopatológicas, 1138
  definição, 1137
  diagnóstico, 1138
    diferencial, 1138
  epidemiologia, 1137
  tratamento, 1139
    local, 1139
Cintilografia
  óssea, 1092
  valor da, 1091-1093
    no câncer de mama, 1091-1093
      avaliação de doença a distância, 1092
      cirurgia radioguiada para diagnóstico, 1092
        de lesões subclínicas, 1092
      diagnóstico, 1091
      pesquisa do LNS, 1091
Cirurgia Oncológica
  por laparoscopia, 169q
    recidiva em portais após, 169q
  princípios de, 161-167

aspectos controversos, 166
  TVP, 166
  opioides, 167
  proteção da ferida operatória, 167
  transfusão de sangue, 167
avaliação do paciente, 164
cirurgião oncológico, 166
  papel do, 166
conceitos, 161
  graduação histopatológica, 161
  grau histológico, 161
  operabilidade versus ressecabilidade, 161
estadiamento, 164
  outras classificações, 164
histórico, 161
importância nos resultados oncológicos, 166
  da especialização do cirurgião, 166
  do centro oncológico, 166
lise tumoral, 165
marcadores tumorais, 162
  AFP, 162
  BTA, 162
  CA 125, 162
  CA 15-3, 162
  CA 19-9, 163
  calcitonina, 163
  CEA, 163
  C-erbB-2, 163
  cromogranina A, 162
  HCG, 162
  histórico, 162
  K-ras, 163
  LDH, 163
  p53, 163
  PSA, 163
metastático, 165
  acessos vasculares, 165
reabilitação, 165
  e reconstrução, 165
terapias cirúrgicas, 165
  citorredução, 165
  definitiva, 165
  paliativo, 165
  primária, 165
tipos de, 162
  tumor residual, 162
TNM, 164
  regras gerais, 164
  símbolos adicionais, 164
Cirurgia(s)
  abdominal, 216, 1701-1703
    de grande porte, 1701-1703
      rotina de anestesia pediátrica para, 1701-1703
        protocolos de conduta na, 1701-1703
  axilar, 1202
    prévia, 1202
    BLS em, 1202
  de cabeça e pescoço, 217, 395-403
    melanoma cutâneo em, 395-403
      avanços tecnológicos, 401
        diagnóstico, 401
        terapia, 401
      biologia molecular, 396
      características clínicas, 396
      comportamento biológico, 396
      estadiamento, 397
      fatores preditivos prognósticos, 397
      investigação diagnóstica, 397
      prognóstico, 402
      tratamento, 398
  de Hartmann, 847
  de SPM, 375
  do câncer de mama, 1199
    BLS na, 1199
  do LNS, 1199-1211
    BLS, 1199-1203
      pós-QN, 1207-1209
      pré-QN, 1207-1209

na gestação, 1211
no CDIS, 1205-1206
  epidemiologia, 1205
  PLS e, 1205
em ginecologia oncológica, 1459-1500
  câncer de colo uterino, 1467-1472, 1473-1479
    cirurgia conservadora em, 1473-1479
    LNS no, 1467-1472
  câncer ginecológico, 1459-1461, 1463-1465
    conservação da fertilidade em, 1463-1465
    gravidez e, 1459-1461
  CMI em, 1481-1486
  massas pélvicas, 1489-1492
    achados inesperados, 1489-1492
  TR, 1473-1479
  tumores ginecológicos, 1493-1499
    exenteração pélvica em, 1493-1499
hand-assisted, 924
  como vantagem para conversão, 924
mamária, 1202
  prévia, 1202
  BLS em, 1202
paliativa, 672
  na doença irressecável, 672
para carcinoma, 825
  de cólon, 825
    transverso, 825
para MPM, 739
  decorticação, 739
  e RXT, 739
  pleurectomia, 739
  pleurodese, 739
  pneumonectomia, 739
    extrapleural, 739
pediátrica, 218
pélvica, 216
radioguiada, 1092
  para diagnóstico, 1092
    de lesões subclínicas mamárias, 1092
robótica, 663, 667, 1484
traqueostomia nas, 587
Cirurgião
  especialização do, 166
    importância da, 166
      nos resultados oncológicos, 166
  oncológico, 166
    papel do, 166
Cirurgião Oncológico
  formação do, 225-227
    habilitação, 225-227
      como fator prognóstico, 225-227
CISH (Hibridização in situ Colorimétrica), 60
Cisto(s)
  de duplicação, 117
    EE-PAAF de, 117
  mamários, 1039, 1048, 1050
    complicados, 1048
    oleoso, 1050
  ósseo, 477, 727
    aneurismático, 477, 727
    de parede torácica, 727
  pancreáticos, 132q
    características dos, 132q
      epidemiológicas, 132q
      morfológicas, 132q
Citogenética, 53-55, 355
  câncer hereditário, 54
    síndromes de, 54
      principais, 54q
  carcinogênese, 53
    mutações, 53
      herdadas, 53
      somáticas, 53
  oncologia personalizada, 55
  polimorfismo genético, 53
    e suscetibilidade ao câncer, 53

Citoqueratina(s)
 expressão de, 58-59q
  nas neoplasias epiteliais, 58-59q
   mais comuns, 58-59q
 pesquisa de, 1016q
Citorredução, 165
Clampes
 de anastomose, 208f
Clark
 classificação de, 398q
CLI (Carcinoma Lobular Infiltrante), 1131-1132
 patologia, 1131
 quadro, 1132
  clínico, 1132
  imagenológico, 1132
 tratamento, 1132
CLI (Carcinoma Lobular Invasivo), 1053
 papel da IHQ no, 1201
CLIP (Carcinoma Lobular Invasor Pleomórfico), 1131
CLIS (Carcinoma Lobular *in situ*), 1016, 1019, 1021, 1131
 conduta, 1121
 patologia, 1119
 pleomórfico, 1022
 tratamento, 1120
CLISP (Carcinoma Lobular *in situ* Pleomórfico), 1121
Clister
 opaco, 231f
  de *stent*, 231f
   em sigmoide, 231f
  de tumor, 231f
  de sigmoide, 231f
Cloroquina, 243
Clostridium difficile
 diarreia associada ao, 273
CMI (Cirurgia Minimamente Invasiva), 169
 em ginecologia oncológica, 1481-1486
  câncer, 1481
   de endométrio, 1481
   de ovário, 1482
  CC, 1481
  cirurgia robótica, 1484
  considerações importantes em, 1486
  linfadenectomia laparoscópica, 1483
   extraperitoneal, 1483
  massas anexiais, 1482
  single port, 1484
CMLA (Câncer de Mama Localmente Avançado), 1185
 diagnóstico do, 1183q
  sumário de, 1183q
 tratamento cirúrgico do, 1181-1183
  diagnóstico, 1181
  epidemiologia, 1181
  fatores prognósticos, 1181
  recomendações, 1183
  sobrevida, 1183
  tratamento, 1182
   neoadjuvante, 1182
 tratamento do, 1183q
  sumário de, 1183q
CMM (Câncer de Mama Masculino)
 BLS em, 1201
CMM (Carcinoma Microinvasor de Mama), 1123-1125
 diagnósticos diferenciais do, 1123q
CMT (Carcinoma Medular da Tireoide), 417
 abordagem cirúrgica, 427
 tratamento, 424
CNF (Carcinoma de Nasofaringe), 521
 fatores prognósticos no, 526q
  análise de, 526q
CNPCP (Carcinoma de Não Pequenas Células de Pulmão)
 com SVCS, 239f

Cochrane Library
 revisão sistemática da, 1502
Código
 de ética médica 2010, 24
 principais pontos do, 24
Colecistite, 232
Colectomia
 parcial, 825
  esquerda, 825
 subtotal, 825
 total, 825
Colo de Útero
 câncer de, 6, 1395-1404
  cervical, 1400-1404
   localmente avançada, 1400-1404
  inicial, 1395-1398
   tratamento do, 1395-1398
  no Brasil, 6
Colo Uterino
 carcinoma epidermoide do, 158f
 como conduzir doenças pré-invasivas, 1321-1330
  AGC, 1322
  AIS e invasor, 1322
  ASC, 1321
  HSIL, 1326, 1328
   com carcinoma epidermoide invasor, 1328
   com microinvasão, 1328
  LSIL, 1325
  manejo inicial, 1324
  visão geral, 1321-1330
 doença avançada de, 1567-1570
  paliação em, 1567-1570
   analgesia, 1568
   câncer de, 1567
   cuidados paliativos, 1567
   curso natural da doença, 1567
   fístulas, 1570
   obstrução urinária, 1568
   sangramento, 1569
 IHQ no, 1372
 lesões pré-malignas, 1309-1318
  colposcopia, 1309
  exame citopatológico, 1312
 tumores do, 1361
  sobrevida de, 1361q
Cólon
 câncer de, 6, 7, 45f, 94, 146, 150f, 173, 819-829
  causas, 819
  diagnóstico, 821
   PSOF, 821
   colonoscopia, 822
   CTC, 822
   EBDC, 822
   RF, 822
   teste DNA fecal, 821
  doença metastática, 829
   tratamento radical de, 829
  epidemiologia, 819
   taxa de mortalidade, 819q
  estadiamento, 823
   TNM, 823q
  estágios na evolução do, 45f
  fatores de risco, 819
  genética, 819
   bactérias, 819
   dieta, 819
   estilo de vida, 820
   etilismo, 820
   história familiar, 821
   medicamentos, 820
   obesidade, 820
   resistência à insulina, 820
   tabagismo, 820
  manifestações clínicas, 821
  metastático, 828
   tratamento do, 828

  no Brasil, 6, 7
  prevenção, 821
  sequência na evolução do, 150f
   de mutações genéticas, 150f
  tratamento adjuvante, 826
  tratamento cirúrgico, 824
   avaliação de acompanhamento, 826
   mortalidade após ressecção, 826
   preparo pré-operatório, 824
   recidiva após ressecção, 826
   ressecção de múltiplos órgãos, 826
   situações especiais, 825
   técnicas operatórias, 824
  tratamento endoscópico no, 94
   indicações de RE, 95
   métodos de ressecção, 95
   análise histopatológica, 97
   vigilância pós-ressecção, 98
   tratamento cirúrgico, 98
  VC no, 173
 obstrução do, 231
Colonografia
 endoluminal, 287f
Colonoscopia
 colocação por, 232f
  de *stent*, 232f
   em sigmoide, 232f
 no câncer, 822, 838
  de cólon, 822
  virtual, 822
  do reto, 838
 óptica, 289f
  incompleta, 289f
Coloplastia, 846, 847f
Colostomia
 úmida, 203f
  em alça, 203f
   associada a hemicorporectomia, 203f
Colposcopia, 1309
 ablação por *laser*, 1311
 biópsia, 1311
 características específicas, 1310
 conização, 1311, 1312
  com bisturi frio, 1312
  por *laser*, 1311
 crioterapia, 1311
 curetagem endocervical, 1311
 LEEP/LETZ, 1311
Coluna
 vertebral, 676
  invasão da, 676
COMICE (*Comparative Effectiveness of MRI in Breast Cancer Trial*), 1172
Complexo
 laríngeo, 501f
  musculatura do, 501f
   extrínseca, 501f
 laringotraqueal, 585
Complicação(ões) Oral(is), 2006-2009
 alterações de paladar, 2008
 candidíase oral, 2007
 estomatite/mucosite, 2008
 infecção viral, 2007
 infecções bacterianas, 2008
 notas gerais, 2006
 sialorreia, 2008
 xerostomia, 2006
Compressão
 localizada, 1027
  e associação, 1028
   associação entre, 1028
  na mamografia, 1027
 medular, 237
  síndrome de, 237
Condiloma(s)
 acuminados, 1343f

tratamento baseado em evidências, 1349-1351
   cirúrgico, 1349-1351
      biópsia pré-tratamento, 1349
      crioterapia, 1350
      eletrocauterização, 1350
      excisão, 1351
      indicações, 1349
      laser, 1351
      perspectivas, 1351
   combinados, 1351
   médico, 1349-1351
      biópsia pré-tratamento, 1349
      IFN-α, 1350
      imiquimod, 1350
      indicações, 1349
      perspectivas, 1351
      podofilina, 1349
      podofilotoxina, 1349
      sinecatequinas, 1350
      TCA, 1349
   prevenção, 1351
Condilomatose
   anal, 1344*f*
   vulvar, 1344*f*
Condroma, 472
   de parede torácica, 727
Condrossarcoma, 385
   características clínicas, 463
   clássico, 385*f*
      do úmero direito, 385*f*
   de parede torácica, 727
      anterior, 727*f*
   de partes moles, 365
      mixoide, 365
   definição, 463
   epidemiologia, 463
   extraesquelético, 365
   imagem, 463
   localização, 463
   mesenquimal, 365
   patologia, 464
   prognóstico, 464
   secundário, 385*f*
      a osteocondroma, 385*f*
      de fêmur, 385*f*
   tratamento, 386, 464
Congelação
   exame de, 1367-1369
      peroperatório, 1367-1369
      na oncoginecologia, 1367-1369
   exame por, 71-75
      método de, 73
         indicações do, 73
         limitações do, 73, 74
      técnica de, 71*f*, 74*f*
         de fragmento de pele, 71*f*, 74*f*
         corado com azul de toluidina, 71*f*, 74*f*
Conjuntiva
   bulbar, 531*f*
      carcinoma epidermoide da, 531*f*
Consentimento
   livre, 25
   e esclarecido, 25
Conservação
   da mama, 1188
      técnicas cirúrgicas, 1188
Constipação
   em cuidados paliativos, 1977
   por opioides, 1978
Contact
   incidência, 1027
      na mamografia, 1027
Contaminação
   ambiental, 30
      como fator de risco, 30
Coração
   e câncer de pulmão, 634

Cordão
   sexual, 1457
      tumores derivados do, 1457
Core Biópsia
   guiada por US, 1105-1106
      e mamografia, 1105-1106
         abordagem pré-biópsia, 1105
         complicações, 1105
         documentação, 1106
         escolha do método guia, 1105
         escolha do procedimento, 1105
         fragmentos adequados, 1105
         procedimento após abordagem, 1106
Corno
   cutâneo, 332, 1605
Corpo
   pancreático, 111*f*, 125*f*, 126*f*, 128*f*
      lesão de, 111*f*, 128*f*, 129*f*
         cística, 111*f*, 128*f*
         sem interface nítida, 125*f*
            com a artéria esplênica, 125*f*
         sólida, 126*f*
            heterogênea, 126*f*
            hipoecoica, 126*f*
   uterino, 1359, 1407-1420
      tumores de, 1359
         de endométrio, 1359
         câncer de, 1407-1420
            de endométrio, 1047-1414
            de linhagens diversas, 1417-1420
CP (Câncer de Próstata), 1629-1638
   aspectos moleculares do, 1645-1649
      busca por resultados, 1648
         perspectivas na, 1648
      genes no, 1645
   bifosfonatos, 1638
   BT, 1634
   crioterapia, 1634
   diagnóstico, 1629
      biópsia prostática, 1629
      PSA, 1629
      toque retal, 1629
   epidemiologia, 1629
   estadiamento, 1630
      clínico, 1631*q*
         sistema de, 1631*q*
   fatores de risco, 1629
   HIFU, 1635
   localizado, 1633
      tratamento do, 1633
         PRL, 1634
         RP, 1633
   localmente avançado, 1635
      tratamento do, 1635
         RP, 1635
         RXT, 1635
   metastático, 1637
      tratamento do, 1637
   observação, 1634
   patologia, 1630
      ASAP, 1630
      CP, 1630
      PIN, 1630
   QT, 1638
   RXT, 1634
   tratamento, 1635, 1638
      da coluna vertebral, 1638
      de resgate, 1635
         após cirurgia, 1635
         após RXT, 1635
   vacina, 1638
   VC no, 177
   vigilância ativa, 1634
CP (Câncer Procoagulante), 85
CP (Carcinomatose Peritoneal), 189
   de origem colorretal, 196
   de origem gástrica, 197

CPCNP (Carcinoma Pulmonar de Células Não Pequenas), 625, 646
   RXT, 683
      BT endobrônquica, 685
         de alta taxa de dose, 685
      decisão terapêutica, 683
      fatores para, 683
      doença, 683
         inicial, 683
         localmente avançada, 683
         metastática, 684
      fracionamentos alterados, 684
      irradiação cerebral, 684
         como profilaxia de metástases, 684
      técnicas recomendadas, 684
      tratamentos recomendados, 683
   tratamento do, 644
CPCP (Câncer Pulmonar de Células Pequenas), 625, 646, 703-706
   estudos atuais, 705
   recaída, 705
      tratamento da, 705
      panorama, 705
   RXT, 687
      decisão terapêutica, 687
      fatores para, 687
      técnicas, 688
         desejadas, 688
         minimamente recomendadas, 688
   tratamento do, 645, 703, 704
      extensa, 704
         estudos recentes, 704
         inibidores de topoisomerase, 04
         panorama, 704
         PCI, 705
      limitada, 703
         cirurgia, 704
         panorama, 703
         QT, 704
         RXT, 704
CPER (Endoscopia das Vias Biliares), 118
CPNPC (Câncer de Pulmão Não Pequenas Células), 155
   SBRT por, 159*f*
CPRE
   após colocação de *stent*, 232*f*
   em via biliar, 232*f*
CQCT (Convenção-Quadro para o Controle do Tabagismo), 37
CR CC0 (Citorredução Completa), 189
CR CC1 (Citorredução Quase Completa), 189
CR (Citorredução)
   alterações como preditor de, 193*q*
      do intestino delgado, 193*q*
      do mesentério, 193*q*
   e HIPEC, 189-198
      casuística pessoal, 198
      CP, 196
         de origem colorretal, 196
         de origem gástrica, 197
      critério, 192, 193
         de elegibilidade, 192, 193
         de inelegibilidade ao tratamento, 192
      cuidados peroperatórios, 198
      curva de sobrevida, 198
         influência da, 198
      experiência pessoal, 197
      ICP, 190
      indicações, 192
      morbidade da, 198
      mortalidade da, 198
      MPM, 194
      PMP, 193
      resultados, 192
      sarcomatose peritoneal, 195
   nos portadores de MPM, 194*f*

C-RADS (*Colonography Reporting and Data System*), 288
Craniotomia
   frontotemporal, 534
   única, 554f
Crescimento
   do tumor primário, 633
      no câncer de pulmão, 633
         sinais do, 633
         sintomas do, 633
      estimulação autócrina do, 47f
Criança
   com câncer, 1695-1697
      trombose na, 1695-1697
         fatores de risco, 1695
         impacto da trombose no câncer, 1695
         manejo clínico, 1696
         tratamento, 1696
Cricotireoidostomia(s), 585-593
   por punção, 593
   técnica cirúrgica, 592
Criocirurgia
   do câncer de pele, 331
      não melanoma, 331
Criostato
   micrótomo no, 72f
      visão do, 72f
      visão parcial do, 72f
Crista
   ilíaca, 211
      retalho livre de, 211
CRM (Conselho Regional de Medicina), 24
Cromo
   e câncer de pulmão, 622
Cromogranina A, 162
CT (Câncer do Testículo), 1589-1598
   aspectos moleculares do, 1601-1603
      alterações no CCGT, 1601
         genéticas, 1601
         moleculares, 1601
      tratamento quimioterápico, 1603
         sensibilidade ao, 1603
   conduta nos tumores, 1593
      não seminomatosos, 1593
         indicações da LNRP, 1596
         opções terapêuticas, 1596q
      seminomatosos, 1593
   desvantagens da QT, 1597
      pré-linfadenectomia, 1597
   diagnóstico, 1590
   epidemiologia, 1589
   estadiamento, 1590, 1591q
      agrupado, 1591q
      sistema de, 1590q
   estágios clínicos avançados, 1597
      conduta nos, 1597
   fatores de risco, 1589
   linfadenectomia, 1596, 1597
      vantagens da, 1596, 1597
         pré-QT, 1597
   sintomatologia, 1589
   tipos histológicos, 1591
      principais, 1591
         seminomas, 1591
         tumores não seminomatosos, 1592
   TNST, 1598
      disseminados, 1598
         prognóstico nos, 1598
         fatores prognósticos nos, 1598
   tratamento, 1590, 1598
      inicial, 1590
         acompanhamento após, 1593
      quimioterápico, 1598
CTC (Colonografia por Tomografia Computadorizada), 287
   achados de, 288q
      categorização para os, 288q
      no câncer de cólon, 711

CTG (Câncer de Testículo Germinativo), 1589
CTV (Risco para Doença Subclínica), 597
CTVA (Cirurgia Torácica Videoassistida), 176, 663
Cuidado(s)
   com a boca, 2006-2009
      alterações de paladar, 2008
      estomatite/mucosite, 2008
      infecções bacterianas, 2008
      notas gerais, 2006
         infecção viral, 2007
      sialorreia, 2008
Cuidado(s) Paliativo(s), 1947-2036
   ascite maligna, 1990-1992
      diagnóstico, 1990
      etiologia, 1990
      fisiopatologia, 1990
      tratamento, 1991
   atuais, 1952-1957
      INCA e os, 1952-1957
         assistência no HC IV, 1952
         ensino em, 1957
         Hospital do Câncer IV, 1952-1957
         treinamento em, 1957
         unidade de cuidados paliativos, 1952-1957
   complicações orais, 2006-2009
      alterações de paladar, 2008
      candidíase oral, 2007
      estomatite/mucosite, 2008
      infecção viral, 2007
      infecções bacterianas, 2008
      notas gerais, 2006
      sialorreia, 2008
      xerostomia, 2006
   constipação em, 1977
      por opioides, 1978
   controle da dispneia em, 1993
      abordagem clínica, 1995
      ansiedade, 1193
         e falta de ar, 1193
      apoio a cuidadores/família, 1993
      conceito, 1993
      diagnóstico, 1995
      experiência de dispneia, 1993
         versus trajetória de doença, 1993
      fisiopatologia, 1994
      mensuração, 1996
      neurofisiologia, 1994
      patogênese, 1994
      prevalência, 1993
   cuidados com a boca, 2006-2009
      alterações de paladar, 2008
      candidíase oral, 2007
      estomatite/mucosite, 2008
      infecção viral, 2007
      infecções bacterianas, 2008
      notas gerais, 2006
      sialorreia, 2008
      xerostomia, 2006
   diarreia em, 1981
      como evento adverso, 1982
      gênese da, 1981
         fatores comuns associados à, 1981
   ética em, 26
   fadiga em pacientes oncológicos, 1962-1965
      etiopatogenia, 1962
      tratamento, 1963
   FNM, 2002-2005
      avaliação, 2003
         dos sinais, 2003
         dos sintomas, 2003
         geral, 2003
      classificação, 2002
      definição, 2002
      estadiamento, 2002
      fisiopatologia, 2002
      manejo, 2003
         dos sinais, 2003
         dos sintomas, 2003

      nomenclatura, 2002
   indução dos, 1958-1959
      comunicação, 1958
      controle de sintomas, 1959
      time multiprofissional, 1958
   insuficiência renal em, 2010-2011
      IRA, 2010
      rim, 2010
   náusea e vômito, 1974-1975
      fisiopatologia, 1974
      tipos de, 1974
      tratamento, 1975
   no INCA, 1949-1951
      primórdios do, 1949-1951
         agradecimentos aos pioneiros dos, 1951
         estrutura assistencial, 1950
            institucionalização da, 1950
         planejamento das atividades, 1949
         primeiras ações, 1949
         viabilização das atividades, 1950
   OIM, 1985-1988
      avaliação, 1986
      fisiopatologia, 1985
      manifestações clínicas, 1985
      tratamento, 1986
   pediátricos, 1699
   princípios dos, 1958-1959
      comunicação, 1958
      controle de sintomas, 1959
      time multiprofissional, 1958
   SAC no câncer, 1967-1972
      diagnóstico, 1968
      estágios da caquexia, 1968
      etiopatogenia, 1967
      metabolismo intermediário, 1967
         alterações do, 1967
      principais fatores caquíticos, 1968
      tratamento, 1969
   síndromes metabólicas, 2013-2018
      balanço hídrico, 2013
      desidratação, 2013
      hipercalcemia, 2016
      hipercalemia, 2015
      hipernatremia, 2013
      hipocalemia, 2015
      hiponatremia, 2014
      SIADH, 2014
   sintomas mais comuns, 1961
      bom controle de, 1961
         medidas gerais para, 1961
         princípios da prescrição, 1961
            na doença avançada, 1961
      tratamento, 1961
         dos sintomas, 1961
         específicos, 1961
Cunha
   ressecção em, 661
Curetagem
   do câncer de pele, 330
      não melanoma, 330
Custo(s)
   do diagnóstico por imagem, 283
   em oncologia, 283
CV (*Cleavage*)
   incidência, 1026, 1027f
   na mamografia, 1026, 1027f

D

DA (Dissecção Axilar), 1199
DB (Doença de Bowen), 336, 337
DCNTs (Doenças Crônicas Não Transmissíveis), 16, 18
   enfrentamento de, 13
      política para o, 13
   fatores de risco em comum de, 13q
DEB (*Drug-Eluting Beads*), 318, 319

Decanulação
  programada, 591
Decorticação, 739
Deiscência
  no esvaziamento cervical, 583
Delirium, 255
  tratamento do, 256
Deontologia
  princípios fundamentais, 21
Depressão
  diagnóstico de, 251
  fatores de risco para, 250
  maior, 252*q*
    síndrome *versus*, 252*q*
      de comportamento de doença, 252*q*
  respiratória, 239
    por opioides, 239
  tratamento da, 252
Dermatoscopia, 329
Derrame(s)
  pericárdico, 229*f*, 751*q*
    características do, 751*q*
  pleurais, 230, 743*q*, 744*f*
    bilateral, 744*f*
      por SVCS, 744*f*
    causas de, 743*q*
      malignos, 743*q*
      paraneoplásico, 743*q*
DES (Dissecção Endoscópica da Submucosa), 91, 96, 801
  colônica, 97*f*
Descompressão
  cirúrgica, 753
    do pericárdio, 753
Desidratação, 2013
Desnutrição
  e câncer, 142
Detecção
  de marcadores tumorais, 49
    amplificação de DNA, 49
      de segmentos específicos de, 49
      pela PCR, 49
    de sequências específicas, 49
      de ácidos nucleicos, 49
        hibridação, 49
          in situ, 50
          northern blotting, 50
          southern blotting, 50
DFSP (Dermatofibrossarcoma Protuberante), 341, 373, 375, 413, 560
DH (Doença de Hodgkin), 305
Diafragma
  e câncer de pulmão, 634
Diarreia
  associada ao *Clostridium difficile*, 273
  em cuidados paliativos, 1981
    como evento adverso, 1982
    gênese da, 1981
      fatores comuns associados à, 1981
Diceologia
  princípios fundamentais, 21
Diclofenaco, 331
DIEAP (Retalho com Base em Vasos Perfurantes do Músculo Reto Abdominal), 210*f*
DIEP (*Deep Inferior Epigastric Perforator Flap*)
  efeitos no, 1225
    da RXT, 1225
Dieta
  como fator de risco, 30
  e câncer de cólon, 819
Diferenciação
  sarcomas com, 364, 365
    incerta, 365
      de células claras, 366
      epitelioide, 366
      sinovial, 365
      SPM alveolar, 366

  muscular, 364
    RMSs, 364
      alveolar, 364
      embrionário, 364
      pleomórfico, 364
  neural, 365
Difusão, 295
  sequências de, 296*f*, 297*f*
  combinação de, 296*f*, 297*f*
DII (Doença Inflamatória Intestinal), 821
Dilatação
  ductal, 1033
    isolada, 1033
    na mamografia, 1033
DISAT (Departamentos da Saúde do Trabalhador), 197
Displasia
  fibrosa, 726
    de parede torácica, 726
Dispneia
  controle da, 1993
    abordagem clínica, 1995
    ansiedade, 1993
      e falta de ar, 1993
    apoio a cuidadores/família, 1993
    conceito, 1993
    diagnóstico, 1995
    experiência de dispneia, 1993
      versus trajetória de doença, 1993
    fisiopatologia, 1994
    mensuração, 1996
    neurofisiologia, 1994
    patogênese, 1994
    prevalência, 1993
  e câncer de pulmão, 633
Dispositivo(s)
  de ventilação, 1702
  de via aérea, 1702
Disseminação
  do câncer de pulmão, 634
    extratorácica, 635
      sinais do, 635
      sintomas do, 635
    locorregional, 634
      sinais do, 634
      sintomas do, 634
Distorção
  arquitetural, 1106
  da arquitetura, 1033
    focal, 1033
Distúrbio(s)
  hematológicos, 85
  metabólicos, 83
    hipercalcemia, 83
    hiperglicemia, 85
    hipocalcemia, 84
    hipocalemia, 84
    hipoglicemias, 85
    hiponatremia, 84
      pela SIADH, 84
  neurológico, 202*f*
    congênito, 202*f*
DLA (Dissecção dos Linfonodos Axilares), 1091
DMARDs (Drogas Modificadoras do Curso da Doença), 243
Doença(s)
  avançada, 1567-1570, 1573, 1574
    paliação em, 1567-1570, 1573, 1574
      de colo uterino, 1567-1570
      de ovário, 1573, 1574
  de Hand-Schuller-Christian, 478
  de Paget, 1133-1135
    da mama, 1133-1135
      diagnóstico, 1133
      diagnóstico diferencial, 1134
      estadiamento, 1134
      etiopatogenia, 1133

      prognóstico, 1135
      tratamento, 1134
  difusas, 88
    do tecido conectivo, 88
  hepática, 977
    crônica, 977
      TH em, 977
  invasiva, 1367-1458
    câncer, 1395-1404, 1407-1420, 1421-1429, 1430-1433, 1435-1458
      de colo de útero, 1395-1404
      de corpo uterino, 1407-1420
      de ovário, 1435-1458
      de vagina, 1430-1433
      de vulva, 1421-1429
    estadiamento dos tumores ginecológicos, 1389-1394
      segundo FIGO/TNM, 1389-1394
    exame peroperatório de congelação, 1367-1369
      na oncoginecologia, 1367-1369
    relevância da IHQ, 1371-1381
  irressecável, 672
    cirurgia paliativa na, 672
  metastática, 342, 368, 402*f*, 829, 854
    avaliação de, 368
      PET na, 368
      PET-CT na, 368
    cutânea, 342
    metacrônica, 855
      irressecável, 855
    para linfonodos, 402*f*
    sincrônica, 854, 855
      irressecável, 855
      ressecável, 854
    tratamento radical de, 829
  multicêntrica, 1202
    BLS em, 1202
  neurológicas, 587
    traqueostomia nas, 587
  nodal, 350
    regional, 350
      RXT no manejo da, 350
  pré-invasiva, 1015-1023, 1303-1351
    câncer de mama, 1015-1017
      lesões precursoras do, 1015-1017
    condilomas, 1349-1351
      tratamento baseado em evidências, 1349-1351
    do colo uterino, 1321-1330
      como conduzir, 1321-1330
    HE epitelial, 1331-1333
    HPV, 1335-1340, 1343-1348
      e carcinogênese, 1335-1340
      sequelas clínicas da infecção por, 1343-1348
    lesões pré-invasivas, 1019-1022
      tratamento das, 1019-1022
    lesões pré-malignas, 1309-1318
      do colo uterino, 1309-1318
    precursoras do câncer, 1303-1307
      de vulva, 1303-1307
      de vagina, 1303-1307
  residual, 282
  sistêmicas, 728
    manifestações de, 728
      na parede torácica, 728
  trofoblástica, 1374
    gestacional, 1374
Dor
  abdominal, 233
    em pacientes neutropênicos, 233
  e paliação, 1559-1565
  paciente oncológico com dor, 1559
    avaliação da, 1559
    classificação da, 1560, 1561*q*
    etiologia da, 1561*q*
    mensuração da, 1560
    tratamento, 1562

pós-operatória, 1703
    tratamento da, 1703
DPAM (Adenomucinose Peritoneal Disseminada), 193
DPD (Di-hidropirimidina Desidrogenase), 152
DPEM (Doença de Paget Extramamária), 340
DPM (Derrame Pericárdico Maligno), 749-754
  avaliação diagnóstica, 749
    diagnóstico, 750
      citológico, 750
      histopatológico, 750
    métodos de imagem, 749
  características, 749, 751q
    clínicas, 749
  tratamento, 752
    descompressão cirúrgica, 753
    esclerose pericárdica, 752
    QT intrapericárdica, 753
DPN (Derrame Pleural Neoplásico), 743-746
  causas de, 743q
  complicações, 746
  diagnóstico, 743
    apresentação clínica, 743
    características do líquido, 744
    exames de imagem, 743
    procedimentos, 744
  patogênese, 743
  prognóstico, 746
  tratamento, 745
    drenagem torácica tubular, 745
      fechada, 745
    pleurectomia, 746
    sistêmico, 746
    toracocentese, 745
DPOC (Doença Pulmonar Obstrutiva Crônica), 37
DR (Doença Reumática), 87
  drogas modificadoras da, 243-245
    coestimulação de linfócitos T, 245
      medicamento inibidor da, 245
    IL-6, 245
      inibidor do receptor da, 245
    imunobiológicos, 243-245
    medicamentos, 244
      anti-CD20, 244
    neoplasia, 243-245
      medicamentos biológicos e, 244
    pacientes sem história prévia de malignidade, 243
      malignidade em, 243
      uso de imunossupressores em, 243
    risco de terapia imunossupressora em neoplasia, 245
      atual, 245
      passada, 245
    TNF, 244
      medicamentos antagonistas do, 244
    tratamento sugerido, 245
Drenagem
  abscesso hepático, 323f
  biliar, 233f, 320, 321f
    externa, 233f
      catéter *Pig Tail* em, 233f
    interna, 321f
      com implante de prótese/*stent*, 322f
      percutânea, 320, 321f
        externa, 321f
        interna-externa, 321f
  linfática, 1467
    do colo uterino, 1467
  percutânea, 322, 323f
    catéter *pig-tail* na, 323f
    de abscessos, 322
    de coleções, 322
    por técnica coaxial, 323f
  torácica, 745
    tubular, 745
      fechada, 745
DRM (Doença Residual Mínima), 1922

Droga(s)
  modificadoras da DR, 243-245
    coestimulação de linfócitos T, 245
      medicamento inibidor da, 245
    IL-6, 245
      inibidor do receptor da, 245
    imunobiológicos, 243-245
    medicamentos, 244
      anti-CD20, 244
    neoplasia, 243-245
      medicamentos biológicos e, 244
    pacientes sem história prévia de malignidade, 243
      malignidade em, 243
      uso de imunossupressores em, 243
    risco de terapia imunossupressora em neoplasia, 245
      atual, 245
      passada, 245
    TNF, 244
      medicamentos antagonistas do, 244
    tratamento sugerido, 245
  que afetam a radiosenssibilidade, 159
  usadas em ginecologia oncológica, 1517-1521
    princípios básicos da QT e, 1517-1521
      abordagens para tratamento, 1517
        e toxicidade, 1517
      agentes quimioterápicos comumente usados, 1518
      importância do volume de células tumorais, 1517
      outros quimioterápicos também utilizados, 1521
DSM (*Diagnostic and Statistical Manual of Mental Disorder*)
  III, 250
  IV, 251
Dukes
  classificação de, 164
    carcinoma do reto, 164
Duodeno
  tumores do, 943
    apresentação clínica, 943
    epidemiologia, 943
    fatores de risco, 943
    investigação diagnóstica, 945
    patogênese, 943
Duodenopancreatectomia
  controvérsias sobre, 937
    no câncer pancreático, 937
  para tratamento, 939
    de tumores, 939
      não periampulares, 939
DWISB (Difusão com Supressão do Sinal do Corpo), 297

E

EBDC (Enema Baritado com Duplo Contraste), 822
EBER-ISH (Hibridização *in situ* para os RNAs Não Codificantes do Vírus Epstein-Barr), 61
  dupla marcação por, 62f
EBV (Vírus Epstein-Barr), 521
  diagnosticando o, 61
  padrões de latência do, 61q
    nas diferentes neoplasias, 61q
ECOG (*Eastern Cooperative Oncology Group*), 596
Ecografia
  no câncer do reto, 838
    endorretal, 838
ECT (Eletroconvulsoterapia), 253, 256
EDA (Endoscopia Digestiva Alta), 112, 117, 777
  no câncer de estômago, 797
Edema
  de pálpebra, 530f
    superior, 530f

EE (Ecoendoscopia)
  na prática oncológica, 109-137
    camadas visualizadas, 109f
      do TGI, 109f
    CC, 133
    EE-PAAF, 112
    impacto clínico da, 109q
      representação percentual do, 109q
    indicações, 111
    linfoma gástrico, 122
    LSE, 112
      do TGI, 112
    neoplasia, 120, 121, 122, 134
      de reto, 134
      esofagiana, 120
      gástrica, 121
      sólida do pâncreas, 122
    profundidade visualizada, 109f
    transdutores, 109
      e imagem produzida, 110f
      linear, 110f
      radial, 110f
    tumores císticos, 127
      do pâncreas, 127
    via, 111, 112
    transduodenal, 111
    transesofágica, 112
    transgástrica, 112
EE-PAAF (Punção Aspirativa por Agulha Fina Guiada por Ecoendoscopia), 110
  citologia, 112
    convencional, 112
    de monocamada, 112
  desempenho da, 133q
    em lesões sólidas pancreáticas, 133q
      suspeitas, 133q
  imagem ecoendoscópica da, 127f
    de lesão hepática, 127f
      com neoplasia de pâncreas, 127f
  microbiópsias, 112, 113f
  para lesões císticas, 128q
    do pâncreas, 128q
EETR (Ecoendoscopia Transretal), 134
EGFR (Receptor do Fator de Crescimento Epidérmico), 151, 160, 336, 429, 483, 596
  mutação do, 79
  uso clínico da, 79
EL (Elastografia), 126
Eletrocauterização
  do câncer de pele, 330
    não melanoma, 330
ELM (Microscopia Epiluminescente), 329
EMA (Antígeno de Membrana Epitelial), 361
Embolização
  CHC, 316
  metástases hepáticas, 319
    de tumores, 319
      colorretais, 319
      neuroendócrinos, 319
  portal, 319, 320f, 895
Emergência(s) Oncológica(s), 235-241
  cardiovasculares, 239
    veia cava superior, 239
      síndrome de, 239
  cirúrgicas, 229-234
    aspectos paliativos da, 233
    complicações abdominais, 230
      colecistite, 232
      dor abdominal, 233
        em pacientes neutropênicos, 233
      infecções anorretais, 233
      obstrução, 230, 232
        biliar, 232
        do cólon, 231
        do intestino delgado, 231
        gástrica, 231
      perfuração, 232

Decanulação
  programada, 591
Decorticação, 739
Deiscência
  no esvaziamento cervical, 583
Delirium, 255
  tratamento do, 256
Deontologia
  princípios fundamentais, 21
Depressão
  diagnóstico de, 251
  fatores de risco para, 250
  maior, 252*q*
    síndrome *versus*, 252*q*
      de comportamento de doença, 252*q*
  respiratória, 239
    por opioides, 239
  tratamento da, 252
Dermatoscopia, 329
Derrame(s)
  pericárdico, 229*f*, 751*q*
    características do, 751*q*
  pleurais, 230, 743*q*, 744*f*
    bilateral, 744*f*
      por SVCS, 744*f*
    causas de, 743*q*
      malignos, 743*q*
      paraneoplásico, 743*q*
DES (Dissecção Endoscópica da Submucosa), 91, 96, 801
  colônica, 97*f*
Descompressão
  cirúrgica, 753
    do pericárdio, 753
Desidratação, 2013
Desnutrição
  e câncer, 142
Detecção
  de marcadores tumorais, 49
    amplificação de DNA, 49
      de segmentos específicos de, 49
      pela PCR, 49
    de sequências específicas, 49
      de ácidos nucleicos, 49
        hibridação, 49
          in situ, 50
          northern blotting, 50
          southern blotting, 50
DFSP (Dermatofibrossarcoma Protuberante), 341, 373, 375, 413, 560
DH (Doença de Hodgkin), 305
Diafragma
  e câncer de pulmão, 634
Diarreia
  associada ao *Clostridium difficile*, 273
  em cuidados paliativos, 1981
    como evento adverso, 1982
    gênese da, 1981
      fatores comuns associados à, 1981
Diceologia
  princípios fundamentais, 21
Diclofenaco, 331
DIEAP (Retalho com Base em Vasos Perfurantes do Músculo Reto Abdominal), 210*f*
DIEP (*Deep Inferior Epigastric Perforator Flap*)
  efeitos no, 1225
    da RXT, 1225
Dieta
  como fator de risco, 30
  e câncer de cólon, 819
Diferenciação
  sarcomas com, 364, 365
    incerta, 365
      de células claras, 366
      epitelioide, 366
      sinovial, 365
      SPM alveolar, 366

muscular, 364
RMSs, 364
  alveolar, 364
  embrionário, 364
  pleomórfico, 364
neural, 365
Difusão, 295
  sequências de, 296*f*, 297*f*
    combinação de, 296*f*, 297*f*
DII (Doença Inflamatória Intestinal), 821
Dilatação
  ductal, 1033
    isolada, 1033
    na mamografia, 1033
DISAT (Departamentos da Saúde do Trabalhador), 197
Displasia
  fibrosa, 726
    de parede torácica, 726
Dispneia
  controle da, 1993
    abordagem clínica, 1995
    ansiedade, 1193
      e falta de ar, 1193
    apoio a cuidadores/família, 1993
    conceito, 1993
    diagnóstico, 1995
    experiência de dispneia, 1993
      versus trajetória de doença, 1993
    fisiopatologia, 1994
    mensuração, 1996
    neurofisiologia, 1994
    patogênese, 1994
    prevalência, 1993
  e câncer de pulmão, 633
Dispositivo(s)
  de ventilação, 1702
  de via aérea, 1702
Disseminação
  do câncer de pulmão, 634
    extratorácica, 635
      sinais do, 635
      sintomas do, 635
    loco-regional, 634
      sinais do, 634
      sintomas do, 634
Distorção
  arquitetural, 1106
  da arquitetura, 1033
  focal, 1033
Distúrbio(s)
  hematológicos, 85
  metabólicos, 83
    hipercalcemia, 83
    hiperglicemia, 85
    hipocalcemia, 84
    hipocalemia, 84
    hipoglicemias, 85
    hiponatremia, 84
      pela SIADH, 84
  neurológico, 202*f*
    congênito, 202*f*
DLA (Dissecção dos Linfonodos Axilares), 1091
DMARDs (Drogas Modificadoras do Curso da Doença), 243
Doença(s)
  avançada, 1567-1570, 1573, 1574
    paliação em, 1567-1570, 1573, 1574
      de colo uterino, 1567-1570
      de ovário, 1573, 1574
  de Hand-Schuller-Christian, 478
  de Paget, 1133-1135
    da mama, 1133-1135
      diagnóstico, 1133
      diagnóstico diferencial, 1134
      estadiamento, 1134
      etiopatogenia, 1133

prognóstico, 1135
tratamento, 1134
difusas, 88
  do tecido conectivo, 88
hepática, 977
  crônica, 977
    TH em, 977
invasiva, 1367-1458
  câncer, 1395-1404, 1407-1420, 1421-1429, 1430-1433, 1435-1458
    de colo de útero, 1395-1404
    de corpo uterino, 1407-1420
    de ovário, 1435-1458
    de vagina, 1430-1433
    de vulva, 1421-1429
  estadiamento dos tumores ginecológicos, 1389-1394
    segundo FIGO/TNM, 1389-1394
  exame peroperatório de congelação, 1367-1369
    na oncoginecologia, 1367-1369
  relevância da IHQ, 1371-1381
irressecável, 672
  cirurgia paliativa na, 672
metastática, 342, 368, 402*f*, 829, 854
  avaliação de, 358
    PET na, 368
    PET-CT na, 368
  cutânea, 342
  metacrônica, 855
    irressecável, 855
  para linfonodos, 402*f*
  sincrônica, 854, 855
    irressecável, 855
    ressecável, 854
  tratamento radical de, 829
multicêntrica, 1202
  BLS em, 1202
neurológicas, 587
  traqueostomia nas, 587
nodal, 350
  regional, 350
    RXT no manejo da, 350
pré-invasiva, 1015-1023, 1303-1351
  câncer de mama, 1015-1017
    lesões precursoras do, 1015-1017
  condilomas, 1349-1351
    tratamento baseado em evidências, 1349-1351
  do colo uterino, 1321-1330
    como conduzir, 1321-1330
  HE epitelial, 1331-1333
  HPV, 1335-1340, 1343-1348
    e carcinogênese, 1335-1340
    sequelas clínicas da infecção por, 1343-1348
  lesões pré-invasivas, 1019-1022
    tratamento das, 1019-1022
  lesões pré-malignas, 1309-1318
    do colo uterino, 1309-1318
  precursoras do câncer, 1303-1307
    de vulva, 1303-1307
    de vagina, 1303-1307
residual, 282
sistêmicas, 728
  manifestações de, 728
    na parede torácica, 728
trofoblástica, 1374
  gestacional, 1374
Dor
  abdominal, 233
    em pacientes neutropênicos, 233
  e paliação, 1559-1565
  paciente oncológico com dor, 1559
    avaliação da, 1559
    classificação da, 1560, 1561*q*
    etiologia da, 1561*q*
    mensuração da, 1560
    tratamento, 1562

pós-operatória, 1703
    tratamento da, 1703
DPAM (Adenomucinose Peritoneal Disseminada), 193
DPD (Di-hidropirimidina Desidrogenase), 152
DPEM (Doença de Paget Extramamária), 340
DPM (Derrame Pericárdico Maligno), 749-754
  avaliação diagnóstica, 749
    diagnóstico, 750
      citológico, 750
        histopatológico, 750
    métodos de imagem, 749
  características, 749, 751*q*
    clínicas, 749
  tratamento, 752
    descompressão cirúrgica, 753
    esclerose pericárdica, 752
    QT intrapericárdica, 753
DPN (Derrame Pleural Neoplásico), 743-746
  causas de, 743*q*
  complicações, 746
  diagnóstico, 743
    apresentação clínica, 743
    características do líquido, 744
    exames de imagem, 743
    procedimentos, 744
  patogênese, 743
  prognóstico, 746
  tratamento, 745
    drenagem torácica tubular, 745
      fechada, 745
    pleurectomia, 746
    sistêmico, 746
    toracocentese, 745
DPOC (Doença Pulmonar Obstrutiva Crônica), 37
DR (Doença Reumática), 87
  drogas modificadoras da, 243-245
    coestimulação de linfócitos T, 245
      medicamento inibidor da, 245
    IL-6, 245
      inibidor do receptor da, 245
    imunobiológicos, 243-245
    medicamentos, 244
      anti-CD20, 244
    neoplasia, 243-245
      medicamentos biológicos e, 244
    pacientes sem história prévia de malignidade, 243
      malignidade em, 243
      uso de imunossupressores em, 243
    risco de terapia imunossupressora em neoplasia, 245
      atual, 245
      passada, 245
    TNF, 244
      medicamentos antagonistas do, 244
    tratamento sugerido, 245
Drenagem
  abscesso hepático, 323*f*
  biliar, 233*f*, 320, 321*f*
    externa, 233*f*
      catéter *Pig Tail* em, 233*f*
    interna, 321*f*
      com implante de prótese/*stent*, 322*f*
      percutânea, 320, 321*f*
        externa, 321*f*
        interna-externa, 321*f*
  linfática, 1467
    do colo uterino, 1467
  percutânea, 322, 323*f*
    catéter *pig-tail* na, 323*f*
    de abscessos, 322
    de coleções, 322
    por técnica coaxial, 323*f*
  torácica, 745
    tubular, 745
      fechada, 745
DRM (Doença Residual Mínima), 1922

Droga(s)
  modificadoras da DR, 243-245
    coestimulação de linfócitos T, 245
      medicamento inibidor da, 245
    IL-6, 245
      inibidor do receptor da, 245
    imunobiológicos, 243-245
    medicamentos, 244
      anti-CD20, 244
    neoplasia, 243-245
      medicamentos biológicos e, 244
    pacientes sem história prévia de malignidade, 243
      malignidade em, 243
      uso de imunossupressores em, 243
    risco de terapia imunossupressora em neoplasia, 245
      atual, 245
      passada, 245
    TNF, 244
      medicamentos antagonistas do, 244
    tratamento sugerido, 245
  que afetam a radiosenssibilidade, 159
  usadas em ginecologia oncológica, 1517-1521
    princípios básicos da QT e, 1517-1521
      abordagens para tratamento, 1517
        e toxicidade, 1517
      agentes quimioterápicos comumente usados, 1518
      importância do volume de células tumorais, 1517
      outros quimioterápicos também utilizados, 1521
DSM (*Diagnostic and Statistical Manual of Mental Disorder*)
  III, 250
  IV, 251
Dukes
  classificação de, 164
    carcinoma do reto, 164
Duodeno
  tumores do, 943
    apresentação clínica, 943
    epidemiologia, 943
    fatores de risco, 943
    investigação diagnóstica, 945
    patogênese, 943
Duodenopancreatectomia
  controvérsias sobre, 937
    no câncer pancreático, 937
  para tratamento, 939
    de tumores, 939
      não periampulares, 939
DWISB (Difusão com Supressão do Sinal do Corpo), 297

E

EBDC (Enema Baritado com Duplo Contraste), 822
EBER-ISH (Hibridização *in situ* para os RNAs Não Codificantes do Vírus Epstein-Barr), 61
  dupla marcação por, 62*f*
EBV (Vírus Epstein-Barr), 521
  diagnosticando o, 61
  padrões de latência do, 61*q*
  nas diferentes neoplasias, 61*q*
ECOG (*Eastern Cooperative Oncology Group*), 596
Ecografia
  no câncer do reto, 838
    endorretal, 838
ECT (Eletroconvulsoterapia), 253, 256
EDA (Endoscopia Digestiva Alta), 112, 117, 777
  no câncer de estômago, 797
Edema
  de pálpebra, 530*f*
    superior, 530*f*

EE (Ecoendoscopia)
  na prática oncológica, 109-137
    camadas visualizadas, 109*f*
      do TGI, 109*f*
    CC, 133
    EE-PAAF, 112
    impacto clínico da, 109*q*
      representação percentual do, 109*q*
    indicações, 111
    linfoma gástrico, 122
    LSE, 112
      do TGI, 112
    neoplasia, 120, 121, 122, 134
      de reto, 134
      esofagiana, 120
      gástrica, 121
      sólida do pâncreas, 122
    profundidade visualizada, 109*f*
    transdutores, 109
      e imagem produzida, 110*f*
      linear, 110*f*
      radial, 110*f*
    tumores císticos, 127
      do pâncreas, 127
    via, 111, 112
    transduodenal, 111
    transesofágica, 112
    transgástrica, 112
EE-PAAF (Punção Aspirativa por Agulha Fina Guiada por Ecoendoscopia), 110
  citologia, 112
    convencional, 112
    de monocamada, 112
  desempenho da, 133*q*
    em lesões sólidas pancreáticas, 133*q*
    suspeitas, 133*q*
  imagem ecoendoscópica da, 127*f*
    de lesão hepática, 127*f*
      com neoplasia de pâncreas, 127*f*
  microbiópsias, 112, 113*f*
  para lesões císticas, 128*q*
    do pâncreas, 128*q*
EETR (Ecoendoscopia Transretal), 134
EGFR (Receptor do Fator de Crescimento Epidérmico), 151, 160, 336, 429, 483, 596
  mutação do, 79
  uso clínico da, 79
EL (Elastografia), 126
Eletrocauterização
  do câncer de pele, 330
    não melanoma, 330
ELM (Microscopia Epiluminescente), 329
EMA (Antígeno de Membrana Epitelial), 361
Embolização
  CHC, 316
  metástases hepáticas, 319
    de tumores, 319
      colorretais, 319
      neuroendócrinos, 319
  portal, 319, 320*f*, 895
Emergência(s) Oncológica(s), 235-241
  cardiovasculares, 239
    veia cava superior, 239
      síndrome de, 239
  cirúrgicas, 229-234
    aspectos paliativos da, 233
    complicações abdominais, 230
      colecistite, 232
      dor abdominal, 233
        em pacientes neutropênicos, 233
      infecções anorretais, 233
      obstrução, 230, 232
        biliar, 232
        do cólon, 231
        do intestino delgado, 231
        gástrica, 231
      perfuração, 232

sangramento gastrointestinal, 233
complicações torácicas, 229
derrame pleural, 230
tamponamento pericárdico, 229
sepse, 230
por cateter venoso de longa permanência, 230
endocrinometabólicas, 235
acidose láctica, 236
hipercalcemia, 235
hiponatremia, 236
SLT, 237
hematológicas, 235
hiperviscosidade, 235
leucostase, 235
sangramentos, 235
infecciosas, 240
febre, 240
neutropenia, 240
neurológicas, 237
compressão medular, 237
síndrome de, 237
hipertensão intracraniana, 238
meningite carcinomatosa, 238
metástase cerebral, 238
psiquiátricas, 240
pânico, 240
ataque agudo de, 240
respiratórias, 239
depressão por opioides, 239
prega vocal, 239
paralisia de, 239
EMI (Esofagectomia Minimamente Invasiva), 169
EMT (Excisão Mesorretal Total), 841
Endométrio
   câncer de, 32, 175, 1353, 1358, 1047-1414, 1460 1531-1537
     apresentação clínica, 1532
     biologia molecular do, 1353
     carcinogênese do, 1408
     diagnóstico, 1408, 1532
     doença recidivada, 1414
     epidemiologia, 1531
     estadiamento, 1532
     estratificação de risco, 1533
     fatores, 1407, 1409, 1531
      de risco, 1407
      prognóstico, 1409
     gravidez e, 1460
     manifestações clínicas, 1408
     metastático, 1535
     na doença, 1531-1537
      metastática, 1531-1537
      recidivada, 1531-1537
     patologia, 1531
     prática clínica do, 1358
     preservação da fertilidade, 1412
     prognóstico, 1532, 1537
     QT adjuvante, 1413
     rastreamento, 1408, 1532
     recidivado, 1535
     RXT adjuvante, 1412
     seguimento, 1414, 1537
     tratamento, 1411, 1531-1537
      adjuvante, 1531-1537
      cirúrgico, 1411, 1532
   VC no, 175
   tumores de, 1359
Enneking
   sistema de, 379q
     de estadiamento, 379q
     dos tumores ósseos malignos, 379q
Enterocolite
   neutropênica, 273
Enucleação
   procedimento de, 537f
   técnica operatória, 535

EO (Enema Opaco)
   com duplo contraste, 287
   na detecção de CCR, 287
EORTC (Organização Europeia para Pesquisa e Tratamento de Câncer)
   novo estudo conduzido pela, 1502
EP (Embolia Pulmonar), 221
Ependimoma
   apresentação clínica, 1837
   diagnóstico, 1837
   epidemiologia, 1836
   genética, 1836
   patologia, 1836
   tratamento, 1837
     cirúrgico, 1837
Epidemiologia
   do câncer, 3-11
     abordagens da pesquisa, 7
     erros em estudos epidemiológicos, 11
     estudos, 8, 9
      ecológicos, 9
      experimentais, 9
      observacionais, 8
      metanálise, 10
      revisão sistemática, 10
      tipos de estudos, 7
     medidas da magnitude do, 3
      determinantes, 3q
      incidência, 5
      mortalidade, 3
      sobrevida, 6
     ocorrência no Brasil, 3
      incidência, 5
      mortalidade, 3
      sobrevida, 6
Escalpo
   defeitos do, 602f
   reconstrução oncológica dos, 602f
Escaneamento
   radial, 110f
   método de, 110f
Esclerose
   pericárdica, 752
ESF (Estratégia Saúde da Família)
   implantação de rastreamento da, 40
   intervenções por meio da, 40
Esofagectomia(s)
   no câncer de esôfago, 780, 781
     complicações das, 780
      pós-operatórias, 780
     de resgate, 781
Esôfago
   câncer do, 120f, 145, 169, 775-782
     anatomia, 776
     apresentação clínica, 776
     diagnóstico, 777
     estadiamento, 777
      ficha de, 778q
     etiologia, 775
     ilustrações ecoendoscópicas de, 120f
     patologia, 776
     tratamento, 779
      acompanhamento, 781
      adjuvante, 780
      cirúrgico, 779
      complicações das esofagectomias, 780
      endoscópico, 779
      esofagectomia de resgate, 781
      neoadjuvante, 781
      paliativo, 781
      QT, 781
      RQT radical exclusiva, 781
      RXT, 780
     VC no, 169
   divisões anatômicas do, 776f
   drenagem linfática do, 776f
   e câncer de pulmão, 634

neoplasias do, 62, 121f, 281f
   inferior, 121f
     linfonodos paraesofagianos em, 121f
   próteses de, 100q
     autoexpansíveis, 100q
      características gerais das, 100q
   relações anatômicas do, 776f
Espectroscopia, 298
Esplenectomia
   funcional, 270
Esqueleto
   tumores vasculares do, 468
     hemangioendotelioma, 468
ESS (Sarcoma Estromal Endometrial), 1417
Estabelecimento(s) de Saúde
   natureza jurídica dos, 15q
     produção no SUS em 2010 por, 15q
      ambulatorial, 15q
      hospitalar, 15q
   no Brasil, 15q
     distribuição dos, 15q
      por natureza jurídica, 15q
      por tipo, 15q
Estadiamento, 368
   AJCC, 358q, 409q
     dos tumores cutâneos, 409q
      não melanomas, 409q
   clínico, 369, 399q, 419
     do câncer de tireoide, 419
      agrupamento por estágios clínicos, 420
      linfonodos regionais, 419
      pTNM, 419
      regras para classificação, 419
      tipos histológicos, 419
   de ADE, 307f, 933
     pancreático, 933
      AJCC, 933
     de pulmão, 307f
   de câncer, 433, 487, 494, 504, 512, 638, 644f, 646-649, 777, 823, 837-839q, 878, 879q, 932q
     de boca, 433
     de cólon, 823
      TNM, 823q
     de esôfago, 777
      ficha de, 778q
     de glândulas salivares, 487
     de hipofaringe, 512
     de laringe, 504
     de orofaringe, 494
     de pulmão, 638, 644f, 646-649
      por imagem, 646-649
     do canal anal, 878, 879q
      UICC, 879q
     do reto, 837
      TNM, 838, 839q
     pancreático, 932q, 933q
      clínico, 932q
      radiológico, 932q
      TNM, 933q
   de CC, 915
   de melanoma cutâneo, 397
     clinicopatológico TNM, 398q
   de MPM, 737
     proposta de sistema de, 737q
      com base em sobrevida, 737q
      segundo UICC, 738q
      sistema de Butchart, 737q
      TNM, 737q
   de neoplasia, 308f
     de reto, 308f
   de SPM, 357
   dos sarcomas, 572q
     de partes moles, 572q
     por grupos, 572q
   dos tumores ginecológicos, 1389-1394
     segundo FIGO/TNM, 1389-1394
      câncer, 1389
      de endométrio, 1390

de ovário, 1391, 1392q
de tuba uterina, 1391, 1392q
de vagina, 1393
de vulva, 1391, 1393q
do colo do útero, 1389
trofoblásticos gestacioanais, 1393
dos tumores ósseos malignos, 379q
sistema de, 379q
de Enneking de, 379q
do AJCC, 380q
outras classificações, 164
de Aster e Coller, 164
carcinoma de cólon e reto, 164
de Dukes, 164
carcinoma do reto, 164
de Robson, 165
tumor renal, 165
de Turnbull *et al.,* 164
carcinoma de cólon e reto, 164
patológico, 369
sistema TNM, 164, 916q, 917q
de CC, 916q, 917q
distal, 917q
intra-hepático, 916q
peri-hilar, 916q
regras gerais do, 164
símbolos adicionais, 164
Estágio(s)
da evolução do câncer, 44f, 45f
de cólon, 45f
Esteatonecrose, 1051f
Estenose(s)
anastomóticas, 102
sem doença residual, 102
Estesioneuroblastoma
extenso, 553f
Estilo de Vida
e câncer de cólon, 820
Estômago
câncer de, 6, 93, 795-805
apresentação clínica, 796
avaliação pré-tratamento, 797
classificação, 798
diagnóstico, 796, 797
epidemiologia, 795
estadiamento, 798
fatores de risco, 795
no Brasil, 6
patologia, 795
tratamento endoscópico no, 93
avaliação pós-ressecção, 94
da úlcera actínica, 94
indicações, 93
vigilância, 94
tratamento, 800
adjuvante, 802
cirúrgico, 800
do estágio IV, 803
estações linfonodais do, 799q, 800f
classificação das, 799q
localização das, 800f
lesão de, 123f
infiltrativa, 123f
ulceroinfiltrativa, 123f
irregular, 123f
migração para o, 102f
de prótese esofágica, 102f
neoplasias do, 62
Estomaterapia
em oncologia, 861-874
ações em, 865
em pacientes oncológicos, 865
bases legais da, 861
no Brasil, 861
desempenho da expertise, 862
tecnologia no, 862
direitos dos ostomizados, 872
declaração dos, 872

método de controle intestinal em
estomizados, 872
processo reabilitatório através do, 872
trajetória da, 861
no mundo, 861
Estomatite/Mucosite
etiologia, 2008
quadro clínico, 2008
tratamento, 2008
Estridor
e câncer de pulmão, 633
Estrogênio
receptores de, 79
uso clínico de, 79
Estroma, 1457
ESTS (*European Society of Thoracic Surgeons*), 761
Estudo(s)
ecológicos, 9
epidemiológicos, 7, 11
tipos de, 7, 11
de erro em, 11
experimentais, 9
imuno-histoquímico, 61f, 62, 64, 65
das células do microambiente tumoral, 65
das neoplasias, 65
das células tumorais, 62, 64
das neoplasias hematológicas, 64
dos tumores sólidos, 62
de neoplasia de células pequenas, 61f
e redondas, 61f
observacionais, 8
de caso-controle, 8
de coorte, 8
transversais, 9
revisão sistemática, 10
e metanálise, 10
Esvaziamento
cervical, 402f, 577-584
biologia molecular, 583
cervicofacial, 578f
classificação dos, 578q
classificação TNM da UICC, 579q
complicações, 582
deiscência, 583
fístula quilosa, 583
infecção, 582
necrose, 583
parestesia, 583
queda do ombro, 583
ruptura de carótida, 583
sangramento/hematoma, 582
seroma, 582
trombose de veia jugular interna, 583
controvérsias, 579
abordagem do nível IIB, 582
abordagem do pescoço, 579
BT para tumores cervicais irressecáveis, 582
condutas no pescoço, 579
invasão de artéria carótida, 582
LNS, 580
metástase cervical com primário
desconhecido, 581
tratamento de resgate em pescoço positivo, 580
watchful waiting versus esvaziamento
seletivo, 582
diagnóstico, 579
histórico, 577
incisões, 579
tipos de, 580f
lateral, 578f
radical, 578f
supraomo-hióideo, 402f, 578f
esquerdo, 402f
ETH (Esofagectomia Trans-Hiatal), 780
Ética
em cuidados paliativos, 26

médica, 21, 24
código 2010 de, 24
principais pontos do, 24
e oncologia, 22
princípios fundamentais, 21
Etilismo
e câncer de cólon, 820
ETM (Excisão Total do Mesorreto), 174
ETR (Ecografia Transretal), 844
ETT (Esofagectomia Transtorácica), 780
EUS (Ultrassonografia Endoscópica), 777
EUSOMA (Sociedade Europeia de Mastologia), 290
EV (Epidermodisplasia Verruciforme), 322
Evisceração, 536
Evolução
estágios na, 44f, 45f
do câncer, 44f, 45f
de cólon, 45f
Ewing
sarcoma de, 727
de parede torácica, 727
tumores da família, 383
Exame
citopatológico, 1312
realização de, 1312
periodicidade, 1312
população-alvo, 1312
de imagem, 367
tumor primário, 367
radiografia simples, 367
RM, 367
TC, 367
peroperatório, 1367-1369
de congelação, 1367-1369
na oncoginecologia, 1367-1369
por congelação, 71-75
aspectos históricos, 71
Excisão
local, 844, 845q
transanal, 844, 845q
critérios de indicação, 845q
Exenteração
pélvica, 847, 1493-1499
em tumores ginecológicos, 1493-1499
complicações, 1498
contraindicações, 1495
indicações, 1493
princípios, 1495
seleção da paciente, 1494
técnica cirúrgica, 1495
técnica operatória, 536
Exposição
á luz solar, 31
como fator de risco, 31

F

F (Fator Tecidual), 52
Fadiga
em pacientes oncológicos, 1962-1965
etiopatogenia, 1962
tratamento, 1963
Família
como paciente, 262-263
em psico-oncologia, 262-263
câncer infantil, 263
vivência no processo de adoecimento, 262
FAN (Fator Antinuclear), 88
Faringe
anatomia da, 493f
Fator(es) de Risco, 29-34
câncer, 31, 32
de pulmão, 31
do sistema digestório, 31
de esôfago, 31
gástrico, 31
em homens, 32
de próstata, 32

em mulheres, 32
   de colo uterino, 34
   de endométrio, 32
   de mama, 33
contaminação ambiental, 30
dieta, 30
exposição á luz solar, 31
infecção, 30
metais pesados, 30
tabagismo, 29
vírus, 30
FDG (Fluoro-2-desoxiglicose), 305, 368
Febre
e câncer de pulmão, 633
Febre, 240
tumoral, 89
Fêmur
osteocondroma de, 385f
   condrossarcoma secundário a, 385f
Feocromocitoma
características tumorais, 974
diagnóstico, 974
prognóstico, 975
quadro clínico, 974
testes radiológicos, 974
tratamento, 975
   adrenalectomia, 975
   cirúrgico, 975
   RXT, 975
   sistêmico, 975
Ferida
operatória, 167
   proteção da, 167
Fertilidade
cirurgia da conservação da, 1463
   em câncer ginecológico, 1463
      preservação da, 1463
         estratégias para, 1463
         por localização primária, 1463
feminina, 1577
   e câncer ginecológico, 1577
Fibroadenoma, 1039, 1048
Fibro-histiocitoma
maligno, 359, 560
   com células gigantes, 359
   inflamatório, 359
   pleomórfico, 359
Fibroma(s)
ameloblástico, 458
   aspecto, 458f, 459f
      cirúrgico, 459f
      radiográficos, 459f
      tomográfico, 458f
   características, 459f
de parede torácica, 728
desmoplásico, 472
ossificante, 473, 474f
   apresentação clínica, 473f
   juvenil, 473, 474f
      agressivo, 473
   maxilar, 473f
   ressecção de, 474f
Fibrossarcoma, 361, 560
ameloblástico, 459
   aspecto clínico, 459f
   características, 459f
epitelioide esclerosante, 362
infantil, 361
Fíbula
retalho livre de, 210
   osteomiocutâneo, 210
Fígado
e câncer de pulmão, 635
efeito no, 895
   da QT, 895
neoplasias do, 172
   VC nas, 172

FIGO (Federação Internacional de Ginecologia e Obstetrícia), 1389
Fim da Vida
cuidados no, 2023-2027
   apoio, 2026
      espiritual, 2026
      psicossocial, 2026
   conforto, 2026
      gerenciamento de, 2026
   definição, 2023
   diagnóstico, 2024
   futilidade terapêutica no, 2026
   objetivos dos cuidados, 2023
   últimos dias, 2025
      anorexia dos, 2025
      disfagia dos, 2025
FISH (Hibridização *in situ* por Fluorescência), 1185
Fístula(s)
anastomóticas, 102
   sem doença residual, 102
esofagorrespiratória, 102
   maligna, 102
na doença avançada, 1570
   de colo uterino, 1570
quilosa, 583
   após esvaziamento cervical, 583
FNCLC (*French Federation of Cancer Centers*), 356
escore conforme, 357q
   de diferenciação tumoral, 357q
   dos SPMs, 357q
sistema da, 357q
   de graduação, 357q
FNM (Feridas Neoplásicas Malignas), 2002-2005
avaliação, 2003
   dos sinais, 2003
   dos sintomas, 2003
   geral, 2003
classificação, 2002
definição, 2002
estadiamento, 2002
fisiopatologia, 2002
manejo, 2003
   dos sinais, 2003
   dos sintomas, 2003
nomenclatura, 2002
Fossa Nasal
melanoma de, 550f
FPCD (Fase Pré-Clínica Detectável pelo Teste), 285
FPTO (Fora de Possibilidade Terapêutica Oncológica), 189
Fragmento de Pele
aspectos microscópicos de, 71f
   após inclusão em parafina, 71f
      corado com H&E, 71f
   técnica de congelação, 71f
      corado com azul de toluidina, 71f
Fumante(s)
leves, 41
   aconselhamentos com, 41
   intervenções com, 41
passivo, 622
   câncer de pulmão em, 622
Fundamento(s)
da oncologia mamária, 985-1013
   câncer de mama, 989-993, 1001, 1002, 1005-1007, 1009-1013
      biologia molecular do, 989-993
      estadiamento do, 1009-1013
      genética e, 1001, 1002
      valores dos marcadores tumorais no, 1005-1007
   carcinogênese mamária, 985-987
   metástases, 995-999
      biologia molecular das, 995-999

G

Ganglioneuroblastoma(s), 721
Ganglioneuroma(s), 721
Gastrectomia(s)
exemplos de, 144f
videolaparoscópica, 801
Gastrinoma(s), 125f, 964
Gastroduodenopancreatectomia, 146f
GBM (Glioblastoma Multiforme), 1861
GD (Grande Dorsal)
músculo, 1215, 1227-1232
   anatomia do, 1227
   reconstrução mamária com, 1215, 1227-1232
      retalho do, 1227-1232
reconstrução com, 1227, 1228
   contraindicações de, 1228
   indicações de, 1227
Genética
no câncer ginecológico, 1357, 1358
prática clínica do câncer, 1357, 1358
   de endométrio, 1358
   de ovário, 1357
Gestação
LNS na, 1211
   epidemiologia, 1211
   PLS e, 1211
no câncer localmente avançado, 1403
Gestante(s)
BLS em, 1202
Ginecologia Oncológica
bases biomoleculares aplicadas à, 1353-1366
   câncer ginecológico, 1353-1355, 1357, 1358
      biologia molecular do, 1353-1355
      genética no, 1357, 1358
   marcadores tumorais em, 1363-1365
      AFP, 1363
      β-HCG, 1363
      CA 125, 1364
      CA 15-3, 1354
      CA 27-29, 1364
      CA 72-4, 1363
      catepsina D, 1364
      CEA, 1364
      C-ErbB2, 1365
      cyfra 21.1, 1363
      inibina, 1363
      MCA, 1363
   tumores ginecológicos, 1359-1361
      fatores prognósticos em, 1359-1361
cirurgia em, 1459-1500
   câncer de colo uterino, 1467-1472, 1473-1479
      cirurgia conservadora em, 1473-1479
      LNS no, 1467-1472
   câncer ginecológico, 1459-1461, 1463-1465
      conservação da fertilidade em, 1463-1465
      gravidez e, 1459-1461
   CMI em, 1481-1486
      câncer, 1481
         de endométrio, 1481
         de ovário, 1482
      CC, 1481
      cirurgia robótica, 1484
      considerações importantes em, 1486
      linfadenectomia laparoscópica, 1483
         extraperitoneal, 1483
      massas anexiais, 1482
      single port, 1484
   massas pélvicas, 1489-1492
      achados inesperados, 1489-1492
   TR, 1473-1479
   tumores ginecológicos, 1493-1499
      exenteração pélvica em, 1493-1499
drogas usadas em, 1517-1521
   princípios básicos da QT e, 1517-1521
      abordagens para tratamento, 1517
      e toxicidade, 1517

agentes quimioterápicos comumente usados, 1518
 importância do volume de células tumorais, 1517
 outros quimioterápicos também utilizados, 1521
GIST (Tumores Estromais Gastrointestinais), 155, 303, 368, 809-812
 categorias de risco no, 115q
 diagnóstico, 809
 do intestino delgado, 816
 EE-PAAF de, 113
 epidemiologia, 809
 gástrico, 114f
  aspecto ecoendoscópico do, 114f
  aspecto do, 810f
   endoscópico, 810f
   ressecção de, 810f
    laparoscópica, 810f
 metástase hepática de, 901
 patologia, 809
  avaliação do risco, 810q
  potencial de malignidade, 809q
   estimativa do, 809q
 taxa de sobrevida livre de, 115q
  duodenal, 115q
  gástrico, 115q
 tratamento, 809, 811, 812
  da doença, 809, 811
   metastática, 811
   não metastática, 809
  da recidiva, 812
Glândula(s)
 cânceres das, 338
  apócrinas, 338
  écrinas, 338
  sebáceas, 338
 suprarrenais, 635, 971-976
  e câncer de pulmão, 635
  neoplasias da, 971-976
   adenoma adrenocortical, 972
   CA, 972
   feocromocitoma, 974
   incidentaloma de, 971
   metástases suprarrenais, 975
 tireoide, 585f
  relações com a, 585f
   da traqueia, 585f
Glândula(s) Salivar(es)
 câncer de, 479-491
  biologia molecular, 482
  características clínicas, 482
  casuística do INCA, 487
  comportamento biológico, 482
  estadiamento, 487
  fatores preditivos prognósticos, 487
  frequência de tumores malignos menores de, 482q
   por sítios anatômicos, 482q
   por tipo histológico, 482q
  investigação diagnóstica, 483
  malignidade, 485q
   graus histológicos de, 485q
  marcadores tumorais, 483
  principais tipos de tumores de, 481q
   classificação histológica dos, 481q
  prognóstico, 491
  tipos histológicos, 485
  tratamento por estágios, 487
 carcinomas de, 486q
  classificação TNM dos, 486q
Glicocorticoide, 243
Glioma(s)
 alterações, 1785
  da via de EGFR, 1785
 biologia molecular dos, 1783
 cerebrais, 1817
  no adulto, 1817

classificação dos, 1783
de alto grau, 1861
 tratamento de resgate dos, 1861
  antiangiogênicos, 1862
  inibidor da tirosina quinase, 1865
   do EGFR, 1865
   do PDGF, 1865
  inibidores das vias, 1865
   do PI3K/AKT, 1865
   do RAS/MAPK, 1865
  outros agentes quimioterápicos, 1861
  QT com base em temozalina, 1861
deleção de 1p/19q, 1785
métodos avançados de neuroimagem nos, 1787
 principais aplicações dos gliomas, 1787
mutações de IDH, 1785
promotor do MGMT, 1784
 metilação do, 1784
resposta terapêutica dos, 1787
 avaliação da, 1787
 diagnóstico, 1787
  imagem avançada no, 1787
tratografia, 1811
 e bold, 1811
Globo Ocular, 529-538
 características, 529
 ressecção de lesões, 536
  com auxílio de microscópio, 536
 tratamento, 533
Glote, 504-506, 508
Glucagonoma(s), 964
Granuloma
 central, 474
  de células gigantes, 474
   apresentação clínica, 474f
   multiloculado, 474f
   ressecção de, 475f
 eosinofílico, 478, 728
Gravidez
 câncer de mama associado à, 1163-1165
  amamentação, 1164
  apresentação, 1163
   anatomopatológica, 1163
   clínica, 1163
  conduta obstétrica, 1164
  contracepção, 1164
  fertilidade, 1165
  métodos diagnósticos, 1163
  prognóstico, 1165
  tratamento, 1164
 e câncer ginecológico, 1459-1461
  de colo uterino, 1459
  de endométrio, 1460
  de ovário, 1461
  sarcomas uterinos, 1461
  tecnologias de reprodução assistida, 1461
GRE-T1 (Gradiente-Echo T1), 297
GST (Gastrectomia Subtotal), 144, 800
GT (Gastrectomia Total), 144, 800
GTV (Volume Tumoral Grosseiro), 597

H

H&E (Hematoxilina-Eosina)
 fragmento de pele corado com, 71f, 74f
  cortado após imersão em parafina, 71f, 74f
Halitose
 causas, 2008
 tratamento, 2009
Hamartoma(s)
 mesenquimais, 728
 de parede torácica, 728
Hand-Schuller-Christian
 doença de, 478
Hand-Walking (Andar com as Mãos)
 membros superiores com coordenação para, 204f
 paciente adaptado com os, 204f

HB (Hepatoblastoma), 979, 1743-1749
 anatomopatologia, 1743
 apresentação clínica, 1743
 epidemiologia, 1743
 estadiamento, 1745
 metástases, 1749
 métodos diagnósticos, 1745
 novos rumos, 1749
 tratamento, 1747
HBOC (Síndrome de Câncer de Mama e Ovário Hereditária), 1357
HBPM (Heparina de Baixo Peso Molecular), 85
HCG (Gonadotrofina Coriônica Humana), 162
HDA (Hiperplasia Ductal Atípica), 1016, 1019
 na mama, 1051
HDR (Alta Taxa de Dose)
 BT de, 159
HE (Hiperplasia Endometrial)
 epitelial, 1331-1333
  classificação, 1332
   complexa, 1332
    com atipias, 1332
    sem atipias, 1332
   simples, 1332
  histopatologia, 1331
Hemangioendotelioma
 composto, 363
 de palato, 468f
  ressecção de, 468f
 epidemiologia, 468
 epitelioide, 363, 979
  TH em, 979
 histologia do, 468f
 kaposiforme, 362
 patologia, 468
 prognóstico, 469
 retiforme, 362
 tratamento, 469
Hemangioma(s)
 de parede torácica, 728
 EE-PAAF de, 116
 em região orbitária, 534f
  anterior, 534f
   ressecção transconjuntival, 534f
 esofagiano, 116f
  correlação da imagem em, 116f
   endoscópica e ecoendoscópica, 116f
Hemangiopericitoma, 360
Hematoma
 na mama, 1051
 no esvaziamento cervical, 582
Hemicolectomia
 direita, 824
 esquerda, 825
Hemicorporectomia, 201-205
 associada a colostomia úmida, 203f
  em alça, 203f
   aspecto final da, 203f
 casos de, 201f
 complicações, 204
 indicações, 202
  condições não neoplásicas, 202
  neoplasias, 202
 planejamento, 202
  intraoperatório, 203
   derivações, 203
    intestinal, 203
    urinária, 203
   fechamento, 203
   reconstrução, 203
   secção, 203
    da coluna lombar, 203
    de grandes vasos, 203
  pré-operatório, 202
 pós-operatório, 204
 reabilitação, 204
 resultados, 205

Hemoptise
  e câncer de pulmão, 633
  maciça, 672
Hemotransfusão, 2033-2036
  em cuidados paliativos, 2033-2036
    abordagem terapêutica, 2034
    definição, 2033
    diagnóstico, 2034
    fisiopatologia, 2033
    sintomatologia, 2033
  em pacientes terminais, 2035
Hepatectomia
  videolaparoscópica, 923-926
    aspectos técnicos, 924
    definições, 923
    indicação, 924
    perspectivas, 925
    resultados, 925
Hepatocarcinoma, 316f, 317f
  ablação no, 315
Hepatonavegação
  intraoperatória, 925f
  instrumentos para, 925f
Hepatopata
  tumor no, 977
    diagnóstico do, 977
      em acompanhamento clínico, 977
Hepatopatia
  crônica, 280f
    imagem de, 280f
      paciente com sinais de, 280f
HER2 (Receptor 2 do Fator de Crescimento Epidérmico Humano), 153, 483
  uso clínico, 79
HHV8 (Herpes-Vírus Humano tipo 8), 340, 362, 1903
Hidratação, 1701
Hidrocarboneto(s) Aromático(s)
  policíclicos, 622
    e câncer de pulmão, 622
Hidroxicloroquina, 243
HIPEC (Quimioterapia Intraperitoneal Hipertérmica)
  CR e, 189-198
    casuística pessoal, 198
    CP, 196
      de origem colorretal, 196
      de origem gástrica, 197
    critério, 192, 193
      de elegibilidade, 192, 193
      de inelegibilidade ao tratamento, 192
    cuidados peroperatórios, 198
    curva de sobrevida, 198
      influência da, 198
    experiência pessoal, 197
    ICP, 190
    indicações, 192
    morbidade da, 198
    mortalidade da, 198
    MPM, 194
    PMP, 193
    resultados, 192
    sarcomatose peritoneal, 195
  drogas utilizadas, 197q
  equipamento para, 191f
  técnica de, 189, 192f
    racional da, 189
      da hipertermia, 189
      da QTIP, 190
      sinergismo entre hipertermia e QT, 190
    tipos de, 190
Hipercalcemia, 83, 235, 2016
Hipercalemia, 2015
Hiperglicemia, 85
Hipernatremia, 2013
Hipernefroma, 765

Hiperplasia
  atípica, 1019
  nodular, 280f
    focal, 280f
Hipertensão
  intracraniana, 238
Hiperviscosidade, 235
Hipocalcemia, 84
Hipocalemia, 84, 2015
Hipofaringe
  câncer de, 511-518
    anatomia, 511
    biologia molecular, 512
    características clínicas, 511
    comportamento biológico, 512
    controvérsia, 517
    diagnóstico precoce, 518
    estaciamento, 512, 513q
      do pescoço, 513q
      e metástases a distância, 513q
      sistema TNM, 513q
    estágios do, 513q
      sistema TNM, 513q
    etiologia, 511
    fatores preditivos prognósticos, 512
    investigação diagnóstica, 512
    prevenção, 518
    prognóstico, 518
    QT, 517
    RXT, 517
    tratamento, 513
  carcinoma de, 512f
    epidermoide, 512f
      metástase cervical de, 512f
  parede posterior da, 513
    carcinoma epidermoide de, 513f
      videolaringoscopia do, 513f
    tumores da, 513
  reconstrução da, 515f
    parcial, 515f
  subsítios da, 511f
    videolaringoscopia dos, 511f
Hipoglicemia(s), 85
Hiponatremia, 236, 2014
  pela SIADH, 84
Histerectomia(s)
  para câncer cervical, 1397q
    principais diferenças nas, 1397q
      anatomocirúrgicas, 1397q
  radical, 1397
  técnica, 1397
Histiocitose
  de Langerhans, 477, 728
  X, 477
Histologia
  lobular, 1187
    neoadjuvância em, 1187
História Familiar
  e câncer de cólon, 821
HIV (Vírus da Imunodeficiência Humana), 336, 355, 493, 877, 1903
  linfoma de SNC em, 1879
    primário, 1879
HLA (Hiperplasia Lobular Atípica), 1016, 1019, 1021
HNPCC (Câncer Colorretal Hereditário Sem Polipose), 819, 834
Homem(ns)
  câncer em, 32
  de próstata, 32
Hormonoterapia
  neoadjuvante, 1186, 1264
Hospedeiro
  fatores relacionados com o, 622
  câncer de pulmão e, 622
HPV (Papilomavírus Humano), 30, 34, 333, 336, 429, 877, 1309
  câncer por, 1347f

  e carcinogênese, 1335-1340
    estrutura do, 1335
    fatores de risco, 1337
    infecção pelo, 1336
      resposta do hospedeiro à, 1336
    vacina contra, 1337
      mecanismo de ação das, 1337
      princípio das, 1337
      recomendações atuais, 1338
      vacinação profilática, 1339
  infecção por, 1343-1348
    sequelas clínicas da, 1343-1348
      câncer, 1347
      lesões pré-neoplásicas, 1345
      verrugas genitais, 1344
  lesões relacionadas com o, 1606
    no pênis, 1606
  rastreio do, 1346f
    alterações celulares no, 1346f
HSIL (Lesão Intraepitelial de Alto Grau), 1316, 1326
  colpocitologia de 1328f, 1329f
    conduta para mulheres com, 1328f, 1329f
      até 20 anos, 1329f
    não podendo excluir, 1328
      carcinoma epidermoide invasor, 1328
      microinvasão, 1328
HTLVI (Vírus Linfotrópico de Células T Humano tipo 1), 1903
Humor
  transtorno do, 250
    depressão, 250
      diagnóstico de, 251
      fatores de risco para, 250
      tratamento da, 252
    por condição médica geral, 250
    por substância, 250
    sem outra especificação, 250
    síndrome, 252
      de comportamento de doença, 252
      suicídio em pacientes com câncer, 252
        fatores de risco de, 252

I

IASLC (International Association for the Study of Lung Cancer), 656
ICP (Índice de Carcinomatose Peritoneal), 189, 190, 191f, 193
Idosa(s)
  câncer de mama em, 1151-1159
    fatores, 1152
      histopatológicos, 1152
      prognósticos, 1152
    manifestações, 1151
      clínicas, 1151
      radiológicas, 1151
    planejamento terapêutico, 1153
    prognóstico, 1152
    tratamento, 1154, 1157
      locorregional, 1154
      sistêmico, 1157
Idoso(s)
  câncer em, 509
  de laringe, 509
IDSCRC (Sistema Internacional de Documentação do Câncer Colorretal), 833
I-ELCAP (Early Lung Cancer Action Project Internacional), 286
IESS (Intergroup Ewing's Sarcoma Study), 384
IGRT (Radioterapia Guiada por Imagem), 157, 158, 1556
IHQ (Imuno-histoquímica), 57-65, 355
  diagnosticando o EBV, 61
  estudo das, 62, 64
    células tumorais, 62, 64
      das neoplasias hematológicas, 64
      dos tumores sólidos, 62

do microambiente tumoral, 65
    das neoplasias, 65
no diagnóstico das neoplasias, 57
    hematológicas, 58
    indiferenciadas, 57
    tumores sólidos, 57
no LNS, 60
papel da, 1200
    na avaliação do LS, 1200
    no CLI, 1201
relevância da, 1371-1381
    no trato genital feminino, 1371
        colo uterino, 1372
        doença trofoblástica gestacional, 1374
        ligamento largo, 1381
        ovário, 1375
        peritônio, 1375
        trompas uterinas, 1381
        útero, 1373
        vagina, 1371
        vulva, 1371
IL-6 (Interleucina 6)
    receptor da, 245
    inibidor do, 245
ILD (Intervalo Livre de Doença), 763
Imagem em Oncologia
    de hepatopatia crônica, 280f
        paciente com sinais de, 280f
    funcional, 295-299
        difusão, 295
        espectroscopia, 298
        perfusão, 297
        RM, 297
            de corpo inteiro, 297
    fundamentos do diagnóstico por, 279-283
        custos, 283
        da anatomia à fisiologia, 282
        escolha do método, 282
        métodos de imagem, 279
            verdadeiro papel dos, 279
        multidisciplinaridade, 279
        outras limitações, 281
            avaliação lonfonodal, 281
            doença residual, 282
            irressecabilidade, 281
            recidiva local, 282
        solicitação de exames, 282
        subespecialidade, 279
Imagem
    mamária, 1065
        termos de exame de, 1065
            calcificações, 1065
            casos especiais, 1065
            massas, 1065
        métodos diagnósticos por, 1025-1093
            classificação do BI-RADS, 1063-1085
                em mamografia, 1063-1085
                em RM, 1063-1085
                em US, 1063-1085
            mamografia, 1025-1034
            PET-Scan, 1087-1089
                e mama, 1087-1089
            RMM, 1045-1061
            US, 1035-1043
                nas lesões mamárias, 1035-1043
            valor da cintilografia, 1091-1093
                no câncer de mama, 1091-1093
Imiquimod, 331
IMPACT (*Italian Multicenter Polyps Accuracy CTC study*), 288
Implante(s)
    de catéter, 324
        duplo J, 324
        venoso profundo, 324
            por acesso periférico, 324
    de filtro de veia cava inferior, 324
    de silicone, 1058

dentário, 442
    osteointegrados, 442
    efeitos no, 1225
        da RXT, 1225
    PICC LINE, 324
    reconstrução com, 1213
        de mama, 1213
IMRT (Radioterapia com Intensidade Modulada), 157, 158, 597, 1555
    com irradiação pélvica, 159f
    por ADE de próstata, 159f
Imunidade
    adaptativa, 270
        comprometimento da, 270
            associado à terapia antineoplásica, 270
    inata, 269
        comprometimento da, 269
            associado à terapia antineoplásica, 269
Imunobiológico(s), 243-245
Imunodisfunção
    associada ao câncer, 269
Imunofenótipo
    das principais neoplasias, 61q
        hematológicas, 61q
            com morfologia básica, 61q
        dos principais linfomas, 60q
            de células, 60q
                B maduras, 60q
                NK, 60q
                T maduras, 60q
Imunossupressor(es)
    malignidade e uso de, 243
        em pacientes sem história prévia de malignidade, 243
            agentes alquilantes, 243
            antimetabólitos, 243
            cloroquina, 243
            glicocorticoide, 243
            hidroxicloroquina, 243
            inibidores da calcineurina, 243
            leflunomide, 243
            metotrexate, 243
            micofenolato mofetil, 243
            rapamicina, 243
            sirolimus, 243
            sulfassalazina, 243
INCA (Instituto Nacional de Câncer), 17, 32, 37, 40, 249, 305, 417
    cuidados paliativos no, 1949-1951
        atuais, 1952-1957
            assistência no HC IV, 1952
            ensino em, 1957
            Hospital do Câncer IV, 1952-1957
            treinamento em, 1957
            unidade de cuidados paliativos, 1952-1957
        primórdios do, 1949-1951
            agradecimentos aos pioneiros dos, 1951
            estrutura assistencial, 1950
                institucionalização da, 1950
            planejamento das atividades, 1949
            primeiras ações, 1949
            viabilização das atividades, 1950
    experiência do, 894
Incidência(s)
    básicas, 1026
        na mamografia, 1026
            CC, 1026
            contact, 1027
            CV, 1026
            LM, 1027
            ML, 1026
            MLO, 1026
            P, 1026
            perfil interno, 1027
            RCC, 1027
            XCC, 1026

de câncer, 5
    no Brasil, 6
        colo de útero, 6
        cólon, 6
        esôfago, 6
        estômago, 6
        mama feminina, 6
        próstata, 6
        pulmão, 6
        reto, 6
        RHC, 6
Incidentaloma(s), 422
    de suprarrenal, 971
        acompanhamento, 972
        pacientes com, 972q
            avaliação dos, 972q?
        patologias associadas, 971q
        principais causas de, 971q
            características radiológicas das, 971q
        tratamento dos, 972
Indiferenciação
    celular, 1601
        genes associados à, 1601
Indução
    dos cuidados palioativos, 1958-1959
        comunicação, 1958
        controle de sintomas, 1959
        time multiprofissional, 1958
Infância
    na infância, 1849-1851
        do tronco cerebral, 1849-1851
            discussão, 1849
            técnicas cirúrgicas, 1849
        medulares, 1853-1858
            achado clínico, 1853
            diagnóstico, 1853
            epidemiologia, 1853
            patologia, 1854
            prognóstico, 1858
            revisão histórica, 1853
            tratamento, 1855
    sarcomas na, 571-576
        comportamento biológico, 571
        estadiamento, 572
        investigação diagnóstica, 572
        prognóstico, 575
        tratamento, 573
    traqueostomia na, 589
        complicações, 589
            imediatas, 590
            pós-operatórias, 590
            tardias, 590
            transoperatórias, 589
        pós-operatório, 589
        técnica cirúrgica, 589
    tumores na, 1849-1851
        do tronco cerebral, 1849-1851
Infecção(ões)
    anorretais, 233
    bacterianas, 2008
        tratamento, 2008
    como fator de risco, 30
    no esvaziamento cervical, 582
    no paciente oncológico, 269-275
        fatores predisponentes, 269
            anatômicos, 269
            asplenia funcional, 270
            comprometimento da imunidade adaptativa, 270
                associado à terapia antineoplásica, 270
                associado à terapia antineoplásica, 269
            esplenectomia funcional, 270
            imunodisfunção associada ao câncer, 269
            lesão de barreiras mucosas, 270
        prevenção das, 274
        principais infecções, 270
            de pele, 274

de tecido celular subcutâneo, 274
do SNC, 273
do trato geniturinário, 274
gastrointestinais, 273
neutropenia febril, 270
relacionadas com catéteres, 274
respiratórias, 271
por HPV, 1343-1348
sequelas clínicas da, 1343-1348
câncer, 1347
lesões pré-neoplásicas, 1345
verrugas genitais, 1344
viral, 2007
herpes simples, 2007
INH (Instituto Nacional de Saúde), 6
consenso da, 115*q*
pra classificar GIST, 115*q*
por categorias de risco, 115*q*
Inibidor(es)
da calcineurina, 243
de tirosinoquinase, 152, 154*q*
de topoisomerase, 152, 153*q*, 1521
Injeção
percutânea, 887
de etanol, 887
Insuficiência
renal, 2010-2011
em cuidados paliativos, 2010, 2011
IRA, 2010
rim, 2010
Insulinoma(s), 125*f*, 964
Intervenção
psicológica, 255
no transtorno de ansiedade, 255
resultados da, 255
Intestino Delgado
câncer do, 814
ADE, 815
estadiamento, 814
de TNM, 814*q*
fatores, 814
de risco, 814
protetores, 814
obstrução do, 231
tumores do, 813-817
carcinoides, 815, 816
metastáticos gastrointestinais, 816
distúrbios hidreletrolíticos, 813
dor abdominal, 813
emagrecimento, 813
GIST, 816
linfoma, 817
linhagens benignas, 813
adenomas, 813
hemangiomas, 813
leiomiomas, 813
lipomas, 813
pólipos inflamatórios, 813
metastáticos, 817
obstrução, 813
sangramento, 813
volvo, 813
Invasão
neurovascular, 370
óssea, 370
IORT (Radioterapia Intraoperatória), 1556
IPOS (*International Psycho-Onchology Society*), 249
IRA (Insuficiência Renal Aguda), 2010
apresentações clínicas, 2010
conduta diagnóstica, 2010
definição, 2010
e IRC, 2010
diferenciação entre, 2010
etiologia, 2010
tratamento, 2010
uremia, 2011
e cuidados paliativos, 2011

IRLM (*International Registry of LungMetastases*), 762
grupos prognósticos, 763*q*
Irressecabilidade, 281
ISNR (Inibidores Duplos da Recaptação da Serotonina e Noradrenalina), 253
Isquemia
de parte lombar, 204*f*
da incisão, 204*f*
da hemicorporectomia, 204*f*
de pele, 204*f*
retalho que permite cobrir área de, 204*f*
robusto e amplo, 204*f*
ISRS (Inibidores Seletivos da Recaptação da Serotonina), 253
IT- knife (*Insulation Tipped Diatermic Knife*)
sequência com, 92*f*
técnica com, 91

J

Janela
pericárdica, 751
JEEG (Junção Esofagogástrica), 776
Jejuno
retalho livre de, 211, 213*f*
Jovem(ns)
câncer de mama em, 1141-1149
biologia molecular, 1143
definição, 1141
diagnóstico, 1143
epidemiologia, 1141
prognóstico, 1146
QV, 1147
rastreamento, 1141
tratamento, 1144
JPS (*Japanese Pancreas Society*), 933, 934
JPS (Síndrome de Polipose Juvenil), 834

K

Karnofsky
índice de, 164*q*
avaliação do paciente pelo, 164*q*
K-ras, 163
mutação do, 80
uso clínico da, 80
KS (Sarcoma de Kaposi), 340, 363, 377
KSHV (Sarcoma de Kaposi associado do Herpesvírus), 340

L

LADG (Gastrectomia Distal Laparoscópica Assistida), 171
Langerhans
histiocitose de, 477, 728
Laparoscopia
cirurgia oncológica por, 169*q*
recidiva em portais após, 169*q*
na oncologia, 177
urológica, 177
ressecções do reto por, 174*q*
sobrevida global para, 174*q*
Laringe
câncer de, 499-509
anatomia, 500
biologia molecular, 503
características clínicas, 503
comportamento biológico, 503
em idosos, 509
epidemiologia, 499
estadiamento, 504
classificação de TNM, 505*q*
estágio I, 504
TI N0 M0, 504
estágio II, 504
TII N0 M0, 504

estágio III, 505
TIII N0 M0, 506
estágio IV, 505
TIV N0 M0, 508
etiologia, 500
extensão da doença, 504
investigação diagnóstica, 503
opções terapêuticas, 504
recidivado, 509
taxa de mortalidade do, 499*f*, 500*f*
bruta, 499*f*, 500*f*
e suas sub-regiões, 502*f*
esqueleto cartilaginoso da, 501*f*
corte sagital do, 501*f*
vista posterior do, 501*f*
inervação da, 500*f*
musculatura da, 502*f*
intrínseca, 502*f*
Laudo
organização do, 1066
LC (Células de Langerhans), 331
LCE (Líquido Cerebroespinhal), 238
LCs (Linfomas Cutâneos), 340
LDGCB (Linfoma Difuso de Grandes Células B), 64, 305, 877
LDH (Desidrogenase Lática), 163
LDR (Baixa Taxa de Dose)
BT de, 159
LE (Laparoscopia Estadiadora), 798
Leflunomide, 243
Leiomioma
EE-PAAF de, 115
gástrico, 115*f*
aspecto do, 115*f*
ecoendoscópico, 115*f*
endoscópico, 115*f*
histológicos, 115*f*
Leiomiossarcoma(s), 342, 364, 376, 1417
EE-PAAF de, 115
LES (Lúpus Eritematoso Sistêmico), 243
Lesão(ões)
0-Ip, 95*f*
anecoida, 117*f*
alongada, 117*f*
arredondada, 111*f*
com conteúdo anecoico, 111*f*
cística renal, 280*f*
com nodulação sólida, 280*f*
cística, 111*f*, 117*f*, 130*f*
de corpo pancreático, 111*f*, 130*f*
uniloculada macrocística, 130*f*
colônica, 96*f*
tipo 0-Is, 96*f*
de Kudo, 96*f*
cutâneas, 413*f*
ressecção de, 413*f*
da pele, 347
sem envolvimento juncional, 347
sem melanoma primário, 347
de barreiras mucosas, 270
de células gigantes, 474
de corpo pancreático, 125*f*, 126*f*
sem interface nítida, 125*f*
com a artéria esplênica, 125*f*
sólida, 126*f*
hipoecoica, 126*f*
heterogênea, 126*f*
de estômago, 123*f*
infiltrativa, 123*f*
ulceroinfiltrativa, 123*f*
irregular, 123*f*
de seio maxilar, 575*f*
do subcutâneo, 347
sem envolvimento juncional, 347
sem melanoma primário, 347
em rebordo alveolar, 430*f*
inferior, 430*f*
com invasão de assoalho, 430*f*

em região nasogeniana, 399f
  direita, 399f
esclerosante, 1016
  complexa, 1016
expansiva suprarrenal, 281f
  esquerda, 281f
gástrica, 122f
  polipoide, 122f
hepática, 127f, 280f
  com neoplasia de pâncreas, 127f
    EE-PAAF de, 127f
  nodular, 280f
    hipervascular, 280f
infiltrativa, 135f
  de reto médio, 135f
intraconais, 529f
linfoepitelial, 123f
malar esquerda, 400f
mamárias, 1095-1113
  abordagem das, 1095-1113
    Core biópsia, 1105-1106
    mamotomia, 1105-1106
    PAAF, 1105-1106
    palpáveis, 1095-1102
      procedimentos invasivos, 1107-1112
        guiados por RM, 1107-1112
melanocítica, 395f
  ulcerada, 395f
mucinosa, 130f
multipigmentada, 396f
na mamografia, 1028
  assimetria, 1033
    difusa, 1033
    focal, 1033
  dilatação ductal, 1033
    isolada, 1033
  distorção focal da arquitetura, 1033
  microcalcificações, 1032
  neodensidade, 1033
  nódulo, 1030
  outras, 1033
não invasivas da mama, 1115-1126
  manejo das, 1115-1126
    CDIS, 1115-1121
    CMM, 1123-1125
não nodulares, 1047q
  avaliação de, 1047q
    RMM na, 1047q
não polipoides, 95
neoplásica, 127f
  da cabeça pancreática, 127f
pancreáticas, 131, 133q
  punção ecoguiada das, 131
  sólidas, 133q
    EE-PAAF em, 133q
papilíferas, 1015
polipoides, 95, 134f
  de reto superior, 134f
precursoras, 1015-1017
  do câncer de mama, 1015-1017
    atipia epitelial plana, 1017
    de células colunares atípicas, 1017
    proliferativas, 1015, 1016
      ductais, 1016
      intralobulares, 1016
      sem atipias, 1015
pré-invasivas, 1019-1022
  tratamento das, 1019-1022
    CDIS, 1019
    HDA, 1019
    hiperplasia atípica, 1019
    NL, 1021
pré-malignas, 332, 1020f
  ceratose, 332
    arsênica, 332
    crônica cicatricial, 332
    de radiação crônica, 332
    térmica, 332
proliferativas, 1022f
  atípicas, 1022f
    conduta nas, 1022f
ressecção da, 400f, 536
  cirúrgica, 400f
  com auxílio de microscópio, 535
    enucleação, 535
    evisceração, 536
    exenteração, 536
tumoral, 101f
  residual, 101f
    pós quimiorradioterapia, 101f
ulcerada, 430f
  infiltrante, 430f
Letterer-Siwe, 478
Leucemia
  de parede torácica, 729
Leucoplaquia, 1605
Leucostase, 235
Léxico
  achados associados, 1081
  avaliação cinética, 1083
  descrição do, 1069
    US, 1069
  foco-focos, 1079
  localização, 1081
  nódulo, 1078
  realce, 1080
  não massa, 1080
LH/DH (Linfoma Hodgkin/Doença de Hodgkin),
  1903, 1913
  avançado, 1914
    índex prognóstico em, 1914
  diagnóstico, 1913
  estadiamento, 1913
    segundo Ann Arbor, 1913
  exames, 1913, 1914
    de acompanhamento, 1914
    de avaliação, 1913
    de confirmação diagnóstica, 1913
    durante tratamento, 1914
  tratamento por estágio, 1914
LHc (Linfoma de Hodgkin Clássico), 64
  microambiente tumoral no, 64f
    avaliação do, 64f
Ligamento
  largo, 1381
    IHQ no, 1381
LIN (Neoplasia Intraepitelial Lobular), 1051
LINACs (Aceleradores Lineares), 159
Linfadenectomia, 842
  axilar, 350
  cervical, 350
  estendida, 842
  extensão da, 801
  inguinal, 178, 1612q, 1613q
    complicações associadas à, 1612q
      incidência de, 1612q
    minimamente invasiva, 178
    videoendoscópica, 1613q
      morbidade da, 1613q
  inguinoilíaca, 350
  laparoscópica, 1483
    extraperitoneal, 1483
  lateral, 842
  mediastinal, 662, 663
    à direita, 662
    à esquerda, 663
  no câncer de endométrio, 1509-1515
    valor da, 1509-1515
      de rotina, 1513
      não realização da, 1510
      realização seletivamente da, 1511
  por via aberta, 1612
    no câncer de pênis, 1612
  radicalidade da, 938q
    pancreatoduodenectomia segundo a, 938q
Linfangioma
  EE-PAAF de, 116
Linfocintilografia, 843
  pré-operatória, 1469
Linfócito(s)
  T, 245
    coestimulação de, 245
      medicamento inibidor da, 245
Linfoma(s)
  de Burkitt, 466
    características clínicas, 465
    epidemiologia, 465
    etiologia, 465
    imagem, 465
    localização, 465
    patologia, 466
    prognóstico, 466
    tratamento, 466
  de Hodgkin, 306f
    estadiamento de, 306f
      PET/TC para, 306f
  de loja tonsiliana, 493f
    direita, 493f
  de parede torácica, 729
  do intestino delgado, 817
  gástrico, 122
  imunofenótipo dos, 60q
    de células, 60q
      B maduras, 60q
      NK, 60q
      T maduras, 60q
  PET/TC de, 305
Linfonodo(s)
  cervicais, 399
    tratamento dos, 399
  estadiamentos, 641, 642f
  exame peroperatório no, 1368
    de congelação, 1368
  paraesofagianos, 121f
    em neoplasia, 121f
      de esôfago inferior, 121f
  regionais, 348, 350, 419
    estadiamento dos, 348
      cirúrgico, 348
    metástase para, 350
      manejo da, 350
    ressecção dos, 661
      mediastinais, 661
        linfadenectomia mediastinal, 662, 663
Linfonodomegalia
  mediastinal, 110f
    punção ecoguiada de, 110f
  secundária, 282f
Lipoblastoma(s)
  de parede torácica, 728
Lipoenxertia, 1248
Lipoma(s)
  de parede torácica, 728
  EE-PAAF de, 116
  gástrico, 116f
    aspectos do, 116f
      ecoendoscópico, 116f
      endoscópicos, 116f
Lipossarcoma(s), 376, 561
  bem diferenciado, 360
  de células redondas, 360
  desdiferenciado, 360
  mistos, 360
  mixoide, 360
  pleomórfico, 360
Líquen
  escleroso, 1605
Líquido
  pericárdico, 751
    estudo do, 751
Lise
  tumoral, 165
Livermetsurvey, 896

LLA (Leucemia Linfoblástica Aguda), 1919-1922
　citogenética, 1920
　citoquímica, 1920
　diagnóstico, 1921
　DRM, 1922
　estratificação de risco, 1921
　fatores prognósticos, 1921
　imunofenotipagem, 1920
　manifestações clínicas, 1919
　morfologia, 1919
　tratamento, 1921
　　monitoração durante o, 1922
LLC (Leucemia Linfocítica Crônica), 269, 1931-1936
　características, 1931
　　biológicas, 1931
　complicações autoimunes, 1935
　diagnóstico, 1931, 1933
　　diferencial, 1933
　epidemiologia, 1931
　estadiamento clínico, 1933
　fisiopatologia, 1931
　incidência, 1931
　infecções e, 1935
　tratamento, 1933
LM (Médio-Lateral)
　incidência, 1027
　na mamografia, 1027
LMA (Leucemia Mieloide Aguda), 65, 1925-1928
　classificação, 1926
　diagnóstico, 1925
　fisiopatologia, 1925
　LPMA, 1928
　manifestações clínicas, 1925
　prognóstico, 1926
　tratamento, 1927
　　da recaída, 1928
LMC (Leucemia Mieloide Crônica), 1939-1945
　achados clínicos, 1939
　biologia molecular, 1939
　citogenética, 1940
　definição, 1939
　diagnóstico diferencial, 1941
　epidemiologia, 1939
　exames laboratoriais, 1940
　morfologia, 1940
　　definição de fase, 1940
　prognóstico, 1945
　seguimento, 1941
　tratamento, 1941
LMI (Linfonodos da Mamária Interna)
　BLS em, 1202
LNH (Linfoma Não Hodgkin), 305, 1877, 1903-1912
　de alto grau, 1904-1908
　　critérios de resposta, 1904
　　estadiamento, 1904
　　　de Ann Arbor modificado por Costwold, 1904q
　　manifestações clínicas, 1904
　　profilaxia de doença no SNC, 1906
　　protocolos de QT, 1907-1908
　　　de primeira linha, 1907
　　　de recaída, 1908
　　　exames de acompanhamento, 1908
　　　　ao término do tratamento, 1908
　　　modificações de doses, 1908
　　　observações, 1907
　　　profilaxia do SNC, 1907
　　tratamento da doença, 1904, 1905
　　　avançada, 1905
　　　localizada, 1904
　　　tratamento de resgate, 1906
　de baixo grau, 1910-1912
　　diagnóstico, 1910
　　tratamento, 1911
LNM (Linfonodo Metastático), 93
LNRP (Linfadenectomia Retroperitoneal), 1595

LNRP-L (Linfadenectomia Retroperitoneal Laparoscópica), 1595
LNS (Linfonodo Sentinela), 580, 843
　cirurgia do, 1199-1211
　　BLS, 1199-1203
　　　pré-QN, 1207-1209
　　　pós-QN, 1207-1209
　　na gestação, 1211
　　　epidemiologia, 1211
　　　PLS e, 1211
　　no CDIS, 1205-1206
　　　epidemiologia, 1205
　　　PLS e, 1205
　　IHQ no, 60
　　no câncer de colo uterino, 1467-1472
　　　definição, 1467
　　　detecção do, 1468
　　　　fatores que influenciam a, 1468
　　　drenagem linfática do, 1467
　　　técnicas de identificação do, 1468
　positivo, 350
　　manejo dos pacientes após, 350
LOAS (Lei Orgânica da Assistência Social), 24
Lobectomia, 657
　com broncoplastia, 658
　em manga, 658
Loja Tonsiliana
　carcinoma de, 493f
　　epidermoide, 493f
　direita, 493f
　　linfoma de, 493f
　lesão de, 497f
　ressecção de, 497f
LPMA (Leucemia Promielocítica Aguda), 1928
LSE (Lesões Subepteliais), 111, 112, 113f
　abordagens das, 119f
　　algoritmo para, 119f
　cistos de duplicação, 117
　gastroduodenais, 119q
　　recomendações em, 119q
　GIST, 113
　hemangioma, 116
　investigada, 120f
　　por EE, 120f
　　por estudo anatomopatológico, 120f
　　　da peça operatória, 120f
　leiomioma, 115
　leiomiossarcoma, 115
　linfangioma, 116
　lipoma, 116
　neoplasia neuroendócrina, 117
　paraganglioma gangliocítico, 118
　subcárdica, 112f
　TCG, 116
LSIL (Lesão Intraepitelial de Baixo Grau), 1315, 1325
　colpocitologia de, 1327f
　　conduta para mulheres com, 1327f
　　até 20 anos, 1327f
LST (Lesão tipo Espraiamento Lateral), 95
Luz Solar
　exposição à, 31
　　como fator de risco, 31

M

MAC (Média e Alta Complexidade)
　atenção especializada de, 14
Magnitude
　do câncer, 3
　　medida da, 3
　　　determinantes, 3q
　　　no Brasil, 3
Malignidade
　e uso de imunossupressores, 243
　　em pacientes sem história prévia de malignidade, 243
　　　agentes alquilantes, 243

　　　antimetabólitos, 243
　　　cloroquina, 243
　　　glicocorticoide, 243
　　　hidroxicloroquina, 243
　　　inibidores da calcineurina, 243
　　　leflunomide, 243
　　　metotrexate, 243
　　　micofenolato mofetil, 243
　　　rapamicina, 243
　　　sirolimus, 243
　　　sulfassalazina, 243
Mama(s)
　adiposas, 1030f
　　predominantemente, 1030f
　alterações funcionais das, 1038
　　benignas, 1038
　câncer de, 33, 289, 902, 986, 989-993, 1001, 1002, 1005-1007, 1009-1013, 1015-1057, 1091-1093, 1141-1169, 1171-1197, 1199, 1251-1273, 1275-1299
　　associado à gravidez, 1163-1165
　　　amamentação, 1164
　　　apresentação, 1163
　　　　anatomopatológica, 1163
　　　　clínica, 1163
　　　conduta obstétrica, 1164
　　　contracepção, 1164
　　　fertilidade, 1165
　　　métodos diagnósticos, 1163
　　　prognóstico, 1165
　　　tratamento, 1164
　　biologia molecular do, 989-993
　　　adesão celular, 992
　　　angiogênese, 991
　　　aplicações clínicas, 993
　　　apoptose reduzida, 990
　　　ciclo celular, 989
　　　classificação de Sorlie, 992
　　　fatores de crescimento, 991
　　　　e receptores, 991
　　　genes de supressão tumoral, 990
　　　oncogenes, 990
　　　proteinases, 992
　　　receptores esteroídicos, 991
　　　regulação do crescimento celular, 989
　　　replicação do DNA, 989
　　cirurgia do, 1199
　　　BLS na, 1199
　　detecção precoce de, 1045f
　　　RMM na, 1045f
　　em idosas, 1151-1159
　　　fatores, 1152
　　　　histopatológicos, 1152
　　　　prognósticos, 1152
　　　manifestações, 1151
　　　　clínicas, 1151
　　　　radiológicas, 1151
　　　planejamento terapêutico, 1153
　　　prognóstico, 1152
　　　tratamento, 1154, 1157
　　　　locorregional, 1154
　　　　sistêmico, 1157
　　em jovens, 1141-1149
　　　biologia molecular, 1143
　　　definição, 1141
　　　diagnóstico, 1143
　　　epidemiologia, 1141
　　　prognóstico, 1146
　　　QV, 1147
　　　rastreamento, 1141
　　　tratamento, 1144
　　estadiamento do, 1009-1013
　　　avaliação, 1009-1012
　　　　de metástases, 1013
　　　　do tumor primário, 1011
　　　　linfonodos regionais, 1012
　　　　sistêmica, 1010

linfonodos, 1009
revisões no, 1011
UJCC, 1012q
genética e, 1001-1002
   alterações epigenéticas descritas no, 1002
   alterações genéticas, 1001
      relacionadas com a transmissão
         hereditária, 1001
      somáticas, 1001
   expressão gênica descritas no, 1002
      alterações de níveis de, 1002
lesões precursoras do, 1015-1017
   atipia epitelial plana, 1017
   de células colunares atípicas, 1017
   proliferativas, 1015, 1016
      ductais, 1016
      intralobulares, 1016
      sem atipias, 1015
metástase hepática de, 902
multicentricidade no, 1167-1169
   abordagem axilar, 1168
   prognóstico, 1169
   teorias do desenvolvimento, 1167
multifocalidade no, 1167-1169
   abordagem axilar, 1168
   prognóstico, 1169
   teorias do desenvolvimento, 1167
rastreamento do, 289
   mamografia, 290
   RM, 291
   ultrassonografia, 290
tratamento cirúrgico do, 1171-1197
   após terapia neoadjuvante, 1185-1191
   CMLA, 1181-1183
   conservador, 1171-1176
   radical, 1179, 1180
   recidiva local, 1195, 1196
      após cirurgia conservadora, 1195, 1196
tratamento radioterápico no, 1275-1299
   intraoperatória, 1275-1282
   no carcinoma *in situ*, 1285
   pós-cirurgia conservadora, 1287-1291
   pós-mastectomia, 1293-1298
tratamento sistêmico do, 1251-1273
   hormonal adjuvante, 1271, 1272
   metastático, 1267-1269
   QN, 1263, 1264
   QT adjuvante, 1259-1262
   terapia-alvo, 1251-1254
valor da cintilografia no, 1091-1093
   avaliação de doença a distância, 1092
   cirurgia radioguiada para diagnóstico, 1092
      de lesões subclínicas, 1092
   diagnóstico, 1091
   pesquisa do LNS, 1091
valores dos marcadores tumorais no, 1005-1007
   marcadores tumorais, 1007
      circulantes, 1007
      séricos, 1007
   testes de avaliação molecular tecidual, 1005
carcinoma de, 386f, 1285
   in situ, 1285
      RXT no, 1285
   metástase de, 386f
cirurgia conservadora da, 1187, 1195, 1196
   recidiva local após, 1195, 1196
      diagnóstico, 1195
      fatores de risco, 1195
      tratamento, 1196
conservação da, 1188
   técnicas cirúrgicas, 1188
densa, 290f, 1029f
   predominantemente, 1029f
doença de Paget da, 1133-1135
   diagnóstico, 1133
   diferencial, 1134

estadiamento, 1134
etiopatogenia, 1133
prognóstico, 1135
tratamento, 1134
lesões não invasivas da, 1115-1126
   manejo das, 1115-1126
      CDIS, 1115-1121
      CMM, 1123-1125
neoplasias da, 63
PET/TC e, 1087-1089
   avaliação, 1088
      de doença a distância, 1088
      do tratamento, 1088
   diagnóstico, 1087
   estadiamento linfonodal, 1088
   futuro do, 1089
   prognóstico, 1088
tratamento conservador da, 1247-1249
   cirurgia reconstrutora no, 1247-1249
      alterações na mama após, 1247
      com retalhos a distância, 1248
      com retalhos locais, 1247
      complicações, 1248
      lipoenxertia, 1248
      técnicas de, 1247
      utilização de pedículos, 1248
tumores de, 309, 386f, 1201
   BLS em, 1201
   metástase de, 386f
   PET/TC nos, 309
MammoSite, 1276
   técnicas do, 1281
      de aplicação, 1281
      de retirada, 1281
Mamografia, 290, 1025-1034
   classificação BI-RADS® em, 1063-1085
      capítulo guia, 1065
      categorias, 1063, 1066
         de avaliação, 1066
         para avaliação, 1063
      organização do laudo, 1066
      termos de exame, 1065
   de rastreamento, 291f
      normal, 291f
   indicações da, 1025
      diagnóstica, 1025
      para rastreamento, 1025
   lesões na, 1028
      assimetria, 1033
         difusa, 1033
         focal, 1033
      dilatação ductal, 1033
         isolada, 1033
      distorção focal da arquitetura, 1033
      microcalcificações, 1032
      neodensidade, 1033
      nódulo, 1030
      outras, 1033
   padrão mamário, 1028
   técnica, 1026
      incidências básicas, 1026
      manobras, 1027
      qualidade, 1026
Mamotomia
   guiada por US, 1105-1106
   e mamografia, 1105-1106
      abordagem pré-biópsia, 1105
      complicações, 1105
      documentação, 1106
      escolha do método guia, 1105
      escolha do procedimento, 1105
      fragmentos adequados, 1105
      procedimento após abordagem, 1106
Mandibulotomia
   para acesso, 497f
      ao tumor de orofaringe, 497f

paramediana, 524f
   acesso por, 524f
   de lesão de teto da nasofaringe, 524f
Manifestação(ões)
   paraneoplásicas reumatológicas, 87
      artropatias, 88
      doenças difusas, 88
         do tecido conectivo, 88
      etiopatogenia, 88
      síndromes, 88
         reumáticas paraneoplásicas, 88
      vasculíticas, 88
Manipulação
   endócrina, 154
Manobra(s)
   na mamografia, 1027
      ampliação, 1028
         e compressão, 1028
      angular, 1028
      compressão localizada, 1027
      RL, 1028
      RM, 1028
      Rol, 1028
      TAN, 1028
Marcador(es)
   moleculares, 370
   que expressam, 50
      os oncogenes, 50
      os TSGs, 50
   tumorais, 48, 49, 77-80, 162, 483, 798, 931, 1363-1365
      detecção de, 49
      em ginecologia, 1363-1365
         AFP, 1363
         β-HCG, 1363
         CA 125, 1364
         CA 15-3, 1364
         CA 27-29, 1364
         CA 72-4, 1363
         catepsina D, 1364
         CEA, 1364
         C-ErbB2, 1365
         cyfra 21.1, 1363
         inibina, 1363
         MCA, 1363
      perspectivas futuras, 80
      uso clínico, 77
         AFP, 78
         β-HCG, 78
         CA 125, 79
         CA 15-3, 79
         CA 19-9, 79
         CA 27-29, 79
         CEA, 79
         HER2, 79
         mutação, 80
            do EGFR, 80
            do KRAS, 80
         PSA, 78
         receptores, 79
            de estrogênio, 79
            de progesterona, 79
   tumores-específicos, 57q
      padrões de marcação, 57q
Marjolin
   úlcera de, 202f, 332f
MASCC (*Multinational Association of Supportive Care in Cancer*), 270
   escore, 270q
      da neutropenia febril, 270q
Massa(s), 1065
   anexiais, 1482
      CMI, 1482
   descrição da, 1070
   palpável, 1042f
      na mama, 1042f

pélvicas, 1489-1492
　achados inesperados, 1489-1492
　　diagnóstico, 1489
　　tratamento, 1490, 1491
　　　valor do ginecologista oncológico no, 1490
Mastectomia
　poupadora, 1180
　　de papila, 1180
　　de pele, 1180
　radical, 1179
　　indicações, 1179
　　modificada, 1179
　　　à Madden, 1179
　　　à Patey, 1179
　RXT após, 1293-1298
　　após QN, 1295
　　CCM, 1295
　　　recidiva após, 1295
　　estudos investigando, 1293
　　　randomizados, 1293
　　recidiva locorregional, 1295, 1296
　　　conduta na, 1295
　　reconstrução mamária, 1296
　　　RXT após, 1296
　　risco de recidiva locorregional, 1294
　　RXT pré-operatória, 1295
　　técnicas de, 1297
　simples, 1180
　　indicações, 1180
　subcutânea, 1180
　técnicas cirúrgicas, 1189
Mastite
　aguda, 1050
　　não puerperal, 1050
Material(is)
　aloplásticos, 1223
　　expansores, 1223
　　implantes, 1223
Maxilarectomia
　de infraestrutura, 439f, 456f
　　para ressecção de tumor, 439f
　　　de palato, 439f
　　reconstrução após, 456f
　de meso, 489f
　　no carcinoma adenoide cístico, 489f
　　de glândula salivar menor, 489f
　total, 209f
　　em carcinoma adenoide cístico, 209f
　　de seio maxilar esquerdo, 209f
MB (Meduloblastoma), 1757-1760
　acompanhamento, 1845
　clínica, 1840
　diagnóstico, 1841
　　neurorradiológico, 1841
　epidemiologia, 1757, 1840
　estadiamento, 1843
　fatores prognósticos, 1759
　grupos de risco, 1759
　　classificação em, 1759
　histologia, 1757
　prognóstico, 1844
　quadro clínico, 1757
　síndromes hereditárias, 1757
　tratamento, 1759, 1843
Mediastino
　neoplasias do, 707-723
　　do timo, 707-714
　　　carcinoma de células pequenas, 714
　　　　oat cel, 714
　　　tumores, 707, 713, 714
　　　　carcinoides, 713
　　　　de origem epitelial, 707
　　　　neuroendócrinos, 713
　　　　raros, 714
　　NCG, 717-720
　　　classificação, 717
　　　diagnóstico, 717

etiologia, 717
　não seminomas, 719
　seguimento, 720
　seminomas, 718
　teratomas, 718
　　imaturos, 718
　　maduros, 718
tumores neurogênicos, 721, 722
　diagnóstico, 721
　sintomatologia, 721
　tipos mais comuns, 721
　tratamento, 721
Medicamento(s)
　antagonistas, 244
　　do TNF, 244
　anti-CD20, 244
　biológicos, 244
　　e neoplasia, 244
　　utilizados em reumatologia, 244q
　　　aprovados no Brasil, 244q
　e câncer de cólon, 820
　inibidor da coestimulação, 245
　de linfócitos T, 245
Médico(s)
　deveres dos, 22
　responsabilidade profissional, 23
　direitos dos, 22, 23
Melanoma, 64, 345-353, 765
　avançado, 396f
　　de lábio superior, 396f
　cutâneo, 345, 347, 395-403
　　biologia do, 345
　　em cirurgia de cabeça e pescoço, 395-403
　　　avanços tecnológicos, 401
　　　　diagnóstico, 401
　　　　terapia, 401
　　biologia molecular, 396
　　características clínicas, 396
　　comportamento biológico, 396
　　estadiamento, 397
　　fatores preditivos prognósticos, 397
　　investigação diagnóstica, 397
　　prognóstico, 402
　　tratamento, 398
　maligno, 402q, 403q
　　de cabeça e pescoço, 402q, 403q
　manejo clínico do, 347
　　estadiamento cirúrgico, 348
　　espesso, 348
　　in situ, 348
　　primário fino, 348
　　T1a, 348
　　T2a, 348
　　T2b, 348
　　T3a, 348
　　T4a, 348
　　T4b, 348
　de coroide, 531f, 532f
　　de olho direito, 532f
　　enucleação por, 531f
　de couro cabeludo, 401f
　de espessura intermediária, 349
　　seguimento dos, 349
　de fossa nasal, 550f
　distribuição anatômica, 346
　epidemiologia, 345
　　distribuição, 345
　　　por idade, 345
　　　por sexo, 345
　　mudanças na incidência, 345
　etiologia, 346
　fatores, 346, 347
　　de risco, 346
　　prognósticos, 347
　lesões, 347
　　sem envolvimento juncional, 347
　　da pele, 347
　　de subcutâneo, 347

maligno, 395f
manejo da metástase, 349, 350
　a distância, 350
　em trânsito, 349
　para linfonodo regional, 350
　　após sentinela positivo, 350
　　com metástase regional palpável, 350
　　RXT na doença nodal regional, 350
　membros, 349
　　infusão de, 349
　　perfusão de, 349
　metástase de, 350, 902
　　hepática, 902
　　regional, 350
　　　acompanhamento, 350
　metastático, 351
　　RXT para, 351
　PET/TC nos, 309
　prevenção, 346
　　manejo dos pacientes, 346
　　　com numerosos nevos displásicos, 346
　primário, 346, 349
　　conhecido, 347
　　　lesões sem, 347
　　　　da pele, 347
　　　　de subcutâneo, 347
　　diagnóstico de, 346
　　manejo do, 349
　　　considerações especiais no, 349
　recidiva local, 349
　　manejo da, 349
　recidivado, 209f
　　no pé direito, 209f
　sateliose, 349
　　manejo da, 349
　screening, 346
　　manejo dos pacientes, 346
　　　com numerosos nevos displásicos, 346
　subtipos de, 347
　tratamento sistêmico do, 352
　　adjuvante, 352
　　da doença metastática, 352
　tumores tipo, 399q
　　estágios dos, 399q
　　　grupamento por, 399q
Membrana
　mucosa, 349
　　melanoma de, 349
　　primário, 349
Meningioma
　de assoalho orbitário, 535f
Meningite
　carcinomatosa, 238
Merkel
　tumor de, 339
Mesenquimoma(s)
　de parede torácica, 728
Metal(is)
　pesados, 30
　　como fator de risco, 30
Metástase
　a distância, 350, 643f
　　estadiamento, 643f
　　manejo da, 350
　biologia molecular das, 995-999
　　células-tronco tumorais, 996
　　　implicações, 996
　　TEM, 995
　cerebral, 238, 699
　cervical, 512f, 581
　　com primário desconhecido, 581
　　de carcinoma epidermoide, 512f
　　de hipofaringe, 512
　de carcinoma, 386f
　　de mama, 386f
　de tumor, 386f, 387f, 729
　　de mama, 386f

de parede torácica, 729
de rim, 387f
em trânsito, 349
  manejo da, 349
extra-hepáticas, 893
  concomitantes, 893
extratorácicas, 701
  outras, 701
hepática, 308f, 319, 320f, 891-898, 901-904
  de neoplasia de reto, 308f
  de origem colorretal, 891-898
    tratamento das, 891-898
  de origem não colorretal, 901-904
    avaliação, 901
    câncer de mama, 902
    carcinoma de células renais, 903
    CG, 903
    GIST, 901
    melanoma, 902
    sarcoma, 903
    TNE, 902
  de tumores, 319
    colorretais, 319
    neuroendócrinos, 319
  sincrônicas, 894
    ressecção de, 894
linfáticas, 422f
  cervicais, 422f
ósseas, 386
  escore de Mirel, 387q
pulmonar, 699, 755-766, 894
  ressecção hepática em, 894
  tratamento cirúrgico das, 755-766
    abordagem cirúrgica, 759
      aspectos técnicos, 759
    apresentação clínica, 756
    aspectos fisiopatológicos das, 755
    avaliação pré-operatória, 759
    considerações por tipo histológico, 764
    diagnóstico, 756
    fatores prognósticos, 762
    linhas gerais, 758
    metastasectomia pulmonar, 763
      seguimento radiológico após, 763
    perspectivas futuras, 765
    seleção dos pacientes, 759
    tratamento não cirúrgico, 757
      considerações sobre, 757
recorrentes, 895
  ressecção hepática para, 895
regional, 350
  pacientes com, 350
    acompanhamento para, 350
  palpável, 350
    manejo do melanoma com, 350
suprarrenal, 700, 975
Metastasectomia
pulmonar, 762q, 763
  seguimento radiológico após, 763
  vias de acesso para, 762q
Metastático
cirurgia oncológica, 165
  acessos vasculares, 165
Metotrexate, 243
MIBG (Metaiodobenzilguanidina), 964
Micofenolato
mofetil, 243
Microambiente Tumoral
das neoplasias, 65
  células do, 65
    estudo imuno-histoquímico das, 65
no LHc, 64f
  avaliação do, 64f
Microanastomose(s)
da aorta abdominal, 207f
da veia cava, 207f
  inferior, 207f

técnicas de, 208
  nervosa, 208
  vascular, 208
Microcalcificação(ões), 1106
na mamografia, 1032
  distribuição das, 1033f
  forma das, 1032f
Microcarcinoma(s), 422
Microcirurgia Reconstrutora
princípios de, 207-213
  áreas de aplicação, 208
  cuidados pós-operatórios, 211
    e complicações, 211
  e perspectivas futuras, 213
  retalhos microcirúrgicos, 209
    ALT, 210
    antebraquial, 209
    de crista ilíaca, 211
    de jejuno, 211
    do músculo GD, 209
    músculo reto abdominal, 209
    osteomiocutâneo de fíbula, 210
    TRAM/VRAM, 209
    do músculo grácil, 211
  técnicas de microanastomose, 208
    nervosa, 208
    vascular, 208
  treinamento em, 207
    material específico, 207f
    microscópio cirúrgico para, 207f
Microscópio
cirúrgico, 207f
  para treinamento, 207f
Micrótomo
visão do, 72f, 73f
  no criostato, 72f
  para corte, 73f
    de blocos de parafina, 73f
Mielomeningocele, 202f
Minissonda(s), 110f
Mirel
escore de, 387q
Mixofibrossarcoma, 361, 376
Mixoma
odontogênico, 452, 456f
  do trígono retromolar, 456f
    aspecto clínico do, 456f
    histologia do, 456f
    peça cirúrgica de, 456f
ML (Médio-Lateral)
incidência, 1026
na mamografia, 1026
MLN (Metástase Linfonodal), 91
MLO (Médio-Lateral Oblíqua)
incidência, 1026, 1027f
na mamografia, 1026, 1027f
MM (Mieloma Múltiplo), 1915-1917
características clínicas, 467
diagnóstico, 1915
epidemiologia, 467
estadiamento, 1916
etiologia, 467
imagem, 467
localização, 467
patologia, 468
prognóstico, 468
seguimento, 1917
tratamento, 468, 1916
MMC (Mitomicina C), 190
Moral
princípios fundamentais, 21
Mortalidade
de câncer, 3
  fonte de dados, 3
por câncer no Brasil, 4, 5q
  taxas padronizadas de, 5q
  tendência da, 4f, 5f

Morte
com dignidade, 259-261
  cuidados, 260
    no fim da vida, 260
    paliativos, 260
  pacientes em estágio avançado, 259
    familiares, 259
    sintomas, 259
MPM (Mesotelioma Peritoneal Maligno), 194, 733-740
  complicações graves, 738q
    fatores de risco para, 738q
  CR nos portadores de, 194f, 195q
    e HIPEC, 195q
  diagnóstico, 736
  difuso, 736f
  epidemiologia, 733
  estadiamento, 737
    proposta de sistema de, 737q
      com base em sobrevida, 737q
    segundo UICC, 738q
    sistema de Butchart, 737q
    TNM, 737q
  latência, 733q
  mortalidade cumulativa por, 734q
  patologia, 734
  prognóstico, 738
  tratamento, 738
    cirurgia, 739
      e RXT, 739
    cuidados paliativos, 740
    multimodal, 739, 740q
      terapia cirúrgica no, 740q
    QT, 738
    RXT, 739
    terapia, 739, 740
      fotodinâmica, 740
      molecular, 739
Mucossectomia, 96
Mulher(es)
câncer em, 32
  de colo uterino, 34
  de endométrio, 32
  de mama, 33
Multicentricidade
no câncer de mama, 1167-1169
  abordagem axilar, 1168
  prognóstico, 1169
  teorias do desenvolvimento, 1167
Multifocalidade
no câncer de mama, 1167-1169
  abordagem axilar, 1168
  prognóstico, 1169
  teorias do desenvolvimento, 1167
Múltipla(s) Metástase(s)
pulmonares, 231f
  de CA, 231f
    de reto, 231f
Musculatura
extrínseca, 501f
  do complexo laríngeo, 501f
intrínseca, 502f
  da laringe, 502f
orbitária, 530f
  espessamento da, 530f
Músculo
GD, 1215
  reconstrução com, 1215
  retalho livre do, 209, 211
    GD, 209
    grácil, 211
    reto abdominal, 209
Mutação(ões)
epigenéticas, 47
genéticas, 150f
  sequência de, 150f
    na evolução do câncer de cólon, 150f

hereditárias, 53
somáticas, 53
uso clínico da, 80
   do EGFR, 80
   do KRAS, 80

N

Não Seminoma(s)
  conceitos gerais, 719
  diagnóstico, 719
  tratamento, 719
Não Tabagista(s)
  câncer de pulmão em, 628
    alterações moleculares, 628, 629q
    aspectos terapêuticos, 631
    definição, 628
    epidemiologia, 628
Nasofaringe
  câncer de, 521-526
    biologia molecular, 522
    características clínicas, 521
    comportamento biológico, 522
    controvérsia, 525
    estadiamento, 523
      classificação TNM, 523q
    investigação diagnóstica, 523
    prognóstico, 525
    tratamento, 523
Náusea e Vômito, 1974, 1975
  fisiopatologia, 1974
  tipos de, 1974
  tratamento, 1975
NCAM (Molécula de Adesão da Célula Neural), 133
NCCN (*National Comprehensive Cancer Network*), 283
  critérios do, 1357q
    para solicitação dos testes genéticos, 1357q
      BRCA1, 1357q
      BRCA2, 1357q
NCDB (*National Cancer Data Base*), 422
NCG (Neoplasia de Células Germinativas)
  do mediastino, 717-720
    classificação, 717
    diagnóstico, 717
    etiologia, 717
    não seminomas, 719
    seguimento, 720
    seminomas, 718
    teratomas, 718
      imaturos, 718
      maduros, 718
NCI (*National Cancer Institute*), 655
  norte-americano, 356
Necrose
  após esvaziamento cervical, 583
    em retalho cervical, 583f
  gordurosa, 1050
    na mama, 1050
Nefrostomia, 324f
  percutânea, 324
NEM (Neoplasia Endócrina Múltipla), 417
NEO (Neoplasias Epiteliais de Ovário)
  QT nas, 1523-1528
    avaliação inicial, 1523
    doença avançada, 1525, 1526
      novas drogas em primeira linha, 1525
      segunda linha de, 1526
    estadiamento, 1523
    recidiva da doença, 1526
    tratamento, 1524-1526
      adjuvante, 1524
      avaliações durante o, 1526
      final do, 1526
      neoadjuvante, 1525
Neodensidade
  da mama, 1033

Neoplasia(s), 243-245
  cística, 130f
    mucinosa, 130f
  colorretais, 62
  da glândula suprarrenal, 971-976
    adenoma adrenocortical, 972
    CA, 972
    feocromocitoma, 974
    incidentaloma de, 971
    metástases suprarrenais, 975
  da mama, 63
  da parede torácica, 725-731
    tumores, 725-731
      aspectos clínicos, 725
      classificação, 726
      diagnóstico, 725
      metástases, 729
      tratamento, 729
  da vesícula biliar, 173
    VC nas, 173
  de cabeça, 62, 586
    e pescoço, 62, 586
      traqueostomia nas, 586
  de células pequenas, 61f
    e redondas, 61f
      estudo imuno-histoquímico, 61f
  de pâncreas, 127f
    lesão hepática em, 127f
    EE-PAAF de, 127f
  de parótida, 488f
    manejo das, 488f
      algoritmo para, 488f
  de partes moles, 63
  de reto, 134, 308f
    estadiamento de, 308f
  de submandibular, 488f
    manejo das, 488f
      algoritmo para, 488f
  de vias biliares, 173
    VC nas, 173
  do esôfago, 62, 121f, 281f
    inferior, 121f
      linfonodos paraesofagianos em, 121f
  do estômago, 62
  do fígado, 172
    VC no, 172
  do mediastino, 707-723
    do timo, 707-714
      carcinoma de células pequenas, 714
      oat cel, 714
      tumores, 707, 713, 714
        carcinoides, 713
        de origem epitelial, 707
        neuroendócrinos, 713
        raros, 714
    NCG, 717-720
      classificação, 717
      diagnóstico, 717
      etiologia, 717
      não seminomas, 719
      seguimento, 720
      seminomas, 718
      teratomas, 718
        imaturos, 718
        maduros, 718
    tumores neurogênicos, 721, 722
      diagnóstico, 721
      sintomatologia, 721
      tipos mais comuns, 721
      tratamento, 721
  do sistema nervoso central, 64
  epiteliais, 58-59q
    mais comuns, 58-59q
      expressão de citoqueratinas nas, 58-59q
  esofagiana, 120
  gástrica, 121
    IIa + IIc, 121f

  geniturinárias, 63
  ginecológicas, 63, 765
  hematológicas, 61q, 64
    células tumorais das, 64
      estudo imuno-histoquímico das, 64
      com morfologia blástica, 61q
      imunofenótipo das, 61q
  IHQ no diagnóstico das, 57
    hematológicas, 58
    indiferenciadas, 57
    tumores sólidos, 57
  intraductal, 132f
    de canal secundário, 132f
  lobular, 1016
  malignas, 141f, 486
    taxa de mortalidade por, 141f
      da cavidade oral, 141f
      da faringe, 141f
      da laringe, 141f
  medicamentos biológicos e, 244
  neuroendócrina, 117
  ósseas, 63
  padrões de latência nas, 61q
    do EBV, 61q
  pericárdicas, 733-754
    DPM, 749-754
  pleurais, 733-754
    DPN, 743-745
    MPM, 733-740
  pulmonares, 62
  sólida, 122, 125f
    do pâncreas, 122, 125f
      estágios diferentes de, 125f
      tipos diferentes de, 125f
NESCP (Neoplasia Epitelial Sólido-Cística Pseudopapilífera), 127, 131
Neurilemoma, 721
Neuroblastoma, 1731-1739
  apresentação clínica, 1732
  classificação, 1735q
    patológica, 1735q
  de parede torácica, 721
  diagnóstico, 1733
  epidemiologia, 1731
  estadiamento, 1733
    INSS, 1733
      definição do, 1733q
  etiologia, 1731
  fatores, 1734, 1735
    de risco, 1734q
      definidos por imagem, 1734q
    moleculares, 1735
    prognósticos, 1734
  grupos de risco, 1734
    definição de, 1734q
    estratificação de, 1734
  investigação, 1732
    clínica, 1732
    laboratorial, 1732
  patogênese, 1731
  patologia, 1731
  síndromes paraneoplásicas, 1732
  tratamento, 1736
Neurocirurgia, 218
Neuroestimulador
  de nervo periférico, 490f, 491f
    transoperatório com uso de, 490f
    de parotidectomia, 490f
Neurofibroma(s), 721
Neurofibrossarcoma
  cervicofacial, 574f
    volumoso, 574f
Neuronavegação, 552f
Neuropreservação
  autonômica, 843
    pélvica, 843

Neutropenia, 240
　B, 271q
　　episódios febris associados, 271q
　　　bactérias frequentes nos, 271q
　　febril, 270, 271q
　　　avaliação da, 270q
　　　　escore MASCC para, 270q
　　　　tratamento ambulatorial em, 271q
　　　　　critérios de inclusão para, 271q
　　　　tratamento da, 272f
　　　　　algoritmo simplificado do, 272f
Nevo(s)
　displásicos, 346
　　numerosos, 346
　　　manejo dos pacientes com, 346
NIC (Neoplasia Intraepitelial Cervical), 1303, 1309, 1316
NIE (Neoplasia Intraepitelial Endometrial), 1333
NIEB (Neoplasia Intraepitelial Biliar), 914
NIMP (Neoplasia Intraductal Mucinosa Papilífera), 127, 129
　de pâncreas, 131f
　　comparação evolutiva de, 131f
Níquel
　e câncer de pulmão, 622
NIV (Neoplasia Intraepitelial de Vulva), 1421
　achados clínicos, 1304
　classificação, 1303
　epidemiologia, 1304
　patologia, 1304
　terminologia, 1303
　tratamento, 1304
NIVA (Neoplasia Intraepitelial Vaginal)
　classificação, 1306
　diagnóstico, 1306
　epidemiologia, 1306
　etiologia, 1306
　tratamento, 1307
NL (Neoplasia Lobular), 1016, 1021f
　CLIS, 1021
　　pleomórfico, 1022
　conduta, 1021
　HLA, 1021
NOC (N-Compostos), 31
Nódulo(s)
　avaliação de, 1047q
　　RMM na, 1047q
　com PAAF de neoplasia folicular, 426
　　importância do, 426
　core biópsia de, 1106
　　guiada por US, 1106
　　e mamografia, 1106
　hepáticos, 892f
　mamário, 280f
　　de contorno espiculados, 280f
　　　BI-RADS 5, 280f
　　na mamografia, 1030
　　　contorno dos, 1031f
　　　densidade dos, 1032f
　　　forma dos, 1031f
　　　limites dos, 1031
　PAAF de, 1105
　　guiada por US, 1105
　　e mamografia, 1105
　pulmonar, 281f, 301f
　　espiculado, 281f
　sólido, 280f
　　com sinal hiperintenso em T2, 280f
　　　com wash-out, 280f
　　　hipervascular, 280f
　tireoidiano, 418f
　　com microcalcificações, 418f
　　　USG de, 418f
NPID (Neoplasia Papilar Intraductal), 914
NPL (Nefrectomia Parcial Laparoscópica), 177
NPSs (Nódulos Pulmonares Solitários), 306, 637, 756
NPT (Nutrição Parenteral Total), 166

NRL (Nefrectomia Radical Laparoscópica), 177
NSCLC (Câncer de Pulmão de Não Pequenas Células), 306
NSE (Enolase Neuroespecífica), 365
NSLT (*National Lung Screening Trial*), 286
Nutrição em Oncologia
　abordagem nutricional nos principais tumores, 141-147
　　em indivíduos adultos, 141-147
　câncer, 141
　　desnutrição e, 142
　　epidemiologia do, 141
　plano terapêutico nutricional, 143
　terapia nutricional, 143, 144
　　em indivíduos com câncer, 143, 144
　　　CCR, 143
　　　abdominal, 144
　tumores, 141
　　abdominais, 142
　　de cabeça e pescoço, 141
NY-ELCAP (*Early Lung Cancer Action Project* em Nova Iorque), 286

O

OAH (Osteoartropatia Hipertrófica), 89
Obesidade
　e câncer de cólon, 820
Obstrução
　biliar, 232
　do cólon, 231, 825
　　direito, 825
　　esquerdo, 825
　do intestino delgado, 231
　gástrica, 231
　intestinal, 230f, 1573
　　em alça fechada-volvo, 230f
　　na doença avançada, 1573
　　　de ovário, 1573
　　níveis hidroaéreos na, 230f
　tumoral, 848
　　tratamento da, 848
　urinária, 1568
　　na doença avançada, 1568
　　　de colo uterino, 1568
ODG (Gastrectomia Distal Aberta), 171
Odontoma, 445
　complexo, 446f
　na região posterior da mandíbula, 446f
　ressecado, 446f
OIM (Obstrução Intestinal Maligna), 1573, 1985-1988
　avaliação, 1986
　fisiopatologia, 1985
　manifestações clínicas, 1985
　tratamento, 1986
Ombro
　queda do, 583
　　após esvaziamento cervical, 583
　síndrome do, 583f
OMS (Organização Mundial de Saúde), 26, 29, 37, 58, 61, 301
　recomendações da, 301f
Oncogene(s), 46
　marcadores que expressam os, 50
Oncogênese
　mecanismo da, 43f
Oncoginecoligia
　exame peroperatório na, 1367-1369
　　de congelação, 1367-1369
　　　aplicações, 1367
　　　indicações, 1367-1369
　　　limitações, 1367-1369
　　　método, 1367
Oncologia
　anestesia em, 215-219
　　avaliação pré-anestésica, 215

　　considerações gerais, 215
　　especialidades cirúrgicas, 216
　　　abdominal, 216
　　　cabeça e pescoço, 217
　　　neurocirurgia, 218
　　　pediátrica, 218
　　　pélvica, 216
　　procedimentos, 216
　　　ambulatoriais, 216
　　　fora do centro cirúrgico, 216
　biologia molecular em, 43-51
　　ácidos nucleicos, 49
　　　detecção de sequências específicas de, 49
　　　hibridação, 49
　　alterações epigenéticas, 47
　　angiogênese, 48
　　　etapas da, 48f
　　　proteínas relacionadas à, 48
　　aplicações da, 51
　　　para prevenção, 51
　　　para tratamento, 51
　　câncer, 44, 47
　　　causas do, 44
　　　origem do, 47
　　células neoplásicas, 44, 47
　　　alterações genéticas nas, 47
　　　propriedades das, 44
　　genes supressores de tumor, 50
　　　marcadores que expressam os, 50
　　genética do tumor, 44
　　marcadores tumorais, 48, 49
　　　detecção de, 49
　　mutações epigenéticas, 47
　　oncogene, 46, 50
　　　marcadores que expressam os, 50
　　progressão tumoral, 45
　　proteínas específicas, 50
　　　identificação através de anticorpos de, 50
　　TSG, 46
　　　selecionados, 46q
　estomaterapia em, 861-874
　　ações em, 865
　　　em pacientes oncológicos, 865
　　bases legais da, 861
　　　no Brasil, 861
　　desempenho da expertise, 862
　　　tecnologia no, 862
　　direitos dos ostomizados, 872
　　　declaração dos, 872
　　método de controle intestinal em estomizados, 872
　　　processo reabilitatório através do, 872
　　trajetória da, 861
　　　no mundo, 861
　ética e, 22
　pediátrica, 178, 1693-1694, 1709-1713
　　aspectos gerais em, 1693-1694
　　　anatomia patológica, 1693
　　　tríade oncológica pediátrica, 1693
　　pesquisa clínica em, 1709-1713
　　　assuntos regulatórios, 1712
　　　estudo clínico, 1710
　　VC em, 178
　personalizada, 55
　PET/TC em, 305-310
　　aplicações clínicas, 305
　　　câncer de pulmão, 306
　　　CCR, 307
　　　linfoma, 305
　　　melanoma, 309
　　　tumores, 309
　　　　de cabeça e pescoço, 309
　　　　de mama, 309
　　　　ginecológicos, 309
　　perspectivas futuras, 310
　　RXT, 309

radiologia intervencionista em, 313-325
    ablação tumoral, 315
    drenagem biliar, 320
        percutânea, 320
    embolização, 316
        CHC, 316
    procedimentos diagnósticos, 313
        biópsias, 313
            percutâneas, 313
            transjugulares, 313
        punções percutâneas, 313
    procedimentos realizados em serviço de, 322
        drenagem percutânea, 322
            de abscessos, 322
            de coleções, 322
        implante, 324
            de cateter duplo J, 324
            de cateter venoso profundo por acesso periférico, 324
            de filtro de veia cava inferior, 324
        nefrostomia percutânea, 324
    quimioembolização, 316
        CHC, 316
        embolização portal, 319
        metástases hepáticas de tumores, 319
            colorretais, 319
            neuroendócrinos, 319
TH em, 977-981
    CC, 980
    CHC, 977, 979
        variante fibrolamelar, 979
    doença hepática crônica, 977
    HB, 979
    hemangioendotelioma epitelioide, 979
    legislação brasileira, 980
    TNE, 979
        metástases hepáticas de, 979
    tumorigênese, 977
urológica, 177
    laparoscopia na, 177
Oncologia Clínica
    princípios de, 149-156
        carcinogênese, 149
        história da QT, 149
        tratamento clínico, 150
            biomarcadores, 155
            mecanismos de resistência tumoral ao, 154
            principais categorias de, 150
Oncologia Mamária
    fundamentos da, 985-1013
        câncer de mama, 989-993, 1001, 1002, 1005-1007, 1009-1013
            biologia molecular do, 989-993
            estadiamento do, 1009-1013
            genética e, 1001, 1002
            valores dos marcadores tumorais no, 1005-1007
        carcinogênese mamária, 985-987
        metástases, 995-999
            biologia molecular das, 995-999
Oncologia no Brasil
    políticas de saúde em, 13-18
        composição do sistema de saúde, 14
        para enfrentamento de DCNT, 13
        SUS, 14
            assistência oncológica no, 17
            câncer no, 16
            estruturação do, 14
            financiamento do, 14
            funcionamento do, 14
Oncossexologia
    no tratamento do câncer ginecológico, 1579-1585
    sequelas no, 1579-1585
        cuidados com as sequelas, 1581
        diagnóstico, 1581
        dores pélvicas, 1584

histórico, 1579
infecções geniturinárias de repetição, 1584
psicológicas, 1584
Ooforectomia
    profilática, 844
Opacidade
    localizada, 231f
Opioide(s)
    depressão por, 239
        respiratória, 239
    na cirurgia oncológica, 167
Órbita, 529-538
    características, 529
    pseudotumor de, 531f
    ressecção de lesões, 536
        com auxílio de microscópio, 536
    tratamento, 533
        abordagem, 533, 534
            extraorbitária, 534
            orbitária, 533
Orbitotomia
    anterior, 533, 534
        transconjuntival, 534
        transcutânea, 534
    lateral, 534
    medial, 534
        lateral, 534
        transconjuntival, 534
    posteroinferior, 534
    transcutânea sem osteotomia, 533f
        para ressecção completa, 533f
            da tumoração, 533f
Orelha
    câncer da, 539-547
        características clínicas, 539
        complicações, 545
            intraoperatórias, 545
            pós-operatórias, 545
        diagnóstico, 540
        discussão, 542
        epidemiologia, 539
        estadiamento clínico, 541
            da Universidade de Pittsburgh, 541q
        etiologia, 539
        prognósticos, 546
        QT, 546
        resultados, 546, 547
        RXT, 546
        tratamento, 541
            cirúrgico, 542
            do pescoço, 545
    externa, 539
    reconstrução da, 603
        defeitos, 604
            auriculares completos, 605
            da concha, 604, 606f
            da hélice, 604
            de dois terços inferiores, 605
            do lóbulo, 604
            do polo superior, 605
Orofaringe
    câncer de, 493-497
        biologia molecular, 494
        características clínicas, 494
        diagnóstico, 494
        epidemiologia, 493
        estadiamento, 494
            classificação de TNM, 495q
        etiologia, 493
        prognóstico, 495
        tratamento e, 495
Osso Temporal
    câncer do, 539-547
        características clínicas, 539
        complicações, 545
            intraoperatórias, 545
            pós-operatórias, 545

diagnóstico, 540
discussão, 542
epidemiologia, 539
estadiamento clínico, 541
    da Universidade de Pittsburgh, 541q
etiologia, 539
prognósticos, 546
QT, 546
resultados, 546, 547
RXT, 546
tratamento, 541
    cirúrgico, 542
    do pescoço, 545
Osso(s)
    e câncer de pulmão, 635
Osteoblastoma, 471
Osteocondroma, 472
    de fêmur, 385f
    condrossarcoma secundário a, 385f
    de parede torácica, 726
Osteoma, 471
    de mandíbula, 472f
        ressecção de, 472f
    osteoide, 471
Osteossarcoma, 381, 764
    características clínicas, 464
    de parede torácica, 727
    de partes moles, 365
    definição, 464
    distal, 380f
        de fêmur, 380f
            ressecção ampla de, 380f
    epidemiologia, 464
    extraesquelético, 365
    imagem, 464
    localização, 464
    metástases, 465
    patologia, 464
    prognóstico, 465
    tratamento sistêmico do, 388
        complicações do, 390q
        doença, 388, 389
            localizada, 388
            metastática, 389
        QT, 390
        toxicidade da, 390
    tratamento, 465
Ovário(s)
    câncer de, 175, 1353, 1357, 1391, 1392q, 1435-1458, 1461, 1541-1542
        biologia molecular do, 1353
        estadiamento do, 1391q, 1392q
            sistema FIGO, 1391q
            sistema TNM, 1392q
        gravidez e, 1461
        não epitelial, 1455-1458
            células germinativas, 1455
                tumores malignos de, 1455
            cordão sexual, 1457
                tumores derivados do, 1457
            estroma, 1457
        prática clínica do, 1357
        genética na, 1357
        terapia-alvo no, 1541-1542
            bases moleculares do, 1541
            CEO, 1541
                bevacizumabe e, 1541
        tumores ovarianos, 1435-1439
            de baixo potencial de malignidade, 1435-1439
    VC no, 175
        avaliação, 175
            da massa anexial, 175
            do cisto, 175
        em estágio avançado, 176
        tumores, 175
            borderline, 175
            em estágio precoce, 175

doença avançada de, 1573-1574
  paliação em, 1573-1574
    ascite, 1573
    obstrução intestinal, 1573
IHQ no, 1375
tumores de, 1360
  epiteliais, 1360
Pnão epiteliais, 1360
V (Perfil Externo)
  incidência, 1026
    na mamografia, 1026
  interno, 1027
    incidência, 1027
      na mamografia, 1027

P

p53, 163
PAAF (Punção Aspirativa por Agulha Fina), 367, 418, 777
  de câncer, 484
    de glândula salivar, 484
  de carcinoma papilífero, 418f
    lâmina de citologia de, 418f
  de neoplasia folicular, 426
    importância do nódulo com, 426
  guiada por US, 1105, 1106
    e mamografia, 1105, 1106
      abordagem pré-biópsia, 1105
      complicações, 1105
      documentação, 1106
      escolha do método guia, 1105
      escolha do procedimento, 1105
      fragmentos adequados, 1105
      procedimento após abordagem, 1106
Paciente(s)
  neutropênicos, 233
    dor abdominal em, 233
Paciente(s) Oncológico(s)
  avaliação do, 164q
    pelo índice de *karnofsky*, 164q
  direitos do, 23
  implicações peroperatórias no, 221-223
    cirurgia oncológica, 222
      cardiopatia e, 222
    particularidades do, 221
      e do tratamento, 221
    visita pré-anestésica, 221
      mudança no papel da, 221
  indicações de RXT em, 157q
  infecções no, 269-275
    fatores predisponentes, 269
      anatômicos, 269
      asplenia funcional, 270
      comprometimento da imunidade
        adaptativa, 270
          associado à terapia antineoplásica, 270
      comprometimento da imunidade inata, 269
        associado à terapia antineoplásica, 269
      esplenectomia funcional, 270
      imunodisfunção associada ao câncer, 269
      lesão de barreiras mucosas, 270
    prevenção das, 274
    principais infecções, 270
      de pele, 274
      de tecido celular subcutâneo, 274
      do SNC, 273
      do trato geniturinário, 274
      gastrointestinais, 273
      neutropenia febril, 270
      relacionadas com cateteres, 274
      respiratórias, 271
PAF (Polipose Adenomatosa Familiar), 373, 819, 834
Paget
  doença de, 1133-1135
    da mama, 1133-1135
      diagnóstico diferencial, 1134

diagnóstico, 1133
estadiamento, 1134
etiopatogenia, 1133
prognóstico, 1135
tratamento, 1134
Paliação
  dor e, 1559-1565
  em doença avançada, 1567-1570, 1573, 1574
    de colo uterino, 1567-1570
      analgesia, 1568
      câncer de, 1567
      cuidados paliativos, 1567
      curso natural da doença, 1567
      fístulas, 1570
      obstrução urinária, 1568
      sangramento, 1569
    de ovário, 1573, 1574
      ascite, 1573
      obstrução intestinal, 1573
Pancoast
  tumor de, 634, 691-694
    diagnóstico, 691
      apresentação clínica, 691
      exames complementares, 691
    e câncer de pulmão, 634
    estadiamento, 691
    tratamento, 692
      cirúrgico, 693
      histórico, 692
      prognóstico, 693
      terapêutica atual, 693
Pâncreas
  câncer de, 145, 172
    VC no, 172
  neoplasia do, 122, 125f
    sólida, 122, 125f
      estágios diferentes de, 125f
      tipos diferentes de, 125f
  TNE do, 962
    apresentação clínica, 963
    diagnóstico, 963
    tratamento, 964
  tumores císticos do, 127
    CAM, 129
    CAS, 127
    de Frantz, 131
    lesões pancreáticas, 131
      punção ecoguiada das, 131
    neoplasia epitelial sólido-cística, 131
      pseudopapilífera, 131
    NIMP, 129
Pancreatoduodenectomia
  segundo a radicalidade, 938q
    da linfadenectomia, 938q
Pânico
  ataque agudo de, 240
Papila
  duodenal, 232f
    stent em, 232f
  tumores de, 952
    avaliação pré-operatória, 953
    estadiamento, 954
    manifestações clínicas, 953
    patologia, 953
    prognóstico, 955
    tratamento, 955
Papillon
  técnica de, 845
Papiloma, 1041
  na mama, 1051, 1052f
Parafina
  inclusão em, 71f, 74f
    fragmento de pele cortado após, 71f, 74f
    corado com H&E, 71f, 74f
Paraganglioma
  gangliocítico, 118

Paralisia
  de prega vocal, 239
  e câncer de pulmão, 634
    do nervo, 634
      frênico, 634
      laríngeo recorrente, 634
Parede
  torácica, 634
    e câncer de pulmão, 634
    neoplasias da, 725-731
    tumores de, 725-731
      aspectos clínicos, 725
      classificação, 726
      diagnóstico, 725
      metástases, 729
      tratamento, 729
Parênquima
  pancreático, 124f
    imagens ecoendoscópicas do, 124f
  tipo de, 1048q
Parestesia
  após esvaziamento cervical, 583
Parotidectomia
  com esvaziamento cervical, 489f
    pós-operatório tardio de, 489f
  superficial direita, 487f
    com esvaziamento cervical, 487f
    upper-neck, 487f
  superficial, 490f
  total, 489f
  transoperatório de, 490f
    com uso do neuroestimulador, 490f
    de nervo periférico, 490f
Parte(s) Mole(s)
  neoplasias das, 63
PAS (Ácido Periódico de Schiff), 383
Patologia no Câncer
  exame por congelação, 71-75
    aspectos históricos, 71
    método, 73
      indicações do, 73
      limitações do, 73, 74
    procedimento, 72
  exame por peroperatório, 71-75
    aspectos históricos, 71
    procedimento, 72
  IHQ, 57-65
    das células do microambiente tumoral, 65
    das neoplasias, 65
    das células tumorais, 62, 64
      das neoplasias hematológicas, 64
      dos tumores sólidos, 62
    diagnosticando o EBV, 61
    diagnóstico das neoplasias, 57
    no LNS, 60
Pavilhão
  auricular, 539
PCI (Radioterapia Profilática do Crânio), 703, 705
PCLO (*Prostate, Colorectal, Lung and Ovarian Cancer*), 286
PCP (*Pneumocystis jirovecii*), 273
PCR (Reação em Cadeia da Polimerase)
  amplificação pela, 49, 77
  de DNA, 49, 77
PDGF (Receptores do Fator de Crescimento Derivado de Plaquetas), 1862, 1869
Pele
  câncer de, 329-342
    não melanoma, 329-342
      abordagem geral do, 330
      CBC, 333
      CEC, 336
      diagnóstico, 329
      doença metastática cutânea, 342
      lesões pré-malignas, 332
      outros, 339
      tumores malignos dos anexos cutâneos, 338

carcinoma de, 202f
  espinocelular, 202f
 infecções de, 274
Penectomia
 parcial, 1609
 total, 1610
Pênis
 câncer de, 1605-1614, 1617-1622
  aspectos moleculares do, 1617-1622
   alteração da proteína p53, 1621
   alterações citogenéticas, 1617
   atividade da telomerase, 1621
   IHQ em, 1620
   papel do vírus, 1620
   proteínas da apoptose BAX e BCL-2, 1621
  cirurgia paliativa, 1613
   higiênica, 1613
  diagnóstico, 1607
  epidemiologia, 1606
  estadiamento, 1608
   sistema de classificação, 1608q
   estratificação do, 1608q
    por risco de metástases regionais, 1608q
    por tipo histológico, 1608q
  etiologia, 1606
  forma de apresentação, 1608
  histologia, 1608
  história natural, 1606
  lesões cutâneas, 1605
   pré-malignas, 1605
  linfadenectomia, 1612
   por via aberta, 1612
  linfonodos inguinais, 1610
   abordagem dos, 1610
  QT, 1614
  tratamento, 1609
   do tumor primário, 1609
  VEIL, 1612
Perelman
 ressecção de, 760f
  de precisão, 760f
Perfuração, 232
 tumoral, 848
  tratamento da, 848
Perfusão, 297
 esquema da, 192f
 sistema de, 191f
 tecidual, 297f
  capilar, 297f
 técnica de, 297f, 298f
Pericárdio
 descompressão do, 753
  cirúrgica, 753
Pericardiocentese, 750
Pericardioscopia, 751
Peritônio
 IHQ no, 1375
Pescoço
 câncer de, 143, 595-599
  preservação de órgão em, 595-599
   alvo molecular, 596
    estudo com terapia de, 596
   avanços na RXT, 597
   casos ilustrativos, 598
   era da quimiorradioterapia, 598
    fatores prognósticos na, 598
   principais estudos, 595, 596
    com quimiorradioterapia concomitante, 595
    com terapia sequencial, 596
    QT de indução, 596
   terapia nutricional em indivíduos com, 143
    submetidos ao tratamento cirúrgico, 143
  clinicamente, 399, 401
   negativo, 399
   positivo, 401
 exame geral do, 503

melanoma do, 349
 primário, 349
neoplasias de, 62, 586
 traqueostomia na, 586
reconstrução de, 601-616
 cervicais, 613
 da laringe, 614
 da orofaringe, 614
 formas de, 601
  enxertia, 601
  retalhos, 602
 mandibulares, 615
 manejo pós-operatório, 615
 microcirúrgicas, 613
 opções reconstrutivas em, 613q
  preferenciais, 613f
 tumores, 601
  cutâneos, 601
  outros, 601
tratamento do, 545
 no câncer, 545
  da orelha, 545
  do osso temporal, 545
tumores de, 141, 765
 epiteliais malignos, 765
Pesquisa
 epidemiológica em câncer, 7
  abordagens da, 7
  estudos, 7, 9
   ecológicos, 9
   experimentais, 9
   observacionais, 7
  metanálise, 10
  revisão sistemática, 10
  tipos de erros, 11
  tipos de estudos, 7
PET (Tomografia por Emissão de Pósitrons), 368
 no câncer do reto, 838
PET/TC (Tomografia por Emissão de Pósitrons e Tomografia Computadorizada), 368
 e mama, 1087-1089
  avaliação, 1088
   de doença a distância, 1088
   do tratamento, 1088
  diagnóstico, 1087
  estadiamento linfonodal, 1088
  futuro do, 1089
  prognóstico, 1088
 em oncologia, 305-310
  aplicações clínicas, 305
   câncer de pulmão, 306
   CCR, 307
   linfoma, 305
   melanoma, 309
   tumores, 309
    de cabeça e pescoço, 309
    de mama, 309
    ginecológicos, 309
  perspectivas futuras, 310
  RXT, 309
 no câncer, 779, 798
  de esôfago, 779
  de estômago, 798
PET-Scan, ver PET/TC
PIN (Neoplasia Intraepitelial Prostática), 32
PJS (Síndrome de Peutz-Jeghers), 834
Plano Terapêutico
 nutricional, 143
Plasmocitoma
 solitário, 466, 728
  de parede torácica, 728
  do osso, 466
   características clínicas, 467
   epidemiologia, 465
   etiologia, 465
   imagem, 467
   localização, 465

patologia, 467
prognóstico, 467
tratamento, 467
Platina
 análogos da, 151
Pleura
 e câncer de pulmão, 634
Pleurectomia, 739, 746
Pleurodese, 739, 745
PLS (Pesquisa de Linfonodo Sentinela), 442, 801
 cintilografia na, 1091
 e CDIS, 1205
 na gestação, 1211
PMB (Papilomatose Múltipla Biliar), 913
PMCA (Carcinomatose Peritoneal Mucinosa), 193
PMP (*Pseudomixoma Peritonei*), 189, 193
PNET (Tumor Neuroectodérmico Periférico), 355, 383
Pneumonectomia, 659
 alargada, 673
  ao átrio esquerdo, 673
 extrapleural, 739
 intrapericárdica, 673
Pneumoperitônio, 230f
PNPCC (Política Nacional de Prevenção e Controle do Câncer), 249
Polipectomia, 95, 844
Política(s) de Saúde
 em oncologia no Brasil, 13-18
  composição do sistema de saúde, 14
  para enfrentamento de DCNT, 13
  SUS, 14
   assistência oncológica no, 17
   câncer no, 16
   estruturação do, 14
   financiamento do, 14
   funcionamento do, 14
Poluição
 atmosférica, 622
  câncer de pulmão por, 621
PPNET
 de parede torácica, 727
pPNET (Tumor Neuroectodérmico Primitivo Periférico), 728
Prática Oncológica
 aspectos éticos da, 21-26
  código de ética médica 2010, 24
   principais pontos do, 24
   consentimento, 25
    esclarecido, 25
    livre, 25
   cuidados paliativos, 26
    ética em, 26
   médicos, 22
    deveres dos, 22
    direitos dos, 22
   paciente oncológico, 23
    direitos do, 23
   princípios fundamentais, 21
    bioética, 21
    deontologia, 21
    diceologia, 21
    ética, 21
     e oncologia, 22
     médica, 21
    moral, 21
   sigilo médico, 24
    prontuário médico, 24
  EE na, 109-137
   camadas visualizadas, 109f
    do TGI, 109f
   CC, 133
   EE-PAAF, 112
   impacto clínico da, 109q
    representação percentual do, 109q
   indicações, 111
   linfoma gástrico, 122

LSE, 112
   do TGI, 112
   neoplasia, 120-122, 134
      de reto, 134
      esofagiana, 120
      gástrica, 121
      sólida do pâncreas, 122
   profundidade visualizada, 109*f*
   transdutores, 109
      e imagem produzida, 110*f*
      linear, 110*f*
      radial, 110*f*
   tumores císticos, 127
      do pâncreas, 127
Prega
   vocal, 239
      paralisia de, 239
Preservação
   da fertilidade, 1463
      estratégias para, 1463
      por localização primária, 1463
Preservação de Órgão
   em câncer de cabeça e pescoço, 595-599
      alvo molecular, 596
         estudo com terapia de, 596
      avanços na RXT, 597
      casos ilustrativos, 598
      era da quimiorradioterapia, 598
         fatores prognósticos na, 598
      principais estudos, 595, 596
         com quimiorradioterapia concomitante, 595
         com terapia sequencial, 596
         QT de indução, 596
PRL (Prostatectomia Radical Laparoscópica), 177
Procedimento(s)
   diagnósticos, 313
      biópsias, 313
         percutâneas, 313
         transjugulares, 313
      punções percutâneas, 313
   invasivos, 1107-1112
      guiados por RM, 1107-1112
         biópsia a vácuo, 1110
         biópsia de fragmento, 1107-1112
         bobina, 1108
         core biópsia, 1110
         dificuldades, 1111
         indicação, 1107
         lesões que desaparecem, 1112
         marcação pré-cirúrgica, 1107-1112
         material, 1108
         particularidades dos, 1107
         posicionamento, 1108
         técnica, 1109
         US direcionada, 1107
   oncológicos, 169*q*
   por VC, 169*q*
Proctocolectomia
   total, 146*f*
Progesterona
   receptores de, 79
   uso clínico de, 79
Progressão
   tumoral, 45
Próstata, 299
   ADE de, 158*f*, 159*f*
      IMRT por, 159*f*
         com irradiação pélvica, 159*f*
   câncer de, 6, 7, 32, 177
      no Brasil, 6, 7
   VC no, 177
Proteção
   da ferida operatória, 167
Proteína(s)
   específicas, 50
      identificação de, 50
         através de anticorpos, 50

P53, 51
RAS, 50
relacionadas à angiogenese, 48
Prótese(s)
   autoexpensíveis, 100-108
      colocação de, 103*f*
      de esôfago, 100*q*
         características gerais das, 100*q*
      metálicas, 101, 103, 105-108
         colônicas, 107*q*
         colorretais, 107
         gastroduodenais, 105
      no tratamento do CES, 100-104
         contraindicações, 100
         em situações especiais, 102
         indicações, 100
         resultados, 103
         técnicas de introdução, 100
      plásticas, 101, 104
   e extensores, 1241-1244
      reconstrução da mama com uso de, 1241-1244
         desvantagens, 1241
         indicação, 1241
         RXT *versus* implante, 1241
         seleção de pacientes, 1241
         técnica com expansores, 1242
         tempo, 1241
         tipos de, 1241
         vantagens, 1241
   esofágica, 102*f*
      migração de, 102*f*
         para o estômago, 102*f*
      obstrução da, 101*f*
         por bolo alimentar, 101*f*
   tipos de, 105*q*
Protocolo
   de Angelis, 1878*q*
Proto-Oncogene
   mecanismo de ativação de, 46*q*
PS (*Performance Status*), 800
   Zubrod, 800*q*
PSA (Antígeno Prático Específico), 32, 163
   uso clínico, 78
PSC (Pressão Sinusoidal Corrigida), 315
Pseudotumor
   de órbita, 531*f*
PSF (Programa Saúde da Família), 40
Psico-Oncologia, 247-266
   a família como paciente em, 262, 263
      câncer infantil, 263
      vivência da família, 262
         no processo de adoecimento, 262
   a morte com dignidade, 259-261
      cuidados, 260
         no fim da vida, 260
         paliativos, 260
      pacientes em estágio avançado, 259
         familiares, 259
         sintomas, 259
   cuidando de quem cuida, 264-266
      considerações iniciais, 264
      conviver, 265
         espaço compartilhado, 265
      cuidar, 264, 265
         com ato de humanidade, 265
         de si e do outro, 264
   definições, 248, 249
      e área de atuação, 248, 249
      surgimento, 249
   transtornos psiquiátricos, 250-258
      em pacientes com câncer, 250-258
         de ansiedade, 253
         do humor, 250
         mental orgânico, 255
         outros, 256
PSOF (Pesquisa de Sangue Oculto nas Fezes), 821

PTH (Paratormônio), 83, 84, 236, 475
PTHrP (Proteína Relacionada ao Paratormônio), 235
PTT (Tempo de Tromboplastina Parcial), 313
PTV (Volume-Alvo de Planejamento), 597
Pulmão
   ADE de, 307*f*
      estadiamento de, 307*f*
   câncer de, 31, 176, 285, 306, 619-702
      biologia molecular, 625-632
         alterações moleculares comuns, 625
         em não tabagistas, 628, 629*q*
         em tabagistas, 626, 629*q*
         perspectivas, 632
      condições especiais, 691-701
         CPCNP oligometastático, 699-701
         síndrome de compressão da VCS, 695-698
         tumor de Pancoast, 691-694
      CPCP, 703-706
         estudos atuais, 705
         tratamento da doença, 703
            extensa, 704
            limitada, 703
         tratamento da recaída, 705
      diagnóstico, 633-652
         quadro clínico, 633-644
         ressecção pulmonar, 650-652
            avaliação pré-operatória para, 650-652
      epidemiologia, 621-623
         fatores de risco, 621
            arsênico, 622
            asbesto, 622
            cromo, 622
            fumante passivo, 622
            hidrocarbonetos aromáticos policíclicos, 622
            níquel, 622
            outras fibras minerais, 622
            poluição atmosférica, 622
            radônio, 622
            relacionados com o hospedeiro, 622
            sexo, 622
            sílica, 622
            tabagismo, 621
         fatores genéticos, 623
         magnitude do problema, 621
         no Brasil, 623
      por imagem, 646-649
      quadro clínico, 633-644
      ressecção pulmonar, 650-652
         avaliação pré-operatória para, 650-652
   PET/TC em, 306
   rastreamento do, 285
      avaliação do, 286*q*
   tratamento, 655-688
      cirúrgico, 655-677
      QT no, 680-682
      RXT, 683-688
   VC no, 176
   tumor do, 388*f*
      acrometástase de, 388*f*
Punção(ões)
   de veia periférica, 325*f*
      para implante de catéter central, 325*f*
   ecoguiada, 110*f*, 111*q*, 114*f*, 131
      agulhas disponíveis para, 114*f*
         convencionais, 114*f*
         ProCore®, 114*f*
      das lesões pancreáticas, 131
      de linfonodomegalia mediastinal, 110*f*
      impacto na prática clínica, 111*q*
      percentual do, 111*q*
   percutâneas, 313
PVH (Pressão na Veia Hepática), 315
PVHO (Pressão da Veia Hepática Ocluída), 315

Q

QETA (Quimioembolização Transarterial), 887
QIH (Quimioterapia Intraperitoneal Hipertérmica), 854
QN (Quimioterapia Neoadjuvante)
  BLS em, 1201
  em câncer de mama, 1263-1264
    em tumores, 1263, 1264
      inoperáveis, 1263
      operáveis, 1264
    hormonoterapia neoadjuvante, 1264
QT (Quimioterapia), 141
  adjuvante, 1259-1262
    BCIR006, 1261
    como empregar, 1260
    contraindicação à, 1262
    efeitos adversos, 1262
    fatores, 1259
      de risco, 1259
      prognósticos, 1259q
    FINHER, 1261
    HER-2, 1261
      pacientes que superexpressam o, 1261
    Hera, 1261
    N9831, 1261
    NSABP B-31, 1261
    PACS-04, 1262
    tipos histológicos, 1262
  combinada, 1400
    no câncer cervical, 1400
      localmente avançado, 1400
  de indução, 596
  de SPM, 375
    adjuvante, 375
    neoadjuvante, 375
  e cirurgia, 896
    intervalo entre, 896
  efeito da, 895
    no fígado, 895
  em câncer ginecológico, 1517-1543
    de endométrio, 1531-1537
    drogas usadas em ginecologia oncológica, 1517-1521
    nas NEO, 1523-1528
      avaliação inicial, 1523
      doença avançada, 1525, 1526
        novas drogas em primeira linha, 1525
        segunda linha de, 1526
      estadiamento, 1523
      perspectivas, 1528
      QTIP, 1528
      recidiva da doença, 1526
      tratamento, 1524, 1525, 1526
        adjuvante, 1524
        avaliações durante o, 1526
        final do, 1526
        neoadjuvante, 1525
    princípios básicos da, 1517-1521
    terapia-alvo no câncer de ovário, 1541-1542
  hipertermia e, 190
    sinergismo entre, 190
  história da, 149
  intra-arterial, 896
  intrapericárdica, 753
  no câncer, 487, 515, 546, 680-682, 781, 802, 879
    do canal anal, 879
    de estômago, 802
      adjuvante, 802
      neoadjuvante, 803
    de esôfago, 781
    de pulmão, 680-682
      adjuvante, 680
      neoadjuvante, 680
      paliativa, 681
    de glândulas salivares, 487
    de hipofaringe, 517

    da orelha, 546
    do osso temporal, 546
    para MPM, 738
    para retinoblastoma, 1729
      intraocular, 1729
    sistêmica, 895
      nas metástases hepáticas, 895
        de origem colorretal, 895
    toxicidade da, 390
QTIP (Quimioterapia Intraperitoneal)
  nas NEO, 1528
  no câncer de ovário, 1505-1508
    complicações, 1506
      secundárias a, 1506
    controvérsias no uso da, 1507
    definição, 1505
    justificativa para uso da, 1506
    manuseio clínico, 1505
  racional da, 190
Queda
  do ombro, 583
  após esvaziamento cervical, 583
Queimadura
  cicatriz de, 332f
    no dorso, 332f
      CEC em área de, 332f
Querubismo, 477
Quimioembulização
  CHC, 316
  metástases hepáticas, 319, 896
    de origem colorretal, 896
  de tumores, 319
    colorretais, 319
    neuroendócrinos, 319
  partículas utilizadas na, 318f
Quimioprevenção
  no câncer do reto, 836
Quimiorradioterapia
  concomitante, 595
    principais estudos com, 595
  era da, 598
    fatores prognósticos na, 598
  pacientes submetidos à, 103
QV (Qualidade de Vida)
  e sobrevida, 1575-1577
    em câncer ginecológico, 1575-1577
      conceituação de, 1575
      fertilidade feminina e, 1577
      instrumento de avaliação de, 1576
      sexualidade e, 1576

R

Racional
  da técnica de HIPEC, 189
  da hipertermia, 189
  da QTIP, 190
  sinergismo entre hipertermia, 190
    e QT, 190
Radiação
  adjuvante, 401
  crônica, 332
    ceratose de, 332
  efeitos da, 1551
    nos tecidos normais, 1551
  endocavitária, 845
    técnica de Papillon, 845
Radioablação, 887
Radiobiologia
  princípios de, 1545
  redistribuição, 159
  reoxigenação, 159
  reparo, 159
  repopulação, 159
Radiologia Intervencionista
  em oncologia, 313-325
    ablação tumoral, 315

    drenagem biliar, 320
      percutânea, 320
    embolização, 316
      CHC, 316
      portal, 319
    procedimentos diagnósticos, 313
      biópsias, 313
        percutâneas, 313
        transjugulares, 313
      punções percutâneas, 313
    procedimentos realizados em serviço de, 322
      drenagem percutânea, 322
        de abscessos, 322
        de coleções, 322
      implante, 324
        de catéter duplo J, 324
        de catéter venoso profundo por acesso periférico, 324
        de filtro de veia cava inferior, 324
      nefrostomia percutânea, 324
    quimioembolização, 316
      CHC, 316
      metástases hepáticas de tumores, 319
        colorretais, 319
        neuroendócrinos, 319
Radiossensibilidade
  drogas que afetam a, 159
Radônio
  e câncer de pulmão, 622
RAP (Ressecção Abdominoperineal), 846
  por tumor de reto, 282f
Rapamicina, 243
RAR (Ressecção Anterior do Reto), 845
Rastreamento
  do câncer, 285-291, 835
    através dos métodos de imagem, 285-291
    de mama, 289
    de pulmão, 285
    do CCR, 287
    retal, 835
  mamografia para, 1025
RC (Ressecção Curativa), 92, 97
RCBP (Registros de Câncer de Base Populacional), 6
RCC (Caudocranial)
  incidência, 1027
  na mamografia, 1027
RCU (Retocolite Ulcerativa), 914
RCUI (Retocolite Ulcerativa Idiopática), 165
RE (Ressecção Endoscópica), 802
  complicações, 92
  de ADE, 96f
    intramucoso, 96f
    sequência de, 96f
  métodos de, 91
  realização do procedimento, 92
    ambiente para, 92
    pré-requisitos para, 92
  resultado histopatológico, 92
    como analisar, 92
  tratamento, 92
Reabilitação
  e reconstrução, 165
Receptor(es)
  da IL-6, 245
    inibidor do, 245
  uso clínico de, 79
    de estrogênio, 79
    de progesterona, 79
Recidiva em Portal(is)
  após cirurgia oncológica, 169
  por laparoscopia, 169
Recidiva
  local, 282, 373q
    análise das taxas de, 373q
    resumo dos estudos com, 373q

RECIST (Critérios de Avaliação de Reposta nos Tumores Sólidos – *Response Evaluation Criteria in Solid Tumors*), 155, 295, 301
  críticas ao, 302
  lesões-alvo, 302q
    categorias de resposta das, 302q
  lesões-não-alvo, 302q
    categorias de resposta das, 302q
  limitações do, 302
  recomendações do, 301f
  uso do, 302
    perspectivas futuras, 302
Reconstrução(ões)
  de cabeça e pescoço, 601-616
    cervicais, 613
    craniana, 614
    da cavidade oral, 614
    da laringe, 614
    da nasofaringe, 614
    da orelha, 602
    da orofaringe, 614
    do couro cabeludo, 602
    do terço médio da face, 614
    formas de, 601
      enxertia, 601
      retalhos, 602
    frontal, 602
    mandibulares, 615
    manejo pós-operatório, 615
    microcirúrgicas, 613
    nasal, 609
    occipital, 602
    opções reconstrutivas em, 613q
      preferenciais, 613f
    perioral, 610
    periorbitária, 605
  reabilitação e, 165
  tumores, 601
    cutâneos, 601
    outros, 601
  tipos de, 545
    da orelha, 545
    do osso temporal, 545
Reconstrução Mamária
  com retalho do músculo GD, 1227-1232
  com TRAM, 1233-1240
    anatomia cirúrgica, 1236
    considerações anatômicas, 1235
    considerações sobre, 1240
      e tratamento adjuvante do câncer de mama, 1240
    desvantagens, 1239
    histórico, 1233
    indicações, 1233
    microcirurgia, 1239
    técnica, 1237
    vantagens, 1239
  princípios da, 1213-1225
    com tecido autógeno, 1215
      areolopapilar, 1221
      com GD, 1215
      com TRAM, 1217
      oncoplástica, 1221
      retalhos locais, 1215
    efeitos da RXT na, 1225
      implantes, 1225
      TRAM, 1225
      DIEP, 1225
    história, 1213
    materiais aloplásticos, 1226
      complicações, 1224
      considerações especiais, 1225
      expansores, 1223
      implantes, 1223
      primeiro estágio, 1224
      segundo estágio, 1224
      simetrização da mama contralateral, 1224

  microcirúrgica, 1221
    retalhos microcirúrgicos, 1223
    técnicas para aumentar o fluxo vascular, 1223
  primeiras reconstruções, 1213
  RXT antes da, 1225
  RXT depois da, 1225
  técnicas modernas, 1213
    autógena, 1214
      microcirúrgica, 1214
    com implantes, 1213
  uso de próteses na, 1241-1244
    e extensores, 1241-1244
      desvantagens, 1241
      indicação, 1241
      RXT *versus* implante, 1241
      seleção de pacientes, 1241
      técnica com expansores, 1242
      tempo, 1241
      tipos de, 1241
      vantagens, 1241
Reese Ellsworth
  classificação de, 1728q
Região Pilórica
  stent em, 231f
Relevância
  da IHQ, 1371-1381
    no trato genital feminino, 1371
      colo uterino, 1372
      doença trofoblástica gestacional, 1374
      ligamento largo, 1381
      ovário, 1375
      peritônio, 1375
      trompas uterinas, 1381
      útero, 1373
      vagina, 1371
      vulva, 1371
REM (Ressecção Endoscópica da Mucosa), 91, 801
  indicações de, 93
  no câncer de esôfago, 93
Reposição
  volêmica, 1701
Reprodução
  assistida, 1461
  tecnologias de, 1461
Resistência
  à insulina, 820
  e câncer de cólon, 820
  tumoral, 154
    ao tratamento, 154
    mecanismos de, 154
Resposta Radiológica
  avaliação de, 155
Resposta Tumoral
  avaliação da, 301-303
    através dos métodos de imagem, 301-303
      critérios de Choi, 303
      críticas ao RECIST, 302
      limitações do RECIST, 302
      perspectivas futuras para o uso do RECIST, 302
    WHO RECIST, 301
Ressecção(ões)
  alargadas, 847
    exenteração pélvica, 847
    sacrectomia, 847
  ampla, 380f
    de osteossarcoma distal, 380f
    de fêmur, 380f
  anterior, 825
    alta, 825
    no câncer de cólon, 825
  cirúrgica, 330, 400f
    da lesão, 400f
    do câncer de pele, 330
    não melanoma, 330
  craniofacial, 554f, 555f
    clássica, 554f

  com reconstrução por retalho, 555f
    microcirúrgico, 555f
  de lesões, 536
    com auxílio de microscópio, 535
      enucleação, 535
      evisceração, 536
      exenteração, 536
  de metástases hepáticas, 894
    sincrônicas, 894
  de múltiplos órgãos, 826
  de precisão, 760f
    de Perelman, 760f
  de tumor, 439f
    de palato, 439f
      maxilarectomia de infraestrutura para, 439f
  do osso temporal, 542
    tipos de, 542
  do reto, 174q
    por laparoscopia, 174q
    sobrevida global para, 174q
  dos linfonodos, 661
    mediastinais, 661
      linfadenectomia mediastinal, 662, 663
  extensão da, 893
  hepática, 894, 895
    em metástases, 894, 895
      pulmonares, 894
      recorrentes, 895
  indicações para, 892
  margens de, 373q
    estudos com análise das, 373q
    resumo dos, 373q
  no câncer, 826, 844
    de cólon, 826
      mortalidade após, 826
      recidiva após, 826
    do reto, 844
      técnicas de, 844
  pulmonar, 650-652, 657
    avaliação pré-operatória para, 650-652
      cardiológica, 650
      cirurgia em octogenários, 652
      de ressecabilidade, 650
      inicial, 650
      tabagismo, 650
    tipos de, 657
      bilobectomia, 657
      em cunha, 661
      lobectomia, 657
      pneumonectomia, 659
      segmentectomia, 660
      sleeve lobectomy, 658
      Wedge resection, 661
Resultado(s) Oncológico(s)
  importância nos, 166
    da especialização do cirurgião, 166
    do centro oncológico, 166
Retalho(s)
  antebraquial, 210f
    planejamento do, 210f
  cutâneo, 516
    lateral de coxa, 516
  deltopeitoral, 515
  fasciocutâneo, 516
    de antebraço, 516
  livre, 515, 516
    de jejuno, 515, 516f
    gastro-omental, 516
  locais, 602, 1215
    reconstrução com, 1215
  microcirúrgicos, 1223
    para reconstrução mamária, 1223
  microcirúrgicos, 209
    principais, 209
      ALT, 210
      antebraquial, 209
      de crista ilíaca, 211

de jejuno, 211
do músculo GD, 209
do músculo grácil, 211
músculo reto abdominal, 209
osteomiocutâneo de fíbula, 210
TRAM/VRAM, 209
miocutâneo, 515f
de peitoral maior, 515f
regionais, 602
robusto e amplo, 204f
que permite cobrir área, 204f
de isquemia de pele, 204f
Retinoblastoma, 1727-1730
aspectos clínicos, 1727
bilateral, 529f, 532f
BT, 1729, 1730
criocirurgia no, 532f
diagnóstico diferencial, 1727
enucleação, 1729, 1730
gênese do, 1727
implicações clínicas, 1727
intraocular, 1728, 1729
agrupamento do, 1728
classificação, 1728q
de Reese Ellsworth, 1728q
internacional, 1728q
estadiamento do, 1728
QT para, 1729
visão geral, 1729
laserterapia no, 532f
tratamento local, 1729
de consolidação, 1729
primário, 1729
terminologia, 1729
Reto
anatomia cirúrgica do, 840
CA de, 231f
metástases pulmonares de, 231f
múltiplas, 231f
câncer de, 6, 7, 94, 146, 174, 833-857
acompanhamento clínico, 857
apresentação clínica, 837
carcinogênese, 833
CCR hereditário, 834
classificação histológica, 833
definição, 833
diagnóstico, 837
estadiamento, 837
TNM, 838, 839q
fatores de risco, 834
morfologia, 833
no Brasil, 6, 7
quimioprevenção, 836
rastreamento, 835
tratamento endoscópico no, 94
análise histopatológica, 97
indicações de RE, 95
métodos de ressecção, 95
tratamento cirúrgico, 98
vigilância pós-ressecção, 98
tratamento, 839, 849
cirúrgico, 839
da doença avançada, 854
da recidiva local, 853
neoadjuvante, 849
quimioterápico, 852, 855
adjuvante, 852
paliativo, 855
VC no, 174
médio, 135f
lesão infiltrativa de, 135f
neoplasias de, 134, 135f
diferentes estágios da, 135f
ressecções do, 174q
por laparoscopia, 174q
sobrevida global para, 174q

superior, 134, 136f
lesão polipoide de, 134f
tumor de, 136f
Retossigmoidoscópio
rígido, 231f
Retroperitônio
sarcomas primários do, 967-970
acompanhamento, 969
diagnóstico, 967
epidemiologia, 967
estadiamento, 968
patologia, 967
prognóstico, 969
sinais, 967q
sintomas, 967q
tratamento, 968
Reumatologia
medicamentos utilizados em, 244q
biológicos, 244q
aprovados no Brasil, 244q
RF (Retossigmoidoscopia Flexível), 822
RHC (Registros Hospitalares de Câncer), 6
RI (Ressecção Incompleta), 92
Rim
azotemia, 2010
versus uremia, 2010
câncer de, 177, 1661-1663
aspectos moleculares do, 1661-1663
descoberta de novos marcadores, 1662
genética dos CCR, 1661
perfil imuno-histoquímico, 1663
VC no, 177
função excretora, 2010
manutenção do equilíbrio, 2010
acidobásico, 2010
hidreletrolítico, 2010
tumor de, 387f
metástase de, 387f
RL (Manobra Rotacional)
na mamografia, 1028
RLR (Recidivas Locorregionais), 136
RM (Manobra Rotacional)
na mamografia, 1028
RM (Ressonância Magnética), 295
classificação BI-RADS® em, 1063-1085
captação não massa, 1081q
categorias BI-RADS®, 1084
léxico, 1079
localização das lesões, 1083q
partes do BI-RADS®, 1079
da mama, 291
de corpo inteiro, 297
no câncer do reto, 838
procedimentos invasivos guiados, 1107-1112
biópsia, 1107-1112
a vácuo, 1110
de fragmento, 1107-1112
bobina, 1108
core biópsia, 1110
dificuldades, 1111
indicação, 1107
lesões que desaparecem, 1112
marcação pré-cirúrgica, 1107-1112
material, 1108
particularidades dos, 1107
posicionamento, 1108
técnica, 1109
US direcionada, 1107
RMM (Ressonância Magnética de Mama), 1045-1061
achados na, 1047f
alterações benignas, 1048
adenose, 1050
cistos, 1048, 1050
complicados, 1048
oleoso, 1050
fibroadenoma, 1048

hematoma, 1051
mastite aguda, 1050
não puerperal, 1050
necrose gordurosa, 1050
tumor phyllodes, 1050
alterações borderline, 1051
cicatriz radiada, 1051
HDA, 1051
LIN, 1051
papiloma, 1051
avaliação, 1047q
de lesões nodulares, 1047q
de nódulos, 1047q
biópsia guiada por, 1059
classificação BI-RADS, 1047q
discussão, 1060
indicações pré-operatórias, 1054
cirurgia conservadora, 1054
implantes de silicone, 1058
pacientes de alto risco, 1057
QT adjuvante, 1057
resolução de casos problemáticos, 1058
tumor primário desconhecido, 1057
limitações, 1059
metodologia, 1045
não indicações de, 1058
pós-processamento, 1045
protocolo recomendado, 1045q
sem alterações, 1046f
tipo de parênquima, 1048q
tumores malignos, 1052
carcinoma, 1052, 1054
inflamatório, 1054
intraductal, 1052
medular, 1054
mucinoso, 1054
tubular, 1054
CDI, 1053
CDIS, 1052
CLI, 1053
vantagens, 1059
RMS (Rabdomiossarcomas), 364, 377, 562, 1763-1770
alveolar, 364
diagnóstico, 1765
efeitos tardios, 1770
embrionário, 364
epidemiologia, 1763
estadiamento, 1766, 1767q
etiologia, 1763
fatores prognósticos, 1766
perspectivas futuras, 1770
pleomórfico, 364, 563f
de seio maxilar, 563f
quadro clínico, 1763
sobrevida após recaída, 1770
tratamento, 1768
RNA (Ressecção Não Avaliável), 92
Robson
classificação de, 165
tumor renal, 165
RoI (Manobra Rotacional)
na mamografia, 1028
ROLL (Localização Radioguiada de Lesão Oculta), 1092
RPC (Resposta Patológica Completa), 1185
RQT (Quimiorradioterapia)
adjuvante, 802
no câncer de estômago, 802
radical exclusiva, 781
no câncer de esôfago, 781
RTLC (Retalho Transverso Lateral da Coxa), 1223
RT-PCR (Transcrição Reversa de Reação em Cadeia da Polimerase), 1940
papel da, 1200
na avaliação do LS, 1200
RTS (Retossigmoidoscopia), 134, 136

Ruptura
  de carótida, 583
    no esvaziamento cervical, 583
RXT (Radioterapia), 141, 332
  antes da reconstrução, 1225
  avanços na, 597
  avanços recentes da, 1555-1557
    no tratamento do câncer ginecológico, 1555-1557
      BT 3D, 1556
      IGRT, 1556
      IMRT, 1555
      IORT, 1556
      movimentação dos órgãos, 1555
      posicionamento, 1555
  CPCNP, 683
    BT endobrônquica, 685
      de alta taxa de dose, 685
    decisão terapêutica, 683
      fatores para, 683
    doença, 683
      inicial, 683
      localmente avançada, 683
      metastática, 684
    fracionamentos alterados, 684
    irradiação cerebral, 684
      como profilaxia de metástases, 684
    técnicas recomendadas, 684
    tratamentos recomendados, 683
  CPCP, 687
    decisão terapêutica, 687
      fatores para, 687
    técnicas, 688
      desejadas, 688
      minimamente recomendadas, 688
  de SPM, 375
    adjuvante, 375
    definitiva, 375
    neoadjuvante, 375
  depois da reconstrução, 1225
  efeitos da, 218q, 1225
    na reconstrução mamária, 1225
      DIEP, 1225
      implante, 1225
      TRAM, 1225
    tardios, 218q
  em tumores do SNC, 1889-1898
    aspectos técnicos do, 1898
    complicações da, 1898
    em tumores benignos, 1985
    evolução tecnológica em, 1889
    nas metástases na coluna vertebral, 1985
    nos tumores malignos encefálicos, 1892
  exclusiva, 1400
    no câncer cervical, 1400
      localmente avançado, 1400
  indicações de, 157q
    em pacientes oncológicos, 157q
  intraoperatória, 1275-1282
    no câncer de mama, 1275-1282
      recidiva, 1279
      critérios de elegibilidade para BT, 1278
      exames imagenológicos, 1279
      MammoSite, 1276, 1281
        aplicação do, 1281
        retirada do, 1281
      modalidade ideal de APBI, 1275
      potenciais vantagens da APBI, 1276
      resultado cosmético, 1279
      toxicidade, 1279
  no câncer, 487, 517, 546, 683-688, 780, 879, 1545-1557
    da orelha, 546
    de esôfago, 780
    de glândulas salivares, 487
    de hipofaringe, 517
    de pulmão, 683-688
    do canal anal, 879
    do osso temporal, 546
    ginecológico, 1545-1557
      princípios da RXT pélvica, 1545-1552
        efeitos da radiação nos tecidos normais, 1551
        por sítios específicos, 1547
        radiobiologia, 1545
  no carcinoma *in situ*, 1285
    da mama, 1285
      fatores que influenciam na, 1285
  no manejo, 350
    da doença nodal regional, 350
  para melanoma, 351
    metastático, 351
  para MPM, 739
    cirurgia e, 739
  pós-CCM, 1287-1291
    aspectos técnicos, 1289
    cadeias linfáticas, 1289
      abordagem de, 1289
    estudos comparativos, 1287
    fatores prognósticos, 1288
    sequelas de tratamento, 1291
    situações especiais, 1290
  pós-mastectomia, 1293-1298
    após QN, 1295
    CCM, 1295
      recidiva após, 1295
    estudos investigando, 1293
      randomizados, 1293
    recidiva locorregional, 1295, 1296
      conduta na, 1295
    reconstrução mamária, 1296
      RXT após, 1296
    risco de recidiva locorregional, 1294
    RXT pré-operatória, 1295
    técnicas de, 1297
  princípios de, 157-160
    avanços tecnológicos, 157
    eventos adversos, 160
    radiobiologia, 159
      redistribuição, 159
      reoxigenação, 159
      reparo, 159
      repopulação, 159
    radiosenssibilidade, 159
      drogas que afetam a, 159
    técnicas de, 158
      3D, 158
      BT, 159
      convencional, 158
      IGRT, 158
      IMRT, 158
      SBRT, 159
      SRS, 158

S

SAC (Síndrome de Anorexia e Caquexia)
  no câncer, 1967-1972
    diagnóstico, 1968
    estágios da caquexia, 1968
    etiopatogenia, 1967
    metabolismo intermediário, 1967
      alterações do, 1967
    principais fatores caquíticos, 1968
    tratamento, 1969
Sacrectomia, 847
Sangramento(s), 235
  gastrointestinal, 233
  na doença avançada, 1569
    de colo uterino, 1569
  no esvaziamento cervical, 582
  tumoral, 848
    tratamento do, 848
Sangue
  transfusão de, 167
    na cirurgia oncológica, 167
Sarcoma(s)
  aberrações relacionadas com os, 571q
    mais frequentes, 571q
  alveolar, 377, 561, 562f
    craniofacial, 562f
  cervical, 561f
    extenso, 561f
  com diferenciação, 364, 365
    incerta, 365
      de células claras, 366
      epitelioide, 366
      sinovial, 365
      SPM alveolar, 366
    muscular, 364
      RMSs, 364
        alveolar, 364
        embrionário, 364
        pleomórfico, 364
    neural, 365
  cutâneos, 340
    dos tecidos, 340, 341
      fibrosos, 341
      nervosos, 342
      vasculares, 340
  da cavidade oral, 571f
    criança com, 571f
  de células claras, 376, 1724
  de couro cabeludo, 565f
    ressecção cirúrgica de, 565f
  de Ewing, 383f, 465, 727
    características clínicas, 465
    comprometimento cortical no, 383f
    de parede torácica, 727
    epidemiologia, 465
    etiologia, 465
    imagem, 465
    localização, 465
    metástases, 466
    patologia, 466
    prognóstico, 466
    tratamento, 466
  de extremidades, 371
    linfonodos regionais, 372
      manejo de, 372
    paciente com doença avançada, 372
      manejo nos, 372
    ressecção incompleta, 371
      manejo dos tumores submetidos à, 371
    tratamento com cirurgia, 371
      e radioterapia, 371
  de partes moles, 572q
    estadiamento dos, 572q
  de retroperitônio, 372
  de tronco, 372
  em face, 551f
  endometrial, 1417
    indiferenciado, 1417
  fibroblásticos, 360
    mixoinflamatório, 361
  fibromixoide, 362
    de baixo grau, 362
  graduação de, 356
  metástase hepática de, 903
  miofibroblásticos, 360
    de baixo grau, 361
  na infância, 571-576
    comportamento biológico, 571
    estadiamento, 572
    investigação diagnóstica, 572
    prognóstico, 575
    tratamento, 573
  osteogênico, 764
  outros, 342
  pleomórfico, 376

primários, 967-970
  do retroperitônio, 967-970
    acompanhamento, 969
    diagnóstico, 967
    epidemiologia, 967
    estadiamento, 968
    patologia, 967
    prognóstico, 969
    sinais, 967q
    sintomas, 967q
    tratamento, 968
  sinovial, 376
  uterinos, 1419, 1420, 1461
    gravidez e, 1461
    seguimento dos, 1420
    tratamento cirúrgico dos, 1419
      primário, 1419
  vasculares, 362
    angioendotelioma papilar, 363
      intralinfático, 363
    angiossarcoma, 363
      de partes moles, 363
    hemangioendotelioma, 362
      composto, 363
      epitelioide, 363
      kaposiforme, 362
      retiforme, 362
    KS, 363
Sarcomatose
  peritoneal, 195
Sateliose
  manejo da, 349
SBPO (Sociedade Brasileira de Psico-Oncologia), 249
SBRT (Radioterapia Corporal Estereotáxica), 159
  por CPNPC, 159f
SBRT (Radioterapia Estereotáxica), 352
Schwannoma, 721
SCP (Sarcomas de Cabeça e Pescoço), 559-570, 572f
  características clínicas, 559
  comportamento biológico, 560
    DFSP, 560
    angiossarcoma, 561
    fibro-histiocitoma maligno, 560
    fibrossarcoma, 560
    lipossarcoma, 561
    RMS, 562
    sarcoma alveolar, 561
    sinoviossarcoma, 561
  controvérsias, 569
  distribuição dos, 573f
    em porcentagem, 573f
      da localização, 573f
    por tipos histológicos, 573f
      sobrevida, 575f
  estadiamento, 564
  etiologia, 559
  fatores prognósticos, 567
  investigação diagnóstica, 563
  tratamento, 565
SDH (Complexo Enzimático Desidrogenase), 113
Sedação
  controlada, 2029-2032
    classificação, 2029
    conceitos, 2029
    controle evolutivo, 2031
    eficácia, 2032
    gerenciamento de cuidados, 2031
    prevalência, 2029
    questões bioéticas, 2029
    segurança, 2032
    terminologia, 2029
    tomada de decisão, 2031
      diretrizes para, 2031
SEER (*Surveillance Epidemiology and End Results program*), 422

SEER (*Surveillance, Epidemiology, and End Results*), 959
Segmentectomia, 660
Seguimento
  nas NCG, 720
    do mediastino, 720
Seio
  maxilar, 575f
    lesão de, 575f
  piriforme, 513, 514f
    carcinoma epidermoide de, 514f
      parede lateral do, 514f
      parede medial do, 514f
    organograma de tratamento do, 514f
      no SOHUST, 514f
    tumores do, 513
Seminoma(s)
  conceitos gerais, 718
  diagnóstico, 718
  tratamento, 718
Sepse
  por cateter venoso, 230
    de longa permanência, 230
Seroma
  no esvaziamento cervical, 582
Sexo
  câncer de pulmão e, 622
Sexualidade
  e câncer ginecológico, 1576
SFRT (Radioterapia Estereotáxica Fracionada), 159
SIA (Sistema de Informações Ambulatoriais), 14
SIADH (Secreção Inapropriada do Hormônio Antidiurético), 2014
  hiponatremia pela, 84
Sialorreia
  causas, 2008
  tratamento, 2008
Sibilo
  e câncer de pulmão, 633
Sigilo
  médico, 24
    prontuário médico, 24
Sigmoide
  stent em, 231f
    clister opaco de, 231f
  tumor de, 231f
    clister opaco de, 231f
Sigmoidectomia, 825
SIH (Sistema de Informações Hospitalares), 14
SIHAD (Secreção Inapropriada de Hormônio Antidiurético), 236
SIL (Lesões Intraepiteliais), 1309
Sílica
  e câncer de pulmão, 622
SIM (Sistema de Informação sobre Mortalidade), 3
Sinal(is) Ultrassonográfico(s)
  de malignidade, 1041
    clássico, 1041
Síndrome(s)
  de câncer hereditário, 54q
    principais, 54q
      genes envolvidos, 54q
      lesões associadas, 54q
      tumores associados, 54q
  de comportamento de doença, 252
    versus depressão maior, 252q
  de compressão medular, 237, 672
  de Horner, 634
    e câncer de pulmão, 634
  do ombro, 583f
  hereditárias, 355, 930
  metabólicas, 2013-2018
    balanço hídrico, 2013
    desidratação, 2013
    hipercalcemia, 2016
    hipercalemia, 2015
    hipernatremia, 2013
    hipocalemia, 2015

hiponatremia, 2014
SIADH, 2014
paraneoplásicas, 83-89, 635
  câncer, 85
    manifestações cutâneas do, 85
  caquexia neoplásica, 89
  distúrbios, 83-85
    hematológicos, 85
    metabólicos, 83
  do tumor carcinoide, 87
  endócrinas, 635
  febre tumoral, 89
  hipercalcemia não metastática, 635
  manifestações reumatológicas, 87
    artropatias, 88
    doenças difusas do tecido conectivo, 88
    etiopatogenia, 88
    síndromes vasculíticas, 88
  neurológicas, 36, 636
  osteoartropatia hipertrófica, 636
  reumáticas, 88q
  paraneoplásicas, 88q
Sinergismo
  entre hipertermia, 190
  e QT, 190
Single port
  em CMI, 1484
Sinoviossarcoma, 561
  de alto grau, 576f
    de cavidade oral, 576f
  de membro inferior, 281f
SIPINA (Secreção Ectópica do Peptídeo Natriurético Atrial), 236
Sirolimus, 243
SISCOLO (Sistema de Informações do Câncer de Colo do Útero), 1309
Sistema
  de estadiamento, 379q, 737q
    de Butchart, 737q
    dos tumores ósseos malignos, 379q
      de Enneking, 379q
      do AJCC, 380q
  de perfusão, 191f
  no paciente com câncer, 221
    cardiovascular, 221
    endócrino, 222
    hematológico, 221
    neurológico, 222
    neuromuscular, 22
    respiratório, 221
    urinário, 222
  TNM, 164
    regras gerais do, 164
    símbolos adicionais, 164
Sistema de Saúde
  brasileiro, 14
    composição do, 14
  níveis de atenção do, 16f
    interação ideal entre os, 16f
Sistema Digestório
  câncer do, 31
    de esôfago, 31
    gástrico, 31
Sistema Nervoso
  central, 64
    neoplasias do, 64
Sítio(s) Específico(s)
  RXT por, 1547
    câncer, 1547, 1549
      cervical, 1547
      de ovário, 1551
      endometrial, 1549
      vaginal, 1550
      vulvar, 1550
SLA (Soma das Lesões Alvo), 155
Sleeve lobectomy, 658

SLPT-*like* (Síndrome Linfoproliferativa Pós-Transplante-*like*), 243
SLT (Síndrome de Lise Tumoral), 237
SNC (Sistema Nervoso Central)
  e câncer de pulmão, 635
  infecções do, 273
  linfomas do, 1877-1879
    envolvimento secundário de, 1879
      por LNH, 1879
    primário, 1877, 1879
      em HIV/AIDS, 1879
  metástases no, 1881, 1882
    epidemiologia, 1881
    fatores prognósticos, 1881
    manifestações, 1882
      clínicas, 1882
      diagnósticas, 1882
    patogênese, 1881
    tratamento, 1882
  tumores do, 1775-1782, 1889-1898
    classificação histológica dos, 1775-1782
      astrocíticos, 1775
      componente neuronal predominante, 1778
      da região da pineal, 1781
      das meninges, 1781
      do plexo coroide, 1780
      embrionários, 1780
      ependimários, 1777
      mistos, 1778
        gliais, 1778
        neuronais, 1778
      neoplasias dos nervos, 181
        cranianos, 1781
        paraespinhais, 1781
      neuroepiteliais, 1781
      oligodendrogliais, 1777
    RXT em, 1889-1898
      aspectos técnicos do, 1898
      complicações da, 1898
      em tumores benignos, 1985
      evolução tecnológica em, 1889
      nas metástases na coluna vertebral, 1985
      nos tumores malignos encefálicos, 1892
SNOLL (*Sentinel Node and Ocult Lesion Localization*), 1092
Sobrevida, 6
  de câncer no Brasil, 7
    cólon, 6
    mama feminina, 6
    próstata, 6
    reto, 6
SOHUST (Serviço de Oncologia do Hospital Universitário Santa Terezinha), 511
  organograma de tratamento no, 514*f*
    de carcinoma epidermoide, 514*f*
    de seio piriforme, 514*f*
SPMs (Sarcomas de Partes Moles), 355-377, 764
  biópsia de, 367-370
    estadiamento, 368
    exames de imagem, 367
    fatores prognósticos, 370
    incisional, 367
    PET, 368
    PET-CT, 368
    por agulha grossa, 367
    por PAAF, 367
  de parede torácica, 728
  diferenciação tumoral dos, 357*q*
    escores de, 357*q*
  epidemiologia, 355-358
    características, 356
      clínicas, 356
      patológicas, 356
    citogenética, 355
      translocações associadas ao, 355*q*
    classificação patológica, 355
      tipos histológicos, 356*q*

    estadiamento, 357, 358*q*
    fatores, 355, 357
      etiológicos, 355
      prognósticos, 357
    graduação de sarcoma, 356
      sistema da FNCLC, 357*q*
    investigação, 357
    síndromes hereditárias, 355
      condições relacionadas a, 356*q*
    tratamento dos, 358
      aspectos gerais do, 358
  patologia, 359-366
    com diferenciação, 364, 365
      muscular, 364
      neural, 365
    condrossarcoma, 365
      extraesquelético, 365
    de diferenciação incerta, 365
    fibroblásticos, 360
    leiomiossarcoma, 364
    lipossarcomas, 360
    miofibroblásticos, 360
    osteossarcoma, 365
      extraesquelético, 365
    tumores fibro-histiocíticos, 359
      malignos, 359
    vasculares, 362
  tratamento, 371-377
    cirúrgico, 371-374
      de extremidades, 371
      de retroperitônio, 372
      de tronco, 372
      DFSP, 373
      tumor desmoide, 373
    clínico, 375-377
      BT, 375
      cirurgia, 375
      tumor desmoide, 376
    QT, 375
      adjuvante, 375
      neoadjuvante, 375
    radioterápico, 375-377
      adjuvante, 375
      definitiva, 375
      neoadjuvante, 375
      tumor desmoide, 376
SRS (Radioterapia Guiada por Imagem), 158
SS (Síndrome de Sjögren), 243
Stent
  em papila duodenal, 232*f*
  em região pilórica, 231*f*
  em sigmoide, 231*f*
    clister opaco de, 231*f*
    colocação de, 232*f*
      por colonoscopia, 232*f*
  em via biliar, 232*f*
    colocação de, 232*f*
      CPRE após, 232*f*
Subglote, 504, 506, 507, 509
Substância(s)
  transtornos por uso de, 256
    em pacientes com câncer, 256
Suicídio
  em pacientes com câncer, 252
  fatores de risco de, 252
Sulfassalazina, 243
Supraglote, 504, 506, 508
SUS (Sistema Único de Saúde), 13, 23, 249, 290
  assistência oncológica no, 17
    atual, 17
  câncer no, 16
  distribuição orçamentária, 16*q*
    do Ministério da Saúde, 16*q*
  estruturação do, 14
  financiamento do, 14
  oncologia no, 16, 17*q*
    alta complexidade em, 17*q*

    população dependente do, 15*f*
      comparativo da, 15*f*
      e com plano de saúde, 15*f*
      e com seguro provado de saúde, 15*f*
    serviços oncológicos no, 18*q*
    gastos federais com, 18*q*
SUV (Valor de Captação Padronizado/*Standardized Uptake Value*), 305
SVCS (Síndrome da Veia Cava Superior), 239, 672
  CNPCP, 239*f*
  de compressão, 695-698
    diagnóstico, 696
      de imagem, 696
      histopatológico, 696
    etiopatogenia, 695
    fisiopatologia, 695
    manifestações clínicas, 696
    tratamento, 697
  e câncer de pulmão, 634
SWOG (*Southwestern Oncology Group*), 596

T

Tabagismo, 37-41
  câncer de pulmão por, 621
  cessação do, 39*q*
    principais medicamentos para, 39*q*
  como fator de risco, 29
  dados epidemiológicos, 37
  direcionamentos, 40
    ESF, 40
      implantação de rastreamentos, 40
      intervenções por meio da, 40
    fumantes leves, 41
      aconselhamentos, 41
      intervenções, 41
    gerenciamento de casos, 41
      para doenças crônicas, 41
  e câncer de cólon, 820
  tratamento do, 38
    diretrizes para, 38
      clínicas, 40
Tabagista(s)
  câncer de pulmão em, 626
    alterações moleculares, 626, 629*q*
      KRAS, 626
      LKB1, 627
      TP53, 626
    aspectos terapêuticos, 627
    epidemiologia, 626
    suscetibilidade aos efeitos do tabaco, 627
      diferenças individuais na, 627
Tamponamento
  pericárdico, 229
TAN (Manobra Tangencial)
  na mamografia, 1028
TAP (Tempo de Protrombina), 313
TB (Transtorno Bipolar), 250
TC (Tomografia Computadorizada), 295
  no câncer, 797, 838
    de estômago, 797
      de abdome, 797
      de pelve, 797
    do reto, 838
TCG (Tumor de Células Granulares)
  EE-PAAF de, 116
  gástrico, 117*f*
    aspecto do, 117*f*
      ecoendoscópico, 117*f*
      endoscópico, 117*f*
TCG (Tumores Germinativos), 1751-1755
  de ovário, 1751
  sacrococcígeos, 1754
  testiculares, 1753
TDAM (Transtorno Depressivo Maior), 250
TDT (Tempo de Dobra Tumoral), 763

Tecido Celular
  subcutâneo, 274
    infecções de, 274
Tecido Conectivo
  doenças do, 88
    difusas, 88
Tecido(s)
  autógeno, 1215
    reconstrução com, 1215
      areolopapilar, 1221
      com GD, 1215
      com TRAM, 1217
      oncoplástica, 1221
      retalhos locais, 1215
  mamário, 1069
    padrão ecotextural do, 1069
  normais, 1551
    efeitos da radiação nos, 1551
  sarcomas dos, 340, 341, 342
    fibrosos, 341
    nervosos, 342
    vasculares, 340
TEM (Microcirurgia Endoscópica Transanal), 845
TEMLA (Linfadenectomia Mediastinal Estendida Transcervical), 661
Terapia
  antineoplásica, 270
    comprometimento da imunidade
      associado à, 270
      adaptativa, 270
      inata, 269
  de alvo molecular, 596
    estudos com, 596
  no câncer de pele, 331
    não melanoma, 331
      tópicas, 331
      fotodinâmica, 331
  para MPM, 739
    fotodinâmica, 740
    molecular, 739
  sequencial, 596
    principais estudos com, 596
    QT de indução, 596
  subcutânea, 2019-2022
    aspectos fisiológicos, 2019
      do tecido subcutâneo, 2019
      dos parâmetros farmacocinéticos, 2019
    via subcutânea, 2019, 2020
      administração de antibióticos por, 2021
      e cuidados paliativos, 2019
      histórico sobre o uso da, 2019
      implicações, 2020
      medicamentos administrados por, 2021
Terapia(s) Cirúrgica(s)
  citorredução, 165
  definitiva, 165
  paliativo, 165
  primária, 165
Terapia-Alvo
  no câncer de ovário, 1541, 1542
    bases moleculares do, 1541
    CEO, 1541
      bevacizumabe e, 1541
  para câncer de mama, 1251-1254
    angiogênese, 1253
      bevacizumabe, 1253
      sorafenibe, 1254
      sunitinibe, 1254
    PARP, 1254
      iniparibe, 1254
      olaparibe, 1254
    via do HER-2, 1251
      lapatinibe, 1252
      pertuzumabe, 1253
      trastuzumabe, 1252
    via do PI3K-AKT-MTOR, 1254
      everolimus, 1254

Terapia Imunossupressora
  risco de, 245
    em pacientes com neoplasia, 245
      atual, 245
      passada, 245
Terapia Nutricional
  em indivíduos com câncer, 143, 144
    abdominal, 144
      de cólon, 146
      de esôfago, 145
      de pâncreas, 145
      de reto, 146
      gástrico, 144
    CCR, 143
Teratoma(s)
  imaturos, 718
    conceitos gerais, 718
    tratamento, 718
  maduros, 718
    conceitos gerais, 718
    diagnóstico, 718
    tratamento, 718
TFD (Tratamento Fora do Domicílio), 24
TGI (Trato Gastrointestinal), 109
  camadas do, 109f
    visualizadas por EE, 109q
TGNS (Tumores Germinativos Não Seminomatosos)
  estágio I, 1596q
    protocolo de acompanhamento, 1596q
TH (Transplante Hepático), 887
  em oncologia, 977-981
    CC, 980
    CHC, 977, 979
      variante fibrolamelar, 979
    doença hepática crônica, 977
    HB, 979
    hemangioendotelioma epitelioide, 979
    legislação brasileira, 980
    TNE, 979
      metástases hepáticas de, 979
    tumorigênese, 977
Tiflite, 273
Timo
  neoplasias do, 707-714
    carcinoma de células pequenas, 714
    oat cell, 714
    tumores, 707, 713, 714
      carcinoides, 713
      de origem epitelial, 707
      neuroendócrinos, 713
      raros, 714
Timolipoma, 714
Timolipossarcoma, 714
Timoma(s)
  apresentação clínica, 708
  biópsia cirúrgica, 710
  cirurgia, 710
  classificação, 707, 708q
    histológica, 707
    TNM, 708q
  diagnóstico, 709
  doenças associadas, 709
  estadiamento dos, 708
  manifestações clínicas, 709q
  prognóstico, 712
  QT, 712
    neoadjuvante, 712
  RXT, 711
  síndrome paratímicas, 709
  sobrevida, 712
    global, 712q
      pelo estadiamento, 712q
  tratamento, 710, 712
    alternativos, 712
    da doença, 712
      metastática, 712
      recidivada, 712

Tireoide
  bócio de, 417f
    multinodular, 417f
  câncer de, 417-427
    complicações, 425
      do tratamento cirúrgico, 425
    controvérsias no, 426
      esvaziamento de cadeia lateral no CBDT, 426
      extensão do tratamento cirúrgico dos CBDT, 426
      iodoterapia complementar para CBDT, 426
      melhor abordagem cirúrgica, 427
      PAAF de neoplasia folicular, 426
    diagnóstico, 417
      categorias diagnósticas, 419
    estadiamento clínico, 419
      grupamento por estágios clínicos, 420
      linfonodos regionais, 419
      pTNM, 419
      regras para classificação, 419
      tipos histológicos, 419
    prognóstico, 425
    tratamento, 420
      carcinoma indiferenciado/anaplásico, 424
      CBDT, 420
      CCH, 421
      CMT, 424
      estratificação de risco, 421
      fatores moleculares do CBDT, 423
Tirosinoquinase
  inibidores de, 152, 154q
TLR (Toll-Like Receptors), 331
TMUGS (Tumor Marker Utility Grading System), 77
TNA (Terapia Neoadjuvante)
  no câncer cervical, 1401
    localmente avançado, 1401
  tratamento cirúrgico após, 1185-1191
    do câncer de mama, 1185-1191
      avaliação de resposta, 1187
      avaliação inicial, 1185
      CIM, 1187
      definições, 1185
      diagnóstico, 1185
      epidemiologia, 1185
      escolha do TNA sistêmico, 1186
      fatores, 1186
        preditivos, 1186
        prognósticos, 1186
      hormonoterapia neoadjuvante, 1186
      neoadjuvância em histologia lobular, 1187
      princípios para o, 1187
      tumores, 1186
        HER-2 positivos, 1186
        triplos negativos, 1186
TNE (Tumor Neuroendócrino), 117, 317, 713
  classificação dos, 118q
    pela OMS, 118q
    pelo grau de atividade, 118q
      proliferativo, 118q
    TNM, 118q
      critérios na, 118q
  colônico, 962
  colorretais, 961
    tratamento dos, 961
  de apêndice, 961, 962f
    fatores prognósticos, 962f
    tratamento dos, 961
  do intestino delgado, 961
    tratamento dos, 961
  do pâncreas, 962
    apresentação clínica, 963
    diagnóstico, 963
    tratamento, 964
  do trato gastroenteropancreático, 959-965
    apresentação clínica, 959
    diagnóstico, 959
      CRS, 960

endoscopia/colonoscopia, 959
PET-CT, 960
RM, 960
TC, 960
US, 960
epidemiologia, 959
tratamento, 960
gástrico, 117*f*, 960, 961*q*
aspecto do, 117*f*
ecoendoscópico, 117*f*
endoscópico, 117*f*
classificação de, 961*q*
tratamento dos, 960
metástases hepáticas de, 319, 902, 979
TH nas, 979
pacientes com, 118*q*
classificação dos, 118*q*
pelas características clinicopatológicas, 118*q*
pancreáticos, 963*q*
classificação dos, 963*q*
clínica, 963*q*
retal, 962
rotina para, 962*f*
tímicos, 713*q*
classificação dos, 713*q*
TNF (Fator de Necrose Tumoral), 190, 252
alfa, 88
medicamentos antagonistas do, 244
TNST (Tumores Não Seminomatosos Testiculares)
disseminados, 1598
prognóstico nos, 1598
fatores prognósticos nos, 1598
Topoisomerase
inibidores de, 152, 153*q*
Toracocentese, 745
agulha para, 744*f*
diagnóstica, 744*f*
com agulha, 744*f*
Tosse
e câncer de pulmão, 633
TR (Traquelectomia Radical)
cirurgia conservadora em CC, 1473-1479
acompanhamento, 1478
aspectos cirúrgicos, 1474
cerclagem, 1476
complicações obstétricas, 1477
consentimento informado, 1474
critérios de seleção, 1473
estágio, 1473
fatores, 1473, 1474
de risco, 1473
que contraindicam a TR, 1474
fertilidade, 1477
infertilidade, 1474
invasão linfovascular, 1474
ligadura, 1476
da artéria uterina, 1476
linfadenectomia, 1474
margem cirúrgica livre, 1473
morbidade, 1476
pós-operatória, 1476
transoperatória, 1476
mortalidade, 1479
preservação ovariana, 1476
recidiva, 1479
tamanho tumoral, 1473
tipo histológico, 1473
via de acesso, 1475
abdominal, 1475
vaginal, 1475
TRAM (Retalho Transverso do Músculo Reto Abdominal), 208, 209, 1223
efeitos no, 1225
da RXT, 1225
reconstrução com, 1217
reconstrução mamária com, 1233-1240
anatomia cirúrgica, 1236

considerações anatômicas, 1235
considerações sobre, 1240
e tratamento adjuvante do câncer de mama, 1240
desvantagens, 1239
histórico, 1233
indicações, 1233
microcirurgia, 1239
técnica, 1237
vantagens, 1239
supercharge, 1223*q*
reconstrução mamária com, 1223*q*
critérios de elegibilidade, 1223*q*
Transdutor(es), 109
linear, 110*f*
radial, 110*f*
tipo de, 110*f*
e imagem EE produzida, 110*f*
correlação entre, 110*f*
Transfusão
de sangue, 167
na cirurgia oncológica, 167
Trânsito
digestório, 145*f*
normal, 145*f*
reconstruído após ressecção, 145*f*
do tumor em esôfago, 145*f*
Translocação(ões)
citogenéticas, 355*q*
associadas ao SPM, 355*q*
Transtorno(s)
ciclotímico, 250
de ansiedade, 253
diagnóstico de, 253
intervenção psicológica, 255
resultados da, 255
tratamento da, 254, 255*q*
drogas usadas no, 255*q*
depressivo, 250
menor, 250
sem outras especificação, 250
do humor, 250
depressão, 250
diagnóstico de, 251
fatores de risco para, 250
tratamento da, 252
por condição médica geral, 250
por substância, 250
sem outra especificação, 250
síndrome, 252
de comportamento de doença, 252
suicídio em pacientes com câncer, 252
fatores de risco de, 252
mental orgânico, 255
delirium, 255
tratamento do, 256
psiquiátricos, 250-258
em pacientes com câncer, 250-258
por uso de substâncias, 256
somatoforme, 257
Transversectomia, 146*f*
Traqueia
relações da, 585*f*
com a glândula tireoide, 585*f*
Traquelectomia
radical, 1397
Traqueostomia(s), 585-593
alternativas à, 592
cricotireoidostomia, 592
percutânea, 593
técnica cirúrgica, 593
anestesia, 587
para o adulto, 587
curativo da, 589*f*
decanulação programada, 591
etapa final da, 588*f*
histórico, 585

indicações, 586
UTI, 586
alérgicas, 586
cirurgias, 587
doenças neurológicas, 587
infecciosas, 586
inflamatórias, 586
neoplasias, 586
de cabeça e pescoço, 586
trauma, 587
localização ideal da, 587*f*
na infância, 589
complicações, 589
imediatas, 590
pós-operatórias, 590
tardias, 590
transoperatórias, 589
pós-operatório, 589
técnica cirúrgica, 589
nomenclatura, 585
técnica cirúrgica, 587
instrumental necessário, 587
posição do paciente, 587
tipos de cânula, 591
transtumoral, 586*f*
com fixação da traqueia à pele, 586*f*
sequência de, 586*f*
via aérea superior, 585
anatomia da, 585
Tratamento Cirúrgico
do câncer de mama, 1171-1197
após TNA, 1185-1191
avaliação de resposta, 1187
avaliação inicial, 1185
CIM, 1187
definições, 1185
diagnóstico, 1185
epidemiologia, 1185
escolha do TNA sistêmico, 1186
fatores, 1186
preditivos, 1186
prognósticos, 1186
hormonoterapia neoadjuvante, 1186
neoadjuvância em histologia lobular, 1187
princípios para o, 1187
tumores, 1186
HER-2 positivos, 1186
triplos negativos, 1186
CMLA, 1181-1183
conservador, 1171-1176
carcinoma infiltrante, 1173
contraindicação, 1173
evidências de segurança, 1171
fisioterapia, 1176
história, 1171
hormonoterapia, 1175
indicações, 1172
pré-operatório, 1172
prognóstico, 1175
QT, 1175
recidiva, 1175
RXT, 1175
técnica cirúrgica, 1174
tipos histológicos, 1173
radical, 1179-1180
complicações, 1180
cuidados pós-operatórios, 1180
mastectomia, 1179, 1180
poupadora de papila, 1180
poupadora de pele, 1180
radical, 1179
simples, 1180
subcutânea, 1180
posição da paciente, 1179
recidiva local, 1195, 1196
após cirurgia conservadora, 1195, 1196

Tratamento Oncológico
  VC no, 169-179
    câncer, 169
      de bexiga, 178
      de colo uterino, 174
      de cólon, 173
      de endométrio, 175
      de esôfago, 169
      de ovário, 175
      de pâncreas, 172
      de próstata, 177
      de pulmão, 176
      de reto, 174
      de rim, 177
      gástrico, 171
    em oncologia pediátrica, 178
    linfadenectomia inguinal, 178
      minimamente invasiva, 178
    neoplasias, 172, 173
      da vesícula biliar, 173
      de vias biliares, 173
      do fígado, 172
    nódulo pulmonar, 176
    oncologia urológica, 177
      laparoscopia na, 177
    procedimentos oncológicos, 169q
Tratamento Oncoplástico, 1213-1249
  cirurgia reconstrutora, 1247-1249
    no tratamento conservador, 1247-1249
      da mama, 1247-1249
    reconstrução mamária, 1213-1225, 1227-1232, 1233-1240, 1241-1244
      com retalho do músculo GD, 1227-1232
      com TRAM, 1233-1240
      princípios da, 1213-1225
      uso de próteses na, 1241-1244
        e extensores, 1241-1244
Tratamento Paliativo
  no câncer ginecológico, 1559-1577
    dor e paliação, 1559-1565
    paliação em doença avançada, 1567-1570, 1573-1574
      de colo uterino, 1567-1570
      de ovário, 1573-1574
    QV, 1575-1577
    sobrevida em, 1575-1577
Tratamento Radioterápico
  no câncer de mama, 1275-1299
    intraoperatória, 1275-1282
    no carcinoma *in situ*, 1285
    pós-cirurgia conservadora, 1287-1291
    pós-mastectomia, 1293-1298
Tratamento Sistêmico
  do câncer de mama, 1251-1273
    hormonal adjuvante, 1271-1272
      opções de tratamento, 1271
    metastático, 1267-1269
      algoritmo de tratamento, 1267
      avaliação de resposta ao tratamento, 1267
      considerações especiais, 1269
      HER-2 negativo, 1269
        QT para, 1269
      HER-2 positivo, 1269
        QT para, 1269
      hormonal, 1268
      quimioterápico, 1268
      tratamento, 1267
    QN, 1263-1264
    QT adjuvante, 1259-1262
    terapia-alvo, 1251-1254
Trato Gastroenteropancreático
  TNE do, 959-965
    apresentação clínica, 959
    diagnóstico, 959
    epidemiologia, 959
    tratamento, 960

Trato Genital
  feminino, 1371
    IHQ no, 1371
      colo uterino, 1372
      doença trofoblástica gestacional, 1374
      ligamento largo, 1381
      ovário, 1375
      peritônio, 1375
      trompas uterinas, 1381
      útero, 1373
      vagina, 1371
      vulva, 1371
Trato Geniturinário
  infecções do, 274
Trato Urinário
  alto, 1665-1669
    carcinoma urotelial do, 1665-1669
      apresentação clínica, 1666
      classificação, 1667
      diagnóstico, 1666
      epidemiologia, 1665
      estadiamento TNM, 1667q
      fatores, 1665, 1667
        de risco, 1665
        prognósticos, 1667
      fisiopatologia, 1665
      noções histológicas, 1665
      tratamento, 1667
Trauma
  traqueostomia no, 587
Trombose
  de veia jugular, 583
    interna, 583
      após esvaziamento cervical, 583
  na criança com câncer, 1695-1697
    fatores de risco, 1695
    impacto da trombose, 1695
      no câncer, 1695
    manejo clínico, 1696
    tratamento, 1696
Trompa(s)
  uterinas, 1381
    IHQ na, 1381
TS/LS (Toracoscopia/Laparoscopia), 779
TSGs (Genes Supressores de Tumor), 46
  marcadores que expressam os, 50
  selecionados, 46q
Tumor(es)
  abdominais, 142
  adenoide, 550f
    cístico, 550f
      à base do crânio, 550f
  carcinoide, 87, 713
    síndrome do, 87
  cervicais, 582, 1368
    exame peroperatório no, 1368
      de congelação, 1368
    irressecáveis, 582
      BT para, 582
  císticos do pâncreas, 127
    CAM, 129
    CAS, 127
    de Frantz, 131
    lesões pancreáticas, 131
      punção ecoguiada das, 131
    NESCP, 131
    NIMP, 129
  colorretais, 319
    metástases hepáticas de, 319
  cutâneos malignos, 405-411
    não melanoma, 405-411
      CBC, 405
      CEC, 406
      estadiamento, 406, 409q
      prognóstico, 410
      tratamento, 409

  cutâneos pouco frequentes, 413-415
    carcinoma de células sebáceas, 414
    CCM, 413
    DFSP, 413
  da base do crânio, 549-556
    anatomia, 549
    complicações, 555
      fatores que implicam nas, 556q
      incidência de, 556q
      locais, 556q
      pós-operatórias, 556q
    fatores prognósticos, 555
    histologia, 549
    modalidade de tratamento, 550
  da família Ewing, 383
  da junção, 102
    esofagogástrica, 102
    e cárdia, 102
  da parede posterior, 513
    da hipofaringe, 513
  da região subcricoide, 102
  da traqueia, 769-770
    diagnóstico, 769
    malignos, 769q
      primários, 769q
    tipos histológicos, 769
    tratamento, 770
  de Askin, 727
  de cabeça e pescoço, 141, 309
    PET/TC nos, 309
      incluindo tireoide, 309
  de células germinativas, 717q
    do mediastino, 717q
    classificação histopatológica dos, 717q
  de células gigantes, 475
    com comprometimento mandibular, 476
    ressecção de, 476f
  de esôfago, 145f
    ressecção do, 145f
      trânsito reconstruído após, 145f
  de glândulas salivares, 481q
    malignos, 482q
      por sítios anatômicos, 482q
      por tipo histológico, 482q
    menores, 487
      tratamento dos, 487
    principais tipos de, 481q
      classificação histológica dos, 481q
  de mama, 386f, 1201
    BLS em, 1201
    metástase de, 386f
  de Merkel, 339
  de orofaringe, 457f
  de ovário, 1751
  de Pancoast, 634, 691-694
    diagnóstico, 691
      apresentação clínica, 691
      exames complementares, 691
    e câncer de pulmão, 634
    estadiamento, 691
    tratamento, 692
      cirúrgico, 693
      histórico, 692
      prognóstico, 693
      terapêutica atual, 693
  de parede torácica, 725-731
    aspectos clínicos, 725
    classificação, 726
      manifestações de doenças sistêmicas, 728
      tumores primários, 726, 728
        de partes moles, 728
        ósseos, 726
    diagnóstico, 725
    metástases, 729
    tratamento, 729
  de parótida, 487
    tratamento dos, 487

de partes moles, 564q
   critério TNM para, 564q
de Pindborg, 457
   aspecto cirúrgico, 458f
   histologia, 458f
de reto, 136f, 282f
   ressecção por, 282f
      abdominoperineal, 282f
      superior, 136f
de rim, 387f
   metástase de, 387f
de sigmoide, 231f
   clister opaco de, 231f
desmoide, 373, 376, 728
do corpo uterino, 1368
   exame peroperatório no, 1368
      de congelação, 1368
do endométrio, 1359
do intestino delgado, 813-817
   câncer do, 814
   carcinoides, 815, 816
      metastáticos gastrointestinais, 816
   distúrbios hidreletrolíticos, 813
   dor abdominal, 813
   emagrecimento, 813
   linhagens benignas, 813
      adenomas, 813
      hemangiomas, 813
      leiomiomas, 813
      lipomas, 813
      pólipos inflamatórios, 813
   metastáticos, 817
   obstrução, 813
   sangramento, 813
   volvo, 813
do pulmão, 388f
   acrometástase de, 388f
do seio piriforme, 513
encefálicos primários, 1817-1828, 1833-1845
   tratamento cirúrgico dos, 1817-1828, 1833-1845
      na infância, 1833-1845
      no adulto, 1817-1828
epiteliais malignos, 765
   de cabeça e pescoço, 765
fibro-histocíticos maligno, 359
   fibro-histiocitoma maligno, 359
      com células gigantes, 359
      inflamatório, 359
      pleomórfico, 359
fibro-ósseos, 473
fibroso, 360
   solitário, 360
filoides, 1040
genética do, 44
ginecológicos, 1359-1361, 1389, 1493-1499
   estadiamento dos, 1389-1394
      segundo FIGO/TNM, 1389-1394
   exenteração pélvica em, 1493-1499
      complicações, 1498
      contraindicações, 1495
      indicações, 1493
      princípios, 1495
      seleção da paciente, 1494
      técnica cirúrgica, 1495
   fatores prognósticos em, 1359-1361
      de colo uterino, 1361
      de corpo uterino, 1359
      de vagina, 1361
      ovarianos, 1360
      vulvares, 1359
HER-2, 1186
   positivos, 1186
intraocular, 1727-1730
lipomatoso, 360
   atípico, 360

malignos, 338, 376, 1052
   da bainha, 376
      do nervo periférico, 376
   da mama, 1052
      carcinoma, 1054
         inflamatório, 1054
         medular, 1054
         mucinoso, 1054
         tubular, 1054
      CDI, 1053
      CDIS, 1052
      CLI, 1053
   dos anexos cutâneos, 338
      cânceres das glândulas, 338
         apócrinas, 338
         écrinas, 338
         sebáceas, 338
      carcinomas do pelo, 339
marrom, 475
misto, 486
   maligno, 486
na infância, 1849-1851, 1853-1858
   do tronco cerebral, 1849-1851
      discussão, 1849
      técnicas cirúrgicas, 1849
   medulares, 1853-1858
      achado clínico, 1853
      diagnóstico, 1853
      epidemiologia, 1853
      patologia, 1854
      prognóstico, 1858
      revisão histórica, 1853
      tratamento, 1855
não periampulares, 939
   tratamento de, 939
      duodenopancreatectomia para, 939
neurogênicos, 721-722
   diagnóstico, 721
   sintomatologia, 721
   tipos mais comuns, 721
      ganglioneuroblastomas, 721
      ganglioneuromas, 721
      neurilemoma, 721
      neuroblastoma, 721
      neurofibromas, 721
      Schwannoma, 721
   tratamento, 721
no hepatopata, 977
   diagnóstico do, 977
      em acompanhamento clínico, 977
odontogênico, 450, 455, 457
   adenomatoide, 450, 455f
      do maxilar, 455f
      histologia do, 455f
      peça cirúrgica de, 455f
   ceratocístico, 455
      histologia do, 457f
      radiografia de paciente com, 456f
      transoperatório de cirurgia de, 457f
   epitelial calcificante, 457
   escamoso, 457
      acesso cirúrgico, 457f
      aspecto clínico, 457f
      histologia, 457f
ósseos malignos, 379-390
   condrossarcoma, 385
   da família Ewing, 383
   metástases ósseas, 386
   osteossarcoma, 381, 388
      tratamento sistêmico do, 388
   sistema de estadiamento dos, 379q
      de Enneking de, 379q
      do AJCC, 380q
ósseos não odontogênicos, 463-469, 471-478
   benignos, 471-478
      cisto ósseo aneurismático, 477
      condroma, 472
      doença de Hand-Schuller-Christian, 478

      fibroma desmoplásico, 472
      granuloma eosinofílico, 478
      histiocitose de Langerhans, 477
      lesões de células gigantes, 474
      Letterer-Siwe, 478
      osteoblastoma, 471
      osteocondroma, 472
      osteoma osteoide, 471
      osteoma, 471
      querubismo, 477
      tumor marrom, 475
      tumores fibro-ósseos, 473
   malignos, 463-469
      classificação, 461
      condrossarcoma, 463
      linfoma de Burkitt, 466
      mieloma múltiplo, 467
      osteossarcoma, 464
      plasmocitoma solitário do osso, 466
      sarcoma de Ewing, 465
      vasculares do esqueleto, 468
ósseos odontogênicos, 445-460
   carcinoma, 459
      odontogênico de células claras, 459
      primário intraósseo de células escamosas, 459
   classificação, 445
      ameloblastoma, 446, 447
         maligno, 447
      carcinoma ameloblástico, 449
      odontoma, 445
   fibroma ameloblástico, 458
   fibrossarcoma ameloblástico, 459
   tratamento, 449
      mixoma odontogênico, 452
      tumor odontogênico, 450, 455, 457
         adenomatoide, 450
         cetaocístico, 455
         epitelial calcificante, 457
         escamoso, 457
ovarianos, 1360, 1367, 1435-1439
   de baixo potencial de malignidade, 1435-1439
      acompanhamento, 1438
      apresentação clínica, 1437
      classificação histopatológica, 1435
      estadiamento, 1437
      fatores prognósticos, 1438
      recidiva, 1439
      tratamento, 1437
   epiteliais, 1360
   exame peroperatório no, 1367
      de congelação, 1367
   não epiteliais, 1360
pancreático, 125f
   protrusão do, 125f
parotídeo direito, 482f
   agressivo, 482f
periampulares, 943-957
   CC distal, 947
      clínica, 949
      diagnóstico, 949
      epidemiologia, 949
      estadiamento, 949
      fatores de risco, 949
      marcadores tumorais, 949
      tratamento, 951
   de papila, 952
      avaliação pré-operatória, 953
      estadiamento, 954
      manifestações clínicas, 953
      patologia, 953
      prognóstico, 955
      tratamento, 955
   do duodeno, 943
      apresentação clínica, 943
      epidemiologia, 943
      fatores de risco, 943
      investigação diagnóstica, 945
      patogênese, 943

PET/TC nos, 309
  de mama, 309
  ginecológicos, 309
phyllodes, 1050
  benigno, 1050
primário, 281*f*, 317*f*, 399, 639-641*f*, 726
  de partes moles, 728
    benignos, 728
  de rim, 317*f*
  estadiamento, 639-641*f*
  ósseos, 726
    benignos, 726
    malignos, 727
  pancreático, 281*f*
  tratamento do, 399
renais, 1719-1724
  classificação de risco dos, 1722*q*
  estadiamento de, 1721*q*
  não Wilms, 1724
    sarcoma de células claras, 1724
  nefroblastoma, 1719
  TW, 1719, 1723
    bilateral, 1723
    recorrente, 1723
residual, 162, 800
  classificação do, 800
sacrococcígeos, 1754
sólidos, 57
  IHQ no diagnóstico dos, 57
submandibulares, 487
  tratamento dos, 487
testiculares, 764, 1753
  de células germinativas, 764
    não seminomatosos, 764
tipo melanoma, 399*q*
  estágios dos, 399*q*
    grupamento por, 399*q*
triplos negativos, 1186
trofoblásticos gestacionais, 1393, 1394*q*
  escore de risco dos, 1394*q*
  estadiamento do, 1394*q*
    sistema FIGO/TNM, 1394*q*
TW, 1659
  tratamento sistêmico do, 1659
uroteliais, 1685-1689
  aspectos moleculares dos, 1685-1689
    expressão gênica global, 1688
    marcadores, 1685, 1686
      aprovados pela FDA, 1685
      de instabilidade cromossômica, 1685
      epigenéticos, 1686
      genéticos, 1686
    polimorfismo genéticos, 1688
      reparo de DNA, 1688
    proteômica, 1688
    telomerase, 1686
vaginais, 1368
  exame peroperatório no, 1368
    de congelação, 1368
vulvares, 1368
  exame peroperatório no, 1368
    de congelação, 1368
Tumoração
  cutânea, 551*f*
    com invasão de órbita, 551*f*
  ressecção completa da, 533*f*
    orbitotomia transcutânea para, 533*f*
      sem osteotomia, 533*f*
Tumorigênese
  TH em, 977
Turnbull *et al.*
  classificação de, 164
    carcinoma de cólon e reto, 164
TVP (Trombose Venosa Profunda), 85, 221
  classificação de risco de, 167*q*
  na cirurgia oncológica, 166

TW (Tumor de Wilms)
  anatomia patológica, 1719
  bilateral, 1723
  cirurgia, 1722
  diagnóstico, 1720
  epidemiologia, 1719
  estadiamento, 1720
  etiopatogenia, 1719
  fatores prognósticos, 1721
  QT, 1722
  recorrente, 1723
    novas perspectivas, 1724
  RXT, 1722
  tratamento do, 1659, 1722
    sistêmico do, 1659

U

UBSs (Unidades Básicas de Saúde), 40
UICC (União Internacional Contra o Câncer), 142, 386
  classificação TNM da, 579*q*
  estadiamento de acordo com o, 879*q*
    do câncer de canal anal, 879*q*
  estadiamento segundo, 738*q*
    para MPM, 738*q*
UIO (Ultrassonografia Intraoperatória), 892
Úlcera
  actínica, 94
    tratamento da, 94
  de Marjolin, 202*f*, 332*f*
Úmero
  direito, 385*f*
    condrossarcoma do, 385*f*
      clássico, 385*f*
UNACON (Unidade de Assistência de Alta Complexidade em Oncologia), 16
Uretra
  câncer de, 1625-1626
    estadiamento TNM, 1625*q*
    patologia, 1625, 1626
      na mulher, 1626
      no homem, 1625
US (Ultrassonografia)
  classificação BI-RADS® em, 1063-1085
    achados ultrassonográficos, 1070
    classificação em categorias, 1075
    descrição do léxico, 1069
  direcionada, 290*f*
  nas lesões mamárias, 1035-1043
    alterações funcionais das mamas, 1038
      benignas, 1038
    cistos mamários, 1039
    classificação ultrassonográfica, 1042, 1043*q*
    conduta, 1042, 1043*q*
    fibroadenoma, 1039
    outros tumores, 1041
    papiloma, 1041
    sinais clássicos de malignidade, 1041
    tumor filoides, 1040
USE (Ultrassonografia Endoscópica), 798
USM (Ultrassonografia da Mama), 290, 1069
USPSTF (Organização Americana Força-Tarefa de Serviços Preventivos), 287
Útero
  câncer de, 6
  no Brasil, 6
  IHQ no, 1373
UTI (Unidade de Tratamento Intensivo)
  traqueostomia na, 586

V

Vagina
  câncer de, 1303-1307, 1393, 1394*q*, 1431-1433
    diagnóstico, 1431
    doenças precursoras do, 1303-1307

    estadiamento do, 1394*q*, 1431
      sistema FIGO/TNM, 1394*q*
    grupamento por estágio, 1432*q*
    histologia do, 1431*q*
    prognóstico, 1432
    tratamento, 1432
      NIVA, 1432
  IHQ na, 1371
  tumores de, 1361
Validação, 370
VAMLA (Linfadenectomia Mediastinoscópica Videoassistida), 361
VAMP (Vincristina, Ametopterina, 5-Mercaptopurina e Prednisona), 149
Vascularização
  descrição da, 1073
VC (Videocirurgia)
  no tratamento oncológico, 169-179
    câncer, 169
      de bexiga, 178
      de colo uterino, 174
      de cólon, 173
      de endométrio, 175
      de esôfago, 169
      de ovário, 175
      de pâncreas, 172
      de próstata, 177
      de pulmão, 176
      de reto, 174
      de rim, 177
      gástrico, 171
    em oncologia pediátrica, 178
    linfadenectomia inguinal, 178
      minimamente invasiva, 178
    neoplasias, 172, 173
      da vesícula biliar, 173
      de vias biliares, 173
      do fígado, 172
    nódulo pulmonar, 176
    oncologia urológica, 177
      laparoscopia na, 177
    procedimentos oncológicos, 169*q*
VCS (Veia Cava Superior)
  ressecção da, 675
  síndrome de compressão da, 695-698
    diagnóstico, 696
      de imagem, 696
      histopatológico, 696
    etiopatogenia, 695
    fisiopatologia, 695
    manifestações clínicas, 696
    tratamento, 697
VEGF (Fator de Crescimento Endotelial Vascular), 48, 298, 735
VEGFR (Via do Receptor do Fator de Crescimento Epidérmico), 151
Veia
  cava inferior, 207*f*
    de rato *Winster*, 207*f*
      microanastomose da, 207*f*
      secção da, 207*f*
  do rato, 208*f*
    anastomose da veia renal na, 208*f*
      terminolateral, 208*f*
  jugular interna, 583
    trombose de, 583
      após esvaziamento cervical, 583
VEIL (Linfadenectomia Inguinal Videoendoscópica Extensa), 1612
Verruga(s)
  genitais, 1344
Vesícula
  biliar, 173, 905-908
    câncer de, 905-908
      diagnóstico, 906
      epidemiologia, 905
      estadiamento, 906

fatores de risco, 905
histologia, 905
manifestações clínicas, 905
patogênese, 905
tratamento, 906
neoplasias da, 173
VC nas, 173
VHL (Doença de von Hippel-Lindau), 974
VHS (Velocidade de Hemossedimentação), 88
Via Biliar
colocação de *stent* em, 232*f*
CPRE após, 232*f*
Via(s)
aérea, 585
superior, 585
anatomia da, 585
biliares, 173
neoplasias de, 173
VC nas, 173
Videolaparoscopia
no câncer retal, 848
Videotoracoscopia, 663
VIP (Peptídeo Vasoativo Intestinal), 959
Vírus
como fator de risco, 30

Visita
pré-anestésica, 221
mudança no papel da, 221
VMAT (Radioterapia de Intensidade Modulada em Arco), 157
VPN (Valores Preditivos Negativos), 288
VPP (Valor Preditivo Positivo), 288
VRAM (Retalho Vertical do Músculo Reto Abdominal), 208, 209
VSR (Vírus Sincicial Respiratório), 272
Vulva
câncer de, 1303-1307, 1391, 1393*q*, 1421-1428
doença, 1303-1307, 1425-1428
localmente avançada, 1425-1428
metastática, 1425-1428
precursoras do, 1303-1307
recidivada, 1425-1428
estadiamento do, 1393*q*
sistema FIGO, 1393*q*
sistema TNM, 1393*q*
inicial, 1421-1424
diagnóstico, 1422
epidemiologia, 1421
estadiamento, 1422
manifestações clínicas, 1421
perspectivas, 1423

prognóstico, 1423
seguimento, 1423
tipos histológicos, 1422*q*
tratamento, 1422
vias de disseminação, 1422
IHQ na, 1371

W

Watchful waiting
versus esvaziamento seletivo, 582
Wedge resection, 661
WHO (*World Health Organization*), 155, 301

X

XCC (Craniocaudal Forçada)
incidência, 1026, 1027*f*
na mamografia, 1026, 1027*f*
Xerostomia
definição, 2006
saliva, 2006
estimuladores de secreção de, 2007
versus substituto da saliva, 2007
tratamento da, 2007
XP (Xeroderma Pgmentoso), 332, 396*f*, 406*f*